Tratado de Radiologia Intervencionista e Cirurgia Endovascular

Tratado de Radiologia Intervencionista e Cirurgia Endovascular

Francisco César Carnevale

Professor Livre-Docente pela Faculdade de Medicina da Universidade de São Paulo
Professor Colaborador do Departamento de Radiologia e Oncologia da Faculdade de Medicina da Universidade de São Paulo
Médico-Chefe do Serviço de Radiologia Vascular e Intervencionista do Hospital das Clínicas da Faculdade de Medicina da Universidade de São Paulo e do Hospital Sírio-Libanês

Thieme
Rio de Janeiro • Stuttgart • New York • Delhi

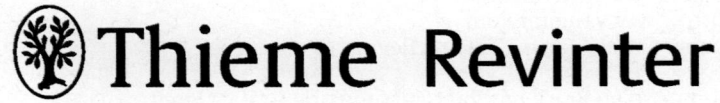

Dados Internacionais de Catalogação na Publicação (CIP)

C288t
    Carnevale, Francisco César
    Tratado de Radiologia Intervencionista e Cirurgia Endovascular/Francisco César Carnevale. – 1. Ed. – Rio de Janeiro – RJ: Thieme Revinter Publicações, 2017.

    1216 p.: il; 23 x 29,9 cm.

    Inclui Bibliografia e Índice Remissivo
    ISBN 978-85-67661-43-8

    1. Ciências Médicas. 2. Radiologia Intervencionista. 3. Intervenções Vasculares. 4. Intervenções Neurológicas. 5. Intervenções Viscerais e Miscelânea. 6. Embolização. 7. Cirurgia Endovascular. I. Título.

CDD: 617.413
CDU: 616.13/.14-089

Contato com o autor:
francisco.carnevale@criep.com.br

Análise técnica:
Susyanne de Lavor Cosme

Nota: O conhecimento médico está em constante evolução. À medida que a pesquisa e a experiência clínica ampliam o nosso saber, pode ser necessário alterar os métodos de tratamento e medicação. Os autores e editores deste material consultaram fontes tidas como confiáveis, a fim de fornecer informações completas e de acordo com os padrões aceitos no momento da publicação. No entanto, em vista da possibilidade de erro humano por parte dos autores, dos editores ou da casa editorial que traz à luz este trabalho, ou ainda de alterações no conhecimento médico, nem os autores, nem os editores, nem a casa editorial, nem qualquer outra parte que se tenha envolvido na elaboração deste material garantem que as informações aqui contidas sejam totalmente precisas ou completas; tampouco se responsabilizam por quaisquer erros ou omissões ou pelos resultados obtidos em consequência do uso de tais informações. É aconselhável que os leitores confirmem em outras fontes as informações aqui contidas. Sugere-se, por exemplo, que verifiquem a bula de cada medicamento que pretendam administrar, a fim de certificar-se de que as informações contidas nesta publicação são precisas e de que não houve mudanças na dose recomendada ou nas contraindicações. Esta recomendação é especialmente importante no caso de medicamentos novos ou pouco utilizados. Alguns dos nomes de produtos, patentes e *design* a que nos referimos neste livro são, na verdade, marcas registradas ou nomes protegidos pela legislação referente à propriedade intelectual, ainda que nem sempre o texto faça menção específica a esse fato. Portanto, a ocorrência de um nome sem a designação de sua propriedade não deve ser interpretada como uma indicação, por parte da editora, de que ele se encontra em domínio público.

© 2017 Thieme Revinter Publicações Ltda.
Rua do Matoso, 170, Tijuca
20270-135, Rio de Janeiro – RJ, Brasil
http://www.ThiemeRevinter.com.br

Thieme Medical Publishers
http://www.thieme.com
Capa: Carlos Marin e Thieme Revinter Publicações

Impresso no Brasil por Intergraf Indústria Gráfica Eireli
5 4 3 2 1
ISBN 978-85-67661-43-8

Todos os direitos reservados. Nenhuma parte desta publicação poderá ser reproduzida ou transmitida por nenhum meio, impresso, eletrônico ou mecânico, incluindo fotocópia, gravação ou qualquer outro tipo de sistema de armazenamento e transmissão de informação, sem prévia autorização por escrito.

Dedicatória

Este livro é dedicado a todos, da área da saúde ou não, que queiram conhecer e aprender o que faz o profissional de nome tão "esquisito" chamado Radiologista Intervencionista.

Aos meus familiares e amigos que tanto vibram, incentivam e compreendem a presença ou ausência em inúmeros momentos das nossas vidas.

Em especial, aos meus "amados" Ana, Marina e Rafael. Vocês são a maior fonte de energia e inspiração da minha vida.

Agradecimentos

A DEUS, por me iluminar, proteger e permitir a realização deste livro.

Aos pacientes, por terem proporcionado a utilização deste material que, ao final, se reverterá em benefício de todos.

Aos meus amados familiares, em especial àqueles que vivem dentro de meu querido lar (Ana, Marinoca e Rafa). Obrigado por compreenderem a minha ausência física em inúmeros momentos de nossas vidas. Os momentos nunca mais voltarão, entretanto, o amor por vocês nunca se foi...

Aos colaboradores desta obra, pela dedicação e compreensão de que este livro merecia o momento e posicionamento dentro da medicina nacional e internacional.

Ao querido Carlos Marin, pelo capricho e tempo dedicado na criação da capa e no trabalho de direção de arte deste livro.

Ao Instituto de Radiologia do Hospital das Clínicas da Faculdade de Medicina da Universidade de São Paulo e Hospital Sírio-Libanês pela oportunidade de trabalho assistencial, ensino e pesquisa retratados neste livro.

À Editora Thieme Revinter, por haver acreditado que a Radiologia Intervencionista e a Cirurgia Endovascular consolidariam o seu espaço dentro da Medicina.

Apresentação

Agora, já é uma realidade!!! Sim, a Radiologia Intervencionista e a Cirurgia Endovascular já viraram realidade. Conseguiram, na última década, oferecer inúmeras opções terapêuticas que, até então, necessitavam de confirmação científica. Trata-se de uma das especialidades médicas com maior avanço tecnológico na medicina moderna. Enfim, o desafio e a desconfiança, quando do lançamento do Radiologia Intervencionista e Cirurgia Endovascular já foram vencidos. Uma prova disto é que se transformou em *Tratado de Radiologia Intervencionista e Cirurgia Endovascular*.

O conteúdo deste livro é de grande interesse tanto dos radiologistas como dos clínicos e cirurgiões. Pretende-se que seja a obra de referência de muitos jovens estudantes, médicos-residentes, enfermeiros, assim como para técnicos e tecnólogos em radiologia que buscam por uma especialidade moderna, muito fundamentada em tecnologia, e com enormes possibilidades de assistência, ensino e pesquisa. Isto porque os métodos diagnósticos evoluíram de tal forma e com tanta velocidade que ferramentas surgiram com o objetivo de diagnosticar e tratar simultaneamente. As consequências disto são a menor agressividade cirúrgica, a recuperação mais rápida, o menor custo e, consequentemente, a melhor qualidade de vida.

O grande diferencial deste livro foi a possibilidade de agregar colaboradores de diversos hospitais e países. Metade dos capítulos foi escrita por especialistas brasileiros, e a outra metade, por estrangeiros. São mentes brilhantes com grandes repercussões nacional e internacional. Podemos dizer que tentamos reunir pessoas que conhecem, estudam e vivenciam a integração multidisciplinar tão característica da Radiologia Intervencionista e da medicina moderna. Foi um trabalho muito árduo e, em alguns momentos, possa até ter sido considerado insano, pelo fato de escrever o livro e continuar atuando em assistência, ensino e pesquisa.

Desejamos que os leitores desfrutem da leitura do trabalho feito com muito esmero, carinho e competência e que, ao final, os maiores beneficiados sejam os pacientes que cuidamos.

Francisco César Carnevale

Prefácio

O *Tratado de Radiologia Intervencionista e Cirurgia Endovascular* reflete o empenho do autor, o Prof. Francisco César Carnevale, em superar o conteúdo de seu livro original que se transformou em sucesso editorial, tornando-se referência no campo da Radiologia Intervencionista.

A obra atual cobre toda a área de interesse da especialidade, incluindo a cirurgia endovascular.

Destaco a presença de autores de diversos países, renomados especialistas, que dão ao livro o caráter internacional, permitindo o rico intercâmbio de ideias e experiências.

O Dr. Carnevale consegue reunir um grupo tão seleto de colaboradores graças ao prestígio adquirido pelas suas importantes contribuições no campo da Intervenção, destacando, por exemplo, seu pioneirismo na embolização da hipertrofia prostática benigna. Este, um grande avanço no tratamento não invasivo desta doença.

A Radiologia Intervencionista é uma das especialidades radiológicas que mais cresce e traz enormes perspectivas de trabalho no futuro pelas amplas possibilidades de sua utilização em múltiplos órgãos e pela evolução e diversidade dos materiais utilizados.

O livro é excelente oportunidade de atualização para os especialistas e para os que buscam ingressar na Intervenção ou utilizá-lo como leitura obrigatória.

Cumprimento a Editora pelo seu esmero na reprodução das fotos e na apresentação gráfica.

É uma grande satisfação poder trabalhar no Instituto de Radiologia do Hospital das Clínicas da FMUSP e no Hospital Sírio-Libanês com um profissional com as qualidades do Prof. Carnevale.

Giovanni Guido Cerri
Prof. Titular de Radiologia da USP

Colaboradores

ADONIS MANZELLA
Título de Especialista em Diagnóstico por Imagem pelo Colégio Brasileiro de Radiologia (CBR)
Membro da Comissão de Padronização dos Meios de Contraste do Colégio Brasileiro de Radiologia e da Equipe do Curso de Assistência à Vida em Radiologia
Mestre pela Universidade Federal de Pernambuco (UFPE)
Médica Radiologista do Hospital das Clínicas da Universidade Federal de Pernambuco, do Hospital da Restauração e do Centro Diagnóstico Lucilo Ávila Júnior – Recife, PE

AIRTON MOTA MOREIRA
Médico-Assistente do Serviço de Radiologia Vascular Intervencionista do Hospital das Clínicas da Faculdade de Medicina da Universidade de São Paulo (HCFMUSP) e do Instituto do Câncer do Estado de São Paulo (ICESP)
Doutor em Medicina pelo Departamento de Radiologia da Faculdade de Medicina da Universidade de São Paulo (FMUSP)
Radiologista Intervencionista e Cirurgião Vascular do Hospital Sírio-Libanês

ALBERTO VESCOVI
Cirurgião Vascular
Especialista em Cirurgia Vascular e Endovascular pela Sociedade Brasileira de Angiologia e Cirurgia Vascular (SBACV)
Professor-Assistente de Cirurgia Vascular e Endovascular da PUC-Rio

ALESSANDRO CANNAVALE
Medical Assistant at the Vascular and Interventional Radiology Unit – Department of Radiological Sciences, "Sapienza" – University of Rome, Italy

ALEXANDER RAMAJO CORVELLO
Médico-Diretor do Instituto de Radiologia Intervencionista do Paraná (InRad/EndoRad) – Curitiba e da Angiopar – Radiologia Intervencionista de São José dos Pinhais, PR
Chefe do Serviço de Radiologia Intervencionista e Cirurgia Endovascular do Hospital Universitário Evangélico de Curitiba, PR
Chefe do Serviço de Radiologia Intervencionista do Hospital Vita Curitiba, PR

ALEXANDRE DE TARSO MACHADO
Especialista em Radiologia Intervencionista e Angiorradiologia pela Sociedade Brasileira de Radiologia Intervencionista e Cirurgia Endovascular (SOBRICE)
Doutor em Medicina pela Faculdade de Medicina da Universidade de São Paulo (FMUSP)
Professor-Adjunto da Faculdade de Ciências Médicas e da Saúde de Juiz de Fora, MG

ALICIA LABORDA
Doutora Professora-Adjunta – *Universidad de Zaragoza*, Espanha
Pesquisadora do *Grupo Investigación en Técnicas Mínimamente Invasivas (GITMI)*

ALINE CRISTINE BARBOSA SANTOS CAVALCANTE
Médica-Assistente do Serviço de Radiologia Vascular Intervencionista do Hospital das Clínicas da Faculdade de Medicina da Universidade de São Paulo (HCFMUSP) e do Hospital A.C. Camargo Cancer Center – São Paulo, SP
Especialista em Angiorradiologia e Radiologia Intervencionista pela Sociedade Brasileira de Radiologia Intervencionista e Cirurgia Endovascular (SOBRICE)

ALLAN DE OLIVEIRA SANTOS
Médico Nuclear do Hospital das Clínicas da Universidade Estadual de Campinas (Unicamp) e da MND Campinas

ANA MARIA ARGUELLO CARNEVALE
Médica Endocrinologista Especialista pela Sociedade Brasileira de Endocrinologia e Metabologia (SBEM)

ANDRÉ MOREIRA DE ASSIS
Médico-Assistente do Serviço de Radiologia Vascular Intervencionista do Hospital das Clínicas da Faculdade de Medicina da Universidade de São Paulo (HCFMUSP) e do Hospital Sírio-Libanês

ANDRÉ UFLACKER
Medical Assistant Professor of Radiology at the University of Virginia – Charlottesville, Virginia, USA

ANNA-MARIA BELLI
Professor of Interventional Radiology and Consultant Interventional Radiologist – St George's Healthcare NHS Trust – London, UK

ANTONIO CARLOS PASSOS MARTINS
Médico-Cirurgião Vascular
Título de Especialista em Cirurgia Vascular e Endovascular pela Sociedade Brasileira de Angiologia e Cirurgia Vascular (SBACV)

Colaboradores

ANTONIO DE LA CRUZ
Médico-Assistente do *Brazzini Instituto de Radiología Intervencionista* – Lima, Perú

ARNO VON RISTOW
Cirurgião Vascular
Membro Titular da Academia Nacional de Medicina (ANM)
Titular da Sociedade Brasileira de Angiologia e Cirurgia Vascular (SBACV)
Professor-Coordenador do Curso de Pós-Graduação em Cirurgia Vascular e Endovascular da PUC-Rio
Diretor Científico do Centervasc-Rio

ARTURO GONZALES
*Vascular and Interventional Radiology –
Department of Radiology
Louisiana State University Health Sciences Center –
Nova Orleans, EUA*

AUGUSTO BRAZZINI
Médico-Chefe do *Brazzini Instituto de Radiología Intervencionista* – Lima, Perú

AUGUSTO CÉSAR SILVA DE CARVALHO SOBRINHO
Médico-Cirurgião Vascular
Título de Especialista em Cirurgia Vascular e Endovascular pela Sociedade Brasileira de Angiologia e Cirurgia Vascular (SBACV)

BARRY T KATZEN
Founder and Medical Director at the Baptist Cardiac and Vascular Institute – Miami FL, USA

BERNARDO CAETANO DA SILVA RODRIGUES
Médico Radiologista Intervencionista dos Hospitais da Rede D'Or São Luiz no Rio de Janeiro e do Instituto Nacional do Câncer (INCA)

BERNARDO MASSIÈRE
Cirurgião Vascular
Especialista em Cirurgia Vascular e Endovascular pela Sociedade Brasileira de Angiologia e Cirurgia Vascular (SBACV)
Mestre em Radiologia pela Universidade Federal do Rio de Janeiro (UFRJ)
Professor-Associado de Cirurgia Vascular e Endovascular da PUC-Rio
Diretor do Centervasc-Rio

BRENO BOUERI AFFONSO
Médico Radiologista Intervencionista do Hospital Israelita Albert Einstein
Médico-Assistente do Serviço de Radiologia Vascular Intervencionista do Hospital das Clínicas da Faculdade de Medicina da Universidade de São Paulo (HCFMUSP)

BRUCE BEZERRA MARTINS
Médico-Cirurgião Vascular e Endovascular
Radiologista Intervencionista do Hospital Universitário Presidente Dutra (HUUFMA)

BRUNA FERREIRA PILAN
Médica-Cirurgiã Vascular pela Universidade Estadual de Campinas (Unicamp)
Radiologista Intervencionista e Angiorradiologista pelo Hospital das Clínicas da Faculdade de Medicina da Universidade de São Paulo (HCFMUSP)
Médica-Assistente Voluntária do Serviço de Radiologia Intervencionista do Hospital das Clínicas da Faculdade de Medicina da Universidade de São Paulo (HCFMUSP)
Título de Especialista em Radiologia Intervencionista e Angiorradiologia pela Sociedade Brasileira de Radiologia Intervencionista e Cirurgia Endovascular (SOBRICE)

CAMILA MILLANI OBA
Título de Médica-Residente em Cirurgia Geral e Cirurgia Vascular pela Universidade de São Paulo (USP)
Especialista em Cirurgia Vascular, Angiorradiologia e Cirurgia Endovascular pela Sociedade Brasileira de Angiologia e Cirurgia Vascular (SBACV)

CARLOS AUGUSTO DE OLIVEIRA MOTTA
Médico do Serviço de Radiologia Intervencionista do Americas Medical City, RJ
Membro Titular da Sociedade Brasileira de Radiologia Intervencionista e Cirurgia Endovascular (SOBRICE)

CARLOS GUSTAVO COUTINHO ABATH
Médico Radiologista Intervencionista e Coordenador da ANGIORAD – Recife, PE
Membro Titular e Ex-Presidente da Sociedade Brasileira de Radiologia Intervencionista e Cirurgia Endovascular (SOBRICE)
Neurorradiologista pela Sociedade Brasileira de Neurorradiologia Diagnóstica e Terapêutica (SBNR)

CARLOS LEÓN
Médico-Assistente do *Brazzini Instituto de Radiología Intervencionista* – Lima, Peru

CARLOS SIMONETI FILHO
Pós-Graduando pelo Curso de Cirurgia Vascular e Endovascular da PUC-Rio

CECIL PATEL
Medical Doctor – David Geffen School of Medicine – University of California – Los Angeles, California, USA

CHAITANYA AHUJA
Medical Assistant at the Department of Radiology – LSU Health Shreveport, USA

CHIANG JENG TYNG
Título de Especialista em Medicina Intensiva pela Associação Médica Brasileira (AMB)
Título de Especialista em Radiologia e Diagnóstico por Imagem pelo Colégio Brasileiro de Radiologia (CBR)
Título de Especialista em Radiologia Intervencionista pela Sociedade Brasileira de Radiologia Intervencionista e Cirurgia Endovascular (SOBRICE)
Mestre em Oncologia pela Fundação Antônio Prudente – A.C. Camargo Cancer Center – São Paulo, SP

Colaboradores

Chefe do Setor de Radiologia Intervencionista Não Vascular e Oncológica do Hospital Santa Catarina – São Paulo, SP
Médico-Assistente do Setor de Diagnóstico por Imagem e de Radiologia Intervencionista Não Vascular do Hospital A.C. Camargo Cancer Center – São Paulo, SP

CHRISTIAN SCHEUERMANN
Vascular and Interventional Radiology
Fellow at the Louisiana State University Health Sciences Center – Nova Orleans, EUA

CHRISTOPHER J FRIEND
Medical Assistant Professor of Radiology at the University of Pittsburgh Medical Center – Vascular and Intervencional Radiology Section – Pittsburgh, USA

CLÁUDIA MEGUMI TANI
Doutora pelo Departamento de Gastroenterologia da Faculdade de Medicina da Universidade de São Paulo (FMUSP)
Médica-Assistente da Divisão de Gastroenterologia e Hepatologia do Departamento de Gastroenterologia da Faculdade de Medicina da Universidade de São Paulo (FMUSP) (Hospital das Clínicas e Instituto do Câncer do Estado de São Paulo)

CLIFF DAVIS
Assistant Professor at the University of South Florida College of Medicine
Associate Program Director, Interventional Radiology Residency and Fellowship

CONSTANTINO PENA
Medical Assistant at the Baptist Cardiac and Vascular Institute – Miami FL, USA

COSTANTINO DEL GIUDICE
Medical Assistant at the Vascular and Oncological Interventional Radiology Department
Université Paris Descartes Paris Cité Sorbonne
Hôpital Européen Georges Pompidou – Paris, France

CRESCÊNCIO A PEREIRA CÊNTOLA
Médico-Chefe do Serviço de Radiologia Intervencionista dos Hospitais Beneficência Portuguesa e da Santa Casa de Misericórdia de São José do Rio Preto, SP

DANIEL DE SOUSA MARQUES OLIVEIRA
Médico-Cirurgião Geral Graduado pela Universidade Federal de Mato Grosso do Sul (UFMS)
Estagiário do Centro Regional de Radiologia Intervencionista e Vascular – CRIVA/Hospital Beneficência Portuguesa de São José do Rio Preto, SP

DANIEL GIANSANTE ABUD
Médico-Chefe do Serviço de Radiologia Intervencionista do Hospital das Clínicas da Faculdade de Medicina de Ribeirão Preto (HC-FMRP-USP)
Professor Livre-Docente e Doutor pela Faculdade de Medicna de Ribeirão Preto (FMRP-USP)

DANIEL KANAAN
Médico-Coordenador do Serviço de Radiologia Intervencionista do Hospital Adventista Silvestre, RJ
Médico do Serviço de Radiologia Intervencionista do Americas Medical City, RJ

DANIEL Y SZE
Professor of Radiology. Division of Interventional Radiology – Stanford University Medical Center – Stanford, CA, USA

DAVID C MADOFF
Medical Chief of the Division of Interventional Radiology – Department of Radiology – New York Presbyterian Hospital/Weill Cornell Medical College – New York, USA

DAVID H BALLARD
Medical Assistant at the Department of Surgery – LSU Health – Shreveport, USA

DAVID LI
Medical Assistant at the Division of Interventional Radiology – Department of Radiology – New York Presbyterian Hospital/Weill Cornell Medical College – New York, USA

DEMÓSTENES L COSTA
Médico-Titular do Colégio Brasileiro de Radiologia (CBR)
Especialista em Angiorradiologia e Radiologia Intervencionista na ANGIORAD – IMIP – Recife, PE

DENIS SZEJNFELD
Doutor e Professor Afiliado pela Universidade Federal de São Paulo (EPM/Unifesp)
Diretor Clínico do Certa
Coordenador do Setor de Radiologia Cardiovascular do Laboratório Cura, SP

DIMITRIOS TSETIS
Assistant Professor of Radiology – Medical Chief of the Division of Interventional Radiology – Department of Radiology – University Hospital of Heraklion Medical School of Crete – Creta, Greece

EDUARDO CRESPO VALLEJO
Especialista em Radiologia – Hospital Clínico Universitario de Valladolid – Departamento de Radiologia – Setor de Radiologia Vascular e Intervencionista – Valladolid, Espanha

ELIANA PORFÍRIO
Graduação em Enfermagem pela Universidade Bandeirantes
Especialista em Educação Profissional na Área de Saúde pela Fiocruz, RJ
Especialista em Centro de Diagnóstico pela Universidade Federal de São Paulo (Unifesp)
Especialista pelo Programa de Aprimoramento em UTI pela Universidade de Campinas (Unicamp)
Coordenadora da Unidade de Educação Permanente do Instituto de Radiologia do Hospital das Clínicas da Faculdade de Medicina da Universidade de São Paulo (HCFMUSP)

ELIAS ARCÊNIO NETO
Título de Especialista em Cirurgia Vascular pela Sociedade Brasileira de Angiologia e Cirurgia Vascular (SBACV)
Chefe do Serviço de Angiologia e Cirurgia Vascular do

Hospital Evangélico de Londrina, PR
Sócio-Fundador do Instituto de Excelência Vascular

ELIAS KEHAGIAS
Medical Consultant of Radiology – Division of Interventional Radiology – Department of Radiology – University Hospital of Heraklion Medical School of Crete – Creta, Greece

ERNESTO G SANTOS MARTIN
Assistant Professor of Radiology – University of Pittsburgh Medical Center – Department of Radiology – Division of Vascular and Interventional Radiology – Pittsburgh, USA

EVANGELOS PERDIKAKIS
Medical Radiologist Clinical Director – Department of Radiology – General Military Hospital – Xanthi, Greece

FABRIZIO FANELLI
Medical Assistant at the Vascular and Interventional Radiology Unit – Department of Radiological Sciences, "Sapienza" University of Rome, Italy

FELIPE NASSER
Médico-Coordenador do Setor de Radiologia Vascular Intervencionista do Hospital Israelita Albert Einstein
Responsável pelo Setor de Angiorradiologia e Cirurgia Endovascular do Hospital Santa Marcelina
Professor Titular do Departamento de Cirurgia Intervencionista da Faculdade de Medicina de Itajubá, MG

FELIPE PAES BARBOSA DINIZ NOGUEIRA
Médico-Radiologista Intervencionista dos Hospitais da Rede D'Or São Luiz no Rio de Janeiro e do Instituto Nacional do Câncer (INCA-RJ)

FERNANDA UCHIYAMA GOLGHETTO DOMINGOS
Radiologista Intervencionista e Angiorradiologista pelo Instituto de Radiologia Intervencionista da Faculdade de Medicina da Universidade de São Paulo (FMUSP)
Médica-Assistente Voluntária do Serviço de Radiologia Intervencionista do Hospital das Clínicas da Faculdade de Medicina da Universidade de São Paulo (FMUSP)
Título de Especialista em Radiologia Intervencionista e Angiorradiologia pela Sociedade Brasileira de Radiologia Intervencionista e Cirurgia Endovascular (SOBRICE)

FRANCISCO CÉSAR CARNEVALE
Professor Livre-Docente pela Faculdade de Medicina da Universidade de São Paulo (FMUSP)
Professor Colaborador do Departamento de Radiologia e Oncologia da Faculdade de Medicina da Universidade de São Paulo (FMUSP)
Voluntary Associate Professor of Radiology – University of Miami Miller School of Medicine, USA
Médico-Chefe do Serviço de Radiologia Vascular Intervencionista do Hospital das Clínicas da Faculdade de Medicina da Universidade de São Paulo (HCFMUSP) e do Hospital Sírio-Libanês

FRANCISCO LEONARDO GALASTRI
Médico-Assistente do Setor de Radiologia Vascular Intervencionista do Hospital Israelita Albert Einstein
Médico Radiologista Vascular Intervencionista e Cirurgião Endovascular do Instituto Brasileiro de Controle do Câncer (IBCC)

FRANCISCO RAMOS JÚNIOR
Médico Neurorradiologista Intervencionista do Núcleo de Anomalias Vasculares do Hospital A.C. Camargo Cancer Center
Doutor em Radiologia pela Faculdade de Medicina da Universidade de São Paulo (FMUSP)
Pós-Doutorado em Neurorradiologia Intervencionista pela Faculdade de Medicina Henri Poincaré – Nancy, França

FREDERIC BAUMANN
Medical Assistant at Baptist Cardiac and Vascular Institute – Miami FL, USA

FREDERICK S KELLER
Professor of Interventional Radiology – Oregon Health & Science University Hospital – Portland, USA

GARY SISKIN
Professor and Chairman – Department of Radiology – Albany Medical College – Albany, USA

GEORGE BEHRENS
Interventional Radiologist – Vascular and Interventional Radiology Partners at Advocate Sherman Hospital – Elgin, IL, USA

GUILHERME DE ARAUJO GOMES
Médico-Assistente do Serviço de Radiologia Intervencionista da MED IMAGEM – Hospital Beneficência Portuguesa – São Paulo, SP

GUILHERME DE SOUZA MOURÃO
Médico-Chefe do Serviço de Radiologia Intervencionista da MED IMAGEM do Hospital Beneficência Portuguesa – São Paulo, SP

GUILHERME SEIZEM NAKIRI
Médico-Assistente do Serviço de Radiologia Intervencionista/Neurorradiologia Terapêutica do Hospital das Clínicas da Faculdade de Medicina de Ribeirão Preto

GUILLERMO GARCÍA
Médico Sub-director da Unidad de Intervencionismo da Policlínica Metropolitana – Caracas, Venezuela

GUSTAVO CORTEZ SACRAMENTO
Enfermeiro na Hemodinâmica da Sociedade Beneficente Israelita Brasileira Albert Einstein
MBA em Executivo em Saúde pela Fundação Getúlio Vargas (FGV)
Especialista em Gerenciamento de Enfermagem e em Cardiologia pela Universidade Federal de São Paulo (Unifesp)

GUSTAVO DOMINGUES
Médico Radiologista Intervencionista do Hospital São Rafael e do Hospital Santa Izabel – Salvador, BA

GUSTAVO HENRIQUE VIEIRA DE ANDRADE
Médico Radiologista Intervencionista da ANGIORAD – IMIP – Recife, PE
Coordenador da Radiologia Intervencionista do Hospital da Restauração – Recife, PE

Doutorando em Clínica Médica pela Faculdade de Medicina de Ribeirão Preto (FMRP-USP)
Coordenador do Serviço e das Residências Médicas de Radiologia Intervencionista e Neurorradiologia do Hospital da Restauração – Recife, PE

HÉCTOR DE LA TORRE GONZÁLEZ
Médico-Assistente do Serviço de Radiologia e Imagem – Mexicali, México

HECTOR FERRAL
Senior Clinical Educator – Section of Interventional Radiology – Department of Radiology – NorthShore University HealthSystem – Evanston, IL, USA

HELEN JAMIL KHOURY
Licenciatura, Mestrado e Doutorado em Física pela PUC-SP
Professora Titular do Departamento de Energia Nuclear da Universidade Federal de Pernambuco (UFPE)
Coordenadora do Laboratório de Metrologia das Radiações Ionizantes do Departamento de Energia Nuclear da Universidade Federal de Pernambuco (UFPE)

HENRIQUE SALAS MARTIN
Médico Radiologista Intervencionista dos Hospitais da Rede D'Or São Luiz no Rio de Janeiro e do Instituto Nacional do Câncer (INCA)
Membro Titular da Sociedade Brasileira de Radiologia Intervencionista e Cirurgia Endovascular (SOBRICE)

HERIBERTO HERNÁNDEZ FRAGA
Médico-Assistente do Departamento de Radiologia do Hospital Infantil do México e do Hospital Central Sur PEMEX, México D.F., México

HORACIO D'AGOSTINO
Chairman of Radiology – Departamet of Radiology, LSU Health Shreveport

HUGO RODRIGUES GOUVEIA
Médico Radiologista Intervencionista dos Hospitais da Rede D'Or São Luiz no Rio de Janeiro e do Instituto Nacional do Câncer (INCA)

IGOR RAFAEL SINCOS
Médico Especialista em Cirurgias Vascular e Endovascular
Doutor em Cirurgia pela Faculdade de Medicina da Universidade de São Paulo (FMUSP)

IRMA KARINA URBINA-ANDERSON
Diagnostic Imaging Fellow – Ohio State University, USA

JACOB CYNAMON
Professor of Clinical Radiology – Albert Einstein College of Medicine – Montefiore Medical Center – New York, USA

JAFAR GOLZARIAN
Professor of Radiology
Director, Division of Interventional Radiology and Vascular Imaging

JAMES B SPIES
Chairman of Radiology and Chief of Interventional Radiology Service – Georgetown University School of Medicine

JAMES CARIDI
Chairman of Radiology – Tulane University Medical School – New Orleans, USA
Professor of Vascular and Interventional Radiology

JEAN-YVES PAGNY
Radiologist at Hôpital Européen Georges Pompidou – Paris, France

JOÃO LUIZ PICCIONI
Médico-Assistente do Serviço de Anestesiologia, Terapia Intensiva Cirúrgica e Dor do Instituto do Coração (InCor) do Hospital das Clínicas da Faculdade de Medicina da Universidade de São Paulo (HCFMUSP)

JOÃO PAULO KAWAOKA MATUSHITA JUNIOR
Especialização em Radiologia e Diagnóstico pelo Instituto de Pós-Graduação Médica Carlos Chagas – Rio de Janeiro, RJ
Título de Especialista em Radiologia e Diagnóstico por Imagem pelo Colégio Brasileiro de Radiologia (CBR)
Mestre em Radiologia e Diagnóstico por Imagem pela Faculdade de Medicina da Universidade Federal do Rio de Janeiro (UFRJ)
Médico-Assistente do Departamento de Radiologia Intervencionista Vascular do Hospital A.C. Camargo Cancer Center

JOAQUIM MAURÍCIO DA MOTTA LEAL FILHO
Médico-Assistente do Serviço de Radiologia Vascular Intervencionista do Instituto do Coração do Hospital das Clínicas da Faculdade de Medicina da Universidade de São Paulo (HCFMUSP)
Doutor em Ciências pelo Departamento de Radiologia da Faculdade de Medicina da Universidade de São Paulo (FMUSP)
Membro Titular e da Diretoria da Sociedade Brasileira de Radiologia Intervencionista e Cirurgia Endovascular (SOBRICE)

JOHN A KAUFMAN
Director, Dotter Interventional Institute – Oregon Health & Science University Hospital – Portland, USA

JOHN SANGJOON PARK
Professor of the Department of Radiology – Catholic Kwandong University – International St. Mary's Hospital – Incheon, Korea

JORGE E LOPERA
Vascular and Interventional Radiology – University of Texas Health Science Center – San Antonio – Texas, USA

JORGE EDUARDO DE AMORIM
Professor-Adjunto da Disciplina de Cirurgia Vascular e Endovascular da Universidade Federal de São Paulo (Unifesp)
Chefe do Setor de Cirurgia Endovascular da Disciplina de Cirurgia Vascular

JOSE ANDRES GUIROLA ORTIZ
Médico do Serviço de Radiologia do Hospital Clínico Universitario Lozano Blesa – Zaragoza, España
Pesquisador do Grupo Investigacíon en Técnicas Mínimamente Inavasivas (GITMI)

JOSÉ GUILHERME MENDES PEREIRA CALDAS
Médico Neurorradiologista
Professor Livre-Docente e Diretor do Serviço de Neurorradiologia Vascular Intervencionista do InRad – HCFMUSP e do Hospital Sírio-Libanês

JOSÉ HUGO MENDES LUZ
Médico Radiologista Intervencionista dos Hospitais da Rede D'Or São Luiz no Rio de Janeiro e do Instituto Nacional do Câncer (INCA)
Membro Titular da Sociedade Brasileira de Radiologia Intervencionista e Cirurgia Endovascular (SOBRICE)

JOSÉ IGNACIO BILBAO
Médico-Assistente do Serviço de Radiologia
Médico Chefe do Serviço de Radiologia Intervencionista da Clínica Universitária da Faculdade de Medicina de Navarra – Pamplona, Espanha

JOSÉ LUIZ OLIVA
Médico-Assistente do Serviço de Anestesiologia, Terapia Intensiva Cirúrgica e Dor do Instituto do Coração (InCor) do Hospital das Clínicas da Faculdade de Medicina da Universidade de São Paulo (HCFMUSP)

JOSE LUIZ ORLANDO
Doutor em Medicina pela Faculdade de Medicina da Universidade de São Paulo (FMUSP)
Médico-Assistente do Núcleo de Anomalias Vasculares do Hospital A.C. Camargo Cancer Center
Título de Especialista em Angiologia e Cirurgia Vascular pela Sociedade Brasileira de Angiologia e Cirurgia Vascular (SBACV)
Título de Especialista em Radiologia Intervencionista e Angiorradiologia pela Sociedade Brasileira de Radiologia Intervencionista e Cirurgia Endovascular (SOBRICE)

JULIO CÉSAR SAUCEDO MARINO
Médico-Cirurgião Vascular
Assistente Doutor da Disciplina de Cirurgia Vascular do Hospital das Clínicas da Faculdade de Medicina da Universidade de São Paulo (HCFMUSP)

JUSTIN P MCWILLIAMS
Department of Interventional Radiology – David Geffen School of Medicine – University of California – Los Angeles, USA

KAMRAN AHRAR
Department of Interventional Radiology – The University of Texas, USA

KATARINA MALAGARI
Associate Professor of Radiology
2nd Department of Radiology – Research and Imaging Unit
University of Athens, Greece

KEVIN M MCCLUSKEY
Assistant Professor of Radiology – University of Pittsburgh Medical Center – Division of Vascular and Interventional Radiology – Pittsburgh, USA

LAKSHMI RATNAM
Interventional Radiologist – St George's Healthcare NHS Trust – London, UK.

LAURA CROCETTI
Medical Assistant Interventional Radiology Section – Division of Diagnostic Imaging and Intervention
Pisa University School of Medicine – Pisa, Italy

LEANDRO DE ASSIS BARBOSA
Coordenador da Neurocirurgia e Neurorradiologia Intervencionista do Hospital Estadual Central e do Vitória Apart Hospital
Médico Neurocirurgião Endovascular da Fundação de Apoio ao Hospital Universitário Cassiano Antônio Moraes, do Centro Médico Hospitalar de Vila Velha e do Hospital Metropolitano, ES

LINDSAY MACHAN
Associate Professor – Department of Radiology – University of British – Columbia, USA

LUCAS EDUARDO MIQUELIN
Médico Angiologista e Cirurgião Vascular Membro Efetivo da Sociedade Brasileira de Angiologia e Cirurgia Vascular (SBACV)
Membro Titular da Sociedade Brasileira de Radiologia Intervencionista e Cirurgia Endovascular (SOBRICE)
Radiologista Intervencionista dos Hospitais Santa Casa, UNIMED de Limeira e do Hospital dos Fornecedores de Cana de Piracicaba, SP

LUCIANA KIKUCHI
Mestre pelo Departamento de Gastroenterologia da Faculdade de Medicina da Universidade de São Paulo (FMUSP)
Ex-Assistente e Coordenadora do Grupo de Carcinoma Hepatocelular da Divisão de Gastroenterologia e Hepatologia do Departamento de Gastroenterologia da Faculdade de Medicina da Universidade de São Paulo, do Hospital das Clínicas e do Instituto do Câncer do Estado de São Paulo

LUCIANO MASTROGIOVANNI
Mount Sinai Medical Center –
Department of Radiology – New York, USA

LUÍS GUSTAVO HERNANDES
Médico Angiologista e Cirurgião Vascular Membro Efetivo da Sociedade Brasileira de Angiologia e Cirurgia Vascular (SBACV)
Membro Titular da Sociedade Brasileira de Radiologia Intervencionista e Cirurgia Endovascular (SOBRICE)
Radiologista Intervencionista do Hospital Santa Casa de Limeira, do Hospital dos Fornecedores de Cana de Piracicaba e do Hospital UNIMED de Americana, SP

LUIZ ANTONIO NUNES DE OLIVEIRA
Título de Especialista de Diagnóstico por Imagem pelo Colégio Brasileiro de Radiologia (CBR)
Médico-Assistente do Serviço de Diagnóstico por Imagem do Instituto da Criança do Hospital das Clínicas da Faculdade de Medicina da Universidade de São Paulo (HCFMUSP)

Coordenador do Suporte em Eventos Adversos em Diagnóstico por Imagem (SEADI) da Sociedade Paulista de Radiologia (SPR)

LUIZ HENRIQUE DE OLIVEIRA SCHIAVON
Especialização em Radiologia e Diagnóstico por Imagem pelo Hospital Heliópolis – São Paulo, SP
Especialização em Radiologia Intervencionista Não Vascular pelo A.C. Camargo Cancer Center
Médico-Assistente do Setor de Radiologia e Diagnóstico por Imagem do Hospital A.C. Camargo Cancer Center

MARC SAPOVAL
Chairman Vascular and Oncological Interventional Radiology Department – Université Paris Descartes Paris Cité Sorbonne Hôpital Européen Georges Pompidou – Paris, France

MARCELA PECORA COHEN
Mestre e Doutor em Oncologia pela Fundação Antônio Prudente – São Paulo, SP
Médica-Assistente do Setor de Radiologia e Diagnóstico por Imagem do Hospital A.C. Camargo Cancer Center e do Hospital São Camilo de Pompéia, SP
Professora-Assistente da Disciplina de Oncologia da Faculdade de Medicina da Universidade de Mogi das Cruzes, SP

MARCELO GUIMARÃES
Associated Professor of Surgery and Radiology – Medical University of South Carolina – Charleston, EUA

MÁRCIO CARLOS MACHADO
Doutor em Endocrinologia pela Faculdade de Medicina da Universidade de São Paulo, Unidade de Neuroendocrinologia da Disciplina de Endocrinologia e Metabologia da Faculdade de Medicina da Universidade de São Paulo (FMUSP)

MARCO ANTÔNIO CASSIANO PEREZ RIVERA
Médico Radiologista Intervencionista da ANGIORAD – Recife, PE
Médico-Cirurgião Vascular
Membro Titular da Sociedade Brasileira de Angiologia e Cirurgia Vascular (SBACV)
Especialista em Cirurgia Vascular e Endovascular pela Sociedade Brasileira de Angiologia e Cirurgia Vascular (SBACV) e pela Sociedadde Brasileira de Radiologia Intervencionista e Cirurgia Endovascular (SOBRICE)

MARCOS BARBOSA DE S JUNIOR
Médico-Cirurgião Vascular do Hospital da Restauração – Recife, PE
Especialista em Radiologia Intervencionista e Cirurgia Endovascular pela AngioRad – IMIP

MARCOS ROBERTO DE MENEZES
Diretor do Serviço de Diagnóstico e Intervenção Guiada por Imagem do Instituto do Câncer do Estado de São Paulo (ICESP)
Médico-Chefe do Serviço de Radiologia Intervencionista Percutânea do InRad e do Hospital Sírio-Libanês

MARCUS VINÍCIUS BORGES
Médico-Cirurgião Vascular
Membro da Sociedade Brasileira de Angiologia e Cirurgia Vascular (SBACV)

Membro Titular da Sociedade Brasileira de Radiologia Intervencionista e Cirurgia Endovascular (SOBRICE)

MARIA CÂNDIDA BARISSON VILLARES FRAGOSO
Professora Livre-Docente do Hospital das Clínicas da Faculdade de Medicina da Universidade de São Paulo (HCFMUSP)
Chefe da Unidade de Suprarrenal do Serviço de Endocrinologia e Metabologia do Hospital das Clínicas da Faculdade de Medicina da Universidade de São Paulo (HCFMUSP)
Professora Colaboradora da Faculdade de Medicina da Universidade de São Paulo (FMUSP)
Médica Endocrinologista do Instituto do Câncer do Estado de São Paulo (ICESP)

MARIA FERNANDA ARRUDA ALMEIDA
Especialização em Radiologia Intervencionista Não Vascular no Hospital A.C. Camargo Cancer Center
Médica-Assistente do Setor de Diagnóstico por Imagem e Radiologia Intervencionista Não Vascular do Hospital A.C. Camargo Cancer Center

MARÍA PÁRAMO
Médica-Assistente do Serviço de Radiologia e do Serviço de Radiologia Intervencionista da Clínica Universidad da Facultad de Medicina de Navarra – Pamplona, Espanha

MARIANA BRAZZINI
Médica-Assistente do Brazzini Instituto de Radiología Intervencionista – Lima, Perú

MARYAM AZIZI
PhD Student of Anatomy, Dept. of Anatomy – School of Medicine – Tehran University of Medical Sciences – Tehran, Irã

MATEUS P CORRÊA
Cirurgião Vascular
Especialista em Cirurgia Vascular e Endovascular pela Sociedade Brasileira de Angiologia e Cirurgia Vascular (SBACV)
Diretor Científico do Instituto Vascular de Passo Fundo (INVASC), RS
Ex-Professor Instrutor de Cirurgia Vascular e Endovascular da PUC-Rio
Ex-Cirurgião do Centervasc-Rio

MAURICIO ÁLVAREZ ARREZOLA
Médico-Radiologista – Mazatlán, México

MAURÍCIO KAUARK AMOEDO
Especialização em Neurorradiologia Intervencionista pelo Instituto de Radiologia da Faculdade de Medicina da Universidade de São Paulo (FMUSP)
Título de Especialista em Radiologia e Diagnóstico por Imagem pelo Colégio Brasileiro de Radiologia (CBR)
Título de Especialista em Neurorradiologia Intervencionista pela Sociedade Brasileira de Neurorradiologia Diagnóstica e Terapêutica (SBNR)
Especialização em Radiologia Intervencionista Vascular e Não Vascular pelo A.C. Camargo Cancer Center

Médico-Assistente do Setor de Diagnóstico por Imagem e Radiologia Intervencionista Não Vascular do Hospital A.C. Camargo Cancer Center

MICHAEL ROSENBERG
Assistant Professor – Minneapolis Veterans Health Care System – Minneapolis, USA
Department of Radiology, University of Minnesota – Minneapolis, USA

MICHAEL WARHIT
Diagnostic Radiology Resident at Montefiore Health System – Montefiore Health System – New York, USA

MIGUEL ÁNGEL DE GREGORIO
Professor Titular e Catedrático da Universidad de Zaragoza, Espanha
Chefe da Unidad de Cirurgía Minimamente Invasiva Guiada por Imagen (GITMI) do Hospital Clínico Universitario Lozano Blesa – Zaragoza, Espanha

MOISES ROIZENTAL
Medical Director – Miami Vascular Physicians – Miami, EUA
Director de la Unidad de Intervencionismo Policlínica Metropolitana – Caracas, Venezuela

NILCE CARVALHO
Médica-Radiologista e Ultrassonografista Vascular pelo Hospital das Clínicas da Universidade de São Paulo (HC-USP)
Pesquisadora do Instituto de Radiologia do Hospital das Clínicas da Universidade de São Paulo na Área de Doenças Vasculares Congênitas
Título de Especialista em Radiologia e Ultrassonografia Geral pelo Colégio Brasileiro de Radiologia (CBR)

OMID KOHANNIM
Médico-Residente da David Geffen School of Medicine – Universidade da California – Los Angeles, EUA

OSVALDO IGNÁCIO PEREIRA
Doutor em Medicina pela Faculdade de Medicina da Universidade de São Paulo (FMUSP)
Médico-Assistente do Serviço de Radiologia Vascular Intervencionista do Hospital das Clínicas da Faculdade de Medicina da Universidade de São Paulo (HCFMUSP)
Médico do Serviço de Transplante de Fígado do Hospital de Transplante do Estado de São Paulo – Euryclides de Jesus Zerbini
Membro Titular da Sociedade Brasileira de Radiologia Intervencionista e Cirurgia Endovascular (SOBRICE)

PAUL N M LOHLE
Interventional Radiology Assistent at the Elisabeth-Tweesteden Hospital Tilburg, Holanda

PAULA NICOLE VIEIRA PINTO BARBOSA
Mestre em Oncologia pelo Fundação Antônio Prudente – São Paulo, SP
Especialista em Radiologia e Diagnóstico por Imagem pelo Colégio Brasileiro de Radiologia (CBR)
Especialista em Radiologia Intervencionista pela Sociedade Brasileira de Radiologia Intervencionista e Cirurgia Endovascular (SOBRICE)
Chefe do Setor de Tomografia Computadorizada do Hospital A.C. Camargo Cancer Center

PAULO PUGLIA JUNIOR
Médico-Assistente do Serviço de Neurorradiologia Vascular Intervencionista do InRad – HCFMUSP e do Hospital Alemão Oswaldo Cruz

PEDRO PUECH-LEÃO
Professor Titular de Cirurgia Vascular e Endovascular da Faculdade de Medicina da Universidade de São Paulo (FMUSP)

PRISCILA NAHAS
Mestre pela Universidade Federal de São Paulo (Unifesp) – Escola Paulista de Medicina
Médica Angiologista e Cirurgiã Vascular

RAFAEL GARZON
Médico-Assistente do Serviço de Radiologia Intervencionista dos Hospitais Beneficência Portuguesa e Santa Casa de Misericórdia de São José do Rio Preto, SP
Membro Titular da Sociedade Brasileira de Radiologia Intervencionista e Cirurgia Endovascular (SOBRICE)

RAFAEL NORONHA CAVALCANTE
Médico-Assistente do Serviço de Radiologia Vascular Intervencionista do Hospital das Clínicas da Faculdade de Medicina da Universidade de São Paulo (HCFMUSP)
Membro Titular da Sociedade Brasileira de Radiologia Intervencionista e Cirurgia Endovascular (SOBRICE)

RAJ DAS
Interventional Radiology Fellow – St George's Healthcare NHS Trust – London, UK

RAJ NARAYANAN
Chairman – Department of Interventional Radiology
Professor of Interventional Radiology – University of Miami Miller School of Medicine, USA

RAPHAEL BRAZ LEVIGARD
Médico Radiologista Intervencionista dos Hospitais da Rede D'Or São Luiz no Rio de Janeiro e do Hospital Federal de Bonsucesso – RJ
Membro Titular da Sociedade Brasileira de Radiologia Intervencionista e Cirurgia Endovascular (SOBRICE)

RAQUEL C TROVO HIDALGO
Médica-Assistente do Serviço de Radiologia Intervencionista dos Hospitais Beneficência Portuguesa e da Santa Casa de Misericórdia de São José do Rio Preto – SP
Membro Titular da Sociedade Brasileira de Radiologia Intervencionista e Cirurgia Endovascular (SOBRICE)

RAUL CANTELLA
Médico-Assistente do Brazzini Instituto de Radiología Intervencionista – Lima, Perú

Colaboradores

RAYMOND CHUNG
Interventional Radiologist – St George's Healthcare NHS Trust – London, UK

RICARDO ABDALA
Médico-Assistente do Serviço de Radiologia Vascular Intervencionista do Hospital das Clínicas da Faculdade de Medicina da Universidade de São Paulo (HCFMUSP)
Coordenador do Setor de Radiologia da Unidade Mogiana de Diagnóstico (UMDI)
Membro Titular da Sociedade Brasileira de Radiologia Intervencionsta e Cirurgia Endovascular (SOBRICE)

RICARDO ANTÔNIO GUIMARÃES BARBOSA
Mestre e Doutor em Ciências pela Faculdade de Medicina da Universidade de São Paulo (FMUSP)
Professor Colaborador do Departamento de Cirurgia da Disciplina de Anestesiologia da Faculdade de Medicina da Universidade de São Paulo (FMUSP)
Professor-Responsável pela Disciplina de Anestesiologia da Faculdade de Medicina de Santos do Centro Universitário Lusíada (UNILUS)

RICARDO AUGUSTO DE PAULA PINTO
Doutor pela Faculdade de Medicina da Universidade de São Paulo (FMUSP)
Médico-Cirurgião Vascular e Radiologista Intervencionista do Hospital Pio XII, do Hospital Santos Dumont, do Hospital Vivale – Rede D'Or (São José dos Campos) e do Hospital São Lucas de Taubaté, SP
Professor do Departamento de Medicina da Universidade de Taubaté (UNITAU)

RICCARDO LENCIONI
Professor of Interventional Radiology – Department of Interventional Radiology – University of Miami Miller School of Medicine, USA

RICHARD H. MARSHALL
Department of Radiology – Division of Interventional Radiology – New York Presbyterian Hospital/Weill Cornell Medical College – New York, USA

RIPAL GANDHI
Medical Assistant at Baptist Cardiac and Vascular Institute – Miami, USA

ROBERTO SCHULZ FILHO
Médico do Serviço de Radiologia Intervencionista da MED IMAGEM – Hospital Beneficiência Portuguesa – São Paulo, SP

RODRIGO KIKUCHI
Título de Especialista em Cirurgia Vascular pela Sociedade Brasileira de Angiologia e Cirurgia Vascular (SBACV)
Membro da Comissão de Doenças Venosas da Sociedade Brasileira de Angiologia e Cirurgia Vascular (SBACV)
Coordenador Médico da Cirurgia Vascular do Projeto CIES Global
Sócio-Fundador do Instituto de Excelência Vascular

ROMERO MARQUES
Médico Radiologista Intervencionista da ANGIORAD – IMIP – Recife, PE

Membro Titular da Sociedade Brasileira de Radiologia Intervencionista e Cirurgia Endovascular (SOBRICE)

ROSEMEIRE KEIKO HANGAI
Graduada em Enfermagem pela Escola Paulista de Medicina (EPM)
Mestre em Enfermagem pela Escola de Enfermagem da Universidade de São Paulo (USP)
Especialista em Administração Hospitalar pela Escola de Saúde Pública da Universidade de São Paulo
Enfermeira do Programa de Estudos Avançados em Administração Hospitalar e de Sistemas de Saúde (PROAHSA)

RUBENS CHOJNIAK
Mestre e Doutor em Oncologia pela Fundação Antônio Prudente
Títulos de Especialista em Ultrassonografia e Radiologia e Diagnóstico por Imagem pelo Colégio Brasileiro de Radiologia (CBR)
Diretor do Departamento de Imagem do do Hospital A.C. Camargo Cancer Center
Docente Permanente e Membro da Comissão de Coordenação do Programa de Pós-Graduação da Fundação Antônio Prudente
Professor da Faculdade de Medicina da Universidade Nove de Julho (UNINOVE)
Coordenador da Comissão de Ensino, Aperfeiçoamento e Residência Médica do Colégio Brasileiro de Radiologia e Diagnóstico por Imagem (CBR)

RUIZONG LI
Assistant Professor – Department of Radiology – University of Arkansas for Medical Center, USA

SAMARA LIMA CÂMARA (IN MEMORIAM)
Médica-Coordenadora do Serviço de Cirurgia Vascular do Hospital Geral de Pirajussara – Embu, SP
Assistente do Serviço de Cirurgia Vascular do Hospital e Maternidade Dr. Cristóvão da Gama

SEBASTIÁN ARRIETA
Médico-Assistente do *Brazzini Instituto de Radiología Intervencionista* – Lima, Perú

SERGIO SIERRE
Médico-Assistente do Departamento de Radiologia Intervencionista – *Hospital Nacional de Pediatría "J. P. Garrahan"* – Buenos Aires, Argentina

SHAMAR YOUNG
Medical Assistant at the Department of Radiology, University of Minnesota, USA

SHARJEEL H SABIR
Medical Assistant at the Department of Interventional Radiology, The University of Texas, USA

SHAWN MEADER
Assistant Professor – College of Medicine Radiology Director University South Florida College of Medicine, USA

SHINICHI HORI
Interventional Radiologist
Director of the Gate Tower Institute for Image Guided Therapy – Osaka, Japan

SUSYANNE DE LAVOR COSME
Médica-Cirurgiã Vascular e Endovascular pela Universidade Estadual de Campinas (Unicamp)
Especialização em Radiologista Intervencionista e Angiorradiologista pelo Instituto de Radiologia da Faculdade de Medicina da Universidade de São Paulo (FMUSP)
Título de Especialista em Cirurgia Vascular pela Sociedade Brasileira de Angiologia e Cirurgia Vascular (SBACV)
Titulo de Especialista em Ecografia Vascular com Doppler pelo Colégio Brasileiro de Radiologia (CBR)
Título de Especialista em Radiologia Intervencionista e Angiorradiologia pela Sociedade Brasileira de Radiologia Intervencionista e Cirurgia Endovascular (SOBRICE)

SUZAN M GOLDMAN
Professora Livre-Docente do Departamento de Diagnóstico por Imagem da Universidade Federal de São Paulo (EPM-Unifesp)
Coordenadora do Setor de Abdome e Pelve do Laboratório Cura

TAMARA JORQUIERA
Médica-Assistente do *Brazzini Instituto de Radiología Intervencionista* – Lima, Perú

THIAGO F NUNES
Mestre e Doutor pela Universidade Federal de São Paulo (EPM-Unifesp)
Médico Radiologista Intervencionista da Santa Casa de Campo Grande e do Hospital Universitário de Campo Grande (UFMS)

THOMAS J WARD
Medical Assistant of the Division of Interventional Radiology – Stanford University Medical Center – Stanford, USA

TIAGO NEPOMUCENO ARAÚJO ELIAS DE MIRANDA
Médico Radiologista Intervencionista dos Hospitais da Rede D'Or São Luiz no Rio de Janeiro e do Instituto Nacional do Câncer (INCA)

VANESSA CRISTINA DE PAULA RODRIGUES
Especialista em Enfermagem em Neonatologia e Pediatria pelo Centro Universitário São Camilo
Título de Enfermeira Obstetra pela Faculdades Metropolitanas Unidas (FMU)
Título de Instrumentação Cirúrgica pelo Centro Universitário São Camilo
Curso de Docência em Enfermagem para Ensino Técnico e Superior pela Universidade Nove de Julho (UNINOVE)
Título de Formação Profissional em Pesquisa Clínica pela Invitare Pesquisa Clínica

VICTORIA MAYORAL
Médica-Residente do Serviço de Radiologia do *Hospital Clínico Universitario Lozano Blesa* – Zaragoza, Espanha
Pesquisadora do *Grupo Investigacíon en Técnicas Mínimamente Invasivas (GITMI)*

VINICIUS SAITO MONTEIRO DE BARROS
Bacharel em Física, Mestre e Doutor em Tecnologias Energéticas e Nucleares
Professor-Adjunto do Departamento de Energia Nuclear da Universidade Federal de Pernambuco (UFPE)
Coordenador do Laboratório de Proteção Radiológica (LPR -DEN/UFPE)
Vice-Coordenador do Laboratório de Metrologia das Radiações Ionizantes do DEN-UFPE

WILLIAM JARAMILLO GARZÓN
Engenheiro Físico pela *Universidad Nacional de Colombia*, Espanha
Mestrado em Ciências – Física pela *Universidad Nacional de Colombia*, Espanha
Doutor em Tecnologias Energéticas e Nucleares pela Universidade Federal de Pernambuco
Estudante de Pós-Doutorado Departamento de Energia Nuclear – Universidade Federal de Pernambuco

WILLIAM T KUO
Professor of Radiology – Division of Interventional Radiology – Stanford University Medical Center – Stanford, CA, USA

YOSEF GOLOWA
Associate Professor of Clinical Radiology – Albert Einstein College of Medicine – Montefiore Medical Center – New York, USA

YVES BOHRER COSTA
Título de Especialista em Radiologia e Diagnóstico por Imagem pelo Colégio Brasileiro de Radiologia (CBR)
Especialização em Radiologia Abdominal pelo Hospital Israelita Albert Einstein
Residente de Radiologia Intervencionista Vascular e Não Vascular pelo Hospital A.C. Camargo Cancer Center

Sumário

Parte I
Conceitos Básicos

Capítulo 1
Equipamentos de Angiografia e Proteção Radiológica .. 3
Gustavo Henrique Vieira de Andrade ■ Daniel Giansante Abud
William Jaramillo Garzón ■ Helen Jamil Khoury
Vinicius Saito Monteiro de Barros

Capítulo 2
Assistência de Enfermagem 21
Rosemeire Keiko Hangai ■ Vanessa Cristina de Paula Rodrigues
Eliana Porfírio ■ Gustavo Cortez Sacramento

Capítulo 3
Anestesia 39
João Luiz Piccioni ■ José Luiz Oliva
Ricardo Antônio Guimarães Barbosa

Capítulo 4
Materiais 53
Airton Mota Moreira ■ Ricardo Abdala

Capítulo 5
Meios de Contraste Iodados 85
Luiz Antonio Nunes de Oliveira ■ Adonis Manzella

Capítulo 6
Dióxido de Carbono (CO_2) como Meio de Contraste ...104
James Caridi ■ Cliff Davis ■ Shawn Meader

Capítulo 7
Aspectos Gerais das Angiografias 133
Susyanne de Lavor Cosme

Capítulo 8
Dispositivos Hemostáticos Vasculares 158
Raj Das ■ Anna-Maria Belli

Capítulo 9
Complicações dos Acessos Vasculares 167
Evangelos Perdikakis ■ Elias Kehagias ■ Dimitrios Tsetis

Parte II
Embolizações

Capítulo 10
Princípios Gerais da Embolização Vascular Periférica ...183
Shamar Young ■ Michael Rosenberg ■ Jafar Golzarian

Capítulo 11
Tumores de Pulmão, Mama e Mediastino 194
Shinichi Hori

Capítulo 12
Malformação Arteriovenosa Pulmonar e Telangiectasia
Hemorrágica Hereditária 207
Justin P McWilliams ■ Cecil Patel

Capítulo 13
Hemoptise 217
Miguel Ángel de Gregorio ■ Alicia Laborda

Capítulo 14
Ducto Torácico e Quilotórax 233
Ernesto G Santos Martin ■ Eduardo Crespo Vallejo
Christopher J Friend ■ Kevin M McCluskey

Capítulo 15
Hemorragias Digestivas Alta e Baixa
(de Origem Não Cirrótica) 241
Henrique Salas Martin ■ José Hugo Mendes Luz
Hugo Rodrigues Gouveia ■ Raphael Braz Levigard
Felipe Paes Barbosa Diniz Nogueira
Bernardo Caetano da Silva Rodrigues
Tiago Nepomuceno Araújo Elias de Miranda

Capítulo 16
Embolização Bariátrica 257
Gary Siskin

Capítulo 17
Embolização Parcial Esplênica no Hiperesplenismo 264
Chaitanya Ahuja ▪ John A Kaufman ▪ Frederick S Keller

Capítulo 18
Embolização Portal Pré-Hepatectomia 270
Richard H Marshall ▪ David Li ▪ David C Madoff

Capítulo 19
Avaliação dos Pacientes com Tumores Hepáticos antes e após as Terapias Minimamente Invasivas Locorregionais 282
Cláudia Megumi Tani ▪ Luciana Kikuchi

Capítulo 20
Tratamento Locorregional do Carcinoma Hepatocelular 292
Riccardo Lencioni ▪ Laura Crocetti

Capítulo 21
Quimioembolização Convencional do Carcinoma Hepatocelular 304
John Sangjoon Park

Capítulo 22
Quimioembolização do Carcinoma Hepatocelular com Esferas Carreadoras de Droga 314
Katarina Malagari

Capítulo 23
Quimioembolização das Metástases Hepáticas Colorretais..320
Raj Narayanan

Capítulo 24
Radioembolização: Avaliação por Medicina Nuclear 326
Allan de Oliveira Santos

Capítulo 25
Radioembolização: Tumores Hepáticos Primários 338
Thomas J Ward ▪ Daniel Y Sze

Capítulo 26
Radioembolização: Tumores Hepáticos Metastáticos 352
María Páramo ▪ José Ignacio Bilbao

Capítulo 27
Miomas Uterinos..361
James B Spies

Capítulo 28
Adenomiose 372
Paul N M Lohle

Capítulo 29
Hemorragia Puerperal 378
Omid Kohannim ▪ Justin P McWilliams

Capítulo 30
Varicoceles e Síndrome da Congestão Pélvica 393
Lindsay Machan

Capítulo 31
Hiperplasia Prostática Benigna 408
Francisco César Carnevale

Parte III
Intervenções Vasculares

Capítulo 32
Acessos Venosos Centrais 425
Aline Cristine Barbosa Santos Cavalcante ▪ Samara Lima Câmara (In Memoriam)

Capítulo 33
Corpos Estranhos Intravasculares 437
Breno Boueri Affonso ▪ Joaquim Maurício da Motta Leal Filho

Capítulo 34
Fístulas e Enxertos de Diálise Não Funcionantes 448
Gustavo Henrique Vieira de Andrade ▪ Gustavo Domingues Marcos Barbosa S Junior ▪ Romero Marques

Capítulo 35
Malformações Vasculares Periféricas.........................458
Jose Luiz Orlando ▪ Francisco Ramos Júnior ▪ Nilce Carvalho

Capítulo 36
Trombose Venosa Profunda......................................482
Michael Warhit ▪ Yosef Golowa ▪ Jacob Cynamon

Capítulo 37
Tromboembolismo Pulmonar Agudo 491
William T Kuo

Capítulo 38
Filtros de Veia Cava...507
Miguel Ángel de Gregório ▪ Jose Andres Guirola Ortiz Alicia Laborda

Capítulo 39
Síndrome da Veia Cava Superior 523
Rafael Noronha Cavalcante Joaquim Maurício da Motta Leal Filho ▪ André Moreira de Assis

Capítulo 40
Varizes dos Membros Inferiores: Ecoesclerose com Microespuma 534
Ricardo Augusto de Paula Pinto ▪ Priscila Nahas

Capítulo 41
Varizes dos Membros Inferiores:
Termoablação por Radiofrequência 545
Igor Rafael Sincos ▪ Pedro Puech-Leão

Capítulo 42
Varizes dos Membros Inferiores:
Termoablação por Laser 555
Rodrigo Kikuchi ▪ Elias Arcênio Neto ▪ Camila Millani Oba

Capítulo 43
Dissecções da Aorta Torácica e Abdominal 568
Arno von Ristow ▪ Alberto Vescovi
Bernardo Massière ▪ Mateus P Corrêa ▪ Carlos Simoneti Filho

Capítulo 44
Princípios Gerais do Tratamento dos
Aneurismas de Aorta Torácica e Abdominal 595
Frederic Baumann ▪ Ripal Gandhi ▪ Constantino Pena
Barry T Katzen

Capítulo 45
Aneurisma da Aorta Toracoabdominal 605
Julio César Saucedo Marino ▪ Antonio Carlos Passos Martins
Augusto César Silva de Carvalho Sobrinho

Capítulo 46
Vazamentos (Endoleaks) do Aneurisma de
Aorta Abdominal 637
Felipe Nasser ▪ Breno Boueri Affonso
Francisco Leonardo Galastri ▪ Jorge Eduardo de Amorim

Capítulo 47
Estenoses e Obstruções Aórticas e Ilíacas 646
Marcus Vinícius Borges ▪ Francisco César Carnevale
Airton Mota Moreira

Capítulo 48
Lesões Ateroscleróticas Obstrutivas Infrainguinais 664
Fabrizio Fanelli ▪ Alessandro Cannavale

Capítulo 49
Hipertensão Renovascular e Nefropatia Isquêmica 680
Miguel Ángel de Gregorio

Capítulo 50
Denervação Renal na Hipertensão Arterial 692
Marc Sapoval ▪ Costantino Del Giudice
Jean-Yves Pagny ▪ Maryam Azizi

Capítulo 51
Aneurismas Arteriais Abdominais 699
Raymond Chung ▪ Anna-Maria Belli ▪ Lakshmi Ratnam

Capítulo 52
Aneurismas Arteriais Periféricos 709
Crescêncio A Pereira Cêntola ▪ Daniel de Sousa Marques
Oliveira ▪ Lucas Eduardo Miquelin ▪ Luís Gustavo Hernandes
Rafael Garzon ▪ Raquel C Trovo Hidalgo
Bruna Ferreira Pilan ▪ Susyanne de Lavor Cosme
Fernanda Uchiyama Golghetto Domingos

Capítulo 53
Traumas Visceral e Periférico 734
Costantino Del Giudice ▪ Marc Sapoval
André Moreira de Assis ▪ Susyanne de Lavor Cosme

Capítulo 54
Trombólise Intravascular Periférica e Visceral 743
Carlos Gustavo Coutinho Abath
Marco Antônio Cassiano Perez Rivera
Gustavo Henrique Vieira de Andrade ▪ Bruce Bezerra Martins

Capítulo 55
Trombectomia Mecânica e Trombólise Farmacomecânica ..759
Fernanda Uchiyama Golghetto Domingos ▪ Susyanne de Lavor
Cosme ▪ Bruna Ferreira Pilan

Parte IV
Intervenções Neurológicas

Capítulo 56
Angiografias Cerebral, Medular e da
Cabeça e Pescoço 775
Paulo Puglia Junior ▪ José Guilherme Mendes Pereira Caldas

Capítulo 57
Doença Carotídea Oclusiva 799
José Guilherme Mendes Pereira Caldas
Paulo Puglia Junior ▪ Leandro de Assis Barbosa

Capítulo 58
Malformações Vasculares, Hemangiomas e
Lesões Correlatas da Cabeça e Pescoço 814
Paulo Puglia Junior

Capítulo 59
Epistaxe e Sangramentos Neoplásicos da
Cabeça e Pescoço 825
Guilherme Seizem Nakiri ▪ Daniel Giansante Abud

Capítulo 60
Implante Intra-Arterial Autólogo de Células-Tronco em
Pacientes com Doença de Parkinson 845
Augusto Brazzini ▪ Raul Cantella ▪ Antonio de la Cruz
Mariana Brazzini ▪ Tamara Jorquiera
Carlos León ▪ Sebastián Arrieta

Capítulo 61
Vertebroplastia 863
Moises Roizental ▪ Guillermo García

Parte V
Intervenções Viscerais e Miscelânea

Capítulo 62
Biópsias Percutâneas Guiadas por Imagem – Parte 1.....873
Rubens Chojniak ■ Paula Nicole Vieira Pinto Barbosa
Maurício Kauark Amoedo ■ Maria Fernanda Arruda Almeida

Capítulo 63
Biópsias Percutâneas Guiadas por Imagem – Parte 2...890
Chiang Jeng Tyng ■ Yves Bohrer Costa
João Paulo Kawaoka Matushita Junior
Luiz Henrique de Oliveira Schiavon
Marcela Pecora Cohen ■ Rubens Chojniak

Capítulo 64
Biópsia Hepática Via Transjugular 910
Gustavo Henrique Vieira Andrade ■ Demóstenes L Costa
Marco Antônio Cassiano Perez Rivera
Carlos Gustavo Coutinho Abath

Capítulo 65
Drenagem de Coleções Abdominais.........................916
Horacio D'Agostino ■ Heriberto Hernández Fraga
Mauricio Álvarez Arrezola ■ Héctor de la Torre González
Miguel Ángel de Gregorio ■ David H Ballard
Chaitanya Ahuja

Capítulo 66
Lesões Biliares Benignas 946
Airton Mota Moreira

Capítulo 67
Lesões Biliares Malignas 954
Guilherme de Araujo Gomes ■ Roberto Schulz Filho
Guilherme de Souza Mourão

Capítulo 68
Conceitos Básicos da Ablação por Radiofrequência e Eletroporação Irreversível............968
Raj Narayanan

Capítulo 69
Ablação Percutânea do Carcinoma Hepatocelular.......980
Marcos Roberto de Menezes

Capítulo 70
Ablação Percutânea de Nódulos Suprarrenais...........989
Denis Szejnfeld ■ Thiago F Nunes ■ Suzan M Goldman

Capítulo 71
Complicações Hemorrágicas dos Procedimentos Não Vasculares Percutâneos.................................... 994
Osvaldo Ignácio Pereira ■ Daniel Kanaan
André Moreira de Assis ■ Carlos Augusto de Oliveira Motta

Capítulo 72
Coleta Hormonal nas Doenças Endócrinas.............. 1012
Ana Maria Arguello Carnevale ■ Márcio Carlos Machado
Maria Cândida Barisson Villares Fragoso ■ Paulo Puglia Junior
Aline Cristine Barbosa Santos Cavalcante
Francisco César Carnevale

Capítulo 73
Tumores Renais 1032
Sharjeel H Sabir ■ Kamran Ahrar

Capítulo 74
Recanalização Percutânea da Veia Porta..................1042
André Uflacker ■ Marcelo Guimarães

Capítulo 75
Shunt Portossistêmico Intra-Hepático Transjugular (TIPS) 1053
George Behrens ■ Irma Karina Urbina-Anderson
Francisco César Carnevale ■ Hector Ferral

Capítulo 76
Obliteração Transvenosa Retrógrada com Balão (BRTO) 1075
Alexandre de Tarso Machado

Capítulo 77
Complicações Vasculares e Biliares do Transplante Hepático..1080
Alexandre de Tarso Machado ■ Alexander Ramajo Corvello
Francisco César Carnevale

Capítulo 78
Stent nos Tubos Digestórios Alto e Baixo................1108
Miguel Ángel de Gregório ■ Victoria Mayoral ■ Alicia Laborda

Capítulo 79
Intervencionismo Pediátrico................................. 1129
Sergio Sierre

Capítulo 80
Gastrostomia Percutânea Radiológica 1143
Luciano Mastrogiovanni ■ Christian Scheuermann
Arturo Gonzales ■ Ruizong Li
Augusto Brazzini ■ Jorge E Lopera

Índice Remissivo.. 1156

Parte I

Conceitos Básicos

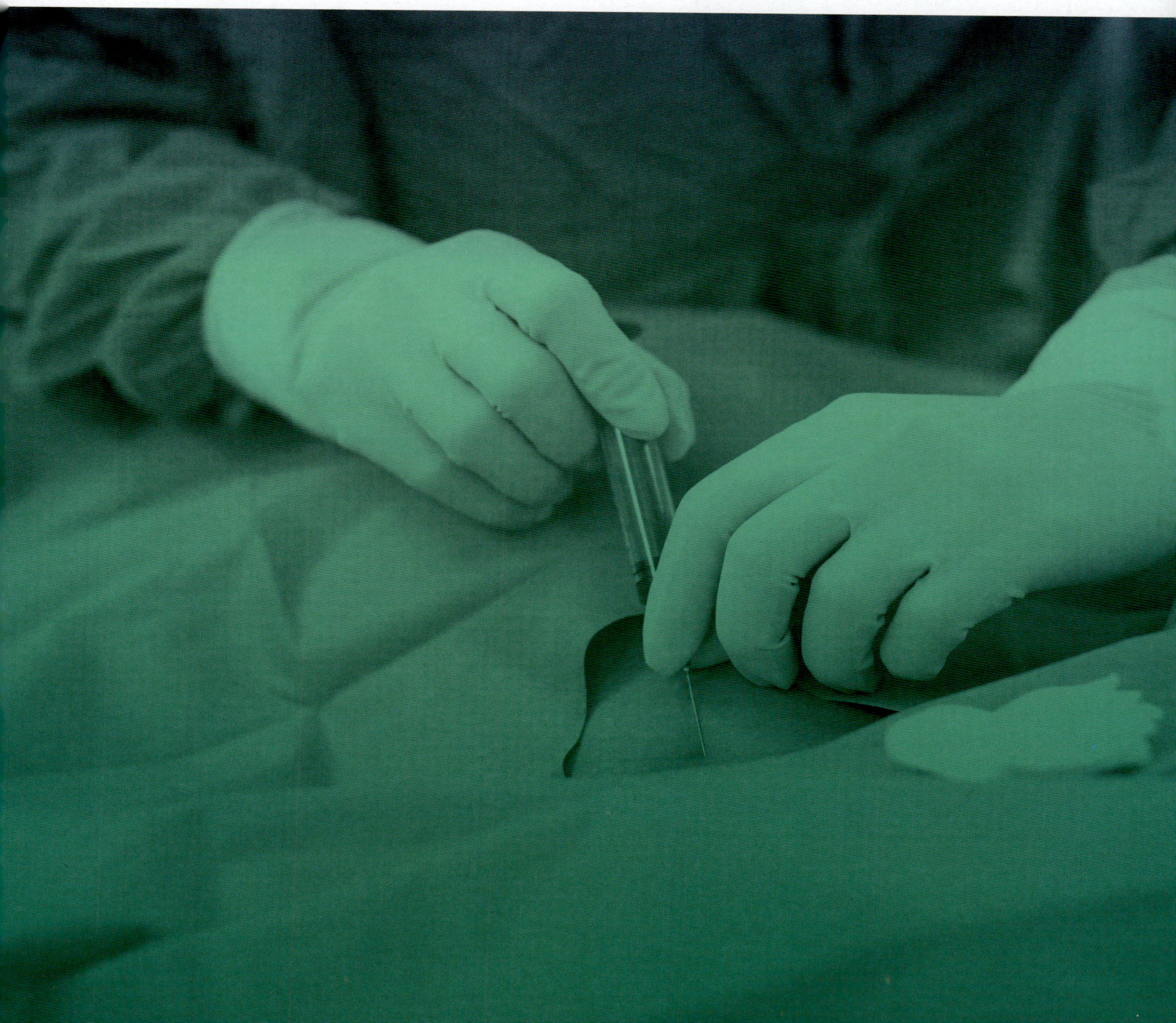

Capítulo 1

Equipamentos de Angiografia e Proteção Radiológica

◆ *Gustavo Henrique Vieira de Andrade*
◆ *Daniel Giansante Abud*
◆ *William Jaramillo Garzón*
◆ *Helen Jamil Khoury*
◆ *Vinicius Saito Monteiro de Barros*

CONTEÚDO

- ✓ INTRODUÇÃO 4
- ✓ PRODUÇÃO DE RAIOS X 4
- ✓ TUBO DE RAIOS X. 4
- ✓ GERADOR E PAINEL DE CONTROLE. 5
- ✓ PRODUÇÃO DE RAIOS X 5
- ✓ CARACTERÍSTICAS DOS EQUIPAMENTOS DE ANGIOGRAFIA 6
- ✓ RECEPTOR DE IMAGEM 7
- ✓ PROCESSAMENTO DIGITAL DAS IMAGENS 9
- ✓ INTERAÇÃO DA RADIAÇÃO X COM A MATÉRIA. 10
- ✓ EFEITOS BIOLÓGICOS DAS RADIAÇÕES IONIZANTES . . 11
- ✓ GRANDEZAS E UNIDADES DE RADIOPROTEÇÃO 13
- ✓ PROTEÇÃO RADIOLÓGICA 15
- ✓ PROTEÇÃO RADIOLÓGICA EM PROCEDIMENTOS INTERVENCIONISTAS 16
- ✓ REFERÊNCIAS BIBLIOGRÁFICAS 20

INTRODUÇÃO

William Conrad Roentgen descobriu os enigmáticos raios, em 1895, denominando-os de X. Logo utilizados para aquisição de imagens médicas do corpo humano, surgia a Radiologia que, em um século, mudou as medicinas diagnóstica e terapêutica.

A radiação pode-se originar no núcleo do átomo (nuclear) ou na eletrosfera (eletromagnética). Dentre as nucleares, as mais conhecidas são alfa, beta e gama, sendo que as radiações alfa e beta são compostas por partículas, possuindo massa e energia. Enquanto que raios X e gama são radiações eletromagnéticas, similar à luz visível, compostas somente por energia e não possuindo massa.

A Radiologia Intervencionista é uma especialidade médica que utiliza sistemas de imagens dinâmicas para conduzir procedimentos clínicos para fins diagnósticos e terapêuticos. Na medicina, a radiologia intervencionista tem aplicação, praticamente, em todas as especialidades médicas. Os procedimentos em radiologia intervencionista são realizados sob auxílio de raios X para produção de imagens dinâmicas em tempo real. A principal vantagem desses procedimentos reside no fato de serem menos agressivos ao paciente, quando comparados à cirurgia convencional, proporcionando recuperação mais rápida e menor tempo de internação. No entanto, apesar dos seus benefícios, os procedimentos intervencionistas geralmente envolvem o uso de longos tempos de exposição à radiação e representam, para pacientes e trabalhadores, risco maior do que o de outros procedimentos de radiodiagnóstico.

Estudos têm mostrado que vários procedimentos, por sua complexidade e elevado tempo de fluoroscopia, resultam em doses absorvidas acima do limiar dos efeitos determinísticos nos tecidos, ocasionando danos na pele dos pacientes.[1,2] Além disso, nesses procedimentos, o médico também está sujeito à elevada dose de radiação em razão de sua proximidade com o paciente e o tubo de raios X. A exposição do médico principal e da equipe deve-se principalmente à radiação espalhada, que depende de fatores, como: características e geometria do equipamento, complexidade do procedimento, características físicas do paciente e tempo de execução do exame. Embora as doses absorvidas nos profissionais sejam menores que as doses recebidas pelos pacientes, a dose acumulada ao longo da carreira do médico pode ser substancial.[3,4] Neste capítulo serão apresentados os princípios de operação dos equipamentos de raios X, principalmente dos utilizados em procedimentos intervencionistas, bem como os fundamentos de proteção radiológica para o paciente e para a equipe médica.

PRODUÇÃO DE RAIOS X

Os feixes de raios X são produzidos em aparelhos constituídos basicamente por três componentes fundamentais:

- Tubo de raios X.
- Gerador de alta voltagem.
- Painel de controle.

TUBO DE RAIOS X

É um tubo de vidro fechado, com vácuo interno, que contém no seu interior o cátodo e o ânodo. Possui uma janela com espessura menor do que o resto da ampola e pela qual passa o feixe útil com o mínimo de absorção possível (Fig. 1-1).

O cátodo é o polo negativo do tubo de raios X. Divide-se em duas partes: filamento e focalizador. O filamento é um fio de tungstênio com a forma de espiral, que emite elétrons decorrente do seu aquecimento. Isto ocorre quando uma corrente da ordem de 6A atravessa o filamento, aquecendo-o e gerando o processo de emissão termoiônica. Quando o filamento é atravessado pela corrente, o calor gerado arranca elétrons das camadas mais externas do tungstênio.

O focalizador é utilizado para evitar a dispersão dos elétrons produzidos no filamento. Os tubos de raios x utilizados em aparelhos de hemodinâmica possuem, pelo menos, dois focos, sendo um pequeno, e outro grande. O foco menor tem orifício na faixa de 0,3 a 1,0 mm, e o foco maior de 1 a 2,5 mm. Equipamentos mais modernos e voltados para Neurorradiologia possuem ainda o microfoco.

O ânodo é o lado positivo do tubo de raios X. Existem dois tipos de ânodos: **ânodo fixo**, utilizado em tubos de baixas correntes (p. ex.: equipamentos de odontologia, unidade portátil etc.); e **ânodo rotatório**, utilizado em tubos de raios X com alta intensidade de radiação e em tempos curtos de exposição, como nos equipamentos de angiografia. O ânodo funciona como suporte do alvo, área aonde ocorre o impacto direto dos elétrons e a produção de raios X, e como condutor térmico para dissipar o calor produzido no alvo decorrente do choque dos elétrons. O material utilizado para o alvo é o tungstênio por causa das seguintes características:

1. Alto número atômico, o que implica em grande eficiência de produção de raios X.
2. Condutividade térmica quase igual a do cobre, o que resulta em rápida dissipação do calor produzido.
3. Alto ponto de fusão (3.370°C).

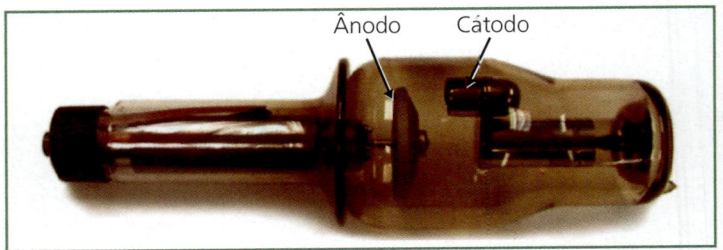

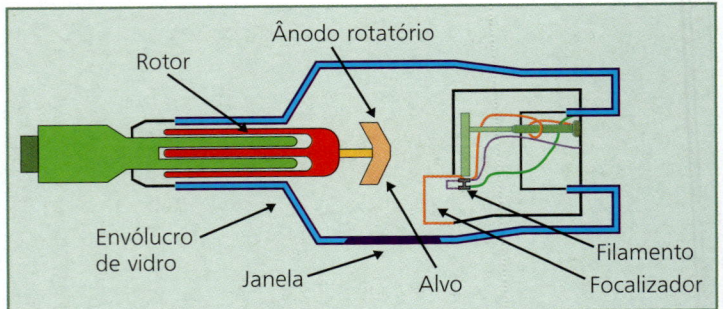

Fig. 1-1. Imagem e esquema de um tubo de raios X.

Os fótons de raios X são produzidos pelo freamento brusco dos elétrons que se movem do cátodo para o ânodo, quando estes interagem com o material do alvo. Em consequência desse freamento, dois processos ocorrem: produção de fótons (1%), e aquecimento do ânodo (99%).

GERADOR E PAINEL DE CONTROLE

O gerador de alta voltagem tem a função de receber a corrente elétrica urbana e, após potencializá-la e transformá-la em corrente contínua, enviar ao tubo de raios X a corrente e a tensão máxima definidas no painel de controle. Para compreendermos melhor, a corrente urbana apresenta tensão de 110 a 220 Volts, enquanto os aparelhos de angiografia necessitam algo em torno de 60.000 Volts (60 kV).

O painel de controle permite ao operador controlar a corrente e voltagem do tubo e o tempo de exposição, de modo a obter a radiação necessária para a radiografia. Variando-se a tensão (kV), varia a energia do feixe de raios X, aumentando a velocidade e penetração dos fótons (qualidade da energia). A variação da corrente (mA) acarreta a variação da intensidade do feixe de radiação, ou seja, da quantidade de fótons. O tempo de disparo representa o intervalo de tempo em que o aparelho permanecerá emitindo radiação, após acionado o disparador. É importante observar que o feixe de raios X será produzido apenas quando o disparador for acionado. Em alguns aparelhos a corrente e o tempo de disparo são ajustados em um único controle, chamado de miliampere-segundo (mA.s).

PRODUÇÃO DE RAIOS X

A interação dos elétrons que se movem do cátodo para o ânodo com os átomos do alvo resulta, na sua maior parte, no aquecimento do ânodo (cerca de 99%) e produção de fótons de raios X (cerca de 1%). Os raios X são produzidos a partir do freamento brusco dos elétrons ou da interação com a estrutura atômica, produzindo o feixe de raios X característico. O feixe de raios X produzido em decorrência do freamento dos elétrons é denominado de radiação de freamento ou de Bremmsstrahlung. Neste caso a energia do fóton emitido depende do número atômico (Z) do alvo, da energia cinética do elétron e da distância do elétron ao núcleo.

No processo de freamento, o elétron pode perder qualquer valor de energia entre os valores mínimo e máximo da sua energia cinética que lhe foi fornecida pela aceleração através da alta tensão entre ânodo e cátodo. Portanto, neste processo podem ser produzidos fótons de raios X com energias muito baixas, próximo a zero, e o valor máximo da energia do elétron acelerado, resultando em um espectro contínuo. A Figura 1-2 mostra, de forma esquemática, o processo de produção de raios X através do fenômeno de freamento.[5]

Outro processo de interação do elétron com os átomos do alvo pode resultar na emissão de fóton de raios X de energia bem definida. Este fenômeno ocorre quando um elétron acelerado interage com o átomo do alvo e cede energia suficiente para arrancar um elétron da camada interna (Fig. 1-3).

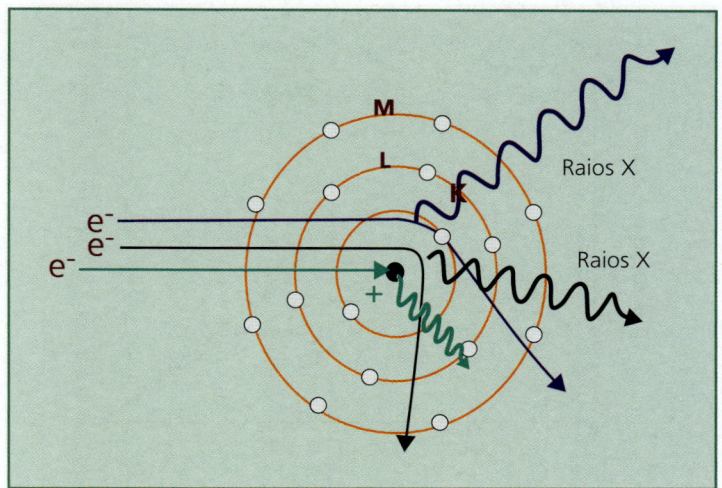

Fig. 1-2. Esquema de produção de raios X através da interação dos elétrons com os átomos do alvo produzindo o seu freamento.

O espaço vazio do átomo é preenchido com um elétron da camada mais próxima, restabelecendo o equilíbrio do átomo. Neste "salto" o elétron cede o excesso de energia na forma de um fóton, cuja energia é igual à diferença de energia dos dois níveis envolvidos. Dependendo desta diferença o fóton emitido pode ser na faixa de raios X. A sua energia é bem definida, pois corresponde à diferença de energia de dois níveis do átomo e, portanto, é característica do átomo.[5,6]

Assim, o feixe de raios X produzido no ânodo pode ter fótons de qualquer energia, desde valores próximos de zero até o valor máximo, determinado pela energia do elétron incidente. Quanto maior for a diferença de potencial elétrica (kV) aplicada entre o cátodo e o ânodo, maior será a energia média do feixe de radiação produzido, e, portanto, maior é o seu poder de penetração. A Figura 1-4 mostra o espectro do feixe de raios X produzido com a tensão de 80 kV. Observa-se pelo gráfico que há vários fótons de baixa energia, produzidos pelo freamento do elétron e que, ao atravessarem o corpo do paciente, serão absorvidos, não contribuindo para a imagem. A presença desses fótons no feixe de radiação contribui apenas para o aumento da dose absorvida pelo paciente e, portanto, para o risco de efeitos biológi-

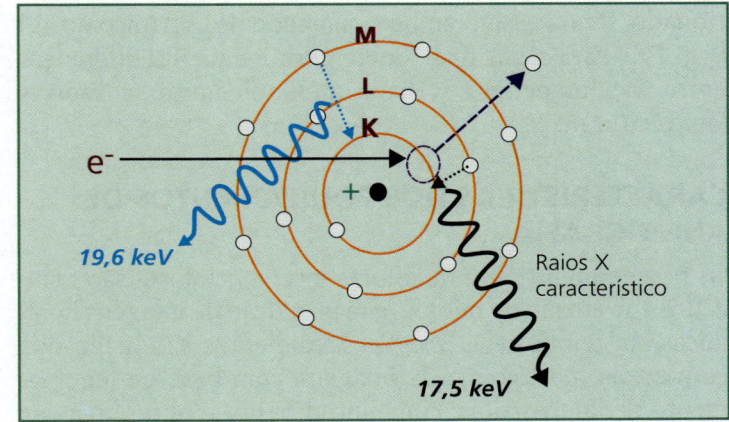

Fig. 1-3. Esquema de produção de feixe de raios X característico.

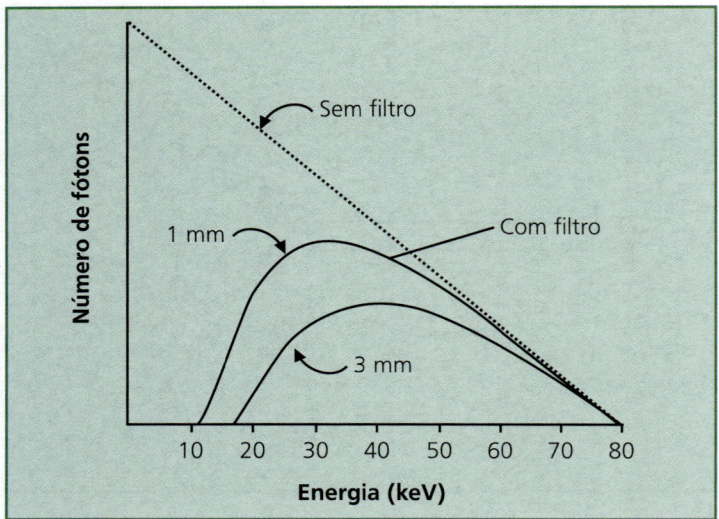

Fig. 1-4. Espectro de feixe de raios X produzido com a tensão de 80 kV entre ânodo e cátodo sem filtração e com filtros de 1 mm de Al e de 3 mm de Al.

cos decorrente da radiação ionizante. Para retirar esses fótons, é colocada na saída do tubo de raios X uma lâmina de alumínio (Al), que absorverá os fótons de baixa energia, deixando o espectro de raios X filtrado (Fig. 1-3). Este filtro é chamado de filtração adicional.[5,6] A utilização da filtração adicional contribui para a redução da dose na pele do paciente. O vidro do tubo de raios X atua como uma filtração inerente. A soma da filtração inerente com a filtração adicional é chamada de filtração total e, de acordo com a Portaria 453 do Ministério da Saúde (MS-1998), o seu valor deve ser no mínimo igual a 1,5 mm de Al para equipamentos de raios X que operam até 70 kV e de 2,5 mm de Al para equipamentos que operam com tensões acima deste valor.[7] Em procedimentos pediátricos, estes feixes de pequena intensidade podem ser importantes para a formação da imagem, e o filtro de alumínio pode ser retirado.[8]

Como se pode observar na Figura 1-4, a filtração absorve os fótons de baixa energia, que não contribuiriam com a formação da imagem. O aumento da energia efetiva do feixe de raios X acarreta maior poder de penetração da radiação. Ressalta-se ainda que quando falamos em kV (ou keV), isto significa que a energia máxima do feixe será do valor selecionado, sendo assim também chamado de kVp (pico de kV) (Fig. 1-4). Esta capacidade do gerador é uma das diferenças entre os equipamentos fixos (hemodinâmica) e móveis (arcos cirúrgicos).

CARACTERÍSTICAS DOS EQUIPAMENTOS DE ANGIOGRAFIA

Os procedimentos em radiologia intervencionista são realizados sob auxílio de raios X para produção de imagens dinâmicas em tempo real. Esses procedimentos são realizados com auxílio de sistema de imagem, com base em equipamento de fluoroscopia, cuja função básica é obter imagens dinâmicas de estruturas em movimento. A partir das imagens obtidas, é possível avaliar o funcionamento de órgãos em tempo real e gravar imagens para estudo posterior. Os componentes básicos da cadeia de imagem do sistema são: o gerador; o tubo de raios X com filtros e colimadores; o suporte do paciente (mesa e colchão); o detector de radiação (intensificador de imagem ou detector plano); gerenciados por sistema de processamento computadorizado de imagens digitais. As imagens obtidas com o sinal de vídeo (analógico ou digital) são vistas em monitor de TV. Nos equipamentos mais modernos, o intensificador de imagem tem sido substituído por um detector plano (*flat panel*).[9]

Dois métodos são utilizados para energizar o tubo de raios X no modo de fluoroscopia: contínuo e pulsado. No modo contínuo, o gerador fornece ao tubo uma corrente constante, e as imagens são adquiridas na taxa de 30 quadros por segundo, resultando em tempo de aquisição de 33 ms por imagem. Para o modo de fluoroscopia pulsada, ou seja, menos de 15 quadros por segundo, a exposição da radiação ocorre em pulsos com largura variável. Dependendo do tipo de procedimento a ser realizado, várias taxas podem ser empregadas, desde poucos pulsos por segundo até taxas de 30 pulsos por segundo. Os pulsos de raios X podem ser produzidos por chaveamento (liga-desliga) da corrente no gerador ou por chaveamento controlado a partir de grade acoplada entre o ânodo e o cátodo no tubo de raios X. A produção de pulsos por grade de chaveamento é a tecnologia mais utilizada.

O gerador também dispõe de um circuito de controle automático de exposição (AEC) que regula a amplitude da tensão (kVp) e da corrente (mA) e/ou a largura dos pulsos (ms) aplicados ao tubo de raios X em resposta a diferentes projeções, espessuras de paciente e material de contraste injetado nas artérias. A ação do AEC faz com que a intensidade da radiação seja constante no intensificador independente da espessura do paciente. O AEC também garante que o nível de brilho da imagem seja constante no monitor de vídeo, independentemente da espessura do paciente. Quando o modo de exposição é contínuo, o AEC atua, modificando a amplitude da tensão ou da corrente, e quando o modo é pulsado, o AEC regula também a largura do pulso e pode combinar várias técnicas de modulação desses parâmetros.[9-11]

Nos equipamentos de raios X utilizados para procedimentos intervencionistas, além da filtração mínima requerida para os equipamentos de raios X, filtros adicionais de cobre são utilizados para remover do espectro de raios X os fótons de baixas energias, que não contribuem para a formação da imagem e seriam absorvidos na pele do paciente. O uso do cobre como filtro tornou-se predominante em sistemas de fluoroscopia que empregam altas taxas de dose, como na angiografia e outras aplicações em intervencionismo. Durante a realização do exame, de acordo com a variação da atenuação no paciente, o sistema AEC ajusta a tensão do tubo, e estes filtros entram automaticamente, conforme esta variação da tensão e, portanto, da energia do feixe.[9-11]

Além desses filtros, há também os filtros de bloqueio ou "filtros de borda", que têm a função de eliminar regiões de brilho intenso, onde o sinal da câmara de televisão fica saturado por causa da atenuação mínima que ocorre, por exemplo, nas vizinhanças do pulmão ou contornos do paciente. Todos esses filtros são acionados por programa computacional de acordo com o protocolo selecionado ou podem ser acionados manualmente.[11]

Os equipamentos de raios X, utilizados nos procedimentos intervencionistas, são na forma de arco "C", em que o tubo de raios X, filtros e colimadores estão acomodados na parte inferior de um suporte, e o sistema sensor, que pode ser o intensificador de imagem ou um detector plano, está na parte superior do arco (Fig. 1-5). A mesa cirúrgica deve ter a resistência para suportar pacientes com grande massa corporal e juntamente com o colchão deve representar a menor atenuação possível. Geralmente é constituída de fibra de carbono para satisfazer estes dois requisitos. É importante a equipe ter conhecimento do limite de peso que o equipamento suporta, evitando danificá-lo.

O arco em C é projetado de forma a manter o alinhamento do raio central do feixe de radiação primário com o centro do receptor de imagem, independente dos deslocamentos que são realizados durante os procedimentos, e todo o conjunto é dotado com sensores para diminuir a velocidade de movimento ou evitar a colisão brusca com o paciente.

RECEPTOR DE IMAGEM

Acoplado ao arco em "C" e alinhado de forma diametralmente oposta ao tubo de raios X está o receptor de imagem que pode ser um intensificador de imagem (II) ou um detector plano (*Flat panel* – FP). Na frente do receptor de imagem é colocada a grade antiespalhamento, cuja função é de reduzir a radiação espalhada que chega ao receptor de imagem e, assim, melhorar a resolução da imagem.[9] A grade antiespalhamento consiste em fileiras de chumbo perpendiculares à tela receptora, evitando que os raios não perpendiculares sejam absorvidos e não prejudiquem a qualidade da imagem. De acordo com as normas internacionais, a grade deve ser de fácil remoção (sem o uso de ferramentas) para facilitar a sua retirada em casos de pacientes pediátricos e de adultos com espessura de tórax menor que 12 cm. Nesses casos o espalhamento da radiação é pequeno, e a presença da grade não representa melhoria significativa na qualidade da imagem, mas implica em maior exposição ao paciente.[8,9,12]

O intensificador de imagem é um dos componentes principais na formação da imagem analógica, sendo responsável pela transformação dos fótons de radiação recebidos na tela fluorescente de entrada em sinal luminoso em sua tela de saída. O fósforo da tela de entrada absorve os fótons de raios X e reemite parte da energia na forma de fótons de luz, que serão absorvidos pelo fotocátodo, gerando fotoelétrons que são acelerados em direção à tela de saída, a partir de uma diferença de potencial entre ânodo e fotocátodo que é de 25 a 35 kV. Esses elétrons são absorvidos pelo fósforo da tela de saída que emite um grande número de fótons de luz, formando o sinal luminoso que se utiliza para formação da imagem.[9,10] A Figura 1-6 ilustra os componentes internos de um intensificador de imagem e o movimento de cargas para formação do sinal luminoso na saída, e a Figura 1-7 mostra a foto de um intensificador de imagem.

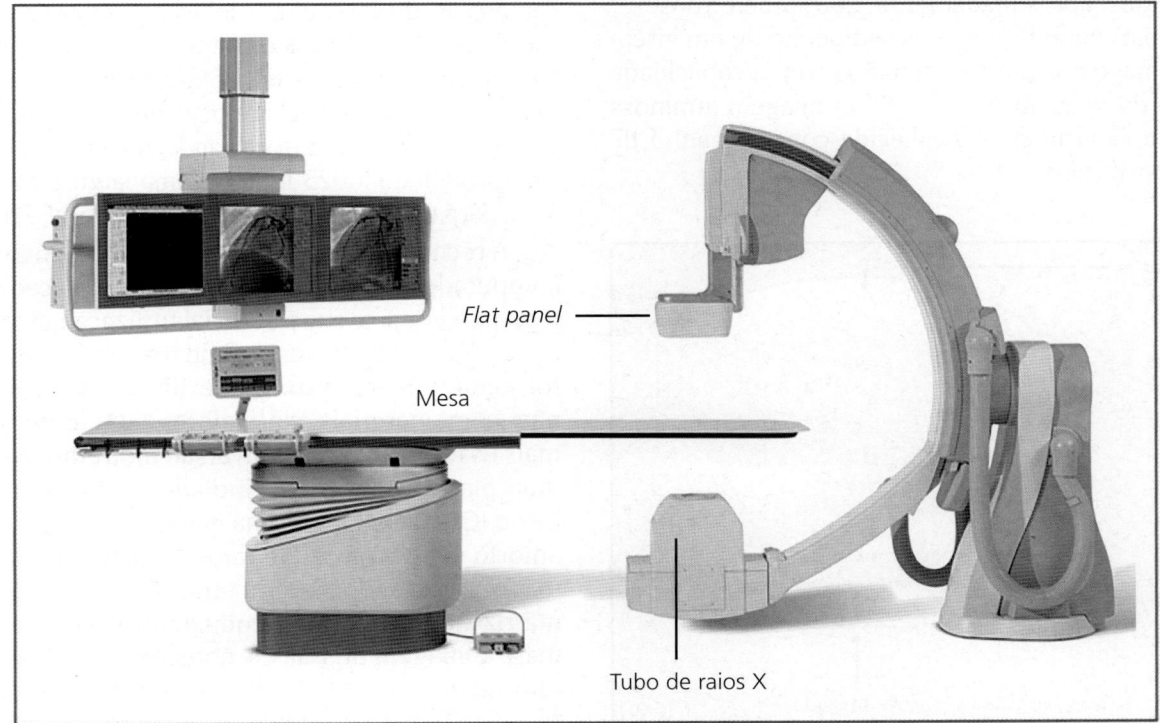

Fig. 1-5. Esquema de um equipamento em arco "C" utilizado em procedimentos intervencionistas.

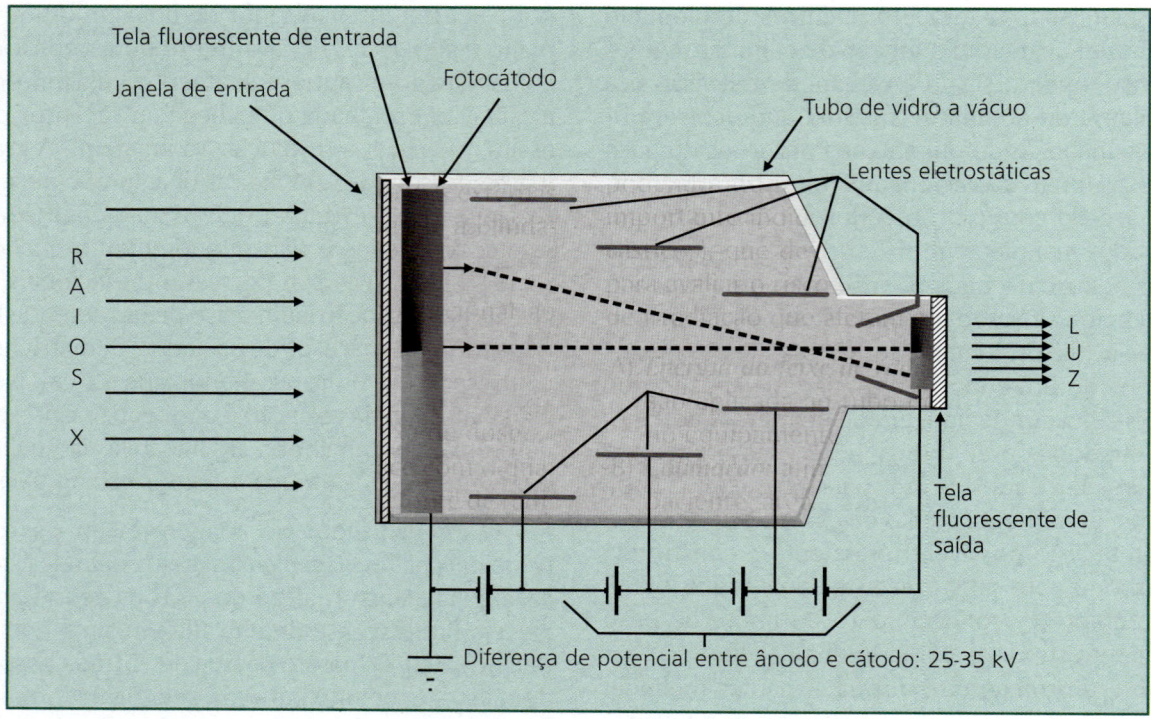

Fig. 1-6. Esquema de um tubo intensificador de imagem com indicação de seus componentes internos.

A tela fluorescente de entrada é tipicamente de Iodeto de Césio ativado com Sódio (CsI(Na)) e possui campos variáveis que são selecionados de acordo com a aplicação clínica. O fotocátodo é uma camada fina de compostos de Césio (Cs) e Antimônio (Sb), e a tela fluorescente de saída (vidro ou alumínio) com diâmetro de 2,5 cm é coberta por fina camada de sulfeto de cádmio zincado ativado com prata (ZnCdS:Ag). Para cada fóton de raios X absorvido no fotocátodo são gerados, aproximadamente, 200 fotoelétrons.[9,10]

Os principais parâmetros de desempenho de um intensificador de imagem estão relacionados com a capacidade de conversão da imagem de raios X em imagem luminosa reduzida. Essa capacidade é conhecida como o ganho de brilho do intensificador.[9,13]

O sinal luminoso obtido na saída do intensificador é captado por meio de uma câmera de televisão e transformado em sinal de vídeo para ser visto no monitor de vídeo, ou ser gravado por câmera de cine que utiliza filme de 35 mm. Nos equipamentos de angiografia mais modernos, a câmera de televisão é substituída por um dispositivo CCD.[9,10]

O monitor de vídeo é o último elemento do circuito fechado de TV. Esse monitor, diferentemente dos monitores comerciais, deve ter alta resolução para permitir a visibilização de pequenos vasos e catéteres. A resolução espacial do monitor na direção vertical é determinada pelo número de linhas, e a horizontal pela velocidade de varredura do sistema que representa a largura da banda. Idealmente esses monitores apresentam 1.023 linhas e uma largura de banda de 15 MHz para obter a mesma resolução vertical e horizontal.

A tecnologia de *Flat Panel* (FP) foi desenvolvida para os computadores portáteis no início da década de 1990 e logo percebeu-se sua potencial utilização em várias outras áreas. Este sistema está fundamentado em arranjos de fotodiodos e transistores de filme fino, combinados ou não com materiais cintiladores.[6] Os detectores planos mais usados são os de conversão indireta, que consiste em uma placa de material cintilador; geralmente Iodeto de Césio (CsI), acoplada a uma matriz de fotodiodos de silício amorfo (a-Si). O feixe de raios X incidente interage com o material cintilador, produzindo luz visível que incide na matriz de fotodiodos, produzindo sinal elétrico que formará a imagem digital. Os detectores planos (FP) apresentam melhor qualidade de imagem e amplo intervalo de resposta à dose de radiação, quando comparados aos intensificadores de imagem.[6,9,10,13]

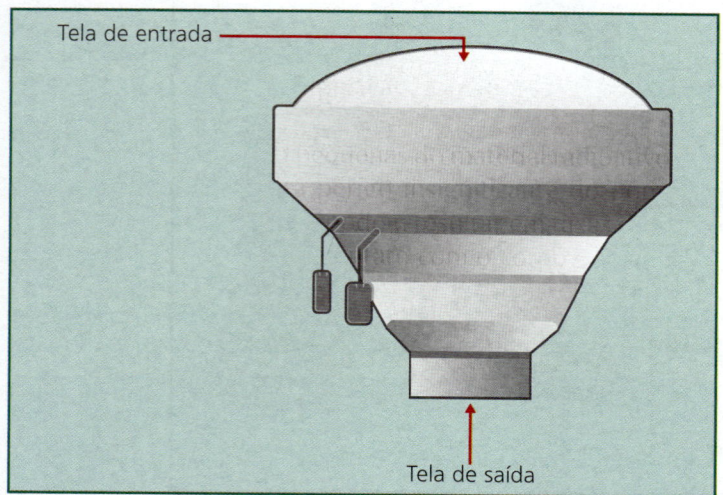

Fig. 1-7. Imagem de um tubo intensificador de imagem.

PROCESSAMENTO DIGITAL DAS IMAGENS

Atualmente, os equipamentos de angiografia possibilitam a realização de fluoroscopia, angiografia digital (com e sem subtração digital) e cineangiografia (filmagem). Após digitalmente adquiridas, estas imagens podem ser processadas no próprio equipamento, numa estação de trabalho (*workstation*) ou mesmo em computador pessoal. Para permitir o processamento destas imagens, guardando-se as informações da aquisição, a transferência deve ser realizada em arquivos DICOM (*Digital Imaging and COmmunications in Medicine*).

Algumas ferramentas são fundamentais para proporcionar qualidade e recuperar séries, evitando novas exposições. A angiografia com subtração digital (DSA, Fig. 1-8) é o método de escolha na aquisição de imagens angiográficas não cardíacas. Nesta técnica, uma imagem inicial (antes da injeção do meio de contraste) é adquirida e denominada de máscara. Após a injeção do contraste, várias imagens são obtidas, sendo subtraída a imagem da máscara, resultando apenas o que foi modificado entre a imagem inicial (máscara) e as demais: o contraste no espaço intravascular.

O processamento digital permite ainda a obtenção de imagens não subtraídas, regulagem do brilho e contraste, somação de imagens (Fig. 1-9), alterar a imagem "máscara" (*remask*), deslocar a máscara para ajustes de movimentos nos eixos vertical e horizontal (*pixel shifting*), introduzir marcos anatômicos às imagens (*Landmark*), além de ampliações (*zoom*), aferição de medidas, entre outras mais avançadas. As ferramentas básicas são descritas no Quadro 1-1.

Uma ferramenta rotineira é o *road mapping*, que permite a orientação subtraída em tempo real. O *road-mapping* subtrai a imagem inicial não contrastada da imagem com contraste, ficando apenas o "caminho" do vaso contrastado nas imagens fluoroscópicas (tempo real).

Equipamentos mais modernos realizam aquisições volumétricas de áreas específicas de interesse, por meio da rotação do arco durante a aquisição das imagens. Este processo, realizado por meio da tomografia de feixes cônicos (*cone beam* CT), pode levar de 5 a 20 segundos e, após aquisição das informações adquiridas daquele volume, inúmeras ferramentas digitais tornam-se possíveis. Aferições precisas de medidas, reconstrução tridimensional, reformatações multiplanares, navegação intravascular, fusão de imagens com outras DICOM (TC, RM, PET) e várias outras em desenvolvimento. Destaca-se a interligação da imagem volumétrica com a fluoroscopia, permitindo ferramentas de

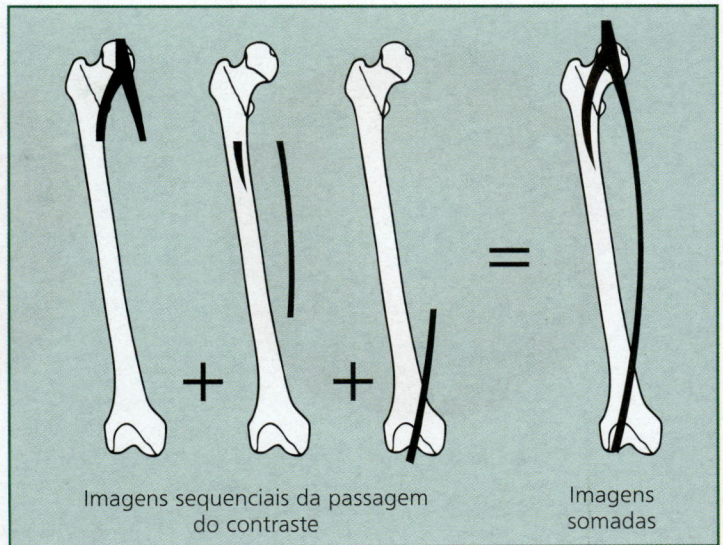

Fig. 1-9. Somar as imagens adquiridas na mesma série é possível através de ferramenta digital disponível em todos os modernos equipamentos de angiografia.

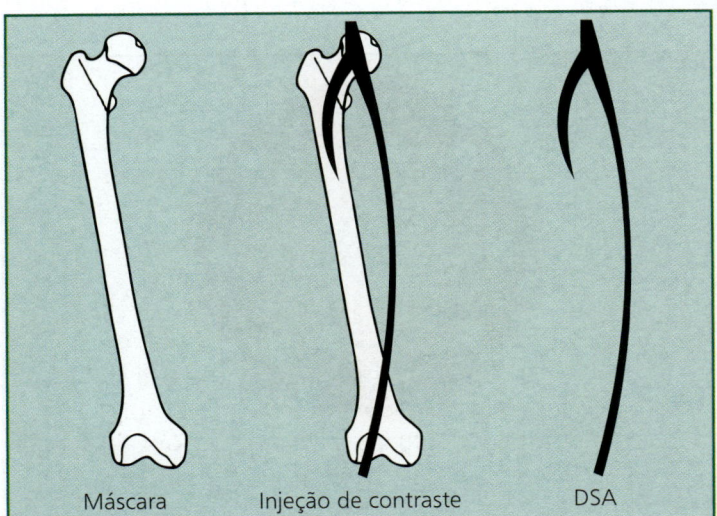

Fig. 1-8. Angiografia por subtração digital (DSA). Após aquisição de uma imagem inicial (máscara) é injetado o contraste e as imagens são então subtraídas.

Quadro 1-1. **Ferramentas básicas dos equipamentos de angiografia digital**

Ferramentas básicas	Descrição
Density reversal	Permite a inversão das cores de preto no branco e vice-versa
Masking/Remasking	Selecionar qualquer imagem da série como máscara, subtraindo-a das outras imagens
Pixel shifting	Utilizado para ajustar a máscara, otimizando imagens alteradas por movimentos
Landmarking	Proporciona marcos anatômicos à imagem subtraída em graus variados de densidade
Window and level adjustements	Regulagem do contraste e brilho. Podem ser adicionadas anotações e identificações
View-Trace	Possibilita somar as imagens adjacentes de uma mesma série angiográfica
Road-mapping	O "mapa do caminho a ser percorrido" oferece orientação fluoroscópica subtraída em tempo real

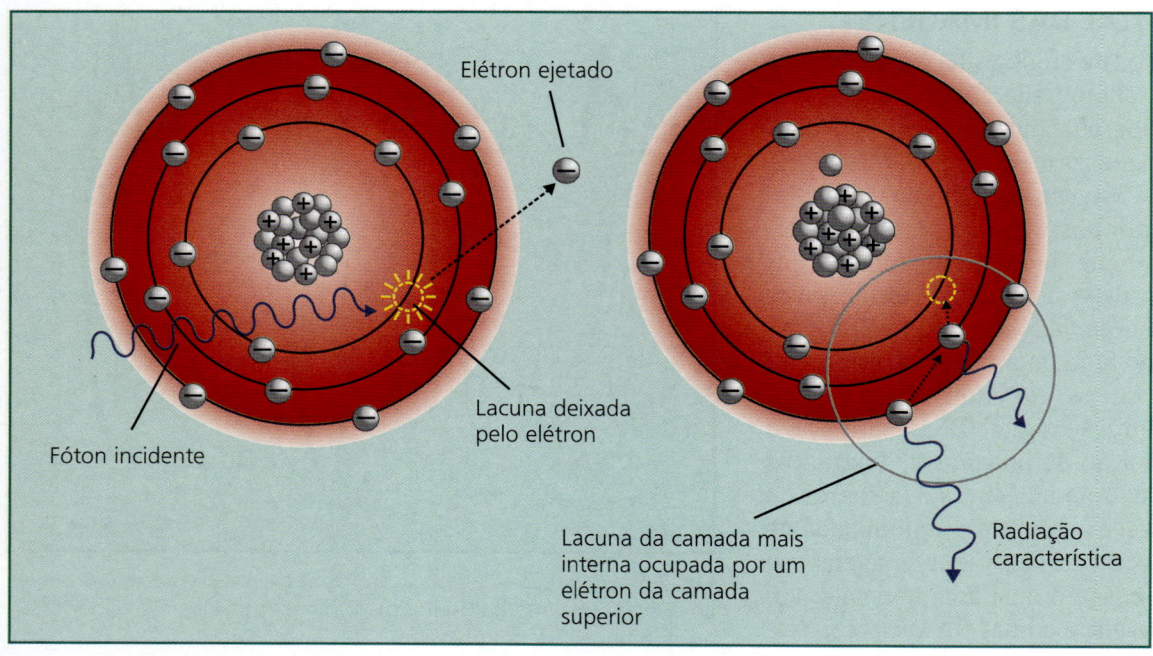

Fig. 1-10. Esquema da interação da radiação X por efeito fotoelétrico.

orientação tridimensional em tempo real, como XperGuide (Philips), iGuide (Siemens), *road-mapping* tridimensional entre outras.

INTERAÇÃO DA RADIAÇÃO X COM A MATÉRIA

A radiação, ao incidir em um dado meio, perde sua energia por interação com os átomos. Quanto maior é o poder de ionização da radiação incidente, menor é seu poder de penetração. A interação das radiações eletromagnéticas (X e γ) com a matéria é marcadamente diferente do que ocorre com partículas carregadas (α e β). Há vários processos que caracterizam a interação da radiação X e γ com a matéria. Esses processos dependem da energia da radiação e do meio material que ela atravessa.[5,6] Quando o fóton (x e γ) interage com a matéria, sua energia pode ser transferida para esta por uma variedade de mecanismos alternativos, sendo que os três mais importantes são:

- Efeito fotoelétrico.
- Efeito Compton.
- Produção de pares.

Efeito Fotoelétrico (EFE)

Esta interação é caracterizada pela transferência total da energia do fóton ao átomo do material, liberando um elétron orbital, que é ejetado do átomo com energia cinética igual à diferença de energia entre o fóton incidente e a energia de ligação no átomo. A Figura 1-10 mostra a representação deste efeito. A vacância formada no nível mais interno do átomo decorrente da saída do elétron será ocupada por um elétron de nível superior, que, ao transitar para o nível mais interno, perderá energia na forma de emissão de um fóton, cuja energia é igual à diferença de energia entre os níveis envolvidos no processo.[5,6,10]

A probabilidade de ocorrência de efeito fotoelétrico depende da energia da radiação incidente e do número atômico do material. O EFE é predominante para baixas energias da radiação e para elementos químicos de número atômico elevado (Z). A probabilidade de ocorrência aumenta com Z^4 e decresce com o aumento da energia do fóton.[5,6,10]

Efeito Compton (EC)

Neste processo de interação da radiação X com a matéria ocorre a transferência parcial da energia da radiação x ou γ para um elétron da camada orbital mais externa. Este elétron é ejetado do átomo, e o fóton, de menor energia que o fóton incidente, é emitido em uma direção diferente da incidente. Este fóton representa a radiação espalhada que pode ser produzida pelo feixe de raios X ao interagir com o corpo do paciente. A Figura 1-11 mostra a representação do efeito Compton.

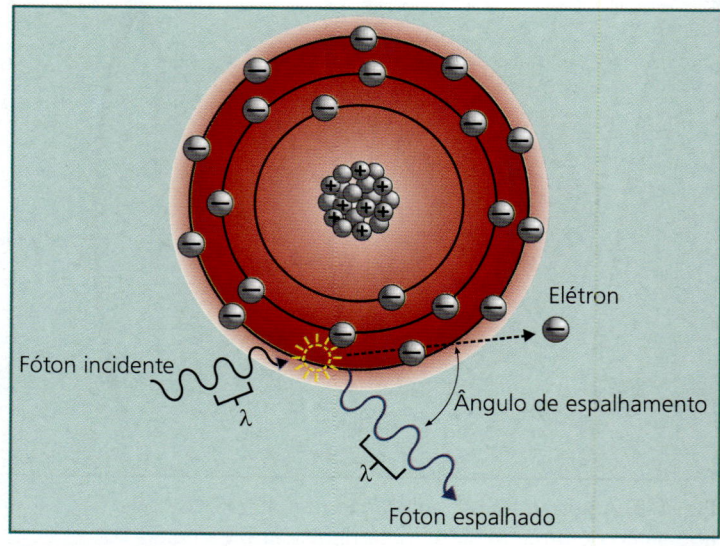

Fig. 1-11. Representação do efeito Compton.

A ocorrência do efeito Compton torna-se mais provável, à medida que a energia do fóton incidente aumenta, e a sua probabilidade de ocorrência depende do número atômico Z do material.

Produção de Pares

É uma das formas mais importantes de a radiação eletromagnética de alta energia ser absorvida pela matéria. A produção de pares ocorre somente quando fótons de energia igual ou superior a 1,02 MeV passam próximos a núcleos de elevado número atômico. Nesse caso, a radiação X ou γ interage com o núcleo e desaparece, dando origem a um par elétron-pósitron (Fig. 1-12). Não aprofundaremos neste tópico, pois este efeito não ocorre em radiodiagnóstico, mas em radioterapia.

EFEITOS BIOLÓGICOS DAS RADIAÇÕES IONIZANTES

Os efeitos biológicos da radiação são a consequência da interação da radiação com as moléculas do organismo humano. Os processos que conduzem ao dano pela radiação são complexos e podem ser considerados em quatro estágios:[10]

1. **Estágio físico inicial**: a energia da radiação é transferida à célula, arrancando elétrons dos átomos e, portanto, causando a ionização. Nos locais atingidos pela radiação surgem elétrons e radicais livres que foram produzidos em decorrência da interação da radiação. Este processo ocorre em um tempo muito curto, da ordem de 10^{-19}s (Fig. 1-13).

2. **Estágio físico-químico**: os íons primários, produzidos pela radiação incidente no organismo humano, interagem com outras moléculas vizinhas, resultando novos produtos. Neste efeito, que tem duração na ordem de 10^{-9} s, as moléculas podem ser modificadas, não por ação direta à radiação, mas pela reação com outras moléculas que foram diretamente ionizadas ou excitadas pela radiação, ou com os produtos das mesmas (Fig. 1-13).

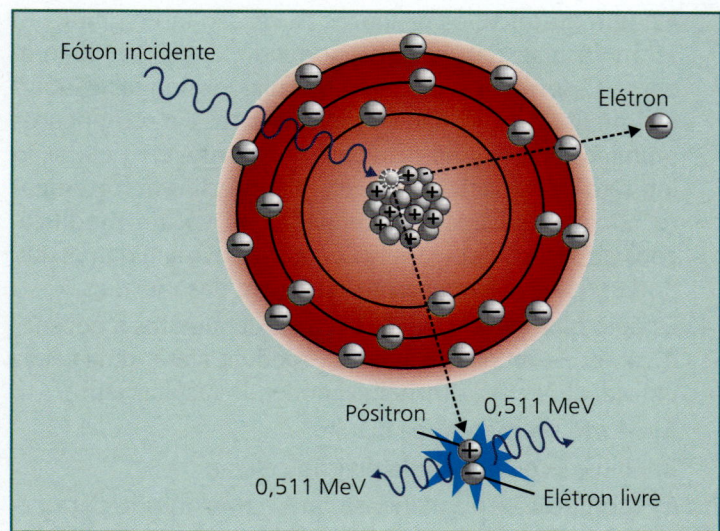

Fig. 1-12. Esquema da interação de fótons de raios X por efeito de produção de pares.

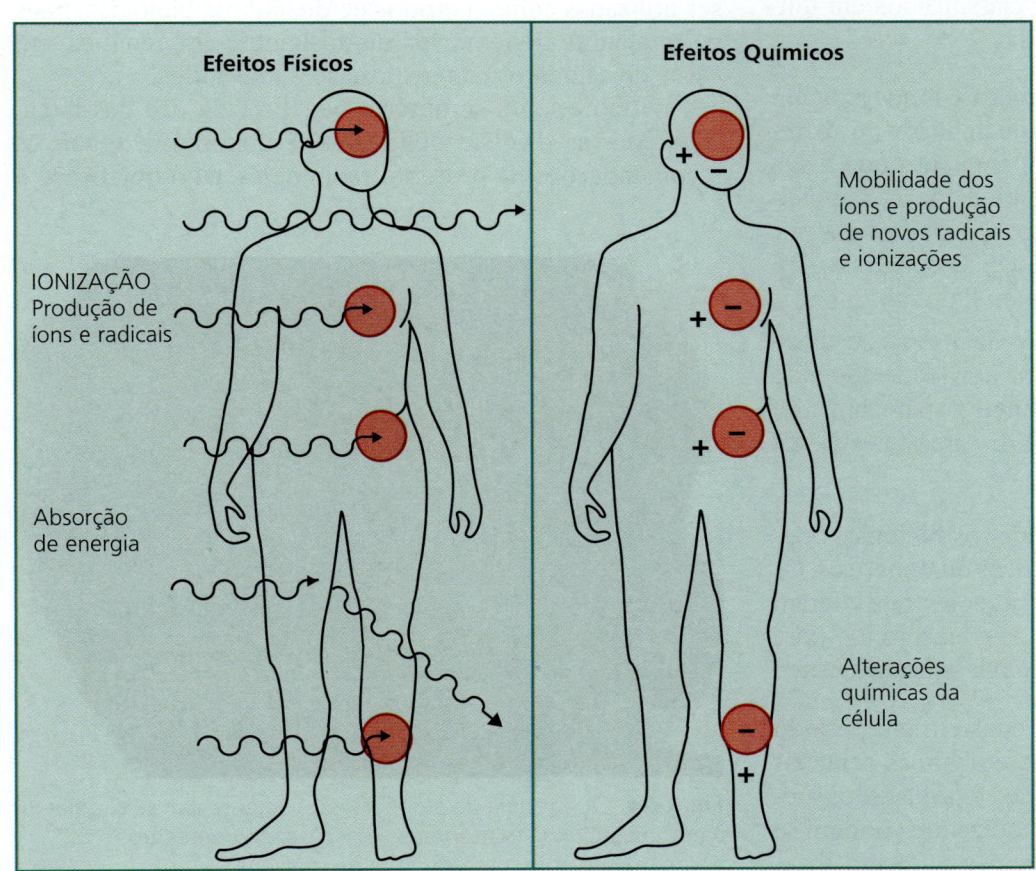

Fig. 1-13. Esquema dos estágios de produção dos efeitos biológicos: efeitos físicos e químicos.

3. **Estágio químico:** os produtos da reação interagem com as moléculas das células, podendo ainda se ligarem entre si, formando outras moléculas ou longas cadeias estranhas ao meio. São os radicais livres e os compostos químicos tóxicos os principais responsáveis pela ação indireta da radiação, uma vez que interferem fortemente no metabolismo das células e provocam modificações no seu código genético, causando assim danos que podem chegar à inativação ou morte das mesmas.
4. **Estágio biológico:** varia de dezenas de minutos a dezenas de anos. As mudanças químicas podem afetar uma célula individual de várias maneiras, podendo resultar em:
    A) Morte prematura da célula.
    B) Inibição ou atraso da divisão celular.
    C) Modificação permanente que é transmitida para células-filhas (mutação).

Como consequências destes efeitos biológicos surgem os sintomas e as doenças, como radiodermites, leucemia, catarata etc.. É importante lembrar que a "radiossensibilidade das células é diretamente proporcional à sua atividade reprodutiva e inversamente proporcional ao seu grau de diferenciação". Assim, de maneira geral, tecidos imaturos e com alta taxa de divisão celular são mais sensíveis à radiação do que os bem diferenciados e que os que apresentam pequena taxa de reprodução. Isto explica porque o sistema nervoso central é, dentre os diversos tipos de tecidos, o mais resistente à radiação, enquanto o sistema hematopoético é o que apresenta maior radiossensibilidade.[10]

Os efeitos biológicos podem ser classificados em função da dose absorvida em:[5,6,10]

- *Efeitos estocásticos:* são efeitos probabilísticos que não têm limiar de dose para ocorrerem. A probabilidade de aparecer o efeito é proporcional à dose, enquanto que a sua gravidade é constante e independente da dose. São efeitos difíceis de serem medidos experimentalmente por causa do seu longo período de latência. Exemplo de efeito estocástico é o câncer (leucemia ou linfoma).
- *Efeitos determinísticos:* são efeitos que ocorrem a partir de um dado valor de dose (limiar), e a sua gravidade depende da dose de radiação recebida. Geralmente aparecem num curto intervalo de tempo. Exemplos: catarata, eritema cutâneo, dermatite entre outros.

Em termos do nível de dano, os efeitos biológicos podem ser classificados em efeitos Somáticos ou Genéticos. Os **efeitos somáticos** das radiações são aqueles que afetam apenas os indivíduos irradiados, não se transmitindo para seus descendentes. Os efeitos somáticos classificam-se em:

- *Efeitos agudos:* aqueles efeitos que ocorrem em período curto após a irradiação (de horas até algumas semanas após a irradiação). Como exemplos de efeitos agudos provocados pela ação de radiações ionizantes podem-se citar: eritema, queda de cabelos, necrose de tecido, esterilidade temporária ou permanente, alterações no sistema sanguíneo etc.
- *Efeitos crônicos (ou tardios):* são os efeitos que ocorrem vários meses ou anos após a exposição à radiação. Exemplos dos efeitos crônicos são: catarata, o câncer, a anemia aplásica etc.

É importante ressaltar que o efeito biológico pode ser determinístico, somático e tardio. Por exemplo: a catarata é um efeito determinístico, somático e tardio, uma vez que ocorre a partir de um limiar de dose, surge no indivíduo irradiado e é um efeito tardio. Por outro lado, o surgimento de câncer decorrente do efeito da radiação corresponde a um efeito estocástico, somático e tardio.

A Figura 1-14 mostra imagens de efeitos somáticos que foram observados em paciente que realizou o procedimento de embolização de malformação vascular cerebral com equipamento com intensificador de imagens.

Os efeitos hereditários ou genéticos das radiações são aqueles que afetam unicamente os descendentes dos indivíduos irradiados. Esses efeitos são produzidos por dois mecanismos:

A) Alterações bioquímicas do material genético, acarretando mutações dos genes, que são também chamadas mutações puntiformes.
B) Alterações morfológicas dos cromossomos, produzindo as mutações cromossômicas ou aberrações cromossômicas.

Algumas das mutações cromossômicas são detectáveis através da microscopia óptica comum, podendo, inclusive, ser utilizadas como métodos de dosimetria biológica, mais corretamente denominada de dosimetria citogenética, em casos de acidentes com exposição a indivíduos.

Portanto, para se obter o benefício do uso das radiações para as diversas aplicações, é importante seguir as recomendações da proteção radiológica, cujo objetivo é o

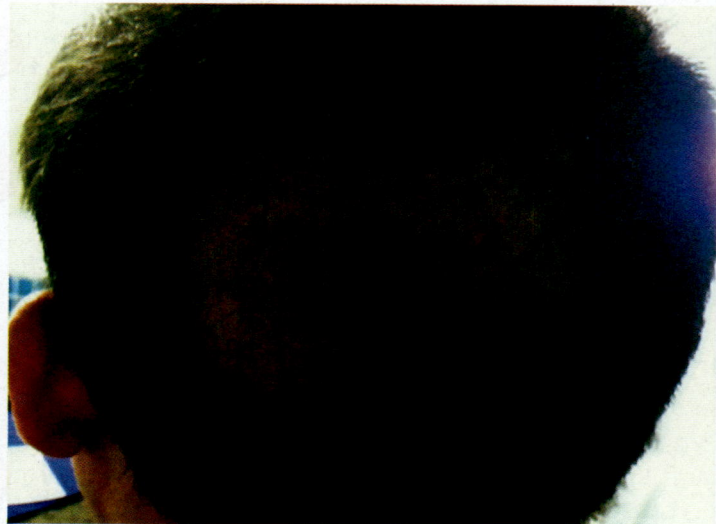

Fig. 1-14. Ocorrência de alopécia em paciente que se submeteu à embolização de malformação vascular cerebral com equipamento com intensificador de imagens.

de garantir o uso das radiações ionizantes com o menor dano ao ser humano. Estas recomendações são com base no conhecimento dos efeitos biológicos.

GRANDEZAS E UNIDADES DE RADIOPROTEÇÃO

Radiação interage com a matéria em uma série de processos onde sua energia é primeiro transferida e, então, depositada na matéria. As grandezas mais importantes que descrevem estes processos são o *Kerma* e a **Dose Absorvida**, classificados como **Grandezas Dosimétricas**.

Grandezas Dosimétricas

A grandeza que descreve o primeiro passo na interação da radiação com a matéria, que é a transferência de energia, é o *Kerma*. Essa energia cinética transferida em um determinado ponto pela radiação X (ou outras partículas não carregadas) para elétrons secundários na matéria.

Kerma **(K):** a grandeza *Kerma* (K) é definida pela *International Commission for Radiation Units and Measurements* (ICRU) como sendo "a razão entre dE_{tr} e dm, onde dE_{tr} é a soma das energias cinéticas iniciais de todas as partículas carregadas liberadas por interações de partículas sem carga em um volume de massa dm" ou seja:[14]

$$D = \frac{dE_{tr}}{dm}$$

A unidade de *Kerma* é o J/kg com o nome especial de Gray (Gy).

O *Kerma* é definido em um ponto. Esta é a grandeza utilizada pelos laboratórios de metrologia para calibrar os instrumentos usados em radiodiagnóstico. Para feixes de raios X diagnóstico e intervencionista, o *Kerma* é frequentemente expresso no ar, Ka.

Os elétrons secundários produzidos pela radiação incidente passam, então, a excitar e a ionizar outros átomos, depositando energia na matéria. Este processo é descrito pela grandeza *dose absorvida*.

Dose absorvida (D): é definida pela ICRU como o quociente d'ε por dm onde é a energia média depositada pela radiação ionizante na matéria com massa dm:[14]

$$D = \frac{d'\varepsilon}{dm}$$

A unidade de *dose absorvida* é o J/kg com o nome especial de Gray (Gy). Para energias utilizadas em radiodiagnóstico, o alcance dos elétrons secundários é muito pequeno (~μm), e as grandezas *Kerma* e dose absorvida são numericamente iguais. Para energias maiores, no entanto, o processo de absorção da energia ocorre ao longo da trajetória do elétron secundário, logo a dose absorvida não é definida em um ponto, mas corresponde ao valor médio de energia sobre determinado órgão ou tecido.

Grandezas Dosimétricas Práticas

Para avaliação de dose em pacientes e controle de qualidade em radiografia intervencionista, três grandezas dosimétricas práticas têm sido utilizadas em radiologia diagnóstica convencional.[14,15] São elas: a) *Kerma* no ar Incidente (Ka,i); b) *Kerma* no ar na superfície de entrada (Ka,e) e; c) Produto *Kerma* no ar-área (PK,A). As duas primeiras grandezas são obtidas pela medida do *Kerma* no ar no ponto onde o eixo central do feixe de raios X intercepta o plano correspondente à superfície de entrada do paciente (Fig. 1-15).

1. *Kerma* **ar incidente ($K_{a,i}$):** é o *Kerma* ar no eixo central do feixe de raios X no ponto da superfície da pele do paciente sem a presença do paciente. A unidade desta grandeza no SI é o Gy (gray).
2. *Kerma* **ar entrada ($K_{a,e}$):** é o *Kerma* ar no eixo central do feixe no ponto da superfície do paciente, considerando a radiação espalhada pelo paciente. A relação entre o *Kerma* ar entrada e o *Kerma* ar incidente é dada pela equação:

$$K_{a,e} = K_{a,i} \times B$$

onde B é o fator de retroespalhamento. O fator de retroespalhamento depende do espectro de raios X, do tamanho do campo e da espessura do paciente. Ele pode ser determinado experimentalmente, ou utilizando a técnica de Monte Carlo. Para espectros de raios X e tamanhos de campo típicos em exames diagnósticos convencionais de adultos, este fator varia de 1,18 a 1,60.[16]

Produto *Kerma* ar pela área ($P_{K,A}$): o *produto Kerma* ar – área ($P_{K,A}$) corresponde ao valor da integral do *Kerma* ar medido livre no ar sobre toda a área do campo de radiação perpendicular ao eixo do feixe de raios X.[14] Uma propriedade muito útil dessa grandeza é que se o plano de medida ou cálculo não for muito próximo do paciente, ela praticamente não variará com a distância do foco do tubo de raios X. Dessa forma, não é necessário especificar a posição do plano. O $P_{K,A}$ é uma grandeza que apresenta correlação maior

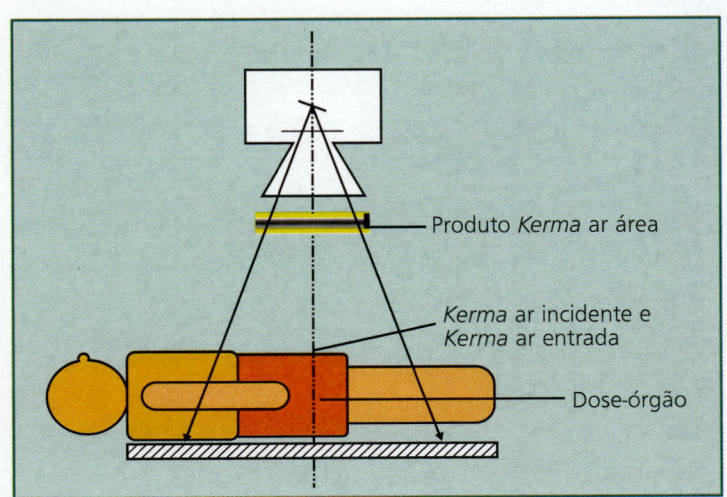

Fig. 1-15. Esquema mostrando as três principais grandezas usadas para dosimetria do paciente em radiologia convencional e a dose-órgão ou tecido.

com o risco, uma vez que no seu valor leva em consideração o valor da área, o que dá uma indicação da quantidade de energia depositada no paciente.[17,18]

Grandezas para Proteção Radiológica

A proteção radiológica de trabalhadores seria simples se os efeitos deletérios das radiações fossem diretamente correlacionados com a dose absorvida para qualquer tipo de radiação (alfa, beta, gama/raios X, prótons, nêutrons etc.). No entanto, décadas de estudos sobre os efeitos das radiações mostraram que os efeitos biológicos dependem do tipo de radiação e de sua energia.[19,20]

Atualmente, a *dose efetiva* é a grandeza mais apropriada para fins de proteção radiológica a "indivíduos ocupacionalmente expostos" (IOE) que no desenvolvimento de suas atividades entram em relação com as radiações ionizantes (ICRP). Para o cômputo dessa grandeza, é levado em consideração tanto o tipo de radiação, através da *dose equivalente*, como as diferentes radiossensibilidades à produção de efeitos estocásticos dos órgãos irradiados.[19,20]

A dose efetiva recebida por um indivíduo é obtida a partir do somatório sobre todos os tecidos do corpo do produto entre a dose equivalente e o coeficiente w_T:

$$E = \sum H \cdot w_T$$

onde w_T é um coeficiente que depende do detrimento causado pela irradiação do tecido T (Quadro 1-2); e H é a dose equivalente em cada órgão ou tecido. Por sua vez a dose equivalente pode ser calculada pelo somatório sob cada tipo de radiação R ao qual o órgão ou tecido está submetido:

$$H = \sum D \cdot w_R$$

onde w_R é o coeficiente que depende do tipo da radiação, e D é a dose absorvida. Para raios X e gama, o valor do coeficiente w_R é igual a 1 (Quadro 1-3).

As grandezas *dose efetiva* e *dose equivalente* definidas pela ICRP não podem ser medidas diretamente, pois envolvem o conhecimento da dose absorvida em cada órgão ou tecido. Entretanto, todos os indivíduos "ocupacionalmente" expostos são monitorados mensalmente, e os limites de dose anuais são estabelecidos em termos destas duas grandezas, conforme mostra o Quadro 1-3 para os valores do limite de dose anuais utilizados atualmente pela Comissão Nacional de Energia Nuclear (CNEN) NN 3.01. Logo, a ICRU definiu as *grandezas operacionais* para fins de monitoração de área e monitoração pessoal que correspondem à melhor estimativa das doses equivalentes ou efetivas. O Quadro 1-4 mostra as grandezas operacionais atualmente utilizadas no SI, por finalidade e tipo de monitoração.

As grandezas para monitoração individual são utilizadas para calibrar os dosímetros pessoais e relatar as doses nos relatórios mensais de monitoração individual (Fig. 1-16). As normas da CNEN NN 3.01 e ANVISA (Portaria 453 de junho de 1998) estabelecem que os indivíduos ocupacionalmente expostos sejam monitorados mensalmente. Para isso, dosímetros são enviados por laboratórios de monitoração pessoal, utilizados durante o mês e devolvidos para leitura e avaliação. Os relatórios mensais são então encaminhados para as instituições e utilizados para detectar possíveis desvios de procedimentos ou deficiências nas blindagens para proteção individual, bem como para fins de fiscalização pelos órgãos regulamentadores (ANVISA, CNEN ou Ministério do Trabalho).

O dosímetro pessoal deve ser utilizado no tórax por todos os profissionais, e seu valor é medido na grandeza operacional H_P, que corresponde ao equivalente de dose pessoal.[10] O valor obtido é comparado ao limite de dose

Quadro 1-2. Valores dos coeficientes de ponderação da radiação wT por tipo de tecido

Órgão ou tecido	Fator de peso do tecido w_T
Gônadas	0,20
Cólon	0,12
Medula óssea (vermelha)	0,12
Pulmão	0,12
Estômago	0,12
Bexiga	0,05
Tórax	0,05
Fígado	0,05
Tireoide	0,05
Esôfago	0,05
Pele	0,01
Superfície óssea	0,01
Suprarrenais, cérebro, intestino delgado, rins, músculos, pâncreas, baço, timo, útero. (o fator de peso 0,05 é aplicado para a dose média dos órgãos)	0,05

Quadro 1-3. Valores dos coeficientes de ponderação da radiação wR para diferentes tipos de radiação

Tipo de radiação e energia	Fator de peso da radiação w_R
Fótons, todas as energias	1
Elétrons, todas as energias	1
Nêutrons	
< 10 keV	5
10 keV a 100 keV	10
> 100 keV a 2 MeV	20
> 2 MeV a 20 MeV	10
> 20 MeV	5
Prótons > 2 MeV	5
Partículas alfa, fragmento de fissão, núcleos pesados	20

Quadro 1-4. Valores de limites de dose para indivíduos ocupacionalmente expostos

Grandeza	Órgão	Limites de doses anuais (a)	
		Indivíduo ocupacionalmente exposto	Indivíduo do público
Dose efetiva	Corpo inteiro	20 mSv (b)	1 mSv (c)
Dose equivalente	Cristalino	20 mSv (b) Alterado CNEN 114/2011	15 mSv
	Pele (d)	500 mSv	50 mSv
	Mãos e pés	500 mSv	–

(a) Para fins de controle administrativo efetuado pela CNEN, o termo dose anual deve ser considerada como dose no ano calendário, isto é, no período decorrente de janeiro a dezembro de cada ano. (b) Média aritmética em 5 anos consecutivos, desde que não exceda 50 mSv em qualquer ano. (c) Em circunstâncias especiais, a CNEN poderá autorizar o valor de dose efetiva de até 5 mSv em um ano, desde que a dose efetiva média no período de 5 anos consecutivos não exceda a 1 mSv por ano. (d) Valor médio em 1 cm² de área na região mais irradiada.

anual estabelecido na Norma Nacional 3.01 da CNEN (Quadro 1-3). Em algumas situações, quando as mãos dos profissionais podem estar potencialmente expostas, é necessário o uso de dosímetros de extremidade do tipo anel ou pulso. Os valores reportados são comparados a limites anuais para pele, mãos e pés, assim como dosímetro de cristalino perto dos olhos.[21]

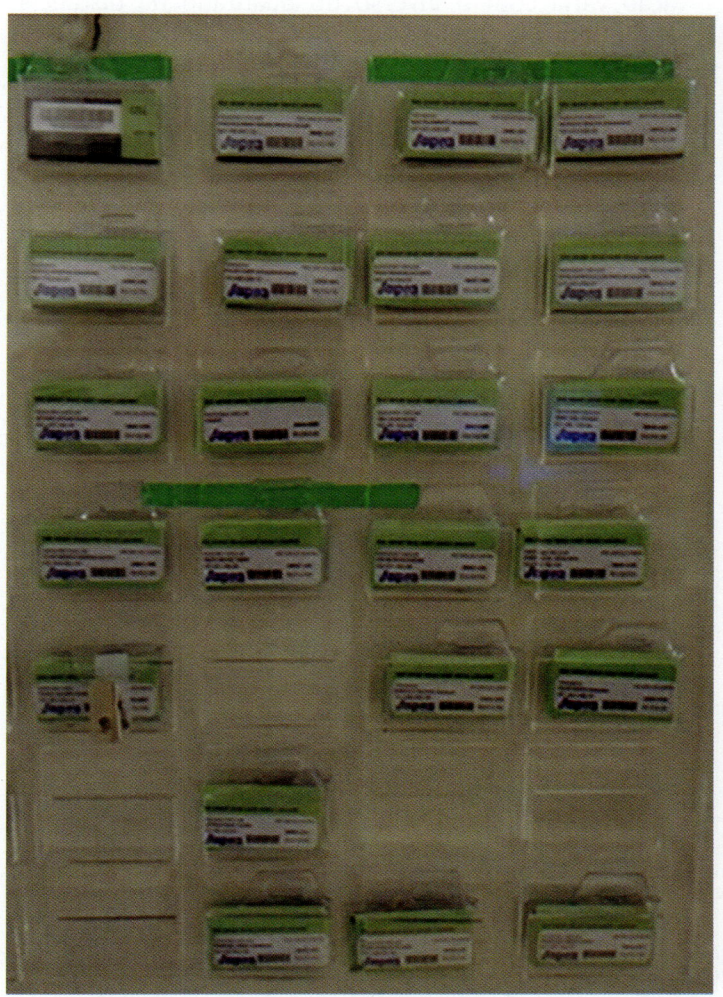

Fig. 1-16. Dosímetros pessoais armazenados fora da sala de intervenção.

PROTEÇÃO RADIOLÓGICA

O objetivo da proteção radiológica é o de proteger o ser humano contra os danos das radiações ionizantes, permitindo à sociedade gozar dos benefícios da sua aplicação. As recomendações básicas para proteção radiológica são formuladas pela ICRP (Comissão Internacional de Proteção Radiológica).

No Brasil, a CNEN controla e fiscaliza o uso do material radioativo, enquanto que o Ministério da Saúde é o que fiscaliza o uso dos equipamentos de raios X nas áreas médica e odontológica. Com o objetivo de assegurar proteção adequada a pacientes, trabalhadores e população decorrente de exposições médicas, as normas nacionais e internacionais estabelecem os seguintes princípios da proteção radiológica:[22,23]

A) Nenhuma atividade humana que empregue radiação será adotada, a não ser que sua introdução produza benefício líquido positivo na população (**princípio da justificação**).

B) Todas as irradiações serão mantidas tão baixas quanto razoavelmente exequíveis, levando-se em conta fatores socioeconômicos (**princípio da otimização**).

C) A exposição do indivíduo, resultante da combinação de todas as práticas relevantes, deve ser sujeita a limites de dose ou algum tipo de controle de risco no caso de exposições potenciais (**princípio da limitação de dose individual e de risco**).

Dessa forma impõe-se que as doses individuais de trabalhadores e de indivíduos do público não devem exceder os limites anuais de doses estabelecidos pela CNEN e apresentados no Quadro 1-3. Estes limites de dose não se aplicam a pacientes ou a exposições médicas de voluntários ou acompanhantes de pacientes que eventualmente assistem a pacientes. As doses devem ser restritas de forma que seja improvável que algum desses acompanhantes ou voluntários receba mais de 5 mSv durante o período de exame diagnóstico ou tratamento do paciente.

É importante ressaltar que a exposição às radiações é classificada como **exposição externa**, que é decorrente das fontes de radiação dispersas no meio ambiente e **exposição interna**, que é decorrente da entrada de material radioativo no corpo humano.

Exposição Externa

Os fatores básicos para a proteção contra as fontes externas são: o tempo de exposição, a distância da fonte e a blindagem:[23]

- *Tempo de exposição:* a dose recebida é proporcional ao tempo de exposição e à taxa de dose.

$$\text{Dose} = t \times D'$$

onde t é o tempo de exposição, e D' é a taxa de dose.
- *Distância:* a intensidade da radiação decresce com o quadrado da distância. Assim, caso a distância à fonte de radiação seja dobrada, a dose será reduzida em 1/4.
- *Blindagem:* a espessura do material a ser colocado entre a fonte e o operador (blindagem) depende do tipo de radiação, da atividade da fonte e da taxa de dose aceitável após a blindagem. Para a blindagem da radiação beta geralmente utilizam-se materiais de número atômico baixo. Por exemplo: 10 mm de acrílico são adequados para se efetuar a blindagem de fontes beta.

Para a blindagem de fontes gama ou de raios X utiliza-se geralmente o chumbo. Outros materiais podem ser utilizados, embora a espessura necessária para se obter a mesma atenuação obtida com o chumbo é normalmente maior.

Exposição Interna

A exposição interna é resultante da entrada de materiais radioativos no corpo. Os modos de incorporação são:

1. Inalação direta de gases e vapores radioativos.
2. Ingestão por via oral.
3. Pele ferida.

Os materiais radioativos que entram no corpo se depositam nos órgãos pelos quais têm afinidade quimicamente. Por exemplo, quando o rádio é transportado pelo sangue ele depositar-se-á nos ossos e o I-131 na tireoide. A via pela qual um determinado radionuclídeo vai do ambiente até o homem, lhe causando exposição, é denominada de "caminho crítico".

Quantidades muito pequenas do material radioativo que normalmente representa perigo insignificante do ponto de vista de irradiação externa podem resultar em taxas de doses consideráveis quando em contato com o corpo humano.

PROTEÇÃO RADIOLÓGICA EM PROCEDIMENTOS INTERVENCIONISTAS

Proteção do Paciente

Nos procedimentos intervencionistas, os tecidos na entrada da pele do paciente são os que recebem altas doses de radiação e por isso estão em maior risco de sofrer danos. O feixe que entra no paciente é 100 vezes mais intenso que o feixe que sai.[22] Por essa razão, a dose absorvida na superfície da pele na região mais irradiada (MDA) é a principal medida a ser determinada em procedimentos intervencionistas, onde as altas taxas de dose na entrada da pele estão envolvidas, podendo acarretar lesões graves. Além disto, o P_{KA} é um importante indicador para o risco de efeitos tardios (estocásticos), que deve ser utilizado em conjunto com a MDA para avaliar o risco global para o paciente.[24] Os parâmetros de irradiação que afetam a dose dos pacientes são:

A) *Energia do feixe de radiação:* a energia depende de tensão aplicada ao tubo de raios X e da filtração utilizada no equipamento.
B) *Colimação:* afim de reduzir a dose absorvida na pele do paciente, área exposta à radiação deve ser limitada para a área de interesse clínico. Esta colimação também contribuirá para a redução da radiação espalhada e para melhorar o contraste, bem como para reduzir a possibilidade de áreas irradiadas com altas doses por causa da superposição de feixes de raios X durante a angulação do equipamento (Fig. 1-17). Deve-se evitar expor a mesma região da pele nas diferentes projeções.
C) *Distância do foco de raios X:* como a intensidade da radiação varia com o inverso do quadrado da distância, então, quanto mais distante o tubo de raios X da pele do paciente, menor é a dose absorvida (Fig. 1-18).
D) *Distância do paciente ao intensificador de imagem:* mantendo o receptor de imagem o mais próximo possível ao paciente se reduz a taxa de dose na pele do paciente, uma vez que se evita que a radiação que atravessa o paciente sofra perdas por absorção no ar antes de chegar ao intensificador.
E) *Magnificação da imagem:* o uso de magnificação do campo de radiação pode acarretar o aumento de dose no paciente por até um fator 3.
F) *Modo de fluoroscopia:* alterando o modo de fluoroscopia de modo normal para o de alta taxa acarreta o aumento

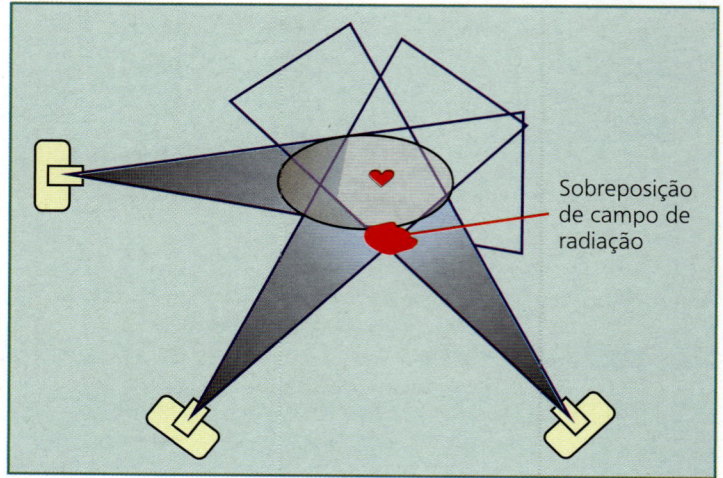

Fig. 1-17. Esquema mostrando a possibilidade de sobreposição de campos de radiação decorrente da angulação do equipamento.

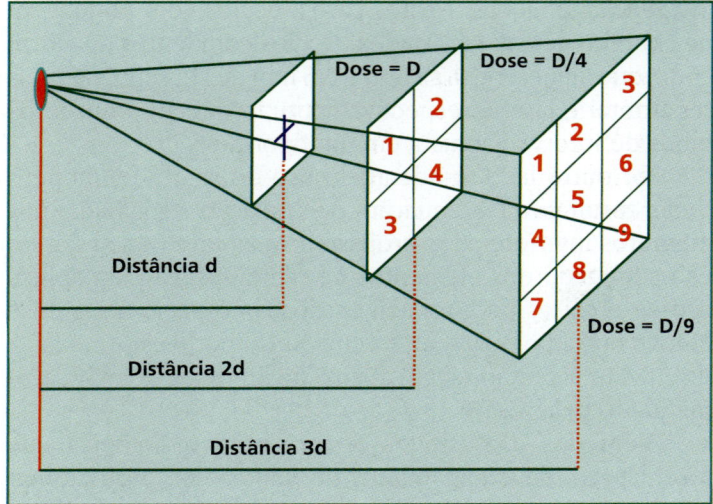

Fig. 1-18. Esquema da variação da dose com a distância.

da dose na pele do paciente. Além disso, deve-se utilizar a fluoroscopia no modo pulsado com a menor quantidade de pulsos para se obter a imagem adequada. Minimizar o número de quadros e o número de séries ao nível clinicamente aceitável. Minimizar o tempo de exposição reduz a dose de radiação.

Proteção da Equipe Médica

Toda redução de dose ao paciente representa a redução de dose ao profissional, uma vez que o paciente seja a maior fonte de radiação espalhada (Fig. 1-19).

Os fatores que afetam a dose ocupacional são:[2,3,4,15,23,25,26]

A) *Posição do médico em relação ao paciente:* a taxa da radiação espalhada é maior quanto menor for a distância ao paciente.

B) *Posição do tubo de raios X:* a posição do tubo de raios X em relação à mesa também contribui para aumento ou diminuição da dose absorvida no médico. Recomenda-se trabalhar com o tubo de raios X posicionado abaixo da mesa, porque a radiação que chegará ao médico será a radiação espalhada após atravessar o paciente e, portanto, de menor intensidade.

Medidas realizadas pelo grupo de dosimetria e instrumentação nuclear do DEN-UFPE mostram que, com o tubo de raios X embaixo da mesa, há a redução de 55% na dose dos olhos do médico.

Outra prática médica que pode contribuir para a redução da dose do médico é relacionada com o posicionamento do médico junto ao tubo receptor de imagem (intensificador ou *flat panel*). Caso o médico se posicione junto ao tubo de raios X receberá a radiação espalhada decorrente da interação da radiação primária com o paciente, enquanto que, se estiver junto do receptor, receberá a radiação espalhada decorrente do feixe emergente do paciente, que é de menor intensidade do que a radiação primária. O paciente neste caso está contribuindo para absorver a radiação e reduzir a dose no médico.

C) *Volume irradiado:* quanto maior o volume irradiado, maior é a radiação espalhada e, portanto, a dose na equipe médica. Realizar o procedimento com a colimação do feixe de radiação à área de interesse clínico contribui para reduzir a dose no paciente e no médico. A Figura 1-20 mostra a variação da dose em diversos pontos do médico em função do tamanho do campo de radiação.

D) *Uso de protetores:* o equipamento de raios X utilizado em procedimento intervencionista deve ter, como dispositivos de proteção radiológica da equipe médica, a

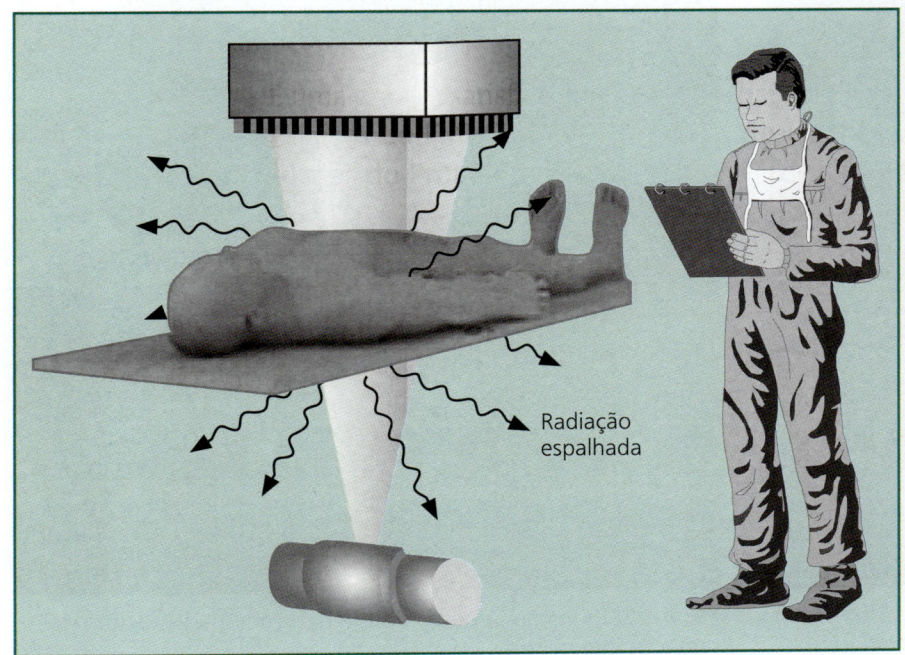

Fig. 1-19. Esquema mostrando a produção de radiação espalhada no paciente.

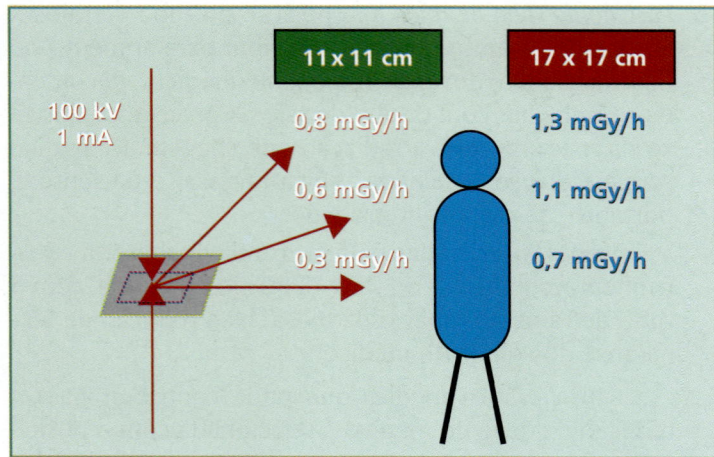

Fig. 1-20. Esquema mostrando a variação da radiação espalhada para o campo de radiação 11 x 11 cm e 17 x 17 cm.

tela de acrílico plumbífera (Fig. 1-21), que fica suspensa no teto, e o **saiote plumbífero**, que fica preso à borda da mesa, cuja função é de absorver os raios X espalhados na parte de baixo da mesa (Fig. 1-22).

Estudos têm mostrado que, se a tela de acrílico plumbífera estiver posicionada corretamente, ocorre a atenuação da radiação espalhada nos olhos do operador em até 97%.[16] No entanto, existem muitos procedimentos em que não é prático o uso da tela, em decorrência do uso de múltiplas incidências oblíquas. Nestes casos, óculos com blindagem de chumbo devem ser usados. Óculos com lentes de vidro, com equivalência de 0,75 mm e 0,5 mm de chumbo, nas partes frontal e lateral respectivamente, reduzem a dose nos olhos do intervencionista em um fator de 5.[21,26]

Por outro lado, o adequado uso do saiote plumbífero pode resultar na atenuação da radiação espalhada nos membros inferiores dos profissionais em até 64%.[25] Com o uso adequado dos elementos de radioproteção e a aplicação de técnicas para reduzir as doses no paciente, a dose efetiva no radiologista intervencionista pode estar na faixa de 2 a 4 mSv por ano, bem abaixo do limite de 20 mSv recomendado pela ICRP.[20]

Além dos dispositivos de proteção radiológica que fazem parte do equipamento de raios X, os profissionais expostos em procedimentos intervencionistas, especificamente aqueles que permanecem dentro da sala de intervenção durante a execução dos exames, devem usar vestimentas de proteção individual, como: aventais plumbíferos, protetor de tireoide, óculos e luvas (Figs. 1-23 a 1-26). Existem disponíveis, no mercado, aventais com equivalência de

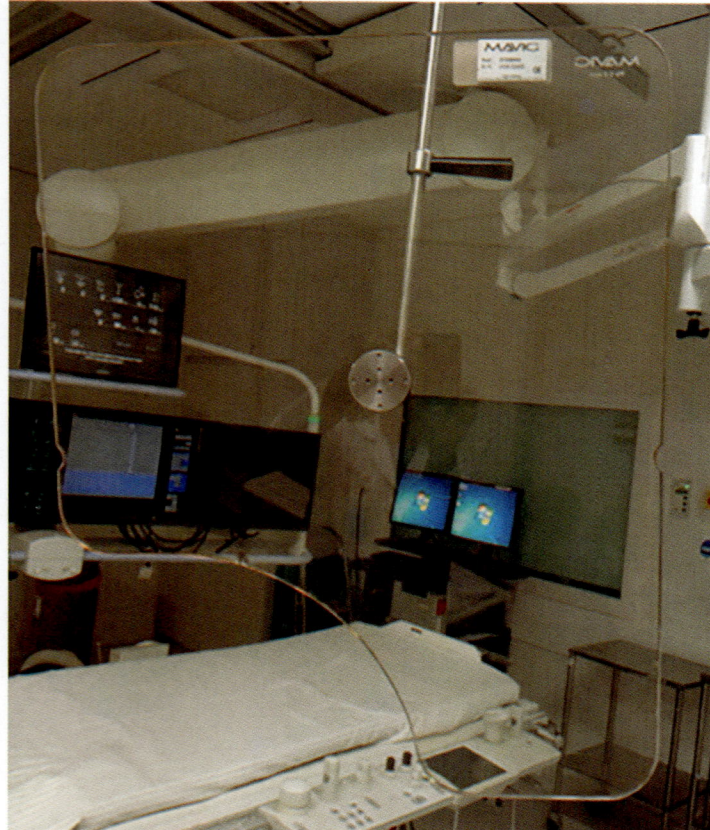

Fig. 1-21. Anteparo móvel de acrílico (posicionado no teto) com proteção radiológica plumbífera para ser usado pelo médico.

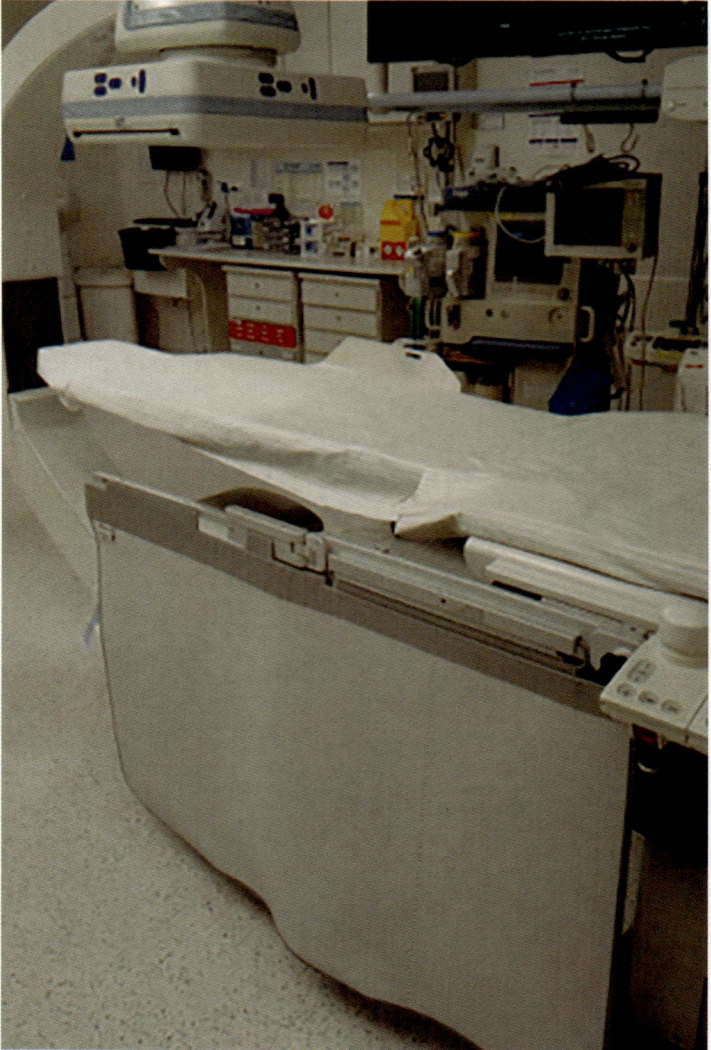

Fig. 1-22. Proteção lateral plumbífera posicionada ao lado da mesa de intervenção.

Capítulo 1 ■ Equipamentos de Angiografia e Proteção Radiológica

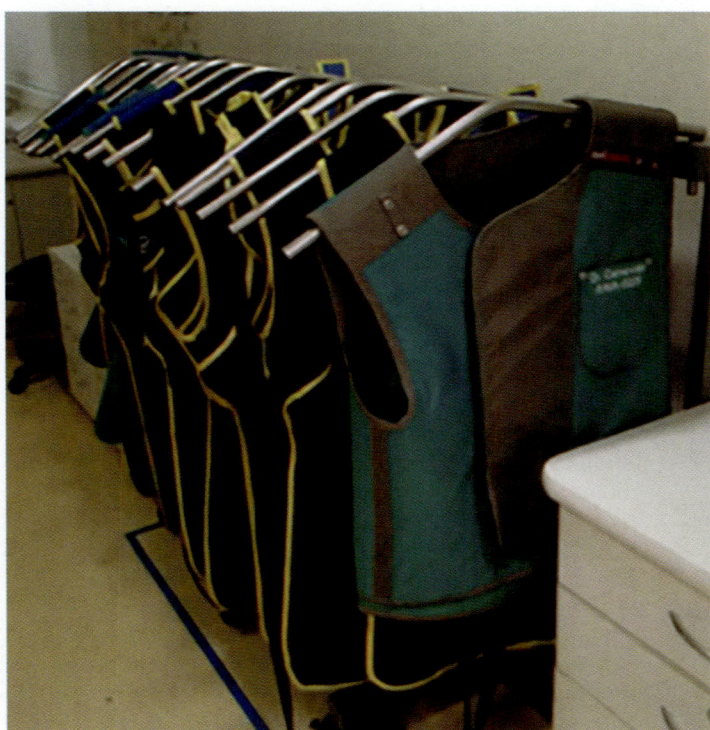

Fig. 1-23. Aventais plumbíferos usados pela equipe que entra em sala de intervenção, armazenados em condições ideais para evitar a fratura do chumbo.

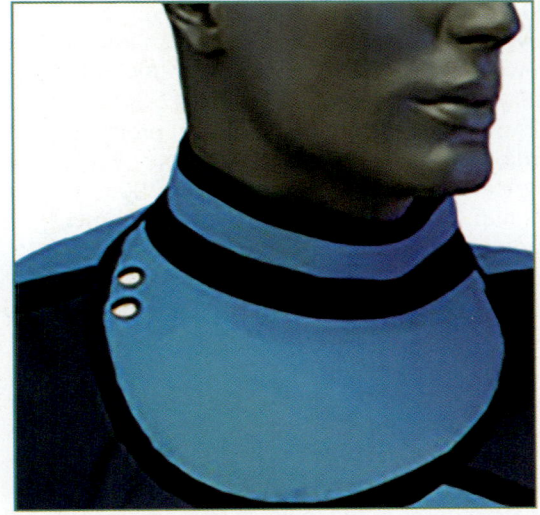

Fig. 1-24. Protetor de tireoide adequadamente posicionado.

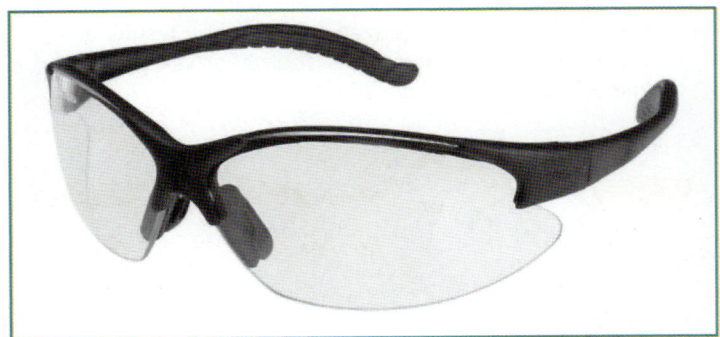

Fig. 1-25. Óculos plumbíferos.

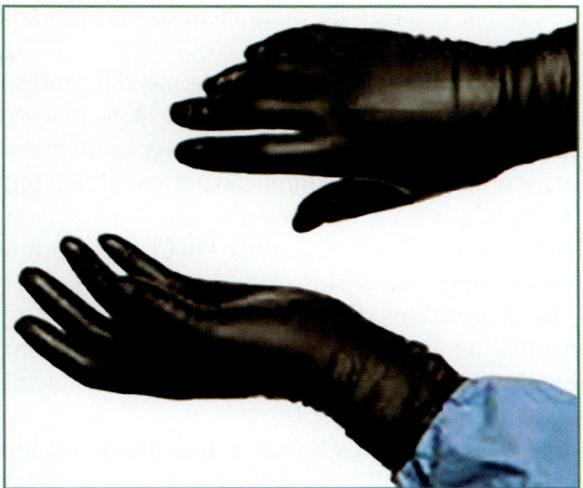

Fig. 1-26. Luvas plumbíferas.

0,25; 0,35; e 0,5 mm de chumbo. O avental de borracha plumbífera com espessura de 0,5 mm de chumbo equivalente pode atenuar a radiação em até 95% para a energia típica dos raios X em procedimentos guiados por fluoroscopia. No entanto, avaliações em cardiologistas e radiologistas intervencionistas têm mostrado evidências da relação entre problemas na coluna e o peso dos aventais pumblíferos com esta espessura (NCRP, 2010).

Vestimentas utilizando novos materiais (*composite*), 20% mais leves e com eficiência contra a radiação espalhada, similar aos aventais de borracha plumbífera, já estão disponíveis no mercado. Uma alternativa é a utilização de aventais plumbíferos de duas peças para distribuir o peso. Com 0,25 mm de chumbo, a sobreposição na parte da frente será 0,5 mm e de 0,25 mm na parte de trás representando mais de 90% de proteção no profissional.

Programas de treinamento em proteção radiológica, bem como a implementação de métodos para o monitoramento individual, são necessários para evitar a ocorrência de efeitos determinísticos, bem como para manter a probabilidade de efeitos estocásticos tão baixos quanto possível nos profissionais que trabalham em radiologia intervencionista e cirurgia endovascular.[22]

Conselhos Práticos para a Redução da Dose

- Mantenha o tubo de raios X o mais longe possível do paciente e do operador (equipe em sala) e deixe o receptor de imagem o mais próximo possível.
- Minimizar o tempo de fluoroscopia: a partir de ferramentas como o congelamento da última imagem e o uso de fluoroscopia pulsada. A primeira técnica permite ao radiologista analisar a última imagem digital de fluoroscopia sem uso de radiação adicional. A fluoroscopia pulsada apresenta a vantagem de produzir imagens com boa resolução espacial.
- Colime o campo de radiação para a área de interesse clínico.

- Evite utilizar o modo de magnificação, usando somente quando necessário.
- Evite expor a mesma região da pele nas diferentes projeções. Mudar a posição do feixe de raios X na pele do paciente através do uso de múltiplas rotações do sistema de fluoroscopia e o uso de colimação para reduzir o tamanho do campo.
- Adquira só o número necessário de imagens por série e limite o número de séries.
- Use os dispositivos de proteção pessoal.
- Considere o tamanho do paciente e a posição do tubo de raios X (evite a angulação do arco com incidências oblíquas).
- Colime o feixe de raios X para a área de interesse.

REFERÊNCIAS BIBLIOGRÁFICAS

1. Balter S, Miller DL. Patient skin reactions from interventional fluoroscopy procedures. *American Journal of Roentgenology* 2014;202(4):335-42.
2. NCRP. Radiation dose management for fluoroscopically-guided interventional procedures. National Council on Radiation Protection and Measurements. NCRP Report nº 168, Bethesda, 2010.
3. Kim KP, Miller DL, Berrington de Gonzales A *et al.* Occupational radiation doses to operators performing fluoroscopically-guided procedures. *Health Phys* 2012 July;103(1):80-99.
4. Garzón WJ, Andrade G, Dubourcq F *et al.* Prostatic artery embolization: radiation exposure to patients and staff. *J Radiol Prot.* 2016 June;36(2):246-54.
5. Bushberg JT, Seibert A, Leidholdt EM, Boone JM. *The essential physics of medical imaging.* 2nd ed. Philadelphia: Lippincott Williams & Wilkings; 2002.
6. Pooley RA, McKinney JM, Miller DA. The AAPM/RSNA physics tutorial for residents: digital fluoroscopy. *Radiographics* 2001;21(2):521-34.
7. ANVISA – Agência Nacional de Vigilância Sanitária. Portaria Federal nº 453 de 1º de junho de 1998. Diretrizes de proteção radiológica em radiodiagnóstico médico e odontológico. Brasil; VISALEGIS, 1998.
8. Stueve D. Management of pediatric radiation dose using Philips fluoroscopy systems DoseWise: perfect image, perfect sense. *Pediatr Radiol* 2006;36(Suppl 2):216-20.
9. Seibert JA. Flat-panel detectors: how much better are they? *Pediatr Radiol* 2006;36(Suppl 2):173-81.
10. Huda W, Slone R. *Review of radiologic physics.* 2nd ed. Philadelphia: Lippincott Williams & Wilkins; 2003.
11. AAPM. Functionality and operation of fluoroscopic automatic brightness control/automatic dose rate control logic in modern cardiovascular and interventional angiography systems. American Association of Physicists in Medicine. AAPM Report nº 125, 2012.
12. IEC. Particular requirements for the safety of X-ray equipment for interventional procedures. International Electrotechnical Commission. IEC 60601-2-43, 2000.
13. AAPM. Cardiac catheterization equipment *performance*. AAPM Report nº 70, Vernon Blvd., Madison, 2001.
14. ICRU. Patient dosimetry for X rays used in medical imaging. International Commission on Radiation Units and Measurements. ICRU Report nº 74 2005;5(2).
15. Lunelli NA. Estimativa da dose no paciente e na equipe médica em procedimentos intervencionistas de neurorradiologia. [Tese]. Programa de pós-graduação em tecnologias energéticas e nucleares. Recife: DEN/UFPE; 2012.
16. Koukorava C, Farah J, Struelens L *et al.* Efficiency of radiation protection equipment in interventional radiology: a systematic Monte Carlo study of eye lens and whole body doses. *Journal of Radiological Protection* 2014;34:509-28.
17. IAEA. Dosimetry in diagnostic radiology: an international code of practice. International Atomic Energy Agency. IAEA Report nº 457, 2007.
18. Tauhata L, Salatti I, Prinzio R, Prinzio A. *Radioproteção e dosimetria: fundamentos.* 5ª revisão. Rio de Janeiro: IRD/CNEN; agosto de 2003.
19. ICRP. Avoidance of radiation injuries from medical interventional procedures. International Commission on Radiological Protection. ICRP Publication 85. Ann. ICRP 2000;30(2).
20. ICRP. Radiological protection in cardiology. International Commission on Radiological Protection. ICRP Publication 120. Ann. ICRP 2013;42(1).
21. Mcvey S, Sandison A e Sutton DG. An assessment of lead eyewear in interventional radiology. *Journal of Radiological Protection* 2013;33:647-59.
22. IAEA. Training material on radiation protection in cardiology: patient dose management – Equipment & physical factors. [acesso em 28 nov. 2008]. Disponível em: http://www.iaea.org/rpop.iaea.org/Training Cardiology/CARD_L05_Standards_ and_ Guidance_WEB.ppt
23. IAEA. Occupational radiation protection. International Atomic Energy Agency. IAEA Safety Standars, draft safety guide DS453, 2014.
24. Vañó E, Gonzales L, Ten JI *et al.* Skin dose and dose-area product values for interventional cardiology procedures. *British Journal of Radiology* 2001a;74:48-55.
25. Shortt CP, Al-Hashimi H, Malone L e Lee MJ. Staff radiation doses to the lower extremities in interventional radiology. *Cardiovascular and Interventional Radiology* 2007;30:1206-9.
26. Vañó E, Kleiman NJ, Duran A *et al.* Radiation-associated lens opacities in catheterization personnel: results of a survey and direct assessments. *Journal of Vascular and Interventional Radiology* 2013;24:197-204.

Capítulo 2

Assistência de Enfermagem

- ◆ Rosemeire Keiko Hangai
- ◆ Vanessa Cristina de Paula Rodrigues
- ◆ Eliana Porfírio
- ◆ Gustavo Cortez Sacramento

CONTEÚDO

- ✓ INTRODUÇÃO 22
- ✓ MONTAGEM DA SALA DE EXAMES/PROCEDIMENTOS .. 22
- ✓ MONTAGEM DA MESA PARA O PROCEDIMENTO 22
- ✓ MONTAGEM DA BOMBA INJETORA DE CONTRASTE .. 23
- ✓ SALA MONTADA PARA O PROCEDIMENTO 23
- ✓ CUIDADOS COM A SALA APÓS O PROCEDIMENTO .. 23
- ✓ RECURSOS HUMANOS 23
- ✓ SEGURANÇA DO PACIENTE 25
- ✓ UTILIZAÇÃO DE AGENTES ANTI-INFECCIOSOS 26
- ✓ ASSISTÊNCIA DE ENFERMAGEM NA ADMINISTRAÇÃO DE MEDICAMENTO 26
- ✓ ADMINISTRAÇÃO DE HEMOCOMPONENTES 26
- ✓ ASSISTÊNCIA DE ENFERMAGEM 27
- ✓ SUPORTE ANESTÉSICO 28
- ✓ PERÍODO TRANS E INTRAPROCEDIMENTO 28
- ✓ PÓS-PROCEDIMENTO 29
- ✓ RETIRADA DO INTRODUTOR 30
- ✓ CUIDADOS DE ENFERMAGEM NA ALTA 30
- ✓ CONSIDERAÇÕES IMPORTANTES NO PÓS-PROCEDIMENTO 30
- ✓ PONTOS IMPORTANTES A SEREM OBSERVADOS PELA ENFERMAGEM 30
- ✓ ASSISTÊNCIA DE ENFERMAGEM AOS PACIENTES COM COMPLICAÇÕES 30
- ✓ APLICAÇÃO DA SISTEMATIZAÇÃO DA ASSISTÊNCIA DE ENFERMAGEM (SAE) 32
- ✓ REFERÊNCIAS BIBLIOGRÁFICAS 37

INTRODUÇÃO

No tecnológico e conhecido cenário da radiologia que busca a perfeição no diagnóstico por imagem para um tratamento precoce e eficiente, a equipe de enfermagem atua como coadjuvante no atendimento diário aos pacientes assistidos na Radiologia Intervencionista. Esmerando-se sempre para proporcionar aos pacientes a fidelidade de seus exames e tratamentos, priorizando a segurança, tem um papel importantíssimo junto à equipe médica e outros profissionais da saúde.

Na assistência direta ao paciente o enfermeiro exerce atividades desde as orientações pré-procedimento, intra e pós-realização de exames/procedimento, garantindo a assistência segura ao paciente. Neste processo interage também com o setor de Materiais Especiais, Órteses e Próteses, identificando os diferentes tipos de cateteres e dispositivos utilizados, realizando controle de qualidade desses insumos, sempre em parceria com a Gerência de Risco e da Qualidade.

A nomenclatura Setor de Hemodinâmica (Dinâmica do Sangue) é comumente utilizada para todos os procedimentos minimamente invasivos, porém, esta denominação é mais adequada para os procedimentos cardíacos.

A Sala de Radiologia Intervencionista/Sala de Intervenção Guiada por Imagem engloba os seguintes procedimentos descritos a seguir:

- Neurorradiologia intervencionista.
- Radiologia intervencionista vascular periférica.
- Radiologia intervencionista não vascular (percutâneo).

Vale ressaltar que, em algumas instituições de saúde, o setor de Hemodinâmica, Radiologia Intervencionista e/ou Sala de Intervenção Guiada por Imagem ficam dentro ou relacionados com o Centro Cirúrgico.

É uma especialidade médica e de enfermagem recente, em contínuo crescimento, que requer estudo e atualização frequentes em relação aos novos procedimentos, técnicas e materiais. Os materiais e os equipamentos utilizados nos procedimentos minimamente invasivos são de alto custo e é de suma importância que a equipe multidisciplinar (médica/enfermagem) avalie a procedência e qualidade dos mesmos.

MONTAGEM DA SALA DE EXAMES/PROCEDIMENTOS

A sala de Radiologia Intervencionista utiliza, além do aparelho de angiografia, alguns equipamentos indispensáveis para atendimento aos pacientes em procedimentos invasivos, sendo de responsabilidade do enfermeiro a checagem e o monitoramento de adequação dos equipamentos (Fig. 2-1). De acordo com cada procedimento os equipamentos e materiais são:[1-5]

- Carro de parada cardiorrespiratória e/ou de emergência.
- Carro de anestesia com monitor multiparâmetro com pressão não invasiva e capnografia.
- Aquecedor para manta térmica.

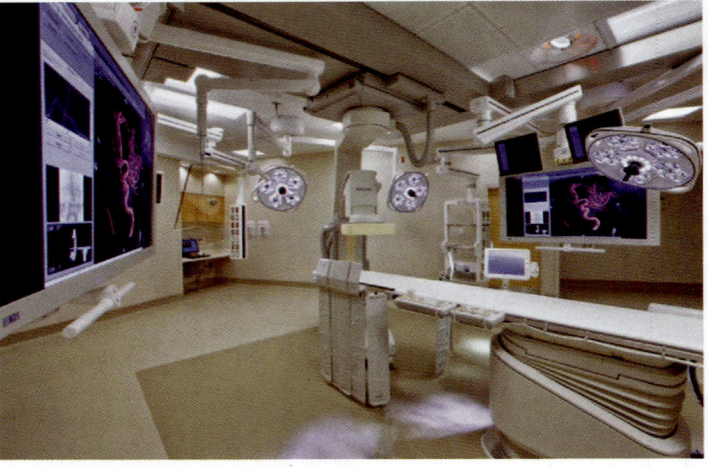

Fig. 2-1. Sala de procedimento.

- Bomba injetora de contraste.
- Torpedo de oxigênio para transporte.
- Monitor multiparâmetro de transporte.
- Cardiodesfibrilador.
- Foco auxiliar de luz.
- Aspirador elétrico.
- Bisturi elétrico.
- Ebulidor.

Recomendações

Em situações em que o paciente refere alergia ao látex, a sala deverá ter preparo específico com materiais de látex *free*, reforçando as recomendações para toda a equipe e seguindo o protocolo da instituição.

Todos os equipamentos deverão ser testados antes de qualquer procedimento. Qualquer falha ou defeito apresentado deverá ser registrado e encaminhado à engenharia clínica ou ao setor responsável para conserto ou substituição.

MONTAGEM DA MESA PARA O PROCEDIMENTO

A mesa para o procedimento deverá ser montada, utilizando técnica asséptica, recebendo alguns itens necessários a qualquer procedimento (Fig. 2-2). Segue abaixo sugestão:[1-5]

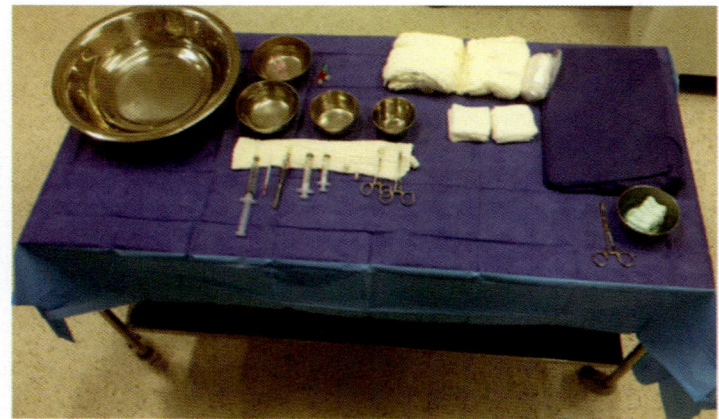

Fig. 2-2. Mesa de procedimento montada com materiais básicos.

- Campo de mesa tipo *barrier*.
- Aventais estéreis.
- Campos avulsos (LAP) ou campos descartáveis avulsos.
- Seringa descartável de 20 mL.
- Seringas descartáveis de 10 mL.
- Lâmina de bisturi de nº 11.
- Cuba rim estéril.
- Cúpulas estéreis.
- Pacotes de compressas cirúrgicas.
- Pacotes de gazes.
- Agulha descartável 40 × 12.
- Agulha descartável 30 × 07.
- Bacia estéril.
- Caixa de instrumental.
- Pinça *pean*.
- Pinça mosquito.
- Pinças *Backaus*.
- Porta-agulhas.
- Tesoura de íris.
- Frasco de xylocaína® a 2% sem vasoconstritor (20 mL).

Recomendações

O enfermeiro deverá verificar com antecedência, junto à equipe médica, se os materiais (catéteres e acessórios, de acordo com a especificidade de cada procedimento) atendem suas necessidades e incluir os itens de acordo com cada tipo de procedimento.

MONTAGEM DA BOMBA INJETORA DE CONTRASTE[6]

- Bomba Injetora.
- *Kit* com seringa, tubo para preenchimento e o extensor de uso único.

A montagem e a programação da bomba injetora de contraste deverão seguir as recomendações do fabricante (Fig. 2-3).

SALA MONTADA PARA O PROCEDIMENTO

A assistência de enfermagem do paciente no período transoperatório compreende o período onde serão desenvolvidas as ações de enfermagem já planejadas e implementadas desde a recepção do paciente na unidade de centro de intervenção, até a saída deste para a sala de recuperação pós-anestésica.

Durante o procedimento a equipe de enfermagem auxiliará o paciente, anestesista e a equipe intervencionista como circulante de sala:[1,6-8]

- Realizar a monitoração multiparamétrica.
- Providenciar coxins e medidas de prevenção de úlcera por pressão.
- Providenciar aquecimento adequado por meio de aquecedor/manta térmica ou lençol/cobertor.
- Colocar a faixa de segurança (prevenção de queda em todos os procedimentos) e contenção, caso necessário (sedação).
- Auxiliar o anestesista em casos de raquianestesia ou anestesia geral.
- Proceder com a anotação dos sinais vitais e dos procedimentos realizados.
- Proceder com a cobrança dos materiais utilizados (nota de débito/gasto).
- Garantir a rastreabilidade de materiais e medicamentos específicos (registro do número de série – lote e validade de produtos: contrastes, órteses, próteses, sínteses, itens reprocessados, materiais de alto custo – variam de acordo com as instituições).
- Proceder com a troca de contraste e informar a quantidade de mililitros infundidos.
- Garantir a comunicação efetiva durante todo o procedimento (confirmar e repetir em voz alta toda solicitação médica, medidas/dados fornecidos e horários de procedimentos realizados).
- Programar e acionar a bomba injetora de contraste, conforme solicitação médica (comunicação efetiva).
- Conversar e acalmar o paciente durante o procedimento.
- Fornecer e/ou providenciar os materiais quando solicitado.

CUIDADOS COM A SALA APÓS O PROCEDIMENTO[1]

- Após a saída do paciente, colocar as roupas usadas em sacos de *hamper*, fechar as bordas e levá-los para o expurgo.
- Retirar os instrumentais, realizar a contagem e levá-los para a sala de lavagem e preparo de material e, subsequentemente, encaminhá-los à Central de Material Esterilizado.
- Reorganizar a sala.
- Realizar a desinfecção de equipamentos e mobiliário com álcool a 70% – limpeza concorrente entre os procedimentos.
- Acionar o serviço da limpeza para a desinfecção terminal da sala de exames, após o último procedimento do dia.

RECURSOS HUMANOS

A equipe de enfermagem em Radiologia Intervencionista é composta por enfermeiros, técnicos e auxiliares de enferma-

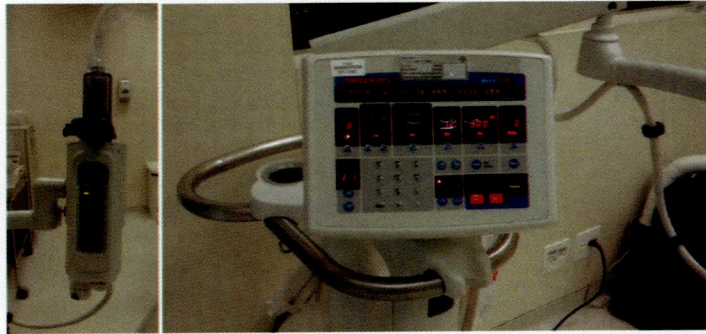

Fig. 2-3. Injetora de contraste acionada.

gem. A presença do enfermeiro é indispensável no gerenciamento da assistência de enfermagem prestada ao paciente e requer não somente o conhecimento técnico, que possibilitará com que exerça seu trabalho com eficiência, mas também o conhecimento específico para esta área, em razão da gama de procedimentos minimamente invasivos guiados por equipamentos de radiação.

A Resolução do Conselho Federal de Enfermagem (COFEN), nº 347/2009, determina que, sempre que houver ações de enfermagem sendo executadas, é indispensável a presença e responsabilidade de um enfermeiro no local.[9]

Dimensionamento de Pessoal

O Dimensionamento de Pessoal em áreas, como: unidades ambulatoriais, unidade de medicina diagnóstica, centro cirúrgico, entre outros, deve utilizar metodologia de cálculo de pessoal descrito no item II, do anexo II, da Resolução COFEN Nº 293/2004.[10] Segundo o Parecer COREN SP nº 045/2011 referente a Dimensionamento de Pessoal de enfermagem para unidades onde não há internação, deverá levar em consideração: tipo da instituição, perfil do paciente atendido, horário de funcionamento e outras características.[11]

Na Radiologia Intervencionista simulamos o dimensionamento por sítio funcional na planilha eletrônica para elaboração de cálculo de pessoal em unidades especiais do COREN, utilizando índice de segurança técnica de 15%, jornada de trabalho de 30 horas semanais, 6 horas por dia, 5 dias por semana e das 7 às 19 horas.[12]

Exemplo: em cenário utilizando duas salas de procedimentos e uma na sala do repouso, distribuindo um profissional de nível médio por sala e um enfermeiro por turno, são necessários: sete técnicos/auxiliares de enfermagem e dois enfermeiros.

Atuação da Equipe de Enfermagem de Acordo com a Legislação Profissional

A Resolução COFEN 211/1998 tem como finalidade estabelecer a atuação dos profissionais de enfermagem que trabalham com radiação ionizante em Radioterapia, Medicina Nuclear e Serviços de Imagem, segundo as normas técnicas e de radioproteção estabelecidas pelo Ministério da Saúde e pela Comissão Nacional de Energia Nuclear (CNEN).[13]

A) Competência do enfermeiro em radioterapia, medicina nuclear e serviços de imagem, segundo a Resolução COFEN 211/1998 (Quadro 2-1).[13]

B) Competência do nível médio: competência do técnico e auxiliar de enfermagem que atuam em serviços de imagem (Quadro 2-2).[13]

Segurança do Colaborador

A Resolução COFEN 211/1998 tem como um dos objetivos assegurar a observância dos requisitos básicos de radioproteção e segurança para os profissionais de enfermagem que trabalham com radiação ionizante com fins terapêuticos e de diagnósticos, conforme norma da CNEN NE-3.01.[13]

A Norma Reguladora nº 32 ou NR 32 estabelece medidas para proteger a segurança e a saúde dos trabalhadores. A radiação ionizante é um dos riscos físicos aferidos pela NR 32. Para o trabalhador que realiza atividades em áreas onde existam fontes de radiação ionizante, destacam-se os seguintes itens:[14]

- Permanecer nestas áreas o menor tempo possível para a realização do procedimento.
- Ter conhecimento dos riscos radiológicos associados ao seu trabalho.

Quadro 2-1. Resolução COFEN 211/1998

- Planejar, organizar, supervisionar, executar e avaliar todas as atividades de enfermagem em clientes submetidos à radiação ionizante, alicerçados na metodologia assistencial de Enfermagem
- Participar de protocolos terapêuticos de enfermagem, na prevenção, tratamento e reabilitação em clientes submetidos à radiação ionizante
- Participar de programas de garantia da qualidade em serviços que utilizam radiação ionizante, de forma setorizada e global
- Promover e participar da integração da equipe multiprofissional, procurando garantir a assistência integral ao cliente e familiares
- Formular e implementar Manuais Técnicos operacionais para a equipe de enfermagem nos diversos setores de atuação
- Elaborar programas de estágio, treinamento e desenvolvimento de profissionais de enfermagem em diferentes níveis de formação, relativos à área de atuação, bem como proceder à conclusão e supervisão deste processo educativo
- Registrar informações e dados estatísticos pertinentes à assistência de enfermagem, ressaltando os indicadores de desempenho, interpretando e otimizando a utilização dos mesmos
- Proporcionar condições para o aprimoramento dos profissionais de enfermagem atuantes na área, por meio de cursos e estágios em instituições afins
- Participar de definição política de recursos humanos, da aquisição de material e da disposição da área física, necessários à assistência integral aos clientes
- Manter atualização técnica científica de manuseio dos equipamentos de radioproteção, que lhe permita atuar com eficácia em situações de rotina e emergenciais, visando interromper e/ou evitar acidentes ou ocorrências que possam causar algum dano físico ou material considerável, nos moldes da NE-3.01 e NE-3.06, da CNEN, respeitando as competências dos demais profissionais
- Cumprir e fazer cumprir as normas, regulamentos e legislações pertinentes às áreas de atuação

> **Quadro 2-2. Resolução COFEN 211/1998**
>
> - Executar ações de enfermagem a clientes submetidos à radiação ionizante sob a supervisão do enfermeiro, conforme Lei nº 7.498/86, art.15 e Decreto nº 94.406/87, art. 13, observado o instituído na Resolução COFEN 168/83
> - Atuar no âmbito de suas atribuições junto aos clientes submetidos a exames radiológicos, assim como na prevenção, tratamento e reabilitação a clientes submetidos à radiação ionizante
> - Participar de programas de garantia de qualidade em serviços que utilizam radiação ionizante
> - Participar de programas de treinamento em serviço, planejados pelo enfermeiro nas diferentes áreas de atuação
> - Cumprir e fazer cumprir as normas, regulamentos e legislações pertinentes às áreas de atuação
> - Promover e participar da interação da equipe multiprofissional, procurando garantir a assistência integral ao cliente e familiares
> - Registrar informações e dados estatísticos pertinentes à assistência de enfermagem
> - Manter atualização técnica e científica que lhe permita atuar com eficácia na área de radiação ionizante, conforme moldes da NE-3.01 e NE-3.06 da CNEN

- Estar capacitado inicialmente e de forma continuada em proteção radiológica.
- Usar equipamento de proteção individual adequado para a minimização dos riscos.
- Estar sob monitoração individual de dose de radiação ionizante, nos casos em que a exposição seja ocupacional.
- Toda trabalhadora com gravidez confirmada deve ser afastada das atividades com radiações ionizantes, devendo ser remanejada para atividade compatível com seu nível de formação.
- Os dosímetros individuais devem ser obtidos, calibrados e avaliados exclusivamente em laboratórios de monitoração individual acreditados pelo CNEN.
- Na ocorrência ou suspeita de exposição acidental, os dosímetros devem ser encaminhados para leitura no prazo máximo de 24 horas.

SEGURANÇA DO PACIENTE

O Brasil faz parte da Aliança Mundial para a Segurança do Paciente, criada pela Organização Mundial da Saúde (OMS) em 2004. O objetivo da aliança é adotar medidas de melhoria no atendimento ao paciente e aumentar a qualidade dos serviços de saúde.[15]

Em 1º de abril de 2013, o Ministério da Saúde instituiu, por meio da Portaria nº 529, o Programa Nacional de Segurança do Paciente (PNSP), que estabelece um conjunto de protocolos básicos, definidos pela OMS, que devem ser elaborados e implantados:[16]

- Prática de higiene das mãos em estabelecimentos de saúde.
- Cirurgia segura.
- Segurança na prescrição.
- Uso e administração de medicamentos.
- Identificação de pacientes.
- Comunicação no ambiente dos estabelecimentos de saúde.
- Prevenção de quedas.
- Prevenção de úlceras por pressão.
- Transferência de pacientes entre pontos de cuidado.
- Uso seguro de equipamentos e materiais.

Em 2008, a OMS revelou que foram realizadas 234.000.000 cirurgias no mundo, uma para cada 25 pessoas. Cerca de 2.000.000 de pacientes morreram nesses procedimentos, e 7.000.000 apresentaram complicações, 50% delas consideradas evitáveis. Além disso, para cada 300 pacientes admitidos nos hospitais, 12 morrem em razão de procedimentos cirúrgicos.[15]

A realização de procedimento cirúrgico em paciente "errado", técnica cirúrgica inadequada, sítio cirúrgico incorreto, material incorreto ou em falta e antecedentes alérgicos são situações que poderiam ser evitadas com adoção de medidas, como a dupla checagem das informações em sala, utilizando-se um *check list* específico.[16]

Pela semelhança da Radiologia Intervencionista com centro cirúrgico, é recomendável a aplicação de *check list* de procedimento seguro para atender a meta de segurança do paciente.

Cirurgia segura contempla os seguintes itens:

A) Antes da indução anestésica, devem-se confirmar:[16]
- Sobre o paciente: identificação do paciente; local da cirurgia a ser feita; procedimento a ser realizado; termo de consentimento informado realizado.
- O sítio cirúrgico do lado correto (ou não se aplica).
- A checagem do equipamento anestésico.
- Se o oxímetro de pulso está instalado e funcionante.
- Se o paciente tem alguma alergia. Se sim, qual e identificar com pulseira de risco.
- Se há risco de via aérea difícil e/ou broncoaspiração. Se sim, ter equipamento disponível.
- Se há risco de perda sanguínea > 500 mL (7 mL/kg em crianças). Se sim, providenciar acesso venoso periférico calibroso e planejamento para reposição.

B) Antes de iniciar a cirurgia, cabe à equipe:[16]
- Confirmar nomes e profissões.
- Cirurgião, anestesista e enfermagem confirmarem, verbalmente, identificação do paciente, sítio cirúrgico (local/lateralidade) e a solicitação do procedimento.

C) Antecipação de eventos críticos, cabendo à equipe:[16]
- Revisão do cirurgião: se há passos críticos na cirurgia. Qual duração estimada e possíveis perdas sanguíneas.
- Revisão do anestesista: se há alguma preocupação em relação ao paciente.
- Revisão da enfermagem: conferência da eficácia do processo de esterilização do instrumental cirúrgico, através das tiras termoquímicas e datas de validade.
- Certificar-se de que todos os equipamentos funcionam de forma correta.
- Garantir a administração do antibiótico profilático.
- Presença dos exames de imagem.

D) Antes de o paciente sair da sala de cirurgia a enfermagem deve confirmar verbalmente com a equipe, registrando:[16]
- Nome do procedimento realizado.
- Se a contagem de compressas, instrumentos e agulhas estão corretas (ou não se aplicam).
- Se há amostra para anatomopatológico com a identificação: nome do paciente e data de nascimento, ou não se aplica.
- Se houve algum problema com equipamentos que deve ser resolvido.
- Cirurgião, anestesista e enfermagem analisam os pontos mais importantes na recuperação pós-anestésica e pós-operatória do paciente.

UTILIZAÇÃO DE AGENTES ANTI-INFECCIOSOS

A Comissão de Controle de Infecção Hospitalar do Hospital das Clínicas da Faculdade de Medicina da Universidade de São Paulo estabeleceu, como protocolo de prevenção de infecções, a administração endovenosa de antimicrobianos no período de 1 hora antes do início do procedimento. Com exceção de Vancomicina e Ciprofloxacino que devem ser infundidos 2 horas antes da incisão (Quadro 2-3).

ASSISTÊNCIA DE ENFERMAGEM NA ADMINISTRAÇÃO DE MEDICAMENTO[17-21]

Administração de medicamento por via endovenosa (EV) consiste na aplicação de medicamentos diretamente no sistema cardiovascular, de forma intermitente ou contínua, a fim de obter ação imediata, rápida ou prolongada do medicamento. A via EV é muito utilizada em situações de emergência, permite a infusão de grande volume de líquidos e administração de drogas que são contraindicadas pelas demais vias parenterais e pela via gastrointestinal.

Antes de administrar qualquer medicamento, deve-se observar a regra dos "5 certos": paciente certo; medicamento certo; dose certa; via certa; hora certa, garantindo a dupla checagem.

Foram incorporados outros "certos", como: orientação ao paciente certo; documentação certa; compatibilidade entre medicamentos certos e direito à recusa do medicamento pelo paciente.

A terapia intravenosa consiste também na punção venosa periférica, um procedimento técnico que se caracteriza pela inserção de um dispositivo agulhado no interior do vaso venoso. A escolha do local de punção é determinada por uma variedade de circunstâncias e condições, como: acessibilidade da veia, condições da veia, propósito da infusão, condições clínicas do paciente, preferência do paciente, idade do paciente, quantidade e tipo de infusão e duração da infusão.

A escolha do dispositivo mais adequado para a punção venosa deve ser, preferencialmente, no membro superior direito. O catéter deve ser fixado de forma que não interfira na sua visão e avaliação do local. Durante o uso desse dispositivo, recomendam-se examinar e investigar a presença de sinais flogísticos e/ou disfuncionais a cada uso. A falta de protocolo sistematizado para a fixação segura acarreta aumento de complicações decorrentes da inserção, manutenção e remoção de dispositivos entre elas: mecânicas (deslocamento inadvertido, obstrução e quebra); locais (infiltração, extravasamento, flebite, punção arterial, hematoma ou hemorragia); e sistêmicas (infecção de corrente sanguínea e embolia gasosa). Vale ressaltar que o material utilizado na fixação deve ser hipoalergênico, confortável e deverá contribuir para a monitoração, de modo que permita a visão do sitio de inserção.

ADMINISTRAÇÃO DE HEMOCOMPONENTES

A administração de hemocomponentes é um procedimento de alta complexidade, que envolve inúmeros riscos. A equi-

Quadro 2-3. Exemplos de agentes anti-infecciosos em algumas intervenções

Procedimentos	Profilaxia antimicrobiana
Colocação de endopróteses vasculares periféricas	Cefazolina 2 g EV (alternativa: vancomicina 1 g ou clindamicina 600 mg)
Embolização das artérias uterinas	Ceftriaxona 2 g EV (alternativa: vancomicina 1 g ou clindamicina 600 mg)
Drenagem de vias biliares	Ceftriaxona 2 g EV (alternativa: ampicilina 2 g EV + amicacina 500 mg)
Embolização das artérias prostáticas	Ciprofloxacino 500 mg VO – 12 horas antes do procedimento e 1 grama 2 horas antes do procedimento
TIPS	Ceftriaxona 2 g EV (alternativa: vancomicina 1 g ou clindamicina 600 mg + amicacina 500 mg)

Fonte: Guia de utilização de anti-infecciosos e recomendações para a prevenção de infecções relacionadas com a assistência à saúde – 2015-2017.

pe de enfermagem deve ser treinada e estar preparada na intervenção de possíveis complicações associadas.

Seguem a seguir algumas resoluções com as principais diretrizes a serem seguidas para que a segurança do paciente seja sempre preservada.

Portaria nº 2.712, de 12 de novembro de 2013: redefine o regulamento técnico de procedimentos hemoterápicos. O artigo 191 estabelece que as transfusões deverão ser realizadas por médico ou profissional de saúde habilitado, qualificado e conhecedor das normas constantes desta Portaria, e serão realizadas apenas sob supervisão médica, isto é, em local em que haja, pelo menos, um médico presente que possa intervir em casos de reações transfusionais.[22]

Resolução COFEN 306/2006: normatiza a atuação do enfermeiro em hemoterapia que deve planejar, executar, coordenar, supervisionar e avaliar os procedimentos de hemoterapia nas unidades de saúde.[23]

O procedimento de transfusão de hemocomponentes envolve inúmeros riscos, pois podem ocorrer erros sem reação ou com reação, isto é, um evento adverso. Ambos os erros são graves e podem colocar em risco a vida do paciente.[22]

Os principais erros ocorridos sem reação são:

- Troca de etiqueta no pedido e amostra.
- Troca de amostra.
- Troca de hemocomponente.
- Troca de grupo fator sanguíneo.
- Manipulação inadequada (técnica errada e/ou contaminação da bolsa de hemocomponente).
- Validade vencida do hemocomponente.
- Prescrição médica errada.
- Qualquer problema relacionado com o receptor.

É importante ressaltar que cada instituição de saúde organiza o seu fluxograma de administração de hemocomponentes, assim como a intervenção e o tratamento adequado no caso de reação transfusional, conforme a sua rotina estabelecida pela Agência Transfusional nas Unidades de Internação, Unidades de Terapia Intensiva, Centro Cirúrgico e Radiologia Intervencionista.[22]

ASSISTÊNCIA DE ENFERMAGEM

A assistência de enfermagem em Radiologia Intervencionista contempla a ação de assistir ao paciente em todas as fases do procedimento, ou seja, desde a marcação do exame ou procedimento por meio da consulta de enfermagem, até o momento da alta, daí a apresentação dessas fases.

Pré-procedimento[1-6]

Definição: é o período de tempo que envolve a indicação do procedimento até a transferência do paciente para a mesa de intervenção. Cabe ao enfermeiro escolher qual o instrumento mais adequado de orientação ao paciente para que não ocorra nenhum erro no preparo que possa suspender e/ou prejudicar a realização do procedimento minimamente invasivo. A consulta de enfermagem deve ser agendada com, pelo menos, 24 horas de antecedência, conforme a rotina da instituição, com exceção dos procedimentos de urgência/emergência. Na consulta de enfermagem é de suma importância a análise criteriosa dos seguintes itens:

- Verificar se o cliente possui: hipertensão, doença renal crônica, diabete melito, alergia a iodo ou medicações de uso habitual.
- Para o hipertenso: pode-se fazer uso dos medicamentos de uso habitual com pouca água decorrente do jejum.
- Para o renal crônico: agendar o procedimento no intervalo das sessões de hemodiálise. Por exemplo: agendar a intervenção terça ou quinta-feira, se a hemodiálise estiver programada para segunda, quarta ou sexta-feira.
- Os pacientes que fazem uso de medicamentos de uso contínuo deverão solicitar orientação ao seu médico sobre alteração no uso dos medicamentos durante o jejum.
- Para o portador de diabete melito: se faz uso de metformina, suspender a medicação 2 dias antes e 2 dias após o procedimento. Se fizer uso de Glibenclamida, insulina ou outros hipoglicemiantes, suspender a medicação no dia do procedimento.
- Para os que utilizam anticoagulantes: varfarina princípio ativo, suspender a medicação 5 dias antes e 5 dias após o procedimento.
- Alergia a iodo: o paciente com histórico de alergia a contraste iodado poderá ser submetido à dessensibilização, seguir protocolo da instituição.
- Alergia ao látex, seguir protocolo da instituição para a montagem da sala.

Após a entrevista pré-procedimento em impresso institucional, no prontuário do paciente, o paciente é orientado a chegar no hospital com pelo menos 1 hora de antecedência, em data e horário agendado.

Outro aspecto de grande importância é a solicitação com antecedência ao setor responsável de materiais e a checagem de todos os materiais, que serão utilizados durante o procedimento, juntamente com a equipe médica.

No dia do procedimento o paciente deverá ser recepcionado pela enfermagem:[3-6,8,24]

- Para assegurar que todos os pacientes sejam corretamente identificados, é necessário usar pelo menos dois identificadores em pulseira branca padronizada, colocada num membro do paciente para que seja conferido antes do cuidado.
- Utilizar no mínimo dois identificadores, como: nome completo do paciente, nome completo da mãe do paciente, data de nascimento do paciente e número de prontuário do paciente.
- Checar o pedido do exame e a pulseira de identificação que deve conter nome completo e data de nascimento do

paciente. Pacientes com o mesmo nome serão identificados pelo nome da mãe.
- Disponibilizar ao paciente a retirada de todas as dúvidas e, posteriormente, a assinatura dos Termo de Consentimento Livre e Esclarecido (TCLE), Termo de Consentimento para anestesia, do procedimento e da utilização de contraste – caso o paciente tenha alguma dúvida não assinar até sanar as mesmas.
- Utilizar um ambiente privativo para esse fim, ou biombos, em caso de enfermaria.
- Evitar interrupções ou interferências.
- Dar explicações sobre os procedimentos realizados, respeitando o conhecimento e o desejo do cliente.
- Higienizar as mãos, após o contato com o paciente e/ou secreções, conforme padronização da instituição.
- Orientar o paciente a trocar de roupa e vestir um avental. Os pertences e adornos deverão ser entregues ao acompanhante ou colocado em armário com chave.
- Acomodá-lo na maca/cama e proceder com a punção venosa, preferencialmente em membro superior esquerdo, caso possível (por ser o lado normalmente mais acessível para a enfermagem no procedimento). O ideal é que o calibre, do catéter intravenoso seja 20 gauge ou de maior calibre caso o sistema venoso permita (o enfermeiro deverá avaliar o paciente para verificar se há risco de flebite).
- Realizar a tricotomia em região inguinal bilateral ou no sítio de punção de acordo com o procedimento e protocolo institucional.
- Verificação dos sinais vitais, incluindo escore de dor e teste de glicemia em caso de paciente ser diabético.
- Registrar os dados de maneira clara, objetiva e precisa. Utilizando-se destas informações como parâmetros de comparação para avaliações subsequentes.

Ao enfermeiro cabe a tarefa de aplicar a sistematização da assistência de enfermagem (SAE). No histórico de enfermagem entre todas as informações colhidas é importante analisar:[25]

- Pedido médico (confirmação do procedimento e motivo da solicitação).
- Medidas antropométricas (altura e peso aferidos).
- Verificar a idade e se possui deficiência visual/auditiva/motora/psíquica.
- Algumas instituições por protocolo de qualidade e segurança identificam esses clientes como vulneráveis e/ou risco de queda, com pulseira(s) colorida(s). Dependendo da idade ou déficit é necessária a presença de um familiar ou responsável para direcionamento das orientações.
- Verificar como será o transporte na alta hospitalar por causa do cuidado e restrições com o membro.
- Confirmação do tempo em jejum, de alimentos e sólidos e água.
- Possibilidade de gravidez, caso se aplique.
- Uso de prótese dentária (retira-se ao final das orientações para maior conforto junto ao paciente).

- Histórico familiar, alergias conhecidas, doenças prévias, medicações de uso habitual (verificar se preparo adequado), antecedentes cirúrgicos, (atenção aqueles que influenciam no procedimento, por exemplo cirurgias vasculares, próteses ou *stents* prévios) e hábitos sociais (etilismo, tabagismo, substâncias ilícitas etc.).
- Exames laboratoriais: hemograma completo, TP, TTPA, *clearance*/creatinina, INR, Gama GT e bilirrubina total.
- Exames de imagem: tomografia computadorizada, PET-CT, ressonância magnética, ecocardiograma, cintilografia e angiografias.

No exame físico, o enfermeiro deverá verificar variações que possam suspender o exame ou alterar a via de acesso. Os resultados também serão utilizados para compará-los no pós-operatório. Pois as variações podem indicar complicações durante ou após o procedimento.[26]

Existem alguns fatores descritos adiante, que podem ser indicações para a escolha de uma via alternativa à femoral:

- História clínica de claudicação dos membros inferiores.
- Ausência de pulso pedioso e/ou tibial posterior.
- Ausência de pulso poplíteo.
- Presença de sopro na região femoral.
- Cirurgia prévia com enxerto femoral.
- Fibrose inguinal (radioterapia, cirurgia, procedimentos percutâneos).
- Doença arterial ou tortuosidade ilíaca significativa.
- Incapacidade para manutenção de decúbito após o procedimento.

SUPORTE ANESTÉSICO

Será comum a necessidade de suporte anestésico para procedimentos em radiologia intervencionista. O enfermeiro deverá solicitar a presença do médico anestesiologista na admissão do paciente ou durante o procedimento em casos de intercorrências. Em alguns serviços, a solicitação do procedimento com anestesia é realizada na marcação de exames pelo médico solicitante do procedimento. Em todos os casos, é um setor de alta complexidade onde potenciais pacientes em estado crítico serão submetidos a procedimentos invasivos. Desse modo, o paciente também deverá ser submetido à avaliação pré-anestésica. Para checagem de seus antecedentes e outras avaliações (classificação de estado físico segundo ASA, tipo de via aérea segundo Mallanpati). Além de todos os equipamentos necessários para suporte anestésico (comentados posteriormente), é necessária a montagem de um *kit* de via aérea difícil para o setor. Lembrando que essa avaliação inicial de risco para via aérea difícil é realizada pelo anestesista ou enfermeiro treinado na admissão do paciente.[1-3,6]

PERÍODO TRANS E INTRAPROCEDIMENTO[1,7]

Definição: o período transprocedimento é a fase que compreende desde o início em que o paciente é recepcionado na sala até a sua saída. O período intraprocedimento inicia no ato da anestesia até seu término.

O enfermeiro responsável do plantão deve sempre estar presente na sala de procedimento para a checagem dos itens e orientação permanente da equipe de enfermagem.

Alguns procedimentos descritos a seguir podem ser realizados pela equipe de enfermagem (técnicos/auxiliares de enfermagem) sempre com a supervisão e orientação do enfermeiro.

- Checar a montagem da sala pela equipe de enfermagem, conforme o procedimento a ser realizado.
- Checar se todos os materiais, que serão utilizados durante o procedimento, estão separados e organizados por ordem de uso da equipe médica.
- Verificar se todos os equipamentos estão em pleno funcionamento, antes da admissão do paciente na sala de procedimento.
- Receber o paciente em sala de procedimento, realizar todos os procedimentos relacionados com segurança do paciente e *time out*, conforme o estabelecido na instituição.
- Auxiliar na monitoração do paciente, instalando equipamentos, como: monitor multiparamétrico, oxímetro de pulso e observar os parâmetros vitais imediatos.
- Posicionar o paciente de forma que os membros não fiquem hiperestendidos ou desalinhados para evitar dor ou qualquer complicação durante ou após o procedimento. Neste momento, podem-se utilizar "posicionadores cirúrgicos" para proporcionar um melhor conforto ao paciente.
- Manter o paciente aquecido, conforme os acessórios disponíveis e conforme o tempo do procedimento agendado.
- Auxiliar a equipe de anestesiologia durante a indução anestésica (punção/manutenção do acesso venoso periférico, oxigenação), conforme o procedimento agendado. Estar sempre disponível com os materiais necessários para atender a equipe médica, no caso de qualquer intercorrência.
- Auxiliar a equipe médica na paramentação cirúrgica e abertura de todo o material estéril em sequência lógica e técnica asséptica. Neste momento, é muito importante a checagem dos integradores, que comprovem a veracidade dos processos de esterilização, assim como a sua documentação em prontuário do paciente.
- Em relação aos materiais de alto custo, sempre conferir, com a equipe médica, se estão corretos e realizar a abertura dos mesmos, conforme a solicitação do médico durante o procedimento.
- Colocar antissépticos, medicações, soros na mesa auxiliar ao procedimento.
- Ficar atento às solicitações da equipe médica (anestesiologista e intervencionista) e em relação ao funcionamento dos equipamentos durante o procedimento.
- Em caso de transfusão sanguínea – realizar a rotina estabelecida pela agência transfusional da instituição.
- Em caso de peças para análise laboratorial, anatomopatológico ou qualquer outro material coletado, o mesmo deverá ser identificado e protocolado, conforme rotina da instituição.
- Orientar a equipe de enfermagem (auxiliar e/ou técnico de enfermagem) a utilizar o equipamento de proteção individual (avental de chumbo e protetor de tireoide) e permanecer na sala durante todo o procedimento e, caso necessite sair da sala, revezar com outro colaborador.
- Manter a sala organizada e limpa durante todo o procedimento.
- Preencher os impressos, assinar e carimbar, conforme a determinação da rotina hospitalar.
- Ao término do procedimento, auxiliar a equipe médica nos curativos e a equipe da anestesiologista na reversão da anestesia, conforme o procedimento realizado.
- Remover os materiais de consumo, permanentes, instrumentais, campos cirúrgicos. É de suma importância a atenção para os materiais perfurocortantes.
- Remover a monitoração do paciente, após a avaliação da equipe médica e da enfermeira de plantão.
- Providenciar oxigênio para o transporte do paciente, se necessário.
- Transportar o paciente para SRPA ou UTI. Neste caso, o transporte será realizado pela equipe médica (anestesista ou intervencionista) e equipe de enfermagem (enfermeira).

PÓS-PROCEDIMENTO

Definição: é a fase que compreende o período após a realização do procedimento anestésico. É dividido em: recuperação pós-anestésica, pós-procedimento imediato (primeiras 24 horas) e pós-procedimento mediato (após as primeiras 24 horas do procedimento até a alta para a unidade de origem ou domicílio).[1]

Vale ressaltar que, nos procedimentos realizados sem anestesia, os pacientes também devem ser observados criteriosamente pela equipe médica e enfermagem.

Em relação á assistência de enfermagem durante o período pós-operatório imediato é muito importante a sua atuação, pois esta fase é crítica e requer atenção e vigilância sobre os pacientes e nela concentram-se as intervenções destinadas a prevenir ou tratar complicações.[27]

Ao término do procedimento o paciente será encaminhado ao repouso da radiologia intervencionista, unidade de recuperação pós-anestésica ou setor de origem (unidade de internação, semi-intensiva, terapia intensiva) onde aguardará a alta do anestesista em caso de sedação ou anestesia geral.

Ao receber o paciente na recuperação pós-anestésica, é importante verificar a identificação do paciente junto ao prontuário, fazer o exame físico pós-procedimento e comunicar imediatamente o enfermeiro/ou a equipe médica em caso de alteração súbita nos sinais vitais, nível de consciência ou no sítio de punção. O acionamento do time de resposta rápida em algumas instituições (Código Azul ou Amarelo) pode ser necessário.[1,3-5,26]

Seguem a seguir algumas orientações de cuidados:

- Em caso de punção femoral, o decúbito não poderá ser elevado mais do que 30°.
- O paciente deverá utilizar a comadre ou o papagaio para suas eliminações fisiológicas.
- Não poderá fletir o membro puncionado, conforme protocolo institucional (normalmente 1 hora para cada French do introdutor).
- Verificar a presença de abaulamento, algia, edema, equimose, hematoma e/ou sangramento no sítio de punção.
- Verificar sinais de hipoperfusão do membro.
- Diminuição ou ausência de pulso distal ao sítio de punção (fazer correlação com o exame físico prévio). Pode-se comparar ao outro membro desde que no exame físico prévio houvesse simetria dos pulsos e perfusão.
- Restringir o membro (atenção quanto à necessidade de prescrição médica e verificação da perfusão com registro em prontuário).
- Aquecer o membro, se necessário.
- Auxiliar na alimentação e estimular a ingestão hídrica, quando não houver restrições.
- Pode-se comparar, quando possível, ao outro membro.
- Na alta, solicitar que o paciente deambule pela unidade, observar se há alterações no curativo e, só assim, liberá-lo.
- Em caso de sedação ou anestesia geral, realizar a escala de Aldrete Kroulik e/ou a Escala de Chung até a alta pelo médico intervencionista.
- Orientá-lo quanto às medicações de uso contínuo, cuidados com o curativo e repouso com o membro puncionado.
- Entregar as orientações por escrito e registrar em prontuário.

RETIRADA DO INTRODUTOR

Segundo o parecer COREN SP 007/2012, somente o enfermeiro treinado e capacitado poderá executar procedimentos complexos, como a retirada de introdutor vascular. No caso de o enfermeiro não se sentir seguro para assumir a retirada do introdutor vascular, poderá recusar sua execução, conforme apontam os artigos 10 e 13 do Código de Ética dos Profissionais de Enfermagem.[27]

CUIDADOS DE ENFERMAGEM NA ALTA

A alta do setor normalmente ocorre após 4 a 6 horas de repouso no leito pós-procedimento e depende de criteriosa avaliação médica e da equipe de enfermagem.[1,3-5,28]

- No caso da utilização dos oclusores vasculares (Perclose®, Starclose® e Angioseal®) ocorre a diminuição no tempo de repouso do paciente, com alta de 2 a 3 horas após o procedimento.
- Os pacientes diabéticos têm aumento de cálcio sérico na parede dos vasos e, por este motivo, muitas vezes os oclusores vasculares podem não funcionar.
- É neste momento que a enfermagem fornece algumas orientações sobre a retirada do curativo, após 12 horas e retirada dos pontos após 7 dias, conforme a necessidade e o procedimento.
- Ainda são observadas as condições do curativo compressivo, ocorrência de complicações e queixas.

CONSIDERAÇÕES IMPORTANTES NO PÓS-PROCEDIMENTO

- O curativo compressivo tem como objetivo auxiliar a hemostasia no local da punção após retirada do catéter, prevenir sangramento local excessivo, evitar aparecimento de infecção e impedir a propagação de infecção local, e promover cicatrização, proteção e segurança ao paciente.
- Uso da compressão manual por 15 minutos ou compressor femoral (pode deslocar-se e atenção quanto à pressão).
- Atenção com o horário da administração de heparina no procedimento.
- Observar queixa de dor excessiva no local do curativo.
- Observar presença de sangramento no local do curativo.
- Observar queixa de formigamento no membro que recebeu o curativo.
- Checar coloração, temperatura e pulso periférico na extremidade do membro que recebeu o curativo compressivo.
- Ao remover o curativo, observar sinais de infecção, como hiperemia, edema, calor e dor.

PONTOS IMPORTANTES A SEREM OBSERVADOS PELA ENFERMAGEM

- Realizar a higienização das mãos e antissepsia antes e após o procedimento.
- Conhecer a agenda e os tipos dos procedimentos realizados.
- Interface com as equipes de outros setores.
- Preparos para cada procedimento e equipe médica.
- Termos de Consentimentos e Esclarecimentos assinados para os procedimentos e contrastes.
- Monitorar o transporte e manter a sintonia com equipe de anestesia.
- Preparar a sala com os materiais checados e em sintonia com o setor de compras e materiais.
- Preparar o paciente (conhecer o acesso vascular; drenagem biliar, TIPS, punção venosa ou arterial).
- Conhecer as características dos materiais e abrir somente após mostrar para a equipe médica.
- Acompanhar os tempos cirúrgicos.
- Informar os familiares no decorrer do procedimento.
- Sintonia com o setor de origem (enfermaria, quarto ou UTI).

ASSISTÊNCIA DE ENFERMAGEM AOS PACIENTES COM COMPLICAÇÕES[1,6]

Dor Aguda

Com duração menor que 6 meses – mais comum nos procedimentos cirúrgicos e na intervenção.

- Avaliar o paciente constantemente com auxílio de escalas comportamentais ou neurovegetativas (aumento da pressão arterial, alteração da frequência cardíaca, traçado ECG).
- Posicionar o paciente corretamente, conforme as possibilidades com auxílio de coxins ou de posicionadores.
- Administrar analgésicos, conforme a prescrição médica e avaliar a sua eficácia no alívio e controle da dor.
- Registro e avaliação dos cuidados e condutas prestadas.

Complicações Respiratórias

Mais comuns: hipóxia, obstrução das vias aéreas superiores, hipoventilação, apneia pós-operatória, pneumotórax, hemotórax, hemopneumotórax, aspiração do conteúdo gástrico e broncospasmo.[1,6]

- Avaliar os sinais vitais, oxímetria de pulso, frequências cardíaca e respiratória. Realização da ausculta pulmonar em busca de possíveis ruídos adventícios.
- Aumentar a oferta de oxigênio – FiO_2 – fração inspirada de oxigênio para reduzir os efeitos deletérios da hipóxia.
- Administração de medicamentos, conforme a prescrição médica.
- Manter as vias aéreas superiores livres e pérvias em caso de náuseas e vômitos, administrar os antieméticos, conforme prescrição médica.
- Lateralizar a cabeça e elevar o decúbito de 30 a 40 graus e atenção ao tipo do anestésico ou bloqueio utilizado.
- Realizar a desobstrução das vias aéreas superiores com auxílio da cânula de Guedel, promover a extensão da mandíbula e mantê-las umidificadas para facilitar a saída de secreções.
- Manter preparada ventilação por pressão positiva, material de intubação e ventilador mecânico.
- Registro e avaliação dos cuidados e das condutas prestadas.

Complicações Cardiovasculares – Hipotensão/Hipertensão[1,6]

- Avaliação dos sinais vitais, sempre em comparação aos resultados pré-procedimento.
- Ofertar suporte de oxigênio ao paciente, conforme a prescrição médica.
- No caso de hipotensão, elevar os membros inferiores em posição de Trendelenburg (auxílio do retorno venoso), desde que não haja nenhuma comorbidade cardíaca. Atenção à punção e tipo de procedimento realizado.
- Manter acesso venoso calibroso e pérvio.
- Controlar rigorosamente o volume infundido e as perdas de líquidos pelos curativos, drenos e sondas. Caso necessário implementar o balanço hídrico.
- Administrar volume e medicações, conforme a prescrição médica.
- Avaliação da dor, nível de consciência e agitação psicomotora.
- Manter o paciente aquecido, com auxílio de cobertores ou manta térmica, pois a hipotermia pode elevar a pressão arterial.
- Verificar a presença de retenção urinária e distensão vesical, pois os mesmos levam a desconforto e, como consequência, à elevação da pressão arterial sistêmica.
- Registro e avaliação dos cuidados e condutas prestadas.

Hipovolemia – Diminuição de 15 a 25% do Volume Intravascular (750 mL a 1.300 mL em Indivíduo com 70 kg)[1,6]

- Avaliação dos sinais vitais e dor.
- Ofertar suporte de oxigênio ao paciente, conforme a prescrição médica.
- Manter acesso venoso calibroso e pérvio.
- Reposição de líquidos com soluções cristaloides ou coloides, conforme a prescrição médica.
- Avaliação do nível de consciência.
- Realização do balanço hídrico.
- Observar os sinais de perda sanguínea na ferida operatória, sonda e drenos.
- Avaliar os pulsos periféricos, o tempo de enchimento capilar, a presença de cianose de extremidades antes e após os procedimentos.
- Material de atendimento de emergência.
- Encaminhar o paciente para nova intervenção cirúrgica ou procedimento.
- Registro e avaliação dos cuidados e condutas prestadas.

Complicações Renais[1,6]

Oligúria: presença de débito urinário inferior a 0,5 mL/kg/hora.

Poliúria: aumento da frequência urinária (hiperglicemia, diuréticos e diabete insípido).

- Observar os sinais vitais.
- Observar as eliminações do paciente.
- Realizar o balanço hídrico.
- Verificar glicemia capilar periférica.
- Registro e avaliação dos cuidados e condutas prestadas.

Retenção urinária: incapacidade de eliminação urinária, decorrente de fatores individuais, baixo débito cardíaco e drogas anestésicas[1,6]

- Estimular a micção espontânea, preservando a privacidade do paciente. Dependendo do procedimento, o paciente deverá fazer as suas eliminações no leito.
- Observar as eliminações do paciente.
- Realizar o balanço hídrico.
- Evitar a sobrecarga renal (atenção à oferta hídrica).
- Palpação da região suprapúbica, principalmente à procura de distensão vesical (bloqueio anestésico).
- Manobra de Credê: compressão da região suprapúbica, para estímulo da contratilidade vesical por 5 minutos.

- Realizar cateterismo vesical de alívio ou demora, conforme a prescrição médica.
- Atenção com sonda vesical de demora fechada ou obstruída.
- Registro e avaliação dos cuidados e condutas prestadas.

Complicações Térmicas

Hipotermia (fatores predisponentes, diminuição do metabolismo e vasoconstrição periférica)[1,6]

- Controle dos sinais vitais e controle da dor.
- Nível de consciência.
- Minimizar a exposição corpórea do paciente.
- Remover roupas e os campos molhados.
- Aquecimento do paciente com cobertores e mantas térmicas.
- Alterações ECG.
- Administração de soro aquecido, em aproximadamente 37°C, conforme a prescrição médica.
- Registro e avaliação dos cuidados e condutas prestadas.

Hipertermia (fatores predisponentes, diminuição do metabolismo, vasodilatação periférica)[1,6]

- Controle dos sinais vitais e da dor.
- Nível de consciência.
- Retirada de cobertores e mantas térmicas.
- Fazer compressas frias na região dos grandes vasos.
- Observar coloração da pele (cianose) e perfusão periférica.
- Administração de medicações (antitérmicos e antibióticos), conforme a prescrição médica.
- Registro e avaliação dos cuidados e condutas prestadas.

Hipertermia maligna: é afecção hereditária e latente caracterizada por resposta hipermetabólica aos anestésicos voláteis halogenados (halotano, enflurano, isoflurano, sevoflurano, desflurano) e succinilcolina. O diagnóstico deve ser rápido e precoce, visando à instituição do tratamento específico para aumentar a chance de desfecho favorável, bem como adequado manejo e orientação pós-operatória.[1,6]

Medidas para evitar a progressão do quadro:
- Cessar administração de fármacos desencadeantes (succinilcolina, anestésicos halogenados).
- Ofertar oxigênio, conforme a prescrição médica.
- Resfriamento ativo, se houver aumento da temperatura.
- Dantrolene 2,5 mg/kg intravenoso (diluir em água destilada e não SF 0,9%).
- Após dose inicial de Dantrolene 2,5 mg/kg até controle dos sintomas (até máximo de 30 mg/kg).

Monitoração:[1,6]
- ECG, SpO_2, pressão arterial, PVC, temperaturas (central e periférica), diurese, exames laboratoriais.
- Observar paciente por 24 horas (risco de recrudescência).
- Dantrolene 1 mg/kg a cada 4-6 horas ou 0,25 mg/kg/h por 24 horas.
- Acompanhar CPK, diurese e eletrólitos.

- Orientação à família, procurar confirmação diagnóstica e teste de contratação muscular.

Complicações Gástricas[1,6]

- Náuseas, vômitos e distensão abdominal.
- Manter o decúbito elevado 30° a 45°, lateralizado, conforme as possibilidades e necessidades do paciente.
- Evitar movimentos bruscos, que podem aumentar o desconforto.
- Controle dos sinais vitais, nível de consciência e dor.
- Manter vias aéreas superiores e acessos venosos calibroso e pérvio.
- Ofertar oxigênio, conforme a prescrição médica.
- Administrar medicações (antieméticas e analgésicas), conforme a prescrição médica.
- Mensuração da circunferência e a realização da ausculta abdominal.
- Monitorar a drenagem da sonda nasogástrica aberta e prováveis alterações como a sua obstrução ou posicionamento inadequado.

Outras Complicações[1,6]

- Demora na recuperação da consciência em pacientes idosos e obesos pela demora na eliminação do fármaco anestésico depressor do SNC.
- Alterações da glicemia capilar.
- Atenção às crianças e pacientes diabéticos nos jejuns prolongados.

APLICAÇÃO DA SISTEMATIZAÇÃO DA ASSISTÊNCIA DE ENFERMAGEM (SAE)

A Sistematização da Assistência de Enfermagem (SAE) é um conjunto de elementos dinâmicos e inter-relacionados. Esses conjuntos, como uma metodologia de organização, planejamento e execução de ações de enfermagem, envolvem uma sequência de etapas específicas para a obtenção de informações sobre o estado de saúde do doente, para o planejamento das intervenções necessárias com finalidade de prestar assistência ao paciente, família ou comunidade. E são realizadas pela equipe de enfermagem durante o período em que o paciente se encontra sob seus cuidados.[25]

A SAE é uma atividade privativa do enfermeiro, bem como um instrumento essencial que direciona o cuidado junto ao paciente. O Conselho Federal de Enfermagem – COFEN – exige que a instituição se utilize da SAE ou da SAEP (Sistematização da Assistência de Enfermagem no Perioperatório) como instrumento fundamental no setor de Radiologia Intervencionista. Embora a SAE tenha sido criada e regulamentada pela Resolução 272/2002, foi revogada pela Resolução do COFEN de nº 358/2009, mantendo-se dentro de seu formato original, instituindo o processo de enfermagem em todos os estabelecimentos de saúde, separado da SAE nesta resolução. E incumbe toda a equipe de enfermagem a fazer parte deste processo, sob a orientação e supervisão do enfermeiro.[25,29]

Em sua forma mais conhecida é realizada por meio de cinco fases: coleta de dados (ou histórico de enfermagem) realizada durante a consulta do enfermeiro ao paciente; diagnóstico; planejamento; implementação e avaliação de enfermagem.[29]

- *Primeira fase (coleta de dados):* o enfermeiro deverá utilizar a avaliação focalizada e as informações necessárias do paciente e/ou familiar para nortear suas orientações e a assistência a ser planejada. Para a realização da coleta de dados, o enfermeiro precisa de um local reservado para que o paciente não fique exposto, e também de um instrumento de coleta, que pode ser um *check list* que contemple os dados e um breve histórico de saúde do paciente.[29]
- *Segunda fase (diagnóstico de enfermagem):* é o julgamento da coleta de dados (problemas, risco de problemas) que serão analisados para traçar as intervenções julgadas necessárias pelo enfermeiro e, assim, alcançar resultados positivos durante a assistência ao paciente, determinando o grau de dependência do indivíduo. A linguagem específica mais utilizada de diagnóstico de enfermagem é *North American Nursing Diagnosis Association* (NANDA) – Anexo I.[29]
- *Terceira fase (planejamento de enfermagem):* é a fase seguinte ao diagnóstico de enfermagem. É o momento da indicação das ações ou intervenções de enfermagem que serão prescritas pelo enfermeiro, que visam a direcionar e coordenar a assistência face às respostas do paciente. Nesta etapa o enfermeiro poderá consultar a Classificação de Intervenções de Enfermagem (NIC), que é a classificação de intervenções de linguagem padronizada. Esta é a fase da determinação da assistência que o paciente receberá mediante o diagnóstico estabelecido e é visto como um roteiro diário que pode estar embasado em modelos teóricos do processo de enfermagem (Anexo II).[29]
- *Quarta fase (implementação):* é o cumprimento das ações prescritas na etapa anterior. São os cuidados de enfermagem aplicados diretamente ao doente em todo o período de internação para a realização de exame/procedimento minimamente invasivo. Nesta fase é realizada a evolução de enfermagem pelo enfermeiro, e todos da equipe de enfermagem devem registrar os cuidados de enfermagem e observações pertinentes à assistência por meio da anotação de enfermagem.[29]
- *Quinta fase (avaliação):* determina se as intervenções de enfermagem alcançaram o resultado esperado, momento em que o enfermeiro resume sua avaliação para o paciente, registrando dados oportunos. Em situações de alta do paciente e encaminhamento para a unidade de internação, o enfermeiro oferece informações sobre os cuidados do pós-procedimento, orientando os profissionais de enfermagem. Para os pacientes com alta para o domicílio, este e o familiar receberão orientações de autocuidado do pós-procedimento e, também, serão orientados a fazer contato via telefone, se necessário.[29]

Anexo I. Diagnóstico de enfermagem – North American Nursing Diagnosis Association (NANDA)

Diagnóstico de enfermagem (DE)	Resultados esperados (RE)	Intervenção de enfermagem	Avaliação de enfermagem
Risco de infecção relacionado à solução de continuidade na pele por procedimentos invasivos	Controle de riscos	■ Controle de infecção ■ Supervisão da pele ■ Cuidados com o local de punção, sondas e drenos	Avaliar o local da punção, sonda e drenos
Integridade tissular prejudicada relacionada com o procedimento com o rompimento dos tecidos e imobilidade	Termorregulação; integridade tissular: pele e mucosas; cicatrização de feridas	■ Supervisão da pele	Avaliar condições da pele Observar os locais da punção, curativo e débito do dreno
Mobilidade no leito prejudicada relacionada com o procedimento, dor, repouso e limitação dos movimentos	Posicionamento do corpo; movimento das articulações; nível de mobilidade	■ Cuidados com o repouso no leito ■ Promoção de mecânica corporal	Movimentar o paciente em bloco; repouso no leito
Dor aguda relacionada com o procedimento, estímulo de terminações nervosas por substâncias químicas, isquemias causadas por interferência do suprimento sanguíneo para o tecidos	Nível de conforto; controle da dor	■ Administração de analgésicos; controle da dor	Orientar o paciente a manifestar a dor; avaliar a dor com auxílio de escadas Proporcionar conforto e posicionamento adequado do paciente no leito Administrar analgésicos prescrito, se necessário
Padrão respiratório ineficaz relacionado com a ansiedade e dor devido ao procedimento	Melhora do padrão respiratório e suporte ventilatório adequado		Monitorar os parâmetros vitais Posicionar o paciente no leito, conforme possibilidade, melhorando a ventilação e a sua perfusão Manter suporte de oxigênio e ventilatório próximo ao paciente
Risco de broncoaspiração	Controle de riscos		Monitorar os parâmetros vitais Monitorar o nível de consciência, reflexo de tosse, náusea e capacidade de deglutir Manter cabeceira elevada à 30°, se não houver nenhuma instabilidade do paciente e o procedimento permitir a manipulação
Débito cardíaco diminuído relacionado com a ansiedade e instabilidade hemodinâmica			Descrito nas complicações mais comuns SRPA
Medo relacionado com a separação do sistema de apoio em situação potencialmente estressante por causa da hospitalização e procedimentos hospitalares	Controle da ansiedade		Orientar e explicar de maneira clara e objetiva para o paciente e familiares, sobre o procedimento e os cuidados envolvidos no mesmo
Ansiedade relacionada com a incerteza, preocupação e nervosismo na realização de um procedimento diagnóstico ou terapêutico	Controle da ansiedade		Orientar e explicar de maneira clara e objetiva para o paciente familiares sobre o procedimento e os cuidados envolvidos no mesmo
Volume de líquidos deficiente relacionado com a diminuição do débito urinário e perda ativa de volume de líquidos	Controle hídrico	■ Controle de ganhos e perdas ■ Realização do balanço hídrico	Descrito nas complicações mais comuns SRPA
Eliminação urinária prejudicada relacionada com a retenção urinária em decorrência do uso de drogas anestésicas	Controle hídrico	■ Controle de ganhos e perdas ■ Realização do balanço hídrico e avaliação da droga anestésica utilizada	Descrito nas complicações mais comuns SRPA
Hipotermia relacionada com a diminuição da taxa metabólica e exposição a ambiente frio	Termorregulação	■ Controle dos parâmetros vitais ■ Minimizar os riscos ambientais	Descrito nas complicações mais comuns SRPA
Hipertermia relacionada com a anestesia e o aumento da taxa metabólica	Termorregulação	Controle dos parâmetros vitais	Descrito nas complicações mais comuns SRPA

Capítulo 2 ▪ Assistência de Enfermagem

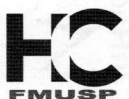
HOSPITAL DAS CLÍNICAS DA FACULDADE DE MEDICINA DA UNIVERSIDADE DE SÃO PAULO
INSTITUTO DE RADIOLOGIA – InRad
Av. Dr. Enéas de Carvalho Aguiar, 255 - CEP: 05403-900 SÃO PAULO – SP
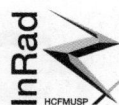

NOME SOCIAL:_____

TELEFONE PARA CONTATO:_____
_____

SISTEMATIZAÇÃO DA ASSISTÊNCIA DE ENFERMAGEM PRÉ E PÓS – PROCEDIMENTO – SAEP
Consulta – Radiologia Intervencionista

Preencher quando não houver etiqueta do paciente (LEGÍVEL)
Paciente:_____

Registro:_____ DN.___/_____/_____ Id:____ anos

Data do exame:___/___/201___ __ Horário: ____:____

Paciente: SUS   Saúde Suplementar
                                           Internado
Ambulatorial

Data: _____/_____/_____

Peso:_____Kg Altura:_____   Data do Procedimento: _____/_____/_____

Nome do Procedimento: _____

1. CONDIÇÕES DO PACIENTE

Diagnóstico:		
Exames clínicos: INR Sim ( ) Não ( )	Creatinina: Sim ( ) Não ( )	Conduta:
Condições de admissão: Deambulando ○ Cadeira de rodas ○ Andador ○ Maca ○ Bengala ○ De colo ○		
Hospital externo Não ○ Sim ○ Qual:		Ambulância Não ○ Sim ○
Possui acompanhante Não ○ Sim ○ Grau de parentesco:		

2. ANTECEDENTES PESSOAIS

Hipertensão arterial Não ○ Sim ○		Alergia Não ○ Sim ○ Qual:	
Diabetes Não ○ Sim ○		Tabagista Não ○ Sim ○	
Cardiopatia Não ○ Sim ○		Etilista Não ○ Sim ○	

Anexo II. Modelo de impresso SA.A.E utilizado pela equipe de enfermagem do Instituto de Radiologia do HCFMUSP.

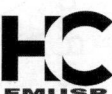 HOSPITAL DAS CLÍNICAS DA FACULDADE DE MEDICINA DA UNIVERSIDADE DE SÃO PAULO
INSTITUTO DE RADIOLOGIA – InRad
Av. Dr. Enéas de Carvalho Aguiar, 255 - CEP: 05403-900 SÃO PAULO – SP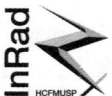

Insuficiência renal	Não ○	Sim ○	Asma	Não ○	Sim ○
Prótese dentária	Não ○	Sim ○	Outras próteses	Não ○	Sim ○
Cirurgia anterior	Não ○	Sim ○	Quais?		

3. INFORMAÇÕES COMPLEMENTARES SOBRE ADMISSÃO

Cânula de traqueostomia nº	Sonda vesical de demora	Dreno tipo:	Local:

Medicamentos em uso:

Assinatura e carimbo do Enfermeiro(a):

Eu, (NOME LEGÍVEL) _____ *declaro ter recebido as informações do impresso referente ao procedimento* _____ *e esclarecido todas as dúvidas sobre os cuidados pré-procedimento.*

_____ Assinatura do Paciente e/ou responsável legal

_____ Carimbo e Assinatura do Enfermeiro orientador

SISTEMATIZAÇÃO DA ASSISTÊNCIA DE ENFERMAGEM
Pré e Pós-Procedimento Invasivo – SAEP

Data:___/___/_____

1. EXAME FÍSICO

Neurológico	☐ Consciente ☐ Confuso ☐ Sonolento ☐ Agitado ☐ Sedado ☐ Atende solicitações
Olhos	☐ Sem alterações ☐ Esclera ictérica Edema: ☐ Direito ☐ Esquerdo
Pupilas	☐ Isocóricas ☐ Anisocóricas ☐ Midríase ☐ Miose ☐ RFM + ☐ RFM –
Respiratório	☐ Eupneico ☐ Dispneico ☐ Cateter nasal__L/min ☐ Nebulização ___ L/min ☐ Vent. mecânica
Circulatório	☐ Marca-passo
Locomoção	☐ Deambula ☐ Acamado ☐ Cadeirante ☐ Deambula com auxílio ☐ De colo
Dispositivos	☐ SNG ☐ SNE ☐ Dreno tipo: _____ ☐ AVP _____ ☐ DVE ☐ Cateter venoso central ☐ Sonda vesical de demora ☐ Outros_____

2. DIAGNÓSTICO: Legenda do Estado do Paciente: I (Inicial) ME (Melhorado) M (Mantido) PI (Piorado) R (Resolvido)

Anexo II. *(Continuação)*

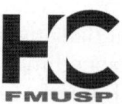

HOSPITAL DAS CLÍNICAS DA FACULDADE DE MEDICINA DA UNIVERSIDADE DE SÃO PAULO
INSTITUTO DE RADIOLOGIA – InRad
Av. Dr. Enéas de Carvalho Aguiar, 255 - CEP: 05403-900 SÃO PAULO – SP

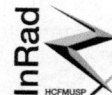

Data			Diagnóstico de enfermagem	Resultado esperado	Prescrição de enfermagem	Horário
Cons.	Pré ex.	Pós ex.				
			( ) Padrão respiratório ineficaz	– Proporcionar troca gasosa adequada – Manter permeabilidade das vias aéreas	– Monitorar SpO$_2$ e comunicar caso queda – Manter cabeceira elevada 30° e pescoço em hiperextensão – Despertar o paciente e estimulá-lo a respirar profundamente	
			( ) Dor aguda	– Controlar a dor – Promover o conforto	– Checar queixa e/ou expressão de dor, intensidade e localização e comunicar – Aplicar escala numérica de dor – Administrar analgésico, conforme prescrição médica e reavaliar	
			( ) Risco de trauma vascular	– Prevenir infecção evitável	– Observar local da punção quanto: infiltração, hiperemia, calor ou dor local – Realizar troca do acesso venoso, caso apresente sinais acima – Realizar desinfecção com álcool 70% nos dispositivos antes de administração de medicação	
			( ) Risco de desequilíbrio na temperatura corporal	– Promover termorregulação – Promover conforto	– Cobrir paciente com cobertores – Instalar manta térmica, quando disponível – Evitar descobrir paciente desnecessariamente	
			( ) Risco de confusão mental		– Observar nível de consciência e comunicar alteração	

3. ANOTAÇÕES DE ENFERMAGEM

Enfermeiro:_____

Anexo II. *(Continuação)*

REFERÊNCIAS BIBLIOGRÁFICAS

1. Associação Brasileira de Enfermeiros de Centro Cirúrgico, Recuperação Anestésica e Centro de Material e Esterilização. *Práticas recomendadas SOBECC.* 6. ed. São Paulo, SP: Manole/SOBECC, 2013.
2. Brunner & Sudarth. *Tratado de enfermagem médico-cirúrgica.* 10. ed. Rio de Janeiro: Guanabara Koogan Editora, 2005. vol. 1, cap. 14, p. 302-7.
3. Meeker MH, Rothrock J. *Cuidados de enfermagem ao paciente cirúrgico.* 10. ed. Rio de Janeiro: Guanabara Koogan, 1997.
4. Possari JF. *Centro cirúrgico: planejamento, organização e gestão.* São Paulo: Iátria, 2004.
5. Santos NCM. *Centro cirúrgico e os cuidados de enfermagem.* São Paulo: Iátria, 2003.
6. Guimarães JI, coordenador. *Diretriz para realização de exames diagnósticos e terapêuticos em Hemodinâmica.* Arquivo Brasileiro de Cardiologia. Volume 82 [suplemento 1] 2004. [acesso em 2016 maio 10]. Disponível em: http://sbhci.org.br/site-institucional/diretrizes/
7. Picolli M, Galvão C. Enfermagem perioperatória: identificação do diagnóstico de enfermagem, risco para infecção fundamentada no modelo conceitual de Levine. *Revista Latino-Americana de Enfermagem* 2001;9(4).
8. Araújo JEM. Comunicação em enfermagem: visita pré-operatória. *Acta Paul Enf* 1998;11(2):35-46.
9. Cofen. Conselho Federal de Enfermagem. Resolução Cofen 347/2009, que normatiza, em âmbito nacional, a obrigatoriedade de haver enfermeiro em todas as unidades de serviço onde são desenvolvidas ações de Enfermagem durante todo período de funcionamento da Instituição de Saúde. [acesso em 2016 fev. 12]. Disponível em: http://www.cofen.gov.br/resoluo-cofen-3472009_4373.html
10. Cofen. Conselho Federal de Enfermagem. Resolução Cofen 293/2004, que fixa e estabelece parâmetros para o dimensionamento do quadro de profissionais de enfermagem nas unidades assistenciais das instituições de saúde e assemelhados. [acesso em 2016 fev. 12]. Disponível em: http://www.cofen.gov.br/resoluo-cofen-2932004_4329.html
11. Coren. Conselho Regional de Enfermagem. Parecer Coren-SP 045/2011 – CT. Dimensionamento de pessoal de enfermagem para unidades onde não há internação. [acesso em 2016 fev. 12]. Disponível em: http://www.coren-sp.gov.br/pareceres
12. Coren. Conselho Regional de Enfermagem. Dimensionamento de pessoal de enfermagem. [acesso em 2016 fev. 12].

Disponível em: http://www.coren-sp.gov.br/dimensionamento

13. Cofen. Conselho Federal de Enfermagem. Resolução Cofen 211/1998, que dispõe sobre a atuação dos profissionais de Enfermagem que trabalham com radiação ionizante. [acesso em 2016 fev. 12]. Disponível em: http://www.cofen.gov.br/resoluo-cofen-2111998_4258.html

14. Coren. Conselho Regional de Enfermagem. Norma Regulamentadora – NR 32. Tem por finalidade estabelecer as diretrizes básicas para a implementação de medidas de proteção à segurança e à saúde dos trabalhadores dos serviços de saúde, bem como daqueles que exercem atividades de promoção e assistência à saúde em geral. [acesso em 2016 maio 10]. Disponível em: http://www.coren-sp.gov.br/livretos

15. OMS. Organização Mundial da Saúde. Segundo desafio global para a segurança do paciente: cirurgias seguras salvam vidas (orientações para cirurgia segura da OMS). Rio de Janeiro: Organização Pan-Americana da Saúde. Ministério da Saúde, Agência Nacional de Vigilância Sanitária, 2009.

16. Brasil. Agência Nacional de Vigilância Sanitária (BR). Portaria nº 529, de 1º de abril de 2013. Institui o Programa Nacional de Segurança do Paciente (PNSP) [portaria na internet]. Diário Oficial da União de 2 de abril de 2013 [acesso em 2016 maio 10]. Disponível em: http://portal.anvisa.gov.br

17. Guia de utilização de anti-infecciosos e recomendações para a prevenção de infecções relacionadas à assistência à saúde – 2015-2017. Disponível em: http://www.hc.fm.usp.br/index.php?option=com_content&view=article&id=56:relatorios-e-manuais-hospitalares&catid=26:destaques-&Itemid=206

18. Phillips LD. *Manual de terapia intravenosa*. 2. ed. Porto Alegre: Artmed, 2001.

19. Harada MJCS, Pedreira MLG. *Terapia intravenosa e infusões*. São Caetano do Sul, SP: Yendis Editora, 2011.

20. Batalha LMC, Costa LPS, Almeida DMG et al. Fixação de cateteres venosos periféricos em crianças. *Esc. Anna Nery* (impr.) 2010 jul.-set.;14(3):511-81.

21. Viana DL. *Boas práticas de enfermagem*. São Paulo: Yendis Editora, 2010.

22. Brasil. Ministério da Saúde. Portaria nº 2.712, de 12 de novembro de 2013. Política nacional de sangue [que redefine o regulamento técnico de procedimentos hemoterápicos] [portaria na internet]. Diário Oficial da União nº 221, 13 de novembro de 2013. [acesso em 2016 jun. 12]. Disponível em: http://portalsaude.saude.gov.br/

23. Cofen. Conselho Federal de Enfermagem. Resolução Cofen nº 0511/2016. Aprova a norma técnica que dispõe sobre a atuação de Enfermeiro e Técnicos de Enfermagem em hemoterapia. [resolução na internet] Brasília, 2016 mar. 31. [acesso em 2016 jun. 12]. Disponível em: http://www.cofen.gov.br/categoria/legislacao/portarias

24. Oliveira VL, Pimentel D, Vieira MJ. O uso do termo de consentimento livre e esclarecido na prática médica. *Revista Bioética* [internet] 2010 [acesso em 2016 jul. 9];18(3):705-24. Disponível em: revistabioetica.cfm.org.br/index.php/revista_bioetica/article/download/595/601

25. Cofen. Conselho Federal de Enfermagem. Resolução Cofen 358/2009. Dispõe sobre a sistematização da assistência de enfermagem e a implementação do processo de enfermagem em ambientes, públicos ou privados, em que ocorre o cuidado profissional de Enfermagem, e dá outras providências. [resolução na internet] [acesso em 2016 maio 10]. Disponível em: http://www.cofen.gov.br/categoria/legislacao/portarias

26. Barros ALBL. Anamnese e exame físico: avaliação diagnóstica de enfermagem no adulto. In: Barros, ALBL, Michel JLM, Lopes RS. *Avaliação clínica e técnicas instrumentais para o exame físico*. 3. ed. Porto Alegre: Artmed, 2002. p. 39-49.

27. Coren. Conselho Regional de Enfermagem. Parecer COREN-SP 007/2012 – CT. Retirada do introdutor por enfermeiro [acesso em 2016 de fev. 12]. Disponível em: http://www.coren-sp.gov.br/pareceres

28. Bueno M. Visita pós-operatória de enfermagem: aplicação de instrumento e apreciação dos enfermeiros. *Rev Acta Paul Enf* 2002;15(4):45-54.

29. Barros ALBL, Sanchez CG, Lopes JL et al. Processo de enfermagem: guia para a prática/Conselho Regional de Enfermagem de São Paulo. São Paulo: COREN, 2015.

Capítulo 3

Anestesia

◆ *João Luiz Piccioni*
◆ *José Luiz Oliva*
◆ *Ricardo Antônio Guimarães Barbosa*

CONTEÚDO

- ✓ INTRODUÇÃO 40
- ✓ TERMO DE CONSENTIMENTO LIVRE E ESCLARECIDO .. 40
- ✓ ESPAÇO FÍSICO, MONITORAÇÃO E EQUIPAMENTOS . 40
- ✓ AVALIAÇÃO PRÉ-ANESTÉSICA 42
- ✓ EXAMES COMPLEMENTARES 43
- ✓ JEJUM PRÉ-OPERATÓRIO 43
- ✓ ORIENTAÇÕES DE JEJUM EM SITUAÇÕES ESPECIAIS .. 44
- ✓ ANESTESIA EM NEURORRADIOLOGIA INTERVENCIONISTA 44
- ✓ AVALIAÇÃO PRÉ-ANESTÉSICA 45
- ✓ PREPARO DO PACIENTE 45
- ✓ TÉCNICAS ANESTÉSICAS 46
- ✓ ANTICOAGULAÇÃO 46
- ✓ ANGIOPLASTIA DE CARÓTIDA 46
- ✓ EMBOLIZAÇÃO DE MALFORMAÇÕES ARTERIOVENOSAS (MAVs) 46
- ✓ EMBOLIZAÇÃO DE ANEURISMA CEREBRAL 47
- ✓ EMBOLIZAÇÃO DA VEIA DE GALENO 47
- ✓ RADIOLOGIA VASCULAR INTERVENCIONISTA 48
- ✓ SHUNT PORTOSSISTÊMICO INTRA-HEPÁTICO TRANSJUGULAR (TIPS) 48
- ✓ DRENAGEM TRANSPARIETO-HEPÁTICA 49
- ✓ EMBOLIZAÇÕES DE MIOMAS UTERINOS E ACRETISMO PLACENTÁRIO 49
- ✓ ARTERIOGRAFIAS DIAGNÓSTICAS E ANGIOPLASTIAS DOS MEMBROS INFERIORES 49
- ✓ CRITÉRIOS DE ALTA 49
- ✓ REFERÊNCIAS BIBLIOGRÁFICAS 50

INTRODUÇÃO

A anestesia tem como princípio básico proteger o paciente do trauma cirúrgico. Com uma terapia específica, quando necessária, o anestesiologista assume o controle das reações do paciente através de níveis variáveis de analgesia, sedação, inconsciência, amnésia e imobilidade, proporcionando condições para o seu tratamento. Com monitoração criteriosa, ventiladores de última geração integrados ao procedimento anestésico, laboratório eficiente, manuseio de fluidos e fármacos potentes, tornou-se possível a realização de atividade perioperatória que tem por função prevenir, avaliar e intervir, precocemente, nas alterações desencadeadas pelo ato cirúrgico.

Após Willian T. Morton,[1] em 1846, ter realizado a primeira anestesia cirúrgica, Nicoll, em 1909, publicou dados sobre as primeiras cirurgias ambulatoriais, realizadas no Glasgow Royal Hospital for Sick Children. A anestesia, posteriormente, passou a ser solicitada por diversas áreas médicas para atendimento do paciente fora do centro cirúrgico. Para isso, moldou-se a cada especialidade, inovando-se em técnicas e condutas.[2]

Com o aumento dos casos e complexidades dos procedimentos, a participação do anestesiologista nestas ocorrências tornou-se rotineira. O considerável número de pacientes que normalmente necessita do auxílio do anestesiologista, nos casos de extremos de idade, doentes de alto risco, deficientes físicos, indivíduos com alterações psíquicas e emocionais, inconsciência etc., tornou sua participação obrigatória. Muitas vezes, ainda, o anestesiologista é incentivado pelo próprio radiologista para que assuma a supervisão na condução dos casos, oferecendo suporte técnico estratégico. Compreende-se como suporte técnico estratégico a presença do profissional acompanhando o procedimento com finalidade de proporcionar segurança e conforto ao paciente.

A atuação do anestesiologista nos procedimentos radiológicos vem aumentando nos últimos anos e está relacionada com o desenvolvimento dos métodos de imagens que necessitam cada vez mais da sua participação, pois estes procedimentos necessitam muitas vezes de sedação, bloqueios (intra ou peridurais) e anestesia geral, além de monitoração contínua dos pacientes durante as intervenções.

Pacientes que são submetidos a diversos procedimentos, como angiografias cerebrais, embolizações de aneurismas, embolizações de malformações arteriovenosas, angioplastias de carótidas, colangiografias, drenagens biliares, angioplastias ilíacas e femorais, implante endovascular de endopróteses e outros procedimentos radiológicos intervencionistas, podem necessitar de algum grau de sedação ou até mesmo de anestesia geral. Embora em muitas ocasiões o acompanhamento do paciente seja feito pelo radiologista, muitas vezes o anestesiologista é chamado para garantir imobilidade e segurança dos pacientes não cooperativos, agitados ou crianças.[3]

Em algumas situações não é necessária a utilização de fármacos para a realização dos procedimentos, sendo os mesmos realizados com anestesia local. Porém, em alguns casos, a sedação é necessária. Em crianças, na maior parte dos casos, a anestesia geral é realizada mesmo em procedimentos não dolorosos, pois muitas vezes é necessária a imobilidade dos pacientes.[4]

A utilização relativamente frequente de meios de contraste radiológico (contrastes iodados que podem ser iônicos ou não iônicos) que, na maior parte das vezes, é hiperosmolar, está associada a quadros de diurese osmótica, alterações de pressão arterial e até edema pulmonar, bem como o aparecimento de reações alérgicas (reações anafilactoides com ativação da via alternativa do complemento C3, na maior parte dos casos, e com menor incidência reações anafiláticas clássicas) de gravidade variável (incidência de 0,6 a 3%).

Por esta razão a presença do anestesiologista é solicitada tendo em vista seu treinamento com vias aéreas, distúrbios hemodinâmicos e reanimações cardiorrespiratória e cerebral. Se o paciente tiver histórico de reação alérgica anterior ao contraste iodado, a indicação do exame deve ser discutida, e medidas profiláticas devem ser tomadas.

A presença do anestesiologista será necessária em pacientes com problemas de comunicação, movimentos involuntários, história de reações ao meio de contraste radiológico e naqueles em mau estado geral ou condições críticas.[5] Em procedimentos mais complexos, como *shunt* portossistêmico transjugular intra-hepático (TIPS), drenagens biliares, embolizações de mioma uterino, embolizações de aneurismas cerebrais, embolização de malformações arteriovenosas intracranianas, a presença do anestesiologista é necessária.[5]

TERMO DE CONSENTIMENTO LIVRE E ESCLARECIDO

O termo de consentimento livre e esclarecido (TCLE) é a comunicação do plano anestésico de forma simples, onde o paciente compreenda, e este esteja na forma de documento (Quadro 3-1). O TCLE é documento obrigatório e deve ser preenchido, pois poderá auxiliar em casos de processos médicos, principalmente nos que envolvam indenizações. O paciente ou seu representante legal é informado sobre o procedimento anestésico e seus riscos eventuais, esclarecendo os pontos que despertem dúvidas. Deve ser assinado pelo paciente ou seu representante legal, pelo anestesiologista e por uma testemunha, devendo fazer parte do prontuário do paciente.[6]

ESPAÇO FÍSICO, MONITORAÇÃO E EQUIPAMENTOS

O primeiro fator a ser considerado ao pensar na realização de anestesia para procedimentos na Radiologia Intervencionista é o ambiente e o espaço físico. Nas áreas externas ao centro cirúrgico muitas vezes o anestesiologista enfrentará uma série de adversidades que devem ser conhecidas e previstas antecipadamente à realização do procedimento

Quadro 3-1. Termo de consentimento livre e esclarecido

Paciente: ....

RG: .... Data: ....

1. O Dr. (a) .... explicou-me claramente a proposta do procedimento anestésico e seus benefícios, riscos, complicações potenciais e alternativas ao procedimento. Eu tive a oportunidade de fazer perguntas, e todas as minhas perguntas foram respondidas inteira e satisfatoriamente

2. Eu autorizo aos Anestesiologistas desta Instituição (................) executar em mim ou no paciente, pelo qual sou responsável, o seguinte procedimento anestésico: .... ou outros procedimento que o anestesiologista considere necessário frente a situações imprevistas que possam ocorrer e necessitem de cuidados diferentes daqueles inicialmente propostos, INCLUSIVE TRANSFUSÃO DE SANGUE OU DERIVADOS QUANDO SE TORNAR NECESSÁRIO

3. Eu reconheço que nenhuma garantia me foi dada sobre resultados, mas que serão usados todos os recursos, medicamentos e equipamentos disponíveis no hospital, para ser alcançado/obtido o melhor resultado

4. **Eu confirmo que li e compreendi perfeitamente os itens acima e que todos os espaços em branco foram preenchidos antes da minha assinatura. Eu anulei quaisquer parágrafos ou palavras com os quais não estou de acordo**

Paciente e/ou responsável

_____
(Assinatura)   (Nome em letra de forma)

Grau de parentesco _____ Tradutor (se necessário) _____

_____
(Nome)

Testemunha: confirma que assinatura é do paciente/responsável

_____
(Assinatura)   (Nome em letra de forma)

ABAIXO DEVE SER COMPLETADO PELO ANESTESIOLOGISTA

Eu certifico que expliquei o procedimento anestésico, os benefícios e alternativas, respondi satisfatoriamente todas as perguntas do paciente e acredito que o paciente/responsável compreendeu tudo que eu expliquei

Médico anestesiologista: _____

Data: ____/____/____ Horário: _____

_____   _____
(Assinatura)   (CRM)

anestésico. O conhecimento do espaço físico é essencial, pois o acesso ao paciente é muitas vezes limitado. A disposição dos materiais e equipamentos é diferente, quando comparado ao centro cirúrgico. Todos os equipamentos devem ser testados, e as distâncias dos equipamentos devem ser mensuradas para providenciar extensões, tanto elétricas, quanto de aspiradores e extensões dos circuitos respiratórios. Deve-se ressaltar que os pacientes que realizam procedimentos nesta área muitas vezes possuem condições clínicas piores que os pacientes do centro cirúrgico, e devem-se ter monitoração adequada disponível e aparelhos de anestesia compatíveis com a complexidade dos pacientes e dos procedimentos que se realizará. A monitoração obedece à resolução do Conselho Federal de Medicina (CFM) N° 1.802/2006, Art. 3º. Entende-se por condições mínimas de segurança para a prática da anestesia a disponibilidade de:

I. Monitoração da circulação, incluindo a determinação da pressão arterial e dos batimentos cardíacos e determinação contínua do ritmo cardíaco, incluindo cardioscopia.
II. Monitoração contínua da oxigenação do sangue arterial, incluindo a oximetria de pulso.
III. Monitoração contínua da ventilação, incluindo os teores de gás carbônico exalados nas seguintes situações: anestesia utilizando via aérea artificial (como intubação traqueal, brônquica ou máscara laríngea) e/ou ventilação artificial e/ou exposição a agentes capazes de desencadear hipertermia maligna.

AVALIAÇÃO PRÉ-ANESTÉSICA

Qualquer informação sobre o paciente é indispensável, especialmente nas emergências. A avaliação pré-anestésica é imprescindível, ainda que feita de forma simples e dirigida, sendo preferencialmente realizada pelo médico responsável pela anestesia.

A anamnese deve enfocar, além da doença em questão, outras doenças prévias, a existência de processos alérgicos, cirurgias anteriores, antecedentes familiares, o uso de medicamentos e hábitos que possam levar à dependência química e física, interferência no metabolismo dos medicamentos anestésicos e à ocorrência da síndrome de abstinência.

Na avaliação física, os dados antropométricos, morfológicos e funcionais do paciente dão a visão geral sobre o consumo de medicamentos e graus de dificuldades no manuseio do paciente. Como exemplo, os pacientes obesos que podem apresentar intubação difícil, estômago cheio, por estase gástrica, redistribuição medicamentosa alterada pela gordura, dificultando a recuperação anestésica etc. Na desnutrição os pacientes apresentam resposta exacerbada aos fármacos anestésicos, pela diminuição de sua massa muscular, hipoproteinemia e suscetibilidade a infecções. A coloração da pele fornece subsídios para avaliar a oxigenação sanguínea através da cianose, anemia pela sua palidez, icterícias, evidenciando alteração do metabolismo das bilirrubinas, petéquias relacionadas com distúrbios de coagulação ou infecções, edemas localizados ou não, que podem indicar estase de líquido decorrente de afecções cardiovasculares, renais, hepáticas etc.

A avaliação física do paciente, especialmente na região da face que compreende a boca, nariz e faringe, é muito importante para averiguação da permeabilidade das vias aéreas superiores. É possível antecipar a dificuldade de intubação através dos índices de Wilson, Mallanpati e de Cormack.[7] Pode-se utilizar o teste de Mallampati que, em 1987, Samsoon e Young[8] classificaram em quatro classes (Fig. 3-1). Paciente sentado, pescoço estendido, língua para fora e em fonação:

- *Classe I:* palato mole, fauce, úvula e pilares visíveis.
- *Classe II:* palato mole, fauce e úvula visíveis.
- *Classe III:* palato mole e base da úvula visível.
- *Classe IV:* palato mole não visível.

Também para avaliação de provável intubação difícil, pode-se determinar a distância entre a borda inferior do mento e a borda superior do esterno com a cabeça totalmente estendida e a boca fechada. Se este espaço do mento do paciente for de 12,5 cm ou menos, provavelmente a

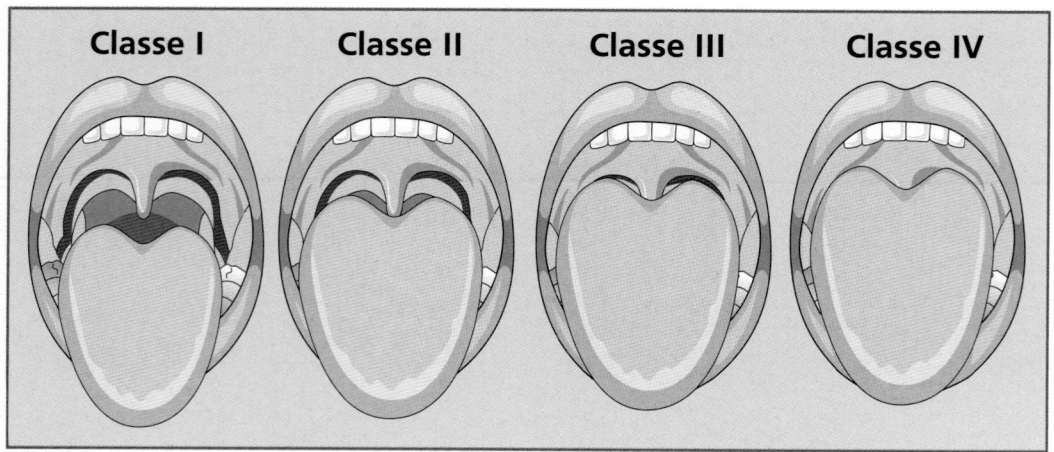

Fig. 3-1. Teste de Mallampati. *Fonte*: British Journal Anaesthesia 1985;32:429-34.

intubação será difícil, as classes III e IV sugerem intubação difícil. Utiliza-se também a abertura da boca utilizando-se a distância entre os dentes incisivos superiores e os incisivos inferiores, quando esta distância é menor que 3 cm, a intubação traqueal pode ser difícil. É possível empregar também a classificação de Cormack e Lehane, que é a avaliação pelo grau de dificuldade na visibilização da laringe, obtida pela laringoscopia direta (Fig. 3-2). O sistema cardiorrespiratório deve ser sempre investigado pela ausculta torácica, avaliação da pressão sanguínea, ausência de arritmias, sopros etc.

Após avaliação pré-operatória, ainda pode-se classificar o paciente segundo a American Society of Anesthesiology, que avalia o risco anestésico (Physical Status Classification System) (Quadro 3-2).

EXAMES COMPLEMENTARES

Exames complementares são importantes, porém uma rotina numerosa de exames pode não ser relevante, podendo implicar somente em aumento de custos. Portanto, os exames serão solicitados após anamnese e exame físico rigoroso (Quadro 3-3).

É aconselhável dosagem de ureia e creatinina nos pacientes que fizerem uso de meios de contraste. Para pacientes ASA I e II, solicitar somente hemograma e urina I.

Testes específicos serão solicitados quando houver indicativo a partir da história ou exame físico. São eles: ECG em repouso ou esforço, raios X de tórax, ecocardiografia, dosagens séricas de eletrólitos, glicemia, ureia e creatinina e coagulograma.

JEJUM PRÉ-OPERATÓRIO

A aspiração do conteúdo gástrico no período intraoperatório é evento raro, mas é uma das complicações mais temidas dentro da anestesiologia.[9] A mortalidade varia de 6-22% das mortes relacionadas com a anestesia em pacientes não grávidas e 28-36% das mortes em parturientes, sendo esta a única causa de morte em gestante que não foi reduzida nos últimos 20 anos.[10] A população pediátrica é considerada de maior risco para aspiração pulmonar, pois 76% dos pacientes submetidos à cirurgia eletiva apresentam volume gástrico maior que 0,4 mL/kg e pH menor que 2,5.[11] O conteúdo gástrico pode ser aspirado por dois mecanismos: regurgitação ou vômito. A regurgitação é um fenômeno passivo, ocorrendo por aumento da pressão intragástrica e/ou incompetência do esfíncter esofágico inferior. O esfíncter suporta pressão intragástrica até 20 cc de H_2O.[12] O mecanismo de vômito exige contração do diafragma e músculos abdominais, relaxamento do esfíncter esofágico inferior e expulsão do conteúdo gástrico através do esôfago e da boca.[13]

Orientação para o jejum: para adulto deve-se considerar tempo mínimo de 6 horas para refeições leves[14] (rica em carboidrato) e de 8 horas para refeições completas (ricas em alimentos gordurosos e proteicos). O Quadro 3-4 descreve a conduta na classe pediátrica.[15]

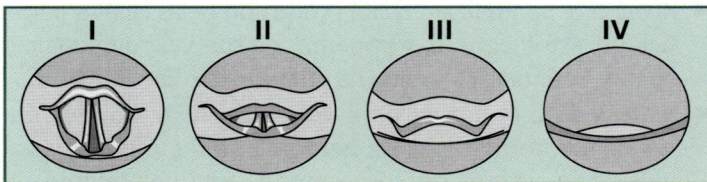

Fig. 3-2. Classificação de Cormack e Lehane. *Fonte*: Anaesthesia and Analgesia 1970;49:924-8.

Quadro 3-2. **ASA – *Physical Status Classification System*** Classificação do risco anestésico segundo a Sociedade Americana de Anestesiologia

Classes	Definição
1 (P_1)	Pessoa normal saudável
2 (P_2)	Paciente com doença sistêmica leve
3 (P_3)	Paciente com doença sistêmica grave
4 (P_4)	Paciente com doença sistêmica grave, que ameaça sua vida
5 (P_5)	Paciente moribundo
6 (P_6)	Paciente com morte cerebral, doador de órgãos
Fator E	Deve ser acrescentado nas classificações quando emergência

Mortalidade perioperatória	
ASA 1	0,06-0,08%
ASA 2	0,27-0,4%
ASA 3	1,8-4,3%
ASA 4	7,8-23%
ASA 5	9,4-51%

Quadro 3-3. **Exames recomendados para pacientes assintomáticos candidatos à cirurgia periférica sem perda de sangue e sob anestesia geral**

| Idade (anos) | Exames indicados ||
	Homens	Mulheres
< 40	Nenhum	Teste para gravidez
40 a 49	ECG	Teste para gravidez + Ht
50 a 64	ECG	Hb e Ht
65 a 69	Hb e Ht ECG Ureia Glicose	Hb e Ht ECG Ureia Glicose
> 70	Hb e Ht ECG Ureia Glicose Raios X de tórax	Hb e Ht ECG Ureia Glicose Raios X de tórax

Quadro 3-4. Orientação de jejum para crianças

Líquidos sem resíduos	Leite materno	Fórmula infantil	Refeição leve	Leites não humanos e sólidos
2 horas (qualquer idade)	4 horas (lactentes que só mamam no peito)	6 horas	6 horas, criança > 3 anos e adultos	6 horas p/lactentes 8 horas/ crianças > 3 anos e adultos

Os fatores de risco para desenvolvimento da síndrome de aspiração pulmonar podem ser agrupados segundo os seguintes critérios:[16]

1. Aumento do conteúdo gástrico:
   - Retardo do esvaziamento gástrico.
   - Hipersecreção gástrica.
   - Hiperalimentação.
   - Falta de jejum.
2. Alta tendência para regurgitação:
   - Refluxo gastresofágico.
   - Diminuição do tônus do EEI.
   - Estenose/carcinoma do esôfago.
   - Divertículo de Zencker.
   - Acalasia.
   - Neuropatia diabética autonômica.
3. Incompetência laríngea:
   - Anestesia geral.
   - Traumatismo craniano.
   - Isquemia cerebral.
   - Distúrbios neuromusculares.
   - Esclerose múltipla.
   - Doença de Parkinson.
   - Síndrome de Guillain-Barré.
   - Distrofias musculares.
   - Paralisia cerebral.
   - Neuropatias cranianas.
   - Trauma e queimaduras.

ORIENTAÇÕES DE JEJUM EM SITUAÇÕES ESPECIAIS

São pacientes que pertencem a um grupo considerado de maior risco para aspiração pulmonar. Neste grupo não se pode garantir o esvaziamento gástrico, mesmo que o tempo de jejum preconizado para os pacientes eletivos tenha sido respeitado. Estão incluídos os pacientes portadores de diabete melito que apresentam gastroparesia diabética; portadores de anorexia nervosa com retardo de esvaziamento gástrico;[17,18] idosos, onde ocorre diminuição dos reflexos protetores de vias aéreas e redução da pressão do esfíncter esofágico inferior; gravidez decorrente das alterações hormonais e anatômicas;[19] pacientes com insuficiência renal crônica e/ou hepática com aumento de pressão intra-abdominal;[20-22] trauma por fatores associados a estresse, dor, ingestão alcoólica e uso de opioides, predispondo a regurgitação;[23] nos procedimentos anestésicos em cirurgia de urgências; na presença de sonda nasogástrica e máscara laríngea por alterar o tônus do esfíncter esofágico inferior.

A profilaxia medicamentosa é feita com fármacos que agem sobre o volume e o pH gástrico:

- *Gastrocinéticos:* estimulam o esvaziamento gástrico, são antagonistas de receptores dopaminérgicos com elevada atividade antiemética e aumentam a pressão esfíncter esofágica inferior. São derivados da benzamida (cisaprida).[24]
- *Bloqueador farmacológico da secreção ácida gástrica:* os antagonistas de receptores H_2 como a cimetidina, famotidina e ranitidina, análogos da histamina que competem pela ligação a receptores na membrana basal de células parietais, diminuindo o volume e a acidez do conteúdo gástrico.[25] Os inibidores da bomba de prótons (omeprazol, rabeprazol, lanzoprazol) formam ligações covalentes com resíduos de cisteína na bomba Na^+ e K^+, inibindo a secreção ácida pelas células parietais gástricas. São mais efetivos quando administrados em duas doses (na noite anterior e na manhã da cirurgia).[26]
- *Antiácidos:* neutralizam o HCl produzido pelas células parietais do estômago, mas podem, por sua vez, aumentar o volume residual, não sendo recomendado o uso rotineiro.[27]
- *Antieméticos:* ondansetron é um antagonista de receptores da serotonina que, na periferia, atua em núcleos vagais e, no sistema nervoso central, atua nos quimiorreceptores da zona de gatilho do vômito. Não estimula peristalse e como principais efeitos colaterais observam-se hipotensão arterial, taquicardia, broncospasmo, disfunção hepática e convulsões. O droperidol tem efeitos antieméticos por atuar em receptores dopaminérgicos.[28,29]

A seguir, apresentaremos algumas considerações do ponto de vista anestésico sobre os principais procedimentos em neurorradiologia e radiologia vascular intervencionistas.

ANESTESIA EM NEURORRADIOLOGIA INTERVENCIONISTA

Os primeiros procedimentos intervencionistas realizados no sistema nervoso central, utilizando auxílio radiológico, ocorreram há quase 30 anos.[30] Porém, foi somente a partir de 1980 que a Neurorradiologia Intervencionista obteve enorme progresso no tratamento via endovascular de doenças do sistema nervoso central. Este avanço pode ser atribuído ao surgimento de novas técnicas e materiais, que atualmente permitem acesso sem precedente à circulação cerebral e medular, ampliando cada vez mais o número de opções diagnósticas ou terapêuticas. Estes procedimentos incluem: angiografias cerebrais; angiografias medulares; angioplastias; oclusão de fístulas cerebrais e medulares; embolizações de tumores cerebrais; embolizações de aneurismas cerebrais; embolizações de malformações arteriovenosas (MAVs); teste de oclusão na carótida ou na artéria vertebral. A embolização de tumores antes do procedimento cirúrgico, visando à diminuição do sangramento intraoperatório, é realizada nos tumores do sistema nervoso central (meningiomas), tumores de cabeça e pescoço e nasoangiofibromas. O acesso arterial geralmente se faz por via transfemoral, porém, em determinadas circunstâncias procede-se à punção direta da artéria braquial ou carótida. A colocação de catéteres de diferentes tamanhos permite o exame da rede vascular do pescoço, cabeça e medula espinal.[31]

Com o crescimento dos procedimentos na neurorradiologia intervencionista, a presença do anestesiologista vem aumentando, pois proporciona condições satisfatórias e seguras para que os procedimentos sejam realizados.

Apesar do aprimoramento técnico e do material utilizado, a neurorradiologia intervencionista continua sendo uma especialidade com taxas de morbimortalidade relativamente altas. Dion et al. registraram 1,3% de complicações neurológicas nas primeiras 24 horas e 1,8% de eventos isquêmicos tardios entre 24 e 72 horas após 1.002 angiografias.[32] Muitos riscos apresentados se assemelham aos observados em neurocirurgia, ou seja, ruptura de aneurisma ou MAV, e isquemia cerebral. Portanto, todos os cuidados referentes à montagem de sala e preparo de material devem seguir os mesmos padrões para neuroanestesia.

AVALIAÇÃO PRÉ-ANESTÉSICA

A avaliação pré-anestésica muitas vezes é realizada no dia do procedimento, pois, na maioria das ocasiões, o paciente interna no mesmo dia ou realiza o procedimento e posteriormente vai para casa, realizando o mesmo em regime ambulatorial. Esta situação se aplica aos procedimentos diagnósticos, como as angiografias cerebrais. Já nos procedimentos terapêuticos, como a embolização de aneurismas e MAVs, os pacientes necessitam de internação. Nesses procedimentos existe a necessidade de internação na Unidade de Terapia Intensiva ao final da intervenção.

Deve ser feita avaliação neurológica cuidadosa antes do procedimento, pois podem ocorrer complicações durante os procedimentos com prejuízo das funções neurológicas dos pacientes.

História prévia de utilização de contrastes em geral, uso de anticoagulantes, distúrbios de coagulação, alergia à protamina, reações ao contraste iodado devem fazer parte da avaliação. Em relação ao exame físico deve-se dar importância à avaliação das vias aéreas, principalmente nos tumores de cabeça e pescoço e nos nasoangiofibromas que podem ocasionar dificuldade na intubação traqueal. Devem-se observar também lesões envolvendo as vias aéreas (tumores ou malformações vasculares) que podem edemaciar e comprometer a permeabilidade das vias aéreas após serem embolizadas. Os exames laboratoriais devem ser avaliados no pré-operatório e devem incluir testes de coagulação.[31]

PREPARO DO PACIENTE

Em razão de os procedimentos em muitas ocasiões serem longos, é vital que o paciente se sinta o mais confortável possível na mesa de exame. Para isto ocorrer são necessários colchões de espuma ou ar e suportes para cabeça e pescoço. A utilização de faixas apertadas sobre a cabeça não deve ser utilizada, pois pode aumentar a incidência de aspiração, caso o paciente vomite.[31]

O acesso venoso será de acordo com o procedimento realizado, lembrando que, nos procedimentos mais complexos (embolizações de aneurismas e de MAVs), poderão ser necessários mais de um acesso venoso e, em alguns procedimentos, dependendo da condição clínica do paciente, pressão arterial invasiva. Toda linha venosa deve ser montada com uma extensão longa para evitar que o anestesiologista, ao utilizar fármacos durante o exame, fique muito próximo à unidade de fluoroscopia, pois a radiação é deletéria, e a intensidade da radiação é inversamente proporcional ao quadrado da distância. Os equipos longos também permitem o livre deslocamento da mesa sem que haja risco de desconexões acidentais.

Como em todo exame onde ocorre radiação ionizante, as pessoas envolvidas devem-se proteger com aventais e colares cervicais de chumbo e proteção ocular (óculos plumbíferos). A utilização de anteparos é de vital importância. Nos equipamentos de imagem existem três fontes de exposição à radiação: direta (a partir do tubo de raios X), vazamento pela blindagem do colimador e reflexão a partir do paciente e áreas vizinhas.[31] Durante a aquisição de imagens, a quantidade de radiação liberada é muito maior, devendo as equipes de sala sair ou se proteger pelas proteções de chumbo.

Na radiologia intervencionista, bem como em outros procedimentos anestésicos na radiologia, a monitoração dos pacientes é de vital importância, pois o anestesiologista fica longe do paciente e muitas vezes não consegue ter a visão adequada do mesmo. A monitoração básica durante o procedimento é realizada por eletrocardiografia contínua, medida de pressão arterial não invasiva, oximetria de pulso e capnografia. Nos procedimentos mais complexos podem-se usar a pressão arterial invasiva e monitoração da temperatura. O sensor do oxímetro, quando posicionado na extremidade distal do membro cateterizado, pode alertar para possíveis alterações, como tromboembolismo e obstrução arterial. A medida direta da pressão arterial está indicada quando o procedimento envolver a fossa posterior ou região da medula cervical ou o paciente estiver com utilização de drogas vasoativas e instabilidade hemodinâmica. A medida da pressão arterial pode ser obtida pela punção da artéria radial ou pelo próprio introdutor da artéria femoral.[31]

A avaliação da integridade do sistema nervoso central é primordial em determinados procedimentos, e ela pode ser feita pelo exame neurológico, especificamente com o paciente acordado ou levemente sedado, eletrencefalograma, potenciais evocados somato-sensitivo e motor e Doppler transcraniano entre outros. A utilização do Índice Bispectral (BIS) pode ser utilizada para avaliação do grau de consciência.[31]

A utilização de sonda vesical está indicada nos procedimentos longos ou complexos, visando ao conforto do paciente, como também para monitorar diurese e balanço hídrico dos pacientes, pois grandes volumes de contraste e solução de irrigação são administrados durante os procedimentos. As indicações de medida de pressão venosa central ou da pressão de artéria pulmonar estão na dependência das condições clínicas do paciente ou de doenças coexistentes.[31]

TÉCNICAS ANESTÉSICAS

Nas angiografias cerebrais diagnósticas geralmente não há necessidade de anestesia, visto que este procedimento não é doloroso. Exceção são as crianças que, na maioria dos casos, utiliza-se anestesia geral e nos pacientes que não colaboram, como os pacientes com diminuição do nível de consciência, e portadores de tremores involuntários, como na doença de Parkinson. Em alguns casos pode-se fazer sedação leve com benzodiazepínicos associados ou não a opioides. As drogas escolhidas para esta finalidade devem promover sedação, ansiólise, imobilidade e analgesia, além de proporcionar rápido despertar.[31] Deve-se lembrar que a injeção de contraste pode-se manifestar como queimação durante sua utilização.[33,34]

Nas embolizações de aneurismas, de MAVs, de tumores (nasoangiofibromas, meningiomas e tumores de cabeça e pescoço) e nas angiografias medulares, a anestesia geral está indicada, visto que o paciente deve ficar imóvel além de serem procedimentos com estímulos dolorosos. Ressalta-se ainda que nos procedimentos diagnósticos ou terapêuticos da medula espinal, os movimentos respiratórios prejudicam a qualidade das imagens e que, para contornar este problema, o paciente deve estar intubado e curarizado, com baixos volumes pulmonares por meio de mudança no padrão ventilatório (baixos volumes com alta frequência) e períodos de apneia durante a aquisição das imagens ou uso de alta frequência.

A opção por um determinado tipo de anestesia geral varia de acordo com a idade e estado físico do paciente, tipo e duração do procedimento, caráter do procedimento (ambulatorial ou não) e preferência e experiência do anestesiologista e intervencionista.

Os principais objetivos da anestesia para procedimentos de neurointervenção são: imobilidade, despertares rápido e suave para rápida avaliação neurológica, anticoagulação (heparina 70 a 100 UI/kg), tratamento das complicações (sangramento, oclusão arterial aguda e vasoespasmo), manutenção dos parâmetros hemodinâmicos, evitar a diminuição da pressão de perfusão cerebral e controle da temperatura.[31]

As principais complicações dos procedimentos na neurorradiologia intervencionista são: sangramento intracraniano (2,0%), oclusão arterial aguda (3,5%) e vasoespasmo (2,5%).[31]

ANTICOAGULAÇÃO

O cateter vascular, por ser um corpo estranho na circulação, pode predispor à formação de trombos. Além disso, durante sua progressão, podem ocorrer lesões nas paredes vasculares que resultam na liberação de grandes quantidades de substâncias trombogênicas, elevando os riscos de trombose. Estes dois fatores justificam a profilaxia sistêmica de fenômenos tromboembólicos preconizados para alguns procedimentos, como teste de oclusão, embolizações (MAVs, aneurismas e tumores) e angioplastia de carótida. Para alguns autores, a anticoagulação deve ser utilizada para todos os procedimentos que usam catéteres superseletivos.[31] A heparina por via venosa é a droga de escolha e é administrada na dose de 70 a 100 UI/kg, após a medida do tempo de coagulação ativada (TCA) inicial. A meta é elevar de duas a três vezes o TCA em relação ao TCA inicial. A manutenção pode ser feita com injeção em bolo, de 1.000 a 2.000 UI de heparina por hora ou em infusão contínua. Em alguns casos mantém-se o paciente anticoagulado durante a noite.[35] Pode-se utilizar o argatroban como anticoagulante que tem a propriedade de ser inibidor direto da trombina, e que nos Estados Unidos é utilizado nos cateterismos cardíacos.[36] Na maioria dos casos reverte-se a heparina utilizada com o uso de protamina, que pode ocasionar hipotensão arterial.

ANGIOPLASTIA DE CARÓTIDA

Os pacientes submetidos à angioplastia de carótida são mantidos acordados durante o procedimento, devendo-se avaliar clinicamente durante a intervenção, pois, na hora de se realizar a angioplastia, pode apresentar isquemia cerebral, o que facilita o diagnóstico, se o mesmo estiver acordado. As principais complicações encontradas na angioplastia de carótida são: bradicardia, hipertensão, perda da consciência, obstruções dos vasos, tromboembolismo, perfuração, ruptura, dissecção, espasmo, acidente vascular encefálico isquêmico (AVEI) e hemorragia cerebral.[37]

O paciente pode apresentar bradicardia intensa, pois, ao insuflar o balão para realizar a angioplastia, os barorreceptores carotídeos são estimulados e podem levar à bradicardia.[38] Muitas vezes faz-se atropina de 0,5 a 1,0 mg para reverter a bradicardia. Em alguns casos o paciente pode apresentar também hipertensão arterial. Na maioria das vezes os pacientes submetidos à angioplastia de carótida são pacientes idosos e que podem apresentar doenças associadas, como hipertensão arterial, diabete e coronariopatias etc.

EMBOLIZAÇÃO DE MALFORMAÇÕES ARTERIOVENOSAS (MAVs)

As MAVs são lesões vasculares congênitas que podem surgir em qualquer lugar do corpo. As intracranianas se manifestam por múltiplos sinais e sintomas, que incluem hemorragia intracerebral (cerca de 50% dos casos), convulsão, hidrocefalia e insuficiência cardíaca congestiva, particularmente em neonatos.[39,40] A idade com que a sintomatologia aparece é variada, ocorrendo maior incidência entre 20 e 45 anos com discreto predomínio no sexo masculino.[39] A mortalidade anual, incluindo crianças e adultos, é estimada em 1 a 2%. Grande parte das MAVs tem localização supratentorial, dentro dos hemisférios cerebrais, e somente 24% situam-se no cerebelo e tronco cerebral.[41] O volume da lesão, origem das artérias nutridoras, velocidade do fluxo no *shunt*, e presença do sistema profundo de drenagem interferem no risco, operabilidade, morbidade e mortalidade da MAV.[42-44]

O objetivo da embolização é obliterar a maior quantidade possível de fístulas e suas respectivas artérias nutridoras. A embolização geralmente é indicada como terapia coadjuvante da cirurgia ou radioterapia. Partículas de polivinil alcoólico (PVA), molas de titânio, fio de seda e cola (N butil cianocrialato) são materiais usados para embolizar.[31] Estas substâncias, excluindo-se a cola, se recanalizam dentro de dias a semanas e devem ser somente utilizadas como tratamento auxiliar de cirurgias planejadas para acontecer dentro deste intervalo de tempo. A indução de hipotensão no momento da injeção intravascular do material embólico diminui o fluxo pela fístula, permitindo, assim, melhor controle de sua distribuição. O grau de hipotensão a ser induzido varia de paciente para paciente. Não existe relação direta entre a pressão sistêmica e a pressão na MAV, e a melhor forma de se chegar ao nível pressórico ideal é reduzir gradualmente a pressão, enquanto se observa o fluxo pela MAV.[45]

A embolização da MAV, antes um leito vascular de baixa pressão, faz com que as artérias nutridoras, que também irrigam território vascular normal, aumentem abruptamente a pressão. Este novo regime pressórico pode ultrapassar a capacidade de autorregulação destes vasos, aumentando os riscos de sangramento e edema cerebral. Por esta razão, é prudente manter a pressão 10 a 20% abaixo dos níveis basais durante o procedimento.[31,43,44]

As complicações relacionadas com o uso da cola incluem adesão do cateter à parede dos vasos, deposição de restos de cola na parte proximal da artéria ocluída e passagem de cola para circulação pulmonar. Pequenas quantidades de cola que passam para circulação pulmonar não têm significância clínica. Porém, quantidades maiores podem resultar em embolia pulmonar, pois a cola é extremamente trombogênica. Crianças pequenas portadoras de grandes MAVs são mais propensas a este tipo de complicação.[31] A anestesia geral, tanto venosa, quanto balanceada (pacientes com pressão intracraniana aumentada deve-se optar por anestesia venosa), pode ser utilizada, lembrando-se que o paciente deve ser mantido imóvel durante todo o procedimento. As principais complicações das MAVs são: sangramento intracraniano (2,0%), oclusão arterial aguda (3,5%) e vasospasmo (2,5%).[31,43,44] Se possível, o paciente deve ser extubado, para que o neurorradiologista intervencionista avalie as condições neurológicas. Posteriormente, o paciente deve ser encaminhado à Unidade de Terapia Intensiva para acompanhamento dos parâmetros hemodinâmicos, avaliação neurológica contínua e controle adequado da pressão arterial.

EMBOLIZAÇÃO DE ANEURISMA CEREBRAL

Os aneurismas podem ser classificados como: pequenos (menores que 12 mm de diâmetro); grandes (entre 12 e 24 mm de diâmetro) e gigantes (maiores que 24 mm de diâmetro). O tratamento endovascular de aneurismas intracranianos está indicado em determinados tipos de aneurismas de difícil abordagem cirúrgica, como os gigantes ou fusiformes, ou naqueles pacientes cujas condições clínicas contraindicam a cirurgia.

Com o desenvolvimento de novos materiais, tornou-se possível o tratamento de muitos aneurismas que antes não permitiam o tratamento endovascular, fazendo com que a neurorradiologia venha-se expandindo.[46]

A manipulação do aneurisma pode causar tromboembolismo distal e ruptura. Se houver ruptura do aneurisma, a heparinização do paciente muitas vezes deve ser revertida imediatamente com a utilização de protamina. O anestesiologista deve estar alerta para estas complicações que exigem intervenção imediata.

Se ocorrer ruptura dos aneurismas durante o procedimento, as seguintes medidas deverão ser adotadas: reversão da anticoagulação com uso de protamina, conter o sangramento, diminuição da pressão arterial e posteriormente manutenção da pressão de perfusão cerebral com aumento da pressão arterial. Como ainda podem existir áreas de contato da parede do aneurisma com o sangue arterial, a pressão arterial do paciente deve ser controlada após a embolização.[47,48]

A técnica anestésica indicada é a anestesia geral com intubação traqueal (podendo ser utilizada anestesia geral venosa ou balanceada, dependendo das condições clínicas do paciente). Deve-se utilizar anestesia venosa nos pacientes com pressão intracraniana aumentada. As principais complicações das embolizações dos aneurismas são: sangramento intracraniano (2,0%), oclusão arterial aguda (3,5%) e vasospasmo (2,5%).[31,43,44]

EMBOLIZAÇÃO DA VEIA DE GALENO

A malformação arteriovenosa da veia de Galeno (MAVG) aparece durante o período embrionário por um defeito do desenvolvimento dos capilares que unem as artérias às veias e ocorre predominantemente nas crianças.[49]

As manifestações clínicas e da idade de início dos sintomas dependem do volume de sangue que atravessa a malformação. É possível o diagnóstico pré-natal mediante técnicas de imagem, a maioria dos casos (40-50%) é diagnosticada durante o período neonatal, e a insuficiência cardíaca congestiva é a principal forma de apresentação. Alguns pacientes apresentam hidrocefalia, hemorragia subaracnóidea ou intraventricular, mas as convulsões ou outros sinais neurológicos ocorrem raramente no período neonatal. Os sintomas relacionados são por causa da congestão venosa cerebral e inadequada circulação liquórica, bem como com a insuficiência cardíaca congestiva em razão do *shunt* arteriovenoso que provoca sobrecarga cardíaca. Por estas razões podem ocorrer sinais e sintomas de hidrocefalia, retardo no desenvolvimento neuropsicomotor e, nos neonatos, sintomas de insuficiência cardíaca. O tratamento é feito principalmente com embolização, objetivando a resolução da insuficiência cardíaca e da hidrocefalia, e as principais complicações são a isquemia cerebral, a hemorragia intracerebral, insuficiência cardíaca e embolia pulmonar.[49]

A circulação cerebral normal é capaz de manter o fluxo sanguíneo constante num intervalo que varia de 50 a 150 mmHg de pressão arterial média, porém, na presença de lesões vasculares, pode haver perda deste mecanismo de autorregulação.[35] O limite aceitável para pressão arterial média é de 50 mmHg tanto para adultos, como crianças. As duas principais complicações graves ligadas ao procedimento neurorradiológico invasivo são hemorragia e obstrução vascular. O anestesiologista precisa saber exatamente o tipo e extensão da complicação para adotar a terapêutica apropriada. Em ambas complicações, a primeira medida é garantir a permeabilidade das vias aéreas e as trocas gasosas. Na obstrução vascular, a meta é aumentar a circulação distal por meio do aumento da pressão arterial com ou sem trombólise.

Se o problema for hemorrágico, a primeira providência é antagonizar imediatamente a heparina com sulfato de protamina (1 mg para cada 100 UI de heparina). Neste período a pressão deve ser mantida o mais baixo possível. Uma vez controlado o sangramento, a pressão deve ser elevada lentamente e mantida em níveis mais altos.[31,43,44]

Nos pacientes com nasoangiofibromas e tumor *glomus* jugular devem-se avaliar as vias aéreas antes da realização do procedimento, se possível, com tomografia computadorizada ou ressonância magnética, pois muitas vezes estes tumores invadem a região do palato e da nasofaringe, causando sangramentos e dificuldades na visualização da glote, dificultando a intubação traqueal. Nestes pacientes, a melhor conduta é a intubação traqueal com a utilização de fibroscópio.[50]

RADIOLOGIA VASCULAR INTERVENCIONISTA

Os procedimentos realizados na radiologia vascular intervencionista vêm aumentando nos últimos anos em razão do surgimento de novos materiais, do aperfeiçoamento das técnicas e de novas abordagens para o tratamento de algumas doenças. Dentre os procedimentos que se destacam citamos a arteriografia diagnóstica, angioplastias periféricas, trocas de dreno biliar, drenagem transparieto-hepática, *shunt* portossistêmico intra-hepático transjugular (TIPS), quimioembolização, angioplastia renal, embolização de mioma, colocação de balão na artéria ilíaca interna para gestantes com acretismo placentário, embolização nos traumas abdominais (lesões hepáticas e esplênicas) e ortopédicos (fraturas de pelve). Nestes procedimentos os valores de RNI superiores a 1,5 e plaquetas menores que 50.000 devem ser corrigidos antes do procedimento.[51]

A avaliação pré-anestésica é semelhante a qual foi mencionada anteriormente para os pacientes da neurorradiologia. Deve-se lembrar que os pacientes que serão submetidos à angioplastia dos membros inferiores são, na maioria das vezes, portadores de coronariopatias, diabete e hipertensão arterial, o que necessita de avaliação cuidadosa por parte do anestesiologista. Quanto ao preparo do paciente para procedimentos na radiologia vascular intervencionista ela é muito semelhante ao dos pacientes da neurorradiologia. As técnicas anestésicas utilizadas serão discutidas em cada tipo de procedimento.

SHUNT PORTOSSISTÊMICO INTRA-HEPÁTICO TRANSJUGULAR (TIPS)

TIPS consiste na colocação de uma prótese metálica dentro do parênquima hepático, via jugular interna, entre os ramos da veia porta e a circulação sistêmica, objetivando o alívio da pressão no sistema porta. Esta técnica foi tentada pela primeira vez em humanos por Colapinto *et al.*, em 1983.[52] Posteriormente, o TIPS sofreu modificações técnicas e na atualidade consiste em opção terapêutica provisória até que o transplante hepático seja realizado, prevenindo sangramento gastroesofágico e reduzindo ascites refratárias em pacientes portadores de insuficiência hepática. As principais indicações para a realização de TIPS são: ascites refratárias, ascites com hidrotórax, hemorragias digestivas altas recorrentes, síndrome de Budd-Chiari e síndrome hepatorrenal.[53]

Avaliação pré-anestésica deve incluir avaliação cardiológica com realização de ecocardiograma, reserva de sangue e hemoderivados e avaliação da função hepática. As contraindicações absolutas para a realização do TIPS são: insuficiência cardíaca congestiva, cistos hepáticos múltiplos, hepatomas, sepse e hipertensão pulmonar grave (PAP > 45 mmHg; nesses pacientes o TIPS poderá piorar a insuficiência cardíaca).[53]

Complicações relativas ao procedimento incluem encefalopatia hepática, oclusão ou estenose da prótese, bacteriemia, trombose da veia porta, embolia pulmonar, migração da prótese, hemólise, insuficiência renal aguda, laceração da vesícula biliar e hemorragia intraperitoneal.[54] As complicações tardias mais comuns são encefalopatia hepática e obstrução da prótese.[53,55]

Não existe consenso quanto à melhor técnica anestésica, sedação ou anestesia geral com intubação traqueal. Aqueles que defendem a sedação monitorada alegam que a taxa de complicações é baixa. É procedimento não operatório, e os estímulos dolorosos se limitam à punção venosa cervical e ao leve desconforto causado pela dilatação da prótese intra-hepática. Já os adeptos da anestesia geral ressaltam o maior risco de aspiração do conteúdo gástrico, as dificuldades em acessar as vias aéreas após a canulação da veia jugular interna, maior incidência de sangramento profuso, quando as vias aéreas são manipuladas na emergência, e o maior conforto que a anestesia geral proporciona em relação à sedação.[54] A despeito da técnica escolhida, é fundamental a avaliação criteriosa do estado físico do paciente. O acesso venoso deve ser garantido por dois catéteres periféricos de grosso calibre. O tipo de monitoração, mais ou menos invasiva, está na dependência das condições clínicas do paciente. Todas as considerações e cuidados anestésicos dispensados à cirurgia do paciente portador de insuficiência hepática avançada também se aplicam a este tipo de procedimento. Lembrar que os pacientes que realizam este tipo de procedimento apresentam episódios de sangramentos, distúrbios de coagulação, e que a avaliação de coagulograma, hemograma e função hepática faz-se necessário. Valores de RNI superiores a 1,5, plaquetas menores que 50.000 devem ser corrigidos antes do procedimento.[51] Alguns autores defendem a realização de anestesia venosa total para os procedimentos de TIPS.[56]

DRENAGEM TRANSPARIETO-HEPÁTICA

As drenagens transparieto-hepáticas e as trocas de dreno são comuns em pacientes com tumores hepáticos e de vias biliares que cursam com colestase e em alguns casos com colangite. Estes pacientes muitas vezes estão debilitados, em condições clínicas precárias e necessitam destes procedimentos que são paliativos e podem ser realizados com sedação ou anestesia geral, dependendo do quadro clínico do paciente. Deve-se lembrar que muitos destes pacientes possuem ascite importante e que, nestes casos, a anestesia geral com intubação traqueal é mais segura. A avaliação dos parâmetros da coagulação é de extrema importância diante da realização deste procedimento.

EMBOLIZAÇÕES DE MIOMAS UTERINOS E ACRETISMO PLACENTÁRIO

O tratamento de miomas uterinos por via endovascular vem aumentando nos últimos anos. Os miomas uterinos podem ser submucosos, intramurais e subserosos. Atualmente os miomas uterinos intramurais e submucosos possuem melhor indicação para o tratamento endovascular, podendo também o subseroso ser tratado por esta via. A embolização dos miomas uterinos é realizada com microsferas, partículas de PVA ou gelfoam.[57-59] Logo após o procedimento, a paciente costuma apresentar dor pós-operatória intensa relacionada com o infarto e tamanho dos miomas uterinos. A realização de raquianestesia ou bloqueio peridural com passagem de cateter peridural podem ser boas escolhas neste procedimento. Nestes dois tipos de bloqueio utiliza-se morfina para analgesia pós-operatória, associado à oxicodona 10 mg VO de 12 em 12 horas, cetoprofeno 100 mg IV de 12 em 12 horas, dipirona 2 g IV de 6 em 6 horas e difenidramina 50 mg IV 6 em 6 horas, se a paciente apresentar prurido. Pode-se utilizar também PCA venoso com morfina 0,1%, se a paciente apresentar dor pós-operatória recorrente.

Nas pacientes com acretismo placentário, poderá ser colocado balão na artéria ilíaca interna, por via endovascular, para diminuir o risco de sangramento nas pacientes submetidas a procedimentos cirúrgicos, como histerectomias. Nessas pacientes opta-se por fazer duplo bloqueio. O procedimento pode ser feito na sala de radiologia intervencionista ou diretamente no centro obstétrico, a depender das condições clínicas da paciente e, principalmente, caso o hospital esteja equipado com aparelho de angiografia com subtração digital.

ARTERIOGRAFIAS DIAGNÓSTICAS E ANGIOPLASTIAS DOS MEMBROS INFERIORES

As arteriografias diagnósticas de membros inferiores são, na maior parte dos casos, para esclarecimento da circulação e planejamento de enxertos vasculares ou da definição do nível de amputação, bem como no tratamento de obstruções feitas pelas angioplastias periféricas (artérias ilíacas, femorais e de perna) que utilizam balão ou *stents* para correção de estenoses ou obstruções vasculares. Geralmente, os procedimentos diagnósticos são realizados com anestesia local,[60] porém, em alguns pacientes com dor em repouso, necessita-se realizar anestesia, visto que o paciente não pode se movimentar durante o procedimento. Já os procedimentos terapêuticos podem ser realizados com anestesia geral ou bloqueios, também dependendo da condição clínica do paciente. Salienta-se que são pacientes portadores de coronariopatias, diabete, tabagistas, dislipidêmicos e com hipertensão arterial, o que necessita de avaliação cuidadosa por parte do anestesiologista.[49]

CRITÉRIOS DE ALTA

O período de recuperação pós-procedimento é dividido em três fases. A primeira fase é o período de emergência, aquele em que o paciente começa a despertar da anestesia e responde a comandos simples. O período intermediário refere-se ao retorno das funções mentais e físicas, suficientes para permitir, com segurança, o retorno do paciente ao lar. O período tardio ocorre após a alta hospitalar, com retomada das atividades normais.

Os critérios de Kortilla para alta dos pacientes são:[61]

1. Acompanhante responsável; pessoas física e mentalmente capazes de assistir ao paciente.
2. Sinais vitais estáveis por, no mínimo, 1 hora.
3. Sem qualquer evidência de depressão respiratória.
4. Orientação com relação à pessoa/tempo/espaço; é necessário rigorosa avaliação das condições mental e cognitiva: orientação, atenção, capacidade para cálculos simples e linguagem.
5. Sem náuseas, vômitos, dor forte e hemorragia.
6. Mínimo de 1-2 horas após a extubação.
7. Capacidade miccional.
8. Alta assinada por profissional capaz e responsável.

Os pacientes devem somar mais de sete pontos antes de receberem alta da recuperação anestésica, segundo a escala de Aldrete e Kroulik (Quadro 3-5).[62]

Pode ser usada também a escala de Chung para alta ambulatorial que é descrita a seguir no Quadro 3-6.[63]

Quadro 3-5. Escala de Aldrete e Kroulik

Atividade	
Movimento voluntário de todas as extremidades	2
Movimento voluntário de apenas duas extremidades	1
Incapaz de se mover	0
Respiração	
Respiração profunda e tosse	2
Dispneia, hipoventilação	1
Apneia	0
Circulação	
PA. Normal ou até 20% menor que no pré-anestésico	2
PA. Menor em 20-50% que no pré-anestésico	1
PA. Igual ou menor que 50% que no pré-anestésico	0
Consciência	
Totalmente desperto	2
Desperto, quando chamado	1
Não responde	0
Cor/Saturação	
Rosado. Capaz de manter em ar ambiente saturação de $O_2 > 92\%$	2
Pálido. Necessidade de suplementação de oxigênio para manter saturação de $O_2 > 92\%$	1
Cianótico. Saturação de $O_2 < 92\%$ apesar da suplementação de oxigênio	0

Quadro 3-6. Escala de Chung

Sinais vitais	Pontos
Até 20% dos valores pré-operatórios	2
20 a 40% dos valores pré-operatórios	1
Mais de 40% dos valores pré-operatórios	0
Deambulação e condição mental	
Bem orientado e com andar firme	2
Bem orientado ou com andar firme	1
Nenhum	0
Náuseas e vômitos	
Mínimos	2
Moderados	1
Intensos	0
Dor	
Mínima	2
Moderada	1
Intensa	0
Sangramento cirúrgico	
Mínimo	2
Moderado	1
Grave	0

Condição de alta: Pontuação maior ou igual a 8.

REFERÊNCIAS BIBLIOGRÁFICAS

1. Lyons AS, Petrucelli RJ. *História da medicina.* São Paulo: Manole, 1997.
2. Nicoll JH. The surgery of infancy. *Br Med J* 1909;2:753-4.
3. Manninen PH. Anaesthesia outside the operating room. *Can J Anaesth* 1991;38:126-29.
4. Smith I, McCulloch DA. Anesthesia outside the operating room. In: White PF. *Ambulatory anesthesia and surgery.* Philadelphia: WB Saunders, 1997, p. 220-32.
5. Messite Jr JM, Mackenzie RA, Nugent M. Anestesia em locais remotos. *In*: Miller RD. *Anestesia.* 3. ed. São Paulo: Artes Médicas, 1993. p. 2061-88.
6. Sociedade de Anestesiologia do Estado de São Paulo (SAESP). Diretoria – Biênio 1998/1999. Manual de orientação ao anestesiologista. São Paulo: SAESP, 1999. p. 20.
7. Mallampati SR, Gatt SP, Gugino LD *et al.* A clinical sign to predict difficult tracheal intubation: a prospective study. *Can Anaesth Soc J* 1985;32(4):429-34.
8. Samsoon GL, Young JR. Difficult tracheal intubation: a retrospective study. *Anaesthesia* 1987;42:487-90.
9. Engerhardt T, Strachan L, Hohnston G. Aspiration and regurgitation prophylaxis in paedriatric anaesthesia. *Paediatr Anaesth* 2001;11:147-50.
10. Ross BK, Chadwick HS. Causes and consequences of maternal-fetal perianesthetic complications. In: Benumof JL, Saidman LJ. *Anesthesia & perioperative.* 2nd. ed. St Louis: Mosby, 1999. p. 575-606.
11. Coté CJ, Goudsouzian NG, Liu LM *et al.* Assessment of risk factors related to the acid aspiration syndrome in pediatric patients – gastric pH and residual volume. *Anesthesiology* 1982;56:70-2.
12. Cotton BR, Smith G. The lower oesophageal sphincter and anesthesia. *Br J Anaesth* 1984;56:37-46.
13. Watcha MF, White PF. Postoperative nausea and vomiting. Its etiology, treatment, and prevention. *Anesthesiology* 1992;77:162-84.
14. Soreide E, Hausken T, Soreide JA, Steen PA. Gastric emptying of a ligth hospital breakfast. A study using real time ultrasonografy. *Acta Anaesthesiol Scand* 1996;40:549-53.
15. Litman RS, Wu CL, Quinlivan JK. Gastric volume and pH in infants fed clear liquids and breast milk prior to surgery. *Anesth Analg* 1994;79:482-5.
16. Ortenzi AV, Sousa AM, Misawa AK *et al.* Recomendações para jejum pré-anestésico. *In*: Consenso de jejum pré-anestésico da Sociedade de Anestesiologia do Estado de São Paulo. Atualização em anestesiologia. São Paulo: Office, 2003. v. 8, p. 13-28.
17. Kallar SK, Everett LL. Potential risks and preventive measures for pulmonary aspiration: new concepts in preoperative fasting guidelines. *Anesth Analg* 1993;77:171-82.

18. Gold BS. Anesthetics care for patients with diabetes melito for ambulatory surgery. In: Schwartz AJ. *ASA refresher courses in anesthesiology*. Philadelphia: Lippincott, 1999. p. 73-81.
19. Minami H, McCallum RW. The physiology and pathophysiology of gastric emptying in humans. *Gastroenterology* 1984;86:1592-610.
20. Cohen SE. Physiologic alterations in pregnancy: anesthetic implications. In: Barash PG. *ASA refresher courses in anesthesiology*. Philadelphia: Lippincott, 1993. p. 52-63.
21. Sladen RN. Anesthetic consideration for the patient with renal failure. *Anesthesiol Clin N Am* 2000;18:863-82.
22. Sladen RN. Anesthetic concerns for the patient with renal and hepatic disease. *ASA refresher course lectures*. Philadelphia: Lippincott, 2000. p. 123.
23. Ziser A, Plevak DJ, Wiesner RH et al. Morbidity and mortality in cirrhotic patients undergoing anesthesia and surgery. *Anesthesiology* 1999;90:42-53.
24. Bricker SR, McLuckie A, Nigthgale DA. Gastric aspirates after trauma in children. *Anaesthesia* 1989;44:721-4.
25. Hester JB, Heath ML. Pulmonary acid aspiration syndrome: should prophylaxis be routine? *Br J Anaesth* 1977;49:595-9.
26. Olsson GL, Hallen B. Pharmacological evacuation of the stomach with metoclopramide. *Acta Anaesthesiol Scand* 1982;26:417-20.
27. Brock-Utne JG, Downing JW, O'Keef SJ, Gjessing J. Protection against acid pulmonary aspiration with cimetidine. *Anaesth Intensive Care* 1983;11:138-40.
28. Alexander NG, Smith G. Gastroesophageal reflux and aspiration of gastric contents in anesthesic practice. *Anesth Analg* 2001;93:494-513.
29. Desilva PHDP, Darvish AH, McDonald SM et al. The efficacy of prophylactic ondansetron, droperidol, perphenazine and metoclopramide in the prevention of nausea and vomiting after major gynecologic surgery. *Anesth Analg* 1995;81:139-43.
30. Luessenhop AJ, Spence WT. Artificial embolization of cerebral arteries: Report of use in a case of arteriovenous malformation. *JAMA* 1960;172:1153-55.
31. Biebuyck JF, Pile-Spellman J, Young WL. Anesthetic considerations for interventional neuroradiology. *Anesthesiology* 1994;80:427-56.
32. Dion JE, Gates PC, Fox AJ et al. Clinical events following neuroangiography: a prospective study. *Stroke* 1987;18:997-1004.
33. Goldberg M. Systemic reactions to intravascular contrast media. A guide for the anesthesiologists. *Anesthesiology* 1984;60:46.
34. Frankville DD, Spear RM, Dyck JB. The dose of propofol required to prevent children from moving during magnetic resonance imaging. *Anesthesiology* 1993;79:953-8.
35. Lassen NA, Christensen MS. Physiology of cerebral blood flow. *Br J Anaesth* 1976;48:719-34.
36. Cetta F, Graham LC, Wrona LL et al. Argatroban use during pediatric interventional cardiac catheterization. *Catheter Cardiovasc Interv* 2004;61:147-49.
37. Chamczuk AJ, Ogilvy CS, Snyder KV et al. Elective stenting for intracranial stenosis under conscious sedation. *Neurosurgery* 2010;67(5):1189-93.
38. Steib A, Collange O. Anesthesia for other endovascular stenting. *Curr Opin Anesthesiol* 2008;21:519-22.
39. Millar C, Bissonnette B, Humphreys RP. Cerebral arteriovenous malformations in children. *Can J Anaesth* 1994;41:321-31.
40. Michelsen WJ. Natural history and pathophysiology of arteriovenous malformations. *Clin Neurosurg* 1979;26:307-13.
41. Kondziolka D, Humphreys RP, Hoffman HJ et al. Arteriovenous malformations of the brain in children: a forty year experience. *Can J Neurol Sci* 1992;19:40-5.
42. Pasqualin A, Barone G, Cioffe F et al. The relevance of anatomic and hemodynamic factors to a classification of cerebral arteriovenous malformations. *Neurosurgery* 1991;28:370-9.
43. Lee CZ, Young WL. Anesthesia for endovascular neurosurgery and interventional neuroradiology. *Anesthesiol Clin* 2012;30:127-47.
44. Van de Velde M. Interventional neuroradiology. *Curr Opin Anaesthesiol* 2003;16(4):417-20.
45. O'Mahony BJ, Bolsin SN. Anaesthesia for closed embolization of cerebral arteriovenous malformations. *Anaesth Intensive Care* 1988;16:318-23.
46. Gugliemi G, Vinuela F, Dion J et al. Electrothrombosis of saccular aneurysms via endovascular approach. *J Neurosurg* 1991;75:8-14.
47. See JJ, Manninen PH. Anesthesia for neuroradiology. *Curr Opin Anaesthesiol* 2005;18:437-41.
48. Doerfler A, Wanke I, Egelhof T et al. Aneurysmal rupture during embolization with Guglielmi detachable coils: causes, management, and outcome. *AJNR Am J Neuroradiol* 2001;22:1825-32.
49. Cognard C, Januel AC, Silva NA Jr, Tall P. Endovascular treatment of intracranial dural arteriovenous fistulas with cortical venous drainage: new management using Onyx. *AJNR Am J Neuroradiol* 2008;29:235-41.
50. Varma MK, Price K, Jayakrishnan V et al. Anaesthetic considerations for interventional neuroradiology. *Br J Anaesth* 2007;99:75-85.
51. Malloy PC, Grassi JC, Kundu S et al. Consensus guidelines for periprocedural management of coagulation status and hemostasis risk in percutaneous image-guided interventions. *J Vasc Interv Radiol* 2009;20:S240-9.
52. Colapinto RF, Stronell RD, Gildiner M et al. Formation of intra-hepatic portosystemic shunts using a balloon dilatation catheter. *Am J Radiol* 1983;140:709-14.
53. Colombato L. The role of transjugular intra-hepatic portosystemic shunt (TIPS) in the management of portal hypertension. *J Clin Gastrointerol* 2007;41(Suppl 3):S344-51.
54. Conn HO. Transjugular intrahepatic portal-systemic shunts: the state of the art. *Hepatology* 1993;17:148-58.
55. Pivalizza EG, Gottschalk LI, Cohen A et al. Anesthesia for transjugular intrahepatic portosystemic shunt placement. *Anesthesiology* 1996;85:946-7.
56. DeGasperi A, Corti A, Corso R et al. Transjugular intrahepatic portosystemic shunt (TIPS): the anesthesiological point of view after 150 procedures managed under total intravenous anesthesia. *J Clin Monit Comput* 2009;23:341-46.
57. Zupi E, Pocek M, Dauri M. Selective uterine artery embolization in the management of uterine myomas. *Fertil Steril* 2004;79(1):107-11.
58. Simonetti G, Romanini C, Piccione E. Embolization of the uterine in artery in the treatment of uterine myoma. *Radiol Med* 2001;101(3):157-64.

59. Kim MD, Kim NK, Kim HJ, Lee MH. Pregnancy following uterine artery embolization with polyvinyl alcohol particles for patients with uterine fibroid or adenomyosis. *Cardiovasc Intervent Radiol* 2005;28(5);611-5.
60. Lachat M, Pfammatter T, Turina M. Transfemoral endografting of thoracic aortic aneurysm under local anesthesia: a simple, safe and fast track procedure. *Vasa* 1999;28(3):204-6.
61. Kortilla K. Recovery and simulated driving after intravenous anesthesia with thiopental, methohexital, propranidid or alphadione. *Anesthesiology* 1975;43:291-9.
62. Aldrete JA, Kroulik D. A postanesthetic recovery score. *Anesth Analg* 1970;49:924-8.
63. Chung F, Chan VW, Ong D. A postanesthetic discharge scoring system for home readiness after ambulatory surgery. *J Clin Anesth* 1995;7:500-6.

Capítulo 4

Materiais

◆ *Airton Mota Moreira*
◆ *Ricardo Abdala*

CONTEÚDO

- ✓ INTRODUÇÃO 54
- ✓ AGULHA 54
- ✓ FIO-GUIA 55
- ✓ BAINHAS INTRODUTORAS 58
- ✓ SISTEMAS SELANTES DE PUNÇÃO 59
- ✓ CATÉTERES ANGIOGRÁFICOS 60
- ✓ MATERIAIS PARA EXTRAÇÃO DE CORPOS ESTRANHOS INTRAVASCULARES 64
- ✓ CATÉTERES-GUIA 64
- ✓ CATÉTERES-BALÃO 65
- ✓ STENTS 66
- ✓ ENDOPRÓTESES 71
- ✓ AGENTES EMBOLIZANTES 73
- ✓ MATERIAIS PARA PROTEÇÃO DE EMBOLIA DISTAL ... 79
- ✓ SISTEMAS DE PROTEÇÃO VENOSA 80
- ✓ MATERIAIS PARA PROCEDIMENTOS NÃO VASCULARES .. 81
- ✓ REFERÊNCIAS BIBLIOGRÁFICAS 82

INTRODUÇÃO

Uma gama de novos materiais tem estado cada vez mais disponível para uso em procedimentos percutâneos vasculares ou não vasculares. Esta constante oferta tem proporcionado aumento da qualidade e segurança, mas também no custo. Não faz parte do objetivo deste capítulo fornecer lista definitiva de materiais, mas aclarar ideias quanto ao uso racional de determinado material, baseado no conhecimento da constituição e características para permitir ao intervencionista fazer a melhor escolha, em benefício da segurança e dos resultados.

O conhecimento dos sistemas de medidas utilizados em Radiologia Intervencionista é importante pois permite o uso racional de materiais. Apesar das diretrizes da Organização Internacional de Normalização (ISO) para padronização das dimensões de agulhas e catéteres, há ainda problemas relacionados com a concordância entre diâmetros interno/externo dos produtos. Futuras padronizações podem vir a ser necessárias e seguidas. A Figura 4-1 apresenta escala de medidas em centímetro (cm), polegadas (") e French (Fr).

A) *Polegada (Inch):* utilizada pelo Sistema Imperial Britânico de medidas (CGS), corresponde a 25,4 milímetros (mm). Seu símbolo internacional é **In** (*inch*), mas pode ser representada por ("). O conceito pode ter tido origem na medida realizada do polegar humano regular, que é de aproximadamente 2,5 cm. Atualmente, o valor aceito internacionalmente é de que 1 polegada é igual a 25,4 mm, adotado pelo consenso internacinal de 1959. Os Estados Unidos aprovaram a conversão em 1866 (1 metro = 39,37 polegadas). Em 1930, a British Standards Institution adotou uma polegada como exatamente 25,4 milímetros, seguida pela American Standards Association, em 1933. Em 1935, indústrias de 16 países haviam adotado a "polegada industrial", como veio a ser conhecida.[1-3]

B) *French (Fr):* a escala francesa, conhecida como French, também chamada de "sistema de Charrière", correlaciona 1 Fr a aproximadamente 1/3 do milímetro. Na França do início do século XVII, o artesão Joseph Frederic Benoît Charriere (1803-1876), destacado no campo da engenharia médica, desenvolveu sistema de medidas para pequenos diâmetros, como diltadores e catéteres, que é utilizado até hoje. Este sistema competiu com o inglês, para agulhas e seringas, que era uma tentativa de padronização da medidas dos fios metálicos manufaturados, em polegadas (*inches*). Nos dias atuais, ambos sistemas são ainda utilizados.[4,5]

C) *Gauge (g):* sistema de medidas com origem na indústria de ferro britânica do início do século XIX com base numa tabela para medir fios, inicialmente conhecida como "Stubs Ferro Wire Gauge", adotada como padrão no Reino Unido. O gauge, descrito como fração da polegada, tem sido utilizado para medir o tamanho de agulhas, catéteres e fios de sutura. Este sistema já deveria ter sido substituído, mas ainda permanence em uso como medida de dimensão em todo o mundo, mesmo após a introdução do Sistema Internacional de Unidades.[6]

A seguir, discorreremos acerca de materiais para acessos básico e avançado, utilizados em procedimentos percutâneos intervencionstas.

AGULHA (DO LATIM ACUCLA)

A) Constituição e características básicas: aço inoxidável.
B) Elementos básicos: estilete, cânula e camisa externa (normalmente teflon) (Fig. 4-2). Há variações em função do sítio de punção, órgão de interesse, condições clínicas do paciente e situações que exijam diagnósticos

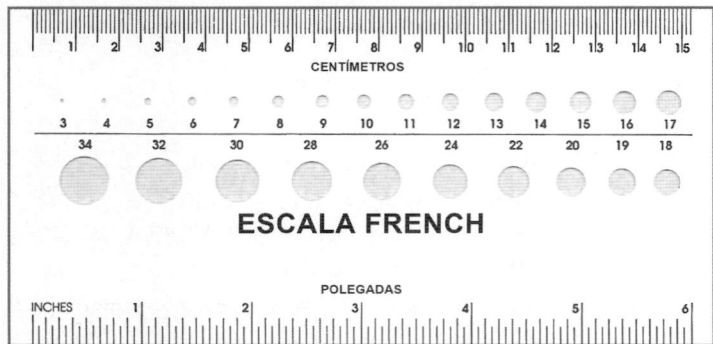

Fig. 4-1. Escala de medidas.

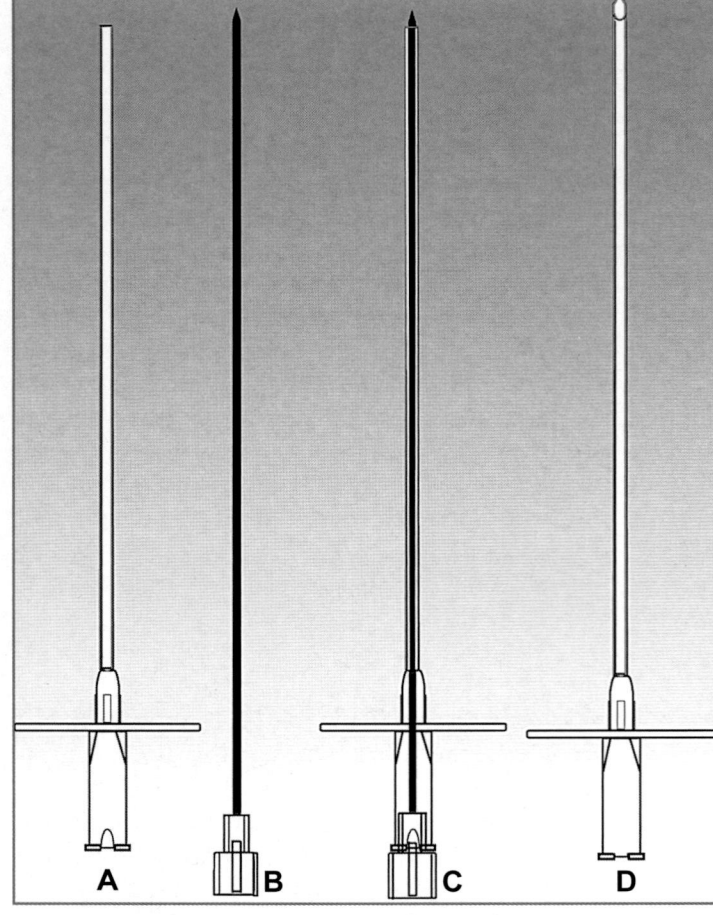

Fig. 4-2. (**A**) Agulha simples, (**B**) estilete ou mandril da agulha de Seldinger, (**C**) agulha de Seldinger, (**D**) cânula da agulha de Seldinger.

citológicos ou histológicos, como no caso das punções aspirativas por agulha fina (P.A.A.F) e *core biopsy*.[2]

C) Variações e tipos: o desenho básico mais completo de uma agulha envolve camisa externa, cânula metálica e estilete central (mandril). Variações englobam a maioria das agulhas. Exemplos de casos especiais incluem as agulhas para RM que apresentam cânulas com material paramagnético e as utilizadas nas biópsias ecoguiadas, que apresentam superfície rugosa e com marcas, para melhora da ecogenicidade.[7,8]

D) Dimensões: o diâmetro externo é graduado em polegadas e/ou gauges.

E) Diferentes tipos e componentes: as principais estão descritas no Quadro 4-1.

F) Uso e dicas:
- Utilizadas para perfurar superfícies.
- A escolha do calibre baseia-se também na viscosidade do fluido, local ou diâmetro do vaso que se deseja alcançar.
- Preferir agulhas de punção para a transposição da parede vascular, (preferencialmente anterior) para evitar complicações.
- Atentar para a compatibilidade entre materiais.
- Agulhas mais finas com 20-22 G, nas punções e biópsias de lesões, envolvem menor risco de sangramento.

FIO-GUIA

- Constituição e características básicas: núcleo metálico interno revestido externamente por elemento plástico ou metálico. O Quadro 4-2 demonstra as caracteristicas de um fio-guia ideal.[7,8]
- Núcleo: aço inoxidável, nitinol, platina, paládio ou ouro. O nitinol confere maior resistência, porém menor resposta ao torque. A combinação de aço e nitinol confere maior dureza, resistência e torque. Núcleos mais densos, de platina ou paládio são mais radiopacos. A extensão do núcleo também produz alterações na ponta, à medida que se prolonga mais distalmente. Núcleos que se estendem até a ponta aumentam a transmissão de força, são mais duráveis, dirigíveis, com melhor resposta tátil e são ideais para a utilização em vasos periféricos. Núcleos que não se estendem à ponta deixam o guia mais delicado, flexível e macio. A unidade física responsável por dimensionar rigidez é o Gigapascal (Gpa). Fios longos permitem a entrega de materiais distalmente e a troca de catéteres. Há, entretanto, perda de resposta ao torque, quando a ponta está muito distante e em função de tortuosidades. O Quadro 4-3 demonstra exemplos de fios-guia, de acordo com sua rigidez.[7]
- Ponta: pode haver variação na flexibilidade, forma e extensão (Fig. 4-3). A força (dureza de ponta) varia de guia para guia, observando-se pontas mais duras (*stiff*) ou moles (*floppy*) conforme sua constituição. A configuração pode facilitar a transposição de estenoses. O menor coeficiente de fricção facilita a mobilização no interior dos catéteres. A estrutura afeta a manutenção da angulação, durabilidade e progressão. Diferentes níveis de dureza fornecem força para cruzar lesões. Diferentes acabamentos, como espiralamento metálico, influenciam suporte, travamento, conformabilidade, fricção e radiopacidade. Pontas retas ou pouco anguladas aumentam o risco de perfuração. Adicionando uma segunda curva à ponta, obtém-se melhor navegação em segmentos tortuosos. Pontas J são ideais para recanalização subintimal e proveem entrada atraumática, reduzindo riscos. Pontas removíveis podem facilitar a troca por outros com extensão e flexibilidade diferente.[7]
- Revestimento externo: teflon, plástico hidrofílico, silicone ou fosforilcolina. Alguns fios-guia, como os hidrofílicos, apresentam núcleo metálico de nitinol recoberto por poliuretano e tungstênio além de um polímero plástico hidrofílico de baixa trombogenicidade. A carcterística hidrofílica ao longo de todo o fio-guia pode facilitar a transposição de estenoses mais calcificadas, porém, aumenta o risco de perfuração e dissecção.
  - Revestimentos hidrofílicos atraem água e criam uma superfície escorregadia *gel-like*, determinando maior lubricidade e menor atrito, o que pode facilitar a travessia da lesão, principalmente em vasos tortuosos.
  - Revestimentos hidrofóbicos podem reduzir o atrito e melhorar a dureza do dispositivo por repelir a água e criar uma superfície lisa, "*cera-like*". Há uma relação inversa entre a lubrificação e o *feedback* tátil.[7]
- Dimensões: polegada ou *inch* para espessura, e centímetros para extensão. As espessuras mais utilizadas são do maior para o menor (p. ex.: 0,038"; 0,035"; 0,018"; 0,014"; 0,012"; 0,010"). A extensão do fio-guia pode variar de 35 cm a 450 cm.
- Classificação: os fios-guia são classificados quanto a suas dimensões (espessura e extensão), configuração de sua extremidade, rigidez do corpo e composição do material estrutural e de superfície (Quadro 4-4).
  - Hidrofílicos.
  - Teflonados (espiralados de aço inoxidável).
  - Especiais.
- Uso e dicas:
  - Fornecem sustentação para transposição, auxiliando na progressão de catéteres, transposição de lesões e entrega de materiais. Podem servir como padrão para medidas, aferição pressórica ou infusão.
  - Complicações são raras e incluem perfuração e dissecção.
  - Guias especiais, com sensores, permitem aferição de pressões durante angioplastias e modificações. Quando há integração com sistema Doppler, a avaliação da velocidade de fluxo também pode ser feita.
  - Mecanismos defletores permitem a reconformação da ponta e o cruzamento controlado de estenoses ou cateterização seletiva.

Quadro 4-1. Características de diferentes tipos de agulhas e utilidades

Nome da agulha	Estilete (mandril)	Obturador	Cânula (metal)	Guia	Camisa (teflon)	Descrição	Utilidade
De parede anterior			X			Peça única, cânula metálica	Punção da parede anterior, venosa ou arterial
Cânula teflonada (jelco®)			X		X	A cânula metálica funciona como estilete	Punções arterial e venosa. Sua camisa prolonga o tempo do acesso sem traumas adicionais
De Seldinger®	X		X			Cânula reta e estilete biselado não oco muito rígida	Punções arterial e venosa (principalmente quando há fibrose)
De Potts-Cournand®	X	X	X			Semelhante a de Seldinger, com estilete oco e obturador metálico	Punção arterial
De Amplatz®	X		X		X	Semelhante a de Seldinger	Punções arterial e venosa
De micropunção			X	X		Cânula com 21 g, guia 0,018" e dois catéteres para troca por guia 0,035" ou 0,038"	Micropunções arterial e venosa
Em borboleta (Butterfly)			X			Cânula aderida à placa plástica (asas)	Punções arterial e principalmente venosa superficial
De Chiba®	X		X			Estilete biselado	Acessos transparieto-hepáticos, acessos transparietais de outros órgãos (Ex.: sistema coletor renal) Biópsias por punção e aspiração
De Turner®	X		X			Ambos biselados	Biópsia por aspiração (citopatológica)
De Echotip® e TFE			X			Superfície rugosa e marcas	Punção biópsia guiada por US
Tipo Tru-Cut®	X				X	Agulha sólida c/sistema de arpão e camisa externa metálica com corte. Mecanismos automático e manual	Biópsia de tecido sólido (histopatológica)
Equipo de Ackermann®, Elson® ou Menghini®						Composto por diversos elementos	Biópsias vertebrais, pelve, ossos da face, crânio e extremidades

Quadro 4-2. Características do fio-guia ideal

- Torque fácil (*torquability*)
- Atraumático
- Dureza de corpo (quando necessária – *stiffness*)
- Hidrofilia
- Dureza e flexibilidade de ponta (quando necessárias)

Quadro 4-3. Exemplos de fios-guia e seu padrão de rigidez

Tipo	Rigidez
Fio-guia	Força contraria a flexão ou rigidez (Gpa)
Amplatz	9,5
Fixed Core Heavy Duty	11,4
Rosen Heavy Duty	12,3
Newton Heavy Duty	12,5
Rosen Heavy Duty	14,5
Amplatz Stiff	17,0
Amplatz Extra Stiff	29,2
Amplatz Super Stiff	60,3
Amplatz Ultra Stiff	65,4
Backup Meier	139,6
Lunderquist Extra Stiff	158,4

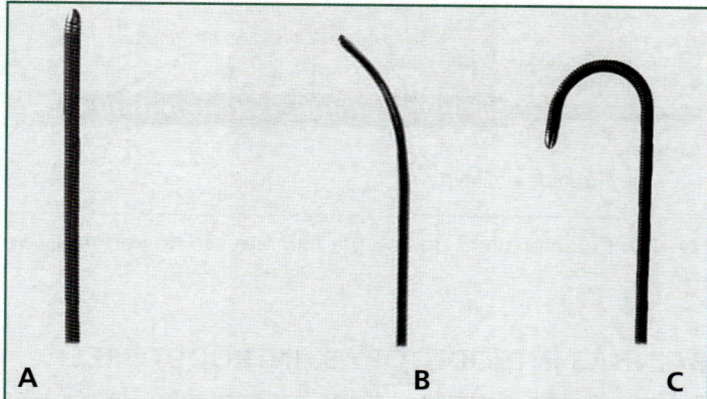

Fig. 4-3. Diferentes curvas de fios-guia. (**A**) Reta, (**B**) angulada, (**C**) em J.

- Guias ocos (*Infusion wire*) permitem administrar substâncias, como trombolíticos, contrates, vasodilatadores e outras (Fig. 4-4).
- Alguns fios-guia contêm extremidade distal e corpo mais duros, determinando maior torque e sustentação para transposições de segmentos ocluídos ou estenoses duras.
- Guias hidrofílicos devem ser mantidos sempre umidificados.
- Atentar para o risco do desprendimento de fragmentos plásticos do revestimento dos fios hidrofílicos, quando passados por acessórios metálicos.
- Guias devem ter extensão de pelo menos 20 cm maior que a do catéter, para permitir cateterismos seletivos.

Quadro 4-4. Exemplos de fios-guia especialmente modificados e suas características

Fio-guia	Fabricante	Função	Particularidade	Dimensões
ProStream®	Covidien	Permitir infusão de líquidos e drogas	Orifícios na sua extremidade	Espessura 0,035", comprimento 145 cm e 175 cm, extremidade 6-9-12 cm
Approach®CTO	Cook Medical	Transpor lesões vasculares periféricas	Extremidade com maior peso	Espessura 0,014", comprimento 135-160-190 cm, peso da extremidade 6-12-18-25 gramas
Reuter Tip Deflecting Wire®	Cook Medical	Deflexão manual de sua extremidade	Empunhadura para movimentos controlados, revestimento opcional de heparina	Espessura de 0,038"- 0,035"- 0,025", comprimento de 80-110-145 cm, extremidade de 5-10 mm
ComboWire®	Volcano	Aferir pressão e fluxo vascular	Dois transdutores, em sua extremidade flexível, devem ser utilizados juntamente com o monitor ComboMap modelo 6800	Espessura de 0,014", comprimento de 185 cm, extremidade de 1,5 cm com sensor de fluxo em posição distal e de pressão sendo mais proximal
PrimeWire PRESTIGE®	Volcano	Aferir pressão intravascular	Extremidade flexível em "J" ou reta	Espessura 0,014", comprimento de 185-300 cm, sensor de pressão a 3 cm de sua extremidade

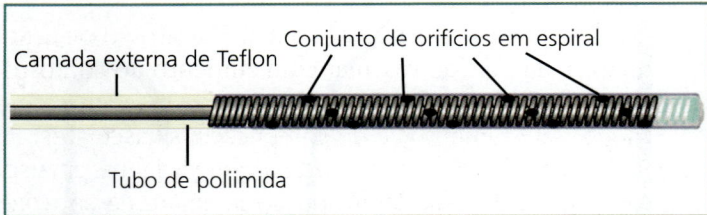

Fig. 4-4. Características do fio-guia para infusão do tipo *Infusion wire*.

BAINHAS INTRODUTORAS (INTRODUTORES)

- Constituição e características básicas: tubo de paredes finas (camisa) acoplado de forma coaxial a dilatador oco com extremidade afilada. O conjunto desliza sobre o guia (Fig. 4-5).
  - Camisa externa: constituida por politetrafluoroetileno (PTFE), polietileno de alta densidade (PEAD) ou polieterbloqueamida (PEBA). O PTFE apresenta alta lubricidade de superfície e hidrofobicidade e boa flexibilidade. O PEAD apresenta dureza e flexibilidade médias, boa memória e resistência a dobras (*kink*). Seu formato pode ser modificado com o aquecimento. O PEBA (Pebax®) é polímero denso, duro e com boa resposta ao torque. O atrito é reduzido quando se adiciona cobertura hidrofílica. A constituição, além de permitir espessura mais fina com bom diâmetro interno, influencia na resistência radial, flexibilidade, dureza, estabilidade e torque. Revestimentos internos hidrofílicos determinam menor atrito. Marcadores radiopacos de ponta do introdutor fornecem maior visibilidade e precisão de posicionamento. Malhas metálicas internas conferem resistência adicional à parede do introdutor (bainhas aramadas). Determinados tipos de introdutores podem ser extraídos (delaminados) ao serem rasgados lateralmente (*peel-away*; Fig. 4-6), como no caso das bainhas para introdução de catéteres venosos centrais.[7,8]
- Dilatador: pontas atraumáticas fornecem inserção suave e movimentação segura dentro dos vasos. Orifícios laterais minimizam a aspiração do ar e cavitações.
- Válvulas: fornecem acesso para administração de drogas e fluidos. Apresentam-se como vias laterais transparentes (polietileno) com chave de duas vias.
- Dimensões: medidas de diâmetro interno em French. Há diferentes extensões, diâmetros (3,5 a 24 Fr). Podem ser úteis na retirada de corpos estranhos. Há introdutores retos e curvos, curtos e longos com finalidades distintas.
- Classificação:
  - Padrão (*standard*).
  - Reforçados.
  - Para acesso especial.
- Uso e dicas:
  - Utilizados para proteger o local da punção durante a introdução repetida de catéteres.
  - Acesso seguro para troca de catéteres e guias, hemostasia do trajeto de punção e controle angiográfico durante procedimentos.
  - Conjuntos combinados de curvas, curvas especiais, tecnologias de telescopia (duas bainhas) e introdutores deflectíveis podem fornecer maior controle e precisão.

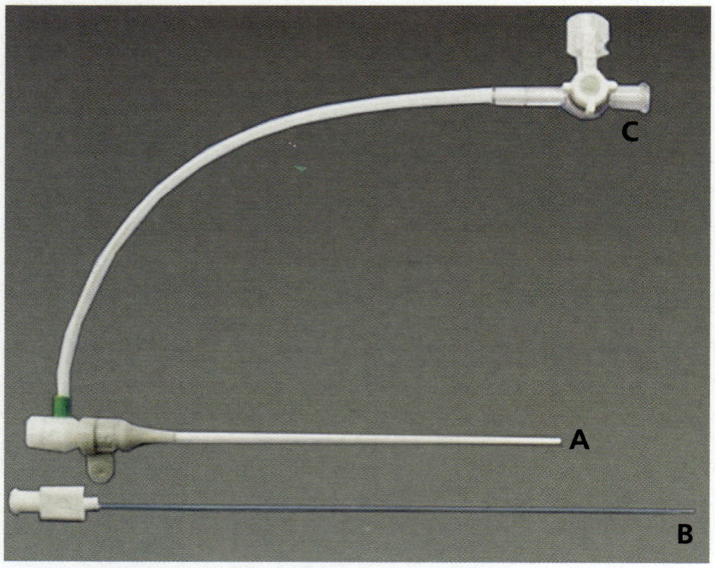

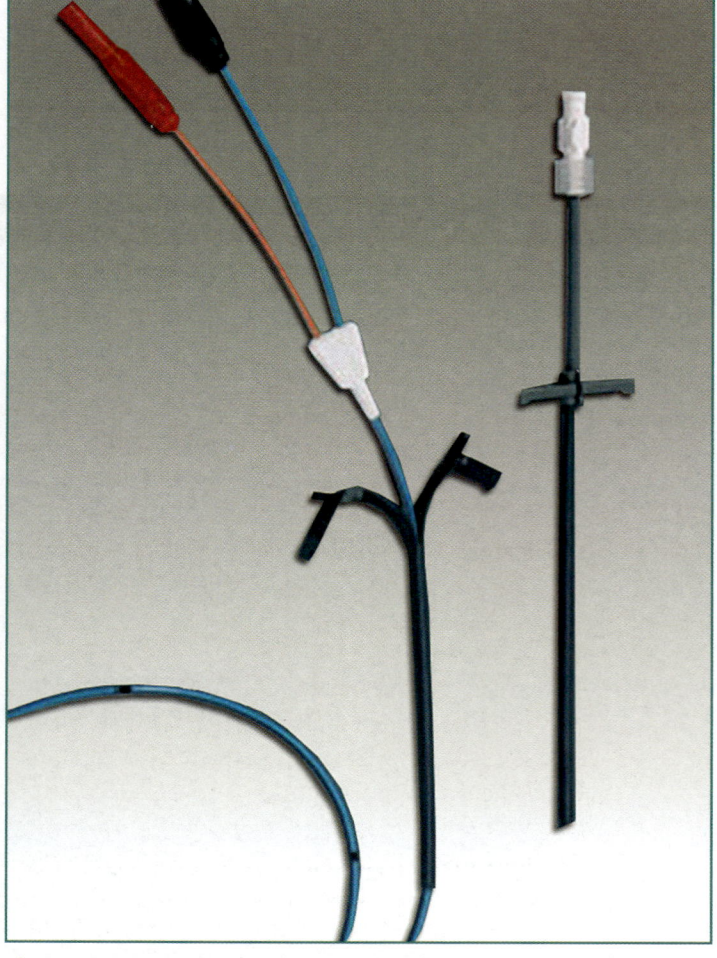

Fig. 4-5. Elementos básicos da bainha introdutora. (**A**) Camisa. (**B**) Dilatador. (**C**) Válvula hemostática lateral.

Fig. 4-6. Características da bainha introdutora do tipo *Peel-away*.

- Introdutores aramados fornecem maior resistência ao *kinking*, como nas punções anterógradas em áreas de dobra.

SISTEMAS SELANTES DE PUNÇÃO (DISPOSITIVOS DE SUTURAS, *PLUGS*, CLIPS E GÉIS)

- *Constituição e características básicas:* variáveis, conforme o caso.
- *Dimensões:* medidas em French (Fr).
- *Classificação:* há várias classificações tentando agrupar os selantes vasculares, mas selecionamos duas para fins didáticos.[9-11]
  - Com base em especificações individuais:
    - Profundos (Pr): dispositivos introduzidos no trajeto da punção.
    - Superficiais (Su): dispositivos aplicados apenas à pele.
    - Ativo (At): dispositivos que aproximam ativamente as bordas da arteriotomia.
    - Passivo (Pa): dispositivos que não aproximam ativamente as bordas.
    - Indutores de coagulação (Ic): dispositivos com agentes indutores da coagulação.
    - Colágeno (Co): disponibiliza o próprio agente ativo.
    - Temporários (Te): dispositivos que liberam corpos estranhos absorvíveis (em 60 dias).
    - Permanentes (Pe): dispositivos permanentes.
       A sobreposição de características pode estar presente nesta classificação. Por exemplo, dispositivos que liberam corpos estranhos absorvíveis (Te) têm como exemplo o Duett, Vascular Solutions, Minneapolis, MN. O Perclose (Abbott Vascular) pode ser classificado como Pr-At-Ic-Pe (profundo/ativo/indutor de coágulo/liberador de corpo estranho permanente), o Angio-Seal (St. Jude Medical, St. Paul, MN) como Pr/At/Ic/Te, o VasoSeal (Datascope, Montvale, NJ) como Pr/At/Ic/T e Duett como Pr/At/Ic/Te; enquanto as bandagens (*patches*) são Su/At/Co/Te.[11]
  - Com base no mecanismo de ação dos sistemas:
    - Dispositivos de compressão (FemoStop – St. Jude Medical, Inc. e Safeguard – Maquet Cardiovascular, Wayne, NJ).
    - Dispositivos tópicos (D-Stat – Vascular Solutions, Inc., Minneapolis, MN; Syvek – Marine Polymer Technologies, Inc., Danvers, MA e Closure PAD – Scion Cardio-Vascular, Inc., Miami, FL).
    - Dispositivos invasivos com corpos estranhos:
      - Sutura: Perclose and Prostar – Abbott Vascular, Inc..
      - *Plug* de colágeno: Angio-Seal, Duett – Vascular Solutions, Inc., e VasoSeal – St. Jude Medical, Inc.
      - *Plug* de ácido poliglicólico: Exoseal – Cordis Corporation, Inc.
      - *Clip*: StarClose e EVS (expanded vascular stapling) – Angiolink Corp., Taunton, MA.
    - Invasivo sem corpos estranhos (Cardiva Catalyst – Cardiva Medical, Inc., Sunnyvale, CA).

- Uso e dicas:
  - Estes dispositivos permitem o fechamento ou oclusão do local da punção vascular com aumento do conforto por meio da mobilização imediata, alta precoce, redução de sangramentos e de complicações vasculares.
  - Podem ser usados para hemostasia em pacientes em uso de anticoagulantes. Reintrodução imediata da anticoagulação após procedimento e até a redução dos orifícios de punção de introdutores mais largos. As contraindicações incluem seu uso em artérias com diâmetro pequeno (< 5 mm), aterosclerose grave com calcificação extensa e endurecimento arterial.
  - Selantes apresentam técnica específica de liberação para adequado funcionamento.

A Figura 4-7 ilustra alguns dispositivos disponíveis no mercado.

Características Especiais de Alguns Selantes

- Angio-Seal: (St. Jude Medical, Inc.) combina estratégias ativa e passiva. Utiliza um polímero reabsorvível intra-arterial que é preso por um filamento a um *plug* de colágeno extravascular. Este é aplicado diretamente sobre a arteriotomia. O colágeno produz efeito procoagulante. Estes

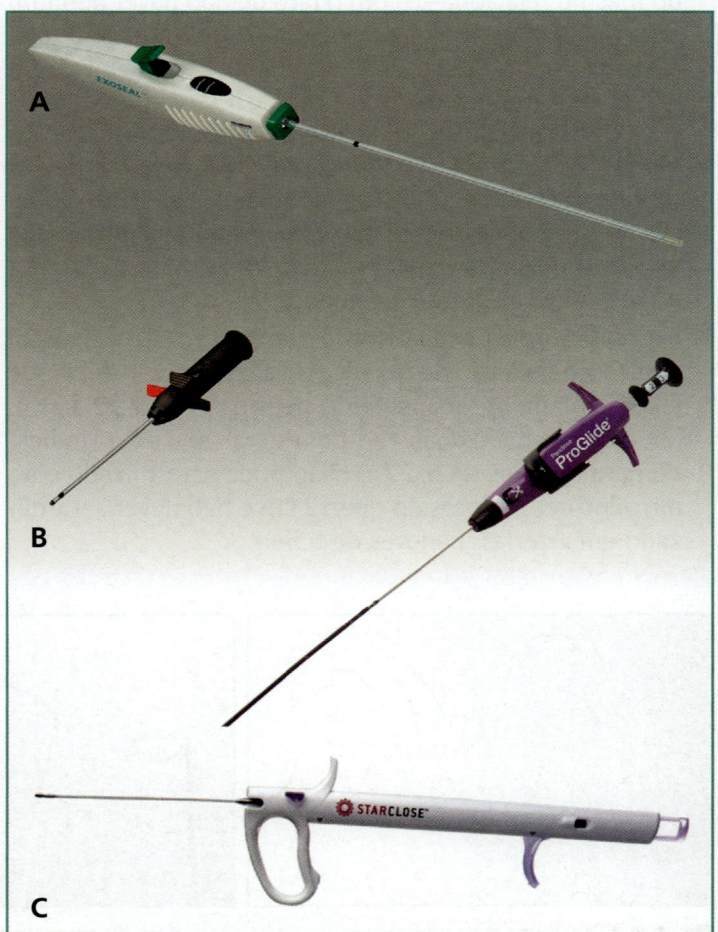

Fig. 4-7. Diferentes tipos de selantes de punção. (**A**) Exoseal® (Cordis), (**B**) Proglide/Perclose® (Abbott), (**C**) Starclose® (Abbott).

componentes degradam-se por hidrólise e são absorvidos dentro de 60 a 90 dias. Apresentam alta taxa de sucesso técnico (> 95%) e fácil mecanismo de liberação. Problemas raros podem acontecer como consequência de mau posicionamento e desalinhamento da âncora com a luz arterial, seguido de embolização distal.

- Perclose ProGlide (Abbott Vascular): Perclose ProGlide (PP) e Prostar XL (PXL) são dispositivos baseados em sutura. O PP é composto por duas agulhas que perfuram a parede arterial anterior. Estas são depositadas numa base intra-arterial que as conecta com um fio de sutura inabsorvível de polipropileno, que é puxado de volta pela parede arterial. A arteriotomia é fechada por aproximação das bordas, quando o nó é avançado para baixo, resultando em mecanismo de fechamento verdadeiro. Está disponível para uso no acesso com introdutores de 5 a 8 Fr. Mais de um dispositivo pode ser utilizado no mesmo procedimento antes da introdução do introdutor de trabalho. Ao final, o fechamento ocorre quando os nós são baixados, e a bainha removida. Esta técnica permite o fechamento de arteriotomias maiores.[12-14]
- StarClose (Abbott Vascular): é liberado por meio do introdutor de trabalho. O selamento ocorre por meio da liberação de um *clip* de nitinol em formato de disco que aproxima ativamente as bordas da arteriotomia. A vantagem do mesmo relaciona-se com o fato de não haver nenhum material implantado na luz arterial. A desvantagem relaciona-se com o fato de ser um implante permanente, o que compromete o reacesso e uso de ressonância magnética (RM). O uso da RM imediatamente após a liberação do *clip* está condicionado a alguns pré-requisitos: uso de RM de campo estático de 3 Tesla ou menos; Gradiente espacial do campo magnético 720 Gauss/cm ou menos; e Taxa média de absorção específica de corpo inteiro de 3 W/kg por 15 minutos de escaneamento.[14]
- Exoseal (Cordis Corporation, Bridgewater, NJ): o Exoseal realiza a deposição de um *plug* de ácido poliglicólico que é completamente reabsorvido dentro de 60 a 90 dias. É liberado por meio do introdutor de trabalho e está indicado para orifícios de 5 a 7 Fr. Não pode ser utilizado com introdutores maiores do que 12 cm e não dever ser utilizado em artérias menores de 5 mm.
- Outros:
  - MynxGrip (AccessClosure, Inc., Mountain View, CA).
  - Axera (Arstasis, Redwood City, CA).
  - Catalyst: o Cy II e III (Cardiva Medical, Inc., Sunnyvale, CA).

CATÉTERES ANGIOGRÁFICOS (DO LATIM ANTIGO E GREGO KATHETER, QUE VEM DE KATHIENAI, KATHE = ENVIAR PARA BAIXO (TO SEND DOWN) KAT-, KATA-, CATA- E HIENAI = ENVIAR)

- Características e constituição básicas: a constituição determina características mecânicas e funcionais. Vários polímeros podem ser utilizados, como silicone-látex e plásticos termoelásticos. O silicone é mais utilizado, por conta da sua biocompatibilidade. Outros incluem o cloridratro de polivinila (PVC), polietileno (PE), polietileno irradiado, polipropileno, poliamida, PTFE (também conhecido como Teflon), poliuretano (PUR), náilon e Silicone (SI) combinados com óxido de bismuto, aço inoxidável e tungstênio. Maior radiopacidade é obtida com a maior impregnação da parede com sais de bário, bismuto, chumbo e outros. A taxa de fluxo máxima permitida (fluxo máximo) varia de catéter para catéter e depende do diâmetro externo, extensão e número de furos laterais presentes. Os microcatéteres caracterizam-se pelo seu diâmetro reduzido e possuem rigidez progressiva desde a sua base até a ponta. A extremidade distal é constituída de polietileno ou poliuretano, sendo mais flexível. Os fatores de impacto para o desempenho dos microcatéteres incluem a lubrificação, dureza e durabilidade. Há modelos com cobertura hidrofílica, cuja fórmula é propriedade comercial das empresas.[15]
- Variações e tipos: estão disponíveis em diferentes formas, diâmetros e extensões (Fig. 4-8). Podem ter furos terminais, laterais ou ambos. Naqueles com furos teminais, recomenda-se atentar para o maior risco de dissecção quando utilizar bomba injetora. Atenção especial deve ser dada aos microcatéteres por se tratarem de catéteres finos, menores que 3 Fr, utilizados geralmente de formas coaxial e superseletiva para diagnóstico ou terapêutica, principalmente na área de neurorradiologias intervencionista e terapêutica periférica, envolvendo pequenos vasos.[15,16]

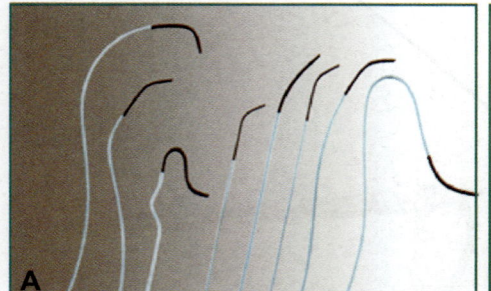 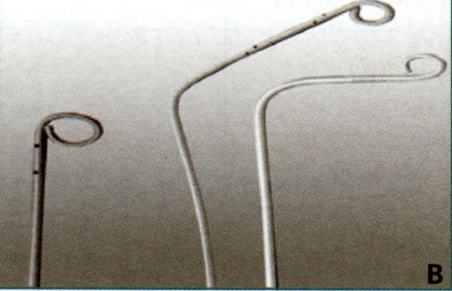 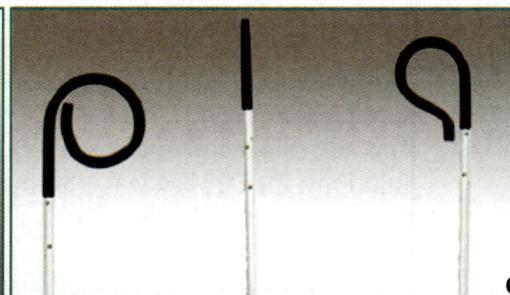

Fig. 4-8. Diferentes tipos de catéteres. (**A**) Cobra, Headhunter, Mikaelson, Vertebral, Multipurpose, Vertebral, Judkins de direita e Simmons. (**B**) Pigtail reto, Nyman e Grollman. (**C**) Pigtail, Reto, Flush universal e Variação do pigtail.

- Dimensões: são variáveis e referidas em French (Fr) no seu diâmetro externo. Tipos específicos, como os microcatéteres, possuem tamanhos variáveis, podem apresentar formato cônico, com base proximal de maior calibre, afilando-se em direção à sua ponta, e podem ter uma a duas marcas radiopacas.[15,16]
- Classificação:
  - Quanto à presença e tipo de furos: com furos laterais, furo único terminal, misto e bloqueado.
  - Quanto à forma: reto, de curva simples, dupla ou múltipla e *pigtail*. As conformações da extremidade aplicam-se ao uso em vasos específicos.
  - Quanto à hidrofilia: hidrofílico (com e sem cobertura anticoagulante) e não hidrofílico (hidrofóbico).
  - Quanto à finalidade: diagnóstico, terapêutico (catéter-guia).
  - Quanto à seletividade: não seletivos e seletivos.
- Tipos especiais de catéteres: microcatéteres: são classificados de acordo sua estrutura, diâmetro externo ou ponta (Fig. 4-9). Em razão do seu pequeno diâmetro, a estrutura da parede pode necessitar reforço. Por isso, em termos de estrutura, dividem-se em reforçados, não reforçados e mistos. Os reforçados são sustentados por um sistema espiral ou trama. Em termos de tamanho de ponta podem ser divididos em pequenos (ponta com diâmetro abaixo de 1,5 Fr), médios (ponta diâmetro de 1,5 a 2,0 Fr) e grandes (pontas com 2 a 3 Fr). Em termos de diâmetro do corpo, em pequenos (menores que 1,5 Fr), médios (de 1,7 a 1,9 Fr) e grandes (2 a 3 Fr).
- Uso e dicas:
  - Drenar fluidos e coleções, administrar fluidos, medicações, permitir angioplastias, angiografias, septostomias por balão e angioplastias por balão, assim como realizar medidas diretas de pressão em artérias e veias.
  - Para exames diagnósticos abaixo do diafragma, com acesso femoral, podem-se utilizar catéteres mais curtos (60–80 cm). Os mais longos ficam reservados para estudos carotídeos, subclávia ou membros superiores.
  - Catéteres com diâmetros 5 a 6 Fr são utilizados em vasos maiores e 4 Fr nos menores.

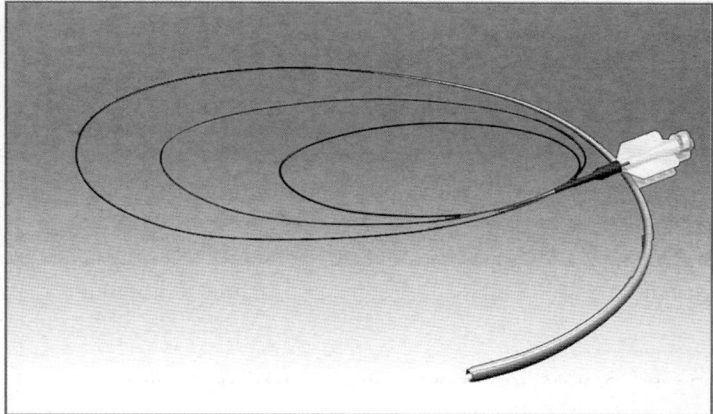

Fig. 4-9. Microcatéter.

- A presença de furos laterais torna o catéter mais seguro e permite infundir grandes quantidades de contraste acoplados a bombas injetoras (p. ex.: pigtail, omniflush e Grollman) para estudo de aorta ascendente, arco e abdominal. Catéteres com furo terminal são úteis para cateterismos seletivos e injeções manuais.
- No estudo aortoilíaco, pode-se utilizar o catéter omniflush que é avançando *over the wire* na aorta e, ao ser tracionado, permite o estudo ilíaco contralateral. Para arcos aórticos tipo I, o catéter Judkins de direita (JR) 5 Fr pode ser utilizado para estudos carotídeo, vertebral e subclávio, assim como para artérias renais não anguladas.
- Catéteres Simmons, Vitek, Sos, and Amplatz são úteis em situações específicas e necessitam de experiência para seu uso.
- Catéteres com curvas simples, como o Berenstein, cobra, multiporpose e *headhunter*, são úteis para o estudo de artérias renais anguladas, mesentérica, hepáticas, veia gonadal (esquerda), ilíaca contralateral e para o direcionamento do guia durante o cateterismo da artéria axilar, braquial ou vertebral.
- Catéteres com múltiplas curvas, como o cobra, *headhunter*, Simmons e Mickaelson, são utilizados para o cateterismo seletivo, Estes dois últimos têm curvas pré-formadas, apropriadas para o cateterismo de ramos da aorta com angulação cranial ou caudal. O cobra está disponível em curvas C1 (para aortas estreitas), C2 (para aortas normais) e o C3 (para aortas largas). O Simmons também está disponível em curvas 1, 2, 3 e 4. As curvas 3 e 4 são raramente utilizadas no cateterismo visceral. O catéter *pigtail* é utilizado para a angiografia aórtica, e suas modificações anguladas, como Grollman e Hopkins (útil em vigência de átrio direito largo), são utilizadas para a angiografia pulmonar. O design *pigtail* envolve menor risco de lesão da parede aórtica.[16]
- A manipulação de catéteres com curvas pré-formadas exige o conhecimento das manobras necessárias para conformá-los, uma vez que sejam inicialmente avançados sobre fios-guia retilíneos.
- No cateterismo superseletivo de ramos viscerais está indicado o uso de catéteres mais finos e flexíveis (poliuretano-náilon).
- Alguns catéteres possuem marcas que permitem a medida em extensão e/ou a calibragem do aparato de raios X, permitindo melhor escolher os materiais a serem utilizados (milimetrados ou centimetrados).
- Há catéteres para a realização de fibrinólise, acoplados a dispositivos de injeção contínua ou pulsos (*pulse spray*) que permitem a administração de fibrinolíticos intratrombo.
- Apesar de ser manobra pouco recomendável, em situações especiais, catéteres com ponta afilada podem ser inseridos percutaneamente de forma pouco traumática, abrindo mão do uso de introdutores.

- Determinados microcatéteres podem ser conectados a um sistema defletor (Courier Enzo 2,9 Fr – Micrus).
- É possível ainda modificar manualmente a conformação da ponta de alguns microcatéteres, utilizando-se estilete metálico e vapor quente, expondo o catéter por 30 a 90 segundos.

Os Quadros 4-5 a 4-7 fornecem alguns exemplos de microcatéteres pequenos, médios e grandes, com base no seu diâmetro.

Catéteres para Recanalização Intraluminal de Oclusões Crônicas

Estes catéteres podem determinar, com uso de técnica padrão, recanalizações bem-sucedidas em 40 a 60% dos casos, dependendo da forma da lesão, localização e experiência do operador. A experiência permanence como diferencial, principalmente em casos de angioplastia subintimal, onde as taxas de sucesso atigem até 80%. O uso destes dispositivos de cruzamento pode facilitar a recanalização e permitir menor tempo de procedimento, sendo úteis para permanecer na luz verdadeira ou facilitar a reentrada segura na luz verdadeira.[17-19]

A) *Crosser (Bard Peripheral Vascular, Inc., Tempe, AZ):* é sistema desenhado para obter recanalização de oclusões longas. São úteis nos setores coronário e periférico. É composto por gerador eletrônico, pedal, transdutor de alta frequência, injetora e catéter Crosser. O equipamento cria ondas vibratórias de alta frequência na ponta de aço inoxidável, o que facilita a penetração em lesões duras e calcificadas. Está disponível em versões 0,014 e 0,018 polegadas. Não necessita de fio-guia. No procedimento convencional, utiliza-se o catéter *over-the-wire*. O fio-guia é avançado até a área da lesão, e o catéter Crosser é posicionado até atingir a área de obstrução. Após tracionar o fio-guia, dispositivo é ativado e avançado cuidadosamente pela oclusão. Ao cruzá-la, é feita a confirmação angiográfica, para depois avancar fio-guia distalmente. O Crosser é, então, removido.[17-19]

Quadro 4-5. Exemplos de microcatéteres pequenos e suas características

Pequenos microcatéteres dirigidos por fluxo	DE proximal (Fr)	DE distal (Fr)	Extensão (cm)	Diâmetro do guia (mm)	Propriedade da ponta
Magic	2,7	1,2	165/180	0,008	Não reforçada
Sonic (Balt)	2,7	1,2	165/180	0,008	Corpo reforçado e ponta destacável
Ultraflow (eV3)	3,0	1,5	165	0,010	Não reforçada
Marathon	3,0	1,3	165	0,010	Reforçada

Quadro 4-6. Exemplos de microcatéteres médios e suas características

Médios microcatéteres	Empresa	DI (")	DE proximal (Fr)	DE distal (Fr)	Diâmetro fio-guia (")
Rebar 10	eV3	0,0015	2,3	1,7	0,012
Rebar 14	eV3	0,0017	2,4	1,9	0,014
Prowler 10	Cordis	0,0015	2,3	1,7	0,012
Prowler 14	Cordis	0,00165	2,3	1,9	0,014
Excelsior SL-10	Boston	0,00165	2,4	1,7	0,014
Echelon 10	eV3	0,0017	2,1	1,7	0,014
Echelon 14	eV3	0,0017	2,4	1,9	0,014

Quadro 4-7. Exemplos de microcatéteres grandes e suas características

Grandes microcatéteres	Empresa	DI (")	DE proximal (Fr)	DE distal (Fr)	Diâmetro fio-guia (")
Prowler Plus	Cordis	0,0021	2,8	2,3	0,018
Rapid Transit	Cordis	0,0021	2,8	2,3	0,018
Renegade 18	Boston	0,0021	3,0	2,5	0,018

B) *TRUePaTh (Boston Scientific Corporation, Natick, MA):* idealizado para penetrar oclusões calcificadas e duras, assim como criar microdissecção em áreas ocluídas. Apresenta perfil de 0,018 polegada com ponta de diamante que gira a 13.000 rpm. Utiliza-se um catéter de suporte para avançá-lo. Alarmes são acionados, quando qualquer resistência excessiva é encontrada. O sistema de trabalho possui 165 cm, mas pode-se estender para 335 cm. A ponta pode ser curvada a 15 graus.[17-19]

C) *Wildcat (Avinger, Inc., Redwood City, CA):* o aprovado para dar suporte nas intervenções periféricas. Apresenta perfil de 0,035 polegada com cobertura hidrofílica que facilita a transposição de lesões oclusivas. A ponta rotacional pode ter configurações ativa e passiva. Utiliza-se o modo passivo inicialmente, mas se a lesão for mais calcificada, utiliza-se o ativo.[17-19]

Catéteres para Trombólise Farmacológica, Trombectomia ou Tromboaspiração

As modalidades terapêuticas para tratamento da oclusão vascular aguda incluem a cirurgia aberta, trombólise farmacológica por catéter, trombectomia mecânica percutânea e trombectomia por aspiração percutânea. A cirurgia aberta inclui a trombectomia por catéter-balão (Fogarty), endarterectomia com ou sem plastia e trombólise isolada intraoperatória. A seguir, descreveremos algumas das particularidades das modalidades percutâneas.

A) *Trombólise direcionada por catéter:* este foi o primeiro tratamento local não cirúrgico utilizado na isquemia aguda de membros inferiores. O trombolítico é administrado por meio de um catéter intra-arterial colocado dentro do trombo para obter sua dissolução com menor tempo de trombólise, quando comparado à trombólise sistêmica.

B) *Trombectomia percutânea mecânica:* a remoção percutânea de trombos está bem estabelecida. Há vários dispositivos percutâneos para remoção de trombos das artérias periféricas por meio de fluxo rápido e forças hidrodinâmicas.

O AngioJet – sistema reolítico de trombectomia (Medrad Interventional/Possis, Minneapolis, MN) aprovado para uso pelo FDA-EUA. Trata-se de catéter com duplo-lúmen. O perfil de uma das luzes é compatível com guias de 0,014 a 0,035 polegadas, dependendo do modelo. A outra luz permite a infusão pulsada, em alta velocidade, de fluxo de soro fisiológico para ponta do catéter por meio de um hipotubo de aço inoxidável conectado a uma bomba injetora externa. O tubo forma uma alça na ponta do catéter, onde formam-se múltiplos jatos em direção retrógrada à via efluente, deslocando trombos e criando uma zona de baixa pressão (efeito Bernoulli/Venturi) que permite remover até 75% do material. Funciona de forma isovolumétrica, isto é, o volume aproximado de soro fisiológico infundido é similar à quantidadde de trombo removida.

Outra possibilidade de uso do AngioJet consiste na técnica *power-pulse spray* com até 90% de taxa de sucesso. Realiza-se a infusão trombolítica por meio de catéter de trombectomia mecânica percutânea com ponta ocluída, seguido da tromboaspiração.

C) *Trombectomia percutânea por aspiração:* baseia-se no conceito de aplicar sucção por meio de uma seringa a um catéter para aspiração de trombos. O catéter Pronto (Vascular Solutions, Inc., Minneapolis, MN) é exemplo de catéter de baixo perfil, duplo lúmen, que permite rápida aspiração, compatível com catéter-guia 6 Fr e guia de 0,014". Possui ponta esférica atraumática distal e ampla luz para proteger a parede do vaso durante os movimentos de avanço e recuo. Este conjunto é complementado por seringa de 30 mL. Apresenta perfil de 0,053" com revestimento hidrofílico. Os aparentes benefícios do dispositivo incluem o mínimo risco de embolização distal, rápida compreensão do seu funcionamento e ausência de evidência de hemólise. Entretanto, dados relacionados com a rapidez de remoção de trombos, lesão vascular, embolia distal, perda sanguínea, flexibiilidade, maleabilidade, taxas de permeabilidade e complicações ainda são limitados.[16]

O catéter Export (Medtronic, Inc., Minneapolis, MN) é semelhante, mas carece de publicações na isquemia aguda de membros.

D) *Sistema de trombólise/trombectomia farmacomecânica isolada:* o dispositivo Trellis (Covidien, Mansfield, MA) é um bom exemplo deste tipo de catéter. Foi confeccionado buscando melhorar os resultados da trombólise e trombectomia. Trata-se de catéter híbrido, que isola o trombolítico entre dois balões (diâmetro de 3-10 mm) inflados proximal e distalmente à area de trombose. Está disponível com 6 Fr de diâmetro, compatível com fio-guia de 0,035" e extensão de zona de tratamento de 10 e 30 cm. Quando os balões são inflados, isolam a área de trombose, mantendo a concentração de trombolítico localmente. O balão proximal é inflado inicialmente, utilizando-se solução fisiológica e contraste (3:1). A seguir, o guia é trocado por outro flexível, sinusoidal, conectado à fonte elétrica, que produz oscilações de 500 a 3.000 rpm sobre a área isolada, misturando o agente trombolítico ao trombo e aumentando o efeito lítico. Durante a aspiração do material trombolisado, somente o balão distal é mantido insuflado, para evitar embolia distal e prevenir a dispersão do trombolítico. O sistema Trellis tem sido utilizado no tratamento da trombose venosa profunda, em lesões "de novo" do segmento arterial suprainguinal ou na oclusão de *bypass* infrainguinal. Como forma de melhoria, o mecanismo de aspiração foi trocado para permitir a aspiração de trombos ou *debris* maiores. Hemólise e hiperpotassemia não têm sido relatadas. No momento, Trellis é o unico dispositivo com habilidade para combinar infusão lítica e trombólise mecânica.[16]

MATERIAIS PARA EXTRAÇÃO DE CORPOS ESTRANHOS INTRAVASCULARES (*SNARES*, PINÇAS E *BASKETS*)

A retirada ou extração de corpos estranhos intravasculares envolve técnica pouco complexa, na maioria das situações. Há grande número de instrumentos para sua realização. Algumas vezes uma simples alça (*snare*) é suficiente e pode evitar cirurgias abertas ou laparoscópicas. Estes corpos estranhos podem ser classificados conforme seu desenho em longos/finos ou redondos/escorregadios.[20]

A remoção de *stents* coronarianos migrados é o procedimento mais reportado, com taxa de incidência de 0,5 a 2,3%, a maioria relacionada com a escolha errada do tamanho e local de implantação.

O método de extração ou retirada depende do tipo de corpo estranho. Há muitos tipos de alças e pinças. Os primeiros utilizam a combinação catéter e alça. Apesar dos modelos comercializados disponíveis, podem ser manufaturados utilizando catéter angiográfico e fio-guia de 0,018" longo. Mallmann *et al.* relataram 100% de sucesso utilizando este tipo barato e efetivo de alça.[20]

Estão disponíveis materiais, como *forceps*, alças e pinças para remoção de filtros na veia cava inferior, assim como cestas (*baskets*) para retirada de cálculos e alças para retirada de molas.

O Quadro 4-8 sugere uma classificação destes dispositivos conforme seu formato.

Em pequenos ductos biliares ou ureter, *baskets* ou catéteres-balão costumam ser efetivos. Cálculos biliares podem ser fragmentados e, a seguir, empurrados para o duodeno, e os ureterais podem ser tratados por meio de nefrostomia ou acesso baixo.

Corpos estranhos em vias aéreas ou tubo digestório alto podem ser removidos endoscopicamente sem intervenções percutâneas. Para dispositivos maiores, dentro de cavidades corporais, como reto ou coração, laços com quatro alças podem permitir captura mais eficaz e segura.[20]

CATÉTERES-GUIA

- Características básicas e constituição: são constituídos normalmente por camada interna (PTFE), malha de aço inoxidável intermediária, que torna o catéter mais rígido, e camada externa (NÁILON). Atualmente, a maioria apresenta paredes finas, sem aumento do diâmetro e parte proximal mais flexível para evitar lesões inadvertidas (Fig. 4-10).[15,16]
- Elementos básicos: tubos com parede reforçada, utilizados com finalidade terapêutica e de forma coaxial.
- Variações e tipos: os tipos de curvas assemelham-se às dos catéteres para fins diagnósticos, e incluem basicamente o reto (*straight*), RDC (renal dupla curva) e *hockey stick*. Para intervenções renais sugere-se o RDC ou um introdutor-guia flexível, como o Ansel ou Raabe (Cook Medical, Bloomington, IN).
- Dimensões: medidas em French (Fr) no seu diâmetro externo. Há grande variedade, mas normalmente são mais largos e calibrosos, como 7 a 9 Fr, numa referência ao seu diâmetro externo. As extensões variam de 50 a 100 cm, e os diâmetros de 5 a 8 Fr, com diâmetros internos variando de 0,056 a 0,091 polegadas. Normalmente são utilizados diâmetros de 6 e 7 Fr para acessos femorais e 5 Fr para acessos radiais. Balões *over-the-wire* normalmente requerem 7 Fr.
- Uso e dicas:
  - Prover sustentação e permitir manobras que necessitem maior rigidez, sob cateterismo coaxial.
  - Há grande número de técnicas para utilizar catéteres-guia ou introdutores-guia. Baseiam-se no tipo de

Quadro 4-8. Classificação dos corpos estranhos intravasculares conforme sua forma

Longo/fino	Redondo/escorregadio
Fragmentos de catéteres venosos centrais	Balas e chumbinhos de espingarda
Fragmentos de filtro de veia cava	Molas
Fios-guia fraturados	Cálculos ureterais e biliares
Extremidades de balão de angioplastia	Oclusores septais atriais
Stents	Bolas de pressão e partículas

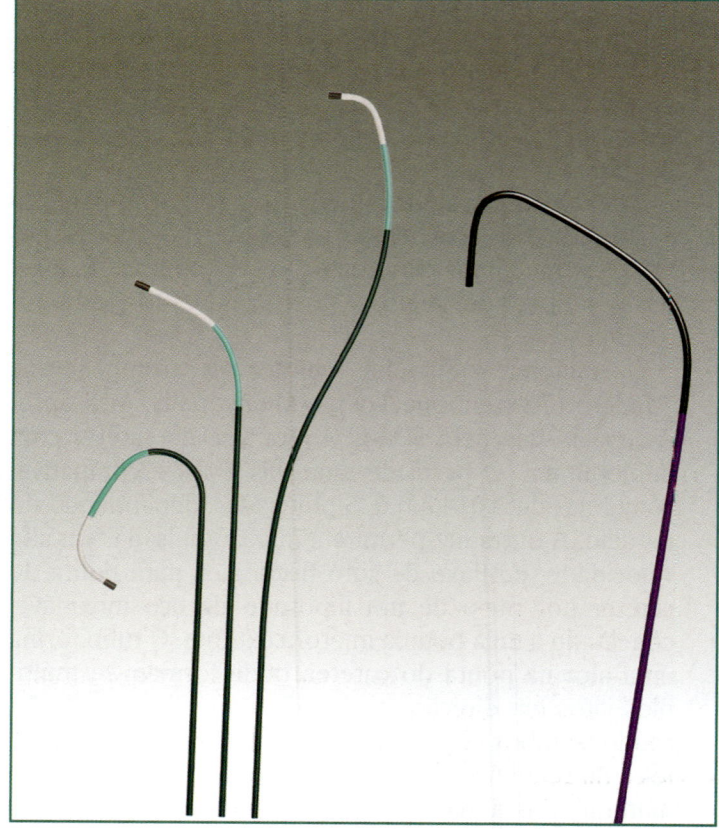

Fig. 4-10. Catéteres-guia (da esquerda para direita): Judkins de esquerda, Multipurpose, Headhunter e RDC.

catéter-guia escolhido, uma vez que, em algumas intervenções, como em pequenos vasos e lesões curtas, se utilizem balões e stents com perfis de 0,014 ou 0,018 polegadas. O avanço de introdutores-guia deve ser feito sobre fios-guia com maior dureza. Alguns catéteres-guia, como o Ansel, apresentam diltador de 0,018". Manobras como o posicionamento inicial do catéter-guia na aorta e a realização do cateterismo coaxial seletivo do vaso visceral desejado com catéter diagnóstico no interior do catéter-guia permitem que o catéter-guia seja avançado (telescopado) sobre o mesmo para a posicao desejada. O catéter diagnóstico é, então, removido.[15,16]

- A escolha do catéter-guia é feita com base no diâmetro do vaso, tortuosidade, calcificação, tipo de aorta, orientação ostial e complexidade do procedimento. A técnica coaxial, utilizando introdutor-guia ou catéter-guia pode trazer grande benefício para intervenções em ramos viscerais, facilitando a entrega de materiais e permitindo angiografias de controle simultâneas durante o procedimento.[16]
- Catéteres-guia de 6 Fr podem acomodar aterótomos rotacionais com até 1,75 mm de diâmetro.

CATÉTERES-BALÃO

- Caracteristicas básicas e constituição: há várias características dos catéteres-balão que definem sua utilidade clínica. Complacência é a medida da elasticidade dos balões e é definida como a mudança no diâmetro do balão por atmosfera de pressão. Balões complacentes são construídos com copolímero de poliolefina, e os não complacentes polietileno tetrafalato (Fig. 4-11).[16,21]
- Elementos básicos: catéter de estrutura pouco rígida e balão (reservatório distensível inflável) na sua extremidade, utilizados durante dilatação de trajetos, pré-dilatações e plastias. A maioria possui dupla luz, uma para passagem do guia a partir da extremidade e outra para insuflar o balão.
- Variações e tipos: balões podem ser utilizados para liberação de stents, pré-montados ou não, conhecidos como alone (stents expansíveis por balão).
- Dimensões: medidas do diâmetro e extensão do balão (mm), extensão (cm) do catéter e perfil externo (Fr) do catéter.
- Classificação:
  - De flutuação (dirigidos pelo fluxo).
  - Oclusores (pré-formados ou não).
  - Fogarty (para tromboembolectomia).
  - Para angioplastia (convencional e drug eluting balloon).
  - Para procedimentos não vasculares.
  - Para braquiterapia.
- Uso e dicas:
  - Para a angioplastia, septostomia e tuboplastia.
  - Para pré-dilatação de lesões.
  - Plastia pós-implante de stents.

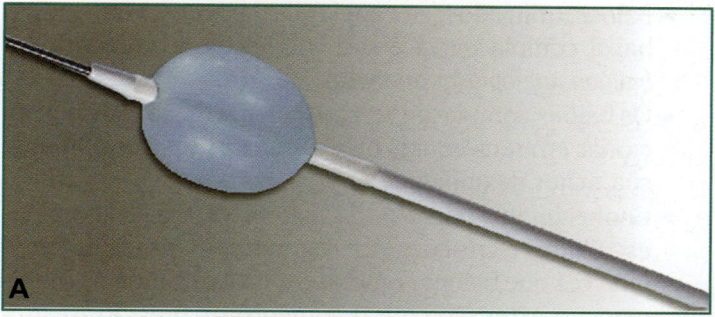
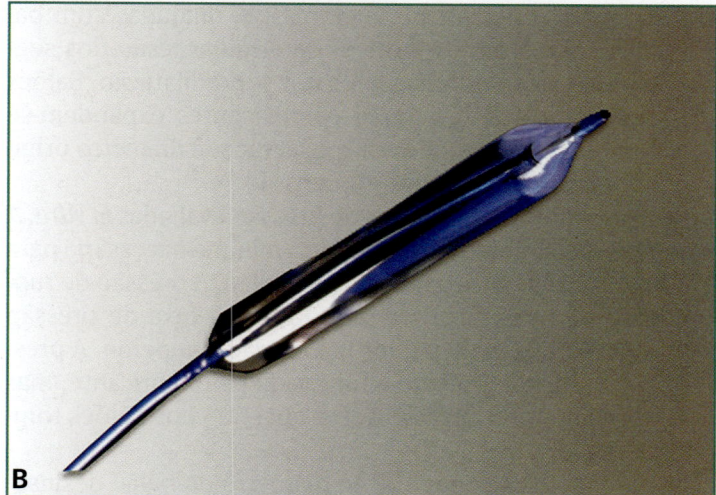
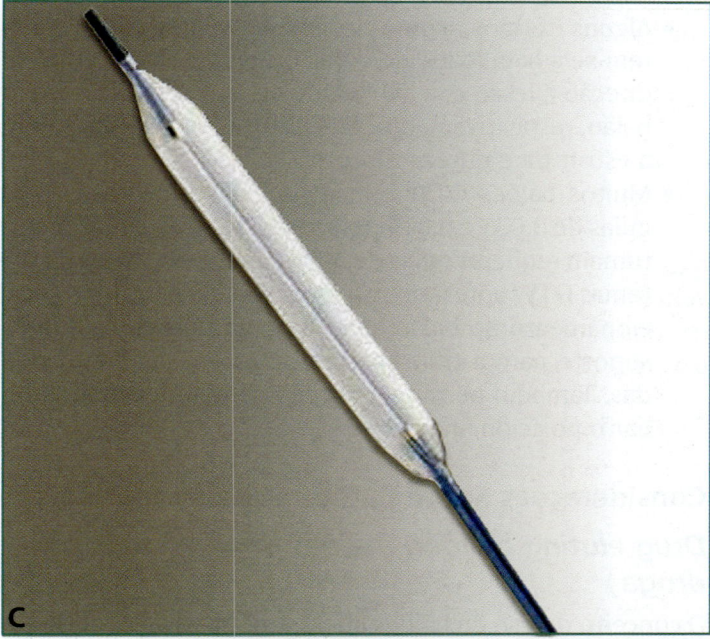

Fig. 4-11. Tipos diferentes de balão conforme sua complacência: (**A**) alta, (**B**) semi ou média e, (**C**) baixa.

- Plastia de vasos, proteção nas bifurcações, na reeestenose de lesões e em situações onde o stent não é possível.
- A maioria dos catéteres-balão utilizados em angioplastia é do tipo over-the-wire (OTW). Na variante de balão chamada de "troca-rápida" (Monorail ou Rapid Exchange) é possivel introduzir o fio-guia por meio de uma entrada lateral, próxima à extremidade distal do catéter.

- Balões utilizados em angioplastia apresentam muito baixa complacência e são conhecidos como *plain old balloon angioplasty* ou POBA.
- Os balões complacentes são maleáveis e fáceis de posicionar em relação aos não complacentes por conta de sua maior flexibilidade.
- Conhecimento acerca da complacência dos balões escolhidos é crítico para a segurança do procedimento, uma vez que balões complacentes se expandam em diâmetro e extensão com o aumento da pressão. Lesões arteriais resistentes à angioplastia, dilatadas com balões complacentes, podem determinar lesão dos segmentos arteriais adjacentes por sobredilatação. Balões semicomplacentes e não complacentes expandem-se muito menos e tendem a conservar seu diâmetro original apesar do aumento da pressão.[16]
- Balões apresentam taxas de pressão avaliadas *in vitro*. A pressão nominal corresponde à mínima necessária para obter o diâmetro específico do balão. A pressão de ruptura ou *rated burst pressure* (RBP) é a taxa de pressão abaixo da qual 99,9% dos balões não romperão. A pressão média de ruptura é fornecida pelo fabricante, mas corresponde à pressão sob a qual 50% dos balões romperão.[16]
- Perfil do balão se refere ao diâmetro do balão desinsuflado e é muito próximo ao diâmetro do catéter distal.
- Alguns termos, como *trackability* e *pushability*, referem-se à habilidade de o balão seguir sobre o guia em direção à lesão e, à habilidade de cruzar a lesão com o balão, respectivamente. Ambas estão relacionadas com a estrutura e dureza de corpo.
- Muitos balões OTW e *monorail* são compatíveis com guias de 0,035 e 0,014 polegadas. Todavia os OTW costumam requerer guias de 300 cm para sua troca. Os sistemas OTW apresentam a vantagem de permitir o posicionamento do balão junto à ponta do guia, o que dá suporte para a transposição de estenoses muito rígidas. Também permite a injeção de contraste para avaliar o posicionamento.

Considerações Sobre Catéteres-balão Especiais

Drug eluting balloon (balões impregnados com droga)

O conceito do uso de balões liberadores de drogas antiestenóticas, como *paclitaxel*, foi inicialmente descrito por Scheller *et al.*, em 2003. A técnica de liberação local de drogas utilizando balões com a parede impregnada com drogas, conhecidos como *drug-eluting balloons* ou DEB, propõe uma série de vantagens, como permitir a distribuição homogênea do agente antiproliferativo na área segmentar afetada, o que parece aumentar sua eficácia, ajudando na melhor endotelização e preservando a anatomia vascular, pelo não uso de malhas metálicas, ausência da necessidade do uso prolongado de drogas antiplaquetárias e poder ser utilizada em áreas onde *stents* são indesejados, como em vasos muito pequenos e bifurcações. Todos os sistemas são caracterizados por três componentes: balão, droga e veículo.[21,22]

Em vários DEB comercializados, a droga mais utilizada é o paclitaxel e a dose padrão é 3 $\mu g/mm^2$. O que difere entre os fabricantes é o veículo que é necessário para separar as moléculas do paclitaxicel, aumentando sua solubilidade e hidrofobicidade, e que ajuda no transporte da droga para dentro da parede arterial. Ao entrar em contato com o vaso, as características do agente permitem sua rápida difusão para a parede. A maioria do paclitaxel é eliminada em torno de um dia, a depender de suas características hidrofóbicas. É muito importante fazer a pré-dilatação com balões convencionais, antes de aplicar o DEB, para que as microfraturas produzidas na placa permitam a entrada do paclitaxel, formando uma camada mais homogênea.[22,23]

STENTS

- Caracteristicas básicas e constituição: são estruturas cilíndricas expansíveis, construídas normalmente a partir de elementos metálicos ou ligas metálicas, como aço inoxidável, tântalo, titânio, nitinol (50% níquel e 50% titânio) e o Elgiloy (Ferro – pequena quantidade, cobalto, cromo, níquel e outros metais). Os *stents* podem ser confeccionados em diversos materiais, como o aço inoxidável 304 SS, 316 L SS, tântalo, elgiloy (SS), platina, liga de cobalto e nitinol.[24]
  - Aço inoxidável: liga formada a partir da fusão de pequenas quantidades de ferro + cromo + níquel + molibdênio + manganês + carbono + cobre com cobertura de óxido de cromo a 12%.
  - Nitinol: liga de níquel (54 a 60%) + titânio com traços de cobalto, cromo, magnésio e ferro. Apresenta memória térmica e superelasticidade. O nome da liga provém dos elementos Ni (níquel), Ti (titânio) mais a sigla do fabricante, NOL (Naval Ordinancy Laboratories). Aqui também se vê a cobertura fina de óxido de titânio. O níquel pode estar relacionado com relatos de reações alérgicas.
  - Tântalo: a única geração atual de *stents* usando tântalo é o Wallstent. Núcleo de tântalo recoberto por Elgiloy (fórmula desconhecida, mas à base de cromo e cobalto).
  - Cromo e cobalto: liga de cromo + cobalto + pequenas quantidades de ferro, níquel, molibdênio e outros. Alta resistência à corrosão e *stress*. Os espaços entre os anéis, ou células, podem ser fechados ou abertos.
- Elementos básicos: estrutura confeccionada em peça única tubular ou anéis interligados.
- Variações e tipos:
  - Podem ser fabricados por técnicas de corte a *laser*, costura, tricotamento, enrolamento e soldadura.
  - Flexibilidade e força radial são importantes características dos *stents*. A primeira refere-se à facilidade de ultrapassar segmentos tortuosos até o ponto de liberação, e a segunda, à força que o *stent* exerce em direção externa, com o fim de manter seu diâmetro original.

- Características do *design* da malha determinam alterações na flexibilidade e comportamento do *stent*. O *stent* Palmaz é tubo cortado a *laser*. Neste processo uma rede de quatro células fechadas é criada. Tais células são conectadas entre si geometricamente através de conectores não flexíveis, o que produz uma estrutura forte e durável em áreas que não estão sujeitas às forças de quebra ou que demandem flexibilidade. Os *stents* com células fechadas têm a vantagem de obter cobertura mais uniforme do vaso, e aqueles com células abertas têm maior flexibilidade, porém menor suporte e chance de cobertura inadequada, especialmente em vasos tortuosos em que a torção do *stent* torna algumas células mais abertas que outras. Já os *stents* com malha "trançada" (*braided stents*) como o Wallstent, apresentam boa visibilidade, flexibilidade e recolhimento de até 87%.[24]
- O recuo (*recoil*) elástico também depende de características do *design* e constituição. Atualmente, recomenda-se o uso de *stents* autoexpansíveis de nitinol cortados a *laser*, por apresentarem menor encurtamento (menos de 3%). Os *stents* helicoidais (*coil stent*) apresentam mínimo recuo elástico e selam mais facilmente pontos de dissecção.
- *Stents* recobertos com PTFE, polietileno tereftalato (PET), poliéster (Dacron®), poliuretano, ligas de carbono, com drogas ou polímeros contendo drogas antitrombóticas e antiproliferativas têm sido investigados como alternativa no combate à hiperplasia intimal.[24-26]

■ Dimensões: medidas do *stent* em centímetro (cm) e milímetro (mm), com o sistema de liberação dimensionado em polegadas e cm.

■ Classificação: podem ser classificados conforme suas características básicas:
  - Quanto à forma de inserção:
    ♦ *Stent* direto (implante do dispositivo antes da dilatação por balão).
    ♦ *Stent* primário (inserção pré-determinada após ATP).
    ♦ Implante seletivo de *stent* (inserção após resultado subótimo da ATP).
  - Quanto ao mecanismo de implante (Fig. 4-12):
    ♦ Autoexpansível.
    ♦ Expansível por balão.
  - Quanto à geometria (formato dos anéis):
    ♦ Célula aberta.
    ♦ Célula fechada.
  - Quanto ao tipo de estrutura de malha:
    ♦ Tubular.
    ♦ Helicoidal (mola).

■ Uso:
  - Geralmente os *stents* são desenhados para ampliar e manter aberta a luz vascular em caso de estenoses, compressões extrínsecas e outras causas.
  - Com o avanço das pesquisas de um substituto vascular ideal, o uso dos *stents* tornou-se opção terapêutica promissora, mas não está isento de complicações (fraturas, hiperplasia intimal etc.). O Quadro 4-9 descreve as principais características do *stent* ideal.
  - Os *stents* expansíveis por balão e os autoexpansíveis convencionais são considerados "*bare stents*" ou *stents* descobertos.
  - *Stents* expansíveis por balão são montados sobre um catéter-balão, que é expandido até um diâmetro padrão designado pelo fabricante, isto é, as medidas da

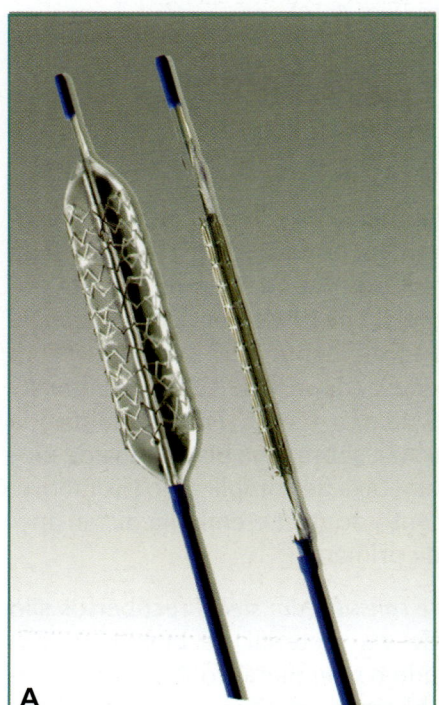
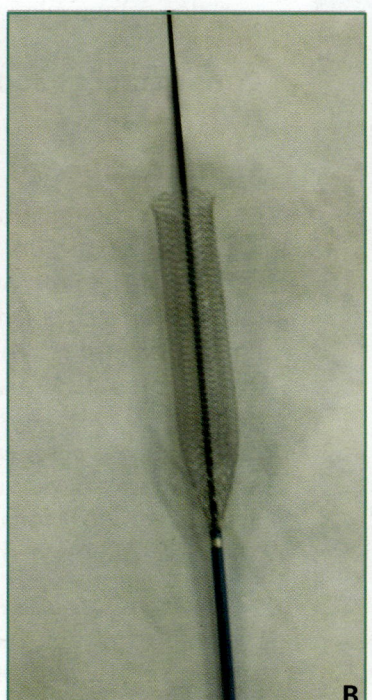
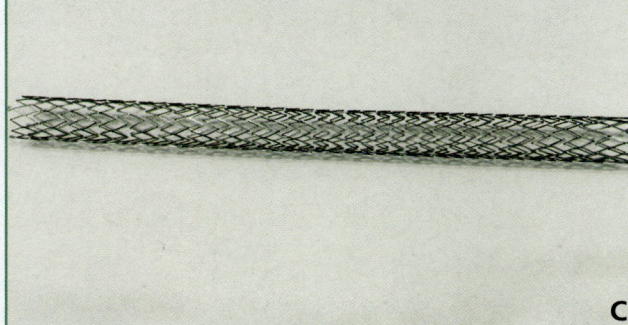
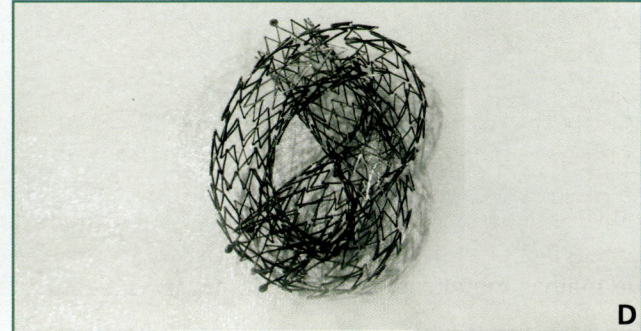

Fig. 4-12. Tipos de *stent* quanto a sua característica na liberação: (**A**) expansível por balão e (**B-D**) autoexpansível.

Quadro 4-9. Propriedades do *stent* ideal

Características

- Alta radiopacidade
- Alta força radial para resistir ao recoil
- Mínimo ou nenhum encurtamento durante a liberação
- Sistema de liberação simples e fácil de usar
- Flexibilidade
- Elasticidade radial
- Grande raio de expansão e baixo perfil
- Recuperabilidade, em caso de inadequado posicionamento
- Acessibilidade lateral
- Mínima indução à hiperplasia intimal
- Resistência à trombose e corrosão
- Durabilidade
- Baixo preço

composição balão-*stent* são conhecidas e padronizadas. Em decorrência do seu encurtamento previsivelmente mínimo, estes *stents* possuem grande precisão de liberação (Fig. 4-13). Seu exemplo clássico, o *stent* Palmaz, possui células de aspecto anelar que permitem a intermovimentação, conferindo-lhe maior flexibilidade. Há também *stents* com opção de serem montados manualmente sobre balão (*stent alone* – do inglês, "solitário ou sozinho"). Nesta situação, devem ser utilizados balões menos complacentes, para evitar lesão parietal e/ou ruptura do balão. Podem-se escolher diferentes diâmetros de balão, respeitando o limite da integridade da malha do *stent*, numa composição às vezes distinta da padronizada pelo mercado.[24,25]

- *Stents* autoexpansíveis são pré-montados sobre um catéter transportador, recobertos por uma bainha que os mantém comprimido. Durante a retração desta bainha, ele vai se expandindo, em função de sua força radial e memória térmica, até o seu diâmetro nominal específico em que foram construídos. Apresentam maior flexibilidade, causam menos artefatos à RM, mas costumam ser menos radiopacos. Seu exemplo mais conhecido é o Wallstent.[25]

- A fixação do *stent* ao vaso se estabelece basicamente a partir do equilíbrio entre a resistência da parede e força radial do *stent*. O contato dos metais com a parede vascular estabelece um caráter reacional local que, ao longo do tempo, irá interferir na perviedade do mesmo. Visando a diminuir este tipo de alteração, foram desenvolvidas coberturas ou películas sobre o metal do *stent*, assim como ainda foram criados *stents* eluídos com drogas antiproliferativas.

- Com relação à compatibilidade com a RM, a natureza do aço de alguns *stents* determina acentuada formação de artefatos. A exceção é feita aos *stents* do tipo Strecker, constituídos de tântalo e o Vistaflex, de platina. Além destes exemplares iniciais, diversos outros *stents*, recobertos e não recobertos, de uma variedade de metais e propriedades mecânicas, foram disponibilizados comercialmente (Fig. 4-14).

Considerações sobre *Stents* Especiais (Fig. 4-15)

Stents recobertos

Em 1993, Cragg *et al.* relataram o uso do primeiro *stent* recoberto manufaturado com membrana de PTFE, montada sobre *stent* Palmaz (Cordis Corporation, Warren, NJ) para tratamento de lesões femorais. Em 1994, Henry *et al.* publicaram o primeiro relato do tratamento de 21 pacientes com doença arterial. O uso da endoprótese Cragg (Minimally Invasive Technologies SARL, La Ciotat, France), fabricada com tecido de *poliester woven* sobre uma plataforma de nitinol, esteve associado à alta taxa de complicação (trombose, inadequado posicionamento do *stent* e embolia distal) apesar de 59% de perviedade primária.[23]

- *Características básicas e constituição*: *stents* recobertos são compostos por tecido ou material de enxerto (*graft*) como o PTFE recobrindo o *stent* metálico. No caso do poliéster manufaturado, há arranjo de fibras apresentando-se de forma têxtil (Dacron®). Suas variantes são o *woven* e o

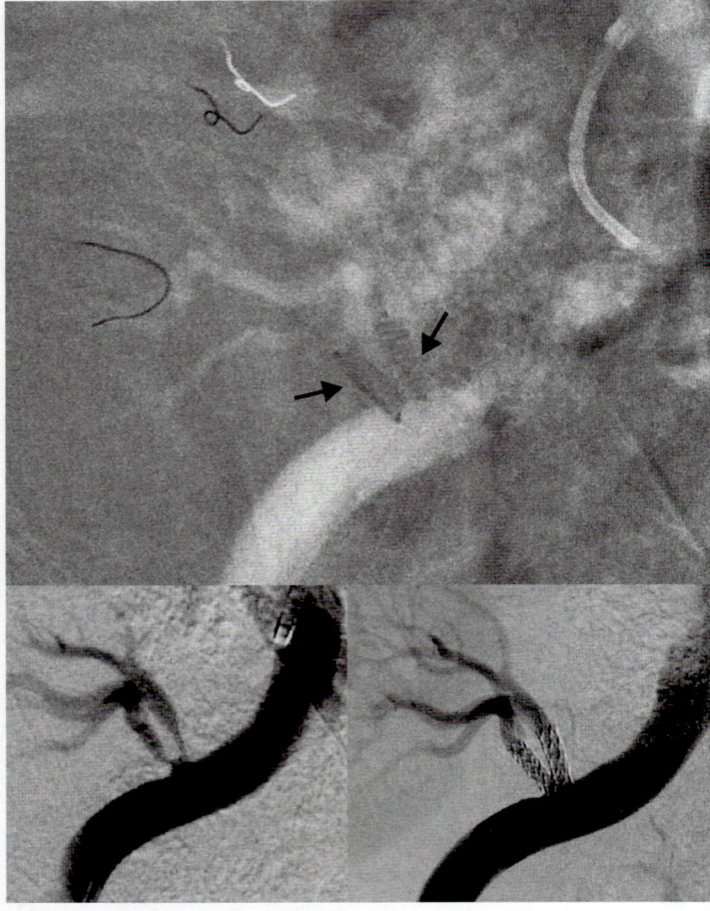

Fig. 4-13. *Stents* expansíveis por balão (setas brancas) implantados em artérias renais de enxerto (transplante renal).

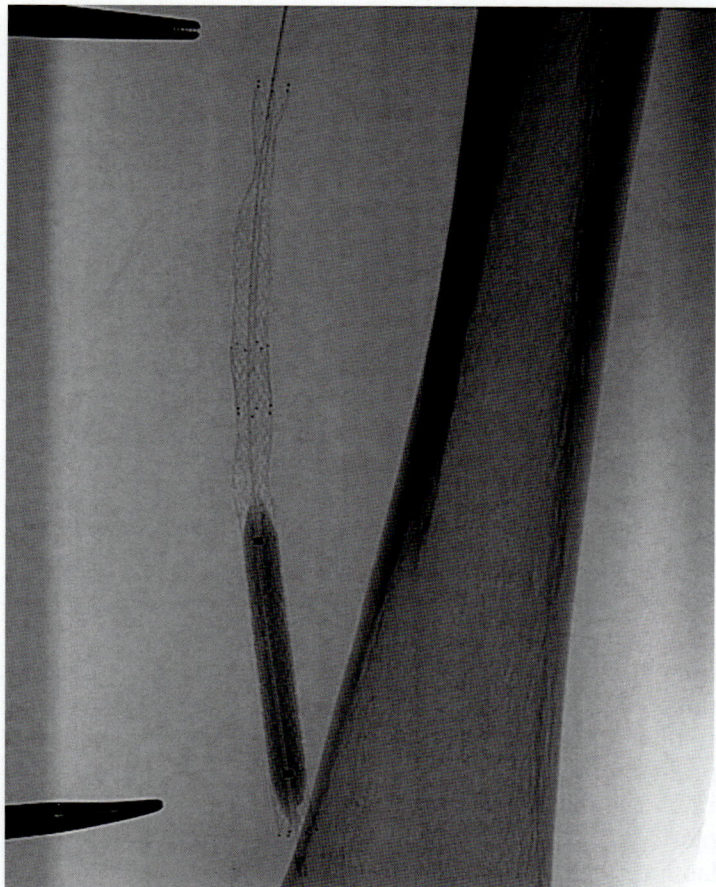

Fig. 4-14. Catéter-balão semicomplacente utilizado durante o implante de *stents* autoexpansíveis em artéria femoral superficial.

knitted. O *knitted,* mais flexível e maleável, é manufaturado com pontes transversas. O *woven, com* pouca elasticidade e tendência ao enrugamento e dobra, tem dificuldade para assumir o contorno sinuoso e tubular dos vasos sanguíneos. O PTFE é material inerte com poros pequenos para limitar o crescimento interno do tecido.

- *Uso:* stents recobertos com PTFE são indicados principalmente para o tratamento de estenoses longas ou reestenoses, mas devem ser utilizados com cautela na proximidade de vasos colaterais. Dentre as indicações, incluem-se o tratamento da doença aterosclerótica, perfurações ou rupturas, exclusão de aneurismas, pseudoaneurismas, fístulas arteriovenosas e tratamento de fístulas dialíticas mal funcionantes. Vários *stents* (autoexpansíveis e expansíveis por balão) estão disponíveis comercialmente, como o autoexpansível Viabahn endoprosthesis (Gore & Associates, Flagstaff, AZ), o Advanta V12 (Atrium Medical Corporation) e o iCast *stent* (Atrium Medical Corporation).

Algumas vezes, *stents* recobertos são utilizados em indicações *off label* na doença arterial periférica. Nesta situação, o material *graft* provê uma barreira ao *ingrowth* associado à hiperplasia neointimal, selando a superfície inflamatória da parede e inibindo a reestenose. Todavia, pode haver o desenvolvimento de reestenose nas extremidades não recobertas.[24-28]

Alguns exemplos de *stent* recobertos são:

A) *iCast ou Advanta V12:* o *stent* Advanta V12, como é conhecido o *stent* iCast fora dos EUA, é feito de aço inoxidável, expansível por balão, encapsulado em duas membranas de PTFE (porosidade 100 a 120 μm), pré-montado em balão não complacente. Está disponível em diâmetros 5 a 12 mm, extensões de 16, 22, 38 e 59 mm e com possibilidade de pós-dilatação para 12 mm. Há discreto encurtamento durante a liberação. São compatíveis com fios-guia de 0,035 polegada, montados num sistema 5 Fr com 80 e 120 cm de extensão. São compatíveis com introdutores 6 ou 7 Fr.

Há também um similar "Large Diameter V12" (Atrium Medical Corporation) disponível em diâmetros 12, 14 e 16 mm e pós-dilatável para 20 mm.

B) *Viabahn Endoprótese – GORE endoprosthesis:* foi originalmente introduzido, em 1996, na Europa como Hemobahn. Teve seu nome modificado para Viabahn, em 2002, quando foi introduzido no mercado dos Estados Unidos. O Hemobahn, como o Viabahn, é *stent* autoexpansível confeccionado com PTFE expandido (ePTFE), ultrafino, com 100-μm, associado a *stent* de nitinol autoexpansível. A endoprótese é comprimida em sistema de liberação com catéter de duplo lúmen com marcas metálicas. É liberado da ponta para a base, o que permite uma expansão radial uniforme. As versões do Viabahn incluem dispositivos de 5 e 6 mm compatíveis com bainhas 6 Fr e os de 7 e 8 mm com bainhas 7 Fr, com perfil de 0,014 ou 0,018 polegadas e extensões 2,5, 5, 10, 15 e 25 cm.[25,27,28]

C) *Fluency® Plus Stent* **Graft (Bard):** *stent* de nitinol com base no *design* Luminexx, coberto com duas camadas (interna e externa) de ePTFE. O interno é revestido com carbono. Extensões de 20 a 120 cm e diâmetros de 5 a 13,5 mm.

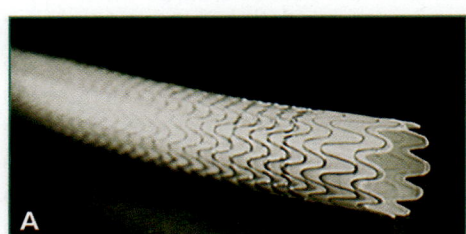
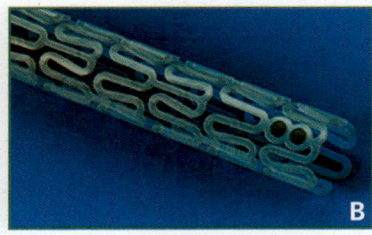
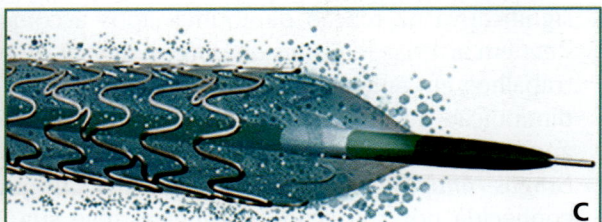

Fig. 4-15. Tipos especiais de *stents*: (A) recoberto, (B) absorvível, (C) *drug eluting stent* (DES).

Stents eluídos com drogas

Trata-se de *stents* revestidos com substâncias que criam uma superfície não detectável pelo organismo, com o fim de evitar reações. Dentre essas substâncias, pode-se citar o colágeno, fibrina, heparina, fosforilcolina e várias moléculas bioativas. Cloft *et al.* obtiveram resultados favoráveis observando rápida endotelização e baixa estenose reativa após o implante de *stents* revestidos com colágeno bovino tipo I em aorta de coelhos.[24,26,27]

A) ***Heparina:*** é um proteoglicano que inibe a proliferação de células musculares lisas *in vitro*. Vários trabalhos têm demonstrado que a expressão de moléculas de adesão está diminuída em pacientes com *stents* revestidos com fosforilcolina e heparina. O efeito inibidor é mediado em parte pelas interações com receptores celulares, fatores de crescimento, moléculas de adesão e inibidores das proteinases. Em razão das propriedades antiproliferativas e anticoagulantes, muitas pesquisas foram realizadas para determinar qual a melhor estratégia para a administração da heparina, após a colocação do *stent*, na tentativa de se evitar a hiperplasia intimal. Lin *et al.* demonstraram em primatas que *stents* recobertos com heparina por meio de ligação covalente induzem hiperplasia intimal menor em relação ao grupo-controle. Nakayama *et al.* estudaram *stents* revestidos com heparina e FK506. A heparina revestiu a face interna, ou seja, o lúmen do *stent* em contato com a corrente sanguínea (por causa de suas propriedades anticoagulantes), e o FK506 revestiu a face externa em contato com a parede do vaso (em razão de sua ação imunossupressora). A conclusão foi que este tipo de revestimento foi efetivo na prevenção da hiperplasia intimal.[25,28]

B) ***Inibidores das metaloproteases:*** as metaloproteases são moléculas da família das proteases dependentes de zinco e cálcio, que degradam o colágeno e outras proteínas da matriz, como a elastina e os proteoglicanos. A lesão vascular resulta em padrões temporais de aumento da atividade das metaloproteinases. Tais enzimas, além de estarem relacionadas com o remodelamento vascular e com a hiperplasia intimal, pelo seu efeito sobre a proliferação e a migração celular, também têm efeitos na inflamação e na angiogênese. Assim, hipoteticamente, a inibição dessas enzimas resultaria em redução da hiperplasia intimal. Entretanto, Van Beusekom *et al.*, ao estudarem os efeitos do *batimastat*, um inibidor inespecífico das metaloproteinases e, também, uma droga antineoplásica e com propriedades antiangiogênicas, não encontraram influência significativa na reação neointimal após a colocação de *stent* em artérias femorais de porcos, apesar de existirem trabalhos em animais que comprovaram seus efeitos de diminuição do remodelamento da parede do vaso após angioplastia transluminal percutânea.[27]

C) ***Drogas antiproliferativas:*** a rapamicina, originalmente conhecida por sua ação antifúngica, teve sua utilidade questionada por causa dos efeitos imunossupressores. É justamente esta ação que está relacionada com a inibição da proliferação miointimal, uma vez que a rapamicina aja inibindo a fase G1 a S do ciclo celular através da proteína de ligação tacrolimus (FK506), ligando-se assim a uma molécula chamada mTOR (*mammalian target of rapamycin*) que inibe sua ativação. Em 1999, foi aprovada pela FDA para utilização em transplantes renais.[24,26,27]

Quanto ao uso da rapamicina no sistema vascular, onde se objetiva sua ação sobre o recoil, remodelamento vascular e proliferação intimal, que são os principais fatores de reestenose, a divulgação de resultados preliminares de *stents* recobertos com a rapamicina (sirolimus) trouxe grande entusiasmo, pela perspectiva de redução expressiva na incidência de reestenose.

Apesar de os compoentes básicos incluírem um *stent*, a droga e o veículo (polímero carreador), variações nesse modelo definem os diferentes *stents* disponíveis comercialmente.

O sirolimus e paclitaxel são outros dois agentes com eficácia mais comprovada. O sirolimus macrocíclico é agente imunosupressor e droga antiproliferativa que age ligando-se a imunofilinas citosólicas especificas e bloquea o ciclo celular, inibindo a progressão das fases G1 a S, previne a proliferação de células T e a proliferação e migração de células musculares lisas. O paclitaxel é uma droga antineoplásica altamente lipolítica que promove rápida troca celular. Interfere com a função microtubular e afeta a mitose e secreção extracelular, interrompendo a cascata de reestenose em múltiplos níveis.[24,26,27]

Novas drogas vêm sendo introduzidas, como o everolimus, ABT-578 e o biolimus. O everolimus, assim como a rapamicina, bloqueia o fator de crescimento celular (GFDCP – *growth factor – derived cell proliferation*) estacionando o ciclo celular da fase G1 a S. Sua utilidade clínica continua em estudo. O ABT-578 é análogo sintético da rapamicina, com potente atividade antiproliferativa e anti-inflamatória, com efeito em baixas concentrações. Bloqueia o ciclo celular no final da fase G1, por meio da inibição da proteína regulatória "mTOR". É considerado útil no tratamento da hiperplasia neointimal após angioplastia com *stent*. O biolimus A9, droga análoga do sirolimus (rapamicina), bloqueia a imunofilina citosólica FKBP12 e inibe o crescimento de células T e células musculares lisas. É mais facilmente absorvido pela parede vascular.[27]

O futuro no campo dos *drug-eluting stents* (DES) pode ser a combinação de drogas que inibem o ciclo celular, com aquelas que promovem a endotelização do *stent*. Neste contexto, novos polímeros com estrogênio e óxido nítrico prometem melhorar a resposta endotelial.[27]

No sistema DES, ou a droga é colocada na superfície do *stent* ou se utiliza algum veículo carreador adicional que seja biocompatível com a parede vascular. Com este ultimo, é possível controlar a velocidade de liberação da droga. O não uso do polímero carreador pode determinar a liberação muito rápida do agente antiproliferativo. A fosforilcolina (PC) que tem sido utilizada como veículo carreador, trata-se de uma cópia sintética dos fosfolipídeos das membranas das hemácias, o que a torna mais biocompatível. Outros carreadores, como células endoteliais primordiais (*endothelial progenitor cell* – EPC), podem facilitar a cicatrização. Capas de biofosfalato lipossomal, por sua vez, são capazes de inativar macrófagos e inibir a hiperplasia intimal. O *design* da plataforma também pode influenciar os resultados. *Stents* com células fechadas apresentam melhor aposição contra a parede e melhor liberação da droga se comparados aos de células abertas. Acredita-se que *stents* com perfil mais baixo e finos, constituídos de cromo e cobalto, poderão melhorar a entrega e os resultados.[27]

Stents *bioabsorvíveis*

Stents bioabsorvíveis são chamados mais adequadamente de grades ou esqueletos (*scaffolds*) para enfatizar sua natureza transitória. Como não há metal na estrutura, e decorrente da completa reabsorção, evitam-se a reação de corpo estranho e processo irritativo de parede. Isto facilita o processo de remodelamento com a volta do vaso ao seu estado natural, preservando a biomecânica fisiológica, além de não haver impedimento para procedimentos cirúrgicos posteriores.

Os primeiros *stents* bioabsorvíveis foram desenvolvidos para tratamento da artéria femoral superficial e eram *stents* não eluídos com droga, o Igaki-Tamai (Remedy, Kyoto Medical Planning, Kyoto, Japão), que apresentava formato em zigue-zague espiral constituído de poli-L-lactídeo monofilamentar (PLLA). Apresentam diâmetros maiores de 5 mm (expansíveis até 7 mm), extensões de 3,6 e 7,8 cm e autoexpansíveis. Todavia havia a necessidade de dilatá-los com balão para otimizar a aposição do *stent* à parede. Posteriormente, outros esqueletos de magnésio foram testados em artérias de membros inferiores (AMS, Biotronik, Berlin, Germany). Tratavam-se de *stents* expansíveis por balão, cortados a *laser*, que tinham magnésio, zircônio, ítrio e outros elementos raros em sua constituição básica. Estes *stents* demonstraram falha em prover sustentação arterial durável. O Absorb, *stent* bioabsorvível (Abbott Vascular, Santa Clara, CA), composto pelo polímero PLLA coberto com everolimus, propõe-se a corrigir este problema, porque foi desenhado para manter sua estrutura por 6 meses.[24,26,27]

À medida que estes dispositivos se degradam e são reabsorvidos, observa-se também a regressão concomitante do efeito da droga sobre a parede e o retorno progressivo à biomecânica natural do vaso. A velocidade de reabsorção correlaciona-se com a perviedade, uma vez que reabsorções lentas causem menor reação inflamatória.

O material básico dos *stents* bioabsorvíveis, o polímero semicristalino (PLLA) atualmente testado nos dispositivos bioabsorvíveis (Igaki-Tamai, Absorb BVS), pode ser manipulado quimicamente, de forma a alterar as qualidades mecânicas e térmicas. Estas modificações podem produzir alterações na força radial, porcentagem de *recoil*, tempo de sustentação até o início da degradação e na flexibilidade radial. A droga deve eluir a parede numa taxa de tempo e dose que seja efetiva e ainda não tóxica para o tecido. A embolia distal de partes do *stent* permanece um desafio para o uso desta tecnologia.[24,26,27]

ENDOPRÓTESES

Parodi *et al.* realizaram a primeira correção endovascular do aneurisma da aorta abdominal (sigla inglesa: EVAR) no Instituto Cardiovascular de Buenos Aires, Argentina, em 7 de setembro de 1990. Mais pesquisadores, como Volodos, na Ucrânia, Lazarus, nos Estados Unidos, e outros também contribuiram para validar e tornar aceita a técnica. No início, a terapêutica baseava-se na implantação de uma prótese tubular que era fixada em suas extremidades por *stents* metálicos. No entanto, esta estratégia determinou alta taxa de endofugas. Com o desenvolvimento de novos materiais, este tratamento tomou impulso, e várias empresas desenvolvem suas próprias endopróteses.[29]

O uso de um sistema industrial bifurcado modular foi utilizado pela primeira vez, em 1995, em Buenos Aires. Desde então, inúmeras variações e sofisticações vêm sendo desenvolvidas.

Em setembro de 1999 a FDA (Food and Drug Administration) aprovou as primeiras duas endopróteses (AneuRx – Medtronic, Inc., Minneapolis, MN e Ancure – Guidant Corporation). Todavia a endoprótese Ancure ficou disponível pouco tempo no mercado, porque sua fabricante (Guidant Corporation) decidiu interromper a produção, em 2003.

Endopróteses, próteses recobertas ou *stent-grafts* são constituídas por elemento metálico e revestimento (dácron, PTFE, poliéster ou outros). Visam a redirecionar o fluxo sanguíneo, utilizando a estrutura metálica como suporte externo. As mais conhecidas utilizam o nitinol, elgiloy e aço.

Endopróteses para Uso na Aorta Abdominal (EVAR)

- *Características básicas e constituição*: o *design* não parece determinar maiores impactos sobre a evolução clínica, e muitos intervencionistas escolhem a prótese com base na sua rotina de uso, reservando outras próteses para uso específico. Baixos perfis são mais vantajosos para pacientes com problemas relacionados com o acesso vascular, enquanto próteses com melhor conformabilidade e fixação ativa seriam mais úteis para casos de colos muito angulados. Especialistas concordam que a maioria das endopróteses costuma funcionar bem, dentro das indicações formais, mas anatomias desfavoráveis ainda determinam grande desafio. Três aspectos são apontados como muito importantes: presença de fixação proximal ativa, precisão de posicionamento e controle na liberação. Com relação à fixação proximal, alguns modelos apresentam ganchos auxiliares (*barbs* ou barbelas).[29,30]

- *Sistemas de liberação*: várias próteses são liberadas por acesso femoral seja por punção ou dissecção. No caso de artérias femorais muito pequenas, é possível realizar a liberação através de enxerto sintético suturado à artéria ilíaca comum, por abordagem extraperitoneal. O tamanho dos sistemas de liberação é variavel e dependente do diâmetro do dispositivo.[29,30]

- *Corpo principal:* na aorta abdominal os corpos principais são geralmente bifurcados, com maior força radial proximal para melhor fixação. Os sistemas de fixação incluem *barbs* ou extensões suprarrenais não recobertas. As conexões ilíacas variam em extensão e número, conforme a prótese seja bi ou trimodular. Há, ainda, endopróteses unimodulares conhecidas como aortounilíacas, indicadas para casos de estenose ou oclusão iliaca unilateral e aneurismas rotos.[29,30]

Quando há a necessidade de converter uma prótese bifurcada em aortounilíaca, utiliza-se um *plug* oclusor inserido por meio da artéria ilíaca contralateral. Nesta situação, opta-se por *bypass* femoro-femoral para garantir a perfusão do membro.

- *Extensões:* disponíveis em várias apresentações. Às vezes, um ou mais dispositivos podem ser necessários para um selamento completo.
- *Dimensões:* aspectos importantes: anatomia, perfil e extensões.
  - Anatomia vascular (colos proximais curtos e angulados): a endoprótese Endurant foi a primeira disponível nos Estados Unidos, visando a atender este problema, com base no seu *performance* na Europa. Em 2009, a endoprótese Aorfix (Lombard Medical Technologies Inc., Tempe, AZ) também começou a ser utilizada para casos com colo angulado acima de 90 graus com a estratégia da fixação infrarrenal.[30-32]
  - Perfil (baixos perfís): o menor perfil pode facilitar o acesso e o processo de liberação.
  - Extensões e ramos: muitos esforços vêm sendo feitos no sentido de ampliar a aplicabilidade e otimizar o *performance* dos dispositivos. A Empresa Cook foi pioneira no desenvolvimento de modelos fenestrados. Todavia, estes modelos apresentaram problemas relacionados com o seu custo e com a necessidade de customização.
  - Atualmente buscam-se produzir endopróteses com possibilidade de uso mais genérico. A marca *Ventana fenestrated-cuff design* (Endologix) reflete esta tendência.[30-32]
- *Uso:* as indicações para uso de endopróteses aórticas abdominais incluem o tratamento de aneurismas de aorta abdominal, dissecção aórtica infrarrenal isolada, lesões traumáticas, úlceras e ateroembolismo.[30-32]

Dispositivos Disponíveis para Tratamento do Aneurisma da Aorta Abdominal (Fig. 4-16)[30-32]

- *AneuRx:* endoprótese modular, bifurcada, revestimento de poliéster suturado a *stent* autoexpansível de nitinol, introduzido como segunda geração, em 2008. Apresenta alteração no seu sistema de liberação e corpo principal, que a tornam mais flexível.
- *Zenith:* endoprótese bifurcada, modular, trimodular, revestimento de poliéster *woven* (Dácron) suturado a *stent* de aço inoxidável Gianturco Z-stent. Apresenta *stent* con-

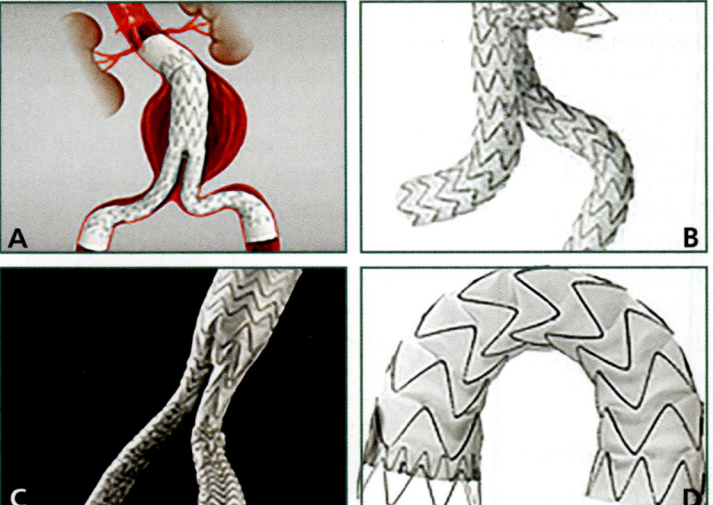

Fig. 4-16. Tipos de endopróteses de aorta: (**A**) Zenith® (Cook), (**B**) Endurant® (Medtronic), (**C**) Excluder® (Gore) e, (**D**) Valiant® (Medtronic).

vencional (*bare stent*) suprarrenal, para fixação ativa proximal.
- *Excluder:* endoprótese autoexpansível modular bifurcada, com dois componentes feitos de ePTFE aderido a um exoesqueleto de nitinol, recobertos por filme de ePTFE/fluoretilpropileno (FEP) composto. O corpo principal e os ramos têm um *cuff* selante de ePTFE para aumentar a aposição à parede vascular. A liberação deste *stent* ocorre do centro para as extremidades.
- *AFX e Powerlink:* endoprótese Powerlink é modular, bifurcada e utiliza ePTFE suportado por um esqueleto autoexpansível de cromo e cobalto. O corpo principal tem ramos ilíacos simétricos. Há um (*bare metal*) *stent* proximal para fixação ativa, e a bifurcação repousa sobre a bifurcação ilíaca para melhor fixação distal.

A endoprótese AFX assumiu o lugar da Powerlink, tendo menor perfil e material multilaminado, chamado de STRATA ePTFE que lhe conferiu mais força e melhor conformação.

- *Talent:* endoprótese modular, bifurcada, composta por poliéster *woven*, fabricada com *stent* de nitinol autoexpansível externo e *design* da célula em formato "M". Na parte proximal há um *stent* descoberto para fixação aórtica.
- *Endurant:* endoprótese modular, bifurcada, composta por poliéster multifilamentar, recobrindo extrutura externa autoexpansível de nitinol com célula em formato "M". Proximalmente, há *stent* suprarrenal de nitinol com *pins* para fixação. Este tipo de endoprótese é desenhado para tratamento do aneurisma de aorta abdominal com anatomia desfavorável (com colo angulado).

Endopróteses para Uso na Aorta Torácica (TEVAR)

As indicações para tratamento endovascular da aorta torácica incluem o aneurisma, dissecção, transecção, hematoma intramural e úlcera penetrante.

Apesar de os dispositivos mais modernos permitirem o tratamento de casos complexos, o dispositivo ideal ainda não existe.[33,34]

- *Características básicas e constituição:* apesar das variações nos desenhos das endopróteses, há três componentes básicos: sistema de liberação, corpo principal e extensões.
  - Sistema de liberação: as endopróteses torácicas são liberadas por acesso femoral percutâneo ou cirúrgico. O sistema varia de acordo com o tamanho do dispositivo.
  - Dispositivo principal: os dispositivos torácicos são retos ou com ponta afilada. Os enxertos endovasculares torácicos contam com sobretensão primária na parte proximal para manter a fixação. Os sistemas de fixação incluem *barbs* ou *stents* proximais descobertos.
  - Extensões: uma ou mais extensões podem ser necessárias para selagem proximal, no caso de o corpo principal não produzir selamento definitivo.
- *Uso:* a aorta torácica origina-se imediatamente após a válvula aórtica, curva-se para formar o arco e descende caudalmente até o diafragma.
- *Princípios básicos:* as endopróteses aórticas torácicas são construídas para liberação numa ordem preestabelecida.

Dispositivos Atualmente Aprovados para Tratamento do Aneurisma da Aorta Descendente[33-35]

- *TAG™ (W.L. Gore & Associates):* endoprótese autoexpansível tubular sobreposta em exoesqueleto de nitinol recoberto por ePTFE. É liberada do centro para as extremidades para evitar o deslocamento. Uma vez liberada, é acomodada com balão trilobulado que permite fluxo durante a insuflação. Nenhuma fratura foi relatada desde que o dispositivo foi modificado por meio da remoção do metal longitudinal do corpo.

  A nova geração do dispositivo *Conformable TAG® graft (CTAG)* já recebeu aprovação para uso. Possui *design* apropriado para aortas torácicas menores, mais tortuosas e mais estreitas, permitindo tratar aortas com diâmetro normal, não aneurismático, como no caso de traumas contusos, úlceras penetrantes e dissecção.
- *Zenith® TX2® (Cook Medical):* endoprótese composta em duas peças construídas, utilizando-se Gianturco Z-*stents* (aço inoxidável) suturado a material *graft* de *polyester woven* (Dacron®) em duas camadas. A fixação ativa é feita por meio de *barbs* externos proximais e distais. Componentes proximais em formatos reto e cônico estão disponíveis. Um *stent* está presente na extremidade proximal para auxiliar na fixação.
- *Talent® Torácica (Medtronic):* endoprótese composta por dois componentes feitos de poliéster do tipo *woven* com estrutura externa autoexpansível em nitinol, em formato "M" e barra longitudinal metálica. O componente proximal consiste em *stent-graft* reto com porção descoberta proximal, que permite a implantação através do óstio da artéria subclávia ou carótida. O componente distal, reto ou cônico, tem um *design* em célula fechada para melhor sobreposição. O sistema de liberação é do tipo Xcelerant (o mesmo da AneuRx® e Valiant™), contendo catraca para liberação controlada inicial e depois mais rápida, evitando o efeito *windsock* (biruta). É autoexpansível e podendo ser feito o balonamento posterior.
- *Valiant™ torácica:* é a terceira geração Medtronic e baseia-se na endoprótese Talent® torácica. Apresenta um *bare stent* modificado na porção proximal composto por oito pequenos anéis. A barra de suporte, vista na Talent torácica inicial, foi removida para melhorar a flexibilidade. Está disponível no formato reto ou cônico, podendo ser liberada por meio do sistema Xcelerant.

Considerações sobre Tipos Especiais de Endopróteses

Endopróteses ramificadas e fenestradas

Quando a doença aórtica envolve ramificações, a complexidade do reparo endovascular aumenta, assim como o risco de complicações. As abordagens para tratamento destes tipos de lesões incluem o *debranching* e o uso de endopróteses fenestradas e ramificadas. O *debranching* corresponde à ligadura dos ramos aórticos que serão recobertos pela endoprótese e a revascularização cirúrgica por meio de bypass.[34-36]

- *Endopróteses fenestradas:* o reparo endovascular (FEVAR – *fenestrated-endovascular aneurysm repair*) vem evoluindo nos últimos anos. Endopróteses fenestradas e enxertos ramificados já são utilizados em muitos países, mas ainda continuam em investigação em outros. Neste contexto, a endoprótese fenestrada Zenith tem sido a mais estudada. É estruturalmente semelhante à Zenith com adição de fenestras com base em informações angiotomográficas de alta resolução.
- *Endopróteses ramificadas:* apresentam pequenos ramos colaterais (*grafts*) a partir do corpo principal, suturados ao mesmo, para implante em ramos arteriais onde se deseja preservar a circulação. Noutros *design* é possível implantar o *stent graft* autoexpansível através da abertura da fenestração. Estão indicadas para casos de pacientes portadores de aneurismas aórticos suprarrenais e justarrenais, assim como aneurismas de artérias ilíacas comuns (Zenith Iliac Branch® Cook Medical).

O uso de ramificações viscerais está reservado para casos de maior complexidade. No caso do envolvimento ilíaco, pode-se também utilizar a técnica *sandwich*, em que uma extensão ilíaca ipsilateral é utilizada na artéria ilíaca externa em paralelo com um *stent* recoberto Viabahn (Gore & Associates), que é liberado na artéria ilíaca interna. Proximalmente, estes dois *stents* paralelos ficarão no interior do corpo principal.[34-37]

AGENTES EMBOLIZANTES

Os agentes embolizantes de uso corrente possuem origem diversa e podem ser classificados conforme o Quadro 4-10. Para fins didáticos, a descrição que segue os subdivide em

Quadro 4-10. Classificação dos agentes embolizantes

Materiais	Exemplo
Grupo I Biológicos	Coágulo autólogo e tecidos
Grupo II Hemostáticos absorvíveis	Gelfoam
Grupo III Particulados não absorvíveis	PVA e esferas
Grupo IV Mecânicos	Molas, balão destacável
Grupo V Polímeros fluidos	Cianoacrilato
Grupo VI Esclerosantes teciduais	Álcool, Ethamolin e glicose
Grupo VII Catéteres-balão	Balões destacáveis

grupos de I a VII. Entretanto, outras classificações podem subdividi-los em autólogos e heterólogos, biológicos e não biológicos, particulados e não particulados, fluidos polimerizantes e esclerosantes.[38]

O agente embolizante ideal reúne características específicas tais que tornam difícil encontrá-lo facilmente (Quadro 4-11).

Grupo I – Biológicos

O coágulo autólogo trata-se de massa semissólida que se forma no sangue coagulado (ativação da cascata da coagulação). O coágulo formado possui filamentos de fibrina, glóbulos sanguíneos e plaquetas. É obtido após a coleta de 15 a 20 mL de sangue arterial ou venoso deixado em cuba ou seringa para coagular por 20 minutos. Cortado em fatias de alguns milímetros, pode ser introduzido em seringas de 1 a 3 mL cheias de contraste para utilização. No Quadro 4-12 pode-se observar o coágulo autólogo e suas variações.

Grupo II – Hemostáticos Absorvíveis

O Gelfoam® Pfizer/Upjonh ou Surgifoam® Ethicon trata-se de produto hemostático, poroso (esponja), totalmente absorvível, flexível, insolúvel em água, preparado a partir da gelatina da pele de porco purificada e granulada. É obtido por aquecimento e embebimento em formol e trombina. É capaz de absorver e manter dentro de seus interstícios, muitas vezes o seu peso de sangue e outros fluidos. Sua estrutura porosa tem potencial para ativar a cascata da coagulação. Age por meio da

Quadro 4-11. Características do agente embolizante ideal

- Mecanismo de liberação com perfil baixo, fácil manuseio e precisão
- Migração ausente
- Mínima taxa de recanalização
- Mínimo processo inflamatório
- Alta força radial
- Baixo preço

Quadro 4-12. Coágulo autólogo e suas variações

Tipo	Característica	Indicação
Coágulo autólogo	Produz oclusão vascular por bloqueio e indução de trombose. Recanalização em 6 a 12 horas. Não produz reação inflamatória	Vasos pequenos ou médios em casos de priapismo de alto fluxo, embolização pré-operatória, trauma e sangramento GI
Coágulo autólogo modificado	Ao receber tratamento com ácido épsilon-aminocaproico (250 a 500 mg) e ser aquecido, sofre modificação, com retardo na sua lise. A recanalização ocorre tardiamente em 12 a 24 horas. Não produz reação inflamatória	Vasos pequenos ou médios (indicação semelhante)

Quadro 4-13. Formas de preparo do Gelfoam

- Pasta
- Placa (almofada)
- Pó (40 a 50 mícrons)

aceleração e do fornecimento de um substrato para a formação do trombo. Apresenta ação embolizante temporária. No Quadro 4-13 observam-se as formas de preparo do Gelfoam.[38]

Grupo III – Particulados Não Absorvíveis

Fazem parte deste grupo agentes embolizantes com características morfológicas típicas que, uma vez modificadas, os tornam mais conformáveis a passagem no interior de catéteres ou permitem navegação mais segura (Fig. 4-17). No Qua-

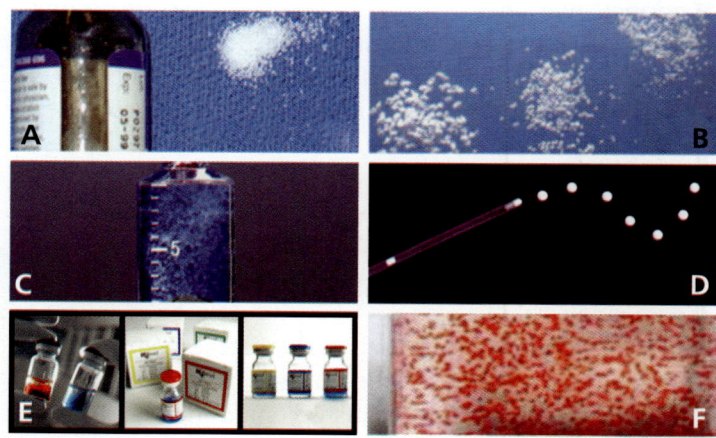

Fig. 4-17. Agentes embolizantes. (**A** e **B**) Polivinilálcool irregular (PVA). (**C**) Embosphere Microspheres® (Biosphere, Merit). (**D**) Polivinilálcool cilíndrico (PVA). (**E**) DC-Beads® (Biocompatibles). (**F**) HepaSpheres® (Biosphere, Merit).

> **Quadro 4-14. Propriedades físicas e biológicas mais importantes dos agentes particulados**
>
> - Tamanho (calibradas e não calibradas)
> - Uniformidade
> - Compressibilidade
> - Agregação
> - Visibilidade

dro 4-14 descrevem-se algumas das propriedades físicas e biológicas mais importantes.[38-40]

A seleção do material a ser utilizado segue critérios que levam em consideração:

A) Objetivo da oclusão (capilar, pré-capilar ou proximal).
B) Anatomia da lesão e tipo de órgão a ser embolizado.
C) Risco de refluxo.
D) Possibilidade de reembolização pelo mesmo trajeto vascular.
E) Complicações relacionadas com a lesão, tipo de material e prevenção.
F) Tempo de duração da oclusão.
G) Reação ao material embolizante.

Partículas e esferas

Dentre os agentes particulados destaca-se o polivinilálcool (PVA), que já era conhecido desde a década de 1960 para uso em esponjas de cozinha, em cimentos, materiais de embalagem, adesivos à prova d'água e cosméticos. Os primeiros relatos de uso clínico foram feitos por Grindley e Porstmann, em 1949 e 1971, respectivamente, mas seu primeiro uso embolizante foi relatado por Tadavarthy, em 1975.[40-42]

Trata-se de esponja plástica, obtida por meio da reação entre o PVA em espuma e formaldeído. É insolúvel em água, semirrígido quando seco e maleável quando molhado. Este polímero, que é derivado do petróleo, é parecido com o PVC e é obtido da raspagem de placas ou blocos de material plástico inerte. É peneirado e separado por tamanhos. Assim, tem forma irregular e tendência a flocular em solução.[41]

Inicialmente, partículas não esféricas de PVA foram utilizadas (PVA irregular ou "pipoca"). Todavia, agentes embolizantes em forma de esferas apresentam, pela sua estrutura geométrica típica, vantagem adicional na obstrução vascular mais distal e uniforme, com mais fácil injeção e menor agregação no interior dos catéteres.

As esferas não são idênticas em termos de características físicas, nível de oclusão e resultado clínico. Devem-se considerar também parâmetros, como compressibilidade, elasticidade e poder inflamatório.

Esferas de acrílico embebidas em gelatina, inicialmente descritas por Laurent e Beaujeux e conhecidas, como Embosphere Microspheres (BioSphere Medical, Rockland, MA), foram as primeiras partículas desenvolvidas e utilizadas em ensaios clínicos, tendo sido incorporadas a prática clínica, em 1996. Em 2006, a FDA aprovou seu uso para a embolização de tumores hipervasculares, MAVs e miomas, assim como alguns casos de tumores ósseos.[42]

Atualmente, há pelo menos cinco agentes embólicos esféricos, incluindo o PVA esférico revestido com película de hidrogel – Contour SE (Boston Scientific Corporation, Natick, MA), microsferas de PVA, Bead Block (Biocompatibles, UK Ltd), DC-beads (Biocompatibles, UK Ltd) e Embozene (CeloNova BioSciences Inc., Newnan, GA). Esta última apresenta núcleo de hidrogel constituido de polimetilmetacrilato revestido com material anti-inflamatório (Polizene). No Quadro 4-15, estão descritas algumas particularidades deste agentes.[41-43]

Além das cacterísticas embolizantes, *drug eluting beads* (DEBs) apresentam capacidade adsorvente de drogas ou elementos radioativos para disponibilizá-los em altas concentrações locais e baixa dose sistêmica. Na atualidade, há pelo menos dois tipos distintos de plataformas DEB. Na primeira, a partícula funciona como esponja, absorvendo grandes quantidades de água ou drogas hidrossolúveis. Na segunda, a partícula atua como polímero capaz de absorver droga dentro do biomaterial, por meio de trocas iônicas. A carga elétrica das partículas pode ser utilizada para eluir medicações com carga oposta. Polímeros específicos são utilizados para absorver drogas específicas, como, por exemplo, a Doxorrubicina e o irinotecano. A interação entre droga e esfera pode determinar diminuição no tamanho médio em até 50%.[44]

Após a adminstração, estudos de microspectrofluorometria em animais embolizados com doxorrubicina – DC

Quadro 4-15. Características de alguns agentes embolizantes particulados

Característica	PVA hidrogel	Acrílico gelatina	Hidrogel com revestimento anti-inflamatório
Tamanho (mícrons)	100 a 1.200	40 a 1.200	40 a 1.100
Uniformidade	++	++	+++
Compressibilidade	100% de recuperação após 70% de compressão	100% de recuperação após 70% de compressão	+++
Agregação	+	+	+
Visibilidade	Adicionar contraste	Adicionar contraste	Adicionar contraste

Quadro 4-16. Características de alguns agentes embolizantes com plataforma DEB (*drug eluting bead*)

Partícula	Característica	Tamanho (mícrons)	% e tempo de adsorção para Doxorrubicina	% e tempo de adsorção para Irinotecano
QuadraSpheres/HepaSpheres	Aumento do diâmetro em até 4 × quando em solução salina, sangue ou contraste. Boa compressibilidade. Fácil injeção	Seca 50 a 200 Hidratada 200 a 800		
DC-Beads	Quando carregadas com doxorrubicina, sofre uma ligeira diminuição no tamanho (até 20% quando carregada com 25 mg/mL). Pode ser utilizada em até 14 dias se misturada à solução salina e 7 dias se misturada a contraste	100 a 900	90% (100 a 300 = 30 min; 300 a 500 = 45 min; 500 a 700 = 60 min) 98% (100 a 300 = 60 min; 300 a 500 = 90 min; 500 a 700 = 120 min)	98% (100 a 300 = 120 min; 300 a 500 = 120 min)

beads demonstraram altos níveis da droga no fígado, que persistiram durante vários meses. No Quadro 4-16, estão descritas algumas particularidades deste agentes.

Futuras plataformas DEB poderão incluir drogas que aumentem a duração da oclusão arterial, como vasoconstritores, agentes protrombínicos e fatores antiangiogênicos ou ainda drogas que previnam recidiva tumoral por meio da liberação de hormônios, inibidores de fatores de crescimento "*growth factors*" ou antimitóticos. Partículas de PVA hidrogel (Bead Block) eluídas com ibuprofeno foram estudadas em animais, demonstrando efetividade em até pelo menos uma semana depois da embolização.[44]

Novas aplicações, como a radioembolização, fazem uso de esferas carregadas com elementos radioativos. Um dos exemplos desses agentes é o ítrio-90 (^{90}Y). As duas esferas para radioembolização, utilizando o ^{90}Y como agente terapêutico disponíveis comercialmente, são as microsferas de resina e as de vidro. As microsferas de resina contendo o ^{90}Y têm diâmetro médio de 32,5 microns (média 20 a 60 microns) e as de vidro têm de 20 a 30 microns. Apesar da semelhança no tamanho, estas esferas diferem na composição, quantidade de isótopo por microsfera e quantidade injetada por tratamento. Todavia, o processo de preparo é muito semelhante para ambas. Microsferas de resina (SIR-Spheres; Sirtex, Sydney, Austrália) estão aprovadas na União Europeia, Ásia e outros países para o tratamento de tumores hepáticos irressecáveis. Nos Estados Unidos, para o tratamento de metástases hepáticas de neoplasia de cólon. As microsferas de vidro (^{90}Y TheraSphere; MDS Nordion, Ottawa, Canadá) foram aprovadas para uso humanitário pela FDA, para tratamento do carcinoma hepatocelular irressecável. Na Europa e outros países as microsferas de vidro ^{90}Y estão aprovadas também para tratamento de tumores hepáticos irressecáveis. A técnica de radioembolização envolve procedimento ambulatorial em que o cateterismo transfemoral é realizado, e milhões de microsferas radioativas (15-20.000.000 resina; 1-8.000.000 vidro) são liberadas seletivamente, sob orientação fluoroscópica.[44]

Grupo IV – Mecânicos
Molas
Sao agentes metálicos destinados à oclusão vascular mecânica permanente por meio da trombose e inflamação parietal. São constituídas de aço inoxidável ou platina, podendo ter fibras de dácron (Fig. 4-18) ou hidrogel para aumentar seu poder trombogênico. Estão disponíveis numa grande variedade de formatos, tamanhos e extensões. Podem ser helicoidais, espirais e retas, com superfície lisa, rugosa ou fibrada, apresentar liberação controlada ou livre, com tamanhos e forma variados.[45,46]

Recomenda-se, na escolha do tamanho, optar por diâmetros maiores que o vaso a ser embolizado, conhecido

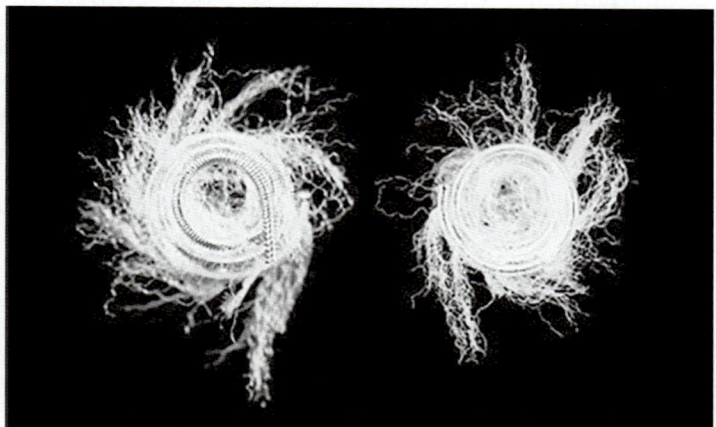

Fig. 4-18. Agentes embolizantes: Molas espirais metálicas fibradas.

como *oversizing*, de pelo menos 15% para artérias e maiores para o caso de veias. Todavia, para algumas molas como a Azur hidrocoil (Terumo Interventional Systems, Somerset, NJ) o *oversizing* não é recomendado.

Molas de liberação controlada permitem maior estabilidade e segurança, sendo preferíveis em situações de risco. Exemplo de micromola metálica fibrada e destacável é a Interlock microcoil (Boston Scientific Corporation, Natick, MA), cujo destaque ocorre quando a micromola é completamente empurrada para fora do microcatéter.[46]

No campo da neurointervenção, em 1990, foram introduzidas molas destacáveis de Guglielmi (GDC; Boston Scientific/Target, Fremont, CA) para tratamento de aneurismas intracranianos. A combinação de técnicas, com balões e implante assistido de molas por *stents*, incrementou o armamentário terapêutico. Molas bioativas como Matrix coil (Boston Scientific/Target), permitiram melhorar o preenchimento de aneurismas cerebrais. Citamos os exemplos de quatro molas bioativas disponíveis para uso clínico: Matrix, HydroCoil (MicroVention, Aliso Viejo, CA), Cerecyte (Micrus, Sunnyvale, CA) e Nexus (Micro Therapeutics, Inc., Irvine, CA).[46]

Materiais com menores perfis, microcatéteres mais hidrofílicos e microguias mais flexíveis e menores que os diâmetros tradicionais poderão melhorar os resultados terapêuticos. Por sua vez, alguns agentes líquidos e micromolas destacáveis exigem microcatéteres e micromolas menores e exclusivos, como os microcatéteres Prowler (Cordis) e o Echelon (ev3, Inc) e microguias, como o Silver Speed (ev3, Inc) e Mirage (ev3, Inc).

Algumas micromolas revestidas com hidrogel, como a Azur (Terumo Medical Systems, Somerset, NJ), estão disponíveis em alto e baixo perfis. O polímero de hidrogel se expande 6 a 7 vezes além do seu tamanho original quando em contato com o sangue, reduzindo a necessidade de maior quantidade de molas. Sua liberação é precisa e segura.

Plugs vasculares

Trata-se de oclusor vascular multiuso (Fig. 4-19). Podem ser iberados a partir de catéteres-guia ou introdutores longos. O plugue Amplatzer Vascular Plug (AVP) (AGA Medical Corporation, Plymouth, MN) é constituído de camadas de nitinol conectadas a fio-guia de destaque/liberação. Tem sido utilizado em diversas situações, como embolização ilíaca interna, vasos de alto fluxo e na embolização proximal de forma genérica. Também foram desenvolvidos o AVP III, com mais nitinol, para oclusão mais rápida, e o AVP 4, de baixo perfil, para liberação por meio de catéteres diagnósticos.[46]

Grupo V – Polímeros Fluidos (Esclerosantes, Colas/Adesivos Teciduais, Polímeros Elásticos e Óleos Iodizados) (Fig. 4-20)

Cola/adesivo tecidual

Trata-se de material embólico, efeito rápido, eficiente, não reabsorvível e não radiopaco e com uso baseado na polimerização

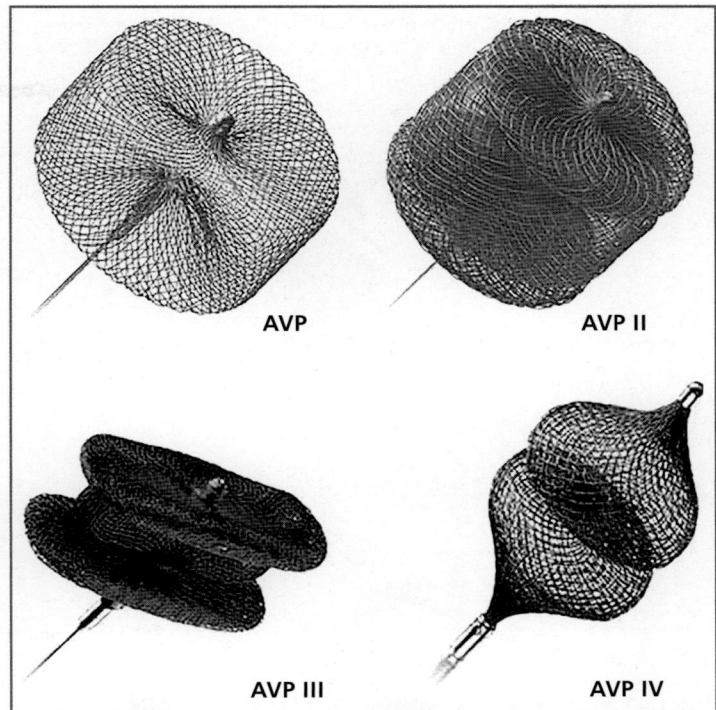

Fig. 4-19. Plugues vasculares dos tipos Amplatzer I, II, III e IV.

do monômero acrilato. O cianoacrilato é composto por molécula de etileno com grupo ciano e éster ligados a carbono. Inicia a polimerização quando em contato com substâncias aniônicas, como plasma, células sanguíneas, endotélio ou solução salina. Este contato provoca reação inflamatória seguida de fibrose. O tempo e velocidade desta polimerização estão na dependência de fatores, como fluxo, calibre, diluição do acrilato, velocidade de injeção e concentração do óleo iodizado (Ethiodol). O tântalo ou tungstênio podem ser adicionados para aumentar a radiopacidade. O microcatéter utilizado para adminstração da cola deve ser trocado após cada injeção, devendo ser posicionado o mais próximo ao alvo da embolização.[46]

O preparo da solução é feito adicionando-se 1 mL de n-butilcianoacrilato (n-BCA) a 1 a 4 mL de Ethiodol. No preparo do N-Butyl 2 Cianoacrilato (n-B2CA), algumas recomendações são importantes, como não utilizar derivados do policarbonato, utilizar seringas de polietileno ou polipropileno e cúpulas de vidro.

Complicações como o aprisionamento do microcatéter pela cola, podem ser minimizadas com uso de microcatéteres hidrofílicos e a lavagem periódica com solução glicosada.

A razão óleo/cola (20 a 50%), características do fluxo e a viscosidade da cola determinarão o tempo de polimerização. A sobrediluição da cola e a mistura com o Ethiodol podem retardar o tempo de polimerização.

Quando o metacrilossisolfano (polímero sintético monomérico) é acrescentado ao n-Butil-2 Butil cianoacrilato (monômero), como no composto comercial conhecido como Glubran®, algumas propriedades hemostáticas são melhoradas, como a elasticidade e a penetração em agulhas

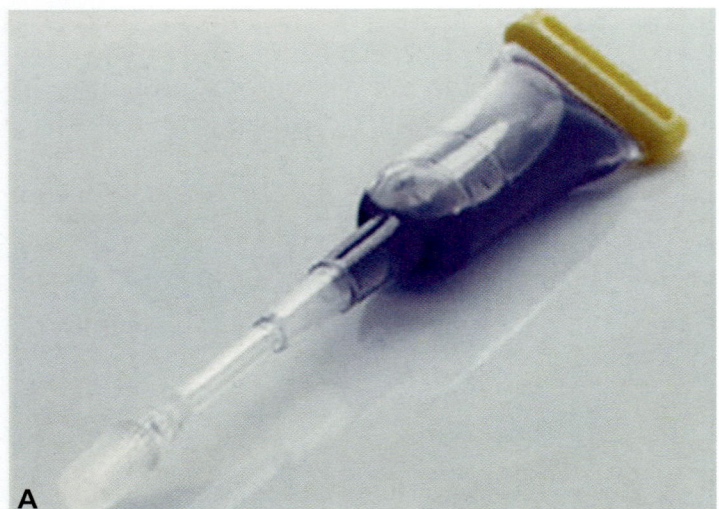
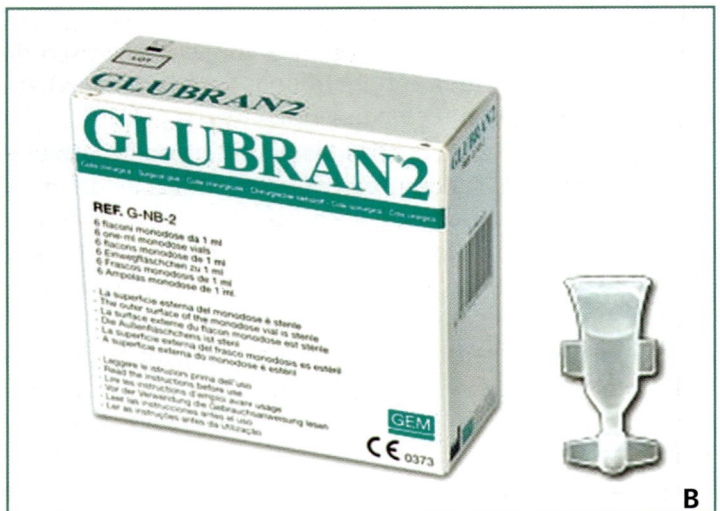
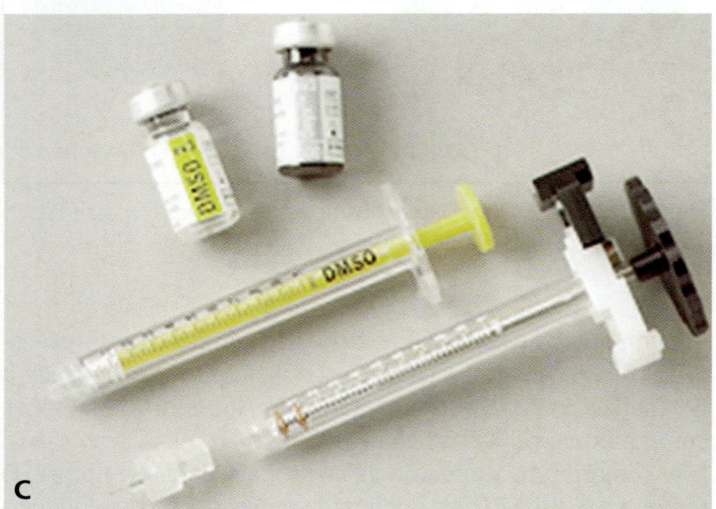
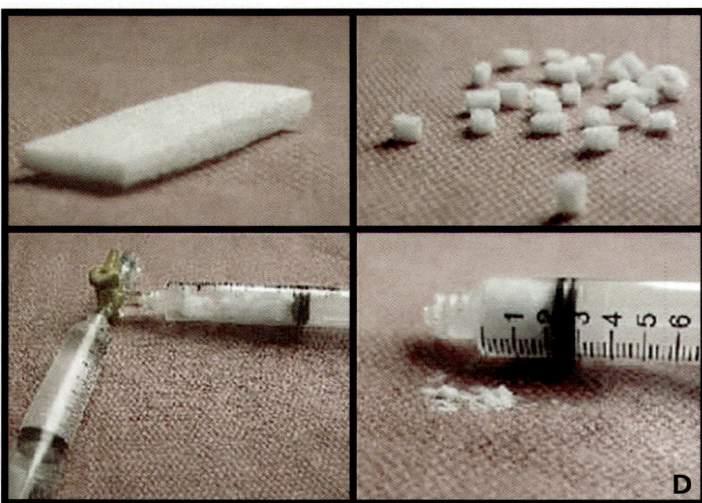

Fig. 4-20. Agentes embolizantes. (**A**) Histoacryl®. (**B**) Glubran®. (**C**) Onyx®. (**D**) Gelfoam®.

cirúrgicas. Nestes casos, a polimerização fica retardada, iniciando-se em 1 a 2 segundos, com reação completa após cerca de 60 a 90 segundos. O acréscimo de Lipiodol permite alcançar o ponto a ser embolizado de forma mais lenta, não havendo necessidade de tracionar o microcatéter imediatamente. Recomenda-se o uso de microcatéteres específicos como o *Ultra Flow* com torneira de três vias, lavando-o periodicamente com SG 5% ou água bidestilada.[46]

A combinação com outros agentes embolizantes, como as micromolas, é possível.

Etilenovinil álcool (EVOH)

Outros agentes líquidos, conhecidos como polímeros elásticos incluem o copolímero etilenovinil álcool (EVOH) Onyx® MicroTherapeutics (ev3 Inc., Plymouth, MN), que se trata de produto biocompatível, utilizado dissolvido em várias concentrações de dimetilssulfóxido (DMSO). Este último é solvente natural derivado da lignina, substância encontrada nas células vegetais. O Onyx®, quando em contato com solução aquosa, polimeriza-se em massa esponjosa utilizada para oclusão vascular. A concentração de EVOH no Onyx® é de 20%. Além, destes dois produtos, a mistura contém ainda pó de tântalo para aumentar radiopacidade. Quando a mistura entra em contato com o sangue, o DMSO se difunde rapidamente, resultando na precipitação e solidificação do polímero. Forma-se êmbolo mole e elástico com possibilidade ainda de fragmentação e deslocamento distal, com a progressão da injeção. A polimerização é tempo dependente e influenciada pela quantidade de etileno na mistura. A solidificação completa ocorre em cerca de 10 minutos. Apesar de necessitar de microcatéteres DMSO-compatíveis para liberação, o produto não adere de forma rápida ao mesmo, o que permite injeções mais lentas. Estes devem sempre ser lavados previamente com DMSO.[47]

Grupo VI – Esclerosantes Teciduais
Álcool absoluto

É agente embolizante efetivo que pode ser utilizado por via intravascular ou injetado diretamente. Não apresenta radiopacidade, o que dificulta seu uso. Alguns riscos incluem necrose dos tecidos adjacentes, toxicidade sistêmica, hipertensão pulmonar e embolização não alvo. A toxicidade aumenta com doses acima de 1 mL/kg ou se o volume for maior que 60 mL. Protocolos de injeção de 0,1 mL/kg cada 10 minutos podem ser mais seguros, com menor risco de hipertensão pulmonar secundária. O agente penetra no leito vascular capilar e determina desvitalização tecidual total por meio da desnaturação das células endoteliais da parede vascular e precipitação do seu protoplasma.[46]

Normalmente, a trombose aguda que ocorre após o uso de qualquer agente embólico (PVA, molas, colas etc.) produz isquemia endotelial definitiva da área embolizada. Todavia, nas malformações arteriovenosas o comportamento do endotélio após a isquemia constitui fator de recidiva importante, pois células endoteliais lesadas liberam fatores quimiotáticos e angiogênicos que causam migração de macrófagos, limpeza dos *debris* da embolização, recanalização, reendotelização e posterior recrudescência da malformação vascular. O uso do etanol parece ser mais eficaz no tratamento deste tipo de lesão, em função de a destruição das células endoteliais ser mais completa, e os fenômenos de recanalização e neovascularização, ausentes.[46]

Grupo VII – Balões Destacáveis

Balões destacáveis utilizados como agentes macroembolizantes não estão disponíveis atualmente. As vantagens do seu uso incluem:

- Oclusão precisa.
- Possibilidade de navegar presos ao catéter e até parcialmente inflados por trajetos tortuosos.
- Habilidade de ocluir rapidamente vasos de calibre maior que o do catéter.
- Possibilidade de inflar e desinsuflar para reposicionamento, caso necesario.

Inicialmente, os balões destacáveis eram constituídos de látex e conectados manualmente a microcatéteres por meio de ligaduras também de látex, o que demandava muito tempo. Posteriormente, balões de látex ou silicone valvulados foram desenvolvidos para facilitar a liberação.[44]

Balões de látex e silicone apresentam propriedades diferentes entre si (distensibilidade, tempo de desinsuflação e atrito de superfície). Os de látex são mais distensíveis e complacentes, apresentam menor risco de ruptura e maior coeficiente de fricção com menor taxa de migração. Essas propriedades os tornam preferíveis para a oclusão de vasos grandes de alto fluxo. Podem sofrer despressurização seguida de deslocamento após sua liberação. Os de silicone são menos complacentes e inflam para um determinado formato, adaptando-se menos ao contorno vascular. Apresentam menor coeficiente de fricção e maior migração. Por serem menos porosos, tendem a permanecer inflados por tempo maior.[46]

Balões destacáveis são utilizados basicamente na área da neurointervenção e raramente fora deste território. Oferecem vantagens sobre outros agentes em determinadas situações, como grandes artérias e fístulas arteriovenosas, efetuando oclusão instantânea e precisa. Não estão disponíveis para todas as situações de embolização e frequentemente são utilizados juntamente com outros agentes.

O sistema do balão normalmente inclui um introdutor e catéter que está ligado, na sua extremidade, a um balão inflável e destacável. Este pode ser preenchido como fluido, pressurizado e o controle feito por meio de mecanismo valvular. Costumam ser inflados com contraste ou monômeros de silicone. Sua oclusão é reversível, até que o balão não tenha sido liberado completamente.

A técnica permite a oclusão vascular a distâncias de 2 a 10 mm do introdutor, evitando a necessidade de cateterização superseletiva e minimizando o risco de embolização inadvertida.[46]

MATERIAIS PARA PROTEÇÃO DE EMBOLIA DISTAL

Sistemas de Proteção Arterial Cerebral

Os sistemas de proteção arterial distal são de aparecimento recente. Visam a impedir a passagem ou migração de material ateromatososo ou trombótico para a rede vascular distal intracerebral. Têm sido muito utilizados no território cerebral durante o procedimento de angioplastia de lesões oclusivas carotídeas. Alguns, como os filtros de oclusão distal, podem ser utilizados como guia primário e são compatíveis com os balões e *stents* de uso mais frequente. Neste caso, o mecanismo de ação básico é a filtragem do fluxo de sangue com possibilidade de recolher possíveis detritos embolizados. Outros sistemas provocam a oclusão temporária proximal ou distal da artéria seguida de aspiração, com o fim de extrair as possíveis partículas residuais.

Podem ser divididos em três grupos em função do seu uso no território cerebral:

A) Sistemas oclusores distais do fluxo da carótida interna (p. ex.: Percusurge e balões de Teron).
B) Filtros distais da artéria carótida interna (p. ex.: Neuroshield, EPI Filter Wire EZ (Fig. 4-21), Angioguard, Interceptor, Accunet, Itrape e Spider).
C) Sistemas oclusores proximais e distais associados a *shunt* arteriovenoso (p. ex.: balões de Caxel, PAEC e MOMA).

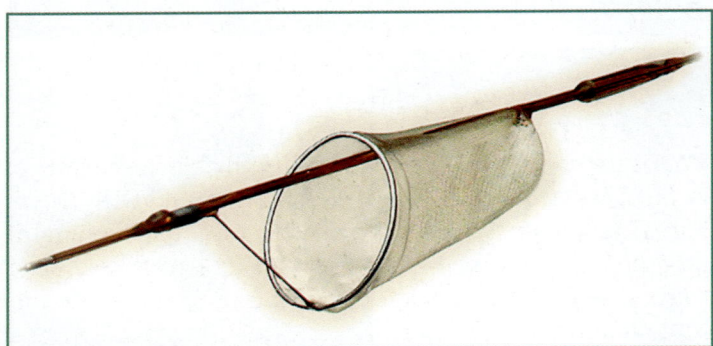

Fig. 4-21. Filtro de proteção cerebral EPI Filter Wire EZ® (Boston Scientific) usado durante os procedimentos de angioplastia carotídea.

SISTEMAS DE PROTEÇÃO VENOSA (FILTROS DE VEIA CAVA)

São elementos metálicos, removíveis, reposicionáveis ou definitivos, introduzidos e liberados no interior da veia cava inferior, em sua grande maioria por acesso venoso jugular ou femoral (Fig. 4-22). A finalidade principal é captar trombos provenientes dos segmentos venosos distais aos mesmos, geralmente maiores que 2 a 3 mm e, dessa forma, prevenir o tromboembolismo pulmonar e suas consequências. São fabricados em aço inoxidável, nitinol, tântalo ou titânio e possuem diversas configurações. Em 1967, foram realizadas as primeiras implantações experimentais de filtros de Mobin-Udin em porcos. Em 1973, conseguiram-se introduzir por dissecção, em humanos, os primeiros filtros do tipo Greenfield de aço inoxidável.[48-51]

O filtro de veia cava ideal deveria preencher os seguintes crtérios:

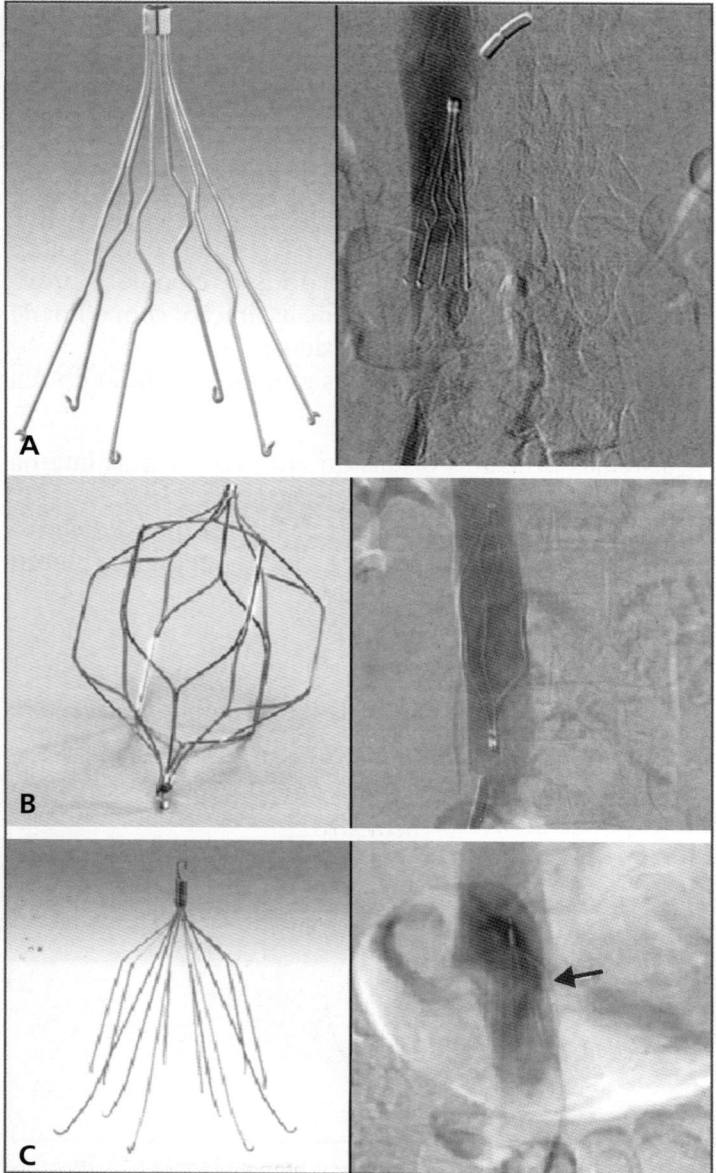

Fig. 4-22. Filtros de veia cava. (**A**) Greenfield® (Boston Scientific). (**B**) Optease® (Cordis). (**C**) G2®X (Bard).

A) *Eficácia:* captar 100% dos êmbolos, evitando as embolias pulmonares.

B) *Segurança:* não ser trombogênico, não migrar ou se romper, permitir adequado fluxo através do mesmo, não ser ferromagnético, de fácil implantação e manejo, de baixo perfil, ser recuperável ou biodegradável e ter boa radiopacidade.

C) *Financeiro:* apresentar baixo custo.

Classificação

Do ponto de vista de tempo de implantação, os filtros de veia cava podem ser divididos em permanentes, temporários e recuperáveis. O tempo limite para recuperabilidade está, em parte, relacionado com o grau de endotelização, que normalmente gira em torno de 2 semanas. Entretanto, diferenças no *design* podem estender este período.[52]

- *Permanentes:* os principais representantes são: Bird's Nest (Cook Incorporated, Bloomington, IN), Vena Tech LGM (B. Braun, Bethlehem PA), Vena Tech LP (B. Braun), Simon Nitinol (Bard, Covington, GA), Greenfield filtro de titânio (Boston Scientific, Natick MA), Over-the-Wire Greenfield (Boston Scientific), TrapEase (Cordis Corp.) e Gunther Tulip (Cook Inc.).[53]

- *Temporários:* foram desenvolvidos em função das complicações de cunho trombótico ocorridas com os filtros permanentes. No desenho original, apresentavam-se conectados a catéter endovenoso (5 a 10 Fr) do tipo bainha, que recobria um fio-guia conectado a um elemento filtrante em forma de cesta. Devem ser utilizados por 5 a 10 dias. Alguns modelos permitem a fibrinólise. Os modelos temporários mais utilizados são o Gunther GTCF-30, Celsa LGT, Filcard RF02 e Antheor TC e Lysofilter. Um modelo, chamado Tempofilter, já retirado do mercado, era recomendado pelo fabricante para que permanecesse por até seis semanas (42 dias) no interior da veia cava.[53,54]

- *Recuperáveis:* a maior parte dos filtros recuperáveis foi desenvolvida como permanente. Possuem gancho em uma de extremidades, que permite sua retirada por via femoral ou jugular através da utilização de qualquer tipo de laço ou sistema extrator recomendado pelo fabricante. Este conceito de recuperabilidade surgiu com o aparecimento dos filtros de Amplatz e Gunther que atuavam como permanentes. Porém, ao final de sua utilização podiam ser recuperados por causa do seu sistema de gancho. As indicações para estes filtros (mistos) incluem as mesmas dos temporários: pacientes jovens necessitando de proteção tromboembólica, interrupção da anticoagulação ou fibrinólise por complicações, gravidez e necessidade de fibrinólise protegida. Exemplos de filtros recuperáveis: Gunther Tulip (Cook), OptEase (Cordis) e filtros de Nitinol recuperáveis (Bard Peripheral Vascular).[53,55]

MATERIAIS PARA PROCEDIMENTOS NÃO VASCULARES

Drenagem de Coleções

Quase sempre é possível indicar a drenagem percutânea como forma terapêutica de primeira linha para as coleções intra-abdominais. A possibilidade de drenagem está diretamente associada à existência de trajeto seguro para sua realização. O objetivo principal é promover a maior drenagem possível. Para isso, estão indicados drenos com calibre de 10 a 14 Fr.

Drenos com extremidade em *pigtail* (Cope self-retainig loop) ou Malecot (Tulip) promovem maior fixação interna à cavidade, associando-se à fixação normalmente realizada na pele para evitar deslocamentos.

Ainda se pode lançar mão do uso coadjuvante de agentes fibrinolíticos para maior fluidificação da coleção, o que aumenta a eficácia da drenagem.

Nas nefrostomias percutâneas a punção inicial é feita com agulhas de 22 gauge com extensão de 15 cm, guias de 0,018" e 0,038", dilatadores e pinças de dissecção. Na escolha do dreno, opta-se por aqueles com ponta que promova maior fixação intrapiélica. Normalmente com calibres entre 8 a 10 Fr.

Nas plastias do território ureteral utilizam-se *stents* plásticos à base de silicone, polietileno ou poliuretano. Entretanto, novos copolímeros têm sido desenvolvidos como o estireno-etileno-butileno-estireno e outros, visando à maior flexibilidade aliada à parede mais fina e maior luz.

Procedimentos Biliares

Colangiografia e drenagem biliar

Punções transparieto-hepáticas para acessar a via biliar são normalmente realizadas com agulha fina de Chiba 21 ou 22 gauge, compatível com fio-guia 0,018". Utilizam-se *kits* de cateterismo biliar montados em sistema coaxial. Dentre eles podem-se citar:[56,57]

A) Neff Percutaneous Access Set, N.P.A.S 100 (Cook, Inc) composto por sistema coaxial de duas bainhas (6,3 Fr externa e 4 Fr interna) flexíveis e guia metálico oco compatível com guias de 0,016" (Fig. 4-23).
B) Accustick Introduction System (Boston Scientific/Medi-Tech, Natick, MA), também semelhante ao anterior, com agulha diferenciada com mandril pontiagudo e camisa plástica reta.

Uma vez cateterizado o ramo biliar, a drenagem pode ser feita com a implantação de catéter de drenagem (dreno biliar), normalmente multiperfurado com 35 a 40 cm de extensão em formato preferencial de *pigtail*. Os orifícios normalmente se estendem aproximadamente por 8 a 10 cm, mas podem ser manufaturados, conforme a necessidade.[56,57] Exemplos destes drenos são (Fig. 4-24):

- VTCB Biliary drainage system (Boston Scientific).
- Ultratane biliary drainage catheter (Cook).

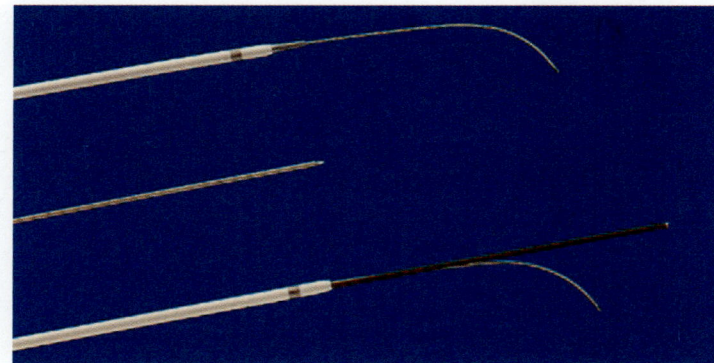

Fig. 4-23. Sistema coaxial Kit NPAS-100 (Cook) utilizado para punções.

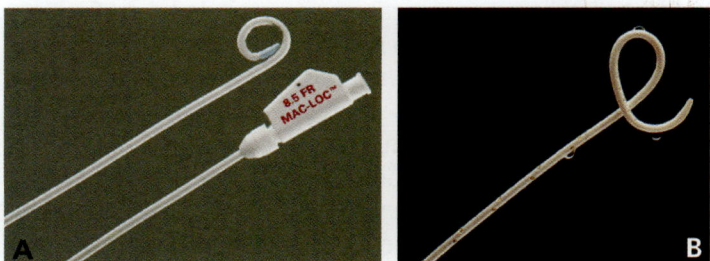

Fig. 4-24. Catéteres de drenagem. (**A**) Dawson-Muller® (Cook). (**B**) Biliary® (Cook).

- Flexima biliary catheter system (Boston Scientific/Medi-Tech).

Em caso de drenagens externas, onde se necessitam drenos com área de orifícios mais restrita à extremidade citam-se os itens a seguir.[56,57]

- Amplatz Anchor System (Boston Scientific/Medi-Tech).
- Dawson-Mueller Drainage catheter (Cook, Inc).
- McLean –Stock percutaneous T-tube (Cook), que é um catéter de sylastic articulado utilizado em casos de obstruções hilares.

Diversos materiais têm sido utilizados com o objetivo de aumentar o conforto e reduzir complicações (Quadro 4-17).

Colangioplastia

A plastia da via biliar com o uso de *stents* e balões (colangioplastia) deve levar em consideração o diâmetro médio de 10 mm,

Quadro 4-17. Exemplos de drenos percutâneos e seus materiais constituintes

Nome comercial	Material
Uresil	Poliuretano
Abscession	Blue silk (seda azul)
Resolve	Poliuretano
Biliary	Ultratane
Flexima	Poliuretano e Glidex

que pode variar de acordo com a localização do stent, diâmetro e extensão a ser recoberta.

Quando a opção for pelo uso de *stents*, como nos casos secundários a lesões malignas, costuma-se optar pelos tipos autoexpansíveis. Considera-se tambem o tipo de lesão (estenose ou oclusão). Dentre os tipos autoexpansíveis cita-se o *Wallstent* (Boston Scientific) e o Smart Control (Cordis).[57,58]

Recentemente, *stents* recobertos têm sido indicados para tratamento de estenoses benignas e malignas, representando evolução do tipo não revestido, principalmente por prevenir a obstrução causada pela progressão tumoral "transmalha" para o interior do *stent*.

Os primeiros estudos clínicos com *Wallstents* recobertos com PTFE demonstraram que os mesmos poderiam ser implantados com segurança, mas a perviedade aos 6 meses era inferior à dos *stents* não recobertos (46,8% × 67%), principalmente por fissuras na membrana. Normalmente, estes *stents* são um híbrido das próteses plásticas e dos *stents* metálicos utilizados atualmente.

O *stent* Viabil® (W.L. Gore & Associates, Flagstaff, AZ) consiste em tubo interno revestido e fixo à estrutura metálica. A membrana interna é constituída por uma película ultrafina, com baixa porosidade de e-PTFE/FEP e o suporte externo, por um fio de nitinol helicoidal, preso à superfície da película em toda a sua extensão. Pequenos ganchos (pontas de fios ao final do *stent*) elevam-se para ancoragem. Está disponível nos diâmetros de 4 a 8 cm, extensões de 6 a 8 cm com e sem orifícios na extremidade proximal. Quando presentes, correspondem à extensão de 1,5 cm, com 32 orifícios. Marcas radiopacas foram incorporadas para maior visibilidade e separação da parte com orifícios daquela sem orifícios.O sistema de liberação inclui bainha de 10 Fr e catéter (Fig. 4-25).[59-61]

Colecistostomia

No caso de colecistostomias se utilizam duas técnicas:

A) **Técnica dos trocarteres:** utilizando-se catéter Hawkins Accordion ou McGahan – Cook (Dreno pigtail montado sobre um trocarter).

B) **Ténica de Seldinger:** utilizando-se o kit NPAS 100 com dreno de 8,5 Fr.

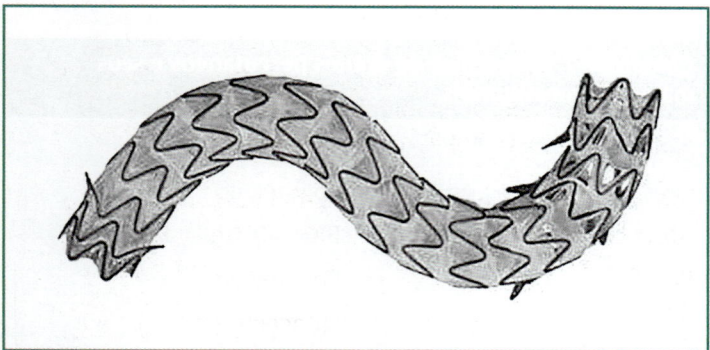

Fig. 4-25. *Stent* biliar Viabil (W.L. Gore, Flagstaff, AZ).

Como se pode observar na leitura do conteúdo deste capítulo, existe uma enorme variedade de materiais relacionada a cada tipo de procedimento. O conhecimento deste arsenal, por parte do intervencionista e equipe envolvida com o paciente, é de vital importância no resultado do tratamento. Destaca-se também que, em decorrência da constante evolução tecnológica, existe a necessidade de constante atualização dos profissionais envolvidos com a especialidade.

REFERÊNCIAS BIBLIOGRÁFICAS

1. ISO 9626. *Stainless steel needle tubing for the manufacture of medical devices, Amendment* 1. Geneva: International Organization for Standardization. 2001; p. 1-2.
2. ISO 10555-5. *Sterile, single-use intravascular catheters — Part 5: Over-needle peripheral catheters*. Geneva: International Organization for Standardization. 1996; p. 1-3.
3. Klein HA. *The world of measurements: masterpieces, mysteries and muddles of metrology*. New York: Simon and Schuster; 1974.
4. Swinton LJ. *A proposal for* uniformity of weights and measures in Scotland. Printed for Peter Hill. Retrieved 27 February 2012. 2. ed. Edinburgh: National Physical Laboratory; 1789. p. 134.
5. National Conference on Weights and Measures, Bureau of Standards, National Institute of Standards and Technology. Report of the National Conference on Weights and Measures. United States: US Department of Commerce, Bureau of Standards. 1936; p. 4. Retrieved 2 August 2012.
6. Ahn W, Bahk JH, Lim YJ. The "Gauge" system for the medical use. *Anesth Analg* 2002 Oct.;95(4):1125.
7. Bakal CW, Flacke S. Diagnostic catheters and guidewires. In: Mauro MA, Murphy KPJ, Thomson KR et al. *Image-guided interventions: expert radiology series*. Philadelphia: Saunders Elsevier; 2008. p. 33-34.
8. Rosenblit A, Wahl SI. Percutaneous needle biopsy and drainage. In: Bakal CW, Silberzweig JE, Cynamon J, Sprayregen S. *Vascular and interventional radiology: principles and practice*. New York: Thieme Medical Publishers; 2002. p. 109-21.
9. Vaitkus PT. A meta-analysis of percutaneous vascular closure devices after diagnostic catheterization and percutaneous coronary intervention. *J Invasive Cardiol.* 2004;16:243-6.
10. Biancari F, D'Andrea V, Di Marco C et al. Meta-analysis of randomized trials on the efficacy of vascular closure devices after diagnostic angiography and angioplasty. *Am Heart J* 2010;159:518-31.
11. Turi ZG. Overview of vascular closure. *Endovasc Today* 2010;5:65-74.
12. Martin JL, Pratsos A, Magargee E et al. A randomized trial comparing compression, Perclose Proglide and Angio-Seal VIP for arterial closure following percutaneous coronary intervention: the CAP trial. *Catheter Cardiovasc Interv* 2008;71:1-5.
13. Rastan A, Sixt S, Schwarzwalder U et al. VIPER-2: a prospective, randomized single-center comparison of 2 different closure devices with a hemostatic wound dressing for closure of femoral artery access sites. *J Endovasc Ther* 2008;15:83-90.
14. Veasey RA, Large JK, Silberbauer J et al. A randomised controlled trial comparing StarClose and Angio-Seal

vascular closure devices in a district general hospital: the SCOAST study. *Int J Clin Pract* 2008;62:912-8.
15. Bakal CW. Diagnostic catheters and guidewires. In: Mauro MA, Murphy KPJ, Thomson KR, eds. *Image-guided interventions*. Philadelphia: Saunders Elsevier; 2008. p. 65-73.
16. Abadir AR, Silberzweig JE. Catheteres and guidewires. In: Bakal CW, Silberzweig J, Cynamon J, Sprayregen S, eds. *Vascular and interventional radiology: principles and practice*. New York: Thieme; 2002. p. 7-15.
17. Bolia A, Miles KA, Brennan J, Bell PR. Percutaneous transluminal angioplasty of occlusions of the femoral and popliteal arteries by subintimal dissection. *Cardiovasc Interv Radiol* 1990;13:357-63.
18. Markose G, Miller FN, Bolia A. Subintimal angioplasty for femoro-popliteal occlusive disease. *J Vasc Surg* 2010;52:1410-6.
19. Galassi AR, Tomasello SD, Costanzo L et al. Recanalization of complex coronary chronic total occlusions using high-frequency vibrational energy CROSSER catheter as first-line therapy: a single center experience. *J Interv Cardiol* 2010;23:130-8.
20. Floridi C, Nocchi-Cardim L, De Chiara M et al. Intravascular foreign bodies: what the radiologist needs to know. *Semin Ultrasound CT MR* 2015 Feb.;36(1):73-9.
21. Posa A, Nyolczas N, Hemetsberger R et al. Optimization of drug-eluting balloon use for safety and efficacy: evaluation of the 2nd generation paclitaxel-eluting DIOR-balloon in porcine coronary arteries. *Catheter Cardiovasc Interv* 2010;76:395-403.
22. Cremers B, Speck U, Kaufels N et al. Drug-eluting balloon: very short-term exposure and overlapping. *Thromb Haemost* 2009;101:201-6.
23. Werk M, Langner S, Reinkensmeier B et al. Inhibition of restenosis in femoropopliteal arteries: paclitaxel-coated versus uncoated balloon: femoral paclitaxel randomized pilot trial. *Circulation* 2008;118:1358-65.
24. Maier LS, Maack C, Ritter O, Böhm M. Hotline update of clinical trials and registries presented at the German Cardiac Society meeting 2008. (PEPCAD, LokalTax, INH, German ablation registry, German device registry, DES.DE registry, DHR, Reality, SWEETHEART registry, ADMA, GERSHWIN). *Clin Res Cardiol* 2008;97:356-63.
25. Uflaker R. *Radiologia intervencionista*. São Paulo: Sarvier; 1987.
26. Pöss J, Jacobshagen C, Ukena C, Böhm M. Hotlines and clinical trial updates presented at the German Cardiac Society Meeting 2010: FAIR-HF, CIPAMI, LIPSIA-NSTEMI, Handheld- BNP, PEPCAD III, remote ischaemic conditioning, CERTIFY, PreSCD-II, German Myocardial Infarction Registry, DiaRegis. *Clin Res Cardiol*. 2010;99: 411-7.
27. Cortese B, Micheli A, Picchi A et al. Paclitaxel-coated balloon versus drug-eluting stent during PCI of small coronary vessels, a prospective randomized clinical trial. The PICCOLETO study. *Heart* 2010;96:1291-6.
28. Kandarpa K, Aruny JE. *Handbook of interventional radiologic procedures*. 3rd. ed. Philadelphia: Lippincott Williams & Wilkins; 2002.
29. Grisafi JL, Rahbar R, Nelms J et al. Challenging neck anatomy is associated with need for intraoperative endovascular adjuncts during endovascular aortic aneurysm repair (EVAR). *Ann Vasc Surg* 2011;25:729-34.
30. Hager ES, Cho JS, Makaroun MS et al. Endografts with suprarenal fixation do not perform better than those with infrarenal fixation in the treatment of patients with short straight proximal aortic necks. *J Vasc Surg* 2012;55:1242-6.
31. Carpenter JP, Garcia MJ, Harlin SA et al. Contemporary results of endovascular repair of abdominal aortic aneurysms: effect of anatomical fixation on outcomes. *J Endovasc Ther* 2010;17:153-62.
32. Resch TA, Dias NV, Sobocinski J et al. Development of off-the-shelf stent grafts for juxtarenal abdominal aortic aneurysms. *Eur J Vasc Endovasc Surg* 2012;43:655-60.
33. White RA, Miller C, Criado FJ et al. Report on the results of thoracic endovascular aortic repair for acute, complicated, type B aortic dissection at 30 days and 1 year from a multidisciplinary subcommittee of the Society for Vascular Surgery Outcomes Committee. *J Vasc Surg* 2011;53:1082-90.
34. Lombardi JV, Nienaber CA, Cambria R et al. Endovascular treatment of complicated type B aortic dissection using a composite device design: initial results of a prospective multicenter clinical trial (STABLE). Proceedings of the 2011 SVS Annual Vascular Meeting; 2011 June 16-18; Chicago, IL.
35. Hong MS, Freezor RJ, Lee WA, Nelson PR. The advent of thoracic endovascular repair is associated with broadened treatment eligibility and decreased overall mortality in traumatic thoracic aortic injury. *J Vasc Surg* 2011;53:36-43.
36. Ariza, MA de G. *Técnicas intervencionistas en el torax*. Zaragoza: Ed. Aqua; 2003.
37. Prendergast BD, Boon NA, Buckenhan T. Aortic dissection-advances in imaging and endoluminal repair. Cardiovasc *Intervent Radiol* 2002;25:85-97.
38. Katsumori T, Kasahara T, Akazawa K. Long-term outcomes of uterine artery embolization using gelatin sponge particles alone for symptomatic fibroids. *AJR* 2006;186:848-54.
39. Yamamoto A, Imai S, Kobatake M et al. Evaluation of tris-acryl gelatin microsphere with monochromatic X-rays: comparison with polyvinyl alcohol particles. *J Vasc Interv Radiol* 2006;17:1789-802.
40. Tadavarthy SM, Moller JH, Amplatz K. Polyvinyl alcohol (Ivalon) — a new embolic material. *AM J Roentgenol Radium Ther Nucl Med* 1975;125:609-16.
41. Latchaw RE, Gold LH. Polyvinyl foam embolization of vascular and neoplastic lesions of the head, neck and spine. *Radiology* 1979;131:669-79.
42. Rasuli P, Hammond I, Al-Mutairi B et al. Spherical versus conventional polyvinyl alcohol particles for uterine artery embolization. *J Vasc Interv Radiol* 2008;19:42-6.
43. Spies JB, Allison S, Flick P et al. Spherical polyvinyl alcohol versus tris-acryl gelatin microspheres for uterine artery embolization for leiomyomas: results of a limited randomized comparative study. *J Vasc Interv Radiol* 2005;16:1431-7.
44. Kennedy A, Coldwell D, Sangro B et al. Radioembolization for the treatment of liver tumors. *Am J Clin Oncol* 2012;35:91-9.
45. Murayama Y, Tateshima S, Gonzalez NR et al. Matrix and bioabsorbable polymeric coils accelerate healing of intracranial aneurysms: long-term experimental study. *Stroke* 2003;34:2031-7.

46. Golzarian J. An overview of embolics: how and when to use embolic agents for optimal clinical outcomes. Endovascular today [internet]. 2009 april. Disponível em: http://evtoday.com/pdfs/EVT0409_05.pdf
47. Do YS, Yakes WF, Shin SW *et al.* Ethanol embolization of AVMs: interim results. *Radiology* 2005;235:674-82.
48. Weinberg I, Kaufman J, Jaff MR. Inferior vena cava filters. *JACC Cardiovasc Interv* 2013;6(6):539-47.
49. Streiff MB. Vena caval filters: a comprehensive review. *Blood* 2000;95(12).
50. Stein PD, Beemath A, Olson RE. Trends in the incidence of pulmonary embolism and deep venous thrombosis in hospitalized patients. *Am J Cardiol* 2005;95:1525-6.
51. Moore PS, Andrews JS, Craven TE *et al.* Trends in vena caval interruption. *J Vasc Surg* 2010;52:118-25.
52. Stein PD, Matta F, Hull RD. Increasing use of vena cava filters for prevention of pulmonary embolism. *Am J Med* 2011;124:655-61.
53. Kaufman JA, Kinney TB, Streiff MB *et al.* Guidelines for the use of retrievable and convertible vena cava filters: report from the Society of Interventional Radiology multidisciplinary consensus conference. *J Vasc Interv Radiol* 2006;17:449-59.
54. Kearon C, Akl EA, Comerota AJ *et al.* Antithrombotic therapy for VTE disease: antithrombotic therapy and prevention of thrombosis, 9th ed: American College of Chest Physicians evidence-based clinical practice guidelines. *Chest* 2012 Feb.;141(2 Suppl):e419S-94S.
55. Decousus H, Leizorovicz A, Parent F *et al.* A clinical trial of vena cava filters in prevention of pulmonary embolism in patient with proximal deep-vein thrombosis. *N Engl J Med* 1998;338:409-15.
56. Perri V, Familiari P, Tringali A *et al.* Plastic biliary stents for benign biliary diseases. *Gastrointest Endosc Clin N Am* 2011;21:405-33.
57. Bakhru MR, Kahaleh M. Expandable metal stents for benign biliary disease. *Gastrointest Endosc Clin N Am* 2011;21:447-62, viii.
58. Kuo MD, Lopresti DC, Gover DD *et al.* Intentional retrieval of viabil stent-grafts from the biliary system. *J Vasc Interv Radiol* 2006;17:389-97.
59. Bezzi M, Zolovkins A, Cantisani V *et al.* New ePTFE/FEP-covered stent in the palliative treatment of malignant biliary obstruction. *J Vasc Interv Radiol* 2002;13(6):581-9.
60. Shim CS, Lee JH, Cho JD *et al.* Preliminary results of a new covered biliary metal stent for malignant biliary obstruction. *Endoscopy* 1998;30:345-50.
61. Rossi P, Bezzi M, Salvatori FM *et al.* Clinical experience with covered wallstents for biliary malignancies: 23-month follow-up. *Cardiovasc Intervent Radiol* 1997;20:441-7.

Capítulo 5

Meios de Contraste Iodados

♦ *Luiz Antonio Nunes de Oliveira*
♦ *Adonis Manzella*

CONTEÚDO

- ✓ INTRODUÇÃO 86
- ✓ ASPECTOS GERAIS 86
- ✓ DECISÕES ANTES DE INJETAR O CONTRASTE 88
- ✓ CLASSIFICAÇÃO DAS REAÇÕES 88
- ✓ RELAÇÃO ENTRE OS TIPOS DE AGENTE DE CONTRASTE, REAÇÕES ADVERSAS E RISCO 93
- ✓ APLICAÇÃO DO MEIO DE CONTRASTE NA RADIOLOGIA INTERVENCIONISTA 97
- ✓ REFERÊNCIAS BIBLIOGRÁFICAS 102

INTRODUÇÃO

Os meios de contraste iodados são substâncias radiodensas capazes de melhorar a definição das imagens obtidas em exames radiológicos. É essencial para o estudo vascular.

O agente de contraste "ideal" não deve produzir qualquer tipo de reação adversa, mas, infelizmente, esta substância ainda não existe.

Por este motivo, é fundamental que os médicos estejam atentos quanto à indicação desses agentes, saibam optar entre os meios disponíveis no sentido de reduzir o risco de reações adversas e, se estas ocorrerem, estejam aptos a minimizar seus efeitos colaterais. Temos como objetivos:

1. Apresentar as características dos meios de contraste mais utilizados.
2. As diferenças entre os agentes iônicos e não iônicos.
3. Identificar quais são os pacientes de risco.
4. Discutir medidas profiláticas, particularmente a pré-medicação.
5. Apresentar proposta para tratamento das reações adversas.

ASPECTOS GERAIS

A estrutura básica dos meios de contraste iodados é formada por um anel benzênico, ao qual foram agregados átomos de iodo e grupamentos complementares, onde estão ácidos e substitutos orgânicos, que influenciam diretamente na sua toxicidade e excreção (Figs. 5-1 a 5-3 e Quadro 5-1).[1]

Na molécula, o grupo ácido (H^+) é substituído por um cátion, sódio (Na^+) ou meglumina, dando origem aos meios

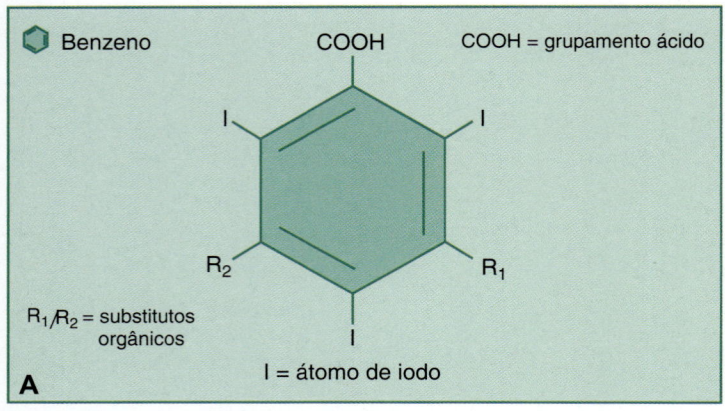
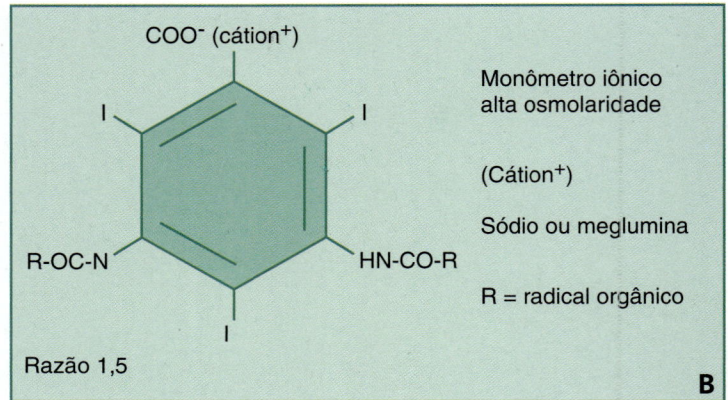

Fig. 5-1. Estrutura química dos contrastes iodados.

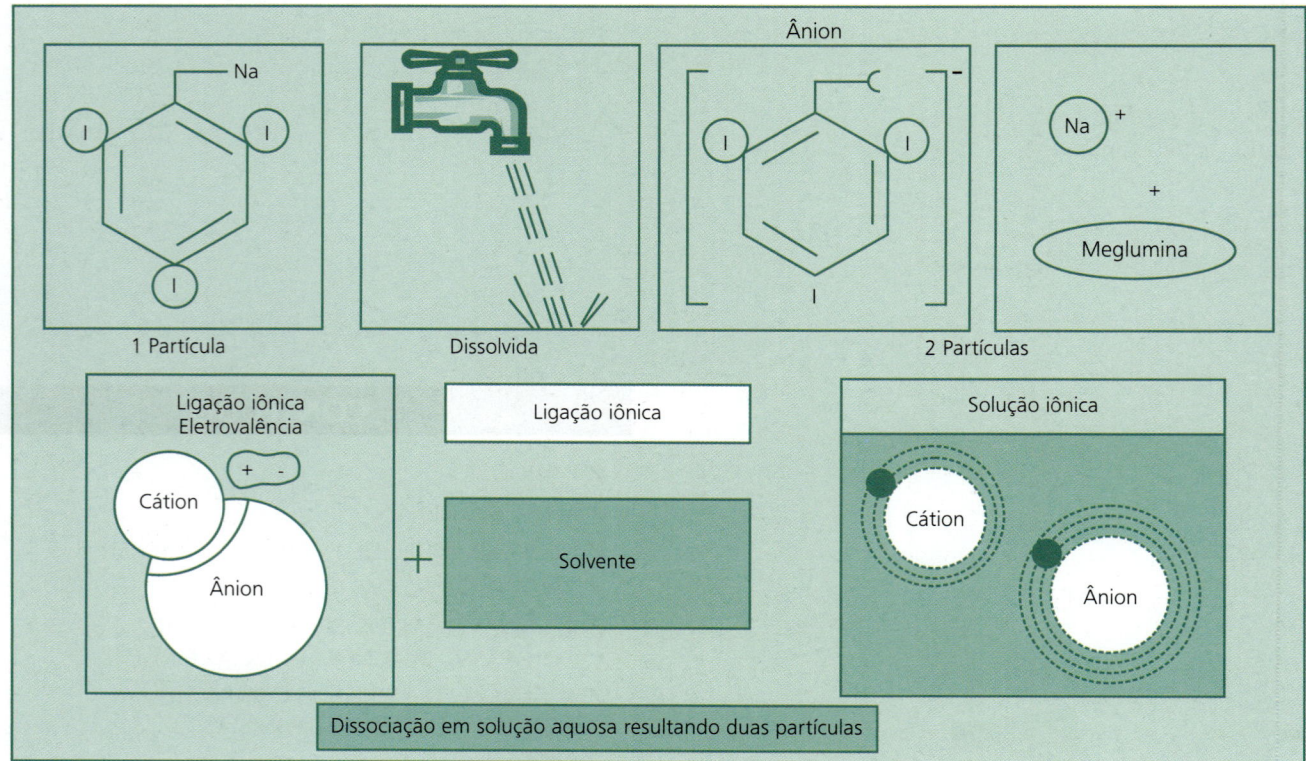

Fig. 5-2. Contraste iônico monômero (Razão 1,5).

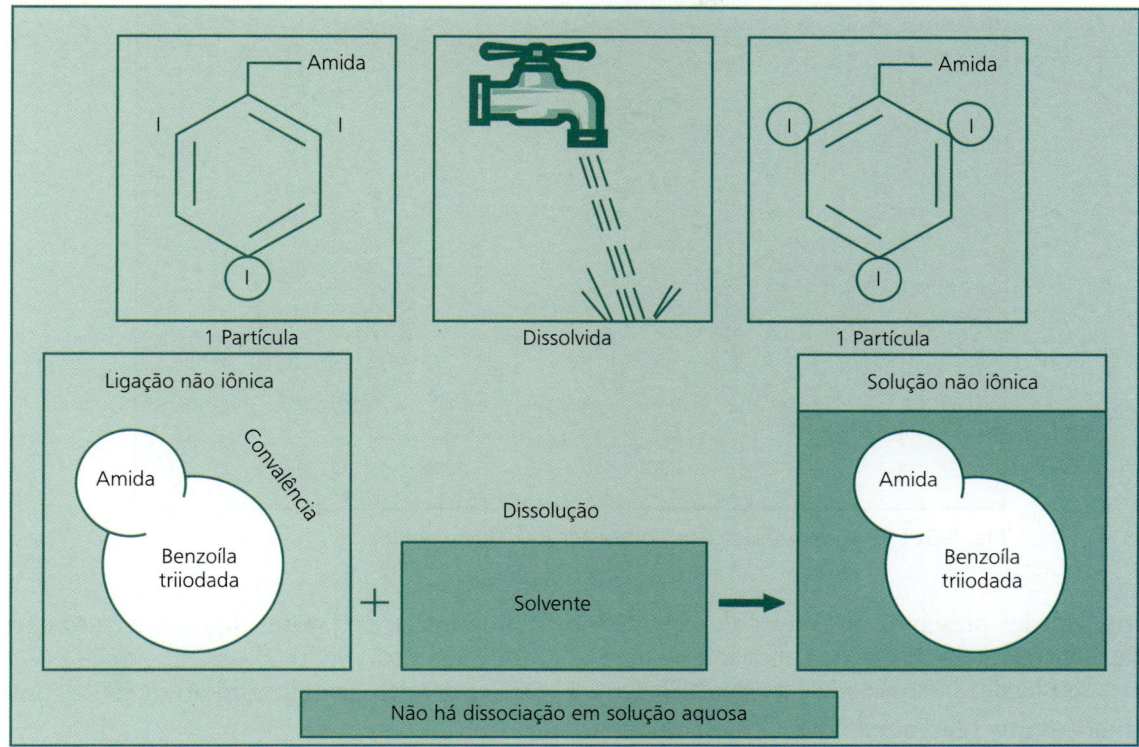

Fig. 5-3. Contraste não iônico (Razão 3).

de contraste ditos "iônicos", e, quando a substituição é por aminas, são os "não iônicos".

Quando apresentam apenas um anel benzênico, são chamados "monômeros", e quando possuem dois anéis benzênicos, são denominados "dímeros". Tanto os agentes iônicos quanto os não iônicos têm iodo.

Quanto às características físico-químicas, os contrastes estão agrupados em quatro classes de substâncias (Fig. 5-4):[2]

1. Monômeros iônicos.
2. Dímeros iônicos (Fig. 5-5).
3. Monômeros não iônicos.
4. Dímeros não iônicos.

Esses produtos dissociando-se em partículas em solução podem ser também classificados como meios de contraste com relação igual a 1,5. Na dissociação por eletrovalência há formação de duas partículas: um ânion radiopaco, e um cátion não radiopaco. Se dividirmos então três átomos de iodo de uma molécula monomérica por duas partículas dissociadas chegaremos à razão 1,5. Esta corresponde à grande maioria dos contrastes utilizados na prática médica para diagnóstico convencional.

Sucessivamente o não iônico monomérico apresenta uma relação três, e o iônico dimérico (ácido ioxaglato) muito utilizado na radiologia vascular diagnóstica e intervencionista também apresenta relação três. O dímero não iônico, de surgimento mais recente, praticamente isotônico, apresenta razão 6.

Quadro 5-1. Estrutura química dos contrastes iodados (resumo das funções)

Elementos estruturais	Significado
Benzeno	Estrutural
I – Átomo de iodo	Componente radiopaco
COOH – Grupamento ácido	Solubilidade em água Formação salina ou aminoácida
R_1/R_2 – Substitutivos orgânicos	Liofilia (influência) Redução na toxicidade
R_2 – Substitutivo orgânico	Influência na eliminação

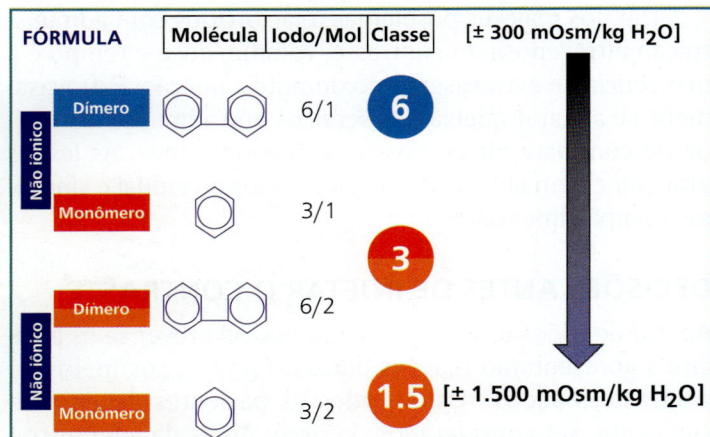

Fig. 5-4. Resumo dos meios de contraste convencionais extracelulares.[2]

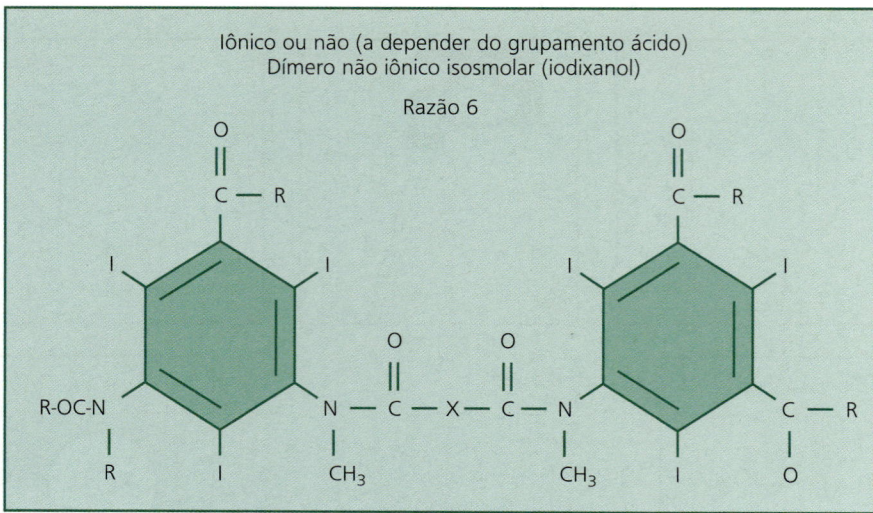

Fig. 5-5. Estrutura química dos contrastes iodados – dímero.

Existem propriedades presentes nos meios de contraste que estão diretamente relacionadas com sua eficácia e segurança, que incluem a densidade, a viscosidade e a osmolalidade.

Outras condições que têm muita influência na qualidade da imagem:

1. A via de administração: determina, em parte, a quantidade de substância que chegará ao órgão estudado.
2. A dose de contraste.
3. A velocidade de injeção.
4. Calibre do catéter: dependente da viscosidade da solução utilizada.
5. Temperatura da substância: principalmente com relação ao uso de contraste não iônico, pois interfere na sua viscosidade, facilitando-a; dissolvendo a microcristalização da substância armazenada.
6. Retardo e tempo de exposição: maximizar o estudo da fase arterial, menor em outras.

Para injeção de meios de contraste devem-se seguir critérios de boas práticas e *guideline*, respeitando critérios rigorosos de segurança.

Um dos maiores problemas relacionados com administração intravenosa do contraste, volume, dose e tempo é a ocorrência de extravasamento durante a injeção. Extravasamento é a maior queixa dos serviços que administram meios de contraste intravenosos. A maioria é leve. As lesões graves incluem ulceração da pele, necrose tecidual e síndrome compartimental.[3-5]

DECISÕES ANTES DE INJETAR O CONTRASTE

Apesar de todos os esforços, é impossível prever se os pacientes apresentarão reações adversas graves aos meios de contraste iodados. Assim, todos os pacientes devem, inicialmente, ser considerados de risco. Antes da administração de um meio de contraste iodado, alguns pontos devem ser analisados:[3-5]

1. Identificar os fatores de risco *versus* benefício potencial de seu uso.
2. Ser preciso na indicação do meio de contraste.

A fisiopatologia das reações anafiláticas está resumida na Figura 5-6.[6]

CLASSIFICAÇÃO DAS REAÇÕES

Com relação à classificação etiológica são divididas em: idiossincráticas, não idiossincráticas e combinadas (Quadro 5-2).[7]

Quanto à gravidade são caracterizadas conforme os principais sintomas e sinais em três categorias. O Quadro 5-3 tem importância fundamental na decisão terapêutica.

Quanto ao tempo decorrido após a administração do meio de contraste, as reações adversas podem ser subdivididas em: agudas (até 1 hora) e tardia (entre 1-96 horas).

A reação tardia é geralmente leve e autolimitada ou necessita de tratamento, como as reações similares agudas, dependendo da natureza. Os pacientes devem ser informados de esta possibilidade ocorrer, principalmente os que apresentaram reação prévia aos meios de contraste, em tratamento com interleucina-2. Para reduzir o risco de reincidência de reação, usar um agente diferente do que precipitou a primeira reação. Chamamos atenção para o fato de que reação tardia da pele não ocorre nos contrastes com base em gadolínio. Reações adversas muito tardias ocorrem após uma semana. São tireotoxicose, nos contrastes iodados, e fibrose de sistema nefrogênico nos baseados em gadolínio.

Considerando os mecanismos pelos quais os contrastes alteram funcionalmente os órgãos e vasos é possível compreender melhor as reações adversas que essa substância determina em vários deles.

Efeito da Viscosidade Sanguínea

Existem quatro fatores que afetam a viscosidade sanguínea: viscosidade da fase suspensa e tamanho da célula, modifica-

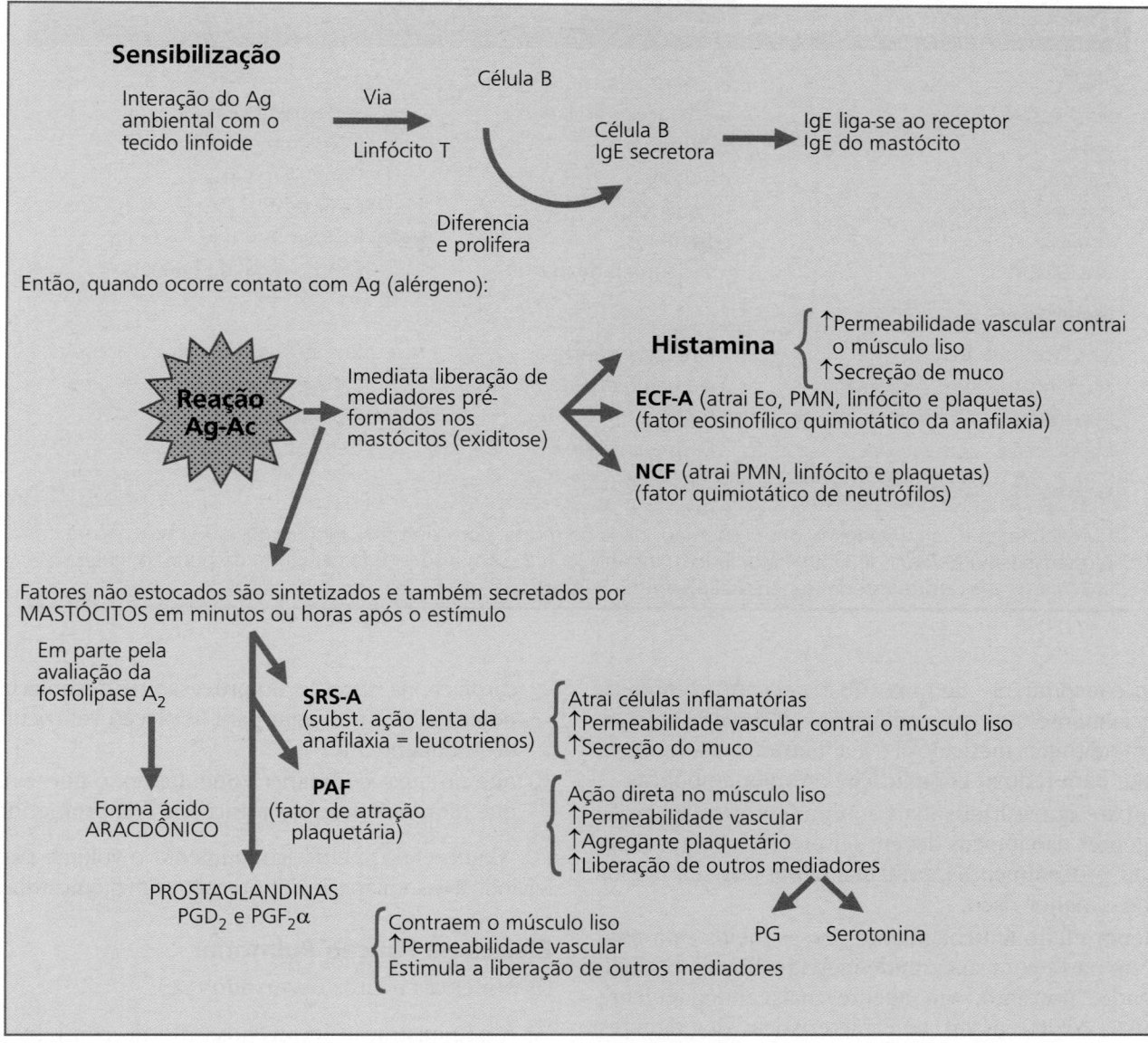

Fig. 5-6. Fisiopatologia das reações anafiláticas.

Quadro 5-2. Classificação etiológica das reações adversas aos meios de contraste[7]

1. **Reação anafilática = idiossincráticas**
   - Também conhecidas como anafilaxia-*like* ou alérgica-*like* ou pseudoalérgica
2. **Reações não idiossincráticas**
   São inerentes à droga e subdivididas em:
   - Efeitos tóxicos direitos
     - Osmotoxicidade
     - Quimiotoxicidade
     - Toxicidade direta órgão-específica (exemplos)
       a) Neurotoxicidade
       b) Cardiotoxicidade
       c) Nefrotoxicidade
   - Reações vasomotoras (ou vagais)
3. **Reações combinadas (1 + 2)**

ção na morfologia da célula e capacidade de formar agregado de hemácias, induzidas por proteínas plasmáticas.

Os agentes de contraste alteram a viscosidade sanguínea, agindo em todos esses fatores. O que parece fundamental para o agente determinar menor distúrbio na viscosidade é a baixa osmolalidade, baixa densidade e baixa viscosidade inerentes ao meio de contraste utilizado, fatores que são mais importantes do que sua natureza iônica ou não iônica.

Efeitos na Coagulação[8]

Os agentes iônicos e os não iônicos alteram a coagulação, interferindo em vários níveis da cascata, especialmente através da inibição e polimerização da fibrina e da agregação plaquetária. Entretanto agentes não iônicos têm menor efeito adverso à coagulação.

Efeito anticoagulante, observado com meios iônicos em angiografia ou angioplastia coronária, é curto e desaparece assim que o agente é excretado, tornando necessária a

Quadro 5-3. Gravidade das reações adversas

Leves

Náuseas/vômitos	Alterações do paladar	Sudorese/leve palidez
Tosse	Prurido	Exantema
Calor	Rubor	Congestão nasal
Cefaleia discreta	Calafrios	Espirros
Tontura	Tremores	Inchaço nos olhos e boca
Ansiedade	Urticária limitada	Dor no local da injeção

Moderadas

Vômitos intensos	Urticária extensa	Broncospasmo
Mudança de freq. cardíaca	Aumento do edema facial	Laringespasmo
Hipertensão	Rigidez	Dor: tórax e abdome
Hipotensão	Dispneia-sibilos	Cefaleia intensa

Graves

Potencialmente estão relacionadas com maior risco de morte, com sintomas moderados ou graves, como laringospasmo (edema de glote) associado à: inconsciência, convulsões, edema agudo de pulmão, colapso vascular grave, arritmias com repercussão clínica, PCR, etc.

---

utilização concomitante de uma substância antitrombolítica, especialmente nos procedimentos intervencionistas. Técnica angiográfica meticulosa é mandatória e o fator mais importante para reduzir complicações tromboembólicas.

Assim até que estudos mais contundentes sejam realizados, agentes não iônicos devem ser preferidos na realização de tais procedimentos, principalmente por sua menor toxicidade e menor risco.

O menor efeito anticoagulante nesses meios está relacionado em parte com sua grande inércia e biocompatibilidade, sendo, portanto, um agente mais anticoagulante quanto mais tóxico; assim, as características dos agentes não iônicos não parecem ter impacto negativo na sua utilização em angiografias.

Catéteres e seringas têm importante efeito pró-coagulante, sendo o vidro um agente muito mais potente na ativação da coagulação do que o plástico, assim como o poliuretano, mais do que o polietileno.

Todo meio de contraste tem propriedade anticoagulante. Entretanto, ressalta-se que o efeito clínico adverso importante do contraste iodado no sistema sanguíneo e o endotélio é a trombose. Destaca-se que o contraste iônico hiperosmolar pode induzir trombose por lesão endotelial, particularmente em procedimento flebográfico.

Efeito na Função Cardiovascular

Os agentes de contraste determinam efeitos adversos no sistema cardiovascular através de vários mecanismos:

A) Efeito central no coração influenciando na contratilidade cardíaca, diminuindo a função de bomba.
B) Na eletrofisiologia com efeitos diretos ou indiretos, na frequência cardíaca, na velocidade de condução intracardíaca, na duração do processo de despolarização/repolarização e no limiar para fibrilação ventricular, que é dose-dependente.
C) Age no fluxo coronário aumentando, o que é ruim porque piora a função no coração já comprometido.

Como efeito periférico, aumenta o volume plasmático, levando à vasodilatação, hipotensão com taquicardia reflexa.

Efeitos na Função Pulmonar

Os principais efeitos observados são:

A) A administração intravenosa (IV) de contraste provoca broncospasmo subclínico.
B) Aumenta as permeabilidades vasculares, o que pode determinar edema agudo de pulmão não cardiogênico.
C) Aumenta a resistência vascular pulmonar.

Efeitos na Função Renal[9]

Os rins excretam por filtração glomerular 99% dos agentes de contraste hidrossolúveis, sendo o restante eliminado pelo fígado, bile, intestino, suor, lágrima e saliva.

Insuficiência renal aguda caracteriza-se por deterioração da função renal abrupta e rápida. A administração de contraste produz vacuolização do citoplasma das células tubulares proximais renais (nefrose osmótica), sendo mais importante na agressão o fator químico do que a osmolalidade.

Os mecanismos da nefropatia induzida pelos meios de contraste (NIC) não são completamente conhecidos, provavelmente relacionados com a patogênese multifatorial, devendo-se considerar as seguintes hipóteses:

A) Alterações hemodinâmicas por efeito direto do contraste.
B) Obstrução intratubular.

C) Lesão direta de células tubulares.
D) Efeito pré-renal na hipotensão e/ou desidratação.
E) Mecanismos imunológicos.

A nefrotoxicidade com insuficiência renal é definida por aumento da concentração de creatinina sérica em, no mínimo, 0,5 mg/dL ou por redução do seu *clearance* em 25% a partir da linha de base, ocorrendo decréscimo da função renal até 3 dias da administração de contraste intravascular, na ausência de etiologia alternativa.

O pico da piora da função renal secundária ao contraste ocorre por volta do 5º ou 10º dia após sua administração, e a recuperação dura cerca de 2 a 3 semanas, quando os níveis de creatinina retornam ao normal.

A incidência de insuficiência renal aguda induzida por meio de contraste em paciente com função prévia normal é de, aproximadamente, 0,6% para pacientes ambulatoriais, bem como de 8,2% em internados que realizam angiografia, colocando-se como a terceira causa de disfunção renal em ambiente hospitalar, suplantada apenas pelo choque e pelas complicações pós-cirúrgicas.

Prevenção: *screening* bioquímico pré-procedimento.

A) A maioria dos centros utiliza a dosagem de creatinina sérica como referência. Dosagem de até 1,5 mg/mL é o limite máximo para administração do contraste IV.
B) Terapia profilática é recomendada em dosagens situadas entre 1,5-2,0 mg/mL.
C) Creatinina acima de 2 mg/mL: considerar estudo por imagem alternativo.

A melhor forma de avaliação da função renal total é a estimativa da razão de filtração glomerular (RFG). Esta medida pode ser calculada *on line*.

O *clearance* da creatinina é a estimação da filtração glomerular usada em alguns centros. Há recentes avanços no sentido da obtenção da dosagem imediata da creatinina sérica por *strip test* com base em espectrofotometria, pois o imediato nível sérico de creatinina é pré-requisito para se obterem os demais informes. Essas taxas de incidências, assim como a gravidade do quadro, são maiores em pacientes com nefropatia diabética, com antecedente de doença renal e naqueles que recebem injeções de contraste em intervalos muito curtos, inferior a 3-5 dias.

O fator de risco mais importante dentre todas as condições é a desidratação. Seguem abaixo os principais fatores de risco relacionados com o uso de contraste.

Fatores de risco[10]

A) Definitivos:
- Insuficiência renal prévia (creatinina igual ou maior que 1,5 mg/dL).
- Diabete melito insulino-dependente.

B) Relacionados com os pacientes:
- Função glomerular menor que 60 mL/min/1,73 m², antes da administração intra-arterial.
- Função glomerular menor que 45 mL/min/1,73 m², antes da administração IV.
- Em particular se combinada com:
  - Desidratação.
  - Insuficiência cardíaca congestiva graus 3-4.
  - Infarto miocárdico recente (< 24 horas).
  - Balão intra-aórtico.
  - Hipotensão periprocedimento.
  - Índice de hematócrito baixo.
  - Idade acima de 70 anos.
  - Utilização simultânea de drogas nefrotóxicas.
- Insuficiência renal aguda conhecida ou suspeita.

C) Relacionados com o procedimento:
- Administração intra-arterial.
- Dose excessiva de contraste.
- Contraste de alta osmolalidade.
- Administrações múltiplas de contraste, repetidas em poucos dias.

Conduta em exame eletivo:
- Identificar pacientes que necessitam avaliação da função renal, até 7 dias antes da administração de meio de contraste.
  - Paciente com função glomerular inferior a 60 mL/min/1,73 m².
  - Pacientes que receberão contraste intra-arterial.
  - Idade superior a 70 anos.
  - Pacientes com história de:
    - Doença renal.
    - Cirurgia renal.
    - Proteinúria.
    - Diabete melito.
    - Hipertensão arterial.
    - Gota.
    - Droga nefrotóxica recente.

Conduta em exame de emergência:
- Identificar paciente de risco como descrito anteriormente e, se possível:
  - Avaliar função glomerular.
  - Se não for possível obter a função glomerular, proceder como os pacientes com *clearance* menor que 60 para injeção intra-arterial e menor de 45 para IV, ponderando as circunstâncias clínicas.

Antes dos exames eletivos, já conhecendo os fatores de risco anteriores, considerar:

A) Método por imagem alternativo.
B) Discutir clinicamente a suspensão de droga nefrotóxica.
C) Iniciar expansão volumétrica com solução salina intravenosa 1-1,5 mL/kg/h, por até 6 horas prévias.
D) Protocolo alternativo de bicarbonato de sódio (154 mEq/L em soro glicosado a 5%, 3 mL/kg/h por uma hora previamente ao exame e 1 mL/kg/h por 6 horas após o meio de contraste.

Nos exame de emergência, considerar métodos alternativos e iniciar expansão previamente tanto quanto possível.

Durante o exame nos pacientes de risco, utilizar contraste hipo ou isosmolar e a menor dose possível necessária para o resultado diagnóstico necessário. Para os pacientes de menor risco, utilizar a menor dose possível de meio de contraste.

Após o exame, para os pacientes de risco, prosseguir a hidratação e determinar a função glomerular 48-72 horas após o procedimento. Deve-se lembrar que não há evidências de que a profilaxia farmacológica por vasodilatador renal, drogas antagonistas a mediadores vasoativos ou drogas citoprotetoras ofereçam consistente proteção contra NIC.

Agentes não iônicos, preferencialmente dímeros, parecem estar indicados quando o paciente apresentar algum grau de disfunção renal prévia, particularmente os diabéticos, mas ainda há controvérsias quanto a sua utilização em indivíduos com função renal normal apenas com a finalidade de evitar nefrotoxicidade.[11]

Recentes trabalhos concluem que contrastes iodados de baixa osmolalidade são fator de risco nefrotóxico, mas só em pacientes com insuficiência renal preexistente.[11,12]

Efeitos na Barreira Hematoencefálica/Sistema Nervoso Central

Os meios de contraste iodados não penetram no sistema nervoso central, quando a barreira hematoencefálica se encontra íntegra, porque tem alta hidrossolubilidade e baixa lipossolubilidade. Jamais deverá ser introduzido contraste iônico no espaço aracnoide.

Convulsões têm sido descritas em 0,2% dos pacientes submetidos à angiografia e 0,4% dos estudos do arco aórtico, estando provavelmente relacionadas com passagem da substância de contraste através da barreira hematoencefálica previamente alterada ou submetida aos efeitos osmóticos desses agentes.

Cegueira cortical transitória é descrita como uma complicação da angiografia vertebral, possivelmente associada aos efeitos diretos do contraste no lobo occipital. Pacientes com doença cerebrovascular isquêmica ou hemorragia subaracnoide também têm maior número de complicações em neuroangiografia, que podem estar relacionadas com o aumento do risco de embolia arterial ou com efeitos hemodinâmicos, como vasospasmos, mas também com alterações da permeabilidade da barreira hematoencefálica por maior sensibilidade ao contraste.

Lesões irreversíveis da medula espinal após aortografia e angiografia espinhal podem estar relacionadas com a neurotoxicidade direta desses agentes. Entretanto, assim como as demais lesões descritas anteriormente, mais frequentemente estão associadas à técnica do exame.

Agentes não iônicos são hoje as substâncias de escolha para estudos intratecais, mas apesar de diminuírem a incidência de aracnoidite adesiva, nem eles são isentos de risco, uma vez que podem provocar alterações eletrencefalográficas, provavelmente muito mais por quimiotoxicidade do que por hiperosmolalidade, e já há casos descritos de distúrbios neuropsicológicos pela passagem do agente intratecal para o líquido extracelular do cérebro, com o uso dessas substâncias.

A cefaleia, descrita em 38% dos pacientes submetidos à mielografia e com maior frequência após punções lombares, está possivelmente relacionada com a retirada de liquor durante o procedimento e não com a toxicidade do contraste. Assim nenhum agente mesmo os não iônicos devem ser injetados por via intrarraquidiana em pacientes com antecedentes de convulsões ou que estejam utilizando medicamentos que reduzam o limiar convulsivo.

Efeitos na Função Hepática

Agentes de contraste utilizados em angiografia visceral determinam pequeno aumento em enzimas hepáticas, com pico máximo no período de 48 a 72 horas após sua administração, mesmo em pacientes sem hepatopatia. Não houve elevação significativa de enzimas hepáticas após o uso desses agentes por via intravenosa. No entanto, há alguns poucos casos relatados de necrose hepática após a administração combinada de agentes por via intravenosa e através de colangiografia.

Efeitos na Função Tireoidiana[13]

Embora não interfiram diretamente na função da tireoide, podem alterar a produção de seus hormônios através da introdução de iodo no sangue, pois as preparações sempre contêm pequena quantidade de iodo livre (pequenas frações de iodo são liberadas a partir da molécula do agente). Isto pode permitir que pacientes com hipertireoidismo latente manifestem o quadro clínico (mais frequentemente nos idosos) e/ou determinar crise tireotóxica (incidência estimada em 1 para 50.000, na Alemanha).

Pacientes com doença de Graves e bócio multinodular são considerados de risco para tireotoxicose. Também são de risco pacientes que vivem em áreas com deficiência dietética de iodo e os idosos. Devem ser monitorados por endocrinologista.

O desenvolvimento de hipotireoidismo é mais frequente em recém-nascidos e em crianças, pois atingem concentrações de iodo consideravelmente elevadas por causa do seu relativo pequeno volume de distribuição nesses pacientes.

Efeitos na Parede dos Vasos

Os agentes de contraste podem lesar a parede dos vasos, particularmente seu endotélio.

Este efeito está relacionado com a quimiotoxicidade dos agentes, mas principalmente com a osmolalidade da substância utilizada, razão pela qual os agentes não iônicos ou iônicos de baixa osmolalidade são preferíveis em detrimento dos iônicos.

Efeitos nos Testes de Laboratório e Interação Medicamentosa[2]

Os agentes de contraste não interferem com a determinação de reações enzimáticas utilizadas para medir substâncias relevantes em situações de emergência, como glicose, ureia, creatinina, sódio, potássio, cálcio e cloro. Entretanto, têm pequena interferência na dosagem de ferro, cobre, proteína total e fosfatase, que devem ser medidos após 12 a 24 horas da administração do contraste, quando este apresentará apenas traços na circulação sanguínea. O ioxaglato pode alterar a dosagem da transaminase glutamato-pirúvica. Como recomendação geral, postergar por 24 horas a realização de análises bioquímicas no sangue e urina coletados para análise não emergencial.

RELAÇÃO ENTRE OS TIPOS DE AGENTE DE CONTRASTE, REAÇÕES ADVERSAS E RISCO

Antes de decidir pela utilização dos meios de contraste num determinado paciente, alguns aspectos devem ser considerados:

A) Consultar e esclarecer o paciente, evitando dúvidas que possam gerar ansiedade.
B) Avaliar sua história e condição clínica, bem como pesar as consequências adversas do contraste, considerando outras alternativas diagnósticas.
C) Checar todos os fatores de risco, inclusive medicações em uso, especialmente os agentes nefrotóxicos, bloqueadores do canal de cálcio, betabloqueadores, anti-hiperglicemiantes orais e utilização de imunoterapia (interleucina-2).

Estudos realizados[14,15] em centenas de pacientes não apenas documentaram a superioridade dos agentes não iônicos sobre os meio iônicos em relação à incidência dos efeitos adversos leves e moderados, mas também demonstraram convincentemente que as reações foram menos relevantes em intensidade. Porém não alteram o evento fatal em relação aos meios de contraste.

Agentes de contraste não iônicos são menos tóxicos do que os iônicos, provavelmente por sua menor osmolalidade, ausência de carga elétrica e maior hidrofilicidade, o que torna esses compostos mais inertes do que os iônicos. Em comum, os agentes são metabolicamente estáveis, têm baixa capacidade de ligação com proteínas plasmáticas e são excretados rápida e completamente. A maior restrição quanto à sua utilização é o fator custo.

Deverá ser realizado o uso seletivo de agentes não iônicos em pacientes de alto risco, e esta é a recomendação do Colégio Brasileiro de Radiologia,[14] uma vez que apresentarão menor alteração do volume intravascular, de distúrbios cardíacos e de lesão renal.

A frequência de reações adversas é inquestionavelmente maior em indivíduos com história de alergia, que necessitaram tratamento médico, asma e com antecedentes de reação prévia aos meios de contraste.[2]

Os fatores de risco que determinam o aumento na frequência de reações adversas ou distúrbios funcionais são:[16]

A) Hipersensibilidade ao agente de contraste iodado.
B) Alergia.
C) Hipertireoidismo e bócio nodular atóxico.
D) Desidratação.
E) Insuficiência cardiovascular grave.
F) Insuficiência pulmonar de alto grau e asma.
G) Insuficiência renal.
H) Nefropatia em pacientes com diabete melito.
I) Paraproteína elevada.
J) Doença autoimune.
K) Idade avançada.
L) Ansiedade (medo).

Outro aspecto importante é a relação entre a dose utilizada e as reações adversas, pois as reações físico-quimiotóxicas estão diretamente relacionadas com a dose, porém as idiossincráticas não são consideradas dose-dependentes, podendo ocorrer com volumes pequenos da ordem de 1 mL. Este conhecimento tem importância no sentido de que não está indicado o teste alérgico ao meio de contraste ou o chamado pré-teste, antes da realização do exame, pois no próprio pré-teste podemos ter todos os eventos relacionados com as reações idiossincráticas.

O Quadro 5-4 destaca as principais reações adversas de acordo com sua classificação.[17]

É bastante difícil estabelecer um valor máximo para a dose dos meios de contraste, mas há consenso de que se deva sempre utilizar a menor dose possível, considerando-se particularmente o contexto do exame, condição clínica do paciente e a urgência do procedimento diagnóstico e/ou terapêutico, onde se admite que doses até três vezes acima dos valores habituais sejam injetadas, desde que um agente não iônico seja a substância administrada. Nesse último caso, deve-se dedicar especial atenção à evolução da função renal pelo maior risco de nefrotoxicidade com utilização de doses elevadas.

As doses de contraste utilizadas em angiografias podem variar muito em razão da complexidade desse procedimento. De modo geral, utilizam-se 300 mg de iodo por quilograma,

Quadro 5-4. Classificação das reações adversas

Não idiossincrática (dose-dependente)	Idiossincrática (anafilaquitoide)	Tardia
▪ Náusea ▪ Vômito ▪ Arritmia ▪ Insuf. renal ▪ Edema ▪ Parada cardiovascular	▪ Urticária ▪ Prurido ▪ Edema facial – laríngeo ▪ Broncospasmo ▪ Colapso respiratório ▪ Colapso circulatório	▪ Eritema ▪ Prurido ▪ Febre/tremor/ cefaleia ▪ Dor articular/fadiga ▪ Perda de apetite ▪ Distúrbios do paladar

mas há circunstâncias em que doses maiores são necessárias (600 a 1.000 mg por quilograma). A dose administrada do agente de contraste deve ser analisada em conjunto com sua velocidade de injeção como desencadeante de efeitos adversos. Não há doses máximas admissíveis estritas de contraste, mas, em geral, devem-se evitar mais de 250-300 mL (iohexol – baixa osmolalidade) no período de 24 horas. Não é claro se o uso de iodixanol está associado à diminuição da incidência de nefropatia induzida por contraste em comparação a agentes de baixa osmolalidade e, assim, a sua administração de rotina em pacientes de risco ainda não é recomendada com base em dados atuais.[11,18-19]

A retirada dos agentes de contraste da circulação sanguínea pode ser feita por diálise, dependendo de sua ligação proteica, do seu peso molecular (tamanho da molécula) e da distribuição espacial (redistribuição pelos órgãos e tecidos). Este procedimento é indicado em cerca de 1% dos pacientes com insuficiência renal aguda induzida por agentes de contraste, quando existe hiperpotassemia grave, acidose ou sobrecarga de volume. No caso de exames necessários em pacientes com doença renal crônica o ideal é a administração dos agentes de contraste antes da próxima sessão de diálise.

Dentre as várias condições relacionadas com maior risco de reações adversas, merecem destaque:

A) *Recorrência de reações adversas:* pacientes que já apresentaram reação alérgica prévia a meio de contraste são os de maior risco para a reutilização do mesmo. Há estudos relacionando até porcentagem cinco vezes maior de recorrência. Quando a reação for grave, é prudente a não reutilização do meio de contraste. Entretanto, os médicos devem saber que pacientes, que já utilizaram contraste previamente sem reações adversas, poderão apresentar em estudos subsequentes. Existem relatos de três casos fatais em pacientes que já haviam utilizado contrate previamente e que tiveram reações graves evoluindo ao óbito, mesmo com uso de agente não iônico. Contudo, todos eram cardiopatas, e um deles alérgico.
As reações pseudoalérgicas são mais frequentes após utilização intravenosa do que após administração intra-arterial, um fenômeno atribuído ao aumento da liberação de histamina dos mastócitos pulmonares em resposta ao agente de contraste iodado ainda pouco diluído na circulação. É importante lembrar que reações pseudoalérgicas poderão ocorrer na administração intracavitária ou retrógrada deste agente, atribuída à absorção de pequena quantidade dessa substância ou à sua introdução direta na corrente sanguínea.

B) *Pacientes alérgicos:* pacientes alérgicos, qualquer que seja a causa, têm maior risco de apresentar reações adversas ao meio de contraste iodado e devem receber contraste não iônico. A reação alérgica ao iodo é semelhante ao do tipo 4 e da dermatite de contato, tipicamente celular, o que explica porque a administração IV de contraste iodado nem sempre determina reações anafilatoides em pacientes com alergia a iodo. São importantes reações alérgicas à picada de inseto, alguns tipos de medicamentos. Lembrar que alergia a alimentos tem menos valor relativamente.
Em relação à asma brônquica, esta é a situação em que ocorrem os maiores índices de reações adversas graves com os dois tipos de meios de contraste. É importante que pacientes asmáticos com história de utilização de inalantes sejam estudados com suporte ventilatório imediato, se necessário.

C) *Pacientes com doenças subjacentes:* existe maior incidência de reações adversas em pacientes graves, especialmente cardiopatas, indivíduos com pneumopatias crônicas, diabéticos, doença autoimune, anemia falciforme, hipertireoidismo, doenças hepática, neurológica e gastrointestinal.

Pacientes com Tumores Produtores de Catecolaminas (Feocromocitoma e Paraganglioma)

Deve-se utilizar bloqueador alfa e beta-adrenérgico por via oral sob supervisão clínica, não sendo necessária a utilização de bloqueador IV (fenobenzamina) nas injeções intravenosas. Nas injeções intra-arteriais, deve-se utilizar bloqueador beta-adrenérgico via oral e alfa-adrenérgico IV. Massa suprarrenal incidental não necessita de preparo especial.

Em relação à doença renal, pode-se dizer que quanto maior a gravidade da insuficiência renal prévia, maior será o risco de que o contraste induza disfunção dos rins que pode ser transitória ou assintomática e é cerca de 4 vezes maior após procedimentos angiográficos do que naqueles que necessitam de administração IV desses agentes.

Os sinais clínicos mais precoces de falência renal são poliúria ou oligoanúria (volume urinário < 220 mL/dia). Os achados radiológicos da insuficiência renal induzida por agentes de contraste são: o nefrograma tornar-se denso imediatamente após a administração do contraste e persistente por até 24 horas em 75% (Fig. 5-7).

O nefrograma torna-se denso progressivamente durante o exame, lembrando a imagem observada nas obstruções ureterais (25% dos casos); aumento das dimensões dos rins com tênue opacificação do sistema coletor por componente de edema intersticial. Os episódios são frequentemente autolimitados e não resultam em sequelas sérias.

A prevenção da lesão renal induzida pelo contraste é baseada na seleção cuidadosa dos pacientes de risco, evitando os exames contrastados de repetição e aumentando o intervalo entre os exames, sendo preconizado o intervalo de 5 dias. Procurar manter o paciente bem hidratado e utilizar agentes de baixa osmolalidade e em menor volume.

O protocolo preventivo que utiliza hidratação pode ser feito com soro fisiológico a 0,9% (100 mL por hora) administrado 12 horas antes e após o uso de contraste. Pode ser utilizado bicarbonato de sódio 7 horas antes até 1 hora do início do exame.

Com o intuito de prevenir a NIC, pode-se proceder à hidratação e também utilização de acetilcisteína por via oral 600 mg

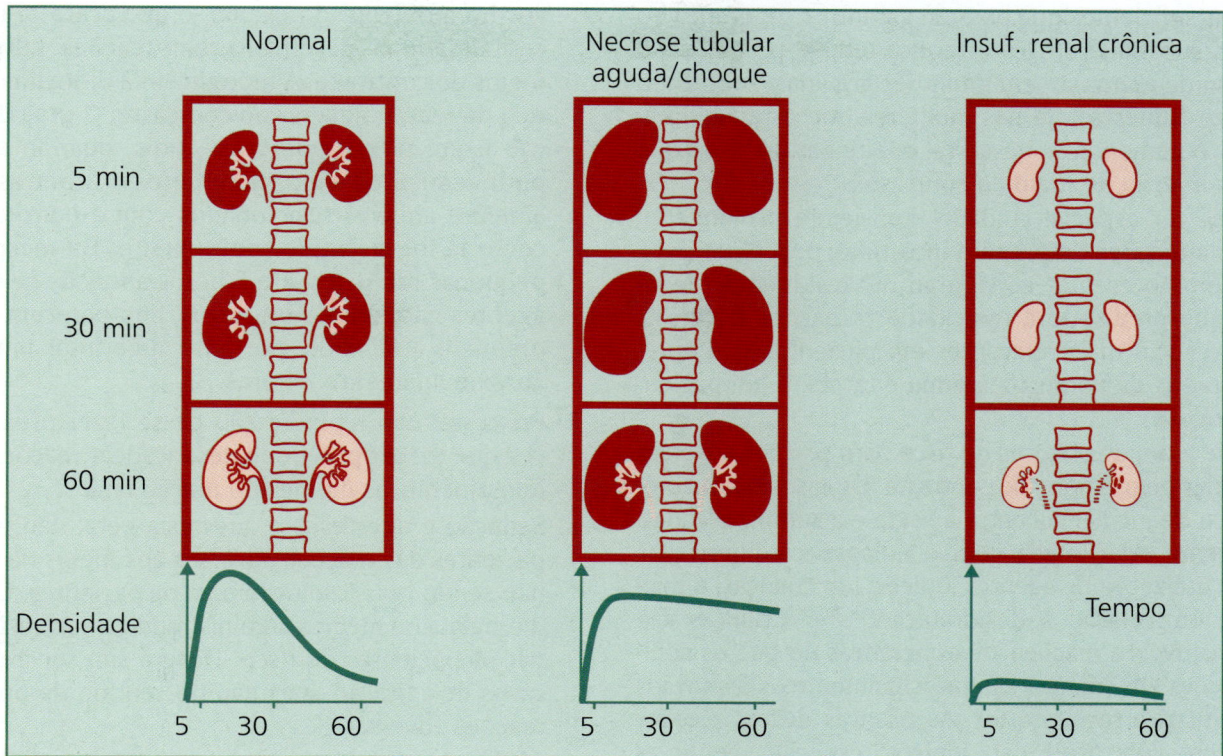

Fig. 5-7. Nefrograma.

duas vezes ao dia no dia anterior e no dia do exame ou IV 150 mg por quilo durante 30 minutos antes do exame e 50 mg por quilo durante mais 4 horas após a administração do contraste, cada dosagem em 500 mL de solução de soro fisiológico. Há estudos prospectivos randomizados sugerindo que o uso de iodixanol é mais benéfico do que o iohexol para prevenção da NIC. Estes estudos estão, no entanto, em andamento.

Avaliação das Consequências do Contraste

Lembramos que a administração de contraste não deveria preceder ao estudo por mapeamento de medicina nuclear, pois sua carga de iodo interferirá no resultado da análise. Assim, o hipertireoidismo deve ser tratado e estar sob controle para que se possa administrar o agente de contraste.

Em relação ao distúrbio de paraproteinemia (mielomatose), doenças autoimunes, anemia falciforme, as condutas são as mesmas em relação à de nefrotoxicidade. Lembramos que em pacientes com anemia falciforme, devem-se normalizar ou reduzir os níveis de Hemoglobina S (HbS) para prevenir as crises de falcização durante a angiografia cerebral, recomendando-se transfusão sanguínea de forma a reduzir para menos de 30% a HbS. Para os pacientes com alterações tireoidianas, sugere-se consulta com endocrinologista ou clínico habilitado.

Situações Especiais

Metformina

Preconiza-se que o paciente cesse a ingesta da metformina (glifage, glucoformin) quando da administração do contraste, devendo retornar o uso da medicação após 48 horas, desde que apresente função renal satisfatória. Em emergência ou função glomerular normal conhecida pode-se utilizar.

Apesar da ausência de evidência na literatura[16,18-21] do benefício da suspensão da metformina antes dos procedimentos de intervencionista, diretrizes de várias organizações profissionais contemplam o assunto. De acordo com a diretriz do National Institute for Health and Clinical Excellence no Reino Unido, a metformina deve ser suspensa se Cr ≥ 150 µmol/l ou a TFG estimada for < 30 mL/min/1,73.[16] Com relação ao período da suspensão, há variação de acordo com o *guideline* estudado desde 48 horas antes, 24 horas antes ou no dia do procedimento. A diretriz americana (ACC/AHA/SCAI) recomenda a suspensão 24 horas antes do procedimento. A diretriz europeia recomenda a suspensão 48 horas antes do procedimento para pacientes com disfunção renal. Em caso de suspensão, não há consenso também em relação ao tempo do reinício. Alguns recomendam a avaliação da função renal antes de se reiniciar, outros recomendam retorno da medicação 48 horas após o procedimento, se a função renal não tiver piorado.

No caso de um paciente que necessite de procedimento intervencionista em uso de metformina, a decisão deve ser com base na urgência da necessidade. Nesse caso, medidas para reduzir o risco de piora aguda da função renal, com hidratação vigorosa, uso de pequenas quantidades de contraste e de contraste hipo ou iso-osmolar devem ser considerados.

Gravidez e lactação

Não existem indícios que comprovem a teratogenicidade ou toxicidade para neonatos dos meios de contraste, tampouco há dados suficientes que possam garantir a segurança do uso destas substâncias. Deste modo, tem-se preconizado evitar o uso de contraste em mulheres grávidas (sobretudo no primeiro trimestre). Já nas mulheres que estejam amamentando, recomenda-se descartar o leite das 24 horas que sucedem a injeção do meio de contraste.

Deve-se ter especial cuidado com jejum prolongado, bem como situações de preparo intestinal, pois esses pacientes podem apresentar certo grau de desidratação fisiológica, o que predispõe à toxicidade e reações adversas. Esses fatores são mais relevantes em pacientes que apresentam estados de paraproteinemia e também em pacientes pediátricos.

A idade é um dos fatores de risco para reações adversas determinadas pelos meios de contraste. Os casos fatais apresentam pico de incidência entre a sexta e a sétima décadas, principalmente relacionada com o colapso cardiovascular, quando da utilização de agentes iônicos. Em crianças, o maior risco é em relação à desidratação.[18,20,21] Crianças são menos suscetíveis a reações idiossincráticas do que os adultos. As reações em crianças são principalmente os distúrbios hidreletrolíticos e respiratórios. As crianças devem receber seletivamente contrastes não iônicos, especificamente as menores de 1 ano, sendo, nestes casos, mandatório.

Em urografia excretora e tomografia as doses são variadas, conforme a idade.

A) Primeiro ano de vida – 2 mL por quilo, máximo de 20 mL.
B) Segundo e terceiro anos de vida – 1,5 mL por quilo, mínimo de 20 mL e máximo de 30 mL.
C) Acima do terceiro ano de vida – 1,5 mL por quilo, mínimo de 20 mL e máximo de 50 mL ou até 70 mL em pacientes adolescentes.

Medicamentos

Existem várias drogas incompatíveis fisicamente com os **agentes de contraste iônicos, dentre elas a papaverina, a protamina, a cimetidina, o cloreto de difenidramina e a garamicina**, porque podem determinar precipitação transitória ou persistente. Ainda não há relato desse tipo de problema com a utilização de agentes não iônicos. Deve-se fazer um cuidadoso inquérito para ter conhecimento de drogas que possam aumentar os riscos de reações adversas, dentre elas: betabloqueadores adrenérgicos, bloqueadores do canal de cálcio, glicosídeos cardíacos e hipoglicemiantes orais. Não se deve misturar meio de contraste com outra droga em seringa, equipo ou tubos.

Medidas Profiláticas[18,21,22]

As medidas profiláticas realmente úteis no sentido de prevenir ou pelo menos minimizar as reações adversas aos agentes de contraste são:

1. **Hidratação e jejum:** pacientes que não se alimentam ou ingerem líquidos por um período prolongado geralmente se encontram mais ansiosos e menos cooperativos no momento do exame, o que acarreta maior suscetibilidade a desenvolverem reações adversas aos meios de contraste. A hipoglicemia dificulta o diagnóstico da reação adversa ao contraste. O grau de hidratação é um fator importante, pois, quando adequado, pode reduzir os efeitos deletérios do contraste especialmente aqueles relacionados com a nefrotoxicidade, como já foi discutido previamente. Da mesma forma, pequenas refeições, até 3 horas antes de se utilizarem agentes não iônicos por via IV, não parecem ocasionar prejuízos ao estudo, portanto sugerimos um jejum de aproximadamente 3 horas.

2. **Pré-teste:** não há indicação de se fazer pré-teste, uma vez que ele próprio pode desencadear reações adversas idiossincráticas ou mesmo reação fatal.

3. **Sedação e anestesia:** a anestesia geral não protege os pacientes das reações adversas aos meios de contraste, não sendo pois a solução para os pacientes. Cabe ao radiologista ou médico administrando o contraste, selecionar os pacientes de risco. Deverá sim ser indicada nos casos de agitação, mas não no sentido de profilaxia de reações adversas.

4. **Anti-histamínicos e corticosteroides:** a utilização de corticosteroides é segura, exceto em pacientes com diabete melito, doenças fúngicas sistêmicas, doenças pépticas, diverticulites, antecedentes de psicose ou em uso prévio e na vigência de comprometimento grave do sistema imune. Estas são contraindicações gerais à utilização de corticosteroides.[18] A utilização de corticosteroides via oral mostra-se superior ao seu uso IV. Apesar de controverso, o esquema mais adequado é a utilização por via oral da associação de prednisona, oxifenadina 180 mg 1 hora pré-exame. Pode-se utilizar também loratadina (120 mg) 12 e 3 horas antes do exame. Um substituto ao inibidor H1 que é a oxifenadina e loratadina poderá ser a difenidramina 50 mg IV ou intramuscular por VO 1 hora antes do exame. O ideal é que haja um intervalo mínimno de 6 horas entre a administração de corticoide e a de contraste.

A pré-medicação via oral, embora controversa, é:

A) Prednisona (meticorten) 50 mg (13, 7 e 1 hora) antes do exame.
B) Oxifenadina 180 mg (1 hora) antes do exame.
C) Loratadina 120 mg (12 e 3 horas) antes do exame.

Pré-medicação emergencial:[7]

A) Hidrocortisona 200 mg intravenosa de 4/4 horas até o exame ser realizado.
B) Difenilidramina 50 mg endovenosa, ou intramuscular, ou uma hora antes do meio de contraste.

Na administração extravascular do contraste, as mesmas precauções devem ser mantidas, pois há risco de absorção ou extravasamento de um compartimento para o outro.

As drogas/estrutura de primeira linha utilizadas nas emergências e instrumental que devem estar na sala de procedimento são:

A) Oxigênio.
B) Adrenalina 1:1.000.
C) Anti-histamina H1 injetável.
D) Atropina.
E) β_2-agonistas inalador.
F) Fluidos ou líquidos endovenosos – soro fisiológico ou Ringer.
G) Droga anticonvulsivante (Diazepam).
H) Esfigmomanômetro.
I) Material para abordagem das vias aéreas e suporte de vida.

Em conclusão, apesar das medidas preventivas, pré-medicação e a utilização de meio não iônico, poderá haver reação e deve-se estar preparado para a terapêutica, mantendo prontamente disponíveis drogas e equipamentos para ressuscitação. Os pacientes deverão permanecer no Serviço de Radiologia, no mínimo, 30 minutos após injeção do meio de contraste, pois as reações graves ocorrem nesse intervalo.[16]

APLICAÇÃO DO MEIO DE CONTRASTE NA RADIOLOGIA INTERVENCIONISTA

O meio de contraste é usado como guia fluoroscópico nos procedimentos intervencionistas.

Esses procedimentos podem ser categorizados em dois grupos: vascular e não vascular. Nos procedimentos não vasculares, como hepatobiliar, urogenital etc., embora grandes quantidades de contraste possam ser usadas, o "intravasamento" em pequena quantidade é lento, e o meio de contraste será excretado pelos rins ou mesmo pelo intestino. Toxicidade por alta dose, portanto, é raramente um problema. É verdade que reações anafilactoides podem ocasionalmente ocorrer nesses procedimentos, mas são raras. Mesmo em pacientes de risco, quando houver a utilização de meios de contraste por essas vias de administração, não há necessidade de se usar o contraste não iônico.[23]

Intervenções angiográficas devem ser analisadas com prevenção rigorosa, pois o meio de contraste atinge a circulação imediatamente. Os agentes não iônicos devem ser usados nos pacientes de risco definitivo nos procedimentos diagnósticos. Há também considerável utilização nos procedimentos intervencionistas angiográficos complexos, quando se deverá utilizar os contrastes de baixa osmolalidade e os procedimentos de prevenção de nefrotoxicidade.[11]

O contraste ideal para casos de angioplastia deve ser de baixa osmolalidade iônico ou não iônico, para reduzir a dor no procedimento angiográfico e minimizar a lesão endotelial. No entanto, este argumento não é convincente, pois esta lesão é menos relevante do que a lesão mecânica e térmica ocasionada pelo próprio procedimento.

Outra questão controversa é que tipo de contraste deve ser utilizado, iônico ou não iônico. Argumenta-se que o contraste não iônico pode não ser usado pelo seu fraco poder de ação anticoagulante e de antiagregante plaquetário comparado ao agente iônico. Este também é um argumento inconsistente, pois é mais efetiva a fugaz ação sistêmica.

Em relação, especificamente a angioplastia coronária, é muito mais importante o ganho em menor cardiotoxicidade por efeito isosmolar em comparação ao ganho teórico da ação anticoagulante do contraste iônico. Evolui-se para o contraste não iônico dímero isosmolar (iodixanol), contraste de razão 6, de maior segurança. Advoga-se, entretanto, com esta droga uma discreta maior frequência de reações tardias, em relação às demais.

O Quadro 5-5 apresenta o *guideline* para tratamento das reações adversas aos meios de contraste iodados e a base de gadolínio.[19]

O contraste iodado está entre as drogas farmacêuticas mais seguras usadas em medicina. Entretanto, deve-se considerar risco *versus* indicação. É importante obter o consentimento livre e esclarecido e documentação necessária para o estudo previamente ao seu uso.

Quadro 5-5. **Guideline para tratamento das reações adversas aos meios de contraste iodados e à base de gadolínio**

Reações adversas aos meios de contraste iodados e à base de gadolínio

Aguda não renal (ocorre menos de 60 min após a exposição). Podem ser:

- Leves: náuseas e vômitos, urticária, prurido
- Moderadas: vômitos intensos, urticária acentuada, broncospasmo, edema facial/laríngeo
- Graves: choque, hipotensão, parada respiratória, parada cardíaca, convulsão

Diretrizes

Para reduzir o risco de uma reação aguda:

- Para todos os pacientes
  - Use um meio de contraste não iônico
  - Mantenha o paciente no departamento de radiologia por 30 min. após administração do meio de contraste
  - Mantenha medicamentos e equipamentos para ressuscitação prontos para serem utilizados
- Paciente com maior tipo de reação
  - Avalie a possibilidade
    - Exame alternativo
    - Utilizar pré-medicação

*Administração extravascular: cuidados semelhantes para a administração intravascular

Estojo de medicamentos e equipamentos de emergência (prontamente disponíveis)

Estojo de venóclise, oxigênio, máscara, tubos e circuitos, estojo para intubação orotraqueal, adrenalina (1 mg/mL) e soro fisiológico para diluição; anti-histamínico H1 injetável e/ou comprimidos, ampolas de atropina, agonistas β_2 com medidor para via inalatória, solutos de volume (cristaloides, coloides), corticoides, Diazepam, esfigmomanômetro

Sugestão de tratamento das reações adversas agudas – adulto
(recomendações – cada situação clínica pode variar, assim como as suas respectivas condutas)

Condição	Conduta/medicação	Dose
Pré-medicação		
	Prednisona	50 mg VO (13/7/1 hora)
	Difenilidramina (Benadryl®)	50 mg VO ou IM 1 hora antes do exame
Urticária		
Assintomático	Não	Observe até resolver
Sintomático considere começar EV Eritema difuso		
Leve	Difenilidramina	Injetar 50 mg IM ou EV em bolo em 1-2 min
	Assegurar acesso venoso Fluidos EV	Solução salina normal 0,9%, ou Ringer lactato, 1-2 litros rapidamente
	Considere: Difenilidramina (Pode exacerbar hipotensão)	50 mg IM ou EV em bolo 1-2 min
	Hidrocortisona (Solu-Cortef®)	Injetar 200-300 mg EV em bolo 1-2 min
Grave	Adicionar epinefrina SC 0,3-0,5 mg/mL (1:1.000)	Considerar 0,3-0,5 mg IM(1:1.000) lentamente. Repita até 1 mg
	Chame a equipe responsável pela emergência	

Quadro 5-5. Guideline para tratamento das reações adversas aos meios de contraste iodados e à base de gadolínio *(Cont.)*

Edema laríngeo

	Assegurar acesso venoso	
	Máscara de oxigênio (O₂)	6-10 L/min
	Adicionar epinefrina IM 0,3-0,5 mg/mL (1:1.000)	Considerar 0,3-0,5 mg EV (1:10.000) lentamente. Repita até 1 mg
	Hidrocortisona (Solu-Cortef®)	200-300 mg EV em bolo 1-2 min.
	Chame a equipe responsável pela emergência	

Broncospasmo

Leve	Albuterol (90 µg/borrifadas)	2 borrifadas (180 µg) e inale
	O₂ por máscara	10 L/min
	Assegurar acesso venoso	
Moderado	Adicione Epinefrina subcutânea 1 mg/mL (1:1.000)	Subcutâneo – até 0,3 mg (0,3 mL) (1:1.000). Repita até o total de 1 mg
Grave	Adicionar epinefrina IM 0,3-0,5 mg/mL (1:1.000)	Considerar 0,3-0,5 mg EV (1:10.000) lentamente. Repita até 1 mg
	Chame a equipe responsável pela emergência	

Edema pulmonar

Chame a equipe responsável pela emergência	O₂ por máscara	10 L/min
	Ventilação não invasiva Eleve a cabeceira da cama	VNI com pressão positiva
	Furosemida (Lasix®) (EV) (10 mg/mL)	40-80 mg EV após 2 minutos
	Morfina (EV)	1-3 mg EV
		Repita a cada 5-10 min como indicado
		Tenha Naloxona (Narcan) disponível, se ocorrer depressão respiratória (0,4 mg/mL)
	Nitroglicerina EV Se edema pulmonar hipertensivo	5-10 mcg/min em bomba de infusão contínua

Hipotensão com bradicardia

Leve	Monitoração contínua	
	Administração de líquidos por acesso venoso	Solução salina normal a 0,9% ou Ringer lactato, 1-2 L rapidamente
	Máscara de O₂	10 L/min
Grave	Atropina (EV)	0,5 mg EV Repita se necessário após 3-5 min. até a dose total de 3 mg
	Chame a equipe responsável pela emergência	

Hipotensão com taquicardia

Leve	Monitoração contínua	
	Assegurar acesso venoso Fluidos EV	Solução salina norma a 0,9% ou Ringer Lactato 1-2 L rapidamente
Grave	O₂ por máscara	10 L/min
	Noradrenalina Se hipotensão refratária	0,01-1,5 mcg/kg/min
	Chame a equipe responsável pela emergência	

(Continua)

Quadro 5-5. **Guideline** para tratamento das reações adversas aos meios de contraste iodados e à base de gadolínio *(Cont.)*

Crise hipertensiva

(Pressão diastólica > 120 mmHg)	O₂ por máscara Assegurar acesso venoso	10 L/min
	Captopril	25 mg VO
	Considerar Nitroprussiato, se emergência hipertensiva	0,5-5 mcg/kg/min em bomba de infusão contínua

Chame a equipe responsável pela emergência

Convulsão

Leve (curta duração)	O₂ por máscara Acesso endovenoso Observar	Evitar aspiração
Grave	O₂ por máscara Acesso endovenoso Diazepam	Administrar 10 mg/2 mL. Repetir enquanto durar crise

Parada cardíaca

SVR-Suporte à Vida em Radiologia

Reação ao contraste
Primeiros cinco minutos

Minutos: 0 1 2 3 4 5 → Paciente instável

- Contraste injetado
- Reação ao contraste
- Tratamento imediato — Suporte avançado de vida
- Parada cardíaca — Suporte avançado de vida

	Acione equipe de emergência
	Iniciar reanimação cardiopulmonar: C,A,B,D
1º Checar responsividade e avaliar respiração	2º Pedir ajuda e um desfibrilador 192 | SAMU

Abordagem sistemática

Circulação Há pulso?	AÇÃO
Abertura de Vias Aéreas A via aerea está desobstruída?	AÇÃO
Boa Respiração O paciente está respirando adequadamente?	AÇÃO
Desfibrilação Se não houver pulso, use um desfibrilador/monitor	AÇÃO

Capítulo 5 ■ Meios de Contraste Iodados

Quadro 5-5. Guideline para tratamento das reações adversas aos meios de contraste iodados e à base de gadolínio *(Cont.)*

Ressucitação cardiopulmonar

- 30 compressões torácicas (compressor)
- 2 ventilações (ventilador)
- Avaliar presença de pulso a cada 5 ciclos de RCP ou 2 minutos

Suporte avançado de vida

1. Determinar nível de consciência e respiração (ausente ou inadequada)
2. Chamar ajuda e pedir o desfibrilador automático (DEA)
3. Checar pulso → iniciar RCP até chegada do DEA
4. Abrir via aérea → 2 ventilações
5. Compressões torácicas alternadas com ventilações (30:2)
6. Conectar o DEA e desfibrilar, se necessário

FV/TV

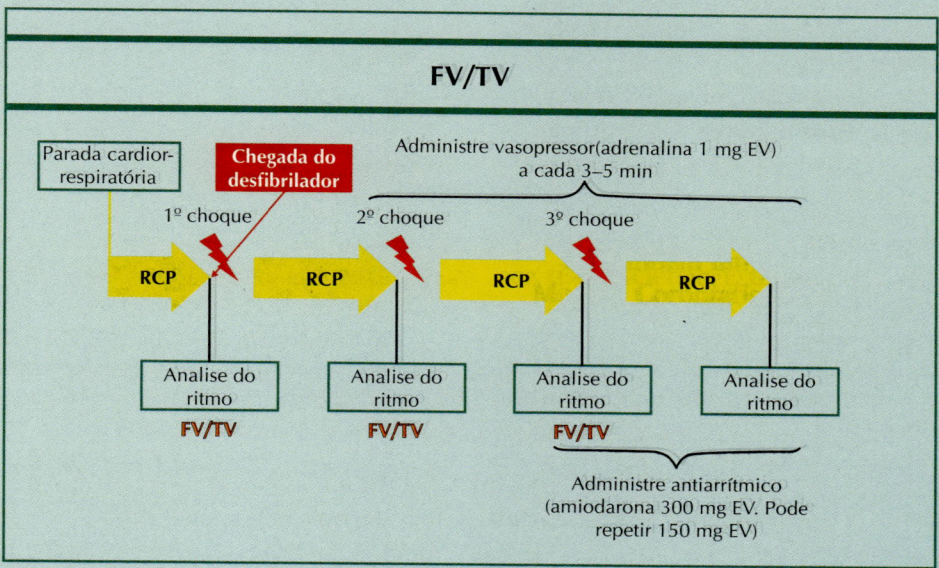

AESP/assistolia

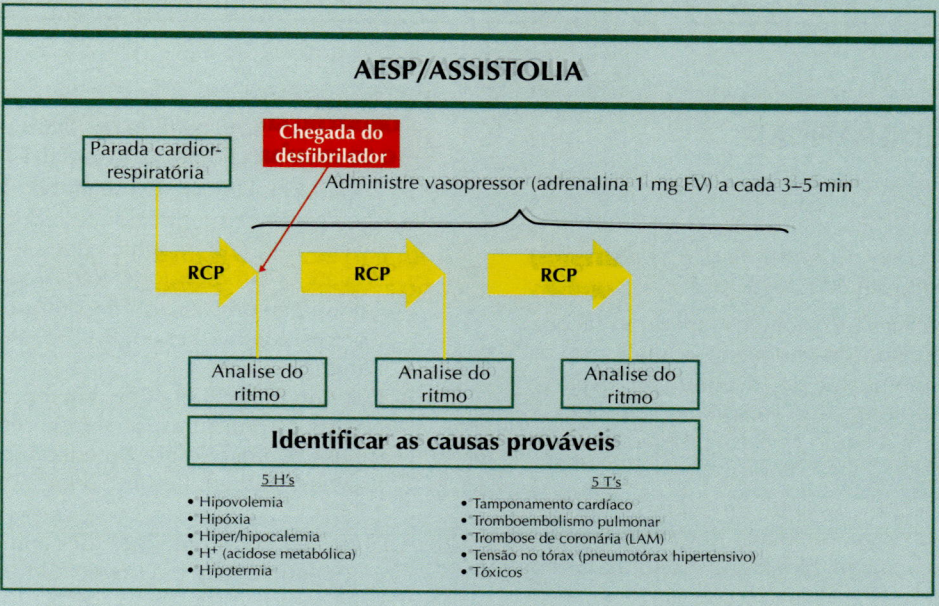

(Continua)

Quadro 5-5. **Guideline para tratamento das reações adversas aos meios de contraste iodados e à base de gadolínio** *(Cont.)*

Sugestão de tratamento das reações adversas agudas – pediátrico
(recomendações – cada situação clínica pode variar, assim como as suas respectivas condutas)

Pré-medicação (droga e dose são idade-dependentes)	
Neonato	Difenilidramina: não recomendado, considerar hidroxizina (Atarax) 10 mg
2-5 anos	Difenilidramina 6,25 mg
6-12 anos	Difinilidramina 25 mg
> 12 anos	Difenilidramina 25-50 mg
Medicação	**Dose**
Epinefrina	
1 mg/mL subcutâneo (1:1.000)	0,01 mg/kg (0,01 mL/kg), repetir em 15 a 30 min, máximo de 0,5 mg/dose (0,5 mL/dose)
0,1 mg/mL EV (1:10.000)	0,01 mg/kg (0,01 mL/kg), repetir cada 5 a 15 min, conforme necessário, máximo 1 mg (10 mL)
Atropina (Vagolítico)	
	0,02 mg/kg EV (0,2 mL/kg da solução a 0,1 mg/mL) Dose mínima: 0,1 mg Dose total máxima: 1 mg (bebês e crianças) 2 mg (adolescentes)
Albuterol – inalar	
Probentil® 90 µg/borrifada Ventolin®	2 borrifadas (180 µg) a cada 20 a 30 min. Conforme necessário
Corticosteroides	
Metilpredinisolona (Solumedrol®)	2 mg/kg EV dose total – "em bolo" EV após 1-2 min
Anti-histamínico	
Difenidramina (Benadryl®)	1 mg/kg EV ou VO, dose máxima 50 mg – "em bolo" EV após 1-2 min
Diurético	
Furosemida 10 mg/mL (Lasix®)	1 mg/kg EV ou VO, dose máxima 40 mg

REFERÊNCIAS BIBLIOGRÁFICAS

1. Chuang S. Contrast agents in pediatric neuroimaging. *AJNR* 1992;13:785.
2. Thomsen HS, Webb JAW. *Contrast media: safety issues and ESUR Guidelines,* 3th ed., 2014. p. 7.
3. Oliveira LAN. Contrastes radiológicos iodados: reações adversas à sua administração endovenosa: uma abordagem prática; comparações, riscos e condutas. Departamento de Radiologia do Hospital do Servidor Público Estadual de São Paulo, 1994. Fornecido pela Schering.
4. Oliveira LAN, Oliveira ES. Agentes de contraste em pediatria. In: Oliveira LAN, Suzuki L, Rocha SMS, Valente M. *Diagnóstico por imagem.* São Paulo: Editora Manole, 2012. p. 120-35.
5. Manzella A, Oliveira LAN, Khoury HJ. Meios de contrate iodados. In: Guimarães MD, Chojniak R. *Oncologia – Série Colégio Brasileiro de Radiologia e Diagnóstico por Imagem.* São Paulo: Elsevier, 2015. p. 845-70.
6. Cohan RH, Ellis JH, Dunnick NR. Use of low-osmolar agents and premedication to reduce frequency of adverse reactions to radiographic contrast media: a survey of the Society of Uroradiology. *Radiology* 1995;194(2):357-64.
7. Committee on Drugs and Contrast Media, Manual on Contrast Media. 5th ed. Reston, VA: American College of Radiology; 2004.
8. Dawson P. Are there any differences between ionic and nonionic contrast media administration? In: Dawson P, Clauss W, eds. Contrast media in practice: questions and answers. 2nd ed. Berlin: Springer-Verlag, 1999. p. 110, 132.
9. Thomsen HS. Guidelines for contrast media from the European Society of Urogenital Radiology. *AJR Am J Roentgenol* 2003 Dec. 1;181(6):1463-71.
10. Bettmann MA. Frequently asked questions: iodinated contrast agents. *RadioGraphics* 2004;24:3-10.

11. DeFoe A, Vargo C, Donovan T, Heckman A. Constrast-induced nephropathy: fact or fiction? *RSNA* 2016 poster session HP136-ED-X.
12. Radiology.rsna.org.radiology.rsna.org/content/267/1/4.full.
13. Van der Molen AJ, Thomsen HS, Morcos SK, Contrast Media Safety Committee, European Society of Urogenital Radiology (ESUR). Effect of iodinated contrast media on thyroid function in adults. *Eur Radiol* 2004;14(5):902-7.
14. Katayama H, Yamaguchi K, Kozuka T *et al*. Adverse reactions to ionic and noionic contrast media. A report from the Japanese Committee on the Safety of Contrast Media. *Radiology* 1990;175:621-28.
15. Palmer FJ. The RACR survey of intravenous contrast media reactions: final report. *Australas Radiol* 1988;32:426.
16. Guidelines on Contrast Media Version 9.0. European society of Urogenital Radiology. September 2016. www.esur.org
17. Webb JA, Stacul F, Thomsen HS *et al*. Late adverse reactions to intravascular iodinated contrast media. *Eur Radiol* 2003;13:181-84.
18. Lasser EC, Berry CC, Mishkin MM *et al*. Pretreatment with corticosteroids to prevent adverse reactions to nonionic contrast media. *AJR Am J Roentgenol* 1994;162:523-26.
19. Guideline para tratamento de reação adversa – Emergência em Exames Radiológicos com aplicação de meios de contraste – Algoritimo de Tratamento – Editora Elsevier, 2012.
20. Davenport MS, Dilman JR *et al*. *Radiology* 2013.
21. Trout AT, Dillman JR, Ellis JH *et al*. Patterns of intravenous contrast material use and corticosteroid premedication in children – a survey of Society of Chairs of Radiology in Children's Hospitals (SCORCH) member institutions. *Pediatr Radiol* 2011;41:1272-83.
22. Singh J, Daftary A. Iodinated contrast media and their adverse reactions. *J Nucl Med Technol* 2008;36:69-74.
23. Silverman PM. Universal versus selective use of low-osmotality contrast media in the 1990s: a radiologist's perspective. *Radiology* 1997;203:311-14.

Capítulo 6

Dióxido de Carbono (CO_2) como Meio de Contraste

◆ *James Caridi*
◆ *Cliff Davis*
◆ *Shawn Meader*

CONTEÚDO

- ✓ INTRODUÇÃO 105
- ✓ PROPRIEDADES 105
- ✓ CONTRAINDICAÇÕES, PRECAUÇÕES E DESVANTAGENS 110
- ✓ INDICAÇÕES: ISOLADAMENTE OU COMO ADJUNTO EM ALERGIA A CONTRASTE IODADO 116
- ✓ AVALIAÇÃO VENOSA E TRATAMENTO 121
- ✓ INJEÇÕES NAS VEIAS PORTA, ESPLÊNICA E HEPÁTICA 123
- ✓ OUTROS USOS 127
- ✓ FORNECIMENTO E INJEÇÃO DO CO_2 127
- ✓ REFERÊNCIAS BIBLIOGRÁFICAS 130

Este capítulo é dedicado ao falecido Dr. Dick Hawkins, que foi um dos grandes inovadores em radiologia intervencionista, um fantástico professor/mentor e um bom amigo e cuja falta será grandemente sentida.

INTRODUÇÃO

O uso de um gás como agente de contraste negativo não constitui um conceito novo. Vários gases foram usados em imagem médica desde 1895. O dióxido de carbono (CO_2), subproduto endógeno do metabolismo, tem sido usado como contraste em imagem médica por mais de 100 anos.

Em 1914, ar ambiente foi usado com radiografias em uma tentativa de visibilizar as vísceras abdominais e suas anormalidades. Menos de uma década depois, ar ambiente, oxigênio e CO_2 foram insuflados no retroperitônio para avaliação de massas.[1-3] O CO_2 foi usado nos anos 1950 e 1960 como agente de contraste venoso para avaliar derrame pericárdico.[4-7] Os pacientes eram postos na posição de decúbito lateral esquerdo, e a radiografia transversal à mesa podia delinear a largura do átrio direito. Bendib *et al.* efetuaram 1.600 casos sem complicação, usando a injeção periférica de 100 a 200 mL de CO_2 para avaliar derrame pericárdico (Fig. 6-1). Adicionalmente, em 1969, Hipona relatou o uso seguro de CO_2 para avaliação da veia cava inferior (VCI).[8]

Avanços importantes no uso de CO_2 como agente de contraste ocorreram no começo da década de 1970 depois que o Dr. Hawkins inadvertidamente injetou 70 mL de ar ambiente em um paciente em vez de contraste iodado. Felizmente, não houve efeitos nocivos e, apesar do uso de filme cortado na época, Hawkins visibilizou o tronco celíaco e seus ramos como uma imagem negativa (Fig. 6-2).

Depois deste incidente e com conhecimento prévio do Dr. Hawkins sobre o CO_2 em imagem venosa, ele começou a estudar o uso intra-arterial do CO_2 em animais. Após o uso seguro bem-sucedido em animais, ele aplicou os mesmos princípios em humanos.[9,10] Infelizmente, a tecnologia ficou atrás do seu gênio, e a imagem inicial foi precária.

Durante os anos 1980 houve o desenvolvimento da angiografia de subtração digital, mesas inclináveis e um sistema seguro, confiável de aplicação que tornou a angiografia com CO_2 mais segura e fácil de usar.

À medida que a tecnologia continuou a melhorar, o CO_2 evoluiu para um agente viável de imagem vascular. Embora usado inicialmente em insuficiência renal e alergia a contraste iodado, as propriedades únicas do CO_2 ofereciam múltiplas vantagens, que são agora usadas em uma multiplicidade de cenários isoladamente ou em combinação com o contraste iodado tradicional. Ele já foi usado com grande sucesso em adultos e crianças por mais de três décadas com limitadas complicações. Seu uso seguro em crianças também foi descrito e, quando realizada neste grupo etário se aplicam os mesmos princípios que no adulto (Fig. 6-3).[11,12]

O Quadro 6-1 apresenta as principais vantagens e indicações do uso de CO_2 como meio de contraste em angiografias.

PROPRIEDADES

Conhecimento básico das propriedades químicas do CO_2 é essencial para o uso apropriado no corpo. O CO_2 é um gás atóxico não inflamável, de baixa densidade, compressível, que tem baixa viscosidade e é produzido endogenamente a aproximadamente 200 a 250 mL por minuto. Ele é um sub-

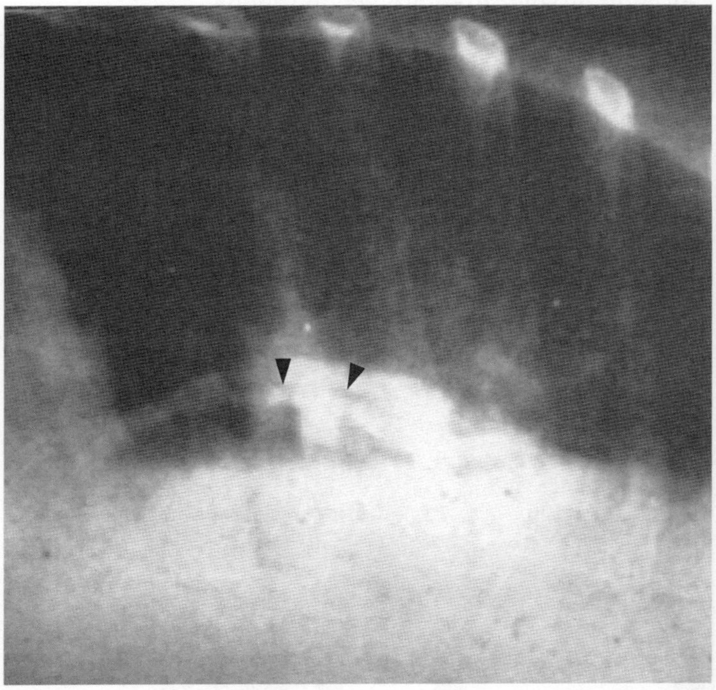

Fig. 6-1. Radiografia de tórax em decúbito lateral esquerdo após a administração de CO_2 intravenoso para avaliação do pericárdio. O bolo de CO_2 retido no átrio direito é visto como contraste negativo.

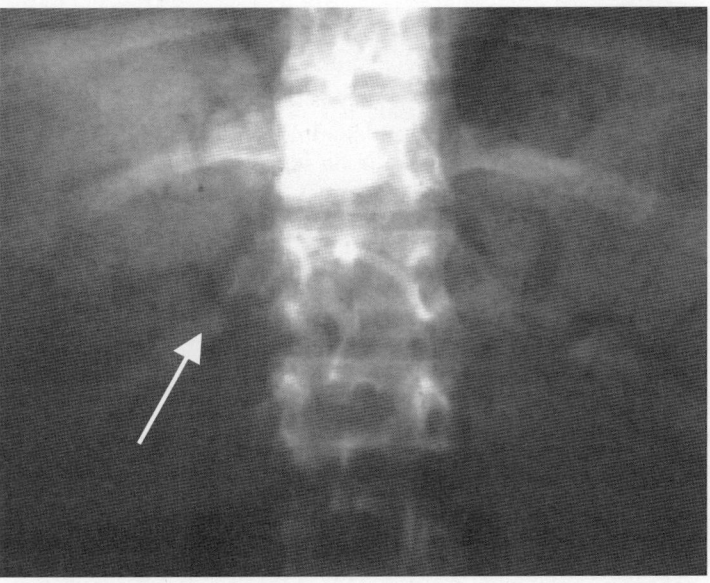

Fig. 6-2. Arteriografia celíaca com injeção inadvertida de ar ambiente. Seta aponta gás nos ramos celíacos, formando um contraste negativo.

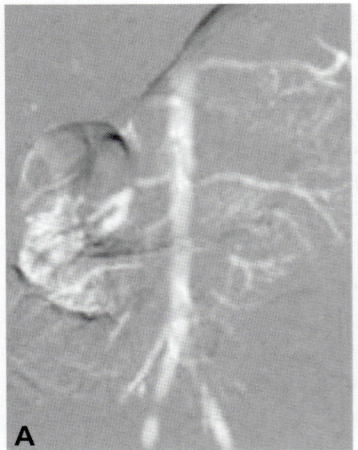 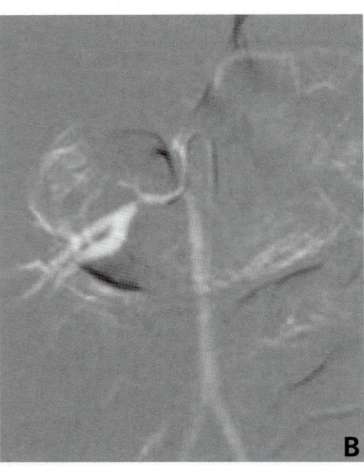 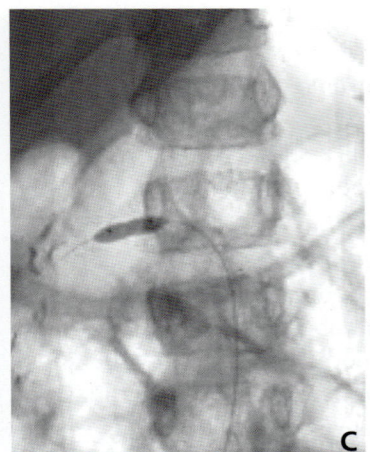 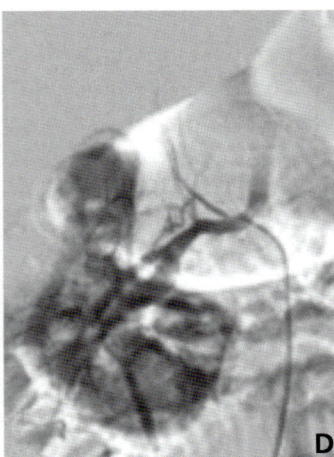

Fig. 6-3. Angiografia de CO_2 e angioplastia em paciente de 6 anos de idade com angiodisplasia. (**A**) Aortografia de CO_2 demonstrando estenose da artéria renal direita. (**B**) Angiografia seletiva renal direita confirmando os achados. (**C**) Angioplastia transluminal percutânea com balão. (**D**) Angiografia renal pós-angioplastia, usando contraste iodado diluído.

produto natural e há aproximadamente 120 litros de CO_2 armazenados nos tecidos moles.[13] O CO_2 é transportado do sangue para os pulmões por três mecanismos: dissolvido diretamente no sangue (7%), ligado à hemoglobina (10%), ou predominantemente carregado sob a forma de íon bicarbonato (85%). O CO_2 é produzido endogenamente, portanto, não há preocupação com alergia ou toxicidade renal, confirmado por numerosos estudos em animais e humanos.[9,10] A viscosidade do CO_2 é 1/400 daquela do contraste iodado, e ele é altamente solúvel no sangue, aproximadamente 20 a 30 vezes maior que a do O_2. Quando administrado via intravascular, ele se dissolve em 30 a 60 segundos, tornando-o menos oclusivo que outros gases.

Em administração intravenosa ele é removido dos pulmões após uma única passagem através dos alvéolos; se o CO_2 persistir em um vaso mais de 30 segundos, ele está aprisionado (Fig. 6-4) ou há contaminação com ar ambiente, causando dissolução retardada no sangue.

Em razão da baixa tensão superficial, quando o CO_2 é administrado no vaso via catéter tem o potencial de se fragmentar em bolhas ao acaso, dependendo de como seja liberado. Em uma tentativa para evitar isto, deve-se retirar do

Quadro 6-1. Principais vantagens e indicações do uso de CO_2 como meio de contraste em angiografias

Vantagens do CO_2

- Não alérgico
- Não nefrotóxico
- Pode usar volumes ilimitados
- Baixa viscosidade (1/400 do contraste iodado)
- Melhora a detecção de hemorragia aguda
- Administração mais fácil através de microcatéteres
- Pode ser administrado sem a necessidade de retirar o fio-guia ou catéter, usando-se um conector em Y
- Fácil opacificação retrógrada da veia porta
- Pode ser administrado via agulhas de pequenos calibres
- Barato: 100 mL custa 3 centavos de dólar
- Apesar de ser indicado principalmente para a circulação vascular arterial e venosa, pode ser usado em qualquer estrutura luminal (ductos biliares)

Indicações do uso de CO_2

- Alergia a contraste iodado
- Procedimentos contrastados intravasculares em pacientes de alto risco de neuropatia induzida por contraste
- Procedimentos com alto volume de contraste
- Avaliação de transplante renal
- Detecção de hemorragias
- Doença oclusiva arterial periférica
- Reparo endovascular de aneurisma
- Diagnóstico e intervenção venosos (veias centrais, hepáticas, porta, cava inferior e no TIPS)
- Esplenoportografia

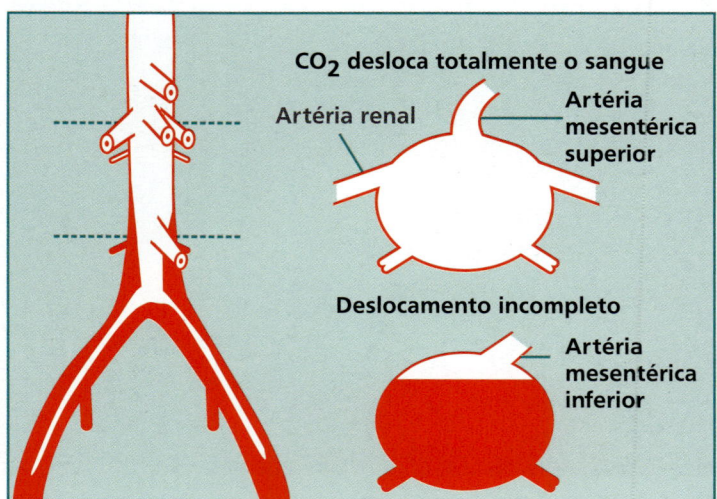

Fig. 6-4. Dióxido de carbono (branco) gerará uma imagem representativa, dependendo da quantidade de sangue que seja deslocada.

catéter o ar ambiente e líquidos (purgar) antes da aplicação definitiva e deve ser dado fornecimento contínuo, controlado de CO_2. O Dr. Cho estudou a fragmentação/borbulhamento que ocorre com a angiografia com CO_2 e determinou que um catéter com furo na extremidade forneceu os melhores resultados com a menor fragmentação (Fig. 6-5).

Em comparação a agentes líquidos tradicionais, o CO_2 não se mistura com sangue; ele desloca o sangue e forma um contraste negativo na fluoroscopia e na angiografia de subtração digital. O CO_2 flutua sobre o sangue e anteriormente a ele. A qualidade e precisão da imagem dependerão da quantidade de sangue deslocada pelo CO_2 (Fig. 6-4). Tipicamente, os menores vasos, especialmente os de 10 mm ou menores, demonstram melhor correlação com a imagem de contraste iodado (Fig. 6-6), uma vez que o volume sanguíneo pode ser completamente deslocado pelo CO_2 momentaneamente.[14-16]

A dificuldade reside muitas vezes nos vasos muito maiores com alto fluxo sanguíneo em que alto volume de CO_2 é requerido para encher completamente o vaso para se obter uma imagem precisa. Se todo o sangue não for deslocado do vaso, ele demonstrará apenas as estruturas anteriores e potencialmente pode gerar uma imagem equivocada, subestimada, da luz do grande vaso. Outra vez, é imperativo deslocar tanto sangue quanto possível para gerar uma imagem comparável ao contraste e anatomicamente precisa. Além disso, uma vez o volume total de sangue tenha sido deslocado, usar um volume mais alto de CO_2 não melhora a imagem vascular.

O CO_2 é particularmente favorável em transplantes renais e artérias renais reimplantadas, uma vez que estes vasos sejam facilmente demonstrados por causa de sua posição anterior. O CO_2 tem a vantagem adicional de que não apresenta risco de toxicidade renal neste grupo de pacientes que são particularmente suscetíveis à nefropatia induzida pelo contraste (Fig. 6-7).[17,18]

O CO_2 é menos útil para visibilizar vasos que são mais posteriores em origem, como a artéria renal esquerda, decorrente da sua flutuação. Nestes casos, o paciente pode ser colocado na posição de decúbito parcial com o vaso de interesse situado anteriormente. O CO_2 preencherá preferencialmente e delineará estes vasos reposicionados anteriores.

Há um caso em que a baixa densidade do CO_2 pode ser significativamente deletéria: quando uma interface sangue-gás não está presente em uma estrutura anterior como um aneurisma aórtico abdominal (AAA), o CO_2 pode "depositar" sem se dissolver e tornar-se "aprisionado" naquela posição (Fig. 6-8).

Retenção de ar pode causar *isquemia* por dois mecanismos diferentes: se houver um vaso anterior originado da parte com gás aprisionado do aneurisma, como a artéria mesentérica inferior, ele pode impedir o fluxo de sangue e potencialmente levar à isquemia. Além disso, se uma bolha de CO_2 estiver estagnada, gases mais oclusivos e menos solúveis,

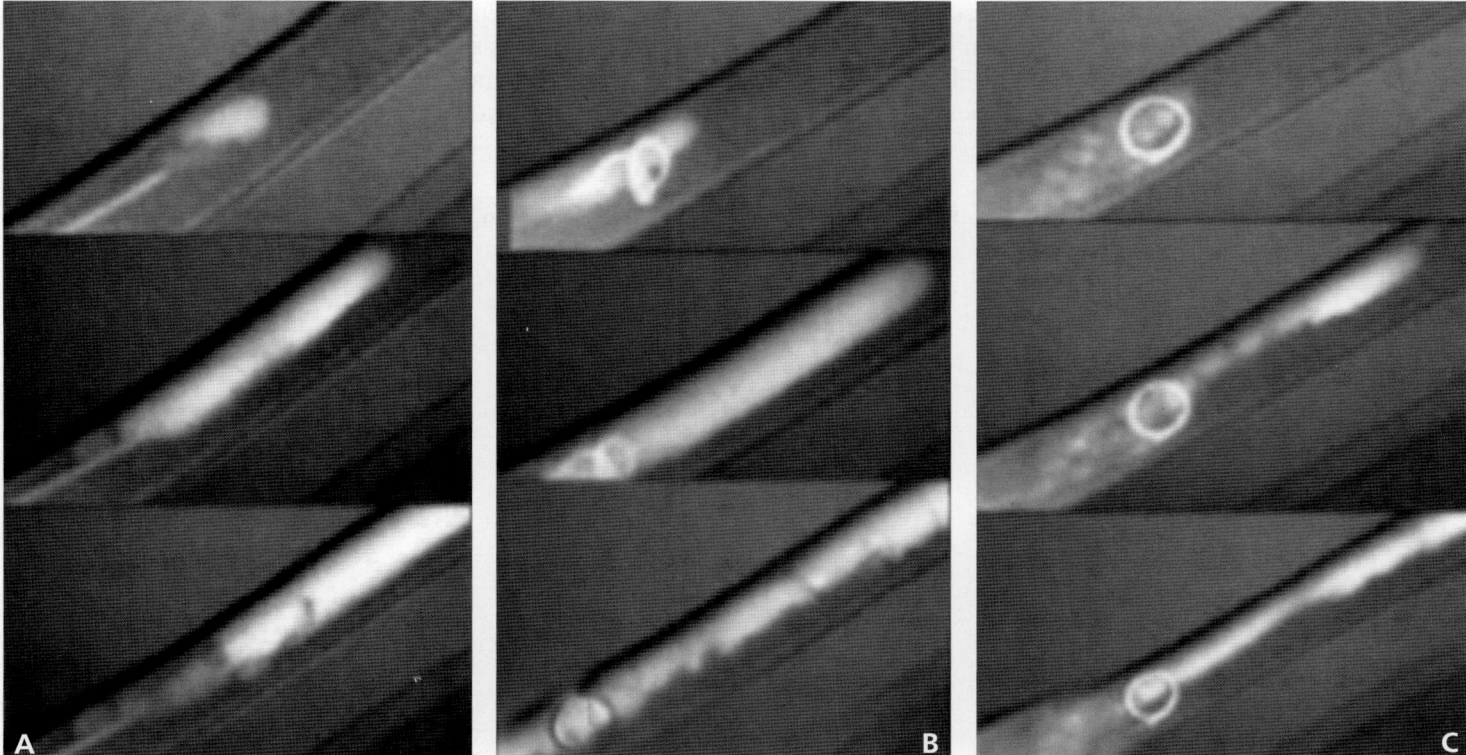

Fig. 6-5. Padrões de aplicação gasosa usando diferentes tipos de catéteres. (A) Uso do catéter com furo na extremidade fornece o bolo mais constante na saída do catéter. (B) O halocatéter mostra boa configuração do bolo no local de saída em razão da distribuição de furos laterais dentro da parte espiral do catéter. (C) O catéter *pigtail* mostra um bolo de gás menos homogêneo decorrente de múltiplos furos laterais distribuídos ao longo da parte distal e do catéter.

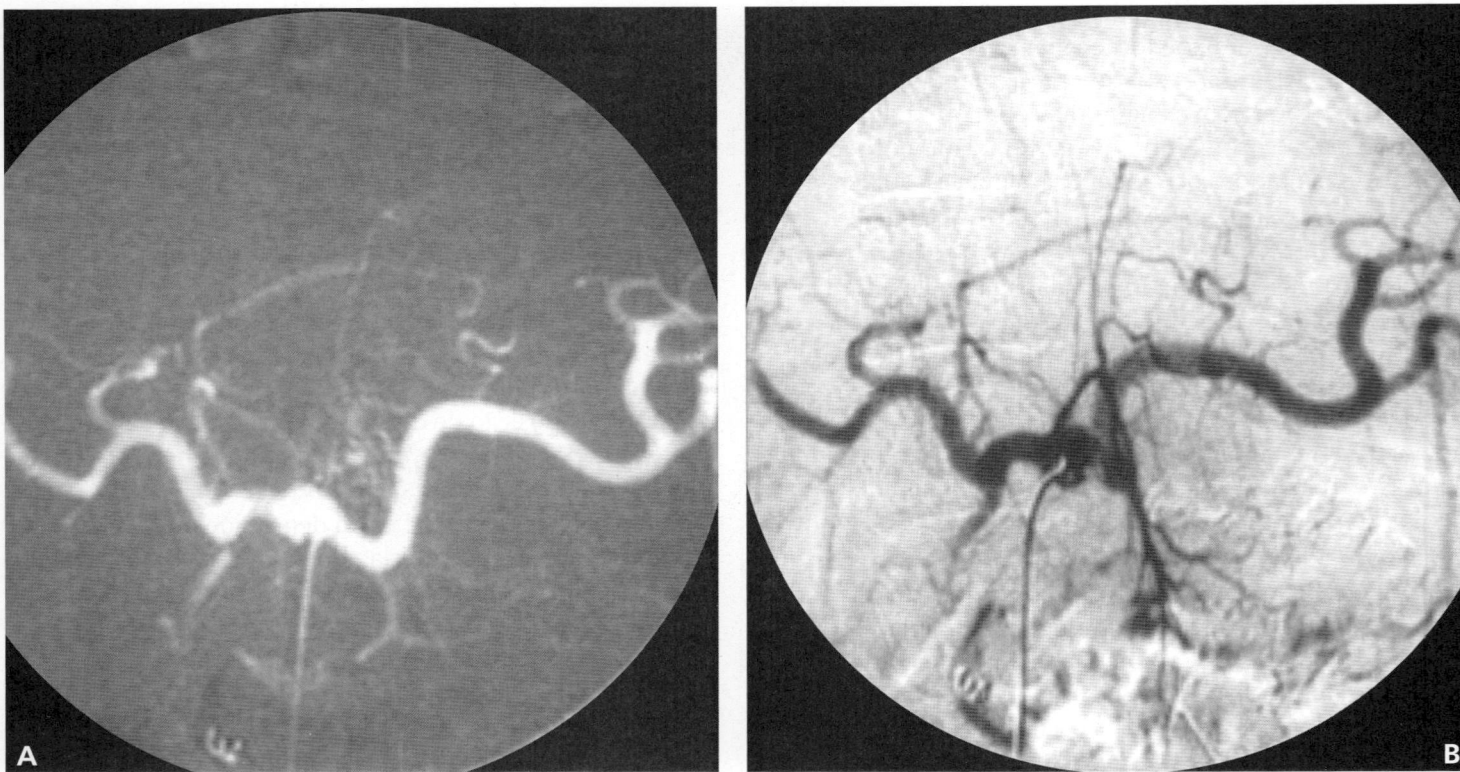

Fig. 6-6. Comparação de (**A**) CO_2 e (**B**) contraste. Vasos com menos de 10 mm de diâmetro produzem imagens comparáveis.

como N_2 e O_2, serão trocados no bolo gasoso por causa da diferença de pressão parcial que poderia potencialmente levar à isquemia. Se "aprisionamento" ocorrer, ele é frequentemente evidente como uma bolha de gás na fluoroscopia que se move em vaivém concordante com os fluxos sanguíneos sistólico e diastólico dentro do vaso. Ele pode facilmente ser remediado, mudando-se repetidamente a posição do paciente para estimular o movimento do gás. Alguns operadores descrevem aspirar o gás "aprisionado" com um catéter, mas o autor não achou isto útil. Seja como for, apesar deste potencial, a incidência descrita desta ocorrência levando a problemas clínicos significativos é desprezível.

Embora a retenção seja extremamente rara, ela pode ser exacerbada pela administração de volumes excessivos de

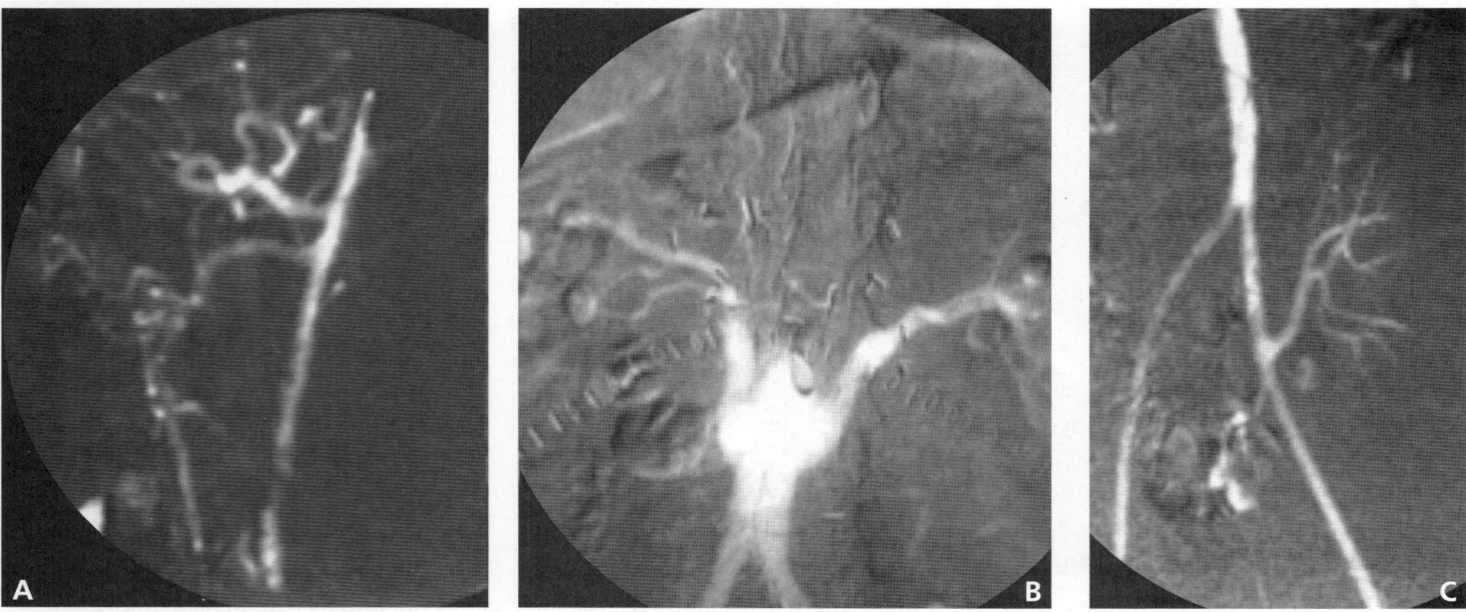

Fig. 6-7. Vasos anteriores são bem demonstrados por CO_2 na angiografia de subtração digital (DSA) na posição supina. (**A**) Artéria mesentérica superior e celíaca. (**B**) Artérias renais reimplantadas. (**C**) Artérias renais de transplante mostradas na projeção oblíqua posterior esquerda com o paciente na posição supina.

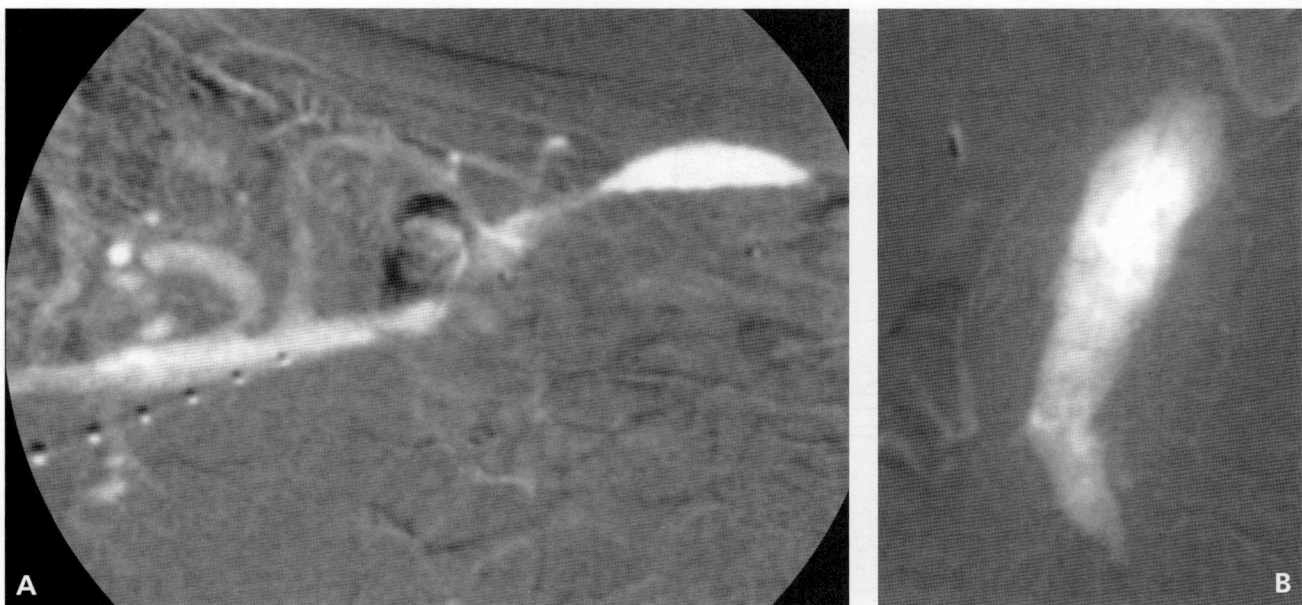

Fig. 6-8. (**A**) Angiografia de subtração digital abdominal lateral transversal à mesa, em paciente na posição supina, demonstrando uma bolha de CO_2 retida na parte mais ventral do aneurisma aórtico abdominal. (**B**) Aortografia de subtração digital abdominal, na posição supina, mostrando gás CO_2 na parte central da luz aórtica. Em decorrência da flutuação do gás, o trombo intramural não é demonstrado.

CO_2. O volume excessivo pode ser causado por um volume excepcionalmente grande ou múltiplos volumes menores aplicados repetitivamente sem conceder tempo suficiente para o CO_2 se dissolver. Conforme descrito adiante, uma única injeção de tamanho apreciável, causando retenção, é extremamente improvável. O aprisionamento de gás se origina mais comumente quando um cilindro grande típico (frequentemente 3 milhões mL) de CO_2 sob pressão for erradamente conectado ao catéter de aplicação, permitindo fluxo irrestrito de gás para dentro do vaso. A respeito de pequenas doses repetitivas, é melhor aguardar pelo menos 30 a 60 segundos entre injeções para permitir que o CO_2 seja dissolvido.

Cho avaliou o efeito de vários volumes de CO_2 sobre a frequência cardíaca, frequência respiratória, pressão arterial, pressão da artéria pulmonar, saturação de O_2 do sangue arterial, pressão parcial de CO_2, pH e bicarbonato após 1, 3, 5 e 10 minutos.[19] Ele concluiu que uma única dose até 1,6 mL/kg resultou em ausência de alterações nos parâmetros cardiopulmonares (Figs. 6-9 a 6-11).[19]

A dose pode subsequentemente ser repetida após 30 a 60 segundos. Isto equivale a uma única dose de 112 mL para uma pessoa de 70 kg, o que é mais volume que o necessário para qualquer cenário clínico. Após o estudo, Cho adverte sobre uso cauteloso de CO_2 intravenoso em pacientes com hipertensão pulmonar conhecida.

Como em qualquer procedimento intervencionista, os pacientes submetidos à angiografia de subtração digital (DSA) com CO_2 devem ter monitoração de rotina do EEG, oximetria de pulso, pressão arterial, frequências respiratória e cardíaca. Como medida de segurança, recomenda-se monitorar a pressão sanguínea 1, 2 e 3 minutos após a primeira injeção de CO_2.

Outra importante propriedade divergente do CO_2 quando comparado a agentes líquidos é sua compressibilidade. Esta compressibilidade pode afetar a aplicação, incluindo o volume, de várias maneiras. O CO_2 é um gás e é compressível; uma seringa de 20 mL pode conter um volume de 200 mL se comprimido suficientemente. Para evitar doses de CO_2 acima dos parâmetros de volume estabelecidos, é imperativo ter uma medida precisa do CO_2 aplicado. Por essa razão o sistema de aplicação deve ser purgado e equalizado

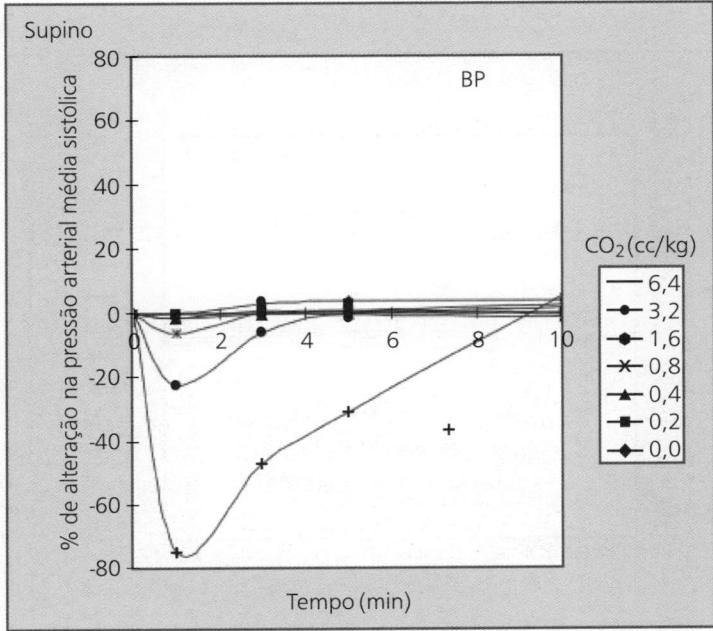

Fig. 6-9. Alterações porcentuais na pressão arterial após injeção intracaval de CO_2 em suíno.

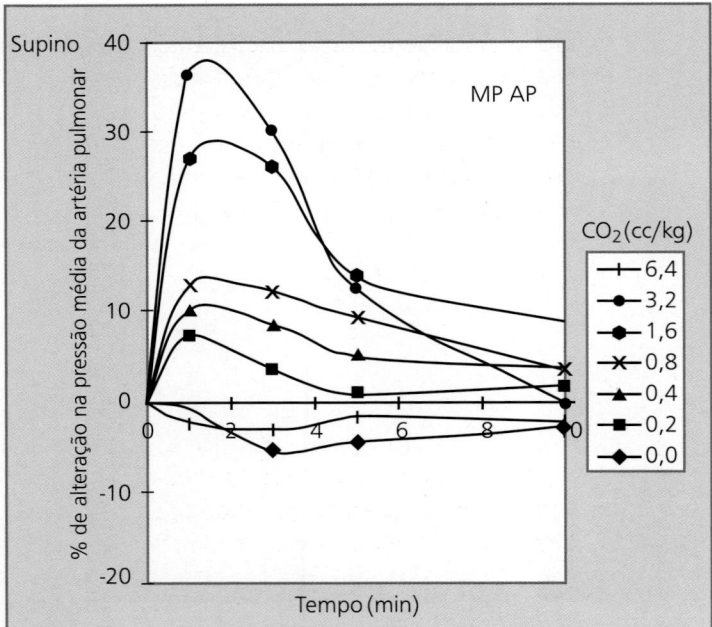

Fig. 6-10. Alterações porcentuais na pressão arterial pulmonar de suínos após injeções de CO_2 na veia cava inferior.

à pressão atmosférica para eliminar compressão e evitar administrar dose maior que a pretendida.

Quando uma dose comprimida de CO_2 é injetada, ela pode ser explosiva, o que expandirá os vasos e pode resultar em sintomas adversos. No abdome, sintomas de dor abdominal, necessidade de defecar e náusea podem ocorrer. As veias, que possuem menos músculo liso do que as artérias nas suas paredes, são mais propensas a causar dor, quando expandidas rapidamente. Existe a hipótese de que

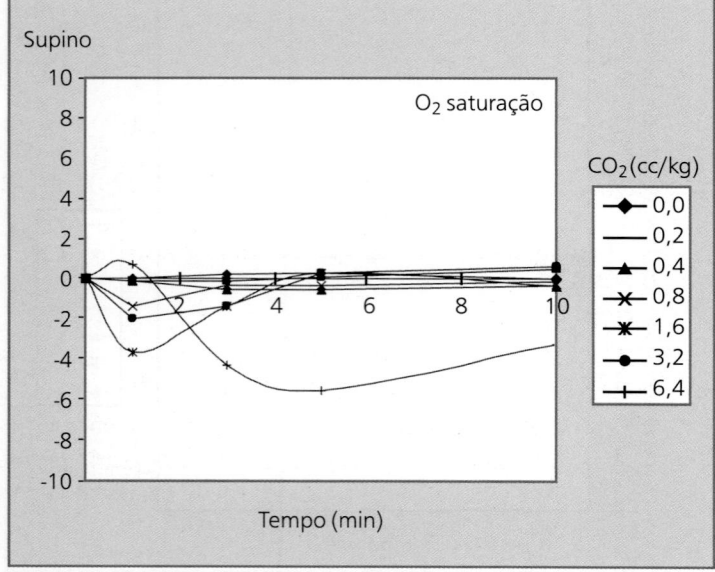

Fig. 6-11. Alterações porcentuais na SaO_2 após injeções intracavais de doses crescentes de CO_2 em suíno.

os receptores vasculares a estiramento são ativados com maior volume e administração mais explosiva.[20] Além de causar dor indevida ao paciente, esta frequentemente resulta em movimento do paciente que degrada significativamente as imagens adquiridas. Ademais, compressão, que pode levar à aplicação explosiva, pode fazer CO_2 refluir para dentro de vasos inapropriados, potencialmente resultando em complicações. Isto é especialmente verdadeiro sobre injeções arteriais, que poderiam refluir para o arco aórtico ou vasos cerebrais, em que o CO_2 deve ser evitado. Para evitar completamente a aplicação explosiva, o catéter de aplicação deve ser purgado de soro fisiológico ou sangue antes da dose definitiva. Hawkins mostrou que ao não purgar o catéter de líquidos, o CO_2 na seringa de aplicação pode ser comprimido, e 95% da dose de CO_2 ser liberada explosivamente pela extremidade do catéter no último 0,5 segundo.

Provavelmente, a propriedade mais importante do CO_2 e aquela que causa mais preocupação e desanima os operadores é que ele é invisível. Por ser invisível, contaminação com ar ambiente mais é uma preocupação importante de muitos operadores.

Conhecimento das fontes de contaminação e de como as evitar é imperativo, mas relativamente simples. Durante os primórdios do uso intravascular do CO_2, Hawkins observou que cilindros de rotina reusáveis continham ácido carbônico, ferrugem, matéria particulada e água.[10] É essencial, portanto, que fontes descartáveis de CO_2 no uso medicinal sejam utilizadas. Isto não apenas evita embolização inapropriada, mas também evita dor ao paciente.

Recapitulando, para evitar estes eventos raros, mas potencialmente adversos, aplicação explosiva comprimida deve ser evitada. O sistema de aplicação não deve estar sob pressão. Qualquer sistema que esteja sendo usado deve ser purgado para a atmosfera. Após isto, o êmbolo da seringa de aplicação deve ser delicadamente avançado para purgar o catéter diagnóstico de soro fisiológico ou sangue. Subsequentemente, a dose apropriada pode ser aplicada de maneira controlada e não explosiva. Observar que, diferentemente de uma seringa com contraste líquido em que uma seringa menor gera mais pressão, uma seringa maior (usualmente 20 a 35 mL) deve ser empregada com CO_2. Caso contrário, o gás pode simplesmente ser comprimido na seringa sem liberação, especialmente se o catéter não for purgado. O Quadro 6-2 apresenta as normas gerais, dicas e técnicas de aplicação para melhorar a qualidade do estudo, usando CO_2 como meio de contraste.

CONTRAINDICAÇÕES, PRECAUÇÕES E DESVANTAGENS

Quando utilizado o gás como agente de imagem a mais alta preocupação é a possibilidade de oclusão embólica e isquemia secundária. A solubilidade rápida do CO_2 permite uso intravascular, mas os vasos coronários, aorta torácica e vasos cerebrais são menos tolerantes, e aplicação dentro destes

> **Quadro 6-2.** Normas gerais, dicas e técnicas de aplicação para melhorar a qualidade do estudo usando CO_2 como meio de contraste
>
> - Elevação dos pés em 30 graus (Trendelenburg)
> - Elevar a parte de interesse
> - Evitar movimentação do paciente (considerar sedação)
> - Injeções intravasculares seletivas
> - Usar catéter com orifício distal e marca radiopaca na extremidade
> - 1 mL (100-200 mcg/mL) de nitroglicerina intra-arterial antes da injeção de CO_2
> - Diminuir movimento de gás intestinal com glucagon 1 mg/mL via IV
> - Aquisição de 5-7 quadros por segundo
> - Utilizar software que possibilite a somação de imagens adquiridas para compor a imagem final reconstruída
> - Não há contraindicação para o uso com microcatéteres
>
> **Técnicas de aplicação**
>
> - Fonte de CO_2 com objetivo específico e aprovada pelas leis responsáveis
> - Assegurar que o gás não irá da fonte diretamente ao paciente
> - Sistema de aplicação fechado e não pressurizado
> - Purgar o sistema 3 vezes para eliminar o ar ambiente estagnado
> - Purgar o catéter de aplicação antes de administrar CO_2
> - Aplicação delicada, controlada e não explosiva
> - Aguardar 30 a 60 segundos entre as injeções
> - Se CO_2 persistir na luz mais de 30 segundos, considerar retenção ou contaminação com ar ambiente

vasos deve ser evitada. Similarmente, o CO_2 nunca deve ser aplicado na aorta torácica ou adjacência, especialmente na posição prona, uma vez que, teoricamente, o CO_2 pode se dissipar dentro das artérias espinais e causar isquemia por embolia ou retenção. Embora haja discussões na literatura em contrário, a maioria dos operadores evita injeções diretas nestes vasos sensíveis.[21-25] Em razão da tendência do CO_2 a refluir anterogradamente em um vaso, é prudente evitar injeções intra-arteriais acima do diafragma, uma vez que seria difícil predizer refluxo para dentro dos vasos do arco aórtico. Similarmente, ao adquirir imagem de enxertos de diálise ou fístulas usando o CO_2, o ramo arterial deve ser examinado cautelosamente. Para reduzir a possibilidade de refluxo cerebral central, o paciente pode ser colocado na posição de Trendelenburg, ou um microcatéter pode ser inserido na artéria braquial ou radial e efetuada delicada angiografia via anterógrada. Na opinião do autor, independentemente do procedimento, é prudente se abster de aplicação arterial com a cabeça do paciente elevada para reduzir o potencial de refluxo central para dentro das circulações arteriais cerebral e torácica.

Outros cenários clínicos que teoricamente predispõem o paciente à embolização incluem *shunts* da direita para a esquerda e a combinação de hipertensão na artéria pulmonar e forame oval pérvio. Estes casos são extremamente raros e predominantemente hipotéticos, mas os operadores devem ser conhecedores desta possibilidade. Nos pacientes com *shunts* conhecidos da direita para a esquerda, CO_2 pode ser injetado com segurança para dentro do sistema venoso com a posição do paciente com o lado direito para cima (decúbito lateral esquerdo) para reter o gás no átrio direito afastado do defeito septal. Um autor também usou com segurança CO_2 em numerosos pacientes com um dispositivo de assistência ventricular esquerda (LVAD) tipo impelidor (HeartWare ll, HeartWare, Framingham MA), enquanto o LVAD estava funcionando, sem eventos adversos. Uso de CO_2 na presença de um dispositivo de assistência ventricular direita (RVAD) ou Bi-VAD é menos bem conhecido, uma vez que haveria risco teórico de aprisionamento de ar na bomba esquerda, causando um "calço de ar" e falha da bomba. Dada a eliminação em primeira passagem do CO_2 dos pulmões, o uso de CO_2 em pacientes de LVAD deve teoricamente ser seguro.

Uma contraindicação rara adicional é o uso de anestesia geral com óxido nitroso ao usar CO_2 intravenoso. Quando se usa este anestésico, existe o potencial de N_2 residindo no tecido mole se difundir para a bolha de CO_2, tornando-o 5 a 6 vezes mais oclusivo. Este cenário potencial se origina em pacientes com *shunt* portossistêmico intra-hepático transjugular (TIPS) em que CO_2 é usado em anestesia geral para o procedimento.

Uma preocupação recorrente para os operadores novatos é o uso de CO_2 em pacientes com doença pulmonar obstrutiva crônica (DPOC). Considerando as pequenas quantidades de CO_2 necessárias para a imagem, em comparação à produção endógena, é improvável que uma dose clínica cause um problema, contanto que o paciente esteja respirando espontaneamente. Como uma medida de precaução em pacientes com DPOC, sugere-se conceder mais tempo entre as injeções. Em vez dos recomendados 30 a 60 segundos entre injeções na maioria dos pacientes de rotina, aqueles com DPOC devem ser aumentados para 2 minutos para permitir dissolução definitiva.

Adicionalmente às contraindicações anteriores, há algumas desvantagens menores que existem ao se trocar de um contraste vascular de base líquida para CO_2. A principal desvantagem é aprender como empregar um sistema de aplicação baseado em gás em comparação a contraste iodado. CO_2 é invisível, incolor, inodoro e não pode ser visto ou sentido, e o nível de conforto para uso seja muito menor que com contraste iodado. O operador deve aprender e se sentir confiante no tipo de sistema de aplicação.

Adicionalmente, imagem vascular com CO_2 não é tão densa, e o movimento do paciente pode afetar seriamente o produto final. Similarmente, superposição de movimento de gás intestinal pode deteriorar as imagens abdominais. Por estas razões, processamento de imagens diagnósticas e pós-processamento podem ser um trabalho mais intenso ao se usar CO_2 e pode exigir anestesia geral com paralisia em pacientes que sejam incapazes de cooperar e/ou respirações suspensas durante as injeções. Redução do movimento do paciente injetando CO_2 sem aplicação explosiva é extremamente benéfica. Para reduzir o movimento de gás intestinal, que frequentemente se superpõe ao vaso estudado, durante a avaliação de estruturas abdominais, alguns operadores usam glucagon 1 mg/mL intravenoso antes da injeção de CO_2. Usar um dispositivo de compressão gastrointestinal, para ajudar no deslocamento do intestino, tem sido sugerido.[25]

É importante notar o aumento potencial na exposição à radiação do operador e o paciente quando usando DSA com CO_2. Recomenda-se que a frequência de quadros para adquirir imagens de CO_2 se aproxime de seis imagens por segundo ou mais, que é o dobro da frequência de quadros para imagem arterial com contraste iodado, o que poderia potencialmente resultar em aumento na radiação. Contudo, este número é difícil de medir exatamente, porque cada cenário é diferente, e fazer o diagnóstico ou realizar o tratamento desejado usando CO_2 pode diminuir a necessidade global de angiografias adicionais. Finalmente, as consequências de não usar contraste com CO_2 podem exceder muito os efeitos adversos potenciais do aumento na radiação. O Quadro 6-3 apresenta as principais contraindicações e desvantagens do uso de CO_2.

Qualidade Não Nefrotóxica do CO_2

Indubitavelmente, a melhor vantagem da angiografia com CO_2 é sua ausência de nefrotoxicidade.[10,18,26–33] Nefrotoxicidade induzida por contraste (NIC) é a terceira causa principal de insuficiência renal adquirida no hospital, atrás de perfusão renal diminuída e medicações nefrotóxicas.[34] A incidência de NIC adquirida no hospital aproxima-se de 7% com base na definição de NIC, representando um aumento da concentração de creatinina sérica de 0,5 mg/dL ou elevação de 25% nas primeiras 24 horas a 5 dias.[35]

O significado da NIC foi subavaliado por MmLullough.[36] Ele comparou indivíduos que desenvolveram NIC adquirida no hospital àqueles que receberam contraste e mantiveram creatinina estável. Aqueles com NIC tiveram 5,5 vezes a incidência (34%) de mortalidade intra-hospitalar. Aqueles que necessitam diálise têm taxas ainda mais altas de mortalidade. A duração da hospitalização foi duas vezes maior acompanhada por morbidade e custo aumentados. Além disso, aqueles que desenvolveram NIC demonstraram efeitos crônicos com mortalidade de 1 e 2 anos aumentada (2 vezes). Eventos cardiovasculares foram a principal causa de morbidade e mortalidade aumentadas nestes pacientes. Rihal *et al.* prepararam uma análise retrospectiva de aproximadamente 7.500 pacientes internados, dos quais 3,3% desenvolveram NIC.[37] A mortalidade intra-hospitalar foi 22% naqueles que desenvolveram NIC *vs*. 1,4% que não o fizeram. As taxas de mortalidade de 1 e 5 anos foram quase quatro vezes maiores no grupo de NIC. Portanto, o risco de morte persiste muito tempo após a alta. Deve-se dizer que a incidência de NIC foi muito mais alta proporcionalmente naqueles com insuficiência renal subjacente. A maioria dos pacientes com NIC não realiza diálise. Hoje, com a disponibilidade de contraste iodado de melhor qualidade, a incidência de NIC, exigindo diálise, aproxima-se de 4% naqueles com insuficiência renal e 3% naqueles submetidos à intervenção coronariana percutânea.[38,39]

Os estudos iniciais em animais mostraram que CO_2 como agente de contraste intravascular não afetou a função renal.[9] Hawkins mais tarde chegou a demonstrar isto em humanos também. Comparando contraste iodado, gadolínio e CO_2 em pacientes com insuficiência renal, o CO_2 foi o único agente que não demonstrou uma elevação na creatinina.[40,41] Ele deve ser o agente de imagem de primeira linha em pacientes com insuficiência renal, exigindo avaliação vascular ou intervenção. Mesmo se houver limitações ao estudo com CO_2, ele pode ser usado em conjunto com doses diluídas e limitadas de contraste iodado.

Embora hidratação e cessação de drogas nefrotóxicas sejam úteis, reduzir o volume de contraste iodado é o melhor método para eliminar a NIC.[42] Além disso, em virtude da solubilidade do CO_2 e o fato de que ele é eliminado via passagem através dos pulmões quando dado IV, não há limite à dose total aplicada. Como resultado, volumes ilimitados podem ser dados, contanto que as doses individuais sejam dadas, conforme previamente discutido.

Quadro 6-3. Principais contraindicações e desvantagens do uso de CO_2

Desvantagens do contraste CO_2

- Exige um sistema de aplicação com base em um único gás
- Invisível – preocupação do operador com contaminação não detectada pelo ar ambiente
- Movimento do paciente pode deteriorar as imagens
- Movimento de gás intestinal pode interferir na imagem abdominal
- Obter imagens apropriadas pode exigir mais trabalho
- Administração em artérias cerebrais, coronárias e aórticas torácicas deve ser evitada

Contraindicações absolutas do uso do CO_2

- Administração direta ou refluída de CO_2 para as artérias cerebrais, cardíacas ou aórticas torácicas
- Uso de CO_2 arterial em *shunt* da direita para a esquerda conhecido
- Uso concomitante de injeções intravenosas de CO_2 e anestesia com óxido nitroso

Baixa Viscosidade

A viscosidade do CO_2 é 1/400 daquela do contraste iodado, permitindo sua aplicação através de catéteres e agulhas menores e menos invasivos. Isto é vantajoso quando se usam microcatéteres em que volumes suficientes de contraste mais espesso podem ser difíceis de aplicar.

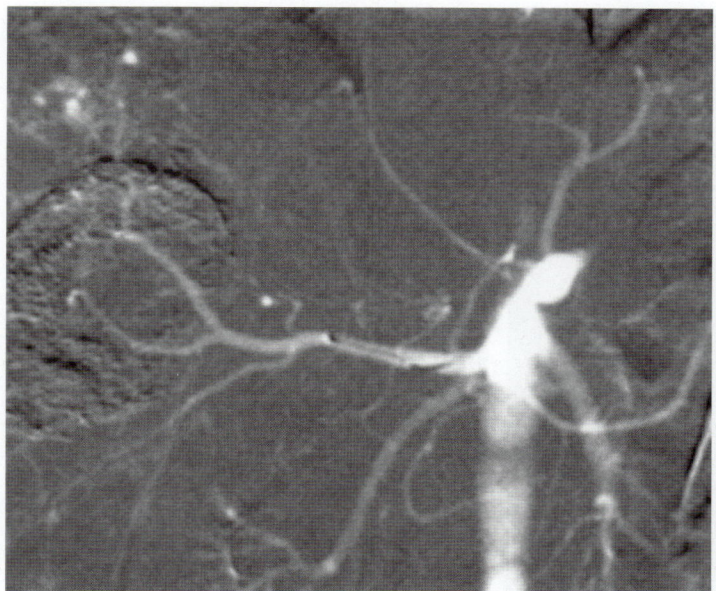

Fig. 6-12. Injeção de CO_2 dentro da artéria hepática direita através de um microcatéter com diâmetro interno de 0,027". O CO_2 opacificou ambas artérias hepáticas distal e proximal. Refluxo de CO_2 para a aorta e outros ramos (artérias mesentérica superior, gástrica esquerda e frênica inferior).

Dióxido de carbono pode facilmente ser administrado em doses elevadas, resultando em opacificação da estrutura vascular inteira (Fig. 6-12).

Ao contrário do CO_2, o contraste líquido apenas demonstrará imagem distal ao catéter. Isto é especialmente útil em procedimentos, como posicionamento de *stent* renal em que a lesão-alvo pode ser proximal à extremidade do catéter. A posição de uma estenose proximal ao óstio pode ser visibilizada, usando-se técnicas de refluxo de CO_2 (Fig. 6-13).[32]

Similarmente, CO_2 pode ser injetado por agulhas (ultrafinas) tão pequenas como a de calibre 27. Estas agulhas são muito menos invasivas e têm sido usadas com sucesso com CO_2 no fígado, baço e nas venografias periféricas (Fig. 6-14).

Quando injetado nos parênquimas esplênico e hepático o CO_2 opacificará e sairá pelas veias de baixa pressão. Considerando o tamanho e flexibilidade da menor agulha, uso no fígado e baço pode ser feito na presença de ascite e não exige a correção de coagulopatia subjacente.

Em virtude da sua baixa viscosidade, o CO_2 pode ser injetado por um catéter com o fio no interior, usando-se um adaptador em forma de Y (Fig. 6-15).

Isto é vantajoso ao efetuar procedimentos invasivos e, às vezes, quando é preferível manter acesso do fio sem colocar uma bainha mais longa ou catéter de maior calibre. O resultado do procedimento pode ser avaliado enquanto se deixa o fio no lugar. Mais viscoso, o contraste iodado exigirá remoção do fio e perda de acesso.

O CO_2 é extremamente benéfico na demonstração de hemorragia (Figs. 6-16 a 6-18).[43-47] Ele tende a extravasar pela lesão arterial hemorrágica muito mais facilmente que os contrastes mais espessos (descrito mais adiante). Embora menos constante, isto também pode ser visto com fístulas arteriovenosas (FAV) e vasos tumorais.

Outro benefício potencial do CO_2 é o fato de que ele não se mistura com sangue, de tal modo que não é diluído. Esta propriedade permite excelente visibilização venosa central a partir de injeções periféricas, usando agulhas pequenas (Fig. 6-19).

Finalmente, uma das maiores vantagens do CO_2 é o seu custo. O custo típico do CO_2 é 3 centavos de dólar por 100 mL, o que é exponencialmente mais barato do que contraste iodado.

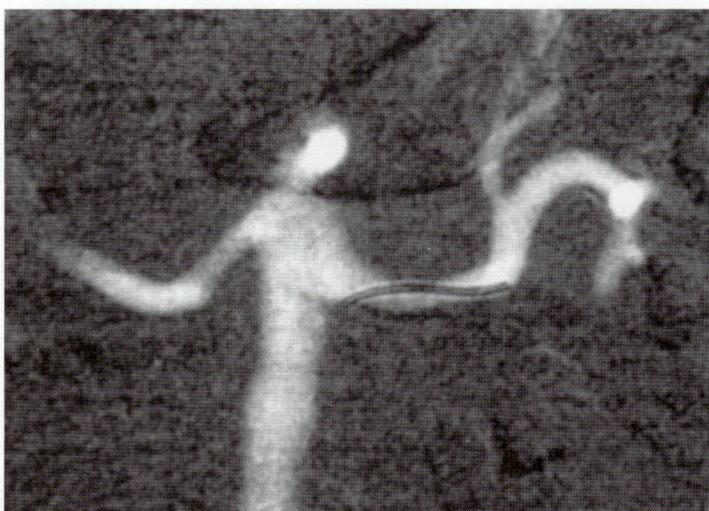

Fig. 6-13. Injeção renal seletiva dentro da artéria renal principal esquerda, exibindo o óstio renal e a origem da artéria renal contralateral.

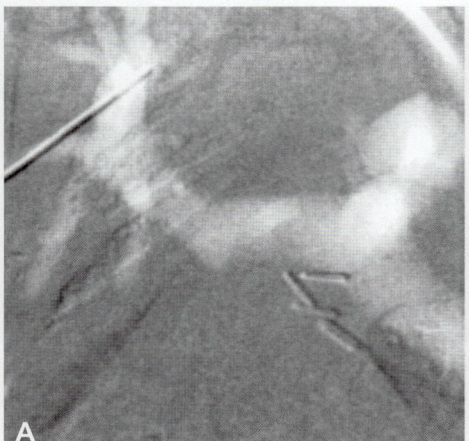 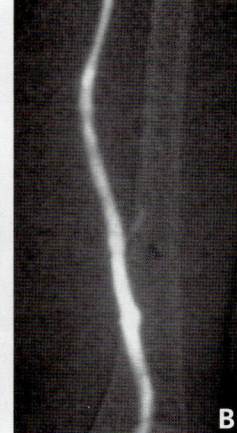

Fig. 6-14. (**A**) Injeção parenquimatosa de CO_2 demonstra veia porta. (**B**) Injeção venosa de CO_2 na perna demonstra perviedade da veia femoral.

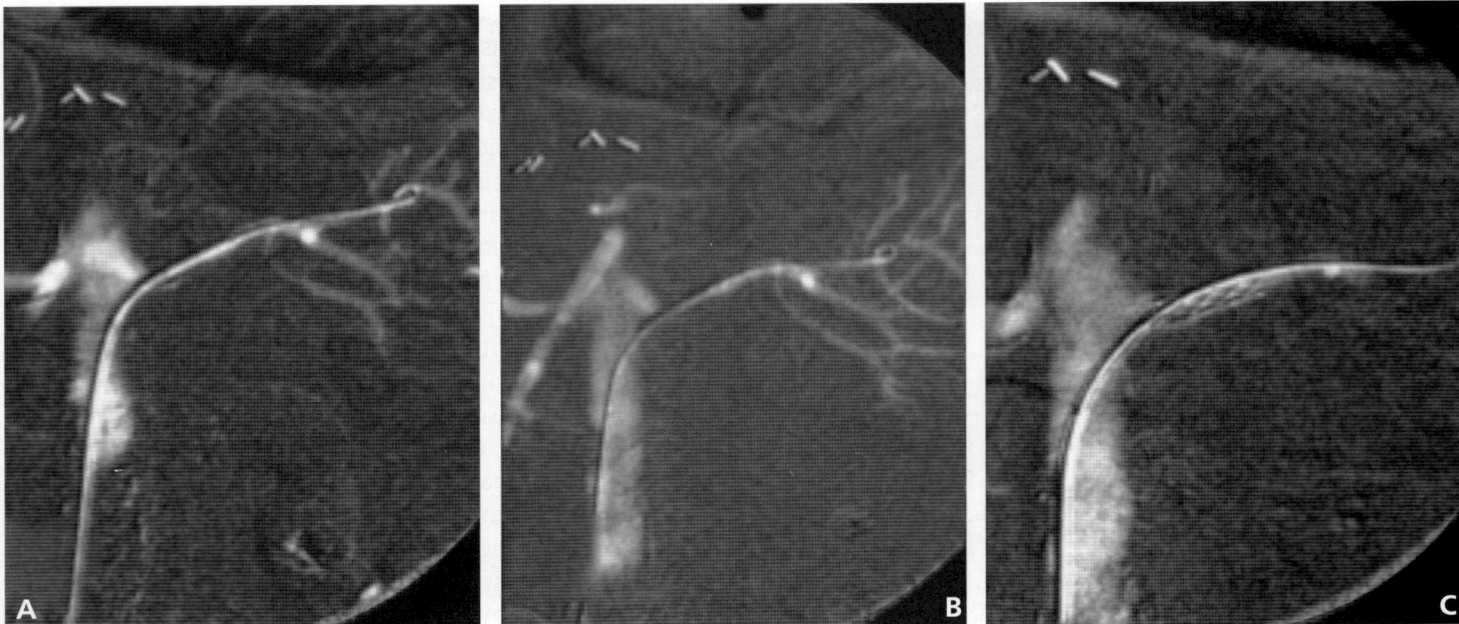

Fig. 6-15. (A e B) Depois de colocar o *stent* expansível por balão na artéria renal esquerda estenótica, CO_2 é injetado entre o fio-guia e o catéter, usando-se um adaptador de Tuohy-Borst, e angiografia de subtração digital mostra o posicionamento correto do *stent*. Depois da colocação do *stent*, CO_2 é injetado por dentro da bainha, enquanto o fio está no lugar. (C) Angiografia de subtração digital mostra o *stent* pérvio em adequada posição.

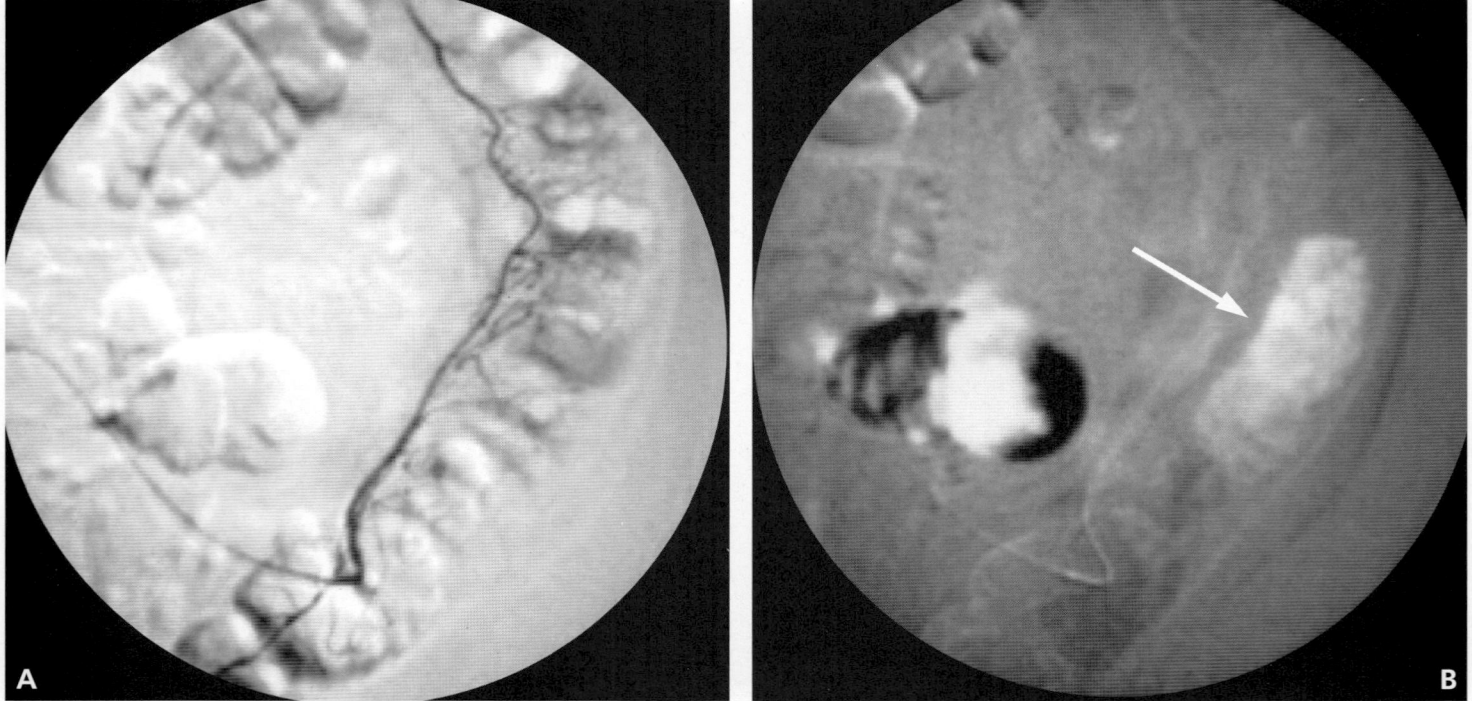

Fig. 6-16. (A) Arteriografia cólica esquerda em paciente com sangramento gastrointestinal inferior maciço mostra ausência de extravasamento ativo de contraste. (B) Repetição da arteriografia com a injeção de CO_2 mostra extravasamento de gás no cólon descendente (seta).

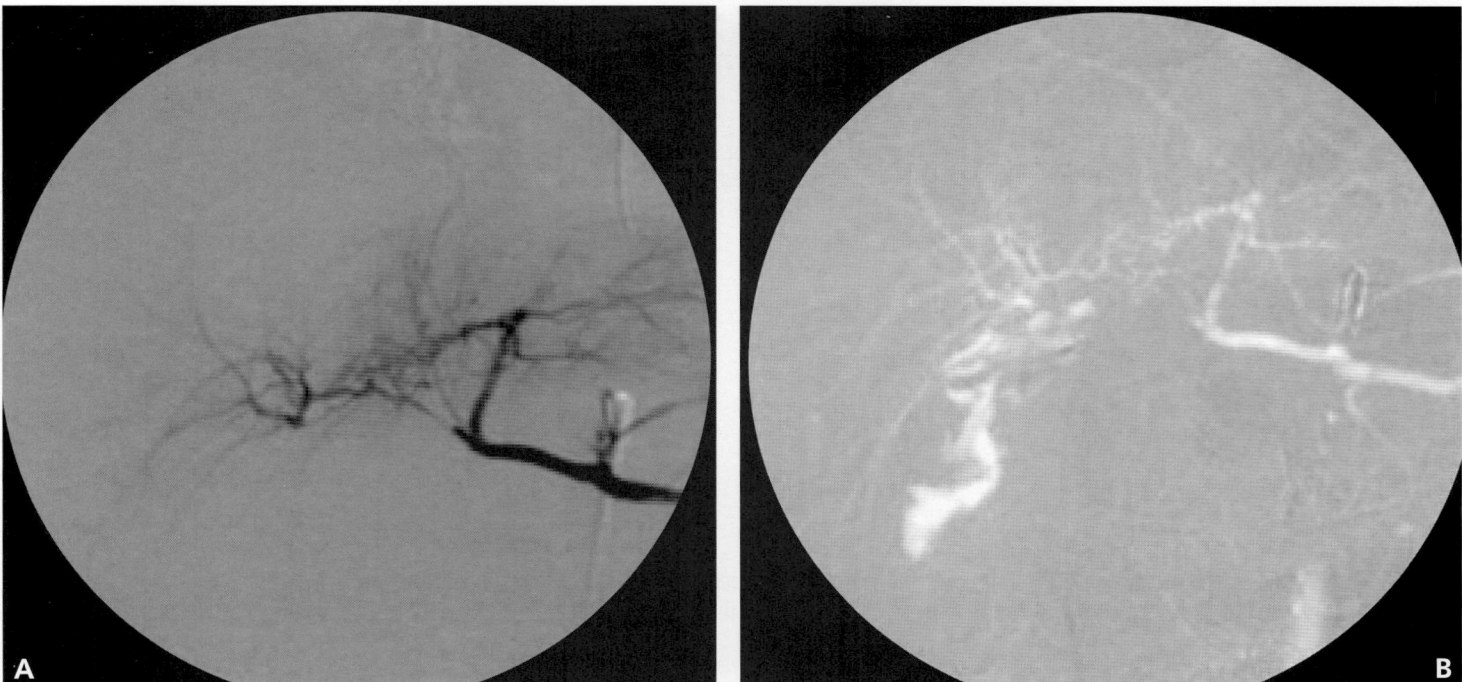

Fig. 6-17. (**A**) Angiografia de subtração digital do tronco celíaco em paciente com laceração do fígado mostra oclusão da artéria hepática direita com reconstituição dos ramos distais por colaterais. Nenhum extravasamento de meio de contraste é observado. (**B**) Repetição da arteriografia com a injeção de CO_2 mostra extravasamento de gás no local de oclusão da artéria hepática direita.

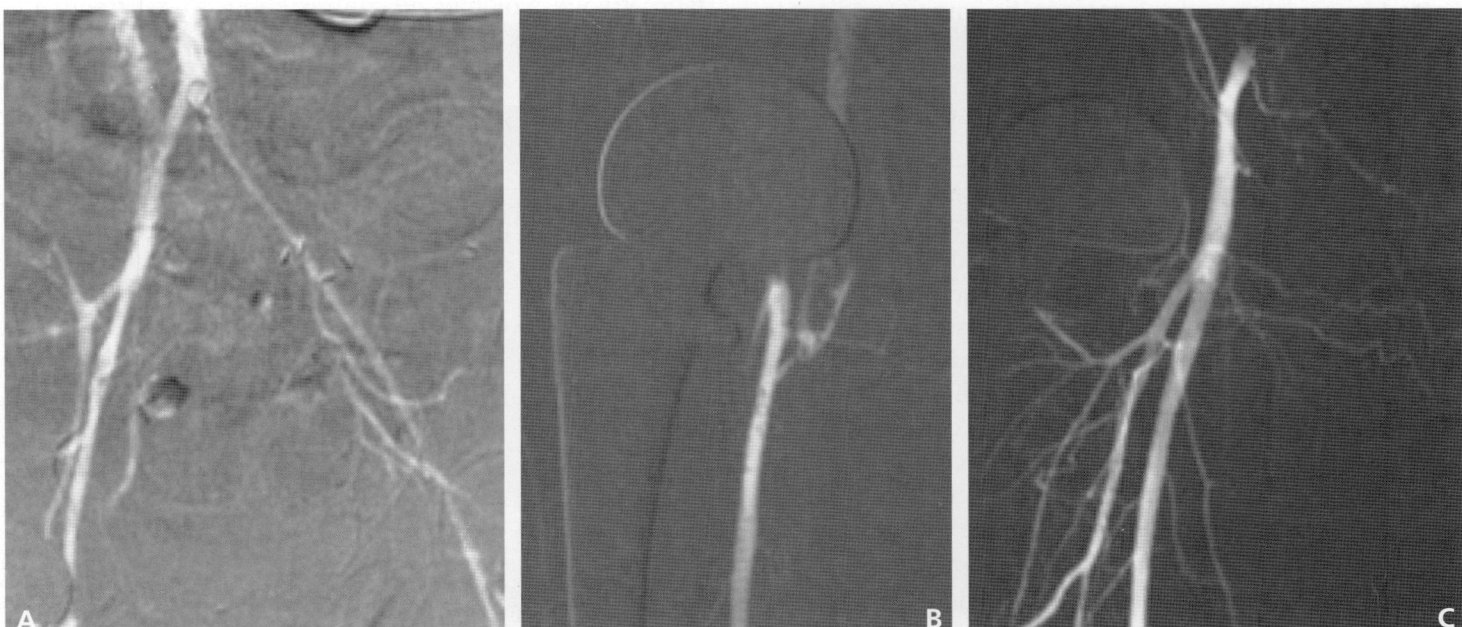

Fig. 6-18. (**A**) Arteriografia pélvica com CO_2 pela via de acesso femoral esquerda em paciente com hematoma de local de punção femoral direito mostra enchimento simultâneo da artéria e veia ilíaca direita. (**B**) Arteriografia femoral com CO_2 mostra fístula arteriovenosa imediatamente caudal à cabeça femoral protética. (**C**) Depois da colocação de um *stent* coberto, a fístula arteriovenosa não é mais vista com a injeção de CO_2.

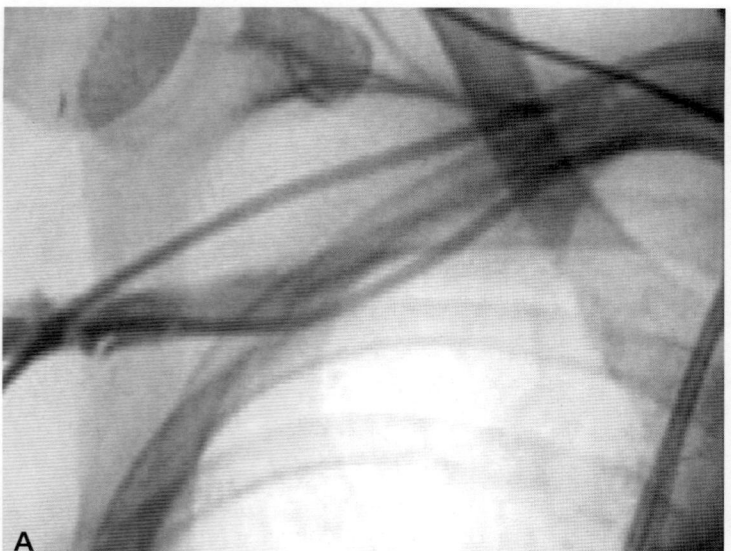
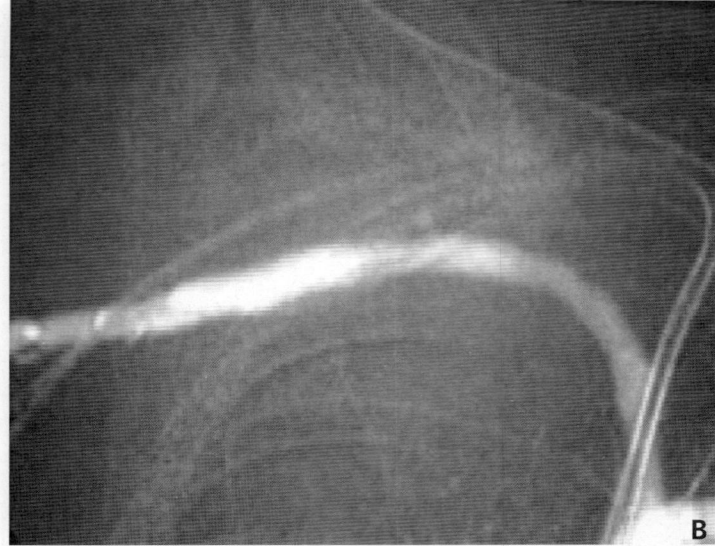

Fig. 6-19. (A) Venografia subclávia com CO_2 em paciente com acesso de diálise pela veia jugular interna direita. (B) Angiografia após injeção de CO_2 em uma pequena veia da mão mostra a veia subclávia pérvia.

INDICAÇÕES: ISOLADAMENTE OU COMO ADJUNTO EM ALERGIA A CONTRASTE IODADO

Alergia a contraste iodado é um problema comum e pode retardar procedimentos urgentes decorrente da preocupação com reações anafiláticas em pacientes com alergia documentada a contraste iodado. Pacientes que necessitam angiografia em estado de emergência ou aqueles que não receberam preparo para alergia com esteroide pré-procedimento podem ser submetidos à angiografia com CO_2, se necessário.

Nefropatia Induzida por Contraste (NIC)

Há muitos cenários clínicos que predispõem um paciente a NIC. Estes incluem mieloma, diabete, anormalidades cardíacas agudas, hipotensão, drogas nefrotóxicas e doença renal subjacente. Infelizmente, uma ou mais destas condições está comumente presente em pacientes que necessitam de procedimentos vasculares invasivos. Nestes pacientes, a incidência de NIC é aumentada, mas pode ser diminuída com o uso de CO_2. Embora rara, a NIC também pode ocorrer em pacientes sem comorbidades. Mais comumente, sua incidência é relacionada com o volume de contraste iodado, a via de administração (intra-arterial acarreta risco mais alto que intravenosa) e insuficiência renal preexistente.[17,48-50]

Destas três variáveis, só o volume de contraste é controlável. Por essa razão, ao efetuar procedimentos que exigem volumes maiores de contaste, o CO_2 pode ser usado isoladamente ou como um adjunto para diminuir esta possibilidade. Mais importante, o CO_2 deve ser considerado o contraste preferido em casos de avaliação e intervenção nas artérias de transplante renal. O CO_2 não apenas evita a NIC nestes pacientes altamente suscetíveis, mas a posição anterior do óstio da artéria renal é ideal para visualização (Fig. 6-20).

Hemorragia

Uma área em que o CO_2 tem sido extremamente benéfico é no diagnóstico de hemorragia arterial aguda (Fig. 6-21). Independentemente da etiologia, em hemorragia iatrogênica, traumática ou gastrointestinal, identificar a origem do sangramento e tratá-la rapidamente pode conduzir à menor morbidade e mortalidade. O contraste iodado tem sido menos efetivo para demonstrar o vaso lesado e, como resultado, grandes volumes de contraste iodado são frequentemente utilizados durante a angiografia sem diagnóstico ade-

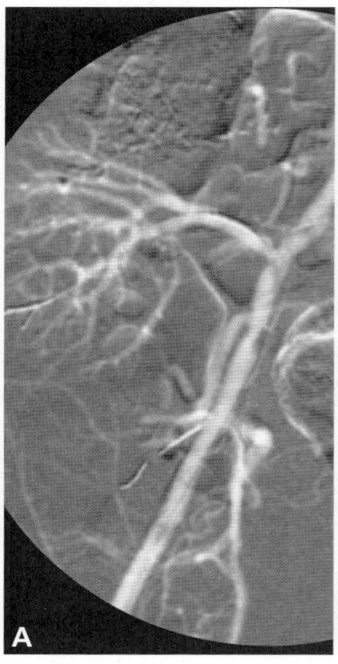
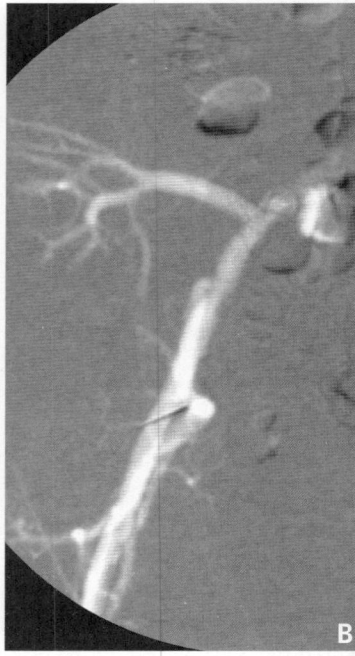

Fig. 6-20. (A) Angiografia renal com CO_2 em paciente submetido a transplante renal, e hipertensão arterial mostra estenose renal ostial. (B) Depois da colocação de *stent*, injeção com CO_2 demonstra o *stent* pérvio.

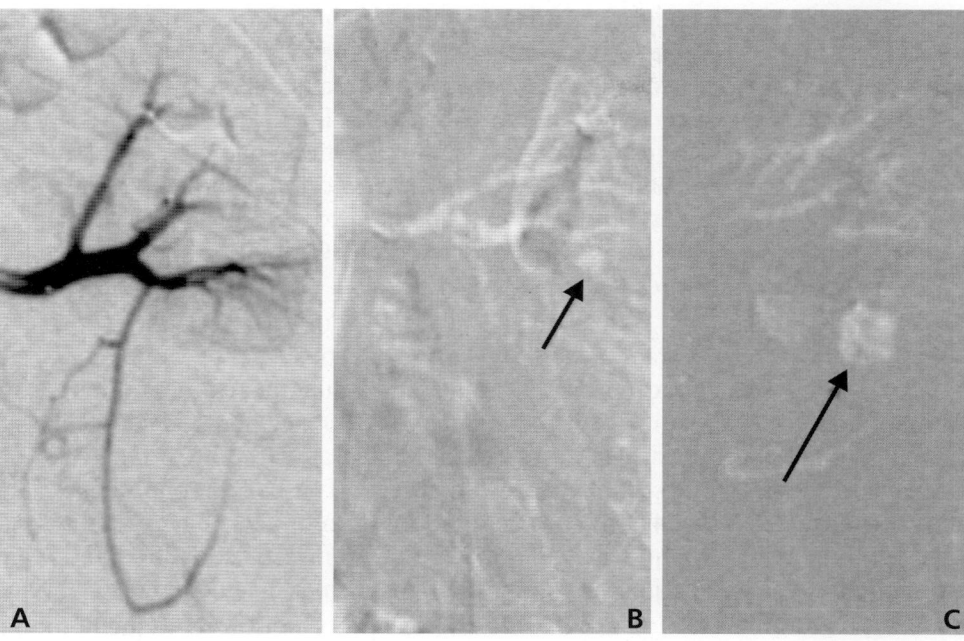

Fig. 6-21. Sangramento maciço após cirurgia robótica de carcinoma de células renais. (A) Angiografia renal esquerda com meio de contraste iodado não mostra extravasamento ativo de contraste. (B e C) Arteriografia repetida com CO_2 mostra um pseudoaneurisma no polo inferior do rim (setas).

quado. Hawkins relatou que o uso de CO_2 tem aproximadamente 2,5 vezes a sensibilidade para visibilizar a hemorragia aguda quando comparada a contraste iodado.[45] Há várias razões pelas quais o CO_2 identifica melhor a hemorragia aguda em comparação ao contraste iodado: o CO_2 tem muito baixa viscosidade e é capaz de passar através de fendas menores nos vasos em comparação a contraste iodado de maior viscosidade; é levemente comprimido no sistema arterial decorrente da pressão arterial sistêmica e se expande em uma bolha semelhante a uma nuvem sob fluoroscopia quando sai do vaso; uma vez o CO_2 esteja fora do vaso, ele não se mistura com o acúmulo de sangue e se dilui, desaparecendo, como o contraste líquido; e não há uma fase capilar com CO_2 para obscurecer um pequeno sangramento. Em combinação, estes fatores levam à sensibilidade melhorada neste estudo.

Mais uma vez, o CO_2 não é o agente perfeito, e existem deficiências quando se trata de hemorragia GI aguda. Movimento intestinal pode degradar significativamente a imagem de CO_2 e dificultar o diagnóstico. Alguns operadores lidaram com isto administrando glucagon 1 mg/mL pela via intravenosa antes da injeção de CO_2. A aproximação do equipamento de RX do abdome do paciente também pode ajudar. Ocasionalmente, o vaso sangrante é pequeno ou posterior, e o CO_2 reflui centralmente e não define o vaso inteiro. Neste caso pode-se colocar o catéter em uma posição superseletiva e permitir refluxo ou, às vezes, é melhor administrar no vaso central maior, como a aorta, de modo que todos os vasos se encham. Uma vez identificado, o vaso lesado pode ser embolizado apropriadamente. É crítico conceber que quando se está efetuando acompanhamento pós-embolização com CO_2, a injeção deve ser feita de modo extremamente delicado. Se o CO_2 for injetado com força para dentro do vaso embolizado, pode fazer o trombo embólico migrar e resultar em ressangramento. Para evitar isso, uma pequena quantidade de contraste diluído pode ser utilizada, em vez de CO_2 no controle de imagem pós-embolização.

Doença Oclusiva Arterial Periférica

A incidência de doença oclusiva arterial periférica (DOAP) e reparo endovascular está aumentando. O CO_2 é vital e extremamente útil neste cenário clínico, mas atualmente é subutilizada. Seeger[50] demonstrou a correlação de 92% com angiografia com CO_2 *versus* contraste iodado no diagnóstico de DOAP. Esta correlação aumentou para 100% quando pequena quantidade de contraste iodado foi administrada após angiografia com CO_2. É bem sabido que DOAP existe como parte de um processo sistêmico. Pacientes com claudicação intermitente e dor em repouso, submetendo-se à angiografia e intervenção, comumente têm doença e lesão de artéria renal concomitante. Em revisão de 127 pacientes que se apresentaram com claudicação intermitente ou isquemia de membro inferior, aproximadamente 45% tinham estenose de artéria renal coexistente. Dezessete por cento tinham branda, 16% tinham grave e 12% tinham doença de artérias renais bilateral.[51] Em outra revisão de 100 pacientes, mais de 50% tinham lesão de artéria renal e estenose unilateral ou bilateral.[52] Mais importantemente que a estenose renal é o comprometimento da função renal que acompanha a DOAP mesmo com uma creatinina sérica normal. Em uma série de 76 pacientes com DOAP necessitando angiografia com creatinina sérica normal, 86% tinham *clearance* de creatinina subnormal com 65% abaixo de 60 mL/min.[53] Outro estudo demonstrou que a creatinina sérica é imprecisa em 33% dos pacientes de 40 a 49 anos de idade e em 90% dos pacientes com mais de 70.[54] Considerando estes fatos e a suscetibilidade deste grupo a NIC, parece intuitivo usar CO_2 como agente de contraste sempre que possível. Uso de CO_2 pode eliminar ou baixar o volume total de contraste iodado, desse modo diminuindo o potencial para NIC.

A maioria dos operadores começa a angiografia de extremidade inferior fazendo angiografia na bifurcação aórtica. Se a avaliação da aorta for justificada, isto pode ser efetuado proximal ou distal à bifurcação aórtica se for utilizado CO_2. Uma injeção com pressão de 30 a 60 mL de CO_2 ao nível das artérias renais é suficiente para deslocar o fluxo sanguíneo aórtico e fornecer excelentes imagens. A artéria renal esquerda situa-se ligeiramente posterior e se não for identificada pode ser reexaminada com a posição de decúbito lateral direito branda, colocando-se a artéria renal esquerda em uma posição mais cranial e favorecendo a propagação do gás e sua consequente opacificação (Fig. 6-22).

Alguns operadores administram glucagon 1 mg/mL via intravenosa para reduzir movimento de gás intestinal, 3-5 minutos antes destes procedimentos de imagem abdominal. O uso de um catéter com furo na extremidade fornecerá o melhor bolo de CO_2 em comparação a um catéter de múltiplos furos laterais usado com contraste iodado. Para melhor viabilização também é recomendado empregar um catéter com extremidade radiopaca.

Depois de avaliar a aorta abdominal, as artérias da pelve e extremidades inferiores podem usualmente ser avaliadas com injeções não seletivas na bifurcação. Volumes de 15 a 30 mL são frequentemente adequados. Elevação das extremidades inferiores de 15 a 30° ajuda na aplicação e visibilização periférica.[55] Angiografia com CO_2 de extremidades inferiores na presença de DOAP avançada, pode ser prudente aguardar mais tempo que os 60 segundos sugeridos e baixar as pernas do paciente entre injeções a fim de evitar retenção. Além disso, injeções seletivas em artérias mais distais nas extremidades inferiores podem ser feitas para melhorar a imagem. Angiografia infrapoplítea é frequentemente necessária em pacientes com DOAP grave. Estes vasos são estudados com ótima qualidade, usando o CO_2 e um microcatéter distal. Inicialmente, o catéter deve ser colocado na artéria femoral comum para estudar a femoral profunda e vasos colaterais. O catéter pode em seguida ser avançado mais distalmente, conforme necessário. Doses injetadas sem pressão de 5 a 10 mL são comumente suficientes (Figs. 6-23 a 6-26).

A dose de injeção de CO_2 pode ser titulada sem preocupação, uma vez que estas injeções não colocarão em risco a função renal. Se houver inadequado enchimento dos vasos, 1 mL de nitroglicerina (100-200 mcg/mL) pode ser administrado via intra-arterial imediatamente antes da injeção de CO_2. Finalmente, uma vez os vasos infrapoplíteos sejam avaliados com CO_2, muitos autores aconselham administrar pequenas quantidades de contraste iodado diluído em pequenos volumes para confirmar o seu diagnóstico.

O uso de software pós-procedimento é frequentemente empregado para angiografia periférica com CO_2. Estes programas permitem a superposição de múltiplos quadros para gerar a imagem composta (Fig. 6-27). O programa remove o efeito "de bolha" do CO_2 e cria uma imagem vascular completa em quadro único. O Quadro 6-4 apresenta dicas para obter melhores imagens durante um estudo periférico. É importante notar que muito raramente, quando a doença vascular periférica é extremamente grave, pode haver *shunt* pré-capilar de CO_2 da artéria para a veia. Isto imita, mas não representa, uma fístula arteriovenosa. Exame criterioso em múltiplas incidências e o aspecto da vascularização periférica determinarão a verdadeira natureza do *shunt*.

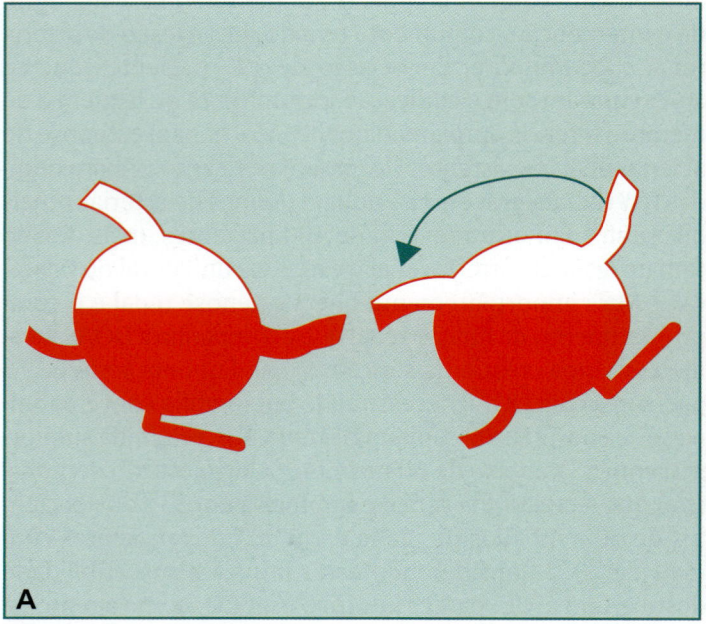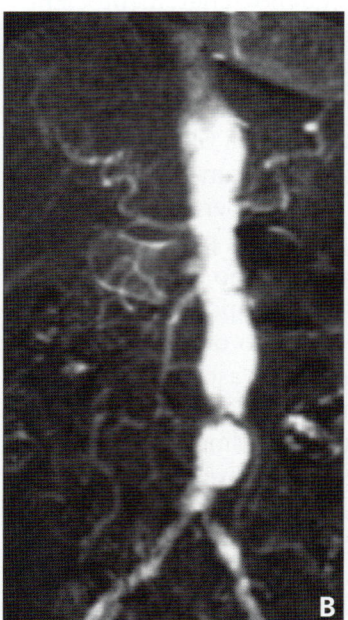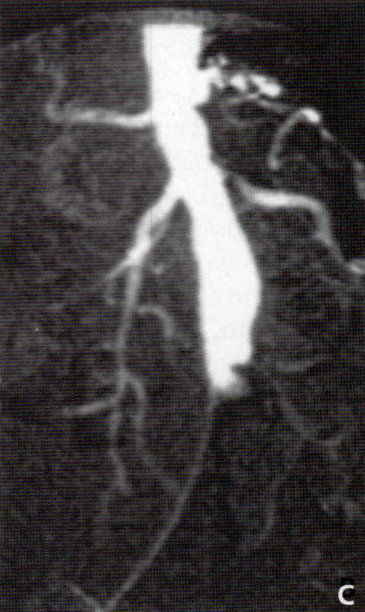

Fig. 6-22. Vista axial da aorta e artérias renais com CO_2 (branco). (**A**) Rotação do paciente de modo que o lado esquerdo fique para cima opacificará a artéria renal esquerda posicionada mais posteriormente. (**B**) Angiografia com CO_2 (frontal) sem contrastação da artéria renal esquerda. (**C**) Com o paciente rotado com o lado esquerdo para cima demonstra a artéria renal esquerda.

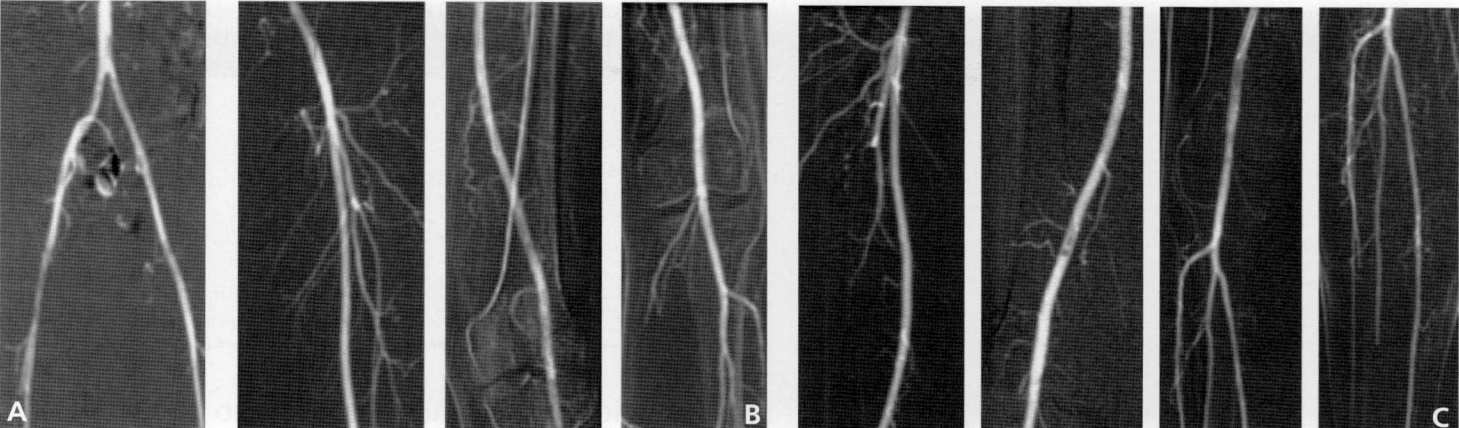

Fig. 6-23. (A) Angiografia pélvica com CO_2 usando um catéter *pigtail* 3 Fr. (B e C) Contrastação das artérias dos membros inferiores após injeção de CO_2 feito com *pigtail* 3 Fr posicionado na bifurcação aortoilíaca.

Tratamento Endovascular de Aneurisma de Aorta Abdominal

Um uso atualmente empregado de CO_2 tem sido na colocação e avaliação de endopróteses aórticas abdominais. Este uso tem proliferado entre numerosos operadores por uma variedade de razões, incluindo diminuição da carga de contraste iodado, avaliação mais sensível de *endoleaks*, segurança e custo.[28-31]

Com o desenvolvimento do tratamento endovascular de aneurisma abdominal (EVAR), tornou-se claro que existe a propensão de desenvolver insuficiência renal que é permanente e cumulativa.[56-59] O paciente de EVAR típico frequentemente tem mais de 70 anos de idade. Este grupo de indivíduos tem aproximadamente incidência de 30% de taxa de filtração glomerular baixa que pode não ser refletida pelos níveis de creatinina sérica isoladamente. Estes pacientes também tendem a ter comorbidades que os predispõem a lesão renal. A incidência de insuficiência renal em pacientes submetidos a EVAR aproxima-se de 7 a 25% com insuficiência renal aguda ocorrendo em 2 a 16%, resultando em mortalidade associada de 30 a 50%. Mesmo quando não existe disfunção renal preexistente, há a incidência de 2,5% de comprometimento renal. Embora estas alterações possam ser multifatoriais, o contraste iodado foi incriminado

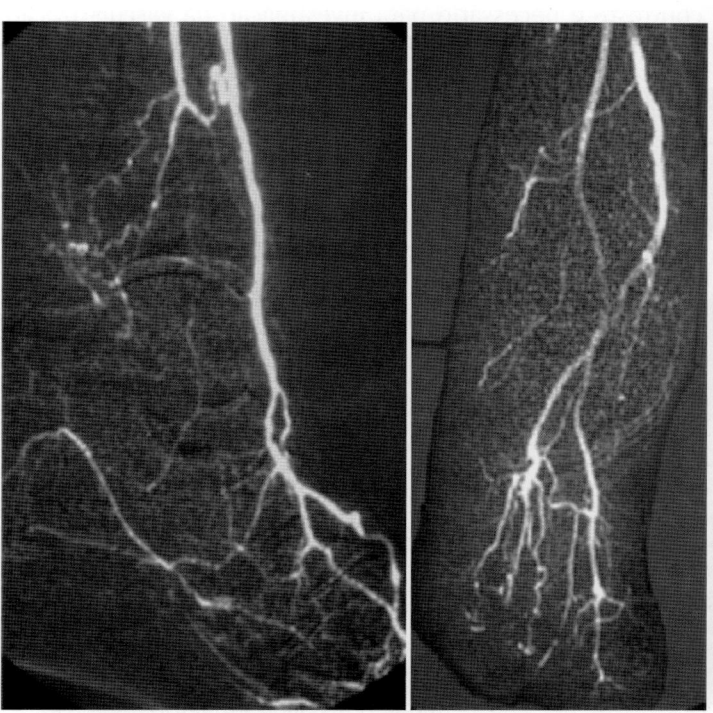

Fig. 6-24. Doença arterial avançada pode ser demonstrada usando-se técnicas refinadas de imagem.

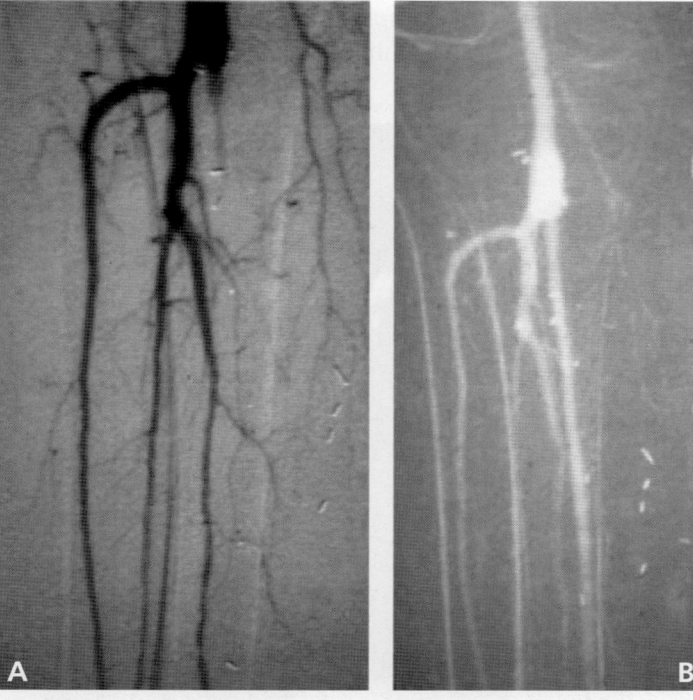

Fig. 6-25. (A) Contraste iodado não demonstra perviedade do enxerto distal. (B) Arteriografia com CO_2 mostra a perviedade. A disparidade pode ser decorrente da velocidade de fluxo diminuída.

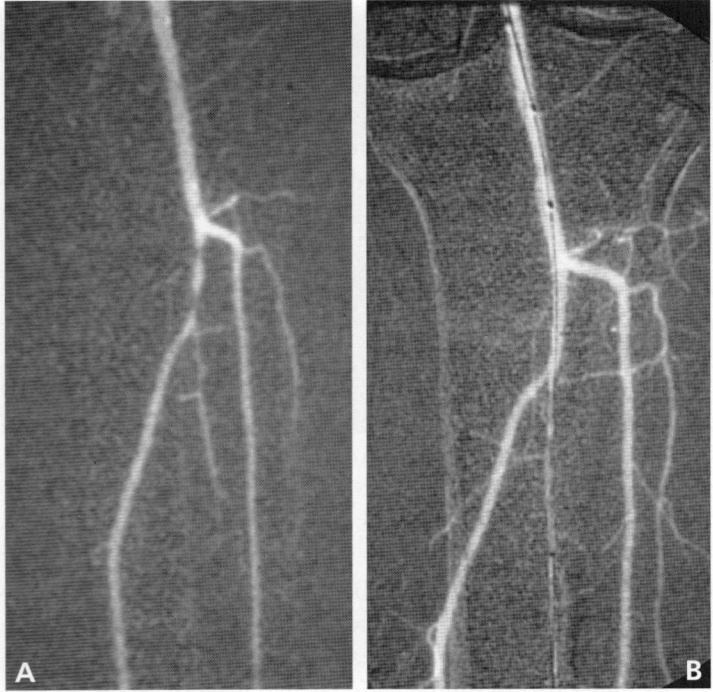

Fig. 6-26. (A) Arteriografia infrapoplítea com CO_2 mostrando estenoses no tronco tibial. (B) Arteriografia pós-ATP para avaliar o resultado sem perder a posição do fio ou catéter.

Quadro 6-4. **Dicas para melhorar a avaliação vascular periférica**

1. Elevar os pés 30° (Trendelenburg)
2. Diminuir movimento do paciente
3. Injeções seletivas
4. Catéter com furo na extremidade
5. 1 mL (100-200 mcg/mL) de nitroglicerina intra-arterial antes da injeção de CO_2
6. Frequência de quadros de 6 ou mais por segundo
7. Software para superposição de múltiplos quadros de imagem

Quimioembolização, Embolização e Radioembolização Transarterial

Procedimentos de oncologia intervencionista hepática incluem terapias locorregionais que são dirigidas para o tratamento de tumores hepáticos primários e metastáticos. Quimioembolização transarterial (TACE) e terapia com ítrio-90 são utilizadas para tratamento em pacientes com tumores hepáticos, que tendem a ser mais idosos e frequentemente têm outras comorbidades, como insuficiência renal, diabete e hipertensão. Pacientes com tumores hepáticos primários têm doença hepática subjacente e estão em risco de comprometimento hepatorrenal crônico. Aproximadamente 75% dos pacientes com cirrose terão insuficiência renal em algum momento durante o curso da sua doença. Ao mesmo tempo, estes indivíduos estão frequentemente sob medicações que comprometem os rins para tratar complicações de hipoalbuminemia e tendem a ser mais hipovolêmicos. Cirrose, em combinação com drogas anti-inflamatórias não esteroides (NSAIDs) e hipovolemia, constitui um caminho para insuficiência renal aguda (IRA). Comumente, grande volume de contraste é necessário para investigação da vascularização,

como o principal fator precipitante. O CO_2 pode ser usado como o agente de contraste exclusivo ou em adição a menores volumes de contraste iodado, permitindo reparo endovascular preciso e completo sem induzir comprometimento renal. Em razão da sua baixa viscosidade, o CO_2 é mais sensível para determinar *endoleaks*. Pode-se efetuar o exame inteiro sem um catéter, simplesmente injetando CO_2 através das portas laterais da bainha de acesso na virilha.[31]

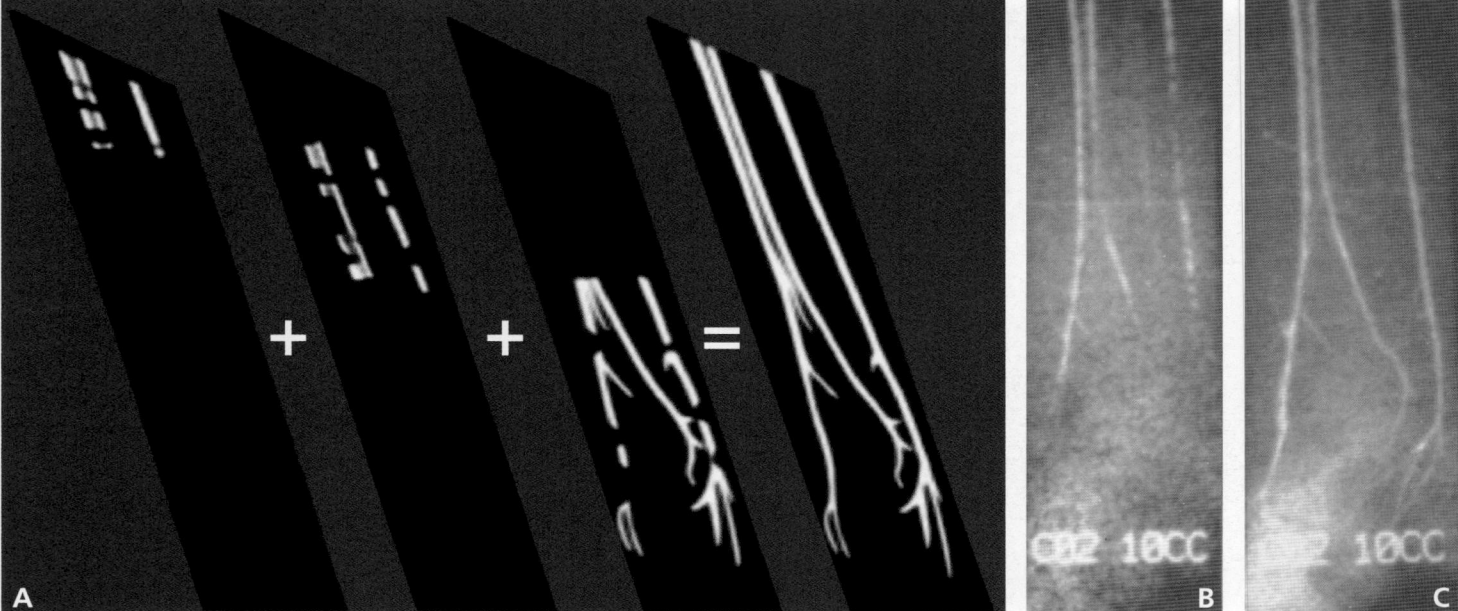

Fig. 6-27. (A) Programa de superposição de múltiplas imagens para gerar uma imagem completa. (B) Antes da somação de imagens mostra contraste desordenado. (C) Após a união das imagens oberva-se melhor representação da imagem.

tratamento e angiografia de acompanhamento. Estes riscos podem ser exacerbados por síndrome pós-embolização seguida por ingestão oral diminuída e síndrome de lise tumoral. Todos estes fatores, especialmente o alto volume de contraste, colocam o paciente em risco de IRA (Fig. 6-28).

O problema da NIC em procedimentos angiográficos locorregionais parece estar subdiagnosticado, entretanto, há diversos trabalhos que descrevem a incidência de NIC neste grupo de pacientes.[60-62] Huo, em um grupo de 140 pacientes de TACE com creatinina 1,1 ± 0,2, observou incidência de IRA de 8,6% e insuficiência renal irreversível em 2,8%. Estes últimos tinham diabete. Insuficiência renal aguda correlacionou-se com o número total de procedimentos de quimioembolização, gravidade da doença hepática e presença de síndrome pós-embolização. Jang et al. avaliaram prospectivamente 319 pacientes que fizeram 463 procedimentos de TACE e encontrou IRA em 3,2%. Cinquenta e oito pacientes tiveram contraindicação de TACE decorrente da creatinina acima de 2 mg/dL. Insuficiência renal aguda correlacionou-se com creatinina de mais de 1,5 mg/dL e a presença de ascite. Similarmente, Yamazaki et al. analisaram prospectivamente 120 pacientes com 180 procedimentos TACE e creatinina normal e encontrou IRA em 6% dos pacientes pós-procedimento.

Fora dos tumores hepáticos, os pacientes com carcinoma de células renais ocasionalmente necessitam embolização do tumor primário ou da metástase hipervascular para desvascularização pré-cirúrgica. Obviamente, muitos destes pacientes são suscetíveis à NIC.

Em cada um dos cenários clínicos descritos anteriormente, o CO_2 pode ser usado como o agente de contraste predominante com a adição de pequena ou limitada quantidade de contraste iodado diluído. Os vasos necessários para avaliação e tratamento têm menos de 10 mm de diâmetro e têm uma forte correlação com contraste líquido. Doses variando de 5 a 20 mL são mais que suficientes. Ocasionalmente, a baixa viscosidade do CO_2 tornará os vasos mais aparentes. Dióxido de carbono, por causa do refluxo, pode avaliar o tronco celíaco e seus ramos ao mesmo tempo que a artéria mesentérica superior. Para visualizar a perviedade da veia porta, o microcatéter pode ser encunhado perifericamente na artéria e administrados 10 mL a 20 mL de CO_2. No caso de embolização de artéria uterina, as artérias são anteriores e por essa razão facilmente demonstradas (Fig. 6-29).

AVALIAÇÃO VENOSA E TRATAMENTO

O CO_2 foi usado com segurança no sistema venoso inicialmente nos anos 1960. Desde a descoberta e refinamento da técnica angiográfica por subtração digital, a miríade de usos do CO_2 como agente de contraste vascular venoso proliferou. As propriedades gasosas assinaladas anteriormente fazem dele um agente ideal de contraste venoso. Nas extremidades, a baixa viscosidade do CO_2 permite aplicação de suficientes volumes através de agulhas calibre 25 ou menor. Estas punções menos calibrosas são menos invasivas e menos dolorosas para o paciente. Uma vez que o CO_2 não se mistura com sangue, ele não é diluído, e uma injeção periférica na mão produzirá boa opacificação. Na presença de oclusão venosa, as propriedades de baixa viscosidade e refluxo frequentemente demonstram veias cervicais e torácicas colaterais bilateralmente (Fig. 6-30).

Situação especial ocorre em pacientes com insuficiência renal e doença oclusiva venosa crônica. Por causa da NIC e fibrose sistêmica nefrogênica a TC e RM venosas têm maio-

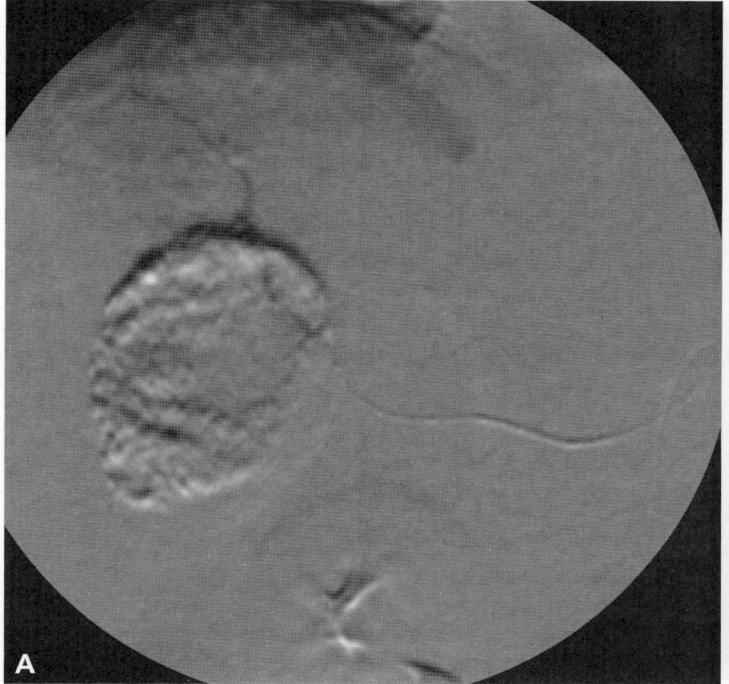
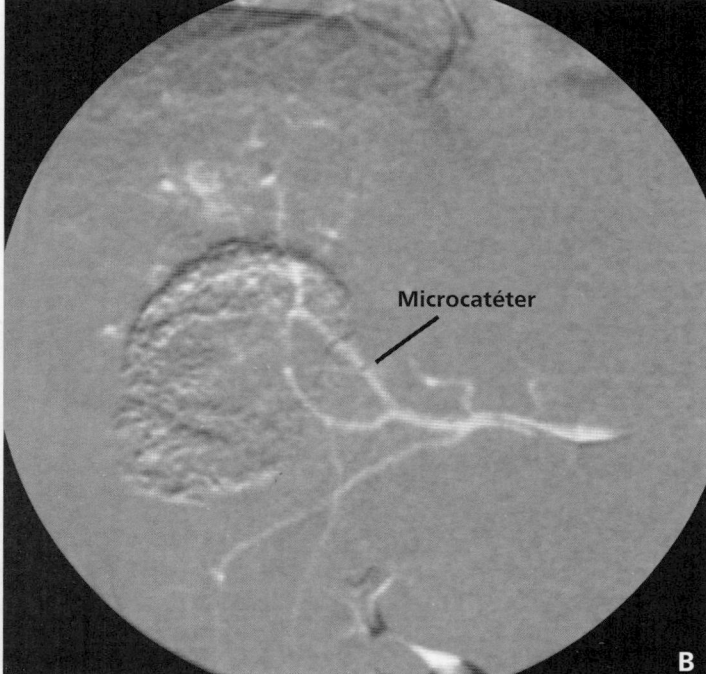

Fig. 6-28. (A) Paciente submetido à quimioembolização transarterial prévia. Contraste iodado viaja perifericamente, e o tumor não é contrastado. (B) Angiografia com CO_2 demonstra melhor caracterização da lesão.

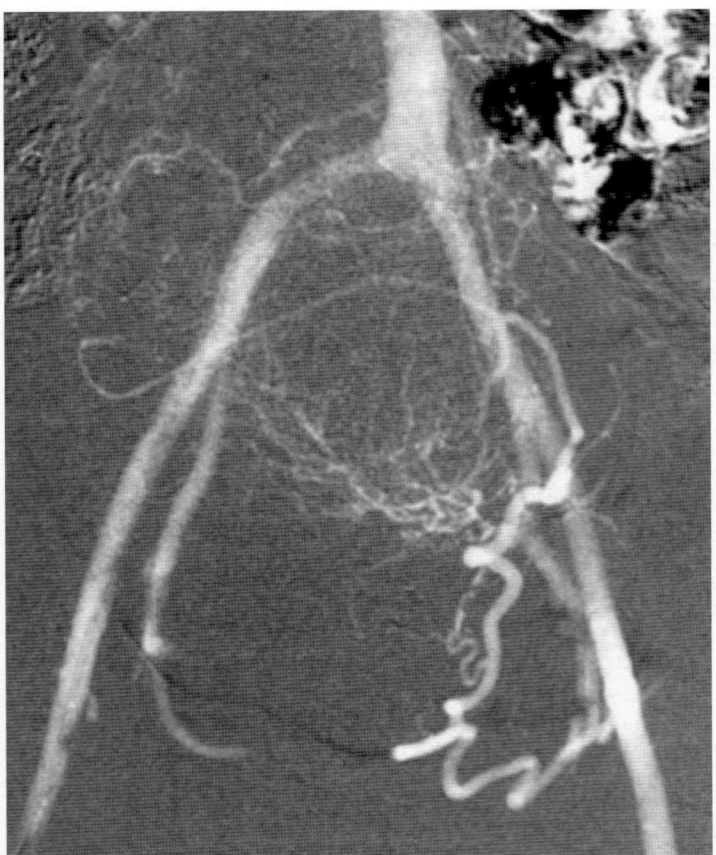

Fig. 6-29. CO_2 injetado na artéria uterina esquerda demonstrando enchimento de ramos intrauterinos.

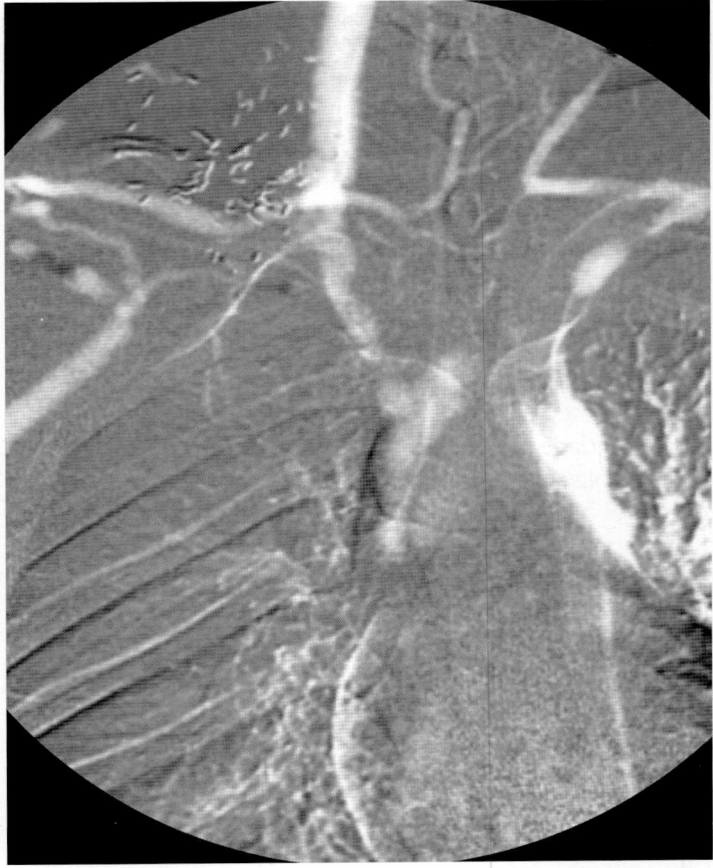

Fig. 6-30. Venografia da extremidade superior direita demonstra oclusão da veia subclávia direita e veias colaterais reconstituindo as veias jugular interna e inominada direitas.

res contraindicações na sua utilização. Estas complicações podem ser contornadas facilmente com venografia usando o CO_2. A venografia com CO_2 também pode ser empregada em pacientes com alergia a contraste iodado uma vez que seja desnecessário preparar o paciente com esteroides e retardar o procedimento. Doses lentas e sem pressão de 5 a 20 mL frequentemente produzem excelentes imagens angiográficas nas veias periféricas. É importante lembrar que o calibre mais fino nas veias causa mais sensibilidade e dor com injeções com maior pressão. A eficácia do CO_2 foi documentada por numerosos autores.[63-67]

Seu uso também pode ser extremamente útil no exame de fístulas de diálise ou enxertos de interposição (Fig. 6-31). Uma precaução é a avaliação da anastomose arterial dos acessos de fístulas de diálise. A anastomose arterial não deve ser avaliada por meio de compressão da veia com injeção forte de CO_2 para dentro da fístula como frequentemente é feito com contraste iodado. A injeção com força causando refluxo do CO_2 para dentro da artéria alimentadora através da anastomose arterial pode fazer o CO_2 refluir ainda mais para o arco aórtico e/ou cerebral.[16] Ao examinar a anastomose arterial, é útil colocar o paciente na posição de

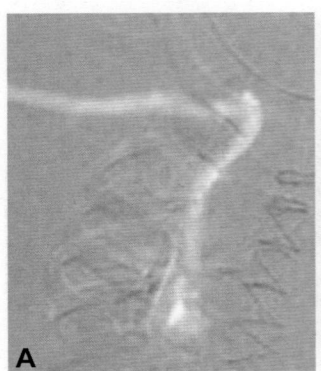
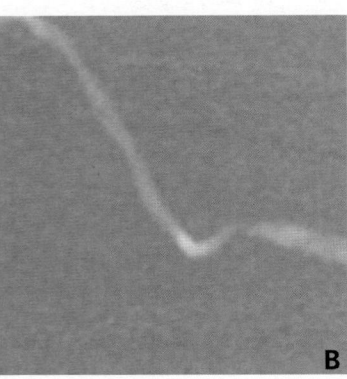
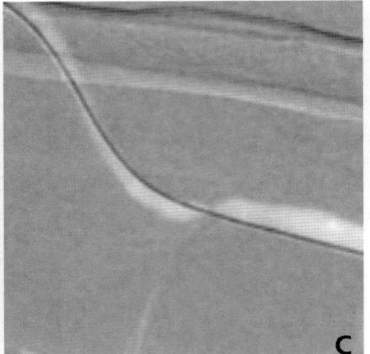
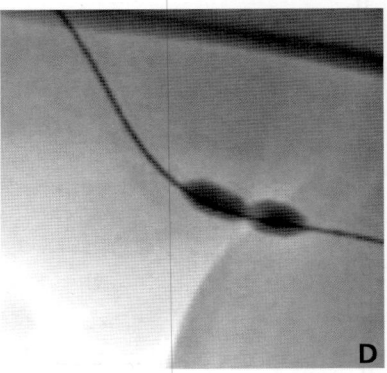

Fig. 6-31. Fistulografia com CO_2. (A) Veias centrais pérvias. (B e C) Estenose no local da anastomose. (D) Insuflação de balão mostra "cintura-ampulheta" no local da estenose.

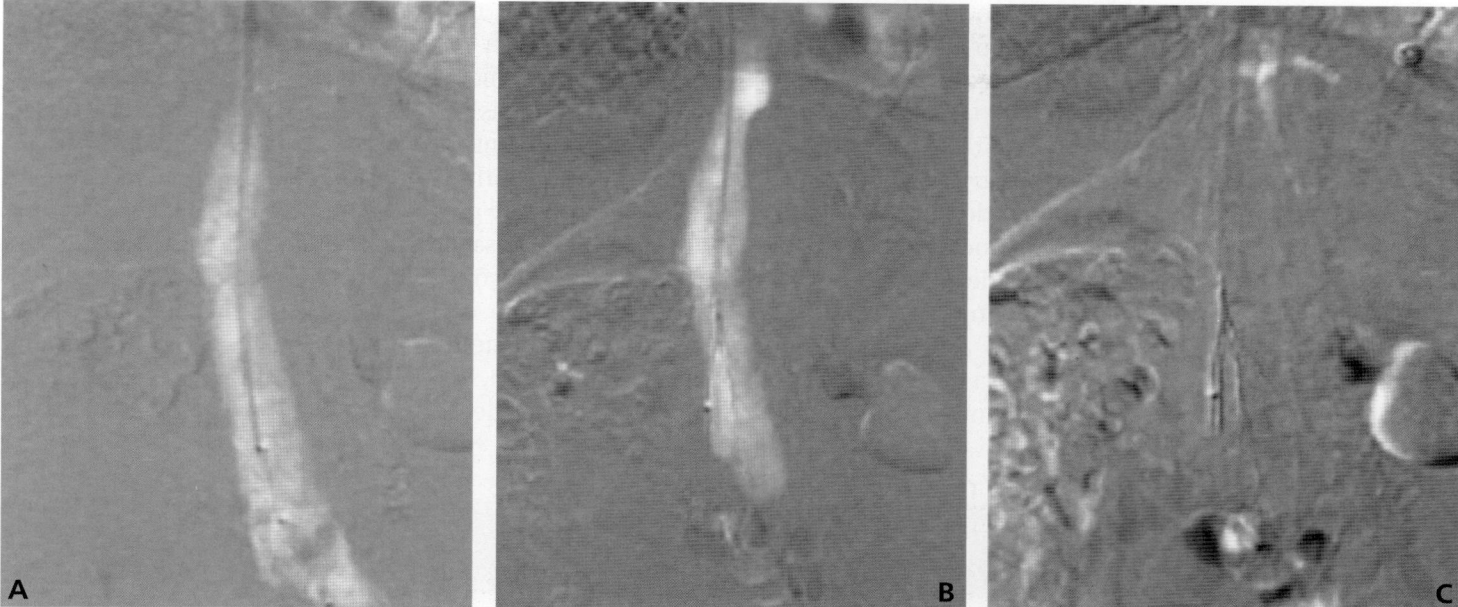

Fig. 6-32. (A-C) Cavografia inferior com CO_2 a partir da veia jugular interna mostrando veia cava inferior pérvia.

Trendelenburg e direcionar um catéter para dentro da artéria alimentadora. A injeção delicada e lenta de 5 a 10 mL frequentemente mostrará a anastomose e a lesão. A angioplastia transluminal percutânea e uso de *stent* também podem ser efetuados usando-se o CO_2.

A angiografia venosa com CO_2 é vantajosa na avaliação da veia cava inferior (VCI), especialmente para a colocação de filtro. Muitas vezes estes procedimentos são urgentes, e os pacientes podem ter alergia, IRA ou terem sido submetidos à tomografia ou outros procedimentos angiográficos com contraste iodado (Fig. 6-32).[68-71]

Alguns operadores usam 50 mL a 60 mL na VCI. Se as veias renais não forem contrastadas, pode-se mover o catéter mais perto das suas origens. Se a anatomia ainda estiver incerta, e as veias renais não tiverem sido identificadas, um catéter seletivo é avançado para as veias renais, e venografia com CO_2 é efetuada.

A venografia renal com CO_2 pode também ser efetuada em outros procedimentos (dosagem hormonal de veia suprarrenal, obliteração de varizes) quando a avaliação destas veias for essencial. A principal precaução é cautela no paciente com hipertensão pulmonar.

INJEÇÕES NAS VEIAS PORTA, ESPLÊNICA E HEPÁTICA

Injeções diretas de CO_2 no fígado e baço podem ser utilizadas em uma variedade de cenários clínicos. Foi mostrado por Culp e Hawkins que, em comparação a contraste iodado, o CO_2 não tem qualquer efeito negativo sobre os hepatócitos quando injetado diretamente no parênquima do fígado através de uma agulha.[72] Um dos usos mais incomuns mas efetivo do CO_2 é em pacientes com anormalidades do sistema esplenoportal (Fig. 6-33).[12,73-75]

Ocasionalmente, imagem tridimensional não é suficiente para definir a presença ou ausência de uma anormalidade, especialmente em crianças. Nestes casos, o parênquima esplênico pode ser acessado por uma agulha espinal calibre 25 ou 27 gauge, usando-se direcionamento por ultrassom. Dióxido de carbono 10 a 20 mL podem ser administrados. A baixa viscosidade do CO_2 causará opacificação do sistema esplenoportal auxiliando no diagnóstico.[12,73-75]

O uso mais comum do CO_2 para injeções intra-hepáticas tem sido de rotina durante procedimentos de TIPS (Fig. 6-34). A incidência de comprometimento renal pós-TIPS

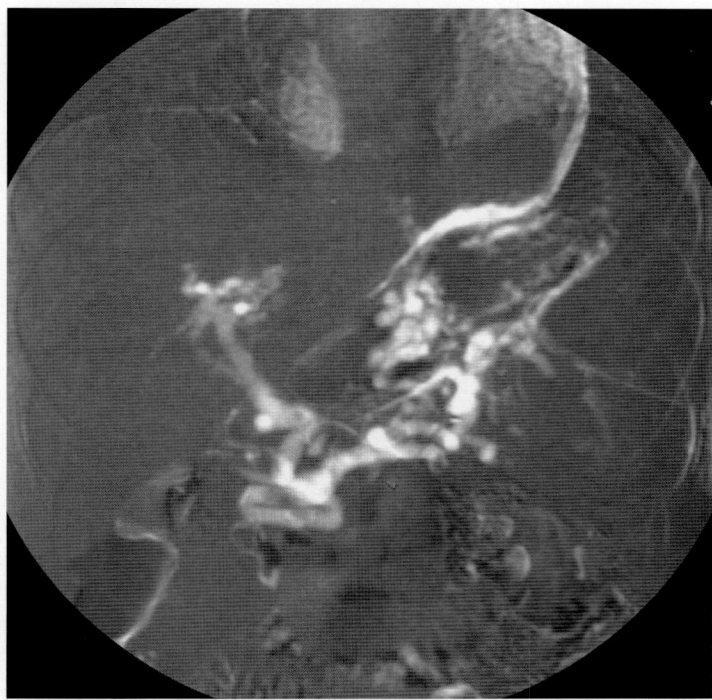

Fig. 6-33. Esplenoportografia usando CO_2 com agulha calibre 25 gauge introduzida no baço de criança de 9 anos com *shunt* esplenorrenal demonstrando oclusão das veias esplênica e porta com colaterais.

aproxima-se de 2 a 3%. O procedimento inteiro, incluindo venografias hepática e portal, bem como medição de trajeto, localização portal, e pode ser efetuado com CO_2 reduzindo a possibilidade de NIC.[10] O CO_2 é mais útil na localização da veia porta no TIPS. Desde o início desse procedimento, localizar a veia porta tem sido o passo mais difícil e invasivo. Verificou-se que o catéter encravado na veia hepática ou injeções de contraste iodado sob oclusão com balão eram eficientes. Infelizmente, injeções de contraste iodado causam congestão e infarto de hepatócitos, bem como elevação de transaminases, obscurecendo a contratação parenquimatosa e mesmo gerando ruptura da cápsula e suas consequências (Fig. 6-35). Adicionalmente, estas injeções identificam, de forma não confiável, apenas uma pequena parte da veia porta.[76] Reese *et al.* descreveram o uso de CO_2 com a mesma técnica, permitindo excelente visibilização da veia porta em mais de 80% dos casos sem complicações. O CO_2 passa facilmente através dos sinusoides para dentro do sistema porta contra a direção do fluxo sanguíneo. Um benefício ocasional é que o CO_2 permanece na via porta como um alvo. Por causa de algumas complicações de ruptura capsular com injeções de CO_2 por catéter encravado, a oclusão com balão da veia hepática com injeções venosas de CO_2 se tornou o método preferido (Fig. 6-36).[77-80] Para simplificar o processo, Hawkins mais tarde descreveu a injeção parenquimatosa de CO_2 através da mesma agulha usada

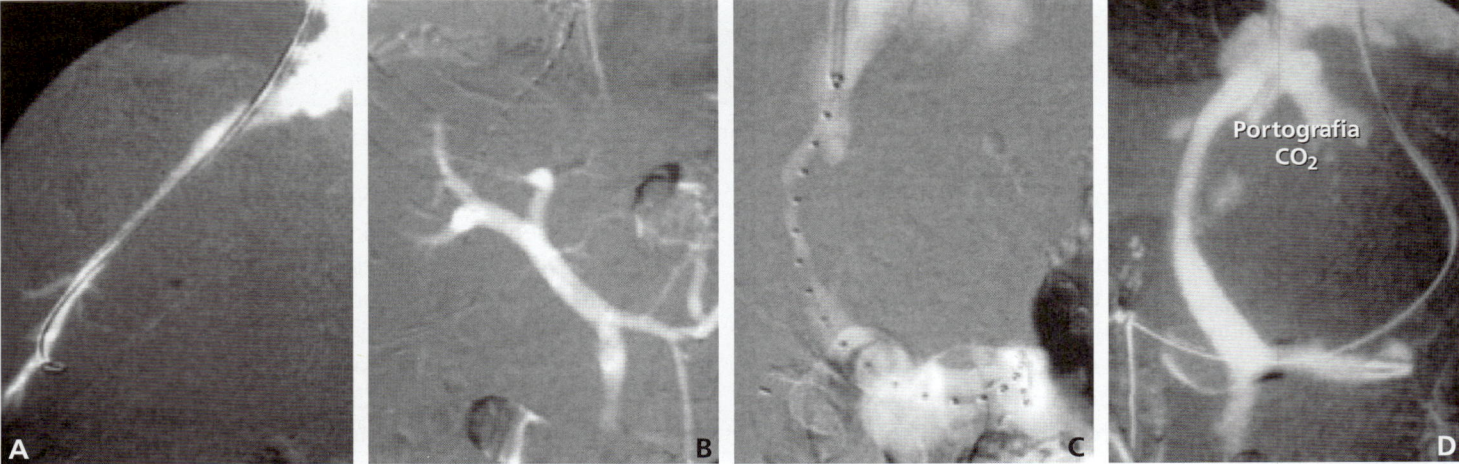

Fig. 6-34. Uso do CO_2. (**A**) Venografia hepática direita; (**B**) esplenoportografia; (**C**) medição do comprimento do *stent* e (**D**) portografia após colocação de *stent* dentro do parênquima desde a veia porta à veia hepática.

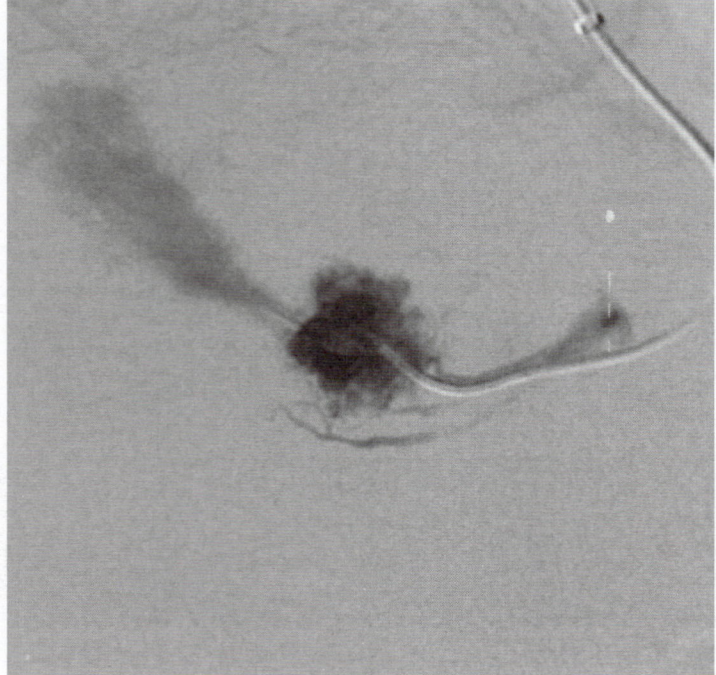

Fig. 6-35. Ruptura capsular com extravasamento após venografia hepática encunhada usando contraste iodado.

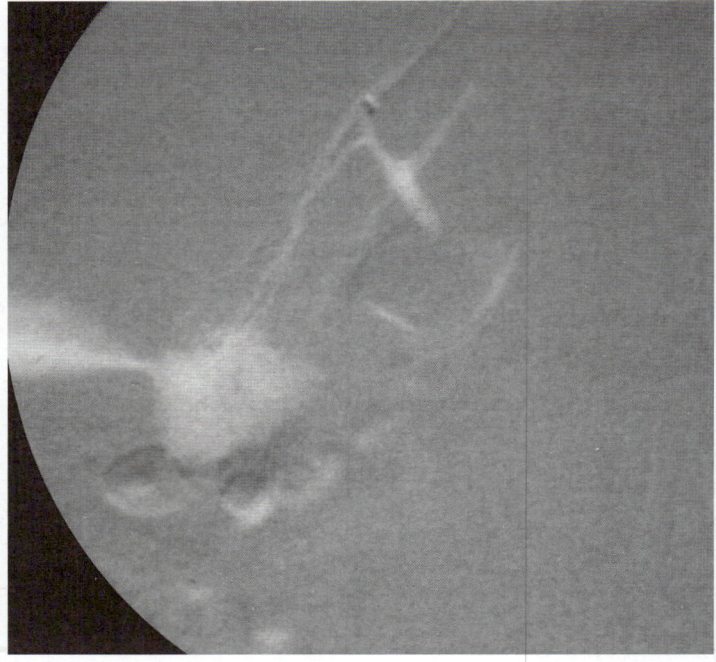

Fig. 6-36. Ruptura capsular com extravasamento durante venografia hepática encunhada com CO_2.

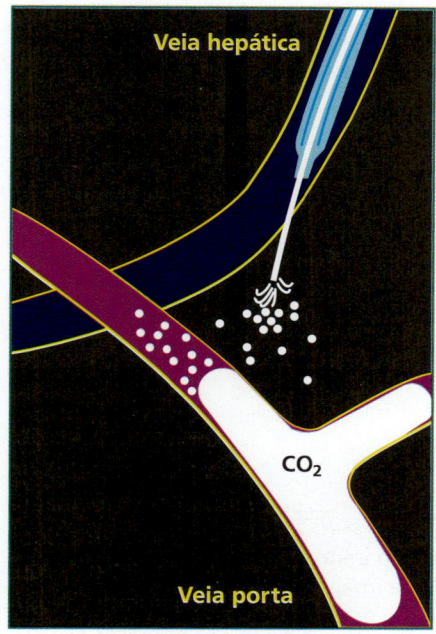

Fig. 6-37. Representação da injeção intraparenquimatosa hepática de CO_2 para contrastação da veia porta.

para localizar a veia porta (Fig. 6-37).[10] A veia hepática é acessada, e a agulha angulada na direção da veia porta. A agulha, é avançada para dentro do parênquima para acessar a veia porta. Uma vez no parênquima, 10 a 20 mL de CO_2 podem ser injetados, e a veia porta será visibilizada sem os efeitos adversos de outros métodos, especialmente ruptura capsular. Se localização anterior ou posterior da veia porta não for clara, injeções repetidas podem ser feitas com e sem rotação do intensificador de imagem (Fig. 6-38).

A baixa viscosidade do CO_2 algumas vezes visualizará simultaneamente a veia porta, o trato e IVC para medição do *stent*. Além disso, o CO_2 frequentemente reflui para a veia porta principal e veia esplênica evidenciando varizes antes de acessar a veia porta diretamente. Como em muitos outros cenários clínicos, o volume de 5 mL a 20 mL é suficiente para imagem adequada no TIPS.

O acesso à veia porta pode muitas vezes ser difícil e pode prolongar a duração do procedimento. Uma estratégia para visibilização da veia porta pode ser a introdução de agulha calibre 22 pelo acesso trans-hepático seguido da injeção de 10 a 20 mL de CO_2 para demonstrar a anatomia da veia porta (Fig. 6-39). Isto pode ser usado como um guia para avançar a agulha para dentro de ramo apropriado da veia porta e seguir com procedimento. Uma vez acessada, administração de CO_2 na veia porta refluirá e demonstrará a veia inteira em comparação a contraste, que só viaja perifericamente (Fig. 6-40).

Visibilizar a veia porta também se tornou mais importante com a ascensão da oncologia intervencionista. Acesso trans-hepático à veia porta é necessário para certos procedimentos. Mais especificamente, ele é crítico para realizar a embolização da veia porta (EVP), de forma pré-operatória para gerar hipertrofia parenquimatosa hepática do futuro fígado ou remanescente de fígado, quando a hepatectomia é necessária. A mesma via de acesso pode ser utilizada em qualquer intervenção portal, por exemplo, lise de trombo venoso portal, venografia ou tratamento de estenoses da veia porta.

Raramente, a imagem tridimensional pode falhar em diagnosticar a perviedade da veia porta antes do transplante de fígado ou intervenções hepáticas. Muitos destes pacientes também têm ascite e coagulopatia concomitantes. Neste cenário, uma agulha calibre 22 gauge pode ser introduzida seguramente dentro do fígado sem corrigir a ascite ou a coagulopatia. Injeção de 10 a 20 mL de CO_2 pode determinar a presença ou ausência crítica de perviedade da veia porta (Fig. 6-41).

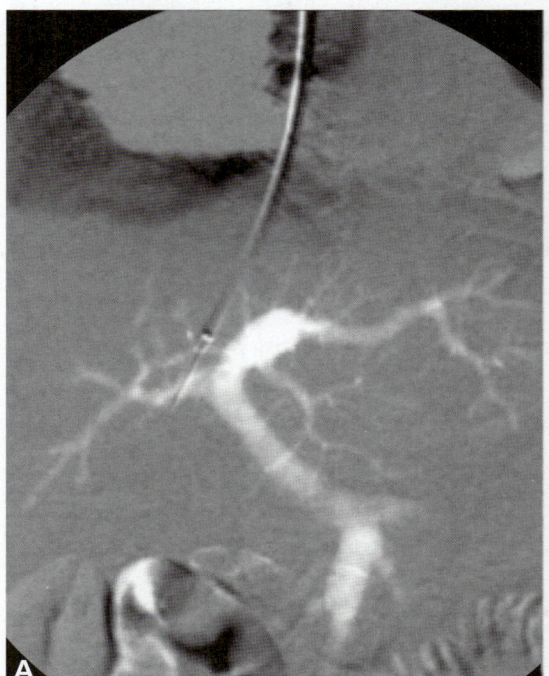
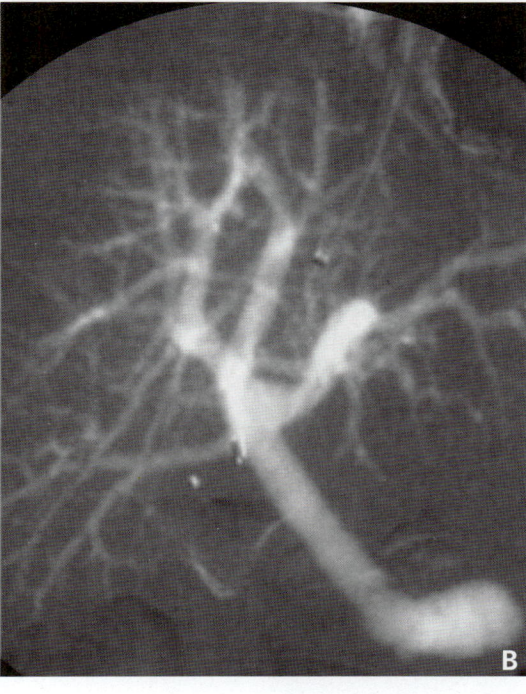

Fig. 6-38. (A e B) Injeção parenquimatosa hepática de CO_2 através de uma agulha fina de calibre 21 gauge antes e depois de rotar o intensificador de imagem para avaliar a relação da agulha com a veia porta. As veias portas extra e intra-hepática estão demonstradas após injeção de CO_2.

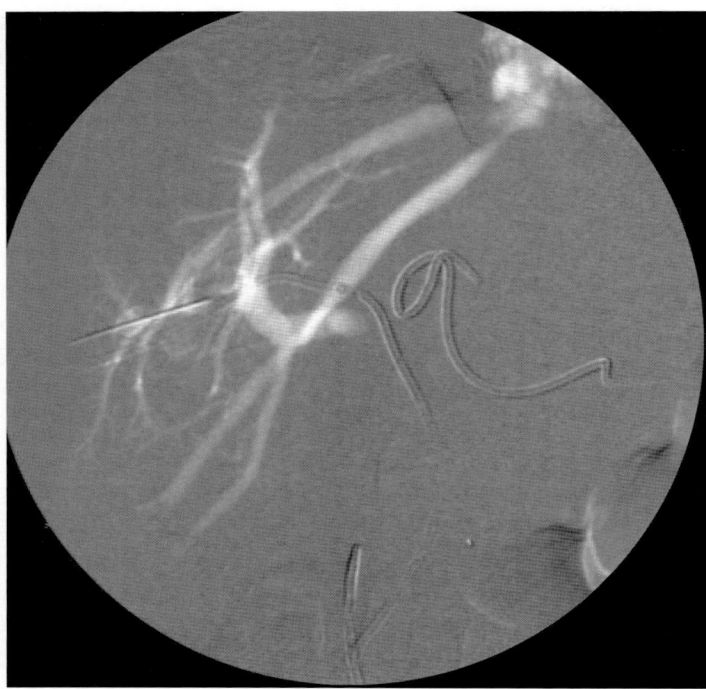

Fig. 6-39. Injeção parenquimatosa hepática de CO_2 e imagem de angiografia usando agulha calibre 22 gauge. Veias porta e hepática são visibilizadas.

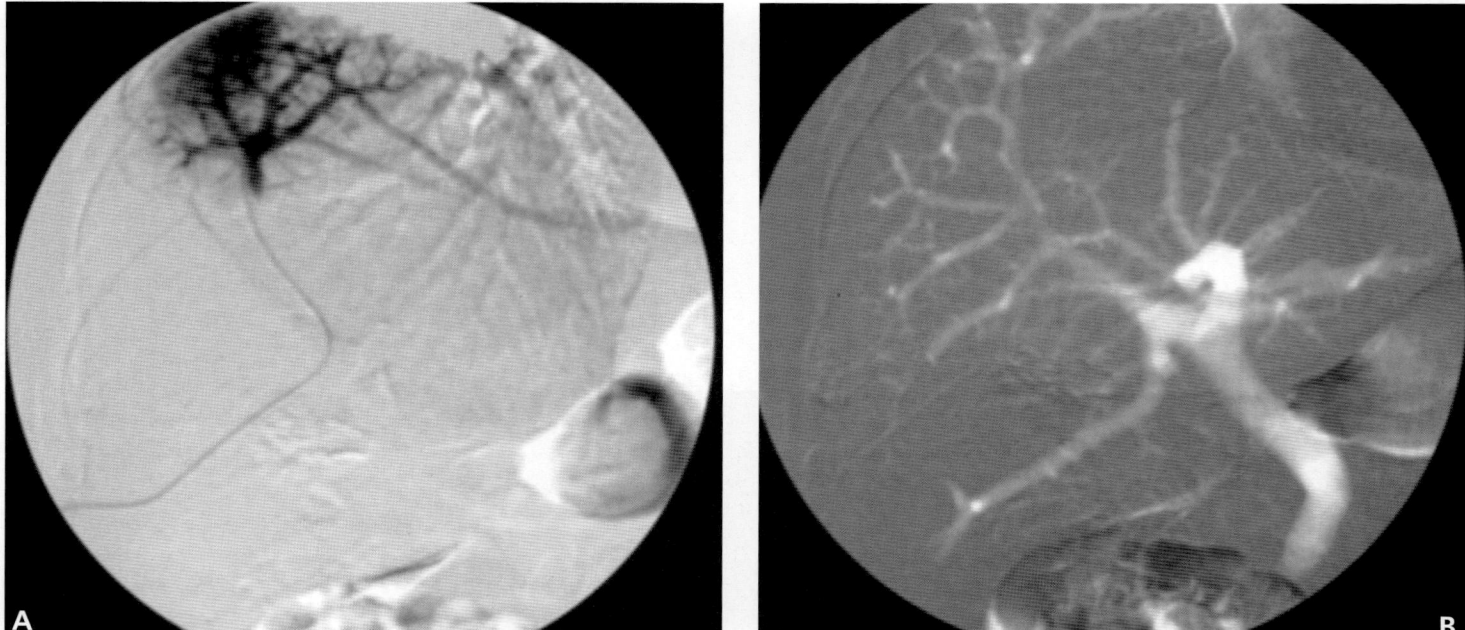

Fig. 6-40. Portografia percutânea trans-hepática com a injeção de meio de contraste iodado e CO_2 dentro de um ramo periférico da veia porta. (**A**) Durante injeção do meio de contraste iodado, ramos periféricos da veia porta distais ao local de injeção são enchidos. (**B**) Com injeção de CO_2 as veias intra-hepáticas e tronco portal são enchidos, produzindo imagem mais precisa para planejamento do tratamento.

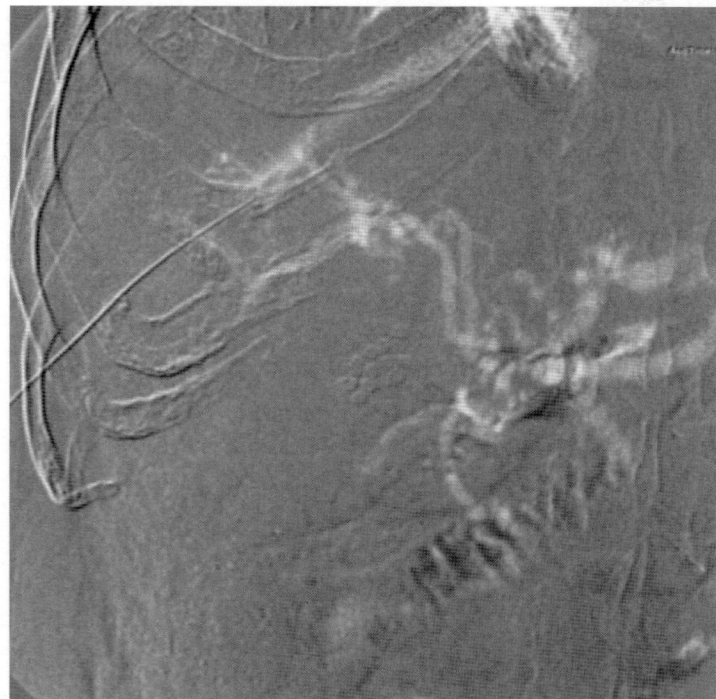

Fig. 6-41. Injeção trans-hepática percutânea de 20 mL de CO_2 através de agulha calibre 25 gauge em paciente com ascite volumosa e RNI alargado. O CO_2 enche colaterais periportais, indicando oclusão da veia porta. As veias esplênica e mesentérica inferior também são opacificadas.

Quadro 6-5. Sugestão de protocolo de volume de injeção de CO_2	
Artérias viscerais	5-20 mL
Artérias das extremidades periféricas	5-20 mL
Artérias ilíacas e femorais	10-20 mL
Aorta abdominal	20-50 mL
Veia cava inferior	20-50 mL
Veias periféricas e centrais	5-20 mL
Veia porta	10-20 mL
Venografia esplenoportal	10-20 mL

OUTROS USOS

Finalmente, houve relatos de uso de CO_2 para procedimentos atípicos. Um destes é o controle da dor. O CO_2 foi usado em lugar de contraste iodado antes de neurólise, quando o paciente era alérgico.[81] Outra área mais nova de uso exigindo investigação adicional é a venografia intraóssea em vertebroplastia percutânea.[82] Segundo relatado, o CO_2 não gera distorções nas imagens do procedimento como o contraste iodado. Também pode ser usado em angioscopia.[83] Ele persiste mais tempo que soro fisiológico, permitindo a visibilização mais clara do vaso.

O CO_2 pode ser usado percutaneamente para separar órgãos antes e durante procedimentos ablativos. Durante ablação de tumores renais ou massas capsulares hepáticas há estruturas vitais adjacentes, como intestino, VCI ou músculo psoas (que inclui o nervo cutâneo femoral). Infusão de CO_2 pode ser usada para afastar estes órgãos para ablação mais segura. Entretanto, volumes maiores de CO_2 são necessários, em comparação a uso intravascular, uma vez que o gás flutuará para a parte mais anterior do compartimento (peritoneal ou perirrenal). É preciso lembrar que CO_2 em radiofrequência terá efeito isolante, dado que a energia da radiofrequência está sendo conduzida pelo corpo, e o gás deve impedir transferência do calor. Entretanto, ablação com micro-ondas, uma tecnologia mais nova que está ganhando adeptos por causa das menores agulhas de ablação e tempos mais rápidos de ablação, possui antenas bipolares. Energia de micro-ondas pode passar facilmente através do CO_2, e seu uso como isolante nestes casos é menos conhecido. O Quadro 6-5 apresenta sugestões de protocolo de volume de injeção de CO_2 para a obtenção de técnicas de imagens angiográficas.

FORNECIMENTO E INJEÇÃO DO CO_2

Desde o advento da aplicação intravascular de CO_2 houve vários métodos inovadores de fornecimento.[84-88] Os usos iniciais simplesmente pegaram uma seringa de CO_2 da fonte e o injetaram para dentro do catéter. O inconveniente desta conduta é que um volume comprimido de CO_2 está comumente dentro da seringa e, se a seringa for inadvertidamente deixada aberta, com o tempo o CO_2 será substituído pelo ar ambiente. Para contornar isto, o fornecimento de CO_2 foi inicialmente efetuado com um injetor de contraste líquido típico. Esta montagem tinha vários frascos conectados e, para lidar com os problemas, foi desenvolvido o Angioject (Angiodynamics, Queensbury NY), que é um injetor dedicado de CO_2 (Fig. 6-42).

O custo foi exorbitante, e a eficácia e segurança não excediam os sistemas de fabricação doméstica. A tática seguinte foi conectar tubulação a partir da fonte até o paciente com uma série de torneiras. Outro problema com isto é o erro humano. Se as torneiras forem posicionadas inapropriadamente, o gás altamente pressurizado do cilindro pode tomar o caminho de menor resistência e sobrecarregar o sistema vascular. A fim de evitar a sobrecarga inadvertida de gás pressurizado e a presença desajeitada de um grande cilindro, nossa instituição introduziu o uso de um reservatório (bolsa) com uma série de válvulas unidirecionais (Fig. 6-43). Este método usa um sistema de administração de fluido convertido pela Angiodynamics, chamado sistema Angioflush III (Angiodynamics, Queensbury NY). Um sistema semelhante da Merit Medical é também usado com sucesso (Fig. 6-44). Estes sistemas incluem um reservatório não pressurizado de CO_2 que evita aplicação explosiva e volumes excessivos. Há volume suficiente no reservatório, e o gás pode facilmente ser aspirado e aplicado com uma seringa grande conectada ao paciente e reservatório através de válvula com três vias. Nestes sistemas, as válvulas coladas unidirecionais visam a eliminar torneiras, evitar contamina-

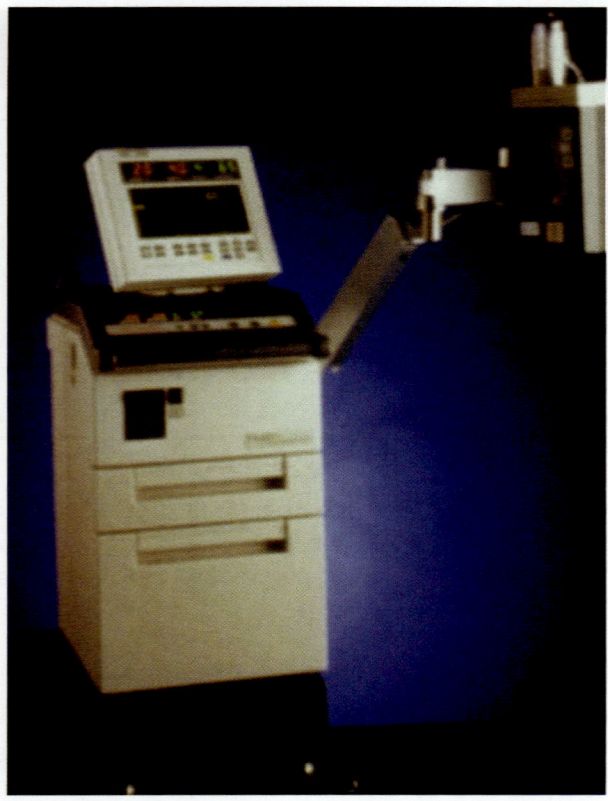

Fig. 6-42. Injetor de CO_2 Angioject (AngioDynamics, Latham NY). A fabricação do injetor foi descontinuada.

ção com ar ambiente e eliminar a necessidade de remover a seringa de aplicação. Estes sistemas também são menores, mais móveis e amistosos ao usuário em comparação aos grandes cilindros de CO_2 pressurizados clássicos. O problema inerente em cada aparelho é que os sistemas exigem montagem. Independentemente do treinamento e simplicidade, a montagem incorreta pode resultar em êmbolo de gás. Adicionalmente, a bolsa precisa ser enchida e purgada três vezes para remover ar ambiente residual. Este passo é pouco prático e demorado, especialmente quando a decisão de usar CO_2 ocorre no meio do procedimento. Existem outros sistemas similares (Fig. 6-45).

Durante anos, o autor afirmou que o paciente nunca deve ser conectado diretamente ao cilindro. Isto foi modificado recentemente em razão do desenvolvimento de uma torneira de válvula K que exclui a possibilidade do CO_2 passar diretamente do cilindro para o paciente (Fig. 6-46).

A geração seguinte de sistemas de fornecimento foi desenvolvida com a ajuda do autor e emprega um regulador compacto que usa um cilindro pequeno de 10.000 mL de CO_2 (Fig. 6-47), chamado CO_2 mmander/AngiAssist (Angio Advancements, Ft. Myers FL). Este sistema menor pode ser colocado em um compartimento estéril ou deixado embaixo do campo estéril. Ele é conectado a 2 tubos com válvulas unidirecionais, bem como uma válvula K, um reservatório e seringa de aplicação. A válvula K impede comunicação direta do cilindro de CO_2 ao paciente. O CO_2 é introduzido na seringa reservatório e, do reservatório, o gás pode ser empurrado para a seringa de aplicação para evitar a improvável possibilidade de contaminação com ar através da válvula K. Equilíbrio com a pressão atmosférica pode ser obtido com uma torneira de três vias no cateter de aplicação. O sistema não exige montagem e é amistoso ao usuário. Montagem para uso leva aproximadamente 1 minuto. Outro tipo recentemente desenvolvido de aplicação é o injetor de CO_2 Angiodroid (Angiodroid, San Lazzaro di Saveno, Itália) que utiliza injeção digital vs. manual (Fig. 6-48).

Finalmente, alguns operadores filtram o CO_2 antes de ele entrar na circulação. Pode ser aplicado sem filtração para arteriografia e venografia, uma vez que o gás não seja injetado como um agente de contraste acima do diafragma. Contudo, o uso de um filtro (tamanho de poro 0,2 micrôme-

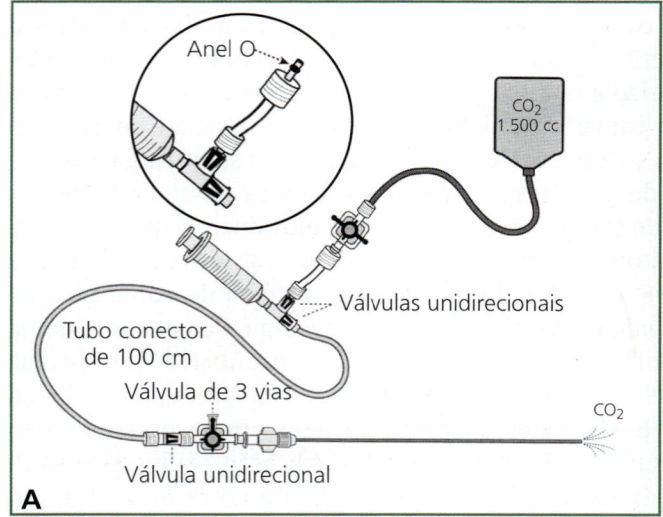
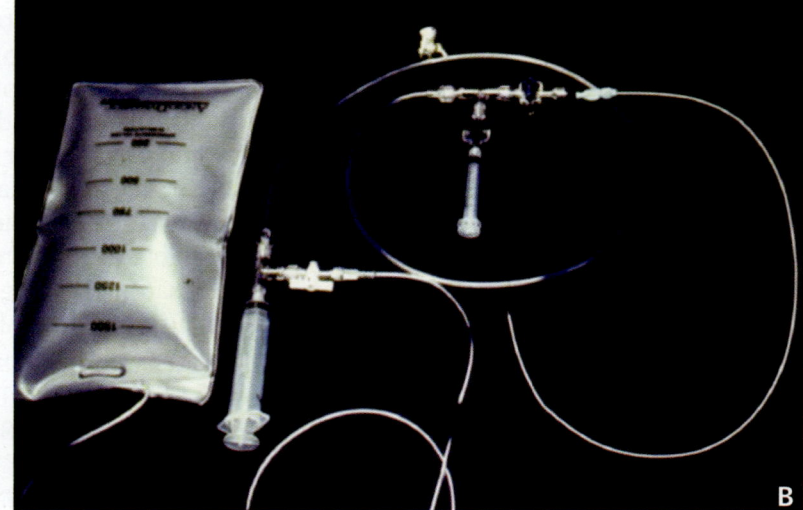

Fig. 6-43. (A e B) Angioflush III Fluid Collection Bag e Angioflush III Fluid Management System (AngioDynamics, Latham NY). Uma bolsa plástica de 1,5 L é afixada ao acessório de três saídas com duas válvulas unidirecionais de uma via. O acessório de três saídas conecta-se a uma tubulação de 100 cm e, a seguir, um segundo acessório com duas válvulas unidirecionais em linha e uma torneira de três vias. Este sistema também não está mais disponível.

Capítulo 6 ■ Dióxido de Carbono (CO_2) Como Meio de Contraste

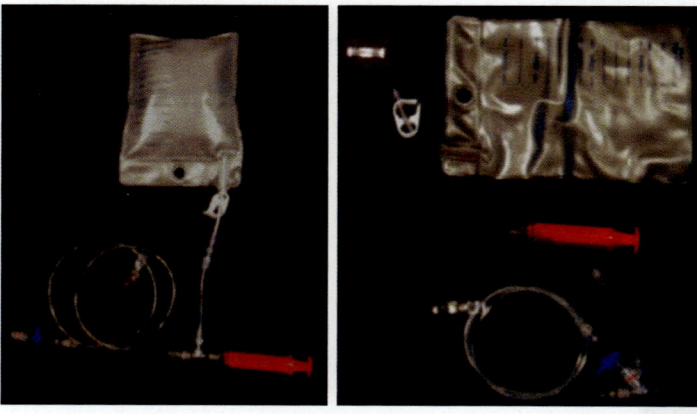

Fig. 6-44. Merit Medical Custom Waste Bag and Contrast Delivery Set. Tubulação K12-04967; conjunto de aplicação de contraste/bolsa K10-04843 Custom Waste Bag kit. Similar ao Angioflush, ele usa uma bolsa plástica flácida, válvulas unidirecionais e tubulação (Merit Medical, South Jordan UT).

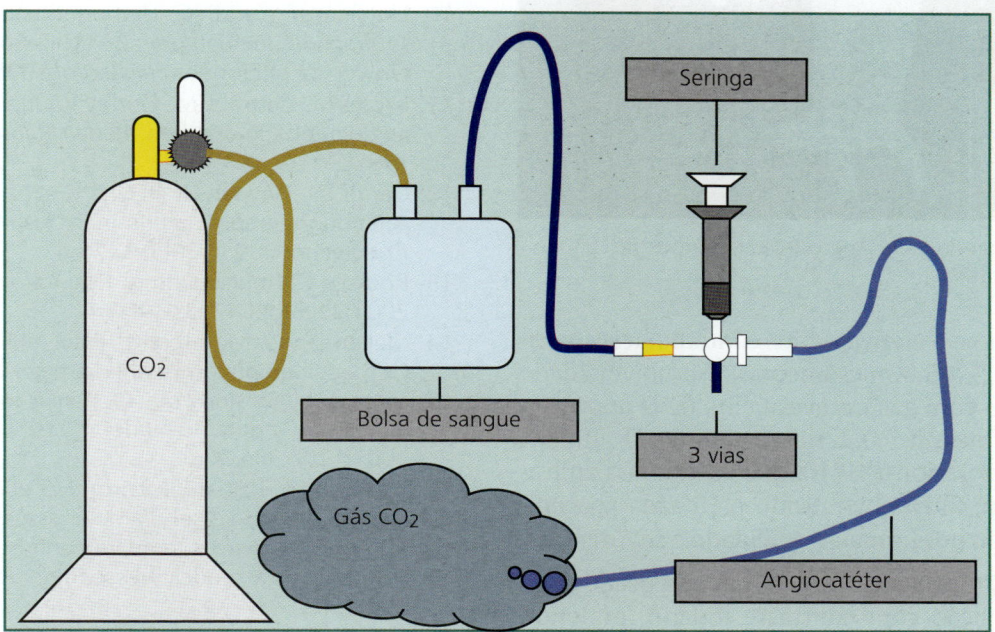

Fig. 6-45. Sistema de aplicação de CO_2 usando uma bolsa de sangue.

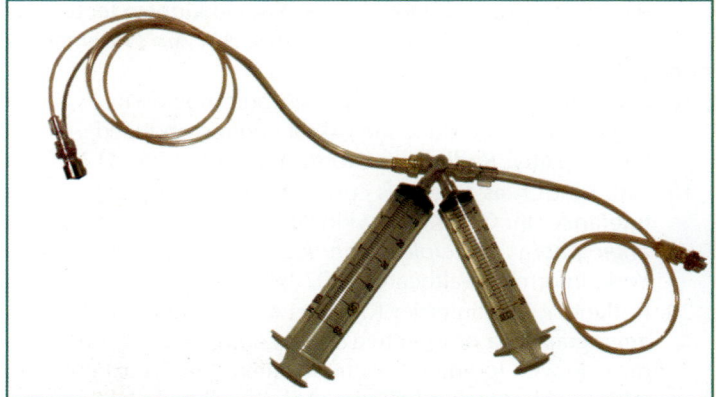

Fig. 6-46. AngiAssist (AngioAdvancements, Ft. Myers, FL) utiliza um reservatório e seringa de aplicação com uma válvula unidirecional na extremidade de recebimento e de fornecimento da tubulação. O CO_2 vai para a seringa reservatório, e a válvula unidirecional evita refluxo. CO_2 pode então ser avançado para dentro da seringa de aplicação depois de virar a válvula K. A válvula K pode ser virada outra vez, e o CO_2 aplicado.

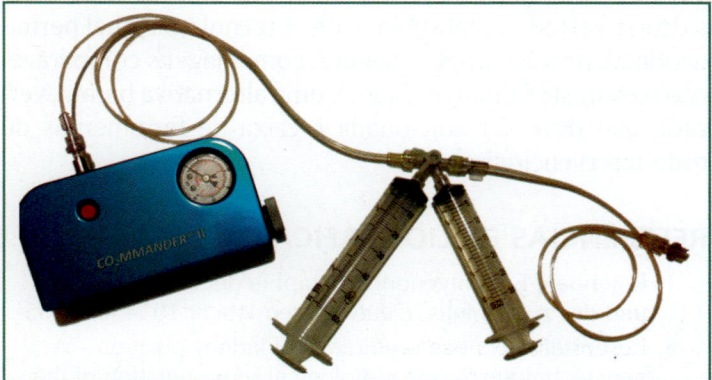

Fig. 6-47. Sistema de aplicação COMMANDER II e AngiAssist. O COMMANDER usa um cilindro de 10.000 mL de CO_2 contendo um compressor compacto. O AngiAssist é em peça única, pré-montado e contém válvulas unidirecionais e válvula K, que impede aplicação direta da fonte ao paciente.

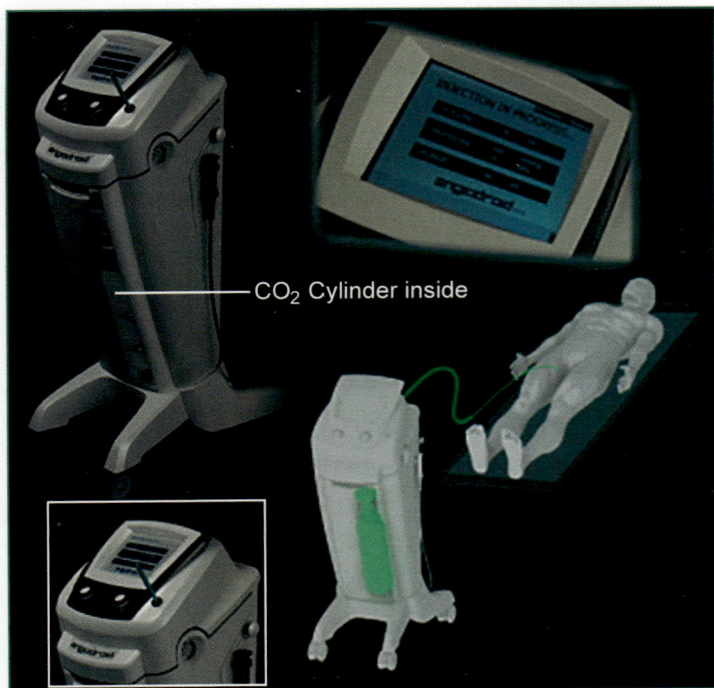

Fig. 6-48. Injetor digital de CO_2 Angiodroid (Angiodroid, San Lazzaro do Savenp, Itália).

tro) é capaz de remover efetivamente contaminação particular e bactérias (0,5 a 5,0 micrômetros). Na universidade de Michigan, o filtro com gás infravermelho (FAD approved filter, Syringe Pharmassure 0,2 micron with HT Tuffryn Membrane Pall Corporation #HP1002) é usado para aplicação de CO_2, com um filtro novo usado para cada procedimento como parte do programa de qualidade e segurança.

O CO_2 oferece propriedades únicas quando usado sozinho ou em combinação com contraste iodado, podendo expandir as opções diagnósticas e terapêuticas em uma variedade de cenários clínicos. Usado apropriadamente ele é seguro e é capaz não apenas de prevenir NIC, mas também de oferecer procedimentos de prolongamento da vida a pacientes que de outra forma teriam sido excluídos por causa do seu estado renal subjacente. A tecnologia atual permite administração simples, segura, com imagens comparáveis ao contraste líquido iodado. É uma alternativa barata, versátil, que deve ser adicionada à caixa de ferramentas de todo intervencionista.

REFERÊNCIAS BIBLIOGRÁFICAS

1. Rotenberg E. Rontgenophotographie der leber, der milz, und des zwerchfells. *Deutsch Med Wschr* 1914;40:1205.
2. Rosenstein P. Pneumoradiology of kidney position – A new technique for the radiological representation of the kidneys and neighboring organs (suprarenal gland, spleen, liver). *J Urol* 1921;15:447.
3. Carelli H, Sorddelli E. A new procedure for examining the kidney. *Rev Asoc Med Argentina* 1921;34:18-24.
4. Scatliff JH, Kummer AJ, Janzen AH. The diagnosis of pericardial effusion with intracardiac carbon dioxide. *Radiology* 1959;73:871-83.
5. Paul RE, Durant TM, Oppenheimer MJ, Stauffer HM. Intravenous carbon dioxide for intracardiac gas contrast in the roentgen diagnosis of pericardial effusion and thickening. *Am J Roentgenol RadiumTher Nucl Med* 1957;78(2):224-5.
6. Bendib M, Toumi M, Boudjellab A. [CO_2 angiography and enlarged CO_2 angiography in cardiology (author's transl)]. *Ann Radiol (Paris)* 1977;20:673-86.
7. Phillips JH, Burch GE, Hellinger R. The use of intracardiac carbon dioxide in the diagnosis of pericardial disease. *Am Heart J* 1961;61:748-55.
8. Hipona FA, Ferris EJ, Pick R. Capnocavography: a new technique for examination of the inferior vena cava. *Radiology* 1969;92:606-9.
9. Hawkins IF. Carbon dioxide digital subtraction arteriography. *AJR Am J Roentgenol* 1982;139(1):19-24.
10. Hawkins IF, Caridi JG. Carbon dioxide (CO_2) digital subtraction angiography: 26 year experience at the University of Florida. *Eur Radiol* 1998;8(3):391-402.
11. Kriss VM, Cottrill CM, Gurley JC. Carbon dioxide (CO_2) angiography in children. *Periatr Radiol* 1997;27(10):807-10.
12. Caridi JG, Hawkins IF Jr, Cho K et al. CO_2 splenoportography: preliminary results. *AJR Am J Roentgenol* 2003;180(5):1375-8.
13. Roussos C, Koutsoukou A. Respiratory failure. *Eur Respir J* 2003;22(Suppl 47):3s-14s.
14. McLennan G, Moresco KP, Patel NH et al. Accuracy of CO_2 angiography in vessel diameter assessment: a comparative study of CO_2 versus iodinated contrast material in a porcine model. *J Vasc Interv Radiol* 2001;12(8):985-9.
15. Moresco KP, Patel N, Johnson MS et al. Accuracy of CO_2 angiography in vessel diameter assessment: a comparative study of CO_2 versus iodinate contrast material in a aortoiliac flow model. *J Vasc Interv Radiol* 2000;11(4):437-44.
16. Ehrman KO, Taber TE, Gaylord GM et al. Comparison of diagnostic accuracy with carbon dioxide versus iodinated contrast material in the imaging of hemodialysis access fistulas. *J Vasc Interv Radiol* 1994;5(5):771-5.
17. Moresco KP, Patel NH, Namyslowski Y et al. Carbon dioxide angiography to the transplanted kidney: technical considerations and imaging findings. *AJR Am J Roentgenol* 1998;171(5):1271-6.
18. Hawkins IF, Cho KJ, Caridi JG. Carbon dioxide in angiography to reduce the risk of contrast-induced nephropathy. *Radiol Clin North Am* 2009;47(5):813-25.
19. Cho KJ. CO_2 as a venous contrast agent: safety and tolerance. In: Cho KJ, Hawkins IF, eds. *Carbon dioxide angiography: principles, techniques and practices.* New York: Informa Healthcare, 2007. p. 37-44.
20. Rolland Y, Duvauferrier R, Lucas A et al. Lower limb angiography: a prospective study comparing carbon dioxide with iodinated contrast material in 30 patients. *AJR Am J Roentgenol* 1998;171(2):333-7.
21. Dimakakos P, Stefanopoulos T, Doufas A et al. The cerebral effects of carbon dioxide digital subtraction angiography in the aortic arch and its branches in rabbits. *AJNR Am J Neuroradiol* 1998;19(2):261-6.
22. Shifrin E, Plich M, Verstandig AG, Gomori M. Cerebral angiography with gaseous carbon dioxide CO_2. *J Cardiovasc Surg (Torino)* 1990;31(5):603-6.

23. Wilson AJ, Boxer MM. Neurotoxicity of angiographic carbon dioxide in the cerebral vasculature. *Invest Radiol* 2002;37(10):542-51.
24. Coffey R, Quisling RG, Mickle JP et al. The cerebrovascular effects of intraarterial CO_2 in quantities required for diagnostic imaging. *Radiology* 1984;151(2):405-10.
25. Stram E, Molgaard CP. Use of a compression paddle to displace bowel gas for carbon dioxide digital subtraction angiography. *J Vasc Interv Radiol* 1999;10(4):405-8.
26. Trcka J, Schmidt C, Seitz CS et al. Anaphylaxis to iodinated contrast material: nonallergic hypersensitivityor IgE-mediated allergy? *AJR Am J Roentgenol* 2008;190(3):666-70.
27. Lieberman PL, Seigle RL. Reactions to radiocontrast material: anaphylactoid events in radiology. *Clin Rev Allergy Immunol* 1999;17(4):469-96.
28. Caro JJ, Trindade E, McGregor M. The risks of death and of severe nonfatal reactions with high- vs low-osmolality contrast media: a meta-analysis. *AJR Am J Roentgenol* 1991;156(4):825-32.
29. Hawkins IF Jr, Wilcox CS, Kerns SR, Sabatelli FW. CO_2 digital angiography: a safer contrast agent for renal vascular imaging? *Am J Kidney Dis* 1994;24(4):685-94.
30. Beese RC, Bees NR, Belli AM. Renal angiography using carbon dioxide. *Br J Radiol* 2000;73:3-6.
31. Caridi JG, Stavropoulos SW, Hawkins IF Jr. CO_2 digital subtraction angiography for renal artery angioplasty in high-risk patients. *AJR Am J Roentgenol* 1999;173(6):1551-6.
32. Hawkins IF, Mladinich CJ, Drane WE et al. Effects of CO_2 angiography on renal function. *J Vasc Interv Radiol* 1992;3:6.
33. Thomson KR, Tello R, Sullivan R et al. Carbon dioxide angiography. *Asian Oceanian J Radiol* 1996;1:20-3.
34. Nash K, Hafeez A, Hou S. Hospital-acquired renal insufficiency. *Am J Kidney Dis* 2002;39(5):930-6.
35. Bartholomew BA, Harjai KJ, Dukkipati S. Impact of nephropathy after percutaneous coronary intervention and a method for risk stratification. *Am J Cardiol* 2004;93(12):1515-9.
36. McCullough PA. Contrast-induced acute kidney injury. *J Am Coll Cardiol* 2008;51(15):1419-28.
37. Rihal CS, Textor SC, Grill DE et al. Incidence and prognostic importance of acute renal failure after percutaneous coronary intervention. *Circulation* 2002;105(19):2259-64.
38. Nikolsky E, Mehran R, Turcot DB et al. Impact of chronic kidney disease on prognosis of patients with diabetes mellitus treated with percutaneous coronary intervention. *Am J Cardiol* 2004;94(3):300-5.
39. Marenzi G, Lauri G, Assanelli E et al. Contrast-induced nephropathy in patients undergoing primary angioplasty for acute myocardial infarction. *J Am Coll Cardiol* 2004;44(9):1780-5.
40. Spinosa DJ, Matsumoto AH, Angle JF et al. Gadolinium-based contrast and carbon dioxide angiography to evaluate renal transplants for vascular causes of renal insufficiency and accelerated hypertension. *J Vasc Interv Radiol* 1998;9(6):909-16.
41. Spinosa DJ, Angle JF, Hagspiel KD et al. Lower extremity arteriography with use of iodinated contrast material or gadodiamide to supplement CO_2 angiography in patients with renal insufficiency. *J Vasc Interv Radiol* 2000;11(1):35-43.
42. Liss P, Eklof H, Hellberg O et al. Renal effects of CO_2 and iodinated contrast media in patients undergoing renovascular intervention: a prospective, randomized study. *J Vasc Interv Radiol* 2005;16(1):57-65.
43. Hashimoto S, Hashimoto K, Soto M. CO_2 as an intra-arterial digital subtraction angiography (IADSA) agent in the management of trauma. *Semin Intervent Radiol* 1997;14:163-73.
44. Hawkins IF Jr, Caridi JG, LeVeen RF et al. Use of carbon dioxide for the detection of gastrointestinal bleeding. *Tech Vasc Interv Radiol* 2000;3(3):130-8.
45. Hawkins IF, Caridi JG, Wiechman BN, Kerns SR. Carbon dioxide (CO_2) digital subtraction angiography in trauma patients. *Semin Intervent Radiol* 1997;14:175-80.
46. Sandhu C, Buckenham TM, Belli AM. Using CO_2-enhanced arteriography to investigate acute gastrointestinal hemorrhage. *AJR Am J Roentgenol* 1999;173(5):1399-401.
47. Krajina A, Lojík M, Rejchrt S et al. Carbon dioxide arteriography in the detection of acute massive gastrointestinal bleeding. *Folia Gastroenterol Hepatol* 2004;2(1):8-12.
48. Kooiman J, Pasha SM, Zondag W et al. Meta-analysis: serum creatinine changes following contrast-enhanced CT imaging. *Eur J Radiol* 2012;81(10):2554-61.
49. Murakami R, Hayashi H, Sugizaki K et al. Contrast-induced nephropathy in patients with renal insufficiency undergoing contrast-enhanced MDCT. *Eur Radiol* 2012;22(10):2147-52.
50. Seeger JM, Self S, Harward TR. Carbon dioxide gas as an arterial contrast agent. *Ann Surg* 1993;217(6):697-8.
51. Missouris CG, Buckenham T, Cappuccio FP, MacGregor GA. Renal artery stenosis: a common and important problem in patients with peripheral vascular disease. *Am J Med* 1994;96(1):10-4.
52. Choudhri AH, Cleland JG, Rowlands PC et al. Unsuspected renal artery stenosis in peripheral vascular disease. *BMJ* 1990;301(6762):1197-8.
53. Rashid ST, Salman M, Agarwal S, Hamilton G. Occult renal impairment is common in patients with peripheral vascular disease and normal serum creatinine. *Eur J Vasc Endovasc Surg* 2006;32(3):294-9.
54. Kappel J, Calissi P. Nephrology: safe drug prescribing for patients with renal insufficiency. *CMAJ* 2002;166(4):473-7.
55. Hawkins IF. Aortogram and runoff. In: Cho KJ, Hawkins IF, eds. *Carbon dioxide angiography: principles, techniques, and practices*. New York: Informa Healthcare; 2007. p. 53-68.
56. Walsh SR, Tang TY, Boyle JR. Renal consequences of endovascular abdominal aortic aneurysm repair. *J Endovasc Ther* 2008;15(1):73-82.
57. Chao A, Major K, Kumar SR et al. Carbon dioxide digital subtraction angiography-assisted endovascular aortic aneurysm repair in the azotemic patient. *J Vasc Surg* 2007;45(3):451-60.
58. Gahlen J, Hansmann J, Schumacher H et al. Carbon dioxide angiography for endovascular grafting in high risk patients with infrarenal abdominal aortic aneurysms. *J Vasc Surg* 2001;33(3):646-9.

59. Criado E, Kabbani L, Cho K. Catheter-less angiography for endovascular aortic aneurysm repair: a new application of carbon dioxide as a contrast agent. *J Vasc Surg* 2008;48(3):527-34.
60. Huo TI, Wu JC, Lee PC *et al*. Incidence and risk factors for acute renal failure in patients with hepatocellular carcinoma undergoing transarterial chemoembolization: a prospective study. *Liver Int* 2004;24(3):210-15.
61. Jang BK, Lee SH, Chung WJ *et al*. Incidence and risk factors of acute renal failure after transcatheter arterial chemoembolization for hepatocellular carcinoma. *Korean J Hepatol* 2008;14(2):168-77.
62. Yamazaki H, Oi H, Matsushita M *et al*. Renal cortical retention on delayed CT and nephropathy following transcatheter arterial chemoembolisation. *Brit J Radiol* 2001;74(884):695-700.
63. Stokes LS, Wallace MJ, Godwin RB *et al*. Quality improvement guidelines for uterine artery embolization for symptomatic leiomyomas. *J Vasc Interv Radiol* 2010;21(8):1153-63.
64. Rastogi S, Wu YH, Shlansky-Goldberg, Stavropoulos SW. Acute renal failure after uterine artery embolization. *Cardiovasc Intervent Radiol* 2004;27(5):549-50.
65. Sullivan K, Bonn J, Shapiro M, Gardiner GA. Venography with carbon dioxide as a contrast agent. *Cardiovasc Intervent Radiol* 1995;18(3):141-5.
66. Heye S, Maleux G, Marchal GJ. Upper-extremity venography: CO_2 versus iodinated contrast media. *Radiology* 2006;241(1):291-7.
67. Moos JM, Ham SW, Han SM *et al*. Safety of carbon dioxide digital subtraction angiography. *Arch Surg* 2011;146(12):1428-32.
68. Pessanha de Rezende M, Massiere B, Von Ristow A *et al*. Carbon dioxide use as contrast for vena cava filter implantation: case series. *J Vasc Bras* 2011;11(1):18-21.
69. Holtzman R, Lottenberg L, Bass T *et al*. Comparison of carbon dioxide and iodinated contrast for cavography prior to inferior vena cava filter placement. *Am J Surg* 2003;185(4):364-8.
70. Boyd-Kranis R, Sullivan KL, Eschelman DJ *et al*. Accuracy and safety of carbon dioxide inferior vena cavography. *J Vasc Interv Radiol* 1999;10(9):1183-9.
71. Sing RF, Stackhouse DJ, Jacobs DG, Heniford BT. Safety and accuracy of bedside carbon dioxide cavography for the insertion of inferior vena cava filters in the intensive care unit. *J Am Coll Surg* 2001;192(2):168-71.
72. Culp WC, Mladinich CR, Hawkins IF Jr. Comparison of hepatic damage from direct injections of iodinated contrast agents and carbon dioxide. *J Vasc Interv Radiol* 1999;10(9):1265-70.
73. Burke CT, Weeks SM, Mauro MA, Jaques PF. CO_2 splenoportography for evaluation the splenic and portal vein after liver transplantation. *J Vasc Interv Radiol* 2004;15(10):1161-5.
74. Teng GJ, Deng G, Liu ZS *et al*. Ultrafine needle CO_2 splenoportography: a comparative investigation with transarterial portography and MR portography. *Eur J Radiol* 2006;59(3):393-400.
75. Cho KJ, Cho DR. CO_2 digital subtraction splenoportography with the "skinny" needle experimental study in a swine model. *Cardiovasc Interv Radiol* 2003;26(3):273-6.
76. Castaneda-Zuniga WR, Jauregui H, Rysavy JA *et al*. Complications of wedge hepatic venography. *Radiology* 1978;126(1):53-6.
77. Rees CR, Niblettt RL, Lee SP *et al*. Use of carbon dioxide as a contrast medium for transjugular intrahepatic portosystemic shunt procedures. *J Vasc Interv Radiol* 1994;5(2):383-6.
78. Semba CP, Saperstein L, Nyman U, Dake MD. Hepatic laceration from wedged venography performed before transjugular intrahepatic portosystemic shunt placement. *J Vasc Interv Radiol* 1996;7(1):143-6.
79. Theuerkauf I, Strunk H, Brensing KA *et al*. Infarction and laceration of liver parenchyma caused by wedged CO_2 venography before TIPS insertion. *Cardiovasc Intervent Radiol* 2001;24(1):64-7.
80. Taylor FC, Smith DC, Watkins GE *et al*. Balloon occlusion versus wedged hepatic venography using carbon dioxide for portal vein opacification during TIPS. *Cardiovasc Intervent Radiol* 1999;22(2):150-1.
81. Hirata K, Higa K, Shono S *et al*. Splanchnic neurolysis using carbon dioxide as the contrast agent. *Reg Anesth Pain Med* 2003;28(1):68-9.
82. Tanigawa N, Komemushi A, Kariya S *et al*. Intraosseous venography with carbon dioxide contrast agent in percutaneous vertebroplasty. *AJR Am J Roentgenol* 2005;184(2):567-70.
83. Silverman SH, Mladinich CJ, Hawkins IF Jr *et al*. The use of carbon dioxide gas to displace flowing blood during angioscopy. *J Vasc Surg* 1989;10(3):313-7.
84. Alexander JQ. CO_2 angiography in lower extremity arterial disease. *Endovascular Today* 2011;27-34. Disponível em: http://evtoday.com/2011/09/cosub2sub-angiography-in-lower-extremity-arte...
85. Cherian MP, Mehta P, Gupta P *et al*. Technical note: a simple and effective CO_2 delivery system for angiography using a blood bag. *Indian J Radiol Imaging* 2009;19(3):203-5.
86. Mendes CA, Wolosker N, Krutman M. A simple homemade carbon dioxide delivery system for endovascular procedures in the iliofemoral arteries. *Circ J* 2013;77(3):831.
87. Cronin P, Patel JV, Kessel, DO *et al*. Carbon dioxide angiography: a simple and safe system of delivery. *Clin Radiol* 2005;60(1):123-5.
88. Hawkins IF Jr, Caridi JG, Kerns SR. Plastic bag delivery system for hand injection of carbon dioxide. *AJR Am J Roentgenol* 1995;165(6):1487-9.

Capítulo 7

Aspectos Gerais das Angiografias

◆ *Susyanne de Lavor Cosme*

CONTEÚDO

- ✓ ARTERIOGRAFIA 134
- ✓ VIAS DE ACESSOS 140
- ✓ PUNÇÃO ARTERIAL 141
- ✓ INTERPRETAÇÃO DAS LESÕES 142
- ✓ FLEBOGRAFIAS. 147
- ✓ ANATOMIA RADIOLÓGICA DO SISTEMA VENOSO . . . 152
- ✓ INTERPRETAÇÃO DOS ACHADOS FLEBOGRÁFICOS . . . 152
- ✓ CONCLUSÃO 154
- ✓ REFERÊNCIAS BIBLIOGRÁFICAS 154

ARTERIOGRAFIA

Apesar dos avanços dos métodos diagnósticos não invasivos para a avaliação arterial, como a ultrassonografia doppler (US Doppler), a angiorressonância magnética (angioRM) e a angiotomografia computadorizada (angioTC), a arteriografia com subtração digital (DSA) continua sendo o padrão ouro para diagnóstico das doenças que acometem o leito arterial. Além disso, este exame é o primeiro passo para terapêutica endovascular.

A primeira arteriografia com contraste iodado foi descrita, em 1929, por Dos Santos,[1] aproximadamente três décadas após o descobrimento dos raios X e, quase simultaneamente, ao descobrimento do contraste iodado. Sem o benefício da fluoroscopia, a aortografia era realizada apenas de forma não seletiva e através da punção translombar, com base somente em parâmetros anatômicos. A aquisição da imagem consistia em apenas uma exposição radiográfica.[2] A evolução da aortografia translombar foi mínima, por aproximadamente 3 décadas, provavelmente por dois motivos. Primeiramente, não havia muitas indicações para o procedimento, já que não existiam muitas cirurgias para as doenças ateroscleróticas oclusivas ou aneurismáticas. Em segundo lugar, não havia uma técnica de visibilização eficaz em tempo real das imagens.

No início da década de 1950, a fluoroscopia tornou-se disponível para uso clínico. Além disso, em 1953, ocorreu um dos maiores avanços para a arteriografia, quando Seldinger[3] descreveu uma técnica mais fácil, eficaz e segura do que a aortografia translombar. Apesar desse avanço, a fluoroscopia continuava primitiva, mas como os exames de imagem não invasivos ainda não estavam disponíveis (não existia US e TC) e a radiografia era muito limitada, a arteriografia continuou a se desenvolver. Assim, a arteriografia era o único método diagnóstico que permitia a avaliação direta de hemorragias, estenoses e oclusões ateroscleróticas, aneurismas e traumatismos. Além disso, permitia a avaliação do trajeto, calibre e contornos dos vasos viscerais, sugerindo alterações parenquimatosas, como, por exemplo, na arteriografia renal que era utilizada para diagnóstico de tumores renais.[4]

O primeiro intensificador para fluoroscopia foi introduzido na prática clínica no início da década de 1960. Na década de 1970, surgiram os aparelhos que faziam filmes em série. Porém, foi no final dos anos 1980 e início dos anos 1990 que a radiologia vascular teve grande impulso, com aparelhos com arco em C e aquisição de imagens com subtração digital.[5-7]

O desenvolvimento das técnicas de arteriografia a tornaram um método estabelecido, seguro e preciso para avaliação da doença vascular. Apresenta como vantagens: melhor resolução espacial, capacidade de ajuste da imagem, avaliação do fluxo e direção de sangue, possibilidade de utilização de diferentes tipos de contraste e de realizar manometria intravascular. Suas desvantagens são: sua natureza invasiva com complicações potenciais por causa da manipulação de vasos, área com relativa limitação para avaliação em comparação a outras modalidades de imagem (como a angioTC e a angioRM) e a exposição aumentada à radiação.[8]

Na literatura existe grande variação nas taxas de sucesso, complicações e qualidade dos estudos diagnósticos. Por isso, os médicos intervencionistas devem estar familiarizados com as técnicas arteriográficas e saber aplicá-las nas mais variadas situações clínicas, além de conhecer os dados relacionados com o doente como a anamnese, exame físico, exames laboratoriais e possíveis exames vasculares não invasivos. No preparo pré-angiográfico, devem-se sempre considerar os potenciais riscos e benefícios do exame e o seu impacto na gestão dos pacientes. A arteriografia deve ser realizada com objetivo específico que não possa ser alcançado com exame ou procedimento menos invasivo.

Indicações

Seguiremos o Guia de Prática Clínica da Society of Interventional Radiology (SIR) que é o utilizado no Serviço de Radiologia Vascular Intervencionista do Instituto de Radiologia do Hospital das Clínicas da Faculdade de Medicina da Universidade de São Paulo – InRad – HCFMUSP.[8]

Aspectos Gerais

- Avaliar anatomia/doença vascular não caracterizada por outros exames de imagem.
- Avaliar doenças de pequenos vasos (por exemplo: vasculite, malformação vascular) nos casos em que as resoluções espacial e temporal de outros exames não invasivos são insuficientes.
- Avaliar o suprimento de sangue direto para neoplasias.

Arteriografia Pulmonar (Fig. 7-1)[9-14]

- Suspeita de embolia pulmonar aguda não diagnosticada na TC.
- Suspeita de embolia pulmonar crônica.
- Outras suspeitas de alterações vasculares pulmonares, como vasculites, anomalias congênitas e adquiridas e tumores.
- Antes de intervenções na artéria pulmonar.

A TC *multidetector* apresenta alta sensibilidade e especificidade em embolia pulmonar aguda. Além de ser mais rápida, tem menor exposição à radiação ionizante, avalia o parênquima e órgãos vizinhos (doença do espaço aéreo, derrame pleural, causas cardíacas etc.).[15] A angioTC também detecta mais facilmente malformação arteriovenosa pulmonar em comparação à arteriografia pulmonar, mas à custa de menor especificidade. A TC *multidetector* tem sensibilidade de 83% e especificidade de 78%, enquanto a arteriografia pulmonar tem sensibilidade de 70% e especificidade de 100%.[16]

Arteriografia Espinhal[17-20]

- Tumores de coluna vertebral e medula espinal.
- Malformações vasculares.
- Trauma da coluna vertebral.
- Avaliação pré-operatória antes da cirurgia da aorta ou da coluna vertebral.
- Antes de procedimentos intervencionistas.

Capítulo 7 ■ Aspectos Gerais das Angiografias

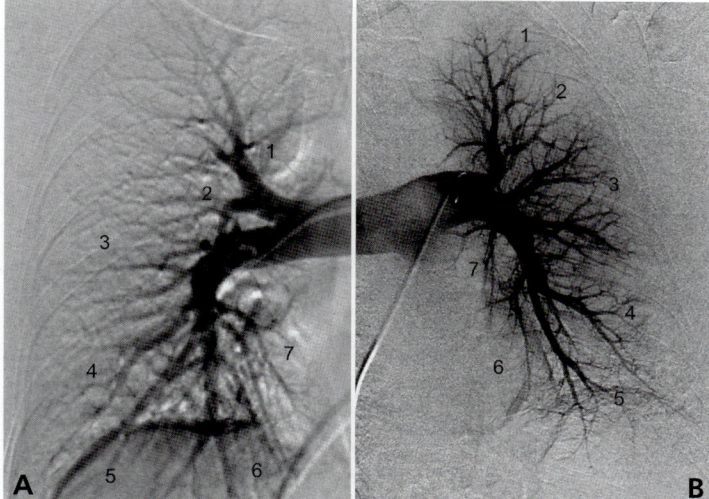

Fig. 7-1. Angiografia pulmonar. (**A**) 1. Ramo apical-posterior do lobo superior (LS); 2. ramo anterior do LS 3; ramos do lobo médio; 4. ramo basal lateral do lobo inferior (LI); 5. ramo basal lateral do LI direito; 6. ramo basal posterior do LI; 7. ramo basal medial LI. (**B**) 1. Ramo apical-posterior do LS; 2. ramo anterior do LS; 3. ramo lingular do LS; 4. ramo anteromedial; 5. ramo basal lateral do LI; 6. ramo basal posterior do LI; 7. ramo superior do LI.

Arteriografia Brônquica (Fig. 7-2)[11,12,21]

- Suspeita de anomalias congênitas cardiopulmonares.
- Avaliação da circulação distal da artéria pulmonar (através de vasos colaterais) em pacientes que são candidatos potenciais para tromboendarterectomia.
- Antes de procedimentos intervencionistas.

A angioTC pode fornecer informações importantes para determinar a causa da hemoptise relacionada com condições patológicas nas artérias brônquicas.[22,23]

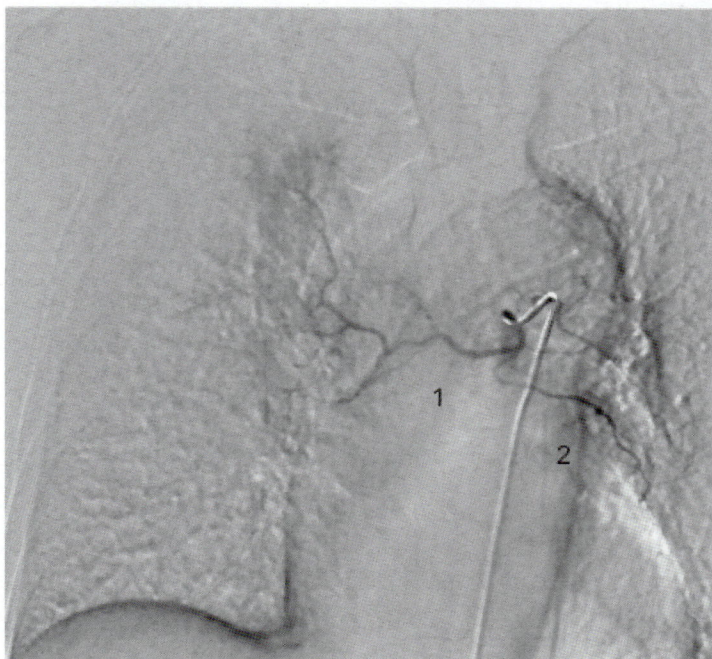

Fig. 7-2. Arteriografia brônquica: 1. tronco intercosto-brônquico direito; 2. artéria brônquica esquerda.

Aortografia (Figs. 7-3 e 7-4)[24,25]

- Avaliação da aorta e de seus ramos antes de estudos angiográficos seletivos.
- Antes de procedimentos intervencionistas.

A angioTC é precisa no diagnóstico de lesões da aorta e tornou-se a primeira linha de diagnóstico em pacientes com suspeita de lesão aórtica traumática aguda.[26,27]

Arteriografia Visceral Abdominal (Figs. 7-5 a 7-7)[28-36]

- Hemorragia gastrointestinal aguda ou crônica.
- Tumores intra-abdominais.
- Avaliação pré-operatória.
- Avaliação pré e pós-operatório de transplante de órgãos.
- Antes de procedimentos intervencionistas.

A angioTC substituiu a arteriografia e se tornou a primeira linha no diagnóstico de isquemia mesentérica aguda ou crônica com especificidade de 94% e sensibilidade de 96%.

A angioRM, embora tenha alta sensibilidade e especificidade para estenose proximal de alto grau em tronco celíaco e mesentérica superior, apresenta menor sensibilidade e especificidade para oclusões distais desses vasos e em artéria mesentérica inferior. Portanto, a angioTC se tornou a primeira escolha para triagem dessas estenoses. A angiografia permanece o padrão ouro diagnóstico, ressaltando o seu potencial papel terapêutico.[37]

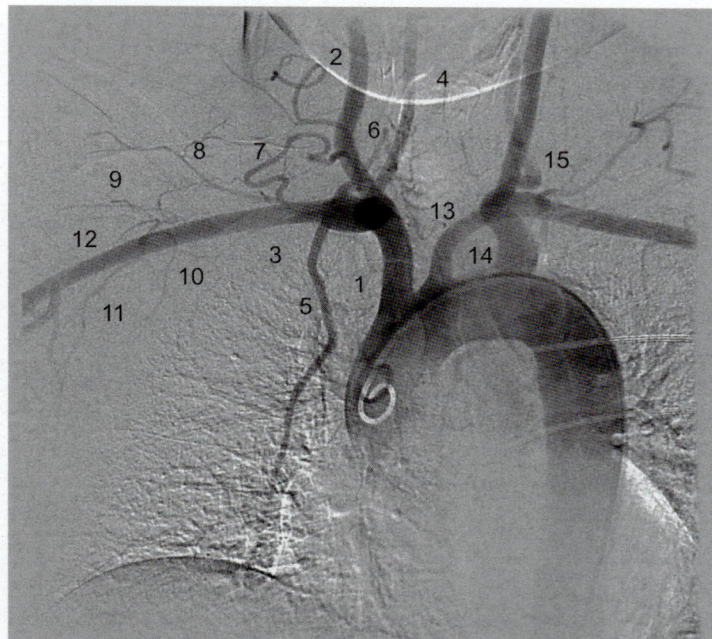

Fig. 7-3. Arco aórtico: 1. tronco braquiocefálico direito; 2. artéria carótida direita; 3. artéria subclávia direita; 4. artéria vertebral direita; 5. artéria torácica interna; 6. tronco tireocervical; 7. artéria escapular dorsal; 8. artéria supraescapular; 9. artéria toracoacromial; 10. artéria torácica superior; 11. artéria torácica lateral; 12. artéria axilar; 13. artéria carótida esquerda; 14. artéria subclávia esquerda; 15. artéria vertebral esquerda.

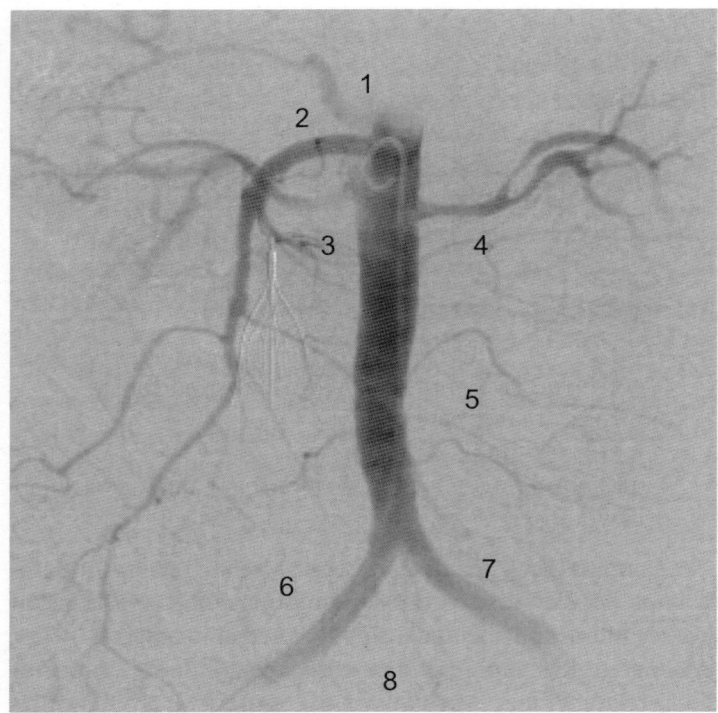

Fig. 7-4. Arteriografia da aorta abdominal: 1. tronco celíaco; 2. artéria mesentérica superior; 3. artéria renal direita; 4. artéria renal esquerda. 5. artérias lombares; 6. artéria ilíaca comum direita; 7. artéria ilíaca comum esquerda; 8. artéria sacral.

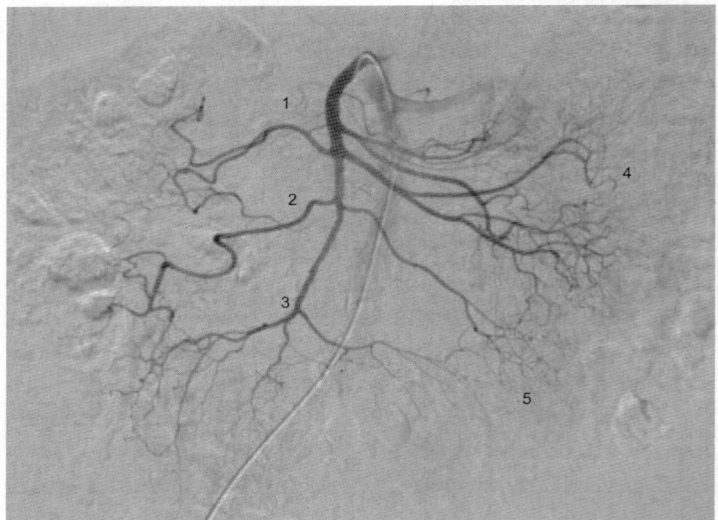

Fig. 7-6. Artéria mesentérica superior e seus ramos: 1. artéria cólica média; 2. artéria cólica direita; 3. artéria ileocecocólica; 4. ramos jejunais; 5. ramos ileais.

Na hemorragia digestiva a angioTC é capaz de determinar sangramentos ativos na ordem de 0,3 mL/min, taxa essa ligeiramente maior que a estimada para a arteriografia (0,5 mL/min) e apresenta sensibilidade de 90,9%, especificidade de 99% e acurácia de 97,6%. Portanto, esse exame é muito importante, principalmente nos sangramentos ocultos, para direcionar a arteriografia mesentérica, reduzindo seu tempo, o volume de contraste e a exposição à radiação do paciente e da equipe.

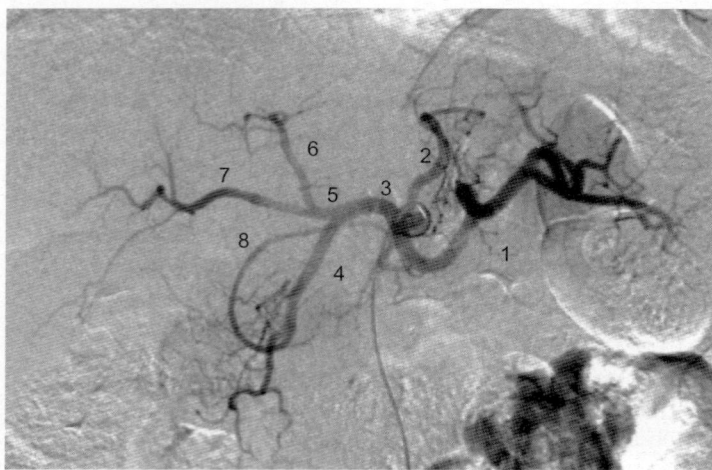

Fig. 7-5. Tronco celíaco e seus ramos: 1. artéria esplênica; 2. artéria gástrica esquerda; 3. artéria hepática comum; 4. artéria gastroduodenal; 5. artéria hepática comum; 6. artéria hepática esquerda; 7. artéria hepática direita; 8. artéria gastromental.

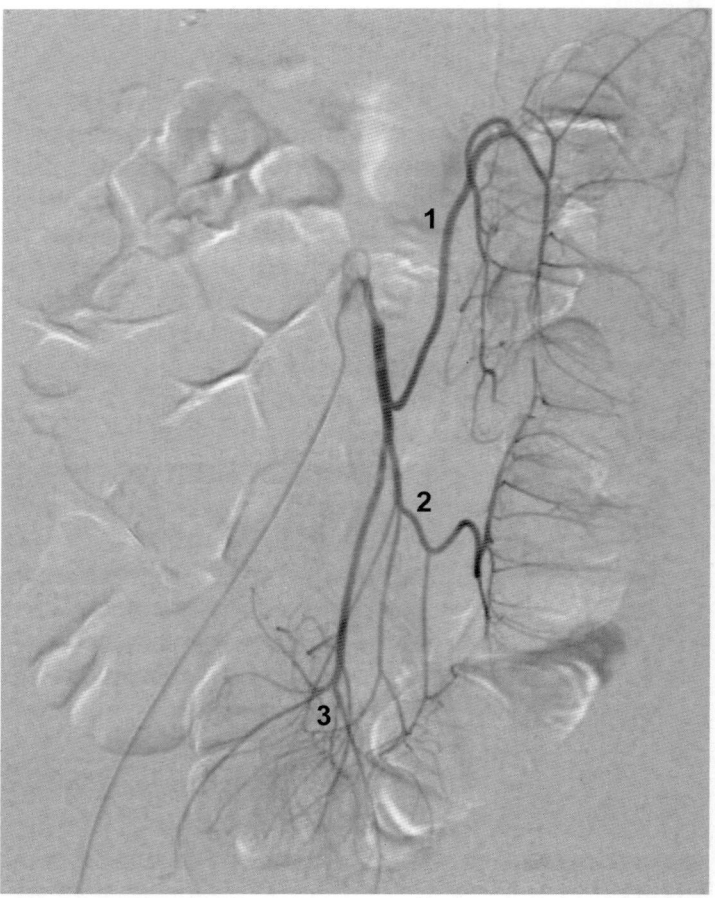

Fig. 7-7. Artéria mesentérica inferior e seus ramos: 1. artéria cólica esquerda; 2. artéria sigmoideanas; 3. artéria retal superior.

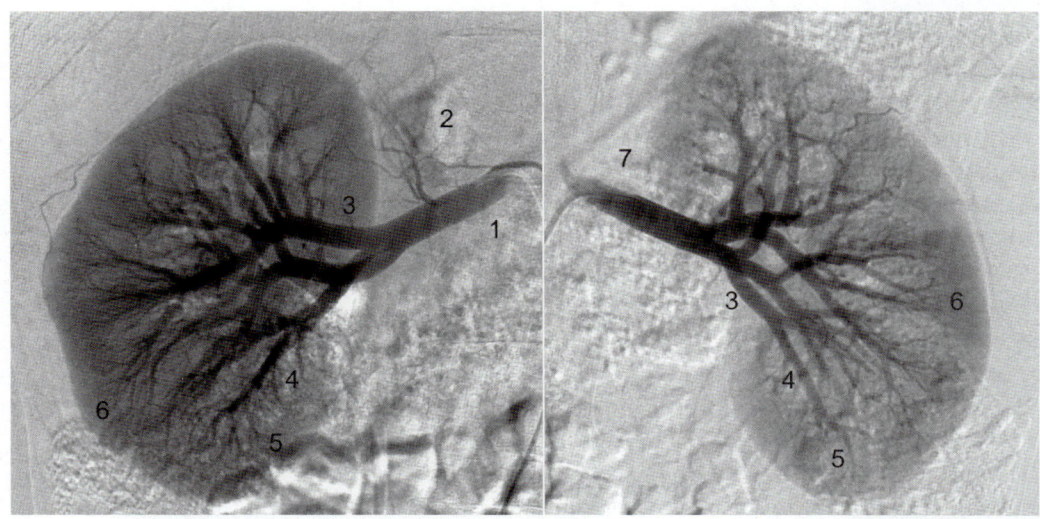

Fig. 7-8. Artérias renais: 1. artéria renal direita; 2. artéria suprarrenal inferior; 3. artéria segmentar; 4. artéria interlobar; 5. artéria arqueada; 6. artéria interlobular; 7. artéria renal esquerda.

No trauma, a angioTC é o método de escolha no diagnóstico por imagem, avaliando lesões de órgãos viscerais, especialmente em pacientes que estão hemodinamicamente estáveis.[38-41]

A avaliação de anormalidades vasculares abdominais, incluindo aneurismas, malformações vasculares e vasculite, também deve ser primeiramente realizada por angioTC ou angioRM.[42,43]

Arteriografia Renal (Fig. 7-8)[14,44,45]

- Vasculite ou doenças do tecido conectivo.
- Antes de procedimentos intervencionistas.
  - Estenoses.
  - Oclusões.
  - Sangramentos.

No diagnóstico da doença oclusiva renovascular, angioTC e angioRM demonstraram sensibilidade e especificidade quase equivalentes à arteriografia.[46-48] A angioRM tem a vantagem de não utilizar radiação ionizante. Para o seguimento de artérias renais submetidas à angioplastia (ATP) com *stent*, a angioTC pode ser superior à angioRM.[49]

A angioTC também pode ser o principal meio de diagnóstico para aneurismas da artéria renal.[50,51] A arteriografia também tem sua importância nesta avaliação, com maior acurácia para delinear os microaneurismas.[51]

A angioTC pode diagnosticar de forma confiável neoplasias renais e definir seu suprimento de sangue, bem como a extensão do tumor extrarrenal.[52,53] A avaliação tomográfica das artérias renais tem sido um substituto para a arteriografia na avaliação pré e pós-operatória de transplante renal.[54] No trauma, a angioTC é o principal exame diagnóstico nas lesões renais.[55]

Arteriografia Pélvica (Figs. 7-9 e 7-10)[36,56-58]

- Sangramento gastrointestinal ou geniturinário.
- Impotência masculina causada por doença oclusiva arterial.
- Antes de procedimentos intervencionistas.

A angioTC pode descrever a doença aortoilíaca com sensibilidade e especificidade quase equivalentes a da arteriografia.[59] A avaliação de anomalias vasculares abdominais/pélvicas, incluindo aneurismas, malformações vasculares e vasculites, é principalmente realizada por angioTC ou angioRM.[42,43]

Embora a US esteja amplamente disponível na abordagem de tumores pélvicos femininos, a TC e RM tornaram-se as modalidades de imagem preferidas para caracterização e estadiamento dos tumores antes de cirurgias. A RM tem

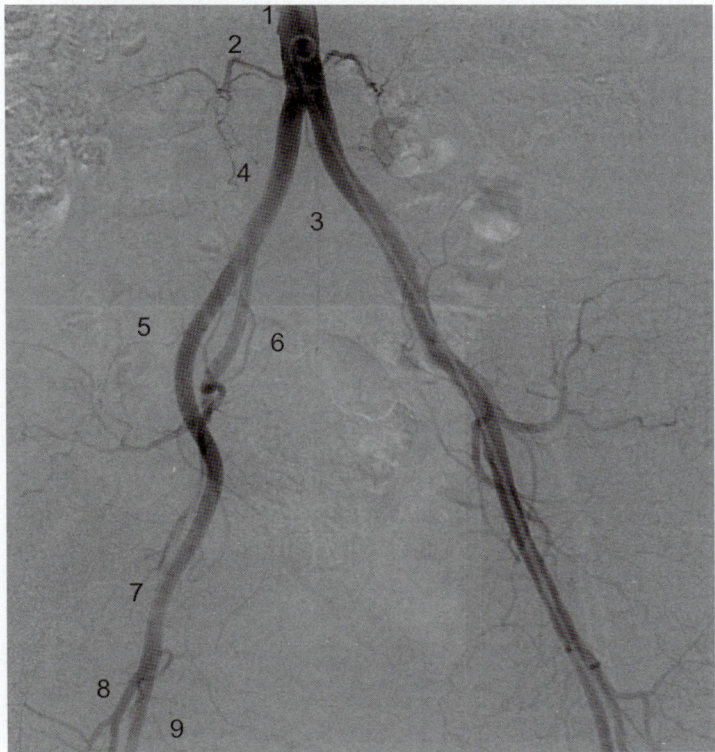

Fig. 7-9. Eixo aortoilíaco: 1. aorta distal; 2. artérias lombares; 3. artérias sacrais; 4. artéria ilíaca comum direita; 5. artéria ilíaca externa; 6. artéria ilíaca interna; 7. artéria femoral comum direita; 8. artéria profunda direita; 9. artéria femoral superficial.

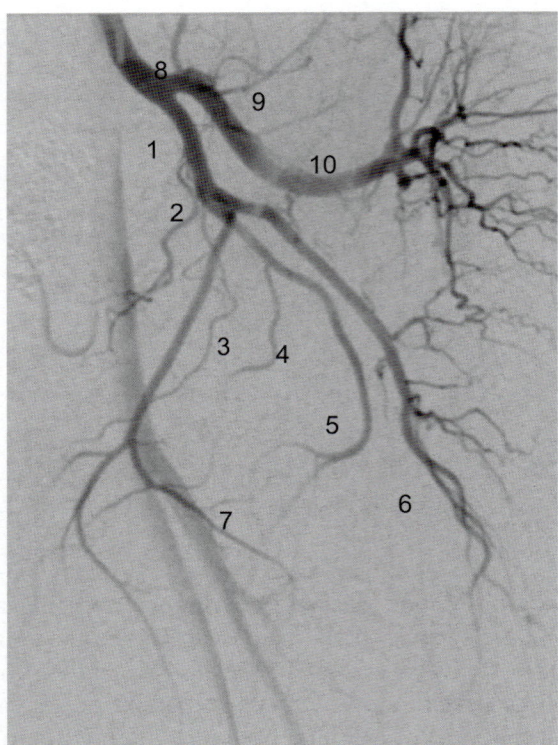

Fig. 7-10. Arteriografia ilíaca: 1. tronco anterior; 2. artéria vesical superior; 3. artéria vesical inferior; 4. artéria retal medial; 5. artéria pudenda; 6. artéria glútea inferior; 7. artéria obturadora; tronco posterior: 8. artéria iliolombar; 9. artéria sacral lateral; 10. artéria glútea superior.

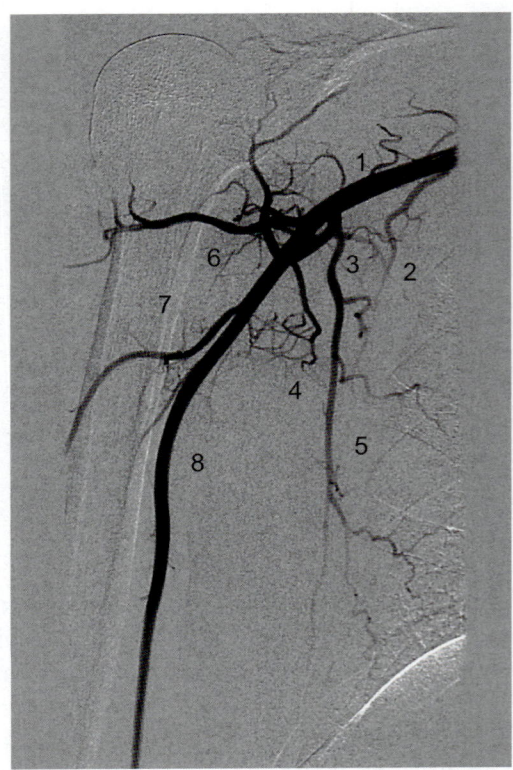

Fig. 7-11. Arteriografia do membro superior (braço): 1. artéria axilar; 2. artéria torácica lateral; 3. artéria subclapsular; 4. artéria escapular circunflexa; 5. artéria torácica dorsal; 6. artéria circunflexa posterior; 7. artéria braquial profunda; 8. artéria braquial.

vantagens adicionais por causa de suas capacidades multiplanares, não uso de contraste iodado e falta de radiação ionizante.[60,61]

Em centros de trauma, a TC com contraste tornou-se a primeira linha de diagnóstico em pacientes com lesões pélvicas.[38,40,62,63]

Arteriografia de Extremidades (Figs. 7-11 a 7-18)[64-70]

- Doença vascular aterosclerótica, incluindo aneurismas, doenças embólico-oclusivas e trombose.
- Planejamento pré-operatório e avaliação pós-operatória de cirurgias de revascularização.
- Avaliação dos enxertos cirúrgicos e de fístulas de diálise.
- Outras anormalidades primárias vasculares, incluindo malformação vascular, vasculite, síndrome do aprisionamento da artéria poplítea, síndrome do desfiladeiro torácico, síndrome do roubo da subclávia.
- Tumores.
- Antes de procedimentos intervencionistas.

A angioTC tem alta sensibilidade (95%) e especificidade (96%) na doença arterial periférica.[71] Um dos maiores benefícios da utilização desse método é a avaliação multiplanar de áreas estenóticas, bem como a capacidade de visibilizar vasos distais à oclusão.[72] O aumento do número de detectores aumenta a sensibilidade, especificidade e acurácia, porque a resolução espacial é melhorada, enquanto as imagens são menos suscetíveis a efeitos de volume parcial.[73] As desvantagens e limitações do uso da angioTC nas extremidades incluem artefatos decorrente de depósitos de cálcio, o que acaba por diminuir seu valor diagnóstico abaixo do nível femoropoplíteo e potencial para aumentar a exposição à

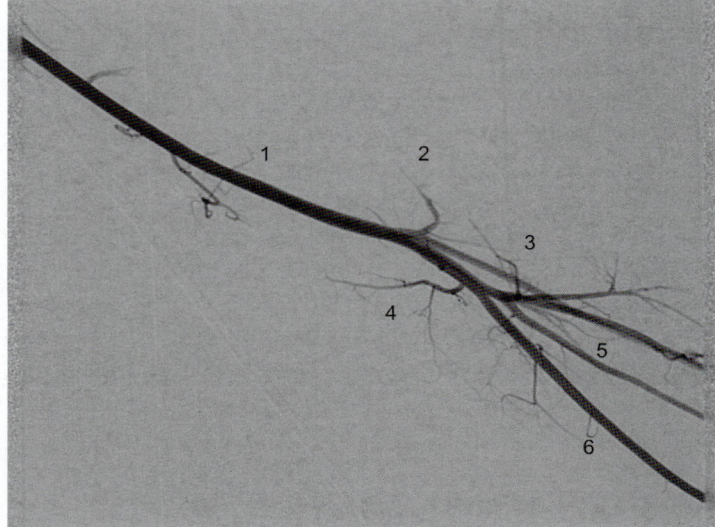

Fig. 7-12. Arteriografia do membro superior (cotovelo): 1. artéria braquial; 2. artéria radial recorrente; 3. artéria radial; 4. artéria ulnar recorrente; 5. artéria interóssea; 6. artéria ulnar.

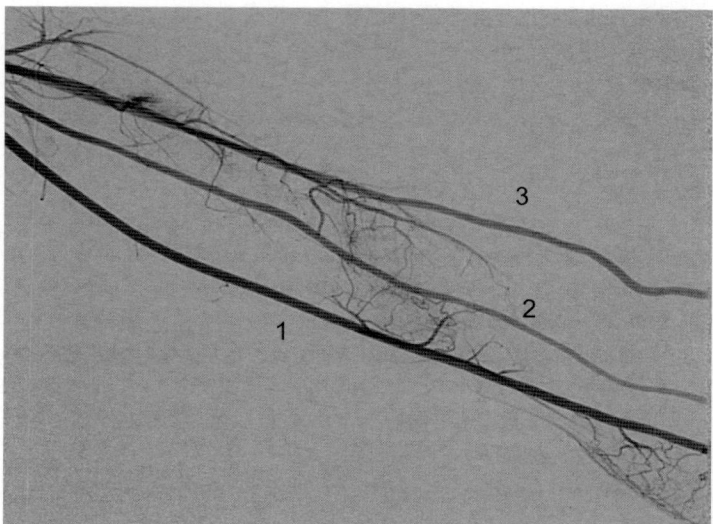

Fig. 7-13. Arteriografia do membro superior (antebraço): 1. artéria radial; 2. artéria interóssea anterior; 3. artéria ulnar.

radiação ionizante.[71,72] Estas desvantagens vêm sendo amenizadas com o desenvolvimento da TC de dupla energia, que ajuda a corrigir artefato de endurecimento do feixe e TC *multidetector* vascular, que melhora o contraste e efetivamente caracteriza as estenoses, como a angiografia digital.

A angioRM elimina a preocupação com a exposição à radiação ionizante, mas existem inconvenientes, incluindo: tempo de exame prolongado, falta de disponibilidade, campo de visão limitado, artefatos relacionados com o fluxo (especialmente com bidimensional *time-of-flight sequences*).[72,74,75] Há também risco de fibrose sistêmica nefrogênica em pacientes com insuficiência renal grave expostos ao contraste de gadolínio, que é utilizado nesse tipo de exame.

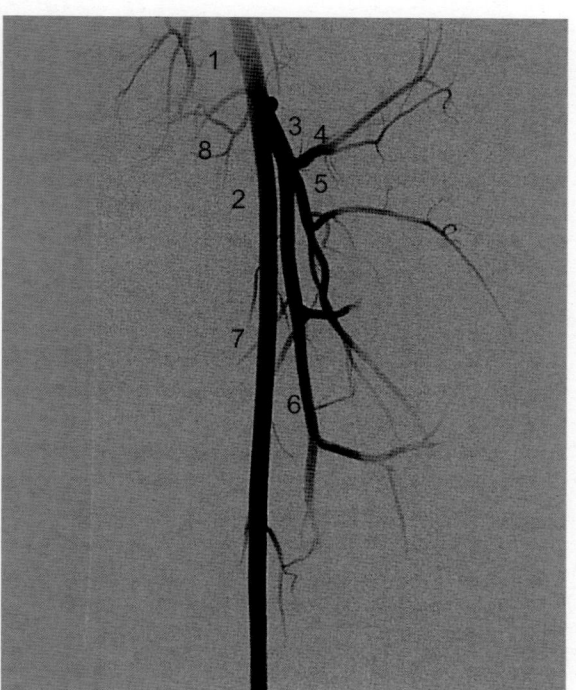

Fig. 7-15. Arteriografia do membro inferior (coxa): 1. artéria femoral comum; 2. artéria femoral superficial; 3. artéria femoral profunda; 4. artéria femoral circunflexa lateral, ramo ascendente; 5. artéria femoral circunflexa lateral; 6. ramo descendente; 7. artéria circunflexa medial; 8. artéria pudenda externa.

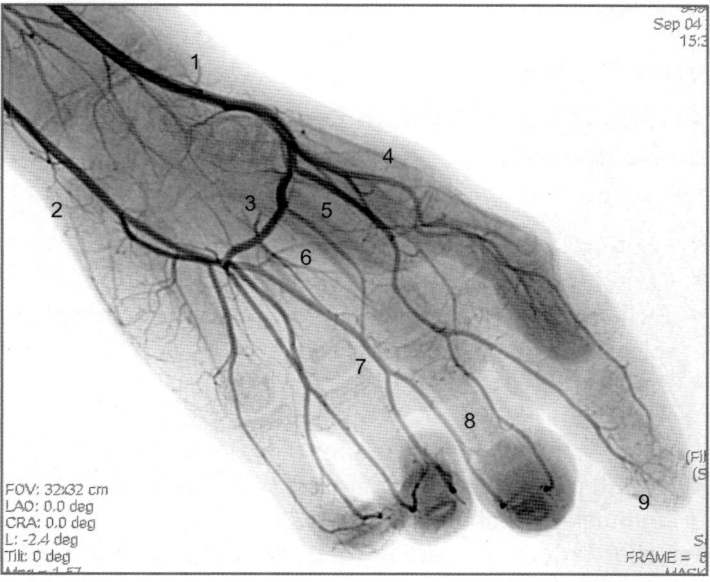

Fig. 7-14. Arteriografia do membro superior (mão): 1. artéria radial; 2. artéria ulnar; 3. arco palmar; 4. artéria principal do polegar; 5. artérias metacárpicas palmares; 6. artérias metacárpicas dorsais; 7. artérias digitais palmares comuns; 8. artérias digitais próprias; 9. artéria de ramos nutrícios da falange distal e polpa de dedo.

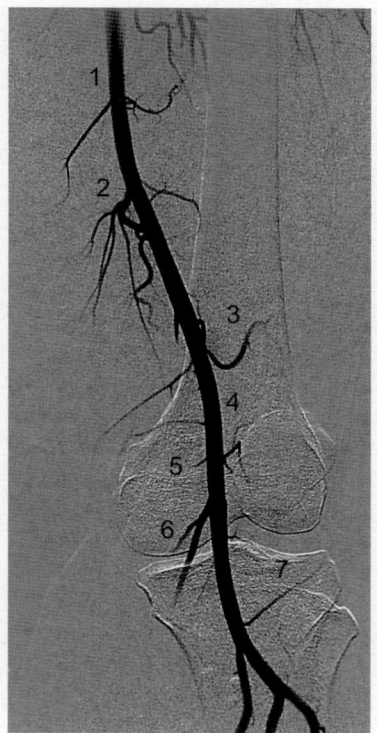

Fig. 7-16. Arteriografia do membro inferior (joelho): 1. artéria femoral superficial; 2. ramos musculares; 3. artéria genicular superior; 4. artéria poplítea; 5. artéria genicular média; 6. artéria sural; 7 artéria genicular inferior lateral.

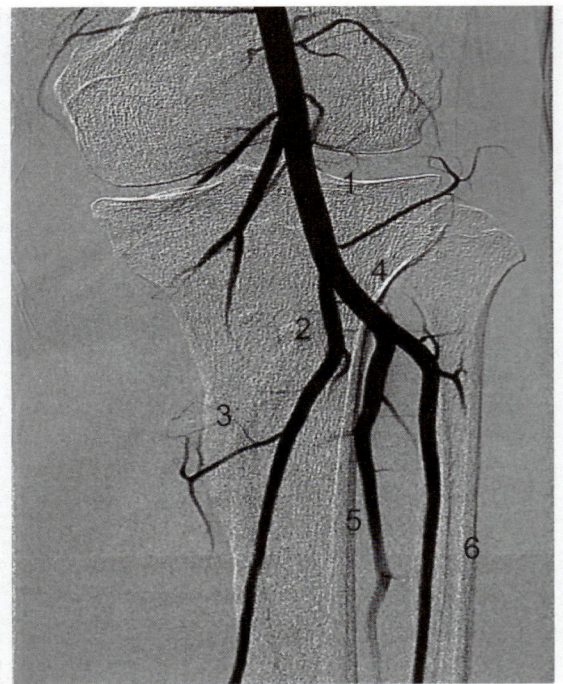

Fig. 7-17. Arteriografia do membro inferior (perna): 1. artéria poplítea; 2. artéria tibial anterior; 3. artéria tibial anterior recorrente; 4. tronco tibiofibular; 5. artéria fibular; 6. artéria tibial posterior.

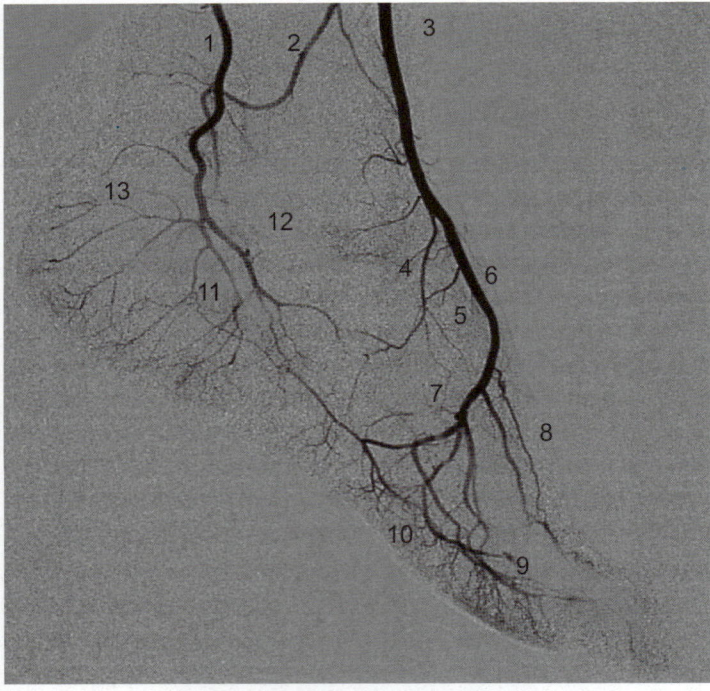

Fig. 7-18. Arteriografia do membro inferior (pé): 1. artéria tibial posterior; 2. artéria comunicante; 3. artéria tibial anterior; 4. artéria tarsal lateral; 5. artéria tarsal medial; 6. artéria dorsal do pé; 7. arco plantar; 8. artérias metatarsais dorsais; 9. ramo perfurante; 10. artérias metatarsais plantares; 11. artéria plantar lateral; 12. artéria plantar medial; 13. ramos calcâneos.

A sensibilidade geral e especificidade para angioRM na detecção de estenoses hemodinamicamente significativas nas extremidades estão entre 73-93% e 89-64%, respectivamente.[74] Em comparação à angiografia por RM 1,5 T a 3,0 T, pode conferir relação sinal-ruído superior com melhora na detecção de lesões.[75]

Em resumo, embora cada modalidade tenha suas próprias vantagens e desvantagens, a arteriografia de extremidade continua a ser o padrão ouro para o diagnóstico da doença arterial periférica.[76]

Em centros de trauma, a angioTC é o principal exame para diagnóstico na avaliação de lesões de membros vasculares[77,78] por ser de rápida e fácil realização e não invasivo.

Contraindicações

A arteriografia está absolutamente contraindicada nos casos em que as informações que ela fornecerá não alterarão a conduta terapêutica ou nos casos em que essas informações possam ser obtidas por procedimento menos invasivo. As contraindicações relativas incluem: sensibilidade ao contraste iodado, hipertensão grave, hipotensão, coagulopatia incorrigível, insuficiência renal, insuficiência cardíaca congestiva e algumas doenças do tecido conectivo, por exemplo, Ehlers-Danlos tipo IV com complicações relatadas no local da punção e/ou em outros lugares. Nesses casos, todos os esforços devem ser feitos para corrigir a atividade de doença antes do procedimento.

Técnica

O primeiro passo para qualquer angiografia, seja ela diagnóstica ou terapêutica, é o estabelecimento da via de acesso. Sua adequada escolha reúne os dados coletados durante o preparo pré-angiográfico do doente e a estratégia terapêutica, incluindo a programação dos dispositivos que serão utilizados.

VIAS DE ACESSOS

Artéria Femoral Comum Sentido Anterógrado ou Retrógrado

Vantagens:

- Conforto de manipulação para o examinador.
- Conforto de posição para o doente.
- Facilidade de punção pelo bom calibre do vaso e da proximidade deste em relação à pele.
- Presença de anteparo ósseo posterior que permite sua fixação durante a punção e segurança para a compressão hemostática efetiva após a retirada do introdutor.
- Acesso a todos os principais ramos da aorta torácica, abdominal e membros inferiores.
- Calibre adequado para introdução de materiais dos mais variados diâmetros.

Desvantagens:

- A punção anterógrada oferece dificuldades adicionais decorrentes da proximidade da origem da artéria femoral profunda e do maior risco de hematoma e de complicação por dissecção da íntima. Portanto, deve ser reservada para a realização de procedimentos distais como a ATP das artérias de perna ou terapia trombolítica.[3,79]

Artérias Radial, Braquial e Axilar (Sentido Retrógrado)

Vantagens:

- A experiência da cardiologia intervencionista ampliou o uso de acesso pela artéria radial. Esse acesso apresenta: menor número de complicações vasculares e sangramento, menor tempo de repouso e de permanência hospitalar, diminuindo os custos e aumentando o conforto e a satisfação do paciente. A realização da manobra de Allen antes da cateterização desta artéria é fundamental.[80]
- O acesso pelo membro superior oferece menor angulação em relação aos ramos da aorta, sendo importante acesso no tratamento dos vasos viscerais.
- Apresenta importante papel na avaliação da doença oclusiva bilateral das artérias ilíacas ou femorais, não manipulando área acometida por doença.

Desvantagem:

- A artéria axilar apresenta proximidade com o plexo braquial, e hematomas nesta região podem acarretar lesão irreversível do plexo. No acesso radial, o hematoma pode levar à síndrome de compartimento de antebraço.
- As artérias de membros superiores apresentam calibre menor o que, muitas vezes, exige material específico para sua utilização, além de serem mais propensas a espasmos.

Aorta Abdominal (Punção Translombar)

Vantagem:

- Acesso na ausência de pulsos femorais, axilares e braquiais, menos utilizado hoje com a angioTC e angioRM.

Desvantagem:

- Punção tecnicamente mais difícil e maiores riscos potenciais de sangramento da punção.

PUNÇÃO ARTERIAL

A punção arterial começa com a seleção da agulha apropriada ao diâmetro do fio-guia a ser introduzido por esta. Geralmente, utiliza-se um fio-guia teflonado com ponta em forma de "J" de 0,035". Portanto, uma agulha de 18 G é suficiente para permitir sua passagem sem dificuldades. Em seguida, deve-se escolher o local mais adequado para a punção de acordo com o exame físico da pulsatilidade arterial e com a utilização de fluoroscopia para observar a relação da região com as estruturas ósseas adjacentes (Fig. 7-19). No caso da punção femoral, preconiza-se realizar a punção no terço médio da cabeça femoral. É importante salientar o risco de complicações hemorrágicas nas punções acima do ligamento inguinal decorrentes da maior dificuldade de compressão das estrutu-

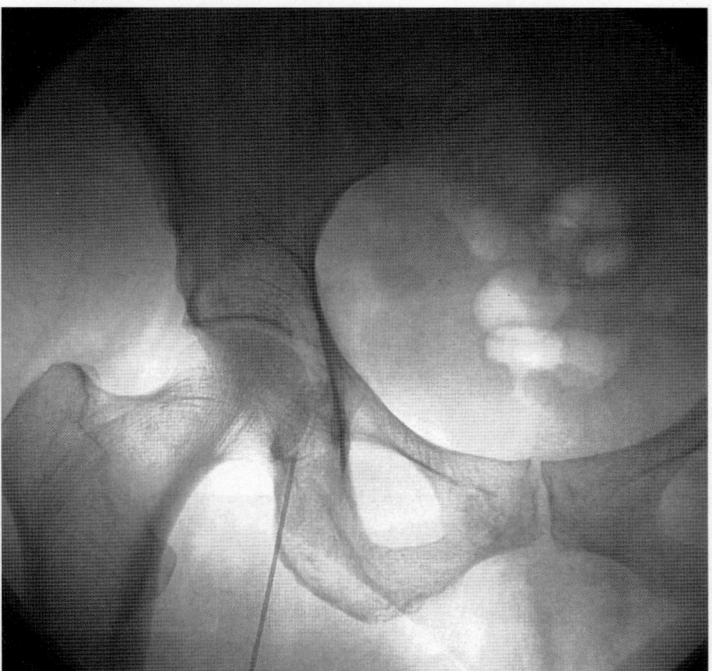

Fig. 7-19. Técnica de punção guiada por escopia.

ras vasculares nesta região. Uma manobra muito simples e que evita/diminui o risco de punções acima do ligamento inguinal, com consequente sangramento retroperitoneal, é a marcação da cabeça femoral com o auxílio da fluoroscopia (um simples instrumento metálico pode ser usado com este objetivo). No caso da punção anterógrada, o uso desta técnica evita a punção acidental das artérias femoral superficial, femoral profunda ou ilíaca externa.

As punções são realizadas seguindo-se a técnica descrita por Seldinger (tríade agulha/fio-guia/catéter):[3] após a infiltração de anestésico local, procede-se à incisão da pele com lâmina 11 e mínima dissecção das partes moles até a artéria. Na técnica clássica, a agulha é introduzida a 45° transfixando o vaso e o componente interno da agulha de Seldinger, que é perfurante, é retirado, e o componente externo da agulha é recuado cuidadosamente até que se obtenha fluxo sanguíneo compatível. Na técnica de Seldinger modificada, uma agulha sem mandril é introduzida a 45° transfixando a parede anterior do vaso, obtendo o jato arterial. O fio-guia é, então, introduzido pelo sistema sob fluoroscopia, certificando-se da sua posição intraluminal através do trajeto assumido e da resistência durante a sua progressão. A transfixação do vaso com seu posterior recuo para dentro da luz arterial oferece maior segurança em relação à dissecção da parede anterior do vaso durante a introdução do fio-guia. Entretanto, esta técnica gera um orifício adicional na parede posterior do vaso, sendo problema de maior relevância nas punções de próteses sintéticas e nos casos em que houver possibilidade de uso de trombolíticos, em decorrência da possibilidade de sangramento pelo orifício na parede posterior do vaso.

Outro recurso que pode ser utilizado para aumentar a segurança e a acessibilidade aos vasos é a US (Figs. 7-20 e

7-21). A punção guiada é de grande auxílio em pacientes obesos, presença de edema, hematomas ou cicatriz na pele, além de ser um recurso nos acessos de vasos sem pulso. Seu uso rotineiro parece diminuir as complicações nas arteriografias diagnósticas e, nos casos de intervenções periféricas, esse benefício já foi comprovado. Segundo Ruby et al., também deve ser considerada em pacientes que tem maior risco de desenvolver complicações de acesso: idade maior que 75 anos, insuficiência cardíaca avançada e aqueles em uso de varfarina no pré-operatório.[81]

Nos doentes com cirurgia arterial recente, recomenda-se o acesso pelo lado não operado ou nos casos de cirurgias bilaterais, através da artéria braquial esquerda. Os enxertos sintéticos podem ser puncionados, caso não se disponha de outro acesso, porém, atenção especial deve ser tomada no sentido de evitar hemorragia pelo orifício (evitar transfixar o enxerto), em decorrência dos riscos adicionais de infecção da prótese e de formação de pseudoaneurismas.

Materiais

Para a realização da arteriografia, um cateter pode ser introduzido diretamente sobre o fio-guia já posicionado dentro da luz arterial. No entanto, nos casos em que há necessidade de troca de cateteres, em que há presença de hematoma ou fibrose no local da punção, ou nos procedimentos complexos, deve-se utilizar um introdutor arterial a fim de proteger a artéria puncionada e facilitar o manuseio dos diversos materiais endovasculares.[3,79,82]

Existem introdutores longos que permitem melhor manipulação dos cateteres em artérias ilíacas tortuosas e protegem a passagem dos materiais em aneurismas, diminuindo as chances de embolização dos trombos murais.

Geralmente, fios-guia hidrofílicos são necessários para arteriografias. Eles ajudam nos cateterismos dos ramos-alvo de estudos. Em crianças, recomenda-se o uso de fio-guia de ponta reta flexível e de menor diâmetro (0,032", 0,021", 0,018" ou 0,014") ou fio hidrofílico com ponta angulada. Os fios de ponta em forma de "J" permanecem em íntimo contato com a parede do vaso que, nesses casos, tem menor calibre e maior propensão ao vasospasmo. Além disso, devem-se utilizar cateteres de menor diâmetro (3 e 4 Fr). A arteriografia, especialmente nas crianças, deve ter indicação bem discutida, devendo ser realizada somente quando for extremamente necessária, já que é causa frequente de trombose arterial. Após o acesso vascular, recomenda-se a heparinização endovenosa.

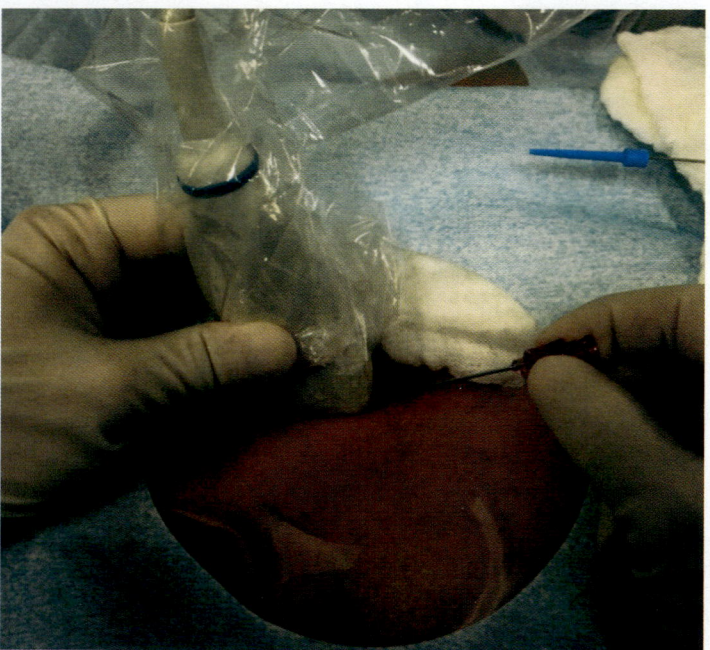

Fig. 7-20. Técnica de punção guiada por ultrassonografia.

Obtenção das Imagens

Para a obtenção de imagens, deve-se usar um cateter adequado à curvatura dos vasos-alvo para estudo e que deva estar bem posicionado; a incidência deve ser específica para o ramo e os parâmetros de infusão de bomba ajustados.

Existe normatização desses parâmetros para otimizar as arteriografias diagnósticas, sempre lembrando que são somente parâmetros de orientação, e diferentes incidências podem ser usadas para garantir adequado diagnóstico, respeitando a individualidade dos casos.

O Quadro 7-1 apresenta parâmetros utilizados nos Serviços de Radiologia Vascular Intervencionista do InCor-InRad do HCFMUSP e o protocolo de angiografia pulmonar.

INTERPRETAÇÃO DAS LESÕES

Estenoses e Obstruções

A natureza difusa da doença aterosclerótica pode ser observada com múltiplos níveis de estenose ou obstrução. A estenose é identificada pelo estreitamento da coluna de contras-

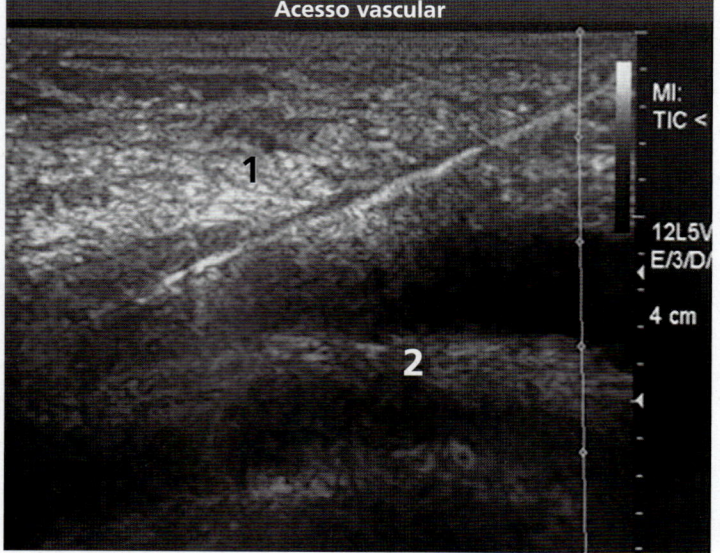

Fig. 7-21. Técnica de punção guiada por ultrassonografia: 1. agulha de punção; 2. artéria femoral comum.

Capítulo 7 ■ Aspectos Gerais das Angiografias

Quadro 7-1. Padronização básica para uso em radiologia vascular diagnóstica

Artéria	Velocidade (mL/s)	Volume (mL)	PSI (ATM)	Quadros (FPS)	Incidências	Catéteres mais utilizados
Arco aórtico	20-15	40-35	600 a 800	2-4	OAE 30-60° AP	Pigtail
Aorta torácica	10 a 15	30	800 a 900	2-4	AP	Pigtail
Carótidas	5	8	300	2-4	AP, perfil, OA ipso 40°	Headhunter, Simmons
Membro superior	5	8	300		AP	VERT
Brônquica	3	5	300		AP	Mikaelson
Aorta abdominal	10	20	600 a 800	2-4	AP	Pigtail
Tronco celíaco	5	15	300	2-4	AP, origem perfil	Cobra, Simmons, Mikaelson
Esplênica com veia porta	6	18	300	2-4	AP	Cobra, Simmons
Esplênica Esplenomegalia	6	36	300	2-4	AP	Cobra, Simmons,
Gástrica esquerda	4	12	300	2-4	AP	Cobra, Simmons,
Hepática comum	5	15 a 20	300	2-4	OAD 30°	Cobra, Simmons,
Gastroduodenal	4	12	300	2-4	AP	Cobra, Simmons,
Mesentérica superior com veia porta	5 a 6	30 a 36	300	2-4	AP, origem perfil	Cobra, Simmons, Mikaelson
Mesentérica superior sem veia porta	5	15	300	2-4	AP, origem perfil	Cobra, Simmons, Mikaelson
Renal	5	8	300	2-4	AP, Oblíqua ipsilateral 20°	RDC, Cobra
Ilíacas	5	15	800 a 900	2-4	AP, OA ipsilateral	Pigtail
Ilíaca interna	5 a 8	8 a 15	300		AP, Oblíqua contra 30°	Cobra, Vert, RUC, CPC
Femoral até poplítea	4 a 5	6 a 8	300	1-2	AP, OA ipso 30°	Vert, Berenstein, Bentson
Poplítea até o pé	5	10 a 20	300	1-2	AP, contra 30°	Vert, Berenstein, Bentson

te produzido por falha de enchimento endoluminal, que pode ser causada por uma placa aterosclerótica. Entretanto, existem situações em que a incidência posteroanterior não demonstra estreitamento significativo. Isto ocorre nas placas excêntricas ou que envolvem predominantemente a parede anterior ou posterior da artéria. Desta forma, é preciso ressaltar a importância da realização de, pelo menos, duas incidências para a adequada avaliação do segmento estudado. Nestas situações, a incidência posteroanterior pode demonstrar apenas a diminuição da opacidade da coluna de contraste comparada aos demais segmentos, ao passo que esse estreitamento pode ser visibilizado com clareza na incidência lateral ou oblíqua (Fig. 7-22).[83-85] Similarmente, um segmento doente da artéria pode não ser notado pela sobreposição de imagens com uma artéria sadia.

As oclusões são identificadas pela interrupção da coluna de contraste, porém, pode haver dificuldade na determinação do nível da oclusão quando existe sobreposição com a cortical óssea ou com outro vaso. A presença de rica circulação colateral sugere oclusão ou estenose de grau acentuado, sendo mandatória a pesquisa desta área através de outras incidências (Fig. 7-23).[5,85]

A avaliação das lesões estenóticas e oclusivas muitas vezes apresenta limitações com o uso da fluoroscopia. A correlação com a clínica do doente deve ser sempre realizada na avaliação das imagens, e alguns outros métodos podem auxiliar, como: as medidas de pressão segmentar, avaliação com ultrassom intravascular (IVUS), angiografia rotacional com TC. As medidas hemodinâmicas podem ser feitas por meio de simples conexão do catéter diagnóstico a um transdutor de pressão. Determina-se a pressão sistólica acima e abaixo da área de interesse e considera-se a estenose significativa quando o gradiente for acima de 10 mmHg.[86,87] O IVUS fornece informação detalhada acerca da anatomia da parede do

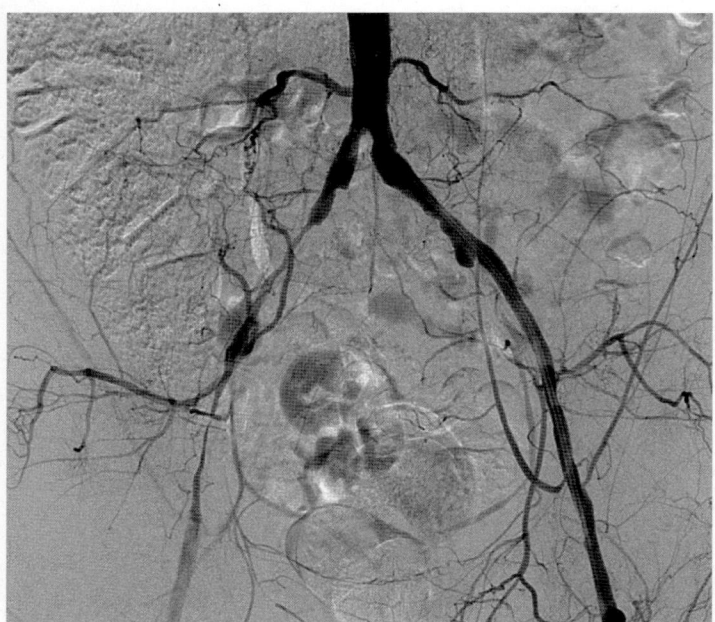

Fig. 7-22. Estenose de artéria ilíaca comum e externa direita.

vaso e da morfologia da lesão, aumentando a compreensão da arquitetura das lesões e auxiliando na gestão da doença vascular complexa.[88] Este dispositivo também fornece informações mais precisas sobre a extensão da estenose residual após intervenções.[89]

A arteriografia rotacional com TC permite avaliação associando-se múltiplas incidências arteriográficas aos recursos de TC. Uma vez que as imagens sejam obtidas, os dados são transferidos para uma estação de trabalho onde algoritmos específicos são realizados para corrigir o intensificador de imagem e a distorção de contraste.

Qualquer discrepância entre os métodos de imagem deve ser investigada pela aquisição de imagens adicionais, caso se faça necessário, ou pela revisão dos filmes adquiridos.

A lentidão do fluxo sanguíneo pode resultar na pobre opacificação dos segmentos mais distais, fazendo com que uma lesão significativa passe despercebida no estudo. Uma maneira de distinguir essa situação de uma verdadeira falha de enchimento, produzida por placa aterosclerótica, é atentar para os segmentos adjacentes do vaso. Nos casos de diminuição da opacidade do contraste, secundária ao estreitamento do vaso, os demais segmentos do vaso apresentam o mesmo grau de opacidade, enquanto que, na outra situação, ocorre a diminuição gradual da opacidade.[85]

Espasmos

O espasmo é um fenômeno bem conhecido que pode ser fator gerador de dúvida na interpretação do exame. Este pode ocorrer antes, durante ou após o procedimento. Durante o exame, pode ocorrer em resposta à punção da parede arterial, irritação do vaso pelo meio de contraste ou em razão da manipulação do catéter dentro da luz arterial. É observado frequentemente em vasos de pequeno diâmetro, como os vasos viscerais, dos membros superiores e em crianças e adultos jovens. As artérias dos idosos apresentam certo grau de fibrose da camada média e, por isso, são menos suscetíveis a espasmos. Em pacientes críticos, pode haver espasmo difuso decorrente da vasoconstrição reativa.

À arteriografia, o espasmo é caracterizado por estreitamento concêntrico de contornos regulares da luz arterial com retardo do fluxo sanguíneo distal ao local do mesmo. Na arteriografia de membros superiores, para evitar esse fenômeno, pode-se realizar a aquisição de imagens do leito distal para proximal, sendo a primeira imagem do arco palmar que possui vasos de menor diâmetro.

Embolias

Para o reconhecimento desta entidade devem-se considerar, sobretudo, a história pregressa do paciente e o exame físico, na tentativa de diferenciar a natureza da lesão. A embolia, assim como a trombose, pode causar oclusão parcial ou total do vaso. O estudo arteriográfico na suspeita de embolia tem como objetivo determinar o local e a extensão da lesão, o grau de circulação colateral e a reconstituição dos vasos distais à obstrução, além de fornecer subsídios para confirmação do diagnóstico.

A oclusão completa por êmbolo pode ser vista como uma convexidade da luz arterial formada pela curva das margens da parte proximal do êmbolo (efeito de menisco ou imagem de "taça invertida"). Observa-se pouca ou nenhuma circulação colateral, no entanto, isto depende do intervalo de tempo entre a oclusão e o estudo angiográfico. A ausência de falhas de enchimento de outros segmentos arteriais decor-

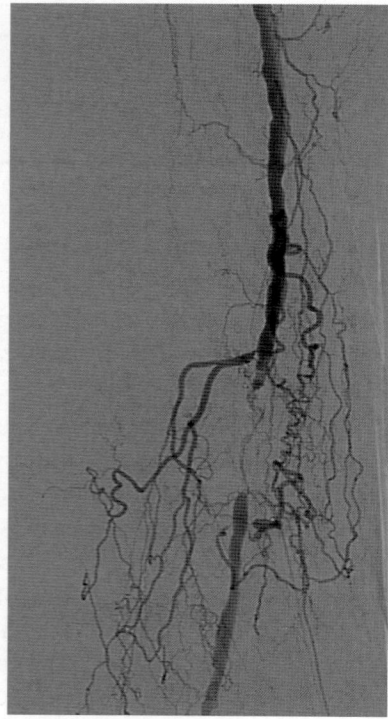

Fig. 7-23. Oclusão arterial femoral superficial em canal dos adutores com intensa rede de circulação colateral e reenchimento de artéria poplítea.

rente de placas ateroscleróticas sugere o diagnóstico de embolia, porém não o descarta completamente, uma vez que pode ocorrer embolia em artérias doentes.

Aneurismas

A arteriografia nesta doença tem por objetivo determinar a extensão da lesão, seu trajeto, tortuosidade, lesões associadas (outros aneurismas e estenoses pré ou pós-aneurismáticos) e a avaliação dos segmentos adjacentes a esta, principalmente em relação à perviedade das artérias distais (Fig. 7-24). Este método não é o mais adequado para determinar o diâmetro do aneurisma, uma vez que a coluna de contraste preencha apenas a luz verdadeira, e a presença de trombos murais pode subestimar o real diâmetro da lesão. Entretanto, calcificações da parede, observadas frequentemente nos aneurismas, podem ser parâmetro útil na estimativa do seu diâmetro.

Não raro, os vasos proximais ao aneurisma encontram-se ectasiados e tortuosos, resultando na lentificação do fluxo sanguíneo. Nestes casos, pode haver necessidade do uso de doses maiores de contraste e de mais aquisições para demonstrar as lesões. Pode haver oclusão das artérias distais ao aneurisma com o leito distal sendo reconstituído via circulação colateral, além da possibilidade da oclusão do próprio aneurisma. O exame pode ser útil para a confirmação diagnóstica na suspeita de pseudoaneurismas anastomóticos ou traumáticos.

Fístulas Arteriovenosas

A arteriografia é essencial para delinear a conexão fistulosa, a anatomia vascular da lesão, o número de artérias que a alimentam e a circulação venosa distal à mesma (Fig. 7-25). Nas

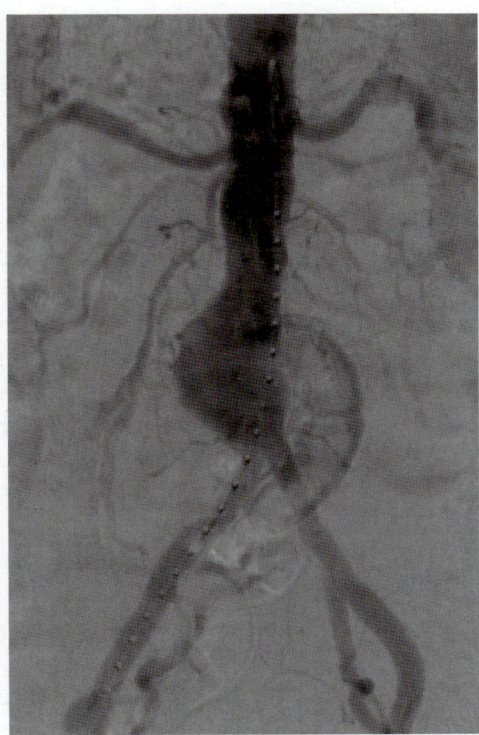

Fig. 7-24. Aneurisma de aorta abdominal.

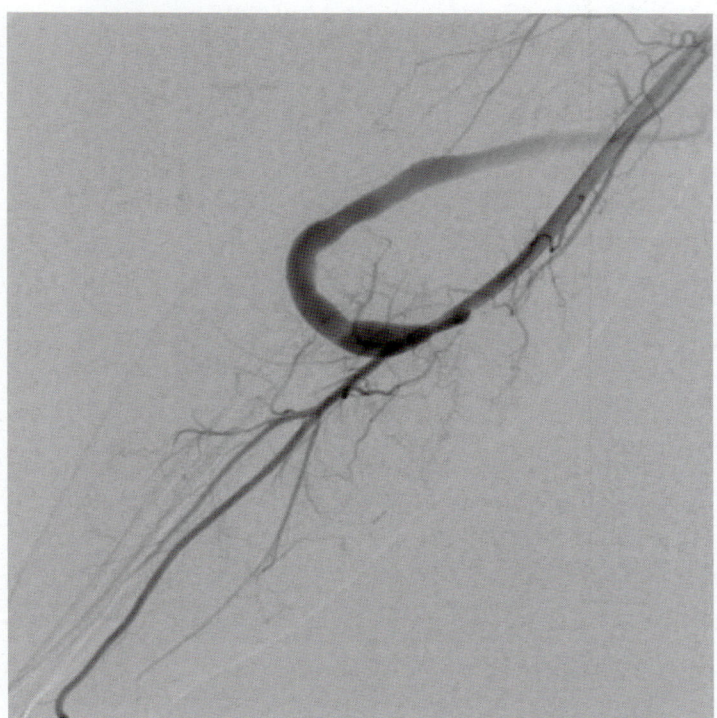

Fig. 7-25. Fístula braquiocefálica.

fístulas secundárias a traumas existe, geralmente, um único ramo arterial dilatado, nutrindo-a, mas pode haver extensa circulação colateral arterial nos casos crônicos. Ocorre dilatação da veia distal à fístula por causa do aumento do fluxo sanguíneo e da ação direta da pressão arterial na parede do vaso. O refluxo venoso pode estar presente em função da incompetência valvular produzida pelo aumento do fluxo sanguíneo. Ainda, um falso aneurisma pode estar presente nos casos de fístulas pós-traumáticas recentes.

Em vista do fluxo sanguíneo acelerado pela fístula, é importante utilizar técnica adequada. Geralmente são necessárias:

- Doses maiores de contraste (aproximadamente de 1,5 a 2 vezes o volume usual) que devem ser injetadas o mais próximo possível ao local da fístula.
- Aquisições com maior número de imagens por segundo para melhor avaliação e interpretação do estudo.
- Múltiplas incidências.

Malformações Arteriovenosas

A arteriografia nas lesões congênitas pode ser útil para determinar tipo, local e a extensão da lesão. O enchimento venoso precoce é a principal característica arteriográfica destas lesões. A circulação arterial não se encontra dilatada, na maioria das vezes; ao contrário do que acontece com a circulação venosa que apresenta morfologia complexa. A adequação dos parâmetros arteriográficos, como nas fístulas arteriovenosas, também deve ser realizada. O tema será amplamente discutido no capítulo de malformações vasculares (Fig. 7-26).

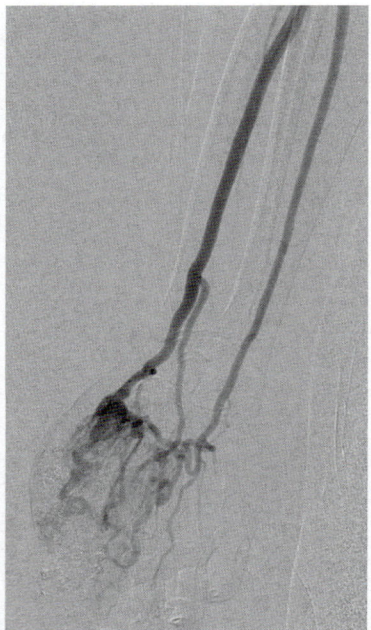

Fig. 7-26. Malformação arteriovenosa em mão.

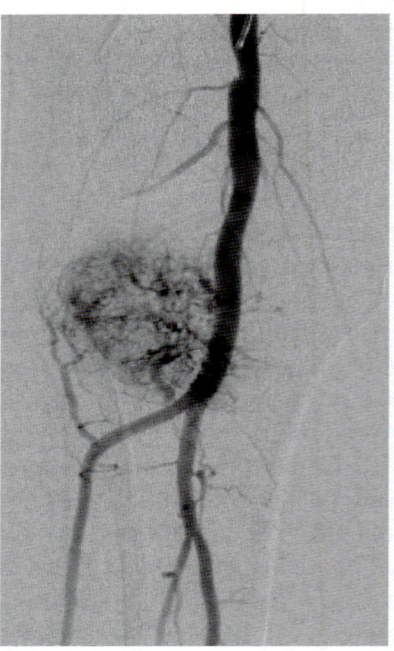

Fig. 7-27. Tumor ósseo em tíbia.

Tumores

O aspecto usual dos tumores consiste no aumento da vascularização, com recrutamento de vasos tortuosos e irregulares que têm como característica peculiar a não diminuição gradual do seu calibre. Esses vasos geralmente encontram-se com o diâmetro aumentado, mantendo-o ao longo do seu trajeto. Podem ser vistas manchas ou *blush* tumoral, e a sua vascularização pode apresentar padrão caótico ou desorganizado. Lagos de contraste podem estar presentes por causa da dilatação de alguns vasos, assim como o enchimento venoso precoce na presença de fístulas arteriovenosas. Infelizmente, nem todos os tumores malignos apresentam o mesmo padrão. Pode haver também dificuldades na diferenciação com os tumores e lesões inflamatórias crônicas que podem mimetizar a aparência de tumores (Fig. 7-27).

Traumas

A arteriografia estabelece o local, tipo (trombose, contusão, secção total ou parcial, lesão intimal etc.), a extensão da lesão e a presença ou não de circulação colateral. Porém, a sua realização passa a ser dispensável na presença de sinais maiores de lesão vascular ou da instabilidade hemodinâmica, não devendo retardar a indicação cirúrgica. No capítulo de trauma vascular, haverá o aprofundamento das suas características (Fig. 7-28).

Complicações

As complicações são incomuns e podem ser evitadas com indicação e técnica adequadas. Podem ser divididas em três grupos:

- Relacionadas com o local de acesso.
- Complicações sistêmicas.
- Induzidas por catéter.

O primeiro grupo é o mais frequente. O hematoma pode ter incidência tão alta quanto 10%.[90,91] Dissecção ou trombo com oclusão do acesso ocorre em 0,14 a 0,76%.[90] Pseudoaneurisma ou fístula arteriovenosa ocorrem em aproximadamente 0,1% e estão provavelmente relacionados com técnica inadequada, com punção de artéria femoral superficial e com compressão arterial inadequada após a remoção do catéter arterial.[92] A escolha da via de acesso também é determinante no porcentual de complicações. As punções axilares, por exemplo, podem causar lesão neural mesmo com pequenos hematomas e necessitam de maior número de intervenção cirúrgica. O uso de US arterial diminuiu as tentativas de punção e complicações relacionadas com a punção vascular.[93] Infecções no acesso são muito raras, ocorrendo em múltiplas punções da mesma artéria durante curto período de tempo ou com uso por tempo estendido de introdutor, não justificando a profilaxia com antibióticos.[94]

As complicações sistêmicas ocorrem em menos de 1% dos casos.[91] Entre os sintomas mais comuns estão: náuseas, vômitos e síncope vasovagal. Elas são autolimitadas e não necessitam de terapia específica. As reações ao agente de contraste, também, estão inclusas neste grupo, como, por exemplo, a urticária que ocorre em cerca de 4% dos exames. A maioria das reações é leve, mais da metade não necessitam de terapia, e menos de 1% exige a hospitalização. Há menos reações com agentes de baixa osmolalidade, particularmente em pacientes com história de reação alérgica.[95-97] As normas do American College of Radiology para o uso de meios de contraste e tratamento de reações de agente de contraste podem ser utilizadas para orientar as decisões na prática.[98] Ainda no grupo das reações sistêmicas está a nefropatia induzida por contraste (NIC). Sua incidência varia de 0,3 a 2,3%[99] e utiliza-se a definição de aumento agudo (dentro de 48 horas) do nível de creatinina sérica em porcentagem (> 50%) ou aumento absoluto (> 0,3-0,5 mg/dL).[100] A fisiopatologia da

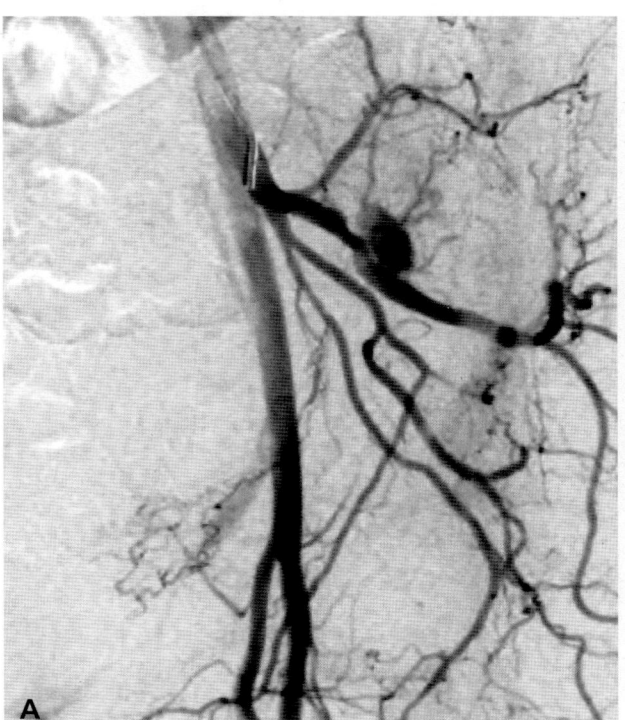
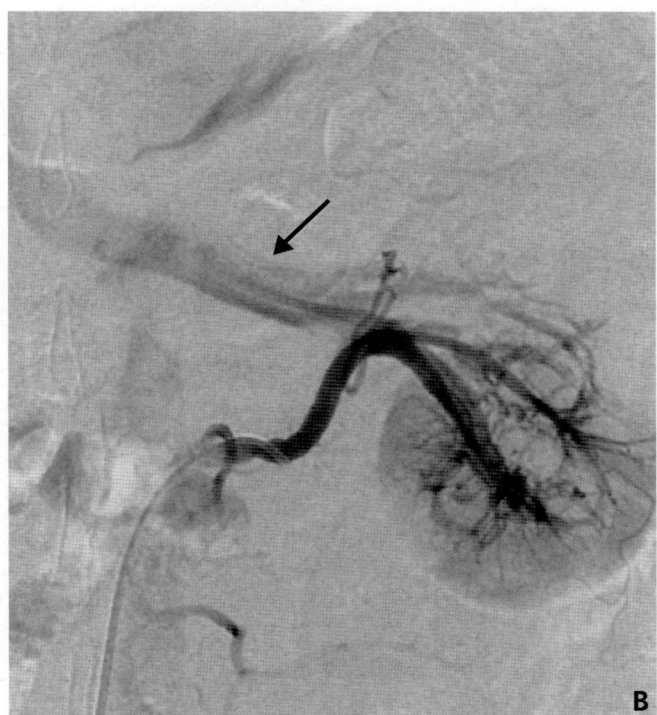

Fig. 7-28. Lesões vasculares. (A) Sangramento ativo em glútea superior após biópsia de medula óssea. (B) Fístula arteriovenosa renal pós-biópsia.

NIC é complexa e não totalmente compreendida. No entanto, é geralmente aceito que a maior incidência de NIC ocorra em pacientes com insuficiência renal preexistentes, com diabete insulino-dependente e com desidratação.[101,102] O volume de contraste também está relacionado com risco de NIC, apesar de não haver uma definição da quantidade por depender de várias características (recomendam-se usar 300 mg de iodo por quilograma). Alguns fatores protetores da NIC são: arteriografia com subtração digital,[103] contraste com baixa osmolalidade em pacientes com azotemia preexistente[99,104] e hidratação periprocedimento.[105]

O último grupo de complicações são aquelas relacionadas com a manipulação de catéter. Apresenta incidência de 0,15-2,0% e, nas séries mais recentes, é menor que 0,5%.[106] Este tipo de complicação decresceu com o avanço tecnológico de guias e catéteres. A lesão intimal pode ser evitada pela manipulação cuidadosa destes materiais associada ao uso da fluoroscopia. Estas lesões costumam cicatrizar espontaneamente, apesar de poder ocorrer trombose no local da lesão, principalmente em artérias com formação significativa de placas ateroscleróticas ou se o *flap* intimal produzido estiver orientado contra o fluxo sanguíneo. O vasospasmo produzido por catéter ou fio-guia raramente leva à trombose. A embolia pode ser resultado de deslocamento de placas ou trombos murais pelo fio-guia, catéter ou pelos coágulos formados ao redor do catéter ou do introdutor (principalmente em sistemas coaxiais). A irrigação intermitente ou contínua do catéter com solução heparinizada, o uso de fios-guia mais flexíveis e maleáveis e a devida atenção às padronizações técnicas da angiografia podem diminuir a incidência destas complicações.

FLEBOGRAFIAS

A avaliação venosa apresentou grande avanço com o aprimoramento da tecnologia na ecografia vascular, na plestismografia, na angioTC e na angioRM. Apesar disso, a flebografia ainda apresenta suas indicações e é um método clássico de avaliação invasiva utilizada no diagnóstico, evolução e prognóstico das doenças venosas.

O exame flebográfico consiste na visibilização radiológica do sistema venoso pela injeção de meios de contraste. A técnica, primeiramente proposta por Berberich e Hirsch,[107] em 1923, foi posteriormente sistematizada com o estudo direto das veias dos membros inferiores por Dos Santos.[108]

A flebografia é de grande importância na hipertensão portal, varizes pélvicas, síndromes compressivas, tromboses venosas e na coleta hormonal. Esses tópicos, entretanto, serão abordados nos capítulos específicos deste livro.

Flebografia dos Membros Superiores

Indicações

Avaliação de viabilidade de veias para confecção de fístula arteriovenosa, investigação do inadequado funcionamento das mesmas nos pós-operatórios e estudo angiográfico das veias centrais para procedimentos intervencionistas (colocação de catéteres para diálise, marca-passos cardíacos, ATP de lesões centrais entre outros).

Técnica

Punção de veia distal com calibre adequado para um jelco que ofereça volume e pressão adequados (16 ou 18 G).

Quando o estudo tem como objetivo principal a avaliação de território proximal, pode ser realizada punção em fossa antecubital. Vale lembrar que a punção de veia cefálica não permite estudo de veia axilar.

Abordaremos o protocolo do setor de Radiologia Vascular Intervencionista do InCor (Radiologia Digital) para a avaliação pré-procedimento de marca-passo. São realizadas cinco aquisições:

1. *Single shot* do tórax para visibilização do marca-passo (se preexistente).
2. Flebografia de membro superior direito (MSD) com 25 a 30 mL de contraste injetados por veia periférica em prega anticubital à direita, a 6 frames/segundo. Incidência posteroanterior (PA) (Fig. 7-29).
3. Flebografia de MSD com 25 a 30 mL de contraste injetados por veia periférica, em prega antecubital à direita, a 6 frames/segundo. Incidência PA com inclinação caudal de 25 a 30 graus.
4. Flebografia de membro superior esquerdo (MSE) com 25 a 30 mL de contraste injetados por veia periférica, em prega antecubital à esquerda, a 6 frames/segundo (Fig. 7-30). Incidência PA.
5. Flebografia de MSE com 25 a 30 mL de contraste injetados por veia periférica, em prega antecubital à esquerda, a 6 frames/segundo. Incidência PA com inclinação caudal de 25 a 30 graus.

Flebografia dos Membros Inferiores

Flebografia ascendente ou anterógrada

Consiste na injeção de meio de contraste a partir de veias superficiais localizadas no pé, seguindo a direção do fluxo sanguíneo venoso. Fornece visão panorâmica do sistema venoso profundo, identificando a presença de veias perfurantes insuficientes e de varicosidades do sistema venoso superficial, apresenta progressivo desuso pela melhora da US com Doppler.

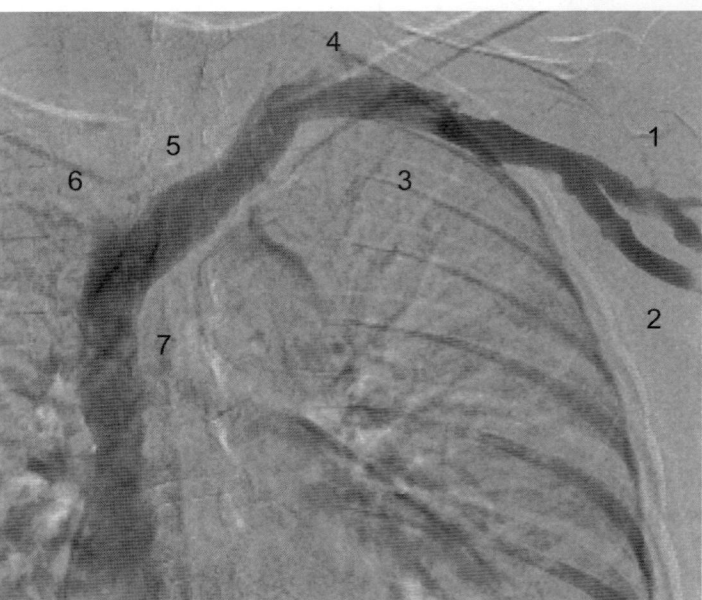

Fig. 7-30. Flebografia do membro superior esquerdo: 1. veia cefálica; 2. veia axilar; 3. veia jugular; 4. veia subclávia; 5. veia braquiocefálica esquerda; 6. veia braquiocefálica direita; 7. veia cava superior.

Indicações

- Avaliação da insuficiência venosa crônica.
- Localização de veias perfurantes em casos de recidiva de varizes.
- Diagnóstico diferencial de edemas.
- Diagnóstico da trombose venosa profunda, especialmente quando localizada em veias musculares da panturrilha.
- Avaliação das malformações venosas.

Técnica

Basicamente, a flebografia ascendente pode ser realizada com o paciente em decúbito horizontal[109] e na posição semiereta.[110]

Na técnica descrita por Kakkar,[109] o indivíduo permanece na posição horizontal, o que exige menos colaboração e esforço, sendo preferencialmente utilizada em pacientes debilitados, acamados ou com sequela neurológica. Para a execução desta técnica a mesa radiológica não necessita de inclinação.

De acordo com a técnica proposta por Rabinov e Paulin,[110] o paciente deve estar em posição semiereta, aproximadamente a 40 graus, mantendo a extremidade a ser examinada sem o uso de torniquetes, em repouso e relaxada, o que facilmente é obtido com o apoio da extremidade contralateral. A injeção de meio de contraste radiológico varia de 75 a 125 mL e é feita sob controle fluoroscópico, sendo idealmente utilizado aparelho com mesa radiológi-

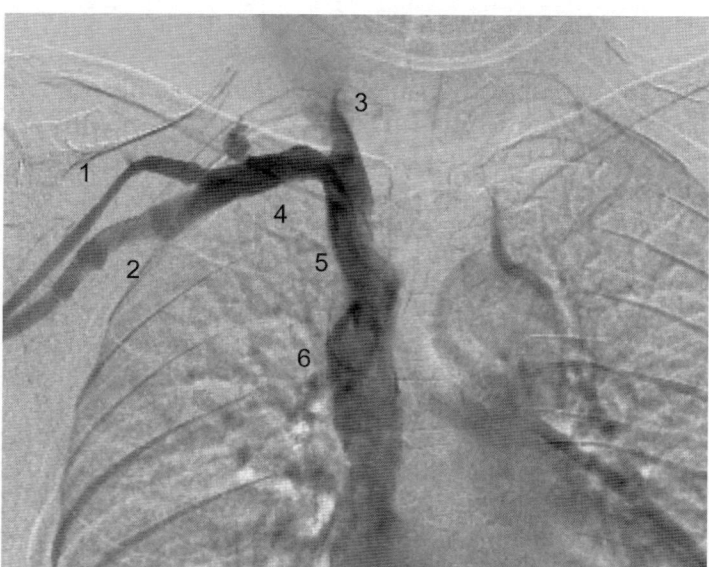

Fig. 7-29. Flebografia do membro superior direito: 1. veia cefálica; 2. veia axilar; 3. veia jugular; 4. veia subclávia; 5. veia braquiocefálica; 6. veia cava superior.

ca que permita inclinação, atualmente com acesso cada vez mais difícil.

Manobras como a compressão suave da musculatura da panturrilha no sentido ascendente, dorsiflexão do pé e Valsalva, muitas vezes utilizadas em conjunto, são descritas em ambas as técnicas originais e objetivam melhor contrastação dos segmentos venosos que se pretende estudar.

A técnica da flebografia ascendente, que utilizamos no serviço, apresenta pequenas modificações:

1. Inicialmente, é realizada a punção de veia superficial no dorso do pé, de preferência em sua porção anterior, para evitar a ocorrência de artefatos de técnica, utilizando-se agulha tipo *Butterfly* 19 ou 21 G.
2. Após a fixação da agulha sobre a pele o sistema é irrigado de forma contínua com o uso de solução fisiológica heparinizada, ou seja, 500 mL de soro fisiológico a 0,9% associado a 5.000 UI de heparina. Para que não ocorra o refluxo do sangue para o interior do equipo de soro, recomenda-se a utilização de um manguito de pressão, envolvendo o frasco do soro.
3. Na sequência, são posicionados dois garrotes no membro a ser examinado: um ao nível do tornozelo, e o outro acima do joelho, devendo, se possível, inclinar a mesa de exame a 30 graus (Fig. 7-31). Os torniquetes são utilizados para orientar o fluxo somente para o sistema profundo.
4. Procede-se, então, à injeção de meio de contraste em seringas de 20 mL, sendo sua progressão no interior do vaso acompanhada pela fluoroscopia. No momento em que o sistema venoso encontra-se opacificado, são realizadas duas imagens, uma em rotação interna da perna e outra em perfil.
5. A seguir, é retirado o garrote da coxa, e realizada uma imagem da coxa, e outra da região inguinofemoral. Esta última deve ser realizada durante a manobra de Valsalva associada à compressão da panturrilha, que mobiliza o restante do meio de contraste ainda existente nos seguimentos venosos distais.
6. Ao término do exame o sistema é irrigado com soro fisiológico, e o paciente é orientado a deambular.

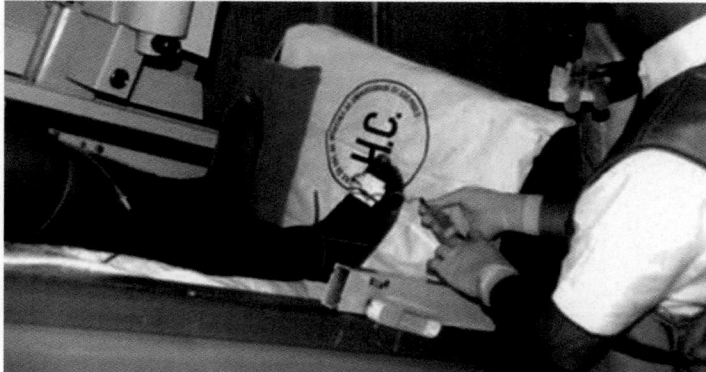

Fig. 7-31. Flebografia ascendente. Punção de veia superficial do pé, inclinação da mesa radiológica e duplo garroteamento da extremidade examinada.

Flebografia descendente ou retrógrada

Consiste na injeção de meio de contraste a partir da punção da veia femoral, sendo utilizada para o estudo do refluxo em direção oposta. Este exame complementa os achados da flebografia ascendente.

Indicações

- Avaliação do sistema venoso profundo.
- Localização e funcionalidade das válvulas proximais.
- Identificação de veias perfurantes de coxa.

A avaliação da competência das válvulas das veias femorais, bem como o trajeto proximal da safena interna, são importantes, pois sua disfunção está relacionada com a insuficiência venosa crônica.

Técnica

A técnica que utilizamos para a flebografia descendente consiste na realização de punção seguida do cateterismo da veia femoral comum, logo abaixo da prega inguinal, após anestesia local, seguindo técnica já apresentada na arteriografia. A seguir, é posicionado um catéter curto na altura da transição Iliacofemoral.

- *Primeira imagem:* vasos ilíacos e a veia cava inferior, após a injeção de 20 mL de meio de contraste (Fig. 7-32).
- *Segunda imagem:* se a mesa apresentar opção de inclinar, realizar proclive (60 graus). São realizadas imagens de coxa e perna, após injeção de meio de contraste, visando a avaliar refluxo de eixo iliacafemorais e veias tronculares, sempre com a realização da manobra de Valsalva. O acom-

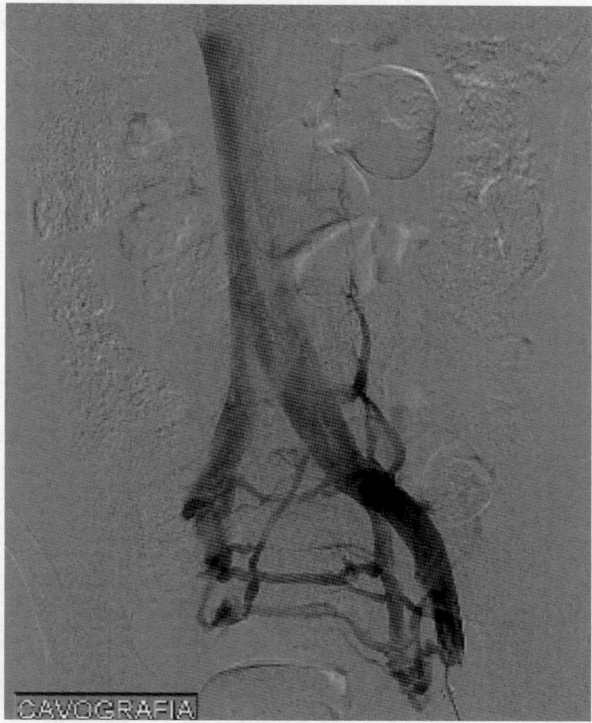

Fig. 7-32. Flebografia com estenose de veia ilíaca esquerda (Cockett).

panhamento fluoroscópico é fundamental para que seja estabelecido o momento ideal para a obtenção da documentação radiológica.

A suficiência das válvulas é avaliada pelo refluxo ou não do meio de contraste na porção distal destas veias. Para a interpretação dos resultados dessa avaliação temos utilizado o critério proposto por Herman et al..[111]

Classificação de Herman:

- *Grau 0 – normal ou válvulas competentes:* ausência de refluxo em direção distal (Fig. 7-33A).
- *Grau 1 – incompetência valvular mínima:* refluxo do meio de contraste em direção distal restrito ao terço superior da coxa, por insuficiência das válvulas proximais (Fig. 7-33B).
- *Grau 2 – insuficiência valvular leve:* refluxo do meio de contraste até o joelho (Fig. 7-33C).
- *Grau 3 – insuficiência valvular moderada:* refluxo do meio de contraste até abaixo do joelho (Fig. 7-33D).
- *Grau 4 – insuficiência valvular grave ou intensa:* refluxo do meio de contraste para as veias tronculares da perna, podendo atingir o tornozelo (Fig. 7-33E).

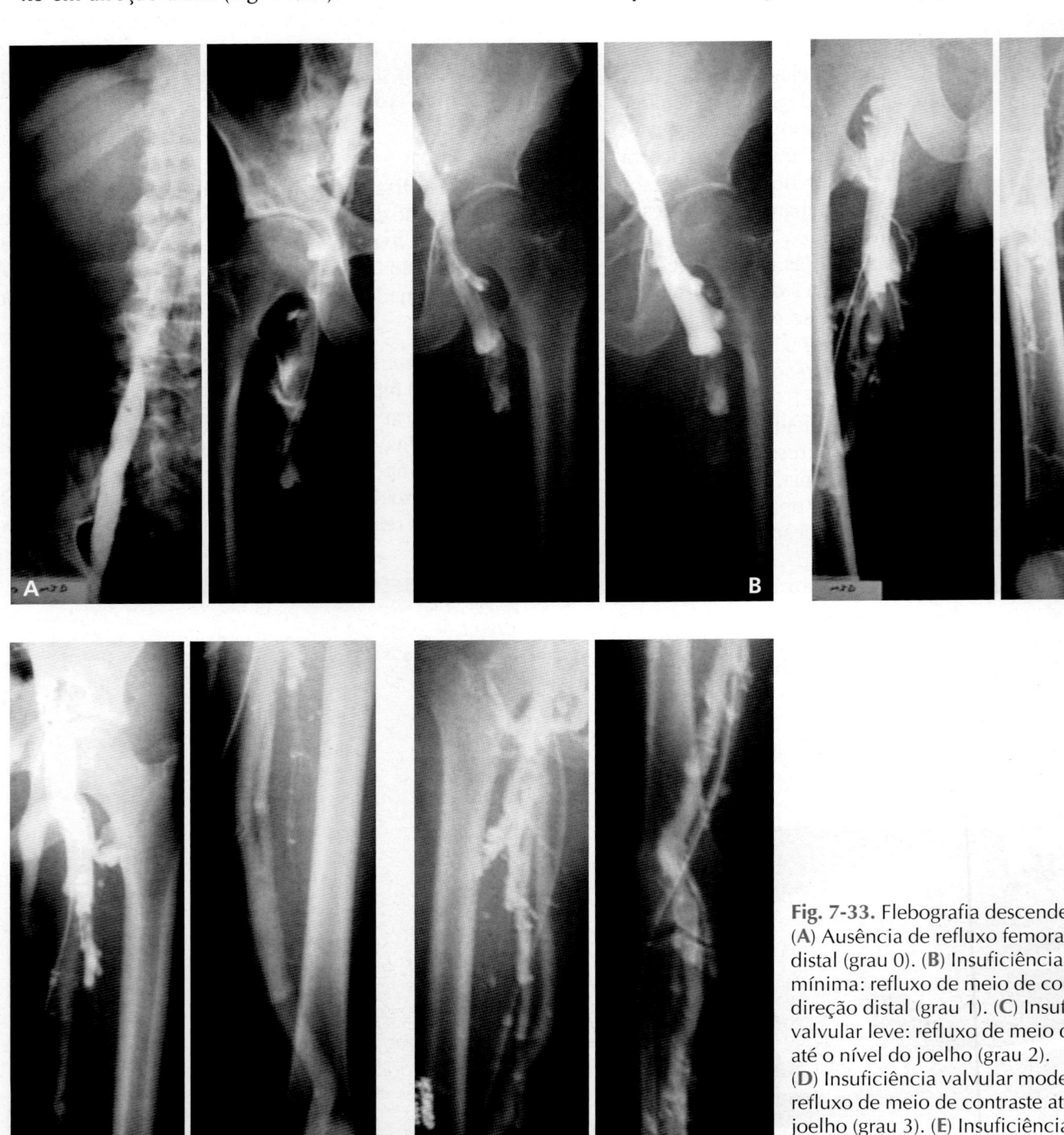

Fig. 7-33. Flebografia descendente. (**A**) Ausência de refluxo femoral em direção distal (grau 0). (**B**) Insuficiência valvular mínima: refluxo de meio de contraste em direção distal (grau 1). (**C**) Insuficiência valvular leve: refluxo de meio de contraste até o nível do joelho (grau 2). (**D**) Insuficiência valvular moderada: refluxo de meio de contraste até abaixo do joelho (grau 3). (**E**) Insuficiência valvular grave ou intensa: refluxo do meio de contraste para as veias tronculares da perna (grau 4).

Flebografia superficial

Consiste na injeção de meio de contraste diretamente no vaso que se pretende estudar para avaliação do seu trajeto e drenagem (Fig. 7-34). O exame pode também identificar a drenagem de anomalias venosas em direção aos sistemas venosos superficial e profundo (Fig. 7-35).

Indicações

- Identificação dos pontos de refluxo venoso em contato com trajetos varicosos.
- Diagnóstico de veias perfurantes insuficientes da coxa.
- Planejamento da cirurgia sobre a safena externa.
- Avaliação de anomalias venosas.

Técnica

Consiste na punção direta do trajeto varicoso ou da cavidade venosa anômala que se pretende estudar, utilizando agulha tipo *Butterfly* 21 G. O meio de contraste é injetado vagarosamente, sendo sua progressão acompanhada pela fluoroscopia até o momento da documentação radiológica. O volume de contraste utilizado depende do calibre e do comprimento do vaso estudado.

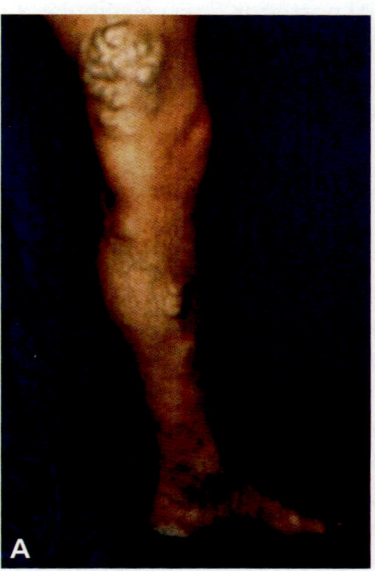
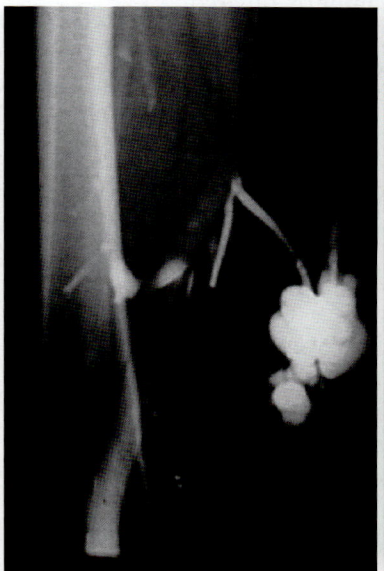
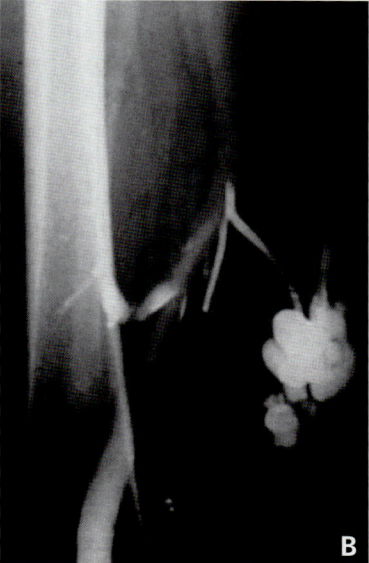

Fig. 7-34. (**A**) Varizes de extremidade inferior; notar "tofo" varicoso. (**B**) Flebografia superficial: varicosidade superficial com drenagem para o sistema venoso profundo.

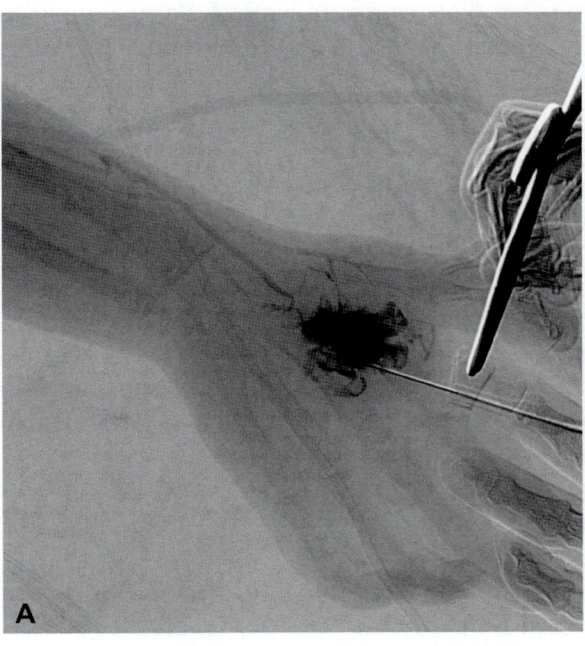
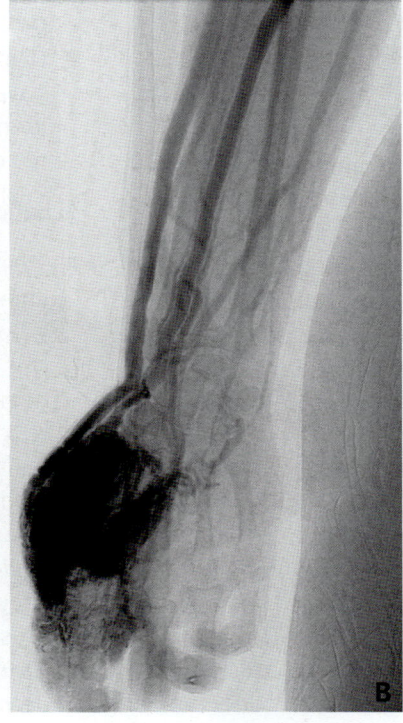

Fig. 7-35. Flebografia superficial. (**A**) Punção direta de anomalia venosa em segundo quirodáctilo com início da opacificação da cavidade. (**B**) Opacificação plena da cavidade venosa anômala e sua drenagem para o sistema venoso.

Na avaliação das malformações venosas, a flebografia superficial permite demonstrar a extensão das cavidades venosas anômalas e sua drenagem para o sistema venoso, sendo as informações obtidas por este método diagnóstico importantes no tratamento esclerosante percutâneo. Normalmente são necessárias várias punções para a avaliação completa da lesão.[112]

ANATOMIA RADIOLÓGICA DO SISTEMA VENOSO

Sistema Venoso Superficial

As veias safena magna e safena parva têm sua origem a partir das extremidades medial e lateral, respectivamente, do arco venoso dorsal superficial que, por sua vez, é formado pela convergência das veias metatársicas dorsais. No pé, a ocorrência constante da primeira veia perfurante permite a conexão do arco venoso dorsal superficial com o arco venoso plantar, facilitando a passagem do meio de contraste do sistema superficial para o profundo, especialmente na vigência de garroteamento supramaleolar.

Sistema Venoso Profundo

As veias profundas estão localizadas na fáscia profunda, junto à musculatura, exceto no tornozelo onde estão embebidas no tecido orduroso. O arco venoso plantar, que representa a maior veia do pé, sofre ramificação na sua porção posterior, dando origem à veia plantar lateral. Na panturrilha há três troncos venosos profundos acompanhando suas respectivas artérias, que são geralmente pareados e estão conectados por veias comunicantes.

- *Veias tibiais posteriores:* consistem na continuação direta do arco venoso plantar que é formado pela junção das veias plantares medial e lateral.
- *Veias tibiais anteriores:* consistem na continuação proximal das veias metatársicas dorsais do pé.
- *Veias fibulares:* nascem de múltiplas tributárias do tornozelo.

Estes troncos venosos profundos se unem ao terço superior da panturrilha para formar a veia poplítea, que é frequentemente única, podendo ser dupla em cerca de 20% dos casos. Ainda fazendo parte do sistema venoso profundo, há múltiplos pares de veias soleares, que drenam o fluxo sanguíneo para as veias tibiais posteriores e fibulares e as veias gastrocnêmicas, que usualmente se apresentam aos pares, drenando para a veia poplítea. A veia poplítea, por sua vez, recebe o fluxo sanguíneo proveniente das veias gastrocnêmicas e das veias tibiais, que recebem o sangue proveniente das veias soleares. A veia femoral superficial é muitas vezes única, embora possa se apresentar duplicada ou parcialmente duplicada.

As veias perfurantes penetram através da fáscia profunda, conectando o sistema venoso superficial com o profundo. Ocorrem em grande número (cerca de 90 para cada extremidade) e estão distribuídas desde o pé até a região inguinal. No pé, múltiplas veias perfurantes conectam o arco venoso dorsal superficial com o arco venoso plantar. Na altura do tornozelo e panturrilha existem veias perfurantes diretas associadas a veias tronculares, e veias perfurantes indiretas associadas a algumas veias musculares. As maiores veias perfurantes das extremidades são representadas pela desembocadura da veia safena parva na veia poplítea e da veia safena magna na veia femoral.

As válvulas estão presentes nas veias superficiais, profundas e perfurantes e orientam o fluxo sanguíneo na extremidade inferior do sistema superficial em direção ao sistema profundo e, proximalmente, na direção do tórax. De acordo com estudos detalhados, o número de válvulas é muito variável, podendo existir de 9 a 11 válvulas na veia tibial anterior, de 9 a 19 na tibial posterior, 7 na veia fibular, 1 na veia poplítea e 3 na veia femoral superficial. A veia ilíaca externa, por sua vez, pode conter válvula em apenas 25% dos casos, e a veia femoral comum raramente apresenta válvulas.[113]

INTERPRETAÇÃO DOS ACHADOS FLEBOGRÁFICOS

- *Defeitos de técnica:* para boa interpretação dos achados flebográficos, é fundamental o conhecimento das várias situações em que ocorrem os artefatos ou defeitos de técnica.
- *Uso do torniquete:* colocado acima dos maléolos, frequentemente interfere no enchimento das veias tibiais anteriores e gastrocnêmicas.
- *Contração muscular:* o não relaxamento da musculatura da perna durante a realização do exame pode impedir a plena opacificação das veias musculares.
- *Punção seletiva:* a punção realizada sobre a veia safena ocasiona fluxo preferencial para veias superficiais, impedindo o enchimento adequado do sistema venoso profundo.

Aspecto flebográfico normal (Fig. 7-36):

- Opacificação de todas as veias profundas, exceto a femoral profunda, que é demonstrada em apenas 50% dos casos.
- Calibre preservado e contorno regular dos vasos, não havendo falhas de enchimento luminal. Válvulas venosas identificadas com tendência a se tornarem mais evidentes com a manobra de Valsalva.

Achados anormais:

- *Trombose venosa profunda:* demonstração de falha de enchimento constante, identificada em mais de uma imagem radiológica, representando um trombo atual no interior do vaso. A falha de enchimento luminal com imagem negativa do vaso indica a presença de um trombo flutuante, com preservação dos segmentos venosos mais proximais (Fig. 7-37). A não opacificação de veias da panturrilha indica usualmente extensão do processo trombótico que envolve a veia poplítea ou femoral.[114]
- *Síndrome pós-flebítica:* evidenciada pela presença de vasos irregulares, aspecto grosseiro, com ausência de válvulas e presença de vasos colaterais (Fig. 7-38).
- *Recidiva de varizes:* podem ser identificados vários pontos de refluxo provenientes de veias perfurantes localizadas

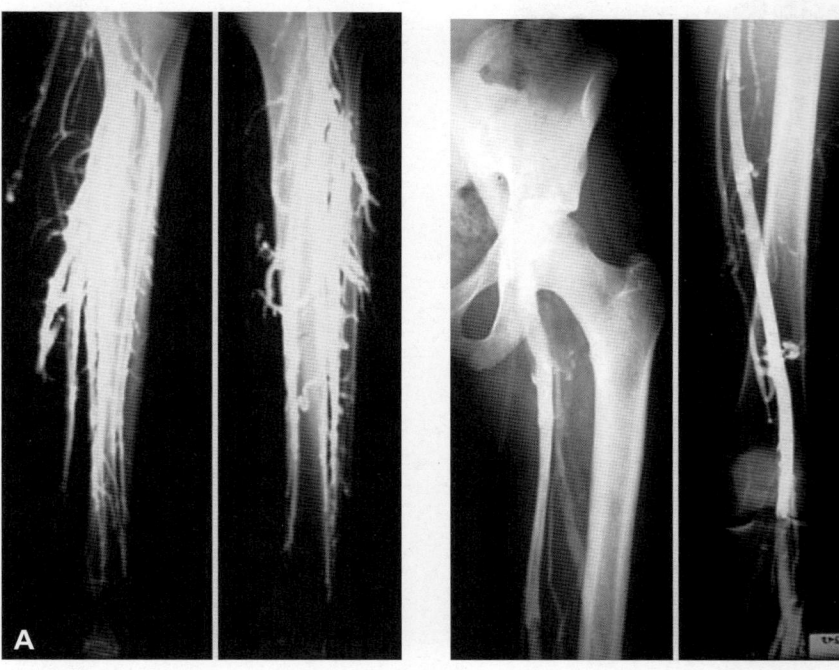

Fig. 7-36. Flebografia ascendente. (**A**) Perna: sistema venoso profundo troncular pérvio, de contornos regulares, calibre preservado e valvulado.
(**B**) Coxa: sistema venoso profundo pérvio, de contornos regulares, calibre preservado e valvulado.

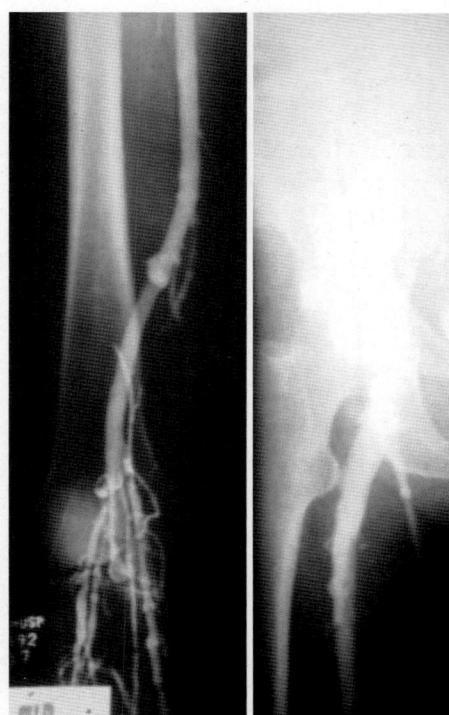

Fig. 7-37. Flebografia ascendente. Falha de enchimento luminal em veia poplítea com imagem negativa do vaso (trombo flutuante).

desde o tornozelo até a região da croça da safena interna. As veias perfurantes insuficientes se apresentam dilatadas e tortuosas (Fig. 7-39). A documentação flebográfica das varizes, facilmente identificadas pelo exame clínico, é menos importante do que a documentação e localização de veias perfurantes insuficientes.

- *Anomalias venosas:* podem ser identificadas aplasias e hipoplasias venosas, veias de trajeto anômalo, persistência de veia marginal e cavidades venosas. As cavidades ou lagos venosos apresentam comunicação através de veias hipoplásicas com o sistema venoso superficial ou profundo (Fig. 7-40).

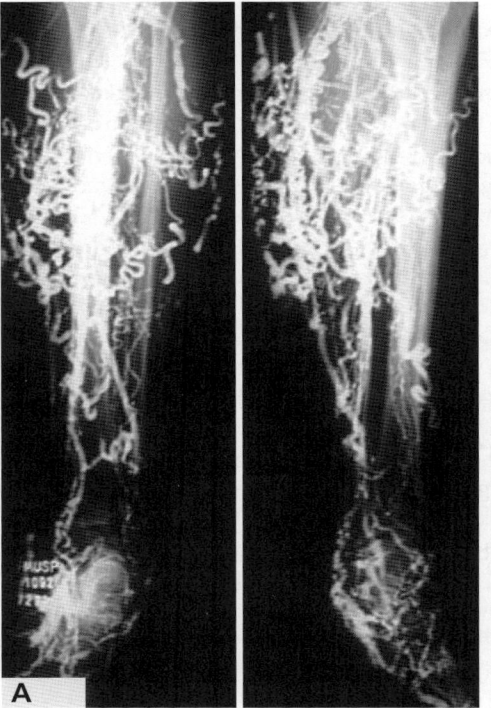
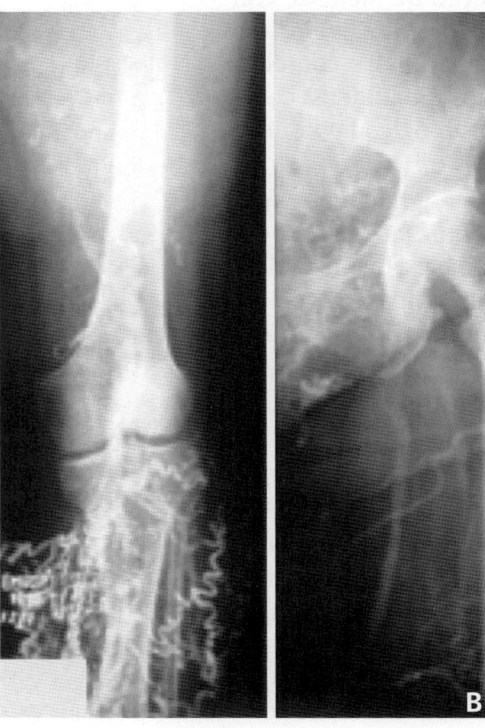

Fig. 7-38. Flebografia ascendente. (**A**) Perna: sistema venoso profundo parcialmente opacificado e avalvulado; presença de veias colaterais e varicosidades.
(**B**) Coxa: sistema venoso profundo parcialmente opacificado e avalvulado; presença de veias colaterais e varicosidades.

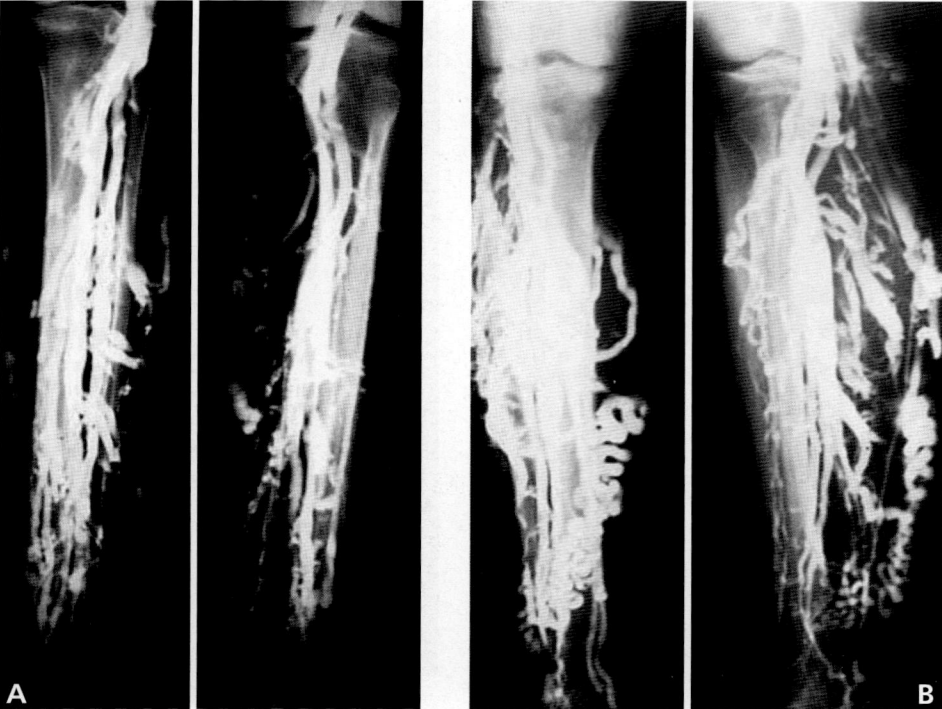

Fig. 7-39. (A e B) Flebografia ascendente. Sistema venoso profundo pérvio e valvulado, veias soleares calibrosas, varizes superficiais e veias perfurantes insuficientes.

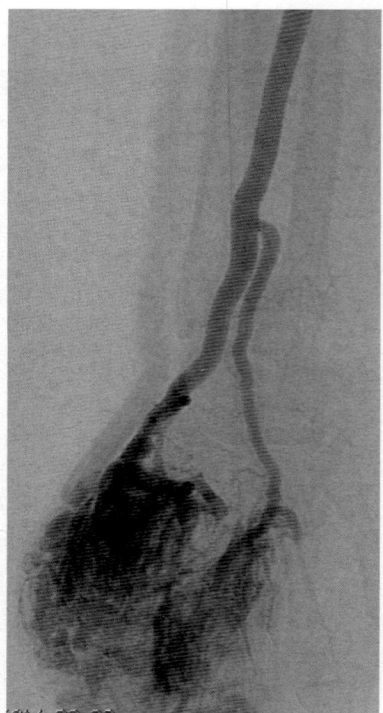

Fig. 7-40. Flebografia superficial. Opacificação de malformação venosa de mão drenando para o sistema venoso.

Complicações

A realização do exame flebográfico pode ocasionar efeitos não desejáveis imediatos e tardios. Imediatos ocorrem durante a injeção do meio de contraste, como náuseas e vômitos, reação urticariforme e sistêmicas. Tardiamente, podem ocorrer efeitos relativos à injeção de meio de contraste na luz venosa, como dor, edema, eritema e flebite, que decorrem da irritação da camada intimal. Essas complicações podem ser evitadas ou pelo menos diminuídas, com a irrigação do sistema venoso por soro fisiológico heparinizado, durante e após a injeção do contraste.[115]

Os modernos equipamentos de angiografia que oferecem maior proteção contra a radiação ionizante e a disponibilidade do uso de meio de contraste de baixa osmolalidade têm proporcionado aos pacientes baixo índice de efeitos colaterais e de complicações, trazendo maior segurança com o mínimo de desconforto.

CONCLUSÃO

O avanço dos métodos diagnósticos não invasivos levou à maior racionalização dos métodos angiográficos invasivos. A correta indicação considera os dados clínicos, resultados dos outros exames já realizados e o impacto na terapêutica. Além disso, o conhecimento das diferentes técnicas angiográficas e da anatomia dos distintos territórios é exigido para boa prática dessa modalidade diagnóstica, que também é porta de entrada para as modalidades terapêuticas.

REFERÊNCIAS BIBLIOGRÁFICAS

1. Dos Santos R, Llamas AC, Pereira-Caldas J. Arteriografia da aorta e dos vasos abdominais. *Med Contemp* 1929;47:93-102.
2. Chermet J. Arteriography of lower limbs with blocked circulation. *Radiology* 1981;140:826-30.
3. Seldinger SI. Catheter replacement of needle in percutaneous arteriography: a new technique. *Acta Radiol* 1953;39:368-76.
4. Darcy MD. Lower extremity arteriography: current approach and techniques. *Radiology* 1991;178:615-21.
5. Bron KM. Femoral arteriography. In: Abrams HL, editor. *Abrams angiography: vascular and interventional radiology.* 3rd ed. Boston: Little, Brown; 1983. p. 1835-75.
6. Fink U, Heywang S, Mayr B, Berger H. Subtracted versus non-subtracted digital imaging in peripheral angiography. *Eur J Radiol* 1989;9:236-40.
7. Smith TP, Cragg AH, Berbaum KS, Nakagawa N. Comparison of the efficacy of digital subtraction and film-screen angiography of the lower limb: prospective study in 50 patients. *AJR Am J Roentgenol* 1992;158(2):431-6.
8. Dariushnia SR, Gill AE, Martin LG et al. Quality improvement guidelines for diagnostic arteriography. *J Vasc Interv Radiol* 2014;25:1873-81.
9. PIOPED Investigators. Value of the ventilation/perfusion scan in acute pulmonary embolism. Results of the prospective investigation of pulmonary embolism diagnosis (PIOPED). *JAMA* 1990;263:2753-9.
10. Auger WR, Fedullo PF, Moser KM et al. Chronic major-vessel thromboembolic pulmonary artery

obstruction: appearance at angiography. *Radiology* 1992;182:393-8.

11. Hartz RS, Byrne JG, Levitsky S et al. Predictors of mortality in pulmonary thromboendarterectomy. *Ann Thorac Surg* 1996;62:1255-9.

12. Chitwood WR Jr, Lyerly HK, Sabiston DC Jr. Surgical management of chronic pulmonary embolism. *Ann Surg* 1985;201:11-26.

13. Hofmann LV, Lee DS, Gupta A et al. Safety and hemodynamic effects of pulmonary angiography in patients with pulmonary hypertension: 10-year single-center experience. *AJR Am J Roentgenol* 2004;183:779-86.

14. Yamato M, Lecky JW, Hiramatsu K, Kohda E. Takayasu arteritis: radiographic and angiographic findings in 59 patients. *Radiology* 1986;161:329-34.

15. Russo V, Piva T, Lovato L et al. Multidetector CT: a new gold standard in the diagnosis of pulmonary embolism? State of the art and diagnostic algorithms. *Radiol Med* 2005;109:49-61.

16. Nawaz A, Litt HI, Stavropoulos SW et al. Digital subtraction pulmonary arteriography versus multidetector CT in the detection of pulmonary arteriovenous malformations. *J Vasc Interv Radiol* 2008;19:1582-8.

17. Santillan A, Nacarino V, Greenberg E et al. Vascular anatomy of the spinal cord. *J Neurointervent Surg* 2012;4:67-74.

18. Patsalides A, Knopman J, Santillan A et al. Endovascular treatment of spinal arteriovenous lesions: beyond the dural fistula. *AJNR Am J Neuroradiol* 2011;32:798-808.

19. Krings T, Lasjaunias PL, Hans FJ et al. Imaging in spinal vascular disease. *Neuroimaging Clin North Am* 2007;17:57-72.

20. Inagawa S, Yamashita S, Hiramatsu H et al. Clinical results after the multidisciplinary treatment of spinal arteriovenous fistulas. *Jpn J Radiol* 2013;31:455-64.

21. Fernando HC, Stein M, Benfield JR, Link DP. Role of bronchial artery embolization in the management of hemoptysis. *Arch Surg* 1998;133:862-6.

22. Noe GD, Jaffe SM, Molan MP. CT and CT angiography in massive haemoptysis with emphasis on pre-embolization assessment. *Clin Radiol* 2011;66:869-75.

23. Chun JY, Morgan R, Belli AM. Radiological management of hemoptysis: a comprehensive review of diagnostic imaging and bronchial arterial embolization. *Cardiovasc Intervent Radiol* 2010;33:240-50.

24. Tetteroo E, Haaring C, van der Graaf Y. Intraarterial pressure gradients after randomized angioplasty or stenting of iliac artery lesions. Dutch Iliac Stent Trial Study Group. *Cardiovasc Intervent Radiol* 1996;19:411-7.

25. Castaneda-Zuniga W, Knight L, Formanek A et al. Hemodynamic assessment of obstructive aortoiliac disease. *AJR Am J Roentgenol* 1976;127:559-61.

26. Dyer DS, Moore EE, Ilke DN et al. Thoracic aortic injury: how predictive is mechanism and is chest computed tomography a reliable screening tool? A prospective study of 1,561 patients. *J Trauma* 2000;48:673-82.

27. Melton SM, Kerby JD, McGiffin D et al. The evolution of chest computed tomography for the definitive diagnosis of blunt aortic injury: a single-center experience. *J Trauma* 2004;56:243-50.

28. Rosen RJ, Sanchez G. Angiographic diagnosis and management of gastrointestinal hemorrhage. Current concepts. *Radiol Clin North Am* 1994;32:951-67.

29. Clark RA, Gallant TE. Acute mesenteric ischemia: angiographic spectrum. *AJR Am J Roentgenol* 1984;142:555-62.

30. Hastings GS. Angiographic localization and transcatheter treatment of gastrointestinal bleeding. *Radiographics* 2000;20:1160-8.

31. Frisoli JK, Sze DY, Kee S. Transcatheter embolization for the treatment of upper gastrointestinal bleeding. *Tech Vasc Interv Radiol* 2004;7:136-42.

32. Aina R, Oliva VL, Therasse E et al. Arterial embolotherapy for upper gastrointestinal hemorrhage: outcome assessment. *J Vasc Interv Radiol* 2001;12:195-200.

33. Saad WE, Davies MG, Sahler L et al. Hepatic artery stenosis in liver transplant recipients: primary treatment with percutaneous transluminal angioplasty. *J Vasc Interv Radiol* 2005;16:795-805.

34. Lo CM, Ngan H, Tso WK et al. Randomized controlled trial of transarterial lipiodol chemoembolization for unresectable hepatocellular carcinoma. *Hepatology* 2002;35:1164-71.

35. Llovet JM, Real MI, Montana X et al. Arterial embolization or chemoembolization versus symptomatic treatment in patients with unresect- able hepatocellular carcinoma: a randomized controlled trial. *Lancet* 2002;359:1734-39.

36. Velmahos GC, Chahwan S, Falabella A et al. Angiographic embolization for intraperitoneal and retroperitoneal injuries. *World J Surg* 2000;24:539-45.

37. Oliva IB, Davarpanah AH, Rybicki FJ et al. ACR appropriateness criteria® imaging of mesenteric ischemia. *Abdom Imaging* 2013;38:714-9.

38. Hamilton JD, Kumaravel M, Censullo ML et al. Multidetector CT evaluation of active extravasation in blunt abdominal and pelvic trauma patients. *Radiographics* 2008;28:1603-16.

39. Navuluri R, Patel J, Kang L. Role of interventional radiology in the emergent management of acute upper gastrointestinal bleeding. *Semin Intervent Radiol* 2012;29:169-77.

40. Maturen KE, Adusumilli S, Blane CE et al. Contrast-enhanced CT accurately detects hemorrhage in torso trauma: direct comparison with angiography. *J Trauma* 2007;62:740-5.

41. Stassen NA, Bhullar I, Cheng JD et al. Nonoperative management of blunt hepatic injury: an Eastern Association for the Surgery of Trauma practice management guideline. *J Trauma Acute Care Surg* 2012;73(Suppl):S288-93.

42. Smith CL, Horton KM, Fishman EK. Mesenteric CT angiography: a discussion of techniques and selected applications. *Tech Vasc Interv Radiol* 2006;9:150-5.

43. Ha HK, Lee SH, Rha SE et al. Radiologic features of vasculitis involving the gastrointestinal tract. *Radiographics* 2000;20:779-94.

44. Elaassar O, Auriol J, Marquez R et al. Endovascular techniques for the treatment of renal artery aneurysms. *Cardiovasc Intervent Radiol* 2011;34:926-35.

45. Sharma S, Gupta H, Saxena A et al. Results of renal angioplasty in nonspecific aortoarteritis (Takayasu disease). *J Vasc Interv Radiol* 1998;9:429-35.

46. Fraioli F, Catalano C, Bertoletti L et al. Multidetector-row CT angiography of renal artery stenosis in 50 consecutive patients: prospective interobserver comparison with DSA. Radiol Med 2006;111:459-68.
47. Steinwender C, Schutzenberger W, Fellner F et al. 64-Detector CT angiography in renal artery stent evaluation: prospective comparison with selective catheter angiography. Radiology 2009;252:299-305.
48. Soulez G, Pasowicz M, Benea G et al. Renal artery stenosis evaluation: diagnostic performance of gadobenate dimeglumine-enhanced MR angiography – comparison with DSA. Radiology 2008;247:273-85.
49. Mallouhi A, Rieger M, Czermak B et al. Volume-rendered multidetector CT angiography: noninvasive follow-up of patients treated with renal artery stents. AJR Am J Roentgenol 2003;180:233-9.
50. Sabharwal R, Vladica P, Coleman P. Multidetector spiral CT renal angiography in the diagnosis of renal artery fibromuscular dysplasia. Eur J Radiol 2007;61:520-7.
51. Kawashima A, Sandler CM, Ernst RD et al. CT evaluation of renovascular disease. Radiographics 2000;20:1321-40.
52. Sheth S, Scatarige JC, Horton KM et al. Current concepts in the diagnosis and management of renal cell carcinoma: role of multidetector CT and three-dimensional CT. Radiographics 2001;21:S237-54.
53. Ferda J, Hora M, Hes O et al. Assessment of the kidney tumor vascular supply by two-phase MDCT-angiography. Eur J Radiol 2007;62:295-301.
54. Platt JF, Ellis JH, Korobkin M, Reige K. Helical CT evaluation of potential kidney donors: findings in 154 subjects. AJR Am J Roentgenol 1997;169:1325-30.
55. Hagiwara A, Sakaki S, Goto H et al. The role of interventional radiology in the management of blunt renal injury: a practical protocol. J Trauma 2001;51:526-31.
56. Cullinane DC, Schiller HJ, Zielinski MD et al. Eastern Association for the Surgery of Trauma practice management guidelines for hemorrhage in pelvic fracture – update and systematic review. J Trauma 2011;71:1850-68.
57. Velmahos GC, Chahwan S, Hanks SE et al. Angiographic embolization of bilateral internal iliac arteries to control life-threatening hemorrhage after blunt trauma to the pelvis. Am Surg 2000;66:858-62.
58. O'Keefe M, Hunt DK. Assessment and treatment of impotence. Med Clin North Am 1995;79:415-34.
59. Albrecht T, Foert E, Holtkamp R et al. 16-MDCT angiography of aortoiliac and lower extremity arteries: comparison with digital subtraction angiography. AJR Am J Roentgenol 2007;189:702-11.
60. Balan P. Ultrasonography, computed tomography and magnetic resonance imaging in the assessment of pelvic pathology. Eur J Radiol 2006;58:147-55.
61. Devine C, Szklaruk J, Tamm EP. Magnetic resonance imaging in the characterization of pelvic masses. Semin Ultrasound CT MR 2005;26:172-204.
62. Sheridan MK, Blackmore CC, Linnau KF et al. Can CT predict the source of arterial hemorrhage in patients with pelvic fractures? Emerg Radiol 2002;9:188-94.
63. Brasel KJ, Pham K, Yang H et al. Significance of contrast extravasation in patients with pelvic fracture. J Trauma 2007;62:1149-52.
64. Sullivan KL, Besarab A. Hemodynamic screening and early percutaneous intervention reduce hemodialysis access thrombosis and increase graft longevity. J Vasc Interv Radiol 1997;8:163-70.
65. Vesely TM, Gherardini D, Gleed RD et al. Use of a catheter-based system to measure blood flow in hemodialysis grafts during angioplasty procedures. J Vasc Interv Radiol 2002;13:371-8.
66. Kim SK, Kwak HS, Chung GH, Han YM. Acute upper limb ischemia due to cardiac origin thromboembolism: the usefulness of percutaneous aspiration thromboembolectomy via a transbrachial approach. Korean J Radiol 2011;12:595-601.
67. Norgren L, Hiatt WR, Dormandy JA et al. Inter-society consensus for the management of peripheral arterial disease (TASC II). J Vasc Surg 2007;45(Suppl):S5-67.
68. Creager MA, Kaufman JA, Conte MS. Clinical practice. Acute limb ischemia. N Engl J Med 2012;366:2198-206.
69. Burrows PE, Mason KP. Percutaneous treatment of low flow vascular malformations. J Vasc Interv Radiol 2004;15:431-45.
70. Lee BB, Do YS, Yakes W et al. Management of arteriovenous malformations: a multidisciplinary approach. J Vasc Surg 2004;39:590-600.
71. Huang SY, Nelson RC, Miller MJ et al. Assessment of vascular contrast and depiction of stenoses in abdominopelvic and lower extremity vasculature: comparison of dual-energy MDCT with digital subtraction angiography. Acad Radiol 2012;19:1149-57.
72. Sun Z. Diagnostic accuracy of multislice CT angiography in peripheral arterial disease. J Vasc Interv Radiol 2006;17:1915-21.
73. Fotiadis N, Kyriakides C, Bent C et al. 64-section CT angiography in patients with critical limb ischaemia and severe claudication: comparison with digital subtractive angiography. Clin Radiol 2011;66:945-52.
74. Burbelko M, Augsten M, Kalinowski MO, Heverhagen JT. Comparison of contrast-enhanced multi-station MR angiography and digital subtraction angiography of the lower extremity arterial disease. J Magn Reson Imaging 2013;37:1427-35.
75. van den Bosch HC, Westenberg JJ, Caris R et al. Peripheral arterial occlusive disease: 3.0-T versus 1.5-T MR angiography compared with digital subtraction angiography. Radiology 2013;266:337-46.
76. Pomposelli F. Arterial imaging in patients with lower extremity ischemia and diabetes mellitus. J Vasc Surg 2010;52(Suppl):81S–91S.
77. Gakhal MS, Sartip KA. CT angiography signs of lower extremity vascular trauma. AJR Am J Roentgenol 2009;193:W49-57.
78. Busquets AR, Acosta JA, Colon E et al. Helical computed tomographic angiography for the diagnosis of traumatic arterial injuries of the extremities. J Trauma 2004;56:625-28.
79. Smith TP, Cragg AH, Berbaum KS. Techniques for lower limb angiography: a comparative study. Radiology 1990;174:951-5.
80. Lee L, Blair J, Gupta, Nathan S. Upper extremity vascular complications following transradial approach for cardiac catheterization and intervention: a focused review of diagnostic, prognostic and therapeutic considerations. Minerva Cardioangiol 2016 Dec.;64(6):648-61.
81. Lo RC, Fokkema MT, Curran T et al. Routine use of ultrasound-guided access reduces access site-related complications after lower extremity percutaneous

revascularization. *J Vasc Surg* 2015 Feb.;61(2):405-12. doi:10.1016/j.jvs.2014.07.099.

82. Yao JST, Neiman HL. Occlusive arterial disease below the inguinal ligament. In: Yao JST, Neiman HL, eds. *Angiography of vascular disease*. New York: Churchill Livingstone; 1985. p. 109-50.

83. Smith TP, Cragg AH, Berbaum KS. Techniques for lower limb angiography: a comparative study. *Radiology* 1990;174:951-5.

84. Yao JST, Neiman HL. Occlusive arterial disease below the inguinal ligament. In: Yao JST, Neiman HL, eds. *Angiography of vascular disease*. New York: Churchill Livingstone; 1985. p. 109-50.

85. Rolland Y, Duvauferrier R, Lucas A et al. Lower limb angiography: a prospective study comparing carbon dioxide with iodinated contrast material in 30 patients. *AJR Am J Roentgenol* 1998;171(2):333-7.

86. Peterkin GA, Manabe S, LaMorte WW, Menzoian JO. Evaluation of a proposed standard reporting system for preoperative angiograms in infrainguinal bypass procedures: angiographic correlates of measured runoff resistance. *J Vasc Surg* 1988;7:379-85.

87. Smith TP, Cragg AH, Berbaum KS. Techniques for lower limb angiography: a comparative study. *Radiology* 1990;174:951-5.

88. Marrocco CJ, Jaber R, White RA et al. Intravascular ultrasound. *Semin Vasc Surg* 2012 Sept.;25(3):144-52. Endovascular Aneurysm Repair: Current Status and Techniques for Expanding Indications and Improving Outcomes

89. Hitchner E, Zayed M, Varu V et al. A prospective evaluation of using IVUS during percutaneous superficial femoral, artery interventions. *Ann Vasc Surg* 2015 Jan.;29(1):28-33.

90. Cragg AH, Nakagawa N, Smith TP, Berbaum KS. Hematoma formation after diagnostic angiography: effect of catheter size. *J Vasc Interv Radiol* 1991;2:231-33.

91. Hessel SJ, Adams DF, Abrams HL. Complications of angiography. *Radiology* 1981;138:273-81.

92. Rapoport S, Sniderman KW, Morse SS et al. Pseudoaneurysm: a complication of faulty technique in femoral arterial puncture. *Radiology* 1985;154:529-30.

93. Seto AH, Abu-Fadel MS, Sparling JM et al. Real-time ultrasound guidance facilitates femoral arterial access and reduces vascular complications: FAUST (Femoral Arterial Access with Ultrasound Trial). *JACC Cardiovasc Interv* 2010;3:751-58.

94. Venkatesan AM, Kundu S, Sacks D et al. Practice guidelines for adult antibiotic prophylaxis during vascular and interventional radiology procedures. Written by the Standards of Practice Committee for the Society of Interventional Radiology and Endorsed by the Cardiovascular Interventional Radiological Society of Europe and Canadian Interventional Radiology Association (corrected). *J Vasc Interv Radiol* 2010;21:1611-30.

95. Barrett BJ, Parfrey PS, McDonald JR et al. Nonionic low-osmolality versus ionic high-osmolality contrast material for intravenous use in patients perceived to be at high risk: randomized trial. *Radiology* 1992;183:105-10.

96. Bettmann MA. Ionic versus nonionic contrast agents for intravenous use: are all the answers in? *Radiology* 1990;175:616-18.

97. Bettmann MA, Heeren T, Greenfield A, Goudey C. Adverse events with radiographic contrast agents: results of the SCVIR Contrast Agent Registry. *Radiology* 1997;203:611-20.

98. American College of Radiology. *ACR manual on contrast media*. 9th ed. Reston, VA: American College of Radiology; 2013.

99. Lasser EC, Lyon SG, Berry CC. Reports on contrast media reactions: analysis of data from reports to the U.S. Food and Drug Administration. *Radiology* 1997;203:605-10.

100. Mehta RL, Kellum JA, Shah SV et al. Acute kidney injury network: report of an initiative to improve outcomes in acute kidney injury. *Crit Care* 2007;11:R31.

101. McCullough PA, Wolyn R, Rocher LL et al. Acute renal failure after coronary intervention: incidence, risk factors, and relationship to mortality. *Am J Med* 1997;103:368-75.

102. Rihal CS, Textor SC, Grill DE et al. Incidence and prognostic importance of acute renal failure after percutaneous coronary intervention. *Circulation* 2002;105:2259-64.

103. Waugh JR, Sacharias N. Arteriographic complications in the DSA era. *Radiology* 1992;182:243-6.

104. Barrett BJ, Carlisle EJ. Metaanalysis of the relative nephrotoxicity of high- and low-osmolality iodinated contrast media. *Radiology* 1993;188:171-8.

105. Gomes VO, Lasevitch R, Lima VC et al. Hydration with sodium bicarbonate does not prevent contrast nephropathy: a multicenter clinical trial. *Arq Bras Cardiol* 2012;99:1129-34.

106. Sigstedt B, Lunderquist A. Complications of angiographic examinations. *AJR Am J Roentgenol* 1978;130:455-60.

107. Berberich J, Hirsch S. Die röntgenographische darstellung der arterien und venen am lebenden manschen. *Klin Wschr* 1923;2:2226.

108. Dos Santos JC. La phlébographie directe. Conception technique. Premiers resultants. *J Int Chir* 1938;3:626-69.

109. Kakkar VV. The I 125-labelled fibrinogen test and phlebography in the diagnosis of deep vein thrombosis. *Milbank Mem Fund Q* 1972;50:206-29.

110. Rabinov K, Paulin S. Roentgen diagnosis of venous thrombosis in the leg. *Arch Surg* 1972;104:134-44.

111. Herman RJ, Neiman HL, Yao JST et al. Descending venography: a method of evaluating lower extremity venous valvular function. *Radiology* 1980;137(1 Pt 1):63-9.

112. Lawrence MB, Levin DC. Direct puncture angiography in congenital venous malformation. *AJR Am J Roentgenol* 1983;140:135-6.

113. Sumner DS. The hemodynamics and pathophysiology of venous disease. In: Rutherford RB. *Vascular surgery*. Philadelphia: Saunders; 1977.

114. Nylander G, Olivecrona H. The phlebographic pattern of acute leg thrombosis within a defined urban population. *Acta Chir Scand* 1976;142:505.

115. Rollo HA. Flebografias In: Maffei FHA, Lastoria S, Yoshida WB. *Doenças vasculares periféricas*. 3. ed. Rio de Janeiro: Medsi, 2002. v. 1, p. 507-18.

Capítulo 8

Dispositivos Hemostáticos Vasculares

◆ *Raj Das*
◆ *Anna-Maria Belli*

CONTEÚDO

- ✓ INTRODUÇÃO 159
- ✓ COMPRESSÃO MANUAL – O MÉTODO SIMPLES DE HEMOSTASIA 159
- ✓ NECESSIDADE DE DISPOSITIVOS DE SELAMENTO ARTERIAL 159
- ✓ MÉTODOS ADJUVANTES NÃO INVASIVOS (PASSIVOS) DE HEMOSTASIA ARTERIAL 159
- ✓ DISPOSITIVOS DE SELAMENTO ARTERIAL ESPECÍFICOS 160
- ✓ DISPOSITIVOS MEDIADOS POR SUTURA 162
- ✓ DISPOSITIVOS MEDIADOS POR CLIPES/GRAMPOS . . . 163
- ✓ UTILIZAÇÃO DOS DISPOSITIVOS EM PROCEDIMENTOS ENDOVASCULARES 163
- ✓ QUAIS OS DISPOSITIVOS DE SELAMENTO QUE DEVEM SER UTILIZADOS E QUANDO? 163
- ✓ REVISÕES SISTEMÁTICAS E METANÁLISES 163
- ✓ RESULTADOS MEDIDOS PARA AVALIAR OS DISPOSITIVOS DE FECHAMENTO 164
- ✓ RESUMO E PRINCÍPIOS GERAIS 164
- ✓ COMPLICAÇÕES GRAVES 165
- ✓ CONCLUSÃO 165
- ✓ REFERÊNCIAS BIBLIOGRÁFICAS 165

INTRODUÇÃO

Está estabelecido que as técnicas e dispositivos de radiologia intervencionista (RI) são um componente-chave no diagnóstico e tratamento do paciente moderno.[1] As técnicas utilizadas são seguras com taxas aceitáveis de complicações muitas vezes com menor morbidade que a cirurgia aberta[2], e a maioria dos procedimentos intervencionistas endovasculares do corpo é em grande parte realizada via acesso arterial transfemoral. A artéria femoral comum tem muitas propriedades favoráveis: ser de calibre adequado, permitindo tamanho satisfatório para o dispositivo/bainha e, assim, para a maioria dos procedimentos de intervenção, é um vaso facilmente acessível e, se adequadamente puncionado, permite que seja realizada a compressão manual do vaso contra a cabeça femoral (anteparo) para consequente hemostasia.

Um grande numero de procedimentos de intervenção também pode ser realizado pelas artérias radial, braquial e poplítea, mas o acesso femoral continua a ser o mais popular.

COMPRESSÃO MANUAL – O MÉTODO SIMPLES DE HEMOSTASIA

Antes do advento dos dispositivos de oclusão vascular (selamento arterial), a prática de rotina foi realizar compressão manual, através do qual o radiologista ou assistente mantém firme pressão durante 10 a 20 minutos no ponto de arteriotomia até a hemostasia satisfatória ser alcançada. Esta ainda é a prática corrente em muitos centros e funciona de forma confiável.

Na compressão manual com a coagulação normal, o trombo se forma em poucos minutos no local da arteriotomia via ativação e agregação plaquetária. Há a liberação de fatores humorais que promovem a migração de células musculares lisas para se incorporarem junto do trombo juntamente com uma matriz extracelular de células do músculo liso que ajudam a fechar o sítio da arteriotomia.[3]

As evidências sugerem que prolongado período de repouso no leito é desnecessário, sendo suficiente o período entre 4 e 6 horas. Por exemplo, em um estudo de mobilização precoce após compressão manual de punções arterial pós-angioplastia com dispositivo 6 Fr, 90% dos 128 pacientes deambularam 4 horas após a mobilização gradual após terem ficado em repouso supino por 2 horas. Isto foi conseguido sem grandes complicações no ponto de punção local e sem complicações tardias.[4]

NECESSIDADE DE DISPOSITIVOS DE SELAMENTO ARTERIAL (DSA)

Compressão manual realizada pelo operador ou seu assistente requer 10-20 minutos de pressão manual direta. Isto tem grande impacto sobre o tempo de resposta do paciente e eficiência na sala de intervenção. Eventualmente, pode haver dificuldade na obtenção de hemostasia, e vários fatores são considerados contributivos: obesidade, terapia antiplaquetária, calcificação arterial, diâmetro do orifício ou técnica de punção.

As complicações da punção arterial podem variar de: hemorragia, que pode ser superficial no local da punção femoral (retroperitoneal se a punção foi acima do ligamento inguinal); hematoma localizado e pseudoaneurisma; ou dissecção arterial e trombose no local de acesso. Todas são importantes complicações, em especial se o procedimento arterial inicial tenha sido bem-sucedido e pode conduzir a significativa morbidade, ocasional mortalidade e gasto financeiro.

Dispositivos de fechamento arteriais foram criados para resolver esses problemas e se baseiam em um *plug* de colágeno, um clipe ou mecanismo com base na sutura para fechar o sítio de arteriotomia. Em teoria, os DSA são capazes de permitir hemostasia mais rápida e mais conveniente em comparação à compressão manual. Por outro lado, existe a preocupação de que o DSA pode, de fato, não reduzir a taxa de hemorragia ou que, se a implantação falhar, a hemorragia grave pode passar despercebida até que tenha havido grande perda de sangue.

Uma outra preocupação surgiu de múltiplas séries de casos publicadas e de evidências individuais de estenose arterial localizada ou embolização distal dos componentes do dispositivo, o que pode causar maior morbidade e a necessidade de cirurgia vascular de emergência.

Várias metanálises de grande escala tentaram comprovar, subsequentemente, que os dispositivos de fechamento arterial têm taxas aceitáveis de complicação, e se a sua capacidade de atingir hemostasia supera a taxa de complicações.

MÉTODOS ADJUVANTES NÃO INVASIVOS (PASSIVOS) DE HEMOSTASIA ARTERIAL

Patchs hemostáticos não atingem hemostasia imediata, mas são projetados para melhorar a compressão manual. Eles consistem em *patches* de polímero de celulose revestidos com agentes que são aplicados externamente e aceleram o processo de coagulação, quando o sangue entra em contato com o adesivo, ao longo do trajeto da punção. Desde 2000, há grande número de tecnologias de *patches* disponíveis que têm sido desenvolvidos, mas alguns ainda não estão disponíveis comercialmente.

O *patch* Syvek, (Marine Polymer Technologies, Danvers, Massachusetts) utiliza poli-N-acetil glucosamina em forma cristal de fibra que é derivado a partir de algas marinhas e é desenvolvido para acelerar a trombose através da ativação de plaquetas.[5] A D-Stat (Vascular Solutions, EUA) é um adesivo tópico contendo uma preparação de trombina bovina. A trombina estimula a agregação plaquetária e ativa fatores de coagulação VII, V e XIII. Após a hemostasia ser alcançada, o adesivo é deixado no lugar com um curativo não oclusivo durante 12-24 horas.

Os benefícios de *patches* hemostáticos incluem a facilidade de uso, nenhum corpo estranho intravascular é deixado *in situ*, e não existem restrições sobre repetidas punções arteriais no mesmo local. Há, porém, pouca evidência clínica de que o tempo para a deambulação é efetivamente reduzido com estes dispositivos.

Dispositivos de compressão externa "mecânicos" também estão disponíveis, como Femostop (Radi Medical Systems Inc, e St Jude Medical EUA), que inclui um manômetro digital integrado e uma cúpula inflável transparente para aplicar pressão externa no local da punção.[6]

DISPOSITIVOS DE SELAMENTO ARTERIAL ESPECÍFICOS

No total existem mais de 10 diferentes DSA disponíveis no momento, com os números constantemente crescentes.

Este capítulo está preocupado principalmente com os quatro mais utilizados: Angioseal (St Jude Medical, EUA), Exoseal (Cordis Corporation, EUA), StarClose (Abbott Vascular EUA) e Perclose (Abbott Vascular, EUA). Vários subtipos e modelos estão disponíveis e ainda não foram totalmente abordados neste capítulo.

Dispositivos de fechamento arterial podem ser subdivididos de acordo com seu modo de ação (Quadro 8-1).[7]

Plug de Colágeno/Dispositivos de Esponja

Os dispositivos baseados no encaixe de colágeno constituem o maior grupo de dispositivos e com variados modelos em que o *plug* de colágeno pode estar na parede da artéria, com ou sem um componente intravascular associado.

O dispositivo Angioseal implanta uma âncora biodegradável dentro da artéria e um *plug* de colágeno é, então, implantado contra a parede arterial externa para alcançar a hemostasia.

Um dispositivo desenvolvido recentemente é o Exoseal pela Cordis Corporation, que recebeu a aprovação da FDA, em 2011. Exoseal implanta um *plug* bioabsorvível inteiramente feito de um polímero absorvível sintético – ácido poliglicólico (PGA). O dispositivo implanta o *plug* em posição extravascular e é projetado para ser mantido no local pela fáscia da artéria femoral, sem uma âncora intravascular.

O dispositivo Vasoseal (Datascope Corp), ao contrário do Angioseal, não tem componentes intraluminais, e o *plug* de colágeno é implantado ao longo do trajeto da punção extravascular. O dispositivo Duo Pro implanta um balão intravascular contra a parede arterial e, em seguida, implanta um tampão de colágeno ao longo do trajeto da punção, semelhante ao Vasoseal.

Os dispositivos Angioseal e Exoseal serão discutidos em mais detalhes.

Angioseal™ (St Jude Medical, EUA)

Angioseal™ atinge hemostasia imprensando a parede do vaso entre uma esponja de colágeno bovino e uma âncora de polímero biodegradável. Uma sutura autoajustável conecta a esponja e a âncora, e todos os componentes serão absorvidos dentro de 60-90 dias, sem deixar nenhum corpo estranho.[8,9] O dispositivo está disponível em dois tamanhos: 6 e 8 Fr e é licenciado para ambos os procedimentos: de diagnóstico e intervenção. O produto em si é fornecido num recipiente de alumínio e deve ser usado dentro de 1 hora após a abertura, já que os componentes são sensíveis à umidade.

O *kit* do dispositivo vem com:

- Uma bainha de inserção 6 Fr ou 8 Fr.
- Um localizador de arteriotomia (um dilatador com um lúmen marcador).
- Um fio-guia com comprimento de 70 cm (0,035" para 6 Fr e 0,038" para 8 Fr).
- O dispositivo Angioseal™ contém: uma âncora biodegradável de 10 mm × 2 mm × 1 mm; tampão de colágeno; um fio de sutura entre os dois componentes (Fig. 8-1).

***Quadro 8-1.* Subtipos de aparelho de fechamento arterial**

Plugue de colágeno/esponja	Aparelhos mediados por sutura	Aparelhos baseados em clipes/grampos
Angioseal (St Jude Medical)	Perclose (Abbott)	Starclose (Abbott)
Exoseal (Cordis)	Prostar XL (Abbott)	EVS Vascular Closure System (Angiolinl)
Duett (Vascular Solutions)	Sutura Superstitch (Sutura)	
VasoSeal (Datascope)	X-Press (X-Site Medical)	
Quickseal (SubQ)		

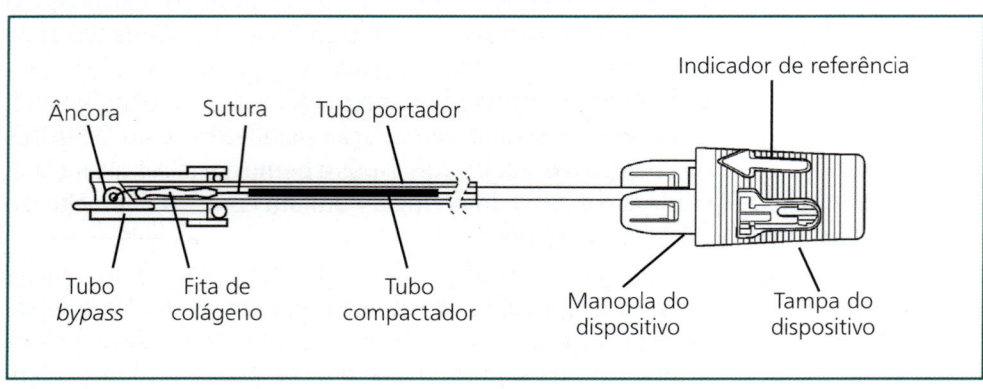

Fig. 8-1. Componentes do dispositivo Angioseal.

Um resumo do processo é como se segue (note que o texto que se segue não é projetado para substituir o treinamento adequado ou a informação no manual de instruções do dispositivo para uso):[10]

1. A aquisição fluoroscópica com meio de contraste injetado pela bainha é recomendada para avaliar o local da punção e confirmar que o local da punção é na artéria femoral comum.
2. A bainha/introdutor pode ser removida sobre um fio-guia 0,035" apropriado (se dispositivo 6 Fr).
3. A bainha de inserção Angioseal e dilatador (localizador de arteriotomia) são inseridos sobre o fio-guia.
4. A bainha é inserida até um jato arterial pulsátil sair do furo marcador na extremidade proximal do dilatador que indica a posição luminal.
5. Todo o sistema é retirado delicadamente/retraído ao longo do guia até o fluxo pulsátil de sangue parar de sair pelo furo marcador (Fig. 8-2).
6. Após este ponto ter sido alcançado, o dispositivo deve ser reinserido até o fluxo pulsátil recomeçar e um pouco além. Note que a reinserção além de 2 cm deve ser evitada e pode estar associada à escora prematura do gancho para cima e levar ao fracasso da hemostasia.
7. Uma vez que a posição apropriada foi localizada, o fio-guia e dilatador são removidos por flexão do localizador de arteriotomia no hub bainha, tomando cuidado para manter a bainha de inserção com um ângulo e posição estática.
8. O tubo transportador Angioseal™ contendo a âncora, *plug* e fio de sutura é inserido no interior da bainha. A âncora é implantada dentro do lúmen arterial e é puxada para trás para se encostar contra a parede da artéria sobre o local da arteriotomia.
9. O tubo de suporte e a bainha são conectados e retirados para revelar um catéter fixador que é usado para apertar o *plug* de colágeno contra a parede arterial externa e comprimir o *plug* no lugar. A sutura é cortada abaixo da pele.

A âncora é reabsorvida em um processo que é fisicamente completo em cerca de 30 dias e quimicamente completo em, aproximadamente, 90 dias após o procedimento (Fig. 8-3).

A repunção arterial não é recomendada dentro de 90 dias, em razão do risco de deslocamento da âncora. Pode ser possível identificar e evitar a âncora por ultrassom utilizando um centímetro de intervalo, se punção arterial no mesmo local for necessária antes deste intervalo.

Embora a implantação bem-sucedida do Angioseal™ seja alcançada em 95-100% dos casos, a falha do dispositivo pode ocorrer nos estágios iniciais diante da curva de aprendizagem. Um erro na técnica que pode resultar em falha do dispositivo (o deslocamento da bainha de inserção), que uma vez posicionado dentro do lúmen arterial usando o localizador de arteriotomia deve ser mantido firmemente na posição.[11]

Exoseal® (Cordis Corporation, EUA)

O dispositivo Exoseal® está disponível em 5 Fr, 6 Fr e 7 Fr. Cada tamanho vem com um dispositivo integrado que é

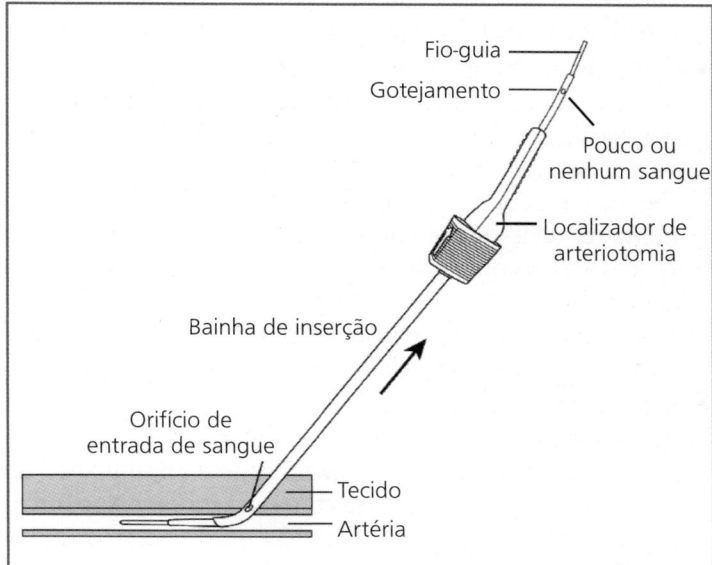

Fig. 8-2. Posição do arteriotomo localizador do Angioseal.

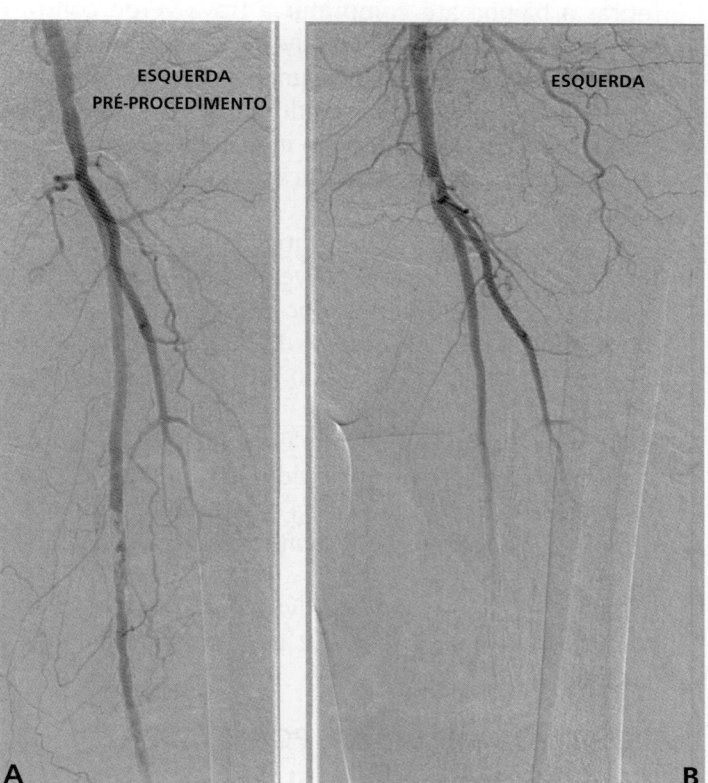

Fig. 8-3. (A) Arteriografia pré-procedimento da artéria femoral comum esquerda e bifurcação femoral. Paciente tratado para angioplastia na artéria femoral superficial com pé diabético e úlcera. (B) Após angioplastia o ultrassom Doppler detectou estenose da artéria femoral comum. Arteriografia subsequente em 1 mês demonstrando a âncora do angioseal, mas nenhuma evidência de limitação do fluxo. Nenhuma intervenção endovascular foi realizada.

compatível com o diâmetro da bainha e, portanto, não há necessidade de troca de bainha ou fio-guia.

O dispositivo Exoseal é projetado para ser utilizado com uma bainha vascular de tamanho correspondente em Fr e com até 12 cm de comprimento (ou seja, um introdutor vascular padrão). A bainha introdutora precisa permitir que o orifício responsável pelo sangramento retrógrado se estenda para fora da extremidade distal do introdutor.

Os princípios gerais da implantação do dispositivo são como se seguem (note que o texto que se segue não é projetado para substituir o treinamento adequado ou a informação no manual de instruções do dispositivo para uso):[12]

1. A aquisição fluoroscópica com meio de contraste injetado pela bainha é recomendada para avaliar o local da punção e confirmar que o local da punção é dentro da artéria femoral comum.
2. Manter o dispositivo Exoseal® num ângulo de 30 a 45° com a janela do indicador voltado para cima, insira na bainha angiográfica e avance até o marcador preto no dispositivo Exoseal.
3. Puxe para trás a bainha de volta até encontrar a trava verde.
4. Verifique o fluxo pulsátil que corre lateralmente para fora de uma abertura lateral no dispositivo. Continue a retirar a bainha até comprimir a trava verde contra o cabo branco. Um "clique" audível será ouvido.
5. Retraia o dispositivo de fechamento Exoseal® e bainha com a mão esquerda, mantendo um ângulo de 30 a 45° com a mão direita. Observe o indicador de sangramento retrógrado para uma redução significativa no fluxo pulsátil.
6. Quando o fluxo muda significativamente e se torna não pulsátil, deve-se diminuir a velocidade de retração e observar a janela de indicador alterar para totalmente preto (a alça de fio estende-se na ponta exterior do dispositivo e permite a detecção da parede do vaso por meio do indicador janela).
7. Pressione o botão verde completamente para dentro do cabo branco (o *plug* é implantado na superfície da parede arterial/no interior da fáscia da artéria femoral).
8. Remova o dispositivo de fechamento Exoseal® e bainha juntos.
9. Aplicar pressão leve não oclusiva na ponta dos dedos na luz do local da punção por 2 minutos para garantir a hemostasia.

DISPOSITIVOS MEDIADOS POR SUTURA

Perclose (Abbott Vascular, EUA)

O sistema Perclose oferece uma matriz circular de agulhas de suturas de poliéster que são passados pela parede do vaso e fecham o sítio de arteriotomia com suturas de aperto (Fig. 8-4).

O Perclose tem evoluído ao longo da última década, inicialmente desenvolvido como o Techstar e foi substituído pelo Perclose Closer S, um dispositivo 6 Fr projetado para

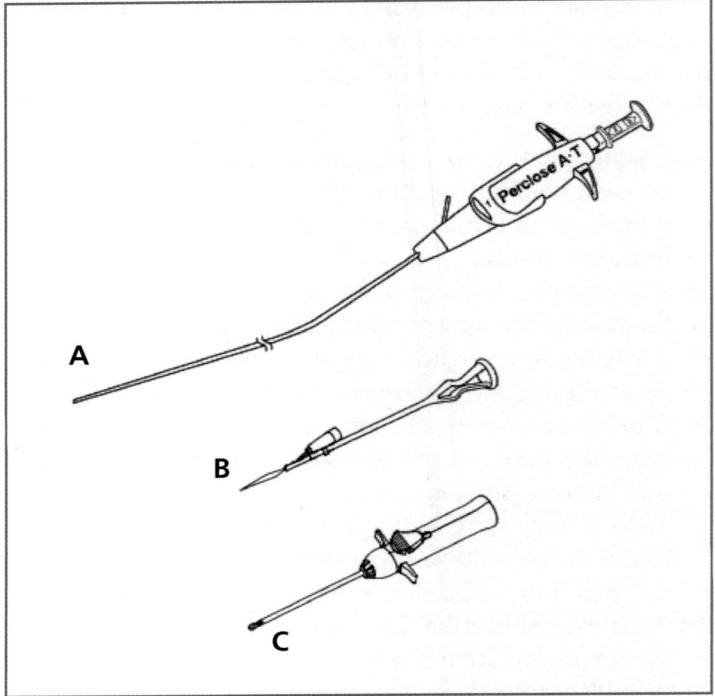

Fig. 8-4. Sistema de entrega do Perclose. (**A**) Perclose AT. (**B**) Perclose Snared Knot Rusher. (**C**) Perclose Suture Timmer.

fornecer o fechamento mediado por sutura em arteriotomias de até 8 Fr. Isto foi acompanhado pelo Prostar para 8 Fr e 10 Fr.

O Perclose Closer S foi posteriormente desenvolvido para formar os dois modelos principais: Perclose Proglide e Perclose A-T (*Autotie*).

A implantação do Perclose AT está resumida a seguir:

- O dispositivo é inserido sobre um fio-guia, que pode ser reintroduzido no processo, se for encontrado um problema. Além da entrega do dispositivo, o operador é obrigado a manter a tensão sobre o fio de sutura, e alguns relatos indicaram problemas ocasionais com a entrega de nó, quer decorrente da quebra ou sutura de aperto inadequado, porque o nó não está sendo diretamente visto na parede do vaso.
- O dispositivo também pode ser usado para fechar arteriotomias maiores, usando a técnica conhecida como pré-implantação. Esta envolve a inserção do fio de sutura contra a parede arterial no início do procedimento. A sutura não é "ligada e bloqueada" o que permite que o local da punção possa ser dilatado para maiores diâmetros. Uma vez que o processo seja completado, a hemostasia é conseguida pelo aperto do fio de sutura pré-implantado. Também é possível utilizar mais do que um dispositivo de cada vez (perpendicularmente), a fim de fechar arteriotomias ainda maiores.
- Semelhante ao Prostar XL10, o Perclose AT ou Proglide pode ser usado para realizar o reparo de correção de aneurisma endovascular utilizando uma combinação da técnica de pré-implantação e com mais de um dispositivo. Os dispositivos Perclose têm sido usados com sucesso para fechar locais de punção em outros locais, como as artérias braquial e poplítea.[13,14]

DISPOSITIVOS MEDIADOS POR CLIPES/GRAMPOS

StarClose (Abbott Vascular, EUA)

O StarClose atinge a hemostasia colocando um clipe de nitinol no local da arteriotomia. O clipe permanece extravascular e aperta o tecido no local da punção, trabalhando de forma semelhante a uma sutura em bolsa. Promove o fechamento mecânico da arteriotomia, e a hemostasia não é coágulo dependente e, portanto, pode ser confirmada após a implantação dentro da angiografia. O clipe metálico extravascular é projetado para não afetar o diâmetro luminal ou fluxo sanguíneo distal. Janelas e passos numerados fornecem orientação visual para os passos de implantação (Fig. 8-5).[15,16]

UTILIZAÇÃO DOS DISPOSITIVOS EM PROCEDIMENTOS ENDOVASCULARES

A literatura é fortemente representada pela cardiologia intervencionista. Fatores de heterogeneidade entre a cardiologia intervencionista e os procedimentos de radiologia intervencionista e os pacientes devem ser considerados na revisão da literatura.

Apesar de os procedimentos de cardiologia intervencionista e neurologia intervencionista usarem, ambos, doses maiores de antiagregantes plaquetários e em intervenção cardiológica também ser usada anticoagulação mais agressiva com os inibidores da glicoproteína IIb/IIIa, há evidências de que dispositivos de fechamento têm um bom desempenho nestas circunstâncias.[17,18]

A radiologia intervencionista vascular difere na utilização do acesso arterial anterógrado, em relação aos procedimentos de cardiologia e neurointervenção que são quase que exclusivamente realizados por via de acesso femoral retrógrada. Poucos estudos avaliaram o uso de Angioseal em punções anterógradas, mas têm demonstrado boa segurança e eficácia.[19-21] Os dispositivos Perclose e dispositivos mediados por suturas semelhantes também foram estudados em fechamento arterial anterógrado, mas com resultados ligeiramente menos favoráveis na literatura publicada.[22,23]

A qualidade dos vasos puncionados em radiologia intervencionista vascular é muito mais propensa a complicações em razão da alta frequência de vasos calcificados ou estenóticos. Procedimentos intervencionistas vasculares são realizados em pacientes com doenças aortoilíacas e arteriais infrainguinais conhecidas, e estes pacientes são mais propensos a sofrer complicações hemorrágicas e isquêmicas decorrentes da punção arterial. Assim, o operador deve exercer a utilização mais criteriosa dos dispositivos de fechamento.

QUAIS OS DISPOSITIVOS DE SELAMENTO QUE DEVEM SER UTILIZADOS E QUANDO?

Por causa da gama de dispositivos disponíveis, com diferentes modos de ação e possíveis vantagens e desvantagens, não é uma decisão clara qual dispositivo deve ser utilizado onde e quando. As questões gerais são se todos os dispositivos de fechamento são seguros (ou seja, tão seguro quanto à compressão manual), mais eficaz do que a compressão manual, e se o perfil de complicação é aceitável.

Há ainda a questão de saber se o uso de dispositivos de fechamento é custo-efetivo, embora isto dependa de práticas locais e prazos de entrega de laboratório e a disponibilidade de hospital-dia.

Quanto a evidências científicas, há pouca evidência para avaliar ou apoiar a utilização de dispositivos "passivos" ou extravasculares, como a tecnologia *patch*. A maior parte da literatura publicada avalia os dispositivos de fechamento "ativos" intravasculares, como discutido neste capítulo, mas há diferentes razões para os operadores escolherem cada dispositivo e qual pode ser mais bem adaptado à sua população de pacientes.

Os líderes de mercado permanecem sendo o Angioseal, Perclose e StarClose. Sua popularidade pode estar relacionada com a facilidade de uso ou a consistência de implantação e baixas taxas de falha do dispositivo.[7] A curva de aprendizado para o Perclose é descrita como mais difícil, no entanto, uma vez dominada permite a versatilidade de selamento com punções maiores que 9 Fr.

REVISÕES SISTEMÁTICAS E METANÁLISES

Três metanálises em procedimentos de cardiologia intervencionista foram publicadas sobre a segurança e eficácia de dispositivos de fechamento de arteriotomia. Koreny *et al.* compararam a segurança e eficácia dos DSA contra a compressão manual. Os dados foram reunidos a partir de 30 en-

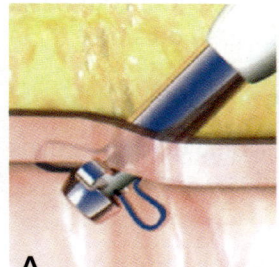
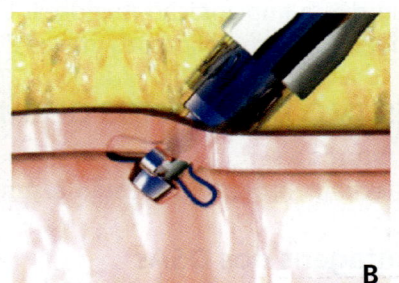
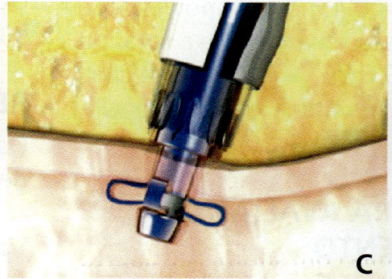
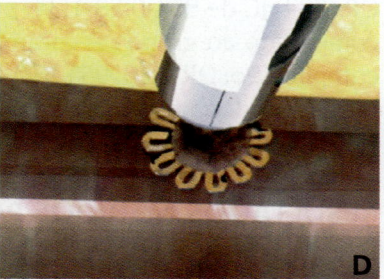

Fig. 8-5. Mecanismo de fechamento do clipe circunferencial do Starclose. (**A**) As asas do localizador do vaso estão posicionadas contra o orifício interno da arteriotomia. (**B**) O tubo de entrega proporciona a entrega do clipe de arteriotomia passando através da bainha introdutora. (**C**) O gatilho é pressionado, e o clipe é liberado. (**D**) Os braços do clipe captam o tecido e fecham a arteriotomia em forma de bolsa.

saios clínicos randomizados que envolveram 4.000 pacientes. O tempo para hemostasia foi reduzido em média de 17 minutos com DSA, mas houve tendências não significativas em relação aos DSAs que causam mais complicações, como hematomas, fístulas e aneurismas, no entanto, heterogeneidade entre os estudos foi notada.[24]

Nikolsky et al. compararam a segurança de DSA contra compressão manual. Os dados foram agrupados de 30 estudos que envolveram 37.066 pacientes. No geral, houve menos complicações vasculares com compressão manual. Quando as taxas de complicações foram divididas por tipos específicos de DSA, alguns dispositivos, como o AngioSeal, foram comparáveis em taxas de complicação de compressão manual, mas dispositivos, como o Vasoseal, foram associados com aumento de complicações.[25]

Vaitkus et al. compararam taxas de complicações entre os vários tipos de DSAs e compressão manual. Os dados foram agrupados de 16 estudos randomizados prospectivos que envolveram 5.084 pacientes. No geral, menos complicações vasculares foram associadas ao uso do DSA, especialmente com dispositivos AngioSeal e Perclose. O Vasoseal foi encontrado novamente como tendo aumento nas taxas de complicações.[26]

Em radiologia intervencionista foi publicada uma metanálise, em 2011,[27] avaliando-se Angioseal, Perclose, StarClose e dispositivos de fechamento *Duett* em intervenções vasculares periféricas: embolização das artérias uterinas, quimioembolização hepática e procedimentos de diagnóstico e de intervenção cerebrais. Os desfechos avaliados foram a falha do dispositivo de implantação, hematoma, sangramento, dor na virilha, hematoma retroperitoneal, fístula arteriovenosa, infecção, isquemia distal, necessidade de cirurgia vascular, necessidade de compressão manual e morte.

Vinte e um estudos não comparativos (3.662 participantes) demonstraram taxas totais de complicação de 3,1-11,4%. Treze estudos comparativos foram analisados separadamente, e metanálises foram realizadas em 10 estudos (2.373 participantes). As metanálises demonstraram não haver diferença estatisticamente significativa, mas houve menos complicações com os DSAs agrupados em comparação à compressão manual. O grupo Angioseal comparado ao grupo de compressão manual (taxa total de complicação: OR 0,84, IC de 95% 0,53-1,34, p = 0,49) e o grupo Perclose comparado ao grupo de compressão manual (taxa total de complicação: OR 1,29, 95% IC 0,19-8,96, p = 0,01) com cada tendência demonstrando a favor e contra o DSA especificado, respectivamente.

RESULTADOS MEDIDOS PARA AVALIAR OS DISPOSITIVOS DE FECHAMENTO

As complicações são o principal desfecho avaliado dentro dos estudos com DSA publicados. As complicações hemorrágicas incluem hematoma, sangramento, pseudoaneurisma, hematoma retroperitoneal, fístula arteriovenosa e constituem a maioria dos resultados medidos em estudos de dispositivo de fechamento.

O tempo de hemostasia, tempo de locomoção e alta hospitalar são parâmetros importantes para avaliar a utilidade de dispositivos de fechamento e foram mais bem avaliados na literatura cardiológica. Considerando que DSAs têm consistentemente demonstrado uma redução no tempo de hemostasia e facilidade na mobilização do paciente, a sua segurança permanece controversa.

É igualmente importante considerar as implicações de todas as complicações que podem surgir como resultado de dispositivos de fechamento.

Sérias complicações podem incluir infecção, dor na virilha, isquemia distal ou piora e a necessidade de cirurgia vascular. As complicações mais comuns para dispositivos de *plug* de colágeno que podem ocorrer são isquemia oclusiva do membro inferior, secundário à dissecção ou posicionamento inadequado. O dispositivo Angioseal utiliza uma âncora intravascular que pode "embolisar" e se alojar na bifurcação arterial femoral e comprometer o fluxo luminal. Dispositivos com base em clipe como StarClose têm sido associados à estenose no local do acesso[28] e também à laceração da artéria femoral comum.[29]

Dispositivos mediados por sutura podem estar relacionados com a estenose no local do fechamento, levando à claudicação e requerendo reparação cirúrgica.[30]

Como discutido, todos os dispositivos de fechamento arterial têm complicações relatadas. Um estudo prospectivo em pacientes de radiologia intervencionista, comparando compressão manual, Angioseal e StarClose em 108, 167 e 151 pacientes, respectivamente, não encontrou diferenças significativas com as taxas de complicação, sendo 2,9% com o Angio-Seal, 1,9% com o StarClose e 3,7% com a compressão manual.[21]

O CIRSE realizou um registro, em 2009, com dispositivos de fechamento vascular em 28 centros europeus contando com 1.107 pacientes. O registro estava preocupado apenas com dispositivos que utilizam uma âncora e fechamento extravascular (Angioseal). O estudo demonstrou o sucesso de implantação de 97,2%. Durante o seguimento, outras complicações relacionadas com o dispositivo foram relatadas em 1,3%, incluindo: sete pseudoaneurismas, três hematomas maiores de 5,9 cm e duas oclusões dos vasos. O registro concluiu que a implantação Angioseal estava segura com baixa incidência de complicações graves de acesso do sítio.[31]

RESUMO E PRINCÍPIOS GERAIS

Os fatores a serem considerados na escolha de dispositivos de fechamento arteriais estão resumidos a seguir.

Vantagens dos DSAs

- Procedimentos complexos longos ou aqueles que necessitam de grandes tamanhos de bainha (maior de 6 Fr).
- A necessidade de anticoagulação contínua imediatamente após o procedimento.

- Os pacientes que são incapazes de cumprir com o protocolo de repouso padrão de 2-4 horas.
- Maior conforto ao paciente.
- Facilitar a mobilização precoce e alta hospitalar.

Potenciais Desvantagens dos DSAs

- Curva de aprendizagem do operador e fracasso de implantação de dispositivo.
- Artérias de pequeno calibre (5 mm ou menos) são em grande parte inadequados para dispositivos de fechamento ativo/intravascular.
- Necessidade de cautela na doença vascular periférica (DVP) já que eles podem promover trombose, se o lúmen do vaso nativo for estreito.
- Implicações de custo de dispositivos adicionais.
- Necessidade de atraso para repetir a punção com alguns dispositivos.

COMPLICAÇÕES GRAVES

São raras, entretanto, podem ocorrer: Embolização distal da âncora do dispositivo Angioseal™; movimento retrógrado das agulhas dos dispositivos Prostar/Perclose pode resultar em aprisionamento do dispositivo nas virilhas com cicatrizes de pacientes com enxertos de próteses, exigindo a remoção cirúrgica; corpo estranho residual no local de punção pode ter risco aumentado de infecção, especialmente na presença de hematoma.

CONCLUSÃO

Os DSAs são de uso generalizado, e a sua utilização pode continuar a aumentar com outras modificações tecnológicas. Intervenção vascular periférica infrainguinal agora pode ser realizada por meio de bainhas de tamanhos menores (4 Fr) e, no momento, não há limitação na disponibilidade de dispositivos de fechamento arteriais neste tamanho.

O dispositivo de oclusão ideal ainda não foi concebido, com índices de complicações reduzidas em relação à compressão manual, baixa taxa de falha do dispositivo e implantação consistente, que evite completamente complicações isquêmicas/embólicas e permita repunções imediatas, com eficácia de custo.

Quando utilizados, sem dúvida, os dispositivos de fechamento melhoram os tempos de resposta do paciente e otimizam a eficiência na sala de intervenção.

REFERÊNCIAS BIBLIOGRÁFICAS

1. Axisa B, Fishwick G, Bolia A et al. Complications following peripheral angioplasty. Ann R Coll Surg Engl 2002;84:39-42b.
2. Akopian G, Katz SG. Peripheral angioplasty with sameday discharge in patients with intermittent claudication. J Vasc Surg 2006;44:115-8.
3. Butterfield JS, Fitzgerald JB, Razzaq R et al. Early mobilization following angioplasty. Clin Radiol 2000 Nov.;55(11):874-7.
4. Hoffer EK, Bloch RD. Percutaneous arterial closure devices. J Vasc Interv Radiol 2003 July;14(7):865-85. Review.
5. Thatte HS, Zagarins S, Khuri SF, Fischer TH. Mechanisms of poly-N-acetyl glucosamine polymer-mediated hemostasis: platelet interactions. J Trauma 2004 July;57 (1 Suppl):S13-21.
6. Kunert M, Gremmler B, Schleiting H, Ulbricht LJ. Use of FemoStop system for arterial puncture site closure after coronary angioplasty. J Invasive Cardiol 2004 May;16(5):240-2.
7. Madigan JB, Ratnam LA, Belli AM. Arterial closure devices. A review. J Cardiovasc Surg (Torino). 2007 Oct.;48(5):607-24.
8. O'Sullivan GJ, Buckenham TM, Belli AM. The use of the angio-seal haemostatic puncture closure device in high risk patients. Clin Radiol 1999 Jan.;54(1):51-5.
9. Nash JE, Evans DG. The Angio-Seal hemostatic puncture closure device. Concept and experimental results. Herz 1999 Dec.;24(8):597-606.
10. Angioseal IFU. Disponível em: http://professional.sjm.com.resources/ifu/vas/vascular-closure
11. Applegate RJ, Sacrinty M, Kutcher MA et al. Vascular complications with newer generations of angioseal vascular closure devices. J Interv Cardiol 2006 Feb.;19(1):67-74.
12. Exoseal eIFU - http://www.cordislabeling.com/pdf/12276406.pdf
13. Morgan RA, Walser E. Handbook of angioplasty and stenting procedures. series: techniques in interventional radiology. Springer; 2010.
14. Perclose eIFU - http://www.abbottvascular.com/static/cms_workspace/pdf/ifu/vessel_closure/eIFU_StarcloseSE.pdf
15. Starclose eIFU - http://www.abbottvascular.com/static/cms_workspace/pdf/ifu/vessel_closure/eIFU_StarcloseSE.pdf
16. Hermiller JB, Simonton C, Hinohara T et al. The StarClose vascular closure system: interventional results from the CLIP study. Catheter Cardiovasc Interv 2006 Nov.;68(5):677-83.
17. Cura FA, Kapadia SR, L'Allier PL et al. Safety of femoral closure devices after percutaneous coronary interventions in the era of glycoprotein IIb/IIIa platelet blockade. Am J Cardiol 2000 Oct. 1;86(7):780-2, A9.
18. Applegate RJ, Grabarczyk MA, Little WC et al. Vascular closure devices in patients treated with anticoagulation and IIb/IIIa receptor inhibitors during percutaneous revascularization. J Am Coll Cardiol. 2002 July 3;40(1):78-83.
19. Looby S, Keeling AN, McErlean A et al. Efficacy and safety of the angioseal vascular closure device post antegrade puncture. Cardiovasc Intervent Radiol 2008 May-June;31(3):558-62.
20. Mukhopadhyay K, Puckett MA, Roobottom CA. Efficacy and complications of angioseal in antegrade puncture. Eur J Radiol 2005 Dec.;56(3):409-12.
21. Ratnam LA, Raja J, Munneke GJ et al. Prospective nonrandomized trial of manual compression and Angio-Seal and Starclose arterial closure devices in common femoral punctures. Cardiovasc Intervent Radiol 2007 Mar.-Apr.;30(2):182-8.
22. Duda SH, Wiskirchen J, Erb M et al. Suture-mediated percutaneous closure of antegrade femoral arterial access

sites in patients who have received full anticoagulation therapy. *Radiology* 1999 Jan.;210(1):47-52.
23. Chiu AH, Vander Wal R, Tee K *et al.* Comparison of arterial closure devices in antegrade and retrograde punctures. *J Endovasc Ther* 2008 June;15(3):315-21.
24. Koreny M, Riedmuller E, Nikfardjam M *et al.* Arterial puncture closing devices compared with standard manual compression after cardiac catheterization: systematic review and meta-analysis. *JAMA* 2004 Jan. 21;291(3):350-7.
25. Nikolsky E, Mehran R, Halkin A *et al.* Vascular complications associated with arteriotomy closure devices in patients undergoing percutaneous coronary procedures: a meta-analysis. *J Am Coll Cardiol* 2004 Sept. 15;44(6):1200-9.
26. Vaitkus PT. A meta-analysis of percutaneous vascular closure devices after diagnostic catheterization and percutaneous coronary intervention. *J Invasive Cardiol* 2004 May;16(5):243-6.
27. Das R, Ahmed K, Athanasiou T *et al.* Arterial closure devices *versus* manual compression for femoral haemostasis in interventional radiological procedures: a systematic review and meta-analysis. *Cardiovasc Intervent Radiol* 2011 Aug.;34(4):723-38.
28. Hoffer EK, Bloch RD. Percutaneous arterial closure devices. *J Vasc Interv Radiol* 2003 July;14(7):865-85. Review.
29. Bent CL, Kyriakides C, Matson M. Femoral artery stenosis following percutaneous closure using a Starclose closure device. *Cardiovasc Intervent Radiol* 2008 July-Aug.;31(4):814-6.
30. Gonsalves M, Walkden M, Belli AM. Laceration of the common femoral artery following deployment of the StarClose vascular closure system. *Cardiovasc Intervent Radiol* 2008 July-Aug.;31(4):817-20.
31. Jang JJ, Kim M, Gray B *et al.* Claudication secondary to Perclose use after percutaneous procedures. *Catheter Cardiovasc Interv* 2006 May;67(5):687-95.
32. Reekers JA, Müller-Hülsbeck S, Libicher M *et al.* CIRSE vascular closure device registry. *Cardiovasc Intervent Radiol* 2011 Feb.;34(1):50-3.

Capítulo 9

Complicações dos Acessos Vasculares

- *Evangelos Perdikakis*
- *Elias Kehagias*
- *Dimitrios Tsetis*

CONTEÚDO

- ✓ INTRODUÇÃO 168
- ✓ CLASSIFICAÇÃO DAS COMPLICAÇÕES DOS ACESSOS VASCULARES 168
- ✓ FATORES DE RISCO PARA AS COMPLICAÇÕES DOS ACESSOS VASCULARES 168
- ✓ ACHADOS CLÍNICOS E EVOLUÇÃO DAS COMPLICAÇÕES DOS ACESSOS VASCULARES 168
- ✓ TRATAMENTO ENDOVASCULAR DAS COMPLICAÇÕES DOS ACESSOS VASCULARES 171
- ✓ REFERÊNCIAS BIBLIOGRÁFICAS 178

INTRODUÇÃO

As intervenções endovasculares percutâneas, especialmente angiografias e intervenções coronarianas e vasculares percutâneas, são realizadas mundialmente em número crescente nas últimas 2 décadas.[1-3] Isto é atribuído principalmente aos importantes avanços da tecnologia, aumento significativo dos resultados clínicos a longo prazo, e em grande parte decorrente da baixa morbimortalidade associada a esses procedimentos quando comparados às opções cirúrgicas tradicionais. Os vasos femorais (AFC: artéria femoral comum e VFC: veia femoral comum) são geralmente utilizados como acesso de escolha para a maioria das intervenções percutâneas coronarianas e vasculares. Mesmo com os avanços tecnológicos, aprimoramento dos materiais usados e os novos antiplaquetários e anticoagulantes, as complicações nos sítios de punções continuam a ocorrer.[1-4] A incidência das complicações vasculares em centros para cineangiocoronariografias diagnósticas atinge 0,8 a 1,8%. Para os centros com intervenção coronariana, a incidência reportada é ainda mais alta, com média de 5,4 a 20%, dependendo da definição e do critério utilizado.[1-6] Considerando que os procedimentos endovasculares mais complexos da atualidade são as correções endovasculares dos aneurismas de aorta abdominal e torácica ou a valvoplastia aórtica transcatéter, que requerem acessos de alto perfil (alguns maiores que 20 Fr), a incidência das complicações dos acessos vasculares só tende a aumentar.[7] De acordo com os fatos mencionados anteriormente, é fácil entender a razão pela qual as complicações de acessos vasculares continuam com uma importante fonte de aumento de morbimortalidade com adicional impacto econômico, em razão do prolongamento da internação e de seus custos. Estas complicações podem ser tratadas pela via endovascular, evitando-se o tratamento cirúrgico aberto. O reparo endovascular é o tratamento de escolha para as complicações dos acessos vasculares, considerando que o grupo de pacientes submetidos aos tratamentos percutâneos geralmente não tolera procedimentos cirúrgicos de maior porte por causa de suas graves comorbidades.[1-7] Neste capítulo, abordaremos a visão global do tratamento endovascular das complicações relacionadas com os seus acessos. É de extrema importância para médicos generalistas e, principalmente para os intervencionistas primeiramente reconher as complicações e posteriormente saber manejá-las de maneira efetiva.

CLASSIFICAÇÃO DAS COMPLICAÇÕES DOS ACESSOS VASCULARES

Podem ser divididas em quatro categorias:

A) *Complicações relacionadas com o sangramento:* definida como perda sanguínea no sítio de punção ou decorrente da transfixação do vaso. Pode requerer transfusão e/ou aumentar a duração da internação, e/ou promover queda de hemoglobina maior que 3,0 g/dL.[1-4] O sangramento atribuído ao acesso femoral pode ser apresentado como hematoma superficial inguinal ou em coxa, inguinal em expansão ou retroperitoneal/intrapélvico.

B) *Complicações vasculares:* nesta categoria, uma série de complicações pode ser observada: dissecção arterial isolada ou associada à trombose, pseudoaneurismas, fístulas arteriovenosas (FAV) e embolizações distais.[1-4]

C) *Sangramento e complicações vasculares:* qualquer combinação entre as complicações previamente mencionadas.

D) *Complicações locais:* são complicações raras e incluem danos aos nervos locais, infecção e formação de abscesso e linfocele.[1-4] São conduzidos de maneira conservadora, exceto quando da formação de abscesso que requer tratamento cirúrgico.

A classificação das complicações dos acessos vasculares foi resumida na Figura 9-1.

FATORES DE RISCO PARA AS COMPLICAÇÕES DOS ACESSOS VASCULARES

É essencial para os intervencionistas estarem familiarizados com os fatores de risco predisponentes para as complicações dos acessos vasculares, a fim de evitá-las ou corrigi-las. Geralmente estes fatores de risco podem ser classificados como modificáveis (relacionados com o procedimento) ou não modificáveis (relacionados com o paciente). Os fatores de risco modificáveis são relacionados isoladamente com os procedimentos endovasculares e associados ao sítio de punção femoral, medicamentos em uso e técnica de hemostasia.[1,5,8-11] A modificação desses fatores, técnica e procedimento relacionados pode reduzir a possibilidade de o paciente apresentar alguma complicação pós-procedimento. Os fatores não modificáveis são específicos de cada paciente e incluem idade avançada, sexo feminino, índice de massa corpórea aumentado, hipertensão arterial, doença aterosclerótica grave, tortuosidade da artéria femoral comum e/ou ilíacas, bifurcação alta da AFC e disfunção renal.[1,5,8-11] Os Quadros 9-1 e 9-2 resumem os fatores de risco mencionados anteriormente.

ACHADOS CLÍNICOS E EVOLUÇÃO DAS COMPLICAÇÕES DOS ACESSOS VASCULARES

O diagnóstico das complicações relacionadas com o sítio de punção é realizado pela combinação de achados clínicos e cirúrgicos.[1-7] Histórico de procedimento endovascular (diagnóstico ou terapêutico) deve despertar suspeita. Pacientes com intercorrências relacionadas com o acesso apresentarão variedade de achados clínicos, dependendo do tipo de complicação. Os achados clínicos mais comuns estão presentes no Quadro 9-3.

Exames de imagem são fundamentais no reconhecimento das complicações e orientam o manejo apropriado do paciente.[1-7] Mesmo que a história e o exame físico possam identificar a presença de complicações, o ultrassom (US) com Doppler colorido pode fazer diagnóstico diferencial entre hematoma, pseudoaneurisma, FAV ou outras complicações locais.[12] Se o exame for positivo, outros exames complementares de imagens podem ser realizados, como a angiotomo-

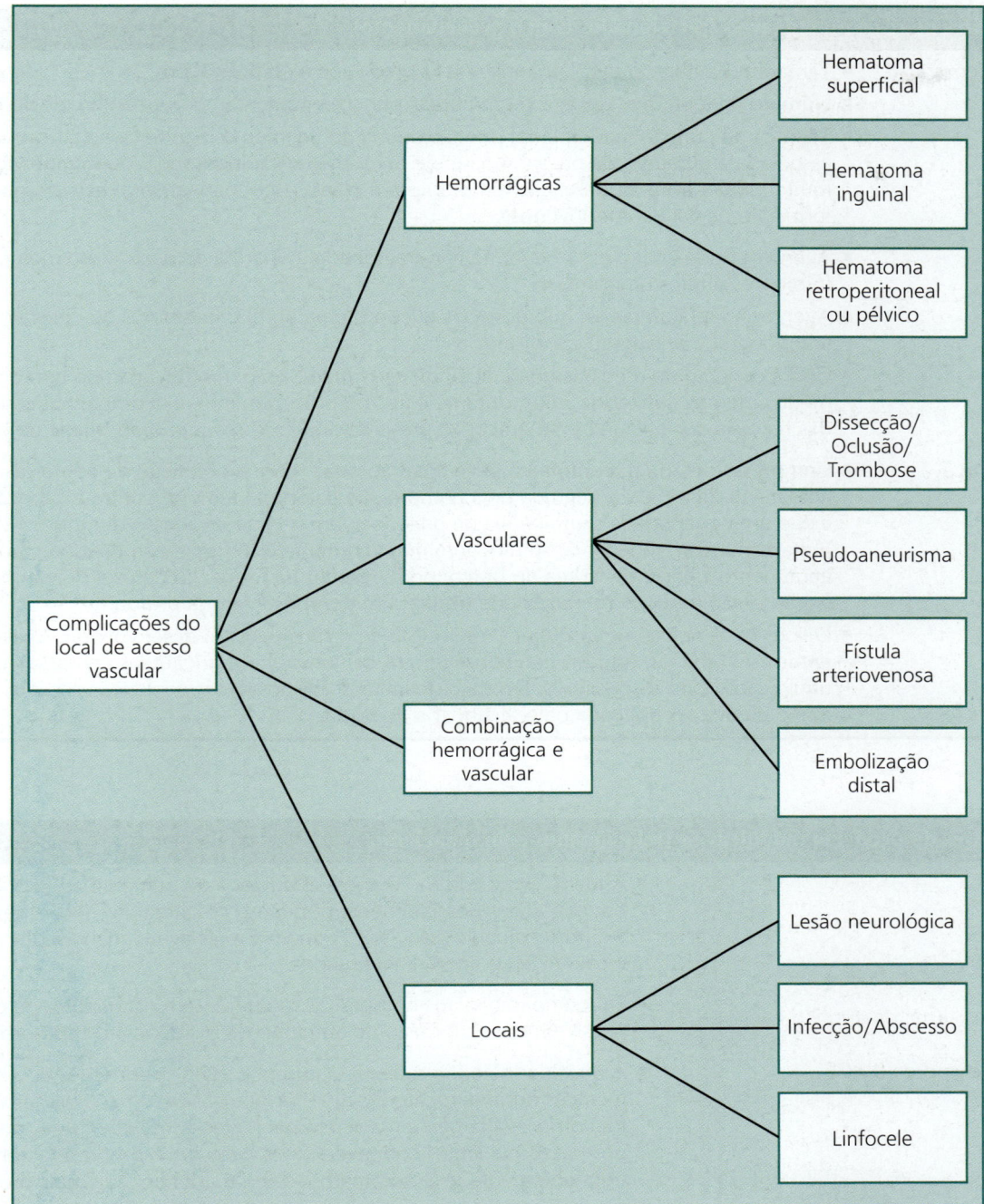

Fig. 9-1. Classificação das complicações dos acessos vasculares.

grafia (angioTC) ou angioressonância magnética (angioRM).[12-14] A angioTC tornou-se uma poderosa ferramenta para avaliar as potenciais complicações e planejar a terapia de maneira rápida, eficiente e pouco invasiva.[12-14] Entretanto, arteriografia com subtração digital continua sendo o padrão ouro para o diagnóstico final das complicações dos acessos vasculares, com a potencial vantagem de tratamento endovascular; além de que todos os pacientes com achados clínicos ou de imagens sugestivos de complicações devem ser avaliados com arteriografia.[1-7,12-14]

Quadro 9-1. Fatores de risco modificáveis (relacionados com o procedimento)

Local de acesso femoral	▪ Tamanho bainha/catéter: tamanho > 8 Fr predispõe a complicações ▪ Número de tentativas: repetir ou múltiplas punções aumentam a probabilidade de complicação ▪ Técnica de punção inadequada: punção acima do ligamento inguinal é significativamente associada a aumento da probabilidade de hemorragia retroperitoneal ou intrapélvica. Punção muito baixa (distal à bifurcação femoral) predispõe a pseudoaneurisma, hematoma local e formação de fístula arteriovenosa
Medicações	▪ Agentes anticoagulantes: a heparina não fracionada, heparina de baixo peso molecular e inibidores diretos da trombina ▪ Agentes antiplaquetários: inibidores da glicoproteína IIb/IIIa, inibidores de difosfato de adenosina (clopidogrel e prasugrel) e aspirina ▪ Conhecimento do mecanismo de ação de cada medicação, modificação do tipo e dosagem de medicamentos utilizados antes, durante e após o procedimento, e acompanhamento constante das reações dos pacientes à medicação prescrita pode reduzir a probabilidade de complicações
Técnica hemostática	▪ Compressão manual: continua a ser o "padrão ouro" para a obtenção de hemostasia no local de acesso vascular e é conseguida pela compressão da artéria femoral contra a cabeça femoral. Ela exige uma quantidade significativa de pressão sobre o local de acesso durante 15-20 min, juntamente com repouso absoluto, geralmente durante 6 h. Breve compressão manual < 10 min, geralmente a partir de fadiga do braço, pode resultar na formação de pseudoaneurisma. Compressão muito demorada pode resultar em trombose venosa profunda ▪ Dispositivos oclusores vasculares: uma série de dispositivos foi desenvolvida. Apesar do entusiasmo inicial, estudos não conseguiram demonstrar a redução das complicações com a utilização destes dispositivos. Em caso de falha do dispositivo de oclusão vascular, compressão manual deve ser aplicada para alcançar a hemostasia

Quadro 9-2. Fatores de risco não modificáveis (relacionados com o paciente)

Idade avançada	▪ A idade avançada (> 70 anos) está ligada ao aumento da incidência de complicações possivelmente por causa de alterações locais vasculares (p. ex., tortuosidade vascular) ou doença mais avançada vascular (aterosclerose e calcificação arterial acentuada)
Sexo feminino	▪ Em comparação aos homens, as mulheres têm risco maior de complicações, possivelmente em razão do aumento da incidência de comorbidades
Índice de massa corpórea (IMC)	▪ A obesidade pode predispor a complicações decorrentes de dificuldades técnicas durante o cateterismo. Por outro lado, o risco de hemorragia grave foi comprovadamente maior em pacientes com baixo peso, possivelmente porque os pacientes com excesso de peso estão sendo selecionados mais frequentemente, e a ateromatose arterial, identificada mais precocemente
Hipertensão arterial	▪ Pressão sanguínea elevada durante procedimentos endovasculares percutâneos e, especialmente, durante a remoção do introdutor tem demonstrado o aumento do risco de complicações
Aterosclerose grave e tortuosidade das artérias femoral comum e/ou ilíacas	▪ Aumento da probabilidade de complicações decorrente de dificuldades durante o cateterismo e manipulações com o fio-guia
Bifurcação alta da artéria femoral comum	▪ Aumento da probabilidade de complicações por causa de dificuldades durante o cateterismo e manipulações com o fio-guia
Insuficiência renal	▪ Depuração (*clearance*) da creatinina < 60 mL/min foi identificada como fator de risco para hemorragia

Quadro 9-3. **Complicações no local de acesso vascular e apresentação clínica**

Hematoma local	■ Inchaço visível – equimose e endurecimento palpável no local de punção ■ Dor no local de acesso ou área inguinal que pode ocorrer em repouso ou com mobilização ■ Pode resultar em queda da pressão arterial, hemoglobina e taquicardia (observada em grande e não controlada perda sanguínea)
Hemorragia retroperitoneal	■ Sintomas podem não ser óbvios ou serem discretos ■ Dor nas costas ou no quadril ipsilateral ■ Dor abdominal – distensão abdominal ■ Inchaço discreto ■ Equimose é um sinal tardio ■ Queda na hemoglobina e no hematócrito ■ Hipotensão e taquicardia
Pseudoaneurisma	■ Geralmente há presença de hematoma visível ■ Inchaço local, dor e equimose ■ Massa local pulsátil ■ Sopro-tremor auscutável-palpável na área ■ Nos casos extensos pode causar compressão femoral neuropática, manifestada por fraqueza de membro ■ Caso haja ruptura, presença de grande dor e sinais de hipovolemia
Fístula arteriovenosa	■ Geralmente assintomática ■ Raramente um sopro e/ou arrepio no local de punção ■ Sinais de insuficiência arterial e trombose venosa profunda nos casos complicados ■ Falha cardíaca congestiva nos casos graves
Dissecção/trombose/oclusão arterial	■ Manifestada com sinais clássicos de isquemia do membro: dor, falta de pulso, paralisia, parestesia, palidez
Lesão neurológica	■ Manifestada com sinais de neuropatia femoral: dor e dormência no local de acesso e fraqueza na perna
Infecção	■ Manifestada com os sinais clássicos de infecção local: sensibilidade, eritema, inchaço e febre ■ Nos casos de abscesso, detecção de pus com possível drenagem (fístula) no local de acesso ■ Elevação na contagem de células brancas sanguíneas

TRATAMENTO ENDOVASCULAR DAS COMPLICAÇÕES DOS ACESSOS VASCULARES

No tratamento das complicações, os procedimentos cirúrgicos, como reparo primário, reconstrução com ressecção parcial, ligadura e *bypass*, são opções frequentemente utilizadas. Entretanto, os aperfeiçoamentos recentes nas técnicas endovasculares criaram alternativas efetivas ao tratamento cirúrgico. A técnica minimamente invasiva apresenta alta taxa de sucesso associada a baixos índices de morbimortalidade, além de evitar as complicações relacionadas com a cirurgia aberta.[15-17] Nos tópicos seguintes, descreveremos várias técnicas endovasculares usadas para facilitar o tratamento das complicações dos acessos vasculares.

Tratamento da Hemorragia

Complicações relacionadas com o sangramento do sítio de punção representam a complicação mais comum deste grupo. Hematomas superficiais pequenos geralmente apresentam resolução espontânea com o tempo e medidas mais conservadoras, como compressão local, repouso prolongado, modificação ou suspensão do anticoagulante e antiplaquetário, hidratação do paciente e monitoração sérica do hematócrito.[1-7] Hematomas significativos da região inguinal, coxa e abdome ou sangramentos incontroláveis do retroperitônio ou intrapélvico que requerem transfusão sanguínea ou tratamento invasivo ocorrem em menos de 1% dos procedimentos endovasculares.[1-7,12-17] Se houver achados no exame físico ou suspeita clínica de sangramento incontrolável, deve-se realizar imediatamente uma angioTC de abdome e pelve para confirmar ou descartar o diagnóstico.[12-14] No caso de achados positivos, arteriografia deve ser realizada imediatamente após identificar o possível sítio de extravasamento. Deve-se considerar punção da artéria femoral contralateral tanto para a arteriografia diagnóstica, quanto para a terapêutica. Na grande maioria dos casos, *stents* recobertos representam o tratamento de escolha para oclusão do vazamento. *Stents* recobertos autoexpansíveis, especialmente os de nitinol recobertos por politetrafluoretileno, são os mais indicados em áreas como região inguinal, pois eles apresentam alta resistência à compressão externa e ao *stress* da área de flexão, quando comparados aos *stents* de aço revestidos expansíveis por balão.[1,4,7,18] Uma breve descrição da nossa técnica de tratamento cruzado, um dos procedimentos mais comuns no tratamento das complicações dos acessos vasculares, será apresentada a seguir: após anestesia local com lidocaína a 1%, punciona-se a artéria femoral comum contralateral com agulha 18 G (técnica de Seldinger modificada) seguida de cateterização com fio-guia teflonado 0,035" ponta J para inserção de introdutor 5 Fr. Inicialmente, através de catéter tipo *pigtail*, realiza-se angiografia pélvica em nível da bifurcação aórtica que geralmente demonstra o sítio do extravasamento. Troca-se o catéter *pigtail* por um catéter cobra 1 de 5 Fr para cateterização da artéria ilíaca comum contralateral. Se a bifurcação aórtica for muito angulada, preferimos o uso do catéter Simmons 1 ou SOS Omni. Uma segunda angiografia é obtida para avaliar o vazamento. O catéter cobra é avançado para a artéria femoral superficial sobre um guia hidrofílico 0,035" que, imediatamente após, é trocado por um fio-guia *stiff*. Remove-se o catéter cobra e troca-se o introdutor por um introdutor longo 8 Fr, 30-45 cm ponta reta. Um *stent* recoberto é subsequentemente avançado e guiado por fluoroscopia e liberado no local de extravasamento. Deve-se administrar heparina não fracionada (3.000-5.000 UI) via intra-arterial pelo introdutor, em todos os casos de liberação de *stent*, para prevenção de trombose. Atentar para o diâmetro e extensão do *stent*. Colos proximal e distal devem ser verificados, geralmente utilizam-se *stents* com diâmetro 1 mm maior que o diâmetro do vaso a ser tratado, para assegurar o ancoramento correto e minimizar os riscos de migração. Nos casos de perfuração de artérias muito calcificadas, o *oversize* de 2 mm pode ser necessário para selar completamente a área de perfuração. Em alguns casos pode ser necessário o uso de balões complacentes para acomodação do *stent* revestido. Deve-se atentar em todos os casos, para que o *stent* revestido não ultrapasse a bifurcação da AFC, para não comprometer a origem das artérias femorais superficial (AFS) e profunda (AFP). Angiografia de controle é realizada para confirmar o sucesso do tratamento (interrupção do sangramento) e verificar a manutenção da pervidedade das artérias distais. Uma questão vital no implante do *stent* revestido é a escolha do *stent* mais curto possível, por causa de menor risco de oclusão inadvertida de ramos colaterais.

Embolização com mola é uma técnica consagrada para correção de sangramentos ameaçadores à vida e é preferida quando existe sangramento de pequenos ramos arteriais. Estes sangramentos provenientes de vasos de pequeno calibre podem passar despercebidos e apresentarem-se tardiamente como hemorragia retroperitoneal ou abdominal ameaçadoras à vida.[19,20] Mesmo após o diagnóstico inicial da perfuração arterial com a TC, a identificação do local exato de sangramento pode ser necessária com arteriografia superseletiva. Posteriormente, o sítio de sangramento é embolizado com uso de microcatéteres e liberação de micromolas. A técnica com microcatéter facilita a cateterização distal do vaso-alvo, permitindo embolização segura, evitando embolizações inadvertidas ou oclusões de colaterais. Alguns exemplos são demonstrados nas Figuras 9-2 e 9-3.

Tratamento dos Pseudoaneurismas

A indência reportada dos pseudoaneurismas após cateterização femoral varia entre 0,2 a 8%. A incidência mais baixa é observada nos procedimentos diagnósticos, e a mais alta após as angioplastias coronarianas. Não há consenso sobre a dimensão mínima que o pseudoaneurisma deva ter para ser submetido ao tratamento. Por esta razão, cada instituição frequentemente estabelece seu próprio protocolo de tratamento. A US com Doppler é considerada o método de escolha para o diagnóstico dos pseudoaneurismas.[21-26] Além do diagnóstico, o Doppler promove informações hemodinâmicas através das análises de onda. O tamanho do pseudoaneurisma, a presença de fluxo ou trombose no seu interior, o colo e sua comunicação com a artéria e a presença de múltiplos compartimentos são informações importantes obtidas pelo US.[21-26] O US Doppler também pode ser utilizada

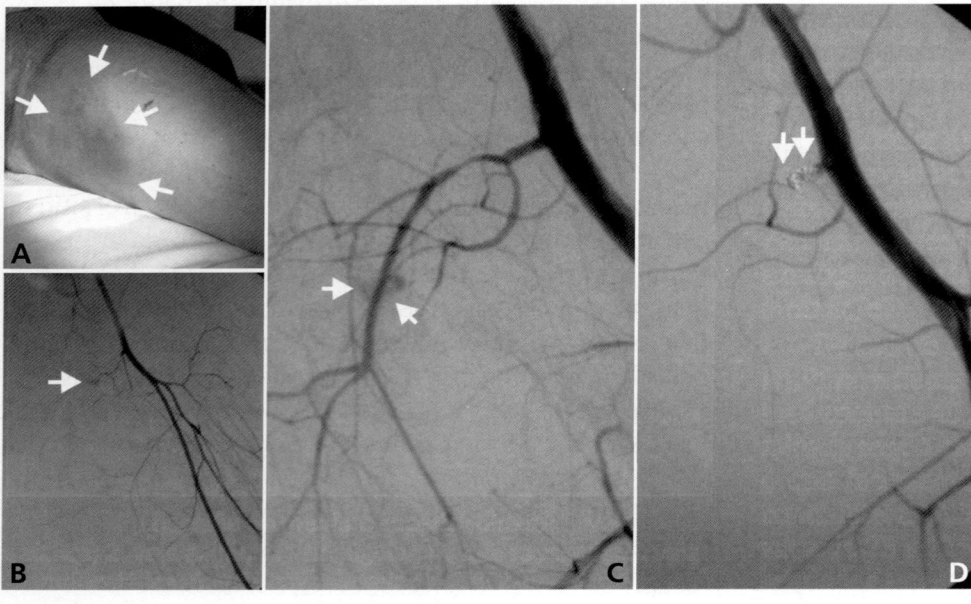

Fig. 9-2. Mulher de 46 anos de idade com fístula de hemodiálise trombosada encaminhada para inserção de catéter de hemodiálise temporário. Após várias tentativas de cateterização vascular esquerda um hematoma em expansão com equimose visível da coxa esquerda foi observado e a paciente encaminhada para uma angiografia. (A) Hematoma em expansão da coxa esquerda (setas). (B e C) Extravasamento de contraste (setas) de um ramo da artéria pudenda externa. (D) Embolização seletiva com molas metálicas (setas) do ramo com sangramento.

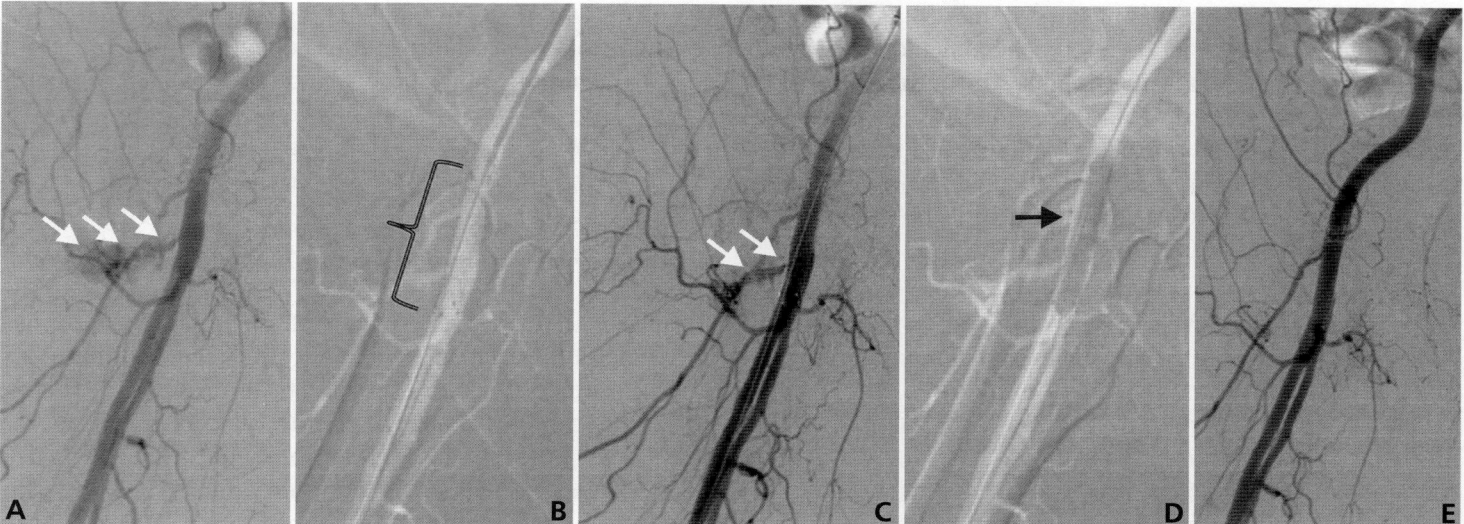

Fig. 9-3. (A) Extravasamento da artéria femoral comum direita (setas) após cateterização para intervenção coronariana em uma paciente. (B) Um *stent-graft* autoexpansível de nitinol de 7 × 40 mm (chave) foi posicionado pelo acesso contralateral, e o (C) extravasamento persistente (setas) foi (D) pós-dilatado com um balão de 7 × 40 mm (seta), dando (E) um bom resultado clínico e por imagem.

como modalidade terapêutica e também na monitoração do seguimento pós-tratamento.

A compressão ecoguiada do pseudoaneurisma mantém-se como método de tratamento seguro para pseudoaneurismas superficiais de pequeno volume.[21-26] Entretanto, a compressão ecoguiada demanda tempo e, por isso, cada vez mais intervencionistas optam pela técnica mais rápida e eficiente de injeção de trombina ecoguiada. Muitos estudos mostraram alta eficácia terapêutica do método com taxas de trombose, alcançando 100%.[21-26] Quanto às considerações técnicas, é de extrema importância confirmar o posicionamento da agulha no centro do pseudoaneurisma para evitar injeções acidentais de trombina dentro da artéria.[21-26] Por isso, administrações constantes de trombina em pequenas doses ecoguiadas são preferíveis em vez de injeções únicas em grande volume. Na grande maioria dos casos, uma dose de 500-1.000 IU de trombina é adequada. Num pseudoaneurisma septado, múltiplas injeções são necessárias para atingir o sucesso do tratamento. Considerando o tipo de trombina, a maioria dos intervencionistas opta pela trombina humana ao invés da bovina, em razão do potencial de reações alérgicas tardias.[21-26] Outra opção seria trombina autóloga, que é segura e simples, além de apresentar menor custo do que a trombina humana ou bovina. Nos casos de colo amplo do pseudoaneurisma comunicante com a artéria nativa, o método previamente mencionado com injeção de trombina ecoguiada pode ser aprimorado com posicionamento de um balão de angioplastia posicionado por punção contralateral.[1,21-26] Este método previne extravasamento de trombina para a circulação sistêmica. Conforme descrição da técnica, o balão é avançado por meio de punção contralateral arterial e posicionado no local do colo do pseudoaneurisma. Guiado por US Doppler, é realizada a punção percutânea (agulha 19 a 22 gauge) do pseudoaneurisma, com posterior insuflação do balão para prote-

ção do colo. A trombina é injetada somente após verificação de fluxo no interior do pseudoaneurisma através do US Doppler. O balão é geralmente mantido inflado por aproximadamente 10 a 15 minutos após a injeção e posteriormente, ao ser desinsuflado, há confirmação da trombose pela angiografia e pela US Doppler. Entretanto, não há benefícios reportados com essa combinação de técnicas, quando comparados à injeção isolada ecoguiada, além de todos os estudos terem mostrado que a injeção de trombina é rápida e segura mesmos nos casos de PA com colos largos.[1,21-26]

Melhorias recentes nas técnicas endovasculares e nos equipamentos criaram alternativas efetivas para o tratamento dos pseudoaneurismas.[18,27,28] *Stents* recobertos podem ser uma opção eficaz e minimamente invasiva para acessos complicados que não podem ser reparados com injeção ecoguiada de trombina ou em casos com FAVs.[1,18,27,28] O manejo endovascular com *stents* revestidos objetiva excluir o pseudoaneurisma da circulação. Esta técnica é particularmente útil nos pacientes de alto risco e promove boa opção para o reparo cirúrgico aberto. Pode ser excelente opção terapêutica para o tratamento dos pseudoaneurismas provenientes da AFP, evitando reparo cirúrgico aberto que poderia prejudicar a perviedade desta artéria. Além do mais, *stents* recobertos curtos podem efetivamente tratar os pseudoaneurismas provenientes da AFS sem extensão para a AFC, permitindo que esta última continue sendo um sítio para punção futura. Considerando a aplicação dos *stents* revestidos, é importante a seleção dos pacientes apropriados.[1,18,27,28] Pacientes jovens com longa expectativa de vida não devem ser tratados com *stents* revestidos, pois seus resultados em relação à perviedade a longo prazo permanecem subótimos. Estudos mostraram que a endotelização tardia intra*stent* desencadeia reação trombogênica e compromete a perviedade do *stent* revestido, resultando em trombose e oclusão. Outras limitações que inibem o uso rotineiro dos *stents* revestidos no tratamento dos pseudoaneurismas são: material de alto custo, dificuldades anatômicas (tortuosidade e bifurcação) que dificultam a liberação do *stent* com a técnica de acesso contralateral, *kinking* e fratura do *stent* revestido nos pseudoaneurismas infrainguinais, além de proximidade com a região distal da AFC que pode comprometer seu uso para futuros procedimentos endovasculares ou cirúrgicos (Figs. 9-4 e 9-5).

Tratamento das FAVs

As FAVs iatrogências resultam do desenvolvimento de comunicação direta entre uma artéria e uma veia e, geralmente estão associadas a técnica de punção inadequada ou após múltiplas tentativas de cateterização.[1,5,7,27-30] A comunicação pós-procedimento ocorre assim que o introdutor é removido. A oclusão inadequada do sítio de punção é outro fator de risco contribuinte para o desenvolvimento de FAVs. A incidência de complicação é < 1% e, geralmente, é assintomática. Na maioria dos pacientes que desenvolve FAVs pós-cateterização não é necessário o tratamento invasivo, desde que não ocorram sinais clínicos com repercussão hemodinâmica durante a observação.[1,5,7,27-30] Contudo, FAVs em tratamento conservador prolongado podem desenvolver complicações graves. Complicações como roubo arterial e retorno venoso inadequado, evoluindo com insuficiência cardíaca congestiva de alto débito, degeneração aneurismática da artéria envolvida e isquemia do membro. Isquemia do membro e úlceras de pele podem ocorrer devido ao roubo do fluxo sanguíneo através da FAV com piora decorrente da congestão venosa. Endocardite bacteriana também foi a reportada como resultado da drenagem venosa inadequada.[27-30] Em pacientes sintomáticos, o tratamento conservador pode ser inicialmente aplicado com curativo compressivo e compressão local ecoassistida.[1,5,7,27-30] A baixa eficácia, entretanto, é observada por causa do fato da grande maioria desses pacientes estar sob regime de anticoagulação e antiagregação para as coronariopatias, comprometendo a oclusão da FAV. Além disso, o trajeto da fístula pode ser muito curto ou muito longo para ser comprimido com sucesso pelo transdutor.

Com o aprimoramento da tecnologia do *stent* na última década, o uso de *stent* revestido para correção das FAVs traumáticas tornou-se um método de tratamento popular no meio endovascular.[1,5,7,27-30] Seu uso é tecnicamente fácil e vem sendo reportado com altas taxas de sucesso e baixas taxas de complicações. Na grande maioria dos casos, as FAVs pós-cateterização originam-se tanto da AFC quanto da AFS, e quando localizadas longe da prega inguinal permitem que os *stents* possam ser implantados sem o risco de deformação, *kinking* ou fratura.[1,27-30] O *stent* revestido geralmente é liberado através da técnica cruzada com punção contralateral ao sítio de tratamento, passando pela bifurcação aórtica sobre um fio-guia rígido. Os *stents* expansíveis por balão são preferidos no tratamento das FAVs e devem ser liberados através de um introdutor longo (45 cm).[1,27-30] *Roadmap* e angiografias em múltiplas projeções devem ser usadas antes da insuflação do balão para que ocorra precisão na liberação do *stent* revestido. Alguns radiologistas intervencionistas preferem *stents* revestidos autoexpansíveis de nitinol, pois podem ser liberados de maneira mais fácil do que os expansíveis por balão, considerando o risco de migração e posicionamento inadequado.[1,27-30] No tratamento endovascular das FAVs de extremidade, métodos terapêuticos alternativos como embolização com molas ou N-butil-cianoacrilato têm sido descritos, entretanto, a evidência na literatura é limitada.[1,27-30] Outra desvantagem do

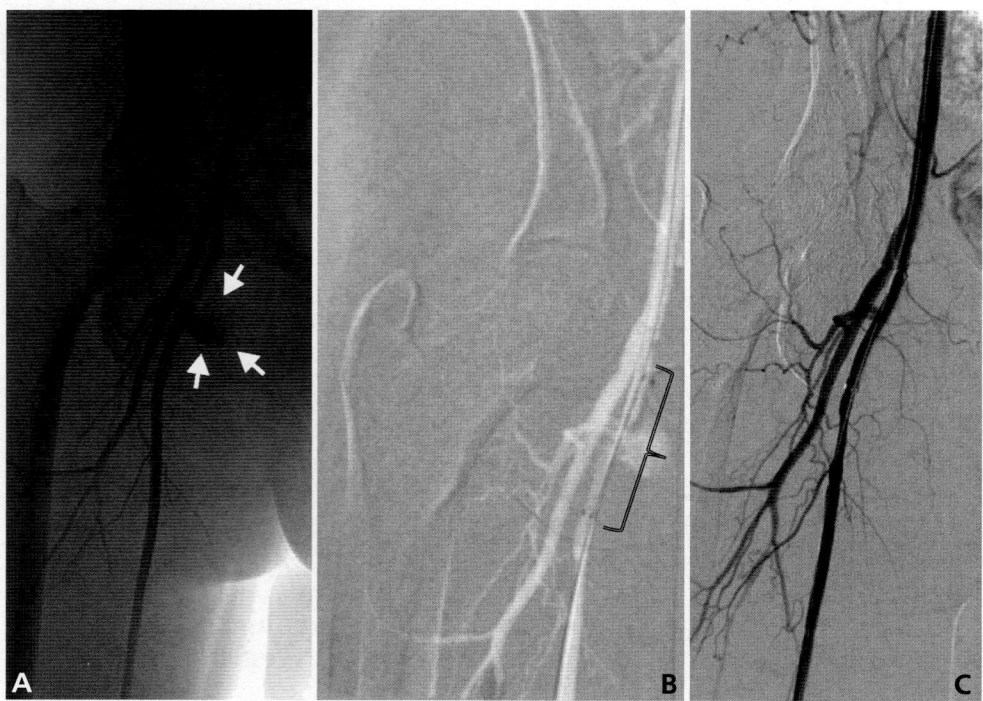

Fig. 9-4. (A) Grande pseudoaneurisma (setas) da artéria femoral superficial direita complicado após cateterismo cardíaco em uma mulher. Observar a bifurcação alta da artéria femoral comum direita. (B e C) A lesão foi tratada com o uso de um *stent-graft* de nitinol auto-expansível de 6 × 40 mm (demarcado em B) introduzido pelo acesso contralateral com excelente resultado clínico e por imagem.

método de embolização é que ele depende da extensão da comunicação da FAV. Somente pode ser aplicado se esta comunicação for longa o suficiente para permitir a liberação segura do material embolizante. Um caso ilustrativo de tratamento de FAV é apresentado na Figura 9-5.

Tratamento da Oclusão Arterial

A incidência de dissecção arterial ou trombose pós-cateterização femoral tem sido reportada como < 0,5% dos casos.[1-7] Considerando o fato que raramente apresenta ameaça à viabilidade do membro, pode afetar seriamente a reabilitação cardíaca de um paciente coronariopata quando limitar seus exercícios de caminhada.[1-7] Na grande maioria dos casos, a passagem subintimal do fio-guia ou do catéter é imediatamente reconhecida, e o procedimento é prorrogado, ou outro acesso é obtido. Todavia, não é incomum que a dissecção e a trombose tornem-se evidentes somente após o término dos procedimentos endovasculares, pois o intervencionista redireciona o fio-guia para a luz verdadeira após a dissecção inicial ou segue por uma rota subintimal com reentrada espontânea.[1-7] Este mecanismo de via subintimal pode explicar as dissecções extensas envolvendo a artéria ilíaca externa (AIE). O tratamento endovascular das dissecções arteriais obstrutivas catéter-induzidas da AFC com insuflação prolongada de balão de angioplastia com diâmetro adequado tem mostrado resultados eficientes com reposicionamento (reaproximação) das camadas íntima e média subjacentes, restaurando o fluxo normal da artéria.[1,28-30] Entretanto, em dissecções mais extensas, envolvendo a AIE, *stents* autoexpansíveis são essenciais para restaurar a perviedade do vaso, assim como mantê-la a longo prazo. Uma estratégia útil para evitar *stent* na AFC é a combinação de *stent* não revestido abaixo do nível do ligamento inguinal com balonamento prolongado no nível da AFC.[1,28-30] Se for necessário estender

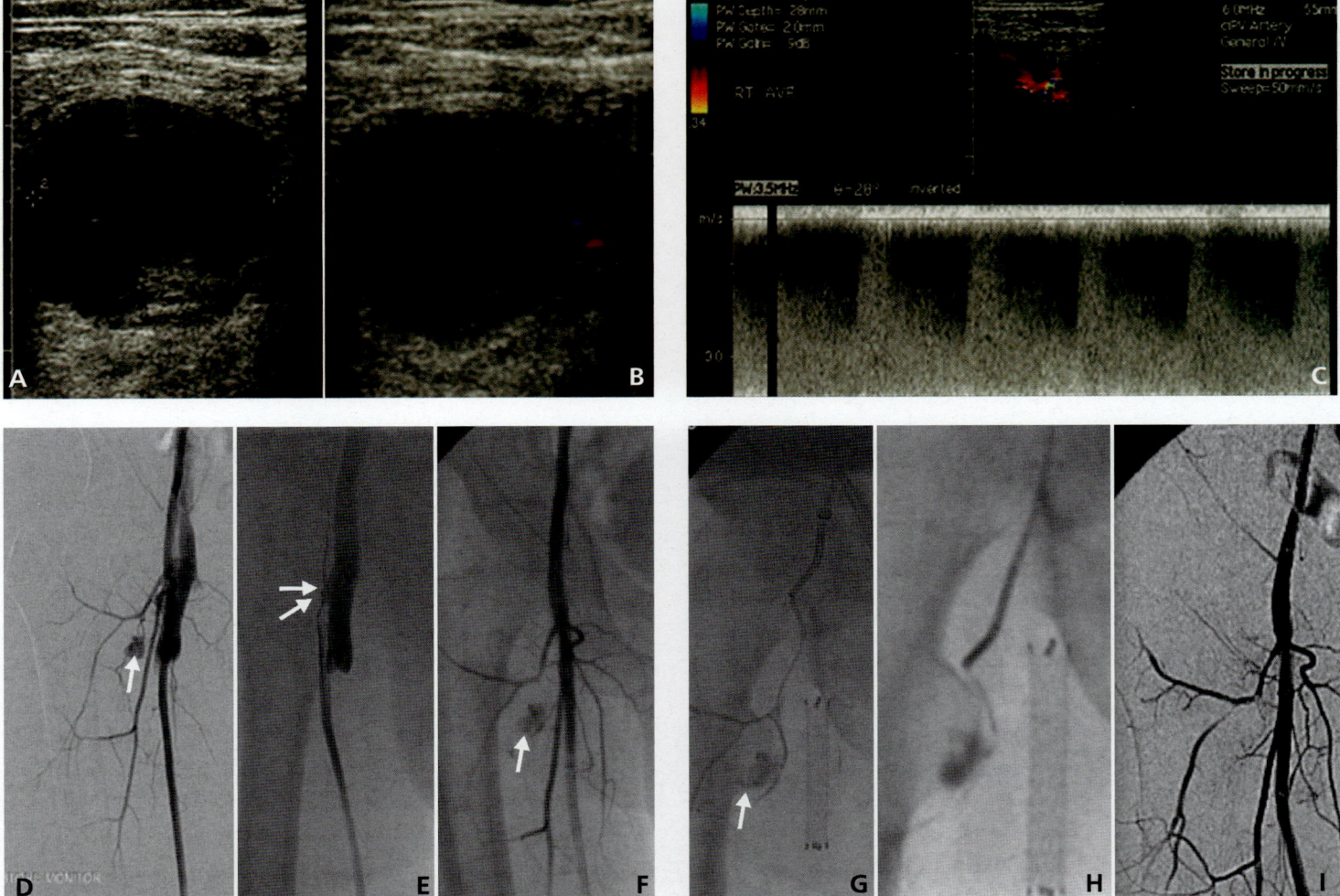

Fig. 9-5. Homem de 46 anos que se submeteu à angiografia coronariana pelo acesso direito. Imediatamente depois da remoção da bainha ele se queixou de aumento do volume da coxa. Ao exame clínico ele apresentava tumoração na virilha e coxa superior, juntamente com uma massa pulsátil profunda com sopro. (A-C) Exame com US Doppler revelou um pseudoanerisma de 3 cm originado da artéria femoral profunda; (D-F) bem como uma comunicação fistulosa (FAV) da artéria femoral superficial direita com a veia femoral comum à direita. Depois de múltiplas tentativas sem sucesso de compressão do pseudoaneurisma com ultrassom; (G-I) a FAV foi vedada usando-se um *stent-graft* de nitinol autoexpansível de 6 × 40 mm pelo acesso contralateral, e, subsequentemente, o pseudoaneurisma (seta) foi cateterizado superseletivamente, usando-se um microcatéter e embolizado com mola de 4 mm de diâmetro.

ao menos até a região proximal da AFC, uma ótima opção são os novos *stents* autoexpansíveis flexíveis compostos por nitinol. Esta nova geração de *stents* tem demonstrado excelentes resultados em áreas de flexão como região inguinal, sem evidências de *kinking*/fratura além de permitir punções da região distal da artéria femoral (sem *stent*) guiada por US ou fluoroscopia.

Trombólise guiada por catéter é outra opção de tratamento endovascular para revascularização de trombose aguda iatrogênica ilíaco-femoral, entretanto, não há grandes estudos na literatura que possam sustentar seu uso difundidamente.[30-32] Os agentes trombolíticos mais utilizados são o ativador do plasminogênio tecidual recombinante (r-tPA) e uroquinase, geralmente em conjunto com catéter de sucção e tromboaspiração.[30-32] Apesar de não existir diferenças em relação à segurança e eficácia entre r-tPA e, uroquinase, r-tPA tende a apresentar taxa de trombólise mais rápida durante as primeiras horas de ação. Uma vantagem adicional do r-tPA é a associação a baixos efeitos colaterais, como náuseas e vômitos, quando comparados à uroquinase.[30-32] Mesmo com o sucesso na administração do r-tPA e, consequentemente, com a trombólise, angioplastia adicional geralmente é necessária como procedimento complementar. Além do mais, estudos clínicos demonstraram que, aproximadamente, na metade dos casos são implantados *stents* revestidos autoexpansíveis para manutenção da perviedade do vaso.

A embolização distal é uma complicação rara da cateterização femoral, e a maioria dos intervencionistas é a favor de trombectomia aspirativa como procedimento endovascular inicial, entretanto, a trombólise guiada por catéter é também um complemento útil ou método alternativo de tratamento para restaurar a perviedade do lúmen.[33] Casos ilustrados são apresentados nas Figuras 9-6 e 9-7.

Tratamento das Complicações Relacionada com os Dispositivos de Oclusão Vascular

Os dispositivos percutâneos de oclusão vascular oferecem uma alternativa comparável à compressão manual e mecânica para atingir hemostasia após os procedimentos endovasculares.[34-40] O desenvolvimento e uso desses dispositivos hemostáticos estão amplamente difundidos e tornam-se cada vez mais comum desde que demonstraram menor tempo para hemostasia, permitiram deambulação precoce e diminuíram consideravelmente o tempo de internação. Os intervencionistas devem estar atentos às suas indicações, riscos associados ao seu uso, vantagens e desvantagens entre os vários dispositivos disponíveis, além das complicações possíveis.[33-39] Na prática, a literatura demonstra que a falha destes dispositivos é rara, entretanto, quando ocorre, é associada a aumento significativo no risco de complicações vasculares. Por esta razão, pacientes submetidos ao uso de dispositivos hemostáticos devem ser supervisionados rigorosamente na deambulação inicial após o repouso e nos casos de falha previamente conhecida, cuidados adicionais e seguimento precoce são mandatórios.[34-40]

As complicações relacionadas com o uso de dispositivos de oclusão vascular podem ser classificadas em três categorias principais: colágeno, sutura, grampos ou clipes. Os dispositivos baseados em sutura ou *plugs* de colágeno apresentam um componente intravascular, com potencial para desenvolver estenose ou oclusão arterial. Em alguns casos, a angio-

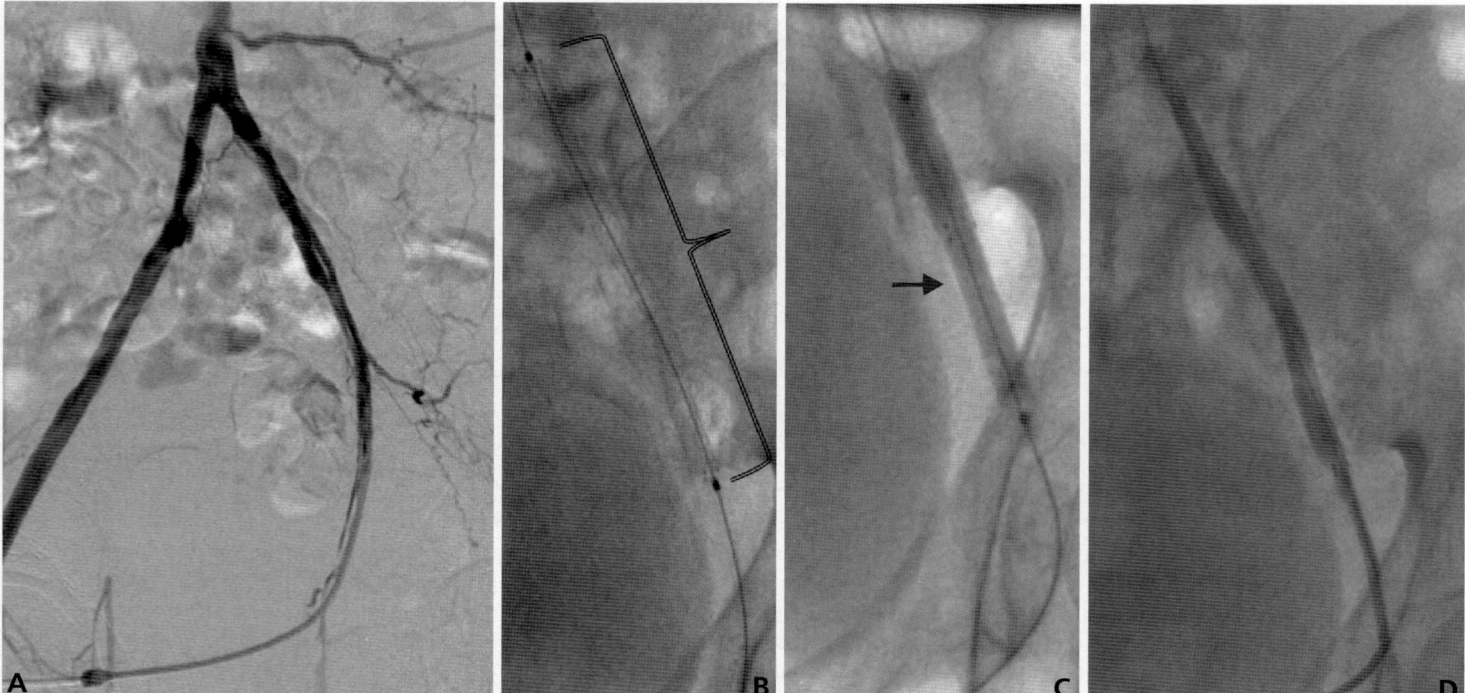

Fig. 9-6. (A) Dissecção extensa iatrogênica da artéria ilíaca externa esquerda tratada com um *stent* autoexpansível de nitinol de 7 × 100 mm (sinalizado em B), pós-dilatado com um balão de 6 × 60 mm (seta em C) e (D) observando-se excelente resultado final.

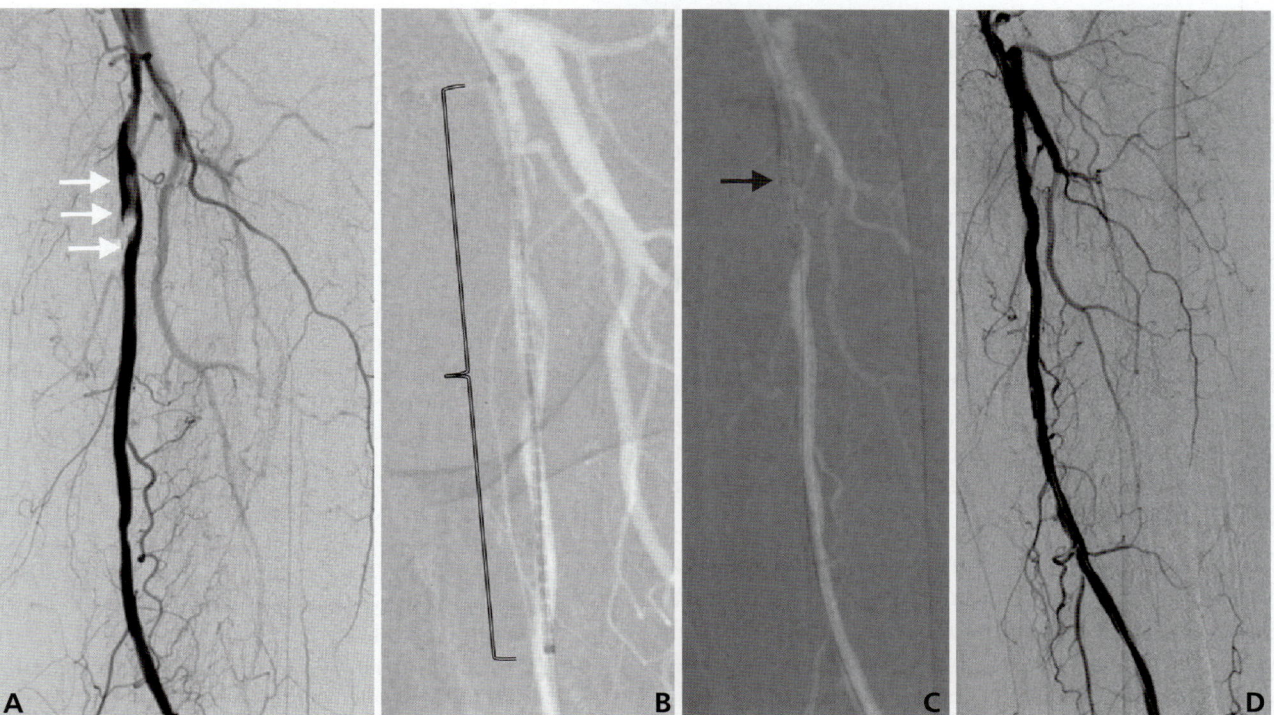

Fig. 9-7. (A) Homem com uma dissecção da artéria femoral superficial esquerda iatrogênica (setas) durante tentativa de acesso anterógrado, tratado com posicionamento de um *stent* de nitinol autoexpansível de 6 × 110 mm (sinalizado em **B**) usando o mesmo acesso ipsilateral, pós-dilatado com um balão de 5 × 40 mm (seta em **C**), para um bom resultado final (**D**).

plastia com balão isolada ou combinada com *stent* é necessária para restaurar a perviedade do vaso. Pequenas séries de casos e escassos relatos descrevem a aplicação de procedimentos complexos endovasculares para corrigir as complicações relacionadas com os dispositivos hemostáticos. Eles reportam a combinação de angioplastia com *excimer laser* e dilatação com balão ou uso do sistema de endarterectomia *Silverhawk* para o tratamento endovascular das complicações vasculares induzidas pelos dispositivos hemostáticos, como as estenoses ou oclusões.[34-40] Alternativamente, o implante de *stent* revestido pode ser considerado uma solução segura nas complicações relacionadas com as falhas ou as intercorrências com os dispositivos. As complicações foram descritas mesmo com a última geração de dispositivos com clipe de nitinol, variando desde estenoses, tromboses do vaso tratado ou laceração requerendo tratamento cirúrgico.[39,40]

Opções Cirúrgicas e Comparação ao Tratamento Endovascular

As complicações decorrentes dos procedimentos endovasculares diagnósticos ou terapêuticos podem ser tratadas de maneira efetiva por meio de inúmeras técnicas cirúrgicas.[1-7] Os procedimentos cirúrgicos, como ressecção parcial, ligadura, reparo primário ou revascularização, são frequentemente utilizados.[1-7,19-21] Em algumas circunstâncias, como falhas dos dispositivos, infecções locais com formação de abscesso, casos raros de pseudoaneurismas com expansão rápida ou com sangramento contínuo e em pacientes jovens hígidos com longa expectativa de vida, tratamento cirúrgico pode ser considerado como primeira linha terapêutica.[1-7,19-27,38,39] A taxa de sucesso das reconstruções cirúrgicas nas lesões femorais iatrogênicas tem sido reportada próxima a 100%. Por outro lado, estão associados a taxas crescentes de morbidade pós-operatórias maiores que 25%, assim como mortalidade maior que 3,5%, como resultado de comorbidades cardiovasculares significativas presentes nesses pacientes.[1-7,19-27] A cirurgia aberta é realizada sobre anestesia geral ou bloqueio, ao contrário dos procedimentos endovasculares que utilizam anestesia local. Desvantagem relativa adicional ao procedimento cirúrgico é a lesão tecidual local, o que predispõe à inadequada cicatrização da ferida e ao risco de infecções pós-operatórias aumentadas, especialmente se enxerto não sintético for utilizado.[1-7,19-27] A maioria das cirurgias está associada à perda significativa de sangue quando comparadas aos procedimentos endovasculares. Nos casos de sangramento retroperitoneal ou intra-abdominal, o cirurgião tem que realizar exploração meticulosa a fim de achar e ligar o vaso sangrante. Essa tarefa exaustiva pode prejudicar pacientes com doenças cardiovasculares avançadas ou em instabilidade hemodinâmica.[1-11] Todos estes fatores mencionados tendem a prolongar o tempo de hospitalização, além de aumentar a morbimortalidade. Por estas razões, o tratamento endovascular ganhou popularidade como terapêutica alternativa à cirurgia aberta. Salienta-se que ambos métodos são efetivos, e a colaboração harmoniosa entre cardiologistas, cirurgiões vasculares e radiologistas intervencionistas é imperativa.

Sumariamente, as complicações relacionadas com os acessos vasculares para procedimentos percutâneos coronarianos ou periféricos representam problema muito importante na saúde, pois as intervenções minimamente invasivas estão crescendo cada vez mais e substituindo os procedimentos cirúrgicos abertos. O tratamento endovascular das complicações dos sítios de punção é considerado atualmente como o tratamento de escolha no grupo de pacientes que não podem tolerar revascularização ou perdas sanguíneas. Os procedimentos endovasculares são realizados sob anestesia local, são melhores tolerados pelos pacientes, além de serem associados a menor tempo de hospitalização quando comparados à cirurgia. Os avanços tecnólogicos em relação aos *stents* de nitinol permitem a liberação mais segura dos *stents* revestidos e não revestidos nos casos de complicações dos acessos vasculares.

As complicações hemorrágicas podem ser insidiosas, porém ameaçadoras à vida, sendo que o tratamento imediato com *stents* revestidos ou embolização são procedimentos que podem controlá-la. A injeção de trombina percutânea ecoguiada é o tratamento de escolha para os pseudoaneurismas. Nas lesões extensas arteriais ou aquelas que acompanham FAVs, os *stents* revestidos podem ser utilizados. A grande maioria das FAVs iatrogênicas pode ser efetivamente tratada com implante de *stents* revestidos, mesmo quando a FAV localiza-se próxima à bifurcação femoral. As dissecções arteriais podem ser tratadas somente com balões de angioplastia, entretanto, nas lesões mais extensas, envolvendo as artérias ilíacas, geralmente utilizam-se *stents* autoexpansíveis. A trombólise guiada por catéter, seguida por balonamento prolongado ou implante de *stent*, é capaz de tratar os casos de trombose arterial aguda. Finalmente, as complicações relacionadas com os dispositivos de oclusão arterial também podem ser tratadas via endovascular. A interação entre cardiologistas, cirurgiões vasculares e radiologistas intervencionistas é crucial para a condução apropriada do paciente em todos os casos de complicações relacionadas com os acessos vasculares.

REFERÊNCIAS BIBLIOGRÁFICAS

1. Tsetis D. Endovascular treatment of complications of femoral arterial access. *Cardiovasc Intervent Radiol* 2010;33:457-68.
2. Tavris DR, Wang Y, Jacobs S *et al*. Bleeding and vascular complications at the femoral access site following percutaneous coronary intervention (PCI): an evaluation of hemostasis strategies. *J Invasive Cardiol* 2012;24:328-34.
3. Kuchulakanti PK, Satler LF, Suddath WO *et al*. Vascular complications following coronary intervention correlate with long-term cardiac events. *Catheter Cardiovasc Interv* 2004;62:181-85.
4. Samal AK, White CJ. Percutaneous management of access site complications. *Catheter Cardiovasc Interv* 2002;57:12-23.
5. Merriweather N, Sulzbach-Hoke LM. Managing risk of complications at femoral vascular access sites in percutaneous coronary intervention. *Crit Care Nurse* 2012;32:16-29.
6. Manoukian SV. The relationship between bleeding and adverse outcomes in ACS and PCI: pharmacologic and nonpharmacologic modification of risk. *J Invasive Cardiol* 2010;22:132-41.
7. Kolluri R, Fowler B, Nandish S. Vascular access complications: diagnosis and management. *Curr Treat Options Cardiovasc Med* 2013;15:173-87.
8. Thore V, Berder V, Houplon P *et al*. Role of manual compression time and bed rest duration on the occurrence of femoral bleeding complications after sheath retrieval following 4Fr left sided cardiac catheterization. *J Interv Cardiol* 2001;14:7-10.
9. Tagney J, Lackie D. Bed-rest post femoral arterial sheath removal: What is safe practice? A clinical audit. *Nurs Crit Care* 2005;10:167-73.
10. Eggebrecht H, Naber C, Woertgen U *et al*. Percutaneous suture-mediated closure of femoral access sites deployed through the procedure sheath: initial clinical experience with a novel vascular closure device. *Cath Cardiovasc Int* 2003;58:313-21.
11. Doyle BJ, Ting HH, Bell MR *et al*. Major femoral bleeding complications after percutaneous coronary intervention: incidence, predictors, and impact on long-term survival among 17,901 patients treated at the Mayo Clinic from 1994 to 2005. *JACC Cardiovasc Interv* 2008;1:202-9.
12. Novelli M, Righi D, Pilato A. Color Doppler evaluation and diagnosis of local complications after arterial endovascular procedures. *Recenti Prog Med* 2012 Sept.;103:337-47.
13. Fleischmann D, Lammer J. Peripheral CT angiography for interventional treatment planning. *Eur Radiol* 2006;16(Suppl 7):M58-64.
14. Lopera JE, Trimmer CK, Josephs SG *et al*. Multidetector CT angiography of infrainguinal arterial *bypass*. *Radiographics* 2008;28:529-48.
15. Stone PA, Campbell JE. Complications related to femoral artery access for transcatheter procedures. *Vasc Endovascular Surg* 2012;46:617-23.
16. Yaganti V, Mejevoi N, Hasan O *et al*. Pitfalls associated with the use of current recommendations for fluoroscopy-guided common femoral artery access. *Catheter Cardiovasc Interv* 2013;81:674-79.
17. Castillo-Sang M, Tsang AW, Almaroof B *et al*. Femoral artery complications after cardiac catheterization: a study of patient profile. *Ann Vasc Surg* 2010;24:328-335.
18. Calligaro KD, Balraj P, Moudgill N *et al*. Results of polytetrafluoroethylene-covered nitinol stents crossing the inguinal ligament. *J Vasc Surg* 2013;57:421-6.
19. Donas KP, Torsello GF. Endovascular surgery as a bridge solution for selected vascular emergencies. *J Cardiovasc Surg* (Torino) 2010;51:337-42.
20. Shannon J, Latib A, Colombo A. Iatrogenic perforation of the medial circumflex artery following femoral venous cannulation for transcatheter aortic valve replacement, presenting with retroperitoneal hematoma and successfully managed by percutaneous embolization and coiling. *Catheter Cardiovasc Interv* 2012;80:1002-6.
21. Maleux G, Hendrickx S, Vaninbroukx J *et al*. Percutaneous injection of human thrombin to treat iatrogenic femoral pseudoaneurysms: short- and midterm ultrasound follow-up. *Eur Radiol* 2003;13:209-12.

22. Khoury M, Rebecca A, Greene K et al. Duplex scanning guided thrombin injection for the treatment of iatrogenic pseudoaneurysms. *J Vasc Surg* 2002;35:517-21.
23. La Perna L, Olin JW, Goines D et al. Ultrasound-guided thrombin injection for the treatment of postcatheterization pseudoaneurysms. *Circulation* 2000;102:2391-5.
24. Matson MB, Morgan RA, Belli AM. Percutaneous treatment of pseudoaneurysms using fibrin adhesive. *Br J Radiol* 2001;74:690-4.
25. Owen RJ, Haslam PJ, Elliott ST et al. Percutaneous ablation of peripheral pseudoaneurysms using thrombin: a simple and effective solution. *Cardiovasc Interv Radiol* 2000;23:441-6.
26. Elford J, Burrell C, Freeman S, Roobottom C. Human thrombin injection for the percutaneous treatment of iatrogenic pseudoaneurysms. *Cardio Vasc Interv Radiol* 2002;25:115-8.
27. Thalhammer C, Kirchherr AS, Uhlich F et al. Postcatheterization pseudoaneurysms and arteriovenous fistulas: repair with percutaneous implantation of endovascular covered stents. *Radiology* 2000;214:127-31.
28. Baltacioglu F, Cim NC, Cil B et al. Endovascular stent-graft applications in iatrogenic vascular injuries. *Cardiovasc Interv Radiol* 2003;26:434-9.
29. Rathod JR, Dhomne S, Taori K et al. Endovascular stent graft for post-traumatic superficial femoral artery pseudoaneurysms with arteriovenous fistula: 6 months follow-up of 2 cases. *J Radiol Case Rep* 2011;5:26-34.
30. Onal B, Ilgit ET, Koşar S et al. Endovascular treatment of peripheral vascular lesions with stent-grafts. *Diagn Interv Radiol* 2005;11:170-74.
31. Tsetis DK, Kochiadakis GE, Hatzidakis AA et al. Transcatheter thrombolysis with high-dose bolus tissue plasminogen activator in iatrogenic arterial occlusion after femoral arterial catheterization. *Cardiovasc Interv Radiol* 2002;25:36-41.
32. Liu Q, Yan CW, Zhao SH et al. Thrombolytic therapy for femoral artery thrombosis after left cardiac catheterization in children. *Chin Med J* (Engl) 2009;122:931-4.
33. Starck EE, McDermott JC, Crummy AB et al. Percutaneous aspiration thrombectomy. *Radiology* 1985;156:61-6.
34. Hon LQ, Ganeshan A, Thomas SM et al. An overview of vascular closure devices: what every radiologist should know. *Eur J Radiol* 2010;73:181-90.
35. Bangalore S, Arora N, Resnic FS. Vascular closure device failure: frequency and implications: a propensity-matched analysis. *Circ Cardiovasc Interv* 2009;2:549-56.
36. Kim YJ, Yoon HK, Ko GY et al. Percutaneous transluminal angioplasty of suture-mediated closure device-related femoral artery stenosis or occlusive disease. *Br J Radiol* 2009;82:486-90.
37. Steinkamp HJ, Werk M, Beck A et al. Excimer laser-assisted recanalisation of femoral arterial stenosis or occlusion caused by the use of Angio-Seal. *Eur Radiol* 2001;11:1364-70.
38. Lee JH, Biring TS, Gimelli G. Treatment of an Angio-Seal-related vascular complication using the SilverHawk plaque excision system: a case report. *Cath Cardiovasc Interv* 2007;69:141-45.
39. Ratnam LA, Raja J, Munneke GJ et al. Prospective nonrandomized trial of manual compression and Angio-Seal and Starclose arterial closure devices in common femoral punctures. *Cardiovasc Interv Radiol* 2007;30:182-8.
40. Gonsalves M, Walkden M, Belli AM. Laceration of the common femoral artery following deployment of the starclose vascular closure system. *Cardiovasc Interv Radiol* 2008;31:817-20.

Parte II

Embolizações

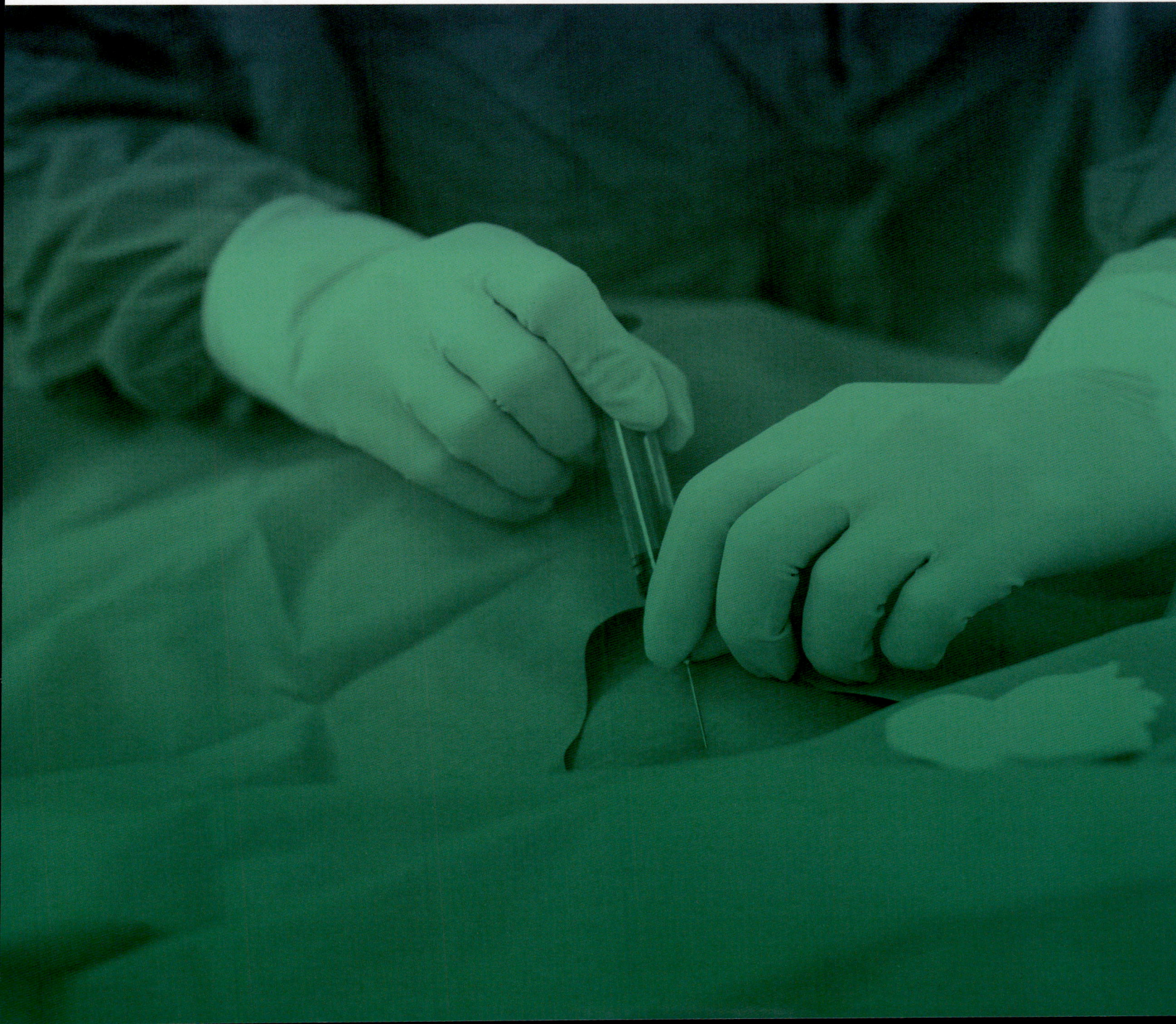

Capítulo 10

Princípios Gerais da Embolização Vascular Periférica

◆ *Shamar Young*
◆ *Michael Rosenberg*
◆ *Jafar Golzarian*

CONTEÚDO

✓ INTRODUÇÃO 184
✓ PRINCÍPIOS BÁSICOS 184
✓ MATERIAIS 186
✓ CONCLUSÕES 192
✓ REFERÊNCIAS BIBIOGRÁFICAS 193

INTRODUÇÃO

A embolização percutânea com uma variedade de agentes é uma marca típica da prática intervencionista atual. Há ampla variedade de cenários estabelecidos em que a embolização pode ser empregada, variando desde o tratamento de hemorragia aguda até casos de malignidade. Os diversos cenários clínicos levaram ao desenvolvimento de vasta gama de diferentes materiais embólicos, que podem então ser aplicados usando-se múltiplas técnicas. Este capítulo revê os princípios básicos de embolização vascular periférica e os vários agentes embolizantes.

PRINCÍPIOS BÁSICOS

Os princípios básicos serão divididos em: pré-procedimento, intraprocedimento e pós-procedimento. Estes representam três pontos temporais distintos, em que vários fatores devem ser considerados e avaliados a fim de executar com sucesso o procedimento de embolização.

Pré-Procedimento

Os pacientes são tipicamente encaminhados ao radiologista intervencionista em uma de três situações clínicas: cenário emergencial ou não eletivo, em que o tempo é crítico, e a sobrevida do paciente frequentemente depende de ação decisiva rápida pelo intervencionista; cenário urgente ou semieletivo, em que rapidez é importante, entretanto, ainda há tempo para reunir dados básicos; e finalmente o contexto de rotina ou eletivo, em que o tempo não é fator significativo. Dadas estas diferenças importantes na capacidade de avaliar dados, estes três cenários clínicos são considerados separadamente.

O cenário de emergência ocorre frequentemente em horas avançadas, enfatizando a necessidade de o médico encaminhador ter acesso aos intervencionistas 24 horas por dia durante os 7 dias por semana. Em contextos emergenciais o estado clínico instável do paciente muitas vezes não permite a reunião de dados básicos que normalmente seria realizada. A primeira decisão a tomar neste cenário é se o paciente está ou não suficientemente estável para ser submetido a estudo por imagem, mais comumente o exame de tomografia computadorizada (TC) contrastada. O exame de TC bem feito pode aumentar substancialmente a probabilidade de sucesso e diminuir o tempo despendido durante o procedimento.[1] Quando a indicação é hemorragia, uma das razões mais comuns para consulta de emergência, a maioria dos autores enfatiza a necessidade, pelo menos, das fases arterial e venosa retardada; outros não dispensam a fase de exame sem contraste. Na maioria dos casos, se o paciente estiver instável para realizar TC, eles serão levados ao centro cirúrgico, e raramente eles irão para o serviço de radiologia intervencionista. Esta decisão tipicamente será tomada por conversas com as equipes cirúrgicas, intervencionista e de emergência. Mesmo em casos de emergência devem ser efetuados exames laboratoriais de coagulação, incluindo plaquetas e razão normalizada internacional (RNI).

Embora estes testes laboratoriais tenham importância estabelecida, a tromboelastografia (TEG) é um teste relativamente novo com poucos dados para ser suportado pela revisão Cochrane; os resultados iniciais, no entanto, são promissores.[2] Os autores recomendam familiarização com este novo teste laboratorial. Em um paciente instável, é da máxima importância corrigir quaisquer coagulopatias que possam estar presentes.

Nas circunstâncias incomuns em que nenhum diagnóstico por imagem é disponível, o cenário clínico frequentemente apontará a fonte de hemorragia, e angiografia deve começar no território arterial mais provável. Por exemplo, hemorragia relacionada com trauma abdominal fechado mais frequentemente é relacionada com lesão esplênica ou hepática.[3] É importante possuir um arsenal abrangente de catéteres, microcatéteres, fios-guia e materiais embólicos para estes casos emergentes, uma vez que o procedimento pode exigir variedade de técnicas.

O cenário de urgência possibilita maior tempo para coletar dados, a TC pode ser obtida e usada pelo intervencionista para formular a estratégia para o procedimento que está por ser efetuado.[2] Durante esta fase pré-operatória podem-se solicitar os materiais que provavelmente serão necessários. Apesar desta previsão, permanece vital ter acesso à sala de estoque bem suprida de materiais, uma vez que os casos podem fugir da programação inicial e exigir improvisação.

Neste contexto, o paciente comumente pode dar consentimento e é importante apresentar acuradamente os benefícios do seu procedimento, mas também os riscos, que comumente são aumentados na urgência. A importância da comunicação dentro de equipe interdisciplinar é da mais alta importância. De forma semelhante ao cenário da emergência, é importante corrigir agressivamente quaisquer coagulopatias que o paciente possa ter.

No cenário de rotina o intervencionista tem a oportunidade de avaliar o paciente na clínica antes do procedimento. Na opinião dos autores, este é um passo-chave para qualquer paciente que vai se submeter a qualquer procedimento. Uma das coisas mais importantes a comunicar ao seu paciente são as limitações do procedimento proposto. Muitas vezes, especialmente no cenário oncológico, o médico encaminhador pode ser menos realístico na descrição de quais tendem a ser os seus resultados de procedimento. Por exemplo, se o seu objetivo for a "vida prolongada" para um paciente oncológico, isto deve ser tornado claro, e o paciente/familiar deve estar ciente da realidade (cura e paliação). Não ter clareza sobre os objetivos pode levar ao desapontamento do paciente após uma intervenção que é vista pelo intervencionista como bem-sucedida. Ser completamente honesto com o paciente também significa recomendar que o paciente não passe pelo procedimento, em algumas ocasiões. É importante para uma especialidade em crescimento desenvolver a base de encaminhamento, e isto, outra vez, requer clara e boa comunicação interdisciplinar. Os colegas necessitam ser capazes de confiar na indicação adequada dos seus procedimentos. Isto significa encaminhar para outras especialidades quando apropriado e, em alguns casos, recomendar que nada mais seja feito.

Intraprocedimento

Quando o procedimento começa, é necessário trabalhar rapidamente, mas sem pressa, em todos os três cenários descritos. A única diferença importante seria provavelmente a quantidade de atenção dedicada aos testes de laboratório e funções vitais durante o procedimento. O primeiro passo em qualquer procedimento é o acesso. Tradicionalmente, acesso arterial era realizado preferencialmente na virilha via artéria femoral, puncionada sobre a cabeça do fêmur para garantir que a artéria possa ser comprimida e evitar desenvolvimento de hematoma. Contudo, nos últimos anos o uso de artérias braquiais e radiais foi descrito e promovido para certos procedimentos, principalmente pelos diferentes ângulos que elas fornecem e a facilidade de recuperação.[4] Para acesso venoso os pontos de entrada típicos são o pescoço (jugular interna) ou a virilha (veia femoral), dependendo de qual sistema venoso seja o alvo. Cada acesso oferece certos ângulos que podem ser benéficos em diferentes cenários clínicos, embora muitas embolizações possam ser realizadas a partir que qualquer ponto de acesso e a escolha caibam na preferência do intervencionista. A veia porta é uma veia importante e única para acessar. Acesso à veia porta pode ser obtido pela via transjugular ou por via trans-hepática ou transesplênica.

Uma vez obtido o acesso, o passo seguinte é avaliar a irrigação vascular para alcançar o alvo da embolização. Isto é feito usando-se uma variedade de fios e catéteres, tipicamente através de um introdutor valvulado. Haverá breve discussão de fios e catéteres na seção sobre materiais, embora discutamos algumas técnicas aqui. Constitui experiência dos autores que, especialmente em anatomia tortuosa e ao tratar lesões em regiões de fluxo turbulento ou alto fluxo, suporte dentro do seu sistema de catéter é importante. Nós achamos que o controle sobre a resposta é possível de duas maneiras; a primeira é através do uso de um catéter-guia ou bainha. Um catéter-guia ou bainha pode fornecer estabilidade para o catéter diagnóstico, 4 ou 5 Fr, através do qual um microcatéter pode ser usado, se necessário. Uma opção alternativa é passar o microcatéter diretamente através do catéter-guia. A outra maneira de aumentar a "resposta" é usar diferentes fios ou catéteres, cujas formas ou materiais possibilitem maior suporte e estabilidade.

Uma vez a estrutura vascular correta seja identificada, é importante efetuar angiografia de subtração digital (DSA) de qualidade. Quando se faz DSA, diversas características merecem atenção continuada, incluindo a presença de *shunts* (*comunicações entre os vasos* aumenta a possibilidade de várias complicações e é fator-chave a considerar na escolha do material embólico), a presença de caminhos colaterais (no contexto de pseudoaneurisma, vias alternativas alimentadoras necessitarão ser embolizadas também, enquanto no contexto de hemorragia aguda elas podem ser avaliadas como circulação para evitar isquemia de tecido normal), e tamanho do vaso (este é mais crítico no contexto de embolização mecânica, uma vez que o tamanho do vaso desempenhe grande papel no tamanho do agente embólico mecânico escolhido, conforme descrito mais adiante). No contexto de volume intravascular diminuído, como hemorragia aguda, os vasos que estão sendo investigados podem estar amputados ou em espasmo, fator importante a considerar quando se está escolhendo o tamanho do embolizante mecânico.

TC com feixe cônico (intensificador de imagem) foi desenvolvida durante a última década e pode ser ferramenta valiosa quando se estão realizando procedimentos de embolização. TC com feixe cônico permite que o intervencionista ganhe maior detalhe anatômico e em particular avaliação de fase parenquimatosa de quais tecidos o vaso injetado está suprindo. Isto é útil em muitas situações, mas especialmente para evitar embolização fora do alvo e assegurar que uma lesão-alvo seja tratada de modo completo.[5] A fim de produzir uma imagem de DSA, na avaliação do tórax, abdome ou pelve, é imperativo que o paciente prenda sua respiração para evitar movimento. Isto é feito por instrução, no contexto de sedação consciente, ou pedindo ao anestesiologista para produzir apneia no contexto de anestesia geral. A DSA deve ser revisada cuidadosamente para avaliar quanto aos fatores listados anteriormente, bem como comparada (pelo menos mentalmente) a qualquer imagem pré-procedimento para assegurar que o alvo percebido na imagem pré-procedimento esteja relacionada com o alvo atual.

Embora os materiais embólicos sejam discutidos em outra seção, alguns princípios serão adiantados. Quando aplicando materiais embólicos, eles são quase sempre radiopacos ou assim tornados pela adição de contraste. Isto é importante, uma vez que a visibilização da sua colocação permita ao intervencionista garantir a entrega no local desejado, apropriada conformação (adaptação de agentes mecânicos no leito vascular) e para avaliar se o fluxo é mantido (atingindo o objetivo dos agentes particulados de estase). Após a embolização, é necessário controle com DSA de qualidade para assegurar que o efeito desejado foi alcançado, e nenhum tratamento adicional seja necessário. No contexto das colaterais (p. ex., se trabalhando no abdome as artérias celíaca e mesentérica superior (SMA) possuem numerosas colaterais), é importante que outras possíveis artérias nutridoras sejam avaliadas para estimar, se o efeito desejado foi alcançado.

Embolização de regiões não alvo constitui o principal temor da maioria dos procedimentos de embolização, uma vez que ela pode resultar em isquemia não intencional de tecido sadio. Isto ocorre quando o material embólico, seja através de refluxo ou desvio (*shunt*), é aplicado em leito vascular não pretendido, conduzindo a complicações, como necrose intestinal, êmbolo pulmonar ou mesmo acidente vascular encefálico. Comumente, o intervencionista identificará durante o procedimento, mas isto não é sempre o caso. Em algumas circunstâncias o paciente pode ser anticoagulado em uma tentativa de minimizar dano ao tecido normal, e no contexto de agentes oclusores como a mola, sua retirada pode ser necessária para alcançar este objetivo.

Pós-Procedimento

No pós-operatório é importante realizar acompanhamento clínico. Se paciente estiver internado os autores recomendam fortemente continuar a acompanhá-lo com visita diária. Isto permite a você evitar confusão durante a evolução. Por exemplo, depois de embolização não é incomum pacientes desenvolverem fadiga, febres e/ou leucocitose. Isto é mais comumente decorrente da "síndrome pós-embolização", conforme discutido a seguir, mas estes sintomas são facilmente interpretados erradamente como infecção por médicos pouco familiarizados com o método. Se o paciente for ambulatorial, é importante que ele tenha acesso à equipe para fazer perguntas ou externar preocupações.

Complicações são o temor de qualquer intervencionista. Embora as complicações possam ser exclusivas do agente embólico usado e do cenário clínico, existem algumas que são comuns à maioria, se não todos, os procedimentos embólicos que são discutidos aqui. Embolização fora do alvo, como discutido anteriormente, é uma grande preocupação nas embolizações.

Infecção é outra preocupação comum. A disseminação inicial de infecção pode vir de vários lugares. Infecção pode ser iniciada durante o procedimento, por quebra na técnica estéril. Durante intervenção nos sistemas urinário ou biliar, bactérias podem ser forçadas para dentro do sangue exatamente pela sua manipulação. Em geral antibióticos pré-procedimento não são necessários, contudo, trabalhando com o sistema biliar ou urinário, eles devem sempre ser usados, e podem também ser considerados em outros procedimentos, dependendo das circunstâncias clínicas. Quando uma quantidade importante de tecido sofre isquemia, intencionalmente ou não intencionalmente como um resultado do procedimento, o tecido necrótico pode-se tornar um *nidus* para bactérias, o que pode resultar em bacteriemia. É necessário, todavia diferenciar infecção verdadeira de síndrome de pós-embolização, descrita a seguir, que pode imitar infecção, mas não necessita tratamento antibiótico.

Síndrome pós-embolização é um conjunto de sintomas incluindo dor, febre, náusea, vômito e leucocitose, que são decorrentes de isquemia.[6] Isto é mais um efeito colateral esperado de muitos procedimentos do que uma complicação verdadeira. Há uma correlação entre a quantidade de isquemia induzida e a síndrome, no entanto, há também pronunciada variação em gravidade entre os pacientes. Medidas suportivas, como hidratação e analgésicos, são os tratamentos de escolha.[6] Evitar o diagnóstico errado desta síndrome comum como uma infecção é essencial, e uma das principais armadilhas evitadas quando o intervencionista fornece acompanhamento pós-procedimento.

Pontos-Chave

- Imagem pré-procedimento é vantajosa e deve ser obtida, se possível.
- É indispensável ter acesso à ampla variedade de fios, cateteres e embolizantes.
- Comunicação interdisciplinar é crucial.
- Acompanhamento depois do procedimento é essencial.

MATERIAIS

Esta seção reverá brevemente os materiais embólicos disponíveis para uso. Cada agente embólico será revisto quanto a sua composição, método de utilização e complicações correlatas potencialmente únicas. Materiais embólicos podem ser classificados de várias maneiras diferentes; nós escolhemos separá-los com base nas suas propriedades físicas.

Agentes Embólicos Particulados

Partículas são um subgrupo comumente usado, cujo uso vem aumentando nos últimos anos. Muitas partículas diferentes foram usadas pelos anos. Nesta seção reveremos os principais agentes disponíveis no contexto clínico e aqueles em desenvolvimento.

Polivinil álcool (PVA)[7,8]

PVA tradicionalmente tem sido a partícula mais comumente usada e tem sido disponível para trabalho intravascular desde sua introdução, em 1974. Elas são criadas comprimindo-se uma espuma, que é a seguir raspada dos blocos e passada por vários filtros. Este processo conduz a partículas irregularmente configuradas que são comercializadas em uma faixa de tamanhos, geralmente abrangendo algumas centenas de micra (i. e., um frasco conterá partículas de PVA, variando de 100-300 micrômetros, por exemplo). O tamanho das partículas de PVA fabricadas varia de 45 a 1.200 micrômetros e elas são, em grande parte, em forma de pó ou suspensas em líquido. Recentemente, partículas de PVA mais esféricas foram introduzidas, possibilitando distribuição em menores faixas de tamanhos. O PVA demonstrou aderir ao lado dos vasos e induzir reação inflamatória que, subsequentemente, leva à trombose. Embora as partículas sejam permanentes, eventual recanalização do vaso ocorre em questão de meses.

As partículas de PVA são preparadas, misturando-as em solução, contendo aproximadamente 50% de contraste e 50% de soro fisiológico com preferências pessoais levando a alguma variação. A solução é agitada para suspensão completa. É importante que as partículas sejam diluídas consideravelmente para evitar grumos, complicação conhecida e discutida a seguir. Há diversas razões de diluição utilizadas, e a razão de certa forma depende da experiência e preferência do usuário. Os autores tipicamente diluem 1 mL (ou frasco) de PVA em 40 a 50 mL de solução de contraste e soro fisiológico. As partículas são misturadas em um frasco e, então, aspiradas para uma seringa de 10-20 mL. Os autores defendem conectar esta seringa a uma seringa de 3 mL por meio de uma torneira de três vias e aspirando para trás e para diante para máxima mistura e para evitar ainda mais formação de grumos. É importante que a mistura também seja agitada ou misturada periodicamente durante a aplicação, caso contrário, as partículas podem sedimentar.

Complicações exclusivas do PVA são principalmente relacionadas com a formação de grumos. Os grumos são um fenômeno pelo qual as partículas de PVA de forma irregular grudam entre si formando agregados. Estes agregados podem causar oclusão do microcatéter. Evitar a agregação é essencial, especialmente uma vez que a vantagem teórica da embolização de partículas seja a capacidade de controlar o nível ao qual o sistema vascular é ocluído, escolhendo-se o tamanho das partículas. Quando o PVA forma grumos, a obstrução se torna mais proximal e resulta em estase mais rapidamente, o que muitas vezes não resulta no efeito desejado. Em casos extremos a agregação pode levar à oclusão do catéter, o que pode, às vezes, ser resolvido pela desobstrução com um fio, mas em outros casos, pode exigir remoção do catéter e assim perda do acesso seletivo. Quando partículas de PVA de pequenos tamanhos são escolhidos para isquemia intra-arterial, torna-se uma preocupação maior.

PVA tem sido usado em larga variedade de cenários clínicos, desde trauma até embolização de tumor. Atualmente uma das aplicações mais comuns é no contexto de embolização de artéria uterina, com seu valor em quimioembolização tumoral hepática também reconhecido.

Micropartículas esféricas (microsferas)

O desenvolvimento de partículas esféricas foi em grande parte impulsionado pelas deficiências do PVA com o objetivo de as direcionar. A forma esférica das partículas lhes permite que sejam separadas em faixas precisas de tamanho (± 20-100 micrômetros) por meio de processo de filtração semelhante ao PVA. Sua forma esférica também reduz o fenômeno de agregação tão comumente visto com PVA. A precisão do tamanho usado permite, pelo menos teoricamente, ao intervencionista controlar o nível ao qual ocorre oclusão da arcada vascular, dando-lhes maior controle do procedimento.

Elas também possuem compressibilidade e recuperação (i. e., as partículas retornam à sua forma original depois que a força compressora é removida). Isto lhes permite que sejam mais facilmente aplicadas por um microcatéter. Contudo, é importante notar que, por causa da compressibilidade e recuperação, elas viajarão até mais longe e ocluirão mais distalmente do que o PVA não esférico. Portanto, o dimensionamentos das microsferas é diferente do PVA não esférico, em geral, será uma faixa de tamanho maior.

As esferas têm diferentes composições que são vendidas sob vários nomes registrados. Trisacryl gelatin microsferas[8] são esferas embólicas hidrofílicas e permanentes feitas de matriz de polímero de trisacrila impregnado com gelatina, vendidas sob o nome registrado Embospheres®. Partículas Embozene® são compostas de um cerne de hidrogel rodeado por um polímero Polyzene® e são também partículas permanentes inabsorvíveis. Duas partículas esféricas de PVA com base hidrogel são também vendidas sob os nomes Contour SE® e Bead Block®. Todas estas partículas são vendidas em ampla variedade de tamanhos com variação na faixa de tamanho de partícula que vem em um único frasco.

Partículas embólicas esféricas são tipicamente radiotransparentes (com alguns fabricantes fazendo-as radiopacas) e fornecidas suspensas em frasco ou seringa. A solução fornecida é carregada em seringa de 5-10 mL e conectada por uma torneira de três vias a uma seringa de tamanho semelhante contendo contraste. A solução é, então, delicadamente misturada, sem necessidade da mistura vigorosa necessária no PVA. Uma vez que a agregação ainda seja uma preocupação, os autores tipicamente diluem em 10-20 mL de solução. Elas então são aplicadas sob direcionamento fluoroscópico.

Não foram descritas complicações exclusivas destas esferas. Alguns dos menores tamanhos de partícula podem causar oclusão ao nível arteriolar, e assim a isquemia permanece uma preocupação.

Foi publicada utilização destas esferas em quase todos os cenários clínicos em que o uso de PVA foi descrito. A questão que se apresentou é se a precisão aumentada destas esferas se traduz por melhores resultados clínicos. Isto é de considerável importância dado o custo aumentado em comparação a PVA. Estudo prospectivo por Spies et al. comparando PVA não esférico e Embospheres® em pacientes que receberam embolização de artérias uterinas para miomas não mostrou qualquer superioridade em termos de resultados clínicos ou complicações no grupo com microsferas.[9] Outros estudos prospectivos demonstraram que as pacientes tratadas com partículas de PVA esféricas, no contexto de embolização de mioma uterino, tiveram mais falha clínica do que aquelas tratadas com EmboSpheres®.[10] Algumas destas diferenças clínicas podem ser explicadas pela diferença em compressibilidade e recuperação das partículas.[8] Estes dados salientam a importância de confiar em estudos clínicos que demonstrem benefício estabelecido, antes de usar novos materiais esféricos em pacientes.

Partícula carreadora de drogas (DEB)

Partículas carreadoras de drogas (DEB) foram desenvolvidas especificamente para quimioembolização transarterial (TACE) do fígado, no entanto, seu uso em outros cenários clínicos foi descrito. A força impulsora para seu desenvolvimento foi combinar aplicação lenta de droga e embolização em uma sessão permitindo aplicação de droga local melhorada e sistêmica reduzida.

As DEBs são fabricadas por várias companhias diferentes e são compostas de diferentes materiais, incluindo hidrogel PVA, vinil acetato e metil acrilato. O princípio básico é que as partículas criam um estado iônico vantajoso, possibilitando o seu "carreamento". As partículas são "carreadas" com quimioterápico antes da aplicação. As esferas lentamente liberam o quimioterápico gradativamente resultando em menos efeitos colaterais e, pelo menos teoricamente, uma posologia mais prolongada e mais alta de quimioterápico no tumor. As esferas são vendidas em várias faixas de tamanho por diferentes fornecedores, mas tipicamente variam em tamanho por várias centenas de micrômetros. Algumas das faixas de tamanhos de partículas comercialmente disponíveis são 75-150, 100-300 e 300-500 micrômetros. As DEBs são geralmente fornecidas suspensas em uma solução e são visíveis ao olho, mas radiotransparentes. O sobrenadante geralmente é removido, e, então, as partículas são adicionadas a uma mistura de contraste. As DEBs são, então, aplicadas ao vaso alimentador até que estase seja obtida.

Como com todos os procedimentos embólicos, embolização fora do alvo constitui a maior preocupação. Entretanto, embolização fora do alvo muitas vezes cria mais dano tecidual no contexto de DEB em razão da liberação de agente quimioterápico. Por exemplo, se a artéria falciforme for embolizada inadvertidamente, a necrose de pele pode ter cura extremamente lenta por causa da deposição de quimioterapia.

Ítrio 90 (Y-90)[11,12]

Y-90 é uma partícula beta-emissora com meia-vida de aproximadamente 64 horas que penetra aproximadamente 2,5 mm no tecido. Y-90 é atualmente disponível ligada a microsferas de resina ou vidro, com variação de tamanho de 20-60 micrômetros.

Aplicação de Y-90 geralmente começa com angiografia de planejamento ou mapeamento, no qual os vasos que não suprem a área-alvo, mas têm alta probabilidade de receber partículas não alvo, deverão ser embolizados, tipicamente com molas. Depois que todos esses vasos são tratados, albumina agregada (MAA) é aplicada no ponto da aplicação prevista do Y-90. O paciente, então, passa por estudo com gama-câmera para determinar a distribuição de MAA. Quando se usa resina, o desvio (*shunt*) para o pulmão tem que ser menor que 20%, enquanto a dose total para os pulmões precisa ser menor que 30 gray quando usando microsferas de vidro. Se o *shunt* pulmonar for maior ou houver aplicação de MAA fora de alvo, por exemplo, no intestino, o paciente deve receber procedimentos preparatórios adicionais para eliminar/diminuir esses escapes, caso contrário, o Y-90 não deverá ser administrado. Na segunda etapa, o paciente retorna no período de 1-4 semanas, e uma dose de Y-90 individualizada calculada é aplicada no mesmo local onde MAA foi administrado previamente.

A principal complicação associada a Y-90 é embolização fora do alvo. Quando ocorre, ela pode ser muito devastadora, levando à fibrose pulmonar por radiação, intestino necrótico e/ou colecistite aguda. Uma complicação única associada a Y-90 é doença hepática induzida pela radiação (RILD). O grau de RILD é dependente da dose e resulta em dano ao fígado, tipicamente progredindo para insuficiência hepática fulminante e morte. A dosagem é claramente correlacionada com RILD, mas há outros fatores menos conhecidos, como relação tumor-fígado e grau de cirrose.[13] O tratamento de RILD é difícil e comumente ineficaz, com terapia de suporte e esteroides.

Y-90 está atualmente disponível comercialmente carregado em esferas de resina, que são aprovadas para uso em câncer do cólon metastático ao fígado, e esferas de vidro, que têm uma liberação da FDA para o tratamento de câncer hepatocelular (HCC). Ambos os meios foram, no entanto, usados no tratamento de vários diferentes cânceres do fígado metastáticos e intrínsecos.

Esponja de gelatina comprimida absorvível (Gelfoam®)[8,14]

Gelfoam® é um agente hemostático hidrossolúvel não antigênico preparado de pele porcina purificada, gelatina e água. O mecanismo de oclusão pelo Gelfoam® não está completamente compreendido, mas de acordo com a bula do fabricante (da Pfizer), é principalmente a obstrução física e interação bioquímica com a cascata da coagulação. Gelfoam® foi inicialmente introduzido e indicado para fornecer hemostasia em um contexto cirúrgico, com o primeiro uso intra-arterial fora de bula, tendo sido descrito, em 1964. Embora Gelfoam® resulte em rápida oclusão intravascular, a duração da oclusão vascular antes da recanalização espontânea não é conhecida definitivamente. Vários estudos em animais, bem como angiografias de acompanhamento em investigações humanas, sugerem que o tempo de reabsorção varia algo entre 3 dias e 4 meses.

Gelfoam® é disponível comercialmente em lâminas de 2 mm de espessura e em forma de pó. As lâminas de 2 mm podem ser preparadas de muitas maneiras diferentes. As lâminas podem ser cortadas ao longo dos seus planos vertical e horizontal em quadrados de aproximadamente 1 mm. Estes quadrados são, então, colocados em uma seringa contendo mistura de contraste e soro fisiológico e aplicados por um catéter ou microcatéter. Se for desejado menor tamanho de partículas (o que aumenta a facilidade de aplicação), uma pasta pode ser feita usando-se o método de bombeamento. Este consiste em uma torneira de três vias conectando duas seringas. Os pedaços cortados de Gelfoam® são colocados em uma seringa com mistura de contraste e eles são passados entre as duas seringas para criar uma pasta. Uma segunda técnica de aplicação é formar torpedos com o Gelfoam®. Isto frequentemente é feito cortando a lâmina verticalmente e torcendo o fragmento em uma forma de torpedo que pode, então, ser aplicado pelo catéter na localização desejada. As formas em pó não necessitam preparação importante, uma vez que elas podem simplesmente ser adicionadas a contraste e aplicadas.

As complicações mais comuns são infecção e isquemia. Isquemia pode ser o resultado de embolização fora do alvo ou do uso de partículas que são pequenas demais e ficam alojadas demasiado distalmente, resultando em oclusão de arteríolas ou capilares.

Gelfoam® é um agente versátil com usos descritos em diversos contextos clínicos de trauma, sangramento gastrointestinal, hemorragia pós-parto e embolização tumoral. Evidentemente, o uso varia conforme o intervencionista e a instituição, com uso comum visto em pacientes que têm etiologias de hemorragia, quando é desejada oclusão vascular temporária. Um exemplo frequentemente citado é hemorragia, resultando de trauma fechado.

Partículas Reabsorvíveis

Avitene™[8,15]

Avitene™ é uma preparação de colágeno microfibrilar vendida em forma de pó. Ele é suspenso em diluição de contraste em soro fisiológico ou em mistura de contraste e o agente esclerosante sódio tetradecil sulfato (Sotradecol®). Quando suspenso no primeiro ele produz oclusão durante aproximadamente duas semanas; quando suspenso no último ele é oclusivo durante aproximadamente 2 meses. O tempo aumentado de oclusão é considerado secundário à resposta inflamatória aumentada produzida pelo Sotradecol®.

Avitene™ não tem complicações exclusivas associadas descritas na literatura. O pó tem sido usado em embolizações tumorais e confere o benefício de ser aplicável por microcateter.

Oxycel/Surgicel®[8,16]

Oxycel/Surgicel® é um material de celulose regenerada, oxidada, absorvível, mais comumente usado para hemostasia no contexto cirúrgico, embora tenha sido descrito como um material intra-arterial. Similarmente ao Gelfoam® ele é vendido em uma variedade de configurações, incluindo almofadas, fitas e pós. Quando aplicado intra-arterialmente ele também produz oclusão temporária com recanalização sendo vista aos 4 meses. É aplicado como pasta suspensa em solução de contraste/soro fisiológico ou como solução de contraste/sangue autólogo e pode ser aplicado via microcateter. Não foram descritas complicações únicas com seu uso.

Atualmente, há grande interesse em desenvolver partículas reabsorvíveis feitas de várias composições químicas, incluindo partículas à base de polietilenoglicol hidrogel. O objetivo destas partículas calibradas é fornecer oclusão do vaso sem produzir resposta inflamatória significativa. A oclusão é temporária, e os materiais são reabsorvidos. Essas partículas teriam benefícios em muitos cenários clínicos diferentes, como UFE, TACE e trauma. Há alguns centros desenvolvendo partículas esféricas reabsorvíveis e esferas reabsorvíveis carreadas de drogas eluidoras que podem suprir a deficiência dos agentes anteriores.

Partículas Radiopacas

LC Bead LUMI® (Biocompatible, BTG)[17]

Recentemente lançado no mercado internacional, este agente embolizante apresenta a característica de ser radiopaco e visível ao RX, fluoroscopia e TC. Apresentados em seringas contendo microsferas de diferentes tamanhos (p. ex.: 70-150 e 100-300 μm e 300-500 μm). Por serem visíveis durante a injeção, usando o equipamento de fluoroscopia, permitem a exata identificação do local a ser liberado. Não existem, até o momento, estudos clínicos significativos com a sua aplicabilidade. Somente um estudo foi publicado demonstrando a sua aplicabilidade em tumores hepáticos.

Agentes Embólicos Líquidos

São um grupo bastante heterogêneo que ou atuam como esclerosantes, definidos como materiais injetáveis que causam irritação acentuada, levando à trombose e fibrose, ou param fisicamente o fluxo nos vasos. A forma destes agentes permite penetração profunda dentro da arcada vascular até o nível das arteríolas/vênulas ou capilares. Isto cria uma ferramenta de embolização poderosa, todavia, potencialmente perigosa uma vez que eles podem ser difíceis de controlar.

Óleo Etiodado (Lipiodol®/Ethiodol®)[18]

Lipiodol® e Ethiodol® são extratos de óleo de papoula e radiopacos. Eles estão disponíveis em frasco de vidro e não requerem preparação adicional. Podem ser aplicados por qualquer cateter ou microcateter. A viscosidade aumentada e insolubilidade em água do óleo etiodado resultam em oclusão capilar temporária. Embora alguns autores não os considerem um embólico verdadeiro, eles são às vezes usados para a única finalidade de tornar radiopacos os embolizantes radiotransparentes. Por exemplo, eles são parte essencial de procedimentos de TACE convencional. Lipiodol® e Ethiodol® têm o benefício de corar tumores durante um período extenso de tempo, permitindo que um tumor (HCC) seja visível, o que se torna ainda mais vantajoso no contexto de procedimentos combinados, por exemplo, quando a TACE é efetuada em um dia e a ablação dirigida por CT realizada no seguinte. Lipiodol® foi descrito aderindo às paredes das células tumorais e subsequentemente transportado para as células tumorais resultando em lise celular.[19] Não há complicações exclusivas associadas a Lipiodol® ou Ethiodol®.

Álcool absoluto ou etanol[20]

O álcool age precipitando desnaturação e forte resposta inflamatória, levando à destruição da parede do vaso e trombose rápida. Ocasionalmente, a destruição é extensa levando à necrose vascular transmural com vazamento do álcool para dentro do tecido circundante. Uma vez aplicado, o álcool resulta em embolização irreversível através desta importante resposta inflamatória.

Álcool não é radiopaco por si próprio e, dada a intensa trombose que ele provoca, deve ser usado cuidadosamente. Há dois métodos para realizar isto. No primeiro, a área em que o álcool é aplicado é controlada, tipicamente pela assistência de um cateter de oclusão com balão. Álcool é injetado por um furo distal do cateter de oclusão com balão e necessita interagir com os tecidos por vários minutos. Quando usando um cateter de oclusão com balão, o álcool permanece vários minutos e, então, é aspirado de volta para o catéter depois do que o balão é desinsuflado. Isto só funciona se o álcool não puder fluir, como através de uma malformação arteriovenosa (MAV), fístula arteriovenosa (FAV), *shunt* tumoral, ou através de vasos colaterais. Se uma destas condições existir na área de tratamento, o fluxo de escape precisa ser detido por compressão ou embolização mecânica antes do uso de álcool. A segunda opção a respeito da administração controlada de álcool é misturá-lo com Ethiodol (i. e., em uma relação 8:2 ou 7:3) para tornar o álcool radiopaco, possibilitando ao intervencionista observar onde ele está aplicando o agente. Depois que o álcool é deixado agir por vários minutos, há tipicamente a tentativa de o aspirar. Entretanto, em comparação à técnica de catéter-balão, o controle é menor, e o campo embolizado geralmente é maior.

A principal complicação com álcool é embolização fora do alvo. Dada a resposta pronunciada e não reversível a esse agente, qualquer embolização fora do alvo pode resultar em resultados muito indesejáveis. Álcool deve ser usado com cautela, apenas por usuários experientes e em cenários clínicos específicos. Há também risco de necrose de pele, justificando troca cuidadosa de catéteres após ele ter sido posicionado. Finalmente, há toxicidade sistêmica (resultando em vasospasmo pulmonar, embolia pulmonar e/ou parada cardíaca) que aumenta quando os volumes atinjam 1 mL/kg ou mais que 60 mL no total.[21] Na aplicação inicial o álcool pode ser muito doloroso para o paciente, embora isto frequentemente só dure alguns minutos, uma vez que os nervos sejam também desnaturados.

Subsequentemente, alguns autores preferem usar anestesia geral, especialmente em crianças, ao usarem álcool. Além de uso intravascular, álcool pode ser injetado direto dentro do tecido, conhecida como injeção de etanol percutânea (PEI).

Em razão dos perigos associados à administração de álcool notados anteriormente, ele é tipicamente reservado para embolização de órgão final, como tumores, embora outros usos tenham sido descritos.

Cola (N-butil cianoacrilato (NBCA) e N-Butil 2-cianoacrilato)[22]

A cola é composta pela polimerização do monômero acrilato, que começa quando ele entra em contato com plasma, células sanguíneas, endotélio ou soro fisiológico. A cola é inabsorvível, e uma vez que ocorra a polimerização, ela incita poderosa resposta inflamatória, resultando em fibrose extensa e oclusão irreversível. Ela é radiotransparente e precisa ser misturada com Ethiodol® ou Lipiodol®. Misturar com estes óleos radiopacos também permite ao intervencionista afetar a rapidez de polimerização. Se mais óleo for usado, então a polimerização ocorrerá mais lentamente, permitindo que a cola viaje mais distante do catéter e penetre mais longe fluxo abaixo, enquanto que o oposto é verdade, isto é, quando menos óleo é usado, mais rapidamente ocorre sua polimerização. A escolha da concentração da cola considera vários fatores, incluindo tamanho vascular, velocidade de fluxo sanguíneo e velocidade de injeção. Na prática clínica atual, é necessária muita experiência para aprender que concentração e experiência são necessárias para o seu uso. É frequentemente administrada por meio de um microcatéter, tão perto do alvo quanto possível. Finalmente, o catéter precisa ser preparado com soro glicosado a 5% para evitar que a cola se polimerize no catéter.

Similarmente ao álcool, embolização fora do alvo pode ter consequências desastrosas, quando se está usando cola. Uma complicação característica com cola é a aderência inadvertida do microcatéter ao vaso, o que pode ocorrer se ele não for retirado suficientemente rápido após a injeção. Se isto acontecer, tração pode ser aplicada no catéter para fraturar e destacar sua ponta, ou até cortar o catéter no local de acesso e deixar o mesmo se integrar ao tecido no seu trajeto. Novos microcatéteres com pontas destacáveis podem ajudar a diminuir este problema. Se o catéter não for preparado, cola pode-se formar no microcatéter de aplicação, causando sua obstrução. Finalmente, uma "cauda" de cola polimerizada, estendendo-se desde a ponta do microcatéter, pode-se desenvolver, e se quebrada e destacada, pode conduzir à embolização fora do alvo. O microcatéter é sempre removido e descartado após uso único. O emprego da cola foi descrito em vários cenários, incluindo tratamento de MAVs, sangramentos gastrointestinais, *endoleak* tipo II, varicoceles e embolização de veia porta.

Onyx®[23]

O Onyx® é um copolímero de etileno vinil álcool dissolvido em várias concentrações de dimetil sulfóxido (DMSO). Quando o Onyx® entra em contato com sangue, o DMSO se dissolve e desaparece, e o copolímero restante se solidifica. Onyx® é disponível em múltiplas concentrações, umas mais diluídas, resultando em material mais macio, uma vez solidificado, e as misturas mais concentradas se tornando mais duras após solidificação. Por outro lado, as concentrações mais diluídas viajam distalmente mais rapidamente, enquanto as concentrações mais viscosas se propagam mais lentamente.

Este agente embólico é aplicado por meio de um catéter ou microcatéter, que precisa primeiro ser preparado com DMSO. Onyx® não adere às paredes dos vasos. Como a mistura é inaderente, o catéter frequentemente é removido facilmente, diferentemente da cola, entretanto casos de retenção de catéter com Onyx® foram relatados. É caro e classicamente usado no contexto de aneurisma intracraniano. Entretanto, seu uso em procedimentos periféricos está aumentando com relatos do seu uso no tratamento de *endoleaks* e MAVs periféricas entre outros cenários descritos.

Esclerosantes: Sotradecol® (sódio tetradecil sulfato)[8,24,25]

Existem numerosos esclerosantes disponíveis no mercado, incluindo sódio tetradecil sulfato (Sotradecol®), aetoxisclerol, sódio tetradecil sulfato, morruato de sódio e etanplamina. Estes agentes funcionam principalmente como detergentes que lesam a parede endotelial, levando à trombose e fibrose. Para ser efetivo alta concentração do esclerosante deve entrar em contato com o endotélio para produzir a resposta inflamatória desejada.

Sotradecol®, o esclerosante mais comumente usado nos Estados Unidos, lesa o endotélio, produzindo trombose e fibrose. Ele é apresentado em forma de frasco-ampola. O agente é aplicado como líquido ou espuma, criada com o auxílio de dióxido de carbono ou ar. Frequentemente é misturado com Lipiodol® em proporções comumente usadas de 5:1 ou 5:2; se ar ou dióxido de carbono for adicionado, é geralmente a 20 partes (i. e., proporções de 5:1:20 ou 2:2:20). A mistura pode, então, ser aplicada pelo cateter e tipicamente não causa dor.

Esclerosantes foram usados em muitos cenários clínicos, o mais comum sendo no tratamento de varizes. Necrose de pele é uma complicação que pode ser evitada, usando-se concentrações mais diluídas e evitando-se o extravasamento.

Agentes Embolizantes Mecânicos

Consistem principalmente em molas e plugues. Este grupo de agentes difere dos grupos previamente descritos de várias maneiras, incluindo que eles são posicionados em determinado local em vez de migrarem com a corrente sanguínea, como ocorre com os demais agentes descritos até o momento. Isto significa que eles podem ser mais exigentes em termos de posicionamento do cateter e fio no momento de sua liberação. O tamanho do vaso é usado para selecionar o seu tamanho e, em geral, o agente mecânico é superdimensionado, quando comparado ao vaso-alvo.

Molas[8,26]

Molas são um dos materiais embólicos mais comumente usados pelos intervencionistas. São feitas principalmente de platina, entretanto outros metais, incluindo aço inoxidável, liga de platina-tungstênio e Inconel também estão disponíveis. Existem molas com fibras e sem fibras. As molas fibradas podem ter fibras de *nylon*, dácron ou copolímero poli (L-ácido láctico-coácido glicólico (PLGA), enquanto outras possuem revestimento de hidrogel, todos os quais são destinados a promover trombose vascular. Molas são posicionadas por cateteres, devendo-se observar o diâmetro recomendado do sistema de aplicação (variando de 0,010" a 0,038"). É importante conhecer as especificações da mola usada. A aplicação por meio de um cateter que seja grande demais para o tamanho da mola pode resultar em oclusão do cateter, dificuldade de avançá-la, bem como perda do controle da aplicação. Outro fator-chave a considerar quando na escolha da mola é se ela é de liberação controlada ou não controlada. As molas de destaque controlado possuem mecanismo mecânico ou eletroquímico, pelo qual a mola pode ser retraída para dentro do cateter, se o local da liberação não for o desejável. As molas não controladas não oferecem o mesmo, uma vez que elas sejam simplesmente empurradas para dentro do vaso e, uma vez o processo seja iniciado, elas não são retráteis ou reposicionáveis. Molas podem ser empurradas com fios-guia, empurradores específicos ou injeção manual, usando seringa de (1-3 mL) de soro fisiológico. Ao usar injeção manual, injeção-teste antes da introdução da espira no interior do cateter deve ser efetuada para verificar a estabilidade do microcateter. A força de injeção deve ser verificada e controlada. O uso de molas destacáveis está aumentando, uma vez que elas sejam associadas a melhor controle, entretanto, elas têm maior custo. Alguns autores recomendam usar as destacáveis em situações de alto fluxo, como a primeira e a última a serem liberadas, com molas não controladas no intervalo para equilibrar custo com controle.

Um modo básico para classificar as molas é dividi-las em: retas e com formatos pré-fabricados, que possuem "memória" e formam espirais, e outras formas complexas. As molas com "memória" tentarão formar configurações geométricas estabelecidas na fábrica. O primeiro número dado quando se está descrevendo estas molas refere-se ao diâmetro do anel da espiral, o segundo número é o comprimento sem a espiralização. Tamanhos de molas variam de 2-20 mm de diâmetro e comprimento de 2 a mais de 50 cm. Tipicamente o diâmetro deve ser dimensionado 10-20% maior que o diâmetro do vaso-alvo. Quando o vaso-alvo da embolização for uma veia, o dimensionamento deverá ser ainda maior. Superdimensionamento é imperativo para evitar migração distal. Contudo, é importante assinalar que superdimensionamento não deve ser usado com molas revestidas de hidrogel.

Há várias técnicas usadas, mas é importante primeiro discutir os cateteres usados na colocação. Embora seja possível simplesmente colocar uma mola usando um único cateter, em muitas circunstâncias isto não fornece apoio suficiente e pode resultar em instabilidade do cateter e implante inadequado. Uso de cateteres e microcateteres de direcionamento de uma maneira coaxial pode melhorar a colocação precisa destes dispositivos.

Oclusão transversa ou "empacotamento" de molas é essencial para obter a oclusão permanente. Quando elas não ficam compactas, há maior risco mais alto de recanalização do vaso.

Durante cenários em que a migração é uma preocupação maior, há diversas técnicas empregadas para minimizar estes riscos. O primeiro é a técnica de ancoragem. Ao ancorar uma mola a primeira parte da espiral é colocada em um ramo lateral do vaso principal a ser embolizado. A parte distal da espiral é, então, formatada no vaso-alvo, incapaz de se mover corrente distal decorrente da ancoragem. Em situações de alto fluxo também pode ser usada a *scaffolding technique* (técnica de andaimes). Isto é realizado primeiro posicionando-se molas com alta força radial (como espiras de aço inoxidável) que não serão oclusivas por si mesmas. Molas mais macias são a seguir colocadas dentro da mola maior, ou como andaimes, para atingir oclusão. Independentemente de qual técnica seja aplicada, permanece crucial empacotar apertadamente as molas, uma vez que a compactação das molas é diretamente relacionada com a realização do objetivo de oclusão e redução da recanalização do vaso ocluído.

Em situações em que o intervencionista não esteja confiante, ele pode colocar seguramente uma mola que não migrará, usando uma mola de destaque controlado. Existem múltiplos tipos de dispositivos, com modelos retráteis e não retráteis. A finalidade destes agentes é prover uma barreira de segurança, impedindo migração do agente e possibilitar que elas fiquem agregadas de forma compacta para efetuar a oclusão vascular.

Embolização fora do alvo é uma das principais preocupações. Quando molas migram, elas podem, às vezes, ser recuperadas usando-se uma alça-laço. Finalmente, embora não seja uma complicação, ao usar molas, é importante lembrar que elas bloqueiam o acesso subsequente a esse vaso e, por esta razão, elas não são agentes apropriados em certos cenários clínicos, como hemorragia de artéria brônquica, onde reintervenção pode ser necessária.

Molas foram empregadas em incontáveis cenários clínicos. Um dos usos mais comuns é no contexto de tratamento de aneurisma e pseudoaneurisma, em que é recomendado colocação delas preenchendo a formação aneurismática ou tanto distal, quanto proximal a este.

Plugues vasculares[8,27]

Durante a última década, vários plugues vasculares entraram no mercado. Estes são comercializados sob vários nomes diferentes, como plugue Amplatzer e MVP. Estes plugues têm diferentes formas e são disponíveis em múltiplos tamanhos, visando a diferentes vasos e usos. Eles são, em geral, feitos de nitinol, alguns com revestimento de PTFE e vêm pré-carregados em um sistema de liberação.

Como nas molas, angiografia é necessária, uma vez que os plugues devam ser superdimensionados em 30-50% em relação ao tamanho dos vasos onde implantados. Os plugues Amplatzer são fixados ao fio por um microparafuso e, portanto, são reposicionáveis. Eles eram tradicionalmente liberados por catéter-guia ou bainha, uma fonte potencial de dificuldade, uma vez que os catéteres podem muitas vezes ser difíceis de serem posicionados em artérias menores mais distais.

Entretanto, alguns modelos novos podem ser aplicados por catéter diagnóstico 5 Fr ou microcatéter.

Não há complicações específicas dos plugues, embora que alguns relatos deles não serem oclusivos após colocação. Para resolver essa questão, torpedos de Gelfoam® podem ser colocados a montante do plugue para assegurar oclusão sem preocupação com migração distal. Novos plugues com diferentes revestimentos foram desenvolvidos e são capazes de obter oclusão vascular imediata. O plugue MVP (Microvascular plug from Medtronic) possui uma capa de PTFE que possibilita oclusão vascular imediata. Estes plugues podem ser aplicados por um microcatéter até um diâmetro de 5 mm.

Plugues podem ser usados em várias situações e são escolhas especialmente boas para vasos grandes ou de alto fluxo (p. ex.: MAV pulmonar). A facilidade de uso e redução do tempo do procedimento e de irradiação são algumas das vantagens dos plugues sobre as molas.

Balões[28]

Os balões de embolização foram retirados do mercado dos EUA em razão da dificuldade de funcionamento e exata liberação. Estas dificuldades e o desenvolvimento subsequentes dos plugues tornaram os balões relativamente obsoletos. Seja notado, eles eram destacáveis, feitos de uma cobertura, como silicone e preenchidos de um líquido como soro fisiológico ou contraste.

Outros materiais

Passar para a vasta seleção de diferentes bainhas, catéteres, microcatéteres, fios e microfios está além do escopo deste capítulo. Entretanto nós, mais uma vez, reforçaremos a importância de possuir um sistema estável de aplicação, quando efetuando a embolização. Embora haja várias maneiras de realizar isto, os autores defendem um sistema de estabilidade de três pontos. O primeiro é a bainha introdutora, e em casos em que há considerável tortuosidade do sistema vascular entre o acesso e o alvo, usar uma bainha relativamente longa. O segundo ponto de estabilidade é o catéter-guia ou o catéter diagnóstico. O terceiro é o seu catéter ou microcatéter de aplicação. Dispor de todos estes componentes em posição firme permite aplicação segura e controlada dos materiais embólicos.

Ocasionalmente, *stents* de célula aberta são utilizados durante procedimentos de embolização com molas, especialmente para aneurismas viscerais ou intracranianos, quando é crítica a preservação de fluxo distal para além do aneurisma. Nestes casos, as molas podem ser aplicadas pela célula do *stent* para dentro dos aneurismas em um procedimento chamado embolização *stent*-assistida.

Apesar de não serem agentes embolizantes, *stent*-recobertos podem ser usados como uma alternativa à embolização com finalidade excluir um aneurisma ou pseudoaneurisma, como uma hemorragia de coto de artéria gastroduodenal (GDA) após pancreatoduodenectomia.[29]

CONCLUSÕES

Procedimentos de embolização periférica são uma marca típica da moderna radiologia intervencionista com ampla gama de técnicas e materiais, alguns dos quais estiveram entre nós por décadas, e outros que estão sendo ativamente desenvolvidos hoje em dia. À medida que a radiologia intervencionista tem continuado a evoluir, procedimentos de embolização foram se tornando cada vez mais comuns. Este campo é um dos campos em mais rápido crescimento na medicina, tanto em termos de inovação, quanto de novas indicações clínicas. O conhecimento dos princípios básicos, anatomia vascular e hemodinâmica, bem como das vantagens e limitações de diferentes agentes embolizantes é essencial para atingir o melhor resultado clínico.

REFERÊNCIAS BIBIOGRÁFICAS

1. Tosounidis TI e Giannoudis PV. Pelvic fractures presenting with haemodynamic instability: treatment options and outcomes. *Surgeon* 2013;11(6):344-51.
2. Hunt H, Stanworth S, Curry N et al. Thromboelastography (TEG) and rotational thromboelastometry (ROTEM) for trauma induced coagulopathy in adult trauma patients with bleeding. *Cochrane Database Syst Rev* 2015 Feb. 16;(2).
3. Reddy NB, Hanumantha, Madithati P et al. An epidemiological study on pattern of thoraco-abdominal injuries sustained in fatal road traffic accidents of Bangalore: autopsy-based study. *J Emerg Trauma Shock* 2014;7(2):116-20.
4. Lorenzoni R e Roffi M. Transradial access for peripheral and cerebrovascular interventions. *J Invasive Cardiol* 2013;25(10):529-36.
5. Floridi C, Radaelli A, Abi-Jaoudeh N et al. C-arm cone-beam computed tomography in interventional oncology: technical aspects and clinical applications. *Radiol Med* 2014;119(7):521-32.
6. Spencer EB, Stratil P, Mizones H. Clinical and periprocedural pain management for uterine artery embolization. *Semin Intervent Radiol* 2013;30(4):354-63.
7. Baker I, Walsh SP, Schwartz Z, Boyan BD. A review of polyvinyl alcohol and its uses in cartilage and orthopedic applications. *J Biomed Master Res B Appl Biomater* 2012;100(5):1451-7.
8. Golzarian J, Shilian S, Sharafuddin M. *Vascular embolotherapy a comprehensive approach.* New York: Springer; c2006. p. 309.
9. Spies JB, Allison S, Flick P et al. Polyvinyl alcohol particles and tris-acryl gelatin microspheres for uterine artery embolization for leiomyomas: results of a randomized comparative study. *J Vasc Interv Radiol* 2004;15(8):793-800.
10. Spies JB, Allison S, Flick P et al. Spherical polyvinyl alcohol *versus* tris-arcryl gelatin microspheres for uterine artery embolization for leiomyomas: results of a limited randomized comparative study. *J Vasc Interv Radiol* 2005;16(11):1431-7.
11. Kritzinger J, Klass D, Ho S et al. Hepatic embolotherapy in interventional oncology: technology, techniques, and applications. *Clin Radiol* 2013;68(1):1-15.
12. Ibrahim SM, Nikolaids P, Miller FH et al. Radiologic findings following Y90 radioembolization for primary liver malignancies. *Abdom Imaging* 2009;34(5):566-81.
13. Ng SC, Lee VH, Law MW et al. Patient dosimetry for 90Y selective internal radiation treatment based on 90Y PET imaging. *J Appl Clin Med Phys* 2013;14(5):212-21.
14. Abada HT, Golzarian J. Gelatine sponge particles: handling characteristics for endovascular use. *Tech Vasc Interventional Rad* 2007;10:257-60.
15. Nakao N, Ohnishi M, Shimada T et al. Transcatheter hepatic arterial embolization with Avitene in dogs. *Cardiovasc Intervent Radiol* 1991;14(2):124-28.
16. Chuang VP, Reuter SR. Selective arterial embolization for the control of traumatic splenic bleeding. *Invest Radiol* 1975;10(1):18-24.
17. Levy EB, Krishnasamy VP, Lewis AL et al. First human experience with directly image-able Iodinated embolization microbeads. *Cardiovasc Intervent Radiol* 2016 Aug.;39(8):1177-86.
18. Idee JM, Guiu B. Use of Lipiodol as a drug-delivery system for transcatheter arterial chemoembolization of hepatocellular carcinoma: a review. *Crit Rev Oncol Hematol* 2013;88(3):530-49.
19. Chou FI, Fang KC, Chung C et al. Lipiodol uptake and retention by human hepatoma cells. *Nucl Med Biol* 1995;22(3):379-86.
20. Levon JJ, Littlehale T, Rangarajan B et al. Endovascular embolization: review of currently available embolization agents. *Curr Probl Diagn Radiol* 2014;43(1):35-53.
21. Mitchell SE, Shah AM, Schwengel D. Pulmonary artery pressure changes during ethanol embolization procedures to treat vascular malformations: can cardiovascular collapse be predicted? *J Vasc Radiol.* 2006;17:253-62.
22. Pollak JS, White RI Jr. The use of cyanoacrylate adhesives in peripheral embolization. *J Vasc Interv Radiol* 2001;12(8):907-13.
23. Jia JB, Green CS, Cohen AJ et al. CT and radiographic appearance of extracranial Onyx embolization. *Clin Radiol* 2015;70(3):326-32.
24. Qiu Y, Chen H, Lin X et al. Outcomes and complications of sclerotherapy for venous malformations. *Vasc Endovascular Surg* 2013;47(6):454-61.
25. Loffroy R, Guiu B, Cercueil JP, Krause D. Endovascular therapeutic embolization: an overview of occluding agents and their effects on embolised tissues. *Curr Vasc Pharmacol* 2009;7(2):250-63.
26. Eddleman CS, Welch BG, Vance AZ et al. Endovascular coils: properties, technical complications and salvage techniques. *J Neurointerv Surg* 2013;5(2):104-9.
27. Wang W, Li H, Tam MD et al. The amplatzer vascular plug: a review of the device and its clinical applications. *Cardiovasc Intervent Radiol* 2012;35(4):725-40.
28. Andersen PE, Kjeldsen AD. Long-term follow-up after embolization of pulmonary arteriovenous malformations with detachable silicone balloons. *Cardiovasc Intervent Radiol* 2008;31(3):569-74.
29. Adam G, Tas S, Cinar C et al. Endovascular treatment of delayed hemorrhage developing after the pancreaticoduodenectomy procedure. *Wien Klim Wochenschr* 2014;126(13-14):416-21.

Capítulo 11

Tumores de Pulmão, Mama e Mediastino

◆ *Shinichi Hori*

CONTEÚDO

- ✓ INTRODUÇÃO 195
- ✓ INDICAÇÕES 195
- ✓ ANATOMIA VASCULAR 200
- ✓ DIAGNÓSTICO POR IMAGEM E EQUIPAMENTO ANGIOGRÁFICO 202
- ✓ CATÉTERES 203
- ✓ AGENTES ANTINEOPLÁSICOS 203
- ✓ MATERIAL EMBOLIZANTE 203
- ✓ TÉCNICA DE EMBOLIZAÇÃO 204
- ✓ COMPLICAÇÕES 204
- ✓ REFERÊNCIAS BIBLIOGRÁFICAS 205

INTRODUÇÃO

As lesões tumorais do tórax são os câncer de pulmão, neoplasias com origem no mediastino, câncer de mama e tumores metastáticos. Existem muitas opções de tratamento para lesões localizadas, incluindo, em número bastante limitado, as lesões metastáticas. Como alternativa à cirurgia, têm sido utilizadas nos últimos anos a ablação por radiofrequência (RFA) de tumores pulmonares e a crioterapia. Introduziu-se a radioterapia estereotática para o campo pulmonar e o mediastino, e a atual quimioterapia sistêmica melhorou os resultados.

Em geral, pacientes com tumores pulmonares recorrentes ou em estádio avançado têm lesões que invadem o mediastino e a caixa torácica, com sintomas sérios, como desconforto respiratório, dor e estenose da veia cava superior ou da artéria pulmonar. A opção final de tratamento é normalmente a quimioterapia sistêmica. Algumas vezes, no entanto, os efeitos adversos sistêmicos dos agentes antineoplásicos são intoleráveis para pacientes com sintomas sérios. Uma alternativa de tratamento comumente utilizada é a radioterapia paliativa. Contudo, essa terapia traz poucos benefícios. Seus resultados são incertos, e a melhora normalmente leva muito tempo para aparecer. Intervenções cirúrgicas, RFA e crioterapia normalmente não são indicadas nesses pacientes.

Um novo e promissor tratamento para esses pacientes é a quimioembolização seletiva de lesões malignas no pulmão e no mediastino. Estudo conduzido por Neyazaki *et al.*, em 1969, demonstrou que o suprimento sanguíneo do câncer primário de pulmão, bem como o das lesões malignas metastáticas, é fornecido principalmente pela artéria brônquica.[1] A essa descoberta, se seguiram os resultados de outros estudos: foi relatada a eficácia da quimioterapia de indução pré-operatória com infusão na artéria brônquica;[2] a terapia de infusão brônquica combinada com radioterapia melhorou o prognóstico de cânceres localizados de pulmão em estádio avançado;[3] a infusão brônquica foi eficaz em pequeno número de pacientes com câncer pulmonar;[4] a embolização brônquica em casos de hemoptise por câncer de pulmão foi eficaz no controle dos sangramentos com poucas complicações;[5,6] a hemoptise causada por hemorragia na artéria brônquica, que compartilha a pressão sistêmica, foi bem controlada pela embolização dessa artéria.[7]

O tratamento de lesões específicas na caixa torácica, no mediastino e no campo pulmonar é hoje possível graças aos recentes avanços nos equipamentos de diagnóstico, como nos casos da tomografia computadorizada tridimensional (TC 3D) e da angiografia digital e nas técnicas de microcaterismo.

Em condições patológicas, artérias sistêmicas podem penetrar o pulmão e o mediastino e irrigar as lesões neoplásicas.

A infusão arterial seletiva de agentes antineoplásicos concentra as drogas na lesão-alvo e reduz a exposição sistêmica.[4] A embolização pós-infusão auxilia na retenção da droga ao inibir sua dispersão pelo fluxo arterial. A embolização seletiva com os novos materiais embólicos esféricos não causa os habituais danos teciduais, por causa de sua reduzida irritabilidade local. Bem calibrados, os materiais esféricos são capazes de controlar o nível de oclusão, o que também ajuda a evitar danos teciduais. Em alguns casos, a obstrução da artéria pode induzir a necrose do tecido tumoral.

A quimioembolização seletiva de lesões malignas no pulmão e no mediastino é um tratamento promissor para pacientes que sofrem com vários sintomas de câncer em estádio avançado.

Quanto a pacientes com câncer primário de mama em estádio avançado ou com recidiva de câncer de mama na parede torácica, lifonodos e invasão óssea, praticamente não há opções de tratamento. Nesses casos, as pacientes podem ver as lesões e identificá-las ao toque. Em geral, essas lesões provocam dor intolerável, hemorragia intensa e infecções, limitando seriamente as atividades do cotidiano.

A administração transarterial de drogas com materiais embólicos é um tratamento novo, com potencial de controlar o crescimento tumoral e a hemorragia intensa destes tumores.[8,9] As lesões individuais na parede torácica são um bom alvo para a abordagem transarterial. Esse tratamento se tornou possível graças aos recentes avanços na angiografia, no microcaterismo e no uso de microsferas bem calibradas.

INDICAÇÕES

O tratamento transarterial é indicado em todos os tumores de pulmão, mediastino, caixa torácica e mama, mesmo que haja metástases em linfonodos. Tumores que invadiram o mediastino e metástases nos linfonodos mediastínicos que causem estenose das vias respiratórias (Fig. 11-1) ou estenose vascular (Fig. 11-2) são casos em que o tratamento arterial está bem indicado. Invasões da caixa torácica que provoquem dor devem ser controladas por esse método. Algumas vezes, é necessário abordagem transarterial de urgência para melhorar sintomas, como dispneia, tosse, dor e síndrome da veia cava superior (SVCS).

Cânceres de mama recorrentes, incluindo recidiva local, invasão da parede torácica (Fig. 11-3) e metástases em linfonodos (Fig. 11-4), são um bom alvo. Lesões primárias (Fig. 11-5) também são tratadas por meio desse procedimento algumas vezes, quando não recebem o tratamento padrão.

As contraindicações da abordagem transarterial são as mesmas da angiografia, incluindo coagulopatia intratável, falência renal e alergia grave ao contraste. Contraindicação à embolização é a presença de circulação espinal a partir da artéria-alvo.

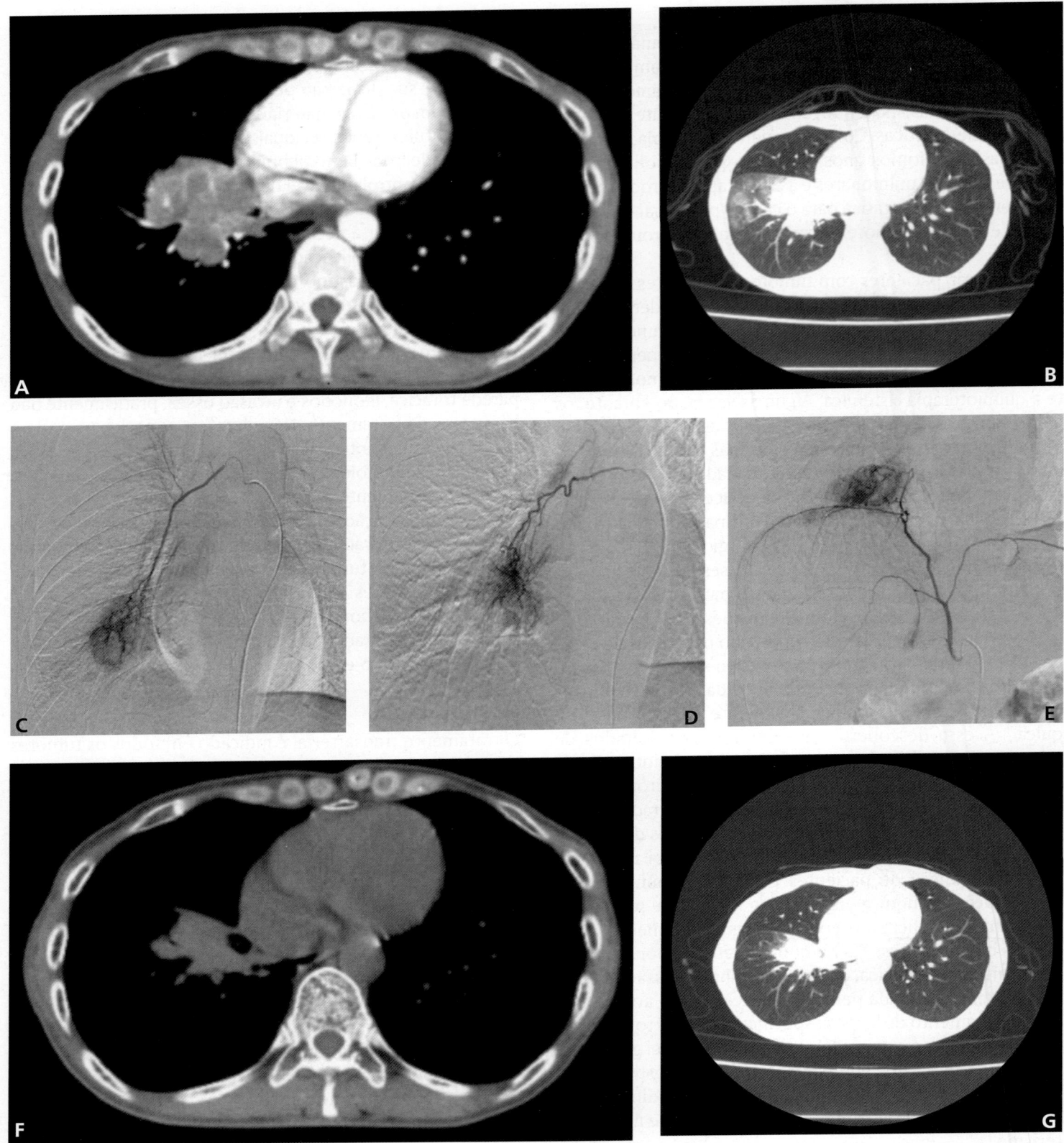

Fig. 11-1. Mulher de 43 anos com câncer de pulmão. A paciente se queixava de febre alta e tosse intensa, decorrentes de pneumonia obstrutiva causada por estenose acentuada do brônquio inferior direito. (**A**) Lesão primária invadindo o hilo pulmonar direito e causando estenose brônquica acentuada; (**B**) pode-se observar pneumonia obstrutiva do segmento correspondente. Angiografia seletiva das artérias: (**C**) brônquica principal: tumor no lobo direito mostra hipervascularização; (**D**) brônquica acessória, que também nutre o tumor e; (**E**) frênica inferior: o tumor também é nutrido pelos ramos que penetram o diafragma. TC 3 meses depois de duas sessões de tratamento: (**F**) a lesão primária diminuiu consideravelmente; o brônquio inferior direito mostra lúmen maior que o de antes da terapia; (**G**) a pneumonia obstrutiva teve melhora.

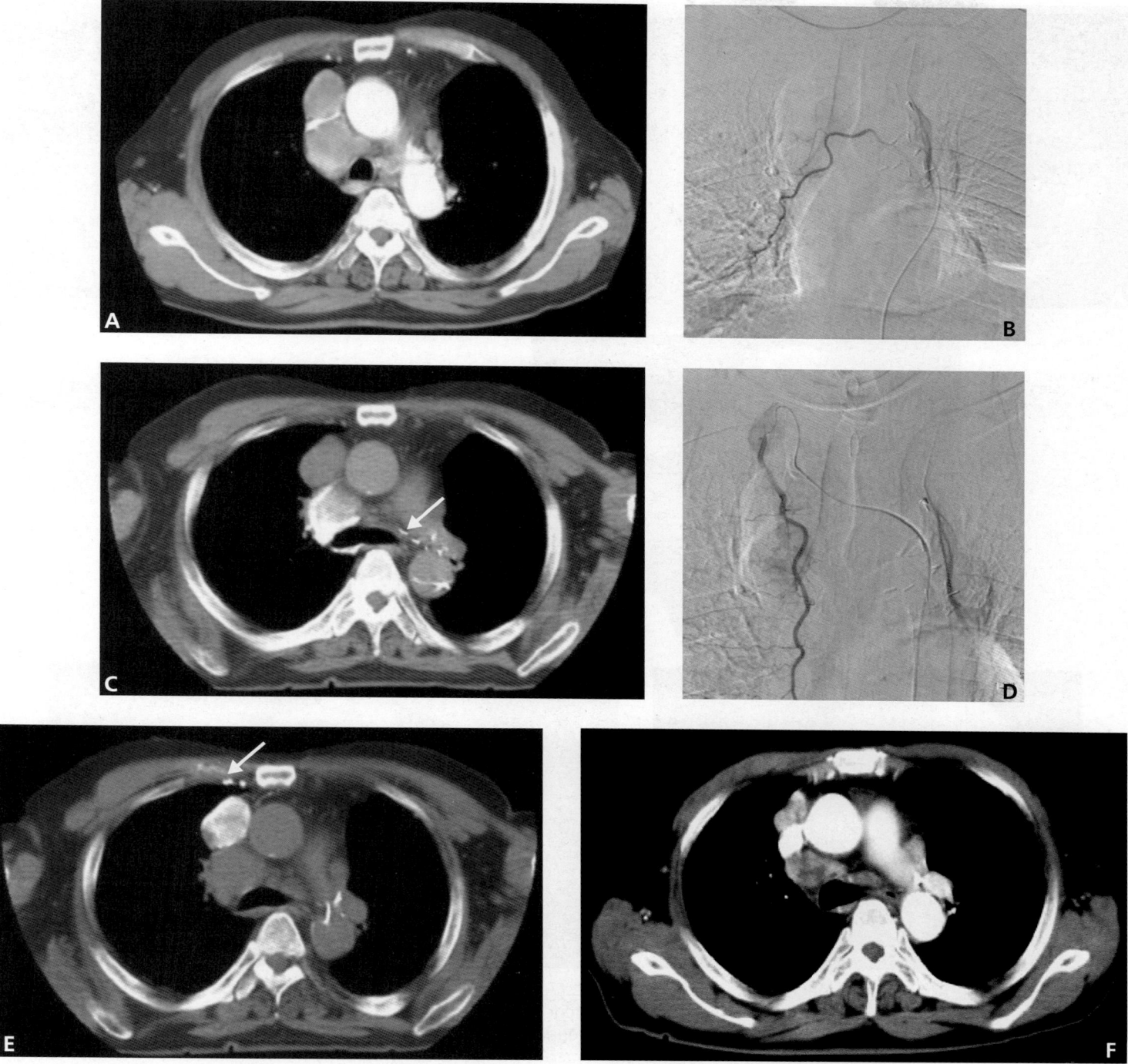

Fig. 11-2. Homem de 63 anos com câncer de pulmão. Sua queixa era compatível com síndrome da veia cava superior. (**A**) Observa-se estenose acentuada da veia cava superior entre duas grandes metástases linfonodais. (**B**) Arteriografia brônquica direita: vascularização tumoral não pode ser identificada. (**C**) TC durante a arteriografia brônquica direita (seta): metástases em linfonodos da porção posterior são opacificadas. (**D**) Arteriografia torácica interna direita: observa-se a vascularização tumoral, que corresponde às metástases em linfonodos. (**E**) TC durante arteriografia torácica interna direita (seta): metástases em linfonodos da porção anterior são contrastadas. (**F**) TC 2 meses após duas sessões de tratamento: as duas metástases em linfonodos diminuíram consideravelmente; a desobstrução da veia cava superior foi obtida.

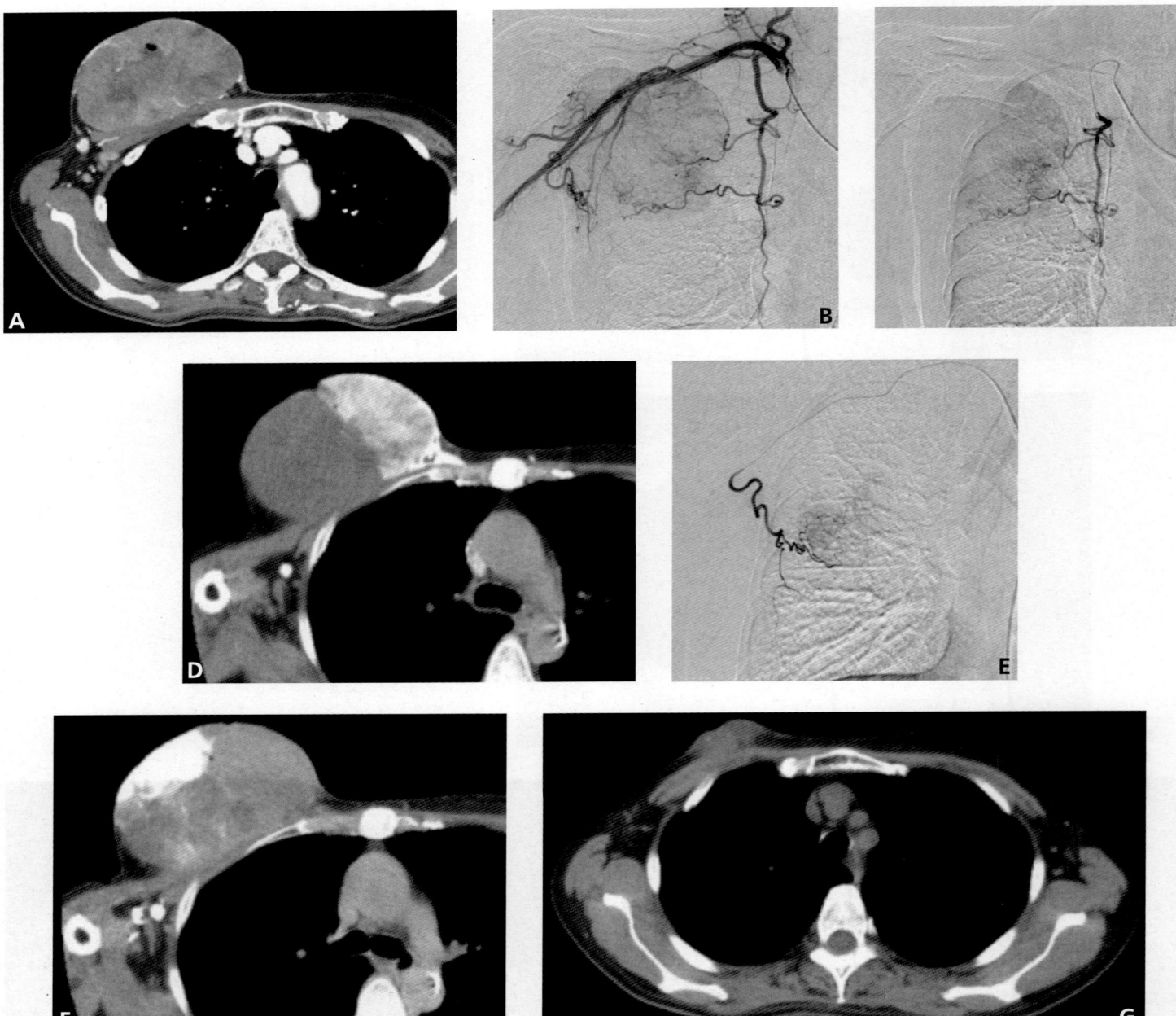

Fig. 11-3. Mulher de 52 anos com câncer primário de mama em estádio avançado. A paciente tinha dor local intolerável, hemorragia da úlcera e infecção do tumor. (**A**) TC mostra grande tumor na parede torácica anterior. O ar no tumor é sinal de infecção. (**B**) Arteriografia subclávia direita: lesão hipervascular correspondendo ao tumor, que é nutrido por dois ramos da artéria torácica interna, pela artéria torácica lateral e por dois ramos da artéria toracoacromial. (**C**) Arteriografia seletiva da torácica interna direita: tumor parcialmente contrastado. (**D**) TC durante injeção de contraste na artéria torácica interna direita. A dose de agentes antineoplásicos é decidida de acordo com a localização e contrastação do volume tumoral. (**E**) Arteriografia seletiva da torácica lateral direita: tumor parcialmente contrastado. (**F**) TC durante injeção de contraste na artéria torácica lateral direita. Todas as seis artérias nutridoras da lesão foram cateterizadas seletivamente e tratadas com injeção de agentes antineoplásicos e embolização. (**G**) TC 3 meses após três sessões de tratamento: diminuição considerável do tumor e melhora dos sintomas.

Capítulo 11 ■ Tumores de Pulmão, Mama e Mediastino

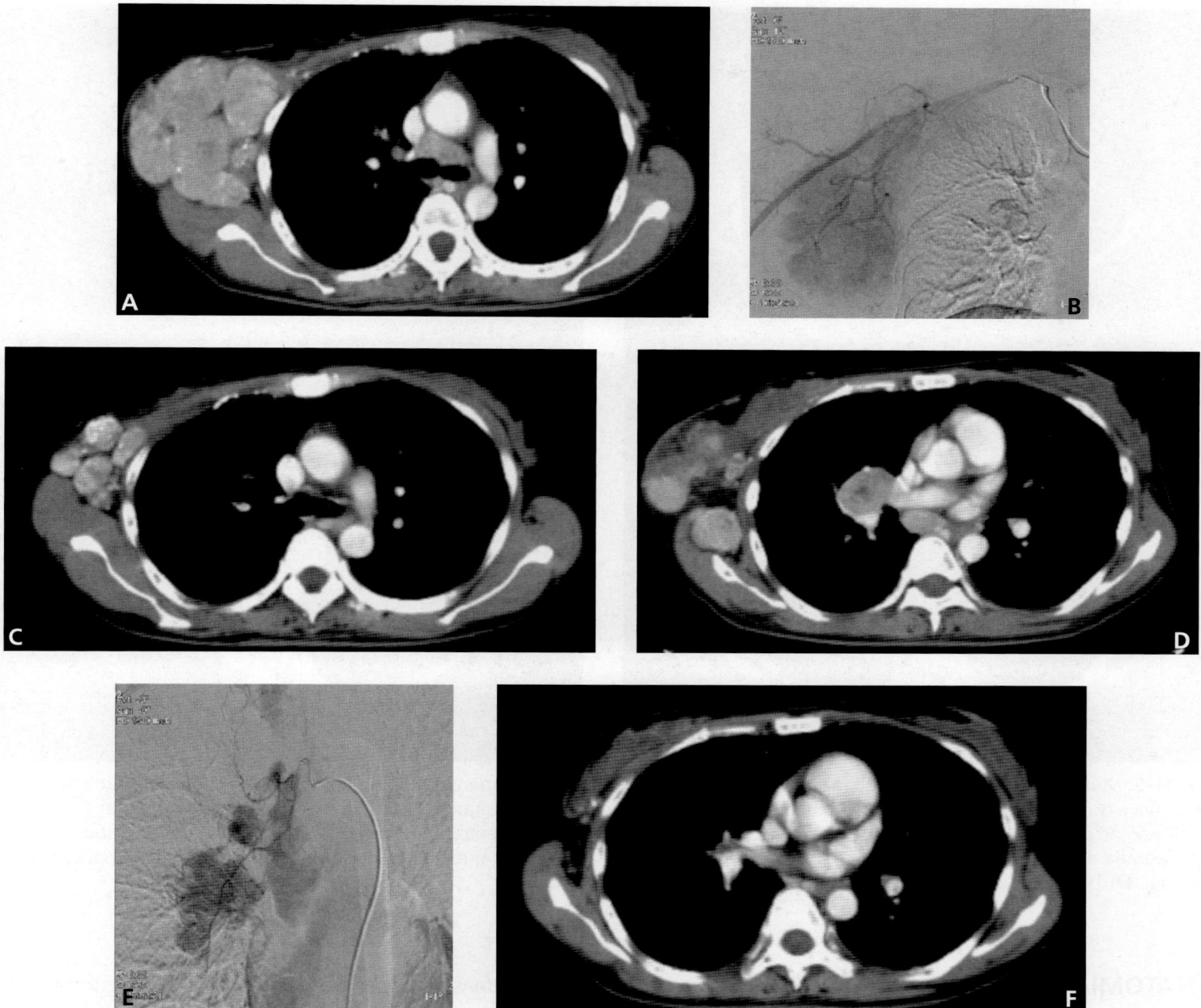

Fig. 11-4. Mulher de 48 anos com metástases extensas de câncer de mama em linfonodos da parede torácica da axila direita e do mediastino. (**A**) TC evidenciando metástase em linfonodo axilar direito causa distúrbio funcional e edema acentuado no braço direito. Linfonodo pré-carinal intumescido decorrente de metástase; (**B**) arteriografia subclávia direita: tumor hipervascular volumoso correspondendo à metástase em linfonodo, (**C**) diminuição acentuada da metástase em linfonodo 3 meses após três sessões de embolização terapêutica; (**D**) metástase em linfonodo no hilo pulmonar direito causa tosse e desconforto respiratório. (**E**) Arteriografia brônquica direita: diversas lesões tumorais hipervasculares no mediastino e hilo pulmonar direito; (**F**) diminuição acentuada das mestástases em linfonodos 3 meses após três sessões de embolização terapêutica. Os sintomas respiratórios e o edema no braço direito desapareceram.

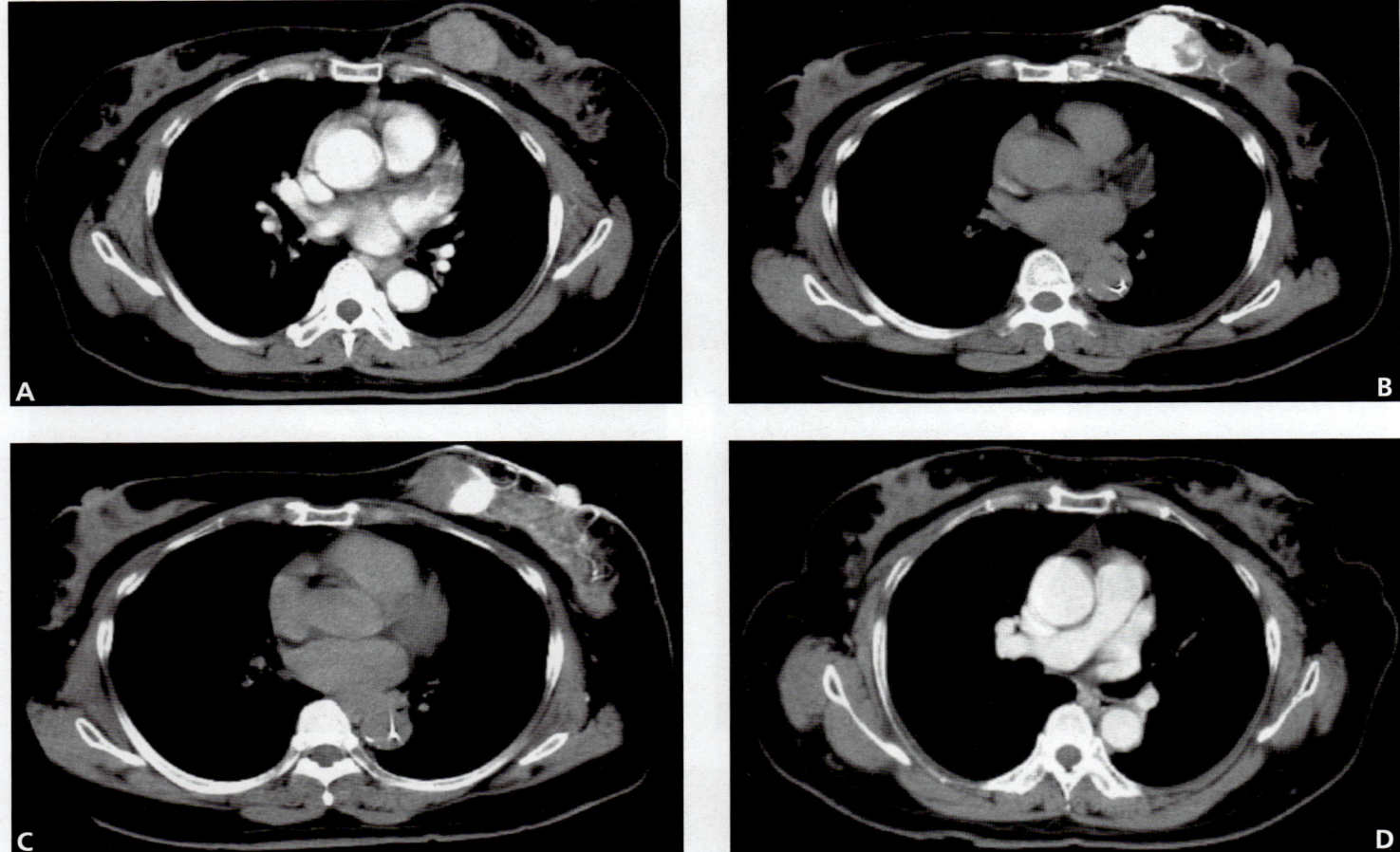

Fig. 11-5. Mulher de 56 anos com câncer primário na mama esquerda. O tratamento padrão não foi adotado porque a paciente recusava a quimioterapia sistêmica. (**A**) TC: tumor na mama esquerda. (**B**) TC durante arteriografia torácica interna direita: contrastação da porção medial do tumor da mama; a porção lateral do tumor, entretanto, não está opacificada. (**C**) TC durante arteriografia da torácica lateral esquerda: contrastação da área lateral do tumor que não havia sido opacificada pela artéria torácica interna. (**D**) TC 2 anos após três sessões de tratamento: remissão do tumor.

ANATOMIA VASCULAR

A principal artéria da circulação mediastínica é a brônquica. Foi relatado que essa artéria nutre os tumores do campo pulmonar.[1] Existem muitas variações da ramificação da artéria brônquica a partir da aorta.[10] Em geral, os linfonodos hilares e os tumores do mediastino são nutridos pela artéria brônquica. A artéria brônquica direita normalmente tem um tronco em comum com a artéria intercostal superior direita. A circulação espinal a partir desse tronco deve sempre ser considerada.

Os pequenos ramos das artérias torácicas internas, de ambos os lados, podem nutrir a porção anterior do mediastino (Figs. 11-2E e 11-6), e os pequenos ramos das artérias costocervical e tireocervical podem nutrir a porção superior do mediastino. Também deve ser considerado um diminuto ramo direto da artéria braquiocefálica ou da subclávia para o mediastino.

Se o tumor invadir a parede torácica, a artéria intercostal deve ser investigada. É imperativo ter especial atenção com a nutrição da medula espinal.

Algumas vezes, a artéria frênica inferior penetra o diafragma e nutre a porção inferior do mediastino ou tumores na base pulmonar (Figs. 11-1 e 11-6I), mesmo quando não há invasão do mediastino e do diafragma.

Embora a aortografia torácica seja recomendada para avaliação das ramificações da artéria brônquica,[11] a reconstrução 3D da TC demonstrou ser mais útil (Fig. 11-7).

A grande maioria dos tumores de pulmão e mediastino, tanto primários quanto metastáticos, é identificada como área de hipervascularização ou neovascularização. Algumas vezes, pode haver *shunt* para a artéria ou a veia pulmonar,[12] especialmente em fases pós-inflamatórias, pós-cirúrgicas e de radioterapia.

Nos casos pós-cirúrgicos e de radioterapia, pode haver circulação anastomótica complicada a partir das artérias subclávia, intercostal e frênica inferior. A veia de drenagem dos nódulos no pulmão é a veia pulmonar. As veias de drenagem das lesões no mediastino, por sua vez, são tanto a veia pulmonar quanto a ázigos. É de extrema importância a investigação de *shunts* ou anastomoses nutridoras da medula em casos muito manipulados ou tratados.

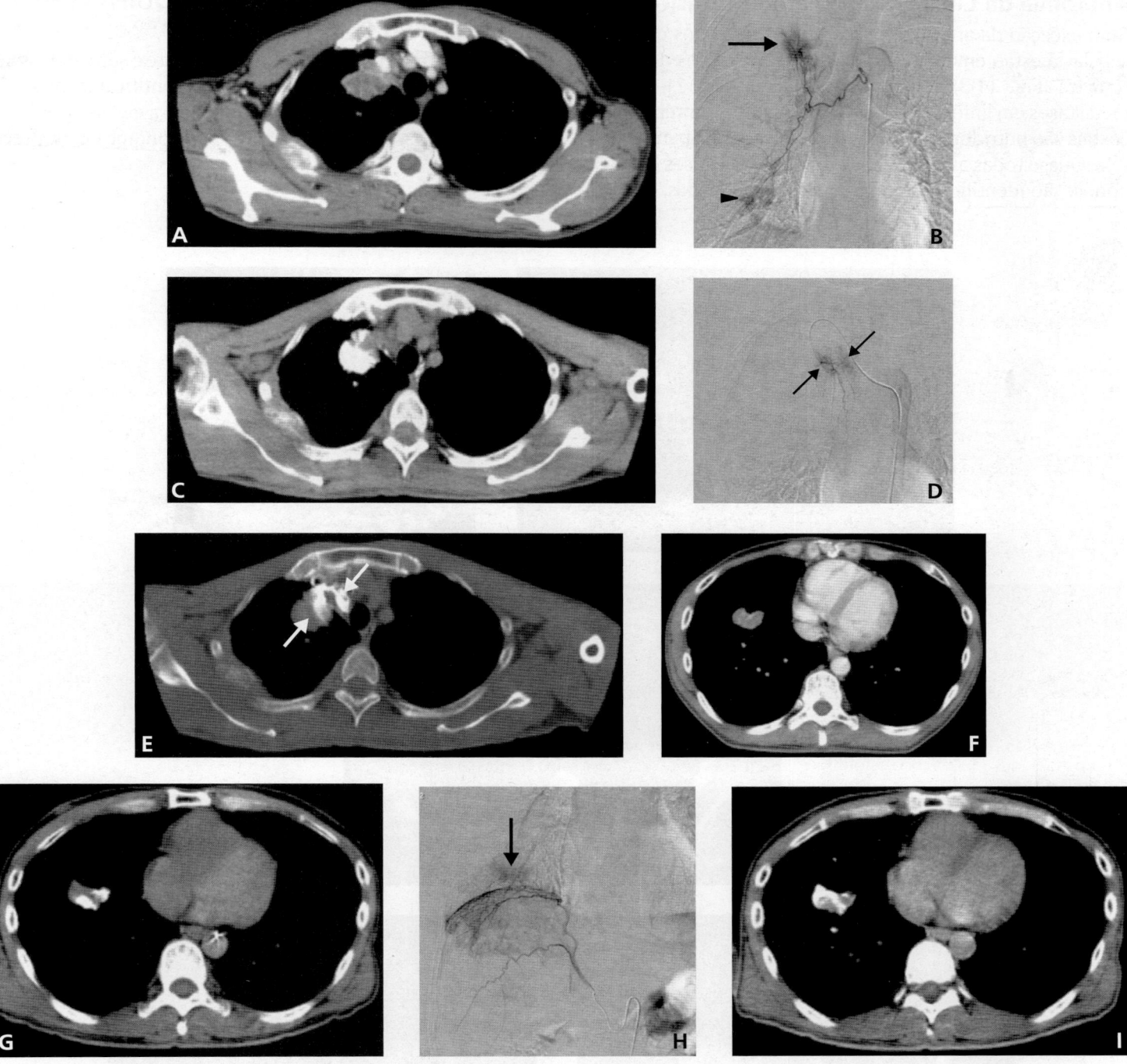

Fig. 11-6. Homem de 46 anos com câncer pulmonar de células não pequenas. A cateterização das artérias nutridoras das lesões primárias e metastáticas é tecnicamente viável. (A) Lesão primária no segmento 1 invadindo o mediastino. (B) Arteriografia brônquica direita mostra lesões hipervasculares no ápice direito (seta) e no campo basal (ponta de seta). (C) TC durante a arteriografia brônquica direita. A lesão hipervascularizada no ápice direito corresponde ao aumento do tumor (A); contudo, a porção mediastínica não está contrastada. (D) Angiografia seletiva do ramo mediastinal originado da artéria torácica interna: manchas anormais discretamente hipervascularizadas são observadas (setas). (E) TC durante a angiografia dos ramos mediastínicos: a retenção de contraste corresponde à porção mediastínica do tumor (setas). (F) A segunda lesão (metástase intrapulmonar), localizada no campo basal. (G) A segunda lesão parcialmente contrastada pelo fluxo da artéria brônquica (B). (H) Arteriografia seletiva da frênica inferior direita mostra lesão hipervascular (seta) no campo basal direito. (I) Tumor no campo basal totalmente contrastado pelas artérias brônquica e frênica inferior.

Anatomia da Circulação na Parede Torácica

Com exceção da artéria vertebral, todos os ramos da artéria subclávia estão envolvidos nas lesões recorrentes de parede torácica (Fig. 11-3) e linfonodos axilares (Fig. 11-4) e nas metástases em linfonodos supraclaviculares. As artérias intercostais são nutridoras em potencial de lesões na parede torácica. Quase todas as lesões, incluindo as metástases em linfonodos, são identificadas como hipervascularizadas.

DIAGNÓSTICO POR IMAGEM E EQUIPAMENTO ANGIOGRÁFICO

Na fase pré-tratamento, a TC com contraste é suficiente, mas é preferível a avaliação dinâmica para identificar a anatomia das artérias. A imagem 3D é muito útil para que se conheça a anatomia das ramificações da artéria brônquica com precisão (Fig. 11-7).

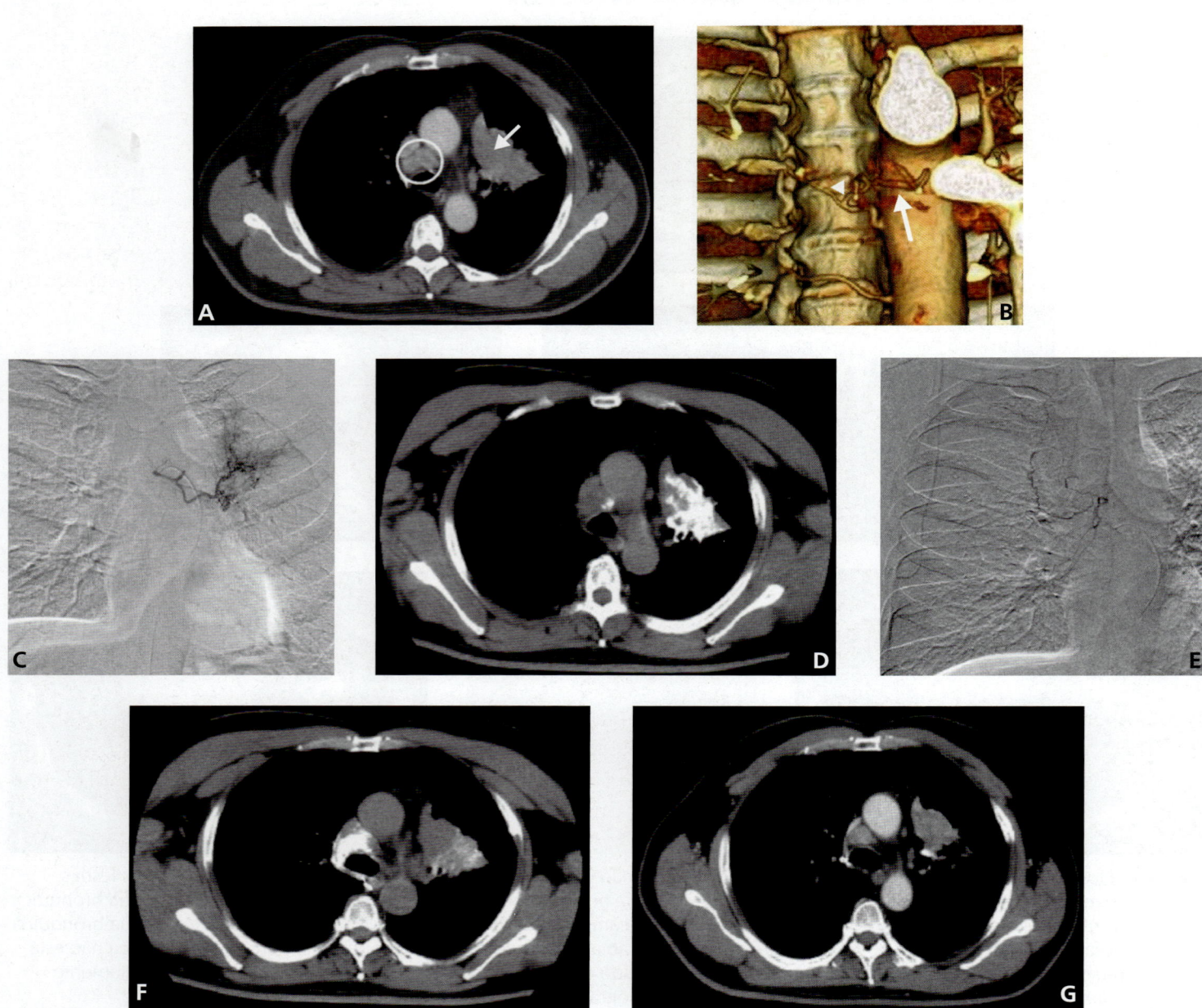

Fig. 11-7. Câncer primário de pulmão com invasão do mediastino e metástase em linfonodos. Homem de 51 anos com câncer pulmonar de células não pequenas. Imagem do suprimento sanguíneo das metástases de pulmão e mediastino. (**A**) TC com contraste: tumor de pulmão no lobo superior esquerdo, com invasão do hilo pulmonar (seta) e metástase em linfonodos (círculo). (**B**) Imagem 3D da aorta: podem ser bem observadas a artéria brônquica esquerda com origem direta na aorta (seta) e a artéria brônquica direita com origem na artéria intercostal direita (ponta de seta). (**C**) Arteriografia brônquica esquerda: pode-se observar uma estrutura hipervascular anormal no hilo pulmonar esquerdo. (**D**) TC durante a arteriografia brônquica esquerda: a hipervascularização anormal corresponde ao tumor no pulmão esquerdo. (**E**) Arteriografia da artéria brônquica direita: nenhuma vascularização anormal é identificada. (**F**) TC durante a arteriografia brônquica direita: identifica-se metástase em linfonodo no mediastino. (**G**) TC de acompanhamento após 1 mês: observa-se diminuição de tamanho em ambas as lesões. Decidiu-se repetir o tratamento.

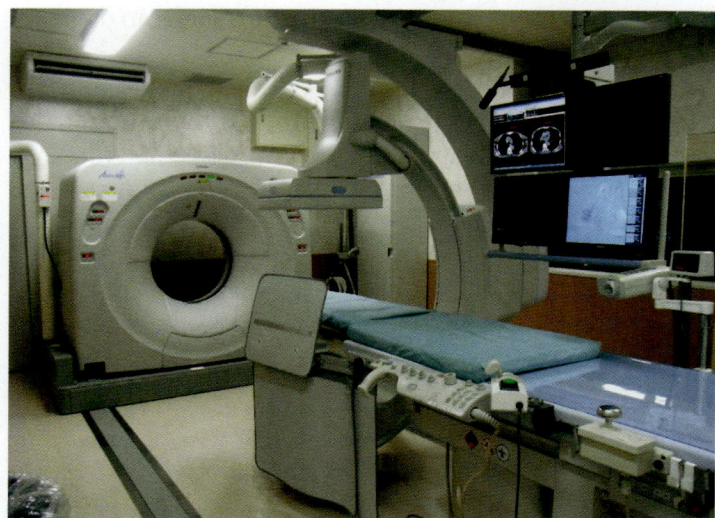

Fig. 11-8. Equipamentos de angiografia e TC reunidos em uma mesma sala. O TC desloca-se em direção à mesa de intervenção do angiógrafo.

A aortografia por angiografia digital (DSA) não traz quase nenhuma contribuição. A TC 3D é muito mais esclarecedora para a programação e o tratamento arterial seletivo. Destaca-se a importância da tomografia rotacional (*cone beam CT*) na avaliação diagnóstica e estratégia nestes casos.

O equipamento angiográfico com DSA é absolutamente necessário (Fig. 11-8). Algumas vezes, a DSA com múltiplas incidências torna-se necessária. A circulação para a lesão-alvo pode, no entanto, ser difícil de identificar na análise por DSA. Durante infusão arterial seletiva, a TC auxilia na distribuição adequada do contraste, por identificar a circulação para a lesão-alvo de forma precisa.

CATÉTERES

Para as abordagens transfemoral e transbraquial, é adequado um catéter de 4 Fr. Para o acesso aos ramos aórticos, o catéter cobra é a primeira escolha pelo acesso femoral, por representar menor risco de dissecção da íntima da parede aórtica e de oclusão das artérias brônquicas. O catéter tipo Mikaelson ou *hook* deve ser a segunda escolha, em razão não apenas do fato de os riscos já mencionados serem maiores, mas também do risco de trombose iatrogênica das artérias distais.

As abordagens transradial e transbraquial pelo lado direito são aplicáveis somente para os ramos da artéria subclávia direita.

Para a cateterização segura e seletiva, torna-se obrigatório o uso de microcatéter coaxial. Isto é de fundamental importância para que se evitem espasmo e oclusão temporal da artéria brônquica. A manutenção do fluxo normal é a chave para a melhor distribuição da droga e a eficácia da embolização com materiais embólicos esféricos. Deve-se preferir o microcatéter pré-moldado, por causa do baixo risco de espasmo e dano à íntima. Quando o catéter pré-moldado é utilizado, nem sempre há necessidade de microguia para selecionar a artéria-alvo.

Nas embolizações do tronco intercostobrônquico direito, o uso de microcatéteres tem especial importância para evitar a oclusão dos ramos intercostais que desembocam na artéria espinal anterior.[13]

AGENTES ANTINEOPLÁSICOS

Muitos tipos de agentes antineoplásicos são necessários. Em cânceres de mediastino e de pulmão, não se pode contar com efeitos necrosantes ou diminuição do tumor apenas com a embolização. São escolhidas combinações de drogas anticancerígenas de acordo com o tipo de tumor, com o histórico de tratamento e as reações alérgicas do paciente. Em cânceres primários de pulmão e de mama, cisplatina, docetaxel, fluorouracil, antraciclina ou suas combinações são frequentemente utilizadas. Outros agentes antineoplásicos estão virtualmente disponíveis. Drogas com alvo molecular também estarão disponíveis no futuro. A dose total do agente antineoplásico pode ser menor que a da quimioterapia sistêmica.

MATERIAL EMBOLIZANTE

Entre os agentes embolizantes, os materiais esféricos são a melhor opção para os tumores de mediastino e parede torácica. O principal papel dos materiais embólicos no tratamento do câncer não é obliterar o vaso até o tumor, mas eliminar a vascularização tumoral.

Materiais embolizantes que causam oclusão proximal não são indicados. O diâmetro das artérias tumorais parece ser inferior a 100 mícrons, e elas podem ser menores que as diminutas artérias identificáveis por DSA. Por causa da possibilidade de oclusão proximal, o uso de álcool de polivinil (PVA) e esponja de gelatina não é adequado. Logo após a oclusão com PVA, os vasos observados nas imagens da DSA desaparecem. As partículas de PVA não são capazes de ocluir a vascularização distal do tumor. Em razão da possibilidade de neovascularização do tumor após o tratamento inicial, a oclusão permanente das artérias do tumor precisa ser evitada. A repetição do tratamento é quase sempre necessária. Por este motivo, os materiais permanentes, como adesivos e micromolas, não são apropriados para a embolização destes tumores. Materiais líquidos, como o Lipiodol®, representam um perigo em potencial para o tecido normal, porque é difícil controlar o nível de oclusão. HepaSphere™ (QuadraSphere®, Merit, South Jordan, Utah, EUA), Embosphere® (Merit), Embozene®(CeloNova BioSciences, San Antonio, Texas, Reino Unido) e BeadBlock® (BTG, Farnham, Surrey, Inglaterra) são alguns dos materiais embólicos esféricos. As microsferas HepaSphere™ parecem apropriadas, em razão de sua baixa irritabilidade. Preferimos os tamanhos entre 50 e 100 mícrons em estado seco. As microsferas HepaSphere™ são expansíveis, com taxa de expansão dependendo da concentração de sódio na solução. Quando entram em contato com soro fisiológico e contraste não iônico, elas se tornam quatro e seis vezes maiores, respectivamente. As microsferas HepaSphere™ misturadas em solução com 10% de cloreto de sódio e contraste não iônico (1:4) são duas vezes maiores. Dez minutos antes do uso, colocam-se 5 mL dessa solução em um frasco de 25 mg. É esperada a expansão da microsfera de até quatro vezes no ponto de oclusão arterial. O resultado é a oclusão total do vaso.

Microsferas calibradas parecem aumentar a eficácia da oclusão arterial no ponto da vascularização tumoral. Não existem relatos do uso de microsferas carreadoras de drogas em lesões extra-hepáticas. Nossa experiência clínica é bastante limitada em relação à utilização de HepaSphere™ carreando drogas em lesões de mediastino e parede torácica. Quando usadas nas lesões torácicas, as microsferas carreadas por drogas não têm bom histórico de segurança e eficácia. O papel dos materiais embólicos não é somente provocar efeito isquêmico, mas também modular os agentes químicos, que podem, assim, permanecer na lesão-alvo por mais tempo do que permaneceriam com a simples infusão.

TÉCNICA DE EMBOLIZAÇÃO

Antes da embolização é necessária a análise rigorosa das imagens obtidas por TC. As imagens 3D dos ramos aórticos, em especial, ajudam a identificar a posição do orifício e a configuração do ramo. Não há necessidade de nenhuma técnica específica de angiocateterismo para a embolização terapêutica em tumores malignos de tórax e parede torácica. Deve-se dar preferência, no entanto, à introdução de microcatéter pré-moldado sem microguia. O tamanho da artéria é geralmente menor em comparação a outros órgãos. A infusão e a embolização devem ser feitas em condições de fluxo sanguíneo livre (*flow-direct embolization*). Por essa razão, devem-se evitar espasmos arteriais e danos à íntima provocados pela introdução de microguia e microcatéter.

Durante a angiografia seletiva, o *cone beam CT* é confiável para a determinação do território arterial das artérias-alvo. Equipamentos híbridos de angiografia/TC, que tornam possível a realização de ambas na mesma sala, contribuem para o tratamento mais seguro, preciso e eficaz. O *cone beam CT* pode ser útil, porém o valor diagnóstico não é suficiente para a análise do suprimento de artérias muito pequenas. A DSA multidirecional também pode ser útil na avaliação do território arterial, mas aumentos de contraste e dose de radiação devem ser considerados.

A infusão de agentes antineoplásicos na artéria-alvo deve ser feita lentamente, evitando refluxo. Deve-se dar preferência à mistura com contraste e solução da droga para reter o fluxo. Logo após o término da infusão, deve-se iniciar a embolização. O material embolizante deve ser misturado com o contraste, de modo a obter boa opacidade. A embolização não termina com a oclusão troncular da artéria, mas com a extinção da vascularização tumoral. Um bom sinal de que a embolização está concluída é observar a redução de fluxo na fluoroscopia durante a injeção do material embolizante.

Duas a quatro semanas após o procedimento, deve-se fazer o exame de acompanhamento. Se forem obtidos os resultados esperados, como regressão do tumor ou alívio dos sintomas, deve-se repetir o tratamento. Se não forem alcançados resultados satisfatórios, o regime de agentes antineoplásicos pode ser modificado.

A embolização da artéria brônquica com infusão de droga deve ser repetida para se obter melhor resposta local e proporcionar maior sobrevida.[1]

COMPLICAÇÕES

O levantamento do histórico de tratamento e das reações alérgicas a agentes antineoplásicos de cada paciente é importante para evitar reações adversas e choque anafilático durante a terapia. Alguns agentes podem apresentar reação alérgica, ainda que anteriormente o paciente não tenha tido reação à mesma droga.

A circulação da medula espinal é um fator muito importante (Fig.11-9). Raras vezes são observados ramos partindo da artéria brônquica para a medula espinal, mas ramificações da artéria brônquica a partir da artéria intercostal são bastante comuns. Deve-se ter cuidado para evitar o refluxo de material embolizante para a artéria intercostal. Os ramos das artérias costocervical e tireocervical também são importantes no que diz respeito à comunicação com a artéria vertebral. Durante a embolização, a circulação mediastínica muda de forma dinâmica. A velocidade e a direção do fluxo devem ser cuidadosamente monitoradas por fluoroscopia.[14] O mais importante é fazer a injeção seletiva muito cuidadosa nesses ramos mediastínicos.

Algumas vezes, ramos esofágicos são visíveis na angiografia da artéria brônquica. Não existem relatos de complicações decorrentes de infusão e embolização arteriais. De nossa parte, nunca observamos esofagite ou afasia após esses procedimentos terapêuticos. Contudo, é necessária a monitoração cuidadosa da circulação esofágica.

Fístula da artéria brônquica para a artéria ou a veia pulmonar deve ser considerada. Lesões pleurais pós-radioterapia ou inflamação podem frequentemente causar o desvio de artérias sistêmicas para a artéria ou veia pulmonar. Se a comunicação direta for evidente, deve-se evitar a embolização, de modo a prevenir dispersão embólica sistêmica.

Embora complicações, como necrose brônquica e fístula broncoesofágica, ocorram ocasionalmente, nós nunca observamos complicações sérias decorrentes de danos na parede brônquica.[15]

Os recentes avanços tecnológicos em exames de imagem, microcatéteres e materiais embolizantes tornaram possível a abordagem transarterial das lesões malignas do pulmão e mediastino. No caso das lesões da parede torácica, o acesso também pode ser feito por via arterial. A combinação da embolização terapêutica com a infusão de agentes antineoplásicos proporciona melhora considerável dos sin-

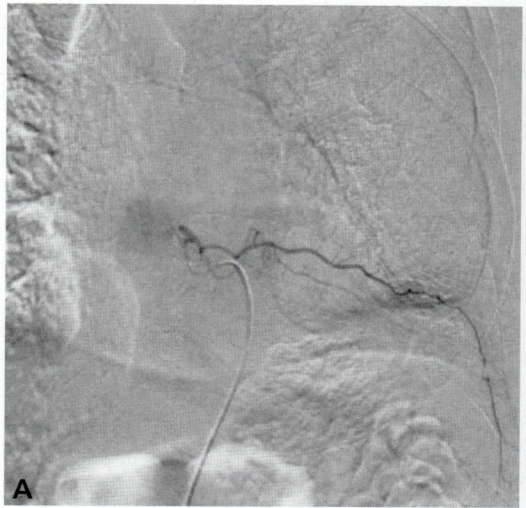
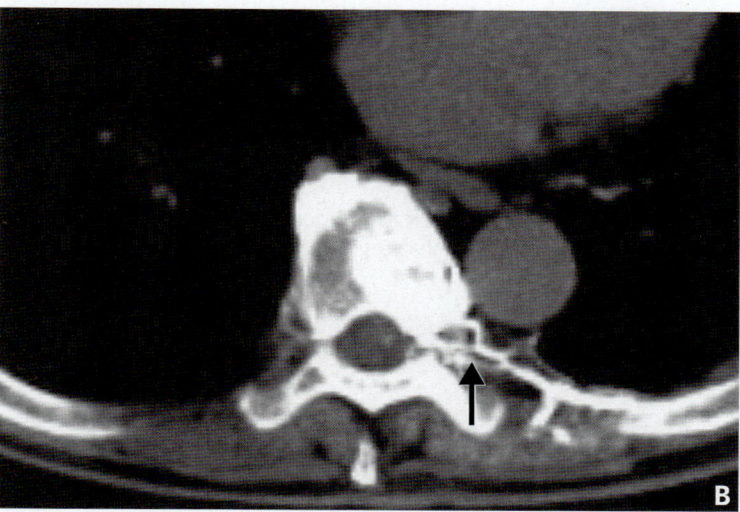
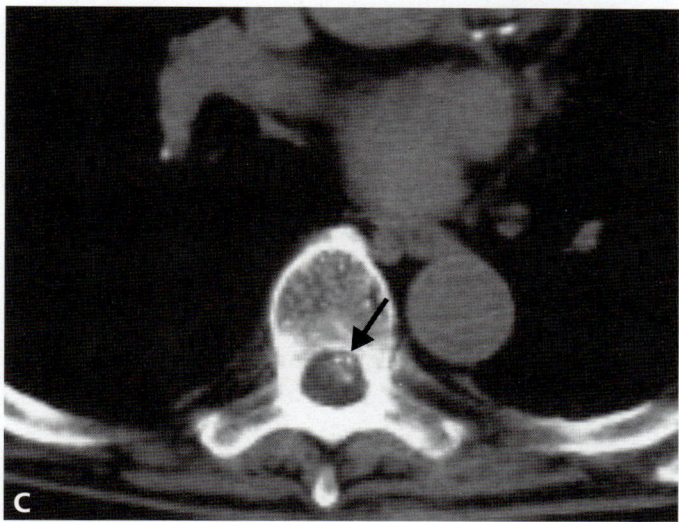

Fig. 11-9. Identificação da circulação vertebral. (**A**) Arteriografia do 9° ramo intercostal esquerdo: não se observa suprimento da circulação vertebral. (**B**) TC durante arteriografia do 9° ramo intercostal esquerdo: a porção esquerda do corpo da vértebra está bem opacificada; observa-se uma pequena artéria entrando no forame intervertebral (seta). (**C**) TC durante arteriografia do 8° ramo intercostal esquerdo: observa-se claramente a circulação medular (seta).

tomas, com muito menos complicações do que a quimioterapia sistêmica. No tratamento de pacientes com tumores malignos em estádio avançado, como aqueles com câncer primário de pulmão, tumores metastáticos de pulmão e recorrência de câncer de mama na parede torácica, a terapia transarterial tem papel vital e indispensável no controle de lesões e no aumento da sobrevida.

REFERÊNCIAS BIBLIOGRÁFICAS

1. Neyazaki T, Iked M, Seki Y et al. Bronchial infusion therapy for lung cancer. *Cancer* 1969;24:912-22.
2. Osaki t, Oyama T, Takenoyama M et al. Feasibility of induction chemotherapy using bronchial infusion for locally advanced non-small cell lung cancer: a pilot study. *Surg Today* 2002;22(9):772-8.
3. Murakami M, Sano A, Noma S et al. Therapeutic results of non-small cell lung cancer in stage III: combined synchronous irradiation with bronchial artery infusion of CDDP. *Nippon Acta Radiologica* 1995;55(1):44-9.
4. Nakanishi M, Umeda Y, Demura Y et al. Effective use of multi-arterial infusion chemotherapy for advanced non-small cell lung cancer patients: four clinical specified cases. *Lung Cancer* 2007;55(2):241-47.
5. Park HS, Kim YII, Kim HY et al. Bronchial artery and systemic artery embolization in the management of primary lung cancer patients with hemoptysis. *Cardiovac Intervent Radiol* 2007;30:638-43.
6. Wang GR, Ensor JE, Gupta S et al. Bronchial artery embolization for the management of hemoptysis in oncology patients: utility and prognostic factors. *J Intervent Radiol* 2009;20(6):722-9.
7. De Gregorio MA, Medrano J, Laborda A, Higuera T. Hemoptysis workup before embolization: single-center experience with a 15-year period follow-up. *Tech Vasc Interv Radiol* 2007;10:270-3.
8. Morimoto K, Takatsuka Y, Sugitachi A et al. Combined transcatheter arterial embolization and regional chemotherapy for locally advanced carcinoma of the breast. *Act Radiol Oncology* 1985;24(3):241-5.
9. Takizawa K, Shimamoto H, Ogawa Y et al. Development of a new subclavian arterial infusion chemotherapy method for locally or recurrent advanced breast cancer using an implanted catheter-port system after redistribution of arterial tumor supply. *Cardiovasc Intervent Radiol* 2009;32(5):1059-66.
10. McDonald DM. Angiogenesis and remodeling of airway vasculature in chronic inflammation. *Am J Respir Crit Care Med* 2001;164:S39-45.

11. Cauldwell EW, Siekert RG, Lininger RE, Anson BJ. The bronchial arteries: an anatomic study of 105 human cadavers. *Surg Gynecol Obstet* 1948;86:395-412.
12. Ghaye B, Dondelinger RF. Imaging guided thoracic interventions. *European Respiratory Journal* 2001;17(8):507-28.
13. Chun JY, Morgan R, Belli AM. Radiological management of hemoptysis: a comprehensive review of diagnostic imaging and bronchial arterial embolization. *Cardiovasc Intervent Radiol* 2010;33:240-50.
14. Brown AC, Ray CHE. Anterior spinal cord infarction following bronchial artery embolization. *Semin Intervent Radiol* 2012;29:241-4.
15. Munk PL, Morris DC, Nelems B. Left main bronchial-esophageal fistula: a complication of bronchial artery embolization. *Cardiovasc Intervent Radiol* 1990;13:95-7.

Capítulo 12

Malformação Arteriovenosa Pulmonar e Telangiectasia Hemorrágica Hereditária

◆ *Justin P McWilliams*
◆ *Cecil Patel*

CONTEÚDO

- ✓ INTRODUÇÃO 208
- ✓ DIAGNÓSTICO DA THH 208
- ✓ EPISTAXE 210
- ✓ HEMORRAGIA GASTROINTESTINAL 210
- ✓ MALFORMAÇÕES ARTERIOVENOSAS CEREBRAIS . . . 210
- ✓ MALFORMAÇÕES ARTERIOVENOSAS HEPÁTICAS . . . 210
- ✓ MALFORMAÇÕES ARTERIOVENOSAS PULMONARES . 210
- ✓ AVALIAÇÃO DOS RISCOS E INVESTIGAÇÃO 211
- ✓ TRATAMENTO 211
- ✓ CONSIDERAÇÕES TÉCNICAS 212
- ✓ COMPLICAÇÕES 213
- ✓ ACOMPANHAMENTO 213
- ✓ EFICÁCIA 213
- ✓ OUTRAS CONSIDERAÇÕES 213
- ✓ CONCLUSÃO 215
- ✓ REFERÊNCIAS BIBLIOGRÁFICAS 215

INTRODUÇÃO

A telangiectasia hemorrágica hereditária (THH), também conhecida como doença de Osler-Weber-Rendu, é uma anormalidade genética autossômica dominante que afeta a formação dos vasos sanguíneos. Sua incidência global é de aproximadamente 1:7.000 indivíduos. A doença se caracteriza pela presença de telangiectasias e malformações arteriovenosas (MAVs) na pele, nas membranas mucosas e nos órgãos internos. A discussão exaustiva das manifestações da THH está fora do escopo deste livro, mas os princípios básicos da doença serão discutidos, assim como o diagnóstico e o tratamento das MAVs pulmonares.

DIAGNÓSTICO DA THH

Clinicamente, a THH é determinada pelos critérios de Curaçau, que compreendem epistaxes espontâneas e recorrentes, telangiectasias mucocutâneas, MAVs mucocutâneas e história de parentes de primeiro grau com THH. Pacientes adultos que preenchem três desses quatro critérios têm THH confirmada. É possível/provável que aqueles com dois critérios tenham THH e improvável que aqueles com nenhum ou um critério tenham a doença.[1]

Com frequência, a THH é clinicamente silenciosa em pacientes jovens, mas aumenta com a idade, manifestando-se em quase todos os pacientes em torno dos 40 anos de idade. O sintoma dominante é a epistaxe, observada em pelo menos 95% dos pacientes, com 50% deles relatando os sangramentos nasais a partir dos 10 anos de idade e 80-90% a partir dos 21 anos.[2] As telangiectasias mucocutâneas são encontradas em mais de 90% dos casos, surgindo em geral na terceira década de vida. Essas telangiectasias são branqueáveis e têm padrão pontilhado e cor púrpura. Elas estão caracteristicamente localizadas em nariz, língua, lábios, mucosa bucal, orelhas e ponta dos dedos, assim como no trato gastrointestinal, em particular no estômago e no duodeno (Fig. 12-1). Por causa de sua conexão direta com as artérias, das suas paredes finas e da falta de elementos contráteis, as

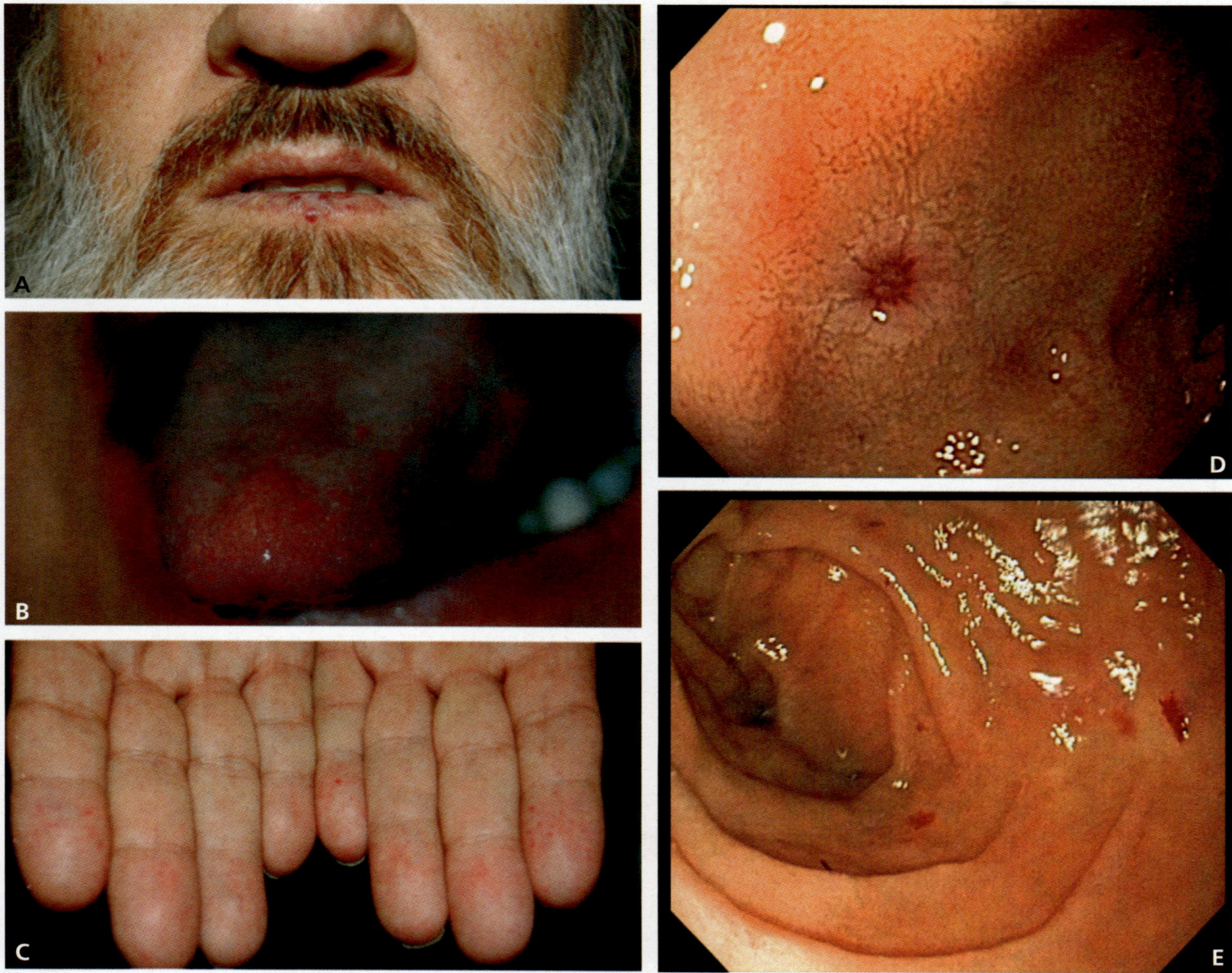

Fig. 12-1. Telangiectasias características de THH em (**A**) lábios; (**B**) língua; (**C**) superfície palmar dos dedos; (**D**) estômago e (**E**) duodeno.

telangiectasias são frágeis e podem sangrar com abundância quando se rompem. O termo "MAV" se refere às telangiectasias de maior dimensão (com mais de alguns milímetros) e caracterizadas por conexão arteriovenosa direta. As MAVs viscerais de THH são tipicamente encontradas em pulmões, cérebro, fígado e medula espinal (Fig. 12-2).

A THH é causada por um grupo heterogêneo de mutações que afeta proteínas da via de sinalização TGF-beta, implicada no desenvolvimento adequado dos vasos sanguíneos. Dos casos de THH, 80-90% são causados por mutações no gene da endoglina (Eng) ou no gene ACVRL1 (Alk-1). Um por cento dos casos decorre de mutação no gene Smad4,

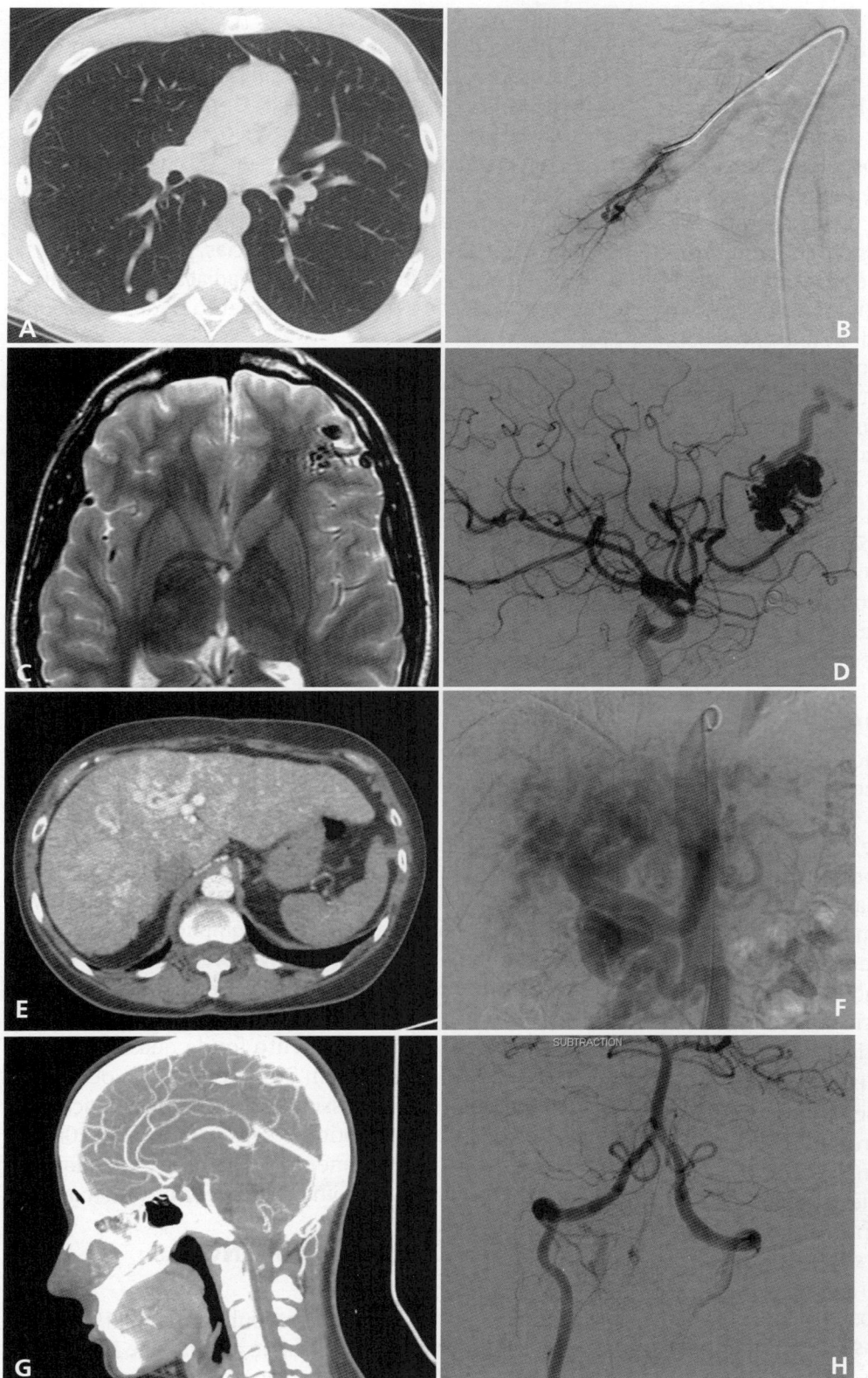

Fig. 12-2. Aparência transversal e angiográfica de MAVs associadas à THH. (A) TC de tórax axial sem contraste; (B) angiografia oblíqua anterior direita (OAD) de MAV simples no lobo inferior do pulmão direito; (C) IRM axial ponderada em T2; (D) angiografia lateral do cérebro de paciente com MAV cerebral no lobo frontal esquerdo; (E) TC axial com contraste; (F) angiografia PA de MAVs hepáticas de alto fluxo em paciente com débito cardíaco elevado; (G) TC sagital com contraste; (H) angiografia PA de uma pequena MAV no nível C2 da coluna vertebral.

que provoca quadro de THH e polipose juvenil combinadas. Mutações em três genes podem ser identificadas por meio de testes genéticos, que confirmam o diagnóstico e permitem que se realizem testes específicos para cada mutação genética em membros de famílias em risco. Entretanto, 10-20% dos pacientes com THH determinada por critérios clínicos têm testes genéticos negativos.[3]

EPISTAXE

A epistaxe é a queixa que mais comumente leva os pacientes com THH a buscar atenção médica. Os sangramentos são espontâneos ou secundários a traumas leves. A frequência dos sangramentos varia de diversos por ano a diversos por dia, e a intensidade varia de gotas a jorros. Alguns pacientes adquirem anemia crônica e se tornam dependentes de infusões de ferro ou transfusões de sangue. O tratamento não invasivo inclui umidificação, lubrificantes nasais, como soro fisiológico e pomadas antibióticas, cremes tópicos de estrôgenio e antifibrinolíticos. Esses tratamentos apresentam taxas de sucesso variáveis, e não há dados suficientes para recomendar o uso de um deles em detrimento de outro. Os procedimentos terapêuticos para a epistaxe por THH incluem cauterização elétrica, química ou a *laser*, enxerto de pele no interior do nariz (dermoplastia septal) e fechamento da cavidade nasal (técnica de Young).

A embolização da artéria nasal tem sido empregada, e ela demonstrou ser útil no controle da epistaxe grave a curto prazo. Muitas vezes, no entanto, o efeito é de curta duração, porque, na maioria dos pacientes, a colaterização para a mucosa nasal possibilita a ocorrência de novos sangramentos, havendo risco de sérias complicações do procedimento.[4]

HEMORRAGIA GASTROINTESTINAL

A hemorragia gastrointestinal é observada em cerca de um quarto dos adultos com THH, e geralmente seus sintomas têm início após os 50 anos de idade. As telangiectasias responsáveis pelo sangramento estão quase sempre localizadas no trato gastrointestinal superior, em especial no estômago e no duodeno. De modo geral, a hemorragia é lenta e persistente, e muitas vezes se torna mais grave com a idade. Ocasionalmente, causa morbidade, dependência de transfusões de sangue e aumento da mortalidade.[1,5] A avaliação endoscópica é o padrão ouro, devendo ser feita em pacientes com anemia decorrente do sangramento gastrointestinal.

A hemorragia gastrointestinal por THH tem como tratamento de primeira linha a reposição de ferro por via oral e/ou parenteral. Em pacientes que não respondem adequadamente à reposição, a terapia hormonal (estrôgenio/progesterona) e o emprego de antifibrinolíticos podem ser considerados, com ou sem terapia endoscópica, utilizando coagulação com plasma de argônio ou *lasers* Nd-YAG. Estes tratamentos se baseiam em pequenas séries de casos e, no caso da terapia hormonal, em pequenos ensaios controlados randomizados, mas não foram feitos estudos comparativos para determinar a eficácia relativa.[1] Não existem provas que fundamentem a embolização terapêutica transcatéter para uso de rotina na hemorragia do trato gastrointestinal por THH.

MALFORMAÇÕES ARTERIOVENOSAS CEREBRAIS

As MAVs cerebrais ocorrem em cerca de 10% dos pacientes com THH, sendo, em sua imensa maioria, congênitas. O rastreamento do cérebro é feito por ressonância magnética (RM). O risco de ruptura de MAVs cerebrais decorrentes da THH não está completamente definido, mas parece menor que o de MAVs cerebrais aleatórias. Um estudo retrospectivo estimou o risco de hemorragia em 0,5% ao ano.[6] Por essa razão, o tratamento adequado está em evolução. O consenso dos especialistas recomenda que os pacientes com MAV cerebral sejam tratados em centros especializados e de forma individual. Em algumas circunstâncias, pode ser apropriada embolização, microcirurgia ou radiação estereotática; em pequenas lesões, o acompanhamento pode ser adequado.[1]

MALFORMAÇÕES ARTERIOVENOSAS HEPÁTICAS

As MAVs são muito comuns em pacientes com THH, tendo incidência de até 74%. O acometimento do fígado pode causar angina abdominal, débito cardíaco elevado, doença biliar e/ou hipertensão portal. Contudo, essas sequelas são raras, e apenas 8% dos pacientes com MAVs hepáticas por THH são sintomáticos. Em geral, o tratamento com diuréticos e/ou bloqueadores beta-adrenérgicos é suficiente para a melhora dos sintomas de débito elevado. Nos casos refratários, foi relatada, em pequenas coortes de pacientes, a eficácia de Avastin® (bevacizumabe) por via intravenosa (IV) na diminuição do débito cardíaco e da angina abdominal, presumivelmente pela redução do tamanho e do número das MAVs hepáticas.[7]

Os tratamentos invasivos incluem embolização terapêutica percutânea e transplante de fígado. Nas MAVs hepáticas, a embolização da artéria hepática (EAH) é controversa, em decorrência do alto risco de complicações e da incerteza quanto aos benefícios a longo prazo. Em um estudo com 20 pacientes submetidos à EAH por etapas com o emprego de partículas de álcool polivinil e micromolas, e no qual a média de acompanhamento foi de quase oito anos, foi registrada mortalidade em 30 dias de 10% e ocorrência de complicações com necessidade de nova intervenção (colangite isquêmica, colecistite e sepse biliar) em 20% dos pacientes, embora o tratamento tenha provado de fato ser eficaz na redução dos sintomas e do débito cardíaco.[8]

MALFORMAÇÕES ARTERIOVENOSAS PULMONARES

As malformações arteriovenosas pulmonares (MAVPs) são comunicações fistulosas diretas, de alto fluxo e baixa resistência, constituídas de um saco aneurismático, uma ou mais veias de drenagem e uma ou mais artérias nutridoras. Essas comunicações diretas passam ao longo dos capilares e, dessa forma, reduzem a oxigenação e a filtração. As MAVPs são raramente isoladas, e 60-90% dos pacientes, em algum momento, vão receber o diagnóstico de THH. As raras causas adquiridas incluem trauma, malignidade, síndrome hepatopulmonar e cirurgia cardíaca. Por outro lado, cerca de 35% dos pacientes com THH diagnosticada apresentam MAVPs.[9] As MAVPs devidas à THH são congênitas, mas podem aumentar com a idade. Elas são frequentemente múltiplas e têm predominância no lobo inferior. Cerca de 85% são simples (uma artéria e uma veia), mas em torno de 10% são complexas, com diversas artérias nutridoras e/ou veias de drenagem. As MAVPs idiopáticas tendem a ser com maior frequência solitárias e, com menor frequência, restritas aos lobos inferiores.

Entre os pacientes com MAVPs, o sintoma mais comum é a dispneia, em particular após esforço. Observada em cerca de 50% dos pacientes, ela é secundária a desvio da direita para a esquerda.[10] Além disso, como nas MAVPs ocorre o desvio direita-esquerda dos êmbolos, os pacientes muitas vezes têm ataque isquêmico transitório (AIT), acidente vascular encefálico (AVE) e abscesso encefálico. O índice de AVEs fica entre 10 e 19%. O de abscessos encefálicos também é alto, de 5-9%, e frequentemente há o envolvimento de bactérias anaeróbias.[11] Em razão desse risco, os pacientes com MAVPs muitas vezes recebem antibióticos profiláticos quando submetidos a procedimentos com alto risco de provocar bacteriemia. Outros sintomas incluem cianose e hipocratismo secundários à hipoxemia e hemoptise. Em estudo com 143 pacientes com MAVPs, foram observadas hemoptise e outras complicações hemorrágicas em cerca de 8% dos indivíduos.[12] Se não houver tratamento, a taxa total de complicações das MAVPs ao longo da vida chega a aproximadamente 50%.[9] As enxaquecas também são muito comuns na THH, e acredita-se que estejam relacionadas com o desvio de substâncias vasoativas pelas MAVPs.

AVALIAÇÃO DOS RISCOS E INVESTIGAÇÃO

Pacientes com THH que apresentam mutação no gene da endoglina são particularmente suscetíveis a MAVPs. A incidência nesse subgrupo é de 49%, em comparação a 11% entre os pacientes com mutação no gene ACVRL1.[11] No entanto, independentemente do genótipo, todos os adultos com THH devem ser investigados quanto à presença de MAVPs. A investigação pode ser feita por meio de tomografia computadorizada (TC) do tórax e/ou ecocardiografia com contraste.[10] Ambas têm alta sensibilidade para MAVPs. A ecocardiografia com contraste, além da alta sensibilidade, não utiliza radiação ionizante, o que a torna o exame ideal para o início da investigação. Nos pacientes em que o ecocardiograma com contraste é positivo, a TC deve ser realizada para a avaliação do tamanho da MAVP e o planejamento da terapia.

Em 1992, foram estabelecidas diretrizes segundo as quais a embolização das MAVPs deveria ser considerada somente quando o diâmetro da artéria nutridora fosse maior que 3 mm.[13] Acreditava-se que o risco de embolia paradoxal, seguida de AVE, era quase zero, quando a artéria nutridora fosse menor que isso. Contudo, depois de 1992, novos dados demonstraram que também pode ocorrer embolia paradoxal com artérias nutridoras menores.[14,15] Com o desenvolvimento de novos catéteres e microcatéteres, artérias nutridoras de apenas 1 mm podem ser tratadas,[16] e hoje é muito comum que embolizem MAVPs com artérias nutridoras de menos de 3 mm de diâmetro.[14]

Gupta et al. utilizaram um modelo de Markov de simulação por computador, baseado na literatura médica, e publicaram dados que avaliavam três estratégias diferentes para MAVPs. Usando esse modelo, eles registraram sobrevida pós-diagnóstico de MAVP de 37,2 anos sem embolização terapêutica, 37,6 anos com embolização somente após complicações e 39 anos com embolização imediata.[17] Isto reforça a visão amplamente aceita de que as MAVPs devem ser embolizadas sempre que diagnosticadas.

TRATAMENTO

Uma vez diagnosticadas, as MAVPs devem ser tratadas com embolização percutânea, que substituiu a ressecção cirúrgica como tratamento padrão na maioria dos pacientes (Fig. 12-3). A embolização reduz o risco de AVE e de abscesso encefálico, ao mesmo tempo que corrige a hipóxia e melhora a falta de ar.[18] O objetivo final da embolização é a oclusão de cada uma das artérias nutridoras da MAVPs via cateterização superseletiva e, na maior parte dos casos, embolização com micromola – cujo diâmetro deve ser 20% maior que o da artéria a ser embolizada.[19] Não se deve empregar agentes embólicos líquidos em casos de MAVPs, porque, em razão da natureza fluida dessas malformações, existe o risco considerável de que o agente se desloque com o fluxo sanguíneo.[16] É indicado tratar, em uma única sessão, tantas MAVPs quanto possível, o que normalmente será definido pela dose máxima de contraste.[14]

Quando utilizadas micromolas, a técnica de ancoragem tem sido recomendada para evitar a embolização sistêmica das molas. Um pequeno ramo colateral da artéria, imediatamente proximal à principal artéria nutridora da MAVPs, deve ser cateterizado e, em seguida, deve-se inserir uma micromola de suporte, deixando-se o corpo da micromola "cair" na artéria nutridora principal. Para ocluir a artéria, são usadas micromolas complementares de diâmetro decrescente. Esse método reduz o risco de deslocamento das molas e aumenta a eficácia do procedimento.[20]

O lançamento do plugue vascular Amplatzer® tornou disponível uma nova técnica de embolização das MAVPs. Trata-se de um dispositivo cilíndrico autoexpansível, formado por uma tela de fios de nitinol. Este oclusor permite o posicionamento/reposicionamento preciso para a embolização da artéria nutridora.[21] Quanto às suas limitações, o plugue vascular precisa ser conduzido por um catéter-guia, e o menor dispositivo disponível, de 4 mm, torna-o muito

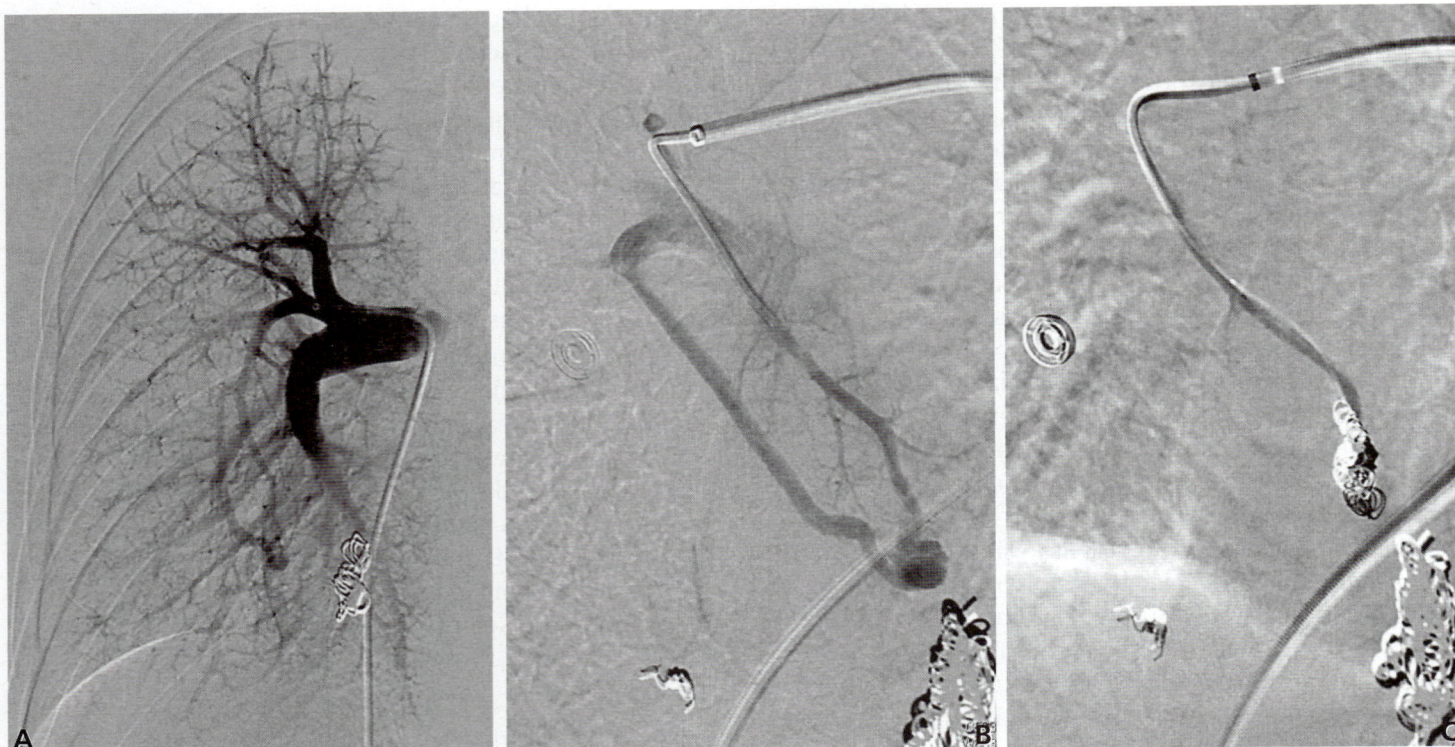

Fig. 12-3. Embolização de MAVP simples. (**A**) Angiografia PA da artéria pulmonar principal direita mostra MAVP simples no lobo direito; (**B**) a artéria nutridora é separada com um catéter de extremidade angulada de 5 Fr, e a angiografia confirma a existência de apenas uma única artéria nutridora e uma veia de drenagem, com saco aneurismático característico; (**C**) depois de microcateterização e embolização, a angiografia pós-procedimento mostra um tampão compacto de micromolas e oclusão total da MAV.

grande para alguns vasos nutridores.[16] Em estudo conduzido por Hart *et al.*, foram analisados 69 pacientes, com 161 MAVPs embolizadas com diversos agentes embólicos. Cento e vinte MAVPs (75% do total) foram embolizadas com sucesso e de forma rápida utilizando-se apenas o oclusor vascular Amplatzer®.[22] Os autores não relataram complicações nem evidências de recanalização das MAVPs embolizadas. Os pacientes foram acompanhados por um período que variou de um a 25 meses.

CONSIDERAÇÕES TÉCNICAS

Antes do procedimento de embolização, deve-se sempre realizar a TC, sendo suficientes tanto a tomografia com contraste, quanto a sem contraste. A TC pode ser usada para planejar a abordagem do procedimento, para definir as projeções ideais a serem utilizadas durante a angiografia e para medir o calibre dos vasos afetados de modo a determinar o tamanho da micromola e o do plugue. No pré-procedimento, devem ser feitos exames de sangue de rotina. Deve haver consentimento do paciente após serem informados os riscos, que incluem embolização paradoxal de coágulos ou das micromolas, AVE, hemorragia e uso de radiação e contraste.

Em nossa instituição, o procedimento é feito sob sedação consciente, exceto no caso de crianças, quando se utiliza anestesia geral. É realizada a punção, guiada por ultrassom, da veia femoral comum direita, e um introdutor de 7 French (Fr) é introduzido para impulsionar o fluxo. O paciente recebe heparina para evitar a formação de coágulos em catéteres e fios. Todas as injeções são precedidas de aspiração, e todas as trocas e retiradas de fios são feitas com banho de soro fisiológico ou gotejamento de soro para evitar a entrada de ar. Um catéter *pigtail* com auxílio de fio-guia Bentson é usado para cateterismo da artéria pulmonar principal. Por causa da associação ocasional entre THH e hipertensão pulmonar, são feitas medidas de pressão. A angiografia dos pulmões direito e esquerdo é, então, realizada, utilizando-se as projeções definidas na TC pré-procedimento. Em geral, o ângulo oblíquo contralateral de cerca de 30° a 40° é ideal para dar acesso aos ramos do lobo inferior, e a projeção anteroposterior (AP) é útil para comparação com as reformatações coronais da TC pré-procedimento.

Tão logo se tenha boa visibilização da artéria nutridora da MAVPs, efetua-se a troca do catéter *pigtail* por um catéter-guia de 7 Fr para dar estabilidade, e um catéter de 5 Fr, com extremidade angulada, é utilizado para separar a artéria nutridora. Isto muitas vezes pode ser feito sem o uso de fios, mas um fio deslizante angulado é útil quando não se pode realizar logo a separação. Algumas vezes, é difícil cateterizar os ramos lingular ou médio, e um catéter com ângulo mais agudo, como o Judkins (JR4), pode ser útil nessas situações. Após a separação da artéria nutridora, é feita a angiografia. Dependendo do tamanho da artéria, utiliza-se o catéter ou microcatéter para alcançar a posição distal imediatamente adjacente ao saco da MAV ou no seu interior. Os microcatéteres são em geral usados em artérias nutridoras com diâmetro menor que 4 mm. Normalmente, prefere-se microcatéteres com diâmetro interior de 0.021", que facilitam a injeção de contraste e a introdução das micromolas.

Uma vez que a posição adjacente ao saco da MAVP ou no seu interior esteja estabelecida, a embolização pode ter início. Embora as técnicas de ancoragem e suporte sejam úteis quando usadas micromolas deslocáveis, em nossa instituição a embolização em geral começa com a utilização de pelo menos uma longa mola de liberação controlada, ligeiramente maior que o vaso/saco. Isto permite a retração e o reposicionamento da mola, caso ela não pareça totalmente estável. Quando o tampão com uma ou mais molas removíveis tiver sido estabilizado, micromolas deslocáveis são usadas para completar a embolização. Para evitar recanalização, é desejável que o tampão de micromolas seja compacto e oclusivo. A angiografia pós-embolização deve demonstrar que não há fluxo através do tampão de micromolas ou para o saco aneurismático. A utilização de plugues Amplatzer® segue o mesmo princípio, mas requer que se posicione o catéter-guia distalmente ao sítio de embolização. Os plugues mais novos, de quarta geração, eliminam essa necessidade, sendo possível introduzi-los por um catéter angiográfico de 5 Fr.

Apesar de, historicamente, a embolização das artérias nutridoras ser o procedimento de escolha para tratamento de MAVPs, a embolização do saco aneurismático também foi estudada. Hiyashi *et al.* realizaram 37 procedimentos: sendo 22 embolizações da artéria nutridora e 15 embolizações venosas do saco aneurismático. Embora existissem diferenças significativas tanto de localização das MAVPs quanto de tipo, número e posicionamento das micromolas, foi observada reperfusão em 50% dos casos de embolização da artéria nutridora, enquanto, nas embolizações venosas do saco aneurismático, não houve nenhum caso de reperfusão, o que ressalta a possível eficácia dessa técnica.[23]

Terminada a embolização de todas as MAVS, os catéteres e o introdutor são retirados e, após o período de recuperação de quatro horas deitado no leito, o paciente recebe alta. Em geral, o procedimento é muito bem tolerado, mas ocasionalmente pode ocorrer pleurisia, em especial em embolizações extensas ou adjacentes à superfície da pleura.

O índice de sucesso técnico do procedimento é de 88-100%. De imediato, a fração de desvio diminui, e a oxigenação melhora. A embolização completa confere excelente proteção contra AVEs e abscessos encefálicos. A volta dos sintomas só foi observada quando houve recorrência das MAVPs, o que ocorre por recanalização daquelas já tratadas ou por aumento daquelas que eram pequenas.

COMPLICAÇÕES

As complicações significativas são raras durante e após a embolização de MAVs. Elas incluem infarto pulmonar e migração sistêmica das molas embólicas. Outros efeitos adversos relatados incluem introdução de êmbolo aéreo, formação de pneumotórax, angina temporária e indução de arritmia cardíaca.[24]

ACOMPANHAMENTO

Seis a 12 meses após a embolização das MAVPs, deve ser feita uma TC pós-procedimento para avaliar a persistência de oclusão. Uma TC basal deve ser realizada depois da embolização e, então, repetida a intervalos de 3-5 anos pelo resto da vida do paciente.[1,25] O saco aneurismático deve desaparecer completamente ou quase completamente, e a veia de drenagem também deve regredir. Em até 20% das MAVPs submetidas à embolização com micromolas, ocorre recanalização.[26] Os fatores de risco de recanalização incluem uso de molas de tamanho inadequado, uso de apenas uma mola e, também, MAVPs com artérias nutridoras de grande calibre, que podem ser difíceis de embolizar.[26] Não se deve utilizar a ecocardiográfia com contraste para determinar o sucesso da embolização terapêutica, porque ela continua positiva em 80-90% dos pacientes, independentemente de ter ou não havido reperfusão após o tratamento.[27] É provável que isso se deva a MAVPs não detectadas anteriormente ou muito pequenas para cateterização. Em pacientes com recanalização, é indicado repetir a embolização para eliminar o risco de AVE e abscesso encefálico. Muitas vezes, isto é tecnicamente difícil e, em alguns casos, são necessárias técnicas criativas (Figs. 12-4 e 12-5).

EFICÁCIA

A embolização terapêutica de MAVPs tem alta eficácia. Em estudo conduzido por Mager *et al.*, foram embolizadas 296 MAVPs em 112 pacientes. Desses, 19 precisaram ser submetidos a um segundo procedimento, e quatro, a um terceiro procedimento para tratar MAVPs recanalizadas. Os autores observaram que, no que diz respeito aos resultados a longo prazo, a embolização terapêutica foi bem-sucedida em 96% dos pacientes.[28] Em estudo prospectivo que avaliou a embolização terapêutica de 415 MAVPs, 19 pacientes tiveram complicações secundárias ao crescimento de MAVPs não embolizadas, e apenas cinco apresentaram complicações devidas à recanalização de MAVPs que haviam sido embolizadas. No exame de imagem, foi observada involução em 97% das MAVPs embolizadas.[25] Remy-Jardin *et al.* estudaram 64 MAVPs: 47% tiveram redução maior que 30% no tamanho do aneurisma após embolização, e 28%, redução menor que 30%. No geral, os autores registraram taxa de sucesso a longo prazo de 75%.[29]

OUTRAS CONSIDERAÇÕES

Em relação aos pacientes pediátricos com THH e MAVPs conhecidas, não há consenso quanto a se fazer ou não a embolização em crianças assintomáticas ou menores de 12 anos.[25] Naquelas que são submetidas à embolização, a técnica é idêntica à empregada em adultos, exceto pela necessidade de anestesia geral. A embolização durante a infância

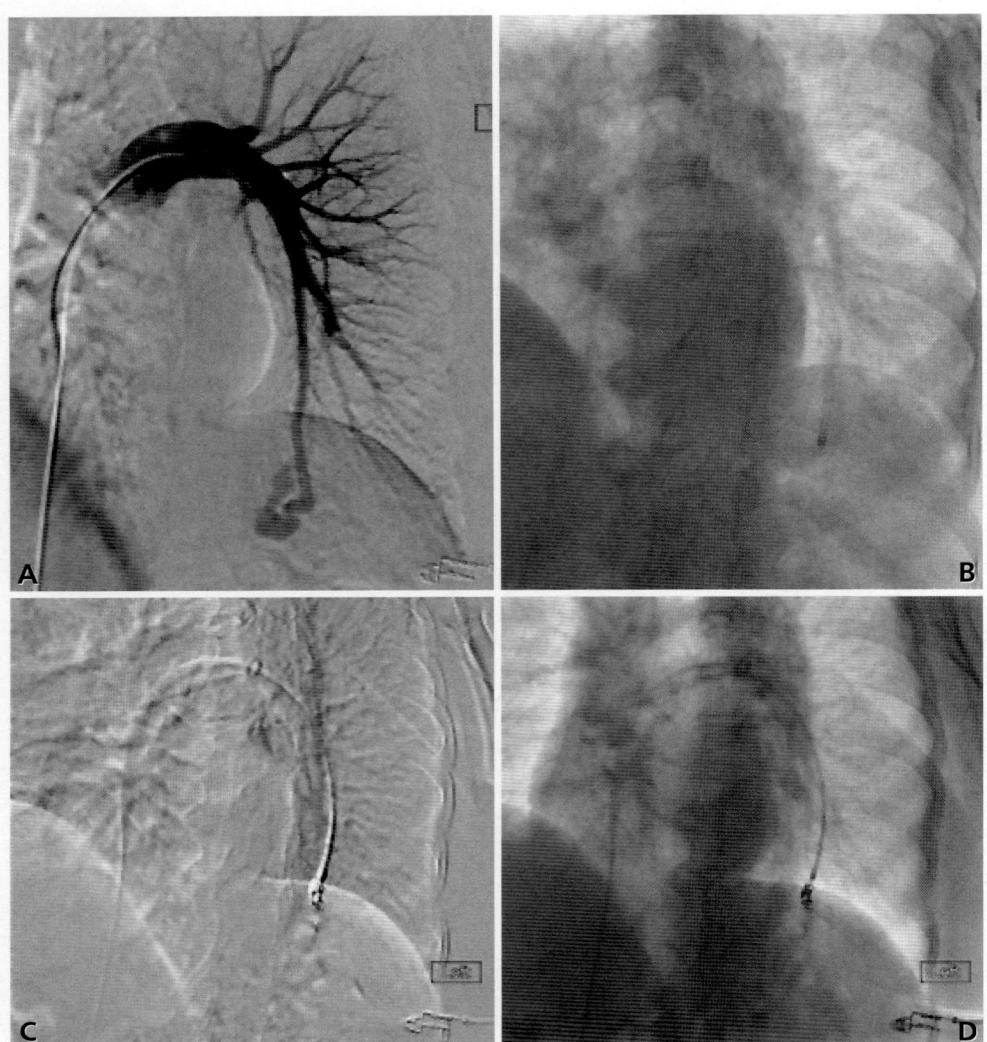

Fig. 12-4. Embolização com o plugue Amplatzer®. (**A**) Angiografia OAD da artéria pulmonar principal esquerda mostra MAVP simples no lobo inferior esquerdo com artéria nutridora de 5 mm; (**B**) imagem local mostra o catéter-guia de 7 Fr em posição distal da artéria nutridora, adjacente ao saco aneurismático; (**C e D**) após a colocação de um plugue Amplatzer®(de segunda geração) de 8 mm e de uma micromola deslocável de 6 mm, a MAV é ocluída. Muitas vezes, apenas o plugue é necessário, sem o uso de molas adicionais.

pode aumentar a probabilidade de reperfusão futura da MAVPs que pode ser extremamente difícil de tratar.[30]

Embora a embolização seja o tratamento recomendado nos casos de MAVP, há determinadas situações em que a cirurgia pode ser necessária. Dois exemplos disso são as MAVPs complexas, que não podem ser cateterizadas com eficácia, e as MAVPs muito numerosas ou difusas, em que a embolização não seria exequível. Nesses pacientes, a ressecção pulmonar parcial é uma possível opção de tratamento. Além disso, em casos de hemoptise ativa secundária a MAVP, pode ser necessária, e adequada, cirurgia de emergência para salvar o paciente.[18]

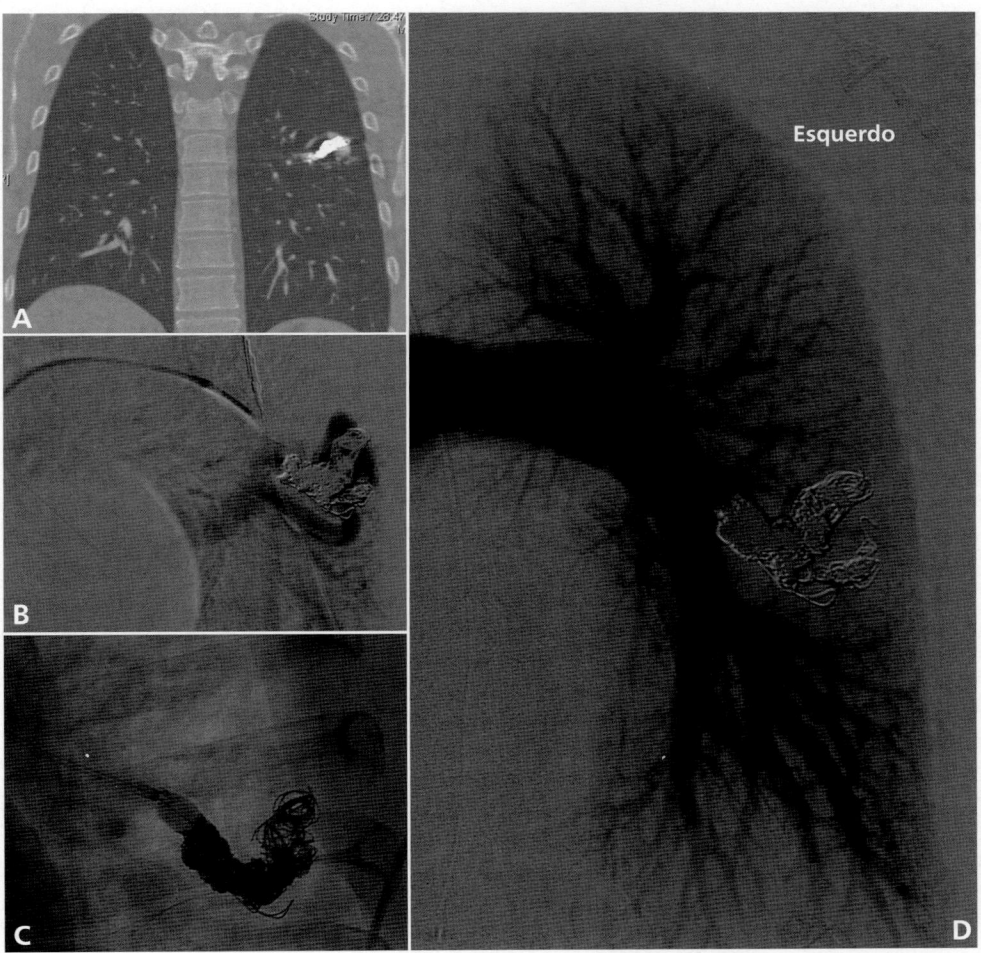

Fig. 12-5. Embolização de MAVP recanalizada. (**A**) TC coronal com contraste, feita quatro anos depois da embolização inicial com micromola, mostra recanalização através e em torno do tampão de mola, com enchimento persistente do saco aneurismático; (**B**) angiografia inicial da porção superior do lobo inferior esquerdo confirma o rápido fluxo através e em torno do tampão de micromola; (**C**) após a oclusão até o óstio da artéria segmentar superior com diversas molas adicionais, ainda observa-se fluxo persistente. A colocação de mais micromolas representaria risco de embolização iatrogênica nas porções basilares do lobo inferior. Por isso, o óstio foi ocluído primeiro com um balão para reduzir o fluxo. Em seguida, através do lúmen do balão inflado, o líquido embólico Onyx®-34 foi depositado no conglomerado de molas para completar a embolização; (**D**) posterior angiografia da artéria pulmonar principal esquerda mostra oclusão total da MAV.

CONCLUSÃO

A THH é uma anormalidade sistêmica dos vasos sanguíneos que pode requerer a atenção do radiologista intervencionista decorrente da epistaxe refratária, hemorragia gastrointestinal ou presença de MAVs em pulmões, cérebro, fígado ou coluna vertebral. A radiologia intervencionista pode ter papel fundamental no cuidado desses pacientes, em especial na embolização imediata e eficaz das MAVPs pulmonares. Sempre que possível, o atendimento aos pacientes com suspeita de THH ou com a doença confirmada deve ser feito em centro de excelência.

REFERÊNCIAS BIBLIOGRÁFICAS

1. Faughnan ME, Palda VA, Garcia-Tsao G et al. International guidelines for the diagnosis and management of hereditary haemorrhagic telangiectasia. *J Med Genet* 2011;48:73-87.
2. Assar A. The natural history of epistaxis in hereditary hemorrhagic telangiectasia. *Am J Gastroenterol* 1991;101:977-80.
3. Bayrak-Toydemir P, Mao R, Lewin S, McDonald J. Hereditary hemorrhagic telangiectasia: an overview of diagnosis and management in the molecular era for clinicians. *Genet Med* 2004;6:175-91.
4. Elden L, Montanera W, Terbrugge K et al. Angiographic embolization for the treatment of epistaxis: a review of 108 cases. *Otolaryngol Head Neck Surg* 1994;111:44-50.
5. Longacre AV, Gross CP, Gallitelli M et al. Diagnosis and management of gastrointestinal bleeding in patients with hereditary hemorrhagic telangiectasia. *Am J Gastroenterol* 2003;98:59-65.
6. Willemse RB, Mager JJ, Westermann CJ et al. Bleeding risk of cerebrovascular malformations in hereditary hemorrhagic telangiectasia. *J Neurosurg* 2000;92:779-84.
7. Dupuis-Girod S, Ginon I, Saurin JC et al. Bevacizumab in patients with hereditary hemorrhagic telangiectasia and severe hepatic vascular malformations and high cardiac output. *JAMA* 2012;307:948-55.
8. Chavan A, Luthe L, Gebel M et al. Complications and clinical outcome of hepatic artery embolization in patients with hereditary hemorrhagic telangiectasia. *Eur Radiol* 2013;23:951-7.
9. Swischuk JL, Castaneda F, Smouse HB et al. Embolization of pulmonary arteriovenous malformations. *Semin Intervent Radiol* 2000;17:171-83.
10. Cottin V, Plauchu H, Bayle JY et al. Pulmonary arteriovenous malformations in patients with hereditary hemorrhagic telangiectasia. *Am J Respir Crit Care Med* 2004;169:994-1000.
11. Cottin V, Dupuis-Girod S, Lesca G, Cordier JF. Pulmonary vascular manifestations of hereditary hemorrhagic telangiectasia (Rendu-Osler disease). *Respiration* 2007;74:361-78.
12. Ference B, Shannon T, White RI Jr et al. Life-threatening pulmonary hemorrhage with pulmonary arteriovenous

malformations and hereditary hemorrhagic telangiectasia. *Chest* 1994;106:1387-90.
13. Rosenblatt M, Pollak J, Fayad P *et al*. Pulmonary arteriovenous malformations: what size should be treated to prevent embolic stroke? (abstr) *Radiology* 1992;185:134.
14. Trerotola S, Bernhardt B, Pyeritz R. Outpatient single-session pulmonary arteriovenous malformation embolization. *J Vasc Interv Radiol* 2009;20:1287-91.
15. Todo K, Moriwaki H, Higashi M *et al*. A small pulmonary arteriovenous malformation as a cause of recurrent brain embolism. *AJNR* 2004;25:428-30.
16. Trerotola S, Pyeritz R. PAVM embolization: an update. *AJR* 2010;195:837-45.
17. Gupta S, Faughnan M, Bayoumi A. Embolization for pulmonary arteriovenous malformation in hereditary hemorrhagic telangiectasia. *Chest* 2009;136:849-58.
18. Cottin V, Chinet T, Lavolé A *et al*. Pulmonary arteriovenous malformations in hereditary hemorrhagic telangiectasia: a series of 126 patients. *Medicine* (Baltimore) 2007;86:1-17.
19. Meek M, Meek J, Beheshti M. Management of pulmonary arteriovenous malformations. *Semin Intervent Radiol* 2011;28:24-31.
20. White RI Jr. Pulmonary arteriovenous malformations: how do I embolize? *Tech Vasc Interv Radiol* 2007;10:283-90.
21. Andersen PE, Kjeldsen AD. Occlusion of pulmonary arteriovenous malformations by use of vascular plug. *Acta Radiol* 2007;48:496-9.
22. Hart J, Aldin Z, Braude P *et al*. Embolization of pulmonary arteriovenous malformations using the Amplatzer vascular plug: successful treatment of 69 patients. *Eur Radiol* 2010;20:2663-70.
23. Hayashi S, Baba Y, Senokuchi S *et al*. Efficacy of venous sac embolization for pulmonary arteriovenous malformations: comparison with feeding artery embolization. *J Vasc Interv Radiol* 2012;23:1566-77.
24. White RI Jr, Lynch-Nyhan A, Terry P *et al*. Pulmonary arteriovenous malformations: techniques and long-term outcome of embolotherapy. *Radiology* 1988;169:663-9.
25. Pollak JS, Saluja S, Thabet A *et al*. Clinical and anatomic outcomes after embolotherapy of pulmonary arteriovenous malformations. *J Vasc Interv Radiol* 2006;17:35-45.
26. Milic A, Chan RP, Cohen JH, Faughnan ME. Reperfusion of pulmonary arteriovenous malformations after embolotherapy. *J Vasc Interv Radiol* 2005;16:1675-83.
27. Lee WL, Graham AF, Pugash RA *et al*. Contrast echocardiography remains positive after treatment of pulmonary arteriovenous malformations. *Chest* 2003;123:351-58.
28. Mager JJ, Overtoom TT, Blauw H *et al*. Embolotherapy of pulmonary arteriovenous malformations: long term results in 112 patients. *J Vasc Interv Radiol* 2004;15:451-6.
29. Remy-Jardin M, Dumont P, Brillet PY *et al*. Pulmonary arteriovenous malformations treated with embolotherapy: helical CT evaluation of long-term effectiveness after 2-21-year follow-up. *Radiology* 2006;239:576-85.
30. Faughnan ME, Thabet A, Mei-Zahav M *et al*. Pulmonary arteriovenous malformations in children: outcomes of transcatheter embolotherapy. *J Pediatr* 2004;145:826-31.

Capítulo 13

Hemoptise

◆ Miguel Ángel de Gregorio
◆ Alicia Laborda

CONTEÚDO

- ✓ INTRODUÇÃO 218
- ✓ DEFINIÇÃO E CAUSAS 218
- ✓ FISIOPATOLOGIA 220
- ✓ DIAGNÓSTICO 220
- ✓ ANATOMIA DAS ARTÉRIAS BRÔNQUICAS 221
- ✓ ARTÉRIAS SISTÊMICAS NÃO BRÔNQUICAS 222
- ✓ ARTÉRIAS PULMONARES 223
- ✓ TRATAMENTO PRÉVIO À EMBOLIZAÇÃO 224
- ✓ EMBOLIZAÇÃO ARTERIAL BRÔNQUICA 224
- ✓ INDICAÇÕES 227
- ✓ CONTRAINDICAÇÕES 228
- ✓ RESULTADOS 228
- ✓ RECIDIVA 229
- ✓ COMPLICAÇÕES 230
- ✓ REFERÊNCIAS BIBLIOGRÁFICAS 231

INTRODUÇÃO

Hemoptise é a expectoração de escarros sanguinolentos ou de sangue vermelho vivo proveniente do trato respiratório. A gravidade do sintoma é definida pela quantidade e causa da mesma. Toda hemoptise deve ser estudada e requer os devidos cuidados médicos. Neste capítulo iremos abordar, principalmente, a hemoptise maciça. A hemoptise denominada maciça, de natureza ameaçadora, é uma situação crítica e grave, que requer exame minucioso e preciso dos pacientes. Apesar dos avanços terapêuticos a hemoptise maciça (*lifethreatening*, termo em inglês que melhor define essa situação) continua sendo uma situação de alto risco. De acordo com dados publicados, 28% dos pneumologistas presenciam alguns casos de morte por hemoptise maciça no período de tempo de 1 ano.[1] O tratamento conservador da hemoptise maciça causa mortalidade entre 50 e 100%,[2] sendo a asfixia e não a hemorragia a causa de morte mais frequente.[3] A cirurgia como tratamento da hemoptise maciça apresenta índices de mortalidade entre 7 e 18%,[4] mas que aumentam até 40% quando é necessário fazer uma cirurgia de urgência.[4]

Desde que Remy *et al.*, em 1973[5], descreveram a técnica pela primeira vez, a embolização das artérias brônquicas (EB) se transformou na conduta terapêutica mais importante para o tratamento da hemoptise maciça e da hemoptise recorrente. Diversos estudos publicados demonstram a eficácia, segurança e utilidade da EB como tratamento da hemoptise maciça.[6-14] No entanto, a cirurgia tem papel importante no tratamento de hemoptises maciças causadas por determinadas doenças concretas, como: hidatidose pulmonar, adenoma brônquico e aspergiloma resistente a outros tratamentos.[15] Nestes casos, a EB prévia com caráter de urgência facilita e melhora os resultados da cirurgia, já que permite que esta seja feita de forma programada e não de urgência.[4]

DEFINIÇÃO E CAUSAS

Não existe consenso no que diz respeito à quantidade de sangue que definiria o conceito de "maciço". A hemoptise maciça foi definida como expectoração de quantidade de sangue entre 100 mL e 1.000 mL no período de 24 horas, sendo os critérios mais ampliados para a produção entre 300 e 600 mL de sangue ao dia.[2-4,15] No entanto, o conceito de gravidade ou ameaça também depende da capacidade de manter a via aérea permeável, podendo ser consideradas como ameaçadoras as pequenas hemoptises em pacientes com pouca reserva pulmonar. Uma definição mais funcional de hemoptise maciça é aquela em que a quantidade de sangue é suficiente para gerar uma condição ameaçadora à vida do paciente. Talvez apenas nessas situações possa ser necessário fazer um tratamento intervencionista (Fig. 13-1).[15,16]

Existem diversas entidades causadoras de hemoptise maciça, com diferenças na estatística publicada em diferentes países. Nos países não ocidentais a tuberculose pulmonar, incluindo as bronquiectasias ocasionadas pela mesma, é a principal causa de hemoptise maciça. Já nos países ocidentais as principais causas são o carcinoma broncogênico e as doenças inflamatórias pulmonares crônicas decorrente das bronquiectasias, da fibrose cística e aspergilose pulmonar.[2,3,15] Outras causas incluem abscessos pulmonares, pneumonias, bronquiolite crônica, fibrose pulmonar intersticial, pneumoconiose, aneurisma da artéria pulmonar (aneurisma de Rasmussen), doenças congênitas cardíacas ou pulmonares, fístulas aortobrônquicas, ruptura de aneurismas aórticos e ruptura de aneurismas arteriais brônquicos (Figs. 13-2 e 13-3 e Quadro 13-1).[17,18]

Os aneurismas e pseudoaneurismas das artérias brônquicas são entidades patológicas raras, sendo utilizados ambos os termos indistintamente na literatura.[19-23] A etiologia dos aneurismas das artérias brônquicas é desconhecida,

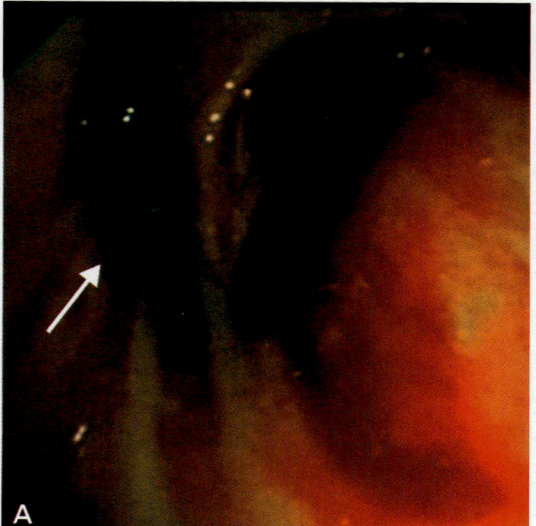
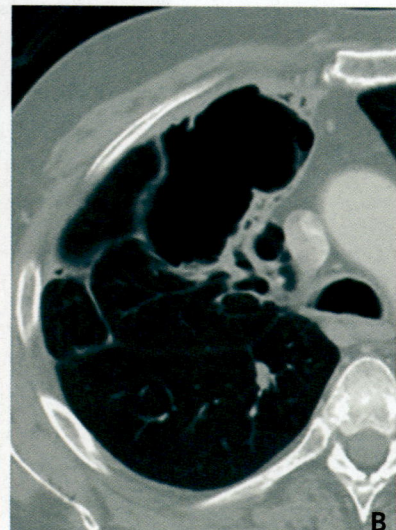
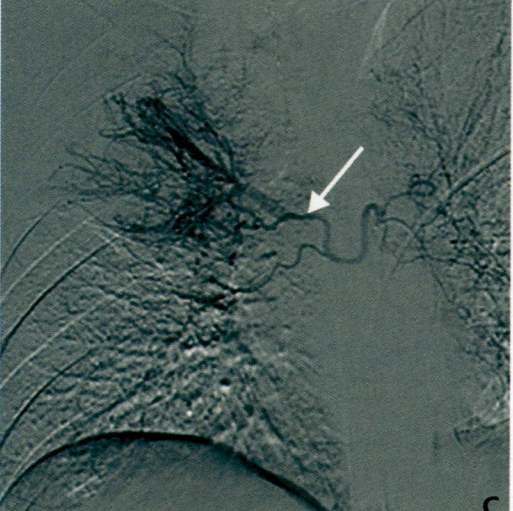

Fig. 13-1. (**A**) Paciente de 65 anos com hemoptise maciça procedente do lobo superior direito (seta). (**B**) Foi feito o diagnóstico de tuberculose cicatricial com sistema cavitário pela TC. (**C**) A angiografia mostra artéria brônquica direita (seta) que surge de tronco comum com sinais indiretos de sangramento no lobo superior direito.

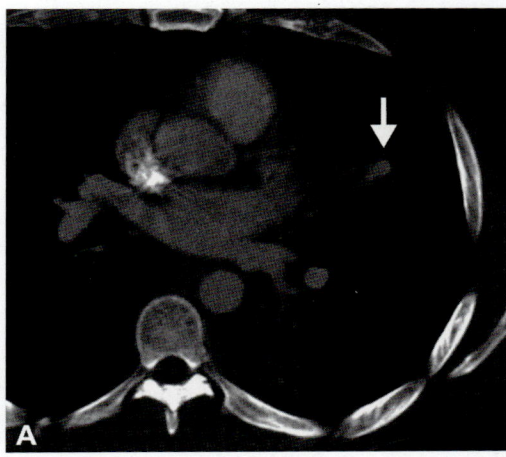 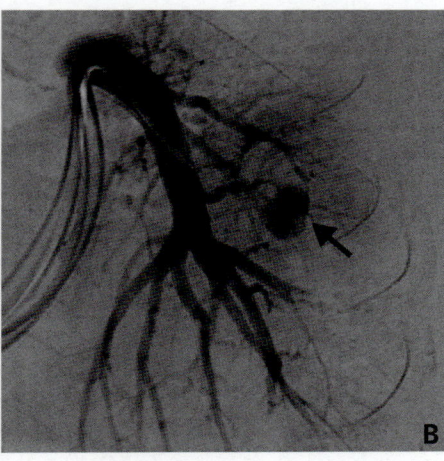

Fig. 13-2. (**A**) Aneurisma de Rasmunssen: imagem nodular em TC com contraste (seta). (**B**) Angiografia pulmonar demonstra imagem sustentada de aneurisma arterial pulmonar (seta).

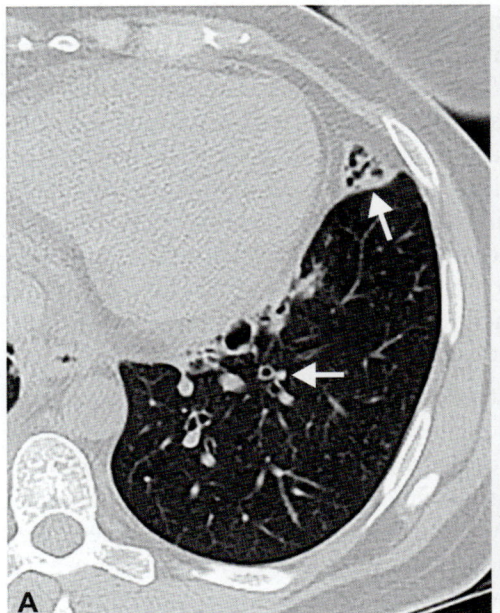 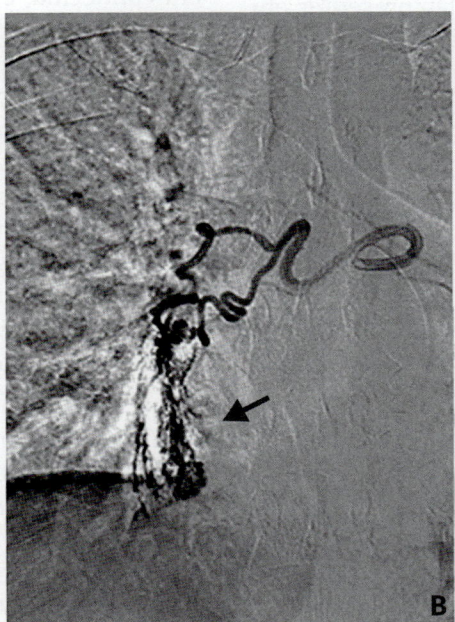 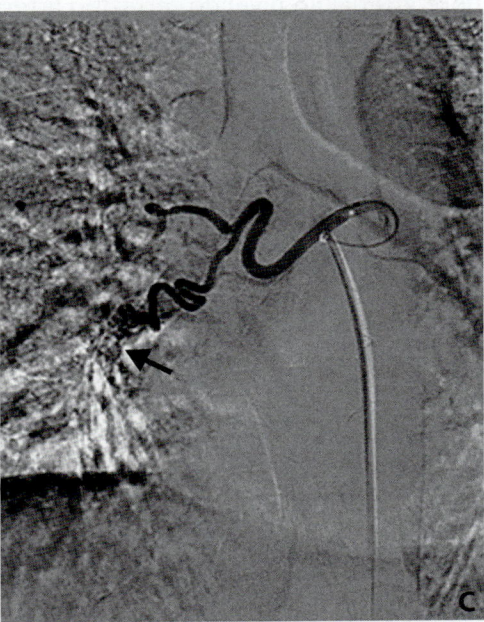

Fig. 13-3. Hemoptise por bronquiectasias. (**A**) Corte de TC em que são vistas dilatações brônquicas (setas). (**B**) Angiografia seletiva com microcatéter de artéria brônquica direita com lesão sugestiva de sangramento (seta). (**C**) Arteriografia de controle após embolização demonstrando desvascularização distal (seta).

Quadro 13-1. **Causas mais comuns de hemoptise**

Inflamatórias	Infecciosas	Neoplasia	Miscelânea
Bronquite crônica	Tuberculose	Câncer de pulmão	Embolia pulmonar
Bronquiectasias	Aspergiloma	Adenoma brônquico	Traumatismos
Fibrose cística	Pneumonia (*Klebsiella*)	Outros tumores	MAV
	Abscesso de pulmão		Coagulopatia
	Outras infecções		Doença autoimune
			Vasculite
			Doença de Wegener
			S. de Goodpasture
			Estenose mitral
			Iatrogenia

MAV = malformações arteriovenosas.

embora costuma estar associada a bronquiectasias, inflamação crônica broncopulmonar, traumatismos, síndrome de Rendu-Osler-Weber e origem micótica.[22] Os aneurismas brônquicos podem estar localizados tanto a nível mediastínico (justa-aórticos) como dentro do pulmão. As opções terapêuticas incluem a embolização transcatéter, a implantação de *stents* revestidos e a cirurgia.[22,23]

FISIOPATOLOGIA

A origem da hemoptise maciça costuma estar localizada na circulação brônquica (90% dos casos); em 5% dos casos a causa é a circulação pulmonar;[24] em 5% dos demais casos a origem está localizada na aorta (fístulas aortobrônquicas, ruptura de aneurismas aórticos) ou na circulação arterial sistêmica (ramos que irrigam território pulmonar).[25-27] A vasoconstrição com hipóxia, os fenômenos vasculares e a trombose arterial ao nível do território arteriolar, presentes em muitas doenças pulmonares agudas e crônicas, reduzem ou obstruem a circulação pulmonar.[28] Como resposta a essa situação, as artérias brônquicas, em uma tentativa de compensação, proliferam e se dilatam para suprir a falta de circulação pulmonar. Os vasos brônquicos dilatados, localizados naquelas áreas onde existe um processo inflamatório agudo ou crônico, podem-se romper por causa da erosão ocasionada por agente bacteriano ou do aumento da pressão arterial regional, causando sangramento pulmonar.[28,29]

DIAGNÓSTICO

Os exames diagnósticos da hemoptise maciça incluem radiografia de tórax, broncoscopia e tomografia computadorizada (TC) torácica.[15,16,30] Esses exames diagnósticos são feitos tanto para conhecer a causa da hemoptise, como para tentar localizar o sangramento. A localização aproximada do ponto de sangramento é muito útil para poder enfrentar com segurança o tratamento invasivo quer seja por embolização endovascular, tamponamento intrabrônquico com colas biológicas quer até mesmo com cirurgia.

A radiografia de tórax é um exame básico, sempre disponível, mesmo em situações de máxima urgência. Ela pode ser de grande ajuda para diagnosticar e localizar enfermidades, como pneumonia, tuberculose pulmonar em fase aguda ou crônica, carcinoma broncogênico ou abscessos pulmonares.[31] Entretanto, a radiografia de tórax isolada, normal ou patológica, apenas consegue determinar a localização da hemoptise entre 17 e 81% dos casos.[16,31-34] A radiografia normal em paciente com hemoptise não descarta a possibilidade de lesões malignas justificada pela incidência de lesões malignas nessas circunstâncias (9,6%). Por isso, é necessário continuar investigando outras modalidades diagnósticas.

A broncoscopia é considerada pelos pneumologistas como sendo o método primário para diagnosticar e localizar a hemoptise.[35,36] Foi comprovada a eficácia da fibrobroncoscopia para avaliar lesões brônquicas centrais, visto que se podem infundir, localmente, drogas vasoativas para tentar controlar a hemorragia.[15]

Diferentes estudos publicados indicam que a fibrobroncoscopia pode ajudar a localizar o local do sangramento (ponto patológico) entre 49 e 92,9% dos pacientes com hemoptise.[16,32,34] No entanto, ainda é controverso o papel da fibrobroncoscopia na avaliação de pacientes com hemoptise, principalmente naqueles casos em que a radiografia de tórax é normal ou não consegue localizar a hemoptise.[31] A precisão diagnóstica da fibrobroncoscopia na avaliação de pacientes com hemoptise e radiografia normal de tórax é baixa, variando entre 0 e 31%.[31-33,37] A exatidão diagnóstica da fibrobroncoscopia em pacientes com hemoptise é de 10-43%.[30-34] Hsiao *et al.*, em 2001[16], demonstraram que não era necessária a realização da fibrobroncoscopia previamente à embolização brônquica nos pacientes onde a causa era conhecida, e o local do sangramento foi determinado com as radiografias de tórax. A fibrobroncoscopia apresenta algumas desvantagens no diagnóstico e na localização da hemoptise maciça aguda; é extremamente difícil a localização da origem do sangramento nos pacientes com hemoptise maciça em razão da presença de sangue no interior do brônquio. Além disso, a infusão local de drogas não costuma ser eficaz na maioria dos casos com hemoptise maciça.[15] Outras desvantagens da fibrobroncoscopia são o possível comprometimento da via aérea decorrente da sedação, da demora na realização de tratamento definitivo, da hipoxemia e do elevado custo econômico.[17]

Já foi demonstrado o papel da TC torácica na avaliação de pacientes com hemoptise.[30,33,38,39] Ela é de grande utilidade no diagnóstico de bronquiectasias, carcinoma broncogênico e aspergiloma pulmonar em pacientes com hemoptise maciça.[32,40] A TC pode demonstrar a existência de lesões não visíveis na radiografia de tórax convencional, e a TC com contraste pode evidenciar lesões vasculares que causam a hemoptise maciça. Os achados da TC podem sugerir o diagnóstico específico em 50% e 39-88% dos pacientes, em que a fibrobroncoscopia e a radiografia de tórax não foram sugestivas de diagnóstico, respectivamente.[30,31,33,40] A TC também pode ajudar a localizar o local do sangramento entre 63 e 100% dos pacientes com hemoptise maciça, com índices superiores aos da fibrobroncoscopia.[16,34] A TC e a fibrobroncoscopia são ferramentas complementares para avaliar pacientes com hemoptise. Realmente o uso combinado de ambas colabora para melhor diagnóstico em pacientes com hemoptise maciça.[34] No entanto, a maioria dos pesquisadores indica que a TC deveria ser feita previamente à broncoscopia em todos os pacientes com hemoptise maciça (Fig. 13-4).[15,30,33,38]

A angio TC multidetectores (TC-m) permite o diagnóstico da doença de base, detecta a hemorragia alveolar e faz o mapeamento das artérias brônquicas. Essas características, unidas à rapidez na sua execução, fazem com que a angio TC-m seja ferramenta indispensável para o diagnóstico da hemoptise maciça severa. Além disso, a TC com contraste

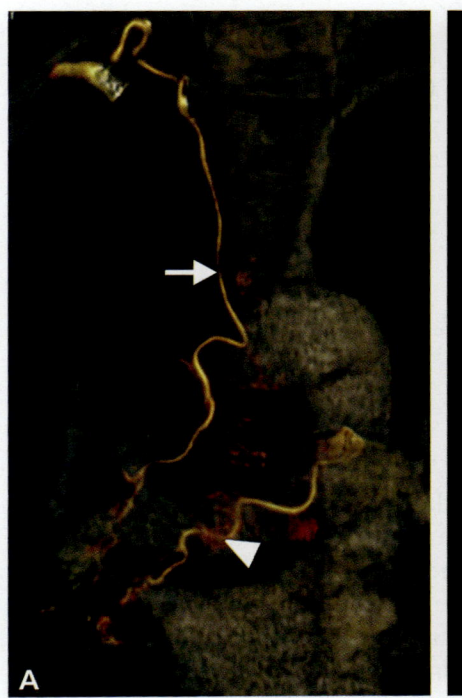
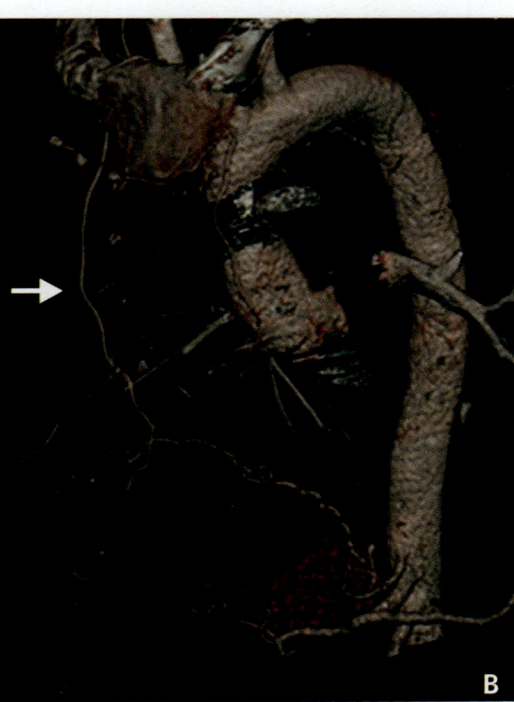

Fig. 13-4. Tomografia computadorizada multidetectores. Reconstruções tridimensionais que mostram em (**A**) artéria mamária (seta) e artéria brônquica direita (ponta de seta). (**B**) Artéria mamária irregular (seta).

permite avaliar tanto os vasos brônquicos, como os não brônquicos. Em estudo prospectivo feito em 40 pacientes com hemoptise maciça,[17] 27 pacientes (67,5%) apresentavam suprimento sanguíneo arterial não dependente das artérias brônquicas, com a TC apresentando uma precisão diagnóstica de 84% nesses 27 pacientes. Segundo Revel et al.,[40] a TC poderia suprir e evitar a fibrobroncoscopia em todos os casos de hemoptise maciça, com exceção dos pacientes com suspeita de câncer de pulmão.

ANATOMIA DAS ARTÉRIAS BRÔNQUICAS

As artérias brônquicas apresentam diversas variantes anatômicas, tanto na origem, nos diferentes ramos, como no trajeto.[41] As artérias brônquicas se originam diretamente na aorta torácica descendente, frequentemente entre as vértebras T5 e T6.[3] Cauldwell et al.[42] descreveram quatro padrões clássicos de ramificação das artérias brônquicas: duas esquerdas e uma à direita, que se apresenta como um tronco intercostobronquial (41% dos casos); uma esquerda e um tronco intercostobronquial direito (21%); um tronco intercostobronquial direito, uma artéria brônquica esquerda e um tronco comum bibronquial (21%); e duas esquerdas e duas direitas (um tronco intercostobronquial e uma artéria brônquica) (10%) (Fig. 13-5).

O tronco intercostobronquial direito é aquele que é identificado mais constantemente na angiografia (80% dos casos).[17] Este tronco costuma se originar no lado direito posterolateral da aorta torácica, enquanto que as artérias brônquicas direitas e esquerdas originam-se em porção anterolateral da aorta torácica. A identificação das artérias brônquicas originadas diretamente na aorta torácica não é incomum na arteriografia. Desconhece-se a prevalência real de um tronco comum de ambas as artérias brônquicas (Fig. 13-5).

As artérias brônquicas irrigam a traqueia, as vias aéreas extra e intrapulmonares, os brônquios, os nervos, o tecido de sustentação, os gânglios linfáticos regionais, a pleura visceral e o esôfago, assim como os *vasa vasorum* da aorta, artéria pulmonar e veia pulmonar (Fig. 13-6).[28]

As artérias brônquicas, cujas origens não estão localizadas entre T5 e T6, são consideradas anômalas.[42,43] A prevalência dessas artérias anômalas oscila entre 8,3 e 35%.[43,44] Estas artérias podem-se originar tanto na aorta torácica, como na artéria mamária interna, tronco tireocervical, artéria subclávia, tronco costocervical, artéria braquiocefálica, artéria pericardiofrênica, artéria frênica inferior ou aorta abdominal.[17] As artérias brônquicas anômalas podem ser diferenciadas tanto anatômica, como angiograficamente de vasos sistêmicos não brônquicos, porque elas seguem o trajeto dos brônquios principais. Já as artérias colaterais sistêmicas não brônquicas penetram no parênquima pulmonar através da dobra pleural adjacente ou através do ligamento pulmonar, sem que seu trajeto seja paralelo aos brônquios

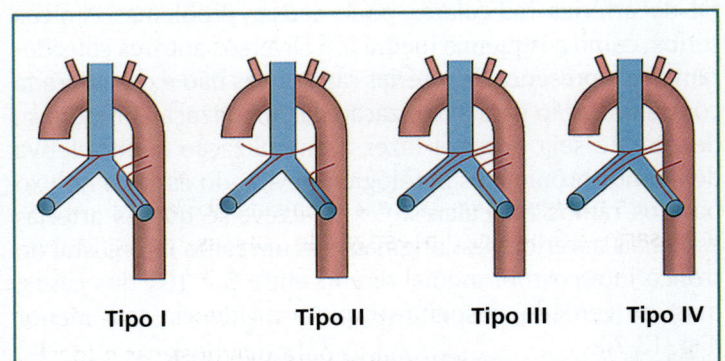

Fig. 13-5. Classificação de Cauldwell EW et al.[42] Modificada de Chun J[53].

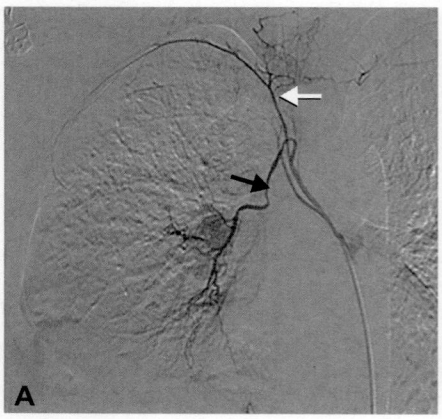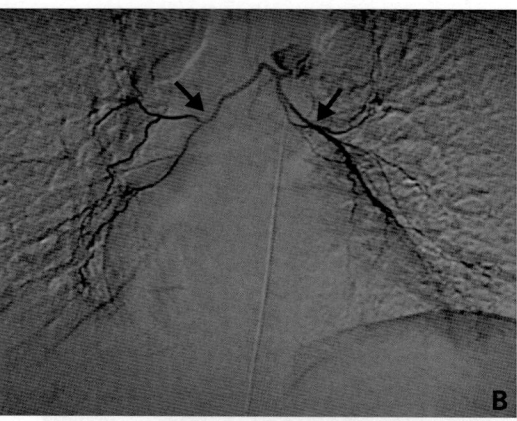

Fig. 13-6. (A) Artéria intercostobronquial (seta branca) e brônquica (seta preta). (B) Artéria brônquica comum com ramos direito e esquerdo (setas).

principais.[43] Grande parte das artérias brônquicas anômalas se origina na aorta torácica.[42,43] A prevalência real de artérias brônquicas cuja origem não está localizada na artéria aórtica é desconhecida.[45] Também se deve suspeitar da presença de ramos anômalos em pacientes que apresentam episódios de hemoptise recorrente apesar de ter sido feita embolização bem-sucedida ou naqueles pacientes em que não se consegue identificar a causa do sangramento.[43]

Sempre devem ser identificados os tipos de artérias espinhais ao se fazer as arteriografias brônquica e intercostal. As artérias radiculares dorsais e ventrais são pequenos vasos que surgem das artérias espinais segmentares e que irrigam as raízes dorsais e ventrais. Existem, em média, oito artérias medulares anteriores que reforçam a artéria espinal anterior, que é a maior fonte de perfusão da medula espinal. A artéria de Adamkiewicz, ou artéria radicular anterior magna, é o principal suporte arterial da porção dorsolombossacra da medula espinal. Trata-se de vaso unilateral cuja origem costuma estar localizada entre T9 e T12 em 75% dos casos. Angiograficamente, as artérias medulares anteriores têm típica morfologia de "forquilha". As artérias radiculares são visibilizadas frequentemente, quando se faz a arteriografia brônquica. Às vezes, as conexões radiculares ou medulares originárias das artérias brônquicas ou intercostais não são visíveis inicialmente; somente ao embolizar a artéria patológica é que se faz a recondução do fluxo, mostrando a artéria medular ou radicular. Por isso, é importante fazer a embolização sempre com controle fluoroscópico.[46] A embolização acidental de artérias radiculares pode causar problemas clínicos sérios, como a isquemia medular.[17] Diversos autores consideram que a presença de artérias radiculares não é considerada contraindicação para a realização da embolização brônquica, desde que seja possível fazer a embolização superseletiva dos ramos brônquicos patológicos, evitando assim o refluxo para os ramos radiculares.[8,9,44] Descreve-se que as artérias espinhais anteriores se originam em um ramo intercostal do tronco intercostobronquial direito entre 5 e 10% dos casos, mas, na verdade, suspeita-se que a incidência seja menor (Fig. 13-7).[3]

Em adultos, as artérias brônquicas normais medem menos de 1,5 mm de diâmetro na origem e menos de 0,5 mm no ponto de entrada no segmento broncopulmonar.[28] A identificação na TC de uma artéria brônquica principal maior que 2 mm sugere que ela é anormal.[47] A TC com contraste identifica facilmente a presença de artérias brônquicas hipertróficas, identificando estruturas nodulares ou tubulares dentro do mediastino, ou ao redor das vias aéreas centrais.[48] As localizações mais frequentes de artérias brônquicas aumentadas na TC são: áreas retroesofágica, retrotraqueal, retrobrônquica, parede posterior dos brônquios principais e janela aortopulmonar.[17,49]

ARTÉRIAS SISTÊMICAS NÃO BRÔNQUICAS

Foi demonstrado que a hemoptise pode ser causada por alterações de vasos arteriais, não brônquicos, procedentes da circulação sistêmica entre 41 e 88% dos casos.[17-39] Esta

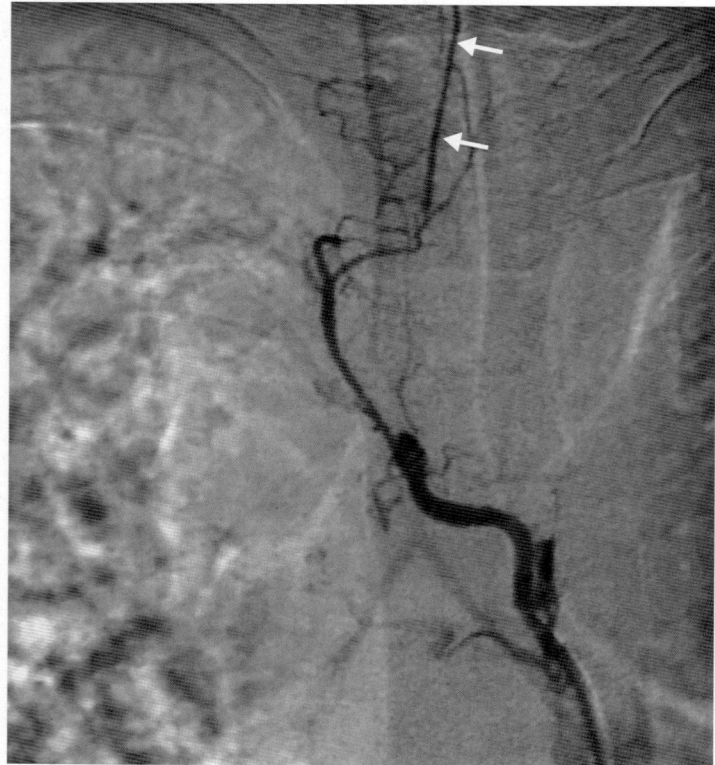

Fig. 13-7. Ramo medular dependente de um ramo intercostal direito (setas).

origem não brônquica da hemoptise acompanha em muitas ocasiões o sangramento das artérias brônquicas, mas, em determinadas situações, pode ser a única causa do mesmo. As artérias sistêmicas não brônquicas envolvidas na hemoptise têm várias origens, embora as mais comuns sejam as artérias intercostais (as mais frequentemente envolvidas), ramos dos troncos supra-aórticos (tronco inominado, artéria subclávia, troncos tireocervical e costocervical), artérias axilares, artéria torácica lateral, artérias mamárias internas e ramos aórticos infradiafragmáticos (artérias frênicas inferiores, artérias gástricas, tronco celíaco) (Fig. 13-8).[43,44,47]

As artérias sistêmicas não brônquicas penetram no tórax através da pleura e do ligamento pulmonar. A suspeita de envolvimento da circulação sistêmica é estabelecida pela presença de doença pleural crônica ou aguda e pela identificação na TC ou diretamente na angiografia, a partir de diferentes origens, de artérias tortuosas, espessas e irregulares que penetram no tórax.[17,39,43] A TC *multislice* modificou a estratégia diagnóstica no tratamento da hemoptise maciça. A presença de doença suscetível de causar sangramento e sangue alveolar orienta a localização do território que sangrou; posteriormente se deve constatar a presença de vasos anômalos brônquicos ou sistêmicos não brônquicos. A TC *multislice* não evita que seja necessário revisar angiograficamente esses territórios, mas ajuda muito saber, antecipadamente, quais artérias poderiam ser doentes e sua localização espacial.[49] Excepcionalmente, a origem das artérias sistêmicas, que são causa de hemoptise, está situada nas artérias coronárias. Às vezes é um achado casual no decorrer de coronariografia, e a TC também pode demonstrar essa origem.[45]

ARTÉRIAS PULMONARES

A origem da hemoptise na circulação pulmonar é menos frequente que na circulação sistêmica. Acredita-se que até 10% de todos os sangramentos graves de origem pulmonar possam se originar nas artérias e veias pulmonares.[46]

A etiologia do sangramento proveniente nas artérias pulmonares é muito variada e numerosa e inclui: doenças com necrose do parênquima pulmonar (tuberculose ativa ou crônica, aneurisma de Rasmussen, abscesso pulmonar, pneumonia necrosante, aspergilose, neoplasias), vasculite (doença de Behcet), traumatismos torácicos, iatrogenia e MAVs.[46] Em todos os casos a TC *multislice*, previamente à angiografia, pode contribuir para o diagnóstico da causa e definir os vasos pulmonares envolvidos no sangramento. Nessas causas pulmonares não é necessário observar sinais evidentes de sangramento para embolizar; basta demonstrar a presença de MAV, fístulas ou aneurismas para poder embolizar com os agentes mais adequados para cada caso (Fig. 13-9).

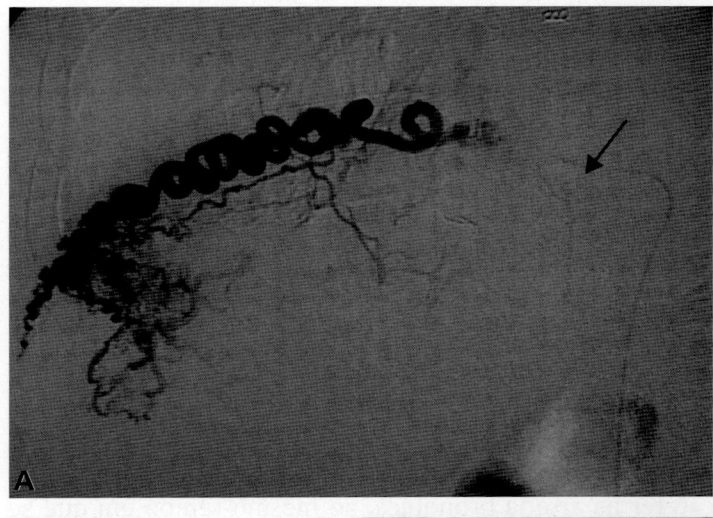
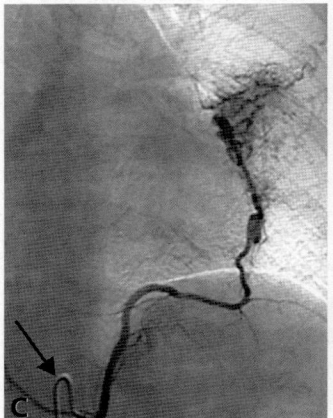
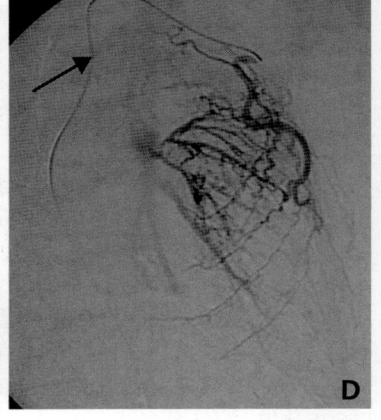
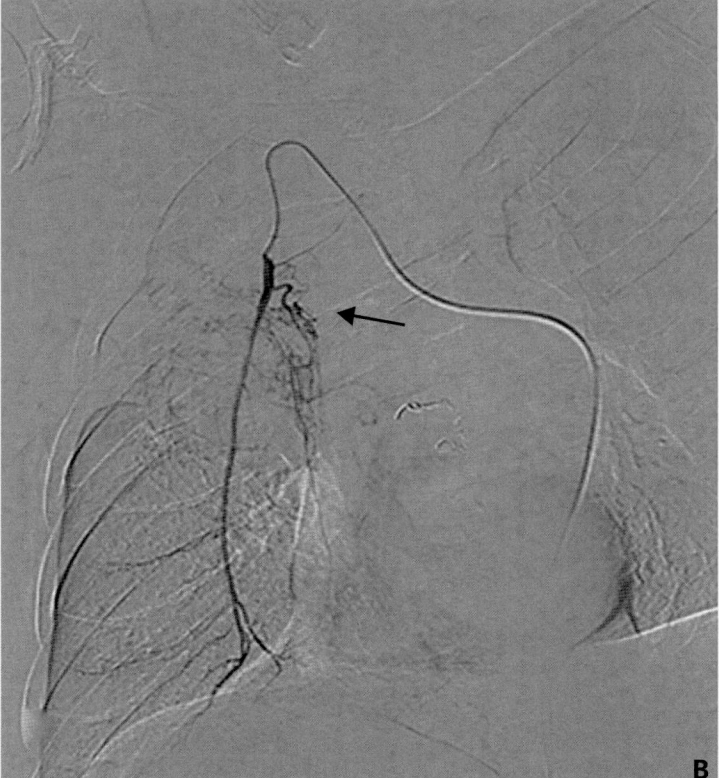

Fig. 13-8. Estudos arteriográficos. (**A**) Artéria intercostal muito desenvolvida e patológica. (**B**) Artéria mamária direita. (**C**) Artéria brônquica anômala que surge da artéria frênica esquerda.
(**D**) Artéria torácica lateral esquerda fazendo *shunt* com a artéria pulmonar do mesmo lado.

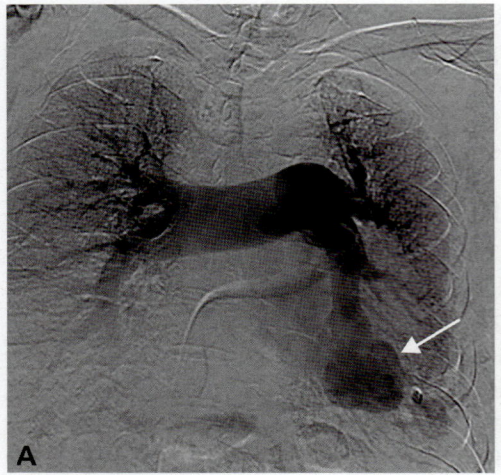
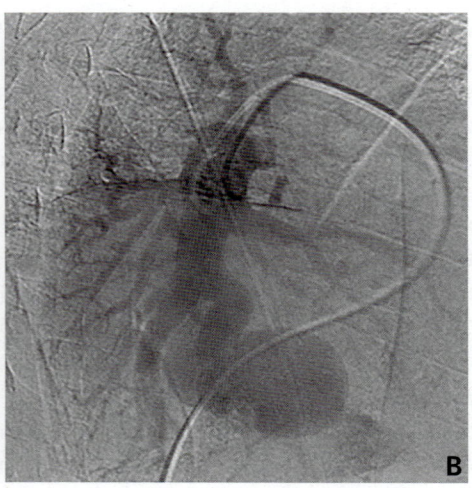

Fig. 13-9. Arteriografia pulmonar em doença de Rendu-Osler. (**A** e **B**) Fístula com dilatação arteriovenosa em lobo inferior esquerdo (seta).

TRATAMENTO PRÉVIO À EMBOLIZAÇÃO

O paciente com hemoptise grave deve ser estabilizado hemodinamicamente com medidas que mantenham as vias respiratórias pérvias, incluindo, caso seja necessário, a intubação endotraqueal. É importante manter boa saturação de oxigênio e, caso exista coagulopatia, corrigi-la.[50,51]

A morte na hemoptise aguda ocorre não por anemia, mas sim por asfixia causada por sangue fresco ou coágulos. Por isso é necessária a aspiração seletiva e profunda através do tubo endotraqueal ou então utilizar tubos de uso unilateral, de luzes separadas para ventilação de ambos os hemitórax ou então proteger o hemitórax sangrante com um catéter de Fogarty. Também estão indicados a hemostasia e o uso de colas biológicas através do fibrobroncoscópio.[51,52]

Antes de indicar a embolização, é necessário descartar outras causas de sangue expectorado (tubo digestório, nasofaringe, laringe etc.). Já foi discutida a utilidade dos diferentes meios de diagnóstico para localizar a causa e a origem do sangramento. A radiografia simples de tórax tem valor preditivo reduzido, mas continua sendo feita em muitos grupos, localizando a causa e o local do sangramento entre 19 e 83%.[17]

Tradicionalmente a broncoscopia é imprescindível antes de qualquer tratamento.[31,36] A broncoscopia, com a ajuda da radiografia de tórax, localiza o ponto de sangramento entre 40-93%, mas apenas até 31% quando se utiliza apenas a broncoscopia.[1,17,37] Os defensores do uso da broncoscopia argumentam que ela pode fazer o diagnóstico e também empregar medidas terapêuticas de utilidade duvidosa, exceto se for utilizada a broncoscopia rígida.[1,17,31,36]

Artigos mais recentes puseram em dúvida a utilidade da broncoscopia como procedimento rotineiro, necessário e prévio à embolização em razão da sua pouca colaboração no diagnóstico etiológico e de localização com relação à TC multidetectores.[43,44,47-49,52,53] A TC multidetectores localiza o local do sangramento em 63-100% dos casos[34,54] adquirindo grande precisão na origem sistêmica não brônquica do sangramento.[17,43,44] Permite rápida avaliação, principalmente em pacientes com hemoptise grave e instabilidade hemodinâmica, demonstrando a causa do sangramento, localização e, em algumas situações, detalhes anatômicos muito importantes para a segurança do paciente, como ressaltar a artéria medular.[54]

EMBOLIZAÇÃO ARTERIAL BRÔNQUICA

Técnica

Previamente à realização da embolização brônquica devem-se analisar meticulosamente o número e a origem das artérias brônquicas. A realização de aortografia torácica descendente é fundamental e serve para avaliar a existência de ramos brônquicos de origem anômala, permitindo sua identificação na maioria dos casos. Por sua vez, a arteriografia permite a detecção de artérias sistêmicas não brônquicas que irrigam lesões parenquimatosas pulmonares (Fig. 13-10).[55]

Os catéteres tipo "cobra" são os mais utilizados frequentemente para a cateterização das artérias brônquicas; no entanto, é necessário dispor de outros tipos de catéteres, como Simmons-1, Headhunter, Mikaelson, Yashiro etc., que podem ser necessários para fazer a cateterização das diferentes artérias brônquicas (Fig. 13-11).

Os microcatéteres são extremamente úteis e necessários para seletivar os ramos brônquicos.[2,3,56,57] Este cateterismo superseletivo permite a estabilização da posição do catéter na artéria brônquica, ao mesmo tempo em que se dispõe de posição de segurança além da origem das artérias medulares, evitando o aparecimento de complicações maiores secundárias à embolização.[17] Uma vez seletivada a artéria brônquica, faz-se a arteriografia com injeção manual de contraste (Fig. 13-12).

Os achados patológicos da arteriografia brônquica em pacientes com hemoptise incluem: artérias brônquicas hipertróficas e tortuosas, neovascularização, hipervascularização, *shunts* arteriovenosos, extravasamento do contraste e aneurismas.[17] O extravasamento da substância de contraste é o sinal mais específico; no entanto, ele não costuma ser visto, aparecendo exclusivamente entre 3,6 e 10,7% dos casos (Fig. 13-13).[12,16]

Capítulo 13 ■ Hemoptise

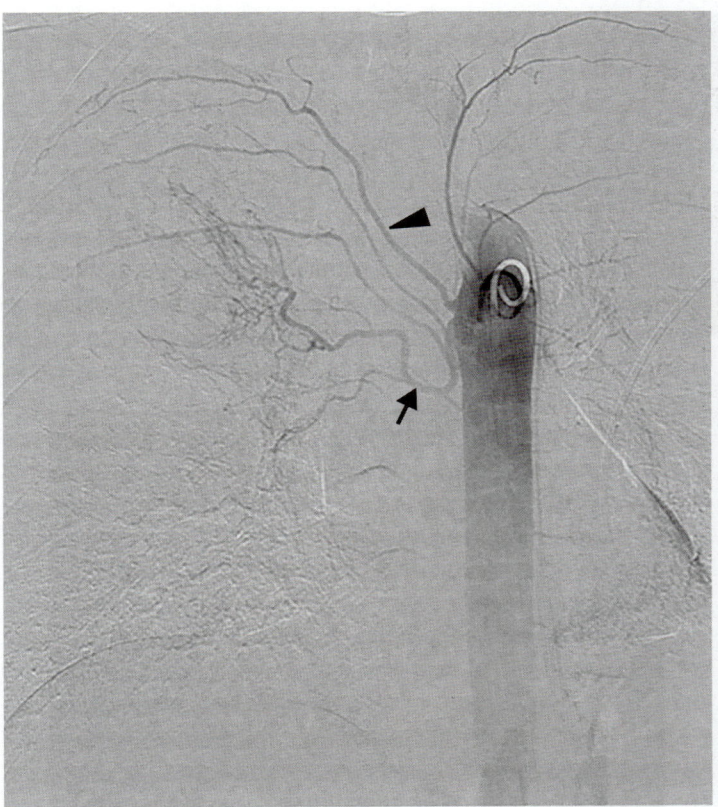

Fig. 13-10. Aortografia torácica descendente com catéter *pigtail* em cajado aórtico. São observados ramos intercostais (ponta de seta) e um ramo brônquico patológico nutrindo o lobo superior direito (seta).

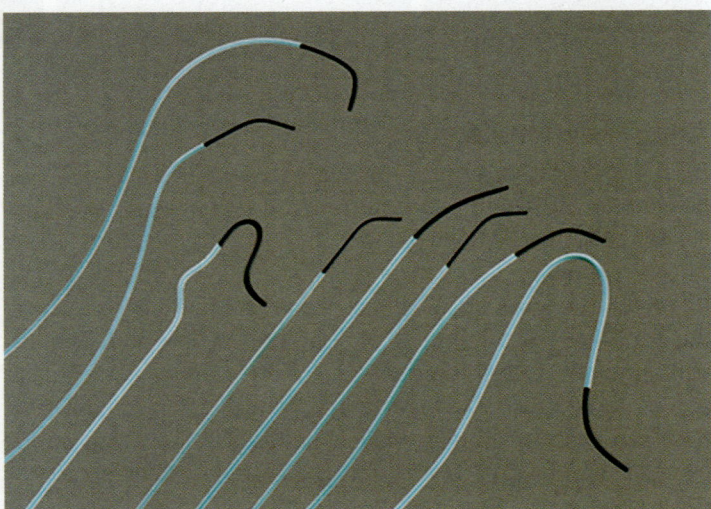

Fig. 13-11. Diversos catéteres com curvaturas variadas utilizados para estudo das artérias brônquicas (Cook Medical).

A determinação de quais são as artérias que devem ser embolizadas se baseia na combinação dos achados da TC, broncoscopia e arteriografia, levando em consideração o quadro clínico do paciente.[17] Todos as arteriografias devem ser examinadas cuidadosamente, incluindo as artérias intercostais, a fim de se evitarem embolizações indesejáveis (ramos medulares). A embolização deve ser feita com controle fluoroscópico, observando a direção e a velocidade do contraste. Sempre devem ser utilizados microcatéteres menores de 2,8 Fr e seringas *luer lock* com pequeno volume de 1-2 mL através de injeções lentas e suaves. É fundamental misturar muito bem os agentes embolizantes com o contraste e lavar com soro fisiológico com o intuito de evitar a obstrução do microcatéter.[50,58]

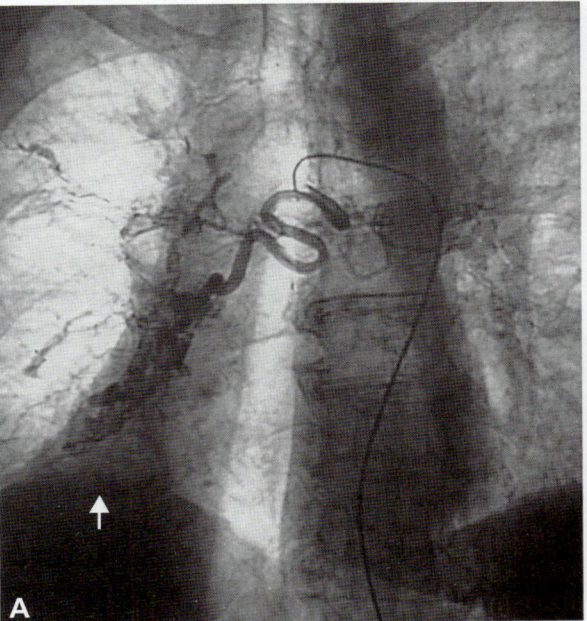
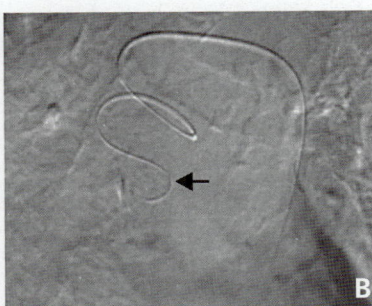
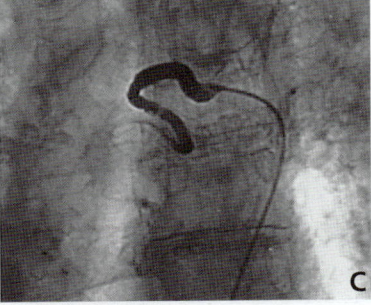

Fig. 13-12. (**A**) Arteriografia brônquica direita com catéter diagnóstico 5 Fr. (**B**) Uso de microcatéter para embolização distal superseletiva (seta). (**C**) Arteriografia de controle após embolização.

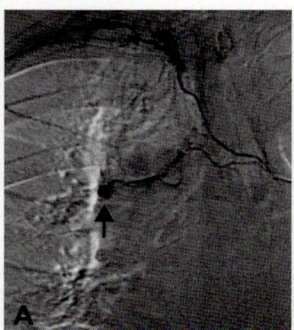 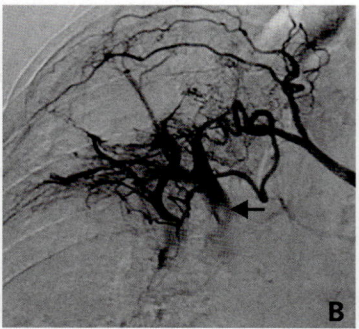 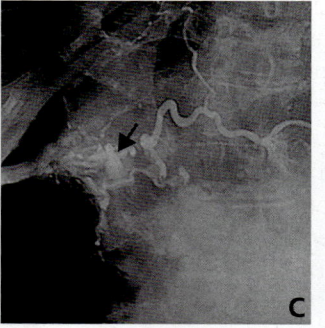

Fig. 13-13. (**A**) Arteriografia brônquica direita com sinais de sangramento ativo com pseudoaneurisma (seta). (**B**) Fístula arteriobrônquica com veia pulmonar direita (seta). (**C**) Aneurisma arterial em paciente com tuberculose (seta).

Agentes Embolizantes

Existe grande variedade de agentes embolizantes que podem ser utilizados na embolização das artérias brônquicas (Quadro 13-2 e Fig. 13-14).

As esponjas de gelatina reabsorvíveis são muito utilizadas visto que não são caras, fáceis de manejar e são encontradas em diversos tamanhos. No entanto, apresentam as desvantagens de serem rapidamente reabsorvidas, além de não serem radiopacas. Depois de serem utilizadas, em poucos dias são reabsorvidas e estão sujeitas à recanalização dos ramos embolizados com a possibilidade de novos episódios de hemoptise.[56] As partículas de polivinil álcool (PVA) e as microsferas (partículas de polímeros acrílicos impregnados em gelatina) são agentes não reabsorvíveis. São disponibilizadas em várias medidas, sendo as mais utilizadas as de 350-500 μm de diâmetro.[57] O uso desse tipo de partículas (PVA e microsferas) previne a recidiva precoce da hemoptise por recanalização arterial já que não são reabsorvíveis e mantêm o vaso ocluído durante muito tempo.

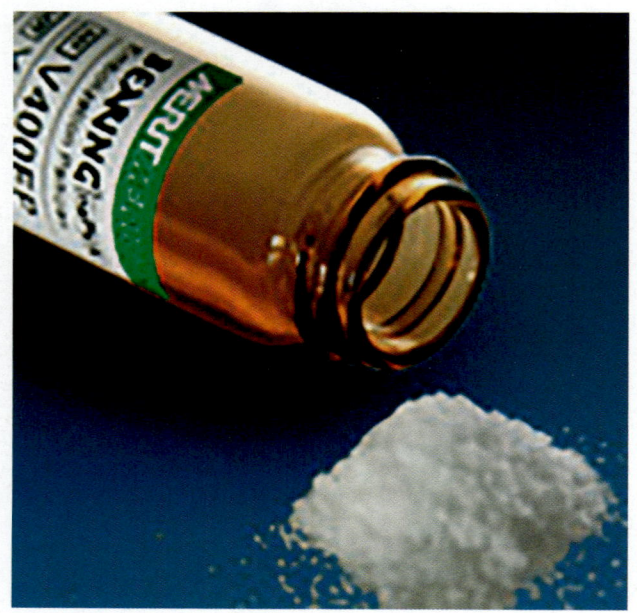

Fig. 13-14. Partículas de PVA (Merit).

Quadro 13-2. Principais agentes embolizantes (nomes comerciais) mecanismo de ação, temporalidade e tempo de reabsorção

Substância	Ação	Mecanismo de ação	Reabsorvível	Repermeabilização	Produto®
Coágulo antólogo	Obstrução	Mecânico	Sim	Em dias ou semanas	
Esponja de gelatina	Obstrução	Mecânico	Sim	Em semanas ou meses	Gelfoam
Álcool polivinílico	Obstrução Irritante vascular	Mecânico Químico	Não	Não	Contour e PVA
Álcool absoluto	Irritante vascular	Esclerosante	Não	Não	Álcool
Polímero acrílico	Obstrução	Mecânico	Não	Não	Embosphere, Embozene e Bead Block
Molas	Obstrução	Mecânico	Não	Não	Molas e micromolas
Amplatzer	Obstrução	Mecânico	Não	Não	Amplatzer
Cianoacrilato	Obstrução	Mecânico Químico	Não	Não	Hystoacril e Glubran
Etileno vinil álcool	Obstrução	Mecânico Químico	Não	Não	Onyx
Balões	Obstrução	Mecânico	Não	Não	

É fundamental evitar o uso de agentes embolizantes que possam passar através das anastomoses arteriovenosas. Estudos experimentais têm demonstrado que as anastomoses arteriovenosas do pulmão humano possuem diâmetro de 325 μm.[50] Quando se utilizam agentes embolizantes menores que 325 μm de diâmetro podem ocorrer infartos pulmonares, via *shunts* entre artérias brônquica e pulmonar; também pode haver embolização de territórios arteriais sistêmicos, não brônquicos. Também é necessário evitar o uso de agentes embolizantes que causam oclusão distal naqueles ramos periféricos que irrigam os brônquios, o esôfago, *vasa vasorum* da artéria pulmonar ou da aorta já que possam provocar o surgimento de complicações importantes, como necrose brônquica, esofágica, da parede da artéria pulmonar ou da parede da aorta.[3] Com o objetivo de evitar estes tipos de complicações, recomenda-se a utilização de partículas de polivinil álcool ou microsferas com um diâmetro entre 350 e 500 μm.

Apesar de demonstrar a presença de fístulas broncopulmonares durante a angiografia seletiva, a embolização das artérias brônquicas pode ser feita utilizando esferas de 350-500 μm sem que tenha sido demonstrada a presença de infarto pulmonar ou embolização sistêmica como complicação.[17]

Diversos estudos têm demonstrado que as partículas esféricas ocluem mais e de forma mais prolongada as artérias embolizadas do que as partículas que apresentam morfologia irregular.[50,57]

Os agentes embolizantes líquidos (isobutil-2-cianoacrilato ou etanol absoluto) não são utilizados no território brônquico em razão do risco de complicações, como a necrose tecidual.[50]

A embolização proximal da artéria brônquica é um tema polêmico. Alguns autores contraindicam seu uso por impedir a cateterização dessa artéria em caso de recidiva.[50,59] Já outros demonstraram excelentes resultados.[51,58] As molas metálicas são utilizadas para ocluir aneurismas tanto da artéria pulmonar, como aneurismas em outras localizações (Fig. 13-15).[3]

INDICAÇÕES

A quantidade de sangue expectorado superior a 250 mL em 24 horas é a principal indicação de embolização das artérias brônquicas ou de artérias sistêmicas envolvidas ou em razão do sangramento pulmonar. No entanto, os autores não chegaram ao consenso com relação ao volume necessário para indicar a embolização, de modo que alguns pensam que o termo hemoptise maciça está reservado para expectorações superiores a 500 mL em 24 horas ou até mesmo 1 litro. Por outro lado, é difícil quantificar esse volume visto que se mistura com secreções respiratórias, e uma parte pode estar retida no pulmão e nas vias respiratórias.

Resumindo, parece que o termo "maciça-gravidade" com os diferentes matizes é a indicação para embolização. Entretanto, a gravidade não depende apenas da quantidade de sangue expectorada, mas também da reserva pulmonar do paciente e de sua capacidade para manter pérvia a via respiratória. Sendo assim, uma boa indicação para embolizar é aquela que compromete a vida do paciente de um ou outro modo. Outras indicações são as hemoptises repetidas de quantidade moderada que afetam a qualidade de vida do paciente. Também devem ser embolizados os achados em TC de lesões agudas ou crônicas (artérias grossas e tortuosas, fístulas broncopulmonares e aneurismas) suscetíveis de sangrar.[52,53] Os sangramentos pulmonares pós-traumatismo, pré e pós-operatórios e as malformações congênitas são outras indicações obrigatórias de tratamento endovascular por meio de embolização (Fig. 13-16).[50]

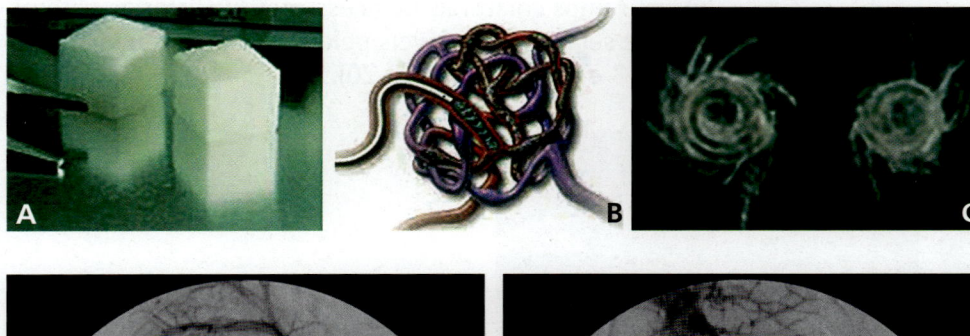

Fig. 13-15. Diversos agentes de embolização. (**A**) Gelfoam. (**B**) Ilustração do onyx após injeção pelo microcatéter (Covidien). (**C**) Micromolas espirais fibradas (Cook Medical).

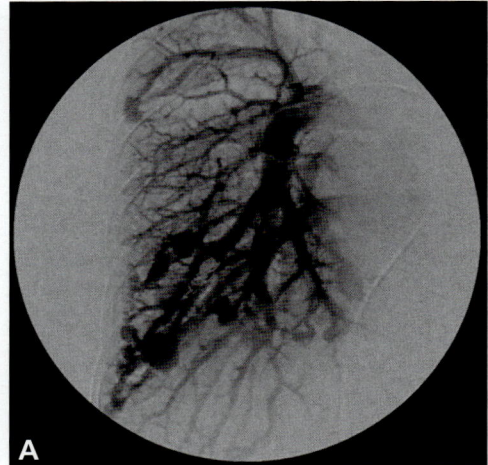
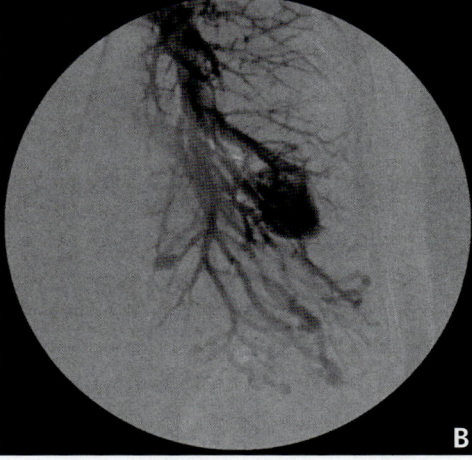

Fig. 13-16. Arteriografia pulmonar (**A**) direita e (**B**) esquerda demonstrando múltiplas fístulas arteriovenosas pulmonares no contexto da doença de Rendu-Osler-Weber.

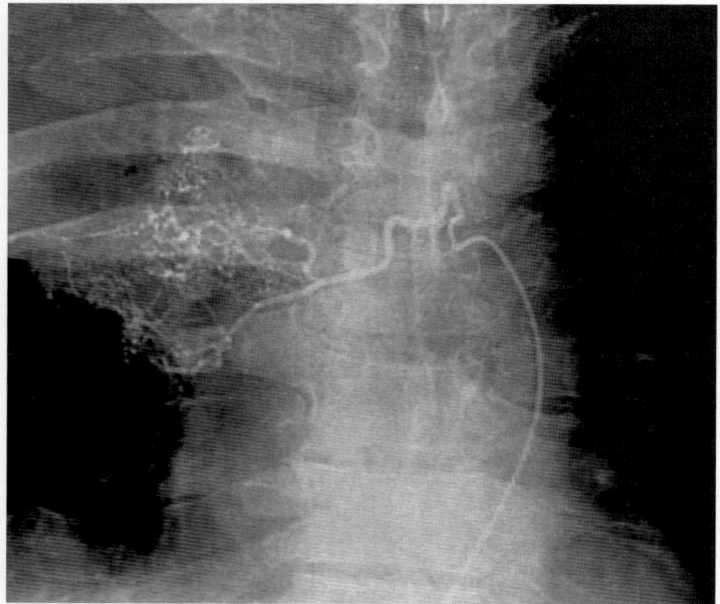

Fig. 13-17. Paciente com neoplasia em lobo superior do pulmão direito com presença de hemoptise. Artéria brônquica patológica que irriga a neoplasia (estudo arteriográfico sem subtração digital).

O câncer de pulmão com sangramento repetido e de intensidade moderada deve ser considerado como uma entidade singular. A hemoptise agrava a neoplasia e, mesmo que apresente alto índice de recidiva pós-embolização, deve ser tratada.[51] Em alguns casos, o tratamento da doença de base necessariamente deve passar pela cirurgia. Inclusive nesses casos a embolização prévia à cirurgia pode ser uma vantagem e deter a hemorragia até o momento da intervenção cirúrgica (Fig. 13-17).

CONTRAINDICAÇÕES

As únicas contraindicações para a embolização arterial brônquica são as contraindicações da angiografia geral, incluindo coagulopatia não controlável, falência renal e alergia grave ao contraste. No entanto, essas contraindicações são corrigíveis até o ponto que seja difícil encontrar um paciente com necessidade de tratamento endovascular e exista contraindicação absoluta para isso.[50,51]

RESULTADOS

Os resultados a longo prazo dependem de vários fatores, mas o mais importante é a etiologia. Conhece-se o controle inadequado a longo prazo do sangramento pulmonar em doenças, como aspergilose (25%), câncer de pulmão (42%) e tuberculose (80%).[8,10-15,50,52,60] É importante o tratamento da doença de base e controlar a progressão da mesma, inclusive com técnicas muito agressivas, como a cirurgia.[50] Entretanto, a embolização prévia ao tratamento definitivo pode contribuir para a interrupção imediata do sangramento.[61]

O controle imediato do sangramento é alcançado entre 73 e 99% em razão do aperfeiçoamento dos materiais (microcatéteres e agentes embolizantes) e da utilização sistemática do cateterismo superseletivo. O uso de partículas não reabsorvíveis e esféricas melhorou os resultados iniciais (Fig. 13-18).[5,9,12,13,56,57]

Não existem estudos com evidência clínica suficiente que justifiquem um ou outro tipo de agente embolizante.[22,57,59] Existe consenso de que os melhores resultados são obtidos com a embolização distal com partículas homogêneas entre 300-700 mícrons.[57] A embolização distal, seguida do fechamento proximal da artéria com molas, embora controversa, tem produzido resultados satisfatórios.[51,58] Apesar de técnica adequada, alguns pacientes apresentam recidiva da hemoptise a curto, médio e longo prazos (10-52%). Por isso, é necessário repetir a embolização garantindo a total oclusão das artérias já tratadas e buscar ramos colaterais ou acessórios em artérias sistêmicas que sejam responsáveis pelo novo sangramento (Quadro 13-3 e Figs. 13-19 e 13-20).[8,51]

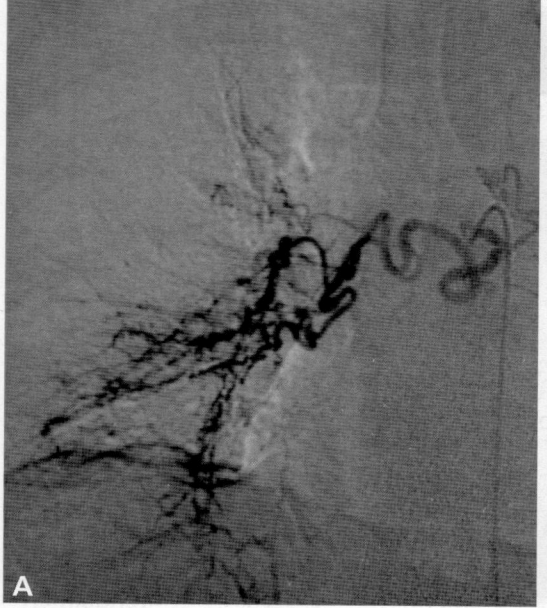
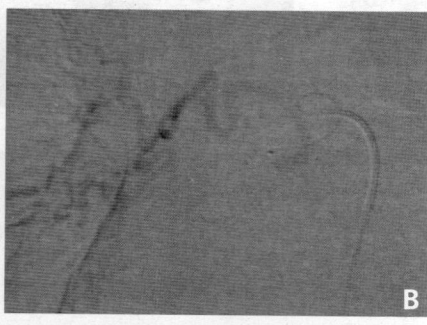
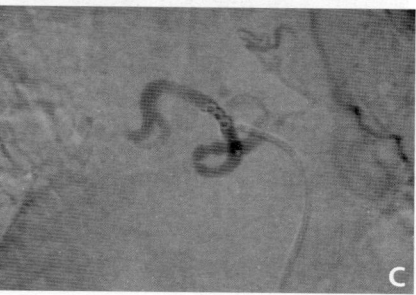

Fig. 13-18. Paciente diagnosticado com bronquiectasias basais à direita.
(**A**) Estudo arteriográfico após cateterismo brônquico direito com padrão vascular patológico. (**B**) Cateterismo superseletivo com microcatéter e embolização distal com microsferas de 300-500 mícrons.
(**C**) Oclusão proximal com micromolas metálicas.

Quadro 13-3. Principais resultados da literatura

Autor	Ano	Pacientes	Material de embolização	Sucesso no controle do sangramento (n; %)	
Remy J[5]	1977	49	Gelfoam	41	(84)
Uflacker R[9]	1985	64	Gelfoam	49	(76,6)
Rabkin J[62]	1987	306	Vários	278	(90,8)
Hayakawa K[11]	1992	58	PVA	50	(86,2)
RamaKantan[12]	1996	140	Espongostan	102	(73)
Mal H[13]	1999	56	Espongostan + PVA	43	(77)
Gimeno M[58]	1999	107	PVA + coils	104	(99)
Poyanli A[63]	2007	140	–	138	(98,5)
De Gregorio MA[51]	2007	287	PVA + esferas + coils	256	(91,1)
Chun J[8]	2009	50	PVA	43	(86)
Shao H[64]	2014	344	Coils	336	(97,7)

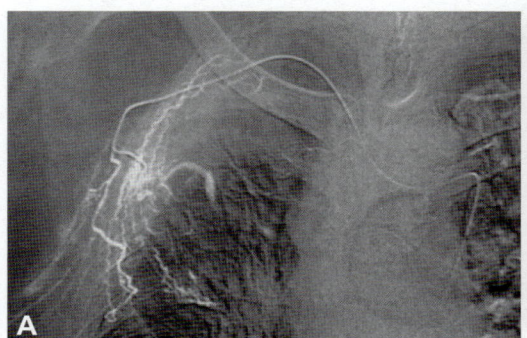
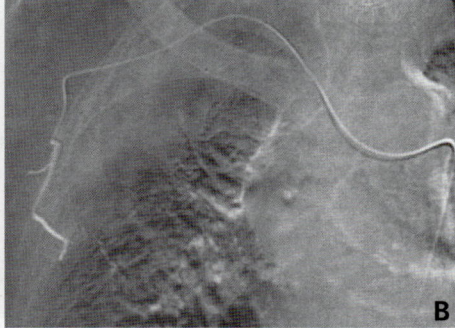

Fig. 13-19. Paciente com hemoptise diagnosticado de tuberculose. (**A**) Artéria torácica lateral patológica com ramos que penetram no tórax. (**B**) Resultado após embolização com microsferas de 300-500 mícrons.

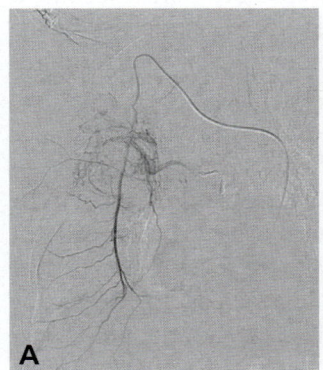
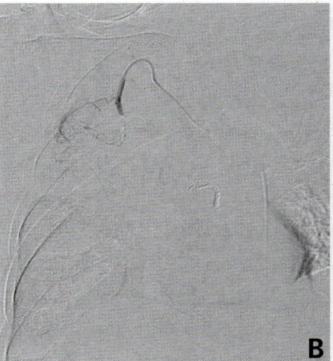
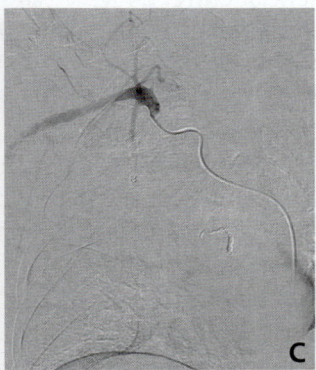

Fig. 13-20. Paciente da figura anterior que apresenta artérias comunicantes patológicas a partir da artéria mamária interna. Embolização com partículas e micromolas.

RECIDIVA

A significativa taxa de recidivas da hemoptise é um importante inconveniente desse procedimento.[50,52,53,64] Oscila entre 10 e 50% de todos os pacientes embolizados (Quadro 13-4).[52] A recidiva depende de muitos fatores, mas nenhum deles com grau suficiente de evidência para que seja considerado determinante.[65] No entanto, o uso de agentes embolizantes provisórios, como o coágulo autólogo e o *Gelfoam*,[5,9] produziu piores resultados e maior índice de recidivas que as partículas não reabsorvíveis do tipo PVA ou outros polímeros.[51,56] A recidiva pode ocorrer muito precocemente, inclusive horas depois ou a longo prazo depois de vários anos.[10,14,50,52,64] Segundo estudo de Gracia–Olivé, em 2014,[65] o tempo decorrido desde a embolização é o fator mais determinante para o surgimento de recidivas. Apesar dessa falta de evidência, sabe-se que algumas doenças que evoluem com hemoptise apresentam resultados clínicos desfavoráveis e alto índice de recidivas. Entre elas a tuberculose (15%), a fibrose cística (25%), o câncer de pulmão (42%) e a aspergilose (75%).[17,52,56,66]

As causas de recidiva são muitas e variam desde técnica inadequada ou insatisfatória, até a progressão da doença que causa a hemoptise. Geralmente, a recidiva a longo prazo ocorre decorrente de fenômenos angiogênicos intraparenquimato-

Quadro 13-4. Principais estudos publicados com recidiva e tempo de seguimento

Autor	Ano	Pacientes	Seguimento (meses)	Agente	Recidiva n	%
Remy J[5]	1977	49	7	Gelfoam	14	28
Uflacker R[9]	1985	56	24	Gelfoam	12	21,4
Rabkin J[62]	1987	306	–	Vários	103	33,7
Hayakawa K[11]	1992	58	14	PVA	14	28
RamaKantan R[12]	1996	140	–	Espongostan	38	27,1
Mal H[13]	1999	56	13	Espongostan + PVA	31	55,3
Gimeno M[58]	1999	107	43,2	PVA + coils	16	15,3
Poyanli A[63]	2007	140	3,7	–	14	19
De Gregorio MA[51]	2007	287	180	PVA + esferas + coils	45	22,3
Chun J[8]	2009	50	–	PVA	14	28
Shao H[64]	2014	344	–	Coils	74	21,5
Gracia-Olivie[65]	2015	176	156	PVA+ coils	31	17,6

sos que criam redes vasculares alimentadas por outras artérias sistêmicas extrapulmonares (torácicas, mamária, intercostais), inclusive por colaterais de outros ramos brônquicos ou por repermeabilização dos vasos embolizados.[8,13,14,51,56,62]

COMPLICAÇÕES

A literatura descreve diversas complicações derivadas da embolização brônquica. A complicação mais frequente é a dor torácica, que apresenta uma prevalência entre 24 e 91%.[12,51] Ela costuma ser transitória e está relacionada com o fenômeno isquêmico ocasionado pela embolização. Outra complicação que pode aparecer é a disfagia causada pela embolização de ramos arteriais que irrigam o esôfago, com uma prevalência entre 0,7 e 18,2%.[12,51] Ela também desaparece espontaneamente. Outra complicação secundária é a dissecção subintimal da aorta ou da artéria brônquica, quando o procedimento está sendo realizado, com prevalência de 1-6%.[8,9,11,13,14] Não costumam existir sintomas ou outros problemas relacionados com a dissecção subintimal. Mas alguns autores relataram que essas lesões, com o tempo, poderiam evoluir em verdadeira e sintomática dissecção aórtica.[67]

Sabe-se que as artérias brônquicas não apenas irrigam os brônquios, mas também os *vasa vasorum* da aorta, o esôfago, a pleura e a medula espinal. A complicação mais grave derivada dessa técnica é a isquemia medular, causada pela oclusão acidental das artérias espinais. A prevalência da isquemia medular secundária à embolização das artérias brônquicas é de 1,4-6,5%.[12,13,50,51] Como já foi explicado, a identificação de ramos arteriais radiculares ao se fazer a arteriografia brônquica não é uma contraindicação absoluta para executar a técnica. No entanto, quando a artéria de Adamkiewicz ou artéria radicular anterior magna for identificada na arteriografia, não se deve fazer a embolização.[17,50-52]

Outras raras complicações descritas na literatura são: necroses aórtica e brônquica, fístulas broncoesofágicas, embolização de diversos órgãos (colite isquêmica, infarto pulmonar, dor homolateral na testa e na órbita, cegueira cortical transitória).[68-72] Acredita-se que a cegueira cortical seja resultante de pequenas embolizações do córtex occipital, tanto via *shunts* da artéria brônquica-veia pulmonar, como por via vasos colaterais entre artérias brônquicas e artérias vertebrais (Fig. 13-21).[73]

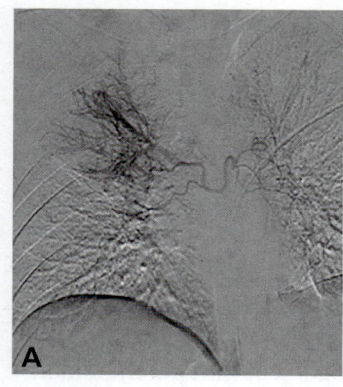 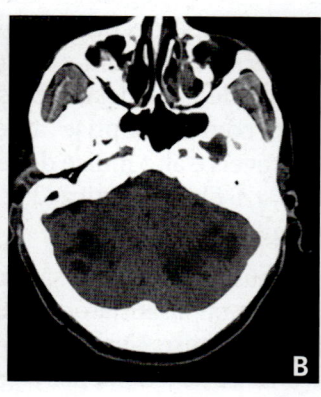 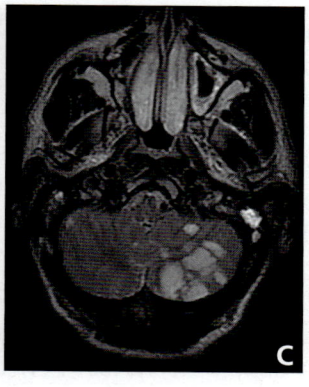

Fig. 13-21. (**A**) Paciente com hemoptise que foi embolizado (artéria brônquica direita com fístula arteriovenosa) distalmente com partículas de 300-500 mícrons. No pós-operatório desenvolve-se quadro neurológico com disartria e cegueira. (**B** e **C**) Infartos cerebelares bilateralmente.

A hemoptise maciça é uma urgência respiratória em que a vida do paciente está em grande risco. A embolização arterial brônquica e não brônquica de artérias sistêmicas é o tratamento de escolha inicial em pacientes com hemoptise maciça. A embolização brônquica é um procedimento não cirúrgico seguro, eficaz e pouco agressivo. Alguns pacientes, em função de sua doença de base ou por fracasso do tratamento percutâneo, deverão ser submetidos à cirurgia. O conhecimento da anatomia arterial brônquica, junto com o entendimento da fisiopatologia da hemoptise maciça, é fundamental para a realização da embolização brônquica. Em porcentagem mínima de pacientes a artéria pulmonar pode ser a responsável pelo sangramento, devendo ser considerada a doença arterial pulmonar como a possível causa do sangramento em pacientes com hemoptise recidivante. A TC multidetectores é muito útil para diagnosticar as doenças que causam a hemoptise e para tentar localizar o local do sangramento e poder escolher os vasos que serão embolizados. Também pode ser de grande valia para buscar a existência de vasos arteriais colaterais sistêmicos não brônquicos, que possam ser os causadores da hemoptise.

REFERÊNCIAS BIBLIOGRÁFICAS

1. Haponik EF, Fein A, Chin R. Managing life-threatening hemoptysis: has anything really changed? Chest 2000;118:1431-35.
2. Najarian KE, Morris CS. Arterial embolization in the chest. J Thorac Imaging 1998;13:93-104.
3. Marshall TJ, Jackson JE. Vascular intervention in the thorax: bronchial artery embolization for hemoptysis. Eur Radiol 1997;7:1221-7.
4. Fernando HC, Stein M, Benfield JR, Link DP. Role of bronchial artery embolization in the management of hemoptysis. Arch Surg 1998;133:862-6.
5. Remy J, Voisin C, Ribet M et al. Treatment, by embolization, of severe or repeated hemoptysis associated with systemic hypervascularization. Nouv Presse Med 1973;2:2060-268.
6. Wholey MH, Chamorro HA, Rao G et al. Bronchial artery embolization for massive hemoptysis. JAMA 1976;236:2501-4.
7. Sopko DR, Smith TP. Bronchial artery embolization for hemoptysis. Semin Intervent Radiol 2011;28:48-62.
8. Chun JY, Belli AM. Immediate and long-term outcomes of bronchial and non-bronchial systemic artery embolization for the management of haemoptysis. Eur Radiol 2010;20:558-65.
9. Uflacker R, Kaemmerer A, Picon PD et al. Bronchial artery embolization in the management of hemoptysis: technical aspects and long-term results. Radiology 1985;157:637-44.
10. Yu-Tang Goh P, Lin M, Teo N, En Shen Wong D. Embolization for hemoptysis: a six-year review. Cardiovasc Intervent Radiol 2002;25:17-25.
11. Hayakawa K, Tanaka F, Torizuka T et al. Bronchial artery embolization for hemoptysis: immediate and long-term results. Cardiovasc Intervent Radiol 1992;15:154-9.
12. Ramakantan R, Bandekar VG, Gandhi MS et al. Massive hemoptysis due to pulmonary tuberculosis: control with bronchial artery embolization. Radiology 1996;200:691-4.
13. Mal H, Rullon I, Mellot F et al. Immediate and long-term results of bronchial artery embolization for life-threatening hemoptysis. Chest 1999;115:996-1001.
14. Kato A, Kudo S, Matsumoto K et al. Bronchial artery embolization for hemoptysis due to benign diseases: immediate and long-term results. Cardiovasc Intervent Radiol 2000;23:351-7.
15. Moodley L, Pillay J, Dheda K. Aspergilloma and the surgeon. J Thorac Dis 2014;6:202-9.
16. Hsiao EI, Kirsch CM, Kagawa FT et al. Utility of fiberoptic bronchoscopy before bronchial artery embolization for massive hemoptysis. AJR 2001;177:861-7.
17. Yoon W, Kim JK, Kim YH et al. Bronchial and nonbronchial systemic artery embolization for life-threatening hemoptysis: a comprehensive review. Radiographics 2002;22:1395-409.
18. Kim HY, Song KS, Goo JM et al. Thoracic sequelae and complications of tuberculosis. Radiographics 2001;21:839-58.
19. Cearlock JR, Fontaine AB, Urbaneja A, Spigos DG. Endovascular treatment of a postraumatic bronchial artery pseudoaneurysm. J Vasc Interv Radiol 1995;6:495-6.
20. Salajka F. The causes of massive hemoptysis. Monaldi Arch Chest Dis 2001;56:390-3.
21. Shimokawa S, Ishizaki N, Watanabe S. Ruptured bronchial artery aneurysm. Ann Thorac Surg 2000;69:1641-2.
22. Pugnale M, Portier F, Lamarre A et al. Hemomediastinum caused by rupture of a bronchial artery aneurysm: successful treatment by embolization with N-butyl-2-cyanoacrylate. J Vasc Interv Radiol 2001;12:1351-2.
23. Tringali S, Tiffet O, Berger JL, Cuilleret J. Bronchial artery aneurysm disguised as a leiomyoma of the esophagus. Ann Thorac Surg 2002;73:632-3.
24. Remy J, Remy-Jardin M, Voisin C. Endovascular management of bronchial bleeding. In: Butler J, ed. The bronchial circulation. New York: Dekker, 1992; p. 667-723.
25. MacIntosh EL, Parrott JC, Unruh HW. Fistulas between the aorta and tracheobronchial tree. Ann Thorac Surg 1991;51:515-9.
26. Hakanson E, Konstantinov IE, Fransson SG, Svedjeholm R. Management of life-threatening hemoptysis. Br J Anaesth 2002;88:291-5.
27. Pearse EO, Bryan AJ. Massive hemoptysis 27 years after surgery for coarctation of the aorta. J R Soc Med 2001;94:640-1.
28. Deffebach ME, Charan NB, Lakshminarayan S, Butler J. The bronchial circulation. Small, but a vital attribute of the lung. Am Rev Respir Dis 1987;135:463-81.
29. Liebow AA, Hales MR, Lindskog GE. Enlargement of the bronchial arteries, and their anastomosis with the pulmonary arteries in bronchiectasias. Am J Pathol 1949;25:211-31.
30. McGuinness G, Beacher JR, Harkin TJ et al. Hemoptysis: prospective high-resolution CT/bronchoscopic correlation. Chest 1994;105:1155-62.
31. Naidich DP, Funt S, Ettenger NA, Arranda C. Hemoptysis: CT-bronchoscopic correlations in 58 cases. Radiology 1990;177:357-62.
32. Hirshberg B, Biran I, Glazer M, Kramer MR. Hemoptysis: etiology, evaluation, and outcome in a tertiary referral hospital. Chest 1997;112: 440-4.
33. Thirumaran M, Sundar R, Sutcliffe M, Currie DC. In investigation of patients with hemoptysis and normal chest radiograph justified? Thorax 2009;64:854-6.

34. Abal AT, Nair PC, Cherian J. Hemoptysis: etiology, evaluation and outcome – a prospective study in a third-world country. *Respir Med* 2001;95:548-52.
35. Cahill BC, Ingbar DH. Massive hemoptysis. Assessment and management. *Clin Chest Med* 1994;15:147-67.
36. Dweik RA, Stoller JK. Role of bronchoscopy in massive hemoptysis. *Clin Chest Med* 1999;20:89-105.
37. Peters J, McClung HC, Teague RB. Evaluation of hemoptysis in patients with a normal chest roentgenogram. *West J Med* 1984;141:624-6.
38. Naidich DP, Harkin TJ. Airways and lung: correlation of CT with fiberoptic bronchoscopy. *Radiology* 1995;197:1-12.
39. Bruzzi JF, Rémy-Jardin M, Delhaye D *et al*. Multi-detector row CT of hemoptysis. *Radiographics* 2006;26:3-22.
40. Revel MP, Fournier LS, Hennebicque AS *et al*. Can CT replace bronchoscopy in the detection of the site and cause of bleeding in patients with large or massive hemoptysis? *AJR* 2002;179:1217-24.
41. Pump KK. Distribution of bronchial arteries in the human lung. *Chest* 1972;62:447-51.
42. Cauldwell EW, Siekert RG, Lininger RE, Anson BJ. The bronchial arteries: an anatomic study of 105 human cadavers. *Surg Gynecol Obstet* 1948;86:395-412.
43. Rémy-Jardin M, Bouaziz N, Dumont P *et al*. Bronchial and nonbronchial systemic arteries at multi-detector row CT angiography: comparison with conventional angiography. *Radiology* 2004;233:741-9.
44. Yoon YC, Lee KS, Jeong YJ *et al*. Hemoptysis: bronchial and nonbronchial systemic arteries at 16-detector row CT. *Radiology* 2005;234:292-8.
45. Lee ST, Kim SY, Hur G *et al*. Coronary-to-bronchial artery fistula: demonstration by 64-multidetector computed tomography with retrospective electrocardiogram-gated reconstructions. *J Comput Assist Tomogr* 2008;32:444-7.
46. Khalil A, Parrot A, Nedelcu C *et al*. Severe hemoptysis of pulmonary arterial origin: signs and role of multidetector row CT angiography. *Chest* 2008;133:212-9.
47. Yoon W, Kim YH, Kim JK *et al*. Massive hemoptysis: prediction of nonbronchial systemic arterial supply with chest CT. *Radiology* 2003;227:232-8.
48. Do KH, Goo JM, Im JG *et al*. Systemic arterial supply to the lungs in adults: spiral CT findings. *Radiographics* 2001;21:387-402.
49. Khalil A, Fartoukh M, Parrot A *et al*. Impact of MDCT angiography on the management of patients with hemoptysis. *AJR Am J Roentgenol* 2010;195:772-8.
50. Chun JY, Morgan R, Belli AM. Radiological management of hemoptysis: a comprehensive review of diagnostic imaging and bronchial arterial embolization. *Cardiovasc Intervent Radiol* 2010;33:240-50.
51. de Gregorio MA, Medrano J, Laborda A, Higuera T. Hemoptysis workup before embolization: single-center experience with a 15-year period follow-up. *Tech Vasc Interv Radiol* 2007;10:270-3.
52. Sidhu M, Wieseler K, Burdick TR, Shaw DW. Bronchial artery embolization for hemoptysis. *Semin Intervent Radiol* 2008;25:310-8.
53. Larici AR, Franchi P, Occhipinti M *et al*. Diagnosis and management of hemoptysis. *Diagn Interv Radiol* 2014;20:299-309.
54. Takase K, Sawamura Y, Igarashi K *et al*. Demonstration of the artery of Adamkiewicz at multi-detector row helical CT. *Radiology* 2002;223:39-45.
55. Phillips S, Ruttley MS. Bronchial artery embolization: the importance of preliminary thoracic aortography. *Clin Radiol* 2000;55:317-9.
56. Tanaka N, Yamakado K, Murashima S *et al*. Superselective bronchial artery embolization for hemoptysis with a coaxial microcatheter system. *J Vasc Interv Radiol* 1997;8:65-70.
57. Bilbao JI, de Luis E, García de Jalón JA *et al*. Comparative study of four different spherical embolic particles in an animal model: a morphologic and histologic evaluation. *Vasc Interv Radiol* 2008;19:1625-38.
58. Gimeno M, Madariaga B, Alfonso E *et al*. Hemoptysis amenazante. Tratamiento mediante embolización transcateter. *Arch Bronconeumol* 1999;35:379-84.
59. Pelage JP. Bronchial artery embolization: anatomy and technique. *Tech Vasc Interv Radiol* 2007;10:274-5.
60. Fujita T, Tanabe M, Moritani K *et al*. Immediate and late outcomes of bronchial and systemic artery embolization for palliative treatment of patients with nonsmall-cell lung cancer having hemoptysis. *Am J Hosp Palliat Care* 2013;5:31:602-7.
61. Alexander GR. A retrospective review comparing the treatment outcomes of emergency lung resection for massive hemoptysis with and without preoperative bronchial artery embolization. *Eur J Cardiothorac Surg* 2014;45:251-5.
62. Rabkin JE, Astafjev VI, Gothman LN, Grigorjev YG. Transcatheter embolization in the management of pulmonary hemorrhage. *Radiology* 1987;163:361-5.
63. Poyanli A, Acunas B, Rozanes I *et al*. Endovascular therapy in the management of moderate and massive hemoptysis. *Br J Radiol* 2007;80:331-6.
64. Andersen PE. Imaging and interventional radiological treatment of hemoptysis. *Acta Radiol* 2006;47:780-92.
65. Garcia-Olivé I, Sanz-Santos J, Centeno C *et al*. Predictors of recanalization in patients with life-threatening hemoptysis requiring artery embolization. *Arch Broncopneumol* 2014;50:51-6.
66. Hwang HG, Lee HS, Choi JS *et al*. Risk factors influencing rebleeding after bronchial artery embolization on the management of hemoptysis associated with pulmonary tuberculosis. *Tuberc Respir Dis* (Seoul) 2013;74:111-9.
67. Piffaretti G, Mariscalco G, Tozzi M *et al*. Acute iatrogenic type A aortic dissection following thoracic aortic endografting. *J Vasc Surg* 2010;51:993-9.
68. Shao H, Wu J, Wu Q *et al*. Bronchial artery embolization for hemoptysis: a retrospective observational study of 344 patients. *Chin Med J* (Engl) 2015 Jan. 5;128:58-62.
69. Girard P, Baldeyrou P, Lemoine G, Grunewald D. Left main-stem bronchial stenosis complicating bronchial artery embolization. *Chest* 1990;97:1246-8.
70. Munk PL, Morris DC, Nelems B. Left main bronchial-esophageal fistula: a complication of bronchial artery embolization. *Cardiovasc Intervent Radiol* 1990;13:95-7.
71. Lemoigne F, Rampal P, Petersen R. Fatal ischemic colitis after bronchial artery embolization. *Presse Med* 1983;12:2056-7.
72. Laborda A, Tejero C, Fredes A *et al*. Posterior circulation stroke after bronchial artery embolization. A rare but serious complication. *Cardiovasc Intervent Radiol* 2013;36:860-3.
73. Liu SF, Lee TY, Wong SL *et al*. Transient cortical blindness: a complication of bronchial artery embolization. *Respir Med* 1998;92:983-6.

Capítulo 14

Ducto Torácico e Quilotórax

◆ *Ernesto G Santos Martin*
◆ *Eduardo Crespo Vallejo*
◆ *Christopher J Friend*
◆ *Kevin M McCluskey*

CONTEÚDO

- ✓ INTRODUÇÃO 234
- ✓ ANATOMIA DO SISTEMA LINFÁTICO 234
- ✓ QUILOTÓRAX: ETIOLOGIA, DIAGNÓSTICO E TRATAMENTO 234
- ✓ TÉCNICA DA EMBOLIZAÇÃO DO DUCTO TORÁCICO . 235
- ✓ RESULTADOS 238
- ✓ COMPLICAÇÕES 239
- ✓ REFERÊNCIAS BIBLIOGRÁFICAS 239

INTRODUÇÃO

O ducto torácico transporta, aproximadamente, 2 L de quilo por dia nos adultos. O quilo é um líquido linfático enriquecido com gordura, enzimas e produtos da digestão. O volume de quilo aumenta significativamente depois das refeições, principalmente daquelas com alto teor de gordura. Este líquido é recolhido e transportado pelo ducto torácico (DT) para a circulação. A lesão do DT leva ao vazamento e acúmulo do quilo dentro do espaço pleural, condição denominada quilotórax (QT).[1]

A embolização do ducto torácico (EDT) é uma técnica percutânea e minimamente invasiva para o tratamento do QT de qualquer origem. Constantine Cope, pioneiro da Radiologia Intervencionista, desenvolveu a técnica para transformá-la em uma alternativa da ligadura cirúrgica.[2-4] A EDT inclui duas etapas: primeiro, a realização de uma linfografia para opacificar o sistema linfático e, segundo, a cateterização e embolização transabdominal do DT, caudal ao nível do vazamento. Recentemente, a tradicional linfografia bipedal foi substituída pela linfografia intranodal (LIN). Isto permitiu simplificar o procedimento e, potencialmente, reduzir a morbidade e a mortalidade.[5]

ANATOMIA DO SISTEMA LINFÁTICO

O sistema linfático incluí a cisterna de Pecquet, o DT, os gânglios linfáticos e os ductos linfáticos. A cisterna de Pecquet é uma estrutura ovoide, localizada no espaço retrocrural direito, anterior ao corpo vertebral lombar 1-2 e pós-lateral com relação à aorta. O comprimento do DT oscila entre 38-45 cm e com um diâmetro de 3-5 mm. O DT se origina na parte superior da cisterna de Pecquet, entre a veia ázigo e a aorta, ao nível do diafragma. Depois de atravessar o hiato diafragmático, sobe pelo mediastino posterior no recesso aorto-esofágico e atravessa para o lado esquerdo, posterior ao arco aórtico, para desembocar na veia subclávia esquerda (Fig. 14-1).[1,6] O DT drena o quilo intestinal da corrente circulatória e dos linfáticos do corpo, exceto o lado direito da cabeça e do pescoço, o braço direito, o pulmão direito, o lado direito do coração e a convexidade do fígado, que drenam através do ducto linfático direito.

Foram descritas inúmeras variações anatômicas do DT e da cisterna de Pecquet, presentes em até 35% dos casos. A forma e o tamanho da cisterna são variáveis, e não podem ser identificados em estudos *post-mortem* em até 35% dos casos e em 30-53% das linfografias.[7] Na cisterna de Pecquet drenam os troncos lombares direito e esquerdo, o tronco intestinal, os troncos intercostais inferiores e os ductos linfáticos hepáticos. O DT pode estar duplicado ou triplicado em até 40% da população.[8] Ocasionalmente a parte superior do DT se bifurca em dois ramos, que drenam independentemente nas veias subclávias direita e esquerda. Em um estudo em cadáveres, realizado por Kausel *et al.,* foram descritos 5 tipos diferentes de configurações anatômicas do CT baseadas na sua morfologia (único, duplo e plexiforme) e drenagem.[9] É fundamental para o radiologista intervencionista reconhecer a anatomia da cisterna de Pecquet e do DT para fazer a EDT.

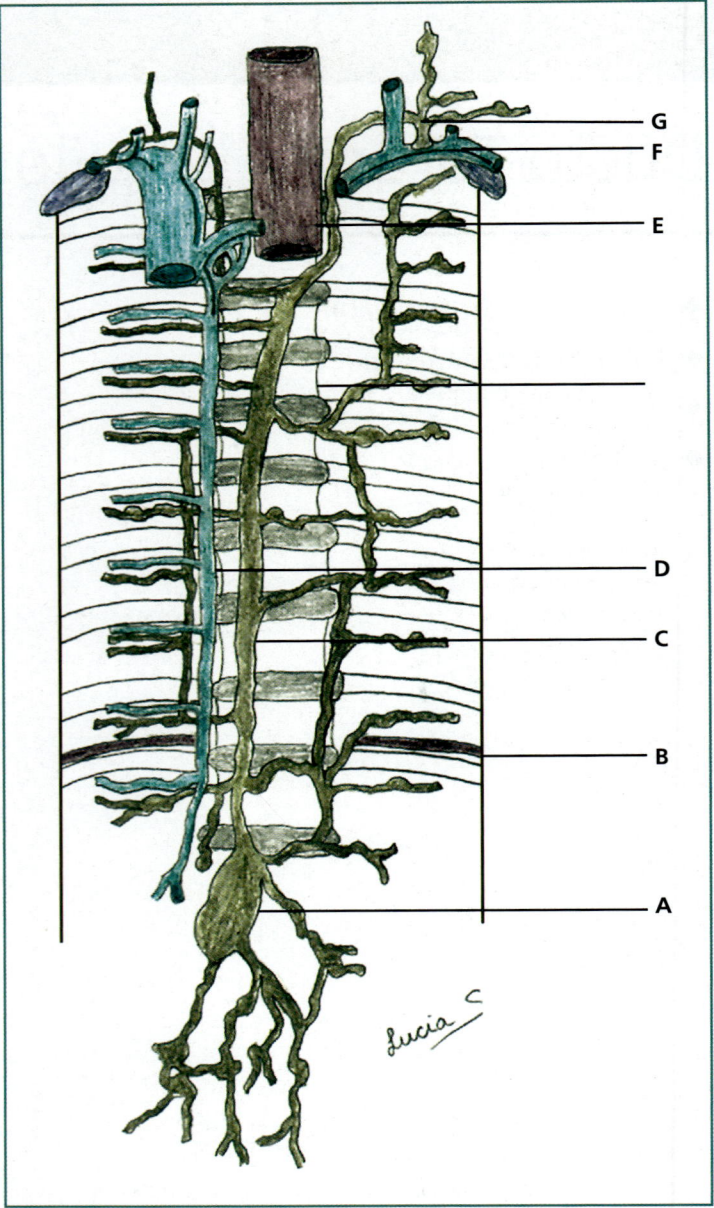

Fig. 14-1. Anatomia do sistema linfático. (**A**) Cisterna de Pecquet. (**B**) Diafragma. (**C**) Ducto torácico. (**D**) Veia ázigo. (**E**) Esôfago. (**F**) Veia subclávia.

QUILOTÓRAX: ETIOLOGIA, DIAGNÓSTICO E TRATAMENTO

Os QTs podem ser classificados em traumáticos e não traumáticos (Quadro 14-1).[1,10] A etiologia mais frequente é a iatrogênica. A cirurgia esofágica é, provavelmente, a causa mais frequente de QT, com uma incidência de 4%.[11] As causas não iatrogênicas supõem aproximadamente 20% dos QTs traumáticos. Existem três mecanismos fisiopatológicos que podem causar o desenvolvimento de um QT não traumático: a ascite quilosa com fluxo transdiafragmático, a obstrução do DT com colateralização pleural e o QT associado às malformações linfáticas.[4] A causa mais frequente de QT não traumático é a obstrução por tumores malignos, sendo que 70% deles são causados por linfomas. A cirrose hepática é

> **Quadro 14-1.** Etiologia do quilotórax
>
> **1. Traumático**
>
> **Iatrogênico**
> - Cirurgia torácica
>   - Pescoço
>   - Dissecção radical do pescoço, excisão de gânglios linfáticos
>   - Tórax
>   - Pós-esofagectomia, pós-pneumonectomia
>   - Cirurgia de aorta/canais arteriais
>   - Cirurgia de tumores mediastínicos
>   - Cateterização da veia subclávia
>   - Abdome
>   - Pós-simpatectomia/dissecção radical de gânglios linfáticos
>
> **Não iatrogênico**
> - Feridas por arma branca e arma de fogo
> - Traumatismo torácico fechado
> - Parto
>
> **2. Não traumático**
>
> **Neoplasias**
> **Idiopático**
> **Miscelânea**
> - Sarcoidose, hemangiomatose, linfangioleiomiomatose, filariose, amiloidose, tuberculose, bócio intratórácico, obstrução da veia cava superior, tumores benignos, insuficiência cardíaca e fluxo transdiafragmático de ascite quilosa

uma etiologia pouco valorizada de QT, principalmente no espaço pleural direito.[10] O comprometimento primário dos ductos linfáticos é raro, e o QT pode aparecer em pacientes com linfangioleiomiomatose e hemangiomatose.

Os sintomas clínicos do QT são semelhantes a outros derrames pleurais, e a severidade desses sintomas está relacionada com o seu tamanho. Em casos crônicos, os pacientes podem desenvolver fragilidade muscular, perda de peso, desnutrição, imunossupressão e alteração do equilíbrio hidreletrolítico.[10] A lesão do DT acima da quinta vértebra torácica costuma causar um derrame pleural esquerdo e, abaixo desse nível, um derrame pleural direito.

A investigação do QT começa com a confirmação diagnóstica através de uma análise do fluido e, se for possível, com a identificação do vazamento e sua etiologia. O diagnóstico exato de QT se baseia na presença de quilomícrons no líquido pleural. Quando o nível de triglicerídeos no fluido pleural for > 110 mg/dL existe 1% de probabilidade que o derrame não seja quiloso; já se o nível de triglicerídeos for < 50 mg/dL existe 5% de probabilidade que seja quiloso. A presença de triglicerídeos > 110 mg/dL e colesterol > 200 mg/dL no líquido pleural é, habitualmente, diagnóstico de QT.[12]

O pseudoquilotórax ou derrame pleural de colesterol pode parecer com o QT. O pseudoquilotórax é um derrame pleural crônico e estéril, que não costuma precisar de tratamento a não ser que produza sintomas respiratórios. As causas mais frecuentes são tuberculose, artrite reumatoide e hemotórax crônicos.

O tratamento do QT deve ser agressivo para evitar alterações nutricionais e imunológicas no paciente. Os QTs com fluxo reduzido, < 500 mL/dia, são tratados, geralmente, de forma conservadora, enquanto que os com fluxo aumentado, > 1.000 mL/dia, respondem pior a este tratamento.[13] O tratamento conservador inclui a drenagem do QT e a dieta pobre em gorduras (triglicerídeos de cadeia média) ou a dieta absoluta, associadas a drogas que reduzem a produção de quilo intestinal, como a somastotatina ou o octreotide. Até 50% dos QTs podem ser resolvidos com o tratamento conservador.[14]

Em pacientes com tumores malignos, quando a quimioterapia e a radioterapia não melhoram o QT, a pleurodese com talco ou outras drogas é uma boa alternativa para a cirurgia, especialmente em pacientes com linfoma. A ligadura cirúrgica por via toracoscópica ou aberta é recomendada em pacientes com QT pós-traumático ou pós-cirúrgico. A porcentagem de sucesso da ligadura do QT no tratamento do quilotórax pós-esofagectomia é de 67%.[15] A mortalidade associada ao tratamento conservador do QT pode chegar a 50%, e nos pacientes em que a ligadura cirúrgica foi feita até 10%.[16] O baixo índice de complicações associado à EDT fez com que essa técnica seja a alternativa preferida para a ligadura cirúrgica no tratamento do QT, até mesmo como primeira opção terapêutica.[17]

TÉCNICA DA EMBOLIZAÇÃO DO DUCTO TORÁCICO

Linfografia Intranodal (LIN)

A LIN é mais fácil, segura e rápida do que a tradicional linfografia bipedal.[4,5,18,19] Isso fez com que a LIN venha se impondo nos casos em que a EDT precisa ser feita. A técnica se baseia na punção guiada por ecografia dos gânglios linfáticos inguinais. A punção é feita com uma agulha de 25 gauge, com um ângulo de entrada baixo com relação à horizontal para aumentar a estabilidade da agulha nos tecidos moles. A ponta da agulha deve ficar posicionada no hilo do gânglio linfático (Fig. 14-2). Posteriormente, um agente de contraste gorduroso (Lipiodol®, Guerbet, França) é injetado manualmente com uma seringa de 3 ou 5 mL com conexão *luer-lock*. A injeção de contraste é monitorada com fluoroscopia para confirmar o preenchimento dos ductos linfáticos e minimizar o extravasamento. O ritmo recomendado da injeção de contraste é de 1 mL cada 2-3 minutos, e o volume total de 5-6 mL em cada virilha para obter um bom preenchimento dos ductos linfáticos abdominais. Para facilitar e acelerar a distribuição do contraste no sistema linfático, posteriormente à injeção de Lipiodol pode-se injetar soro salino.[4]

No artigo publicado recentemente por Nadolski e Itkin foi demonstrada a reprodutibilidade da LIN com preenchimento dos ductos linfáticos abdominais, da cisterna de Pecquet e do DT em todos os pacientes.[16]

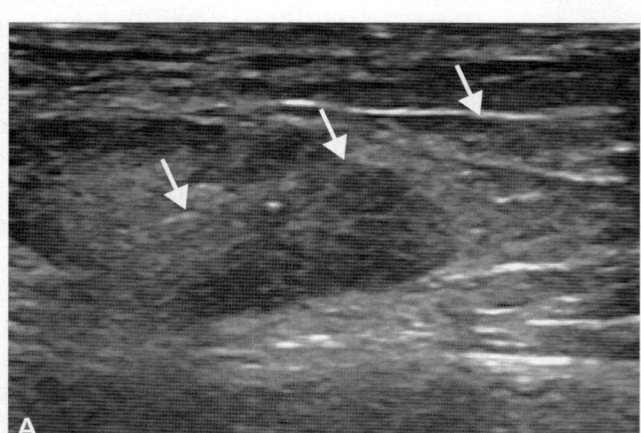
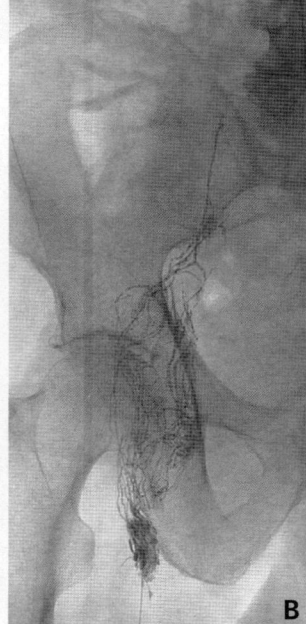

Fig. 14-2. Linfografia intranodal. (**A**) A imagem ecográfica mostra um gânglio linfático inguinal com uma agulha de 25 g (setas) atravessando os tecidos moles e com sua ponta dentro do hilo do gânglio linfático. (**B**) A imagem fluoroscópica mostra a injeção do agente de contraste gorduroso (Lipiodol®) através da agulha de 25 g. Observa-se o contraste dentro do hilo do gânglio linfático com bom preenchimento dos ductos linfáticos inguinais e pélvicos.

Embolização do Ducto Torácico

A ECT normalmente é feita com sedação consciente. Feita a linfografia com o posterior preenchimento dos ductos linfáticos, deve-se selecionar um ducto linfático para fazer a punção. Recomenda-se escolher um tronco linfático caudal à cisterna de Pecquet para evitar o extravasamento de quilo neste local. Por isso, o acesso é feito, preferencialmente, pelo ducto linfático lombar direito. A punção é feita com uma agulha de 21 ou 22 gauge (10-15 cm de comprimento) em que se faz uma suave curva na extremidade distal para poder mudar sua direção. Com um guia fluoroscópico, a agulha é avançada rapidamente por uma abordagem transabdominal direita para proteger a aorta.[6] Uma vez atravessado o ducto linfático, passa-se para um guia rígido de 0,018 (V-18®, Boston Scientific, Natick, Massachussetts, EUA) para cateterizar o DT. A seguir se avança o microcatéter sobre o guía dentro do DT. O guia é removido, e injeta-se contraste pelo microcatéter para determinar a causa do QT. Se o DT estiver normal, sem vazamento do contraste nem obstrução e drenando através da veia subclávia, não deve ser embolizado, e o diagnóstico de QT deve ser questionado.[4]

Uma vez demonstrada a causa do QT, a embolização do DT é feita caudal ao ponto do vazamento. Primeiro faz-se uma embolização com *coils* para dar suporte à polimerização do adesivo. Em seguida, a embolização é completada injetando n-butil cianoacrilato (Truefill®, Cordis, Johnson&Johnson, Warren, NJ) diluído 1:1 com Ethiodol® caudal ao vazamento ou à obstrução (Fig. 14-3). Recomenda-se injetar uma pequena quantidade de adesivo no ponto de acesso ao ducto linfático selecionado e logo depois retirar o microcatéter. Nos casos onde não se pode cateterizar nem embolizar o DT, pode-se fazer a laceração com uma agulha de punção.[3,20-22] Nessa situação, os linfáticos retroperitoneais são lacerados, girando-se a agulha de punção com o objetivo de produzir um pequeno hematoma e uma inflamação local para vedar o vazamento.[4]

O fator limitante da EDT é, habitualmente, a punção do DT. Recentemente foi descrita a punção do ducto, combinando a tomografia computadorizada ou a ressonância magnética com fluoroscopia para posterior embolização, sem necessidade de fazer a linfografia antes do procedimento (Fig. 14-4).[23,24]

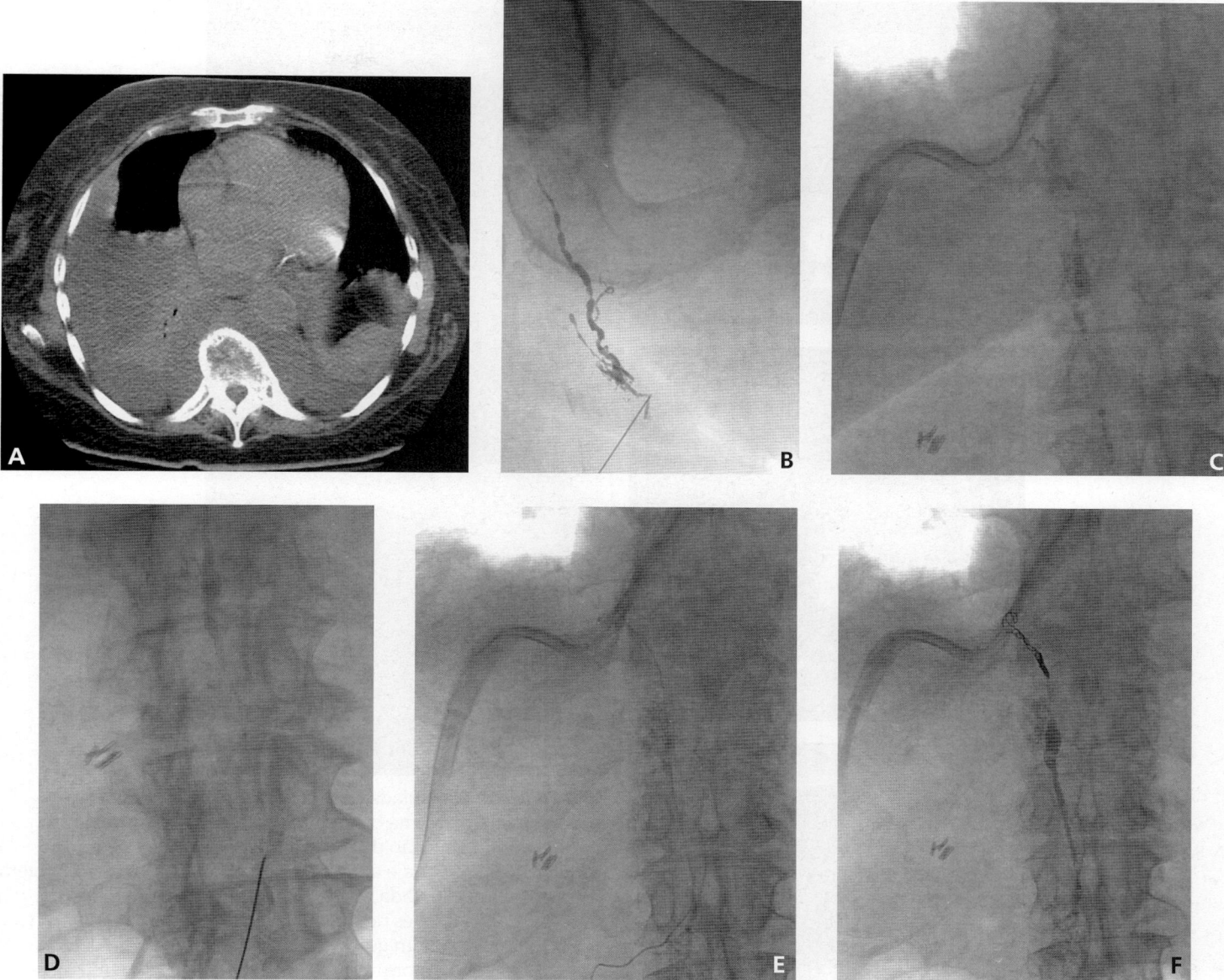

Fig. 14-3. Embolização do ducto torácico. (**A**) A TC mostra um grande abscesso paraespinal. A paciente desenvolveu um derrame pleural quiloso depois da cirurgia. (**B** e **C**) A LIN foi feita por um gânglio inguinal direito. A linfografia demonstrou extravasamento do contraste na região paraespinal direita e ao redor da drenagem pleural direita. (**D**) Com o guia fluoroscópico, uma agulha de 22 g é avançada pelo abdome para puncionar um ducto linfático caudal à cisterna de Pecquet. (**E**) A imagem do abdome mostra o microcatéter dentro do ducto torácico, com sua ponta ao nível do vazamento e da drenagem pleural. (**F**) A imagem digital pós-embolização mostra as espirais metálicas e o molde do adesivo e Lipiodol® no ducto torácico e na cisterna de Pecquet.

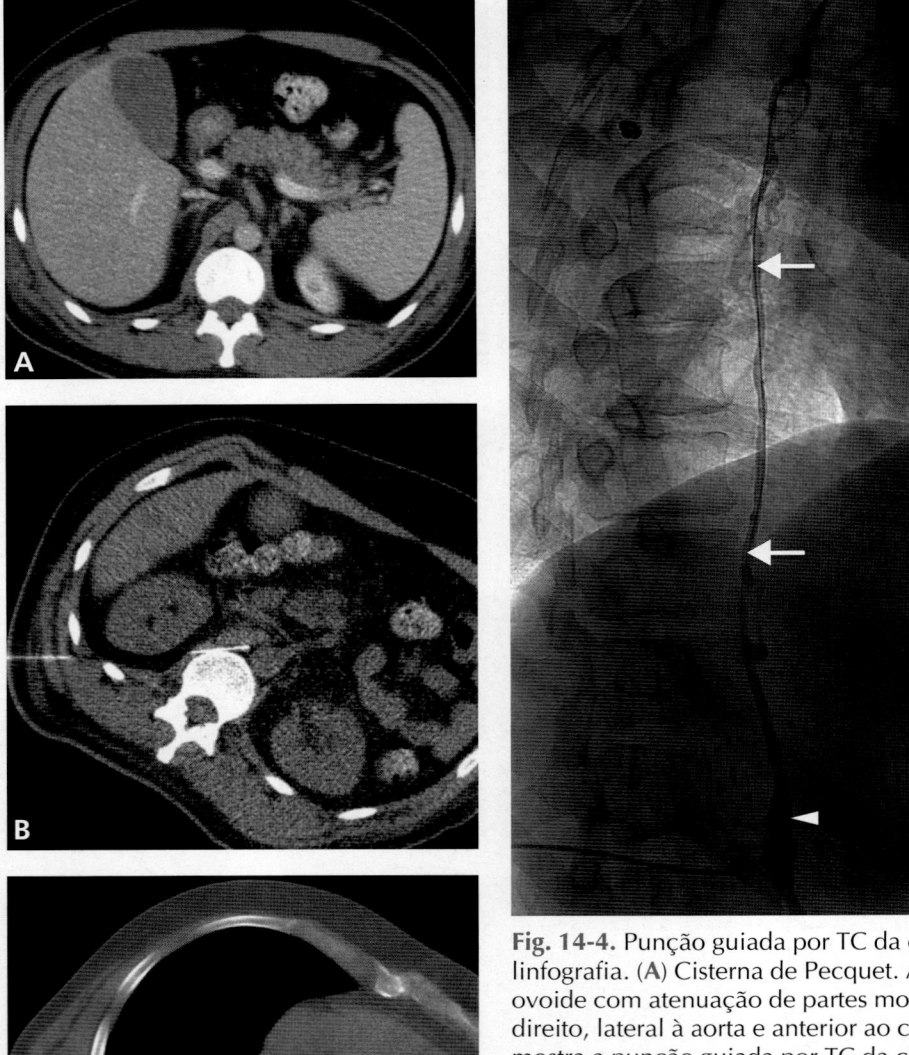

Fig. 14-4. Punção guiada por TC da cisterna de Pecquet sem linfografia. (**A**) Cisterna de Pecquet. A TC mostra uma estrutura ovoide com atenuação de partes moles no espaço retrocrural direito, lateral à aorta e anterior ao corpo vertebral. (**B**) A imagem mostra a punção guiada por TC da cisterna de Pecquet com a agulha de 22 g através de uma abordagem posterolateral. (**C**) Posteriormente um guia de 0,018 foi avançado no ducto torácico, como demonstrado pela imagem de TC na altura do coração. O artefato do guia metálico foi identificado adjacente à aorta. (**D**) O paciente foi transferido para a sala de angiografia para fazer a embolização. O contraste injetado pelo microcatéter mostra o local da punção na cisterna de Pecquet (ponta de seta) e o guia dentro do ducto torácico (setas).

RESULTADOS

Em razão das diferenças fisiopatológicas entre os quilotórax de origem traumática e não traumática, ambos os grupos serão analisados separadamente. Cope *et al.* relataram a primeira publicação que incluiu a porcentagem de sucesso da EDT e a laceração do DT em 42 pacientes com QT. Ambos os grupos foram analisados conjuntamente nessa publicação, com uma porcentagem de sucesso de 73,8%.[3]

Resultados da EDT em Pacientes com Quilotórax Traumático

Itkin *et al.* analisaram os resultados da embolização e da laceração do DT em 109 pacientes com QT traumático.[20] As causas mais frequentes de QT foram a esofagectomia e a ressecção pulmonar em pacientes com carcinoma de pulmão. A EDT pode ser feita em 67% dos casos com molas e adesivo, com um índice de sucesso de 90% na resolução do vazamento; a laceração percutânea ocorreu em 16% dos casos, com 72% de eficácia. O sucesso global do procedimento foi de 71%. No subgrupo de pacientes com antecedentes de uma ligadura cirúrgica fracassada (18%), a EDT foi bem-sucedida em 88% dos pacientes.

Em crianças, a etiologia mais comum do QT é a cirurgia cardíaca, com uma incidência aproximada entre 2 e 5%.[25] Apesar de a EDT ser mais difícil de ser feita em crianças, por causa do pequeno tamanho dos ductos linfáticos, os resultados iniciais são promissores.[4,26]

Resultados da EDT em Pacientes com Quilotórax não Traumático

A experiência publicada da EDT em pacientes com quilotórax não traumático é mais limitada. Nadolski *et al.* estudaram 34 pacientes com derrame pleural quiloso não traumático; o sucesso técnico da EDT foi de 70,6% e o sucesso clínico de 53%. No subgrupo de pacientes onde foi feita a embolização, o sucesso clínico foi de 67,7%. Os melhores resultados foram obtidos com pacientes em que foi identificada uma obstrução do DT com colaterais mediastinais e os piores resultados naqueles onde o DT esteve normal durante a linfografia.[27] Por este motivo, se durante a LIN for identificada uma oclusão do DT com colaterais, deve-se fazer a EDT; se o DT não estiver ocluído e drenar livremente na veia subclávia, a EDT deve ser evitada.[4] Esses resultados são superiores aos obtidos, combinando os tratamentos conservador e cirúrgico.[28]

É recomendável a realização de uma ressonância magnética do tórax e do abdome nos pacientes com QT não traumático para estudar a anatomia do sistema linfático e, desta forma, excluir a presença de malformações linfáticas. Se houver líquido ascítico no abdome, este deve ser analisado para excluir ascite quilosa.

COMPLICAÇÕES

As complicações associadas à EDT são raras. Não foram relatados casos de pacientes que tenham desenvolvido peritonite ou hemorragia como consequência da punção transabdominal do DT. As complicações imediatas descritas associadas a esta técnica incluem: edema das pernas (habitualmente autolimitado), embolização da artéria pulmonar com adesivo, infecção do pé, quando a linfografia foi feita com a abordagem clássica bipedal e ascite quilosa.[6,29] As complicações a longo prazo associadas à EDT incluem edema crônico das pernas e diarreia crônica.[30]

REFERÊNCIAS BIBLIOGRÁFICAS

1. Nair SK, Petko M, Hayward MP. Aetiology and management of chylothorax in adults. *Eur J Cardiothorac Surg* 2007;32:362-9.
2. Cope C, Salem R, Kaiser LR. Management of chylothorax by percutaneous catheterization and embolization of the thoracic duct: prospective trial. *J Vasc Interv Radiol* 1999;10:1248-54.
3. Cope C, Kaiser LR. Management of chylothorax by percutaneous catheterization and embolization and blockage of retroperitoneal lymphatic vessels in 42 patients. *J Vasc Interv Radiol* 2002;13:1139-48.
4. Nadolski G, Itkin M. Thoracic duct embolization for the management of chylothoraces. *Curr Opin Pulm Med* 2013;19:380-6.
5. Kerlan R, Laberge JM. Intranodal lymphangiography: coming soon to a hospital near you. *J Vasc Interv Radiol* 2012;23:617.
6. Chen E, Itkin M. Thoracic duct embolization for chylous leaks. *Semin Intervent Radiol* 2011;28:63-74.
7. Rosenberger a, Adler O, Abrams HL. The thoracic duct: structural, functional, and radiologic aspects. *CRC Crit Rev Radiol Sci* 1972;3(4):523-41.
8. Cha E, Sirijintakam P. Anatomic variation of the thoracic duct and visualization of mediastinal lymph nodes. *Radiology* 1976;119:45-8.
9. Kausel HW, Reeve TS, Stein AA et al. Anatomic and pathologic studies of thoracic duct. *J Thorac Surg* 1957;34(5):631-41.
10. McGrath EE, Blades Z, Anderson PB. Chylothorax: aetiology, diagnosis and therapeutic options. *Respir Med* 2010;104:1-8.
11. McWilliams A, Gabbay E. Chylothorax ocurring 23 years post-irradiation: literature review and Management strategies. *Respirology* 2000;5(3):301-3.
12. Staats BA, Ellefson RD, Budahn LL et al. The lipoprotein profile of chylous and nonchylous pleural effusions. *Mayo Clin Proc* 1980:55(11):700-4.
13. Choo J, Foley PT, Lyon SM. Percutaneous management of high output chylothorax: case reviews. *Cardiovasc Intervent Radiol* 2009;32(40):828-32.
14. Fernandez Alvarez JR, Kalache KD, Grauel EL. Management of spontaneous congenital chylothorax, oral medium-chain triglycerides versus total parenteral nutrition. *Am J Perinatol* 1999;16(8):415-20.
15. Shah RD, Luketich JD, Schuchert MJ et al. Postesophagectomy chylothorax: incidence, risk factors and outcomes. *Ann Thorac Surg* 2012;93(3):897-903.
16. Bolger C, Walsh TN, Tanner WA, Keeling P, Hennessy TP. Chylothorax alter oesophagectomy. *Br J Surg* 1991;78(5):587-8.
17. Marcon F, Irani K, Aquino T et al. Percutaneous treatment of thoracic duct injuries. *Surg Endosc* 2011;25:2844-48.
18. Nadolski GJ, Itkin M. Feasibility of US-guided intranodal lymphangiogram for thoracic duct embolization. *J Vasc Intervent Radiol* 2012;23:613-6.
19. Rajebi MR, Chaudry G, Padua HM et al. Intranodal lymphangiography: feaseblity and preliminary experience in children. *J Vasc Intervent Radiol* 2011;22:1-6.
20. Itkin M, Kucharczuk JC, Kwak A et al. Nonoperative thoracic duct embolization for traumatic thoracic duct leak: experience in 109 patients. *J Thorac Cardiovasc Surg* 2010;139:584-9.
21. Litherland B, Given M, Lyon S. Percutaneous radiological management of high-output chylothorax with CT guided needle disruption. *J Med Imaging Radiat Oncol* 2008;52:164-7.
22. Binkert C, Yucel E, Davison B et al. Percutaneous treatment of high output chylothorax with embolization or needle disruption technique. *J Vasc Interv Radiol* 2005;16:1257-62.
23. Santacruz CC, Martín JÁ, Martín E et al. Percutaneous embolization of cervical thoracic duct leak. *Cir Esp* 2011;89:325-7.
24. Praveen A, Sreekumar KP, Nazar PK, Moorthy S. Technical note: thoracic duct embolization for treatment of chylothorax: a novel guidance technique for puncture using combined MRI and fluoroscopy. *Indian J Radiol Imaging* 2012;64:5-11.
25. Zuluaga MT. Chylothorax after surgery for congenital heart disease. *Curr Opin Pediatr* 2012;24:291-4.
26. Itkin M, Krishnamurthy G, Naim MY et al. Percutaneous thoracic duct embolization as a treatment for intrathoracic chyle leaks in infants. *Pediatrics* 2011;128(1):237-41.

27. Nadolski GJ, Itkin M. Thoracic duct embolization (TDE) for nontraumatic chylous effusion: experience in 34 patients. *Chest* 2013;143:158-63.
28. Maldonado F, Cartin-Ceba R, Hawkins FJ, Ryu JH. Medical and surgical management of chylothorax and associated outcomes. *Am J Med Sci* 2010;339:314-18.
29. Gaba RC, Owens CA, Bui JT *et al*. Chylous ascites: a rare complication of thoracic duct embolization for chylothorax. *Cardiovasc Intervent Radiol* 2011;34:S245-9.
30. Laslett D, Trerotola SO, Itkin M. Delayed complications following technically succesful thoracic duct embolization. *J Vasc Interv Radiol* 2012;23:76-9.

Capítulo 15

Hemorragias Digestivas Alta e Baixa (de Origem Não Cirrótica)

- *Henrique Salas Martin*
- *José Hugo Mendes Luz*
- *Hugo Rodrigues Gouveia*
- *Raphael Braz Levigard*
- *Felipe Paes Barbosa Diniz Nogueira*
- *Bernardo Caetano da Silva Rodrigues*
- *Tiago Nepomuceno Araújo Elias de Miranda*

CONTEÚDO

- ✓ INTRODUÇÃO 242
- ✓ ANATOMIA VASCULAR 242
- ✓ ANGIOTOMOGRAFIA NA PESQUISA DO SANGRAMENTO AGUDO 243
- ✓ ANGIOGRAFIA DIAGNÓSTICA 245
- ✓ HEMORRAGIA DIGESTIVA ALTA 246
- ✓ HEMORRAGIA DIGESTIVA BAIXA 248
- ✓ HEMORRAGIA DIGESTIVA OCULTA 254
- ✓ CONCLUSÃO 255
- ✓ REFERÊNCIAS BIBLIOGRÁFICAS 255

INTRODUÇÃO

O sistema digestório é subdividido em trato gastrointestinal alto (do esôfago ao ligamento de Treitz) e baixo (intestino delgado, cólon e reto). Assim, a hemorragia digestiva (HD) é subcategorizada de acordo com o local de ocorrência.

Tal distinção é importante, uma vez que algumas características são relativamente únicas para cada local e podem afetar e determinar a abordagem terapêutica especifica para o sangramento. Assim, estabelecer o local específico e sua etiologia é fundamental para o tratamento de pacientes com hemorragia gastrointestinal grave ou recorrente. Infelizmente, o diagnóstico pode muitas vezes ser difícil por causa da natureza intermitente do sangramento.[1]

Os sangramentos gastrointestinais agudos são muito comuns entre os idosos e responsáveis por alta taxa de morbimortalidade, representando mais de 70% das internações por doenças do sistema digestório. A incidência entre os idosos é 10 vezes maior do que entre os adultos jovens, e 50% deles estão relacionados com o uso de anti-inflamatórios não esteroides.[1,2]

A apresentação clínica do sangramento nos idosos pode variar desde a anemia sem sintomas gastrointestinais específicos até as hemorragias maciças.

Dentre as doenças do sistema digestório as úlceras gastrointestinais (40%) e a diverticulose (50%) são as maiores responsáveis por tais sangramentos. A hemorragia digestiva alta (HDA) manifesta-se por hematêmese, melena, fezes fétidas e, eventualmente, com sangue vivo nas fezes e vômitos com aspecto de borra de café e coágulos. A hemorragia digestiva baixa (HDB) caracteriza-se por fezes sanguinolentas não fétidas, com exceção daqueles doentes que sangram em razão da doença intestinal inflamatória.[1]

As medidas de ressuscitação fazem parte da abordagem inicial do paciente com HD aguda e incluem expansão volêmica e monitoração hemodinâmica. Após estabilização o paciente é encaminhado à endoscopia ou colonoscopia, de acordo com o quadro clinico. Independentemente da quantidade de sangue eliminado, cerca de 75 a 80% dos episódios de sangramento gastrointestinal têm resolução espontânea.[1] A abordagem intervencionista pode apresentar taxas de sucesso entre 62-100% para a HDA e de 80-100% para a HDB.[2,3]

Neste capítulo abordaremos o manejo dos casos de HD de origem não cirrótica que apresentam falha ao tratamento endoscópico inicial. Destacaremos o papel do estudo angiográfico e da embolização percutânea no manejo destes pacientes.

ANATOMIA VASCULAR

Para o estudo angiográfico adequado e posterior tratamento das hemorragias digestivas, é de fundamental importância o conhecimento da anatomia vascular normal, das variações anatômicas e das possíveis fontes de colaterais. As variações anatômicas arteriais são fontes de confusão e falso-negativo nos estudos angiográficos. Por exemplo, a artéria gástrica esquerda com origem direta na aorta ou a cólica média com origem na pancreática dorsal. Faremos uma abordagem sucinta da anatomia vascular, relevante ao estudo das hemorragias digestivas.

O tronco celíaco é o primeiro ramo ventral da aorta e divide-se em três ramos em cerca de 55 a 65% da população.[4] Dá origem aos seguintes ramos: gástrica esquerda; esplênica e ramos para o pâncreas, baço e estômago; hepática comum; gastroduodenal; arcadas pancreaticoduodenais; gastroepiploica direita; hepática própria e ramos hepáticos (Fig. 15-1).

A mesentérica superior é o segundo ramo ventral da aorta, cerca de 1 cm abaixo do tronco celíaco e nutre todo intestino delgado, cólon direito (ascendente) e transverso.[4] Dá origem aos seguintes ramos: Arcada pancreaticoduodenal inferior; ramos jejunais e ileais; ileocólica; cólica direita; cólica média.

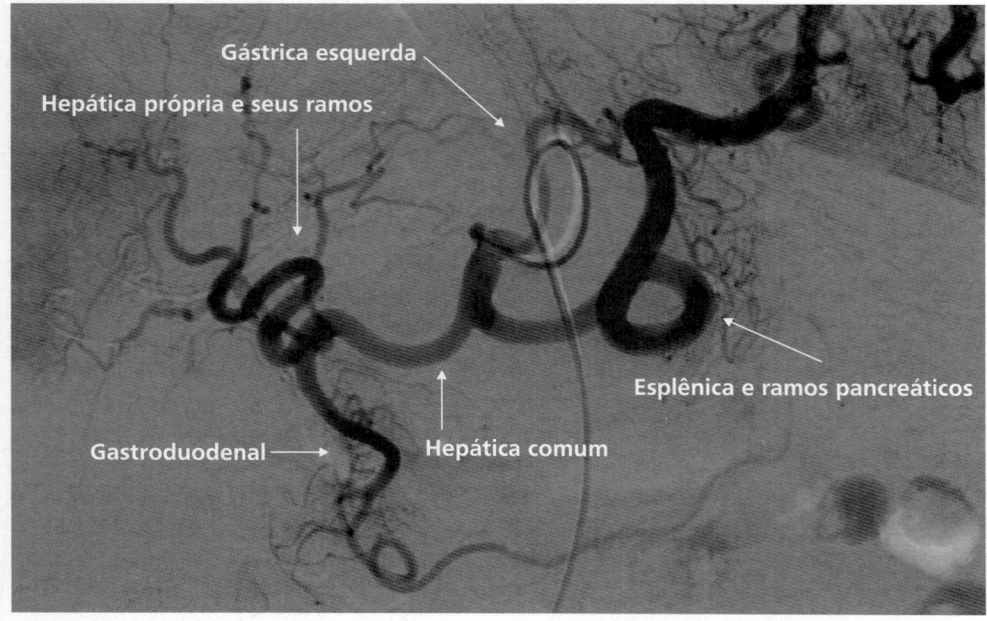

Fig. 15-1. Arteriografia realizada a partir de cateterismo seletivo do tronco celíaco. Observam-se os principais ramos provenientes do tronco celíaco.
As artérias hepáticas estão deslocadas inferiormente por causa da compressão extrínseca por volumosa massa localizada no lobo hepático esquerdo.

A artéria mesentérica inferior nutre o terço esquerdo do cólon transverso, o cólon esquerdo (descendente), o sigmoide e parte do reto.[4] Dá origem aos seguintes ramos: cólica esquerda; sigmoidianas; retal superior (hemorroidária superior).

A artéria ilíaca interna (hipogástrica) resulta da bifurcação da ilíaca comum e divide-se em troncos anterior e posterior.[4] Do tronco anterior, dois ramos têm relevância na pesquisa da HD, principalmente nos sangramentos retais e nos casos de ateromatose significativa da mesentérica inferior. São eles: Artéria retal média (tem anastomoses com a retal superior e inferior); Pudenda interna (nutre a genitália externa e dá origem a artéria retal inferior).

As variações anatômicas do tronco celíaco foram descritas por Couinaud em oito tipos:[4]

- *Tipo 1 – tronco celíaco clássico:* tronco hepatogastroesplênico.
- *Tipo 2 – tronco hepatoesplênico:* a gástrica esquerda tem origem independente na aorta.
- *Tipo 3 – tronco hepatogástrico:* a artéria esplênica tem origem independente na aorta.
- *Tipo 4 – tronco hepatoesplênico-mesentérico:* a gástrica esquerda tem origem independente na aorta, e a hepática, esplênica e mesentérica superior formam um tronco único.
- *Tipo 5 – tronco gastroesplênico:* as artérias gástrica esquerda e esplênica formam um tronco único e a hepática média, quando presente, com origem na aorta ou na mesentérica superior. Quando a hepática média não existe, é substituída pela hepática direita ou esquerda ou ambas ao mesmo tempo.
- *Tipo 6 – tronco celíaco-mesentérico:* a mesentérica superior nasce do tronco celíaco.
- *Tipo 7 – tronco celíaco-cólico:* a cólica esquerda ou a cólica média com origem no tronco celíaco.
- *Tipo 8 – ausência de tronco celíaco:* os três vasos com origem independente na aorta.

O conhecimento dessas variações anatômicas é importante principalmente nos casos de HDA.

Alguns segmentos intestinais têm dupla vascularização, e a oclusão proximal dos vasos pode não tratar o ramo responsável pelo sangramento, por exemplo:

1. Estômago:
   - *Gástrica esquerda:* gástrica direita.
   - *Gástricas:* gastroepiploicas.
2. Duodeno:
   - *Arcada pancreatoduodenal superior:* arcada pancreatoduodenal inferior.
   - *Gastroduodenal:* gastroepiploicas.
3. Cólon (flexura esplênica):
   - *Cólica média (mesentérica inferior):* cólica esquerda (mesentérica inferior).
4. Reto:
   - *Retal superior (mesentérica inferior):* retal média ou retal inferior (hipogástrica).

ANGIOTOMOGRAFIA NA PESQUISA DO SANGRAMENTO AGUDO

Os avanços técnicos recentes da tomografia computadorizada (TC) ampliaram o papel da angiotomografia (angioTC) em diversas doenças vasculares, sobretudo na HD de origem obscura. A alta velocidade de aquisição apresentada pelos equipamentos atuais permite adquirir imagens com alta resolução tridimensional e em intervalos de tempo cada vez mais curtos, tornando viável a aquisição em diferentes fases após a administração do meio de contraste.[5]

Estudos em modelos animais demonstram que a angioTC é capaz de determinar sangramentos ativos na ordem de 0,3 mL/min,[6] taxa essa ligeiramente maior que a estimada para a arteriografia (0,5 mL/min).

O protocolo do estudo deve ser feito nas fases pré-contraste, arterial, portal e tardia, com a infusão de contraste por bomba injetora com fluxo ideal de 4,0 mL/s. O volume do meio de contraste é calculado de acordo com o peso do paciente, em até 2 mL/kg e até 150 mL de volume total. O contraste oral positivo pode atrapalhar ou até mesmo inviabilizar a pesquisa pela AngioTC e não deve ser administrado na pesquisa da HD. A análise da AngioTC deve ser feita de forma progressiva, com a identificação das alças intestinais em todas as fases do estudo.

O diagnóstico de sangramento ativo é confirmado na AngioTC com a visibilização direta do meio contraste hiperdenso no interior da alça intestinal. Dependendo do volume de sangramento, o mesmo só é confirmado nas fases tardias do exame (Fig. 15-2).

A AngioTC também permite o estudo de todo o trato gastrointestinal e estruturas adjacentes, além de mostrar a anatomia vascular completa da região, definindo a intervenção subsequente ou o tratamento conservador (Fig. 15-3).[7]

Após a confirmação diagnóstica na AngioTC, a arteriografia digestiva é direcionada, o que reduz o tempo de exame, o volume de contraste e da exposição à radiação do paciente e da equipe da sala de angiografia.

Mesmo em pacientes hemodinamicamente instáveis, a AngioTC pode ser considerada como método de escolha por ser não invasiva, associada à alta velocidade de realização. Estudos mostram sensibilidade de 90,9%, especificidade de 99% e acurácia de 97,6% quando considerada HDA e HDB.[6]

A AngioTC auxilia, ainda, no diagnóstico diferencial entre as duas principais causas de HDB, que são a doença diverticular do cólon e a angiodisplasia. Tal dado tem importante fator prognóstico, uma vez que a recorrência da HDB seja mais comum na angiodisplasia.[8]

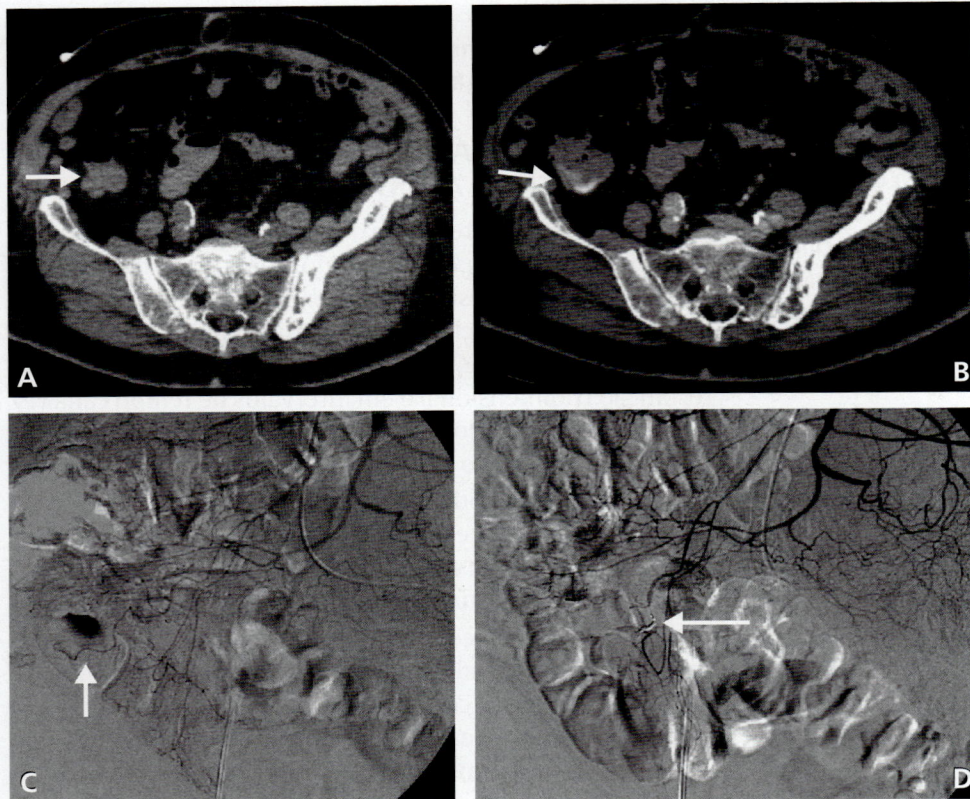

Fig. 15-2. (**A**) Tomografia sem contraste mostrando ceco com conteúdo de aparência normal. (**B**) TC após contraste evidencia extravasamento do meio de contraste para o lúmen da alça.
(**C**) Arteriografia realizada a partir de cateterismo seletivo na artéria mesentérica superior confirma o sangramento ativo, (**D**) que foi embolizado com micromolas.

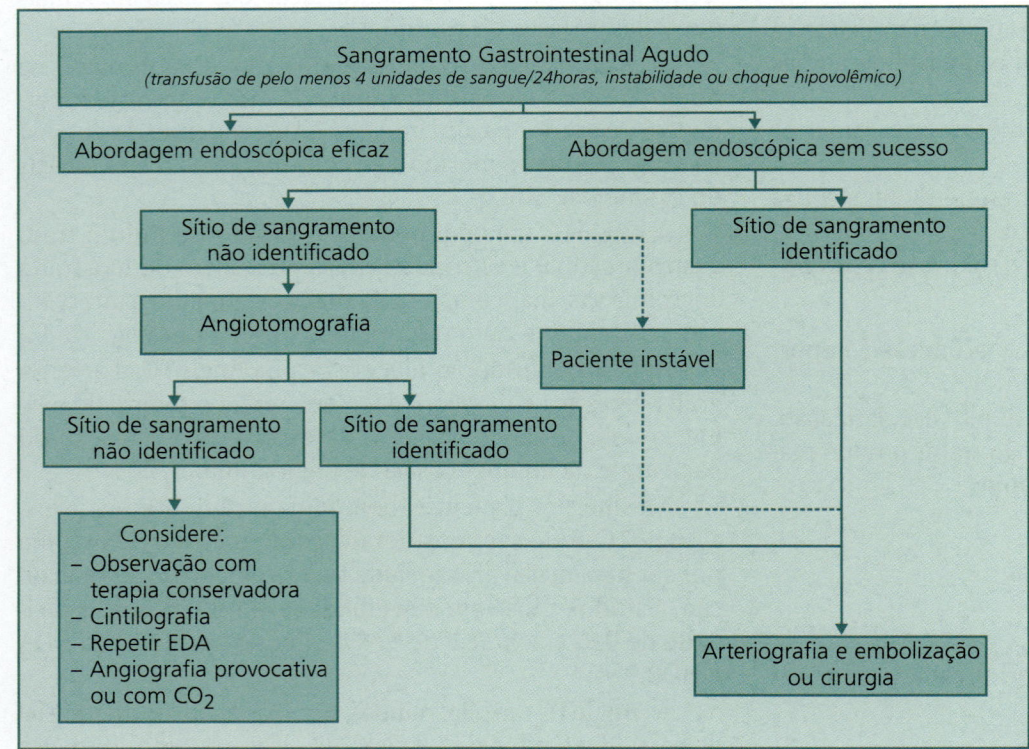

Fig. 15-3. Algoritmo simplificado para o manejo do sangramento gastrointestinal agudo. Adaptada de Valek V, Husty J. 2013[7].

ANGIOGRAFIA DIAGNÓSTICA

Angiografia está indicada em pacientes com sangramento espontâneo ou pós-operatório, quando não foi possível controle por endoscopia. É necessário o suporte do médico anestesista mesmo para pacientes estáveis, uma vez que pode haver ressangramento e evolução com hemorragia maciça na sala de intervenção.

A rotina angiográfica inclui:

- Aortografia abdominal: deve ser realizada quando possível, pois avalia variações anatômicas e lesões ateromatosas ostiais.
- Arteriografia seletiva do tronco celíaco.
- Arteriografia seletiva da mesentérica superior.
- Arteriografia seletiva da mesentérica inferior.

Casos selecionados podem ser complementados com:

- Arteriografia seletiva e superseletiva com microcatéter de ramos específicos: sempre que houver dúvida ou imagens suspeitas.
- Arteriografia seletiva das ilíacas internas: importante em sangramentos retais.

A arteriografia é normalmente feita com introdutores 5 Fr, fios-guia (teflonados e hidrofílicos) e catéteres de 5 Fr (cobra, Mikaelson, Simmons etc.), dependendo dos hábitos e treino de cada equipe (Quadro 15-1).

No caso de arteriografias superseletivas os microcatéteres são comumente introduzidos pelos catéteres 5 Fr diagnósticos (sistema coaxial). Poucas equipes utilizam catéteres-guia que teriam a vantagem de controle angiográfico proximal, porém haveria necessidade de troca e alguma dificuldade de cateterismo seletivo, dependendo da anatomia vascular. O cateterismo seletivo de cada ramo com injeções de contraste mais longas e uso de CO_2 podem aumentar a sensibilidade para sangramentos de menor monta.

As injeções são feitas com bomba injetora, e o volume de injeção varia de acordo com o vaso cateterizado e com as características do catéter. De maneira geral, recomenda-se o volume de 30 a 35 mL de contrate com fluxo de 5 a 6 mL/s para o estudo da artéria mesentérica superior e volume de 15 a 20 mL de contraste com fluxo de 2 a 3 mL/s para o estudo da artéria mesentérica inferior.[9] Cada grupo tem sua preferência e protocolo a ser seguido. Importante ressaltar que toda extensão do intestino deve ser estudada quando não se tem informação do local do sangramento.

O ideal é iniciar com o estudo do vaso que nutre o local suspeito de sangramento avaliado nos exames prévios para poupar tempo e volume de contraste. Quando não há definição do local de sangramento deve-se começar pela mesentérica inferior, pois após a eliminação renal do meio de contraste leva ao enchimento da bexiga, dificultando a visibilização dos ramos retais e sigmoidianos.

O cateterismo seletivo estável com catéter de 5 Fr pode ser difícil na artéria mesentérica inferior, principalmente nos pacientes com ateromatose aórtica extensa. Nesses casos, as imagens são adquiridas com injeção manual do meio de contraste para evitar o deslocamento da ponta do catéter com risco de dissecção subintimal da aorta.

A angiografia localiza o sangramento mais rápido e com maior precisão do que a exploração cirúrgica. Sendo que a angiografia com subtração digital é capaz de detectar sangramentos na ordem de 0,5 mL/min. Porém sua sensibilidade é dependente da gravidade da hemorragia, sendo mais elevada nos doentes hemodinamicamente instáveis que necessitam transfusão sanguínea. A intermitência do sangramento é fator limitante diagnóstico.[9,10]

Outros fatores também influenciam a sensibilidade da angiografia:

- Localização da hemorragia (63 a 90% no trato gastrointestinal alto e 40 a 86% no trato gastrointestinal baixo).
- Sangramento localizado ou difuso.
- Sangramento intermitente ou contínuo.
- Sangramento arterial ou venoso.
- Quantidade de ar intraluminal e peristalse, principalmente após realização de EDA e colonoscopia (avaliar o uso de drogas antiperistálticas, se as condições clínicas permitirem).
- Pouca cooperação do paciente e dificuldade de obter estudo de boa qualidade nos casos de obesidade, dispneia, movimentos involuntários etc. Em casos extremos, podem ser feitas aquisições com protocolos utilizados em coronariografia (cineangiografia) com taxas de 15 imagens/segundo, sem subtração digital. A sensibilidade do método pode ser aumentada usando angiografia provocativa com vasodilatadores ou utilizando o dióxido de carbono (CO_2) como contraste.[7]

Quadro 15-1. Material angiográfico

Catéteres viscerais mais comuns para acesso femoral

- Cobra (1 ou 2)
- Simmons (1, 2 ou 3)
- Mikaelson
- VS (1 ou 2)
- SOS Omni
- Microcatéteres e microguias (os modelos dependem do tipo e do diâmetro do material emboligênico utilizado)

Material para embolização

- Microsferas ou micropartículas de PVA (acima de 300-500 μm para reduzir risco de infarto intestinal)
- Micromolas de destacamento controlado 0,014 ou 0,018
- Molas de destacamento livre 0,035
- Adesivos tissulares (cola) – Histoacryl® e Glubran®
- Gelfoam
- Coágulos autólogos
- Onyx®
- Drogas vasoconstritoras e vasodilatadoras

Adaptado de Mauro MA et al. 2008[3].

O sinal angiográfico clássico de hemorragia ativa é o extravasamento do material de contraste para o lúmen da alça intestinal. Os sinais indiretos incluem principalmente a presença de pseudoaneurismas, hiperemia focal, irregularidades da parede arterial, *nidus angiomatoso* com drenagem venosa precoce (malformações arteriovenosas e angiodisplasias).[7]

Para aumentar as chances de identificar o local de sangramento, a equipe deve ser acionada o mais rápido possível e parte das manobras de estabilização do paciente realizadas na sala de intervenção. Incidências oblíquas devem ser utilizadas sempre que necessário para melhor individualizar o local de sangramento ou corrigir superposições de imagem. A localização de sangramento pode ser facilitada pela colocação de clipes metálicos no local suspeito de sangramento durante o exame endoscópico.[7]

A embolização seguida à angiografia deve ser realizada nos casos onde é identificado sangramento ativo ou lesão com alta probabilidade de sangramento.[7] Se o sangramento não for identificado na angiografia, pode ser feita embolização "às cegas" no local mais provável de sangramento avaliado na AngioTC ou endoscopicamente,[2] principalmente se durante a endoscopia foi feita marcação do local com clipes metálicos. Diante da necessidade desta conduta, qualquer informação clínica ou de exames complementares é de extrema importância.

Nas abordagens multidisciplinares o radiologista pode ser útil na marcação de local específico para ressecção cirúrgica. Na sala de intervenção é feito o cateterismo superseletivo do sítio de sangramento, mantendo-se fixo o posicionamento do catéter. O paciente é, então, encaminhado à sala de cirurgia, e durante o ato operatório é injetado azul de metileno no ramo arterial, proporcionando fácil identificação do segmento que será submetido à ressecção.

Contraindicações

Não existe contraindicação absoluta definida para o estudo angiográfico com embolização, já que é procedimento de emergência e que pode salvar a vida do paciente. Contraindicações relativas incluem cirurgias gastrointestinais extensas e radioterapia decorrente do maior risco de infartos gástrico e duodenal.[3]

O uso de contraste não iônico isosmolar deve ser considerado em pacientes com função renal alterada, pois normalmente são utilizados volumes elevados de contraste nos estudos angiográficos. Nos casos de alergia ou restrição ao uso de contraste iodado, podem ser utilizados contrastes alternativos, como CO_2 e gadolínio. Resíduos de bário no intestino podem dificultar ou impedir a visibilização do sangramento ativo e, dependendo da quantidade, contraindicar o estudo até que seja feita lavagem intestinal adequada.

Quando o paciente apresenta distúrbios da coagulação, o introdutor do acesso arterial deve ser mantido até correção dos fatores de coagulação. Dispositivos de selamento do sítio de punção também podem ser utilizados.

Pacientes com ateromatose visceral devem ser tratados com cautela, principalmente quando apresentam lesões ostiais nas mesentéricas superior e inferior.

HEMORRAGIA DIGESTIVA ALTA

A HDA tem impacto clínico e econômico importante com incidências reportadas de 48 a 160 casos por 100.000 adultos por ano e mortalidade de 10 a 14%.[1] Porcentagem está inalterada durante os últimos 30 anos apesar de todos os avanços técnicos recentes e muitas vezes relacionada com o aumento das comorbidades associadas.

Em adultos com sangramento agudo a causa é proveniente de úlcera duodenal em 30 a 40% dos casos e úlceras gástricas em 20 a 25%.[10] Há forte relação de sangramento por úlcera péptica com o uso de medicamentos anti-inflamatórios não esteroides (AINEs) ou ácido acetilsalicílico (AAS) em baixas doses (Quadro 15-2).[1]

Os pacientes com HDA devem ser estratificados em alto ou baixo risco, utilizando escalas prognósticas, pois a identificação precoce dos pacientes de alto risco diminui a morbimortalidade. São preditores clínicos de risco aumentado de ressangramento e mortalidade: idade acima de 65 anos; choque hipovolêmico; PS elevado; comorbidades; níveis de hemoglobina baixos inicialmente; Melena; necessidade de transfusão; sangue "vivo" no exame retal, no vômito ou na sonda nasogástrica; sepse; ureia e creatinina ou aminotransferases elevadas.

Outros fatores preditores incluem: alcoolismo crônico, câncer ativo, condições sociofamiliares inadequadas e APACHE II (*Acute Physiology and Chronic Health Evaluation*) com pontuação acima de 11.

Existem escores para analisar possibilidade de ressangramento e mortalidade, como os escores de Blatchford e

---

***Quadro 15-2.* Causas de sangramento digestivo alto**

Causas de sangramento digestivo alto direto
▪ Úlcera péptica (gástrica e duodenal)
▪ Síndrome de Mallory-Weiss
▪ Gastrite e esofagite
▪ Angiodisplasia
▪ Lesão de Dieulafoy
▪ Úlcera pós-anastomótica
▪ Fístula aorto-entérica (aneurisma ou pseudoaneurisma)
▪ Tumores (particularmente leiomiossarcoma primário e neuroendócrinos de pâncreas)
▪ Doença diverticular duodenal
Causas de sangramento digestivo alto transpapilar
▪ Esfincterotomia endoscópica
▪ Hemobilia (trauma hepático, abscesso hepático, tumores, após biópsia e drenagem biliar)
▪ Ducto pancreático (pseudoaneurisma após pancreatite, tumores e aneurismas)

Adaptado de Mauro MA et al. 2008[3].

Rockall que utilizam apenas os dados clínicos e laboratoriais (antes de endoscopia) para identificar os doentes que necessitam de intervenção.[1]

A embolização arterial do sangramento digestivo alto vem sendo cada vez mais utilizada após falha no tratamento endoscópico. Seus resultados vêm melhorando com a evolução tecnológica e a disseminação das técnicas endovasculares, enquanto que a cirurgia ainda mantém alta mortalidade, principalmente em pacientes com comorbidades associadas.

Alguns autores consideram que, quanto maior o grau de comprometimento hemodinâmico (pressão sistólica < 100 mmHg e frequência cardíaca > 100 bpm ou choque clinico), maior a chance de identificar o local de sangramento.[3]

A abordagem multidisciplinar é necessária e imprescindível para o tratamento desses pacientes e deve ser discutida entre intensivistas, gastroenterologistas, radiologistas intervencionistas, anestesistas e cirurgiões para alcançar o melhor resultado. Correção agressiva de distúrbios da coagulação é muito importante.

A endoscopia persiste como o método de escolha para a abordagem inicial dos pacientes com HDA. Atingindo o controle do sangramento em cerca de 95% dos casos. Após falha do tratamento inicial ou recorrência do sangramento deve ser considerada uma segunda endoscopia, tratamento endovascular ou cirurgia (Fig. 15-4).

Quando o tratamento endoscópico consegue a hemostasia primária sem recorrência, a mortalidade é de menos de 2%.[10] No entanto, ressangramento após a hemostasia endoscópica primária é observado em cerca de 25% dos casos, e estes pacientes têm mortalidade de cerca de 10%.

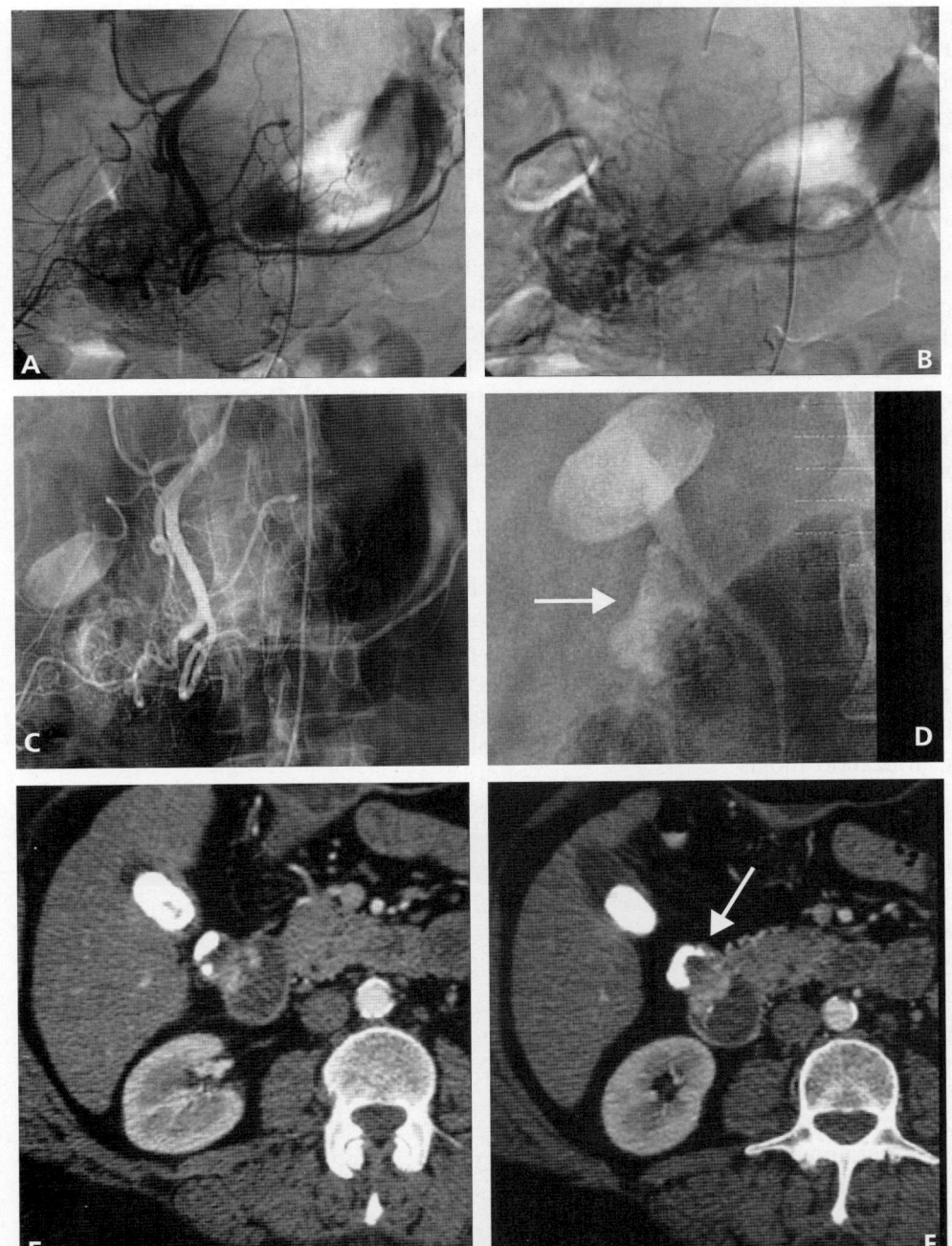

Fig. 15-4. Sangramento digestivo alto sem controle pela EDA. Angiografia inconclusiva e não foi identificado sangramento ativo (A-C), porém era vista calcificação de contornos irregulares em projeção a cálculo da vesícula (seta) (D). (E e F) TC mostrando tumor calcificado na segunda porção do duodeno e discreto extravasamento de contraste na luz (seta). Encaminhado para cirurgia. Histopatológico mostrou GIST calcificado.

Em cerca de 5% dos casos não é possível parar o sangramento na abordagem inicial e, nestes casos, a mortalidade é cerca de 30%.[10]

Em estudos não controlados, as taxas de sucesso técnico primário da embolização arterial variam de 52 a 98%, com sangramento recorrendo em cerca de 10 a 20% dos pacientes. Estudo retrospectivo em centro único não mostrou diferenças significativas entre os resultados da cirurgia e a embolização percutânea, com taxas de ressangramento e mortalidade similares, embora os pacientes no grupo de embolização fossem mais idosos e com maior prevalência de doenças cardiovasculares.

Apesar de incomuns, existem complicações da embolização, incluindo isquemia intestinal, estenose duodenal e infartos gástrico, hepático e esplênico.[1]

A alta mortalidade periprocedimento de 25% para 30% relatada por alguns autores é, em grande parte, atribuída ao fato de os doentes selecionados para este procedimento terem alto risco cirúrgico, idade avançada e condição clínica precária.

O estudo angiográfico das hemorragias digestivas altas deve ser iniciado pelo tronco celíaco, seguido da artéria mesentérica superior. Quando o local do sangramento foi definido pela endoscopia prévia, a angiografia deve ser mais objetiva. Os principais achados angiográficos positivos para o sangramento ativo são o extravasamento de contraste para luz intestinal e a identificação de pseudoaneurisma. A presença de opacificação anormal e intensa da mucosa é indicativo de gastrite ou duodenite e, se houver correlação com os achados endoscópicos, pode ser considerado positivo.[11]

Em áreas de dupla vascularização, ambos os vasos devem ser cateterizados e, nos casos de embolização, controles feitos também nos dois vasos (p. ex., sangramentos na segunda porção do duodeno devem ser estudados com arteriografias seletivas das arcadas pancreatoduodenais inferior e superior). Nesses casos, a embolização do vaso responsável pelo sangramento deve ser feita inicialmente distal e depois proximal (tipicamente citado como *backdoor* e *frontdoor*) para prevenção de revascularização por colaterais.

Quando o sangramento ativo é identificado, os melhores resultados da embolização são descritos, utilizando molas (micromolas) ou adesivos teciduais (cola). Se não for identificado sangramento ativo, a embolização empírica do local suspeito pode ser feita com molas ou Gelfoam.[11] A colocação de clipes metálicos pela endoscopia é bastante útil para esses casos e deve ser discutida, quando a angiografia inicial foi negativa e há proposta de repetir a endoscopia.

O uso de vasoconstritores, como a vasopressina, não é difundido no Brasil e mostra alta taxa de ressangramento (> 50%), além de importantes efeitos colaterais sistêmicos. Pode ser considerada em casos de hemorragia difusa da mucosa, hemorragia diverticular, pós-polipectomia ou lesões inacessíveis aos microcatéteres. A dose geralmente é de 100 unidades de vasopressina diluídas em 500 mL de soro fisiológico com infusão intra-arterial entre 0,1 a 0,4 unidade/minuto mantida até 16 horas.

HEMORRAGIA DIGESTIVA BAIXA

A HDB é importante causa de morbidade e mortalidade na população idosa.[12] É menos comum que a HDA e representa 30% dos casos de sangramento gastrointestinal,[13] com taxa de mortalidade de 3,6%.[14] A maior incidência de doença diverticular dos cólons, de angiodisplasia e de neoplasias na população idosa está diretamente relacionada com o surgimento de HDB nessa faixa etária. Além disso, outro importante fator predisponente é o uso de medicamentos antiagregantes plaquetários, anticoagulantes e anti-inflamatórios não esteroides (AINES), o que também é mais comum na faixa etária elevada.[15]

Depois do sangramento, o segundo maior fator de risco para a mortalidade na HDB são as comorbidades,[16] dentre as quais se destacam a doença cardiovascular, hipertensão arterial, cirrose hepática, insuficiência renal, diabete melito e o câncer.

Por definição, a HDB ocorre nos casos de sangramentos intestinais após o ligamento de Treitz e pode estar relacionado com o intestino delgado, cólon e reto. A HDB pode ser aguda ou crônica. A principal forma de apresentação é a hematoquezia, porém pode ocorrer a melena, dependendo da velocidade do trânsito intestinal e do sítio de sangramento.

A hemorragia obscura ocorre na presença de sangramento de localização e causa desconhecidas após as investigações clínica, endoscópica e radiológica. Pode ser silenciosa (sangramento oculto) ou pode-se manifestar com hematoquezia ou melena. As doenças primárias intestinais mais comumente relacionadas com a HDB encontram-se listadas no Quadro 15-3.

A frequência dessas doenças varia de acordo com idade e nível socioeconômico. Nos países da Europa Ocidental, a doença diverticular é a causa principal de HBD, e na Ásia, a doença hemorroidária, a fissura anal e o tumor colorretal maligno são mais frequentemente encontrados. A doença diverticular é causa rara de HDB na Ásia.[17,18]

Outras causas menos frequentes de HDB incluem a angiodisplasia, doença inflamatória intestinal, colite infecciosa, outras neoplasias benignas ou malignas (p. ex., GIST), hemorragia pós-polipectomia, úlcera estercoral, úlcera retal

Quadro 15-3. **Principais causas de HDB**

- Doença diverticular
- Ectasia vascular (angiodisplasia)
- Neoplasias
- Colite (infecciosa, isquêmica ou actínica)
- Doença inflamatória intestinal
- Sangramentos pós-polipectomia
- Hemorroidas
- Úlcera estercoral
- Síndrome da úlcera retal solitária
- Lesão de Dieulafoy
- Varizes colorretais

solitária, lesão de Dieulafoy, varizes colorretais, malformações vasculares congênitas.

A principal forma de manifestação da HDB nos pacientes com doença diverticular dos cólons é a hematoquezia. Apesar de cerca de 90% dos divertículos colônicos acometerem preferencialmente o cólon esquerdo, 50-90% dos casos de HDB diverticular são causados pela doença do cólon direito.[19]

A angiodisplasia é lesão vascular degenerativa e pode estar presente no intestino delgado ou no cólon e neste é mais comum no ceco e cólon ascendente. É a principal causa de HDB obscura nos países desenvolvidos.[20] O mecanismo de formação parece estar relacionado com episódios repetidos de distensão intestinal associados a aumentos transitórios da pressão intraluminal, resultando em obstrução do fluxo venoso na submucosa, notadamente no ponto onde as estruturas vasculares cruzam a parede muscular intestinal. Esse processo lentamente leva à dilatação das vênulas e capilares e, então, a ectasia vascular ocorre. É mais comum no cólon ascendente e ceco porque essas regiões apresentam as maiores distensões parietais no repouso.[21]

A apresentação da HDB é amplamente variável, podendo ocorrer também o sangramento oculto até a morte por choque hemorrágico. Antes mesmo da exteriorização do sangramento, o paciente pode evoluir com hipotensão e choque de evolução aguda seguidos de disfunção de múltiplos órgãos, principalmente o paciente idoso. A conduta clínica inicial com a ressuscitação volêmica e correção das discrasias da coagulação são etapas fundamentais do tratamento porque na maioria dos casos a HDB cessará espontaneamente.[22]

A diferenciação entre HDA e HDB pela exteriorização de melena ou hematoquezia pode ser equivocada, dependendo do volume da perda sanguínea e do ritmo intestinal. Ambas as situações podem estar presentes tanto na HDA, como na HDB. O aspirado bilioso ou de conteúdo gástrico pelo catéter nasogástrico ajuda a excluir a possibilidade de HDA. Da mesma maneira, a presença de lavado positivo pelo catéter nasogástrico, mesmo no paciente com hematoquezia, deve direcionar a investigação inicial para o trato gastrointestinal superior.

A colonoscopia de urgência com preparo rápido do cólon é considerado o exame de primeira linha após o paciente estar estabilizado hemodinamicamente e possibilita o tratamento das lesões intestinais com sangramento ativo ou recente. Os melhores resultados de acurácia diagnóstica da colonoscopia na HDB aguda variam de 72 a 86%.[23] Porém, em estudo que avaliou a colonoscopia de urgência, a taxa de sucesso no diagnóstico definitivo e do provável do sítio de sangramento foi de apenas 13 e de 67%, respectivamente, mesmo com o preparo adequado do cólon.[24] A visibilização direta da lesão fornece informação prognóstica em relação ao risco de ressangramento e permite biópsia na suspeita de lesões malignas. Importante limitação do método é que o intestino delgado não é avaliado, e o preparo é completado em 3-4 horas. O sangramento ativo maciço pode dificultar ou até impossibilitar a investigação pela colonoscopia, principalmente quando associado à instabilidade hemodinâmica. Os procedimentos terapêuticos realizados pela colonoscopia incluem a injeção de epinefrina, eletrocoagulação, laser e a ligadura com bandas ou clipes metálicos (Quadro 15-4).[25]

Quadro 15-4. Métodos de investigação por imagem na HDB[25]

Técnica	Vantagens	Desvantagens	Sangramento mínimo
Colonoscopia	Seguro e efetivo no diagnóstico e tratamento, mesmo de lesões sem sangramento ativo. Possibilidade de biópsia de lesões suspeitas	Riscos inerentes ao método, como perfuração, hemorragia. Necessita de preparo adequado. A hemorragia maciça pode impossibilitar a realização do exame. O intestino delgado não é estudado, exceto com o método de cápsula endoscópica	N/A
Cintilografia	Não invasivo. Técnica de maior sensibilidade. Imagens tardias que são úteis na detecção do sangramento intermitente	Localização anatômica imprecisa. Exame demorado. Complexidade para aquisição de imagens tardias em pacientes mais graves	0,04 mL/min
Tomografia computadorizada	Rápido e não invasivo. Sensível e amplamente disponível, permite a localização precisa do sítio de sangramento	Radiação ionizante e contraste iodado limitam estudos repetidos	0,3 mL/min
Arteriografia	Localização precisa e tratamento imediato	Exame invasivo, com complicações inerentes ao cateterismo vascular e administração do meio de contraste iodado	0,5 mL/min

Após a falha do tratamento conservador e da colonoscopia no controle do sangramento, o estudo angiográfico e a embolização estão formalmente indicados, mesmo nos pacientes instáveis hemodinamicamente. Como mencionado anteriormente, é recomendável a realização de TC antes do estudo angiográfico nos pacientes com sítio indeterminado de sangramento. Se a TC for negativa para o sangramento ativo, a chance de detecção na arteriografia será baixa, e o paciente deve seguir outro fluxo de tratamento.

Podem ocorrer episódios de melena ou hematoquezia no período de 12 a 24 horas após a embolização. Se os exames laboratoriais e os demais dados clínicos se mantiverem estáveis, a maior possibilidade é de sangramento residual, não havendo necessidade de novas intervenções.

A embolização do sítio de sangramento exibe alta taxa de sucesso, que varia de 90-100% imediatamente após o procedimento a 81-91% em 30 dias de controle após a embolização (Figs. 15-5 a 15-9).[26,27]

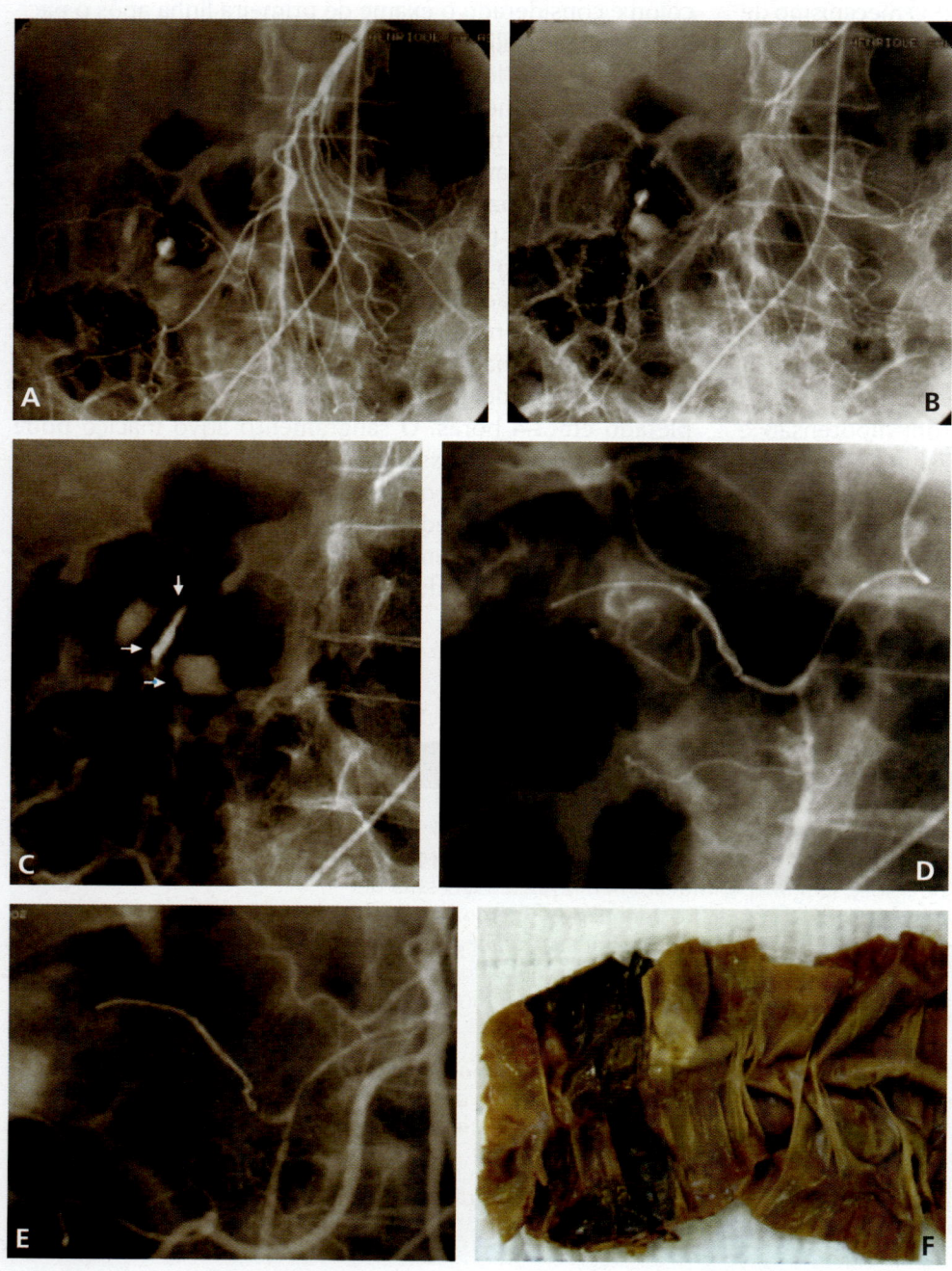

Fig. 15-5. Paciente de 84 anos com instabilidade hemodinâmica por HDB vultosa. Angiografia mostrando sangramento ativo (setas) (**A-C**). Embolização com molas do ramo direito da cólica média, pois não foi possível cateterismo superseletivo (**D** e **E**). Houve parada do sangramento e estabilização hemodinâmica. (**F**) Foi encaminhada para colectomia direita cerca de 18 horas depois. Havia isquemia na topografia do ângulo hepático do cólon.

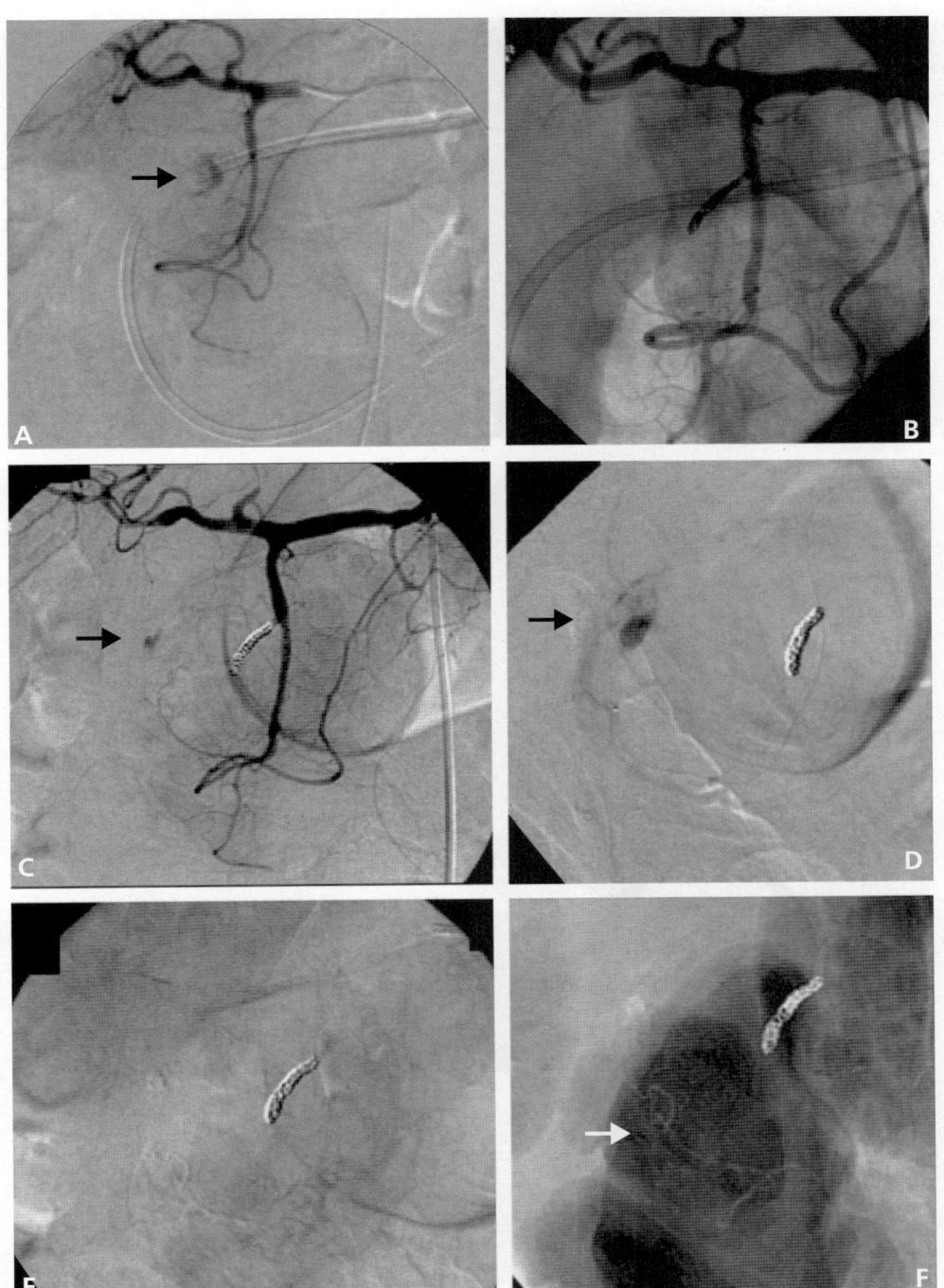

Fig. 15-6. (A) Sangramento ativo de úlcera duodenal (seta), que foi embolizado com micromolas (B). (C e D) Paciente apresentou novo episódio de sangramento 3 dias após a embolização (setas), sendo submetido à nova embolização com cola (E). (F) Molde de cola (seta).

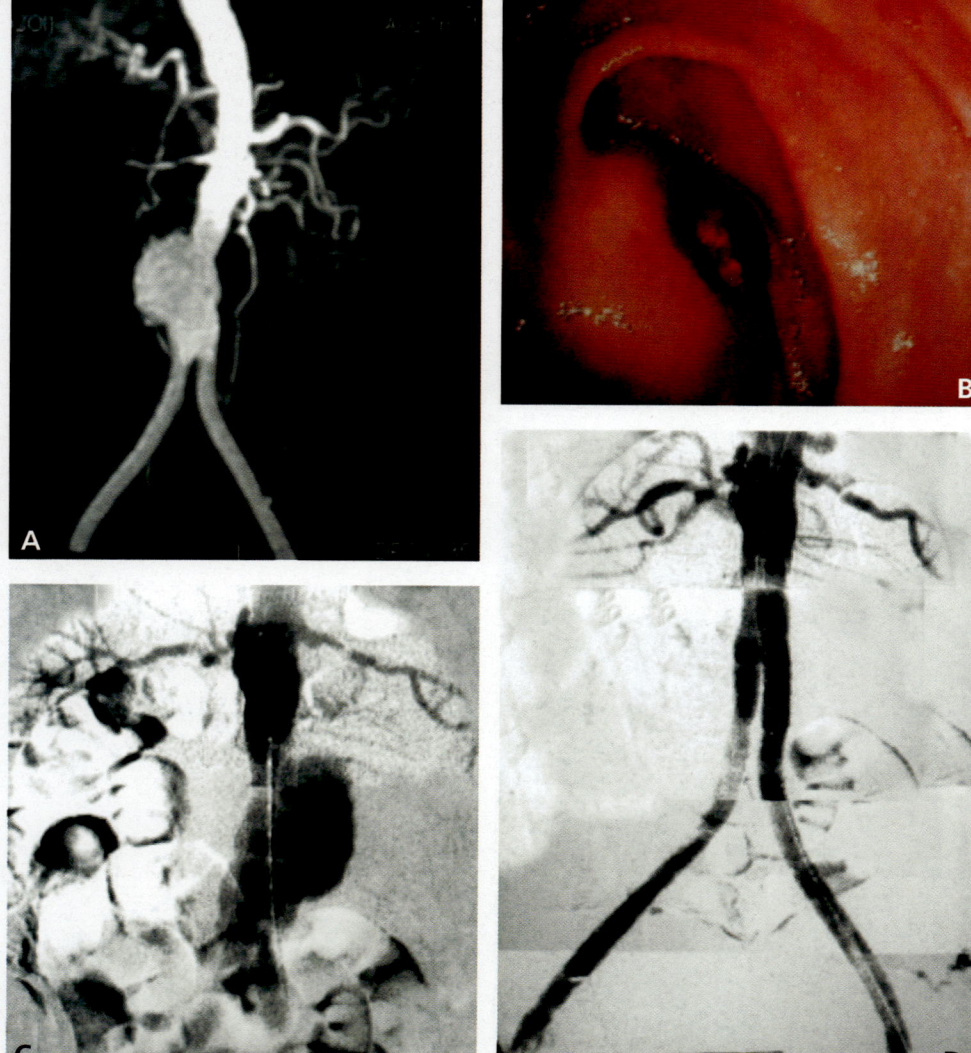

Fig. 15-7. Vasculopata com histórico de cirurgia para correção de estenose aorto-ilíaca, 20 anos antes com implante de enxerto aorto-bifemoral. Apresenta pseudoaneurisma na anastomose proximal e estava realizando investigação com Angio-RM para tratamento endovascular (**A**). No dia em que realizou a Angio-RM apresentou hematêmese maciça com broncoaspiração e parada cardíaca. Após estabilização foi encaminhado à endoscopia que mostrou massa pulsátil na terceira porção do duodeno (**B**). Encaminhado para correção endovascular com arteriografias antes (**C**) e após (**D**) implante de endoprótese bifurcada.

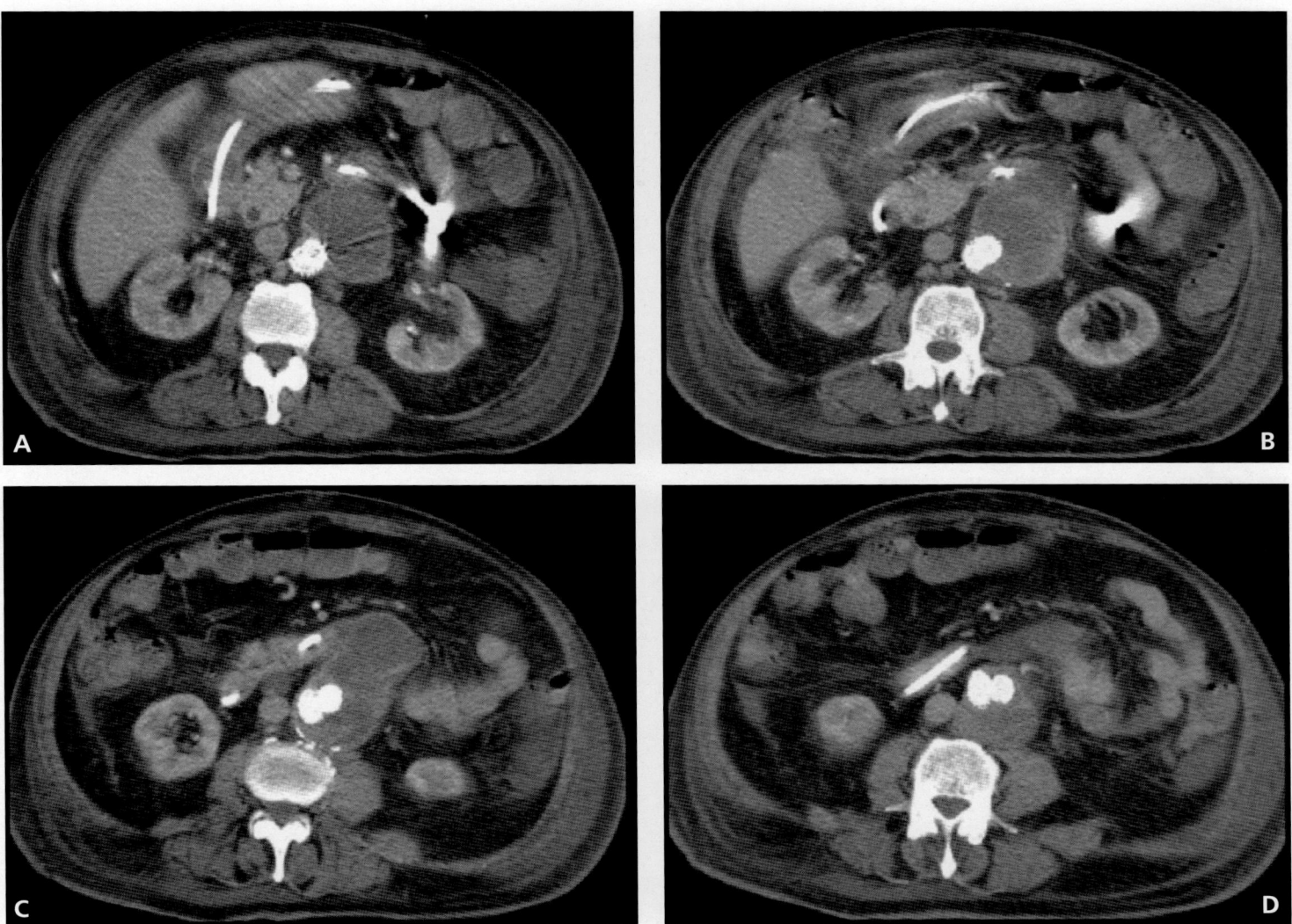

Fig. 15-8. Paciente da Figura 15-7. (A-D) TC após o tratamento endovascular mostrando a exclusão do aneurisma e ausência de sinais de infecção no saco aneurismático. Notar a relação da sonda nasoenteral com o saco aneurismático.

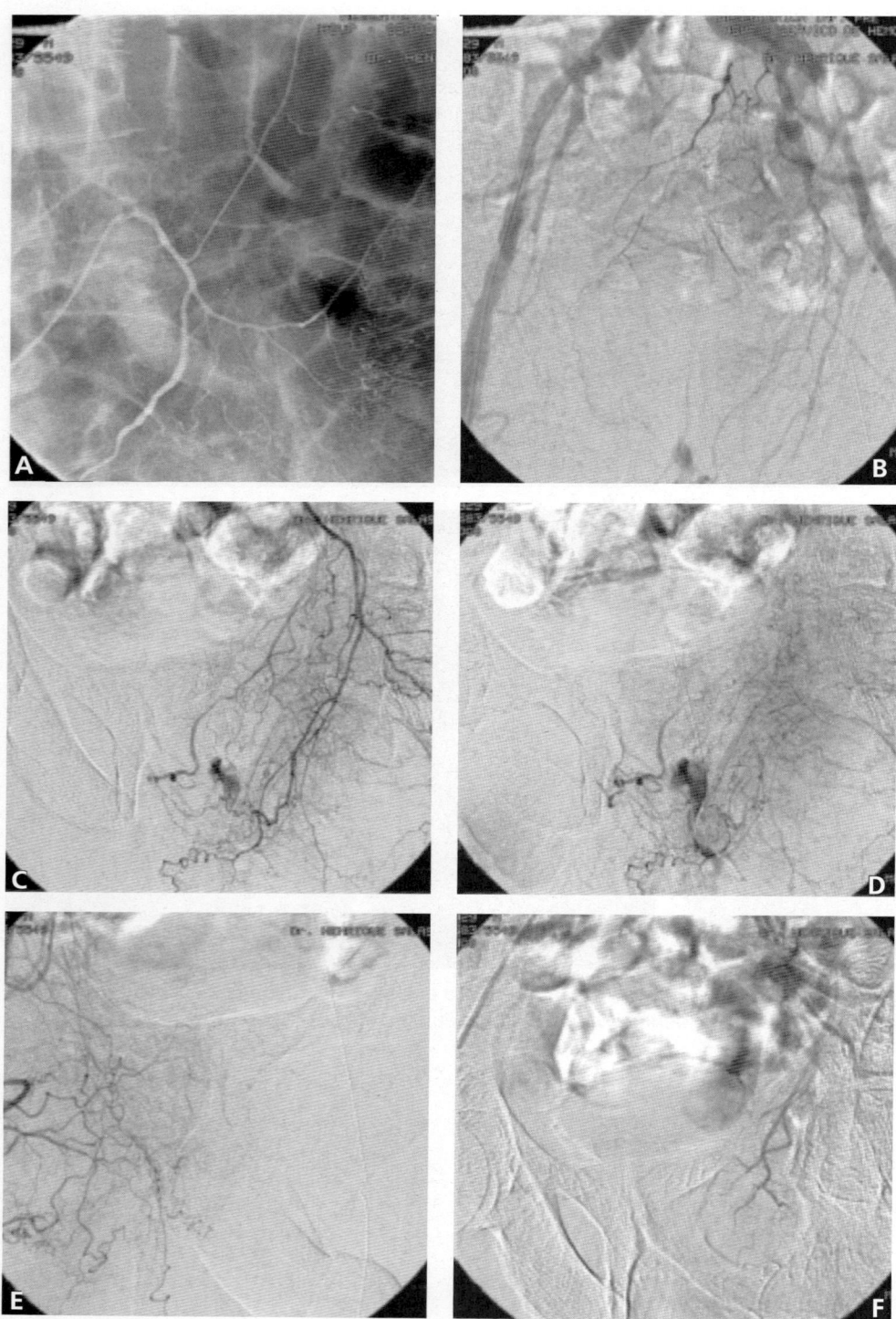

Fig. 15-9. Sangramento digestivo baixo sem controle pela colonoscopia.
(**A** e **B**) Angiografia mesentérica inferior mostrando ateromatose significativa com oclusão de vários ramos sigmoidianos e retais superiores. (**C** e **D**) Cateterismo da ilíaca interna esquerda, mostrando sangramento ativo no terço distal do reto. Embolização com microsferas.
(**E**) Controle pela ilíaca interna direita para avaliação de colaterais (que não existiam). (**F**) Controle pós-embolização da ilíaca interna esquerda.

HEMORRAGIA DIGESTIVA OCULTA

A HDO é caracterizada pelo sangramento crônico pelo trato digestório sem evidências macroscópicas de perda de sangue. O episódio de sangramento não é percebido pelo paciente, sendo identificada apenas pela pesquisa de sangue oculto nas fezes ou pela presença de anemia ferropriva sem causa aparente.[15] É a apresentação mais comum de HDB, ocorrendo em até 10% da população adulta. Nos sangramentos de até 100 mL por dia, as fezes ainda podem se manter de aspecto grosseiramente normal.[9,28]

Pacientes com HDO que apresentam endoscopia ou colonoscopia prévios negativos devem repetir estes exames. A fonte de sangramento é identificada em grande número de pacientes no segundo exame.[9] Nos pacientes que persistem sem diagnóstico após o segundo exame endoscópico, a enteróclise e a enterografia por TC têm demonstrado papel promissor na identificação da fonte de sangramento. O estudo por TC permite o estudo de toda a parede do trato gastrointestinal e tem a capacidade de revelar lesões vasculares.

Exames, como cintilografia com hemácias marcadas e cápsula endoscópica, também devem ser considerados nos pacientes que continuam sem fonte de sangramento identificada. As cápsulas endoscópicas podem fornecer informações adicionais na pesquisa do sangramento oculto ou da hemorragia de origem obscura. O preparo requer período prolongado prévio de até 10 horas, e o processamento das imagens é lento.[29,30] O exame de cintilografia com hemácias ou coloide marcados com o tecnécio-99m pode ser útil no diagnóstico e detecção da HDO. A sensibilidade e a especificidade são de 93 e 95%, respectivamente, tanto para o sangramento arterial, quanto o venoso em todo o trato gastrointestinal, com fluxo de até 0,04 mL/min.[25,31] A aquisição de imagens tardias pode detectar os sangramentos intermitentes. Contudo, a resolução limitada da imagem não permite a localização precisa do local de sangramento.

A arteriografia é indicada somente nos pacientes com sangramento contínuo que tenham falhado ao tratamento endoscópico e aos estudos diagnósticos citados anteriormente. Número significativo de pacientes com HDO permanecerá sem diagnóstico definido mesmo após ter sido submetido ao estudo angiográfico.[32]

CONCLUSÃO

A Radiologia Intervencionista possui papel bem definido no tratamento das HDs. Os avanços tecnológicos aumentaram as taxas de sucesso e segurança dos procedimentos, destacando-se a AngioTC que reduz o número de angiografias negativas e direciona o tratamento quando positivas.

Os procedimentos de embolização para o tratamento da HD apresentam alta taxa de sucesso técnico e baixo risco de isquemia intestinal, quando realizados por profissionais devidamente capacitados. Suas indicações devem ser discutidas por equipe multidisciplinar, visando sempre à melhor opção para cada paciente.

REFERÊNCIAS BIBLIOGRÁFICAS

1. Barkun AN, Bardou M, Kuipers EJ et al. International consensus recommendations on the management of patients with nonvariceal upper gastrointestinal bleeding. Ann Intern Med 2010;152:101-13.
2. Drooz AT, Lewis CA, Allen TE et al. Quality improvement guidelines for percutaneous transcatheter embolization. J Vasc Interv Radiol 2003;14:S237-42.
3. Mauro MA, Murphy KPJ, Venbrux AC, Zollikofer CL. Image-guided interventions: expert radiology series. Saunders Elsevier; 2008. p. 665-89.
4. Uflacker R. Atlas of vascular anatomy: an angiographic approach. Williams and Wilkins; 1997. p. 405-604.
5. Artigas JM, Martí M, Soto JA et al. Multidetector CT angiography for acute gastrointestinal bleeding: technique and findings. Radiographics 2013;33:1453-70.
6. Navuluri R, Patel J, Kang L. Role of interventional radiology in the emergent management of acute upper gastrointestinal bleeding. Semin Intervent Radiol 2012;29:169-77.
7. Valek V, Husty J. Quality improvement guidelines for transcatheter embolization for acute gastrointestinal nonvariceal hemorrhage. Cardiovasc Intervent Radiol 2013;36:608-12.
8. Laing CJ, Tobias T, Rosenblum DI et al. Acute gastrointestinal bleeding: emerging role of multidetector CT angiography and review of current imaging techniques. Radio Graphics 2007;27:1055-70.
9. Graça BM, Freire PA, Brito JB et al. Gastroenterologic and radiologic approach to obscure gastrointestinal bleeding: how, why, and when? Radiographics 2010;30:235-52.
10. Andersen PE, Duvnjak S. Endovascular treatment of nonvariceal acute arterial upper gastrointestinal bleeding. World J Radiol 2010 July;2(7):257-61.
11. Loffroy R, Rao P, Ota S et al. Embolization of acute nonvariceal upper gastrointestinal hemorrhage resistant to endoscopic treatment: results and predictors of recurrent bleeding. Cardiovasc Intervent Radiol 2010;33:1088-100.
12. Longstreth GF. Epidemiology and outcome of patients hospitalized with acute lower gastrointestinal hemorrhage: a population-based study. Am J Gastroenterol 1997;92:419-24.
13. Peura DA, Lanza FL, Gostout CJ, Foutch PG. The American College of Gastroenterology Bleeding Registry: preliminary findings. Am J Gastroenterol 1997;92(6):924-8.
14. Lim J, Ahmed A. Endoscopic approach to the treatment of gastrointestinal bleeding. Tech Vasc Interv Radiol 2005;7(3):123-9.
15. Farrell JJ, Friedman LS. Gastrointestinal bleeding in older people. Gastroenterol Clin North Am 2000;29:1-36.
16. Comay D, Marshall JK. Resource utilization for acute lower gastrointestinal hemorrhage: the Ontario GI bleed study. Can J Gastroenterol 2002;16:677-82.
17. Rockey DC. Lower gastrointestinal bleeding. Gastroenterology 2006;130:165-71.
18. Rhee JC, Lee KT. The causes and management of lower GI bleeding: a study based on clinical observations at Hanyang University Hospital. Gastroenterol Jpn 1991;26(Suppl 3):101-6.
19. McGuire HH Jr. Bleeding colonic diverticula. A reappraisal of natural history and management. Ann Surg 1994;220:653-6.
20. Foutch PG. Angiodysplasia of the gastrointestinal tract. Am J Gastroenterol 1993;88:807-18.
21. Reinus JF, Brandt LJ. Vascular ectasias and diverticulosis. Common causes of lower intestinal bleeding. Gastroenterol Clin North Am 1994;23:1-20.
22. Chait MM. Lower gastrointestinal bleeding in the elderly. World J Gastrointest Endosc 2010;2(5):147-54.
23. Zuckerman DA, Bocchini TP, Birnbaum EH. Massive hemorrhage in the lower gastrointestinal tract in adults: diagnostic imaging and intervention. AJR 1993;161:703-11.
24. Angtuaco TL, Reddy SK, Drapkin S et al. The utility of urgent colonoscopy in the evaluation of acute lower gastrointestinal bleeding: a 2-year experience from a single center. Am J Gastroenterol 2001;96(6):1782-5.
25. Laing CF, Tobias T, Rosenblum DI. Acute gastrointestinal bleeding: emerging role of multidetector CT angiography and review of current imaging techniques. Radio Graphics 2007;27:1055-70.
26. Defreyne L, Vanlangenhove P, De Vos M et al. Embolization as a first approach with endoscopically

unmanageable acute nonvariceal gastrointestinal hemorrhage. *Radiology* 2001;218(3):739-48.

27. Aina R, Oliva VL, Therasse E *et al.* Arterial embolotherapy for upper gastrointestinal hemorrhage: outcome assessment. *J Vasc Interv Radiol* 2001;12(2):195-200.

28. Rockey DC. Occult gastrointestinal bleeding. *N Engl J Med* 1999;341:38-46.

29. Pennazio M, Santucci R, Rondonotti E *et al.* Outcome of patients with obscure gastrointestinal bleeding after capsule endoscopy: report of 100 consecutive patients. *Gastroenterology* 2004;126(3):643-53.

30. Hara AK, Leighton JA, Sharma VK *et al.* Imaging of small bowel disease: comparison of capsule endoscopy, standard endoscopy, barium examination, and CT. *Radio Graphics* 2005;25(3):697-711.

31. Zuckier LS. Acute gastrointestinal bleeding. *Semin Nucl Med* 2003;33(4):297-311.

32. Carnevale FC. *Radiologia intervencionista e cirurgia endovascular.* Rio de Janeiro: Livraria e Editora Revinter Ltda; 2006.

33. American Society for Gastrointestinal Endoscopy. The role of endoscopy in the management of acute nonvariceal upper GI bleeding. *Gastrointestinal Endoscopy* 2012;75(6):132-8.

34. American Society for Gastrointestinal Endoscopy. The role of endoscopy in the management of obscure GI bleeding. *Gastrointestinal Endoscopy* 2012;72(3):471-9.

35. Angle JF, Siddiqi NH, Wallace MJ *et al.* Quality improvement guidelines for percutaneous transcatheter embolization. *JVIR* 2010;1479-86.

36. Barnacle AM, Aylwin ACB, Jackson JE. Angiographic diagnosis of inflammatory bowel disease in patients presenting with gastrointestinal bleeding. *AJR* 2006 Oct.;187:976-85.

37. DiMaio CJ, Stevens PD. Nonvariceal upper gastrointestinal bleeding. *Gastrointest Endoscopy Clin N Am* 2007;17:253-72.

38. Funaki B, Kostelic JK, Lorenz J *et al.* Superselective microcoil embolization of colonic hemorrhage. *AJR* 2001 Oct.;177:829-36.

39. Gerson LB. Recurrent gastrointestinal bleeding after negative upper endoscopy and colonoscopy. *Clin Gastro and Hepatology* 2009;7:828-33.

40. Uflacker R. *Radiologia intervencionista.* São Paulo: Savier Editora de Livros Médicos; 1987.

Capítulo 16

Embolização Bariátrica

◆ *Gary Siskin*

CONTEÚDO

✓ INTRODUÇÃO 258
✓ EMBOLIZAÇÃO GÁSTRICA 259
✓ EMBOLIZAÇÃO GÁSTRICA E OBESIDADE 260
✓ REFERÊNCIAS BIBLIOGRÁFICAS 262

INTRODUÇÃO

Obesidade é um problema de saúde pública mundial significativo nos Estados Unidos. A prevalência de adultos que estão acima do peso é estimada em mais de 2,1 bilhões, sendo mais de 400 milhões considerados obesos.[1,2] A Organização Mundial da Saúde prevê que mais de 2,3 bilhões de adultos estarão com sobrepeso e haverá mais de 700 milhões de obesos pelo mundo em 2025.[3]

Há vários fatores que contribuem no desenvolvimento da obesidade. Em 1999, o peptídeo grelina foi descoberto e, atualmente, parece ter papel na regulação a longo prazo do apetite e na homeostase da energia.[4] Grelina é atualmente conhecida como potente estimulador de apetite;[5] ela parece ligar o sistema gastrointestinal ao cérebro na regulação da ingestão de alimentos e gasto de energia.[6] É produzida em resposta à fome, servindo, portanto, como sinal que orienta o sistema nervoso central a estimular a ingesta alimentar.[7] Hormônios, como a somatostatina, cortistatina, hormônios tireoidianos e insulina, reduzem a secreção gástrica de grelina, enquanto colecistoquinina e gastrina a estimulam.[8-11] Em humanos, tem-se demonstrado que os níveis de grelina aumentam pouco antes e reduzem imediatamente após cada refeição.[12] Estudos têm mostrado associação entre grelina e obesidade, com aumento do apetite e do tecido adiposo após a administração desse peptídeo.[12-14] De maneira mais específica, a grelina estimula a secreção de hormônio do crescimento pela hipófise e a ingesta alimentar, além disso, inibe o esvaziamento gástrico.[6,15-19] Ela também aumenta a secreção de suco gástrico e estimula a motilidade gástrica.[20] O estômago é o principal local de síntese de grelina. A maior concentração desse peptídeo é encontrada na mucosa gástrica,[21-23] havendo células que produzem esse hormônio localizadas em toda a espessura da mucosa.[24] A Figura 16-1 ilustra a anatomia do estômago com suas respectivas camadas.

Modificações no estilo de vida e no comportamento, além de tratamento médico, são os métodos terapêuticos iniciais comumente utilizados na obesidade. A cirurgia bariátrica é considerada o melhor tratamento a longo prazo para a obesidade mórbida.[25] Aberta,[26] laparoscópica[27] e robótica[28] são todas técnicas descritas e que têm levado à perda de peso com sucesso, assim como a melhorias nas comorbidades, incluindo diabete tipo 2, hipertensão, apneia do sono e hiperlidipemia.[29] Entretanto, sabe-se que a cirurgia implica riscos de morbidades e mortalidade.[30] A identificação de pacientes com alto risco no pré-operatório tem tido sucesso na otimização do tratamento e na diminuição dos riscos, mas também tem apontado fatores que fazem com que certos pacientes não estejam aptos para a cirurgia. Estes incluem pacientes com idade avançada, doença cardíaca, doença hepática, pacientes propensos a ter alto risco para doença embólica pulmonar entre outros. Apesar da eficácia comprovada da cirurgia bariátrica, sua utilização nos pacientes que atendam as diretrizes no National Institutes of Health (NIH) nos Estados Unidos é menor que 1%, o que significa que a cirurgia bariátrica atualmente disponível exclui aproximadamente 99% dos pacientes qualificados.[2] Embora os procedimentos laparoscópicos tenham ampliado o número de pacientes elegíveis para o tratamento, ainda existem muitos que são considerados não elegíveis para essa cirurgia. Além disso, o papel da cirurgia bariátrica não está claramente definido para certas populações (incluindo, mas não somente pacientes com baixo índice de massa corpórea (IMC), adolescentes com obesidade mórbida e pacientes obesos que necessitam de redução de peso no preparo para outro procedimento).[2]

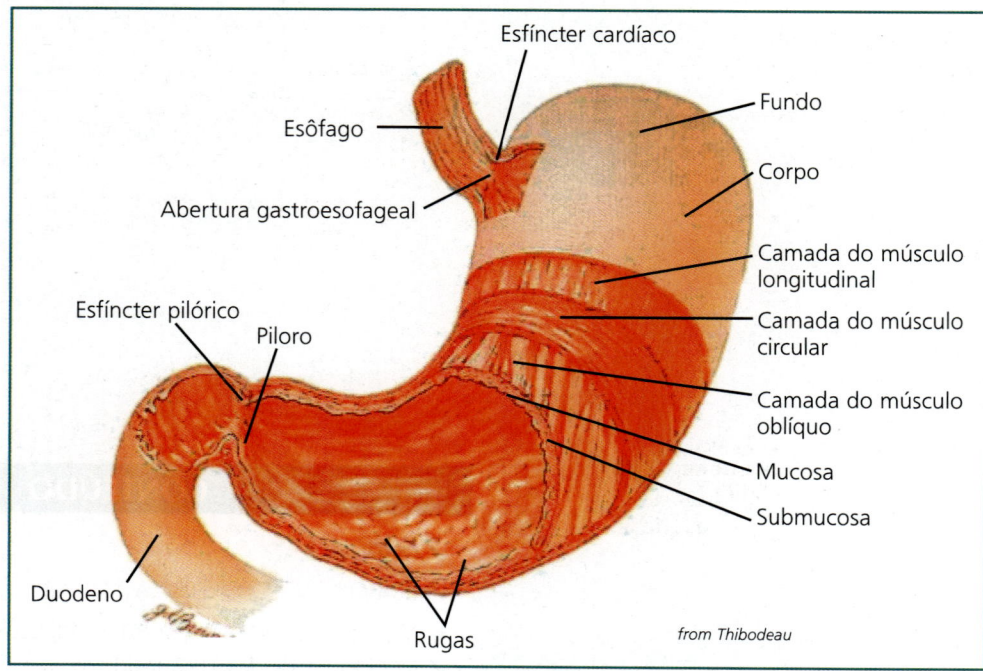

Fig. 16-1. Anatomia do estômago e suas respectivas camadas.

EMBOLIZAÇÃO GÁSTRICA

Antes de analisar a lógica por trás da consideração que tem sido dada à embolização gástrica como tratamento da obesidade, é importante revisar a experiência com a embolização de partículas no trato gastrointestinal superior a fim de entender melhor os riscos desse procedimento, especialmente no que diz respeito ao potencial para complicações isquêmicas relacionadas com a anatomia arterial das vísceras relacionadas com o estômago (Fig. 16-2).

Desde a década de 1970, a embolização tem sido empregada no trato gastrointestinal superior como opção de tratamento para pacientes apresentando sangramento gastrointestinal significativo. Rosch *et al.* relataram isto pela primeira vez, em 1972.[31] Em 1978, Castaneda-Zuniga *et al.* realizaram procedimentos experimentais de embolização gástrica em cachorros usando álcool polivinílico (PVA) e descobriram que o risco de isquemia da mucosa diminui quando são usadas partículas de 300 mícrons ou maiores.[32]

Trinta e cinco anos depois, essa tem sido uma observação consistente, com apenas alguns casos raros de complicações isquêmicas relatados em associação a esse procedimento; este fato ocorre provavelmente por causa do rico suprimento de sangue através de colaterais do intestino.[33]

Em 1986, Gomes *et al.* publicaram o tratamento de hemorragia aguda gastrointestinal por meio da embolização em 24 pacientes.[34] Embora apenas um subconjunto destes pacientes tenha sido embolizado utilizando partículas de PVA, não houve complicações relacionadas com a utilização deste agente. Estes autores fizeram observações específicas sobre o risco de isquemia da mucosa quando gelfoam em pó foi utilizado como agente embólico. Eles atribuíram esse risco ao fato de que pequenas partículas foram capazes de penetrar em pequenos vasos que mediam menos de 200 mícrons de diâmetro.

Em 2001, Aina *et al.* publicaram a experiência com a embolização em 75 pacientes.[35] Nessa série, as partículas de PVA com variação de tamanho de 355-710 mícrons de diâmetro foram usadas como agente embólico em 29 pacientes. Estes autores relataram que a embolização foi mais eficaz quando PVA e molas foram usadas em conjunto, ao contrário de quando as molas foram utilizadas sozinhas. Eles descreveram apenas um caso de úlceras isquêmicas duodenais em pacientes tratados com partículas de PVA.

Naquele mesmo ano, Schenker *et al.* revisaram, retrospectivamente, a experiência com 163 pacientes tratados com embolização por sangramento do trato gastrointestinal superior.[36] Em oito dos pacientes da série foram utilizadas partículas de PVA, e o sangramento foi abordado com sucesso em 7/8 pacientes. Isquemia ou outras complicações não foram relatadas nesses pacientes.

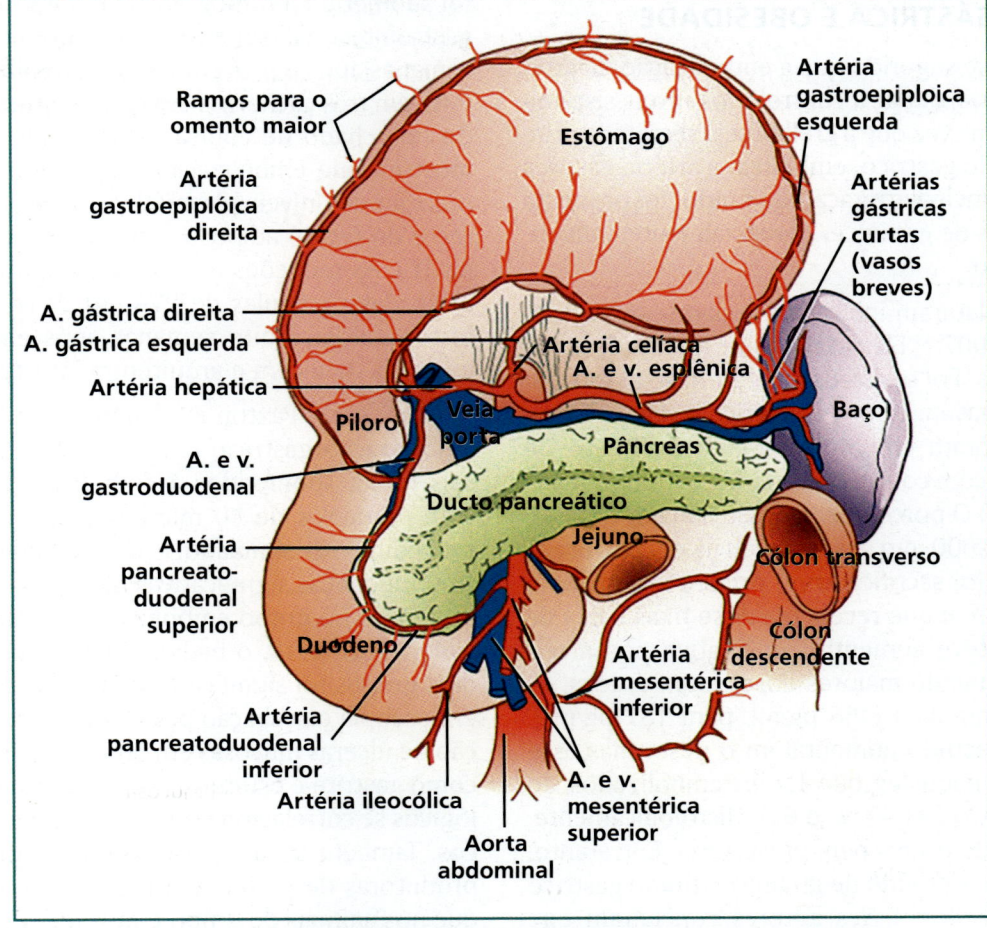

Fig. 16-2. Vascularização arterial do estômago e dos órgãos do abdome superior.

Defreyne et al. também publicaram a experiência com embolização de sangramento gastrointestinal superior.[37] Nessa série retrospectiva, 20 pacientes foram submetidos à embolização, sendo 11 (55%) com PVA. Nenhuma complicação isquêmica foi relatada nessa série, mas o tamanho da partícula utilizada no estudo não foi especificado.

Em 2003, Ali et al. revisaram, retrospectivamente, sua experiência com 112 pacientes submetidos à embolização decorrente de sangramento gastrointestinal não varicoso; 33 (29%) desses pacientes foram embolizados com partículas de PVA.[38] Nenhum desses pacientes tratados com PVA apresentou complicações isquêmicas.

Embora o risco de complicações isquêmicas aparentemente seja baixo, sugere-se que o risco de isquemia seja aumentado, se pequenos vasos forem ocluídos.[39] Isto está mais propenso a acontecer com o uso de partículas menores, o que explica a recomendação para utilização daquelas maiores que 500 mícrons de diâmetro para redução desse risco.[40,41] Além disso, Mirsadraee. et al. revisaram a literatura a respeito de hemorragia do trato gastrointestinal superior não varicosa e concluíram que o risco de isquemia após embolização pode ser maior em pacientes com cirurgias prévias, pancreatite, radioterapia ou terapia concomitante com vasopressina, uma vez que todos esses fatores podem interferir com a circulação colateral.[42]

EMBOLIZAÇÃO GÁSTRICA E OBESIDADE

Recentemente, tem-se sugerido que a embolização da artéria por catéter poderia ajudar a controlar os níveis sistêmicos de grelina.[43-46] Uma vez que a grelina seja secretada principalmente pelo fundo gástrico, embolizar a artéria gástrica esquerda, que é a principal irrigação do fundo, foi proposta para reduzir os níveis de grelina e, potencialmente, influenciar na perda de peso.

Arepally et al. relataram inicialmente dados sobre este procedimento, em 2007.[43] Eles avaliaram esta hipótese em oito suínos saudáveis. Foi realizada a cateterização seletiva das artérias que irrigavam o fundo gástrico e, em seis animais, esses vasos foram embolizados com morruato de sódio, reconstituído com contraste não iônico; dois animais serviram de controle. O porco que recebeu a maior dose de morruato de sódio (2.000 mg) desenvolveu úlcera perfurada no fundo gástrico e foi sacrificado no primeiro dia após o procedimento. O animal que recebeu a dose mais baixa de morruato de sódio teve aumento significativo nos níveis séricos de grelina. Quando maiores doses eram usadas, os níveis de grelina diminuíam (466 pg/mL para 187 pg/mL). Todos os suínos do estudo aumentaram o peso, mas esse aumento foi menor naqueles que foram embolizados do que nos animais-controle (1,4% vs. 8,6%). Histologicamente, a arquitetura do tecido estava bem preservada. Entretanto, houve diminuição no conteúdo de grelina no fundo gástrico dos animais embolizados. Esses autores concluíram que essa técnica poderia permitir a ablação seletiva da porção produtora de grelina do estômago, com supressão dos níveis sistêmicos desse peptídeo.

Um ano depois, Arepally et al. publicaram seus resultados de um segundo estudo em animais.[44] Dez porcos foram estudados nesse trabalho, sendo que cinco foram submetidos a um procedimento simulado, e outros cinco foram à embolização com 125 microgramas de morruato de sódio (50 mg/mL, 5%). A dose foi estabelecida baseada no estudo inicial. Cada animal tratado foi submetido à injeção em, no mínimo, duas artérias gástricas (ramos do tronco celíaco e artéria hepática). Nesse estudo, os suínos embolizados tiveram significativa redução dos níveis de grelina quando comparados aos controles (1.006,3% pg/mL para 578,4% pg/mL na terceira semana; embora ainda menores, os níveis aumentaram para 876,6 pg/mL na quarta semana). Além disto, os porcos embolizados tiveram menor ganho de peso do que os porcos-controle (7,8% vs. 15,1%). Eles concluíram que a embolização pode suprimir os níveis de grelina e influenciar no ganho de peso.

Em 2012, Bawudun et al. descreveram os resultados de estudo similar em cachorros.[45] Eles estudaram 15 animais e os dividiram em dois grupos baseados no peso. Dividiram cada um desses dois grupos em três subgrupos: um grupo-controle, um grupo com embolização com esclerosante, consistindo em bleomicina e lipiodol, e um grupo embolizado com partículas de PVA de 500-700 mícrons. Cada animal foi submetido à tomografia computadorizada (TC) do trato gastrointestinal superior antes do procedimento e oito semanas após o procedimento. Embolização não efetiva foi vista em três cachorros em que foi utilizado lipiodol, baseado no achado de contraste no fígado na TC. Esse estudo mostrou que embolização com ambos os agentes levou à redução dos níveis plasmáticos de grelina, do peso corpóreo e do tecido adiposo subcutâneo (baseado em medidas na TC). As reduções foram mais acentuadas quando foram utilizadas partículas de PVA (30,2% vs. 15,8%). A avaliação histopatológica oito semanas após embolização mostrou ausência de úlcera e arquitetura intacta.

Em 2013, Paxton et al. apresentaram os resultados da embolização gástrica, realizada em 12 porcos, sendo que seis foram submetidos à embolização de artéria gástrica com partículas de 40 mícrons e seis foram submetidos a procedimento simulado.[46] Esse estudo também demonstrou mudanças significativas nos níveis de grelina ao longo do tempo no grupo embolizado comparado ao grupo-controle. Além disso, o padrão da mudança de peso entre os dois grupos foi significativamente diferente. Nesse estudo, endoscopia e avaliação patológica demonstraram cicatrização de úlceras mucosas em 50% dos animais tratados, assim como gastrite e estenose esofágica distal. Os achados patológicos se correlacionaram bem com os achados endoscópicos. Também foi demonstrado que a densidade de células produtoras de grelina era menor nos animais tratados do que nos animais do grupo-controle.[47] Eles concluíram que a embolização pode suprimir significativamente os níveis de grelina e influir no ganho de peso. No entanto, as complicações foram preocupantes, e eles sugeriram o uso de agentes protetores gástricos em associação ao procedimento.

Em 2015, Diana et al. relataram os resultados do estudo EMBARGO (embolization of arterial gastric supply in obesity).[48] Neste estudo, sete porcos foram submetidos à embolização das artérias gástricas esquerda e direita utilizando microsferas de gelatina tris-acrílica com 500-700 mícrons de diâmetro seguido de gastrectomia após 3 semanas (EMBARGO-Alpha). Outros cinco porcos foram submetidos à embolização da artéria gástrica direita com molas seguidas de embolização da artéria gástrica esquerda usando associação de microsferas de 100-300 mícrons de diâmetro e molas. Os níveis de grelina foram medidos 3 semanas após a embolização e foram encontrados reduzidos em maior grau no grupo Beta que no grupo Alpha. Além disso, a angiografia realizada 3-4 semanas após a embolização mostrou aumento no fluxo sanguíneo no fundo gástrico. A endoscopia naquela época não mostrou ulceração mucosa no grupo Alpha e cicatrizes em todos os animais no grupo Beta consistente com a gastrite pós-isquêmica. A avaliação patológica mostrou que as microsferas menores usadas no grupo Beta penetraram mais fundo na parede do estômago do que as microsferas maiores usadas no grupo Alpha. Esses autores propuseram que a embolização poderia ser usada como procedimento autônomo no controle da obesidade pela redução da grelina ou como ponte para a cirurgia em decorrência do aumento da vascularização na junção gastroesofágica.[48-50]

Estes estudos destacam o potencial que a embolização da artéria gástrica pode ter no tratamento desta difícil população de pacientes. Embora com desenhos semelhantes, cada um desses quatro estudos tem diferenças que se tornam importantes à medida que criam um protocolo para investigação desta técnica em seres humanos. Os estudos iniciais de Arepally et al.[43,44] utilizaram produto esclerosante como agente embólico. Esse esclerosante parece ser efetivo apenas quando usado em baixas doses e, mesmo assim, o ganho de peso foi observado em todos os animais, embora tenha sido em menor grau nos pacientes tratados do que nos pacientes-controle. Bawdun et al. obtiveram o maior sucesso com o uso das partículas de PVA medindo 500-700 mícrons.[45] Este agente embólico levou à perda de peso significativa e reduziu os níveis de grelina em maior grau do que o esclerosante e sem complicações (baseado na avaliação do trato gastrointestinal superior e de anatomia patológica). Paxton et al. utilizaram partículas muito pequenas como agente embolizante. Com essa técnica, eles notaram redução no peso e nos níveis de grelina, mas as taxas de complicações foram bastante elevadas, o que pode ser decorrente do nível distal de oclusão com o uso de partículas pequenas.[46] Dadas essas complicações, também é possível que a redução nos níveis de grelina possa ser atribuída em parte à infecção por Helicobacter pylori em associação a gastrites e úlceras.[23] Diana et al. também encontraram diminuição significativa no nível de grelina com pequenas microsferas, mas também encontraram maior grau de gastrite em comparação aos animais que receberam microsferas maiores.[47]

Em agosto de 2012, o primeiro procedimento em humanos foi realizado in Tbilisi, Georgia. Os resultados envolveram a embolização da artéria gástrica em cinco pacientes e foram descritos por Kipshdze et al., em 2013.[51] Microsferas (BeadBlock) de PVA-hidrogel medindo 300-500 mícrons de diâmetro foram utilizadas para embolização. Endoscopia foi realizada, e níveis de grelina foram obtidos antes e depois da embolização. Todos os pacientes referiram diminuição do apetite durante a primeira semana após o procedimento. Perda de peso foi observada em todos os pacientes aos 30 dias. A média inicial de peso diminuiu de 128 kg para 114 kg, e a média do IMC reduziu de 42,3 para 37,9. A perda de peso foi mantida em 24 meses de acompanhamento com o peso médio de 106 kg. Aos 12 meses, os níveis de grelina permaneceram 21% inferiores aos valores iniciais.[52] Não foram observadas complicações nessa população de pacientes.

Este estudo inicial foi seguido por um relato de caso publicado por Salsamendi et al.[53] Paciente de 68 anos com obesidade mórbida, cirrose e doença hepática gordurosa não alcoólica. Seu IMC de 42 impediu que ela fosse considerada para transplante de fígado. Ela tentou perder peso por 7 meses, sem sucesso. Desta forma, ela foi tratada com embolização gástrica esquerda usando microsferas de gelatina trisacryl (tamanho não descrito). Após 6 meses de seguimento, o IMC deste paciente diminuiu de 42 para 36, permitindo que ela fosse listada para o transplante hepático.

Desde estes primeiros relatos, dois estudos de viabilidade foram relatados. O estudo BEAT Obesity (Bariatric Embolization of Arteries for the Treatment of Obesity) foi apresentado na reunião anual da Society of Interventional Radiology, em 2016.[54] Weiss et al. relataram os resultados de 5 pacientes com IMC > 40 tratados com embolização gástrica esquerda com (n = 3) e sem (n = 2) embolização da artéria gastroepiploica. Neste estudo, os níveis de grelina inicialmente aumentaram em 1 mês, mas, posteriormente, diminuíram aos 3 meses. Os doentes relataram diminuição da fome em 2 semanas e, em última análise, demonstraram perda de peso de 4,22 +/- 1,7% em 1 mês e 5,28 +/- 3,6% aos 3 meses. Ocorreram dois eventos adversos: um paciente apresentou úlcera superficial de fundo gástrico, e outro pancreatite subclínica transitória. Os resultados do estudo GET LEAN (Gastric Artery Embolization Trial for the Lessening of Appetite Nonsurigcally) também foram publicados, em 2016.[55] Neste estudo, quatro pacientes com peso médio de 259,3 libras e IMC médio de 42,4 kg/m² foram tratados com embolização gástrica esquerda utilizando microsferas Bead Block de 300-500 mícrons. Aos 6 meses, a perda média de peso foi de 20,3 libras, e a perda de peso corporal média foi de 17,2% (variação de 4,2 a 38,5%). Um paciente com diabete apresentou melhora na hemoglobina A1c, de 7,4 para 6,3%. Na endoscopia de acompanhamento, três pacientes apresentaram ulceração gástrica superficial. Ambos estudos concluíram que a embolização bariátrica é segura e efetiva na perda de peso.

O potencial da embolização gástrica usado como opção de tratamento adjuvante em pacientes com obesidade mórbida é um avanço promissor na radiologia intervencionista. Está claro, entretanto, que são necessários melhor compreensão de como esse procedimento leva à redução hormonal, da segurança do procedimento, além de seguimento a longo prazo desses pacientes. Portanto, pesquisas mais significativas são imprescindíveis para que esse procedimento possa fazer parte da prática diária clínico.

REFERÊNCIAS BIBLIOGRÁFICAS

1. Couce MA, Cottam D, Esplen J et al. Is ghrelin the culprit for weight loss after gastric bypass surgery? A negative answer. Obes Surg 2006;16:870-78.
2. Nguyen N, Champion JK, Ponce J et al. A review of unmet needs in obesity management. Obes Surg 2012;22:956-66.
3. World Health Organization. Obesity and overweight – fact sheet number 311. 2006. Disponível em: http://www.who.int/mediacentre/factsheets/fs311/en/index.html.
4. Kojima M, Hosoda H, Data Y et al. Ghrelin is a growth-hormone-releasing acylated peptide from stomach. Nature 1999;402:656-60.
5. Tymitz K, Engel A, McDonough S et al. Changes in ghrelin levels following bariatric surgery: review of the literature. Obes Surg 2011;21:125-30.
6. Lee HM, Wang G, Englander EW et al. Ghrelin, a new gastrointestinal endocrine peptide that stimulates insulin secretion: enteric distribution, ontogeny, influence of endocrine, and dietary manipulations. Endocrinology 2002;143:185-90.
7. Kojima M, Kangawa K. Ghrelin: structure and function. Physiol Rev 2005;85:495-522.
8. Casanueva FF, Dieguez C. Ghrelin: a new hormone implicated in the regulation of growth hormone secretion and body energy homeostasis. Growtn, Genetics, and Hormones 2004;20:1-8.
9. Broglio F, Koetsveld PV, Benso A et al. Ghrelin secretion is inhibited by either somatostatin or cortistatin in humans. J Clin Endocrinol Metab 2002;87:4829-32.
10. Anton K, Rahman T, Bhanushali A, Patel AA. Bariatric left gastric artery embolization for the treatment of obesity: a review of gut hormone involvement in energy homeostasis. AJR 2016;206:202-10.
11. Kojima M, Hosoda H, Matsuo H, Kangawa K. Ghrelin: discovery of the natural endogenous ligand for the growth hormone secretagogue receptor. Trends Endocrinol Metab 2001;12:118-22.
12. Cummings DE, Purnell JQ, Frayo RS et al. A preprandial rise in plasma ghrelin levels suggests a role in meal initiation in humans. Diabetes 2001;50:1714-9.
13. Tschop M, Smiley DL, Helman ML. Ghrelin induces adiposity in rodents. Nature 2000;407:908-13.
14. Wren AM, Seal LJ, Cohen MA et al. Ghrelin enhances appetite and increases food intake in humans. J Clin Endocrinology and Metabolism 2001;86:5992.
15. Nakazato M, Murakami N, Date Y et al. A role for ghrelin in the central regulation of feeding. Nature 2001;409:194-8.
16. Asakawa A, Inui A, Kaga T et al. Ghrelin is an appetite-stimulatory signal from stomach with structural resemblance to motilin. Gastroenterology 2001;120:337-45.
17. Tschop M, Smiley DL, Heiman ML. Ghrelin induces adiposity in rodents. Nature 2000;407:908-13.
18. Kamegai J, Tamura H, Shimizu T et al. Central effect of ghrelin, an endogenous growth hormone secretagogue, on hypothalamic peptide gene expression. Endocrinology 2000;141:4797-800.
19. Sato T, Nakamura Y, Shiimura Y et al. Structure, regulation, and function of ghrelin. J Biochem 2012;151:119-28.
20. Masuda Y, Tanaka T, Inomata N et al. Ghrelin stimulates gastric acid secretion and motility in rats. Biochem Biophys Res Commun 2000;276:905-8.
21. Arlyasu H, Takaya K, Tagami T et al. Stomach is a major source of circulating ghrelin, and feeding state determine plasma ghrelin-like immunoreactivity levels in humans. J Clin Endocrinology and Metabolism 2001;86:4753-58.
22. Date Y, Kojima M, Hosoda H et al. Ghrelin, a novel growth hormone releasing acylated peptide, is synthesized in a distinct endocrine cell type in the gastrointestinal tracts of rats and humans. Endocrinol 2000;141:4255-61.
23. Maksud FAN, Alves JS, Diniz MTC, Barbosa AJA. Density of ghrelin-producing cells is higher in the gastric mucosa of morbidly obese patients. Eur J Endocrinol 2011;165:57-62.
24. Tanaka-Shintani M, Watanabe M. Distribution of ghrelin-immunoreactive cells in human gastric mucosa: comparison with that of parietal cells. J Gastroenterol 2005;40:345-9.
25. Buchwald H, Avidor Y, Braunwald E et al. Bariatric surgery: a systematic review and meta-analysis. JAMA 2004;292:1724-37.
26. Schroeder R, Garrison JM, Johnson MS. Treatment of adult obesity with bariatric surgery. Am Fam Physician 2011;84:805-14.
27. Richardson J, Smith B. Laparoscopic gastric banding. Minerva Chir 2012;67:141-52.
28. Fourman MM, Saber AA. Robotic bariatric surgery: a systematic review. Surg Obes Relat Dis 2012;8(4):483-8.
29. Sjostrom L, Lindross AK, Peltonen M et al. Lifestyle, diabetes, and cardiovascular risk factors 10 years after bariatric surgery. N Engl J Med 2004;351:2683-93.
30. Thomas H, Agrawal S. Systematic review of obesity surgery mortality risk score – preoperative risk stratification in bariatric surgery. Obes Surg 2012;22(7):1135-40.
31. Rosch J, Dotter CT, Brown MJ. Selective arterial embolization: a new method for control of acute gastrointestinal bleeding. Radiology 1972;102:303-6.
32. Castaneda-Zuniga WR, Jaurequi H, Rysaw J, Amplatz K. Selective transcatheter embolization of the upper gastrointestinal tract: an experimental study. Radiology 1978;127:81-3.
33. Poultsides GA, Kim CJ, Orlando R et al. Angiographic embolization for gastroduodenal hemorrhage: safety, efficacy, and predictors of outcome. Arch Surg 2008;143:457-61.

34. Gomes AS, Lois JF, McCoy RD. Angiographic treatment of gastrointestinal hemorrhage: comparison of vasopressin infusion and embolization. *AJR* 1986;1031-37.
35. Aina R, Oliva VL, Therasse E et al. Arterial embolotherapy for upper gastrointestinal hemorrhage: outcome assessment. *J Vasc Interv Radiol* 2001;12:195-200.
36. Schenker MP, Duszak R, Soulen MC et al. Upper gastrointestinal hemorrhage and transcatheter embolotherapy: clinical and technical factors impacting success and survival. *J Vasc Interv Radiol* 2001;12:1263-71.
37. Defreyne L, Vanlangenhove P, De Vos M et al. Embolization as a first approach with endoscopically unmanageable acute nonvariceal gastrointestinal hemorrhage. *Radiology* 2001;218:739-48.
38. Ali M, Ul Haq T, Salem B et al. Treatment of nonvariceal gastrointestinal hemorrhage by transcatheter embolization. *Radiol Res Pract* 2013;2013:604328.
39. Rosenkrantz H, Bookstein JJ, Rosen RJ et al. Postembolic colonic infarction. *Radiology* 1982;142:47-51.
40. Abdel-Aal AK, Bag AK, Saddekni S et al. Endovascular management of nonvariceal upper gastrointestinal hemorrhage. *Eur J Gastroenterol Hepatol* 2013;25:755-63.
41. Frisoli JK, Sze DY, Kee S. Transcatheter embolization for the treatment of upper gastrointestinal bleeding. *Tech Vasc Interv Radiol* 2005;7:136-42.
42. Mirsadraee S, Tirukonda P, Nicholson A et al. Embolization for nonvariceal upper gastrointestinal tract hemorrhage: a systematic review. *Clin Radiol* 2011;66:500-9.
43. Arepally A, Barnett BP, Montgomery E, Patel TH. Catheter-directed gastric artery chemical embolization for modulation of systemic ghrelin levels in a porcine model: initial experience. *Radiology* 2007;244:138-43.
44. Arepallly A, Barnett BP, Patel TT et al. Catheter-directed gastric artery chemical embolization suppresses systemic ghrelin levels in porcine model. *Radiology* 2008;249:127-33.
45. Bawudun D, Xing Y, Liu WY et al. Ghrelin suppression and fat loss after left gastric artery embolization in canine model. *Cardiovasc Intervent Radiol* 2012;359(6):1460-6.
46. Paxton BE, Kim CY, Alley CL et al. Bariatric embolization for suppression of the hunger hormone ghrelin in a porcine model. *Radiology* 2013;266:471-79.
47. Paxton BE, Alley CL, Crow JH et al. Histopathologic and immunohistochemical sequelae of bariatric embolization in a porcine model. *J Vasc Interv Radiol* 2014;25:455-61.
48. Diana M, Pop R, Beaujeux R et al. Embolization of arterial gastric supply in obesity (EMBARGO): an endovascular approach in the management of morbid obesity. Proof of the concept in a porcine model. *Obes Surg* 2015;25:550-58.
49. Paxton BE, Arepally A, Alley CL, Kim CY. Bariatric embolization: pilot study on the impact of gastroprotective agents and arterial distribution on ulceration risk and efficacy in a porcine model. *J Vasc Interv Radiol* 2016 (*epub* prior to publication).
50. Weiss CR, Gunn J, Kim CY et al. Bariatric embolization of the gastric arteries for the treatment of obesity. *J Vasc Interv Radiol* 2015;26:613-24.
51. Kipschidze N, Archvadze A, Kantaria M et al. First-in-man study of left gastric artery embolization for weight loss. *J Am Coll Cardiol* 2013;61:E2056.
52. Kipshidze N, Archvadze A, Bertog S et al. Endovascular bariatrics: first in humans study of gastric artery embolization for weight loss. *JACC Cardiovasc Intervent* 2015;8:1641-44.
53. Salsamendi J, Pereira K, Kang K, Fan J. Minimally invasive percutaneous endovascular therapies in the management of complications of non-alcoholic fatty liver disease (NAFLD): a case report. *Radiology Case* 2015;9:36-43.
54. Weiss C, Akinwande O, Paudel K et al. Bariatric embolization of arteries for the treatment of obesity (BEAT OBESITY): 3-month safety and efficacy data. *J Vasc Interv Radiol* 2016;3S:S10.
55. Syed MI, Morar K, Shaikh A et al. Gastric Artery Embolization Trial for the Lessening of Appetite Nonsurgically (GET LEAN): Six-Month Preliminary Data. *J Vasc Interv Radiol* 2016;27:1502-8.

Capítulo 17

Embolização Parcial Esplênica no Hiperesplenismo

- *Chaitanya Ahuja*
- *John A Kaufman*
- *Frederick S Keller*

CONTEÚDO

- ✓ INTRODUÇÃO 265
- ✓ INDICAÇÕES 265
- ✓ TÉCNICA 265
- ✓ TRATAMENTO PRÉ E PÓS-PROCEDIMENTO 266
- ✓ RESULTADOS 267
- ✓ COMPLICAÇÕES 268
- ✓ CONCLUSÃO 268
- ✓ REFERÊNCIAS BIBLIOGRÁFICAS 268

INTRODUÇÃO

O baço é uma fonte importante de anticorpos e linfócitos, desempenhando papel importante no sistema imune do corpo. Quando aumentado, o baço é capaz de direta e indiretamente sequestrar certos elementos sanguíneos, condição denominada "hiperesplenismo". O tratamento tradicional para esta condição é esplenectomia. A embolização esplênica para o tratamento do hiperesplenismo foi efetuada pela primeira vez por Maddison, em 1973, usando coágulo sanguíneo autólogo.[1] Seis anos mais tarde, Spigos et al. trataram com sucesso 13 pacientes com hiperesplenismo usando a embolização esplênica parcial (EEP), usando cobertura antibiótica e controle da dor pós-embolização.[2] EEP é agora amplamente aceita como uma alternativa à esplenectomia em certos pacientes.

INDICAÇÕES

Hiperesplenismo, primário ou secundário, é a síndrome clínica caracterizada por esplenomegalia associada à anemia, trombocitopenia e/ou leucopenia.[3-5] Estas ocorrem por causa da fagocitose aumentada e/ou por sequestração de células sanguíneas no baço aumentado. Hiperesplenismo pode ser associado a numerosas condições, incluindo hipertensão portal, anormalidades hematológicas, como púrpura trombocitopênica idiopática, talassemia maior e esferocitose hereditária e infiltração esplênica por leucemia e linfoma.[6-11] EEP pode ser efetuada para sintomas de hiperesplenismo causados por qualquer das condições mencionadas anteriormente. Ela também é realizada para reduzir sangramento varicoso por hipertensão portal, hemangioma esplênico, pré-tratamento para quimioterapia e terapia antiviral em infecção viral por hepatite (uma vez que quimioterapia e tratamento da hepatite C com interferon causam trombocitopenia limitando tratamento adicional), e para tratar síndrome de roubo pela artéria esplênica e melhorar a função hepática em pacientes submetido a transplante de fígado.

TÉCNICA

A EEP é a desvascularização ou redução transcatéter do fluxo sanguíneo para o leito vascular-alvo. Compreensão da anatomia arterial esplênica é importante para que se tenham procedimentos seguro e efetivo. A artéria esplênica principal tem numerosos ramos que suprem o corpo e cauda pancreáticos. As artérias pancreáticas anastomosam-se dentro do pâncreas, assim potencialmente provendo colateralização em torno de oclusões focais da artéria esplênica principal. Há numerosas artérias colaterais adicionais para o baço, incluindo a artéria gástrica esquerda, a artéria gastroepiploica, e pequenos ramos a partir da cauda do pâncreas (Quadro 17-1). Tentativas iniciais de tratar o hiperesplenismo com oclusão da artéria esplênica proximal comprovaram-se sem sucesso em razão desta circulação colateral abundante.[12] Próximo do hilo, a artéria esplênica frequentemente se divide em ramos terminais superior e inferior, cada uma se dividindo em quatro a seis ramos intraesplênicos segmentares. Artérias polares superior e inferior podem-se originar da artéria esplênica distal. O baço pode ser dividido em muitos pequenos elementos com base na distribuição do seu suprimento sanguíneo arterial com poucas comunicações entre os diferentes segmentos. Por essa razão a oclusão de um ramo arterial distal pode afetar a área correspondente de suprimento sanguíneo, todavia, preservando o resto do baço.

Quadro 17-1. **Artérias e ramos colaterais que fazem anastomose com o baço**

1. Artéria gástrica esquerda → artérias gástricas curtas → baço
2. Artéria gastroepiploica direita → artéria gastroepiploica esquerda → baço
3. Artérias pancreáticas a partir da AGD, AMS e artéria esplênica → artéria pancreática transversa → baço
4. Colaterais omentais → baço

A técnica da EEP pode basicamente ser classificada em duas categorias: cateterização seletiva e não seletiva. O acesso arterial é obtido, e o tronco celíaco é selecionado com catéter curvo de 4 ou 5 Fr (Cobra C2, Rosch Celiac RC2, Simmons 1, Sos ou VS1). Angiografia do tronco celíaco é realizada para avaliar, não apenas a anatomia da artéria esplênica, mas também fontes de colaterais para o baço, bem como para identificar os ramos para o pâncreas, como a artéria pancreática dorsal e a artéria pancreática maior. Se necessário, o catéter pode ser estabilizado com bainhas longas ou catéteres-guia colocados no tronco celíaco ou artéria esplênica proximal. Um microcatéter é usado para selecionar a artéria esplênica ou seus ramos. Embolização é efetuada usando partículas de 300-500 mícrons ou raramente 500-700 mícrons suspensas em meio de contraste. As partículas podem também ser misturadas com 80 mg de gentamicina. Outros agentes embólicos, como Gelfoam e copolímero de álcool etileno vinil também têm sido usados para EEP.[13,14] Em embolização parcial não seletiva, partículas embólicas são injetadas com a ponta do microcatéter na artéria esplênica distal ou um grande ramo até que haja fluxo diminuído, porém continuado. No método seletivo, ramos distais da artéria esplênica são individualmente caterizados e embolizados para obter estase completa (Figs. 17-1 e 17-2). Angiografias são usadas para estimar o volume de tecido viável remanescente. Tomografia rotacional intraoperatória (*Cone-beam CT*) com contraste pode ser efetuada para avaliar o volume de embolização durante o procedimento (Fig. 17-2). Ou et al. desenvolveram um método para estimar o volume de embolização esplênica com base nos diâmetros da artéria esplênica e seus ramos.[15]

Embora mais fácil de executar, a embolização não seletiva não é a preferência da maioria dos serviços, uma vez que seja difícil avaliar o volume embolizado e haja risco maior de embolização não intencional dos ramos pancreáticos. Seletivar ramos esplênicos distais para embolização exige mais tempo, mas permite maior precisão na porcentagem de parênquima esplênico que é visada à embolização e, assim, constitui o método preferido.[11] Molas são evitadas, uma vez que o objetivo seja a embolização parenquimatosa.

Embolização esplênica do polo inferior é preferida para evitar complicações relacionadas com infarto do polo superior, como atelectasia, derrame pleural e dor por irritação diafragmática ou pleural. A maioria dos estudos sugere que o volume-alvo inicial da embolização deve ser 50-70% do baço, uma vez que reduções < 50% sejam menos efetivas, e > 70% aumentam a probabilidade de complicações.[16-18] Alguns estudos recentes, no entanto, adotam conduta mais conservadora com embolização inicial de 30-40% do baço com opção de repetir a embolização com um volume-alvo mais alto (até 70%), se os sintomas clínicos não responderem ao tratamento inicial.[19]

TRATAMENTO PRÉ E PÓS-PROCEDIMENTO

Todos os pacientes recebem antibióticos de largo espectro pré-procedimento (cefoperazona 1 g IV). Estes antibióticos são continuados durante, pelo menos, 5 dias pós-procedimento. Alternativamente podem ser usados amoxicilina-clavulanato (3 g/dia) e floxacina (400 mg/dia).[20] Todos os pacientes devem ficar internados após o procedimento para controle da dor. Narcóticos intravenosos ou bomba de analgesia controlada pelo paciente (PCA) podem ser usados. Os pacientes também recebem vacinação pneumocócica, para hemófilos, gripe B e meningocócica como medida de precaução antes do procedimento planejado, embora não seja consenso uma vez que a embolização planejada não seja completa. Medicações anti-inflamatórias

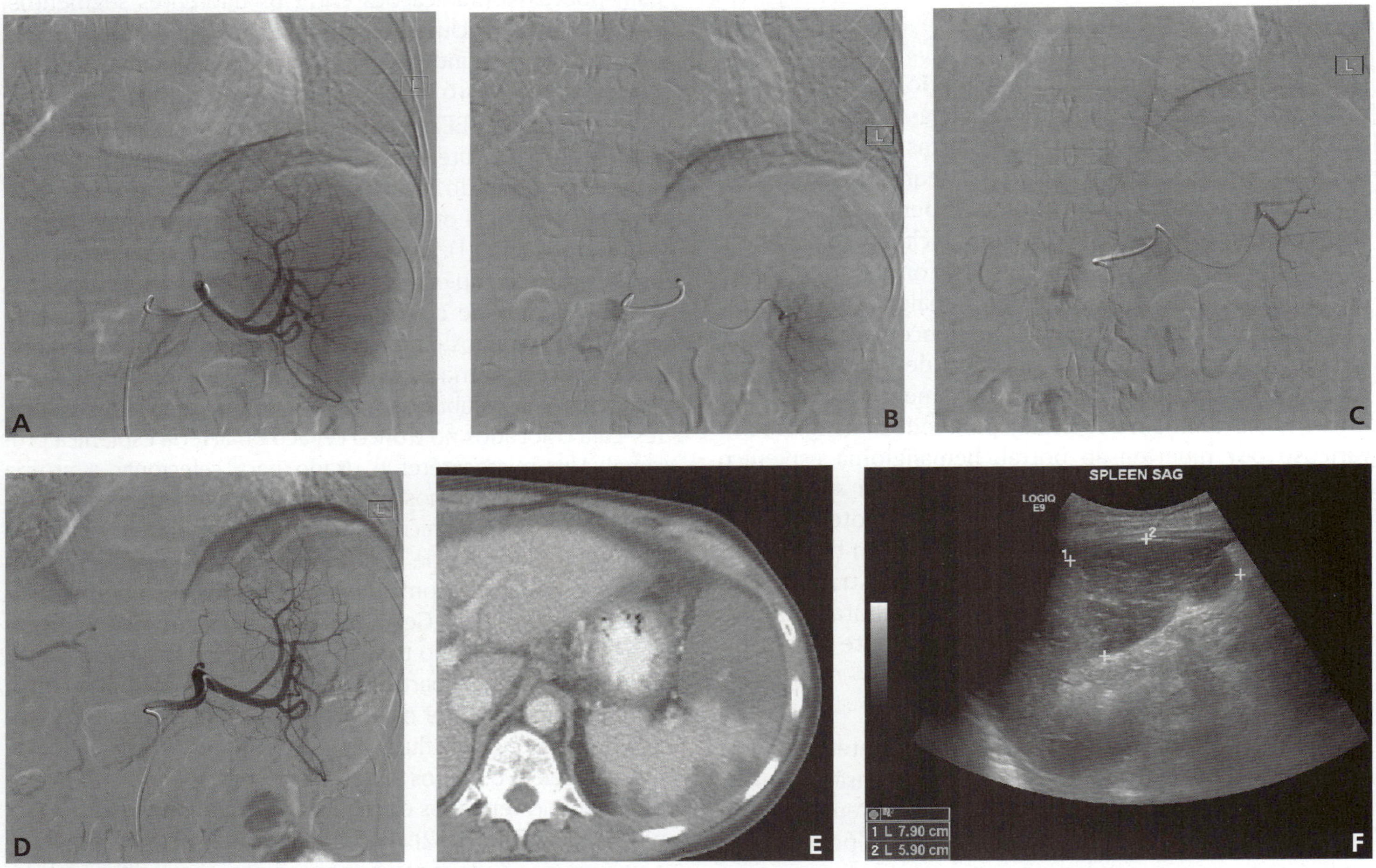

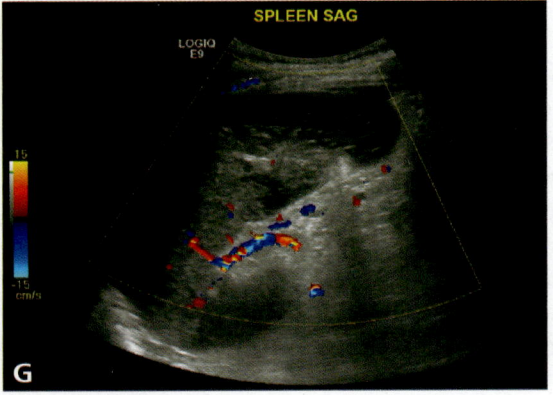

Fig. 17-1. Embolização esplênica parcial (polo inferior) em mulher de 61 anos com hipertensão portal por cirrose hepática pelo vírus da hepatite C e, câncer de mama. Ela apresentou trombocitopenia em decorrência da quimioterapia. (**A**) Arteriografia esplênica demonstrando anatomia normal esplênica. (**B** e **C**) Embolização seletiva dos ramos arteriais do polo inferior esplênico por meio de microcatéter usando partículas de 300-500 mícrons. (**D**) Arteriografia após embolização mostra a completa oclusão dos segmentos embolizados. (**E-G**) Imagens de tomografia computadorizada com contraste e ultrassonografia após a embolização, demonstrando infarto parcial esplênico. Houve aumento em 3x do número de plaquetas em relação ao valor basal.

Capítulo 17 ▪ Embolização Parcial Esplênica no Hiperesplenismo

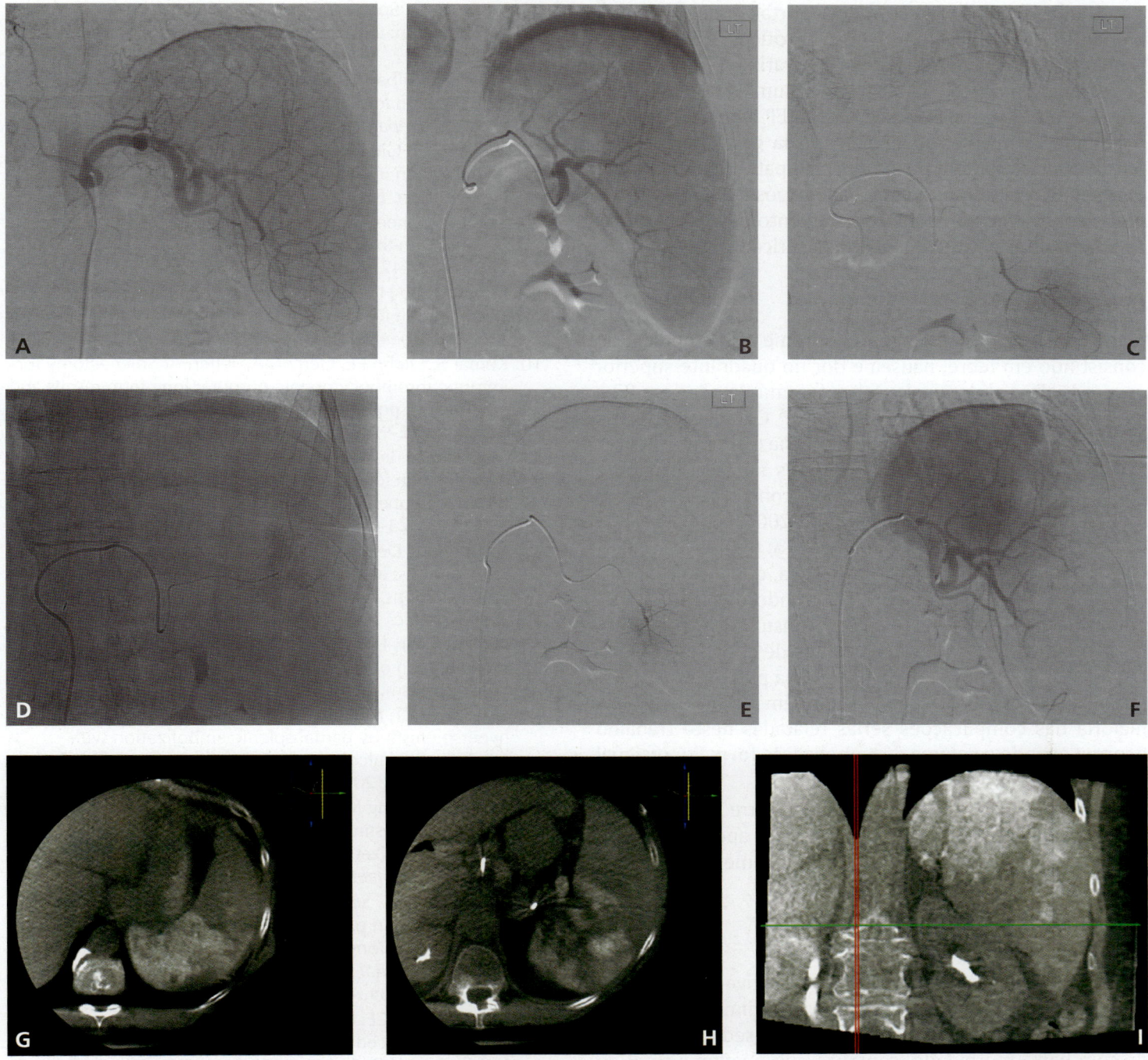

Fig. 17-2. Embolização esplênica parcial (polo inferior) em mulher de 42 anos com púrpura trombocitopênica idiopática crônica resistente a esteroide e esplenomegalia. (**A** e **B**) Arteriografia do tronco celíaco e esplênico demonstrando anatomia vascular esplênica. (**C-E**) Embolização seletiva dos ramos arteriais do polo inferior esplênico pelo microcatéter usando partículas de 300-500 mícrons. (**F**) Arteriografia após embolização mostra a completa oclusão dos segmentos embolizados. (**G-I**) Tomografia rotacional (*cone beam CT*) após a embolização demonstrando o volume do infarto parcial esplênico. Houve normalização do número de plaquetas em relação ao valor basal após 1 mês.

podem ser dadas para minimizar os efeitos da síndrome pós-embolização.

RESULTADOS

A EEP aumenta vários parâmetros hematológicos periféricos do seguinte modo.[21] A contagem de plaquetas aumenta precocemente em 12-24 horas até atingir pico em 1-2 semanas.[22] A contagem frequentemente se estabiliza em cerca de 2 meses com, aproximadamente, o dobro do valor antes da embolização e, então, diminui lentamente ao longo dos vários anos seguintes. A contagem de eritrócitos aumenta significativamente pelos 6 meses após a embolização e permanece elevada durante anos.[22] A contagem de leucócitos também aumenta cerca de 30% pelos 6 meses.

A EEP diminui a pressão venosa portal, diminuindo sangramento varicoso em pacientes cirróticos. Embolização esplênica combinada com ligadura de varizes reduziu a taxa de ressangramento de 39 para 12% em um estudo realizado por Ohmoto et al. em 52 pacientes.[23] EEP melhora significativamente as manifestações clínicas da gastropatia hipertensiva portal.[24] Melhora na encefalopatia hepática pode também ocorrer, durante até 2 anos após a EEP.[25] A função hepática é melhorada após com aumento descrito no nível de colinesterase ativada e albumina sérica.[25]

COMPLICAÇÕES

A maioria dos pacientes tem síndrome pós-embolização consistindo em febre, náusea e dor no quadrante superior esquerdo. Dor abdominal e febre foram relatadas em 82 e 94% dos pacientes, respectivamente.[26] Complicações pulmonares incluem pneumonia, atelectasia e derrame pleural. Estes estão frequentemente presentes no lado esquerdo após embolização do polo superior. Koconis et al. analisaram 33 estudos publicados, entre 1990 e 2005, representando 401 pacientes.[18] Quinze pacientes (3,7%) tiveram complicações sérias após embolização esplênica, que incluíram abscesso, grande derrame pleural, causando dispneia, ascite, pneumonia, trombose da veia porta e insuficiência hepática. Quatro mortes (1%), duas decorrentes de abscesso esplênico, uma causada por embolia de artéria pulmonar, e outra, por insuficiência hepática aguda, também foram relatadas. A maioria das complicações sérias relatadas neste trabalho ocorreu quando o volume de embolização foi maior ou igual a 70%.

Hadduck et al. reviram oito estudos entre 2005 e 2012 e identificaram complicações semelhantes após a EEP.[19] A taxa de complicações aumentou com volume de embolização esplênica próximo ou maior que 70%.

CONCLUSÃO

A EEP constitui alternativa terapêutica efetiva à esplenectomia para o hiperesplenismo. É um procedimento simples, rápido e seguro que pode ser efetuado sob sedação moderada com baixa morbidade, contanto que o volume total de embolização seja em torno de 50% e não mais de 70%. O papel deste procedimento no tratamento de hiperesplenismo provavelmente aumentará durante o tempo.

REFERÊNCIAS BIBLIOGRÁFICAS

1. Maddison FE. Embolic therapy of hypersplenism. *Investigative Radiology* 1973:280-1.
2. Spigos DG, Jonasson O, Mozes M e Capek V. Partial splenic embolization in the treatment of hypersplenism. *American Journal of Roentgenology* 1979;132:777-82.
3. Peck-Radosavljevic M. Hypersplenism. *Eur J Gastroenterol Hepatol* 2001;13:317-23.
4. 4Pringle KC, Spigos DG, Tan WS et al. Partial splenic embolization in the management of thalassemia major. *J Pediatr Surg* 1982;17:884-91.
5. Jonasson O, Spigos DG, Mozes MF. Partial splenic embolization: experience in 136 patients. *World J Surg* 1985;9:461-7.
6. Sangro B, Bilbao I, Herrero I et al. Partial splenic embolization for the treatment of hypersplenism in cirrhosis. *Hepatology* 1993;18:309-14.
7. Romano M, Giojelli A, Capuano G et al. Partial splenic embolization in patients with idiopathic portal hypertension. *Eur J Radiol* 2004;49:268-73.
8. Stanley P, Chen TC. Partial embolization of the spleen in patients with thalassemia. *J Vasc Interv Radiol* 1995;6:137-42.
9. Kimura F, Ito H, Shimizu H et al. Partial splenic embolization for the treatment of hereditary spherocytosis. *AJR Am J Roentgenol* 2003;181:1021-4.
10. Kumar S, Diehn FE, Gertz MA, Tefferi A. Splenectomy for immune thrombocytopenic purpura: long-term results and treatment of postsplenectomy relapses. *Ann Hematol* 2002;81:312-9.
11. Miyazaki M, Itoh H, Kaiho T et al. Partial splenic embolization for the treatment of chronic idiopathic thrombocytopenic purpura. *AJR Am J Roentgenol* 1994;163:123-6.
12. Madoff DC, Denys A, Wallace MJ et al. Splenic arterial interventions: anatomy, indications, technical considerations, and potential complications. *Radiographics* 2005;S191-211.
13. Hickman MP, Lucas D, Novak Z et al. Preoperative embolization of the spleen in children with hypersplenism. *J Vasc Interv Radiol* 1992;3:647-52.
14. Gonsalves CF, Mitchell EP, Brown DB. Management of hypersplenism by partial splenic embolization with ethylene vinyl alcohol copolymer. *American Journal of Roentgenology* 2010;195:1241-44.
15. Ou MC, Chuang MT, Lin XZ et al. A novel method for the angiographic estimation of the percentage of spleen volume embolized during partial splenic embolization. *European Journal of Radiology* 2013;1260-5.
16. N'Kontchou G, Seror O, Bourcier V et al. Partial splenic embolization in patients with cirrhosis: efficacy, tolerance and long-term outcome in 32 patients. *European Journal of Gastroenterology & Hepatology* 2005;17:179-84.
17. Smith M, Ray CE. Splenic artery embolization as an adjunctive procedure for portal hypertension. *Seminars in Interventional Radiology* 2012;29:135-9.
18. Koconis KG, Singh H, Soares G. Partial splenic embolization in the treatment of patients with portal hypertension: a review of the English language literature. *Journal of Vascular and Interventional Radiology* 2007;18:463-81.
19. Hadduck TA, McWilliams JP. Partial splenic artery embolization in cirrhotic patients. *World Journal of Radiology* 2014;6(5):160-8. doi:10.4329/wjr.v6.i5.160.
20. Moon E, Tam MD, Kikano et al. Prophylactic antibiotic guidelines in modern interventional radiology practice. *Semin Intervent Radiol* 2010;27:327-37.
21. Pålsson B, Hallén M, Forsberg AM, Alwmark A. Partial splenic embolization: long-term outcome. *Langenbecks Arch Surg* 2003;387:421-6.
22. Yoshida H, Mamada Y, Taniai N, Tajiri T. Partial splenic embolization. *Hepatol Res* 2008;38:225-33.

23. Ohmoto K, Yamamoto S. Prevention of variceal recurrence, bleeding, and death in cirrhosis patients with hypersplenism, especially those with severe thrombocytopenia. *Hepatogastroenterology* 2003;50(54):1766-9.
24. Ohmagari K, Toyonaga A, Tanikawa K. Effects of transcatheter splenic arterial embolization on portal hypertensive gastric mucosa. *The American Journal of Gastroenterology* 1993;88:1837-41.
25. Yoshida H, Mamada Y, Taniai N *et al*. Long-term results of partial splenic artery embolization as supplemental treatment for portal-systemic encephalopathy. *Am J Gastroenterol* 2005;100:43-7.
26. Guan YS, Hu Y. Clinical application of partial splenic embolization. *The Scientific World Journal* 2014;014:961345.

Capítulo 18

Embolização Portal Pré-Hepatectomia

◆ *Richard H Marshall*
◆ *David Li*
◆ *David C Madoff*

CONTEÚDO

- ✓ INTRODUÇÃO ... 271
- ✓ FISIOPATOLOGIA ... 271
- ✓ DETERMINAÇÃO DO FÍGADO REMANESCENTE FUTURO ... 271
- ✓ INDICAÇÕES ... 272
- ✓ RESULTADOS EM FÍGADOS SAUDÁVEIS ... 272
- ✓ RESULTADOS EM FÍGADOS DOENTES ... 273
- ✓ EVP NO CENÁRIO DE HEPATECTOMIA EM DOIS TEMPOS ... 274
- ✓ EVP ASSOCIADA À EMBOLIZAÇÃO ARTERIAL HEPÁTICA ... 275
- ✓ CONTRAINDICAÇÕES ... 275
- ✓ ASPECTOS TÉCNICOS ... 275
- ✓ COMPLICAÇÕES ... 278
- ✓ CONCLUSÃO ... 278
- ✓ REFERÊNCIAS BIBLIOGRÁFICAS ... 278

INTRODUÇÃO

Tumores hepáticos primários têm apresentado aumento de incidência nas últimas décadas, e o fígado continua sendo sítio frequente de recorrência metastática.[1,2] Para a grande maioria dos pacientes não candidatos ao transplante hepático, ressecção cirúrgica de tumores primários e metástases continua sendo a principal abordagem terapêutica com intuito curativo.[3,4] Avanços na técnica cirúrgica hepatobiliar levaram à redução da morbimortalidade relacionada com as ressecções hepáticas.[5,6] Apesar desses avanços, ressecções extensas (envolvendo mais do que 3 segmentos de Couinaud) aumentam o risco de complicações relacionadas com a insuficiência hepatocelular no período perioperatório. O volume hepático remanescente após o procedimento cirúrgico, denominado fígado remanescente futuro (FRF), é um importante fator preditivo independente para complicações pós-operatórias.[7,8]

A embolização da veia porta (EVP) é realizada de forma a redirecionar o fluxo sanguíneo portal para o FRF nos pacientes candidatos a hepatectomias extensas, com intuito de promover hipertrofia dos segmentos não embolizados. O aumento volumétrico do FRF está associado à melhora da excreção biliar, captação de albumina e função hepatocelular pós-operatória nos pacientes submetidos a ressecções extensas.[9-11] Foi demonstrado que a EVP está relacionada com a melhora da reserva funcional do FRF anteriormente à cirurgia e redução da morbidade perioperatória, permitindo hepatectomias seguras, potencialmente curativas, em pacientes inicialmente inelegíveis a ressecções decorrente do reduzido volume do FRF.[12-14] Este capítulo aborda a fisiopatologia, indicações, resultados, aspectos técnicos e complicações relacionadas com a EVP.

FISIOPATOLOGIA

O fígado é um órgão único no que diz respeito à capacidade de regeneração: até mesmo a perda tão grande quanto dois terços do parênquima pode ser compensada com recuperação completa da função hepática em um período de duas semanas.[15] A veia porta (VP) apresenta papel-chave no transporte de fatores tróficos essenciais para o processo regenerativo.[16-18] A EVP resulta em mudanças hemodinâmicas e das vias metabólicas relacionadas com a regeneração dos segmentos não lesados. Depois da EVP, hepatócitos do FRF (segmentos não embolizados) entram na fase G1, estimulados por citocinas, incluindo fator de necrose tumoral alfa, interleucina 6, prostaglandinas e insulina, e fatores de crescimento, incluindo fator de crescimento epidérmico, fator de crescimento transformante alfa e serotonina.[19,20] Regeneração ao nível celular se inicia nas primeiras horas, resultando em crescimento parenquimatoso significativo em algumas semanas, em fígados saudáveis (Fig. 18-1).[8,21,22] A EVP ainda resulta em indução de apoptose celular nos segmentos embolizados. Como resultado, a EVP está relacionada a quadros leves de dor e febre pós-procedimento, ao contrário da síndrome pós-embolização clássica associada a embolizações transarteriais, em que o principal mecanismo de morte celular corresponde à necrose.[23]

Fígados cirróticos apresentam taxas e capacidade de regeneração reduzidas.[24] Mecanismos envolvidos incluem o microambiente hepatocelular subótimo em razão da presença de fibrose, redução do fluxo venoso portal e resposta celular inadequada aos fatores hepatotróficos.[25]

Foi demonstrado também que pacientes diabéticos apresentam taxas reduzidas de crescimento do FRF após a EVP,[21,26] o que parece estar relacionado com a resistência insulínica neste grupo de pacientes. Apesar dos seus efeitos benéficos na estimulação de hipertrofia tecidual hepática, células neoplásicas também são responsivas às mesmas citocinas e fatores de crescimento envolvidos, o que pode induzir crescimento tumoral pós-EVP.[27,28]

DETERMINAÇÃO DO FÍGADO REMANESCENTE FUTURO

A EVP está indicada nos casos em que o FRF estimado é insuficiente para garantir adequada função hepatocelular, particularmente no período perioperatório, antes que o fígado tenha tempo de sofrer processo de regeneração. O cálculo acurado do volume do FRF é essencial no processo de triagem dos pacientes potencialmente candidatos à hepatectomia e EVP. O volume hepático apresenta correlação direta com o tamanho do indivíduo; portanto, padronizá-lo de acordo com este critério frequentemente resulta em estimativas mais fidedignas do FRF.[29,30] Esse princípio levou à proposta e validação clínica do FRF padronizado (FRFp) por Vauthey *et al.*, sendo expresso pela razão do FRF sobre o volume total de fígado funcionante (VTFF): FRFp = FRF/VTFF.[30]

Para o cálculo do FRFp, os volumes do FRF e do volume total de fígado funcionante devem ser obtidos. O volume do FRF é medido diretamente por meio de softwares específicos, tendo como base estudos de imagem baseados em cortes axiais, tipicamente tomografia computadorizada (TC) (Fig. 18-2).

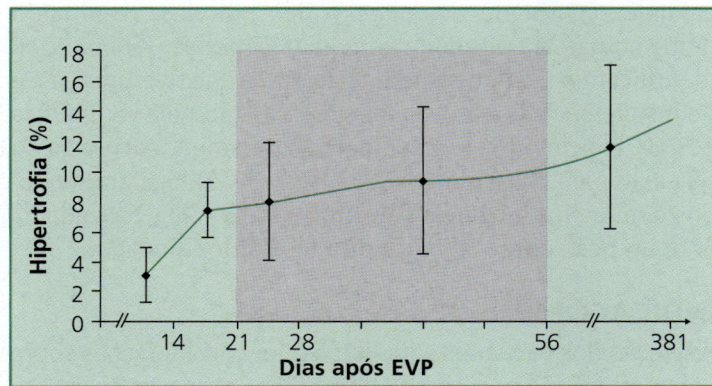

Fig. 18-1. Grau de hipertrofia do FRFp ao longo do tempo após EVP, com cinética de crescimento do FRF, plotado como mediana de hipertrofia após EVP (com intervalos interquartis). A zona sombreada, 22-56 dias após a EVP, representa o período de platô durante o qual o grau de hipertrofia não se alterou de forma significativa entre os pontos de medição. Utilizada com permissão de Ribero *et al.*[8]

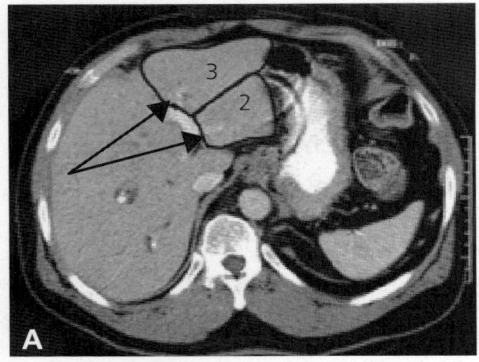
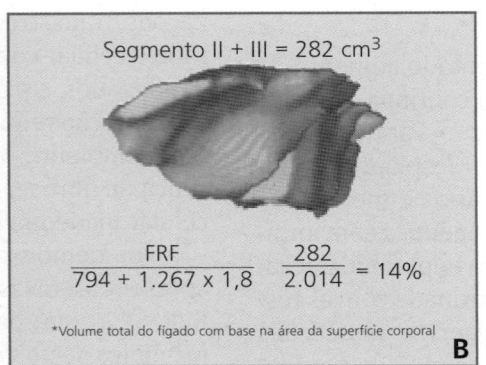
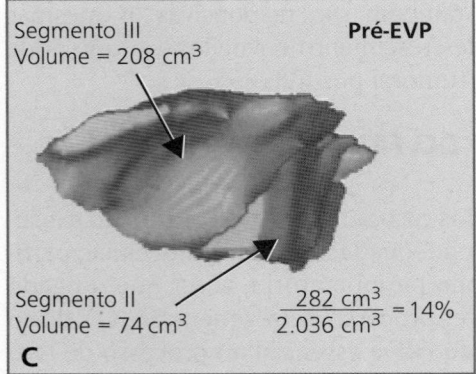
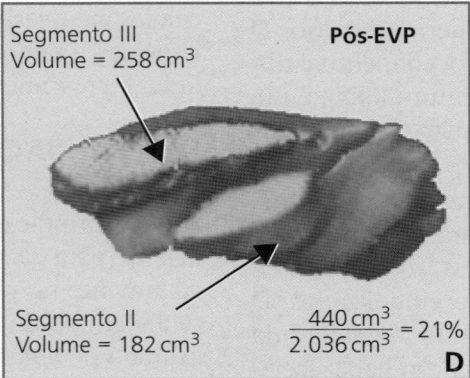

Fig. 18-2. Hipertrofia do FRF após EVP demonstrado por TC com reconstruções 3D. (**A**) Medições da volumetria através de contorno dos limites dos segmentos hepáticos-alvo. O volume total se dá pelas somas dos valores obtidos em cada corte tomográfico. (**B**) Fórmula para cálculo do volume total do fígado com base na área de superfície corporal. (**C**) Antes da embolização, o volume de segmentos II e III era de 282 cm³ [14% do volume total de fígado (2036 cm³)]. (**D**) Após a embolização, o volume de segmentos II e III foi de 440 cm³ [21% do volume total do fígado (2.036 cm³)]. Modificada com permissão de Vauthey et al.[30]

Alguns métodos têm sido utilizados para estimar a medida do VTFF, incluindo volumetria hepática por TC e fórmulas baseadas na superfície corporal (SC) e peso corporal. Vauthey et al. descreveram um método para estimativa do VTFF, analisando a relação entre o tamanho do fígado e a SC de 292 adultos ocidentais: VTFF = -794,41 + 1.267,28 × (SC).[31] Uma metanálise publicada, em 2005, determinou a forma de estimativa do FRFp descrita por Vauthey et al. como a de maior acurácia.[29] A volumetria hepática por TC também pode ser utilizada para medida do VTFF, entretanto, esse método requer exclusão do volume ocupado por tumores. A estimativa do VTFF por este método não é confiável em casos de extensa carga tumoral em razão da dificuldade técnica de delimitação dos nódulos, resultando numa somatória de medidas pouco acuradas. Ribero et al. identificaram um subgrupo de pacientes que tiveram o risco de insuficiência hepatocelular subestimado pela volumetria por TC, concluindo que este método tem menor acurácia do que a SC para o cálculo do FRFp.[32] Desde 2005, alguns estudos demonstraram que a determinação do VTFF baseada na SC e no peso corporal apresenta resultados similares.[33,34]

INDICAÇÕES

A seleção dos pacientes para EVP requer considerações sobre volume e função hepática de base (FRFp), presença de cirrose ou esteatose, exposição à quimioterapia, número e localização das metástases e complexidade da cirurgia planejada.

RESULTADOS EM FÍGADOS SAUDÁVEIS

Múltiplos estudos demonstraram que hepatectomia num cenário de FRFp < 20% está associada a aumento da incidência de complicações pós-operatórias.[8,35,36] Dessa maneira, o National Comprehensive Cancer Network treatment guidelines, publicado, em 2013, determinou um FRFp > 20% como limite mínimo para realização de ressecções hepáticas seguras em fígados saudáveis (evidência nível IIA), devendo a EVP ser considerada para FRFp abaixo desse patamar.[3] Kishi et al. publicaram uma série de 301 pacientes consecutivos submetidos à hepatectomia direita estendida e concluíram que pacientes com FRFp < 20% apresentaram taxas significativamente maiores de insuficiência hepatocelular pós-operatória e de óbito por falência hepática do que pacientes com FRFp > 20% (p < 0,05) (Fig. 18-3).[36] Além disso, pacientes que foram submetidos à EVP e aumentaram seus FRFp de < 20% para > 20% apresentaram taxas de insuficiência hepática estatisticamente equivalentes em relação aos pacientes com FRFp > 20%. Este estudo confirmou tanto o aumento da incidência de complicações para pacientes com FRFp < 20% quanto o papel benéfico da EVP para pacientes que apresentaram hipertrofia do FRFp para > 20%. Ribero et al. apresentaram resultados semelhantes e concluíram que tanto um FRFp < 20% quanto um crescimento do FRFp < 5% após EVP estão associados a um maior risco de complicações maiores relacionadas com a disfunção hepática, maior período de internação hospitalar e maior mortalidade em 90 dias (Fig. 18-4).[8,37]

Em uma recente revisão de 107 pacientes submetidos à hepatectomia direita ou hepatectomia direita estendida, Shindoh et al. avaliaram a taxa de crescimento cinético (TCC), definida como a porcentagem de aumento volumétrico hepático dividido pelo número de semanas pós-EVP, como preditor de insuficiência hepática pós-operatória.[38] Neste estudo, a TCC foi considerada o melhor preditor de insu-

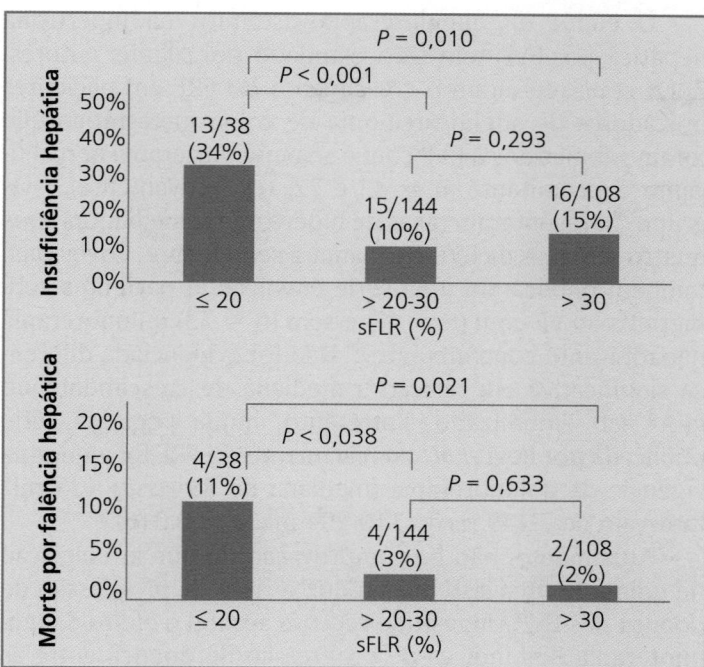

Fig. 18-3. Insuficiência hepatocelular e morte por falência hepática em função do volume relativo do FRFp. Utilizada com permissão de Kishi et al.[36]

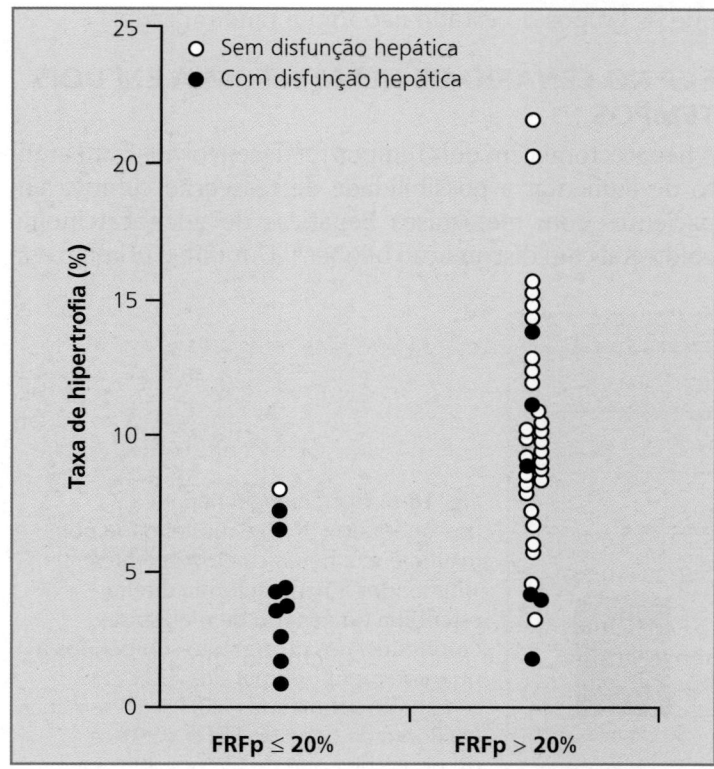

Fig. 18-4. Taxa de insuficiência hepática em relação ao FRFp pré-operatório. Modificada com permissão de Ribero et al.[8]

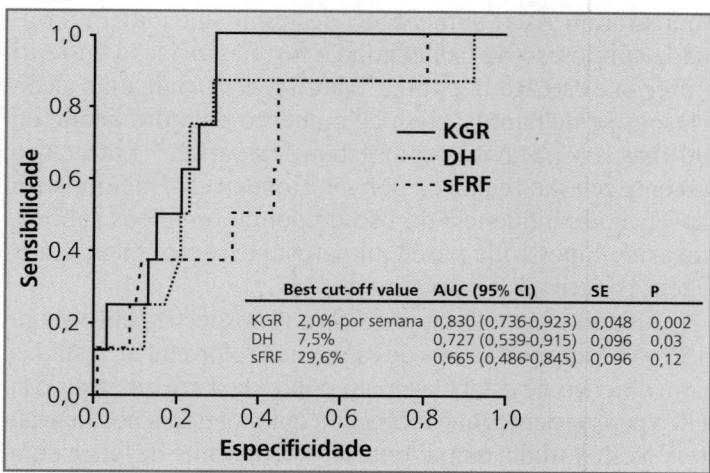

Fig. 18-5. Curvas para os fatores preditivos de insuficiência hepática pós-operatória. Área sob a curva (AUC) calculada para cinética de crescimento (KGR), grau de hipertrofia (DH) e FRFp (sFLR). Modificada com permissão de Shindoh et al.[38]

ficiência hepática pós-operatória e de mortalidade, quando comparada ao FRFp ou ao grau de hipertrofia parenquimatosa (Fig. 18-5). Das três medidas, uma TCC < 2%/semana foi o preditor de maior acurácia (81%) para insuficiência hepática pós-operatória, com sensibilidade de 100% e especificidade de 71%. Fatores associados a uma baixa TCC incluíram diabete melito e lesão sinusoidal grave.

RESULTADOS EM FÍGADOS DOENTES

De Meijer et al. realizaram metanálise, incluindo quatro estudos e 1.000 pacientes, e mostraram que pacientes com esteatose > 30% do fígado tiveram risco significativamente aumentado de complicações e de óbito pós-operatório, quando comparados a pacientes sem esteatose hepática (risco relativo e intervalo de confiança de 95% = 2,01 e 1,66-2,44, contra 2,79 e 1,19-6,51).[39] De forma semelhante, alguns estudos avaliando o desfecho clínico pós-hepatectomias extensas demonstraram maiores riscos de insuficiência hepática e de mortalidade pós-operatória em pacientes cirróticos.[40,41] Desta maneira, pontos de corte mais elevados em relação ao FRFp devem ser considerados para pacientes com fatores de risco adicionais, incluindo esteatose, exposição prévia à quimioterápicos e cirrose compensada.

Para pacientes com quadros de cirrose compensada (Child-Pugh A) que são considerados para hepatectomia, um FRFp > 40% é recomendado. Um estudo publicado por Shirabe et al., avaliando pacientes cirróticos submetidos a hepatectomias extensas, demonstrou que todos os casos de insuficiência hepática pós-operatória (n = 7) ocorreram quando o FRF foi < 250 mL/m² (correspondendo a um FRFp < 40%).[42] Um estudo prospectivo, envolvendo 28 pacientes hepatopatas crônicos, randomizados para serem submetidos ou não à EVP pré-ressecção hepática, validou um ponto de corte mínimo de 40%; o grupo submetido à EVP apresentou um FRFp médio de 35%, com incidência significativamente mais baixa de complicações, incluindo insuficiência hepatocelular.[43] Alguns autores recomendam EVP para todos os pacientes com cirrose decorrente do elevado risco de hepatectomias extensas nesse contexto.[44]

Revisando os achados de pacientes submetidos à EVP pré-ressecção de metástases hepáticas, Pawlik et al. demonstraram risco aumentado de lesão sinusoidal relacionada com o uso de oxaliplatina e forte associação entre irinotecan e esteato-hepatite.[45] Vauthey *et al.* chegaram a conclusões semelhantes, além de aumento da mortalidade em 90 dias em pacientes com esteato-hepatite.[46] Entretanto, recente revisão realizada por van Lienden *et al.* demonstrou ausência de influência do uso de quimioterápicos sobre as taxas de hipertrofia parenquimatosa, exceção feita para os agentes derivados da platina.[47]

Shidoh *et al.* realizaram análise retrospectiva envolvendo 194 pacientes portadores de carcinoma colorretal metastático, com objetivo de estabelecer um ponto de corte em relação ao FRFp para pacientes que receberam quimioterapia neoadjuvante.[48] Neste estudo, quimioterapia neoadjuvante de longa duração (definida como maior do que 12 semanas) e um FRFp < 30% foram preditores de insuficiência hepatocelular pós-hepatectomia (OR = 5,4, P = 0,004; OR 6,3, p = 0,019, respectivamente) (Fig. 18-6). Apenas dois casos de insuficiência hepática foram descritos no grupo de pacientes com FRFp > 30%, com 0% de mortalidade. De acordo com esta análise, FRFp = 30% parece ser um ponto de corte adequado para pacientes que receberam quimioterapia neoadjuvante, particularmente por um período maior do que 12 semanas. Dessa maneira, muitos autores recomendam EVP quando o FRFp é < 30% em pacientes com hepatopatia crônica em grau intermediário, sem cirrose estabelecida, pacientes submetidos à quimioterapia prévia ou portadores de esteatose hepática.[49,50]

Crescimento tumoral pós-EVP foi previamente descrito tanto para neoplasias primárias quanto para metástases hepáticas.[51-54] Progressão da doença de base pós-EVP pode impedir a realização de hepatectomia com intuito curativo. Em estudos sobre hepatectomias em dois tempos, foram descritas taxas de *drop out* de 20% após a primeira ressecção decorrente da progressão de doença.[55,56] Quimioterapia neoadjuvante pode ser administrada pós-EVP com intuito de controle tumoral até a realização da hepatectomia; no entanto, dúvidas persistem acerca dos potenciais efeitos deletérios sobre a função hepática e a hipertrofia parenquimatosa, além da real eficácia dessa terapêutica na prevenção da progressão de doença.

O efeito da quimioterapia sistêmica na hipertrofia hepática pós-EVP tem sido estudado por alguns autores. Zorzi *et al.* revisaram o crescimento do FRF em pacientes portadores de adenocarcinoma de cólon metastático que foram submetidos à EVP com e sem quimioterapia neoadjuvante concomitante (n = 43 e 22, respectivamente).[57] Os grupos apresentaram taxas de hipertrofia semelhantes após quatro semanas da EVP. De maneira semelhante, Covey *et al.* também publicaram uma série envolvendo pacientes submetidos à EVP com (n = 47) e sem (n = 53) quimioterapia neoadjuvante concomitante.[58] Não foi evidenciada diferença significativa em relação à mediana de crescimento do lobo não embolizado. Entretanto, numa pequena série publicada por Beal *et al.*, o crescimento do FRF foi menor na vigência da quimioterapia (mediana de 89 *versus* 135 mL, intervalo de 7-149 *versus* 110-254 mL; p = 0,016).[59]

Atualmente, não há comprovação de que a realização de quimioterapia sistêmica reduz o risco de progressão de doença pós-EVP. Um estudo recente avaliou o efeito da quimioterapia nos índices de progressão de doença entre as duas ressecções em pacientes submetidos à hepatectomia em dois tempos.[60] Dos 47 pacientes submetidos à primeira ressecção, 25 (53,2%) receberam quimioterapia durante o intervalo, enquanto 22 (46,8%) não receberam. Onze pacientes (23,4%) não puderam completar o segundo estágio da hepatectomia por causa da progressão de doença. Não houve diferença estatisticamente significativa em relação à progressão de doença nos dois grupos (n = 12 *versus* n = 13; p = 0,561). Os autores concluíram que a realização de quimioterapia após a primeira hepatectomia não garante redução nas taxas de progressão de doença, com a ressalva de que os grupos do estudo não foram randomizados.

EVP NO CENÁRIO DE HEPATECTOMIA EM DOIS TEMPOS

A hepatectomia em dois tempos foi desenvolvida com intuito de aumentar a possibilidade de ressecção curativa em pacientes com metástases hepáticas de adenocarcinoma colorretal com distribuição bilobar.[61] Durante o primeiro es-

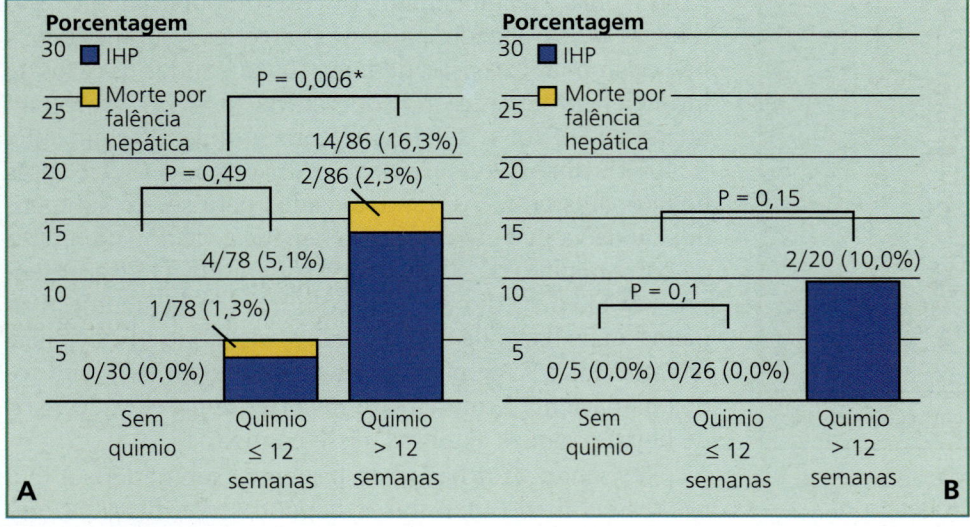

Fig. 18-6. Insuficiência hepática pós-operatória (IHP) e mortalidade por insuficiência hepática em pacientes submetidos à hepatectomia direita estendida no cenário de metástases colorretais, nos grupos não submetidos à quimioterapia, submetidos à QT ≤ 12 semanas e submetidos à QT > 12 semanas. (**A**) Ponto de corte do FRFp = 20% e (**B**) ponto de corte do FRFp = 30% para elegibilidade cirúrgica. Usada com permissão de Shindoh *et al.*[48]

tágio do tratamento, os tumores localizados no FRF são ressecados ou tratados por ablação. Uma vez livre de lesões, o fluxo venoso portal é direcionado para o FRF através de ligadura da veia porta (LVP) ou EVP. Após hipertrofia adequada do FRF, o segundo estágio do tratamento é realizado, tipicamente, por hepatectomia direita ou hepatectomia direita estendida para o segmento IV. Brouquet et al. estudaram os resultados da hepatectomia em dois tempos em 65 pacientes portadores de metástases de adenocarcinoma colorretal que apresentavam doença restrita ao fígado e resposta objetiva à quimioterapia sistêmica.[55] O índice de sobrevida global em 5 anos comparando pacientes que completaram apenas o primeiro estágio do tratamento cirúrgico foi de 51%, comparado a 15% dos pacientes submetidos a apenas tratamento medicamentoso (p = 0,005). Quarenta e sete pacientes completaram os dois tempos do tratamento cirúrgico e apresentaram sobrevida de 5 anos de 64%. Dessa maneira, foi claramente confirmado o benefício do tratamento cirúrgico neste grupo de pacientes.

Como alternativa à EVP, a LVP tem sido realizada durante o primeiro estágio da hepatectomia em dois tempos ou como um procedimento extra com o objetivo de induzir à hipertrofia do FRF.[62-64] Resultados de estudos comparativos são inconsistentes, alguns demonstrando hipertrofia comparável entre os dois métodos, e outros favorecendo a EVP. Aussilhou et al. (EVP: $n = 18$; LVP: $n = 17$) e Capussotti et al. (EVP: $n = 31$; LVP: $n = 17$) compararam retrospectivamente pacientes submetidos à EVP e à LPV durante o primeiro estágio da hepatectomia em dois tempos e demonstraram resultados semelhantes no que diz respeito ao crescimento do lobo hepático esquerdo.[65,66] Outros estudos apresentaram menor hipertrofia do FRF nos grupos submetidos à LVP. Broering et al. obtiveram aumentos significativamente maiores dos segmentos laterais do lobo esquerdo no grupo submetido à EVP pré-hepatecomia direita estendida ($n = 17$), quando comparados ao grupo submetido à LVP ($n = 17$) (188 ± 81 mL versus 123 ± 58 mL; p = 0,012).[67] Além disso, o período de internação hospitalar foi significativamente mais curto no grupo submetido à EVP ($4 \pm 2,9$ dias versus $8,1 \pm 5,1$ dias; p < 0,01). Robles et al. também compararam a hipertrofia do lobo hepático esquerdo em pacientes submetidos à EVP ($n = 18$) e à LVP ($n = 23$). Os autores demonstraram maior mediana de crescimento do FRF no grupo submetido à EVP (40% versus 30%, p < 0,05).[68] Os piores resultados após LVP podem ser explicados pela presença de *shunts* porto-portais, levando ao reenchimento de ramos portais direitos.[69]

EVP ASSOCIADA À EMBOLIZAÇÃO ARTERIAL HEPÁTICA

A EVP pode ser associada à embolização transarterial com objetivo de controle do crescimento tumoral, além de estar relacionada com a maior hipertrofia do FRF quando comparada à EVP isoladamente. Após a EVP, observa-se a mudança no padrão de vascularização parenquimatosa por aumento compensatório do fluxo da artéria hepática, conhecido como efeito-tampão arterial.[70] O aumento do fluxo arterial pode cursar com aceleração do crescimento neoplásico, considerando o fato de que a maior parte da vascularização tumoral é proveniente da artéria hepática. Além disso, a embolização arterial resulta em acentuado processo inflamatório parenquimatoso, fator conhecidamente relacionado com a hipertrofia hepatocelular.[71] A combinação dos métodos está associada ainda a maiores taxas de necrose tumoral, sobrevida livre de doença e sobrevida global.[72,73] Em 2011, Yoo et al. avaliaram 135 pacientes portadores de carcinoma hepatocelular submetidos à EVP, dos quais 71 realizaram quimioembolização hepática seguida de EVP.[73] Foi observado maior aumento do FRF no grupo submetido à quimioembolização + EVP (7,3% versus 5,8%; p = 0,035), além de aumento comparativo da sobrevida global e sobrevida livre de recorrência. A taxa de sobrevida cumulativa em 10 anos foi quase duas vezes maior no grupo submetido à terapia combinada (58% versus 31%; p = 0,028). Em outro estudo, Ogata et al. realizaram quimioembolização 3 a 4 semanas antes da EVP em um grupo de pacientes e demonstraram maior crescimento médio do FRF em comparação ao grupo que realizou EVP isoladamente (12% versus 8%; p = 0,022).

CONTRAINDICAÇÕES

As contraindicações da EVP são semelhantes àquelas relacionadas com a hepatectomia. Hipertensão portal grave, incompatível com a futura ressecção cirúrgica, constitui contraindicação absoluta à EVP. Além disso, nos casos em que o tumor causa trombose do sistema portal nos segmentos a serem ressecados, a EVP não é necessária, uma vez que o fluxo portal já esteja redirecionado para o FRF.[74,75] Contraindicações relativas incluem coagulopatia incorrigível, insuficiência renal, presença de múltiplos nódulos hepáticos com distribuição bilobar ou metástases extra-hepáticas.

ASPECTOS TÉCNICOS

Anatomia Venosa Portal e Vias de Acesso

O conhecimento da anatomia portal clássica e das variações mais comuns é essencial tanto para o planejamento da EVP, quanto da hepatectomia.[75] Nos casos de anatomia clássica, as veias esplênica e mesentérica superior se unem para formar a veia porta, que por sua vez se divide em ramos direito e esquerdo ao nível do hilo hepático. O ramo portal direito bifurca-se em divisões anterior e posterior, que realizam o transporte sanguíneo para os segmentos hepáticos V/VIII e VI/VII, respectivamente. O ramo portal esquerdo se subdivide em ramos que irrigam os segmentos IV, III e II. Em uma série de 200 pacientes avaliados por meio de portografia por TC, a anatomia clássica (tipo I) foi identificada em 65% dos casos (Fig. 18-7).[75,76] Na variação anatômica mais frequente (tipo III), a divisão posterior do ramo portal direito constitui o primeiro ramo do tronco principal da veia porta, e há uma bifurcação entre a divisão anterior do ramo portal direito e o ramo portal esquerdo.

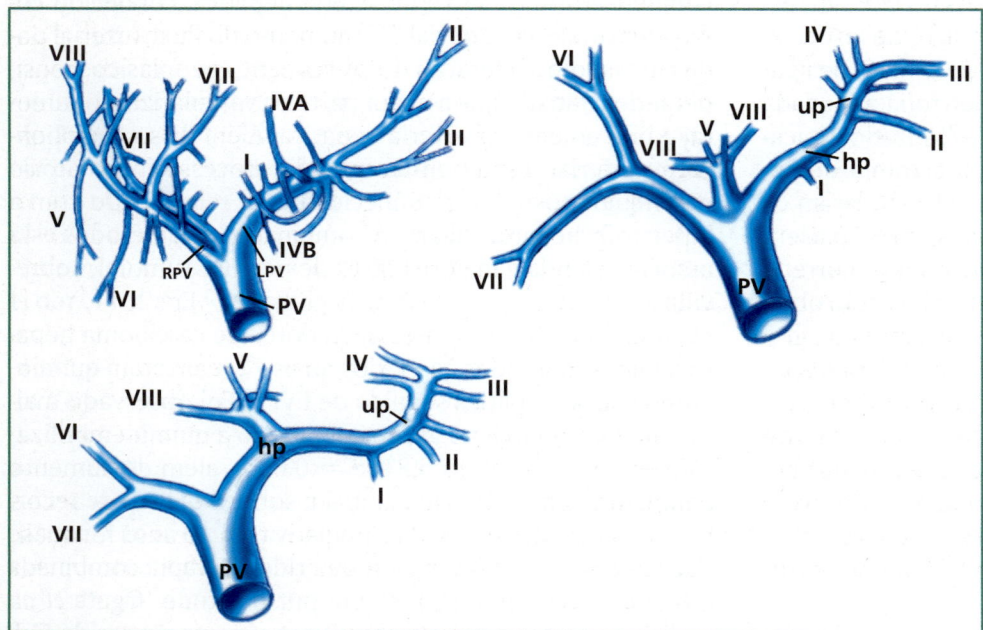

Fig. 18-7. Variações anatômicas da anatomia portal: tronco da veia porta (PV), segmento horizontal (hp), ramo portal esquerdo (LPV), ramo portal direito (RVP). (A) Anatomia clássica (tipo I); (B) trifurcação; (C) ramo posterior da veia porta direita como primeiro ramo do tronco principal (tipo III). Usada com permissão de Madoff et al.[75]

Foram descritas três vias de acesso para realização da EVP: transileocólica, transparieto-hepática ipsilateral e contralateral ao tumor. A via transileocólica foi a originalmente descrita, sendo a mais raramente utilizada. Este procedimento requer incisão transperitoneal para identificação e cateterismo de um ramo ileocólico de uma das veias mesentéricas, sendo, portanto, muito mais invasiva, adicionando os riscos da anestesia geral e da laparotomia aos da embolização. Os acessos percutâneos ipsilateral e contralateral são as duas técnicas mais utilizadas atualmente, pois apresentam altos índices de sucesso e baixas taxas de complicações.[77]

Na abordagem contralateral, o acesso ao sistema venoso portal se faz pelo FRF. O aspecto anterior dos ramos portais do segmento III permite o trajeto favorável para cateterização dos ramos dos segmentos V, VI, VII e VIII (Fig. 18-8). Depois de assegurar o acesso ao sistema portal através de uma bainha introdutora, são realizadas portografias diretas e medidas pressóricas. Procede-se à embolização dos ramos portais contralaterais e medidas pressóricas periódicas. Uma vez terminada a embolização, a portografia final é obtida, e, então, realiza-se a retirada da bainha introdutora com embolização do trajeto parenquimatoso. Essa abordagem favorece o acesso aos ramos portais do lobo hepático doente,[78,79] entretanto, o risco de lesão do FRF é de grande relevância, uma vez que pode inviabilizar a hepatectomia com intuito curativo.

A abordagem ipsilateral é realizada pelo lobo hepático doente. O acesso é obtido em um ramo portal distal, devendo-se evitar a transfixação de tumores no momento da punção trans-hepática (Fig. 18-8A-C). Na embolização do lobo direito, o acesso via ramos anteriores está associado ao menor índice de complicações.[80] Após garantir o acesso ao sistema portal através de uma bainha introdutora, são reali-

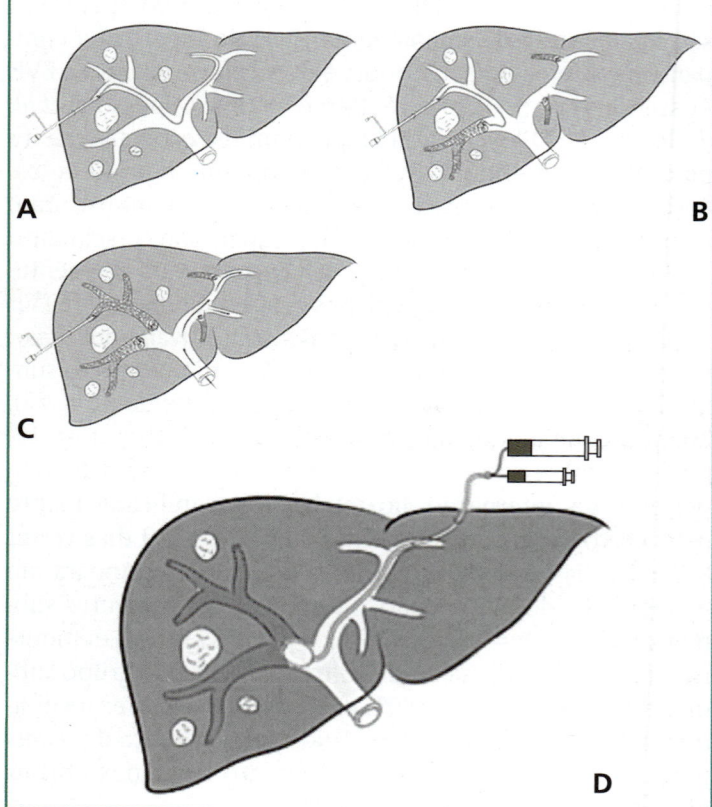

Fig. 18-8. Representação esquemática das técnicas percutâneas trans-hepáticas para EVP. (A) Técnica ipsolateral modificada em que um catéter 5 Fr é utilizado por um introdutor 6 Fr instalado em um ramo portal direito, com o objetivo de acessar o sistema portal esquerdo. (B) Embolização dos ramos do segmento IV com uso de microcatéter. (C) Embolização dos ramos portais direitos. (D) Técnica contralateral, onde um catéter-balão oclusor é posicionado pelo acesso esquerdo, com injeção anterógrada de agentes embolizantes para os ramos portais direitos.

zadas portografias diretas e medidas pressóricas. A seletivação dos ramos portais ipsolaterais é realizada por meio de cateteres com curva reversa causada por acentuada angulação vascular formada.[13,81] Se a embolização do lobo direito for estendida para os ramos do segmento IV, a abordagem ipsolateral permite o acesso mais direto. Nesse caso, os ramos portais do segmento IV devem ser embolizados primeiro, seguido por portografia do lobo esquerdo, confirmando a permeabilidade dos ramos dos segmentos laterais, antes da embolização dos ramos do lobo direito (Fig. 18-9). As portografias de controle pós-embolização podem ser realizadas pelos cateteres, evitando, assim, o risco de migração de material embólico. Finalmente, os cateteres e a bainha introdutora são retirados, e o trajeto parenquimatoso hepático é embolizado para reduzir o risco de complicações hemorrágicas. O acesso ipsolareral evita o risco de lesão traumática direta do FRF.

Materiais Embolizantes

Uma grande variedade de materiais e dispositivos estão disponíveis para embolizações em geral, e alguns deles foram adaptados para procedimentos, envolvendo o sistema portal. Agentes comumente utilizados incluem partículas de álcool polivinílico (PVA), Gelfoam, cola de fibrina, N-butyl cianoacrilato (NBCA), polidocanol, microsferas, etanol, molas, plugues vasculares entre outros.[47,82] O material ideal tem como características adequadas tolerabilidade pelo paciente, realizando embolização segura e permanente dos ramos portais-alvo.[13] Os agentes mais discutidos na atualidade são o NBCA e a associação entre microsferas e molas. Até o momento, não existem estudos prospectivos randomizados comparando esses agentes à EVP.

Diversos estudos demonstraram a segurança e eficácia das micropartículas de PVA e microsferas para embolizações hepáticas.[83,84] Muitos intervencionistas estão familiarizados com este tipo de material embolizante, que é utilizado em diversos outros procedimentos. A embolização dos pequenos ramos portais distais é realizada com partículas de 100-300 mícrons, e os ramos mais proximais são embolizados com partículas maiores com o objetivo de atingir estase do fluxo sanguíneo. Molas são utilizadas nos ramos maiores com objetivo de prevenir as ocorrências de migração de material embólico e recanalização dos ramos previamente embolizados.

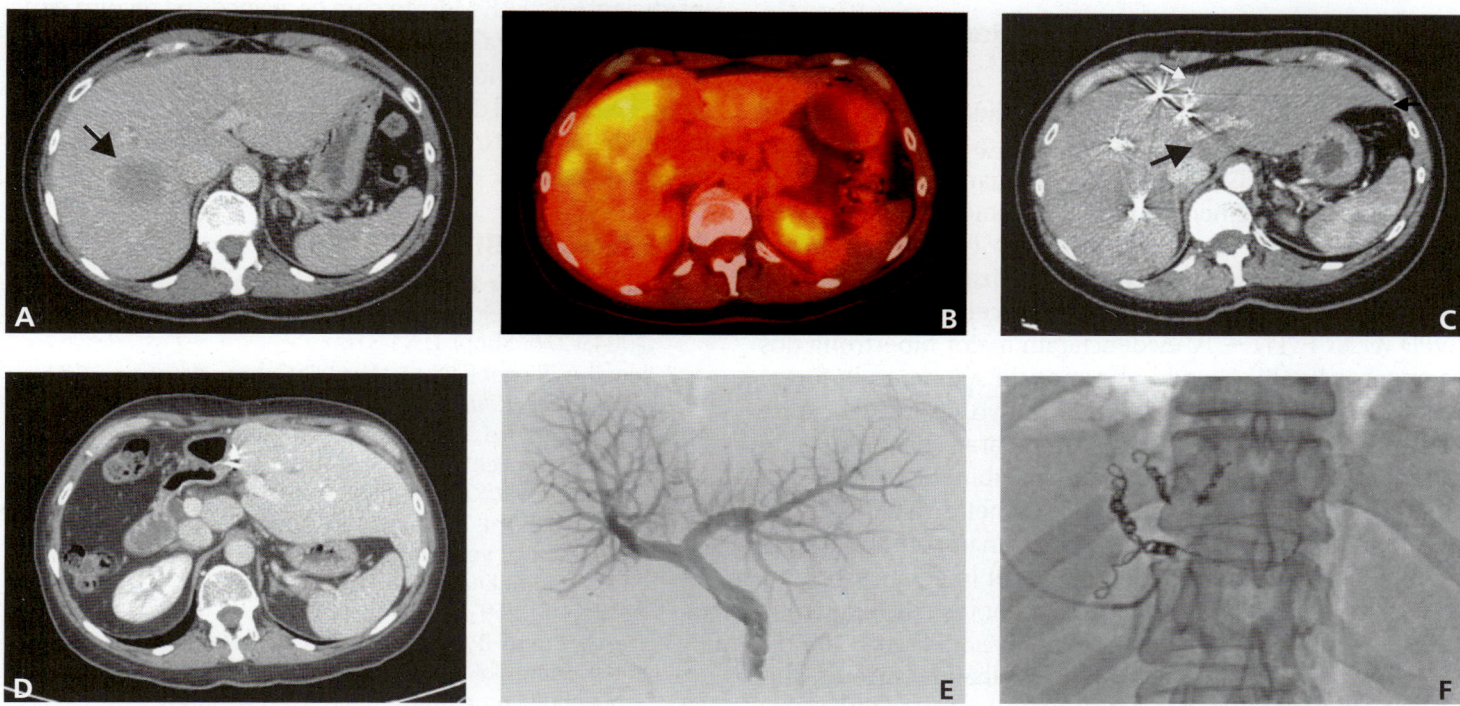

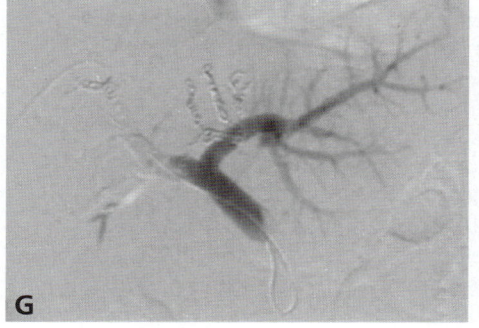

Fig. 18-9. Mulher de 48 anos com colangiocarcinoma e doença hepática subjacente envolvendo segmentos IV, V e VII. EVP direita estendida para o segmento IV utilizando micropartículas e molas. (**A**) TC com contraste evidenciando o lobo hepático esquerdo antes de EVP e uma lesão centrada no segmento VII (seta). (**B**) PET/CT mostrando tumor hipermetabólico nos segmentos IV e V. (**C**) TC pós-EVP demonstrando hipertrofia do FRF (setas, crescimento do FRFp 27-35%; TCC 4%). (**D**) TC pós-hepatectomia direita estendida, evidenciando hipertrofia maciça do fígado remanescente. (**E**) Portografia direta através de acesso ipsilateral, demonstrando anatomia portal clássica. (**F**) Fluoroscopia intraprocedimento, evidenciando embolização de ramos do segmento IV com micromolas. (**G**) Portografia de controle mostrando oclusão dos ramos da veia porta para os segmentos IV-VIII e perviedade dos ramos que irrigam os segmentos laterais do lobo esquerdo.

O NBCA é capaz de promover oclusão dos ramos portais por período maior do que quatro semanas,[85] induzindo o crescimento maior do FRF quando comparado à associação de molas e Gelfoam.[78] O NBCA induz reação inflamatória que resulta em fibrose peribiliar e acredita-se que o grau de hipertrofia pós-EVP com este agente seja tão bom quanto ou melhor do que o obtido com outros agentes embolizantes.[78] Entretanto, sua manipulação requer experiência e conhecimento avançado sobre as particularidades do material, e a reação inflamatória induzida pela embolização algumas vezes dificulta tecnicamente a hepatectomia.[78] Embolização de ramos portais não alvo foi previamente descrita, tendo sido desenvolvida uma técnica envolvendo a utilização de um plugue de nitinol com objetivo de prevenir refluxo do agente.[86] O NBCA é misturado com lipiodol e injetado com catéteres angiográficos posicionados em ramos de segunda ou terceira ordem, para prevenção de refluxo para ramos não alvo. Catéteres retos são preferidos por alguns intervencionistas, pois são menos propensos à se aderirem na presença do NBCA. Muito cuidado deve ser tomado no sentido de lavar todo o conteúdo do interior dos catéteres, com o objetivo de evitar a liberação inadvertida de NBCA pela manipulação dos mesmos no FRF.

Embolização Estendida para os Ramos do Segmento IV

Antes da hepatectomia direita estendida, alguns autores recomendam embolização do veia porta direita estendida para o segmento IV (EVPD + IV) de maneira a otimizar a hipertrofia dos segmentos II e III.[87] Como desvantagens, a cateterização dos ramos do segmento IV é tecnicamente mais difícil, e refluxo de material embolizante para o FRF foi previamente descrito.[88,89] Estudos recentes comparando EVPD versus EVPD + IV evidenciaram maior hipertrofia dos segmentos II e III, quando os ramos do segmento IV foram embolizados, sem aumento significativo na incidência de complicações.[8,90,91] Kishi et al. compararam pacientes submetidos à EVPD (n = 15) com outros submetidos à EVPD + IV (n = 58).[90] Comparado ao grupo submetido à EVPD, o grupo submetido à EVPD + IV apresentou maior aumento volumétrico absoluto dos segmentos II e III (medianas 106 mL versus 141 mL; P = 0,044), além de maior taxa de hipertrofia dos segmentos II e III (medianas 26% versus 54%; p = 0,021). A incidência de complicações foi semelhante entre os dois grupos (7% versus 10%; p > 0,99) e não houve complicação, resultando em impossibilidade de hepatectomia em ambos os grupos.

COMPLICAÇÕES

As complicações da EVP são semelhantes àquelas relacionadas com outros procedimentos trans-hepáticos guiados por imagem e incluem hematomas subcapsulares, hemoperitônio, hemobilia, formação de abscessos, colangite e sepse, fístulas arterioportais e pneumotórax. Além dessas, as complicações específicas do método incluem embolização de ramos portais não alvo, recanalização de segmentos embolizados e extensão da trombose portal para o ramo esquerdo ou tronco principal. Em 2010, a *Society of Interventional Radiology* estabeleceu um consenso sobre embolização transarterial incluindo pontos de corte para a incidência de complicações maiores pós-EVP de 6%, e morbidade de 11%.[77] Na maioria das séries publicadas, o índice de complicações foi bem menor do que estes valores.[92] Uma metanálise realizada por Abulkhir et al. compilou dados de 37 estudos publicados durante o período de 1990 a 2005, incluindo um total de 1.088 pacientes submetidos à EVP, demonstrando índices de morbidade e mortalidade relacionados com o método de 2,2 e 0%, respectivamente.[14] Nessa análise, 72% dos procedimentos foram realizados por via transparieto-hepática, e o restante através de acesso transileocólico.

CONCLUSÃO

A EVP é um procedimento adjuvante pré-hepatectomia bem estabelecido, com o objetivo de induzir à hipertrofia do FRF. Foi demonstrado que a EVP reduz a incidência de insuficiência hepática perioperatória, permitindo hepatectomias potencialmente curativas em pacientes previamente considerados não candidatos ao tratamento decorrentes do volume insuficiente do FRF. Mesmo com os avanços na técnica cirúrgica hepatobiliar, a EVP continua a exercer papel essencial como procedimento adjuvante à ressecções extensas por causa do seu perfil de segurança e comprovada eficácia, promovendo aumento da indicação de hepatectomias com intenção curativa.

REFERÊNCIAS BIBLIOGRÁFICAS

1. Bosch FX, Ribes J, Díaz M, Cléries R. Primary liver cancer: worldwide incidence and trends. *Gastroenterology* 2004;127(5 Suppl 1):S5-S16.
2. Jemal A, Siegel R, Xu J, Ward E. Cancer statistics, 2010. *CA Cancer J Clin* 2010;60(5):277-300.
3. Benson AB 3rd, Abrams TA, Ben-Josef E et al. NCCN clinical practice guidelines in oncology: hepatobiliary cancers. *J Natl Compr Canc Netw* 2009;7(4):350-91.
4. Benson AB 3rd, Bekaii-Saab T, Chan E et al. Metastatic colon cancer, version 3.2013: featured updates to the NCCN Guidelines. *J Natl Compr Canc Netw* 2013;11(5):519-28.
5. Tsao JI, Loftus JP, Nagorney DM et al. Trends in morbidity and mortality of hepatic resection for malignancy. A matched comparative analysis. *Ann Surg* 1994;220(2):199-205.
6. Vauthey JN, Pawlik TM, Abdalla EK et al. Is extended hepatectomy for hepatobiliary malignancy justified? *Ann Surg* 2004;239(5):722-30.
7. Shoup M, Gonen M, D'Angelica M et al. Volumetric analysis predicts hepatic dysfunction in patients undergoing major liver resection. *J Gastrointest Surg* 2003;7(3):325-30.
8. Ribero D, Abdalla EK, Madoff DC et al. Portal vein embolization before major hepatectomy and its effects on regeneration, resectability and outcome. *Br J Surg* 2007;94(11):1386-94.

9. Hirai I, Kimura W, Fuse A et al. Evaluation of preoperative portal embolization for safe hepatectomy, with special reference to assessment of nonembolized lobe function with 99 mTc-GSA SPECT scintigraphy. *Surgery* 2003;133(5):495-506.

10. Uesaka K, Nimura Y, Nagino M. Changes in hepatic lobar function after right portal vein embolization. An appraisal by biliary indocyanine green excretion. *Ann Surg* 1996;223(1):77-83.

11. Ijichi M, Makuuchi M, Imamura H, Takayama T. Portal embolization relieves persistent jaundice after complete biliary drainage. *Surgery* 2001;130(1):116-8.

12. Azoulay D, Castanaing D, Krissat J et al. Percutaneous portal vein embolization increases the feasibility and safety of major liver resection for hepatocellular carcinoma in injured liver. *Ann Surg* 2000;232(5):665-72.

13. Madoff DC, Abdalla EK, Vauthey JN. Portal vein embolization in preparation for major hepatic resection: evolution of a new standard of care. *J Vasc Interv Radiol* 2005;16(6):779-90.

14. Abulkhir A, Limongelli P, Healey AJ et al. Preoperative portal vein embolization for major liver resection: a meta-analysis. *Ann Surg* 2008;247(1):49-57.

15. Koniaris LG, McKillop IH, Schwartz SI, Zimmers TA. Liver regeneration. *J Am Coll Surg* 2003;197(4):634-59.

16. Fausto N, Campbell JS, Riehle KJ. Liver regeneration. *Hepatology* 2006;43(2 Suppl 1):S45-53.

17. Schweizer W, Duda P, Tanner S et al. Experimental atrophy/hypertrophy complex (AHC) of the liver: portal vein, but not bile duct obstruction, is the main driving force for the development of AHC in the rat. *J Hepatol* 1995;23(1):71-8.

18. Goto Y, Nagino M, Nimura Y. Doppler estimation of portal blood flow after percutaneous transhepatic portal vein embolization. *Ann Surg* 1998;228(2):209-13.

19. Treska V, Skalicky T, Sutnar A et al. Prognostic importance of some clinical and therapeutic factors for the effect of portal vein embolization in patients with primarily inoperable colorectal liver metastases. *Arch Med Sci* 2013;9(1):47-54.

20. Kusaka K, Imamura H, Tomiya T et al. Expression of transforming growth factor-alpha and -beta in hepatic lobes after hemihepatic portal vein embolization. *Dig Dis Sci* 2006;51(8):1404-12.

21. Nagino M, Nimura Y, Kamiya J et al. Changes in hepatic lobe volume in biliary tract cancer patients after right portal vein embolization. *Hepatology* 1995;21(2):434-9.

22. Taub R. Liver regeneration: from myth to mechanism. *Nat Rev Mol Cell Biol,* 2004;5(10):836-47.

23. Ikeda K, Kinoshita H, Hirohashi K et al. The ultrastructure, kinetics and intralobular distribution of apoptotic hepatocytes after portal branch ligation with special reference to their relationship to necrotic hepatocytes. *Arch Histol Cytol* 1995;58(2):171-84.

24. Yamanaka N, Okamoto E, Kawamura E et al. Dynamics of normal and injured human liver regeneration after hepatectomy as assessed on the basis of computed tomography and liver function. *Hepatology* 1993;18(1):79-85.

25. Duncan AW, Soto-Gutierrez A. Liver repopulation and regeneration: new approaches to old questions. *Curr Opin Organ Transplant* 2013;18(2):197-202.

26. Imamura H, Shimada R, Kubota M et al. Preoperative portal vein embolization: an audit of 84 patients. *Hepatology* 1999;29(4):1099-105.

27. Hayashi H, Beppu T, Sugita H et al. Serum HGF and TGF-beta1 levels after right portal vein embolization. *Hepatol Res* 2010;40(4):311-7.

28. Zou RH, Li AH, Han F et al. Liver hypertrophy and accelerated growth of implanted tumors in nonembolized liver of rabbit after left portal vein embolization. *J Surg Res* 2012;178(1):255-63.

29. Johnson TN, Tucker GT, Tanner MS et al. Changes in liver volume from birth to adulthood: a meta-analysis. *Liver Transpl* 2005;11(12):1481-93.

30. Vauthey JN, Chaoui A, Do KA et al. Standardized measurement of the future liver remnant prior to extended liver resection: methodology and clinical associations. *Surgery* 2000;127(5):512-9.

31. Vauthey JN, Abdalla EK, Doherty DA et al. Body surface area and body weight predict total liver volume in Western adults. *Liver Transpl* 2002;8(3):233-40.

32. Ribero D, Amisano M, Bertuzzo F et al. Measured versus estimated total liver volume to preoperatively assess the adequacy of the future liver remnant: which method should we use? *Ann Surg* 2013;258(5):801-6.

33. Shah A, Goffette P, Hubert C et al. Comparison of different methods to quantify future liver remnants after preoperative portal vein embolization to predict postoperative liver failure. *Hepatogastroenterology* 2011;58(105):109-14.

34. Chun YS, Ribero D, Abdalla EK et al. Comparison of two methods of future liver remnant volume measurement. *J Gastrointest Surg* 2008;12(1):123-8.

35. Abdalla EK, Barnett CC, Doherty D et al. Extended hepatectomy in patients with hepatobiliary malignancies with and without preoperative portal vein embolization. *Arch Surg* 2002;137(6):675-80; discussion 680-1.

36. Kishi Y, Abdalla EK, Chun YS et al. Three hundred and one consecutive extended right hepatectomies: evaluation of outcome based on systematic liver volumetry. *Ann Surg* 2009;250(4):540-8.

37. Ribero D, Chun YS, Vauthey JN. Standardized liver volumetry for portal vein embolization. *Semin Intervent Radiol* 2008;25(2):104-9.

38. Shindoh J, Truty MJ, Aloia TA et al. Kinetic growth rate after portal vein embolization predicts posthepatectomy outcomes: toward zero liver-related mortality in patients with colorectal liver metastases and small future liver remnant. *J Am Coll Surg* 2013;216(2):201-9.

39. de Meijer VE, Kalish BT, Puder M, Ijzermans JN. Systematic review and meta-analysis of steatosis as a risk factor in major hepatic resection. *Br J Surg* 2010;97(9):1331-9.

40. Tanabe G, Sakamoto M, Akazawa K et al. Intraoperative risk factors associated with hepatic resection. *Br J Surg* 1995;82(9):1262-5.

41. Tjandra JJ, Fan ST, Wong J. Peri-operative mortality in hepatic resection. *Aust N Z J Surg* 1991;61(3):201-6.

42. Shirabe K, Shimada M, Gion T et al. Postoperative liver failure after major hepatic resection for hepatocellular carcinoma in the modern era with special reference to remnant liver volume. *J Am Coll Surg* 1999;188(3):304-9.

43. Farges O, Belghiti J, Kianmanesh R et al. Portal vein embolization before right hepatectomy: prospective clinical trial. Ann Surg 2003;237(2):208-17.
44. de Baere T, Denys D, Madoff DC. Preoperative portal vein embolization: indications and technical considerations. Tech Vasc Interv Radiol 2007;10(1):67-78.
45. Pawlik TM, Olino K, Gleisner AL et al. Preoperative chemotherapy for colorectal liver metastases: impact on hepatic histology and postoperative outcome. J Gastrointest Surg 2007;11(7):860-8.
46. Vauthey JN, Pawlik TM, Ribero D et al. Chemotherapy regimen predicts steatohepatitis and an increase in 90-day mortality after surgery for hepatic colorectal metastases. J Clin Oncol 2006;24(13):2065-72.
47. van Lienden KP, van der Esschert JW, de Graaf W et al. Portal vein embolization before liver resection: a systematic review. Cardiovasc Intervent Radiol 2013;36(1):25-34.
48. Shindoh J, Tzeng CW, Aloia TA et al. Optimal future liver remnant in patients treated with extensive preoperative chemotherapy for colorectal liver metastases. Ann Surg Oncol 2013;20(8):2493-500.
49. Adam R et al. Rescue surgery for unresectable colorectal liver metastases downstaged by chemotherapy: a model to predict long-term survival. Ann Surg 2004;240(4):644-57; discussion 657-8.
50. Azoulay D et al. Resection of nonresectable liver metastases from colorectal cancer after percutaneous portal vein embolization. Ann Surg 2000;231(4):480-6.
51. Elias D et al. During liver regeneration following right portal embolization the growth rate of liver metastases is more rapid than that of the liver parenchyma. Br J Surg 1999;86(6):784-8.
52. Kokudo N et al. Proliferative activity of intrahepatic colorectal metastases after preoperative hemihepatic portal vein embolization. Hepatology 2001;34(2):267-72.
53. Hayashi S et al. Acceleration of primary liver tumor growth rate in embolized hepatic lobe after portal vein embolization. Acta Radiol 2007;48(7):721-7.
54. Simoneau E et al. Portal vein embolization stimulates tumour growth in patients with colorectal cancer liver metastases. HPB (Oxford) 2012;14(7):461-8.
55. Brouquet A et al. High survival rate after two-stage resection of advanced colorectal liver metastases: response-based selection and complete resection define outcome. J Clin Oncol 2011;29(8):1083-90.
56. Narita M et al. Two-stage hepatectomy for multiple bilobar colorectal liver metastases. Br J Surg 2011;98(10):1463-75.
57. Zorzi D et al. Chemotherapy with bevacizumab does not affect liver regeneration after portal vein embolization in the treatment of colorectal liver metastases. Ann Surg Oncol 2008;15(10):2765-72.
58. Covey AM et al. Combined portal vein embolization and neoadjuvant chemotherapy as a treatment strategy for resectable hepatic colorectal metastases. Ann Surg 2008;247(3):451-5.
59. Beal IK et al. Portal vein embolisation prior to hepatic resection for colorectal liver metastases and the effects of periprocedure chemotherapy. Br J Radiol 2006;79(942):473-8.
60. Muratore A et al. Chemotherapy between the first and second stages of a two-stage hepatectomy for colorectal liver metastases: should we routinely recommend it? Ann Surg Oncol 2012;19(4):1310-5.
61. Jaeck D et al. A two-stage hepatectomy procedure combined with portal vein embolization to achieve curative resection for initially unresectable multiple and bilobar colorectal liver metastases. Ann Surg 2004;240(6):1037-49; discussion 1049-51.
62. Kianmanesh R et al. Right portal vein ligation: a new planned two-step all-surgical approach for complete resection of primary gastrointestinal tumors with multiple bilateral liver metastases. J Am Coll Surg 2003;197(1):164-70.
63. Schnitzbauer AA et al. Right portal vein ligation combined with in situ splitting induces rapid left lateral liver lobe hypertrophy enabling 2-staged extended right hepatic resection in small-for-size settings. Ann Surg 2012;255(3):405-14.
64. Homayounfar K et al. Two-stage hepatectomy (R0) with portal vein ligation—towards curing patients with extended bilobular colorectal liver metastases. Int J Colorectal Dis 2009;24(4):409-18.
65. Capussotti L et al. Portal vein ligation as an efficient method of increasing the future liver remnant volume in the surgical treatment of colorectal metastases. Arch Surg 2008;143(10):978-82; discussion 982.
66. Aussilhou B et al. Right portal vein ligation is as efficient as portal vein embolization to induce hypertrophy of the left liver remnant. J Gastrointest Surg 2008;12(2):297-303.
67. Broering DC et al. Portal vein embolization vs. portal vein ligation for induction of hypertrophy of the future liver remnant. J Gastrointest Surg 2002;6(6):905-13; discussion 913.
68. Robles R et al. Comparative study of right portal vein ligation versus embolisation for induction of hypertrophy in two-stage hepatectomy for multiple bilateral colorectal liver metastases. Eur J Surg Oncol 2012;38(7):586-93.
69. Denys AL et al. Failure of right portal vein ligation to induce left lobe hypertrophy due to intrahepatic portoportal collaterals: successful treatment with portal vein embolization. AJR Am J Roentgenol 1999;173(3):633-5.
70. Nagino M et al. Immediate increase in arterial blood flow in embolized hepatic segments after portal vein embolization: CT demonstration. AJR Am Roentgenol 1998;171(4):1037-9.
71. Michalopoulos GK. Liver regeneration. J Cell Physiol 2007;213(2):286-300.
72. Ogata S et al. Sequential arterial and portal vein embolizations before right hepatectomy in patients with cirrhosis and hepatocellular carcinoma. Br J Surg 2006;93(9):1091-8.
73. Yoo H et al. Sequential transcatheter arterial chemoembolization and portal vein embolization versus portal vein embolization only before major hepatectomy for patients with hepatocellular carcinoma. Ann Surg Oncol 2011;18(5):1251-7.
74. Thakrar PD, Madoff DC. Preoperative portal vein embolization: an approach to improve the safety of major hepatic resection. Semin Roentgenol 2011;46(2):142-53.
75. Madoff DC et al. Transhepatic portal vein embolization: anatomy, indications, and technical considerations. Radiographics 2002;22(5):1063-76.

76. Covey AM et al. Incidence, patterns, and clinical relevance of variant portal vein anatomy. *AJR Am J Roentgenol* 2004;183(4):1055-64.
77. Angle JF et al. Quality improvement guidelines for percutaneous transcatheter embolization: Society of Interventional Radiology Standards of Practice Committee. *J Vasc Interv Radiol* 2010;21(10):1479-86.
78. de Baere T et al. Preoperative portal vein embolization for extension of hepatectomy indications. *Hepatology* 1996;24(6):1386-91.
79. de Baere T et al. Portal vein embolization: utility for inducing left hepatic lobe hypertrophy before surgery. *Radiology* 1993;188(1):73-7.
80. Kodama Y et al. Complications of percutaneous transhepatic portal vein embolization. *J Vasc Interv Radiol* 2002;13(12):1233-7.
81. Madoff DC et al. Portal vein embolization with polyvinyl alcohol particles and coils in preparation for major liver resection for hepatobiliary malignancy: safety and effectiveness—study in 26 patients. *Radiology* 2003;227(1):251-60.
82. Guiu B et al. Portal vein embolization before right hepatectomy: improved results using n-butyl-cyanoacrylate compared to microparticles plus coils. *Cardiovasc Intervent Radiol* 2013;36(5):1306-12.
83. Madoff DC et al. Transhepatic ipsilateral right portal vein embolization extended to segment IV: improving hypertrophy and resection outcomes with spherical particles and coils. *J Vasc Interv Radiol* 2005;16 (2 Pt 1):215-25.
84. Cazejust J et al. Preoperative portal vein embolization with a combination of trisacryl microspheres, gelfoam and coils. *Diagn Interv Imaging* 2015;96(1):57-64.
85. Matsuoka T et al. Long-term embolization of the portal vein with isobutyl-2-cyanoacrylate in hepatoma. *Nihon Igaku Hoshasen Gakkai Zasshi* 1986;46(1):72-4.
86. Bent CL et al. Portal vein embolization using a nitinol plug (Amplatzer vascular plug) in combination with histoacryl glue and iodinized oil: adequate hypertrophy with a reduced risk of nontarget embolization. *Cardiovasc Intervent Radiol* 2009;32(3):471-7.
87. Nagino M et al. Portal and arterial embolization before extensive liver resection in patients with markedly poor functional reserve. *J Vasc Interv Radiol* 2000;11(8):1063-8.
88. Capussotti L et al. Extension of right portal vein embolization to segment IV portal branches. *Arch Surg* 2005;140(11):1100-3.
89. van Gulik TM et al. Controversies in the use of portal vein embolization. *Dig Surg* 2008;25(6):436-44.
90. Kishi Y et al. Is embolization of segment 4 portal veins before extended right hepatectomy justified? *Surgery* 2008;144(5):744-51.
91. Mueller L et al. Major hepatectomy for colorectal metastases: is preoperative portal occlusion an oncological risk factor? *Ann Surg Oncol* 2008;15(7):1908-17.
92. Denys A et al. Quality improvement for portal vein embolization. *Cardiovasc Intervent Radiol* 2010;33(3):452-6.

Capítulo 19

Avaliação dos Pacientes com Tumores Hepáticos antes e após as Terapias Minimamente Invasivas Locorregionais

♦ *Cláudia Megumi Tani*
♦ *Luciana Kikuchi*

CONTEÚDO

- ✓ INTRODUÇÃO 283
- ✓ AVALIAÇÃO DA FUNÇÃO HEPÁTICA 284
- ✓ AVALIAÇÃO DO ESTADO GERAL 285
- ✓ AVALIAÇÃO DO TUMOR 285
- ✓ AVALIAÇÃO LABORATORIAL 286
- ✓ TRATAMENTO EM LISTA DE TRANSPLANTE HEPÁTICO . . 287
- ✓ COMPLICAÇÕES 287
- ✓ CONCLUSÕES 288
- ✓ REFERÊNCIAS BIBLIOGRÁFICAS 288

INTRODUÇÃO

Os tumores malignos primários do fígado correspondem à 6ª causa de câncer e 3ª causa de morte por câncer no mundo. A incidência global estimada é de 500.000-1.000.000/ano casos novos de CHC, levando a 600.000 mortes por ano, em todo mundo.[1] O CHC é a complicação mais frequente e a principal causa de óbito em pacientes com cirrose hepática compensada.[2,3] Na grande maioria dos casos, o CHC se desenvolve dentro do contexto de doença hepática crônica (70-90% de todos os pacientes).[4,5]

Estudos recentes em países ocidentais demonstram aumento da mortalidade por CHC, enquanto a mortalidade por cirrose hepática diminuiu ou permaneceu estável.[6,7] Nos EUA, o CHC é a causa de morte por câncer que apresenta crescimento mais rápido, com aumento de 80% da incidência anual nas últimas duas décadas.[7] O Brasil é considerado um país de baixa incidência de CHC. Entretanto, mudanças no perfil dos pacientes com CHC também foram observadas nos últimos anos. A infecção crônica pelo VHC tornou-se o principal fator de risco para CHC na maioria das regiões brasileiras.[8,9] Além da infecção crônica pelo vírus da hepatite B e o abuso crônico de álcool, nos últimos anos, a doença hepática gordurosa não alcoólica tem-se tornado importante causa de CHC no mundo. No HCFMUSP, entre 394 pacientes com CHC diagnosticados durante o período de 8 anos, sete foram identificados com CHC na presença de Doença Hepática Gordurosa Não Alcoólica (DHGNA) confirmada por biópsia. A cirrose estava presente em 6 de 7 pacientes, mas foi identificado 1 paciente com CHC bem diferenciado no contexto de DHGNA sem cirrose (fibrose estágio 1) baseado em repetidas biópsias, ausência de hipertensão portal por avaliações clínica e radiológica e inspeção cirúrgica direta.[10]

Em pacientes com cirrose hepática estabelecida é recomendado o rastreamento do CHC. O objetivo é detectar precocemente o tumor para que tratamentos potencialmente curativos possam ser empregados com objetivo de reduzir mortalidade. O programa de rastreamento dos pacientes com cirrose hepática está bem estabelecido no HCFMUSP. Em 2014, os resultados de 10 anos desse programa foram publicados, e a incidência anual de CHC em pacientes cirróticos foi de 3,5%. Nos últimos anos, entretanto, foi observado o aumento progressivo desses índices. Cerca de 79% dos pacientes foram detectados com tumor em estádio precoce, dentro dos critérios de Milão e puderam receber tratamento potencialmente curativo.[11]

A avaliação prognóstica é etapa muito importante no tratamento do paciente com qualquer tipo de câncer. No paciente com CHC, ela se torna ainda mais desafiadora. Vários fatores influenciam no prognóstico do paciente com CHC, e qualquer tentativa de estratificar o risco de óbito deve considerar a função hepática, o grau de comprometimento tumoral e o estado geral do paciente. No Instituto do Câncer do Estado de São Paulo (ICESP), a classificação do Barcelona Clinic Liver Cancer group (BCLC) é adotada. Uma das vantagens do BCLC é que ele orienta terapêutica de acordo com estadiamento.[12]

Atualmente, o sistema de estadiamento BCLC estratifica os pacientes com CHC em 5 estádios (BCLC 0: muito precoce, BCLC A: precoce, BCLC B: intermediário, BCLC C: avançado e BCLC D: terminal).[12] Pacientes no estádio BCLC 0 são aqueles com tumor único ≤ 2 cm, Child-Pugh A e assintomáticos (ECOG-PS 0). Estes pacientes apresentam baixa probabilidade de disseminação microscópica, portanto, as terapias radicais podem erradicar completamente o tumor. Pacientes no estádio BCLC A são aqueles com tumor único ou até 3 nódulos ≤ 3 cm com função hepática relativamente preservada (Child-Pugh A-B) e assintomáticos (ECOG-PS 0). Esses pacientes devem ser avaliados para ressecção cirúrgica, transplante hepático ou ablação. Pacientes no estádio BCLC B são aqueles com função hepática relativamente preservada (Child Pugh A-B) e assintomáticos (ECOG-PS 0), mas com tumor grande ou multifocal sem invasão vascular macroscópica ou metástase extra-hepática. A quimioembolização transarterial (TACE) é o tratamento de escolha. Pacientes com estádio BCLC C são aqueles com metástase extra-hepática, invasão vascular macroscópica e/ou sintomas constitucionais (ECOG-PS 1-2). O único tratamento que demonstrou impacto positivo sobre a sobrevida desses pacientes foi o Sorafenibe. Pacientes no estádio BCLC D são aqueles com função hepática ruim (Child-Pugh C) e/ou estado geral muito comprometido (ECOG-PS 3-4). Eles devem receber somente tratamento sintomático, pois apresentam expectativa de vida menor que 3 meses (Fig. 19-1).

Não há estratégia terapêutica única para os pacientes com CHC. Desta forma, várias propostas têm sido publicadas. Ao contrário de outros tumores, poucas intervenções médicas foram extensivamente avaliadas no CHC. A quantidade de informações advindas de estudos controlados é escassa.[13] Nenhum estudo randomizado controlado com mais de 1.000 pacientes, considerado a melhor fonte de evidência, foi realizado em pacientes com CHC. Há cerca de 80 estudos randomizados controlados menores avaliando as diversas opções terapêuticas realizadas em centros de referência para o tratamento deste tumor. Portanto, o grau de evidência para qualquer intervenção no CHC deve ser analisado com ressalva.[14]

Apenas 10-15% dos pacientes com CHC são candidatos à ressecção cirúrgica ou ao transplante hepático no momento do diagnóstico.[15] O estádio avançado da doença na época do diagnóstico, o comprometimento da função hepática e a escassez de orgãos são fatores que limitam o acesso a esses tratamentos. Para tentar preencher esta lacuna, terapias minimamente invasivas locorregionais surgiram como opção de tratamento para o paciente com CHC. Essas terapias apresentam efeito antitumoral reconhecido e aumentam a sobrevida.[16] Elas serão abordadas com maiores detalhes em outro capítulo deste livro. Neste capítulo falaremos sobre a avaliação dos pacientes com CHC antes e após terapias minimamente invasivas locorregionais.

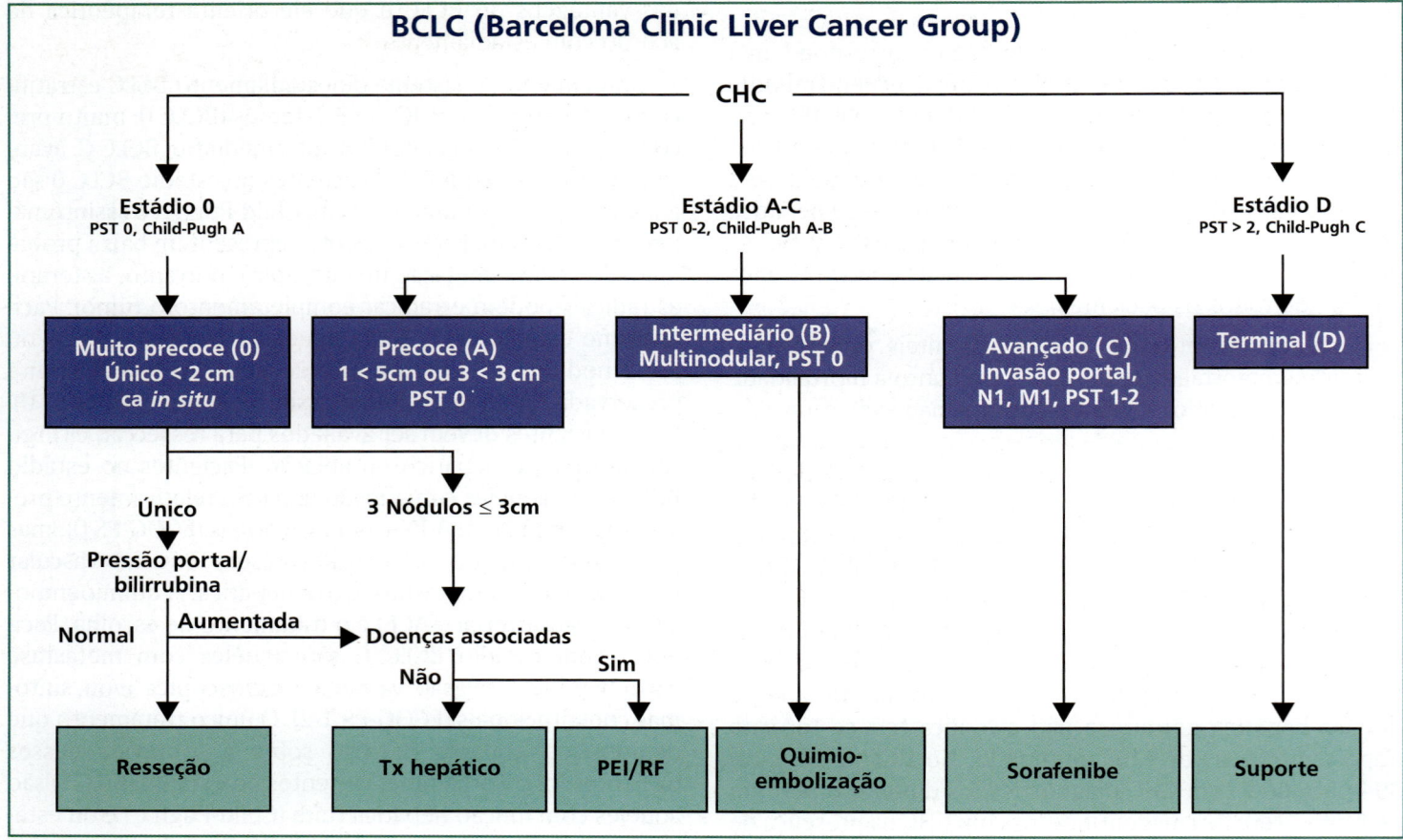

Fig. 19-1. Estadiamento do CHC de acordo com as recomendações do BCLC.[15]

AVALIAÇÃO DA FUNÇÃO HEPÁTICA

Câncer e cirrose, duas doenças potencialmente letais, geralmente coexistem em pacientes com CHC. Tanto as variáveis tumorais, quanto a disfunção hepática apresentam efeito negativo no prognóstico e são determinantes na escolha do tratamento. A função hepática do paciente cirrótico é geralmente avaliada de acordo com a classificação de Child-Pugh-Turcotte (CPT),[17] que apresenta importante valor prognóstico nos pacientes com CHC e está incluído na maioria dos sistemas de estadiamento do CHC.[18–21] A classificação de Child-Pugh é calculada somando-se os pontos de cinco fatores e varia de 5 a 15 (Quadro 19-1). As classes de Child Pugh são A (escore de 5 a 6), B (7 a 9) ou C (acima de 10).

Pacientes com função hepática preservada (Child-Pugh A) são considerados candidatos a quase qualquer modalidade de tratamento e conseguem receber facilmente o tratamento proposto.[12] Pacientes com função hepática – muito comprometida (Child-Pugh C) – são considerados em fase terminal e, independente do estadiamento tumoral, não são candidatos à maioria dos tratamentos propostos, sendo encaminhados para cuidados paliativos exclusivos,[12] na maioria dos serviços. Os pacientes Child-Pugh B, que se encontram em situação intermediária, são um grupo heterogêneo de pacientes que podem estar mais para o lado da função hepática bem preservada ou da cirrose descompensada. A aderência às recomendações de tratamento torna-se mais difícil neste grupo por causa dessa heterogeneidade.

Vários estudos demonstram importante diferença de sobrevida entre pacientes com CHC precoce tratados com terapias ablativas percutâneas. Nos pacientes submetidos à ablação por radiofrequência (RFA) no ICESP, após a seleção de variáveis tumorais (número e tamanho), os resultados mostraram grande diferença em relação à sobrevida de acordo com a classificação de Child-Pugh. A taxa de sobrevida em 1 ano para pacientes Child-Pugh A e B foi de 96 e 37%,

Quadro 19-1. **Classificação de Child-Pugh[17]**

Critério	1 ponto	2 pontos	3 pontos
Bilirrubina total (mg/dL)	< 2	2-3	> 3
Albumina sérica (g/dL)	> 3,5	2,8-3,5	< 2,8
Tempo de protrombina (RNI)	< 1,7	1,7-2,3	> 2,3
Ascite	Nenhuma	Leve	Moderada /grave
Encefalopatia hepática	Nenhuma	Grau I-II	Grau III-IV

RNI = razão normalizada internacional.

respectivamente.[22] Resultados semelhantes foram observados por outros grupos.[23-25]

A classificação de Child–Pugh e o tamanho do tumor são importantes preditores de sobrevida em pacientes submetidos à TACE.[26-28] Nos pacientes submetidos à TACE, a classificação de Child-Pugh continua sendo importante preditor de sobrevida. A taxa de sobrevida de 1 ano, segundo a classificação de Child-Pugh A, B e C, foi de 82, 75 e 50%, respectivamente em 50 pacientes tratados com TACE com partículas carreadas.[29] Os resultados da TACE dependem da seleção cuidadosa do paciente. Em estudos randomizados controlados que recrutam pacientes com cirrose compensada (70% Child-Pugh A), sem sintomas relacionados com o câncer e tumores múltiplos, sem invasão vascular ou metástase, a sobrevida em 2 anos após TACE convencional atinge 63% comparada a grupo-controle (p = 0,0009).[30] Em outro estudo com critérios de inclusão mais amplos que incluiu pacientes com sintomas ou invasão portal segmentar, a sobrevida em 2 anos foi de apenas 31%.[31]

A pontuação de *Model for End-Stage Liver Disease* (MELD) demonstrou ser medida útil para avaliar o grau de insuficiência hepática. Ela foi adotada para determinar as prioridades de alocação de órgãos entre os candidatos a transplante de fígado nos Estados Unidos e em outros países, como o Brasil.[32-34] A pontuação de MELD utiliza apenas variáveis laboratoriais que estão amplamente disponíveis e reprodutíveis (Quadro 19-2). Vários estudos incluem o MELD como fator preditor independente de sobrevida dos pacientes com CHC.

A pontuação MELD ≥ 10 tem-se apresentado como fator prognóstico negativo para pacientes com CHC submetidos à radioablação.[22,35] O conceito de fator prognóstico negativo, no entanto, não coincide necessariamente com a de contraindicação absoluta. Alguns estudos mostram que os pacientes com pontuação de MELD ≥ 10 apresentam pior sobrevida, mas aceitável (cerca de 50% em 5 anos). Nesses casos, se a opção de transplante hepático estiver disponível, deve ser considerada como uma alternativa válida e benéfica.

AVALIAÇÃO DO ESTADO GERAL

A escala de *performance status* (PS) mede quanto a capacidade vida diária é afetada pela doença de base. Essa escala é recomendada pelo *Eastern Cooperative Oncology Group* (ECOG-PS) e é amplamente utilizado por médicos para avaliar o estado funcional em pacientes com vários tipos de câncer.[36] Além disso, ela é utilizada como indicador de tratamento e prognóstico de sobrevida a longo prazo (Quadro 19-3). A escala ECOG-PS é um dos principais determinantes da sobrevida

Quadro 19-2. Fórmula utilizada para cálculo do MELD[33]

MELD = 3,78[Ln bilirrubina sérica (mg/dL)] + 11,2[Ln RNI] + 9,57[Ln creatinina sérica (mg/dL)] + 6,43

Ln = logaritmo natural.

Quadro 19-3. Escala de avaliação de performance *status* (ECOG-PS)[36]

Grau	ECOG-PS
0	Totalmente ativo; sem restrições funcionais
1	Atividade física extenuante é restrita; deambula sem qualquer dificuldade e é capaz de realizar trabalhos leves
2	Capaz de se autocuidar, porém incapaz de qualquer atividade laboral. Capaz de manter-se em pé mais do que 50% do tempo de vigília
3	Capacidade limitada de autocuidados; confinado à cama ou à cadeira mais de 50% do tempo de vigília
4	Completamente incapaz, não consegue se autocuidar, totalmente confinado à cama ou à cadeira
5	Morte

ECOG = Eastern Cooperative Oncology Group.

em pacientes com CHC e está incluída no sistema de estadiamento BCLC como parâmetro essencial para a orientação de tratamento para CHC.[15,37]

Os pacientes com CHC, classificação de ECOG-PS mais avançados, correlacionam-se com classificação de Child-Pugh e MELD mais elevados. Nos pacientes com ECOG-PS zero, somente 7% dos pacientes tinham ascite; por outro lado, metade dos pacientes com *performance status* 1-4 tinha ascite, que estava intimamente associada à perda de atividade diária e aumento do tempo restrito ao leito.[38] Nos pacientes com CHC, o ECOG-PS reflete uma variedade de complicações da cirrose hepática. A modalidade de tratamento é altamente associada à sobrevivência a longo prazo dos pacientes com CHC.[39,40] O *performance status* pode influenciar na escolha do tratamento, e ambos podem ter papel importante na evolução prognóstica.

AVALIAÇÃO DO TUMOR

Todos os pacientes candidatos a terapias minimamente invasivas locorregionais devem realizar uma tomografia computadorizada (TC) de alta resolução ou uma ressonância magnética (RM) de abdome com contraste. Estes exames permitem a determinação do número, tamanho das lesões, evidências de acometimento extra-hepático, a relação do tumor com estruturas vizinhas e avaliação de comprometimento vascular, ductos biliares, vesícula biliar, diafragma e alças intestinais.

Como o diagnóstico do CHC pode ser feito por meio desses métodos de imagem, a confirmação histológica de CHC é necessária somente em pacientes que não apresentam critérios radiológicos típicos de CHC (Fig. 19-2). Esta avaliação também permite o planejamento em relação ao tratamento que será realizado. Desta forma, é extremamente importante que o exame seja recente e de boa qualidade técnica. Exames de imagem adicionais, como a cintilografia

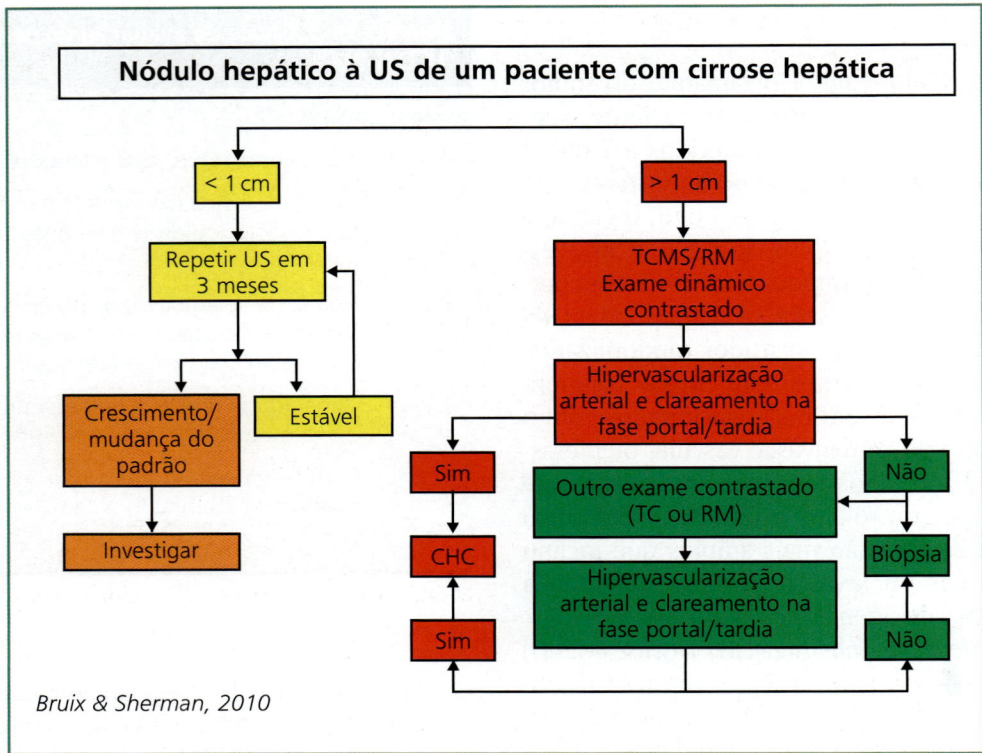

Fig. 19-2. Fluxograma para diagnóstico do CHC.[15]

óssea e a TC de tórax, são necessários para estadiamento do paciente antes do início de qualquer tratamento. No caso dos pacientes candidatos às terapias locorregionais, a identificação de metástase extra-hepática contraindica qualquer procedimento, e o paciente deve ser encaminhado para avaliação de tratamento sistêmico.

O seguimento por imagem dos pacientes com CHC tratados com terapias minimamente invasivas locorregionais varia em cada instituição. No ICESP, TC ou RM de abdome com contraste é realizada após 30-40 dias do procedimento. Caso não exista mais lesão tumoral viável, o exame é repetido cada 3 meses para verificar a recidiva local, recorrência intra-hepática e doença extra-hepática. Caso ainda exista lesão viável, o paciente é tratado de acordo com nova avaliação clínica.

O método RECIST (*Response Evaluation Criteria In Solid Tumors*) é baseado na diminuição do tumor e muito utilizado em oncologia para avaliar resposta tumoral à quimioterapia convencional.[41] A validade deste método é questionada para avaliação de tratamento locorregional, particularmente a TACE, que causa devascularização do tumor e necrose sem correlacionar com a redução do tamanho do tumor. A versão modificada do critério de RECIST, denominada mRECIST (RECIST modificada), que leva em consideração alterações no grau da vascularização tumoral apresenta maior aplicabilidade prática principalmente no controle dos tratamentos locorregionais (Quadro 19-4).[42]

A presença de resposta completa na avaliação inicial após os tratamentos locorregionais está associada a melhores taxas de sobrevida e deve ser considerada alvo terapêutico.[25,43] Nos pacientes submetidos à injeção percutânea de etanol no Hospital das Clínicas da FMUSP, a sobrevida em 5 anos foi de 55% nos pacientes Child-Pugh A que obtiveram resposta completa. Por outro lado, no grupo Child-Pugh B que não obteve resposta completa, a taxa de sobrevida em 5 anos foi de 9%. Na avaliação inicial dos pacientes submetidos à TACE com partículas carreadas com quimioterápico, a presença de resposta completa esteve associada à sobrevida de 100% no primeiro ano.[44]

AVALIAÇÃO LABORATORIAL

A avaliação laboratorial do paciente que será submetido a qualquer uma das terapias locorregionais deve incluir exames hematológicos, exames que avaliem a função hepática, a função renal e marcadores tumorais. Os estudos hematológicos devem incluir hemograma completo, razão normalizada internacional (RNI) ou tempo de protrombina (TP), tempo de tromboplastina parcial (TTPA) e contagem de plaquetas. Anormalidades da coagulação devem ser corrigidas antes das terapias minimamente invasivas. Normalmente, considera-se como contraindicação a RNI > 1,5 e plaquetas < 50.000.

A alfafetoproteína (AFP) tem sido estudada como ferramenta no rastreamento, diagnóstico e prognóstico de pacientes com CHC.[45] A AFP é um marcador tumoral que está associado ao CHC, mas sua acurácia é baixa principalmente no cenário de rastreamento para detecção precoce do CHC. Os marcadores tumorais podem ser especialmente úteis para avaliação do tratamento se estiverem elevados no mo-

Quadro 19-4. Avaliação da resposta pelo critério de RECIST modificado[42]

Terminologia	Descrição
Lesões-alvo	
Resposta completa (RC)	Desaparecimento de qualquer realce arterial em todas as lesões-alvo
Resposta parcial (RP)	Diminuição de pelo menos 30% na soma dos diâmetros de lesões-alvo viáveis (realce na fase arterial)
Doença estável (DE)	Qualquer caso que não se classifique como RP ou DP
Doença progressiva (DP)	Aumento de pelo menos 20% na soma dos diâmetros de lesões-alvo viáveis (realce na fase arterial)
Lesões não alvo	
Resposta completa (RC)	Desaparecimento de qualquer realce arterial intratumoral em todas as lesões não alvo
Doença estável (DE) ou resposta incompleta (RI)	Persistência de realce arterial intratumoral em uma ou mais lesões não alvo
Doença progressiva (DP)	Surgimento de uma ou mais novas lesões e/ou progressão inequívoca de lesões não alvo existentes
Recomendações adicionais	
Nova lesão	Uma nova lesão pode ser classificada como CHC, se o maior diâmetro tenha pelo menos 1 cm, e o padrão de vascularização é típico para CHC. Lesão com padrão radiológico atípico pode ser diagnosticada como CHC pela evidência de crescimento pelo menos 1 cm
Derrame pleural ou ascite	Confirmação citopatológica da natureza neoplásica de qualquer derrame que surge ou piora durante o tratamento é necessária para denominar DP
Linfonodo no hilo hepático	Linfonodos detectados no hilo hepático podem ser considerados malignos se o eixo do linfonodo tiver pelo menos 2 cm
Trombose de veia porta	Trombose de veia porta maligna deve ser considerada como lesão não mensurável e, portanto, incluída no grupo de lesão não alvo

mento do diagnóstico. Há correlação entre seu valor após o tratamento, resposta tumoral e sobrevida.[46]

A concentração de AFP correlaciona-se com o grau de comprometimento tumoral. A diminuição na concentração de AFP observada após tratamento reflete diminuição do tumor viável e melhor resultado. Alguns trabalhos recentes correlacionam a diminuição de AFP após o tratamento com desfechos de relevância prognóstica. Nos pacientes submetidos à TACE ou radioembolização com yttrium[90], a diminuição da AFP correlacionou-se com resposta tumoral, sobrevida global, tempo até progressão e sobrevida livre de doença.[47] Resultados semelhantes também foram obtidos em estudos com tratamento sistêmico, inclusive com o Sorafenibe.[45,48,49]

Outros marcadores são estudados no CHC, mas seu uso na prática clínica está limitado a alguns centros. Evidências sugerem que a fração fucosilada da AFP ou AFP *Lens culinaris* aglutinina-reativa é um marcador mais específico que AFP total, mas este teste não está disponível na maioria dos laboratórios.[50] Des-gamma-carboxiprotrombina ou proteína induzida pela vitamina K ausente-II é superior à AFP em tumores maiores.[51]

TRATAMENTO EM LISTA DE TRANSPLANTE HEPÁTICO

A prática de tratar paciente candidatos ao transplante hepático com terapias locorregionais é comum na maioria dos centros de transplante. Entretanto, para tumores T1 e tempo de espera de lista menor que 6 meses, não há evidência que o tratamento seja benéfico. Para tumores T2 e tempo de espera mais longo, tratamentos neoadjuvantes geralmente são realizados com TACE e terapias ablativas percutâneas.[52] A escolha do tratamento deve ser baseada na classificação do paciente de acordo com BCLC.[15] Até o momento, não há evidência da superioridade da ablação *versus* TACE, mas alguns estudos mostraram melhores resultados com as terapias ablativas em conseguir resposta completa.[12] O estadiamento do tumor, nível de AFP e função hepática influenciam nos resultados pré-transplante. Os mesmos fatores, junto com invasão vascular e tumores pouco diferenciados, são os principais determinantes de resultados ruins no pós-transplante. Em razão do pequeno número de estudos prospectivos com critérios de inclusão bem definidos e resultados variáveis, os resultados do *downstaging* ainda precisam ser definidos.[52] Com a escassez de orgãos, os tratamentos neoadjuvantes podem ajudar a identificar pacientes com diferentes probabilidades de progressão do câncer, e consequentemente balancear a prioridade de paciente com e sem CHC em lista de transplante hepático.

COMPLICAÇÕES

Os conhecimentos sobre os vários tipos de complicações e o método para detecção precoce e tratamento são importantes para o sucesso no cuidado do paciente submetido a qualquer um dos procedimentos minimamente invasivos locorregionais. Uma complicação maior, definida pela *Society of Interventional Radiology* (SIR), é qualquer sintoma pós-ablação que: a) requer tratamento com hospitalização < 48 horas; b) necessita de tratamento mais avançado, nível de cuidado maior que o planejado, ou hospitalização prolongada (> 48 horas); c) resulta em sequela permanente; ou d) causa a morte.[11] Todas as outras complicações são consideradas menores e incluem qualquer sintoma que (a) não requer tratamento adicional, ou (b) não necessita de admissão com repouso hospitalar até o dia seguinte para observação.[53]

Dor e náuseas são os dois efeitos mais prováveis após a realização das terapias locorreginais. A administração intravenosa de antieméticos e analgésicos imediatamente após a ablação pode ser necessária, mas geralmente sintomas subsequentes podem ser controlados com medicação oral. Febre de até 38,8°C pode ocorrer como parte de uma síndrome pós-tratamento, mas geralmente desaparece dentro de 5 dias. Em qualquer uma das técnicas, o abscesso hepático é a complicação mais potencialmente fatal. O papel profilático de antibióticos antes da ablação do tumor é controverso, exceto nos pacientes com história prévia de manipulação das vias biliares, como anastomoses biliodigestivas, papilotomias, drenagem ou *stents* biliares.

As taxas de complicações após RFA e injeção percutânea de álcool (PEI) variam na literatura. Numa revisão sistemática e metanálise, a mortalidade relacionada com PEI e RFA foi de 0,59 e 0,15%, respectivamente. As taxas de complicações maiores foi de 4,1 e 2,7% para RFA e PEI, respectivamente.[54] Tipo de tumor, tipo de abordagem, número de lesões, localização do tumor, doença hepática subjacente e a experiência do médico, associada a antecedente de ressecção hepática e tamanho da lesão foram descritas como fatores significativamente associados a complicações.[55,56]

As complicações após TACE ocorrem em aproximadamente 10% dos pacientes. A síndrome pós-embolização (náuses, vômitos, febre, dor e aumento de leucócitos) não é considerada complicação, mas resultado esperado do tratamento.[57] Pequena porcentagem de pacientes apresentará sintomas mais prolongados e necessitará de cuidado mais intensivo após o procedimento.[57] As taxas de complicações são variáveis e dependentes da seleção de pacientes. Nos centros onde são tratados tumores maiores, as taxas de complicações são maiores (Quadro 19-5).

CONCLUSÕES

As terapias minimamente invasivas locorregionais são a principal forma de tratamento dos pacientes com CHC. A demanda por este tipo de tratamento tende a aumentar com a melhoria dos programas de rastreamento e a detecção precoce do CHC. A escolha do tratamento, entretanto, deve ser criteriosa e levar em consideração as variáveis tumorais, função hepática e estado geral do paciente. O trabalho em equipe multidisciplinar junto aos pacientes com CHC é imprescindível para que o melhor resultado seja obtido.

Quadro 19-5. Complicações maiores da TACE[57]

Complicação	Taxa relatada (%)
Insuficiência hepática	2,3
Abscesso com esfíncter de Oddi funcional	1-2
Síndrome pós-embolização com internação prolongada	4,6
Abscesso com anastomose biliodigestiva, *stent* em via biliar ou esfincterotomia	0-15
Colecistite cirúrgica	< 1
Biloma com drenagem percutânea	< 1
Hemorragia gastrointestinal/ulceração	< 1
Dissecção arterial iatrogênica	< 1
Morte em 30 dias	2-4

REFERÊNCIAS BIBLIOGRÁFICAS

1. Ferlay J, Shin HR, Bray F et al. Estimates of worldwide burden of cancer in 2008: GLOBOCAN 2008. *Int J Cancer* 2010;127:2893-917.
2. Sangiovanni A, Prati GM, Fasani P et al. The natural history of compensated cirrhosis due to hepatitis C virus: a 17-year cohort study of 214 patients. *Hepatology* [Internet]. 2006 June [cited 2015 Mar. 26];43(6):1303-10. Available from: http://www.ncbi.nlm.nih.gov/pubmed/ 16729298
3. Alazawi W, Cunningham M, Dearden J, Foster GR. Systematic review: outcome of compensated cirrhosis due to chronic hepatitis C infection. *Aliment Pharmacol Ther* [Internet]. 2010 Aug. [cited 2015 Mar. 26];32(3):344-55. Available from: http://www.ncbi.nlm.nih.gov/pubmed/ 20497143
4. Kikuchi L, Chagas AL, Alencar RS et al. Clinical and epidemiological aspects of hepatocellular carcinoma in Brazil. *Antivir Ther* [Internet]. 2013;18(3 Pt B):445-9. Available from: http://www.ncbi.nlm.nih.gov/pubmed/ 23793796
5. Forner A, Llovet JM, Bruix J. Hepatocellular carcinoma. *Lancet* [Internet]. 2012 Mar. 31 [cited 2014 Nov. 13];379(9822):1245-55. Available from: http://www.ncbi.nlm.nih.gov/pubmed/22353262
6. Bosetti C, Levi F, Boffetta P et al. Trends in mortality from hepatocellular carcinoma in Europe, 1980-2004. *Hepatology* [Internet]. 2008 July [cited 2015 Mar. 26];48(1):137–45. Available from: http://www.ncbi.nlm.nih.gov/pubmed/18537177
7. El-Serag HB, Kanwal F. Epidemiology of hepatocellular carcinoma in the United States: where are we? Where do we go? *Hepatology* [Internet]. 2014 Nov. [cited 2015 Mar. 10];60(5):1767-75. Available from: http://www.ncbi.nlm. nih.gov/pubmed/24839253
8. Gonçalves CS, Pereira FE, Gayotto LC. Hepatocellular carcinoma in Brazil: report of a national survey (Florianópolis, SC, 1995). *Rev Inst Med Trop São Paulo* [Internet]. Jan. [cited 2015 Mar. 26];39(3):165-70. Available from: http://www.ncbi.nlm.nih.gov/pubmed/ 9460258

9. Carrilho FJ, Kikuchi L, Branco F et al. Clinical and epidemiological aspects of hepatocellular carcinoma in Brazil. Clinics (São Paulo) [Internet]. 2010;65(12): 1285-90. Available from: http://www.pubmedcentral.nih.gov/articlerender.fcgi?artid=3020338&tool=pmcentrez&rendertype=abstract

10. Chagas AL, Kikuchi LO, Oliveira CP et al. Does hepatocellular carcinoma in non-alcoholic steatohepatitis exist in cirrhotic and non-cirrhotic patients? Brazilian J Med Biol Res Oct. 2009;42:958-62.

11. Paranaguá-vezozzo DC, Ono SK, Alvarado-mora MV. Epidemiology of HCC in Brazil: incidence and risk factors in a ten-year cohort. Ann Hepatol 2014;13(4):386-93.

12. Dufour JF, Greten TF, Raymond E et al. Clinical Practice Guidelines EASL – EORTC Clinical Practice Guidelines?: Management of hepatocellular carcinoma European Organisation for Research and Treatment of Cancer. J Hepatol [Internet]. 2012;56:908-43. Available from: http://www.ncbi.nlm.nih.gov/pubmed/22424438

13. Llovet JM, Di Bisceglie AM, Bruix J et al. Design and endpoints of clinical trials in hepatocellular carcinoma. J Natl Cancer Inst 2008;100(10):698-711.

14. Lopez PM, Villanueva A, Llovet JM. Systematic review: evidence-based management of hepatocellular carcinoma – an updated analysis of randomized controlled trials. Aliment Pharmacol Ther [Internet]. 2006 June 1 [cited 2015 Apr. 8];23(11):1535-47. Available from: http://www.ncbi.nlm.nih.gov/pubmed/16696801

15. Bruix J, Sherman M, American Association for the Study of Liver Diseases. Management of hepatocellular carcinoma: An update. Hepatology 2011;53(3):1020-2.

16. Schwartz M, Roayaie S, Uva P. Treatment of HCC in patients awaiting liver transplantation. Am J Transplant [Internet]. 2007 Aug. [cited 2015 Apr. 8];7(8):1875-81. Available from: http://www.ncbi.nlm.nih.gov/pubmed/17532747

17. Pugh RNH, Murray-Lyon IM, Dawson JL et al. Transection of the oesophagus for bleeding oesophageal varices. Br J Surg [Internet]. 1973 Aug. [cited 2015 Apr. 28];60(8):646-9. Available from: http://doi.wiley.com/10.1002/bjs.1800600817

18. Kudo M, Chung H, Osaki Y. Prognostic staging system for hepatocellular carcinoma (CLIP score): its value and limitations, and a proposal for a new staging system, the Japan Integrated Staging Score (JIS score). J Gastroenterol 2003;38:207-15.

19. A new prognostic system for hepatocellular carcinoma: a retrospective study of 435 patients: the Cancer of the Liver Italian Program (CLIP) investigators. Hepatology [Internet]. 1998 Sept. [cited 2015 Apr. 8];28(3):751-5. Available from: http://www.ncbi.nlm.nih.gov/pubmed/9731568

20. Leung TWT, Tang AMY, Zee B et al. Construction of the Chinese University Prognostic Index for hepatocellular carcinoma and comparison with the TNM staging system, the Okuda staging system, and the Cancer of the Liver Italian Program staging system: a study based on 926 patients. Cancer [Internet]. 2002 Mar. 15 [cited 2015 Apr. 28];94(6):1760-9. Available from: http://www.ncbi.nlm.nih.gov/pubmed/11920539

21. Llovet JM, Brú C, Bruix J. Prognosis of hepatocellular carcinoma: the BCLC staging classification. Semin Liver Dis [Internet]. 1999 Jan. [cited 2015 Mar. 28];19(3):329-38. Available from: http://www.ncbi.nlm.nih.gov/pubmed/10518312

22. Kikuchi L, Menezes M, Chagas AL et al. Percutaneous radiofrequency ablation for early hepatocellular carcinoma: risk factors for survival. World J Gastroenterol [Internet]. 2014;20(6):1585-93. Available from: http://www.pubmedcentral.nih.gov/articlerender.fcgi?artid=3925868&tool=pmcentrez&rendertype=abstract

23. Waki K, Aikata H, Katamura Y et al. Percutaneous radiofrequency ablation as first-line treatment for small hepatocellular carcinoma: results and prognostic factors on long-term follow up. J Gastroenterol Hepatol 2010;25:597-604.

24. N'Kontchou G, Mahamoudi A, Aout M et al. Radiofrequency ablation of hepatocellular carcinoma: long-term results and prognostic factors in 235 western patients with cirrhosis. Hepatology 2009;50:1475-83.

25. Sala M, Llovet JM, Vilana R et al. Initial response to percutaneous ablation predicts survival in patients with hepatocellular carcinoma. Hepatology 2004;40:1352-60.

26. Mondazzi L, Bottelli R, Brambilla G et al. Transarterial oily chemoembolization for the treatment of hepatocellular carcinoma: a multivariate analysis of prognostic factors. Hepatology [Internet]. 1994 May [cited 2015 Apr. 28];19(5):1115-23. Available from: http://doi.wiley.com/10.1002/hep.1840190508

27. Lladó L, Virgili J, Figueras J et al. A prognostic index of the survival of patients with unresectable hepatocellular carcinoma after transcatheter arterial chemoembolization. Cancer [Internet]. 2000 Jan. 1 [cited 2015 Apr. 28];88(1):50-7. Available from: http://www.ncbi.nlm.nih.gov/pubmed/10618605

28. Allgaier HP, Deibert P, Olschewski M et al. Survival benefit of patients with inoperable hepatocellular carcinoma treated by a combination of transarterial chemoembolization and percutaneous ethanol injection – a single-center analysis including 132 patients. Int J Cancer [Internet]. 1998 Dec. 18 [cited 2015 Apr. 28];79(6):601-5. Available from: http://www.ncbi.nlm.nih.gov/pubmed/9842968

29. Dhanasekaran R, Kooby DA, Staley CA et al. Prognostic factors for survival in patients with unresectable hepatocellular carcinoma undergoing chemoembolization with doxorubicin drug-eluting beads: a preliminary study. HPB (Oxford) [Internet]. 2010 Apr. [cited 2015 Apr. 28];12(3):174-80. Available from: http://www.pubmedcentral.nih.gov/articlerender.fcgi?artid=2889269&tool=pmcentrez&rendertype=abstract

30. Llovet JM, Real MI, Montaña X et al. Arterial embolisation or chemoembolisation versus symptomatic treatment in patients with unresectable hepatocellular carcinoma: a randomised controlled trial. Lancet [Internet]. 2002 May 18 [cited 2015 Mar. 17];359(9319):1734-9. Available from: http://www.ncbi.nlm.nih.gov/pubmed/12049862

31. Lo C-M, Ngan H, Tso W-K et al. Randomized controlled trial of transarterial lipiodol chemoembolization for unresectable hepatocellular carcinoma. Hepatology [Internet]. 2002 May [cited 2015 Mar.

17];35(5):1164-71. Available from: http://www.ncbi.nlm.nih.gov/pubmed/ 11981766

32. Kamath PS, Kim WR. The model for end-stage liver disease (MELD). *Hepatology* [Internet]. 2007 Mar. [cited 2015 Apr. 28];45(3):797-805. Available from: http://www.ncbi.nlm.nih.gov/pubmed/17326206

33. Kamath PS, Wiesner RH, Malinchoc M et al. A model to predict survival in patients with end-stage liver disease. *Hepatology* [Internet]. 2001 Feb. [cited 2015 Apr. 28];33(2):464-70. Available from: http://www.ncbi.nlm.nih.gov/pubmed/11172350

34. Chaib E, Massad E, Varone BB et al. The Impact of the Introduction of MELD on the Dynamics of the Liver Transplantation Waiting List in São Paulo, Brazil. *J Transplant* 2014;2014:219789.

35. Vitale A, Huo T, Cucchetti A et al. Survival Benefit of Liver Transplantation Versus Resection for Hepatocellular Carcinoma: Impact of MELD Score. *Ann Surg Oncol* [Internet]. 2014 Sept. 19 [cited 2015 Mar. 20]. Available from: http://www.researchgate.net/publication/265861905_Survival_Benefit_of_Liver_Transplantation_Versus_Resection_for_Hepatocellular_Carcinoma_Impact_of_MELD_Score

36. Oken MM, Creech RH, Tormey DC et al. Toxicity and response criteria of the Eastern Cooperative Oncology Group. *Am J Clin Oncol* [Internet]. 1982 Dec. [cited 2015 Jan. 18];5(6):649-55. Available from: http://www.ncbi.nlm.nih.gov/pubmed/7165009

37. Bruix J, Sherman M. Management of hepatocellular carcinoma. *Hepatology* [Internet]. 2005 Nov. [cited 2014 July 23];42(5):1208-36. Available from: http://www.ncbi.nlm.nih.gov/pubmed/16250051

38. Nishikawa H, Kita R, Kimura T et al. Clinical implication of performance status in patients with hepatocellular carcinoma complicating with cirrhosis. *J Cancer* [Internet]. 2015 Jan. [cited 2015 Mar. 26];6(4):394-402. Available from: http://www.pubmedcentral.nih.gov/articlerender.fcgi?artid=4349881&tool=pmcentrez&rendertype=abstract

39. Tsai Y-J, Hsu C-Y, Huang Y-H et al. Early identification of poor responders to transarterial chemoembolization for hepatocellular carcinoma. *Hepatol Int* 2011;5:975-84.

40. Hsu C-Y, Hsia C-Y, Huang Y-H et al. Comparison of surgical resection and transarterial chemoembolization for hepatocellular carcinoma beyond the Milan criteria: a propensity score analysis. *Ann Surg Oncol* [Internet]. 2012 Mar. [cited 2015 Apr. 28];19(3):842-9. Available from: http://www.ncbi.nlm.nih.gov/pubmed/21913008

41. Kang H, Lee HY, Lee KS, Kim J-H. Imaging-based tumor treatment response evaluation: review of conventional, new, and emerging concepts. *Korean J Radiol* [Internet]. 2012 Jan. 1 [cited 2015 Jan. 25];13(4):371-90. Available from: http://synapse.koreamed.org/DOIx.php?id=10.3348/kjr.2012.13.4.371

42. Lencioni R, Llovet J. Modified RECIST (mRECIST) Assessment for hepatocellular carcinoma. *Semin Liver Dis* [Internet]. 2010 Feb. 19 [cited 2015 Apr. 9];30(01):52-60. Available from: http://www.researchgate.net/publication/41511736_Modified_RECIST_(mRECIST)_assessment_for_hepatocellular_carcinoma

43. Queiroz NSF, Kikuchi L, Bezerra ROF et al. Use of initial modified RECIST tumor response evaluation criteria for predicting survival in patients with hepatocellular carcinoma undergoing transarterial chemoembolization with drug-eluting beads. 2015.

44. Silva MF, Carrilho FJ, Paranaguá-Vezozzo DC et al. m-RECIST at 1 month and child A are survival predictors after percutaneous ethanol injection of hepatocellular carcinoma. *Ann Hepatol* [Internet]. 2014 Jan. [cited 2015 Apr. 9];1(6):796-802. Available from: http://www.ncbi.nlm.nih.gov/pubmed/25332266

45. Chan SL, Mo FKF, Johnson PJ et al. New utility of an old marker: serial alpha-fetoprotein measurement in predicting radiologic response and survival of patients with hepatocellular carcinoma undergoing systemic chemotherapy. *J Clin Oncol* [Internet]. 2009 Jan. 20 [cited 2015 Apr. 29];27(3):446-52. Available from: http://jco.ascopubs.org/content/27/3/446.short

46. Sherman M. The resurrection of alphafetoprotein. *J Hepatol* [Internet]. 2010 June [cited 2015 Apr. 29];52(6):939-40. Available from: http://www.ncbi.nlm.nih.gov/pubmed/20395007

47. Johnson P, Williams R. Serum alpha-fetoprotein estimations and doubling time in hepatocellular carcinoma: influence of therapy and possible value in early detection. *J Natl Cancer...*[Internet]. 1980 [cited 2015 Apr. 29]; Available from: http://jnci.oxfordjournals.org/content/64/6/1329.short

48. Han K, Tzimas G, Barkun J. Preoperative alpha-fetoprotein slope is predictive of hepatocellular carcinoma recurrence after liver transplantation. *Can J...* [Internet]. 2007 [cited 2015 Apr. 29]; Available from: http://www.ncbi.nlm.nih.gov/pmc/articles/PMC2656629/

49. Personeni N, Bozzarelli S, Pressiani T et al. Usefulness of alpha-fetoprotein response in patients treated with sorafenib for advanced hepatocellular carcinoma. *J Hepatol* [Internet]. 2012 July [cited 2015 Apr. 29];57(1):101-7. Available from: http://www.ncbi.nlm.nih.gov/pubmed/22414760

50. Takahashi H, Saibara T, Iwamura S. Serum α-L-fucosidase activity and tumor size in hepatocellular carcinoma. *Hepatology* [Internet]. 1994 [cited 2015 Apr. 29]. Available from: http://onlinelibrary.wiley.com/doi/10.1002/hep.1840190615/abstract

51. Marrero J, Su G, Wei W. Des-gamma carboxyprothrombin can differentiate hepatocellular carcinoma from nonmalignant chronic liver disease in american patients. *Hepatology* [Internet]. 2003 [cited 2015 Apr. 29]. Available from: http://onlinelibrary.wiley.com/doi/10.1053/jhep.2003.50195/abstract

52. Clavien PA, Lesurtel M, Bossuyt PM et al. Recommendations for liver transplantation for hepatocellular carcinoma: an international consensus conference report. *Lancet Oncol* [Internet]. 2012 Jan. [cited 2015 Mar. 18];13(1):e11-22. Available from: http://www.pubmedcentral.nih.gov/articlerender.fcgi?artid=3417764&tool=pmcentrez&rendertype=abstract

53. Goldberg SN, Grassi CJ, Cardella JF et al. Image-guided tumor ablation: standardization of terminology and reporting criteria. *J Vasc Interv Radiol* [Internet]. 2005 June [cited 2015 Apr. 29];16(6):765-78. Available from: http://www.ncbi.nlm.nih.gov/pubmed/15947040

54. Bertot LC, Sato M, Tateishi R et al. Mortality and complication rates of percutaneous ablative techniques for the treatment of liver tumors: a systematic review. *Eur Radiol* [Internet]. 2011 Dec. [cited 2015 Apr.

29];21(12):2584-96. Available from: http://www.ncbi.nlm.nih.gov/pubmed/21858539
55. Poon RT, Ng KK, Lam CM et al. Learning curve for radiofrequency ablation of liver tumors: prospective analysis of initial 100 patients in a tertiary institution. *Ann Surg* [Internet]. 2004 Apr. [cited 2015 Apr. 29];239(4):441-9. Available from: http://www.pubmedcentral.nih.gov/articlerender.fcgi?artid=1356248&tool=pmcentrez&rendertype=abstract
56. Kasugai H, Osaki Y, Oka H et al. Severe complications of radiofrequency ablation therapy for hepatocellular carcinoma: an analysis of 3,891 ablations in 2,614 patients. *Oncology* [Internet]. 2007 Jan. [cited 2015 Apr. 29];72(Suppl 1):72-5. Available from: http://www.ncbi.nlm.nih.gov/pubmed/18087185
57. Brown DB, Nikolic B, Covey AM et al. Quality improvement guidelines for transhepatic arterial chemoembolization, embolization, and chemotherapeutic infusion for hepatic malignancy. *J Vasc Interv Radiol* [Internet]. 2012 Mar. [cited 2015 Apr. 29];23(3):287-94. Available from: http://www.ncbi.nlm.nih.gov/pubmed/22284821

Capítulo 20

Tratamento Locorregional do Carcinoma Hepatocelular

◆ *Riccardo Lencioni*
◆ *Laura Crocetti*

CONTEÚDO

- ✓ INTRODUÇÃO 293
- ✓ CARCINOMA HEPATOCELULAR EM ESTÁDIO MUITO INICIAL 293
- ✓ CARCINOMA HEPATOCELULAR EM ESTÁDIO INICIAL . 294
- ✓ CARCINOMA HEPATOCELULAR EM ESTÁDIO INTERMEDIÁRIO 297
- ✓ CARCINOMA HEPATOCELULAR EM ESTÁDIO AVANÇADO 298
- ✓ PERSPECTIVAS FUTURAS 300
- ✓ REFERENCIAS BIBLIOGRÁFICAS 300

INTRODUÇÃO

O CHC é o sexto câncer mais comum e a terceira principal causa de morte relacionada com câncer.[1] O diagnóstico precoce de CHC pode ser realizado pela vigilância de populações em risco.[2-4] Entretanto, a avaliação multidisciplinar cuidadosa das características do tumor, função do fígado e estado clínico é necessária para manejo terapêutico adequado mesmo em pacientes com tumores em estádio inicial.[5] Quando opções cirúrgicas estão excluídas, ablação tumoral dirigida por imagem é recomendada como a escolha terapêutica mais apropriada e é considerada um tratamento potencialmente radical em candidatos adequadamente selecionados.[5]

A ablação tumoral dirigida por imagem é recomendada em pacientes com CHC em estádio inicial – de acordo com o sistema de estadiamento Barcelona Clinic Liver Cancer (BCLC)[6] – quando os pacientes são excluídos de opções cirúrgicas. A RFA mostrou efeito anticâncer superior e maior benefício de sobrevida em comparação à técnica percutânea de injeção de etanol (PEI), em metanálises de estudos controlados randomizados, e está atualmente estabelecida como o método padrão para tratamento de tumor local.[7-11]

Apesar da implementação generalizada de programas de vigilância, mais da metade dos pacientes com CHC são diagnosticados tardiamente, quando tratamentos curativos não podem ser aplicados.[12] Além disso, em uma alta proporção de casos a doença recidiva depois de uma terapia radical.[13,14] Em pacientes apresentando CHC multinodular e função hepática relativamente preservada, ausência de sintomas relacionados com o câncer e ausência de evidência de invasão vascular ou disseminação extra-hepática, aqueles classificados como estádio intermediário de acordo com o sistema de estadiamento BCLC[6] – quimioembolização arterial transcateter (TACE) constitui o padrão atual de tratamento.[5] Tratamento sistêmico com o inibidor de multiquinase sorafenib é recomendado nos pacientes com estádio mais avançado da doença.[15] Entretanto, apesar de diversos avanços e refinamentos técnicos recentes, os resultados de sobrevida a longo prazo dos pacientes tratados com técnicas intervencionistas não são completamente satisfatórios, principalmente como resultado das altas taxas de recorrência tumoral. A adição recente de agentes moleculares direcionados, que inibem proliferação de células tumorais e angiogênese ao arsenal terapêutico para CHC, promoveu o planejamento de estudos clínicos visando, investigar as sinergias entre tratamentos locorregionais e sistêmicos. Neste capítulo, apresenta-se a discussão de estratégia de tratamento de acordo com o estadiamento tumoral, salientando as vantagens e limitações dos tratamentos locorregionais atuais em comparação a condutas cirúrgicas e sistêmicas.

CARCINOMA HEPATOCELULAR EM ESTÁDIO MUITO INICIAL

No CHC em estádio muito inicial a presença de um nódulo pequeno solitário, menor que < 2 cm de diâmetro, em pacientes Child-Pugh A, a ausência de invasão microvascular e disseminação oferece a mais alta probabilidade de cura. De acordo com o sistema de estadiamento BCLC, estes pacientes têm opção de ressecção cirúrgica, se eles não forem cirróticos ou se tiverem cirrose, entretanto, precisam ter função hepática preservada, bilirrubina normal e ausência de hipertensão portal clinicamente significativa. Esses pacientes não descompensarão após a ressecção e poderão atingir sobrevida superior a 75% em cinco anos.[16,17] A ressecção anatômica, definida como a remoção em bloco de uma parte do fígado suprida por um ramo principal da veia porta e da artéria hepática, é considerada a técnica cirúrgica preferida, uma vez que teoricamente ela permite a erradicação de metástases intra-hepáticas do CHC, com melhor resultado quando comparada à ressecção não anatômica.[18]

Apesar dos refinamentos recentes nas técnicas cirúrgicas que permitiram reduzir a mortalidade relacionada com o tratamento a 1-3%, a maioria dos grupos restringe a indicação de ressecção anatômica a pacientes com CHC muito iniciais em uma localização propícia para ressecção, para preservar ao máximo o parênquima hepático funcional não canceroso.[18] De fato a redução significativa da reserva do fígado funcional pode ser determinada, dependendo do volume do segmento hepático a ser ressecado.[18] Por outro lado, nódulos < 2 cm, não subcapsulares não perivasculares, representam o alvo ideal para RFA percutânea, que é, no presente, considerada a técnica padrão para ablação tumoral na maioria das instituições e que é recomendada para tratamento curativo de CHC em candidatos não cirúrgicos de acordo com o sistema de estadiamento BCLC (Fig. 20-1).[5,7,19,20] Em pacientes com CHC muito inicial a taxa de resposta completa se aproxima de 97%, com taxas de sobrevida de 5 anos de 68%.[21] Nesses tumores pequenos centralmente localizados, portanto, ablação por RFA parece pôr em questão o papel da ressecção cirúrgica, permitindo taxa de sobrevida a longo prazo semelhante àquelas de ressecção cirúrgica, com a preservação de parênquima hepático. Recentemente, o papel da ressecção hepática e da RFA no tratamento do CHC muito incipiente foi fornecido por um estudo de análise de decisão. Cho *et al.* concluíram que ablação por RFA e ressecção hepática devem ser consideradas igualmente efetivas para o tratamento de CHC muito inicial. Também foi salientado como componentes individuais, pertencentes a cada paciente (p. ex.: se o tumor for central ou periférico, próximo ou distante de ductos biliares, em paciente magro ou com sobrepeso, apresentando-se com ou sem hipertensão portal etc.), influenciando os resultados de cada tratamento, tornando-o melhor ou pior que a média.[22,23] Se estudos clínicos sugeriram que tratamento por RFA de tumores CHC em localização subcapsular ou adjacente à vesícula biliar é associado a risco aumentado de complicações e ablação incompleta,[24-27] essas localizações de tumor são consideradas favoráveis para ressecção hepática. Portanto, em pacientes com CHC muito inicial, a RFA parece representar um tratamento definitivo em vez de alternativo, e o tratamento deve ser escolhido, considerando-se variáveis individuais, incluindo a localização da lesão.

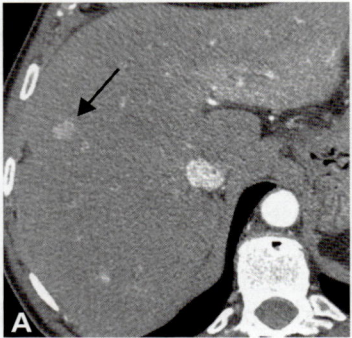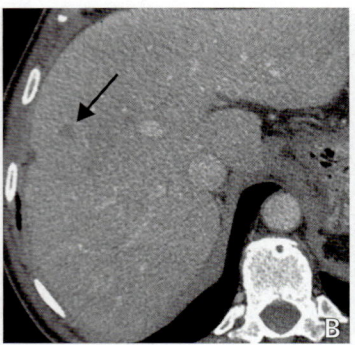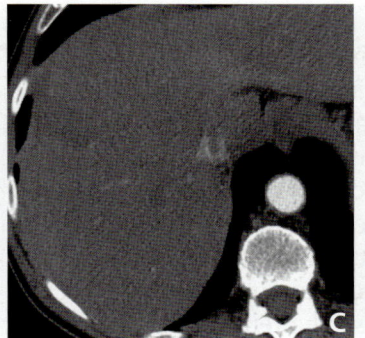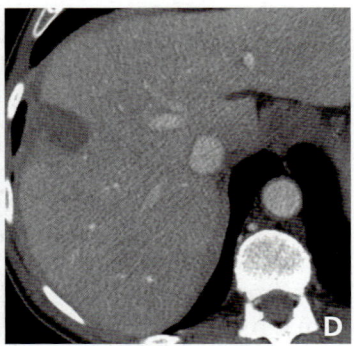

Fig. 20-1. RFA de CHC em estádio muito inicial. (**A** e **B**) Tomografia computadorizada pré-tratamento mostra a lesão como um pequeno nódulo hipervascular (seta) na fase arterial e tardia. Em imagens obtidas na fase arterial (**C**) e na fase venosa portal (**D**) 1 mês após tratamento, o tumor está substituído por uma zona de ablação não contrastada que excede em tamanho o diâmetro do tumor nativo. Os achados são compatíveis com resposta completa.

Em casos selecionados, quando cirurgia não pode ser oferecida ao paciente por causa da presença de bilirrubina aumentada ou sinais de hipertensão portal e a localização da lesão for subótima para a execução de RFA, a PEI ainda pode ser considerada, uma vez que em tumores < 2 cm, PEI e RFA foram demonstradas igualmente efetivas.[28]

CARCINOMA HEPATOCELULAR EM ESTÁDIO INICIAL

Doença em estádio inicial inclui pacientes com função hepática preservada (Child-Pugh A e B) com CHC solitário ou até três nódulos < 3 cm de tamanho. Esses pacientes podem ser tratados efetivamente por ressecção, transplante de fígado ou ablação percutânea com possibilidade de cura a longo prazo, e números de sobrevida variando de 50 a 75%. A RFA é atualmente considerada a melhor opção de tratamento em pacientes com CHC em estádio inicial que não são apropriados para ressecção e transplante.[5,7,19] Cinco estudos controlados randomizados compararam RFA versus PEI para o tratamento do CHC em estádio inicial. Estas investigações mostraram que a RFA tem efeito anticâncer mais alto que a PEI, levando a melhor controle local da doença (Quadro 20-1).[28-32] A avaliação do impacto da RFA sobre a sobrevida foi mais controversa. Embora o benefício de sobrevida fosse identificado nos três estudos realizados na Ásia, dois estudos europeus não mostraram diferenças estatisticamente significativas em sobrevida global entre pacientes que receberam RFA e aqueles tratados com PEI, apesar da tendência favorecendo a RFA. Não obstante, três metanálises independentes, incluindo todos os estudos randomizados controlados, confirmaram que o tratamento com RFA oferece benefício de sobrevida em comparação à PEI, particularmente para tumores maiores que 2 cm, assim estabelecendo a RFA como a técnica percutânea padrão (Fig. 20-2).[8-10] Relatórios recentes sobre resultados a longo prazo de pacientes tratados com RFA mostraram que, em pacientes classe A de Child-Pugh e CHC em estádio inicial, as taxas de sobrevida de 5 anos são de 51-64% e podem alcançar 76% em pacientes que satisfazem os critérios BCLC para ressecção cirúrgica (Quadro 20-2).[33-36] Portanto, uma dúvida é se RFA é capaz de competir com ressecção cirúrgica como tratamento de primeira linha não apenas em pacientes com CHC muito inicial, mas também em pacientes com HCC solitário pequeno > 2 cm. Um estudo comparando ressecção versus ablação em pacientes Child A com CHC isolado de ≤ 5 cm não mostrou diferenças estatisticamente significativas em sobrevida global e sobrevida livre de doença entre os dois grupos de tratamento.[37] Em contraposição, um estudo recente comparando RFA e ressecção em pacientes dentro dos critérios de

Quadro 20-1. Estudos controlados randomizados comparando RFA a PEI para o tratamento de CHC em estádio inicial

Autor e ano	RC inicial	Falha do tratamento*	Sobrevida global (%)		
			1 ano	3 anos	p
Lencioni et al. 2003[28]					
RFA (n = 52)	91%	8%	88	81	NS
PEI (n = 50)	82%	34%	96	74	
Lin et al. 2004[29]					
RFA (n = 52)	96%	17%	82	74	0,014
PEI (n = 52)	88%	45%	61	50	
Shiina et al. 2005[30]					
RFA (n = 118)	100%	2%	90	80	0,02
PEI (n = 114)	100%	11%	82	63	
Lin et al. 2005[31]					
RFA (n = 62)	97%	16%	88	74	0,031
PEI (n = 62)	89%	42%	96	51	
Brunello et al. 2008[32]					
RFA (n = 70)	96%	34%	88	59	NS
PEI (n = 69)	66%	64%	96	57	

RFA = ablação por radiofrequência; PEI = injeção de etanol percutânea; CHC = carcinoma hepatocelular; RC = resposta completa; NS = não significante.
*Inclui falha do tratamento inicial (resposta incompleta) e falha tardia do tratamento (recorrência local).

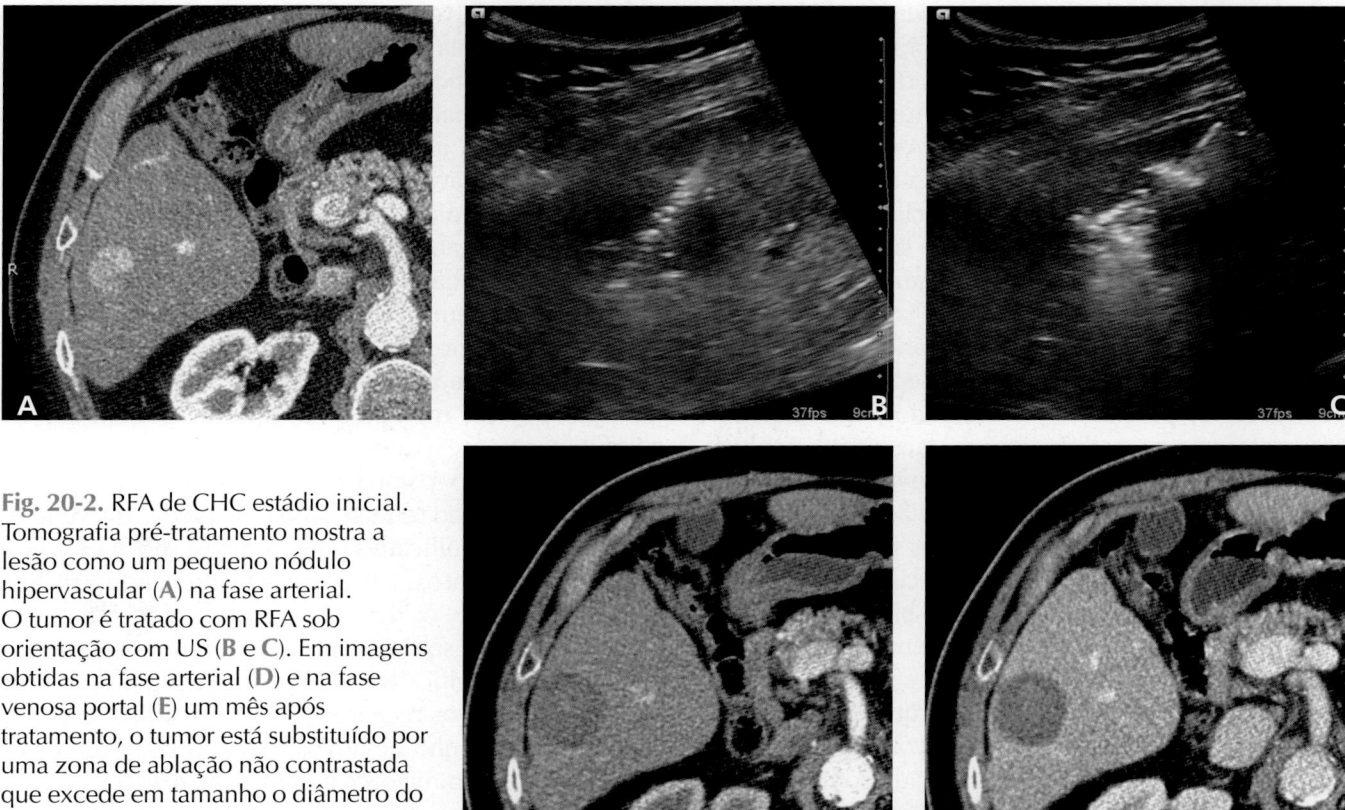

Fig. 20-2. RFA de CHC estádio inicial. Tomografia pré-tratamento mostra a lesão como um pequeno nódulo hipervascular (A) na fase arterial. O tumor é tratado com RFA sob orientação com US (B e C). Em imagens obtidas na fase arterial (D) e na fase venosa portal (E) um mês após tratamento, o tumor está substituído por uma zona de ablação não contrastada que excede em tamanho o diâmetro do tumor nativo. Os achados são compatíveis com resposta completa.

Milão sugeriu que ressecção cirúrgica pode fornecer melhor sobrevida e taxas mais baixas de recorrência do que a RFA.[38]

Um fator importante que afeta o sucesso da RFA é a capacidade de extirpar todo tecido tumoral viável e uma margem adequada livre de tumor. O tumor-alvo não deve exceder 3 cm no seu eixo mais longo para alcançar melhores taxas de ablação completa, usando a maioria dos aparelhos atualmente disponíveis.[7] Além disso, mesmo em tumores pequenos, a capacidade da RFA de realizar a erradicação completa do tumor parece ser dependente da localização do tumor. Estudos histológicos efetuados em peças de fígado de pacientes que se submeteram à RFA como tratamento ponte para transplante mostraram que a presença de irrigação de grandes vasos (3 mm ou mais) resulta em queda da taxa de necrose tumoral completa para menos de 50%, por causa da perda de calor decorrente do resfriamento tecidual mediado por perfusão dentro da área a ser tratada.[39] Por essa razão, em pacientes com CHC solitário > 3 cm e < 5 cm de tamanho, a taxa de sucesso da RFA isolada é diminuída. A combinação com tratamento intra-arterial deve ser considerada nestes pacientes, quando cirurgia e transplante não forem opções exequíveis.[40-44] A combinação de TACE seguida por RFA foi usada para minimizar perda de calor em razão do resfriamento tecidual mediado por perfusão e aumentar o efeito terapêutico da RFA.[40-43] Por outro lado, a TACE com partículas carreadoras de droga foi efetuada após um procedimento de RFA para aumentar a necrose tumoral pela exposição à alta concentração de droga na parte perifé-

Quadro 20-2. Estudos que descrevem sobrevida de 5 anos de pacientes com CHC em estádio inicial que receberam RFA como único tratamento não cirúrgico de primeira linha

Autor e ano	Nº de pacientes	Sobrevida global (%)		
		1 ano	3 anos	5 anos
Lencioni et al. 2005[33]				
Child-Pugh A	144	100	76	51
Child-Pugh B	43	89	46	31
Tateishi et al. 2005[34]				
Child-Pugh A	221	96	83	63
Child-Pugh B-C*	98	90	65	31
Choi et al. 2007[35]				
Child-Pugh A	359	NA	78	64
Child-Pugh B	160	NA	49	38
N'Koutchou et al. 2009[36]				
BCLC operável**	67	NA	82	76
BCLC inoperável	168	NA	49	27

CHC = carcinoma hepatocelular; RFA = ablação por radiofrequência; NA = não disponível; BCLC = Barcelona Clinic for Liver Cancer.
*Só 4 de 98 pacientes tinham cirrose Child-Pugh C.
**Critérios BCLC para ressecção incluem tumor único, nível normal de bilirrubina (< 1,5 mg/dL) e ausência de hipertensão portal significativa.

rica do tumor, quando apenas temperaturas subletais podem ser atingidas em um tratamento padrão de RFA.[44] Pesquisa adicional para determinar métodos ótimos de combinação de esquemas quimioterápicos (tanto agente quanto via de administração) com ablação por RFA é necessária. Em particular, um estudo de fase III, randomizado, duplo-cego, controlado (*dummy*), investigando a eficácia e segurança de doxorrubicina lipossômica termicamente sensível em combinação à RFA comparada com RFA isolada no tratamento de HCC inoperável está em andamento.[45]

Pacientes com tumores grandes solitários (excedendo 5 cm em tamanho) merecem menção especial. Mesmo que estes pacientes não possam ser considerados em estádio inicial porque eles não se qualificam para transplante, nenhum limite superior de tamanho para ressecção cirúrgica aparece no fluxograma do BCLC, e estes pacientes não devem escapar ao encaminhamento cirúrgico só porque os seus tumores são grandes demais, desde que, apesar da cirrose eles ainda tenham função hepática bem preservada, bilirrubina normal e ausência de hipertensão portal clinicamente significativa.[23] Foi sugerido que os pacientes com grandes tumores solitários possam se beneficiar com cirurgia, porque a mortalidade cirúrgica decresceu, porque os pacientes com tumores grandes operáveis são um grupo autosselecionado com baixa tendência a doenças multifocais e porque outros tratamentos são menos efetivos.[23] De fato, quando o tamanho tumoral é acima de 5 cm, mesmo as vantagens das terapias combinadas parecem insignificantes, enquanto a cirurgia pode ser realizada de forma segura.[16,42,46]

Quando ablação por RFA não é exequível e/ou segura, como poderia ocorrer em 10-25% dos tumores por causa de localização desfavorável do tumor,[33,47] a TACE com partículas carreadoras de droga (DEB-TACE) pode representar uma opção de tratamento, uma vez que ela pode fornecer altas taxas de resposta completa (Fig. 20-3). Até 77% de resposta completa foi demonstrada na avaliação histológica de hepatectomias de pacientes submetidos à TACE com essa técnica antes do transplante de fígado.[48]

Ablação por micro-ondas (MWA) está emergindo como uma alternativa valiosa à RFA para ablação térmica do CHC. Micro-ondas eletromagnéticas aquecem a matéria agitando moléculas de água no tecido circundante, produzindo atrito e calor e induzindo morte celular via necrose de coagulação.[49] As principais características da tecnologia de MWA, em comparação às tecnologias termoablativas existentes, incluem temperaturas intratumorais constantemente mais altas, maiores volumes de ablação tumoral, tempos mais rápidos de ablação e um perfil aperfeiçoado. Como resultado, a vantagem da MWA sobre a RFA é que o resultado do tratamento é menos afetado pelos vasos localizados na proximidade do tumor.[50] Além disso, como a ablação por MWA não depende de circuito elétrico, como acontece com a ablação por RF, múltiplos aplicadores podem ser usados simultaneamente. Até o momento, só um estudo randomizado controlado comparou a efetividade da MWA à da RFA.[51] Embora não tenham sido observadas diferenças estatisticamente significativas em comparação da eficácia dos dois procedimentos, a tendência favorecendo RFA foi reconhecida referente às taxas de recorrência local e de complicações. Deve-se salientar, no entanto, que a tecnologia de MWA evolui significativamente desde a publicação desta experiência. Avanços recentes em engenharia de MWA possibilitaram o desenho de novos sistemas com potencial para zonas de ablação maiores e mais controladas.[52]

Uma técnica nova de ablação não química, não térmica, guiada por imagem que está atualmente sendo submetida à investigação clínica em CHC, em estádio inicial, é a eletroporação irreversível (IRE).[53] Eletroporação é uma técnica que aumenta a permeabilidade da membrana celular alterando o potencial transmembrânico, rompendo a integridade da bicamada lipídica para permitir transporte de moléculas através da membrana celular dos nanoporos. Este processo foi usado em pesquisa para aplicação de drogas ou macromoléculas para dentro das células. A IRE é um método para induzir ruptura irreversível da integridade da membrana celular, resultando em morte celular sem a necessidade de lesão farmacológica adicional.[54] A IRE cria uma fronteira nítida entre a área tratada e a não tratada *in vivo*. Isto sugere que IRE tem a capacidade de delinear nitidamente a área de tratamento da área não tratada, e que o planeja-

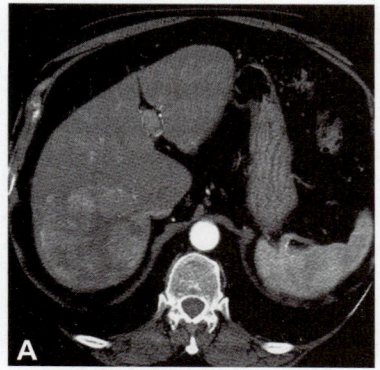
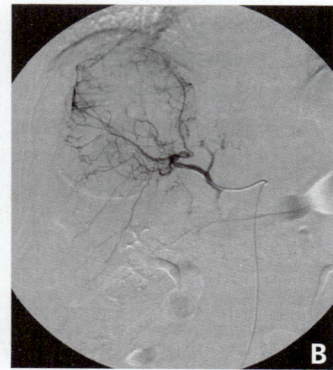
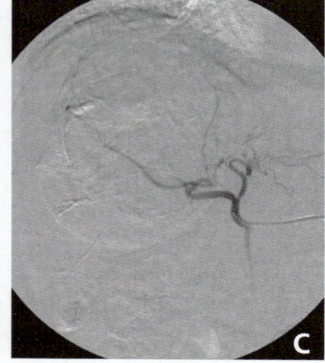
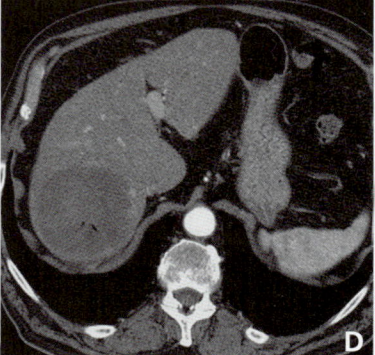

Fig. 20-3. DEB-TACE em CHC avançado. (**A**) Tomografia computadorizada da fase arterial pré-tratamento mostra grande CHC hipervascular no segmento VII. Angiografia mostra (**B**) cateterização do ramo da artéria hepática que alimenta o tumor e (**C**) ausência de vascularização após administração de DEB. Tomografia obtida 1 mês após o procedimento mostra ausência de tecido tumoral contrastado viável residual (**D**).

mento do tratamento pode ser efetuado precisamente de acordo com predições matemáticas. Ademais, como a IRE é uma técnica não térmica parece haver ablação completa até a margem dos vasos sanguíneos sem comprometimento da funcionalidade dos vasos sanguíneos. Por essas razões, problemas associados a resfriamento ou aquecimento de tecido mediado por perfusão (uma dificuldade importante com métodos térmicos) não são relevantes.

CARCINOMA HEPATOCELULAR EM ESTÁDIO INTERMEDIÁRIO

Pacientes com CHC em estádio intermediário, multinodular, função hepática relativamente preservada, ausência de sintomas relacionados com o câncer e ausência de evidência de invasão vascular ou disseminação extra-hepática são considerados para TACE.[5] A recomendação de TACE como padrão de tratamento para CHC de estádio intermediário é baseada na demonstração de melhora da sobrevida em comparação ao melhor tratamento de suporte ou terapias subótimas em uma metanálise de seis estudos controlados randomizados.[55] Entretanto, houve considerável heterogeneidade entre os desenhos dos estudos individuais (incluindo populações de pacientes e técnicas de TACE) bem como dos resultados dos estudos, com apenas dois dos seis[56-61] estudos individuais que relataram sobrevida de 2 anos, mostrando melhora estatisticamente significativa em comparação a tratamento conservador (Quadro 20-3). Além disso, CHC em estádio intermediário inclui uma população heterogênea de pacientes, conforme sugerido por uma classificação que pode incluir pacientes amplamente variados em termos de carga tumoral e função hepática (Child-Pugh A ou B).[15] Foi, portanto, sugerido que, embora a TACE melhore a sobrevida para a classe de CHC em estádio intermediário como um todo, nem todos os pacientes com CHC em estádio intermediário apresentaram benefício similar da TACE, e que alguns pacientes podem-se beneficiar de outros tratamentos que não TACE.[62] O risco de complicações associadas à TACE pode ser maior em pacientes com doença mais extensa, requerendo embolização não seletiva, anatomia vascular desfavorável e inadequada função hepática residual. A TACE não é adequada em geral para pacientes com cirrose hepática descompensada (definida por Child-Pugh ≥ 8 com ascite e/ou icterícia) em razão do alto risco de complicações graves relacionadas com o tratamento.[63] De um ponto de vista técnico, embora haja consenso geral sobre o fato de que a TACE deve ser tão seletiva quanto possível, a padronização de protocolos de TACE ainda é necessária. O esquema ideal de TACE deve permitir concentração máxima e sustentada de droga quimioterápica dentro do tumor com mínima exposição sistêmica combinada com obstrução calibrada vascular tumoral. A recente introdução de microsferas embólicas que têm a capacidade de serem carregadas ativamente com solução de cloridrato de doxorrubicina e liberá-la de modo controlado e sustentado demonstrou diminuir substancialmente a quantidade de quimioterapia que alcança a circulação sistêmica em comparação a esquemas à base de lipiodol, assim aumentando significativamente a concentração local da droga e a eficácia antitumoral.[64]

Resultados publicados da experiência PRECISION-V indicam que DEB-TACE é uma alternativa valiosa à TACE convencional baseada em lipiodol.[64] Em comparação à

Quadro 20-3. Estudos controlados randomizados que compararam TACE ou TAE *versus* tratamento conservador ou terapias subótimas para o tratamento de CHC

Autor e ano	Nº de pacientes	Sobrevida global (%) 1 ano	2 anos	p
Lin *et al.* 1988[59]				
TAE (Gelfoam + ivalon)	21	42	25	NS
TAE + 5-fluorouracil IV	21	20	20	
5-fluorouracil IV	21	13	13	
GETCH* 1995[57]				
TACE (cisplatina, Gelfoam)	50	62	38	NS
Tratamento conservador	46	43	26	
Bruix *et al.* 1998[58]				
TAE (Gelfoam + espirais)	40	70	49	NS
Tratamento conservador	40	72	50	
Pelletier *et al.* 1998[60]				
TACE (cisplatina, Gelfoam) + tamoxieno	37	51	24	NS
Tamoxifeno	36	55	26	
Lo *et al.* 2012[56]				
TACE (cisplatina, Geofoam)	40	57	31	0,002
Tratamento conservador	39	32	11	
Llovet *et al.* 2002[55]				
TACE (doxorrubicina, Gelfoam)	40	82	63	0,009**
TACE (Gelfoam)	37	75	50	
Tratamento conservador	35	63	27	

TACE = quimioembolização transarterial; TAE = embolização transarterial; CHC = carcinoma hepatocelular; IV = intravenosa; NS = não significante.
*Groupe d'Étude et de Traitement du Carcinome Hépatocellulaire.
**Quimioembolização *versus* tratamento conservador (TAE *versus* tratamento conservador = NS; TACE *versus* TAE = NS).

TACE convencional com doxorrubicina, a TACE com partículas carreadoras de doxorrubicina foi mais bem tolerada, com reduções significativas na toxicidade hepática grave (p < 0,001) e efeitos colaterais relacionados com a doxorrubicina (p = 0,0001). O uso dessas partículas também melhorou significativamente a taxa de resposta objetiva em pacientes com doença bilobar Child-Pugh B e doença recorrente (p = 0,038).[64] Em razão do perfil de segurança e tolerabilidade melhorada, o tratamento com doxorrubicina em altas doses pode ser aplicado de acordo com o cronograma planejado nas esferas carreadoras de medicamento, independentemente das características iniciais dos doentes, resultando em taxas constantemente altas de resposta objetiva e controle da doença em todas as análises de subgrupos. Contrariamente à observação com essas partículas, as taxas de resposta à TACE convencional nos subgrupos de pacientes com doença mais avançada foram significativamente reduzidas (p = 0,038 para resposta objetiva; p = 0,026 para controle da doença).

Uma questão que recentemente foi levantada é se a associação do agente quimioterápico às microsferas embólicas poderia fornecer melhor eficácia. Em um estudo randomizado, controlado, comparando partículas carreadas com doxorrubicina *versus* embolização efetuada com uma microsfera embólica com características semelhantes, a taxa de progressão do tumor em 12 meses foi significanteivamente mais baixa no grupo de partículas carreadoras de droga do que no ramo de embolização branda (46% *versus* 78%, p = 0,002). O tempo até progressão aumentou de 36,2 ± 9,0 semanas para 42,4 ± 9,5 semanas (p = 0,008).[65] Uma investigação recente avaliando o grau de necrose em hepatectomias após DEB-TACE com DC Beads carregadas com epirrubicina *versus* embolização em pacientes em lista de transplante confirmou que DEB-TACE com partículas carreadoras obteve necrose completa em 77% das lesões, enquanto a embolização alcançou necrose completa em apenas 27% das lesões (p = 0,043).[48]

Estratégias alternativas, incluindo combinação de terapias sistêmicas com intra-arterial, estão sendo investigadas para melhorar os esquemas baseados em TACE. Dado que a TACE causa hipóxia local resultando em níveis aumentados de fator de crescimento endotelial vascular (VEGF), combinar TACE com uma terapia anti-VEGF pode ser uma estratégia efetiva para melhorar resultados destes pacientes.[66,67] Sorafenib é um agente antiangiogênico e antiproliferativo com múltiplos alvos moleculares, incluindo os receptores a VEGF, e demonstrou melhorar a sobrevida em pacientes com CHC avançado. Diversos estudos avaliando os benefícios potenciais de acrescentar sorafenib a esquemas de TACE estão em andamento.[68]

Em pacientes que não mostram resposta do tumor tratado após pelo menos duas sessões de TACE, outras terapias, incluindo terapia sistêmica com um agente direcionado, poderiam ser consideradas como alternativa aos ciclos adicionais de TACE em pacientes com estádio intermediário. Entretanto, em alguns casos muito selecionados, opções e estratégias alternativas de tratamento, incluindo cirurgia, ablação, terapia sistêmica, combinação de tratamento e embolização, poderiam ser consideradas.[62]

A radioembolização recentemente emergiu como uma opção terapêutica para o CHC em estádio intermediário. Atualmente, a técnica mais popular de radioembolização usa microsferas revestidas com Yttrium 90 (Y^{90}), um isótopo β-emissor. Dada a hipervascularidade do CHC, microsferas injetadas intra-arterialmente serão captadas preferencialmente na área do tumor e emitirão radiação seletiva de alta energia e baixa penetração para o tumor. A segurança da radioembolização com Y^{90} foi documentada em várias investigações clínicas de fase I-II[69-71] e diversos estudos de coortes e análises retrospectivas descreveram a eficácia da radioembolização no tratamento de CHC. Apesar da quantidade de dados, não há ensaios clínicos randomizados publicados até agora para provar o benefício clínico da radioembolização com relação às opções de tratamento estabelecidas para as populações de pacientes que são direcionados por radioembolização, ou seja, TACE para tumores multinodulares não invasivos na fase intermediária da classificação BCLC, e sorafenib para CHC avançado, mostrando invasão vascular.

CARCINOMA HEPATOCELULAR EM ESTÁDIO AVANÇADO

O CHC em estádio avançado inclui pacientes que se apresentam com sintomas de câncer e/ou com invasão vascular ou disseminação extra-hepática. Normalmente, eles têm expectativa de vida mais curta (sobrevida 50% em 1 ano). De acordo com a estratégia de tratamento do BCLC, terapia sistêmica com sorafenib é considerada a terapia de escolha para pacientes com CHC avançado.[15] Em dois estudos esse inibidor com propriedades antiangiogênicas e antiproliferativas demonstrou prolongar a sobrevida global média e o tempo médio até a progressão radiológica, em comparação a placebo.[72,73] Entretanto, muitos pacientes tratados com terapias locorregionais são na realidade classificados como avançados pelo BCLC. De fato, categorias selecionadas de pacientes de CHC em estádio avançado se apresentam com doença limitada. Estes incluem pacientes com *performance status* 1, sem doença extravascular ou extra-hepática, pacientes que têm invasão tumoral vascular, ou aqueles que têm uma doença extra-hepática limitada. É discutível se pacientes classificados como estádio avançado, com *performance status* pouco alterado, mas apresentando doença uninodular ou multinodular sem invasão vascular e disseminação extra-hepática devem ser excluídos de tratamentos locorregionais. Da mesma forma, quando a invasão vascular é limitada a um ramo venoso, tratamentos intra-arteriais, incluindo TACE e radioembolização, são tecnicamente exequíveis e poderiam representar uma opção valiosa.[74,75] Há um volume crescente de dados na literatura sugerindo que radioembolização, poderia ser uma conduta efetiva de tratamento para pacientes com CHC avançado

(Quadro 20-4).[69-71,75-80] Salem *et al.* recentemente descreveram uma análise abrangente de uma coorte de 291 pacientes com CHC que foram tratados com Y^{90}. Um total de 52% eram Child-Pugh B, e 52% eram BCLC C. O tempo de progressão da doença (TTP) da coorte inteira foi de 7,9 meses (IC 95%, 6-10,3); o TTP dos pacientes com doença Child-Pugh A e B sem trombose de veia porta foi de 15,5 meses (IC 95%, 10,7-25,9) e 13,0 meses (IC 95%, 8,4-18,1), respectivamente ($p = 0,759$). O TTP em pacientes com doença Child-Pugh A e B que tinham trombose de veia porta foi de 5,6 meses (IC 95%, 2,3-7,6) e 5,9 meses (IC 95%, 4,2-7,9), respectivamente ($p = 0,685$). A sobrevida média global dos pacientes BCLC C sem metástases extra-hepáticas foi de 7,3 meses (IC 95%, 6,5-10,1) e aqueles que eram Child-Pugh A com trombose de veia porta tiveram sobrevida média de 10,4 meses (7,2-16.6).[80] Estes achados sugerem que o tratamento com microsferas de vidro com Y^{90} poderia ser uma opção efetiva de tratamento locorregio-

Quadro 20-4. Estudos que descrevem tempo de progressão da doença (TTP) e/ou sobrevida média de pacientes com CHC estádio avançado que receberam radioembolização com Y^{90}

Autor e ano	N° de pacientes (acompanhamento por imagem)	TTP médio meses (IC 95%)	Sobrevida média meses (IC 95%)
Geshwind et al. 2004[68]			
Okuda I	54	NA	20,9
Okuda II	26	NA	12,8
Salem et al. 2005[69]	43		
Okuda I		NA	24,4
Okuda II		NA	12,5
Child-Pugh A		NA	20,5
Child-Pugh B/C		NA	13,8
Sangro et al. 2006[70]	24	NA	7 (2-12)
Kulik et al. 2008[74]			
Sem PVT	71	NA	15,6 (10,7-21)
Com PVT em ramo	25	NA	10,1 (7,2-16)
Com PVT na principal	12	NA	4,4 (2,9-7,5)
Woodall et al. 2009[75]			
Sem VT	20	NA	13,9
Com VT	15	NA	3,2
Inarrairaegui et al. 2010[76]	72	NA	13 (9,6-16,3)
Inarrairaegui et al. 2010[77]*	25	NA	10 (6,6-13,3)
Hilgard et al. 2010[78]	108 (76)	10,0 (6,1-16,4)	16,4 (12,2-mês inf.)
Sem PVT	75	11,8 (6,1-17,2)	16,4 (12,1-∞)
Com PVT	33	8,0 (5,6-∞)	10 (6,0-∞)
Salem et al. 2010[7]	291 (273)	7,9 (6-10,3)	
Sem PVT	146 (133)	15,5 (10,7-25,9)	NA
Com PVT	92 (84)	5,6 (2,3-7,6)	NA
BCLC C sem EHS	107 (99)	6,0 (4,6-8,8)	7,3 (6,5-10.1)
BCLC C			
Não (Child-Pugh B + PVT)	50 (49)	6,9 (4,2-13,6)	13,8 (10,2-20,4)

CHC = carcinoma hepatocelular; Y^{90} = ítrio 90; TTP = tempo até progressão; NA = não disponível; PVT = trombose da veia porta; VT = trombose venosa; BCLC = Barcelona Clinic for Liver Cancer; EHS = disseminação extra-hepática.
*Todos os pacientes tinham PVT/oclusão.

nal, especialmente para pacientes com trombose de veia porta, quando a TACE não é adequada. Contudo, embora a atividade antitumoral e resultados promissores de sobrevida tenham sido descritos em coortes de pacientes tratados com radioembolização, ambos o National Comprehensive Cancer Network (NCCN) e a American Association for the Study of Liver Diseases (AASLD) recomendam avaliação adicional do seu efeito sobre a sobrevida global em estudos randomizados controlados.[5,81]

PERSPECTIVAS FUTURAS

Terapias intervencionistas locorregionais desempenham papel importante no manejo terapêutico atual do CHC. A ablação percutânea dirigida por imagem é estabelecida como a melhor escolha terapêutica para pacientes com CHC em estádio inicial, quando a ressecção cirúrgica ou transplante hepático estão excluídos. A TACE é o padrão de tratamento para pacientes no estádio intermediário. Entretanto, em comparação a outros cânceres, só alguns estudos com valor significativo foram realizados para avaliar as intervenções terapêuticas potenciais em pacientes com CHC que são inadequados ou não tiveram sucesso com terapia curativa. De modo geral, orientações relativas ao algoritmo ideal de tratamento para pacientes com CHC inoperável à medida que sua doença recidiva após terapia curativa inicial ainda são necessárias. Um dos pontos finais principais da pesquisa clínica, e mais especificamente no campo do câncer hepático, é a necessidade de prover ferramentas para tomada de decisão clínica. Estudos apropriadamente desenhados serão instrumentos fundamentais para esclarecer por completo e estabelecer o manejo de tratamento do paciente com CHC recorrente após terapia radical. De fato, realocar pacientes para tratamento como pacientes virgens após a estratégia de tratamento do BCLC não seria possível em todos os casos. Quando um novo CHC ocorre em um paciente cirrótico previamente ressecado, nova ressecção seria difícil de ser efetuada, mesmo no caso de preservação de função hepática e ausência de hipertensão portal.[82] Ablação por RFA é uma técnica possível de ser repetida desde que as características do tumor permitam a conduta ablativa local.[83]

Outro campo onde a pesquisa é fortemente necessária é o da medida da taxa de resposta no CHC. Taxa de resposta e tempo de progressão representam pontos finais substitutos de sobrevida em pesquisa de câncer, e as limitações dos critérios da Organização Mundial da Saúde (WHO) e dos Critérios de Avaliação de Resposta em Tumores Sólidos (RECIST), quando aplicados às terapias locorregionais em CHC ou a terapias direcionadas moleculares, são bem conhecidas.[84,85] Em 2008, um grupo da AASLD desenvolveu um conjunto de diretrizes visando a apresentar um arcabouço comum para o desenho de estudos clínicos em CHC e adaptou o conceito de tumor viável – tecido tumoral mostrando captação na fase arterial de técnicas de imagem radiológicas contrastadas — para formalmente alterar o RECIST.[15] Essas emendas de acordo com o AASLD-JNCL (Journal of the National Cancer Institute) foram subsequentemente esclarecidas e encaminhadas para implementação do RECIST-modificado (mRECIST).[86] São necessários estudos adicionais para confirmar a precisão desta medição em comparação a padrões ouro convencionais, como estudos patológicos de hepatectomias.

REFERENCIAS BIBLIOGRÁFICAS

1. Parkin DM, Bray F, Ferlay J, Pisani P. Global cancer statistics, 2002. *CA Cancer J Clin* 2005;55(2):74-108.
2. Bruix J, Sherman M, Llovet JM et al. Conclusions of the Barcelona-2000 EASL conference. *J Hepatol* 2001;35(3):421-30.
3. Bolondi L, Sofia S, Siringo S et al. Surveillance programme of cirrhotic patients for early diagnosis and treatment of hepatocellular carcinoma: a cost-effectiveness analysis. *Gut* 2001;48(2):251-9.
4. Sangiovanni A, Del Ninno E, Fasani P et al. Increased survival of cirrhotic patients with a hepatocellular carcinoma detected during surveillance. *Gastroenterology* 2004;126(4):1005-14.
5. Bruix J, Sherman M. Management of hepatocellular carcinoma. *Hepatology* 2005;42(5):1208-36.
6. Llovet JM, Brú C, Bruix J. Prognosis of hepatocellular carcinoma: the BCLC staging classification. *Semin Liver Dis* 1999;19(3):329-38.
7. Crocetti L, de Baere T, Lencioni R. Quality improvement guidelines for radiofrequency ablation of liver tumours. *Cardiovasc Intervent Radiol* 2010;33(1):11-7.
8. Orlando A, Leandro G, Olivo M et al. Radiofrequency thermal ablation vs. percutaneous ethanol injection for small hepatocellular carcinoma in cirrhosis: meta-analysis of randomized controlled trials. *Am J Gastroenterol* 2009;104(2):514-24.
9. Cho YK, Kim JK, Kim MY et al. Systematic review of randomized trials for hepatocellular carcinoma treated with percutaneous ablation therapies. *Hepatology* 2009;49(2):453-9.
10. Germani G, Pleguezuelo M, Gurusamy K et al. Clinical outcomes of radiofrequency ablation, percutaneous alcohol and acetic acid injection for hepatocelullar carcinoma: a meta-analysis. *J Hepatol* 2010;52(3):380-8.
11. Lencioni R. Loco-regional treatment of hepatocellular carcinoma. *Hepatology* 2010;52(2):762-73.
12. Kim WR, Gores GJ, Benson JT et al. Mortality and hospital utilization for hepatocellular carcinoma in the United States. *Gastroenterology* 2005;129(2):486-93.
13. Poon RT, Fan ST, Ng IO et al. Different risk factors and prognosis for early and late intrahepatic recurrence after resection of hepatocellular carcinoma. *Cancer* 2000;89(3):500-7.
14. Cucchetti A, Piscaglia F, Caturelli E et al. Comparison of recurrence of hepatocellular carcinoma after resection in patients with cirrhosis to its occurrence in a surveilled cirrhotic population. *Ann Surg Oncol* 2009;16(2):413-22.
15. Llovet JM, Di Bisceglie AM, Bruix J et al. Design and endpoints of clinical trials in hepatocellular carcinoma. *J Natl Cancer Inst* 2008;100(10):698-711.
16. Llovet JM, Fuster J, Bruix J. Intention-to-treat analysis of surgical treatment for early hepatocellular carcinoma: resection versus transplantation. *Hepatology* 1999;30(6):1434-40.

17. Huo TI, Lin HC, Hsia CY et al. The model for end-stage liver disease based cancer staging systems are better prognostic models for hepatocellular carcinoma: a prospective sequential survey. Am J Gastroenterol 2007;102(9):1920-30.
18. Chen J, Huang K, Wu J et al. Survival after anatomic resection versus nonanatomic resection for hepatocellular carcinoma: a meta-analysis. Dig Dis Sci. 2010 Nov 17. [Epub ahead of print].
19. Lencioni R, Crocetti L, De Simone P, Filipponi F. Loco-regional interventional treatment of hepatocellular carcinoma: techniques, outcomes, and future prospects. Transpl Int 2010;23(7):698-703.
20. Gervais DA, Goldberg SN, Brown DB et al. Society of Interventional Radiology position statement on percutaneous radiofrequency ablation for the treatment of liver tumors. J Vasc Interv Radiol 2009;20(7S):S342-7.
21. Livraghi T, Meloni F, Di Stasi M et al. Sustained complete response and complications rates after radiofrequency ablation of very early hepatocellular carcinoma in cirrhosis: Is resection still the treatment of choice? Hepatology 2008;47(1):82-9.
22. Cho YK, Kim JK, Kim WT, Chung JW. Hepatic resection versus radiofrequency ablation for very early stage hepatocellular carcinoma: a Markov model analysis. Hepatology 2010;51(4):1284-90.
23. Majno PE, Mentha G, Mazzaferro V. Partial hepatectomy versus radiofrequency ablation for hepatocellular carcinoma: confirming the trial that will never be, and some comments on the indications for liver resection. Hepatology 2010;51(4):1116-8.
24. Komorizono Y, Oketani M, Sako K et al. Risk factors for local recurrence of small hepatocellular carcinoma tumors after a single session, single application of percutaneous radiofrequency ablation. Cancer 2003;97(5):1253-62.
25. Kim SW, Rhim H, Park M et al. Percutaneous radiofrequency ablation of hepatocellular carcinomas adjacent to the gallbladder with internally cooled electrodes: assessment of safety and therapeutic efficacy. Korean J Radiol 2009;10(4):366-76.
26. Llovet JM, Vilana R, Brú C et al. Increased risk of tumor seeding after percutaneous radiofrequency ablation for single hepatocellular carcinoma. Hepatology 2001;33(5):1124-9.
27. Teratani T, Yoshida H, Shiina S et al. Radiofrequency ablation for hepatocellular carcinoma in so-called high-risk locations. Hepatology 2006;43(5):1101-8.
28. Lencioni R, Allgaier HP, Cioni D et al. Small hepatocellular carcinoma in cirrhosis: randomized comparison of radiofrequency thermal ablation versus percutaneous ethanol injection. Radiology 2003;228(1):235-40.
29. Lin SM, Lin CJ, Lin CC et al. Radiofrequency ablation improves prognosis compared with ethanol injection for hepatocellular carcinoma < or = 4 cm. Gastroenterology 2004;127(6):1714-23.
30. Shiina S, Teratani T, Obi S et al. A randomized controlled trial of radiofrequency ablation versus ethanol injection for small hepatocellular carcinoma. Gastroenterology 2005;129(1):122-30.
31. Lin SM, Lin CJ, Lin CC et al. Randomised controlled trial comparing percutaneous radiofrequency thermal ablation, percutaneous ethanol injection, and percutaneous acetic acid injection to treat hepatocellular carcinoma of 3 cm or less. Gut 2005;54(8):1151-56.
32. Brunello F, Veltri A, Carucci P et al. Radiofrequency ablation versus ethanol injection for early hepatocellular carcinoma: a randomized controlled trial. Scand J Gastroenterol 2008;43(6):727-735.
33. Lencioni R, Cioni D, Crocetti L et al. Early-stage hepatocellular carcinoma in cirrhosis: long-term results of percutaneous image-guided radiofrequency ablation. Radiology 2005;234(3):961-7.
34. Tateishi R, Shiina S, Teratani T et al. Percutaneous radiofrequency ablation for hepatocellular carcinoma. Cancer 2005;103(6):1201-9.
35. Choi D, Lim HK, Rhim H et al. Percutaneous radiofrequency ablation for early-stage hepatocellular carcinoma as a first-line treatment: long-term results and prognostic factors in a large single-institution series. Eur Radiol 2007;17(3):684-92.
36. N'Kontchou G, Mahamoudi A, Aout M et al. Radiofrequency ablation of hepatocellular carcinoma: long-term results and prognostic factors in 235 Western patients with cirrhosis. Hepatology 2009;50(5):1475-83.
37. Chen MS, Li JQ, Zheng Y et al. A prospective randomized trial comparing percutaneous local ablative therapy and partial hepatectomy for small hepatocellular carcinoma. Ann Surg 2006;243(3):321-8.
38. Huang J, Yan L, Cheng Z et al. A randomized trial comparing radiofrequency ablation and surgical resection for HCC conforming to the Milan criteria. Ann Surg 2010;252(6):903-12.
39. Lu DS, Yu NC, Raman SS et al. Radiofrequency ablation of hepatocellular carcinoma: treatment success as defined by histologic examination of the explanted liver. Radiology 2005;234(3):954-60.
40. Rossi S, Garbagnati F, Lencioni R et al. Percutaneous radio-frequency thermal ablation of nonresectable hepatocellular carcinoma after occlusion of tumor blood supply. Radiology 2000;217(1):119-26.
41. Yamasaki T, Kurokawa F, Shirahashi H et al. Percutaneous radiofrequency ablation therapy for patients with hepatocellular carcinoma during occlusion of hepatic blood flow. Comparison with standard percutaneous radiofrequency ablation therapy. Cancer 2002;95(11):235360.
42. Veltri A, Moretto P, Doriguzzi A et al. Radiofrequency thermal ablation (RFA) after transarterial chemoembolization (TACE) as a combined therapy for unresectable non-early hepatocellular carcinoma (HCC). Eur Radiol 2006;16(3):661-9.
43. Helmberger T, Dogan S, Straub G et al. Liver resection or combined chemoembolization and radiofrequency ablation improve survival in patients with Hepatocellular carcinoma. Digestion 2007;75(2-3):104-12.
44. Lencioni R, Crocetti L, Petruzzi P et al. Doxorubicin-eluting bead-enhanced radiofrequency ablation of hepatocellular carcinoma: a pilot clinical study. J Hepatol 2008;49(2):217-22.
45. http://www.clinicaltrial.gov/ct2/show/NCT00617981
46. Okada S, Shimada K, Yamamoto J et al. Predictive factors for postoperative recurrence of hepatocellular carcinoma. Gastroenterology 1994;106(6):1618-24.
47. Ebara M, Okabe S, Kita K et al. Percutaneous ethanol injection for small hepatocellular carcinoma: therapeutic

efficacy based on 20-year observation. *J Hepatol* 2005;43(3):458-64.

48. Nicolini A, Martinetti L, Crespi S *et al*. Transarterial chemoembolization with epirubicin-eluting beads versus transarterial embolization before liver transplantation for hepatocellular carcinoma. *J Vasc Interv Radiol* 2010;21(3):327-32.

49. Simon CJ, Dupuy DE, Mayo-Smith WW. Microwave ablation: principles and applications. *Radiographics* 2005;25(Suppl)1:S69-83.

50. Yu NC, Raman SS, Kim YJ *et al*. Microwave liver ablation: influence of hepatic vein size on heat-sink effect in a porcine model. *J Vasc Interv Radiol* 2008;19(7):1087-92.

51. Shibata T, Iimuro Y, Yamamoto Y *et al*. Small hepatocellular carcinoma: comparison of radio-frequency ablation and percutaneous microwave coagulation therapy. *Radiology* 2002;223(2):331-7.

52. Yu NC, Lu DS, Raman SS *et al*. Hepatocellular carcinoma: microwave ablation with multiple straight and loop antenna clusters – pilot comparison with pathologic findings. *Radiology* 2006;239(1):269-75.

53. http://clinicaltrials.gov/ct2/show/NCT01078415

54. Lencioni R, Cioni D, Della Pina MC, Crocetti L. New options for image-guided ablation. *J Hepatobiliary Pancreat Sci* 2010;17(4):399-403.

55. Llovet JM, Bruix J. Systematic review of randomized trials for unresectable hepatocellular carcinoma: chemoembolization improves survival. *Hepatology* 2003;37(2):429-42.

56. Llovet JM, Real MI, Montana X *et al*. Arterial embolization or chemoembolization versus symptomatic treatment in patients with unresectable hepatocellular carcinoma: a randomised controlled trial. *Lancet* 2002;359(9319):1734-9.

57. Lo CM, Ngan H, Tso WK *et al*. Randomized controlled trial of transarterial lipiodol chemoembolization for unresectable hepatocellular carcinoma. *Hepatology* 2002;35(5):1164-71.

58. A comparison of lipiodol chemoembolization and conservative treatment for unresectable hepatocellular carcinoma. Groupe d'Etude et de Traitement du Carcinome Hepatocellulaire. *New Engl J Med* 1995;332(19):1256-61.

59. Bruix J, Llovet JM, Castells A *et al*. Transarterial embolization versus symptomatic treatment in patients with advanced hepatocellular carcinoma: results of a randomized, controlled trial in a single institution. *Hepatology* 1998;27(6):1578-83.

60. Lin DY, Liaw YF, Lee TY, Lai CM. Hepatic arterial embolization in patients with unresectable hepatocellular carcinoma – a randomized controlled trial. *Gastroenterology* 1988;94(2):453-6.

61. Pelletier G, Ducreux M, Gay F *et al*. Treatment of unresectable hepatocellular carcinoma with lipiodol chemoembolization: a multicenter randomized trial. Groupe CHC. *J Hepatol* 1998;29(1):129-34.

62. Raoul JL, Sangro B, Forner A *et al*. Evolving strategies for the management of intermediate-stage hepatocellular carcinoma: available evidence and expert opinion on the use of transarterial chemoembolization. *Cancer Treat Rev* 2010 Aug. 17. [Epub ahead of print]

63. Varela M, Real MI, Burrel M *et al*. Chemoembolization of hepatocellular carcinoma with drug eluting beads: efficacy and doxorubicin pharmacokinetics. *J Hepatol* 2007;46(3):474-81.

64. Lammer J, Malagari K, Vogl T *et al*. Prospective randomised study of doxorubicin-eluting-bead embolization in the treatment of hepatocellular carcinoma: results of the PRECISION V study. *Cardiovasc Intervent Radiol* 2010;33(1):41-52.

65. Malagari K, Pomoni M, Kelekis A *et al*. Prospective randomized comparison of chemoembolization with doxorubicin-eluting beads and bland embolization with Beadblock for hepatocellular carcinoma. *Cardiovasc Intervent Radiol* 2010;33(3):541-51.

66. Li X, Feng GS, Zheng CS *et al*. Expression of plasma vascular endothelial growth factor in patients with hepatocellular carcinoma and effect of transcatheter arterial chemoembolization therapy on plasma vascular endothelial growth factor level. *World J Gastroenterol* 2004;10(19):2878-82.

67. Wang B, Xu H, Gao ZQ *et al*. Increased expression of vascular endothelial growth factor in hepatocellular carcinoma after transcatheter arterial chemoembolization. *Acta Radiol* 2008;49(5):523-9.

68. Lencioni R, Zou J, Leberre M *et al*. Sorafenib (SOR) or placebo (PL) in combination with transarterial chemoembolization (TACE) for intermediate-stage hepatocellular carcinoma (SPACE). *J Clin Oncol* 2010;28:15s.

69. Geschwind JF, Salem R, Carr BI *et al*. Yttrium-90 microspheres for the treatment of hepatocellular carcinoma. *Gastroenterology* 2004;127(5 Suppl 1):S194-S205.

70. Salem R, Lewandowski RJ, Atassi B *et al*. Treatment of unresectable hepatocellular carcinoma with use of 90Y microspheres (TheraSphere): safety, tumor response, and survival. *J Vasc Interv Radiol* 2005;16(12):1627-39.

71. Sangro B, Bilbao JI, Boan J *et al*. Radioembolization using 90Y-resin microspheres for patients with advanced hepatocellular carcinoma. *Int J Radiat Oncol Biol Phys* 2006;66(3):792-800.

72. Llovet JM, Ricci S, Mazzaferro V *et al*. Sorafenib in advanced hepatocellular carcinoma. *N Engl J Med* 2008;359(4):378-90.

73. Cheng AL, Kang YK, Chen Z *et al*. Efficacy and safety of sorafenib in patients in the Asia-Pacific region with advanced hepatocellular carcinoma: a phase III randomised, double-blind, placebo-controlled trial. *Lancet Oncol* 2009;10(1):25-34.

74. Luo J, Guo RP, Lai EC *et al*. Transarterial chemoembolization for unresectable hepatocellular carcinoma with portal vein tumor thrombosis: a prospective comparative study. *Ann Surg Oncol* 2010 Sept. 14. [Epub ahead of print].

75. Kulik LM, Carr BI, Mulcahy MF *et al*. Safety and efficacy of 90Y radiotherapy for hepatocellular carcinoma with and without portal vein thrombosis. *Hepatology* 2008;47(1):71-81.

76. Woodall CE, Scoggins CR, Ellis SF *et al*. Is selective internal radioembolization safe and effective for patients with inoperable hepatocellular carcinoma and venous thrombosis? *J Am Coll Surg* 2009;208(3):375-82.

77. Iñarrairaegui M, Martinez-Cuesta A, Rodríguez M *et al*. Analysis of prognostic factors after yttrium-90 radioembolization of advanced hepatocellular carcinoma. *Int J Radiat Oncol Biol Phys* 2010 Aug. 1;77(5):1441-8.

78. Iñarrairaegui M, Thurston KG, Bilbao JI *et al*. Radioembolization with use of yttrium-90 resin

microspheres in patients with hepatocellular carcinoma and portal vein thrombosis. *J Vasc Interv Radiol* 2010;21(8):1205-12.

79. Hilgard P, Hamami M, Fouly AE *et al*. Radioembolization with yttrium-90 glass microspheres in hepatocellular carcinoma: European experience on safety and long-term survival. *Hepatology* 2010;52(5):1741-9.

80. Salem R, Lewandowski RJ, Mulcahy MF *et al*. Radioembolization for hepatocellular carcinoma using Yttrium-90 microspheres: a comprehensive report of long-term outcomes. *Gastroenterology* 2010;138(1):52-64.

81. National Comprehensive Cancer Network. NCCN Clinical Practice Guidelines in Oncology. Hepatobiliary Cancers http://www.nccn.org/professionals/physician_gls/f_guidelines.asp.

82. Shah SA, Cleary SP, Wei AC *et al*. Recurrence after liver resection for hepatocellular carcinoma: risk factors, treatment, and outcomes. *Surgery* 2007;141(3):330-9.

83. Rossi S, Ravetta V, Rosa L *et al*. Repeated radiofrequency ablation for management of patients with cirrhosis with small hepatocellular carcinomas: A long-term cohort study. *Hepatology* 2010 Sept. 7. [Epub ahead of print].

84. Therasse P, Arbuck SG, Eisenhauer EA *et al*. New guidelines to evaluate the response to treatment in solid tumors. European Organization for Research and Treatment of Cancer, National Cancer Institute of the United States, National Cancer Institute of Canada. *J Natl Cancer Inst* 2000;92(3):205-16.

85. Forner A, Ayuso C, Varela M *et al*. Evaluation of tumor response after locoregional therapies in hepatocellular carcinoma: are response evaluation criteria in solid tumors reliable? *Cancer* 2009;115(3):616-23.

86. Lencioni R, Llovet JM. Modified RECIST (mRECIST) assessment for hepatocellular carcinoma. *Semin Liver Dis* 2010;30(1):52-60.

Capítulo 21

Quimioembolização Convencional do Carcinoma Hepatocelular

✦ *John Sangjoon Park*

CONTEÚDO

- ✓ INTRODUÇÃO 305
- ✓ PRINCÍPIO DA cTACE 305
- ✓ INDICAÇÕES 305
- ✓ CONTRAINDICAÇÕES 306
- ✓ MATERIAIS PARA cTACE 306
- ✓ CONSIDERAÇÃO ANATÔMICA VASCULAR 306
- ✓ PROCEDIMENTOS 308
- ✓ ACOMPANHAMENTOS E RESULTADOS 311
- ✓ COMPLICAÇÕES 311
- ✓ CONCLUSÃO 312
- ✓ REFERÊNCIAS BIBLIOGRÁFICAS 312

INTRODUÇÃO

O carcinoma hepatocelular (CHC) ainda permanece sendo uma das neoplasias mais comuns e letais do fígado com prognóstico ruim no mundo inteiro.[1] Mais de 90% do câncer de fígado primário é CHC. Na Coreia, a prevalência do vírus da hepatite B em adultos é de aproximadamente 4%, e a taxa de sobrevida de 5 anos do CHC permanece sendo cerca de 20% após o início. Além disso, de acordo com o banco de dados Surveillance, Epidemiology and End Results (SEER) do Instituto Nacional de Câncer com base em pacientes que foram diagnosticados com câncer de fígado (tipo hepatocelular) entre 2003 e 2009, a taxa de sobrevida de 5 anos ainda era de 28%, mesmo quando os pacientes tinham CHCs localizados apenas no fígado.

O Brasil é considerado um país de baixa incidência de CHC. Entretanto, mudanças no perfil dos pacientes com CHC também foram observadas nos últimos anos. A infecção crônica pelo VHC se tornou o principal fator de risco para CHC na maioria das regiões brasileiras. Além da infecção crônica pelo vírus da hepatite B e o abuso crônico de álcool, nos últimos anos, a doença hepática gordurosa não alcoólica tem-se tornado uma importante causa de CHC no mundo. No HCFMUSP, em 2014, os resultados de 10 anos desse programa foram publicados, e a incidência anual de CHC em pacientes cirróticos foi de 3,5%. Nos últimos anos, entretanto, foi observado aumento progressivo desses índices. Cerca de 79% dos pacientes foram detectados com tumor em estádio precoce, dentro dos critérios de Milão e puderam receber tratamento potencialmente curativo.[2]

Embora existam muitas opções terapêuticas para os CHCs, e a ressecção cirúrgica ainda é a modalidade terapêutica padrão, essa opção só pode ser realizada em cerca de 20-30% dos pacientes por causa da presença da multiplicidade de CHCs ou da reserva hepática limitada na cirurgia. Ao mesmo tempo, o transplante de fígado pode ser outra opção terapêutica e talvez a única opção com poder de cura, porém o número de doadores é drasticamente menor que o número de beneficiários. Portanto, para os CHCs não ressecáveis, a meta de tratamento é prolongar a sobrevida e controlar os sintomas, enquanto melhora a qualidade de vida. A quimioembolização transarterial convencional (cTACE) é definida como a infusão de uma mistura de agentes quimioterápicos, com ou sem óleo de papoula iodado (lipiodol), seguida de embolização com material permanente (partículas de álcool polivinílico [PVA] ou agentes embólicos esféricos) ou material temporário (Gelfoam). No entanto, a maioria dos países asiáticos, com mais experiência com a cTACE, usa regime único de drogas anticancerígenas, como doxorrubicina, epirrubicina e cisplatina misturada com lipiodol. A cTACE foi introduzida pela primeira vez pelo Dr. Yamada do Japão, em 1977, e seu relatório sobre os resultados da cTACE de 120 pacientes com hepatoma não ressecável foi publicado, em 1983.[3] No entanto, nenhum benefício de sobrevida da quimioembolização foi comprovado até 2002. O benefício significativo da sobrevida a partir da cTCE em relação ao melhor tratamento de suporte em pacientes selecionados com função hepática bem preservada foi demonstrado e relatado em seus ensaios randomizados controlados por Llovet *et al.* e Lo *et al.*[4,5]

PRINCÍPIO DA cTACE

O fígado normal recebe fornecimento de sangue tanto da veia porta (70-80%) quanto da artéria hepática (20-30%). Por outro lado, os CHCs recebem fornecimento de sangue da artéria hepática em mais de 90%, já que a maioria dos CHCs é hipervascular.[6] Com a cTACE os agentes quimioterápicos são injetados sobretudo para os CHCs em alta concentração com preservação do parênquima hepático normal. Desse modo, a cTACE visa a causar isquemia ao tumor e maximizar o contato do agente quimioterápico com o tumor.

INDICAÇÕES

Atualmente, de acordo com o algoritmo[7] do *Barcelona Clinic Liver Cancer* (BCLC), a TACE é indicada apenas para o CHC não ressecável em estágio intermediário, estágio B do BCLC ou classe A/B de Child-Pugh com CHC grande ou multifocal, sem invasão vascular ou disseminação extra-hepática. No entanto, em um cenário clínico real e no nosso instituto, as indicações para a cTACE são muito mais amplas. Abaixo há uma lista de indicações da cTACE para o CHC.

- CHC solitário > 3 cm de tamanho.
- Grupo de alto risco cirúrgico com condições coexistentes, como distúrbio cardiovascular, idade avançada etc.
- Recusa de cirurgia.
- Ressecação cirúrgica do CHC tecnicamente difícil ou impossível.
- CHC solitário > 3 cm de tamanho.
- Quando a ablação por radiofrequência (RFA) ou injeção percutânea de etanol (PEI) sofre dificuldades técnicas decorrente das localizações excêntricas do CHC, da orientação por ultrassom difícil ou da presença de ascites.
- Múltiplos CHCs.
- Tipo infiltrativo de CHCs.
- Invasão vascular ou invasão da VP somente se:[8-10]
  - Boa função hepática subjacente.
  - A localização de CHCs é limitada em um lobo ou menor que o limite normal de lesão hepática após o tratamento.
  - Ruptura do CHC.
  - Hemobilia decorrente do CHC.
  - CHCs recidivados após ressecção cirúrgica, transplante hepático ou terapia local percutânea.
  - Como uma terapia ponte ou de redução do estadiamento antes do transplante hepático.
  - A cTACE é possível mesmo em pacientes Child-Pugh C.
  - Finalidade combinada de diagnóstico e tratamento ao mesmo tempo que as imagens diagnósticas são negativas, quando o marcador tumoral é elevado.

CONTRAINDICAÇÕES

Nenhum critério de exclusão geral para a cTACE com base em ensaios laboratoriais foi claramente estabelecido. No geral, a doença hepática avançada (bilirrubina > 3 mg/dL, classe C de Child-Pugh), sangramento gastrointestinal ativo, encefalopatia hepática, ascite refratária, presença de invasão vascular ou trombose da veia porta, metástases extra-hepáticas, shunt portossistêmico, fluxo sanguíneo hepatofugal e contraindicação a um procedimento arterial (coagulação comprometida, insuficiência renal e doença tumoral em estágio final [Okuda III]) são as contraindicações utilizadas com frequência em muitos ensaios para evitar a mortalidade após o procedimento. Além disso, incluem-se as condições contraindicadas à quimioterapia como contagem de leucócitos inferior a 3.000 células/mm, neutrófilos < 1.500 célula/mm³, insuficiência cardíaca ou renal etc.

MATERIAIS PARA cTACE

Catéteres

Como diagnóstico, diferentes tipos de catéteres de 4 ou 5 French (Rosch, Yashiro, Simmons ou Cobra) podem ser considerados para cTACE. Para a superseleção no nível subsegmentar, ou até mesmo no nível subsubsegmentar, diversos microcatéteres estão disponíveis no mercado com os diâmetros do lúmen interno de 1,7 French a 2,7 French. Os comprimentos dos microcatéteres variam de 105 cm a 150 cm, e os catéteres de 105 cm são os mais utilizados. Inúmeros fios-guia para microcatéteres estão disponíveis, variando de 0,014" a 0,018", e cada um tem sua utilidade. A pré-modelagem dos fios-guia pode ser feita como visto na Figura 21-1. Sempre tenha em mente que quanto menor o calibre do microcatéter, mais superseletiva a embolização pode ser.

Agentes Quimioterápicos: Tratamento Simples Versus Tratamento com Coquetel

- Tratamento único: a maioria dos hospitais da Coreia e do Japão usa o tratamento único em vez do tratamento com coquetel composto por várias drogas anticancerígenas.
- Doxorrubicina ou epirrubicina (48%): os agentes mais comumente usados. Ambos, epirrubicina e doxorubicina, são agentes anticancerígenos de antraciclina, elas exercem sua ação contra o câncer através da inibição das reações das enzimas DNA polimerase e RNA polimerase e da supressão da biossíntese do DNA e do RNA por meio da formação de um complexo com o DNA das células do tumor. A epirrubicina, que é um estereoisômero da doxorrubicina com um grupo hidroxila invertido na posição 4, tem uma cardiotoxicidade mais leve que a doxorrubicina.
- Cisplatina (31%).
- Mitoxantrona (8%).
- Mitomicina C (8%).
- SMANCS (5%): uma conjugação química composta por um copolímero sintético de estirenoanidrido maleico (SMA) e pelo agente proteico anticâncer zinostatina (NCS).
- Tratamento por coquetel: muito usado nos EUA. (Cisplatina + Doxorrubicina + Mitomicina C com emulsão de lipiodol).

Agentes Embolizantes

O Lipiodol – óleo de papoula iodado – como um contraste oleoso, se mantém em alta concentração no CHC quando administrado na artéria hepática, e é usado com frequência na cTACE como transportador de agente anticâncer na quimioterapia. Acreditamos que a administração na artéria hepática na forma de emulsão com lipiodol potencializa o efeito dos agentes anticancerígenos.

Há diversos agentes embólicos disponíveis no mercado, como:

- Esponja cirúrgica Gelfoam: geralmente utilizada no meu hospital.
- Álcool polivinílico (PVA).
- Microsferas de amido.
- Microsferas calibradas para embolização.
- Molas metálicas e coágulos de sangue autólogos: atualmente não são muito utilizados.

Entretanto, comparações diretas entre os resultados da associação da cTACE a diferentes agentes embólicos são raras. Um estudo feito por Brown et al. expôs que não há diferença estatisticamente significativa na taxa de sobrevivência com o emprego de Gelfoam e álcool polivinílico (PVA).[11]

CONSIDERAÇÃO ANATÔMICA VASCULAR

Anatomia das Artérias Hepáticas

Há muitas variações nos ramos da artéria hepática, e é muito importante estudar o mapa vascular antes da infusão de agentes quimioterápicos. Michels[12] divulgou, primeiramente, seu esquema classificatório para descrever a variação anatômica no fornecimento de sangue da artéria hepática com base nos resultados da dissecção de 200 cadáveres, em 1959. Desde então, Vandamme et al.,[13] em 1969, descreveram esta variação após 156 angiografias post-mortem, Suzuki et al.[14] realizaram, em 1971, angiografias por corte em 200 pacientes para descrever esta variação, e, em 2002,

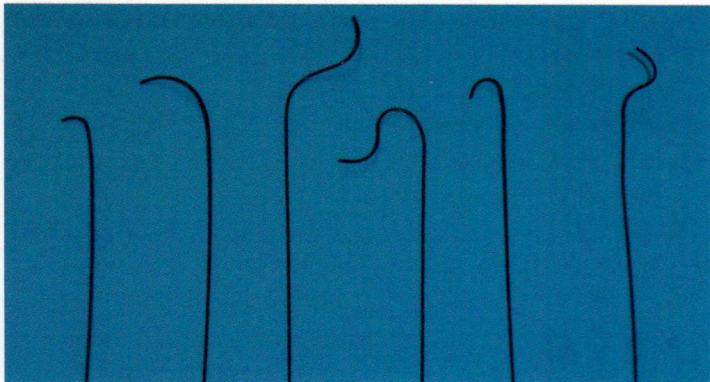

Fig. 21-1. Pré-moldagem de fios-guia.

Covey et al.[15] realizaram angiografia de subtração digital em 600 pacientes e descreveram a variação anatômica nas variações na artéria hepática. Em 2002, Song et al.[16] descreveram a artéria celíaca e as variações na artéria hepática em 5.002 pacientes. De acordo com Song et al., a artéria celíaca tem um total de 15 variações. As artérias hepáticas geralmente se formam na artéria celíaca – em 89,2% dos casos. Esse é o padrão anatômico clássico descrito nos livros de anatomia: a artéria hepática comum se origina do tronco celíaco para formar a artéria gastroduodenal e as artérias hepáticas próprias, que, por último, se dividem nos ramos direito e esquerdo. No entanto, frequentemente a artéria hepática direita pode originar-se a partir da artéria mesentérica superior (Fig. 21-2) e a artéria hepática esquerda a partir da artéria gástrica esquerda (Fig. 21-3). Aproximadamente 5% das artérias hepáticas comuns se originam a partir das artérias mesentéricas superiores.[12] O conhecimento sobre a vascularização da artéria hepática é muito relevante para a prática diária de muitos profissionais, incluindo não apenas radiologistas intervencionistas, mas também cirurgiões especializados nas áreas hepatobiliar e pancreática.

Colaterais Extra-Hepáticas

O fígado está suspenso na cavidade peritoneal sob o diafragma por vários ligamentos. Na parte anterossuperior, o ligamento falciforme e o ligamento redondo ancoram o fígado à parede abdominal. Na parte inferior média, o omento menor (ligamento gastro-hepático) anexa o fígado à curvatura menor do estômago. A face livre do omento menor é o ligamento hepatoduodenal pelo qual a veia porta, o ducto colédoco e a artéria hepática entram no fígado. Posteriormente, o fígado é anexado ao diafragma direito por meio do ligamento coronário direito. Ele está preso à parede posterior do peritônio pelo ligamento hepatorrenal. Na parte superior lateral, o segmento lateral do lobo esquerdo do fígado está suspenso pelo ligamento triangular esquerdo e pelo ligamento coronário esquerdo. Há uma área livre na porção posterior do fígado entre o ligamento coronário direito e o ligamento triangular esquerdo que está estritamente anexado ao diafragma. É provável que, através desses ligamentos e da área livre, as colaterais extra-hepáticas se desenvolvam e entrem no fígado fornecendo irrigação para os CHC, se os tumores forem grandes ou localizados perifericamente. De acordo com Kim et al.,[17] os vasos colaterais hepáticos são considerados suspeitos quando: a) um tumor exofítico cresce ou invadiu órgãos adjacentes; b) um tumor estava em contato com os ligamentos e a área livre do fígado; c) uma veia colateral extra-hepática hipertrofiada foi observada em uma tomografia computadorizada (TC); d) um defeito periférico de retenção de óleo iodado dentro de um tumor foi observado durante a quimioembolização ou durante uma TC de acompanhamento; e) uma recidiva local se desenvolveu na porção periférica de um tumor tratado durante o acompanhamento ou; f) uma elevação sustentada no nível de alfafetoproteína foi notada apesar da embolização adequada da artéria hepática. As possíveis colaterais hepáticas incluem:

- Artérias frênicas inferiores direita e esquerda (Fig. 21-4).
- Artéria gastro-omental esquerda.
- Artéria torácica interna (Fig. 21-5).
- Artéria suprarrenal.
- Artéria intercostal (Fig. 21-6) e artéria subcostal.
- Artéria cística.
- Artéria renal ou capsular.
- Artéria ileocólica da artéria mesentérica superior.
- Artéria gástrica.

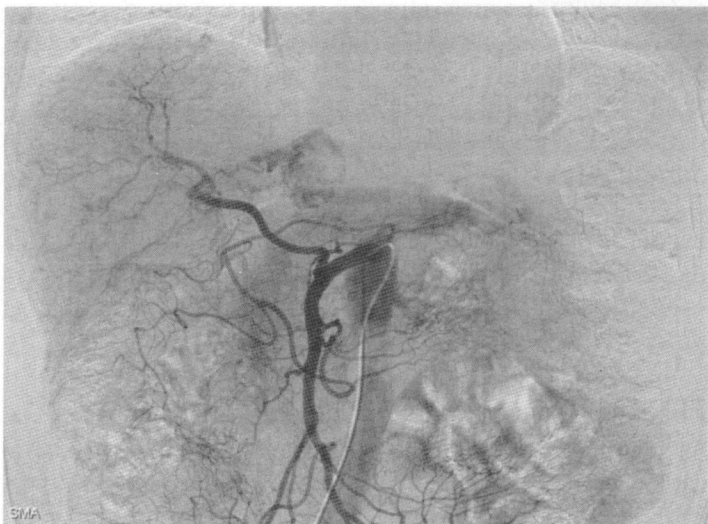

Fig. 21-2. Artéria hepática direita originária da artéria mesentérica superior.

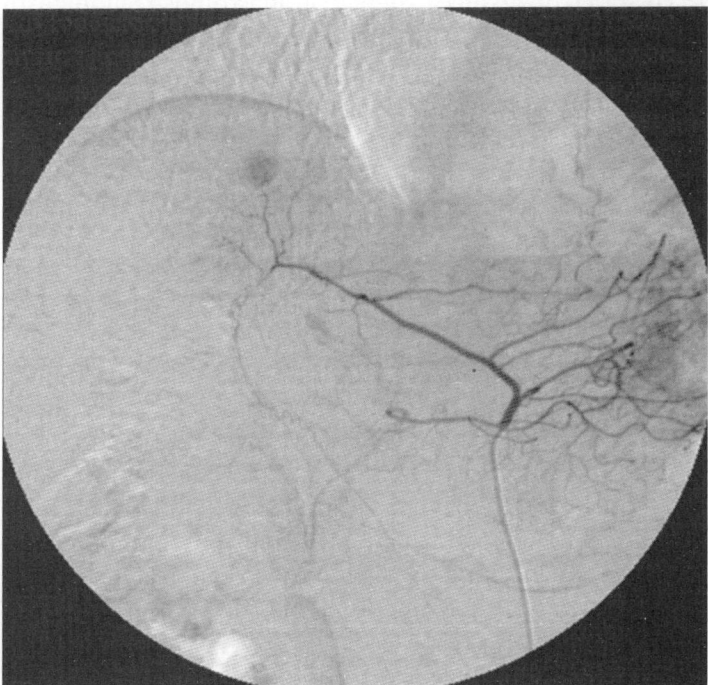

Fig. 21-3. Artéria hepática esquerda originária da artéria gástrica esquerda.

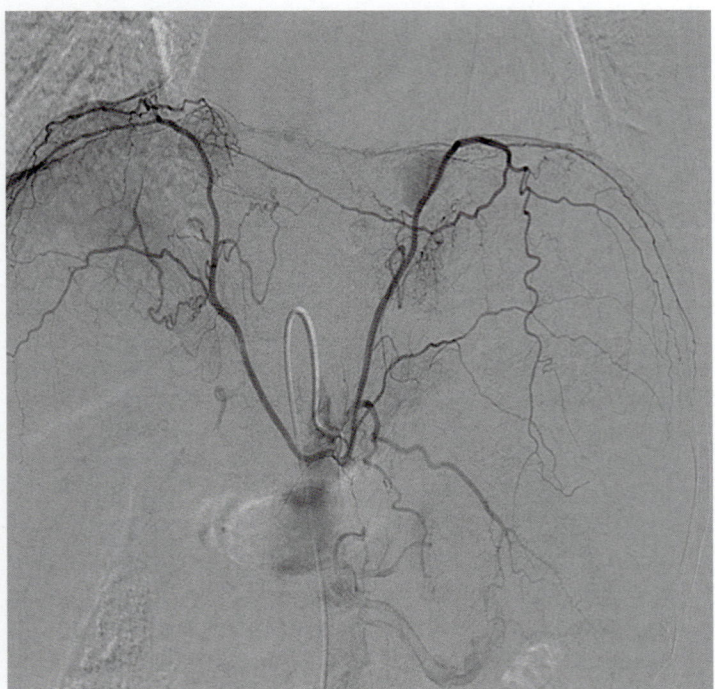

Fig. 21-4. Artérias frênicas inferiores direita e esquerda.

- Artéria lombar.
- Artéria testicular.

Dependendo da distribuição vascular das colaterais extra-hepáticas, a caracterização seletiva com microcatéter deve ser realizada pela colocação da ponta do microcatéter o mais próximo possível dos ramos específicos que estão suprindo o tumor.

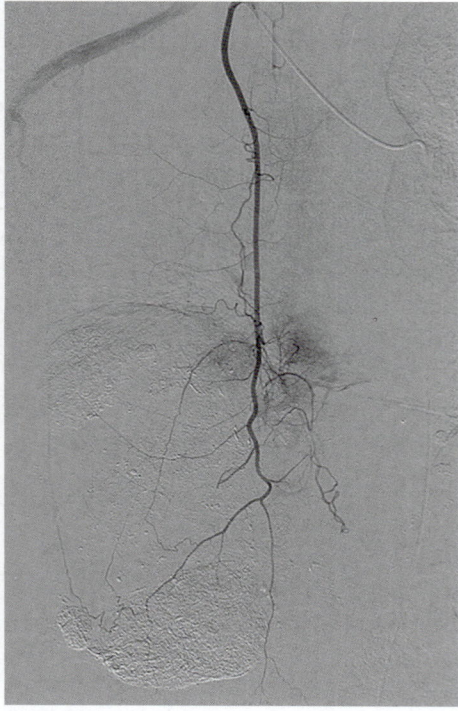

Fig. 21-5. Artéria torácica interna (direita como alimentadora do tumor).

Lobo Caudado

O CHC no lobo caudado tem apresentado mau prognóstico. A ressecção cirúrgica e outras terapias de ablação percutânea também apresentaram limitações. Até mesmo a quimio-embolização cuidadosa seletiva mostrou uma taxa de sucesso técnico relativamente baixa (71%) e alta taxa de recorrência local (75% dentro de 6 meses).[18] Isto se deve ao fato de que as artérias caudadas muitas vezes são múltiplas e suas origens são variáveis. Além disso, por causa da localização central do lobo caudado no fígado, as artérias caudadas geralmente estão sobrepostas por outras artérias hepáticas nas angiografias, fazendo com que se torne difícil a identificação da origem dos vasos que alimentam o tumor. Para obter resultados mais eficazes no tratamento de CHC no lobo caudado, Yoon et al.[19] dividiram o lobo caudado em três regiões, de acordo com a ramificação da veia porta: lobo de Spiegel, porção intra-hepática da veia cava inferior e processo caudado,[20] e investigaram a origem das artérias alimentadoras na apresentação inicial. O CHC no lobo de Spiegel foi alimentado por uma porção pequena da artéria hepática esquerda (37,0%), enquanto o CHC na porção intra-hepática da veia cava inferior foi alimentado pela artéria hepática esquerda (90,2%), e o processo caudado foi alimentado pela porção posterior da artéria hepática direita (58,1%).

PROCEDIMENTOS

As seguintes etapas foram realizadas da mesma forma em cada caso de cTACE.

Anteriormente à cTACE:

- Procure qualquer histórico ou circunstâncias que afetarão os resultados pós-operatórios.
- Histórico de ressecção hepática, anastomose biliodigestiva e procedimentos biliares anteriores no paciente devem ser avaliados.
- Avaliação de outras condições coexistentes, como a DM, hipertensão e insuficiência renal.
- Testes sanguíneos para avaliar a função hepática subjacente (bilirrubina total, AST, ALT, contagem de plaquetas etc.).
- Presença de ascites e encefalopatia hepática.
- Marcador tumoral (alfafetoproteína e PIVKA-II) para definir o efeito terapêutico.
- TC e RM dinâmica: o volume, localização, medida, morfologia do CHC; a presença de invasão vascular, esplenomegalia, colaterais portossistêmico e extra-hepático além da anatomia da artéria hepática e avaliação de metástase linfonodal regional devem ser avaliadas.
- Hidratação adequada (200 mL/hora) com jejum de 6 a 8 horas, a menos que o paciente tenha insuficiência cardíaca congestiva ou outro problema cardíaco. Nesse caso, doses menores são aplicadas.
- Consultar os medicamentos do paciente.
- Antibióticos não são habitualmente receitados antes da cTACE.

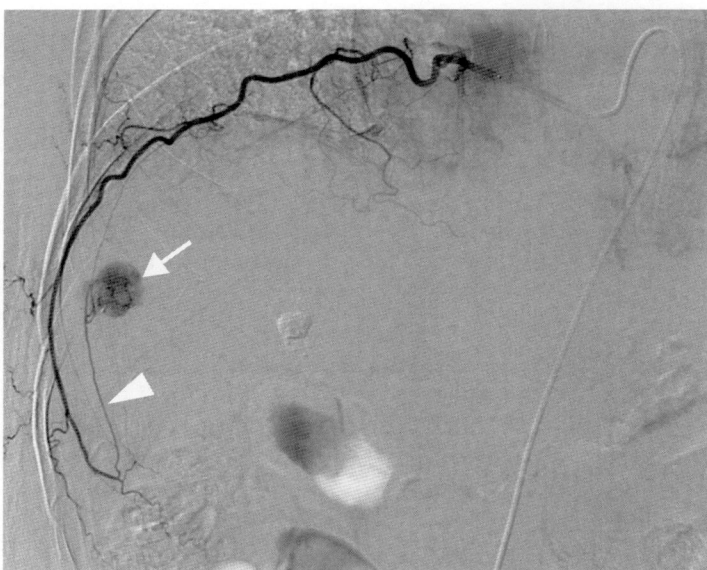

Fig. 21-6. A artéria intercostal direita como causadora de crescimento (ponta de seta) do tumor (seta).

Durante a cTACE:

- O monitoramento do paciente durante o procedimento deverá ser feito pelo medidor de pressão sanguínea, monitor cardíaco e oxímetro de pulso.
- Após o acesso ao sistema arterial, um angiocatéter diagnóstico de 5 Fr ou 4 Fr é introduzido na aorta.
- A aortografia não é obrigatória, e não é habitualmente realizada, caso haja disponível imagens de alta qualidade através da tomografia computadorizada de múltiplos detectores (MDCT) com a técnica trifásica (Fig. 21-7). Realizamos a aortografia em meu hospital apenas para identificar a localização do orifício da artéria frênica inferior; se há presença de obstrução ostial ou estenose dos ramos principais da aorta, como no tronco celíaco ou artéria mesentérica superior, quando não forem conclusivas nas angiografias seletivas.
- Novamente, uma angiografia seletiva mesentérica superior não é necessária, quando há boas imagens da MDCT. No entanto, essa angiografia seletiva pode fornecer informação adicional, não somente de qualquer ramo alimentador colateral variante ou da artéria hepática direita aberrante, mas também na permeabilidade da veia porta na etapa tardia, além do fluxo sanguíneo portal e a presença de varizes.
- A angiografia seletiva da artéria celíaca avaliará o ramo hepático, anatomicamente variante ou normal, e pode obter a portografia indireta juntamente com a arteriografia mesentérica superior.
- As arteriografias hepáticas seletivas comuns ou próprias com vários ângulos fornecerão informações mais detalhadas da localização do tumor, a anatomia arterial hepática e o(s) alimentador(es) do tumor. Em nossa instituição, a tomografia computadorizada de feixe cônico (CTFC) (Fig. 21-8) é realizada na artéria hepática comum com catéter diagnóstico de 5 Fr ou mais distalmente na artéria hepática própria com um microcatéter, e não analisará apenas a anatomia vascular hepática, mas fornecerá informação da localização do tumor e a artéria alimentadora em 3 dimensões.
- Arteriografias hepáticas direita e esquerda podem ser feitas com um microcatéter em vez de catéteres de 4 ou 5 Fr, prevenindo dano desnecessário na artéria, assim como prevenir vasospasmo (Fig. 21-9). Além disso, os microcatéteres de nova geração permitem fluxo de 2,5 cc por segundo, fornecendo a mesma informação que as angiografias obtêm com catéteres de 4 ou 5 Fr, e causam menos dano ao vaso. Na arteriografia hepática esquerda

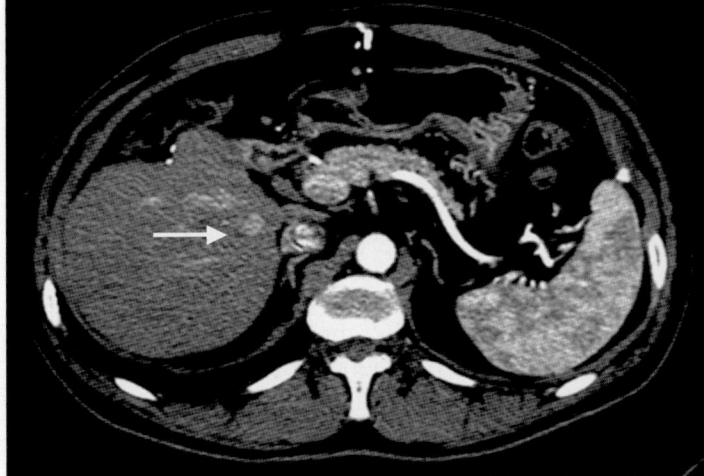

Fig. 21-7. A TC dinâmica mostrou um nódulo arredondado no fígado (seta).

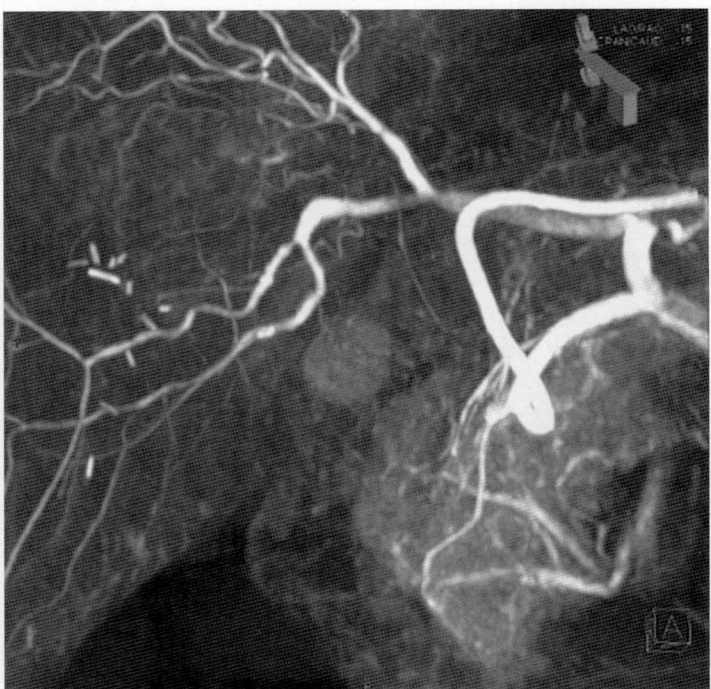

Fig. 21-8. O *cone-beam CT* pode fornecer informações sobre a localização do tumor e a artéria alimentadora em 3 dimensões.

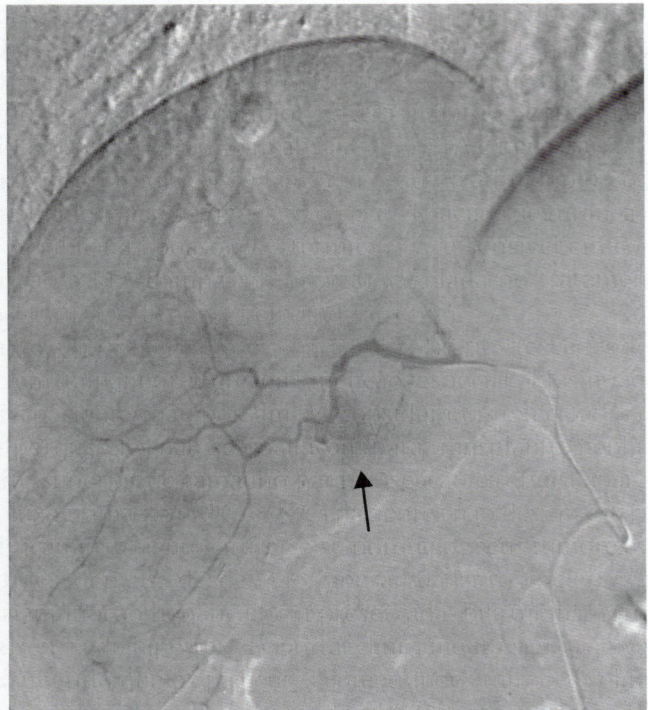

Fig. 21-9. A angiografia mais seletiva com uso de microcatéter mostra uma lesão tumoral arredondada (seta).

Quadro 21-1. Dosagem de doxorrubicina e de lipiodol

Tamanho do tumor	Lipiodol	Doxorrubicina
2 cm	2 cc	10 mg
4 cm	4 cc	20 mg
6 cm	6 cc	30 mg
8 cm	8 cc	40 mg
10 cm	10 cc	50 mg
> 10 cm	10 cc	50 mg

as artérias falciforme, gástricas direita ou acessória devem ser examinadas, enquanto para a arteriografia hepática direita, a origem da artéria cística, hepática média, supraduodenal, retroduodenal e retroportal devem ser identificadas.

- Para realizar uma emulsão de doxorrubicina + lipiodol, são dissolvidos 10 a 50 mg de doxorrubicina em 1 cc de meio de contraste não iônico, misturando com 2 a 20 mL de lipiodol pelo método de bombeamento (Fig. 21-10). A dosagem de doxorrubicina e a quantidade de lipiodol para realizar a emulsão está descrita no Quadro 21-1. No entanto, o uso excessivo de lipiodol pode causar embolia e inflamação pulmonar.[21]
- A infusão do composto de doxorrubicina e lipiodol pelo microcatéter é feita lobar, segmentar ou subsegmentar, dependendo da anatomia vascular da artéria hepática e da localização e extensão do(s) tumor(es). Entretanto, se possível, uma infusão quimioterápica no nível subsegmentar é sempre realizada para minimizar o dano às artérias e ao parênquima hepático normal (Fig. 21-11).
- A infusão quimioterápica deverá ser feita lentamente sob orientação fluoroscópica sem refluxo da emulsão, e a infusão deverá se estender até que os ramos periféricos da veia porta, em torno do tumor, tornem-se visíveis pela emulsão (portograma oleoso). De acordo com Miyayama*et al.*,[22] a recorrência local foi significativamente menor quando um grau maior da visualização da veia porta foi evidenciado durante a cTACE (Fig. 21-12).

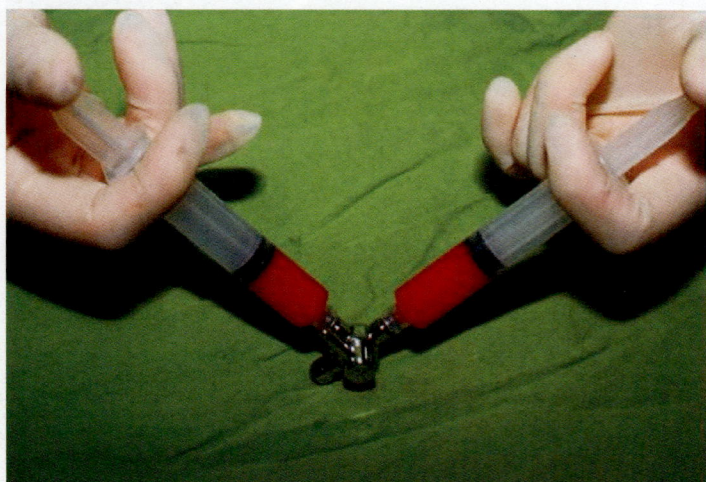

Fig. 21-10. Doxorrubicina dissolvida em meio de contraste não iônico em uma seringa e lipiodol na outra seringa. A emulsão é feita por método de bombeamento.

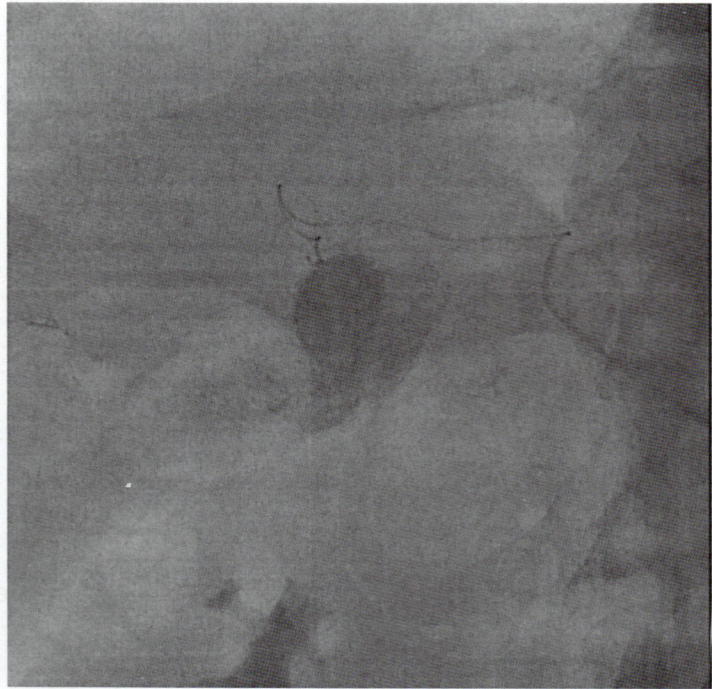

Fig. 21-11. Infusão superseletiva da emulsão doxorrubicina-lipiodol em nível subsegmentar mostrando o tumor absorvendo a emulsão.

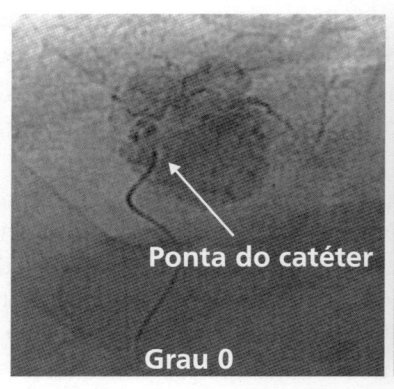 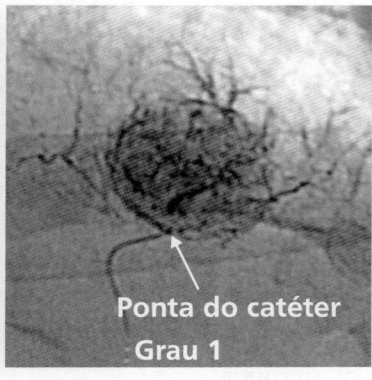 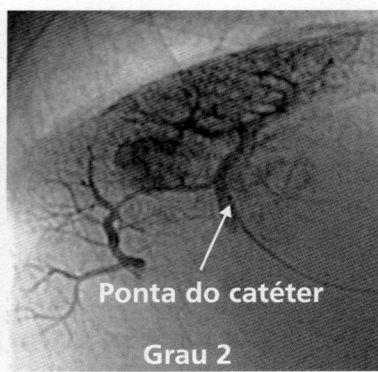

Fig. 21-12. Graus de identificação da veia porta peritumoral.

- As partículas esponjosas de Gelfoam são usadas para uma embolização adicional dos ramos arteriais alimentadores. Quando o tumor for grande, a técnica sanduíche – infusões de emulsão anticancerígena com lipiodol alternada com embolização com Gelfoam pode ser adequada.
- A arteriografia hepática comum após a cTACE é realizada para garantir que as manchas hipervasculares no tumor não estejam mais visíveis.

Posteriormente à cTACE:

- A tomografia computadorizada de feixe cônico pode ser realizada diretamente após a conclusão da cTACE, sem injeção de contraste, exibindo a distribuição de lipiodol dentro do tumor para avaliar a eficácia terapêutica da cTACE. Isto pode substituir a TC do lipiodol realizada 2 semanas após a sessão da cTACE.
- Normalmente, a TC/RM é realizada ao menos 4 semanas após a cTACE, sendo a cTACE repetida, quando necessário, após a regularização adequada da função hepática através de exames de sangue. Em minha instituição, embora a cTACE seja normalmente repetida ao menos 6 semanas após a cTACE anterior, este procedimento é mais comumente realizado sob necessidade e não por programa previamente planejado.

ACOMPANHAMENTOS E RESULTADOS

Estudos de Acompanhamento

- TC do lipiodol (não é obrigatório): A TC sem contraste realizada 2 semanas após, para avaliar a completa eliminação do lipiodol do parênquima hepático normal.
- Em minha instituição, o MDCT de acompanhamento dinâmico ou de 3 fases, é realizado cerca de 4 semanas após a cTACE, sendo a cTACE normalmente repetida com intervalo de 4 a 6 semanas, após a recuperação adequada da função hepática subjacente.
- Sem a recidiva, a TC ou RM são realizadas posteriormente em um intervalo de 2-3 meses.

Resultados

Llovet et al.[4] relataram que as taxas de sobrevivência do 1º e 2º ano após a realização da cTACE eram, respectivamente, 82 e 63%, comparada a 63 e 27%, respectivamente, para cuidados paliativos (p = 0,025). Ao mesmo tempo, Lo et al.[5] relataram que as taxas de sobrevivência em 1, 2 ou 3 anos após a cTACE eram, respectivamente, 57, 31 e 26%, comparados aos 32, 11 e 3% dos cuidados paliativos (p = 0,002). Além disso, estudos adicionais publicados mostraram que a cTACE foi superior ao tratamento convencional para pacientes CHC.[23,24] Recentemente, um estudo colaborativo entre Coreia e Japão[25] mostrou também uma taxa de sobrevivência de 2 anos melhor para 99 pacientes com CHC comparado ao de Llovet, em 2002 (75 vs. 63%), quando uma técnica superseletiva da cTACE foi aplicada.

Os bons elementos prognósticos para cTACE são: o tumor pequeno, nodular e hipervascular, com técnica superseletiva subsegmentada com portografia oleosa e captação contínua e densa de lipiodol dentro do tumor no acompanhamento tomográfico (Fig. 21-13).[26,27]

COMPLICAÇÕES

Podem ocorrer diversas complicações após a cTACE. Complicações graves foram relatadas em menos de 5% dos casos, e estas foram abscesso do fígado, infarto do parênquima hepático, embolia pulmonar, colecistite isquêmica etc. Há

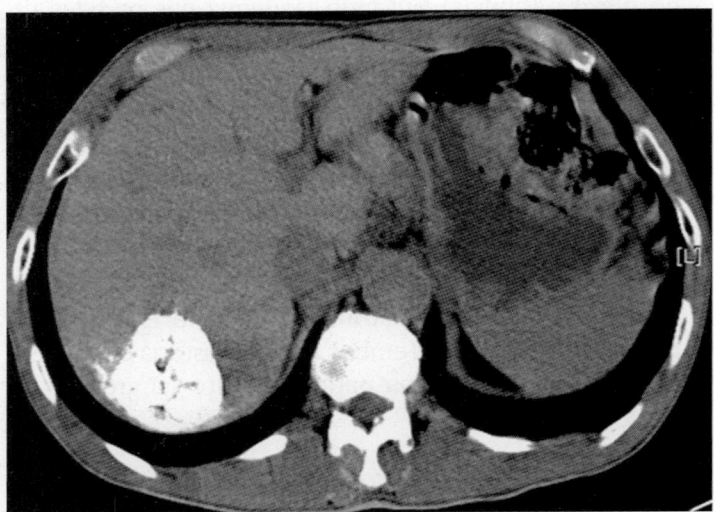

Fig. 21-13. A absorção da emulsão lipiodol-doxorrubicina sugere um bom efeito terapêutico e prognóstico favorável.

fatores de predisposição que podem levar a complicações graves, como trombose da veia porta principal, função hepática subjacente comprometida, obstrução biliar, histórico de cirurgia biliar anterior, uso excessivo de lipiodol, oclusão da artéria hepática decorrente de repetidos procedimentos e embolização fora do alvo.[28]

Possíveis complicações após a cTACE:

- *Síndrome pós-embolização:* é a complicação mais comum, ou uma consequência esperada da emboloterapia, ocorrendo em cerca de 2-7% dos pacientes após a cTACE.[29] Náusea, vômito, febre e dor abdominal são os sintomas mais comuns apresentados. As causas não são totalmente conhecidas, mas supõe-se uma combinação de isquemia tecidual e resposta inflamatória à quimioembolização, como isquemia aguda do parênquima hepático, expansão repentina da cápsula hepática, isquemia da vesícula biliar por oclusão da artéria cística e embolia pulmonar. É normalmente autolimitante, com a solução dos sintomas em 3 ou 4 dias, mas ainda assim não teve grande impacto na necessidade e na duração da hospitalização pós-procedimento. No caso de febre alta persistente, deve haver suspeita de complicações infecciosas, como abscesso do fígado e septicemia.[30,31]
- *Falência hepática aguda e infarto hepático:* é a complicação mais grave, na maioria das vezes autolimitante, mas Chan et al.[32] relataram os fatores de predisposição para o desenvolvimento de insuficiência hepática irreversível. Os fatores de predisposição relatados incluem alta dose de cisplatina, alto nível basal de bilirrubina e cirrose avançada. Para minimizar esta complicação, recomenda-se quimioembolização superseletiva com menor uso de agentes embólicos.
- *Lesão biliar e abscesso do fígado:* quando a cTACE é executada repetidamente, é necessário superselecionar a artéria alimentadora do tumor da maneira mais localizada possível para proteger o parênquima normal do fígado. A cTACE executada repetidamente pode levar à obstrução do plexo peribiliar, causando isquemia nas paredes do ducto biliar. Pode, por vezes, levar à formação de estenose biliar ou biloma. A formação de abscesso do fígado após a cTACE é relatada entre 0,2 e 2% dos casos, com uma incidência mais alta onde há obstruções biliares e na veia porta.[33]
- *Embolização fora do alvo:* é uma complicação causada por embolização de órgãos extra-hepáticos não intencionalmente por refluxo de material embólico ou não reconhecimento de variação anatômica. Um bom exemplo é a colecistite causada por embolização da artéria cística. Em raros casos, pode evoluir para colecistite gangrenosa ou enfisematosa.[34]

Outros exemplos:

- Refluxo de material embólico na artéria gastroduodenal: pancreatite aguda ou úlcera duodenal.
- Refluxo na artéria gástrica esquerda acessória ou artéria gástrica direita: úlcera.
- Embolização da artéria falciforme, da artéria mamária interna ou da artéria intercostal: erupção cutânea ou úlcera que precise de enxerto de pele.
- Lesão vascular iatrogênica. Dissecção durante a cTACE ocorre mais frequentemente na artéria celíaca, mas se cura espontaneamente.[35] Além disso, o uso de um catéter de calibre menor ou um microcatéter tem diminuído substancialmente a incidência de dissecção arterial.
- Toxicidade dos medicamentos anticâncer.

CONCLUSÃO

Apesar do desenvolvimento de novos métodos quimioterápicos, como cTACE com partículas carreadoras e radioembolização com uso de microsferas yttrium-90, a cTACE continua sendo um dos tratamentos paliativos mais efetivos para hepatocarcinoma não passível de ressecção. Além disso, é a opção de tratamento com melhor custo-benefício. Porém, pode ocorrer descompensação hepática aguda após a cTACE. Portanto, é essencial compreender a anatomia vascular hepática e a anatomia colateral extra-hepática para executar uma cTACE superseletiva em um nível subsegmental sempre que possível para minimizar as complicações.

REFERÊNCIAS BIBLIOGRÁFICAS

1. Parkin DM, Bray F, Ferlay J et al. Estimating the world cancer burden: GLOBOCAN 2000. *Int J Cancer* 2001;94:153-6.
2. Paranaguá-vezozzo DC, Ono SK, Alvarado-Mora MV. Epidemiology of CHC in Brazil: incidence and risk factors in a ten-year cohort. *Annals of Hepatology* 2014;13(Jan. 1998):386-93.
3. Yamada R, Sato M, Kawabata M et al. Hepatic artery embolization in 120 patients with unresectable hepatoma. *Radiology* 1983;148:397-401.
4. Llovet JM, Real MI, Montana X et al. Arterial embolization or chemoembolisatoin versus symptomatic treatment in patients with unresectable hepatocellular carcinoma: a randomized controlled trial. *Lancet* 2002;359(9319):1734-9.
5. Lo CM, Ngan H, Tso WK et al. Randomized controlled trial of transarterial lipiodol chemoembolization for unresectable hepatocellular carcinoma. *Hepatology* 2992;35:1164-71.
6. Uchida H, Matsuo N, Nishimine K et al. Transcatheter arterial embolization for hepatoma with Lipiodol: hepatic arterial and segmental use. *Semin Intervent Radiol* 1993;10:19-26.
7. Llovet JM, Burroughs A, Bruix J. Hepatocellular carcinoma. *Lancet* 2003;362(9399);1907-17.
8. Chung JW, Park JH, Han JK et al. Hepatocellular carcinoma and portal vein invasion: results of treatment with transcatheter oily chemoembolization. *Am J Roentgenol* 1995;165:315-21.
9. Chung GE, Lee JH, Kim HY et al. Transarterial chemoembolization can be safely performed in patients with hepatocellular carcinoma invading the main porta

vein and may improve the overall survival. *Radiology* 2011;258:627-34.
10. Georgiades CS, Hong K, D'Angelo M et al. Safety and efficacy of transarterial chemoembolization in patients with unresectable hepatocellular carcinoma and portal vein thrombosis. *J Vasc Interv Radiol* 2005;16:1653-9.
11. Brown DB, Pilgram TK, Darcy MD et al. Hepatic arterial chemoembolization for hepatocellular carcinoma: comparison of survival rates with different embolic agents. *J Vasc Interv Radiol* 2005;16(12):1661-6.
12. Michels NA. *Blood supply and anatomy of the upper abdominal organs with a descriptive atlas*. Philadelphia, PA: Lippincott; 1955.
13. Vandamme JPJ, Bonte J, van der Scheueren G. A reevaluation of hepatic and cystic arteries: the importance of aberrant hepatic branches. *Acta Anat* 1969;73:192-209.
14. Suzuki T, Nakayasu A, Kawabe K et al. Surgical significance of anatomic variations of the hepatic artery. *Am J Surg* 1971;122:505-12.
15. Covey AM, Brady LA, Maluccio MA et al. Variant hepatic arterial anatomy revisited: digital subtraction angiography performed in 600 patients. *Radiology* 2002;224:542-47.
16. Song SY, Chung JW. Celiac axis and common hepatic artery variations in 5002 patients. *Radiology* 2010;255:278-88.
17. Kim HC, Chung JW, Lee W et al. Recognizing extrahepatic collateral vessels that supply hepatocellular carcinoma to avoid complications of transcatheter arterial chemoembolization. *Radio Graphics* 2005;25:S25-39.
18. Terayama N, Miyayama S, Tatsu H al. Subsegmental transcatheter arterial embolization for hepatocellular carcinoma in the caudate lobe. *J Vasc Interv Radiol* 1998;9:501-8.
19. Yoon CJ, Chung JW, Cho BH et al. Hepatocellular carcinoma in the caudate lobe of the liver: angiographic analysis of tumor-feeding arteries according to the subsegmental location. *J Vasc Interv Radiol* 2008;19:1543-50.
20. Miyayama S, Matsui O, Kameyama T et al. Angiographic anatomy of arterial branches to the caudate lobe of the liver with special reference to its effect on transarterial embolization of hepatocellular carcinoma. *Jpn J Clin Radiol* 1990;35:353-9.
21. Chung JW, Park JH, Im JG et al. Pulmonary oil embolism after transcatheter oily chemoembolization in liver malignancies. *Acta Radiol* 2000;41:156-60.
22. Miyayama S, Matsui O, Yamashiro M et al. Ultraselective transcatheter arterial chemoembolization with a 2-F tip microcatheter for small hepatocellular carcinomas: relationship between local tumor recurrence and visualization of the portal vein with iodized oil. *J Vasc Interv Radiol* 2007;18:365-76.
23. Takayasu K, Arii S, Ikai I et al. Prospective cohort study of transarterial chemoembolization for unresectable hepatocellular carcinoma in 8,510 patients. *Gastroenterology* 2006;131(2):461-9.
24. Molinari M, Kachura JR, Dixon E et al. Transarterial chemoembolization for advanced hepatocellular carcinoma: results from a North American cancer center. *Clin Oncol* (R Coll Radiol) 2006;18(9):684-92.
25. Ikeda M, Arai Y, Park SJ et al. Prospective study of transcatheter arterial chemoembolization for unresectable hepatocellular carcinoma: an Asian Cooperative Study between Japan and Korea. *J Vasc Interv Radiol* 2013;2:490-500.
26. Itsubo M, Koike K, Tsuno S et al. Subsegmental transcatheter arterial embolization for small hepatocellular carcinoma. *Hepatogastroenterology* 2002;49:735-9.
27. Choi BI, Kim HC, Han JK et al.Therapeutic effect of transcatheter oily chemoembolization therapy for encapsulated nodular hepatocellular carcinoma: CT and pathologic findings. *Radiology* 1992;182:709-13.
28. Chung JW, Park JH, Han JK et al. Hepatic tumors: predisposing factors for complication of transcatheter oily chemoembolization. *Radiology* 1996;198:33-40.
29. Soulen MC. Image-guided therapy of hepatic malignancies. *Appl Radiol* 2000;29:21-2.
30. Dhand S, Gupra R. Hepatic transcatheter arterial chemoembolization complicated by postembolization syndrome. *Semin Intervent Radiol* 2011;28:207-11.
31. Sakamoto N, Monzawa S, Nagano H et al. Acute tumor lysis syndrome caused by transcatheter oily chemoembolization in a patient with a large hepatocellular carcinoma. *Cardiovas Intervent Radiol* 2007;30:508-11.
32. Chan AO, Yuen MF, Hui CK et al. A prospective study regarding the complications of transcatheter intraarterial lipiodol chemoembolization in patients with hepatocellular carcinoma. *Cancer* 2002;94(6):1747-52.
33. Song SY, Chung JW, Han JK et al. Liver abscess after transcatheter oily chemoembolization for hepatic tumors: incidence, predisposing factors and clinical outcome. *J Vasc Interv Radiol* 2001;12:313-20.
34. Tarazov PG, Polysakov VN, Prozorovskij KV et al. Ischemic complication of transcatheter arterial chemoembolization in liver malignancies. *Acta Radiol* 2000;41:156-60.
35. So YH, Chung JW, Park JH. Balloon fenestration of iatrogenic celiac artery dissection. *J Vasc Interv Radiol* 2003;14:493-6.

Capítulo 22

Quimioembolização do Carcinoma Hepatocelular com Esferas Carreadoras de Droga

◆ Katarina Malagari

CONTEÚDO
✓ INTRODUÇÃO 315
✓ DESCRIÇÃO DAS PARTÍCULAS E MICROSFERAS 315
✓ RECOMENDAÇÕES TÉCNICAS E INDICAÇÕES . . . 315
✓ TAXA DE RESPOSTA LOCAL E SOBREVIDA 316
✓ COMPARAÇÃO À QUIMIOEMBOLIZAÇÃO CONVENCIONAL E EMBOLIZAÇÃO 317
✓ SEGURANÇA E COMPLICAÇÕES 318
✓ REFERÊNCIAS BIBLIOGRÁFICAS 318

INTRODUÇÃO

A quimioembolização (TACE) é um dos procedimentos mais realizados no campo da radiologia intervencionista oncológica. Carreadores de drogas (partículas ou microsferas) têm sido testados há mais de 10 anos para liberá-las de forma precisa, controlada e sustentada, a fim de alcançar alta concentração tumoral por um período suficiente e preservar o parênquima hepático circunjacente. Estudos clínicos têm demonstrado resultados promissores da quimioembolização com microsferas carreadas com quimioterápicos (DEB-TACE) em relação à resposta local e na diminuição da toxicidade em comparação à quimioembolização convencional (cTACE).[1] O efeito local é conseguido de duas formas: as partículas ou microsferas impedem a dispersão da droga no sítio tumoral e induzem necrose isquêmica. Estes mecanismos promovem a embolização do vaso e liberam o quimioterápico localmente (de modos preciso e previsível) durante vários dias após a embolização, enquanto ao mesmo tempo, o extravasamento do quimioterápico para circulação sistêmica é baixo.[2-5] Em contraste à cTACE com lipiodol, a DEB-TACE é padronizada, previsível e reprodutível. Hoje, existem três tipos de partículas carreadoras de droga, incluindo: DC Bead™ (Biocompatibles UK Ltd, uma empresa do grupo BTG), Hepasphere/QuadraSphere (Biosfera, Merit Medical Inc.) e Tandem (Celonova Biosciences Inc.). Partículas ou microsferas carreadoras de drogas podem ser carregadas com um único agente quimioterápico, como derivados de antraciclina ou irinotecano, e infundidas seletivamente via arterial no alvo tumoral.[6]

DESCRIÇÃO DAS PARTÍCULAS E MICROSFERAS

As microsferas (DC Beads) consistem em álcool polivinílico-hidrogel modificado por grupos de sulfonato.[2-3] As partículas são biocompatíveis e capazes de serem carregadas com derivados de antraciclina, como doxorubicina diluída em água para injeção, por um mecanismo de permuta iônica.[2,3,6] As DC Beads estão disponíveis em diferentes categorias de diâmetro máximo esférico, que variam em tamanho de 70-900 μm. As partículas reconstituídas após o carregamento não se alteram, significativamente, em relação ao seu diâmetro.

As microsferas do tipo HepaSphere/QuadraSphere (Europa e América Latina/América do Norte, respectivamente) são polímeros não biodegradáveis, superabsorventes e microsferas carregáveis que estão disponíveis em diversos diâmetros, medindo 86-269 μm (30-60 μm não carregada), 277-478 μm (50-100 μm não carregada) e 400-600 μm (100-150 μm não carregada) (elas absorvem fluidos e se expandem depois de carregadas com soluções salinas de doxorubicina ou epirrubicina ou idarrubicina ou irinotecano até um fator máximo de 4×). Elas se diferem de outras partículas carreadoras de drogas por serem mais moles e deformáveis se conformando de acordo com a luz dos vasos embolizados. A Tandem está disponível em diâmetros menores que são fortemente calibrados a 40 μm, 75 μm e 100 μm. Elas não se expandem significativamente após o carregamento ocorrendo liberação lenta de doxorrubicina e irinotecano.

Farmacocinética: estudos realizados em animais com DC Bead ou HepaSphere/QuadraSphere demonstraram dispersão de fármacos por um raio de pelo menos 1,2 mm em torno do vaso embolizado. A concentração tecidual do fármaco varia de 5 μm após 8 h a 0,65 μm em 1 mês,[7] enquanto a concentração sérica do quimioterápico é irrisória e significativamente menor do que a cTACE.[6,7] O estudo sobre a farmacocinética da HepaSphere em suínos, de D'inca et al., demonstrou que, após a embolização, a concentração de doxorrubicina no tecido foi elevada, enquanto que os níveis plasmáticos foram muito baixos.[8] Os níveis tissulares do quimioterápico se mantêm elevados por pelo menos 1 mês após a embolização.

Estudos clínicos têm demonstrado cinética favorável; Varela et al. descobriram que a concentração plasmática máxima (Cmax) e a área abaixo da curva de concentração plasmática da doxorrubicina foram significativamente menores nos pacientes submetidos à DEB-TACE com DC Bead em comparação à convencional.[4] Um estudo de fase II da China também mostrou um baixo pico de concentração plasmática de doxorrubicina e ausência de toxicidade sistêmica após a DEB-TACE com DC Bead com doxorrubicina.[5] Um estudo recente com a HepaSphere de 30-60 μm mostrou um pico de concentração sérica de doxorrubicina (Cmax) em 5 minutos após a injeção completa significativamente menor em comparação às medições dos pacientes tratados com cTACE, utilizando a mesma quantidade de doxorrubicina.[9]

RECOMENDAÇÕES TÉCNICAS E INDICAÇÕES

Foram determinadas recomendações técnicas para o uso do DC Bead a partir de um consenso de especialistas.[10] Estudos clínicos têm demonstrado que pacientes com carcinoma hepatocelular (CHC) estádio B *BCLC* (Barcelona Clinic Liver Cancer) ou estádio A *BCLC* não candidatos a tratamentos curativos têm os melhores resultados.[10] Os parâmetros de função hepática adequados para o uso do DC Bead são os mesmos para cTACE. Os exames de imagem pré-tratamento necessários são a Tomografia Computadorizada ou Ressonância Magnética com estudo dinâmico em três fases distintas e sequência de difusão. Antes de carregar as partículas com doxorrubicina, deve ser extraído o sobrenadante do frasco para permitir a ligação ideal com a droga. O carregamento das microsferas/partículas com doxorrubicina deve ser realizado utilizando 50-75 mg de doxorrubicina por frasco com a exceção da Hepasphere 30-60 μm, que pode ser carregado até um máximo de 50 mg por frasco. A dose total de doxorrubicina alcançada com esta carga é de 100-150 mg por paciente. Para a doença dentro dos critérios de Milão, a dose total de doxorrubicina não deve ser superior a 75 mg, enquanto que para a doença além dos critérios de Milão, a dose de doxorrubicina pode chegar a 150 mg para cada sessão de TACE. Em casos de tumores bilobares e em situações em que a técnica segmentar não é possível, uma embolização seriada é aconselhável, tratando cada lobo separadamente, com sessões de 2 a 4 semanas de intervalo, na ausência de complicações que necessitariam de um maior intervalo de tempo entre os dois tratamentos. Se a embolização segmentar for viável, no caso de doença bilobar, poderá ser realizada na mesma sessão.

Um estudo de estabilidade físico-química revelou que partículas carregadas têm a mesma cinética por um período de 14 dias após adicionadas ao quimioterápico, um fato que é útil se por algum motivo as esferas não forem utilizadas após o carregamento.[11] No entanto, as misturas de partículas carregadas com doxorrubicina associada a um meio de contraste são estáveis por um período máximo de 7 dias, sob condições adequadas de refrigeração.[11]

O objetivo da DEB-TACE é a embolização distal para provocar anóxia em vez de hipóxia e liberar o quimioterápico o mais próximo possível do tumor. Isto é possível com seleção de calibre das microsferas e diluição adequadas. Quanto à seleção do tamanho das microsferas/partículas, quando o cateterismo segmentar ou subsegmentar for possível, os menores tamanhos disponíveis são preferíveis pois podem penetrar dentro da microvasculatura tumoral. Padia et al.[12] observaram uma tendência a uma maior incidência de resposta completa, segundo a EASL (European Association for the Study of the Liver), com 100-300 μm versus 300-500 μm (59% vs. 36%). Isto é geralmente aceito hoje, porém, é melhor documentado somente para tamanhos acima de 100 μm.[12] Estudos que avaliam a segurança das microsferas/partículas abaixo de 100 μm de diâmetro ainda têm que ser realizados. Em grandes tumores superiores a 6 a 7 cm de diâmetro, especialmente se localizados nos segmentos subdiafragmáticos do fígado, deve-se atentar para a presença de derivações arteriovenosas. Nestes casos, a embolização e fechamento da comunicação devem ser realizadas antes da administração das partículas carreadoras de drogas com tamanhos maiores das microsferas selecionadas.

A diluição das microsferas/partículas carregadas é um parâmetro essencial para a realização de embolização distal. Uma maior diluição com contraste não iônico para um volume total de suspensão injetável de microsferas, para um volume de 20-30 mL por frasco, atinge penetração ótima, evitando a oclusão proximal por formação de aglomerados de partículas. O uso de microcatéter é necessário para embolização segmentar ou subsegmentar e deve-se atentar para que o mesmo não fique oclusivo e permita o afluxo de sangue que é necessário para conduzir as microsferas na microvasculatura do tumor. O ponto final fluoroscópico da embolização deve ser a oclusão dos vasos intratumorais até próximo à estase (isto é, a coluna de contraste no vaso de alimentação deve limpar dentro de 2-5 batimentos cardíacos). Para a HepaSphere, quando o ponto final fluoroscópico for atingido com uma pausa de 3-5 minutos, deve-se dar mais tempo para que as microsferas se desloquem distalmente, e somente depois disso a embolização será alcançada. Se a estase persistir, isto sinaliza o fim do processo. Sugere-se a injeção lenta (3 mL da solução/minuto) para maior migração distal e evitar a agregação e obstrução precoce dos vasos a serem tratados. A tomografia de feixe cônico associada ao angiógrafo auxilia na previsão da resposta local e posicionamento correto do microcatéter.[13,14] Alternativamente, a ultrassonografia com contraste durante o procedimento pode ter esse mesmo objetivo. Após o término da injeção de partículas carreadoras, podem ser utilizados outros agentes embólicos adicionais. No entanto, não existe consenso geral sobre isso.

Pelo menos dois procedimentos de TACE devem ser realizados no mesmo sítio antes que o tratamento seja abandonado.[15] Syha et al. relataram uma resposta objetiva em 89% com maior necrose nos pacientes que receberam mais de uma DEB-TACE com DC Bead.[16] Num estudo sobre a sobrevivência a longo prazo após DEB-TACE, verificou-se, inicialmente, que a resposta completa ou parcial após duas ou três sessões programadas são fatores determinantes independentes e significativos para a sobrevivência.[17] Após estas sessões programadas os pacientes podem ser tratados sob demanda.[17]

Num estudo recente com HepaSphere de 30-60 μm, verificou-se que as sessões podem ser programadas com segurança num intervalo de quatro semanas em vez de oito, o que é geralmente aceito, desde que a função hepática não seja prejudicada.[9] A combinação da TACE com ablação local também é factível; a ablação pode ser utilizada para tratar tumor residual, caso o diâmetro seja inferior a 5 cm. A combinação com a ablação é útil para lesões de até sete centímetros com resultados favoráveis. Lencioni et al. associaram a DEB-TACE e ablação por radiofrequência para lesões variando de 3,3 a 7,0 centímetros de diâmetro e atingiu uma resposta completa em 60%.[18] A ablação pode ser realizada posteriormente à TACE, com um intervalo de tempo de 1 a 2 semanas ou pode ser realizada anteriormente à TACE com um intervalo mais curto, 1 dia após.

TAXA DE RESPOSTA LOCAL E SOBREVIDA

As taxas de resposta parcial comprovadas por métodos de imagem (critério EASL: baseada na ausência de realce pelo meio de contraste) variam de 60 a 90%,[1,19] com alguns pacientes apresentando resposta completa pelos critérios de necrose (Fig. 22-1). O BCLC relatou resultados preliminares de 27 pacientes cirróticos (Child-Pugh A), tratados com DEB-TACE com DC-Bead com doxorrubicina em doses ajustadas para bilirrubina e superfície corporal, com taxa de resposta de 75%.[4] Poon et al. descobriram que, com DC Bead, 63,3% dos doentes tiveram uma resposta parcial, e 6,7% tiveram uma resposta completa.[5] Geschwind et al. relataram resposta global do tumor de 100% (25% de resposta parcial e 75% de doença estável).[19] Malagari et al. relataram, aos 9 meses após a DEB-TACE com DC Bead, resposta completa de 12,2%, resposta parcial em 80,7%, doença progressiva em

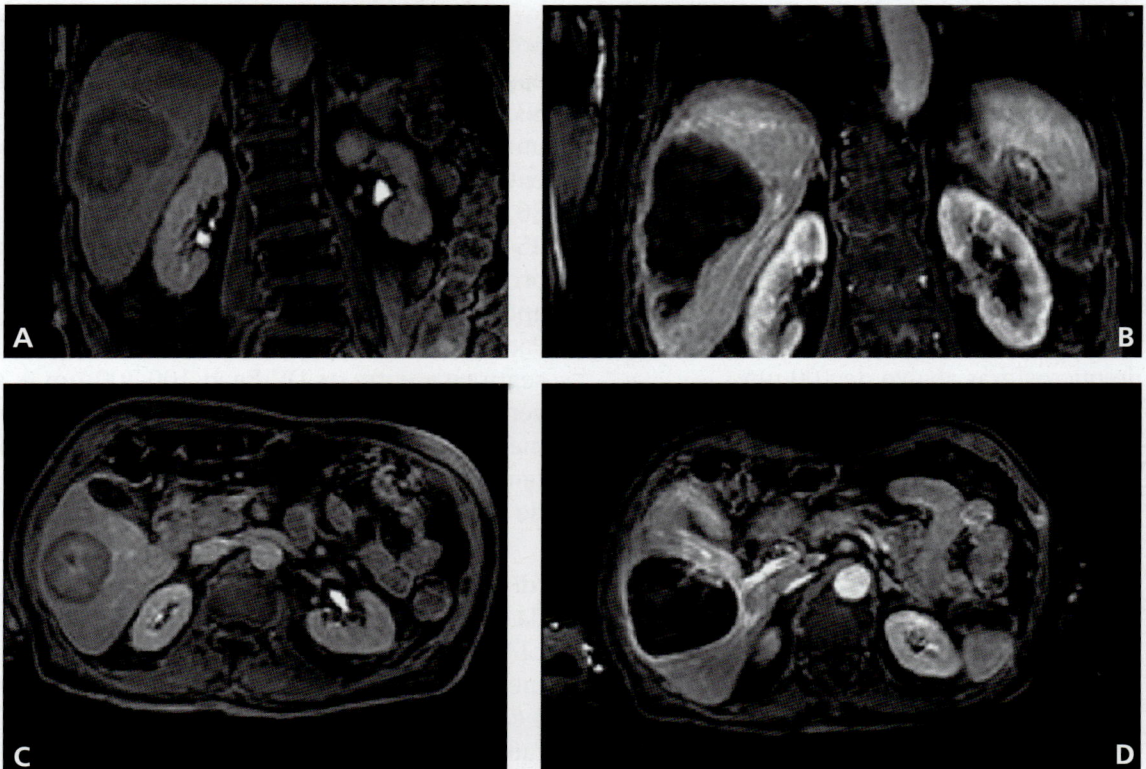

Fig. 22-1. Resposta completa após duas sessões com microsferas carreadoras de drogas.
Obs.: Geralmente, quando se consegue uma resposta completa, o tamanho da lesão pode aumentar discretamente por causa do edema e restos necróticos abundantes.

6,8% e estabilidade da doença em 12,2%.[20] Kettembach et al. conseguiram uma resposta completa em 27%, uma resposta parcial em 13%, doença estável em 3% e doença progressiva em 40%.[21] Em estudo com Hepasphere 30-60 μm, a resposta parcial foi de 68,9%.[9]

Os resultados preliminares em relação à sobrevida documentam a eficácia da DEB-TACE; Varela et al. relataram sobrevida após 1 e 2 anos, de 92,5 e 88,9%, respectivamente.[4] Kettembach et al.[21] relataram taxa de sobrevida global aos 6 meses de 93%. Até 2013 dois estudos relataram a sobrevivência a longo prazo; Malagari et al.[17] sobre embolização de CHC com um diâmetro médio de 7,6 ± 2,1 centímetros, com um número de TACE regulares a cada 6-8 semanas e em seguida por demanda, encontrando uma sobrevivência global de 93,6, 83,8, 62,0, 41,0 e 22,5%, em 1, 2, 3, 4, e 5 anos, respectivamente. A média de sobrevida global foi de 43,8 meses (intervalo de 1,2-64,8). Taxas semelhantes de sobrevida em 5 anos foram relatadas por Burrel et al.[22] em uma série clínica de braço único. No entanto, qualquer impacto sobre a sobrevida do paciente comparado à cTACE com Lipiodol aguarda ensaios clínicos definitivos.

COMPARAÇÃO À QUIMIOEMBOLIZAÇÃO CONVENCIONAL E EMBOLIZAÇÃO

O *PRECISION V* é o maior estudo prospectivo, cego e randomizado comparando a DEB-TACE à DC Bead e à cTACE.[1] O desfecho primário foi avaliado pela resposta do tumor (*EASL*) aos 6 meses através de ressonância magnética, de forma cega e independente. O grupo com partículas carreadoras apresentou maiores taxas de resposta completa, resposta parcial e controle da doença em comparação ao grupo da cTACE (27 *vs.* 22, 52 *vs.* 44, e 63 *vs.* 52%, respectivamente). No entanto, a diferença não foi estatisticamente significativa. A análise do subgrupo que mostrou significância estatística favoreceu o uso de DC Bead em pacientes com doença mais avançada (Child-Pugh B, ECOG 1, envolvimento bilobar e doença recorrente).

Dhanasekaran et al., em seu estudo comparativo de DEB-TACE com DC Bead *versus* cTACE, mostraram uma clara vantagem da antiga.[23] Song et al., comparando DEB-TACE usando DC Beads com cTACE, encontraram mais tempo de progressão para o grupo com DC Bead em relação ao da cTACE (11,7 e 7,6 meses, respectivamente, p = 0,018).[24] Sacco et al. randomizaram pacientes com carcinoma hepatocelular e não foram encontradas diferenças estatisticamente significativas entre DC Bead e cTACE em termos de tempo de recorrência local, progressão radiológica e sobrevivência.[25] As taxas de sobrevivência cumulativas em 24 meses foram estimadas em 83,6 e 86,8%, após a cTACE e DEB-TACE, respectivamente.

Poucos estudos clínicos comparando DEB-TACE e embolização estão disponíveis até 2013; Nicolini et al.[26] compararam as duas técnicas em fígados explantados após o transplante para tratamento de CHC, com resultados mais favoráveis com DC Bead em relação à embolização, no que diz respeito à necrose histológica. Em um estudo prospectivo randomizado comparando a embolização e DEB-TACE à DC Bead, verificou-se que em 6 meses a resposta local foi superior com DC Bead em comparação à embolização com partículas de diâmetros semelhantes.[27] Recidivas em 9 e 12 meses foram maiores para embolização (78,3 vs. 45,7%) em 12 meses, enquanto o tempo de progressão foi maior para o grupo de DEB-TACE com DC Bead, com significância estatística. No entanto, este estudo teve apenas um ano de acompanhamento, e o benefício em relação à sobrevivência não pôde ser avaliado. Hoje, menores tamanhos de partículas estão disponíveis, e estudos adicionais são necessários para calibres de microsferas abaixo de 100 μm.

SEGURANÇA E COMPLICAÇÕES

As complicações maiores variam de 1,0 a 2,9%.[1,28] Complicações grau 5 são observadas em 1,3%.[1,4,5,28] Poon et al. relataram taxa de complicações relacionadas com o tratamento de 11,4%. Não houve morte relacionada com o tratamento.[5] Kettembach et al. relataram mortalidade em 30 dias de todos os procedimentos de TACE de 1% e grandes eventos adversos em 2% dos procedimentos (insuficiência hepática temporária, colecistite aguda).[21] Em uma grande série de pacientes,[28] complicações grau 4 ocorreram em 5,48% (insuficiência hepatica irreversível, colecistite). No mesmo estudo, descompensação hepática grau 2 é relatada em 4,2 a 7%.

Todos os estudos clínicos de DEB-TACE relataram aumento temporário nos níveis de AST e ALT em 24 horas após, que retornam aos níveis basais dentro de 1 mês do procedimento. Sacco et al. observaram que isso é menos frequente após DEB-TACE comparativamente à cTACE.[25]

O abscesso hepático é uma complicação potencialmente fatal que ocorre a partir da inoculação e migração de bactérias circulantes no sangue para as áreas isquêmica e necrótica. A DEB-TACE tem maiores riscos em pacientes com disfunção/manipulação do esfíncter de Oddi. Na cTACE, o abscesso ocorre em 0,26 a 3,12%, enquanto na DEB-TACE varia de 1,4 a 3,7%, independentemente do tratamento preventivo com antibióticos adotados na maioria dos centros.[1,4] Inicialmente, especulou-se que a formação de abscesso é maior com DEB-TACE, no entanto, o estudo randomizado comparando DEB-TACE à cTACE não mostrou diferença estatisticamente significativa entre os dois grupos.

A colecistite é relatada em 1,6 a 3% na DEB-TACE. Em um estudo,[28] frequência mais elevada foi relatada (2,95-5,06%). É necessário esclarecer que os casos de complicação ocorridos foram de grau 2. A colecistite é relatada na cTACE em 0,2 a 4,6%. Para evitar a colecistite, a embolização deve ser realizada distalmente à origem da artéria cística, entretanto, mesmo nos casos em que isto não é possível a taxa de colecistite permanece baixa, e a embolização da artéria cística antes do procedimento não é defendida. Fortes injeções para controle angiográfico após a TACE devem ser evitadas, porque a turbulência leva ao refluxo das microsferas para vasos não-alvo.

A incidência, duração e gravidade da síndrome pós-embolização são geralmente mais baixas na DEB-TACE do que na cTACE. A síndrome pós-embolização é relatada em até 63,6%, mas os sintomas graves estão presentes em apenas um quarto deles. Em um estudo de segurança com 273 pacientes, a síndrome pós-embolização foi observada em até 86,5%, no entanto, o grau 2 de severidade foi observado em 25-42,19% dos tratamentos.[28] Varela et al. observaram a síndrome pós-embolização em 41 e 18% dos doentes tratados, após o primeiro e segundo tratamento, respectivamente.[4] Padia et al.[12] compararam, retrospectivamente, o perfil de segurança entre as DC Bead 100-300 μm e 300-500 μm e verificou que havia uma incidência significativamente menor de síndrome pós-embolização e de fadiga após o tratamento no grupo de 100-300 μm em comparação ao grupo de 300-500 μm.

No estudo randomizado *PRECISION V*, a função cardíaca foi mantida no grupo Bead DC, enquanto que houve piora da fração de ejeção ventricular esquerda no grupo da cTACE.[1] Além disso, a incidência da calvície pareceu ser menor após DEB-TACE com DC Bead (2,2%) em comparação à cTACE (19,4%).[1] A ruptura espontânea hepática após o tratamento DC Bead também tem sido relatada.[29]

No estudo randomizado *PRECISION V* comparando a DEB-TACE à DC Bead e à cTACE, a DC Bead foi associada a uma melhor tolerabilidade, uma redução estatisticamente significativa na toxicidade hepática grave e uma taxa significativamente menor de efeitos colaterais relacionados com a doxorrubicina[1] no grupo com partículas carreadoras. Recchia et al., em uma análise retrospectiva, encontraram maior segurança na DEB-TACE com DC Bead do que a cTACE com lipiodol.[30]

No geral, as complicações das lesões hepatobiliares e embolização de sítios não alvo em algumas séries ultrapassam as diretrizes de melhoria de qualidade da Sociedade Americana de Radiologia Intervencionista (SIR).[28,31] O aumento de complicações locais sugere a curva de aprendizado no emprego seguro da DEB-TACE.[10]

REFERÊNCIAS BIBLIOGRÁFICAS

1. Lammer J, Malagari K, Vogl T et al. Prospective randomized study of doxorubicin-eluting-bead embolization in the treatment of hepatocellular carcinoma: results of the PRECISION V study. *Cardiovasc Intervent Radiol* 2010;33:41-52.
2. Lewis AL, Taylor RR, Hall B et al. Pharmacokinetic and safety study of doxorubicin-eluting beads in a porcine model of hepatic arterial embolization. *J Vasc Interv Radiol* 2006;17:1335-43.
3. Biondi M, Fusco S, Lewis AL et al. New insights into the mechanisms of the interactions between doxorubicin and the ion-exchange hydrogel DC Bead™ for use in Transarterial Chemoembolization (TACE). *J Biomater Sci Polym Ed.* 2012;23:333-54.
4. Varela M, Real MI, Burrel M et al. Chemoembolization of hepatocellular carcinoma with drug eluting beads: efficacy and doxorubicin pharmacokinetics. *J Hepatol* 2007;46:474-81.

5. Poon RT, Tso WK, Pang RW et al. A phase I/II trial of chemoembolization for hepatocellular carcinoma using a novel intra-arterial drug-eluting bead. Clinical Gastroenterology and Hepatology 2007 Sept.;5(9):1100-8.
6. Lewis AL, Gonzalez MV, Lloyd AW et al. DC Bead: in vitro characterization of a drug-delivery device for transarterial chemoembolization. J Vasc Interv Radiol 2006;17(2 Pt 1):335-42.
7. Namur J, Citron SJ, Sellers MT et al. Embolization of hepatocellular carcinoma with drug-eluting beads: doxorubicin tissue concentration and distribution in patient liver explants. J Hepatol 2011;55:1332-8.
8. D'Inca H, Pelage JP, Baylatry MT et al. Why do small size doxorubicin-eluting microspheres induce more tissue necrosis than larger ones? A comparative study in healthy pig liver (oral communication 2206-2). CIRSE 2012, Annual meeting, Lisbon, Portugal.
9. Malagari K, Pomoni M, Moschouris H et al. Chemoembolization of hepatocellular carcinoma with HepaSphere 30-60µm. Cardiovasc Intervent Radiol 2014;37(1):165-76.
10. Lencioni R, de Baere T, Burrel M et al. Transcatheter treatment of hepatocellular carcinoma with Doxorubicin-loaded DC Bead (DEBDOX): technical recommendations. Cardiovasc Intervent Radiol 2012;980-5.
11. Hecq JD, Lewis AL, Vanbeckbergen D et al. Doxorubicin-loaded drug-eluting beads (DC Bead®) for use in transarterial chemoembolization: a stability assessment. J Oncol Pharm Pract 2013;19:65-74.
12. Padia SA, Shivaram G, Bastawrous S et al. Safety and efficacy of drug-eluting bead chemoembolization for hepatocellular carcinoma: comparison of small-versus medium-size particles. J Vasc Interv Radiol 2013;243:1-6.
13. Loffroy R, Lin M, Yenokyan G et al. Intraprocedural C-arm dual-phase cone-beam CT: can it be used to predict short-term response to TACE with drug-eluting beads in patients with hepatocellular carcinoma? Radiology 2013;266:636-48.
14. Moschouris H, Malagari K, Kalokairinou M et al. Contrast-enhanced ultrasonography with intraarterial administration of SonoVue for guidance of transarterial chemoembolization: an initial experience. Med Ultrason 2011;13:296-301.
15. Georgiades C, Geschwind JF, Harrison N et al. Lack of response after initial chemoembolization for hepatocellular carcinoma: does it predict failure of subsequent treatment? Radiology 2012;265:115-23.
16. Syha R, Ketelsen D, Heller S. Hepatocellular carcinoma: initial tumour response after short-term and long-interval chemoembolization with drug-eluting beads using modified RECIST. Eur J Gastroenterol Hepatol 2012;24:1325-32.
17. Malagari K, Pomoni M, Moschouris H et al. Chemoembolization with doxorubicin-eluting beads for unresectable hepatocellular carcinoma: five-year survival analysis. Cardiovasc Intervent Radiol 2012;35:1119-28.
18. Lencioni R, Crocetti L, Petruzzi P et al. Doxorubicin-eluting bead-enhanced radiofrequency ablation of hepatocellular carcinoma: a pilot clinical study. J Hepatol 2008;49:217-22.
19. Geschwind JF, Khwaja A, Hong K. New intra-arterial drug delivery system: pharmacokinetics and tumor response in an animal model of liver cancer. ASCO Annual Meeting, 2005.
20. Malagari K, Chatzimichael K, Alexopoulou E et al. Transarterial chemoembolization of unresectable hepatocellular carcinoma (HCC) with drug eluting beads (DEB); results of an open label study of 62 patients. Cardiovasc Intervent Radiol 2008;31:269-80.
21. Kettenbach J, Stadler A, Katzler I et al. Drug-loaded microspheres for the treatment of liver cancer: review of current results. Cardiovasc Intervent Radiol 2008;31:468-76.
22. Burrel M, Reig M, Forner A et al. Survival of patients with hepatocellular carcinoma treated by transarterial chemoembolization (TACE) using drug eluting beads. Implications for clinical practice and trial design. J Hepatol 2012;56:1330-35.
23. Dhanasekaran R, Kooby DA, Staley CA et al. Comparison of conventional transarterial chemoembolization (TACE) and chemoembolization with doxorubicin drug eluting beads (DEB) for unresectable hepatocelluar carcinoma (HCC). J Surg Oncol 2010;101:476-80.
24. Song MJ, Chun HJ, Song do S et al. Comparative study between doxorubicin-eluting beads and conventional transarterial chemoembolization for treatment of hepatocellular carcinoma. J Hepatol 2012;57:1244-50.
25. Sacco R, Bargellini I, Bertini M et al. Conventional versus doxorubicin-eluting bead transarterial chemoembolization for hepatocellular carcinoma. J Vasc Interv Radiol 2011;22:1545-52.
26. Nicolini A, Martinetti L, Crespi S et al. Transarterial chemoembolization with epirubicin-eluting beads versus transarterial embolization before liver transplantation for hepatocellular carcinoma. J Vasc Interv Radiol 2010;21:327-32.
27. Malagari K, Pomoni M, Kelekis A et al. Prospective randomized comparison of chemoembolization with doxorubicin-eluting beads and bland embolization with BeadBlock for hepatocellular carcinoma. Cardiovasc Intervent Radiol 2010;33:541-51.
28. Malagari K, Pomoni M, Spyridopoulos TN et al. Safety profile of sequential transcatheter chemoembolization with DC Bead(™): results of 237 hepatocellular carcinoma (HCC) patients. Cardiovasc Intervent Radiol 2011;34:774-85.
29. Ritter CO, Wartenberg M, Mottok A et al. Spontaneous liver rupture after treatment with drug-eluting beads. Cardiovasc Intervent Radiol 2012;35:198-202.
30. Recchia F, Passalacqua G, Filauri P et al. Chemoembolization of unresectable hepatocellular carcinoma: decreased toxicity with slow-release doxorubicin-eluting beads compared with lipiodol. Oncol Rep 2012;27:1377-83.
31. Guiu B, Deschamps F, Aho S et al. Liver/biliary injuries following chemoembolization of endocrine tumours and hepatocellular carcinoma: Lipiodol versus drug-eluting beads. J Hepatology 2011.

Capítulo 23

Quimioembolização das Metástases Hepáticas Colorretais

◆ *Raj Narayanan*

CONTEÚDO

- ✓ INTRODUÇÃO 321
- ✓ INDICAÇÕES 321
- ✓ CONTRAINDICAÇÕES 321
- ✓ EXAMES PRÉ-PROCEDIMENTO 321
- ✓ CONTROLE PERIPROCEDIMENTO E INTRAPROCEDIMENTO 322
- ✓ TÉCNICA 322
- ✓ EFEITOS COLATERAIS E COMPLICAÇÕES 323
- ✓ RESULTADOS 324
- ✓ CUIDADOS PÓS-PROCEDIMENTO 324
- ✓ REFERÊNCIAS BIBLIOGRÁFICAS 325

INTRODUÇÃO

O câncer colorretal (CRC) é o terceiro câncer mais comum e a terceira causa principal de morte nos Estados Unidos. A incidência de câncer colorretal nos EUA foi estimada em 143.290, em 2015, com 49.190 óbitos atribuídos a esta doença no mesmo ano.[1] Em decorrência da drenagem venosa portal, o primeiro sítio de metástase hematogênica do CRC é o fígado, seguido pelos pulmões, ossos e cérebro. No entanto, tumores que se originam na porção distal do reto tendem a enviar metástases inicialmente para os pulmões, visto que as veias retais inferiores drenam para a veia cava inferior em vez do sistema porta. O prognóstico do CRC depende da presença de metástases a distância, e,[2,3] aproximadamente 20% dos pacientes nos Estados Unidos têm doença metastática no momento do diagnóstico.[1] Metástase apenas para o fígado afeta aproximadamente 50% dos pacientes,[4] e cerca de 40% dos pacientes morrem com o fígado sendo o único sítio de metástase.[5] Metástases hepáticas são ressecáveis na época do aparecimento em cerca de 25% dos casos, e foi demonstrado que a ressecção de metástases hepáticas melhora a sobrevida a longo prazo.[4,6]

A quimioterapia sistêmica continua sendo o procedimento padrão para a metástase hepática irressecável proveniente de CRC. Agentes quimioterápicos convencionais mais antigos, incluindo 5-fluorouracil (5-FU) e leucovorina, dobraram os tempos médios de sobrevida em cerca de 12 meses.[7] Posteriormente, a adição de irinotecano e oxaliplatina aumentou os tempos médios de sobrevida para, aproximadamente, 20 meses.[8] Ao longo das últimas duas décadas, duas terapias locorregionais intra-arteriais foram introduzidas no algoritmo de tratamento da metástase do CRC apenas de fígado ou fígado-dominante, denominadas quimioembolização transarterial com microsferas carreadas com irinotecano (DEBIRI-TACE) e radioembolização com ítrio-90 (^{90}Y). Estes tratamentos podem fornecer controle tumoral local sem efeitos colaterais graves, quando comparado à terapia sistêmica, especialmente no contexto de resgate. Este capítulo aborda a quimioembolização da metástase do CRC com DEBIRI-TACE.

Quimioembolização (TACE) combina o fornecimento transarterial de quimioterapia de alta dose com isquemia local por meio da embolização. A TACE tira proveito do fato de que a vascularização do tumor é derivada quase 100% da artéria hepática, enquanto que a vascularização do parênquima hepático normal deriva aproximadamente 30% de seu suprimento sanguíneo proveniente da artéria hepática e 70% da veia porta. As partículas embólicas bloqueiam os vasos que nutrem o tumor e possibilitam a alta concentração intratumoral do fármaco por um período prolongado. A embolização também causa isquemia, resultando em hipóxia tumoral, que foi demonstrada intensificar os efeitos dos fármacos citotóxicos por meio do aumento de sua captação e retenção pelas células tumorais.[9]

O irinotecano é um derivado da camptotecina que inibe a produção da enzima topoisomerase I, que é essencial para a replicação de DNA nas células cancerígenas. O irinotecano é usado como tratamento de segunda linha do câncer colorretal avançado, como parte do FOLFIRI (5-FU, Leucovorina e Irinotecano) ou como um agente único em pacientes que não responderam ao regime terapêutico estabelecido contendo 5-FU. A droga pode ser carreada em microsferas e é usada para quimioembolização.

INDICAÇÕES

Pacientes com metástases apenas para o fígado ou fígado-dominante irressecáveis ou não ablativas, ou aqueles que não podem ser submetidos à cirurgia por causa de comorbidades, são candidatos potenciais para a DEBIRI-TACE. Os candidatos devem ter expectativa de vida de, pelo menos, 3 meses, com estádio pela Eastern Cooperative Oncology Group (ECOG) igual ou inferior a 2. Os pacientes também devem ter reserva hepática funcional suficiente. Embora não exista consenso com respeito à reserva hepática funcional, nível de bilirrubina > 2 mg/dL, albumina < 3 g/dL e índice de normalização internacional (RNI) igual ou superior a 1,6 são considerados como indicadores de reserva hepática funcional insuficiente.[10]

CONTRAINDICAÇÕES

Pacientes em que a quimioterapia está contraindicada decorrente da trombocitopenia grave (< 50.000), leucopenia (contagem absoluta de neutrófilos < 1.000), insuficiência renal grave (creatinina > 2 mg/dL) ou disfunção cardíaca grave (insuficiência classe III-IV da AHA) são excluídos da terapia. Pacientes com contraindicações à angiografia, como reação anafilática ao contraste iodado ou coagulopatia incorrigível, também são excluídos do tratamento. Também são considerados contraindicações a presença de encefalopatia hepática ou outros sinais de insuficiência hepática significativa.

A oclusão da veia porta é considerada contraindicação relativa. No entanto, foi demonstrado que estes pacientes podem ser tratados com segurança desde que haja colaterais suficientes com fluxo hepatopetal.[11] Obstrução biliar é outra contraindicação relativa. Evidência de dilatação biliar, mesmo na presença de níveis normais de bilirrubina, coloca os pacientes em risco de necrose do ducto biliar e formação de biloma. Anastomose bilioentérica preexistente, *stent* biliar ou prévia esfincterotomia pode causar colonização dos ductos biliares com bactérias entéricas, e estes pacientes correm maior risco de desenvolver abscesso hepático após o tratamento. Foi demonstrado que antibioticoterapias profiláticas agressivas reduzem a incidência desta complicação.[12] Finalmente, é improvável que pacientes com envolvimento tumoral em > 70% do volume hepático se beneficiem do tratamento com TACE e devem ser desencorajados em prosseguir com este tipo de tratamento.

EXAMES PRÉ-PROCEDIMENTO

Todos os pacientes que serão submetidos à DEBIRI-TACE devem ser avaliados previamente pelo radiologista intervencionista. Histórico oncológico detalhado, incluindo diagnóstico tecidual, marcadores prognósticos, como KRAS e BRAF, presença de metástase sincrônica *versus* metacrônica, intervalo de tempo entre o tumor primário e o aparecimento de metástase, e detalhes dos tratamentos anteriores (quimioterapia, cirurgia ou radioterapia), deve ser registrado. Além disso, nessa consulta, o médico deve enfatizar o papel paliativo da DEBIRI-TACE e traçar objetivos claros e realistas para o tratamento.[13,14]

Exames de imagem devem incluir ressonância magnética (RM) (Fig. 23-1) ou tomografia computadorizada (TC) em fase tripla, que deve ser avaliada com relação ao comprometimento tumoral, distribuição, perviedade da veia porta, da árvore biliar e a presença e extensão de doença extra-hepática. A avaliação laboratorial de rotina deve incluir hemograma completo, estudo da coagulação, testes de função renal, testes de função hepática e nível do antígeno carcinoembrionário (CEA).

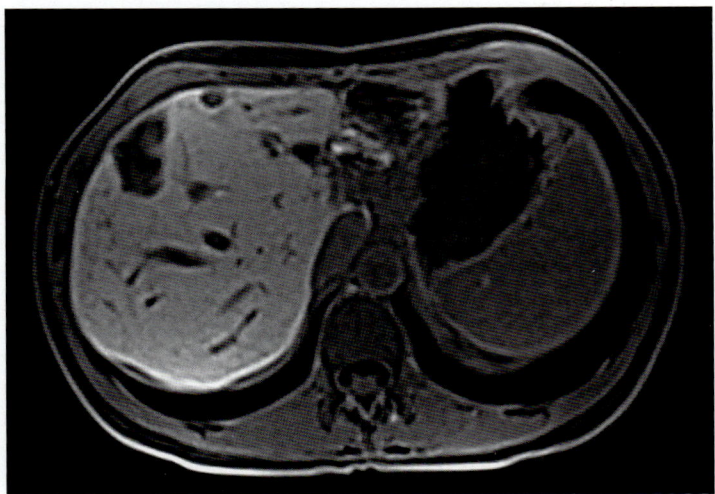

Fig. 23-1. RM axial T1 com contraste hepatoespecífico demonstrando lesões metastáticas esparsas pelo lobo direito.

CONTROLE PERIPROCEDIMENTO E INTRAPROCEDIMENTO

Comparada à TACE convencional, a DEBIRI-TACE está associada à incidência mais elevada de dor e de outros efeitos adversos, como náusea e vômito. Os pacientes são internados na noite antes do procedimento, e hidratação intravenosa é iniciada na taxa de 100 mL/h. Isto é continuado no primeiro dia pós-operatório. Uma dose de 40 mg de esomeprazol é administrada por via intravenosa no dia da internação, uma segunda dose é administrada no dia seguinte, 30 minutos antes do procedimento, e uma terceira dose no dia seguinte ao procedimento. Uma dose de 1 g de cefazolina é administrada por via intravenosa antes do procedimento, na forma de antibioticoterapia profilática. Dez miligramas de morfina é administrada por via intravenosa antes da injeção das microsferas, seguida por uma segunda dose 6 horas após o procedimento. Outros medicamentos usados incluem 20 mg de dexametasona e 8 mg de ondansetrona intravenosas antes da administração das microsferas, e outra dose, 6 horas após o procedimento. Metronidazol intravenoso é iniciado no dia do procedimento e continuado até a alta hospitalar. Os medicamentos, doses e frequência no periprocedimento são listados no Quadro 23-1.

TÉCNICA

O procedimento começa com a arteriografia visceral diagnóstica detalhada (Fig. 23-2).[15] Angiografias por subtração digital celíaca e mesentérica superior são realizadas para identificar possíveis variações anatômicas e perviedade da veia porta. Se ramos não alvo são identificados, estes vasos

Quadro 23-1. **Medicamentos periprocedimento (experiência do autor)**

Medicamentos periprocedimento e pós-procedimento: DEBIRI-TACE		
Dia 0 (dia anterior B TACE)	**Dia 1 (dia da TACE)**	**Dia 2 (dia depois da TACE)**
▪ Esomeprazol 40 mg IV ▪ Hidratação intravenosa com soro fisiológico a 100 mL/hora	▪ Esomeprazol 40 mg IV (30 minutos antes da TACE) ▪ Hidratação intravenosa com soro fisiológico a 100 mL/hora ▪ Ondansetrona 8 mg IV (30 minutos antes e 6 horas após a TACE) ▪ Metronidazol 500 mg IV (a cada 8 horas) ▪ PCA após a TACE ▪ Morfina 10 mg IV (antes da injeção de microsferas e 6 horas após a TACE) ▪ Dexametasona 20 mg IV (30 minutos antes da TACE) ▪ Palonosetrona 0,25 mg, IV (30 minutos antes da TACE) ▪ Cefazolina 1 mg, IV (antibiótico profilático antes da TACE)	▪ Esomeprazol 40 mg IV ▪ Hidratação intravenosa com soro fisiológico a 100 mL/hora (até ingestão oral adequada) ▪ Ondansetrona 8 mg IV a cada 6 horas ▪ Metronidazol 500 mg, IV a cada 8 horas (até a alta hospitalar) ▪ PCA pós-procedimento (conforme necessário)

são embolizados com o uso de molas ou evitados por meio da inserção da ponta do microcatéter, bem além de sua origem. A técnica de *cone-beam* CT valiosa para identificar perfusão de um tecido-alvo ou não alvo e foi demonstrado que seu uso regular melhora os desfechos clínicos na quimioembolização.[16] Arteriografia mesentérica completa precisa ser realizada antes da primeira sessão. Quimioembolizações subsequentes geralmente requerem apenas uma angiografia detalhada dos vasos específicos que suprem os segmentos a serem tratados.

Uma vez que a anatomia arterial e o suprimento tumoral sejam claramente identificados, um microcatéter é avançado superseletivamente nos ramos arteriais hepáticos direito e esquerdo. Quimioembolização hepática total não é recomendada por causa da toxicidade inaceitável.[17] O fornecimento segmentar ou subsegmentar de agente quimioembólico é a técnica de eleição quando a função hepática for marginal. Logo que o catéter for posicionado para iniciar o tratamento, nova arteriografia é realizada para delinear o território vascular antes da injeção das esferas carreadas com quimioterápico. Taxa de injeção de aproximadamente 1 mL por minuto da suspensão microsferas-contraste é recomendada. Foi demonstrado que a injeção intra-arterial de lidocaína (4-10 mL divididos antes e próximo do final da administração de DEBIRI) reduz a dor após o procedimento e o tempo de permanência hospitalar.[18] É importante compreender que o objetivo da embolização com DEBIRI é o de fornecer a dose planejada do agente anticancerígeno, e não o de somente ocluir o vaso. Em registro multicêntrico, o alcance de estase completa foi um indicador independente de eventos adversos e de permanência hospitalar significativamente maior.[18]

É importante manter o fluxo anterógrado no vaso durante todo o procedimento. Se a "quase estase" for observada durante a injeção (ou seja, a coluna de contraste não desaparecer em 2-5 batimentos cardíacos) antes da administração da dose total planejada, a injeção deve ser interrompida naquele momento, independente da quantidade de microsferas que foi aplicada, para evitar o refluxo de material embólico. Material embólico adicional de qualquer tipo não deve ser injetado mesmo quando o fluxo anterógrado for mantido no final da administração da dose total de DEBIRI. Após tratamento satisfatório, os vasos devem exibir um aspecto de "árvore podada", sem opacificação tumoral, mas com preservação do fluxo nos ramos segmentares e lobares (Fig. 23-3).

A administração transarterial de microsferas é realizada de modo unilobar. Em pacientes com doença em ambos lobos hepáticos, dois tratamentos lobares devem ser planejados, cada um com 100 mg de irinotecano carreados nas microsferas e repetido após 2-4 semanas após garantir que as enzimas hepáticas tenham retornado à linha de base. Em geral, cada lobo hepático deverá receber dois tratamentos (por exemplo: se a doença acometer difusamente todo o fígado, duas sessões em cada lobo deveriam ser realizadas com o objetivo de melhor resposta).

EFEITOS COLATERAIS E COMPLICAÇÕES

Síndrome pós-embolização, que consiste em dor abdominal, náusea e vômito, foi o efeito adverso mais comum relatado na literatura, variando de 40-63%.[19-21] No estudo realizado por Aliberti *et al.*, a dor abdominal ocorreu até 6 horas

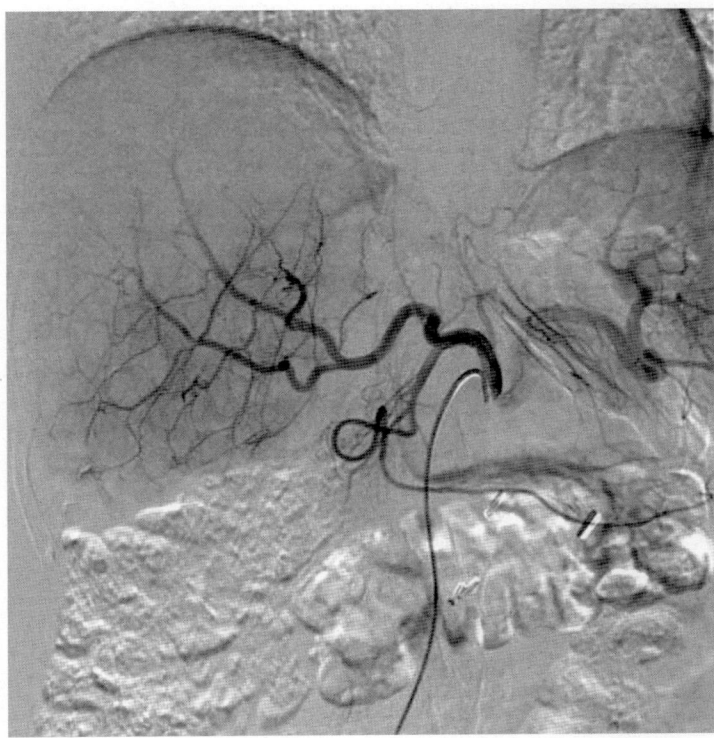

Fig. 23-2. Arteriografia hepática pré-embolização com DEBIRI.

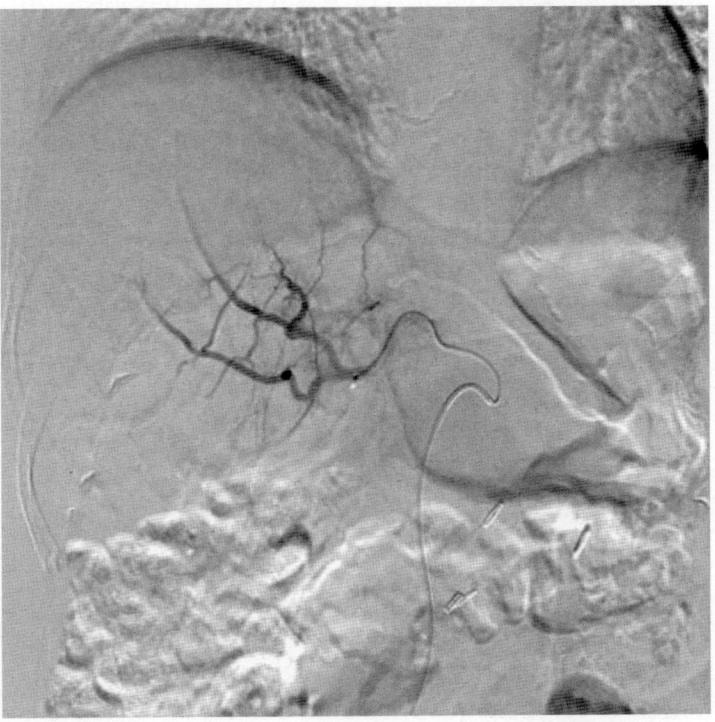

Fig. 23-3. Arteriografia de controle após embolização demonstrando o aspecto de "árvore podada" dos ramos arteriais embolizados.

depois do procedimento em 40%, dos quais 25% apresentaram dor acentuada.[22] Hipertensão foi a segunda complicação mais comumente relatada. No entanto, parece provável que esta condição estivesse relacionada com a dor, visto que o achado foi transitório e coincidiu com a ocorrência de dor.[19-22] Martin et al. relataram incidência de hipertensão em 80% dos pacientes.[20,21] Houve um caso relatado de óbito após a DEBIRI-TACE, em razão de um infarto do miocárdio.[20]

RESULTADOS

Muitos ensaios prospectivos demonstraram que a DEBIRI-TACE é segura e eficaz no tratamento das metástases hepáticas dos tumores de CRC. Fiorentini et al. relataram estudo de braço duplo, prospectivo, multicêntrico de 74 pacientes randomizados para receber DEBIRI (n = 36) ou quimioterapia sistêmica (FOLFIRI) (n = 38). A taxa de resposta geral (CR + PR) no fígado no grupo DEBIRI foi de 68,6% (n = 24), comparado a 20% (n = 7) no grupo de tratamento sistêmico. A sobrevida média foi de 22 meses para o grupo DEBIRI e 15 meses para o grupo FOLFIRI. Aos 50 meses, a sobrevida geral foi significativamente mais longa nos pacientes tratados com DEBIRI do que naqueles tratados com FOLFIRI. A taxa de sobrevida livre de progressão foi de 7 meses no grupo DEBIRI, comparado a 4 meses no grupo FOLFIRI.

Martin et al. conduziram ensaio randomizado controlado, comparando a DEBIRI-TACE à administração sistêmica simultânea de FOLFOX-bevacizumabe, com FOLFOX e bevacizumabe isoladamente.[23] Havia 40 pacientes no braço FOLFOX-DEBIRI e 30 no braço FOLFOX-bevacizumabe. A taxa de resposta geral foi significativamente mais alta no braço FOLFOX-DEBIRI quando comparada ao braço FOLFOX-bevacizumabe aos 2 (78% versus 54%, P = 0,02), 4 (95% versus 70%, P = 0,03) e 6 meses (76% versus 60%, p = 0,05). A ressecção foi significativamente menor no braço FOLFOX-DEBIRI, quando comparado ao braço FOLFOX-bevacizumabe (35% versus 16%, P 5,05), e também houve aumento da taxa de sobrevida livre de progressão (15,3 versus 7,6 meses). A incidência de eventos adversos graus 3-4 foi similar em ambos os grupos (54% para o grupo FOLFOX-DEBIRI versus 46% para o grupo FOLFOX/bevacizumabe).

Outro estudo prospectivo, multi-institucional de braço único de 55 pacientes, foi realizado pelo mesmo grupo. Noventa e nove tratamentos com DEBIRI foram realizados, com uma média de dois tratamentos (variando de 1 a 5) por paciente.[20] As taxas de resposta foram de 66% aos 6 meses e 75% aos 12 meses. A taxa média geral de sobrevida livre de progressão (PFS) foi de 11 meses com uma PFS média hepática específica de 15 meses e sobrevida geral média de 19 meses.

Bhutiani et al. relataram uma série em que 296 pacientes com metástases hepáticas irressecáveis foram tratados com 666 procedimentos de DEBIRI-TACE. Deste total, 84 pacientes receberam previamente irinotecano sistêmico, e 212 pacientes não tiveram contato prévio com o irinotecano.[24] Aos 6 meses, as taxas de resposta completa (CR), resposta parcial (PR), doença estável (SD) e doença progressiva (PD) foram de 21,7, 17,8, 20,9 e 26,9% nos pacientes sem contato prévio com o irinotecano, comparado a 18,8, 23,8, 22,8 e 30,7% nos pacientes com prévio irinotecano sistêmico. Não houve diferenças estatisticamente significativas entre os dois grupos, em termos de resposta ou eventos adversos.

Richardson et al. relataram uma revisão abrangente de cinco estudos observacionais e um ensaio randomizado controlado (RCT), descrevendo o uso de DEBIRI no tratamento de hmCRC (total de 235 pacientes).[25] O tempo médio de sobrevida nesta revisão sistêmica foi de 15-25 meses. Houve uma melhora na sobrevida livre de doença associada ao DEBIRI. A taxa de resposta (CR+PR) variou de 36 a 78%. Pacientes com resposta aos 6 meses exibiram uma resposta durável até os 12 meses.

Narayanan et al. relataram um estudo retrospectivo de 28 pacientes tratados com 47 procedimentos de DEBIRI TACE.[26] Três pacientes (15%) tiveram resposta completa, seis (30%) tiveram resposta parcial, quatro (20%) apresentaram doença estável, e a progressão da doença foi relatada em sete (35%); imagens de tomografia computadorizada (TC) não estavam disponíveis em oito pacientes. O tempo médio desde o diagnóstico da metástase hepática até o tratamento inicial com DEBIRI foi de 19,6 meses. A sobrevida geral média obtida com o primeiro tratamento foi de 13,3 meses.

Huppert et al. relataram a TACE realizada com uma microsfera polimérica superabsorvente (Hepa-SphereTM Microspheres, BioSphere Medical, Roissy, França) carregada com irinotecano.[27] A taxa de resposta aos 3, 6 e 12 meses foi de 72, 32%, 0 respectivamente, baseado na associação europeia para o estudo de critérios hepáticos. A taxa de resposta foi 0 quando analisada com os critérios RECIST.

CUIDADOS PÓS-PROCEDIMENTO

Os pacientes ficam internados por uma noite após o procedimento. Hidratação, antieméticos, antibióticos intravenosos e analgesia intravenosa controlada pelo paciente são mantidos durante a internação. O paciente pode receber alta quando a ingestão oral de líquidos for adequada, e a analgesia narcótica parenteral não for mais necessária. O tempo médio de permanência hospitalar é de 1-2 dias. Os pacientes recebem alta com prescrições de antibiótico oral por 5 dias, antieméticos e analgésicos narcóticos orais, conforme necessário. O paciente retorna para seguimento com imagens e avaliação laboratorial 1 mês após o procedimento (Fig. 23-4). Caso múltiplas sessões sejam necessárias, não é preciso obter novas imagens do fígado até que todo o tumor tenha sido tratado. Pacientes que respondem ao tratamento são acompanhados a cada 3 meses, e a repetição do tratamento é considerada para respondedores que desenvolvem recidiva hepática.

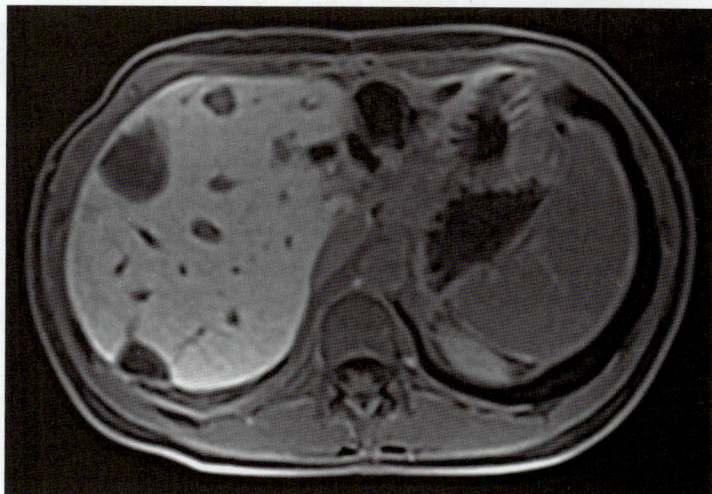

Fig. 23-4. RM de controle evidenciando redução das dimensões das lesões, caracterizando resposta parcial.

REFERÊNCIAS BIBLIOGRÁFICAS

1. Siegel RL, Miller KD, Jemal A. Cancer statistics, 2016. *CA Cancer J Clin* 2016;66(1):7-30.
2. Steinberg SM, Barkin JS, Kaplan RS, Stablein DM. Prognostic indicators of colon tumors. The Gastrointestinal Tumor Study Group experience. *Cancer* 1986;57(9):1866-70.
3. Chafai N, Chan CL, Bokey EL et al. What factors influence survival in patients with unresected synchronous liver metastases after resection of colorectal cancer? *Colorectal dis* 2005;7(2):176-81.
4. Engstrom PF, Arnoletti JP, Benson AB 3rd et al. NCCN clinical practice guidelines in oncology: colon cancer. *JNCCN* 2009;7(8):778-831.
5. Frankel TL, D'Angelica MI. Hepatic resection for colorectal metastases. *Journal of surgical oncology* 2014;109(1):2-7.
6. Tan MC, Butte JM, Gonen M et al. Prognostic significance of early recurrence: a conditional survival analysis in patients with resected colorectal liver metastasis. *HPB* 2013;15(10):803-13.
7. Thirion P, Michiels S, Pignon JP et al. Modulation of fluorouracil by leucovorin in patients with advanced colorectal cancer: an updated meta-analysis. *J Clin Oncol* 2004;22(18):3766-75.
8. Goldberg RM, Sargent DJ, Morton RF et al. Randomized controlled trial of reduced-dose bolus fluorouracil plus leucovorin and irinotecan or infused fluorouracil plus leucovorin and oxaliplatin in patients with previously untreated metastatic colorectal cancer: a North American Intergroup Trial. *J Clin Oncol* 2006;24(21):3347-53.
9. Kruskal JB, Hlatky L, Hahnfeldt P et al. In vivo and in vitro analysis of the effectiveness of doxorubicin combined with temporary arterial occlusion in liver tumors. *J Vasc Interv Radiol* 1993;4(6):741-7.
10. Mahnken AH, Pereira PL, de Baere T. Interventional oncologic approaches to liver metastases. *Radiology* 2013;266(2):407-30.
11. Pentecost MJ, Daniels JR, Teitelbaum GP, Stanley P. Hepatic chemoembolization: safety with portal vein thrombosis. *J Vasc Interv Radiol* 1993;4(3):347-51.
12. Kim W, Clark TW, Baum RA, Soulen MC. Risk factors for liver abscess formation after hepatic chemoembolization. *J Vasc Interv Radiol* 2001;12(8):965-8.
13. Lewis AL, Gonzalez MV, Leppard SW et al. Doxorubicin eluting beads – 1: effects of drug loading on bead characteristics and drug distribution. *J Mater Sci Mater Med* 2007;18(9):1691-9.
14. Jones RP, Dunne D, Sutton P et al. Segmental and lobar administration of drug-eluting beads delivering irinotecan leads to tumour destruction: a case-control series. *HPB* 2013;15(1):71-7.
15. Liu DM, Salem R, Bui JT et al. Angiographic considerations in patients undergoing liver-directed therapy. *J Vasc Interv Radiol* 2005;16(7):911-35.
16. Iwazawa J, Ohue S, Hashimoto N et al. Survival after C-arm CT-assisted chemoembolization of unresectable hepatocellular carcinoma. *Eur J Radiol* 2012;81(12):3985-92.
17. Borner M, Castiglione M, Triller J et al. Considerable side effects of chemoembolization for colorectal carcinoma metastatic to the liver. *Ann Oncol* 1992;3(2):113-5.
18. Martin RC, Howard J, Tomalty D et al. Toxicity of irinotecan-eluting beads in the treatment of hepatic malignancies: results of a multi-institutional registry. *Cardiovasc Intervent Radiol* 2010;33(5):960-6.
19. Eichler K, Zangos S, Mack MG et al. First human study in treatment of unresectable liver metastases from colorectal cancer with irinotecan-loaded beads (DEBIRI). *Int J Oncol* 2012;41(4):1213-20.
20. Martin RC, Joshi J, Robbins K et al. Hepatic intra-arterial injection of drug-eluting bead, irinotecan (DEBIRI) in unresectable colorectal liver metastases refractory to systemic chemotherapy: results of multi-institutional study. *Ann Surg Oncol* 2011;18(1):192-8.
21. Martin RC 2nd, Scoggins CR, Tomalty D et al. Irinotecan drug-eluting beads in the treatment of chemo-naive unresectable colorectal liver metastasis with concomitant systemic fluorouracil and oxaliplatin: results of pharmacokinetics and phase I trial. *J Gastrointest Surg* 2012;16(8):1531-8.
22. Aliberti C, Fiorentini G, Muzzio PC et al. Trans-arterial chemoembolization of metastatic colorectal carcinoma to the liver adopting DC Bead®, drug-eluting bead loaded with irinotecan: results of a phase II clinical study. *Anticancer Res* 2011;31(12):4581-7.
23. Martin RC 2nd, Scoggins CR, Schreeder M et al. Randomized controlled trial of irinotecan drug-eluting beads with simultaneous FOLFOX and bevacizumab for patients with unresectable colorectal liver-limited metastasis. *Cancer* 2015;121(20):3649-58.
24. Bhutiani N, Akinwande O, Martin RC 2nd. Efficacy and toxicity of hepatic intra-arterial drug-eluting (irinotecan) bead (DEBIRI) therapy in irinotecan-refractory unresectable colorectal liver metastases. *World J Surg* 2016;40(5):1178-90.
25. Richardson AJ, Laurence JM, Lam VW. Transarterial chemoembolization with irinotecan beads in the treatment of colorectal liver metastases: systematic review. Journal of vascular and interventional radiology. *J Vasc Interv Radiol* 2013;24(8):1209-17.
26. Narayanan G, Barbery K, Suthar R et al. Transarterial chemoembolization using DEBIRI for treatment of hepatic metastases from colorectal cancer. *Anticancer Res* 2013;33(5):2077-83.
27. Huppert P, Wenzel T, Wietholtz H. Transcatheter arterial chemoembolization (TACE) of colorectal cancer liver metastases by irinotecan-eluting microspheres in a salvage patient population. *Cardiovasc Intervent Radiol* 2014;37(1):154-64.

Capítulo 24

Radioembolização: Avaliação por Medicina Nuclear

◆ *Allan de Oliveira Santos*

CONTEÚDO

- ✓ INTRODUÇÃO 327
- ✓ RADIOEMBOLIZAÇÃO 327
- ✓ SELEÇÃO DOS PACIENTES 328
- ✓ ANGIOGRAFIA COM CATETERIZAÇÃO VISCERAL SELETIVA (MAPPING) E SIMULAÇÃO DE TERAPIA COM MAA-^{99m}Tc 328
- ✓ CÁLCULO DE DOSE E PLANEJAMENTO DA TERAPIA . . 332
- ✓ PREPARO E MANIPULAÇÃO DA DOSE DE ÍTRIO-90 . . 334
- ✓ TRATAMENTO 335
- ✓ ACOMPANHAMENTO E AVALIAÇÃO DE RESPOSTA AO TRATAMENTO 335
- ✓ AGRADECIMENTOS 336
- ✓ REFERÊNCIAS BIBLIOGRÁFICAS 336

INTRODUÇÃO

A Medicina nuclear é uma especialidade médica que se utiliza de fontes abertas de radioisótopos na forma de substâncias radioativas (radiofármacos ou radiotraçadores) para procedimentos de diagnósticos e terapêuticos por imagem.

Estes radiofármacos são administrados aos pacientes e se distribuem em órgãos e tecidos específicos do organismo. A distribuição ocorre em função de características próprias do radiofármaco administrado que tem afinidade por determinados tecidos e pode ser conhecida pela obtenção de imagens em equipamentos (gama-câmaras ou câmaras cintilográficas) que detectam a radiação gama (semelhante aos raios X) emitida pelo radiotraçador.

A maior ou menor captação dos diferentes radiofármacos permite avaliar variados aspectos funcionais dos tecidos, como, por exemplo, o suprimento sanguíneo ou o consumo de glicose, o que em geral não ocorre com a maioria dos métodos radiológicos que dão maior ênfase à avaliação da morfologia dos órgãos.

Esta avaliação de propriedades funcionais obtidas por exames de medicina nuclear traz valiosas informações diagnósticas em diferentes doenças. As alterações podem ser detectadas por estes métodos mesmo antes de haver mudanças anatômicas significativas e, em algumas situações, mesmo antes do aparecimento de sintomas. Além disso, alguns radioisótopos emitem outro tipo de radiação. A radiação beta que possui maior poder de ionizar os tecidos resultando em danos às células que estejam causando disfunção ou doença em determinado órgão. Os radiofármacos com ação terapêutica também apresentam afinidade dirigida a tecidos específicos, como ocorre, por exemplo, com o iodo-131 que é captado por células da tireoide.

Quando administrado em atividades elevadas, o iodo-131 é empregado com finalidade terapêutica para reduzir seletivamente o parênquima tireoidiano hiperfuncionante, no hipertireoidismo, ou o tecido tireoidiano maligno metastático, no caso de pacientes com carcinoma diferenciado de tireoide.

A Medicina Nuclear pode também auxiliar no tratamento de diversas outras doenças, como tumores neuroendócrinos (TNE), dor óssea metastática ou na radioembolização de tumores hepáticos por meio da injeção intra-arterial hepática de partículas marcadas com ítrio-90 (^{90}Y).

RADIOEMBOLIZAÇÃO

Radioembolização (RE), também conhecida como radioterapia interna seletiva (SIRT, sigla de *selective internal radiation therapy*), tem sido incorporada gradualmente ao arsenal terapêutico de modalidades para citorredução tumoral nos últimos anos. Com a introdução comercial no mercado brasileiro de microsferas de resina-^{90}Y, esta opção terapêutica tornou-se também disponível em nosso meio.

Embora a ressecção cirúrgica de lesões malignas hepáticas primárias ou metastáticas em pacientes sem evidências de doença disseminada seja a forma mais efetiva de aumento de sobrevida, a maioria das lesões hepáticas malignas é irressecável ao diagnóstico inicial da doença ou da recorrência. Neste contexto, diferentes modalidades de tratamento local para lesões hepáticas estão disponíveis como radioterapia conformacional, quimioterapia intra-arterial hepática, quimioembolização transarterial, ablação por radiofrequência e a radioembolização com microsferas de ^{90}Y.

A RE apresenta algumas vantagens sobre métodos tradicionais de tratamento principalmente por causa de sua baixa toxicidade.[1-3] Na RE, aspectos anatômicos e fisiológicos das lesões tumorais hepáticas são explorados para possibilitar a administração dos agentes terapêuticos. A principal destas características é que 80-100% do suprimento sanguíneo das lesões malignas hepáticas maiores que 3 mm deriva da artéria hepática e não da circulação portal hepática, como ocorre com o tecido hepático normal que é predominantemente irrigado pela veia porta (60%-70%). Assim, a injeção intra-arterial de partículas de diâmetro superior ao dos capilares sanguíneos determinará a retenção preferencial destas partículas no leito tumoral onde ficarão impactadas e liberarão a radiação beta emitida pelo ^{90}Y.

A eficiência da RE já foi demonstrada em tumores hepáticos de diferentes etiologias, especialmente em pacientes com hepatocarcinoma (HCC), metástases de câncer colorretal e de tumores neuroendócrinos (TNE).

A ação terapêutica da RE está relacionada com a radiação emitida pelo ^{90}Y e não com a embolização dos vasos sanguíneos causados pelas microsferas que funcionam principalmente como transportador do ^{90}Y até os capilares sanguíneos dos tecidos tumorais. As microsferas não sofrem degradação, permanecendo retidas nos capilares. Apresentam, assim, ação seletiva e preferencial nos sítios de neoplasia viável que são expostos a doses locais bastante elevadas, enquanto que o tecido hepático normal recebe, em regra, doses de radiação bem inferiores.

O ^{90}Y é um emissor de radiação beta puro que decai para zircônio-90 (não radioativo) com energia média de 0,9267 MeV, máxima de 2,2 MeV e meia-vida de 2,67 dias (ou seja, a cada 64,04 horas o ítrio perde metade de sua radioatividade). A radiação beta emitida pelo ^{90}Y tem penetração tecidual média de 2,5 mm e alcance máximo de 1,1 cm. Um GBq (27 mCi) de ^{90}Y causa exposição de cerca de 50 Gy/kg de tecido irradiado. Com esta penetração tecidual relativamente baixa, o ^{90}Y causa irradiação preferencial do tecido tumoral, poupando o parênquima hepático normal adjacente.

Por isso, a RE pode resultar em doses locais para o tumor extremamente altas variando de 50-150 Gy a mais de 1.000 Gy,[4-7] ao contrário do que ocorre com a radioterapia externa de fígado total tradicional em que as doses de radiação precisam ser limitadas a apenas 30 Gy para prevenir o desenvolvimento de grave disfunção hepática.[8]

Existem duas apresentações comerciais de microsferas-^{90}Y disponíveis no mercado mundial, uma na forma de microsferas de vidro, e outra na forma de microsferas de resina, sendo que atualmente no mercado brasileiro, apenas a apresentação em resina está disponível. Nas duas apresentações, as microsferas estão marcadas com ^{90}Y e, embora na apresentação em resina possa haver mínimas quantidades de ^{90}Y livre e dissociado das esferas, esta quantidade é insignificante.

A RE é um procedimento multidisciplinar que envolve diferentes especialidades médicas (principalmente médicos nucleares, radiologistas diagnósticos e intervencionistas, hepatologistas e oncologistas), além de físicos envolvidos em radioproteção e equipe de enfermagem treinada.

Para garantir a eficiência e a segurança do procedimento, é necessário que as equipes trabalhem meticulosamente nas diferentes etapas envolvidas no procedimento. As principais etapas são: a) seleção adequada dos pacientes (observando critérios de inclusão e exclusão) através de avaliação clínica e por exames laboratoriais e de imagem; b) angiografia pré-tratamento (*mapping*) com cateterização seletiva dos vasos viscerais e, se necessário, embolização de vasos que causem potencial acúmulo extra-hepático das partículas; c) simulação do tratamento com injeção intra-arterial de macroagregado de albumina marcado com tecnécio-99m (MAA-^{99m}Tc); d) cálculo da atividade de microsferas ^{90}Y a ser administrada a cada paciente; e) administração da terapia com injeção intra-arterial de microsferas-^{90}Y e f) acompanhamento dos resultados e complicações do tratamento.

Como será discutido a seguir, diversos procedimentos de medicina nuclear estão diretamente ou indiretamente envolvidos na execução destas etapas.

SELEÇÃO DOS PACIENTES

Pacientes candidatos à RE devem apresentar doença maligna hepática primária ou secundária irressecável, carga tumoral exclusiva ou predominantemente hepática e expectativa de vida superior a, pelo menos, três meses.[9]

As principais contraindicações são presença de escape de fluxo sanguíneo para estruturas do trato gastrointestinal — visualizadas pela cintilografia pré-tratamento com MAA-^{99m}Tc que não possa ser corrigido por técnicas de embolização, presença de excessivo escape (*shunt*) para os pulmões que possa resultar em dose de radiação pulmonar superior a 30 Gy, além de reduzida reserva funcional hepática.

Os primeiros passos na seleção destes pacientes são a confirmação do acometimento hepático e a exclusão de disseminação extra-hepática significativa da doença. Como os efeitos da RE são locais e confinados ao fígado, pacientes com disseminação extra-hepática extensa ou em locais que determinem significativa piora prognóstica devem ser tratados sistemicamente e não por RE. Estes pacientes são submetidos à TC contrastada e RM com gadolínio do fígado para avaliação do volume tumoral e não tumoral, perviedade da veia porta e extensão de doença extra-hepática.

Nos tumores com altas taxas de metabolismo glicolítico como as metástases de tumores colorretais, PET/CT com FDG-^{18}F pode ser bastante útil. Numerosos estudos já compararam a acurácia de PET e PET/CT à FDG-18F na detecção de metástases hepáticas de câncer colorretal.[10-13] De forma geral, nestes estudos PET-FDG se mostrou mais acurado que TC nesta tarefa.

Com relação à comparação de PET-FDG com RM no diagnóstico de metástases hepáticas, estudos vêm mostrando desempenho semelhante das duas modalidades ou superioridade da RM em lesões muito pequenas ou por neoplasias com baixa afinidade por FDG.[14]

Apesar de PET-FDG apresentar, em alguns casos, acurácia inferior à RM ou mesmo à TC contrastada na detecção das lesões malignas hepáticas, a sua realização pré-tratamento em pacientes candidatos à RE, certamente agrega valor ao processo de seleção dos pacientes em razão de sua alta sensibilidade para demonstrar carga tumoral intra-hepática, mas principalmente de sua incontestável maior acurácia na detecção de doença extra-hepática.[15]

Além disso, o seguimento e a avaliação da resposta à terapia serão mais acurados se um estudo metabólico prévio à RE (basal) for realizado junto com os métodos anatômicos de diagnóstico.[16] É preciso, no entanto, lembrar que embora o PET-FDG seja bastante útil em tumores com alto metabolismo de glicose, como colorretal, melanoma, cabeça e pescoço, mama e ovários, algumas lesões hepáticas malignas, como HCC e TNE, exceto nas suas formas mais agressivas, demonstram baixa ou ausência de captação de FDG. A sensibilidade do PET-FDG para detecção de HCC e TNE é subótima e varia de 50 a 70%.[1,17]

Pacientes com TNE são mais efetivamente avaliados neste contexto pela cintilografia de receptores de somatostatina (Octreoscan) ou de PET/CT com DOTATOC-^{68}Ga. PET/CT com colina-^{11}C ou colina-^{18}F, que provavelmente estarão disponíveis no Brasil em futuro próximo, pode ser útil em pacientes com tipos específicos de HCC.[18]

ANGIOGRAFIA COM CATETERIZAÇÃO VISCERAL SELETIVA (*MAPPING*) E SIMULAÇÃO DE TERAPIA COM MAA-^{99m}Tc

Como parte do processo de seleção e preparo de pacientes para RE, é programada a avaliação angiográfica (conhecida como *mapping* ou mapeamento) 1 a 2 semanas antes da RE. A realização de avaliação angiográfica é importante por causa da grande variação anatômica do leito da artéria hepática e do sistema mesentérico. O conhecimento prévio desta vascularização é particularmente importante porque, por conta dela, pode haver escape extra-hepático de microsferas para outras vísceras, como estômago, duodeno ou pâncreas que podem sofrer graves lesões actínicas e causar dor, úlceras, perfurações, pancreatite, colecistite e necrose de pele.[19] Para evitar este escape, muitas vezes é preciso embolizar vasos, como ramos gastroduodenal, gástrico direito e pancreaticoduodenal. Alternativamente, o cateter para tratamento pode ser posicionado após as respectivas origens destes vasos.

Uma característica comum da vascularização intratumoral é a formação de *shunts* ou anastomoses arteriovenosas. Estas comunicações permitem que microsferas caiam no sistema venoso, o que vai provocar deposição das partículas radiomarcadas com ^{90}Y no pulmão, causando pneumonite actínica. Por estas razões, é realizada ao final da angiografia a simulação do tratamento que será posteriormente realizado com as microsferas-^{90}Y injetando, no lugar destas, macroagregado de albumina (MAA) marcado com tecnécio-99m (^{99m}Tc). As partículas de MAA com ^{99m}Tc possuem, assim como as microsferas, diâmetro tal que permitem que elas avancem pelos vasos sanguíneos até ficarem retidas nos primeiros capilares que encontrarem por possuírem diâmetro superior à luz destes capilares.

O ^{99m}Tc, ao contrário do ^{90}Y, não emite radiação beta e, por isso não possui energia suficiente para causar lesão ao tumor nem ao fígado normal adjacente. Além disso, a radiação gama emitida pelo ^{99m}Tc permite a obtenção de imagens cintilográficas planas, tomográficas (SPECT) e tomográficas acopladas a imagens de TC radiológica convencional (SPECT/CT). As imagens SPECT/CT permitem a fusão das imagens cintilográficas às imagens anatômicas e, assim, podem determinar precisamente a presença e localização de eventual escape para os pulmões e outras estruturas do trato gastrointestinal e a distribuição do traçador nas lesões e parênquima hepático normal.

Por todas estas características, a simulação através da injeção de 111 a 185 MBq (3 a 5 mCi) de MAA-^{99m}Tc no ramo arterial selecionado na mesma topografia em que será realizada a injeção das microsferas-^{90}Y permite, através das imagens cintilográficas, detectar e quantificar o escape (*shunt*) hepatopulmonar das partículas e detectar vasos colaterais desconhecidos das artérias hepáticas que poderiam distribuir microsferas-^{90}Y para outros órgãos do trato gastrointestinal.

A embolização profilática dos vasos extra-hepáticos com origem no território próximo da artéria hepática deve ser realizada antes da injeção de MAA-^{99m}Tc para comprovar que, após sua realização, não haverá deposição extra-hepática de microsferas. Após a injeção intra-arterial do MAA-^{99m}Tc, as partículas ficam retidas nos capilares até que sejam degradadas, o que leva algumas horas, permitindo assim que a aquisição das imagens seja feita posteriormente, após a finalização do procedimento angiográfico, dos cuidados com o local de punção e que o paciente esteja recuperado do procedimento. Apesar disso, as imagens cintilográficas devem ser adquiridas o mais rápido possível (de preferência dentro da primeira hora após a injeção) para evitar achados falso-positivos de atividade extra-hepática por causa da presença de pertecnetato-^{99m}Tc livre produto da degradação do MAA-^{99m}Tc.

O tecnécio livre é captado pelas glândulas salivares, tireoide e estômago, o que pode causar confusão e o falso diagnóstico de escape de MAA-^{99m}Tc para o estômago. A identificação de captação na tireoide ou eliminação urinária de radioatividade deve alertar o médico nuclear sobre a presença de tecnécio-99 livre ou de produtos de degradação do MAA-^{99m}Tc e sobre a possibilidade de falso-positivo para *shunt* gástrico e de discreta superestimativa do percentual de *shunt* hepatopulmonar (Fig. 24-1).

A captação gástrica de tecnécio livre pode ser evitada com a administração prévia de 600 mg de perclorato 30 minutos antes da angiografia. No entanto, no Brasil, a disponibilidade desta substância é restrita, e sua aquisição é controlada pelo Exército já que, em razão de seu poder oxidante, pode ser usada na manufatura de explosivos.

As imagens obtidas também permitem antecipar como será a distribuição das esferas no parênquima hepático e a calcular a proporção de esferas que serão retidas no interior

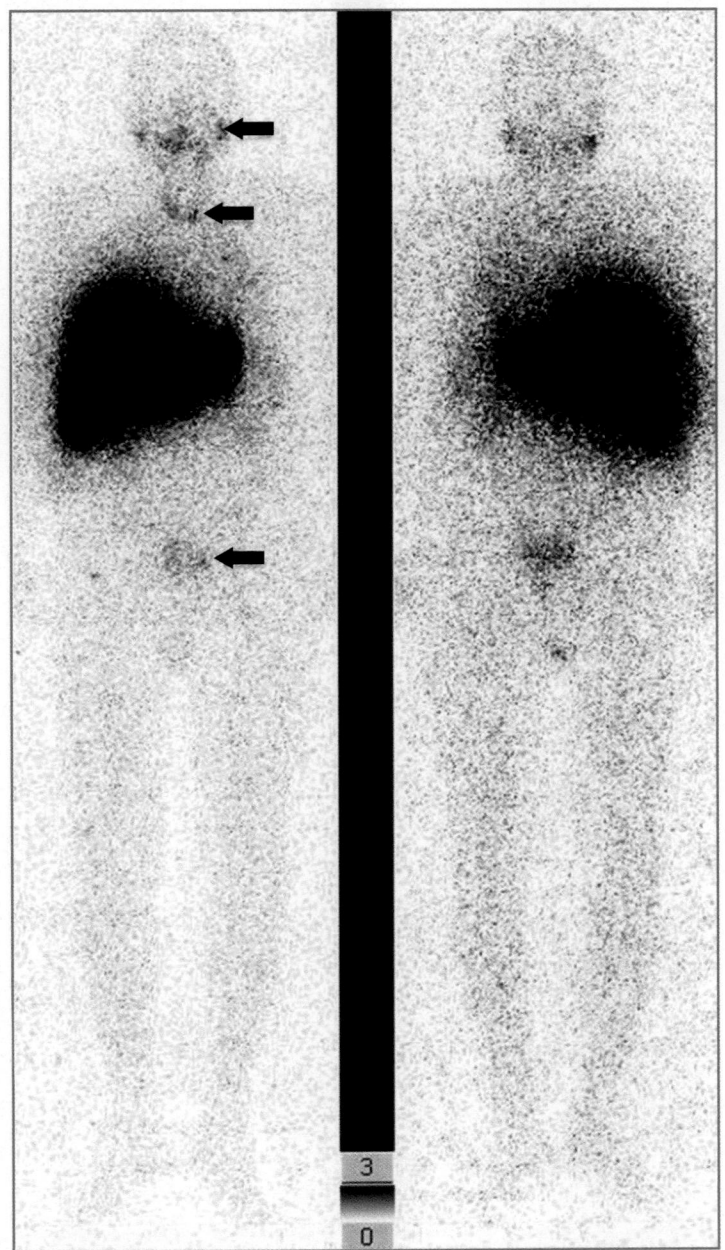

Fig. 24-1. Varredura de corpo inteiro nas projeções anterior e posterior mostram presença de tecnécio-99m livre e de produtos de degradação de MAA-^{99m}Tc evidenciada pelo aumento da radioatividade nas glândulas salivares, tireoide e bexiga (setas).

das lesões e no restante do parênquima hepático. Quanto maior for a retenção das partículas nas lesões em comparação ao fígado normal, maior será a dose absorvida pelo tumor e menor será a dose indesejada ao parênquima normal.

Após a injeção intra-arterial de MAA-^{99m}Tc na sala de radiologia intervencionista, o paciente é encaminhado ao serviço de medicina nuclear onde as imagens de varredura do corpo inteiro nas projeções anterior e posterior serão obtidas (Fig. 24-2). Na sequência, regiões de interesse (ROI – *region of interest*) são desenhadas ao redor de cada um dos pulmões e do fígado nas projeções anterior e posterior de corpo inteiro (Fig. 24-3). O total de contagens radioativas nos dois pulmões é dividido pela soma do total de contagens no fígado e pulmões e, assim, é obtido o percentual de *shunt* hepatopulmonar que traduz o percentual da atividade e número de microsferas-^{90}Y injetadas que atingirá os pulmões.

Estudos prévios demonstraram haver boa correlação (r = 0,96) entre o percentual de *shunt* hepatopulmonar obtido com a cintilografia com MAA-^{99m}Tc e com as imagens

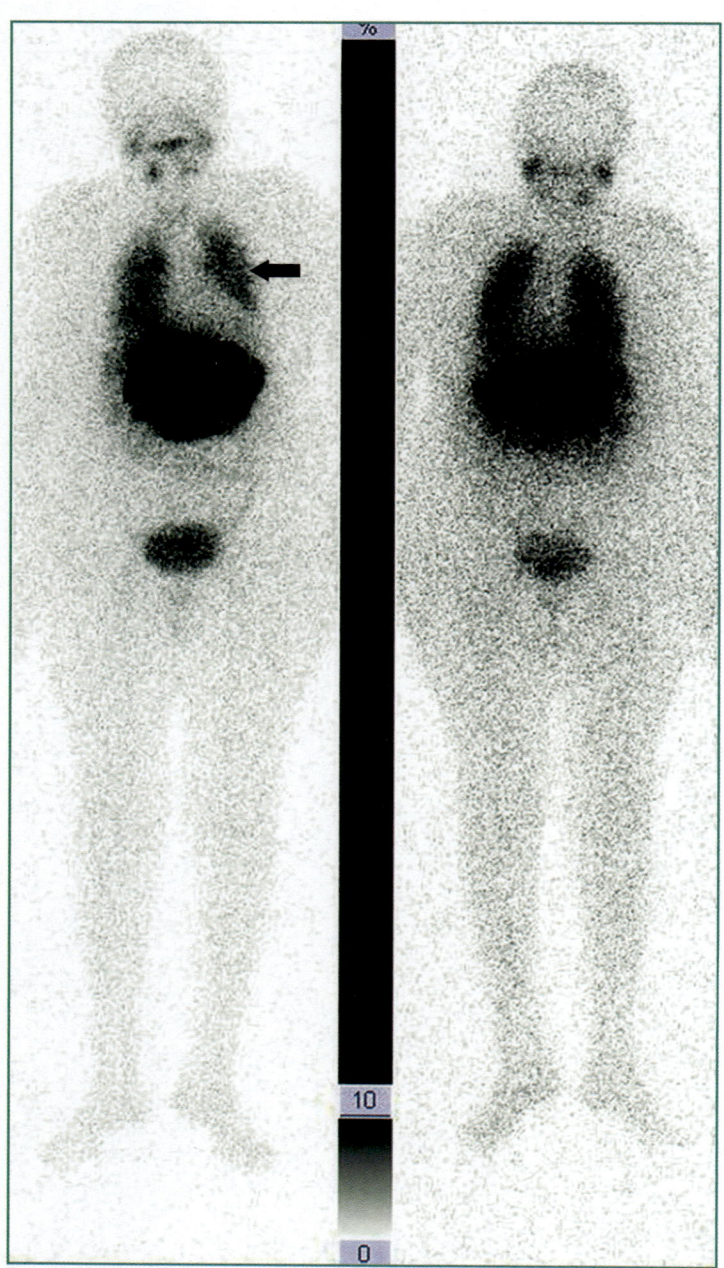

Fig. 24-2. Varredura de corpo inteiro nas projeções anterior e posterior após injeção na artéria hepática de MAA-^{99m}Tc mostram significativo acúmulo anormal do traçador nos pulmões (seta). A quantificação do *shunt* hepatopulmonar foi de 17%. Houve também captação de tecnécio-99m livre na tireoide, glândulas salivares e bexiga.

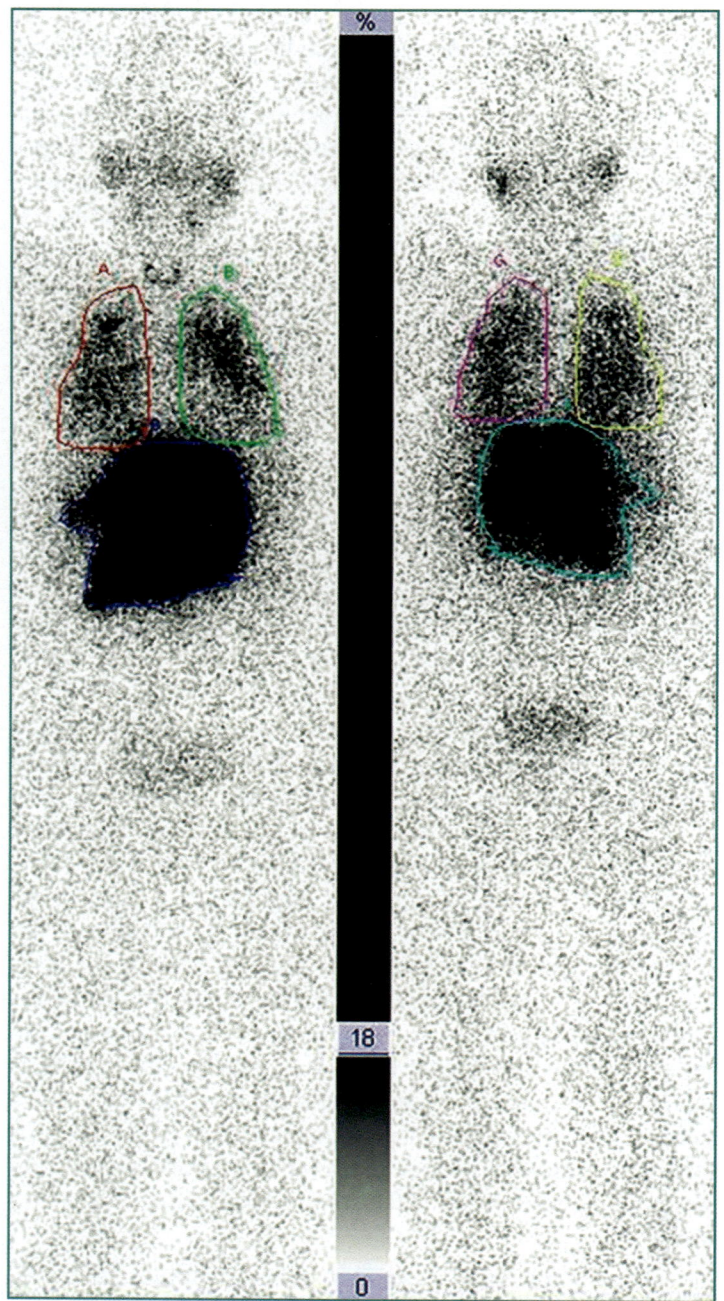

Fig. 24-3. Varredura de corpo inteiro nas projeções anterior e posterior após injeção na artéria hepática de MAA-^{99m}Tc com áreas de interesse (ROIs) delimitadas nos pulmões e fígado para cálculo do percentual de *shunt* hepatopulmonar, que neste exemplo foi de 10%.

após a injeção das microsferas-^{90}Y, o que confirma que a cintilografia com MAA-^{99m}Tc parece ser capaz de predizer o *shunt* pulmonar que ocorrerá quando as microsferas-^{90}Y forem injetadas.[20]

Dependendo do percentual de *shunt*, pode ser necessário reduzir a atividade de ^{90}Y a ser injetada na artéria hepática. Em caso de *shunt* muito significativo, o procedimento pode ser contraindicado para evitar lesão pulmonar. Estudos clínicos e pré-clínicos prévios demonstraram que a máxima dose de radiação tolerável para os pulmões é de 30 Gy em uma única aplicação e de até 50 Gy em múltiplas injeções.[21] A dose estimada de radiação em Grays (Gy) para os pulmões é igual à atividade em GBq de ítrio a ser administrada (A) multiplicada pela fração de *shunt* pulmonar e por 50 Gy, assumindo que a massa total dos pulmões é de 1 kg.

Uma forma mais prática de controlar a exposição pulmonar à radiação em caso de *shunt* pulmonar é recomendada pelo fabricante das microsferas de resina. Se o percentual de *shunt* pulmonar for superior a 10%, a atividade das microsferas-^{90}Y é reduzida, e a RE é contraindicada, se o *shunt* for maior que 20%.

Gates *et al.*[22] demonstraram que todos os pacientes avaliados apresentaram algum grau de deposição de MAA-^{99m}Tc nos pulmões. O percentual médio de atividade desviada do fígado para os pulmões foi de 7,71% ± 7,74% (variação de 0,70% a 57,40%). Entre os pacientes com HCC, o percentual médio de *shunt* para os pulmões foi de 9,37% ± 9,62% (variação de 0,80% a 57,40%). Para os pacientes com doença metastática para o fígado, o percentual médio de *shunt* pulmonar foi de 6,20% ± 5,13% (variação de 0,70%-30,70%).

Além das imagens planas de varredura de corpo inteiro para detecção do *shunt* hepatopulmonar, imagens cintilográficas tomográficas com ou sem aquisição simultânea de imagens tomográficas convencionais (SPECT ou SPECT/TC) de todo o abdome também devem ser obtidas. Com estas imagens, é possível determinar a localização mais precisa de eventuais escapes para estruturas extra-hepáticas, como estômago, duodeno e pâncreas e também é possível obter a razão entre a captação nas lesões tumorais e o fígado normal. Estas informações são muito difíceis de obter nas imagens planas de varredura em razão da sobreposição de estruturas abdominais nas imagens em duas dimensões.

As imagens SPECT isoladas, no entanto, não fornecem informações anatômicas a cerca da localização precisa do eventual escape, não podendo assim muitas vezes determinar qual órgão ou qual porção do órgão está recebendo indesejadamente as partículas injetadas. Embora seja possível realizar a correlação das imagens cintilográficas da SPECT e da TC visualmente lado a lado ou através da manipulação e fusão das imagens obtidas em equipamentos diferentes por meio de *software*, a aquisição simultânea de imagens SPECT/CT em equipamentos híbridos dotados de ambas as tecnologias traz diversas vantagens à análise e processamento das imagens.

Estes equipamentos apresentam custo mais elevado do que as gama-câmaras cintilográficas convencionais e, por esta razão, são menos disponíveis no país. Embora não sejam indispensáveis, estes equipamentos ainda melhoram a qualidade das imagens cintilográficas ao facilitar a correção da atenuação da radiação gama emitida por estruturas muito profundas.

Esta atenuação degrada a imagem já que a radiação emitida por uma partícula de MAA retida na porção central do fígado precisa atravessar uma espessura maior de parênquima hepático até chegar ao detector. Neste trajeto, esta radiação sofre interação e atenuação com os tecidos, e parte dela não consegue atingir o detector. Usando as imagens da TC é possível calcular a profundidade e densidade dos tecidos a serem atravessados pelos fótons emitidos a partir de cada ponto do fígado e assim, aplicar a correção de atenuação a cada profundidade e evitar que estruturas profundas sejam percebidas erroneamente pelos detectores como menos radioativas. No entanto, a maior contribuição das imagens SPECT/CT está na maior facilidade de detectar escapes (*shunts*) extra-hepáticos, especialmente quando estes *shunts* não foram detectados na fase de angiografia (Fig. 24-4).

Usando SPECT/CT, Gates *et al.*,[22] demonstraram que em 12% dos pacientes a cintilografia com MAA-^{99m}Tc mostrou *shunt* hepatoentérico. Neste mesmo estudo os autores demonstraram que em 49% dos pacientes não previamente colecistectomizados há captação de MAA-^{99m}Tc na vesícula biliar se o microcatéter for posicionado proximalmente à artéria cística. No entanto, ao ajustar a posição do microcatéter, o percentual de pacientes com captação na vesicular biliar reduz-se para 16%.[23]

A detecção destes escapes pode determinar a redução empírica da dose como forma de reduzir a radiação indesejada destas estruturas extra-hepáticas, a adoção de medidas de proteção como nova abordagem por arteriografia para embolizar os vasos responsáveis por estes escapes ou a administração de doses mais elevadas de inibidores de bomba de prótons, no caso de escape para o estômago, ou a controvertida realização de colecistectomia preventiva, se o escape for para vesícula biliar.

Ainda persiste o debate se, no caso de captação de MAA-^{99m}Tc na vesícula biliar, seria mesmo necessário tomar alguma medida como embolização com mola da artéria cística ou colecistectomia para prevenção de colecistite radioinduzida já que estudos prévios mostram incidência muito baixa de colecistite actínica (inferior a 1%) apesar da frequente visibilização de captação na vesícula biliar (Fig. 24-5).[24,25]

Outra vantagem da aquisição de imagens SPECT/CT está na possibilidade de cálculo mais acurado da dosimetria e da dose de microsferas-^{90}Y a ser administrada de acordo com a distribuição individual das partículas nas lesões e tecido hepático normal, como será discutido na sequência.

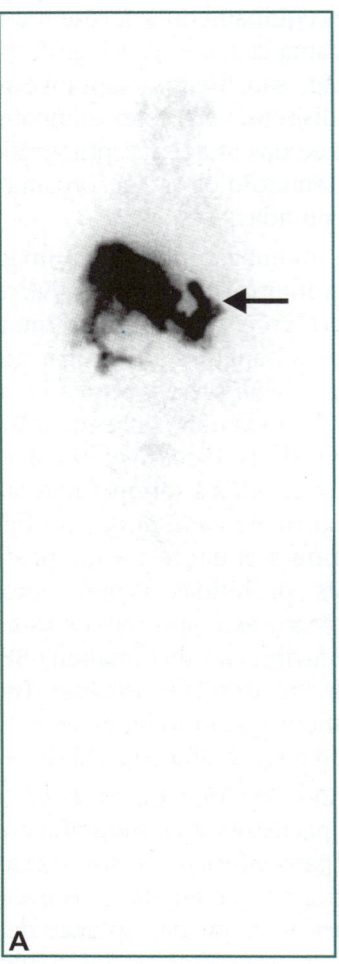
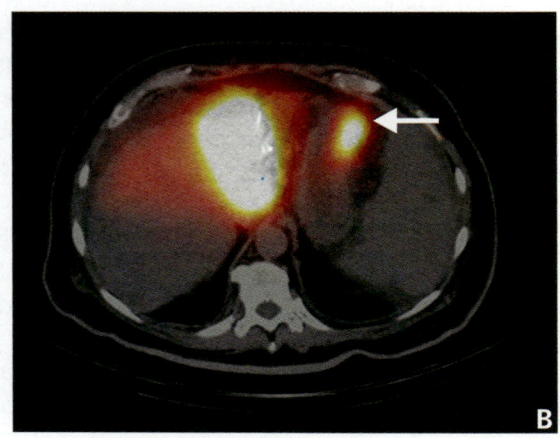

Fig. 24-4. (A) Varredura de corpo inteiro na projeção anterior após injeção na artéria hepática de MAA-^{99m}Tc mostra áreas de acúmulo anormal extra-hepático no abdome, notadamente na região epigástrica (seta), não sendo possível, no entanto, determinar precisamente os órgãos afetados pelo desvio. (B) Fusão SPECT/CT permite a localização anatômica precisa do desvio de partículas para a parede da grande curvatura do corpo gástrico (seta).

CÁLCULO DE DOSE E PLANEJAMENTO DA TERAPIA

O planejamento da terapia inclui a definição do volume-alvo a ser tratado e determina a segurança do procedimento. A combinação de imagens morfológicas (TC e RM) com imagens funcionais, obtidas preferencialmente usando modalidades híbridas de imagem (PET/CT e SPECT/CT), fornece a informação mais confiável de quais partes do fígado merecem tratamento. Mais importante, a fusão de imagens funcionais e morfológicas permite a distinção entre lesões tumorais ativas e alterações pós-tratamentos prévios por crioterapia, quimioterapia e ablação por radiofrequência.

Dependendo da distribuição das lesões ativas, apenas o lobo direito, apenas o esquerdo ou ambos os lobos hepáticos devem ser tratados. A avaliação da distribuição intra-hepática das esferas também apresenta papel crucial.

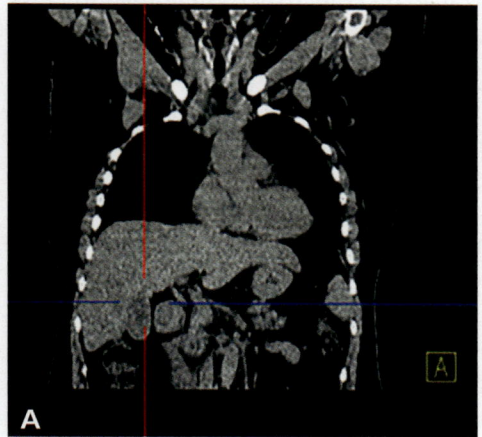
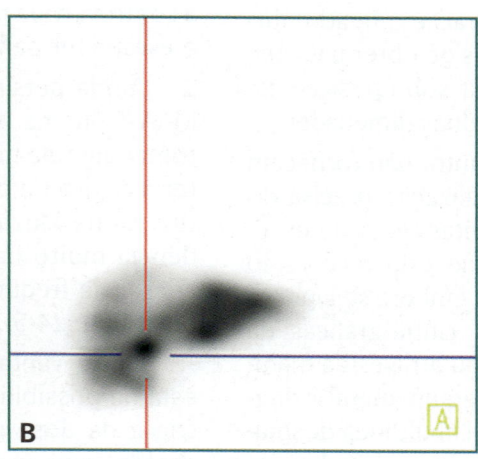
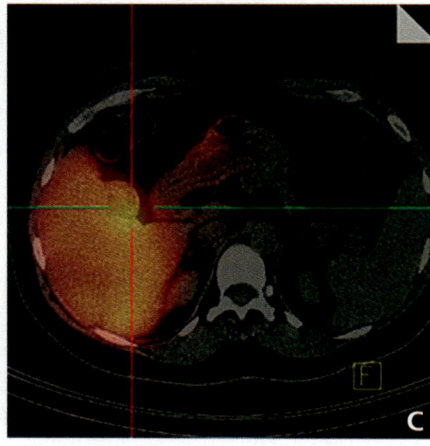

Fig. 24-5. SPECT, TC e SPECT/CT do abdome após injeção de MAA-^{99m}Tc na artéria hepática mostram discreto acúmulo anormal do traçador na vesícula biliar. A necessidade de embolização ou colecistectomia prévias para evitar colecistectomia actínica é motivo de controvérsia.

Nas imagens após injeção de MAA-^{99m}Tc pode-se, por exemplo, detectar *shunt* de um lobo hepático para o outro ou a distribuição de partículas radiomarcadas para o lobo caudado a partir da injeção do traçador na artéria hepática direita.

Além disso, como as lesões tumorais são irrigadas por ramos da artéria hepática, ao contrário do parênquima hepático normal que é irrigado preferencialmente pelo sangue proveniente da veia porta, e, como muitas vezes estas lesões são hipervascularizadas, é de se esperar que haja retenção preferencialmente das microsferas nas lesões tumorais em comparação ao parênquima hepático normal. A dose absorvida pelo tumor e pelo tecido hepático normal não é, portanto, homogênea e vai variar entre estes dois tecidos.

O objetivo da RE é o de irradiar o máximo possível o tecido tumoral e ao mesmo tempo manter a dose absorvida pelo tecido hepático normal adjacente a mais baixa possível para evitar efeitos colaterais.

Através da análise da distribuição de MAA-^{99m}Tc no fígado, é possível calcular a máxima dose de microsferas-^{90}Y que pode ser injetada sem irradiar excessivamente o fígado normal. Esta abordagem parte da premissa de que a distribuição de MAA-^{99m}Tc e a razão entre a radioatividade no tumor(es) e o fígado normal serão as mesmas quando injetarmos as microsferas-^{90}Y no momento do tratamento (Fig. 24-6). No entanto, este conceito é ainda motivo de controvérsia na literatura. A razão do debate decorre porque, embora semelhantes entre si, o macroagregado de albumina e as microsferas guardam algumas diferenças que podem interferir na distribuição de cada uma destas partículas no fígado.

A primeira delas diz respeito ao tamanho das partículas. Enquanto o tamanho das partículas de MAA pode variar amplamente entre 10 e 100 μm, as esferas de resina (SIR-Spheres®) apresentam diâmetro médio de 32,5 μm e menor variação de diâmetro (de 20 a 60 μm). O mesmo ocorre com as esferas de vidro (Theraspheres®) que têm diâmetro médio de 25 μm e variação entre 20 e 30 μm. Além disso, a quantidade de esferas injetadas é bastante diferente, sendo cerca de 500.000 partículas de MAA e na casa de dezenas de milhões de partículas no caso das esferas de resina-^{90}Y. Apesar disso, alguns autores mostraram em estudos que a razão de captação tumor/fígado normal de MAA-^{99m}Tc pode ser um dos preditores de boa resposta e sobrevida e que as imagens de SPECT/CT de MAA-^{99m}Tc podem ser usadas para calcular a dose de radiação que as lesões tumorais e o tecido hepático normal receberão.[26,27]

No cálculo de atividade a ser administrada, devem-se buscar baixas doses de radiação para tecido hepático normal e uma dose letal para o tecido tumoral (tipicamente superior a 120 Gy). Doses de radiação anormalmente elevadas para o fígado podem resultar em hepatite actínica com risco potencial de insuficiência hepática. A forma de cálculo de atividade necessária é diferente se serão usadas esferas de vidro ou de resina. A determinação da atividade ideal para um paciente é tarefa complexa e desafiadora. Alguns dos métodos de cálculo de dose serão brevemente descritos aqui.

Cálculo de Dose para Esferas de Vidro

A determinação da atividade de microsferas de vidro-^{90}Y baseia-se em dose-alvo média nominal de 80-150 Gy/kg e na massa hepática do paciente determinada pela TC e assume que haverá distribuição uniforme das microsferas pelo volume hepático e é obtida pela equação:

$$\text{Atividade a ser administrada (GBq)} = \text{Dose-alvo (Gy)} \times \text{Massa hepática-alvo (kg) dividido por 50 Gy}$$

É recomendado que em caso de *shunt* pulmonar, a dose para os pulmões seja mantida inferior a 30 Gy para evitar pneumonite actínica.

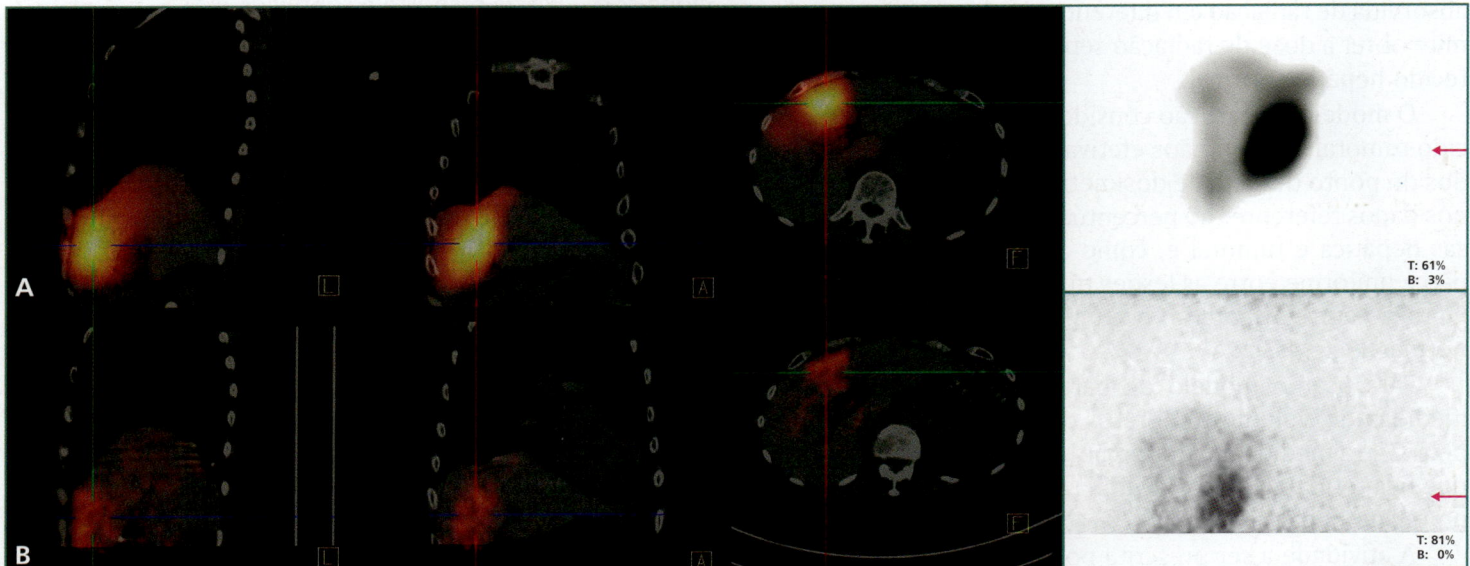

Fig. 24-6. Fusão do abdome de (**A**) SPECT/CT após injeção de MAA-^{99m}Tc e (**B**) PET/CT após injeção arterial de microsferas-^{90}Y mostram padrão de distribuição intra-hepático semelhante às partículas radiomarcadas com captação preferencial na extensa lesão tumoral no segmento IV em comparação ao fígado normal.

Cálculo de Dose para Esferas de Resina

Existem três métodos principais para determinar a atividade de microsferas de resina-^{90}Y: 1. método empírico; 2. método empírico corrigido pela superfície corpórea e 3. método de partição. O método empírico recomenda uma radioatividade padrão, adaptada apenas de acordo com o tamanho do tumor no fígado.

A atividade recomendada de acordo com o grau de envolvimento hepático é a seguinte:

- Tumor menor ou igual a 25% da massa total do fígado pela TC = 2 GBq.
- Tumor maior que 25% menor ou igual a 50% da massa hepática = 2,5 GBq.
- Tumor maior que 50% da massa hepática = 3 GBq.

Em razão da elevada taxa de toxicidade, este método de determinação da atividade a ser administrada caiu em desuso.

Método empírico corrigido pela superfície corpórea

Este método é uma variação do método empírico que ajusta a atividade a ser administrada de acordo com o tamanho do tumor no fígado e com o tamanho do paciente. O método é recomendado para pacientes que estejam em quimioterapia sistêmica ou para pacientes de pequena superfície corpórea.

Método de partição e da dose de radiação médica interna

Este método baseia-se em administrar a mais alta dose possível para o tumor, mantendo a radiação em doses seguras para os tecidos radiossensíveis, como pulmão e fígado normais. O modelo de partição foi desenvolvido a partir da metodologia do comitê MIRD – *medical internal radiation dose* – bastante usada em medicina nuclear para cálculo de dose absorvida de radiação em diferentes órgãos e tecidos, e permite obter a dose de radiação separadamente para tumor e tecido hepático normal.

O modelo de partição considera o fígado normal e o tecido tumoral como órgãos efetivamente distintos e separados do ponto de vista de dosimetria. Este modelo baseia-se nos dados referentes ao percentual de *shunt* pulmonar, massas hepática e tumoral e, como a distribuição das esferas não é uniforme entre as lesões tumorais e o fígado normal, na razão entre a captação no tumor e a captação no fígado normal (Fig. 24-7).

Para usar o modelo de partição é necessário ter as medidas do volume tumoral e do fígado normal obtidas pela TC e a medida da proporção da atividade de MAA-^{99m}Tc que fica retida no tumor dividida por aquela que fica retida no tecido hepático normal.

A atividade a ser prescrita pode ser reduzida, se a função hepática já estiver comprometida. Em geral, reduz-se cerca de 30% da atividade naqueles pacientes com pior função hepática, mas que ainda preenchem os critérios de

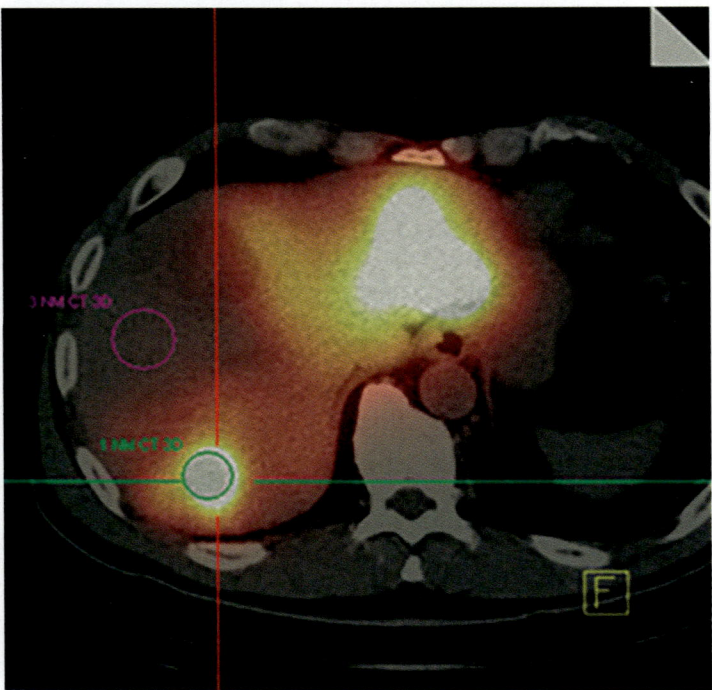

Fig. 24-7. Fusão (SPECT/CT) do abdome obtida após injeção arterial de MAA-^{99m}Tc com a delimitação de áreas de interesse (ROIs) nas lesões tumorais e fígado normal para cálculo da razão de captação tumor/fígado normal.

inclusão. A quantidade de ^{90}Y é também reduzida, se o *shunt* pulmonar for superior a 10%.

Na prática diária, em razão de sua simplicidade o método baseado na correção por superfície corpórea é o mais utilizado, apesar de não levar em consideração importantes variáveis que interferem na dosimetria. O modelo de partição, apesar de envolver cálculos mais complexos, usando informações do SPECT/CT com MAA-^{99m}Tc deveria ser o preferido já que a dosimetria baseada neste método se correlaciona com taxa de resposta e sobrevida.[26,28-32]

PREPARO E MANIPULAÇÃO DA DOSE DE ÍTRIO-90

A realização de RE com microsferas-^{90}Y requer, claro, a manipulação de material radioativo. No Brasil, para aquisição e manuseio de substâncias radioativas para aplicação *in-vivo*, é necessário que os médicos nucleares e a instituição onde o tratamento será realizado tenham licença específica para este fim, emitida pela Comissão Nacional de Energia Nuclear (CNEN). É necessário também que a equipe do Serviço de Medicina Nuclear esteja adequadamente treinada de forma a manipular e preparar a dose usando calibradores de dose garantindo a administração da dose exatamente como prescrita. A administração de doses superiores ao calculado poderá resultar em sérios danos ao parênquima hepático normal do paciente.

Esta equipe deve também ser capaz de lidar com segurança na eventualidade de haver contaminação acidental de pessoas ou superfícies com ^{90}Y, e a instituição deve dispor dos equipamentos de segurança e monitoração além de físicos e equipe de radioproteção.

Como a injeção do MAA-^{99m}Tc e das microsferas-^{90}Y se dará na sala de procedimentos do setor de radiologia intervencionista, é necessário que este local receba pequenas adaptações para evitar que contaminações acidentais do ambiente ou de pessoas que nele transitam ocorram.

Profissionais de radioproteção com experiência em medicina nuclear certificados pela CNEN devem supervisionar as adaptações necessárias e os procedimentos. Para evitar que em caso de queda de gotículas ou de parte da dose terapêutica venha haver contaminação do piso da sala de procedimentos, os locais de maior risco, como embaixo do local onde o sistema de administração será posicionado, devem ser forrados. O pessoal envolvido na administração deve ainda usar propés e luvas em duplicata e óculos de proteção.

O cateter utilizado na administração e todos os materiais considerados potencialmente contamináveis com ^{90}Y devem ser considerados rejeitos radioativos, e a sua liberação para o lixo só deve acontecer quando os níveis de radioatividade estiverem abaixo dos limites permitidos pelas normas publicadas pela CNEN. O gerenciamento destes rejeitos deve ficar a cargo do supervisor de radioproteção.

Funcionárias grávidas não devem fazer parte da equipe que participará do procedimento ou dos cuidados com o paciente após o procedimento. Todo o pessoal que tiver acesso à sala de procedimentos deve ter seu propé monitorado para detecção de radioatividade, sempre que sair da sala e ao final do procedimento. A sala deve ser monitorada no final do procedimento após a remoção do paciente para pesquisa de eventuais focos de contaminação e só após liberada para outros usos.

TRATAMENTO

É altamente recomendado que se façam imagens em até 24 horas após tratamento para documentar a distribuição e eventual escape das microsferas-^{90}Y. Embora o ^{90}Y seja um emissor de radiação beta puro, ou seja, não emita a radiação gama que é detectável pelas câmaras de cintilação, a radiação de freamento ou *bremsstrahlung*, resultada da interação da radiação beta com o corpo do paciente, causa a emissão de fótons com um amplo espectro de energia (de alguns eV a 2,3 MeV). Alguns destes fótons acabam apresentando energia passível de detecção nas câmaras de cintilação.

Um percentual muito pequeno (0,01%) do ^{90}Y decai a zircônio-90 não estável que pode transformar-se em estável e neste processo emitir um sinal fraco, mas passível de detecção por equipamentos de PET/CT.[33] Assim, imagens cintilográficas (SPECT/CT) com a detecção da radiação de freamento ou de PET/CT devem ser obtidas em até 24 horas após a injeção das microsferas-^{90}Y para demonstrar a distribuição das esferas dentro do fígado e eventual escape acidental extra-hepático. Esta detecção pode permitir diagnóstico mais precoce de complicações e iniciar mais precocemente o tratamento (Fig. 24-6).

ACOMPANHAMENTO E AVALIAÇÃO DE RESPOSTA AO TRATAMENTO

Os métodos anatômicos de imagem (TC, RM e US) baseiam-se nas alterações de dimensões das lesões para avaliar resposta ao tratamento. O tamanho do tumor não reflete necessariamente o número de células tumorais viáveis e pode levar meses até se alterar mesmo em caso de sucesso terapêutico. Além disso, alterações morfológicas que ocorrem no fígado submetido à RE trazem dificuldades à interpretação em exames anatômicos convencionais no reestadiamento e na avaliação dos efeitos do tratamento com prejuízo no diagnóstico diferencial entre presença ou ausência de tumor viável residual ou recorrente.

A alteração mais comum no aspecto do fígado na TC após RE é a redução da atenuação nas áreas hepáticas afetadas. Estas e outras alterações hepáticas representam provavelmente edema, congestão e microinfartos hepáticos. Estes achados são mais proeminentes nos exames obtidos imediatamente após a RE (cerca de 8 semanas) do que naqueles obtidos mais tardiamente (após 16 semanas), um fato que sugere que estas alterações sejam reversíveis.[34] Nas TCs de pacientes que receberam dose absorvida de radiação de até 100 Gy, as áreas hipoatenuantes são heterogêneas e, se superiores a 125 Gy, as alterações serão difusas. É importante que estas alterações não sejam confundidas com doença recorrente.

Uma vez que PET tenha a capacidade de avaliar a atividade metabólica dos tecidos em particular, esta modalidade tem grande potencial em mostrar a resposta ao tratamento mais precocemente do que os métodos anatômicos. Assim, métodos de imagem funcional, como as imagens de metabolismo celular obtidas com tomografia de emissão de pósitrons com fluordesoxiglicose-^{18}F, são considerados como método diagnóstico não invasivo padrão ouro na avaliação da maioria das lesões hepáticas secundárias e devem ser incluídos na avaliação pré e pós-RE (Fig. 24-8).

Diferentes procedimentos de medicina nuclear são empregados nas diversas fases da realização de RE de lesões malignas hepáticas. Os principais deles são o PET/CT com FDG-^{18}F para pesquisa de doença extra-hepática e para o acompanhamento da resposta ao tratamento, especialmente em pacientes portadores de lesões secundárias de carcinoma colorretal. A pesquisa de *shunt* com MAA-^{99m}Tc para detecção de escape pulmonar e para o trato gastrointestinal de partículas radiomarcadas que servirá para planejamento da terapia e cálculo de exposição à radiação e o SPECT/CT ou PET/CT imediatamente após o tratamento para detecção da distribuição intra e eventualmente extra-hepática das microsferas-^{90}Y. É importante que toda a equipe multidisciplinar envolvida na RE se familiarize com as principais aplicações e limitações destes procedimentos.

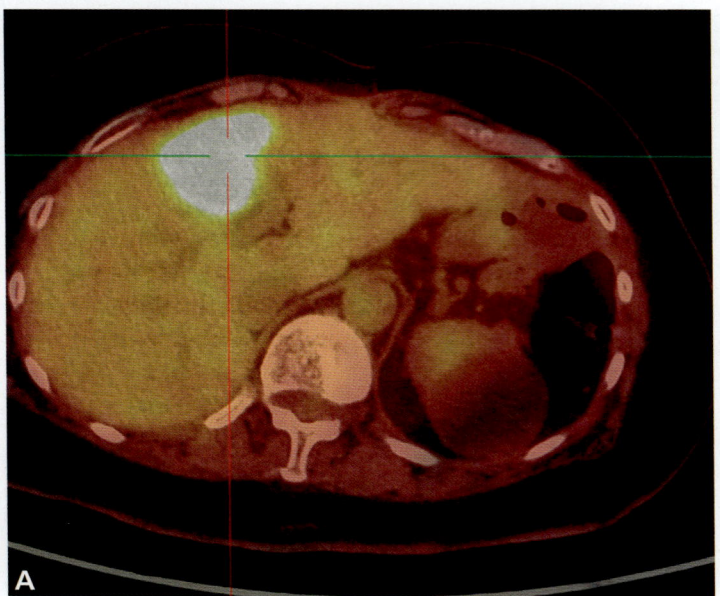 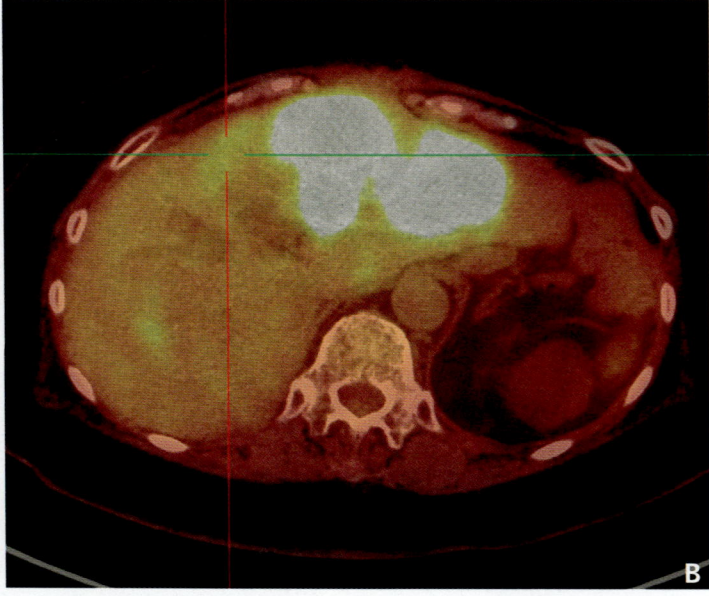

Fig. 24-8. PET/CT FDG-^{18}F de paciente submetida à RE. (A) As imagens pré-RE mostram extensa lesão hipermetabólica no segmento IV. Paciente foi, então, submetida à RE com cateterização seletiva da artéria hepática direita que nesta paciente irrigava também o segmento IV. (B) PET/CT FDG-^{18}F 5 meses após RE mostram acentuada redução do metabolismo e das dimensões das lesões do segmento IV que se tornou predominantemente necrótica, mas surgimento de múltiplas novas lesões no restante do lobo esquerdo que não havia sido tratado. Nova sessão de RE agora para terapia no lobo esquerdo foi programada.

AGRADECIMENTOS

O autor agradece às biomédicas Andréia Vicente e Juliana Palomo Castro pelo auxílio na seleção das figuras.

REFERÊNCIAS BIBLIOGRÁFICAS

1. Ahmadzadehfar H, Biersack HJ, Ezziddin S. Radioembolization of liver tumors with yttrium-90 microspheres. *Semin Nucl Med* 2010;40:105-21.
2. Salem R, Thurston KG. Radioembolization with 90Yttrium microspheres: a state-of-the-art brachytherapy treatment for primary and secondary liver malignancies. Part 1: Technical and methodologic considerations. *J Vasc Interv Radiol* 2006;17:1251-78.
3. Campbell AM, Bailey IH, Burton MA. Analysis of the distribution of intra-arterial microspheres in human liver following hepatic yttrium-90 microsphere therapy. *Phys Med Biol* 2000;45:1023-33.
4. Sarfaraz M, Kennedy AS, Lodge MA et al. Radiation absorbed dose distribution in a patient treated with yttrium-90 microspheres for hepatocellular carcinoma. *Med Phys* 2004;31:2449-53.
5. Sarfaraz M, Kennedy AS, Cao ZJ et al. Physical aspects of yttrium-90 microsphere therapy for nonresectable hepatic tumors. *Med Phys* 2003;30:199-203.
6. Dancey JE, Shepherd FA, Paul K et al. Treatment of nonresectable hepatocellular carcinoma with intrahepatic 90Y-microspheres. *J Nucl Med* 2000;41:1673-81.
7. Stubbs RS, Cannan RJ, Mitchell AW. Selective internal radiation therapy (SIRT) with 90Yttrium microspheres for extensive colorectal liver metastases. *Hepatogastroenterology* 2001;48:333-7.
8. Lawrence TS, Robertson JM, Anscher MS et al. Hepatic toxicity resulting from cancer treatment. *Int J Radiat Oncol Biol Phys* 1995;31:1237-48.
9. Kennedy A, Nag S, Salem R et al. Recommendations for radioembolization of hepatic malignancies using yttrium-90 microsphere brachytherapy: a consensus panel report from the radioembolization brachytherapy oncology consortium. *Int J Radiat Oncol Biol Phys* 2007;68:13-23.
10. Arulampalam TH, Francis DL, Visvikis D et al. FDG-PET for the pre-operative evaluation of colorectal liver metastases. *Eur J Surg Oncol* 2004;30:286-91.
11. Bohm B, Voth M, Geoghegan J et al. Impact of positron emission tomography on strategy in liver resection for primary and secondary liver tumors. *J Cancer Res Clin Oncol* 2004;130:266-72.
12. Herbertson RA, Scarsbrook AF, Lee ST et al. Established, emerging and future roles of PET/CT in the management of colorectal cancer. *Clin Radiol* 2009;64:225-37.
13. MacManus M, Nestle U, Rosenzweig KE et al. Use of PET and PET/CT for radiation therapy planning: IAEA expert report 2006-2007. *Radiother Oncol* 2009;91:85-94.
14. Yang M, Martin DR, Karabulut N et al. Comparison of MR and PET imaging for the evaluation of liver metastases. *J Magn Reson Imaging* 2003;17:343-9.
15. Jakobs T. Radiological detection and assessment of tumor response. In: Bilbao JI, Reiser MF, eds. *Liver Radioembolization with 90Y Microspheres*. New York, NY: Springer, 2008. p. 93-106.
16. Roedl JB, Halpern EF, Colen RR et al. Metabolic tumor width parameters as determined on PET/CT predict disease-free survival and treatment response in squamous cell carcinoma of the esophagus. *Mol Imaging Biol* 2009;11:54-60.
17. Ramirez de Molina A, Rodriguez-Gonzalez A, Gutierrez R et al. Overexpression of choline kinase is a frequent feature in human tumor derived cell lines and in lung, prostate, and colorectal human cancers. *Biochem Biophys Res Commun* 2002;296:580-3.

18. Yamamoto Y, Nishiyama Y, Kameyama R et al. Detection of hepatocellular carcinoma using 11C-choline PET: Comparison with 18FFDG PET. *J Nucl Med* 2008;49:1245-8.
19. Liu DM, Salem R, Bui JT et al. Angiographic considerations in patients undergoing liver-directed therapy. *J Vasc Interv Radiol* 2005;16:911-35.
20. Jha AK, Zade AA, Rangarajan V et al. Comparative analysis of hepatopulmonary shunt obtained from pretherapy 99mTc MAA scintigraphy and post-therapy 90Y bremsstrahlung imaging in 90Y microsphere therapy. *Nucl Med Commun* 2012;33:486-90.
21. Leung TW, Lau WY, Ho SK et al. Radiation pneumonitis after selective internal radiation treatment with intraarterial 90yttrium-microspheres for inoperable hepatic tumors. *Int J Radiat Oncol Biol Phys* 1995;33:919-24.
22. Gates VL, Singh N, Lewandowski RJ et al. Intraarterial Hepatic SPECT/CT Imaging Using 99mTc-Macroaggregated Albumin in Preparation for Radioembolization. *J Nucl Med* 2015;56:1157-62.
23. Prince JF, van den Hoven AF, van den Bosch MA et al. Radiation-induced cholecystitis after hepatic radioembolization: do we need to take precautionary measures? *J Vasc Interv Radiol* 2014;25:1717-23.
24. Sag AA, Savin MA, Lal NR, Mehta RR. Yttrium-90 radioembolization of malignant tumors of the liver: gallbladder effects. *AJR* 2014;202:1130-5.
25. Atassi B, Bangash AK, Lewandowski RJ et al. Biliary sequelae following radioembolization with Yttrium-90 microspheres. *J Vasc Interv Radiol* 2008;19:691-7.
26. Flamen P, Vanderlinden B, Delatte P et al. Multimodality imaging can predict the metabolic response of unresectable colorectal liver metastases to radioembolization therapy with yttrium-90 labeled resin micro-spheres. *Phys Med Biol* 2008;53(22):6591-603.
27. Kao YH, Tan AEH, Burgmans MC et al. Image-guided personalized predictive dosimetry by artery-specific SPECT/CT partition modeling for safe and effective 90Y radioembolization. *J Nucl Med* 53(4):559-66.
28. Braat AJ, Smits ML, Braat MN et al. 90Y hepatic radioembolization: an update on current practice and recent developments. *J Nucl Med* 2015;56:1079-87.
29. Garin E, Lenoir L, Rolland Y et al. Dosimetry based on 99mTc-macroaggregated albumin SPECT/CT accurately predicts tumor response and survival in hepatocellular carcinoma patients treated with 90Y-loaded glass microspheres: preliminary results. *J Nucl Med* 2012;53:255-63.
30. Strigari L, Sciuto R, Rea S et al. Efficacy and toxicity related to treatment of hepatocellular carcinoma with 90Y-SIR spheres: radiobiologic considerations. *J Nucl Med* 2010;51:1377-85.
31. Campbell JM, Wong CO, Muzik O et al. Early dose response to yttrium-90 microsphere treatment of metastatic liver cancer by a patient-specific method using single photon emission computed tomography and positron emission tomography. *Int J Radiat Oncol Biol Phys* 2009;74:313-20.
32. Cremonesi M, Chiesa C, Strigari L et al. Radioembolization of hepatic lesions from a radiobiology and dosimetric perspective. *Front Oncol* 2014;4:210.
33. Carlier T, Willowson KP, Fourkal E et al. 90Y-PET imaging: exploring limitations and accuracy under conditions of low counts and high random fraction. *Med Phys* 2015;42(7):4295.
34. Marn CS, Andrews JC, Francis IR et al. Hepatic parenchymal changes after intraarterial Y-90 therapy: CT findings. *Radiology* 1993;187:125-8.

Capítulo 25

Radioembolização: Tumores Hepáticos Primários

◆ Thomas J Ward
◆ Daniel Y Sze

CONTEÚDO

- ✓ INTRODUÇÃO 339
- ✓ DISPOSITIVOS 339
- ✓ SELEÇÃO E PREPARAÇÃO DE PACIENTES. 339
- ✓ INDICAÇÕES 341
- ✓ EQUIPAMENTO 342
- ✓ PROCEDIMENTO 342
- ✓ ANGIOGRAFIA PREPARATÓRIA 342
- ✓ CÁLCULO DA DOSE E PRESCRIÇÃO DA ATIVIDADE . . 346
- ✓ ADMINISTRAÇÃO 346
- ✓ CUIDADOS PÓS-PROCEDIMENTO 347
- ✓ RESULTADOS CLÍNICOS 348
- ✓ OUTRAS MALIGNIDADES HEPÁTICAS PRIMÁRIAS . . . 349
- ✓ ORIENTAÇÕES FUTURAS 350
- ✓ REFERÊNCIAS BIBLIOGRÁFICAS 350

INTRODUÇÃO

As neoplasias hepáticas são responsáveis por 745.000 óbitos anualmente, de acordo com a Organização Mundial de Saúde.[1] O carcinoma hepatocelular (HCC) é responsável pela grande maioria desses óbitos.[2] Nos EUA, a incidência de HCC aumentou mais rapidamente que a de qualquer outro câncer, principalmente por causa da epidemia de hepatite C (HCV) que triplicou nas duas últimas décadas. Uma vez que somente pequena minoria de pacientes com HCC é candidata à cirurgia, as terapias locais e regionais desempenham papel importante no algoritmo de tratamento de pacientes com HCC e outras neoplasias hepáticas.[3]

A Radioembolização (TARE), realizada por meio da injeção intra-arterial de microsferas contendo o radioisótopo ítrio-90 (^{90}Y), foi descrita pela primeira vez na década de 1960.[4] Altos índices de complicações limitaram a adoção generalizada da técnica. Nas duas últimas décadas, os avanços na tecnologia da investigação por imagens e na angiografia melhoraram o perfil de segurança, e o interesse na TARE para o tratamento de cânceres do fígado ressurgiu em vários cenários clínicos. Este capítulo discutirá os dispositivos atualmente disponíveis para TARE, seleção de pacientes, equipamento e técnica de procedimento, assim como a evidência atual, os estudos clínicos em andamento e as futuras direções das pesquisas. Será dada ênfase à TARE de HCC com microsferas de ^{90}Y, embora esse procedimento para outras neoplasias hepáticas primárias menos comuns também seja discutido.

DISPOSITIVOS

O ^{90}Y é um emissor beta puro de alta energia formado pelo bombardeamento do isótopo ^{89}Y com nêutrons em um reator nuclear. O isótopo radioativo ^{90}Y degenera para ^{90}Zr via a liberação de uma partícula beta de alta energia (0,9367MeV) com meia-vida de aproximadamente 64 horas. A penetração média de uma partícula beta emitida em água ou tecido é de 2,5 mm, com o máximo de 11 mm. As partículas beta possuem um fator de pesagem de radiação ou eficácia biológica relativa de 1,0, equivalente a raios X e raios gama. De acordo com os padrões da Medical Internal Radiation Dose (MIRD), a administração de 1 GBq de atividade de ^{90}Y para 1 kg de tecido resulta em uma dose absorvida de 50 Gy.

Atualmente, existem dois dispositivos de microsfera com ^{90}Y disponíveis para uso clínico: as microsferas de resina com ^{90}Y (SIR-Spheres, Sirtex Medical Inc., Lake Forest, Ill) e as microsferas de vidro com ^{90}Y (TheraSphere, Nordion Inc., Ottawa, Ontario, Canada). No Brasil, até o momento, a única disponível é a SIR-Spheres® (Fig. 25-1). Uma vez que ambos os dispositivos contenham ^{90}Y, as propriedades radioativas são idênticas entre SIR-Spheres e Therasphere. Suas propriedades físicas, porém, apresentam diferenças consideráveis. SIR-Spheres é uma microsfera à base de resina com diâmetro de partícula entre 25-60 micrômetros e atividade específica de 50 Bq por esfera à época da calibração. Existem normalmente 40-80 milhões de microsferas em 3 GBq. O ^{90}Y é absorvido nas microsferas de resina, de modo que as SIR-Spheres são abastecidas, suspensas em água esterilizada para evitar a eluição. A atividade desejada é extraída pelo técnico nuclear no local do frasco de suprimento padrão, que contém pelo menos 3 GBq de atividade no tempo de calibração especificado, geralmente no dia após a entrega. As SIR-Spheres receberam a aprovação pós-marketing da US Food e Drug Administration (FDA), em 2002 para o tratamento de câncer colorretal metastático, quando administradas em conjunto com a infusão arterial hepática de floxuridina. As SIR-Spheres também receberam, em 2002, a Marca CE para tratamento de pacientes com tumores inoperáveis no fígado. Estudos clínicos investigando as SIR-Spheres para o tratamento de HCC foram conduzidos predominantemente na Austrália, Europa e Ásia.

A TheraSphere é uma microsfera de vidro (cerâmica) com diâmetro de 20-30 micrometros e atividade específica de 2.500 Bq por microsfera na época da calibração. Existe normalmente 1,2 milhão de microsferas em 3 GBq. A TheraSphere é aplicada em 0,6 mL de água esterilizada em um frasco vedado tipo "V-bottom". Esta microsfera ficou inicialmente disponível em doses padronizadas de 3 GBq, 5 GBq, 7 GBq, 10 GBq, 15 GBq e 20 GBq, mas doses personalizadas em incrementos de 0,5 GBq já estão disponíveis para flexibilidade de dosagem aumentada. A TheraSphere recebeu a chamada Isenção de Dispositivo Humanitário (HDE, na sigla em Inglês) pela FDA dos EUA, em 1999, para o tratamento de HCC não ressecável, incluindo pacientes com trombose de ramo da veia porta. A TheraSphere também recebeu a Marca CE Mark, em 2005, para o tratamento de neoplasmas hepáticos.

SELEÇÃO E PREPARAÇÃO DE PACIENTES

O tratamento de pacientes com tumoração hepática primária é difícil, porque a história clínica é sempre complexa, as opções de tratamento são numerosas e imperfeitas, e a agressividade deve ser avaliada, refletindo a função hepática comprometida. Em muitas instituições de cuidados terciários, os pacientes são discutidos em grupo multidisciplinar composto de oncologistas clínicos, oncologistas cirúrgicos, cirurgiões de transplante, hepatologistas, oncologistas especialistas em radiação, patologistas, radiologistas diagnósticos e radiologistas intervencionistas. Nesse cenário, as decisões de tratamento são tomadas, tipicamente, por consenso das múltiplas especialidades, tirando vantagem da *expertise* e dos recursos locais.

A história completa e o exame físico são críticos na avaliação de um paciente para TARE. A história deverá se concentrar na etiologia da doença do fígado, como hepatite viral, se o paciente tem hepatite crônica ou ativa e se ele é ativamente virêmico e elegível para a terapia antiviral. O paciente deverá também passar por triagem para outros agentes hepatotóxicos, incluindo: acetaminofeno, quimioterapia sistêmica e etanol. Os tratamentos anteriores e atuais também deverão ser revisados, incluindo ressecção anterior, transplante ou ablação. A exposição anterior a agentes quimioterapêuticos (sistêmicos ou intra-arteriais), radiação de feixe externo ou TARE anterior são situações importan-

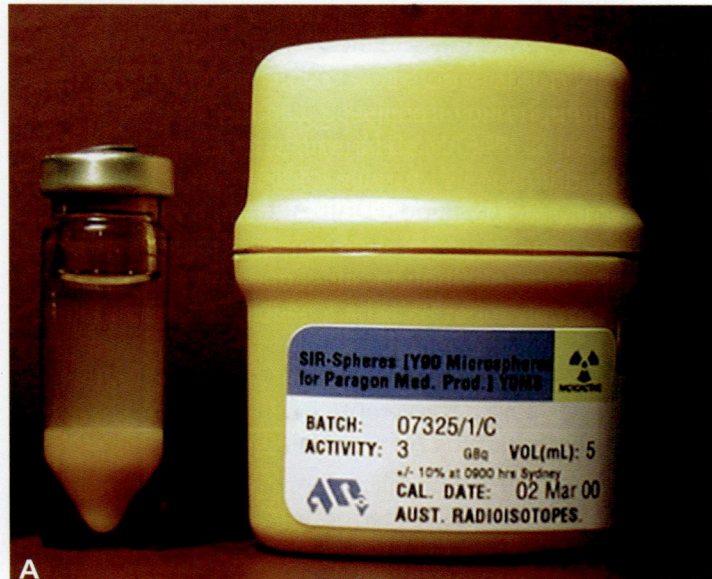
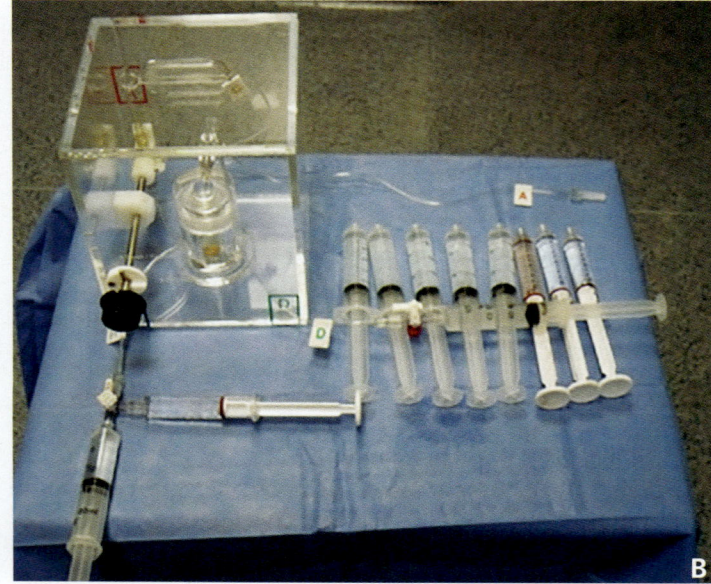
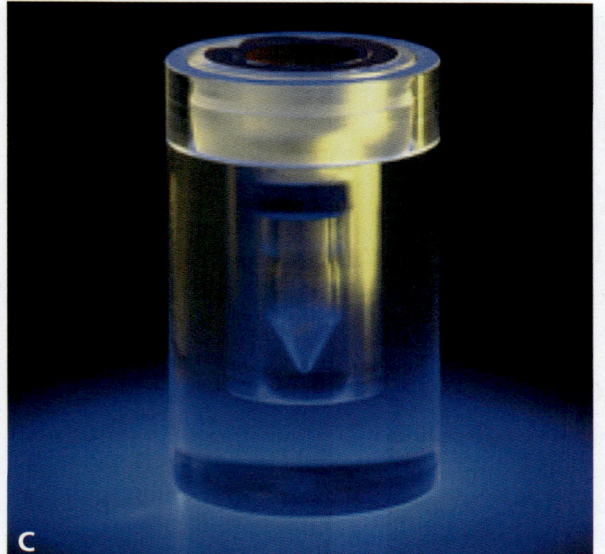
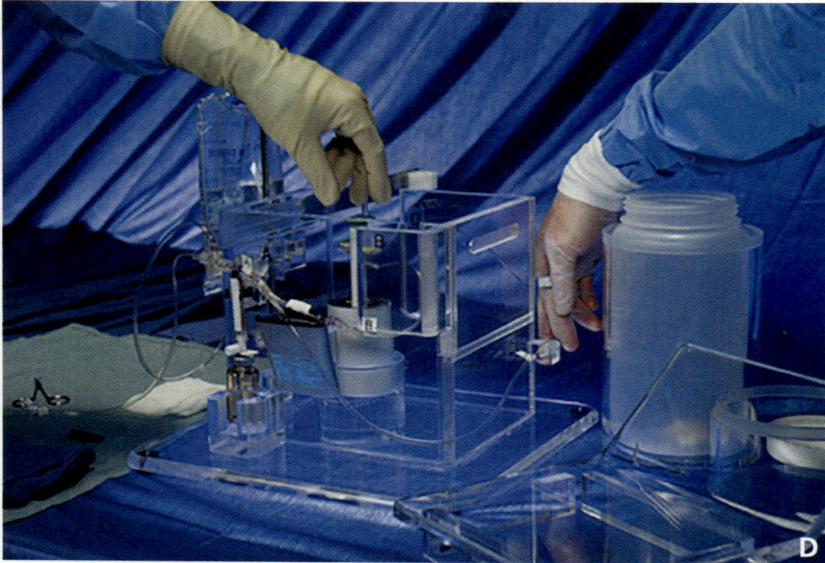

Fig. 25-1. (A) Microsferas de resina com ^{90}Y como fornecidas pelo fabricante (SIR-Spheres, Sirtex Medical Ltd., North Sydney, NSW, Austrália) e **(B)** prontas para serem administradas da caixa de acrílico. Uma torneira de três vias no interior da caixa permite a injeção de quantidades de microsferas com a possibilidade de obter imagens angiográficas para calibrar o grau de embolização e a estase. **(C)** Microsferas de vidro com ^{90}Y (TheraSphere, BTG/Nordion Inc., Ottawa, Ontario, Canadá) como fornecidas e **(D)** prontas para serem administradas de sua caixa de acrílico. Para ambos os produtos, frascos padronizados fornecidos pelo fabricante, agulhas de acesso e tubulação de conexão servem para evitar derramamentos e contaminação radioativa.

tes a considerar quando se avalia um paciente para esse procedimento.

Um dos fatores prognósticos de sobrevida mais importantes para o paciente com HCC é o estado clínico.[5,6] O estado funcional é, mais frequentemente, classificado nos EUA usando as diretrizes do Eastern Cooperative Oncology Group (ECOG), que são muito semelhantes àquelas do sistema de classificação da Organização Mundial da Saúde. Os dois sistemas são graduados de 0-5, 0 sendo normal, e 5 falecido. A alternativa é o Escore de estado clínico Karnofsky, graduado de 0-100%, 100% sendo normal. Esses escores refletem a habilidade de um paciente em executar atividades do dia a dia, tempo gasto na cama e fora dela, habilidade de caminhar etc.

A avaliação da função hepática subjacente é uma ciência não exata. Testes sanguíneos de laboratório, como bilirrubina, albumina, RNI, transaminases e fosfatase alcalina, são solicitados para assegurar ao paciente que ele tem reserva hepática funcional suficiente para se submeter à TARE. O hemograma completo, painel metabólico completo e perfil de coagulação deverão ser obtidos. Outros ensaios quantitativos, como liberação verde de indocianina, podem fornecer mais informações sobre a função hepática, mas este teste não está prontamente disponível em muitos países. Índices laboratoriais e clínicos compostos, como o escore chamado de Modelo de Doença Hepática em Fase Terminal (MELD) ou o escore Child-Pugh-Turcotte (CPT), são representações globais convenientes para a avaliação da função hepática. Marcadores relevantes de tumor, como a alfafetoproteína, deverão ser testados também para fins prognósticos, assim como para avaliar a resposta ao tratamento.

A investigação por imagens de ressonância magnética (RM) ou a tomografia computadorizada (TC) do abdome com contraste são realizadas em todos os pacientes antes da TARE. Há vários sistemas de estadiamento de doenças baseados em investigações por imagens. O sistema de estadiamento da Clínica de Câncer Hepático de Barcelona (BCLC) é usado com frequência para estadiar pacientes com HCC no mundo ocidental.[7] Outros sistemas de estadiamento incluem: o sistema de Tumor, Nódulo e Metástase (TNM) da American Joint Commission on Cancer/Union International Centre le Cancer (AJCC/UICC), o sistema TNM modificado da United Network for Organ Sharing/Organ Procurement e Transplantation Network (UNOS/OPTN), Okuda e os sistemas: Cancer of the Liver Italian Program (CLIP), French (GRETCH), Chinese University Prognostic Index (CUPI) e Japanese Integrated Scoring (JIS). Embora não haja consenso sobre qual sistema de estadiamento seja o melhor para qual população, existem temas comuns à maioria deles, incluindo o número e tamanho das lesões, a presença de doença metastática e a invasão vascular. Alguns sistemas também consideram, na função hepática, AFP, hipertensão portal e o estado clínico no estadiamento.[8]

Para avaliar a doença extra-hepática, a TC ou RM abdominal e pélvica são, quase sempre, suficientes para essas áreas. Entretanto, a varredura por TC do tórax é, com frequência, necessária para detectar metástases pulmonares. Na população pré-transplante de fígado, a varredura óssea por medicina nuclear é também solicitada para buscar doença metastática óssea, mas isto não é tipicamente exigido antes da TARE, a menos que solicitado por sintomas específicos surgidos durante a história e o exame físico. A tomografia com emissão de pósitrons (PET) tem utilidade muito limitada, especialmente no fígado, onde a captação de fundo pode obscurecer a captação modesta de tumores HCC. O PET-CT teria melhor indicação nas lesões hepáticas metastáticas, pois tem a vantagem de combinar a avaliação funcional e anatômica.

INDICAÇÕES

Uma vez que a maior parte da literatura existente se concentra no uso da TARE para o tratamento de HCC, esta discussão terá como foco esse tipo de doença (Quadro 25-1). As indicações estabelecidas incluem o tratamento de HCC solitário não ressecável, semelhante à indicação para quimioembolização (TACE). Pacientes com HCC solitário não candidatos à ablação, transplante ou ressecção cirúrgica decorrente do tamanho significativo ou da localização desfavorável são candidatos em potencial à TARE.[9] Lesões periféricas e supridas por uma única artéria hepática segmentar ou lobar são particularmente adequadas para o tratamento com essa técnica. Pacientes com HCC multifocal, mas com doença limita-

Quadro 25-1. Indicações e contraindicações da terapia com ^{90}Y

Indicações

- **Estabelecidas**
  - Tratamento de HCC não ressecável
  - Pacientes com trombose parcial ou de ramificação da veia porta
  - Tratamento de câncer colorretal metastático e uso concomitante de floxuridina
- **Não estabelecidas**
  - Como formação de ponte, *downstaging* ou procedimento adjuvante antes da ressecção hepática ou transplante
  - Tratamento só de câncer hepático não colorretal ou doença metastática predominante no fígado

Contraindicações

- **Absolutas**
  - Gestação ou amamentação
  - Expectativa de vida inferior a 3 meses
  - Impossibilidade de administrar microsferas com ^{90}Y em decorrência de *shunts* para estruturas não alvo
  - Mapeamento com MAA demonstrando exposição única superior a 30 Gy ou exposição acumulada superior a 50 Gy para os pulmões
  - Função hepática seriamente comprometida
  - *Performance status* insatisfatório (ECOG > 2)
  - Infecção hepática ativa
  - Radioterapia anterior no fígado (histograma de dose-volume com mais de 20% do fígado exposto a mais de 30 Gy
- **Relativas**
  - Coagulopatia
  - Alergia grave ao meio de contraste
  - Insuficiência renal
  - Ascite
  - Encefalopatia
  - Doença tumoral volumosa envolvendo mais de 50% do fígado
  - Doença metastática extra-hepática disseminada

da dentro dos critérios de Milão (lesão única < 5 cm, ou até 3 lesões, cada uma < 3 cm) também podem ser elegíveis para a TARE. Existe, na literatura, um corpo crescente de apoio ao uso desse tratamento como ponte para o transplante de fígado em pacientes dentro dos critérios de Milão, com tempo para a progressão mais longo quando comparado ao da TACE.[10] A TARE também é efetiva para pacientes com o objetivo de diminuição do estadiamento (*downstaging*) e da carga da doença em excesso em relação aos critérios de Milão. Entretanto, o *downstaging* permanece controverso, e as diretrizes para elegibilidade para o transplante após essa indicação estão constantemente em evolução.

Outras indicações para *downstaging* incluem facilitar ou efetuar uma ponte do paciente para a ressecção. Já foi descrita também a TARE lobar com a finalidade de controlar a doença ao mesmo tempo em que se induz a hipertrofia simultânea do lobo hepático contralateral antes da ressecção do fígado.[11] A principal limitação dessa técnica é o fato de que a hipertrofia é menos pronunciada e ocorre mais lentamente, em comparação à embolização da veia porta. Entretanto, diferentemente da embolização da veia porta, a TARE controla o crescimento do tumor no lobo tratado.

A TARE também pode ser considerada para doença em estádio adiantado, envolvendo doença infiltrativa, trombose venosa hepática ou venosa portal ou de tumor do ducto biliar, desde que o estado clínico e a função hepática estejam bem preservadas. Os pacientes com recidiva e progressão do tumor após transplante hepático, ressecção, ablação e/ou TACE também podem ser elegíveis. Entretanto, as expectativas devem ser realistas nessa população de pacientes com relação à cura.

As contraindicações absolutas à TARE incluem gestação ou amamentação, expectativa de vida inferior a 3 meses, infecção hepática ativa, estado clínico insatisfatório (ECOG > 2) e função hepática seriamente comprometida (bilirrubina total > 2,0 mg/dL), quando o tratamento total do fígado for planejado. Outras contraindicações absolutas incluem a incapacidade de administrar as microsferas com ^{90}Y com elevado *shunt* ao intestino, pâncreas, pulmões ou outros órgãos sem a possibilidade de obstrução do mesmo. Este *shunt* para os pulmões é considerado elevado quando exposição à dose única > 30 Gy ou exposição acumulada > 50 Gy para os pulmões. A radioterapia com feixe externo resultando em dose mensurável para o fígado também é uma contraindicação, com o histograma de dose-volume demonstrando mais de 20% de fígado exposto a mais de 30 Gy, ou mais de 30% expostos a mais de 20 Gy representando um limiar aproximado.[12]

As contraindicações relativas incluem coagulopatia, alergia grave ao meio de contraste iodado, insuficiência renal (creatinina sérica superior a 2,0 mg/dL), ascite e encefalopatia. Muitas dessas contraindicações relativas podem ser controladas ou melhoradas, permitindo o tratamento seguro com a TARE. Outras contraindicações relativas incluem doença volumosa acometendo mais de 50% do volume do fígado e doença metastática extra-hepática substancial.

EQUIPAMENTO

A TARE é realizada utilizando os mesmos catéteres, fios-guia e microcatéteres que são usados durante a TACE. Tradicionalmente, a TARE tem sido realizada via acesso transfemoral. Tem havido interesse crescente na realização do procedimento via acesso transradial, por causa de complicações reduzidas relacionadas com o sítio de acesso, melhora na satisfação do paciente e habilidade de realizar o procedimento em pacientes com coagulopatia ou trombocitopenia sem transfusões. Essa abordagem realmente exige familiaridade com um conjunto diferente de catéteres e introdutores.

A TARE bem-sucedida depende da avaliação angiográfica completa da anatomia arterial hepática, assim como da avaliação para o suprimento extra-hepático e vasos anastomóticos hepático-entéricos cheios de "parasitas". A TC rotacional – *cone-beam* CT (CBTC) demonstrou ser valiosa para esclarecer o suprimento arterial tumoral e os pequenos vasos colaterais hepático-entéricos que podem ser difíceis ou impossíveis de se identificar prospectivamente na angiografia convencional. Quando disponível, a CBCT deverá ser usada para minimizar o risco de tratamento incompleto ou de distribuição em órgão não alvo.

PROCEDIMENTO

Na maioria das vezes, a TARE é realizada em dois ou três procedimentos separados em 2 ou 3 dias diferentes. Este tempo de administração depende da logística de cada hospital e país. Entretanto, já foi descrito o mapeamento e a administração de ^{90}Y durante um único dia. Isto exige a coordenação de muitos serviços clínicos, pedido dos materiais radioativos com antecedência e a habilidade de personalizar a dose de acordo com os resultados da angiografia e cintilografia.[13] Dessa forma, algum tipo de seleção prognóstica é necessário, uma vez que um paciente com fração de derivação hepatopulmonar inesperadamente elevada ou com oclusão arterial hepática possa não ser o candidato ideal para a TARE. A investigação pré-operatória por imagens deverá indicar, com alto grau de certeza, que o paciente será um candidato anatômico para o procedimento.[14] O uso de SIR-Spheres, com a atividade da dose estabelecida no dia do tratamento, confere alguma flexibilidade. O uso de TheraSphere exige cálculo antecipado de volumes de distribuição. O uso de doses múltiplas menores também pode conferir alguma flexibilidade sobre o uso de uma dose única e elevada.

Antes dos procedimentos de mapeamento e administração, as drogas antiplaquetárias e anticoagulantes deverão ser suspensas, de acordo com as práticas locais para angiografia. Nenhum medicamento profilático específico é administrado antes do mapeamento da angiografia. Antes da administração, um inibidor da bomba de prótons, corticosteroides e um anti-hemético podem ser administrados por via intravenosa. Para pacientes submetidos anteriormente à intervenção biliar, como a duodenopancreatectomia de Whipple, esfincterotomia ou drenagem biliar ou ainda à colocação de *stents*, levando à colonização do sistema biliar com flora entérica, antibióticos profiláticos deverão ser administrados para evitar a formação de abscessos intra-hepáticos. A cobertura para bactérias aeróbias e anaeróbias Gram-positivas e negativas poderá ser realizada com ciprofloxacina e metronidazol, amoxicilina/clavulanato ou moxifloxacina. As práticas variam, mas a profilaxia começa tipicamente uma semana antes da administração e deve continuar por pelo menos uma semana após a terapia.

ANGIOGRAFIA PREPARATÓRIA

A TARE segura e terapeuticamente bem-sucedida depende da angiografia preparatória completa que começa com a aortografia para avaliar as variações anatômicas (Fig. 25-2) e

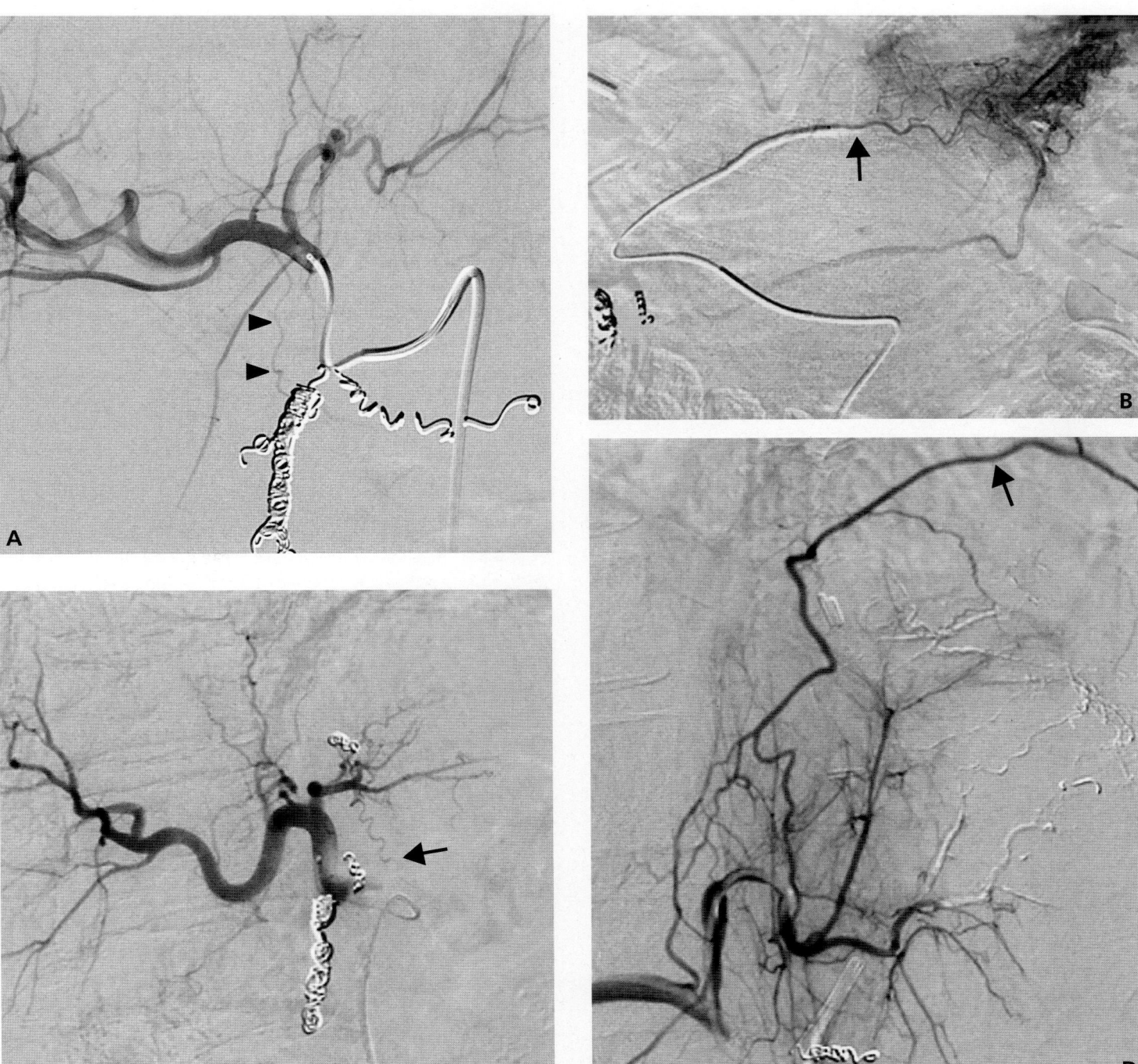

Fig. 25-2. Angiografia com subtração digital seletiva em diferentes pacientes demonstram vasos colaterais hepatofugais identificados antes da TARE. (A) Foi observada uma artéria supraduodenal originando-se da artéria hepática média (pontas de setas). A falha em reconhecer esse vaso antes da TARE poderia resultar em ulcerações duodenal, pilórica ou antral gástrica, por causa da embolização não alvo. (B) Uma artéria gástrica esquerda acessória origina-se da artéria hepática esquerda (seta) com drenagem venosa para o sistema porta; a embolização desse vaso com mola foi realizada antes da TARE do lobo hepático esquerdo para prevenir a ulceração gástrica. (C) Artéria falciforme (seta) originando-se da artéria hepática esquerda nutrindo a parede abdominal anterior. Nesse caso, a TARE foi realizada com bolsas de gelo nessa parede abdominal para induzir a vasoconstrição da rede arterial superficial, minimizando a distribuição para a pele e reduzindo o risco de toxicidade cutânea. (D) Artéria frênica esquerda acessória, originando-se da artéria hepática esquerda (seta). A embolização desse vaso com mola e cola foi realizada para maximizar a distribuição para o lobo hepático esquerdo e evitar a exposição do diafragma.

o suprimento tumoral com artérias parasitas. Uma artéria acessória hepática direita ou esquerda, ou com origem da artéria mesentérica superior ou gástrica esquerda, respectivamente, é comum e pode quase sempre ser reconhecida na TC ou RM diagnóstica. Os tumores irrigados com anatomia variante podem ser tratados diretamente, ou embolizados com molas para redistribuição de fluxo para artérias mais seguras ou convenientes. Por exemplo, se uma artéria hepática esquerda mostrar vários ramos gástricos e esofágicos próximos à sua origem, a artéria hepática esquerda poderá ser embolizada com mola com o objetivo de desenvolvimento de redes arteriais intra-hepáticas que resultam nessa área, recebendo nova perfusão arterial do ramo da artéria hepática própria ou da artéria hepática direita.

O suprimento arterial cheio de artérias parasitas pode-se desenvolver a partir das artérias frênica, intercostal, gástrica, omental, mamária interna, suprarrenal, pancreaticoduodenal ou cólica. Diante desta situação de vasos parasitas, a embolização dos mesmos estimula o suprimento vascular via vasos colaterais intra-hepáticos.[15] Dessa forma, a TARE poderá ser executada via um território vascular que cobre todo o tumor ou tumores minimizando os riscos de embolização de órgãos não alvo (Fig. 25-3).

Durante a angiografia de mapeamento, os vasos hepático-entéricos (artérias normais ou hiperatrofiadas conectando o fígado aos órgãos ao seu redor) precisam ser identificados. Se possível, a administração de microsferas deverá ser feita distal a esses vasos. Em geral, isto pode ser feito via administração de doses divididas por meio de artérias hepáticas seletivas segmentares ou lobares. A habilidade de personalizar a dosagem com microsferas de resina e de vidro tornam o processo incrivelmente prático. Isto pode ser mais

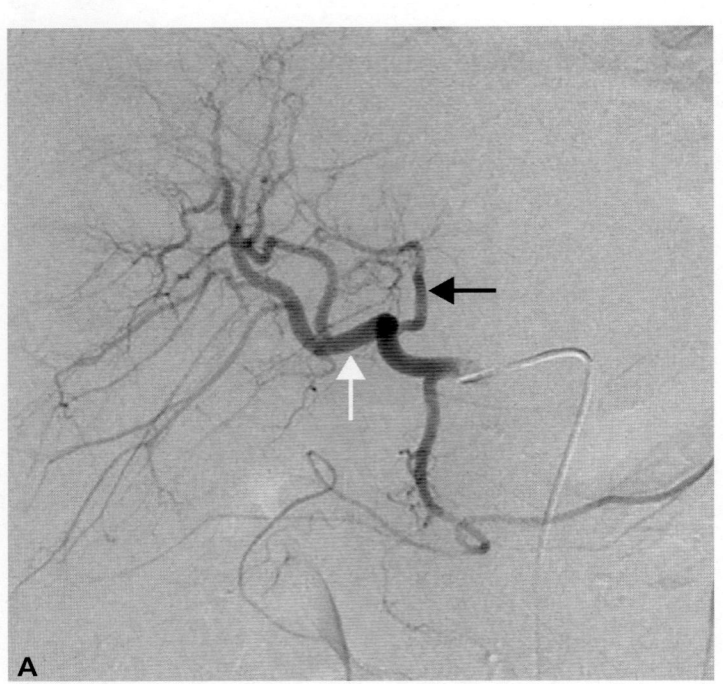

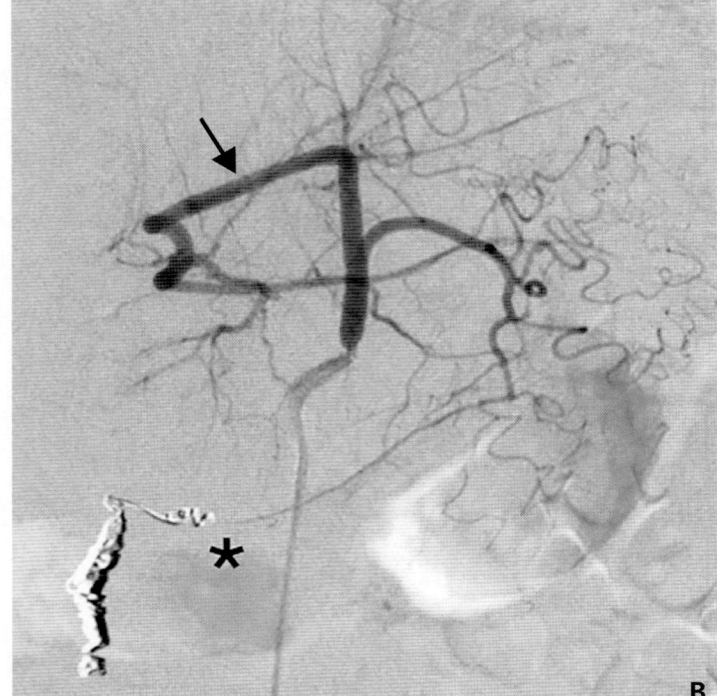

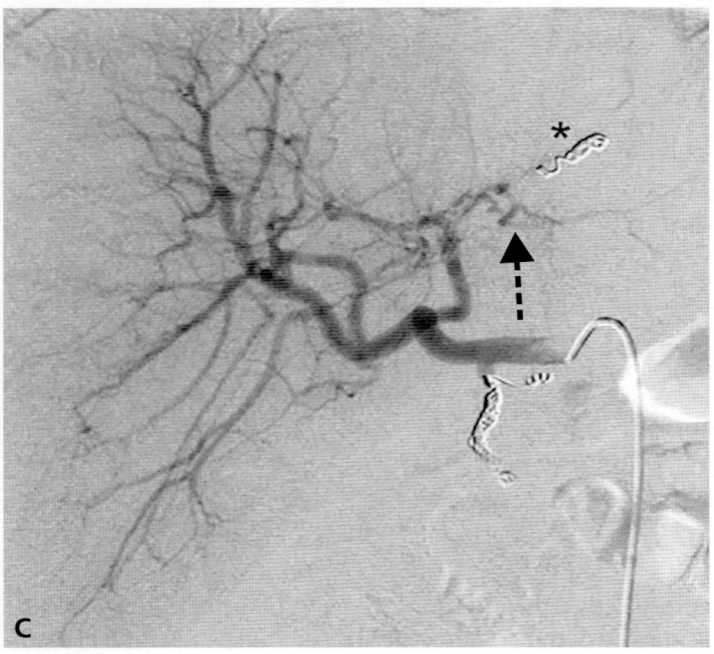

Fig. 25-3. (A) Angiografia com subtração digital realizada durante o mapeamento demonstrou artérias hepáticas direita (seta branca) e média (seta preta), assim como (B) uma artéria hepática acessória esquerda (seta), originando-se da artéria gástrica esquerda. A artéria hepática acessória esquerda foi embolizada com molas (asterisco) para consolidar o fluxo de entrada arterial no lobo esquerdo. As artérias gastroduodenal e gástrica direita já tinham sido embolizadas com mola. Observar a artéria gástrica esquerda suprindo a pequena curvatura até o ponto das molas da artéria gástrica direita (asterisco).
(C) Arteriografia hepática comum de controle após a embolização demonstrou redistribuição de fluxo aos segmentos 2 e 3 a partir da artéria hepática média (seta pontilhada).

difícil com microsferas de resina, onde os territórios de tratamento tendem a ser menos seletivos para o tratamento de metástases difusas, e doses pequenas podem ser difíceis de se obter com precisão. Em razão da maior carga embólica associada às microsferas de resina, geralmente é necessária a embolização com molas dos vasos hepático-entéricos mais proximais ou a TARE via um microcatéter antirrefluxo. Em uma revisão das complicações de úlceras gastrointestinais, o desenvolvimento de estase durante a TARE foi um fator de risco significativo para o desenvolvimento dessa úlcera.[16]

A embolização protetora com mola de vasos hepático-entéricos não é feita sem riscos. Após esta embolização, novo suprimento colateral surge para suprir o território. Se esses vasos colaterais surgirem da artéria mesentérica superior ou da artéria esplênica, a artéria hepática permanecerá esqueletizada, e o fígado permanecerá isolado. Entretanto, vasos colaterais hepatofugais também podem surgir da artéria hepática, formados das artérias supraduodenais e de outros plexos biliares. Com frequência, esses vasos são numerosos, de pequeno calibre e difíceis ou impossíveis de se identificar e embolizar. Como resultado, muitos médicos adotaram a prática de minimizar a embolização com molas de vasos hepático-entéricos, especialmente a artéria gastroduodenal.[17] Por meio da dosagem dividida e do uso cuidadoso de um microcatéter antirrefluxo ou catéter de oclusão por balão, quando o suprimento arterial hepático é lento, ou quando um vaso hepático-entérico se origina próximo ao sítio de administração, a necessidade de embolização com molas pode ser minimizada. Isto também tem o potencial de reduzir o tempo do procedimento e o custo da angiografia de mapeamento. Se a embolização com mola for realizada durante a angiografia de mapeamento, é necessário o estudo angiográfico cuidadoso à época da administração para avaliar o desenvolvimento de novos vasos colaterais hepático-entéricos.[15]

A outra função da angiografia de mapeamento é identificar o suprimento real do tumor vascular para a futura administração de microsferas radioativas. A administração seletiva minimiza a hepatotoxicidade, reduz o risco de deposição extra-hepática não visada e pode permitir atividade e eficácia de administração mais altas. Em alguns casos, a doença é tão difusa que a administração seletiva não é possível, e a TARE total do fígado via dose única ou doses lobares estadiadas poderá ser necessária.

Uma vez concluído o mapeamento angiográfico, administra-se albumina macroagregada com tecnécio-99m (99 m Tc-MAA) via microcatéter no sítio planejado da TARE como simulação de tratamento. A cintilografia é, então, realizada para calcular a fração de derivação hepatopulmonar (HPSF). O cálculo feito é HPSF = contagem em pulmão/(contagem em pulmão + contagem no fígado).

Em alguns casos, a TC de emissão de fóton único (SPECT) também pode ser conduzida para demonstrar a distribuição intra-hepática. Se os tumores forem pouco ou nitidamente demarcados, uma partilha da dose poderá ser conduzida para permitir o cálculo da dose de absorção esperada pelo tumor e pelo fígado na retaguarda.

O conhecimento da fração de derivação, combinado com a atividade de tratamento prescrita, permite ao operador calcular a dose de radiação esperada para os pulmões. Dose para pulmões = Atividade (GBq) × HPSF × 50/massa de pulmões.

Varreduras planares com Tc-MAA não são efetivas para excluir a distribuição gastrointestinal de microsferas, embora a combinação de Tc-MAA com SPECT/CT integradas de dose baixa tenha demonstrado aumentar a sensibilidade para detecção dessa distribuição.[18] O uso da CBCT durante a angiografia de mapeamento provavelmente confere sensibilidade e resolução espacial mais altas para a detecção de cobertura incompleta do tumor e da perfusão gastrointestinal extra-hepática.[19]

As diretrizes atuais para o tratamento de pacientes com derivação pulmonar elevada variam com base no dispositivo. Para microsferas de resina, o fabricante recomenda redução de dose de 20%, se a derivação do pulmão for superior a 10%, a redução de dose de 40%, se o desvio do pulmão for superior a 15%, e nenhum tratamento, se a derivação for superior a 20%. Para o tratamento com microsferas de vidro, recomenda-se a redução da dose para garantir a administração única de dose no pulmão inferior a 30 Gy e dose cumulativa no pulmão inferior a 50 Gy. Cálculo semelhante pode ser realizado para microsferas de resina.

Existem limitações ao uso do Tc-MAA como marcador substituto para microsferas com ^{90}Y. A distribuição do Tc-MAA não é exatamente a mesma que a distribuição de microsferas com ^{90}Y. O tamanho heterogêneo da partícula de Tc-MAA pode resultar em estimativa exagerada da derivação do pulmão. Cerca de 10% das partículas de Tc-MAA são inferiores a 10 μm de diâmetro, menores ainda que o diâmetro de microsferas tanto de resina quanto de vidro.[20] Artefatos de dispersão e respiratórios de concentração elevada de partículas de Tc-MAA no fígado também podem ser incorretamente atribuídos à deposição de partículas no lobo inferior direito do pulmão, aumentando falsamente a derivação pulmonar.[21] A aglomeração de partículas também podem resultar em dados imprecisos.

Além da redução de dose, outras opções estão disponíveis para tratar a derivação pulmonar elevada. A administração sistêmica de sorafenibe e a TACE demonstraram reduzir a derivação hepatopulmonar antes da TARE.[22-24] Embora sorafenibe tenha reduzido a derivação em 62-87% e TACE tenha reduzido a derivação em 25-57%, muitos pacientes encaminhados para TARE já tinham falhado nessas terapias. Além disso, essas intervenções podem retardar o tratamento com TARE. As técnicas à base de catéteres também podem ser usadas para reduzir a derivação pulmonar sem levar a atrasos no tratamento. A oclusão temporária da veia hepática por balão pode reduzir a derivação do pulmão em 80%.[25] Em um paciente com derivação arterioportal e varizes portossistêmicas, a embolização das varizes com mola pode reduzir a passagem das microsferas para os pulmões.

A embolização branda também pode ser conduzida antes, durante ou após a administração das microsferas radioembólicas, embora seja difícil medir e otimizar seu efeito.

CÁLCULO DA DOSE E PRESCRIÇÃO DA ATIVIDADE

Os métodos recomendados de cálculo de dose diferem entre microsferas de resina e de vidro. A dosagem de microsferas de resinas baseia-se em uma fórmula que reflete a área de superfície corporal, a proporção do fígado sendo tratado e a porcentagem de carga tumoral no fígado alvo.

$$\text{Atividade (GBq)} = [\text{área de superfície corporal (m}^2) - 0,2 + (\%\text{ de envolvimento do tumor}/100)] [\%\text{ do volume total do fígado sendo tratado}]$$

onde: Área de superfície corporal = $0,2025 \times \text{altura}^{0.725}\text{(m)} \times \text{peso}^{0,425}\text{(kg)}$.

Este método é simples, mas tem limitações, incluindo o potencial de pacientes abaixo e acima das dosagens. Por exemplo: um paciente de estatura baixa cujo fígado esteja acentuadamente aumentado em tamanho por causa do envolvimento de um tumor pode estar com a dosagem abaixo do necessário. Um paciente de grande porte com fígado cirrótico pode estar acima da dosagem.

Ao usar microsferas de vidro, o modelo MIRD é usado para calcular a atividade a ser administrada com base em uma dose-alvo em Gy a ser administrada para uma determinada massa de fígado em kg. A técnica tem o benefício de visar à dose de radiação em particular para um dado volume de fígado a ser tratado, mas não leva em conta a quantidade de tumor naquele volume. O cálculo da dosimetria é o seguinte:

$$\text{Atividade (GBq)} = \frac{\text{dose desejada (Gy)} \times \text{massa de fígado (kg)}}{50}$$

onde: massa de fígado (kg) = volume (L) × 1,03 kg/L.

Isto baseia-se em medições volumétricas precisas do fígado a ser tratado. A TC ou RM antes do procedimento são frequentemente realizadas para medições volumétricas. Como alternativa, a CBCT pode ser usada para cálculos volumétricos. Isto tem o benefício adicional de delinear mais precisamente o volume de fígado a ser tratado.

A dose-alvo correta é influenciada pela indicação, situação clínica do paciente e pela doença hepática subjacente, e permanece controversa. A dose-alvo padrão para o fígado, na maioria das práticas, varia de 90-130 Gy para microsferas de vidro. Se o paciente apresentar invasão macrovascular de veias porta lobares ou segmentares, a dose mais alta provou aumentar a resposta ao tratamento.[26] Quando a extensão da doença for limitada a 1 ou 2 segmentos, a dose supraterapêutica poderá ser administrada subseletivamente como segmentectomia de radiação com dose-alvo superior a 190 Gy (Fig. 25-4).

A situação clínica do paciente também influi no cálculo da dose. Pacientes com função hepática limítrofe ou com cirrose significativa podem ser tratados de modo mais conservador, com dose-alvo menor de 70-100 Gy. Se houver a preocupação de que o paciente não vai tolerar uma dose especial por causa do estado clínico ou da insuficiência hepática, a dose poderá ser dividida e administrada em dois momentos diferentes. Se essa abordagem for escolhida, a simulação de repetição com Tc-MAA e a cintilografia poderão ser conduzidas antes da segunda TARE, já que o aumento da derivação hepatopulmonar após a TARE já foi observado.[27] O tratamento estadiado pode ser mais bem tolerado, mas a doença não tratada pode progredir substancialmente durante os intervalos. Além disso, a toxicidade da radiação pode levar meses para se manifestar e, por isso, a falta de toxicidade imediata após tratamento parcial do fígado não garante a segurança do tratamento estadiado.

ADMINISTRAÇÃO

Imediatamente antes da administração das microsferas, a angiografia e, se disponível, a CBCT deverão ser repetidas para confirmar a perfusão completa do tumor-alvo a partir do sítio de administração e da falta de perfusão extra-hepática. Isto é particularmente importante, se a embolização anterior com mola de vasos hepatico-entéricos foi realizada, uma vez que o desenvolvimento de novos vasos colaterais seja comum.[15] As microsferas podem ser administradas via microcatéter com diâmetro interno superior a 0,5 mm, preferivelmente superior a 0,7 mm (0,028 polegada) para minimizar a aglutinação de partículas ou pressão aumentada no dispositivo, o que pode resultar no aprisionamento de partículas na tubulação de conexão.

Os conjuntos de administração para microsferas de vidro e de resina compartilham muitas coisas em comum. O conjunto de administração de microsferas de vidro consiste em uma caixa de acrílico que armazena um frasco tipo *V-bottom* de 1 mL em um lingote de chumbo que contém a dose em 0,6 mL de água esterilizada. Um conjunto de tubulação e conexão é lavado com soro fisiológico normal e então conectado ao microcatéter. A taxa de administração é limitada por uma válvula de pressão para evitar refluxo e embolização não acidental. Por causa do número relativamente baixo de partículas (1-8 milhões), a infusão completa das microsferas exige somente 20-60 mL de soro fisiológico para serem descarregadas pelo conjunto de administração, e a estase quase nunca é observada.

O conjunto de administração para microsferas de resina também é uma caixa de acrílico com um frasco-v de vidro encaixado em um lingote acrílico. O conjunto de tubulação de conexão inclui uma torneira de passagem de três vias que permite a angiografia intermitente sem a necessidade de desconectar o microcatéter do conjunto de administração. A angiografia intermitente é recomendada, uma vez que a estase possa ocorrer em porcentagem significativa de pacientes[28] e resultar em deposição extra-hepática e ulceração gastrointestinal.[17] A dose específica a ser administrada

Capítulo 25 ■ Radioembolização: Tumores Hepáticos Primários

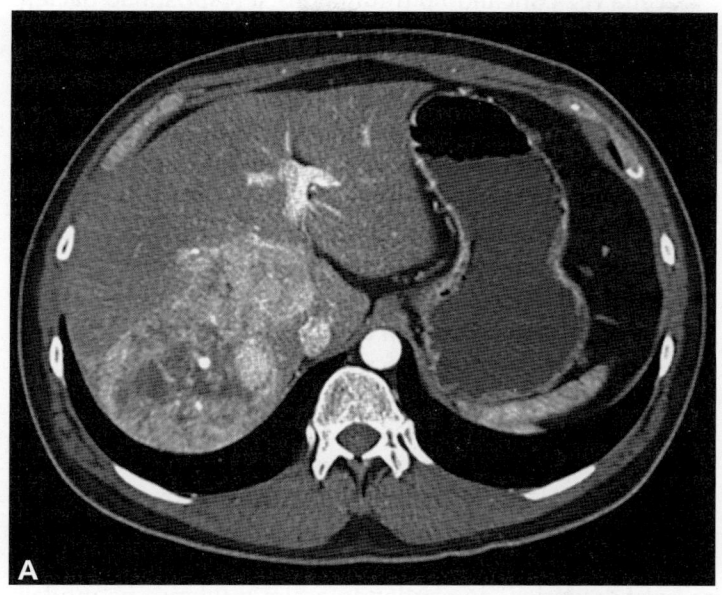
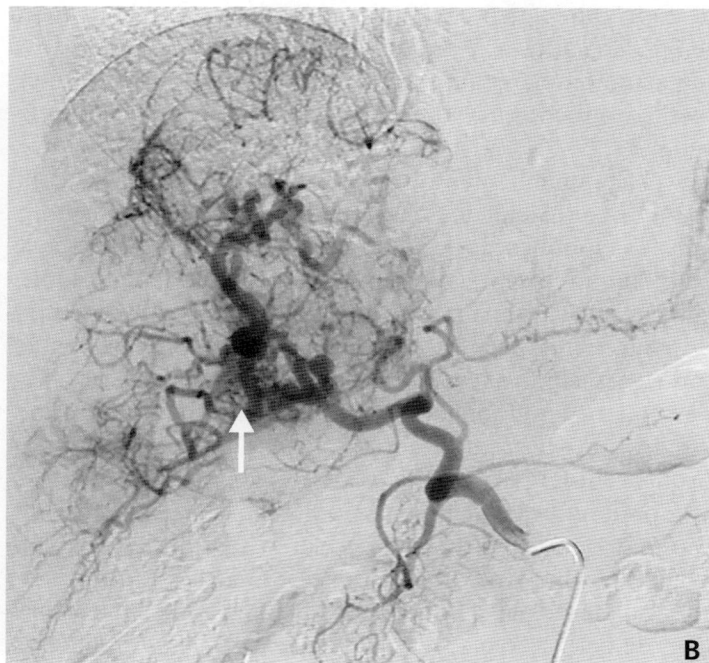
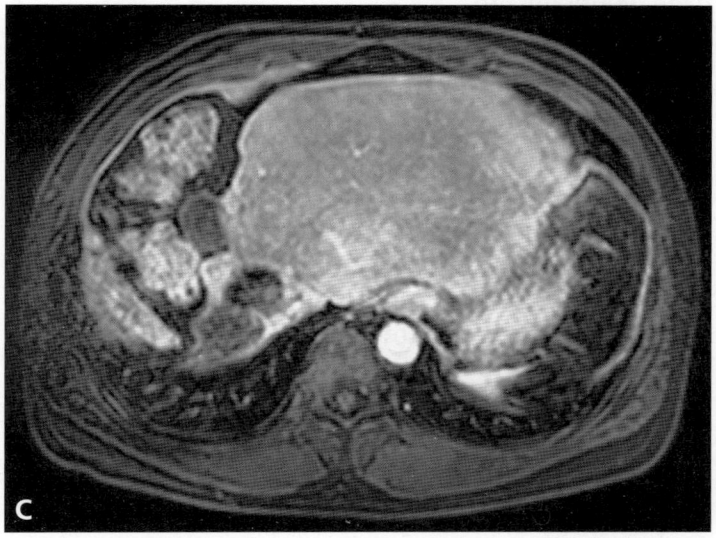

Fig. 25-4. (**A**) CBCT (fase arterial) mostrando grande massa hipervascular e com dois lobos nos segmentos I, IV, VII e VIII, que provou ser um HCC na biópsia. (**B**) A arteriografia confirmou a invasão da veia porta direita (seta) pelo trombo tumoral. O paciente foi submetido ao tratamento de TARE do lobo direito, incluindo os segmentos I e IV, com dose de 130 Gy. (**C**) A RM de controle obtida 21 meses mais tarde mostrou resposta completa por mRECIST, resposta parcial por RECIST, com atrofia quase completa do lobo direito e hipertrofia maciça dos segmentos II e III não tratados. O paciente foi submetido à quimioembolização, ablação por micro-ondas e injeções percutâneas de etanol para tratar as metástases localizadas nos segmentos II e III e continua vivo 6,5 anos após a TARE.

é retirada do frasco de suprimento a 40-80 milhões de esferas em 5 mL de água esterilizada, com atividade total de ≥ 3 GBq e submetida a ensaio em um calibrador de dose antes da administração.

A pessoa que realmente desempenha a administração das microsferas varia conforme a instituição. Os usuários autorizados de dispositivos de braquiterapia podem ser profissionais de medicina nuclear, oncologistas ou radiologistas intervencionistas. A seleção de pacientes, prescrição de atividade e administração de microsferas são tipicamente esforços de colaboração entre médicos de diferentes especialidades.

CUIDADOS PÓS-PROCEDIMENTO

A TARE é procedimento bem tolerado, que é tipicamente realizado em cenário de paciente ambulatorial, sem a necessidade de hospitalização. As práticas diferem, mas muitos médicos prescrevem esteroides (variando de 5 a 30 dias) e, pelo menos, um mês de inibidor da bomba de prótons oral após o procedimento. Enquanto a dose inicial intravenosa de esteroides administrada antes do procedimento é útil como anti-hemético, a prescrição oral de esteroides tem propriedades anti-inflamatórias para combater a astenia e a anorexia. Os pacientes também podem receber prescrição de anti-heméticos e analgésicos narcóticos pós-procedimento, a serem ingeridos conforme a necessidade. Com meia-vida de 64 horas, 84% da radioatividade se deterioram dentro de uma semana e 97% dentro de duas semanas. Os efeitos da radiação podem permanecer por tempo substancialmente mais longo.

Os testes de sangue de laboratório podem ser obtidos a critério do médico do paciente para fins de acompanhamento, por exemplo, às 2, 4, 8 e 12 semanas, embora algumas toxicidades não sejam reversíveis ou tratadas. Os testes de função hepática e AFP pioram tipicamente de maneira temporária após a TARE. Após esse aumento temporário, a AFP é um biomarcador útil para refletir a resposta ao tratamento e a recorrência da doença em pacientes com AFP elevada.[29]

O acompanhamento clínico inclui a triagem para complicações e toxicidades relacionadas com a TARE. A síndrome pós-embolização é a constelação de reações adversas mais comum e esperada, com algum grau de fadiga, anorexia, náusea, sintomas vagos semelhantes aos de um resfriado e/ou febre baixa observados na maioria dos pacientes, todos eles sendo autolimitados. As complicações e toxicidades podem ser graduadas de acordo com the National Cancer Institute Common Terminology Criteria for Adverse Events (NCI-CTCAE, em Inglês). A tosse ou dispneia progressiva pode indicar pneumonite por radiação. Testes de função pulmonar e TC do tórax poderão ser conduzidos para avaliação complementar. O índice de suspeita deverá ser especialmente elevado em pacientes que apresentaram frações de derivação elevadas e receberam quimioterapia posteriormente. Dor abdominal, náusea ou vômito podem ser sinais de colecistite ou pancreatite induzida pela radiação. Em quase todos os casos, esses quadros são tratados com cuidados de suporte e medicamentos direcionados ao controle dos sintomas. Se for observada dor abdominal ou hematêmese prolongadas, deve-se suspeitar de ulceração gastrointestinal. A avaliação complementar com endoscopia superior e biopsia é recomendada. Microsferas, na biópsia, diagnosticam a ulceração induzida por TARE. Em certos casos, mesmo com a oferta de cuidados clínicos máximos, a intervenção cirúrgica pode ser necessária para o tratamento definitivo, uma vez que a ulceração seja tipicamente transmural, originando-se de depósitos serosos de microsferas.

A doença hepática induzida por TARE (REILD) é um dilema terapêutico e um desafio diagnóstico. Ela é diferente da doença hepática induzida por radiação (RILD) da radioterapia com feixe externo, pois quase sempre envolve icterícia e hiperbilirrubinemia. Quase todos os pacientes tratados terão piora temporária nos testes de função hepática. A deterioração prolongada dos testes de função hepática ou casos de ascite novos ou piorando podem ser sinais de REILD. Pacientes com cirrose, função hepática básica ruim, aqueles com TARE anterior, radiação por feixe externo ou quimioterapia anterior foram considerados em risco para o desenvolvimento dessa complicação.[30]

A avaliação clínica é especialmente importante em pacientes selecionados para a TARE em duas etapas (lobos separados). Se o paciente manifestar piora significativa em seu estado clínico e/ou na função hepática após o primeiro estádio do tratamento, a segunda sessão deverá ser suspensa ou cancelada. Se o paciente tolerou satisfatoriamente a primeira sessão, o segundo estádio poderá ser conduzido sem a investigação intermediária por imagens. A repetição dessa investigação pode ser reveladora nos pacientes que não toleraram bem o primeiro estádio, confirmando evidência de função hepática piorada, aumento da hipertensão porta ou progressão da doença extra-hepática ou do lobo contralateral.

Uma vez concluído o tratamento, a resposta do paciente deverá ser avaliada com TC ou RM com contraste em 4 - 12 semanas após a TARE. A investigação precoce por imagens, antes dos 3 meses, poderá ser confusa se ainda houver inflamação residual e heterogeneidade, quando a resposta ao tratamento pode ser indistinguível da progressão do tumor. A evolução da aparência radiográfica pode levar meses para se completar. Em caso de resposta parcial ao tratamento, a terapia locorregional adicional poderá ser considerada. A doença residual ou recorrente poderá ser tratada com ablação ou TACE e, em alguns casos, a TARE repetida, mas isso poderá aumentar o risco de REILD. Em caso de resposta completa, a investigação por imagens repetida deverá ser conduzida em intervalos de 2-4 meses, terminando com intervalos prolongados para os respondedores duradouros. A progressão da doença a qualquer momento pode incluir o desenvolvimento de novos tumores, aumentar a doença residual em tumores tratados, invasão vascular ou metástase extra-hepática, demandando assim mudança na modalidade de tratamento.

A resposta ao tratamento tem sido associada ao aumento geral da sobrevida.[31] A resposta radiográfica é tradicionalmente classificada pelas respostas aos Evaluation Criteria in Solid Tumors (RECIST) unidimencionais ou pelos critérios bidimensionais da Organização Mundial de Saúde (OMS), mas nenhum deles responde pela necrose e viabilidade. O RECIST modificado (mRECIST) ou a modificação da European Association for Study of the Liver (EASL) das diretrizes da OMS avaliam o tecido tumoral em realce e são usados com frequência para responderem pela necrose do tumor (Fig. 25-5). Esses métodos, embora ainda não adotados universalmente, são melhores fatores prognósticos de progressão e de sobrevida que os critérios que classificam a resposta de acordo somente com o tamanho da lesão.[32]

RESULTADOS CLÍNICOS

Apesar da aprovação reguladora, do reembolso do seguro, do aumento na utilização e do endosso da National Comprehensive Cancer Network e da European Society of Medical Oncology, existe atualmente a falta de evidência de Nível I de suporte ao uso da TARE para o tratamento de neoplasia hepática primária. Por essa razão, a American Association for the Study of Liver Diseases (AASLD), a European Association for the Study of the Liver (EASL) e a BCLC não endossaram nem incorporaram a TARE em seus algoritmos de tratamento. A literatura existente de suporte ao uso da TARE é composta de estudos de coorte de braço único ou estudos de coorte comparativa não randomizados. Atualmente, não há dados controlados e randomizados que apoiem o uso da TARE em lugar da TACE ou de sorafenibe.

A maior experiência com microsferas de resina para o tratamento de HCC vem da Europa e da Ásia. Sangro *et al.* relataram sua experiência com o tratamento de 325 pacien-

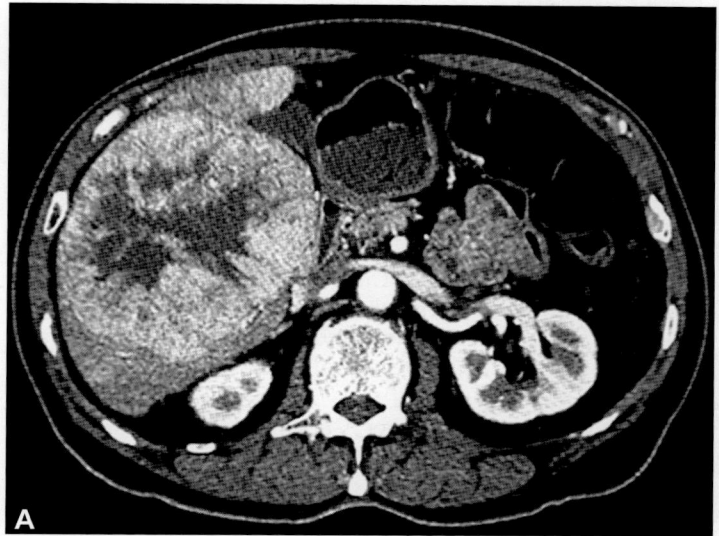 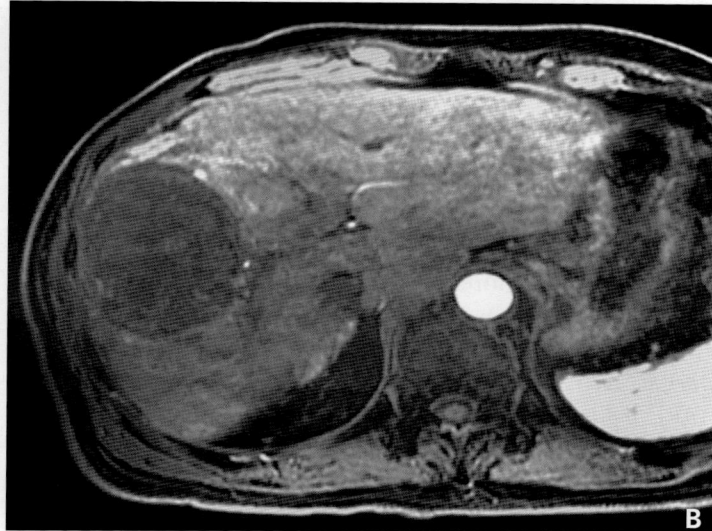

Fig. 25-5. (A) A tomografia computadorizada com contraste demonstrou grande massa hepática hipervascular e padrão *washout* e de lagos venosos, compatível com HCC. Em razão das comorbidades, o paciente não era condidato à ressecção cirúrgica, e o tamanho da lesão excedia os critérios para transplante. (B) Investigação por ressonância magnética com contraste um ano após a TARE demonstrou redução no tamanho da massa e ausência de realce vascular, compatível com necrose completa. Essa seria considerada uma resposta parcial pelos critérios do RECIST, mas resposta completa de acordo com o mRECIST. O paciente estava vivo e em boas condições após 49 meses.

tes em 8 centros pela Europa.[6] A sobrevida geral chegou a 12,8 meses, com estádio BCLC, grau CPT, o estado clínico, AFP, presença de doença extra-hepática e número de nódulos todos prognósticos de sobrevida.

A maior experiência com microsferas de vidro para o tratamento de HCC vem dos EUA. Salem *et al.* relataram sua experiência de centro único do tratamento de 291 pacientes com HCC.[5] Após o tratamento, resposta objetiva ao tratamento foi observada em 47% dos pacientes pelos critérios do RECIST. Nos pacientes com BCLC-A, a sobrevida geral foi de 26,9 meses, comparada a 17,2 e 7,3 meses em pacientes com BCLC-B e BCLC-C, respectivamente. Similarmente à experiência de Sangro *et al.*, bilirrubina, doença multifocal, o estádio clínico, AFP e o estádio de BCLC foram prognosticadores de sobrevida significativos. A TARE também demonstrou eficácia no tratamento de pacientes com HCC intermediário e avançado. Em estudo de 52 pacientes com HCC grau intermediário para avançado, a sobrevida geral média em pacientes com trombose de veia porta foi de 13 meses, diferença não significativa dos pacientes na coorte sem trombose de veia porta e dados de sobrevida mais duradouros que históricos.[26]

Vários estudos retrospectivos não randomizados compararam a TARE à TACE. A maioria desses estudos clínicos concluiu que os resultados após a TARE não foram estatisticamente diferentes dos resultados após TACE.[33] Um estudo demonstrou a superioridade da TARE sobre TACE como *downstaging* para transplante em lesões além dos critérios de Milão, 58% a 31%, respectivamente, quando usaram os critérios do RECIST.[34] Como em outros estudos, este não era randomizado. Essa descoberta não foi substanciada por outros estudos.[35] Entretanto, vários estudos clínicos controlados e randomizados estão em andamento atualmente comparando TARE a sorafenibe ou TACE ou combinações dessas terapias.

OUTRAS MALIGNIDADES HEPÁTICAS PRIMÁRIAS

Observa-se experiência crescente com a TARE para o tratamento de outras neoplasias hepáticas primárias, mais frequentemente o colangiocarcinoma intra-hepático. Tumores menos comuns, incluindo linfomas, cistoadenocarcinomas e sarcomas hepáticos primários, e hemangioendotelioma epitelioide hepático também foram tratados com TARE em relatórios de caso e séries pequenas. Em uma série de 46 pacientes com colangiocarcinoma tratados com TARE em 92 sessões de tratamento, o índice de resposta completa foi de 73%, de acordo com os critérios EASL.[36] A doença estável foi observada nos pacientes remanescentes. Os fatores associados à pior sobrevida incluíram: doença multifocal, colangiocarcinoma infiltrativo e doença bilobar. Pacientes com lesão solitária, doença não infiltrativa e doença unilobar demonstraram sobrevida geral de 14,6, 15,6 e 11,7 meses, respectivamente. Cinco pacientes, inicialmente considerados com doença inoperável, tiveram o estadiamento diminuído para a ressecção cirúrgica. Estes resultados se comparam favoravelmente a padrões históricos. Resultados semelhantes foram encontrados em várias séries menores de 25 e 33 pacientes.[37,38]

Nenhum estudo demonstrou aumento na sobrevida em pacientes com colangiocarcinoma tratado com TARE, em comparação a qualquer outra terapia intra-arterial. Em uma série multi-institucional de 198 pacientes com colangiocarcinoma intra-hepático tratado com terapia intra-arterial (65% com TACE convencional, 23% com TARE, 6% com microsferas TACE com eluição de droga e 6% com embolização arterial branda) não se observou diferença significativa na sobrevida geral entre as terapias. De acordo com o estudo mRECIST, a resposta ao tratamento foi considerada associada à sobrevida melhorada.[39] Em revisão sistemática e análise agrupada de 12 estudos, a sobrevida média foi de 15,5 meses, melhorada em comparação a índices de sobrevida históricos.[40]

A literatura é ainda mais escassa sobre o tratamento com TARE de tumores hepáticos primários menos comuns. Sarcomas hepáticos primários, linfomas e cistoadenocarcinomas são tratados inicialmente com quimioterapia ou ressecção cirúrgica. Quando essas opções não são viáveis, a TARE pode ser considerada como terapia de salvamento. Entretanto, dada a raridade relativa destas indicações, é pouco provável que quaisquer dados sistemáticos sejam gerados no futuro.

ORIENTAÇÕES FUTURAS

A pesquisa atual e futura sobre TARE para neoplasias hepáticas primárias estão focadas no apoio ao uso dessa técnica no algoritmo de tratamento de pacientes com HCC. Estudos clínicos em andamento comparando TARE à TACE, e comparando TARE ao sorafenibe isolado são projetados para fornecer evidência de Nível I para suporte ao uso da TARE.[41,42] O tratamento de combinação com capecitabina, um radiossensibilizador, também está sob investigação.[43] Análises de custo comparando TARE à terapia sistêmica ou à TACE também são necessárias, uma vez que todas sejam dispendiosas.

Existe também pesquisa em andamento sobre otimização técnica, incluindo dosagem mais bem individualizada, melhorando a dinâmica vascular e de fluido da distribuição das microsferas e reduzindo ainda mais a toxicidade e as complicações. A dosagem individualizada usando segmentação anatômica e simulação e modelagem quantitativas está sendo explorada, e interações precoces já estão em uso em alguns centros.[44,45] Microcatéteres desenhados para modular turbulência e fluxo estão sendo estudados para melhorar a distribuição de microsferas. Técnicas para minimizar complicações relacionadas com a deposição extratumoral também estão sendo usadas, incluindo o uso de microcatéteres antirrefluxo ou de oclusão por balão.

Assim, a TARE quando conduzida em pacientes adequadamente selecionados e executada com consciência sobre considerações de dosagem e complicações em potencial, demonstrou ser segura e efetiva para o tratamento do HCC e do colangiocarcinoma intra-hepático. A pesquisa em progresso é significativa, visando a otimizar a resposta ao tratamento, minimizar complicações e gerar evidência de Nível I para dar suporte ao papel emergente deste procedimento terapêutico.

REFERÊNCIAS BIBLIOGRÁFICAS

1. http://www.who.int/mediacentre/factsheets/fs297/en/
2. El-Serag HB, Kanwal F. Epidemiology of hepatocellular carcinoma in the United States: where are we? Where do we go? *Hepatology* 2014;60:1767-75.
3. Nguyen MH, Keeffe EB. Screening for hepatocellular carcinoma. *J Clin Gastroenterol* 2002;35:S86-91.
4. Flynn WJ. The treatment of pulmonary metastases with microspheres of yttrium 90. *Minerva Med* 1967;58:4498-500.
5. Salem R, Lewandowski RJ, Mulcahy MF et al. Radioembolization for hepatocellular carcinoma using Yttrium-90 microspheres: a comprehensive report of long-term outcomes. *Gastroenterology* 2010;138:52-64.
6. Sangro B, Carpanese L, Cianni R et al. Survival after yttrium-90 resin microsphere radioembolization of hepatocellular carcinoma across Barcelona clinic liver cancer stages: a European evaluation. *Hepatology* 2011;54:868-78.
7. Reig M, Darnell A, Forner A et al. Systemic therapy for hepatocellular carcinoma: the issue of treatment stage migration and registration of progression using the BCLC-refined RECIST. *Semin Liver Dis* 2014;34:444-55.
8. Faria SC, Szklaruk J, Kaseb AO et al. TNM/Okuda/Barcelona/UNOS/CLIP International Multidisciplinary Classification of Hepatocellular Carcinoma: concepts, perspectives, and radiologic implications. *Abdomin Imaging* 2014;39:1070-87.
9. Vouche M, Habib A, Ward TJ et al. Unresectable solitary hepatocellular carcinoma not amenable to radiofrequency ablation: multicenter radiology-pathology correlation and survival of radiation segmentectomy. *Hepatology* 2014;60:192-201.
10. Salem R, Lewandowski RJ, Kulik L et al. Radioembolization results in longer time-to-progression and reduced toxicity compared with chemoembolization in patients with hepatocellular carcinoma. *Gastroenterology* 2011;140:497-507e2.
11. Vouche M, Lewandowski RJ, Atassi R et al. Radiation lobectomy: time-dependent analysis of future liver remnant volume in unresectable liver cancer as a bridge to resection. *J Hepatol* 2013;59:1029-36.
12. Lam MG, Abdelmaksoud MH, Chang DT et al. Safety of 90Y radioembolization in patients who have undergone previous external beam radiation therapy. *Int J Radiat Oncol Biol Phys* 2013;87:323-9.
13. Gates VL, Marshall KG, Salzig K et al. Outpatient single-session yttrium-90 glass microsphere radioembolization. *J Vasc Intervent Radiol* 2014;25:266-70.
14. Gaba RC, Zivin SP, Dikopf MS et al. Characteristics of primary and secondary hepatic malignancies associated with hepatopulmonary shunting. *Radiology* 2014;271:602-12.
15. Abdelmaksoud MH, Hwang GL, Louie JD et al. Development of new hepaticoenteric collateral pathways after hepatic arterial skeletonization in preparation for yttrium-90 radioembolization. *J Vasc Intervent Radiol* 2010;21:1385-95.
16. Lam MG, Banerjee S, Louie JD et al. Root cause analysis of gastroduodenal ulceration after yttrium-90 radioembolization. *Cardiovasc Intervent Radiol* 2013;36:1536-47.
17. Hamoui N, Minocha J, Memon K et al. Prophylactic embolization of the gastroduodenal and right gastric arteries is not routinely necessary before radioembolization with glass microspheres. *J Vasc Intervent Radiol* 2013;24:1743-5.

18. Hamami ME, Poeppel TD, Muller S et al. SPECT/CT with 99mTc-MAA in radioembolization with 90Y microspheres in patients with hepatocellular cancer. *J Nucl Med* 2009;50:688-92.
19. Louie JD, Kothary N, Kuo WT et al. Incorporating cone-beam CT into the treatment planning for yttrium-90 radioembolization. *J Vasc Intervent Radiol* 2009; 20:606-13.
20. Elschot M, Nijsen JF, Lam MG et al. (^{99m})Tc-MAA overestimates the absorbed dose to the lungs in radioembolization: a quantitative evaluation in patients treated with ^{166}Ho-microspheres. *Eur J Nucl Med Mol Imaging* 2014;41:1965-75.
21. Yu N, Srinivas SM, Difilippo FP et al. Lung dose calculation with SPECT/CT for ^{90}Yittrium radioembolization of liver cancer. *Int J Radiat Oncol Biol Phys* 2013;85:834-9.
22. Gaba RC, Vanmiddlesworth KA. Chemoembolic hepatopulmonary shunt reduction to allow safe yttrium-90 radioembolization lobectomy of hepatocellular carcinoma. *Cardiovasc Intervent Radiol* 2012;35:1505-11.
23. Izaki K, Sugimoto K, Sugimura K, Hirota S. Transcatheter arterial embolization for advanced tumor thrombus with marked arterioportal or arteriovenous shunt complicating hepatocellular carcinoma. *Radiat Med* 2004;22:155-62.
24. Theysohn JM, Schlaak JF, Muller S et al. Selective internal radiation therapy of hepatocellular carcinoma: potential hepatopulmonary shunt reduction after sorafenib administration. *J Vasc Intervent Radiol* 2012;23:949-52.
25. Bester L, Salem R. Reduction of arteriohepatovenous shunting by temporary balloon occlusion in patients undergoing radioembolization. *J Vasc Intervent Radiol* 2007;18:1310-4.
26. Mazzaferro V, Sposito C, Bhoori S et al. Yttrium-90 radioembolization for intermediate-advanced hepatocellular carcinoma: a phase 2 study. *Hepatology* 2013;57:1826-37.
27. Salem R, Thurston KG. Radioembolization with 90Yttrium microspheres: a state-of-the-art brachytherapy treatment for primary and secondary liver malignancies. Part 1: Technical and methodologic considerations. *J Vasc Intervent Radiol* 2006;17:1251-78.
28. Murthy R, Xiong H, Nunez R et al. Yttrium 90 resin microspheres for the treatment of unresectable colorectal hepatic metastases after failure of multiple chemotherapy regimens: preliminary results. *J Vasc Intervent Radiol* 2005;16:937-45.
29. Riaz A, Ryu RK, Kulik LM et al. Alpha-fetoprotein response after locoregional therapy for hepatocellular carcinoma: oncologic marker of radiologic response, progression, and survival. *J Clin Oncol* 2009;27:5734-42.
30. Sangro B, Gil-Alzugaray B, Rodriguez J et al. Liver disease induced by radioembolization of liver tumors: description and possible risk factors. *Cancer* 2008;112:1538-46.
31. Memon K, Kulik L, Lewandowski RJ et al. Radiographic response to locoregional therapy in hepatocellular carcinoma predicts patient survival times. *Gastroenterology* 2011;141:526-35, 35 e1-2.
32. Edeline J, Boucher E, Rolland Y et al. Comparison of tumor response by Response Evaluation Criteria in Solid Tumors (RECIST) and modified RECIST in patients treated with sorafenib for hepatocellular carcinoma. *Cancer* 2012;118:147-56.
33. Sanoff HK, Chang Y, Stavas JM et al. Effectiveness of initial transarterial chemoembolization for hepatocellular carcinoma among medicare beneficiaries. *JNCCN* 2015;13:1102-10.
34. Lewandowski RJ, Kulik LM, Riaz A et al. A comparative analysis of transarterial downstaging for hepatocellular carcinoma: chemoembolization versus radioembolization. *Am J Transpl* 2009;9:1920-8.
35. Parikh ND, Waljee AK, Singal AG. Downstaging hepatocellular carcinoma: a systematic review and pooled analysis. *Liver Transpl* 2015;21:1142-52.
36. Mouli S, Memon K, Baker T et al. Yttrium-90 radioembolization for intrahepatic cholangiocarcinoma: safety, response, and survival analysis. *J Vasc Intervent Radiol* 2013;24:1227-34.
37. Saxena A, Bester L, Chua TC et al. Yttrium-90 radiotherapy for unresectable intrahepatic cholangiocarcinoma: a preliminary assessment of this novel treatment option. *Ann Surg Oncol* 2010;17:484-91.
38. Hoffmann RT, Paprottka PM, Schon A et al. Transarterial hepatic yttrium-90 radioembolization in patients with unresectable intrahepatic cholangiocarcinoma: factors associated with prolonged survival. *Cardiovasc Intervent Radiol* 2012;35:105-16.
39. Hyder O, Marsh JW, Salem R et al. Intra-arterial therapy for advanced intrahepatic cholangiocarcinoma: a multi-institutional analysis. *Ann Surg Oncol* 2013;20:3779-86.
40. Al-Adra DP, Gill RS, Axford SJ et al. Treatment of unresectable intrahepatic cholangiocarcinoma with yttrium-90 radioembolization: a systematic review and pooled analysis. *Eur J Surg Oncol* 2015;41:120-7.
41. Vilgrain V, Abdel-Rehim M, Sibert A et al. Radioembolization with yttrium-90 microspheres versus sorafenib for treatment of advanced hepatocellular carcinoma (SARAH): study protocol for a randomized controlled trial.*Trials* 2014;15:474.
42. Ricke J, Bulla K, Kolligs F et al. Safety and toxicity of radioembolization plus sorafenib in advanced hepatocellular carcinoma: analysis of the European multicentre trial SORAMIC. *Liver Int* 2015;35:620-6.
43. Hickey R, Mulcahy MF, Lewandowski RJ et al. Chemoradiation of hepatic malignancies: prospective, phase 1 study of full-dose capecitabine with escalating doses of yttrium-90 radioembolization. *Int J Radiat Oncol Biol Phys* 2014;88:1025-31.
44. Garin E, Rolland Y, Edeline J et al. Personalized dosimetry with intensification using 90Y-loaded glass microsphere radioembolization induces prolonged overall survival in hepatocellular carcinoma patients with portal vein thrombosis. *J Nucl Med* 2015;56:339-46.
45. Garin E, Lenoir L, Edeline J et al. Boosted selective internal radiation therapy with 90Y-loaded glass microspheres (B-SIRT) for hepatocellular carcinoma patients: a new personalized promising concept. *Eur J Nucl Med Molec Imaging* 2013;40:1057-68.

Capítulo 26

Radioembolização: Tumores Hepáticos Metastáticos

◆ *María Páramo*
◆ *José Ignacio Bilbao*

CONTEÚDO

- ✓ INTRODUÇÃO 353
- ✓ TUMOR COLORRETAL METASTÁTICO 353
- ✓ TUMORES NEUROENDÓCRINOS METASTÁTICOS 358
- ✓ OUTRAS METÁSTASES HEPÁTICAS 358
- ✓ REFERÊNCIAS BIBLIOGRÁFICAS 359

INTRODUÇÃO

A forma mais comum de malignidade hepática é a doença metastática, e o cólon é a localização mais comum do tumor primário. Ao diagnóstico, a maioria desses pacientes oncológicos não é candidata à cura cirúrgica, e muitos não responderam a regimes quimioterápicos sistêmicos.

Tumores hepáticos primários ou secundários se beneficiam do fato de serem preferencialmente, e quase exclusivamente, supridos pela artéria hepática, enquanto que o parênquima hepático saudável é vascularizado pelo sistema arterial hepático (30%) e pelo sistema porta (70%).

A prática de oncologia intervencionista está se desenvolvendo rapidamente como resultado dos avanços em técnicas de imagem e dispositivos médicos. Terapias intra-arteriais hepáticas, como quimioterapia, quimioembolização (TACE) e radioembolização (TARE), são métodos seguros usados nesses pacientes com hepatopatia dominante.

A TARE é uma forma cada vez mais usada de braquiterapia e consiste na injeção intra-arterial de microsferas contendo Ítrio-90 (^{90}Y), que é um isótopo emissor beta puro. Esta técnica pode ser considerada uma forma de radioterapia interna seletiva (SIRT). As microsferas de ^{90}Y ficam presas no tumor, liberando radiação com meia-vida de 2,6 dias e penetração média de 2,5 mm, com penetração tecidual máxima de 11 mm. Aproximadamente 94% da dose é liberada nos primeiros 11 dias após a administração da radiação.[1]

Atualmente, há dois tipos comercialmente disponíveis de microsferas de ^{90}Y: microsferas de resina (SIR-Spheres®; SIRTex Medical Limited, Sidney, Austrália), aprovadas pela FDA, em 2002, para o tratamento de metástases hepáticas provenientes de tumores colorretais, e as microsferas de vidro (TheraSphere®; MDS Nordion, Ottawa, Canadá), que foram aprovadas desde 1999 para o tratamento de carcinoma hepatocelular. Ambas estão disponíveis na América do Norte, mas apenas as microsferas de resina estão disponíveis no mundo todo.[2] Microsferas de vidro possuem um diâmetro de 20-30 μm, e as microsferas de resina tem o diâmetro de 20-60 μm.

A obtenção de imagens cintilográficas, após a infusão intra-arterial de macroagregados de albumina marcados com tecnécio-99m (^{99m}Tc-MAA), é regularmente realizada antes da TARE para determinar a presença e extensão de qualquer derivação arteriovenosa, e para identificar órgãos não alvo, como o trato gastrointestinal ou pulmões. Dada as similaridades nos tamanhos das microsferas de ^{90}Y (20-60 μm) e ^{99m}Tc-MAA (20-60 μm), o padrão de deposição de ^{99m}Tc-MAA serve como substituto para demonstrar os locais em que as microsferas de ^{90}Y serão depositadas durante o futuro tratamento. Em um segundo passo, as microsferas de ^{90}Y são injetadas após a dose ter sido calculada de acordo com a distribuição de ^{99m}Tc-MAA. Deve-se lembrar que cerca de 10% das partículas de Tc-MAA são inferiores a 10 μm de diâmetro.

A administração intratumoral bem-sucedida de microsferas de ^{90}Y envolve a seleção cuidadosa de pacientes, avaliação das artérias hepáticas e derivação hepatopulmonar, cálculo da dose e liberação intra-arterial das microsferas.

Uma equipe interdisciplinar é fundamental para o sucesso do programa de TARE. Essa equipe deve ser bem representada com membros da radiologia intervencionista, oncologias clínica, radioterápica e cirúrgica, cirurgia de transplante, medicina nuclear, oncologia radioterápica, hepatologia e segurança radiológica.

TUMOR COLORRETAL METASTÁTICO

Problema Clínico de Metástases Hepáticas no Carcinoma Colorretal

A TARE revelou-se eficaz em termos de prolongamento do tempo da progressão da doença, bem como do fornecimento de benefício de sobrevida. A viabilidade da TARE transarterial no tratamento dos cânceres pancreático e hepático foi descrita pela primeira vez, em 1965, e,[3] desde então, vários estudos foram publicados sobre sua eficácia em tumores hepáticos primários e metastáticos.[4-6]

A causa mais comum de morte decorrente de câncer colorretal (CRC) avançado é o desenvolvimento de metástases hepáticas na evolução da doença. O tratamento primário é a quimioterapia sistêmica e inclui a combinação de 5-fluorouracil (5-FU), leucovorina com oxaliplatina, ou irinotecano (FOLFOX ou FOLFIRI) com ou sem agentes biológicos, como o bevacizumabe. Em pacientes selecionados, o tratamento definitivo é a ressecção cirúrgica. Infelizmente, a ressecção cirúrgica de metástases hepáticas é viável, ao diagnóstico, em menos de 15% dos pacientes, em razão de fatores anatômicos (como localização e extensão das lesões metastáticas), reserva funcional hepática inadequada ou comorbidades.[7]

Pacientes com metástases predominantemente hepáticas e irressecáveis têm-se tornado cada vez mais um foco de interesse para o aumento da sobrevida de pacientes com CRC metastático (mCRC). Portanto, terapias direcionadas ao sistema hepático são cada vez mais utilizadas. Para o subgrupo de pacientes com mCRC, em que a ressecção cirúrgica pode ser realizada, a probabilidade de sobrevida geral (OS) em 5 anos é de 30-40%, com 20% dos pacientes alcançando cura a longo prazo.[8]

^{90}Y-TARE como Terapia de Primeira Linha para Metástases Hepáticas de Tumores Colorretais

O primeiro estudo prospectivo que levou ao registro de ^{90}Y na FDA foi um estudo randomizado de fase III, publicado por Gray et al..[9] Eles estudaram a TARE combinada com quimioterapia intra-arterial hepática (HIAC) com fluoridina (FURD), e compararam ao tratamento isolado de HIAC com FURD. Foram incluídos 70 pacientes com mCRC bilobar e inoperável, 60 dos quais não tinham sido previamente tratados com quimioterapia. Houve taxa de resposta objetiva (ORR) significativamente mais elevada em pacientes que receberam terapia com microsferas de ^{90}Y além da HIAC, quando comparado àqueles que receberam apenas HIAC (ORR baseada nos critérios da WHO em 3 meses foi de 44,4 versus 17,6%, p = 0,01). O tempo médio para a evolução do tumor foi maior no grupo que recebeu TARE (15,9 versus 9,7 meses). O ensaio não foi elaborado para detectar diferença estatisticamente significativa na sobrevida entre os dois grupos, porém a tendência para o aumento na sobrevida foi observada no grupo recebendo TARE e HIAC, com melhora na sobrevida naqueles vivendo por mais de 15 meses. Não houve diferença estatisticamente significativa na toxicidade de graus 3 e 4 entre os dois grupos, nem comprometimento da qualidade de vida no grupo tratado com TARE.

Em 2004, Hazel et al.[10] publicaram o segundo ensaio randomizado, comparando o tratamento de primeira linha com quimioterapia e TARE à quimioterapia isolada em pacientes com mCRC. Um total de 21 pacientes (5 deles com metástases extra-hepáticas) foi randomizado para receber quimioterapia sistêmica com 5-FU e leucovorina isoladamente ou em combinação com única infusão hepática intra-arterial de microsferas de resina de ^{90}Y. Os resultados corroboraram o fato de que a adição de uma única infusão de microsferas de ^{90}Y resulta em ORR significativamente mais elevada (90,1 versus 0%, p < 0,001), um tempo mais prolongado de progressão (18,6 versus 3,6 meses, p < 0,0005) e melhor média da sobrevida (29,4 versus 12,8 meses, p = 0,025). Toxicidade de grau 3 ou 4 também foi maior no grupo de terapia combinada, porém, diferença estatisticamente significativa na qualidade de vida não foi detectada.

Sharma et al.[11], em 2007, publicaram resultados de um ensaio de fases I-II, que avaliou o uso do regime quimioterápico FOLFOX combinado com a TARE em pacientes com mCRC irressecável. Uma dose reduzida de oxaliplatina foi administrada nos três primeiros ciclos, com doses únicas do ciclo 4 até o ciclo 12. A maioria dos pacientes com doença bilobar recebeu infusão lobar sequencial de microsferas de ^{90}Y. O parâmetro primário do estudo foi a toxicidade, e foi demonstrado que a toxicidade limitada pela dose é de neutropenia de graus 3-4 (12 pacientes). Episódio de hepatotoxicidade transitória de grau 3 foi registrado. Eles relataram resposta parcial (PR) de 90% em 12 semanas, média de sobrevida livre de progressão (PFS) de 9,3 meses e tempo de progressão de 12,3 meses. Em pacientes com ausência de doença extra-hepática, a PFS foi de 14,2 meses. Este estudo é significativo, pois demonstrou a segurança da combinação de TARE com a quimioterapia sistêmica de primeira linha padrão (FOLFOX).

Em uma revisão retrospectiva, Kosmider et al.[12] relataram resultados da terapia combinada com microsferas de ^{90}Y e quimioterapia sistêmica com FOLFOX, ou 5-FU e leucovorina, como terapia de primeira linha para metástases hepáticas provenientes de CRC. A ORR relatada foi de 84%, com PFS média de 10,4 meses e sobrevida média de 29,4 meses. A sobrevida média foi significativamente melhor em pacientes sem doença extra-hepática (37,8 versus 13,4 meses). Este estudo é limitado pelo pequeno número de pacientes (n = 19), natureza retrospectiva e variados regimes quimioterápicos utilizados.

Gibbs et al. recentemente publicaram um ensaio randomizado de fase III (SIRFLOX),[13] comparando a quimioterapia de primeira linha mFOLFOX (± bevacizumabe) à terapia com mFOLFOX6 + SIRT ± bevacizumabe em pacientes com mCRC. O parâmetro primário foi a PFS. Um total de 503 pacientes foi incluído no estudo. Não houve diferença significativa entre os grupos, com PFS geral média de 10,2 versus 10,7 meses, respectivamente (razão de risco (HR): 0,93; p = 0,428). No entanto, constataram diferença estatisticamente significativa na PFS média no fígado, 12,6 versus 20,5 meses, respectivamente (HR: 0,69, p = 0,002), pela análise de risco concorrencial. A taxa de resposta geral (PR + resposta completa (CR)) foi de 68,0% versus 76,4% (p = 0,013). A taxa de resposta hepática foi de 68,8 versus 78,7% (p = 0,042), incluindo taxa de CR de 1,9 versus 6,0% (p = 0,02). A adição da SIRT no estudo SIRFLOX não teve impacto sobre a duração da quimioterapia, e o perfil de segurança foi aceitável.

^{90}Y-TARE Combinado com Terapia de Segunda ou Terceira Linha

Van Hazel et al.[14] realizaram estudo de fase I de escalonamento de dose. Eles avaliaram o uso de um único agente, o irinotecano, e TARE em 25 pacientes com metástases apenas hepáticas ou metástases predominantemente hepáticas refratárias ao 5-FU, e que nunca tinham recebido previamente irinotecano. Irinotecano foi administrado em doses crescentes entre 50 e 100 mg/m² nos dias 1 e 8 de um ciclo de 21 dias, por dois ciclos, com administração da TARE durante o ciclo 1, e subsequente recebimento de dose única de irinotecano a 100 mg/m² nos dias 1 e 8 nos ciclos 3-9. A dose máxima tolerada não foi alcançada e, portanto, a dose recomendada de irinotecano para a terapia combinada com TARE foi de 100 mg/m² nos dias 1 e 8, três vezes por semana. Em um grupo de 25 pacientes, 11 (48%) pacientes apresentaram PR, e 9 (39%) doença estável (SD). A OS média foi de 12,2 meses. Toxicidade de graus 3-4 ocorreu em 12 (48%) pacientes. O ensaio demonstrou que a combinação de irinotecano como quimioterapia de segunda linha com TARE foi segura e aparentemente eficaz.

Em outro estudo, Lim et al.[15] relataram resultados de um grupo heterogêneo de pacientes (n = 30) que foram tratados com 5-FU como quimioterapia de primeira linha. Oito destes pacientes não responderam ao 5-FU, 14 pacientes não responderam ao 5-FU e subsequente oxaliplatina e irinotecano, e 8 pacientes não responderam ao tratamento com 5-FU e subsequente oxaliplatina ou irinotecano. Houve 10 PR (33%), com a duração média de resposta sendo de 8,3 meses (variando de 2 a 18 meses) e tempo médio de progressão de 5,3 meses. As taxas de resposta foram mais baixas (21%) e a PFS mais curta (3,9 meses) em pacientes que receberam todas as opções padrões de quimioterapia (n = 14).

Neste contexto, o estudo mais significativo é o estudo de fase III realizado por Hendlisz et al.[16] O estudo incluiu 46 pacientes com mCRC hepático refratários à quimioterapia, que foram randomizados para receber 5-FU infusional ou 5-FU infusional com TARE. O parâmetro primário do ensaio foi o tempo de progressão no fígado (TTPL). Foi demonstrado que a TARE estendeu de forma significativa o TTPL em 3,4 meses. Também foi demonstrada a extensão estatisticamente significativa no tempo de progressão geral, de 2,1 para 4,6 meses. A taxa de controle da doença (PR e SD) foi significativamente melhor no braço da TARE, quando comparado ao braço-controle (86% versus 35%, p = 0,001, respectivamente).

90Y-TARE como Tratamento de Resgate para Pacientes Refratários à Quimioterapia

Múltiplos estudos retrospectivos foram publicados com o uso de monoterapia com TARE como tratamento de resgate em metástases hepáticas provenientes do CRC.[5,17-19] Bester et al.[20], retrospectivamente, avaliaram a eficácia, particularmente em termos de benefícios de sobrevida, de pacientes com CRCm hepático refratários à quimioterapia e tratados com microsferas de resina de ^{90}Y (n = 224), comparados a pacientes submetidos ao tratamento-padrão/de suporte (n = 51). A OS média após a TARE foi de 11,9 meses, comparado a 6,3 meses para o grupo de tratamento-padrão (teste log-rank, p = 0,001). Na análise multivariada, houve redução estatisticamente significativa de 43% no risco de morte para os pacientes recebendo TARE.

Cosimelli et al.[6] publicaram ensaio clínico multicêntrico de fase II que avaliou prospectivamente o uso de TARE em pacientes com mCRC hepático que não responderam à prévia quimioterapia sistêmica com oxaliplatina e irinotecano. O tempo médio para progressão e PFS foi de 3,7 meses, e a OS média foi de 12,6 meses, com taxas de sobrevida em 1 e 2 anos de 50,4 e 19,6%, respectivamente. Houve diferença significativa na sobrevida entre os pacientes exibindo resposta à TARE e aqueles que não responderam (progressão da doença) (16 versus 8 meses, p < 0,001), com taxa de sobrevida em 2 anos de 40,3 e 0%, respectivamente.

Em resumo, pacientes com metástases hepáticas podem ser seguramente tratados com TARE. Este procedimento pode ser considerado isoladamente ou combinado com regime quimioterápico apropriado após falha da terapia de primeira ou segunda linha. As Figuras 26-1 a 26-3 ilustram dois pacientes tratados por TARE e suas respectivas etapas de mapeamento arterial vascular e estudo por medicina nuclear.

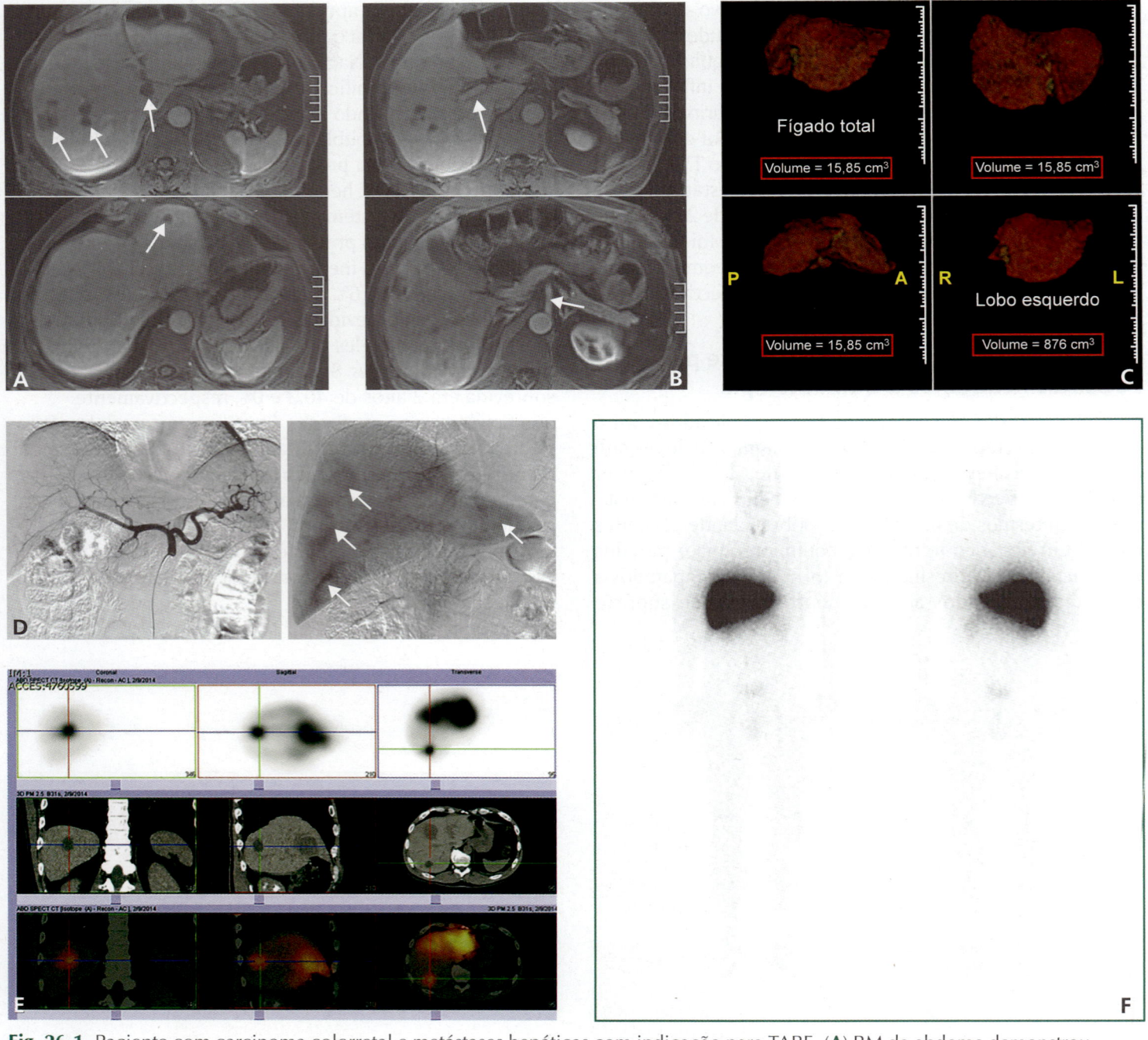

Fig. 26-1. Paciente com carcinoma colorretal e metástases hepáticas com indicação para TARE. (**A**) RM de abdome demonstrou lesões hepáticas metastáticas em ambos os lobos (setas) submetido à angiografia preparatória na TARE. (**B**) Confirmação da perviedade da veia porta (esquerda) e tronco celíaco (direita) pela RM (setas). (**C**) Volumetria hepática realizada previamente ao tratamento para cálculo da dose de ^{90}Y. (**D**) Estudo angiográfico para avaliação da anatomia arterial hepática (tronco celíaco à esquerda) e lesões tumorais metastáticas na fase parenquimatosa hepática (setas). (**E**) Cintilografia hepática após mapeamento e injeção de ^{99m}Tc-MAA demonstrando a captação pelas lesões hepáticas metastáticas. (**F**) Ausência de *shunt* pulmonar.

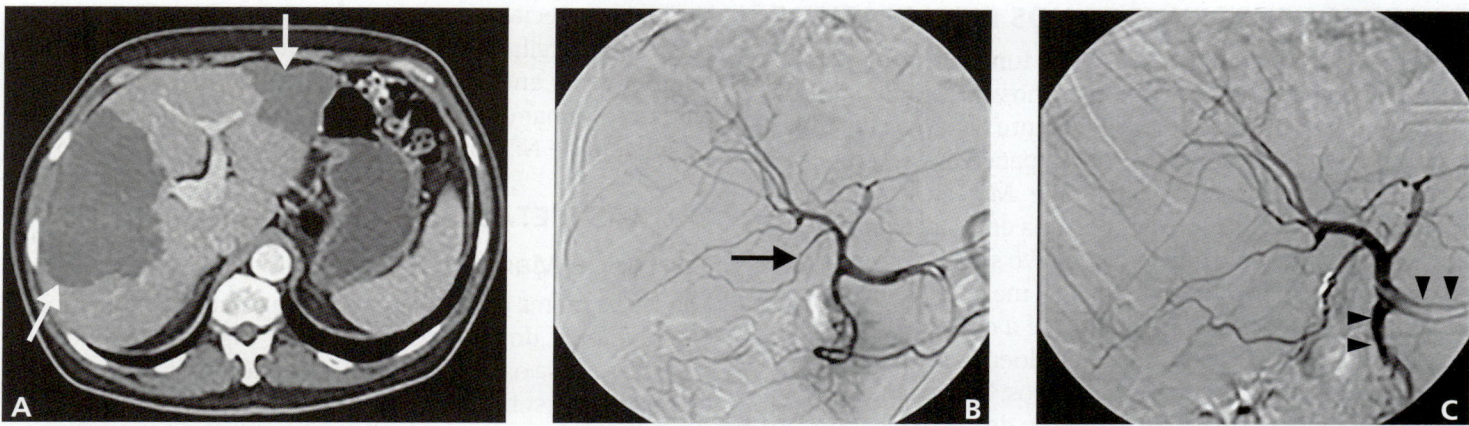

Fig. 26-2. Homem de 60 anos, com carcinoma colorretal e metástases hepáticas submetido à angiografia preparatória para TARE. (**A**) A tomografia computadorizada do abdome em fase venosa portal, realizada antes do procedimento, exibe grandes lesões metastáticas em ambos os lobos hepáticos (setas). (**B**) Arteriografia hepática comum demonstra importante ramo arterial para o segmento VI originando-se da artéria hepática direita (seta). (**C**) Arteriografia hepática própria durante embolização do ramo para o segmento VI que supre a borda inferior do lobo hepático direito. O objetivo de embolizar o ramo do segmento VI foi para dividir somente em duas doses de ^{90}Y durante futuro tratamento (redistribuição de fluxo). Assim, a aplicação será feita somente nos troncos principais das artérias hepáticas esquerda e direita. As artérias gastroduodenal e gástrica direita não foram embolizadas (pontas de seta).

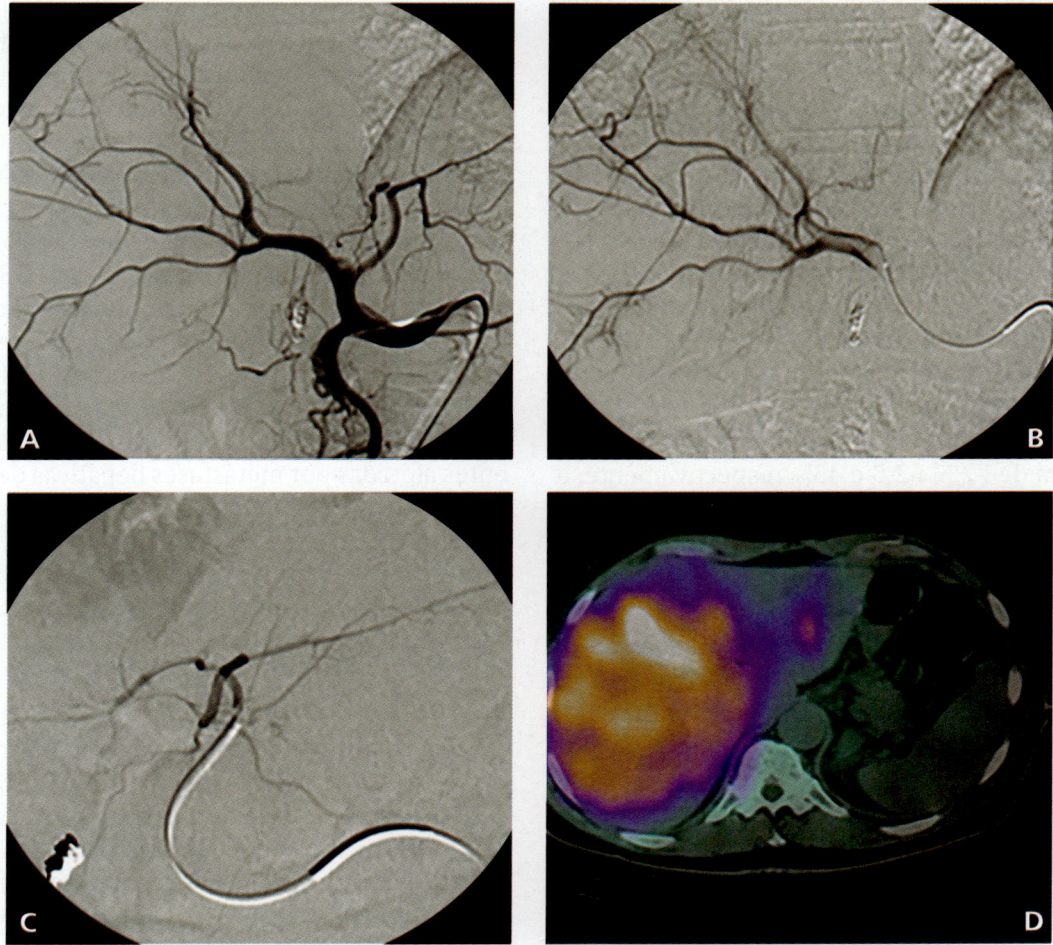

Fig. 26-3. Paciente da Figura 26-2 sendo submetido ao tratamento com TARE. (**A**) A arteriografia hepática comum mostra a redistribuição de fluxo do lobo hepático direito após a embolização com molas. (**B** e **C**) Arteriografia após cateterismo seletivo das artérias hepáticas direita e esquerda, respectivamente. O tratamento foi administrado em ambos os lobos hepáticos. (**D**) SPECT-CT mostra o direcionamento tumoral eficaz entre as lesões estruturais (TC) e a distribuição no ^{99m}T-SPECT/CT.

TUMORES NEUROENDÓCRINOS METASTÁTICOS

Tumores neuroendócrinos (NET) são tumores raros e geralmente indolentes que se originam nos intestinos anterior, médio e posterior. Podem ser rudemente divididos em tumores carcinoides e tumores de células pancreáticas, embora o mais comum seja o tumor carcinoide. Metástases hepáticas provenientes de NET representam uma entidade clínica significativa, que apresenta impacto negativo sobre o prognóstico, com média de sobrevida geral de 5-57 meses.[21] A única opção terapêutica potencialmente curativa é a cirurgia. Infelizmente, por causa da natureza difusa da doença, apenas 5 a 15% dos pacientes são candidatos cirúrgicos.[22] Existem estratégias eficazes limitadas para o tratamento de metástases hepáticas de NET (NETm) refratárias e inoperáveis.

Vários estudos relataram os resultados da TARE em pacientes com NETm hepática.[22-27] Foi demonstrado que a TARE é um tratamento eficaz e bem tolerado para a NETm hepática, com baixo risco de grau 3 ou toxicidade precoce ou tardia mais elevada, e perfil superior de qualidade de vida.[24]

Foi conduzido ensaio prospectivo de TARE usando terapia com 5-FU como sensibilizador da radioterapia, com taxa de resposta resultante de 65%: CR de 18%, PR de 32% e SD de 15%.[25]

Revisão retrospectiva multi-institucional, envolvendo 148 pacientes com NETm hepáticas tratados com 185 procedimentos de TARE, todos com microsferas de resina de ^{90}Y, foi conduzida por Kennedy et al..[24] A dose média de radiação foi de 1,14 GBq por procedimento, e nenhuma insuficiência hepática induzida pela radiação foi observada. Este estudo relata resultados favoráveis com CR em 2,7% dos pacientes, PR em 60,5%, SD em 22,7% e doença progressiva (PD) em 4,9%. A sobrevida média foi de 70 meses.

Em estudo realizado em um único centro, em 2012, envolvendo 40 pacientes com NETm tratados com TARE, Memon et al.[27] relataram que as taxas de sobrevida geral em 1, 2 e 3 anos foram de 72,5, 62,5 e 45%, respectivamente; a média da sobrevida geral foi de 34,4 meses.

Em estudo separado, envolvendo a realização de TARE em 48 pacientes com NETm irressecável, Saxena et al.[22] relataram CR ou PR em 54% dos pacientes, com OS média de 29,4 ± 3,4 meses. Estes autores também avaliaram as variáveis prognósticas que influenciaram a sobrevida em pacientes NETm irressecável e notaram que baixa carga tumoral hepática ($p = 0,022$), gênero feminino ($p = 0,022$), tumor bem diferenciado ($p = 0,001$) e ausência de metástase extra-hepática ($p < 0,001$) estavam associados à maior sobrevida. A grande maioria dos óbitos ocorreu por causa da progressão da doença metastática dentro e fora do fígado.

Paprottka et al.[28] publicaram estudo retrospectivo, incluindo 42 pacientes com NETm hepática submetidos à TARE com microsferas de resina de ^{90}Y. Os resultados demonstraram PR em 22,5% dos pacientes, SD em 75% e PD em 2,5%. Não houve toxicidades agudas ou tardias maiores que grau 2. Estes resultados sugerem que a TARE representa uma terapia alternativa viável para pacientes com NETm hepática, especialmente naqueles em que terapias tradicionais tenham falhado. Investigação adicional, seguimento a longo prazo e ensaios clínicos prospectivos são necessários para determinar o papel exato deste método de tratamento no manejo de NETm hepática.

OUTRAS METÁSTASES HEPÁTICAS

Câncer de Mama

Câncer de mama é o câncer mais comumente diagnosticado em mulheres do mundo todo, com maior frequência de metástase para os ossos, fígado, pulmões e cérebro. As taxas estimadas de sobrevida em 5 anos excedem 99%, porém o prognóstico piora para pacientes que desenvolvem doença metastática a distância, com taxas de sobrevida em 5 anos tão baixas quanto 16-25%,[29] dependendo da idade e comorbidades. Dentre as pacientes com metástases, aproximadamente 5-20% apresentam metástases hepáticas.[30]

Múltiplos estudos demonstraram que a TARE é um procedimento eficaz para metástases hepáticas de câncer de mama resistentes à quimioterapia e irressecáveis.[31-33] A TARE é geralmente oferecida como tratamento de salvamento em pacientes com doença terminal, histórico de várias terapias sistêmicas anteriores e alta incidência de metástases extra-hepáticas.

Com relação ao uso de microsferas de resina de ^{90}Y, Gordon et al.[34] estudaram 75 pacientes com metástases hepáticas de câncer de mama, refratárias à quimioterapia e progressivas, e doença extra-hepática estável. Os parâmetros primários foram a toxicidade e a progressão, com OS de 6,6 meses. A razão de risco (HR) para OS na análise multivariada foi de 0,39 para carga tumoral inferior a 25%, comparado a uma carga tumoral superior. O tempo médio para progressão hepática foi de 3,2 meses. PR foi observada em 35,3% dos pacientes, SD em 63,2% e PD em 1,5%.

Saxena et al.[35] relataram suas experiências com 40 pacientes afetadas por metástases hepáticas de câncer de mama irressecáveis e resistentes à quimioterapia. A sobrevida média após a TARE foi de 13,6 meses, com sobrevida em 24 meses de 39%. CR ao tratamento foi observada em dois pacientes (5%), PR em 10 pacientes (26%), SD em 15 pacientes (29%) e PD em 11 pacientes (29%).

Câncer de Pulmão

A baixa resposta à quimioterapia sistêmica e péssimas taxas de sobrevida do câncer de pulmão metastático enfatizam a necessidade do estudo de terapias alternativas. Murthy et al.[36] descreveram um grupo de seis pacientes com metástases hepáticas de câncer de pulmão, irressecáveis e tratadas com microsferas de resina de ^{90}Y após ausência de resposta à quimioterapia sistêmica, radiofrequência ou embolização arterial. A TARE foi administrada como terapia de segunda à sexta linha. Redução no tamanho das metástases hepáticas (um paciente) e SD (dois pacientes) foram relatadas. Um paciente obteve resposta mista, e dois pacientes apresentaram PD. O tempo para progressão da doença hepática variou de 3 a 9 meses. Um relato de casos publicados, em 2012, por Gaba *et al.*[37] demonstrou CR após TARE das metástases hepáticas em dois pacientes com câncer de pulmão de células escamosas refratário à quimioterapia. Durante o estudo, ambos os pacientes permaneceram vivos nos 11 meses e nos 2 meses após a terapia com TARE. Os poucos casos de TARE de metástases hepáticas de câncer de pulmão até agora demonstraram potencial como uma terapia de salvamento eficaz e segura.

Câncer Pancreático

Pacientes com metástases hepáticas de adenocarcinoma pancreático geralmente apresentam prognóstico muito desfavorável. Cao *et al.*[38] relataram os resultados da TARE com microsferas de resina de ^{90}Y em sete pacientes com metástases hepáticas de câncer pancreático histologicamente comprovadas. Dois pacientes alcançaram PR, embora SD tenha sido observada em um paciente. A sobrevida média não é fornecida, mas um dos pacientes responsivos sobreviveu por quase 15 meses após a TARE.

Em recente estudo publicado, em 2014, Michl *et al.*[39] relataram resposta objetiva no fígado após a TARE de 47%. A PFS local média no fígado foi de 3,4 meses, a OS média foi de 9 meses, e a sobrevida em 1 ano foi de 24%. Embora a limitação dos dados disponíveis torne os benefícios da sobrevivência incertos, relatos iniciais como tratamento de salvamento são encorajadores.

Melanoma

Melanoma ocular é uma doença agressiva que geralmente envia metástases para o fígado. Metástase hepática é atribuída a prognóstico negativo e é geralmente a causa de óbito.[29]

Kennedy *et al.*[40] avaliaram 11 pacientes com melanoma uveal, com taxa de resposta surpreendentemente alta de 77% e uma sobrevida em 1 ano de 80%.

Em 2014, Memon *et al.*[41] publicaram estudo de tipos mistos de melanoma, consistindo em sete oculares, quatro cutâneos, três retais e dois melanomas desconhecidos. A resposta à terapia foi de 31% pelos critérios de RECIST. A OS média foi curta, de 7,6 meses, que foi atribuída à alta carga tumoral (56% dos pacientes apresentavam carga tumoral > 25%) e à presença de doença extra-hepática (63%) no diagnóstico. Os autores concluíram que investigações adicionais são necessárias para racionalizar a TARE por meio de outras formas de terapias locorregionais.

Carcinoma de Células Renais

Abdelmakssoud *et al.*[42] investigaram a segurança e eficácia da TARE em seis pacientes com metástases hepáticas de carcinoma de células renais, refratárias à imunoterapia e agentes direcionados. A dose média empregada foi de 1,89 GBq. Três pacientes obtiveram CR, e um paciente adicional teve PR. Estes pacientes estavam vivos aos 64, 55, 17 e 7 meses após tratamento, respectivamente. Em 2013, Hamoui *et al.*[43] publicaram um relato de caso de mulher de 76 anos de idade com carcinoma renal sarcomatoide metastático, que foi submetida à TARE paliativa no tumor renal esquerdo e no lobo hepático direito. As CTs em 8 semanas e 3 meses demonstraram estabilidade do carcinoma de células renais e metástases hepáticas.

Diante das evidências atuais, a utilização da TARE como alternativa de tratamento aos pacientes com metástases hepáticas de diferentes órgãos vem demonstrando ser segura, eficaz e com grandes oportunidades para novas investigações.

REFERÊNCIAS BIBLIOGRÁFICAS

1. Abdelmaksoud MH, Louie JD, Hwang GLI. Yttrium-90 radioembolization of renal cell carcinoma metastatic to the liver. *J Vasc Interv Radiol* 2012;23:323-30.
2. Ariel IM. Treatment of inoperable primary pancreatic and liver cancer by the intra-arterial administration of radioactive isotopes (Y90 radiating microspheres). *Ann Surg* 1965;162:267-78.
3. Bangash AK, Atassi B, Kaklamani V et al. 90Y radioembolization of metastatic breast cancer to the liver: toxicity, imaging response, survival. *J Vasc Interv Radiol* 2007;18:621-8.
4. Bester L, Meteling B, Pocock N et al. Radioembolization versus standard care of hepatic metastases: comparative retrospective cohort study of survival outcomes and adverse events in salvage patients. *J Vasc Interv Radiol* 2012:96-105.
5. Cao C, Yan TD, Morris DL, Bester L. Radioembolization with yttrium-90 microspheres for pancreatic cancer liver metastases: results from a pilot study. *Tumori* 2010;96:955-8.
6. Cianni R, Urigo C, Notarianni E et al. Selective internal radiation therapy with SIR-spheres for the treatment of unresectable colorectal hepatic metastases. *Cardiovasc Intervent Radiol* 2009;32:1179-86.
7. Coldwell DM, Kennedy AS, Nutting CW. Use of yttrium-90 microspheres in the treatment of unresectable hepatic metastases from breast cancer. *Int J Radiat Oncol Biol Phys* 2007;69:800-4.
8. Cosimelli M, Golfieri R, Cagol PP et al. Multi-centre phase II clinical trial of yttrium-90 resin microspheres alone in unresectable, chemotherapy refractory colorectal liver metastases. *Br J Cancer* 2010 July 27;103:324-31.
9. de Baere T, Tselikas L, Pearson E et al. Interventional oncology for liver and lung metastases from colorectal cancer: the current state of the art. *Diagn Interv Imaging* 2015;96:647-54.
10. Delaunoit T, Alberts SR, Sargent DJ et al. Chemotherapy permits resection of metastatic colorectal cancer: experience from Intergroup N9741. *Ann Oncol* 2005;16:425-9.
11. Devcic Z, Rosenberg J, Braat AJ et al. The efficacy of hepatic 90Y resin radioembolization for metastatic neuroendocrine tumors: a meta-analysis. *J Nucl Med* 2014;55:1404-10.
12. Evans KA, Richardson MG, Pavlakis N et al. Survival outcomes of a salvage patient population after radioembolization of hepatic metastases with yttrium-90 microspheres. *J Vasc Interv Radiol* 2010;21:1521-6.
13. Gaba RC, Lakhoo J. Yttrium-90 microsphere radioembolization for treatment of lung cancer hepatic metastases. *Case Rep Oncol* 2012;5:479-86.
14. Gibbs P, Heinemann V, Sharma NK et al. SIRFLOX: Randomized phase III trial comparing first-line m

FOLFOX6 ± bevacizumab (bev) versus mFOLFOX6 + selective internal radiation therapy ± bev in patients (pts) with metastatic colorectal cancer (mCRC). *J Clin Oncol* 2015;33(Suppl):A3502.

15. Gordon AC, Gradishar WJ, Kaklamani VG et al. Yttrium-90 radioembolization stops progression of targeted breast cancer liver metastases after failed chemotherapy. *J Vasc Interv Radiol* 2014;25:1523-32, 1532.e1-2.

16. Gray B, Van Hazel G, Hope M et al. Randomized trial of SIR-Spheres plus chemotherapy vs. chemotherapy alone for treating patients with liver metastases from primary large bowel cancer. *Ann Oncol* 2001;12:1711-20.

17. Hamoui N, Gates VL, Gonzalez J et al. Radioembolization of renal cell carcinoma using yttrium-90 microspheres. *J Vasc Interv Radiol* 2013;24:298-300.

18. Hendlisz A, Van den Eynde M, Peeters M et al. Phase III trial comparing protracted intravenous fluorouracil infusion alone or with yttrium-90 resin microspheres radioembolization for liver-limited metastatic colorectal cancer refractory to standard chemotherapy. *J Clin Oncol* 2010;28:3687-94.

19. Jakobs TF, Hoffmann RT, Fischer T et al. Radioembolization in patients with hepatic metastases from breast cancer. *J Vasc Interv Radiol* 2008;19:683-90.

20. Kennedy A, Nag S, Salem R et al. Recommendations for radioembolization of hepatic malignancies using yttrium-90 microsphere brachytherapy: a consensus panel report from the radioembolization brachytherapy oncology consortium. *Int J Radiat Oncol Biol Phys* 2007;68:13-23.

21. Kennedy AS, Coldwell D, Nutting C et al. Resin 90Y-microsphere brachytherapy for unresectable colorectal liver metastases: modern USA experience. *Int J Radiat Oncol Biol Phys* 2006;65:412-25.

22. Kennedy AS, Dezarn WA, McNeillie P et al. Radioembolization for unresectable neuroendocrine hepatic metastases using resin 90Y-microspheres: early results in 148 patients. *Am J Clin Oncol* 2008;31:271-9.

23. Kennedy AS, Nutting C, Jakobs T et al. A first report of radioembolization for hepatic metastases from ocular melanoma. *Cancer Invest* 2009;27:682-90.

24. King J, Quinn R, Glenn DM et al. Radioembolization with selective internal radiation microspheres for neuroendocrine liver metastases. *Cancer* 2008;113:921-9.

25. Kosmider S, Tan TH, Yip D et al. Radioembolization in combination with systemic chemotherapy as first-line therapy for liver metastases from colorectal cancer. *J Vasc Interv Radiol* 2011;22:780-6.

26. Kuei A, Saab S, Cho SK et al. Effects of Yttrium-90 selective internal radiation therapy on non-conventional liver tumors. *World J Gastroenterol* 2015;21:8271-83.

27. Lim L, Gibbs P, Yip D et al. A prospective evaluation of treatment with Selective Internal Radiation Therapy (SIR-spheres) in patients with unresectable liver metastases from colorectal cancer previously treated with 5-FU based chemotherapy. *BMC Cancer* 2005;5:132.

28. McStay MK, Maudgil D, Williams M et al. Large-volume liver metastases from neuroendocrine tumors: hepatic intraarterial 90Y-DOTA-lanreotide as effective palliative therapy. *Radiology* 2005;237:718-26.

29. Memon K, Kuzel TM, Vouche M et al. Hepatic yttrium-90 radioembolization for metastatic melanoma: a single-center experience. *Melanoma Res* 2014;24:244-51.

30. Memon K, Lewandowski RJ, Mulcahy MF et al. Radioembolization for neuroendocrine liver metastases: safety, imaging, and long-term outcomes. *Int J Radiat Oncol Biol Phys* 2012;83:887-94.

31. Michl M, Haug AR, Jakobs TF et al. Radioembolization with Yttrium-90 microspheres (SIRT) in pancreatic cancer patients with liver metastases: efficacy, safety and prognostic factors. *Oncology* 2014;86(1):24-32.

32. Murthy R, Mutha P, Lee JH, Oh Y. Yttrium-90-labeled microsphere radioembolotherapy of liver-dominant metastases from thoracic malignancies. *J Vasc Interv Radiol* 2008;19(2 Pt 1):299-300.

33. Nordlinger, Van Cutsem E, Rougier P et al. Does chemotherapy prior to liver resection increase the potential for cure in patients with metastatic colorectal cancer? A report from the European Colorectal Metastases Treatment Group. *Eur J Cancer* 2007;43:2037-45.

34. Paprottka PM, Hoffmann RT, Haug A. Radioembolization of symptomatic, unresectable neuroendocrine hepatic metastases using yttrium-90 microspheres. *Cardiovasc Intervent Radiol* 2012;35:334-42.

35. Rhee TK, Lewandowski RJ, Liu DM et al. 90Y Radioembolization for metastatic neuroendocrine liver tumors: preliminary results from a multi-institutional experience. *Ann Surg* 2008;247:1029-35.

36. Salem R, Thurston KG. Radioembolization with yttrium-90 microspheres: a state-of-the-art brachytherapy treatment for primary and secondary liver malignancies: part 3: comprehensive literature review and future direction. *J Vasc Interv Radiol* 2006;17:1571-93.

37. Saxena A, Bester L, Shan L et al. A systematic review on the safety and efficacy of yttrium-90 radioembolization for unresectable, chemorefractory colorectal cancer liver metastases. *J Cancer Res Clin Oncol* 2014;140:537-47.

38. Saxena A, Chua TC, Bester L et al. Factors predicting response and survival after yttrium-90 radioembolization of unresectable neuroendocrine tumor liver metastases: a critical appraisal of 48 cases. *Ann Surg* 2010;251:910-6.

39. Saxena A, Kapoor J, Meteling B et al. Yttrium-90 radioembolization for unresectable, chemoresistant breast cancer liver metastases: a large single-center experience of 40 patients. *Ann Surg Oncol* 2014;21:1296-303.

40. Sharma RA, Van Hazel GA, Morgan B et al. Radioembolization of liver metastases from colorectal cancer using yttrium-90 microspheres with concomitant systemic oxaliplatin, fluorouracil, and leucovorin chemotherapy. *J Clin Oncol* 2007;25:1099-106.

41. Van Hazel G, Blackwell A, Anderson J et al. Randomized phase 2 trial of SIR-Spheres plus fluorouracil/leucovorin chemotherapy versus fluorouracil/leucovorin chemotherapy alone in advanced colorectal cancer. *J Surg Oncol* 2004;88:78-85.

42. van Hazel GA, Pavlakis N, Goldstein D et al. Treatment of fluorouracil-refractory patients with liver metastases from colorectal cancer by using yttrium-90 resin microspheres plus concomitant systemic irinotecan chemotherapy. *J Clin Oncol* 2009;27:4089-95.

43. Zurkiya O, Ganguli S. Beyond hepatocellular carcinoma and colorectal metastasis: the expanding applications of radioembolization. *Front Oncol* 2014;4:150.

Capítulo 27

Miomas Uterinos

◆ *James B Spies*

CONTEÚDO

- ✓ INTRODUÇÃO 362
- ✓ FUNDAMENTOS 362
- ✓ SELEÇÃO DAS PACIENTES 362
- ✓ TÉCNICA 363
- ✓ CATETERIZAÇÃO DAS ARTÉRIAS UTERINAS .. 363
- ✓ ESCOLHA DO MATERIAL EMBOLIZANTE 364
- ✓ FINAL DA EMBOLIZAÇÃO (ENDPOINT) 365
- ✓ TRATAMENTO APÓS A EMUT 365
- ✓ RESULTADOS CLÍNICOS 367
- ✓ RESULTADOS DE ANÁLISE REPRODUTIVA ... 367
- ✓ COMPLICAÇÕES 368
- ✓ CONCLUSÃO 369
- ✓ REFERÊNCIAS BIBLIOGRÁFICAS 369

INTRODUÇÃO

Desde que foi descrita pela primeira vez por Ravina, em 1995,[1] a embolização dos miomas uterinos (EMUT) se tornou estabelecida como uma terapia segura e efetiva para os leiomiomas. Nos aproximadamente 20 anos desde aquele primeiro relato, houve numerosas publicações sobre o procedimento, incluindo várias experiências randomizadas. Com base nesta evidência acumulada, o American College of Obstetricians and Gynecologists agora reconheceu a EMUT como uma alternativa segura e efetiva à histerectomia.[2]

Este capítulo se concentrará principalmente em fatores de seleção das pacientes, os detalhes técnicos, cuidados durante o procedimento, resultados descritos e os eventos adversos.

FUNDAMENTOS

Leiomiomas são extremamente comuns, ocorrendo em uma grande proporção das mulheres em idade reprodutiva. Em um estudo foram encontrados em 80% das mulheres de descendência africana e aproximadamente 70% das caucasiana aos 50 anos nos Estados Unidos.[3] A prevalência é ainda mais alta se forem examinados produtos de histerectomia, com presença em 77% das peças em um estudo.[4]

Mioma é uma doença de mulheres em idade reprodutiva, tipicamente resultando em crescimento progressivo até a menopausa, com o maior crescimento em miomas médios a grandes.[5] A velocidade de crescimento é bastante variável entre miomas individuais dentro de um único útero.

Embora algumas mulheres permaneçam assintomáticas, uma minoria importante desenvolverá sintomas antes da menopausa e necessitará tratamento.[6] Sangramento menstrual intenso é o sintoma mais comum. Outros sintomas comuns incluem cólicas menstruais, dor pélvica, polaciúria. Estes sintomas são frequentemente piores em torno da época da menstruação da mulher. Embora menos comum, dispareunia, incontinência urinária, retenção urinária ou hidronefrose podem ocorrer.

SELEÇÃO DAS PACIENTES

Uma vez que muitas mulheres com miomas não tenham sintomas e muitos sintomas ginecológicos se superponham, é importante avaliar cada paciente cuidadosamente. Isto frequentemente pode ser feito em conjunção com o ginecologista da paciente. Uma boa anamnese e exame físico, incluindo exame pélvico, constitui o primeiro passo neste processo. É importante ter certeza de que a paciente tem exame colpocitológico atualizado e não há outras condições ginecológicas em evolução que exijam terapia antes de considerar EMUT eletiva.

Embora o diagnóstico de mioma possa ser aventado no exame pélvico, o diagnóstico deve ser confirmado com imagem. As principais opções são ultrassonografia (US) ou ressonância magnética (RM). O US certamente é aceitável se o estudo for feito cuidadosamente para assegurar que o diagnóstico seja confirmado, a extensão da doença seja determinada, e outra doença importante seja excluída. Se o custo não fosse uma consideração, a RM seria a modalidade de escolha para avaliação de miomas uterinos. Ela fornece melhor definição dos miomas e do útero quando comparado à US. Ela é mais precisa no diagnóstico de adenomiose e, se o útero for grande, pode prover melhor avaliação de estruturas anexiais do que a US. A maior clareza da RM pode levar a mudanças no tratamento, com um estudo tendo demonstrado alteração no plano de tratamento em 22% dos casos que usaram esse método.[7]

Os critérios de seleção para embolização uterina não foram claramente estabelecidos. Em uma Diretriz de Prática da Society of Interventional Radiology, certos subtipos de miomas foram sugeridos como razões para exclusão, bem como pacientes com certas condições clínicas.[8] Infelizmente, há pouca evidência para suportar quaisquer destas suposições, pelo menos na extensão em que a evidência constitua estas "contraindicações". Por exemplo, embora haja alguma evidência de que úteros com grande tamanho possam não ter tanta diminuição quanto úteros menores, e a satisfação das pacientes possa ser mais baixa, há outros estudos sugerindo não haver essa relação.[9,10] Similarmente, miomas submucosos maiores que 10 cm são considerados contraindicações relativas, em razão do potencial maior de risco de expulsão e infecção, todavia não há evidência científica para miomas desse tamanho ou até maiores ter esse risco particularmente alto. Além disso, miomas pediculados serosos que possuem fixação à parede uterina menor que 50% do diâmetro do mioma foram sugeridos como candidatos inadequados por causa do potencial de se destacarem e caírem na cavidade intraperitoneal. Há pouca evidência de que miomas pediculados serosos com base estreita sejam inseguros para tratar.[11,12] A diretriz também sugere que as pacientes com grande hidrossalpinge tem risco aumentado de infecção pós-procedimento, mas não há relatos documentados de infecções uterinas após EMUT relacionadas diretamente com a hidrossalpinge. Existe também pouca evidência embasando a sugestão de que as pacientes que fizeram cirurgia pélvica prévia ou receberam radioterapia pélvica terão anatomia vascular suficientemente alterada a ponto de impossibilitar a EMUT ou diminuir sua efetividade.

Há algumas contraindicações absolutas à EMUT. Estas são gravidez atual e malignidade uterina conhecida. Pode haver um papel para embolização antes de cirurgia para malignidade, a fim de reduzir sangramento, mas nunca para tratamento definitivo. Existem condições anatômicas que podem predizer uma probabilidade maior de resultado ruim, porém a maioria das limitações anatômicas relacionadas com os próprios miomas são apenas contraindicações relativas, e devem ser consideradas somente no contexto em que outras opções de tratamento da paciente poderiam ser melhores. Por exemplo, um pequeno mioma seroso pediculado em um útero multifibromatoso pode ser mais bem tratado por EMUT, enquanto um grande mioma seroso isolado pediculado poderia ser mais bem tratado cirurgicamente com miomectomia.

Além de características específicas dos miomas, há fatores importantes relacionados com as pacientes a serem considerados. Primeiro, deve-se considerar a idade da paciente, seus interesses reprodutivos e suas preferências. Muitas mulheres não querem fazer uma histerectomia, independentemente de já terem constituído sua prole. É importante compreender os desejos da paciente ao considerar as opções.

Fertilidade futura é uma pergunta muito importante a responder – se a paciente tem interesse imediato ou a curto prazo em ter um filho. Embora a fertilidade seja analisada mais tarde neste capítulo, deve ser mencionado aqui que, para uma paciente que não fez miomectomia precedente ou outra cirurgia de miomas, e que é uma candidata apropriada para miomectomia, a cirurgia pode ser a melhor opção visando à gestação futura.

Assim, a tomada de decisão que leva a uma recomendação de EMUT é multifacetada e deve ser assumida cuidadosamente. A maioria das pacientes que são candidatas a EMUT são também candidatas a outras terapias, e em vez de recomendar EMUT para todas as pacientes, é melhor ajudar uma paciente a chegar à melhor opção baseando-se nas suas preferências pessoais e sua apresentação individual. A paciente deve compreender as opções apropriadas a fim de fazer a melhor escolha.

TÉCNICA

EMUT é um procedimento angiográfico e é baseada nas suas técnicas básicas. Acesso arterial é frequentemente obtido pela artéria femoral, mais comumente no lado direito. Alguns operadores usam uma técnica de acesso femoral simultâneo bilateral, com embolização simultânea de ambas as artérias uterinas. Isto tem a vantagem teórica de reduzir os tempos de fluoroscopia e o tempo de procedimento, conforme mostrado em um estudo recente, mas requer dois operadores para ser feito mais efetivamente.[13]

CATETERIZAÇÃO DAS ARTÉRIAS UTERINAS

Independentemente de usar acesso unilateral ou bilateral, a EMUT requer colocação de catéteres seletivamente dentro das artérias uterinas. Não é seguro embolizar a divisão anterior da artéria ilíaca interna, como poderia ser feito em um caso de trauma, uma vez que isto possa conduzir a importante lesão isquêmica se for usado material embólico particulado. Assim, é importante assegurar que a ponta do catéter está seguramente no interior da artéria uterina, vários centímetros além da sua origem. Há alguma controvérsia sobre a melhor posição do catéter, mas a maioria dos operadores concordam que se o catéter puder ser avançado facilmente para dentro da parte distal do segmento transverso, além de quaisquer ramos laterais não uterinos, isto seria o ideal. Isto muitas vezes não pode ser realizado com facilidade por causa da acentuada tortuosidade da artéria uterina e, neste caso, o catéter deve ser avançado para uma localização segura, bem depois da origem, mas não tão longe que ocorra espasmo arterial e fluxo restrito.

Uma dúvida que ocorre comumente é se um microcatéter é necessário. Embora alguns operadores achem que isto é o ideal, não existem dados de pesquisa para demonstrar qualquer vantagem sobre um catéter de 4 ou 5 Fr. Contudo, espasmo é induzido mais facilmente com catéteres de maior diâmetro, e espasmo pode ter consequências negativas. Ele pode levar à distribuição limitada do material embólico e pode causar a ocorrência de um falso ponto final da embolização (*endpoint*). Isto gera uma aparência angiográfica equivocada de oclusão dos vasos, mas uma vez o espasmo seja aliviado pela remoção do catéter, o fluxo é parcialmente restaurado. Isto pode levar a um pior resultado no infarto do mioma e na melhora dos sintomas. Assim, se houver espasmo aparente causado por um catéter de 4 ou 5 French, deve-se usar um microcatéter, e retrair o catéter maior para dentro da artéria ilíaca interna. Se o espasmo persistir, então medicações antispamódicas, como nitroglicerina, podem ser usadas.

Uma vez o catéter confirmado em boa posição, uma arteriografia pré-embolização é frequentemente efetuada para avaliar a anatomia, assegurar a inexistência de variações arteriais e avaliar se as artérias ováricas contrastam com injeção nas artérias uterinas. Uma vez completada esta etapa, o material embólico é injetado lentamente em pequenas partes. O fluxo nos vasos transportará o material embólico para os vasos dos miomas, que são muito maiores e de mais alto fluxo do que vasos miometriais normais. Assim, no processo de embolização, os vasos dos miomas são bloqueados (embolizados) primeiro. Na sequência, o fluxo nas artérias uterinas principais se retarda, e os ramos miometriais se encherão, bem como quaisquer ramos tubários que se estendem do útero ao ovário. Felizmente, os miomas são muito sensíveis à isquemia, e o miométrio normal é muito resistente. Assim existe uma margem de segurança com a embolização uterina, com pouca probabilidade de lesão isquêmica do próprio útero. A extensão da oclusão da artéria uterina é dependente do material embólico escolhido e do ponto final de embolização. Estes dois tópicos são discutidos adicionalmente nas seções a seguir.

Uma vez a embolização esteja completa no primeiro lado, o catéter é retirado, e cateterização seletiva é realizada na artéria uterina oposta. Isto pode ser feito usando-se uma alça de Waltman, em que uma grande alça de catéter é formada dentro da aorta, convertendo um catéter curvo simples temporariamente em um catéter recurvado (Fig. 27-1). Esta configuração deverá ser dirigida para a artéria ilíaca interna ipsilateral e, em seguida, para a artéria uterina. Outra opção popular é o Roberts Uterine Catheter – RUC (Cook Inc., Bloomington, IN) (Fig. 27-2), que possui uma alça grande pré-formada que pode ser avançada pela bifurcação aórtica para dentro da artéria uterina esquerda, e, então, ele pode ser movido para a direita de uma maneira semelhante à alça de Waltman. Outra conduta é usar um catéter RIM em combinação com um microcatéter, conforme descrito por Kroencke et al..[14] A configuração em gancho do catéter permite que ele seja avançado facilmente pela bifurcação aórti-

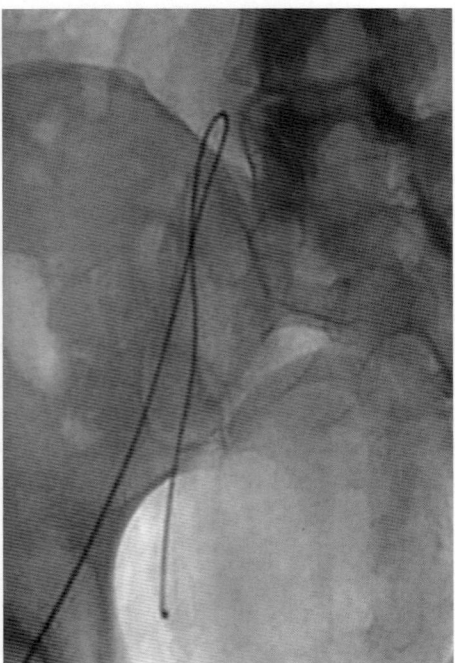

Fig. 27-1. Catéter tipo cobra 5 Fr configurado como uma alça de Waltman.

ca para dentro da ilíaca interna esquerda. Uma vez a embolização no lado esquerdo esteja completada, o microcateter pode ser retraído para dentro do cateter RIM e ele pode então ser puxado de volta sobre a bifurcação da aorta para dentro da origem da artéria ilíaca interna direita. Dali, o microcatéter pode ser avançado para dentro da artéria uterina direita.

Embora a maioria das pacientes tenha duas artérias uterinas como único suprimento aos miomas, há variações. Ocasionalmente, uma ou ambas as artérias uterinas serão ausentes ou atrésicas, e o suprimento a esse lado do útero é realizado, mais comumente, pela artéria ovariana. Essas artérias fornecem importante suprimento ao útero e miomas em cerca de 5% dos casos.[15-17] Se uma artéria uterina não for identificada, originando-se da artéria ilíaca interna, ou se ela for desproporcionalmente pequena para o tamanho do útero, então uma aortografia deve ser realizada para procurar fontes adicionais de suprimento arterial para o útero. Ocasionalmente, a artéria uterina oposta suprirá ambos os lados do útero, particularmente se houver uma ligadura, em cirurgia prévia da artéria uterina. Na maioria dos casos, uma ou ambas artérias ovarianas estarão aumentadas com fluxo para o útero com ramos evidentes suprindo os miomas. Raramente, outros vasos, como a artéria do ligamento redondo ou a artéria mesentérica inferior, podem fornecer suprimento ao útero ou miomas e devem ser considerados quando nem as artérias uterinas nem as ovarianas parecem fornecer todo o suprimento vascular aos miomas.[18,19]

Mesmo com aparente suprimento completo pelas artérias uterinas, as artérias ovarianas ainda podem contribuir para o suprimento ao útero. Isto é mais bem detectado ao se realizar a arteriografia após embolização das artérias uterinas. Isto mostrará rapidamente se existe fluxo da artéria ovariana para o útero e seus miomas. Embora este suprimento adicional seja pouco frequente (menos de 5% dos casos), ele frequentemente não pode ser detectado sem aortografia, que contribui para importante exposição adicional à radiação.[20] A fim de evitar aortografia desnecessária, Pelage *et al.* recomendam efetuar aortografia nos casos em que há um útero grande, um grande mioma fúndico, miomectomia ou cirurgia tubária ou pélvica prévias, uma vez que estas foram associadas a uma maior probabilidade de suprimento adicional pelas artérias ovarianas.[21]

No caso em que suprimento arterial ovariano adicional for encontrado, pode estar indicada embolização de artérias ovarianas. A prática atual é executar isso com um microcatéter após cateterismo da origem do vaso com um catéter de 5 Fr. A ponta do microcatéter deve ser avançada bem para dentro do vaso a fim de evitar refluxo. Nós usualmente o avançamos a cerca de um terço da distância até o ovário, parando acima do segmento mais tortuoso da artéria ovariana. Partículas embolizantes são usadas. A escolha do material embólico será discutida na seção seguinte. Embora os dados sejam limitados sobre os resultados, embolização das artérias ovarianas pode não aumentar significativamente o risco de insuficiência ovariana após embolização.[22-24]

ESCOLHA DO MATERIAL EMBOLIZANTE

Nos EUA há três materiais embólicos atualmente aprovados pela Food and Drug Administration (FDA) especificamente para EMUT: microsferas de tris-acryl gelatina (TAGM, Embosphere® Microspheres, Merit Medical, South Jordan, UT), partículas de álcool polivinílico (PVA, Contour®, Boston Scientific, Natick, MA) e álcool polivinílico esférico (sPVA, Contour SE®, Boston Scientific, Natick MA). Além disso, há outros agentes embólicos que estão liberados para uso em

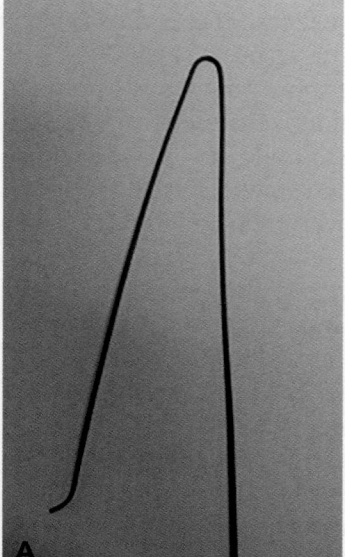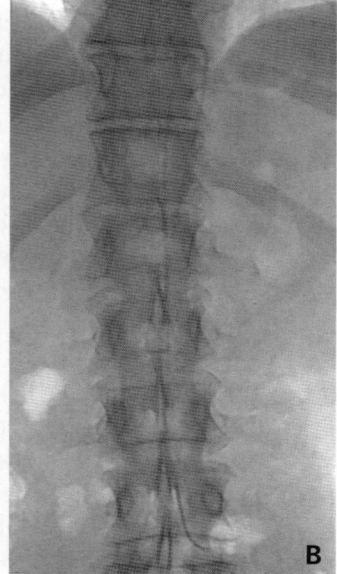

Fig. 27-2. (A) O catéter de Roberts (Cook Inc., Bloomington IN, EUA). (B) Catéter de Roberts na aorta abdominal.

tumores hipervascularizados e são regularmente usados para EMUT. Estes são microsferas de acrilamido PVA (Bead Block®, Biocompatibles Inc., Oxford CT), esferas revestidas de hidrogel polyzene (Embozene® Microspheres, Celonova Biosciences, San Antonio TX), e partículas PVA (Cook Inc., Bloomington. IN). Além disso, embora não liberada pela FDA, esponja de gelatina (Gelfoam ou Spongel) tem sido usada extensamente no Japão.[25,26]

Houve diversas experiências randomizadas comparando os resultados de diferentes agentes embólicos. O primeiro destes comparou os resultados de EMUT usando TAGM-Embospheres e partículas PVA.[27] Apesar da visão comum de que TAGM provavelmente causou menos dor que PVA, nenhuma diferença na dor após o procedimento foi encontrada. A extensão do infarto dos miomas foi muito semelhante, e os resultados clínicos não foram diferentes. O desenho deste estudo se tornou o método padrão pelo qual outros agentes embólicos seriam comparados subsequentemente.

O mesmo grupo subsequentemente começou um segundo estudo comparando sPVA e TAGM-Embospheres para EMUT.[28] Neste estudo, uma diferença substancial entre os produtos foi observada. Houve taxa de infarto de mioma muito mais fraca com sPVA, com volume residual médio de mioma perfundido de 44%, vs. 9,6% do TAGM-Embospheres. O grupo de TAGM-Embospheres também observou maior melhora nos escores de qualidade de vida aos 3 meses após tratamento. Siskin et al., subsequentemente, publicaram um estudo comparativo semelhante e tiveram achados semelhantes: falha do tratamento em 29,6% do grupo sPVA e 3,8% com TAGM-Embopsheres, com menos infarto de mioma no grupo sPVA, confirmando que o produto era uma inadequada escolha para EMUT.[29] A companhia que fabrica PVA esférico não promove mais o seu uso com essa finalidade.

Houve uma única experiência randomizada comparando acrilamido PVA e microsferas a TAGM-Embospheres. Nenhuma diferença em infarto de mioma foi notada, embora houvesse um melhor resultado de qualidade de vida com TAGM-Embospheres.[30] Houve apenas 44 pacientes neste estudo, provavelmente um número demasiado pequeno para comparar a eficácia embólica. Houve outras experiências não randomizadas que chegaram a resultados piores com acrilamido PVA para EMUT, mas neste momento esta questão permanece não resolvida.

Embora não tenha havido experiências comparativas testando a eficácia de esferas PVA F-revestidas de hidrogel polyzene (Embozene), houve algumas séries de casos publicadas, e estas mostraram excelentes resultados clínicos e altas taxas de infarto de mioma.[31,32] Entretanto, até que haja estudos comparativos, sua efetividade relativamente a outros produtos não é conhecida.

FINAL DA EMBOLIZAÇÃO (ENDPOINT)

Inicialmente, a EMUT foi efetuada com PVA, ou com um tampão de esponja de gelatina ou uma mola usada na extremidade da embolização para ocluir completamente a artéria uterina, deixando apenas um coto de vaso.[33,34] Isto produziu bons resultados clínicos após a recuperação, mas foi associado à dor substancial, e uso de agentes embólicos adjuntos como um tampão de Gelfoam ou uma mola no fim da embolização não é mais advogado.

A TAGM-Embospheres foi projetada para ser usada para oclusão mais limitada das artérias uterinas, com base na teoria de que sua forma esférica possibilitaria penetração mais profunda nos vasos e fluiria preferencialmente para os vasos nutridores do mioma. Isto resultaria em sucesso semelhantes, mas também possibilitaria menos oclusão das artérias uterinas com a esperança de causar menos dor isquêmica. A primeira descrição deste ponto final limitado foi descrita no trabalho apresentando o uso inicial do produto nos EUA.[35] Isto, subsequentemente, foi descrito como a aparência de "árvore podada", com oclusão distal completa dos ramos da artéria uterina para os miomas, mas o tronco principal da artéria uterina ainda pérvio e com fluxo lento (Fig. 27-3). Oclusão completa do vaso pelo TAGM-Embospheres deve ser evitada, uma vez que resulte em isquemia mais grave, quando este material se acomoda apertadamente nos vasos e pode levar à lesão uterina permanente, se houver excesso de embolização.

Partículas de PVA, acrilamido-PVA e polyzene PVA F-recoberta de hidrogel são todos usados com um ponto final de embolização semelhante, descrito como "quase-estase", com fluxo residual muito vagaroso, frequentemente com fluxo em vaivém nos segmentos angulados do vaso e essencialmente completa oclusão de todas as partes dos ramos nutridores de mioma angiograficamente (Fig. 27-4). Estes materiais não se agregam tão apertadamente quanto TAGM-Embospheres e, por essa razão, um ponto final mais agressivo é sugerido para evitar recanalização precoce do vaso após embolização.

TRATAMENTO APÓS A EMUT

A maioria das pacientes apresentará dor moderada à grave durante 4 a 6 horas após o procedimento. Scheurig-Munkler et al. estudaram a dor após embolização com RM e observaram que a EMUT resulta em desvascularização de miométrio normal profundo dentro do útero em graus variados e que esta isquemia pode ser correlacionada com a dor da paciente.[36] O grau de isquemia miometrial pode ser dirigido pelo ponto final de embolização, embora isto não tenha ainda sido estudado sistematicamente. O tratamento desta dor constitui a primeira prioridade após embolização. Bruno et al. estudaram a gravidade da dor após este procedimento e, usando uma escala de dor de 10 pontos, observaram que o escore de dor máximo médio foi 3,03 nas primeiras 24 horas, indicando dor branda à moderada em média.[37] Neste estudo, 11 de 99 pacientes tiveram um escore máximo de dor acima de 7 naquela escala, sugerindo que com um esquema adequado de controle da dor e técnica apropriada de embolização, a dor grave após EMUT é muito infrequen-

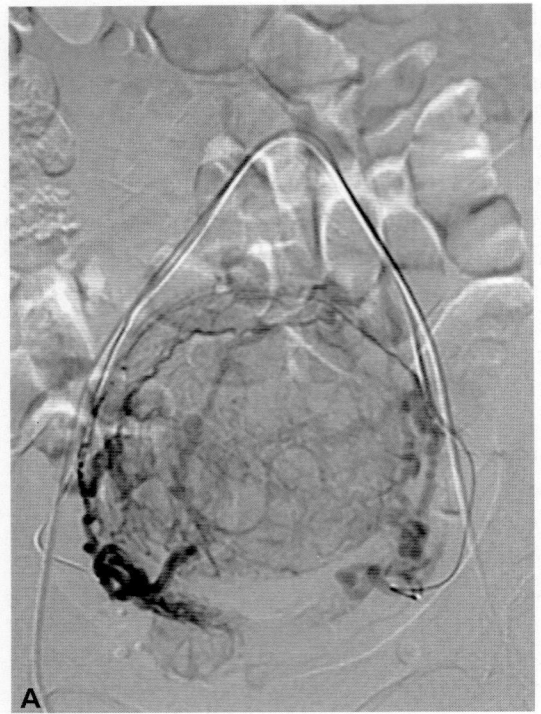
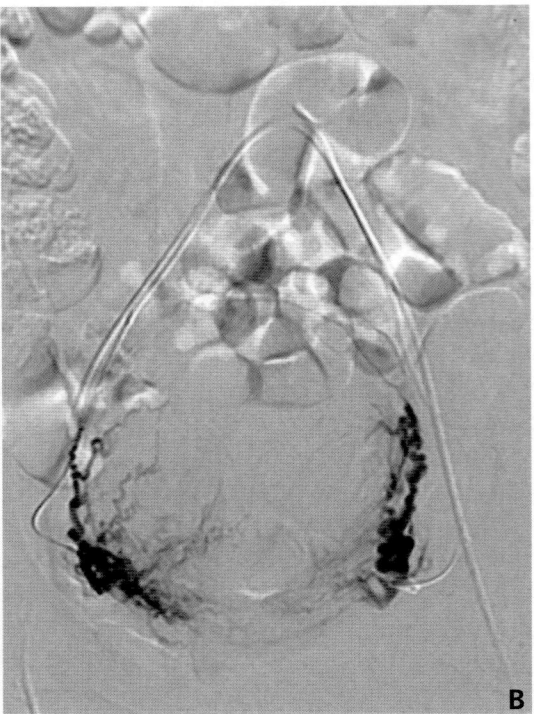

Fig. 27-3. Ponto final da EMUT usando Tris acryl gelatina microsphere (Embosphere® Microspheres, Merit Medical, South Jordan, UT), com um ponto final limitado de embolização. Arteriografia uterina bilateral: (**A**) antes da embolização e (**B**) após embolização, mostrando alguns ramos residuais conduzindo aos miomas, mas oclusão distal desses vasos.

te. As pacientes nesse estudo foram tratadas com um esquema padronizado de tratamento da dor, mantidas com bomba analgésica de morfina controlada pela paciente e doses intravenosas regulares de Ketorolac a cada 6 horas, suplementadas com doses adicionais de narcóticos intravenosos, conforme necessário. Neste estudo todas as pacientes foram observadas durante a noite.

Quando da alta do hospital, é importante continuar com uma combinação de medicação anti-inflamatória não esteroide (AINEs) e narcóticos orais. Nós administramos AINEs em intervalos regulares por 4 a 5 dias, com os narcóticos tomados, conforme necessário. Tipicamente, as pacientes experimentarão cólicas por 2 a 3 dias e necessitarão ter atividade muito limitada. A maioria das pacientes também experimenta algum grau de síndrome pós-embolização, um conjunto de sintomas típico daqueles que poderiam ser experimentados após cirurgia. Estes incluem fadiga e mal-estar, com cerca de um terço das pacientes desenvolvendo febre leve.[37] Estes sintomas frequentemente são autolimitados e apenas requerem cuidados de suporte. A maio-

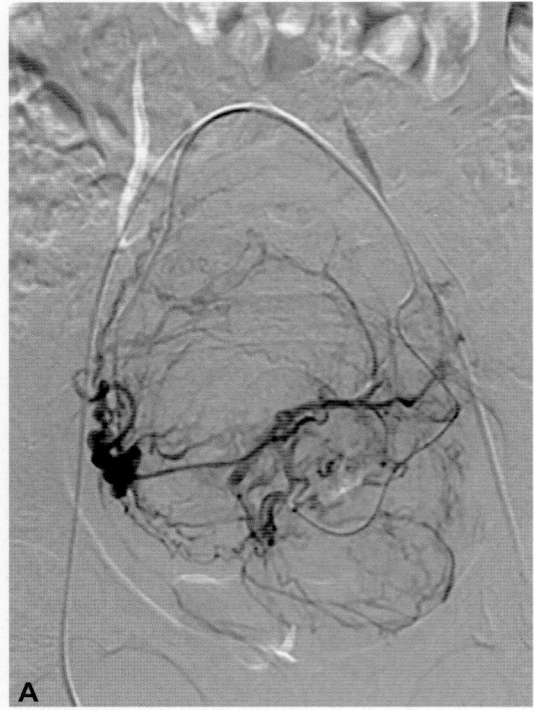
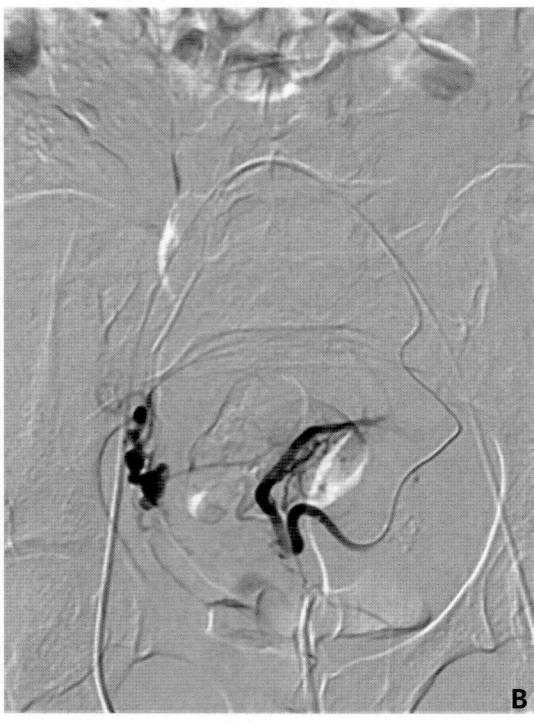

Fig. 27-4. Ponto final de embolização EMUT, usando partículas de álcool polivinílico (PVA, Contour, Boston Scientific, Natick, MA). Arteriografia uterina bilateral: (**A**) antes da embolização e (**B**) depois da embolização, mostrando oclusão completa dos ramos para os miomas, mas com perviedade das artérias uterinas principais.

ria das febres não indica infecção, e sua ocorrência na primeira semana após a embolização é muito rara e seria associada a sinais adicionais à febre.

RESULTADOS CLÍNICOS

Embora tenha havido centenas de estudos publicados após embolização uterina, focalizaremos apenas alguns estudos-chave. Estes foram estudos randomizados completados na Europa e fornecem alguma da mais forte evidência da efetividade da EMUT.

A maior experiência randomizada até esta data comparando EMUT à histerectomia foi a experiência EMMY, que incluiu 177 pacientes no total, com 88 pacientes de EMUT e 89 pacientes de histerectomia.[38] Embora tenha havido vários relatórios a partir deste estudo, aqueles que descrevem os resultados a curto e longo prazos são os mais importantes a rever.

No relato inicial de resultados, houve algumas diferenças em resultados a curto prazo. A duração da internação foi mais curta com EMUT, mas pequenas complicações foram mais frequentes com essa técnica, e readmissão foi mais provável (11,1% vs. 0%, p = 0,003).[38] Estes resultados piores com EMUT podem em parte ser explicados pela inexperiência relativa de alguns dos ginecologistas que cuidavam destes pacientes no pós-procedimento, uma vez que essas foram as primeiras pacientes tratadas em muitos dos centros com essa técnica.

A longo prazo, houve resultados muito semelhantes com o intuito de "intenção de tratar", com igual resultado de qualidade de vida para os dois grupos, tanto aos 2 anos quanto aos 5 anos após o tratamento. Até o fim dos dois anos iniciais após tratamento, 24% das pacientes foram submetidas à histerectomia, e 5 anos após a terapia, pelos menos mais 4,4% tinham passado por histerectomia.[39,40] Uma em seis daquelas pacientes submetidas à EMUT que subsequentemente fizeram histerectomia não tinham tido um procedimento tecnicamente bem-sucedido, e a taxa de histerectomia nessas pacientes foi 30% em 5 anos.

A experiência REST foi um estudo multicêntrico do Reino Unido que visou a comparar pacientes submetidas à EMUT àquelas que realizaram cirurgia: ou histerectomia ou miomectomia.[41] A randomização foi em uma proporção de 2:1, com 106 pacientes de EMUT, 43 histerectomias e 8 miomectomias.

A qualidade de vida relacionada com a saúde após tratamento usando o SF-36 foi o resultado principal aos 12 meses após tratamento. Tal como na experiência EMMY, a duração da hospitalização e o tempo para retorno ao trabalho foram mais curtas com EMUT, e a dor pós-procedimento foi menor. Não houve diferenças em complicação avaliada nos dois grupos.

No relatório inicial de 1 ano após tratamento, ambos os grupos tiveram um grau semelhante e importante de melhora na qualidade de vida, e os níveis de satisfação também não foram diferentes. Outra vez, conforme notou na experiência EMMY, as taxas de reintervenção foram muito mais altas em pacientes de EMUT (21 de EMUT vs. 1 de cirurgia, p < 0,001) ao longo do intervalo de acompanhamento inicial em média de 32 meses. Dez destas intervenções ocorreram no primeiro ano em razão da falta de controle dos sintomas e 11 durante acompanhamento subsequente. Os resultados de acompanhamento a longo prazo do estudo REST foram publicados e mostraram ausência de diferença entre cirurgia e EMUT nos oito domínios do SF-36 aos 5 anos após tratamento, embora novamente como na experiência EMMY, as taxas de reintervenção tenham sido mais altas para EMUT (32%) vs. cirurgia (42%).[42] Os autores também observaram que embora a embolização tenha tido uma importante vantagem de custo inicial, as reintervenções levaram a custos aproximadamente equivalentes após 5 anos.

Outro estudo, Fibroids of the Uterus: Myomectomy vs. Embolization-FUME, foi publicado e proporciona a melhor evidência da efetividade relativa da miomectomia e EMUT para controlar os sintomas.[43] Cento e sessenta e três mulheres foram randomizadas para miomectomia ou embolização. Situação de sintomas e qualidade de vida foram comparadas após um e dois anos. O controle de sintomas inicial foi excelente em ambos os grupos, embora as pacientes de miomectomia tivessem menos sintomas aos 3 meses em comparação às pacientes de EMUT. Os escores de qualidade de vida relacionada com a saúde também foram piores no grupo de EMUT. Reintervenções tenderam para maior frequência no grupo EMUT (14,8% vs. 4%, p = 0,067).

Estes estudos, suplementados por muitas séries de casos prospectivas adicionais, indicam que a EMUT tem resultados clínicos semelhantes às condutas cirúrgicas padrão, mas são propensas a ter maiores taxas de reintervenção. Essa necessidade de tratamento adicional é superada até certo ponto pelo tempo mais curto de recuperação, menor dor global durante a recuperação com EMUT e a natureza minimamente invasiva do procedimento.

RESULTADOS DE ANÁLISE REPRODUTIVA

Há dados limitados a respeito dos resultados reprodutivos após EMUT, seja por si mesmo, seja em comparação à miomectomia, que é a intervenção primária tradicional para mioma em mulheres que desejam manter ou melhorar sua fertilidade. Houve apenas uma experiência randomizada completada até agora, e seus resultados devem ser interpretados com cautela.[44] O estudo apenas acompanhou pacientes por 2 anos, janela relativamente curta na vida reprodutiva e pequena amostra de pacientes de EMUT (19 de 58 ou 33%), que tinham uma massa residual de mioma de 5 cm ou mais, e se submeteram à miomectomia secundária para melhorar o potencial reprodutivo. Este subgrupo de pacientes teve uma janela muito mais curta para tentar gravidez após a segunda intervenção e pode ter apresentado taxas menores de gravidez como resultado. Com essas precauções, globalmente, os resultados reprodutivos foram melhores para o grupo de miomectomia. A taxa de gravidez após miomectomia foi de 78%, a taxa de parto de 48% e a taxa de aborto foi de 23% (comparadas à taxa de gravidez de 50%, taxa de parto de 19%, e taxa de aborto de 64% da EMUT). Todas estas diferenças foram estatisticamente significativas. Estes são os únicos dados atualmente disponíveis sobre experiências randomizadas de EMUT *versus* miomectomia focalizados em resultados de fertilidade, e eles sugerem provável vantagem da miomectomia. Há outra experiência reprodutiva comparativa em andamento no Reino Unido (a experiência FEME Trial) comparando EMUT e miomectomia, mas ainda não há resultados descritos até esta data.

A experiência discutida anteriormente foi focalizada na comparação de resultados reprodutivos entre as duas intervenções. Além da questão de possibilidade de gravidez com sucesso após EMUT, as complicações também são importantes. Houve várias pequenas séries de casos descritas sobre gravidez ocorrendo após EMUT. Homer e Saridogan publicaram uma revisão sistemática dos resultados reprodutivos após embolização em 2010.[45] A revisão procurou responder à questão do risco adicional de complicações precoces e tardias em mulheres submetidas à embolização, em comparação a mulheres com miomas não tratados. Eles sumarizaram todas as gestações relatadas após EMUT na literatura até aquela época (N = 227) com controles identificados a partir de uma variedade de estudos. Sua análise sugeriu que embolização teve impacto nas gestações, a taxas aumentadas de aborto (OR [oddsratio] = 2,8), cesariana (OR = 2,1) e hemorragia pós-parto (OR = 6,4) em comparação com controles. Estes resultados não podem ser considerados definitivos, uma vez que os controles não foram pareados por idade, intervenções prévias, ou a extensão da doença miomatosa. Por exemplo, é provável que as pacientes tratadas com EMUT tivessem doença mais extensa do que as controles, uma vez que elas eram sintomáticas e recebendo tratamento, e as de controles não eram.

Enquanto estes estudos sugerem uma vantagem para miomectomias, ao considerar os resultados reprodutivos, os resultados não são definitivos. Os dados comparativos até a data são baseados em pacientes que não tiveram intervenções prévias nos miomas. Os resultados reprodutivos após uma segunda miomectomia são ruins, e por essa razão a EMUT pode ser uma melhor escolha, dependendo da extensão da doença. Por outro lado, há pacientes que têm alto risco operatório ou que preferem não se submeter a um procedimento cirúrgico abdominal aberto, e estas pacientes podem ser mais bem apropriadas para embolização. Na nossa prática, nós consideramos a miomectomia a primeira escolha para uma paciente com interesse em gravidez, mas a recomendação pode variar, dependendo dos planos reprodutivos da paciente, suas preferências, a extensão dos miomas, idade da paciente e exequibilidade de outras terapias.

COMPLICAÇÕES

Compreender as complicações que possam ocorrer após a EMUT é importante, e embora complicações sérias sejam raras, é importante compreender a apresentação de eventos adversos e estar alerta para esses sinais a fim de evitar lesão desnecessária à paciente.

Riscos Angiográficos

A EMUT é um procedimento angiográfico e, como tal, tem os mesmos riscos potenciais que outras intervenções angiográficas. Entretanto, uma vez que este procedimento é efetuado em mulheres tipicamente nos seus 30 ou 40 anos, a probabilidade de lesões de punção importantes exigindo terapia é muito baixa. Lesão arterial, como dissecção ou oclusão, é possível, mas muito improvável. O risco de um evento adverso no local da punção exigindo intervenção cirúrgica ou endovascular é menos de 1%. Similarmente, uma vez que a maioria destas pacientes não tenha doença aterosclerótica significativa, o risco de lesão arterial durante o avanço do catéter e para dentro das artérias uterinas é muito pequeno.

Complicações Relacionadas com a Embolização

Complicações relacionadas com embolização são também muito raras. Se os catéteres ou microcatéteres forem colocados com segurança dentro das artérias uterinas, então há pouca probabilidade de que venha a haver uma complicação. Há relatos de casos de importante embolização de órgãos não alvos, resultando em lesões da parede vaginal, lábios, bexiga e mesmo as nádegas,[46-51] mas estas são extremamente raras. Há também relatos de lesões do miométrio normal decorrentes do excesso de embolização.[52-54] Este último tipo de lesão pode resultar na necessidade de histerectomia. Contudo, lesão isquêmica resultando em histerectomia é muito rara, com nenhum relato nas 2.700 pacientes do "FIBROID Registry" ou outros grandes estudos de complicações.[55,56]

Disfunção ovariana é um caso especial de evento adverso relacionado com embolização pelo fato de que mesmo com técnica correta, ela pode ser inevitável. A frequência de lesão isquêmica verdadeira dos ovários não é conhecida, mas sabe-se que a frequência de amenorreia após embolização no FIBROID Registry foi descrita como 7,3%. Das quais 86% tinham idade de 45 ou mais anos. Kaump *et al.* relataram que a maioria dos casos de disfunção ovariana após EMUT ocorreram em pacientes acima da idade de 45 anos e que há pouca evidência de disfunção ovariana naquelas mais jovens que 40 anos.[57]

Eliminação de Mioma e Infecção

A mais comum complicação tardia após embolização uterina é eliminação de mioma, muitas vezes associada à infecção.[55] Embora ambas, a eliminação de mioma e infecção, possam ocorrer como eventos isolados, frequentemente há uma combinação de ambas, com uma variedade de apresentações. Isto varia de pequenos episódios de eliminação de tecido, perdas vaginais crônicas em baixo grau até expulsão maciça de miomas intactos, resultando em dor em razão da dilatação cervical (Fig. 27-5). Isto pode ser associado a san-

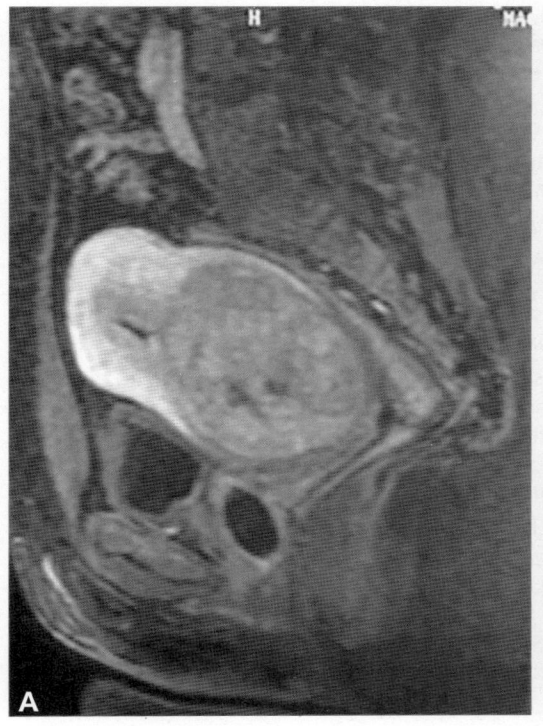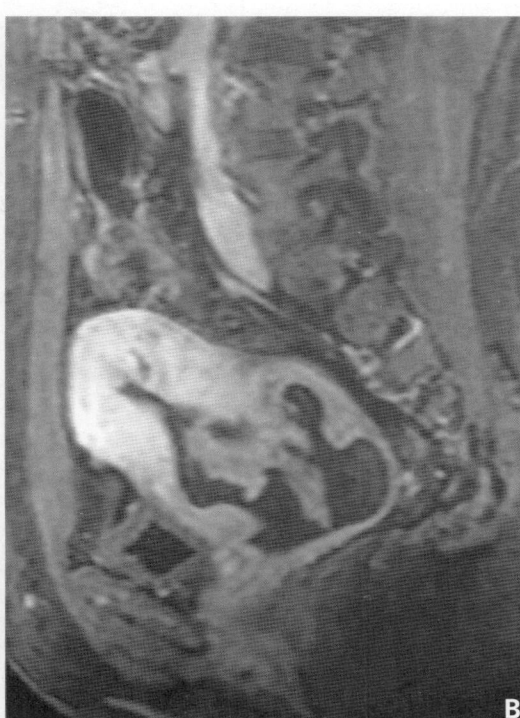

Fig. 27-5. Expulsão maciça de um mioma intacto. (**A**) Imagem sagital contrastada da pelve antes de embolização, demonstrando um grande mioma único parcialmente submucoso. (**B**) Imagem sagital contrastada da pelve 6 semanas pós-embolização, demonstrando o mioma agora se salientando na cavidade uterina para dentro da vagina, com dilatação do colo. Este mioma foi removido com sucesso por via vaginal.

gramento vaginal intenso, ou mais comumente à infecção do próprio mioma.

Em 2011, Shlansky-Goldberg descreveram 37 pacientes que experimentaram expulsão de miomas, isto entre as 759 pacientes tratadas, para uma incidência de 5%.[58] Expulsão de mioma ou se apresentou como eliminação de grande conteúdo de mioma ou como corrimento vaginal de material com o passar do tempo. Isto raramente ocorreu nas primeiras semanas após embolização na série de Shlansky-Goldberg, o intervalo médio foi de 14,8 semanas após tratamento (variação de 1,6 a 105,9 semanas). Nessa série, a apresentação mais comum foi dilatação cervical e eliminação de um único mioma intacto, ocorrendo em 89% daquelas experimentando expulsão. Muitas destas pacientes podem ser tratadas não operatoriamente. Histerectomia foi necessária em apenas 16% daquelas pacientes, embora esse seja o evento adverso mais comum que necessite de histerectomia.

Complicações Sistêmicas

A síndrome pós-embolização, uma constelação de sintomas com fadiga, perda de apetite e, ocasionalmente, febre, é o resultado normal da embolização uterina e não é considerada uma complicação, a não ser que requeira reinternação.[37] Lesão miometrial pode-se apresentar como dor persistente e implacável apesar de tratamento adequado para dor. Pacientes que se apresentam com dor grave necessitam readmissão para analgésicos intravenosos e devem-se suspeitar de lesão miometrial. Se a dor grave não se resolver dentro das primeiras 24 horas após readmissão, a RM com contraste deve ser obtida para avaliar quanto a áreas de isquemia miometrial persistente. A maioria destes casos se resolve espontaneamente, mas a lesão pode não se resolver e, neste caso, histerectomia pode ser necessária.

Embora frequentemente não reconhecido como um risco após EMUT, embolia pulmonar foi descrita em cerca de 1 em 400 pacientes.[59] Isto não é decorrente da imobilidade pós-operatória nem de um útero grande, mas do desenvolvimento de um estado temporário de hipercoagulabilidade, semelhante, embora não tão grave, àquele encontrado após cirurgia.[60] Houve um relato de caso de morte por embolia pulmonar após embolização, e houve relatos de outros casos.[61] Medidas profiláticas, como aparelhos de compressão pneumática nas extremidades inferiores ou heparina de baixo peso molecular subcutânea, devem ser consideradas, particularmente em pacientes de alto risco, para evitar este evento adverso potencialmente ameaçador à vida.

CONCLUSÃO

A EMUT tornou-se uma terapia aceita para mulheres sintomáticas em decorrência de miomas uterinos, com resultados comparáveis a condutas operatórias e com mais rápida recuperação e retorno às atividades normais. Há agora um volume substancial de dados publicados que caracterizam bem os bons resultados e suportam a crença de que a embolização deve ser considerada em toda paciente que se apresentar para avaliação e tratamento de miomas uterinos sintomáticos.

REFERÊNCIAS BIBLIOGRÁFICAS

1. Ravina J, Herbreteau D, Ciraru-Vigneron N *et al*. Arterial embolisation to treat uterine myomata. *Lancet* 1995;346:671-2.
2. ACOG practice bulletin. Alternatives to hysterectomy in the management of leiomyomas. *Obstet Gynecol* 2008;112:387-400.

3. Day Baird D, Dunson D, Hill M et al. High cumulative incidence of uterine leiomyoma in black and white women: ultrasound evidence. Am J Obstet Gynecol 2003;188:100-7.
4. Cramer SF, Patel A. The frequency of uterine leiomyomas. Am J Clin Pathol 1990;94:435-8.
5. DeWaay DJ, Syrop CH, Nygaard IE et al. Natural history of uterine polyps and leiomyomata. Obstet Gynecol 2002;100:3-7.
6. Parker WH. Etiology, symptomatology, and diagnosis of uterine myomas. Fertil Steril 2007;87:725-36.
7. Omary R, Vasireddy S, Chrisman H et al. The effect of pelvic MR imaging on the diagnoisis and treatment of women with presumed symptomatic uterine fibroids. J Vasc Interv Radiol 2002;13:1149-53.
8. Stokes L, Wallace M, Godwin R et al. Quality improvement guidlines for uterine artery embolization for symptomatic leiomyomas. J Vasc Interv Radiol 2010;21:1153-63.
9. Spies J, Roth A, Jha R et al. Uterine artery embolization for leiomyomata: factors associated with successful symptomatic and imaging outcome. Radiology 2002;222:45-52.
10. Smeets AJ, Nijenhuis RJ, van Rooij WJ et al. Uterine artery embolization in patients with a large fibroid burden: long-term clinical and MR follow-up. Cardiovasc Intervent Radiol 2010;33:943-8.
11. Katsumori T, Akazawa K, Mihara T. Uterine artery embolization for pedunculated subserosal fibroids. AJR Am J Roentgenol 2005;184:399-402.
12. Smeets AJ, Nijenhuis RJ, Boekkooi PF et al. Safety and effectiveness of uterine artery embolization in patients with pedunculated fibroids. J Vasc Interv Radiol 2009;20:1172-5.
13. Costantino M, Lee J, McCullough M et al. Bilateral versus unilateral femoral access for uterine artery embolization: results of a randomized comparative trial. J Vasc Interv Radiol 2010;21:829-35; quiz 35.
14. Kroencke TJ, Kluner C, Hamm B, Gauruder-Burmester A. Use of the 4F Rosch Inferior Mesenteric Catheter in Embolization Procedures in the Pelvis: A Review of 300 Cases. Cardiovasc Intervent Radiol 2007;30:268-72.
15. Abbara S, Nikolic B, Pelage JP et al. Frequency and extent of uterine perfusion via ovarian arteries observed during uterine artery embolization for leiomyomas. AJR Am J Roentgenol 2007;188:1558-63.
16. Binkert CA, Andrews RT, Kaufman JA. Utility of nonselective abdominal aortography in demonstrating ovarian artery collaterals in patients undergoing uterine artery embolization for fibroids. J Vasc Interv Radiol 2001;12:841-5.
17. Pelage JP, Le Dref O, Jacob D, Rymer R. Ovarian artery supply of uterine fibroid. J Vasc Interv Radiol 2000;11:535.
18. Saraiya PV, Chang TC, Pelage JP. Uterine artery replacement by the round ligament artery: an anatomic variant discovered during uterine artery embolization for leiomyomata. J Vasc Interv Radiol 2002;13:939-41.
19. Chang S, Lee MS, Kim MD et al. Inferior mesenteric artery collaterals to the uterus during uterine artery embolization: prevalence, risk factors, and clinical outcomes. J Vasc Interv Radiol 2013;24:1353-60.
20. White AM, Banovac F, Spies JB. Patient radiation exposure during uterine fibroid embolization and the dose attributable to aortography. J Vasc Interv Radiol 2007;18:573-6.
21. Pelage JP, Walker WJ, Le Dref O, Rymer R. Ovarian artery: angiographic appearance, embolization and relevance to uterine fibroid embolization. Cardiovasc Intervent Radiol 2003;26:227-33.
22. Hu N, Kaw D, McCullough M et al. Menopause and menopausal symptoms after ovarian artery embolization: a comparison with uterine artery embolization controls. J Vasc Interv Radiol 2011;22:710-5.
23. Kim HS, Tsai J, Lee JM et al. Effects of utero-ovarian anastomoses on basal follicle-stimulating hormone level change after uterine artery embolization with tris-acryl gelatin microspheres. J Vasc Intervent Radiol 2006;17:965-71.
24. Kroencke T, Scheurig-Muenkler C. Safety and efficacy of ovarian artery embolization for symptomatic uterine leiomyomata. Cardiovascular and Interventional Radiology Society of Europe Annual Scientific Meeting. Valencia, Spain: October 6, 2010.
25. Katsumori T, Bamba M, Kobayashi TK et al. Uterine leiomyoma after embolization by means of gelatin sponge particles alone: report of a case with histopathologic features. Ann Diagn Pathol 2002;6:307-11.
26. Katsumori T, Kasahara T, Akazawa K. Long-term outcomes of uterine artery embolization using gelatin sponge particles alone for symptomatic fibroids. AJR 2006;186:847-53.
27. Spies J, Allison S, Sterbis K et al. Polyvinyl alcohol particles and tris acryl gelatin microspheres for uterine artery embolization for leiomyomas: results of a randomized comparative study. J Vasc Interv Radiol 2004;15:793-800.
28. Spies JB, Allison S, Flick P et al. Spherical polyvinyl alcohol versus tris-acryl gelatin microspheres for uterine artery embolization for leiomyomas: results of a limited randomized comparative study. J Vasc Interv Radiol 2005;16:1431-7.
29. Siskin GP, Beck A, Schuster M et al. Leiomyoma infarction after uterine artery embolization: a prospective randomized study comparing tris-acryl gelatin microspheres versus polyvinyl alcohol microspheres. J Vasc Interv Radiol 2008;19:58-65.
30. Worthington-Kirsch RL, Siskin GP, Hegener P, Chesnick R. Comparison of the efficacy of the embolic agents acrylamido polyvinyl alcohol microspheres and tris-acryl gelatin microspheres for uterine artery embolization for leiomyomas: a prospective randomized controlled trial. Cardiovasc Intervent Radiol 2011;34:493-501.
31. Smeets AJ, Nijenhuis RJ, van Rooij WJ et al. Embolization of uterine leiomyomas with polyzene F-coated hydrogel microspheres: initial experience. J Vasc Intervent Radiol 2010;21:1830-4.
32. Stampfl U, Radeleff B, Sommer C et al. Midterm results of uterine artery embolization using narrow-size calibrated embozene microspheres. Cardiovasc Intervent Radiol 2011;34:295-305.
33. Goodwin S, Vedantham S, McLucas B et al. Preliminary experience with uterine artery embolization for uterine fibroids. J Vasc Interv Radiol 1997;8:517-26.

34. Walker W. Uterine embolization for leiomyomata: midterm results. *Min Invas Ther & Alied Technol* 1999;8:449-54.
35. Spies J, Bennati J, Worthington-Kirsch R, Pelage J. Initial U.S. Experience using tris-acryl gelatin microspheres for uterine artery embolization for leiomyomata. *J Vasc Intervent Radiol* 2001;12:1059-63.
36. Scheurig-Muenkler C, Wagner M, Franiel T et al. Effect of uterine artery embolization on Uterine and leiomyoma perfusion: evidence of transient myometrial ischemia on magnetic resonance imaging. *J Vasc Interv Radiol* 2010; in press.
37. Bruno J, Allison S, McCullough M et al. Recovery after Uterine Artery Embolization for Leiomyomas: a detailed analysis of its duration and severity. *J Vasc Interv Radiol* 2004;15:801-7.
38. Hehenkamp WJ, Volkers N, Donderwinkel P et al. Uterine artery embolization versus hysterectomy in the treatment of symptomatic uterine fibroids (EMMY trial): Peri- and postprocedural results from a randomized controlled trial. *Am J Obstet Gynecol* 2005;193:1618-29.
39. Hehenkamp WJ, Volkers NA, Birnie E et al. Symptomatic uterine fibroids: treatment with uterine artery embolization or hysterectomy—results from the randomized clinical Embolisation versus Hysterectomy (EMMY) Trial. *Radiology* 2008;246:823-32.
40. van der Kooij SM, Hehenkamp WJ, Volkers NA et al. Uterine artery embolization vs hysterectomy in the treatment of symptomatic uterine fibroids: 5-year outcome from the randomized EMMY trial. *AJOG* 2010;203:105 e1-13.
41. Edwards RD, Moss JG, Lumsden MA et al. Uterine-artery embolization versus surgery for symptomatic uterine fibroids. *NEJM* 2007;356:360-70.
42. Moss JG, Cooper KG, Khaund A et al. Randomised comparison of uterine artery embolisation (UAE) with surgical treatment in patients with symptomatic uterine fibroids (REST trial): 5-year results. *BJOG* 2011;118:936-44.
43. Manyonda IT, Bratby M, Horst JS et al. Uterine artery embolization versus myomectomy: impact on quality of life – results of the FUME (Fibroids of the Uterus: Myomectomy versus Embolization) Trial. *Cardiovasc Intervent Radiol* 2012;35:530-6.
44. Mara M, Maskova J, Fucikova Z et al. Midterm clinical and first reproductive results of a randomized controlled trial comparing uterine fibroid embolization and myomectomy. *Cardiovasc Intervent Radiol* 2008;31:73-85.
45. Homer H, Saridogan E. Uterine artery embolization for fibroids is associated with an increased risk of miscarriage. *Fertil Steril* 2010;94:324-30.
46. Dietz DM, Stahlfeld KR, Bansal SK, Christopherson WA. Buttock necrosis after uterine artery embolization. *Obstet and Gynec* 2004;104:1159-61.
47. El-Shalakany AH, Nasr El-Din MH, Wafa GA et al. Massive vault necrosis with bladder fistula after uterine artery embolisation. *BJOG* 2003;110:215-6.
48. Lowenstein L, Solt I, Siegler E. Focal cervical and vaginal necrosis following uterine artery embolization. *Eur J Obstet Gynecol Reprod Biolo* 2004;116:250-1.
49. Payne JF, Haney AF. Serious complications of uterine artery embolization for conservative treatment of fibroids. *Fertil Steril* 2003;79:128-31.
50. Sultana CJ, Goldberg J, Aizenman L, Chon JK. Vesicouterine fistula after uterine artery embolization: a case report. *Am J Obstet Gynecol* 2002;187:1726-7.
51. Yeagley TJ, Goldberg J, Klein TA, Bonn J. Labial necrosis after uterine artery embolization for leiomyomata. *Obstet Gynec* 2002;100:881-2.
52. Godfrey CD, Zbella EA. Uterine necrosis after uterine artery embolization for leiomyoma. *Obstet Gynec* 2001;98:950-2.
53. McLucas B, Sostrin S. Uterine necrosis after uterine artery embolization for leiomyoma. *Obstet Gynec* 2002;100:1357-8.
54. Pelage JP, Walker WJ, Dref OL. Uterine necrosis after uterine artery embolization for leiomyoma. *Obstet Gynec* 2002;99:676-7; author reply 7.
55. Spies J, Spector A, Roth A et al. Complications after uterine artery embolization for leiomyomata. *Obstet Gynec* 2002;100:873-80.
56. Worthington-Kirsch R, Spies J, Myers E et al. The Fibroid Registry for outcomes data (FIBROID) for uterine artery embolization: short term outcomes. *Obstet Gynec* 2005;106:52-9.
57. Kaump GR, Spies JB. The impact of uterine artery embolization on ovarian function. Journal of vascular and interventional radiology: *JVIR* 2013;24:459-67.
58. Shlansky-Goldberg RD, Coryell L, Stavropoulos SW et al. Outcomes following fibroid expulsion after uterine artery embolization. *J Vasc Intervent Radiol* 2011;22:1586-93.
59. Czeyda-Pommersheim F, Magee ST, Cooper C et al. Venous thromboembolism after uterine fibroid embolization. *Cardiovasc Intervent Radiol* 2006;29:1136-40.
60. Nikolic B, Kessler CM, Jacobs HM et al. Changes in blood coagulation markers associated with uterine artery embolization for leiomyomata. *J Vasc Interv Radiol* 2003;14:1147-53.
61. Hamoda H, Tait P, Edmonds DK. Fatal pulmonary embolus after uterine artery fibroid embolisation. *Cardiovasc Intervent Radiol* 2009;32:1080-2.

Capítulo 28

Adenomiose

◆ *Paul N M Lohle*

CONTEÚDO

- ✓ INTRODUÇÃO 373
- ✓ DIAGNÓSTICO POR IMAGEM 373
- ✓ ALTERNATIVAS PARA TRATAMENTO DA ADENOMIOSE SINTOMÁTICA 375
- ✓ RESULTADOS 376
- ✓ TERAPIA ADICIONAL E COMPLICAÇÕES APÓS EMBOLIZAÇÃO 376
- ✓ DIAGNÓSTICO POR IMAGEM APÓS EAU EM ADENOMIOSE 376
- ✓ CONCLUSÃO 376
- ✓ REFERÊNCIAS BIBLIOGRÁFICAS 377

Capítulo 28 ■ Adenomiose

INTRODUÇÃO

Adenomiose é a invasão benigna de endométrio dentro do miométrio (Fig. 28-1) que pode resultar em útero aumentado com glândulas endometriais e estroma não neoplásicos ectópicos rodeados por miométrio.[1]

Adenomiose é muitas vezes insuficientemente diagnosticada e é responsável por sintomas, como sangramento menstrual intenso e dor (como dismenorreia, dispareunia) com ou sem sintomas relacionados com o volume e problemas de fertilidade em mulheres na pré-menopausa.[2]

A incidência de adenomiose na população é entre 8,1 a 16,7% com manifestações clínicas em cerca de dois terços das mulheres. Das mulheres com manifestações clínicas de adenomiose, cerca de 1/5 está abaixo dos 40 anos, mas a vasta maioria está entre 40 e 50 anos de idade.[3,4]

Entre 60 e 80% das mulheres com adenomiose têm localizações pélvicas coexistentes da doença. Adenomiose pode ocorrer isoladamente, mas frequentemente é acompanhada por miomas em até 55% dos casos.[5,6] Adenomiose tem distribuição focal ou difusa na parede uterina.

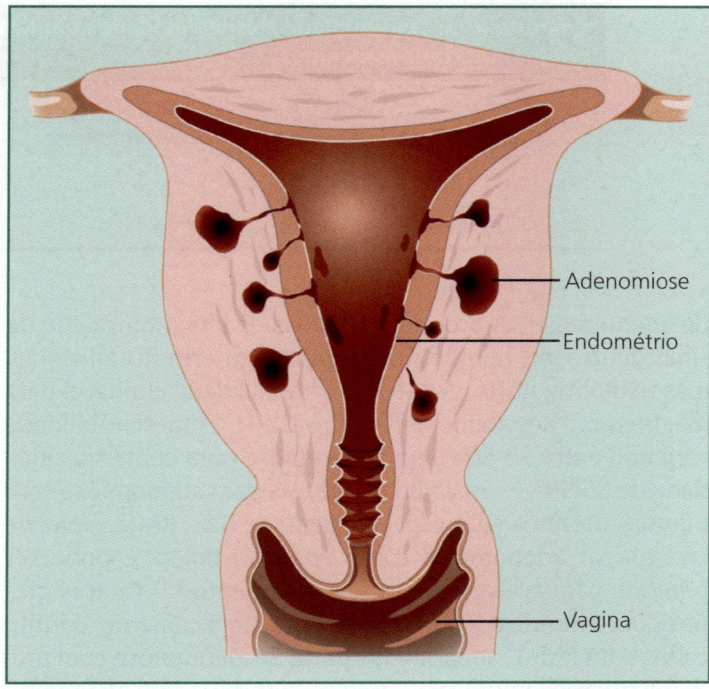

Fig. 28-1. Adenomiose com invasão de endométrio dentro do miométrio do útero.

DIAGNÓSTICO POR IMAGEM

Em mulheres com suspeita de adenomiose, o primeiro método por imagem é frequentemente ultrassom transvaginal (USTV). Ele é barato e facilmente disponível. Sinais fundamentais em USTV são: 1. ecogenicidade miometrial aumentada ou bandas hiperecoicas lineares, estendendo-se profundamente dentro do miométrio, indicando a presença de ilhotas de tecido endometrial ectópico; 2. áreas hipoecoicas no miométrio compatíveis com hiperplasia do tecido muscular, circundando o tecido ectópico; 3. áreas anecoicas secundárias à dilatação glandular ou cistos miometriais; 4. pouca definição da zona de junção e 5. aumento do útero com espessamento assimétrico das paredes (Fig. 28-2). A presença, de pelo menos três destes sinais, é altamente sugestiva de adenomiose. A sensibilidade e a especificidade da USTV (Quadro 28-1) para adenomiose variam entre, respectivamente, 65-89%, 65-98% e adenomiose com miomas 33 e 87%.[7-9]

Imagem de ressonância magnética (RM) é particularmente útil tanto em casos duvidosos de USTV quanto para fornecer avaliação completa da doença com suas visões panorâmicas. Com imagens ponderadas para T2 e T1 com contraste, a espessura da zona de junção pode ser medida confiavelmente (a espessura de mais de 12 mm é considerada diagnóstica

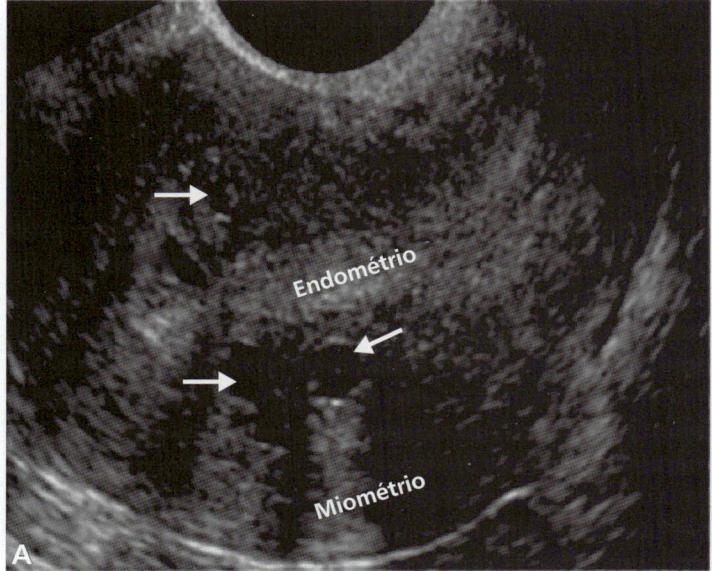
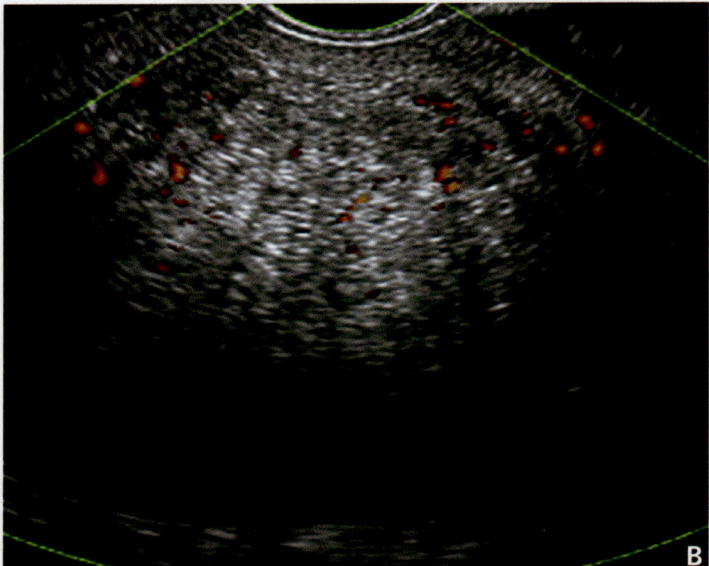

Fig. 28-2. USTV: (**A**) áreas anecoicas decorrentes da dilatação glandular ou cistos miometriais e (**B**) ecogenicidade miometrial aumentada ou bandas hiperecoicas lineares, estendendo-se profundamente no miométrio, indicando a presença de ilhotas de tecido endometrial ectópico.

Quadro 28-1. Sensibilidade e especificidade com RM ou USTV para diagnosticar adenomiose com ou sem miomas uterinos associados

	MRI adenomiose	USTV adenomiose	MRI adenomiose + fibromas	USTV adenomiose + fibromas
Sensibilidade	70-86%	65-89%	67%	33%
Especificidade	86-99%	65-98%	82%	87%

de adenomiose). A presença de focos de alta intensidade de sinal dentro do miométrio continua um critério adicional, mas não obrigatório. A RM é uma modalidade confiável para diagnosticar adenomiose (Quadro 28-1), com sensibilidade variando entre 70-86% para adenomiose pura com especificidade de 86-99% e sensibilidade de 67% para adenomiose com miomas uterinos com especificidade de 82%. RM é capaz de categorizar adenomiose como focal ou difusa e pode ser repetida para avaliar o efeito do tratamento.[9-11] Os três grupos diferentes de adenomiose uterina são facilmente identificados com RM: 1. adenomiose pura; 2. adenomiose com predominância de miomas e 3. miomas uterinos com adenomiose. Adenomiose pode ser subdividida em difusa ou focal.

A respeito do acompanhamento após embolização de artéria uterina (EAU) para adenomiose, a evolução dos sintomas é o parâmetro mais importante. Em pacientes com melhora dos sintomas e satisfação com o tratamento, acompanhamento com RM pode não ser necessário como procedimento de rotina. Entretanto, em pacientes com resposta clínica insuficiente após EAU, a RM pode ser útil para comparar a espessura da zona juncional, a taxa de infarto, o volume uterino e outros parâmetros com achados básicos, podendo guiar a decisão clínica.

Alguns radiologistas intervencionistas experientes afirmam saber quando estão lidando com miomas ou adenomiose, baseando-se no padrão vascular angiográfico. O padrão vascular do plexo perimioma assemelha-se aos "dedos rodeando uma bola", enquanto ramos vasculares de adenomiose penetrando profundamente são semelhantes a "cabelo encaracolado" (Fig. 28-3).

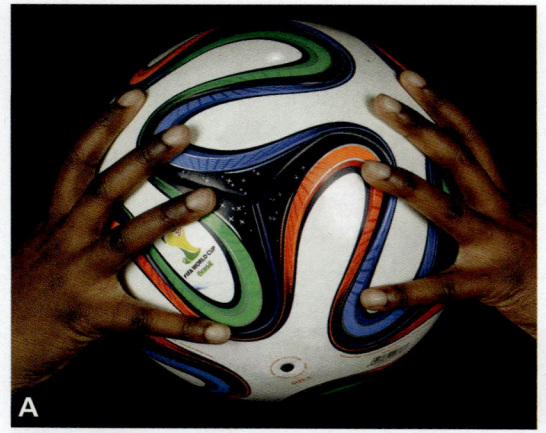
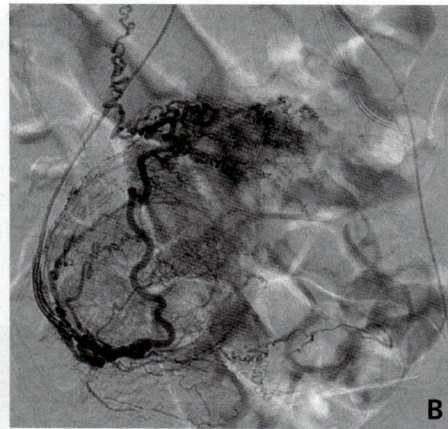
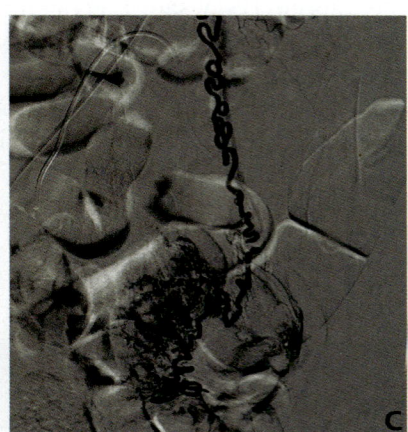
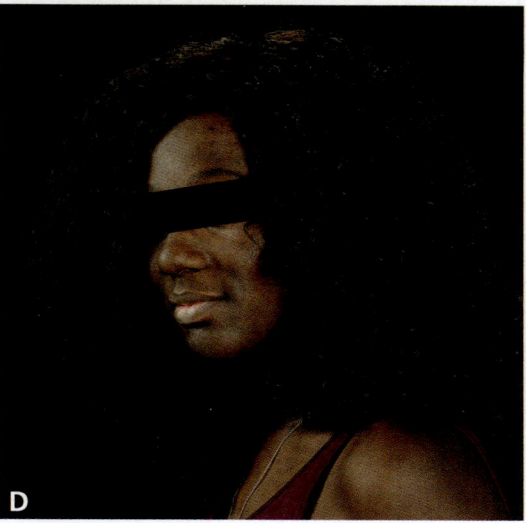

Fig. 28-3. (**A**) Aspecto de dedos rodeando uma bola, assemelhando-se ao padrão vascular do plexo perifibromatoso. (**B**) Subtração angiográfica digital (DSA) durante injeção de contraste, representando um mioma uterino localizado à direita (suprimento arterial pela artéria uterina direita) com adenomiose no topo (suprimento arterial pela artéria ovárica direita e artéria uterina direita) e (**C**) adenomiose à esquerda (suprimento arterial pela artéria útero-ovárica esquerda); (**D**) cabelo encaracolado assemelhando-se aos ramos vasculares da adenomiose penetrando fundo dentro do estroma uterino.

ALTERNATIVAS PARA TRATAMENTO DE ADENOMIOSE SINTOMÁTICA

Tratamento Clínico

A opção de tratamento clínico da adenomiose contém tratamento local com a liberação desde medicações por um dispositivo intrauterino (DIU) até tratamento administrado sistemicamente. Progesterona liberada por DIU é usada para diminuir os sangramentos menstruais intensos em mulheres com adenomiose. Estas medicações causam alterações atróficas do endométrio a fim de reduzir a quantidade de sangramento, como nas mulheres com adenomiose sintomática.[12] Medicações para administração sistêmica incluem agonistas do hormônio liberador de gonadotropina (GnRH) induzindo menopausa pela redução da liberação de gonadotrofinas hipofisárias. Os níveis de estrogênio são diminuídos, produzindo atrofia e redução do volume do útero. Se a terapia for interrompida, o efeito é reversível.[13]

Cirurgia

Excisão ou enucleação são frequentemente as condutas cirúrgicas para adenomiose focal, mas o tipo de tratamento é dependente do tipo de lesão e da extensão do comprometimento miometrial.[13] Histerectomia é a opção cirúrgica preferida para mulheres com adenomiose sintomática, se houver comprometimento profundo do miométrio. Histerectomia é frequentemente indicada como tratamento definitivo. As taxas de complicação após histerectomia variam entre 1,5 e 29,3%. Histerectomia é associada a complicações, como: perda sanguínea, lesões intestinal e urogenital, dor e infecção. O tempo de recuperação é descrito como variando entre 6 e 8 semanas,[13-15] e as despesas relacionadas com tratamento de saúde e tempo perdido de trabalho[16] tornam a histerectomia uma opção associada a altos custos.

História da Embolização das Artérias Uterinas

Em 1995, Ravina publicou o primeiro relato de embolização de artéria uterina (EAU) para miomas uterinos sintomáticos.[17] A taxa de sucesso da EAU para miomas uterinos com referência à melhora sintomática da menorragia e dor pélvica associadas varia de 89-95% a 80-90%;[18,19] Há cerca de 25% de probabilidade de falha do controle dos sintomas ou de recorrência após EAU para miomas uterinos em acompanhamento de 5 anos.[20,21] Esta alternativa terapêutica minimamente invasiva à cirurgia foi descrita como sendo associada a altas taxas de satisfação das pacientes.[22-24]

Com base na semelhança dos sintomas causados por miomas uterinos e adenomiose e os resultados positivos após EAU no primeiro, este procedimento intervencionista foi investigado como possível opção para tratar adenomiose. O infarto bem-sucedido de miomas sintomáticos com EAU também pode ser obtido em mulheres sofrendo de adenomiose com ou sem miomas.

Embolização

Embora as manifestações clínicas dos miomas uterinos e da adenomiose uterina sejam semelhantes, o seu tratamento pode diferir. Tratamento clínico, cirurgia radical ou conservadora são as opções de tratamento para miomas sintomáticos. Mas no caso da adenomiose, frequentemente é necessário efetuar a histerectomia por causa dos maus resultados do tratamento hormonal ou da ablação endometrial.[25] Embolização da artéria uterina é uma conduta terapêutica adotada para tratar miomas e se revela também aplicável na adenomiose. Diversos estudos documentaram tratamento de adenomiose com EAU.[26-32] Embora os primeiros resultados da EAU para adenomiose tenham sido ruins, mais tarde, estudos mostraram melhora clínica substancial na maioria das mulheres tratadas com adenomiose. Similarmente à EAU em miomas, a embolização direcionada com oclusão de ramos vasculares da artéria uterina com material embólico interrompe o fluxo sanguíneo arterial para o tecido adenomatoso. Infarto intencional eventualmente resultará na eliminação dos focos adenomióticos com alívio dos sintomas.

Técnica

A técnica de EAU para adenomiose é semelhante à técnica para miomas sintomáticos, exceto pelo ponto final angiográfico de embolização e o agente embólico. Está descrito que o ponto final angiográfico de embolização deve ser ao nível da parte distal ascendente de ambas as artérias uterinas em caso de adenomiose.[30,33] Embolização é efetuada usando um agente embólico particulado. O agente embólico amplamente usado são as partículas não esféricas de álcool polivinílico variando em tamanho de 255 a 900 mícrons.[34] Outros preferem o uso de embolizantes esféricos, microsferas calibradas variando em tamanho de 500 a 700 mícrons, a fim de facilitar a penetração profunda nas pequenas arteríolas aferentes da adenomiose. Em contraste com o padrão de vascularização dos miomas, a adenomiose tem distribuição profunda e mais difusa de arteríolas aferentes paralelas em todo o miométrio. A diferença em vascularização poderia justificar a taxa de falha mais alta descrita após EAU em mulheres com adenomiose, em comparação a miomas. Os dados atualmente disponíveis não parecem indicar um agente embólico preferido para uso em mulheres com adenomiose sintomática. Embora baseado em parte em especulação, na minha experiência, a penetração profunda dos agente embólico parece ser necessária para se obter o infarto ideal das áreas com adenomiose. Microsferas calibradas são capazes de ocluir seletivamente os diminutos ramos arteriais do tecido adenomatoso profundo no estroma uterino e assim criar infarto tecidual adequado. Foi demonstrado que microsferas calibradas têm comportamento mais previsível. O seu tamanho e forma uniformes, compressibilidade e elasticidade constantes resultam em penetração mais profunda dentro das pequenas arteríolas quando comparada às partículas não esféricas de álcool polivinílico necessárias para causar infarto ótimo em tecido adenomatoso.[30,33] O ponto final angiográfico de embolização é até estase completa do fluxo de contraste no segmento ascendente de ambas as artérias uterinas. A estabilidade do ponto final necessita ser checada após 5 min, e partículas adicionais injetadas, se o ponto final não for alcançado. Na experiência do autor, o modo mais agressivo de embolizar até estase completa no caso da adenomiose (em oposição a miomas) fornece melhores taxas de infarto e resultados clínicos. Durante e depois da embolização, narcóticos e drogas anti-inflamatórias não esteroides intravenosos são administrados para controle adequado da dor.[32]

RESULTADOS

Exceto o estudo randomizado controlado (RCT) QUESTA holandês em andamento, iniciado, em 2015, não existem RCTs avaliando a eficácia de EAU comparando à cirurgia ou outras opções de tratamento como terapia para adenomiose. A evidência disponível sobre a embolização para adenomiose até hoje atingiu evidência nível 2. Uma metanálise completa e detalhada sobre essa técnica para o tratamento de adenomiose está publicada, incluindo 15 estudos com total de 511 pacientes.[34] Melhora clínica do sangramento, dor e sintomas relacionados com o volume foram relatados por cerca de 3/4 das mulheres tratadas (Quadro 28-2).

Resultados da EAU na Adenomiose Pura

Acompanhamento a curto prazo após EAU em adenomiose pura resultou em melhora dos sintomas em 83% das mulheres com acompanhamento médio de 9,4 meses. Os volumes uterinos diminuíram de 25 a 32%. Resultados a médio e longo prazos, após acompanhamento médio de 40,6 meses, mostraram melhoria sustentada na vasta maioria.

Resultados da EAU na Adenomiose com Miomas

Os resultados a curto prazo em pacientes com adenomiose com miomas demonstraram melhora clínica em 93% das mulheres com acompanhamento médio de 10,7 meses. Acompanhamento a longo prazo (34,2 meses) mostrou que 82,4% das mulheres relataram melhora significativa sustentada dos sintomas após terapêutica.

TERAPIA ADICIONAL E COMPLICAÇÕES APÓS EMBOLIZAÇÃO

Nesta metanálise, histerectomia após EAU foi necessária em 13% das mulheres com adenomiose, predominantemente em torno de 12 meses após procedimento.[34] O risco de amenorreia permanente foi em torno de 21%, ocorrendo 3-6 meses após EAU. Entretanto, amenorreia permanente só ocorreu em mulheres com mais de 45 anos de idade. A maioria das pacientes apresentou alguma forma de síndrome branda pós-embolização. Não houve morte ou eventos adversos sérios relacionados com EAU para adenomiose.[6,30,31]

DIAGNÓSTICO POR IMAGEM APÓS EAU EM ADENOMIOSE

Imagem de RM evidencia alterações consideráveis após EAU. Volumes uterinos e espessura da zona de junção demonstraram reduções de 27-54% e 12-24%, respectivamente.[6,28-31,35,36]

Diversos estudos tentaram identificar preditores em RM de acompanhamento de bom resultado clínico a longo prazo de embolização em pacientes com adenomiose sintomática. Diminuição da espessura da zona de junção, diminuição de volume do útero e presença de áreas de infarto após EAU foram observadas inconstantemente em mulheres com e sem melhora dos sintomas.[6,28,29,36] Em estudo de 40 pacientes, o único preditor de histerectomia durante acompanhamento após EAU foi a espessura inicial da zona juncional. As mulheres submetidas à histerectomia durante o acompanhamento tinham zona juncional significativamente mais espessa em comparação às mulheres que tiveram melhora clínica (média 23 versus 16 mm, P = 0,028) aos 3 meses de acompanhamento (média 15 versus 9 mm, P = 0,034). Pacientes com zona juncional espessa, ao diagnóstico, podem ser informadas sobre a probabilidade mais baixa de sucesso clínico. A presença ou ausência de miomas adicionais à adenomiose não teve relação com o resultado clínico.[33] Curiosamente, em outro estudo não houve correlação significativa do resultado clínico após EAU e a profundidade da adenomiose uterina medida pela espessura da zona juncional ou com relação aos diferentes padrões de adenomiose uterina, como focal ou difusa na RM básica.[32] Isto está parcialmente em linha com um terceiro estudo em que nenhuma diferença no resultado clínico e de imagem após EAU foi encontrada em relação ao padrão da adenomiose uterina.[29]

CONCLUSÃO

Há diferentes opções de tratamento para adenomiose sintomática. Quando a terapia clínica falha, a EAU constitui uma alternativa efetiva e segura à histerectomia ou cirurgia. Pacientes com adenomiose pura ou adenomiose com miomas são candidatas à EAU. Melhoras clínicas e sintomáticas foram descritas por muitos estudos, analisando embolização para adenomiose. Os resultados a curto prazo para adenomiose pura e adenomiose com fibromas variam de 83 a 93%. Mesmo a longo prazo, as pacientes relatam melhora significativa em 65% da adenomiose pura e em 82% da adenomiose com miomas. A EAU tem mínimos efeitos colaterais, é custo-efetiva e com preservação do útero. Com base na evidência nível 2 disponível atual, a EAU para adenomiose é uma opção atraente de tratamento e uma alternativa valiosa à histerectomia. É injustificado restringir a opção da EAU para as mulheres com adenomiose sintomática.

Quadro 28-2. O sucesso clínico após embolização de artérias uterinas bilaterais em mulheres com adenomiose sintomática com ou sem fibromas a curto e longo prazos

Sucesso clínico após EAU	Adenomiose pura	Adenomiose mista
Curto prazo (± 1 ano)	83%	93%
Longo prazo	65%	82%

REFERÊNCIAS BIBLIOGRÁFICAS

1. Bird CC, McElin TW, Manalo-Estrella P. The elusive adenomyosis of the uterus-revisited. *Am J Obstet Gynecol* 1972;112:583-93.
2. Valentini AL, Speca S, Gui B et al. Adenomyosis: from the sign to the diagnosis. Imaging, diagnostic pitfalls and differential diagnosis: a pictorial review. *Radiol Med* 2011;116:1267-87.
3. Utsunomiya D, Notsute S, Hayashida Y et al. Endometrial carcinoma in adenomyosis: assessment of myometrial invasion on T2-weighted spin-echo and gadolinium-enhanced T1-weighted images. *Am J Roentgenol* 2004;182:399-404.
4. Peric H, Fraser IS. The symptomatology of adenomyosis. *Best Pract Res Clin Obstet Gynaecol* 2006;20:547-5.
5. Ferenczy A. Pathophysiology of adenomyosis. *Hum Reprod Update* 1998;4:312-22.
6. Siskin GP, Tublin ME, Stainken BF et al. Uterine artery embolization for the treatment of adenomyosis: clinical response and evaluation with MR imaging. *Am J Roentgenol* 2001;177:297-302.
7. Bazot M, Cortez A, Darai E et al. Ultrasonography compared with magnetic resonance imaging for the diagnosis of adenomyosis: correlation with histopathology. *Hum Reprod* 2001 Nov.;16(11):2427-33.
8. Dueholm M. Transvaginal ultrasound for diagnosis of adenomyosis: a review. *Best Pract Res Clin Obstet Gynaecol* 2006 Aug.;20(4):569-82.
9. Exacoustos C, Manganaro L, Zupi E. Imaging for the evaluation of endometriosis and adenomyosis. *Best Pract Res Clin Obstet Gynaecol* 2014 July;28(5):655-81.
10. Reinhold C, McCarthy S, Bret PM et al. Diffuse adenomyosis: comparison of endovaginal US and MR imaging with histopathologic correlation. *Radiology* 1996 Apr.;199(1):151-8.
11. Dueholm M, Lundorf E, Hansen ES et al. Magnetic resonance imaging and transvaginal ultrasonography for the diagnosis of adenomyosis. *Fertil Steril* 2001 Sept.;76(3):588-94.
12. Fedele L, Bianchi E, Raffaelli R et al. Treatment of adenomyosis associated menorrhagia with levonorgestrel-releasing intrauterine device. *Fertil Steril* 1997;68:426-9.
13. Faquhar C, Brosens I. Medical and surgical management of adenomyosis. *Best Pract Res Clin Obstet Gynaecol* 2006;20:603-16.
14. Meyers ER, Steege JF. Risk adjustment for complications of hysterectomy: utility of routinely collected administrative data. *Prim Care Update Ob Gyns* 1998;5:202-3.
15. Dembek CJ, Pelletier EM, Isaacson KB et al. Payer costs in patients undergoing uterine artery embolization, hysterectomy, or myomectomy for treatment of uterine fibroids. *J Vasc Interv Radiol* 2007;18:1207-13.
16. Volkers NA, Hehenkamp WJ, Smit P et al. Economic evaluation of uterine artery embolization versus hysterectomy in the treatment of symptomatic uterine fibroids: results from the randomized EMMY trial. *J Vasc Interv Radiol* 2008;19:1007-16.
17. Ravina JH, Herbreteau D, Ciraru-Vigneron N et al. Arterial embolization to treat uterine myomata. *Lancet* 1995;346:671-2.
18. Katsumori T, Kasahara T, Kin Y et al. Magnetic resonance angiography of uterine artery: changes with embolization using gelatine sponge particles alone for fibroids. *Cardiovasc Intervent Radiol* 2007;30:398-404.
19. Goodwin SC, Spies JB. Uterine fibroid embolization. *N Engl J Med* 2009;361:690-7.
20. Spies JB, Bruno J, Czeyda-Pommersheim F et al. Long term outcome of uterine artery embolization of leiomyomata. *Obstet Gynecol* 2005;106(5 Pt 1):933-9.
21. Lohle PN, Voogt MJ, De Vries J et al. Long-term outcome of uterine artery embolization for symptomatic uterine leiomyomas. *J Vasc Interv Radiol* 2008; Mar;19(3):319-26.
22. Worthington-Kirsch RL, Popky GL, Hutchins FL Jr. Uterine arterial embolization for the management of leiomyomas: quality-of-life assessment and clinical response. *Radiology* 1998;208:625-9.
23. Spies JB, Roth AR, Jha RC et al. Leiomyomata treated with uterine artery embolization: factors associated with successful symptom and imaging outcome. *Radiology* 2002;222:45-52.
24. Hehenkamp WJ, Volkers NA, Birnie E et al. Symptomatic uterine fibroids: treatment with uterine artery embolization or hysterectomy-results from the randomized clinical embolization versus hysterectomy (EMMY) Trial. *Radiology* 2008;246:823-2.
25. McCausland V, McCausland A. The response of adenomyosis to endometrial ablation/resection. *Hum Reprod Update* 1998;4:350-9.
26. Smith SJ, Sewall LE, Handelsman A. A clinical failure of uterine fibroid embolization due to adenomyosis. *J Vasc Interv Radiol* 1999;10:1171-74.
27. Goodwin SC, McLucas B, Lee M et al. Uterine artery embolization for the treatment of uterine leiomyomata midterm results. *J Vasc Interv Radiol* 1999;10:1159-65.
28. Jha RC, Takahama J, Imaoka I et al. Adenomyosis: MRI of the uterus treated with uterine artery embolization. *AJR Am J Roentgenol* 2003;181:851-6.
29. Kitamura Y, Allison SJ, Jha RC et al. MRI of adenomyosis: changes with uterine artery embolization. *Am J Roentgenol* 2006;186:855-64.
30. Lohle PN, De Vries J, Klazen CA et al. Uterine artery embolization for symptomatic adenomyosis with or without uterine leiomyomas with the use of calibrated tris-acryl gelatin microspheres: midterm clinical and MR imaging follow-up. *J Vasc Interv Radiol* 2007 July;18(7):835-41.
31. Bratby MJ, Walker WJ. Uterine artery embolization for symptomatic adenomyosis-midterm results. *Eur J Radiol* 2009;70:128-32.
32. Froeling V, Scheurig-Muenkler C, Hamm B et al. Uterine Artery Embolization to treat uterine adenomyosis with or without uterine leiomyomata: results of symptom control and health-related quality of life 40 months after treatment. *Cardiovasc Intervent Radiol* 2012 June;35(3):523-9.
33. Smeets AJ, Nijenhuis RJ, Boekkooi PF et al. Long-term follow-up of uterine artery embolization for symptomatic adenomyosis. *Cardiovasc Intervent Radiol* 2012 Aug.;35(4):815-9.
34. Popovic M, Puchner S, Berzaczy D et al. Uterine artery embolization for the treatment of adenomyosis: a review. *J Vasc Interv Radiol* 2011 July;22(7):901-9; quiz 909.
35. Pelage JP, Jacob D, Fazel A et al. Midterm results of uterine artery embolization for symptomatic adenomyosis: initial experience. *Radiology* 2005;234:948-53.
36. Kim MD, Kim S, Kim NK et al. Long-term results of uterine artery embolization for symptomatic adenomyosis. *Am J Roentgenol* 2007;188:176-81.

Capítulo 29

Hemorragia Puerperal

◆ *Omid Kohannim*
◆ *Justin P McWilliams*

CONTEÚDO

- ✓ EPIDEMIOLOGIA E FATORES DE RISCO 379
- ✓ ETIOLOGIA E DIAGNÓSTICO 379
- ✓ TRATAMENTO 379
- ✓ DETALHES TÉCNICOS 380
- ✓ RESULTADOS 382
- ✓ POTENCIAIS COMPLICAÇÕES 387
- ✓ CAUSAS RARAS DE PPH TRATADAS POR EMBOLIZAÇÃO 388
- ✓ REFERÊNCIAS BIBLIOGRÁFICAS 389

EPIDEMIOLOGIA E FATORES DE RISCO

Hemorragia pós-parto (PPH), definida como perda de sangue superior a 500 mL após o parto vaginal, ou 1.000 mL após a cesariana, tem incidência de 5-8% e está entre as causas principais de mortalidade materna em todo o mundo. Aproximadamente 140.000 mulheres morrem desta condição todos os anos. A mortalidade por PPH diminuiu nos países ocidentais, contudo, permanece uma das causas principais de morte associada à gravidez nos Estados Unidos, Reino Unido e França. Além de causar aumento da mortalidade, a PPH também resulta em morbidades, como coagulopatia, choque, insuficiências renal e respiratória.[1-3]

Os fatores de risco mais consistentes para PPH são macrossomia fetal, retenção de placenta ou terceiro estágio do trabalho de parto prolongado, trabalho de parto em geral prolongado, parto por cesariana, trauma do trato genital e o não uso de agentes uterotônicos no terceiro estágio do trabalho de parto.[1] Diversos outros fatores de risco, como placenta acreta, parto instrumentalizado e distúrbios hipertensivos também foram relatados.[4] Também foi demonstrado que fatores demográficos, como etnia branca hispânica e não hispânica, aumentam o risco de PPH.[5] Infelizmente, entretanto, a PPH permanece relativamente imprevisível do ponto de vista clínico.

ETIOLOGIA E DIAGNÓSTICO

As etiologias da PPH podem ser divididas em seis categorias: atonia uterina, trauma ao trato genital, retenção de produtos da concepção, coagulopatia, inversão uterina e placenta anormal. Atonia uterina é responsável pela maioria das causas, visto que a contração uterina normal e a subsequente compressão de grandes vasos entre as fibras musculares são os principais mecanismos de prevenção de hemorragia. Cada uma das etiologias anteriores pode ser subclassificada. Atonia uterina, por exemplo, pode estar relacionada com o trabalho de parto (p. ex., indução, trabalho de parto prolongado e infecção), hiperdistensão uterina ou anestésicos. Similarmente, a coagulopatia pode ser subdividida em coagulopatia disseminada intravascular, trombocitopenia, anticoagulação e distúrbios hereditários.[1]

Há duas categorias de PPH: PPH precoce ou primária se refere ao sangramento excessivo que ocorre nas primeiras 24 horas após o parto, enquanto que a PPH tardia ou secundária ocorre entre 24 horas e 6-12 semanas após o parto.[6,7] As PPHs primária e secundária possuem taxas de incidência de 4-6 e 1%, respectivamente. As causas de PPH primária e secundária variam. A PPH primária é geralmente decorrente do mnemônico conhecido como "quatro Ts", que se refere ao tônus (ou seja, a sua falta, ou atonia), trauma, tecido (ou seja, produtos da concepção retidos) e trombose. Estes representam aproximadamente 70-80, 28, 11, e 1% das causas, respectivamente. A PPH secundária é geralmente causada pela retenção de produtos da concepção, subinvolução do sítio placentário, infecção e coagulopatia.[2,8,9] As etiologias da PPH primária e secundária são resumidas no Quadro 29-1.

Quadro 29-1. Causas de hemorragia pós-parto primária e secundária

Primária (precoce)	Secundária (tardia)
Atonia uterina	Placenta anormal
Relacionada com o trabalho de parto	Subinvolução do sítio placentário
Hiperdistensão do útero	Placenta acreta
Anestesia	Retenção de produtos da concepção
Trauma pélvico	
Iatrogênica	Infecção
Espontânea	Endometrite
Retenção de produtos da concepção	Infecção da cicatriz da cesariana
Coagulopatia	Coagulopatia
CIVD	Patologia uterina
Trombocitopenia	Miomas
Distúrbios hereditários	Câncer cervical
Inversão uterina	
Placenta anormal	
Placenta prévia	
Placenta acreta	

CIVD = coagulação intravascular disseminada.
Adaptado de Neill et al. (2002)[8], and Oyelese & Ananth (2010)[1].

Como mencionado anteriormente, a maioria dos casos de PPH é causada pela atonia uterina, que é frequentemente um diagnóstico clínico. Há ocasiões, contudo, em que o diagnóstico clínico é difícil, e técnicas de imagem podem-se tornar úteis. Embora a ultrassonografia (US) seja a modalidade de imagem de primeira linha em pacientes com PPH, por causa de sua segurança e baixo custo, pode ser limitada pela dor e gás intestinal e, tipicamente, não pode detectar a fonte da hemorragia aguda. Tomografia computadorizada (TC) pode ser mais adequada em determinados casos. Na PPH, a TC é capaz de identificar acentuado sangramento na fase arterial, e hemorragias menores na fase tardia, por meio da identificação de extravasamento de contraste na cavidade uterina. Isto não só pode ser valioso no diagnóstico, quando a evidência clínica é incerta, mas também pode guiar intervenções subsequentes pela identificação do sítio de sangramento. A TC também pode delinear outras causas de PPH, como hematomas genitais ocultos ou puerperais.[2] Em particular, se a paciente tiver sinais e hemorragia pós-parto sem sangramento vaginal direto, a TC está indicada.[7] Ruptura uterina, que possui a aparência hipoatenuada em miométrio com forte captação de contraste, também pode ser diagnosticada por TC. Quando a retenção de produtos da concepção é suspeita como a etiologia de PPH, uma massa intracavitária endometrial na US, ou lesões hipointensas em T2 na imagem por ressonância magnética (RM), também pode ser suspeita para o diagnóstico.[2]

TRATAMENTO

O tratamento da PPH requer abordagem multidisciplinar, geralmente envolvendo obstetras, enfermeiros, anestesiologistas, radiologistas e suporte laboratorial. O tratamento sempre começa com medidas ressuscitativas e conservadoras, com atenção especial para as vias aéreas, respiração e circulação. Monitoração constante, acesso venoso de grosso calibre, tipagem sanguínea e prova cruzada e transfusão são frequentemente necessários. O tratamento farmacológico predominantemente requer o uso de agentes uterotônicos para controlar o sangramento, e é tipicamente o próximo passo no tratamento. Agentes uterotônicos incluem oxitocina, prostaglandinas e derivados da ergotamina, como a metilergonovina. A administração de agentes uterotônicos trata a causa mais comum de PPH primária, a atonia uterina. Procedimentos menores, como reparo de lacerações, compressão uterina, massagem e tamponamento, também são componentes importantes do tratamento, particularmente quando agentes uterotônicos não são suficientes. Uma técnica de tamponamento específica envolve o uso do balão de Bakri,[9] que tem mostrado ser eficaz em vários estudos de casos.[10,11] Este é um dispositivo de silicone de 24 Fr e 58 cm, com duas portas de drenagem na ponta de sua haste e o balão, que pode ser insuflado com volume de até 800 mL, embora geralmente seja usado volume de até 500 mL. O controle do sangramento pode ser alcançado inserindo esse dispositivo através da abertura cervical e puxando-o pela vagina durante a cesariana, ou inserindo-o através da vagina durante um parto vaginal, ambos seguidos pelo tamponamento vaginal, insuflação do balão e drenagem.[9] Além dessas medidas, o útero pode ser inspecionado à procura de produtos retidos ou coágulos.

Quando há falha das medidas médicas e conservadoras, a PPH pode ser tratada cirurgicamente com ligadura arterial e colocação de compressas hemostáticas. Histerectomia é, tipicamente, o último recurso. As etapas de tratamento dependem parcialmente da via de parto. Se a paciente estiver sangrando após a cesariana, o tratamento cirúrgico pode ser plausível. Causas alternativas de sangramento também devem ser exploradas em casos refratários. Em pacientes com coagulopatia, por exemplo, os componentes plasmáticos devem ser repostos. Como será discutido a seguir, tem-se tornado cada vez mais importante o papel da radiologia intervencionista no tratamento da PPH por meio da embolização arterial e cateterização com balão, idealmente substituindo a necessidade de cirurgia. Várias abordagens usadas no tratamento de PPH são especificadas no Quadro 29-2.[3,6]

DETALHES TÉCNICOS

Em 1979, Brown et al. introduziram a embolização arterial angiográfica como uma técnica alternativa ao controle da PPH, oferecendo vantagens sobre a cirurgia, incluindo identificação específica dos sítios de sangramento e potencial preservação da fertilidade.[12] Em seu artigo, Brown et al. descreveram o caso de mulher de 22 anos com pré-eclâmpsia que foi submetida à indução do trabalho de parto e, subsequentemente, desenvolveu PPH primária, refratária ao tratamento conservador. Quando seu sangramento persistiu apesar da evacuação de um grande hematoma posterior e histerectomia total, ela foi transferida para a sala de radiologia intervencionista, onde a angiografia revelou sangramento de um ramo da artéria pudenda interna. Foi realizada embolização com esponja hemostática (Gelfoam®), que resultou no controle do sangramento e estabilização da paciente (Fig. 29-1). Pouco tempo depois, Pais et al. relataram dois casos de embolização arterial para hemostasia na PPH.[13] Desde os casos relatados por Brown et al. e Pais et al., a embolização arterial tem sido extensivamente estudada para PPH, e seu valor tem sido cada vez mais reconhecido, apensar do fato de que várias perguntas ainda permanecem sem resposta.[14]

Anatomia

A artéria uterina, que é o principal suprimento para o útero, origina-se na divisão anterior da artéria ilíaca interna (hipogástrica). Esta artéria se divide em um ramo grande e ascendente, e um ramo pequeno e descendente. O ramo descendente também é chamado de artéria cérvico-vaginal e supre o colo uterino e a vagina. O ramo ascendente emite múltiplos vasos arqueados para o corpo e o fundo do útero e, então, divide-se nos ramos terminais tubário e ovariano. A artéria vaginal também pode-se originar a partir da divisão

---

Quadro 29-2. Abordagens de tratamento na hemorragia pós-parto

Clínica

- **Farmacológica**
  - Oxitocina
  - Misoprostol
  - Alcaloides de Ergot
- **Não farmacológica**
  - Ressuscitação volêmica
  - Tipagem sanguínea e prova cruzada
  - Transfusão sanguínea
  - Exame do útero, períneo e vagina
  - Inspeção da placenta
  - Compressão e massagem uterina
  - Tamponamento uterino (p. ex., com balão de Bakri)
  - Reparo de laceração
  - Curetagem
  - Exclusão de distúrbios de coagulação, pseudoaneurismas e FAVs

Cirúrgica

- **Pressão na aorta**
- **Ligadura arterial**
- **Sutura compressiva de B-Lynch**
- **Histerectomia (último recurso)**

Radiologia Intervencionista

- **Embolização arterial**
- **Cateterização com balão**

FAV = fístula arteriovenosa.

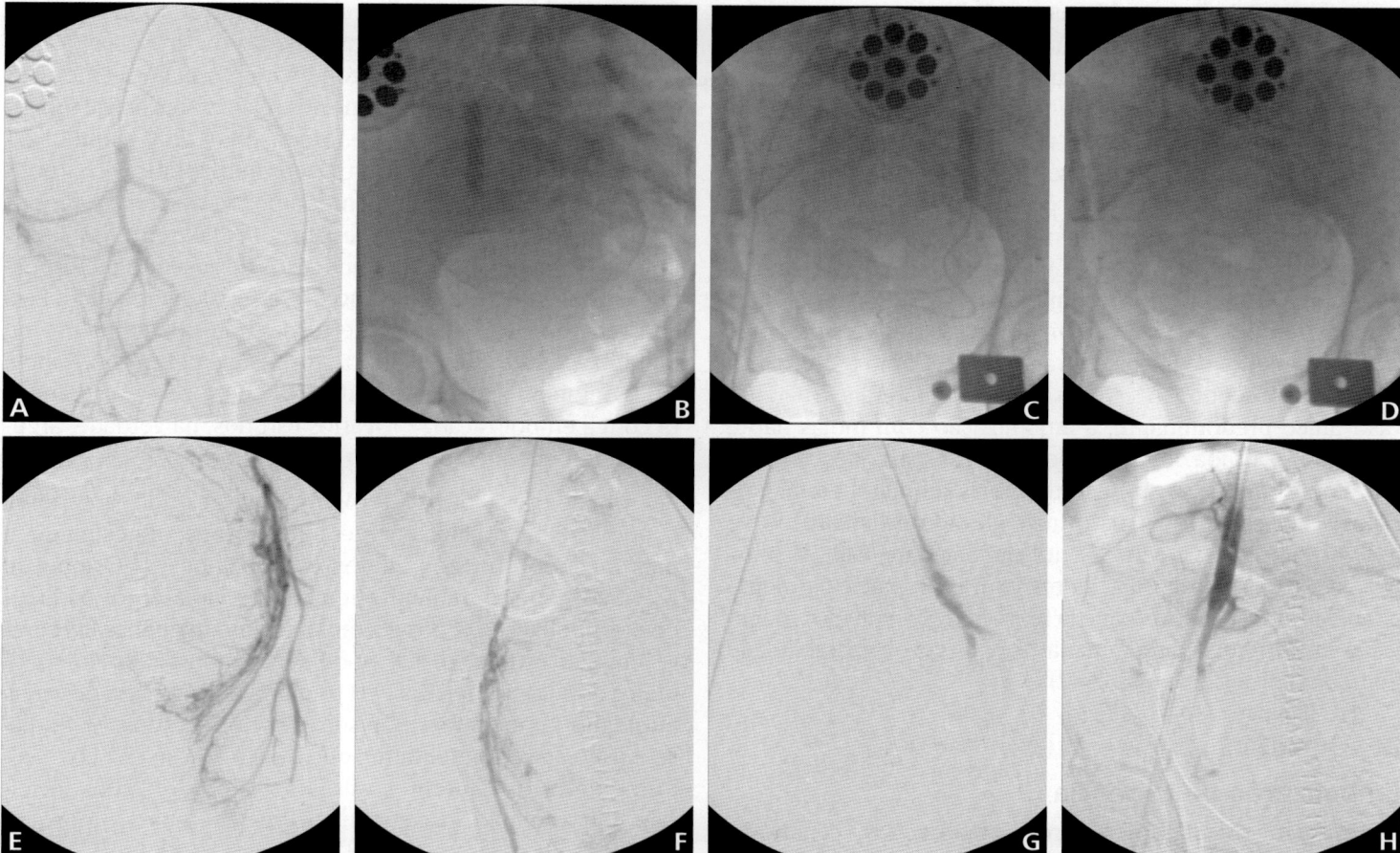

Fig. 29-1. Mulher de 25 anos de idade com placenta percreta. Colocação profilática de balão de oclusão para embolização temporária antes da cesariana. (**A**) Arteriografia ilíaca interna é realizada para determinar a posição e tamanho ideais do balão de oclusão. (**B**) Balão de oclusão devidamente posicionado na artéria ilíaca interna direita. Contraste pode ser injetado pelo catéter-balão insuflado para confirmar o fluxo distal lento. (**C**) O procedimento é repetido no lado esquerdo. (**D**) Os balões de oclusão são fixados no local e esvaziados até que o feto seja removido, para prevenir hipóxia fetal. A posição é reconfirmada com fluoroscopia durante a insuflação. (**E** e **F**) A angiografia através de catéteres-balão, após remoção do feto, demonstra opacificação placentária persistente secundária à retenção de componentes placentários. (**G** e **H**) Angiografia após embolização com Gelfoam® demonstra estase nas divisões anteriores das artérias ilíacas internas e desvascularização distal, bilateralmente.

anterior da artéria ilíaca interna ou se originar na artéria uterina. A artéria ovariana, que supre cerca de 10% do fundo uterino, origina-se na aorta e se anastomosa com os ramos da artéria uterina.[2,12] Conhecimento da anatomia arterial pélvica, além das variações anatômicas na divisão anterior da artéria ilíaca interna,[15] pode ajudar a aumentar o sucesso do tratamento e segurança da embolização arterial na PPH.

Técnica

A técnica de embolização arterial no contexto de PPH não mudou muito desde o primeiro caso relatado por Brown *et al.* Após anestesia local, acesso arterial é alcançado com um catéter através da artéria femoral comum, tipicamente unilateralmente, embora uma abordagem bilateral também tenha sido adotada decorrente de sua rapidez.[16] Angiografia diagnóstica das artérias ilíacas internas, particularmente da divisão anterior, é realizada para estudar a anatomia e detectar sinais de extravasamento. A embolização guiada por fluoroscopia de ambas as artérias uterinas é tentada em seguida, geralmente empiricamente nos casos onde não se identifica o sangramento em atividade. Embolização unilateral não é normalmente realizada, visto que a recanalização de vasos colaterais pode acarretar mais sangramento. Angiografia abdominal e ilíaca interna também pode ser realizada, visto que a fonte de sangramento pode não ser a artéria uterina.[3,7,17] A divisão anterior das artérias ilíacas internas pode ser embolizada quando o acesso às artérias uterinas ou a identificação da fonte exata de hemorragia for difícil.[3] Angiografia pós-embolização é conduzida para garantir que o extravasamento tenha cessado. Em casos de PPH recorrentes, pode haver outras fontes de sangramento, como a artéria ovariana, razão pela qual a aortografia com o catéter *pigtail* em topografia justarrenal também pode ser realizada em casos refratários.[16,17]

Embolização é realizada com maior frequência com o uso de esponja de gelatina absorvível para fornecer oclusão temporária.[18] Geralmente, o fluxo sanguíneo retorna após algumas semanas, conforme os tecidos adjacentes absorvem o material. Foi observado que este bloqueio transitório, seguido pela recanalização da artéria, é adequado para o controle da hemorragia. Partículas muito pequenas (ou seja, micropartículas) podem causar necrose uterina[19] e são, portanto, evitadas. Materiais não absorvíveis (p. ex., partículas de álcool polivinílico) podem ser utilizadas para ocluir vasos distais. Partículas absorvíveis, por outro lado, bloqueiam o fluxo arterial mais proximalmente.[20] Tal como no caso original relatado por Brown *et al.*, Gelfoam® tem sido o material de escolha para esses procedimentos, e foi o material mais comum usado na literatura, como revisado por Vedantham *et al.*,[21] geralmente na forma de fragmentos. Como o útero gravídico compreende um sistema de vasos colaterais, e não um vaso único predominante, a embolização com molas não é tipicamente usada.[22] Lacerações de vasos grandes podem, entretanto, necessitar do uso de molas de metal em alguns casos.[23] Apesar de seu custo mais elevado e dificuldade de uso, e embolização com N-butil-cianoacrilato (NBCA) mostrou-se promissora em pacientes com PPH, particularmente naquelas em risco de, ou que já tenham desenvolvido, coagulação intravascular disseminada[24] ou, às vezes, instabilidade hemodinâmica grave (Fig. 29-2).[22]

RESULTADOS

Embolização de Urgência

Na PPH, a maioria das intervenções é realizada em cenário de urgência, em razão da imprevisibilidade do sangramento. Apesar da falta de ensaios randomizados sobre esse tópico, vários estudos de coorte, retrospectivos e prospectivos, examinaram a eficácia da embolização no controle de urgência da PPH.[23,25-38] Estes estudos normalmente constataram eficácia da técnica, com taxas de sucesso variando de 73 a 100%. O Quadro 29-3 lista os estudos realizados desde 1998 com pelo menos 15 pacientes para o tratamento de urgência da PPH com embolização. Lee *et al.* conduziram o maior estudo até hoje sobre esse tópico.[31] Os autores realizaram análise retrospectiva de 251 mulheres, que foram submetidas à embolização arterial em decorrência da PPH primária clinica ou cirurgicamente refratária. Comumente, ambas as artérias uterinas foram embolizadas. As divisões anteriores das artérias ilíacas internas foram embolizadas nos casos de ausência de resposta à embolização uterina ou acesso arterial inadequado. Eles constataram sucesso clínico e técnico do procedimento de embolização de 86,5 e 89,6%, respectivamente. Anterior a estes, também houve relatos menores de sucesso na literatura com a embolização.[38-41] Vários estudos, na verdade, argumentaram que a embolização é subutilizada.[18,22,42,43]

Um dos desafios na interpretação dos estudos anteriores é que a PPH é clinicamente heterogênea, dificultando a padronização entre os diferentes trabalhos.[23,39] O grau de gravidade do sangramento geralmente varia entre os estudos. Touboul *et al.*,[36] por exemplo, incluíram apenas PPH grave em seu estudo, o que pode ser responsável pelo baixo índice de sucesso de 73%. PPH primária e secundária de várias etiologias também foram misturadas nos estudos. Além disso, Kirby *et al.* argumentaram que o sucesso clínico não é uniforme entre os diferentes estudos, visto que alguns incluíram, por exemplo, pacientes com ressangramento pós-embolização no sucesso clínico.[23] A eficácia da embolização arterial parece ser alta, porém estudos de grande porte padronizados, quando não ensaios randomizados, são necessários para avaliar melhor o seu papel no tratamento da PPH.

Um tópico debatido nessa área tem sido se a embolização deve preceder à cirurgia ou seguir as tentativas cirúrgicas

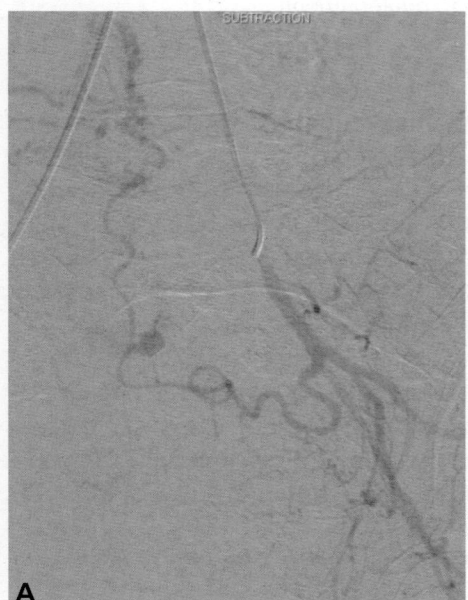
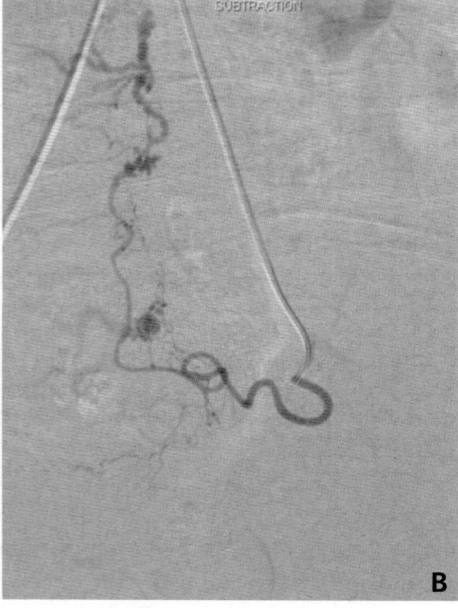
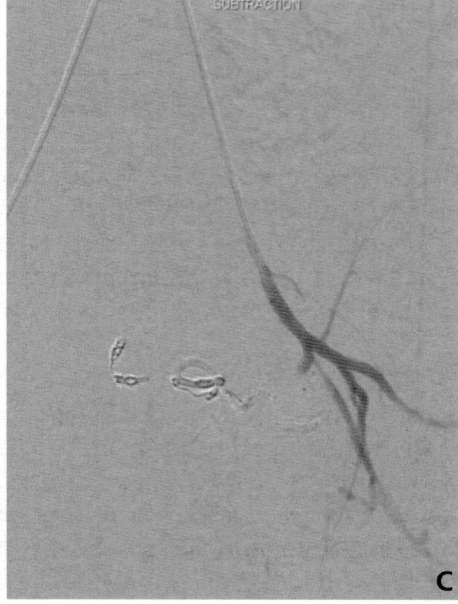

Fig. 29-2. Mulher de 25 anos de idade com hemorragia pós-parto de uma gravidez de 23 semanas. (**A**) Angiografia da ilíaca interna demonstra um pseudoaneurisma se originando no segmento vertical da artéria uterina esquerda. (**B**) Angiografia uterina seletiva confirma esse achado. (**C**) Após embolização usando molas e onyx, desvascularização e estase são obtidas na artéria uterina esquerda. A paciente se recuperou satisfatoriamente.

Quadro 29-3. Resumo das taxas de sucesso e complicações documentadas da embolização arterial na PPH de urgência, baseado em estudos de coorte (N ≥ 15)

Estudo	N	Taxa de sucesso[a]	Complicações (Número de pacientes)
Boulleret et al., 2004[25]	36	100%	Pseudoaneurisma no sítio de punção (1), parestesia de membro inferior (2), trombose de veia femoral (1), hematoma pequeno no sítio de punção (7)
Chauleur et al., 2008[26]	46	89%	Alergia ao iodo (1), edema pulmonar (1), hematoma no sítio de punção (1), hemoperitônio associado à dissecção da artéria epigástrica (1)
Choi et al., 2013[27]	40	90%	Febre (5), edema pulmonar (2), colite (1), neuropatia ciática isquêmica (1)
Deux et al., 2001[28]	25	96%	Transfusão de sangue após procedimento (3)
Eriksson et al., 2007[29]	20	100%	Febre baixa (7), infecção endometrial (1), dor pélvica transitória (2), dormência transitória nas pernas (2), diminuição da sensibilidade na coxa (1)
Ganguli et al., 2011[30]	66	95%	Trombose venosa profunda na extremidade inferior (1), pancreatite pós-procedimento (1), provável endometrite (1)
Kirby et al., 2009[23]	43	79%	Hematoma na virilha (1), perfuração da artéria obturatória esquerda (1), sangramento, fibroma necrótico, necessitando de miomectomia após 2 meses (1), provável endometrite (1)
Lee et al., 2012[31]	251	87%	Dissecção da artéria uterina (2), dormência transitória da extremidade inferior (2), edema de extremidade inferior (1), hematoma no sítio de punção (3)
Ojala et al., 2005[32]	22	77%	Necroses cervical e vaginal (1), trombose de artéria poplítea, iatrogênica (1) Isquemia de nervo ciático (1)
Ornan et al., 2003[33]	28	96%	Erro técnico (1), ressangramento leve em paciente com doença de von Willebrand (1), necrose de intestino (1) e claudicação glútea (1) em pacientes com ligadura da artéria ilíaca interna antes da embolização
Pelage et al., 1998[35]	27	100%	Histerectomia tardia em paciente com placenta acreta (1)
Pelage et al., 1999[34]	35	100%	Isquemia do pé (1), Hemorragia recorrente após 5 dias, necessitando de histerectomia (1)
Soncini et al., 2007[36]	16	93%	Dor (1), Febre transitória (1)
Touboul et al., 2008[37]	102	73%	Edema pulmonar (5), Insuficiência renal (7); Isquemia do miocárdio (3), Isquemia de plexo lombar (1), Dor glútea (1)
Vegas et al., 2006[38]	27	96%	Fístula cutânea vaginal (1)

malsucedidas. Em uma revisão sistêmica de 46 estudos, Doumouchtsis *et al.* compararam as taxas de sucesso da embolização arterial, tamponamento com balão, suturas compressivas uterinas e ligadura da artéria ilíaca ou desvascularização uterina e constataram que todas são similares: 90,7, 84,0, 91,7 e 84,6%, respectivamente.[39] A embolização foi demonstrada ser eficaz quando realizada após a cirurgia (p. ex., Collins & Jackson, 1995[40]), mas a maioria dos estudos conclui que a embolização deve ser considerada antes das alternativas cirúrgicas. Em um pequeno estudo retrospectivo, Bloom *et al.* diretamente compararam a embolização realizada antes e depois da cirurgia e relataram que a primeira pode ser preferível.[41] Quando recursos de radiologia intervencionista estão disponíveis, a embolização antes da cirurgia não só pode reduzir as taxas de complicações, de internação em unidade de terapia intensiva e necessidade de transfusão sanguínea, como também preservar a fertilidade. Vantagens mais evidentes da realização de embolização antes da cirurgia incluem a prevenção de laparotomia e anestesia.[41] As recomendações da American College of Obstetricians and Gynecologists (ACOG) determinam que mulheres podem ser submetidas à embolização decorrente de sangramento excessivo após histerectomia, ou como uma alternativa à histerectomia,[42] mas não há diretrizes definidas. Outra questão relacionada e em aberto, a respeito do tratamento de PPH com embolização, é se uma paciente deve ser submetida à embolização ou cirurgia quando hemodinamicamente instável. A ACOG recomenda embolização arterial apenas em pacientes estáveis.[42] Investigadores especulam, contudo, que seu papel pode-se tornar mais importante em casos sensíveis ao tempo com pacientes instáveis,[23] e que pode ser considerada com monitoração constante.

Intervenções Profiláticas na Aderência Anormal da Placenta

Procedimentos intervencionistas exercem um papel importante, não só no tratamento de urgência da PPH, como também na profilaxia da PPH em pacientes com alto risco, particularmente em cenários de aderência anormal da placenta. A incidência dessa fixação anômala tem crescido por causa das maiores taxas de cesariana e apresenta vários tipos. **Placenta acreta**: denominação da placenta que penetra mais profundamente na decídua, atingindo o miométrio (músculo uterino) apenas superficialmente. A placenta "acreta" é aquela que atinge a camada basal da decídua. Quando alguma área da placenta está acreta, ela não descolará naturalmente, pois estará aderida anormalmente à decídua. **Placenta increta**: quando a placenta penetra mais profundamente no útero e atinge a camada muscular (miométrio) mais profundamente. **Placenta percreta**: quando a placenta ultrapassa o miométrio e atinge a serosa (peritônio visceral).[43] Pacientes com placenta prévia, ou seja, uma placenta localizada de forma anormal próximo do colo do útero, correm um alto risco de desenvolver placenta acreta.

Aderência anormal da placenta pode ser diagnosticada durante as consultas pré-natais pela avaliação de fatores de risco, US e RM.[44,45] Na US, diversos achados podem apontar para o diagnóstico de placenta acreta. Estes incluem a presença de lacunas no parênquima placentário, com fluxo turbulento no Doppler colorido – o achado mais confiável, placenta prévia, espessura reduzida do miométrio e ausência de uma linha retroplacentária hipoecoica (ou seja, ausência de espaço claro). Os achados mais consistentes na RM são abaulamento do útero, placenta heterogênea e bandas placentárias, que são vistas nas imagens em T2.[46] O diagnóstico pré-natal precoce de fixação anormal possibilitou a opção de intervenções profiláticas para essas gestações de alto risco. A coordenação entre o diagnóstico precoce e o controle preventivo requer abordagem multidisciplinar entre obstetras e radiologias intervencionistas em centros equipados.

Em 1992, Alvarez *et al.* estudaram a embolização profilática em cinco pacientes, todas das quais, exceto uma, tinham placenta prévia.[47] O estudo foi composto por uma mistura de pacientes submetidas à embolização após falha do tratamento clínico e cirúrgico da PPH, ou após a colocação profilática de catéteres arteriais. Os autores descobriram que a abordagem profilática possibilitava a embolização seletiva da artéria ilíaca interna afetada. Adicionalmente, pacientes no grupo profilático apresentaram menor necessidade de internação e transfusão sanguínea, quando comparadas ao grupo refratário ao tratamento clínico/cirúrgico.[47] Estudo prospectivo mais recente de onze pacientes constatou que a embolização profilática não só reduz o risco de PPH, como também aumenta a fertilidade e diminui a morbidade e mortalidade.[48] Neste estudo, a embolização em mulheres com placenta acreta foi realizada antes da remoção da placenta; no caso de placenta increta ou percreta, a placenta não foi removida. Por causa da escassez de grandes estudos comparativos, é difícil concluir se a embolização profilática é sempre necessária, e o procedimento continua controverso. Soyer *et al.*, por exemplo, não recomendam esse procedimento, visto que a embolização pôde ser feita em regime de urgência em seu estudo de coorte de dez mulheres e demonstrou ser segura e eficaz, apesar do sangramento grave provocado pela aderência anormal da placenta.[49] Diop *et al.* compararam os casos da embolização de urgência e preventiva em estudo de coorte misto de 17 pacientes e constataram redução da perda sanguínea e tempo de atraso para embolização no grupo profilático.[50] A taxa de sucesso da embolização, no entanto, foi de 100% em ambos os casos.

Alternativo à inserção pré-operatória de catéteres para embolização, catéteres com balão oclusivo também podem ser utilizados para a profilaxia de PPH na fixação anormal da placenta, que pode ou não preceder à embolização arterial (Fig. 29-3). Esta abordagem foi introduzida, em 1997, por Dubois *et al.*, em que a realização de embolização e cateterismo com balão da artéria ilíaca interna, durante a cesariana e histerectomia, resultou em diminuição da perda sanguínea.[51] Desde então, vários estudos de coorte investigaram o papel do cateterismo com balão profilático na prevenção da PPH. O maior e mais recente estudo nessa área é um estudo caso-controle retrospectivo, realizado por Ballas *et al.*, em que a inserção pré-operatória de balão na artéria ilíaca interna foi comparada à ausência de intervenção em 117 mulheres com o diagnóstico de placenta acreta confirmado pela patologia.[52] Os investigadores deste estudo compararam vários resultados entre os dois grupos, incluindo perda de sangue estimada, bolsas de sangue, transfusões maciças, tempo de cirurgia, duração da hospitalização e complicações. Eles constataram que as pacientes com catéter-balão profilático apresentaram menor perda de sangue e necessitaram de menos transfusões maciças. Os autores, portanto, concluíram que o procedimento preventivo é seguro e eficaz. Apesar de seu grande porte, entretanto, o estudo não foi randomizado e não pôde diferenciar entre os efeitos da inserção de balão e o diagnóstico pré-natal de placenta acreta, que estavam altamente correlacionados.

Anterior ao artigo de Ballas *et al.*, houve vários outros estudos menores, revisados por Dilauro *et al.*,[45] com resultados menos definitivos. Tal como no estudo de Ballas *et al.*, vários desses estudos exploraram o cateterismo com balão, sem a embolização arterial subsequente. Em acordo com Ballas *et al.*, os pesquisadores em três desses estudos constataram que o procedimento reduziu a perda sanguínea.[53-55] Dois estudos controlados, no entanto, relataram ausência de efeito na perda sanguínea com o cateterismo com balão.[56,57] Shrivastava *et al.*, em particular, compararam pacientes submetidas à inserção de catéter-balão e histerectomia com aquelas apenas com histerectomia em um estudo de coorte relativamente grande (N = 69) e não detectaram diferença entre a duração da cirurgia, perda de sangue estimada, bolsas de sangue e tempo de hospitalização entre os dois grupos.[56] Três de suas pacientes com intervenções também apresentaram complicações, incluindo trombose e dissecção arterial. Vários estudos também investigaram o cateterismo com balão profilático, seguido por embolização arterial, no contexto de aderência anormal da placenta.[32,58,59] Novamente, os resultados foram mistos com rela-

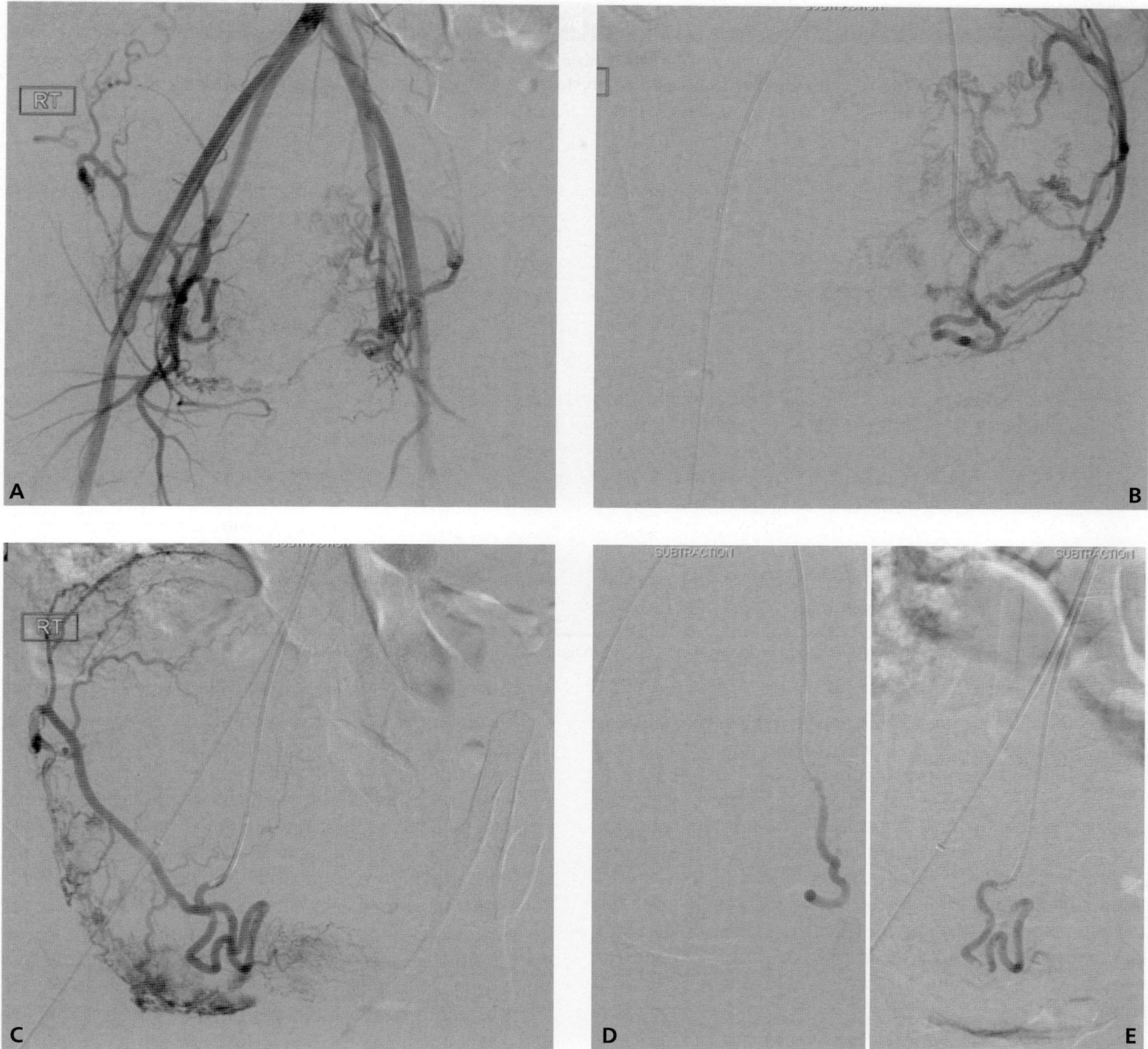

Fig. 29-3. Mulher de 32 anos com evidência clínica de hemorragia pós-parto. (**A**) Aortografia pélvica demonstra o útero pós-gravidez hipervascular sem extravasamento ativo definido. (**B** e **C**) Angiografia bilateral da artéria uterina demonstra a aparência esperada do útero pós-gravidez. (**D** e **E**) Após embolização bilateral de artéria uterina com Gelfoam®, a angiografia pós-embolização demonstra estase nas artérias uterinas. A paciente não apresentou hemorragias adicionais.

ção à redução de perda sanguínea pela intervenção. Estudos de coorte sobre intervenções profiláticas na fixação anormal foram resumidos no Quadro 29-4.

Como previamente mencionado, existe uma variação significativa na anatomia da artéria ilíaca interna entre as pacientes. A maioria dos estudos relatou a colocação de cateteres-balão na divisão anterior das artérias ilíacas internas. Shih *et al.*, no entanto, implementaram uma técnica diferente em um único relato clínico, em que catéteres foram posicionados mais proximalmente na artéria ilíaca comum.[60] Eles argumentaram que esta abordagem possibilita alojamento mais fácil do catéter-balão, particularmente nos casos em que a anatomia da paciente varia do normal. Além disso, existem vários vasos colaterais na região pélvica durante a gravidez (p. ex., artérias ilíacas externas e femorais), que podem causar falha de oclusão por balão da artéria ilíaca interna. Shih *et al.* afirmaram que suas técnicas reduziram a hemorragia por meio da prevenção do fluxo colateral, embora com risco de trombose, embolia e lesão por reperfusão às extremidades inferiores com a oclusão prolongada da artéria ilíaca

Quadro 29-4. Resumo dos estudos de casos sobre intervenções profiláticas para placenta anormal

Estudo	N	Grupo-controle	Técnica radiológica intervencionista	Eficácia na redução de perda sanguínea	Complicações relacionadas com a intervenção (N)
Ballas et al., 2012[52]	117	Sim	BC	Sim	Trombose da artéria femoral (1), hematoma superficial no sítio de inserção do catéter (1)
Bodner et al., 2006[58]	28	Sim	BC e TAE	Não	CIVD (2), cistostomia e reparo vesical (2)
Carnevale et al., 2011[53]	21	Não	BC	Sim	Trombose da artéria femoral (1), trombose da artéria ilíaca externa (1)
Levine et al., 1999[57]	9	Sim	BC	Não	Febre (2), lesão bilateral dos ureteres e edema pulmonar (1)
Ojala et al., 2005[32]	7	Não	BC e TAE	Sim	Nenhuma
Sadashivaiah et al., 2011[54]	13	Não	BC	Sim	Hematoma na virilha (1)
Shrivastava et al., 2007[56]	69	Sim	BC	Não	Trombose da artéria ilíaca interna e hematoma na virilha (1), dissecção da artéria ilíaca interna (1), trombose da artéria femoral (1)
Sivan et al., 2010[59]	25	Não	BC e TAE	Sim	Nenhuma
Tan et al., 2007[55]	25	Sim	BC	Sim	Nenhuma

BC = cateterismo com balão; TAE = embolização transarterial; CIVD = coagulação intravascular disseminada.

comum.[60] Uma abordagem ainda mais simples, com o uso de um único balão grande para ocluir temporariamente a aorta pélvica, também foi aprovada por vários autores com base no sucesso em relatos clínicos.[61-63] Esta técnica é tipicamente realizada no contexto de fratura pélvica ou trauma abdominal. Ao impedir o fluxo sanguíneo proveniente das artérias ilíaca externa, sacral, lombar e, potencialmente, mesentérica inferior, a oclusão intra-aórtica com balão também pode fornecer uma hemostasia eficaz e rápida nos casos de placentação anormal e PPH, embora com risco de ruptura aórtica, alterações hemodinâmicas graves, lesão por reperfusão e trombose.[62,64]

As diretrizes de 2007 da Royal College of Obstetricians and Gynecologists recomendam que, no contexto de suspeita de anormalidades da placenta, a insuflação das artérias ilíaca interna e uterina com catéter-balão seja realizada profilaticamente, com embolização no caso de hemorragia refratária à insuflação do balão.[65] Até o momento, os estudos foram limitados a coortes e relatos clínicos, e nem sempre foram controlados. Futuros estudos randomizados e controlados podem ser capazes de fornecer respostas mais definitivas.

Fertilidade

Preservação do útero é uma vantagem potencial importante da embolização arterial no tratamento de PPH. Ao contrário dos casos de tratamento de leiomioma uterino, nenhum ensaio clínico investigou a fertilidade após o uso de embolização para PPH. No entanto, diversos estudos de pequeno porte relataram resultados encorajadores. Vários destes estudos de coorte, primariamente destinados para avaliação da eficácia da embolização, também acompanharam as pacientes para fertilidade e descobriram pelo menos uma gravidez bem-sucedida e menstruação normal naquelas que não necessitaram de histerectomia.[34,35,66,67] Relatos clínicos únicos também documentaram gestações bem-sucedidas após embolização.[68] Em estudo de seguimento por telefone, maior e mais detalhado, de pacientes submetidas à embolização para PPH grave, Salomon et al. descobriram que quase 1/4 das mulheres posteriormente deu à luz bebês saudáveis, embora aborto precoce e recidiva da PPH também tenham sido observados.[69] Em estudo delineado de forma similar, Fiori et al. relataram gestações normais e espontâneas em 60 e 40% da coorte, respectivamente.[70] Abortos espontâneos, recidiva de PPH e gestações não planejadas foram observados em um pequeno número de mulheres em outros estudos similares.[71,72] Revisão detalhada da literatura, realizada por Delotte et al., verificou que 71% das gestações pós-embolização resultaram em parto, 19% em aborto e 11% em interrupção voluntária da gravidez.[73] Os autores argumentaram que a taxa de aborto espontâneo não foi mais elevada do que aquela do típico aborto espontâneo de primeiro trimestre, mas que a taxa de interrupção eletiva foi alta, provavelmente decorrente dos efeitos psicológicos que a PPH tem sobre a paciente.[73] No geral, os estudos concluíram que mulheres com

PPH que foram submetidas à embolização arterial quase sempre recuperam a menstruação normal e, normalmente, podem engravidar de bebês saudáveis. No entanto, é crucial que as gestações que ocorram após procedimentos de embolização sejam acompanhadas de perto, particularmente com US seriada.[74]

POTENCIAIS COMPLICAÇÕES

Estima-se que potenciais complicações da embolização arterial para PPH ocorram em 5-9% dos casos.[36,41] Especificamos as complicações relatadas em vários estudos de coorte, causadas por intervenções de urgência ou profiláticas no Quadro 29-3. Em sua revisão sistemática, Doumouchtsis et al. também citam várias complicações causadas pela embolização arterial, incluindo isquemia dos glúteos, intestino delgado e do pé, dormência das pernas e nádegas, necroses uterina e vesical, hematomas e pseudoaneurismas no sítio de punção, bem como trombose da artéria poplítea.[39] A complicação mais comum provocada pelo procedimento é a de febre transitória pós-embolização.[44] Achados clínicos sugestivos de endometrite também foram relatados.[23,30] A maioria destas complicações é menor e autolimitante. Todavia, há relatos clínicos de complicações maiores na literatura. Coulange et al. relataram dois casos raros de necrose uterina, que eles atribuíram à falta de vascularização colateral e ao uso de partículas muito finas e de gelatina emulsificada, que podem causar oclusão distalmente.[20] Necrose uterina maciça, com evidência histopatológica, também foi relatada em outra paciente, cuja complicação também foi provavelmente resultado da embolização com partículas pequenas.[19] Em estudo recente de 44 mulheres, Pellerin et al. afirmaram que a embolização superseletiva com pasta de Gelfoam® nas artérias uterinas pode ser mais segura ao miométrio do que as técnicas com outros agentes, visto que não foram observadas evidências de necrose uterina na RM de um mês de seguimento.[75] Complicações não triviais são, portanto, geralmente técnicas, e foi argumentado que a maioria destas pode ser evitada pelo uso de ferramentas e técnicas apropriadas.[41] Contudo, a assistência de enfermeiros qualificados após o procedimento é crucial para a procura de complicações. Isto é geralmente realizado na unidade de parto e trabalho de parto, embora o estado hemodinâmico da paciente possa exigir o monitoramento em uma unidade de terapia intensiva.[74]

Como mencionado anteriormente, a embolização tem eficácia de, aproximadamente, 90% nos casos de PPH. Uma pergunta natural que sempre surge é porque os casos restantes falham. Estudos anteriores consistiram predominantemente em número muito pequeno de pacientes para avaliar os fatores de risco para falha da embolização. Mais recentemente, entretanto, tem havido interesse na análise aprofundada de tais fatores preditivos em coortes maiores. Em 2009, estudo retrospectivo (n = 117) considerou o sangramento grave (superior e 1.500 mL) e a necessidade de pelo menos seis bolsas de sangue como sendo o único indicador de falha de embolização dentre muitos fatores estudados.[76] Além da transfusão sanguínea maciça, foi constatado que a coagulação intravascular disseminada e o parto por cesariana estavam associados à falha da embolização no estudo conduzido por Lee et al. (n = 251), embora o último fator não tenha permanecido significativo na análise multivariada.[31] Em outro estudo retrospectivo recente, foi observado que a coagulação intravascular disseminada foi o único indicador significativo na análise multivariada de 257 pacientes.[77] Um quarto estudo retrospectivo (n = 98) relatou transfusão sanguínea, placenta acreta e determinadas anomalias laboratoriais (incluindo hemoglobina, fibrinogênio e tempo de protrombina) como fatores preditivos.[78] Placenta acreta tem sido frequentemente relatada como associada à embolização malsucedida, por causa da hemorragia persistente,[35,79,80] com taxa de falha estimada em 23%,[81] e é por esse motivo que o diagnóstico e medidas profiláticas precoces são mais importantes neste contexto. Um resumo dos achados preditivos observados nos estudos acima e em outros é demonstrado no Quadro 29-5.[27,37,82] No geral, os estudos de maior porte constatam que a falha de embolização na PPH está relacionada com a gravidade do sangramento e com a coagulação intravascular disseminada. Embolização arterial pode ser repetida em casos de falha. Lee et al. observaram 34 falhas em suas 251 pacientes, 12 das quais tinham sido submetidas à embolização repetida.[31] Hemostasia foi alcançada em 9 das 12 pacientes. Os autores recomendaram que as pacientes com embolização malsucedida fossem submetidas à embolização repetida antes da histerectomia, principalmente para preservar a fertilidade.

A colocação profilática de balão de oclusão também não é isenta de complicações, algumas das quais especificadas no Quadro 29-4. A taxa geral de complicação deste procedimento está na faixa de 3-16%,[52,56] embora esta taxa seja difícil de ser estimada. Complicações provavelmente ocorrem decorrente de fatores dependentes do operador, como experiência, técnica, número de tentativas e duração do procedimento,[45,46] mas isto também é difícil de avaliar. Trombose arterial é uma das complicações mais comuns e graves, relatada em três dos estudos de coorte resumidos anteriormente.[52,53,56] Dois relatos clínicos anteriores também descreveram mulheres com aderência anormal da placenta que foram submetidas à inserção profilática de balão e, subsequentemente, apresentaram trombose das artérias ilíaca e poplítea com isquemia de membros, com resolução de ambas as condições à trombectomia cirúrgica.[83,84] Carnevale et al. atribuíram as tromboses das artérias femoral e ilíaca externa em duas de suas 21 pacientes ao tempo estendido de cirurgia.[53] A maioria das outras complicações da oclusão com balão está relacionada com a colocação de catéteres e ocorre em 6-16% dos casos.[45] Hematomas no sítio do catéter e dissecção arterial, por exemplo, foram relatados.[52,54,56] Outras complicações incluem pseudoaneurismas, embolia aérea provocada pelo acesso venoso e hipotensão (Fig. 29-4).[45]

Quadro 29-5. Fatores preditivos estatisticamente significativos da falha da embolização na PPH

Fator	Fonte(s) de evidência (N)
Etiologia da PPH	
Placenta acreta	Poujade et al. 2012[78](98)
Gravidade da PPH	
Alta necessidade de transfusão	Sentilhes et al., 2009[76](117); Poujade et al., 2012[78](98); Lee et al., 2012[31](251)
Perda sanguínea maciça	Sentilhes et al., 2009[76](117); Choi et al., 2013[27](40); Touboul et al., 2008[37](102)
Fatores anatômicos	
Embolização de artéria que não a uterina	Choi et al., 2013[27](40)
Variante anatômica da vascularização arterial uterina	Bros et al., 2012[82](12)
Fatores ginecológicos	
Primiparidade	Bros et al., 2012[82](12)
Anormalidades laboratoriais	
Hemoglobina	Poujade et al., 2012[78](98)
Protrombina	Poujade et al., 2012[78](98)
Fibrinogênio	Poujade et al., 2012[78](98)
Outros fatores	
Cesariana	Choi et al., 2013[27](40); Touboul et al., 2008[37](102)
Distúrbios da coagulação	Bros et al., 2012[82](12)
CIVD	Lee et al., 2012[31](251), Kim et al., 2013[77](257)

PPH = hemorragia pós-parto; CIVD = coagulação intravascular disseminada.
Perda sanguínea maciça também pode ser refletida nos níveis de hemoglobina.
Número de pacientes em cada estudo (N) é demonstrado nos parênteses correspondentes.

Exposição à Radiação

Importante preocupação em termos de segurança para pacientes sendo submetidas à embolização arterial no contexto de PPH é a exposição à radiação. Ao contrário da embolização para miomas, o feto também é exposto à radiação durante o tratamento intervencionista da PPH. Embora os efeitos teratogênicos e carcinogênicos da radiação causados pelos procedimentos intervencionistas não sejam inteiramente claros, sabe-se que mulheres grávidas devem ser expostas à mínima radiação possível.[7] Na radiologia intervencionista, existem diretrizes gerais, incluindo tempo de fluoroscopia, blindagem, magnificação, posição da mesa, geometria do feixe, entre outros, para minimizar a radiação a uma paciente grávida; estas diretrizes são manejáveis, particularmente quando praticadas por um radiologista experiente.[85] Andrews e Brown estudaram a embolização da artéria uterina em mais de 30 pacientes, que foi realizada por um radiologista intervencionista em uma única instituição, e constataram que a técnica meticulosa levou à redução de 77,8 mSv para 11,3 mSv de radiação.[86] Esta quantidade de radiação ionizante, eles concluíram, é análoga àquela das técnicas de diagnóstico por imagem. Radiação abaixo de 50 mSv realmente não foi associada a qualquer dano para o feto.[87]

CAUSAS RARAS DE PPH TRATADAS POR EMBOLIZAÇÃO

Como anteriormente mencionado, a PPH pode ter uma variedade de causas, a mais comum sendo atonia uterina. Existem raras, embora importantes, causas de PPH que particularmente ilustram o valor da embolização arterial. Ruptura de pseudoaneurismas é uma dessas causas raras. Casos de pseudoaneurismas foram esporadicamente referidos em diversos estudos de coorte mistos de PPH,[28,88] que relataram tratamento com embolização. Soyer et al. estudaram sete casos de pseudoaneurismas rotos nas artérias uterina e vaginal, que também trataram com sucesso com embolização arterial.[89] Vale destacar que a angiografia com conhecimento anatômico pode ajudar no diagnóstico e no tratamento, enquanto que a ligadura da artéria uterina e a histerectomia podem, na verdade, fracassar em parar o sangramento.[89] Os autores usaram principalmente esponja de gelatina na embolização, argumentando que era mais eficiente em pseudoaneurismas rotos e menos oneroso do que as molas. Ganguli et al., entretanto, usaram molas de metal em seus casos de pseudoaneurisma, e também constataram ser eficaz.[30] Uma extensão do estudo, realizada por Soyer et al., analisou 588 pacientes com PPH e verificou que a incidência de pseudoaneurismas é de quase 3%.[90] Em seu estudo retrospectivo, as 18 pacientes com pseudoaneurisma foram tratadas com embolização, e apenas uma necessitou repetição da embolização. Similar ao estudo de Soyer et al., eles relataram que as molas de metal não fornecem benefício adicional nesses casos, quando comparada à esponja de gelatina. Deve-se suspeitar de pseudoaneurisma, quando ocorre hemorragia tardia após uma cesariana.[30,39] Ausência de atonia uterina, falta de resposta aos análogos da prostaglandina e lacerações vaginais refratárias também apontam para a probabilidade de pseudoaneurismas.[89,91] Nesses casos, Soyer et al. argumentaram que a embolização arterial deveria ser o tratamento de escolha.

Fístulas arteriovenosas representam outra causa rara de hemorragia grave pós-parto, que pode geralmente ser oculta. Tal como no caso de pseudoaneurismas, a angiografia não só ajuda no diagnóstico, como também no tratamento. Angiografia por TC também pode ser altamente sensível e específica nesses casos. Po et al. relataram um caso de hemorragia pós-parto oculta, em que a angiografia revelou uma fístula arteriovenosa vaginal traumática.[92] Emboli-

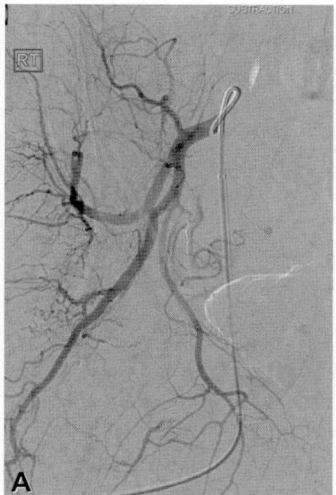 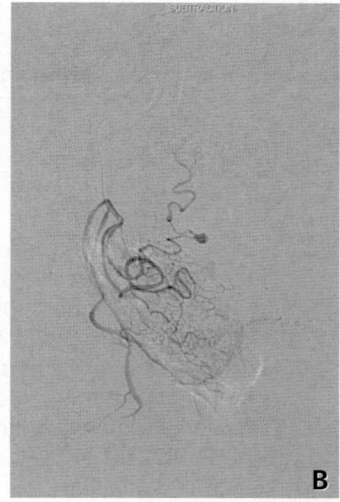 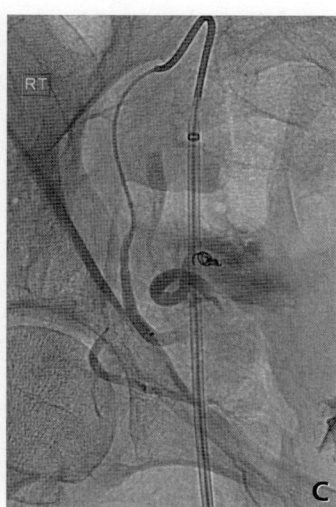 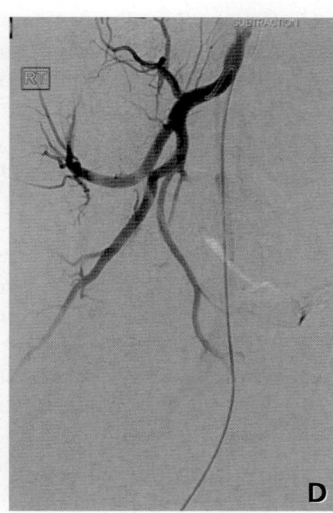

Fig. 29-4. Mulher de 42 anos após cesariana e subsequente histerectomia para sangramento vaginal persistente. Apesar da histerectomia, a paciente apresentou grave sangramento vaginal intermitente, necessitando de transfusões ao longo de várias semanas. (**A**) Angiografia inicial da artéria ilíaca interna com catéter diagnóstico 5 Fr demonstra preenchimento tardio de um pequeno pseudoaneurisma da artéria uterina direita. (**B**) Angiografia da artéria uterina direita com microcatéter confirma esse achado. A artéria que supre o pseudoaneurisma é pequena e tortuosa. (**C**) Angiografia, após embolização superseletiva com molas e partículas, demonstra estase na artéria uterina. (**D**) Angiografia da ilíaca interna pós-embolização confirma oclusão do pseudoaneurisma e manutenção do fluxo em ramos não alvo. Após o procedimento, não houve recidiva do sangramento.

zação com esponja de gelatina e micromolas na artéria pudenda resultou no controle do sangramento sem quaisquer complicações. Um caso de malformação arteriovenosa, como causa de PPH secundária, foi relatado por Kelly *et al.*, em que a US foi usada para estabelecer o diagnóstico, e a embolização unilateral da artéria uterina interrompeu o sangramento, sem complicações além de febre transitória e desconforto.[93] Em seu estudo de coorte, Pelage *et al.* também diagnosticaram uma das pacientes com fístula arteriovenosa, que foi submetida à embolização unilateral da artéria uterina com sucesso.[88]

Hemorragia pós-parto refratária requer abordagem multidisciplinar. Técnicas intervencionistas para a prevenção e tratamento de hemorragia pós-parto, incluindo oclusão com balão e embolização arterial, estão associadas à alta probabilidade de sucesso e baixa taxa de complicações maiores. Embora os dados que corroborem o uso dessas técnicas ainda sejam escassos, essas técnicas são provavelmente subutilizadas.

REFERÊNCIAS BIBLIOGRÁFICAS

1. Oyelese Y, Ananth CV. Postpartum hemorrhage: epidemiology, risk factors, and causes. *Clin Obstet Gynecol* 2010;53(1):147-56.
2. Lee NK, Kim S, Lee JW et al. Postpartum hemorrhage: clinical and radiologic aspects. *Eur J Radiol* 2010;74(1):50-9.
3. Winograd RH. Uterine artery embolization for postpartum hemorrhage. *Best Pract Res Clin Obstet Gynaecol* 2008;22(6):1119-32.
4. Sheiner E, Sarid L, Levy A et al. Obstetric risk factors and outcome of pregnancies complicated with early postpartum hemorrhage: a population-based study. *J Matern Fetal Neonatal Med* 2005;18(3):149-54.
5. Wetta LA, Szychowski JM, Seals S et al. Risk factors for uterine atony/postpartum hemorrhage requiring treatment after vaginal delivery. *Am J Obstet Gynecol* 2013;209:51.e1-51.e6.
6. Poggi SB. Postpartum hemorrhage & the abnormal puerperium. *In*: DeCherney AH, Nathan L, Laufer N et al., eds. *Current diagnosis & treatment: obstetrics & gynecology*, 11th.ed. New York, NY: McGraw-Hill; 2013:349-68.
7. Thabet A, Kalva SP, Liu B et al. Interventional radiology in pregnancy complications: indications, technique, and methods for minimizing radiation exposure. *Radiographics* 2012;32(1):255-74.
8. Neill A, Thornton S. Secondary postpartum haemorrhage. *J Obstet Gynaecol* 2002;22(2):119-22.
9. Bakri YN, Amri A, Abdul Jabbar F. Tamponade-balloon for obstetrical bleeding. *Int J Gynaecol Obstet* 2001;74(2):139-42.
10. Gronvall M, Tikkanen M, Tallberg E et al. Use of Bakri balloon tamponade in the treatment of postpartum hemorrhage: a series of 50 cases from a tertiary teaching hospital. *Acta Obstet Gynecol Scand* 2013;92(4):433-8.
11. Vitthala S, Tsoumpou I, Anjum ZK et al. Use of Bakri balloon in post-partum haemorrhage: a series of 15 cases. *Aust N Z J Obstet Gynaecol* 2009;49(2):191-4.
12. Brown BJ, Heaston DK, Poulson AM et al. Uncontrollable postpartum bleeding: a new approach to hemostasis through angiographic arterial embolization. *Obstet Gynecol* 1979;54(3):361-5.
13. Pais SO, Glickman M, Schwartz P et al. Embolization of pelvic arteries for control of postpartum hemorrhage. *Obstet Gynecol* 1980;55(6):754-8.
14. Veille J-C, Siskin GP. Applications of pelvic embolization beyond uterine fibroid embolization. *In*: Siskin GP, ed. *Interventional Radiology in Women's Health*. New York, NY: Thieme; 2009:77-89.

15. Pelage JP, Le Dref O, Soyer P et al. Arterial anatomy of the female genital tract: variations and relevance to transcatheter embolization of the uterus. *Am J Roentgenol* 1999;172(4):989-94.
16. Oei PL, Chua S, Tan L et al. Arterial embolization for bleeding following hysterectomy for intractable postpartum hemorrhage. *Int J Gynaecol Obstet* 1998;62(1):83-6.
17. Maassen MS, Lambers MD, Tutein Nolthenius RP et al. Complications and failure of uterine artery embolization for intractable postpartum hemorrhage. *BJOG* 2009;116(1):55-61.
18. Corr P. Arterial embolization for hemorrhage in the obstetric patient. *Best Pract Res Clin Obstet Gynaecol* 2001;15(4):557-61.
19. Cottier JP, Fignon A, Tranquart F et al. Uterine necrosis after arterial embolization for postpartum hemorrhage. *Obstet Gynecol* 2002;100(5 Pt 2):1074-7.
20. Coulange L, Butori N, Loffroy R et al. Uterine necrosis following selective embolization for postpartum hemorrhage using absorbable material. *Acta Obstet Gynecol Scand* 2009;88(2):238-40.
21. Vedantham S, Goodwin SC, McLucas B et al. Uterine artery embolization: an underused method of controlling pelvic hemorrhage. *Am J Obstet Gynecol* 1997;176(4):938-48.
22. Lee JS, Shepherd SM. Endovascular treatment of postpartum hemorrhage. *Clin Obstet Gynecol* 2010;53(1):209-18.
23. Kirby JM, Kachura JR, Rajan DK et al. Arterial embolization for primary postpartum hemorrhage. *J Vasc Interv Radiol* 2009;20(8):1036-45.
24. Kanematsu M, Watanabe H, Kondo H et al. Postpartum hemorrhage in coagulopathic patients: preliminary experience with uterine arterial embolization with N-butyl cyanoacrylate. *J Vasc Interv Radiol* 2011;22(12):1773-6.
25. Boulleret C, Chahid T, Gallot D et al. Hypogastric arterial selective and superselective embolization for severe postpartum hemorrhage: a retrospective review of 36 cases. *Cardiovasc Intervent Radiol* 2004;27(4):344-8.
26. Chauleur C, Fanget C, Tourne G et al. Serious primary post-partum hemorrhage, arterial embolization and future fertility: a retrospective study of 46 cases. *Hum Reprod* 2008;23(7):1553-9.
27. Choi YH, Baba Y, Ikeda S et al. Efficacy of uterine artery embolization for patients with postpartum hemorrhage. OJRad. 2013;3:51-5.
28. Deux JF, Bazot M, Le Blanche AF et al. Is selective embolization of uterine arteries a safe alternative to hysterectomy in patients with postpartum hemorrhage? *Am J Roentgenol* 2001;177(1):145-9.
29. Eriksson LG, Mulic-Lutvica A, Jangland L et al. Massive postpartum hemorrhage treated with transcatheter arterial embolization: technical aspects and long-term effects on fertility and menstrual cycle. *Acta Radiol* 2007;48(6):635-42.
30. Ganguli S, Stecker MS, Pyne D et al. Uterine artery embolization in the treatment of postpartum uterine hemorrhage. *J Vasc Interv Radiol* 2011;22(2):169-76.
31. Lee HY, Shin JH, Kim J et al. Primary postpartum hemorrhage: outcome of pelvic arterial embolization in 251 patients at a single institution. *Radiology* 2012;264(3):903-9.
32. Ojala K, Perala J, Kariniemi J et al. Arterial embolization and prophylactic catheterization for the treatment for severe obstetric hemorrhage*. *Acta Obstet Gynecol Scand* 2005;84(11):1075-80.
33. Ornan D, White R, Pollak J et al. Pelvic embolization for intractable postpartum hemorrhage: long-term follow-up and implications for fertility. *Obstet Gynecol* 2003;102 (5 Pt 1):904-10.
34. Pelage JP, Le Dref O, Jacob D et al. Selective arterial embolization of the uterine arteries in the management of intractable post-partum hemorrhage. *Acta Obstet Gynecol Scand* 1999;78(8):698-703.
35. Pelage JP, Le Dref O, Mateo J et al. Life-threatening primary postpartum hemorrhage: treatment with emergency selective arterial embolization. *Radiology* 1998;208(2):359-62.
36. Soncini E, Pelicelli A, Larini P et al. Uterine artery embolization in the treatment and prevention of postpartum hemorrhage. *Int J Gynaecol Obstet* 2007;96(3):181-5.
37. Touboul C, Badiou W, Saada J et al. Efficacy of selective arterial embolization for the treatment of life-threatening post-partum haemorrhage in a large population. *PLoS One* 2008;3(11):e3819.
38. Vegas G, Illescas T, Munoz M et al. Selective pelvic arterial embolization in the management of obstetric hemorrhage. *Eur J Obstet Gynecol Reprod Biol* 2006;127(1):68-72.
39. Doumouchtsis SK, Papageorghiou AT, Arulkumaran S. Systematic review of conservative management of postpartum hemorrhage: what to do when medical treatment fails. *Obstet Gynecol Surv* 2007;62(8):540-7.
40. Collins CD, Jackson JE. Pelvic arterial embolization following hysterectomy and bilateral internal iliac artery ligation for intractable primary postpartum haemorrhage. *Clin Radiol* 1995;50(10):710-3; discussion 713-4.
41. Bloom AI, Verstandig A, Gielchinsky Y et al. Arterial embolization for persistent primary postpartum haemorrhage: before or after hysterectomy? *BJOG* 2004;111(8):880-4.
42. American College of Obstetricians and Gynecologists. ACOG practice bulletin: clinical management guidelines for obstetrician-gynecologists number 76, October 2006: postpartum hemorrhage. *Obstet Gynecol* 2006;108(4):1039-47.
43. Oyelese Y, Smulian JC. Placenta previa, placenta accreta, and vasa previa. *Obstet Gynecol* 2006;107(4):927-41.
44. Hansch E, Chitkara U, McAlpine J et al. Pelvic arterial embolization for control of obstetric hemorrhage: a five-year experience. *Am J Obstet Gynecol* 1999;180 (6 Pt 1):1454-60.
45. Dilauro MD, Dason S, Athreya S. Prophylactic balloon occlusion of internal iliac arteries in women with placenta accreta: literature review and analysis. *Clin Radiol* 2012;67(6):515-20.
46. Baughman WC, Corteville JE, Shah RR. Placenta accreta: spectrum of US and MR imaging findings. *Radiographics* 2008;28(7):1905-16.
47. Alvarez M, Lockwood CJ, Ghidini A et al. Prophylactic and emergent arterial catheterization for selective embolization in obstetric hemorrhage. *Am J Perinatol* 1992;9(5-6):441-4.

48. Yu PC, Ou HY, Tsang LL et al. Prophylactic intraoperative uterine artery embolization to control hemorrhage in abnormal placentation during late gestation. *Fertil Steril* 2009;91(5):1951-5.
49. Soyer P, Morel O, Fargeaudou Y et al. Value of pelvic embolization in the management of severe postpartum hemorrhage due to placenta accreta, increta or percreta. *Eur J Radiol* 2011;80(3):729-35.
50. Diop AN, Chabrot P, Bertrand A et al. Placenta accreta: management with uterine artery embolization in 17 cases. *J Vasc Interv Radiol* 2010;21(5):644-8.
51. Dubois J, Garel L, Grignon A et al. Placenta percreta: balloon occlusion and embolization of the internal iliac arteries to reduce intraoperative blood losses. *Am J Obstet Gynecol* 1997;176(3):723-6.
52. Ballas J, Hull AD, Saenz C et al. Preoperative intravascular balloon catheters and surgical outcomes in pregnancies complicated by placenta accreta: a management paradox. *Am J Obstet Gynecol* 2012;207(3):216.e1-216.e5.
53. Carnevale FC, Kondo MM, de Oliveira Sousa W Jr et al. Perioperative temporary occlusion of the internal iliac arteries as prophylaxis in cesarean section at risk of hemorrhage in placenta accreta. *Cardiovasc Intervent Radiol* 2011;34(4):758-64.
54. Sadashivaiah J, Wilson R, Thein A et al. Role of prophylactic uterine artery balloon catheters in the management of women with suspected placenta accreta. *Int J Obstet Anesth* 2011;20(4):282-7.
55. Tan CH, Tay KH, Sheah K et al. Perioperative endovascular internal iliac artery occlusion balloon placement in management of placenta accreta. *Am J Roentgenol* 2007;189(5):1158-63.
56. Shrivastava V, Nageotte M, Major C et al. Case-control comparison of cesarean hysterectomy with and without prophylactic placement of intravascular balloon catheters for placenta accreta. *Am J Obstet Gynecol* 2007;197(4):402.e1-402.e5.
57. Levine AB, Kuhlman K, Bonn J. Placenta accreta: comparison of cases managed with and without pelvic artery balloon catheters. *J Matern Fetal Med* 1999;8(4):173-6.
58. Bodner LJ, Nosher JL, Gribbin C et al. Balloon-assisted occlusion of the internal iliac arteries in patients with placenta accreta/percreta. *Cardiovasc Intervent Radiol* 2006;29(3):354-61.
59. Sivan E, Spira M, Achiron R et al. Prophylactic pelvic artery catheterization and embolization in women with placenta accreta: can it prevent cesarean hysterectomy? *Am J Perinatol* 2010;27(6):455-61.
60. Shih JC, Liu KL, Shyu MK. Temporary balloon occlusion of the common iliac artery: new approach to bleeding control during cesarean hysterectomy for placenta percreta. *Am J Obstet Gynecol* 2005;193(5):1756-58.
61. Bell-Thomas SM, Penketh RJ, Lord RH et al. Emergency use of a transfemoral aortic occlusion catheter to control massive haemorrhage at caesarean hysterectomy. *BJOG* 2003;110(12):1120-2.
62. Masamoto H, Uehara H, Gibo M et al. Elective use of aortic balloon occlusion in cesarean hysterectomy for placenta previa percreta. *Gynecol Obstet Invest* 2009;67(2):92-5.
63. Paull JD, Smith J, Williams L et al. Balloon occlusion of the abdominal aorta during caesarean hysterectomy for placenta percreta. *Anaesth Intensive Care* 1995;23(6):731-4.
64. Clausen C, Stensballe J, Albrechtsen CK et al. Balloon occlusion of the internal iliac arteries in the multidisciplinary management of placenta percreta. *Acta Obstet Gynecol Scand* 2013;92(4):386-91.
65. Royal College of Obstetricians and Gynaecologists, Royal College of Radiologists, British Society of Interventional Radiology. The role of emergency and elective interventional radiology in postpartum haemorrhage. [acesso em 2013 Dec 8]. Disponível em: http://www.rcog.org.uk/files/rcog-corp/uploaded-files/GoodPractice6RoleEmergency2007.pdf
66. Greenwood LH, Glickman MG, Schwartz PE et al. Obstetric and nonmalignant gynecologic bleeding: treatment with angiographic embolization. *Radiology* 1987;164(1):155-9.
67. Hong TM, Tseng HS, Lee RC et al. Uterine artery embolization: an effective treatment for intractable obstetric haemorrhage. *Clin Radiol* 2004;59(1):96-101.
68. Wang H, Garmel S. Successful term pregnancy after bilateral uterine artery embolization for postpartum hemorrhage. *Obstet Gynecol* 2003;102(3):603-4.
69. Salomon LJ, deTayrac R, Castaigne-Meary V et al. Fertility and pregnancy outcome following pelvic arterial embolization for severe post-partum haemorrhage. A cohort study. *Hum Reprod* 2003;18(4):849-52.
70. Fiori O, Deux JF, Kambale JC et al. Impact of pelvic arterial embolization for intractable postpartum hemorrhage on fertility. *Am J Obstet Gynecol* 2009;200(4):384.e1-384.e4.
71. Descargues G, Mauger Tinlot F, Douvrin F et al. Menses, fertility and pregnancy after arterial embolization for the control of postpartum haemorrhage. *Hum Reprod* 2004;19(2):339-43.
72. Gaia G, Chabrot P, Cassagnes L et al. Menses recovery and fertility after artery embolization for PPH: a single-center retrospective observational study. *Eur Radiol* 2009;19(2):481-7.
73. Delotte J, Novellas S, Koh C et al. Obstetrical prognosis and pregnancy outcome following pelvic arterial embolization for post-partum hemorrhage. *Eur J Obstet Gynecol Reprod Biol* 2009;145(2):129-32.
74. Hunter LA. Exploring the role of uterine artery embolization in the management of postpartum hemorrhage. *J Perinat Neonatal Nurs* 2010;24(3):207-14.
75. Pellerin O, Bats AS, Di Primio M et al. Postpartum hemorrhage treated with gelfoam slurry embolization using the superselective technique: immediate results and 1-month MRI follow-up. *Cardiovasc Intervent Radiol* 2013;36(1):98-104.
76. Sentilhes L, Gromez A, Clavier E et al. Predictors of failed pelvic arterial embolization for severe postpartum hemorrhage. *Obstet Gynecol* 2009;113(5):992-9.
77. Kim YJ, Yoon CJ, Seong NJ et al. Failed pelvic arterial embolization for postpartum hemorrhage: clinical outcomes and predictive factors. *J Vasc Interv Radiol* 2013;24(5):703-9.
78. Poujade O, Zappa M, Letendre I et al. Predictive factors for failure of pelvic arterial embolization for postpartum hemorrhage. *Int J Gynaecol Obstet* 2012;117(2):119-23.
79. Chou YJ, Cheng YF, Shen CC et al. Failure of uterine arterial embolization: placenta accreta with profuse

postpartum hemorrhage. *Acta Obstet Gynecol Scand* 2004;83(7):688-90.
80. Descargues G, Douvrin F, Degre S *et al.* Abnormal placentation and selective embolization of the uterine arteries. *Eur J Obstet Gynecol Reprod Biol* 2001;99(1):47-52.
81. Alanis M, Hurst BS, Marshburn PB *et al.* Conservative management of placenta increta with selective arterial embolization preserves future fertility and results in a favorable outcome in subsequent pregnancies. *Fertil Steril* 2006;86(5):1514.e3-1514.e7.
82. Bros S, Chabrot P, Kastler A *et al.* Recurrent bleeding within 24 hours after uterine artery embolization for severe postpartum hemorrhage: are there predictive factors? *Cardiovasc Intervent Radiol* 2012;35(3):508-14.
83. Greenberg JI, Suliman A, Iranpour P *et al.* Prophylactic balloon occlusion of the internal iliac arteries to treat abnormal placentation: a cautionary case. *Am J Obstet Gynecol* 2007;197(5):470.e1-470.e4.
84. Sewell MF, Rosenblum D, Ehrenberg H. Arterial embolus during common iliac balloon catheterization at cesarean hysterectomy. *Obstet Gynecol* 2006;108(3 Pt 2):746-8.
85. Marx MV. Interventional radiology: management of the pregnant patient. *Tech Vasc Interv Radiol* 2010;13(3):154-7.
86. Andrews RT, Brown PH. Uterine arterial embolization: factors influencing patient radiation exposure. *Radiology* 2000;217(3):713-22.
87. ACOG Committee on Obstetric Practice. ACOG Committee Opinion. Number 299, September 2004 (replaces nº 158, September 1995). Guidelines for diagnostic imaging during pregnancy. *Obstet Gynecol* 2004;104(3):647-651.
88. Pelage JP, Soyer P, Repiquet D *et al.* Secondary postpartum hemorrhage: treatment with selective arterial embolization. *Radiology* 1999;212(2):385-9.
89. Soyer P, Fargeaudou Y, Morel O *et al.* Severe postpartum haemorrhage from ruptured pseudoaneurysm: successful treatment with transcatheter arterial embolization. *Eur Radiol* 2008;18(6):1181-7.
90. Dohan A, Soyer P, Subhani A *et al.* Postpartum hemorrhage resulting from pelvic pseudoaneurysm: a retrospective analysis of 588 consecutive cases treated by arterial embolization. *Cardiovasc Intervent Radiol* 2013;36:1247-55.
91. Nagayama C, Gibo M, Nitta H *et al.* Rupture of pseudoaneurysm after vaginal delivery successfully treated by selective arterial embolization. *Arch Gynecol Obstet* 2011;283(1):37-40.
92. Po LK, Simons ME, Levinsky ES. Concealed postpartum hemorrhage treated with transcatheter arterial embolization. *Obstet Gynecol* 2012;120(2 Pt 2):461-4.
93. Kelly SM, Belli AM, Campbell S. Arteriovenous malformation of the uterus associated with secondary postpartum hemorrhage. *Ultrasound Obstet Gynecol* 2003;21(6):602-5.

Capítulo 30

Varicoceles e Síndrome da Congestão Pélvica

◆ *Lindsay Machan*

CONTEÚDO

- ✓ INTRODUÇÃO 394
- ✓ VARICOCELES 394
    - EMBOLIZAÇÃO DA VARICOCELE VERSUS CIRURGIA 394
- ✓ EMBOLIZAÇÃO DA VEIA OVARIANA 400
    - INDICAÇÕES 401
    - CONTRAINDICAÇÕES 401
    - EXAMES PRÉ-PROCEDIMENTO 401
    - PREPARAÇÃO DA PACIENTE 402
    - TÉCNICA 403
    - RESULTADOS 403
    - COMPLICAÇÕES 406
- ✓ REFERÊNCIAS BIBLIOGRÁFICAS 406

INTRODUÇÃO

O refluxo da veia gonadal é um achado comum, geralmente normal, em homens e mulheres. Em homens, resulta em varicocele; em mulheres, é denominado atualmente insuficiência venosa pélvica (IVP). Caso haja dor pélvica crônica que não seja explicada de outra forma, o complexo de sintomas decorrente da IVP é denominado síndrome da congestão pélvica. A IVP, cada vez mais, é reconhecida como uma causa de varicosidades do membro inferior, em distribuições incomuns fora do tronco ou recorrentes após o seu tratamento.

VARICOCELES

A varicocele é uma coleção de veias varicosas dentro do plexo (venoso espermático) pampiniforme secundária ao refluxo na veia espermática interna (VEI). A condição afeta 10 a 15% da população em geral; no entanto é detectada em até 30 a 40% dos homens submetidos a minucioso exame médico para infertilidade. Dependendo do método usado para o diagnóstico, há relatos de que a condição é bilateral em 17 a 77% dos homens.[1,2] Varicoceles direitas isoladas são raras, e deve ser iniciada a obtenção de imagens em secção transversal para excluir tumor renal ou retroperitoneal, ou *situs inversus*. Tradicionalmente, o diagnóstico era feito por meio de exame clínico, no entanto, assim como em outros distúrbios do refluxo venoso, o ultrassom (US) se tornou fundamental para o diagnóstico.[3]

A prova de que o reparo da varicocele melhora a fertilidade permanece indefinida, mas há aceitação geral de que o tratamento melhora as anormalidades da produção de sêmen: por meio de medições tradicionais de diminuição da motilidade do espermatozoide, morfologia anormal e redução da contagem de espermatozoides, bem como por novos meios de avaliação que incluem espécies reativas de oxigênio seminais, índice de fragmentação do ácido desoxirribonucleico (DNA) e condensação anormal de cromatina espermática.[4,5] Embora a conexão entre a varicocele e a infertilidade permaneça controversa, isto não ocorre nas associações à dor inguinal crônica e atrofia testicular nas varicoceles em adolescentes.

As indicações para tratamento incluem:

- Infertilidade: esta é a indicação mais comum e mais controversa para o tratamento. Revisão Cochrane de todos os dados existentes foi conduzida, em 2012.[4] As conclusões dos autores foram: "Há evidência sugerindo que o tratamento de varicocele em homens de casais com subfertilidade, não explicada de outra forma, possa melhorar a chance de gravidez do casal. No entanto, os achados são inconclusivos, uma vez que a qualidade da evidência disponível seja muito inferior, sendo necessárias mais pesquisas que tenham como resultados primários as taxas de nascimentos vivos ou de gravidez".

Nossa abordagem é informar os pacientes de que existe controvérsia, mas os dados tendem a apoiar o tratamento da varicocele, se não houver fatores femininos diagnosticados. Além disso, em conjunto com especialistas de infertilidade, trataremos os pacientes com azoospermia não obstrutiva, uma vez que isto permita a recuperação da espermátide dos testículos, e os pacientes com contagens muito baixas de espermatozoides, que pode otimizar os procedimentos de fertilidade assistida.[6]

- Varicocele sintomática: não se discute que o reparo é indicado para as varicoceles sintomáticas. No entanto, a dor inguinal é notoriamente difícil de avaliar, podendo ter muitas causas, todas aparentemente com manifestações variáveis e sobrepostas. Neste quadro, 89% dos homens relatam melhora ou resolução de sua dor inguinal crônica após o tratamento da varicocele.[7]
- Varicocele recorrente após reparo cirúrgico.
- Atrofia testicular em paciente pediátrico:[8,9] a atrofia testicular secundária a varicoceles em adolescentes pode ser reversível. Anormalidades do sêmen são vistas em adolescentes com varicoceles não tratadas.

As contraindicações incluem:

- Alergia ao contraste iodado.
- Distúrbio, como a insuficiência renal, predispondo à complicação decorrente da administração de contraste ou da inserção de cateter vascular Anatomia venosa, de tal forma que não há certeza absoluta sobre o agente embólico remanescente dentro da veia espermática depois de instalado.
- Distúrbio primário da produção de sêmen, por exemplo, geração de espermatozoides sem cabeças.
- Fobias graves a agulhas ou fobias de corpos estranhos são contraindicações relativas.

Embolização da Varicocele *versus* Cirurgia

A ligadura cirúrgica e a oclusão embólica alcançam taxas similares de gravidez. A principal vantagem da embolização da varicocele em comparação à cirurgia é se tratar de procedimento em regime ambulatorial e realizado sob anestesia local. Assim, o paciente quase sempre é capaz de trabalhar no dia seguinte e pode esperar a retomada de suas atividades diárias em menos de 1 semana.[10] Em nossa experiência, os pacientes perdem, em média, 1,78 dia (variação de 0-10) de trabalho e 4,5 dias (variação de 1-10) de atividade física total (incluindo o dia do procedimento) após a embolização da varicocele. Os estudos em que os pacientes foram submetidos à cirurgia e embolização expressaram forte preferência pela embolização.[11] Existem estudos conflitantes sobre ser a embolização ou a cirurgia uma terapia mais cara para a varicocele, mas quando o tempo de ausência do trabalho é computado na embolização, ela pode ser muito mais custo-efetiva para o paciente.

Preparo pré-procedimento

O **US escrotal** deve ser realizado em todos os pacientes. Mesmo que o paciente tenha varicocele esquerda clinicamente evidente, podem ser obtidas informações úteis. Além da avaliação das veias do plexo pampiniforme, devem ser feitos comentários sobre o volume testicular, presença de alterações distróficas dentro do testículo e anormalidades do complexo epidídimo/vaso, como as alterações císticas.

Ainda não foram estabelecidos critérios ultrassonográficos universalmente aceitos.[12] A literatura tem sido ambígua no que se refere aos critérios para o diagnóstico da varicocele por US e até para o método de detecção apropriado. Quando são obtidas imagens de US em escala de cinza somente, alguns consideram que a presença de pelo menos três veias com mais de 3,0 mm de diâmetro constitua a varicocele, enquanto outros autores consideram como anormais os vasos com mais de 2,0 mm. O refluxo anormal no Doppler colorido, com manobra de Valsalva em vez do diâmetro e número de veias dilatadas, é usado pelo autor para o diagnóstico, tendo em vista que o diâmetro venoso varia significativamente com hidratação, ansiedade e esforço inspiratório.

Em nossa prática, examinamos o paciente em pé, após 15 minutos nessa posição, tanto à respiração silenciosa quanto sob manobra de Valsalva, usando a escala de cinza e *color duplex*. Se o paciente não for capaz de realizar a manobra de Valsalva, nós o faremos tossir, embora isto torne o exame mais difícil em razão do artefato de movimento. Classificamos o exame como normal, se não houver veias no plexo pampiniforme com mais de 1,5 mm de diâmetro e houver acentuação normal do fluxo com a manobra de Valsalva ou com a tosse; é definitivo que se trate de varicocele a presença de veias com mais de 2 mm de diâmetro e acentuação anormalmente vigorosa e prolongada do fluxo com a manobra de Valsalva ou a tosse (Fig. 30-1); e colocamos todas as outras combinações na categoria "equívocos – requerem a avaliação por venografia espermática".

A **análise do sêmen** deve ser realizada em homens inférteis. Pelo menos duas amostras devem ser coletadas para avaliações pré e pós-tratamento. Se os resultados de uma das duas avaliações forem acentuadamente diferentes, amostras adicionais devem ser examinadas porque a produção de espermatozóide de cada indivíduo pode variar consideravelmente. A análise deve incluir, pelo menos, contagem total, motilidade e uma série de formas anormais, embora conforme se discutiu anteriormente novas medições sejam aplicadas.[5]

O paciente deve ser internado, onde possa ser monitorado no leito por 1 a 2 horas pós-procedimento. O exame laboratorial minucioso deve incluir hemoglobina/hematócrito, contagem plaquetária, tempo de protrombina/tempo parcial de tromboplastina, creatinina, taxa de filtração glomerular estimada. Isto pode ser omitido em pacientes jovens sem história médica pertinente.

Consentimento informado: idealmente, o consentimento informado é obtido com a parceira durante o atendimento. O autor tenta, dentro dos limites práticos, realizar US escrotal nesses pacientes em uma sessão separada e usar esta oportunidade para estabelecer o relacionamento positivo, assim como obter o consentimento. Isto inclui reforçar o fato de que esse paciente saudável provavelmente receberá múltiplos aparelhos implantados permanentemente. Além das especificidades do procedimento, métodos alternativos de tratamento devem ser discutidos, incluindo:

A) *Nenhuma terapia corretiva para a varicocele:* o paciente deve estar ciente de que por causa da alta frequência de varicocele na população em geral e da variabilidade dos resultados de tratamento descritos na literatura, tem havido algum debate referente à eficácia e relevância da obliteração da varicocele para a infertilidade.

B) *Terapia cirúrgica:* as opções cirúrgicas incluem a interrupção do fluxo retrógrado dentro da VEI por ligadura cirúrgica aberta ou laparoscópica. Estas podem ser realizadas com o uso de microcirurgia ou esclerose perioperatória anterógrada da veia espermática. A cirurgia geralmente envolve anestesia geral e, se aberta, uma incisão. A formação de hidrocele, infarto testicular, infecção da ferida e formação cicatricial são complicações incomuns em potencial da cirurgia.

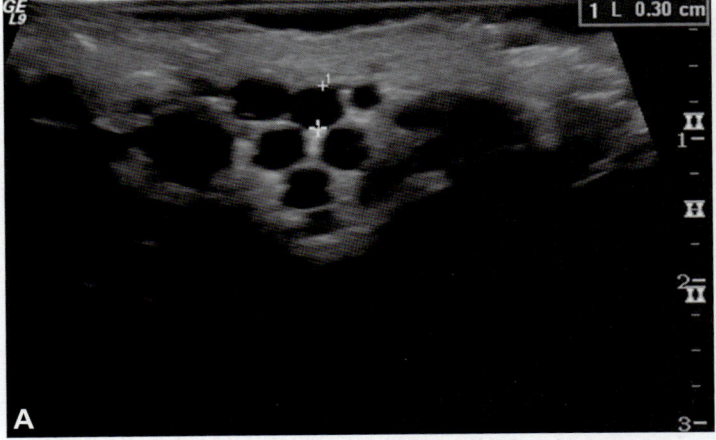 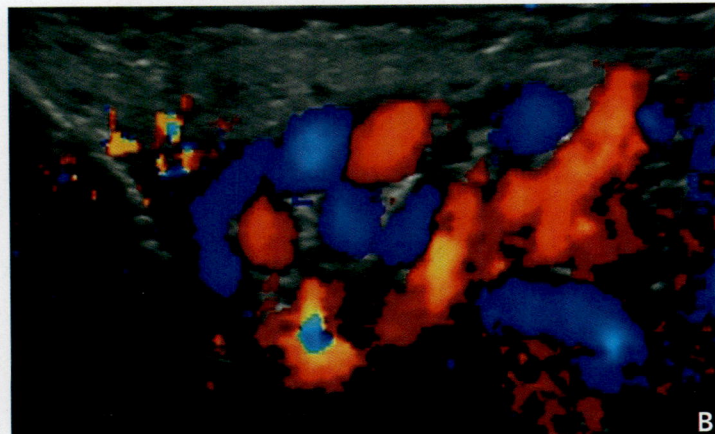

Fig. 30-1. Ultrassom de bolsa escrotal. (**A**) Imagem em escala de cinza do plexo pampiniforme demonstrando múltiplas veias dilatadas. (**B**) Acentuação vigorosa do fluxo sanguíneo durante a manobra de Valsalva é detectada por *color duplex*.

Venografia espermática e embolização da varicocele

O paciente terá acesso venoso periférico instalado. Deve-se colocar um oxímetro de pulso no paciente. Analgesia e sedação devem estar disponíveis, se necessário (p. ex.: midazolam e fentanila), e atropina para episódios vasovagais. Se o paciente expressar extremo nervosismo, ou desmaiar durante o procedimento de US escrotal, então as três medicações são administradas antes do procedimento. Se o paciente estiver calmo, mantém-se a medicação em reserva.

Acesso vascular

O acesso pode ser feito via veias jugular interna ou femoral. O método preferido do autor é a punção da veia jugular interna direita sob controle por US. A veia renal esquerda geralmente é cateterizada primeiro, seguida pela injeção na veia renal esquerda. Embora existam catéteres projetados especificamente para a veia espermática, é suficiente um catéter multipurpose de 7 Fr MP1 para cateterização, e na grande maioria dos casos, embolizar, ambas as veias espermáticas.

O cateterismo da veia espermática com catéter inserido pela veia femoral requer uma curva de 180° na veia cava inferior, o que pode dificultar as manipulações em anatomia tortuosa ou pacientes com válvulas intactas, podendo ser necessário usar um catéter para alcançar a veia espermática distal.

Injeção na veia renal esquerda (Fig. 30-2)

O catéter deve ser avançado bem dentro da veia renal para permitir a visibilização das veias colaterais potenciais e evitar a injeção inadvertida na veia suprarrenal. A injeção manual é realizada com obtenção de imagem na velocidade de, no mínimo, dois quadros por segundo. A origem da veia espermática esquerda é notada.

Cateterização da veia espermática esquerda (Fig. 30-3)

- *Diagnóstico de varicocele:* o catéter é manipulado dentro da veia espermática esquerda, devem-se injetar delicadamente 2 mL de contraste, e a direção do fluxo é avaliada quando o paciente realiza manobra de Valsalva. Varicocele está presente, se o contraste opacificar o plexo pampiniforme. O estudo não poderá ser considerado completo se o contraste não refluir para o anel inguinal, assegurando que as colaterais foram avaliadas e não reconstituam uma varicocele mais distalmente. Se a direção do fluxo for anterógrada, considera-se que isto represente um venografia espermática negativa. Falso-positivos podem ocorrer quando o catéter é introduzido em uma pequena veia espermática ou o contraste é injetado com muita força. No primeiro caso, o catéter deve ser retirado após a injeção de contraste, e a direção do fluxo de contraste é observada.

Dificuldades técnicas da cateterização da veia espermática esquerda

- *Impossibilidade de localizar a veia espermática esquerda:* em 5 a 19% dos pacientes com varicocele há alguma variante anatômica.[13] É mais frequente haver válvulas competentes na origem da veia espermática, que são desviadas por meio de anastomoses, geralmente da cápsula renal ou cólon, resultando em fluxo retrógrado na porção mais caudal da veia. Essas válvulas competentes podem dificul-

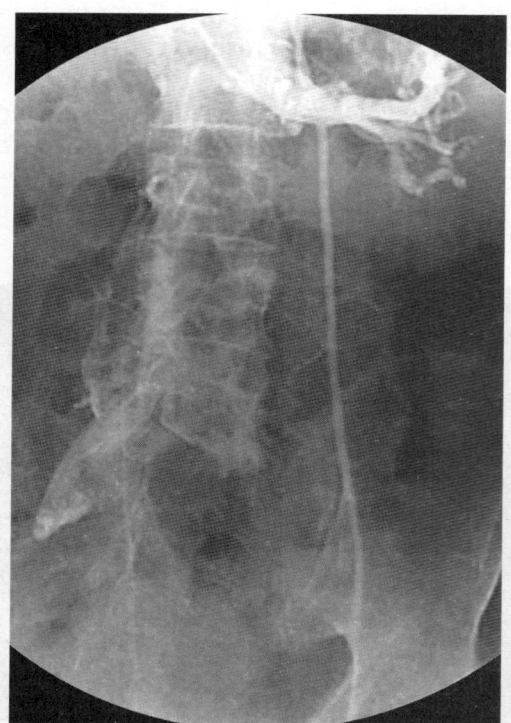

Fig. 30-2. A injeção na veia renal esquerda resulta em fluxo retrógrado dentro da veia espermática esquerda.

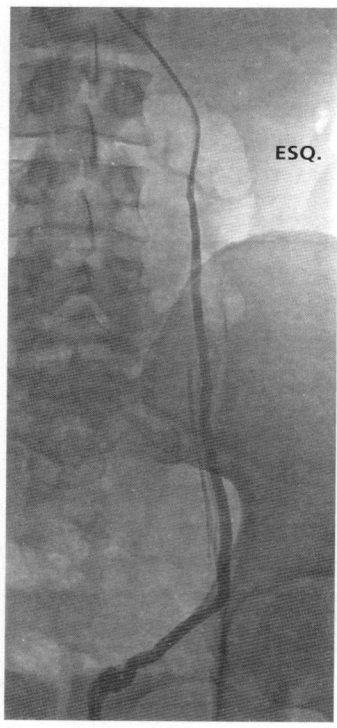

Fig. 30-3. A injeção dentro da veia espermática esquerda proximal demonstra fluxo retrógrado na veia principal e pequenas veias colaterais paralelas.

tar a cateterização, ou mesmo a localização do orifício da veia. Neste caso, o primeiro passo é reexaminar a injeção da veia renal esquerda para assegurar que o cateter foi colocado perifericamente ao polo inferior, que o paciente tenha realizado boa manobra de Valsalva, certificar-se de que os colaterais capsulares renais foram identificados de maneira adequada e que não há uma variante anatômica da veia renal esquerda, como a veia renal esquerda circum-aórtica. Se isto não ajudar, a injeção nos ramos retroperitoneais colaterais, por exemplo na veia lombar ascendente, geralmente opacificará a porção proximal da veia testicular. Se isto ainda não tiver sucesso, então o cateter poderá ser direcionado de modo que aponte diretamente para a parede inferior da veia renal, e é retirado medialmente ao longo da veia renal, enquanto se realiza a passagem com um fio-guia hidrofílico.

- *Impossibilidade de cateterizar a veia espermática esquerda:* ocasionalmente, a veia pode ser vista, mas o catéter não pode ser avançado, geralmente por causa das válvulas intactas, ou porque a veia é muito pequena. Isto acontece com mais frequência quando a veia é abordada por via femoral, devendo-se considerar a modificação do "ângulo de acesso", mudando para outra via de acesso. Outras opções incluem o uso de um fio-guia hidrofílico possivelmente com um catéter hidrofílico ou com o auxílio de um microcatéter.

- *Espasmo venoso:* se ocorrer espasmo da veia testicular durante a cateterização seletiva, então a injeção de 5 mL de solução salina normal, seguida de espera de 4 a 5 minutos normalmente, é suficiente para permitir a resolução. O uso de vasodilatadores injetáveis, como nitroglicerina, não apresentou bons resultados nas mãos do autor. Se a resolução do espasmo não for possível, o procedimento poderá ser tentado em outra ocasião e, neste caso, serão administrados ao paciente nifedipina sublingual e sedação intravenosa antes do procedimento.

Oclusão da veia espermática

Se o contraste preencher o plexo pampiniforme com a injeção na veia espermática, o catéter é avançado até o nível do anel inguinal (oposto ao teto do acetábulo). A veia espermática é, então, ocluída, de preferência imediatamente acima do cordão espermático e ao longo de sua extensão total dentro de 2 a 3 cm de sua origem. Vários métodos têm sido descritos cada qual com seus próprios méritos. A literatura atual permanece não padronizada; o uso de líquidos embolizantes com ou sem molas metálicas se tornou a prática mais comum,[14] e é recomendado para cada caso. A embolização apenas com molas deve ser evitada, mesmo para os casos "simples", por causa da alta taxa de recorrência.

A) *Molas metálicas e tetradecil sulfato de sódio (STS):* as molas são implantadas dentro da VEI, geralmente ao nível do anel inguinal (Fig. 30-4).
   1. Uma mola Nester ou MReye (Cook Medical, Bloomington, IN), aproximadamente 20% maior que o diâmetro estimado da VEI, é implantada. A oclusão do lúmen em geral pode ser alcançada com duas ou três espirais.
   2. Uma venografia durante manobra de Valsalva deve ser novamente realizada. O não enchimento do plexo pampiniforme deve ser visto.

B) *Veias colaterais:* a injeção de contraste após oclusão da veia espermática distal muitas vezes revela novos colaterais que se tornaram visíveis com a pressão mais alta, agora presente na veia espermática ocluída (Fig. 30-5). Cada um desses colaterais pode causar a falha do procedimento e, portanto, devem ser ocluídos. Se os colaterais forem grandes o suficiente, podem ser cateterizados diretamente e embolizados com uma mola de tamanho apropriado, colocada o mais distalmente possível. Alternativamente, podem ser ocluídos com agentes esclerosantes ou cola, como segue.

- STS líquido:
  - Pode ser opacificado misturando-se 2 mL de STS a 3% com 1 mL de contraste.
  - A veia é ocluída por pressão externa, conforme visto anteriormente. O contraste estático na VEI é aspirado ou deslocado por injeção de solução salina.
  - Antes de injetar o líquido, muitos intervencionistas, incluindo o autor, ocluem a veia no anel inguinal pela aplicação de pressão externa com um aparelho de compressão ou a mão do paciente (Fig. 30-6A). Enquanto o paciente está realizando a manobra de Valsalva, o STS é injetado ao longo do curso da veia (Fig. 30-6B) desde imediatamente acima das molas, no anel inguinal até a crista ilíaca (colateral cólico), se uma mola proximal for usada. O STS também pode ser injetado até 1 cm da origem da VEI. De 2,5 a 5 mL da solução geralmente é o suficiente.

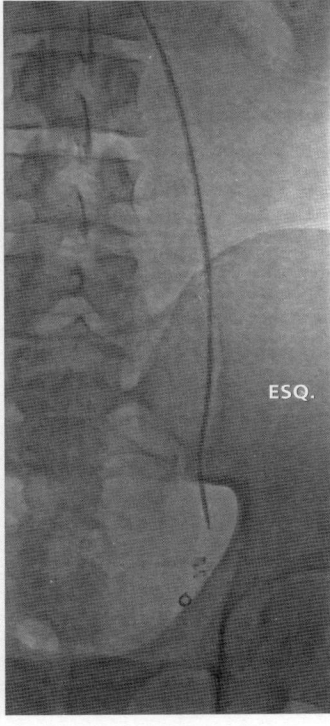

Fig. 30-4. Oclusão distal da veia espermática esquerda com molas espirais metálicas.

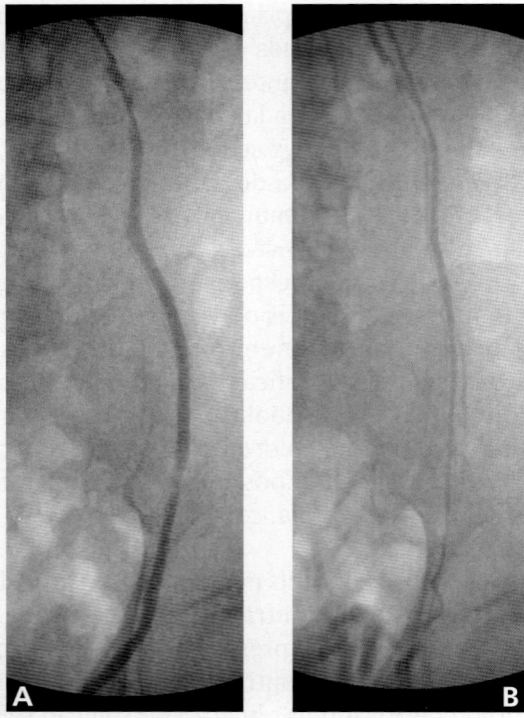

Fig. 30-5. Ramos colaterais paralelos visíveis somente após oclusão distal da veia espermática principal (imagens salvas de fluoroscopia para reduzir dose de radiação). (**A**) A pré-embolização da veia espermática aparece com um ramo solitário. (**B**) Após oclusão distal, novos colaterais se tornaram visíveis. Cada um desses colaterais pode causar falha ou recorrência, se não estiver ocluído.

- Espuma de STS:
  - Pode ser injetada para deslocar o contraste identificado, enquanto o paciente mantém a Valsalva. Essa manobra deverá ser repetida, se necessário, para deslocar ao máximo o contraste dentro da veia espermática.
  - A espuma de STS é misturada da seguinte maneira: Uma mistura de STS a 3%: solução salina estéril de 2:1 é agressivamente misturada com igual volume de ar, resultando, portanto, em espuma de STS a 2%. Esta espuma é injetada dentro do catéter para deslocar o contraste. Um jato de um mililitro de solução salina é usado para limpar o catéter. Quando o microcatéter é utilizado, técnica similar pode ser empregada após serem implantadas molas de 0,018' (0,46 mm).
  - O catéter deve ser retirado do meio até a VEI superior, realizando-se a repetição da venografia, com particular atenção à presença de quaisquer colaterais previamente não identificados. Embora um segundo ninho de molas possa ser colocado, o deslocamento do contraste com algumas injeções adicionais de espuma é o nosso tratamento preferido, tomando cuidado para não refluir proximalmente dentro da veia renal. Se for necessário molas adicionais, também se injeta espuma extra.
  - Alguns intervencionistas usam espuma de STS somente, sem molas.[15] Neste caso, a veia é ocluída no anel inguinal com aplicação de pressão externa, conforme descrito anteriormente.

C) **Molas metálicas:** espirais de 0,035' (0,89 mm) ou 0,038' (0,96 mm) são usadas. Se o acesso distal for difícil, então espirais de 0,018' (0,45 mm) são liberadas por meio de um microcatéter coaxial de tamanho apropriado. Depois de injetado o esclerosante, é crítico não lavar o catéter vigorosamente, senão o esclerosante se diluirá muito com risco de distribuição inadequada. Uma mola (geralmente 38-8-10) é, então, liberada ao longo do compri-

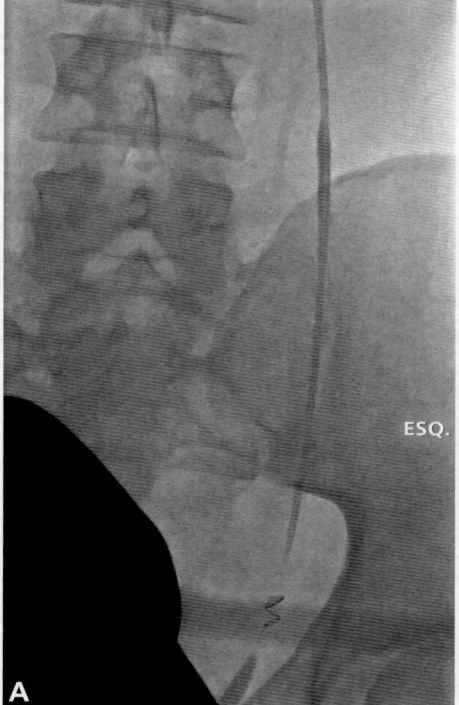
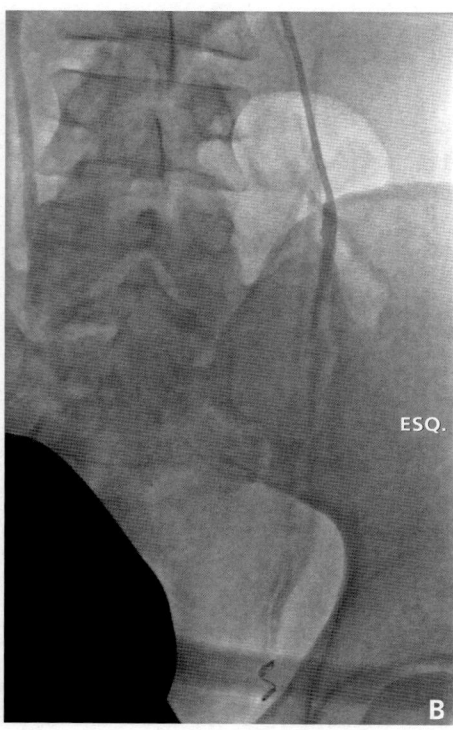

Fig. 30-6. (**A**) Compressão externa da veia espermática antes da injeção de tetradecil sulfato com uma barra oclusiva ao nível do anel inguinal (o teto do acetábulo é um bom ponto de referência). (**B**) Tetradecil sulfato opacificado com contraste, injetado à medida que o catéter é retirado, enche a veia principal e os ramos paralelos. A veia distal é comprimida externamente, enquanto o paciente realiza manobra de Valsalva.

mento da veia espermática (Fig. 30-7) até 2 cm de sua origem. Na extremidade proximal da veia espermática, é crítico que a mola não ultrapasse o limite da veia espermática, invadindo a veia renal ou veia cava inferior. Se a mola se projetar, além do limite definido, ela deverá ser removida com um laço de nitinol.

D) *Agente adesivo (cola):* cianoacrilato, particularmente nos países onde é barato, está sendo sendo cada vez mais usado para oclusão de varicocele com a mesma eficácia da embolização com mola/esclerosante.[16,17]

1. Razão de cola: lipiodol (as razões relatadas vão de 1:1 a 1:6), tipo de agente adesivo tecidual, ou oclusão com balão *versus* injeção pelo catéter diagnóstico são questões de escolha individual.
2. Pontos essenciais:
    - O bolo de cola é introduzido no catéter após este ter sido lavado com dextrose a 5% em água (D5W) e é empurrado por outro bolo de D5W.
    - O ideal é que a cola preencha a veia e colaterais a partir da porção desde o anel inguinal (imediatamente acima do teto do acetábulo) até 1 a 2 cm da origem da VEI (Fig. 30-8). Alguns profissionais colocam molas na VEI distal antes de injetar a cola. Não são necessárias molas na VEI proximal.
    - É essencial evitar a injeção de cola dentro da bolsa escrotal, colocando previamente molas distais ou por meio de compressão externa.
    - A injeção excessiva de cola resultará na extensão para o interior da veia renal ou em embolização dentro da artéria pulmonar.
3. Há dois modos de injeção:
    - Quando o catéter pode ser avançado para dentro da VEI distal, o método mais fácil é criar um cami-

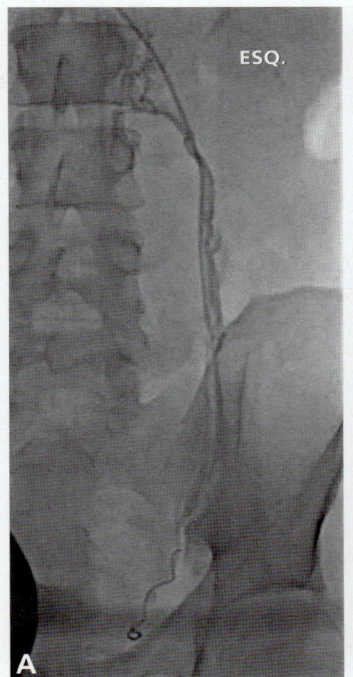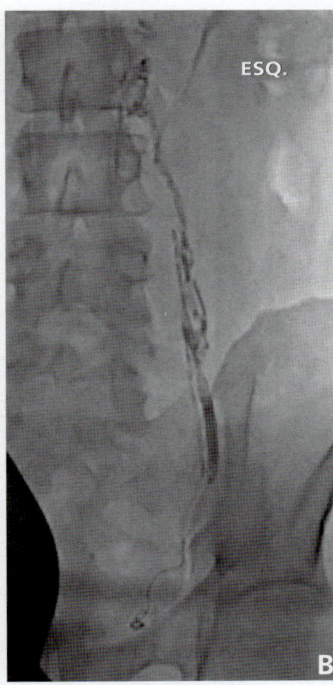

Fig. 30-8. Embolização de varicocele esquerda usando cola. (**A**) Venografia após colocação de espirais metálicas no trajeto distal da veia espermática interna esquerda, durante Valsalva com compressão externa. São demonstrados múltiplos ramos colaterais que não estavam aparentes na venografia inicial. (**B**) Enchimento dos ramos colaterais com cola/lipiodol injetados, quando o catéter foi retirado.

nho de cola, à medida que o catéter é retirado, com o paciente realizando a manobra de Valsalva.
- Se não for possível avançar o catéter distalmente, a cola poderá ser injetada a partir de uma posição proximal segura. Isto é feito enquanto o paciente realiza Valsalva e pode ser melhor com a mesa inclinada. É necessário contar com assistente para aplicar compressão, quando a cola fluir para dentro da VEI distal, e que tenha considerável destreza com injeção de cola.

Venografia pós-embolização

O catéter é retirado de dentro da veia renal esquerda, realizando-se injeção da mesma maneira realizada no estudo de pré-embolização.

Venografia espermática direita

Os mesmos passos são repetidos, exceto pelo fato que a veia espermática direita geralmente surge diretamente da veia cava inferior. Se for demonstrado refluxo, a embolização é feita da mesma maneira realizada para a veia espermática esquerda.

- *Dificuldades técnicas no cateterismo da veia espermática direita:* a veia espermática direita surge da veia cava inferior em ângulo agudo, que pode tornar a cateterização por via femoral especialmente difícil (Fig. 30-9). O uso de catéter

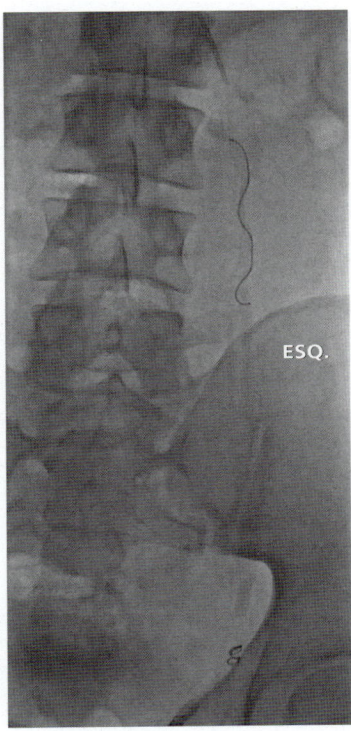

Fig. 30-7. Colocação de mola espiral metálica na veia espermática proximal. Neste caso, uma espiral 38-8-10 foi liberada em vez de envolver a veia com múltiplas veias. Note que o contraste estático intensificou o esclerosante na veia espermática e os ramos paralelos.

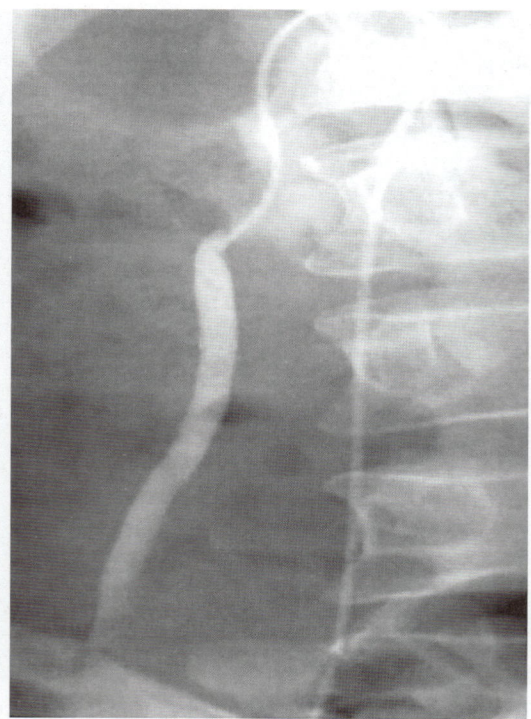

Fig. 30-9. Cateterismo com venografia espermática direita por via femoral requer a inclinação de 180°, tornando o acesso à veia distal tecnicamente difícil.

em formato multipurpose a partir do acesso jugular facilita muito. A origem da veia espermática direita é muito mais variável em termos de localização do que a esquerda. Geralmente ela se localiza imediatamente anterior e inferior ao orifício da veia renal direita. Se não for nesta topografia, é realizada a busca ao longo da parede da veia cava inferior, em movimentos para cima e para baixo, estendendo-se do orifício da veia renal direita até a confluência ilíaca, iniciando-se lateralmente, e girando anteriormente, ligeiramente entre cada varredura. Ela pode surgir à esquerda da linha média. Em 8% dos casos ela surge da veia renal direita.

Cuidados pós-procedimento e Acompanhamento

O paciente é mantido no leito por 1 hora após o procedimento. O paciente é aconselhado a tomar agentes anti-inflamatórios não esteroides, se necessário, e a evitar qualquer atividade envolvendo a manobra de Valsalva, como levantamentos de peso ou esportes vigorosos por 3 dias após o procedimento.

O paciente deve ser visto aproximadamente 3 meses após o procedimento para realizar US escrotal e espermograma. A US pós-tratamento normalmente revela veias dilatadas persistentes no plexo pampiniforme, mas refluxo normal ou ausente à manobra de Valsalva nos exames dúplex. O sêmen deve ser obtido precisamente da mesma maneira e, de preferência, no mesmo laboratório da análise do sêmen pré-procedimento.

Resultados

O sucesso técnico da embolização de varicoceles previamente não tratadas e das recorrências pós-cirúrgicas é de 93 a 100%.[4,16,18] De 30 a 35% dos casais inférteis terão uma gravidez normal, se não existirem fatores femininos de infertilidade. Na literatura, taxas de gravidez de 11 a 60% têm sido relatadas.[4,5,18] As taxas de recorrência tardia variam significativamente e dependem dos meios de acompanhamento, assim como do local de oclusão da veia espermática. Chega a 11% na oclusão por balão no nível das vértebras L3-L4 e a 1,6% com oclusão baixa por esclerose.

Complicações

As principais complicações incluem reação alérgica ao contraste e migração do material embólico. Felizmente, ambas são extremamente raras. Mais frequentes, porém menos significativos são os episódios vasovagais durante o procedimento e flebite testicular. A maioria das pacientes relata dor inespecífica menos intensa nas costas ou na virilha com duração inferior a 2 a 5 dias. Menos de 5% dos pacientes desenvolverão dor mais intensa com duração de até 14 dias, requerendo analgésicos e agentes anti-inflamatórios orais e evitar exercício vigoroso.

Estabelecendo uma prática

O aspecto mais difícil do procedimento pode ser obter encaminhamentos dos urologistas para considerar as opções de cirurgia. As estratégias para encorajar encaminhamentos incluem:

- Peça ao urologista para encaminhar casos de varicoceles recorrentes após cirurgia. Cada urologista terá tais pacientes em sua prática e geralmente ficará feliz em não reoperar.
- Fale com especialistas de infertilidade. Muitos deles não são cirurgiões e ficarão felizes em manter o "controle" do tratamento do paciente.
- Fale com o paciente sobre os grupos de apoio à infertilidade, mesmo que a maioria dos participantes seja do sexo feminino.
- Fale em rodadas com médicos da família. Muitas vezes, eles são o primeiro recurso para os casais inférteis.
- Fale com pediatras sobre varicoceles em adolescentes.

EMBOLIZAÇÃO DA VEIA OVARIANA

A embolização da veia gonadal é um dos procedimentos endovasculares mais simples. Por outro lado, o tratamento clínico dos pacientes com dor pélvica crônica está entre as tarefas mais difíceis na clínica médica. Esta dificuldade se deve ao fato que, embora as varicosidades pélvicas secundárias ao refluxo da veia ovariana sejam uma causa reconhecida da dor pélvica crônica,[19] elas são vistas frequentemente de maneira casual em estudos por imagens em mulheres assintomáticas. Sem os sintomas associados, as veias pélvicas dilatadas não são anormais. É o caso, por exemplo, das varicoceles masculinas sintomáticas (uma entidade clínica bem aceita), em que não está claro por que alguns pacientes com refluxo venoso gonadal têm dor, enquanto a maioria não tem. Para complicar ainda mais a situação, é comum o desenvolvimento de ectasia venosa pélvica após a gravidez.[20] No entanto, o fluxo sanguíneo na ectasia venosa "fisiológica" é anterógrado e pode não haver fluxo lento ou dilatação venosa das varicosidades.

Apresentação Clínica

Há quatro maneiras para as varicosidades pélvicas serem alvos de atenção do médico.

1. **Síndrome da congestão pélvica:** a síndrome da congestão pélvica permanece como entidade mal compreendida, cuja existência, deixando de lado os métodos apropriados de investigação e tratamento, ainda se encontra sob questionamento legítimo. Ela se refere à dor pélvica crônica em razão de varicosidades pélvicas secundárias ao refluxo nas veias ovarianas e/ou ilíacas internas, na ausência de outras causas de dor pélvica. A apresentação clássica é de mulher multípara com piora da dor no fim do dia ou com longos períodos de permanência em pé. A dispareunia é frequente. Em geral, existem varicosidades associadas na perna e genitália. É importante que qualquer terapêuta endovascular, que contemple a embolização da veia ovariana, trabalhe em estreita proximidade com o ginecologista, não apenas para assegurar que outras causas de dor pélvica sejam excluídas, mas também para compartilhar as consideráveis necessidades pós-procedimento desses pacientes.
2. **Veias varicosas em genitália ou extremidade inferior:** para ambos os tratamentos do refluxo venoso, cirúrgico e endovascular, o princípio básico é tratar primeiro o ponto mais alto do refluxo. As varicosidades vulvoperineais podem ser encontradas em 4 a 8,6% dos pacientes com insuficiência venosa na extremidade inferior e podem acompanhar a insuficiência da veia ovariana.[21] Varicosidades labiais e perineais, varicosidades da extremidade inferior em distribuições incomuns ou varicosidades da extremidade inferior que recorrem após um tratamento apropriado podem sinalizar a presença de refluxo da veia ovariana. Com o aumento da demanda de paciente e maior amplitude de terapias disponíveis para veias varicosas, estas se tornaram uma indicação cada vez mais frequente para investigação e tratamento.
3. **Trombose aguda da veia ovariana:** esta é uma causa incomum de dor abdominal ou pélvica aguda.[22]
4. **Achado incidental em imagens de secção transversal:** na tomografia computadorizada (TC) podem ser vistas veias ovarianas dilatadas em até 63% das mulheres que já deram à luz, sem sintomas de congestão pélvica, e em 10% das mulheres nulíparas.[23]

Indicações

1. Dor pélvica crônica não explicada.
2. Varicosidades pélvicas vistas na laparoscopia, US, ou operação aberta em paciente com os sintomas apropriados.
3. Veias varicosas na extremidade inferior imediatamente recorrentes após tratamento cirúrgico adequado ou varicosidades da extremidade inferior em distribuição incomum, por exemplo, na coxa posterior.
4. Varicosidades graves labiais, perineais ou glúteas. Estas são difíceis de tratar, e a terapia conservadora sempre deve ser contemplada. Se a intervenção for realizada, estas recorrerão imediatamente após a esclerose, a não ser que a "coluna de pressão" da veia pélvica seja interrompida antecipadamente.

Contraindicações

1. Contraindicações à angiografia
   A) Reações anafilactoides graves aos meios de contraste.
   B) Coagulopatia não corrigível.
   C) Insuficiência renal grave.
2. Fobia a implantes médicos.
3. O paciente tem outra causa de dor pélvica não tratada de maneira adequada.

Exames Pré-Procedimento

Todos os pacientes com dor pélvica crônica devem ter o benefício da avaliação clínica por parte de, e cuidados periprocedimento compartilhados com, um clínico com especialização em dor pélvica crônica. Varizes pélvicas podem ser demonstradas por múltiplas modalidades de imagens, no entanto, a rotina do autor é assegurar que o paciente se submeta à laparoscopia e ao US pélvico antes da venografia pélvica. Isto é feito para excluir outros distúrbios que podem causar dor pélvica e não para estabelecer o diagnóstico de congestão pélvica.

Se o paciente sofrer de varicosidades na extremidade inferior, o exame minucioso antes da venografia pélvica inclui avaliação clínica detalhada por especialista em doença venosa, bem como a avaliação da extremidade inferior por US com Doppler para refluxo venoso. A laparoscopia não é necessária nesses pacientes, a não ser que exista suspeita de enfermidade pélvica.

- *Laparoscopia*: laparoscopia é o meio mais eficaz de diagnosticar outras causas de dor pélvica crônica, e praticamente todas as mulheres com dor pélvica crônica devem se submeter a esse procedimento. Em particular, endometrioses com lesão mínima, a causa mais comum de dor pélvica crônica, não será detectada pelo US, e só pode ser detectada por laparoscopista especializado. Veias dilatadas podem não ser visíveis em razão de sua localização retroperitoneal, pressão intra-abdominal aumentada com insuflação peritoneal e aumento da drenagem venosa na posição de Trendelenberg que é parte do exame laparoscópico. Assim, uma laparoscopia negativa em uma mulher com dor pélvica crônica não exclui o diagnóstico de congestão pélvica.

- *Imagens em secção transversal (Fig. 30-10):* embora as imagens possam demonstrar veias varicosas pélvicas, percebe-se que a visibilização direta das veias ovarianas tortuosas e dilatadas com a venografia ainda é o padrão ouro para o diagnóstico acurado da congestão pélvica. O autor não vê um estudo de imagens não invasivo normal como uma contraindicação à venografia ovariana, quando há sintomas que podem ser de congestão pélvica.

A) *Ultrassom:* varizes ovarianas e pélvicas podem ser vistas como múltiplas estruturas tubulares dilatadas, com sinal venoso positivo na pesquisa ao US com Doppler, ao redor do útero e ovário no US transabdominal ou transvaginal. Critérios diagnósticos ultrassonográficos para congestão pélvica foram publicados.[24] Estes incluem: a) veias pélvicas tortuosas com diâmetro maior que 4 mm, b) fluxo sanguíneo lento (cerca de 3 cm/s) e c) uma veia arqueada dilatada no miométrio que se comunica entre as veias varicosas pélvicas bilaterais. O autor prefere contar com a acentuação anormal do fluxo sanguíneo com a manobra de Valsalva do que utilizar estritos critérios de tamanho. As veias podem variar consideravelmente com a posição corporal, nervosismo ou hidratação, ou se dilatarem em decorrência de ectasia fisiológica das gestações anteriores.

B) *TC e imagem por RM:* na TC e RM, as varizes pélvicas são vistas como estruturas tubulares tortuosas dilatadas, paraovarianas ou parauterinas que, com frequência, se estendem para o ligamento largo e parede pélvica lateral ou plexo venoso paravaginal.[25] Em imagens de RM ponderadas em T1, as varizes pélvicas não têm intensidade de sinal por causa de um artefato de ausência de fluxo; em imagens de RM gradiente-eco, as varizes têm alta intensidade de sinal. Após a administração intravenosa de gadolínio, sequências T1 gradiente-eco demonstram o fluxo sanguíneo nas varizes pélvicas com alta intensidade de sinal. Em imagens de RM ponderadas em T2, geralmente elas aparecem como área de baixa intensidade de sinal; no entanto, possivelmente por causa do fluxo relativamente lento através dos vasos, hiperintensidade ou intensidade mista de sinal também podem ser vistas.

Preparação da Paciente

O momento do procedimento não precisa ter relação com o ciclo menstrual ou com a dor.

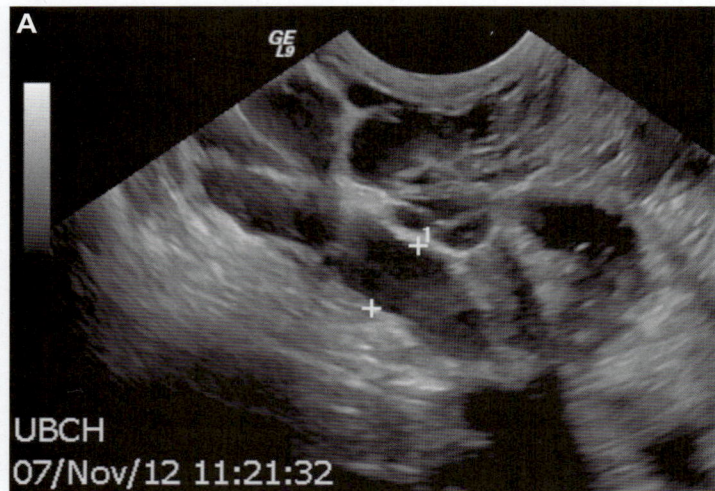

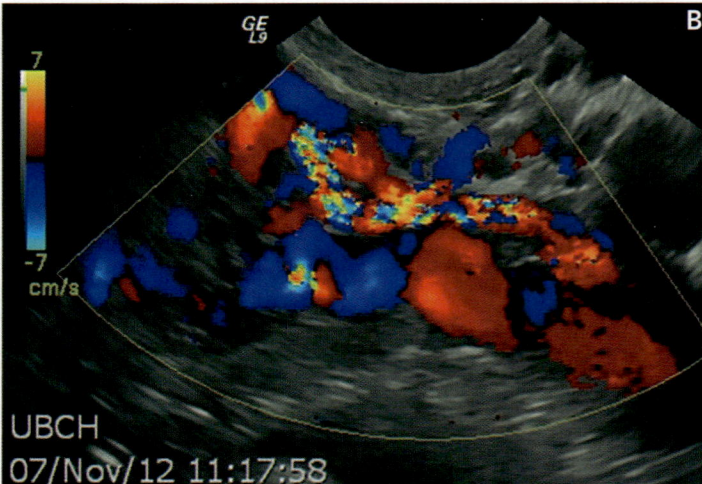

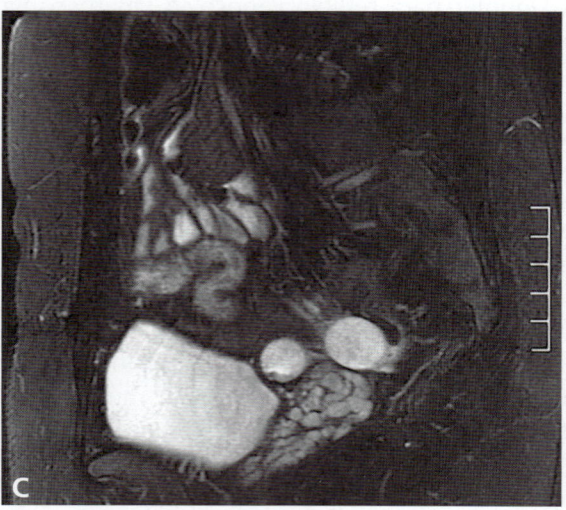

Fig. 30-10. Varicosidades da veia ovariana. (**A**) Múltiplas varicosidades anexiais esquerdas são demonstradas por US transvaginal. (**B**) US Doppler com a manobra de Valsalva há grande acentuação do fluxo dentro das varicosidades. Este pode ser um sinal útil para diferenciar ectasia venosa fisiológica de refluxo da veia ovariana, ou para avaliar a eficácia da embolização ou ligadura da veia ovariana. (**C**) RM ponderada em T2, sagital, com supressão de gordura, demonstrando veias pélvicas dilatadas posteriores à bexiga.

Tão importante quanto a excelência técnica durante o procedimento é a maneira de interagir da equipe intervencionista com essas pacientes e seu clínico. Isto implica consciência e resposta apropriada à sobreposição emocional que geralmente acompanha qualquer síndrome da dor crônica. Essas pacientes podem necessitar de um tempo considerável para a consulta e serem tranquilizadas antes e depois do procedimento, e de mais analgesia durante o mesmo. O tratamento clínico inclui encorajamento e frequentes explicações de que a resolução dos sintomas nas síndromes da dor crônica pode levar vários meses após o tratamento da causa. É importante lembrar que a dor de uma pessoa é a agonia de outra.

Técnica

A mesa basculante pode ser útil, mas não é essencial. A abordagem transjugular é a preferida pelo autor, uma vez que seja um acesso mais direto às veias pélvicas, e a cateterização ovariana direita pode ser realizada sem a necessidade de troca de catéter. No entanto, muitos profissionais realizam venografia ovariana via acesso femoral com altas taxas de sucesso técnico.

Via transjugular

Após a punção guiada por US, a bainha é introduzida na veia jugular interna direita. Através desta bainha, um catéter *multipurpose* é direcionado para a veia renal esquerda, e venografia renal diagnóstica é realizada com o paciente, realizando a manobra de Valsalva (Fig. 30-11). Os critérios venográficos publicados para o diagnóstico de insuficiência venosa pélvica incluem o refluxo na veia ovariana com incompetência valvular, dilatação da veia ovariana superior a 5 mm, opacificação anormal das arcadas uterina e uterovariana, refluxo através da linha média dentro das veias contralaterais; demonstração de varizes vulvares ou da coxa e estagnação do contraste nas veias pélvicas.[26] Se não houver refluxo dentro da veia ovariana após injeção na veia renal esquerda e a veia ovariana esquerda drenar na veia renal, este é considerado um estudo negativo. A venografia ovariana seletiva para detectar o refluxo em veias não dilatadas não é necessária na experiência do autor.

Se houver insuficiência venosa ovariana, o catéter é avançado para dentro da veia ovariana esquerda, realizando-se injeção vigorosa para identificar todas as veias colaterais (Fig. 30-11B). Dependendo do tamanho dos ramos e da extensão das varicosidades, o catéter é direcionado para dentro de cada dois ou três ramos maiores, ou imediatamente acima deles. A oclusão da veia ovariana é realizada, a partir desse nível, de volta para a veia proximal. O método preferido do autor é infundir tetradecil sulfato a 3% (a cada 2 mL opacificado com 0,5 mL de contraste), enquanto o paciente realiza a manobra de Valsalva até ocorrer estase do fluxo na ponta do catéter (Fig. 30-11C). O volume varia de 2,5 mL a 12,5 mL por veia ovariana. O resto da veia é ocluído, com liberação de molas longas (Fig. 30-11D). Esse método de implante de molas envolve manter o fio-guia em posição, quando o catéter é retirado, assim a mola é liberada e implantada na forma alongada. Vários esclerosantes, cola ou espirais (sozinhos ou agentes líquidos) têm sido usados.

O mesmo catéter *multipurpose* é, então, direcionado para o interior da veia renal direita. Raramente, a veia ovariana surgirá da veia renal. Com mais frequência, o objetivo é definir a origem da veia renal direita, uma vez que a veia ovariana surge da veia cava imediatamente inferior e anterior ao orifício da veia renal. A venografia ovariana direita e, se apropriado, a embolização são realizadas da mesma maneira descrita para a venografia ovariana esquerda (Fig. 30-12). Após a embolização, ou caso a venografia ovariana seja negativa, venografias ilíacas internas bilaterais são, então, realizadas. Raramente, o refluxo venoso do ramo ilíaco interno causará varicosidades pélvicas sintomáticas. Não embolizamos rotineiramente as veias ilíacas internas, no entanto, outros intervencionistas fazem isso de rotina, mesmo quando não é visto refluxo.[27] O autor usa o mesmo catéter *multipurpose* para realizar a oclusão venosa da veia ilíaca interna por meio de infusão de tetradecil sulfato, enquanto o paciente realiza a manobra de Valsalva, cobrindo o segmento ocluído com uma mola (Fig. 30-13). Outros intervencionistas usam um catéter-balão oclusor.

Via transfemoral

Um catéter é introduzido na veia femoral direita e direcionado para dentro da veia renal esquerda periférica. Este pode ser um catéter cobra. A venografia renal e a venografia ovariana esquerda seletiva, bem como a embolização, são realizadas usando-se os mesmos critérios e métodos diagnósticos descritos para a via transjugular.

O catéter é, então, trocado por um com cateterismo retrógrado, como o Simmons ou equivalente, e um venografia ovariana direita e, se necessário, embolizações são realizadas da mesma maneira descrita para a veia ovariana esquerda. A cateterização seletiva da veia ilíaca interna é, então, realizada, geralmente após a reintrodução de um catéter Cobra.

Resultados

Edwards *et al.* relataram o primeiro caso publicado de embolização da veia ovariana por síndrome da congestão pélvica.[28] Desde então, o tratamento da síndrome da congestão pélvica por embolização tem sido relatado com o uso de molas somente ou com várias combinações de agentes embólicos. Também foram descritas combinações variáveis de oclusão de uma ou ambas as veias ovarianas e veias pélvicas.[29]

Kwon *et al.* relataram série de 67 pacientes tratados com embolização exclusivamente com mola, dos quais 64 tinham tratado a veia ovariana esquerda, um a veia ovariana direita e dois tinham oclusão bilateral das veias ovarianas.[30] A melhora clínica foi vista em 82%.

A maior série publicada de pacientes com síndrome da congestão pélvica tratadas por terapia endovascular inclui

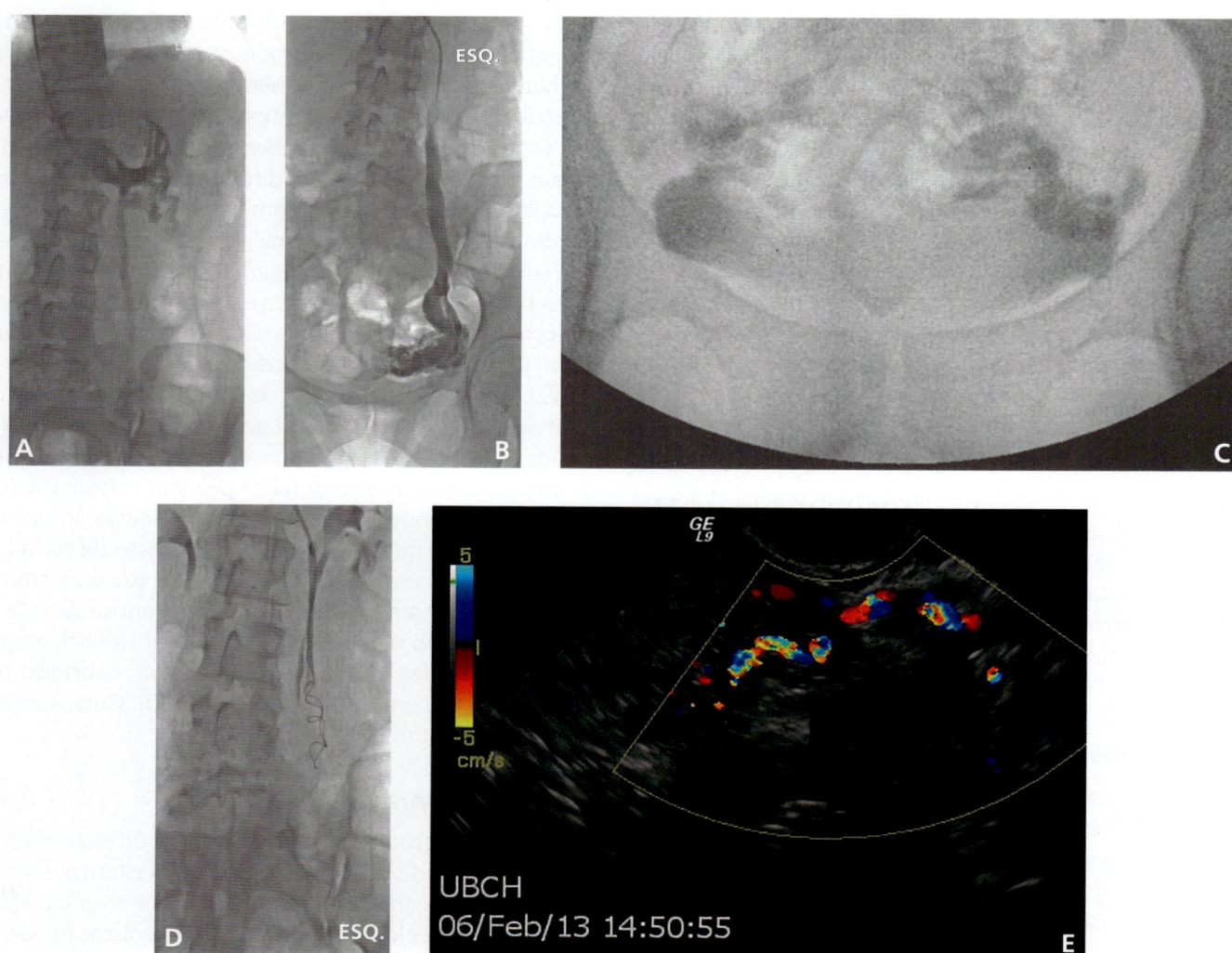

Fig. 30-11. (**A**) Injeção na veia renal esquerda demonstrando refluxo dentro da veia ovariana esquerda dilatada. (**B**) Injeção seletiva na veia ovariana esquerda revela fluxo retrógrado em veia ovariana esquerda dilatada e opacificação das varicosidades pélvicas. (**C**) Imagem de fluoroscopia capturada demonstrando esclerosante opacificado estático dentro das veias pélvicas. (**D**) Venografia seletiva ovariana esquerda confirmando oclusão ao fluxo retrógrado por meio de duas espirais metálicas sobrepostas. (**E**) Achados em US pós-embolização da veia ovariana esquerda. As veias anexiais estão menos dilatadas e há acentuação normal do fluxo venoso com a manobra de Valsalva. Em muitos casos, as veias dilatadas persistem, mas há acentuação normal ou não do fluxo pela manobra de Valsalva.

202 pacientes com dor pélvica, selecionadas de população de pacientes com insuficiência venosa da extremidade inferior.[31] Estes autores utilizaram a oclusão exclusivamente com molas, com a intenção de tratar todas as veias com refluxo, incluindo os ramos ovarianos e os ramos apropriados de ambas as veias ilíacas. Em quase todos os pacientes, pelo menos três de quatro veias foram tratadas. O benefício clínico foi visto em 94% dos pacientes quando se utilizou o questionário de dor por escala analógica visual (VAS). Após o tratamento, a resposta clínica continuou a melhorar na maior parte do primeiro ano. O último e significativo benefício foi documentado com escores de dor por VAS, diminuindo de 7,3 para 0,78 (em uma escala de 10 pontos) em 89% dos pacientes que foram acompanhados por 5 anos.

A adição de esclerose da veia pélvica para embolização da veia ovariana foi introduzida em publicação de 56 pacientes, em 2002.[27] O moruato de sódio a 5% misturado com Gelfoam foi injetado nas veias pélvicas a partir da veia ovariana antes de sua oclusão com molas de aço inoxidável ou platina. Em procedimento separado, ramos da veia ilíaca interna foram embolizados na maioria das pacientes por injeção de esclerosante através de um balão oclusor. Resposta significativa e parcial foi vista em 96% neste estudo. A dor avaliada por questionário VAS demonstrou diminuição do nível de dor de 7,8 para 2,7 em 12 meses. A série foi atualizada posteriormente para incluir 127 pacientes.[32] No acompanhamento médio de 45 meses, 83% dos pacientes tiveram melhora clínica duradoura. A taxa de recorrência da dor pélvica foi de 5%.

Outros esclerosantes têm sido descritos para o tratamento de síndrome da congestão pélvica. Gandini *et al.* relataram o uso de espuma de tetradecil sulfato de sódio (STS) a 3% para tratar 38 pacientes com insuficiência venosa pélvica.[33] A espuma foi injetada até a estase venosa pélvica ser demonstrada e

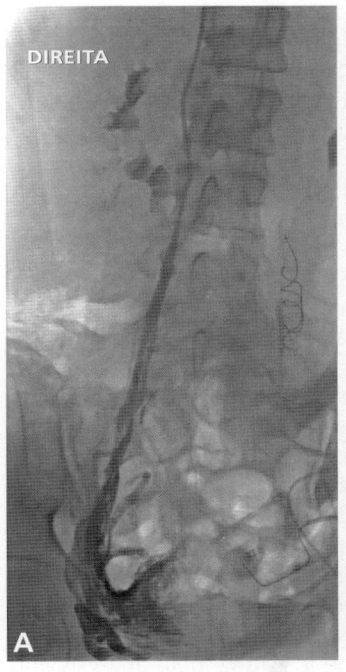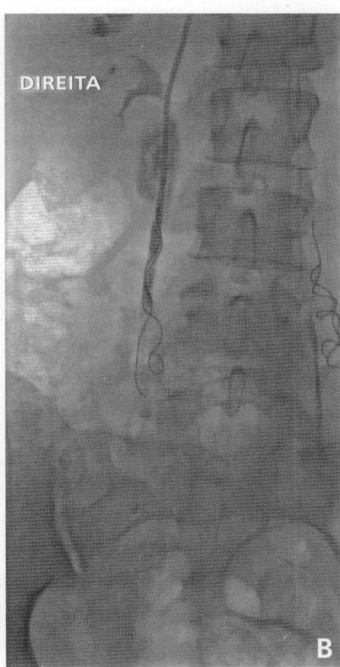

Fig. 30-12. (**A**) Venografia ovariana direita demonstra refluxo na veia principal e enchimento das varicosidades pélvicas.
(**B**) Oclusão da veia é confirmada após embolização com espirais metálicas e esclerosante.

não foram colocadas molas subsequentemente. A melhora clínica foi relatada em 100% dos pacientes tratados. Os volumes de injeção foram 30 mL à esquerda e 20 mL à direita. O lado direito foi tratado somente quando as varizes não cruzavam a linha média da esquerda para a direita.

Carpasso *et al.* trataram 19 mulheres com síndrome da congestão pélvica por embolização com enbucrylate e molas.[34] Trinta pacientes necessitaram de embolização unilateral e 6 de bilateral. Cinco pacientes que desenvolveram recorrência foram tratadas com sucesso com embolização. A taxa inicial de sucesso técnico foi de 96,7%, e não houve complicações. No acompanhamento médio de 15,4 meses, houve melhora de 73,7% nos sintomas das pacientes, e melhora completa em 57,9%. Os autores notaram que as 8 pacientes que tiveram apenas alívio parcial ou nenhum alívio sofriam de dispareunia.

Comparação prospectiva de terapias percutâneas endovasculares *versus* cirúrgicas foi publicada.[35] Cento e seis mulheres diagnosticadas com síndrome da congestão pélvica após laparoscopia e venografia foram randomizadas para embolização da veia ovariana, histerectomia com ooforectomia bilateral, ou histerectomia com ooforectomia unilateral. Os escores de avaliação da dor usando a escala de dor VAS e o questionário de estresse padronizado foram comparados à apresentação em 3, 6 e 12 meses após o tratamento. Verificou-se que a embolização era significativamente mais eficaz na redução da dor pélvica, em comparação à cirurgia, exceto para aquelas pacientes com os escores de estresse mais altos. Nessas pacientes, o benefício sobre a cirurgia se perdeu em 1 ano. A embolização foi realizada somente com molas em: veia ovariana unilateral esquerda em 90, veia ovariana unilateral direita em 8 e bilateral em 8 pacientes. A ooforectomia isolada teve os resultados menos eficazes, apoiando a necessidade de supressão hormonal completa para que a cirurgia seja benéfica.

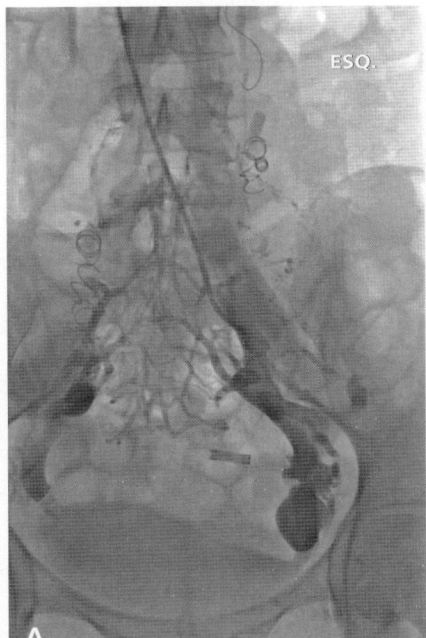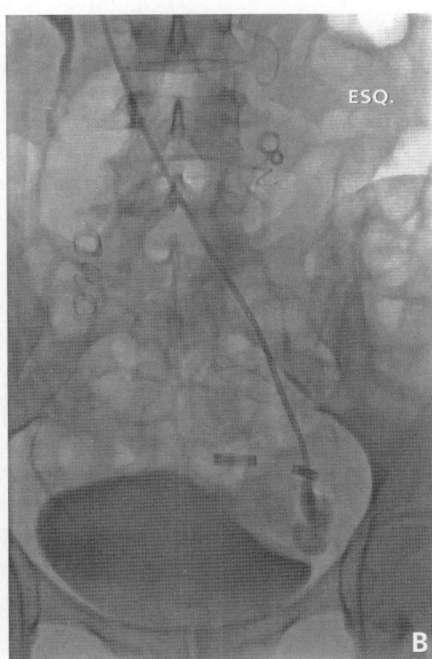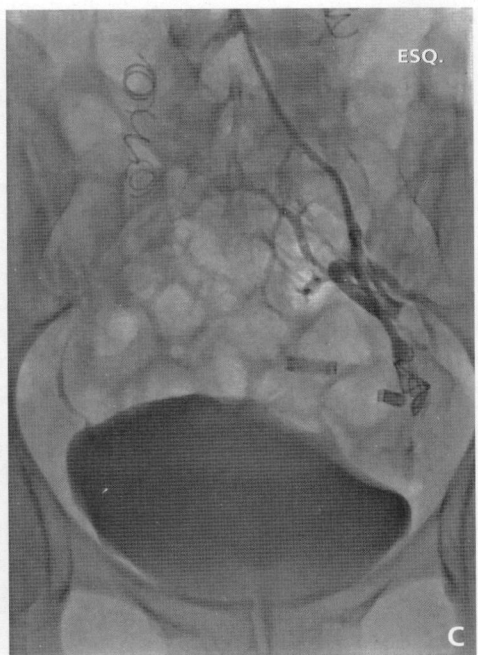

Fig. 30-13. (**A**) Venografia ilíaca interna esquerda seletiva, demonstrando varicosidade da veia pudenda interna esquerda. A extensa opacificação pélvica venosa contralateral é normal. (**B**) O catéter foi avançado para o interior da varicosidade, e tetradecil sulfato opacificado com o contraste foi injetado. (**C**) Venografia confirmando a oclusão da varicosidade com esclerosante e espirais metálicas.

Complicações

De 80 a 90% dos pacientes sofrem de síndrome pós-embolização caracterizada por dor, febre, náusea e vômito. A gravidade varia tremendamente de paciente a paciente e pode durar de algumas horas a vários dias. Outras toxicidades significativas são raras.

Conclusão

Embora exista ainda alguma controvérsia sobre a embolização das veias gonadais, tanto em homens com infertilidade, como em mulheres, especialmente aquelas com síndrome da congestão pélvica, o procedimento é seguro e tecnicamente eficaz. Há menos controvérsia em outras indicações ao procedimento tanto em homens, como em mulheres. A embolização da veia gonadal atende os objetivos de todos os procedimentos radiológicos intervencionistas, alcançando resultados comparáveis aos da cirurgia, oferecendo ao mesmo tempo as vantagens de um tempo mais curto de recuperação, evitando o anestésico geral, além da preferência do paciente.

REFERÊNCIAS BIBLIOGRÁFICAS

1. Masson P, Brannigan RE. The varicocele. *Urol Clin North Am* 2014;41:129-44.
2. Kadyrov ZA, Teodorovich OV, Zokirov OO et al. Bilateral varicocele: epidemiology, clinical presentation and diagnosis. *Urologiia* 2007 May-June;(3):64-8.
3. Cantoro U, Polito M, Muzzonigro G. Reassessing the role of subclinical varicocele in infertile men with impaired semen quality: a prospective study. *Urology* 2015;85:826-30.
4. Kroese ACJ, de Lange NM, Collins J et al. Surgery or embolization for varicocele in subfertile men: summary of a Cochrane review. *Fertil Steril* 2014;102:1553-5.
5. Wang YJ, Zhang RQ, Lin YJ et al. Relationship between varicocele and sperm DNA damage and the effect of varicocele repair: a meta-analysis. *Reprod Biomed Online* 2012;25:307-14.
6. Kim ED, Leibman BB, Grinblat DM, Lipshultz LI. Varicocele repair improves semen parameters in azoospermic men with spermatogenic failure. *J Urol* 1999 Sept.;162(3 Pt 1):737-40.
7. Fayez A, El Shantaly KM, Abbas M et al. Comparison of inguinal approach, scrotal sclerotherapy and subinguinal antegrade sclerotherapy in varicocele treatment: a randomized prospective study. *Urologia Internat* 2010;85(2):200-3.
8. Nork JJ, Berger JH, Crain DS et al. Youth varicocele and varicocele treatment: a meta-analysis of semen outcomes. *Fertil Steril* 2014;102:381-7.
9. Reiner E, Pollak JS, White RI et al. Initial experience with 3% sodium tetradecyl sulfate foam and fibered coils for management of adolescent varicele. *J Vasc Interv Radiol* 2008;19:207-10.
10. Sayfan J, Soffer Y, Orda R. Varicocele treatment: prospective randomized trial of 3 methods. *J Urol* 1992;148:1477.
11. Feneley MR, Pal MK, Nockler IB et al. Retrograde embolization and causes of failure in the primary treatment of varicocele. *Br J Urol* 1997;80:642-6.
12. Valentino M, Bertolotto M, Derchi L et al. Children and adults varicocele: diagnostic issues and therapeutical strategies. *J Ultrasound* 2014 Apr. 8;17:185-93.
13. Marsman JW. The aberrantly fed varicocele: frequency, venographic appearance, and results of transcatheter embolization. *Am J Radiol* 1995;164:649-57.
14. Iaccarino V, Venetucci P. Interventional radiology of male varicocele: current status. *Cardiovasc Intervent Radiol* 2012 Dec.;35:1263-80.
15. Gandini R, Konda D, Reale CA et al. Male varicocele: transcatheter foam sclerotherapy with sodium tetradecyl sulfate – outcome in 244 patients. *Radiology* 2008;246:612-8.
16. Sze DY, Kao JS, Frisoli JK et al. Persistent and recurrent postsurgical varicoceles: venographic anatomy and treatment with N-butyl cyanoacrylate embolization. *J Vasc Interv Radiol* 2008 Apr.;19(4):539-45.
17. Vanlangenhove P, Everaert K, van Maele G et al. Tolerance of glue embolization under local anesthesia in varicoceles: a comparative study of two different cyanoacrylates. *Eur J Radiol* 2014;83:559-63.
18. Baazeem A, Belzile E, Ciampi A et al. Varicocele and male factor infertility treatment: a new meta-analysis and review of the role of varicocele repair. *European Urology* 2011;60:796-808.
19. Cheong Y, Stones RW. Chronic pelvic pain: etiology and therapy. *Best Pract Res Clin Obstet Gynaecol* 2006;20:695-711.
20. Hodgkinson CP. Physiology of ovarian veins during pregnancy. *Obstet Gynecol* 1953;1:26-37.
21. Jung SC, Lee W, Chung JW et al. Unusual causes of varicose veins in the lower extremities: CT venographic and Doppler US findings. *Radiographics* 2009;29:525-36.
22. Harris K, Mehta S, Ishakov E et al. Ovarian vein thrombosis in the nonpregnant woman: an overlooked diagnosis. *Ther Adv Hematol* 2012 Oct.;3(5):325-8.
23. Rozenblit AM, Ricci ZJ, Tuvia J, Ames ES Jr. Incompetent and dilated ovarian veins: a common CT finding in asymptomatic parous women. *AJR* 2001;176:119-22.
24. Kuligowska E, Deeds L 3rd, Lu K 3rd. Pelvic pain: overlooked and underdiagnosed gynecologic conditions. *Radiographics* 2005;25:3-20.
25. Coakley FV, Varghese SL, Hricak H. CT and MRI of pelvic varices in women. *J Comput Assist Tomogr* 1999;23:429-34.
26. Beard RW, Highman JD, Pearce S, Reginald PW. Diagnosis of pelvic varicosities in women with chronic pelvic pain. *Lancet* 1984;2:946-9.
27. Venbrux AC, Chang AH, Kim HS et al. Pelvic congestion syndrome (pelvic venous incompetence): impact of ovarian and internal iliac vein embolotherapy on menstrual cycle and chronic pelvic pain. *J Vasc Interv Radiol* 2002;13:171-8.
28. Edwards RD, Robertson IR, MacLean AB, Hemingway AP. Case report: pelvic pain syndrome – successful treatment of a case by ovarian vein embolization. *Clin Radiol* 1993;47:429-31.
29. Durham JD, Machan L. Pelvic congestion syndrome. *Semin Intervent Radiol* 2013;30:372-80.
30. Kwon SH, Oh JH, Ko KR et al. Transcatheter ovarian vein embolization using coils for the treatment of pelvic congestion syndrome. *Cardiovasc Intervent Radiol* 2007;30:655-61.

31. Laborda A, Medrano J, de Blas I *et al*. Endovascular treatment of pelvic congestion syndrome: visual analog scale (VAS) long-term follow-up clinical evaluation in 202 patients. *Cardiovasc Intervent Radiol* 2013;3:1006-14.
32. Kim HS, Malhotra AD, Rowe PC *et al*. Embolotherapy for pelvic congestion syndrome: long-term results. *J Vasc Interv Radiol* 2006;17:289-97.
33. Gandini R, Chiocchi M, Konda D *et al*. Transcatheter foam sclerotherapy of symptomatic female varicocele with sodium-tetradecyl-sulfate foam. *Cardiovasc Intervent Radiol* 2008;31:778-84.
34. Carpasso P, Simons C, Trotteur G *et al*. Treatment of symptomatic pelvic varices by ovarian vein embolization. *Cardiovasc Intervent Radiol* 1997;20:107-11.
35. Chung MH, Huh CY. Comparison of treatments for pelvic congestion syndrome. *Tohoku J Exp Med* 2003;201:131-38.

Capítulo 31

Hiperplasia Prostática Benigna

◆ *Francisco César Carnevale*

CONTEÚDO

- ✓ HIPERPLASIA PROSTÁTICA BENIGNA 409
- ✓ EMBOLIZAÇÃO DAS ARTÉRIAS DA PRÓSTATA 409
- ✓ AVALIAÇÃO POR IMAGEM 410
- ✓ TÉCNICA 410
- ✓ RESULTADOS 416
- ✓ COMPLICAÇÕES 419
- ✓ CONCLUSÃO 419
- ✓ REFERÊNCIAS BIBLIOGRÁFICAS 420

HIPERPLASIA PROSTÁTICA BENIGNA

A hiperplasia prostática benigna (HPB) sintomática está relacionada com o envelhecimento, sendo que aproximadamente 40% dos homens apresentam manifestações clínicas aos 60 anos. À medida que a população mundial envelhece, espera-se que a prevalência de HPB aumente, exigindo alguma terapia que minimize o risco de resultados adversos e complicações.[1-3]

O tratamento padrão da HPB é baseado no estado geral do paciente, na gravidade dos sintomas do trato urinário inferior (LUTS) e nas considerações de qualidade de vida. Dificuldades miccionais atribuíveis à HPB podem ser quantificadas com o Índice de Sintomas da Associação Americana de Urologia (AUA-SI) ou Escore Internacional de Sintomas Prostáticos (IPSS). Diversos medicamentos podem diminuir a gravidade dos sintomas miccionais secundários à HPB. Impotência, redução da libido e distúrbios ejaculatórios são efeitos colaterais conhecidos desses medicamentos. Vigilância ativa (observação) é uma estratégia de tratamento em que o paciente é monitorado por seu médico, mas não recebe intervenção ativa para a HPB. Esta é a estratégia de tratamento de eleição para pacientes com sintomas leves.[4]

As diretrizes da Associação Americana de Urologia (AUA, *American Urological Association*) orientam que pacientes com LUTS leves secundários à HPB (escore <8 AUA-SI), e pacientes com sintomas moderados ou graves (escore ≥ 8 AUA-SI) que não se sintam incomodados por seus LUTS, devem ser tratados com estratégia de vigilância ativa. Se o paciente eleger alguma terapia intervencionista e houver evidência suficiente de obstrução, o paciente e o urologista devem discutir os benefícios e riscos das várias intervenções disponíveis.[4]

Desde a década de 1990, houve muitos avanços nos medicamentos e procedimentos minimamente invasivos usados para tratar a HPB. Apesar desses avanços, a ressecção transuretral da próstata (RTU-P), que foi desenvolvida na década de 1920, permanece o tratamento de escolha quando o controle clínico é malsucedido. A RTU-P ainda é o padrão ouro do tratamento intervencionista de glândulas prostáticas consideradas "pequenas" (menores que 80-100 gramas), sendo realizada sob visualização endoscópica direta com o uso de um eletrocautério para remover a parte central do tecido prostático. Embora considerada técnica segura, com taxa de mortalidade abaixo de 0,25%, não está livre de eventos adversos. As complicações mais frequentes são: distúrbios ejaculatórios (até 50%); incontinência urinária precoce transitória (30-40%); retenção urinária aguda causada por coágulos sanguíneos (2-5%); impotência sexual (até 5%); e a necessidade de transfusões sanguíneas (0,4-7%). Pacientes, que tenham sido submetidos à RTU-P, podem requerer retratamento cirúrgico para LUTS em 3-14,5% dos casos.[4-6]

A prostatectomia aberta envolve a remoção cirúrgica (enucleação) da porção interna da glândula prostática via incisão suprapúbica ou retropúbica no abdome inferior. A prostatectomia aberta é normalmente realizada em pacientes com volumes prostáticos superiores a 80-100 gramas, com maior risco de perda sanguínea e transfusão, bem como permanência hospitalar mais longa do que a RTU-P. Prostatectomias abertas podem ser necessárias apenas para homens com glândulas prostáticas muito aumentadas (pode ser mais eficaz que a RTU-P no alívio do bloqueio do fluxo urinário), e para homens com divertículos ou litíases vesicais.[7,8]

A alta taxa de prevalência da HPB tem um tremendo impacto sobre a saúde e qualidade de vida dos homens. As terapias da HPB estão, cada vez mais, seguindo na direção oposta das cirurgias padrões, tendendo ao uso de opções farmacológicas menos invasivas e procedimentos ambulatoriais minimamente invasivos. Técnicas minimamente invasivas foram desenvolvidas como tratamentos alternativos para os LUTS, como termoterapia transuretral com micro-ondas e ablações a *laser*, porém estas envolvem a introdução de energia na glândula, e todas requerem acesso através da uretra. Todavia, as complicações causadas por esses procedimentos são similares às da RTU-P.[9-11] A embolização das artérias da próstata (EAP) surgiu como uma nova alternativa de tratamento minimamente invasivo para pacientes sintomáticos, com próstatas aumentadas decorrentes da HPB.[12-14]

EMBOLIZAÇÃO DAS ARTÉRIAS DA PRÓSTATA

O primeiro estudo realizado em animais para avaliar a viabilidade e segurança da EAP foi conduzido em um modelo canino e demonstrou o potencial promissor da EAP em reduzir o volume da próstata e a estenose uretral provocada pela HPB. A taxa de sucesso para identificação e cateterismo seletivo das artérias prostáticas foi de 100%. A tomografia computadorizada (TC) após a EAP demonstrou adequada distribuição de partículas na próstata embolizada, sem evidências de embolização não alvo. A TC realizada 1 mês depois da EAP demonstrou redução de perfusão, necrose cavitária e diminuição de 40% do volume da próstata. Houve excelente correlação radiológica-patológica.[15]

Subsequentemente, a viabilidade técnica e a segurança da embolização da próstata foi avaliada em porcos[16] e cães[17], com redução do volume prostático e ausência de complicações sexuais ou eréteis. A EAP tem sido usada por muitos anos para controlar sangramentos graves após a realização de biópsias ou prostatectomias.[18-20]

O primeiro caso em que foi reconhecido que a EAP poderia ter algum efeito terapêutico sobre a HPB foi publicado, em 2000, por DeMeritt *et al.*.[12] Os autores correlacionaram o alívio dos sintomas prostáticos com a EAP após tratar hematúria maciça em paciente portador de HPB sintomática. O paciente não era candidato à cirurgia em razão da grave condição cardíaca. Após tentativas sem sucesso para conter os sangramentos por meio de *laser* e radiação, o paciente foi submetido a estudo angiográfico e embolizado sangramento da artéria vesical inferior direita. No acompanhamento observaram-se controle do sangramento com redução volumétrica da próstata em torno de 40%, decréscimo de 24 para 13 pontos do IPSS, assim como diminuição de 40 para 4 ng/mL do *prostate specific antigen* (PSA) ao final do primeiro ano.

O primeiro tratamento intencional da HPB com a técnica da EAP em humanos foi realizado por Carnevale *et al.* em junho de 2008 e publicado, em 2010, na revista da Sociedade Europeia de Radiologia Intervencionista (*Cardiovascular and Interventional Radiology*).[13] O trabalho foi realizado por grupo multidisciplinar, envolvendo a Disciplina de Urologia e o Departamento de Radiologia do Hospital das Clínicas da Faculdade de Medicina da Universidade de São Paulo (HCFMUSP). Neste artigo, a EAP foi feita em pacientes com retenção urinária, causada pela HPB, que eram refratários ao tratamento com alfa-bloqueadores seletivos, estavam sendo tratados com catéter vesical de demora (sonda de Foley) por longo período e estavam aguardando a cirurgia. Em 2011, os mesmos investigadores publicaram dados de seguimento a médio prazo para estes dois pacientes, confirmando a eficácia do procedimento.[14]

AVALIAÇÃO POR IMAGEM

A ultrassonografia (US) é o método mais comum para avaliar a próstata e a bexiga urinária (Fig. 31-1). O volume da próstata é medido pelo acesso transabdominal suprapúbico, ou por via transretal, principalmente se a biópsia prostática for necessária. A vascularização da próstata pode ser visibilizada por US com efeito Doppler, medindo-se também o volume urinário residual pós-miccional. A avaliação da bexiga urinária compreende a medida da espessura da sua parede, a presença de divertículos, trabeculações e outros possíveis achados, como pólipos, cálculos ou outras lesões. A protrusão do lobo médio é mensurada com o uso do índice de protrusão prostática (IPP), e o volume da próstata é medido usando três incidências.

Imagem por ressonância magnética (RM) da próstata é muito útil, pois fornece mais detalhes do que a US, principalmente no que diz respeito à glândula central e zona periférica (Fig. 31-2). As medidas da próstata (cefalocaudal, transversal e anteroposterior) são obtidas, e o volume é calculado pela fórmula da elipse. É o melhor método para avaliar pacientes antes e depois da EAP.

A TC com contraste pode ser útil para identificar as características da artéria principal que nutre a próstata, bem como qualquer lesão aterosclerótica arterial ou obstrução que poderia contraindicar ou dificultar a intervenção.[21]

TÉCNICA

O tratamento dos LUTS decorrentes da HPB pela técnica da EAP requer um radiologista intervencionista bem treinado, principalmente em técnicas de microcateterismo e embolizações diversas, por causa da anatomia vascular prostática complexa e o potencial de complicações em pacientes idosos com aterosclerose, artérias prostáticas muito pequenas e comorbidades. A intervenção pode ser realizada sob anestesia local e em regime laboratorial. Uma dose intravenosa de 400 mg de ciprofloxacina é administrada uma hora antes do procedimento, seguida por 500 mg por via oral, duas vezes ao dia por 7 dias, depois da EAP. A intervenção normalmente é feita por abordagem arterial femoral comum unilateral. O acesso arterial radial também pode ser utilizado. Pulsos femorais devem ser examinados antes de escolher qual lado será usado para acesso. A fim de fornecer orientação adequada para o sítio prostático e estruturas relacionadas na pelve, um balão de Foley pode ser introduzido na bexiga urinária do paciente e preenchido com uma mistura de 10-30% de meio de contraste iodado e 70-90% de soro fisiológico (Fig. 31-3). Isto é usado durante o procedimento para fornecer melhor imagem e reconhecimento das artérias relacionadas com a próstata, dos ramos ilíacos internos e das estruturas adjacentes, para evitar complicações causadas por embolização não alvo. O balão de Foley é uma referência excelente durante o procedimento e nunca observamos a ocorrência de complicações graves por causa de seu uso. A presença do catéter vesical pode também ajudar a eli-

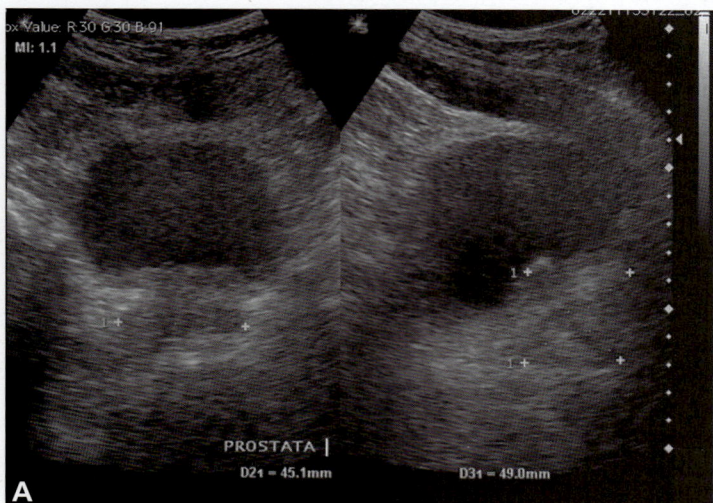 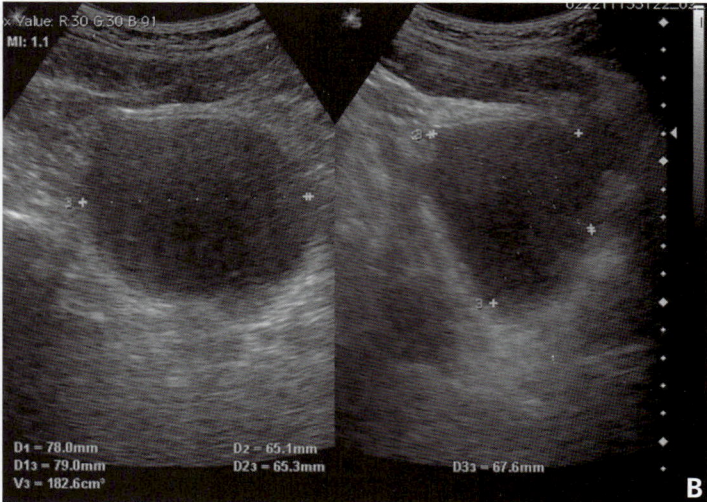

Fig. 31-1. US por via suprapúbica calculando o (**A**) volume prostático e o (**B**) resíduo urinário pós-miccional.

Capítulo 31 ■ Hiperplasia Prostática Benigna

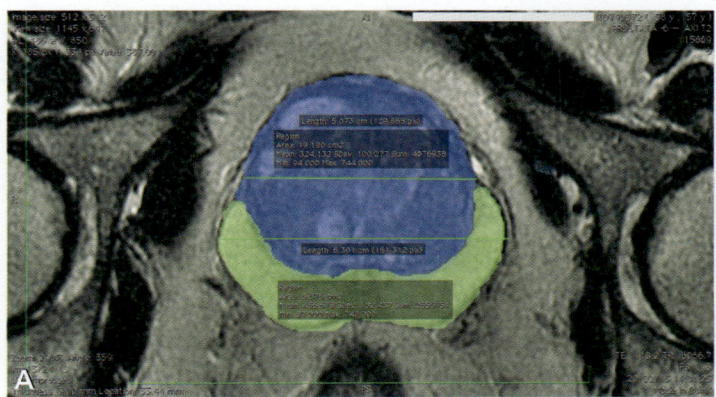
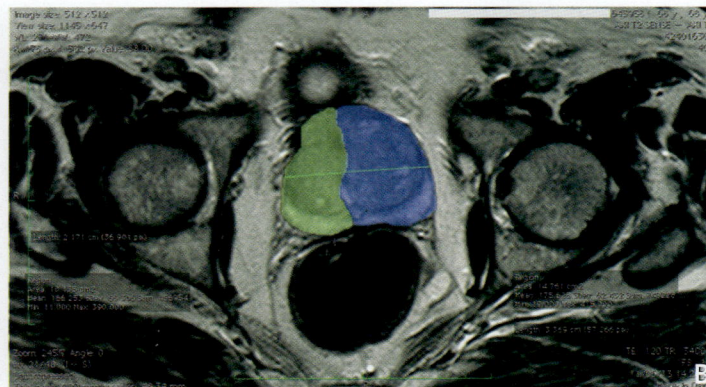
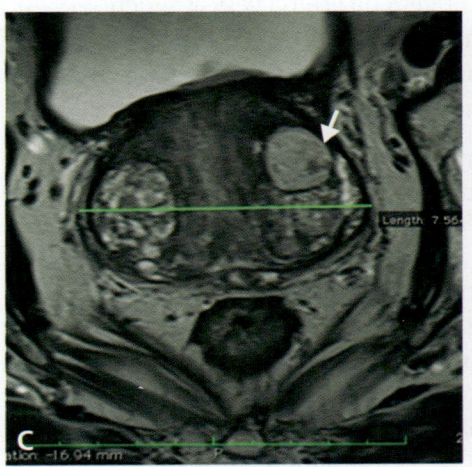
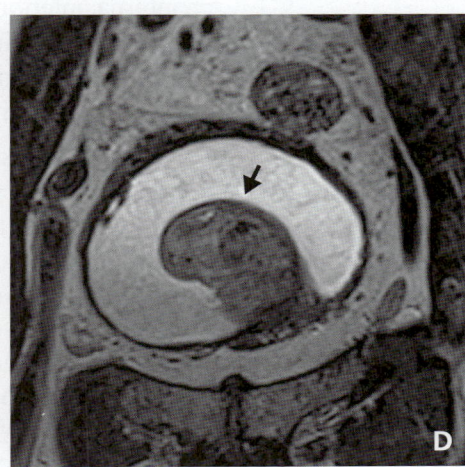
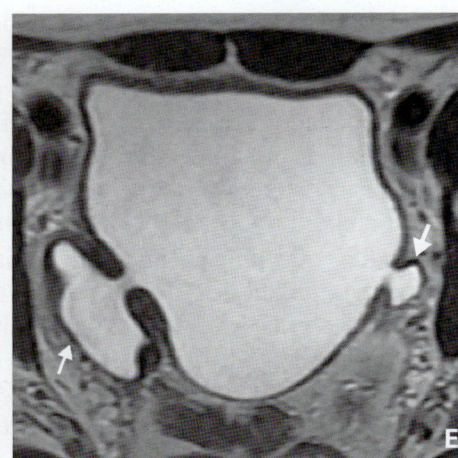

Fig. 31-2. RM de próstata previamente à EAP. (**A**) Coronal T2 com delimitação da glândula central e da zona periférica. (**B**) Axial T2 demonstrando a assimetria dos lobos prostáticos. (**C**) Nódulos de HPB (setas) em T2. (**D**) Coronal T2 demonstrando a protrusão do lobo médio dentro da bexiga (seta). (**E**) Divertículos de bexiga (setas).

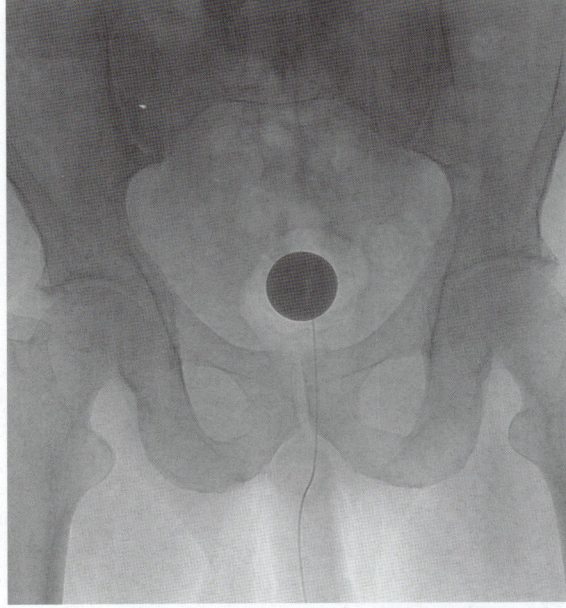

Fig. 31-3. RX simples de abdome (projeção posteroanterior) demonstrando a sonda de Foley preenchida com solução contendo 10 a 30% de contraste iodado e soro fisiológico.

minar a necessidade de esforço do paciente para urinar durante e após o procedimento. Entretanto, salienta-se que o seu uso não é necessário, principalmente quando experiência haja sido adquirida.

O conhecimento da anatomia vascular da próstata é essencial para o desempenho bem-sucedido desse procedimento. Em razão das muitas anastomoses e ramos arteriais das estruturas pélvicas relacionadas, várias nomenclaturas foram utilizadas para as artérias que suprem a próstata. Nomes, como artéria vesical inferior (IVA), artéria prostática vesical, artéria vesicoprostática e artéria prostática, têm sido utilizados.[21,22] De acordo com a nomenclatura dos urologistas, a IVA tem sido tradicionalmente considerada a principal artéria da próstata. Esta geralmente se origina como o segundo ou terceiro ramo do tronco anterior da artéria ilíaca interna. Geralmente, uma artéria prostática principal é encontrada em cada lado da pelve, mas uma artéria prostática principal com ramos prostáticos adicionais que se originam das artérias vesical superior, pudenda interna, obturatória e retal média também pode ser encontrada em alguns pacientes.[23]

Angiografia pélvica inicial é realizada com o catéter diagnóstico *pigtail* de 5 Fr (20 mL; 10 mL/s) para avaliar os vasos ilíacos e as artérias prostáticas durante as fases arterial e tardia (Fig. 31-4). Após cruzar a bifurcação da aorta, arteriografia por subtração digital (DSA) seletiva da artéria ilíaca interna é realizada com um catéter vertebral ou cobra 2 de 5 Fr (12 mL; 4 mL/s) para melhor avaliar o suprimento sanguíneo da próstata. O catéter diagnóstico de 5 Fr deve ser posicionado no tronco comum da artéria ilíaca interna para evitar que ramos originados das divisões anterior e posterior não sejam detectados durante a arteriografia.[23]

Com o intuito de padronização técnica e melhor compreensão anatômica, Assis *et al.* propuseram uma classificação vascular anatômica das artérias da próstata, que foi desenvolvida e utilizada dentro do Serviço de Radiologia Vascular Intervencionista do HCFMUSP.[24] As artérias prostáticas foram classificadas em 5 tipos, de acordo com sua origem (Fig. 31-5). Não é incomum encontrar duas artérias de cada lado nutrindo a próstata (8%), entretanto, os tipos mais comuns foram o IV e I. Seguem adiante as descrições dos cinco tipos de artérias prostáticas:

- *Tipo I:* IVA originando-se da divisão anterior da artéria ilíaca interna a partir de um tronco comum com a artéria vesical superior (SVA).
- *Tipo II:* IVA originando-se da divisão anterior da artéria ilíaca interna, inferior à origem da artéria vesical superior (SVA).
- *Tipo III:* IVA originando-se da artéria obturadora (OBT).
- *Tipo IV:* IVA originando-se da artéria pudenda interna (IPA).
- *Tipo V:* origens menos comuns da IVA (aproximadamente 5%).

Diversos catéteres podem ser usados com o intuito de estudar os ramos arteriais ilíacos e as artérias prostáticas. O catéter de 5 Fr RUC® (Cook) pode ser usado, mas por causa de sua longa curva, observam-se menor torqueabilidade e dirigibilidade com o micro fio-guia, quando o sistema coaxial é usado. Para a cateterização da artéria ilíaca interna ipsilateral, um catéter Simons I ou II pode ser utilizado, porém prefere-se trabalhar com o mesmo catéter vertebral através da manobra de Waltman, pois, se necessário, este pode ser usado como um catéter vertebral regular para o alcance de uma maior torqueabilidade e dirigibilidade.

Para resolver as dificuldades encontradas, fabricou-se um catéter dedicado para o cateterismo dos ramos da artéria ilíaca interna e da artéria prostática. O catéter diagnóstico de 5 Fr CPC® (Merit Medical System, Inc.) (Fig. 31-4B) apresenta curvas e extensões que facilitam em muito qual-

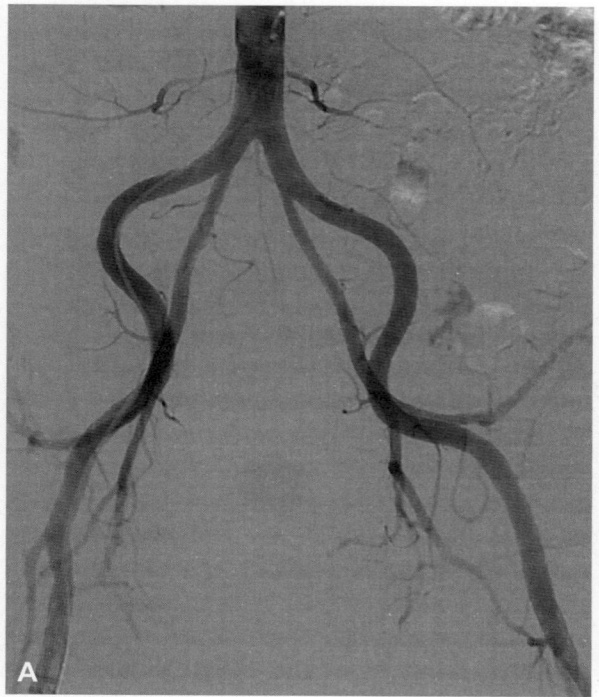
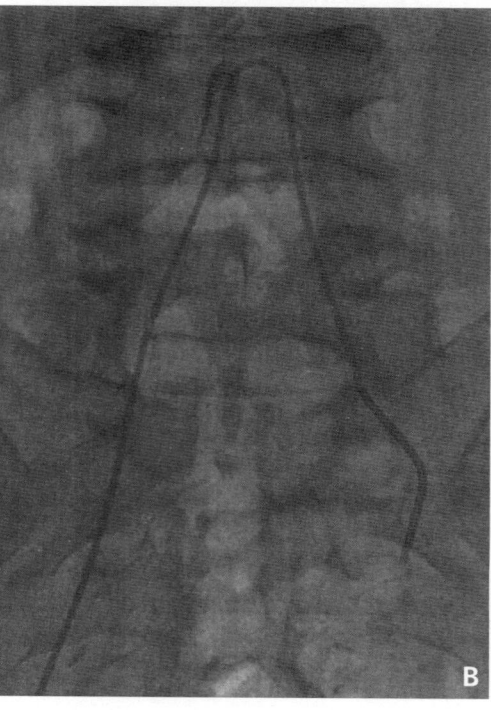

Fig. 31-4. (A) Arteriografia pélvica com o catéter tipo *pigtail* 5 Fr posicionado acima da bifurcação aortoilíaca, demonstrando as origens "altas" das artérias ilíacas internas. (B) Catéter CPC® (Merit) com alça de 15 mm de extensão introduzido pela artéria femoral direita e posicionado na ilíaca contralateral.

quer procedimento no território das artérias ilíacas internas, bilateralmente. O uso do CPC® proporciona que procedimento de EAP possa ser realizado somente com um catéter angiográfico diagnóstico, com consequente reduções do tempo de radiação, de procedimento e custo.

A melhor projeção para identificar a IVA e todos os possíveis ramos acessórios que suprem a próstata é a incidência oblíqua ipsilateral de 30-50°. A incidência caudal (10-20°) pode ajudar a identificar alguns ramos vesicais. Esta incidência, com a ajuda do balão de Foley preenchido com contraste, proporciona melhor reconhecimento dos ramos anteriores da ilíaca interna, bem como orientação para as artérias prostáticas. Após realizar a arteriografia ilíaca interna, atenção deve ser voltada para as artérias que nutrem a área imediatamente abaixo do balão da sonda de Foley (quando usado). Nessa incidência, os ramos da divisão anterior da ilíaca interna estarão horizontalizados, os ramos prostáticos permanecem na posição anterior e os ramos retais na posterior, respectivamente. O acrônimo PROVISO (Pudenda interna, Retal média, Obturatória, Vesical Inferior e Superior sob incidência Oblíqua ipsilateral) é um truque muito útil para lembrar os nomes das artérias durante a arteriografia (Fig. 31-6).[23]

A cateterização da IVA é realizada com o uso da mesma incidência oblíqua ipsilateral sob a técnica de *roadmap*. Com o microcatéter inserido na IVA, a arteriografia é realizada pela injeção manual de 2-3 mL de meio de contraste. Vaso-

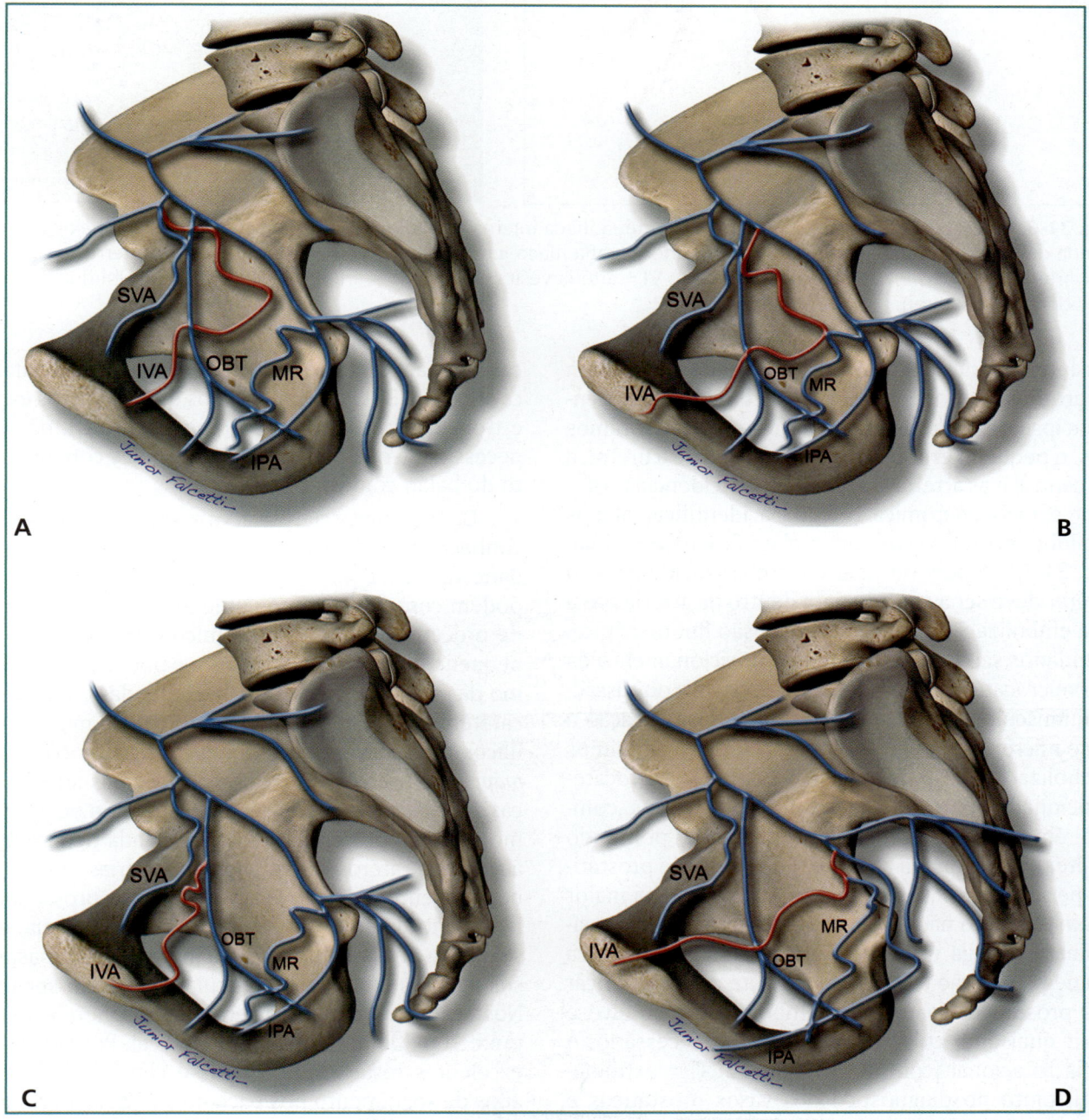

Fig. 31-5. Classificação das artérias prostáticas de acordo com as suas origens. (**A**) Tipo I. (**B**) Tipo II. (**C**) Tipo III. (**D**) Tipo IV. Assis AM. Pelvic Arterial Anatomy Relevant to Prostatic Artery Embolisation and Proposal for Angiographic Classification. Cardiovasc Interv Radiol 2015; 38:4, com permissão.

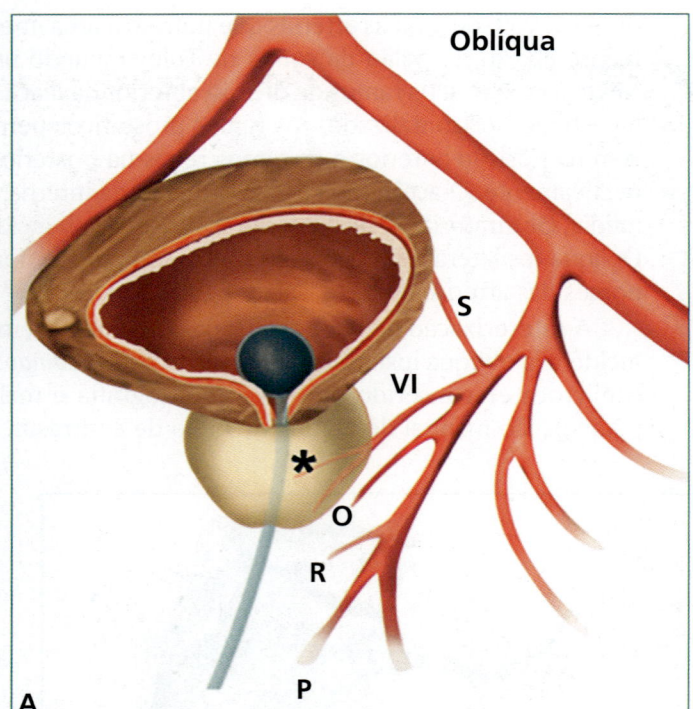
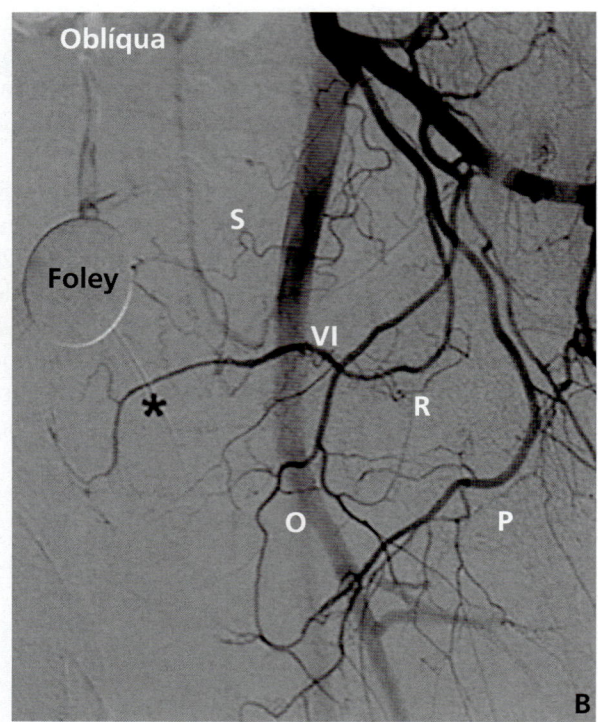

Fig. 31-6. Relação entre os ramos anteriores da artéria ilíaca interna (acrônimo PROVISO) com a próstata, bexiga e sonda de Foley. (**A**) Esquema ilustrativo e (**B**) arteriografia ilíaca interna esquerda. P = artéria pudenda interna; R = artéria retal média; O = artéria obturadora; VI = artéria vesical inferior; S = artéria vesical superior; Oblíqua (incidência ipsilateral); (*) = próstata.

dilatador intra-arterial pelo microcatéter pode ser útil em casos de artérias tortuosas e de calibre reduzido. A incidência oblíqua ipsilateral é útil para identificar quaisquer ramos colaterais, o pequeno grupo de artérias que nutre a uretra, a glândula central e as artérias capsulares. A incidência posteroanterior é mais anatômica e ajuda a identificar alguns ramos do lobo prostático contralateral e a fase parenquimatosa (Fig. 31-7). Depois de analisar ambas incidências, o microcatéter deve ser avançado para dentro da artéria prostática, e a embolização é realizada sob visão fluoroscópica. Alguns cuidados são necessários com o posicionamento da ponta do microcatéter, a fim de evitar espasmo ou dissecção dos minúsculos ramos intraprostáticos. Com relação à posição do microcatéter para embolização, nós a definimos como embolização "distal", quando a ponta do microcatéter é posicionada dentro dos ramos intraprostáticos, comparada à embolização "proximal", quando a ponta do microcatéter é posicionada na origem do território prostático (zona pericapsular). Nesta posição "proximal", há maior risco de embolização não alvo, especialmente ao reto, vesícula seminal e bexiga urinária. A arteriografia diagnóstica realizada nessa posição é muito importante para identificar os ramos prostáticos, para evitar embolização não alvo e para ocluir quaisquer colaterais e *shunts*, se necessário. A tomografia rotacional (cone beam CT - CBCT) é extremamente útil tanto no diagnóstico dos vasos prostáticos e adjacentes, assim como para identificar as diferentes regiões de vascularização da próstata. Auxilia muito para reconhecer a anatomia pélvica e identificar os ramos vesicais, peniano, retais, *shunts* com o objetivo de evitar complicações (Fig. 31-8).[25] Acreditamos que, em mãos experientes e treinadas nesta nova tecnologia do CBCT, não haveria a necessidade de utilizar a sonda de Foley com preenchimento do balão com contraste.

Doença aterosclerótica, vasos finos e tortuosos, falta de conhecimento da anatomia vascular prostática e a necessidade de ocluir *shunts*, evitando-se embolização não alvo, podem contribuir com o aumento do tempo de radiação e de procedimento. O uso de microcatéteres hidrofílicos de pequeno diâmetro é obrigatório e pode facilitar o cateterismo das artérias prostáticas. Recomenda-se o uso de microcatéteres inferiores a 2,4 Fr combinado a microguias hidrofílicos e moldáveis, com ou sem irrigação contínua. *Roadmapping* é usado para a cateterização das artérias prostáticas. Nitroglicerina pode ser usada quando ocorre vasospasmo, porém apresenta utilidade limitada decorrente da sua acentuada aterosclerose nessas artérias, principalmente nos pacientes idosos. Ocasionalmente, prosseguir para o lado contralateral pode ser uma boa estratégia, enquanto se espera pela resolução ou melhora do vasospasmo. Diversos agentes embólicos particulados podem ser utilizados. Nós temos usado microsferas Embosphere® de 300-500 µm e 100-300 µm (Biosphere Medical, Roissy, França), com excelentes resultados técnicos e clínicos após mais de 8 anos de seguimento nos pacientes iniciais. Recomendamos a realização da técnica PErFecTED (**P**roximal **E**mbolization **F**irst, **T**hen **E**mbolize **D**istal) para a EAP.[26] Estase completa é considerada como o momento final da EAP em ambas técni-

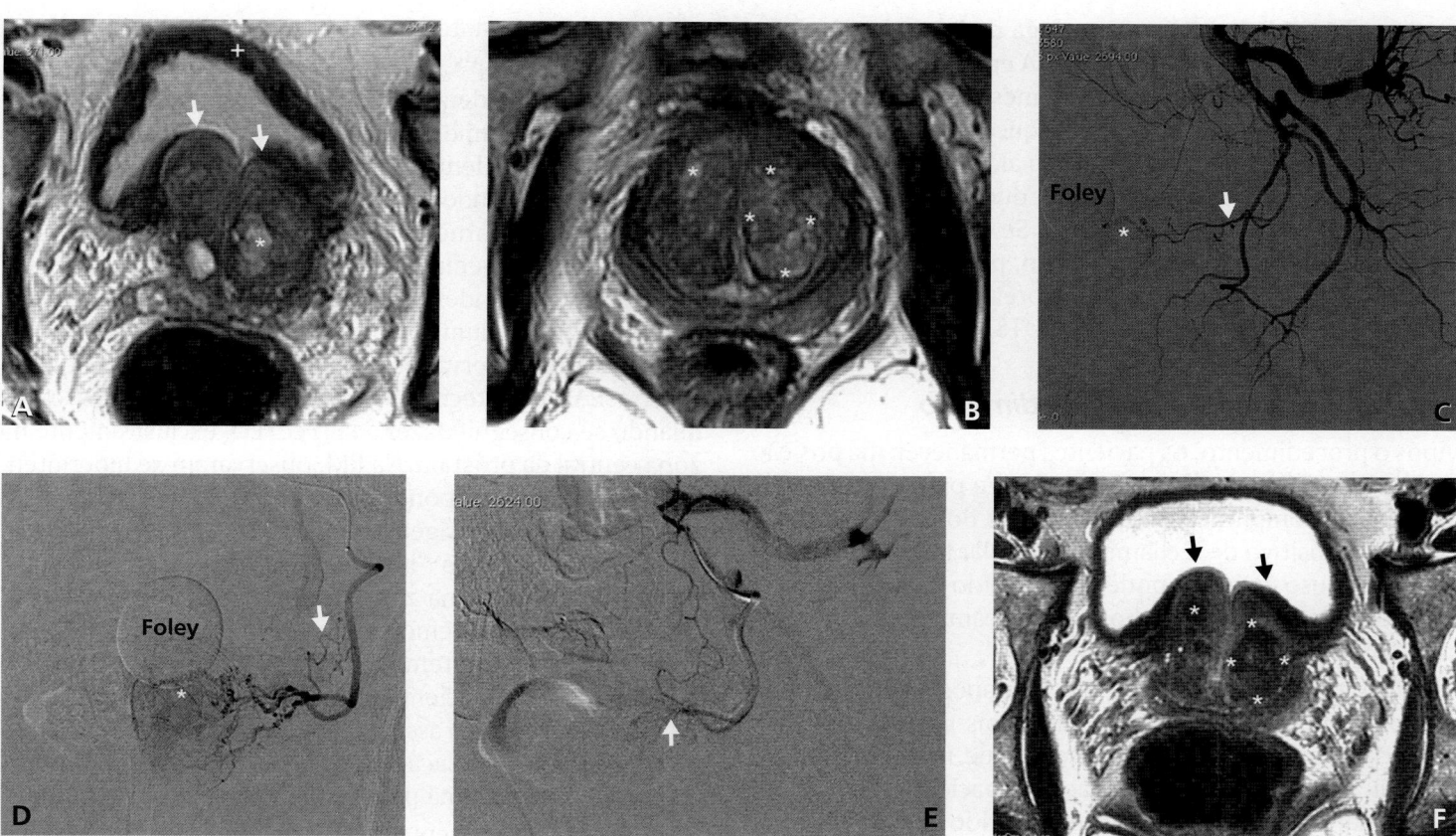

Fig. 31-7. Paciente JAC, 78 anos e LUTS graves. (**A** e **B**) RM axial T2 demonstrando próstata aumentada de tamanho, assimétrica e com lobo mediano direito maior que o esquerdo (setas), nódulos de HPB (asterisco) e bexiga discretamente espessada (+). (**C**) Arteriografia ilíaca interna esquerda em oblíqua ipsilateral demonstrando artéria vesical inferior do tipo I, horizontalizada (seta) e aspecto típico de "saca-rolhas" (correspondendo aos nódulos de HPB – asterisco) imediatamente abaixo do balão de Foley. (**D**) Incidência posteroanterior após o cateterismo superseletivo com microcatéter da artéria vesical inferior esquerda. Observam-se o aspecto hipervascular dos nódulos de HPB (asterisco) e pequeno ramo fazendo anastomose com a artéria vesical superior (seta). (**E**) Estase completa ao nível da artéria vesical inferior (seta) após embolização com microsferas. (**F**) RM de controle 3 meses após EAP observando-se áreas de infarto prostático, principalmente localizadas nas regiões onde se observavam os nódulos de HPB. Paciente apresentou significativa redução do volume prostático e melhora absoluta dos sintomas urinários e da qualidade de vida.

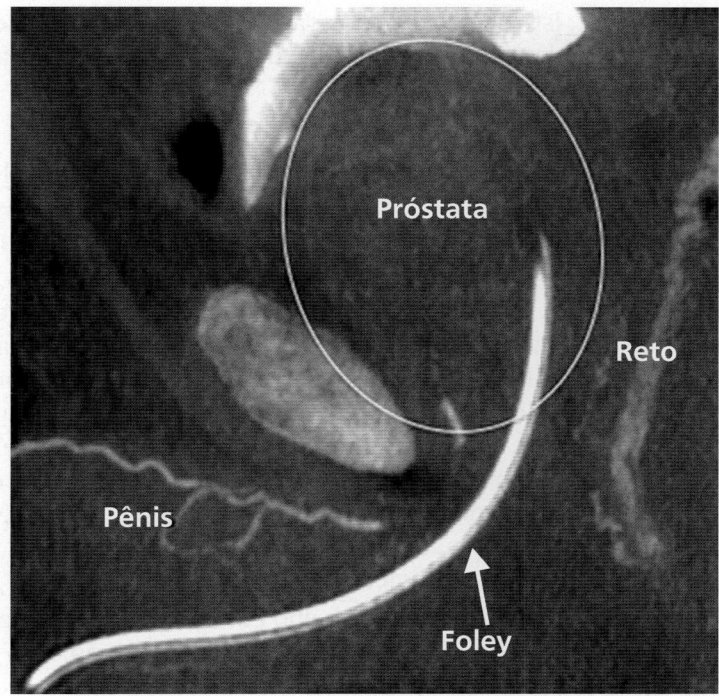

Fig. 31-8. *Cone-beam CT* durante EAP demonstrando anastomoses entre a artéria prostática com o reto e pênis. O seu reconhecimento é de vital importância para que o microcatéter seja reposicionado ou as anastomoses ocluídas. Evitam-se, assim, os riscos de embolização não alvo acidental.

cas (Fig. 31-9). Em geral, uma seringa de 2 mL de microsferas é suficiente para a EAP bilateral. A embolização é realizada no lado contralateral usando a mesma técnica. Artérias vesicais inferiores bilaterais e quaisquer outros ramos prostáticos devem ser embolizados para alcançar uma isquemia prostática ótima, resultando em redução no volume para melhores resultados a longo prazo. Se qualquer ramo prostático acessório não for embolizado, podem ocorrer resultados clínicos a longo prazo desfavoráveis, incluindo crescimento da próstata e retorno dos LUTS.

Acompanhamento pós-procedimento

Após o procedimento, os pacientes permanecem na posição supina por 4-6 horas, sem movimentar a perna puncionada para evitar complicações hemorrágicas do acesso vascular. Se um dispositivo de fechamento vascular for usado, o tempo de repouso em cama pode ser reduzido para 2-3 horas, e os pacientes recebem alta hospitalar deambulando no mesmo dia do procedimento.

Durante esse período de repouso após a EAP, o uso do balão de Foley é muito importante, pois pacientes podem urinar normalmente sem esforço, o que reduz o risco de complicações no sítio de punção. Em pacientes sem retenção urinária, o catéter de Foley é removido após 2-4 horas e o paciente recebe alta. Pacientes com retenção urinária são instruídos a retornar após 1 semana para remoção do catéter de Foley e tentativa de micção espontânea. Se o catéter de Foley não puder ser removido, outra tentativa é realizada a cada semana. Consideramos uma falha clínica quando o paciente não consegue urinar espontaneamente após 30-40 dias, tendo sido feita RM, exames clínicos e urodinâmicos que confirmem ou não a falha do procedimento. Cada caso deve ser analisado individualmente antes de se considerar alguma outra alternativa de tratamento.

A EAP não é um procedimento doloroso, e os pacientes geralmente recebem hidratação oral, analgésicos não opioides, antibióticos e drogas anti-inflamatórias não esteroides, se necessário. Inibidores da bomba de prótons, também, são indicados para proteções gástrica e duodenal. Disúria e micção frequente são os sintomas mais comuns observados imediatamente após a EAP e geralmente persistem por 3-5 dias. Em algumas situações, medicações mais potentes (corticosteroides e derivados da morfina) podem ser necessárias. Pacientes, recebendo medicação oral para controlar LUTS, continuam com a medicação por 2 semanas após a EAP. Recomenda-se o seguimento por telefone durante a primeira semana depois do procedimento. Os pacientes retornam para uma consulta de seguimento um mês depois do procedimento.

Imagem pós-procedimento

Tanto a US como a RM são métodos adequados para a avaliação prostática e de estruturas adjacentes antes e após a EAP. No entanto, observa-se maior variação nos resultados da US, e o grupo do HCFMUSP prefere a RM para avaliar e acompanhar os pacientes antes e após este procedimento. Existem diversas informações que somente a RM pode avaliar.[27]

Os pacientes demonstraram redução média em torno de 30-40% no volume da próstata após a EAP. Redução do volume é mais evidente durante os primeiros 3 meses após a embolização, sendo mantida ao longo do tempo, e com estabilização em torno do primeiro ano. Observou-se maior taxa de redução média do volume prostático nos pacientes com próstatas grandes (acima de 90 cm^3).[28] Ocorre redução progressiva do volume da próstata após a embolização, e infartos foram observados em 70-80% dos pacientes submetidos à EAP pela técnica "Original" e em todos os casos quando se conseguiu fazer a PErFecTED, exclusivamente na zona central da próstata. Na RM, observaram-se hiperintensidade nas imagens ponderadas em T1 e hipointensidade predominante nas imagens ponderadas em T2. É o que definimos como sinal do "buraco necro" que corresponde à necrose coagulativa na zona de transição após a EAP (Fig. 31-10). Estas áreas demonstram redução de tamanho progressiva ao longo do tempo. Redução do volume prostático foi observada em pacientes com e sem infartos, mas a presença de infartos está associada a maior grau de redução do volume após embolização. Nenhuma alteração significativa foi encontrada na zona periférica da próstata.[27]

Após o procedimento de EAP os pacientes são acompanhados avaliando-se o IPSS, índice internacional de função erétil (IIEF), questionários sobre qualidade de vida, PSA, urofluxometria livre, US e RM devem ser realizadas para avaliar a eficácia aos 3 e 12 meses e, após, a cada ano. Achados urodinâmicos após a EAP demonstraram que a capacidade máxima da bexiga urinária e as taxas de fluxo urinário máximo melhoraram de forma significativa. O tônus da bexiga também melhorou, e os pacientes obtiveram melhor fluxo urinário máximo (Qmáx), com redução da pressão detrusora (Pdet) e do resíduo urinário pós-miccional (PVR). Isto significa que os pacientes urinam melhor sem esforço e com menor volume de urina residual na bexiga.[29,30]

RESULTADOS

O objetivo da EAP é produzir o máximo possível de isquemia da glândula, pois observou-se que os melhores resultados clínicos e urodinâmicos a longo prazo estão correlacionados com a isquemia da próstata.[27,29,30]

Sucesso técnico é definido como a cateterização e embolização bem-sucedida das artérias prostáticas principais direita e esquerda (de acordo com protocolo do HCFMUSP). Sucesso clínico é definido por múltiplos critérios, incluindo remoção do catéter de Foley em pacientes com retenção urinária, melhora nos sintomas do trato urinário inferior e na qualidade de vida, e ausência de distúrbios sexuais ou de eventos adversos graves provocados pelo procedimento.

O primeiro trabalho em humanos com intenção de tratar os LUTS relacionados com o crescimento da próstata pela HPB e demonstrar a eficácia e segurança da EAP foi

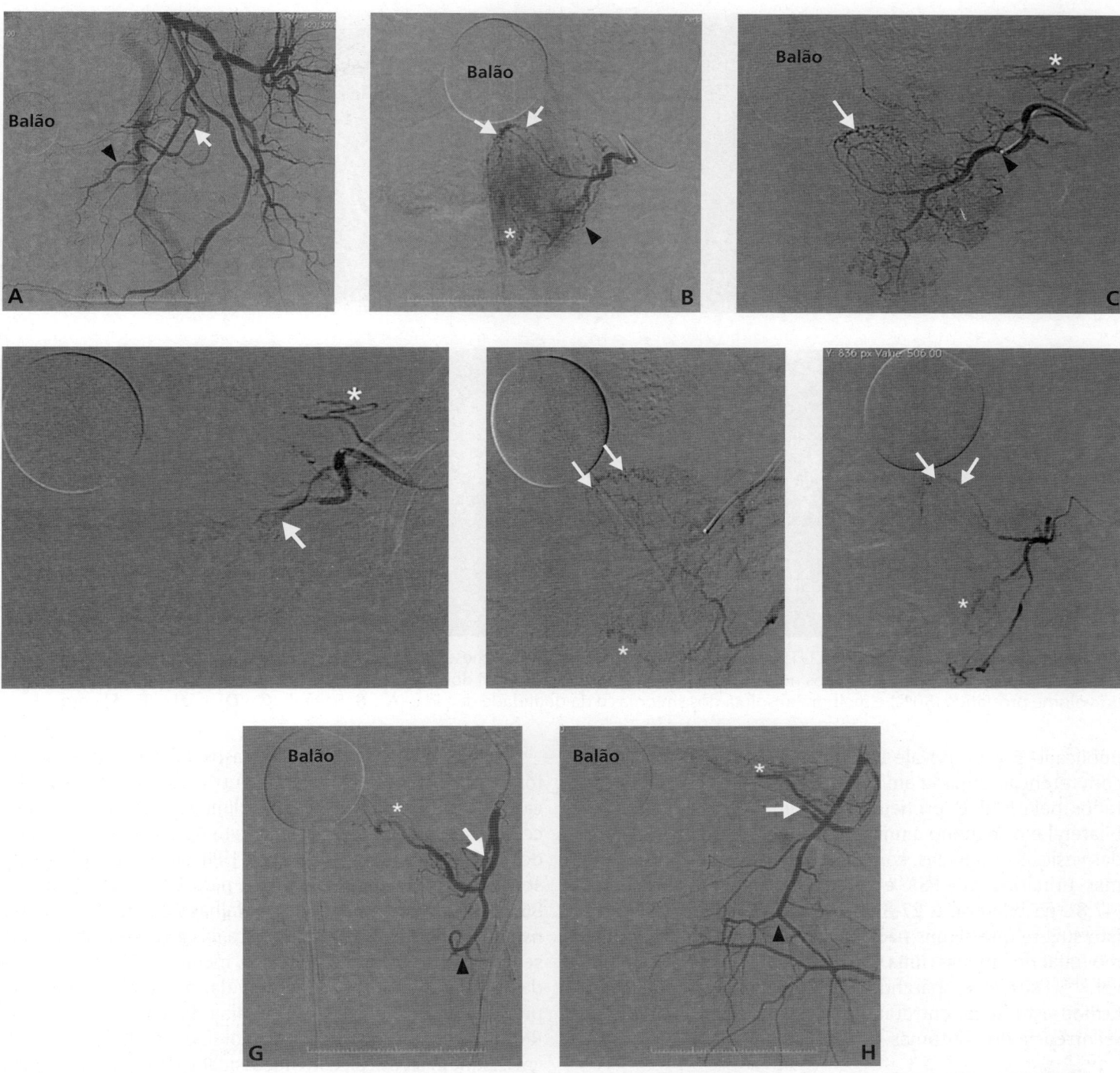

Fig. 31-9. (**A**) Arteriografia ilíaca interna esquerda sob a incidência oblíqua ipsilateral mostrando a artéria vesical inferior (seta) originada da artéria obturadora (tipo III). Observe que a artéria prostática esquerda e seus ramos (ponta de seta) são posicionados inferiores ao balão opacificado com contraste. (**B**) Arteriografia com subtração digital sob a incidência posteroanterior, mostrando a artéria vesical inferior e seus ramos intraprostáticos alimentando a porção esquerda do lobo mediano (setas) e a zona periférica esquerda (ponta de seta). Observe que a glândula central é mais hipervascular e com o padrão de saca-rolhas (asterisco). (**C**) Posicionamento ideal da ponta do microcatéter (ponta de seta) distal a alguns ramos da bexiga (asterisco) antes da injeção do agente embolizante. Observe o padrão de saca-rolhas (seta) alimentando o lobo mediano imediatamente abaixo do balão Foley. (**D**) Arteriografia com estase quase completa mostrando que os ramos comunicantes com a bexiga ainda são pérvios (asterisco). Observe que a ponta do microcatéter foi movida para trás decorrente da resistência distal durante a injeção de contraste (seta). Oclusão da artéria prostática esquerda. Este é o momento para mover o microcatéter distalmente dentro do parênquima prostático para injeção adicional de agente embolizante. Depois de avançar o microcatéter distalmente para o parênquima da próstata, muitos ramos intraprostáticos ainda estão pérvios e precisam ser preenchidos com mais agente embolizante. Observe o ramo do lobo mediano (setas), o ramo capsular (ponta de seta) e o padrão de saca-rolhas na glândula central (asterisco) sob incidências oblíqua (**E**) e posterior-anterior (**F**). Arteriografia com subtração digital após EAP esquerda com desvascularização total da hemipróstata esquerda e refluxo do meio de contraste para alguns ramos da bexiga (asterisco) e para a artéria obturadora (ponta de seta) sob as incidências oblíquas (**G**) posterior-anterior e (**H**) ipsilateral oblíqua. Observe a oclusão da artéria vesical inferior esquerda (seta).

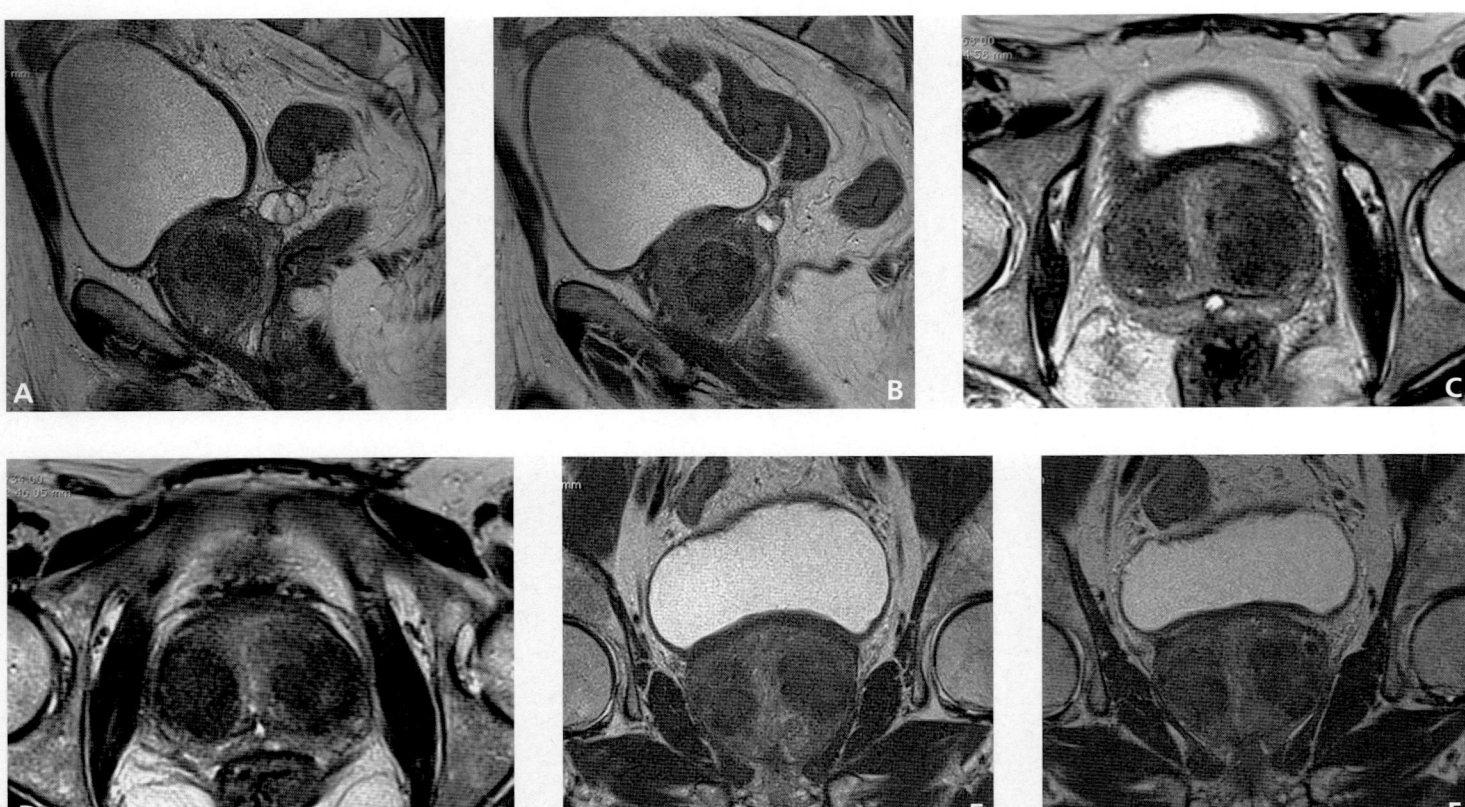

Fig. 31-10. Paciente IPA, 74 anos e LUTS graves. RM T2 de controle após 2 meses da EAP demonstrando extensas áreas de infarto na glândula central (correspondendo aos nódulos de HPB) bilateralmente. Além dos infartos, o paciente apresentou significativa redução do volume prostático (50%) e melhora absoluta dos sintomas e da qualidade de vida. (**A** e **B**) Sagital; (**C** e **D**) axial e (**E** e **F**) coronal.

publicado por Carnevale *et al.*, em 2010.[13] Dois pacientes com retenção urinária em uso de sonda de Foley foram tratados pela EAP. O primeiro foi submetido à embolização bilateral e o segundo à unilateral. Ambos tiveram suas sondas vesicais removidas, com melhora significativa dos sintomas urinários, do PSA e redução do volume prostático (47,8% na bilateral e 27,8 na unilateral, respectivamente). Isto sugere que alguns pacientes podem-se beneficiar mesmo quando apenas uma embolização unilateral é possível.[24-30] Estudo comparando a EAP unilateral à bilateral confirmou esta ideia, entretanto, com maior possibilidade de recorrência dos sintomas.[31]

Posteriormente, o mesmo estudo em pacientes com retenção urinária foi publicado num total de 11 pacientes confirmando a eficácia e segurança do método, assim como significativa melhora da qualidade de vida e dos parâmetros urodinâmicos e redução do PSA e do volume prostático.[29,30]

Nosso grupo levou adiante os relatos de casos originais, publicando a experiência com a EAP em 11 pacientes com retenção urinária aguda, causada pela HPB.[29,30] EAP bilateral foi realizada em 75% dos procedimentos e a EAP unilateral foi realizada nos pacientes restantes. Dez pacientes foram capazes de urinar espontaneamente após a EAP. Melhoras também foram observadas na qualidade de vida e na função erétil. A redução média do volume prostático foi de 31,7% na RM.

Desde que os relatos de casos iniciais sobre a EAP foram publicados, houve vários outros estudos de séries de casos, confirmando os sucessos clínico e técnico desse procedimento. Pisco *et al.* descreveram 15 pacientes submetidos à EAP para pacientes com HPB sintomática.[32] Nesta série, a taxa de sucesso técnico para EAP bilateral foi de 86,7 e 93,3% para unilateral, com falhas decorrente da tortuosidade e alteração aterosclerótica das artérias ilíacas. Após seguimento médio de 7,9 meses, melhoras foram observadas nos LUTS, na qualidade de vida, na função erétil e no pico de fluxo urinário. A taxa de falha clínica foi de 28,6%. Na RM, houve redução média do volume prostático de 28,9 cm^3. Isquemia vesical, com necessidade de reparo cirúrgico, foi a única complicação relatada nessa série.

Pisco *et al.* continuaram o mesmo estudo e, recentemente, publicaram a experiência do grupo com 630 pacientes.[33] Observou-se 1,9% de falha técnica, embolização bilateral em 92,6% e unilateral em 7,4%. Taxa cumulativa de sucesso em médio (1-3 anos) e longo tempo (3-6,5 anos) de acompanhamento foi de 81,9 e 76,3%, respectivamente. Não se observou incontinência urinária ou disfunção sexual após a EAP. Duas complicações maiores foram reportadas (dor perineal por 3 meses e isquemia vesical tratada por cirurgia – previamente reportada).

Bagla *et al.* relataram resultados iniciais de um ensaio realizado nos Estados Unidos.[34] Neste estudo, a taxa de sucesso técnico foi de 90%, com 18/20 pacientes sendo submetidos à EAP bilateral; um paciente foi submetido à EAP unilateral. Estes pacientes demonstraram melhoras nos LUTS (aumento no escore AUA em 1, 3 e 6 meses de 10,8, 12,1 e 9,8 pontos, respectivamente), na qualidade de vida e na função sexual. Houve redução média do volume prostático de 18% sem complicações graves associadas.

Assis et al.[28] analisaram o resultado da EAP em pacientes candidatos à prostatectomia aberta, isto é, maiores que 90 cm^3. O tamanho médio da próstata diminuiu significativamente de 135,1 cm^3 antes da PAE para 91,9 cm^3 no período de 1 a 3 meses de seguimento (p < 0,0001). Os escores médios de IPSS e qualidade de vida melhoraram de 18,3 para 2,7 e 4,8 para 0,9 (p < 0,0001 para ambos), respectivamente. O PSA elevado 24 horas após a PAE esteve associado a menos LUTS no seguimento a médio prazo.

Dois estudos randomizados, um chinês[35] e outro brasileiro,[36] compararam a EAP à cirurgia de RTU. O estudo brasileiro comparou duas técnicas de EAP à cirurgia e demonstrou que todos os tratamentos foram seguros e eficazes, entretanto, a RTU e a EAP, feitas pela técnica PErFecTED, apresentaram melhores resultados. A RTU esteve associada a melhores resultados urodinâmicos, maiores redução do volume prostático e aumento do jato urinário, entretanto, com mais efeitos adversos, como incontinência urinária transitória (26,7%) e ejaculação retrógrada (100%). O chinês demonstrou taxa de sucesso de 100% e 94,7% para TURP e EAP, respectivamente, e que ambas as técnicas apresentaram resultados estatisticamente significativos nos parâmetros clínicos, de imagem, laboratoriais e urofluxométricos (p < 0,001). Entretanto, houve maior grau de melhora no grupo da RTU com relação ao IPSS, QoL escore, pico urinário, resíduo urinário, assim como maior redução do PSA e do volume prostático (p < 0,05) Interessante, observou-se equiparação da maioria dos resultados no período de 2 anos de acompanhamento.

Recentes estudos publicados pelo grupo do HCFMUSP contribuíram com importantes informações no tratamento da HPB pela EAP. Um deles analisou os dados de RM de 93 pacientes e identificou que quanto maior a relação (zonal volumetry index – ZVi = CG/WP) entre o volume da glândula central (CG) com o volume da glândula total (WP) melhor foram os resultados clínicos (IPSS e QoL) da EAP. Identificou-se o ZVi > 0,45 que apresentava 85% de sensibilidade e 75% de especificidade. Isto significa que, quanto maior a porcentagem de glândula central/zona de transição, melhores serão os resultados clínicos da EAP.[37]

O outro estudo analisou os resultados de 97 pacientes (comparação entre técnica Original – oPAE versus PErFecTED) em 12 meses de acompanhamento. Observaram-se oPAE sem recorrência (n = 46), oPAE com recorrência (n = 13), PErFecTED sem recorrência (n = 36) e PErFecTED com recorrência (n = 2). A recidiva dos sintomas foi significativamente mais comum em pacientes com oPAE (p = 0,026). A embolização unilateral foi significativamente associada à recidiva entre pacientes submetidos a oPAE (p = 0,032). Assim, tanto a oPAE quanto a PErFecTED são métodos seguros e eficazes para o tratamento dos LUTS, mas a PErFECTED esteve associada à taxa significativamente menor de recorrência de sintomas.[38]

COMPLICAÇÕES

A taxa de complicações maiores após a EAP é muito baixa. Como descrito anteriormente, Pisco et al. relataram um paciente que necessitou de cirurgia para isquemia vesical limitada e outro com dor na região prostática por 3 meses.[33] Nós não observamos complicações maiores relacionadas com a EAP em nossa série de pacientes. Entretanto, um paciente apresentou infecção urinária após estudo urodinâmico (germe intra-hospitalar), que foi tratada com antibióticos via oral. Houve recidiva desta infecção após a EAP com necessidade de internação e antibioticoterapia endovenosa.[28]

Notamos que há sintomas esperados que deveriam ser considerados como "síndrome pós-embolização" (ou síndrome pós-EAP). Estes incluem náusea, vômitos, febre na ausência de infecção, ardor uretral, dor periprostática ou pélvica, aumento da frequência urinária, urgência miccional. Todos estes estão relacionados com a prostatite isquêmica após EAP. Alguns pacientes podem apresentar episódios transitórios (autolimitados) com quantidades muito pequenas de sangue na urina, ejaculação e/ou misturada com muco nas fezes.

Visto que esta síndrome pós-EAP é leve, e a embolização é realizada sob anestesia local, os pacientes podem receber alta no mesmo dia do procedimento. Em nossa experiência, a presença de uma pequena quantidade de sangue na urina ou misturada nas fezes (<10%) é provavelmente o resultado de comunicações arteriais entre a próstata, bexiga e reto. A avaliação mais detalhada de um paciente com sangue misturado nas fezes demonstrou retite isquêmica, com úlceras retais identificadas por colonoscopia no dia 4, que desapareceram sem tratamento ao redor do dia 16 após a EAP.[39] Embora nenhum paciente com esses sintomas tenha necessitado de tratamento, isso não descarta o risco de embolização não alvo em associação a este procedimento.

A abordagem multidisciplinar com urologistas, radiologistas diagnósticos e radiologistas intervencionistas é essencial. Após o procedimento, radiologistas intervencionistas devem acompanhar todos os pacientes. Adquirir compreensão completa da HPB e dos típicos sintomas apresentados antes de realizar a EAP é essencial. O radiologista intervencionista deverá aprender e falar a linguagem urológica.

CONCLUSÃO

A HPB pode ser tratada com segurança pela EAP, com baixas taxas de efeitos colaterais e significativa redução do volume prostático. A melhora clínica geral no LUTS, avaliada pelo IPSS, escore de QoL e urodinâmicos, é alcançada sem incontinência urinária, distúrbios ejaculatórios ou disfunção erétil. Assim, a EAP surgiu como mais uma alternativa de tratamento para os pacientes com LUTS em decorrência do crescimento prostático pela HPB.

REFERÊNCIAS BIBLIOGRÁFICAS

1. Wei JT, Calhoun E, Jacobsen SJ. Urologic disease in America project: Benign prostatic hyperplasia. *J Urol* 2005;173:1256-61.
2. Emberton M, Andriole GL, de la Rosette J et al. Benign prostatic hyperplasia. A progressive disease of aging men. *Urology* 2003;61:267-73.
3. Ziada A, Rosenblum M, Crawford ED. Benign prostatic hyperplasia: an overview. *Urology* 1999;53:1-6.
4. AUA Practice Guidelines Committee. AUA guideline on management of benign prostatic hyperplasia. I. Diagnosis and treatment recommendations. *J Urol* 2003;170:530-47.
5. Wasson J, Reda D, Bruskewitz R et al. A comparison of transurethral surgery with watchful waiting for moderate symptoms of benign prostatic hyperplasia. The Veterans Affairs Cooperative Study Group on Transurethral Resection of the Prostate. *N Engl J Med* 1995;332:75.
6. Rassweiler J, Teber D, Kuntz R, Hofmann R. Complications of transurethral resection of the prostate (TURP) – incidence, management, and prevention. *Eur Urol* 2006;50:969-79.
7. Dall'Oglio M, Srougi M, Antunes A et al. An improved technique for controlling bleeding during simple retropubic prostatectomy: a randomized controlled study. *BJU Int* 2006;98:384.
8. Gacci M, Bartoletti R, Figlioli S et al. Urinary symptoms, quality of life and sexual function in patients with benign prostatic hypertrophy before and after prostatectomy: a prospective study. *BJU Int* 2003;91:196-200.
9. Rubenstein J, McVary KT. Transurethral microwave thermotherapy of the prostate (TUMT). 2004. Disponível em: http://www.usrf.org/news/TUMT/TUMThistory.htm
10. Muruve NA, Steinbecker K. Transurethral needle ablation of the prostate (TUNA). 2010. Disponível em: http://emedicine.medscape.com/article/449477-overview
11. Wheelahan J, Scott NA, Cartmill R et al. Minimally invasive laser techniques for prostatectomy: a systematic review. *BJU Int* 2000;86:805-15.
12. DeMeritt JS, Elmasri FF, Esposito MP et al. Relief of benign prostatic hyperplasia-related bladder outlet obstruction after transarterial polyvinyl alcohol prostate embolization. *J Vasc Interv Radiol* 2000;11:767-70.
13. Carnevale FC, Antunes AA, da Motta Leal Filho JM et al. Prostatic artery embolization as a primary treatment for benign prostatic hyperplasia: preliminary results in two patients. *Cardiovasc Intervent Radiol* 2010;33:355-61.
14. Carnevale FC, da Motta Leal Filho JM, Antunes AA et al. Midterm follow-up after prostate embolization in two patients with benign prostatic hyperplasia. *Cardiovasc Intervent Radiol* 2011;34:1330-3.
15. Faintuch S, Mostafa EM, Carnevale FC et al. Prostatic artery embolization as a primary treatment for benign prostatic hyperplasia in a canine model (ab). *JVIR* 2008 Feb;19:S7.
16. Sun F, Saìnchez FM, Crisostomo V et al. Benign prostatic hyperplasia: transcatheter arterial embolization as potential treatment – preliminary study in pigs. *Radiology* 2008;246:783-89.
17. Jeon GS, Won JH, Lee BM et al. The effect of transarterial prostate embolization in hormone-induced benign prostatic hyperplasia in dogs: a pilot study. *JVIR* 2009;20:384-90.
18. Appleton DS, Sibley GN, Doyle PT. Internal iliac artery embolization for the control of severe bladder and prostate hemorrhage. *Br J Urol* 1988;61:45-7.
19. Michel F, Dubruille T, Cercueil JP. Arterial embolization for massive hematuria following transurethral prostatectomy. *J Urol* 2002;168:2550-1.
20. Rastinehad AR, Caplin DM, Ost MC et al. Selective arterial prostatic embolization (SAPE) for refractory hematuria of prostatic origin. *Urology* 2008;71:181-4.
21. Bilhim T, Pisco JM, Furtado A et al. Prostatic arterial supply: demonstration by multirow detector angio CT and catheter angiography. *Eur Radiol* 2011;21:1119-26.
22. Clegg EJ. The arterial supply of the human prostate and seminal vesicles. *J Anat* 1955;89:209-16.
23. Carnevale FC, Antunes AA. Prostatic artery embolization for enlarged prostates due to benign prostate hyperplasia: how I do it. *Cardiovasc Intervent Radiol* 2013;36:1452-63.
24. De Assis AM, Moreira AM, de Paula Rodrigues VC et al. Pelvic arterial anatomy relevant to prostatic artery embolization and proposal for angiographic classification. *Cardiovasc Intervent Radiol* 2015;38:855-61.
25. Bagla S, Rholl KS, Sterling KM et al. Utility of cone-beam CT imaging in prostatic artery embolization. *J Vasc Interv Radiol* 2013;24:1603-7.
26. Carnevale FC, Moreira AM, Antunes AA. The "PErFecTED technique": proximal embolization first, then embolize distal for benign prostatic hyperplasia. *Cardiovasc Intervent Radiol* 2014;37:1602-5.
27. Frenk NE, Baroni RH, Carnevale FC et al. MRI findings after prostatic artery embolization for treatment of benign hyperplasia. *AJR Am J Roentgenol* 2014;203:813-21.
28. de Assis AM, Moreira AM, de Paula Rodrigues VC et al. Prostatic artery embolization for treatment of benign prostatic hyperplasia in patients with prostates > 90 g: a prospective single-center study. *J Vasc Interv Radiol* 2015;26:87-93.
29. Carnevale FC, da Motta Leal Filho JM, Antunes AA et al. Quality of life and clinical symptoms improvement support prostatic artery embolization for patients with acute urinary retention due to benign prostatic hyperplasia. *J Vasc Interv Radiol* 2013;24:535-42.
30. Antunes AA, Carnevale FC, da Motta Leal Filho JM et al. Clinical, laboratorial and urodynamic findings of prostatic artery embolization for the treatment of urinary retention related to benign prostatic hyperplasia: a prospective single center pilot study. *Cardiovasc Intervent Radiol* 2013;36:978-86.
31. Bilhim T, Pisco J, Tinto HR et al. Unilateral versus bilateral prostatic arterial embolization for lower urinary tract symptoms in patients with prostatic enlargement. *Cardiovasc Intervent Radiol* 2013;36:403-11.
32. Pisco JM, Pinheiro LC, Bilhim T et al. Prostatic arterial embolization to treat benign prostatic hyperplasia. *J Vasc Interv Radiol* 2011;22:11-9.
33. Pisco JM, Bilhim T, Pinheiro LC et al. Medium- and long-term outcomes of prostate artery embolization for patients with benign prostatic hyperplasia: results in 630 patients. *J Vasc Interv Radiol* 2016;27:1115-22.
34. Bagla S, Martin CP, van Breda A et al. Early results from a United States trial of prostatic artery embolization in the treatment of benign prostatic hyperplasia. *J Vasc Interv Radiol* 2014;25(1):47-52.
35. Gao YA, Huang Y, Zhang R et al. Benign prostatic hyperplasia: prostatic arterial embolization versus

transurethral resection of the prostate – a prospective, randomized, and controlled clinical trial. *Radiology* 2014;270:920-8.

36. Carnevale FC, Iscaife A, Yoshinaga EM *et al*. Transurethral resection of the prostate (TURP) versus conventional and PErFecTED prostate artery embolization (PAE) for treatment of bladder outlet obstruction due to benign prostatic hyperplasia (BPH): preliminary results of a single center, prospective, urodynamic-controlled analysis. *Cardiovasc Intervent Radiol* 2016;39:44-52.

37. de Assis AM, Maciel MS, Moreira AM *et al*. Prostate zonal volumetry as a predictor of clinical outcomes for prostate artery embolization. *Cardiovasc Intervent Radiol* 2016 Nov 21. [Epub ahead of print]

38. Carnevale FC, Moreira AM, Harward SH *et al*. Recurrence of lower urinary tract symptoms following prostate artery embolization for benign hyperplasia: single center experience comparing two techniques. *Cardiovasc Intervent Radiol* [no prelo]

39. Moreira AM, Marques CFS, Antunes AA *et al*. Transient ischemic rectitis as a potential complication after prostatic artery embolization: case report and review of the literature. *Cardiovasc Intervent Radiol* 2013;36:1690-4.

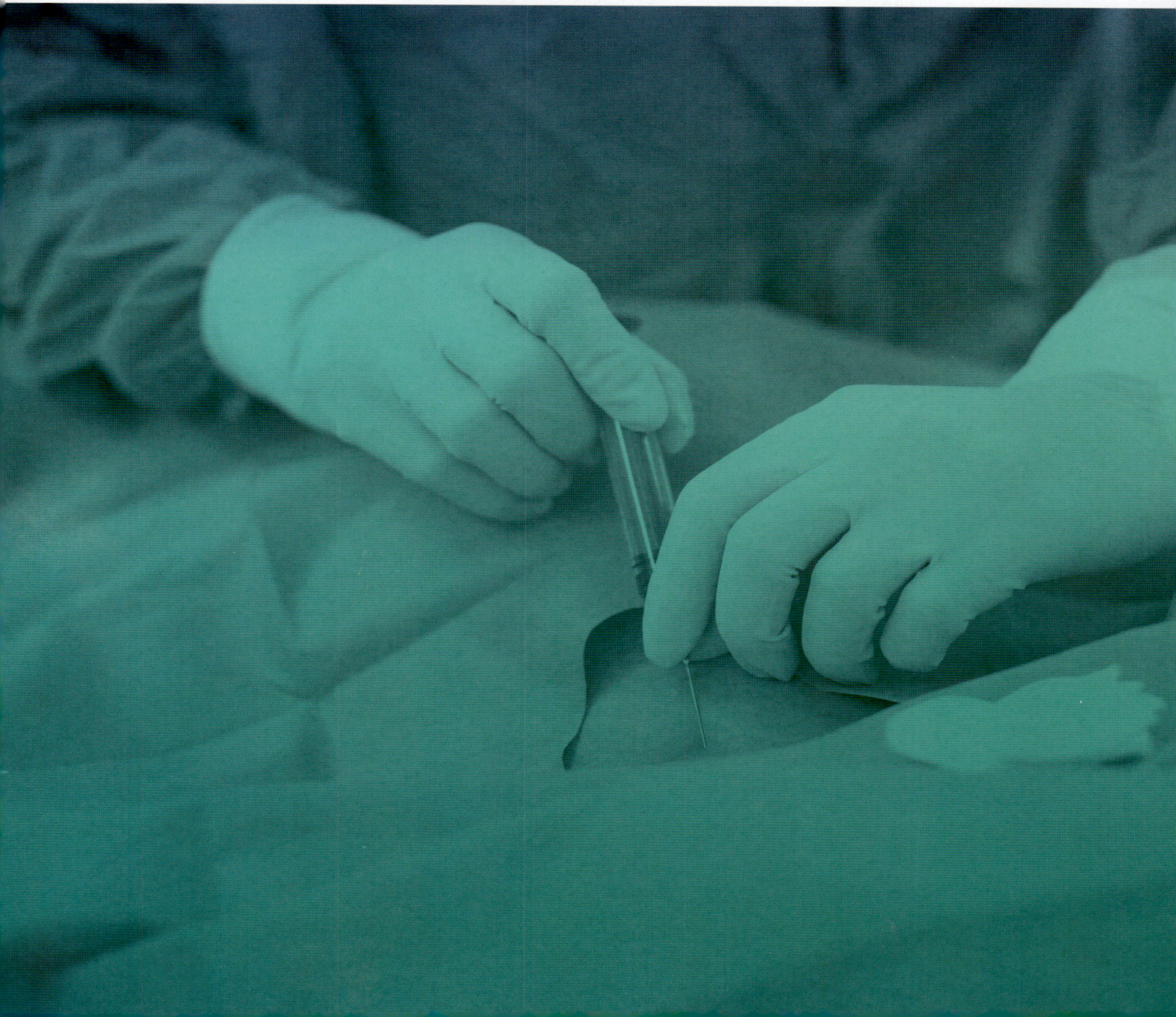

Parte III

Intervenções Vasculares

Capítulo 32

Acessos Venosos Centrais

♦ *Aline Cristine Barbosa Santos Cavalcante*
♦ *Samara Lima Câmara (IN MEMORIAM)*

CONTEÚDO

- ✓ INTRODUÇÃO 426
- ✓ INDICAÇÕES 426
- ✓ ESCOLHA E TIPOS DE CATÉTERES 426
- ✓ PREPARO PRÉ-OPERATÓRIO 428
- ✓ TÉCNICA DE INSERÇÃO 428
- ✓ VIAS DE ACESSO 429
- ✓ CUIDADOS APÓS A INSERÇÃO DO CATÉTER 431
- ✓ CUIDADOS A LONGO PRAZO 431
- ✓ COMPLICAÇÕES 431
- ✓ REFERÊNCIAS BIBLIOGRÁFICAS 435

INTRODUÇÃO

Os acessos venosos centrais (AVC) podem ser considerados em crianças e adultos em algum momento do seu tratamento. A necessidade de acessos repetitivos, a longo prazo, e o esgotamento de acessos periféricos serviram de impulso a diversos avanços técnicos e variadas aplicações clínicas destes dispositivos.

Os catéteres venosos centrais (CVC) permitem acesso confiável às grandes veias para administração de nutrição parenteral, antibióticos, derivados de sangue, medicamentos, obtenção de amostra de sangue, além de plasmaféreses e hemodiálise.[1-5]

Existe uma variedade de opções e catéteres disponíveis para AVC. A escolha do catéter deve ser baseada na necessidade de cada paciente e no tipo, duração, frequência de infusão e velocidade de fluxo, além da anatomia vascular, mobilidade e higiene do paciente.[6,7] Os avanços nos conhecimentos médico e tecnológico da ultima década nos trouxeram a possibilidade de proporcionar aos pacientes que necessitam de infusão endovenosa de medicamentos por períodos prolongados, tratamento adequado e seguro através de dispositivos inseridos percutânea e cirurgicamente.

INDICAÇÕES

Os CVCs são dispositivos seguros que proporcionam acesso venoso contínuo e prático, evitando múltiplas punções venosas. As principais indicações são:[1-6,8-10]

1. Administração de fluidos de ressuscitação, medicamentos ou transfusão de hemoderivados em grandes quantidades ou por período prolongado de tempo.
2. Administração de medicamentos como drogas que causam esclerose das veias.
3. Quimioterapia em pacientes ambulatoriais.
4. Necessidade de coletas sanguíneas frequentes.
5. Nutrição parenteral total (NPT).
6. Hemodiálise.
7. Plasmaférese.
8. Ausência de acesso venoso periférico adequado.
9. Monitoração clínica para avaliação hemodinâmica do paciente.
10. Transplante de medula óssea.

ESCOLHA E TIPOS DE CATÉTERES

Os catéteres podem ser divididos em: catéteres não tunelizados, de uso temporário; catéteres venosos centrais implantados perifericamente (PICC), de uso intermediário e catéteres tunelizados de longa permanência: com *cuff* de ancoragem, totalmente implantáveis e catéteres para aférese/diálise; uso prolongado (Quadro 32-1).

Catéteres não Tunelizados

São utilizados por curtos períodos nas salas de emergência, salas de cirurgia e unidades de terapia intensiva. São utilizados principalmente para rápida ressuscitação e monitoração da pressão venosa central. Estes catéteres são associados a um maior risco de infecção e não estão indicados para pacientes que necessitam de acesso central por mais de 2 semanas.[6-8] Podem ter lúmen único ou múltiplo. Na tentativa de reduzir as taxas de infecção diversos materiais estão sendo estudados, como, por exemplo, catéteres impregnados com substâncias antimicrobianas/antissépticas. Catéteres não tunelizados impregnados com clorexidina e sulfadiazina de prata demonstraram ser efetivos em reduzir a infecção sanguínea. O uso deste tipo de catéter é recomendado para pacientes que necessitam de catéteres venosos centrais por curtos períodos (< 10 dias) e têm alto risco de infecção.[3]

PICC

São utilizados por períodos intermediários de semanas até 6 meses.[6] Estes catéteres são geralmente inseridos à beira do leito via veias basílica, braquial ou cefálica. Inserção é mais fácil e segura que os catéteres de acesso central sem risco de pneumotórax e/ou hemotórax.[6,8] O ultrassom é uma ferramenta amplamente utilizada. Em muitos centros, enfermeiras treinadas fazem a passagem de PICC. Podem ter lúmen único ou múltiplo. Estão indicados para pacientes em tratamento ambulatorial, porém estão associados à maior taxa de trombose em pacientes com neoplasia hematológica. Os catéteres podem ser feitos de silicone ou poliuretano, sendo o primeiro associado a menor risco de trombose. Entretanto, o PICC de poliuretano é recomendado por ser de material mais resistente, paredes mais finas e maior diâmetro interno, o que aumenta as taxas de fluxo e reduz o potencial de quebra do catéter.[8] Necessitam de lavagem frequente e trocas de curativos, sendo que o sítio de inserção não pode permanecer úmido.

Catéteres Tunelizados de Longa Permanência

A) *Catéteres tunelizados com cuff de ancoragem:* são recomendados em pacientes em que o acesso venoso central é necessário por longos períodos (> 30 dias).[7,8] Reduzem a incidência de infecção por aumentar a distância entre a entrada na pele e a venotomia. Além disso, a presença do *cuff* induz reação inflamatória dentro do túnel subcutâneo, levando à fibrose, inibindo a migração de organismo no trajeto do catéter. A fixação do catéter ocorre dentro de 3-4 semanas.[6-8]

B) *Catéteres totalmente implantáveis (Port):* consiste em um catéter ligado a um reservatório que é implantado cirurgicamente na parede torácica ou no braço.[6,9] *Ports* têm as menores taxas de infecção sanguínea relacionada com o catéter quando comparados aos catéteres venosos centrais tunelizados e não tunelizados. Estão indicados para terapias intermitente a longo prazo, sendo mais usados frequentemente em crianças e pacientes com tumores sólidos.[8,9] A maioria é de lúmen único, podendo ser de duplo lúmen; o reservatório pode ser de titânio, plástico ou aço inoxidável. São mais caros e

Capítulo 32 ■ Acessos Venosos Centrais

Quadro 32-1. Tipos e usos dos catéteres venosos centrais disponíveis

Tipo de dispositivo	Quando usar	Quando evitar	Vantagens	Desvantagens
Catéter central não tunelizado	Para uso por curtos períodos quando acesso periférico não é possível e principalmente para ressuscitação e monitoração da pressão venosa central	Quando acesso é necessário por mais alguns dias (até 2 semanas)	Escolha do local de inserção Fácil de inserir e remover Múltiplos lumens disponíveis	Uso por curto período
PICC	Para uso por período intermediário (até 6 meses) e especialmente para antibióticos, NPT, quimioterapia, transfusões e coleta sanguínea frequente	Quando acesso por longos períodos (ou permanente) é necessário Não recomendado para pacientes dialíticos (ou pré-dialíticos)	Fácil de inserir e remover Não necessita de transfusão de plaquetas ou correção da coagulopatia antes da implantação/remoção	Alta taxa de trombose principalmente com o tipo poliuretano. O tipo poliuretano é necessário para infusão de sangue/plaquetas decorrente de o seu diâmetro interno ser maior que o tipo de silicone Taxa de fluxo baixa particularmente nos tipos de silicone/valvulados Durabilidade do catéter menor que dos catéteres tunelizados
Catéter central tunelizado	Para acesso por período prolongado de uso frequente, especialmente para NPT, transfusões e coleta sanguínea frequente. Pode ser usado quando PICC está contraindicado ou não é possível	Quando acesso por períodos mais curtos é indicado (considerar catéter totalmente implantável, se o uso for menos frequente)	Menores taxas de infecção que os não tunelizados Uso por período prolongado	Inserção e remoção mais complexas
Catéteres para aférese/diálise Não tunelizados Tunelizados	Para uso por curtos ou longos períodos quando há indicação de aférese/diálise	Quando estes procedimentos não estão indicados, utilizar catéteres não tunelizados ou tunelizados de lúmen menor	Permitem altas taxas de fluxo sanguíneo Fácil de inserir e remover Menores taxas de infecção que os catéteres não tunelizados Uso por longos períodos Bom para pacientes com acesso periférico ruim que necessitam de coleta sanguínea frequente e transplante	Grande diâmetro Requer preenchimento do catéter com solução concentrada de heparina (p. ex.: 5.000U/mL de heparina de acordo com orientação do fabricante). Esta solução deve ser retirada antes do uso Não tunelizados – uso por curto período Tunelizados – Inserção e remoção complexas Melhor se inseridos por via jugular interna ou femoral
Catéter totalmente implantável (*Port*)	Para acesso infrequente, para uso por longos períodos	Quando o acesso é venoso e regularmente requerido (as punções frequentes com agulha podem ser desconfortáveis para o paciente)	Uso por longos períodos Ausência de catéter externo Esteticamente atraente Paciente pode nadar e tomar banho normalmente Pouca manutenção Menor taxa de infecção que os catéteres tunelizados	Inserção e retiradas cirúrgicas Menos adequado para acesso frequente e repetido Necessidade de punção para uso e risco de extravasamento

mais difíceis de inserir e remover, porém têm efeito estético melhor, com menor interferência nas atividades diárias do paciente.

C) *Catéteres para aférese/diálise:* podem ser não tunelizados ou tunelizados com *cuff* de ancoragem. São catéteres com maior diâmetro e geralmente requerem lavagem com soluções concentradas de heparina para manter a permeabilidade. O volume de heparina utilizado deve ser igual ao de cada lúmen para evitar heparinização sistêmica do paciente. Para melhorar o fluxo do catéter a ponta do mesmo deve ficar na transição cavoatrial ou no átrio direito para evitar irritação/formação de trombo, quando a ponta do catéter encosta na parede da veia.[8]

PREPARO PRÉ-OPERATÓRIO

A adequada avaliação pré-operatória é indispensável antes de realizar o procedimento de cateterização de um acesso central. Na história clinica é importante investigar antecedentes pessoais e familiares de sangramentos, trombose e passado de catéter venoso central que pode ter levado à trombose/estenose da veia central (Fig. 32-1). É importante também investigar quais medicações estão sendo utilizadas pelo paciente, principalmente drogas antiagregantes plaquetárias e anticoagulantes.

No exame físico avaliar a presença de colaterais no tórax/abdome, que pode significar obstrução venosa profunda. Avaliar também a presença de tumor na região cervical/tórax que possam dificultar/contraindicar o acesso central por este lado.

Os exames laboratoriais necessários incluem hemograma completo, contagem de plaquetas (> 50.000) e coagulograma (INR < 1,5). Ultrassom doppler (US) venoso é frequentemente utilizado para confirmar a permeabilidade das veias centrais, especialmente quando há antecedente de trombose prévia. O US fornece informações da maioria dos sítios, porém não consegue identificar a veia cava superior. Outras modalidades podem ser utilizadas, como venografia, tomografia computadorizada com contraste, angioressonância e US transesofágico. O US pode ser utilizado para guiar o procedimento, aumentando o sucesso técnico e reduzindo as complicações do implante do catéter central.[6,8,9,11]

TÉCNICA DE INSERÇÃO

O implante de catéter central deve ser realizado em ambientes próprios (centro cirúrgico ou sala de radiologia intervencionista), utilizando-se de técnica asséptica. Implante de catéter à beira do leito não deve ser realizado, exceto em casos de emergência ou implante de PICC. O procedimento geralmente é realizado sob anestesia local com ou sem sedação. A anestesia geral é utilizada nos pacientes pediátricos e nos casos de punção trans-hepática. Antes do implante do catéter, a limpeza rigorosa da pele com clorexidina 2% em solução alcoólica deve ser realizada.[8,12,13] A solução de clorexidina quando utilizada no momento da inserção do catéter, reduz a incidência de infecção sanguínea relacionada ao catéter em 40 a 50% quando comparada ao *povidone-iodine* (PVP-I). Antibioticoprofilaxia não é rotineiramente recomendada.[14] Antibióticos devem ser utilizados em procedimentos de inserção e retirada de catéter nos casos conhecidos de sepse relacionada com o catéter.[6,8]

A anatomia pode não ser um marcador confiável para punção inicial, por isso o uso de US para guiar a inserção de catéteres é fortemente recomendado (Fig. 32-2).[6,8,9,11] A maioria dos casos deve ser realizada por via percutânea, sendo o acesso cirúrgico reservado para os casos difíceis e crianças pequenas. Após a punção do vaso através da técnica de Seldinger guiada por US, um fio-guia é avançado pelo lúmen da agulha. O procedimento deve ser guiado por fluoroscopia (recomendado para catéteres tunelizados e totalmente implantáveis), devendo a ponta do catéter ficar na porção distal da veia cava superior ou no átrio direito. A carina pode ser usada como marcador do nível da reflexão pericárdica. Catéteres inseridos pelo lado esquerdo devem ser deixados com a ponta na transição cavoatrial ou no átrio direito, para que a ponta do catéter não fique contra a parede do vaso (Fig. 32-3). Mudanças na posição da ponta do catéter em relação ao repouso podem ser significativas.

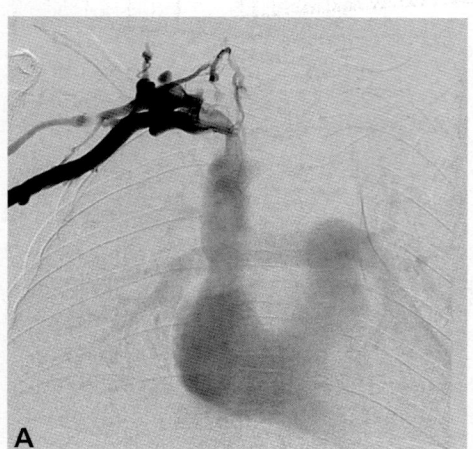 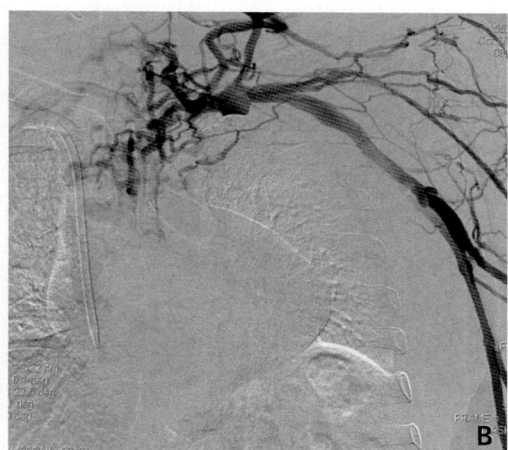 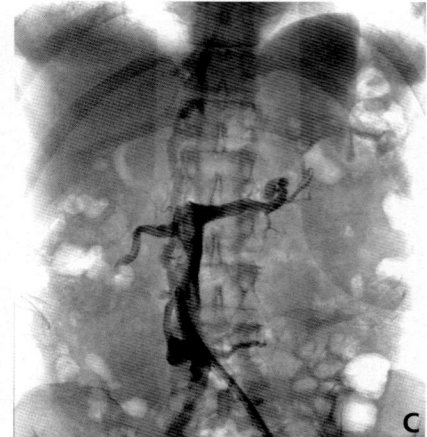

Fig. 32-1. (A) Estenose de veia inonimada direita secundária a uso de catéter venoso central prévio. (B) Oclusão de veia inonimada esquerda. (C) Oclusão de veia cava inferior.

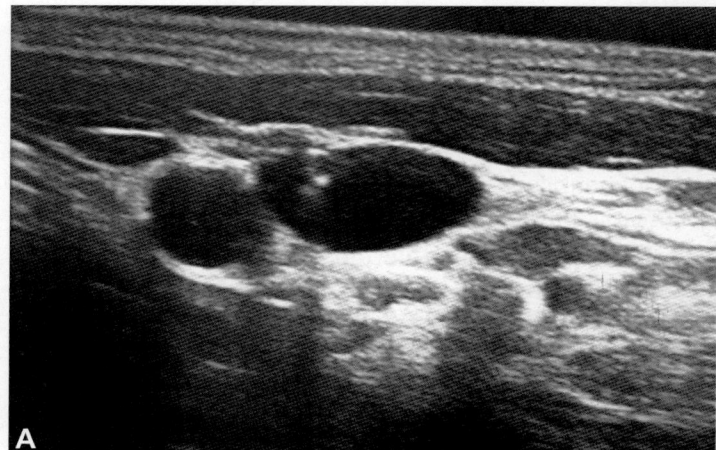

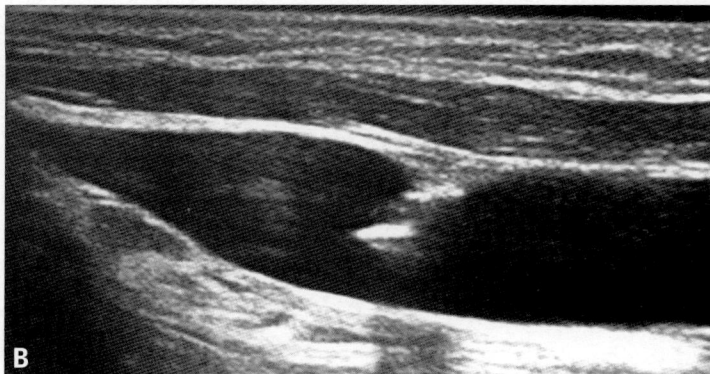

Fig. 32-2. Ultrassonografia para guiar punção venosa central. (A) Corte transversal dos vasos demonstrando artéria carótida (à esquerda) e veia jugular direita (à direita). (B) Corte longitudinal da veia jugular interna direita. Observe a agulha (hiperecogênica) no lúmen da veia em ambos os cortes.

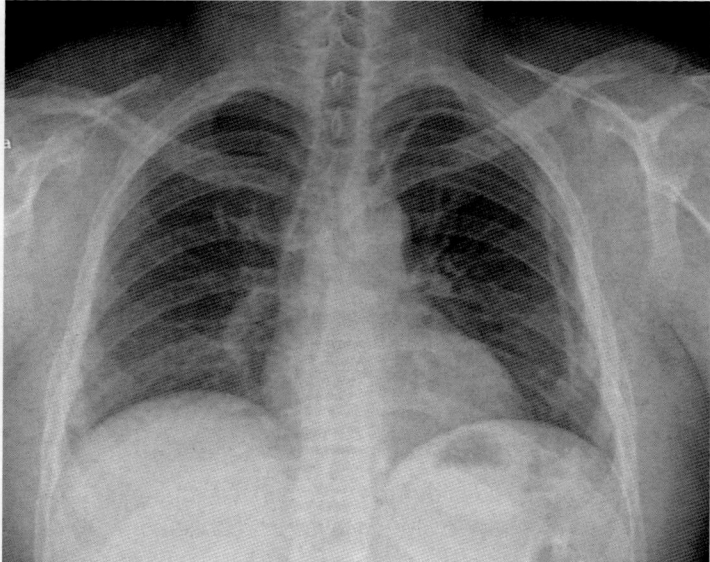

Fig. 32-3. Catéter *permcath* implantado em veia jugular interna esquerda com deslocamento proximal e extremidade contra parede do vaso.

VIAS DE ACESSO

Nestes casos devemos considerar cuidadosamente os riscos e benefícios relativos para escolha de uma abordagem e local específico ao acesso vascular para a colocação percutânea de um catéter. Sendo assim a maioria dos artigos sobre catéteres venosos centrais indica como inserção preferencial a veia jugular direita ou, quando disponível, a veia jugular interna esquerda e não a veia subclávia direita ou esquerda, a fim de evitar a ocorrência de estenoses limitadoras do fluxo que possam afetar um futuro acesso.[6,8,15]

Abordagem Jugular Interna

A veia jugular interna é a primeira escolha para inserção de CVC, por ser uma grande veia superficial que é facilmente visibilizada no ultrassom. Tradicionalmente, a veia tem sido localizada por marcos anatômicos, mas, atualmente, a punção guiada por ultrassonografia é o método de escolha para inserção de CVC na veia jugular interna em adultos e crianças. O paciente deve ser posicionado em posição de (15°) para ajudar a distender a veia e reduzir risco de embolia aérea. A cabeça deve ser levemente rodada para o lado contralateral a ser puncionado, mas deve-se evitar a rotação extrema, pois pode reduzir o diâmetro da veia e deslocá-la lateralmente em relação aos marcos anatômicos.

A colocação do catéter na veia jugular esquerda deixa potencialmente em risco os vasos do braço esquerdo para um acesso permanente porque, em razão da anatomia, o catéter precisa atravessar a veia braquiocefálica esquerda a caminho da veia cava superior, ponto em que pode traumatizar a parede do vaso, diferentemente da abordagem pela veia jugular interna direita (Fig. 32-4A-C).

Abordagem Femoral

Para abordagem femoral, o paciente é posicionado em posição supina com abdução e rotação externa da coxa. A ponta da agulha deve ser inserida na veia femoral em situação abaixo do ligamento inguinal (cerca de 2 cm) e medialmente a artéria femoral. A agulha é inserida num ângulo cefálico de 10°-15° dorsalmente em relação ao plano frontal e medialmente em relação ao plano sagital e frequentemente cerca de 2-4 cm em profundidade. A manobra de Valsalva é usada para aumentar o diâmetro da veia femoral. A localização ótima da ponta distal do catéter inserido pelas veias ilíacas deve ser na veia cava inferior ou no átrio direito. Entretanto, a maioria dos catéteres padrão (20 cm) atinge as veias ilíacas, e esta posição da ponta do catéter pode aumentar a recirculação.

Para CVC permanentes nas veias femorais, uma posição alternativa é a extremidade distal do catéter, localizada no abdome, uma variante da posição normal de exteriorização pela perna. Embora a veia femoral seja indicada como via de acesso central, na ausência de acesso jugular, por períodos curtos e por períodos longos, o cateterismo da veia femoral está longe do ideal. A frequência de infecção associada aos catéteres femorais é mais alta que aquelas vistas em outros locais, sobretudo em pacientes obesos.

Em pacientes imobilizados, há também o risco substancial de trombose venosa, porque as razões de fluxo na veia femoral são intrinsecamente mais baixas que aquelas nas veias subclávias e jugulares, especialmente em estados de baixo débito, e em pacientes que deambulam a presença de cateter femoral limita a mobilidade e pode acarretar risco de perfuração da veia ao uso de quaisquer dispositivos que não sejam bem moles e rombudas. Pacientes submetidos ou candidatos a transplante renal ipsilateral também podem ser considerados como uma contraindicação relativa ao cateterismo da veia femoral, que pode alterar gravemente a vazão venosa do transplante.

Veia Subclávia: Abordagem Infraclavicular

A veia subclávia é considerada a terceira escolha para implante de CVC por causa do alto risco de trombose que, nos casos dos pacientes dialíticos, impossibilita a realização de fístula arteriovenosa no braço ipsilateral (Fig. 32-4D). Em contrapartida, essa abordagem elimina preocupações quanto ao risco de infecção pelo cateterismo femoral prolongado ou complicações neurovasculares pela abordagem jugular interna.

A punção inadvertida da artéria subclávia em vez da veia, ainda que não seja desejável, é com frequência relativamente benigna, desde que não seja repetida. Contudo, a obtenção da hemostasia por compressão manual nessa área pode ser bastante difícil, mas o orifício feito pela colocação de um dilatador, bainha de acesso ou catéter, de tamanho maior, pode ocasionar uma hemorragia considerável principalmente em pacientes com disfunção plaquetária. Grandes pseudoaneurismas podem ocorrer nesta situação, tornando necessária a intervenção cirúrgica.

Há múltiplos relatos alertando o risco de estenoses tardias significativas (> 70%) em associação ao uso de catéteres para hemodiálise na subclávia. Alguns autores propuseram a hipótese de que o trauma cumulativo é produzido pela pressão do catéter sobre o aspecto caudal da veia subclávia ao se inclinar para entrar na veia cava superior, associada ao efeito do movimento cardíaco.

Veia Subclávia: Abordagem Supraclavicular

A abordagem supraclavicular ao cateterismo venoso central é efetuada puncionando-se a pele em um ponto aproximadamente 1 cm medial e superior ao ponto médio da clavícula e dirigindo-se a agulha em direção à articulação esternoclavicular, de modo que ela penetre a confluência das veias subclávias e jugular interna profundamente a essa articulação. A posição do catéter também foi notada como sendo menos afetada pelos movimentos do braço e do pescoço que no caso da

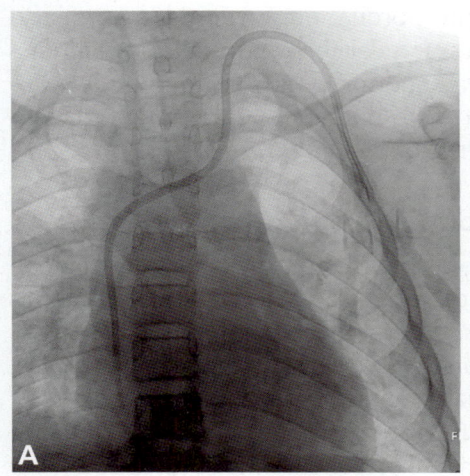
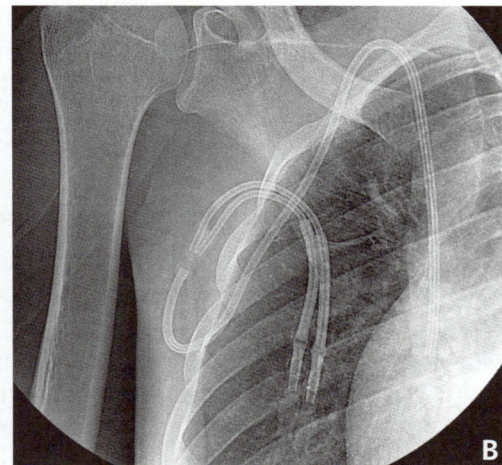
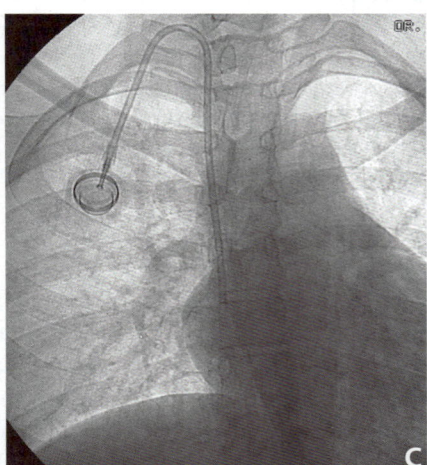
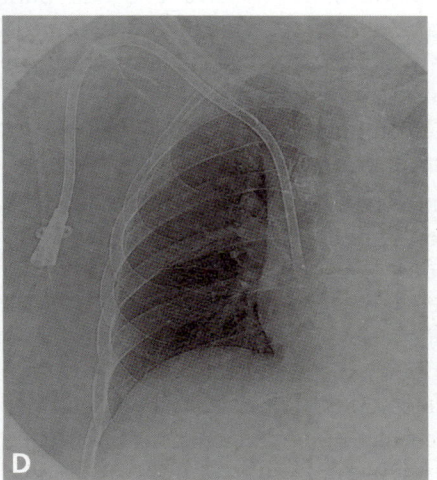
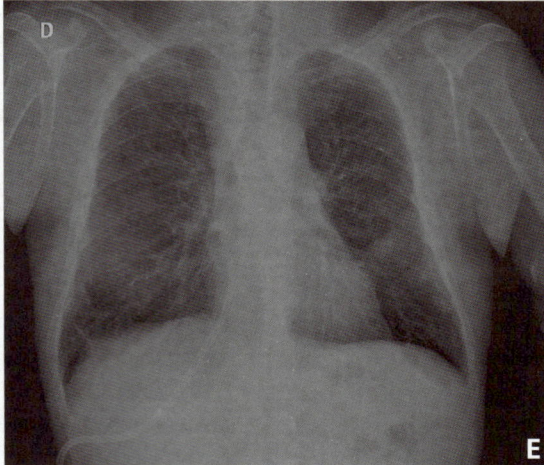

Fig. 32-4. Catéteres venosos centrais. (**A**) Catéter *permcath* implantado pela veia jugular interna esquerda. (**B**) Catéter de Hickman implantado pela veia jugular interna direita. (**C**) Catéter *Port-a-Cath* implantado pelo acesso jugular interno direito. (**D**) Catéter *permcath* implantado pela veia subclávia direita. (**E**) Catéter *permcath* implantado pelo acesso trans-hepático.

abordagem infraclavicular ou da abordagem jugular interna, desta forma produzindo menor risco de estenose venosa tardia que o cateterismo subclávio infraclavicular tradicional.

Abordagem Transparieto-Hepática

O acesso trans-hepático (Fig. 32-4E) juntamente com o acesso translombar vêm sendo descrito como uma via de acesso alternativa para pacientes em hemodiálise por longo período de tempo e que apresentam múltiplas oclusões de veias centrais.[16] Acredita-se que, com o número crescente de pacientes que necessitam de terapêutica hemodialítica e a maior sobrevida dos mesmos, a demanda também será crescente por estes acessos. O procedimento é realizado sob anestesia geral na primeira punção e sedação nas trocas. Posiciona-se o paciente em decúbito dorsal e respeitando-se as medidas de assepsia e antissepsia, punciona-se o fígado, sob fluoroscopia direta e/ou US, com agulha de Chiba 21G, na linha axilar média direita, no nono ou décimo espaço intercostal, em direção cranial. A agulha é retirada lentamente enquanto se injeta contraste até localizar ramos da veia hepática direita, preferencialmente. Em seguida, avança-se o fio-guia metálico de 0,018" através da agulha de Chiba, da veia hepática até o átrio direito. Sobre o fio-guia metálico, o introdutor coaxial é inserido na veia hepática, e o fio-guia trocado por guia rígido, ponta J. O cateter é tunelizado por uma incisão na linha axilar anterior, distal e em direção ao sítio de punção. O trajeto trans-hepático é dilatado e, posteriormente, implantada a bainha *peel-away* valvulada do cateter sobre o fio-guia. O cateter é avançado sobre o fio-guia rígido e a ponta locada no átrio direito. Uma vez comprovado o adequado funcionamento do cateter, preenchem-se os lúmens com heparina. Nos procedimentos de troca por disfunção do cateter, o cateter trans-hepático é trocado sobre o fio-guia aproveitando-se o mesmo acesso.

Abordagem Translombar

Podem ser realizados sob anestesia local e sedação moderada, ou, em geral, a punção é realizada com o paciente em decúbito ventral com 25° a elevação do lado direito. O local da punção 8-10 cm da linha média do lado direito do paciente (a partir dos processos espinhosos lombares) e a borda inferior da vértebra L3 (justacefálico à crista ilíaca direita) para evitar a perfuração da veia renal.[17,18]

CUIDADOS APÓS A INSERÇÃO DO CATÉTER

A radiografia inicial (1-2 horas depois do procedimento) pode não demonstrar pequenos pneumotórax ou sangramentos. Caso o paciente apresente dispneia ou apresente desconforto/dor na parede lateral do tórax, um novo RX é indicado.[8] O curativo de escolha é o curativo semioclusivo transparente (como, por exemplo, o OpSite). Este tipo de curativo permite o acompanhamento seguro do sítio de inserção do cateter, permite que o paciente tome banho sem encharcar o curativo e requer menos trocas que o curativo com gaze (em média a cada 7 dias, se não houver sinais de sangramento e/ou infecção).[8,19] No entanto, quando há sangue saindo pelo orifício de punção, a escolha é pelo curativo com gaze, sendo este indicado preferencialmente como primeiro curativo após o implante do cateter.[13] Para pacientes submetidos a implante de cateter tunelizado, a sutura na região cervical onde foi acessada a veia deve ser retirada em 7-10 dias, enquanto a da saída do cateter deve ser retirada após 3 semanas. Suturas da inserção de cateter totalmente implantáveis devem ser retiradas em 7-10 dias, caso não sejam utilizados fios absorvíveis.

CUIDADOS A LONGO PRAZO

A lavagem dos cateteres com técnica e solução corretas é essencial para manter a permeabilidade do cateter, e apenas doses únicas devem ser utilizadas. O uso de solução com heparina ou apenas solução salinizada ainda é controverso, porém muitos médicos ainda recomendam solução heparinizada (10 U/mL) para prevenir formação de trombo e garantir a permeabilidade do cateter, mas a eficácia desta técnica ainda não está provada.[8,14,20,21] A decisão de lavar e/ou preencher o lúmen do cateter venoso central com heparina envolve uma troca de riscos e benefícios. Os benefícios são o aumento da permeabilidade e redução da necessidade de troca de cateter, e os riscos são aqueles específicos ao uso de heparina (como sangramento e trombocitopenia induzida por heparina), além do risco de aumentar as infecções no cateter pelo aumento no manuseio.[20] No entanto, cateteres de diálise/aférese requerem lavagem com solução heparinizada para manter a permeabilidade de alguns fabricantes, e médicos recomendam as lavagens especialmente quando o cateter não é utilizado com frequência.[8,22]

Depósitos de trombo e fibrina em cateteres podem servir como *nidus* para colonização microbiana de cateteres intravasculares, o uso de anticoagulantes pode ter um papel na prevenção de infecção sanguínea relacionada com o cateter (ISRC). Como a maioria das soluções com heparina contém conservantes com atividades antimicrobianas, se qualquer decréscimo na taxa de ISRC for resultado da redução da formação do trombo, do conservante ou de ambos, ainda é incerto.[8] Protocolos de lavagens para os diversos tipos de cateteres estão demonstrados no Quadro 32-2, porém as recomendações dos fabricantes devem ser sempre seguidas.

COMPLICAÇÕES

Apesar do desenvolvimento de técnicas apuradas e do uso concomitante de US e/ou fluoroscopia e o uso de contraste, não excluem a possibilidade de algumas complicações significativas em consequência disso. As complicações mais comuns são obstrução e infecção do cateter,[23] que estão associadas ao seu implante, uso ou manutenção durante longos ou curtos períodos.

Complicações Agudas

As complicações agudas (Quadro 32-3) estão frequentemente relacionadas com o procedimento cirúrgico de inserção

Quadro 32-2. Protocolo de lavagem dos catéteres

Tipo de dispositivo	Solução	Frequência	Cuidados
Catéter central não tunelizado	10 mL de SF 0,9% ± 5 mL de solução salina heparinizada (10 U/mL)	Após cada acesso quando usado intermitentemente, ou semanalmente	
PICC	10 mL de SF 0,9% + 5 mL de solução salina heparinizada (10 U/mL)	Após cada acesso ou pelo menos semanalmente	
Catéter central tunelizado	10 mL de SF 0,9% + 5 mL de solução salina heparinizada (10 U/mL)	Após cada acesso ou semanalmente	
Catéteres para aférese/diálise	10 mL de SF 0,9% + 1.000 U/mL ou 5.000 U/mL (para preencher volume do catéter)	Após cada acesso ou semanalmente	Calcular o espaço morto do catéter para evitar heparinização sistêmica – geralmente impresso no lúmen do catéter central
Catéter totalmente implantável (Port)	10 mL de SF 0,9% ± 5 mL de solução salina heparinizada (10 U/mL)	Após cada acesso ou mensalmente	Não usar seringas menores que 10 mL para evitar ruptura do catéter

Quadro 32-3. Complicações agudas dos catéteres venosos centrais

Torácicas	Arteriais	Venosas e linfática	Cardíaca	Perfuração
Pneumotórax Pneumotórax hipertensivo Enfisema subcutâneo Hemotórax Hidrotórax Hemomediastino Hidromediastino Perfuração traqueal Deiscência da incisão Infecção da incisão cirúrgica	Hematoma subcutâneo Laceração arterial Fístula arteriovenosa Pseudoaneurisma	Laceração venosa Embolia aérea Embolia por catéter Laceração do ducto torácico	Infarto ventricular direito Arritmia Perfuração e tamponamento cardíaco	Plexo braquial Gânglio estrelado Nervo frênico Nervo vago Nervo laríngeo recorrente Colocação incorreta do catéter

ou iatrogenias, como erros técnicos, inexperiência da equipe médica[24] ou relacionado com as comorbidades dos pacientes gravementes enfermos (distúrbio de coagulação, alterações anatômicas, várias punções anteriores, imunossupressão entre outras causas).

Pneumotórax

O pneumotórax pode ocorrer de 1 A 4%,[9,25] sendo mais frequentes quando a via de acesso escolhida é a veia subclávia. O mesmo ocorre em consequência do ângulo ou da profundidade de avanço da agulha que provoca a ruptura da pleura parietal, visceral ou mediastinal, permitindo acúmulo do ar e como consequência colapso parcial ou total do pulmão. O resultado pode ser catastrófico como colapso do pulmão ipsilateral, desvio do mediastino, compressão do pulmão contralateral e alteração do retorno venoso ao coração (balanço do mediastino), podendo levar o paciente ao óbito se não diagnosticado e tratado de forma correta e em tempo hábil. O melhor exame para detecção de um pneumotórax é a radiografia de tórax na posição ereta ao final da expiração e exame clínico.

Hemotórax

A inserção percutânea de catéteres venosos centrais pode complicar (1 a 11%) com o hemotórax (Fig. 32-5), quando a parede posterior da veia ou artéria e a pleura parietal forem perfuradas por uma agulha, dilatador ou bainha.[9] A veia ou artéria subclávia, a veia inominada ou até mesmo a veia cava superior podem ser envolvidas. A falta de tamponamento efetivo, combinada com a pressão respiratória negativa, e a presença de discrasia sanguínea ou uso de antiagregantes plaquetários podem acarretar grande perda de sangue por uma pequena punção.

Hidrotórax

É possível que a extremidade do catéter penetre a parede posterior da veia e a pleura parietal, localizando-se no espa-

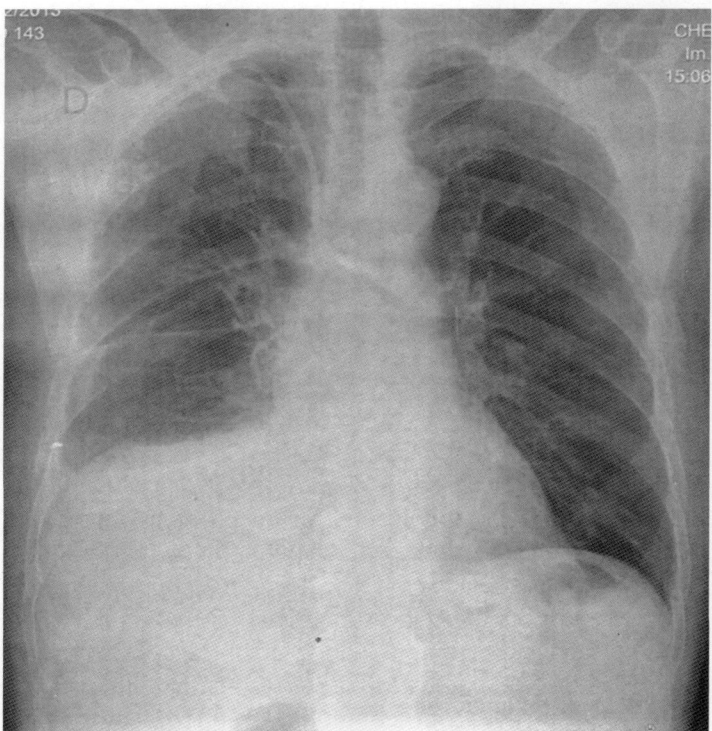

Fig. 32-5. Paciente submetida a implante de *permcath* em veia jugular interna direita para hemodiálise. Após procedimento evolui com choque hipovolêmico. RX de tórax demonstrando velamento de hemitórax direito.

ço pleural, essa penetração pode ocorrer tanto ipsolateral quanto contralateralmente ao local de colocação do catéter. Caso seja infundido líquidos, há em consequência disso um hidrotórax (Fig. 32-6), que pode ser indicado por sintomas como o desconforto respiratório pela compressão do pulmão ou pode ser notado pelo RX. Essa complicação é evitada pela confirmação de aspiração fácil do sangue pelo catéter ou a injeção de contraste sob fluoroscopia para se confirmar a posição do catéter antes do uso.

Punção arterial acidental

A punção arterial pode ocorrer em torno de 0 a 15% das punções para acessos venosos, resultando em lesões arteriais em torno de 0,1 a 0,5%. Frequentemente ocorre apenas a formação de um hematoma localizado ou pode complicar com pseudoaneurisma, fístulas arteriovenosas e pode precipitar acidente cerebrovascular.[9,25]

Hemomediastino e hidromediastino

Podem ocorrer em até 1% dos casos, quando a ponta do catéter ou parte do sistema de aporte penetre a parede da veia inominada ou da veia cava superior, ocasionando sangramento ou infusão de líquidos no mediastino.

Arritmia cardíaca

Pode ocorrer em razão da estimulação mecânica do catéter, resultando em arritmias atriais (6-40%) e ventriculares (23-25%), sendo que somente 0,9% das arritmias que necessitam de cardioversão.[9,25]

Embolização de fio ou catéter

Os catéteres venosos centrais de curta ou longa permanência podem ser embolizados na circulação durante sua inserção e são os corpos estranhos mais frequentemente perdidos na circulação.

Embolia aérea

Complicação rara, porém letal do acesso venoso central.[25] Ocorre geralmente em consequência da entrada de ar no catéter, seja antes da fixação do tubo de infusão ou a sua desconexão. Considerando que a taxa de mortalidade é acima de 50% nos casos de embolia aérea maciça, a prevenção é o melhor tratamento, sendo umas das medidas a posição de Trendelenburg, com a cabeça 15° abaixo do plano horizontal durante a inserção do catéter.

Complicação Crônicas

As complicações crônicas (Quadro 32-4) podem manifestar-se alguns dias ou meses após a instalação do catéter. Existem algumas complicações tardias que estão relacionadas com a colocação inicial do catéter. O material e tipo do catéter, cuidado com a manipulação e higienização na sua manipulação e as comorbidades associadas aos paciente em questão são fatores importantes para ocorrência de tais complicações.

Oclusão do catéter

É a complicação tardia mais usual, sendo responsável por até 40 a 60% da suspensão do uso do catéter. O bloqueio se dá pela formação de uma bainha (biofilme no catéter de longa permanência) ou de um tampão de fibrina ou coágulo na extremidade do catéter (Fig. 32-7). Em alguns casos, a posição da ponta do catéter contra a parede da veia funciona como sistema valvulado unidirecional. Uma oclusão iminente é anunciada com a impossibilidade de aspiração do retorno sanguíneo, mantendo a capacidade de infusão. O tratamento pode ser com o uso de drogas fibrinolíticas (ativador

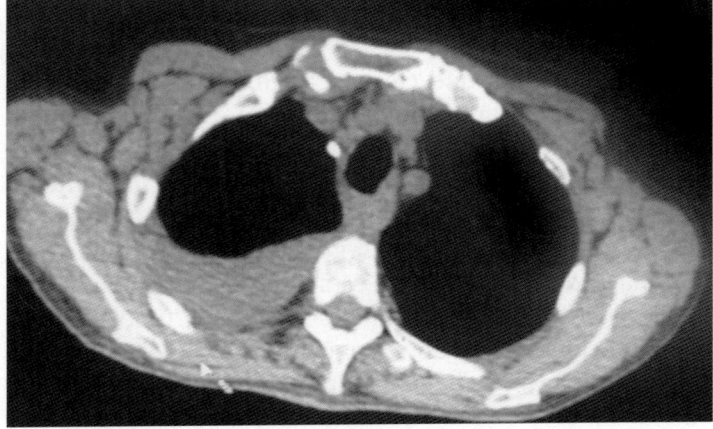

Fig. 32-6. Tomografia de tórax com hidrotórax à direita.

> **Quadro 32-4. Complicações crônicas dos catéteres venosos centrais**
>
> | | |
> |---|---|
> | Infecção de corrente sanguínea (ICS) | Erosão e perfuração da VCS |
> | Trombose do catéter | Trombose venosa central |
> | Disfunção do catéter | Embolia pulmonar |
> | Ruptura do catéter | Trombose venosa hepática |
> | Síndrome *pinch-off* | Tamponamento cardíaco |
> | Migração do catéter | Sepse pelo catéter |
> | Embolização do catéter | Trombose do seio coronariano |
> | Infecção do trajeto de inserção (tunelite) | Fístula linfática |
> | Inversão do *port-a-cath* | Quilotórax |

tecidual do plasminogênio, uroquinase ou estreptoquinase) ou no caso do insucesso a troca do sistema.

Não é recomendado o uso rotineiro de anticoagulação com varfarina, heparina de baixo peso molecular ou fracionada, uma vez que não diminuem o risco de trombose associada ao CVC; entretanto é recomendado o uso rotineiro de *flush* com solução salina periodicamente após o uso, para prevenir a formação do trombo.[14] A instilação de 2 mg de ativador tecidual do plasminogênio (r-tPA) é recomendada para reestabelecer a permeabilidade e preservar a função do catéter.[14] Embora seja apropriado tentar desobstruir o CVC no local, se confirmada radiologicamente a trombose e a mesma não responder à terapia fibrinolítica ou se a terapia fibrinolítica/anticoagulação forem contraindicadas, a remoção do catéter é recomendada.[14]

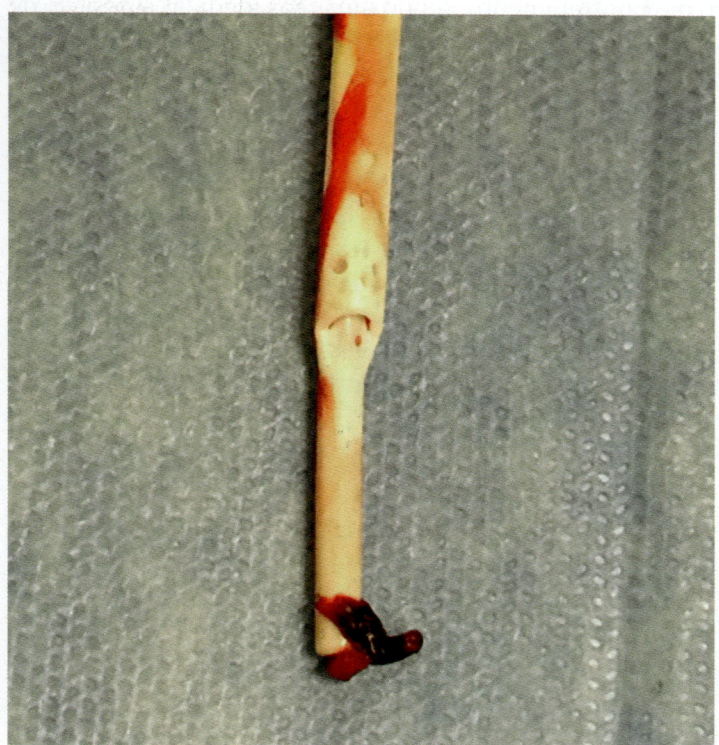

Fig. 32-7. Paciente submetido à troca de catéter de *permcath* por causa da disfunção do mesmo. Após retirada do catéter foi observado oclusão do orifício distal por fibrina/coágulo.

Trombose venosa central e embolia pulmonar

Estas complicações podem ocorrer de forma assintomática ou ocorrer sintomas, como edema pequeno ou moderado da extremidade afetada, sensação de aperto ou opressão e padrão venoso colateral de subcutâneo aumentado. As evidências clínicas de trombose de veia subclávia ocorrem em menos de 5% dos pacientes cateterizados. No entanto, em pacientes estudados com venografia, a frequência de trombose parcial ou completa pode chegar a 50%.[9,25] Fatores, como natureza da solução infundida, duração da cateterização, presença de infecção, hipercoagulabilidade e o tamanho, composição e a posição do catéter, predispõem ao desenvolvimento desta patologia. A terapia convencional com anticoagulação e elevação da parte do corpo sintomática é instituída, e, na maioria dos casos, procede-se à retirada do catéter.

Em caso de embolia pulmonar, o diagnóstico pode ser feito por cintilografia de ventilação e perfusão, angiotomografia ou arteriografia pulmonar. A terapêutica indicada vai depender da gravidade do quadro, da anticoagulação ou em caso de instabilidade hemodinâmica o uso fibrinolítico locorregional ou trombectomia mecânica percutânea ou convencional.

Infecção

Podem ocorrer três categorias relacionadas com o catéter:

- Infecção do local da entrada/saída.
- Infecção do túnel (tunelite) e/ou reservatório do *port*.
- Infecção da corrente sanguínea (ICS).

Os patógenos que causam as infecções relacionadas com o catéter têm mudado nas últimas décadas, sendo influenciados por mudanças nos materiais do catéter, catéter com impregnação de antimicrobianos, local de implante do catéter e seleção de microrganismos como resultado de prescrição de antibiótico. Em geral, a infecção do local de entrada/saída dos catéteres estão associados à baixa incidência de ICS. Entretanto, infecção do túnel ("tunelite") e/ou reservatório do *port* não são incomuns e podem ser causa importante de morbidade. A duração do tratamento antimicrobiano para o tratamento de infecção associada ao catéter varia de 7 a 21 dias com taxas de sucesso variando ente

60-70%.[14] Tanto a duração quanto o sucesso do tratamento são extremamente dependentes do microrganismo causador da infecção, a necessidade da retirada do catéter ou *port*, e da contagem de neutrófilos do paciente. A retirada precoce do catéter é crucial para algumas infecções; entretanto, a retirada prematura ou desnecessária do catéter pode interromper o tratamento e aumentar o desconforto e ansiedade do paciente e o custo pela necessidade de implante de novo catéter.[6,14,23,25]

A definição da causa da ICS é frequentemente difícil em pacientes com uso prolongado de CVC. Uma ferramenta diagnóstica para ICS relacionada com o catéter é a diferença de tempo para positivar as hemoculturas colhidas simultaneamente pelo catéter e por uma veia periférica. A hemocultura colhida pelo catéter tem que se tornar positiva pelo menos 120 minutos antes da colhida simultaneamente pela veia periférica para indicar que o catéter é a fonte de infecção. As relacionadas com o catéter são mais comumente causadas pelos *Staphylococci* coagulase negativo, *S. aureus* e espécies de *Candida* e menos comumente por espécies de *Bacillus*, *Corynebacterium jeikeium*, *Enterococci* (incluindo vancomicina resistente), micobactéria de crescimento rápido.[14]

Embora a remoção do catéter tenha sido aceita como a única forma de erradicar a infecção, a falta de acessos vasculares, especialmente em pacientes em hemodiálise, encorajou discussões sobre métodos de salvar o catéter e preservar o acesso vascular.[25] A maioria dos pacientes com câncer pode ser tratada efetivamente sem a retirada do catéter. Porém, fungemias ou bacteriemias com espécies de *Bacillus*, *C jeikeium*, *S aureus*, *P aeruginosa* ou *Streptrophomonas maltophila* e *Mycobacteria* não tuberculose frequentemente persistem apesar do tratamento antibiótico adequado e, então, requerem retirada do catéter. O tratamento é geralmente iniciado com antibióticos empíricos, baseado nos patógenos mais comuns de causar infecção (cefalosporinas de terceira geração associada à vancomicina em casos de alta incidência de *S. aureus* meticilina resistente), sendo ajustados posteriormente, assim que as culturas e antibiogramas estejam disponíveis. Os catéteres devem ser removidos nos casos de infecção de túnel ou reservatório do *port*, infecção por fungos ou micobactérias não tuberculose, sepse grave (com instabilidade hemodinâmica), osteomielite, endocardite, tromboflebite supurativa ou hemoculturas persistentemente positivas após 72 horas do início da antibioticoterapia, se nenhum outro sítio de infecção foi identificado ou se a bacteriemia recorre pouco tempo depois de completada a antibioticoterapia. Em casos de bacteriemia não complicada com *S. aureus* coagulase negativo ou bactérias Gram-negativas, preconiza-se o tratamento com antibióticos intravenosos por 2 semanas, com uso de antibiótico no catéter, podendo ou não realizar troca do catéter sobre fio-guia.

Embolização de catéter

A embolização também pode ser uma complicação crônica. Apesar de rara, a migração do catéter ou de um fragmento de catéter fraturado é uma complicação estimada em até 1% nos pacientes que o utilizam.[26,27] Dentre as causas que contribuem para esse fenômeno podem-se destacar: o uso prolongado dos catéteres, em especial dos dispositivos de longa permanência, por sofrerem ação do tempo o que contribui para a fadiga do catéter e fratura; fratura *in situ* com posterior embolização, neste caso, na maioria das vezes, ligada a *pinch-off syndrome*.

Síndrome pinch-off

Ocorre quando há compressão crônica do catéter central entre a clavícula e a primeira costela.[28,29] Pode ocorrer disfunção somente mecânica, ou seja, dependendo da movimentação/posição do braço e na flebografia estática o catéter permanecer sem sinais de compressão externa. Há potencialidade de ocorrer fratura do catéter e embolização do mesmo secundária a esta síndrome. Esta síndrome é mais comum com catéteres com localizados na subclávia. Pode ser classificada de acordo com a escala proposta por Hinke et al.:[30]

- *Grau 0:* sem redução de calibre no trajeto do catéter.
- *Grau 1:* sem redução do calibre, mas com desvio.
- *Grau 2:* redução do lúmen do catéter, quando este passa sob a clavícula (sinal verdadeiro de *pinch–off*).
- *Grau 3:* transecção do catéter entre a clavícula e a primeira costela acompanhada pela embolização distal do catéter.

REFERÊNCIAS BIBLIOGRÁFICAS

1. Andrade G, Marques R, Brito N et al. Cateteres intravenosos fraturados: retirada por técnicas endovasculares. *Radiol Bras* 2006;39(3):199-202.
2. Andrade MR, Silva HG, Oliveira BGRB, Cruz ICF. Risk of infection in central venous catheter: review study to nursing care. *Online Brazilian Journal of Nursing* 2010;9(2).
3. Andrews RE, Tulloh RM, Rigby ML. Percutaneous retrieval of central venous catheter fragments. *Arch Dis Child* 2002;87:149-50.
4. Bishop L, Doughert L, Bodenham A et al. Guidelines on the insertion and management of central venous devices in adults. *Int Jnl Lab Hem* 2007;29:261-78.
5. Broviac JW, Scribner BH. Prolonged parenteral nutrition in the home. *Surg Gynecol Obstet* 1974;139:24-8.
6. Cheung E, Baerlocher MO, Asch M, Myers A. Venous access: a pratical review for 2009. *Canadian Family Physician* 2009;55:494-6.
7. Cho JB, Park IY, Sung KY et al. Pinch-off syndrome. *J Korean Surg Soc.* 2013 Sept.;85(3):139-44. doi: 10.4174/jkss.2013.85.3.139. Epub 2013 Aug 26.
8. Danielson MD, Deutsch LS, White GH. Canulação venosa central para acessos de hemodiálise. In: Acesso vascular: princípios e prática, 5. ed. 2012, cap. 16, p. 147-69.
9. Dexheimer Neto FL, Teixeira C, Oliveira RP. Acesso venoso central guiado por ultrassom: qual a evidência? *Rev Bras Ter Intensiva* 2011;23(2):217-21.
10. Golestaneh L, Mokrzycki MH. Vascular access in therapeutic apheresis: Update 2013. *J Clin Apheresis* 2013;28:64-72.

11. Hickman RO, Buckner CD, Clift RA et al. A modified right atrial cateter for access to the venous system in marrow transplant recipientes. *Surg Gynecol Obstet* 1979;148:871-5.
12. Hinke DH, Zandt-Stastny DA, Goodman LR et al. Pinch-off syndrome: a complication of implantable subclavian venous access devices. *Radiology* 1990;177:353-6.
13. Miller DL, O'Grady NP. Guidelines for the prevention of intravascular catheter-related infections: recomendations relevant to interventional radiology for venous catheter placement and maintenance. *J Vasc Inter Radiol* 2012;23:997-1007.
14. Mitchell MD, Anderson BJ, Williams K, Umscheid C. Heparin flusinhg and other interventions to maintain patency of central venous catheters: a systematic review. *J Adv Nurs* 2009;65(10):2007-21.
15. Moreira RCR, Batista JC, Abrão E. Complicacões dos cateteres venosos centrais de longa permanência: análise de 500 implantes consecutivos. *Revista do Colégio Brasileiro de Cirurgiões* 1998;25(6):403-8.
16. Morris SL, Jaques PF, Mauro MA. Radiology assisted placement of implantable subcutaneous infusion ports for long term venous access. *Radiology* 1992;184:149-51.
17. Motta Leal Filho JM, Carnevale FC, Nasser F et al. Acesso venoso trans-hepático percutâneo para hemodiálise: uma alternativa para pacientes portadores de insuficiência renal crônica. *J Vasc Bras* 2010;9(3):131-6.
18. Niederhuber JE, Ensminger WD, Gyves JW et al. Totally implanted venous and arterial system to replace external cateter in cancer treatment. *Surgery* 1982;92:706-12.
19. Oran NT, Eser I. Impact of heparina locking frequency on preventing temporary dialysis catheter dysfunction in haemodialysis patients. *J Ren Care* 2008;34(4):199-202.
20. Pittiruti M, Hamilton H, Biffi R et al. ESPEN Guidelines on Parenteral Nutrition: Central Venous Catheters (acess, care, diagnosis and therapy of complications). *Clinical Nutrition* 2009;28:365-77.
21. Power A, Singh S, Ashby D et al. Translumbar central venous catheters for long – term haemodialysis. *Nephrol Dial Transplant* 2010;25:1588-95.
22. Rodriguez-Cruz E, Bonilla M, Perez J. Percutaneous translumbar inferior vena cava cateter placement for long-term hemodialysis treatment. *Pediatr Nephrol* 2007;22:612-5.
23. Rosado V, Romanelli RMC, Camargos PAM. Fatores de risco e medidas preventivas das infecções associadas a cateteres venosos centrais. *J Ped* 2011;87(6):469-77.
24. Schallom ME, Prentice D, Sona C et al. Heparin or 0.9% sodium chloride to maintain central venous catheter patency: a randomized trial. *Crit Care Med* 2012;40(6):1820-6.
25. Schiffer CA, Mangu PB, Wade JC et al. Central venous cateter care for the patient with cancer: American Society of Clinical Oncology Clinical Practice Guideline. *J Clinic Oncol* 2013;31(10):1357-70.
26. Smouse HB, Fox PF, Brady TM et al. Intravascular foreign body removal. *Semin Intervent Radiol* 2000;17:201-12.
27. Strum S, McDermed J, Korn A, Joseph C. Improved methods for venous access: the Port-A-Cath, a totally implanted catheter system. *J Clin Oncol* 1986;4:596-603.
28. Vats HS. Complications of catheters: tunneled and nontunneled. *Advances in Chronic Kidney Disease* 2012;19(3):188-94.
29. Woo K, Kinney TB, Hye RJ. Complicações de procedimentos para acesso vascular percutâneo e seus tratamentos. In: *Acesso vascular: princípios e prática*, 5. ed. 2012. cap. 37. p. 367-80.
30. Zaghal A, Khalife M, Mukherji D et al. Update on totally implantable venous access. *Surgical Oncology* 2012;21:207-15.

Capítulo 33

Corpos Estranhos Intravasculares

◆ *Breno Boueri Affonso*
◆ *Joaquim Maurício da Motta Leal Filho*

CONTEÚDO

- ✓ INTRODUÇÃO 438
- ✓ HISTÓRIA E EXAME FÍSICO 438
- ✓ DIAGNÓSTICO 438
- ✓ DISPOSTIVOS DE CAPTURA 439
- ✓ OUTROS MATERIAIS UTILIZADOS 439
- ✓ TÉCNICA 439
- ✓ RESULTADOS 441
- ✓ CONCLUSÃO 445
- ✓ REFERÊNCIAS BIBLIOGRÁFICAS 445

INTRODUÇÃO

Desde a década de 1950 quando o cateter venoso central (o dispositivo intravenoso profundo mais rudimentar) passou a ser largamente utilizado pelos médicos, há relatos de embolização de fragmentos de catéter. Um dos primeiros registros que se têm notícia, da embolização intravascular de um catéter, data de 1954 e foi publicado no *New England Journal of Medicine*. Os autores descrevem uma embolização fatal de um catéter que se alojou no átrio direito do paciente.[1] Data de 1964, a primeira retirada de corpo estranho intravascular (RCEI) por método minimamente invasivo. Um fio-guia foi capturado e retirado com uma pinça de biópsia brônquica inserida pela veia safena.[2] Mas foi em 1967 que Edelstein utilizou um *basket*, primeiro dispositivo criado para retirada de corpos estranhos intravasculares, para retirada de um catéter alojado na veia cava superior.[3] Desde então, a RCEI por via percutânea vem sendo utilizada por radiologistas intervencionistas, cirurgiões endovasculares e hemodinamicistas como um dos principais tratamentos para essa condição.

A maioria dos radiologistas intervencionistas irá se deparar, pelo menos uma vez na vida, na sua prática, com a presença de um corpo estranho intravascular (CEI), seja fruto de algum dos seus próprios procedimentos, seja fruto de procedimentos de outros profissionais. Esta indesejada situação ocorre decorrente das seguintes situações: embolização, fratura ou liberação em local inadequado de *stents*, filtros de veia cava, catéteres, fios-guia, molas entre outros dispositivos utilizados na prática intervencionista e de outras especialidades.

Desde a primeira descrição, em 1964, por Thomas J,[2] até os dias de hoje, a técnica minimamente invasiva de RCEI vem sendo utilizada como primeira escolha em razão de suas elevadas taxas de sucesso (acima de 90%) e baixa morbidade.[4-7] Tornando-se, desde então, o tratamento preferencial, até se tornar, nos dias atuais, o tratamento padrão ouro. A retirada percutânea de corpo estranho intravascular é um procedimento relativamente simples, seguro e com baixas taxas de complicações quando comparada ao tratamento cirúrgico convencional.[4,8-13]

Os catéteres venosos centrais de curta ou longa permanência são os CEIs mais frequentemente encontrados, perdidos na circulação. Apesar de rara, a migração do catéter ou de um fragmento de catéter fraturado é uma complicação estimada em até 1% nos pacientes que o utilizam.[6,14-16] Dentre as causas que contribuem para esse fenômeno podem-se destacar: o uso prolongado dos catéteres, em especial dos dispositivos de longa permanência, por sofrerem ação do tempo o que contribui para a fadiga do catéter e fratura; fratura *in situ* com posterior embolização, neste caso, na maioria das vezes, ligada a *pinch-off syndrome* – a causa desta fratura deve-se à compressão crônica (pinçamento) do catéter (localizado na veia subclávia) pela clavícula e a primeira costela. Esta pode ser prevenida, optando-se pelo acesso jugular ou ainda pelo implante do catéter na porção mais lateral da veia subclávia[17-19] e pelo maior cuidado, evitando-se a manipulação inadvertida com consequente migração (iatrogênica).

Além dos catéteres e seus fragmentos, há relatos na literatura, ainda que em número reduzido, de RCEI de diversos outros dispositivos utilizados na prática da radiologia intervencionista e da cirurgia endovascular, como *stents*, filtros de veia cava, plugues vasculares, molas entre outros.[20-23]

O caminho percorrido pelo CEI durante a migração, bem como sua posição final intravascular depende de uma série de fatores, como seu formato, comprimento, espessura, componente do material e, principalmente, da hemodinâmica da circulação local, arterial ou venosa. Geralmente, o posicionamento final dos CEIs venosos acontece nos vasos mais calibrosos, como a veia inominada, a veia cava, superior e inferior e as artérias pulmonares, ou em câmaras cardíacas, como átrio e ventrículo direitos. Isto ocorre por causa do sentido do fluxo sanguíneo venoso (de periférico para central) e porque, neste sentido, os calibres dos vasos vão aumentando progressivamente (de menor para maior).[24] Portanto, os CEIs venosos podem percorrer longas distâncias, diferente dos CEIs arteriais que tendem a percorrer curtas distâncias e serem mais sintomáticos.

HISTÓRIA E EXAME FÍSICO

A sintomatologia referida pelo paciente dependerá diretamente da localização final do CEI e do território, arterial ou venoso, em que ele se encontra. Para os CEIs venosos, quase a totalidade, aproximadamente 95% dos pacientes são assintomáticos.[25] Portanto, nos pacientes portadores de catéteres de longa permanência, a suspeita diagnóstica se dará durante a tentativa de utilização, pois não será possível a infusão da medicação através do dispositivo, ou, ainda, o paciente poderá referir dor local durante a tentativa de infusão. Além disso, no exame físico, poderá não ser possível palpar o catéter ao longo do túnel. Alguns pacientes poderão referir "palpitações", "coração acelerado" ou ansiedade, sintomas estes que poderão estar relacionados com extrassístoles ou arritmias cardíacas provocadas pelo contato do CEI na parede cardíaca, atrial ou ventricular.

Apesar da baixa incidência, a embolização do CEI pode desencadear complicações graves e potencialmente fatais, como tromboembolia pulmonar,[26,27] endocardite bacteriana,[28] sepse, lesões miocárdicas (perfuração miocárdica ou valvar com tamponamento cardíaco) e arritmias cardíacas.[29] Com taxa de mortalidade podendo variar de 24 a 60%.[30] Por isso, a retirada desses corpos estranhos, quando possível, é sempre recomendável.

DIAGNÓSTICO

Para o diagnóstico e localização dos CEIs os raios X (RX) simples são suficientes, visto que eles são radiopacos e, portanto, conseguem ser vistos. Para os CEIs venosos, na maioria das vezes, o RX de tórax consegue identificar o corpo estranho, visto que sua localização se dá nos vasos pulmonares, câmaras cardíacas ou na veia cava (Fig. 33-1). Já os CEIs arte-

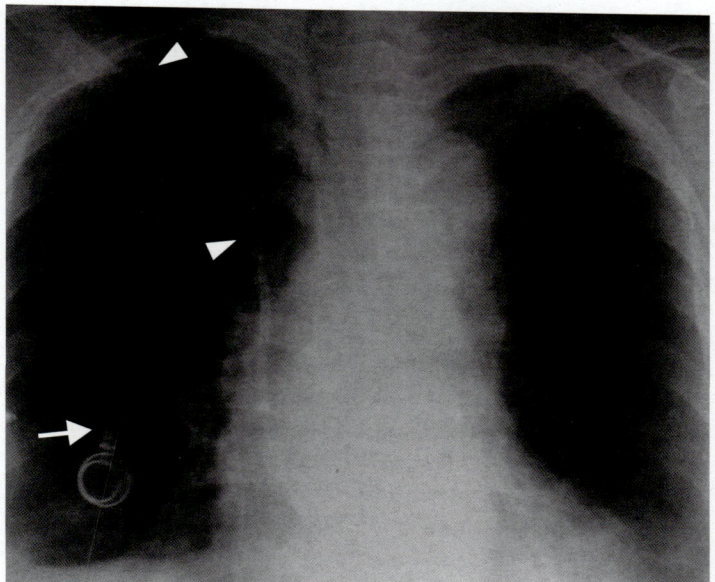

Fig. 33-1. RX de tórax em PA evidenciando *port-a-cath* fraturado. Note a separação entre o reservatório (seta) e o catéter (ponta de seta).

riais devem ser procurados próximos aos territórios arteriais onde foram utilizados, pois sua capacidade de deslocamento intravascular é menor. Nestes casos, os RX simples da região tratada identificarão o CEI, na maioria das vezes.

Outros métodos de imagem podem fazer o diagnóstico do CEI em pacientes assintomáticos que tenham realizado exames de rotina, como tomografia computadorizada e ecocardiograma.

DISPOSTIVOS DE CAPTURA

Muitos sistemas de retirada de corpo estranho foram desenvolvidos e vêm sendo utilizados ao longo dos anos, como as pinças, fórceps (Fig. 33-2A) e cestas de Dotter ou de Dormia ou *basket* (Cook) (Fig. 33-2B). Mas, a grande inovação técnica nesse procedimento veio com o surgimento do catéter Amplatz nitinol *GooseNeck Snare* (Convidien) (Fig. 33-2C), também conhecido como *snare* ou laço, sendo este, hoje em dia, o material de escolha por causa de sua versatilidade, e cuja amplitude do laço varia de 5 a 35 mm. A evolução tecnológica a partir do catéter Amplatz nitinol *GooseNeck* permitiu criar o *Atrieve Vascular Snare* (Angiotech), catéter com três laços (*multilooped*) (Fig. 33-3) não entrelaçados que permite a completa cobertura do vaso onde está localizado o CEI. Atualmente, existe no mercado *snare* com três ou quatro laços.

OUTROS MATERIAIS UTILIZADOS

Além dos dispositivos de captura citados anteriormente, devem-se ter em mãos outros materiais para a RCEI, são eles: introdutores, fios-guia 0,014" e 0,035", catéteres-guia e catéteres diagnósticos de diversas conformações. Esses materiais auxiliam no posicionamento do dispositivo de captura junto ao CEI, facilitando a apreensão e retirada.

Material cirúrgico pode ser necessário para abordagem dos vasos femorais, quando o CEI é muito grande e não entra pelo introdutor para ser retirado definitivamente.

TÉCNICA

A utilização de introdutores calibrosos é diretamente proporcional ao tamanho do corpo estranho a ser capturado. *Intracath*, *Port-a-cath* e fragmentos de fio-guia são facilmente retirados com introdutores de 6 a 8 Fr.

O acesso venoso recomendável para RCEI é a veia femoral comum,[4] preferencialmente à direita. Este acesso tem como vantagens: conforto na manipulação para o examinador; conforto da posição para o paciente; facilidade de pun-

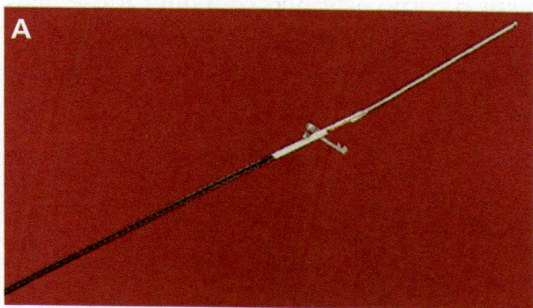
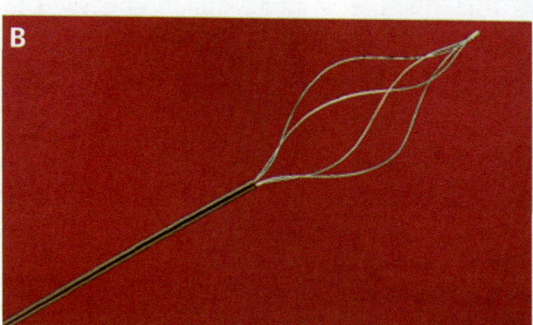
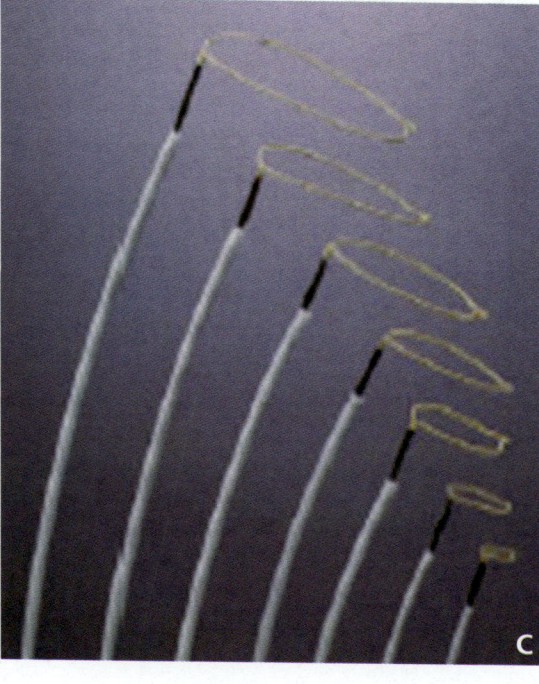

Fig. 33-2. Catéter para retirada de corpo estranho com terminação em "pinça" ou fórceps (**A**). Em "cesta" ou *basket* (**B**). Em "alça" ou *GooseNeck* (**C**).

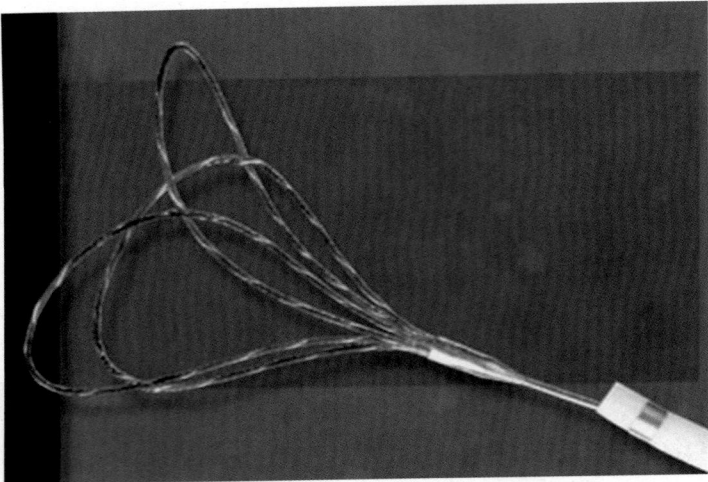

Fig. 33-3. Catéter para retirada de corpo estranho com terminação em múltiplas "alças" ou *multilooped*.

ção pelo bom calibre do vaso e da proximidade deste com a pele; presença de anteparo ósseo posterior que permite sua fixação durante a punção e segurança para a compressão efetiva após a retirada dos materiais; acesso aos principais sítios de migração de corpos estranhos intravenosos e calibre adequado para introdução de materiais dos mais variados diâmetros. Pode-se utilizar uma ou as duas veias femorais comuns simultaneamente, dependendo do grau de dificuldade do procedimento. Porém, é sempre preferível a utilização de um acesso somente. Esta via de acesso só não é utilizada quando há trombose venosa profunda dos membros inferiores e/ou a presença de filtro de veia cava inferior definitivo.[31]

A segunda opção utilizada como via de acesso venoso são as veias jugulares, pois possuem como vantagens: facilidade de punção pelo bom calibre do vaso; acesso aos principais sítios de migração de corpos estranhos intravenosos; calibre adequado para introdução de materiais dos mais variados diâmetros; e, além da facilidade e segurança na compressão do sítio de punção. Na falta dessas quatro vias de acesso preferenciais, podem-se utilizar vias alternativas, como dissecção ou punção das veias basílicas ou cefálicas; dissecção das veias axilares; ou punção das veias subclávias (Fig. 33-4).[31]

A técnica consiste em aproximar-se com catéter-guia na extremidade livre do CEI e posteriormente laçá-lo com o dispositivo de captura, apreendendo-o, preferivelmente, pela extremidade proximal (Fig. 33-5). Aquisições de imagens em oblíqua, perfil ou outras angulações podem facilitar a visualização da aproximação entre o laço e o CEI, e a sua captura. Na indisponibilidade de um dispositivo de captura, pode-se improvisar um laço, utilizando-se fio-guia 0,014" de 300 cm dobrado e passado por dentro de um catéter-guia de 6 a 8 Fr ou de um catéter diagnóstico. Nesta situação improvisada, a amplitude da alça (mais aberta ou mais fechada) é conseguida pela imobilização de um dos segmentos do fio-guia e a tração ou contratração do segmento oposto[24] (Fig. 33-6). Em algumas situações, encontra-se o catéter fragmentado com as duas extremidades em contato com a parede do vaso ou da câmara cardíaca, ou seja, sem extremidade livre. Neste caso, pode-se utilizar catéter tipo *pigtail* com intuito de manipular o fragmento e, se necessário, forçar a migração do corpo estranho para um local mais adequado para captura, evitando-se, por exemplo, grandes manipulações transvalvares e reduzindo o risco de lesões das cordoalhas cardíacas. Após a captura do CEI, o fragmento é retirado juntamente com o catéter-guia pela veia cava inferior até o interior do introdutor, localizado na veia femoral comum, em um movimento único (Fig. 33-7).

Objetos mais largos (*stent* ou filtro de veia cava) requerem técnica mais complexa. Eventualmente há necessidade de compactação do corpo estranho, por meio da utilização de balão de angioplastia, para diminuição do seu tamanho e superfície de contato contra as estruturas endovasculares, como as válvulas pulmonares e tricúspides. Pode-se também tentar revestir o corpo estranho com um catéter mais calibroso para evitar que a sua superfície provoque atrito e rasgue a parede do vaso, bem como válvulas e cordoalhas.

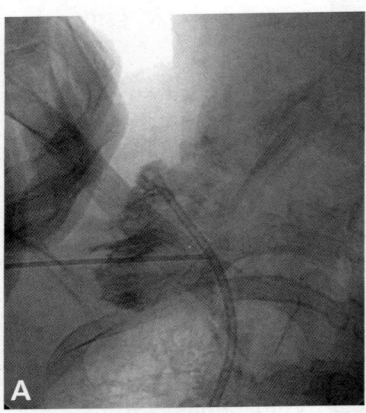 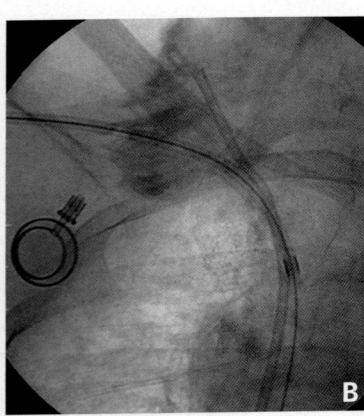 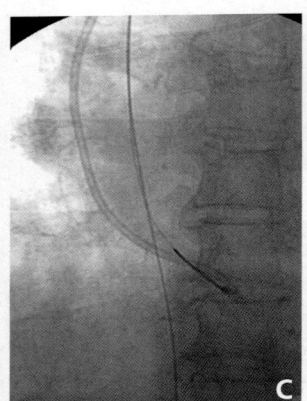 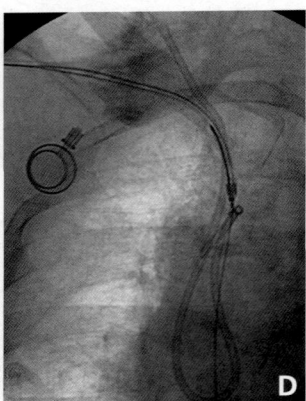

Fig. 33-4. (A) Punção com agulha da veia subclávia direita. (B) Implante de introdutor compatível na veia subclávia direita e passagem do dispositivo de captura *snare GooseNeck*. (C) Captura da extremidade distal do catéter (corpo estranho) com o laço e implante de outro fio-guia 0,035" na veia cava inferior (a função desse fio-guia foi manter o acesso venoso). (D) Retirada do catéter pelo acesso subclávio direito.

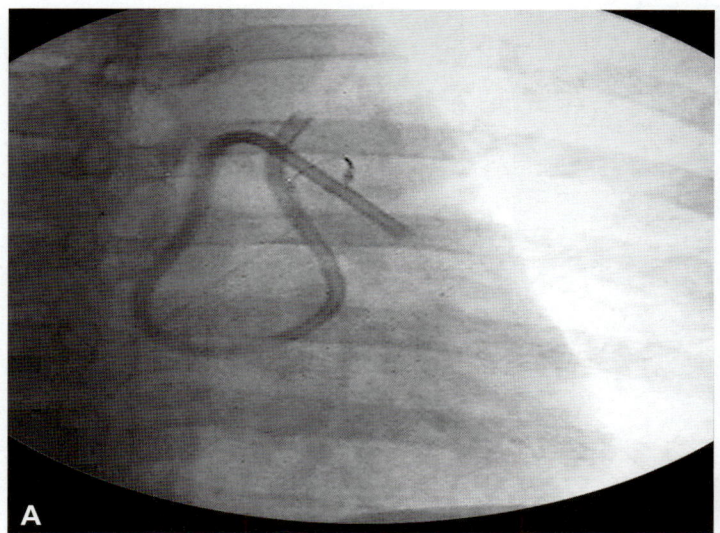
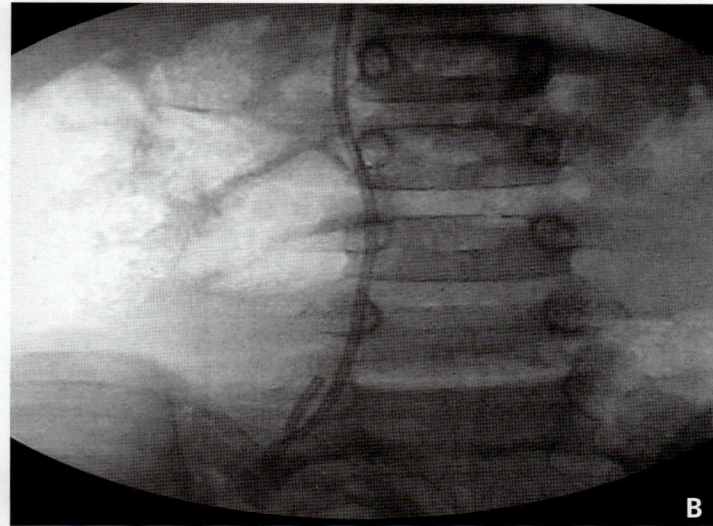

Fig. 33-5. (**A**) Captura da extremidade proximal do fragmento de catéter alojado no ventrículo direito/tronco da artéria pulmonar. (**B**) Retirada do conjunto (*snare* + fragmento de catéter) pelo introdutor 8 Fr localizado na veia femoral comum direita.

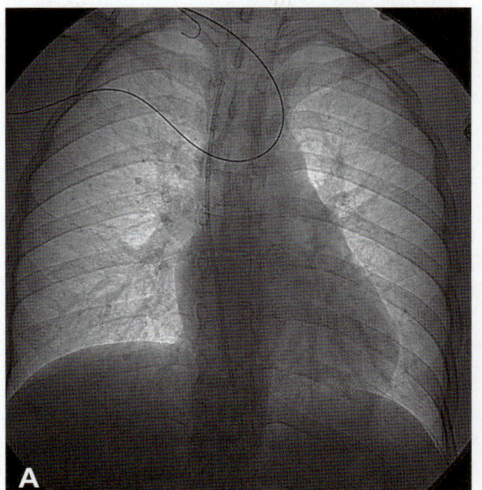
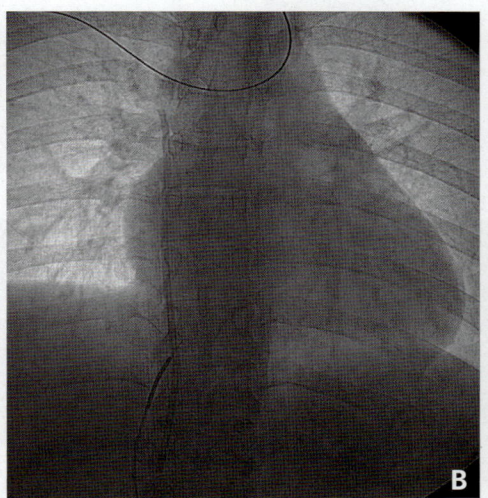
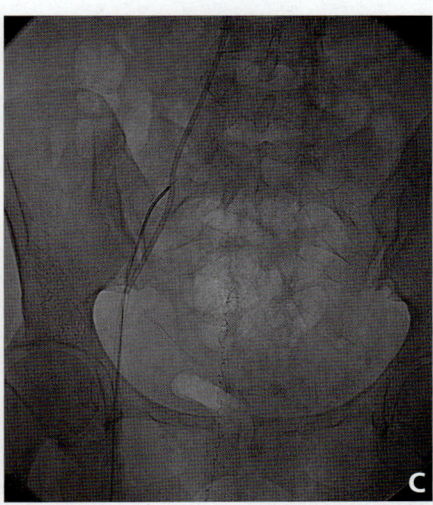

Fig. 33-6. (**A**) Extremidade distal do catéter localizada na veia inominada direita e a extremidade proximal localizada na veia cava inferior. (**B**) Captura da extremidade proximal do catéter, com *snare* improvisado (catéter cobra II 5 Fr e microguia de 0,014 polegadas e 300 cm dobrado). (**C**) Retirada do corpo estranho através da veia femoral comum direita.

Em alguns casos, a retirada consiste em trazer o corpo estranho até a veia ilíaca externa ou femoral e então removê-lo com uma pequena incisão cirúrgica (flebotomia).

RESULTADOS

Não existem estudos controlados e randomizados que comprovem a vantagem da RCEI por via endovascular sobre a cirurgia aberta, por motivos óbvios, a baixíssima incidência dessa condição. O que existe publicado na literatura são séries de casos de centro único e relatos de casos. Apesar disso, nos dias atuais, a técnica endovascular é considerada a padrão ouro para RCEI.

Em publicação recente, Schechter MA *et al.* reuniram todas as séries e relatos de casos sobre o tema publicados no *Medline*, desde 2000, e forneceram algumas recomendações sobre o assunto (Quadro 33-1).[25] A primeira decisão que deve ser tomada acerca do CEI é se há necessidade de retirada ou não, visto que somente 5,6% dos pacientes são sintomáticos. Os autores sugerem que o CEI não deva ser retirado naqueles pacientes com baixa expectativa de vida, assintomático, portador de CEI pequeno e de difícil localização, pois o risco do procedimento poderá ser maior que o benefício da retirada.

A segunda decisão que deve ser tomada é a escolha da técnica de retirada, endovascular ou cirúrgica aberta. A técnica endovascular é a preferida por ser menos mórbida, reservando-se a cirurgia aberta para casos específicos de impossibilidade de RCEI endovascular. Neste contexto, qual seja, de RCEI endovascular deve-se escolher o dispositivo de captura. Nas séries publicadas e compiladas no Quadro 33-1, o dispositivo de retirada mais utilizado foi o *snare,* tradicional (*Goose-Neck*) ou múltiplos laços, em mais de 90% das vezes. Balões de

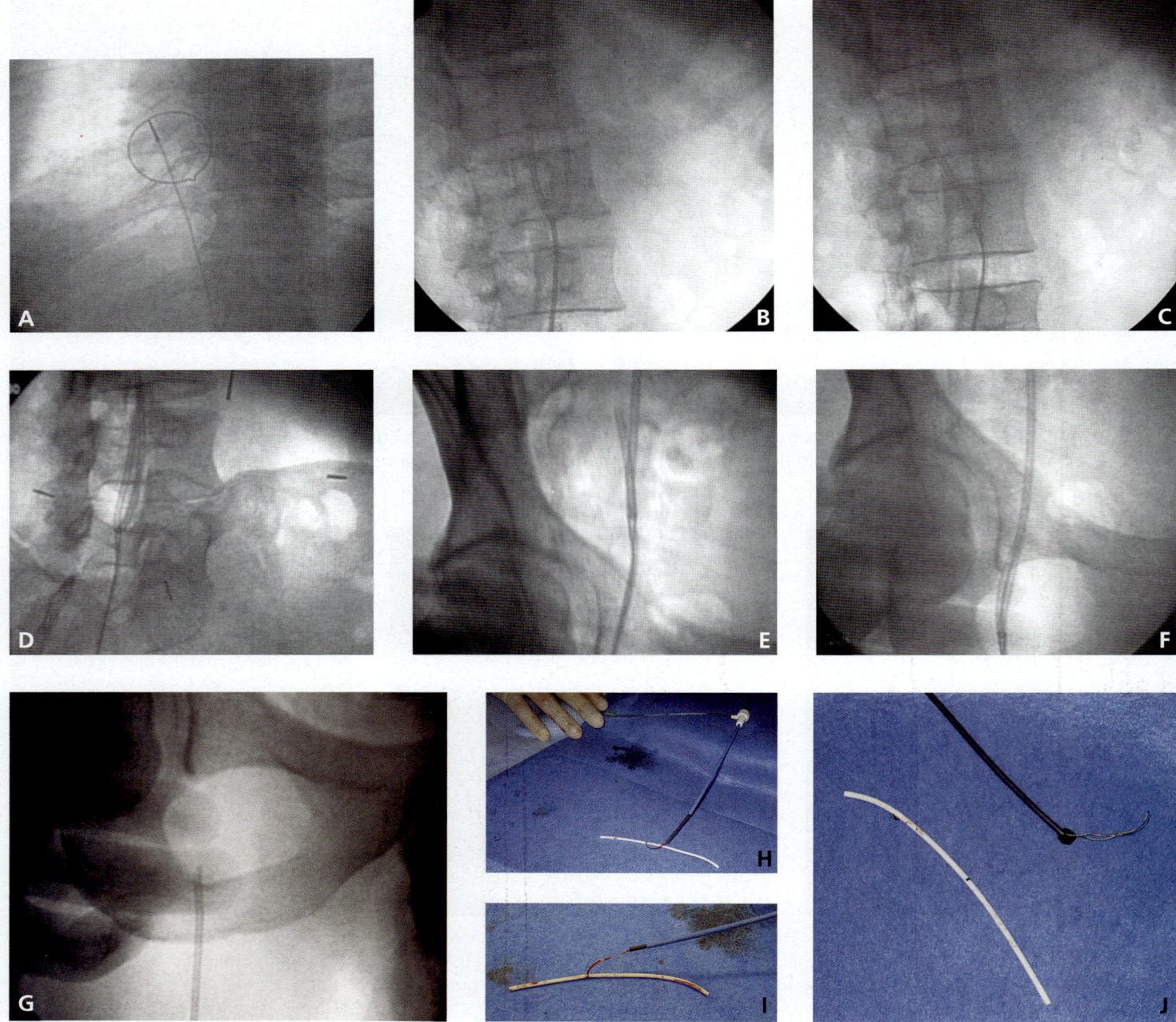

Fig. 33-7. (A-J) Sequência desde a observação do catéter fraturado dentro do átrio direito e toda a técnica de captura, recuperação e retirada do fragmento através da veia femoral comum direita.

angioplastia e catéteres curvos foram úteis para mobilizar os CEIs situados em posições desfavoráveis e orientá-los para captura com o *snare*, ou outro dispositivo de captura.[25]

Os autores concluíram que CEIs como fios-guia, fragmento de catéter ou marca-passo e filtro de veia cava, serão mais facilmente capturados com o *snare*. Molas podem ser capturadas com o *snare* ou com o fórceps. *Stents* serão capturados mais facilmente, utilizando-se uma combinação de balão com *snare*. Outros CEIs, como projétil de arma de fogo,[49] serão mais bem capturados com a Cesta de Dormia.[25]

No Hospital das Clínicas da Faculdade de Medicina da Universidade de São Paulo (HC-FMUSP), desde julho de 2007 a abril de 2013, 20 pacientes foram submetidos à RCEI por via endovascular no Serviço de Radiologia Vascular Intervencionista. Todos os pacientes encontravam-se assintomáticos quando do diagnóstico. O CEI mais frequentemente encontrado foi o catéter ou fragmento de catéter em 95%. A causa mais comum de embolização foi fratura do catéter em 70% das vezes, seguida de embolização durante a implantação do catéter (iatrogênica) em 20%. Em 100% das vezes a via de acesso para RCEI foi única, sendo a veia femoral comum (direita em 85%, e a esquerda em 10% das vezes) a mais comumente utilizada. O átrio direito, em 40% das vezes, foi a localização mais comum de uma das extremidades do corpo estranho, seguido do ventrículo direito em 20% das vezes. O dispositivo de captura mais utilizado foi o

Capítulo 33 ■ Corpos Estranhos Intravasculares

Quadro 33-1. Séries de casos, com pelo menos cinco pacientes, publicadas na literatura desde 2000 sobre retirada de corpo estranho intravascular

Autor, ano	Número de pacientes	Corpo estranho	Dispositivo de captura	Manisfestações clínicas		Sucesso técnico			Complicações	
				Sintomas	Achado incidental	Endovascular	Endovascular/ aberta	Insucesso técnico	N	Tipo
Biffi (2000)[32]	9	Fragmento de catéter	Snare	0	1 (11,1%)	9 (100%)	0	0	0	
Pittiruti (2000)[33]	10	Fragmento de catéter	Snare	NR	NR	10 (100%)	0	0	0	
Gabelmann (2001)[30]	38	Fragmento de catéter, stents, molas, fios-guia e FVC	Snare (77,7%), catéter curvo	NR	NR	34 (89,5%)	0	4 (10,5%)	2 (5,3%)	Hematoma expansível
Savage (2003)[34]	6	Fragmento de catéter, fios-guia	Snare	1 (16,7%)	NR	6 (100%)	0	0	1 (16,7%)	Hemoptise
Bessoud (2003)[35]	102	Fragmento de catéter, fios-guia	Snare	0	NR	97 (95,1%)	0	5 (4,9%)	0	
Koseoglu (2004)[36]	15	Fragmento de catéter, stents, molas, fios-guia, bainha, cabo de marca-passo	Snare	NR	NR	15 (100%)	0	0	0	
Liu (2004)[37]	20	Fragmento de catéter	Snare (80%), cesta de dormia	0	NR	20 (100%)	0	0	5 (25%)	Arritmias
Corriere (2004)[38]	5	FVC desalojado	Snare	NR	NR	5 (100%)	0	0	0	
Cioppa (2005)[39]	6	Fragmento de catéter, cabo de marca-passo	Snare	5 (83,3%)	1 (16,7%)	6 (100%)	0	0	0	
Rubenstein (2007)[40]	8	FVC desalojado	Snare	NR	NR	8 (100%)	0	0	0	
Surov (2006, 2008)[10,41]	46	Fragmento de catéter	Snare	3 (6,5%)	21 (45,7%)	46 (100%)	0	0	0	
Sheth (2007)[42]	26	Fragmento de catéter, stents, molas, fios-guia, cabo de marca-passo	Snare	NR	NR	26 (100%)	0	0	0	

(Continua)

Quadro 33-1. Séries de casos, com pelo menos cinco pacientes, publicadas na literatura desde 2000 sobre retirada de corpo estranho intravascular (Cont.)

Autor, ano	Número de pacientes	Corpo estranho	Dispositivo de captura	Manifestações clínicas		Sucesso técnico			Complicações	
				Sintomas	Achado incidental	Endovascular	Endovascular/aberta	Insucesso técnico	N	Tipo
Rodrigues (2007)[43]	7	Fragmento de catéter, stent, mola, oclusor septal	Snare	NR	NR	7 (100%)	0	0	0	
Gebauer (2007)[44]	29	Fragmento de catéter	Snare	NR	NR	27 (93,1%)	0	2 (6,9%)	0	
Wolf (2008)[45]	78	Fragmento de catéter, fios-guia, bainha, cabo de marca-passo	Snare (51%), catéter curvo	NR	NR	68 (87,2%)	3 (3,8%)	7 (9,0%)	5 (6,4%)	Arritmias, hematoma expansívo, fratura de introdutor
Bonvini (2009)[46]	22	Fragmento de catéter, stents, fios-guia, bainha	Snare	NR	NR	19 (86,4%)	2 (9,1%)	1 (4,5%)	0	
Wang (2009)[47]	25	Fragmento de catéter	Snare (72%), fórceps	1 (4,0%)	NR	25 (100%)	0	0	4 (16%)	Arritmias
Cheng (2009)[11]	92	Fragmento de catéter	Snare (92%), cesta de dormia	8 (8,7%)	33 (35,9%)	86 (93,5%)	4 (4,3%)	2 (2,2%)	3 (3,3%)	Arritmias, lesão da vávula tricúspide
Motta Leal Filho (2010)[24]	12	Fragmento de catéter	Snare (83,3%), cesta de dormia	NR	NR	12 (100%)	0	0	1 (8,3%)	Arritmia
Cahill (2012)[48]	18	Fragmento de catéter	Snare	0	8 (44%)	16 (89%)	0	2 (11%)	0	
Total	574			18 (5,6%)	64 (37%)	542 (94%)	9 (1,6%)	23 (4%)	21 (3,7%)	

FVC = filtro de veia cava; NR = não relatado. Adaptado de Schechter MA et al. Retrieval of iatrogenic intravascular foreign bodies. J Vasc Surg 2013;57(1):276-81.

Quadro 33-2. Aspectos técnicos da retirada de corpo estranho intravascular de 20 pacientes – HC-FMUSP

Caso	Ano	Catéter	Motivo	Posição do corpo estranho	Acesso	Dispositivo utilizado
1	2007	Port-a-cath	Fratura	VD	Veia femoral direita	*Snare*
2	2007	Intra cath	Embolização no implante	AD	Veia femoral direita	*Snare*
3	2008	Port-a-cath	Fratura	AD	Veia femoral direita	*Snare*
4	2008	Port-a-cath	Fratura	AD	Veia femoral direita	*Snare*
5	2008	Port-a-cath	Fratura	Tronco da artéria pulmonar	Veia femoral direita	*Snare*
6	2008	Port-a-cath	Desconexão	AD	Veia femoral direita	Cesta de Dormia
7	2008	Port-a-cath	Fratura	AD	Veia femoral direita	*Snare*
8	2009	Port-a-cath	Embolização no implante	VCI	Veia femoral direita	Micro guia dobrado e catéter diagnóstico
9	2009	Picc	Embolização no implante	VD	Veia femoral esquerda	*Snare*
10	2009	Port-a-cath	Fratura	VD	Veia subclávia direita	*Snare*
11	2009	Port-a-cath	Fratura	VD	Veia femoral direita	*Snare*
12	2009	Port-a-cath	Fratura	VCS	Veia femoral direita	*Snare*
13	2009	Port-a-cath	Fratura	Tronco da artéria pulmonar	Veia femoral direita	*Snare* (3 laços)
14	2010	Port-a-cath	Fratura	VCI	Veia femoral direita	*Snare*
15	2011	Port-a-cath	Fratura	Tronco da artéria pulmonar	Veia femoral direita	Cesta de Dormia
16	2012	Port-a-cath	Fratura	AD	Veia femoral direita	Cesta de Dormia
17	2012	Port-a-cath	Fratura	AD	Veia femoral direita	Cesta de Dormia
18	2012	Fio-guia	Embolização no implante	VCS	Veia femoral esquerda	Cesta de Dormia
19	2013	Schilley	Fratura	VCI	Veia femoral direita	Cesta de Dormia
20	2013	Port-a-cath	Desconexão	AD	Veia femoral direita	*Snare* (3 laços)

AD = átrio direito; VD = ventrículo direito; VCS = veia cava superior; VCI = veia cava inferior.
Dados parcialmente publicados pelos autores em Motta-Leal-Filho JM *et al*. Endovascular techniques and procedures, methods for removal of intravascular foreign bodies. *Rev Bras Cir Cardiovasc* 2010;25(2):202-8.

snare (laço simples em 55% e três laços em 10% dos casos) e em 30% das vezes utilizou-se a cesta de dormia ou *basket*. Em um caso (5%), o dispositivo de captura utilizado foi o fio-guia 0,014" dobrado e introduzido em catéter cobra, pois não havia disponibilidade de outro material de captura (Quadro 33-2). Obteve-se sucesso técnico na RCEI em 100% dos casos. A única complicação ocorrida foi fibrilação atrial sustentada em um paciente (5%) que foi revertida com drogas antiarrítmicas ainda durante a retirada.

CONCLUSÃO

Embora a presença do CEI possa parecer um problema vexatório para os intervencionistas e cirurgiões endovasculares em certa medida, pois pode traduzir alguma falha do seu procedimento, estes profissionais têm-se mostrado bastante habilidosos e eficientes na RCEI por técnica endovascular com baixíssimas taxas de complicações. O desenvolvimento tecnológico aperfeiçoou os dispositivos de captura que contribuíram para as altas taxas de sucesso técnicas na RCEI endovascular.

REFERÊNCIAS BIBLIOGRÁFICAS

1. Turner DD, Sommers SC. Accidental passage of a polyethylene catheter from cubital vein to right atrium; report of a fatal case. *N Eng J Med* 1954;251:744-5.
2. Thomas J, Sinclair-Smith B, Bloomfield D, Davachia A. Non-surgical retrieval of a broken segment of steel spring guide from right atrium and inferior vena cava. *Circulation* 1964;30:106-8.
3. Edelstein J. Atraumatic removal of a polyethylene catheter from the superior vena cava. *Chest* 1970;57(4):381-3.

4. Egglin TK, Dickey KW, Rosenblatt M, Pollak JS. Retrieval of intravascular foreign bodies: experience in 32 cases. *Am J Roentgenol* 1995;164(5):1259-64.

5. Cerkinge S, Weiss JP, Foster RG et al. Percutaneous retrieval of foreign bodies: experience with nitinol Goose Neck snare. *J Vasc Interv Radiol* 1993;4(6):805-10.

6. Uflacker R, Lima S, Melichar AC. Intravascular foreign bodies: percutaneous retrieval. *Radiology* 1986;160(3):731-5.

7. Kadir S, Athanasoulis CA. Percutaneous retrieval of intravascular foreign bodies. In: Athanasoulis CA, Pfister Rc, eds. *Interventional radiology*. Philadelphia: WB Saunders, 1982. p. 379-97.

8. Yang FS, Ohta I, Chiang HJ et al. Non-surgical retrieval of intravascular foreign body: experience of 12 cases. *Eur J Radiol* 1994;18:1-5.

9. Liu JC, Tseng HS, Chen CY et al. Percutaneous retrieval or intravascular foreign bodies: experience with 19 cases. *Kaohsiung J Med Sci* 2002;18:492-9.

10. Surov A, Jordan K, Buerke M et al. Atypical pulmonary embolism of port catheter fragments in oncology patients. *Support Care Cancer* 2006;14:479-83.

11. Cheng C-C, Tsai T-N, Yang C-C, Han C-L. Percutaneous retrieval of dislodged totally implantable central venous access system in 92 cases: Experience in a single hospital. *Eur J Radiol* 2009;69:346-50.

12. Chow LM, Friedman JN, Macarthur C et al. Peripherally inserted central catheter (PICC) fracture and embolization in the pediatric population. *J Pediatr* 2003;142(2):141-4.

13. Bloomfield DA. Techniques of nonsurgical retrieval of iatrogenic foreign bodies from the heart. *Am J Cardiol* 1971;27(5):538-45.

14. Smouse HB, Fox PF, Brady TM et al. Intravascular foreign body removal. *Semin Intervent Radiol* 2000;17:201-12.

15. Andrews RE, Tulloh RM, Rigby ML. Percutaneous retrieval of central venous catheter fragments. *Arch Dis Child* 2002;87:149-50.

16. Andrade G, Marques R, Brito N et al. Cateteres intravenosos fraturados: retirada por técnicas endovasculares. *Radiol Bras* 2006;39(3):199-202.

17. Hinke DH, Zandt-Stastny DA, Goodman LR et al. Pinch-off syndrome: a complication of implantable subclavian venous access devices. *Radiology* 1990;177:353-6.

18. Schlangen JTH, Debets JMH, Wils JA. The "pinch-off phenomenon": a radiological symptom for potential fracture of an implanted permanent subclavian catheter system. *Eur J Radiol* 1995;20:112-3.

19. Kim OK, Kim SH, Kim JB et al. Transluminal removal of a fractured and embolized indwelling central venous catheter in the pulmonary artery. *KJIM* 2006;21:187-90.

20. Sanchez RB, Roberts AC, Valji K et al. Wallstent misplaced during transjugular placement of an intra-hepatic portosystemic shunt: retrieval with a loop snare. *Am J Roentgenol* 1992;159:129-30.

21. Nicholson W, Nicholson WJ, Tolerico P et al. Prevalence of fracture and fragment embolization of Bard retrievable vena cava filters and clinical implications including cardiac perforation and tamponade. *Arch Intern Med* 2010;170:1827-31.

22. Guimarães M, Denton CE, Uflacker R et al. Percutaneous retrieval of an Amplatzer septal occlude devide that had migrated to the aortic arch. *Cardiovasc Intervent Radiol* 2012;35(2):430-3.

23. Tisnado J, Beachley MC, Cho SR, Amendola M. Peripheral embolization of a stainless steel coil. *Am J Roentgenol* 1979;133:324-26.

24. Motta Leal Filho JM, Carnevale FC, Nasser F et al. Endovascular techniques and procedures, methods for removal of intravascular foreign bodies. *Rev Bras Cir Cardiovasc* 2010;25(2):202-8.

25. Schechter MA, O'Brien PJ, Cox MW. Retrieval of iatrogenic intravascular foreign bodies. *J Vasc Surg* 2013;57(1):276-81.

26. Suárez-Peñaranda JM, Guitian-Barreiro D, Concheiro-Carro L. Long-standing intracardiac catheter embolism. An unusual autopsy finding. *Am J Forensic Med Pathol* 1995;16(2):124-6.

27. Knutson H, Stenberg K. Pulmonary embolism after catheter break. *Nord Med* 1959;62:1491.

28. Balbi M, Bertero G, Bellotti S et al. Right-sided valvular endocarditis supported by an unexpected intracardiac foreign body. *Chest* 1990;97(6):1486-8.

29. Denny MA, Frank LR. Ventricular tachycardia secondary to Port-a-Cath fracture and embolization. *J Emerg Med* 2003;24(1):29-34.

30. Gabelmann A, Kramer S, Gorich J. Percutaneous retrieval of lost or misplaced intravascular objects. *Am J Roentgenol* 2001;176(6):1509-13.

31. Motta Leal Filho JM, Carnevale FC, Cerri GG. Subclavian vein an unusual access for the removal of intravascular foreign bodies. *Ann Vasc Surg* 2010;24(6):826.e1-4.

32. Biffi R, Orsi F, Grasso F et al. Catheter rupture and distal embolization: a rare complication of central venous ports. *J Vasc Access* 2000;1:19-22.

33. Pittiruti M, Cina A, Cotronco A et al. Percutaneous intravascular retrieval of embolized fragments of long-term central venous catheters. *J Vasc Access* 2000;1:23-27.

34. Savage C, Ozkan OS, Walser EM et al. Percutaneous retrieval of chronic intravascular foreign bodies. *Cardiovasc Intervent Radiol* 2003;26:440-2.

35. Bessoud B, de Baere T, Kuoch V et al. Experience at a single institution with endovascular treatment of mechanical complications caused by implanted central venous access devices in pediatric and adult patients. *Am J Roentgenol* 2003;180(2):527-32.

36. Koseoglu K, Parildar M, Oran I, Memis A. Retrieval of intravascular foreign bodies with goose neck snare. *Eur J Radiol* 2004;49:281-5.

37. Liu JC, Tseng HS, Chen CY et al. Percutaneous retrieval of 20 centrally dislodged Port-A catheter fragments. *Clin Imaging* 2004;28(3):223-9.

38. Corriere MA, Passman MA, Guzman RJ et al. Retrieving "nonretrievable" inferior vena caval Greenfield filters: a therapeutic option for filter malpositioning. *Ann Vasc Surg* 2004;18(6):629-34.

39. Cioppa A, Ambrosini V, Battaglia S et al. Endovascular foreign body retrieval from right side of the heart: a case series of six patients. *Int J Cardiol* 2005;99(1):143-4.

40. Rubenstein L, Chun AK, Chew M, Binkert CA. Loop-snare technique for difficult inferior vena cava filter retrievals. *J Vasc Interv Radiol* 2007;18:1315-8.

41. Surov A, Buerke M, John E et al. Intravenous port catheter embolization: mechanisms, clinical features and management. *Angiology* 2008;59:90-7.

42. Sheth R, Someshwar V, Warawdekar G. Percutaneous retrieval of misplaced intravascular foreign objects with

the Dormia basket: an effective solution. *Cardiovasc Intervent Radiol* 2007;30:48-53.
43. Rodrigues D, Sá e Melo A, da Silva AM *et al.* Percutaneous retrieval of foreign bodies from the cardiovascular system. *Rev Port Cardiol* 2007;26:755-8.
44. Gebauer B, Teichgraber UK, Podrabsky P *et al.* Radiological interventions for correction of central venous port catheter migrations. *Cardiovasc Intervent Radiol* 2007;30:216-21.
45. Wolf F, Schernthaner RE, Dirisamer A *et al.* Endovascular management of lost or misplaced intravascular objects: experiences of 12 years. *Cardiovasc Intervent Radiol* 2008;31(3):563-8.
46. Bonvini RF, Rastan A, Sixt S *et al.* Percutaneous retrieval of intravascular and intracardiac foreign bodies with a dedicated three-dimensional snare: a 3-year single center experience. *Catheter Cardiovasc Interv* 2009;74(6):939-45.
47. Wang PC, Liang HL, Wu TH *et al.* Percutaneous retrieval of dislodged central venous port catheter: experience of 25 patients in a single institute. *Acta Radiol* 2009;50(1):15-20.
48. Cahill AM, Ballah D, Hernandez P, Fontalvo L. Percutaneous retrieval of intravascular venous foreign bodies in children. *Pediatr Radiol* 2012;42:24-31.
49. Machado AT, Procópio RJ, Evangelista FB *et al.* Embolia balística venosa retrógrada transtorácica: relato de caso e revisão da literatura. *J Vasc Bras* 2008;7(4):393-6.

Capítulo 34

Fístulas e Enxertos de Diálise Não Funcionantes

✦ *Gustavo Henrique Vieira de Andrade*
✦ *Gustavo Domingues*
✦ *Marcos Barbosa de S Junior*
✦ *Romero Marques*

CONTEÚDO

- ✓ INTRODUÇÃO 449
- ✓ VIGILÂNCIA DA FÍSTULA ARTERIOVENOSA 449
- ✓ CAUSAS DE FALHA DE FÍSTULA ARTERIOVENOSA ... 450
- ✓ BAIXO FLUXO FISTULAR 450
- ✓ TROMBOSE AGUDA 454
- ✓ CONCLUSÃO 456
- ✓ REFERÊNCIAS BIBLIOGRÁFICAS 456

INTRODUÇÃO

A doença renal crônica é problema de saúde pública, com incremento constante em sua incidência e prevalência, acarretando elevação dos custos da saúde e com resultados muitas vezes desfavoráveis. O transplante renal é o tratamento desejado para o paciente com função renal terminal, porém não é amplamente disponível por causa do alto custo e complexidade para formação de centro e equipe treinada.[1,2]

Mais de 300.000 pacientes nos Estados Unidos dependem de acessos vasculares para realização de hemodiálise.[3] No Brasil, estima-se que se tenham 100.000 pacientes em terapia de substituição renal, grupo que cresceu 150% desde o ano 2000 e, destes, 90% o fazem através de hemodiálise.

Associado ao crescimento na incidência, existe o aumento na sobrevida desses pacientes, com a população idosa, acima de 75 anos, contabilizando um quarto dos casos. Como essa população não é candidata ao transplante as filas de hemodiálise tendem a aumentar.[1-5]

Uma das recomendações do *The National Kidney Fundation – Dialysis Outcome Quality Initiative* (NFK-DOQI) é de que 65% dos novos pacientes em terapia de substituição renal utilizem fístulas arteriovenosas (FAV). Estas são comunicações criadas entre artérias e veias e podem ser de dois tipos: nativas e protéticas. Nestas, há a interposição de uma alça de material sintético, frequentemente o politetrafluoretileno expandido (ePTFE), para comunicação arteriovenosa. Vale ressaltar que as próteses ideais para FAV não são utilizadas no Brasil, onde são utilizadas próteses convencionais.[6]

Os acessos vasculares se mantêm como a principal causa de admissão hospitalar e morbidade nesse grupo de pacientes. O cuidado dos pacientes dialíticos está intimamente relacionado com a manutenção de sua perviedade e fluxo.[1-6] O acesso ideal têm fluxo sanguíneo adequado, vida útil longa e pequena taxa de complicações (trombose, infecção, estenose, formação de aneurisma e isquemia periférica).[5,6] Das técnicas disponíveis a que melhor se encaixa nesses critérios são as fístulas criadas cirurgicamente, em acompanhamento longitudinal estas apresentam as maiores taxas de perviedade a longo prazo e o menor número de intervenções.[1-6] Porém, ao longo dos anos com a demanda crescente de pacientes em terapia dialítica, o número de pacientes em uso de FAV vem perdendo espaço para os pacientes em uso de catéteres, muitos ainda utilizando catéteres de curta duração por períodos muito superiores ao recomendado, dando origem a lesões vasculares e, assim, reduzindo as possibilidades de acessos para hemodiálise.[5,6]

Sistema de acompanhamento rigoroso das FAVs deve ser instituído, uma vez que o diagnóstico precoce reduz a trombose aguda e morbidade dos procedimentos, além de prolongar seu uso. Estudos americanos e canadenses mostram que o uso de FAVs reduz muito o custo do tratamento, além de reduzir a mortalidade.[1-4]

VIGILÂNCIA DA FÍSTULA ARTERIOVENOSA

A sobrevida e a qualidade de vida do paciente em hemodiálise é diretamente proporcional à qualidade e longevidade do acesso venoso. Uma vez confeccionada a fístula arteriovenosa para hemodiálise, seja nativa (autóloga) ou protética, é relativamente frequente a ocorrência de estenoses ou trombose neste sítio ao longo do tempo de uso, sendo estas as principais causas de perda do acesso, levando ao aumento na morbimortalidade destes pacientes.[1-4]

Estudos têm demonstrado significativo aumento da perviedade do acesso vascular quando é estabelecido programa de avaliação contínua e intervenção diante de qualquer disfunção. Obtém-se ainda a diminuição dos custos com acessos vasculares dadas a sua morbidade em casos de falha (hospitalização, uso de catéteres etc.). O programa de monitoração contínua do acesso deve ser estabelecido em cada centro de hemodiálise, de acordo com as condições estruturais do local. Apesar de não termos um método "padrão ouro" para esta vigilância, algumas estratégias são estabelecidas com a finalidade de detectar estenoses subclínicas precocemente.

Exame Clínico

O exame clínico rotineiro e cuidadoso associado à história clínica direcionada tem um alto índice de suspeição para o diagnóstico de disfunção do acesso. Informações do paciente sobre o funcionamento do acesso, sua evolução e alterações no pulso ou frêmito são de grande importância. O exame físico deve ser composto da inspeção, palpação e ausculta.[1-4]

À inspeção, será observada a presença de veias colaterais ou edema no membro superior, tórax ou face, além da perfusão do membro, a presença de eritema e o tamanho de aneurismas.

À palpação, deve ser observada a intensidade do frêmito/pulso e sua extensão ao longo do trajeto venoso a partir da artéria. Pode ser observado pulso aumentado na área pré-estenótica, ou aumento do frêmito na área de estenose. Testes, como "Teste da Elevação do Braço" (colapso da FAV à elevação do braço) ou "Teste do Aumento do Pulso" (aumento do pulso proximal da veia à compressão da FAV), podem ser usados.

Na ausculta observa-se sopro típico, sisto-diastólico de baixa frequência, nas fístulas normais, enquanto a ausculta com sopro de alta frequência e turbilhonado pode ser sinal de estenose.

Algumas anormalidades do exame físico podem predizer a área da disfunção da FAV (estenose proximal, estenose distal, ambos locais ou trombose) (Quadro 34-1).

Portanto, o exame físico adequado e por profissionais treinados tem alto índice de sensibilidade e especificidade para o diagnóstico de estenose em FAV (principalmente autólogas), porém, a angiografia para possível tratamento só estará indicada na presença de repercussões clínicas (diminuição da eficiência da diálise, recirculação, aumento no tempo de compressão, dificuldade de canulação) ou diminuição nas taxas da fluxometria.[1-4]

Quadro 34-1. Elementos do exame físico usados no diagnóstico de disfunção de FAV autógena

	Frêmito	Pulso	Teste de elevação do braço	Teste de aumento do pulso
Estenose proximal (influxo)	Fraco, sistólico	Fraco	Colapso total	Fraco
Estenose distal (efluxo)				
Segmento inicial	Sistólico	Forte	Ausência de colapso	n.a.
Arco venoso	Sistólico	Muito forte	Ausência de colapso	n.a.
Veia central	Sistólico/Normal	Forte/Normal	Colapso ausente ou parcial	n.a.
Estenoses proximal e distal	Fraco, sistólico	Normal	Colapso ausente ou parcial	Fraco

n.a. = não se aplica.

Estudo Pressórico Dinâmico do Acesso

Também pode ser utilizada a monitoração dinâmica das pressões venosas durante a hemodiálise, que consiste na medida da pressão venosa (PV) durante os cinco primeiros minutos de hemodiálise a um fluxo de 200 mL/min.[1] Pacientes com medidas da PV maior que a linha de base por três sessões consecutivas ou com relação PV/PAM > 0,5 devem ser encaminhados ao estudo angiográfico. Esta técnica, em razão de sua facilidade na execução e o fácil acesso, tem sido a preferida em muitos centros, pois a maioria das máquinas de hemodiálise atuais mede as pressões venosas dinamicamente. Contudo, é ainda limitada na detecção de estenoses ou para predizer risco de trombose do acesso.[1]

Exame Fluxométrico

A técnica utilizada atualmente com grande sensibilidade e especificidade para diagnóstico de estenoses é o estudo fluxométrico do acesso para hemodiálise (*vascular access blood flow – VABF*).[2] Esta estratégia consiste na mensuração do fluxo durante a hemodiálise por meio de sensores acoplados tanto na linha arterial, quanto venosa, mensalmente, indicando o estudo angiográfico para as fístulas protéticas, nos seguintes casos: 1. fluxo menor que 400-500 mL/min; 2. fluxo com redução maior que 25% em relação ao mês anterior ou; 3. fluxo 25% menor que a medida de base. Para fístulas nativas, se: 1. fluxo menor que 600 mL/min; 2. fluxo com redução maior que 25% em relação ao mês anterior ou; 3. fluxo 25% menor que o fluxo de base (Fig. 34-1).

Esta estratégia esta relacionada com a redução de 77% no número de trombose de fístulas com próteses e 50% nos casos de fístulas nativas, por ano. Assim como a redução significativa na quantidade de hospitalizações relacionadas com o acesso, perda do tratamento e implante de cateteres. Apesar do aumento de intervenções com esta técnica, a mesma está relacionada com a diminuição dos custos com falha de acesso venoso.[2]

Assim que diagnosticada a anormalidade no exame clínico ou diminuição das taxas de fluxo, o exame angiográfico está indicado e, se necessário, o tratamento endovascular será realizado.

Exame de Ultrassom com Doppler

O exame ultrassonográfico (US) aliado ao Doppler pode identificar anormalidades anatômicas ou de fluxo decorrentes de estenoses significativas. Este teste consiste na medida da velocidade de pico sistólico (VPS) na anastomose venosa e a medida da VPS na área imediatamente proximal ao local da estenose suspeita, a relação VPS estenose/VPS anastomose > 2,0 tem um valor preditivo positivo de 87% para estenose no enxerto. Por ser técnica menos invasiva e com bons resultados, a radiologia intervencionista tem um papel importante como primeira linha de tratamento em casos de disfunção do acesso vascular.[3]

Localização da estenose: nas fístulas nativas os principais locais são a anastomose e o segmento venoso proximal à anastomose. Nos casos de fistulas protéticas, a localização principal é a anastomose venosa. Estenose maior que 50-70% é considerada como significativa, dependendo do autor e da localização, porém, a indicação para o tratamento endovascular deve notear-se pelas repercussões clínicas.[3,4]

CAUSAS DE FALHA DE FÍSTULA ARTERIOVENOSA

Acessos de diálise são limitados, portanto, o aumento da sua longevidade deve ser perseguido de forma rotineira. As intervenções percutâneas em estenoses reduzem os índices de trombose e perda do enxerto, aumentando a sua vida útil, além da preservação vascular para possível intervenção cirúrgica.[5,6]

Dilatações por angioplastia transluminal percutâneas sucessivas prolongam por meses ou anos a utilização do acesso, disponibilizam seu uso em curto período de tempo, além de serem bem-aceitas pelos pacientes.

As intervenções sobre as fistulas devem ser orientadas por alguns princípios: ser minimamente invasiva, segura, efetiva, durável e preocupada com a preservação da reserva venosa.[5,6]

BAIXO FLUXO FISTULAR

Influxo Arterial

A avaliação do acesso não funcionante deve, sempre, começar com exames não invasivos como o US Doppler, porém, o

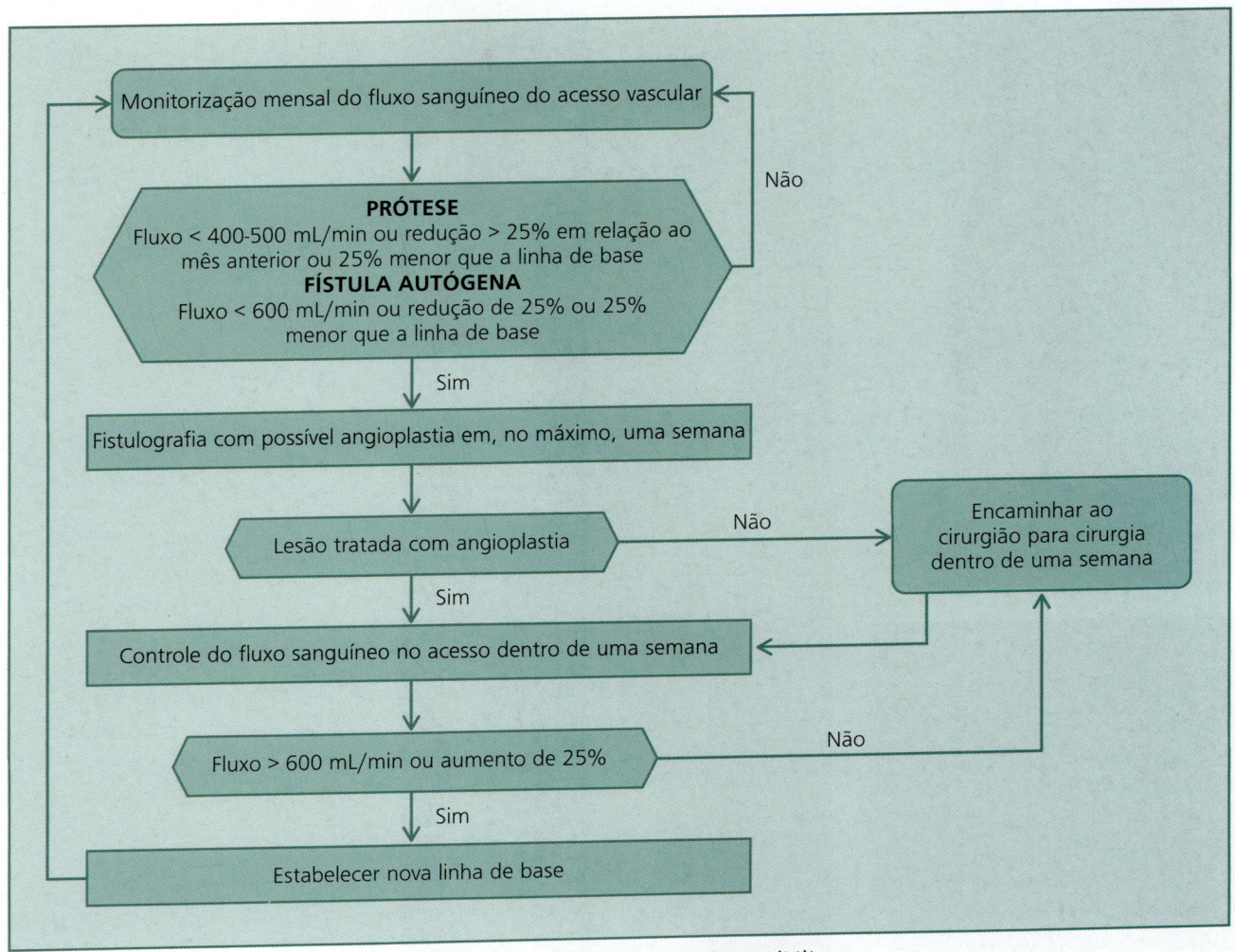

Fig. 34-1. Algoritmo para monitoração fluxométrica do acesso para hemodiálise.

estudo angiográfico ainda é o "padrão ouro" para diagnóstico dessas lesões. Deve ser incluído o segmento arterial, anastomose arteriovenosa e o segmento venoso, preferencialmente até a porção central. São necessárias algumas incidências para adequada visualização da lesão.

Lesões arteriais proximais às FAVs são descritas, classicamente, como causa de falência dos acessos vasculares em menos de 5% dos casos.[7,8] Entretanto, esses dados são de pacientes com acesso funcionante que evolui para baixo débito, não levando em conta os acessos que falham ou demandam tempo elevado para maturação. Se incluirmos esses casos sua participação pode chegar a 20%.[9,10]

Os acessos mais periféricos (FAVs radiocefálicas) participam com o maior número dessas lesões, sendo as estenoses, em sua maioria, distais à artéria braquial. O tratamento dessas lesões é feito com angioplastia simples, deixando o implante de *stent* metálico para casos de estenose residual, *recoil* significativo ou dissecção com limitação de fluxo, pois esses vasos são submetidos a diversas forças, que podem causar sua fratura com, posterior, oclusão.[10-14]

A localização da lesão irá interferir na escolha do tipo de acesso. Lesões proximais podem ser tratadas com acesso femoral, sem a necessidade de manipulação do membro, porém as distais necessitarão de punção braquial anterógrada ou punção venosa, avançando os materiais retrogradamente. No caso de acesso retrógrado, são realizadas injeções arteriais de contraste para acompanhamento e controle da angioplastia.[12,15-17]

Anastomose

Os sítios onde se encontra o maior número de lesões vasculares são a anastomose e o segmento venoso proximal, nos seus cinco centímetros iniciais, totalizando 75-90% dos casos. Diversas teorias foram propostas para sua explicação, porém, a mais aceita sugere que as estenoses são relacionadas com uma cascata de eventos, iniciando com lesão e ativação do endotélio e camada muscular lisa, sendo seguida de liberação de moléculas de adesão, mediadores inflamatórios e citocinas, que, associados à idade, doenças cardiovasculares, diabete e obesidade, resultam em intensa hiperplasia intimal.[15-18]

A abordagem inicial dessas lesões sempre é feita com angioplastia simples, com o planejamento devendo ser feito de forma análoga às do leito arterial proximal à lesão. Nosso acesso preferencial é a punção venosa retrógrada, ao menos 5 cm acima da lesão. Esta técnica facilita a transposição da

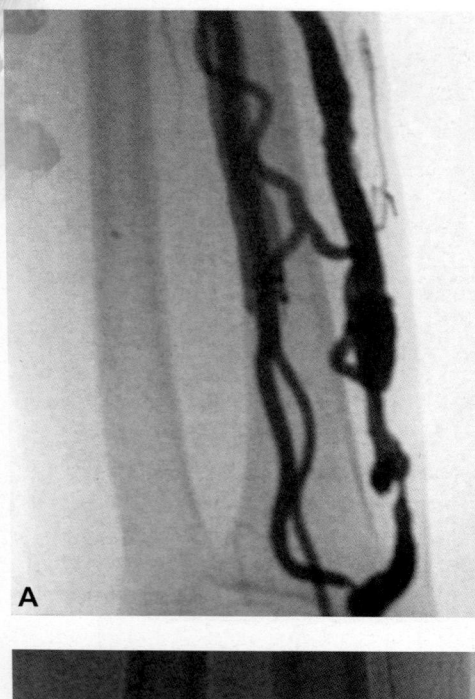
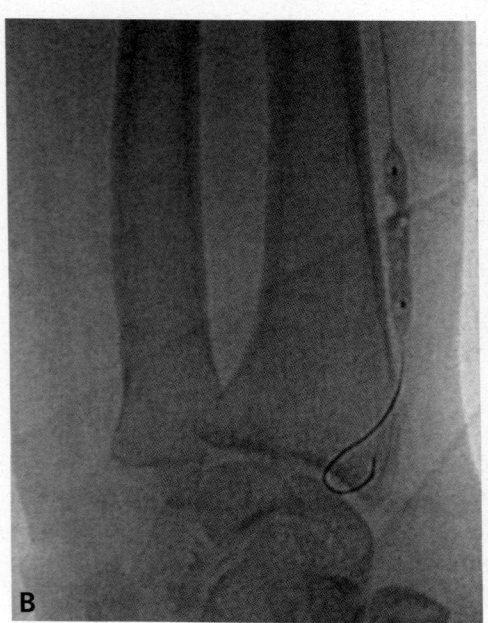
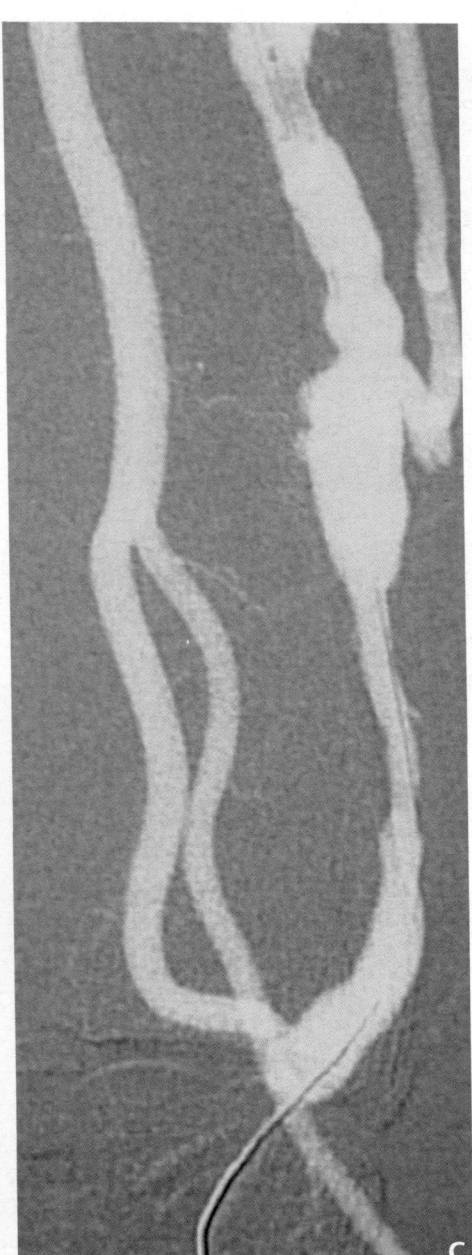

Fig. 34-2. Angioplastia simples de segmento venoso proximal de FAV radiocefálica: (**A**) aspecto inicial; (**B**) acesso retrógrado e angioplastia simples com balão; (**C**) aspecto final após dilatação da lesão.

lesão, além de permitir a retirada do introdutor confeccionando a sutura em bolsa, livre de compressão e interrupção de fluxo no segmento vascular recém-tratado (Fig. 34-2).

Eventualmente, encontram-se lesões organizadas onde balões convencionais não conseguem exercer pressão suficiente para romper as fibras. Nestes casos, podem-se utilizar balões de alta pressão que suportam até 30-35 atm. No caso de falha, ainda têm-se no arsenal terapêutico os *cutting balloon* (Fig. 34-3), balões com filetes metálicos que atuam cortando essas fibras. Contudo, vale a pena ressaltar que os materiais devem ser utilizados de forma escalonada, uma vez que nenhum material mostrou perviedade superior a longo prazo, além de aumentar os custos. O uso do *cutting balloon* está associado à maior taxa de complicações.[12,17,18]

Em países desenvolvidos o uso de enxertos protéticos é prática muito difundida, porém sua perviedade primária é baixa, em torno de 25% no primeiro ano e nos apresenta uma realidade diferente, onde as estenoses são relacionadas com a anastomose do enxerto com a veia.[5,18]

O tratamento dessas estenoses deve levar em conta o intervalo entre a confecção da anastomose e sua disfunção, uma vez que procedimentos cirúrgicos feitos em intervalo inferior a 30 dias não devem ser dilatados com risco de ruptura da anastomose e uma lesão precoce pode estar relacionada com a falha técnica, com melhores resultados após reabordagem cirúrgica. Devem-se obter informações sobre o tamanho da prótese utilizada, frequentemente ePTFE com 6 mm de diâmetro, para que a sobredilatação (*oversize*) seja, no máximo, de 20%.[5,7,8]

O tratamento de escolha ainda é a realização de angioplastia simples (Fig. 34-4), porém, com perviedade em 6 meses inferior a 50%. Tentou-se a colocação de *stents* sem

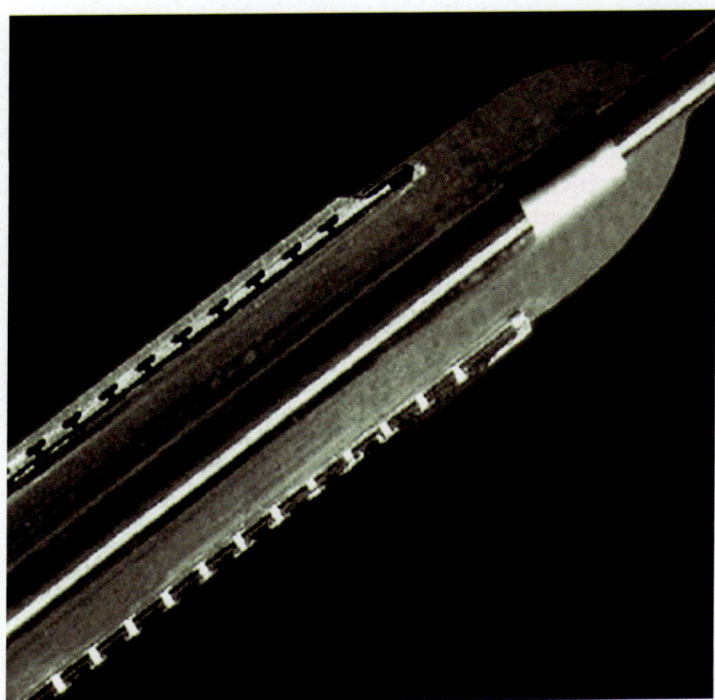

Fig. 34-3. *Cutting Balloon* (Boston Scientific).

revestimento cruzando a anastomose venosa, porém, a hiperplasia neointimal ultrapassa a malha do *stent* perpetuando a lesão anastomótica. Recentemente, iniciou-se um trabalho de avaliação do uso de *stents* recobertos com ePTFE nessas lesões, e os dados iniciais sugerem benefício na perviedade, quando comparado a angioplastia simples, porém, seu uso de maneira rotineira ainda não é indicado.[11,12,13]

Efluxo Venoso Proximal e Central

A estenose venosa central não está diretamente relacionada com as FAVs e não contribui para suas tromboses agudas, entretanto, influi negativamente na sua utilização e na qualidade de vida do paciente. A história natural é de dor e edema progressivos após a confecção de uma FAV em paciente com histórico de utilização de catéteres para hemodiálise. Sabe-se que o uso de catéteres rígidos para hemodiálise por períodos acima de 15 dias está associado à incidência de 40% de estenoses venosas centrais.[6]

A apresentação pode ser de discreto edema sem interferência no dia a dia do paciente ou na qualidade da diálise, até quadros de grande edema, com congestão venosa e úlceras, sem a mínima possibilidade do seu uso para o tratamento e com risco de infecções subjacentes. Esses pacientes são verdadeiros desafios pois, manter perviedade a lon-

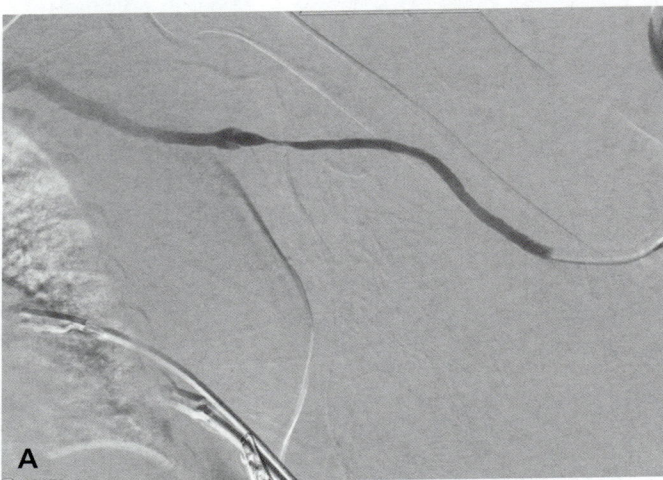

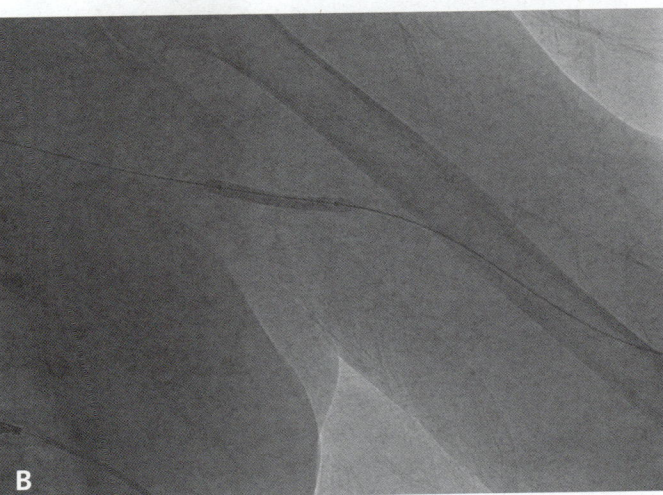

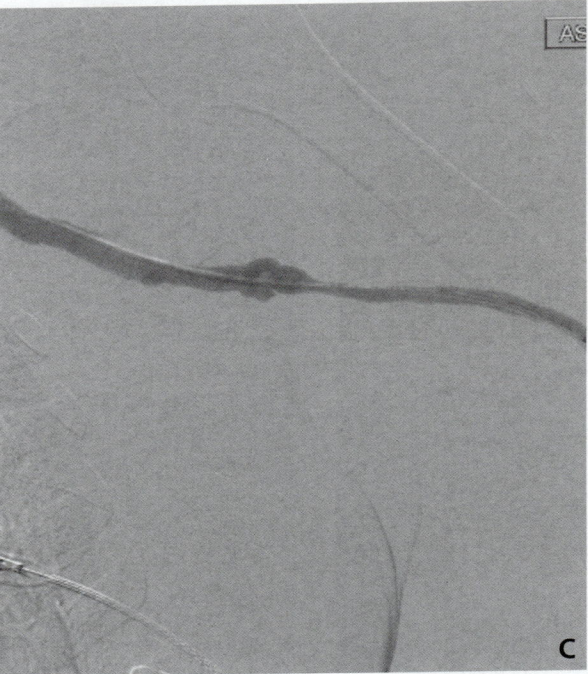

Fig. 34-4. Angioplastia de anastomose venosa em paciente com FAV braquiobraquial com prótese de ePTFE nº 6: (**A**) aspecto angiográfico inicial com estenose; (**B**) angioplastia com balão 6 mm de diâmetro; (**C**) controle final.

go prazo demanda vigilância e acesso aos centros hospitalares para tratamentos recorrentes, já que a regra é a reestenose ou reoclusão, independentemente do dispositivo utilizado. Vale a pena ressaltar que apenas os pacientes sintomáticos devem ser tratados.

O tratamento consiste em punção anterógrada do segmento venoso da fístula, frequentemente ao nível do braço, para que se possa ter maior torque e sustentação para realizar a angioplastia. Dilatações repetidas apenas com balão apresentam bons resultados a longo prazo (Fig. 34-5). O uso de *stents* está indicado em pacientes que apresentam *recoil* significativo. Deve-se lembrar que a colocação de *stent* cruzando a veia jugular interna em paciente com estenose apenas de tronco venoso braquiocefálico pode impossibilitar a colocação de catéter venoso central, seja ele para hemodiálise ou não, por meio desta veia, reduzindo o *"pool"* venoso do paciente.

Ao final do procedimento retira-se o introdutor, fazendo a hemostasia com sutura circunferencial mantida por 24 h e sem qualquer compressão ou redução de fluxo (Fig. 34-6).

No caso de pacientes muito sintomáticos onde o procedimento de recanalização não obteve sucesso, o fechamento da fístula é mandatório para controle da hipertensão venosa.[5,6] A ligadura cirúrgica é o procedimento mais simples, contudo, em casos avançados o risco de sangramento ou a existência de infecção ativa no sítio cirúrgico impossibilitam a abordagem. Nesses casos a embolização vascular ganha terreno, e diversas abordagens podem ser feitas. Frequentemente, advogamos o controle proximal do fluxo com balão, seguido de injeção de cola no segmento venoso proximal.

TROMBOSE AGUDA

A trombose aguda deve ser encarada como a continuidade do processo de lesão vascular/hiperplasia neointimal, sendo a consequência das estenoses venosas subjacentes. Do ponto de vista temporal, utilizam-se 14 dias como ponto de corte entre tromboses agudas e crônicas.

Diversas técnicas foram descritas para a abordagem de fístulas nativas trombosadas e nós já realizamos diversas ten-

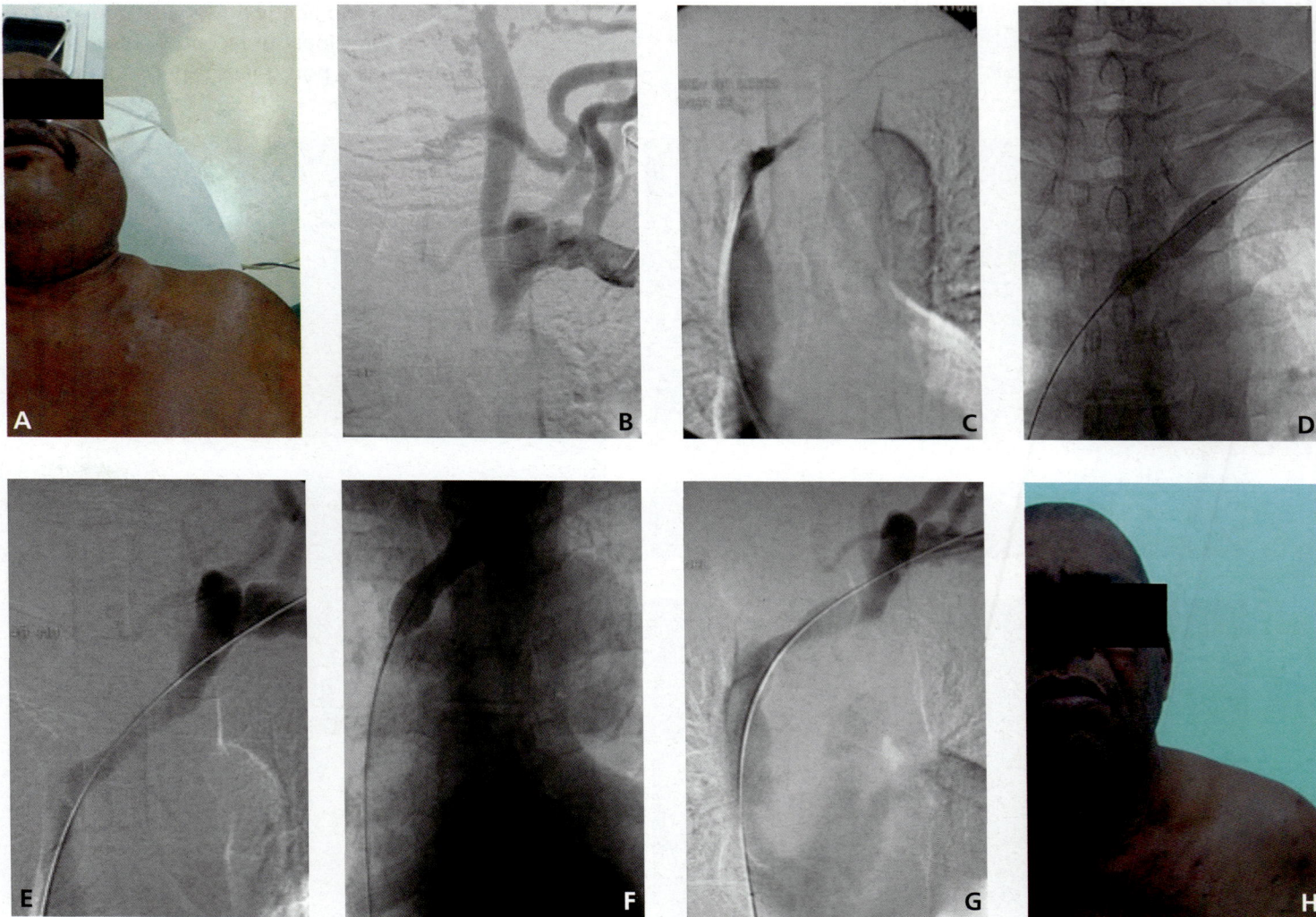

Fig. 34-5. Angioplastia de estenose venosa central: (**A**) inspeção inicial com presença de edema em tórax/face e veias colaterais; (**B**) aspecto angiográfico inicial; (**C**) transposição da lesão; (**D**) dilatação com balão de 12 mm de diâmetro; (**E**) aspecto de resposta parcial; (**F**) dilatação com balão de 18 mm de diâmetro; (**G**) controle angiográfico final com perviedade da veia central e diminuição da circulação colateral; (**H**) controle após 2 semanas.

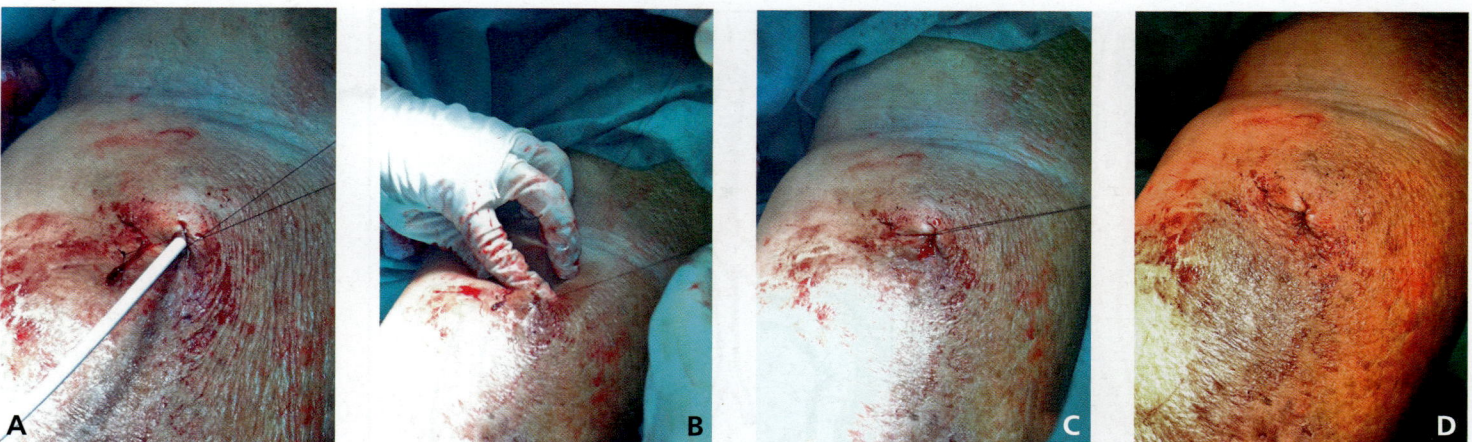

Fig. 34-6. Técnica para retirada do introdutor do segmento venoso. (**A**) Confecção de sutura em bolsa; (**B**) retirada do introdutor e compressão digital temporária; (**C**) confecção de ponto hemostático; (**D**) aspecto final.

tativas. Inicialmente, optávamos pela realização de fibrinólise por catéter, um procedimento demorado e com índices de complicações consideráveis, principalmente grandes hematomas em sítios de punção. Dispositivos de trombectomia mecânica foram utilizados,[19-22] porém, atualmente utilizamos rotineiramente apenas balão de angioplastia para fragmentação, recanalização e angioplastia de estenoses subjacentes (Fig. 34-7).

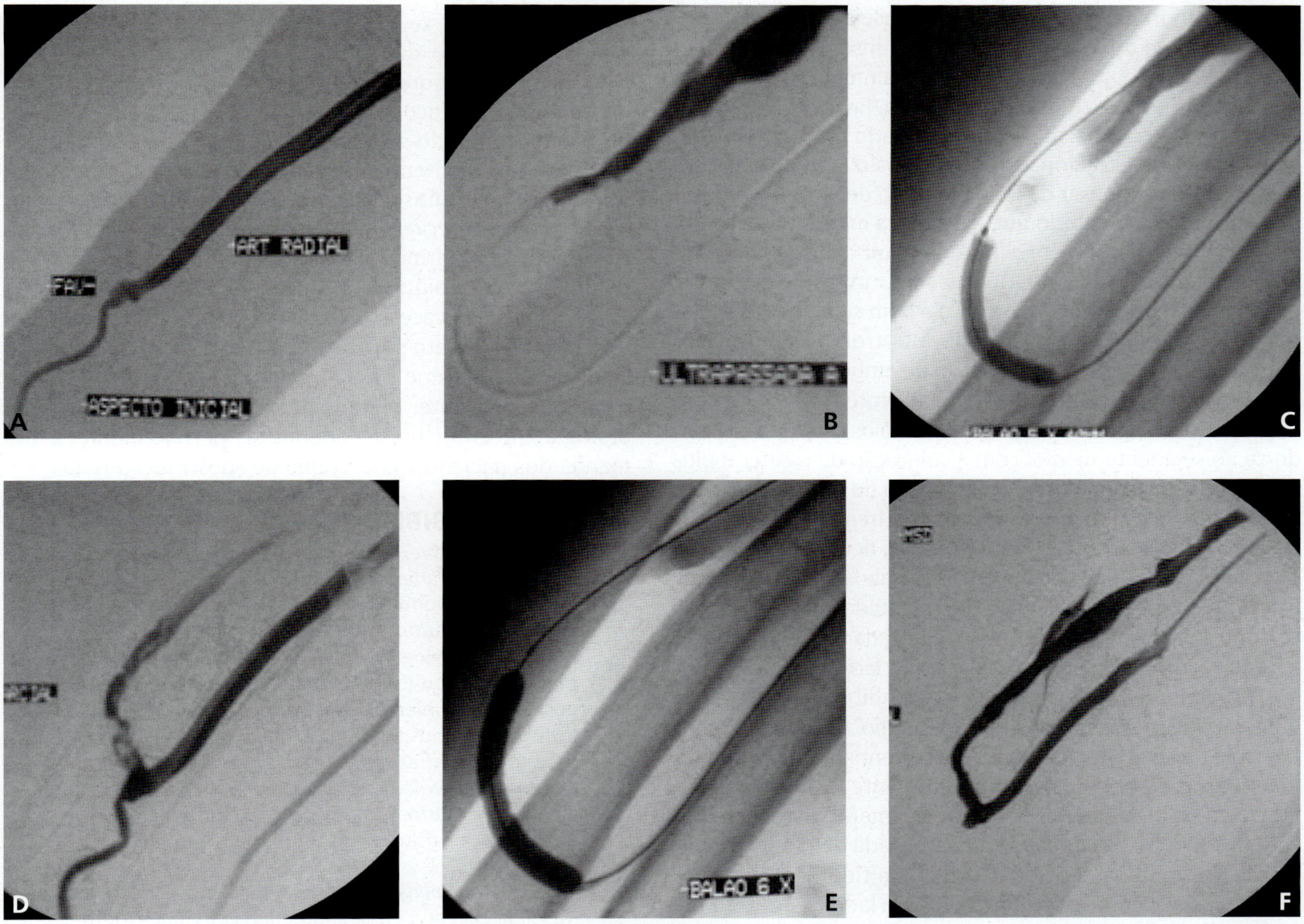

Fig. 34-7. Tratamento de trombose de FAV radiocefálica direita: (**A**) aspecto angiográfico inicial; (**B**) transposição da lesão com fio-guia; (**C**) angioplastia com balão de 5 mm de diâmetro; (**D**) controle angiográfico com estenose residual e trombos; (**E**) angioplastia do trajeto com balão de 6 mm de diâmetro; (**F**) aspecto final com recanalização da FAV.

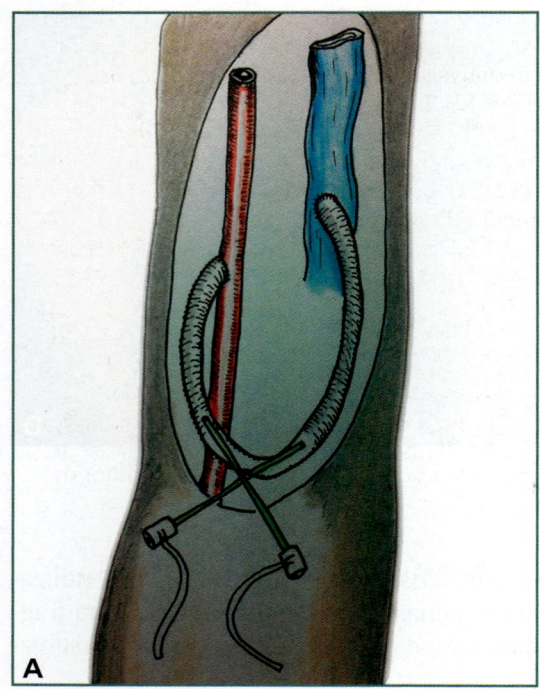
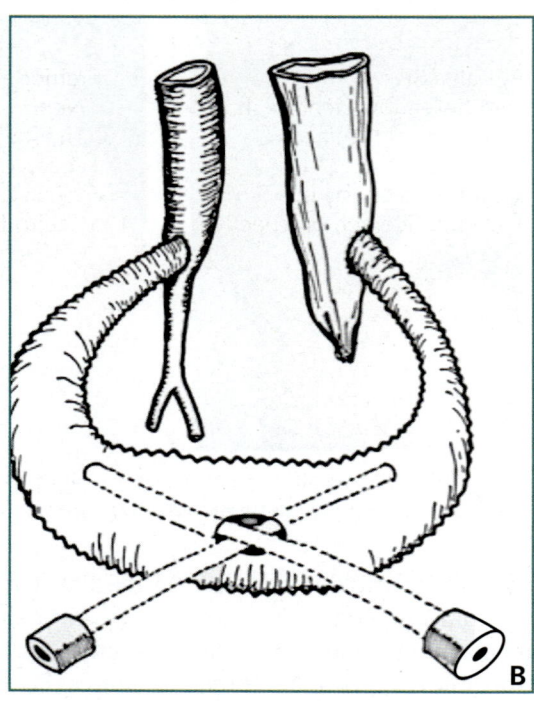

Fig. 34-8. Desenho esquemático do acesso usado para tratamento de disfunção de FAV protética: (**A**) técnica com dupla punção da prótese; (**B**) técnica com minidissecção da prótese.

Uma abordagem interessante é o acesso venoso, ultrapassando toda a FAV com o fio-guia e inserindo um balão até o segmento arterial, sendo inicialmente insuflado e pré-dilatado todo o trajeto trombosado. Em seguida, com o mesmo balão com baixa pressão insuflado no segmento arterial, o mesmo é tracionado para recanalização do segmento trombosado. Apesar de grande receio de embolia pulmonar sintomática, é sabido que a primeira manobra realizada em paciente admitido em clínica de hemodiálise com a FAV parada é a massagem com ordenha no intuito de empurrar os trombos na direção venosa. Isto é bem semelhante à nossa proposta, porém, com o balão intratrombo a eficácia é bem superior e nunca tivemos caso de embolia sintomática.

A abordagem clássica das fístulas protéticas é feita com dupla punção na prótese (Fig. 34-8A), com os catéteres cruzando-se no segmento médio, com a colocação de catéter multiperfurado para trombólise.[22] Após a ação do agente trombolítico a causa mecânica será evidenciada e, frequentemente, trata-se de estenose na anastomose venosa, devendo ser tratada com angioplastia simples. Eventuais trombos ainda existentes no corpo da prótese devem ser fragmentados para "limpeza" da prótese. Esta técnica foi muito utilizada por ter curva de aprendizado pequena e com técnicas de fácil domínio.

Atualmente preferimos o acesso híbrido, realizando uma minidissecção no segmento médio da prótese com controle de seus segmentos arterial e venoso. Com o auxílio de um balão de angioplastia discretamente maior que o diâmetro da prótese progride-se até o segmento livre de trombos, insufla-se e traciona-se com a retirada de grande quantidade de trombos, e o segmento é mantido heparinizado. Realiza-se procedimento semelhante no lado arterial. A passagem do balão para o segmento arterial deve ser cuidadosa para não se empurrar trombos com, consequente, embolia distal (Fig. 34-8B).

CONCLUSÃO

Adequada atenção deve ser voltada para a vigilância das FAVs e próteses, já que a identificação de pacientes em risco possibilita intervenções programadas, evita surpresas, poupa tempo, tornando-se mais conveniente ao paciente.[23,24]

Devemos manter a pesquisa e procura pelo refinamento técnico, no intuito de se aumentar a perviedade a longo prazo após as intervenções. Este objetivo deve ser alcançado quando avançarmos no entendimento dos mecanismos de hiperplasia neointimal e subsequente reestenose.

A falência dos acessos vasculares causa grande ansiedade e frustração tanto para os pacientes como para os profissionais de saúde que os acompanham, não restando dúvidas de que o caráter minimamente invasivo inerente à Radiologia Intervencionista adequa-se perfeitamente à demanda dos pacientes em terapia de substituição renal.

REFERÊNCIAS BIBLIOGRÁFICAS

1. Schwab SJ, Oliver MJ, Sohucki P, McCann R. Hemodialysis arteriovenous access: detection of stenosis and response to treatment by vascular access blood flow. *Kidney International* 2001;59:358-62.
2. McCarley P, Wingard RL, Shyr Y et al. Vascular access blood flow monitoring reduces access morbidity and costs. *Kidney International* 2001;60:1164-72.
3. Kumbar L, Karim J, Besarab A. Surveillance and monitoring of dialysis access: review article. *International Journal of Nefrology* 2012:1-9.
4. Coentrão L, Turmel-Rodrigues L. Monitoring dialysis arteriovenous fistulae: it's in our hands. *J Vasc Access* 2-13;14:209-15.
5. Sidawy AN, Spergel LM, Besarad A et al. The Society for Vascular Surgery: clinical practice guidelines for the surgical placement and maintenance of arteriovenous hemodialysis access. *Journal of Vascular Surgery* 2008;48:2S-25S.

6. National Kidney Foundation's KDOQI: Vascular Access Guidelines. *Am J Kidney Disease* 2006;48:S177-322.
7. Wu S, Joe JM, Covarrubias DA, Kalva SP. Hemodynamically significant arterial inflow stenosis in dysfunctional hemodialysis arteriovenous fistulae and grafts. *J Vasc Access* 2012;13(4):452-8.
8. Asif A, Gadalean FN, Merrill D. Inflow stenosis in arteriovenous fistulas and grafts: a multicenter, prospective study. *Kidney Int* 2005;67:1986-92.
9. Duijm LE, Liem YS, van der Rijt RH *et al.* Inflow stenoses in dysfunctional hemodialysis access fistulae and grafts. *Am J Kidney Dis* 2006;48:98-105.
10. Khan FA, Vesely TM. Arterial problems associated with dysfunctional hemodialysis grafts: evaluation of patients at high risk for arterial disease. *J Vasc Interv Radiol* 2002;13:1109-14.
11. Mortamais J, Papillard M, Girouin N *et al.* Endovascular treatment of juxta-anastomotic venous stenoses of forearm radiocephalic fistulas: long-term results and prognostic factors. *J Vasc Interv Radiol* 2013;24(4):558-64.
12. Heye S, Maleux G, Vaninbroukx J *et al.* Factors influencing technical success and outcome of percutaneous balloon angioplasty in de novo native hemodialysis arteriovenous fistulas. *Eur J Radiol* 2012;81(9):2298-303.
13. Yevzlin AS, Maya ID, Asif A. Endovascular stents for dialysis access: under what circumstances do the data support their use? *Adv Chronic Kidney Dis* 2009;16(5):352-9.
14. Raynaud A, Novelli L, Bourquelot P *et al.* Low-flow maturation failure of distal accesses: treatment by angioplasty of forearm arteries. *J Vasc Surg* 2009;49(4):995-9.
15. Remuzzi A, Ene-Iordache B. Novel paradigms for dialysis vascular access: upstream hemodynamics and vascular remodeling in dialysis access stenosis. *Clin J Am Soc Nephrol* 2013;8(12):2186-93.
16. Thalhammer C, Pfammatter T, Segerer S. Vascular accesses for hemodialysis – an update. *Vasa* 2013;42(4):252-63.
17. Caeiro F, Carvalho D, Cruz J *et al.* Efficacy of percutaneous transluminal angioplasty on dysfunctional fistulae because of inflow stenosis. *J Vasc Access* 2013;14(3):231-8.
18. Bray BD, Boyd J, Daly C *et al.* Vascular access type and risk of mortality in a national prospective cohort of hemodialysis patients. *QJM* 2012;105(11):1097-103.
19. Simoni E, Blitz L, Lookstein R. Outcomes of AngioJet® thrombectomy in hemodialysis vascular access grafts and fistulas: PEARL I Registry. *J Vasc Access* 2013;14(1):72-6.
20. Kundu S, Modabber M, You JM, Tam P. Recanalization of chronic refractory central venous occlusions utilizing a radiofrequency guidewire perforation technique. *J Vasc Access* 2012;13(4):464-7.
21. Haage P, Gunther RW. Radiological intervention to maintain vascular access. *Eur J Vasc Endovasc Surg* 2006;32(1):84-9.
22. Patel AA, Tuite CM, Trerotola SO. Mechanical thrombectomy of hemodialysis fistulae and grafts. *Cardiovasc Intervent Radiol* 2005;28(6):704-13.
23. Suttie SA, Ponnuvelu G, Henderson N *et al.* Natural history of upper limb arteriovenous fistulae for chronic hemodialysis. *J Vasc Access* 2012;13(3):332-7.
24. Polkinghorne KR, Kerr PG. Epidemiology and blood flow surveillance of the native arteriovenous fistula: a review of the recent literature. *Hemodial Int* 2003;7(3):209-15.

Capítulo 35

Malformações Vasculares Periféricas

- *Jose Luiz Orlando*
- *Francisco Ramos Júnior*
- *Nilce Carvalho*

CONTEÚDO

- INTRODUÇÃO 459
- CLASSIFICAÇÃO 459
- DIAGNÓSTICO 459
- APRESENTAÇÕES CLÍNICAS 460
  - MALFORMAÇÃO ARTERIOVENOSA (MAV) 460
  - MALFORMAÇÃO VENOSA (MV) 466
  - MALFORMAÇÃO LINFÁTICA (ML) 471
- CONSIDERAÇÕES FINAIS 479
- REFERÊNCIAS BIBLIOGRÁFICAS 479

INTRODUÇÃO

As malformações vasculares periféricas (MVPs) surgem como resultado da falha embriológica focal, da diferenciação vascular que ocorre na vida intrauterina, levando a desenvolvimento anormal do sistema vascular. O diagnóstico e o tratamento desta doença ainda são considerados um desafio, tendo em vista a grande variedade de lesões muitas vezes de grande complexidade, sendo importante a escolha de uma correta classificação para um adequado diagnóstico e tratamento.

CLASSIFICAÇÃO

Em 1982, Mulliken e Glowacki, fundamentados nos achados histológicos, nas características de fluxo e nos aspectos clínicos e evolutivos das anomalias vasculares, descreveram uma classificação de excelente aplicabilidade clínica que foi gradativamente ganhando aceitação pela comunidade científica, sendo atualmente adotada pela International Society for the Study of Vascular Anomalies (ISSVA). Segundo esta classificação as anomalias vasculares se dividem em duas categorias maiores: os hemangiomas e as malformações vasculares.[1]

Os hemangiomas são tumores vasculares benignos que surgem nos primeiros meses de vida como manchas de cor vermelho-viva caracterizadas por fase inicial proliferativa, que ocorrem entre 2 semanas e 18 meses, seguidas de fase involutiva que ocorre entre 2 e 6 anos de idade. A maioria destas lesões não necessita tratamento específico por serem consideradas como processo autolimitado. Entretanto, em determinadas localizações anatômicas ou por causa de quadros infecciosos e hemorrágicos, é necessário seu tratamento imediato.[1,2] A abordagem terapêutica destas lesões constitui um capítulo à parte.

As malformações vasculares surgem a partir de canais vasculares displásicos, em geral presentes ao nascimento, crescem proporcionalmente ao desenvolvimento do indivíduo e nunca sofrem involução.[1,3] Apesar de congênitas, em cerca de 10% dos casos estas lesões podem não ser identificadas ao nascimento, surgindo mais tardiamente e desencadeadas por estímulos hormonais durante a adolescência e gestação ou exacerbando sua sintomatologia após infecção, trombose ou traumatismo local.[4]

De acordo com a predominância dos canais vasculares, as malformações vasculares foram classificadas em venosas, linfáticas, capilares, arteriais ou formas combinadas. Em 1993, Jackson a fez baseado na classificação biológica de Mulliken e Glowacki reclassificou estas lesões considerando seus aspectos hemodinâmicos e suas características de fluxo, dividindo-as em malformações de baixo e alto fluxos.[5] As lesões de baixo fluxo são constituídas pelas malformações venosas, linfáticas, capilares e formas mistas: capilar venosa e capilar linfático venosa e as lesões de alto fluxo que incluem as malformações arteriovenosas (MAV) e as fístulas arteriovenosas (FAV).

DIAGNÓSTICO

Deve estar fundamentado na história clínica e exame físico. O paciente ou responsável deve ser questionado a respeito da presença ou não da lesão ao nascimento, crescimento durante o desenvolvimento do indivíduo, fatores desencadeantes, como puberdade ou trauma e história familiar.

Ao exame físico devem ser observadas variações da coloração de pele (cor-de-rosa, vermelha, violácea) aspecto da lesão (plana, elevada, uniforme, desigual, hiperceratótica e ulcerada), localização, tamanho, distribuição (unifocal ou multifocal), palpação (endurecida, fibroelástica, compressível, frêmito), temperatura (quente ou normal), dor (espontânea ou desencadeada) e ausculta (sopro).

Várias modalidades de exames de imagem podem ser utilizados na avaliação das características morfológicas e hemodinâmicas das lesões vasculares, possibilitando estimar seu tamanho, extensão e relação com estruturas anatômicas adjacentes, além de suas características de fluxo, contribuindo para o adequado planejamento terapêutico. Merecem destaque o ultrassom com efeito Doppler (US-Doppler) e a ressonância magnética (RM).[6,7]

O US-Doppler colorido e pulsado é útil na avaliação inicial de pacientes com MAV, podendo determinar se a lesão é de alto ou baixo fluxo e nestas se de origem venosa ou linfática. Devem ainda ser pesquisadas áreas de turbulência e avaliados os aspectos relacionados com a morfologia espectral, mensuração da velocidade do pico sistólico e índice de resistência.[8-10] O estudo bidimensional com escala de cinzas (modo B) permite avaliar a ecogenicidade das partes moles, definindo os planos teciduais, como pele, gordura e músculo.

A RM por meio de cortes coronais, axiais e sagitais associados e a utilização de meio de contraste permite o realce entre tecidos normais e anômalos,[11] avaliar a extensão das lesões e sua relação com as estruturas anatômicas adjacentes, contribuindo ainda na diferenciação entre lesões de alto e baixo fluxos.[12,13] Pode ser utilizada ainda no diagnóstico diferencial de diversos tipos de tumores de partes moles. Destacam-se os hemangiomas proliferativos que, apesar de apresentar hipersinal nas sequencias de T2 e sinal intermediário em T1 e áreas de *flow voids,* seu contorno é bem definido e lobulado.[2,3] Outros tumores, como sarcoma, neuroblastoma, hemangiopericitoma, fibrossarcoma, rabdomiossarcoma, apresentam caracteristicas de invasão tecidual associada à edema perilesional.[2,14-16]

A angiografia é importante método de avaliação das anomalias vasculares, entretanto, por causa do seu caráter invasivo, deve ser utilizada apenas quando indicada a terapêutica intervencionista. A boa avaliação angiográfica pressupõe o uso do cateterismo seletivo e injeção do meio de contraste em volume adequado. As imagens devem ser obtidas de maneira a observar, detalhadamente, a progressão do meio de contraste nas fases arterial e venosa.[17,18]

A radiologia convencional detecta anomalias esqueléticas adjacentes e crescimento aumentado.[18]

APRESENTAÇÕES CLÍNICAS
Malformação Arteriovenosa (MAV)

As MAVs caracterizam-se pela presença de comunicações anormais entre os sistemas arteriais e venoso, sem a interposição da rede capilar. Estes *shunts*, na maioria dos casos, são múltiplos e se configuram como massa de vasos intrinsecamente relacionados, um verdadeiro conglomerado de vasos conhecidos como *nidus* vascular.

A angioarquitetura da lesão é constituída, então, por três estruturas: vasos arteriais nutridores, *nidus* e veias de drenagem (Fig. 35-1).[19]

- *Artérias nutridoras:* podem ser constituídas por ramos diretos e indiretos. Os ramos diretos irrigam diretamente a região do *nidus* vascular e, em geral, se apresentam de calibre aumentado e podem ser isolados ou múltiplos. Os ramos denominados indiretos irrigam o *nidus* e os tecidos adjacentes e podem apresentar fluxo sanguíneo inverso ao seu fluxo natural e opacificam-se por anastomoses com artérias vizinhas, onde outros segmentos arteriais participam da nutrição deste tecido. Neste caso, as anastomoses arterioarteriais preexistentes aumentam seu calibre e promovem a passagem de fluxo sanguíneo numa direção invertida. Esta alteração hemodinâmica está presente principalmente nas MAVs com fluxo sanguíneo elevado. Trata-se de fenômeno compensatório que se caracteriza pelo recrutamento de vasos colaterais, visando a reconstituir o suprimento arterial distal à MAV.[20]
- *Nidus vascular:* o *nidus* representa a MAV propriamente dita e interpõe-se entre o segmento distal da artéria nutridora e o segmento proximal da veia de drenagem.[19] Estas comunicações arteriovenosas são denominadas *shunts* e são responsáveis pelas angiopatias secundárias induzidas pelo hiperfluxo sanguíneo. O *nidus* é uma estrutura vascular complexa e pode-se apresentar de três formas:

  - Plexiforme: composta por emaranhado de estruturas vasculares arteriolares e venulares de aspecto espiralado e enrolado que se comunicam. Neste padrão, as artérias nutridoras terminam em conglomerado de vasos com múltiplas comunicações arteriovenosas em que um ou múltiplos canais venosos emergem como veias de drenagem.
  - Fistular: caracterizado pela presença de comunicações entre artéria e veia denominadas FAVs. Neste caso, uma ou múltiplas artérias de trajeto anômalo partem de uma artéria troncular e desembocam diretamente no sistema venoso ou ainda em espaço venoso anômalo (lagos venosos) localizados no compartimento muscular ou no tecido subcutâneo.
  - Padrão misto: ou seja a combinação do padrão plexiforme associado à FAV, podendo haver predomínio de um ou de outro.

  O *nidus* pode ainda ser constituído por um ou mais compartimentos. A compartimentalização trata-se de uma divisão meramente angiográfica e é definida como parte do *nidus* composta por uma ou mais artérias nutridoras, responsáveis pela opacificação do *shunt* arteriovenoso e a veia de drenagem correspondente.

- *Veias de drenagem:* a drenagem venosa da MAV corresponde em sua maioria à topografia da lesão e pode ser profunda ou superficial. Pode ocorrer drenagem de múltiplos compartimentos para uma única veia de drenagem principal e de maior calibre ou para uma veia acessória de menor calibre. Além disto, uma veia de drenagem pode-se ramificar em outras veias, o que pode ser confundido com uma drenagem venosa múltipla.

Quadro clínico

O quadro clínico das MAVs periféricas é muito diversificado, podendo ser encontrados, desde casos assintomáticos até quadros com dor incapacitante. A presença de dor de intensidade variável pode estar associada ao efeito de massa, varicosidades, tromboflebite superficial, erosão óssea e, finalmente, úlceras de origem mista, em razão da hipertensão venosa e isquemia causadas por fluxo arterial preferencial para a lesão em detrimento dos tecidos normais.[1,21]

As lesões localizadas nas extremidades são caracterizadas pela presença de tumoração pulsátil, de consistência firme e pouco compressível, com frêmito ou sopro que resultam do fluxo sanguíneo turbulento. Outros achados característicos destas lesões são o aumento do pulso arterial proximal e a presença de drenagem venosa proeminente, em geral alongada e tortuosa. Podem ocorrer, ainda, alterações secundárias causadas pela isquemia distal e pela hipertensão venosa, como edema, pigmentação de pele, eczema de estase, ulcerações e gangrena.[21,22] A hipertrofia da extremidade envolvida é frequente, podendo ser evidenciada somente no final da infância (Fig. 35-2).[21]

As MAVs pélvicas se caracterizam, em geral, por aumento de partes moles e podem ocasionar dor intensa, con-

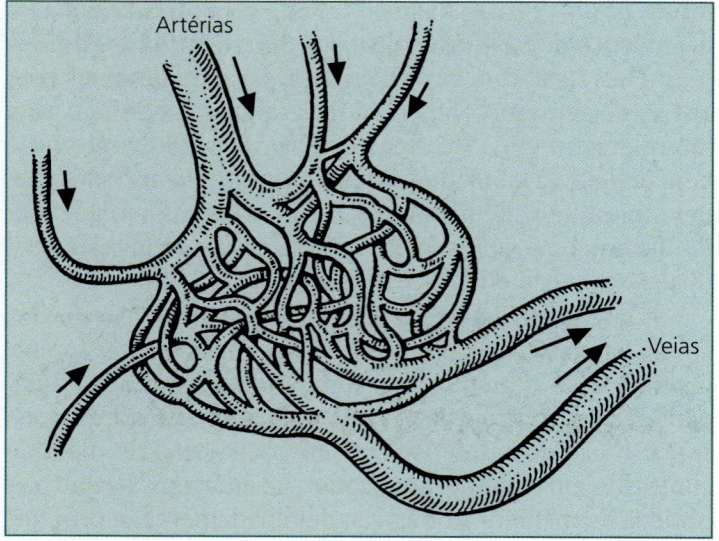

Fig. 35-1. Representação esquemática do *nidus* vascular: notar ramos arteriais e venosos formando um verdadeiro emaranhado de vasos.

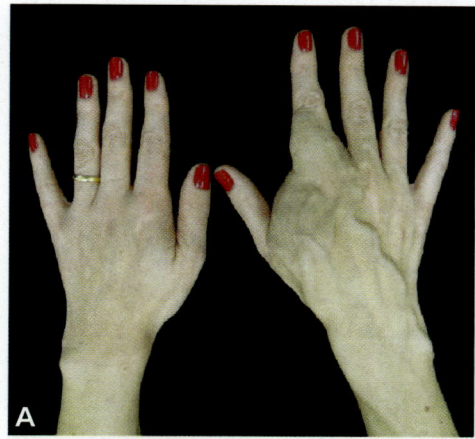 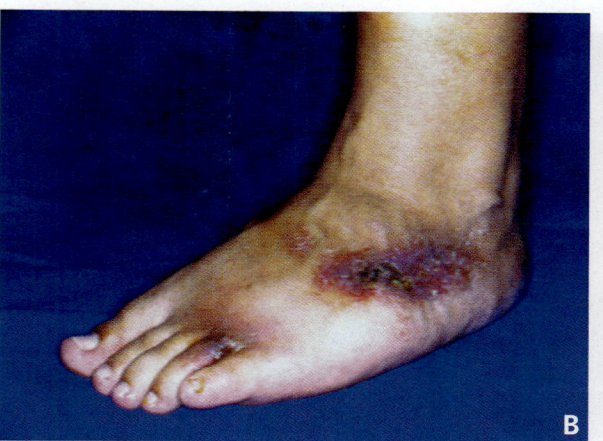 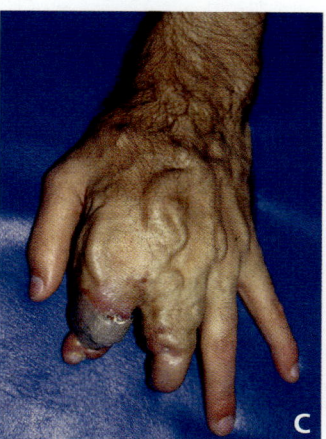

Fig. 35-2. Malformação arteriovenosa: (**A**) na mão direita: notar tumoração associada à drenagem venosa intensa; (**B**) do pé: pequena ulceração associada a eczema de estase e hipertrofia da extremidade; (**C**) deformidade associada à lesão trófica e varicosidades de veias superficiais.

gestão pélvica, disfunção sexual e quadros hemorrágicos.[23] Na presença de grande quantidade de fístulas de fluxo elevado pode ocorrer insuficiência cardíaca congestiva em graus variados em decorrência da sobrecarga cardíaca.[24]

Diagnóstico por imagem

- *US-Doppler:* presença de fluxo arterial com velocidades sistólica e diastólica (padrão bifásico) elevadas, indicando fluxo de baixa resistência, decorrente da presença de FAV. Nas regiões das FAVs, o US-Doppler revela fluxo turbilhonado de velocidade aumentada, caracterizada como um mosaico de cores no mapeamento colorido. Os segmentos venosos presentes na malformação de alto fluxo exibem padrão monofásico contínuo, sem fasicidade ou mesmo padrão venoso monofásico pulsátil. O US-Doppler por meio do mapeamento colorido revela o conglomerado de vasos tortuosos que constituem o *nidus* e, com a avaliação hemodinâmica obtida por meio da análise espectral, podem ser identificados ramos arteriais nutridores aferentes, dirigindo-se para o *nidus* e veias de drenagem (Fig. 35-3).[8,25]
- *Ressonância magnética:* as MAVs são caracterizadas como áreas de ausência de sinal (*flow-void*) nas sequências ponderadas em T1 e T2, correspondendo às artérias nutridoras e ao *nidus* da malformação (Fig. 35-4).
- *Arteriografia:* demonstra aumento de calibre e tortuosidade das artérias de irrigação, área hipervascularizada, conhecida como *nidus* vascular, enchimento venoso precoce a partir da região do *nidus* e veias de drenagem alongadas e calibrosas (Fig. 35-5).[21]

Tratamento

Pacientes assintomáticos devem ser tratados de modo conservador. Na presença de dor, associada ou não a lesões tróficas ou hemorrágicas e na presença de insuficiência cardíaca congestiva, se faz necessária a intervenção terapêutica. O tratamento cirúrgico em geral é complexo, tanto pela dificuldade técnica decorrente da inexistência de um plano de clivagem e necessidade de ligadura de múltiplos ramos arteriais entre a lesão e os tecidos adjacentes (Fig. 35-6), quanto pelo sangramento em geral exuberante que ocasiona, muitas vezes, a ressecção incompleta com o desenvolvimento de vasos colaterais e recidiva dos sintomas.[26,27]

Com a introdução das técnicas de cateterismo seletivo foi possível implementar o tratamento das MAVs por meio da emboloterapia. A evolução e o desenvolvimento de novos produtos para embolização e a introdução de catéteres de menor calibre e diâmetro permitiram a maior seletividade dos vasos nutridores, tornando a técnica de embolização o tratamento de escolha para as MAVs arteriovenosas (Fig. 35-7).[23,28]

Para o planejamento terapêutico adequado é fundamental a realização de angiografia prévia visando ao estudo da anatomia vascular da lesão e suas alterações hemodinâmicas.[24,29] O objetivo da emboloterapia na MAV é a oclusão dos vasos nutridores primitivos do *nidus* vascular, evitando a embolização de áreas não alvo. A escolha do material a ser utilizado deve basear-se na angioarquitetura da lesão, ou seja, calibre, comprimento e quantidade dos vasos envolvidos, suas características de fluxo e a drenagem venosa.[19]

As limitações para o resultado satisfatório da embolização incluem a presença de ramos tortuosos e alongados e aneurismas que dificultam a progressão do catéter. A presença de ramos indiretos ou anastomoses nutrindo a malformação que impedem o posicionamento do microcatéter no *nidus*. Além disso, estes ramos indiretos irrigam tecidos normais, aumentando o risco de uma embolização inadvertida (fora do alvo). A maioria das MAVs apresenta ambos os tipos de ramos nutridores, e o sucesso do tratamento depende da seletividade do microcatéter no *nidus* vascular.[19]

A embolização pode ser realizada utilizando-se agentes embólicos líquidos ou sólidos. Os agentes líquidos são os mais adequados para a oclusão permanente das MAVs, podendo ser utilizados tanto o onyx quanto o cianoacrilato. Outros materiais, como molas e balões, não devem ser utilizados no tratamento, pois promovem a oclusão arterial proximal dos vasos que irrigam a lesão, simulando a ligadura

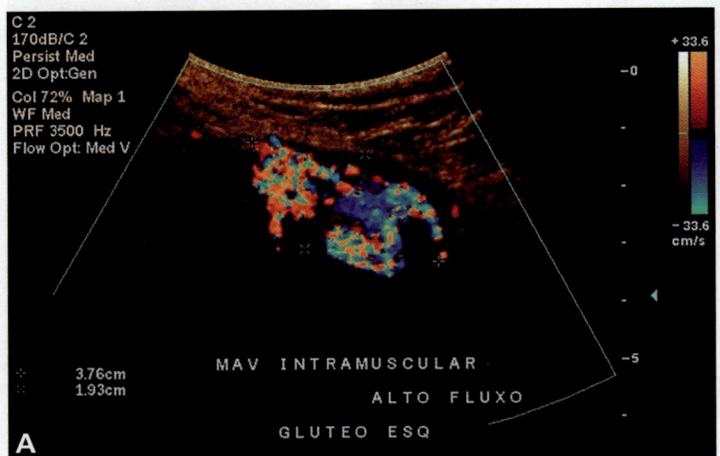
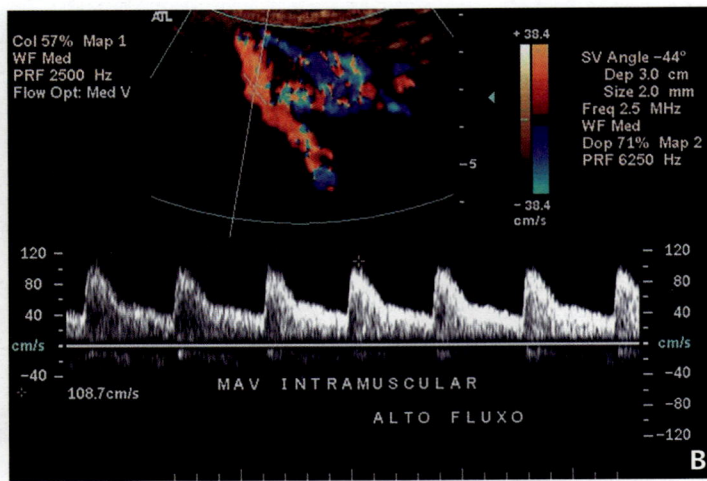
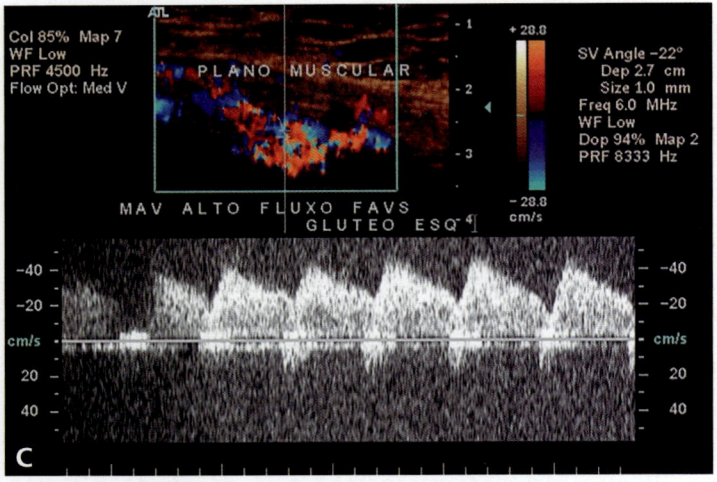

Fig. 35-3. US-Doppler: malformação arteriovenosa de alto fluxo no músculo glúteo: (A) *nidus* vascular com aspecto plexiforme, formando conglomerado vascular com múltiplas fistulas arteriovenosas, caracterizado pelo mosaico de cores e padrão pulsátil; (B) artéria nutridora do *nidus* com padrão arterial anômalo de baixa resistência (bifásico); (C) análise espectral mostrando fluxo turbilhonado de velocidade elevada. Padrão fistular no interior do *nidus*.

cirúrgica. Esta situação, embora possa trazer melhora clínica inicial, inevitavelmente ocasiona a recidiva da lesão, havendo relatos inclusive de sua piora clínica e angiográfica, e ainda inviabiliza novos acessos vasculares por cateterismo.

O onyx tem boa aplicabilidade no tratamento das MAVs em geral, principalmente nas lesões volumosas com *nidus* plexiforme ou nutridas por múltiplos ramos. O fluxo alto ou baixo não interfere ou contraindica seu uso. Entretanto, não é utilizado na presença de FAV direta de alto fluxo, onde está indicado o cianoacrilato.

O cianoacrilato age diferentemente do onyx e sua propriedade de promover oclusão vascular através do processo de polimerização varia de acordo com a concentração usada nas diluições com lipiodol. A técnica de injeção do cianoacrilato pode variar de lenta à rápida, dependendo da diluição escolhida e do padrão de fluxo intralesional. Para MAV do tipo plexiforme, lesões volumosas ou de baixo fluxo usa-se o cianoacrilato diluído em baixas concentrações (15 a 20%). Por outro lado, nas lesões de alto fluxo do tipo fistular, usam-se soluções concentradas de cianoacrilato variando de 33 a 50%. Nas lesões de baixo fluxo nutridas por artérias de pequeno calibre, onde não é possível posicionar o microcatéter no *nidus*, a injeção de cianoacrilato diluído é eficaz, permitindo a oclusão satisfatória da lesão.

Medidas para a redução do fluxo arterial visando a melhor controle da injeção, como a utilização de manguitos, garrotes ou compressão local realizados proximalmente à lesão, são utilizadas eventualmente e podem contribuir na prevenção de embolização fora do alvo. Além disso, favorece a infiltração do agente no *nidus*, retardando sua progressão para a veia de drenagem. Angiografia de controle é necessária na verificação da eficácia do procedimento e ao mesmo tempo na avaliação da necessidade de novos tratamentos. O sucesso das embolizações depende do uso adequado da técnica e da oclusão seletiva da MAV sem que haja o comprometimento dos tecidos circunjacentes normais.

Técnica

A via de acesso para a embolização é inicialmente estabelecida preferencialmente pela punção e cateterismo da artéria femoral ipsilateral ou contralateral, dependendo da localização da lesão. Os microcatéteres são introduzidos por dentro de catéteres de maior calibre (sistema coaxial) e mantidos sob perfusão contínua em soro fisiológico. Utiliza-se heparinização plena na dose de 100 UI/kg em bolo com dose de manutenção de 1.000 UI/h. O catéter-guia é posicionado seletivamente no vaso troncular proximal à lesão, a partir do qual são introduzidos microcatéteres variando de 1,5 a 2,3 Fr dependendo do vaso a ser tratado.

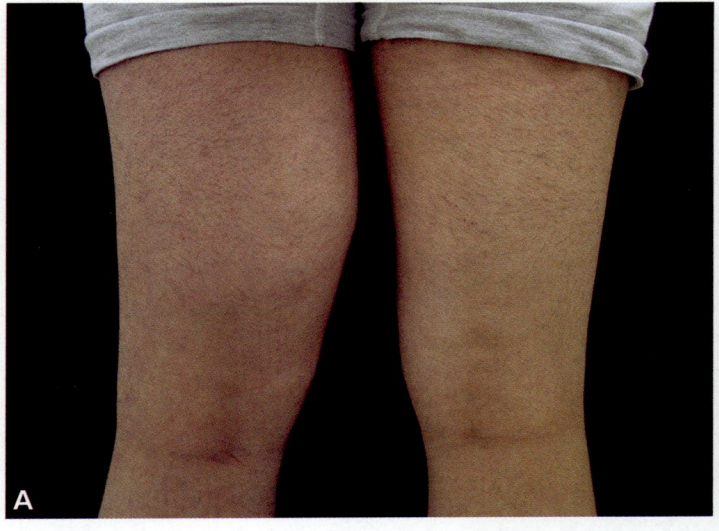
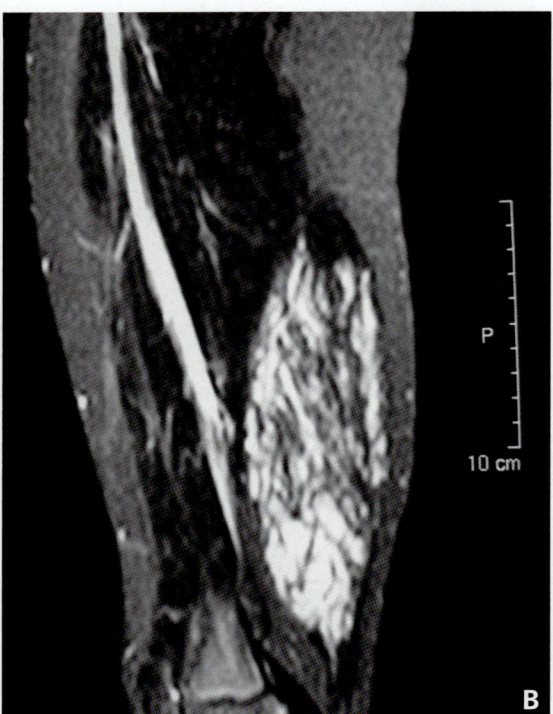
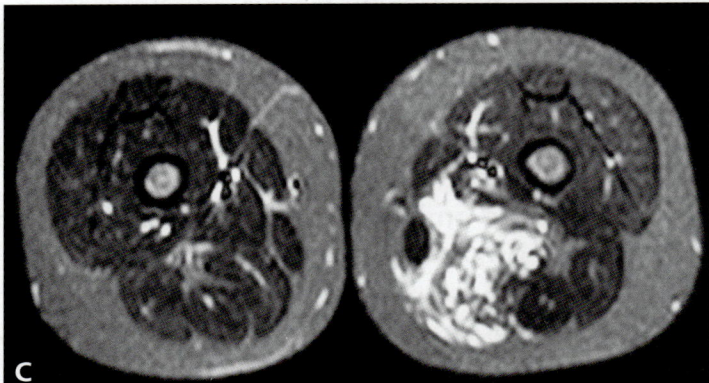

Fig. 35-4. (**A**) Tumoração em coxa esquerda. (**B**) Ressonância magnética de coxa esquerda: realce da malformação em plano muscular em T2 associado a áreas de ausência de sinal – corte sagital. (**C**) Ressonância magnética de coxa esquerda: realce da malformação em plano muscular em T2 associado a áreas de ausência de sinal – corte axial.

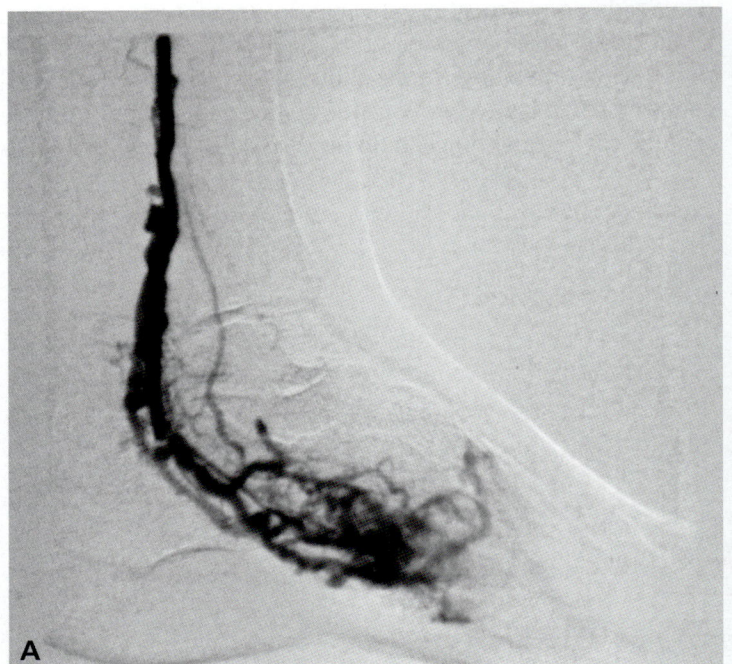
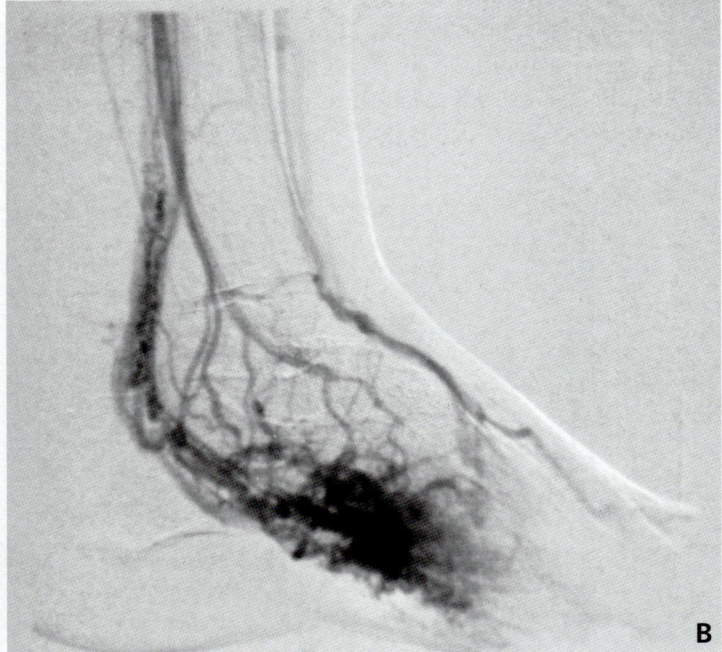

Fig. 35-5. Arteriografia digital por cateterismo seletivo da artéria tibial posterior. (**A**) artéria calibrosa com opacificação do *nidus* vascular; (**B**) enchimento venoso precoce.

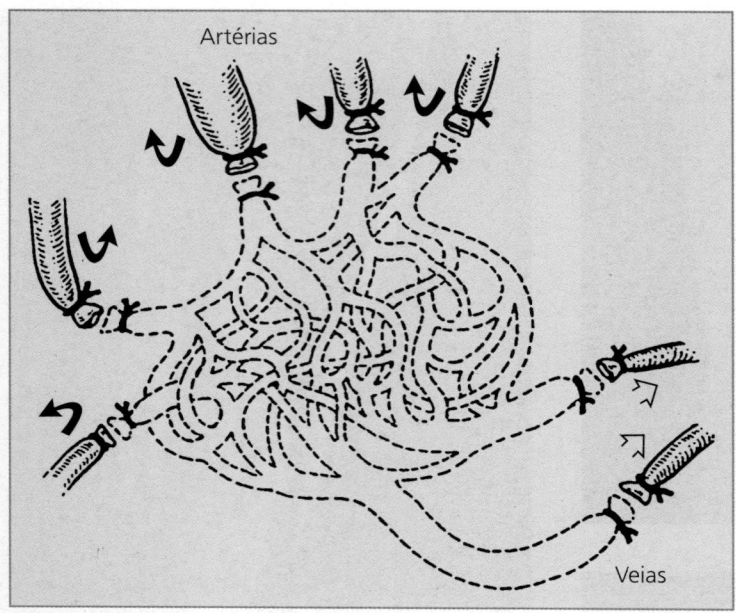

Fig. 35-6. Representação esquemática do *nidus* vascular e ligadura cirúrgica de todos os ramos arteriais e venosos relacionados com a região do *nidus*.

Técnica da embolização por cateterismo com o uso de adesivo tissular

O cianoacrilato é diluído em lipiodol em proporções que variam de 1:1 até 1:8, dependendo das catacterísticas de fluxo da lesão.[30,31] O microcatéter é preenchido com soro glicosado a 5% no momento que precede à embolização. Essa manobra visa a evitar a polimerização da cola no catéter em contato com o sangue. A injeção da cola pelo microcatéter ocorre lentamente e sob controle fluoroscópico até este atingir a extremidade do microcatéter. A progressão da cola no interior do *nidus* é influenciada pela pressão da injeção e diluição escolhida.

O risco da embolização com o uso do cianoacrilato implica na possibilidade de o catéter aderir ao vaso, impossibilitando sua retirada. Manobras para minimizar este risco incluem o uso de soluções com menor concentração de cianoacrilato e o seu aquecimento visando a reduzir a viscosidade.

Técnica de embolização por cateterismo com o uso de onyx

O primeiro passo consiste em preencher o lúmen do catéter com o DMSO. A quantidade necessária para isso será determinada mediante conhecimento prévio do lúmen interno do catéter a ser usado (Ultra Flow – 0.23 mL e Marathon – 0,26 mL). Após ocupar o microcatéter com DMSO o onyx é aspirado numa seringa fornecida pelo fabricante, e a mesma é conectada ao microcatéter, formando uma interface entre o DMSO presente no microcatéter, e o onyx da seringa. O objetivo é evitar que o onyx tenha contato com sangue ou soro no catéter e se precipite, provocando sua oclusão. Tecnicamente recomenda-se que a injeção do onyx seja de 0,1 a 0,2 mL/min

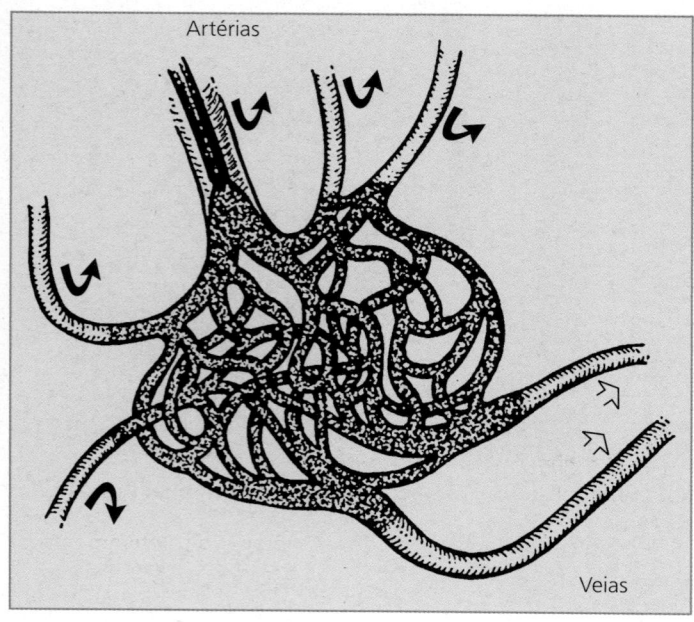

Fig. 35-7. Representação esquemática do *nidus* vascular: embolização por cateterismo seletivo.

visando à eliminação e ao contato lento e progressivo do DMSO com o lúmen arterial. O contato do DMSO com o endotélio do vaso pode provocar vasospasmo ou angionecrose, sendo maior a probabilidade de acontecer se a injeção do solvente ocorrer de forma rápida.

A técnica de injeção do onyx é bem estabelecida. A pressão da injeção no microcatéter deve ser suficiente para promover a progressão do onyx na artéria, impedindo que haja refluxo em direção ao catéter. Refluxos são aceitáveis desde que envolvam somente 1,0 cm a 1,5 cm da extremidade distal do microcatéter. Apesar do onyx nao ser um agente adesivo, sua injeção prolongada seguida de refluxo dificulta a retirada do catéter. A retirada do catéter após o término da embolização deverá ocorrer de forma suave e progressiva. Manobras bruscas ao retirá-lo aumentam o risco de ruptura da artéria ou catéter, aumentando a morbidade relacionada com o tratamento.

A escolha do produto adesivo tissular ou onyx depende dos critérios já estabelecidos nas embolizações intra-arteriais e da experiência do operador (Figs. 35-8 e 35-9).

Técnica da embolização por punção direta com adesivo tissular

Indicada na impossibilidade de realização da emboloterapia por catéter por causa da inexistência de uma via de acesso, relacionada com ligaduras cirúrgicas prévias ou emboliza-

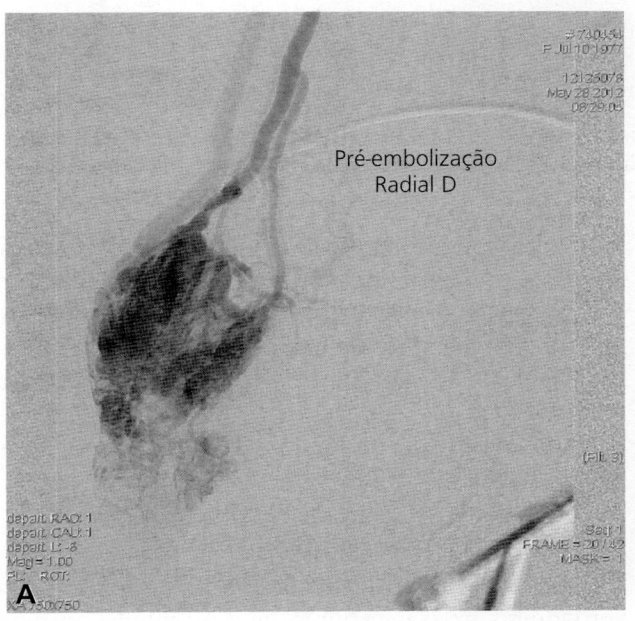
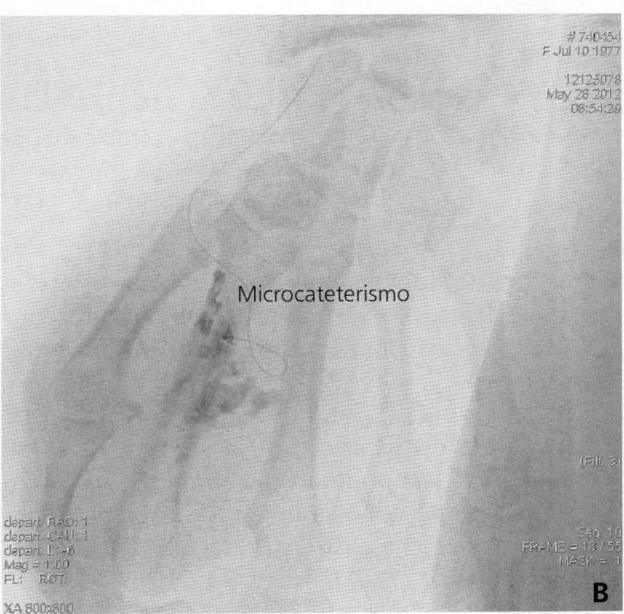
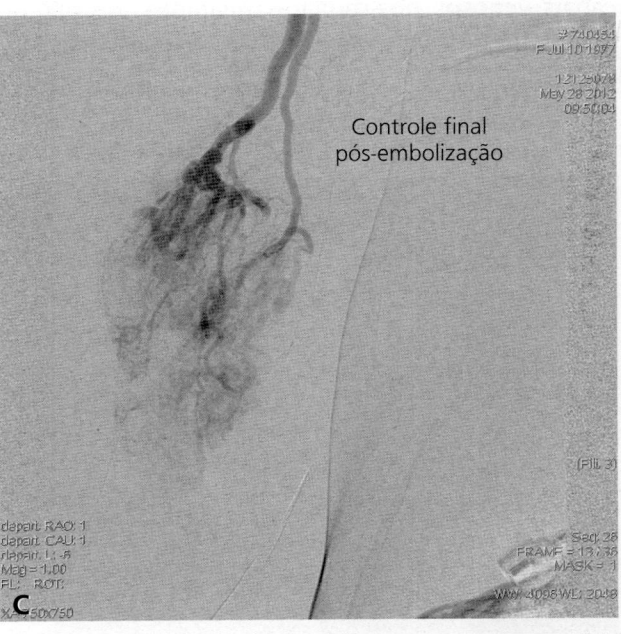
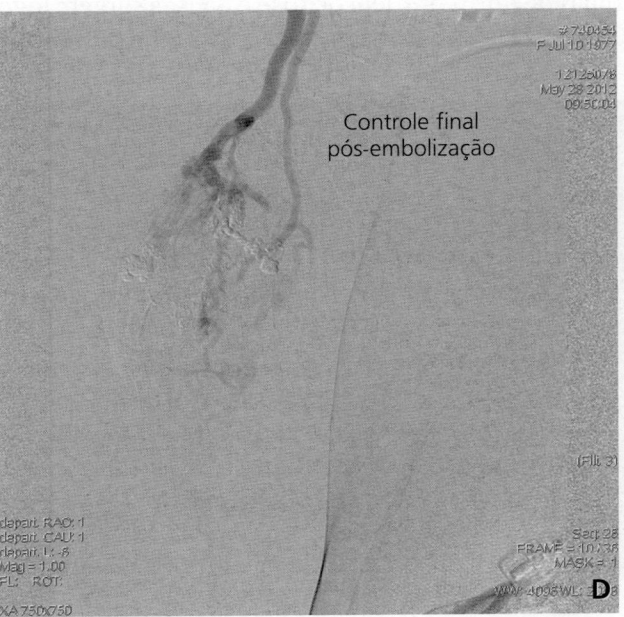

Fig. 35-8. Angiografia da mão direita com catéter posicionado na artéria radial: (**A**) artérias nutridoras calibrosas e alongadas, *nidus* vascular associado a enchimento venoso precoce; (**B**) microcatéter posicionado seletivamente na região do *nidus*; (**C**) arteriografia de controle após embolização com desvascularização parcial da lesão; (**D**) notar arcabouço de cola.

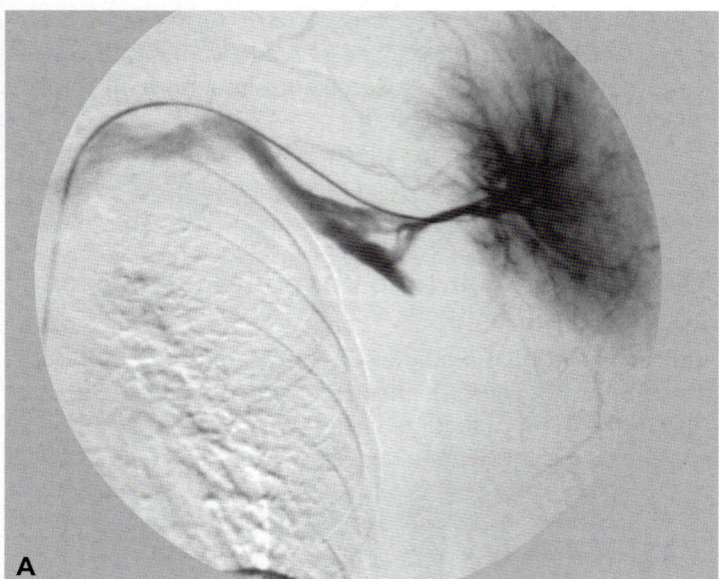
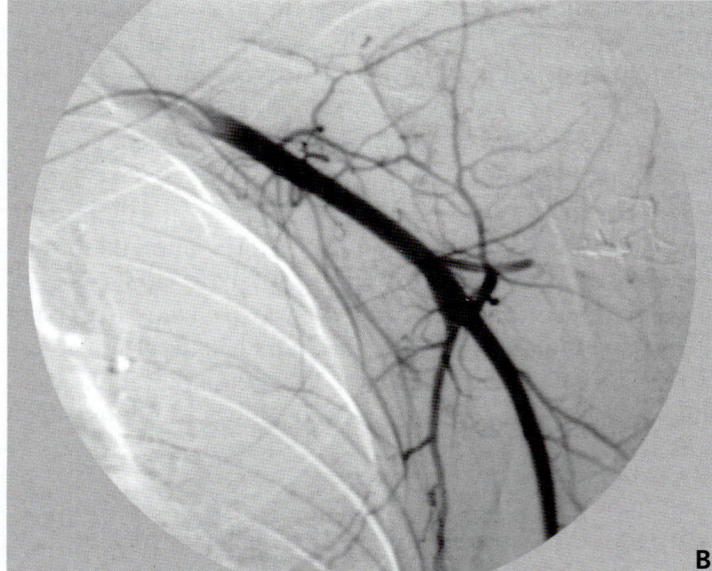

Fig. 35-9. Arteriografia seletiva de malformação vascular arteriovenosa localizada em ombro esquerdo: (**A**) pré-embolização, presença de *nidus* e enchimento venoso precoce, (**B**) pós-embolização com desvascularização da lesão. Notar arcabouço da cola.

ções inadequadas proximais ao *nidus*. Outra indicação se aplica na presença de alongamento e acentuada tortuosidade dos vasos que irrigam o *nidus* vascular e ainda a presença de anastomoses arteriovenosas que podem impossibilitar o cateterismo seletivo.

Para a punção direta da lesão, utilizam-se agulhas de dimenções variáveis de acordo com a profundidade da lesão. Lesões superficiais podem ser abordadas sob visão direta. Lesões profundas necessitam de US-Doppler ou angiografia com *road map* para auxílio da punção (Fig. 35-10).

Complicações

Os sintomas de dor, febre, leucocitose e náusea surgem logo após o procedimento e caracterizam a síndrome pós-embolização e frequentemente se resolvem dentro de alguns dias, contudo, podendo persistir por mais de uma semana. Estes efeitos são decorrentes da necrose tissular que pode ocorrer após a emboloterapia bem-sucedida, sendo mais rara no tratamento das MAVs periféricas do que na embolização visceral ou de tumores. A presença de necrose tecidual em geral é bastante dolorosa, podendo ser agravada por infecção e hemorragia (Fig. 35-11).[21,24]

Malformação Venosa (MV)

É constituída por coleções de vasos anômalos, formando verdadeiras massas esponjosas, tipicamente formadas por canais venosos pós-capilares dilatados, de paredes finas, desprovidos de válvulas e deficientes em células musculares lisas.[1]

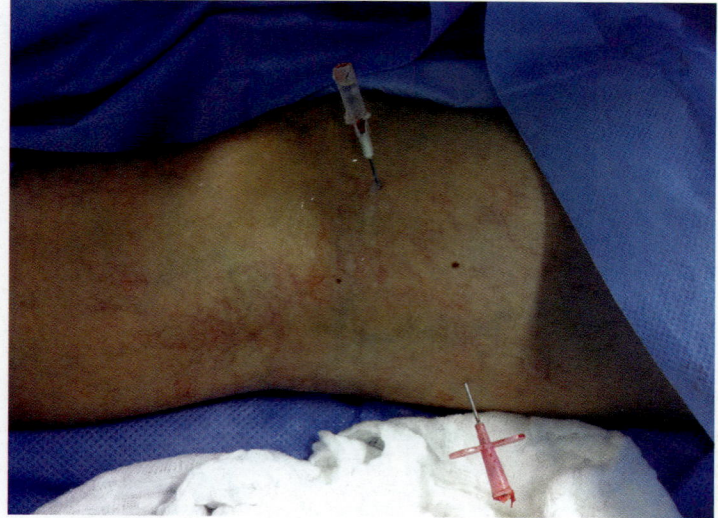

Fig. 35-10. Punção direta de malformação vascular arteriovenosa da coxa esquerda com agulhas posicionadas no interior do *nidus*. Procedimento auxiliado por Ultrassom Doppler e pela técnica de *road map*.

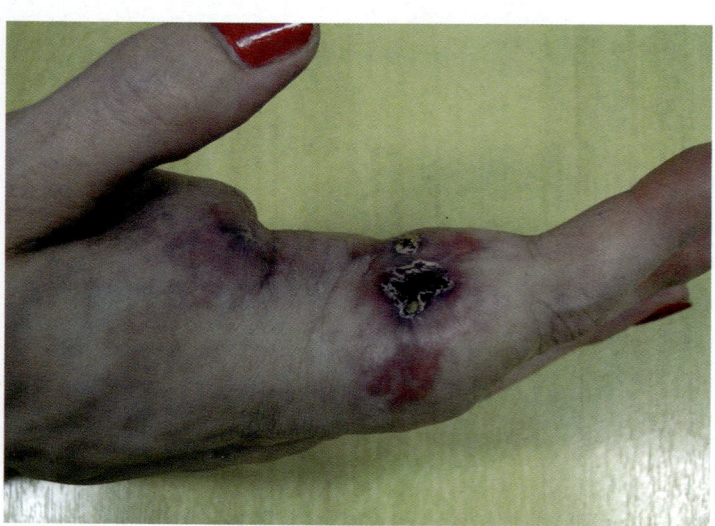

Fig. 35-11. Lesão trófica atingindo superficialmente o 2º quirodáctilo direito em fase de cicatrização.

Quadro clínico

As MVs podem ocorrer em qualquer região do organismo, de forma circunscrita ou difusa, envolvendo tecidos superficiais, como a pele, o subcutâneo e mucosas, ou acometer tecidos profundos, como o músculo, articulações e ossos. A dor é sintoma frequente nos pacientes com lesões musculares, sendo agravada durante a prática de exercícios físicos. É possível a ocorrência de sangramentos, especialmente na região de mucosas, após traumatismos locais.

O exame clínico se caracteriza pela presença de tumoração amolecida, depressiva à palpação, sem frêmito ou pulso, com a pele de coloração arroxeada ou azulada nas lesões superficiais, e com a pele de aspecto normal nas lesões musculares (Fig. 35-12).[1,32-34]

As MVs possuem caráter benigno, não causando alterações tróficas na pele ou manifestações cardiovasculares. É comum a ocorrência de tromboflebites facilitadas pela presença de fluxo sanguíneo lento, característico destas lesões e cuja repetição quase sempre leva à formação de calcificações intravasculares, conhecidas como flebólitos. A dor é o sintoma mais frequente, sendo causado pelo efeito da compressão ou invasão da lesão sobre as estruturas anatômicas adjacentes, ou pela ocorrência de edema.[32] Nas MVs difusas que atingem a extremidade inferior, é frequente o envolvimento intra-articular do joelho, ocasionando limitação dos movimentos.[35] Lesões extensas podem resultar no consumo intravascular dos fatores de coagulação, causando diminuição de fibrinogênio e plaquetas.[36,37]

Diagnóstico por imagem

O diagnóstico é baseado na história clínica e exame físico. As lesões de grande extensão ou aquelas localizadas em planos mais profundos, como o compartimento muscular, devem ser mais bem investigadas pela RM. O US-Doppler tem sua importância no diagnóstico diferencial entre várias lesões vasculares e em especial na diferenciação entre as MVs e linfáticas. O US-Doppler é também importante para auxiliar na punção e injeção intralesional de agentes esclerosantes.[9,10]

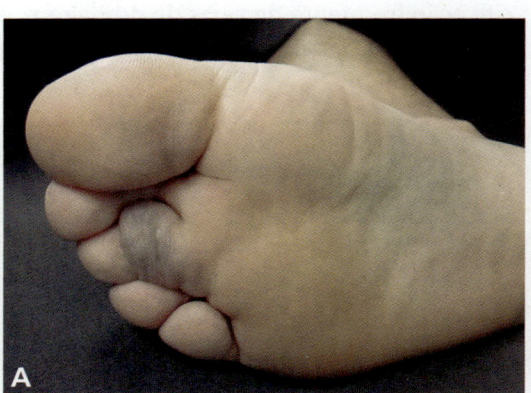
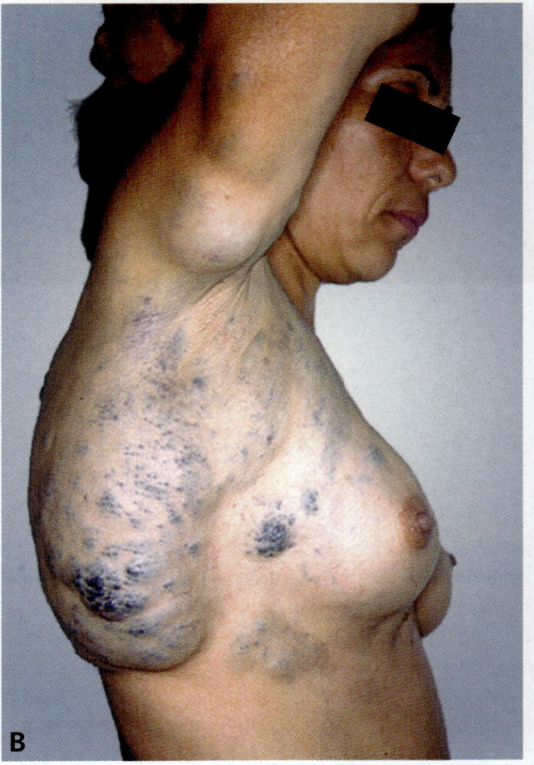
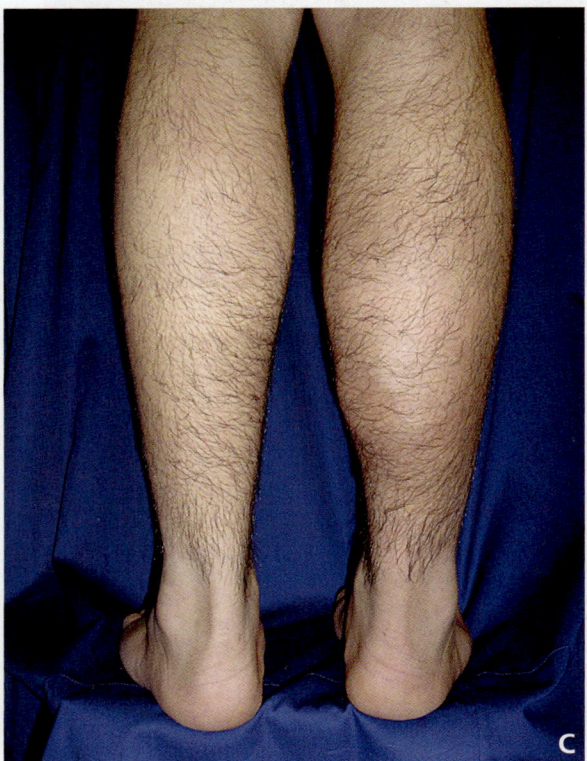

Fig. 35-12. Malformação venosa: (A) lesão circunscrita na base do 3º pododáctilo direito; (B) lesão extensa envolvendo hemitórax e membro superior direito. Notar tumoração e pele de cor arroxeada; (C) lesão localizada no compartimento muscular da panturrilha direita. Note aumento do volume e pele sem mancha cutânea.

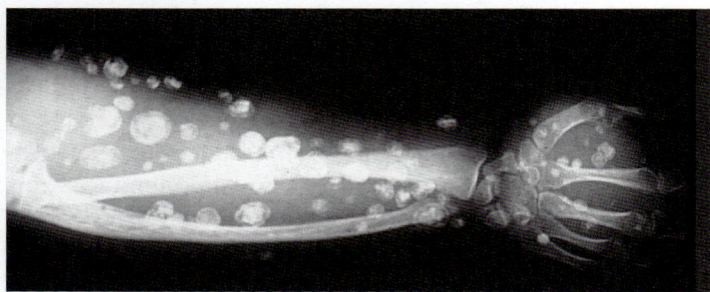

Fig. 35-13. RX simples: presença de lesões calcificadas distribuídas no tecido celular subcutâneo da extremidade superior (flebólitos).

- *Radiologia simples:* a radiografia simples das MVs demonstra edema de partes moles, eventuais deformidades ósseas e presença de flebólitos, considerados achados patognomônicos (Fig. 35-13).[17]
- *Ultrassonografia (US):* o estudo bidimensional com escala de cinzas (modo B) permite avaliar a ecogenicidade das partes moles, definindo os planos teciduais (pele, gordura e músculo). As malformações venosas frequentemente causam perda da arquitetura muscular e se apresentam como espaços vasculares anecogênicos confluentes e compressíveis com o transdutor (lagos venosos). Geralmente o tecido muscular que circunda os lagos venosos apresenta densidade elevada, comparando-se à musculatura normal. É comum a presença de flebólitos junto aos lagos venosos, caracterizados como pequenas formações puntiformes densas e hiperecogênicas em razão do conteúdo cálcico (Fig. 35-14).[25] É recomendado o uso do US para guiar punções durante a injeção de agentes esclerosantes.[9,10]
- *Ressonância magnética:* caracteriza as MVs pela presença de sinal de intensidade alta em sequências ponderadas em T_2 e intensidade intermediária em T_1. As margens da lesão, na maioria das vezes, são bem definidas, podendo conter septações. Os flebólitos podem ser identificados no tecido subcutâneo como áreas de ausência de sinal (Fig. 35-15).[12,13]
- *Angiografia venosa por punção direta:* é a modalidade de flebografia realizada pela injeção direta de meio de contraste radiológico no interior destas malformações. As MVs se caracterizam como espaços venosos irregulares e opacificação frequente de veias de drenagem, em geral hipoplásicas, responsáveis pela estagnação do sangue no inte-

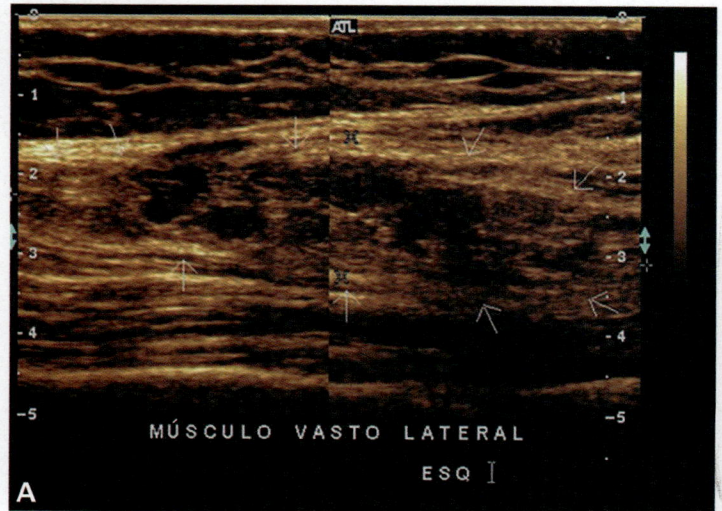

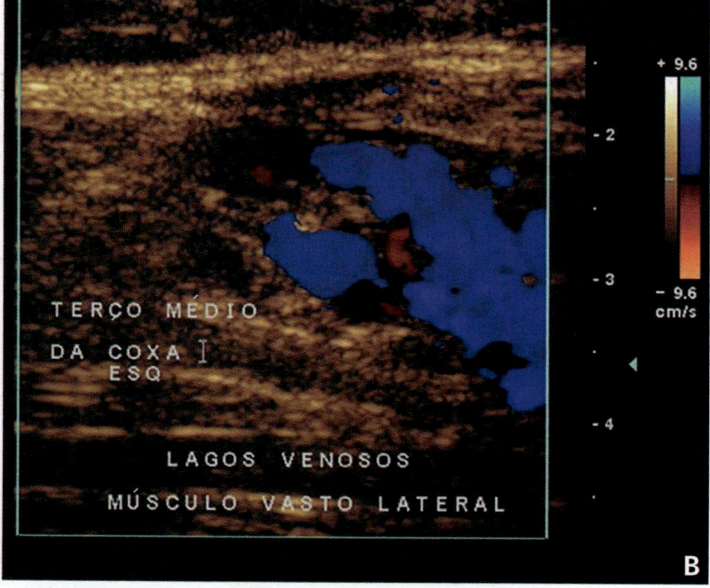

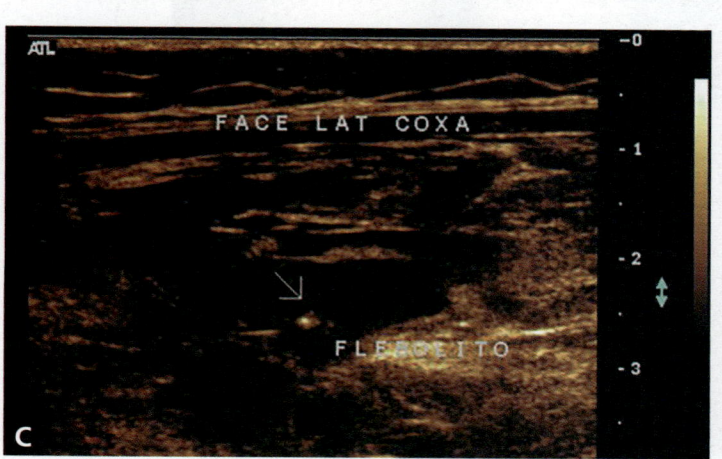

Fig. 35-14. (**A**) US-Bidimensional: perda da arquitetura das fibras musculares no ventre do músculo vasto lateral, com imagens serpiginosas hipoecogênicas no interior da lesão delimitada pelas setas. (**B**) US-Doppler: preenchimento da lesão com fluxo venoso (lagos venosos) pós-compressão distal do músculo, caracterizando a malformação venosa muscular de baixo fluxo. (**C**) US-Bidimensional. Malformação venosa muscular de baixo fluxo. Flebólito em meio aos lagos venosos.

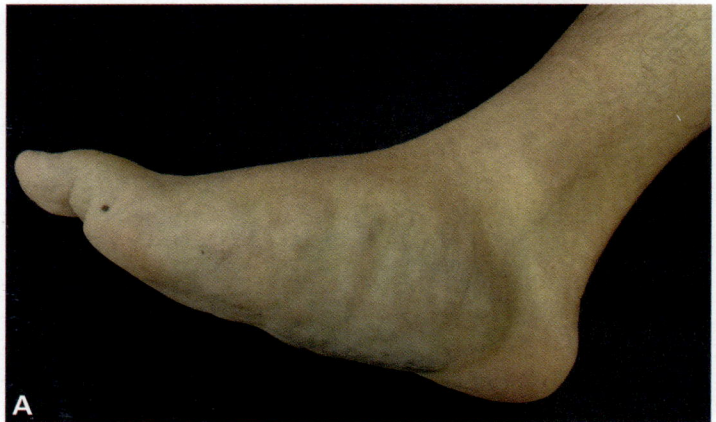

Fig. 35-15. (**A**) Malformação venosa envolvendo grande extensão do pé direito; ressonância magnética indicando em (**B**) isossinal em T1; (**C**) hipersinal em T2.

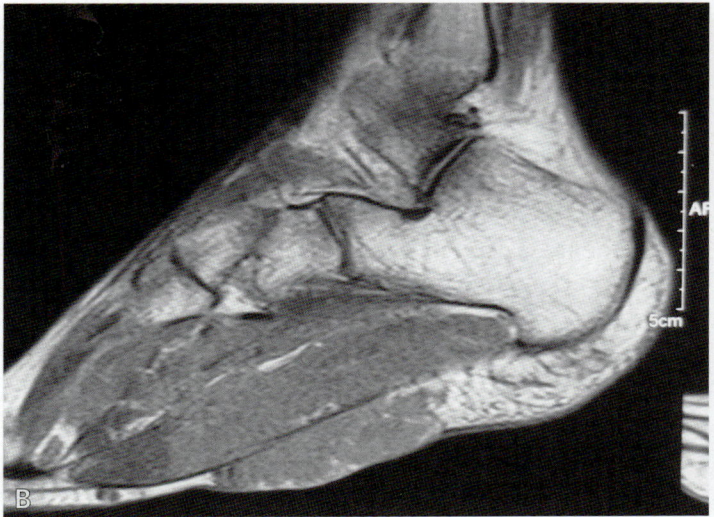
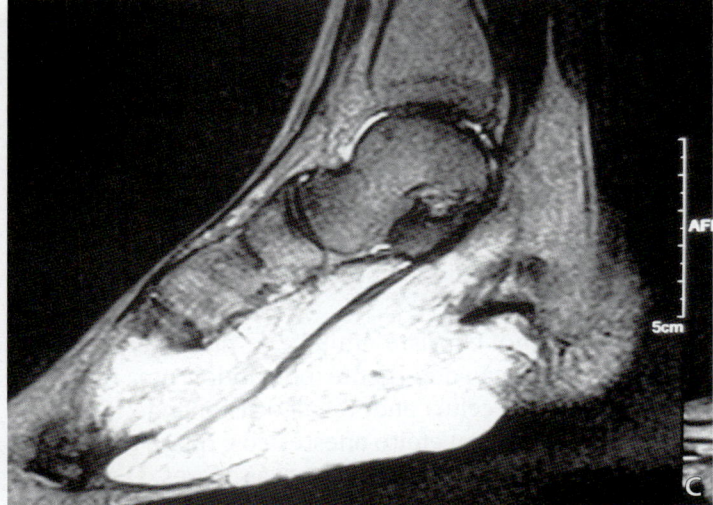

rior destas lesões. Este exame permite a avaliação da extensão, drenagem e característica de fluxo das MVs (Fig. 35-16).[38] Entretanto, por causa dos vários compartimentos da lesão, podem ser necessárias diversas punções para sua completa avaliação. Já a flebografia ascendente apresenta valor limitado na avaliação das MVs, em decorrência da presença de conexões hipoplásicas existentes entre estas e o sistema venoso, o que dificulta uma opacificação plena da cavidade anômala.[39]

Tratamento

O tratamento clínico é realizado com a prescrição de medicamentos sintomáticos, associados ou não à compressão elástica da extremidade envolvida. A intervenção terapêutica cirúrgica ou radiológica estaria indicada na presença de dor, nos pacientes com antecedentes hemorrágicos, ou naqueles que apresentam grandes deformidades estéticas.

O tratamento cirúrgico, em geral, é complexo em razão do caráter infiltrativo destas lesões que impedem um plano de clivagem adequado com os tecidos adjacentes, levando a sangramentos exuberantes e, às vezes, de difícil controle, colocando em risco a vida do paciente.[8,26,40] Assim, o tratamento cirúrgico, na atualidade, deve-se restringir apenas às lesões pequenas e circunscritas ou na reparação de cicatri-

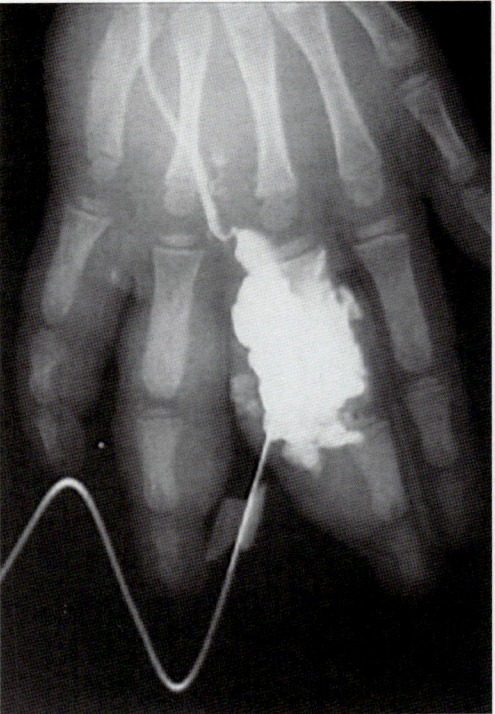

Fig. 35-16. Angiografia venosa por punção direta: opacificação de cavidade venosa anômala em 3º quirodáctilo direito associado à drenagem para o sistema venoso.

zes. Outras formas de tratamento, como a eletrocoagulação, a crioterapia e a radioterapia, utilizadas no passado, foram completamente abandonadas, em razão dos resultados insatisfatórios.[41]

A introdução de técnicas radiológicas minimamente invasivas colocou a esclerose percutânea como método de escolha simples e seguro para o tratamento das MVs. Esta técnica consiste na injeção direta de agentes esclerosantes, que, em contato com o endotélio vascular, provocam inflamação, fibrose e consequente oclusão dos canais anômalos, evoluindo para a redução das lesões.[42] Com esta finalidade já foram utilizados o polidocanol, o sotradecol e o etanol.[41,43-52]

Os agentes mais utilizados atualmente em nosso meio são o polidocanol e o etanol. O etanol tem reconhecida e potente ação esclerosante, e seus efeitos no organismo são amplamente conhecidos e clinicamente controláveis. O nível plasmático de etanol é diretamente proporcional à quantidade injetada, independente da morfologia da lesão, de sua drenagem venosa ou da técnica de injeção. O etanol, em contato com o endotélio vascular, promove a desnaturação das proteínas sanguíneas, necrose da parede do vaso e rompimento de eritrócitos com subsequente trombose, que tardiamente ocasiona fibrose da íntima, promovendo a regressão da lesão.[53]

O polidocanol consiste em 95% de hidroxipolietoxidodecana e possui ação detergente induzindo a uma rápida hiper-hidratação da célula endotelial, ocasionando lesão vascular. Em razão do seu efeito anestésico é quase totalmente indolor quando injetado nas lesões vasculares. O polidocanol em altas concentrações (de 1 a 3%), preparado na forma de espuma, tem seu uso largamente difundido e apresenta bons resultados no tratamento de MV.[43-46]

- *Esclerose percutânea com etanol absoluto sob anestesia local:* a técnica da alcoolização percutânea, sob anestesia local, é simples e não requer internação hospitalar. Inicialmente o paciente é submetido à punção da lesão, de modo perpendicular à pele, até que se alcance um espaço venoso anômalo, evidenciado pelo refluxo de sangue. Para a realização desta punção, podem ser utilizadas agulhas do tipo *Butterfly* 21 Gauge, 30 × 7 mm, ou ainda agulha de *Chiba* 22 Gauge, dependendo da profundidade da lesão em relação à pele. Após, e pela mesma via de acesso, é injetado o anestésico local (lidocaína a 2% sem vasoconstritor) e a seguir o etanol 99,5% v/v. O volume de etanol utilizado em cada sessão deve variar de acordo com o volume da cavidade venosa a ser preenchida. O US-Doppler deve ser sempre utilizado, pois além de auxiliar na punção da lesão, permite quantificar o volume a ser injetado. Na sequência, retira-se a agulha da punção e realiza-se um curativo levemente compressivo no local. As sessões de esclerose podem ser repetidas em intervalo de 15 dias (Fig. 35-17).

- *Esclerose percutânea com polidocanol sob anestesia local:* o polidocanol na concentração de 3% é preparado imediatamente antes de sua injeção, utilizando-se duas seringas de 10 mL conectadas a uma torneira de três vias, devendo conter 2 mL do produto e 4 mL de ar. Para que seja obtida a espuma são realizados 20 movimentos de injeção alternando uma e outra seringa neste ambiente fechado, obtendo-se, então, uma espuma densa de polidocanol.[54] Finalmente, a espuma é injetada no interior da lesão utilizando o US para a quantificação do volume a ser utilizado. Após o término da injeção a agulha é retirada, e o curativo levemente compressivo é realizado.

Complicações

O tratamento esclerosante percutâneo com o uso do etanol absoluto pode levar a complicações sistêmicas e no local da punção, podendo surgir como bolhas que evoluem ou não, para necrose tecidual na pele (Fig. 35-18). As complicações sistêmicas estão relacionadas com o volume do agente esclerosante utilizado, ou seja, doses elevadas (de 20 a 80 mL) podem levar a graus variados de hipertensão pulmonar, arritmias e instabilidade hemodinâmica, além da possibilidade de lesões neurológicas motora e sensorial, espasmo arterial e trombose venosa. São considerados níveis tóxicos, doses acima de 300 mg/dL, o que equivale a volume de cerca de 100 mL de etanol absoluto.[55]

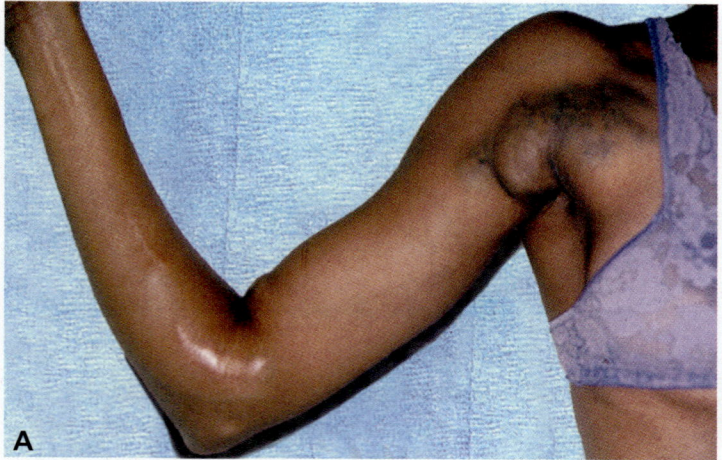 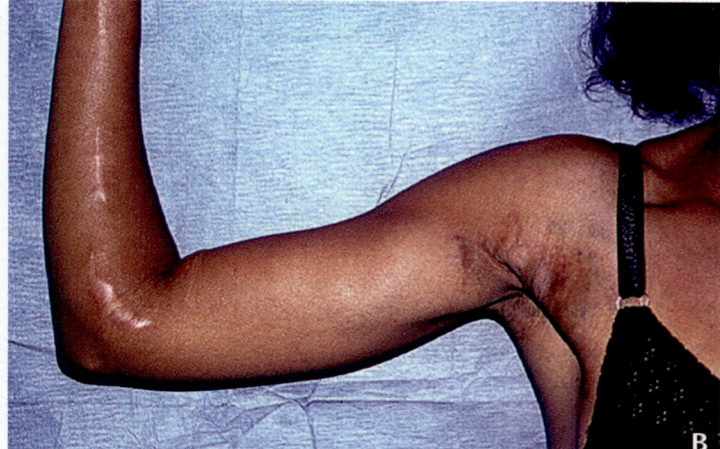

Fig. 35-17. Malformação venosa de axila: (A) pré-tratamento; (B) pós-tratamento (12 sessões).

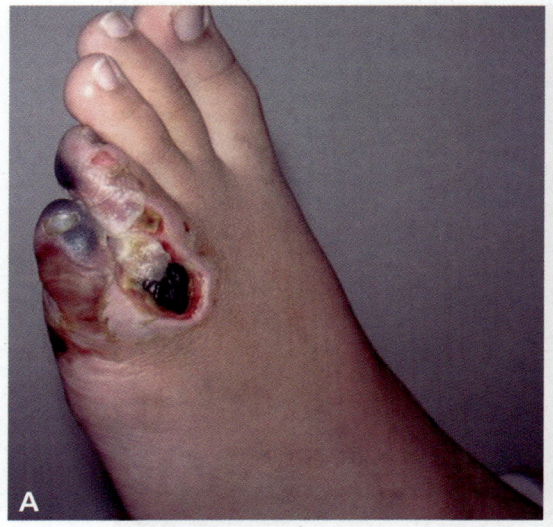
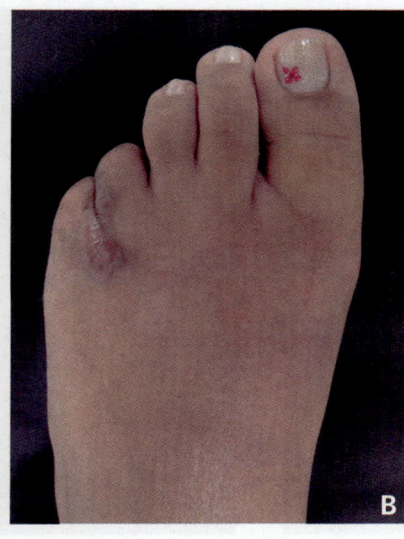

Fig. 35-18. (A) Lesão trófica atingindo pele e tecido subcutâneo do 4 e 5 pododáctilo esquerdo após sete dias da injeção de polidocanol a 3%, (B) lesão totalmente cicatrizada após 30 dias de evolução.

O polidocanol pode ocasionar efeitos colaterais sistêmicos em pequeno número de pacientes, e o principal deles é o distúrbio visual.[56] No local da punção, assim como com o uso do etanol, podem ocorrer escaras na pele que evoluem sem deixar sequelas importantes.

Malformação Linfática (ML)

A malformação linfática é constituída por cistos limitados pelo endotélio vascular sendo descritos três tipos: 1. capilar, formada por cistos de, aproximadamente, 1 mm de diâmetro, localizados principalmente sobre pele e mucosas; 2. microcística constituída por cistos menores do que 5 mm; 3. cística ou macrocística, com cistos maiores do que 10 mm. A presença de sangue no interior da anomalia linfática pode ser secundária à hemorragia intracística ou à comunicação entre um cisto e veia.

Quadro clínico

As MLs caracterizam-se clinicamente como tumoração cervical assintomática. São diagnosticadas ao nascimento em 50% dos casos, sendo a região cervical a mais acometida em 75% dos pacientes. A lesão microcística afeta principalmente recém-nascidos e, em geral, apresenta sintomas relacionados com as vias aérea e digestiva alta, como dispneia, postural ou não, disfagia, roncos e apneia do sono. A hemorragia subclínica ou maciça é característica do acometimento lingual. Embora um pouco menos comum podem acorrer inflamação e infecção dessas estruturas, levando a aumento súbito do tamanho da lesão.

Exame físico

Tumoração cervical indolor de consistência fibroelástica com a pele e aparência normal ou ligeiramente azulada (Fig. 35-19A). Presença de língua de grande tamanho associada a vesículas com linfa e sangue (língua em framboesa) pode reforçar o diagnóstico.

Métodos de imagem

Os exames de imagem são úteis na avaliação da extensão da lesão e de sua relação com outras estruturas anatômicas.

- *US-Doppler:* as MLs caracterizam-se sonograficamente pela presença de áreas anecogênicas multisseptadas geralmente localizadas no plano gorduroso, formando lojas de tamanhos variados (micro ou macrocísticas), que não se deformam pela compressão com o transdutor (Fig. 35-19B). O US-Doppler com mapeamento colorido possibilita o diagnóstico diferencial entre lagos venosos e cistos linfáticos, ambos maformações vasculares de baixo fluxo. Os lagos venosos preenchem com cor e apresentam fluxo de padrão monofásico de baixa velocidade, obtido com a análise espectral (curva de velocidade do fluxo). Por outro lado, os cistos linfáticos não preenchem com cor pela manobra de compressão do tecido, distalmente à lesão, pois seu conteúdo é linfático e não sanguineo.

  A US é particularmente útil para diferenciar cistos branquiais e cistos tireoglossos de linfonodos e tumores glandulares, que podem ocorrer na mesma topografia (próximo à parótida e linha média), assim como ajuda a diferenciar nódulos sólidos e císticos de tireoide. A acurácia da US em diferenciar massas sólidas de massas císticas varia de 90-95%.

- *Tomografia computadorizada:* é exame de escolha para pacientes com massa cervical uma vez que fornece mais informações que outros exames. Ele diferencia os tumores sólidos dos císticos, estabelece sua localização e quando utilizado contraste, adiciona informações sobre a vascularização da massa.[2]

- *Ressonância magnética:* a RM traz a vantagem para o diagnóstico de massas na base do crânio e massas cervicais altas, quando comparadas à TC em razão da presença de artefatos causados pela respiração, deglutição e pulsação arterial, que distorcem a imagem na TC.[3] As MLs são caracterizadas como áreas de hipersinal em T2, muito

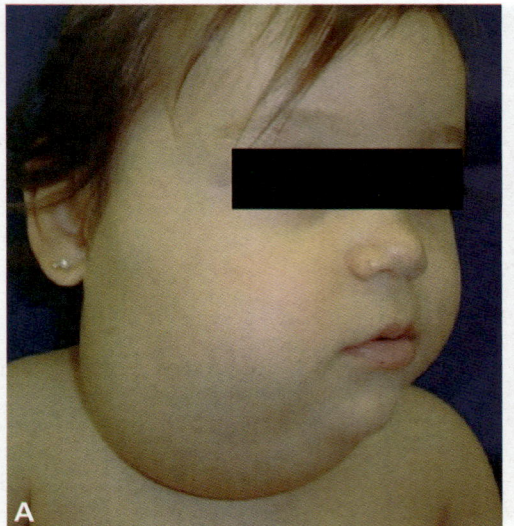
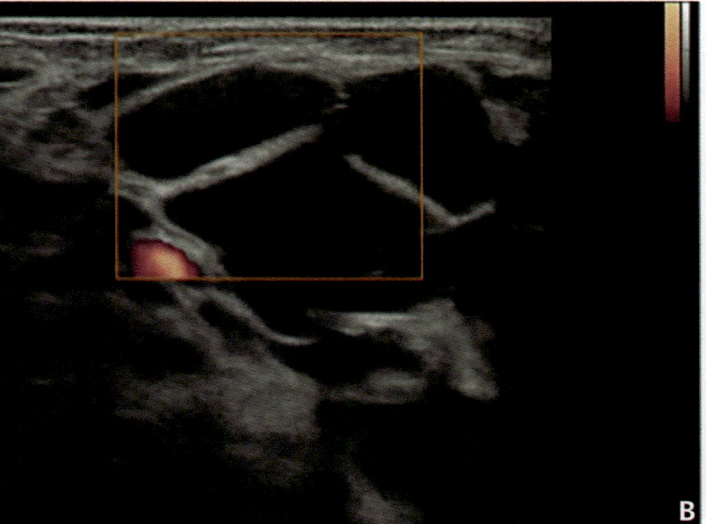
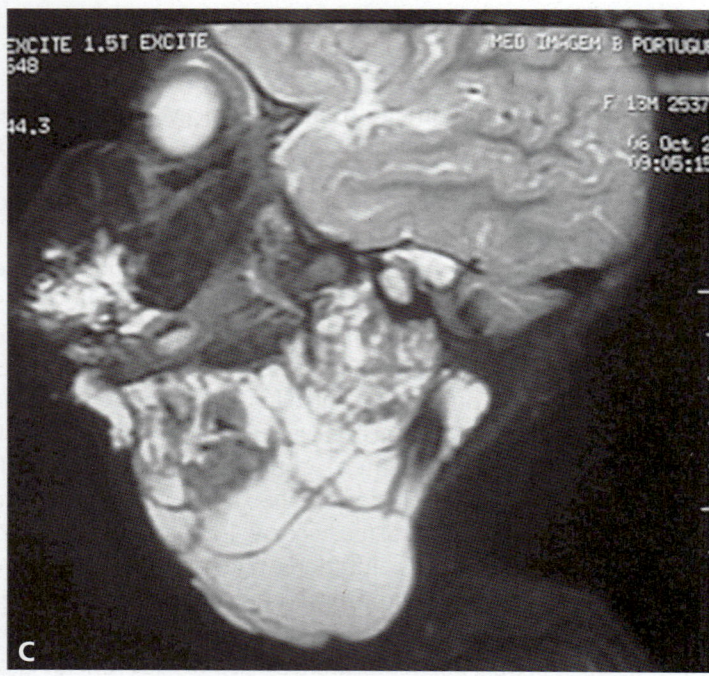

Fig. 35-19. (**A**) Malformação linfática em região cervical; (**B**) ultrassom Doppler: cavidades anômalas hipoecóicas associadas a septos; (**C**) ressonância magnética indicando realce em T2. (Cortesia Dra. Heloisa Campos – Hospital A.C. Camargo.)

semelhantes às imagens encontradas nas MVs, o que pode levar à falha no diagnóstico. O relato de septações e, eventualmente, a presença de nível líquido ocorrem somente nas MLs (Fig. 35-19C).

Tratamento

A cirurgia deve ser considerada na presença de lesões localizadas inferiormente ao osso hioide. A aspiração dos cistos e injeção concomitante de agentes esclerosantes guiados por US têm sido utilizadas como tratamento de escolha.[57] Os agentes esclerosantes são a melhor escolha para o tratamento de lesões de grande extensão localizadas acima do osso hioide e que invadem as mucosas oral e faríngea. Diversos agentes podem ser utilizados: álcool, sulfato de bleomicina, tetraciclina, corticoides e, mais recentemente, picibanil (OK-432) (Fig. 35-20). Este último é um agente esclerosante derivado de cepas de baixa virulência de *Streptococcus pyogenes*, tratadas com penicilina. Recentes estudos comprovam sua efetividade na diminuição das anomalias linfáticas. É observada, como efeitos colaterais, a presença de febre, dor e edema.

Síndrome de Klippel-Trenaunay

É uma anomalia vascular congênita rara, caracterizada pela tríade clássica onde ocorrem maformações capilares da pele (mancha cutânea tipo vinho do porto), hipertrofia óssea e de tecidos moles e malformações vasculares. Os membros inferiores de forma unilateral são os mais atingidos em 85% dos casos, seguido pelo acometimento dos membros superiores em 15%. O envolvimento bilateral ocorre em cerca de 10% e em todos os membros 5%. A forma cruzada, ou seja, o acometimento de um membro superior com o membro inferior contralateral, é rara.[1] Diferencia-se da síndrome de Klip-

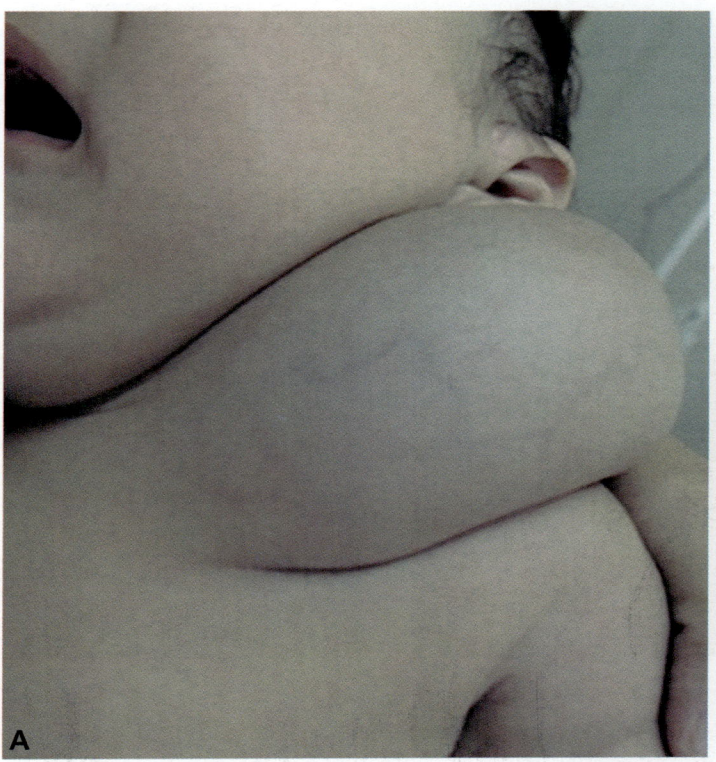 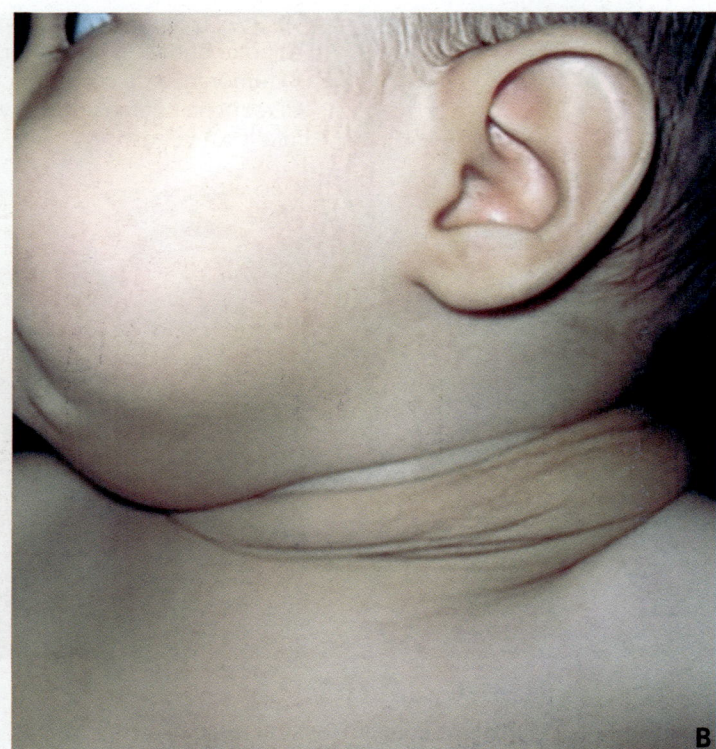

Fig. 35-20. Malformação linfatica em região cervical. (A) Pré-tratamento; (B) após tratamento com OK 432. (Cortesia Dra. Heloisa Campos – Hospital A.C. Camargo.)

pel-Trenaunay-Weber, pois nesta está presente MAV da extremidade afetada.

A exata fisiopatologia da síndrome de Klippel-Trenaunay não está totalmente esclarecida.[58] A interrupção do balanço do *vascular endothelial growth factor* (VEGF), mediada pela remodelação vascular, pode resultar no desenvolvimento anormal do sistema vascular, ocasionando a hipertrofia do membro.[59] Os efeitos dos fatores hemodinâmicos na hipertrofia dos membros ainda não estão confirmados e podem ser menos significativos do que previamente suposto. Alguns autores propõem que o fluxo sanguíneo seja maior nos membros afetados, porém a ausência de FAV dificulta o esclarecimento da hipertrofia.[58] Os *nevus* são decorrentes do aumento da circulação capilar durante o desenvolvimento uterino, sendo essa uma anormalidade da mesoderme.[60] Alguns autores, após estudarem o efeito da hiperpressão venosa sobre o hipercrescimento, citaram a estase venosa como causa do hipercrescimento do membro e a ligadura da veia do membro contralateral como compensadora desta diferença.[26] Porém, há autores que acreditam que a hipertrofia não esteja relacionada com a estase venosa existente no membro hipertrofiado.[58]

As anomalias vasculares podem estar relacionadas com os sistemas linfático, venoso e arterial, além da presença de FAV. Associados à queixa de dor, podem ocorrer vícios posturais e lesões tróficas da pele. Hemi-hipertrofia é definida como assimetria entre os lados esquerdo e direito do corpo, numa proporção muito maior do que poderia ser considerada normal. Pode envolver o comprimento ou a circunferência dos membros, assim como a cabeça, o tronco e os órgãos internos. A presença de malformações esqueléticas dos dedos, como macrodactilia, pode estar associada a condições de aumento do crescimento. Já a hipotrofia da musculatura, alterações neurológicas, retardo mental ou anormalidades de movimentos podem estar associados ao hipocrescimento (Fig. 35-21).[58]

Anomalias genitourinárias podem estar associadas, assim como hérnias inguinais, criptorquidia e alterações na medular do rim, mas com baixa incidência. A US abdominal é recomendada como *screening* para crianças com hemi-hipertrofia.

As MAVs complexas e de grande extensão, em geral, estão associadas a coagulopatias, especialmente em pacientes com *stress* cirúrgico.[59] Existem duas categorias principais de distúrbios hematológicos relacionados tanto com o sangramento quanto com as tromboflebites ou doença tromboembólica: sequestro de plaquetas e coagulopatia de consumo.[36,37]

Diagnóstico por imagem

- *US-Doppler:* permite a avaliação completa dos sistemas venosos superficial e profundo identificando vasos de trajeto anômalo, sua drenagem e competência valvular. O US modo B pode localizar cavidades anômalas do subcutâneo ou da musculatura e cistos linfáticos.[9] Podem ser identificados, ainda, vasos arteriais de trajeto anômalo associados à FAV (Fig. 35-22).
- *Ressonância magnética:* exame de grande importância utilizado na classificação das anomalias vasculares. Permite

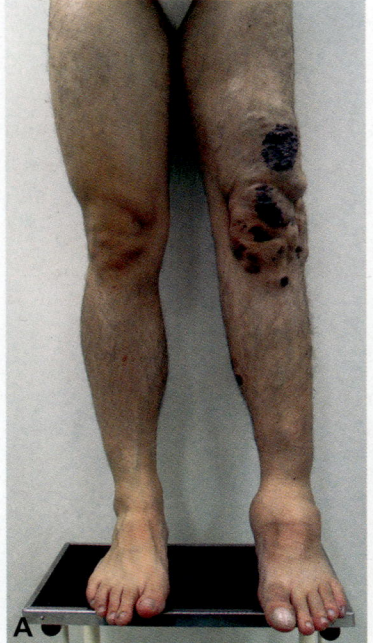
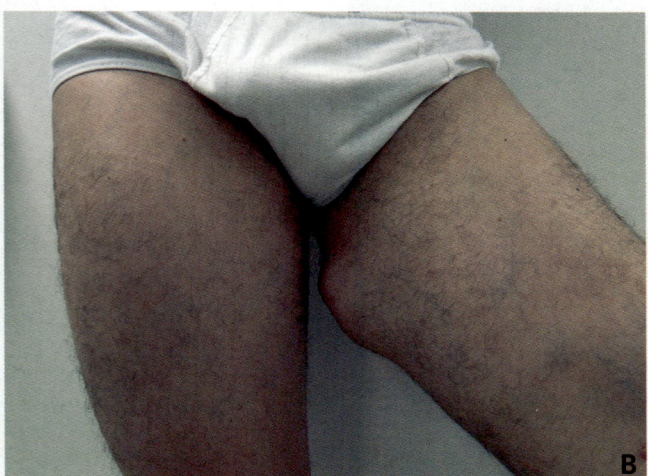
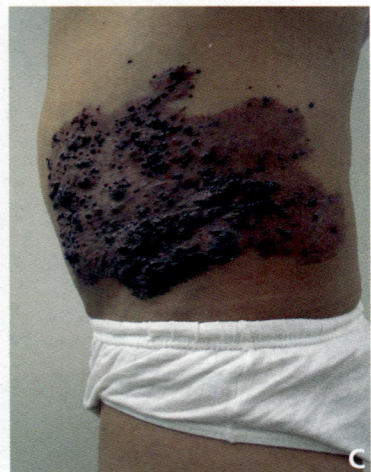

Fig. 35-21. Síndrome de Klippel Trenaunay acometendo membro inferior esquerdo e dorso: (**A**) notar aumento do comprimento da extremidade, varicosidades e mancha cutânea; (**B**) tumoração de consistência fibroelástica na face interna da coxa de conteúdo linfático; (**C**) mancha cutânea de cor vinhosa em dorso associado a múltiplas vesículas de conteúdos linfático e venoso.

definir a extensão da lesão e sua relação com outras estruturas anatômicas principalmente nas sequências ponderadas em T2 ou STIR. Para a realização da angiografia por RM é necessária a utilização de meio de contraste intravenoso periférico. Permite a separação entre fluxo arterial, drenagem venosa e direção de fluxo (Fig. 35-23). Podem ser identificadas áreas de FAV caracterizadas pela drenagem venosa precoce, inferindo a presença de *shunts*.[61] Entretanto, pode haver falha na identificação de pequenas FAVs, mais bem identificadas pelo US-Doppler.

- *Arteriografia:* utilizando microcatéteres pode identificar ramos anômalos associados às FAVs e, normalmente, é realizada quando indicada a embolização (Fig. 35-24).

Tratamento

Pacientes sintomáticos, com perviedade do sistema venoso profundo podem ser submetidos ao tratamento cirúrgico envolvendo a erradicação de varizes e ligadura de veias perfurantes insuficientes. Entretanto a injeção de espuma de polidocanol em varicosidades, ou no interior de lagos venosos tem apresentado resultados animadores e deve ser considerada como tratamento de escolha decorrente de seu caráter minimamente invasivo.[44,46] Na presença de anomalias linfáticas associadas à utilização percutânea de OK-432 ou bleomicina podem estar indicadas. Na presença de FAVs associadas, ocasionando alterações hemodinâmicas ou quadro álgico localizado, a embolização arterial por cateterismo seletivo deve ser realizada.

Síndrome de Proteus

Foi descrita pela primeira vez, em 1979, por Cohen e Hayden, que a identificaram como uma nova síndrome, caracterizada por grandes variações morfológicas em sua apresentação e evolução.[62] É considerada uma hamartomatose con-

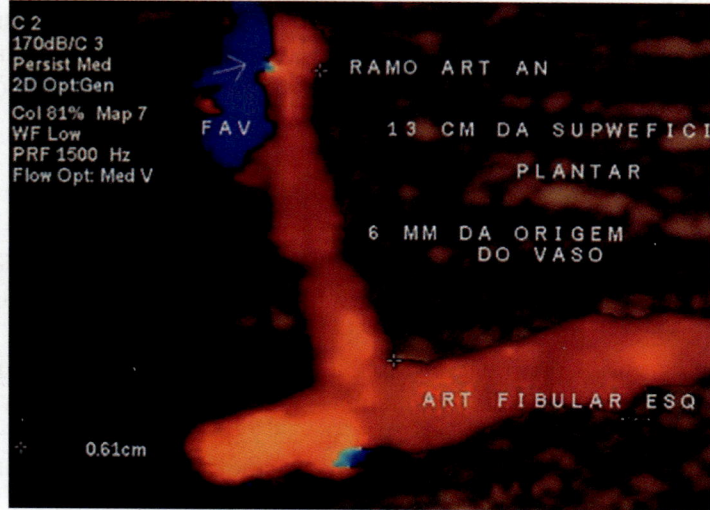

Fig. 35-22. US-Doppler: ramo arterial anômalo de contornos irregulares formando angulação de cerca de 90 graus com a artéria troncular, dirigindo-se para a superfície e comunicando-se com um segmento venoso e formando uma fístula arteriovenosa (seta).

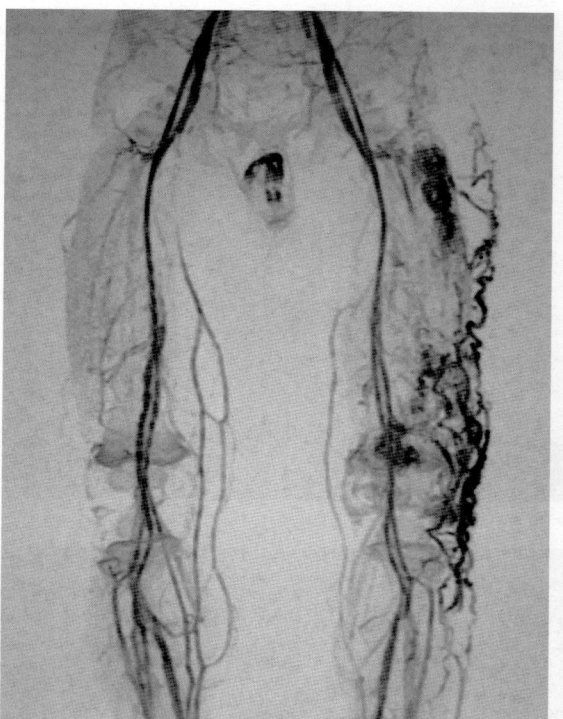

Fig. 35-23. Angiorressonância magnética em paciente com Síndrome de Klippel-Trenaunay indicando varicosidades de trajeto anômalo em membro inferior esquerdo, porém sem confirmar a presença de fístulas arteriovenosas. (Obs.: confirmadas posteriormente pelo Doppler e pela arteriografia).

Outro sinal característico da síndrome é a hiperplasia cerebriforme palmar e plantar que pode ser considerada patognomônica. Pode estar presente uni ou bilateralmente, sendo histologicamente caracterizada como um nevo do tecido conectivo ou lipomatoso. Apresenta sete critérios maiores: 1. gigantismo das mãos e/ou dos pés; 2. nevo pigmentado; 3. hemi-hipertrofia; 4. tumores subcutâneos; 5. anomalias cranianas; 6. crescimento acelerado e 7. anomalias viscerais, sendo necessários pelo menos quatro deles para o diagnóstico. A presença de anomalias sistêmicas é mais rara, sendo descritos cistos pulmonares, malformação cerebral com convulsões, lipomas pélvicos, hipertrofia renal, dilatação e hipertrofia da aorta, cistos ovarianos e genitália ambígua.[63] O diagnóstico diferencial principal neste caso se faz com a síndrome de Klippel-Trenaunay-Weber, considerada por alguns autores uma forma localizada da síndrome de Proteus, muitas vezes de difícil diferenciação.

Outras doenças que devem ser diferenciadas são: 1. neurofibromatose tipo I: presença de massas tumorais subcutâneas, neurofibromas, máculas café com leite, efélides axilares, nódulos de Lisch e macrocefalia. A presença de hemi-hipertrofia e macrodactilia é rara e geralmente ocorre pela presença de neuromas plexiformes; 2. síndrome de Bannayan: doença com herança autossômica dominante composta de angiomatose, lipomatose, macrocefalia e risco aumentado de tumores intracranianos. Os pacientes não têm exostose craniana, nevo epidérmico, alterações palmares e plantares, vistos na síndrome de Proteus; 3. lipomatose encefalocraniocutânea: caracterizada por assimetria craniana, malformações ocular e craniana, calcificações oculares, convulsões, retardo mental, lipomas subcutâneos no couro cabeludo com alopecia associada e lipomas cerebral e visceral. Embora seja considerada uma forma localizada da síndrome de Proteus, a maioria dos autores julga tratar-se de doenças distintas com manifestações comuns; 4. outras síndromes que devem ser lembradas são a síndrome de Maffucci, a síndrome do nevo epidérmico e a discondroplasia de Ollier.[63]

gênita que afeta os três folhetos embrionários, resultando em crescimento excessivo dos tecidos. Não há alteração na secreção do hormônio do crescimento, mas parece haver distúrbios na produção dos fatores de crescimento *insulina-like* e das proteínas de ligação plasmática desses fatores nos tecidos acometidos.[62] O crescimento exagerado de algumas partes do corpo causa deformidades graves que se manifestam desde a infância, chamando a atenção e ocasionando problemas relacionados com o convívio e alterações psicológicas em razão da estigmatização social (Fig. 35-25).

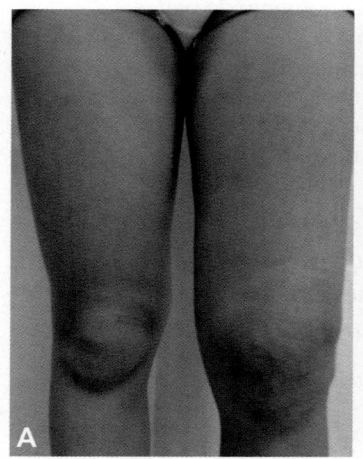
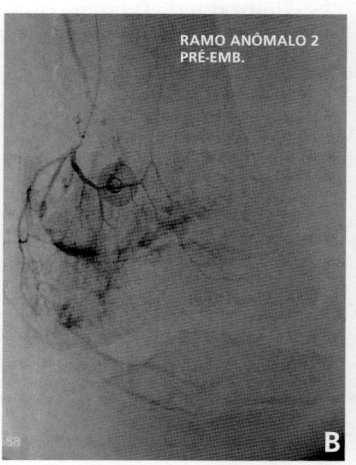
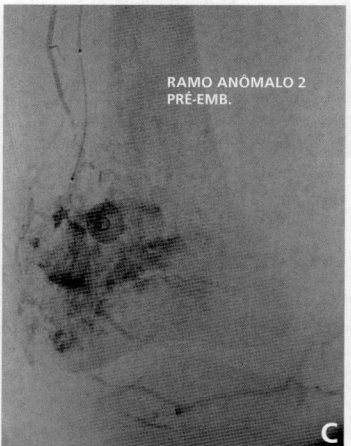
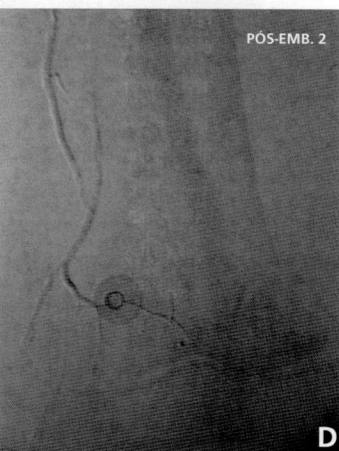

Fig. 35-24. (A) Notar aumento do volume e comprimento do membro inferior esquerdo, varicosidades e mancha cutânea; (B) arteriografia seletiva com microcateterismo na região do joelho esquerdo em fase precoce. Notar ramos arteriais anômalos e enchimento venoso precoce; (C) fase tardia: opacificação de lagos venosos; (D) arcabouço de cola após embolização.

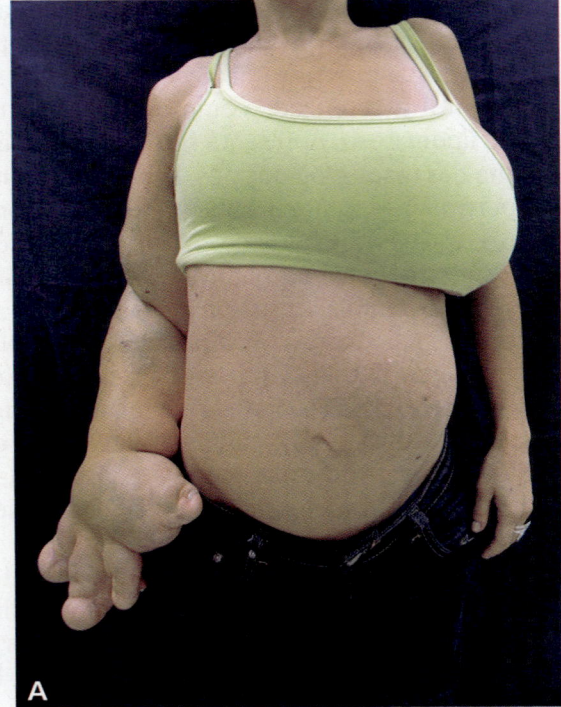
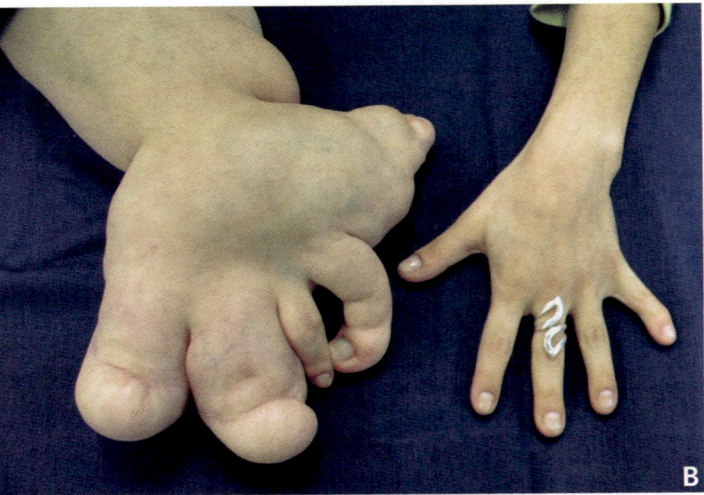
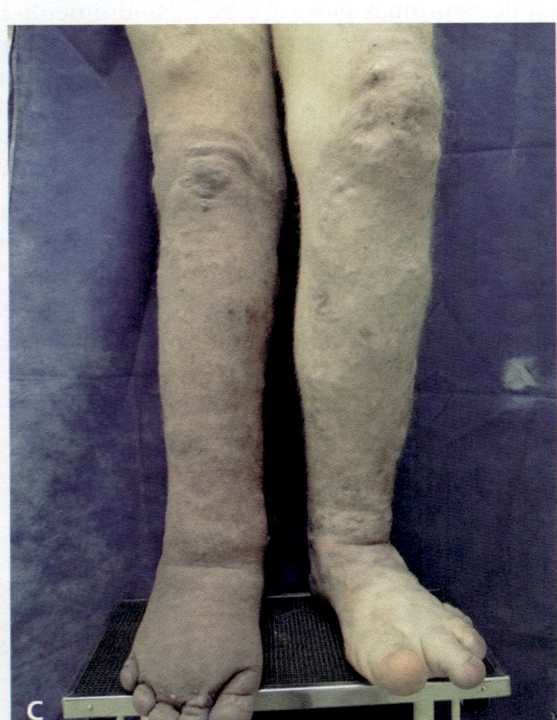
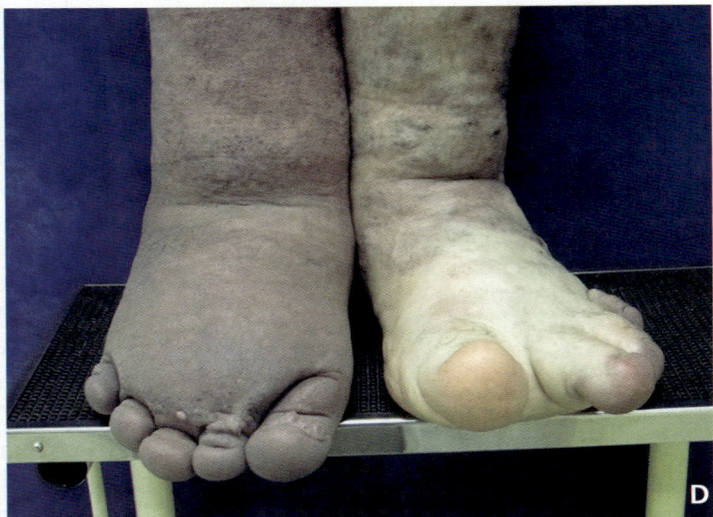

Fig. 35-25. Síndrome de Proteus: (**A**) notar aumento de partes moles do membro superior direito e mama esquerda, aumento do volume abdominal em hipocôndrio esquerdo decorrente de hiperesplenismo; (**B**) detalhe do envolvimento da mão direita; (**C**) notar presença de varicosidades e mancha cutânea; (**D**) detalhe do aumento de partes moles de ambos os pés.

Diagnóstico

O diagnóstico da síndrome de Proteus é feito com a observação clínica e complementada por exames de imagem igualmente aos já descritos para a síndrome de Klippel-Trenaunay-Weber.

Tratamento

O tratamento é multidisciplinar, com suportes clínico e psicológico, visando à melhor qualidade de vida e adequado convívio social dos indivíduos portadores da síndrome. A remoção cirúrgica dos tumores deve ser tentada, não só nos casos com risco de complicações (sangramento e obstrução), mas também naqueles inestéticos. O acompanhamento dos hamartomas, em razão do risco de transformação maligna, deve ser realizado.

Síndrome de Maffucci

Doença com tumores nas cartilagens, conhecidas como discondroplasias, e afetando mãos, pés, braços e pernas, ocasionando encurtamento e deformidades nos ossos envolvidos

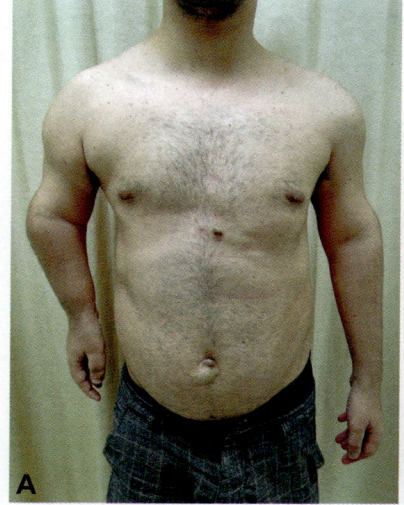
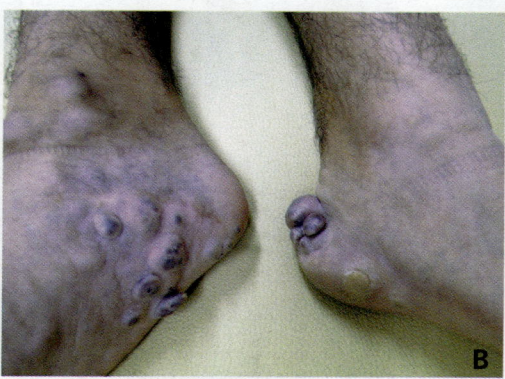
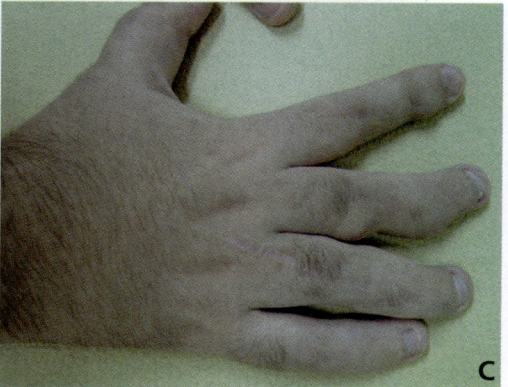

Fig. 35-26. Síndrome de Maffucci: (**A**) encurtamento do membro superior direito e escoliose; (**B**) múltiplas formações nodulares em ambos os pés de consistência fibroelástica; (**C**) deformidade e desvio do alinhamento do dedos da mão direita.

(Fig. 35-26).[64] De ocorrência rara, geralmente não detectada ao nascimento, as lesões ósseas surgem nos primeiros anos de vida, e as lesões vasculares alguns anos mais tarde. Esses pacientes podem desenvolver hemangioendoteliomas de células fusiformes, considerado como proliferação vascular reativa, secundária à malformação vascular preexistente. Os encondromas podem sofrer transformação maligna geralmente para condrossarcoma em cerca de 20 a 30% dos casos.[65]

Exames de imagem

Presença de flebólitos calcificados. Múltiplas lesões insuflantes de aspecto condral podem ocorrer nas extremidades, nas porções anteriores dos arcos costais e região escapuloumeral, podem ser diagnosticados pela RM (Fig. 35-27). Alterações vasculares, incluindo FAV, podem ser diagnosticadas pelo US-Doppler e confirmadas pela angiografia.

Tratamento

Os pacientes devem ser acompanhados por equipe multidiciplinar, dando atenção especial às alterações cartilaginosas e ósseas. As queixas relacionadas com as alterações vasculares são tratadas cirurgicamente ou por métodos endovasculares, como a esclerose percutânea e a embolização arterial.

Blue Rubber Bleb Nevus Syndrome

É uma doença rara, onde pode ocorrer herança autossômica dominante.[66] Caracteriza-se pela presença de malformação venosa que ocorre desde o nascimento ou surge nos primeiros meses de vida. Presença de lesões arroxeadas cujo tamanho varia de poucos milímetros até vários centímetros de diâmetro e ocorrem preferencialmente no tronco e extremidades (Fig. 35-28). As malformações vasculares do trato gastrointestinal fazem parte da síndrome e, na maioria dos

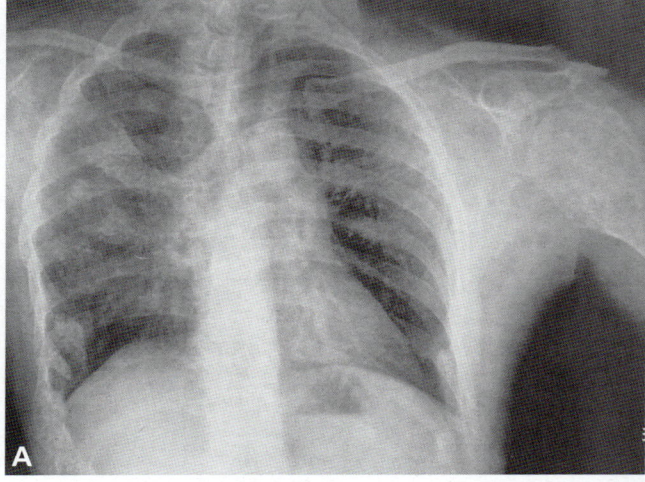
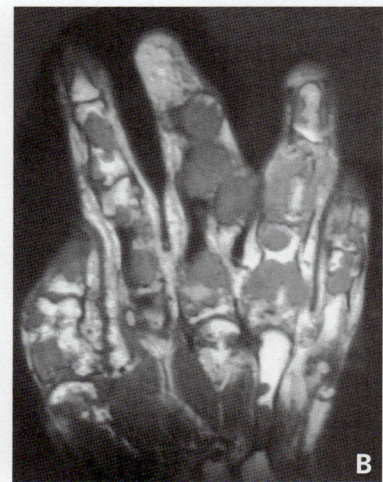
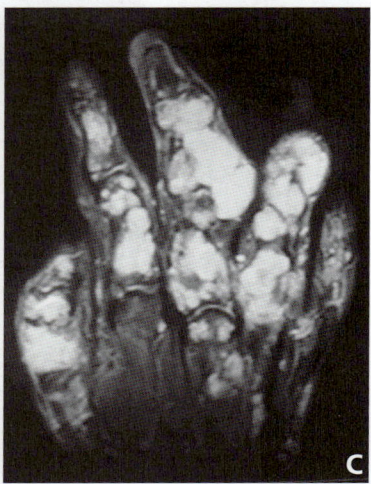

Fig. 35-27. Síndrome de Maffucci: (**A**) RX simples evidenciando múltiplas lesões insuflantes de aspectro condral acometendo as porções anteriores dos arcos costais e região escapuloumeral bilateral; (**B**) lesões em falanges com isossinal em T1; (**C**) lesões em falanges com hipersinal em T2 de aspecto condral.

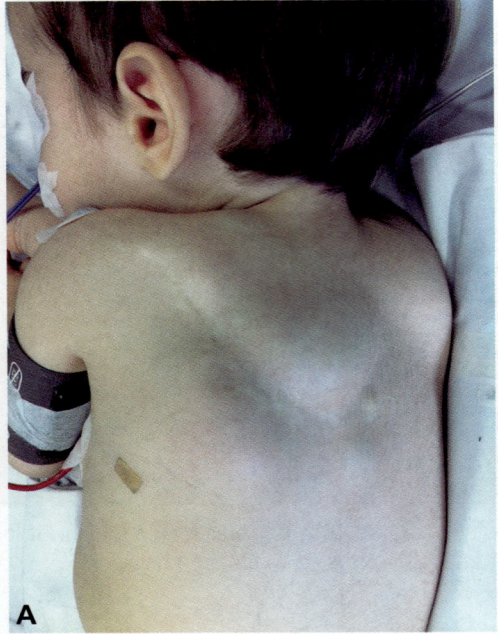
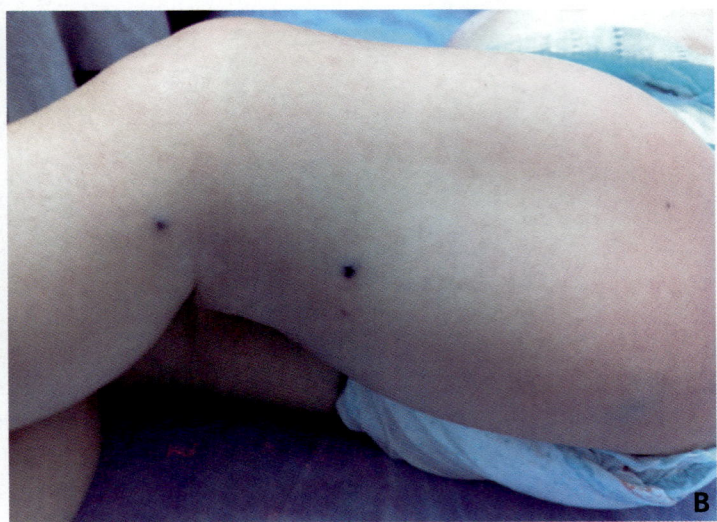

Fig. 35-28. *Blue Rubber Bleb Nevus Syndrome*: (**A**) notar tumoração em região posterior do tórax recidivada após cirurgia, (**B**) múltiplas lesões circunscritas de coloração arroxeada nas extremidades.

casos, levam a hemorragias extensas com hematêmese, melena ou sangramento retal.[67]

Exames de imagem

O US-Doppler, geralmente, é suficiente para o diagnóstico das anomalias vasculares. O acometimento gastrointestinal é avaliado por métodos endoscópicos. As malformações vasculares encontradas, em geral, apresentam característica de baixo fluxo, algumas de grande tamanho localizadas principalmente no tronco. Ocasionalmente, podem ser diagnosticadas FAV, porém sem significado hemodinâmico.

Tratamento

A estratégia terapêutica consiste em se reduzir o volume das lesões venosas por meio da esclerose percutânea ecoguiada, já descrita para o tratamento das malformações venosas não sindrômicas (Figs. 35-29 e 35-30).

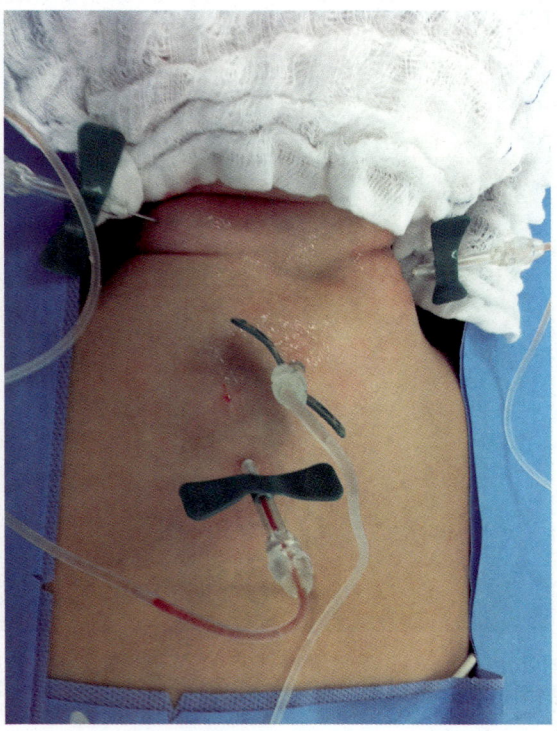

Fig. 35-29. Punção percutânea para a injeção de agente esclerosante.

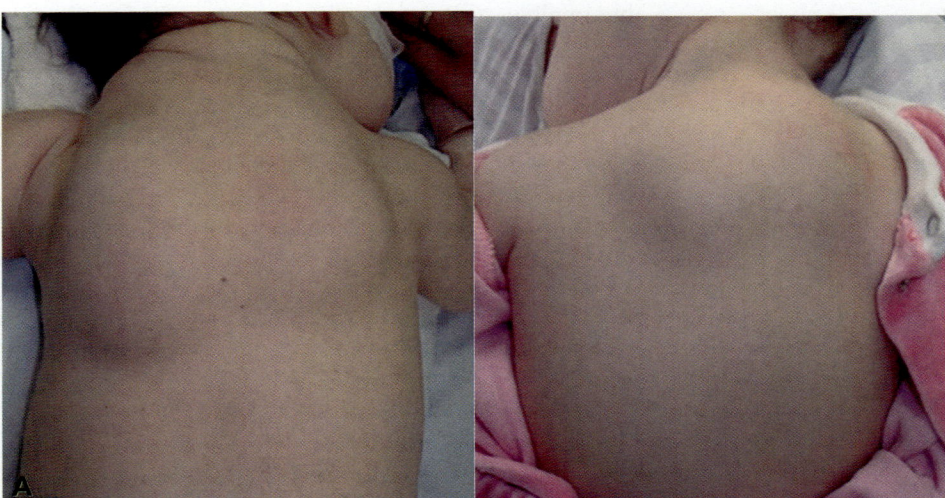
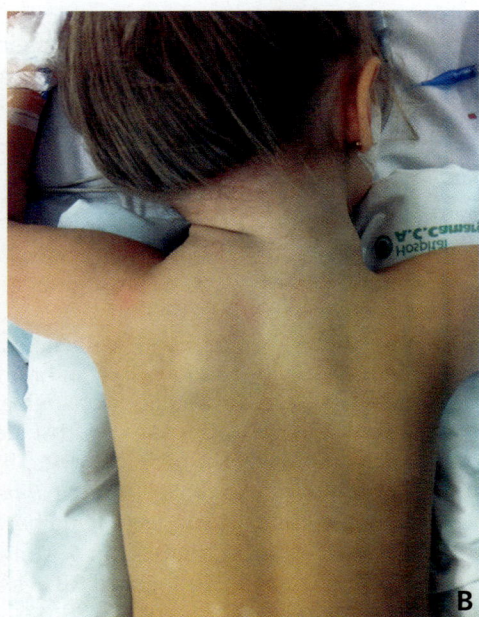

Fig. 35-30. *Blue Rubber Bleb Nevus Syndrome*: (**A**) pré-tratamento com esclerose percutânea; (**B**) resultado parcial após 12 sessões de esclerose percutânea (24 meses de seguimento).

CONSIDERAÇÕES FINAIS

O diagnóstico e o tratamento das anomalias vasculares continuam sendo um desafio para clínicos, cirurgiões vasculares, ortopédicos e plásticos, assim como para os radiologistas intervencionistas. A utilização de classificação adequada facilita o diagnóstico e, consequentemente, a conduta terapêutica, que deve ser individualizada e abordada de forma multidisciplinar.

O contínuo desenvolvimento das diversas áreas médicas envolvidas tem possibilitado avanços na classificação e tratamento das anomalias vasculares. Entretanto, para a obtenção de bons resultados é fundamental que o médico conheça bem a doença, escolha adequadamente a técnica e os materiais a serem utilizados e possua treinamento adequado para a execução dos procedimentos que têm como objetivo principal a melhora na qualidade de vida dos pacientes.

REFERÊNCIAS BIBLIOGRÁFICAS

1. Mulliken JB, Glowaki J. Hemangioma and vascular malformation in infants and children: a classification based on endothelial characteristics; *Plast. Reconstr Sug* 1982;69(3):412-20.
2. Dubois J, Alison M. Vascular anomalies: what a radiologist needs to know. *Pediatr Radiol* 2010;40(6):895-905.
3. Moukaddam H, Pollak J, Haims AH. MRI characteristics and classification of peripheral vascular malformations and tumors. *Skeletal Radiol* 2009;38(6):535-47.
4. Gloviczki P, Duncan A, Kalra M et al. Vascular malformations: an update. *Perspect Vasc Surg Endovasc Ther* 2009;21:133-48.
5. Jackson IT, Carreño R, Potparic Z, Hussain K. Hemangiomas, vascular malformations, and lymphovenous malformations: classification and methods of treatment. *Plast Reconstr Surg* 1993;91(7):1216-30.
6. Enjolras O, Riche MC, Merland JJ. Malformations vasculaires superficielles (arterilles et veineuses): aspects chiniques et exames complementaire. *Ann Chir Plast Esthet* 1991;36:271-8.
7. Monsignore LM, Nakiri GS, Santos D et al. Achados de imagem e alternativas terapêuticas das malformações vasculares periféricas. *Radiologia Brasileira* 2010;43(3):185-94.
8. Yakes WF, Stavros AT. Color Doppler imaging of perifheral high-flow vascular malformations before and after ethanol embolotheraphy; RSNA Presentation. *Radiology* 1990;177:156.
9. Yamaki T, Nozaki M, Sasaki K. Color Duplex-guided sclerotherapy for the treatment of venous malformations. *Dermatol Surg* 2000;26(4):323-8.
10. Jain R, Bandhu S, Sawhney S, Mittal R. Sonographically Guided Percutaneous Sclerosis using 1% polidocanol in the treatment of vascular malformations. *Journal of Clinical Ultrasound* 2002;30(7):416-23.
11. Goyal M, Causer PA, Armstrong D. Venous vascular malformations in pediatric patients: comparison of results of alcohol sclerotherapy with proposed MR imaging classification. *Radiology* 2002;223:639-44.
12. Meyer JS, Hoffer FA, Barnes PD, Mulliken JB. Biological classification of soft-tissue vascular anomalies: MR correlation. *Am J Roentgenol* 1991;157:559-64.
13. Dobson MJ, Hartley RMJ, Watson Y. MR angiography and MR imaging of symptomatic vascular malformations. *Clin Radiol* 1997;52:595-602.
14. Kransdorf MJ, Jelinek JS, Moser RP et al. Soft-tissue masses: diagnosis using MR imaging. *Am J Roentgenol* 1989;153:541-47.
15. Siegel MJ. Magnetic ressonance imaging of musculoskeletal soft tissue masses. *Radiol Clin North Am* 2001;39(4):701-20.

16. Navarro OM, Laffan EE, Ngan BY. Pediatric soft-tissue tumors and pseudotumors: MR imaging features with pathologic correlation. I. Imaging approach, pseudotumors, vascular lesions, and adipocytic tumors. *Radio Graphics* 2009;29(3):887-906.
17. Thomas ML. Radiological assesment of vascular malformations. In: Vascular birthmarks: hemangiomas and malformations. WB Saunders Company, 1988. p. 141-69.
18. Burrows PE, Mulliken JB. Childhood hemangiomas and vascular malformations: angiographic differentiation. *Am J Roentgenol* 1983;141:483-8.
19. Valavanis A, Muller-Forel W. Diagnostic and interventional neuroradiology of brain arteriovenous malformations: implications of angioarchitecture for embolization. Advances in neurosurgery. New York, Tokyo: Springer Berlin Heidelberg, 1991. vol 18, p. 35-40.
20. Berenstein A, Lasjaunias P. *Surgical neuroangiography*. New York, Tokyo: Springer Heidelberg, 1991. vol 4.
21. Rosen RJ, Riles TS, Berenstein A. Congenital vascular malformations. In: Rutherford RB. *Vascular surgery*. 4. ed. Philadelphia: WB Saunders, 1995. p. 1218-32.
22. Ernemann U, Kramer U, Miller S et al. Current concepts in the classification, diagnosis and treatment of vascular anomalies. *Eur J Radiol* 2010;75(1):2-11.
23. Jacobowitz GR, Rosen RJ, Rockman CB et al. Transcatheter embolization of complex pelvic vascular malformations: results and long-term follow-up. *J Vasc Surg* 2001;33:51-55.
24. Yakes FW, Rossi P, Odinik H. Arteriovenous malformation management. *Cardiovasc Interv Radiol* 1996;19:65-71.
25. Dubois JM, Patriquim HB, Garel L et al. Soft-tissue hemangiomas in infants and children: diagnosis using Doppler sonography. *Am J Roentgenol* 1998;171:247-52.
26. Szilagyi DE, Smith RF, Elliott JD, Hageerman JH. Congenital arteriovenous anomailes of the limbs. *Arch Surg* 1976;111:423-9.
27. Lee BB, Bergan JJ. Advanced management of congenital vascular malformations: a multidisciplinary approach. *Cardiovasc Surg* 2002;10:523-33.
28. Donnelly LF, Adams DM, Bisset GS 3rd. Vascular malformations and hemangiomas: a practical approach in a multidisciplinary clinic. *Am J Roentgenol* 2000;174(3):597-608.
29. Uflacker R. *Embolização em malformações arteriovenosas, hemangiomas e fístulas arteriovenosas*. Radiologia Intervencionista. São Paulo: Sarvier, 1987. p. 270-88.
30. Brothers MF, Kalfman JCE. n-Butyl-2-cyanoacrylate: substitute for IBCA in interventional neuroradiology – hystopathologic and polimerization time studies. *Am J Neur Radiol* 1989;10:777-85.
31. Widlus DM, Anderson JH. In vivo evaluation of iophendylate-cyanoacrylate mixtures. *Radiology* 1992;185:269-73.
32. Rosen RJ, Riles TS, Berenstein A. Congenital vascular malformations. In: Rutherford RB. *Vascular surgery*, 3. ed. Philadelphia: Saunders 1989;90:1049-61.
33. Yakes WF. Extremity venous malformations: diagnosis and management. *Semin Intervent Radiol* 1994;11:332-9.
34. Hein, KD Mulliken JB, Kozakewich HPN. Venous malformations of skeletal muscle. *Plast and Reconstructive Surgery* 202;1625-35.
35. Enjolras O, Ciabrini D, Mazoyer E et al. Extensive pure venous malformations in the upper or lower limb: a review of 27 cases. *J Am Acad Dermatol* 1997;36:219-25.
36. Mazoyer E, Enjolras O, Laurian C. Coagulation abnormalities associated with extensive venous malformations of limbs: differentiation from Kasabach-Merrit syndrome. *Clin Lab Haematol* 2002;24:243-51.
37. Dompmartin A, Ballieux F, Thibon P et al. Elevated D-dimer level in the differential diagnosis of venous malformations. *Arch Dermatol* 2009;145(11):1239-44.
38. Lawrence MB, Levin DC. Direct puncture angiography in congenital venous malformation. *Am J Roentgenol* 1983;140:135-6.
39. Boxt ML, Levin DC, Felows KE. Directpuncture angiography in congenital venous malformation. *Am J Roentgenol* 1983;140:135-6.
40. Laurian C. Malformations vasculares des members: place de la chirurgie et réparatrice. *J Mal Vasc* 1992;17:57-60.
41. Berthelsen B, Fogdestam I, Svendsen P. Venous malformations in the face and neck. Radiologic diagnosis and treatment with absolute ethanol. *Acta Radiol Diagn* 1986;27:149-55.
42. Burrows PE. Endovascular treatment of slow-flow vascular malformations. *Tech Vasc Interv Radiol* 2013;16(1):12-21.
43. Yamaki T, Nozaki M, Fugiwara O, Yoshida E. Duplex-guided foam sclerotherapy for the treatment of the symtomatic venous malformations of the face. *Dermatol Surg* 2002;28(7):619-622.
44. Cabrera J, Olmedo MAG, Redondo P. Treatment of venous malformations with sclerosant in microfoam form. *Arch Dermatol* 2003;139:1409-16.
45. Pascarella L, Bergan JJ, Yamada C Venous angiomata: treatment with sclerosant foam. *Ann Vasc Surg* 2005;19(4):457-64.
46. Bergan J, Cheng V. Foam sclerotherapy of venous malformations. *Phlebology* 2007;22:299-302.
47. Siniluoto TMJ, Svendsen PA, Wikholm GM. Percutaneous sclerotherapy of venous malformation of the head and neck using sodium tetradecyl sulphate. *Scand J Plast Reconstr Hand Surg* 1997;31:145-50.
48. Svendsen P, Wikholm G, Fogdestam I. Instillation of alcohol into venous malformation of head and neck. *Scand J Plast Reconstr Hand Surg* 1994;28:279-84.
49. De Lorimier AA. Sclerotherapy for venous malformations. *J Pediatr Surg.* 1995;30(2):188-93.
50. Shireman PK, McCarthy WJ, Yao JSI, Vogelzang RL. Treatment of venous malformation by direct injection with ethanol. *J Vasc Surg* 1997;26:838-44.
51. Lee BB. New approaches to the treatment of congenital vascular malformations (CVMs) – a single centre experience. *Eur J Vas Endovas Surg* 2005;30(2):184-197.
52. Orlando JL, Caldas JG, Campos HG, Nishinari K. Outpatient percutaneous treatment of deep venous malformations using pure ethanol at low doses under local anesthesia. *Clinics* 2010;65(9):837-40.
53. Hammer FD, Boon LM et al. Ethanol sclerotherapy of venous malformations: evaluation of systemic ethanol contamination. *J Vasc Radiol* 2001;12(5):595-600.
54. Tessari L, Vavezzi A, Frullini A. Preliminary experience with a new sclerosing foam in the treatment of varicose veins. *Dermatol Surg* 2001;27(1):58-60.

55. Pohorecky LA. Pharmacology of ethanol. *Pharmacol Ther* 1988;36:355-70.
56. Guex JJ. Complications and side effects of foam sclerotherapy. *Phlebology* 2009;24(6):270-4.
57. Lee BB, Baumgartner I, Berlien P et al. Diagnosis and treatment of venous malformation. Consensus document of the international union of flebology (IUP): updated 2013. *Int Angiol* 2015;34(2):97-149.
58. Noel A, Surgical treatment of venous malformations in Klippel-Trénaunay Syndrome. *J Vasc Surg* 2000;32:840-7.
59. Redondo P, Aguado L, Marquina M et al. Angiogenic and prothrombotic markers in extensive slow-flow vascular malformations: implications for antiangiogenic/antithrombotic strategies. *British Journal of Dermatology* 2010;162:350-6.
60. Baskerville PA, Ackoyd JS, Browse NL. The etiology of the Klippel-Trenaunay syndrome. *Ann Surg* 1985;202(5):624-7.
61. Flors L, Leiva-Salinas C, Maged IM et al. MR imaging of soft-tissue vascular malformations: diagnosis, classification, and therapy follow-up. *Radiographics* 2011;31:1321-40.
62. Cohen MM. Proteus syndrome: clinical evidence for somatic mosaicism and selective review. *Am J Med Genet* 1993;47:645-52.
63. Vieira NRN, Silva CMR, Pereira LB, Gontijo B. Síndrome de Proteus: relato de caso. *An Bras Dermatol* (Rio de Janeiro) 2011;76(2):201-8.
64. Ramirez BJ, Padilla-Rosciano A, Ronero-Y Huesca A et al. Maffucci's syndrome. Case and literature review. Cir Cir 2005;73(3):217-21.
65. Mulliken JB, Fishman SJ, Burrows PE. Vascular anomalies. *Curr Probl Surg* 2000;37(8):520-85.
66. Rodrigues D, Bourroul ML, Ferrer AP et al. Blue rubber bleb nevus syndrome. *Rev Hosp Clín Fac Med S Paulo* 2000;55(1):29-34.
67. Gallo SH, McClave SA. Blue rubber bled syndrome: gastrointestinal involvement and its endoscopic presentation. *Gastrointest Endosc* 1992;38:72.

Capítulo 36

Trombose Venosa Profunda

- ◆ *Michael Warhit*
- ◆ *Yosef Golowa*
- ◆ *Jacob Cynamon*

CONTEÚDO

- ✓ INTRODUÇÃO E DEFINIÇÕES 483
- ✓ DIAGNÓSTICO CLÍNICO E POR IMAGEM. 483
- ✓ TRATAMENTO 484
- ✓ REFERÊNCIAS BIBLIOGRÁFICAS. 489

INTRODUÇÃO E DEFINIÇÕES

Trombose venosa profunda (TVP) é a formação de um trombo ou "coágulo sanguíneo" em uma veia profunda. Estes trombos ocorrem mais comumente nas extremidades inferiores em aproximadamente 0,1% da população por ano. O coágulo pode limitar o fluxo através da veia, o que pode causar reação inflamatória, resultando em edema do membro. Os coágulos são comumente associados à dor, rubor, calor e desconforto. Os trombos venosos têm o potencial de ser deslocados e embolizar as artérias pulmonares. Trombos passarão com facilidade pelas veias ilíacas e cava inferior e se alojarão nas artérias pulmonares, potencialmente ocluindo o fluxo sanguíneo para grandes segmentos dos pulmões. O reconhecimento precoce e profilaxia nos indivíduos que estão em alto risco de formação de coágulos são vitais na prevenção destes eventos potencialmente fatais.[1]

A tríade clássica atribuída a Virchow consiste em estase sanguínea, lesão endotelial e hipercoagulabilidade. Estase pode ser encontrada, e pessoas que sofrem períodos prolongados de imobilização, como longas viagens de avião ou automóvel, pacientes restritos ao leito, ou pessoas que levam vida relativamente imóvel. Fluxo venoso reduzido aumentará o tempo de contato entre plaquetas ativadas e fatores da coagulação. Quanto mais longos os tempos de interação entre estas entidades e a parede venosa, maior a probabilidade de se formar um trombo. O segundo item dessa tríade clássica Virchow denominou "o fenômeno associado à irritação da parede do vaso e sua vizinhança" e significa lesão endovascular.[2] Lesão endotelial irá expor o sangue ao colágeno subendotelial. As glicoproteínas da membrana GPIa/IIa, GPVI e provavelmente também GPIV, funcionam como receptores empenhados na adesão das plaquetas ao colágeno exposto. Esta interação desempenha papel relevante na hemostasia, quando a parede do vaso sanguíneo é danificada, mas também pode levar à formação de trombo. O último item da tríade de Virchow é a hipercoagulabilidade. Existem muitas condições, congênitas ou adquiridas, que alteram a constituição do sangue e colocarão o paciente em risco mais alto de formação de trombo. Condições congênitas, como deficiências de antitrombina, proteína C ou proteína S, colocam o paciente em estado hipercoagulável. Proteína C, por exemplo, é normalmente ativada pelo seu cofator dependente da vitamina K, a proteína S. Uma vez ativada, a proteína C clivará proteoliticamente o Fator Va e Fator VIIIa, desse modo os inativando. Se o paciente for deficiente do cofator ou da enzima, a capacidade de fechar a cascata trombótica por meio deste mecanismo é desligada, e o paciente tem mais probabilidade de continuar coagulando. O aumento nos fatores da coagulação sanguínea também tornaria a pessoa mais propensa à coagulação. Outros fatores, incluindo fumo, gravidez, câncer, idade avançada, obesidade, anticoncepcionais orais e outras condições adquiridas, são fatores de risco de TVP.

A incidência de TVP varia com a idade. A incidência é menor que 0,05% em crianças menores de 15 anos e pode aumentar em 5% por ano em pessoas acima da idade de 80. Cerca de 33% dos pacientes com TVP apresentarão embolia pulmonar. A taxa de recorrência de TVP pode ser tão alta quanto 7% dentro de 6 meses. Sua incidência parece ser igual entre homens e mulheres, fazendo-se o controle quanto ao uso de anticoncepcional oral ou uso hormonal pós-menopáusico, que são pró-trombóticos. Houve aumento de 10-15% nos meses de inverno comparados ao verão, que provavelmente é explicado pela atividade física diminuída durante os meses mais frios.[1]

DIAGNÓSTICO CLÍNICO E POR IMAGEM

Para fazer o diagnóstico correto de TVP, deve-se suspeitar de apresentações clássica e atípica. A sensibilidade da avaliação clínica não é alta, e métodos de imagem precisam ser usados para auxiliar no diagnóstico. No exame físico, achados clássicos incluem dor, edema, eritema e cianose. Outras condições, como tromboflebite superficial, celulite ou cisto de Baker roto, podem-se apresentar de maneira semelhante. Um sistema de avaliação clínica por meio de escore foi construído a fim de aumentar a sensibilidade do exame clínico e atribuir probabilidade diagnóstica. O escore de Well para TVP (Quadro 36-1) é uma escala de predição clínica com escores possíveis, variando de -2 a 9. Com escore de Well abaixo de 2, há probabilidade de 6% de ter TVP, o escore de 2 sugere probabilidade de 28%, e acima de 2 coloca a probabilidade de TVP em 53%.[3,4]

Se um paciente for determinado como tendo baixa probabilidade pré-teste para TVP, o exame de D-dímero (produto da degradação de fibrina) pode ser realizado. O teste é altamente sensível para presença de trombo, mas não específico. O paciente que teve a probabilidade pré-teste moderada ou baixa e apresenta D-dímero positivo deve ir avançar na investigação diagnóstica.[4]

A ultrassonografia (US) venosa é o primeiro exame complementar usado em pacientes identificados como tendo alta probabilidade de TVP. Com alta sensibilidade e especificidade para pacientes com alto escore de Well, é essencial para pacientes que se apresentam com sintomas clínicos de

Quadro 36-1. Escore de Well

Câncer ativo	+1
Recentemente restrito ao leito ou cirurgia de grande porte nas últimas 4 semanas	+1
Edema de panturrilha > 3 cm	+1
Veias superficiais colaterais presentes	+1
Perna inteira inchada	+1
Dor à palpação localizada ao longo do sistema venoso profundo	+1
Edema de cacifo (sinal de Godet)	+1
Recente paresia, paralisia ou imobilização gessada da extremidade Inferior	+1
TVP previamente documentada	+1
Diagnóstico alternativo à TVP	-2

TVP. O exame é frequentemente limitado às veias nas extremidades, e o diagnóstico é feito por não compressibilidade e demonstração de ausência de fluxo nas veias que estão sendo avaliadas.

A venografia com contraste é um procedimento minimamente invasivo em que um catéter venoso é colocado usualmente no pé, e contraste é injetado para avaliar a circulação venosa femoral profunda. Em certa época descrito como o padrão ouro para avaliar TVP, esse procedimento caiu em desuso por causa da sua invasividade, e porque o US foi demonstrado igualmente efetivo. Este procedimento é reservado para casos em que US não pode ser efetuado, ou quando todos os outros testes foram negativos, mas existe uma alta suspeita clínica.

A sensibilidade e a especificidade da ressonância magnética (RM) para detectar TVP são semelhantes às da venografia contrastada. Entretanto, o alto custo do exame, claustrofobia, marca-passos e tempo de procedimento limitam o uso desta técnica. Em estudo avaliando 85 pacientes com suspeita de TVP, a RM teve sensibilidade de 100%, e uma especificidade de 96%.[5] A RM pode ser muito útil em avaliar a TVP em veias pélvicas profundas e outras veias onde US não é tão efetivo.

TRATAMENTO

Uma vez com diagnóstico de trombose aguda, o paciente deve ser tratado com anticoagulação. A duração eventual do tratamento dependerá da causa subjacente. Administração continuada de anticoagulante é necessária, e o anticoagulante mais comumente prescrito é a varfarina. Atuando como inibidor de vitamina K, a varfarina inibe a enzima que recicla vitamina K oxidada para sua forma reduzida, de tal modo que ela não está mais disponível para a carboxilação dos fatores 2, 7, 9, 10 e outras proteínas da coagulação. A anticoagulação é necessária para prevenir recorrência de TVP, e a recomendação mínima é três meses de anticoagulação, independentemente da causa. Em pacientes com fatores de risco identificáveis e reversíveis, como trauma, câncer ou cirurgia, o paciente é tratado com coumadin (varfarina sódica) durante pelo menos três meses ou até que o fator de risco tenha sido resolvido. Entretanto, em pacientes com fatores de risco não identificáveis, o tratamento é indefinido, até que uma causa seja encontrada. Na maioria dos pacientes uma dose de manutenção de 5 mg será iniciada com a esperança de que a RNI atingirá o objetivo de 2,0-3,0 em 4 ou 5 dias. Nesse intervalo, o paciente é mantido com heparina, enquanto a dose terapêutica de varfarina vai sendo alcançada. Em razão da pequena janela terapêutica da varfarina, há necessidade de monitoramento constante dos seus níveis sanguíneos. Um nível que seja alto demais coloca o paciente em um risco aumentado de sangramento, enquanto uma dose que seja baixa demais não protegerá o paciente contra a formação de outro trombo. A fim de cumprir esta tarefa, a RNI é medida depois das primeiras duas ou três doses de varfarina. As doses seguintes são ajustadas de acordo para manter a RNI dentro da faixa de 2,0-3,0. Durante as duas primeiras semanas, são necessárias medições duas vezes por semana da RNI. Durante as seguintes 4 semanas há monitoramento semanal, seguido por uma vez a cada 2 semanas por 1 mês. Finalmente, a RNI é analisada uma vez por mês.[6]

Em pacientes com êmbolos pulmonares maciços que têm risco muito baixo de sangramento, a terapia trombolítica sistêmica através de acesso venoso periférico é uma opção terapêutica. Pacientes que estão hipotensos, com pressão sistólica < 90 mmHg, têm disfunção cardíaca ventricular direita no ecocardiograma, com troponinas elevadas, veias distendidas do pescoço ou taquicardia grave podem ser considerados candidatos à terapia sistêmica. Um tempo curto de infusão é recomendado, e, como tal, ativador do plasminogênio tecidual (t-PA) é o agente de escolha na maioria dos centros no mundo. Melhora na saturação de oxigênio, pressões em artéria pulmonar e função cardíaca são vistas dentro de 24 horas de administração. Entretanto, isto precisa ser ponderado em relação ao risco de sangramento significativamente mais alto que com terapia trombolítica sistêmica.[3]

Aproximadamente 90% dos pacientes com TVP sofrem alguma sequela da insuficiência venosa crônica, e muitos apresentarão edema de membros, dor, hiperpigmentação da pele, claudicação venosa e úlceras de estase anos após o diagnóstico.[7] Esses sintomas são chamados de SPT (SPT). Oclusão venosa e dano às válvulas das veias femorais e poplíteas foram incriminados na sua causa.[8]

Outra complicação da TVP é a flegmasia. Há dois tipos: flegmasia *alba dolens* (FAD) e flegmasia *cerulea dolens* (FCD). Na FAD, o trombo frequentemente compromete grandes veias profundas da extremidade, entretanto, poupa as veias colaterais superficiais. Embora a drenagem venosa na FAD esteja diminuída, ela ainda está presente. É a ausência de congestão venosa que a diferencia da FCD. Na FCD o trombo se estende às veias colaterais e resulta em congestão venosa e edema. Entre 40-60% dos casos de FCD têm comprometimento capilar, o que resulta em gangrena irreversível da pele superficial, tecido subcutâneo ou músculo. A FCD é precedida por FAD em 50-60% das vezes. A apresentação clássica da FAD é edema, dor e descoramento (alba) sem qualquer evidência de cianose. Por outro lado, os pacientes com FCD se apresentam com edema, dor e cianose. A FCD pode muitas vezes levar à síndrome de compartimento, e, nesses casos, uma fasciotomia de emergência é necessária para evitar isquemia de membro (Fig. 36-1).[9]

Embora a anticoagulação seja efetiva para prevenir a progressão da TVP, ela não ajuda a dissolver coágulo já formado. Se um trombo não for removido, pode lesar as cúspides das válvulas venosas e resultar em oclusões persistentes, levando à hipertensão venosa. Esta última é especialmente verdadeira quanto à trombose iliofemoral e da cava inferior, em que há incidência mais alta de morbidade aguda e tardia mesmo com anticoagulação oral adequada.[10]

A prevenção de SPT requer pronta remoção do trombo da veia. Para realizar isto, a trombólise dirigida com catéter (TDC) foi proposta como meio de ganhar os benefícios da terapia trombolítica, ao mesmo tempo minimizando os

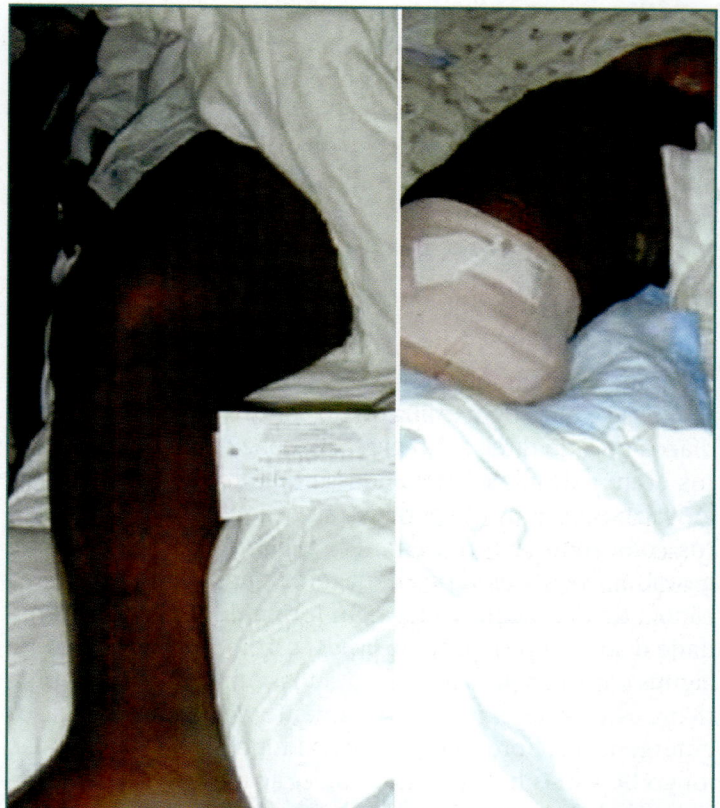

Fig. 36-1. Uma das temidas complicações da flegmasia *cerulea dolens*: amputação abaixo do joelho da extremidade inferior direita.

potenciais efeitos colaterais sistêmicos, focalizando a aplicação do agente diretamente no trombo. Com o paciente em pronação, a veia poplítea é puncionada usando-se o US. Um introdutor e um catéter com múltiplos orifícios laterais são posicionados no trajeto do coágulo. O agente lítico é administrado na área visando a restaurar a perviedade vascular pela lise do trombo. Normalmente, a injeção é administrada por 12 a 36 horas. O uso de *stents* para tratar causas subjacentes de trombose ou coágulo residual será discutido mais tarde. Isto realiza alívio da obstrução ao efluxo venoso e preserva a função valvular, ambos os quais foram implicados no desenvolvimento de síndrome. Em razão de o fato ser capaz de atingir alta concentração de droga intratrombo enquanto reduz a dose global de agente lítico e os tempos de tratamento, TDC demonstrou ter poucas complicações de sangramento e duração curta de hospitalização.[11] Os dados de registro venoso, reunidos em 1995, demonstraram a eficácia e segurança da TDC mas não foram projetados para provar benefício a longo prazo, como redução na SPT.[12]

O Angiojet é um aparelho de trombectomia que usa o efeito Venturi-Bernoulli para aspirar trombo. Através de uma bainha de 6 Fr, a bomba do Angiojet é ativada, criando um jato de soro fisiológico que gera uma zona de baixa pressão em torno da ponta do catéter induzindo um efeito de vácuo. O trombo é tracionado para dentro do catéter pela alta pressão de vácuo, onde ele é fragmentado e subsequentemente removido do corpo. Em um estudo projetado para avaliar a efetividade da técnica do Angiojet associado a um agente lítico, 65% dos pacientes tiveram remoção completa do trombo com o Angiojet, enquanto os 35% restantes tiveram apenas resolução parcial. O estudo concluiu que a adição de agente lítico ao aparelho de trombectomia mecânica facilita a extração do trombo, diminui o tempo de tratamento intervencionista e melhora os resultados dos pacientes.[13]

A técnica de pulsos de força, usando o Angiojet, é uma terapia farmacomecânica em que o coágulo sanguíneo é banhado no agente lítico antes de ser evacuado. A terapia completa com a técnica de pulsos de força pode ser realizada em 2-4 horas, e a literatura atual mostra que ela é eficaz e rápida.[14] O catéter injeta o agente lítico dentro do coágulo sob pressão, 10 mg de t-PA misturado com 100 mL de soro fisiológico. Depois de aguardar aproximadamente 30 minutos o Angiojet é ajustado de volta ao seu modo típico de aspiração, e o coágulo amolecido é removido (Fig. 36-2).

O EKOS é um catéter de trombólise assistida por US (Fig. 36-3). O catéter contém pequenos transdutores de US que aumentam a porosidade da fibrina no interior do coágulo, intensificando o transporte de agentes trombolíticos dentro do trombo oclusivo. O aparelho promove maior eficácia de agentes líticos, possibilitando que menos droga trombolítica seja usada, em comparação à trombólise padrão dirigida por catéter. O aparelho não danifica a válvula venosa ou as paredes venosas.[15] Como com todos os tipos de TDC, o EKOS remove o trombo, reduzindo substancialmente o risco de SPT.

O Trellis é um aparelho farmacomecânico de trombólise composto de um catéter com um balão proximal e outro distal que oclui o vaso trombosado em ambas as extremidades (Fig. 36-4). Uma vez inflados os balões, o agente trombolítico é introduzido entre os balões. Um fio rotatório no catéter é usado para fragmentar e dissolver o coágulo. Este aparelho permite a aplicação concentrada e focada de agentes líticos e acrescenta dispersão mecânica do coágulo, enquanto sequestra os fragmentos do trombo e a droga de lise entre os dois balões. Estudos mostraram que

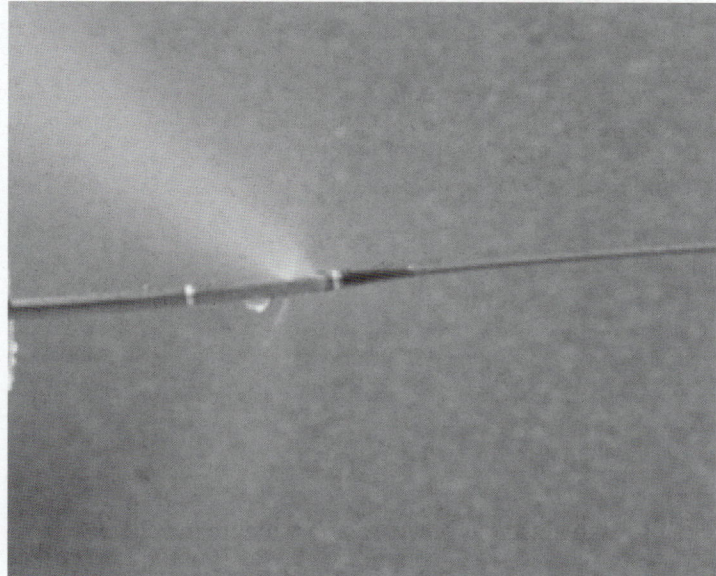

Fig. 36-2. Catéter Angiojet.

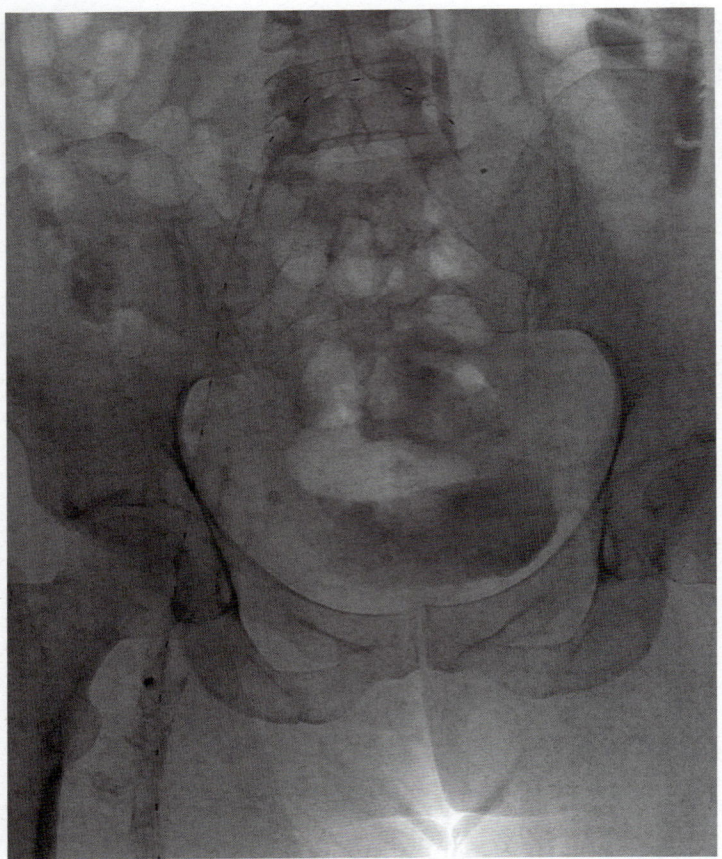

Fig. 36-3. Catéter EKOS posicionado no território iliacofemoral direito cruzando para a ilíaca comum esquerda.

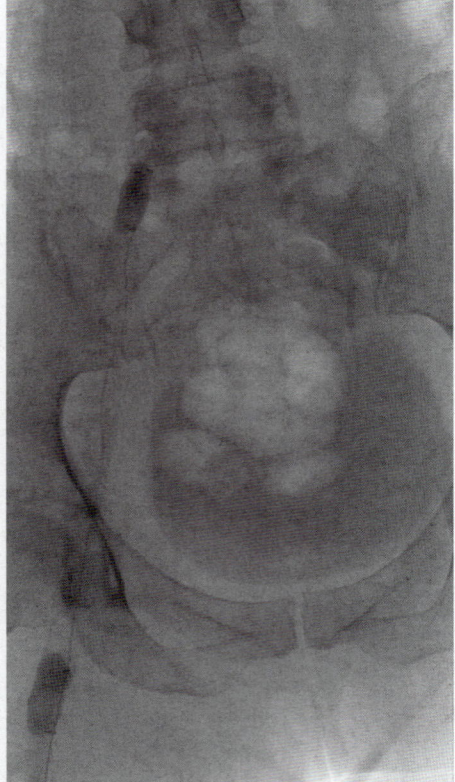

Fig. 36-4. Sistema Trellis posicionado no território iliacofemoral direito.

o Trellis reduz o risco de complicações de sangramento que são normalmente associadas à infusão de trombolítico. Outras vantagens incluem a redução de SPT em comparação à anticoagulação isolada. Se a lise não for completa e for necessária TDC, há redução na extensão do tratamento necessário. Além disso, a terapia de isolamento do trombo do sistema circulatório protege o paciente tanto de um fragmento deslocado, quanto dos efeitos sistêmicos da terapia trombolítica.[16]

O Angiovac é um aparelho que foi recententemente introduzido no mercado especificamente para o tratamento de grandes coágulos (Fig. 36-5). De acordo com alguns, o Angiovac é mais bem utilizado no contexto de coágulos cardíacos no lado direito. No passado, coágulos cardíacos direitos eram extraídos, efetuando-se uma toracotomia. O Angiovac pode ser usado para extrair coágulos cardíacos direitos colocando-se o paciente em *bypass* extracorpóreo. Angiovac é um sistema de drenagem venosa que inclui uma cânula de drenagem venosa em forma de funil na extremidade distal e um circuito de *bypass* cardiopulmonar. Embora alguns coágulos possam ser tratados com agentes trombolíticos, este pode não ser o tratamento de escolha em casos emergenciais, porque a trombólise funciona lentamente ao longo de várias horas a dias. Angiovac representa um avanço verdadeiro em razão da capacidade de remover grandes quantidades de trombo de maneira rápida sem medicação fragmentando coágulo. Este aparelho de grosso calibre (22 Fr) foi desenhado para remover material intravascular indesejável, como coágulos, tumores ou qualquer tipo de material estranho no sistema vascular (Fig. 36-6). Diferente dos catéteres menores, como o Angiojet, o sistema Angiovac possui um catéter de grosso calibre e por essa razão é capaz de remover carga inteira de coágulo intacta.[17]

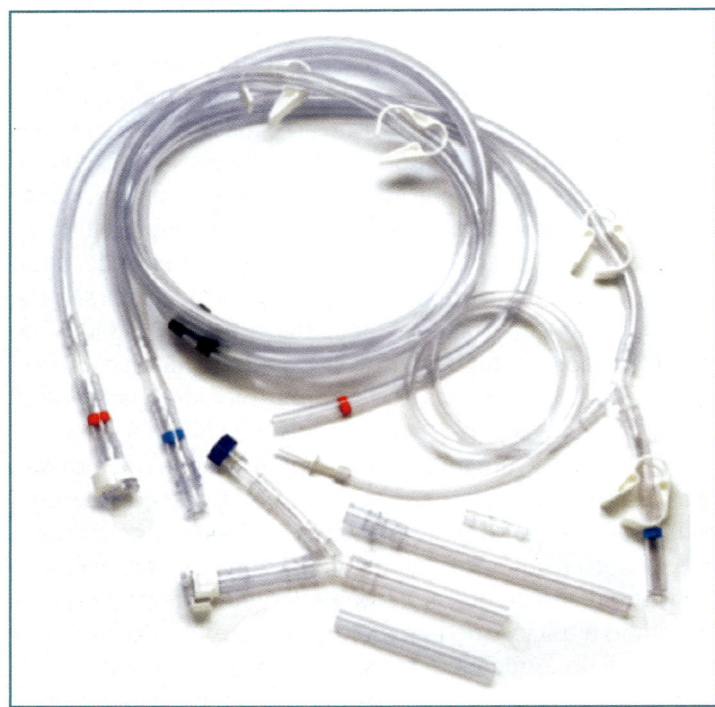

Fig. 36-5. Sistema Angiovac.

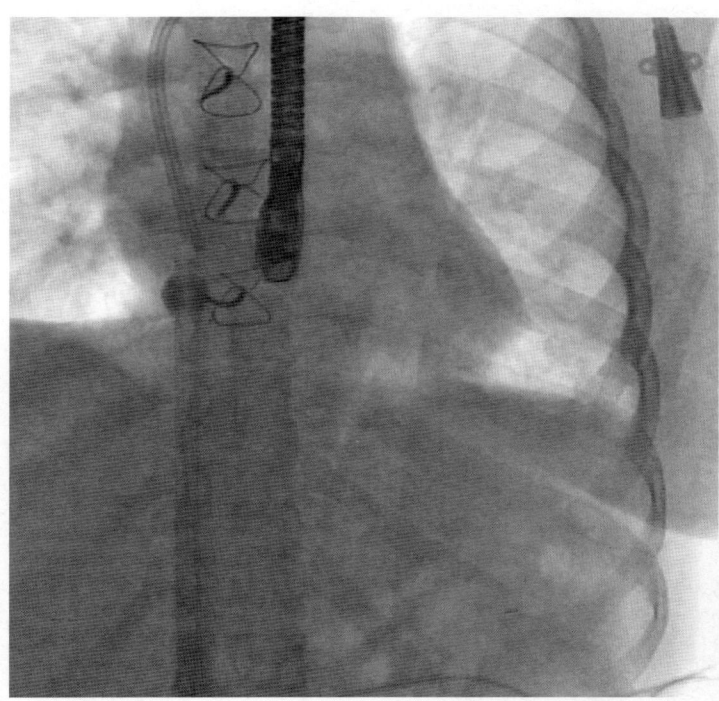

Fig. 36-6. Catéter Angiovac sendo usado para aspirar trombo de um catéter de hemodiálise – perceba o probe transesofágico usado para monitorar o procedimento.

Se uma estenose venosa central (iliofemoral ou da cava inferior) ou coágulo residual não foi trombolisado decorrente de sua cronicidade, um *stent* pode ser necessário para manter a permeabilidade venosa. Obstruções venosas que necessitarem colocação de *stent* podem ser secundárias à doença de compressão venosa ou trombose crônica. Outras indicações para a colocação de *stent* incluem a recanalização de veias cronicamente ocluídas, ou obstrução da efluência venosa, mesmo quando nenhum coágulo for identificado, em pacientes com refluxo sintomático. A colocação de *stent* reduz a hipertensão venosa periférica, que pode ser rastreada como a causa subjacente dos sintomas de apresentação. Uma vez a veia seja descomprimida, e a perviedade garantida pelo *stent*, haverá alívio imediato da hipertensão e congestão tecidual.

Ao escolher o *stent* adequado para o procedimento, devem-se considerar os diferentes *stents* disponíveis e as características que os distinguem. Idealmente, o *stent* deve ter posicionamento preciso, com pouco ou nenhum encurtamento, boa visibilidade, diâmetro suficientemente grande para o vaso em questão, e conter apropriada resistência radial. As três opções principais de *stents* venosos são aço inoxidável, *stents* de nitinol e *stent* recobertos. O Wallstent é composto da malha de aço inoxidável elgiloy e pode oferecer grande resistência e flexibilidade. Uma das vantagens dos Wallstents é que eles são disponíveis em até 24 mm de diâmetro, o que pode ser necessário nas maiores veias (ilíacas comuns e cava) (Fig. 36-7). Além disso, é importante que a colocação do *stent* se estenda para a veia cava inferior, quan-

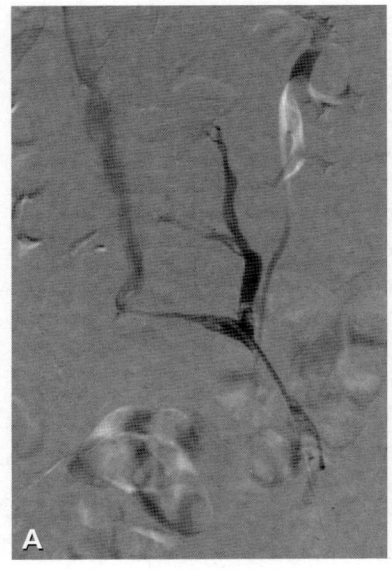
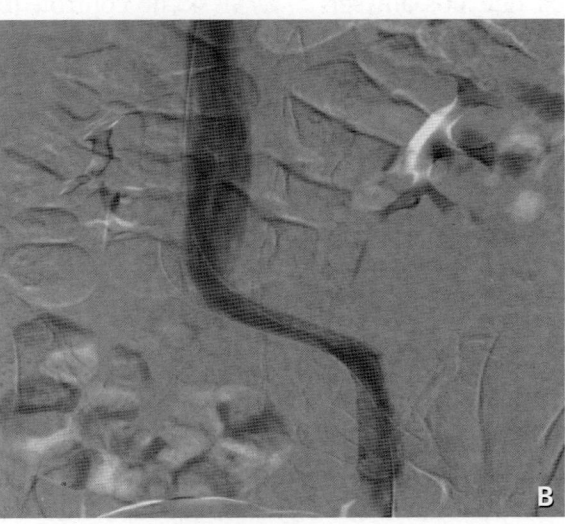

Fig. 36-7. (A) Venografia com trombose do território ilíaco esquerdo e discreta opacificação da veia cava inferior. (B) Venografia ilíaca esquerda após recanalização e implante de *stent* de elgiloy (Wallstent). A extremidade do *stent* está dentro da veia cava inferior.

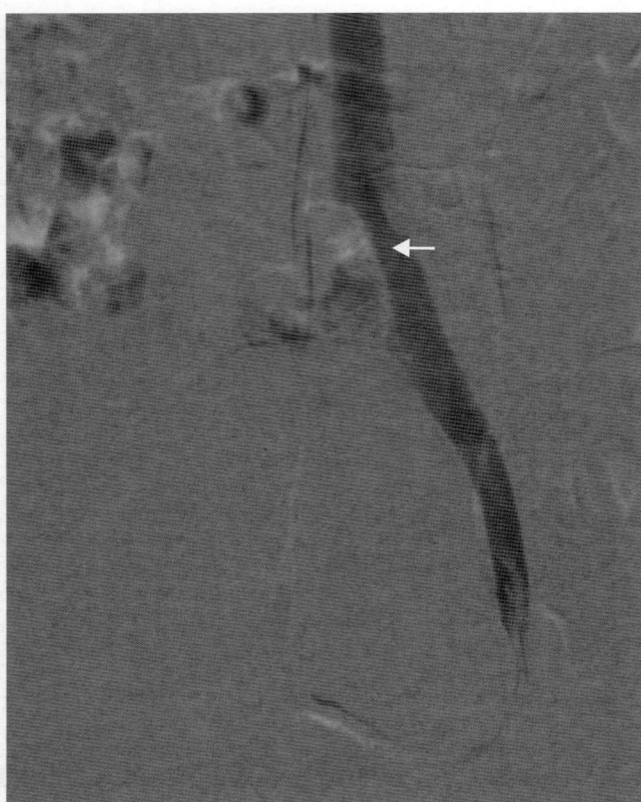

Fig. 36-8. *Stent* de Nitinol. A extremidade do *stent* está na transição com a veia cava inferior (seta).

do um *stent* com grande diâmetro seja necessário. A melhor escolha para doenças de compressão, como a de síndrome May-Thurner, deve ser os *stents* com maior força radial, uma vez que estas áreas sejam onde haveria a necessidade de maior resistência. O encurtamento é outra consideração nos casos do uso do Wallstent, uma vez que ele torna a colocação precisa mais difícil. Alguns médicos acreditam que a precisão da colocação na junção da cava e ilíaca comum é mais importante do que estender o *stent* para dentro da cava e, por essa razão, usam o *stent* de nitinol. O *stent* de nitinol é considerado ótimo em razão da opacidade de colocar precisamente o *stent* na bifurcação das ilíacas (Fig. 36-8). *Stents* de nitinol contêm a maior força radial nas extremidades periféricas em comparação a *stents* de elgiloy em que as extremidades são as mais fracas. *Stents* de maiores diâmetros que possam ser posicionados com precisão são necessários de tal modo que se possa obter colocação dentro de grandes veias sem sacrificar a precisão do implante. *Stents* recobertos são ótimos para vasos rotos, vazamento contido ou pacientes com câncer em que há uma preocupação com erosão tumoral, mas se forem usados, deve-se atentar em relação a não cobrir ramos colaterais. Permanece controverso se o tratamento agressivo de TVP diminui a incidência de SPT. Por essa razão, o algoritmo de tratamento de TVP íliofemoral discutido nesta revisão não está sendo seguido rotineiramente.[11]

Um estudo recentemente publicado, Catheter-Directed Thrombollysis Versus Standard Treatment for Acute Iliofemoral Deep Vein Thrombosis (CaVent),[18] foi planejado para responder à questão se os pacientes obtinham um benefício com TDC em comparação à anticoagulação de rotina. Pacientes sintomáticos com TVP iliofemoral documentadas foram designados ao acaso ou para um grupo-controle, em que os pacientes receberam anticoagulação com heparina e varfarina isoladamente, ou para um grupo de TDC, em que os pacientes receberam anticoagulação padrão em adição à TDC. Duzentos e nove pacientes foram randomizados para estes dois grupos. Eles avaliaram dois resultados coprimários: a frequência de SPT conforme avaliada por escore de Villalta aos 24 meses, e perviedade íliofemoral após 6 meses. Após 24 meses, dados para estudo clínico foram disponíveis sobre 189 dos 209 participantes originais. Aos 24 meses, 37 pacientes do grupo TDC apresentaram-se com SPT em comparação a 55 no grupo-controle (p = 0,047). Perviedade íliofemoral após 6 meses foi descrita em 58 pacientes sob TDC *versus* 45 no controle (p = 0,012).

The Acute Venous Thrombosis: Thrombus Removal With Adjunctive Catheter-directed Thrombolysis (ATTRACT) é um estudo randomizado prospectivo em andamento que está avaliando o efeito de trombólise em SPT.[19] O estudo também espera esclarecer as vantagens das diferentes opções de remoção farmacomecânica de coágulo. Estão sendo randomizados pacientes para tratamento clínico com anticoagulação padrão *versus* TDC, além de anticoagulação normal após estratificação para íliofemoral TVP contra femoropoplítea. O resultado primário está avaliando SPT ao longo de um acompanhamento de 24 meses.

Neste momento, parece prudente avaliar os riscos e benefícios para os pacientes individualmente. Pacientes idosos com sintomas brandos ou moderados de TVP podem ser adequadamente tratados com anticoagulação, enquan-

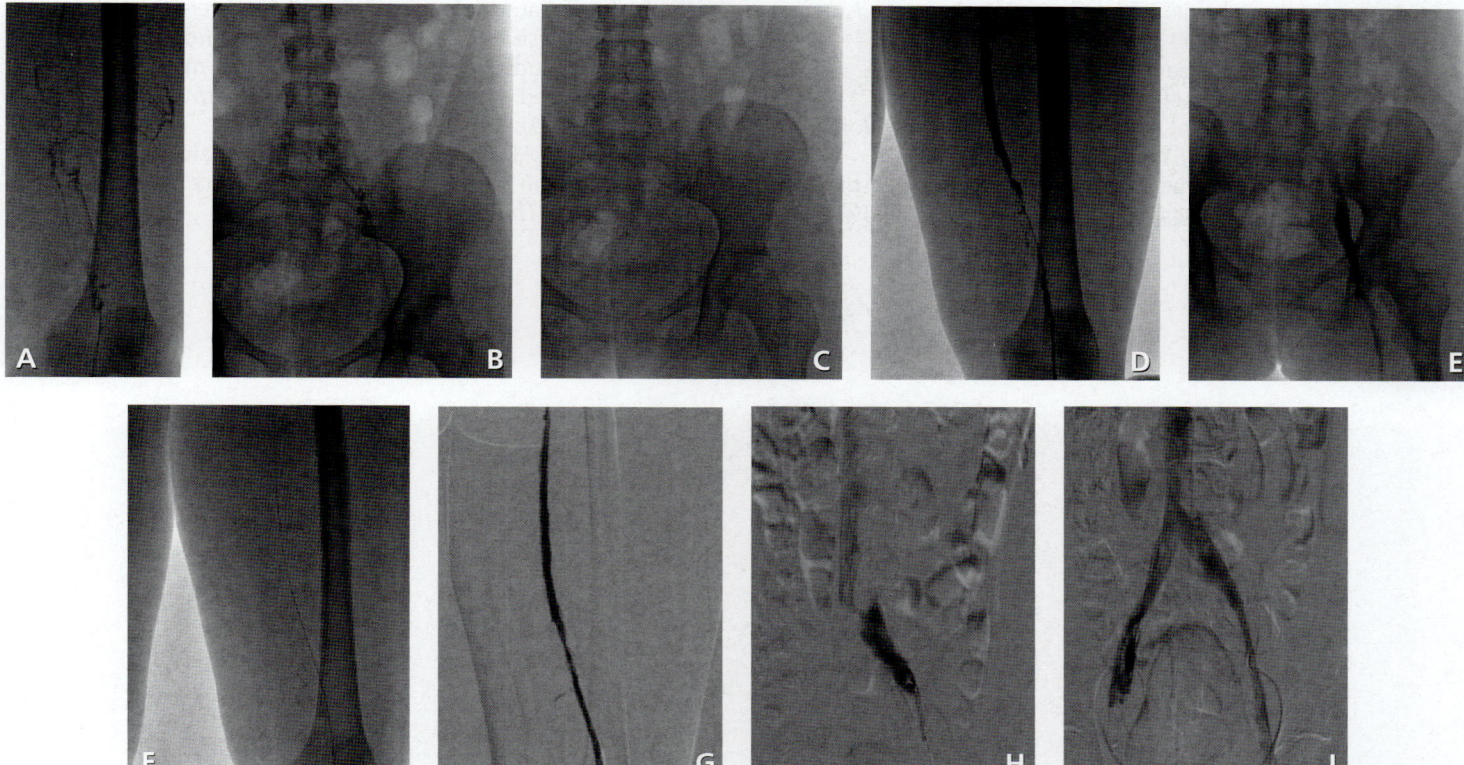

Fig. 36-9. (**A**) Venografia poplítea demonstra imagem compatível com trombo agudo. (**B**) Trombo estende-se acima para a confluência ilíaca. (**C**) Catéter de trombólise assistida com US (Ekos) foi posicionado para infusão de trombolítico durante a noite. (**D e E**) Venografia mostra lise quase completa do trombo. (**F**) Aparelho Angiojet de trombectomia reolítica usado para aspirar o trombo residual. (**G**) Venografia após uso do dispositivo Angiojet demonstra fluxo melhorado a partir da carga diminuída de coágulo. (**H**) Venografia a partir da veia ilíaca esquerda demonstra lesão estenosante (May–Thurner). (**I**) May–Thurner tratada com angioplastia e colocação de um *stent* autoexpansivo de nitinol.

to um paciente sadio jovem com sintomas agudos moderados ou graves, provavelmente, irá se beneficiar da remoção do coágulo (Fig. 36-9). Aguardam-se os resultados de grandes experiências randomizadas para que se possam alcançar os melhores resultados.

REFERÊNCIAS BIBLIOGRÁFICAS

1. White RH. The epidemiology of venous thromboembolism. *Circulation* 2003 June 17;107:14-8.
2. Malone PC, Agutter PS. *The etiology of deep venous thrombosis: a critical, historical and epistemological survey.* Berlin: Springer. p. 84.
3. Bates SM, Jaeschke R, Stevens SM *et al.* Diagnosis of DVT: antithrombotic therapy and prevention of thrombosis, 9th ed. American College of Chest Physicians Evidence-Based Clinical Practice Guidelines. *Chest* 2012 Feb.;141(2 Suppl):e351S-418S.
4. Wells PS, Anderson DR, Rodger M *et al.* Evaluation of D-dimer in the diagnosis of suspected deep-vein thrombosis. *N Engl J Med* 2003;349(13):1227-35.
5. Carpenter JP, Holland GA, Baum RA *et al.* Magnetic resonance venography for the detection of deep venous thrombosis: comparison with contrast venography and duplex Doppler ultrasonography. *J Vasc Surg* 1993;18:734.
6. Ansell J, Hirsh J, Dalen J *et al.* Managing oral anticoagulant therapy. *Chest* 2001;119:22S-38S.
7. Lindear DJ, Edwards JM, Phinney ES *et al.* Long-term hemodynamic and clinical sequelae of lower extremity deep vein thrombosis. *J Vasc Surg* 1986;4:436-42.
8. Semba CP, Razavi MK, Kee ST *et al.* Thrombolysis for lower extremity deep venous thrombosis. *Tech Vasc Interv Radiol* 2004;7:68-78.
9. Dardik A, Rowe VL. *Phlegmasia alba and cerulea dolens.* eMedicine, Medscape.
10. Strandness DE Jr, Langlois Y, Cramer M *et al.* Long-term sequelae of acute venous thrombosis. *JAMA* 1983;250:1289-92.
11. Cynamon J, Stein EG, Dym RJ *et al.* A new method for aggressive management of deep vein thrombosis: retrospective study of the power pulse technique. *J Vasc Interv Radiol* 2006 June;17(6):1043-9.
12. Ouriel K, Greenberg RK, Green RM *et al.* A volumetric index for the quantification of deep venous thrombosis. *J Vasc Surg* 1999 Dec.;30(6):1060-6.
13. Bush RL, Lin PH, Bates JT *et al.* Pharmacomechanical thrombectomy for treatment of symptomatic lower extremity deep venous thrombosis: safety and feasibility study. *J Vasc Surg* 2004 Nov.;40(5):965-70.
14. Vendantham S. Interventional approaches to deep vein thrombosis. *Am J Hematology* 2012;87(Suppl 1):S113-8.
15. Parikh S, Motarjeme A, McNamara T *et al.* Ultrasound-accelerated thrombolysis for the treatment of

deep vein thrombosis: initial clinical experience. *J Vasc Intervent Radiol* 2008 Apr.;19:(4):521-8
16. Martinez Trabal JL, Camerota AJ, LaPorte FB *et al.* The quantitative benefit of isolated, segmental, pharmacomechanical thrombolysis (ISPMT) for iliofemoral venous thrombosis. *J Vasc Surg* 2008;48:1532-7.
17. Goodman A. Angiovac system removes large high-risk clots in vasculature. *Medscape Medical News.* 2011 Nov. 29.
18. Enden T, Sandvik L, Kløw NE *et al.* Catheter-directed venous thrombolysis in acute iliofemoral vein thrombosis – the CaVenT study: rationale and design of a multicenter, randomized, controlled, clinical trial. *Am Heart J* 2007 Nov.;154(5):808-14.
19. Comerota AJ. The ATTRACT trial: rationale for early intervention for iliofemoral DVT. *Perspect Vasc Surg Endovasc Ther* 2009 Dec.;21(4):221-4.

Capítulo 37

Tromboembolismo Pulmonar Agudo

◆ *William T Kuo*

CONTEÚDO

- ✓ INTRODUÇÃO 492
- ✓ INDICAÇÕES DA INTERVENÇÃO PERCUTÂNEA 492
- ✓ CONTRAINDICAÇÕES À TROMBÓLISE 493
  - TERAPIA ENDOVASCULAR PERCUTÂNEA 494
  - APARELHOS E MÉTODOS PERCUTÂNEOS 500
- ✓ CONTROVÉRSIAS 501
- ✓ RESULTADOS 501
- ✓ COMPLICAÇÕES 503
- ✓ ANTICOAGULAÇÃO E CUIDADOS PÓS-PROCEDIMENTO 503
- ✓ REFERÊNCIAS BIBLIOGRÁFICAS 504

INTRODUÇÃO

O tromboembolismo pulmonar (TEP) agudo é um problema global de saúde e representa uma manifestação que ameaça a vida ao longo do espectro do tromboembolismo venoso. Embora a incidência verdadeira do TEP não esteja clara, ela é reconhecida como causa importante de morbidade e mortalidade em pacientes hospitalizados.[1] Só nos Estados Unidos, estima-se que haja 600.000 casos por ano,[2] e mais de 300.000 pessoas morrem cada ano de TEP agudo.[3] De fato, TEP agudo é a terceira causa mais comum de morte em pacientes hospitalizados.[4]

Fatores de risco comuns para TEP são relacionados com condições genéticas subjacentes (mutação do Fator V de Leiden, mutação 20210A da protrombina e múltiplas outras trombofilias), condições adquiridas (câncer, imobilização, trauma, cirurgia e trombose venosa profunda prévia), e estados hipercoaguláveis adquiridos (uso de anticoncepcional oral, síndrome nefrótica, síndrome antifosfolipídica, coagulação intravascular disseminada, estados hiperestrogênicos e obesidade). Há três categorias básicas de TEP agudo: 1. TEP simples: sem sobrecarga cardíaca associada e sem hipotensão; 2. TEP submaciço: associado à sobrecarga cardíaca direita; 3. TEP maciço: associado à sobrecarga cardíaca direita com choque hemodinâmico. Pacientes com TEP agudo simples necessitam tratamento com anticoagulação isoladamente. Pacientes com TEP submaciço podem necessitar de outros tratamentos além da anticoagulação; e pacientes com TEP maciço certamente necessitam de tratamento adicional à anticoagulação isolada.[5] A taxa de mortalidade imediata relacionada com o TEP simples é menos de 8%, quando a condição é reconhecida e tratada com anticoagulação.[1,6,7] Entretanto, os pacientes com TEP submaciço têm mortalidade cumulativa mais alta, atingindo aproximadamente 20% em um período de 90 dias.[8] Finalmente, os pacientes com TEP maciço têm a mais alta taxa de mortalidade que pode exceder 58%, incluindo um alto risco de morte súbita.[9]

A fisiopatologia do TEP consiste em obstrução física direta das artérias pulmonares, vasoconstrição hipoxêmica e liberação de vasoconstritores arteriais pulmonares potentes, que aumentam ainda mais a resistência vascular pulmonar e a pós-carga ventricular direita (VD). Sobrecarga aguda de pressão em VD pode resultar em hipocinesia e dilatação do VD, regurgitação tricúspide e insuficiência. Sobrecarga maciça de VD pode também resultar em esforço aumentado da parede e isquemia ao aumentar a demanda de oxigênio miocárdica enquanto simultaneamente limita seu suprimento. Em última análise, insuficiência cardíaca por TEP resulta da combinação do esforço aumentado da parede e isquemia cardíaca que comprometem a função do VD e prejudicam o débito ventricular esquerdo (VE), resultando em choque hemodinâmico que ameaça a vida.[9] Dependendo da reserva cardiopulmonar subjacente, os pacientes com TEP maciço podem deteriorar durante o curso de várias horas a dias e desenvolver hipotensão arterial sistêmica, choque cardiogênico e parada cardíaca. Em decorrência do risco de morte súbita, estes pacientes criticamente doentes devem ser rapidamente identificados como candidatos a tratamento endovascular como procedimento para salvar a vida.[5]

INDICAÇÕES DA INTERVENÇÃO PERCUTÂNEA

Em razão da alta mortalidade associada ao TEP maciço, tratamento bem-sucedido exige pronta estratificação do risco e intervenção precoce decisiva (Quadro 37-1).[10] Confirmação de choque hemodinâmico atribuído a êmbolo obstrutivo central deve justificar escalonamento do tratamento. O *American College of Chest Physicians* recomendou que terapia dirigida por catéter (TDC) percutâneo seja considerada em pacientes com TEP associado à hipotensão e que têm: 1. contraindicações à trombólise sistêmica; 2. trombólise malsucedida; ou 3. choque que tem probabilidade de causar morte antes que trombólise sistêmica possa fazer efeito.[11] Além disso, dados globais de metanálises demonstraram que TDC pode ser considerada como opção de tratamento inicial para pacientes com TEP maciço.[12]

Angiografia pulmonar foi em certa época considerada o padrão ouro para diagnosticar TEP, mas ela foi em grande parte substituída pela ampla disponibilidade da tomografia computadorizada (TC). Historicamente, muitos tipos de estudos de imagem foram usados para diagnosticar TEP, incluindo cintilografia de ventilação-perfusão (VQ), angiografia por ressonância magnética (angio RM), e angiografia por tomografia computadorizada (angio TC). A TC é a modalidade preferida e provou ser vantajosa por causa de sua ampla disponibilidade, maior velocidade, caracterização de estruturas não vasculares e detecção de trombose venosa, tendo maior sensibilidade e especificidade para detectar êmbolos nas artérias pulmonares principais, lobares ou segmentares. Revisões sistemáticas e experiências randomizadas sugerem que os pacientes ambulatoriais com suspeita de embolia pulmonar e estudos negativos com TC têm excelentes resultados sem terapia.[13]

Se um paciente tiver insuficiência renal aguda ou crônica e administração de contraste for indesejável, ecocardiografia pode ser usada para avaliar quanto à disfunção cardíaca direita. O ecocardiograma pode ser efetuado à beira do leito, e o estudo pode revelar achados que suportem fortemente embolia pulmonar hemodinamicamente significativa,[14] oferecendo o potencial de indicação do tratamento trombolítico e/ou endovascular. Grandes êmbolos moven-

---

Quadro 37-1. Estratificação de risco e indicações para a intervenção no tromboembolismo pulmonar

Pelo menos um dos critérios deve estar presente[10]

1. Hipotensão arterial (sistólica < 90 mmHg ou queda > 40 mmHg)
2. Choque cardiogênico com hipoperfusão periférica e hipóxia
3. Colapso circulatório com necessidade de ressuscitação cardiopulmonar

do-se do coração para os pulmões são ocasionalmente confirmados com esta técnica. Além disso, ultrassonografia intravascular (USIV) também foi usada à beira do leito para identificar êmbolos pulmonares centrais.[15]

Embora o diagnóstico de TPE submaciço obedeça a estudo semelhante, estes pacientes não se apresentam com hipotensão arterial sistêmica, e atenção particular deve ser prestada para detectar a presença de sobrecarga cardíaca direita. A identificação de sobrecarga cardíaca direita permite estratificação do risco para possível indicação do tratamento além da anticoagulação em pacientes normotensos com TEP.[5] Ecocardiografia é o melhor estudo de imagem para detectar disfunção de VD no contexto de TEP. Achados ecocardiográficos característicos incluem hipocinesia e dilatação VD, achatamento do septo interventricular e movimento paradoxal na direção do VE, perfil anormal do fluxo Doppler transmitral, regurgitação tricúspide, hipertensão pulmonar, conforme identificados por velocidade máxima do jato regurgitante tricúspide > 2,6 m/s, e perda do colapso inspiratório da veia cava inferior (VCI).[16] A razão dos diâmetros diastólicos finais do VD para o VE de 0,9 ou maior, avaliada ao longo do eixo paraesternal esquerdo ou subcostal, constitui um preditor independente de mortalidade hospitalar.[17] Detecção de aumento do VD por TC do tórax é especialmente conveniente para diagnóstico de TEP submaciço, porque utiliza dados adquiridos durante diagnóstico inicial. Ela pode ser diagnosticada quando é observado aumento do VD na TC, definido por razão dos diâmetros VD para VE > 0,9;[18] e aumento do VD na TC também prediz mortalidade de 30 dias aumentada em pacientes com TEP agudo.[18,19] Além disso, mesmo se choque e morte não ocorrerem, os sobreviventes de TEP submaciço agudo permanecem em risco de desenvolvimento de TEP crônico e hipertensão pulmonar tromboembólica.[20]

Adicionalmente, monitoramento de troponina T cardíaca (cTnT) identifica o grupo de alto risco de pacientes normotensos com TEP submaciço.[21] Nível aumentado persistente de cTnT (> 0,01 ng/mL) em pacientes com TEP com sobrecarga cardíaca direita prediz risco significativo de curso clínico complicado e resultado fatal, portanto, estes pacientes necessitam tratamento mais agressivo.[21] A identificação de TEP submaciço para indicação do tratamento é importante, porque estes pacientes normotensos com TEP demonstram mortalidade aumentada a curto prazo e alto risco de resultados adversos, quando o grau de sobrecarga cardíaca resulta em elevações nos níveis de troponinas cardíacas e peptídeo natriurético tipo cerebral.[22,23] O melhor protocolo para tratamento de TEP submaciço ainda está em evolução, mas uma proposta de algoritmo para seu tratamento foi publicada,[23] descrevendo o algoritmo do tratamento para além da anticoagulação (Fig. 37-1).[24]

CONTRAINDICAÇÕES À TROMBÓLISE

Anticoagulação agressiva, trombólise sistêmica e TDC podem ser contraindicadas em pacientes com grandes cirurgias ou cirurgia intracraniana por causa do risco de hemorra-

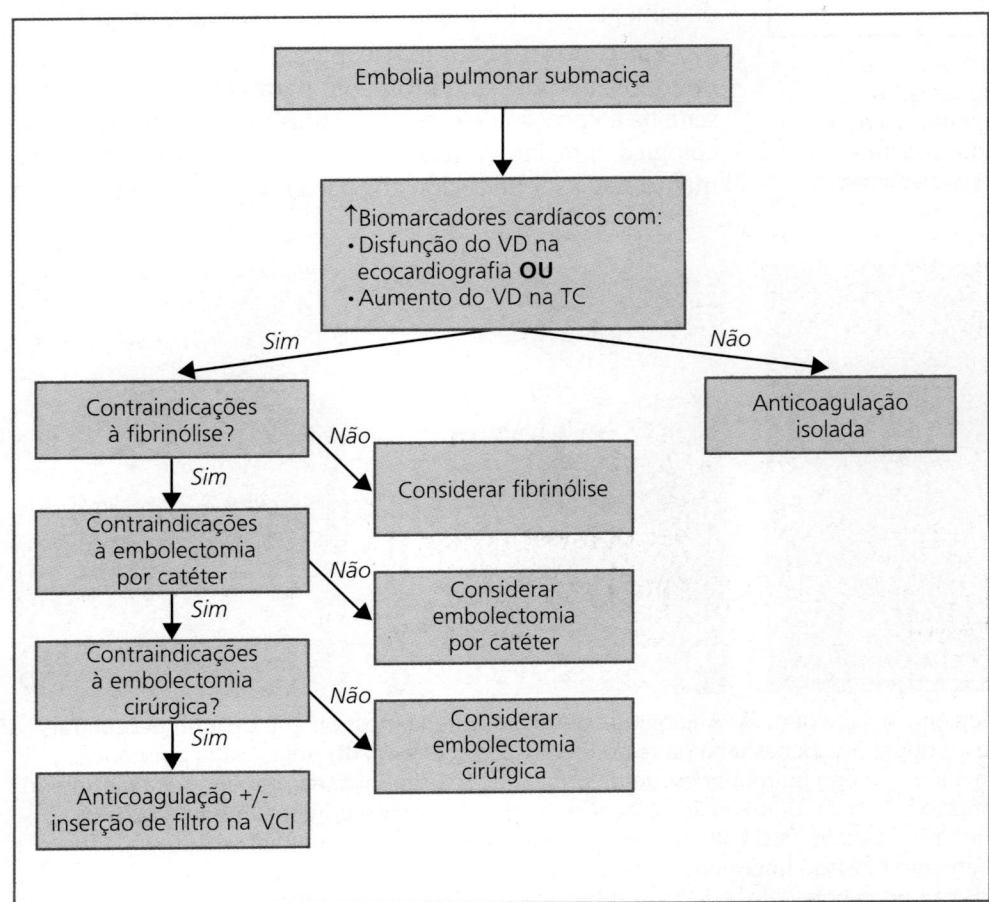

Fig. 37-1. Algoritmo para o tratamento de pacientes com TEP submaciço.
De acordo com o algoritmo, TDC deve ser considerada quando houver contraindicações à trombólise sistêmica.[24]

gia. Nesses casos, métodos mecânicos de trombectomia, fragmentação e/ou aspiração dirigida por catéter percutâneo devem ser considerados sem agentes farmacológicos. Uma vez que hipertensão pulmonar constitua uma contraindicação relativa à angiografia pulmonar, o grau de hipertensão pulmonar e reserva cardiopulmonar subjacente são considerações importantes antes de realizar a angiografia pulmonar. Estes fatores devem ser usados para determinar a velocidade e volume seguros de injeção de contraste dentro da circulação pulmonar. Por exemplo, quando a pressão sistólica na artéria pulmonar (PAP) excede 55 mmHg ou a pressão diastólica final ventricular direita (PDFVD) é maior que 20 mmHg, a mortalidade associada à angiografia pulmonar usando injeção de bomba injetora e com grande volume de contraste foi descrita em 3%.[23] Portanto, esses pacientes com TEP devem apenas receber injeção de contraste de forma manual. No paciente com TEP submaciço, a injeção seletiva de contraste dentro da artéria pulmonar principal esquerda ou direita não deve exceder o volume de 20 mL na velocidade de 10 mL/segundo. Parâmetros mais baixos de injeção manual podem ser considerados, dependendo do grau de insuficiência cardíaca. Angiografia pulmonar pode ser usada para calcular o grau de obstrução pulmonar e após o tratamento usando o índice de Miller calculado (Fig. 37-2). Finalmente, em pacientes com TEP com contraindicações à anticoagulação e/ou agentes trombolíticos, a colocação de filtro de VCI deve ser considerada para profilaxia de TEP recorrente.

Terapia Endovascular Percutânea

A TDC para TEP foi definida de acordo com os seguintes critérios: uso de catéteres e aparelhos de baixo perfil (< 10 Fr), fragmentação mecânica e/ou aspiração de êmbolos dirigidas por catéter e injeção trombolítica intracoágulo, se uma droga local for infundida.[12] Por essas razões, uma variedade de aparelhos pode ser usada com sucesso, contanto que eles satisfaçam critérios para moderna TDC (Quadro 37-2).[10,25-58]

Dependendo do risco de sangramento previsto, a TDC pode ser efetuada sem nenhuma ou com baixa dose local de trombolítico. O objetivo inicial de todas estas técnicas é a diminuição rápida de volume do trombo central a fim de aliviar a sobrecarga cardíaca que ameaça a vida, melhorar imediatamente a perfusão pulmonar e a oxigenação (Fig. 37-3).[5]

Em contraste com a TDC para TEP maciço que exige métodos mecânicos, o protocolo para TEP submaciço consiste na colocação de catéter de infusão e trombólise farmacológica sem intervenção mecânica agressiva. Este tratamento pode ser oferecido aos pacientes que se apresentam

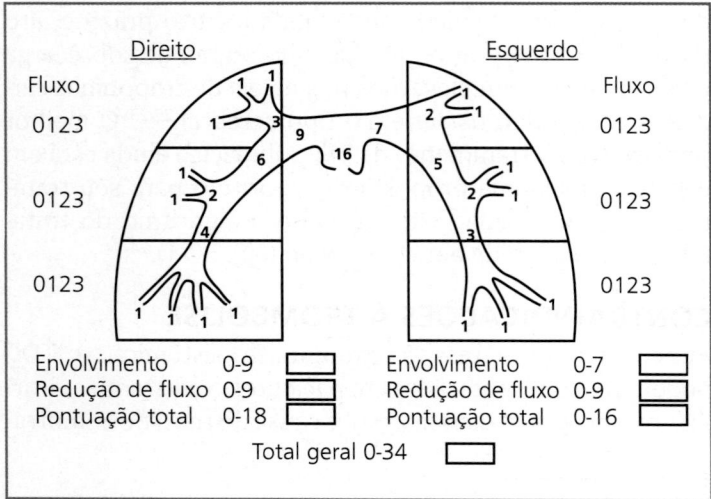

Fig. 37-2. Segmentos arteriais pulmonares usados para graduar a gravidade da embolia pulmonar com base nos achados angiográficos antes e após o tratamento com terapia trombolítica e/ou dirigida por catéter. Comprometimento por coágulo segmentar e redução de fluxo são graduados separadamente.

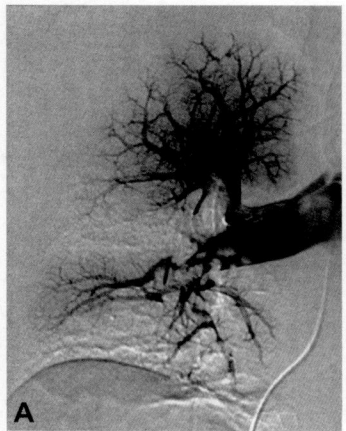 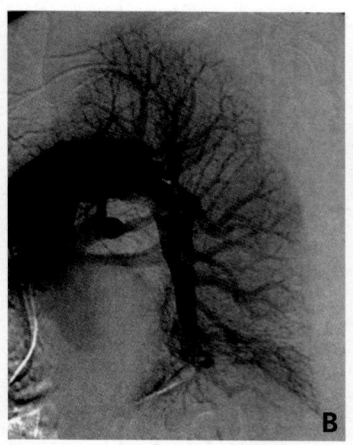 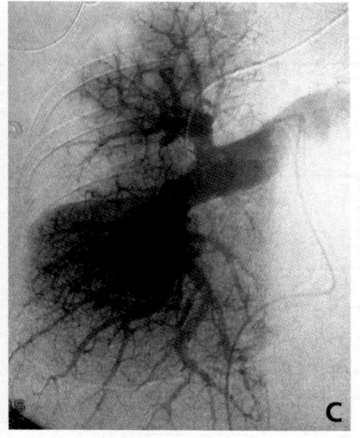 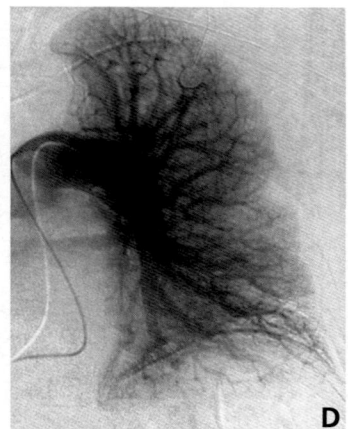

Fig. 37-3. Paciente com TEP maciço apresentou-se com síncope. (A) Angiografia pulmonar direita mostrou grande embolia central com trombo ocluindo a maior parte da artéria e poupando apenas uma parte do lobo superior direito. (B) Angiografia pulmonar esquerda mostrou grandes defeitos de enchimento na artéria pulmonar esquerda principal. TDC foi iniciada primeiro para diminuir o volume dos êmbolos centrais. Catéteres de infusão bilaterais foram então colocados dentro do trombo principal nas artérias pulmonares direita e esquerda, e uroquinase foi iniciada a 50.000 UI/h através de cada catéter para infusão total de 100.000 UI/h durante 24 horas. (C e D) Angiografia pós-tratamento mostrou importante melhora da circulação pulmonar bilateralmente. O paciente apresentou melhora clínica dramática juntamente com redução das pressões em artérias pulmonares.

Capítulo 37 ■ Tromboembolismo Pulmonar Agudo

Quadro 37-2. Terapia dirigida por catéter para embolia pulmonar em 594 pacientes

Autor, Ano	País	Pacientes, nº	Sexo, nº	Idade: média, variação	Técnica, nº	Local intra-coágulo lítico, durante CDT-nº	Local intra-coágulo lítico, infusão extendida, nº	Cxs menores	Cxs principais	Successo clínico (%)
\multicolumn{11}{c}{Estudos prospectivos}										
Schmitz-Rode et al. 1998[25]	Alemanha	10	M-6, F-4	54 (36-70)	PF-10	8	1	0	0	8/10 (80)
Schmitz-Rode et al. 2000[26]	Alemanha	20	M-10, F-10	59 (48-60)	PF-20	0	0	1	0	16/20 (80)
Muller-Hulsbeck et al. 2001[27]	Alemanha	9	M-4, F-5	55 (27-85)	ATD-9	0	5	0	0	9/9 (100)
Prokubovsky et al. 2003[28]	Rússia	20	na	51 (32-75)	PF-20	0	16	0	0	14/20 (70)
Tajima et al. 2004[29]	Japão	25	M-8, F-17	61 (35-77)	PF & AT-25	25	21	0	0	25/25 (100)
Barbosa et al. 2008[30]	Brasil	10	M-7, F-3	57 (39-75)	PF-10, (ATD-na)	0	0	0	0	9/10 (90)
\multicolumn{11}{c}{Estudos retrospectivos}										
Brady et al. 1991[31]	Inglaterra	3	M-0, F-3	36 (18-71)	PF-1, MC-2	2	2	0	0	3/3 (100)
Rafique et al. 1992[32]	África do Sul	5	M-1, F-4	35 (21-47)	MC-5	5	5	1	0	5/5 (100)
Uflacker et al. 1996[10]	EUA	5	M-4, F-1	45 (25-64)	ATD-5	1	1	0	1	3/5 (60)
Fava et al. 1997[33]	Chile	16	M-8, F-8	49 (20-68)	PF-16, (BA-na)	16	16	3	0	14/16 (88)
Stock et al. 1997[34]	Suíça	5	M-3, F-2	50 (21-80)	PF & BA-5	5	5	0	2	5/5 (100)
Basche et al. 1997[35]	Alemanha	15	na	na (21-73)	PF & BA-2, BA-13	na	na	0	0	12/15 (80)
Hiramatsu et al. 1999[36]	Japão	8	M-4, F-4	58 (42-87)	AT & WD-8	0	8	0	0	7/8 (88)
Wong et al. 1999[37]	Inglaterra	4	M-2, F-2	33 (18-46)	PF-1, PF & G-1, G-2	0	4	0	1	3/4 (75)
Murphy et al. 1999[38]	Irlanda	4	M-2, F-2	60 (46-66)	MC & WD-4	4	4	0	0	4/4 (100)
Voigtlander 1999[39]	Alemanha	5	M-4, F-1	57 (25-72)	RT-5	0	0	4	0	3/5 (60)
Fava et al. 2000[40]	Chile	11	M-3, F-8	61 (37-79)	Hy-11	0	4	0	0	10/11 (91)
Egge et al. 2002[41]	Noruega	3	M-2, F-1	49 (40-54)	PF-3	3	3	0	0	3/3 (100)

(Continua)

Quadro 37-2. Terapia dirigida por catéter para embolia pulmonar em 594 pacientes *(Cont.)*

Autor, Ano	País	Pacientes, nº	Sexo, nº	Idade: média, variação	Técnica, nº	Local intra-coágulo lítico, durante CDT-nº	Local intra-coágulo lítico, infusão extendida, nº	Cxs menores	Cxs principais	Successo clínico (%)
De Gregorio et al. 2002[42]	Espanha	59	M-25, F-34	56 (22-85)	PF-52, PF & BA-4, PF & DB-3	59	57	8	0	56/59 (95)
Zeni et al. 2003[43]	EUA	16	M-9, F-8	52 (30-86)	RT-16	0	10	2	1	14/16 (88)
Reekers et al. 2003[44]	Holanda	7	M-2, F-6	46 (28-76)	Hy-6, Oa-1	7	0	0	0	6/7 (86)
Tajima et al. 2004[45]	Japão	15	M-4, F-11	60 (27-79)	AT-15	9	0	0	0	15/15 (100)
Fava et al. 2005[46]	Chile	7	M-3, F-4	56 (30-79)	Hy-4, Oa-3	3	3	1	1	6/7 (86)
Siablis et al. 2005[47]	Grécia	6	M-4, F-2	59 (42-76)	RT-6	4	0	2	0	5/6 (83)
Yoshida et al. 2006[48]	Japão	8	M-4, F-4	61 (47-75)	PF & AT-8	na	na	0	1	7/8 (88)
Li J-J et al. 2006[49]	China	15	M-11, F-4	56 (19-73)	PF & ATD-13, PF & Hy-1, PF & Oa-1	6	0	0	0	15/15 (100)
Pieri and Agresti. 2007[50]	Itália	164	na	68 (35-78)	PF-164	164	164	0	0	138/164 (84)
Chauhan et al. 2007[51]	EUA	6	M-2 F-4	64 (49-78)	RT-6	2	0	5	2	4/6 (67)
Krajina 2007[52]	República Checa	5	M-1, F-4	67 (52-80)	PF-3, PF & AT-2	3	0	0	0	2/5 (40)
Yang 2007[53]	China	19	M-13, F-6	62 (22-87)	PF-10, PF & AT-5, PF + SR-4	19	na	0	0	18/19 (95)
Margheri 2008[54]	Itália	20	M-12, F-8	66 (32-85)	RT-20	na	0	8	8	17/20 (85)
Vecchio et al 2008[55]	Itália	13	na	68 (54-80)	RT-13	na	0	6	8	8/13 (62)
Chen et al 2008[56]	China	26	M-15, F-11	53 (36-71)	ATD-17, SR-9	21	0	1	0	26/26 (100)
Eid-Lidt et al. 2008[57]	México	18	M-6, F-12	51 (47-55)	PF-5, PF & SR-13	2	0	0	0	16/18 (90)
Kuo et al. 2008[58]	EUA	12	M-7, F-5	56 (21-80)	PF & AT-6, PF & AT & BA-2, RT & AT-2, AT & IC-2	8	na	1	0	10/12 (83)
Total = 35		594		53 (18-87)		356/535 67%	329/552 60%	(7,9%)* [5,0-11,3%]	(2,4%)* [1,9-4,3%]	(86,5%)* [82,2-90,2%]

primariamente com TEP submaciço ou como tratamento adjunto em pacientes com TEP maciço prévio que foram subdiagnosticados. Pelo menos um dos locais de acesso vascular deve ter um introdutor vascular de dimensão pelo menos 2 Fr maior que o catéter de infusão para permitir medições subsequentes de PAP através da bainha. Introdutor vascular de 8 a 10 Fr (p. ex.: Flexor sheath, Cook, Bloomington, IN) é recomendado e deve ser longo o suficiente para alcançar desde o ponto de acesso até o tronco pulmonar principal. Se um segundo introdutor for usado para infusões, o operador pode decidir sobre o diâmetro e comprimento específicos, baseando-se na tortuosidade vascular, suficientes para fornecer estabilidade para o segundo catéter de infusão.

Anatomia e Acessos

Habilidades sólidas baseadas em manipulações de catéter juntamente com conhecimento da anatomia cardiopulmonar são importantes para colocação e manipulação intravasculares seguras de catéteres e aparelhos de trombectomia. Cateterização da artéria pulmonar pode ser realizada usando-se uma variedade de métodos, dependendo da preferência e experiência do operador. Um exemplo pela via de acesso transfemoral é usar um catéter *pigtail* de 5 ou 6 Fr em conjunto com um fio-guia hidrofílico. A via de acesso transjugular direita pode ser usada com um catéter C2. Independentemente da técnica usada, o eletrocardiograma deve ser continuamente monitorado. A cateterização deve ser efetuada meticulosamente para minimizar contato do fio-catéter com estruturas cardíacas a fim de reduzir o risco de taquicardia ventricular e perfuração vascular, enquanto estiver passando através do coração direito e para dentro do tronco pulmonar. Uma vez a artéria pulmonar tenha sido cateterizada, dependendo da preferência do operador, o fio hidrofílico pode ser trocado por um mais rígido para fornecer maior estabilidade para colocação subsequente de introdutor vascular. Cateterização seletiva das artérias pulmonares principais direita e esquerda é efetuada rotineiramente, mas cateterização seletiva e subseletiva de segmentos pulmonares é frequentemente necessária para tratamento adicional.

A via de acesso femoral é preferida na maioria dos pacientes que são candidatos à trombólise ou trombectomia pulmonar dirigida por catéter, mas a via de acesso jugular interna direita também é exequível e pode ser preferida na presença de trombo na VCI ou território iliacofemoral. A maioria dos aparelhos de trombectomia é facilmente introduzida na veia jugular interna direita para dentro do ventrículo direito e artéria pulmonar.

Anticoagulação

Administração intravenosa inicial de heparina é a terapia de escolha para tratar todas as formas de TEP agudo. A heparina se liga e acelera a atividade da antitrombina III, impede formação de trombo adicional e permite que mecanismos fibrinolíticos endógenos dissolvam o coágulo que já se formou. Durante TDC para TEP maciço, anticoagulação completa com heparina pode ser continuada durante todo o procedimento. Contudo, uma vez tenha sido convertida em TEP submaciço, e seja iniciada infusão de trombolítico por TDC em infusão contínua, anticoagulação completa com heparina deve ser descontinuada a fim de reduzir ao mínimo o risco de complicações de sangramento. Durante infusão concomitante de trombolítico em baixa dose, uma dose subterapêutica de heparina é desejável (manter TTP < 60 segundos) a fim de minimizar o risco de formação de coágulo em torno do introdutor. Para obter isto, a taxa de infusão de heparina é tipicamente entre 300-500 UI/hora através de um acesso venoso periférico. Uma vez o paciente tenha completado o tratamento de TDC, anticoagulação terapêutica plena pode ser retomada com heparina em dose plena ou heparina de baixo peso molecular (HBPM). Anticoagulação total com heparina deve ser mantida durante 7 a 10 dias como ponte até a anticoagulação oral subsequente.

Trombólise sistêmica

A terapia clínica aprovada para TEP maciço aguda consiste em trombólise sistêmica com 100 mg de alteplase (tPA; Genentech, South San Francisco, CA) infundida por via intravenosa ao longo de 2 horas,[3] e a indicação mais amplamente aceita para terapia trombolítica nestes pacientes é o choque cardiogênico por TEP. Entretanto, muitos pacientes não são capazes de receber trombólise sistêmica devido a contraindicações; e mesmo quando esses pacientes são pré-triados quanto a contraindicações absolutas, a taxa de hemorragia significativa por administração de trombolítico sistêmico é de, aproximadamente, 20% e incluindo o risco de 3-5% de acidente vascular encefálico hemorrágico.[8,59] Além disso, pode haver tempo insuficiente no contexto agudo para infundir a dose completa de trombolítico intravenoso.

Nestes casos, em candidatos apropriados, pode ser desejável iniciar trombólise intravenosa, enquanto, simultaneamente, faz-se ativação da equipe intervencionista para efetuar TDC. Quando usado deste modo, rtPA intravenoso poderia também ser menos arriscado. Por exemplo, a quantidade de trombolítico intravenoso poderia ser reduzida em 50% (da dose-padrão de 100 mg de r-tPA infundida em 2 horas) se intervenção com catéter for iniciada prontamente, permitindo descontinuação de rtPA intravenoso dentro de 30-60 minutos.[60]

Trombólise dirigida com catéter

Dentro da definição da moderna TDC,[12] dois protocolos básicos de trombólise dirigida com catéter emergiram para tratamento do TEP maciço e submaciço, respectivamente. Na primeira, um bolo de droga trombolítica dirigido por catéter é usado em conjunto com a fragmentação mecânica do coágulo e/ou aspiração para alcançar diminuição do coágulo central. Dependendo do risco previsto de sangramento, a TDC pode ser efetuada sem ou com baixa dose local de rtPA. O objetivo destas técnicas é a remoção rápida do coágulo central a fim de aliviar sobrecarga cardíaca ameaçando a vida e imediatamente melhorar a perfusão pulmonar. A TDC é importante não apenas para criar um canal de fluxo imediato através da obstrução, mas também para expor uma área maior de superfície do trombo aos efeitos de droga trombolítica infundida localmente. Se trombólise for efetuada sem injeção de droga intracoágulo e se o trombolítico for infundido proximal ao êmbolo-alvo, como efetuado em estudos mais antigos, há pouco benefício acrescentado em comparação à infusão intravenosa sistêmica.[61] Scmitz-Rode *et al.* demonstraram com estudos de fluxo *in vitro* e *in vivo*[62] que um êmbolo obstrutivo causa formação de vórtice proximal que impede a droga infundida fazer contato rápido com o êmbolo, e as correntes de redemoinho proximalmente ao trombo causam remoção do trombolítico para dentro das artérias pulmonares não obstruídas (Fig. 37-4). Estes estudos de fluxo enfatizam a importância da injeção direta intratrombo como um adjunto à fragmentação do êmbolo para alcançar rápida e efetiva trombólise dirigida por catéter.[62]

Vários aparelhos satisfazendo critérios para a moderna TDC foram usados efetivamente, mas a técnica mais comum é a fragmentação rotatória com *pigtail* que foi usada isoladamente ou em combinação com outros métodos em 70% dos pacientes mundialmente.[12] Embora a fragmentação de coágulo com *pigtail* pareça diminuir efetivamente os êmbolos proximais, em alguns casos ela resultou em embolização distal com elevação da PAP exigindo trombectomia de aspiração associada para completar o tratamento.[63] Aspiração pode ser realizada com qualquer catéter com orifício na extremidade, como um catéter Judkins de direita de 8 Fr. Fragmentação adicional do coágulo também pode ser realizada com inserção e insuflação de balão de angioplastia (Fig. 37-5). Assim, é importante ter disponíveis outros materiais para usar em conjunto com o *pigtail*. A principal vantagem do *pigtail* rotatório é sua ampla disponibilidade e baixo custo em relação aos aparelhos de trombectomia mecânica.

Para tratamento do TEP submaciço a diminuição mecânica adicional é frequentemente desnecessária, e o protocolo consiste em cuidadosa TDC dentro de segmentos trombosados para trombólise farmacológica em infusão contínua.[5] Uma vez os catéteres de infusão tenham sido adequadamente posicionados e conectados a bombas de infusão, a TDC deve ser iniciada usando alteplase (rtPA; Genentech, South San Francisco, CA) a uma velocidade de 0,5 mg/hora através da luz de cada catéter, se forem usados catéteres bilaterais. Se apenas um catéter for colocado para tratamento unilateral, a velocidade pode ser aumentada para 1,0 mg/hora através do catéter único de infusão. A velocidade de infusão de rtPA total recomendada deve ser de 1,0 mg/h. Para obter a dose de infusão, a droga reconstituída pode ser diluída em soro fisiológico para fornecer concentração de 0,1 mg rtPA/mL de solução, e a bomba pode ser ajustada de acordo para fornecer a dose prescrita. Uma alternativa à rtPA dirigida pelo catéter é infusão de uroquinase. O esquema consiste em injeção de um bolo de 200.000-500.000 UI seguida por infusão de 100.000 UI/h de uroquinase por 12 a 36 horas.[64] Níveis de fibrinogênio devem ser monitorados particularmente nos pacientes em maior risco de sangramento ou se a infusão não for continuada além de 24 horas. Quando os níveis de fibrinogênio caem abaixo de 150-200 mg/dL, a infusão deve ser reduzida, descontinuada, ou alternativamente continuada com transfusões de plasma congelado fresco, se for desejada trombólise adicional.[5]

Embolectomia, fragmentação e trombólise dirigida por catéter

Contrariamente à trombectomia aberta invasiva que foi associada à alta morbidade e mortalidade perioperatórias, a TDC representa uma opção menos invasiva segura para tratar pacientes com TEP.[12] Conforme mencionado anteriormente, a fundamentação para usar aparelhos percutâneos na circulação pulmonar é a rápida diminuição de coágulo central a fim de aliviar sobrecarga cardíaca ameaçadora à vida e melhorar imediatamente a perfusão pulmonar que pode ser verificada por angiografia e avaliações hemodinâmicas. Embolectomia, fragmentação de coágulo e trombólise percutâneas também servem para expor maior área de superfície de trombo aos efeitos da droga trombolítica infundida localmente. Entretanto, dependendo do risco previsto de sangramento, a TDC pode ser efetuada sem nenhuma ou com baixa dose de injeção local de trombolítico, dependendo da preferência do operador e avaliação dos riscos ineren-

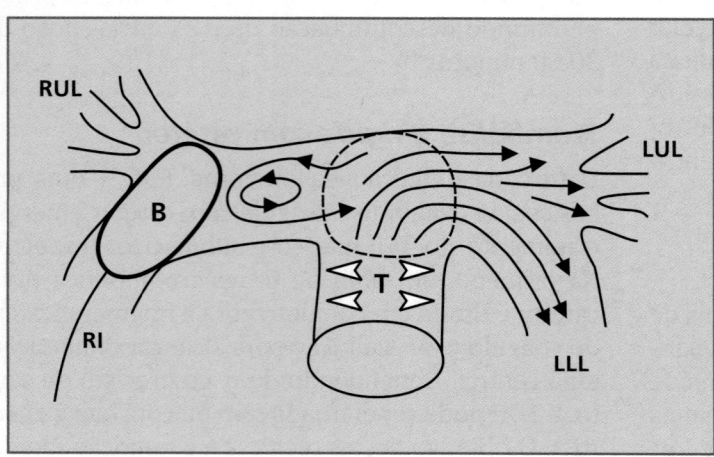

Fig. 37-4. Modelo de fluxo arterial pulmonar mostrando formação de vórtice imediatamente proximal ao nível da obstrução. Notar o vórtice proeminente perto da oclusão fazendo a maior parte do líquido circulante fluir na direção da artéria pulmonar esquerda não ocluída. Há mínimo contato de líquido com o êmbolo oclusor (o balão).[62]

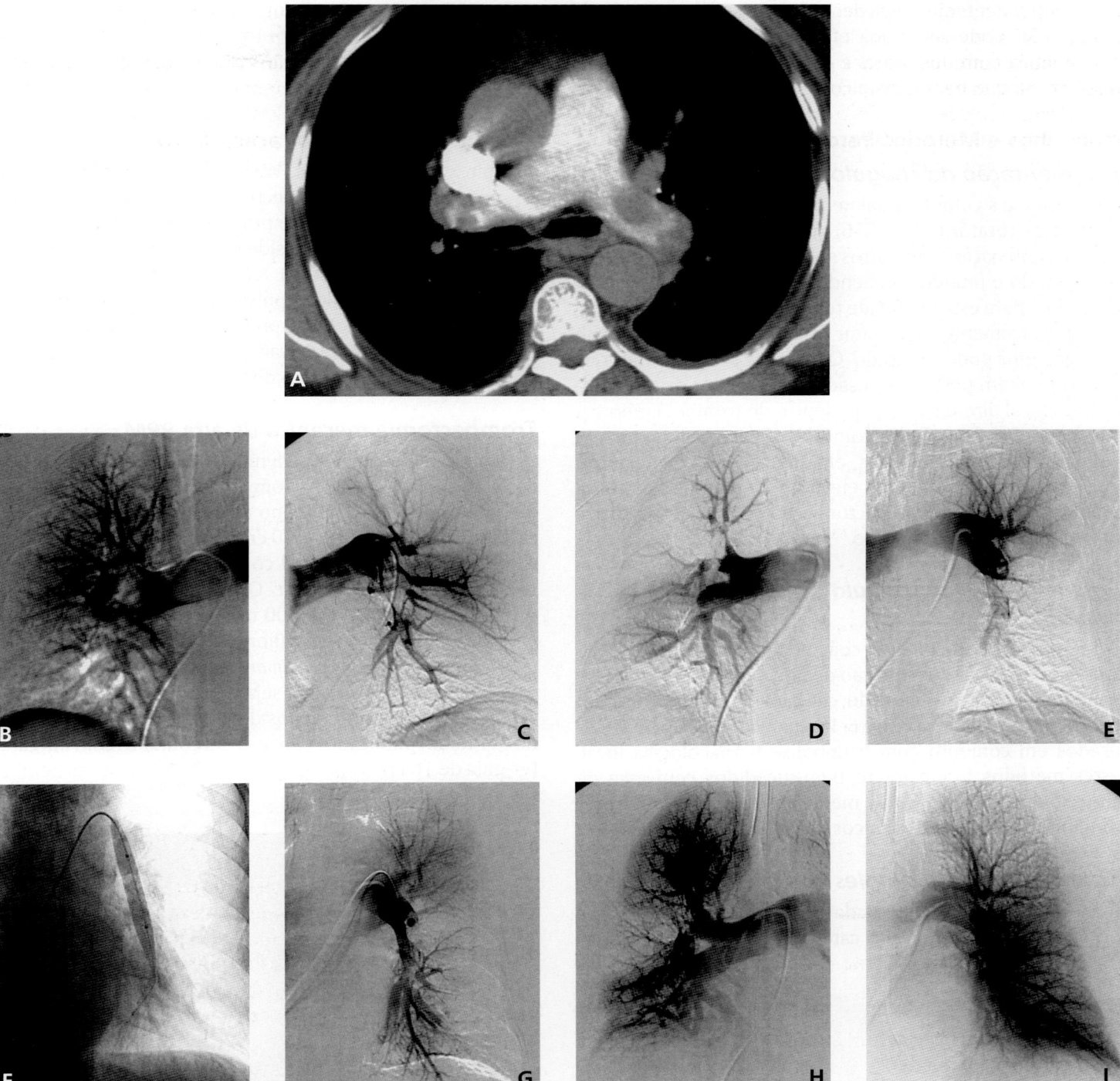

Fig. 37-5. Homem de 78 anos apresentou sintomas de dor torácica e falta de ar. (**A**) TC do tórax foi positiva para TEP agudo mostrando grandes defeitos de enchimento em ambas artérias pulmonares principais. O paciente foi levado para o serviço de radiologia intervencionista. (**B**) Angiografia pulmonar direita mostrou obstrução grave da bifurcação da artéria pulmonar principal direita. Havia perfusão reduzida do lobo superior direito e marcada hipoperfusão do lobo inferior direito. (**C**) Angiografia pulmonar esquerda mostrou grande êmbolo comprometendo o lobo inferior esquerdo com marcada redução na perfusão periférica. A PAP era de 50 mmHg. (**D**) Angiografia pulmonar direita de acompanhamento após 24 horas de infusão trombolítica dirigida por catéter mostrou melhora acentuada da obstrução com alguns coágulos residuais, comprometendo os lobos superior e médio direitos. Houve melhora na perfusão do lobo inferior direito. (**E**) Angiografia pulmonar esquerda de acompanhamento mostrou oclusão progressiva do lobo inferior esquerdo, provavelmente por migração distal de trombo proximal. Pressão na artéria pulmonar era de 40 mmHg. (**F**) Um balão de 10 mm de diâmetro foi avançado para dentro dos ramos do lobo inferior sobre um fio-guia e usado para fragmentar o coágulo. (**G**) Angiografia depois da trombectomia mecânica com balão mostrou melhora da oclusão do segmento do lobo inferior. Um catéter foi colocado no interior da artéria parcialmente ocluída, e infusão trombolítica foi continuada. (**H**) Após 36 horas de infusão trombolítica local, nova angiografia pulmonar direita mostrou melhora importante na perfusão pulmonar direita. (**I**) Angiografia pulmonar esquerda final mostrou perviedade quase completa da artéria pulmonar esquerda e dos ramos periféricos. A pressão média na artéria pulmonar após tratamento foi de 33 mmHg, e o paciente foi desmamado do ventilador e extubado.

tes. Independentemente da decisão de usar droga trombolítica, a TDC pode ser usada efetivamente quando terapia trombolítica com dose total é contraindicada ou falha em resolver choque hemodinâmico.[5,12,58]

Aparelhos e Métodos Percutâneos

Fragmentação do coágulo com pigtail rotatório

A técnica mais comum atualmente usada é a fragmentação com *pigtail* rotatório (Fig. 37-6) que foi usada isoladamente ou em combinação com outros métodos em 70% dos pacientes em todo o mundo recebendo TDC.[12] Embora um *pigtail* específico para esta finalidade tenha sido fabricado na Europa especificamente para tratar EP (*Cook*), qualquer tipo de catéter *pigtail* pode ser usado. O catéter e seus furos laterais distais também podem ser usados para injetar droga trombolítica local diretamente para dentro do trombo. Embora a fragmentação de coágulo com *pigtail* pareça diminuir em volume os êmbolos centrais, em alguns casos ela resultou em embolização distal com elevação da pressão na artéria pulmonar, exigindo trombectomia por aspiração adjuntiva para completar o tratamento.[63]

Fragmentação de coágulo com balão de angioplastia

A fragmentação adicional de coágulo também pode ser realizada com inserção e insuflação de um balão de angioplastia. A fragmentação mecânica do coágulo foi descrita usando balões de angioplastia entre 6-16 mm de diâmetro. Quando usados em conjunto com trombólise farmacológica local, estes métodos foram muito bem-sucedidos com taxa de sucesso de 87,5%, conforme medições de PAP, valores de O_2 sanguíneo e resultados clínicos.[33,42]

Trombectomia de simples aspiração

A aspiração pode ser efetuada com qualquer catéter com orifício terminal, como um catéter JR4 de 8 Fr ou catéter Pronto 10 Fr (Vascular Solutions Minneapolis, MN). Este método funciona melhor em trombos oclusivos centrais e deve ser usado em conjunção com os métodos mencionados previamente.

Trombectomia de aspiração eletrônica

O Aspirex (Straub Medical, Wangs, Suíça) mostrou resultados promissores para trombectomia em TEP agudo.[57,65] Este aparelho opera com base no princípio de um parafuso rotatório de Arquimedes que reside dentro de uma luz de catéter de baixo perfil (Fig. 37-7). A espiral metálica é conectada uma unidade elétrica de impulsão motora e controle. A ativação eletrônica da hélice espiral produz aspiração da extremidade aberta do catéter, transportando material pelo corpo do catéter e para dentro de um sistema coletor.

Trombectomia mecânica de alta RPM

O Helix Clot Buster (eV3, Plymouth, MN, antes conhecido como o Amplatz Thrombectomy Device (ATD), tem sido usado para tratar TEP. O aparelho é um catéter de poliuretano reforçado de 7 Fr e 75 ou 120 cm de comprimento com uma extremidade metálica distal contendo um impelidor que é conectado a uma haste *drive*. O catéter é conectado a uma turbina que gera até 140.000 rotações por minuto (rpm) a pressões entre 30-35 psi (libras por polegada quadrada manométrica – *pounds per square inch gauge*) durante operação. Embora poucos dados sejam disponíveis sobre a nova versão deste aparelho, dados de uso da versão mais antiga de 8 Fr foram publicados com uso em conjunto com um catéter-guia de 10 Fr.[10] A possibilidade de complicações hemolí-

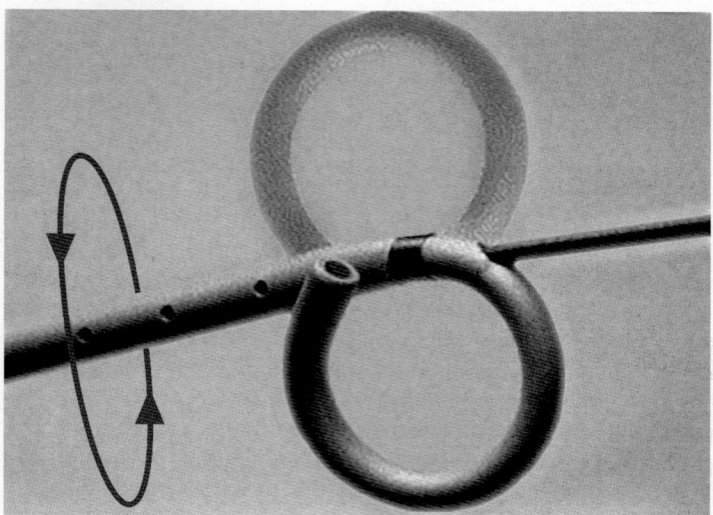

Fig. 37-6. Método do *pigtail* rotatório mais comumente usado para tratar TEP maciço.

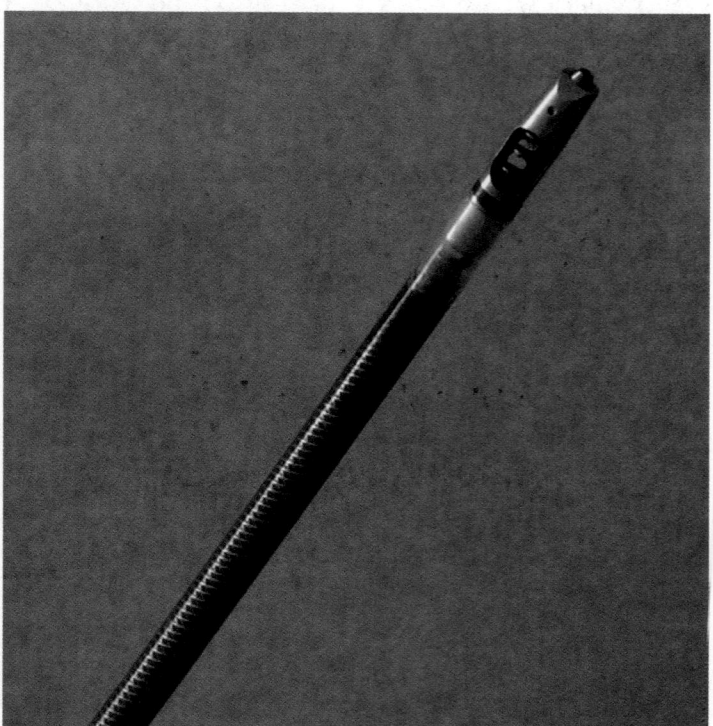

Fig. 37-7. Primeiro plano da ponta do aparelho Aspirex. Reimpresso com permissão de Straub Medical.

ticas existe mas, até o momento, o seu grau não foi demonstrado clinicamente significativo.[10]

Trombectomia reolítica

O mecanismo da trombectomia reolítica é um jato de soro fisiológico a alta pressão em conjunto com aspiração. Isto cria o efeito Venturi que causa fragmentação e aspiração do coágulo. O Angiojet (Possis, Minneapolis, MN) é um sistema de luz dupla, com diâmetro variando de 4 a 6 Fr. Embora os resultados fossem promissores nas pequenas séries iniciais de pacientes com TEP maciço,[43,47,55] dados recentes de metanálises revelaram mais complicações, incluindo bradiarritmia, bloqueio cardíaco, insuficiência renal, hemoptise e morte.[34] Várias mortes relacionadas com o Angiojet foram registradas no banco de dados MAUDE da FDA (*Manufacturer and User Facility Device Experience*).[66] Como resultado, a FDA emitiu um aviso na bula do aparelho.[67] Por todas estas razões, o aparelho AngioJet deve, provavelmente, ser evitado como a opção mecânica inicial em protocolos de TDC para TEP maciço.[60,68]

Colocação de stent em artéria pulmonar

Relatos de casos descreveram o uso de *stents* metálicos em pacientes com obstrução central persistente por presumidos êmbolos crônicos resistentes à trombólise dirigida por catéter. Os *stents* foram colocados ao longo de êmbolos organizados na artéria pulmonar em que os pacientes se apresentaram com *cor pulmonale*, hipoxemia arterial profunda e hipotensão que não responderam a outras terapias.[69,70] Em razão da escassez de evidência, o uso de *stents* só deve ser considerado quando houver TEP refratário à terapia TDC com risco de morte.

Trombólise dirigida por catéter assistida com ultrassom

O catéter de infusão EKOS (EKOS Corporation, Bothell, WA) usa energia microssônica destinada a ajudar a afrouxar e separar a fibrina para aumentar a permeabilidade do coágulo, enquanto aumentando a disponibilidade de mais locais receptores de ativação para o trombolítico. A energia microssônica também visa a impelir o agente trombolítico profundamente no coágulo sanguíneo para acelerar a trombólise.[71] Se tiver sucesso, ela tem o potencial de encurtar a duração da infusão e baixar a dose total de droga trombolítica em pacientes com TEP.[71]

CONTROVÉRSIAS

Em 1988, Verstraate *et al.* publicaram um estudo[61] que comparou os efeitos de recanalização da infusão de rtPA intrapulmonar *versus* intravenosa e mostraram que a aplicação intrapulmonar transcatéter não ofereceu benefício significativo em relação à via intravenosa. A principal deficiência no estudo foi que a aplicação de droga intrapulmonar foi efetuada proximal ao coágulo-alvo sem injeção trombolítica intracoágulo e sem intervenção mecânica. Estudos *in vitro* e *in vivo* subsequentes[62] confirmaram que um êmbolo obstrutivo causa formação de vórtice proximal que impede a droga infundida a montante (mesmo por meio de catéter) de fazer contato rápido com o êmbolo abaixo; e as correntes de redemoinho causam remoção do trombolítico para dentro das artérias pulmonares não obstruídas (Fig. 37-4). Estes estudos de fluxo dão ênfase à importância da injeção intratrombo direta como adjunto à fragmentação do êmbolo para alcançar trombólise rápida e efetiva dirigida por catéter.[62]

Apesar das complicações associadas a *AngioJet rheolytic thrombectomy*, alguns intervencionistas continuam a usar este aparelho para tratar pacientes com TEP.[60] Entretanto, uma metanálise[12] de dados sobre terapia dirigida com catéter revelou que as mais altas taxas de complicação ocorreram em pacientes tratados com AngioJet incluindo taxa de 40% de pequenas complicações e taxa de 28% de complicações importantes, incluindo morte relacionada com o procedimento.[12] Além disso, dados cumulativos indicam que a maioria das modernas TDC (89%) foi efetuada mundialmente com um alto grau de segurança e eficácia sem usar o AngioJet.

RESULTADOS

Em uma revisão sistemática e metanálise de 594 pacientes com TEP maciço tratados com TDC, sucesso clínico foi obtido em 86,5% (Fig. 37-8), quando sucesso foi definido como a estabilização da hemodinâmica, resolução da hipóxia e sobrevida até alta do hospital.[12] No mesmo estudo, 96% dos pacientes receberam TDC como o primeiro tratamento adjunto à heparina sem nenhuma infusão prévia de trombolítico, e 33% dos casos foram iniciados com tratamento mecânico isolado sem infusão trombolítica local.[12] Os dados foram obtidos de 18 países a partir de 35 estudos (seis prospectivos, 29 retrospectivos) e os resultados foram semelhantes em estudos prospectivos *versus* retrospectivos sem diferença estatisticamente significativa. O sucesso foi mais alto em estudos em que pelo menos 80% dos participantes receberam terapia trombolítica local durante o procedimento (91,2% *versus* 82,8%). O sucesso foi também mais alto em estudos em que os participantes receberam terapia trombolítica local estendida para tratamento do TEP submaciço residual (89,2% *versus* 84,2%).[12]

A TDC continua a ser usada em todo o mundo. Em 2011, outro estudo em grande escala de 111 pacientes com TEP confirmou que a moderna trombólise dirigida por catéter com fragmentação mecânica alcança normalização rápida da pressão pulmonar e é um método seguro e efetivo para tratar TEP maciço.[64] Pacientes graves com TEP maciço necessitam tratamento emergente além da anticoagulação, e se a trombólise intravenosa estiver contraindicada ou houver tempo insuficiente para receber dose plena, então TDC pode ser a única opção de tratamento. De fato, nos centros experientes, o uso de moderna TDC comprovou ser um tratamento excelente em pacientes críticos com TEP maciço.[12,64]

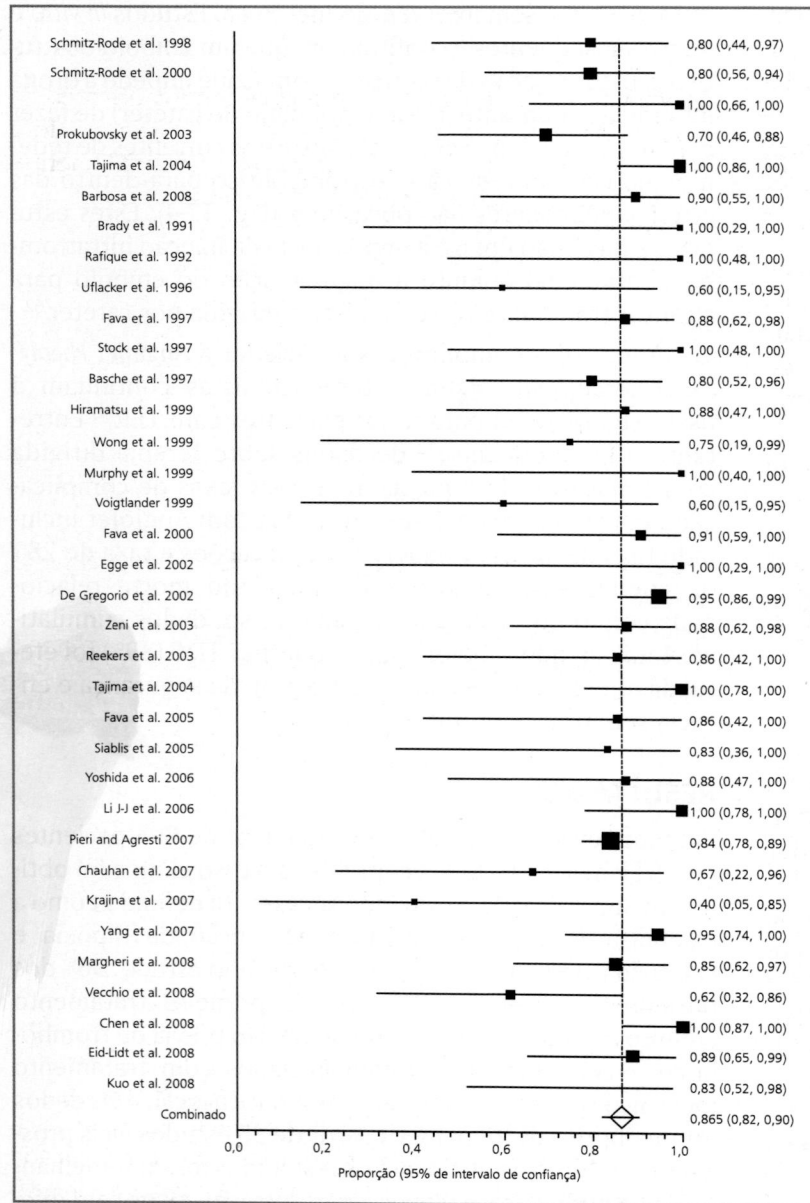

Fig. 37-8. Taxas de sucesso clínico de TDC e intervalos de confiança (CIs) de estudos relatados abrangendo 594 pacientes com TEP agudo maciço. A porcentagem de sucesso clínico é indicada ao longo do eixo x. As linhas estendidas representam CIs de 95%. Os quadrados são proporcionais ao peso do estudo. A largura dos diamantes corresponde ao CI de 95% para a taxa de sucesso clínico combinado de 86,5%.[12]

TEP Submaciço

Há crescente evidência de que tratamento agressivo do TEP submaciço é benéfico. O *Management Strategies and Prognosis of Pulmonary Embolism Trial3* (MAPPET-3) randomizou 256 pacientes com essa doença para receber 100 mg de rtPA intravenoso ao longo de um período de 2 horas seguido por infusão de heparina não fracionada *versus* placebo mais anticoagulação com heparina.[72] Em comparação à anticoagulação com heparina apenas, trombólise resultou em redução significativa no objetivo primário do estudo de morte intra-hospitalar ou deterioração clínica que exigiu associação da terapia (definida como infusão de catecolamina, trombólise de resgate, ventilação mecânica, ventilação mecânica, ressuscitação cardiopulmonar ou embolectomia cirúrgica de emergência).[72] A diferença foi em grande parte atribuível à frequência mais alta de trombólise fora de bula (quebra do protocolo randomizado para oferecer trombólise medicamente necessária) em razão da deterioração clínica, conforme determinado pelo clínico assistente.[72]

Em estudo prospectivo de 200 pacientes com TEP submaciço,[20] ecocardiografia foi efetuada no momento do diagnóstico e após 6 meses para determinar a frequência de hipertensão pulmonar entre dois grupos – um grupo tratado com heparina, e outro grupo tratado com rtPA intravenoso e heparina. A diminuição média na PAP foi apenas 2 mmHg nos pacientes tratados com heparina isolada comparada a 22 mmHg naqueles tratados com rtPA mais heparina.[20] Aos 6 meses, a PAP aumentou em 27% dos pacientes que tinham recebido heparina apenas, e quase metade destes pacientes estava moderadamente sintomática.[20] Estes dados sugerem que a terapia trombolítica pode reduzir a probabilidade de desenvolvimento de hipertensão pulmonar tromboembólica crônica.[20]

Contudo, em pacientes que não são bons candidatos para rtPA sistêmica, o passo lógico seguinte a considerar é intervenção dirigida por catéter. Esta é a razão pela qual a incorporação de um protocolo de TDC com aplicação direcionada de droga e uma dose trombolítica global mais baixa poderiam melhorar ainda mais os resultados enquanto reduzindo risco hemorrágico no grupo de TEP submaciço.[5] De fato, quando rtPA local em baixa dose (≤ 30 mg) foi administrada nesses pacientes – um grupo com risco mais alto de sangramento que pacientes com TEP submaciço – não houve complicações hemorrágicas importantes.[12,13,73] Ademais, quando pacientes com TEP maciço foram subestadiados para submaciço por meio de tratamento inicial dirigido por catéter, o sucesso clínico global foi mais alto quando estes pacientes também receberam terapia trombolítica local estendida.[12] Esses resultados sugerem fortemente que o uso de tratamento endovascular na forma de infusão trombolítica local parece ser uma opção promissora ao reduzir as complicações agudas e crônicas do TEP, ao mesmo tempo evitando os riscos de sangramento associados à trombólise sistêmica com doses totais.

COMPLICAÇÕES

Da metanálise global sobre TDC,[12] o risco cumulativo de grandes complicações foi apenas 2,4%. Entre 594 pacientes, complicações importantes dos procedimentos ocorreram em 25 pacientes, incluindo 11 hematomas inguinais (exigindo transfusão), cinco hemorragias não cerebrais (locais não especificados, exigindo transfusão), dois casos de hemoptise maciça, exigindo transfusão, uma insuficiência renal necessitando hemodiálise, um tamponamento cardíaco tratado com reparo cirúrgico, uma morte por bradiarritmia e apneia, uma morte por embolização distal disseminada, uma morte associada à hemorragia vascular cerebral, e duas mortes relacionadas com o procedimento (mecanismo não especificado). As taxas mais altas de complicação ocorreram nos 68 pacientes que se submeteram à TDC com o aparelho reolítico AngioJet, incluindo 27 pequenas complicações (40%) e 19 grandes complicações (28%).[12] As complicações de bradiarritmia, parada cardíaca, hemoglobinúria, insuficiência renal temporária, hemoptise leve, hemoptise grave, cinco grandes hemorragias e cinco mortes relacionadas com procedimentos foram todas associadas ao aparelho AngioJet. Curiosamente, 76% das grandes complicações registradas (19/25) no estudo foram atribuídas diretamente ao AngioJet apesar do fato de que ele foi usado apenas em uma pequena porcentagem (11%) dos 594 pacientes avaliados.[12] Em contraposição, os dados indicaram que a maioria dos procedimentos seguindo as orientações da moderna TDC (89%) foi efetuada com alto grau de segurança e eficácia sem usar o AngioJet. Globalmente, em comparação à alta taxa de graves complicações hemorrágicas de rtPA sistêmica (20%),[8,59] a taxa de graves complicações da moderna TDC comprovou ser apenas 2,4%.[12] Uma vez que a maioria destas complicações tivesse sido atribuída ao AngioJet, a sua não utilização no protocolo de TDC poderia melhorar ainda mais a segurança global da moderna TDC.

ANTICOAGULAÇÃO E CUIDADOS PÓS-PROCEDIMENTO

Anticoagulação terapêutica é o principal tratamento médico para todos os pacientes diagnosticados com TEP agudo e deve ser prescrito para 3-6 meses ou indefinidamente, dependendo da avaliação cuidadosa de vários fatores.[47] Se o TEP for associado a um grande fator de risco irreversível, como câncer, estes pacientes têm um risco de pelo menos 15% de recorrência durante o primeiro ano após pararem a anticoagulação.[74] Consequentemente, os pacientes com câncer em atividade e um primeiro episódio de TEP frequentemente recebem tratamento indefinidamente.[73] Em contraposição, se o TEP for provocado por um fator de risco reversível, como cirurgia recente, o risco de recorrência é cerca de 3% no primeiro ano, se anticoagulação for descontinuada após 3 meses.[74] Entre estes dois extremos situam-se pacientes que sofreram TEP agudo associado a um pequeno fator de risco reversível (p. ex., terapia estrogênica ou lesão de partes moles de perna) e aqueles que tiveram um TEP não provocado ou idiopático.[75] Em pacientes com fator de risco reversível menor, o risco de recorrência é cerca de 5% no primeiro ano após parar a terapia anticoagulante.[75] Isto é considerado suficientemente baixo para justificar interromper a terapia anticoagulante no fim de 3 meses.[73] Entretanto, uma trombose venosa profunda proximal ou TEP não provocado tem risco mais alto de recorrência (cerca de 10% no primeiro ano depois de parar terapia).[74] Continuar a terapia anticoagulante além de 3 meses confere redução de risco de mais de 90% para prevenção de recorrência entre estes pacientes; entretanto, se anticoagulantes forem subsequentemente parados após 6 ou 12 meses de tratamento, o risco de recorrência parece ser o mesmo como se anticoagulantes tivessem sido parados após 3 meses.[73] Este alto risco de recorrência constitui evidência indireta de que os pacientes com uma primeira trombose venosa profunda proximal não provocada ou TEP agudo devem receber terapia anticoagulante indefinidamente. Contudo, depois que todos os principais riscos e benefício da terapia de anticoagulação a longo prazo tenham sido explicados, a preferência do paciente deve também influenciar a decisão.[74] Em razão de todas estas complexidades, a consulta com um hematologista é essencial na determinação do melhor esquema de anticoagulação.

Se houver contraindicações à anticoagulação imediata para trombose venosa profunda, então o implante de filtro de veia cava inferior pode estar indicado. Para os pacientes que tiveram risco de óbito em decorrência do TEP maciço, a colocação de filtro de veia cava inferior deve ser considerada em adição à anticoagulação. Para aqueles diagnosticados com TEP submaciço, não está claro se colocação adicional de filtro é necessária em acréscimo à anticoagulação. Se for desejado filtro de veia cava, um filtro removível muitas vezes é preferível. Quando não se pretende o uso de filtro durante toda a vida, esses pacientes devem ser acompanhados e agendados para remoção oportuna do filtro, por exemplo, uma vez eles estejam estabilizados sob anticoagulação terapêutica. Uma vez que o filtro não esteja mais indicado, remoção bem-sucedida pode poupar esses pacientes dos riscos potenciais associados à implantação de filtro a longo prazo.

REFERÊNCIAS BIBLIOGRÁFICAS

1. Olin JW. Pulmonary embolism. *Rev Cardiovasc Med* 2002;3:S68-S75.
2. Heit JA, Cohen AT, Anderson FA. Estimated annual number of incident and recurrent, non-fatal and fatal venous thromboembolism (VTE) events in the U.S. *Blood* 2005;106:267a.
3. Tapson VF. Acute pulmonary embolism. *N Engl J Med* 2008;358:1037-52.
4. Pulido T, Aranda A, Zevallos MA et al. Pulmonary embolism as a cause of death in patients with heart disease: an autopsy study. *Chest* 2006;129:1282-7.
5. Kuo WT. Endovascular therapy for acute pulmonary embolism. *J Vasc Interv Radiol* 2012.
6. Dalen JE, Alper JS. Natural history of pulmonary embolism. *Prog Cardiovasc Dis* 1975;17:259-70.
7. Barritt DW, Jordan SE. Anticoagulant drugs in the treatment of pulmonary embolism: a controlled trial. *Lancet* 1960;1:1309-12.
8. Goldhaber SZ, Visani L, De Rosa M. Acute pulmonary embolism: clinical outcomes in the International Cooperative Pulmonary Embolism Registry (ICOPER). *Lancet* 1999;353:1386-9.
9. Wood KE. Major pulmonary embolism: review of a pathophysiologic approach to the golden hour of hemodynamically significant pulmonary embolism. *Chest* 2002;121:877-905.
10. Uflacker R, Strange C, Vujic I. Massive pulmonary embolism: preliminary results of treatment with the Amplatz thrombectomy device. *J Vasc Interv Radiol* 1996;7:519-28.
11. Kearon C AE, Agnelli G, Comerota AJ et al. Antithrombotic therapy for VTE disease: American College of Chest Physicians evidence-based clinical practice guidelines (9th Edition). *Chest* 2012;141:e466-e70.
12. Kuo WT, Gould MK, Louie JD et al. Catheter-directed therapy for the treatment of massive pulmonary embolism: systematic review and meta-analysis of modern techniques. *J Vasc Interv Radiol* 2009;20:1431-40.
13. Moores LK, Jackson WL Jr, Shorr AF, Jackson JL. Meta-analysis: outcomes in patients with suspected pulmonary embolism managed with computed tomographic pulmonary angiography. *Ann Intern Med* 2004;141:866-74.
14. Goldhaber SZ, Haire WD, Feldstein ML et al. Alteplase versus heparin in acute pulmonary embolism: randomised trial assessing right-ventricular function and pulmonary perfusion. *Lancet* 1993;341:507-11.
15. Tapson VF, Davidson CJ, Kisslo KB, Stack RS. Rapid visualization of massive pulmonary emboli utilizing intravascular ultrasound. *Chest* 1994;105:888-90.
16. Goldhaber SZ. Echocardiography in the management of pulmonary embolism. *Ann Intern Med* 2002;136:691-700.
17. Fremont B, Pacouret G, Jacobi D et al. Prognostic value of echocardiographic right/left ventricular end-diastolic diameter ratio in patients with acute pulmonary embolism: results from a monocenter registry of 1,416 patients. *Chest* 2008;133.
18. Schoepf UJ, Kucher N, Kipfmueller F et al. Right ventricular enlargement on chest computed tomography: a predictor of early death in acute pulmonary embolism. *Circulation* 2004;110:3276-80.
19. van der Meer RW, Pattynama PM, van Strijen MJ et al. Right ventricular dysfunction and pulmonary obstruction index at helical CT: prediction of clinical outcome during 3-month follow-up in patients with acute pulmonary embolism. *Radiology* 2005;235:798-803.
20. Kline JA, Steuerwald MT, Marchick MR et al. Prospective evaluation of right ventricular function and functional status 6 months after acute submassive pulmonary embolism: frequency of persistent or subsequent elevation in estimated pulmonary artery pressure. *Chest* 2009;136:1202-10.
21. Pruszczyk P, Bochowicz A, Torbicki A et al. Cardiac troponin T monitoring identifies high-risk group of normotensive patients with acute pulmonary embolism. *Chest* 2003;123:1947-52.
22. Klok FA, Mos IC, Huisman MV et al. Brain-type natriuretic peptide levels in the prediction of adverse outcome in patients with pulmonary embolism: a systematic review and metaanalysis. *Am J Respir Crit Care Med* 2008;178:425-30.
23. Jimenez D, Uresandi F, Otero R et al. Troponin-based risk stratification of patients with acute nonmassive pulmonary embolism: systematic review and metaanalysis. *Chest* 2009;136:974-82.
24. Piazza G, Goldhaber SZ. Management of submassive pulmonary embolism. *Circulation* 2010;122:1124-9.
25. Schmitz-Rode T, Janssens U, Schild HH et al. Fragmentation of massive pulmonary embolism using a pigtail rotation catheter. *Chest* 1998;114:1427-36.
26. Schmitz-Rode T, Janssens U, Duda SH et al. Massive pulmonary embolism: percutaneous emergency treatment by pigtail rotation catheter. *J Am Coll Cardiol* 2000;36:375-80.
27. Muller-Hulsbeck S, Brossmann J, Jahnke T et al. Mechanical thrombectomy of major and massive pulmonary embolism with use of the Amplatz thrombectomy device. *Invest Radiol* 2001;36:317-22.
28. Prokubovsky VI, Kapranov SA, Bobrov BY. Endovascular rotary fragmentation in the treatment of massive pulmonary thromboembolism. *Angiol Sosud Khir* 2003;9:31-9.
29. Tajima H, Murata S, Kumazaki T et al. Hybrid treatment of acute massive pulmonary thromboembolism: mechanical fragmentation with a modified rotating pigtail catheter, local fibrinolytic therapy, and clot aspiration followed by systemic fibrinolytic therapy. *Am J Roentgenol* 2004;183:589-95.
30. Barbosa MA, Oliveira DC, Barbosa AT et al. Treatment of massive pulmonary embolism by percutaneous fragmentation of the thrombus. *Arq Bras Cardiol* 2008;88:279-84.
31. Brady AJB, Crake T. Percutaneous catheter fragmentation and distal dispersion of proximal pulmonary embolus. *Lancet* 1991;338:1186-9.
32. Rafique M, Middlemost S, Skoularigis J, Sareli P. Simultaneous mechanical clot fragmentation and

pharmacologic thrombolysis in acute massive pulmonary embolism. Am J Cardiol 1992;69:427-30.
33. Fava M, Loyola S, Huete I. Mechanical fragmentation and pharmacologic thrombolysis in massive pulmonary embolism. J Vasc Interv Radiol 1997;8:261-6.
34. Stock KW, Jacob AL, Schnabel KJ et al. Massive pulmonary embolism: treatment with thrombus fragmentation and local fibrinolysis with recombinant human-tissue plasminogen activator. Cardiovasc Intervent Radiol 1997;20:364-8.
35. Basche S, Oltmanns G. Thrombus fragmentation in massive pulmonary embolism. Die Medizinische Welt 1997;48:325-7.
36. Hiramatsu S, Ogihara A, Kitano Y et al. Clinical outcome of catheter fragmentation and aspiration therapy in patients with acute pulmonary embolism. J Cardiol 1999;34:71-8.
37. Wong PS, Singh SP, Watson RD, Lip GY. Management of pulmonary thromboembolism using catheter manipulation: a report of four cases and review of the literature. Postgrad Med J 1999;75:737-41.
38. Murphy JM, Mulvihill N, Mulcahy D et al. Percutaneous catheter and guidewire fragmentation with local administration of recombinant tissue plasminogen activator as a treatment for massive pulmonary embolism. Eur Radiol 1999;9:959-64.
39. Voigtlander T, Rupprecht HJ, Nowak B et al. Clinical application of a new rheolytic thrombectomy catheter system for massive pulmonary embolism. Catheter Cardiovasc Interv 1999;47:91-6.
40. Fava M, Loyola S, Huete I. Massive pulmonary embolism: treatment with the hydrolyser thrombectomy catheter. J Vasc Interv Radiol 2000;11:1159-64.
41. Egge J, Berentsen S, Storesund B et al. Treatment of massive pulmonary embolism with local thrombolysis. Tidsskr Nor Laegeforen 2002;122:2263-6.
42. De Gregorio MA, Gimeno MJ, Mainar A et al. Mechanical and enzymatic thrombolyis for massive pulmonary embolism. J Vasc Interv Radiol 2002;13:163-9.
43. Zeni PT, Blank BG, Peeler DW. Use of rheolytic thrombectomy in treatment of acute massive pulmonary embolism. J Vasc Interv Radiol 2003;14:1511-5.
44. Reekers JA, Baarslag HJ, Koolen MG et al. Mechanical thrombectomy for early treatment of massive pulmonary embolism. Cardiovasc Intervent Radiol 2003;26:246-50.
45. Tajima H, Murata S, Kumazaki T et al. Hybrid treatment of acute massive pulmonary thromboembolism: mechanical fragmentation with a modified rotating pigtail catheter, local fibrinolytic therapy, and clot aspiration followed by systemic fibrinolytic therapy. Radiat Med 2004;22:168-72.
46. Fava M, Loyola S, Bertoni H, Dougnac A. Massive pulmonary embolism: percutaneous mechanical thrombectomy during cardiopulmonary resuscitation. J Vasc Interv Radiol 2005;16:119-23.
47. Siablis D, Karnabatidis D, Katsanos K et al. AngioJet rheolytic thrombectomy versus local intrapulmonary thrombolysis in massive pulmonary embolism: a retrospective data analysis. J Endovasc Ther 2005;12:206-14.
48. Yoshida M, Inoue I, Kawagoe T et al. Novel percutaneous catheter thrombectomy in acute massive pulmonary embolism: rotational bidirectional thrombectomy (ROBOT). Catheter Cardiovasc Interv 2006;68:112-7.

49. Li J, Zhai R, Dai D et al. Interventional mechanical thrombectomy procedure in treating acute massive pulmonary infarction. J Intervent Radiol 2006;15:336-8.
50. Pieri S, Agresti P. Hybrid treatment with angiographic catheter in massive pulmonary embolism: mechanical fragmentation and fibrinolysis. Radiol Med 2007;112:837-49.
51. Chauhan MS, Kawamura A. Percutaneous rheolytic thrombectomy for large pulmonary embolism: a promising treatment option. Catheter Cardiovasc Interv 2007;70:121-8.
52. 2.Krajina A, Lojik M, Chovanec V et al. Percutaneous mechanical fragmentation of emboli in the pulmonary artery. Ces Radiol 2007;61:162-6.
53. Yang Z, Shi H, Li L, Liu S. System thrombolysis combined with percutaneous catheter fragmentation and thrombectomy in acute massive pulmonary embolism. Chin J Radiol 2007;41:1241-4.
54. Margheri M, Vittori G, Vecchio S et al. Early and long-term clinical results of Angiojet rheolytic thrombectomy in patients with acute pulmonary embolism. Am J Cardiol 2008;101:252-8.
55. Vecchio S, Vittori G, Chechi T et al. Percutaneous rheolytic thrombectomy with AngioJet for pulmonary embolism: methods and results in the experience of a high-volume center. It J Practice Cardiol 2008;9:355-63.
56. Chen L, Gu J, Lou W et al. Interventional mechanical thrombectomy for acute pulmonary embolism. J Intervent Radiol 2008;17:468-71.
57. Eid-Lidt G, Gaspar J, Sandoval J et al. Combined clot fragmentation and aspiration in patients with acute pulmonary embolism. Chest 2008;134:54-60.
58. Kuo WT, Van den Bosch MA, Hofmann LV et al. Catheter-directed embolectomy, fragmentation, and thrombolysis for the treatment of massive pulmonary embolism after failure of systemic thrombolysis. Chest 2008;134:250-4.
59. Fiumara K, Kucher N, Fanikos J, Goldhaber SZ. Predictors of major hemorrhage following fibrinolysis for acute pulmonary embolism. Am J Cardiol 2006;97:127-9.
60. Kuo WT, Hofmann LV. Optimizing endovascular therapy for acute PE: primum non nocere. J Vasc Interv Radiol 2010;21:1776-7.
61. Verstraete M, Miller GA, Bounameaux H et al. Intravenous and intrapulmonary recombinant tissue-type plasminogen activator in the treatment of acute massive pulmonary embolism. Circulation 1988;77:353-60.
62. Schmitz-Rode T, Kilbinger M, Gunther RW. Simulated flow pattern in massive pulmonary embolism: significance for selective intrapulmonary thrombolysis. Cardiovasc Intervent Radiol 1998;21:199-204.
63. Nakazawa K, Tajima H, Murata S et al. Catheter fragmentation of acute massive pulmonary thromboembolism: distal embolization and pulmonary arterial pressure elevation. B J Radiol 2008;81:848-54.
64. De Gregorio MA, Laborda A, De Blas I et al. Endovascular treatment of a haemodynamically unstable massive pulmonary embolism using fibrinolysis and fragmentation. Experience with 111 patients in a single centre. Why don't we follow ACCP recommendations? Arch Bronconeumol 2011;47:17-24.
65. Kucher N, Windecker S, Banz Y et al. Percutaneous catheter thrombectomy device for acute pulmonary

embolism: in vitro and in vivo testing. *Radiology* 2005;236:852-8.
66. Disponível em: http://www.accessdata.fda.gov/scripts/cdrh/cfdocs/cfMAUDE/search.CFM. (accessed 2013 Dec.)
67. Angiojet Xpeedior [product insert]. Minneapolis, MN: Possis Medical. 2008.
68. Kuo WT SD, Hofmann LV, Goldhaber SZ. Catheter-directed intervention for acute pulmonary embolism: a shining saber. Chest 2007;133:317-8.
69. Haskal ZJ, Soulen MC, Huetti EA *et al.* Life-threatening pulmonary emboli and cor pulmonale: treatment with percutaneous pulmonary artery stent placement. *Radiology* 1994;191:473-5.
70. Koizumi J, Kusano S, Akima T *et al.* Emergent Z stent placement for treatment of cor pulmonale due to pulmonary emboli after failed lytic treatment: technical considerations. *Cardiovasc Interv Radiol* 1998;21:254-5.
71. Chamsuddin A, Nazzal L, Kang B *et al.* Catheter-directed thrombolysis with the Endowave System in the treatment of acute massive pulmonary embolism: a retrospective multicenter case series. *J Vasc Interv Radiol* 2008;19:372-6.
72. Konstantinides S, Geibel A, Heusel G *et al.* Heparin plus alteplase compared with heparin alone in patients with submassive pulmonary embolism. *N Engl J Med* 2002;347:1143-50.
73. Kearon C, Kahn KR, Agnelli G *et al.* Antithrombotic therapy for venous thromboembolic disease: American College of Chest Physicians evidence-based clinical practice guidelines (8th Edition). *Chest* 2008;133:454S-545S.
74. Kearon C. Stopping anticoagulant therapy after an unprovoked venous thromboembolism. *CMAJ* 2008;179:401-2.
75. Baglin T, Luddington R, Brown K *et al.* Incidence of recurrent venous thromboembolism in relation to clinical and thrombophilic risk factors: prospective cohort study. *Lancet* 2003;362:523-6.

Capítulo 38

Filtros de Veia Cava

◆ *Miguel Ángel de Gregório*
◆ *Jose Andres Guirola Ortiz*
◆ *Alicia Laborda*

CONTEÚDO

- ✓ INTRODUÇÃO 508
- ✓ MÉTODOS DIAGNÓSTICOS 509
- ✓ FILTROS DE VEIA CAVA INFERIOR 512
- ✓ TIPOS DE FILTRO DE VEIA CAVA 514
- ✓ TÉCNICA DE IMPLANTE 515
- ✓ COMPLICAÇÕES 518
- ✓ RECUPERAÇÃO DOS FILTROS 520
- ✓ INCORPORAÇÃO DO FILTRO NA PAREDE DA VEIA CAVA 520
- ✓ CONTROLE E ACOMPANHAMENTO 520
- ✓ REFERÊNCIAS BIBLIOGRÁFICAS 521

INTRODUÇÃO

O tromboembolismo pulmonar (TEP) ou embolia pulmonar (EP) e a trombose venosa profunda (TVP) são duas apresentações clínicas da mesma doença denominada doença venosa tromboembólica (DVT). Ambas as expressões clínicas não só compartilham a origem, mas também apresentam os mesmos fatores predisponentes, e até mesmo o tratamento é muito semelhante. A DVT é uma causa muito importante de morbimortalidade no mundo, sendo a EP a complicação mais frequente no âmbito intra-hospitalar. Anualmente são relatadas entre 30.000-40.000 mortes por DVT no Reino Unido,[1] o que supõe 7-11% de todas as mortes naquele país. Nos Estados Unidos a incidência é semelhante, apesar da universalização da profilaxia diante da DVT, sendo registrados mais de 600.000 casos de EP anualmente.[2] Os padrões e protocolos europeus para o diagnóstico e tratamento da DVT admitem frequência dessa doença situada entre 0,5 e 1,0 para cada 1.000 habitantes.[3] A DVT é a causa mais frequente de morte em alguns países. Nos países ocidentais ocupa o terceiro lugar depois das doenças coronarianas e das doenças neoplásicas como causa de morte. Apesar do grande avanço no diagnóstico e no tratamento em mais de 30 anos, esta doença não mudou significativamente com relação à morbimortalidade.[4]

O tratamento de escolha aceito é a anticoagulação sistêmica ou oral tanto para a TVP, como para sua principal complicação, a EP. O tratamento anticoagulante, como a heparina ou as heparinas de baixo peso molecular, pode prevenir a EP em 95% dos casos em pacientes com TVP proximal.[5] No entanto, existem casos onde os anticoagulantes estão contraindicados ou apresentam fracasso terapêutico, razão pela qual é necessário buscar algum tratamento alternativo que impeça a passagem dos trombos para o sistema vascular pulmonar.

A maior parte dos trombos que embolizam as artérias pulmonares é proveniente das extremidades inferiores e é por isso que desde há muitos anos se pensou que a interrupção do fluxo venoso em algum nível do trajeto venoso para o pulmão pudesse impedir a embolização das artérias pulmonares.

Em 1865, Trousseau[5] sugeriu que a embolização das artérias pulmonares poderia ser prevenida pela interrupção dos vasos venosos que tivessem sua rota final na circulação pulmonar. Para isso foram idealizados diversos tipos de fechamento ou pinçamento da VCI, que interrompiam a totalidade do fluxo venoso, diminuindo assim a luz da VCI (Fig. 38-1).[6]

Diversos dispositivos, alguns deles bem práticos, foram desenhados com o objetivo de causar essa interrupção do fluxo venoso.[5,6] Isto levou, nos anos 30 do século passado, ao desenvolvimento da ligadura da veia femoral e, 10 anos mais tarde, foi proposta a ligadura da VCI ao mesmo tempo em que a heparina e a varfarina foram disponibilizadas (Fig. 38-2).

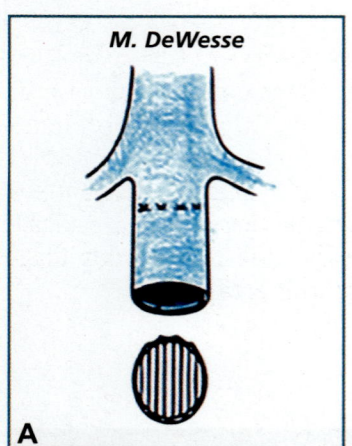
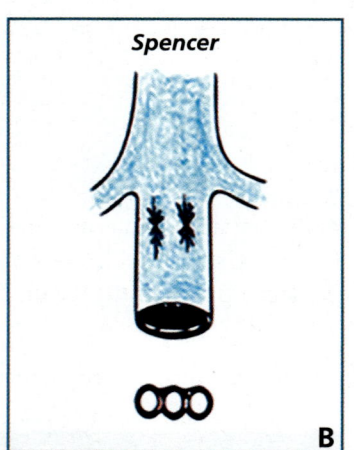
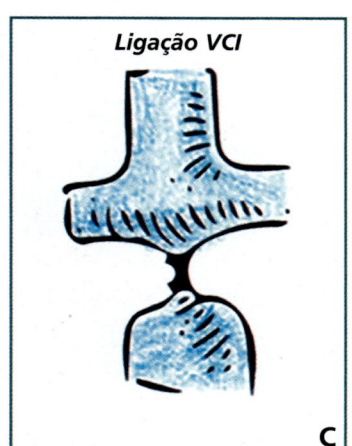
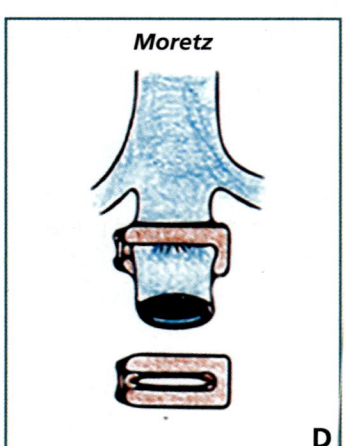
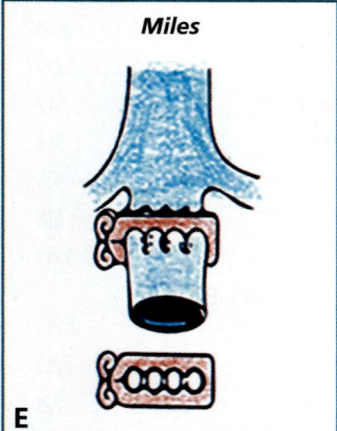
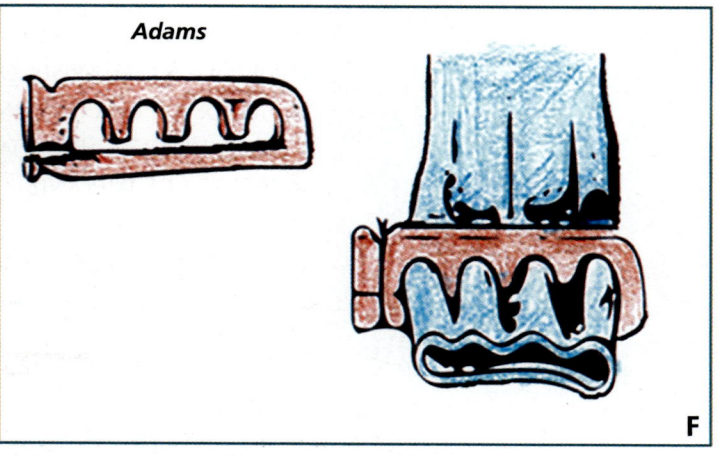

Fig. 38-1. Diagrama que mostra os principais procedimentos cirúrgicos para interromper a VCI. (**A**) M. DeWeese; (**B**) Spencer; (**C**) ligadura cirúrgica completa; (**D**) Moretz; (**E**) Miles; (**F**) Adams.

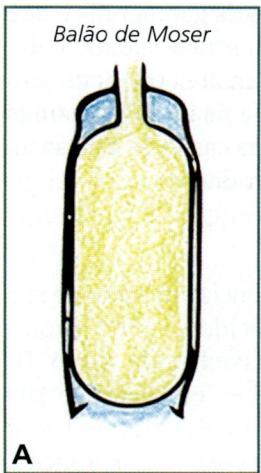 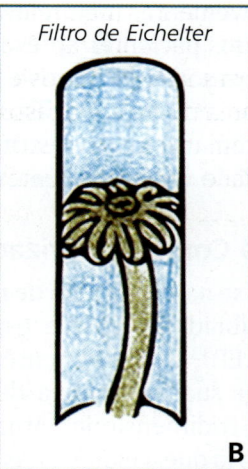 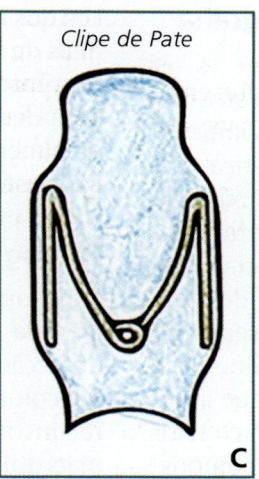 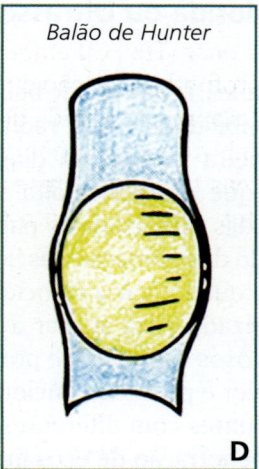 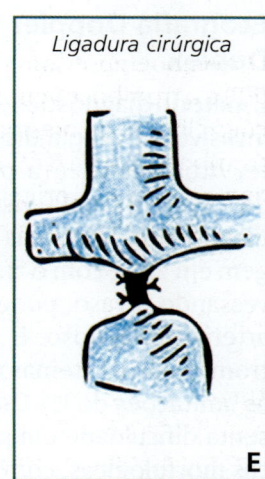

Fig. 38-2. Diagrama que mostra os principais dispositivos de interrupção do fluxo na VCI no passado: (**A**) balão de Moser; (**B**) filtro de Eichelter; (**C**) clipe de Pate; (**D**) balão de Hunter; (**E**) procedimento cirúrgico de ligadura da VCI.

Em 1967, foram colocados em cachorros os primeiros filtros em forma de "guarda-chuva" de Mobin-Uddin e, em 1973, conseguiu-se introduzir com sucesso em humanos os primeiros filtros Greenfield de aço, que necessitavam de venotomia para serem colocados (Fig. 38-3).[5,6]

Com o avanço tecnológico foram obtidos dispositivos mais eficazes, com menos complicações e menos calibrosos, permitindo fácil inserção percutânea sob controle fluroscópico. Em alguns casos, inclusive, o filtro de VCI poderia ser implantado na cama do paciente com controle ultrassonográfico (US).[7] A utilidade dos filtros de VCI é excepcional e oferece proteção eficaz diante da EP sintomática com mínima morbidade.[8]

MÉTODOS DIAGNÓSTICOS

O diagnóstico clínico da EP, assim como da TVP, pode ser difícil já que ambas podem apresentar sintomas e sinais clínicos sutis e pouco específicos para essa doença. As alterações dos gases arteriais, eletrocardiográficas e a radiografia de tórax oferecem achados inespecíficos para chegar ao diagnóstico eficaz dessa enfermidade. Em amplo estudo multicêntrico PIOPED,[9] não foram encontradas diferenças significativas na clínica entre os doentes com EP confirmados angiograficamente e naqueles onde a doença foi descartada. Somente 30% dos pacientes que morrem em razão da EP são corretamente diagnosticados e entre 30-50% das angiografias pulmonares realizadas com fins diagnósticos são positivas.[9] No entanto, no estudo PIOPED II[10] demonstrou-se com a angiotomografia (angioTC) a sensibilidade superior a 90%.

Antes de implantar um filtro de veia cava é necessário confirmar a existência de trombos no sistema venoso profundo das extremidades inferiores, que potencialmente possam migrar da corrente sanguínea para as artérias pulmonares. Em 50% dos casos de TVP, estes costumam ser assintomáticos ou com manifestações leves e inespecíficas. Nessas circunstâncias é necessário utilizar métodos diagnósticos para confirmar ou descartar esta doença.

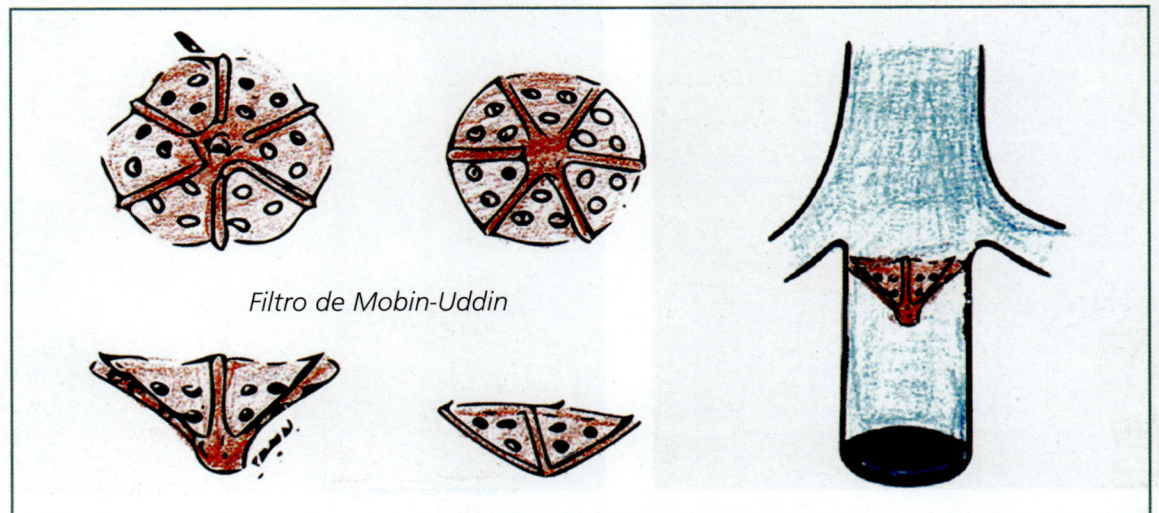

Fig. 38-3. Filtro de Mobin-Uddin e diagrama que mostra várias visões do filtro.

Ecografia Doppler Colorida ou Ultrassonografia Duplex

É método diagnóstico simples, repetível, de baixo custo, não invasivo, de ampla disponibilidade e sem radiação ionizante. Atualmente, é a primeira ferramenta diagnóstica que deve ser utilizada visto que apresenta alta sensibilidade diagnóstica. Utiliza as ondas ultrassônicas para gerar imagem em 2D, e com o ângulo de insonação das hemácias atravessando o vaso, pode-se quantificar a velocidade de fluxo arterial ou venoso. É utilizado para avaliar a presença de trombos nos sistemas venosos superficial e profundo. Entre as limitações do US Doppler é preciso mencionar que apresenta dificuldade em pacientes com diferentes características morfológicas, com a penetração de ecos ficando impossibilitada em pacientes fortes e obesos. Também perde a sensibilidade em DVT infrapoplítea (Fig. 38-4).

Flebografia Ascendente

É uma exploração definitiva e, junto com a angiografia pulmonar, é o padrão ouro para o estudo da TVP. Alguns autores consideram-na imprescindível como etapa prévia à colocação do filtro de veia cava. Está indicada quando a US Doppler não é categórica (Fig. 38-5).

Gamagrafia Pulmonar de Perfusão

Como procedimento não invasivo e repetível, tem grande utilidade para avaliar as variações na distribuição do fluxo sanguíneo pulmonar. Foi o exame diagnóstico mais utilizado antigamente. Hoje em dia, em razão dos novos avanços tecnológicos tomográficos, a angioTC é o exame de imagem de escolha por causa de maior sensibilidade e especificidade.[11]

Um dos inconvenientes mais relevantes da gamagrafia é que mais de 60% dos pacientes apresentam probabilidade indeterminada para sofrer EP, motivo pelo qual não é definitivo para descartar a doença. Por isso, a gamagrafia pulmonar, atualmente, tem uso muito restrito para casos de alergia ao contraste iodado ou em pacientes grávidas.[12]

Tomografia Computadorizada

Transformou-se na exploração de referência em razão de sua elevada sensibilidade (95%) e especificidade (99%) para a detecção de EP.[13] Anteriormente era conhecida como TC helicoidal por sua morfologia de cortes em hélice e sua reconstrução tridimensional. Atualmente esse nome não é mais utilizado já que a maioria das TC apresenta esta função. São diferenciadas com base no tempo de aquisição e na utilização de contraste iodado. A angioTC apresenta tempo de aquisição exato para avaliar exclusivamente a vascularização pulmonar ao administrar contraste iodado por via venosa periférica. Ajuda a visibilizar a falta de repleção da árvore arterial pulmonar e permite elucidar se esse achado representa trombo migrado do sistema venoso inferior. Apresenta maior sensibilidade ao redor dos troncos pulmonares principais e diminui a sensibilidade, à medida que ocorre EP nos vasos segmentares e subsegmentares, já que podem passar despercebidos. Não obstante, apresentan significado clínico menor. É técnica muito rápida com a nova implementação de múltiplos detectores, conhecida como MDCT, procedimento não invasivo que pode ser feito com urgência. Além disso, permite identificar lesões com dimensões acima do normal, como infartos pulmonares, quantificação de derrame pleural ou outras doenças pulmonares, como neoplasias (Fig. 38-6).

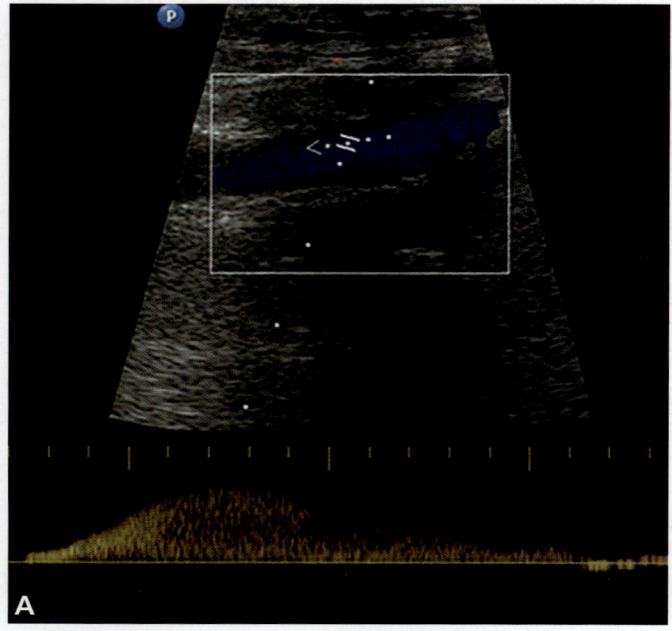 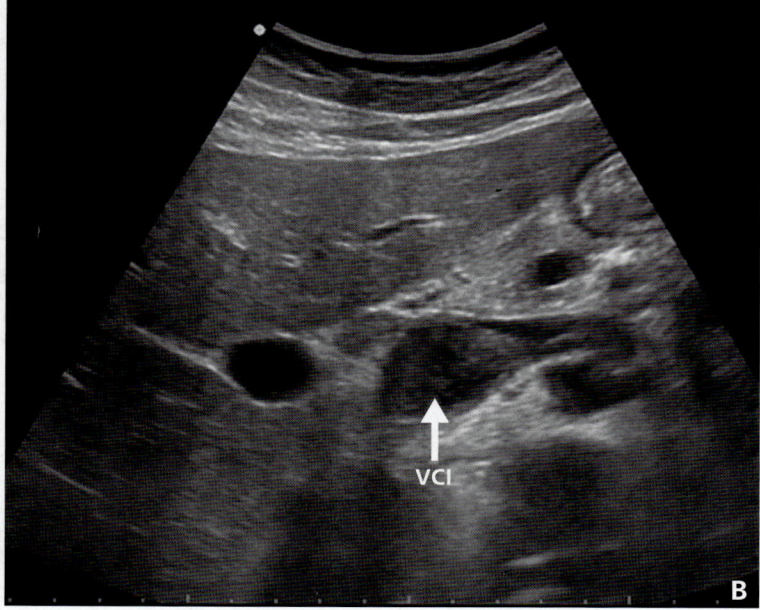

Fig. 38-4. (**A**) US Doppler venoso de membros inferiores em paciente sadio. (**B**) US (escala de cinza) evidencia trombo hiperecogênico na VCI sugestivo de trombose.

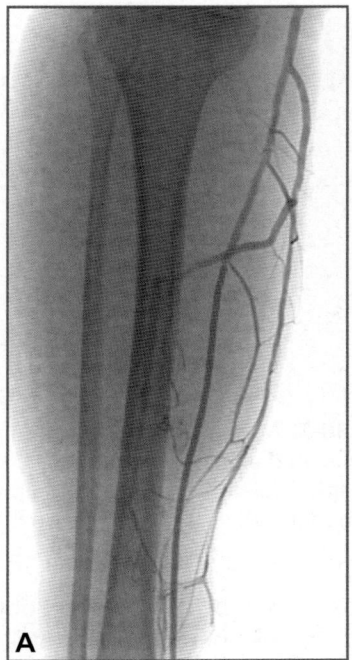
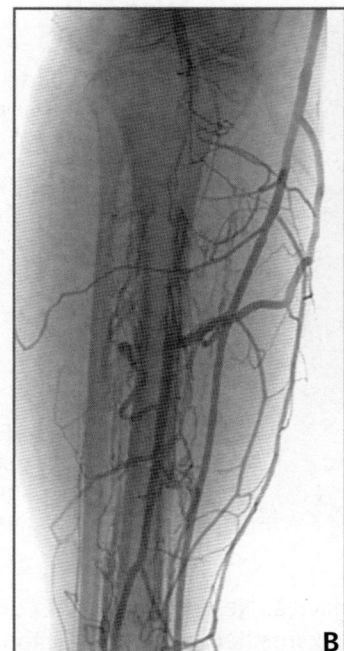
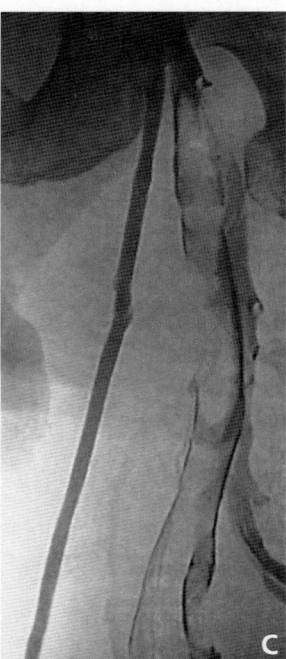

Fig. 38-5. Flebografia de sistema venoso em extremidade inferior esquerda. (A) Falta de preenchimento do sistema profundo em troncos infrapoplíteos, (B) persiste a falta de preenchimento demonstrando a trombose dos troncos profundos, (C) trombose de femoral superficial. Sistema safeno pérvio.

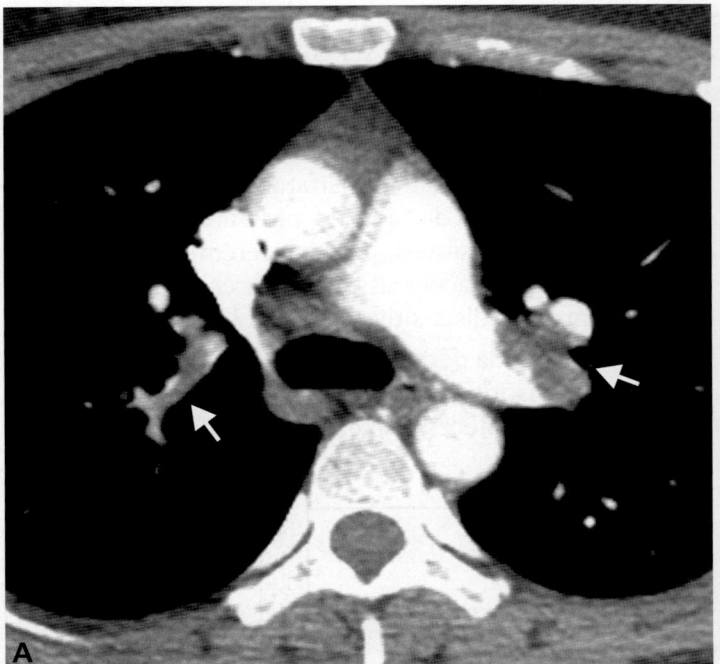
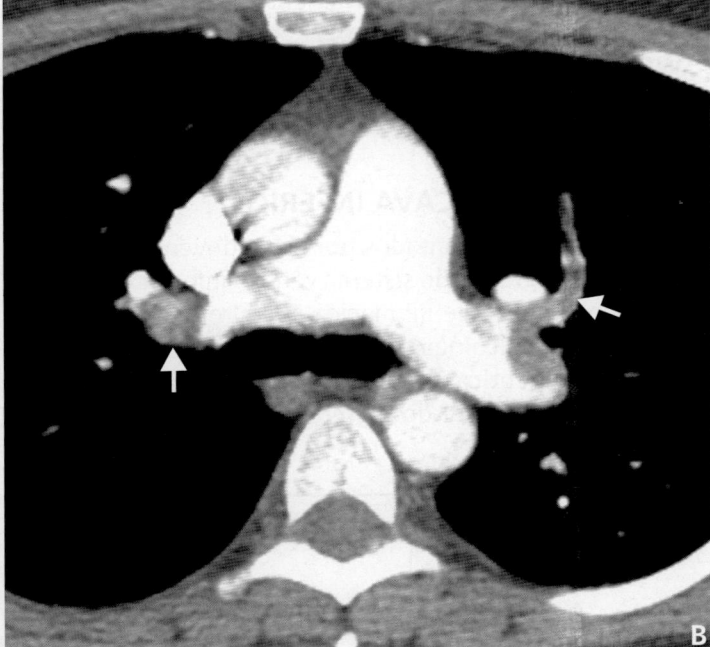

Fig. 38-6. Embolia pulmonar maciça em paciente jovem. (A e B) Observam-se múltiplos defeitos de repleção endoluminais que ocupam bilateralmente artérias principais e lobares (setas).

Angiografia Pulmonar por Ressonância Magnética

Com as sequências ultrarrápidas podem ser obtidas, em alguns segundos, imagens vasculares com grande valor diagnóstico, utilizando o gadolínio como meio de contraste. Este exame apresenta o inconveniente que costuma ser um equipamento mais caro em comparação à TC.[14]

Angiografia Pulmonar com Subtração Digital

É o padrão ouro para o diagnóstico de EP. Em pacientes com suspeita clínica ou de algum outro exame que não tenha esclarecido o diagnóstico de EP, será necessário fazer a angiografia pulmonar convencional, caso a suspeita clínica de EP persista. Sua utilização tem diminuído muito nos últimos anos principalmente por causa do surgimento da angioTC.

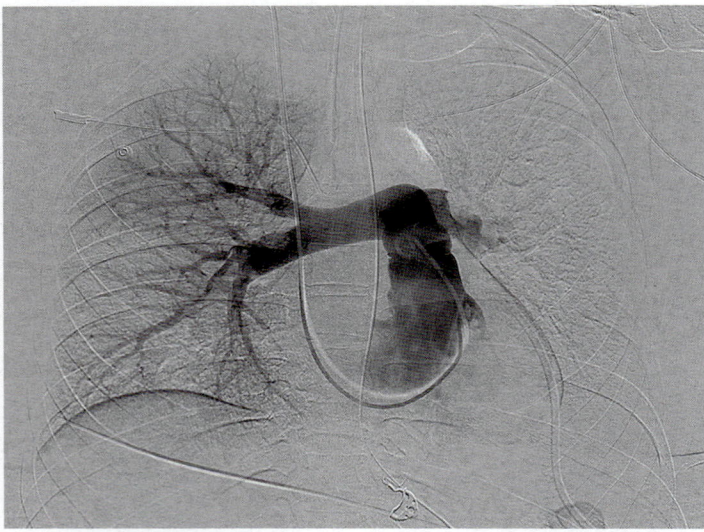

Fig. 38-7. Angiografia pulmonar com subtração digital observando-se múltiplos defeitos de repleção na árvore pulmonar esquerda sugestivos de EP.

Outras indicações são a EP crônica e a EP maciça. Nestes casos, além da imagem diagnóstica, faz-se um exame hemodinâmico pulmonar, cujo resultado é de grande utilidade no manejo clínico e para determinar o prognóstico desses pacientes. Este exame hemodinâmico é feito colocando-se um catéter no tronco pulmonar principal para avaliar pressões pulmonares e com a utilização de um catéter com balão para conhecer a pressão de encravamento. Embora tenha sido descrita mortalidade de 0,2-0,5%, especialmente quando existe hipertensão pulmonar grave,[15] atualmente, com o uso de novos contrastes e medidas profiláticas, esta cifra é muito menor (Fig. 38-7).

FILTROS DE VEIA CAVA INFERIOR

São dispositivos implantados por via endovenosa capturando trombos migrados do sistema venoso inferior que evitam o desenvolvimento de EP maciça. É a alternativa quando o tratamento farmacológico está contraindicado ou apresentou falha terapêutica naqueles pacientes com diagnóstico de DVT. Independente do material com que sejam fabricados, os dispositivos têm como único objetivo prevenir a migração de trombos liberados a partir do sistema venoso profundo das extremidades inferiores.

No princípio da década de 1970 começaram a ser colocados os primeiros filtros, dispositivos muito grosseiros que necessitavam de venotomia, quer femoral ou jugular, porque o sistema de introdução era muito calibroso (8 mm/24 Fr).[5,7,15-17] Na década de 1980, o calibre dos dispositivos diminuiu e começou a ser colocado de forma percutânea. Foi a partir de então que se transformaram no tratamento convencional da doença tromboembólica. Os filtros eram sempre colocados de forma permanente e, mesmo que a doença de base não fosse tratada, o filtro permanecia colocado pelo resto da vida do paciente (Fig. 38-8). Em razão de os dispositivos permanecerem durante longo período, as complicações associadas crescem com relação aos anos em que o dispositivo estiver colocado (Fig. 38-9).[18]

No princípio da década de 1990, surgiu a ideia de colocar filtros provisórios que deveriam permanecer colocados somente o tempo necessário e, posteriormente, serem reti-

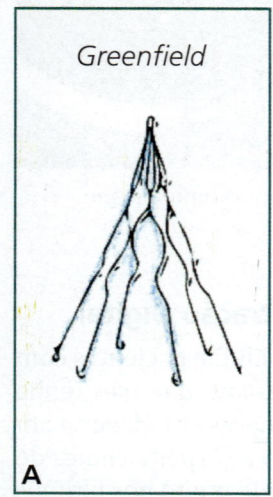
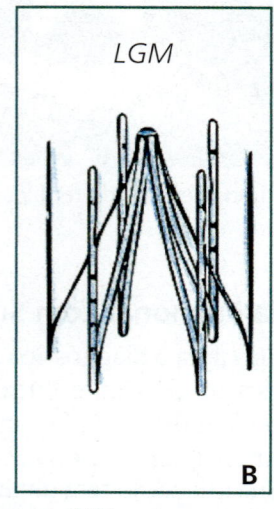
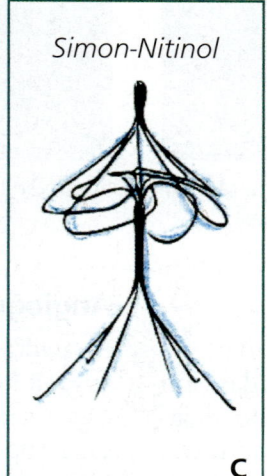
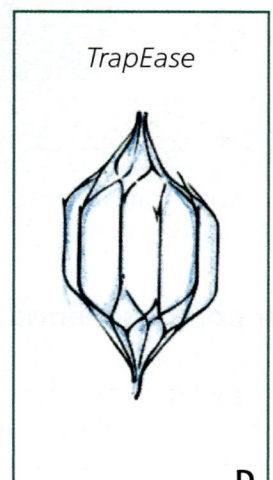
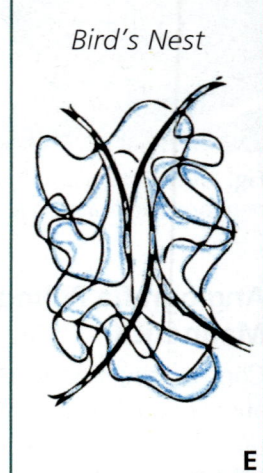

Fig. 38-8. Diagrama de filtros de VCI permanentes. Filtros: (**A**) Greenfield, (**B**) LGM, (**C**) Simon-Nitinol, (**D**) TrapEase e (**E**) Bird's Nest.

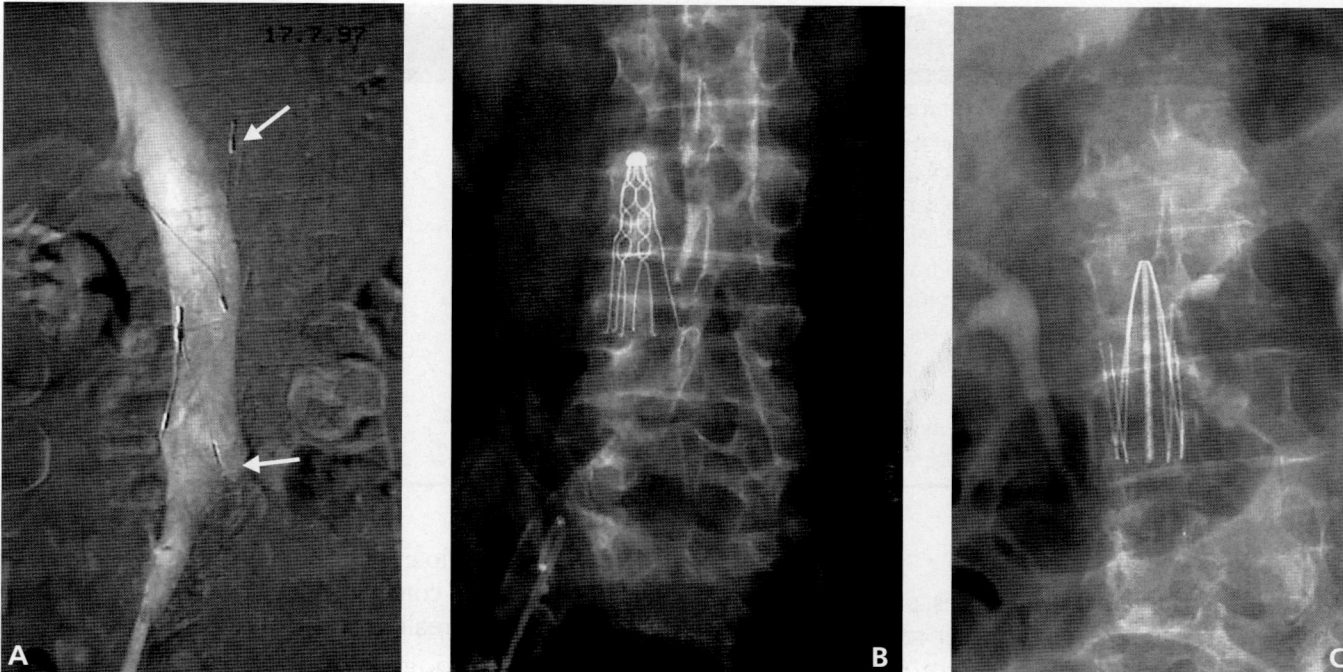

Fig. 38-9. Três diferentes filtros permanentes vistos à radiografia simples de abdome: (**A**) filtro Bird's Nest, (**B**) filtro Greenfield, (**C**) filtro LGM.

rados ou ficar permanentemente, conforme decisão do profissional.[19,20] Atualmente é o dispositivo de escolha que pode ser utilizado como método profilático (Fig. 38-10).[21]

Há muito tempo foram descritos quais eram os requisitos principais que os filtros ideais deveriam cumprir, e alguns critérios continuam sendo necessários (Quadro 38-1).[22,23]

As indicações dos filtros e até mesmo suas vantagens foram discutidas a partir dos trabalhos de Decousus H et al., em 1998.[5] Esses autores, em estudo multicêntrico randomizado, demonstraram que os filtros eram úteis nos primeiros momentos, mas que, a longo prazo, as complicações não justificavam seu uso. Também justificou que, em vista de o benefício do filtro ser no período inicial, fossem desenhados filtros recuperáveis. Atualmente as indicações para o implante de um filtro são mais amplas em razão da possibilidade de sua recuperação (Quadro 38-2).[24-26]

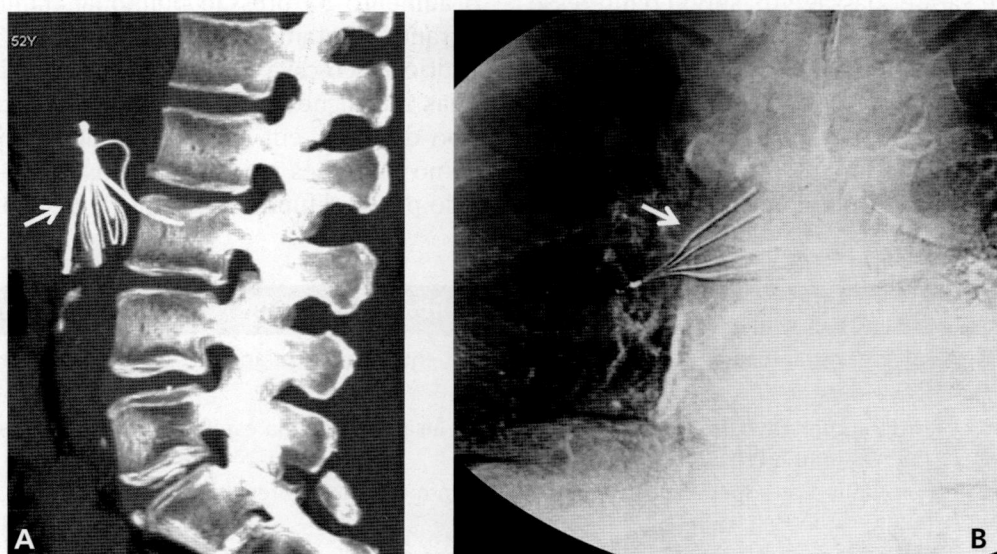

Fig. 38-10. Complicações dos filtros de VCI: (**A**) filtro Celect onde uma das extremidades verdadeiras está cravada no corpo vertebral (seta). (**B**) Migração de um filtro Gunther Tulip para a artéria pulmonar (seta).

Quadro 38-1. Condições ideais dos filtros de VCI. Modificado de Yune[23] e Millward[24]

- Capturar 100% dos êmbolos
- Evitar 100% das EPs
- Não causar mortalidade
- Não ser trombogênico
- Não migrar
- Não fraturar
- Permitir fluxo adequado na sua inclinação
- Não ser ferromagnético
- Ser simples na implantação e na manipulação
- Ser recuperável ou biodegradável
- Ser visível aos raios X
- Ser barato

TIPOS DE FILTRO DE VEIA CAVA

Os filtros de VCI podem ser permanentes, provisórios e recuperáveis. Esses últimos, que podem ser recuperados, recebem o nome de opcionais, já que em um determinado momento, se as necessidades clínicas requererem, se transformam em filtros definitivos.[24]

Filtros Permanentes

Dentro dos filtros permanentes (Figs. 38-8 e 38-9) que continuam sendo comercializados os mais usados têm sido o Greenfield de aço inoxidável, Greenfield de titânio modificado, Bird's Nest, Simon-Nitinol, TrapEase e o filtro LGM (Quadro 38-3).

Filtros Provisórios

Desde o final dos anos 1980 e em razão das complicações (principalmente trombóticas) apresentadas pelos filtros permanentes utilizados na interrupção da VCI em pacientes com DVT, assim como o desenvolvimento do conceito de DVT como doença de caráter passageiro, surgiu o interesse pelo desenvolvimento de filtros removíveis de caráter transitório.[5]

Os filtros de veia cava provisórios são utilizados durante 5-10 dias e esquematicamente constam de: um cateter endovenoso porta-filtro de diâmetro variável (entre 5 e 10 Fr). O dispositivo filtrante, normalmente em forma de cesta, está unido ao meio externo por um guia fixo que serve tanto para abertura, como para retirada. Alguns modelos possuem *sets* para a realização de fibrinólise locorregional.

Sua utilização, geralmente, não tem contraindicações, embora sejam necessárias a colaboração do paciente e a ausência de contraindicações para a anticoagulação e/ou fibrinólise decorrente da duração do procedimento e da possibilidade de extensão cefálica do coágulo ou trombose maciça da VCI e de migração do próprio filtro para o coração.

As complicações da técnica de interrupção temporária da VCI são principalmente: risco de infecção, trombose do acesso venoso, trombose do filtro e inadequado posicionamento ou posicionamento angulado do filtro. O filtro provisório "Tempofilter II" pode ser mantido até 12 semanas.[27] No entanto, não vem sendo em razão dos novos avanços em filtros recuperáveis e da sua alta incidência de migração na versão anterior Tempofilter (Fig. 38-11).

Sua utilização durante o tratamento e manejo do TEP maciço ajuda a evitar recidiva e, consequentemente, evitar o aumento da pressão pulmonar. Também são utilizados durante o tratamento de pacientes com TVP que afeta o território ilíaco-cava para evitar o TEP. São essas, então, as duas indicações mais aceitas de filtração provisória. Este tipo de filtro, em decorrência de possíveis complicações, como infecções no ponto de inserção, migração etc., tem sido pouco difundido na prática médica.

Quadro 38-2. Principais indicações para o implante dos filtros de VCI[16,17,23]

- Quando houver contraindicação absoluta para o tratamento anticoagulante
- Alto risco de recidiva de EP
- Pacientes com trauma grave (trauma cranioencefálico, lesão da medula espinal ou fraturas de ossos longos e/ou pélvis) sem ter diagnosticado EP ou TVP
- Tratamento profilático pré-operatório em pacientes com múltiplos fatores de risco no desenvolvimento de TVP
- Pacientes com trombo flutuante em veias femoral, ilíacas ou VCI
- Embolismo séptico recorrente
- Paciente com TVP e risco de EP com pouca reserva respiratória

Quadro 38-3. Principais filtros permanentes e recuperáveis

Produto	Ø máx. VCI	Marca comercial	Tamanho de bainha requerido (Fr)	Via de inserção	Material
Filtros permanentes (não recuperáveis)					
Greenfield titânio	28	Boston Scientific	12	Jugular/femoral	Titânio
Greenfield (sobre guia)	28	Boston Scientific	12	Jugular/femoral	Aço inoxidável
Vena Tech LP	28	B Braum Medical	9	Jugular/femoral	Phynox
Vena Tech LGM	28	B Braum Medical	12	Jugular/femoral	Phynox
Simon-Nitinol	30	Bard	9	Jugular/femoral	Nitinol
TrapEase	40	Cordis	6	Jugular/femoral	Elgiloy
Gianturco Roehm Bird'Nest		Cook	12	Jugular/femoral	Aço inoxidável
Filtros recuperáveis (opcionais)					
G2X Ecovery cone	28	Bard	7	Jugular subclávia Femoral	Nitinol
OptEase	30	Cordis	6	Jugular/femoral/antecubital	Elgiloy
Gunther Tulip	30	Cook	8,5	Jugular/femoral	Conichrome
Celect	30	Cook	7	Jugular/femoral	Conichrome
Option	30	Argon medical	6,5	Jugular/femoral	Nitinol
ALN filter	32	ALN internacional	7	Jugular/femoral/basílica	Aço inoxidável
Crux filter	28	Crux biomedical	9	Jugular/femoral	Nitinol
SafeFlo veia cava filter	28	Rafael Medical Technologies	6,5	Jugular/femoral	Nitinol

Filtros Recuperáveis

A maior parte dos filtros foi desenhada como permanente ou definitiva. No entanto, na tentativa de temporizar a filtração da VCI, foram desenvolvidos vários dispositivos que agem como filtros permanentes, mas com a possibilidade de serem recuperados, com certa dificuldade, quando cumpriram sua missão. Os filtros recuperáveis provisórios mais utilizados encontram-se no Quadro 38-3. Encontram-se entre eles o G2x com cone recuperável, OptEase, Gunther Tulip, Celect, Option, ALN e o Crux (Fig. 38-12).

Qualquer um dos filtros recuperáveis utilizados mostra excelente eficácia para a prevenção de EP. A diferença está no material utilizado para sua fabricação, no método de recuperação e nas características particulares para a preensão na parede da VCI, evitando assim sua migração. Os critérios utilizados para a seleção apropriada dos filtros de VCI são: eficiência para a captura de trombos, oclusão da VCI e veia de acesso, risco de migração, embolização do filtro, integridade estrutural do dispositivo e sua colocação precisa.

TÉCNICA DE IMPLANTE

Aspectos Gerais

O termo de consentimento livre e esclarecido é o primeiro passo imprescindível antes de iniciar qualquer procedimento invasivo. Deve estar assinado pelo paciente ou pela pessoa responsável pelo mesmo. Antes de começar o procedimento e, com base nos achados da flebografia, cavografia, TC ou US Doppler, é necessário decidir qual é a abordagem mais adequada: veia femoral direita, veia femoral esquerda ou veia jugular interna direita. Em princípio, a via mais direta e cômoda é a veia femoral direita, mas quando

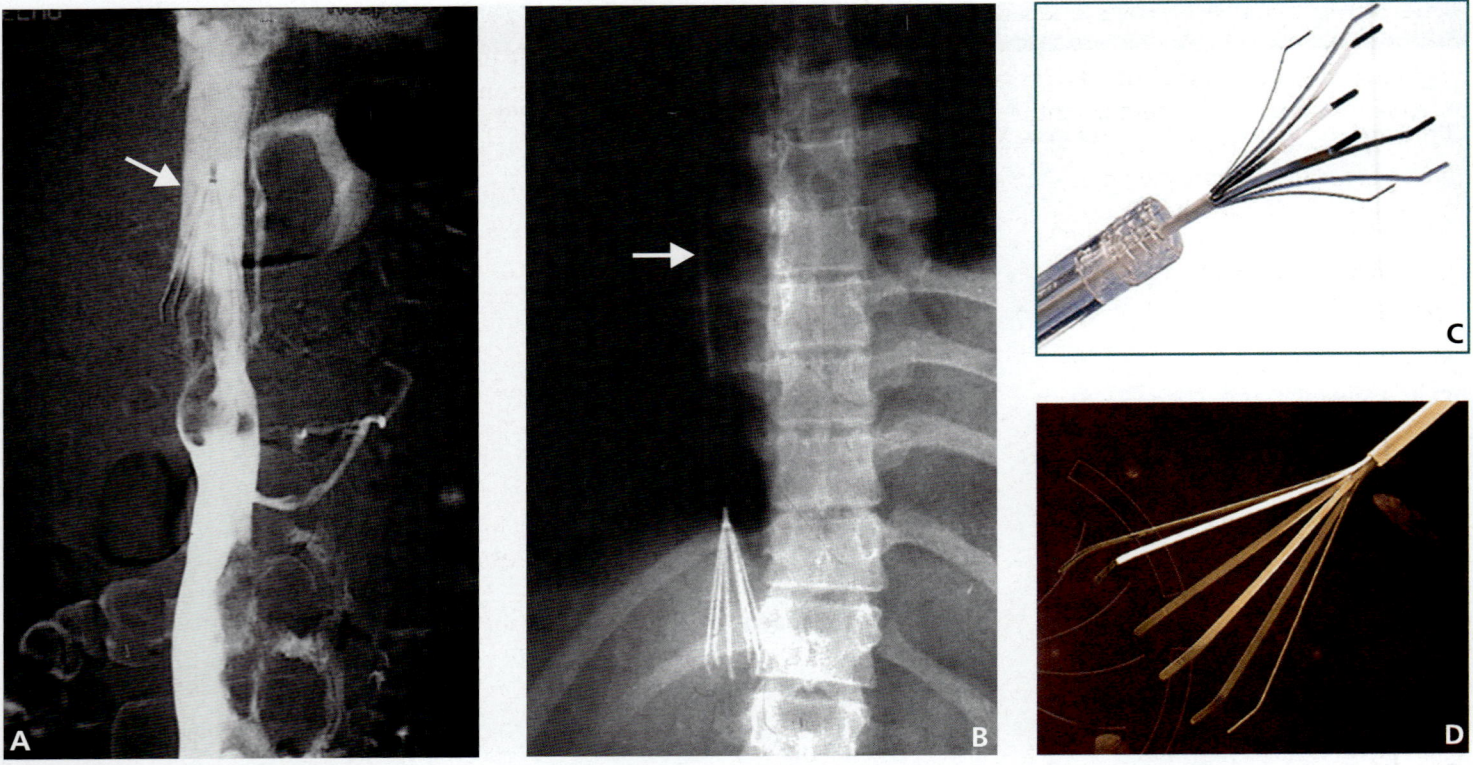

Fig. 38-11. Tempo filter. (**A**) Nota-se o filtro implantado em posição infrarrenal (seta). (**B**) Migração cefálica do filtro (seta). (**C** e **D**) Detalhes do dispositivo.

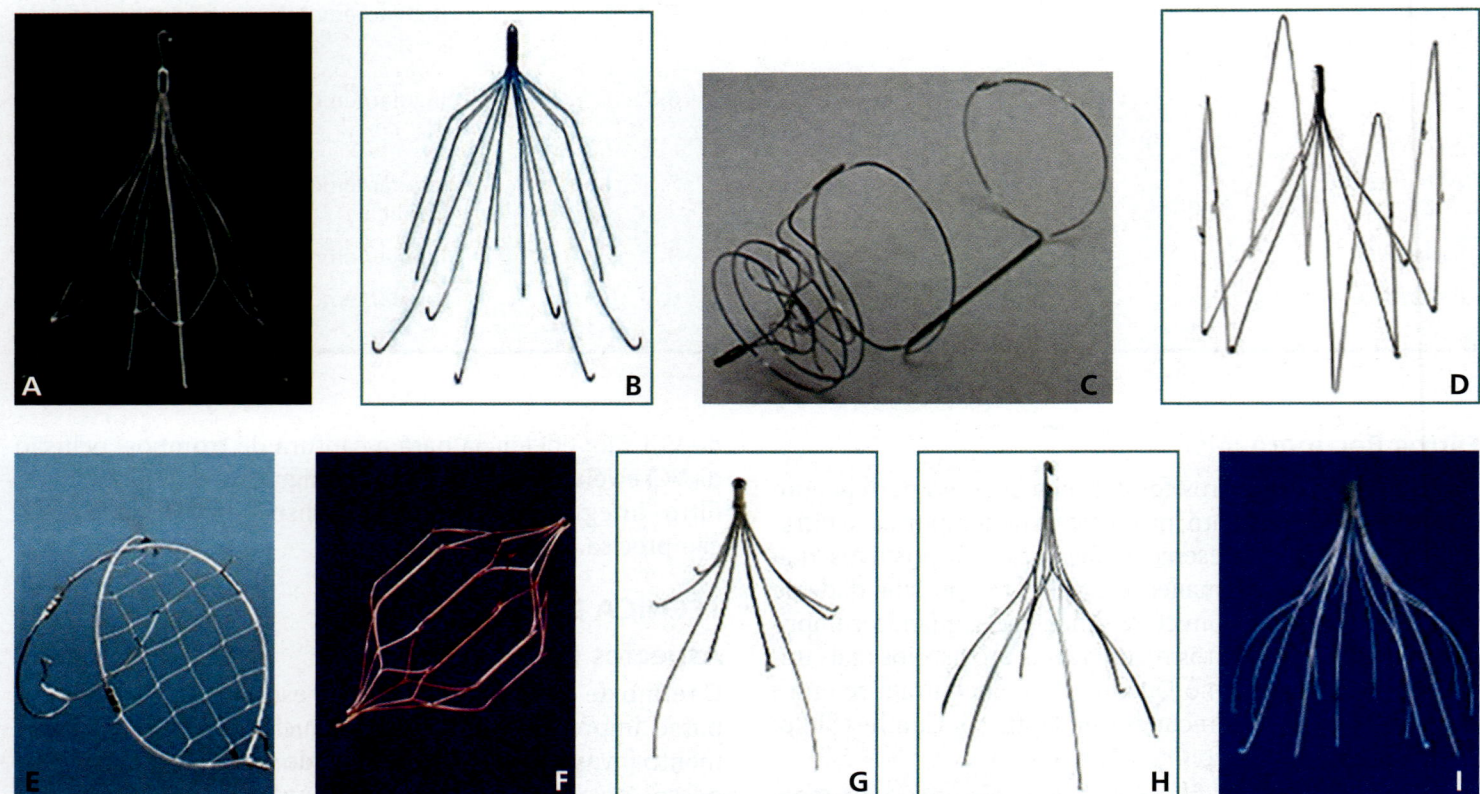

Fig. 38-12. Exemplos de filtros de VCI: (**A**) Gunter Tulip; (**B**) G2 Recovery; (**C**) SafeFo filter; (**D**) Vena Tech LP; (**E**) Crux VC filter; (**F**) OptEase filter; (**G**) ALN filter; (**H**) Option e (**I**) Celect filter.

existirem trombos na veia ilíaca, alterações pós-flebíticas ou algum tipo de variante anatômica, pode ser necessário eleger a veia femoral esquerda ou a veia jugular direita. Por outro lado, a via jugular tem a vantagem de ser a abordagem mais linear e, portanto, é a via mais fácil para conseguir o perfeito alinhamento entre o eixo longitudinal do filtro e o eixo da VCI. A abordagem pela veia jugular interna esquerda não é a mais adequada para colocar um filtro de cava por causa da dificuldade no alinhamento, mas, em caso de necessidade, também pode ser utilizada. Alguns tipos de filtros com baixo perfil podem ser liberados pelas veias braquial, radial e subclávia.

Deve-se comprovar a perviedade da VCI e descartar variantes anatômicas[28] como a duplicação ou veia cava esquerda (Fig. 38-13). É muito importante localizar as veias renais para situar o vértice do filtro nessa posição e, por último, medir o calibre da VCI. Quando se trata de megacava (diâmetro maior que 30 mm), existe risco elevado de migração do filtro e deve-se escolher um dispositivo específico para este tipo de cava.[29]

É necessário ter em mãos exame recente de coagulação. Quando o paciente estiver heparinizado, a heparina deve ser suspensa pelo menos 4 horas antes do procedimento, embora atualmente, com as técnicas de acesso seguro (controle de punção por US), não é imprescindível retirar a anticoagulação. Assim como em qualquer procedimento intervencionista, deve-se fazer o monitoramento cardiorrespiratório adequado que forneça dados permanentes do ritmo cardíaco, da tensão arterial e da pressão parcial de oxigênio. É aconselhável, previamente, conhecer o estado das cavidades cardíacas e descartar a existência de trombos no seu interior, pois isso modificaria a conduta terapêutica, razão pela qual, previamente à implantação do filtro, deve-se fazer o ecocardiograma.

Técnica

Sob condições de esterilidade, infiltra-se a pele no ponto de inserção previamente selecionado (inguinal, braquial, jugular) com anestesia local. Cateteriza-se a veia, e coloca-se um introdutor valvulado. Quer seja através do introdutor ou introduzindo um catéter, realiza-se a iliocavografia prévia e é aconselhável a injeção manual com muito pouco contraste e sob pressão muito baixa para detectar uma possível existência de trombos na ponta do introdutor e, caso existam, não devem ser mobilizados com o contraste.

Uma vez comprovado que se dispõe de via livre, faz-se a cavografia, preferencialmente em duas projeções, medindo-se o calibre do vaso. Também é imprescindível localizar a desembocadura de ambas as veias renais e a presença de veia renal esquerda circum-aórtica, o tamanho da VCI infrarrenal e a doença intrínseca da VCI, como trombos preexistentes ou compressão extrínseca.

A seguir, elege-se o ponto de liberação do filtro, que deverá estar por debaixo do óstio das veias renais e, se for possível, a ponta do filtro deveria ficar na altura da veia renal mais baixa. A razão dessa posição é explicada pela teoria de que se o trombo ficasse preso no filtro, o fluxo laminar procedente das veias renais ajudaria a degradá-lo.

A utilização de régua graduada posicionada longitudinalmente ao longo do corpo ou então as referências ósseas e anatômicas ajudam a obter a localização adequada.

O mecanismo de liberação definitiva depende de cada modelo. Todos os filtros vêm dobrados e se expandem em décimos de segundo quando liberados. Existem filtros que são de liberação mecânica controlada, ou seja, pode-se movê-los e recolocá-los dentro da VCI e liberá-los somente depois que se decide o ponto exato onde se pretende deixá-los. Outros vêm incluídos em um sistema introdutor, e o filtro é deslocado para a luz da veia, utilizando um dilatador ao mesmo tempo em

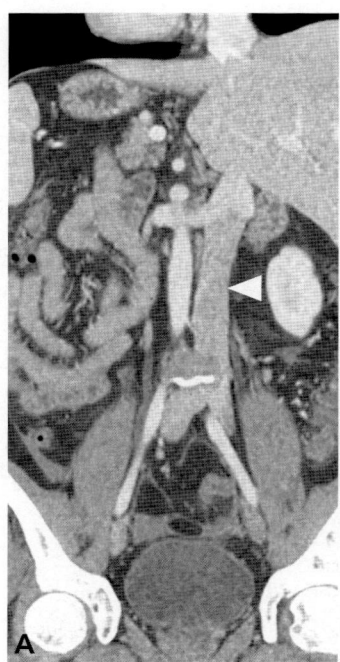
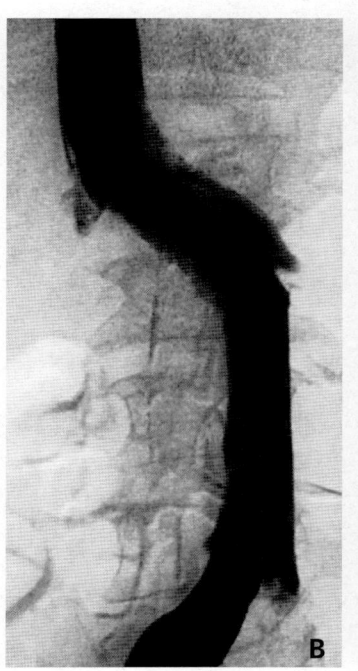
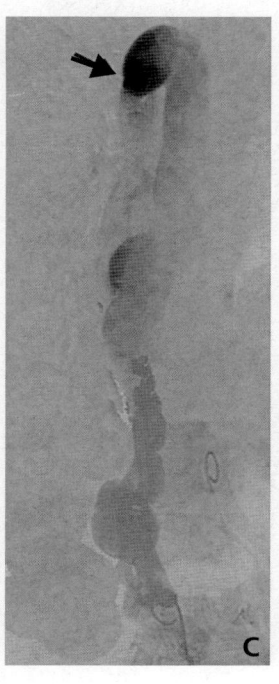

Fig. 38-13. Variantes da normalidade da VCI: (A) posição da VCI à esquerda da coluna (ponta de seta) em situs inversus. (B) Veia cava direita. (C) Continuação da veia ázigos. Interrupção da VCI ao nível de veias renais e continuação pela veia ázigos desembocando na veia cava superior, formando um arco (seta).

que se desloca o introdutor para fora, sendo, portanto, uma liberação mais imprecisa. Em qualquer caso, a liberação deve ser feita com rigoroso controle fluoroscópico.

Uma vez liberado o dispositivo, faz-se nova injeção de contraste para avaliar a posição do filtro e a abertura dos diferentes dispositivos de amarração. Terminado o procedimento, removem-se o introdutor e o dispositivo de liberação, também sob controle fluoroscópico, para evitar mobilizações do filtro recém colocado.

É imprescindível fazer repouso durante as 24 primeiras horas para conseguir boa ancoragem do filtro. Não são necessárias outras medidas especiais. É conveniente fazer um raios X simples de abdome antes da alta do paciente que servirá de referência em controles posteriores, para saber se o filtro se deslocou ou ficou angulado.

Vários autores descreveram o implante dos filtros de VCI exclusivamente sob o controle de US Doppler.[6,7,30]

COMPLICAÇÕES

Embora cada modelo e marca comercial especifiquem o tipo e o índice de complicações apresentados por seus dispositivos, o certo é que as variações entre eles são mínimas e, por isso, as possíveis complicações mais comuns serão descritas de forma generalizada.[31,32]

As complicações podem ser precoces ou tardias, e ambas relacionadas com o filtro ou com a técnica. As complicações derivadas da utilização dos filtros de VCI definitivos podem ocorrer em 10-20% dos pacientes, embora raramente corram risco de morte.

Dificuldade na Liberação

Existem publicações/notas técnicas no que diz respeito a todos os filtros para melhorar o controle e evitar problemas durante a liberação. Alguns recomendam lavar de maneira contínua o introdutor com soro heparinizado para evitar a formação de trombos. Outros recomendam lavá-los com soro salino parcialmente congelado, que ajuda a obter a expansão mais controlada do dispositivo.

Implantação Inadequada

Em geral os filtros de VCI devem ser liberados por baixo das veias renais, tendo sido descritas implantações inadequadas dos mesmos no nível das veias ilíacas, hepáticas, renais, assim como na aurícula direita ou na artéria pulmonar.[33]

No caso do filtro Greenfield de titânio modificado mal posicionado e em outros de filtros Greenfield de aço inoxidável, conseguiu-se a retirada ou o reposicionamento de maneira percutânea, evitando assim a necessidade de intervenção cirúrgica.[33]

A implantação inadequada pode condicionar a perda da função protetora do filtro e, nos casos de alojamento intracardíaco, pode causar arritmias, trombose, perfuração miocárdica ou lesão valvar (Fig. 38-14).

Abertura Incompleta

A abertura incompleta de algum dos braços do dispositivo é resultante de possíveis causas, como: impactação da porção caudal do filtro na porção cranial de um trombo de VCI; formação de trombo no introdutor; não manter o transportador estático durante a liberação do filtro. De todos os modos, durante o acompanhamento, foi comprovada a abertura espontânea dos filtros no controle de 24 horas.

Angulação

A angulação do dispositivo com relação ao eixo da VCI ocorre imediatamente depois da sua liberação embora, em pequena

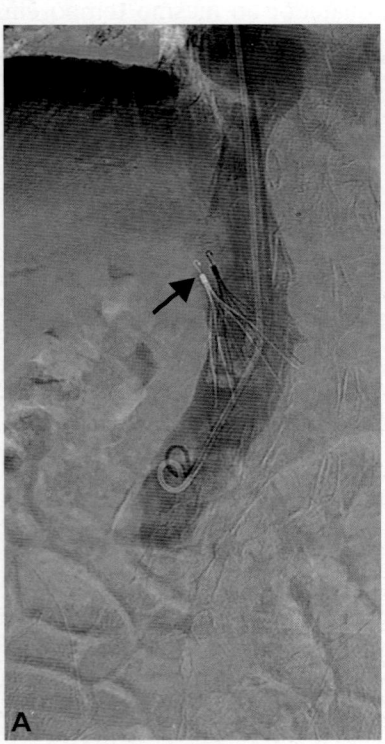
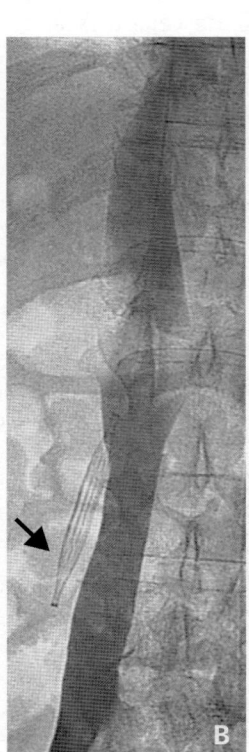
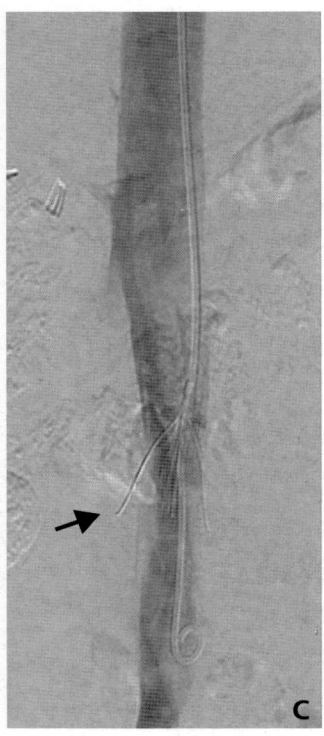

Fig. 38-14. Inadequado posicionamento do filtro: (A) filtro Gunther Tulip angulado com introdução do gancho na veia renal direita (seta). (B) Filtro TrapEase introduzido na veia espermática direita (seta). (C) Angulação com introdução de uma extremidade na veia ovariana direita (seta).

porcentagem dos casos, aconteça posteriormente, habitualmente acompanhando a migração do filtro.[34] Considera-se significativo quando apresenta ângulo maior que 15° do eixo da VCI (Fig. 38-14).

Problemas no Acesso Venoso

Dentro das complicações pouco frequentes incluem-se o risco de pneumotórax ou embolismo gasoso depois de punção jugular, e de hematoma, infecção ou fístula arteriovenosa, independentemente da abordagem utilizada.[24]

A complicação mais frequente da inserção percutânea de um filtro, e por isso desse grupo, é a trombose de acesso venoso.[35] O seu índice é muito variável, oscilando entre 4 e 41% visto que, por ser geralmente assintomática, nos casos onde são feitos exames de imagem sua incidência é muito maior do que a encontrada ao explorar clinicamente os pacientes.

Migração

Define-se como migração quando se visibiliza localização com mais de 2 cm (comparando a seu exame inicial). Têm sido encontradas migrações, geralmente sem relevância clínica em pequena porcentagem de todos os filtros. Esta complicação pode-se desenvolver logo depois da liberação do dispositivo ou aparecer depois de meses/anos de evolução (Fig. 38-10).

A migração pode ser caudal ou proximal, habitualmente assintomática, embora tenha sido relatada a existência de arritmias e infarto de miocárdio em caso de alojamento em cavidades cardíacas. Quando aparecem as manifestações clínicas, os filtros devem ser retirados cirúrgica ou percutaneamente.

Em razão de a maioria dos pacientes não apresentar sintomatologia por causa de pequenos deslocamentos do filtro, a migração somente pode ser descartada com acompanhamento radiológico, geralmente com radiografia convencional de abdome, embora também se possam utilizar a cavografia e a TC.

O índice de migração dos filtros varia conforme o método utilizado pelos pesquisadores, já que variações de posição inferiores a 9 mm podem ser vistas com relação à respiração,[32] e, sendo assim, alguns autores definem a migração como o movimento vertical do dispositivo superior a 1-2 cm. Em outras ocasiões se relaciona com a coluna vertebral, requerendo deslocamentos superiores a um corpo vertebral; e, por fim, outros autores reúnem todas as variações de posição do filtro.

Perfuração de VCI

A perfuração da parede da VCI parece ser muito frequente com o uso de todos os filtros, já que o sistema de preensão se baseia na perfuração, controlada da parede venosa pelos ganchos que se encontram nas extremidades. Define-se como perfuração, quando as extremidades de ancoragem se estendem mais de 3 mm por fora da parede da VCI (Fig. 38-15).

Nos casos onde estruturas adjacentes são afetadas, não há repercussão clínica, com a perfuração sendo descoberta ao se observar alargamento da base do dispositivo na radiografia simples de abdome[7,17,24] ou, mais frequentemente, ao se fazer uma US Doppler, cavografia ou TC abdominal.[16]

As estruturas adjacentes mais frequentemente afetadas são o intestino delgado[36] e a aorta,[37] embora também tenha sido descrita laceração de uma artéria lombar ou comprometimento da coluna vertebral.

Fratura do Filtro

As fraturas dos componentes do filtro são relativamente incomuns. Embora existam relatos de fratura e migração dos componentes dos dispositivos, intra ou extravascular, a possibilidade de ocorrer é pequena por causa da endotelização dos componentes do filtro que servem de ancoragem.

Trombose de VCI

O diagnóstico clínico da trombose da VCI é difícil, e existem trabalhos que demonstram falta de correlação entre o estado dos membros inferiores e a perviedade da VCI, o que obriga à realização de exames de imagem, como a radiografia convencional de abdome, US Doppler, cavografia (Fig. 38-16), TC, RM ou ecografia intravascular.

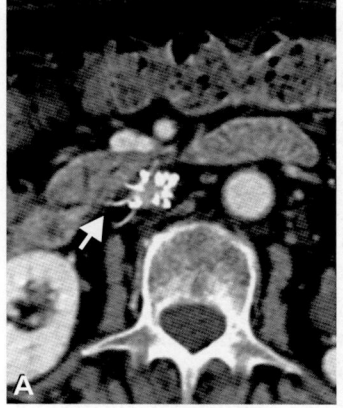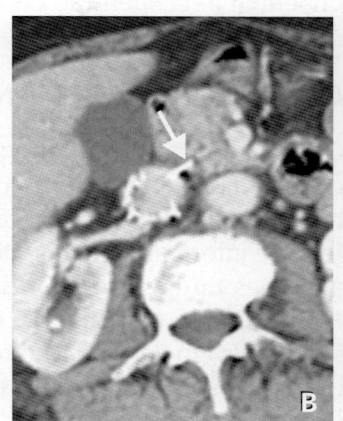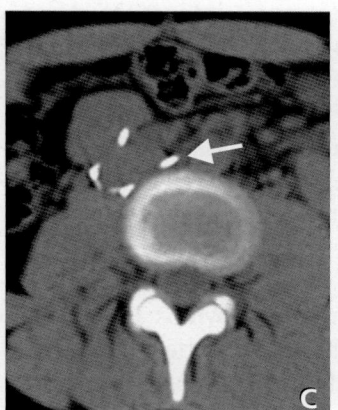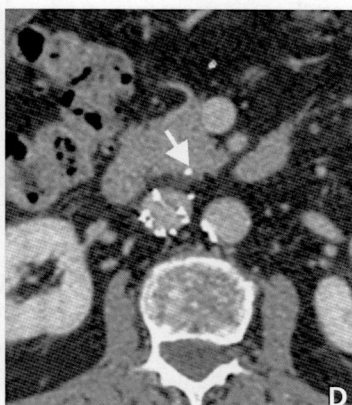

Fig. 38-15. (A-D) Diferentes graus de penetração ou perfuração. Podem-se observar ganchos e extremidades fora da luz da VCI (setas).

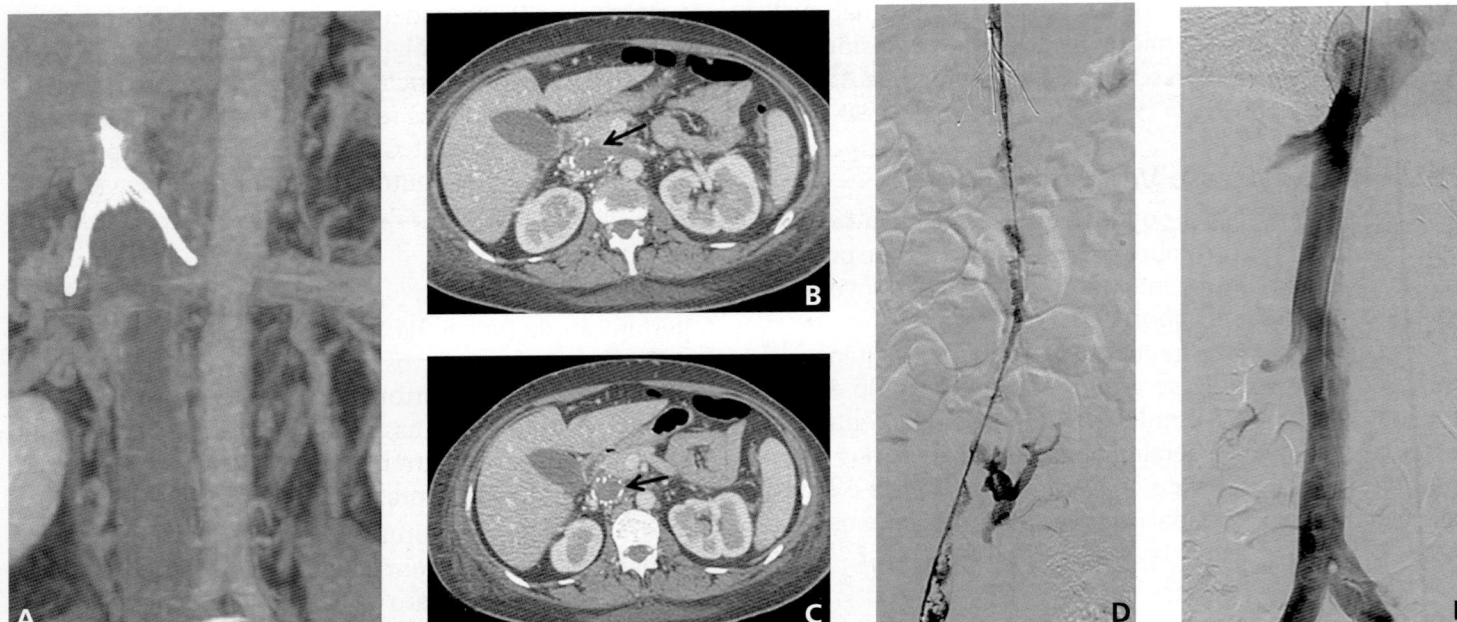

Fig. 38-16. Trombose intrafiltro e de VCI. (**A**) Reconstrução coronal que mostra trombose por baixo do filtro. (**B** e **C**) As setas pretas assinalam a VCI trombosada. (**D**) Cavografia inferior com filtro e trombose. (**E**) Cavografia depois de trombólise, aspiração de trombos e retirada do filtro.

A precisão no diagnóstico de trombose de VCI com cavografia, TC, RM e US intravascular é excelente, com exceção do exame do filtro Bird Nest com RM decorrente da presença de importantes artefatos e distorção da imagem. Considera-se que a US Doppler alcance eficácia de 85% visto que, em alguns casos, ela fica limitada em razão da ausência de visualização da VCI e a sua baixa sensibilidade na detecção de trombos presos no "guarda-chuva", principalmente se forem pequenos e não se espalharem por cima do filtro.

RECUPERAÇÃO DOS FILTROS

Os filtros, em geral, são de material trombogênico. Na verdade, todos os filtros deveriam ser removidos uma vez concluída a missão para a qual foram implantados. Não existem regras nem indicações em relação a "quando" os filtros podem ser retirados; o ideal seria quando não fossem mais necessários do ponto de vista clínico. Por outro lado, sabe-se que os elementos de fixação dos filtros tendem a penetrar na parede da VCI, produzindo reação fibrosa ao redor desses ganchos e, inclusive, podendo ocorrer a integração desse elemento na própria parede. Essa fibrose, uma vez estabelecida, pode dificultar a recuperação do filtro. É por isso que, uma vez que não sejam mais necessários, os filtros deveriam ser retirados o mais breve possível. Em nossa experiência, a grande maioria dos filtros Gunther Tulip e Celect pode ser removida no prazo de 30 dias, entendendo-se que se o filtro precisar permanecer inserido além desse tempo, provavelmente a indicação será um filtro definitivo.[38-41]

Entretanto, alguns filtros foram removidos depois de longos períodos de tempo de implante. Seria importante saber se havia indicação para seguir essa conduta, que poderia causar risco para o paciente, ou se seria um desafio para o operador.[42]

Cada tipo de filtro tem um sistema peculiar para a recuperação do filtro, que em geral se baseia em um laço que prende o gancho situado em uma das extremidades do filtro. A retirada, normalmente, é feita pela via jugular e utiliza bainhas mais grossas do que as utilizadas para a implantação do dispositivo (Figs. 38-17 e 38-18).

INCORPORAÇÃO DO FILTRO NA PAREDE DA VEIA CAVA

A fixação do filtro na parede da VCI inicialmente é feita com diversos elementos do próprio dispositivo (hastes, ganchos etc.). Posteriormente, o filtro é incorporado à parede da veia cava, sendo recoberto parcial ou totalmente por uma reação celular. Essas circunstâncias, úteis e necessárias para evitar a migração nos filtros definitivos, são uma desvantagem dos filtros provisórios e recuperáveis. Um sistema de fixação muito firme, assim como excessiva e rápida endotelização, impediria a recuperação do filtro provisório.

CONTROLE E ACOMPANHAMENTO

O acompanhamento é feito pelos sintomas clínicos e pelos dados imaginológicos oferecidos pela ecografia Doppler. A radiografia simples de abdome, embora a TC seja melhor, fornece informação no que diz respeito à existência de complicações tardias e existência de trombose. Dispor dessas informações é fundamental caso haja intenção de retirar o filtro. Convém dar ao paciente um pequeno folheto informativo onde se especificam o modelo e as características do dispositivo colocado. Atualmente, todos os filtros são compatíveis com a ressonância magnética.

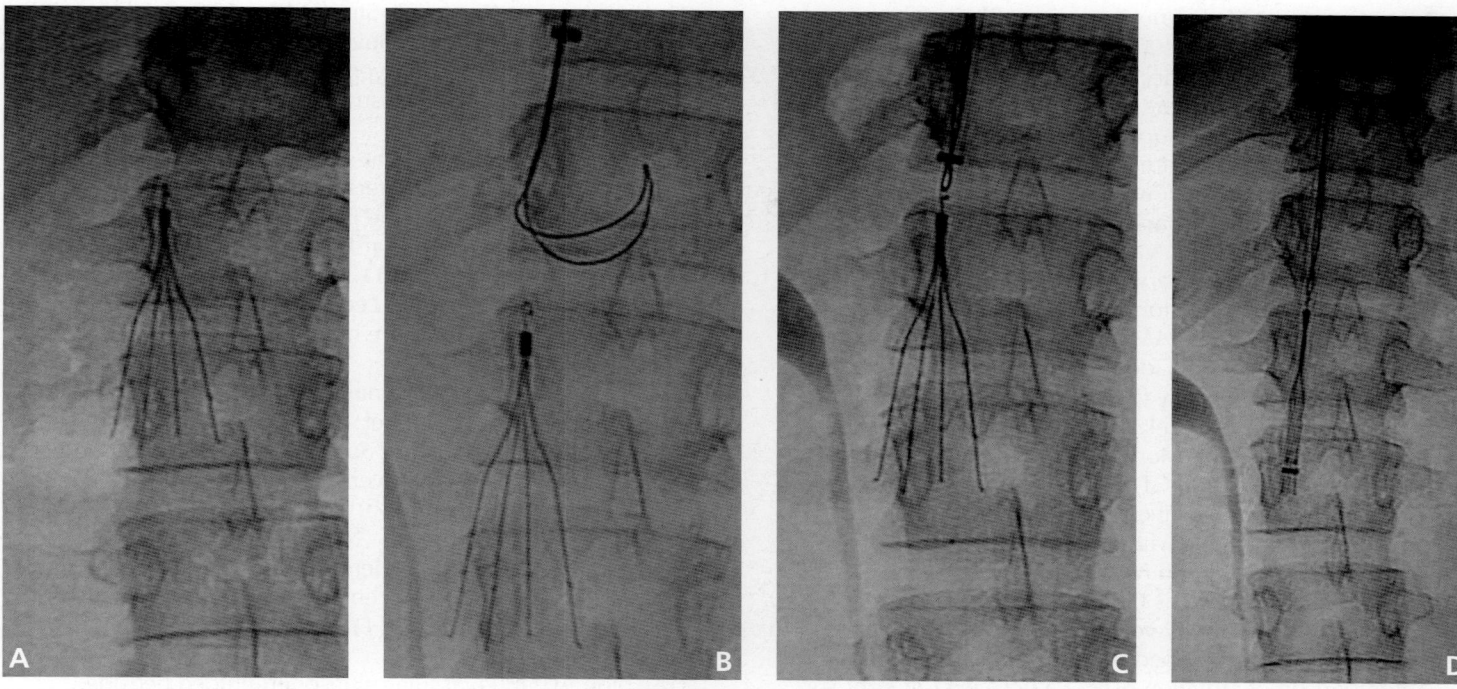

Fig. 38-17. (A-D) Recuperação do filtro Gunther Tulip com o *set* oficial de recuperação fornecido pela empresa fabricante. Recuperação com laço por via jugular depois de 45 dias de implante.

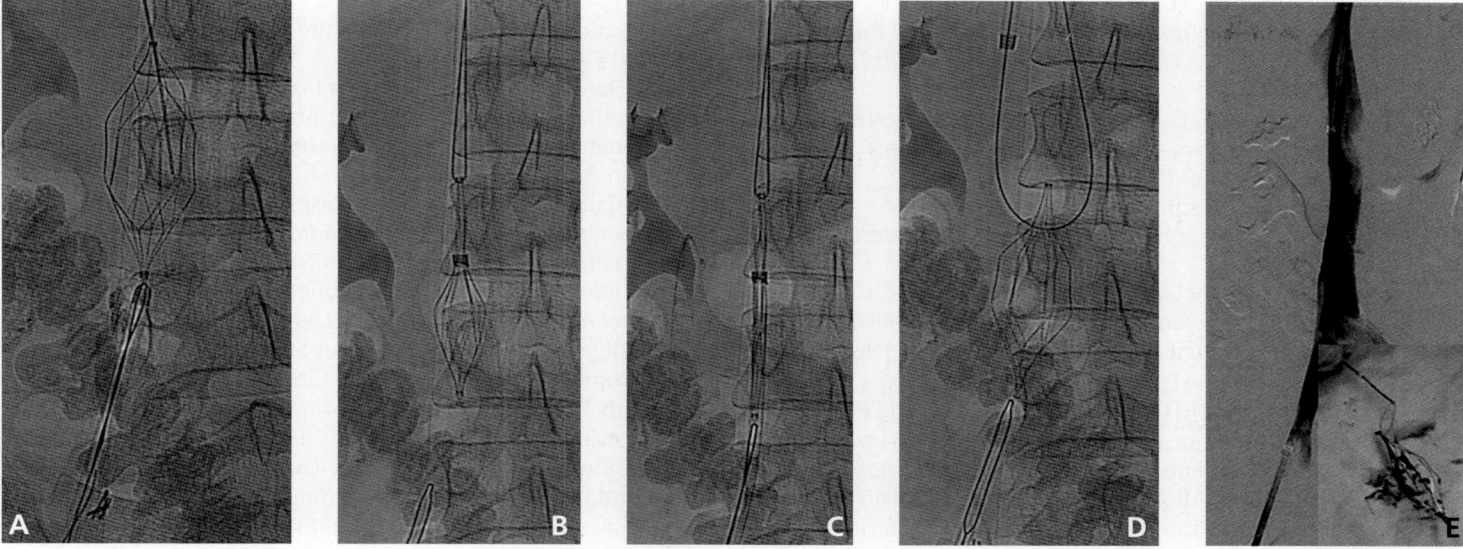

Fig. 38-18. Recuperação de filtro OptEase depois de 206 dias de implante. **(A)** Tentativa frustrada de recuperação com laço por via femoral. **(B-D)** Captura do filtro por via jugular para liberar as fixações na parede da VCI. **(E)** Cavografia de controle com imagem do filtro recuperado finalmente por via femoral.

REFERÊNCIAS BIBLIOGRÁFICAS

1. Berczi V, Bottomley JR, Thomas SM et al. Long-term retrievability of IVC filters: should we abandon permanent devices? *Cardiovasc Intervent Radiol* 2007;30:820-7.
2. Dalen JE, Alpert JS. Natural history of pulmonary embolism. *Prog Cardiovasc Dis* 1975;17:259-70.
3. Belohlávek J, Dytrych V, Linhart A. Pulmonary embolism, part I: Epidemiology, risk factors and risk stratification, pathophysiology, clinical presentation, diagnosis and nonthrombotic pulmonary embolism. *Exp Clin Cardiol* 2013;18:129-38.
4. Yoo HH, Queluz TH, El Dib R. Outpatient versus inpatient treatment for acute pulmonary embolism. *Cochrane Database Syst Rev* 2014;11.
5. Decousus H, Leizorovicz A, Parent F et al. A clinical trial of vena caval filters in the prevention of pulmonary embolism in patients with proximal deep-vein thrombosis. Prévention du Risque d'Embolie Pulmonaire par Interruption Cave Study Group. *N Engl J Med* 1998 12;338:409-15.
6. Greenfield LJ, McCurdy JR, Brown PP, Elkins RC. A new intracaval filter permitting continued flow and resolution of emboli. *Surgery* 1973;73:599-606

7. De Gregorio MA. Inferior vena cava filter update. *Arch Bronconeumol* 2004;40:193-5.
8. Harris LM. Commentary on "The bedside insertion of inferior vena cava filters using ultrasound guidance". *Perspect Vasc Surg Endovasc Ther* 2007 Mar.;19(1):85-6.
9. Athanasoulis CA, Kaufman JA, Halpern EF et al. Inferior vena caval filters: review of a 26-year single-center clinical experience. *Radiology* 2000 July;216(1):54-66.
10. PIOPED Investigators. Value of the ventilation/perfusion scan in acute pulmonary embolism. Results of the prospective investigation of pulmonary embolism diagnosis (PIOPED). *JAMA* 1990;263:2753-9.
11. Stein PD, Fowler SE, Goodman LR et al. Multidetector computed tomography for acute pulmonary embolism. *N Engl J Med* 2006;354:2317-27.
12. Van Strijen MJL, De Monye W, Kieft GJ et al. Accuracy of single-detector spiral CT in the diagnosis of pulmonary embolism: a prospective multicenter cohort study of consecutive patients with abnormal perfusion scintigraphy. *J Thromb Haemost* 2005;3:17-25.
13. Perisinakis K, Seimenis I, Tzedakis A, Damilakis J. Perfusion scintigraphy versus 256-slice CT angiography in pregnant patients suspected of pulmonary embolism: comparison of radiation risks. *J Nucl Med Off Publ Soc Nucl Med* 2014 May 29;55(8):1273-80.
14. Torbicki A, Perrier A, Konstantinides S et al. Guidelines on the diagnosis and management of acute pulmonary embolism: the Task Force for the Diagnosis and Management of Acute Pulmonary Embolism of the European Society of Cardiology (ESC). *Eur Heart J* 2008 S;29:2276-315.
15. Meaney JFM, Weg JG, Chenevert TL et al. Diagnosis of pulmonary embolism with magnetic resonance angiography. *N Engl J Med* 1997;336:1422-7.
16. Zuckerman DA, Sterling KM, Oser RF. Safety of pulmonary angiography in the 1990s. *J Vasc Interv Radiol* 1996;7:199-205.
17. Mobin-Uddin K, McLean R, Bolooki H, Jude JR. Caval interruption for prevention of pulmonary embolism. Long-term results of a new method. *Arch Surg* 1969 Dec.;99(6):711-5.
18. Ferris EJ, McCowan TC, Carver DK, McFarland DR. Percutaneous inferior vena caval filters: follow-up of seven designs in 320 patients. *Radiology* 1993 Sept.;188(3):851-6.
19. De Gregorio MA, Alfonso ER, Mainar A et al. The long-term clinical and imaging follow-up of inferior vena cava filters. A cross-sectional study. *Arch Bronconeumol* 1995 Apr.;31(4):151-6.
20. Looby S, Given MF, Geoghegan T et al. Gunther Tulip retrievable inferior vena caval filters: indications, efficacy, retrieval, and complications. *Cardiovasc Intervent Radiol* 2007 Feb.;30(1):59-65.
21. Proctor MC, Greenfield LJ. Form and function of vena cava filters: how do optional filters measure up? *Vascular* 2008 Feb.;16(1):10-6.
22. Greenfield LJ, Proctor MC, Michaels AJ, Taheri PA. Prophylactic vena caval filters in trauma: the rest of the story. *J Vasc Surg* 2000 Sept.;32(3):490-5; discussion 496-7.
23. Yune HY. Inferior vena cava filter: search for an ideal device. *Radiology* 1989 July;172(1):15-6.
24. Millward SF. Vena cava filters continuing the search for an ideal device. *J Vasc Interv Radiol* 2005;16:1423-5.
25. Kaufman JA, Kinney TB, Streiff MB et al. Guidelines for the use of retrievable and convertible vena cava filters: report from the Society of Interventional Radiology multidisciplinary consensus conference. *J Vasc Interv Radiol* 2006;17:449-59.
26. PREPIC Group study Eight-year follow-up of patients with permanent vena cava filters in the prevention of pulmonary embolism: the PREPIC (Prevention du Risque d'Embolie Pulmonaire par Interruption Cave) randomized study. *Circulation* 2005;112:416-22.
27. Keeling AN, Kinney TB, Lee MJ. Optional inferior vena caval filers: where are we now? *Eur Radiol* 2008;18:1556-8.
28. Bovyn G, Ricco J-B, Reynaud P et al. Long-duration temporary vena cava filter: a prospective 104-case multicenter study. *J Vasc Surg* 2006 June;43(6):1222-9.
29. Smillie RP, Shetty M, Boyer AC et al. Imaging evaluation of the inferior vena Ccava. *Radio Graphics.* 2015 Mar. 1;35(2):578-92.
30. Kaura DR, Gray RR, Sadler DJ et al. Value of frontal caval measurement in the placement of inferior vena cava filters. *Can Assoc Radiol J J Assoc Can Radiol.* 1999 Oct.;50(5):3015.
31. Chiou AC. Intravascular ultrasound-guided bedside placement of inferior vena cava filters. *Semin Vasc Surg* 2006 Sept.;19(3):150-4.
32. Chow FC, Chan YC, Cheung GC, Cheng WK. Mid- and long-term outcome of patients with permanent inferior vena cava filters: a single centre review. *Ann Vasc Surg* 2015 Mar. 7.
33. Laborda A, Kuo WT, Ioakeim I et al. Respiratory-induced haemodynamic changes: a contributing factor to IVC filter penetration. *Cardiovasc Intervent Radiol* 2015 Mar. 21.
34. Van Allan RJ, Hanks SE, Harrell DS, Katz MD. Percutaneous retrieval of a misplaced titanium Greenfield filter. *Cardiovasc Intervent Radiol* 1994 Apr.;17(2):110-2.
35. Greenfield LJ, Cho KJ, Proctor M et al. Results of a multicenter study of the modified hook-titanium Greenfield filter. *J Vasc Surg* 1991 Sept.;14(3):253-7.
36. Molgaard CP, Yucel EK, Geller SC et al. Access-site thrombosis after placement of inferior vena cava filters with 12-14-F delivery sheaths. *Radiology* 1992 Oct.;185(1):257-61.
37. Guillem PG, Binot D, Dupuy-Cuny J et al. Duodenocaval fistula: a life-threatening condition of various origins. *J Vasc Surg* 2001 Mar.;33(3):643-5.
38. Haga M, Hosaka A, Miyahara T et al. Penetration of an inferior vena cava filter into the aorta. *Ann Vasc Dis* 2014;7(4):413-6.
39. Lee MJ, Valenti D, de Gregorio MA et al. The CIRSE retrievable IVC filter registry: retrieval success rates in practice. *Cardiovasc Intervent Radiol* 2015.
40. Lyon SM, Riojas GE, Uberoi R et al. Short- and long-term retrievability of the Celect vena cava filter: results from a multi-institutional registry. *J Vasc Interv Radiol* 2009;20:1441-8.
41. Lynch FC. Removal of a Gunther Tulip filter after 3,006 days. *J Vasc Interv Radiol* 2011;22:337-40.
42. De Gregorio MA, Gamboa P, Bonilla DL et al. Retrieval of Gunther Tulip optional vena cava filters 30 days after implantation: a prospective clinical study. *J Vasc Interv Radiol* 2006;17:1781-9.

Capítulo 39

Síndrome da Veia Cava Superior

◆ *Rafael Noronha Cavalcante*
◆ *Joaquim Maurício da Motta Leal Filho*
◆ *André Moreira de Assis*

CONTEÚDO

- ✓ INTRODUÇÃO 524
- ✓ FISIOPATOLOGIA 524
- ✓ MANIFESTAÇÕES CLÍNICAS 524
- ✓ DIAGNÓSTICO 524
- ✓ RACIONAL DO TRATAMENTO ENDOVASCULAR 525
- ✓ TRATAMENTOS 525
- ✓ TÉCNICA ENDOVASCULAR 525
- ✓ RESULTADOS 528
- ✓ COMPLICAÇÕES 529
- ✓ CONCLUSÃO 532
- ✓ REFERÊNCIAS BIBLIOGRÁFICAS 532

INTRODUÇÃO

A síndrome da veia cava superior (SVCS) é um conjunto de sinais e sintomas resultantes da obstrução da veia cava superior e acomete cerca de 15.000 pacientes por ano nos Estados Unidos.[1-4] Na maioria dos casos, a SVCS é causada pela compressão extrínseca da veia cava superior (VCS) por neoplasias, mais comumente carcinoma pulmonar, e em menor frequência por linfomas, tumores metastáticos ou outros tumores intratorácicos.[1-3,5]

Estima-se que cerca de 2 a 4% de todos os portadores de câncer de pulmão evoluam com a SVCS ao longo do curso da doença. Porém, se considerarmos os portadores de neoplasia pulmonar subtipo de pequenas células, a incidência associada é ainda maior, atingindo aproximadamente 10%. Atribui-se esta elevada incidência ao seu padrão de rápido crescimento e tendência à invasão do mediastino, característica desse subtipo tumoral. Dois a 4% dos pacientes com Linfoma não-Hodgkin (LNH) apresentarão sintomas relacionados com a SVCS, sendo a incidência muito menor nos casos dos Linfomas de Hodgkin (LH).[4]

Outra causa menos frequente de SVCS é a oclusão, parcial ou total, da VCS provocada por dispositivos intravasculares, como catéteres venosos centrais de curta e longa permanência, marca-passos e desfibriladores implantáveis. Nos últimos anos, a incidência da SVCS decorrente de etiologia benigna vem aumentando, refletindo o aumento da utilização desses dispositivos. Ainda assim, cerca de 60 a 90% dos casos de SVCS estão relacionados com a presença de neoplasias malignas torácicas.[4-7]

FISIOPATOLOGIA

A VCS é um vaso de paredes delgadas, com cerca de 1,5 a 2,0 cm de diâmetro e 4 a 6 cm de extensão em adultos, estendendo-se desde a confluência das veias braquiocefálicas direita e esquerda até o átrio direito, sendo responsável por cerca de um terço do retorno venoso para o coração. Em razão da delicadeza da sua parede se comparada à aorta e à traqueia, a VCS é, quase sempre, a primeira estrutura a ser comprometida na presença de formações expansivas sólidas adjacentes, especialmente quando localizadas nos mediastinos anterior e médio.[7,8] A expansão tumoral causa compressão extrínseca da VCS e, por conseguinte, leva à obstrução total ou parcial da veia, comprometendo o retorno venoso. A consequência dessa compressão é a combinação de achados clínicos relacionados com o aumento da pressão venosa em até 20 a 40 mmHg no segmento superior do corpo (cabeça, pescoço e membros superiores). Mais raramente, a SVCS pode ser fruto da invasão tumoral direta da VCS e/ou dos grandes vasos que para ela confluem.[4,8-10]

MANIFESTAÇÕES CLÍNICAS

Os sintomas associados podem ser severos e debilitantes, com significativa piora da qualidade de vida, e incluem cianose, pletora, edema da cabeça, do pescoço e de um ou dois dos membros superiores.[6] De acordo com a literatura, o sintoma mais comum corresponde ao edema facial.[7] O edema pode comprometer as funções das estruturas da faringe e da laringe, causando dispneia, estridor, tosse, rouquidão e disfagia. A dificuldade ou limitação da drenagem venosa da cabeça pode causar edema cerebral e, consequentemente, cefaleia, confusão mental e coma. Na maior parte das vezes, os sintomas se estabelecem ao longo de algumas semanas, à medida que o volume tumoral aumenta e causa maior compressão da VCS. Extensas redes de circulação colateral se desenvolvem no pescoço e no tórax, geralmente envolvendo os sistemas venosos ázigos, hemiázigos, intercostal, mediastinal, paravertebral, toracoepigástrico, toracoacromioclavicular, torácico interno entre outros.[4,6,8]

Durante décadas, a SVCS foi considerada emergência médica, conceito que foi mais recentemente abandonado com base nas observações reportadas em grandes estudos retrospectivos. Apesar disso, de acordo com a classificação proposta, em 2008, por Yu *et al.*, a presença de edema cerebral ou laríngeo, estridor e comprometimento hemodinâmico configuram critérios de maior severidade da doença e, portanto, merecem uma abordagem terapêutica mais urgente e agressiva.[7,11]

DIAGNÓSTICO

O diagnóstico da SVCS é estabelecido em bases clínicas, sendo confirmado por meio de exames de imagem. Os raios X de tórax podem demonstrar a presença de massas pulmonares ou mediastinais, sugerindo a etiologia da síndrome.[12]

A perviedade e o fluxo das veias subclávia e jugular podem ser avaliados por meio da ultrassonografia (US) com *Doppler*, bem como evidencia a presença de inversão de fluxo em veias colaterais, como a veia torácica interna.[12] Todavia, a caixa torácica prejudica a avaliação direta dos vasos subclávios, jugulares e troncos braquiocefálicos por esse método.

A ressonância magnética (RM) é método diagnóstico alternativo, porém é exame demorado e dificilmente utilizado, na medida que esses pacientes não toleram o decúbito dorsal por longo período.[12]

A tomografia computadorizada (TC) é o exame mais comumente realizado para diagnóstico da SVCS, por causa de sua habitual disponibilidade, curto tempo de aquisição de imagens e reduzidos artefatos de imagem pela movimentação respiratória ou cardíaca.[3]

A TC contrastada é capaz de avaliar a etiologia da síndrome, o sítio da oclusão ou estenose, a presença de trombo intravascular associado e a extensão da circulação colateral (Fig. 39-1).[3,12] A imagem gerada pela TC possibilita a avaliação quanto ao prognóstico e à definição da conduta. Também é útil para o planejamento da terapêutica endovascular, facilitando a escolha dos materiais adequados para execução do procedimento, uma vez que fornece medidas de calibre dos vasos e extensão da lesão.[12]

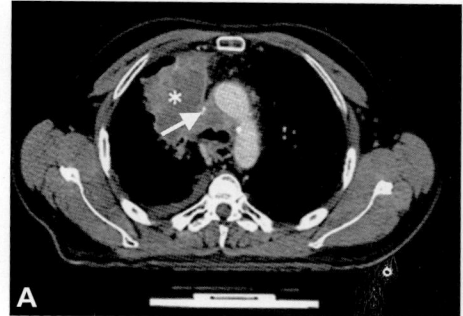
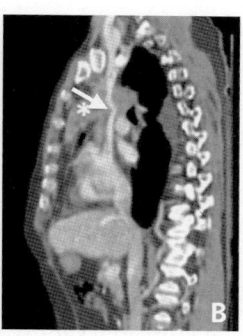
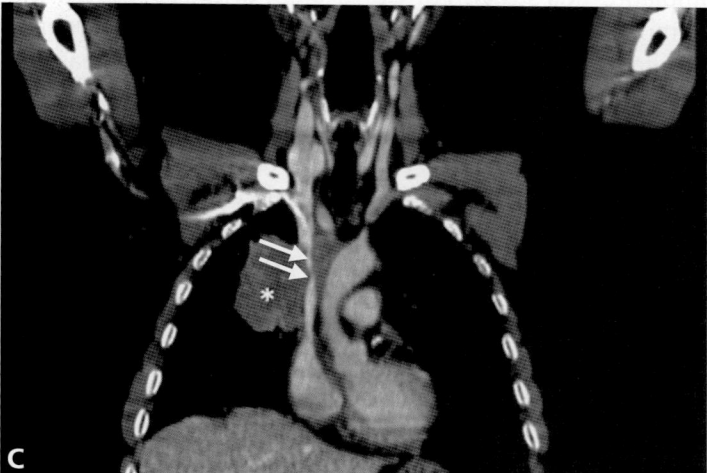

Fig. 39-1. TC de tórax com contraste em cortes axial (**A**), sagital (**B**) e coronal (**C**) evidenciando volumosa massa no pulmão direito com sinais de invasão mediastinal (*), causando estenose crítica da VCS (setas).

RACIONAL DO TRATAMENTO ENDOVASCULAR

Desobstrução do fluxo sanguíneo na VCS por meio da utilização de balões, stents ou endopróteses permitindo a drenagem venosa da cabeça, tórax e membros superiores para o átrio direito.

TRATAMENTO

O manejo da SVCS depende da etiologia, da extensão da doença, da severidade dos sintomas e o do prognóstico do paciente.[2,4] As opções atuais de tratamento incluem medidas de suporte clínico, quimioterapia (QT), radioterapia (RT), reconstrução cirúrgica e tratamento endovascular.

Tratamento Conservador

O tratamento dos pacientes sintomáticos deve ser iniciado o mais precocemente possível, com manutenção do paciente em posição semissentada, favorecendo a drenagem venosa.[12] Injeções intramusculares e intravenosas nos membros superiores devem ser evitadas.[8] Anticoagulante está indicado quando existe trombose hemática da VCS induzida por catéter.[8] Corticoides são indicados em pacientes com tumores sensíveis à corticoterapia e quando será realizada RT, uma vez que reduz o edema induzido pela radiação.[3,8] O benefício do uso de diuréticos é controverso.[3,8]

Tradicionalmente, o tratamento é baseado em QT e RT, com resposta de até cerca de 70-90% em 1-2 semanas; apesar disso, o índice de recorrência pode alcançar 20%, mesmo após a utilização de doses máximas de RT.[13-15] O alto índice de recidiva pode ser atribuído à progressão da doença, à fibrose tecidual pós-RT, ou evolução com trombose hemática.[13] Por outro lado, alguns pacientes podem ainda apresentar melhora sintomática espontânea, sem qualquer tipo de tratamento, em razão do desenvolvimento de circulação colateral.[5]

Tratamento Cirúrgico

Apesar de a cirurgia aberta, com realização de bypass da oclusão da VCS com enxerto de PTFE ou autólogo, ser efetiva e com boa perviedade, ela foi amplamente substituída pelo tratamento endovascular, que atualmente é considerado por muitos autores o método de primeira linha para os casos de SVCS causados por etiologias benignas e malignas. O tratamento endovascular proporciona alívio precoce dos sintomas e não interfere com a terapia antineoplásica que poderá ser iniciada ou continuada imediatamente ao procedimento.[3,8,9,16]

Tratamento Endovascular

O tratamento endovascular por meio do implante de stents tem-se mostrado efetivo em pacientes que atingiram dosagens cumulativas máximas de QT e/ou RT em tratamentos anteriores, ou nos casos refratários à primeira linha de tratamento.[6,8,17] Trata-se de abordagem paliativa minimamente invasiva que promove resposta clínica mais rápida, com melhora dos sintomas em até 72 horas, alguns destes desaparecendo de forma imediata. Estudos publicados acerca do tema demonstram bons resultados, com baixos índices de complicações, recorrências e necessidade de reintervenções, e muitos deles têm proposto a terapêutica endovascular como primeira linha no alívio sintomático desses pacientes.[2,3,6,9,13,16,18]

TÉCNICA ENDOVASCULAR

A maioria dos procedimentos é realizada sob anestesia local.[3,10] Contudo, a sedação consciente é desejável com intuito de reduzir a ansiedade dos pacientes, principalmente nos casos mais complexos tecnicamente, que podem ser mais demorados. Somado a isso, além disso, a dilatação das lesões estenosantes pode ser dolorosa.[3,13,14] Esquemas incluindo o uso de Midazolam (2-4 mg EV) e Fentanyl (50 ug EV) foram descritos para realização da sedação.[3] Anestesia geral é reservada para os casos de insuficiência respiratória e/ou rebaixamento do nível de consciência. Os pacientes devem ter os seus sinais vitais monitorados durante todo o procedimento, incluindo frequência cardíaca, pressão arterial não invasiva, oximetria de pulso e eletrocardiografia e receber suporte respiratório através de catéter nasal de oxigênio.[18,19]

O acesso vascular mais frequentemente é obtido por punção da veia femoral comum, isoladamente ou em associação à punção da jugular interna, subclávia, basílica, braquial ou de veias superficiais dos membros superiores, a depender das particularidades do caso e da preferência do operador.[8,18] Estenoses ou oclusões das veias braquiocefálica direita ou da VCS costumam ser mais facilmente abordadas por meio de acessos femoral ou jugular interno direitos; lesões que se estendem até a veia braquiocefálica esquerda são adequadamente abordadas pelas veias axilar ou braquial esquerdas, associada ou não à utilização do acesso femoral.[13] As veias subclávias também podem ser utilizadas como acesso vascular, no entanto, há aumento discreto no risco de pneumotórax.[20] Acessos combinados, acima e abaixo da lesão, permitem injeções simultâneas do meio de contraste iodado, com excelente delimitação da extensão das lesões.[19]

Introdutores valvulados devem ser utilizados em todos os casos, com diâmetros de até 10 Fr, dependendo do perfil dos catéteres-balão e stents a serem implantados.[13]

Os pontos de estenose são geralmente transpostos com auxílio de fios-guia hidrofílicos e catéteres de diversos formatos. Após a transposição da oclusão ou estenose, fios-guia rígidos são utilizados com intuito de promover máxima sustentação para a navegação dos catéteres-balão e stents, e proporcionarem estabilidade para a dilatação das lesões. Nos casos em que não é possível transpor a lesão com catéteres-balão e stents, o acesso vascular combinado (p. ex., femoral e braquial) permite a captura do fio-guia com um snare ou basket após a transposição da lesão com o fio-guia e a sua exteriorização através do introdutor valvulado. O controle do fio-guia nas suas duas extremidades promove aumento da sustentação do sistema, facilitando a passagem dos catéteres-balão e stents pela lesão e o seu posicionamento.[13,15,19]

Na maioria dos estudos publicados na literatura, o stent utilizado foi autoexpansível não revestido. A utilização desse tipo de stent tem como premissa evitar o fechamento de veias colaterais que auxiliavam na drenagem venosa e também evitar o fechamento do óstio de uma das veias braquiocefálicas. O stent balão-expansível e revestido é menos flexível, fator a ser considerado decorrente da extensão dos trajetos vasculares a serem tratados e a constante movimentação respiratória. Apresentam ainda maior risco de lesão da parede venosa e de migração.[3,10,13,18,21] Apesar de esses stents possuírem características bem diferentes ao ponto de poderem interferir, supostamente, no resultado do tratamento, não existem estudos comparativos considerando os diversos tipos de stents disponíveis no mercado.

Outro fator que deve ser considerado é o alto custo do stent revestido sobre o stent não revestido. Apesar disso, alguns casos tratados com sucesso com a utilização de stents revestidos já foram relatados, devendo ser considerados nos raros casos de recidiva da SVCS após tratamento endovascular ou nos casos de invasão tumoral direta das estruturas venosas. O oversize de 10-20% pode reduzir a chance de migração do stent revestido, apesar do aumento do risco de outras complicações.[8,13,17]

Quando a extensão do comprometimento venoso ultrapassa a VCS e alcança as veias braquicefálicas, a desobstrução pode ser realizada, utilizando-se a técnica de kissing stent (Fig. 39-2).[13,14] Posicionam-se dois balões ou stents desde a VCS, porção não comprometida pela obstrução, até as veias braquicefálicas direita e esquerda (um balão em cada veia ultrapassando a lesão), e promove-se a dilatação e/ou o implante dos stents. Por outro lado, artigos recentes têm demonstrado que a obstrução unilateral das veias braquiocefálicas parece ser suficiente para alívio dos sintomas desses pacientes (Fig. 39-3).[22,23] Dinkel et al. compararam 61 casos de implante de stent unilateral a 22 casos de implante de stents bilateralmente, com sucesso técnico maior no grupo unilateral (99% versus 91%), além de menor porcentagem de complicações (28% versus 9%) respectivamente. O tempo de perviedade também foi maior no grupo de tratamento unilateral (não estatisticamente significativo).[22] Em outro estudo, todos os oito pacientes com obstrução bilateral tratados com stents unilateralmente apresentaram alívio satisfatório dos sintomas.[23] Estudos comparativos têm demonstrado ainda maior taxa de recorrência dos sintomas nos pacientes submetidos ao implante bilateral de stents.[3,8] Existe a tendência atual de considerar a desobstrução unilateral mais adequada, por ser abordagem mais rápida e barata, menos invasiva e relacionada com menores taxas de complicações. Estudos futuros são necessários para validar essas informações.

Quando possível, a extensão dos stents deve exceder a área de estenose em cerca de 1 a 2 cm proximal e distalmente, reduzindo o risco de recidiva.[13,18,21] A venografia da área envolvida deve ser repetida imediatamente antes da liberação dos stents, para adequado posicionamento e mensuração do diâmetro dos vasos.[13] Ultrassom intravascular (USIV) também pode ser utilizado com o mesmo intuito, quando disponível.[24]

Pré-dilatação da estenose ou obstrução com balão pode ou não ser realizada antes da liberação dos stents. A dilatação exagerada para além do diâmetro original da veia deve ser evitada (oversize maior do que 30%), uma vez que pode causar ruptura venosa, arritmias e até mesmo parada cardíaca, principalmente durante a manipulação da VCS.[3,13,18,21] Pós-dilatação pode ser realizada em caso de aspecto angiográfico insatisfatório (abertura de menos de 50% do diâmetro original do vaso).[9] Desaparecimento das redes venosas colaterais e gradiente pressórico transestenótico próximo de zero no pós-tratamento são indicativos de resultado terapêutico adequado (Fig. 39-4).[3]

Na presença de trombose hemática associada, o material coagulado pode ser aspirado, dissolvido ou fragmentado por trombólise química e/ou mecânica antes da liberação dos stents (Fig. 39-5).[18,21,25] O implante de stents antes da trombólise pode levar a graves complicações, principalmente à embolia

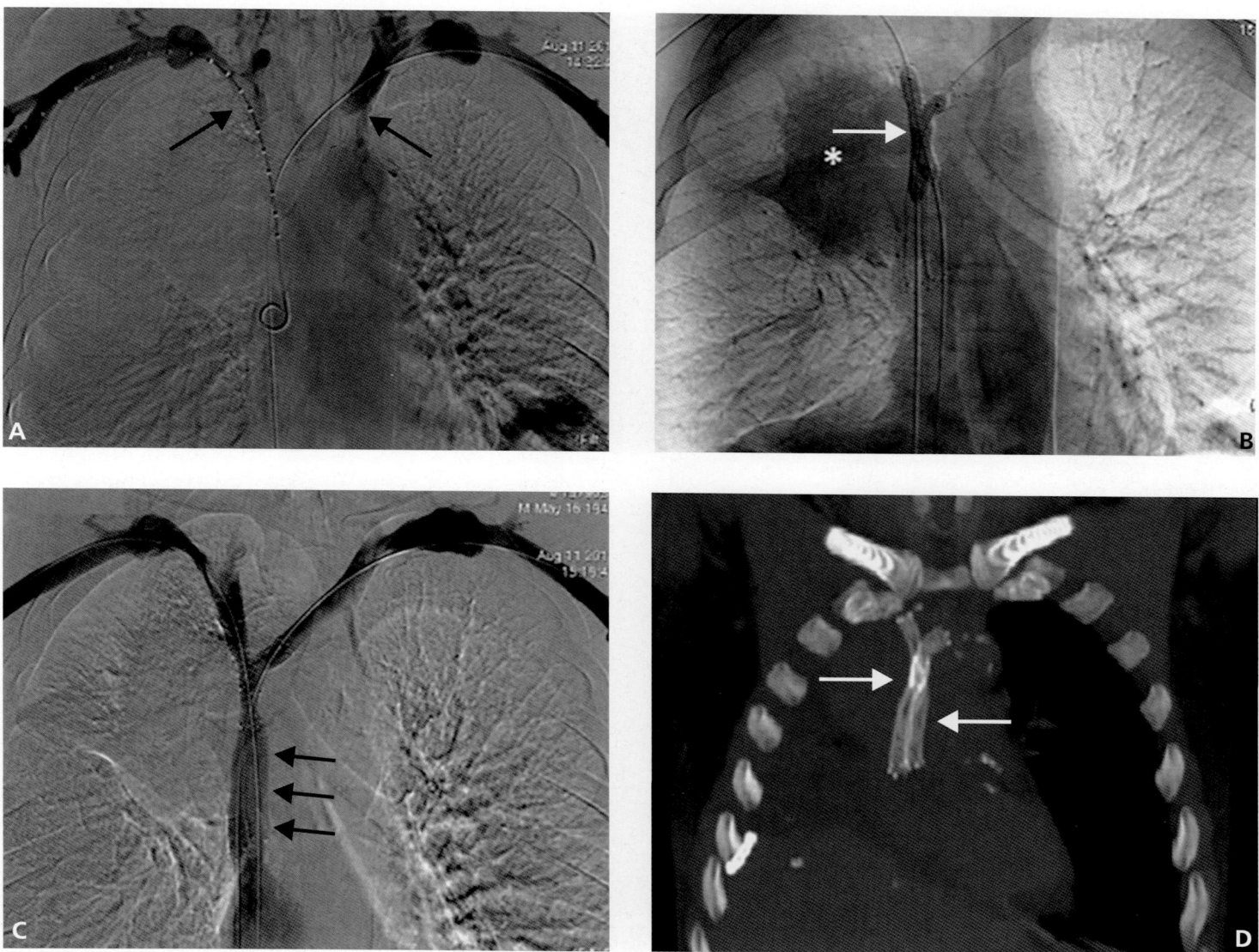

Fig. 39-2. SVCS. (A) Flebografia dos membros superiores com contraste evidenciando oclusão das veias braquiocefálicas (setas) e formação de colaterais na base do pescoço. (B) Após transposição das estenoses com fio-guia hidrofílico, foi realizado implante de *stents*, acomodados por meio de balões (seta). (*) = massa pulmonar direita. (C) Flebografia de controle com desaparecimento das estenoses e bom enchimento da VCS (setas). As veias colaterais na base do pescoço não são mais caracterizadas. (D) TC de tórax em corte coronal com reformatação *maximum intense projection* (MIP) destaca o posicionamento e estrutura dos *stents* (setas).

pulmonar maciça, causa de mortalidade relatada na literatura.[21,25] O tratamento combinado com trombólise química e/ou mecânica associada ao implante de *stents* parece ser seguro e eficaz, podendo ser realizado numa mesma sessão, o que aumenta o conforto para os pacientes.[3,21,25] Diversos esquemas de fibrinólise foram descritos, um deles utilizando uroquinase 100.000-300.000 UI durante o procedimento, seguido de 1.000-2.000 UI/kg/hora durante 12-24 horas.[18,26] No Brasil, não se encontra o fibrinolítico uroquinase, e no lugar deste, pode-se utilizar a estreptoquinase ou o rTPA.

A maioria dos autores recomenda heparinização plena durante o procedimento, com 80-100 UI de heparina não fracionada por kg de peso.[3,9,18,19,24] Antibioticoprofilaxia não é utilizada de rotina.[9]

A necessidade de anticoagulação ou antiagregação plaquetária durante o *follow-up* destes pacientes não está bem estabelecida, assim como não foram publicados protocolos de seguimento com exames de imagem. Alguns autores sugerem a realização de raios X do tórax 24 horas após o procedimento para avaliação da abertura dos *stents* e servir como *baseline* acerca do seu posicionamento. Caso haja suspeita clínica de recidiva da SVCS, a avaliação da perviedade dos *stents* pode ser realizada com US Doppler, TC do tórax com contraste ou flebografias (Fig. 39-6).[3,9] Por outro lado, alguns casos de oclusão parcial ou total do(s) *stent*(s) são caracterizados nos exames de reestadiamento, o que nem sempre se correlaciona com recidiva clínica da síndrome (Fig. 39-7).

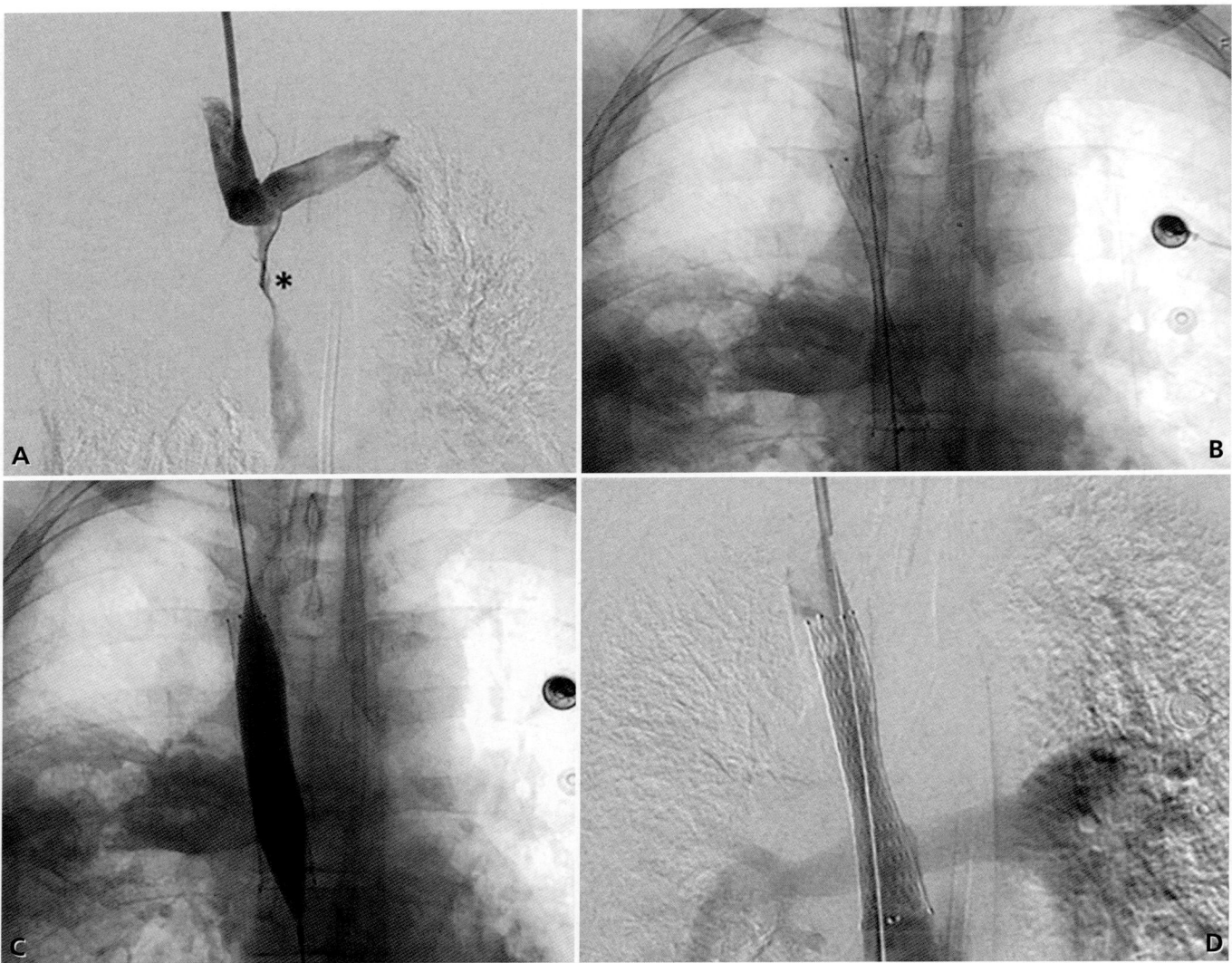

Fig. 39-3. Tratamento unilateral. (**A**) Flebografia com subtração digital, evidenciando estenose crítica da VCS (*), estendendo-se superiormente até o nível da confluência das veias braquiocefálicas. (**B**) Implante de *stent* autoexpansível não revestido com extremidade proximal na veia braquioceflálica direita. (**C**) Acomodação do *stent* com balão semicomplacente. (**D**) Flebografia de controle com fluxo adequado pelo *stent*, sem evidência de estenose residual significativa.

RESULTADOS

A rápida resposta clínica relacionada é altamente desejável e considerada uma das principais vantagens do tratamento endovascular: alguns sintomas, como a cefaleia, podem desaparecer imediatamente. Outros sintomas, como o edema da cabeça, pescoço e braços, tendem a melhorar em até 24-72 horas do emprego da terapêutica.[3,6,9,14,15] Dispneia, de causa muitas vezes multifatorial, e a presença de vasos colaterais dilatados podem apresentar algum grau de refratariedade ao tratamento, como descrito na literatura.[3,14]

O aumento luminal decorrente do implante de *stents* reverte o regime anômalo de hipertensão no sistema venoso da região superior do corpo, com restauração do retorno venoso e da pressão atrial direita e consequente melhora do débito cardíaco. O processo de endotelização dos *stents* e incorporação definitiva no sistema vascular em relação ao aspecto fisiológico se dá em poucas semanas.[21,24]

O sucesso técnico da terapêutica endovascular relatado na literatura é alto, variando entre e 93-100% em estudos mais recentes, definido por transposição da lesão estenosante e liberação do(s) *stent*(s), conforme previamente planejado. O sucesso clínico, definido por melhora ou desaparecimento completo da sintomatologia, é de cerca de 83-97%.[3,4,9,10,14,18] Fagedet *et al.*, em estudo envolvendo 164 pacientes com período médio de acompanhamento de 355,2 dias, obtiveram taxas de sucesso clínico completo e parcial de 84,5 e 11,2%, respectivamente. Pacientes com trombose hemática associada (p = 0,06) e oclusão venosa

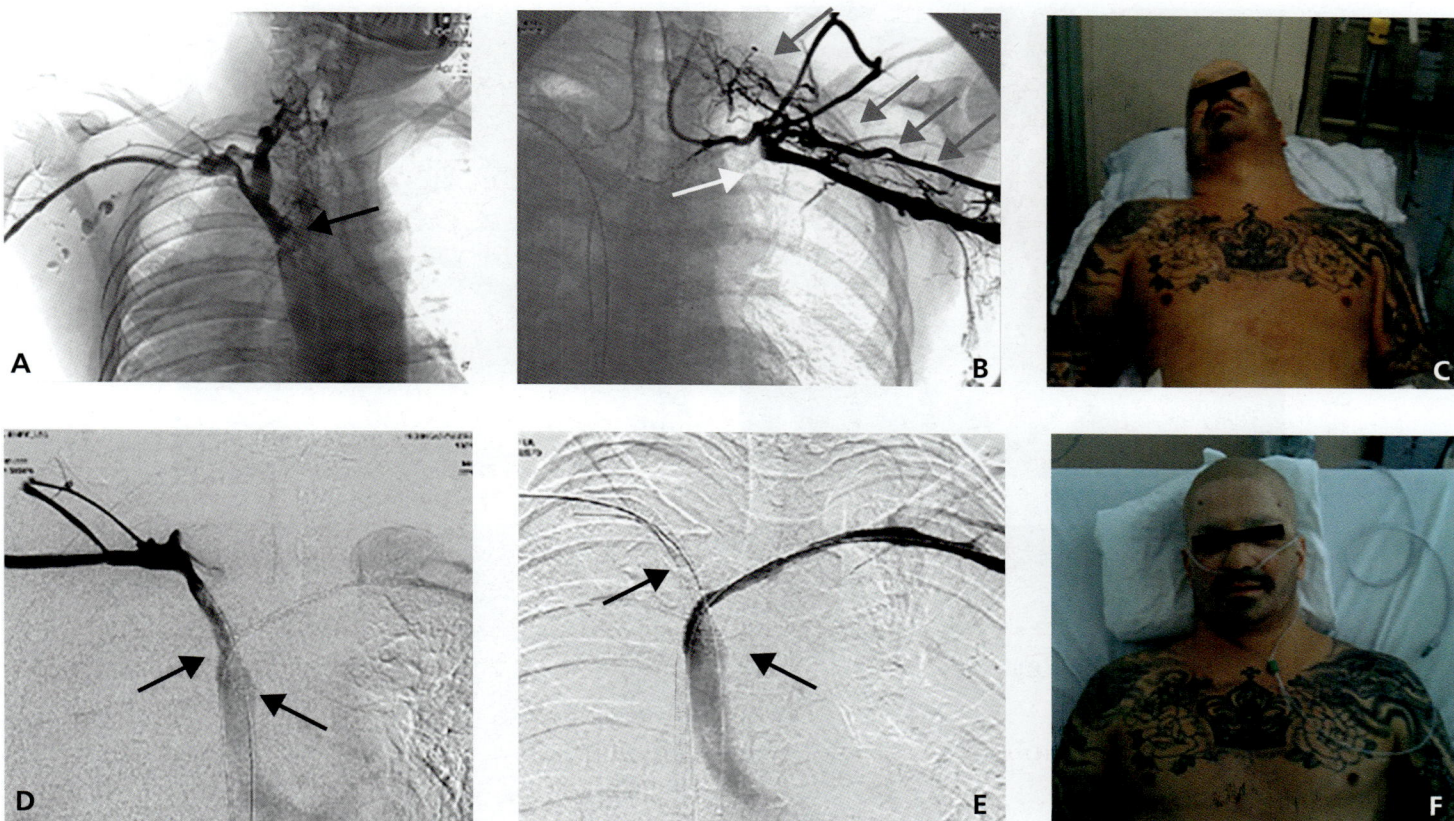

Fig. 39-4. (A e B) Flebografia dos membros superiores com sinais de oclusão da VCS (seta preta) e da veia braquiocefálica esquerda (seta branca), além de formação de inúmeras colaterais (setas cinza). (C) Aspecto pré-operatório. (D e E) Flebografia de controle após implante de *stents* (setas), evidenciando adequado enchimento da VCS e das veias braquiocefálicas e desaparecimento das colaterais. (F) Pós-operatório imediato, destacando-se a rápida melhora do edema da cabeça, tronco e pescoço.

(p = 0,10) apresentaram tendência a maior risco de insucesso clínico. Neste estudo, a presença de trombose hemática e oclusão venosa também foi considerada fator de risco para recorrência (p = 0,007 e p = 0,006, respectivamente), sugerindo que a indicação da terapêutica endovascular mais precocemente, antes do crescimento extenso dos tumores, pode levar a melhores resultados a médio prazo e melhora da qualidade de vida. A perviedade primária foi de 85,4% em 3 meses e 80,6% em 6 meses.[18] O risco de recidiva da síndrome tem sido relatado na literatura entre 0 a 40%.[3,18]

COMPLICAÇÕES

A ocorrência de complicações relacionadas com o tratamento endovascular da SVCS é infrequente, de cerca de 0 a 19%, incluindo ruptura da VCS, hemorragia, hemoptise, epistaxe, tamponamento cardíaco, paralisia do nervo laríngeo recorrente, migração do *stent*, embolia pulmonar e hematoma nos sítios de punção venosa. Seleção inadequada dos pacientes, erro na escolha dos materiais e na medida dos vasos e posicionamento inadequado dos *stents* aumentam o risco de complicações e devem ser cuidadosamente avaliados.[3,14] Edema pulmonar decorrente de aumento abrupto da pré-carga também foi descrito, principalmente em pacientes com algum grau de deterioração da função cardíaca.[14,21] Um artigo de revisão, avaliando complicações publicadas em 32 estudos, evidenciou 17 óbitos relacionados diretamente com o método (2%), sendo sete decorrentes de hemorragia incontrolável, quatro de eventos cardíacos, três de insuficiência respiratória, um de embolia pulmonar maciça e outros dois sem causa definida.[21] Em outro artigo, o uso de *stents* com diâmetro maior do que 16 mm foi considerado fator de risco independente para complicações (p = 0,008), devendo ser evitado na prática clínica.[18]

CONCLUSÃO

O tratamento endovascular da SVCS relacionado com neoplasias torácicas apresenta bons resultados a curto e médio prazos e baixas taxas de complicações, com rápido alívio dos sintomas associados, devendo ser considerado como terapêutica de primeira linha, combinada ou isoladamente, no tratamento paliativo de pacientes portadores dessa síndrome. O conhecimento adequado dos materiais disponíveis, bem como das diversas possibilidades táticas e técnicas é fundamental para obtenção de resultados clínicos adequados e redução do risco de complicações.

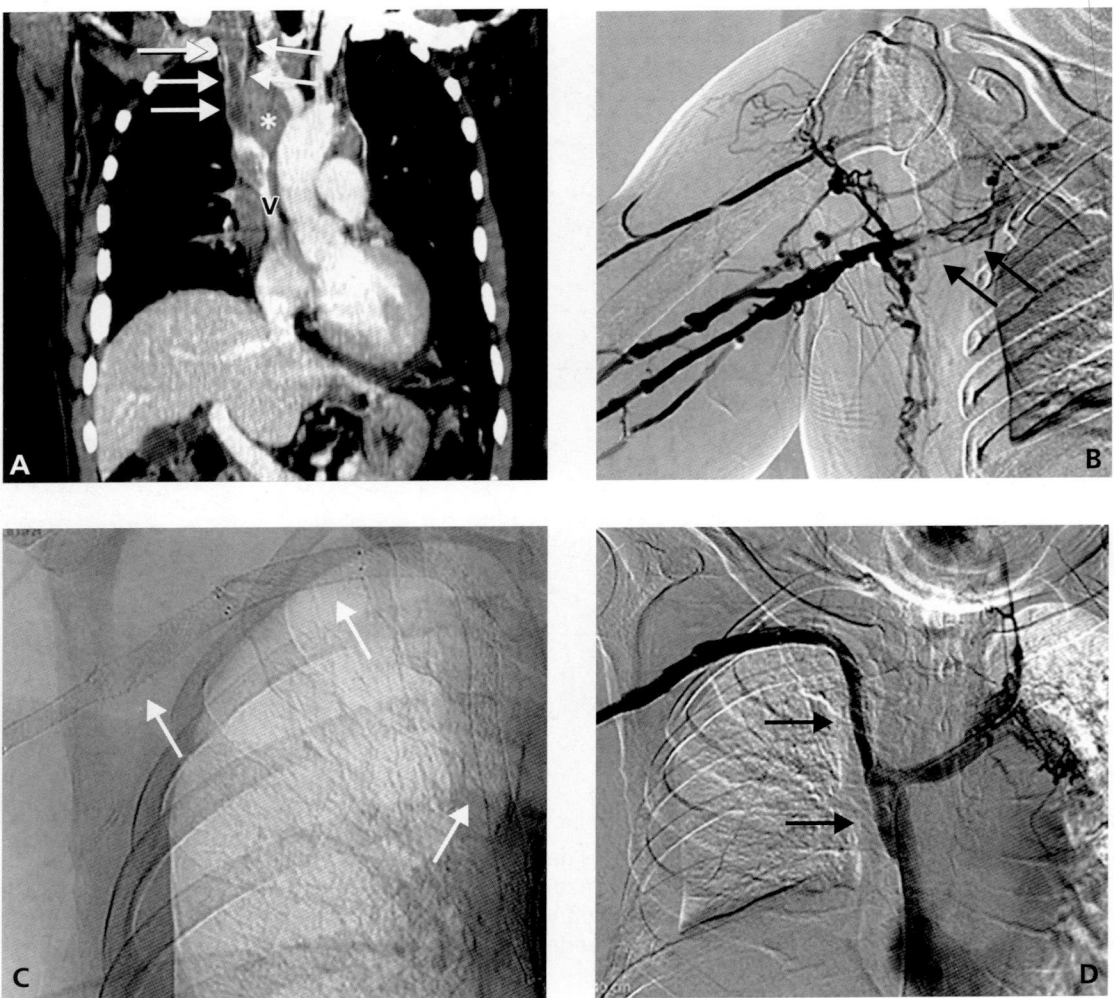

Fig. 39-5. TC com contraste em corte coronal (A) e a flebografia do membro superior direito (B) mostram imagens de falha de enchimento ao longo das veias braquicefálica (setas em A) e subclávia direitas (setas em B), compatíveis com trombose. (*) = massa mediastinal; (v) = VCS. (C e D) Após implante de *stents* autoexpansíveis ao longo de todo o trajeto venoso ocluído (setas brancas), observa-se enchimento adequado da VCS e da veia braquicefálica direita (setas), com desaparecimento das colaterais.

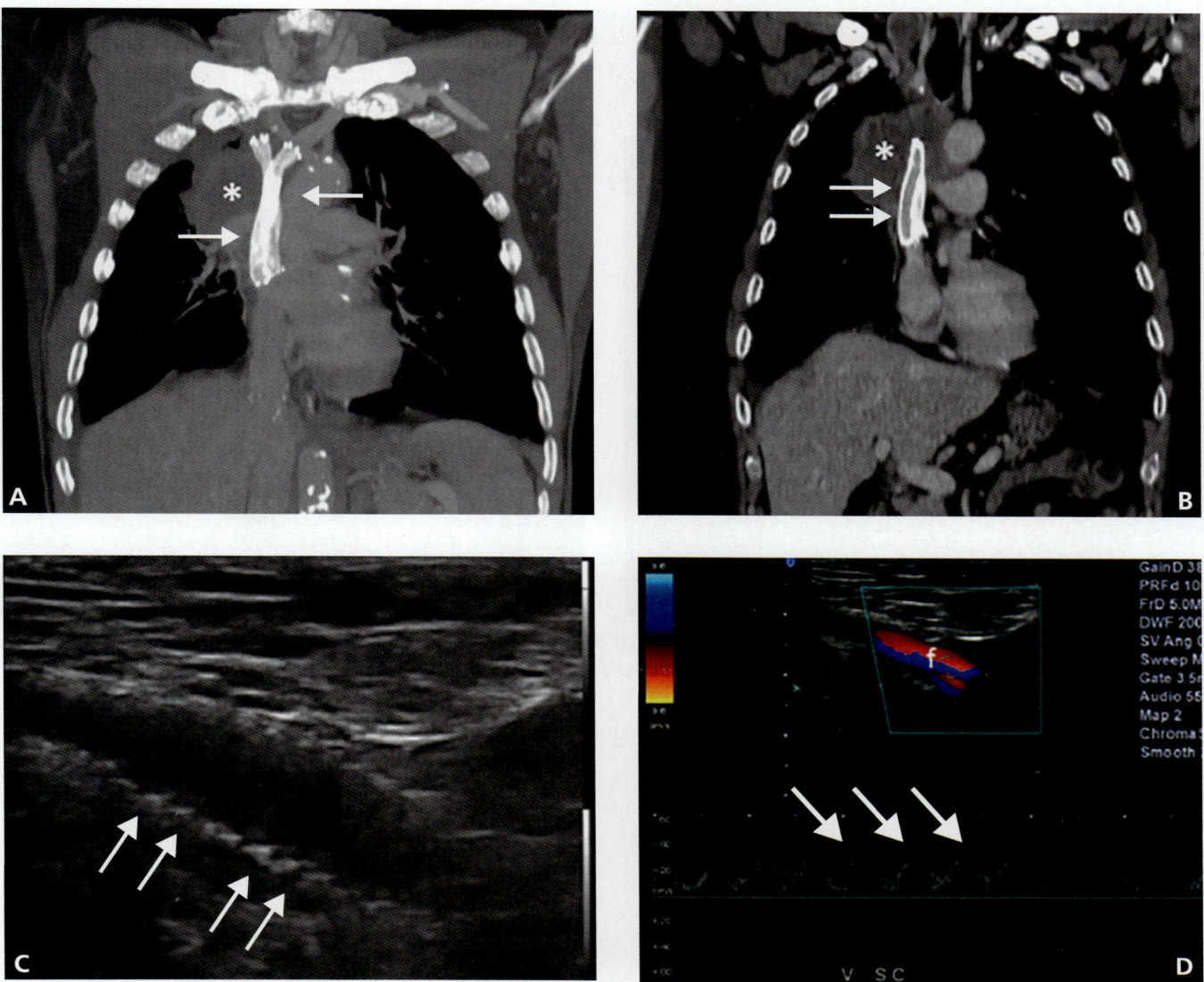

Fig. 39-6. Controle pós-operatório por TC e US. (**A**) TC em corte coronal e reformatação MIP, em janela óssea, destaca o posicionamento e a estrutura dos *stents* (setas). (**B**) TC com contraste em corte coronal, em janela de partes moles, mostra meio de contraste no interior do *stent* (setas), confirmando a sua perviedade. (*) Massa pulmonar com sinais de invasão mediastinal. (**C**) US em modo B mostra o trajeto da veia subclávia direita com conteúdo anecoico, sem evidência de trombos no seu interior, além de múltiplas imagens puntiformes ecogênicas ao longo da sua parede (setas), correspondendo à malha do *stent*. (**D**) US com Doppler colorido e pulsado da veia subclávia direita evidencia fluxo presente (f) e fásico com os movimentos respiratórios e cardíacos (setas), de aspecto normal.

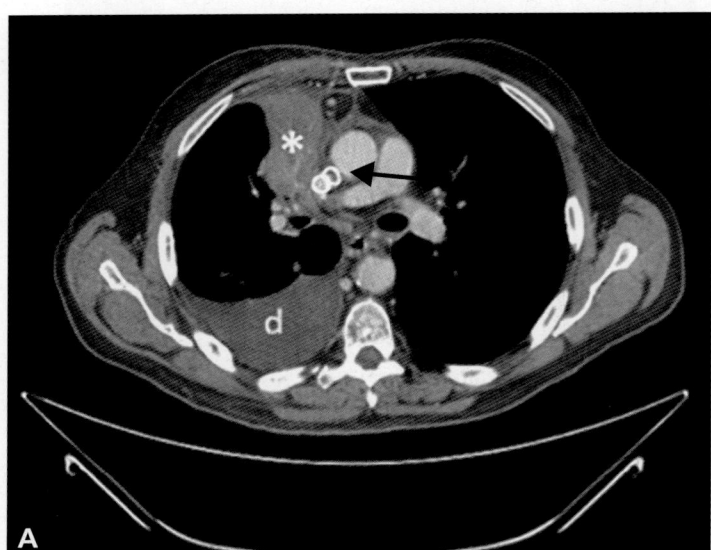
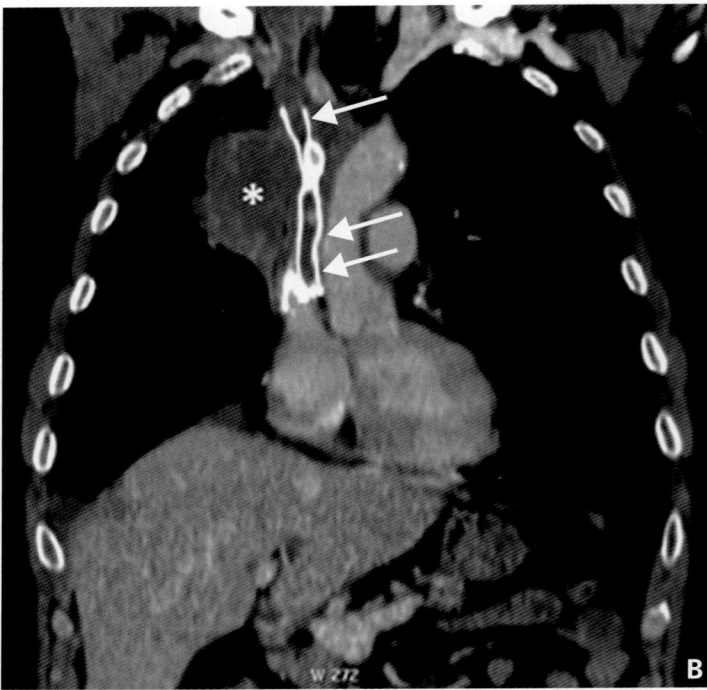

Fig. 39-7. TC de tórax com contraste em cortes axial (A) e coronal (B), caracterizando imagem de falha de enchimento no interior do *stent* direito, compatível com trombose demonstrando compressão do *stent* (setas) pela massa tumoral (*). d = derrame pleural.

REFERÊNCIAS BIBLIOGRÁFICAS

1. Wilson LD, Detterbeck FC, Yahalom J. Superior vena cava syndrome with malignant causes. *N Engl J Med* 2007 May 3;356(18):1862-9.
2. Lauten A, Strauch J, Jung C et al. Endovascular treatment of superior vena cava syndrome by percutaneous venoplasty. *Heart Lung Circ* 2010 Nov.;19(11):681-3. Epub 2010 Aug. 11.
3. Ganeshan A, Hon LQ, Warakaulle DR et al. Superior vena caval stenting for SVC obstruction: current status. *Eur J Radiol* 2009 Aug.;71(2):343-9. Epub 2008 June 12.
4. Wan JF, Bezjak A. Superior vena cava syndrome. *Hematol Oncol Clin N Am* 2010;24:501-13.
5. Uberoi R. Quality assurance guidelines for superior vena cava stenting in malignant disease. *Cardiovasc Intervent Radiol* 2006 May-June;29(3):319-22.
6. Kvale PA, Selecky PA, Prakash UBS. Palliative care in lung cancer: ACCP evidence-based clinical practice guidelines (2nd Edition). *Chest* 2007;132:368S-403S.
7. McCurdy MT, Shanholtz CB. Oncologic emergencies. *Crit Care Med* 2012;40(7):2212-22.
8. Lepper PM, Ott SR, Hoppe H et al. Superior vena cava syndrome in thoracic malignancies. *Respir Care* 2011;56(5):653-66.
9. Lanciego C, Pangua C, Chacón JI et al. Endovascular stenting as the first step in the overall management of malignant superior vena cava syndrome. *AJR* 2009;193:549-58.
10. Cho TH, Janho K, Mohan IV. The role of stenting the superior vena cava syndrome in patients with malignant disease. *Angiology* 2011;62(3):248-52.
11. Yu JB, Wilson LD, Detterbeck FC. Superior vena cava syndrome – A proposed classification system and algorithm for management. *J Thorac Oncol* 2008;3(8):811-14.
12. Lacout A, Marcy PY, Thariat J et al. Radio-anatomy of the superior vena cava syndrome and therapeutic orientations. *Diagn Interv Imaging* 2012 July;93(7-8):569-77.
13. Warren P, Burke C. Endovascular management of chronic upper extremity deep vein thrombosis and superior vena cava syndrome. *Semin Intervent Radiol* 2011;28:32-8.
14. Duvnjak, S, Andersen PE. Endovascular treatment of superior vena cava syndrome. *Int Angiol* 2011;30:458-61.
15. Hague J, Tippett R. Endovascular techniques in palliative care. *Clinical Oncology* 2010;22:771-80.
16. Rizvi AZ, Kalra M, Bjarnason H et al. Benign superior vena cava syndrome: stenting is now the first line of treatment. *J Vasc Surg* 2008 Feb.;47(2):372-80.
17. Gwon DI, Paik SH. Successful treatment of malignant superior vena cava syndrome using a stent-graft. *Korean J Radiol* 2012;13(2):227-31.
18. Fagedet D, Thony F, Timsit JF et al. Endovascular treatment of malignant superior vena cava syndrome: results and predictive factors of clinical efficacy. *Cardiovasc Intervent Radiol* 2013 Feb.;36(1):140-9.
19. Talens A, Ferrer S, González-Cruz A et al. Effectiveness of endovascular prostheses as initial treatment for superior vena cava syndrome of malignant cause. *Med Clin* (Barc) 2013 Jan. 19;140(2):59-65.
20. Nicholson AA, Ettles DF, Arnold A et al. Treatment of malignant superior vena cava obstruction: metal stents or radiation therapy. *J Vasc Intervent Radiol* 1997;8:781-8.
21. Nguyen NP, Borok TL, Welsh J et al. Safety and effectiveness of vascular endoprosthesis for malignant superior vena cava syndrome. *Thorax* 2009;64:174-8.

22. Dinkel HP, Mettke B, Schmid F. Endovascular treatment of malignant superior vena cava syndrome: is bilateral wallstent placement superior to unilateral placement? *J Endovasc Ther* 2003;10:788-97.
23. Nagata T, Makutani S, Uchida H *et al.* Follow-up results of 71 patients undergoing metallic stent placement for the treatment of a malignant obstruction of the superior vena cava. *Cardiovasc Intervent Radiol* 2007;30:959-67.
24. Canales JF, Cardenas JC, Dougherty K *et al.* Single center experience with percutaneous endovascular repair of superior vena cava syndrome. *Catheter Cardiovasc Interv* 2011;77:733-9.
25. O'Sullivan GJ, Mhuircheartaigh JN, Ferguson D *et al.* Isolated pharmacomechanical thrombolysis plus primary stenting in a single procedure to treat acute thrombotic superior vena cava syndrome. *J Endovasc Ther* 2010;17:115-23.
26. Gray BH, Olin JW, Graor RA *et al.* Safety and efficacy of thrombolytic therapy for superior vena cava syndrome. *Chest* 1991;99:54-9.

Capítulo 40

Varizes dos Membros Inferiores: Ecoesclerose com Microespuma

◆ *Ricardo Augusto de Paula Pinto*
◆ *Priscila Nahas*

CONTEÚDO

- ✓ INTRODUÇÃO 535
- ✓ DEFINIÇÃO 535
- ✓ NOÇÕES BÁSICAS SOBRE A ECOESCLEROSE 535
- ✓ CONSIDERAÇÕES SOBRE A TÉCNICA 536
- ✓ EXAME ULTRASSONOGRÁFICO 537
- ✓ OBTENÇÃO DA ESPUMA 537
- ✓ TÉCNICA 539
- ✓ PROTOCOLO DE ACOMPANHAMENTO 540
- ✓ CONTRAINDICAÇÕES 540
- ✓ RESULTADOS 540
- ✓ COMPLICAÇÕES 540
- ✓ CONCLUSÃO 543
- ✓ REFERÊNCIAS BIBLIOGRÁFICAS 543

INTRODUÇÃO

O paciente portador de insuficiência venosa crônica (IVC) está fadado a conviver com esta deficiência para o resto da vida. A medicina não propõe a cura da doença, apenas o controle de sua evolução e prevenção das complicações.

Técnicas minimamente invasivas constituem a grande conquista da medicina moderna,[1] uma vez que apresentam menor agressão possível ao paciente e podem ser realizadas ambulatorialmente, evitando o afastamento do paciente de suas atividades rotineiras e minimizando tanto o trauma físico quanto o psicológico. Neste contexto encontra-se a ecoesclerose, pois traz uma nova luz ao paciente portador de varizes e úlcera de estase.

DEFINIÇÃO

Entende-se por ecoesclerose a injeção intravenosa de espuma esclerosante, obrigatoriamente sob o acompanhamento ultrassonográfico (US), a fim de se excluírem os pontos de hipertensão venosa. Estes pontos podem estar situados no sistema venoso superficial (safenas e tributárias) ou no sistema perfurocomunicante.

NOÇÕES BÁSICAS SOBRE A ECOESCLEROSE

A intenção de transportar a segurança já estabelecida na esclerose das telangiectasias para as varizes de maior calibre encorajou pesquisadores do mundo inteiro a procurar o esclerosante ideal para superfícies mais extensas, como temos nas varizes tronculares. As experiências com esclerosantes na forma líquida deixavam muito a desejar, ou seja, a sua concentração intravascular após a injeção era desconhecida, resultando em ação irregular sobre o endotélio. Além disso, não era possível o controle do tempo de ação desta substância, nem para onde esta substância seguiria, pois na forma líquida, são invisíveis e imperceptíveis ao ultrassom.[2] Para suprimir estes efeitos indesejáveis do esclerosante líquido, pesquisadores desenvolveram a espuma. Frullini,[3] em revisão publicada, em 2003, no *Phlebolymphology*, definiu a espuma como uma dispersão instável de bolhas gasosas em um volume líquido relativamente pequeno, que contenha macromoléculas surfactantes.

As vantagens do esclerosante em forma de espuma são todas aquelas que preenchem as lacunas deixadas pelos líquidos, ou seja, maior tempo em contato com o endotélio, tem a ação *air block* de Orbach,[4] que empurra a coluna sanguínea, é controlável pelo US, usa doses mínimas de esclerosante e assim por diante.

Estudo realizado por Hamel-Desnos[2] mostrou a avaliação da eficiência do polidocanol em forma de espuma comparada à forma líquida na escleroterapia da veia safena magna insuficiente: a eliminação do refluxo patológico ocorreu em 84% dos casos realizados com espuma, contra 39,5% dos casos realizados com a forma líquida do esclerosante. Neste trabalho, os autores também estabeleceram que o vasoespasmo imediato representa importante padrão preditivo de sucesso terapêutico (Quadro 40-1).

E outro estudo realizado por Yamaki *et al.*,[5] com o objetivo de comparar a eficácia da esclerose com espuma *versus* líquido, os autores estudaram a incidência de oclusão, recanalização e recorrência dos sintomas dos pacientes.

No Quadro 40-2, pode-se observar que a oclusão total da veia safena magna (VSM) foi significativamente superior nos pacientes tratados com espuma. Do total dos pacientes em que houve a recanalização parcial com refluxo na VSM,

Quadro 40-1. Avaliação da eficiência do polidocanol em forma de espuma comparada à forma líquida na escleroterapia da veia safena magna insuficiente

Efeito	Espuma N = 45 (%)	Líquido N = 43 (%)
Vasospasmo imediato	29 (64,4%)	12 (27,9%)
Eliminação do refluxo após 3 semanas	29	4
Eliminação do refluxo patológico na safena magna	38 (84,4%)	17 (39,5%)

Quadro 40-2. Incidência de oclusão, recanalização e recorrência após escleroterapia ecoguiada na VSM

Efeito	Espuma N = 37 (%)	Líquido N = 40 (%)	P
Oclusão total	25 (67,6)	7 (17,5)	< 0,0001
Recanalização parcial sem refluxo	3 (8,1)	2 (5)	0,580
Recanalização parcial com refluxo	4 (10,8)	9 (22,5)	0,171
Recanalização total com refluxo	5 (13,5)	22 (55)	0,0001
Recorrência	3 (8,1)	10 (25)	0,048

apenas 1/3 havia sido tratado com espuma. Resultado semelhante também ocorreu quando analisada a recorrência dos sintomas.

CONSIDERAÇÕES SOBRE A TÉCNICA

Detalhado estudo com US deve ser realizado preferencialmente pelo próprio especialista que realizará o procedimento. Caso isto não seja possível, a estratégia de embolização com espuma ecoguiada deve ser feita durante a realização do exame US vascular prévio (cartografia). O especialista deve estar atento ao mapeamento das veias insuficientes e aos acessos vasculares passíveis de punção. A localização de perfurantes e sua competência é imprescindível. Deve-se decidir pela punção em região afastada de perfurantes competentes, pois, caso contrário, toda a injeção de espuma esclerosante pode ser desviada inadvertidamente ao sistema venoso profundo.

Para a punção e embolização de uma perfurante insuficiente é necessário que esta apresente extensão extrafascial de 1,5 a 2 cm, a fim de proporcionar segurança mínima, para evitar a migração da espuma para o sistema venoso profundo. Nestes casos, procede-se à embolização na porção extrafascial da perfurante e, pelo acompanhamento com US, realiza-se a compressão do ponto de emergência desta perfurante. O paciente é orientado a realizar exercícios de extensão e dorsiflexão do pé, a fim de estimular o fluxo sanguíneo no sistema venoso profundo. Caso não haja esta segurança, tal tentativa deve ser abandonada (Fig. 40-1).

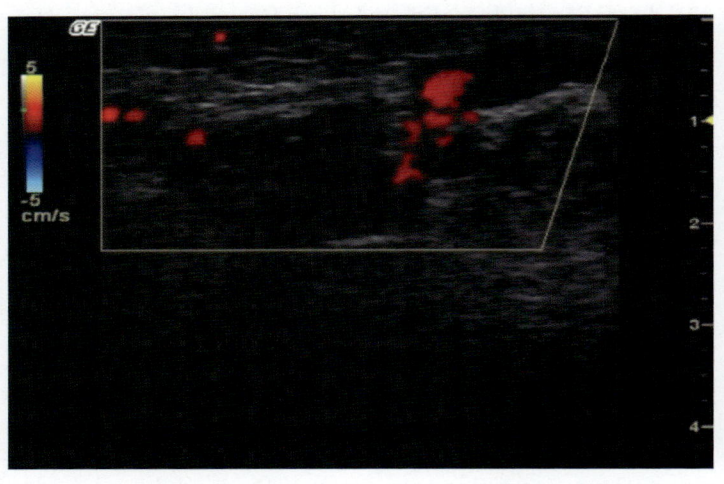
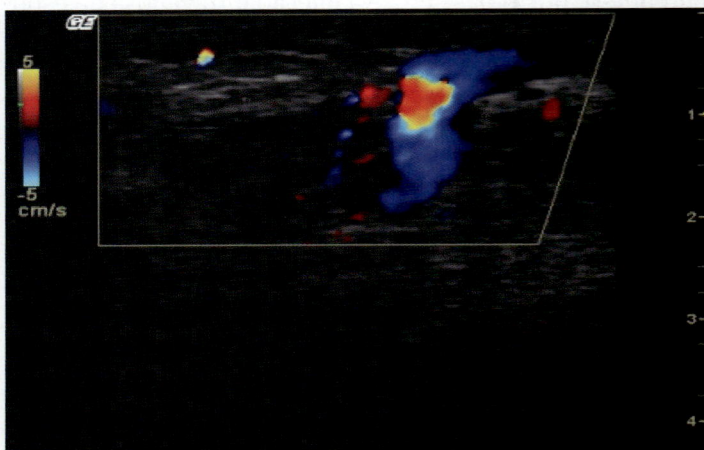
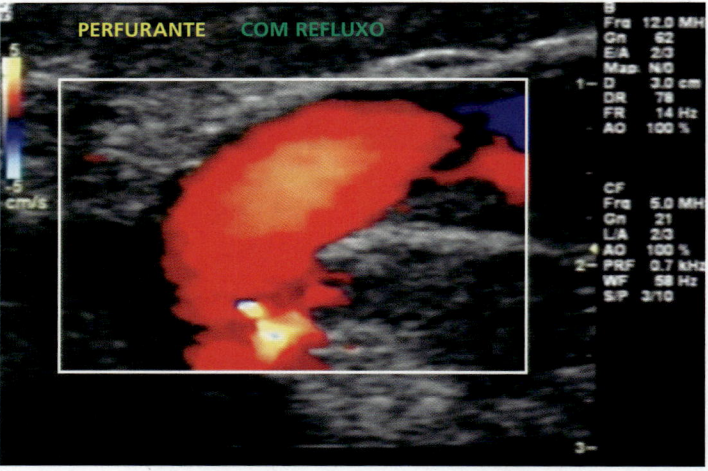
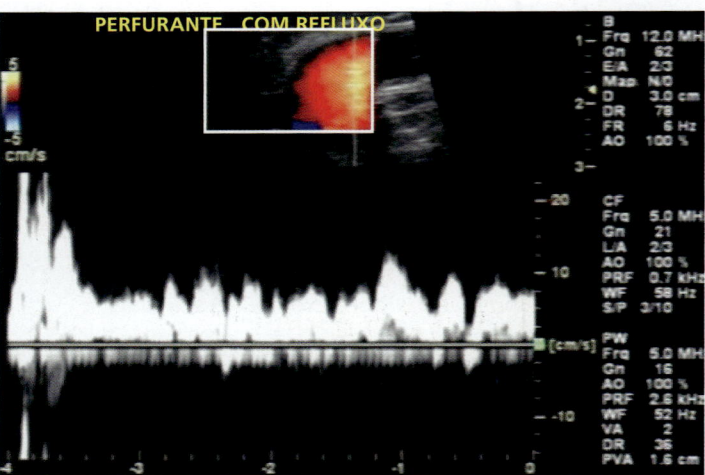

Fig. 40-1. Análise por US Doppler da extensão da porção extrafascial da perfurante a ser embolizada.

EXAME ULTRASSONOGRÁFICO

O estudo anatômico e hemodinâmico das varizes é realizado com US Doppler pulsado com o mapeamento em cores, com sondas lineares de alta frequência (7,5 ou 10 MHz) e no modo B (imagem bidimensional). Com o paciente em pé, apoiando-se no membro contralateral, o examinador deve fazer a compressão manual distal ao posicionamento do transdutor ou orientar o paciente a realizar a manobra de Valsalva (Fig. 40-2).[6]

Antes da realização da ecoesclerose, a cartografia das varizes deve ser feita com o objetivo de estabelecer o sítio de punção, o trajeto varicoso a ser ecoguiado e localizar as perfurantes competentes e incompetentes. Durante a elaboração da cartografia, o examinador anota todas as informações estratégicas para o ato ecoescleroterápico (Fig. 40-3).

OBTENÇÃO DA ESPUMA

Vários métodos podem ser usados para a obtenção da espuma. Classicamente, as técnicas mais difundidas são as de Monfreux,[7] Frullini[8] e Tessari/DSS (Double Syringe System).[9] Todavia, a técnica mais utilizada ainda é a DSS, que consiste na utilização de duas seringas acopladas a uma torneira de

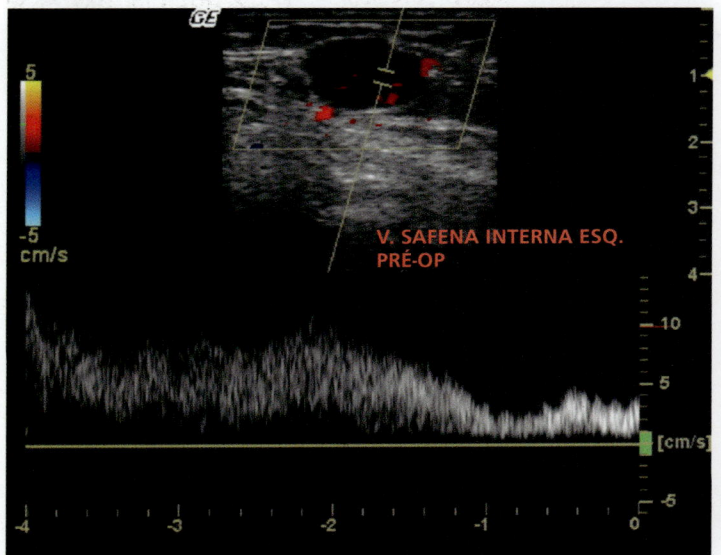
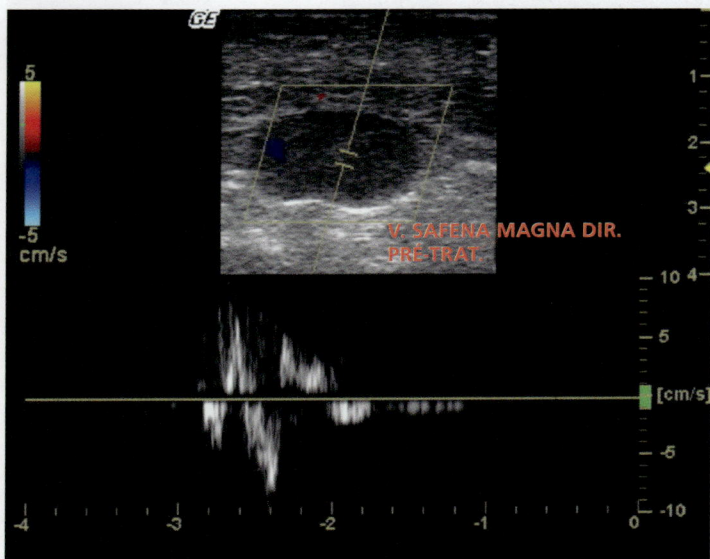

Fig. 40-2. Imagens ultrassonográficas durante a compressão manual ou manobra de Valsalva.

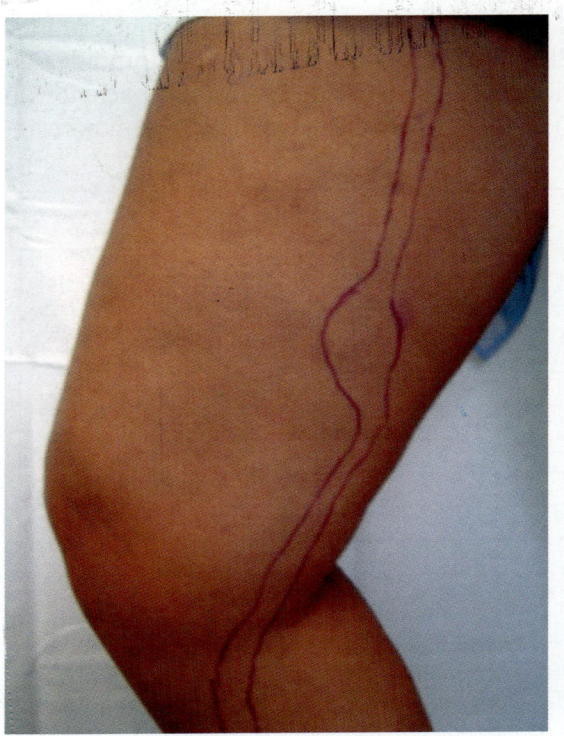
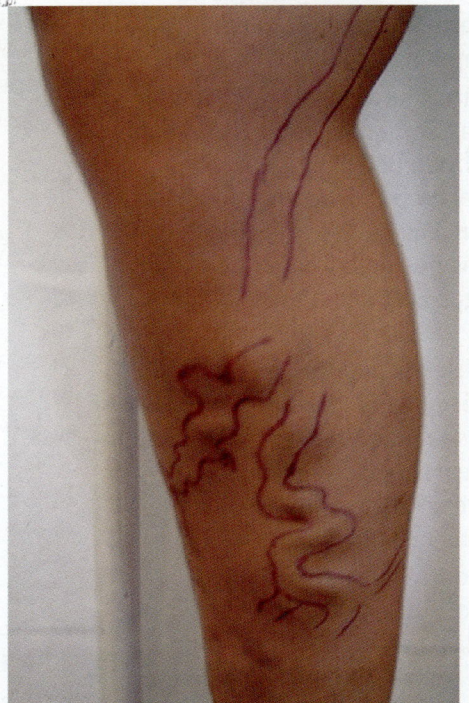
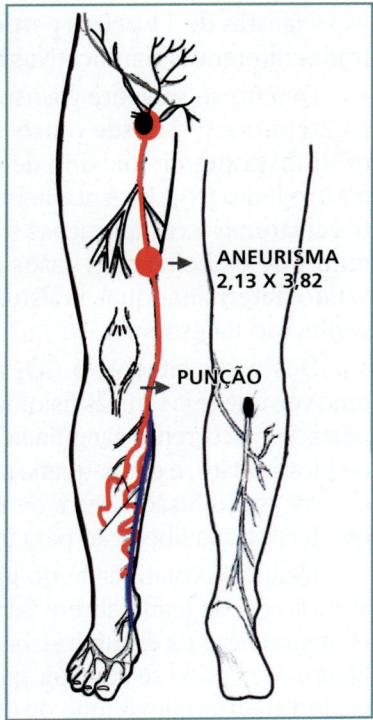

Fig. 40-3. A marcação na perna da paciente deve corresponder aos achados ultrassonográficos e desenhados na cartografia com cores diferentes, onde o vermelho representa refluxo venoso, e o azul a competência venosa.

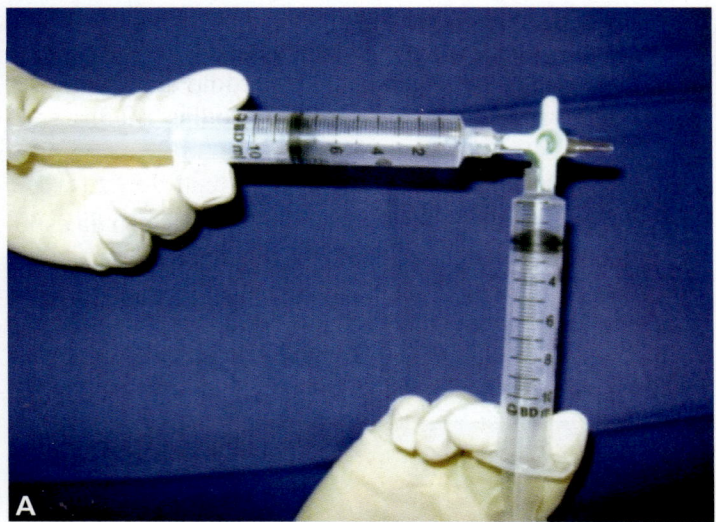
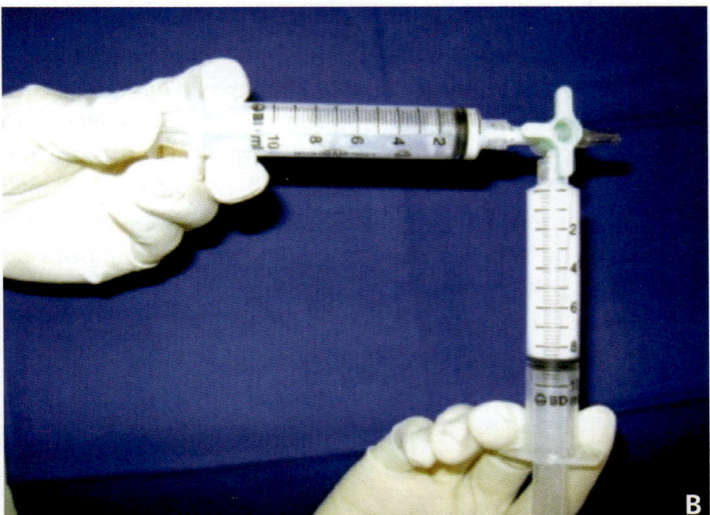

Fig. 40-4. (**A**) A seringa horizontal contém 8 mL de gás, enquanto que a seringa vertical contém 2 mL de solução esclerosante (polidocanol – 1 a 3%). (**B**) Após movimentos de transferência das seringas e consequente mistura dos componentes sob pressão, obtém-se a espuma.

três vias, onde em uma delas se encontra o esclerosante líquido e na outra o gás (Fig. 40-4).

O componente líquido deve ser um agente esclerosante da família dos detergentes, cuja ação promove o rompimento do cimento intercelular. Os esclerosantes mais utilizados são o sulfato tetradecil de sódio (STS), o morruato de sódio (MS), o polidocanol (POL) e o oleato de etanolamina (OE).[10]

No Brasil o polidocanol, esclerosante mais usado para a obtenção de espuma, é obtido por farmácias de manipulação. A dose máxima não deve exceder a 2 mg/kg/dia. A concentração pode ser de 1 a 3% (10 a 30 mg/mL). De acordo com o consenso europeu, realizado em 2006, em que 29 especialistas de 11 países participaram,[11] não foram encontradas diferenças significativas entre o uso do POL e do STS.

Quanto ao solvente gasoso, várias opções são descritas na literatura:[11-14] desde o uso do ar ambiente até o uso de misturas contendo dióxido de carbono (CO_2), oxigênio (O_2) e nitrogênio (N_2). Recentemente, após publicações de efeitos colaterais e complicações sistêmicas indesejáveis decorrentes de embolizações gasosas, as pesquisas estão objetivando determinar qual a mistura gasosa mais segura para a confecção da espuma.

Dos gases citados, o CO_2 apresenta especial interesse, uma vez que seja um gás fisiológico: é de ligação fraca, transportado na corrente sanguínea na sua maior parte na forma de bicarbonato, e em pequena parte na forma de gás carbônico livre. Sua difusão é cerca de 20 vezes maior que a do O_2, o que facilita sua liberação para as vias respiratórias.[15,16]

Quanto à volatilidade do gás, outro estudo que merece atenção é o de Juan Cabrera Garrido,[17] que analisou o tempo de degradação da espuma elaborada com CO_2 e ar. Através da Figura 40-5 pode-se concluir que a utilização de ar promove espuma densa, cujo tempo de decomposição é 2 vezes maior que a espuma realizada com CO_2. Ao mesmo tempo que a manipulação da espuma com ar se torna mais fácil, ela se tor-

na mais perigosa para o uso endovenoso, uma vez que sendo mais estável, pode causar embolizações indesejáveis. A espuma feita com CO_2 requer rápida realização do procedimento, porém garante menor incidência de efeitos colaterais.[14] Ou seja, quanto mais instável e fisiológico for o componente gasoso, menor o índice de complicações. Esta constatação é contrária ao estabelecido nos últimos consensos,[11,12] fato que demonstra que muitos estudos ainda serão necessários para que se estabeleça a espuma ideal.

Importante estudo foi realizado por Morrison[14] com o objetivo de comparar os efeitos colaterais, usando espuma confeccionada com CO_2 e ar como expansor gasoso, obteve os seguintes resultados: distúrbios visuais foram relatados por 3,1 (4/128) e 8,2% (4/49) dos pacientes do grupo de CO_2 e ar respectivamente (p = 0,15). Apenas um paciente do grupo de CO_2 referiu dificuldade respiratória com pareste-

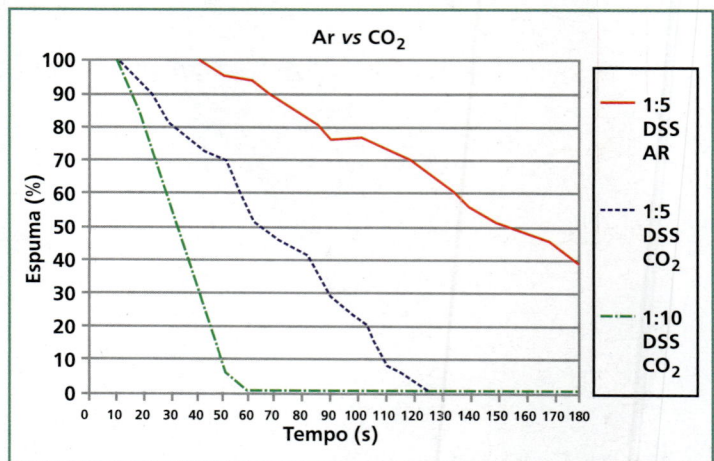

Fig. 40-5. Espuma preparada com solução de polidocanol a 3% pela técnica da dupla seringa. Ar ou CO_2 foi usado como gás. A degradação da espuma é mais rápida, quando o CO_2 é usado em vez de ar, e torna-se mais instável quando se eleva a proporção de 1:5 para 1:10.

sia perioral (0,8%). A incidência de sensação de aperto no peito (3,1 *versus* 18%), tosse seca (1,6 *versus* 16%), ou tontura (3,1 *versus* 12%) foi significativamente menor no grupo com CO_2 (p < 0,02). Náusea foi relatada em 2 e 4% dos pacientes do grupo de CO_2 e ar respectivamente (p = 0,53). Portanto, a proporção de pacientes referindo efeitos colaterais decresceu de 39 (19/49) para 11% (14/128) quando o CO_2 foi substituído pelo ar na preparação da espuma (p < 0,001).

Resultados semelhantes aos encontrados por Morrison são frequentes na literatura, porém, estudos com gases fisiológicos ainda são raros. Em nosso serviço, desenvolvemos a mistura de CO_2 (70%) com O_2 (30%).

TÉCNICA

A ecoesclerose deve ser realizada em ambiente ambulatorial e com temperatura agradável. Situações com climatização excessivamente frias devem ser evitadas, a fim de que o paciente fique confortável e se evite a vasoconstrição periférica.[18] Após a determinação do sítio de punção via cartografia, posiciona-se o paciente em decúbito horizontal, de forma que todo o trajeto varicoso a ser embolizado se apresente de fácil acesso para a realização da US. Para embolização da safena magna ou tributárias nutridoras de úlceras perimaleolares internas, o paciente estará em decúbito dorsal com leve rotação externa do membro. Para úlceras perimaleolares externas, decorrentes da insuficiência da veia safena parva ou suas tributárias, o paciente deverá estar em decúbito ventral. A maca deve estar em Trendelenburg.

A assepsia do sítio de punção é realizada com gel de clorexidina: posiciona-se o transdutor do US transversalmente ao eixo da veia, a fim de monitorar a punção (punção ecoguiada), que é feita junto ao transdutor. A escolha do escalpe ou jelco deve atender as necessidades referentes à profundidade da veia em relação à pele. Nos casos de subcutâneo espesso, o jelco deve ser escolhido, porém, faz-se necessário o uso de adaptador para a colocação de um extensor (no caso, pode-se usar o escalpe como extensor). Deve-se evitar puncionar a variz em locais onde haja espessamento ou fibrose de subcutâneo, bem como em grandes enovelados varicosos, onde a probabilidade de extravasamentos é maior. Este é o único tempo do procedimento que requer rigor antisséptico. Procede-se ao curativo da punção, isolando-a (Fig. 40-6).

Após a punção, procede-se à injeção de soro fisiológico a fim de identificar possíveis extravasamentos ou roubo de fluxo pelo sistema venoso profundo, por meio de perfurantes suficientes. Caso ocorra uma destas situações, a punção deve ser refeita em outro local. Somente após a certificação da punção ideal é que a espuma é manufaturada.

Através da técnica da dupla seringa obtém-se a espuma na proporção de 1:4 (líquido:gás). A literatura mundial nos revela muitas variações da técnica da dupla seringa.[11,12,19-21] Nossa experiência baseia-se no uso de polidocanol de 1 a 3% e gás carbônico+oxigênio, na relação de 1:4. Os movimentos inicias de transferência entre seringas (5 a 7) são feitos sob pressão.

Procede-se à ecoesclerose propriamente dita, sob o acompanhamento com US, seguida de ordenha manual do trajeto varicoso. Geralmente, para varizes nutridoras de úlceras, procede-se à injeção descendente, ou seja, o sítio de punção está localizado em região proximal do membro em relação à úlcera. Quando todo o trajeto predeterminado for completamente preenchido pela espuma, retira-se a punção e faz-se a compressão por pelo menos cinco minutos. Neste intervalo o paciente é orientado a realizar movimentos de extensão e dorsiflexão do pé. Durante este período, a imagem US nos revela espasmo intenso da veia esclerosada, que prenuncia a efetividade do procedimento.

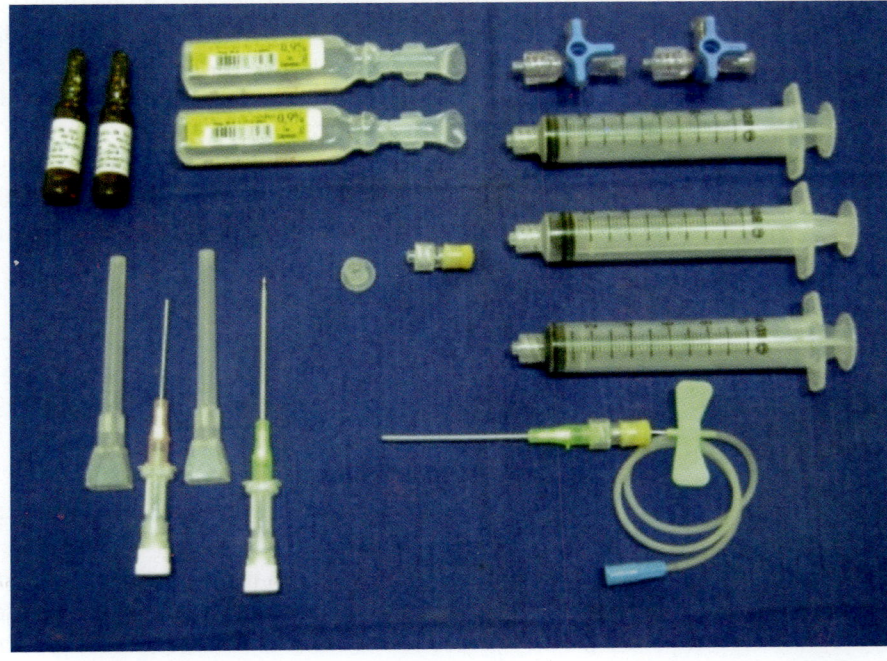

Fig. 40-6. Ampolas de polidocanol a 3%, soro fisiológico, torneiras de três vias, seringas, jelco, escalpe e adaptador.

Retirada a punção, realiza-se a compressão excêntrica (pela interposição de chumaços de algodão) e concêntrica do membro (com meias elásticas ou ataduras elásticas) (Figs. 40-7 e 40-8).

O paciente é orientado a deambular por 30 a 40 minutos a fim de estimular o fluxo no sistema venoso profundo. Antes de ser liberado para sua residência, recebe a primeira dose subcutânea de heparina de baixo peso molecular. Esta dose diária deve ser mantida por mais dois a quatro dias. Nas três primeiras noites subsequentes, o paciente não deve retirar a elastocompressão e manter o uso apenas durante o dia nos 2 meses seguintes. O curativo da úlcera deve ser realizado diariamente. O paciente é apenas desaconselhado à prática de esportes até a completa cicatrização.

PROTOCOLO DE ACOMPANHAMENTO

O acompanhamento com US é realizado após uma semana a fim de se determinar o sucesso terapêutico. O achado revela o trajeto varicoso preenchido por material ecogênico não compressível (trombo) e ausência de fluxo. Alguns pacientes podem referir dor local. Na verdade, trata-se de tromboflebite induzida quimicamente. Quanto menor for a quantidade de material intraluminal, menores serão os efeitos álgicos locais, destacando-se a importância da compressão rigorosa. Caso haja presença de fluxo no trajeto tratado, a reintervenção poderá ser realizada nesta primeira avaliação. Em caso de formação de trombos exuberantes, pode-se realizar a drenagem dos mesmos com anestesia local e punção com agulha hipodérmica (40 × 12) ou pequena incisão com bisturi de lâmina 11. Tal manobra deve ser rigorosamente analisada quanto ao custo benefício, pois pode comprometer a eficácia do tratamento.

O paciente é orientado a retornar quinzenalmente, a fim de que se possa avaliar a evolução da cicatrização. O exame por US é realizado mensalmente, ou quando clinicamente houver a suspeita de recanalização.

CONTRAINDICAÇÕES

As contraindicações absolutas são alergia ao produto esclerosante, trombose venosa profunda aguda, síndrome pós-trombótica obstrutiva, doença arterial obstrutiva periférica grave, forame oval patente, gravidez, puerpério e lactação.[21]

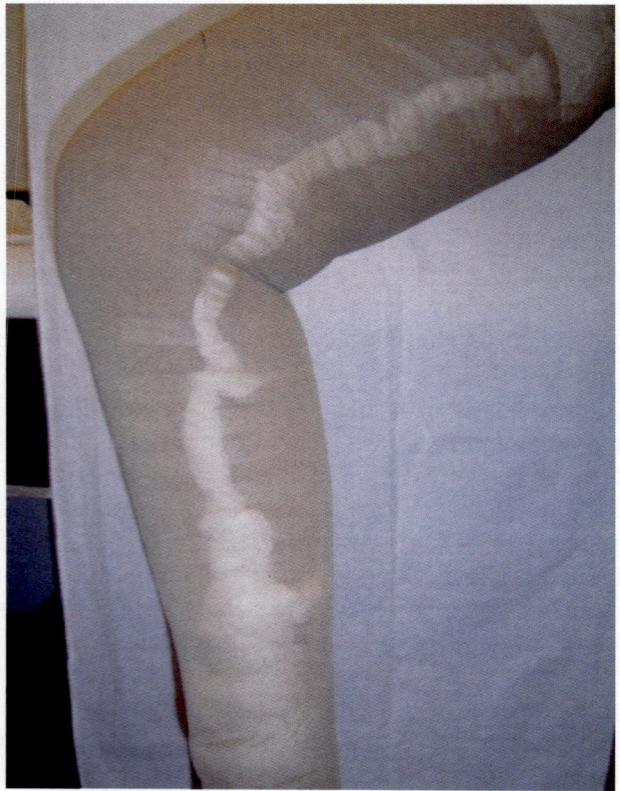

Fig. 40-7. Paciente com compressão excêntrica (chumaços de algodão) e concêntrica (meia-coxa com cinta – 30/40 mmHg).

RESULTADOS

O paciente submetido à ecoesclerose para a úlcera de estase, geralmente, já apresenta melhora na primeira semana após o procedimento. Os achados iniciais por US vão revelar as veias com conteúdo ecogênico, não compressível, além de apresentar sombra acústica (Fig. 40-9).

Os trabalhos recentemente publicados revelam resultados muito promissores: índices que variam de 75 a 90% de cicatrização completa das úlceras de estase.[22-26] Nas Figuras 40-10 e 40-11 podem-se ver alguns exemplos.

COMPLICAÇÕES

As complicações graves da escleroterapia com espuma ecoguiada resultam frequentemente da embolização indesejada ou não controlada, ainda havendo questionamento em relação à dose e ao solvente gasoso utilizado.[11,12,14,27,28]

Complicações neurológicas, como acidente vascular, encefálico, escotomas e enxaqueca, têm sido descritas em 2% dos casos.[29,30] Em especial, um trabalho de Forlee et al.[29] relatou um caso de embolia cerebral paradoxal após escleroterapia com espuma feita com ar, o que levou especialis-

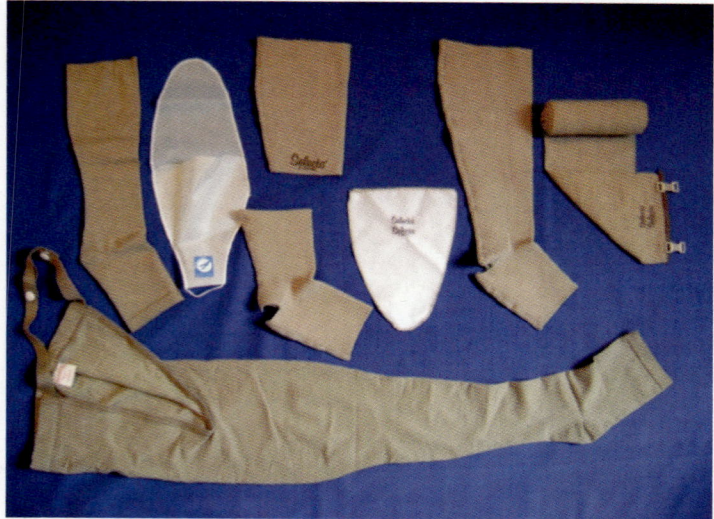

Fig. 40-8. Diferentes tipos de elastocompressão disponíveis no mercado.

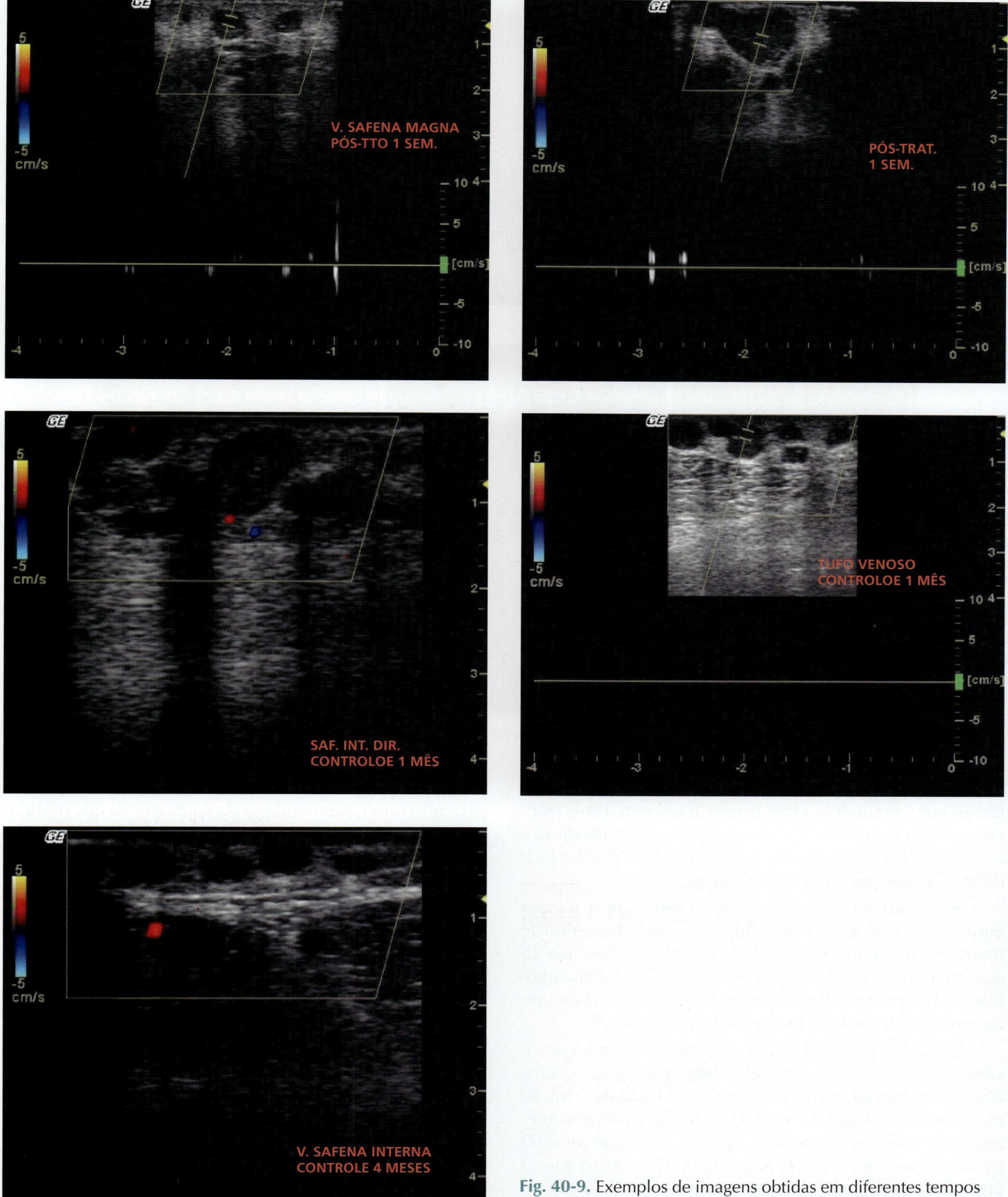

Fig. 40-9. Exemplos de imagens obtidas em diferentes tempos de pós-operatório no controle ultrassonográfico.

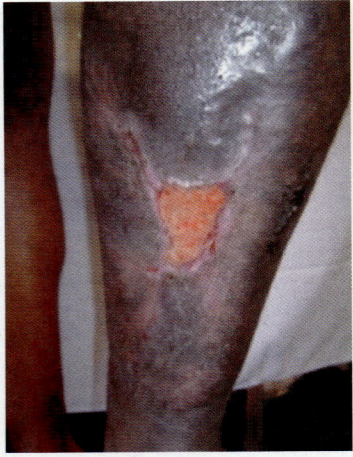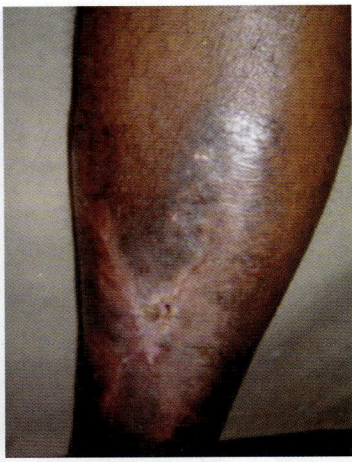

Fig. 40-10. Paciente com insuficiência de safena magna esquerda e refluxo drenado por tributária que originou a úlcera. Cicatrização completa da úlcera após 32 dias.

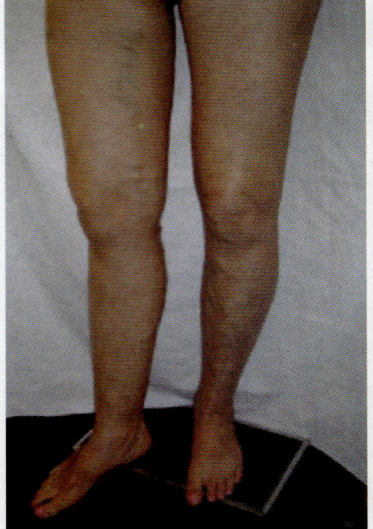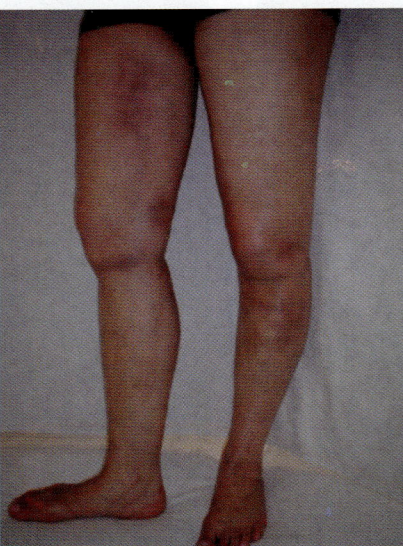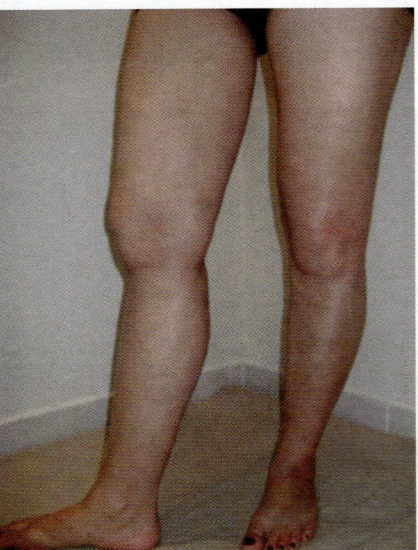

Fig. 40-11. Paciente portadora de insuficiência de safena magna direita e esquerda. Foto inicial, após 3 meses e após 3 anos.

tas de todo o mundo a estudar mais o assunto. Estes estudos revelaram que o forame oval patente, que incide de 16 a 26% da população, pode ser a resposta que justifique a incidência das complicações neurológicas.

Há muitos anos os neurologistas estudam a relação entre sinais e sintomas neurológicos com a presença de forame oval patente.[31] Nas última décadas, com o uso do ecocardiograma transesofágico sensibilizado com microbolhas, seu diagnóstico ficou mais frequente, sendo encontrado em 45% dos pacientes com AVE criptogênico.[32]

Roeland et al.[33] realizaram importante trabalho analisando detalhadamente o caminho percorrido pela espuma após a sua injeção endovenosa. Após a injeção de 5 mL de espuma de polidocanol e ar (1:4), todos os pacientes apresentaram microêmbolos nas câmaras cardíacas direitas (átrio e ventrículo) entre 45 segundos e 15 minutos após o procedimento (Fig. 40-12).

Em cinco pacientes, o microembolismo também foi detectado nas câmaras esquerdas, entretanto, não houve o desenvolvimento de efeitos neurológicos (Fig. 40-13). Estes pacientes foram submetidos a ecocardiograma que revelou, em todos os casos, a presença de forame oval patente.

Morrison et al.,[14] em estudo comparando a escleroterapia feita com ar e CO_2, demonstraram a diminuição de quase 75% de efeitos colaterais, quando o CO_2 era substituído pelo ar.

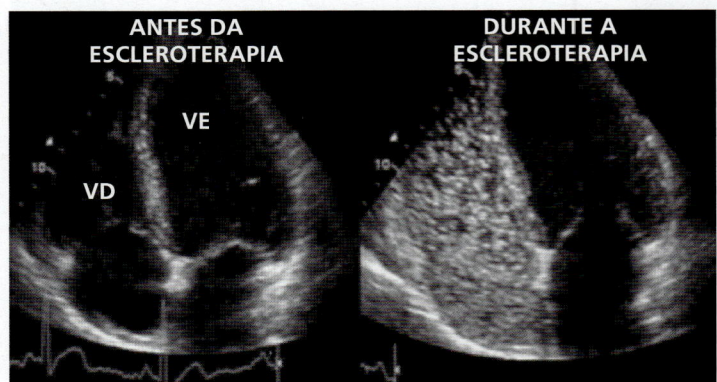

Fig. 40-12. Ecocardiografias obtidas durante a escleroterapia com espuma.[33]

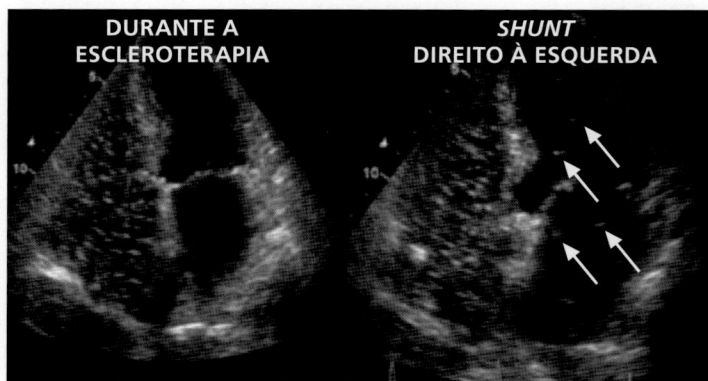

Fig. 40-13. Ecocardiografias revelando a presença de forame oval patente, onde as setas indicam a espuma nas câmaras esquerdas.[33]

CONCLUSÃO

Nos últimos 10 anos, após grande período de poucas inovações, o interesse por doenças venosas aumentou significativamente em relação à década anterior.[33-35] Atualmente, a ecoesclerose representa técnica resolutiva para os casos de recidiva após tratamentos com *endolaser*, uma vez que a espuma permeia até os espaços pós-fibróticos mais irregulares, com baixos índices de complicações.[36]

A insuficiência venosa crônica, especialmente acompanhada pela úlcera de estase, representa importante causa de afastamento do trabalho, acometendo principalmente as classes sociais economicamente menos favorecidas.

A ecoesclerose, por ser técnica de baixíssimo custo,[37] pode futuramente representar o tratamento de eleição para estes pacientes e, finalmente, recompensar os estudiosos que se lançaram ao desafio.

REFERÊNCIAS BIBLIOGRÁFICAS

1. Barros FS, Pontes SM. Avaliação do sistema venoso superficial dos membros superiores e inferiores por meio do eco-color-doppler. *In:* Thomaz JB, Belczak CEQ. *Tratado de flebologia e linfologia*. Rio de Janeiro: Ed. Rubio, 2006.
2. Bergan J. Sclerotherapy: a truly minimally invasive technique. *Perspect Vasc Surg Endovasc Ther* 2008;20(1):70-2.
3. Bergan JJ. *The vein book*. Elservier Academic Press, 2007.
4. Bergqvist D. The annual meeting of the European Society for vascular surgery: the scientific contents over the years. *Eur J Vasc Endovasc Surg* 2008;36:114e117.
5. Breu FX, Guggenbichler S. 2nd European Consensus Meeting on Foam Sclerotherapy 2006. Tegernsee, Germany. *VASA* 2008;(Suppl 71):3-29.
6. Breu FX, Guggenbichler S. European Consensus Meeting on Foam Sclerotherapy, 2003 Apr.: 4-6. Tegernsee, Germany. *Dermatol Surg* 2004;30(5):709-17.
7. Cabrera J, Redondo P, Becerra A et al. Ultrasound-guided injection of polidocanol microfoam in the management of venous leg ulcers. *Arch Dermatol* 2004;140:667-73.
8. Cabrera J. Application techniques for sclerosant in mocrofoam form. In: Henriete JP. *Foam sclerotherapy state of the art*. Paris: Editions Flebologiques Françaises, 2001. p. 39-44.
9. Cavezzi A, Frullini A, Ricci S, Tessari L. Treatment of varicose veins by foam sclerotherapy: two clinical series phlebology. 2002;17:13-8.
10. Cavezzi A, Parsi K. Complications of foam sclerotherapy. Phlebology. 2012 Mar.;27(Suppl 1):46-51. doi: 10.1258/phleb.2012.012S09.
11. De Waard MM, Der Kinderen DJ. Duplex ultraultrasoundguided foam sclerotherapy of incompetent perforator veins in a patient with bilateral venous leg ulcers. *Dermatol Surg* 2005;31(5):580-3.
12. Eaton TL, McDonagh B, Guptan RC. Venous Stasis Ulcer 2004. *Phlebology* 2004;19:158.
13. Forlee MV, Grouden M, Moore DJ, Shanik G. Stroke after varicose vein foam injection sclerotherapy. *J Vasc Surg* 2006;43:162-4.
14. Frullini A. New technique in producing a sclerosant foam in a disposable syring. *Derm Surg* 2000;26:705-6.
15. Frullini A. Foam sclerotherapy: a review. *Phlebolymphology* 2003;40:125-9.
16. Fukujima MM, Tatani SB, Prado GF. Patent foramen ovale and stroke – Actual tendencys. *Rev Neuroc* 2004;12(4).
17. Garcarek J, Rybak Z, Karasek MR, Barc P. Treatment of lower ulceration using percutaneous embolization and sclerotherapy. *Phlebology* 10(Suppl 1):S839-42.
18. Guexx JJ, Allaert FA, Gillet JL, Chleir F. Immediate and midterm complications of sclerotherapy: report of a prospective multicenter registry of 12,173 sclerotherapy sessions. *Dermatol Surg* 2005;31(2):123-8.
19. Guyton AC, Hall JE. Princípios físicos das trocas gasosas; difusão do oxigênio e do dióxido de carbono através da membrana alveolar. In: Guyton AC, Hall JE. *Tratado de fisiologia médica*, 9. ed. Rio de Janeiro, RJ: Guanabara Koogan, 1996. p. 453-63.
20. Guyton AC, Hall JE. Transporte de oxigênio e de dióxido de carbono no sangue e em outros líquidos corporais. In: Guyton AC, Hall JE. *Tratado de fisiologia médica*. 9. ed. Rio de Janeiro, RJ: Guanabara Koogan, 1996. p. 455-74.
21. Hamel-Desnos C, Desnos P, Wollmann JC et al. Evaluation of the efficacy of polidocanol in the form of foam compared with liquid foam in sclerotherapy of the greater saphenous vein: initial results. *Dermatol Surg* 2003;29(12):1170-5.
22. Hamel-Desnos C, Ouvry P, Benigni JP et al. Comparison of 1% and 3% polidocanol foam in ultrasound guided sclerotherapy of the great saphenous vein: a randomized, double-blind trial with 2 year-follow-up. "The 3/1 Study". *Eur J Vasc Endovasc Surg* 2007;34:723-9.
23. Hertzman PA, Owens R. Rapid healing of chronic venous ulcers following ultrasound-guided foam sclerotherapy. *Phlebology* 2007;22:34-9.
24. Jia X, Mowatt G, Burr JM et al. Systematic review of the safety and efficacy of foam sclerotherapy for venous disease of the lower limbs. *Br J Surg* 2007;94(8):925-6.
25. Merlo I, Parente JB, Komlós PP. *Varizes e telangiectasias*. Rio de Janeiro: Editora Revinter 2006:168.
26. Monfreux A. Traitement sclérosant des troncs saphéniens et leurs collatérales de grands calibre par la méthode mus. *Phlébologie* 1997;50:351-3.
27. Morrison N, Neuhardt DL, Rogers CR et al. Comparisons of side effects using air and carbon dioxide foam for

endovenous chemical ablation. *J Vasc Surg* 2008 Apr.;47(4):830-6. Epub 2008 Feb. 1.
28. Morrison N, Rogers CR, Neuhardt DL, Melfy K. *Large-volume, ultrasound-guided, polidocanol foam sclerotherapy: a prospective study of toxicity and complications.* Abstracts from UIP World Congress Chapter Meeting. San Diego, California, 2003 Aug.:27-31.
29. Orbach EJ. Contribuitions to the therapy of varicose complex. *J Int Coll Surg* 1950;29:765-71
30. Rabe E, Pannier FF, Gerlach H *et al.* Guidelines for sclerotherapy of varicose veins. *Dermatol Surg* 2004;30:687-93.
31. Référentiel de traitement endovasculaire des varices par injection écho-guidée de mousse fibrosante. Le consensus de Grenoble – Version 2007. www.la-mousse.com.
32. Roeland PM, Ceulen RPM, Sommer A. Microembolism during foam sclerotherapy of varicose veins. *N Engl J Med* 2008;358:1525-6.
33. Rybak Z, Garcarek J, Rybak W *et al.* Foam obliteration of insufficient perforators of lower extremities due to leg ulceration and its recurrences. *Przeglʽd Flebologiczny* 2007;15(6):175-8.
34. Santiago J. Patent foramen ovale and migraine headache: an association or coincidence? *Migrâneas, Cefaleias* 2007;10(1):24-9.
35. Shadid N, Ceulen R, Nelemans P *et al.* Randomized clinical trial of ultrasound-guided foam sclerotherapy versus surgery for the incompetent great saphenous vein. *Br J Surg* 2012 Aug.;99(8):1062-70. doi: 10.1002/bjs.8781. Epub 2012 May 25.
36. Tessari L. Nouvelle technique d'obtention de la sclero-mousse. *Phlébologie* 2000;53:129.
37. Yamaki T, Nozaki M, Iwasaka S. Comparative study of duplex-guided foam sclerotherapy and duplex-guided liquid sclerotherapy for the treatment of superficial venous insufficiency. *Dermatol Surg* 2004;30(5):718e-22.

Capítulo 41

Varizes dos Membros Inferiores: Termoablação por Radiofrequência

◆ *Igor Rafael Sincos*
◆ *Pedro Puech-Leão*

CONTEÚDO

- ✓ INTRODUÇÃO 546
- ✓ MECANISMO DE AÇÃO 546
- ✓ EVOLUÇÃO DOS CATÉTERES 547
- ✓ TERMOABLAÇÃO DE SAFENAS 548
- ✓ TERMOABLAÇÃO DE PERFURANTES 550
- ✓ TÉCNICA 550
- ✓ REFERÊNCIAS BILBIOGRÁFICAS 553

INTRODUÇÃO

A insuficiência venosa afeta aproximadamente cerca de 23% da população americana, e até 35% da população brasileira, em proporção de homem/mulher de 1:2 a 1:4.[1,2] Cerca de 6% dos casos apresentam estágios avançados de doença com alterações de pele e úlceras abertas ou cicatrizadas, que geram impacto substancial na qualidade de vida.[1-3]

A cirurgia de varizes deve ser indicada em pacientes com sintomas importantes, com alterações de pele decorrente da hipertensão venosa crônica ou complicações, como hemorragia e tromboflebite de repetição. A indicação cirúrgica pode ser também por razões estéticas. O tratamento cirúrgico das varizes primárias visa à extirpação das veias varicosas e à eliminação dos pontos de refluxo do sistema venoso profundo para o superficial, ou seja, nas crossas das safenas magna e parva e nas perfurantes insuficientes.[2]

Para o tratamento efetivo e duradouro da insuficiência venosa crônica, é fundamental eliminar a origem do refluxo venoso.[4] Os estudos de ultrassonografia (US) duplex demonstram que as varizes dos membros inferiores sintomáticas são, na maioria dos casos (70%), causadas pela insuficiência troncular da safena magna ou da crossa. Com menor frequência, pode ser identificado insuficiência de safenas externas, perfurantes e/ou tributárias.[5-7] Assim, o objetivo primário de tratamento é corrigir o refluxo primário da safena, para eliminar o principal mecanismo hemodinâmico que leva à progressão da doença: a hipertensão venosa gerada pela coluna de pressão hidrostática.[7]

A técnica convencional para o tratamento da safena ainda é a mais utilizada, e consiste na ligadura alta dos ramos da crossa e na fleboextração desde a junção safenofemoral (JSF) até o tornozelo ou até o joelho. A taxa de insucesso da ligadura isolada da crossa da safena varia de 43 a 71% em 5 anos, e a taxa de insucesso tardio da fleboextração da safena varia na literatura de 25 a 60%, em acompanhamento clínico de 5 a 34 anos.[8-12] A recidiva da cirurgia tradicional pode estar relacionada com ligadura incompleta dos ramos da crossa ou com o fenômeno de neovascularização, que ocorre na veia femoral comum em decorrência da esqueletização da veia femoral. Além disso, alguns autores sugerem que apenas 38% dos pacientes operados apresentam as safenas extraídas de forma completa e que, em 62% dos casos, o fleboextrator passa por veias tributárias em vez da safena, o que pode resultar em segmentos residuais de veias safenas insuficientes.[8-12]

As taxas de complicações da safenectomia tradicional variam na literatura, com índice de trombose venosa profunda (TVP) de 0,5 a 1%, e de tromboembolismo pulmonar (TEP) de 0,16 a 0,5%.[2] A infecção de ferida operatória é pouco frequente e geralmente decorre de hematomas residuais ao longo do trajeto da fleboextração.[2] A taxa de infecção varia muito nos diversos estudos, ficando na faixa de 1,5 a 8% dos casos,[1,8] e a incidência de linfedema pós-operatório em torno de 0,5%.[8] A complicação pós-operatória mais comum é à parestesia, que varia de 7% para pacientes submetidos à safenectomia até o joelho, até 39% para pacientes submetidos à extração da safena até o tornozelo.[1,2,8] No entanto, a maioria dos importantes trabalhos publicados apresenta técnicas cirúrgicas não padronizadas, variando bastante em cada serviço.

Nas últimas 2 décadas, a avaliação da doença venosa tem progredido muito com a facilidade do uso da US duplex.[13] O tratamento do refluxo venoso também tem sofrido mudança significativa com o advento das técnicas percutâneas de ablação endovenosa, incluindo o *laser* Endovenoso (conhecido na literatura como EVLT, *Endovenous Laser Treatment*), a Radiofrequência (RFA, *Radiofrequency Ablation*) e a Escleroterapia com Espuma Guiada por Ultrassom (EGU).[3,14-17] As técnicas percutâneas têm avançado significativamente em todo o mundo por serem realizadas de forma segura ambulatorialmente, com anestesia local por tumescência, e por apresentarem taxa de efetividade a médio prazo similares (> 90%), mas com menos dor e desconforto no pós-operatório, além de retorno precoce às atividades habituais.[14,18]

Em 2011, Rasmussen *et al.* foram os primeiros a comparar mais do que duas modalidades de tratamento em um estudo com quatro braços: radiofrequência × *laser* × safenectomia x espuma.[16] Demonstraram que a ablação térmica e a cirurgia tradicional apresentam resultado anatômico superior à aplicação de espuma; no entanto, tanto a espuma EGU quanto a RFA apresentaram menos dor no pós-operatório e retorno mais precoce às atividades habituais. O estudo EVOLVeS comparou a RFA à safenectomia e demonstrou menor tempo de recuperação pós-operatória, menos dor e menos efeitos adversos no grupo da RFA. No seguimento de 2 anos, mostrou taxa de recorrência similar nos dois grupos, mas com menor índice de neovascularização para a RFA quando comparada à safenectomia: 2,9% *versus* 16,7%.[19]

Uma metanálise de estudos observacionais e de estudos clínicos randomizados demonstrou que as duas técnicas de termoablação, EVLT e RFA, foram superiores à cirurgia tradicional e à EGU.[20] Nos últimos anos, diversos ensaios clínicos comparando as duas modalidades para o tratamento de insuficiência da safena concluíram que as técnicas minimamente invasivas são pelo menos tão efetivas quanto a cirurgia tradicional e apresentam, a seu favor, o tempo de recuperação menor e menos dor no pós-operatório, sendo preferidas por vários pacientes.[3,9,17,21-25]

MECANISMO DE AÇÃO

A RFA é uma forma de energia eletromagnética não ionizante. São ondas elétricas e magnéticas que, ao entrarem em contato com o tecido, provocam a vibração e a fricção dos átomos, produzindo energia térmica (aquecimento Joule ou *ohmico*). O aumento da temperatura gera uma série de alterações na parede da safena, e temperaturas acima de 60°C produzem uma destruição na ligação de tripla hélice do colágeno, com aumento considerável na força contrátil. No entanto, temperaturas muito elevadas podem levar a ebulição, vaporização e carbonização dos tecidos, fenômeno que ocorre com outras formas de energia, como o *laser*, (que pode gerar picos de 700 a 1.500°C).[26]

Uma energia administrada, com a manutenção de temperatura entre 95-120°C, é suficiente para a lesão controlada da parede venosa, levando à destruição endotelial, desnaturação e contração do colágeno e encurtamento e espessamento venoso com redução do lúmen do vaso.[7,26,27] O objetivo do tratamento com RFA é induzir a oclusão da veia tratada com mínima lesão aos tecidos adjacentes e subsequente desaparecimento da safena por atrofia.

O primeiro caso de insuficiência venosa tratado com catéter de RFA foi reportado em Bern, Suíça, em 1998. A partir de então, desenvolveu-se a terapia endovenosa VNUS *Closure®* (VNUS Medical Technologies, San Jose, CA, EUA), que consiste em um gerador de radiofrequência e um catéter bipolar para inserção percutânea e navegação na veia insuficiente. Foi aprovado, em 1999, nos Estados Unidos pela *Food and Drug Administration* (FDA), e nos últimos anos seu uso tem-se espalhado por diversos países, e suas indicações foram estendidas para outros segmentos venosos, como a veia safena parva, a veia safena acessória anterior e as perfurantes. Desde 2009 já realizamos mais de 500 procedimentos, e os resultados clínicos são satisfatórios. Acredita-se que a RFA é uma técnica segura, com curva de aprendizado muito menor que a do EVLT. Na ablação das perfurantes a dificuldade técnica é um pouco maior, mas a aplicabilidade clínica e facilidade do uso torna o método muito atraente para o tratamento de pacientes com doença venosa avançada.

EVOLUÇÃO DOS CATÉTERES

Catéter *ClosurePlus*

É a primeira geração de radiofrequência, aprovada, em 2003, e apresentou diversos inconvenientes desde sua introdução, como a mudança na definição da duração do tratamento, a complexidade de uso e a incidência de trombose venosa superficial e profunda.[28] O modelo foi substituído e não está mais disponível.

O modelo *ClosurePlus* apresentava um eletrodo bipolar na parte terminal em formato de "guarda-chuva". A abertura e o fechamento do dispositivo são controlados pela empunhadura do cirurgião e, conforme o dispositivo é aberto, as hastes tocam a parede da veia e transmitem a energia da radiofrequência (aquecimento resistivo). Apresenta um sensor distal que transmite as informações ao gerador (temperatura, impedância e potência). É necessário o uso da tumescência. A temperatura de tratamento é ajustada entre 85-90°, e o catéter deve ser tracionado lentamente cerca de 2,5-3,0 cm/min. Além disso o lúmen central necessita ser lavado com solução fisiológica heparinizada para evitar a formação de coágulos. Se necessário, pode-se utilizar pela luz do catéter um fio-guia de 0,025" para navegação. Existiam dois tamanhos de catéter *ClosurePlus*: 5 Fr para veias de até 8 mm e até 8 Fr para veias de até 12 mm.

Catéter *ClosureFAST*

A segunda geração do catéter *Closure* foi lançada, em 2006, (Medtronic, Minneapolis, MN, EUA) como resultado de esforço para resolver as dificuldades apresentadas.[7,29,30] Em razão de suas características, da rapidez de realização do tratamento e outras vantagens, sua utilização tem sido cada vez mais indicada. O catéter apresenta na sua extremidade um elemento térmico de 7 cm de comprimento, desenhado de forma a navegar com facilidade pela veia safena e evitar a formação de coágulo na ponta (Fig. 41-1). Apresenta sistema eficaz de controle de temperatura, através de um termostato presente no elemento térmico e controle imediato da energia liberada pelo gerador RFG2 (Fig. 41-2). A potência do aparelho varia de 15 a 40 W, ajustados pelo gerador para manter temperatura de 120° durante um ciclo de 20 segundos. Desta forma, permite a lesão da parede venosa, limitando o risco da lesão dos tecidos adjacentes.[31] É necessário um introdutor de 7 Fr para acesso venoso, e o catéter apresenta marcações de 6,5 cm que indicam a distância de retirada do catéter a cada ciclo. A retirada (*pull-back*) é segmentar e deve ser realizada a cada ciclo de 20 segundos, diferente do antecessor que necessitava de tração contínua. Da mesma forma que o precursor, apresenta a possibilidade de utilização de fio-guia de 0,025" para navegação em veias tortuosas.

Em 2012, Zuniga *et al.* publicaram uma série de 667 casos comparando as duas gerações de catéteres.[28] A obliteração completa da veia safena magna foi observada em 98% dos casos com catéter *ClosureFAST* e 88% dos casos com *ClosurePlus* ($p < 0,001$); a taxa de TVP foi de 0% para o *ClosureFAST* e 3,5% para o *ClosurePlus* ($p < 0,001$).

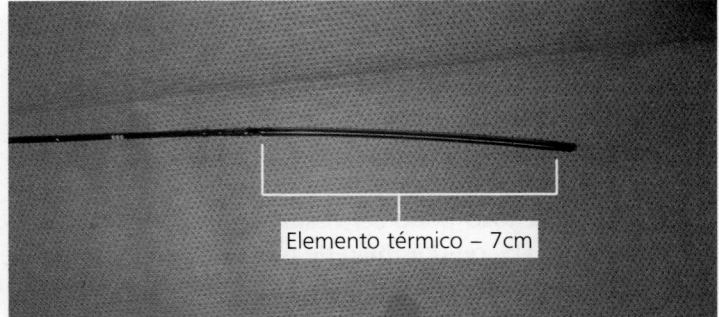

Fig. 41-1. Elemento térmico do catéter *ClosureFAST*.

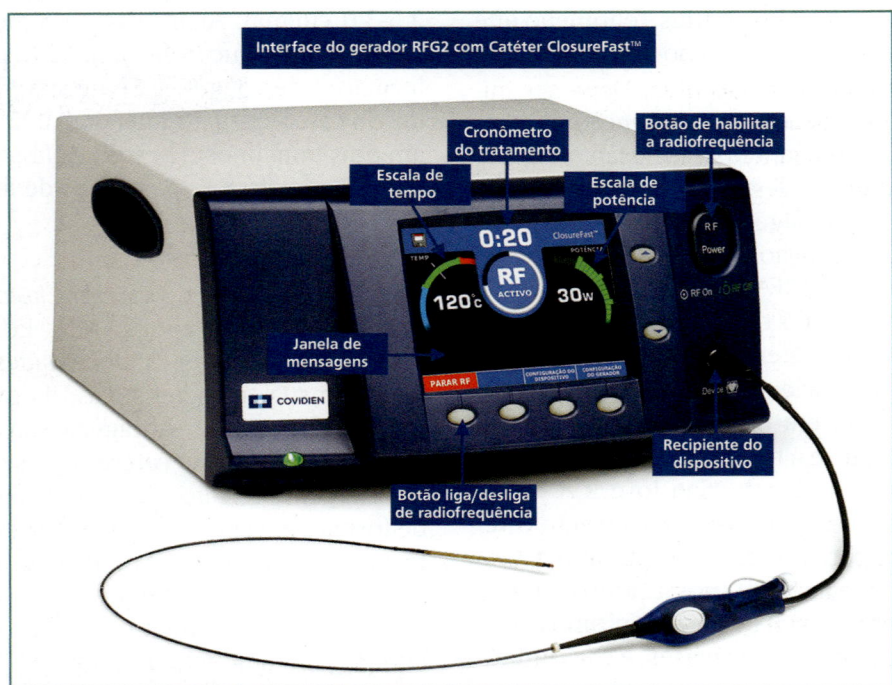

Fig. 41-2. Gerador de radiofrequência RGF2.

TERMOABLAÇÃO DE SAFENAS

Deve ser realizada com auxílio de US durante todo o procedimento. É importante o mapeamento venoso pré-operatório rigoroso para o planejamento do acesso e do tratamento. A anestesia pode ser geral, regional ou local por tumescência. Esta última é amplamente realizada nos EUA e na Europa e consiste na infusão guiada por US da solução de Klein (lidocaína, adrenalina, bicarbonato de sódio e solução fisiológica) ao redor da veia safena (dentro do compartimento safeno). O objetivo da anestesia por tumescência é triplo: analgesia, proteção da pele e das estruturas ao redor e colapso da veia safena com consequente aumento do contato entre o elemento térmico e a parede venosa.

Muitos cirurgiões vasculares optam pela fleboextração de todas as tributárias insuficientes no mesmo procedimento que a ablação da safena, o que pode exigir anestesia regional ou geral. No entanto, estudo recente publicado por Harlander-Locke *et al.* descreve bons resultados da fleboextração das tributárias insuficientes (> 3 mm), simultaneamente à termoablação da safena, realizadas exclusivamente com anestesia por tumescência.[32]

O acesso venoso pode ser realizado de forma percutânea guiado por US, ou por meio de microincisão e dissecção da safena. O introdutor utilizado é de 7 Fr, inserido em direção cranial. O local de punção é definido pelo mapeamento venoso com a US. Geralmente optamos pelo acesso no terço proximal da perna (máximo de 10 a 15 cm abaixo do joelho) ou distal da coxa, a fim de evitar a lesão do nervo safeno que, abaixo do joelho, fica muito próximo da veia safena magna. O acesso percutâneo pode ser realizado com o transdutor na orientação transversal ou longitudinal (nossa preferência), e um *kit* de micropunção pode facilitar o acesso.

Após o posicionamento do introdutor, o catéter é avançado até a JSF, sendo guiado pelo US durante o trajeto. Veias muito tortuosas podem exigir um guia de 0,025" ou 0,018" para auxílio na navegação do catéter. É imprescindível a visão da ponta do catéter na JSF, que deve ser posicionado distalmente à veia epigástrica. A marcação ideal para evitar risco de lesão do sistema venoso profundo e possível TVP é a perfeita identificação da veia epigástrica e o posicionamento do catéter 2,0 cm distal à JSF (Fig. 41-3). Caso a veia epigástrica não seja vista, sugerimos posicionar o catéter a 2,5 cm da JSF.

A anestesia por tumescência é, então, administrada no espaço perivenoso em todo o trajeto da veia safena que

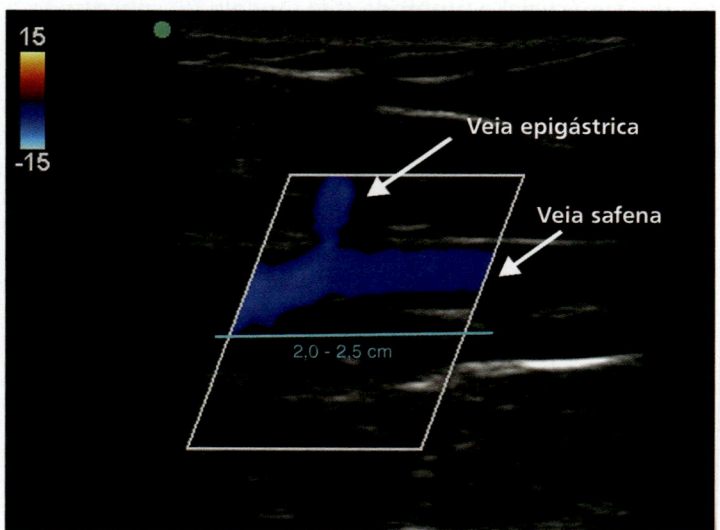

Fig. 41-3. Junção safeno-femoral e identificação da veia epigástrica.

será tratado. A tumescência é importante para comprimir a veia e para facilitar o contato do catéter com a parede venosa, além de proteger os tecidos adjacentes. Deve ser iniciada distalmente, ao redor do introdutor, seguindo até a JSF. A tumescência é guiada pelo US, com orientação transversal do transdutor, e a agulha é inserida lentamente em direção à parede venosa. Assim que o espaço perivenoso seja alcançado, o fluido é administrado lentamente, podendo ser visto em direção proximal e distal, dissecando o espaço perivenoso. A solução continua sendo injetada até o preenchimento proximal começar a diminuir e toda a circunferência da veia estar em contato com a solução. Neste momento, a agulha é retirada, e nova punção do espaço perivenoso é realizada alguns centímetros acima. À medida que a tumescência segue até a JSF, o controle ultrassonográfico é realizado para comprovar a presença do fluido ao redor de todo o trajeto da safena e para assegurar a distância de ao menos 1,0 cm em relação à pele em todo o trajeto. Na JSF, optamos pela orientação longitudinal do transdutor para comprovar o posicionamento prévio do catéter (que pode ter migrado durante o procedimento) e assegurar que a veia epigástrica fique livre antes da ativação do tratamento. Anestesia extra é necessária em volta da safena na JSF por causa da importante inervação dessa região. Deve-se administrar a solução até colabamento completo da veia safena próxima à JSF.

Quando a anestesia de opção do cirurgião for a geral ou a regional, a tumescência deve ser feita da mesma forma para promover o colapso da veia e proteger as estruturas vizinhas. Nesse caso, usa-se apenas solução fisiológica, pois não há necessidade do anestésico.

Após a tumescência do espaço perivenoso, o transdutor fica posicionado longitudinalmente, e a ponta do catéter deve ser vista em toda a tela. Então, o paciente é posicionado em Trendelenburg, enquanto o transdutor é comprimido a fim de diminuir a quantidade de sangue na veia safena e otimizar a ablação. Assim, após a confirmação da tríade: tumescência + Trendelenburg + compressão, o tratamento é iniciado por acionamento do botão de disparo na base do catéter (Fig. 41-4).

O ciclo da RFA dura 20 segundos, e a temperatura de 120°C deve ser alcançada em pelo menos 9 segundos. Caso a compressão, a tumescência e/ou o posicionamento em Trendelenburg não sejam realizados corretamente, quantidade significativa de sangue na safena evitará que a temperatura-alvo seja alcançada, e o gerador emitirá aviso de que a ablação não foi realizada corretamente. Todos os passos devem ser revistos e, frequentemente, ajuste da compressão é suficiente para que o tratamento seja efetivo (Fig. 41-5).

Após o término do ciclo de 20 segundos, o catéter deve ser tracionado (Fig. 41-6), conforme as marcas identificadas na saída do introdutor. Cada espaço entre marcas tem 6,5 cm de distância, e o elemento térmico tem 7 cm de comprimento, o que resulta em sobreposição de 0,5 cm a cada ciclo de tratamento. Após a perfeita identificação do catéter na incidência longitudinal, nova compressão deve ser realizada antes do disparo do segundo ciclo e assim por diante, até a marca próxima do introdutor (Fig. 41-6). Ao final, é feito o controle ecográfico do segmento tratado e confirmada a ausência de trombose da veia femoral comum.

Ao término do procedimento, procede-se à compressão com ataduras inelásticas por 24 horas, seguida do uso de meia elástica 7/8, 20-30 mmHg por 2 a 4 semanas. Caso o paciente tenha sido submetido à RFA da safena isoladamen-

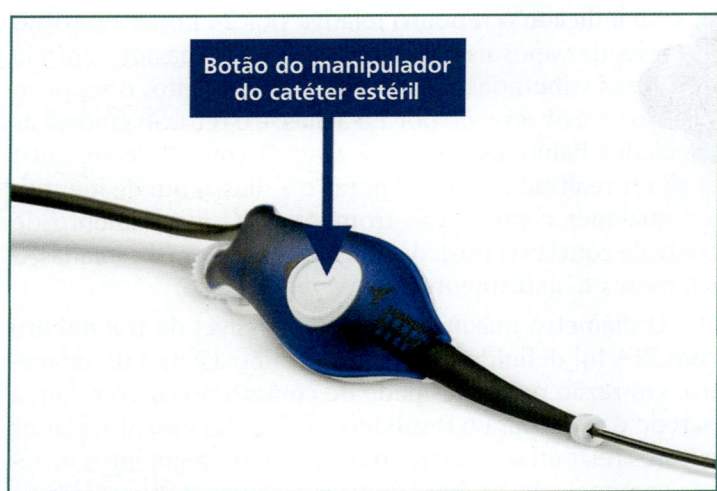

Fig. 41-4. Botão de disparo do *ClosureFAST*.

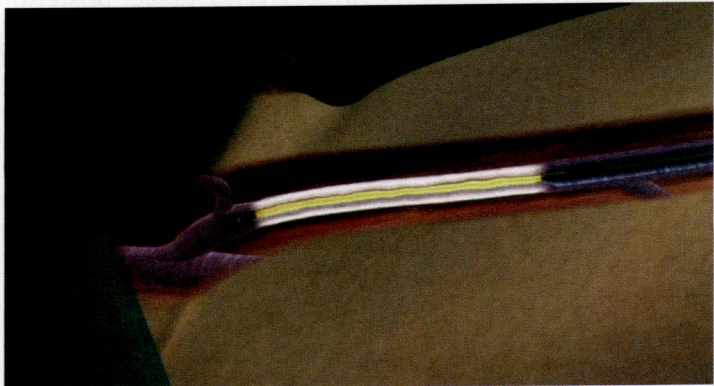

Fig. 41-5. Termoablação da safena – catéter posicionado a 2,0 cm da JSF e veia epigástrica livre.

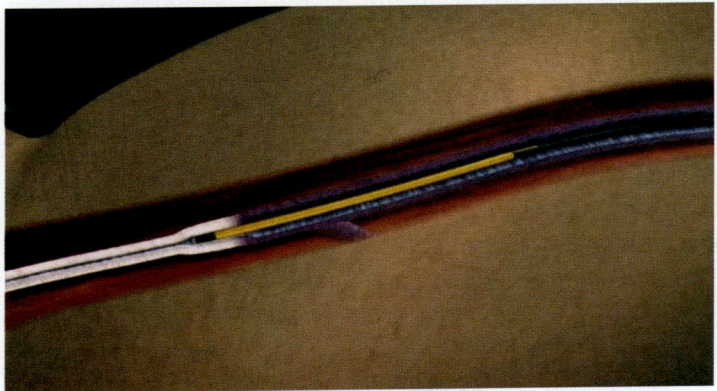

Fig. 41-6. Termoablação da safena – segundo ciclo de disparo.

te, está indicado o repouso relativo por 24 horas e retorno às atividades após esse tempo. Caso tenha havido retirada de varizes tributárias no mesmo procedimento, o repouso relativo será observado por 1 a 3 dias, e o retorno gradual às atividades habituais entre 3-7 dias. O controle ecográfico deve ser realizado entre 72 horas e 7 dias, a fim de identificar qualquer complicação trombótica. O mapeamento de controle com US venoso deve ser realizado em 4 semanas, 3 e 6 meses e, anualmente.

O diâmetro máximo da safena passível de tratamento com RFA foi definido inicialmente como 12 mm de diâmetro, em razão da necessidade de contato do cateter com a parede da veia para o resultado efetivo. No entanto, alguns autores relatam sucesso no tratamento de segmentos venosos com mais de 12 mm, associando o uso de tumescência bem realizada para colabar o segmento venoso dilatado e dois ciclos de disparo consecutivos em cada passo.[33]

TERMOABLAÇÃO DE PERFURANTES

As veias perfurantes conectam o sistema venoso superficial com o profundo e atravessam a fáscia. O fluxo sanguíneo normal segue, pelas perfurantes, do superficial para o profundo e, então, ascende por este em direção ao coração. Válvulas competentes são fundamentais para evitar o refluxo de sangue do sistema venoso profundo para o superficial.[1] As perfurantes mais importantes estão localizadas na face medial das pernas, conectando a veia safena acessória da panturrilha (veia arqueada) com as veias tibiais posteriores.[34] As perfurantes paratibiais conectam a veia safena magna com as veias tibiais posteriores. Na coxa distal, perfurantes do canal femoral geralmente conectam diretamente a veia safena magna com a veia femoral superficial.[1,34]

Há mais de 100 anos, Gay estabeleceu a associação entre úlcera venosa e perfurantes incompetentes.[35] Diversos procedimentos já foram descritos para o tratamento das perfurantes e, em 1985, O'Donnell[36] foi o pioneiro em utilizar uma técnica menos invasiva com auxílio de instrumentação laparoscópica. Este se tornou o tratamento de escolha para perfurantes insuficientes na década de 1990, mas ainda apresentava taxa de complicações significativa.[37] Com o advento das terapias de ablação e esclerose guiadas por US, o manejo das perfurantes insuficientes foi simplificado, podendo ser realizado de forma ambulatorial, com anestesia local, baixo risco de complicações e podendo ser repetido várias vezes.[1,17] A taxa de oclusão das perfurantes com ablação térmica gira em torno de 80%.[38-40]

A ablação percutânea de perfurantes é indicada geralmente para pacientes com classificação da *Clinical Etiology Anatomy Pathophysiology* (CEAP) 4-6,[41] particularmente para pacientes com úlceras recidivantes.[42] Não há grandes estudos clínicos prospectivos e randomizados que comprovem a eficácia e a necessidade do tratamento percutâneo das veias perfurantes em pacientes com varizes simples. A diretriz do *American Venous Forum*[1] recomenda o tratamento de pacientes com insuficiência venosa avançada (CEAP 5 e 6), sistema venoso profundo sem obstrução e com perfurantes grandes (≥ 3,5 mm) que tenham refluxo significativo (≥ 500 ms) e sejam localizadas na região da perna afetada pela úlcera (indicação grau 2B). O estudo recomenda o não tratamento de perfurantes em pacientes com varizes simples – CEAP 2 (grau de indicação 1B). Recente metanálise publicada pela *Cochrane Collaboration* indicou a necessidade de realização de estudo controlado para avaliar as terapias ablativas para pacientes com úlcera ativa ou cicatrizada.[43]

TÉCNICA

Utilizamos o cateter *ClosureRFS Stylet*, composto de uma haste rígida de calibre de 6 Fr e 12 cm de comprimento. Apresenta formato anatômico para empunhadura e um cabo que deve ser conectado ao gerador RFG 2. A haste é demarcada em centímetros para o planejamento da ablação e proteção da pele. Pelo lúmen, pode-se introduzir uma agulha removível 21 Gauge para punção direta ou utilizar um fio-guia de 0,035". A energia é liberada por dois eletrodos bipolares localizados na ponta do cateter (Fig. 41-7). O gerador controla a quantidade de energia através de um sensor localizado no cateter que fornece dados sobre a temperatura e a impedância. O acesso do cateter para a ablação das perfurantes pode ser realizado de três formas:

A) Direta: punção direta do vaso com a agulha acoplada ao cateter (nossa preferência).

B) Sobre o guia hidrofílico: punção com agulha e inserção do guia 0,035", seguido pelo cateter.

C) Por dentro de outro cateter flexível curto montado sobre agulha (p. ex., Jelco – Smiths Medical Inc.).

A veia a ser tratada deve ser vista na incidência longitudinal, e o ponto de punção orientado a partir da extremidade do transdutor. A confirmação do posicionamento adequado do cateter depende de três fatores: visão do cateter dentro da veia; refluxo de sangue pela parte distal da agulha; e indicação da queda da impedância no Gerador (< 400 Ohms). O local de tratamento é definido como o ponto onde a perfurante atravessa a fáscia em direção ao sistema venoso superficial (Fig. 41-8). O cateter deve ficar ao menos 0,5 cm de distância do sistema venoso profundo para diminuir o risco de lesão térmica da veia profunda. O mais preciso indicador de posicionamento é o refluxo de sangue, mas a queda de impedância abaixo de 400 Ohms demonstra com segurança que os dois eletrodos estão intravasculares.

Antes do início da ablação, 2-4 mL de solução devem ser administrados ao redor do vaso, e o paciente posicionado em Trendelenburg. Um assistente pressiona o botão no gerador, e o tratamento é iniciado. O cirurgião deve manter moderada compressão com o transdutor do US sobre o sítio do tratamento. A temperatura-alvo da ablação de perfurantes é de 85°C e deve ser atingida em 10-15 segundos. A impedância cai para 100-350 Ohms, indicando tratamento efetivo. A potência geralmente não passa de 3 Watts (Fig. 41-9).

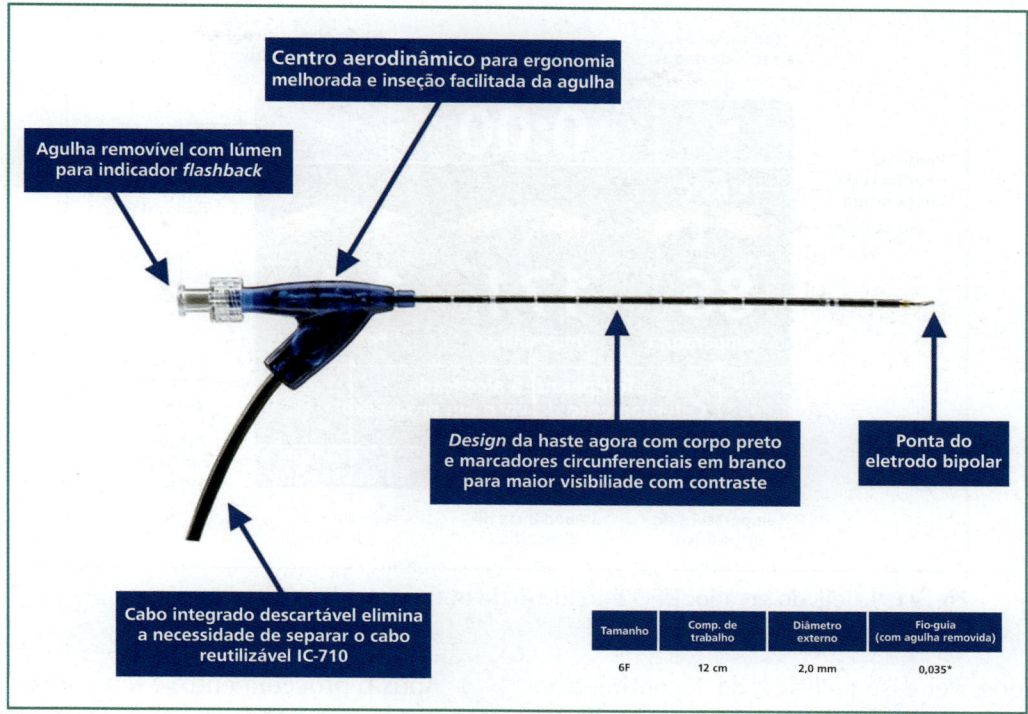

Fig. 41-7. Catéter *ClosureRFS Stylet*.

A técnica de tratamento pode ser realizada de duas formas: focal com retração (*pull-back*) ou multifocal. A primeira é a preferida e deve ser realizada com posicionamento do transdutor deslizando pela via intravascular (Fig. 41-10). A energia deve ser aplicada na parede da veia com um ciclo de 4 minutos, sendo que o catéter deve ser posicionado em cada um dos ângulos da veia a cada minuto: 0°, 90°, 180° e 270°. Durante o procedimento, o cirurgião deve movimentar suavemente o catéter para evitar que fique aderido na parede da veia devido à ablação térmica, o que pode aumentar repentinamente a impedância e bloquear o procedimento, exigindo o reposicionamento.

Após os 4 minutos, deve-se retirar lentamente o catéter, mantendo-se a ablação da veia no trajeto intravascular por mais um minuto. Para que essa técnica seja efetiva, é indicado ao menos um centímetro de vaso tratado na retira-

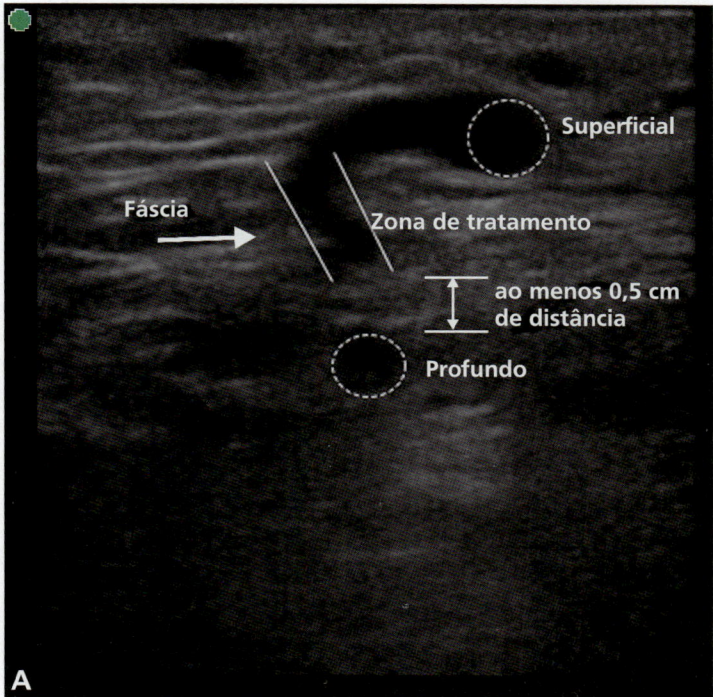
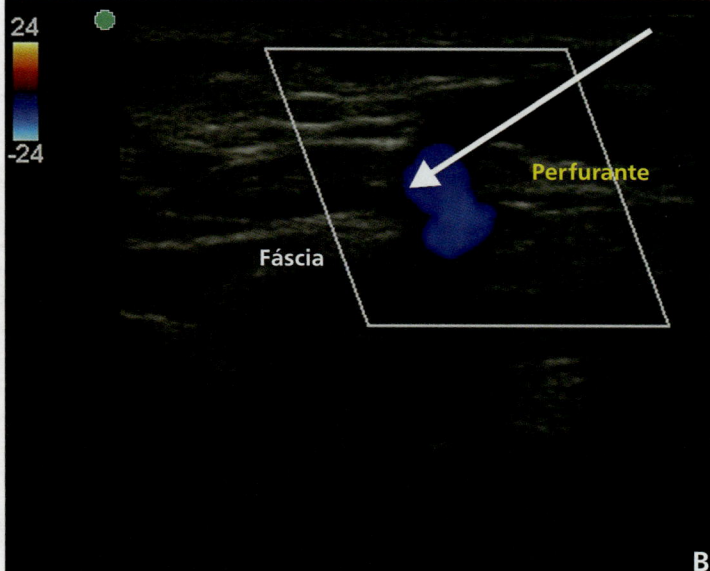

Fig. 41-8. (A) Definição da anatomia e planejamento. (B) Planejamento de acesso à veia perfurante.

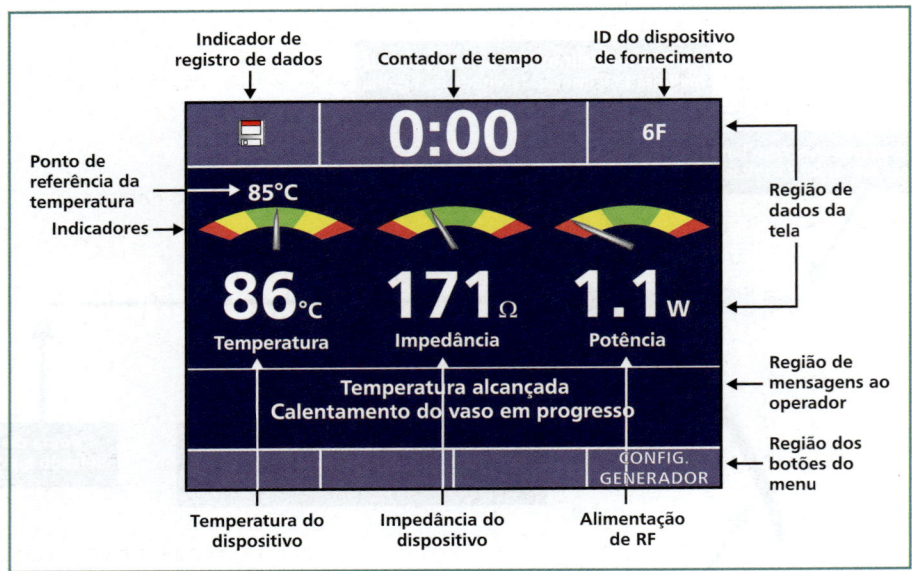

Fig. 41-9. Tela do gerador RFG2 no início do tratamento da perfurante.

da. Caso não seja possível esse *pull-back* de 1 centímetro, procede-se a um novo ciclo de 4 minutos alguns milímetros acima do primeiro.

A técnica multifocal é indicada quando não é possível acesso da perfurante "deslizando" o cateter de forma intravascular até o ponto do tratamento por causa da tortuosidade, localização pré-tibial ou próxima ao maléolo. Deve ser realizada com múltiplas punções e realização de ciclos de 4 minutos, conforme demonstrado na Figura 41-11. Apesar da possibilidade de se realizar até três ciclos em cada perfurante, nós preferimos apenas dois ciclos de 4 minutos, para diminuir o risco de lesão de pele, parestesia ou TVP no pós-operatório. É uma técnica um pouco mais difícil em razão do espasmo da veia após o primeiro ciclo e que dificulta a confirmação do posicionamento intravascular.

Após o procedimento, é feita uma compressão manual por 1 minuto, seguida do controle US para confirmar a oclusão da perfurante e ausência de lesão do sistema profundo. Aplicam-se faixas compressivas por 24 a 48 horas e, após, está indicada meia elástica (20-30 mmHg) por ao menos 4 semanas. O paciente é estimulado a deambular no pós-operatório imediato, evitando exercício extenuante por 5 a 7 dias. O ideal é realizar a US com Doppler em 3 a 7 dias para controle de TVP.

As técnicas endovasculares revolucionaram o tratamento das doenças vasculares nas últimas 2 décadas. Especificamente no manejo da insuficiência venosa, o tratamento

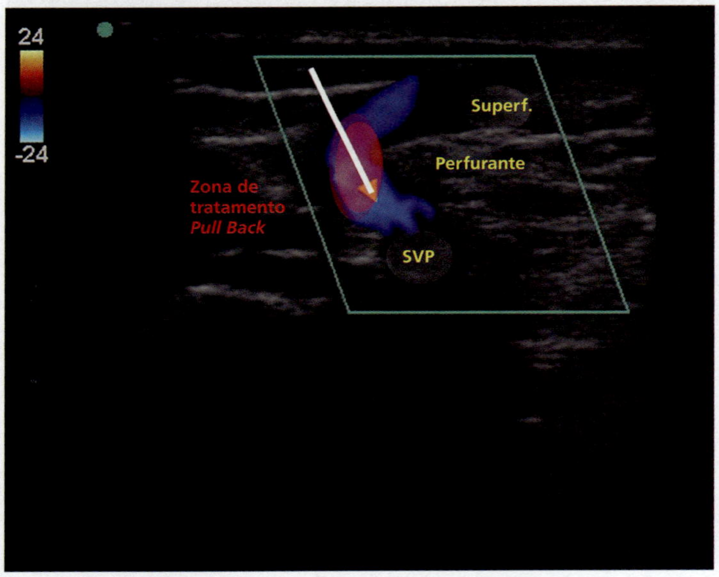

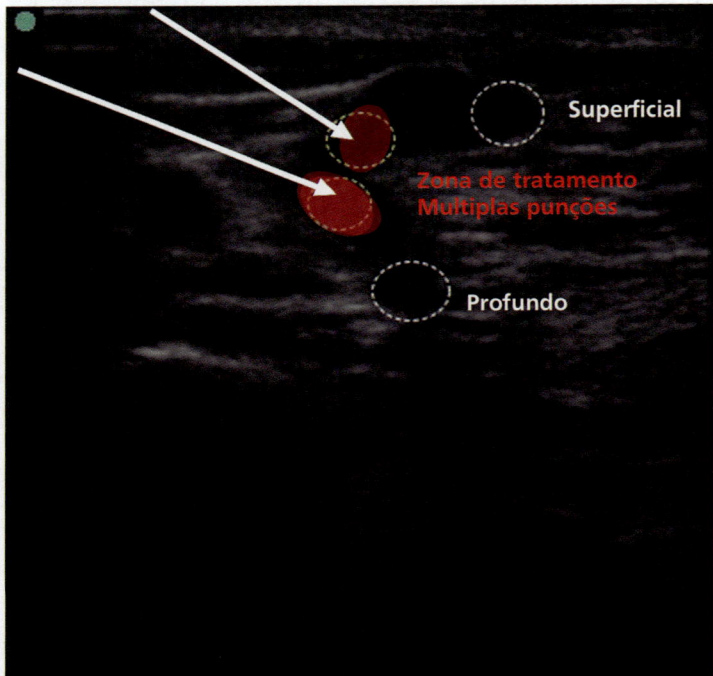

Fig. 41-10. Tratamento focal com retração (*pull-back*).

Fig. 41-11. Tratamento multifocal.

minimamente invasivo tem despertado o interesse no desenvolvimento de novos produtos. A ablação endovenosa por RFA é segura e altamente efetiva, permitindo o tratamento das varizes com elevada satisfação do paciente, pouca dor no pós-operatório e retorno precoce às atividades habituais.

A indicação para ablação térmica da safena pelo *American Venous Forum – Guideline*, 2011 apresenta recomendação 1 com nível de evidência B, enquanto a safenectomia até o nível do joelho apresenta recomendação 2 com nível de evidência B, e a safenectomia até o tornozelo não é recomendada pela diretriz.[1] As complicações são muito infrequentes e diminuíram muito com a utilização do US e com a tumescência. A familiarização com o US com Doppler é fundamental para o planejamento e sucesso do procedimento, além do seguimento adequado dos pacientes.

REFERÊNCIAS BILBIOGRÁFICAS

1. Gloviczki P, Comerota AJ, Dalsing MC et al. The care of patients with varicose veins and associated chronic venous diseases: clinical practice guidelines of the Society for Vascular Surgery and the American Venous Forum. *J Vasc Surg* 2011 May;53(5 Suppl):2S-48S.
2. Maffei FHA, Silveria PRM. *Varizes dos membros inferiores: epidemiologia, etiopatogenia e fisiopatologia; doenças vasculares periféricas*, 4. ed. 2008. p. 1711-28.
3. Biemans AM, Kockaert M, Akkersdijk GP et al. Comparing endovenous laser ablation, foam sclerotherapy, and conventional surgery for great saphenous varicose veins. *J Vasc Surg* 2013 Sept.;58(3):727-34.e1.
4. Winterborn RJ, Foy C, Earnshaw JJ. Causes of varicose vein recurrence: late results of a randomized controlled trial of stripping the long saphenous vein. *YMVA* 2004 Oct.;40(4):634-9.
5. Labropoulos N, Patel PJ, Tiongson JE et al. Patterns of venous reflux and obstruction in patients with skin damage due to chronic venous disease. *Vascul Endovasc Surg* 2007 Feb. 1;41(1):33-40.
6. Labropoulos N, Leon M, Nicolaides AN et al. Superficial venous insufficiency: correlation of anatomic extent of reflux with clinical symptoms and signs. *YMVA* 1994 Dec.;20(6):953-8.
7. García-Madrid C, Pastor Manrique JÓ, Gómez Blasco F, Sala Planell E. New advances in the treatment of varicose veins: endovenous radiofrequency VNUS Closure®. *Cir Esp.* 2011 Aug.-Sept.;89(7):420-6.
8. Niedzwiecki G. Endovenous thermal ablation of the saphenous vein. *Semin Intervent Radiol* 2005 Sept.;22(3):204-8.
9. Fischer R, Linde N, Duff C et al. Late recurrent saphenofemoral junction reflux after ligation and stripping of the greater saphenous vein. *J Vasc Surg* 2001 Aug.;34(2):236-40.
10. Jones L, Braithwaite BD, Selwyn D et al. Reprinted article "Neovascularisation is the principal cause of varicose vein recurrence: results of a randomized trial of stripping the long saphenous vein". *Eur J Vasc Endovasc Surg* 2011 Sept.;42 (Suppl 1):S57-60.
11. MacKenzie RK, Lee AJ, Paisley A et al. Patient, operative, and surgeon factors that influence the effect of superficial venous surgery on disease-specific quality of life. *YMVA* 2002 Nov.;36(5):896-902.
12. MacKenzie EJ, Bosse MJ, Kellam JF et al. Factors influencing the decision to amputate or reconstruct after high-energy lower extremity trauma. *J Trauma* 2002 Apr.;52(4):641-9.
13. Coleridge-Smith P, Labropoulos N, Partsch H et al. Duplex ultrasound investigation of the veins in chronic venous disease of the lower limbs – UIP consensus document. Part I. Basic principles. *Eur J Vasc Endovasc Surg* 2006 Jan.;31(1):83-92.
14. Leopardi D, Hoggan BL, Fitridge RA. Systematic review of treatments for varicose veins. *Ann Vasc Surg* 2009 Mar. 1;23(2):264-76.
15. Luebke T, Brunkwall J. Meta-analysis of subfascial endoscopic perforator vein surgery (SEPS) for chronic venous insufficiency. *Phlebology* 2009 Feb.;24(1):8-16.
16. Rasmussen LH, Lawaetz M, Bjoern L et al. Randomized clinical trial comparing endovenous LASER ablation, radiofrequency ablation, foam sclerotherapy and surgical stripping for great saphenous varicose veins. *Br J Surg* 2011 Aug.;98(8):1079-87.
17. van den Bos RR, Kockaert MA, Neumann HA, Nijsten T. Technical review of endovenous laser therapy for varicose veins. *Eur J Vasc Endovasc Surg* 2008 Jan.;35(1):88-95.
18. Murad MH, Coto-Yglesias F, Zumaeta-Garcia M et al. A systematic review and meta-analysis of the treatments of varicose veins. *J Vasc Surg* 2011 May;53(5 Suppl):49S-65S.
19. Lurie F, Creton D, Eklof B et al. Prospective randomized study of endovenous radiofrequency obliteration (Closure) versus ligation and vein stripping (EVOLVeS): two-year follow-up. *Eur J Vasc Endovasc Surg* 2005 Jan.;29(1):67-73.
20. van den Bos R, Arends L, Kockaert M et al. Endovenous therapies of lower extremity varicosities: a meta-analysis. *J Vasc Surg* 2009 Jan.;49(1):230-9.
21. Siribumrungwong B, Noorit P, Wilasrusmee C et al. A systematic review and meta-analysis of randomized controlled trials comparing endovenous ablation and surgical intervention in patients with varicose vein. *Eur J Vasc Endovasc Surg* 2012 Aug.;44(2):214-23.
22. Carradice D, Mekako AI, Mazari FA et al. Clinical and technical outcomes from a randomized clinical trial of endovenous laser ablation compared with conventional surgery for great saphenous varicose veins. *Br J Surg* 2011 Aug.;98(8):1117-23.
23. Carradice D, Mazari FA, Samuel N et al. Modelling the effect of venous disease on quality of life. *Br J Surg* 2011 Aug.;98(8):1089-98.
24. Carradice D, Mekako AI, Mazari FA et al. Randomized clinical trial of endovenous laser ablation compared with conventional surgery for great saphenous varicose veins. *Br J Surg* 2011 Apr.;98(4):501-10.
25. Darwood RJ, Theivacumar N, Dellagrammaticas D et al. Randomized clinical trial comparing endovenous laser ablation with surgery for the treatment of primary great saphenous varicose veins. *Br J Surg* 2008 Mar.;95(3):294-301.
26. Schmedt CG, Sroka R, Steckmeier S et al. Investigation on radiofrequency and laser (980 nm) effects after endoluminal treatment of saphenous vein insufficiency in an ex-vivo model. *Eur J Vasc Endovasc Surg* 2006 Sept.;32(3):318-25.

27. Schmedt C-G, Meissner OA, Hunger K et al. Evaluation of endovenous radiofrequency ablation and laser therapy with endoluminal optical coherence tomography in an ex vivo model. *J Vasc Surg* 2007 May;45(5):1047-58.
28. Zuniga JM, Hingorani A, Ascher E et al. Short-term outcome analysis of radiofrequency ablation using ClosurePlus vs. ClosureFast catheters in the treatment of incompetent great saphenous vein. *J Vasc Surg* 2012 Apr.;55(4):1048-51.
29. Hinchliffe RJ, Ubhi J, Beech A et al. A prospective randomized controlled trial of VNUS Closure versus surgery for the treatment of recurrent long saphenous varicose veins. *Eur J Vasc Endovasc Surg* 2006 Feb.;31(2):212-8.
30. Proebstle TM, Alm J, Göckeritz O et al. Three-year European follow-up of endovenous radiofrequency-powered segmental thermal ablation of the great saphenous vein with or without treatment of calf varicosities. *J Vasc Surg* 2011 July;54(1):146-52.
31. Zikorus AW. Evaluation of setpoint temperature and pullback speed on vein adventitial temperature during endovenous radiofrequency energy delivery in an in-vitro model. *Vasc Endovasc Surg* 2004 Mar. 1;38(2):167-74.
32. Harlander-Locke M, Jimenez JC, Lawrence PF et al. Endovenous ablation with concomitant phlebectomy is a safe and effective method of treatment for symptomatic patients with axial reflux and large incompetent tributaries. *J Vasc Surg* 2013 July;58(1):166-72.
33. Merchant RF, Pichot O. Long-term outcomes of endovenous radiofrequency obliteration of saphenous reflux as a treatment for superficial venous insufficiency. *J Vascul Surg* 2005 Sept.;42(3):502-9.
34. Mozes G, Gloviczki P, Menawat SS et al. Surgical anatomy for endoscopic subfascial division of perforating veins. *YMVA* 1996 Nov.;24(5):800-8.
35. Gay J. On varicose disease of the lower extremities and its allied disorders: skin discoloration, induration, and ulcer: being the Lettsomian Lectures delivered before the Medical Society of London in 1867. London: John Churchill and Sons; p. 1868.
36. O'Donnell TJ Jr. Surgical treatment of incompetent perforating veins. In: Bergan JJ, Kistner RL, eds. *Atlas of venous surgery*. Philadelphia: WB Saunders Company; 1992, p. 111-24.
37. Rueda CA, Bittenbinder EN, Buckley CJ et al. The management of chronic venous insufficiency with ulceration: the role of minimally invasive perforator interruption. *Ann Vasc Surg* 2013 Jan.;27(1):89-95.
38. O'Donnell TF. The role of perforators in chronic venous insufficiency. *Phlebology* 2010 Feb.;25(1):3-10.
39. O'Donnell TF Jr. The present status of surgery of the superficial venous system in the management of venous ulcer and the evidence for the role of perforator interruption. *J Vasc Surg* 2008 Oct.;48(4):1044-52.
40. O'Donnell TF. The rationale for ablation of incompetent perforating veins is not substantiated by current clinical evidence. *Dis Mon* 2010 Nov.;56(11):663-74.
41. Eklof B, Rutherford RB, Bergan JJ et al. Revision of the CEAP classification for chronic venous disorders: consensus statement. *J Vasc Sur* 2004;40:1248-52.
42. Lawrence PF, Alktaifi A, Rigberg D et al. Endovenous ablation of incompetent perforating veins is effective treatment for recalcitrant venous ulcers. *J Vasc Surg*. 2011 June 7.
43. Samuel N, Carradice D, Wallace T et al. Endovenous thermal ablation for healing venous ulcers and preventing recurrence. *Cochrane Database Syst Rev* 2013;10:CD009494.

Capítulo 42

Varizes dos Membros Inferiores: Termoablação por Laser

- Rodrigo Kikuchi
- Elias Arcênio Neto
- Camila Millani Oba

CONTEÚDO

- ✓ INTRODUÇÃO 556
- ✓ TÉCNICA. 556
- ✓ CUIDADOS PÓS-OPERATÓRIOS E SEGUIMENTO 559
- ✓ COMPLICAÇÕES 560
- ✓ TERMOABLAÇÃO DE OUTRAS VEIAS. 561
- ✓ CONTROVÉRSIAS 563
- ✓ REFERÊNCIAS BIBLIOGRÁFICAS 564

INTRODUÇÃO

É desnecessário citar a importância da doença venosa na prevalência das doenças vasculares e seus impactos sociais e econômicos.[1,2] Uma boa parte das complicações e gravidade da doença varicosa pode ser atribuída à insuficiência troncular das veias safenas. Para seu tratamento, a cirurgia chamada de *stripping* de veia safena, proposta desde o início do século passado, foi não só o *gold standard* de tratamento, mas também uma das poucas opções para tal. A flebectomia era a opção para o tratamento das tributárias dilatadas e a ligadura para a resolução das veias perfurantes insuficientes.[3,4]

Logo após a invenção do *laser*, em 1960, sua atuação foi ganhando terreno na área médica. Inicialmente, muito mais em atuação sobre a pele, uma vez que este seja o órgão mais facilmente exposto à irradiação luminosa. Hoje, o *laser* pode ser utilizado em uma gama enorme de tratamentos médicos, tanto na faixa terapêutica, quanto preventiva. Especificamente para a doença varicosa, essa tecnologia mostra-se em constante evolução e hoje possibilita o tratamento das veias insuficientes não com sua avulsão, mas com a ablação térmica.[5]

As possíveis vantagens do uso do *laser* seriam o período menor de convalescença, tratamento ambulatorial, redução de custos financeiros e sociais, menor agressividade e alta resolutividade. Essas características, típicas de técnicas endovasculares, quando comparadas a técnicas abertas, levou a termoablação com *laser* a ser ampla e rapidamente difundida pelo mundo e atingir o *status* de primeira opção no tratamento das varizes para várias sociedades médicas do hemisfério norte.

TÉCNICA

Anestesia

O procedimento é realizado em ambiente ambulatorial sob anestesia local tumescente. O bloqueio femoral e a ampliação da anestesia local para a realização de flebectomias no mesmo tempo também podem ser utilizados. O uso da raquianestesia é muito comum no Brasil e raramente utilizada nos Estados Unidos e Europa, onde o chamado tratamento fora do hospital é extremamente valorizado e aceito pela sociedade. Muito disso se deve pelo costume brasileiro de associar extensas flebectomias à cirurgia de varizes em um único tempo operatório.

A descrição inicial da técnica utiliza a anestesia local tumescente.[5] Este tipo de anestesia foi citado por Klein, em 1987, para a realização de lipoaspiração, descrevendo a injeção de grande volume de solução anestésica em baixas concentrações associado a vasoconstritor e bicarbonato de sódio até o local se tornar firme e tenso.[6] Para a termoablação com *laser* a anestesia tumescente possui outros objetivos além da anestesia em si: a redução do calibre venoso e a proteção dos tecidos perivenosos ao dano térmico.[7]

Pode parecer surpreendente, mas concentrações tão baixas quanto lidocaína a 0,1% são suficientes para a anestesia do compartimento safênico. E a utilização da solução tamponada com bicarbonato está relacionada com menos dor durante o procedimento e ao final do primeiro dia. Essa diferença já não é observada para o dia seguinte.[8]

A lidocaína é o agente anestésico mais comumente utilizado, mas outras possibilidades são a prilocaína, bupivacaína e ropivacaína. A dose máxima recomendada da lidocaína é de 3 mg/kg de peso sem a adição de vasoconstritor até 7 mg/kg de peso, quando há a adição de vasoconstritor.[9] Esse é um limite prudente, mesmo com descrições de doses muito mais elevadas terem sido utilizadas sem maiores complicações.[10] Vale lembrar que a dose máxima preconizada de adrenalina para esta situação é de 0,07 mg/kg.[9] O Quadro 42-1 mostra exemplos de soluções tumescentes utilizadas com suas diluições aproximadas.

O uso dessa solução anestésica à baixa temperatura parece ser benéfica também, juntamente com a adição de bicarbonato. Há relatos de menos dor no intraoperatório e menor uso de analgésicos. Além disso, parece haver também menos equimose, endurações e parestesias temporárias com o uso das soluções a 4°C, quando comparadas à temperatura ambiente.[11,12]

A solução deve ser infiltrada e guiada por ultrassonografia (US) diretamente no compartimento safênico para que haja melhor compressão venosa e menor lesão neurológica (Fig. 42-1).[5] Deve ser lembrado que, após a tumescência, a visibilização da fibra por US é dificultada e, por isso, recomenda-se a realização da infiltração de distal para proximal. Dessa forma, será possível a confirmação da posição da fibra antes da última infiltração.

O bloqueio do nervo femoral também é uma anestesia possível de utilizar com sucesso para a realização da termoa-

Quadro 42-1. Exemplos de soluções tumescentes para anestesia local[7]

Componente	0,05% (500 mg/L)	0,075% (750 mg/L)	0,1% (1.000 mg/L)	0,2% (2.000 mg/L)
Solução salina (NaCl 0,9%)	1.000 mL	1.000 mL	1.000 mL	1.000 mL
Lidocaína 2%	25 mL	37,5 mL	50 mL	100 mL
Bicarbonato (1 mEq/mL)	10 mL	10 mL	10 mL	10 mL
Epinefrina (1:1.000)	1 mL	1 mL	1 mL	1 mL

blação da safena com *laser*. Dentre seus benefícios estaria que, após o bloqueio do nervo femoral, o paciente não sentiria mais as punções da realização da tumescência no trajeto da veia safena. Yilmaz *et al.*, ao utilizarem o bloqueio femoral ou ciático para a termoablação, obtiveram índice de dor não maior do que 5 pela escala analógica de dor durante o procedimento, sendo a grande maioria entre 0 e 2.[13] Veja a área anestesiada após o bloqueio de nervo femoral na Figura 42-2.

Para a realização do bloqueio de nervo femoral o anestésico utilizado é a lidocaína a 1% sem vasoconstritor, o volume anestésico é de cerca de 20 mL, mas nossa experiência mostra que é possível obter adequado bloqueio sensitivo com 12 mL. A vantagem do menor volume é o menor bloqueio motor. Nossa preferência é utilizar agulha 22 G, com o membro inferior em leve abdução e rotação externa e guiado por US (Fig. 42-3).

Passagem da Fibra

O acesso venoso se dá pela punção da veia safena guiada por US e passagem de um introdutor de perfil adequado à fibra que será utilizada (Quadro 42-2). A punção pode ser realizada com a imagem no mesmo plano da agulha no sentido longitudinal da veia (punção em plano) ou com a imagem de corte do transdutor no sentido transversal da veia e fora do plano da agulha (fora de plano). A escolha é da preferência do médico.

O local de punção deve ser escolhido a partir de duas variáveis avaliadas previamente com o uso do US: anatomia da veia a ser tratada e extensão desejada do tratamento. Em geral, é realizada no terço proximal de perna, onde a punção não é tecnicamente difícil, e o risco de lesão de nervo é mínimo. Após conseguir o acesso venoso e fixar sua via de acesso (introdutor ou jelco), a fibra escolhida é introduzida. Sob visibilização com US ela é posicionada a 2 cm da junção safeno-femoral, ou quando se identifica a veia epigástrica, posicioná-la imediatamente abaixo do seu ponto de drenagem (Fig. 42-4).

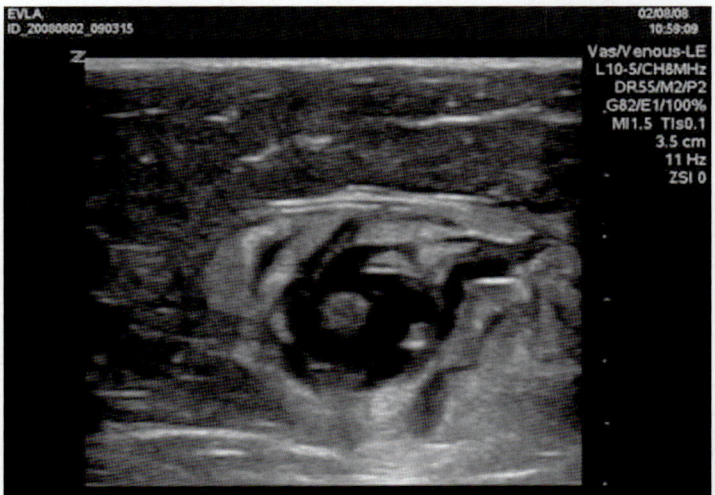

Fig. 42-1. Anestesia tumescente no compartimento safênico sob visão US. Observam-se a compressão da veia safena magna e o halo anecoico da solução tumescente ao seu redor. O ponto hiperecoico no centro é a fibra do *laser* endovenoso.

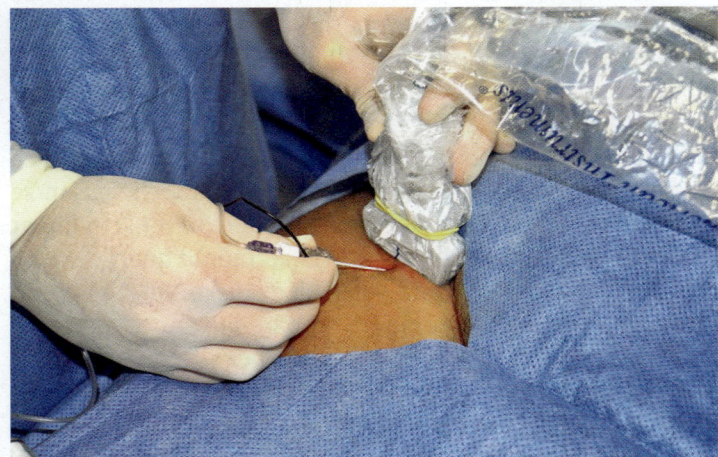

Fig. 42-3. Demonstração do bloqueio de nervo femoral guiado por US.

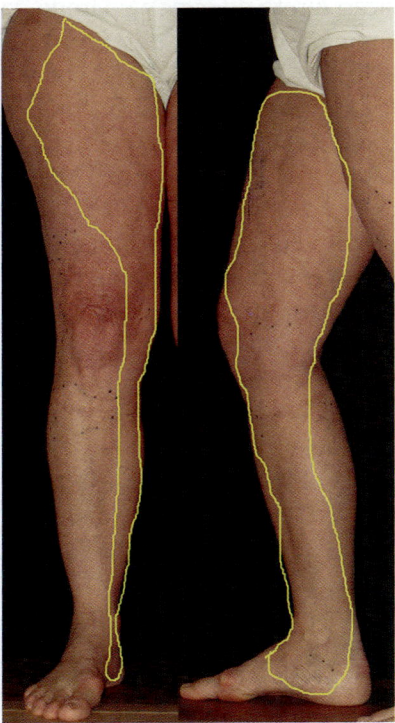

Fig. 42-2. Área anestesiada com o bloqueio de nervo femoral. Observam-se os contornos da face anteromedial de coxa e joelho, face medial de panturrilha, tornozelo e do pé.

Quadro 42-2. Fibras utilizadas e perfil de calibre necessário para o acesso intravascular	
Fibra	Perfil
200 mícrons	Jelco 24 ou maior
400 mícrons *bare tip*	Jelco 20 ou maior
400 mícrons radial	Introdutor 4 Fr ou Jelco 16 ou mais calibroso
600 mícrons *bare tip*	Introdutor 4 Fr ou Jelco 16 ou mais calibroso
600 mícrons radial	Introdutor 6 Fr

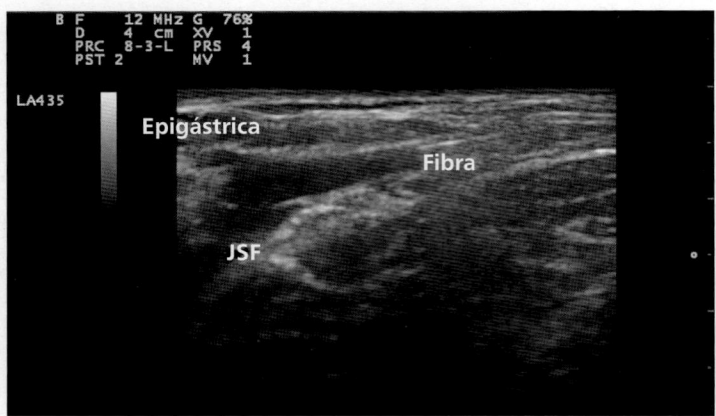

Fig. 42-4. Localização da fibra de *laser* visibilizada por US. A posição sugerida é a 2 cm da junção safeno-femoral e/ou logo abaixo da veia epigástrica.

Ablação

Tanto a velocidade de tração (2-5 mm/segundo) quanto a potência selecionada para o *laser* vão depender de algumas variáveis, como comprimento de onda, quantidade de energia a ser entregue, modo de entrega e tipo de fibra. A busca pela energia ideal a ser utilizada para a termoablação endovenosa passou por diversas etapas. Inicialmente, somente o ajuste da potência era levado em consideração, ignorando-se outras variáveis, como velocidade de tração e energia total. Vale lembrar que neste período inicial o *laser* utilizado era basicamente o diodo de 810 nm.

Foi em 2005 que o termo energia por centímetro linear de veia (LEED em inglês) começou a ser utilizado.[14] E esta unidade se tornou referência para os médicos realizarem os cálculos de entrega de energia. Através disso, chegaram-se em diversos estudos a valores que vão de 30-80 J/cm linear de veia, e ainda não se encontrou exatamente qual a relação de LEED com o calibre da veia. Além disso, fatores como velocidade de fluxo, histologia da parede venosa e quantidade de veias tributárias podem influenciar a quantidade de energia necessária. Isto ocorre porque esta unidade de medida não leva em consideração a área de tratamento (o que poderia tornar o calibre relevante). Uma tentativa de usar outra medida e levar em consideração o calibre da veia é adotar a equivalência de fluência endovenosa (EFE). Esta unidade é obtida pela divisão do LEED pela circunferência da veia. Um EFE maior que 20 J/cm² seria o recomendado para se obter a oclusão venosa.[15]

O LEED tornou-se popular pela facilidade de cálculo e uso, porém, é alvo de várias críticas. Por exemplo: quando se diz que o recomendado é utilizar um LEED de 40 J/cm para o tratamento de uma veia, como isto é obtido?

Se a energia total é dada pela fórmula:

$$E = P \times t, \text{ onde } E = \text{energia em J};$$
$$P = \text{potência (W) e } t = \text{tempo (s)}$$

Então,

$$\text{LEED} = E/\text{cm linear de veia} = P \times t/\text{cm linear de veia}$$

Portanto, para se obterem 40 J/cm, pode-se utilizar a tração de 2 mm/s à potência de 8 W ou tração de 1 mm/s à potência de 4 W. Ou ainda, se exagerarmos, poderia ser 8.000 W a 200 cm/s e ainda assim serial 40 J/cm.

Certamente essas formas de entrega não podem dar os mesmos resultados. Por isso, enquanto não haja alguma forma mais palpável de análise de entrega de energia, a sugestão é que, além da LEED, seja conhecido também a potência e/ou a taxa de tração para que as mesmas condições possam ser reprodutíveis.

Mecanismo de Ação

O mecanismo de ação exato do *laser* endovascular ainda não está totalmente esclarecido e, por isso, há diversas controvérsias em sua metodologia de uso. Inicialmente, acreditava-se que a simples presença do *laser* no interior da veia já seria suficiente para produzir temperatura necessária para atingir o dano térmico irreversível.[5] Talvez por isso, mesmo com diferentes comprimentos de onda, os resultados de oclusão tenham-se mantido ao longo do tempo. No entanto, notam-se diferentes observações quanto a outros dados clínicos, como efeitos indesejados menores (dor, parestesia, equimose) com o uso de diferentes comprimentos de onda.[16] Outro ponto de controvérsia é a diferença de energia necessária para diferentes comprimentos de onda. Ou seja, se bastava ter um *laser* no interior da veia, por que essa diferença na quantidade de energia é exigida? Estas dúvidas acabam levando a uma discussão entre médicos e físicos sobre termos e as condutas adotadas na prática médica.[17]

Atualmente são considerados os cinco possíveis mecanismos de ação para o *laser* endovenoso:

1. **Contato direto entre a ponta da fibra e a parede da veia:**[18] mecanismo conforme descrito na patente original da ideia. Seria pela ação direta do *laser* na parede da veia pelo disparo intraluminal. Por pensar desta forma e independentemente de comprimento de onda, há a descrição que poderiam ser utilizados *lasers* de comprimento de onda de 532 nm a 1.064 nm (aqui ainda não há citação de comprimentos de onda maiores). Neste pensamento não há interação térmica seletiva entre o *laser* e a parede da veia e, como o contato íntimo entre a fibra e a veia é necessário, é vital o esvaziamento de sangue da veia. Isto seria conseguido com solução tumescente e a posição de Trendelenburg.

2. **Interações térmicas entre o *laser*, parede venosa e sangue:** nesta teoria ocorre uma interação térmica entre o *laser* e um elemento (parede ou sangue), com consequente geração de calor. O efeito final seria o aquecimento da parede da veia até a temperatura de dano térmico irreversível. Para que isso ocorra pode haver duas formas:
   - A parede da veia absorve o *laser* emitido pela ponta da fibra que sofre *scattering* no sangue e, a seguir, essa energia absorvida se dispersa em forma de calor localmente na parede da veia. Acreditar nessa possibilida-

de de ação justificaria a superioridade de comprimentos de onda água afins como o 1470 nm.[19]

- O sangue ao redor da ponta do catéter absorve o *laser*, e o calor é dispersado logo ali, no próprio sangue. Uma onda de calor é gerada no sangue e atinge a parede venosa, aquecendo-a suficientemente para causar o dano térmico irreversível. Este seria o mecanismo predominante, mas não único, se levarmos em conta modelos matemáticos ópticos-térmicos.[20]

3. **Efeito de bolhas de ar aquecidas sobre a parede da veia:** nesta hipótese, bolhas de ar extremamente aquecidas seriam geradas pela absorção do *laser* pelo sangue. Ao chegar na parede venosa, essas bolhas seriam capazes de causar lesão do endotélio até a camada média.[21]

Essas bolhas seriam conduzidas pelo vaso sanguíneo da mesma forma que funciona uma tubulação de calor de alta condutividade térmica, o chamado *heat pipe* (Fig. 42-5).[22] Vale lembrar que a lesão poderia ocorrer de forma não homogênea pela parede circunferencial do vaso, uma vez que as bolhas tendem a "subir" e andar na parte superior do lúmen venoso.

4. **Carbonização de sangue na ponta da fibra com superaquecimento local:**[23,24] com a fibra toda envolta por sangue ocorre a carbonização local que fica grudada na ponta da fibra (Fig. 42-6). Com esta camada negra, a absorção local do *laser* fica extremamente alta o que poderia gerar temperaturas de 1200ºC. Este calor extremo seguiria pelo sangue, aquecendo-o e atingindo a parede venosa. Isto culminaria com o dano térmico irreversível e colapso da veia. Como a cor preta absorve bem todos os comprimentos de onda, este mecanismo também explicaria porque existem bons resultados com os mais variados comprimentos de onda.

5. **Resposta inflamatória tardia:**[25] esta teoria não é baseada na interação térmica com a parede venosa e, sim, a resposta inflamatória secundária ao trombo térmico intravascular. Este trombo seria gerado pela absorção do *laser* pelo sangue, mas não haveria condução de calor suficiente para o dano ao endotélio ou à camada média. Porém, este trombo agiria como um "corpo estranho" e promoveria a liberação de uma série de mediadores celulares com a atração de células cicatriciais (fibroblastos, macrófagos, entre outras). Seria através dessa resposta imunológica que culminaria a fibrose e oclusão venosa.

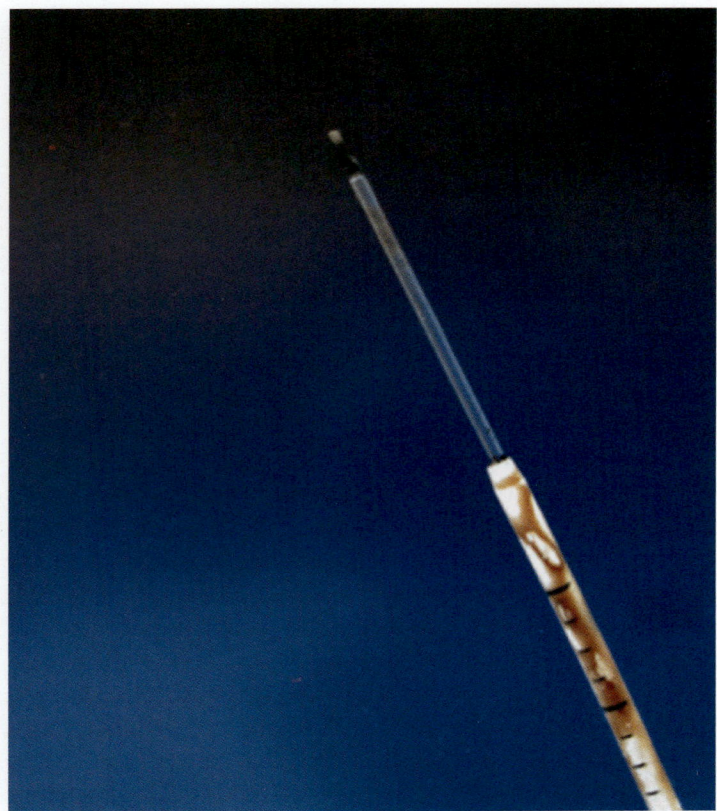

Fig. 42-6. Carbonização da ponta de uma fibra *bare tip* de 600 mícrons.

Todos os cinco mecanismos encontram explicações isoladas, mas nenhum deles mostra alguma superioridade conclusiva sobre o outro. Talvez todos os mecanismos atuem e por isso, na realidade, tem-se um tratamento com diversas opções de ação. Isto explicaria por que estudos clínicos mantêm alta taxa de oclusão com diferentes comprimentos de onda, energia, potência, velocidade de tração, tipos de fibra e diâmetros de veia.[17]

CUIDADOS PÓS-OPERATÓRIOS E SEGUIMENTO

Os cuidados são simples com analgesia e retorno precoce às atividades do dia a dia.[26,27] Não há consenso quanto aos cuidados pós-operatórios imediatos. Cabe a cada equipe determinar a prescrição da analgesia e definir o tempo de repouso adequado para cada paciente. Frequentemente, indica-se anti-inflamatórios por 3 dias e afastamento das atividades por 48 horas. Não é indicada profilaxia farmacológica de rotina no pós-operatório. Orienta-se apenas deambulação

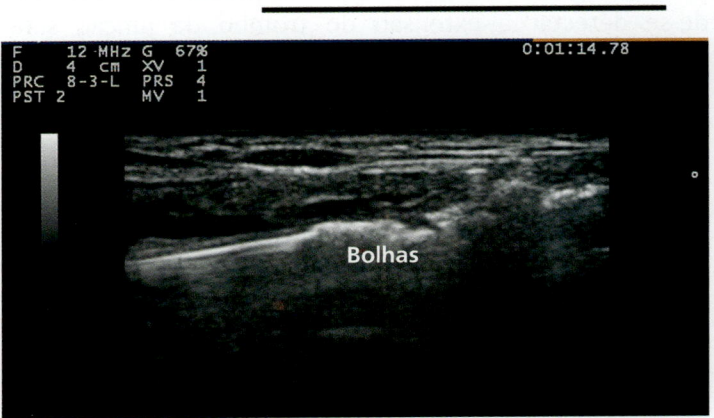

Fig. 42-5. Demonstração do mecanismo de ação de bolhas aquecidas. As bolhas são geradas na extremidade da fibra e seguem para o endotélio, onde causam o dano térmico irreversível. Acima está a ilustração esquemática e, abaixo, a caracterização por US.

precoce e uso de compressão elástica durante período de repouso. Os fatores de risco para trombose seguem os mesmos descritos por outros autores. Escores de risco para trombose, como do de Caprini, podem ser utilizados para avaliar o risco de cada paciente e selecionar os casos, onde a profilaxia medicamentosa seja necessária.

Compressão Elástica

Apesar de existirem poucos estudos sobre o uso de meias elásticas no pós-operatorio da ablação com *laser* endovenoso, seu uso costuma ser rotineiro e recomendado. O período de uso varia bastante, sendo de 1 a 6 semanas.[28] O uso pelo menos por 7 dias parece ser benéfico, se comparado a um período menor. Analisando o uso de meia elástica 7/8 de 35 mmHg por 2 dias e 7 dias no pós-operatório de termoablação observaram-se menos dor e melhor condição física no grupo que usou por 7 dias. Em relação ao edema, função social ou oclusão, não houve diferença para nenhuma das situações.[29] Apesar disso, não há recomendação formal sobre regime e intensidade de compressão. Assim como não há evidência de seu uso modificar o resultado a médio ou longo prazo quanto à taxa de oclusão ou recorrência.[30] Portanto, a recomendação do uso de meia elástica 7/8 por 7 dias de compressão 20-30 mmHg após a termoablação de veia safena traz benefício em reduzir efeitos, como edema e incômodos nos estágios iniciais da recuperação, e não traria benefícios a longo prazo.

Acompanhamento Ultrassonográfico

Recomenda-se um primeiro controle em 3-7 dias para avaliar a presença de trombose venosa profunda (TVP) e/ou trombose induzida pelo calor (TICE).[31,32] Essas complicações serão abordadas mais adiante neste mesmo capítulo.

Existe um questionamento estatístico sobre o controle precoce para a detecção de TICE de 3 a 5 dias de pós-operatório. Segundo esta análise, haveria um índice considerável de falso-positivo e, consequentemente, de tratamentos desnecessários.[33] Esta análise encontrou fundamento clínico quando é citado o índice de embolia secundária à TICE de menos de 0,01%, e a grande parte da TICE 2 regride espontaneamente.[34] Segundo estes autores, então, essa US precoce seria mais uma avaliação dispendiosa e desnecessária.

Após o controle de 3-7dias, outro controle US deve ser feito um mês após o procedimento, pois as principais complicações podem ser observadas nesse período (Fig. 42-7).

Recanalização, quando presente, ocorre nos primeiros 12 meses. Após este período o mais comum é que ocorra a reabsorção total da veia. Por isso costuma-se realizar exames de controles periódicos no primeiro ano de pós-operatório (3, 6 e 12 meses).

COMPLICAÇÕES

Dentre as complicações descritas no pós-operatório do *laser* endovenoso podem-se citar: queimadura, lesão de nervo, TVP e dor. Raramente são descritos casos de fístula arteriovenosa, quebra da fibra e casos de infecção e abscessos.[35-38]

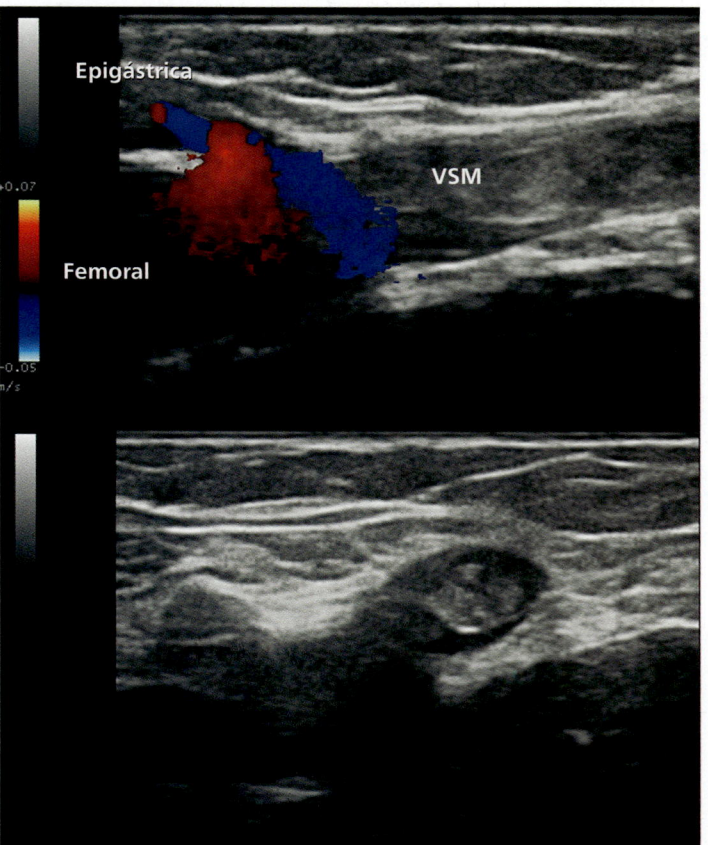

Fig. 42-7. Aspecto de controle precoce por US. Na imagem superior observam-se o fluxo livre pela veia epigástrica e a VSM ocluída. Na inferior observa-se a ecogenicidade do trombo térmico precoce.

Trombose Venosa Profunda e Trombose Induzida pelo Calor (TICE)

Casos de TVP após ablação com *laser* endovenoso acometem mais comumente veias musculares da perna (gastrocnemias e soleares) com ocorrência descrita de 0 a 5,7%.[31,39] O tratamento deve seguir as recomendações usuais de anticoagulação plena, mantida por 3 meses.

No seguimento pós-operatório precoce (3 dias), pode-se detectar a extensão do trombo da junção safeno-femoral para o interior da veia femoral, também denominada TICE ou, em inglês, EHIT (*endothermal heat-induced thrombosis*). Este tipo de trombose pode ser observado em 0-16% dos casos, e o risco de tromboembolismo pulmonar ainda é incerto.[31,32,39] Ainda não há consenso para o manejo da TICE. Em geral, anticoagulação e antiagregação plaquetárias são as medidas mais adotadas.[31-39] Outros tratamentos, como a ligadura cirúrgica e o implante de filtros de veia cava, foram descritos, ambos sem benefícios.[31]

A anticoagulação plena é indicada nos casos de TICE III e IV. No TICE III é mantida até a regressão para TICE I e no IV por 3 meses. Nos casos de TICE I, controle semanal com US, associado à antiagregação plaquetária, é suficiente. Em TICE II pode-se apenas fazer a antiagregação ou anticoagulação e acompanhar até observar a regressão para a TICE I (Quadro 42-3).[39-41]

Quadro 42-3. **Classificação e sugestão de conduta para TICE (trombose induzida pelo calor) após a termoablação com *laser***

Classificação	Localização	Conduta
TICE I	Até o limite da JSF	Observação + antiagregante plaquetário
TICE II	Até 50% do diâmetro da luz da veia femoral	Anticoagulação e/ou antiagregação até regressão à TICE I
TICE III	Mais de 50% do diâmetro da luz da veia femoral	Anticoagulação até regressão à TICE I
TICE IV	Oclusão da veia femoral	Anticoagulação por 3 meses

Veias calibrosas, múltiplas flebectomias e o sexo masculino parecem ser fatores associados à maior incidência de TICE no pós-operatório.[41]

Lesão Neurológica Periférica

A proximidade anatômica entre o nervo e a veia a ser tratada (safena magna ou parva) determina o risco de lesão neurológica, observada em 1,3-11% dos casos. Este tipo de lesão ocorre preferencialmente após o tratamento da veia safena parva ou dos segmentos médio e distal da safena magna e quando não se utiliza tumescência.[42,43]

Diante disto, algumas medidas podem minimizar este tipo de complicação: punção mais proximal possível (para inserção da fibra e ablação)[44] e menor dose de energia em áreas de maior risco e grande volume de tumescência. Guiando o procedimento com o US, é possível ver o nervo e usar a tumescência para afastá-lo da veia a ser tratada (Fig. 42-8).

As lesões neurológicas periféricas após termoablação, em geral, têm sintomas leves e que costumam se resolver espontaneamente em 3-6 meses.

Queimadura de Pele

O calor gerado pela termoablação de uma veia pode dissipar-se e atingir a pele, causando queimaduras. Isto pode ocorrer em situações específicas como durante o tratamento de veias epifasciais ou quando a veia tratada tem uma tributária direta próxima à pele.[45,46] São observadas em índices entre 0,14 a 1,32%.[45] Para prevenir tal ocorrência recomenda-se o uso de tumescência e também se deve evitar a termoablação de veias muito superficiais e calibrosas. Deve-se ficar atento quando a veia tratada tem tributárias calibrosas, pois estas podem "roubar" o calor de dentro da veia em tratamento, desviando-o para a superfície ou para áreas sem tumescência (efeito radiador).

Dor e Equimose

Dor e equimose são efeitos indesejados inerentes ao procedimento, podendo variar sua intensidade. Tanto que os autores são discordantes em classificar qual equimose seria complicação, o que traduz em um índice relatado com enorme variação, de 2,5 a 100%.[45,46] Independentemente de serem consideradas complicações ou não, a técnica tem evoluído, visando também a minimizar estes efeitos indesejados: novos tipos de fibras e diferentes comprimentos de onda.

Fístulas Arteriovenosas

Existem raros relatos desta complicação na literatura.[35,36] O mecanismo para a formação de fístulas arteriovenosas é incerto, mas existem algumas hipóteses: a lesão concomitante de artéria e veia durante a tumescência e a transmissão de energia térmica para uma artéria vizinha.[47]

Embora haja o relato de um caso com fístula de alto fluxo e sintomas de insuficiência cardíaca de alto débito,[35] a maior parte dos casos descritos é de achados precoces de US (até 30 dias), em pacientes assintomáticos.[35,36,47]

Nestes casos assintomáticos, o tratamento foi conservador e sem maiores consequências observadas até o momento.[35,47] Mais uma vez, o procedimento guiado por US com uso abundante de solução tumescente pode ajudar a evitar esta complicação.[46]

TERMOABLAÇÃO DE OUTRAS VEIAS

Termoablação de Veia Safena Parva

O uso do *laser* endovascular no tratamento de insuficiência de veia safena parva é técnica segura e eficaz, podendo ser realizado mesmo com o receio de proximidade do nervo. Os resultados observados frequentemente são superiores ao da cirurgia.[48-50] Nesta região, o ato cirúrgico é dificultado

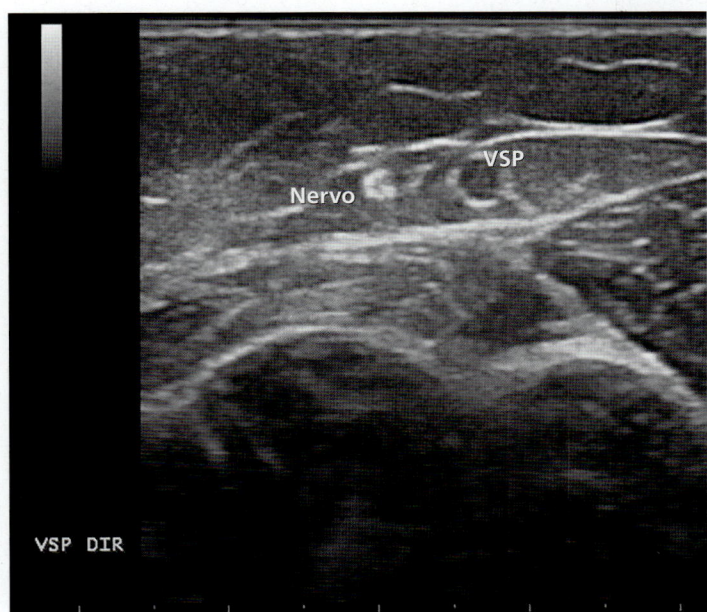

Fig. 42-8. Corte transversal da veia safena parva (VSP) com visibilização do nervo próximo à VSP.

pela grande variação anatômica da junção safeno-poplítea, tanto em forma quanto localização. Sem o uso de US para localizar e avaliar a junção safeno-poplítea, é frequente a abordagem operatória em locais incorretos. Oberva-se a abolição do refluxo em 96,2% dos casos com o uso do *laser* endovascular e em 71,7% com cirurgia.[50]

A punção para o acesso da veia safena parva deve ser realizada no ponto mais proximal possível em relação ao segmento que se deseja tratar. Punções mais distais estão relacionadas com maior índice de lesão neurológica, mesmo sem a realização da ablação até este segmento.[44] Por outro lado, o tratamento somente de segmentos próximos da junção safeno-polítea mantém a presença do refluxo distal.[50]

O ponto proximal do início da termoablação é no nível da fáscia, no limite da porção superficial da veia safena parva. Quando este nível de tratamento foi respeitado, não foram observados casos de TVP.[51] Segue o procedimento com a realização da anestesia tumescente e a termoablação, mantendo o mesmo raciocínio utilizado para a veia safena magna.

A ocorrência de parestesia após o procedimento pode chegar a 7,5% nas primeiras 6 semanas, são leves e regridem espontaneamente. Este é um índice muito abaixo do observado quando há o *stripping* da veia safena parva, quando esta complicação atinge 26,4% dos casos.[50]

Portanto, não há motivo para não realizar a termoablação em veia safena parva, mas devem ser respeitados os limites da técnica. O *laser* mostrou-se com índices mínimos de complicação e resultados de abolição de refluxo melhores e mais duradouros que as técnicas cirúrgicas como a ligadura da junção safeno-poplítea com ou sem *stripping* da veia.[49,50]

Termoablação de Veias Perfurantes

A hipótese de tratar as veias perfurantes com o uso do *laser* transdérmico iniciou-se alguns anos após a técnica para a veia safena magna.[52,53] O acesso da veia para a realização da termoablação é um dos fatores de dificuldade para a solidificação da técnica. Sua execução exige destreza e prática no manejo do US para a punção venosa. Além dessa primeira dificuldade, a hemodinâmica usual das veias perfurantes, com a proximidade do sistema venoso profundo e da bomba muscular, faz com que o índice de oclusão das veias perfurantes não seja tão alto quanto o observado em veias axiais e pode variar de 71% a 95,6%.[54,55]

O tratamento da perfurante pode ser realizado com a ablação da veia de drenagem no subcutâneo, conforme descrito por Uchino.[52] Esta opção é mais utilizada quando o colo da veia perfurante é muito curto, mas requer que a veia de drenagem possua pelo menos um segmento retilíneo.

Outra forma é pela punção direta da veia com passagem da fibra óptica diretamente da perfurante (Fig. 42-9).[54,56] A quantidade de energia é extremamente variável, e é realizado o controle de oclusão com o US intraoperatório. Toda a extensão possível de tratamento da veia per-

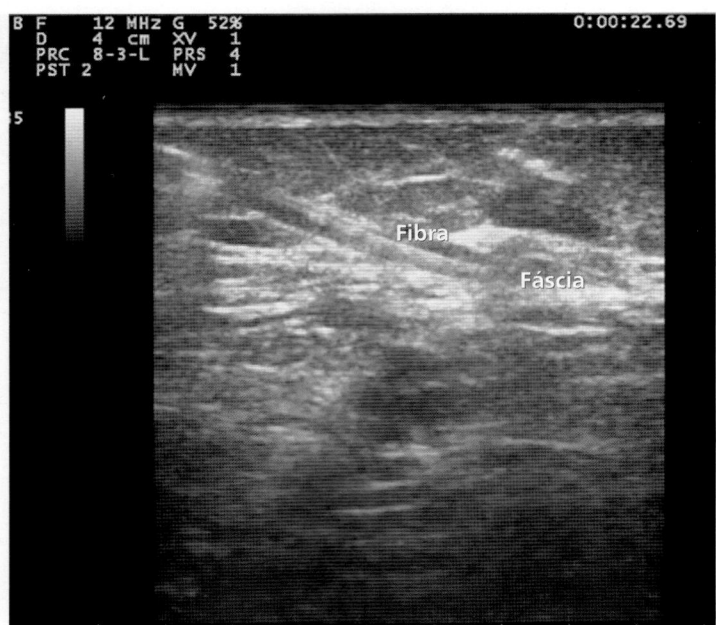

Fig. 42-9. US em modo B mostrando fibra *bare tip* de 400 mícrons posicionada para tratamento de veia perfurante. O início da ablação é ao nível da fáscia muscular.

furante deve ser realizada sendo o limite profundo, a fáscia muscular. Em geral, os segmentos passíveis de tratamento não ultrapassam 2 cm.[56]

Termoablação de Veias Tributárias

Embora o *laser* esteja associado à possibilidade de queimaduras, com cuidado e seguindo as normas de segurança, é possível realizar também a termoablação de veias tão superficiais quanto tributárias varicosas.[57,58] Pode ser utilizado um jelco para punção, fio hidrofílico e introdutor longo de 5 Fr. Dessa forma consegue-se melhor progressão da fibra em veias tortuosas. Em 78 pacientes tratados conseguiu-se o tratamento de tributárias com punção única em 58% das vezes, duas punções em 36% e três punções em 7%. O índice de oclusão foi de 83%.[57]

Outra forma de abordagem é pela passagem direta da fibra pelo jelco e progressão direta pela veia (Fig. 42-10). Neste caso, dificilmente se consegue realizar a termoablação em segmentos longos. Comparativamente à flebectomia para tributárias, o uso do *laser* para este tipo de veias mostrou a mesma taxa de equimose, dor e tributárias residuais. Ou seja, não é pela falta de incisões e manipulação que há menos dor, mas também não há mais veias residuais pelo fato de realizar a termoablação por segmentos de tributárias.[58]

Veia de Giacomini

O tratamento com *laser* da veia de Giacomini não é muito divulgado e muitas vezes suscita dúvida de sua factibilidade por apresentar segmentos subfasciais. Mesmo o termo veia de Giacomini insuficiente pode ser discutível, uma vez que sua manifestação clínica esteja sempre associada ao refluxo

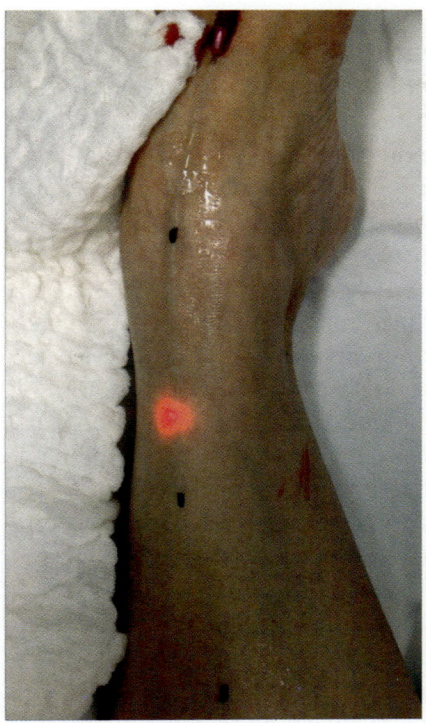

Fig. 42-10. Tratamento de veia tributária inestética com *laser* endovascular. Fibra de 400 mícrons, *bare tip* e punção com jelco 20.

de outras veias (veia safena magna, parva ou perfurantes).[59] A veia de Giacomini está presente em 70% dos membros, mas sua presença não está relacionada com a intensidade, progressão, extensão nem localização de insuficiência venosa crônica. Uma demonstração clara de que a veia de Giacomini é apenas uma veia de passagem e não uma veia de origem do refluxo é a descrição do refluxo paradoxal feito por Theivacumar.[60] Nesta situação particular, tanto a veia safena magna quanto a parva estão commpetentes. Há refluxo da junção safeno-poplítea para a veia de Giacomini que pode levar à varicosidade em região posterior de coxa ou até segmentar de veia safena magna. Nós observamos o mesmo efeito após termoablação de veia safena parva com posterior refluxo ascendente na veia de Giacomini.

Quando há necessidade de tratamento da veia de Giacomini, este pode ser realizado com sucesso com o *laser* endovascular.[61,62] Ambos tiveram sucesso em todos os casos realizados utilizando um LEED entre 60-80 J/cm.[61,62] A técnica permanece a mesma com anestesia local tumescente por punção anterógrada ou retrógrada.[60-62]

CONTROVÉRSIAS

Comprimentos de Onda

Desde o início do uso de *laser* para a termoablação venosa, vários comprimentos de onda foram utilizados. A busca por um comprimento de onda ideal ainda segue e, estranhamente, sem rumo definido. Ensaios clínicos com diversos comprimentos de onda, de 810 nm ao 1.470 nm, apresentam sempre taxas de oclusão acima de 90%.[63-66] O que se observa, também por ensaios clínicos, é que ocorre menor incidência de dor, queimação, uso de analgésicos e parestesias transitórias com comprimentos de onda maiores.[64,65]

Atualmente o comprimento de onda com pico de absorção pela água (em torno de 1.900 nm) tem sido testado e considerado como melhor. Ainda são estudos preliminares, mas os dados apresentados por Mendes et al.[67] demonstraram maior recanalização em um ano com o 1.920 nm em comparação a 1.470 nm. No entanto, neste estudo houve diferença na quantidade de energia entregue (24,7 contra 17,8) em veias de calibre médio de 6 mm.

Estudos com modelos matemáticos mais recentes demonstraram diferença projetada de apenas 10°C de calor gerado na parede da veia com a mesma potência para 810 nm e 1.470 nm.[20] Nesta mesma simulação, com a mesma entrega de energia, a temperatura de parede da veia seria maior com comprimentos de onda de 1.900 nm somente em calibres menores que 1 mm. Nas outras situações, teoricamente teríamos que entregar maiores energias para chegarmos à mesma temperatura que os 1.470 nm.[20]

Na realidade, o manejo de sucesso do *laser* endovenoso parece não estar relacionado com o comprimento de onda. A definição de qual comprimento de onda pode ser mais benéfico virá juntamente com maiores esclarecimentos quanto aos mecanismos de ação. Por enquanto, o comprimento de onda mais utilizado e com menores efeitos indesejados é o de 1.470 nm.

Uso da Tumescência com Bloqueio Raquimedular

Dentre as funções da tumescência está a própria anestesia. Entretanto, no Brasil e América Latina, em razão da combinação de fatores, grande parte dos procedimentos é realizada sob raquianestesia. A necessidade anestésica promovida pela solução tumescente deve ser avaliada. Ficam, no entanto, as questões da proteção dos tecidos adjacentes e a aproximação da parede da veia para a ação direta do *laser*.

Como ainda não se sabe qual o mecanismo de ação é mais importante, ou se, a depender do comprimento de onda ou tipo de fibra, há a predominância de uma ação sobre a outra, é difícil determinar se realmente o tratamento sem tumescência seria o ideal. O que não se pode negar são os bons resultados que são obtidos por grupos brasileiros com a termoablação sem o uso da tumescência.[68] No entanto, não há nenhum estudo randomizado que comprove seu benefício. Chama a atenção que, em geral, essa técnica é utilizada preferencialmente com o *laser* de comprimento de onda de 1.470 nm e com fibra de emissão radial. Entretanto, as justificativas teóricas para essa possibilidade acabam em contradição. Por exemplo: justifica-se que os 1.470 nm é muito absorvido pela parede venosa, mas sem a tumescência aproximando a parede da veia como este *laser* chega até seu alvo? Além disso, observou-se que há absorção deste comprimento de onda pelo sangue. Então, seria o calor conduzido até a parede por convecção? Assim sendo, muito embora os resultados do tratamento sem o uso da tumescência sejam relatos com bons resultados e baixas complicações, não há, por enquanto, ensaio clínico ou explicação teórica sólida que possa justificar não utilizar a tumescência de forma rotineira.

Limites de Calibre

Um dos mais frequentes e controversos temas é sobre até que calibre de veia é possível realizar o tratamento com *laser* endovenoso. Em geral, as veias mais calibrosas também são as com maior possibilidade de falhar ou de recanalizar. Além disso, é no segmento da junção safeno-femoral que se encontram os maiores riscos de TVP, embolia pulmonar ou recorrência de varizes.[39,69] No entanto, como o *laser* é uma ferramenta que permite maior entrega de energia, essas limitações têm sido questionadas como uso de maiores descargas de energia.

Alguns autores afirmam que é possível tratar qualquer calibre de veia. Outros colocam como limite quando se ultrapassam veias de 10 mm ou existe grande número de tributárias tronculares e, nestes casos, o sucesso terapêutico cai drasticamente.[69]

Estudo interessante com veias de grande calibre foi realizado por Starodubtsev *et al.*[70] com *laser* de 1.560 nm e fibra de 600 micra *bare tip*. Randomizados em três grupos de pacientes com veias safenas, variando de 15 a 34 mm (calibre médio de 22 mm). No primeiro grupo foram realizadas crossectomia e termoablação, utilizando 90 J/cm de LEED. No segundo, sem crossectomia e 90 J/cm de LEED. No terceiro, também sem crossectomia, porém elevou-se a densidade energética para 100 J/cm em veias de 15-20 mm e para 150 J/cm para veias de 20-30 mm. Após um ano de acompanhamento, somente no segundo grupo houve falha, com recanalização de 13,3% das veias. Ou seja, aumentando-se a energia não houve necessidade de crossectomia para manter a oclusão em um ano de acompanhamento. Não houve diferença em relação a complicações relacionadas com o tronco safênico ou recanalização. No entanto, a presença de linforreias só foi notado no grupo de crossectomia.

Atasoy[71] analisou 44 pacientes com veias maiores que 15 mm e calibre médio de 16 mm (máximo de 26 mm). Utilizando *laser* de 1.470 nm fibra de 600 micra *bare tip*, o autor teve como objetivo a entrega de 150 J/cm em veias menores que 20 mm, e 195 J/cm em veias maiores que 20 mm. Ao término de um ano, 100% das safenas tratadas mantiveram-se ocluídas, sem a observação de complicações maiores.

Ainda são pesquisas iniciais, mas aparentemente, pode-se tratar com *laser* mesmo veias de calibre muito grande utilizando de tumescência e entrega de maior quantidade de energia. Entretanto, seus limites e orientações estão ainda por vir, principalmente em veias maiores que 15 mm.

Ablação em Veia Safena em Segmento de Perna

Em razão da proximidade anatômica do nervo safeno com a veia safena magna abaixo do joelho, o receio de lesão térmica é uma constante quando se aventa a possibilidade de tratamento de veias safenas abaixo do joelho com o uso de *laser*. Deve-se, no entanto, lembrar de duas situações: ao se realizar o *stripping*, a mesma proximidade anatômica ocasiona a lesão neurológica, e nem sempre o segmento de perna possui a necessidade de tratamento.

Em avaliação histopatológica realizada em veias safenas abaixo do joelho submetidas à termoablação com *laser* 810 nm e potências de 10 a 12 W, mesmo com a ocorrência de perfurações venosas, não havia alterações no nervo safeno.[72]

Theivacumar *et al.* verificaram que, quando a veia safena abaixo do joelho possui refluxo residual mais longo que 1 segundo após o tratamento do segmento de coxa, os pacientes permanecem com mais sintomas e varicosidades, com maior necessidade de escleroterapia posterior.[73] Este mesmo grupo realizou ensaio clínico randomizado ainda mais interessante. Os pacientes foram divididos em três grupos: submetidos à termoablação com *laser* acima do joelho; termoablação com *laser* até o terço médio da perna; e termoablação com *laser* acima do joelho, e escleroterapia com espuma no segmento distal. O resultado mostrou que o grupo que teve a extensão da termoablação até o terço médio da perna apresentou menor necessidade de escleroterapia pós-cirúrgica e maior nível de satisfação que os outros grupos. E, apesar da realização da termoablação abaixo do joelho, não houve maior associação a parestesias.[74]

O temor para a realização de termoablação em segmento de veia safena magna abaixo do joelho é justificável, mas, caso seja necessária, pode ser realizada com benefícios e sem maiores complicações.

As técnicas endovenosas tornaram-se métodos de escolha nos últimos anos passando a ser sendo recomendação de grande parte das sociedades de especialidades. Dentre estas, as termoablativas, como o *laser* e radiofrequência, seriam a primeira escolha. O *laser*, devido às suas características de técnica, apresenta versatilidade maior que a radiofrequência. Veias de grandes calibres, tributárias, perfurantes, veia safena parva e Giacomini estão dentro das possibilidades terapêuticas do *laser* endovenoso. Até se forem considerados os custos, é o *laser* endovenoso que num prazo de 5 anos possui as maiores possibilidades de ser mais custo-efetivo.[75] Isto porque a escleroterapia com espuma, embora inicialmente mais barata, necessita de repetições de tratamento a prazo mais curto.

Ainda existem respostas a serem obtidas e novas perguntas a serem feitas, mas o *laser* endovenoso já é uma realidade para o tratamento da insuficiência venosa superficial.

REFERÊNCIAS BIBLIOGRÁFICAS

1. Evans CJ, Fowkes FG, Ruckley CV, Lee AJ. Prevalence of varicose veins and chronic venous insufficiency in men and women in the general population: Edinburgh Vein Study. *J Epidemiol Community Health* 1999 Mar.;53(3):149-53.
2. Maffei FH, Magaldi C, Pinho SZ *et al*. Varicose veins and chronic venous insufficiency in Brazil: prevalence among 1,755 inhabitants of a country town. *Int J Epidemiol* 1986 June;15(2):210-7.
3. Keller WL. A new method of extirpating the internal saphenous and similar veins in varicose conditions: a preliminary report. *NY Med J* 1905;82:385-6.
4. Babcock WW. A new operation for the extirpation of varicose veins of the leg. *NY Med J* 1907;86:153-6.

5. Navarro LL, Min RJR, Boné CC. Endovenous laser: a new minimally invasive method of treatment for varicose veins – preliminary observations using an 810 nm diode laser. *Dermatologic Surgery* 2001 Feb. 1;27(2):117-22.
6. Klein JA. The tumescent technique for liposuction surgery. *AM J Cosmetic Surg* 1987;4:1124-32.
7. Do DV, Kelley LC. Tumescent anesthesia: evolution and current uses. *Advances in Dermatology* 2007 Jan.;23:33-46.
8. Wallace T, Leung C, Nandhra S et al. Defining the optimum tumescent anaesthesia solution in endovenous laser ablation. *Phlebology* 2016 June 15. [Epub ahead of print]
9. De Hert S, De Baerdemaeker L, De Maeseneer M. What the phlebologist should know about local anesthetics. *Phlebology* 2014 July 24;29(7):428-41.
10. Klein JA, Jeske DR. Estimated Maximal Safe Dosages of Tumescent Lidocaine. *Anesth Analg* 2016 May;122(5):1350-9.
11. Dumantepe M, Uyar I. Comparing cold and warm tumescent anesthesia for pain perception during and after the endovenous laser ablation procedure with 1470 nm diode laser. *Phlebology* 2013 Feb. 15;30(1):45-51.
12. Abud B, Karaarslan K, Turhan S, Karaman Y. Is the temperature of tumescent anesthesia applied in the endovenous laser ablation important? comparison of different temperatures for tumescent anesthesia applied during endovenous ablation of incompetent great saphenous vein with a 1470 nm diode laser. *Vascular* 2014 Dec.;22(6):421-6.
13. Yilmaz S, Ceken K, Alimoglu E, Sindel T. US-guided femoral and sciatic nerve blocks for analgesia during endovenous laser ablation. *Cardiovasc Intervent Radiol* 2013 Feb.;36(1):150-7.
14. Proebstle TM, Moehler T, Gul D, Herdemann S. Endovenous treatment of the great saphenous vein using a 1,320 nm Nd:YAG laser causes fewer side effects than using a 940 nm diode laser. *Dermatol Surg* 2005 Dec.;31(12):1678-83.
15. Proebstle TM, Moehler T, Herdemann S. Reduced recanalization rates of the great saphenous vein after endovenous laser treatment with increased energy dosing: definition of a threshold for the endovenous fluence equivalent. *J Vasc Surg* 2006 Oct.;44(4):834-9.
16. Kabnick LS. Outcome of different endovenous laser wavelengths for great saphenous vein ablation. *J Vasc Surg* 2006 Jan.;43(1):88-8.
17. Neumann HAM, Gemert MJC. Ins and outs of endovenous laser ablation: afterthoughts. *Lasers Med Sci* 2014 Jan. 8;29(2):513-8.
18. Navarro L, Navarro N, Boné-Salat C et al. Endovascular laser device and treatment of varicose veins. United States Patent, US 6,398,777 B1; patent filed in 1999, date of patent: June 4.
19. Vuylsteke ME, Mordon SR. Endovenous laser ablation: a review of mechanisms of action. annals of vascular surgery. *Ann Vasc Surg* 2012 Apr. 1;26(3):424-33.
20. Poluektova AA, Malskat WSJ, Gemert MJC et al. Some controversies in endovenous laser ablation of varicose veins addressed by optical–thermal mathematical modeling. *Lasers Med Sci* 2013 Oct. 9;29(2):441-52.
21. Proebstle TM, Sandhofer M, Kargli A et al. Thermal damage of the inner vein wall during endovenous laser treatment: key role of energy absorption by intravascular blood. *Dermatol Surg* 2002;28:596-600.
22. van der Geld CWM, van den Bos RR, van Ruijven PWM et al. The heat-pipe resembling action of boiling bubbles in endovenous laser ablation. *Lasers Med Sci* 2010 July 20;25(6):907-9.
23. Amzayyb M, van den Bos RR, Kodach VM et al. Carbonized blood deposited on fibres during 810, 940 and 1,470 nm endovenous laser ablation: thickness and absorption by optical coherence tomography. *Lasers Med Sci* 2010 May;25(3):439-47.
24. Disselhoff BC, Rem AI, Verdaasdonk RM et al. Endovenous laser ablation: an experimental study on the mechanism of action. *Phlebology* 2008 Apr. 1;23(2):69-76.
25. Heger M, Golen RF, Broekgaarden M et al. Endovascular laser–tissue interactions and biological responses in relation to endovenous laser therapy. *Lasers Med Sci* 2013 Nov. 15;29(2):405-22.
26. Darwood RJ, Gough MJ. Endovenous laser treatment for uncomplicated varicose veins. *Phlebology* 2009;24 (Suppl 1):50-61.
27. Samuel N, Carradice D, Wallace T et al. Endovenous laser therapy: evolution of practice. *International Journal of Surgery* 2011;9(7):554-5.
28. Biswas S, Clark A, Shields DA. Randomized clinical trial of the duration of compression therapy after varicose vein surgery. *Eur J Vasc Endovasc Surg* 2007 May;33(5):631-7.
29. Bakker NA, Schieven LW, Bruins RMG et al. Compression stockings after endovenous laser ablation of the great saphenous vein: a prospective randomized controlled trial. *Eur J Vasc Endovasc Surg* 2013;46(5):588-92.
30. Huang TW, Chen SL, Bai CH et al. The optimal duration of compression therapy following varicose vein surgery: a meta-analysis of randomized controlled trials. *Eur J Vasc Endovasc Surg* 2013 Apr. 1;45(4):397-402.
31. Marsh P, Price BA, Holdstock J et al. Deep vein thrombosis (DVT) after venous thermoablation techniques: rates of endovenous heat-induced thrombosis (EHIT) and classical DVT after radiofrequency and endovenous laser ablation in a single centre. *Eur J Vasc Endovasc Surg* 2010 Oct.;40(4):521-7.
32. Rhee SJ, Cantelmo NL, Conrad MF, Stoughton J. Factors influencing the incidence of endovenous heat-induced thrombosis (EHIT). *Vasc Endovasc Surg* 2013;47(3):207-12.
33. McMaster S. Is routine scanning for deep-vein thrombosis necessary following endovenous laser ablation and ultrasound-guided sclerotherapy? A statistical perspective in Australian Phlebology practice. *Phlebology* 2011 Mar. 2;26(2):49-51.
34. Jones RTC, Kabnick LS. Perioperative duplex ultrasound following endothermal ablation of the saphenous vein: is it worthless? *J Invasive Cardiol* 2014;26(10):548-50.
35. Ziporin Sj, Ifune CK, MacConmara MP et al. A case of external iliac arteriovenous fistula and high-output cardiac failure after endovenous laser treatment of great saphenous vein. *J Vasc Surg* 2010;51:715-9.
36. Theivacumar NS, Gough MJ. Arteriovenous fistula following endovenous laser ablation for varicose veins. *Eur J Vasc Endovasc Surg* 2009;38:234-6.

37. Scurr JR, Martin J, How TV et al. Retained laser fibre following endovenous laser ablation. EJVES Extra 2007 Feb.;13(2):30-2.
38. Dunst KM, Huemer GM, Wayand W, Shamiyeh A. Diffuse phlegmonous phlebitis after endovenous laser treatment of the greater saphenous vein. J Vasc Surg 2006 May;43(5):1056-8.
39. Van Den Boss RR, Neumann M, De Roos KP et al. Endovenous laser ablation induced complications: review of literature and new cases. Dermatol Surg 2009;35:1206-14.
40. Kabnick L et al. Endovenous heat induced thrombosis (EHIT) at the superficial deep venous junction: a new post-treatment clinical entity, classification and potential treatment strategies. 18th Annual Meeting of the American Venous Forum, Miami, FL; 2006
41. Sufian S, Arnez A, Labropoulos N, Lakhanpal S. Incidence, progression, and risk factors for endovenous heat-induced thrombosis after radiofrequency ablation. Journal of Vascular Surgery 2013;1(2):159-64.
42. Huisman L, Bruins R, van den Berg M, Hissink R. Endovenous laser ablation of the small saphenous vein: prospective analysis of 150 patients, a cohort study. Eur J Vasc Endovasc Surg 2009;38:199-202.
43. Chang C, Chua J. Endovenous laser photocoagulation for varicose veins. Lasers Surg Med 2002;31:257-62.
44. Doganci S, Yildirim V, Demirkilic U. Does puncture site affect the rate of nerve injuries following endovenous laser ablation of the small saphenous veins? Eur J Vasc Endovasc Surg 2011 Mar. 1;41(3):400-5.
45. Kabnick L. Complications of endovenous therapies: statistics and treatment. Vascular 2006;14:31.
46. Dexter D, Kabnick L, Berland T et al. Complications of endovenous lasers. Phlebology 2012 Mar.;27(Suppl 1): 40-5.
47. Vaz C, Matos A, Oliverira J et al. Iatrogenic arteriovenous fistula following endovenous laser therapy of the short saphenous vein. Ann Vasc Surg 2009;23(3):412.
48. Kontothanassis D, Di Mitri R, Ruffino SF et al. Endovenous laser treatment of the small saphenous vein. J Vasc Surg 2009 Apr. 1;49(4):973-979.e1.
49. Tellings SS, Ceulen RPM, Sommer A. Surgery and endovenous techniques for the treatment of small saphenous varicose veins: a review of the literature. Phlebology 2011 July 26;26(5):179-84.
50. Samuel N, Carradice D, Wallace T et al. Randomized clinical trial of endovenous laser ablation versus conventional surgery for small saphenous varicose veins. Ann Surg 2013 Mar.;257(3):419-26.
51. Janne d'Othée B, Walker TG, Kalva SP et al. Endovenous laser ablation of the small saphenous vein sparing the saphenopopliteal junction. Cardiovasc Intervent Radiol 2010 Jan. 20;33(4):766-71.
52. Uchino IJ. Endovenous laser closure of the perforating vein of the leg. Phlebology 2007 Mar. 31;22(2):80-2.
53. Proebstle TM, Herdemann S. Early results and feasibility of incompetent perforator vein ablation by endovenous laser treatment. Dermatol Surg 2007;33:162-8.
54. Lawrence PF, Alktaifi A, Rigberg D et al. Endovenous ablation of incompetent perforating veins is effective treatment for recalcitrant venous ulcers. J Vasc Surg 2011 Sept.;54(3):737-42.
55. Zerweck C, Hodenberg von E et al. Endovenous laser ablation of varicose perforating veins with the 1470-nm diode laser using the radial fibre slim. Phlebology 2014 Feb;29(1):30-6.
56. Ozkan U. Endovenous laser ablation of incompetent perforator veins: a new technique in treatment of chronic venous disease. Cardiovasc Intervent Radiol 2009;32:1067-70.
57. Myers KA, Clough A, Tilli H. Endovenous laser ablation for major varicose tributaries. Phlebology 2013;28:180-183.?
58. Kim HK, Kim HJ, Shim JH et al. Endovenous lasering versus ambulatory phlebectomy of varicose tributaries in conjunction with endovenous laser treatment of the great or small saphenous vein. Ann Vasc Surg 2009 Mar. 1;23(2):207-11.
59. Delis KT, Knaggs AL, Khodabakhsh P. Prevalence, anatomic patterns, valvular competence, and clinical significance of the Giacomini vein. J Vasc Surg 2004 Dec.;40(6):1174–83.
60. Theivacumar NS, Dellagrammaticas D, Mavor AID, Gough MJ. Endovenous Laser Ablation (EVLA) of great saphenous vein to abolish "paradoxical reflux" in the Giacomini vein: a short report. Eur J Vasc Endovasc Surg 2007 Aug.;34(2):229-31.
61. Park SW, Lee SA, Hwang JJ et al. Early results of endovenous ablation with a 980-nm diode laser for an incompetent vein of Giacomini. Korean J Radiol 2011;12(4):481-6.
62. Atasoy MM, Gumus B, Caymaz I, Oguzturk L. Targeted endovenous treatment of Giacomini vein insufficiency-associated varicose disease: considering the reflux patterns. Diagn Interv Radiol 2014 Oct. 31;20(6):481-6.
63. Almeida J, Mackay E, Javier J et al. Saphenous laser ablation at 1470 nm targets the vein wall, not blood. Vasc Endovasc Surg 2009 May 21;43(5):467-72.
64. Kabnick LS. Outcome of different endovenous laser wavelengths for great saphenous vein ablation. J Vasc Surg 2006 Jan.;43(1):88-93.
65. Proebstle TM, Moehler T, Gui D, Herdermann S. Endovenous treatment of great saphenous vein using 1320nm Nd:YAG laser causes fewer side effects than using a 940 nm diode laser. Dermatol Surg 2005;31:1678-83.
66. Doganci S, Demirkilic U. Comparison of 980 nm laser and bare-tip fibre with 1470 nm laser and radial fibre in the treatment of great saphenous vein varicosities: a prospective randomized clinical trial. Eur J Vasc Endovasc Surg 2010 Aug. 1;40(2):254-9.
67. Pinto DM, Bastianetto P, Lyra LCB et al. Endovenous laser ablation of great saphenous vein with the 1920-nm diode laser – 1 year follow-up. In: 13th IVC Congress, Miami-FL.
68. Bueno KA, Albernaz DTS, Albernaz LFL, Zignani FRM. Endolaser venoso: estudo série de casos. Jornal Vascular Brasileiro 2012;11(4):286-8.
69. Mendoza E, Blanttler W, Amsler F. Great saphenous vein diameter at the saphenofemoral junction and proximal thigh as parameters of venous disease class. Eur J Vasc Endovasc Surg 2013;45:76-83.
70. Starodubtsev V, Lukyanenko M, Karpenko A, Ignatenko P. Endovenous laser ablation in patients with wide diameter of the proximal segment of the great saphenous vein:

Comparison of methods. *Phlebology* 2014, published online Oct. 10.

71. Atasoy MM. Efficacy and safety of endovenous laser ablation in very large and tortuous great saphenous veins. *J Vasc Intervent Radiol* 2015 June 8 (article in press).

72. der Kinderen DJ, Disselhoff BC, Koten JW *et al.* Histopathologic studies of the below-the-knee great saphenous vein after endovenous laser ablation. *Dermatol Surg* 2009 Dec.;35(12):1985-8.

73. Theivacumar NS, Darwood RJ, Dellagrammaticas D *et al.* The clinical significance of below-knee great saphenous vein reflux following endovenous laser ablation of above-knee great saphenous vein. *Phlebology* 2009 Feb.;24(1):17-20.

74. Theivacumar NS, Dellagrammaticas D, Mavor AI, Gough MJ. Endovenous laser ablation: does standard above-knee great saphenous vein ablation provide optimum results in patients with both above- and below-knee reflux? A randomized controlled trial. *J Vasc Surg* 2008 July;48(1):173-8.

75. Brittenden J, Cotton SC, Elders A *et al.* Clinical effectiveness and cost-effectiveness of foam sclerotherapy, endovenous laser ablation and surgery for varicose veins: results from the Comparison of Laser, Surgery and foam Sclerotherapy (CLASS) randomized controlled trial. *Health Technol Assess* 2015 Apr.;19(27):1-342.

Capítulo 43

Dissecções da Aorta Torácica e Abdominal

- ◆ *Arno Von Ristow*
- ◆ *Alberto Vescovi*
- ◆ *Bernardo Massière*
- ◆ *Mateus P Corrêa*
- ◆ *Carlos Simoneti Filho*

CONTEÚDO

- ✓ INTRODUÇÃO 569
- ✓ HISTÓRIA NATURAL DA DISSECÇÃO DA AORTA 569
- ✓ CLASSIFICAÇÃO DAS DISSECÇÕES DA AORTA 570
- ✓ QUADRO CLÍNICO, DIAGNÓSTICO E DIAGNÓSTICO POR IMAGEM 571
- ✓ TRATAMENTO ENDOVASCULAR DA DISSECÇÃO DA AORTA 573
- ✓ ESTADO ATUAL E FUTUROS DESENVOLVIMENTOS . . . 589
- ✓ CONCLUSÃO 590
- ✓ REFERÊNCIAS BIBLIOGRÁFICAS 591

INTRODUÇÃO

A cirurgia vascular tem uma peculiaridade que a distingue: atuando na árvore circulatória, está envolvida em doenças que afetam todos os segmentos do corpo humano. Ao contrário de algumas especializadas que tratam de um órgão ou sistema específico, a cirurgia vascular trata de enfermidades que afetam desde o couro cabeludo (angiomas, por exemplo) até os pododáctilos. Outra peculiaridade é que engloba procedimentos desde a escleroterapia de varizes até o tratamento da aorta. Um grande número de oportunidades dentro da especialidade. Há espaço para todos que queiram se dedicar aos seus segmentos com proficiência e seriedade. Por uma questão prática, técnica e de evolução da Medicina, a cirurgia vascular não trata de doenças vasculares intracranianas e aquelas que envolvam o coração. No território intratorácico, classicamente a divisão entre a cirurgia cardíaca e a cirurgia vascular se estabeleceu com os procedimentos que envolvem o uso de circulação extracorpórea. Assim, a aorta torácica permaneceu por longo tempo no domínio da cirurgia cardíaca.[1]

Com o advento das técnicas endovasculares, surgiram novas opções terapêuticas no tratamento de vários segmentos da aorta, sem a necessidade de circulação extracorpórea, sem parada circulatória total e sem hipotermia. Os pacientes existiam, exigiam tratamento e a tecnologia evoluía a ponto de poder ser oferecida a muitos, de alto risco cirúrgico, nos quais a cirurgia aberta era proibitiva. A terapêutica endoluminal atingiu a aorta ascendente e até a válvula aórtica, em casos selecionados, e certamente abraçará todos os segmentos, em breve futuro.

Os procedimentos endovasculares na região da aorta torácica são complexos, envolvem riscos significativos, são relativamente incomuns e devem ser realizados por mãos experientes ou em ambiente de treinamento, com tutoria responsável. Uma real perspectiva do resultado e do prognóstico deve ser conhecida pelo médico e apresentada ao paciente e/ou seus responsáveis antes do procedimento.

São procedimentos que envolvem vários desafios que devem ser vencidos. Os mais importantes problemas a enfrentar são:

- Fixação proximal e distal em zona não dissecada.
- Selamento proximal e distal em zona não dissecada.
- Luz verdadeira estreita.
- Várias fendas de entrada e re-entrada comuns.
- Vasos-alvo perfundidos pela falsa luz.
- Experiência global limitada

Enfim, tem-se observado que a formação profissional mais abrangente e complementar, e a convivência com outras especialidades como cirurgia vascular, cardíaca, torácica, radiologia e cardiologia intervencionistas, permitem que o profissional seja muito melhor capacitado para entender e tratar diversas doenças vasculares. Dentre estas, destacam-se aquelas que acometem a aorta torácica e abdominal. Com os grandes avanços obtidos nas últimas décadas, há grande tendência que o tratamento de muitas enfermidades aórticas seja feito pelo método endovascular.

HISTÓRIA NATURAL DA DISSECÇÃO DA AORTA

Nichols, em 1728, foi quem primeiro descreveu a ruptura da capa interna da aorta sem sinais de rompimento da sua camada externa. Anos depois, pôde observar a mesma ocorrência como achado de necropsia do rei inglês Jorge II.[2] Deve-se a Laënnec a expressão aneurisma dissecante, quando, em 1826 associou a dissecção aórtica à presença de aneurisma e não como duas entidades distintas, gerando uma interpretação errônea que persiste até hoje.[3] Em nossa literatura, já em 1983, em capítulo de interessante leitura até hoje, Maldonat A. Santos chamava a atenção para esse conceito equivocado: "Desta maneira, a concepção de Laënnec – aneurisma dissecante – constitui maneira imprópria para designar esta condição e deveria ser abandonada. Ainda mais que na fase inicial da dissecção não existe ainda alargamento aórtico visível".[4] Foi Anagnostopoulos quem propôs o termo "dissecção aguda da aorta" (DAA), para caracterizar a separação aguda das camadas da parede aórtica – a mais grave e letal catástrofe envolvendo a aorta humana.[5,6] O entendimento da fisiopatologia da DAA é fruto de vários investigadores que ao longo do século passado sobretudo, esclareceram essa complexa doença. Aos interessados, recomendamos as minuciosas obras de Elefteriades et al.[7-9]

Na DAA, ocorre a laceração das camadas mais internas da aorta, criando uma falsa luz vascular, que progride de forma espiralada ao longo da aorta. Geralmente se desenvolve no plano de clivagem natural que existe dentro das camadas longitudinal e circular da túnica média e pode atingir longas distâncias. A maioria das DAAs se restringe à aorta ascendente ou descendente proximal, ou até o abdome, mas já foram observadas dissecções desde a válvula aórtica até a poplítea. Luzes duplas, triplas e até quádruplas podem se desenvolver. Tipicamente, é um processo que pode ocorrer em qualquer artéria, com uma ou mais lacerações intimais, formando um plano de clivagem anterógrado que compromete graus variáveis da circunferência vascular, podendo levar ao comprometimento de ramos aórticos, inclusive chegando à sua oclusão.[5-9]

É difícil determinar a real incidência da DAA, sobretudo em razão do fato de que, podendo ocorrer comprometimento de extensos territórios, desde as coronárias até a periferia, passando pela circulação cerebral e visceral, certamente muitas vezes a *causa mortis* atestada difere da real. A variabilidade dos sintomas iniciais pode "imitar" diversas doenças agudas. Estima-se que ocorra entre 5 a 30 casos por milhão de habitantes/ano.[9] Sabe-se que ocorre duas vezes mais que a ruptura de aneurisma da aorta abdominal, mas a DAA é ainda menos reconhecida do que aquela. Hipertensos são particularmente suscetíveis à DAA. Homens são afetados em proporção que varia de 2:1 a 4:1 e, obviamente, os portadores de doenças degenerativas da camada média arterial, como a síndrome de

Marfan.[8-10] Embora a faixa etária de maior incidência de todas as formas de dissecção seja entre 60 e 80 anos de idade, um número crescente de atletas de alta performance, que levam essa atividade ao extremo, sobretudo os levantadores de peso, têm sido vítimas de DAA em número crescente.[11]

Grande percentual de vítimas de DAA falece antes de chegar ao hospital – 21%, segundo Mezaros.[12] Estima-se que a mortalidade da DAA da aorta ascendente não tratada seja de cerca de 1-2% por hora, decorrente sobretudo de complicação ao nível da raiz da aorta – ruptura para o pericárdio, envolvimento do óstio das coronárias e complicações valvares aórticas.[12-14] O prognóstico piora significativamente se houver envolvimento da circulação cerebral e/ou visceral. Mortalidade global de 27,4% foi o resultado dos 464 casos tratados apresentados na grande série agrupada no IRAD.[10] Este capítulo trata especificamente do tratamento endovascular das dissecções aórticas. Sabemos que a DAA ascendente é do domínio do cirurgião cardíaco, de forma que este segmento aórtico será abordado de forma breve neste capítulo. Paralelamente, hoje em dia, a maioria das DAA descendentes é tratada farmacologicamente ou pelo método endoluminal, que será detalhado aqui.

Assim, excetuando-se os aneurismas da aorta ascendente, onde a cirurgia direta ainda é a mais indicada, a grande maioria dos casos de doenças da aorta torácica é de candidatos potenciais ao tratamento endovascular. Destacadas a seguir estão aquelas que serão abordadas neste capítulo, listadas abaixo junto às várias doenças da aorta torácica que podem ser tratadas por esse método:

- Dissecção aguda.
- Dissecção crônica.
- Úlcera penetrante aórtica.
- Hematoma parietal aórtico.
- Aneurismas degenerativos, intactos e rotos.
- Ruptura traumática.
- Coarctação no adulto.
- Pseudoaneurismas relacionados com reparo prévio.
- Fístulas aortoesofágicas e aortobrônquicas.
- Ateroembolismo aórtico.

Por que essas doenças eram diagnosticadas tão raramente no passado? Certamente pela deficiência dos métodos diagnósticos. A introdução das atuais modalidades de diagnóstico, como a ecografia, a ressonância magnética e, sobretudo, a tomografia computadorizada, revolucionou o manejo dos portadores destas doenças.[15]

CLASSIFICAÇÃO DAS DISSECÇÕES DA AORTA

As DAAs são classificadas com base na localização da ruptura da íntima mais proximal e na extensão de propagação da falsa luz.[5-8] DeBakey propôs a primeira classificação em três grupos: I (fenda na aorta ascendente e extensão além do tronco braquiocefálico), II (fenda e envolvimento exclusivo da aorta ascendente) e IIIa (restrito à aorta descendente) e IIIb estendendo-se distalmente ao diafragma.[16] A classificação de Stanford, mais simples, é a mais empregada: A (fenda na aorta ascendente) e B (fenda na aorta descendente) (Fig. 43-1).[17]

Em 1999 Svensson propôs uma classificação em cinco classes de DAA, que agrega à dissecção aguda clássica, com ruptura intimal e formação de lâmina e trombos entre a luz verdadeira e a falsa (Classe 1), variantes como o hematoma intramural (HIM – classe 2), a laceração intimal limitada com dilatação restrita (classe 3), a úlcera penetrante aórtica (UPA – classe 4) e a dissecção iatrogênica ou traumática (classe 5) (Fig. 43-2).[18]

Recentemente, Dake e um grupo de *experts* propuseram uma nova categorização das DAA, com o objetivo de auxiliar as decisões terapêuticas atuais baseados em situações anatômicas específicas e manifestações clínicas. O sistema de classificação DISSECT é apresentado no Quadro 43-1 em inglês e sua tradução para o vernáculo.[19]

A dissecção aguda da aorta é uma situação de emergência, com alto risco de vida. O risco de óbito cresce exponencialmente a partir do episódio agudo.

Porcentagem	60%	10-15%	25-30%
Tipo	DeBakey I	DeBakey II	DeBakey III
	Stanford A (Proximal)		Stanford B (Distal)

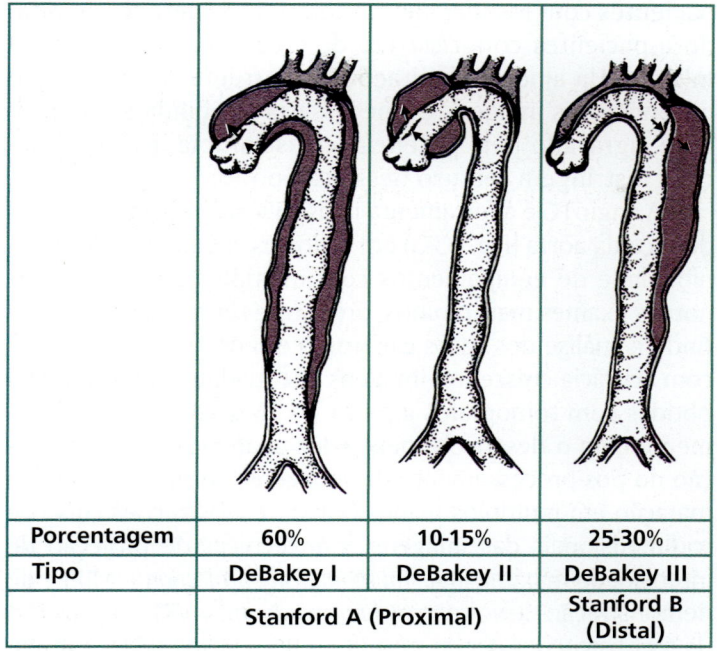

Fig. 43-1. Dissecção aguda da aorta – Classificação de DeBakey e de Stanford.

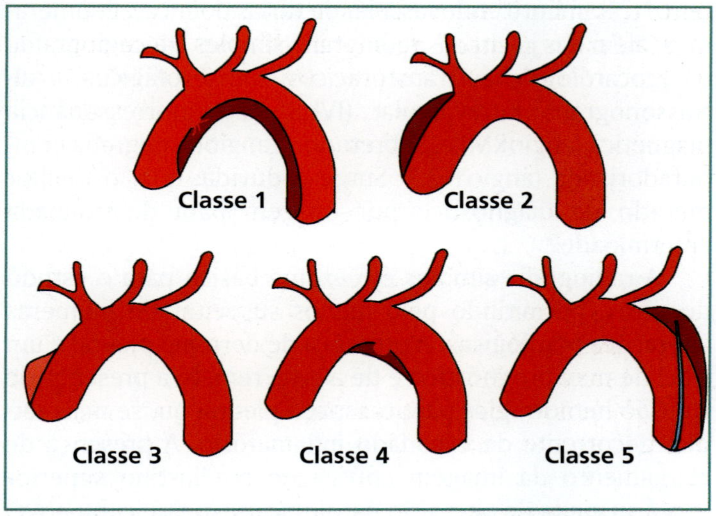

Fig. 43-2. Dissecção aguda da aorta – Classificação de Svensson.

Quadro 43-1. Classificação *DISSECT* das dissecções agudas da aorta	
***D**uration of disease*	Duração da doença
***I**ntimal tear location*	Localização da fenda proximal
***S**ize of the dissected aorta*	Dimensão da aorta dissecada
***S**egmental*	Segmento envolvido
***E**xtent of aortic involvement*	Extensão do envolvimento aórtico
***C**omplications of the dissection*	Complicações da dissecção
***T**hrombus in the aortic false lumen*	Trombo na luz falsa

QUADRO CLÍNICO, DIAGNÓSTICO E DIAGNÓSTICO POR IMAGEM

Quadro Clínico e Diagnóstico

O sintoma mais prevalente é a dor, presente em 90% dos casos. De início súbito, já com sua intensidade máxima, a dor é descrita como dilacerante, pulsante, como uma "facada, rasgando a carne", centrada no precórdio (nas dissecções tipo A) e na região dorsal, interescapular (nas dissecções tipo B), dirigindo-se paralelamente ao sentido da dissecção, podendo irradiar-se até o abdome, quando há comprometimento da aorta descendente, com dor e isquemia dos membros inferiores, quando ocorre oclusão de um ramo ilíaco ou mais distal. Eventualmente, pode irradiar-se para o pescoço ou mandíbula se a delaminação tiver progredido nesta direção. Nestes casos, pode haver manifestações neurológicas, correspondentes às artérias afetadas. Difere muito da dor do infarto agudo do miocárdio (IAM), que costuma ser progressiva em sua intensidade.[4,5,10,20] Síncope é o sintoma inicial em cerca de 20% dos casos.[20]

No exame inicial, além da dor, a maioria dos pacientes apresenta hipertensão arterial. Na presença de hipotensão, pensar em tamponamento pericárdico, insuficiência aórtica aguda e IAM. Redução ou abolição de pulsos periféricos ocorrem em cerca da metade dos casos, assim como cerca de um terço dos pacientes com dissecção aguda da aorta ascendente (DAAA) tem distúrbios neurológicos centrais e/ou medulares, decorrentes da redução do aporte vascular.

Elevado grau de suspeição clínica é crucial para diagnóstico precoce da DAA.

Diagnóstico por Imagem

O progresso conferido ao tratamento da doença da aorta torácica se deve sobremaneira ao desenvolvimento dos métodos diagnósticos por imagem. Dependíamos somente das radiografias simples e da angiografia. A gama de opções e a qualidade das imagens disponíveis era impensável há poucos anos. Com esses recursos é possível o diagnóstico preciso e mapeamento acurado das dimensões que permitem o tratamento endovascular de várias doenças. Enumeramos, além das já citadas radiografia simples e a angiografia, os ecocardiogramas transtorácicos, transesofágicos, a ultrassonografia intravascular (IVUS), a angiorressonância magnética (angioRM) e, sobretudo, a angiotomografia computadorizada (angioTC).[15] Surge a dúvida: qual o melhor método de diagnóstico por imagem para determinada enfermidade?

A radiografia simples é o exame básico para o estudo do tórax, permitindo pelo menos suspeitar de inúmeras alterações patológicas. A presença de derrame pleural é um sinal de mau prognóstico e de alerta: remete à presença de sufusão hemorrágica para o espaço pleural ou, se mais tardio, decorrente de exsudado inflamatório. A presença de alargamento da imagem aórtica no mediastino superior leva à suspeita de alteração patológica suspeita, compatível com dissecção ou aneurisma do arco. O eletrocardiograma tem seu maior valor no diagnóstico diferencial com IAM. Nas DAA é normal ou evidencia sobrecarga ventricular por hipertensão crônica. Um pequeno percentual de casos apresenta isquemia coronariana decorrente de comprometimento dos óstios coronarianos, nas DAA tipo A.[20]

O ecocardiograma transtorácico permite o estudo adequado da aorta ascendente, sendo excelente exame imediato na suspeita de DAA deste setor, mas não dos demais segmentos desta artéria. O ecocardiograma transesofágico (ETE) avalia toda a aorta intratorácica e os segmentos proximais dos troncos supra-aórticos. É útil no diagnóstico da DAA, do HIM e da UPA, mas raramente é empregado como o único método de diagnóstico. Tem grande valor durante a terapêutica endovascular da dissecção aguda da aorta descendente (DAAD), pois permite identificar com precisão as fendas de entrada, assim como certificar-se de que está(ão) ocluída(s) após o implante da(s) endoprótese(s). O IVUS compete com o ETE no período perioperatório. É um dos métodos mais precisos para avaliação do diâmetro luminal do vaso estudado, assim como da constituição e das anomalias da parede vascular. A angioRM obtém resultados morfológicos similares à angioTC, mas perde na precisão das medidas, mesmo nos estudos com contraste paramagnético (gadolínio). Até o surgimento dos primeiros casos de fibrose cística nefrogênica causada pelo gadolínio, empregava-se a angioRM em pacientes com insuficiência renal. Hoje o método é limitado a pacientes com *clearence* de creatinina superior a 30 mL/min. Há ainda as limitações decorrentes do tempo de obtenção das imagens e a necessária imobilidade do paciente, agravado pela potencial claustrofobia. Essas limitações restringem seu uso nesse campo.[15]

A angioTC é a ferramenta mais valiosa no diagnóstico da doença da aorta (Fig. 43-3) em todos os segmentos. A disponibilidade de equipamentos com múltiplos detectores tornou os exames mais rápidos, precisos e reprodutivos, permitindo a análise dos vasos calibrosos e seus ramos periféricos com acurácia crescente. Imagens adequadas das artérias são obtidas com tomógrafos a partir de 16 detectores. Paralelamente com o desenvolvimento dos aparelhos, houve evolução do pós-processamento das imagens, permitindo a reformatação em múltiplos planos (MPR), reconstruções curvas e tridimensionais das imagens com técnicas de projeção de intensidade máxima (*maximum intensity projection* – MIP) e de demonstração de volume (*volume rendering* – VR). A utilização de reconstruções curvas permite que os vasos sejam estudados em plano ortogonal, para medidas acuradas do diâmetro e grau de estenose. Os vasos podem ser "esticados", para obtenção de medidas de comprimento, permitindo determinar o comprimento das endopróteses a serem implantadas. A liberação do sistema Osirix®, *software* desenvolvido por médicos e livre na internet, permitiu o acesso a uma incrível ferramenta de trabalho à todos os interessados em estudos vasculares. Para a realização da angioTC é necessário contraste iodado venoso. O uso de contraste não iônico reduz significativamente a incidência e a gravidade dos efeitos colaterais, mas restringe seu uso nestes casos. Se indispensável, devem ser precedidos de medidas para otimizar a função renal. Cuidados específicos devem ser oferecidos aos pacientes com história de alergia ao iodo, que devem receber preparo específico e nos casos mais graves, acompanhamento por anestesiologista.[1,15,20-24]

Nos pacientes com função renal limítrofe, com *clearance* de creatina entre 30 e 50 mL/min, pode-se associar a ressonância magnética (RM) sem gadolíneo, com a tomografia computadorizada (TC) sem contraste. A RM nos fornece a informação morfológica e a TC as dimensões, permitindo um planejamento adequado, embora mais trabalhoso.

Os métodos de imagem não invasivos, como a ultrassonografia com Doppler, também são fundamentais na avaliação da circulação cerebral, tanto carotídea como vertebrobasilar. Servem para avaliar as opções de vias de acesso, fundamental para a realização do tratamento endovascular.

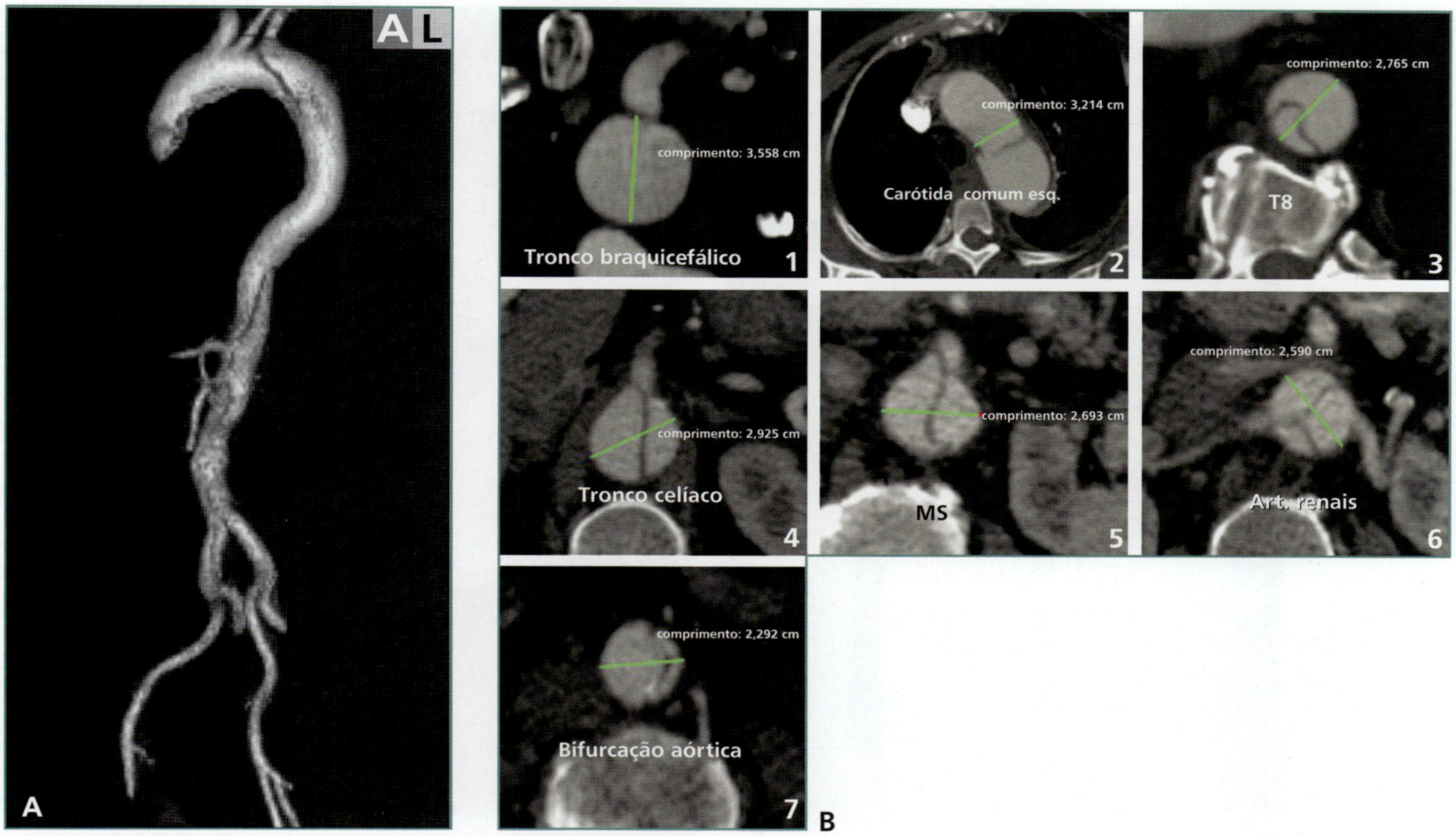

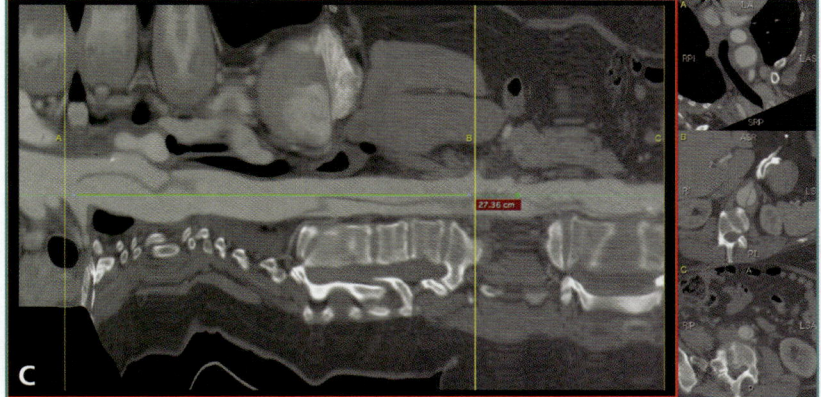

Fig. 43-3. (**A**) AngioTC – Reconstrução tridimensional (VR) da aorta e das ilíacas. (**B**) Cortes axiais: 1. tronco braquiocefálico; 2. domo aórtico; 3. aorta descendente ao nível de T8, aonde normalmente cessa a cobertura com polímero e inicia-se o *stent* livre; 4. tronco celíaco; 5. mesentérica superior; 6. renais; 7. aorta terminal. (**C**) Mesmo caso, com retificação da aorta e medida do comprimento com uso da linha central de fluxo (*center line*).

TRATAMENTO ENDOVASCULAR DA DISSECÇÃO DA AORTA

A DAA é considerada como a maior catástrofe vascular, não somente pela sua gravidade, mas também por sua incidência. Como vimos, um elevado percentual de pacientes falece por instabilidade hemodinâmica nas primeiras horas de sua ocorrência, na maioria das vezes sem o diagnóstico correto. Seu tratamento é inicialmente clínico e envolve, sobretudo o controle da hipertensão, presente na maioria dos casos em que ainda não ocorreu ruptura vascular.

Os procedimentos endovasculares visam a tratar as lesões aórticas agudas com um método minimamente invasivo, poupando os pacientes de cirurgias de grande porte.

Na dissecção aguda, o objetivo do tratamento endovascular é obliterar a fenda de entrada, despressurizar e promover a trombose da falsa luz e eliminar o risco de ruptura. Obtendo-se estes objetivos primários, pretende-se a cura do segmento dissecado da aorta. Realmente, o tratamento efetivo das DAA depende basicamente do selamento do local do início da dissecção, seja por substituição do segmento, seja por uma prótese clássica ou revestindo internamente a aorta com uma endoprótese. Embora atribua-se a Nienaber e a Dake a realização, na mesma época (1999), dos primeiros tratamentos endovasculares da DAA, os primeiros casos foram tratados no Brasil, por Palma *et al.*, com publicação na literatura nacional (Fig. 43-4).[25-27]

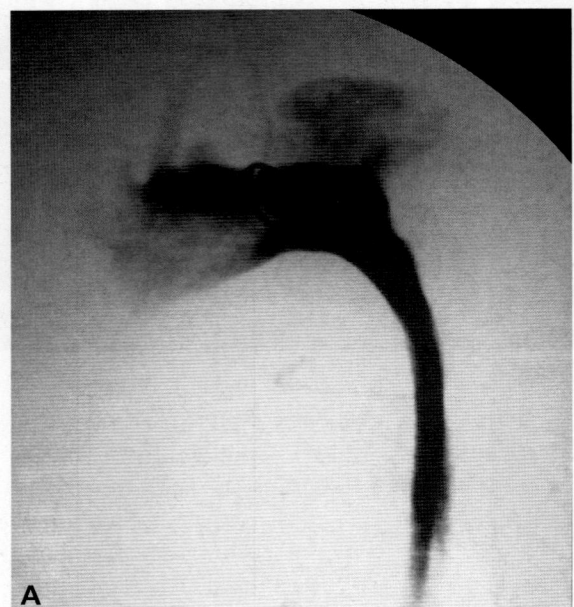
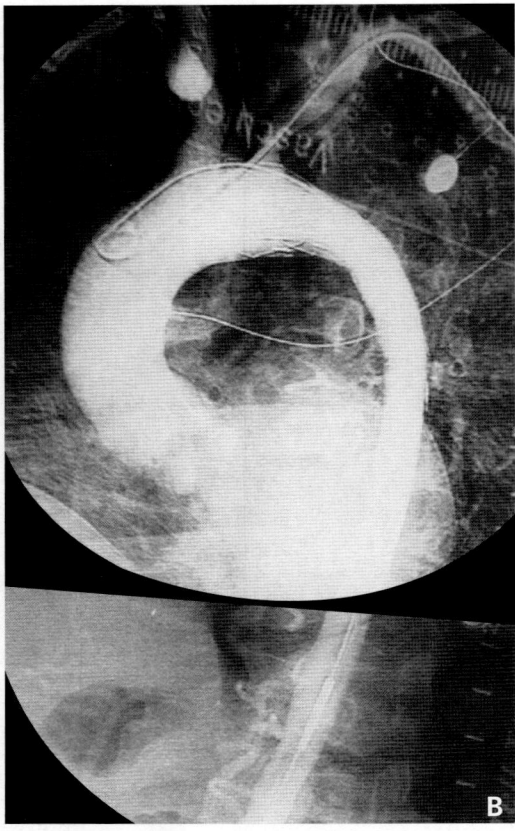

Fig. 43-4. (A) Dissecção aguda da aorta descendente. Observar o jato de fluxo para dentro da luz falsa, cerca de 5 cm distal à origem da subclávia esquerda. A luz verdadeira está reduzida em diâmetro, comprimida pela luz falsa. (B) Mesmo caso da figura anterior, após tratamento com endoprótese implantada via artéria femoral, revestindo a aorta desde a artéria subclávia, ocluindo o orifício de entrada e redirecionando o fluxo para a luz verdadeira (endoprótese Apolo).

Com o tratamento pretende-se impedir a ruptura da aorta, reperfundir todos os órgãos afetados pela inadequada perfusão, melhorar a taxa de mortalidade, de cerca de 12% nos primeiros 14 dias, que é obtido com o tratamento médico, prevenir a degeneração aneurismática que ocorre entre 30 e 50% nos primeiros 5 anos após DAA e finalmente reduzir a carga de medicamentos, para obter um resultado tardio, que não passa de razoável.

Longe de ser a panaceia no tratamento da dissecção aórtica, deve-se aqui lembrar os principais riscos potencias relacionados com o tratamento endovascular da DAA: a ocorrência de paraplegia, de acidente vascular encefálico, a geração de dissecção retrógrada (DAA tipo A aguda) e a não prevenção do crescimento tardio da aorta, por manutenção da perfusão da falsa luz.

Por uma questão didática, analisaremos separadamente as DAA envolvendo a aorta ascendente e arco aórtico, a aorta descendente e as dissecções isoladas da aorta abdominal.

Dissecção da Aorta Ascendente

A dissecção aguda da aorta ascendente (DAAA), classificada como Dissecção Tipo I e II na Classificação de DeBakey e de tipo A na Classificação de Stanford, é uma catástrofe cardiovascular com mortalidade de 60%, quando não tratada.[6,9,12,26,27] Cerca de 70% das dissecções aórticas ocorrem na aorta ascendente. Apesar da melhora das técnicas cirúrgicas e dos cuidados transoperatórios, sua mortalidade global ainda atinge entre 15 e 30%.[28]

Apesar da indicação cada vez mais comum de tratamento endovascular na DAAD o segmento ascendente permanece um obstáculo a ser vencido. A cirurgia convencional ainda é o tratamento de escolha na imensa maioria dos casos. Discutiremos as técnicas atualmente disponíveis para o tratamento endovascular da dissecção aguda deste segmento.

Tratamento

O diagnóstico da DAAA segue o mesmo princípio da DAAD, que será abordado em outro segmento deste capítulo. O tratamento da dissecção aguda do Tipo A deve ser imediatamente estabelecido, em razão da mortalidade global de 50% nas primeiras 48 horas.[28] A conduta tradicional consiste na substituição emergencial da aorta ascendente com ou sem substituição valvular e/ou da raiz da aorta. Caso exista envolvimento dos segmentos torácico descendente ou toracoabdominal, estes são tratados clinicamente. Porém, fatores como a manutenção da perviedade do lúmen falso, a extensão da dissecção na apresentação inicial e a associação à doença do tecido conectivo são considerados significativos para a degeneração aneurismática dos segmentos não tratados, além de afetarem as indicações de reoperação e aumentarem o risco de ruptura aórtica.[28-30]

Nas últimas décadas, técnicas endovasculares permitiram novas opções de tratamento, com o intuito de evitar o clampeamento aórtico, diminuir o tempo de circulação extracorpórea e tratar concomitantemente o segmento torácico descendente. Apesar das diversas tentativas e das opções, o tratamento endovascular do segmento proximal da aorta ainda é assunto controverso, não existindo um método totalmente percutâneo eficaz e reprodutível. Algumas publicações isoladas demonstraram resultados animadores com o implante de endopróteses diretamente na aorta ascendente, utilizando ou não transposição dos troncos supra-aórticos.[28,31-35]

A maioria das séries e estudos clínicos publicados descrevem técnicas híbridas. O implante de endoprótese via transapical foi descrito, inicialmente, por Mac Donald em 2009.[36] Através de uma toracotomia esquerda ou mini esternotomia, a endoprótese é implantada de forma anterógrada através da válvula aórtica. Apesar dos resultados satisfatórios descritos na literatura, esta é uma técnica ainda não aprovada (*off-label*), e de grande desafio técnico. Instabilidade hemodinâmica temporária durante o implante foi descrita, especialmente em pacientes portadores de estenose de válvula aórtica.[37] A técnica com maior número de séries e de maior aceitação na literatura é a técnica híbrida de *frozen elephant trunk*. Descrito por Ishihara *et al.* em 2002, o procedimento consiste no tratamento convencional da aorta ascendente com ou sem tratamento cirúrgico do arco aórtico, e o implante anterógrado de endoprótese torácica sob visão direta.[30,38,39] Este método não só promove a trombose do lúmen falso no segmento mais vulnerável e doente da aorta, como previne ou trata a hipoperfusão distal. Roselli *et al.* relataram seus resultados com a técnica em 17 pacientes, 47% com inadequada perfusão distal, sem óbitos, duas paraparesias temporárias e dois pacientes necessitando hemodiálise temporária, com média de internação de 20 dias.[40]

Há situações de DAAA nas quais nenhum tratamento estabelecido é possível, em razão da gravidade das comorbidades apresentadas pelos pacientes e de certa mortalidade intraoperatória. Um dos autores deste capítulo, A. Vescovi, defrontou-se, recentemente, com um caso de dissecção do arco aórtico. Era uma octogenária, submetida à implante percutâneo de válvula aórtica, que sofreu dissecção do arco ao nível do tronco braquicefálico neste procedimento. A grave deterioração clínica evidenciada no pós-operatório, com acidente vascular encefálico, insuficiência renal e evidências de isquemia visceral, levou a cirurgia cardíaca a contraindicar uma abordagem direta. Foi planejado e realizado o tratamento com implante endovascular de dois *stents* de grande calibre E-XL® (Jotec, Hechingen, Alemanha), com cobertura da fenda de dissecção proximal e colabamento da falsa luz. A recuperação foi surpreendente, com pronta recuperação da função renal, reversão da isquemia visceral e lenta, mas completa restituição das funções neurológicas, inclusive cognitivas e motoras (Fig. 43-5). A angioTC de controle de 30 dias mostra remodelamento completo da aorta dissecada.

Posteriormente, outros casos considerados como intratáveis, foram abordados desta forma com sucesso. Esta abordagem abre novo horizonte no tratamento da DAAA e do arco aórtico.

Conclusão

A dissecção do Tipo A é uma das mais mortais enfermidades a afetar o ser humano, e seu tratamento deve ser imediato. Em casos ainda excepcionais, a utilização de técnicas endovasculares é factível e pode reduzir o tempo cirúrgico, a necessidade de clampeamento e o tempo de circulação extracorpórea. Seu tratamento não pode ser postergado caso estas técnicas não sejam aplicáveis ou estejam disponíveis.

Dissecção Aguda da Aorta Descendente e Toracoabdominal

Evidências recentes comprovam a superioridade do tratamento endovascular da DAAD do Tipo B de Stanford em relação ao tratamento farmacológico isolado.[41] Até o presente momento, entretanto, o tratamento da DAAD ainda recebe, primariamente, tratamento farmacológico. O tratamento endovascular ainda é considerado eventual, embora esta abordagem para o tratamento da DAAD seja eficiente, na fase aguda, podendo levar à cura da dissecção em alto percentual dos casos. Ruptura, dor persistente e intratável, insuficiente perfusão periférica com consequente isquemia visceral (inclusive hipertensão de difícil controle por hipoperfusão renal), isquemia medular ou dos membros inferiores e degeneração aneurismática, configuram indicações indiscutíveis de intervir no Tipo B. Os diâmetros considerados como indicação de abordagem nos casos agudos variam entre 4 e 5 cm na literatura, com exceção da dissecção isolada da aorta abdominal (Quadro 43-2) (veja adiante).[26,27, 41-44]

Cerca de 20 a 36% dos casos de DAAD enquadram-se nesta situação. Estes casos, classicamente, foram abordados por cirurgia direta, com elevadas taxas de mortalidade, entre 6 e 39% e alta morbidade neurológica e renal, sendo recomendado tratamento farmacológico, com melhores resultados iniciais. Mas, o que é comum acontecer com o paciente de dissecção tipo B em longo prazo? O usual é evoluir para uma dissecção crônica tipo B com degeneração aneurismática. O remodelamento aórtico completo só é obtido por tratamento clínico em 19,4% dos casos. Já 25% destes pacientes necessitam cirurgia no futuro. Não se pode considerar este um tratamento adequado.[7,10,41,43,44]

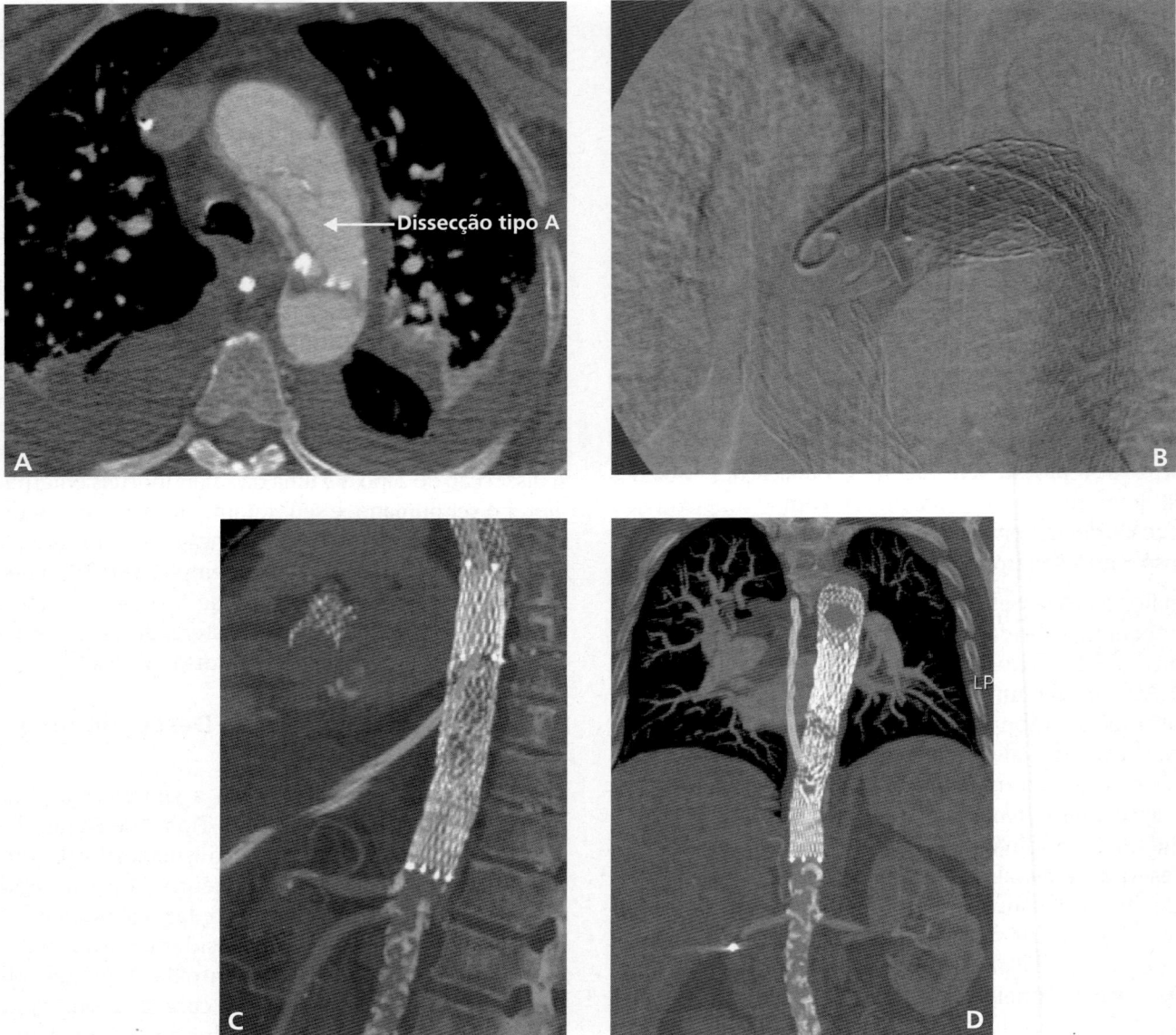

Fig. 43-5. (**A**) AngioTC evidenciando dissecção aguda do arco aórtico após implante percutâneo de válvula aórtica, com graves repercussões clínicas; paciente considerada inoperável para cirurgia direta. (**B**) Implante de dois *stents* livres X-EL®, desde o nível proximal da dissecção até o tronco celíaco. (**C** e **D**) AngioTC de controle após 1 mês demonstrando completa perviedade vascular.

As primeiras abordagens de tratamento endovascular foram as fenestrações percutâneas, comunicando a luz verdadeira com a falsa através de manobras de cateterismo, dilatação com balões por Williams e com *stents*, por Slomin.[45,46] Após a introdução da terapêutica endovascular dos aneurismas por Parodi, vislumbrou-se o potencial do método para o tratamento da DAA.[47] Após vários estudos experimentais, dos quais destacamos os de Kato (1994), o tratamento endovascular da laceração intimal aórtica provavelmente teve como pioneiros os brasileiros Palma, Geisthövel e Buffolo, em 1997.[25,48] As publicações de Nienaber e de Dake, em 1999 na literatura inglesa, ganharam notoriedade divulgando o implante de endopróteses tubulares revestindo internamente a aorta, impedindo a penetração intramural do fluxo arterial.[26,27]

Atualmente, o tratamento endovascular da DAAD engloba duas técnicas: o implante de endoprótese aórtica e a fenestração intraluminal. Esta é raramente indicada atualmente e visa eliminar a isquemia de órgãos excluídos da circulação pelos retalhos (*flaps*) intimais.[45,46]

Quadro 43-2. Indicações de tratamento endovascular da DAAD

- Ruptura
- Dor intratável
- Isquemia visceral, renal e/ou periférica
- Degeneração aneurismática aguda
- Hipertensão incontrolável
- Possibilidade de excluir toda a luz aórtica dissecada

Pacientes com DAA do tipo B, enquadrados nos critérios acima listados, são potenciais candidatos ao tratamento endoluminal. Casos de DAAD tipo B com dissecção retrógrada para o arco aórtico, também podem ser beneficiados. O Quadro 43-3 lista as indicações anatômicas de tratamento endovascular:

O exame fornece a maior quantidade de dados e mensurações confiáveis é a angioTC. Deve-se respeitar a artéria subclávia esquerda. A endoprótese deve cobrir a extensão de aorta descendente dissecada de forma a eliminar as fendas de entrada neste segmento e redirecionar e reperfundir com adequado calibre a luz verdadeira. Manter fendas abertas significa permitir que novos locais de entrada para a falsa luz sejam criados. O uso de ETE peroperatória, auxilia muito para decidir o local ideal para o implante. Se possível, respeitar a aorta distalmente à T8 (para reduzir o risco de paraplegia, veja item específico neste capítulo).[49]

São pré-requisitos para os profissionais que pretendem realizar o tratamento endoluminal da aorta torácica um profundo conhecimento da anatomia vascular normal e suas variações e entendimento morfológico das complexas alterações patológicas relacionadas com as dissecções.

No planejamento do tratamento é fundamental o conhecimento das zonas de fixação proximal da endoprótese. A classificação mais utilizada é a de Ishimaru e divulgada por Criado (Fig. 43-6).[50]

Quadro 43-3. **Indicações anatômicas de tratamento endovascular da DAAD**

- Tipo B, com colo proximal
- Tipo B, com extensão retrógrada
- Tipo A, após correção proximal

O conhecimento da anatomia patológica é fundamental. Os dados mais importantes estão listados no Quadro 43-4.

O nível de posicionamento proximal é crítico. A artéria subclávia esquerda deve ser poupada. A incidência de paraplegia e de acidentes vasculares encefálicos isquêmicos aumenta exponencialmente com a cobertura desta artéria. Felizmente, nas DAAD a maioria dos ancoramentos se encontra na Zona 3. Caso seja necessário implante mais proximal, deve-se preservar os troncos supra-aórticos (TSA). Para a manutenção de adequada irrigação dos TSA e obtenção de ancoramento seguro e hermético entre a endoprótese e a parede aórtica, com frequência são necessários procedimentos de desramificação cervical (*aortic debranching*, em inglês). Os mais comuns são:

- Derivação carotidocarotídea:
  - retrofaríngea
  - pré-traqueal
- Derivação carotidosubclávia
- Transposição subclávia

Quando necessária a exclusão até ao tronco braquiocefálico, nossa preferência atual é pela ponte carotidocarotídea retrofaríngea. Para a revascularização da subclávia esquerda, atualmente preferimos a ponte, visando reduzir a incidência da síndrome de Claude Bernard-Horner oriunda da dissecção da subclávia proximal. Se necessário, a subclávia proximal é obstruída com um oclusor. Deve-se lembrar do uso de *stents* e endopróteses implantados nos TSA, projetados para a aorta ascendente – hoje conhecidos como chaminés, propostos inicialmente por Larzon.[51] Desta forma, pode-se estender a zona de ancoramento ocluindo o óstio de um ou mais TSA.

A escolha da endoprótese a ser empregada é fundamental em qualquer segmento aórtico, mas é crítica no arco. As endopróteses devem ser flexíveis (inclusive o sistema de entrega), sem ganchos ou *stents* projetados além do segmento proximal (risco de dissecção retrógrada) e com um disparo confiável. A prótese deve adaptar-se à curvatura da aorta e ser implantada em segmento que permita seu completo acoplamento à parede. O supradimensionamento ideal é de 10 a 15%, pois a aorta encontra-se friável (diâmetro maior pode causar nova dissecção). A disponibilidade de *stents* calibrosos, providos de células grandes, sem cobertura de tecido, que possam ser implantados desde dentro da

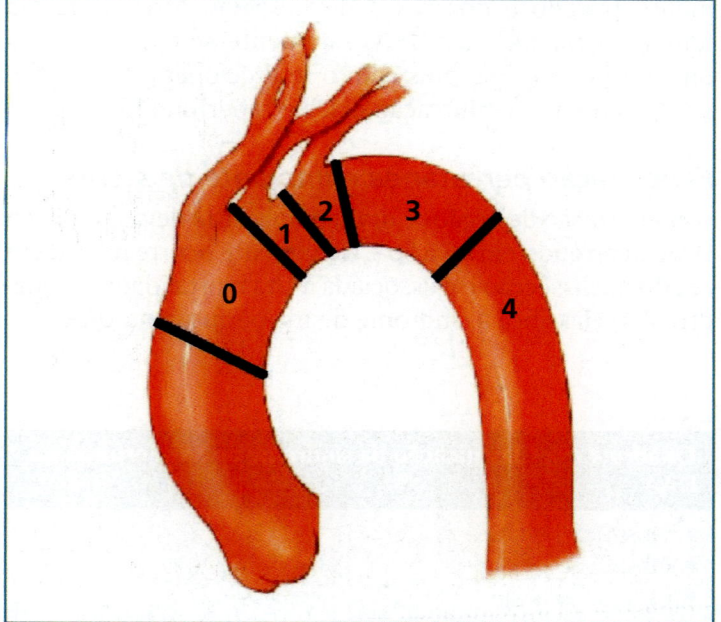

Fig. 43-6. Classificação do arco aórtico por zonas (Ishimaru e Criado).[50]

Quadro 43-4. **Planejamento do tratamento endovascular DAAD**

- Localização e extensão
- Diferenciação das luzes: verdadeira e falsa
- Identificação das fendas
- Avaliação dos ramos viscerais
- Mensuração de diâmetro e comprimento vascular
- Implante na luz verdadeira

endoprótese proximal e que revistam o segmento delaminado distal, favorece o rápido remodelamento aórtico e promove a cura do processo em muitos casos (Fig. 43-7).[52]

O Quadro 43-5 relaciona as características ideais das endopróteses adequadas ao tratamento da DAAD.

A endoprótese aórtica deve ser implantada na luz verdadeira. Usualmente é acessada uma artéria femoral com comunicação com a luz verdadeira, determinada pela angioTC. Nem sempre aquela de maior pulsatilidade é a que está ligada à luz verdadeira. Como ter certeza de que nosso catéter está nela? Nossa conduta é a de navegar desde a bifurcação aórtica até à aorta visceral com um catéter *pigtail* 5 Fr aberto, com um guia distal à sua porção proximal, para dificultar a entrada por fendas que eventualmente poderiam direcionar o guia para a falsa luz. Ao atingir a aorta visceral, realiza-se uma arteriografia para confirmar o posicionamento e, a partir daí, atinge-se o arco e a aorta ascendente, para implantar o guia extrarrígido. A artéria braquial direita é cateterizada e um catéter angiográfico *pigtail* é posicionado no arco aórtico. A endoprótese deve ser posicionada na convexidade do arco aórtico. Geralmente planeja-se a cobertura da aorta desde dois ou mais centímetros proximais à fenda proximal, até T8 (para minimizar o risco de paraplegia). Caso a ETE mostre fenda de entrada até T10, geralmente recobre-se a aorta até este nível, mas não além. A cobertura indesejada de TSA deve ser eliminada (se o implante proximal à subclávia esquerda for necessário, deve-se prosseguir com o implante de um *stent* em chaminé ou uma ponte carotidosubclávia esquerda). Não se recomenda hipotensão prolongada para a liberação da endoprótese, podendo em casos críticos, ser induzida parada cardíaca transitória, por infusão de adenosina ou reduzir o débito cardíaco a zero, por indução de frequência cardíaca acima de 180 bpm, por marcapasso temporário. Nas dissecções, não é prudente o uso de balão de látex para acoplar a endoprótese proximal à aorta, pois a aorta é muito friável. Além disso, a aorta ao nível do ancoramento proximal geralmente é normal e a endoprótese se adapta bem. Se necessário, é recomendável fazer o balonamento de modo cuidadoso com um balão trilobulado (Gore TriLobe Baloon® [WL Gore, Flagstaff, AZ, EUA] ou com o engenhoso balão UnBaloon® [LeMaitre, Burlington, MA, EUA], também sob proteção da eliminação temporária do débito cardíaco – pressão e fluxo zero. Sobretudo o segmento distal não deve ser dilatado, sob risco de produzir nova fenda neste nível. Se a lâmina de dissecção se estender distal à T8, avaliar a possibilidade de implantar um dispositivo provido de *stents* abertos, para remodelar a aorta paravisceral para diminuir o risco de paraplegia ou isquemia visceral (Zenith Dissection® [Cook Medical, Bloomington, EUA], o Nano Dissection® [Nano, Florianópolis, Brasil], o Evita E-XL® [Jotec, Hechingen, Alemanha] ou o *Stent* Braile® [Braile, S. José do Rio Preto, SP, Brasil]). O procedimento é encerrado com angiografia de controle de todo segmento tratado e dos vasos de deságue. A arteriotomia femoral é rafiada. Nas DAAs raramente se faz necessária uma ponte cruzada, pois com o redirecionamento do fluxo, geralmente a bifurcação ilíaca é reperfundida.

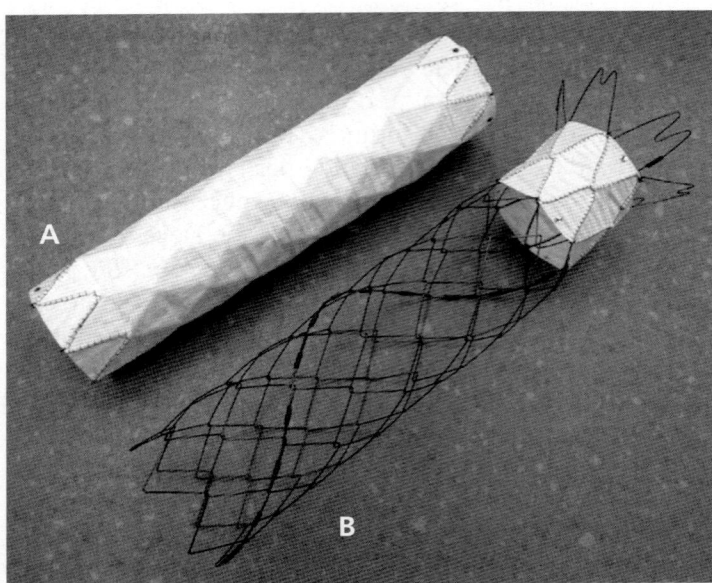

Fig. 43-7. Sistema Nano Dissection®. (A) Módulo proximal com endoprótese reta de alta flexibilidade, sem *stents* ou ganchos externos para fixação. (B) Módulo distal com 30 mm de cobertura de polímero e 150 mm de *stents* livres.

Fenestração percutânea e implante de stents

A má-perfusão de órgãos é uma complicação devastadora da DAA, ocorrendo em 16 a 50%. Geralmente ocorre no estágio agudo da dissecção e é associada à alta mortalidade. O Quadro 43-6 classifica a síndrome de má-perfusão na DAA.

Quadro 43-5. **Características ideais da endoprótese para tratamento da DAA**

- Sistemas de baixo perfil, com boa navegabilidade e precisão de liberação
- Endopróteses flexíveis, de força radial variável, capazes de se conformar no arco aórtico, com ampla gama de calibres (22 a 42 mm)
- Supradimensionamento entre 10 e 15%
- Ausência de *stents* livres proximais ou ganchos
- Disponibilidade de sistema com endoprótese distal sem revestimento, para favorecer o colabamento da falsa luz e remodelamento aórtico

---

Quadro 43-6. **Classificação da síndrome de Má-Perfusão na DAA**

- Obstrução estática
- Obstrução dinâmica
- Obstrução mista
- Outras: relacionadas à dissecção: embolia, tromboses não relacionadas: aterotrombose e displasias

O objetivo da fenestração percutânea é criar comunicações persistentes e grandes o suficiente para permitir adequada irrigação de órgãos isquêmicos, isolados da circulação pelos septos criados pela DAA.[45,46,53]

As técnicas de fenestração endovascular na DAA envolvem as seguintes etapas:

- Implante de bainha calibrosa (14 Fr) em uma das femorais. Se a dissecção se estender até as femorais, implantar uma bainha 7 Fr em cada luz neste nível.
- Cateterização da luz verdadeira e da falsa pela mesma bainha femoral (pelas duas bainhas 7 Fr isoladamente ou em uma bainha 14 Fr).
- Medição das pressões intraluminares em ambas as luzes (se disponível, IVUS é de grande ajuda em selecionar o local da fenestração – em geral imediatamente próximas às artérias viscerais, ou na aorta infrarrenal, nos casos de déficit de perfusão isolado dos membros inferiores).
- Cruzamento de um guia da luz verdadeira para a falsa ou vice-versa. Dilatar a fenda com balão de angioplastia (10 mm). Se efetivo, com equalização das pressões, encerrar o procedimento, se não, capturar um dos guias com um laço (*snare*) e tracionar distalmente os guias para rasgar a lâmina de dissecção e aumentar a fenda.
- Se não houver fenestração ao cruzar (dissecção em fundo de saco), perfurar a lâmina de dissecção com um dos seguintes métodos (ponta rígida de fio-guia, agulha de Colapinto (TIPS) ou Rösch-Uchida ou os catéteres de recanalização Outback® ou Pioneer®) e proceder como acima.
- *Stents* podem ser implantados, conectando a luz verdadeira com a artéria alvo. Há vantagem em utilizar *stents* revestidos, pois auxiliam no selamento.

Ao final do procedimento, mensurações da pressão arterial devem ser obtidas ao longo dos lumens. O gradiente deve ter sido eliminado. Em relação aos casos tratados somente por fenestração, a mortalidade de 30 dias variou de 21 a 25% e está intimamente relacionada com retardo em revascularizar órgãos vitais.[45,46,53]

O uso do IVUS permite confirmar a navegação pela luz verdadeira, confirma as dimensões (diâmetros) dos vasos, permitindo a escolha da dimensão ideal da endoprótese, identifica as fendas de entrada e de saída e, nos casos de implante simultâneo de uma endoprótese, confirma sua aposição.

A fenestração foi a primeira técnica endovascular empregada para tratar a DAA. A maioria dos pacientes responde bem em relação ao alívio dos sintomas, com melhora da função renal e perfusão visceral, permitindo o planejamento de terapêuticas mais efetivas e talvez, definitivas.[45,46,53] Atualmente, com o emprego de endopróteses, seu papel ficou limitado a casos específicos. É útil quando há comprometimento isolado de ramos vitais. A realização de fenestrações pouco influi na degeneração aneurismática tardia das aortas dissecadas.

Dissecção Retrógrada Iatrogênica

O risco potencial de gerar uma dissecção retrógrada com o tratamento endovascular da DAA levou a descrédito do método por alguns profissionais. Em aproximadamente 70% dos casos de dissecção retrógrada há endopróteses com *stents* livres envolvidos. Em até 65% dos casos, a morte ocorreu *in tabula*. Eggebrecht *et al.*[54] estimaram a incidência desta complicação entre 1,9 a 6,8%. Cuidados específicos permitem evitar essa gravíssima complicação.[54-57] Como evitar:

- Minimizar a manipulação aórtica com guias e catéteres.
- Evitar superdimensionamento (10 a 15% ou 2 a 3 mm é o suficiente).
- Não usar endopróteses com *stents* livres ou ganchos proximais.
- Ancoramento proximal em aorta saudável (evitar zonas com hematoma parietal).
- Evite expandir a endoprótese com balão.
- Controle rigoroso da pressão arterial.

Fanelli *et al.* propõem tratar as DAA do tipo B pelo método endovascular nos casos em que a fenda proximal esteja localizada distalmente à subclávia mas que não haja evidência de fluxo retrógrado até a aorta ascendente. Nestes casos, a cirurgia aberta com substituição do arco e da ascendente se impõe.[57]

Prevenção da paraplegia

O tratamento da DAA, à parte de historicamente elevada mortalidade, se acompanha de uma série de complicações graves, das quais a mais temida é a paraplegia. Apresentam maior risco de paraplegia os casos em que é necessária cobertura extensa da aorta, na vigência de oclusão da artéria subclávia ou das artérias ilíacas internas, assim como na ocorrência de hipotensão perioperatória prolongada e a realização de tratamento endovascular de aneurisma de aorta torácica (TEVAR) e abdominal (EVAR) simultâneos.

Como proteger a medula espinal em casos que demandam grande exclusão de intercostais e também de lombares? A *Artéria Radicularis Magna*, de Adamkiewicz sempre foi considerada como a mais importante fonte de nutrição da medula espinal. Hoje, graças aos monumentais trabalhos de Griepp e Etz, aceita-se que a medula espinal é nutrida por uma rede de colaterais, que irrigam a artéria espinal anterior.[58,59] A nutrição depende de cinco fontes – das artérias: subclávias, intercostais, *radicularis magna,* lombares e das ilíacas internas. E, certamente, da rede de circulação colateral formada entre elas.[58,59] As medidas mais importantes na prevenção da paraplegia nestas situações são:

A) Preservar a irrigação da medula espinal: manter fluxo anterógrado, direto nas artérias subclávias e ilíacas internas.

B) Drenar e medir a pressão liquórica em todos os casos agudos. Drenar se houver revestimento da aorta de T6 ao tronco celíaco, se houver potencial cobertura da *artéria radicularis magna*, assim como nos casos de reparo aórtico prévio.

C) Evitar hipotensão durante o procedimento endovascular.

D) Acordar o paciente na sala de operações para avaliação neurológica.
E) Manter a pressão arterial acima de 90 mmHg durante o procedimento e nas primeiras 48 horas.
F) Manter o dreno pelo menos por 48 horas, mesmo sem déficit neurológico.

Na concomitância de DAAD com extensão à aorta abdominal, embora o método endovascular permita que seja realizado tratamento simultâneo, na maioria dos casos, a apresentação e a evolução permitem que o tratamento possa ser estagiado, mas há situações em que o tratamento concomitante se impõe (Fig. 43-8). Estudos experimentais sugerem que a perfusão medular necessita de 24 a 72 horas para retornar aos níveis de perfusão prévios à exclusão das artérias intercostais/lombares.[58,59] O procedimento estagiado permite o "amadurecimento" da circulação colateral medular. O procedimento simultâneo deve ser reservado para situações específicas. Nestes, todas as medidas propostas acima devem ser observadas.

Comentários e resultados atuais

A publicação inicial de dois anos de acompanhamento do estudo INSTEAD – investigação do tratamento endovascular na dissecção aórtica (2009) – não mostrou clara supremacia do tratamento endovascular no manejo dos pacientes estáveis com DAAD, comparando com o tratamento médico ideal.[49] Embora a trombose da falsa luz tenha sido obtida em 90% dos sobreviventes do grupo endovascular, a sobrevida nos dois grupos foi igual neste período. O tratamento endovascular permaneceu como indicado apenas nos casos acima selecionados, com taxa de sobrevida de 88,9%. Por que os resultados do estudo clínico ISTEAD, que randomizou 140 pacientes entre tratamento médico e endovascular, teve resultados somente ligeiramente favoráveis ao tratamento farmacológico isolado? A nosso ver, porque utilizou material inadequado para o tratamento. Empregaram endopróteses rígidas, de alta força radial, muito curtas e com coroa de *stents* proximais livres. Houve excessiva cobertura da artéria subclávia esquerda. Além disso, houve pouco uso de ETE e/ou IVUS na série.

A taxa de sucesso no tratamento endovascular da DAA se eleva se observarmos as recomendações listadas no Quadro 43-4. A eficácia dos *stents* livres implantados distais à endoprótese foi comprovadas em recente publicação de Aun.[60]

Em metanálise realizada por nós, avaliando cinco trabalhos publicados – Nienaber, White, Alves e Fattori – aos quais juntamos nossa casuística, a mortalidade do tratamento endovascular da DAAD variou de 10 a 22%, mesmo tratando somente de casos com complicações (atendendo à indicação de tratamento endovascular da DAAD vigente).[41,61-63]

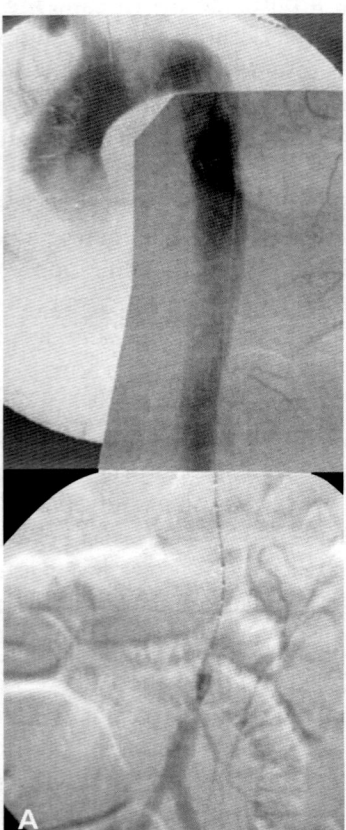
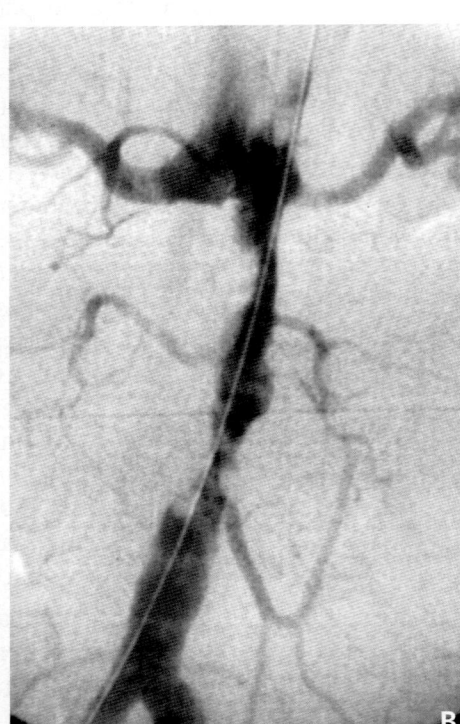
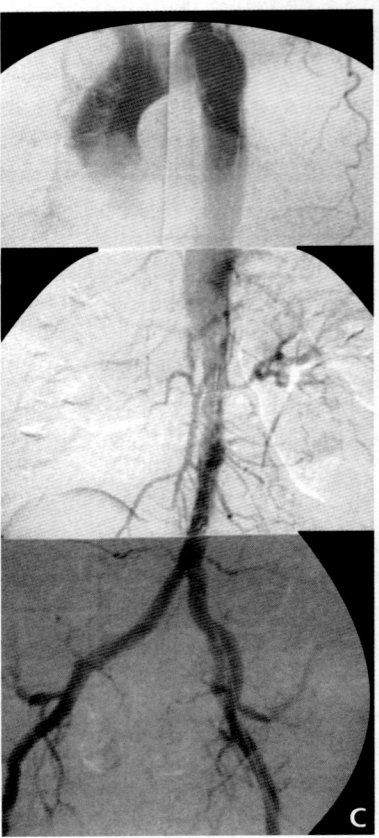

Fig. 43-8. (A) DAAD com entrada ao nível de T6, com grave isquemia visceral e dos membros inferiores. (B) Aortografia ao nível visceral com catéter *pigtail*. (C) Aortografia final de controle, após implante de endoprótese na aorta descendente até ao tronco celíaco e outra da aorta justarrenal à bifurcação aórtica – todas fendas tratadas. Paciente com aorta sem degeneração em controle de 10 anos.

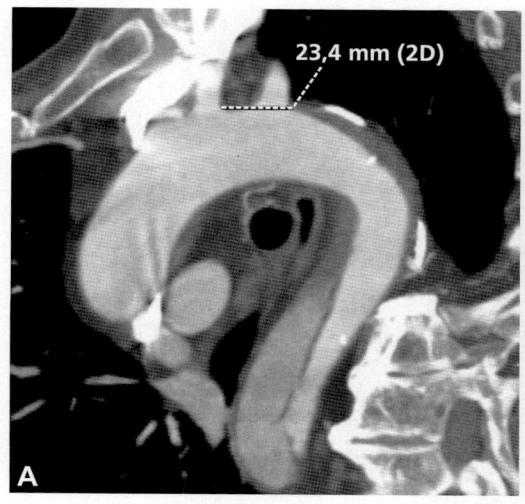
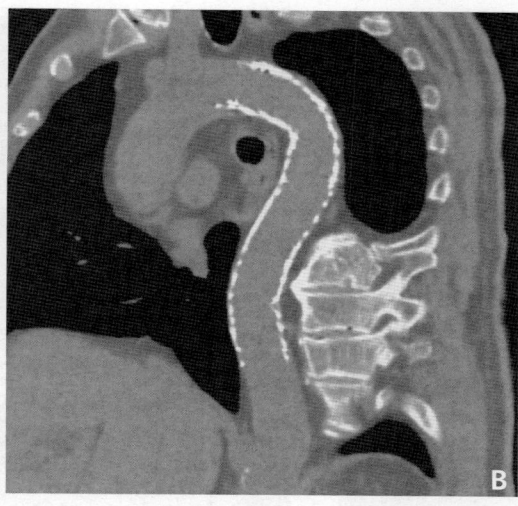

Fig. 43-9. (A) AngioTC de DAA complicada, tratada no dia da dissecção (Gore C-TAG®); a dissecção estendia-se até a artéria poplítea direita. (B) Resultado tardio (3 anos) – AngioTC com remodelamento total da aorta e selamento de todas as fendas e cura da dissecção.

A obliteração do orifício de entrada foi obtida entre 90 e 93%. O aumento da luz verdadeira ocorreu entre 98 e 100% dos casos, pelo redirecionamento do fluxo. Após seis meses, a falsa luz estava trombosada entre 80 e 100% dos casos. Certamente os resultados seriam ainda melhores se pudéssemos incluir casos não complicados, que ficarão expostos à degeneração aneurismática progressiva. Muitos casos podem ser considerados como curados (Fig. 43-9).

Aos interessados no tratamento endovascular da DAAD, não foi surpresa a publicação dos resultados de 5 anos do estudo INSTEAD, publicado em 2013, com o título de EX-INSTEAD Trial, por Nienaber et al.[64] Os resultados foram significativamente melhores no grupo submetido ao tratamento endovascular, mesmo naqueles pacientes que receberam tratamento médico, por apresentarem DAA tipo B "não complicada". Estes resultados confirmam nossa opinião, de que o tratamento endovascular é a melhor opção para todos os tipos de DAAD.

Hematoma Intramural e Úlcera Penetrante Aórticos

O Hematoma Intramural (HIM) e a Úlcera Penetrante Aórtica (UPA), duas enfermidades que comumente têm desfecho fatal, são conhecidas desde as primeiras décadas do século passado. O HIM foi descrito por Kruckenberg em 1920: é considerado um precursor para a dissecção clássica, originando-se da ruptura dos *vasa vasorum* da média, resultando em infarto da parede aórtica que pode provocar a laceração secundária.[65] A UPA foi descrita por Shannon em 1934: tratam-se de ulcerações profundas de placas ateroscleróticas da aorta que podem levar a hematoma intramural, dissecção ou ruptura.[66]

Os modernos métodos de imagem e, sobretudo a angioTC contribuíram para melhor compreensão da gênese, da história natural e do diagnóstico destas doenças aórticas incomuns. Ambas são classificadas hoje como variantes da DAA e consideradas integrantes da síndrome aórtica aguda.[18,67-70] De fato, um em cada oito pacientes com DAA tem ou HIM ou UPA.[70] O HIM é definido como hemorragia intraparietal, contida nas camadas da aorta, sem fragmentação detectável da íntima. Origina-se da ruptura dos *vasa vasorum*, seguida de infarto parietal, o que enfraquece e pode levar à ruptura ou eventualmente resultar na DAA clássica. Mas há também casos bem documentados de resolução espontânea. A mortalidade é maior quando o HIM afeta a aorta ascendente. Nas UPAs ocorre ulceração focal da placa aterotrombótica, que penetra a parede aórtica com ruptura da lâmina elástica interna e invasão da média. Múltiplas ulcerações são comuns. Várias evoluções são possíveis e imprevisíveis, com embolização, formação de aneurismas e pseudoaneurismas e ruptura. A coexistência de UPA e HIM agrava o prognóstico evolutivo. Pacientes com HIM e UPA geralmente são mais idosos do que aqueles com DAA clássica, com idade média de 74 anos; a associação a múltiplas comorbidades é comum. Em razão da importante degeneração parietal, uma UPA raramente evolui para DAA. A localização mais comum das UPAs é a aorta descendente, mas qualquer segmento aórtico pode ser afetado.[67]

Diagnóstico

Os sintomas do HIM e da UPA são semelhantes aos da DAA. Sua presença e topografia precisa só podem ser estabelecidas por métodos de imagem. No paciente hemodinamicamente instável, ETE pode ser realizado no leito do paciente e é muito efetivo no diagnóstico do HIM e no diagnóstico diferencial com a DAA. A UPA típica é uma ulceração irregular no contexto de grande degeneração parietal. A angioTC é a ferramenta mais útil para a síndrome aórtica aguda. No HIM, o diagnóstico é confirmado pela presença de sangue na parede aórtica, sem comunicação evidente com o lúmen. Obs.: presença de sangue na parede aórtica, sem fendas ou qualquer comunicação com o lúmen aórtico. Na UPA a presença de uma bolsa de contraste, aparentemente fora dos limites da parede aórtica é clássica (Fig. 43-10). A aorta adjacente é degenerada e calcificada. A presença de líquido periaórtico é comum (Fig. 43-11). A arteriografia e IVUS têm papel importante somente no intra-operatório.

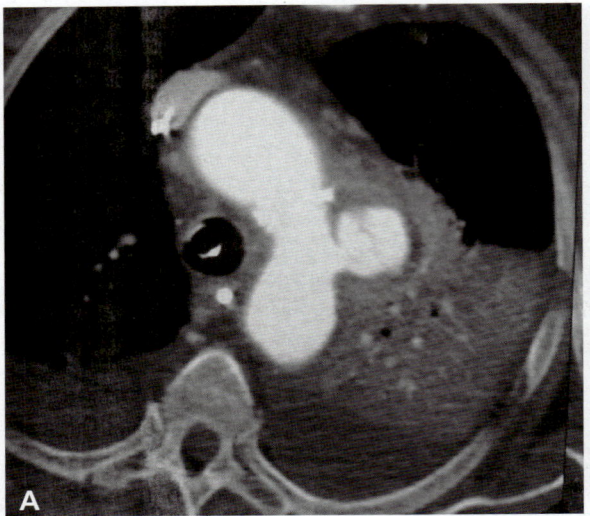
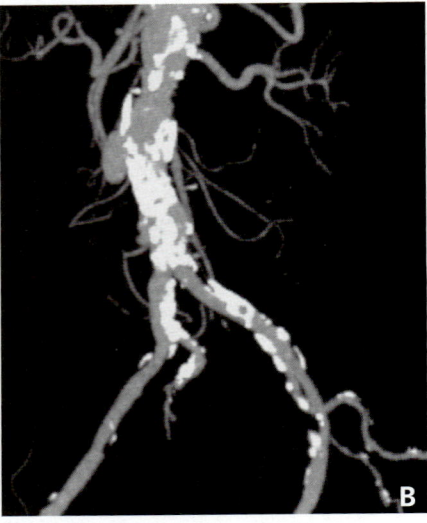

Fig. 43-10. (A) AngioTC demonstrando úlcera penetrante do arco aórtico, rôta. (B) Úlcera penetrante aórtica sintomática da aorta abdominal. Observar o grave acometimento aterosclerótico da aorta, típico das UPAs.

Indicações e métodos de tratamento

Todos os pacientes devem receber o melhor tratamento médico à admissão. Indivíduos assintomáticos com HIM e portadores de UPA de pequenas dimensões, muitas vezes achados incidentais em tomografias, provavelmente podem ser acompanhados sem intervenção. Ao contrário, todos pacientes sintomáticos necessitam de tratamento, pois a evolução é imprevisível e pior do que na DAA clássica. Na maioria dos casos, a abordagem cirúrgica direta é proibitiva, em razão da idade e das múltiplas comorbidades, mas na aorta ascendente cirurgia direta ou procedimentos com desramificação ainda são necessários. Técnicas endovasculares ampliaram as estratégias terapêuticas para o HIM e UPA no restante da aorta (Fig. 43-12). A regularidade do lúmen da aorta e a natureza segmentar do acometimento na UPA tornam essas doenças ideais para as terapias endovasculares. A preservação de ramos vitais assim como a cobertura de todo segmento patológico são fundamentais. Nos HIM aórticos, a endoprótese deve recobrir todo o segmento que apresente hematoma, uma vez que observou-se degeneração aneurismática tardia nos casos em que segmentos limitados foram tratados no procedimento inicial. Caso exista dissecção retrógrada para a aorta torácica, não passível de receber uma chaminé para os TSA, o paciente deve ser atentamente acompanhado e tratado quando necessário. Nos casos onde a extensão da aorta descendente a ser recoberta seja maior que 20 cm, ou que o segmento que se estende de T10 a T12-L1, utilizamos drenagem liquórica per e pós-operatória rotineiramente, como descrito anteriormente.

Resultados

Sem tratamento, a mortalidade de ambas as doenças é alta: acima de 35% no HIM e de 42% na UPA.[70] Resultados publicados sobre a UPA são mais consistentes do que para o HIM, provavelmente devido à fácil associação destes a resultados

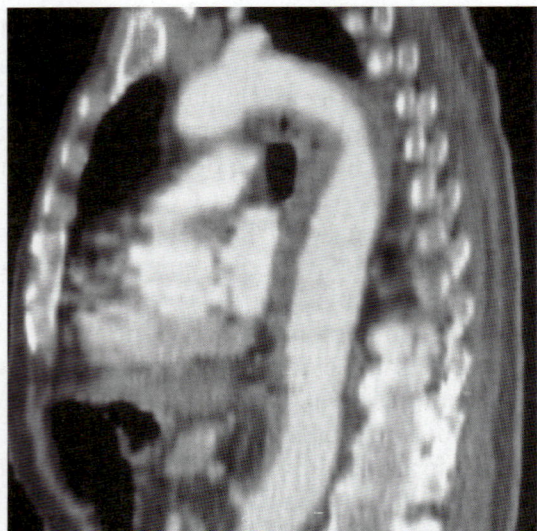

Fig. 43-11. AngioTC com hematoma parietal aórtico.

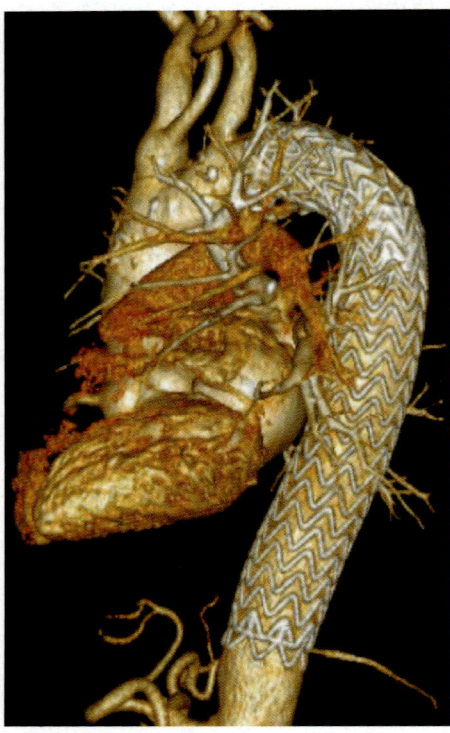

Fig. 43-12. AngioTC de controle tardio após tratamento endovascular de múltiplas úlceras penetrantes aórticas (Gore C-TAG®).

de DAA clássica. Sucesso técnico acima de 95% e sobrevida superior a 90% são relatados no tratamento da UPA. A taxa de paraplegia é baixa. A maioria relata completa regressão do hematoma e do hemotórax. *Endoleaks* são incomuns e reintervenções raras se todo segmento doente for tratado. Em nossa experiência com o tratamento de 22 UPA e 12 HIM obtivemos 100% de sucesso técnico. A sobrevida de 30 dias foi de 100% nos casos operados sem ruptura (25/25 casos). Nos rotos, sobreviveram 60% das UPA (3/5 casos) e 75% dos HIM (3/4 casos).[67]

Conclusão

HIM e UPA são variantes da dissecção aórtica. Ambas necessitam de abordagem específica, pois apresentam péssima evolução sem tratamento. As terapias endovasculares têm-se consolidado como uma efetiva forma de tratamento e oferece resultados superiores à cirurgia aberta.

Dissecção Aguda Isolada da Aorta Abdominal

A dissecção da aorta limitada ao seu segmento abdominal é evento raro, compreendendo 1-3% dos casos de dissecção arterial, taxa muito inferior às de DAAA (70%), de DAAD (20%) e do arco aórtico (7%).[71-74] A dissecção isolada da aorta abdominal (DAAbd) pode ser de origem espontânea, assim como de etiologia traumática ou iatrogênica.

Fisiopatologia

O mecanismo de dissecção da aorta abdominal é algo diferente do que ocorre no restante da aorta, por causa das características histológicas e hemodinâmicas próprias da sua parede. Em geral, a dissecção ocorre quando há aumento das forças de cisalhamento na parede da aorta, causando um remodelamento vascular diastólico. A parede da aorta abdominal é relativamente avascular e menos rica em fibras elásticas que o segmento torácico, resultando em uma parede mais rígida e com ramos de maior calibre. Assim como estas características a protegem de dissecções, predispõe a degenerações ateroscleróticas e aneurismáticas. Acredita-se que a dissecção no segmento abdominal tenha origem na fragilidade estrutural da parede da aorta na origem dos seus ramos, em razão da diferença entre as camadas fibróticas das suas paredes.[75]

DAAbd tem sido classificada em dois subtipos: supra e infrarrenal. O segmento suprarrenal está envolvido em um terço dos casos e deve ser tratado como uma variante da dissecção de aorta torácica tipo IIIb de DeBakey ou B de Stanford. A dissecção infrarrenal pode resultar tanto da laceração da íntima infrarrenal quanto da dissecção retrógrada originária das artérias ilíacas.

Diagnóstico

A DAAbd espontânea ocorre na sua maioria em pacientes masculinos (67%). Metade são hipertensos, com idade média de 58 anos. Diabetes, tabagismo e hipercolesterolemia são menos comuns (7, 11 e 5%, respectivamente).[76-78] Arterite de Takayasu, síndrome de Marfan, doença de Turner e doença de von Recklinghausen já foram associadas à DAAbd.[78,79] Nos casos das lesões iatrogênicas, as doenças cardiovasculares e hipercolesterolemia estão comumente associadas, pois são estes pacientes que geralmente são submetidos a procedimentos por cateterismo, agente causal mais freqüente das iatrogenias. Os sinais e sintomas estão presentes em 74% dos casos e estão listados no Quadro 43-7. Os demais evoluem assintomáticos. Na avaliação dos pacientes com DAAbd no estudo IRAD, dor abdominal com ou sem irradiação para o dorso, isquemia ou infarto mesentérico e isquemia de membros inferiores foram significativamente mais comuns na DAAbd em relação à dissecção do tipo B. Isquemia de membros inferiores pode estar presente no momento do diagnóstico em 3 a 19% dos casos (Quadro 43-7).[71,78]

O método de imagem recomendado para o diagnóstico é a angioTC de abdome, por ser de rápida aquisição e ter vantagens em relação ao planejamento do tratamento e à identificação de lesões associadas (Fig. 43-13).[67,75] A utilização da angioTC conectada ao eletrocardiograma é ainda mais sensível na detecção de lesões mais sutis.[80,81]

Quadro 43-7. Sinais e sintomas da dissecção de aorta abdominal

Sintomas	%
Dor abdominal	47
Dor lombar	23
Dor torácica	12
Claudicação/isquemia de membros inferiores	17
Paraplegia	3,3
Abdome levemente doloroso	11
Massa palpável	8,7
Choque	6,5
Assintomático	17
Cronicidade	
Dissecção aguda	74
Diagnóstico	
Tomografia computadorizada	68
Angiografia	8,7
Ultrassonografia	10
Eco Doppler	2,2
Urografia	1,2
Achado de necropsia	1,1
Achado intraoperatório	8,8
Associação ao aneurisma aórtico (degeneração aneurismática)	42
Diâmetro do aneurisma aórtico na ocasião do tratamento (mm)	50,9 ± 19,5

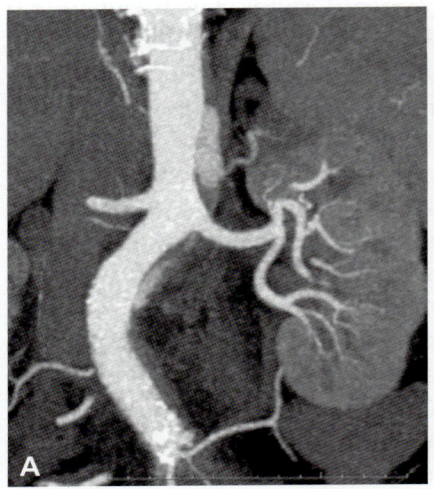
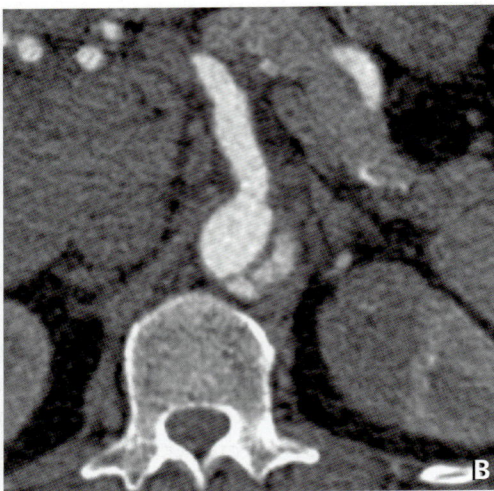
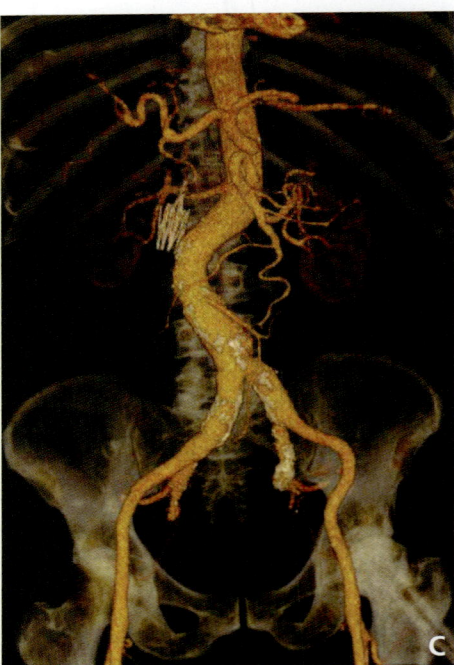

Fig. 43-13. (**A**) AngioTC de DAAbd em paciente com crise hipertensiva. A fenda de entrada é posterior ao tronco celíaco; tratamento farmacológico rigoroso. (**B**) Corte axial, evidenciando-se tripla luz. (**C**) AngioTC de controle 3 anos após o evento agudo – aorta sem evidências de dissecção (observar filtro de cava implantado no intervalo, para prevenção de embolia pulmonar, após politraumatismo).

AngioRM e US com *Doppler* podem também ser utilizados para o diagnóstico.

Tratamento

Como na dissecção aguda da aorta torácica, o manejo do paciente com dissecção aguda da aorta abdominal não-complicada deve ser conservador, com internação em unidade de terapia intensiva. As indicações de intervenção estão listadas no Quadro 43-8.

A indicação da melhor forma de correção da dissecção depende das condições da instituição e da anatomia do paciente. A cirurgia convencional com substituição da aorta infrarrenal com prótese de dácron ainda é o padrão ouro do tratamento, porém está sendo rapidamente substituída pelo tratamento endovascular, que apresenta resultados semelhantes e menor morbimortalidade.[82]

As opções de tratamento endovascular variam conforme o aspecto da dissecção e devem ser individualizadas. Fenestrações, angioplastia com *stent* e implante de endopróteses aórticas já foram relatadas com sucesso.[75,78,80]

Nossa recomendação inicial é o tratamento farmacológico. Nos casos em que a intervenção é necessária nossa primeira opção é pelo método endovascular, com implante de endoprótese(s) que cubra(m) toda a aorta envolvida pela dissecção. Caso exista dissecção retrógrada para a aorta torácica, todo o segmento deve ser tratado. Nos casos onde a extensão a ser recoberta seja maior que 20cm, ou que o segmento que se estende de T10 a T12 esteja envolvido, utilizamos drenagem liquórica per e pós operatória rotineiramente, como descrito antes.

Na metanálise de Jonker *et al.*, dos 92 pacientes tratados por DAAbd, 46 (50%) foram tratados com cirurgia convencional, 21% tratados por técnicas endovasculares e 25% com tratamento conservador.[8] Os demais (4,4%) faleceram antes de qualquer tratamento, dois por ruptura aórtica, um em decorrência de insuficiência renal aguda e o último por dissecção retrógrada até a aorta ascendente, evoluindo com hemopericárdio. Kouvelos *et al.* recentemente publicaram resultados satisfatórios no tratamento endovascular da DAAbd.[83]

Concluindo, a DAAbd é uma doença rara, que deve ser tratada conservadoramente sempre que possível e, se necessário, a intervenção pode ser realizada de forma eficaz pela técnica endovascular.

Dissecção Crônica da Aorta Descendente e Toracoabdominal

A Dissecção Crônica da Aorta Descendente e Toracoabdominal constitui um dos maiores desafios terapêuticos, tanto para a cirurgia aberta como para o método endovascular. O

Quadro 43-8. Indicações para o tratamento da dissecção aguda da aorta abdominal

- Dor intratável por mais de 48 horas
- Sinais clínicos de ruptura aórtica
- Isquemia de membros inferiores
- Isquemia visceral
- Diâmetro aórtico > 3 cm

tratamento endovascular estabeleceu-se como o método padrão para o tratamento cirúrgico das DAAD complicadas, conseguindo excluir a falsa luz em cerca de 90% dos casos em longo prazo.[41,43,44,60-64] Todavia, sabe-se que a maioria dos casos de DAAD, ditos não complicados, são ainda tratados conservadoramente. Destes, mais da metade irão desenvolver aneurismas aórticos, inicialmente dependentes da falsa luz, mas progressivamente de todo segmento aórtico envolvido.[84,85] Luzes duplas, triplas e até quádruplas têm sido observadas, inclusive por nós.

Considera-se como crônica toda dissecção aórtica com mais de 14 dias de evolução. Isso inclui pacientes que não tiveram diagnóstico adequado na fase aguda. Cerca de 63% dos pacientes originalmente tratados na fase aguda com reparo da aorta ascendente, apresentam dissecções envolvendo a aorta descendente e abdominal e evoluirão de forma semelhante aos portadores de dissecção tipo B não operados. Embora a maioria das mortes destes pacientes seja decorrente de doenças associadas, cerca de 20 a 50% delas têm relação com a doença aórtica. Dilatação e ruptura da falsa luz, degeneração aneurismática com adelgaçamento da parede aórtica e novas dissecções podem ocorrer, levando à exanguinamento e morte. Apesar de se observar fibrose e espessamento da lâmina arterial dissecada (*flap*), a dilatação aórtica ocorre em decorrência da perviedade das falsas luzes. Estima-se que o crescimento seja de 2,8 mm por ano.[86] Esta progressiva expansão coloca estes pacientes em risco, predispondo à ruptura e à progressão distal e também proximal da dissecção, gerando aneurismas complexos, com múltiplos lúmens e órgãos sendo irrigados por diferentes canais.

O tratamento da DAA dentro das primeiras 2 semanas do evento agudo é associada com dramático incremento da luz verdadeira e regressão da falsa luz e, nos pacientes com extensão infradiafragmática da dissecção, promove a estabilização das dimensões da aorta infrarrenal. A mobilidade do septo intimal pode ser facilmente eliminada pelo tratamento endovascular em aproximadamente 14 dias. Nos casos em que o tratamento é tardio, além dos 30 dias, seu resultado é pouco previsível.

As intervenções após 30 dias também promovem o aumento da luz verdadeira e redução da falsa luz, mas com muito menor previsibilidade. Geralmente há aumento progressivo das dimensões aórticas, mesmo com sucesso técnico inicial.

A degeneração progressiva da aorta dissecada gera aneurismas que apresentam desafios excepcionais ao tratamento endovascular:

1. Luz verdadeira reduzida.
2. Frequentemente, há mais de uma falsa luz.
3. Artérias vitais podem se originar da luz verdadeira e da falsa.
4. Ausência de uma zona de ancoramento distal adequada.

Recomenda-se como indicação de tratamento aneurismas torácicos e toracoabdominais decorrentes de dissecção crônica com diâmetro superior a 5,5 cm, os sintomáticos e os que apresentam aumento do diâmetro transverso superior a 1 cm por ano. Como a mortalidade da cirurgia aberta é elevada, vários investigadores indicam, quando factível, o tratamento endovascular. O objetivo primário é o de ocluir a fenda proximal e redirecionar o fluxo pela luz verdadeira. Em decorrência da rigidez da lâmina de dissecção e das múltiplas re-entradas, esse ideal muitas vezes não é atingido. Obtém-se melhor resultado quando a dissecção é confinada ao tórax, mas raramente quando a lâmina atinge o abdome e/ou a pelve. Aqui também pode-se "fabricar" um segmento de selamento distal adequado, com a cerclagem da aorta descendente distal, sobre a endoprótese implantada, através de uma toracotomia anterolateral limitada. Atualmente, muitos destes casos podem ser tratados com endopróteses ramificadas, mas mesmo estes dispositivos têm limitações em anatomias tortuosas e com lúmen reduzido.

Thrumurthy *et al.* fazem uma metanálise de 17 estudos, englobando 567 pacientes tratados: sucesso técnico foi de 90%, mortalidade de 3,2% aos 30 dias e taxa de paraplegia de 0,4%. Comparativamente, séries recentes de cirurgia aberta apresentam mortalidade de até 11% e até 12% de paraplegia.[86] O remodelamento aórtico variou de 38 a 100%. Ressalta-se que nesta revisão, não houve uso de *stents* abertos na luz distal visando remodelar a aorta. O ideal é ocluir todas as fendas de entrada, para induzir a trombose da falsa luz e o ETE pode ser grande auxílio.[67,86]

O planejamento do tratamento das dissecções crônicas geralmente é complexo e trabalhoso (Figs. 43-14 e 43-15). À parte de necessitar de adequado ancoramento proximal, deve-se detectar com precisão qual é a luz verdadeira e estimar a longitude com a linha central (*center line*) de fluxo nessa luz. O ancoramento distal às vezes inexiste. Liberar endoprótese sem adequado ancoramento e selamento distal é fútil: o aneurisma continuará a crescer e a romper. Para essa situação, já se realizou cerclagem da aorta supradiafragmática, por toracotomia anterior. Desta forma, a dissecção fica confinada ao abdome, onde, de uma forma geral, tem evolução mais benigna. O uso de "*plugs*" gigantes também foi proposto por Kölbel.[87]

Além disso, deve-se verificar se o sistema de entrega da endoprótese aórtica é longo o suficiente para atingir o ponto de ancoramento proximal: muitas vezes a aorta se alonga sobremaneira, dificultando a navegação, não se conseguindo atingir o almejado ponto de ancoramento proximal. Esta é uma situação em que um fio-guia femorobraquial pode ser usado para permitir a navegação. É importante salientar a proteção do guia, sempre com um catéter, evitando a secção dos óstios dos TSA. Embora não se deva utilizá-las nos primeiros meses após o episódio agudo, nos casos realmente crônicos (mais de 3 meses de evolução), pode-se empregar endopróteses com *stents* livres proximais, com pouco risco de dissecção retrógrada (somente 1,6% na citada revisão de Thrumurthy *et al.*[86]). Mesmo assim, não se deve empregar estes dispositivos no arco aórtico.[67,86] O estudo tomográfico deve envolver os troncos supra-aórticos e a cir-

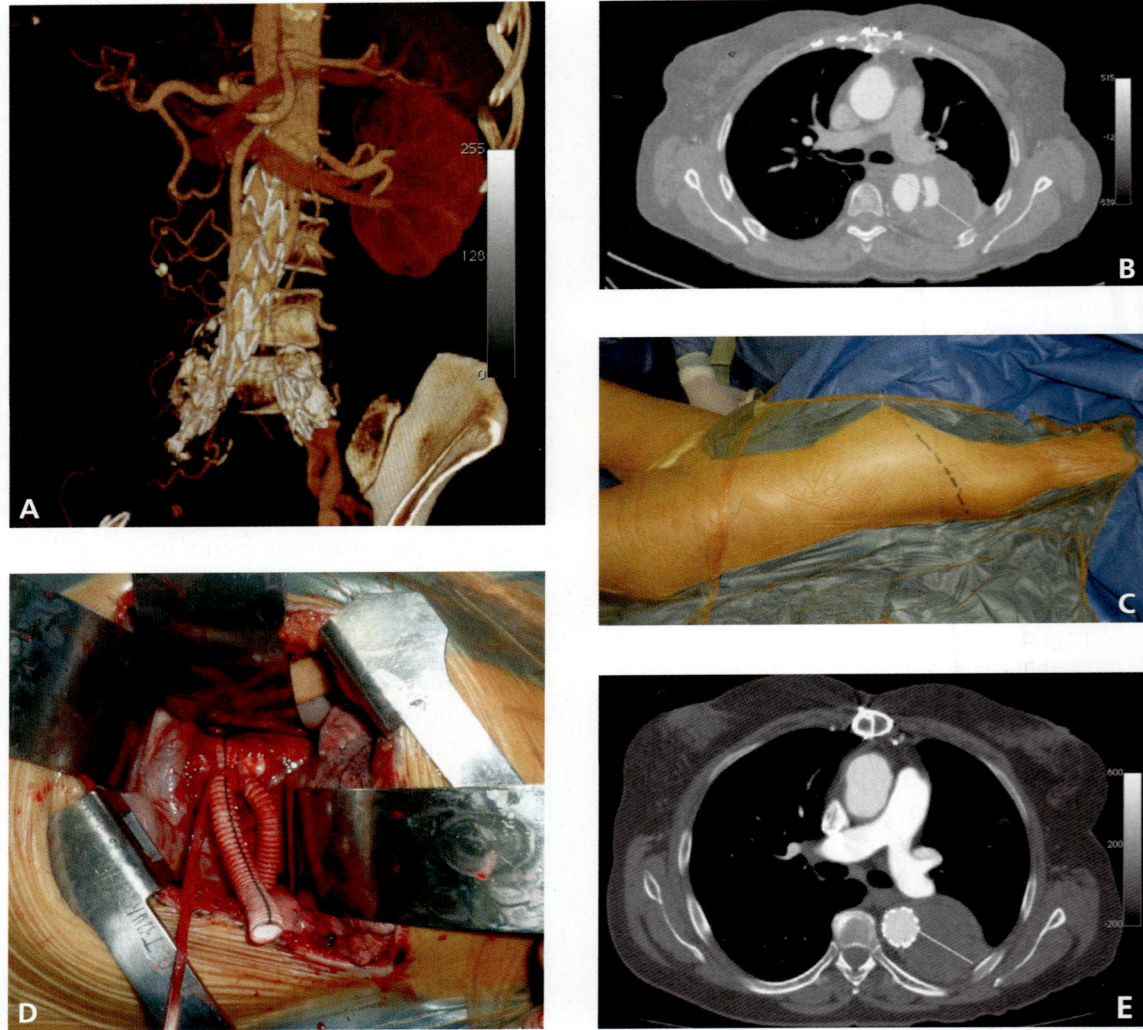

Fig. 43-14. (**A**) Dissecção crônica da aorta toracoabdominal, iatrogênica, por implante de endoprótese em plano subintimal (realizado 2 anos antes em outro serviço); observar a falsa luz paralela à aorta visceral. (**B**) Este fluxo retrógrado gerou um grande aneurisma da aorta descendente, com 7 cm de diâmetro. Não havia colo distal. (**C**) Posicionamento operatório para toracotomia anterolateral pré-diafragmática. (**D**) Cerclagem firme da aorta neste nível, com uma prótese de dácron de 6 mm de diâmetro, após implante de endoprótese cobrindo toda aorta descendente até ao tronco celíaco (o excesso do dácron é eliminado). (**E**) TC de controle 2 anos após o procedimento, mostrando exclusão do aneurisma torácico. O segmento dissecado abdominal permaneceu estável.

culação intracerebral em todos os casos em que se pretenda cobrir o TSA. Como lembrado anteriormente, para a manutenção de adequada irrigação dos TSAs e obtenção de ancoramento seguro e hermético entre a endoprótese e a parede aórtica, aqui com frequência são necessários procedimentos de desramificação cervical, como a derivação carotidocarotídea retrofaríngea ou carotidosubclávia, conforme já citado anteriormente (abandonamos as pontes proximais anteriores no pescoço, pois interferem com eventual traqueostomia, que pode ser necessária).

A artéria subclávia deve ser poupada, de preferência em todos os casos. Se for necessário ocluí-la com a endoprótese, deve-se pensar em relascularização prévia, por ponte ou chaminé. Os riscos de paraplegia, acidente vascular encefá-lico e de isquemia aguda e sobretudo crônica do membro superior esquerdo são reais.[63,89,90] Se necessário, a subclávia proximal deve ser obstruída com um oclusor. Deve-se ocluir a subclávia antes de liberar a endoprótese, para evitar embolização cerebral por esta via. Deve-se lembrar do uso de *stents* e endopróteses implantados no TSA, projetados para a aorta ascendente – hoje conhecidos como chaminés.[51,67,89,90] Desta forma, pode-se estender a zona de ancoramento ocluindo o óstio de um ou mais ramos do TSA. As sequelas neurológicas no tratamento do aneurisma da aorta torácica são devastadoras. Nossa conduta sempre foi preservar a subclávia esquerda com fluxo anterógrado, de alguma forma. Especificamente, as indicações de revascularização da subclávia esquerda nessa situação são:

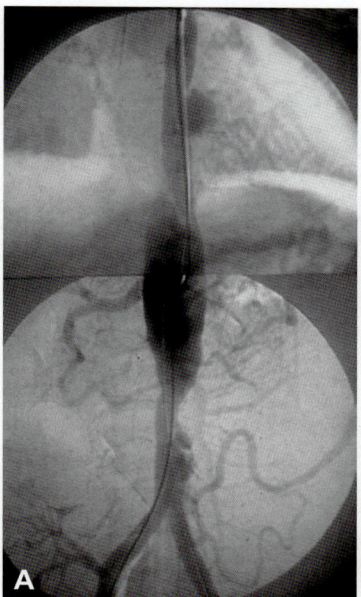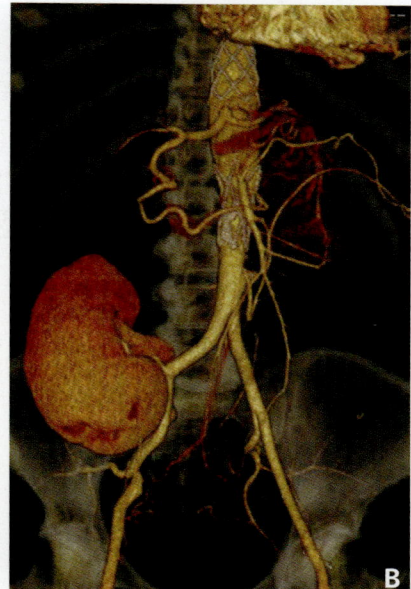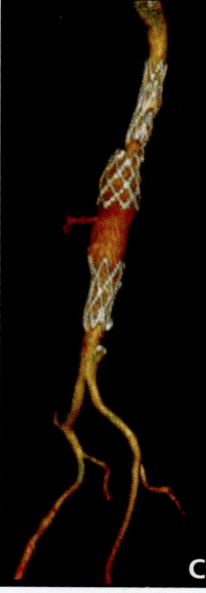

Fig. 43-15. (A) Dissecção iatrogênica (em estudo diagnóstico de hipertensão), tratada em fase subaguda com implante de endoprótese Nano Dissection® customizada, com cobertura da fenda proximal e estendendo os *stents* livres até à mesentérica superior (renais ocluídas; autotransplante renal direito prévio). **(B)** AngioTC de controle tardio (13 a), comprovando o conceito de remodelamento aórtico pelo implante de *stents* livres distais. **(C)** Reconstrução aórtica, evidenciando as duas endopróteses.

- Artéria vertebral esquerda dominante.
- Presença de circulação vertebrobasilar de predomínio esquerdo.
- Estenose da artéria vertebral direita.
- Polígono de Willis incompleto.
- Origem anômala da artéria vertebral (no arco).
- Revascularização coronária usando a torácica interna esquerda.
- Aneurisma da subclávia esquerda.
- Estenose carotídea bilateral.
- Grande extensão de cobertura aórtica.

As indicações são tantas, que, na dúvida, é mais prudente revascularizar. Paralelamente, nos casos de ancoramento na zona 3, o início da endoprótese não deve projetar verticalmente, a ponto de gerar o efeito de "bico de pássaro", descrito na literatura, o que favorece a persistência de fluxo paraprotético e o colapso da prótese. Assim, se for necessário o ancoramento ao nível da carótida esquerda, revascularizar antes a subclávia e implantar a endoprótese junto à carótida esquerda.

A escolha da endoprótese a ser empregada é fundamental em qualquer segmento aórtico, mas é crítico no arco. As endopróteses devem ser flexíveis (inclusive o sistema de entrega) e com sistema de disparo confiável. A prótese deve adaptar-se à curvatura da aorta e implantada em segmento que permita seu completo acoplamento à parede. Em muitos casos é necessário reduzir o débito cardíaco a zero por meio de implante de marca passo rápido ou administração endovenosa de adenosina, para liberação precisa.[88] A cobertura indesejada do TSA deve ser eliminada.[88] Nos casos em que seja necessária esternotomia (zonas 0 e eventualmente 1), caso não se tenha familiaridade com este acesso, a presença de cirurgião cardíaco na equipe é aconselhável.

Nestes casos o risco de acidente vascular encefálico pode ocorrer. Pode estar relacionado com a cobertura intencional ou acidental de um ramo do TSA ou associado à extensa doença aterosclerótica degenerativa do arco aórtico (*shaggy aorta*, em inglês).[91-93] A cuidadosa avaliação dos achados da angioTC e sobretudo do ETE (trombos móveis) permite identificar esses pacientes. A literatura demonstra que a maioria dos acidentes é embólica e sem diferença entre as distribuições da irrigação cerebral.[67,91-93] O cuidado com a manipulação dos guias no arco aórtico, manutenção de sua estabilidade na aorta ascendente durante manipulação da endoprótese é vital (Fig. 43-16).

Nos casos de dissecção estendendo-se ao abdome, endopróteses retas podem ser implantadas até ao tronco celíaco, respeitando seu óstio. Há endopróteses com fendas e fenestras para manter a perviedade deste vaso, que também podem ser perfundidas retrogradamente por um *stent* revestido com fluxo originário do segmento distal (chaminé invertida ou periscópio). A obstrução do tronco celíaco deve ser evitada.[94] Aqui se aplica a mesma regra da subclávia. Sempre preservar o tronco celíaco. Sua cobertura pode passar impune, mas pode ser catastrófica. Caso não reste outra alternativa, estudar angiograficamente o tronco celíaco e a mesentérica superior e averiguar a perfeita colateralização entre ambos antes da cobertura.[63,94]

Nos casos em que a degeneração aneurismática atinja a aorta abdominal, configurando um aneurisma toracoabdomi-

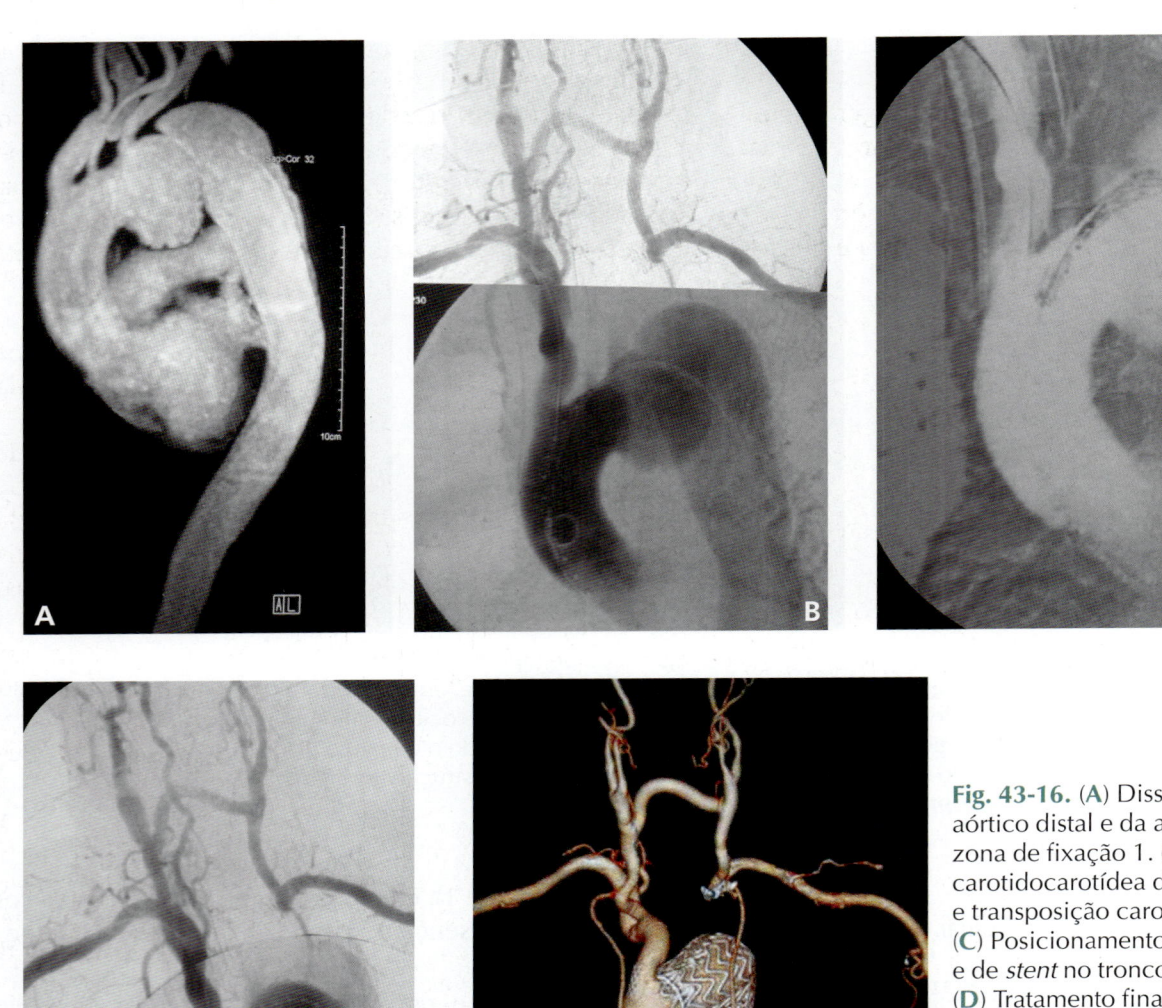

Fig. 43-16. (A) Dissecção crônica do arco aórtico distal e da aorta descendente com zona de fixação 1. **(B)** Ponte retrofaríngea carotidocarotídea da direita para a esquerda e transposição carotidosubclávia. **(C)** Posicionamento de endoprótese na aorta e de *stent* no tronco braquiocefálico. **(D)** Tratamento finalizado. Perfusão dos TSA pelo tronco braquiocefálico (protegido por *stent* em chaminé), ponte carotidocarotídea retrofaríngea e transposição da subclávia esquerda. Aneurisma excluído por endoprótese projetada para dentro da aorta ascendente (Gore TAG®). **(E)** ATC de controle 1 ano após o procedimento (observar pequena migração distal, sem comprometer o resultado).

nal, na maioria das vezes será necessário o emprego de endopróteses ramificadas, através de dispositivos customizados ou fabricados pelo próprio cirurgião ou por procedimentos híbridos.[93,95-98]

Resultados

Vários trabalhos têm sido publicados, com resultados animadores, sobretudo ao tratarem de uma população de alto risco. Destaca-se o trabalho de Scali *et al*, com 80 casos de lesões aórticas torácicas e abdominais: a morbidade de 26%, com 10% de eventos neurológicos, sendo 6,2% de paraplegia definitiva e 7,5% de acidentes vasculares encefálicos. A mortalidade hospitalar foi de 2,5%. Estabilização ou redução do diâmetro do aneurisma ocorreu em 65%. Reintervenções foram necessárias em 16% dos casos e a sobrevida em 1 ano foi de 89% e de 70% em 5 anos.[96]

Problemas persistentes: resultados aquém do ideal, custos elevados iniciais e com procedimentos subsequentes, além de diagnóstico por imagem. Uma pergunta que surge em todos eventos aonde se discute o tratamento da dissecção crônica da aorta: há lugar para essa forma terapêutica? Acredita-se que sim, pois os resultados da cirurgia direta também não são bons, com mortalidade elevada e alta taxa de paraplegia. O avanço da tecnologia e da experiência acumulada vem permitindo, progressivamente, melhores resultados. A seleção de casos deve ser criteriosa e o planejamento e execução impecáveis.[97,98]

Considerações gerais sobre o tratamento endovascular das dissecções aórticas

Para a cirurgia, o paciente deve ser preparado como para uma cirurgia aberta da aorta. Tricotomia e desinfecção do abdome, região inguinal e ambos os membros inferiores. Sondagem vesical, catéteres venosos profundos, catéter arterial para aferição da pressão arterial média, geralmente radial direita; manter livre a braquial esquerda para eventual cateterização, para angiografia ou implante de *stent* em chaminé. O acesso padrão é femoral, mas dependendo do calibre das artérias nativas, um conduto ilíaco ou até aórtico pode ser necessário.

A escolha da endoprótese deve seguir os critérios de navegabilidade, torque, flexibilidade e força radial. Nas DAA, não usar endopróteses com *stents* livres proximais ou ganchos. Nos casos crônicos, pode-se utilizá-los, pois o risco de lesão parietal é pequeno. Uma vez que a endoprótese for inserida, ultrapasse o ponto de liberação, ajuste-a ao ponto desejado uma vez só e dispare. Ficar movimentando a endoprótese no arco ou no início da aorta descendente é convite a complicações.

De forma geral, as endopróteses nas DAAs devem ter um superdimensionamento próximo de 10% do diâmetro da luz do vaso. Todo o segmento aneurismático deve ser coberto e o comprimento das zonas de ancoramento ideal é de 30 mm, podendo ser tolerado até 20 mm. No caso do uso de dois ou mais módulos, a superposição dos mesmos depende de cada produto, mas 50 mm é o mais seguro.

O tempo provou que não se trata somente de liberar uma endoprótese. Trata-se de conhecer a doença e a anatomia patológica e a partir deste ponto traçar as indicações apropriadas. Durante o procedimento, estar atento a potenciais complicações e tratá-las. Lembrar que o grosso calibre das bainhas introdutoras das endopróteses torácicas é um convite à ruptura das ilíacas e que essa ocorre mais frequentemente na retirada da bainha do que na introdução. Um balão oclusor deve estar disponível e, na maioria dos casos, acesso retroperitonial é necessário para a solução do problema.

ESTADO ATUAL E FUTUROS DESENVOLVIMENTOS

Se o tratamento endovascular causou divergências no tratamento do aneurisma da aorta abdominal, o seu impacto no tratamento do aneurisma da aorta torácica foi enorme. As dissecções aórticas se incluem aqui: poder tratar uma doença extremamente grave, de alto risco e de complicações cirúrgicas temidas como as insuficiências respiratória, renal e, sobretudo, a paraplegia, com um método pouco invasivo, de risco reduzido e que pode ser estendido a pacientes com doenças associadas ou idade que antes eram relegados à paliação, é uma revolução. A muitos destes era negada qualquer terapia efetiva, sendo relegados à evolução natural da doença, que como já vimos, é maligna. Atualmente, pacientes de risco cirúrgico elevado podem ser tratados de doenças da aorta torácica com excelentes resultados e baixas taxas de complicações e mortalidade. Mas ainda está longe do ideal.

Conforme já afirmamos, foram muitos os progressos no tratamento da doença da aorta torácica, com milhares de pacientes beneficiados com sua ampla aplicação. Trabalhos recentes têm consolidado a indicação do tratamento endovascular como método seguro, mesmo nos casos inicialmente não complicados.[64,99-101] Os fatores preditivos de mau prognóstico nos pacientes deste grupo são apresentados por Capoccia e Riambau e constam do Quadro 43-9.[99]

Concordamos com estes autores que o conhecimento destes fatores pode auxiliar a selecionar os pacientes com DAA "não complicadas" para um tratamento endovascular mais efetivo.

Desenvolvimentos técnicos recentes, como a introdução de dispositivos planejados especificamente para o tratamento de dissecções aórticas como o conjunto de endopróteses Nano Dissection® e a Zenith Dissection®, fornecem resultados promissores, ainda sem resultados a longo prazo (Fig. 43-17).[101]

Todavia, se aguarda ansiosamente endopróteses que permitam a manutenção de fluxo anterógrado direto aos ramos supra-aórticos, que possam ser implantadas sem risco de dano cerebral e coronariano, que se adaptem adequadamente ao arco aórtico, de menor perfil, alta flexibilidade e sem migração. Deverão estar disponíveis em grande gama de calibres, retas e cônicas e que permitam tratar o segmento visceral, se associado com a doença torácica. A manutenção da irrigação anterógrada medular é ainda um sonho. As vantagens do tratamento endovascular das dissecções da aorta estão agrupadas no Quadro 43-10.

A nosso ver, a Dissecção Aguda da Aorta Torácica Descendente tem Cura! O que fazer para "curar" a Dissecção Aguda da Aorta Tipo B? Em nossa visão pessoal:

- O combate à hipertensão arterial é a única forma efetiva de prevenir a dissecção aórtica.
- Ação imediata com o melhor tratamento médico
- Diagnóstico preciso com métodos de imagem – angioTC é o mais completo atualmente
- Planejamento preciso e tratamento endovascular, com dispositivos específicos, visando ocluir todas as fendas intimais.

Quadro 43-9. Fatores preditivos de mau prognóstico em pacientes com DAAD "não complicada"

- Fenda proximal na concavidade do arco aórtico distal; fenda proximal superior a 9 mm; pequena distância entre a fenda proximal e a artéria subclávia esquerda
- Diâmetro aórtico > 40 mm; pequeno diâmetro inicial da aorta
- Perfusão mantida na luz falsa; diâmetro da falsa luz > 22 mm; trombose somente parcial da falsa luz
- Extensão da dissecção à aorta infrarrenal
- Síndrome de Marfan; raça branca; reelevação dos níveis de Dímero-D

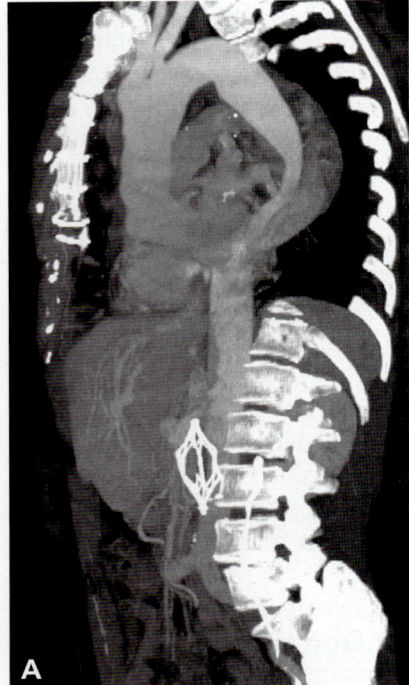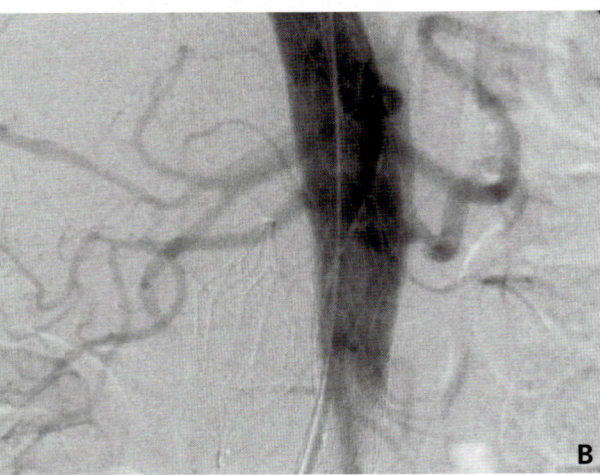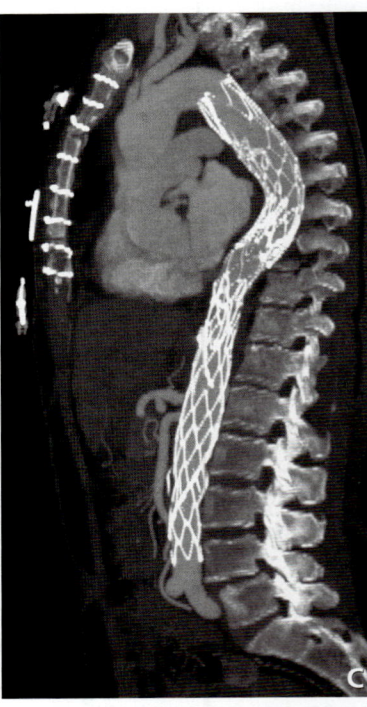

Fig. 43-17. (**A**) AngioTC de mulher de 70 anos, com dissecção subaguda da aorta descendente, abdominal e ilíacas após tratamento cirúrgico de DAA tipo 1 há 2 meses; havia várias fendas na aorta desdente e abdominal; evoluiu com angina mesentérica e deterioração progressiva da função renal, configurando indicação de tratamento. Havia estenose grave da luz verdadeira no tórax e a renal esquerda era perfundida pela falsa luz. (**B**) Angiografia peroperatória após implante de endoprótese Apolo Dissection® proximal com cobertura polimérica e distal com módulo com *stents* livres, até a bifurcação aórtica. Observar a perfusão de todas as artérias viscerais. (**C**) AngioTC de controle 3 dias após o tratamento. Perfusão visceral, medular e dos membros mantida, com eliminação dos sintomas e normalização da função renal.

Quadro 43-10. **Vantagens do tratamento endovascular da DAA**

- Redução da magnitude do procedimento
- Sem toracotomia ou laparotomia
- Sem clampeamento aórtico
- Sem hipotermia
- Sem parada circulatória
- Aplicável a pacientes de alto risco
- Alta precoce
- Recuperação mais rápida
- Menor morbidade
- Menor mortalidade

CONCLUSÃO

Prever o futuro é difícil! Em 1983, fomos convidados a escrever um Editorial sobre o potencial desenvolvimento da Cirurgia Vascular e não previmos o impacto dos procedimentos endovasculares...[102] Uma verdadeira revolução ocorreu com a introdução do tratamento endovascular da doença da aorta torácica. É uma técnica em evolução, mas já factível, segura e durável. Com a consolidação dos resultados obtidos utilizando materiais específicos, o método deverá ser mais amplamente aplicado. O tratamento endovascular é uma alternativa menos agressiva e eficiente para a DAAD do que a cirurgia direta. O local da laceração intimal proximal pode e deve ser selado em praticamente todos os casos. Sua eficácia em longo prazo tem sido progressivamente determinada. Estamos certos de que, em breve, o tratamento endovascular será o método de escolha para todos os tipos de DAA. A Figura 43-18 é um organograma da conduta atual nas dissecções da aorta torácica e abdominal utilizado por nosso grupo.

Agradecimentos: Agradeço a todos os membros do Centervasc-Rio, em especial aos cirurgiões, anestesiologistas e aos intensivistas, que ao longo destes quase 20 anos em que abraçamos o tratamento endovascular das doenças da aorta, partilham comigo o sonho de oferecer a pacientes com enfermidades tão mortais, um tratamento que progressivamente prova ser efetivo.

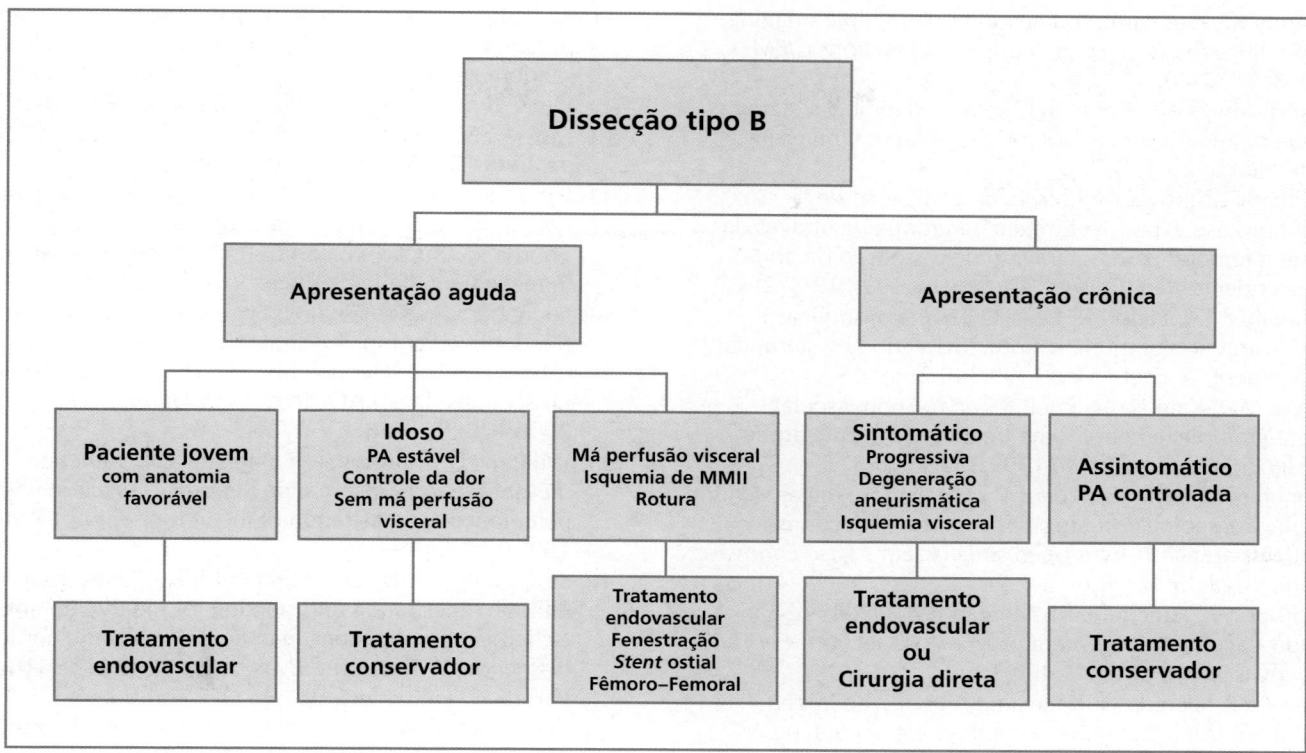

Fig. 43-18. Conduta nas dissecções da aorta torácica e abdominal adotadas pelos autores.

REFERÊNCIAS BIBLIOGRÁFICAS

1. Ristow AV, Massière BV, Vescovi A. Aorta torácica. In: Silva RM (Ed): *Top ten em cirurgia vascular*. Rio de Janeiro: Revinter; 2013. Cap 22, p. 261-79.
2. Nichols F. Observations concerning the Body of his late majesty. *Philosophical Transactions of the Royal Society of London*. 1762;52:265.
3. Agnese CA, Rodriguez L. On the history of the dissecting aortic aneurysm: Morgagni-Laënnec (1770-1821). *Sem Med*. 1962;20;121:704-5.
4. Santos MA. Dissecção aguda da aorta. In Ristow AV e Perissé RSM (Eds). *Urgências vasculares*. Rio de Janeiro: Cultura Médica; 1983. Cap. 12, p. 205-27.
5. Anagnostopoulos CE, Probhakar MJ, Kittle CF. Aortic dissections and dissecting aneurysms. *AM J Cardiol* 1972;30:263.
6. Anagnostopoulos CE. *Acute aortic dissections*. Baltimore: Univ Park Press, 1975.
7. Elefteriades JA. Doenças da aorta. *Clín Cir da América do Norte*. Rio de Janeiro: Rechmann e Affonso; 1999. vol 17, n 4, 293 p.
8. Elefteriades JA. *Acute aortic disease*. New York: Informa; 2007, 368 p.
9. Coady AC, Rizzo JA, Goldstein LJ, Elefteriades JA. História natural, patogênese e etiologia dos aneurismas e dissecções da aortatorácica. In Ellefteriades JA. Doenças da aorta. *Clín Cir da América do Norte*. Rio de Janeiro: Rechmann e Affonso, 1999, vol 17, n 4, p. 823-49.
10. Hagan PG, Nienaber CA, Isselbacher EM et al. The International Registry of Aortic Dissection (IRAD): New insights into an old disease. *JAMA* 2000;897:903.
11. Hatzaras I, Tranquilli M, Coady M et al. Wheight lifting and aortic disection: more evidence for a connection. *Cardiology* 2007;107:103.
12. Mészaros I, Mórocz J, Szlávi J et al. Epidemiology and clinicopathology of aortic dissection. *Chest* 2000;117:1271-8.
13. Mehta RH, Suzuki T, Hagan PG et al. Predicting death in patiens with acute type A aortic dissection. *Circulation* 2002;105:200.
14. Cambria RP, Brewster DC, Gerler J et al. Vascular complications associated with spontaneous aortic disection. *J Vasc Surg* 1988;7:199.
15. Ristow Av, Eiras A, Massière BV et al. Diagnóstico vascular por imagem: módulo vascular. Rio de Janeiro: Revinter; 2008. 100 p.
16. DeBakey ME, Henley WS, Cooley DA et al. Surgical management of dissecting aneurysm of the aorta. *J Thorac Cardiovasc Surg* 1965;49:130.
17. Daily PC, Truebold HW, Stenson EB et al. Management of acute aortic dissection. *Ann Thor Surg* 1970;190:237.
18. Svensson LG, Labib SB, Eisenhauer AC et al. Intimal tear without hematoma. *Circulation* 1999;99:1331.
19. Dake MD, Thompson M, van Sambeck M et al. DISSECT: a new mnemonic-based approach to the categorization of aortic dissection. *Eur J Vasc Endovasc Surg* 2013;46:175.
20. Clare CM. Dissecção aguda da aorta: fisiopatologia e quadro clínico. *Rev SOCERJ* 2003;16 (Suppl C):8.
21. Oliveira Neto JA, Eiras A et al. Angiotomografia computadorizada. In Ristow Av (Ed). *Diagnóstico vascular por imagem*. Rio de Janeiro: Revinter; 2008, p. 1-8.
22. Souza Aguiar H, Mendonça LAA, Eiras A. Angiografia por ressonância magnética. In Ristow Av (Ed). *Diagnóstico vascular por imagem*. Rio de Janeiro: Revinter, 2008, p. 9-14.

23. Hurely KF, Ducharme J. The utility of multiple imaging modalities to diagnose acute aortic dissection. *CJEM* 2008;10:75-80.
24. Melissano G, Civilini E, Bertoglio L. Planning & sizing della patologia aortica con osirix. Milano: Universitá Vita-Salute; 2010, 172 p.
25. Palma, Geisthovel, Buffolo et al. Utilização de endoprótese expansível ("stent") introduzida através da artéria femoral para tratamento de dissecção da aorta descendente. *Rev Bras Cir Cardiovasc* 1997;12:372-6.
26. Nienaber CA, Fattori R, Lund G et al. Nonsurgical reconstruction of thoracic aortic dissection by stent-graft placement. *N Engl J Med* 1999;340:2539-45.
27. Dake MD, Kato N, Mitchell RS et al. Endovascular stent-graft placement for the treatment of acute aortic disseccion. *N Engl J Med* 1999:340:1546-52.
28. Ronchey S, Serrão E, Alberti V et al. Endovascular stenting of the ascending aorta for type a aortic dissections in patients at high risk for open surgery. *Eur J Vasc Endovasc Surg*. 2013;45:475-80.
29. Nordon IM, Hinchliffe RJ, Morgan R et al. Progress in endovascular management of type A dissection. *Eur J Vasc Endovasc Surg*. 2012;44:406-10.
30. Tamura K, Uchida N, Katayama A et al. The frozen elephant trunk technique for retrograde acute type A aortic dissection. *J Thorac Cardiovasc Surg*. 2013.
31. Iannelli G, Di Tommaso L, Cirillo P et al. Treatment of residual type a aortic dissection with implantation of the djumbodis system: Is purely endovascular treatment becoming a reality? *J Endovasc Ther*. 2011;18:368-73.
32. Bernardes RC, Navarro T, FRR R et al. Early experience with off-the-shelf endografts using a zone 0 proximal landing site to treat the ascending aorta and arch. *J Thorac Cardiovasc Surg*. 2013; ahead Pubmed print:1-8.
33. Pontes JC, Dias AM, Duarte JJ et al. Endovascular repair of ascending aortic dissection. *Revista Brasileira de Cirurgia Cardiovascular: órgão oficial da Sociedade Brasileira de Cirurgia Cardiovascular*. 2013;28:145-7.
34. Ye C, Chang G, Li S et al. Endovascular stent-graft treatment for stanford type a aortic dissection. *Eur J Vasc Endovasc Surg*. 2011;42:787-94.
35. Metcalfe MJ, Karthikesalingam A, Black SA et al. The first endovascular repair of an acute type a dissection using an endograft designed for the ascending aorta. *J Vasc Surg*. 2012;55:220-2.
36. MacDonald S, Cheung A, Sidhu R et al. Endovascular aortic aneurysm repair via the left ventricular apex of a beating heart. *J Vasc Surg*. 2002;49:759-62.
37. Kolbel T, Reiter B, Schirmer J et al. Customized transapical thoracic endovascular repair for acute type a dissection. *Ann Thorac Surg*. 2013;95:694-6.
38. Ishihara H, Uchida N, Yamasaki C et al. Extensive primary repair of the thoracic aorta in stanford type a acute aortic dissection by means of a synthetic vascular graft with a self-expandable stent. *J Thorac Cardiovasc Surg*. 2002;123:1035-40.
39. Masseli F, Wilhelm K, Probst C, Schiller W. Open antegrade aortic stent implantation after surgical treatment in type A aortic dissection. *J Thorac Cardiovasc Surg*. 2012;144:1527-30.
40. Roselli EE, Rafael A, Soltesz EG et al. Simplified frozen elephant trunk repair for acute DeBakey type I dissection. *J Thorac Cardiovasc Surg*. 2013;145:S197-201.
41. Nienaber CA, Kische S, Rousseau H et al. Endovascular repair of Type B aortic dissection: long-term results of the randomized investigation of the stent grafts in Aortic Dissection Trial. *Circ Cardiovasc Interv*. 2013;6:407.
42. Ristow AV. Tratamento endovascular da dissecção aguda da aorta. *Rev SOCERJ*. 2003;16:36-9.
43. Fattori R, Lovato L, Russo V. Endovascular treatment of type B dissection. In Chiesa et al (eds). Thoroaco-abdominal aorta: surgical and anesthetic management. Itália: Springer-Verlag; 2011, p. 471-82.
44. Nienaber CA, Rousseau H, Eggebrecht H et al. Randomized compared strategies for type B aortic dissection. The INvestigation of STEnt grafts in Aortic Dissections (INSTEAD) Trial. *Circulation*. 2009;120:2519-28.
45. Williams DM, Brothers TE, Messina LM. Relief of mesenteric ischemia in type III aortic dissection with percutaneous fenestration of the aortic septum. *Radiology*. 1990;174:450-2.
46. Slomin SM, Miller DC, Mitchel RS et al. Percutaneous balloon fenestration and stenting for life threatening ischemic complications in patients with acute aortic dissections. *J Thor Cardiovasc Surg*. 1999;117:1118-26.
47. Parodi JC, Palmaz JC, Barone HD. Transfemoral intraluminal graft implantation for abdominal aortic aneurysm. *Ann Vasc Surg*. 1991;5:491-9.
48. Kato N, Hirano T, Takeda K et al. Treatment of acute aortic dissections with expandable metallic stents: experimental study. *J Vasc Interv Radiol*. 1994;5:417-23.
49. Nienaber CA, Rousseau H, Eggebrecht H et al. The INvestigation of STEnt Grafts in Aortic Dissection (INSTEAD) Trial: The Need for Ongoing Analysis. *Circulation*. 2009;120:2513.
50. Ishimaru S. Endografting of the aortic arch. *J Endovasc Ther* 2004;11(Suppl 2):62.
51. Larzon T, Gruber G, Friberg O et al. Experiences of intentional carotid stenting in aortic arch aneurysms. *Eur J Vasc Endovsc Surg* 2005;30:147.
52. Nienaber CA, Kische S, Zeller T et al. Provisional extension to induce complete attachment after stent-graft placement in type B aortic dissection: the PETTICOAT concept. *J Endovas Ther* 2006;13:738.
53. Barnes DM, Williams DM, Dasika NL et al. A single-center experience treating renal malperfusion after aortic dissection with central aortic fenestration and renal artey stenting. *J Vasc Surg* 2008;47:903.
54. Eggebrecht H, Thompsion M, Rousseau H et al. Retrograde ascending aortic dissection during or after thoracic aortic stent graft placement: insight from the European Registry on Endovascular Aortic repair complications. *Circulation* 2009;120(Suppl 1):S276.
55. Dong ZH, Fu WG, Wang YQ et al. Retrograde type A aortic dissection after endovascular stent graft placement for treatment of type B aortic dissection.
56. Bellos JK, Petrosyan A, Abdulamit T et al. Retrograde type A aortic dissection after endovascular stent-graft placement for type B aortic dissection. *Cardiovasc Surg*. 2010;51:85.
57. Fanelli F, Salvatori FM, Dake MD et al. Type A aortic dissection developing during endovascular repair of an acute type B dissection. *J Endovasc Ther* 2003;10:254.
58. Griepp RB, Griepp EB. Spinal cord perfusion and protection during descending thoracic and

thoracoabdominal aortic surgery: the collateral network concept. Ann Thor Surg. 2007;83:S865-9.
59. Etz CD, Kari FA, Mueller CS et al. The collateral network concept: a reassessment of the anatomy of spinal cord perfusion. J Thor Cardiovasc Surg. 2011;141:1020-7.
60. Aun R. Acute aortic dissection. In Kpodonu J & Bonan R: Endovascular and hybrid therapies for structural heart and aortic diseases. Oxford: Wiley-Brackwell; 2013. p. 74-89.
61. White RA, Miller DC, Criado FJ et al. Report on the results of thoracic endovascular aortic repair for acute, complicated, type B aortic dissection at 30 days and 1 year from a multidisciplinary subcommittee of the Society for Vascular Surgery Outcomes Committee. J Vasc Surg. 2011;53:1082.
62. Alves CMR, da Fonseca JMP, Buffolo E et al. Endovascular treatment of type B aortic dissection: the challenge of late success. Ann Thor Surg. 2009;87:1360.
63. Fattori R, Montgomery D, Lovato L et al. Survival after endovascular therapy in patients with type B aortic dissections: a report from the International Registry of Acute Aortic Dissection (IRAD). JACC Cardiovasc Interv. 2013;6:876.
64. Nienaber CA, Kische S, Rousseau H et al. INSTEAD-XL trial. Endovascular repair of type B aortic dissection: long-term results of randomized investigation of stent grafts in aortic dissection trial. Circ Cardiovasc Interv. 2013;6:407-16.
65. Krukenberg E. Beiträge zur Frage des Aneurysma dissecans. Beitr Pathol Anat Allg Pathol 1920;67:329-51.
66. Shennan T. Dissecting aneurysms. Medical Research Council, Special Report Series no. 193. London: HMSO; 1934.
67. Ristow AV, Massière BV, Beer F. Intramural hematoma and penetrating aortic ulcers. In: Chiesa R et al (Eds). Aortic surgery and anesthesia – how I do it. Milano: Springer-Verlag; 2010. p. 555-66.
68. Vilacosta I, San Roman JA. Acute aortic syndrome. Heart 2001;85:365-8.
69. Kodolitsch YV, Baumgart D, Eggebrecht H et al. Das Akute Aorten Syndrom. Deutsches Ärzteblatt 2003;100(6):326-33.
70. Coady MA, Rizzo JA, Elefteriades JA. Variantes patológicas de dissecções da aorta torácica. In: Elefteriades JA (Ed). Diseases of the aorta, cardiology clinics of North America 17(4). Philadelphia: Saunders; 1999. p. 851-77.
71. Trimarchi S, Tsai T, Eagle KA et al. Acute abdominal aortic dissection: Insight from the international registry of acute aortic dissection (IRAD). J Vasc Surg. 2007;46:913-9.
72. Roberts CS, Roberts WC. Aortic dissection with the entrance tear in abdominal aorta. Am Heart J. 1991;121:1834-5.
73. Borioni R, Garofalo M, De Paulis R et al. Abdominal aortic dissections: anatomic and clinical features and therapeutic options. Tex Heart Inst J. 2005;32:70-3.
74. Farber A, Wagner WH, Cossman DV et al. Isolated dissection of the abdominal aorta: clinical presentation and therapeutic options. J Vasc Surg. 2002;36:205-210.
75. Iwasaki H, Shibuya T, Shintani T et al. Abdominal aortic grafting for spontaneous infrarenal abdominal aortic dissection. Ann Vasc Surg. 2010;24:255 e213-256.
76. Beigi AA, Samani RE. Acute spontaneous isolated dissection of abdominal aorta. J Res Med Sci. 2009;14:323-25.
77. Camargo OJ, Chrispim A, Simões C et al. Dissecção espontânea da aorta abdominal infrarrenal. J Vasc Bras. 2012;11:240-5.
78. Jonker FH, Schlosser FJ, Moll FL, Muhs BE. Dissection of the abdominal aorta. Current evidence and implications for treatment strategies: a review and meta-analysis of 92 patients. J Endovasc Ther. 2009;16:71-80.
79. Khalife T, Alsac JM, Lambert M et al. Diagnosis and surgical treatment of a Takayasu disease on an abdominal aortic dissection. Ann Vasc Surg. 2011;25:556 e551-555.
80. Lovy AJ, Rosenblum JK, Levsky JM et al. Acute aortic syndromes: A second look at dual-phase CT. AJR Am J Roentgenol. 2013;200:805-11.
81. Fleischmann D, Mitchell RS, Miller DC. Acute aortic syndromes: new insights from electrocardiographically gated computed tomography. Semin Thorac Cardiovasc Surg. 2008;20:340-7.
82. Mozes G, Gloviczki P, Park WM et al. Spontaneous dissection of the infrarenal abdominal aorta. Semin Vasc Surg. 2002;15:128-36.
83. Kouvelos GN, Vourliotakis G, Arnaoutoglou E et al. Endovascular treatment for isolated acute abdominal aortic dissection. J Vasc Surg. 2013;58:1505-11.
84. Coady MA, Ikonomidis JS, Cheung AT et al. Surgical management of descending thoracic aortic disease: open and endovascular approaches: a scientific statement from the American Heart Association. Circulation. 2010;121:2780.
85. Svensson LG, Kouchoukos NT, Miller DC et al. Expert consensus document on the treatment of descending thoracic aortic disease using endovascular stent-grafts. Ann Thorac Surg. 2008;85 (Suppl):S1-41.
86. Thrumurthy SG, Karthikesalingam A, Patterson BO et al. A systematic review of mid-term outcomes of thoracic endovascular repair (TEVAR) of chronic type B aortic dissection. Eur J Vasc Endovasc Surg. 2011;42:632.
87. Kölbel T, Lohrenz C, Koeback A et al. Distal false lumen occlusion in aortic dissection with a homemade extra-large vascular plug. J Endovasc Ther. 2013;20:484.
88. Nienaber CA, Kische S, Rehders TC et al. Rapid pacing for better placing: comparison of techniques for precise deployment of endo-grafts in the thoracic aorta. J Endovasc Ther. 2007;14:506.
89. Greiner A, Kalder J, Jalaie H, Jacobs MJ. Intentional left subclavian artery coverage without revascularization during TEVAR. J Cardiovasc Surg. 2013;54:91.
90. Chung J, Kasirajan K, Veeraswami RK et al. Left subclavian artery coverage during thoracic aortic repair and risk of perioperative stroke or death. J Vasc Surg. 2011;54:979-84.
91. Chiesa R, Melissano G, Tshomba Y et al. Ten years of endovascular aortic arch repair. J Endovasc Ther. 2010:1-11.
92. Antoniou GA, El Sakka K, Hamady M, Wolfe JH. Hybrid treatment of complex aortic arch disease with supra-aortic debranching and endovascular stent graft repair. Eur J Vasc Endovasc Surg. 2010;39:683-90.
93. Kotelis D, Geisbüsch P, Böckler D et al. Total VS hemi-aortic arch transposition for hybrid aortic arch repair. J Vasc Surg. 2011;54:1182-6.
94. Sarat KV, Taylor SM, Patterson MA, Jordan WD. Outcome after celiac artery coverage during endovascular thoracic

aortic aneurysm repair: preliminary results. *J Vasc Surg.* 2007;45:467-71.
95. Trimarchi S, Righini P, Grassi V et al. Do branched and fenestrated devices have a role in chronic type B aortic dissection? *J Cardiovasc Surg.* 2011;52:529.
96. Scalli ST, Freezor RJ, Chang CK et al. Efficacy of thoracic endovascular repair for chronic type B aortic dissection with aneurysmal degeneration. *J Vasc Surg.* 2013;58:10.
97. Kitagawa A, Greenberg RK, Eagleton MJ et al. Fenestrated and branched endovascular aortic repair for chronic type B aortic dissection with thoracoabdominal aneurysms. *J Vasc Surg.* 2013;58:625.
98. Nozdrykowski M, Etz CD, Luehr M et al. Optimal treatment for patients with chronic Stanford type B aortic dissection: endovascularly, surgically or both? *Eur J Cardiothorac Surg.* 2013;44:165.
99. Capoccia L, Riambau V. Current evidence for thoracic aorta type B dissection management. *Vascular.* 2014;22:439-47.
100. Brukwall J, Kasprzak P, Verhoeven E et al. Endovascular repair of acute uncomplicated aortic type B dissection promotes aortic remodeling: 1 year results of the ABSORB trial. *Eur J Vasc Endovasc Surg.* 2014;48:285-91.
101. Alsac JM, Girault A, El Batti S et al. Experience with the Zenith Dissection Endovascular System in the emergency setting of malperfusion in acute type B dissections. *J Vasc Surg* 2014;59:645-50.
102. Ristow AV. Recentes avanços em cirurgia vascular. Editorial. *Ars Curandi* 1983:17:5.

Capítulo 44

Princípios Gerais do Tratamento dos Aneurismas de Aorta Torácica e Abdominal

- *Frederic Baumann*
- *Ripal Gandhi*
- *Constantino Pena*
- *Barry T Katzen*

CONTEÚDO

- INTRODUÇÃO 596
- DEFINIÇÃO DE ANEURISMAS AÓRTICOS 596
- INDICAÇÕES DE TRATAMENTO DO AAT 597
- TERAPIA MEDICAMENTOSA 597
- PLANEJAMENTO PRÉ-OPERATÓRIO 598
- PRINCÍPIOS DO TRATAMENTO ENDOVASCULAR E PLANEJAMENTO PRÉ-OPERATÓRIO 599
- IMPLANTE DA ENDOPRÓTESE 600
- COMPLICAÇÕES 601
- MONITORAMENTO PÓS-PROCEDIMENTO 602
- REFERÊNCIAS BIBLIOGRÁFICAS 604

INTRODUÇÃO

O aneurisma de aorta é altamente fatal por causa de sua evolução clínica silenciosa e o grande potencial de ruptura do aneurisma. Apesar das melhorias na tecnologia e avanços médicos, a mortalidade por ruptura de aneurisma permanece alta, e foi relatada como sendo de até 90%.[1]

Há mais de 60 anos, o primeiro aneurisma de aorta abdominal (AAA) foi reparado cirurgicamente por Dubost com o uso de um homoenxerto torácico. As altas taxas de morbidade e mortalidade do tratamento de aneurisma por cirurgia aberta levaram à busca por uma opção de tratamento menos invasiva.

Em 1991, Juan Parodi introduziu o tratamento endovascular de aneurisma (EVAR), visando à redução das altas taxas de morbidade e mortalidade associadas ao tratamento aberto do aneurisma aórtico. Em conformidade, foi demonstrado que o EVAR reduz de modo significativo a mortalidade operatória em 30 dias para 1,7% (versus 4,7% com cirurgia) (p = 0,007).[2] Apesar da acentuada melhora nos resultados a curto prazo e perioperatórios, há maior incidência a longo prazo de intervenções secundárias após o EVAR.

Diversos estudos demonstraram que a vantagem de sobrevida inicial do EVAR sobre o tratamento cirúrgico pode ser perdida em 2 anos.[3-5] Resultados a longo prazo, comparando o EVAR ao tratamento cirúrgico, justificam a análise mais aprofundada.[3,6] No entanto, visto que a maioria dos AAA é atualmente reparada por via endovascular, estudo que compare diretamente o EVAR ao tratamento por cirurgia aberta, com respeito aos resultados a longo prazo e intervenções secundárias, provavelmente nunca será realizado.

Com os avanços na tecnologia e resultados clínicos, o tratamento endovascular se tornou a abordagem primária no tratamento da maioria dos aneurismas aórticos. Este capítulo foca nos fundamentos do tratamento endovascular de AAA e torácica, com ênfase no AAA devido à sua maior prevalência e incidência em comparação aos aneurismas da aorta torácica (AAT).

DEFINIÇÃO DE ANEURISMAS AÓRTICOS

O aumento de > 1,5 vez o diâmetro de um segmento da aorta adjacente é referido como aneurisma aórtico.[6] De acordo com sua localização anatômica, o aneurisma aórtico pode ser classificado como torácico ou abdominal, usando o diafragma como uma linha divisória. Portanto, aneurismas toracoabdominais atravessam o diafragma e, consequentemente, envolvem as aortas torácica e abdominal.

O desafio no tratamento de aneurismas aórticos é a sua relativa evolução clínica silenciosa na maioria dos pacientes. Por conseguinte, a maioria dos aneurismas é encontrada como achados acidentais de imagem ou por causa da ruptura do aneurisma. A minoria é detectada durante programas de rastreio.

A ruptura do aneurisma de aorta está associada a altas taxas de mortalidade de até 90%.[7] A Figura 44-1 demonstra a ruptura de um AAA pela tomografia computadorizada

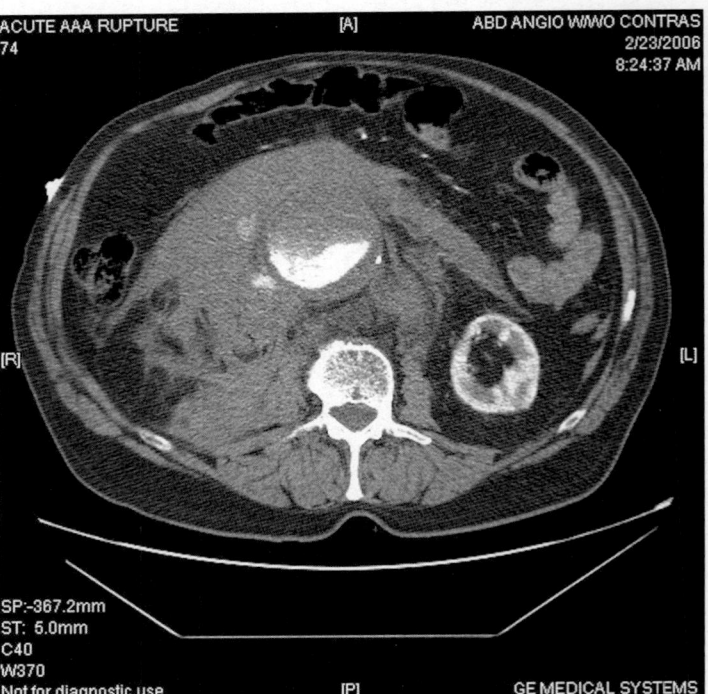

Fig. 44-1. Corte axial em TC de abdome demonstrando ruptura de AAA.

(TC). Isto sugere a grande importância de programas abrangentes de rastreio para aneurismas de aorta, especialmente em pacientes de alto rico.[6,8] Uma vez detectado, o intervalo preciso de vigilância e a decisão de quando tratar o aneurisma constituem outros desafios no tratamento dos aneurismas aórticos. Existe uma correlação direta entre o tamanho do aneurisma, bem como o crescimento do aneurisma, com a ruptura do aneurisma.

Aneurismas de Aorta Abdominal

A prevalência do AAA varia de 2,2% em mulheres a 8,9% em homens com mais de 55 anos de idade.[9] Além disso, foi demonstrado que a presença do AAA está associada a fatores de riscos predisponentes, incluindo:[6] idade (superior a 65 anos de idade), gênero masculino, tabagismo e história familiar positiva.

Nestes pacientes, programas de rastreio abrangentes são implementados para detectar o AAA e, quando presente, fornecer o acompanhamento adequado. O ensaio MASS (*Multicentre Aneurysm Screening Study Group*) é um estudo randomizado que avaliou o rastreio de 67.800 pacientes em quatro centros no Reino Unido. Os pacientes rastreados apresentaram taxa mais elevada de cirurgia eletiva, menor incidência de cirurgia de emergência e, mais importante, menor taxa de mortalidade relacionada com o aneurisma.[10] O rastreio inclui a anamnese apropriada, para identificar possíveis pacientes em risco, e o exame ultrassonográfico (US) do abdome. Para fins de rastreio, a US é a modalidade diagnóstica por imagem primária, baseado em sua ampla disponibilidade, relação custo-benefício e não invasividade. Por isso, a aorta infrarrenal precisa ser examinada e o diâmetro máximo obtido em dois eixos perpendiculares. Em pacientes com suspeita de AAA e baixa visibilidade da aorta abdominal (ou seja, pacientes obesos, pacientes com prévia cirurgia abdominal), a TC está indicada.

Na prática clínica, o limiar de 3 cm é aplicado para a definição do AAA levando em conta o diâmetro médio normal da aorta infrarrenal de 2 cm.[11] Se o AAA for detectado, exames de seguimento são indicados. O intervalo desses seguimentos é baseado no diâmetro atual do AAA. Foi demonstrado que a taxa de crescimento/expansão do aneurisma está correlacionada com o tamanho do AAA – quando maior o diâmetro do AAA, maior a probabilidade de crescimento acelerado.[12] Com base nesses estudos, os seguintes intervalos de vigilância são recomendados de acordo com as diretrizes atuais (Quadro 44-1).[8]

Em pacientes assintomáticos, a vigilância do AAA, incluindo terapia médica otimizada, continua até que o diâmetro do AAA alcance 5,5 cm em homens e 5,0 cm em mulheres. Foi demonstrado que o risco anual de ruptura espontânea de um AAA medindo 5,5 cm em homens excede o risco de morbidade e mortalidade do tratamento de AAA.[6,8] Houve considerações sobre se o tratamento de um AAA menor é benéfico durante o tratamento de pacientes mais jovens e saudáveis, em vez de esperar e tratar um paciente mais velho com risco mais elevado. Entretanto, o ensaio do Reino Unido para Aneurismas Pequenos e o estudo ADAM (*Aneurysm Detection and Management Veterans Affairs Cooperative Study Investigators*), entre outros, não demonstraram evidências para o tratamento de aneurismas menores.[13-16]

As únicas exceções a serem consideradas para o tratamento do AAA menor são a presença de sintomas atribuídos ao AAA e/ou taxa de crescimento ≥ 1,0 cm em 1 ano.[6]

Aneurismas da Aorta Torácica

A prevalência do aneurisma da aorta torácica (AAT) (Fig. 44-2) é significativamente inferior, quando comparada à do AAA. Foi relatada como sendo de 0,16% - 0,34%,[17] com incidência de 6-10 casos por 100.000 pacientes.[18] Apesar de sua baixa prevalência e incidência, a presença do AAT é mais frequentemente conhecida. Isto é baseado no fato de que os AATs estão mais estritamente associados a determinadas condições e fatores de risco que predispõem ao aparecimento do AAT.

Os AATs estão frequentemente associados a distúrbios genéticos e do colágeno (p. ex.: síndrome de Marfan) ou

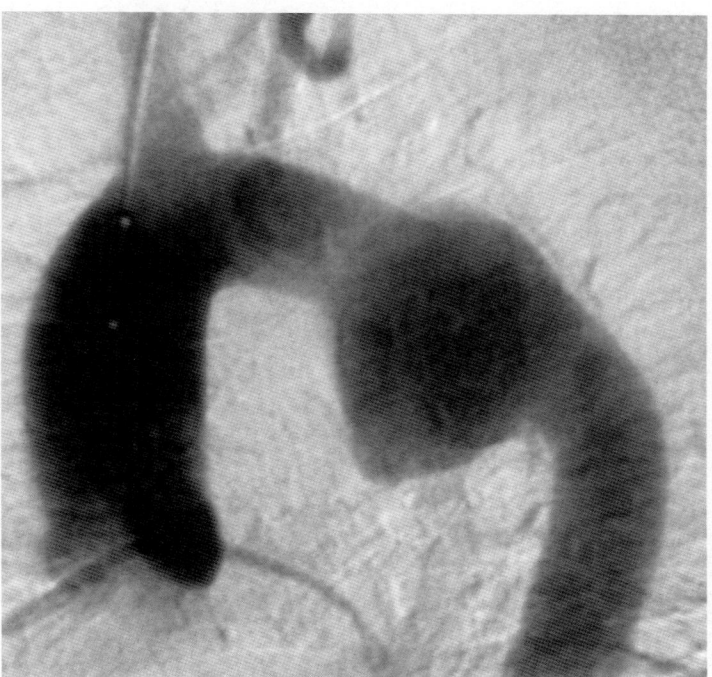

Fig. 44-2. Aortografia torácica por subtração digital demonstrando AAT descendente.

anomalias cardíacas (p. ex.: valva aórtica bicúspide), à dissecção da aorta ou doenças inflamatórias (p. ex.: sífilis). Portanto, muitos AATs são detectados por causa da presença de condição ou doença subjacente com alto valor preditivo para o desenvolvimento de AAT. Não obstante, alguns AATs são detectados acidentalmente em radiografias torácicas, sendo caracterizados por silhueta mediastinal ampliada e/ou desvio traqueal, ou na ecocardiografia transesofágica. Qualquer suspeita de AAT deve induzir a realização de técnicas diagnósticas adicionais, usando TC ou ressonância magnética (RM) para descrever a extensão anatômica, morfologia dos vasos e para obter suas medidas exatas.

INDICAÇÕES DE TRATAMENTO DO AAT[1]

- ≥ 6,0 cm em diâmetro.
- \> 2 vezes o diâmetro transverso de um segmento aórtico normal adjacente.
- Taxa de crescimento > 1,0 cm/ano.

Pseudoaneurismas aórticos e aneurismas periféricos devem ser reparados independente do tamanho. Estas doenças geralmente apresentam maior risco de ruptura.

TERAPIA MEDICAMENTOSA

Em pacientes com aneurisma aórtico que não atende as indicações para tratamento de aneurisma, programas de vigilância e terapia médica conservadora são necessários. Isto inclui o seguinte:

Abandono do Tabagismo

Foi demonstrado que o tabagismo é o fator de risco modificável mais importante para o AAA, com taxa de probabilida-

Quadro 44-1. Correlação entre diâmetro do AAA e intervalo de vigilância

Diâmetro do AAA (cm)	Intervalo de vigilância	Nível de recomendação/evidência
2,6-2,9	60 meses	Fraco/baixo
3,0-3,4	36 meses	Forte/baixo
3,5-4,4	12 meses	Forte/baixo
4,5-5,4	6 meses	Forte/baixo

de > 3,0.[19] Por essa razão, o abandono do tabagismo deve ser abordado em todos os pacientes apresentando aneurisma de aorta.

Estatina

Foi demonstrado que a terapia com estatina reduz a mortalidade cardiovascular geral em pacientes com AAA e, além disso, alguns dados iniciais sugerem redução na taxa de crescimento do aneurisma.[20] Portanto, a terapia com estatina é indicada antes e após o tratamento do AAA.

Betabloqueador

A administração de betabloqueadores permanece controversa. A hipótese de que a redução da pressão sanguínea diminui a taxa de expansão do AAA ou reduz o risco de mortalidade perioperatória ainda não foi comprovada.[21] Por essa razão, a administração regular de betabloqueadores em pacientes com AAA permanece reservada para pacientes com coronariopatia ou com ecocardiografia de esforço positiva. No entanto, em pacientes com aneurisma aórtico originado a partir de dissecção de aorta, o controle da pressão sanguínea é o caminho principal para o sucesso.

Antiplaquetária

Para prevenir complicações aterotrombóticas em pacientes com AAA, a terapia antiplaquetária é recomendada.[6] No entanto, não foi demonstrado nenhum benefício direto da terapia antiplaquetária sobre a redução ou desaceleração da expansão do AAA.

Inibidores da Enzima Conversora da Angiotensina (ECA)

O desenvolvimento do AAA é atribuído à ocorrência de alterações degenerativas na parede aórtica associadas às metaloproteinases da matriz. Vários estudos experimentais demonstraram que os inibidores da ECA podem reduzir este processo de degeneração da parede aórtica. Entretanto, sua implicação clínica é controversa. De acordo com estudo caso-controle de base populacional, pacientes recebendo inibidores da ECA apresentaram probabilidade 18% menor de ruptura aórtica, quando comparados àqueles não tratados com esse medicamento.[22] Ensaios randomizados adicionais são claramente necessários. Contudo, a prescrição de inibidores da ECA é indicada em pacientes com AAA para medidas preventivas secundárias, embora o estudo HOPE (*Heart Outcomes Prevention Evaluation*) tenha demonstrado redução nos eventos cardiovasculares.[6]

PLANEJAMENTO PRÉ-OPERATÓRIO

É importante estar ciente de que o tratamento do aneurisma aórtico é uma intervenção invasiva e complexa. Apesar de todos os desenvolvimentos técnicos e do progresso da medicina, existem morbidade e mortalidade perioperatórias associadas ao tratamento do aneurisma aórtico. Um dos motivos primários pelo qual o tratamento do AAA pequeno não resultou em vantagem de sobrevida é o fato de que os riscos perioperatórios do tratamento não são justificados pelo risco relativamente baixo de ruptura espontânea de aneurismas "pequenos". Com isto em mente, o sucesso do tratamento do aneurisma aórtico baseia-se no planejamento.

Em conformidade, há dois aspectos principais a serem avaliados antes do tratamento para fornecer ao paciente uma terapia individualizada ideal. Primeiro, a condição clínica do paciente precisa ser analisada. Portanto, é preciso diferenciar se o tratamento do aneurisma é eletivo ou urgente (ruptura do aneurisma). Além disso, o estado clínico do paciente precisa ser detalhado, incluindo idade, comorbidades (coronariopatia, doença pulmonar obstrutiva crônica, câncer), bem como fatores de risco (tabagismo, hipertensão arterial, dislipidemia etc.). Deste modo, a expectativa de vida pode ser estimada, e a terapia clínica ideal pode ser iniciada (terapia anti-hipertensiva, estatinas etc.), incluindo o programa de abandono do tabagismo.

Tal como referido anteriormente, foi demonstrado que a terapia endovascular reduz a morbidade e mortalidade, no entanto, este benefício é atribuído à redução do risco perioperatório e existe durante os 2-4 primeiros anos pós-procedimento. Além disso, após o segundo ano, o tratamento do aneurisma por cirurgia aberta demonstrou recuperação, fenômeno *catch-up*. Esta observação foi relatada no ensaio EVAR I (*Endovascular Aneurysm Repair*) e é baseada na maior incidência de intervenções secundárias e taxa de complicações durante o seguimento em pacientes submetidos ao tratamento endovascular do aneurisma.[3] Apesar das críticas apropriadas do ensaio EVAR I, os resultados e benefícios a longo prazo do tratamento endovascular e sua comparação à cirurgia aberta continuam a promover debates.

Segundo, os aspectos anatômicos e morfológicos do aneurisma precisam ser analisados para determinar o tratamento ideal para o paciente. Desse modo, o diâmetro do aneurisma, junto com sua extensão, morfologia e comprimento das zonas de ancoragem proximal (colo) e distal para possível implante da endoprótese precisam ser avaliados. A fixação e selamento apropriados da prótese endovascular são cruciais para obter o resultado clínico esperado e prevenir complicações. Com base na morfologia e medidas, o segmento aórtico a ser coberto pela endoprótese deve ser determinado. É importante determinar se a angulação, coágulo ou calcificação no colo é aceitável, de modo que a melhor endoprótese para a anatomia daquele paciente em particular possa ser selecionada. Além disso, o número de artérias intercostais, lombares ou viscerais que precisam ser cobertas pode influenciar na seleção do tipo de prótese e necessidade de procedimentos adicionais e/ou risco do procedimento. No entanto, além do aneurisma e da aorta, as artérias ilíacas e femorais comuns também precisam ser avaliadas para avaliar a capacidade de passagem da endoprótese pela aorta. Para obter todas essas informações para a avaliação anatômica e morfológica, a angiografia por TC é a nossa escolha. Portanto, as condições morfológicas e anatômicas dos aneurismas, junto com o perfil de risco do paciente e expectativa de vida, devem ser considerados durante a tomada de decisão, não apenas para se tratar o aneurisma, mas também de como tratá-lo.

Com base em todas essas considerações e limitações, o processo de avaliação pré-operatória é mais adequadamente realizado no contexto multidisciplinar, incluindo radiologistas diagnósticos e intervencionistas, cirurgiões vasculares e anestesiologistas, a fim de identificar a estratégia terapêutica mais favorável para cada paciente.

PRINCÍPIOS DO TRATAMENTO ENDOVASCULAR E PLANEJAMENTO PRÉ-OPERATÓRIO

A endoprótese aórtica revestida é introduzida por meio de acesso transfemoral e colocada ao longo da aorta revestindo o aneurisma. Para isso, a endoprótese de ser mais longa que o vaso aneurismático, a fim de ser apropriadamente ancorada na aorta de tamanho normal e saudável (zona de ancoragem), proximal e distal ao aneurisma.

A determinação da endoprótese apropriada é baseada na localização e complexidade do aneurisma. De modo geral, há três tipos de endopróteses aórticas comercialmente disponíveis. Próteses tubulares são comumente usadas para tratamentos de aneurisma aórtico e são predominantemente utilizadas na aorta torácica descendente. Endopróteses bifurcadas ou em Y são usadas em aneurismas que envolvem a aorta distal e/ou as artérias ilíacas. Endopróteses fenestradas são utilizadas, quando o aneurisma aórtico envolve segmentos com ramos aórticos, como os vasos do arco aórtico, vasos renais ou viscerais, para proteger o fluxo nesses vasos e evitar que sejam cobertos pela endoprótese.

Independente da complexidade do aneurisma e da endoprótese utilizada, os principais aspectos que determinam o sucesso do procedimento e os resultados a longo prazo são a fixação proximal e distal e o selamento da prótese. Isto pode ser desafiador em casos de angulação acentuada, comprimento limitado, trombo e calcificação do colo aórtico e/ou tortuosidade e calibre pequeno das zonas de ancoragem distais.

Colo do Aneurisma Aórtico (Zona de Ancoragem Proximal)

A qualidade, diâmetro e comprimento do colo aórtico proximal são as características anatômicas mais importantes que determinarão se o paciente é candidato adequado para a colocação de endopróteses infrarrenal e torácica.

Placas/Calcificação

Calcificação acentuada pode afetar a fixação e selamento da endoprótese na aorta e pode estar associada a risco mais elevado de complicações pós-procedimento (vazamento - *endoleak*). Além disso, existe a hipótese de que a colocação de uma endoprótese em aorta muito calcificada pode causar complicações tromboembólicas. Baseado no cateterismo e manipulação, o material da placa pode ser violado, resultando em embolização distal nas artérias viscerais (rins e intestinos) e nas artérias periféricas distais.

Trombo

A presença de trombo significativo no colo aórtico pode evitar o selamento adequado, resultando em vazamento interno a curto ou longo prazos. Mesmo se o selamento for alcançado, há maior risco de migração da endoprótese com o tempo. Além disso, embolização renal ou periférica do trombo pode ocorrer durante o EVAR.

Comprimento e Angulação

Para fixar apropriadamente a endoprótese na zona de ancoragem proximal, segmento saudável da aorta de 10 a 15 mm de comprimento é necessário. Esta zona de ancoragem deve ser relativamente reta, sem angulação significativa. Além disso, a zona de ancoragem deve fornecer diâmetro aórtico homogêneo e fisiológico. É importante consultar as instruções específicas de uso para cada endoprótese.

Acesso Arterial – Artérias Iliacofemorais

Curiosamente, não só a colocação apropriada da endoprótese, mas também o acesso arterial e a inserção da endoprótese na aorta dependem de condições morfológicas específicas.

Tamanho

O diâmetro das artérias femorais comuns e ilíacas deve ser grande o suficiente para acomodar a introdução da endoprótese. As artérias de acesso gravemente estenosadas podem tornar o tratamento endovascular impossível. Além disso, a inserção de endoprótese através de um eixo iliofemoral muito pequeno pode causar ruptura arterial e complicações hemorrágicas potencialmente fatais. Ao longo da última década, os dispositivos de endoprótese se tornaram menores, no entanto, o tamanho do vaso de acesso deve sempre ser considerado.

Placas/Calcificação

Placas e calcificações acentuadas podem dificultar o tratamento endovascular de aneurisma em muitos aspectos. Primeiro, a calcificação da artéria femoral comum pode dificultar a punção percutânea da artéria. Adicionalmente, a calcificação acentuada da artéria femoral comum pode afetar o uso de dispositivos de selamento para fechar a arteriotomia após o procedimento, caso a abordagem percutânea pré-selamento estiver sendo utilizada. Nesses casos, a incisão cirúrgica com ou sem endarterectomia intraoperatória pode ser necessária. Não apenas o sítio de acesso, como também as artérias ilíacas podem estar calcificados, impedindo o tratamento endovascular do aneurisma. Visto que a endoprótese deve ser inserida pela artéria femoral comum e avançada até a aorta pelas artérias ilíacas, o comprometimento do lúmen ilíaco pela calcificação pode ser desafiador. Isto deve ser levado em conta e considerado antes do tratamento endovascular do aneurisma.

Tortuosidade/Encurvamento

Acentuada tortuosidade ou encurvamento das artérias ilíacas também pode ser desafiador. Novamente, pode impedir a inserção da endoprótese.

A combinação de vasos de acesso estenosados, com calcificação e tortuosidade significativa cria circunstâncias desafiadoras, podendo impedir o tratamento endovascular em alguns pacientes. Estas situações precisam ser identificadas, de forma que as possíveis alternativas de acesso possam ser consideradas. Esses cenários também são importantes, quando o risco do procedimento está sendo avaliado.

O Quadro 44-2 resume as principais considerações morfológicas antes do tratamento do AAA.

IMPLANTE DA ENDOPRÓTESE

Acesso Arterial

Com base no planejamento pré-operatório, o tamanho e o tipo apropriado da endoprótese a ser utilizada são determinados. Primeiro, deve-se decidir se a porção principal da prótese será introduzida pela artéria femoral comum direita ou esquerda. No caso de endoprótese bifurcada, ambas artérias femorais comuns podem ser utilizadas para a introdução de um catéter de grande calibre. Avaliação e planejamento cuidadosos das imagens de TC pré-operatórias são essenciais para tomar esta decisão com base na morfologia das artérias ilíacas e femorais. No caso de artérias femorais demasiadamente calcificadas e estenóticas, o acesso arterial via incisão cirúrgica pode ser necessário, com ou sem endarterectomia concomitante. Acesso alternativo, como exposição aórtica ou ilíaca direta, ou o uso de condutos cirúrgicos, pode ser necessário.

No caso de acesso percutâneo, deve-se decidir com antecedência como o sítio de acesso será fechado após o procedimento. Esta decisão baseia-se principalmente no tamanho do acesso necessário, de acordo com o tipo e tamanho da endoprótese. Em sítios de acesso de até 12 French (Fr), o AngioSeal® (St. Jude Medical, EUA) é uma opção. É dispositivo de selamento de colágeno que aplica uma âncora bioabsorvível para hemostasia. Uma alternativa, especialmente para arteriotomias maiores, é o uso de um dos vários dispositivos de selamento mediado por suturas (Proglide and Prostar, Abbott Medical, EUA). Foi demonstrado que o fechamento percutâneo de um vaso grande é seguro e eficaz, com número muito pequeno de complicações relacionadas com o acesso, comparável à incisão cirúrgica.[23,24]

Posicionamento e Liberação da Endoprótese

Após o acesso vascular, a aortografia é realizada para confirmar a anatomia e delinear a localização da doença aórtica, bem como as zonas de ancoragem proximal e distal. Com relação ao EVAR, as artérias renais e ilíacas internas são cuidadosamente identificadas, bem como suas relações com o aneurisma aórtico. O paciente é anticoagulado antes da inserção de dispositivos da endoprótese, visto que estes dispositivos podem limitar o fluxo distal e aumentar o risco de trombose. Imagens realizadas antes do procedimento e a angiografia realizada durante o procedimento são utilizadas para determinar a inserção ideal da endoprótese. Para a endoprótese do tipo bifurcado a inserção de modo a permitir a cateterização mais fácil do corpo para o implante da extensão contralateral e o alinhamento da endoprótese sob orientação fluoroscópica fora do corpo são passos adjuvantes úteis. Em seguida, a endoprótese é lentamente avançada, sob orientação fluoroscópica, através das artérias ilíacas até que se localize imediatamente acima das artérias renais. O equipamento de imagem é angulado de acordo com a TC a fim de maximizar o comprimento do colo e identificar a origem da artéria renal inferior.

A avaliação prévia pela TC, na incidência RAO ou LAO, permite a identificação e compensação do ângulo da artéria renal, bem como da angulação da aorta, usando a angulação cranial e caudal. A arteriografia é realizada para confirmar a posição da artéria renal, e o corpo principal da endoprótese é implantado abaixo da artéria renal inferior. Após aberto, o canal contralateral é cateterizado via acesso femoral contralateral com um fio-guia e catéter. Após a cateterização bem-sucedida, um catéter *pigtail* é girado 360 graus dentro da endoprótese para confirmar a posição intraluminal. Arteriografia é realizada pela bainha contralateral para determinar o comprimento apropriado do ramo contralateral. É importante que a artéria ilíaca interna não seja coberta, mas que haja a máxima cobertura possível da artéria ilíaca comum. Um balão compatível de grande diâmetro é utilizado para acomodar o sítio de inserção infrarrenal, todos os sítios de sobreposição da endoprótese e a inserção distal. Geralmente, nesse momento, obtêm-se gradientes de pressão das bainhas femorais bilaterais para garantir a ausência de gradiente de pressão significativo em razão do estreitamento no interior da prótese. Finalmente, a aortografia de controle é realizada para garantir a exclusão bem-sucedida do aneurisma, sem vazamento interno.

Implante da Endoprótese – com Cobertura dos Ramos das Aortas

Caso o aneurisma aórtico inclua ramos aórticos de saída (p. ex.: artérias renais, vasos do arco aórtico), estes devem ser cobertos pela endoprótese para o tratamento bem-sucedido do aneurisma. Cobertura desses ramos de saída acarreta

Quadro 44-2. Aspectos morfológicos a serem avaliados previamente ao implante da endoprótese de aorta abdominal	
Colo/zona de ancoragem proximal	Colo curto
	Placa/calcificação grave na zona de ancoragem proximal
	Colo proximal cônico
	Angulação (> 120°) do colo proximal
Artérias ilíacas	Tortuosidade e calcificação grave das artérias ilíacas
	Doença ilíaca oclusiva significativa

o risco de comprometimento do fluxo sanguíneo e isquemia subsequente à colocação da endoprótese. Portanto, é muito importante manter o fluxo sanguíneo desses ramos. Uma endoprótese fenestrada pode ser a solução para esse problema, mas algumas vezes a intervenção híbrida pode ser necessária para fornecer fluxo sanguíneo a esses ramos por uma derivação cirúrgica.

Recentes avanços técnicos resultaram em soluções com endopróteses especialmente modificadas para oferecer meios endovasculares de superar esses desafios (isto é, próteses fenestradas, próteses paralelas). Esses tipos de endopróteses são compostos por ramos que fornecem fluxo sanguíneo às artérias que precisam ser cobertas. O princípio geral do implante deste tipo de endoprótese é similar à endoprótese infrarrenal, exceto pela cateterização dos ramos de saída. É de extrema importância que antes do implante da endoprótese, os ramos cobertos/de saída sejam cateterizados e concedidos acesso por um fio. Perda do acesso em qualquer momento pode prejudicar a perfusão naquele ramo, visto que pode ser muito difícil ganhar acesso e restaurar o fluxo sanguíneo no ramo, uma vez que a prótese esteja instalada. O relato de caso anexo fornece um exemplo dos desafios enfrentados em um EVAR com uma prótese cobrindo os ramos arteriais de saída.

O uso de endoprótese fenestrada é procedimento desafiador, associado a tempos prolongados de procedimento, alta dose de radiação, uso significativo de meio de contraste e, em razão de sua complexidade, com risco mais elevado de complicações.

Curiosamente, dados provenientes de grandes centros não mostram problemas significativos com a perviedade dos ramos dos vasos. Endopróteses paralelas, incluindo as técnicas de chaminé e snorkel, são geralmente reservadas para situações em que endopróteses fenestradas não podem ser obtidas. A perviedade a longo prazo dessas endopróteses pode não ser tão durável.

COMPLICAÇÕES

O tratamento do aneurisma aórtico pode ser muito complexo e desafiador e, apesar dos desenvolvimentos técnicos, precisamos estar bem atentos, bem como informar os pacientes e seus familiares, de que a colocação de uma endoprótese está associada a determinados riscos. Seria impossível enumerar e fornecer a visão geral abrangente de quais complicações poderiam acontecer e ocorrer. Todavia, queremos discutir brevemente as complicações mais comuns associadas ao tratamento endovascular de aneurisma, o vazamento. A presença de vazamento interno representa o suprimento/fluxo sanguíneo contínuo para o aneurisma. Isto pode estar associado ao crescimento adicional do aneurisma e, até mesmo, à ruptura do mesmo. Portanto, vigilância após a inserção da endoprótese visa à detecção de vazamentos internos e o tratamento destes em tempo hábil.

Os **vazamentos** podem ser classificados como relacionados ou não relacionados com a endoprótese. Estes devem ser detectados e acompanhados, com base em seu trajeto, sendo que alguma reintervenção pode ser necessária.

Classificação dos Vazamentos (*Endoleaks*)

- *Tipo I:* fixação inadequada da endoprótese na aorta (Figs. 44-3 e 44-4).
  A) Na extremidade proximal da endoprótese.
  B) Na extremidade distal da endoprótese.
  C) Oclusor ilíaco (*plug*).
- *Tipo II:* fluxo sanguíneo retrógrado para dentro do saco aneurismático (artérias lombares, ramos aórticos e artérias viscerais) (Fig. 44-5).

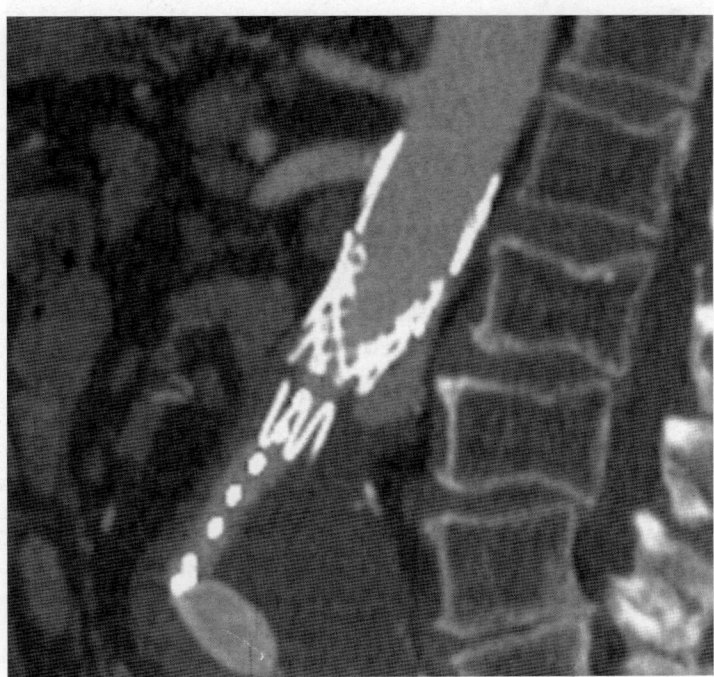

Fig. 44-3. Inadequado posicionamento da endoprótese (muito abaixo da origem das artérias renais) com possibilidade de desenvolvimento de *endoleak* tipo I.

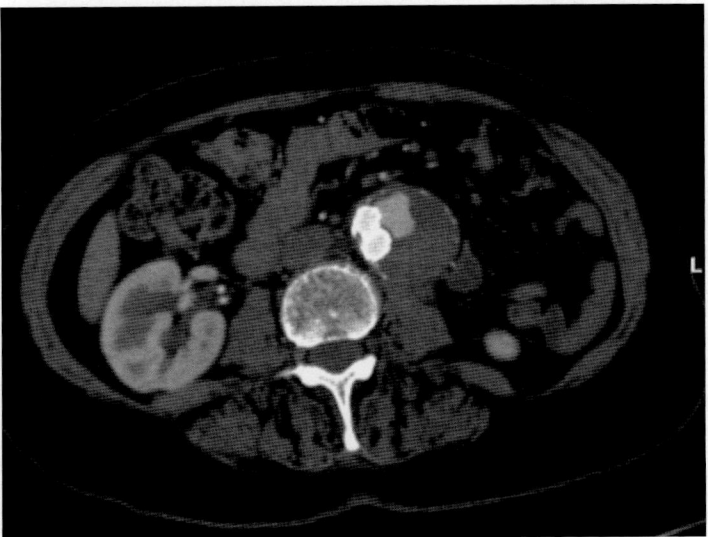

Fig. 44-4. TC confirmando a presença de vazamento para dentro do saco aneurismático (*endoleak* tipo I no mesmo paciente da Figura 44-3).

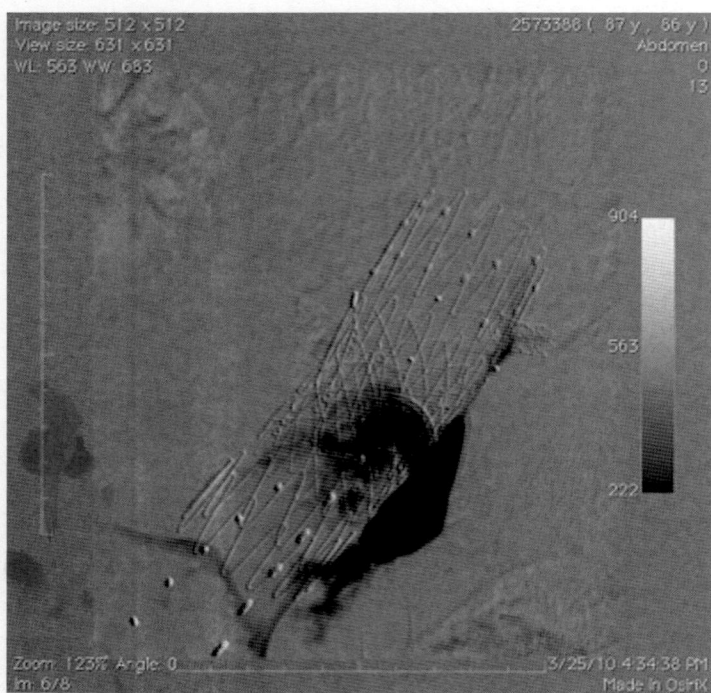

Fig. 44-5. Fluxo sanguíneo retrógrado para dentro do saco aneurismático (*endoleak* tipo II) identificado pela TC e confirmado durante arteriografia.

- *Tipo III:* vazamento interno causado por defeito da endoprótese.
   A) Vazamento juncional ou desconexão modular.
   B) Ruptura da tela (menor: < 2 mm, maior: ≥ 2 mm).
- *Tipo IV:* observado precocemente (< 30 dias) após inserção da endoprótese e que se resolve quando a porosidade da tela é diminuída pelo coágulo sanguíneo.
- *Tipo V:* endotensão, que representa a expansão continua do aneurisma sem vazamento interno visibilizando nas imagens.

Outras Complicações

No tratamento do aneurisma aórtico, uma complicação adicional da inserção endovascular da endoprótese é a migração da mesma, definida como o movimento ≥ 10 mm. Migração distal da endoprótese é uma complicação grave que pode resultar em vazamentos internos dos tipos I e III. O desafio na detecção de migração da endoprótese é a baixa ocorrência, o que pode dificultar a detecção. Consequentemente é muito importante comparar a imagem atual por TC com a prévia imagem, bem como à TC pós-procedimento, a fim de obter uma comparação a longo prazo, que é mais sensível para detectar migração da prótese.

MONITORAMENTO PÓS-PROCEDIMENTO

Para detectar *vazamento* e prevenir complicações, é necessária extensa vigilância após o tratamento do aneurisma aórtico. A fim de detectá-los, recomenda-se a realização de TC em 1, 6 e 12 meses após a inserção da endoprótese e, então, anualmente, supondo a ausência de um vazamento interno.[25] No caso de vazamento, a vigilância depende da condição clínica do paciente e da dinâmica do vazamento. A presença de aumento do saco aneurismático decorrente do vazamento interno geralmente exige uma intervenção secundária, que pode incluir a colocação de uma segunda endoprótese para revestimento, inserção de âncoras ou *stents* expansíveis por balão, embolização de um vaso ou até mesmo tratamento por cirurgia aberta.

Programas de vigilância e rastreio abrangentes são obrigatórios para detectar aneurismas aórticos e prevenir a ruptura de aneurismas. Em razão dos desenvolvimentos técnicos e a introdução do tratamento endovascular de aneurisma, a morbidade e mortalidade são significativamente reduzidas a curto prazo quando comparado à cirurgia. Apesar de todos os avanços, entretanto, o tratamento endovascular do aneurisma aórtico não está livre de riscos, e complicações podem ocorrer. Portanto, a inserção de endoprótese em aneurismas "menores" não é justificada, a menos que o paciente seja sintomático. Se o tratamento de aneurisma for indicado, o planejamento é a chave para o sucesso. Em um contexto multidisciplinar, a estratégia terapêutica ideal deve ser avaliada e personalizada para cada paciente individualmente (Fig. 44-6). Após a inserção da endoprótese, vigilância pós-procedimento é obrigatória para fornecer o resultado ótimo através do tratamento de complicações quando estas ocorrem.

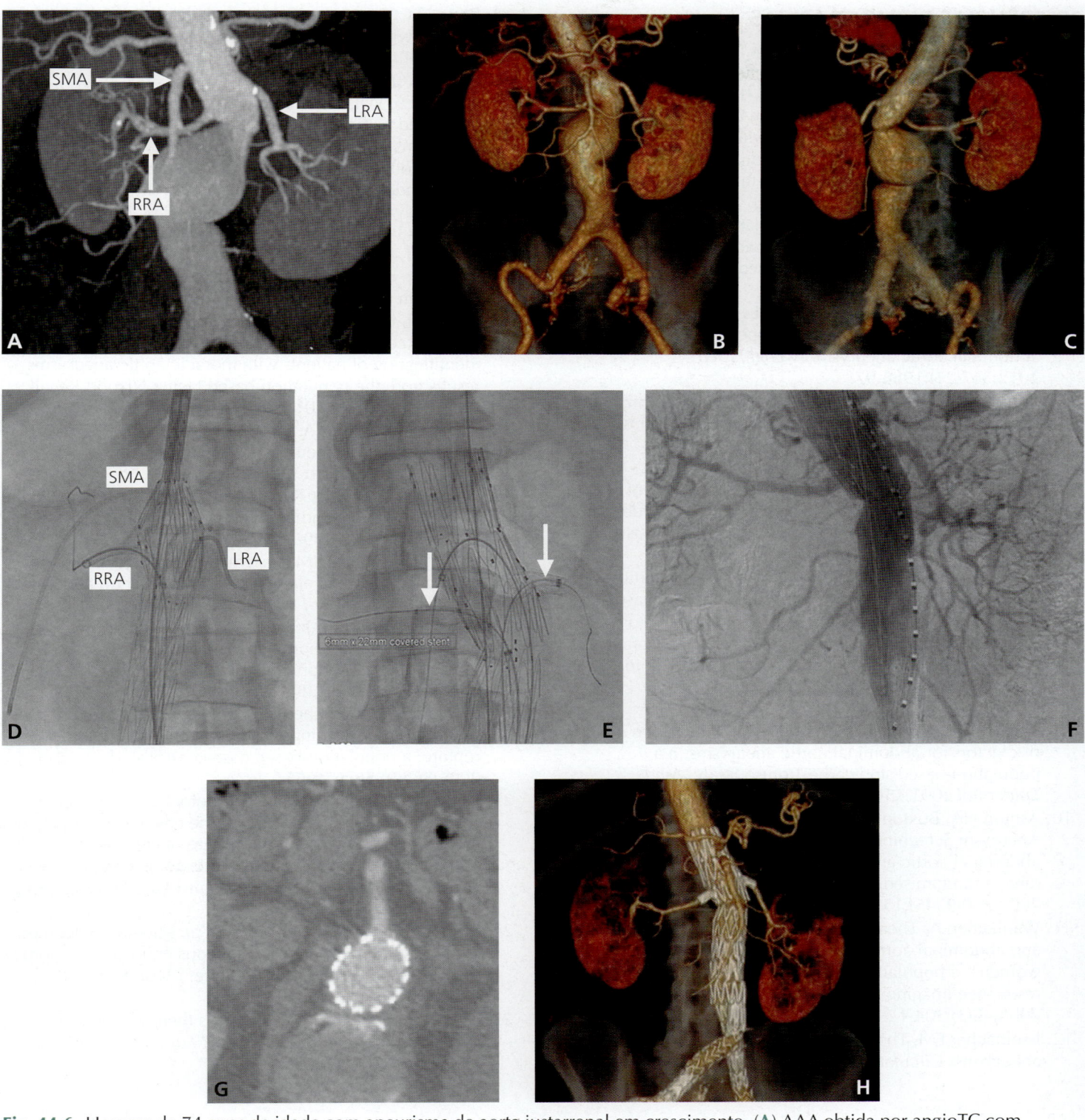

Fig. 44-6. Homem de 74 anos de idade com aneurisma de aorta justarrenal em crescimento. (**A**) AAA obtida por angioTC com identificação das artérias mesentérica superior (SMA), renal esquerda (LRA) e renal direita (RRA). (**B** e **C**) Reconstrução tridimensional do aneurisma derivada da angioTC. Há acentuada tortuosidade do colo aneurismático próximo da artéria renal direita, portanto, não havia zona de ancoragem infrarrenal suficiente, exigindo uma endoprótese com fixação suprarrenal para o tratamento do aneurisma. (**D**) Inserção da endoprótese durante o EVAR. Procede-se o cateterismo das artérias renais esquerda (LRA), direita (RRA) e da artéria mesentérica superior (SMA). (**E**) Inserção de *stent* recoberto na artéria renal direita e esquerda (setas) para preservar a perfusão renal, que é confirmada na arteriografia (**F**). (**G**) Digno de nota, não houve implante de *stent* na artéria mesentérica superior, visto que a endoprótese recobria até este nível, e o suporte do *stent* não afetou a perfusão da artéria mesentérica, como ilustrado na TC. (**H**) O resultado final, na forma de reconstrução tomográfica 3D.

REFERÊNCIAS BIBLIOGRÁFICAS

1. Katzen BT, Dake MD, MacLean AA, Wang DS. Endovascular repair of abdominal and thoracic aortic aneurysms. *Circulation* 2005;112(11):1663-75.
2. Greenhalgh RM, Brown LC, Kwong GP et al. Comparison of endovascular aneurysm repair with open repair in patients with abdominal aortic aneurysm (EVAR trial 1), 30-day operative mortality results: randomised controlled trial. *Lancet* 2004;364(9437):843-8.
3. EVAR trial participants. Endovascular aneurysm repair versus open repair in patients with abdominal aortic aneurysm (EVAR trial 1): randomized controlled trial. *Lancet* 2005;365(9478):2179-86.
4. Lederle FA, Freischlag JA, Kyriakides TC et al. Long-term comparison of endovascular and open repair of abdominal aortic aneurysm. *N Engl J Med* 2012;367(21):1988-97.
5. Prinssen M, Verhoeven EL, Buth J et al. A randomized trial comparing conventional and endovascular repair of abdominal aortic aneurysms. *N Engl J Med* 2004;351(16):1607-18.
6. Moll FL, Powell JT, Fraedrich G et al. Management of abdominal aortic aneurysms clinical practice guidelines of the European society for vascular surgery. *Eur J Vasc Endovasc Surg* 2011;41(Suppl 1):S1-S58.
7. Kantonen I, Lepantalo M, Brommels M et al. Mortality in ruptured abdominal aortic aneurysms. The Finnvasc Study Group. *Eur J Vasc Endovasc Surg* 1999;17(3):208-12.
8. Chaikof EL, Brewster DC, Dalman RL et al. SVS practice guidelines for the care of patients with an abdominal aortic aneurysm: executive summary. *J Vasc Surg* 2009;50(4):880-96.
9. Singh K, Bonaa KH, Jacobsen BK et al. Prevalence of and risk factors for abdominal aortic aneurysms in a population-based study: The Tromso Study. *Am J Epidemiol* 2001;154(3):236-44.
10. Ashton HA, Buxton MJ, Day NE et al. The Multicentre Aneurysm Screening Study (MASS) into the effect of abdominal aortic aneurysm screening on mortality in men: a randomised controlled trial. *Lancet* 2002;360(9345):1531-9.
11. Wanhainen A, Themudo R, Ahlstrom H et al. Thoracic and abdominal aortic dimension in 70-year-old men and women – a population-based whole-body magnetic resonance imaging (MRI) study. *J Vasc Surg* 2008;47(3):504-12.
12. Isselbacher EM. Thoracic and abdominal aortic aneurysms. *Circulation* 2005;111(6):816-28.
13. Brown LC, Thompson SG, Greenhalgh RM et al. Fit patients with small abdominal aortic aneurysms (AAAs) do not benefit from early intervention. *J Vasc Surg* 2008;48(6):1375-81.
14. Lederle FA, Wilson SE, Johnson GR et al. Immediate repair compared with surveillance of small abdominal aortic aneurysms. *N Engl J Med* 2002;346(19):1437-44.
15. Cao P, Collaborators CT. Comparison of surveillance vs. Aortic Endografting for Small Aneurysm Repair (CAESAR) trial: study design and progress. *Eur J Vasc Endovasc Surg* 2005;30(3):245-51.
16. Powell JT, Brown LC, Forbes JF et al. Final 12-year follow-up of surgery versus surveillance in the UK Small Aneurysm Trial. *Br J Surg* 2007;94(6):702-8.
17. Kalsch H, Lehmann N, Mohlenkamp S et al. Body-surface adjusted aortic reference diameters for improved identification of patients with thoracic aortic aneurysms: results from the population-based Heinz Nixdorf Recall study. *Int J Cardiol* 2013;163(1):72-8.
18. Booher AM, Eagle KA. Diagnosis and management issues in thoracic aortic aneurysm. *Am Heart J* 2011;162(1):38-46e1.
19. Wilmink TB, Quick CR, Day NE. The association between cigarette smoking and abdominal aortic aneurysms. *J Vasc Surg* 1999;30(6):1099-105.
20. Twine CP, Williams IM. Systematic review and meta-analysis of the effects of statin therapy on abdominal aortic aneurysms. *Br J Surg* 2011;98(3):346-53.
21. Goodney PP, Eldrup-Jorgensen J, Nolan BW et al. A regional quality improvement effort to increase beta blocker administration before vascular surgery. *J Vasc Surg* 2011;53(5):1316-1328e1; discussion 1327-8.
22. Hackam DG, Thiruchelvam D, Redelmeier DA. Angiotensin-converting enzyme inhibitors and aortic rupture: a population-based case-control study. *Lancet* 2006;368(9536):659-65.
23. Haulon S, Hassen Khodja R, Proudfoot CW, Samuels E. A systematic literature review of the efficacy and safety of the Prostar XL device for the closure of large femoral arterial access sites in patients undergoing percutaneous endovascular aortic procedures. *Eur J Vasc Endovasc Surg* 2011;41(2):201-13.
24. Lee WA, Brown MP, Nelson PR et al. Midterm outcomes of femoral arteries after percutaneous endovascular aortic repair using the Preclose technique. *J Vasc Surg* 2008;47(5):919-23.
25. Dias NV, Riva L, Ivancev K et al. Is there a benefit of frequent CT follow-up after EVAR? *Eur J Vasc Endovasc Surg* 2009;37(4):425-30.

Capítulo 45

Aneurisma da Aorta Toracoabdominal

◆ *Julio César Saucedo Marino*
◆ *Antonio Carlos Passos Martins*
◆ *Augusto César Silva de Carvalho Sobrinho*

CONTEÚDO

- ✓ INTRODUÇÃO E HISTÓRICO 606
- ✓ ETIOPATOGENIA E HISTÓRIA NATURAL 607
- ✓ QUADRO CLÍNICO E DIAGNÓSTICO 607
- ✓ CLASSIFICAÇÃO 609
- ✓ TRATAMENTO 611
- ✓ RESULTADOS 627
- ✓ CONCLUSÃO 632
- ✓ REFERÊNCIAS BIBLIOGRÁFICAS 633

INTRODUÇÃO E HISTÓRICO

O aneurisma aórtico toracoabdominal (AATA) é pouco frequente na prática clínica por causa da baixa prevalência, estimada entre 10 a 25 casos novos por 100.000 habitantes, e a dificuldade de diagnóstico pelo exame físico. Porém, cerca de 10 a 15% dos aneurismas da aorta são classificados como toracoabdominais. Cerca de 20 a 30% destes pacientes têm doença aneurismática em outra localidade. É mais frequente em homens do que em mulheres, na razão de 4:1 e a partir da 6ª década de vida.[1,2] Somente após o desenvolvimento de melhores métodos de imagem, aumentando a possibilidade diagnóstica e a universalização de unidades de terapia intensiva, indispensáveis durante o período pós-operatório, houve condições de oferecer tratamento cirúrgico a mais pacientes e em diversos serviços, propiciando experiência e casuística crescentes, com resultados progressivamente mais satisfatórios. Assim, a correção cirúrgica eletiva do AATA permite eliminar o risco de ruptura e aumentar a sobrevida dos pacientes portadores desta afecção, estimada em menos do que 40%, em cinco anos, se não corrigida.[3,4]

O tratamento cirúrgico convencional do AATA é tecnicamente complexo, apresentando diversas particularidades, referentes à via de acesso, exposição arterial, nível de pinçamento aórtico, reconstrução de artérias viscerais e preservação da função de sistemas e órgãos vitais, como medula espinal, rins e vísceras abdominais. Consequentemente implica repercussão em vários aspectos da homeostase, como perdas sanguíneas, alterações cardiorrespiratórias, da coagulação, do equilíbrio acidobásico e hidroeletrolítico, cujo conhecimento e controle são imprescindíveis à adequada condução cirúrgica e anestésica.

O primeiro relato de correção bem-sucedida de aneurisma aórtico fusiforme, envolvendo o tronco celíaco, artéria mesentérica superior e renal esquerda, foi feito por Etheredge *et al.*, em 1955.[5] O substituto utilizado foi aorta conservada, em que foram diretamente implantadas as artérias viscerais.

Em 1956, DeBakey *et al.* publicaram sua experiência com quatro pacientes portadores de AATA operados.[6] A via de acesso foi toracofrenolaparotomia, e a restauração foi realizada com aorta conservada, interpondo-se ramos, originados no homoenxerto, para as artérias viscerais. Foram utilizadas hipotermia de superfície e derivação temporária, objetivando diminuir as repercussões da interrupção dos fluxos aórtico e visceral. Com o mesmo intuito, em 1965, estes autores apresentaram variante da técnica inicial, realizando pinçamento lateral da aorta, possibilitando anastomoses proximal e distal, desta com a prótese, sem interrupção de fluxo para as artérias viscerais.[7] Estas últimas foram revascularizadas pela interposição de sucessivas próteses de Dacron. A seguir, a aorta era ligada proximal e distalmente, ressecando-se, então, o saco aneurismático. Quarenta e dois pacientes foram operados eletivamente, com 26% de mortalidade operatória.

Em 1974, Crawford descreveu a técnica de inclusão para o tratamento do AATA, a fim de evitar a dissecção das artérias viscerais.[8] Objetivando diminuição da incidência de paraplegia, recomendou reimplante de artérias intercostais e lombares. Obteve índices de mortalidade imediata e paraplegia de 4,3 e 8%, respectivamente. Esta técnica difere da relatada por DeBakey, por não utilizar derivações do fluxo sanguíneo individualizadas para cada artéria visceral. Consiste em pinçamento transversal das aortas proximal e distal ao aneurisma, com interrupção total de seu fluxo. Após a anastomose proximal, realiza-se revascularização visceral, por meio de reimplante de "manchão" da parede interna da aorta, onde se localizam os óstios das artérias viscerais. O "manchão" é suturado a orifício ou bisel criado na prótese, recortando-se sua face lateral. Esta técnica e suas variações serão mais bem demonstradas posteriormente. A justificativa da alteração técnica foi a dificuldade da dissecção das artérias viscerais e redução do tempo e sangramento operatórios. Evita-se a liberação do saco aneurismático das estruturas circunvizinhas, como pulmões e artéria pulmonar, no tórax, e veias cava inferior e ilíacas, no abdome. As anastomoses são realizadas pela face interna do aneurisma, permitindo manutenção de sua parede em extensão suficiente para o fechamento do saco aneurismático, por cima da prótese, de forma a isolar a mesma do contato com as vísceras. Desta forma, haveria diminuição da ocorrência de fístula aortoduodenal, consequente a excisão do aneurisma e contato da anastomose aortoprotética com o duodeno.

Em 1986, Kieffer *et al.* relataram a técnica de "exclusão com ponte", que consiste em abordagem da aorta ascendente, por esternotomia, pinçamento tangencial da mesma e anastomose proximal desta com a prótese, lateroterminal.[9] A anastomose distal é realizada em porções variáveis da aorta abdominal ou artérias ilíacas. A seguir, a aorta é ligada proximal e distalmente ao aneurisma, excluindo-se ao segmento dilatado, e, havendo necessidade, procede-se ao reimplante das artérias viscerais. Os autores defendem a utilização desta técnica em determinadas situações, como: idade avançada, disfunção cardiorrespiratória grave, reoperações e aneurisma micótico.

Em 1988, Hollier *et al.* mencionaram, pela primeira vez, a drenagem intraoperatória de liquor, objetivando diminuir complicações medulares.[10] A partir desta época, diversos autores publicaram suas experiências iniciais no tratamento cirúrgico do AATA.[11-16]

Após 1991, com o sucesso das primeiras correções endovasculares do aneurisma de aorta torácica (AAT),[17,18] surgiram na literatura inúmeras séries de pacientes que foram tratados com endopróteses em várias condições, incluindo dissecção tipo B, aguda e crônica, transecção da aorta por trauma torácico, aneurisma de aorta torácica descendente, combinado ou não com da aorta abdominal, e AATA, propriamente dito. Para tratamento desta última condição lança-se mão do chamado tratamento híbrido, que consiste em associar técnicas de cirurgia aberta convencional a endovasculares. Esta associação também permite o tratamento de aneurismas de arco aórtico, sem necessidade de circulação extracorpórea e/ou parada cardiorrespiratória total, diminuindo sobremaneira o trauma cirúrgico e ampliando a área de atuação do cirurgião vascular.[19]

Nos anos 2000, entramos em uma nova era com as técnicas endovasculares do sanduiche, chaminé, periscópio, próteses fenestradas e ramificadas, o que praticamente descarta o uso da técnica híbrida para a correção do AATA. Tal técnica é usada em centros onde não há aprovação pelos órgãos regulamentadores para uso das endopróteses ramificadas e/ou fenestradas. Portanto, a técnica endovascular já é o tratamento de escolha em pacientes com AAT e aneurisma da aorta abdominal (AAA), e vem se tornando também o tratamento de escolha para os AATA, pois com o aumento da complexidade da anatomia do aneurisma, com consequente aumento dos riscos cirúrgicos, estes são inferiores na técnica endovascular.

ETIOPATOGENIA E HISTÓRIA NATURAL

A causa predominante dos AATA é a doença degenerativa da camada média, sendo 85% deles decorrentes da aterosclerose.[20] Este processo degenerativo é caracterizado por adelgaçamento da camada média, com destruição de células musculares lisas e da elastina, consequente processo cicatricial, envolvendo infiltração de células inflamatórias, deposição de colágeno e neovascularização.[21,22] Os 15% restantes são consequentes a outras doenças, como doenças do tecido conectivo, aortite inflamatória e dissecção. As alterações do tecido conectivo geralmente estão relacionadas com síndromes genéticas, como Turner, Ehlers-Danlos, Behçet, doença dos rins policísticos e Síndrome de Marfan, esta última a mais comum. A aortite pode ser inespecífica, Takayasu (ou de células gigantes), ou secundária a lues e tuberculose. Em grande parte consequente à necrose cística da média, a dissecção aórtica evolui com dilatação aneurismática em 20 a 40% dos indivíduos, em 2 a 5 anos.[23-25] Estima-se que 25% dos aneurismas que envolvem a aorta torácica descendente estão associados à dissecção crônica da mesma, especialmente quando ocorre persistência da falsa luz.[26]

O componente hereditário é relevante na gênese do AAT, sendo que 20% dos pacientes têm pelo menos um parente de primeiro grau acometido pela mesma condição. Este fato vale tanto para os chamados aneurismas ateroscleróticos, como também para os secundários a doenças do tecido conectivo e dissecção da aorta.[27]

Outra etiologia de AAT é a traumática, sendo secundário à ruptura tamponada, formando-se pseudoaneurisma. Esta condição é rara, pois mais de 90% dos indivíduos morrem no local do acidente, por exsanguinação.[28]

Há, ainda, os aneurismas micóticos, relacionados com a infecção pelos mais diversos patógenos, entre estes, *Salmonella*, *Haemophilus influenzae* e *Staphylococcus*.

Quanto à forma, a maioria dos AATAs é fusiforme. Quando decorrem de processos infecciosos costumam ser saculares, denotando enfraquecimento da parede vascular de apenas uma parte da circunferência da aorta. No entanto, deve-se salientar que aterosclerose pode também originar aneurismas saculares.

Sendo a 15ª causa mais frequente de morte nos Estados Unidos, a ruptura do aneurisma da aorta ocorre em mais do que 75% dos pacientes não tratados. O diâmetro máximo do aneurisma é o principal fator preditivo de ruptura, que é mais comum quando este ultrapassa 5 cm, chegando a 80% para dilatações maiores do que 8 cm, em 1 ano.[29-31] Outros fatores preditivos de ruptura são crescimento do aneurisma, maior do que 1 cm ao ano e presença de dor.[32]

Também são fatores de risco a hipertensão arterial sistêmica, especialmente quando a pressão diastólica é maior do que 100 mmHg, o tabagismo e a doença pulmonar obstrutiva crônica, provavelmente por aumento da atividade da colagenase.[23,30,33] Apesar de os aneurismas serem menos frequentes em mulheres, geralmente, estas são acometidas em idade mais avançada e apresentam maior risco de ruptura.[34]

QUADRO CLÍNICO E DIAGNÓSTICO

Segundo a Comissão de Padronização dos Aneurismas Arteriais da Sociedade de Cirurgia Vascular da América do Norte e da Sociedade Internacional de Cirurgia Cardiovascular, entende-se, como aneurisma da aorta, dilatação permanente e localizada da mesma, com aumento de pelo menos 50% de seu diâmetro normal para o segmento em questão.[35] Quando este segmento envolve a porção da aorta de onde emergem artérias viscerais, o aneurisma é considerado AATA, pois, na maioria das vezes, implica abertura da cavidade torácica para sua correção cirúrgica e risco de isquemia visceral e/ou medular.

Muitos destes aneurismas evoluem assintomáticos por tempo prolongado, sendo descobertos acidentalmente, durante exames de rotina. Tornam-se sintomáticos quando atingem proporções avantajadas, pela compressão de estruturas vizinhas, quando há dissecção aórtica ou ruptura. Cerca de 20% dos pacientes se apresentam com quadro de dor torácica posterior, principalmente decorrente da corrosão de corpos vertebrais e compressão de nervos intercostais. Quando ocorrem mudanças agudas na intensidade e características da dor podem indicar expansão ou ruptura do aneurisma. Nos aneurismas que envolvem a aorta torácica descendente proximal, pode ocorrer rouquidão, por paralisia da corda vocal, secundária à compressão do nervo laríngeo recorrente esquerdo ou nervo vago. Dispneia e tosse podem caracterizar compressão de traqueia e/ou brônquios. Quando o órgão envolvido é o esôfago, condição rara, o sintoma é a disfagia. Em aneurismas extensos e de grande diâmetro pode ocorrer compressão do duodeno, levando à perda de peso e sensação de plenitude gástrica ou obstrução. Havendo erosão de órgãos digestivos ou vias aéreas, ocorrerá hemorragia (hematêmese e melena ou hemoptise). Raramente pode haver fistulização para veia cava inferior, traduzida por sinais característicos de fístula arteriovenosa, como sopro contínuo, hipertensão venosa em membros inferiores e/ou insuficiência cardíaca. Fragmentação de trombos parietais com embolização distal para artérias viscerais ou de membros inferiores também pode ocorrer, porém é rara. Em nossa casuística, de aproximadamente 310 pacientes operados no Serviço de

Cirurgia Vascular Periférica do Hospital das Clínicas da Faculdade de Medicina da Universidade de São Paulo, grande parte era sintomática, sendo que a queixa predominante foi dor. Isto se explica pelas grandes dimensões dos aneurismas operados, com diâmetro médio de oito centímetros. Aproximadamente, 10% dos doentes foram operados em caráter de urgência, por apresentarem alterações hemodinâmicas ou dor de início súbito e recente.[36-38]

O exame físico pode não mostrar sinais de dilatação aórtica, em particular nos AATAs que envolvem somente a porção supracelíaca da aorta; da mesma forma, pode-se ter dificuldade à palpação de pequenas dilatações da porção abdominal associadas a aneurismas que envolvem a aorta suprarrenal, em pacientes obesos.

O AATA deve ser suspeitado quando, ao exame físico abdominal, palpa-se tumoração pulsátil sem limites nítidos junto ao rebordo costal. Este achado propedêutico, conhecido como sinal de DeBakey, é de grande importância clínica, pois sugere acometimento da porção aórtica de onde emergem os troncos viscerais. A palpação dos pulsos periféricos pode ser normal, como ocorreu em mais de 75% dos indivíduos de nossa casuística.

O desenvolvimento dos métodos de imagem propiciou o diagnóstico em número crescente de indivíduos portadores desta afecção. Todavia, o estudo do abdome e tórax por meio de radiografia simples permanece sendo instrumento de importância, permitindo, por vezes, adequada avaliação da extensão da dilatação, sobretudo se há calcificação parietal. Com o exame ultrassonográfico (US) pode-se realizar mensuração fidedigna da porção infrarrenal da aorta, sendo útil no diagnóstico e rastreamento epidemiológico; entretanto, frequentemente, a presença de vísceras ocas no andar supramesocólico impossibilita análise precisa da transição toracoabdominal da aorta.

A tomografia computadorizada (TC) revela a localização e extensão do aneurisma, além de permitir o reconhecimento de características importantes, como presença de dissecção, inflamação, trombo mural, corrosão de corpos vertebrais e ruptura, tamponada ou não. Foi o método mais utilizado em nossos pacientes, inclusive para os operados na urgência. Para aqueles com insuficiência renal, foi realizada sem administração de contraste. A ressonância magnética (RM) foi muito utilizada, pois apresentava algumas vantagens quando da ocorrência de dissecção (por ser um exame dinâmico, pode revelar falsa luz aberta ou trombosada), além de ser superior à TC para visualização da artéria de Adamkiewicz.[39] Contudo, os aparelhos de TC mais modernos permitem reconstrução tridimensional (volumétrica) da luz do vaso, em várias incidências, mostrando detalhes da parede e do fluxo sanguíneo, localizando até pequenas artérias lombares. Esta evolução tornou a angio-TC o exame de eleição para o diagnóstico e programação cirúrgica precisos, especialmente em casos de dissecção da aorta ou que envolverão procedimentos endoluminais (Figs. 45-1 a 45-3).

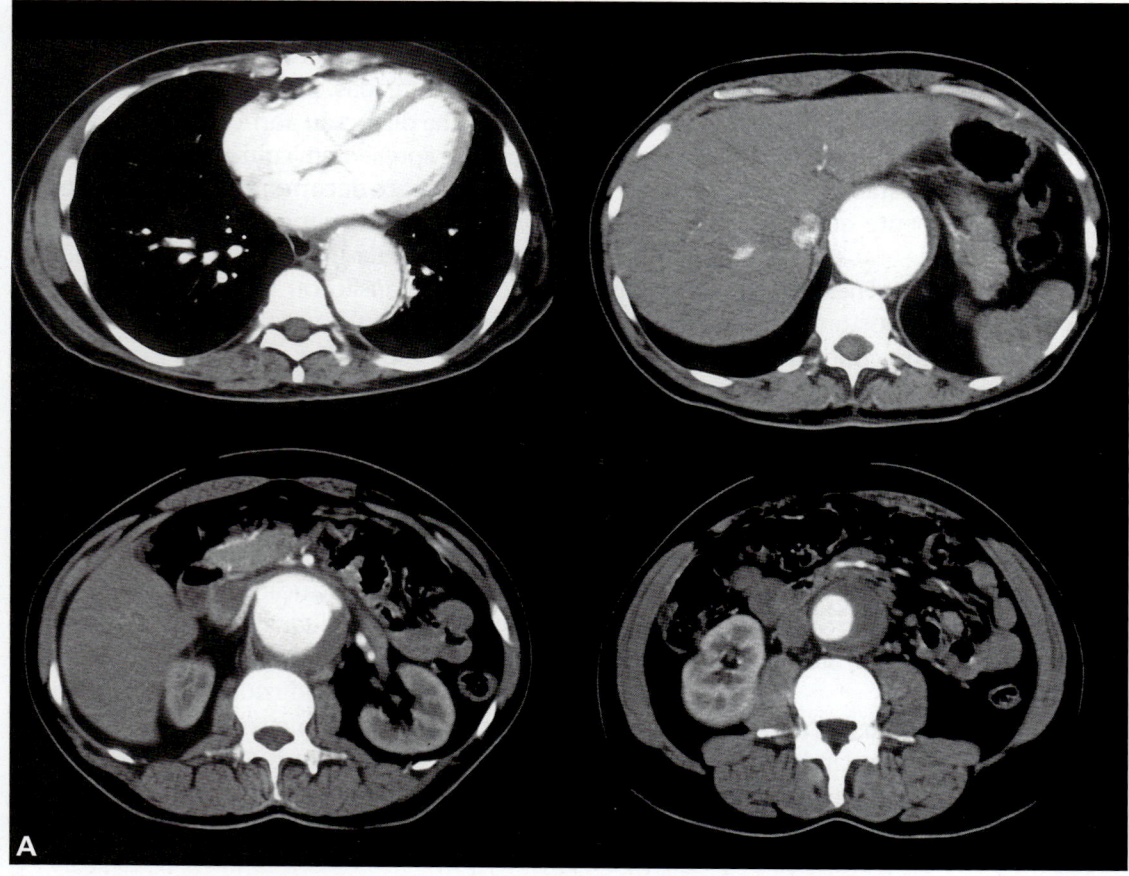
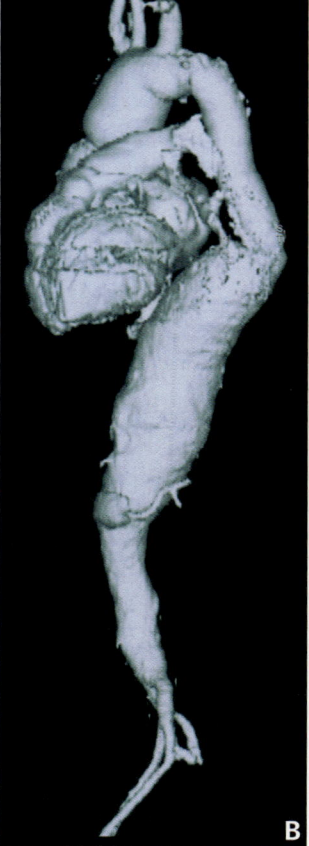

Fig. 45-1. (A e B) TC pré-operatória de AATA tipo III com reconstrução tridimensional.

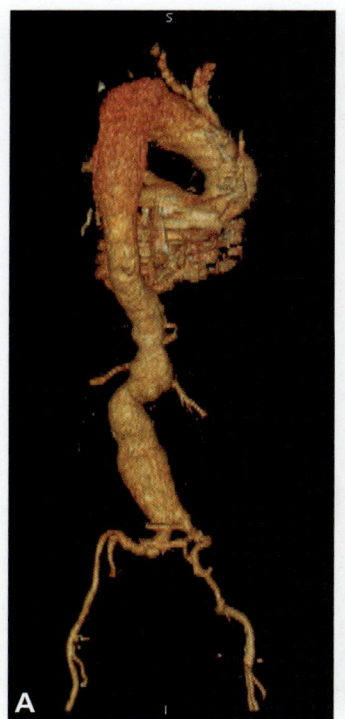
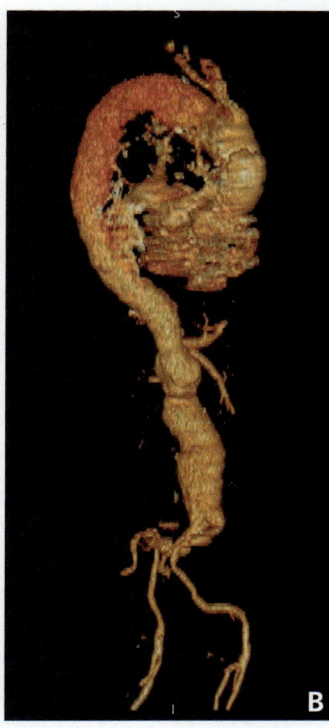

Fig. 45-2. (A e B) Reconstrução de AATA tipo IV com saculação na altura das artérias viscerais a partir de TC.

A arteriografia contrastada foi preconizada por Svensson *et al.* como exame fundamental em indivíduos selecionados para correção cirúrgica, por demonstrar oclusões de artérias viscerais ou ilíacas.[40] Como estes detalhes anatômicos são bem demonstrados pela angioTC, a arteriografia tem, hoje, seu papel restrito ao intraoperatório, quando da utilização de técnicas endovasculares. Foi utilizada apenas em nossa experiência inicial, revelando lesões obstrutivas em 20% dos pacientes. A fim de evitar danos à função renal, os doentes submetidos a exames com contraste iodado intravascular foram previamente preparados, utilizando-se hidratação endovenosa, manitol e, eventualmente, vasodilatadores, como a nifedipina. Em nosso serviço, estudou-se utilização de L-arginina, obtendo-se resultado sugestivo de proteção renal.[41] Hoje, utilizamos rotineiramente o antioxidante N-acetilcisteína (Fluimucil®), pois se demonstrou sua ação protetora sobre a função renal, especialmente em doses elevadas (1.200 mg).[42] Esta droga é mais efetiva quando iniciada nas 24 horas prévias a administração do contraste iodado e associada à hidratação adequada e a bicarbonato de sódio endovenoso.[43]

Concluindo, os diversos exames subsidiários podem ser efetivamente substituídos pela TC, com reconstrução tridimensional, fornecendo as características morfológicas dos·AATAs, inclusive quanto à presença de dissecção e/ou envolvimento das artérias viscerais, permitindo o adequado planejamento cirúrgico.

CLASSIFICAÇÃO

Várias classificações foram propostas, sendo que, até 2002, adotamos o esquema proposto por Crawford, em 1978,[44] e, atualmente, utilizamos esta classificação modificada por Safi.[45] Considerando as características anatômicas referentes à origem e extensão, os AATAs são divididos em cinco grupos, descritos a seguir, com as respectivas prevalências em nossa casuística:

- Aorta normal (Fig. 45-4).
- Tipo I: envolve toda aorta torácica descendente, desde a emergência da artéria subclávia esquerda até a região onde se originam as artérias viscerais (14%) (Fig. 45-5).
- Tipo II: inicia-se a partir da artéria subclávia esquerda, acometendo toda aorta torácica descendente e abdominal, até sua bifurcação (11%) (Fig. 45-6).
- Tipo III: compromete a aorta torácica descendente desde o sexto espaço intercostal, até abaixo das artérias renais (20%) (Fig. 45-7).
- Tipo IV: acomete toda aorta abdominal, desde o tronco celíaco, envolvendo a porção aórtica onde se originam as artérias viscerais (40%) (Fig. 45-8).
- Tipo V: envolve a aorta torácica descendente desde o sexto espaço intercostal até as artérias renais (15%) (Fig. 45-9).

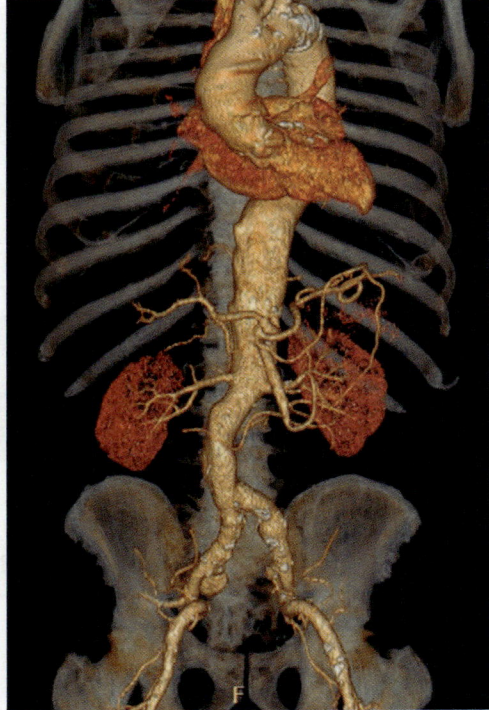

Fig. 45-3. Reconstrução de AATA tipo V a partir de TC.

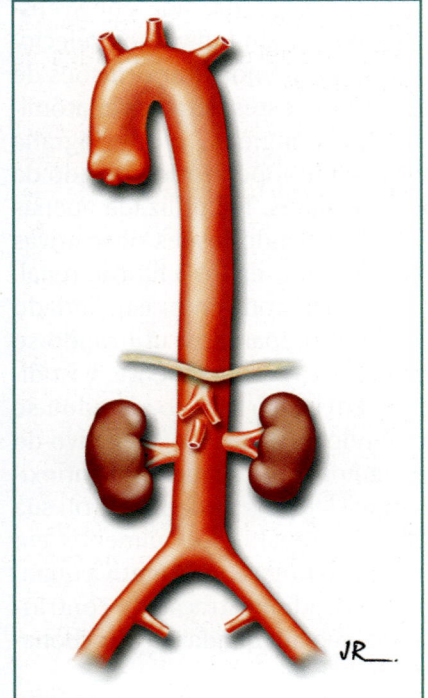

Fig. 45-4. Aorta normal.

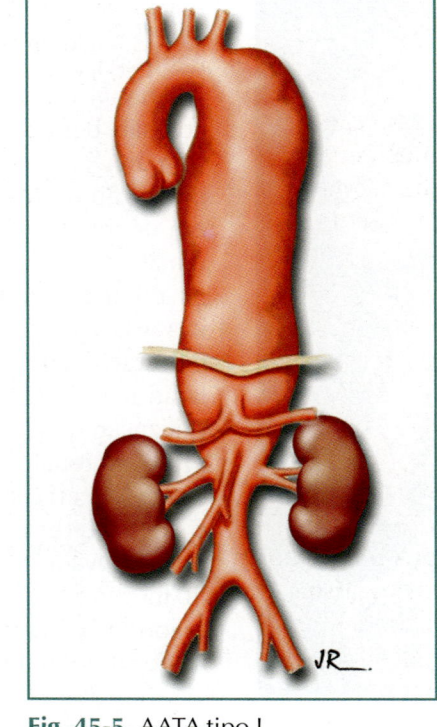

Fig. 45-5. AATA tipo I.

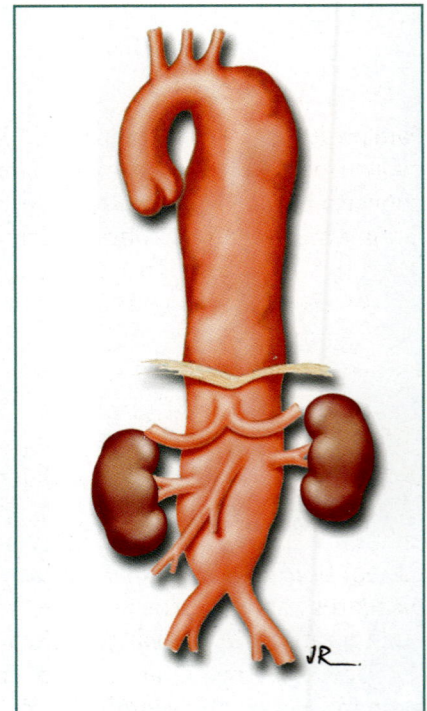

Fig. 45-6. AATA tipo II.

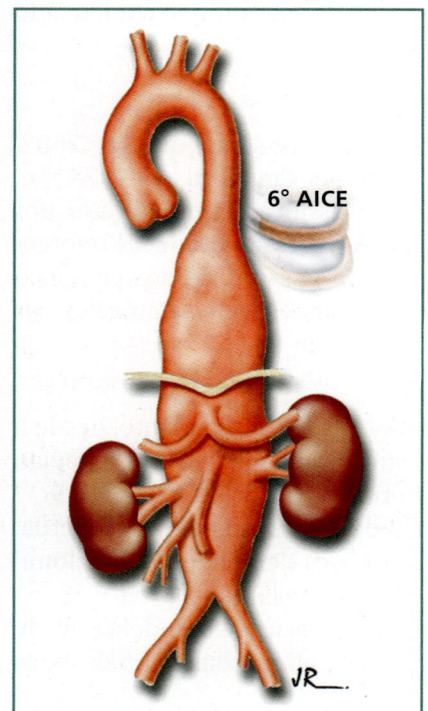

Fig. 45-7. AATA tipo III.

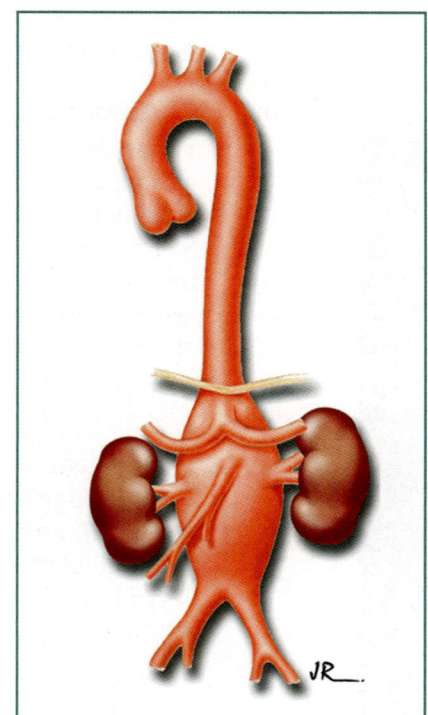

Fig. 45-8. AATA tipo IV.

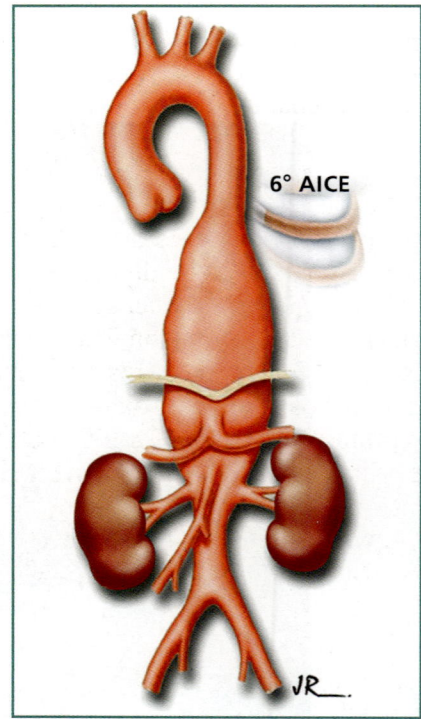

Fig. 45-9. AATA tipo V.

TRATAMENTO

Indicação

Para pacientes assintomáticos, a indicação de correção cirúrgica deve considerar o diâmetro máximo do aneurisma. Este conceito baseia-se no seu risco de ruptura, que acompanha o aumento da tensão sobre a parede da aorta, diretamente proporcional ao aumento do diâmetro deste vaso, especialmente considerando-se as alterações na espessura e composição de sua parede e a presença de hipertensão arterial sistêmica.

Em nosso serviço, estabeleceu-se, como critério de indicação, diâmetro máximo superior a 5 cm. Isto foi definido considerando-se os estudos de Bickerstaff[3] (sobrevida de 28,7 e 19% dos pacientes com AATA tratados clinicamente, em dois e cinco anos) e de Crawford[4] (24 e 19% de sobrevida, em dois e cinco anos), em que metade dos óbitos dos pacientes não operados deveu-se à ruptura do aneurisma, o que foi ratificado por vários trabalhos subsequentes.[29-32]

Deve-se considerar o risco cirúrgico individualizado para cada paciente. Sendo um indivíduo jovem, como os doentes com Síndrome de Marfan, e os com risco cardiopulmonar aceitável, o tratamento cirúrgico convencional é o de escolha. Já em indivíduos portadores de aneurismas extensos, como o AATA tipo II, e com idade superior a 75 anos acompanhado de comorbidades graves, como insuficiência coronariana, doença obstrutiva pulmonar crônica, insuficiência renal entre outras, o tratamento cirúrgico convencional é questionável, surgindo como alternativa a utilização de técnicas endovasculares para esses pacientes.[46,47]

Além do diâmetro, extensão do aneurisma, taxa de crescimento, presença de dissecção e avaliação clínica cuidadosa influem na indicação operatória. No acompanhamento clínico dos pacientes não operados, realizamos angio-TC de tórax e abdome, semestralmente. Quando apresentam crescimento de mais de 5 mm em 6 meses, indica-se tratamento cirúrgico, pois, em nossa casuística, detectamos ruptura do AATA em 39 a 100% dos indivíduos tratados clinicamente, em 16 e 29 meses, respectivamente, sendo tanto maior, quanto maior o diâmetro inicial.[31,38]

Nos pacientes sintomáticos, a correção cirúrgica foi impositiva, por se tratar de aneurismas com ruptura, expansão ou compressão de órgãos vizinhos.

Preparo Pré-Operatório e Considerações Anestésicas

Na maioria das vezes, o AATA acompanha doença aterosclerótica generalizada, podendo ser concomitante a outras manifestações desta, como: 30 a 40% de hipertensão arterial sistêmica; 15 a 30% de doenças cardíacas, especialmente coronarianas; 10% de acometimento do território arterial carotídeo e periférico. A presença de outras dilatações arteriais, como aneurismas de artéria femoral, poplítea e/ou viscerais, pode ocorrer em 5% dos indivíduos. Doença pulmonar obstrutiva crônica, úlcera péptica, hérnias da parede abdominal e nefropatia crônica acometem, aproximadamente, 15% dos pacientes. Assim, o preparo pré-operatório deve incluir investigação específica para doenças associadas.[38]

A avaliação cardiológica baseia-se nas informações obtidas pela história clínica, radiografia de tórax, eletrocardiograma e ecocardiografia, com cálculo da fração de ejeção e descrição da contração do ventrículo esquerdo. Quando indicada, a perfusão miocárdica é estudada utilizando-se cintilografia com tálio-dipiridamol e/ou angioTC coronariana. Em nosso serviço, aproximadamente 30% dos pacientes que apresentaram alterações clínicas e laboratoriais compatíveis com coronariopatia foram submetidos à cineangiocoronariografia, sendo que 10% deles necessitaram de revascularização miocárdica prévia a correção do aneurisma. Quando houve suspeita clínica de estenose de carótidas, foi realizado mapeamento *duplex scan colorido* destes vasos, e as lesões hemodinamicamente significativas foram previamente corrigidas.

Estando o tabagismo presente em 80% dos doentes, realiza-se frequentemente estudo da função pulmonar, por meio de espirometria.

A avaliação laboratorial pré-operatória inclui hemograma, provas de coagulação com contagem plaquetária, dosagem de ureia, creatinina, sódio, potássio, glicose, enzimas hepáticas e amilase séricos, além de análise do sedimento urinário. Exames específicos, como a pesquisa de lues ou de doenças do tecido conectivo, devem ser realizados quando há suspeita clínica de etiologia diversa da aterosclerose.

Antecedendo o ato cirúrgico, devem-se providenciar todas as medidas que permitam controle absoluto das funções vitais, como acesso venoso adequado, monitoração invasiva da pressão arterial, sondagens gástrica e vesical, eletrocardioscopia contínua, oximetria de pulso, capnografia e colchão térmico. Quando necessário controle de índice cardíaco, das pressões da artéria e do capilar pulmonar e da resistência vascular sistêmica, procede-se à monitoração hemodinâmica, utilizando-se catéter de Swan-Ganz.

A intubação com sonda orotraqueal de duplo lúmen, também conhecida como Sonda de Carlens, permite insuflação seletiva do pulmão direito e deve ser realizada quando da necessidade de toracotomia esquerda e pinçamento acima do terço médio da aorta torácica descendente, o que ocorre sempre nos tipos I e II e, algumas vezes, nos tipos III e V. Quando o pinçamento se dá no terço distal da aorta torácica descendente, como no tipo IV, eventualmente, consegue-se fazer a correção sem necessidade de toracotomia. Quando esta é necessária, a abordagem do colo proximal é obtida somente afastando-se o pulmão esquerdo, sem exclusão ventilatória do mesmo.

Em pacientes cujo AATA envolve porção extensa da aorta torácica descendente, recomenda-se controle da pressão liquórica, cateterizando-se o espaço subaracnóideo. Idealmente, mantém-se esta ao redor de 10 mmHg, no trans e pós-operatório, por até 72 horas. Esta medida tem como objetivo detectar aumento da referida pressão, que pode comprometer a perfusão medular, e, quando isto acontece, permite tratamento desta hipertensão, por meio de drenagem de liquor.

Como medidas de suporte durante o intraoperatório, utilizam-se exames laboratoriais, como coagulograma ou tempo de coagulação ativada com Celite no sangue total (TCA), eletrólitos e gasometria seriados, além de drogas vasoativas, como nitroprussiato de sódio e dopamina e/ou noradrenalina, que se fazem necessários por ocasião da interrupção e da liberação do fluxo aórtico, respectivamente. Obviamente, além destes cuidados, é necessário ter-se à disposição hemoderivados, como concentrado de hemácias, plasma fresco, crioprecipitado e plaquetas, em quantidade suficiente e, se possível, com o recurso da autotransfusão programada e/ou intraoperatória. Pequenas alterações da coagulação, especialmente após a liberação do fluxo aórtico, devem ser corrigidas de forma bastante liberal, já que evoluem para coagulopatia severa rapidamente.

Técnicas
Cirurgia aberta
A posição do paciente na mesa cirúrgica e a via de acesso variam de acordo com a extensão do aneurisma. No início de nossa experiência, a posição utilizada foi o decúbito lateral direito e o acesso realizado por toracofrenolaparotomia. Para alguns pacientes com AATA tipo IV, decúbito dorsal horizontal e laparotomia. A partir de 1990, iniciamos a utilização da via extraperitoneal para acesso à aorta abdominal associada à toracotomia, no espaço intercostal mais adequado a cada situação. Para esta abordagem, os pacientes são posicionados sobre o lado direito, com inclinação de 45° em relação à mesa cirúrgica, suportados por coxins sob a nádega e coluna vertebral e entre os membros inferiores, mantendo-se o direito fletido sob o esquerdo. O membro superior esquerdo é mantido elevado, fixo em suporte para braço ou em arco da estrutura da mesa, de forma a expor toda a região lateral do tórax (Fig. 45-10).

A técnica empregada na maioria dos doentes é a de inclusão, descrita por Crawford, em 1974,[8] combinada com aspectos táticos da técnica proposta por DeBakey,[6] em 1956. Conforme ilustram as figuras a seguir, a técnica de DeBakey implica ampla dissecção do saco aneurismático e das artérias viscerais envolvidas. A confecção das anastomoses da prótese nas aortas proximal e distal é realizada de forma terminolateral, com pinçamento lateral da aorta, preservando-se seu fluxo. Confecciona-se, então, a revascularização individual dos ramos viscerais, seja por reimplante ou ponte, sutura ou ligadura das aortas proximal e distal e ressecção do saco aneurismático. Esta técnica, portanto, é bastante trabalhosa e apresenta sangramento importante, em razão da extensão da área dissecada (Fig. 45-11).

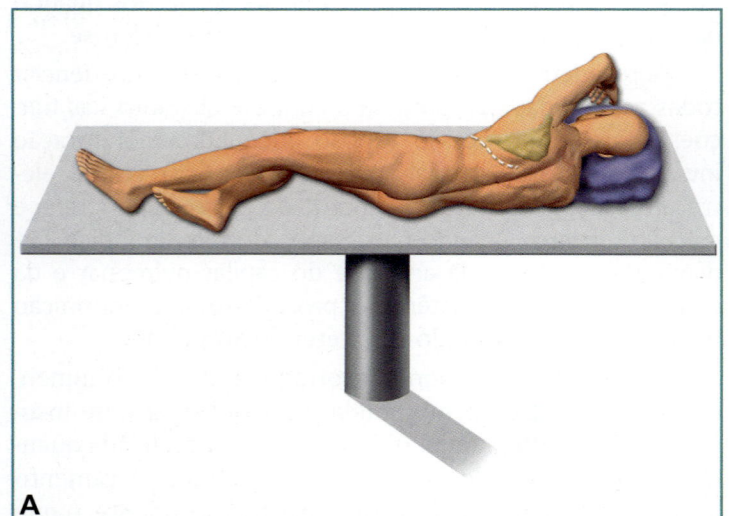

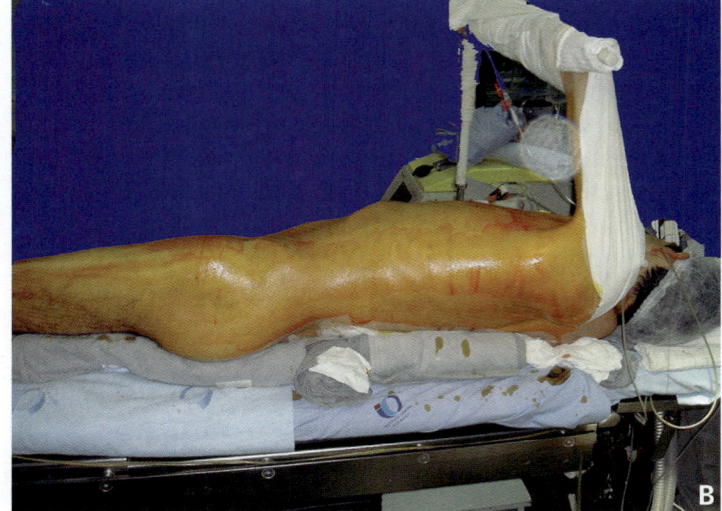

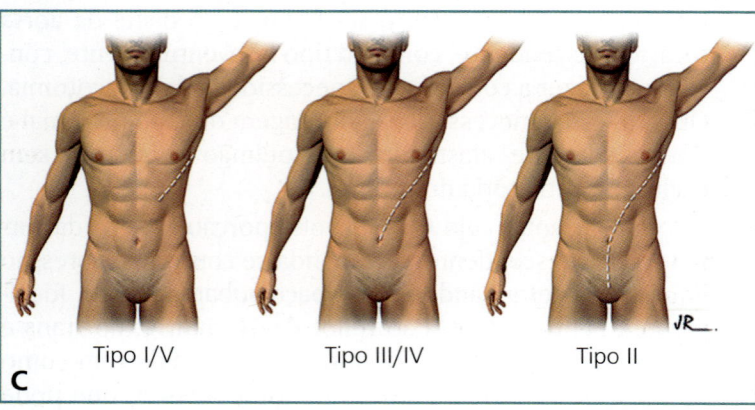

Tipo I/V   Tipo III/IV   Tipo II

Fig. 45-10. (A) Posição do paciente na mesa cirúrgica e (B) decúbito lateral direito com inclinação de 45°. (C) Possíveis incisões, conforme o tipo de AATA.

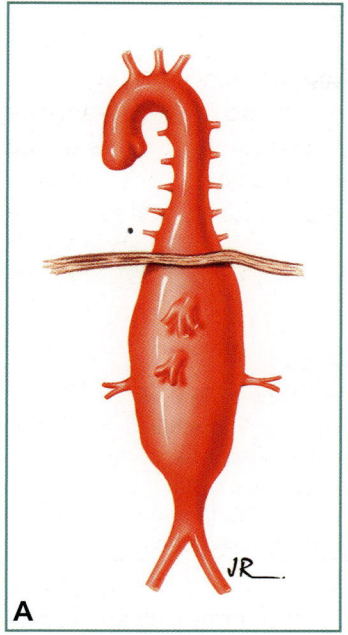 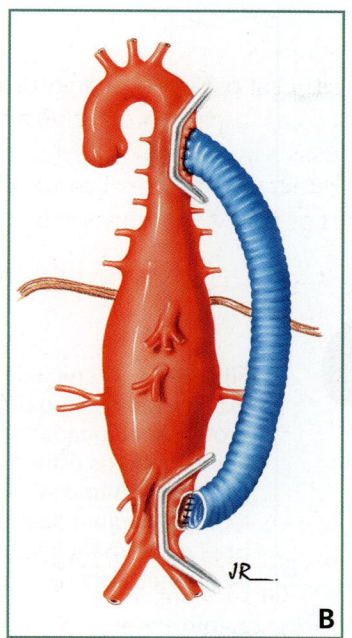 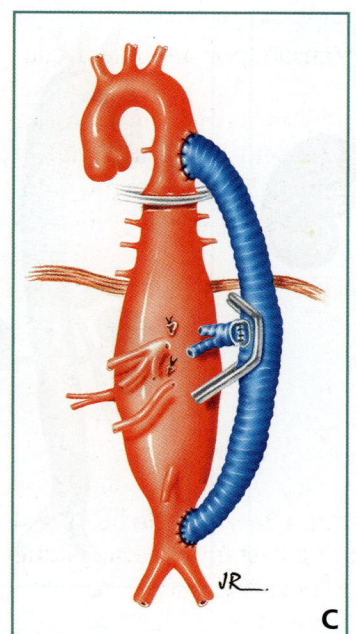 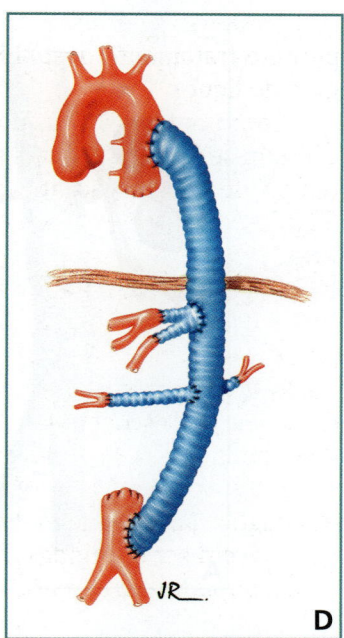

Fig. 45-11. Técnica de DeBakey: (**A**) AATA tipo III; (**B**) pinçamento lateral da aorta e ponte da aorta descendente para aorta infrarrenal; (**C**) pontes individuais da prótese aórtica para as artérias viscerais; (**D**) ressecção do aneurisma.

Já a técnica de Crawford (inclusão) permite dissecção mais restrita aos colos proximal e distal da aorta, sendo que a revascularização visceral é feita por meio da anastomose de um manchão, envolvendo todos os óstios de artérias viscerais possíveis. Este manchão pode ser suturado em orifício confeccionado na face lateral da prótese, para o AATA tipos II e III (Fig. 45-12), ou diretamente na extremidade proximal ou distal da prótese (seccionada em bisel), para os tipos IV ou I e V, respectivamente (Fig. 45-13).

Tomando como exemplo um paciente com AATA tipo III, descreveremos os tempos operatórios (Fig. 45-1). É realizada toracotomia no 7º espaço intercostal esquerdo, com prolongamento abdominal por incisão no flanco, pela qual se realiza rotação anterior e medial de todas as vísceras abdominais ou do saco peritoneal, quando o acesso for retroperitoneal. Aborda-se, então, a aorta abdominal posteriormente ao rim esquerdo, expondo-a em toda sua extensão, ao longo de sua face posterolateral. Procede-se à liberação cuidadosa do peri-

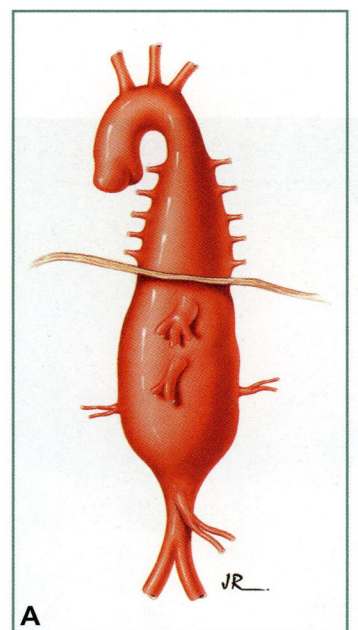 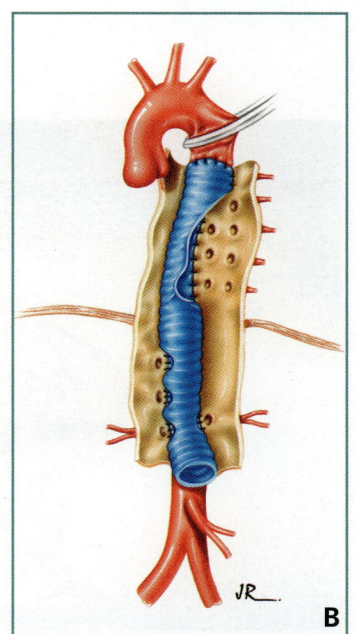 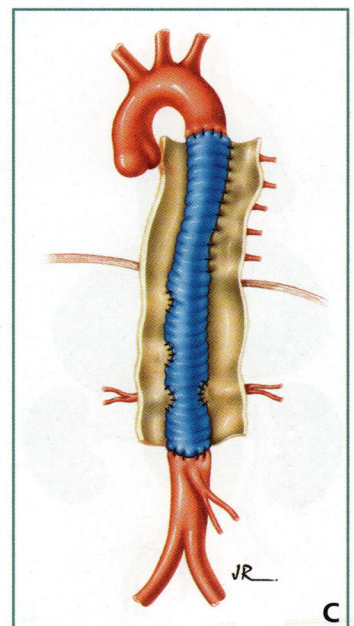 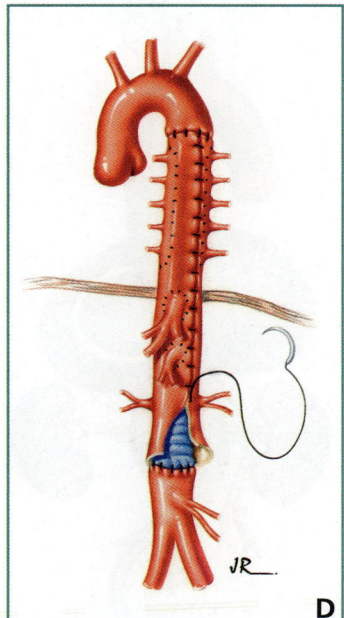

Fig. 45-12. Técnica de Crawford: (**A**) AATA tipo II; (**B**) anastamose proximal terminoterminal e reimplante de "manchão" envolvendo os óstios de artérias intercostais e viscerais para o AATA tipo II ou III; (**C**) reimplante de manchão e anastomose distal terminoterminal finalizadas para o AATA tipo II ou III; (**D**) fechamento da capa do aneurisma envolvendo a prótese para o AATA tipo II ou III.

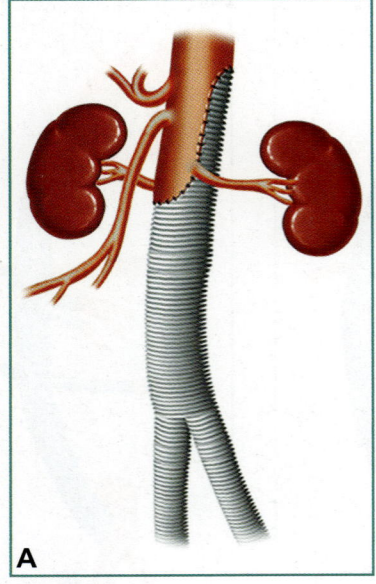 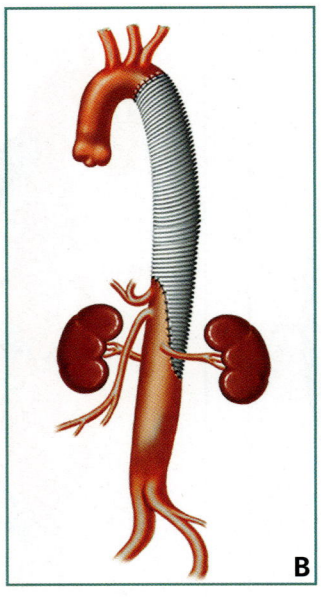

Fig. 45-13. Técnica de Crawford: (**A**) anastomose proximal terminoterminal, da prótese seccionada em bisel com "manchão" envolvendo os óstios de artérias viscerais para o AATA tipo IV; (**B**) anastomose distal terminoterminal da prótese seccionada em bisel com "manchão", envolvendo os óstios de artérias viscerais para o AATA tipo I ou V).

tônio parietal do diafragma, atingindo-se o pilar diafragmático, quando se realiza a secção deste músculo, após passar-se alguns pontos de reparo no mesmo, a fim de obter hemostasia e facilitar sua reconstrução. A secção deve ser realizada de forma arciforme, paralelamente a sua inserção na parede torácica e, se possível, poupando a porção tendinosa do diafragma. O objetivo desta tática é preservar o nervo frênico, seccionando-se apenas ramos terminais, diminuindo a possibilidade de paralisia do diafragma (Fig. 45-14). Identifica-se a região preservada da aorta descendente (sem proceder à dissecção do pulmão, a fim de evitar sangramento e/ou fístula) e a região adequada ao implante distal da prótese, na aorta terminal ou ilíacas (Fig. 45-15).

Após administração de manitol a 10% e heparinização sistêmica, é realizado o pinçamento proximal e distal ao aneurisma e abertura do saco aneurismático. O controle do sangramento retrógrado das artérias viscerais e, eventualmente, nas artérias ilíacas e intercostais, é obtido pela introdução em seus óstios de catéteres com balonetes infláveis (tipo catéter de Fogarty®) (Fig. 45-16). Realiza-se ligadura de artérias lombares e intercostais sangrantes, sendo que estas últimas podem ser reimplantadas na prótese. A anastomose proximal é feita com sutura contínua de prolene 3-0 entre a aorta e uma prótese, geralmente de Dacron® pré-coagulada. Aberturas laterais nesta prótese permitem anastomoses com os óstios das artérias viscerais e, se for o

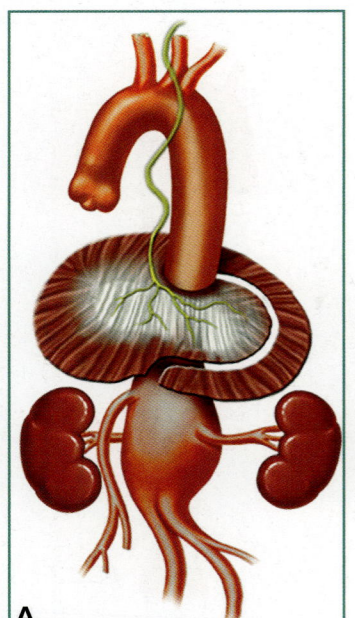 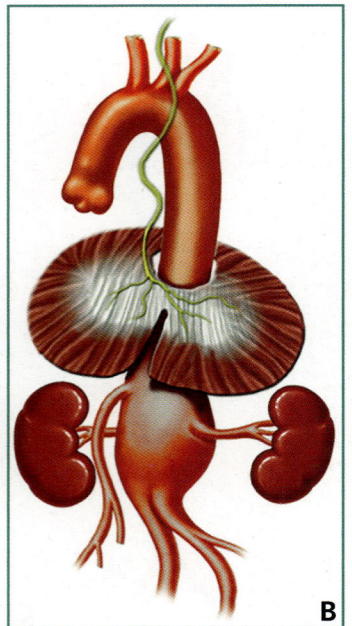 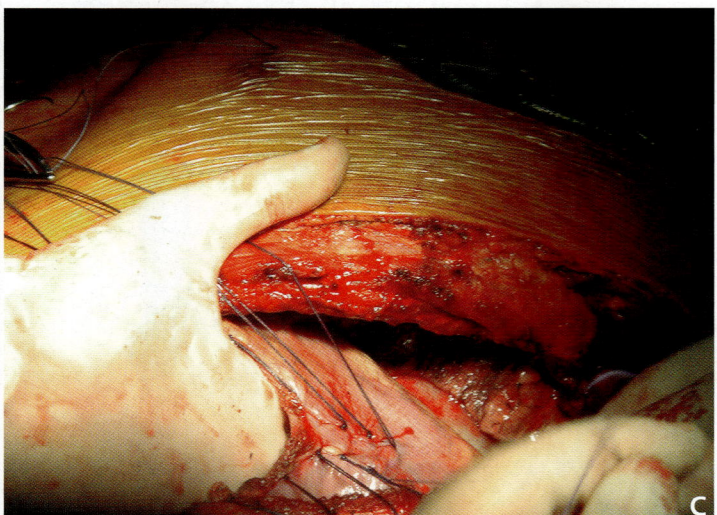

Fig. 45-14. (**A**) Secção arciforme do músculo diafragma preservando o nervo frênico. (**B**) Secção radial do músculo diafragma preservando sua porção tendinosa e o nervo frênico. (**C**) Campo intraoperatório mostrando a secção do músculo diafragma, entre pontos de reparo.

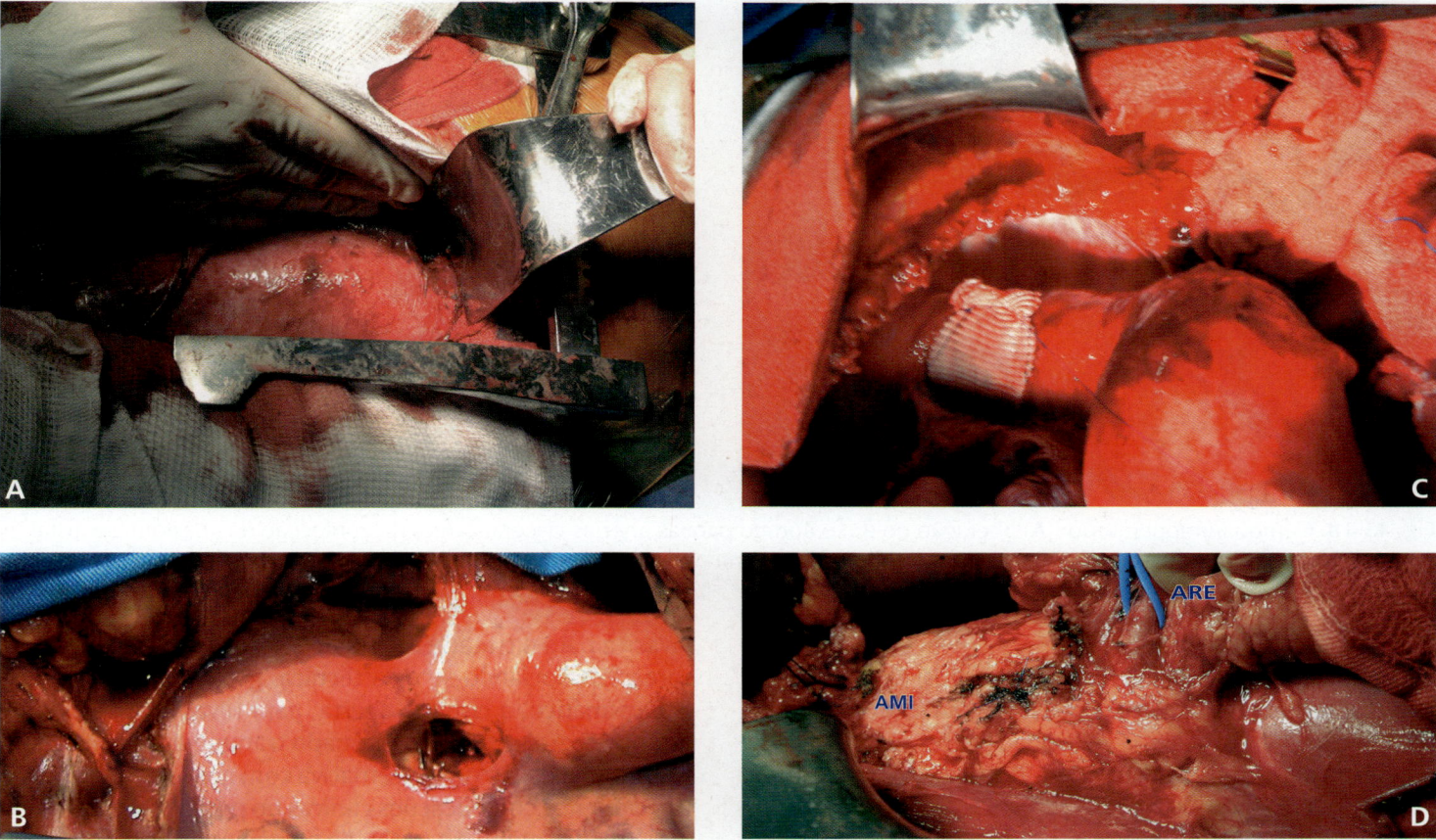

Fig. 45-15. Campo intraoperatório: (**A**) porção torácica de AATA tipo III; (**B** e **C**) preparo do colo proximal de AATA tipo III abrindo-se a pleura parietal e colocando-se reforço de Dacron® envolvendo a aorta; (**D**) porção abdominal de AATA tipo III com identificação da artéria renal esquerda (ARE, *vessel loop*, azul) e mesentérica inferior (AMI, reparada por fio de algodão).

caso, reimplante de intercostais (Fig. 45-17). Frequentemente é possível incluir tronco celíaco, artérias mesentérica superior e renal direita em uma anastomose lateral, sendo a artéria renal esquerda reimplantada separadamente. Após liberação do fluxo para circulação esplâncnica (Fig. 45-18),

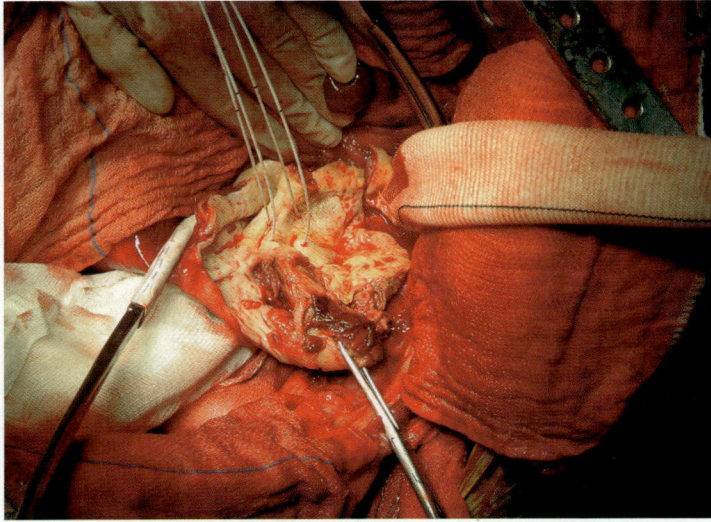

Fig. 45-16. Campo intraoperatório mostrando o controle do refluxo sanguíneo pelas artérias viscerais com a utilização de catéteres com balonetes infláveis (tipo catéter de Fogarty®) no AATA tipo III.

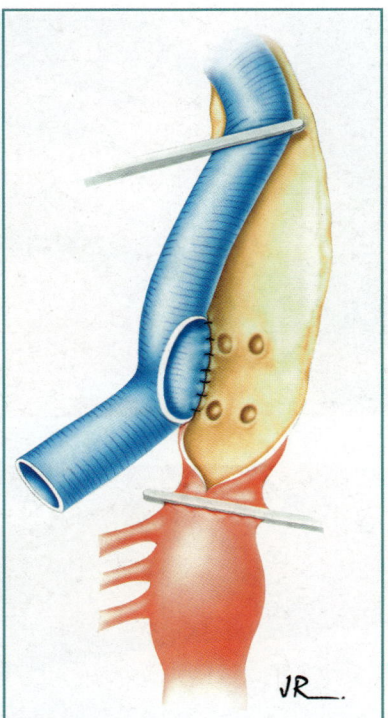

Fig. 45-17. Reimplante de "manchão" de aorta contendo óstios de artérias intercostais em orifício lateral na prótese no AATA tipo III.

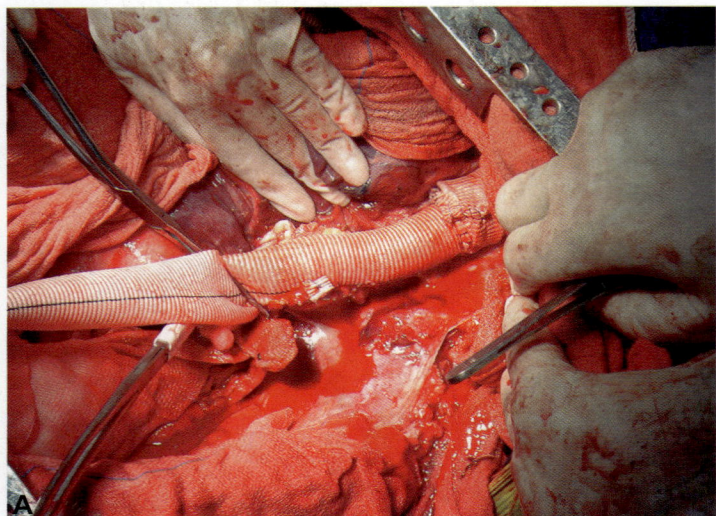
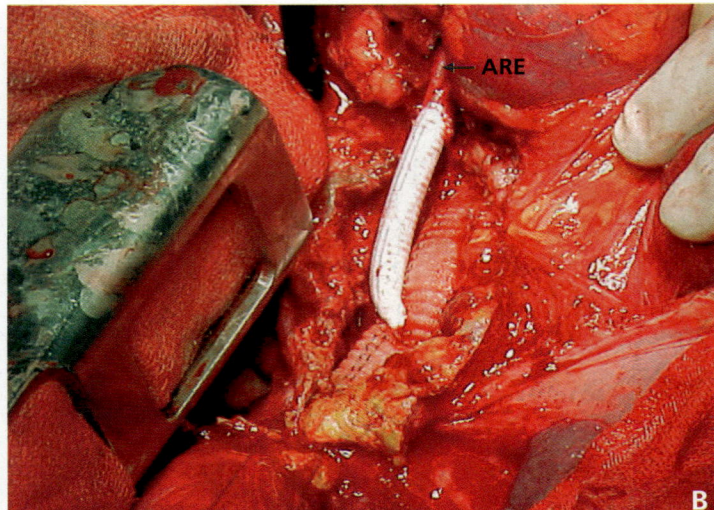

Fig. 45-18. Campo intraoperatório: (**A**) liberação do fluxo aórtico para as artérias viscerais antes da confecção da anastomose distal no AATA tipo III; (**B**) ponte para artéria renal esquerda (ARE) separada das demais viscerais a partir da prótese aórtica.

procede-se à anastomose distal e restabelecimento da irrigação dos membros inferiores (Fig. 45-19). Realiza-se, então, o fechamento da capa aneurismática sobre a prótese, reconstrução do diafragma seccionado, drenagem do tórax e do retroperitônio, e fechamento das incisões por planos.

Cirurgia híbrida

O paciente de alto risco não tinha alternativa ao tratamento cirúrgico aberto do AATA, além do tratamento clínico. Após 1990, a técnica endovascular surgiu como solução menos invasiva para o tratamento de AAA, com resultados promissores.[48] Associando-se esta técnica, para exclusão do saco aneurismático, à cirurgia aberta, para revascularização dos ramos viscerais, tem-se o chamado tratamento híbrido, com a promessa de ser uma alternativa com menor trauma cirúrgico e menos complicações clínicas no pós-operatório. A experiência, o tempo e a evolução no pós-operatório dos pacientes submetidos a esta técnica mostraram, em grandes centros, resultados não tão animadores com morbidade e mortalidade elevadas. Atualmente, esta modalidade ainda é adotada em alguns centros, com bons resultados,[49] ou onde não há disponibilidade das próteses ramificadas/fenestradas, para o tratamento exclusivamente endovascular.

Obviamente, os resultados dos procedimentos endovasculares sobre aorta torácica descendente são mais satisfatórios quando a mesma está envolvida de forma isolada.[47,50]

O tratamento híbrido do AATA é composto de dois tempos, um aberto e outro endovascular, que podem ser realizados no mesmo ato operatório ou separadamente. Primeiro, por meio de acesso transperitoneal, dissecam-se aorta abdominal e a origem das artérias renais, mesentérica superior e tronco celíaco. Confeccionam-se pontes para cada uma das artérias viscerais envolvidas, com ligadura da origem destas, posteriormente. Em segundo tempo, utilizando-se uma ou mais endopróteses, exclui-se a extensão necessária de aorta aneurismática, sem que haja isquemia visceral e/ou vazamento retrógrado, por estes ramos (*endoleak* tipo II).

Habitualmente, as pontes para as artérias viscerais originam-se nas artérias ilíacas comuns, mas podem sair da aorta abdominal infrarrenal ou de prótese localizada neste território, quando houve correção prévia de aneurisma desta porção da aorta (Figs. 45-20 e 45-21).[47]

Em alguns serviços, o tronco celíaco não é rotineiramente revascularizado, porém, nós sempre o fazemos, pois faz parte da imensa rede de colaterais dos órgãos abdominais e da irrigação medular, especialmente em pacientes

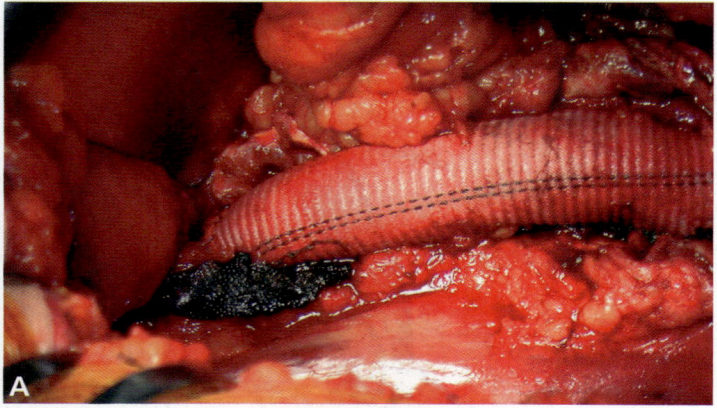
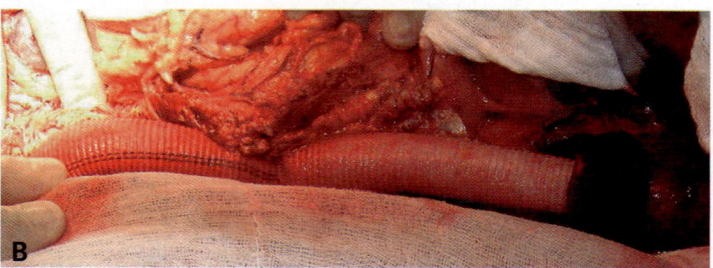

Fig. 45-19. Campo intraoperatório: (**A**) anastomose distal na aorta infrarrenal no AATA tipo III; (**B**) aspecto final da prótese no AATA tipo III.

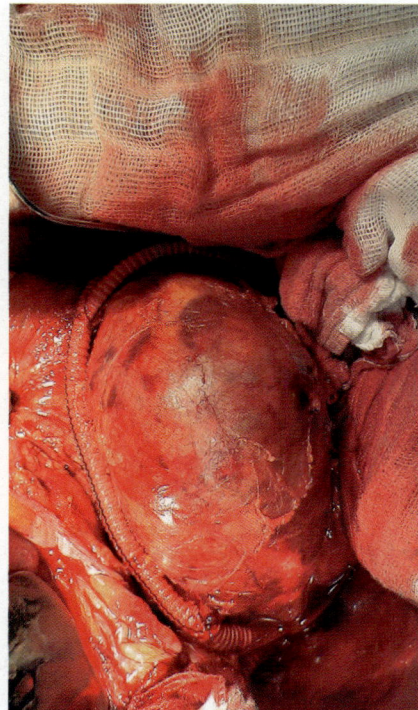

Fig. 45-20. Visão intraoperatória demonstrando reconstruções com prótese para as artérias renais a partir da artéria ilíaca (referente ao tempo aberto do tratamento híbrido do AATA tipo IV).

graves e de alto risco, com lesões em diversas artérias. A revascularização deste tronco também pode ser obtida por meio de enxerto para artéria hepática comum, de mais fácil abordagem. Especial atenção deve ser destinada à preservação da artéria gastroduodenal, outra importante via de circulação colateral deste território.

Após a etapa da cirurgia aberta, procede-se ao tratamento endovascular. Pela artéria femoral, introduz-se a endoprótese que, após liberada, exclui toda a extensão dilatada da aorta toracoabdominal (Figs. 45-22 e 45-23). De forma geral, realizamos estas duas etapas simultaneamente, porém pode-se postergar este tempo, conforme necessidade do paciente e a preferência do cirurgião.

O tratamento híbrido com revascularização de todas as artérias viscerais apresentou resultados encorajadores inicialmente. Nos aneurismas tipos I, II, III e V em pacientes de alto risco, diminuiu a mortalidade de 31 para 13%.[46] Este método também é uma alternativa atrativa, pois evita o pinçamento aórtico e a toracotomia. O pinçamento supracelíaco prolongado, a hipotensão e a reperfusão (com seus consequentes danos), fatores que contribuem para a isquemia medular, são minimizados ou excluídos.[46,51]

Em relação ao AATA tipo IV a cirurgia convencional permanece como melhor opção de tratamento. Porém, a correção híbrida pode apresentar vantagens em pacientes de alto risco ou com cirurgia prévia de correção de AAA ou em paciente com aneurisma roto.[52,53]

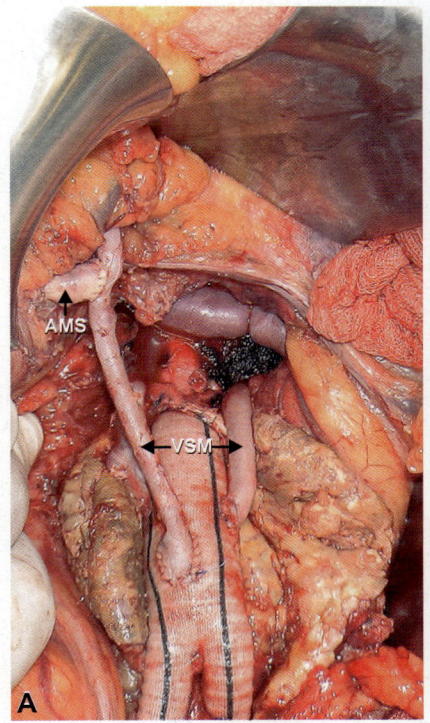
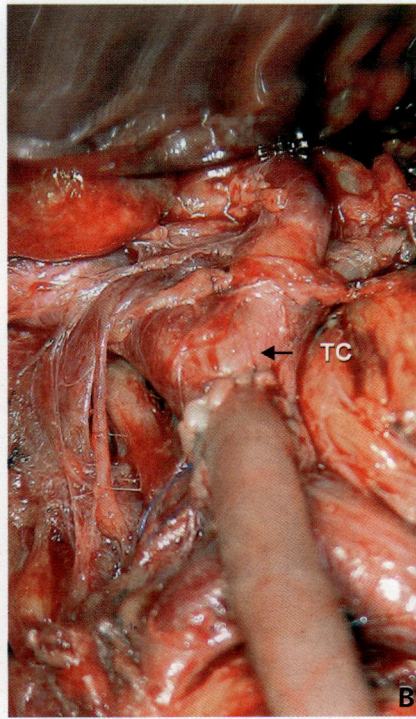

Fig. 45-21. Campo intraoperatório: (**A**) demonstrando reconstruções com veia safena magna (VSM), para as artérias renais, mesentérica superior (AMS), terminolateral e; (**B**) tronco celíaco (TC) a partir de prótese utilizada para correção de aneurisma de aorta infrarrenal prévio (referente ao tempo aberto do tratamento híbrido do AATA tipo III).

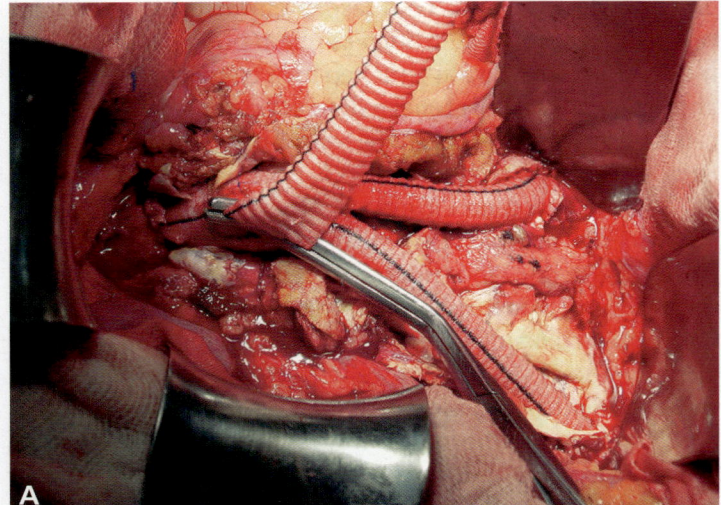
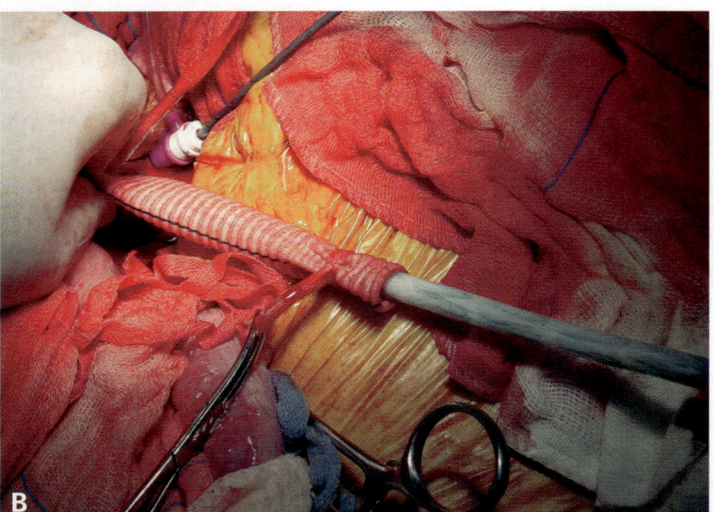
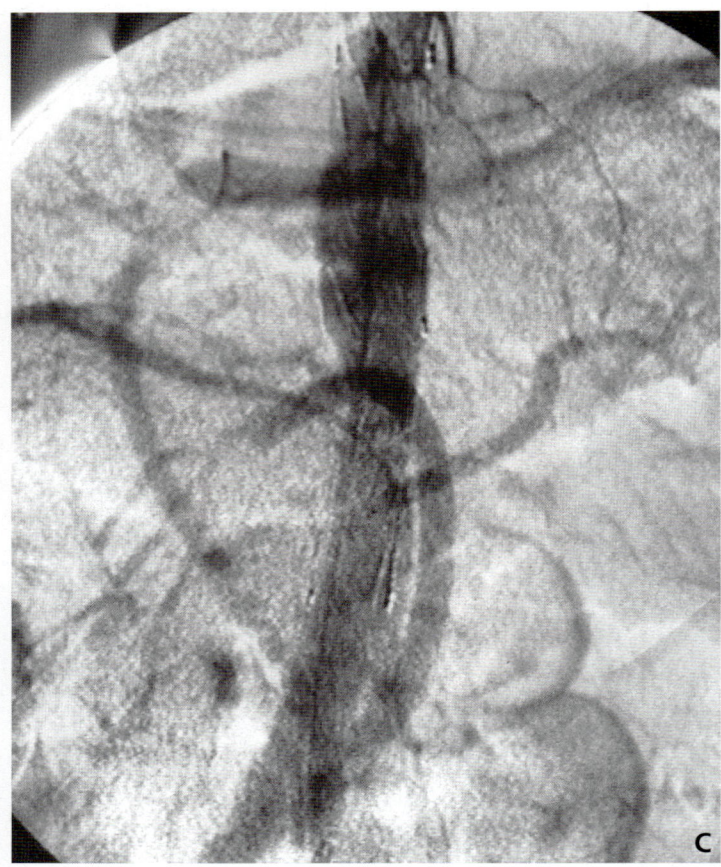

Fig. 45-22. (**A** e **B**) Visão intraoperatória demonstrando introdução do dispositivo endoluminal por estação de trabalho confeccionada em prótese aórtica infrarrenal no tratamento híbrido do AATA tipo III. (**C**) Arteriografia intraoperatória demonstrando dispositivo endoluminal liberado sem vazamento e perviedade das pontes para as artérias viscerais no tratamento híbrido do AATA tipo III.

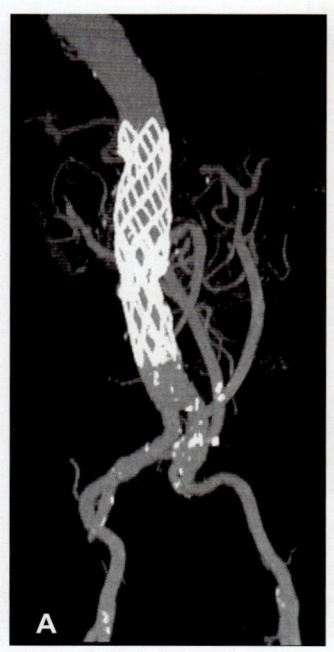
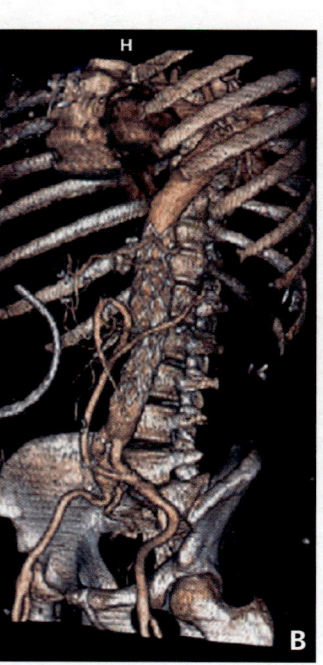
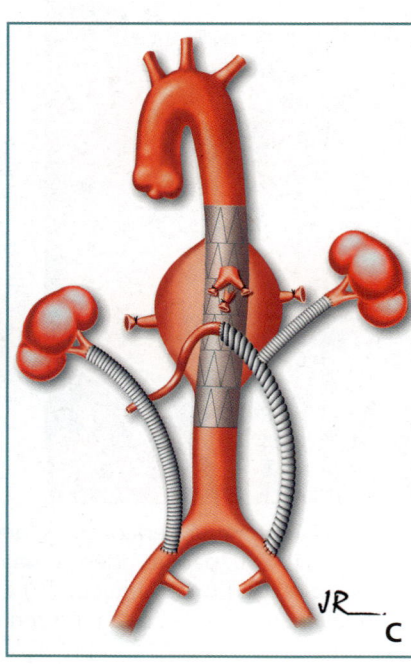

Fig. 45-23. (**A** e **B**) Reconstrução por angioTC de controle de AATA tipo III tratado de forma híbrida demonstrando a perviedade das derivações para as artérias viscerais, originadas na artéria ilíaca comum e exclusão do aneurisma. (**C**) AATA tipo III, tratado de forma híbrida demonstrando as derivações para as artérias viscerais originadas na artéria ilíaca comum e exclusão do aneurisma.

Em nossa experiência, observamos que nos pacientes em que a endoprótese se estender até as artérias ilíacas comuns, há dificuldade adicional na confecção das anastomoses das pontes, de onde se origina o fluxo para as artérias viscerais, especialmente, quando se realiza correção com dispositivo monoilíaco e oclusor contralateral. Nestas situações, a revascularização visceral depende de enxerto mais longo e, por vezes, nutrido por uma ponte fêmoro-femoral cruzada. Some-se outro fator complicador, a necessidade de preservação das artérias ilíacas internas.

Nesta época do tratamento híbrido a correção do AATA de forma exclusivamente endoluminal estava ainda começando. Estes dispositivos eram confeccionados sob medida, caso a caso ("customizados"), não estando disponíveis para uso corriqueiro em nosso meio. Apesar de alguns resultados favoráveis na literatura, eram procedimentos muito complexos e demorados, que ainda não tinham encontrado seu lugar na prática.[54-57]

A associação da cirurgia aberta à endovascular também permitiu ao cirurgião vascular estender sua atuação ao tratamento dos aneurismas, envolvendo arco aórtico. A correção cirúrgica convencional implica circulação extracorpórea, hipotermia, parada circulatória, além de estar associada à alta taxa de morbimortalidade. Já a correção híbrida, com transposição de vasos supra-aórticos e exclusão do aneurisma, resulta em tratamento efetivo e seguro para estes pacientes.[19,50,58]

No aneurisma do arco aórtico, assim como no AATA, o que se faz é a revascularização dos troncos, conforme a necessidade, e ligadura de seus óstios, criando assim um colo adequado no local onde se pretende ancorar o dispositivo endoluminal. Desta forma, pode-se avançar a endoprótese até aorta ascendente, se necessário. Há cinco condições para o tratamento do aneurisma de arco aórtico, existindo pelo menos uma técnica cirúrgica para cada situação. A fim de facilitar a programação técnica, utilizamos a padronização proposta por Criado, que divide a aorta torácica em cinco zonas onde será apoiada a endoprótese proximalmente (Fig. 45-24).[19,59] Quando o aneurisma envolve a aorta descendente, apresentando um colo mais longo que 15 mm, a partir da origem da artéria subclávia esquerda (ASCE), ou seja, envolvendo somente a zona 4, sendo que a endoprótese pode apoiar-se proximalmente na zona 3 ou 4, o tratamento endovascular não apresenta dúvida, do ponto de vista técnico (Fig. 45-25). Quando a origem da ASCE está localizada na região onde se quer ancorar a endoprótese (zona 2), pode-se cobri-la, geralmente sem isquemia do membro superior esquerdo e sem necessidade de ligá-la, pois a endoprótese apoia-se sobre seu óstio (Fig. 45-26). Quando a ASCE origina-se no saco aneurismático, deve-se ligá-la. Ressalte-se que, nesta situação, a preocupação é o *endoleak* e não a isquemia do membro. Se necessário, pode-se revascularizar o membro, por meio de transposição da ASCE para a carótida esquerda ou de ponte carótideo-subclávia esquerda (Fig. 45-27). Quando é necessária a oclusão da artéria carótida comum esquerda (ACCE), por aposição do dispositivo endoluminal na zona 1, deve-se proceder à ponte da artéria carótida direita para carótida esquerda, com ligadura proximal da ACCE e ASCE (Fig. 45-28). Quando o aneurisma envolve todo o arco aórtico, deve-se revascularizar o tronco braquicefálico e carótida esquerda, por meio de ponte originada na aorta ascendente, abaixo da zona 0 (onde se ancora a endopróte-

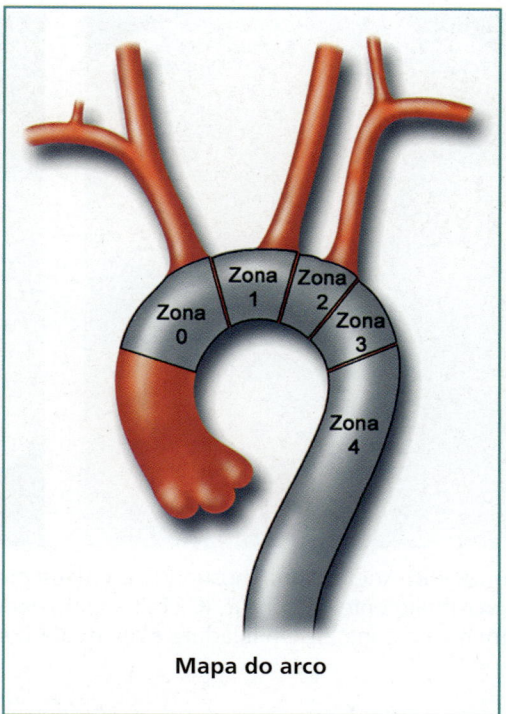

Fig. 45-24. Divisão da aorta torácica em cinco zonas (onde se apoia proximalmente a endoprótese, proposta por Criado).

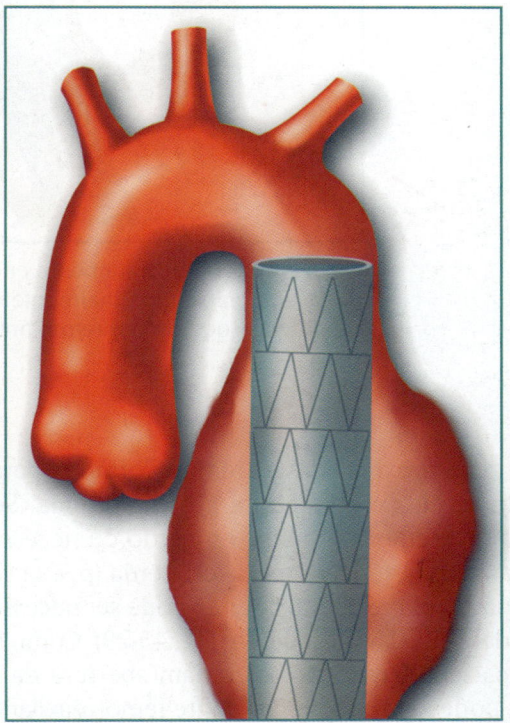

Fig. 45-25. Tratamento endovascular de aneurisma envolvendo a aorta torácica descendente quando a prótese apoia-se proximalmente na zona 3 ou 4.

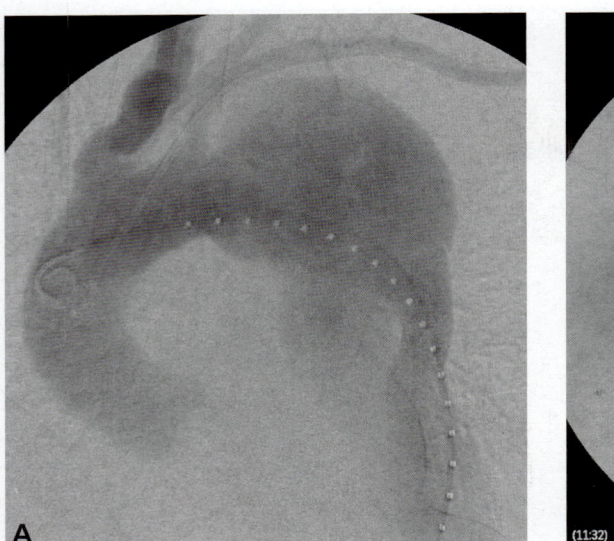
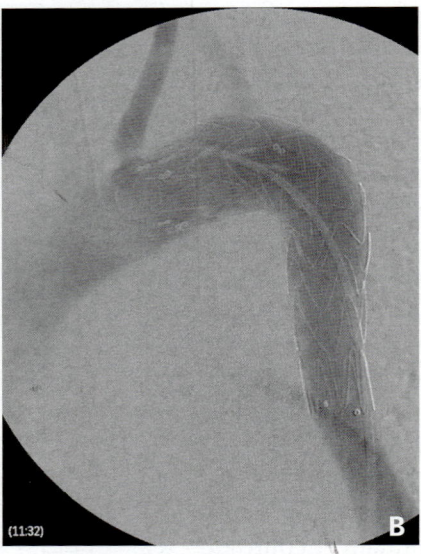
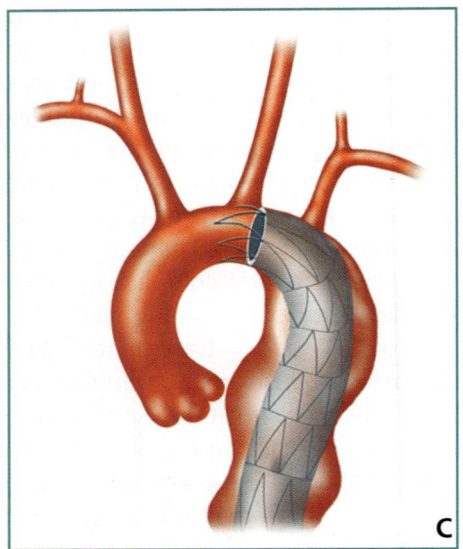

Fig. 45-26. (**A** e **B**) Arteriografia mostrando o tratamento endovascular de aneurisma envolvendo a aorta torácica quando a prótese apoia-se proximalmente na zona 2. (**C**) Tratamento endovascular de aneurisma de aorta torácica quando a prótese apoia-se proximalmente na zona 2, sem ligadura e revascularização da artéria subclávia esquerda.

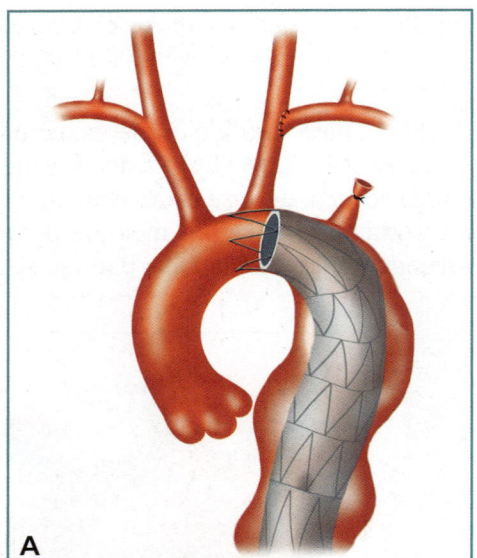
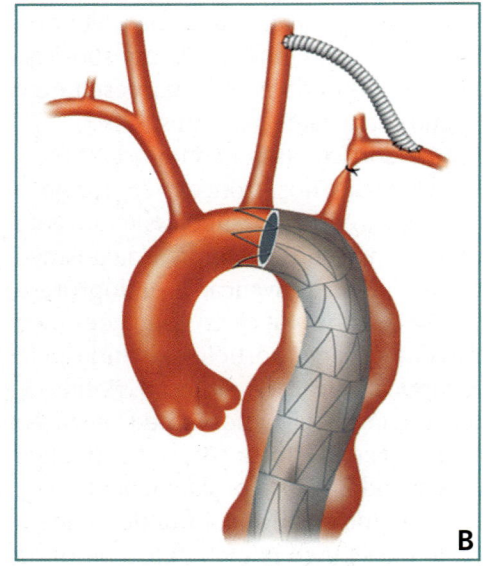

Fig. 45-27. (**A** e **B**) Tratamento endovascular de aneurisma de aorta torácica, quando a prótese apoia-se proximalmente na zona 2, com ligadura e revascularização da artéria subclávia esquerda por reimplante e enxerto carotídeo-subclávio.

se), e ligadura proximal destes ramos. Portanto, para realização desta técnica é obrigatória a esternotomia. Se houver isquemia do membro superior esquerdo ou necessidade de revascularizar a artéria vertebral esquerda (p. ex.: se houver oclusão da artéria vertebral direita), pode ser necessária ponte carotídeo–subclávia esquerda (Fig. 45-29). Como alternativa para pacientes que não tolerariam abertura da cavidade torácica, pode-se confeccionar ponte fêmoro-axilar à direita, subclávio–carotídea direita e carótida direita–carótida esquerda, procedendo-se à ligadura destes vasos e da ASCE, por cervicotomia (Fig. 45-30).[19,50,58-60]

A ligadura dos vasos supra-aórticos deve ser realizada previamente a liberação da endoprótese torácica, para que se evite a embolização para o membro superior e/ou cérebro. Estas técnicas são reservadas aos indivíduos com alto risco para a cirurgia convencional da aorta torácica.

Cirurgia endovascular

A zona proximal de apoio no tratamento endovascular do aneurisma de aorta é o mais importante fator de sucesso ou insucesso do procedimento. Estima-se que 30 a 40% dos pacientes com AAA não são candidatos ao tratamento endo-

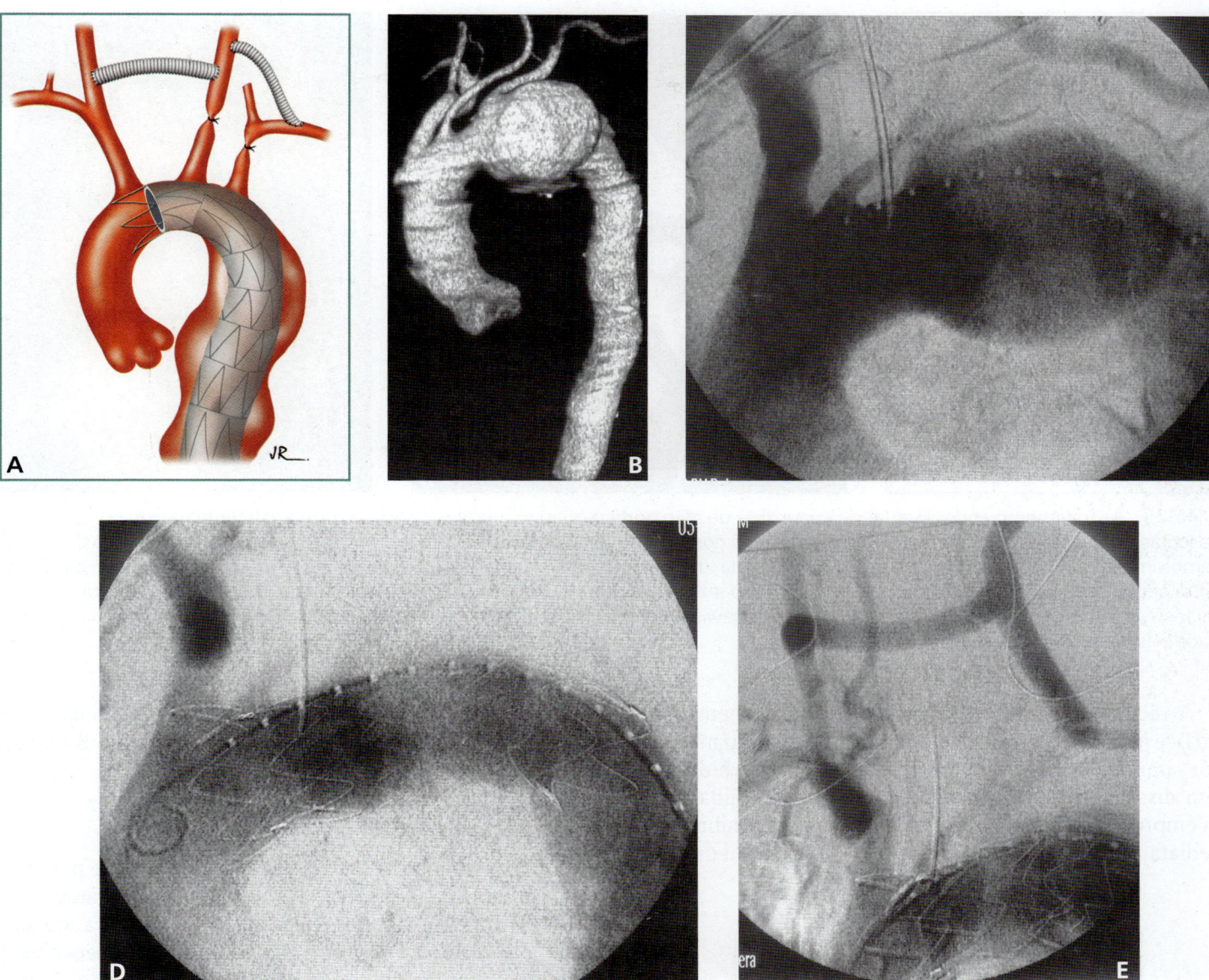

Fig. 45-28. (**A**) Tratamento endovascular de aneurisma de aorta torácica quando a prótese apoia-se proximalmente na zona 1. (**B**) Reconstrução de angioTC de aneurisma de arco aórtico em que a prótese deverá apoiar-se proximalmente na zona 1. Arteriografia intraoperatória de aneurisma de arco aórtico: (**C**) a prótese deverá apoiar-se proximalmente na zona 1; (**D** e **E**) tratado com endoprótese apoiada proximalmente na zona 1 e demonstrando derivações da artéria carótida direita para artéria carótida comum esquerda e desta para a subclávia esquerda.

vascular com os dispositivos convencionais.[61] As alternativas de tratamento são: cirurgia aberta, cirurgia híbrida, próteses fenestradas e ramificadas.

Técnica de chaminé

A técnica descrita primeiramente por Greenberg, usada para colos curtos e angulados, portanto, não favoráveis ao tratamento endovascular, é a técnica de chaminé.[62] Consiste em estender a zona de apoio proximal do corpo principal da prótese, por meio da colocação de *stents* recobertos nas artérias viscerais, ou seja, esta técnica estende a anatomia do colo possível de se apoiar a prótese, usando somente dispositivos convencionais.

A técnica do periscópio consiste em estender a zona de apoio distal do corpo principal da prótese, preservando o fluxo para as artérias viscerais com *stents* recobertos.

O acesso para cada artéria visceral no caso da técnica de chaminé é feito pela artéria axilar, já na técnica do periscópio se faz pela artéria femoral. Após a canulação de cada artéria visceral, em ambas as técnicas normalmente se usam os *stents* recobertos Viabahn® ou Fluency®, medindo de 5 a 13 mm e tendo de 5 a 10 cm de comprimento. Esses *stents* devem estar 5 a 10 mm acima da área coberta do corpo principal. Coloca-se de 1 a 2 cm do *stent* para dentro da artéria visceral-alvo e depois para completa expansão dos *stents* e do corpo principal da prótese usa-se a técnica de *kissing balloon*.

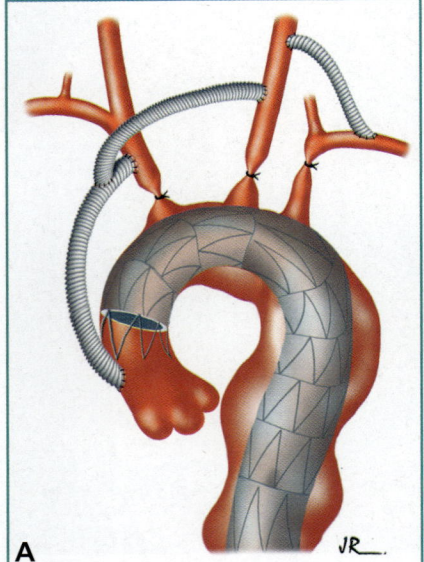 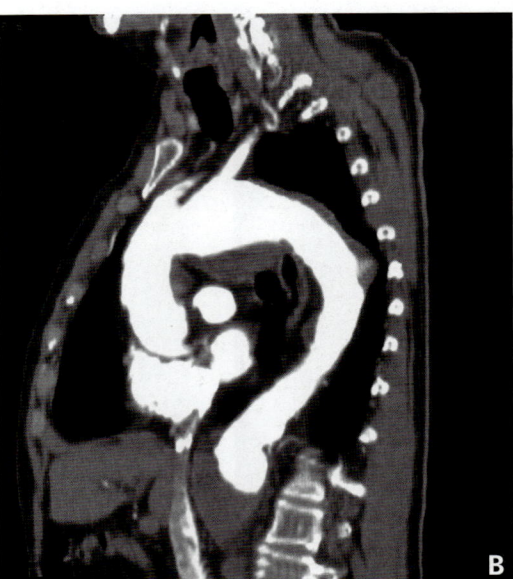 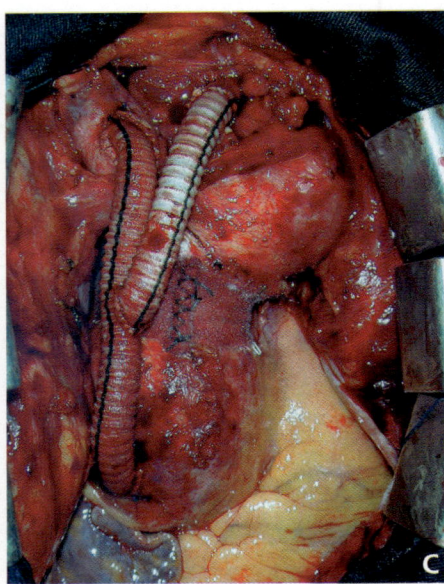

Fig. 45-29. (**A**) Tratamento endovascular de aneurisma de arco aórtico quando a prótese apoia-se proximalmente na zona 0, as revascularizações de tronco braquiocefálico e carótida comum esquerda a partir da aorta ascendente (com necessidade de esternotomia) e derivação carotídeo-subclávia esquerda. (**B**) Reconstrução de angioTC de aneurisma de arco aórtico em que a prótese deverá apoiar-se proximalmente na zona 0. (**C**) Campo intraoperatório de aneurisma de arco aórtico em que a prótese deverá apoiar-se proximalmente na zona 0 demonstrando as revascularizações de tronco braquicefálico e carótida comum esquerda a partir da aorta ascendente (com esternotomia).

A técnica foi desenvolvida para tratar os aneurismas tipo IV e justarrenais de forma direta, apresentando mortalidade similar com a cirurgia aberta com menor morbidade.[63] Além disso, tem como principal vantagem a facilidade no seu emprego e planejamento, assim como a disponibilidade imediata para o tratamento de pacientes com aneurismas sintomáticos ou rotos. Esta técnica não é aplicada para tratar os AATAs tipos I, II, III, nem a dissecção tipo B que se estende para as artérias viscerais.

Técnica de sanduíche

A técnica de sanduíche foi desenvolvida justamente para tratar os aneurismas e dissecções não possíveis de tratamento pela técnica de chaminé. Foi realizada a primeira vez em 2008,[64] e é a técnica de correção endovascular desenvolvida para superar os limites anatômicos e as restrições dos dispositivos no tratamento dos aneurismas aórticos complexos, dentre eles o AATA, tratando esses aneurismas, dos tipos I a V. Além disso, também tem a vantagem de disponibilidade imediata no tratamento dos aneurismas rotos.

Lobato *et al.* descreve para a técnica de sanduíche, usada não só para os AATA, mas também para aneurismas justarrenais, de arco aórtico e de ilíaca interna, perviedade primaria de 96,7% para um seguimento médio de 17 meses.[65]

Segue esquema que mostra os passos da técnica de sanduiche, gentilmente cedidas por Lobato (Figs. 45-31 e 45-32).

Stent Multilayer

O tratamento mais recente realizado para os AATAs, porém que ainda demanda mais experiência, é o uso do *stent* Multilayer (Fig. 45-33). Esse *stent*, ou como é chamado modulador de fluxo, é um *stent* autoexpansível que tem três camadas em forma de tubo e interconectadas por um trançado metálico de fio de liga de cobalto. A modulação do fluxo ótimo através das camadas do presente *stent* foi determinada a taxa média de 65% de porosidade. Por causa da redução da veloci-

Fig. 45-30. Tratamento endovascular de aneurisma de arco aórtico, quando a prótese apoia-se proximalmente na zona 0 e as revascularizações de tronco braquiocefálico e carótida comum esquerda, a partir da artéria femoral direita (sem necessidade de esternotomia) e derivação carotídeo-subclávia esquerda.

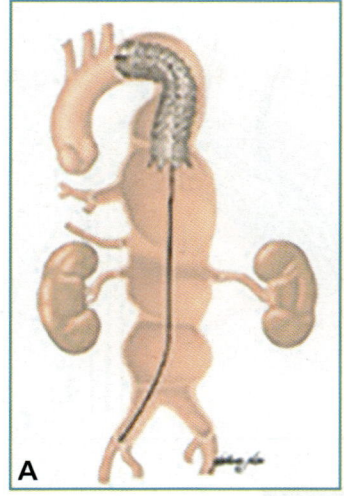
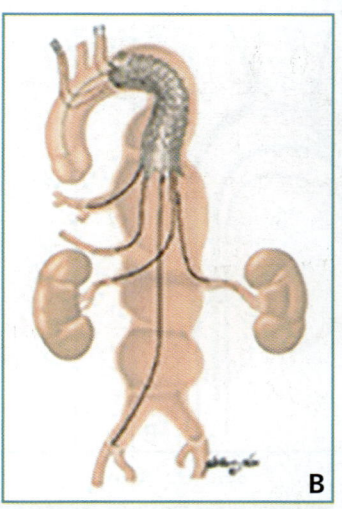
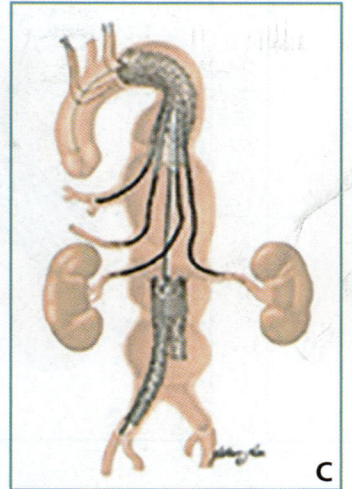
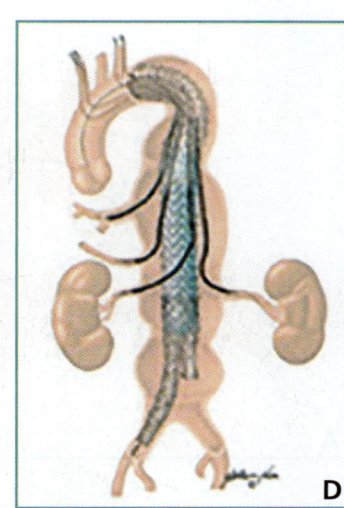
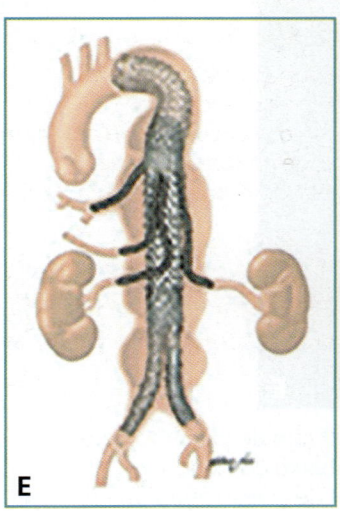
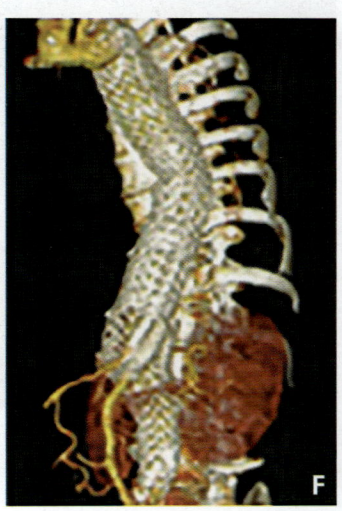

Fig. 45-31. Técnica de sanduíche para aneurisma de aorta toracoabdominal. (**A**) Inserção de endoprótese torácica pelo acesso femoral deixando a extremidade distal 1 cm acima do tronco celíaco. (**B**) Cateterização dos ramos viscerais, preferencialmente pelo acesso axilar ou subclávio, usando bainha longa e guia extra-*stiff*. (**C**) Posicionamento dos *stents* revestidos autoexpansíveis nas artérias viscerais. Posicionamento e liberação da endoprótese bifurcada abaixo das artérias renais, seguido por segunda endoprótese torácica. (**D**) A endoprótese torácica é liberada 10 mm abaixo do final proximal dos *stents* recobertos, seguido por acomodação com balão de látex. (**E**) Liberação distal dos *stents* recobertos 20 mm dentro das artérias viscerais e 10 mm acima da segunda endoprótese torácica. (**F**) Controle tomográfico 6 meses após o tratamento.

dade de fluxo de cerca de 90% do lado de fora do *stent*, consequentemente no saco aneurismático, o fluxo laminar para artérias colaterais pode ser preservado, ao mesmo tempo que se forma trombo organizado no aneurisma em si.[60,61] Os diâmetros do Multilayer disponíveis para o implante na aorta toracoabdominal variam de 22 a 44 mm.[66]

As possíveis vantagens do uso deste dispositivo são: não precisa ser customizado para uma anatomia específica da aorta do paciente (é um *off-the-shelf device*, ou seja, um dispositivo de prateleira, onde somente o diâmetro precisa ter um *over size* de 20% dos diâmetros proximal e distal da aorta), não tem ramos ou fenestras para serem cateterizados, o que diminuiu o tempo cirúrgico, a exposição à radiação da equipe cirúrgica, o uso de contraste e talvez o custo pelo fato de usar menos dispositivos adicionais.[66]

Entretanto, é muito cedo para conclusões positivas e animadoras em relação ao uso deste dispositivo no tratamento do AATA, já que o número de pacientes tratados é incerto, pois os artigos publicados são em sua maioria de casos de aneurismas viscerais, com pequeno tempo de seguimento. Ruffino *et al.*, de 12 diferentes centros, trataram 19 pacientes com aneurisma visceral verdadeiro, conseguindo sucesso inicial em todos, porém, após 1 mês de seguimento, ocorreram duas tromboses de *stent*. Após 6 meses, a perviedade do *stent* e a taxa de trombose do saco aneurismático eram de 87,5%.

Uma das possíveis desvantagens ou "armadilhas" desta técnica no tratamento dos AATAs é o fato de se cobrir com a malha do *stent* o orifício de entrada de cada ramo visceral, impedindo assim a possibilidade de cateterização deste ramo, caso durante o seguimento ocorra estenose sintomática de artéria visceral ou renal. Outro importante fato a ser considerado é o uso deste dispositivo em longos segmentos de aorta normal, o que também dificultam possíveis reintervenções ou necessidade de retirada deste *stent* durante o acompanhamento.[62] Natrella *et al.*, em sua experiência inicial com este dispositivo, relatam como desvantagens a não possibilidade de reposicionamento do *stent*, sua baixa flexibilidade e a necessidade do uso de introdutores de calibre muito alto para a passagem deste dispositivo, o que pode limitar o seu uso.[67]

Sultan *et al.* observaram que muitos dos resultados adversos com o Multilayer devem-se à sua utilização fora das indicações de uso. Entre essas violações estão: a sobreposição inadequada do *stent*, implante de um *stent* menor dentro de um maior, baixo "oversize", que deve ser de 20%,

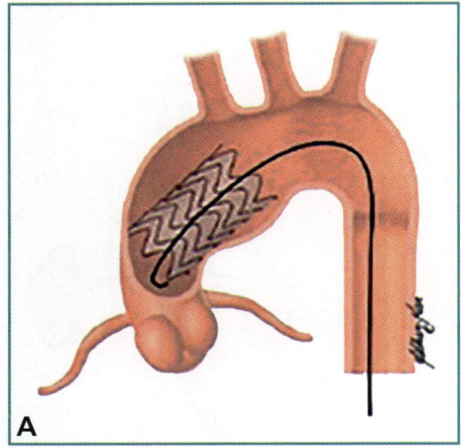
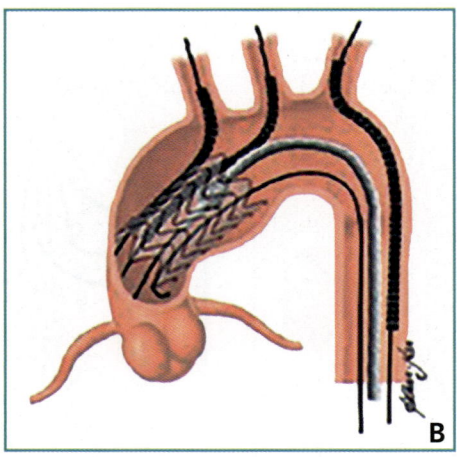
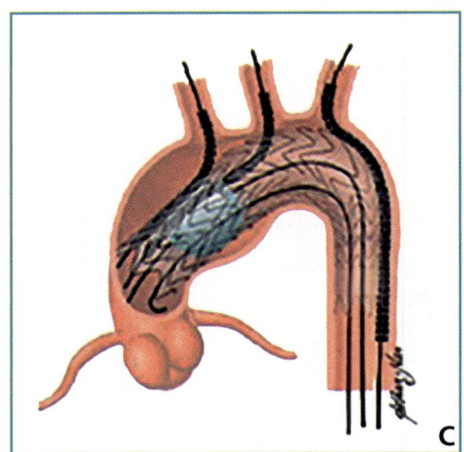
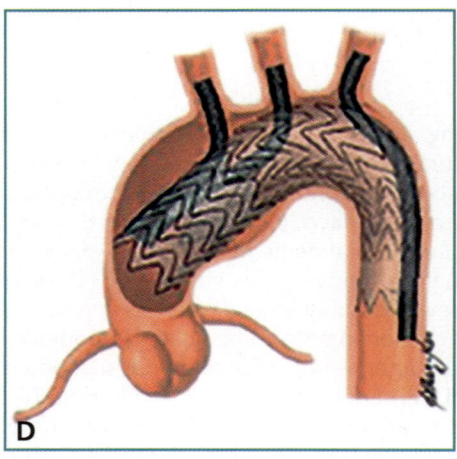
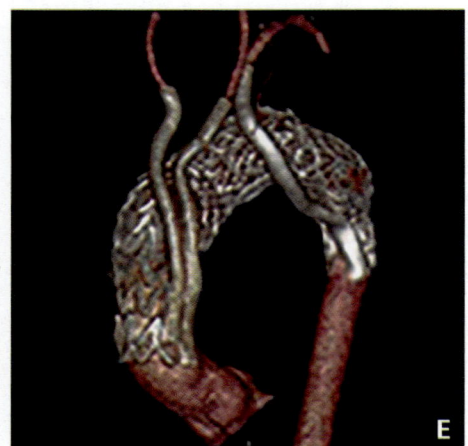

Fig. 45-32. Técnica de sanduíche para aneurisma de arco. (**A**) Inserção de endoprótese torácica com 100 mm de extensão pelo acesso femoral. Posicionamento e liberação da endoprótese acima dos óstios das coronárias e 10 mm abaixo do tronco braquicefálico. (**B**) Introdução de uma segunda endoprótese torácica, com 200 mm de extensão, através de acesso femoral, posicionando a borda proximal, logo acima da primeira endoprótese torácica. A borda distal é deixada no terço proximal da aorta torácica descendente, pelo menos 30 mm abaixo da artéria subclávia esquerda. Posicionamento dos *stents* recobertos autoexpansíveis de 100 mm de extensão, iniciando-se pelo tronco braquicefálico (acesso braquial direito), seguido pela artéria carótida esquerda (acesso pela carótida esquerda) e, finalmente, a artéria subclávia esquerda (acesso braquial esquerdo, técnica de periscópio). Deixa-se a borda proximal dos dois primeiros *stents* acima dos óstios das coronárias e a borda distal dentro do tronco braquicefálico e da carótida esquerda, respectivamente. A borda distal do terceiro *stent* é localizada dentro da artéria subclávia esquerda, e a borda distal 10 mm abaixo da segunda endoprótese torácica. (**C**) Liberação e acomodação da segunda endoprótese torácica usando balão de látex. (**D**) Liberação dos três *stents* recobertos. (**E**) Controle por TC 1 mês depois da cirurgia.

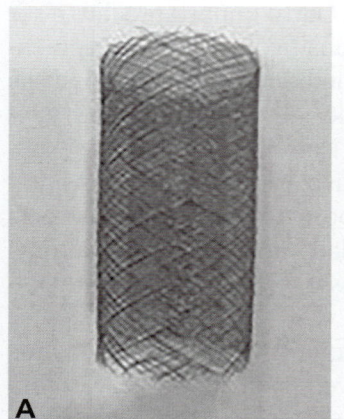
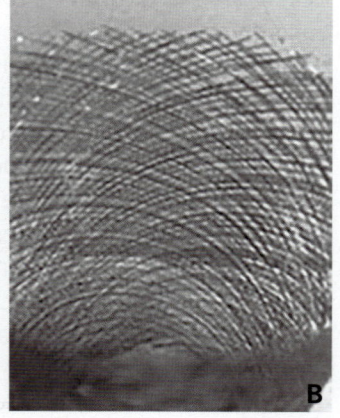

Fig. 45-33. (**A**) *Stent* Multilayer. (**B**) Detalhe da estrutura do *stent* Multilayer.

resultando em *endoleak* tipo I, e falha na zona de apoio do *stent* na aorta normal. O autor lembra ainda que o Multilayer não é solução para pacientes com baixa sobrevida, ou em que outras modalidades de reparação aórtica não são possíveis. Seu uso deve aferir as suas indicações.[68]

Esse mesmo autor demonstra que nos 103 primeiros casos de Multilayer houve aumento do volume do saco aneurismático, do volume do trombo e do diâmetro em muitos aneurismas, porém, isto não se associou à ruptura do mesmo. Esta taxa de aumento diminui ao longo do tempo. A sobrevida relacionada com o aneurisma foi de 91,7% em 1 ano, sem rupturas presentes.[69]

Há na literatura relato de ruptura do AATA durante o seguimento pós-operatório do paciente tratado com o Multilayer, 1 ano após a cirurgia de implante da endoprótese. O paciente apresentava uma angioTC com 6 meses de pós-operatório onde era observado o enchimento do saco aneurismático.[70] Vaislic et al., descrevendo sua experiência no tratamento do AATA com o Multilayer, mostraram que o sucesso técnico total do método, ou seja, trombose do aneurisma e redução do seu diâmetro ocorre em 40% após a cirurgia, porém esse número aumenta para 67 e 83% em 6 e 12 meses, respectivamente, mas não teve nenhum caso de ruptura do aneurisma.[71]

Endopróteses ramificadas/fenestradas

O tratamento endovascular dos AATAs vem sendo estudado desde 2001. Desde então, a melhoria dos materiais, bem como o aumento progressivo da experiência do cirurgião, possibilitaram o tratamento de casos com anatomia mais complexa, grande tortuosidade, dissecções crônicas, aneurismas extensos, com envolvimento de artérias viscerais, de artérias ilíacas ou arco aórtico.

As fenestras são utilizadas, de modo geral, quando não se encontra um colo adequado na aorta infrarrenal, e os ramos viscerais encontram-se no colo do aneurisma, como nos aneurismas justarrenais ou AATA Tipo IV. Deste modo, a prótese apoia-se em segmento de aorta normal onde estão localizados os ramos viscerais e existe uma melhor aposição da prótese na parede da aorta. Este tipo de endoprótese visa a aumentar o colo de fixação proximal da aorta, assim, a chance de endoleak tipo III dos ramos viscerais é muito baixa.

No caso das próteses ramificadas, os ramos viscerais a serem cateterizados estão localizados longe do colo do aneurisma. Nestas próteses, é necessário que o seu diâmetro seja menor no centro do que no colo proximal, de modo a permitir a abertura dos ramos e assim tornar possível a cateterização visceral. Pode-se combinar fenestras e ramificações em um mesmo dispositivo a depender da anatomia específica do paciente. As fenestras são reforçadas com um fio de nitinol circunferencial e são conectadas aos ramos viscerais por um stent revestido expansível por balão, sendo mais bem adaptadas às artérias que estão perpendiculares ao corpo principal da endoprótese. As ramificações são conectadas aos ramos viscerais por meio de pontes mais longas com stents revestidos autoexpansíveis e devem ser locadas acima da origem do ramo a ser cateterizado de modo a facilitar o procedimento. Este passo é muito importante, e o posicionamento errôneo do corpo principal pode pôr em risco todo o planejamento e tornar o procedimento impossível. Nesta situação, as ramificações não se apoiam na parede da aorta, o que aumenta o risco de desconexão dos componentes e consequente endoleak tipo III.[72] O stent revestido é reforçado com um stent autoexpansível de nitinol, de modo a prevenir seu acotovelamento e diminuir a chance de migração e desconexão.

As fenestras devem ser adequadas ao tamanho e localização dos ramos viscerais a serem tratados. O dispositivo é parcialmente liberado na aorta, seu coto distal é acessado por via contralateral e tanto a fenestra, quanto o ramo visceral são cateterizados. Até este momento, é possível alguma movimentação craniocaudal e rotacional do dispositivo, facilitando o cateterismo visceral. Com as bainhas introduzidas em cada ramo, o dispositivo é liberado, e os ramos viscerais são ligados às fenestras por meio de stents expansíveis por balão. Após a expansão do balão, para a abertura do stent, a porção aórtica do stent é expandida com um balão de maior diâmetro contra a parede da aorta (Flare), de modo a selar esta conexão. Tais fenestras podem ser localizadas na porção proximal da endoprótese de aorta abdominal (Fig. 45-34), na porção distal de uma endoprótese torácica, ou na porção proximal da endoprótese torácica, para acomodar ramo do arco aórtico.

Até pouco tempo atrás, as próteses fenestradas ou ramificadas eram confeccionadas exclusivamente de forma customizada, individualizadas para cada paciente, a partir de medidas precisas feitas com base na angioTC. No nosso país, esse processo demorava 2 a 3 meses para ser completado, o que retardava o tratamento do aneurisma. Atualmente dispõe-se tanto de próteses fenestradas, quanto de próteses ramificadas prontas para o uso. A menos que a anatomia do paciente seja demasiadamente desafiadora, é possível o tratamento mesmo de casos de aneurismas complexos, com maior flexibilidade de materiais.

O que parecia ser um projeto promissor não se confirmou. A endoprótese com fenestras previamente cateterizadas parecia ser a resposta para uma grande dificuldade técnica no intraoperatório (Ventana® fenestrated system, Endologix Inc.), para tratamento dos aneurismas justarrenais e pararrenais, diminuindo o tempo cirúrgico e de radioscopia, bem como o volume de contraste durante a cirurgia. Após o primeiro implante, em 2010, a Endologix recebeu aprovação da FDA para iniciar um estudo randomizado, em 2011. Este estudo foi interrompido precocemente por causa do elevado índice de reintervenções. A experiência inicial animadora de Holden et al. com o seguimento de 15 pacientes 1 ano, não

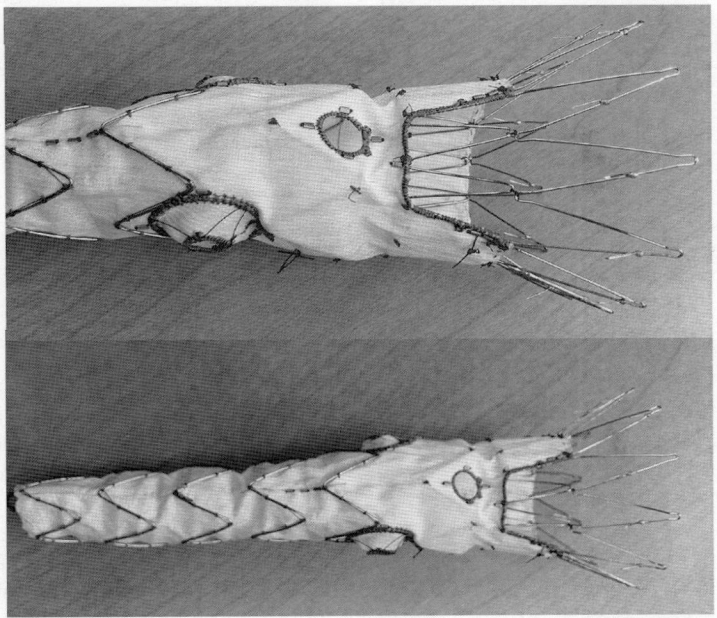

Fig. 45-34. Endoprótese fenestrada.

havendo reintervenções ou complicações como ruptura, *endoleak*, migração do dispositivo e infarto ou perda renal. Entretanto, dois óbitos não relacionados com o aneurisma foram observados,[73] porém não puderam ser reproduzidos.

Diferente das endopróteses fenestradas, as endopróteses ramificadas são utilizadas, quando os ramos viscerais têm origem no aneurisma, como ocorre nos aneurismas suprarrenais ou nos AATAs. Portanto, a conexão entre o corpo da endoprótese e os ramos viscerais é preenchida por *stent* revestido, balão expansível ou autoexpansível, de modo a garantir o vedamento hermético das conexões, caso contrário se mantém a pressão no saco aneurismático (*endoleak* tipo III).

A endoprótese ramificada pode ser usada para os quatro ramos viscerais (Fig. 45-35) ou pode ser associada às fenestras em um dispositivo híbrido.

Os ramos são cateterizados por via proximal. Para esta cateterização pode-se dissecar a artéria braquial, axilar ou subclávia esquerdas, evitando cruzar o arco aórtico, diminuindo o risco de embolização para sistema nervoso central. Temos dado preferência à artéria subclávia, em razão do seu maior calibre e do fato de estar mais próxima dos ramos viscerais. Na artéria subclávia é locado um introdutor de 12 Fr, por dentro do qual será locado um introdutor longo de 7 Fr para cateterismo de artérias renais. Em cada artéria renal é deixado um guia. Para a artéria mesentérica superior, posiciona-se um introdutor longo de 5 Fr e, após o cateterismo seletivo, deixa-se um guia. A prótese, então, é liberada, e as artérias viscerais revascularizadas com *stent* autoexpansível revestido. Por fim, introduz-se um introdutor longo de 9 Fr, e cateteriza-se o tronco celíaco, que é revascularizado com *stent* autoexpansível revestido. De modo a prevenir acotovelamento dos *stents* revestidos, por dentro destes é colocado um *stent* autoexpansível não revestido (Fig. 45-36).[74]

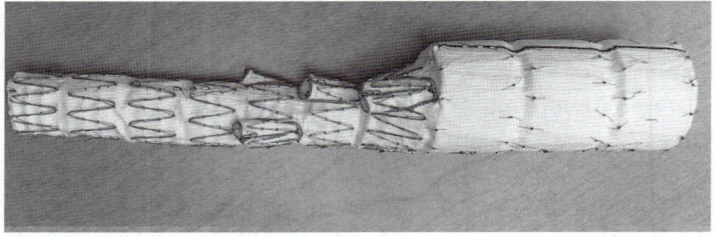

Fig. 45-35. Endoprótese ramificada.

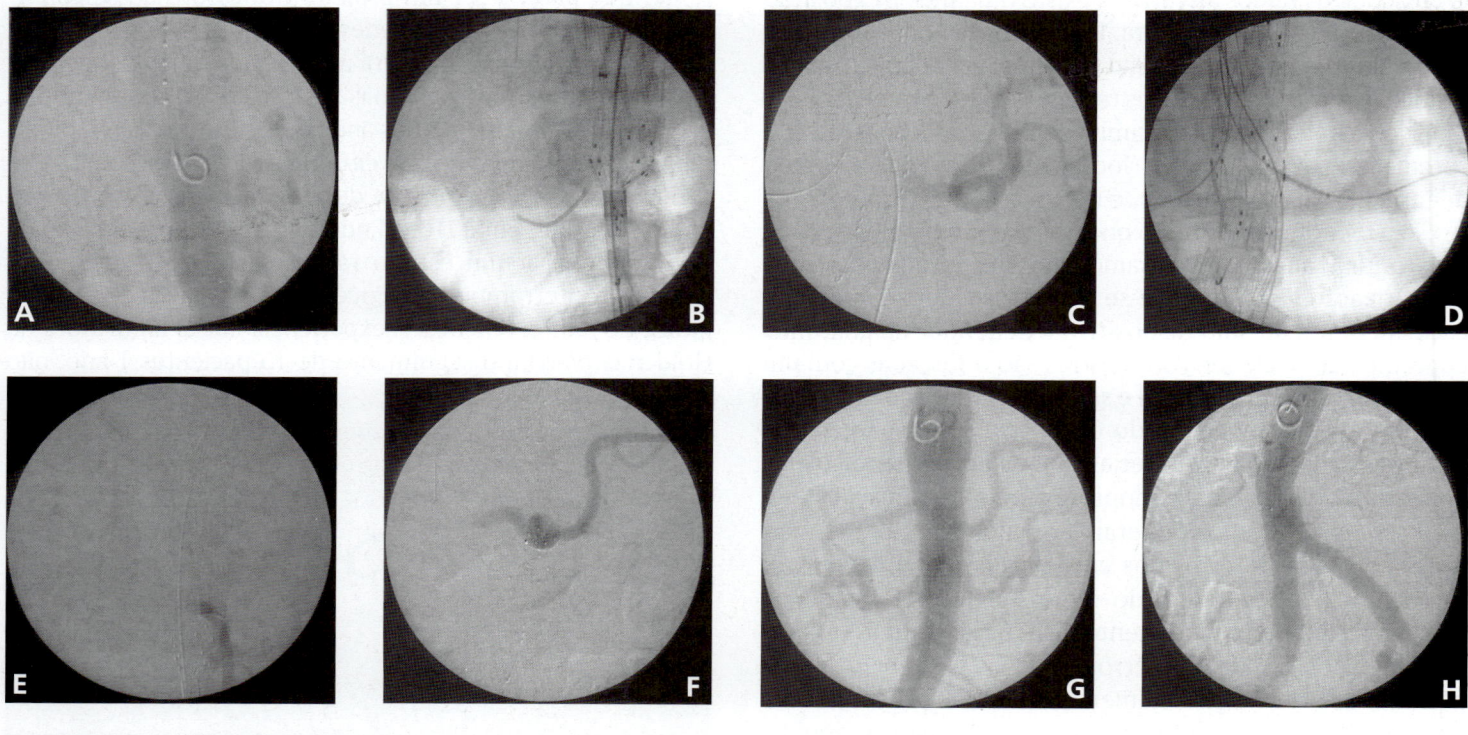

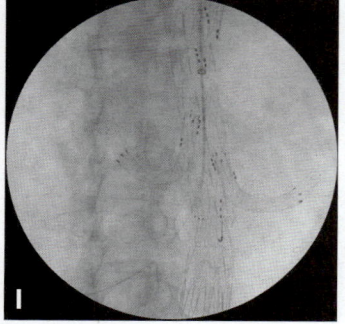

Fig. 45-36. (**A**) Aortografia inicial intraoperatória de AATA com localização dos ramos viscerais. (**B**) Liberação parcial da endoprótese e cateterismo seletivo de artéria renal direita. (**C**) Cateterismo seletivo de artéria renal esquerda. (**D**) Posicionamento de *stent* revestido em artéria renal esquerda (o mesmo procedimento é realizado com cada ramo visceral). (**E**) Cateterismo seletivo de artéria mesentérica superior. (**F**) Cateterismo seletivo de tronco celíaco. (**G**) Aortografia final intraoperatória demonstrando ausência de *endoleak* proximal e perviedade dos ramos viscerais. (**H**) Aortografia final intraoperatória demonstrando ausência de *endoleak* distal. (**I**) Radioscopia da endoprótese e seus ramos. Note a presença de *stent* não revestido autoexpansível por dentro do *stent* revestido prevenindo o acotovelamento deste último.

Tanto as endopróteses ramificadas quanto as fenestradas envolvem grande número de conexões entre os *stents* das artérias viscerais e o corpo principal da prótese aórtica. A perviedade destes *stents* está relacionada com estenose *intrasstent*, bem como com o acotovelamento destes. A detecção precoce da estenose permite seu tratamento e evita a oclusão do ramo. Ainda que a incidência de oclusão de ramo seja de 1 a 2%,[75] a taxa de reintervenção, para prevenir ou tratar a oclusão do ramo, pode chegar a 26%, em média ocorrendo no primeiro ano de seguimento.[76,77]

Mastracci *et al.* descrevem que em um seguimento de 5 anos, 84% estão livre de segunda intervenção dos ramos pós-tratamento com endopróteses ramificadas ou fenestradas. No mesmo trabalho foi demonstrado taxa de oclusão dos ramos em torno de 1,7% com 9 anos de seguimento, sendo que não houve mortes relacionadas com a oclusão de artérias renais ou do tronco celíaco. As mortes relacionadas com as complicações dos ramos foram exclusivamente da artéria mesentérica superior, sendo duas oclusões. Nesta série com 650 pacientes, a taxa de reintervenção para o tronco celíaco foi de 0,6%, para artéria mesentérica superior de 4%, para a artéria renal direita de 6% e para a artéria renal esquerda foi de 5%.[77]

A comparação à cirurgia aberta é difícil, pois na cirurgia convencional não há acompanhamento tão rígido, e nem todos os ramos que ocluem ou apresentam estenoses causam sintomas. Nesta mesma série, apenas três pacientes morreram após a oclusão de um ramo, sendo todos da artéria mesentérica superior.[77]

O US com Doppler colorido tem importante papel no seguimento destes pacientes, e os critérios para estenose hemodinamicamente significativa já foram estabelecidos.[78]

Ao lado das estenoses *intrasstent*, as fraturas da malha do *stent*, bem como as desconexões entre os diversos componentes das endopróteses ramificadas compõem complicações raras, mas desafiadoras.[79] Grenville *et al.* realizaram estudo experimental com a intenção de determinar qual o tipo de *stent* que melhor resiste à força de tração. Ainda que um paralelo com as forças a que os *stents* estejam sujeitos quando inseridos nos ramos viscerais a partir de uma endoprótese ramificada em ponte talvez não seja perfeito, este estudo parece corroborar o que é uma prática corrente. O autor encontrou maior resistência à tração do *stent* Fluency® quando reforçado com um *stent* Zilver®, do que do *stent* Fluency® sozinho ou do *stent* Viabahn®, quando inseridos no ramo renal de uma endoprótese ramificada Zenith® para AATA. Quando o ramo testado é o tronco celíaco, os resultados são equivalentes para o *stent* Viabahn® e *stent* Fluency® reforçado com *stent* Zilver®, mas superiores ao *stent* Fluency® sozinho.[80]

Em sua experiência, Austermann *et al.* encontraram como principal causa de reintervenção em endopróteses ramificadas, eventos relacionados com o dispositivo, seja tipo e tamanho inapropriados, zona de selamento proximal inadequada (< 1,5 cm), com ou sem angulação e trombos na aorta proximal, seja sobreposição inadequada entre o *stent* revestido e o vaso-alvo ou mesmo extensão inadequada do *stent*. Outras causas de reintervenção seriam anatomia desfavorável das renais, viscerais ou ilíacas e, mais raramente, a progressão da doença degenerativa da aorta (Fig. 45-37).[81]

RESULTADOS

Mortalidade Imediata

Os resultados imediatos refletem mudanças na abordagem clínica e na técnica operatória, assim como a curva de aprendizado. Assim, dividindo nossa casuística em dois períodos, antes e depois de 1990, observamos nítida melhora em relação à mortalidade imediata no último período. No período inicial, a sobrevida dos indivíduos operados eletivamente foi de aproximadamente 40%, passando para mais do que 90%, após 1990. Dos óbitos precoces, ao redor de 30% decorreram de sangramento e coagulopatia. Nesta série, idade, presença de hipertensão, coronariopatia, disfunção renal ou respiratória e condição de urgência da operação não foram

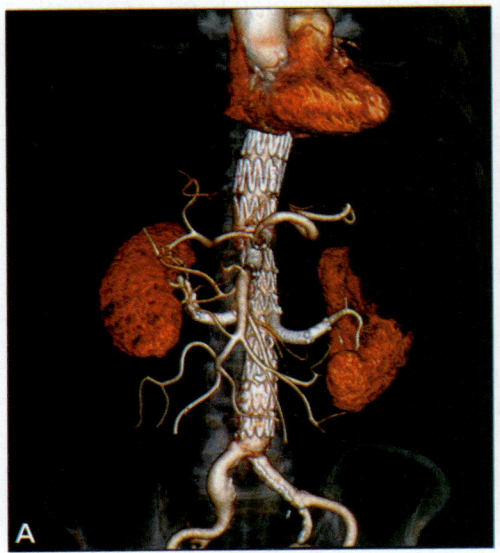
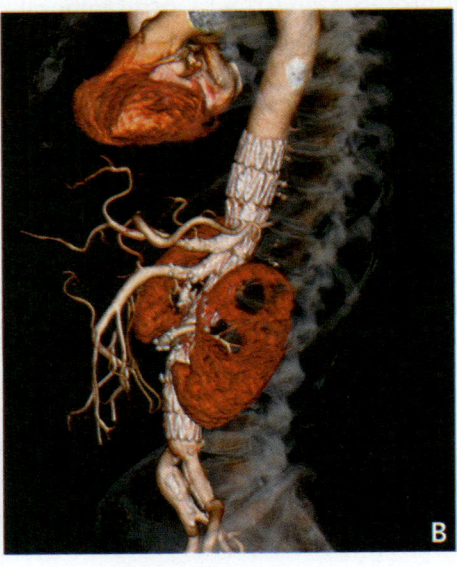

Fig. 45-37. (**A** e **B**) Controle tardio por TC demonstrando perviedade dos ramos viscerais e ausência de *endoleak*.

correlacionadas com maior mortalidade operatória. Este fato pode ser explicado pela preocupação com a correção pré-operatória e controle intra e pós-operatório dos distúrbios clínicos associados, exemplificada pela revascularização miocárdica prévia de vários pacientes e pela extensa monitoração dos parâmetros hemodinâmicos e respiratórios. Presença de dissecção aórtica e ocorrência de complicações, tanto técnicas, no intraoperatório, quanto insuficiências orgânicas, no pós-operatório, foram fatores correlacionados com maior mortalidade. Por outro lado, a utilização do acesso extraperitoneal propiciou redução significativa nas taxas de óbito, a partir de 1990. Na literatura internacional, a mortalidade dos pacientes submetidos à correção cirúrgica de aneurismas da aorta torácica descendente e AATA variou entre 4 e 21%, dependendo da população estudada e da experiência da equipe cirúrgica.

Em metanálise envolvendo os artigos publicados entre 2000 e 2010, Piazza e Ricotta identificaram os fatores relacionados com a mortalidade, dividindo-os em pré, intra e pós-operatórios. Os fatores pré-operatórios são: idade maior que 75 anos, doença pulmonar, renal ou coronariana prévia, extensão do aneurisma e cirurgia de urgência. Os fatores intraoperatórios são: hipotensão, duração da isquemia visceral e necessidade de transfusão sanguínea. Os fatores pós-operatórios são: insuficiência respiratória, paraplegia, insuficiência renal e diálise, acidente vascular encefálico e infecção.

Outros trabalhos mostraram como fatores preditivos de mortalidade: idade avançada, insuficiência renal prévia e a ocorrência de paraplegia.[82,83] Pacientes com 79 anos ou mais, com diabete ou insuficiência cardíaca congestiva ou que foram submetidos à cirurgia de emergência, apresentaram mortalidade perioperatória ao redor de 50%, em 30 dias.[84]

Outro fator que contribuiu para redução da mortalidade precoce foi a utilização da técnica endovascular, associada ou não à cirurgia aberta, pois dispensa toracotomia e pinçamento da aorta torácica, diminuindo assim a incidência de paraplegia, sangramento e outras complicações inerentes a estes procedimentos, intimamente ligados à mortalidade.[47,50-53] Isto ficou mais evidente com a utilização exclusiva da técnica endovascular, com as próteses fenestradas e ramificadas, a partir de 2001.[85] Porém encontra-se também na literatura que a mortalidade em 30 dias e após um ano de tratamento de AATA não parece ter diferença em relação à modalidade de tratamento, seja endovascular com endoprótese ramificada seja com cirurgia aberta. Greenberg et al. relatam índice de mortalidade em 30 dias de 5,7% para o tratamento endovascular e 8,3% para o tratamento cirúrgico aberto. Após 12 meses da cirurgia a mortalidade foi de 15,6% para o tratamento endovascular e 15,9% para o tratamento aberto.

Complicações

As complicações pós-operatórias são frequentes e, em nossa série, a mais prevalente é a disfunção renal pós-operatória, independente dos níveis pré-operatórios de creatinina. Provavelmente em consequência da isquemia renal, 25% dos pacientes evoluem com elevação dos níveis séricos de ureia e creatinina. Este achado, habitualmente transitório, regredindo aos valores prévios poucos dias após a operação, é interpretado como decorrente de lesão de alguns néfrons, com persistência da diurese, traduzindo-se por evolução benigna. Como critério de insuficiência renal aguda pós-operatória, utilizamos elevação de creatinina sérica de 1 mg/dL, por dia, durante dois dias consecutivos ou necessidade de diálise. Ressalte-se que até um terço dos pacientes que evoluem com insuficiência renal necessita de hemodiálise.[84] Na literatura, a prevalência desta complicação oscila entre 5 e 40% e está associada a outras complicações não renais, como insuficiência respiratória, hemorragia gastrointestinal e sepse, elevando a taxa de mortalidade precoce em até três vezes.[86,87]

A influência do tempo de pinçamento da aorta foi demonstrada pela ocorrência de disfunção renal, duas vezes maior quando este foi superior a 45 minutos. De forma geral, anúria persistente traduz oclusão das restaurações de artérias renais, determinando reintervenção cirúrgica precoce, a fim de revascularizar e preservar parênquima renal.

Objetivando proteção renal, procede-se ao uso rotineiro de solução de manitol, infusão de dopamina ou fenoldopam, em doses baixas, previamente ao pinçamento aórtico, e de furosemida contínua. O manitol, além de sua propriedade de diurético osmótico, reduz os efeitos da reperfusão do parênquima renal isquêmico. A dopamina e o fenoldopam são utilizados por serem agonistas dopaminérgicos, que aumentam o fluxo renal, a excreção de sódio e água, mantendo a taxa de filtração glomerular.[88,89] O uso contínuo de furosemida baseia-se no seu mecanismo de ação, que bloqueia a reabsorção ativa de sódio e água, preservando as células tubulares renais, pois diminui seu metabolismo. Além destas medidas, quando se mantém o pinçamento aórtico distal acima das artérias renais, a derivação axilo ou átrio esquerdo ou aorto-femoral diminui o tempo de isquemia do parênquima, por aumentar a pressão de perfusão retrógrada (Fig. 45-38). Quando a oclusão distal da aorta é caudal às artérias renais pode-se utilizar perfusão seletiva, a partir de derivação átrio-femoral com derivações temporárias ou com solução específica (soro gelado ou Collins) (Fig. 45-39). A perfusão retrógrada é descrita infundindo-se sangue (coletado por derivação átrio-femoral) ou ringer lactato resfriado pela veia renal esquerda.[90] Este método é análogo à perfusão cerebral retrógrada pela veia cava utilizada durante o tratamento de aneurisma, envolvendo o arco aórtico.

Complicações respiratórias ocorrem em 40% dos pacientes. Todavia, em sua maioria são de pequena gravidade, como intubações orotraqueais prolongadas e atelectasias pulmonares. Esta alta incidência explica-se por um conjunto de fatores: abordagem torácica, grande prevalência de tabagismo e doença pulmonar obstrutiva crônica entre os pacientes, magnitude do ato operatório, provocando alteração dos mecanismos imunológicos de defesa contra infecções, diminuição da capacidade respiratória, causada pela dor, e politransfusão. Foi possível obter significativa redução da

Capítulo 45 ■ Aneurisma da Aorta Toracoabdominal

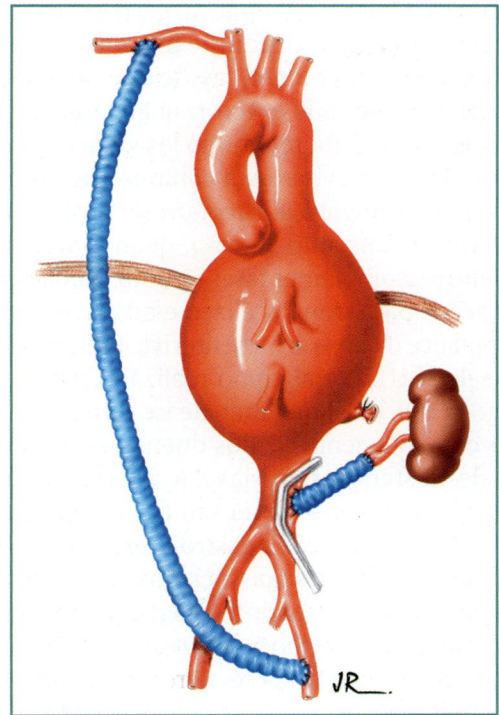

Fig. 45-38. AATA tipo IV em que foi realizada derivação axilofemoral temporária e aortorrenal previamente ao pinçamento aórtico a fim de diminuir o tempo de isquemia do parênquima.

morbidade respiratória com a utilização rotineira da abordagem extraperitoneal para aorta abdominal, realização de toracotomia de forma mais seletiva, evitando-se descolamentos pulmonares extensos e, sempre que possível, preservando-se a porção tendinosa do diafragma e o nervo frênico. Nos pós-operatório, ressalte-se a fisioterapia precoce (que pode ser iniciada no período pré-operatório), analgesia eficiente e utilização criteriosa de antibióticos.

O risco de eventos cardíacos relaciona-se diretamente com o pinçamento supracelíaco. Quando da sua realização, há incremento súbito da pressão arterial proximal, com aumento da pós-carga e da pressão diastólica final do ventrículo esquerdo, induzindo maior consumo de oxigênio pela fibra miocárdica, por vezes, insuficientemente suprida pela circulação coronariana. Por esta razão, há necessidade de adequada proteção cardíaca, que se inicia no período pré-operatório, eventualmente incluindo angioplastia e revascularização cirúrgica do miocárdio. A redução intraoperatória da pós-carga pode ser obtida com uso de fármacos vasodilatadores, como nitroprussiato de sódio e nitroglicerina, e com derivações temporárias (axilo ou átrio esquerdo ou aorto-femoral), com ou sem bomba oxigenadora. Porém estas derivações implicam anticoagulação sistêmica plena, aumentando o risco de complicações hemorrágicas.

As complicações cardíacas, definidas por sinais de isquemia miocárdica, insuficiência cardíaca congestiva ou, como frequentemente encontrado, alterações do ritmo cardíaco, ocorrem em, aproximadamente, um quarto dos doentes e 20% destes evoluem a óbito. Estas complicações são mais frequentes em pacientes coronariopatas, ainda que revascularizados previamente, e com fração de ejeção do ventrículo esquerdo menor do que 50%. A prevenção e controle das complicações cardíacas podem ser obtidos

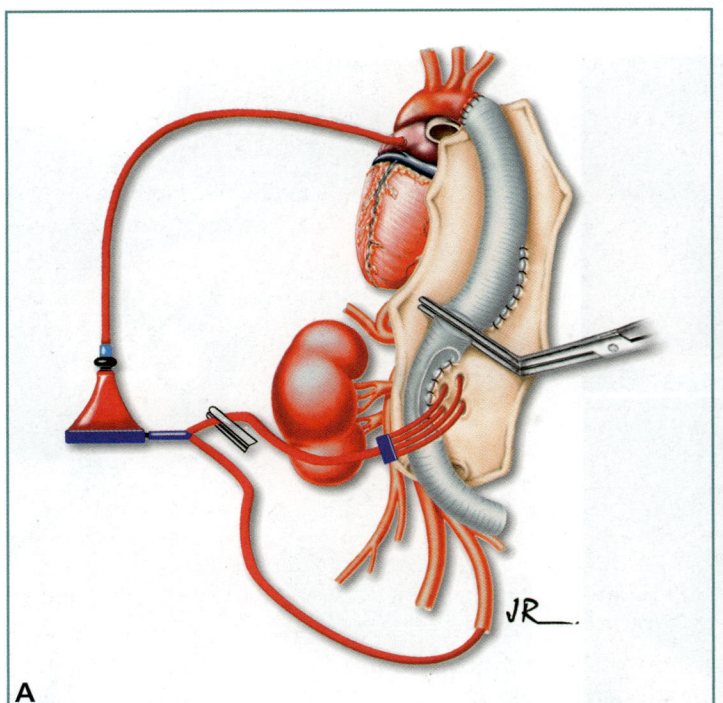
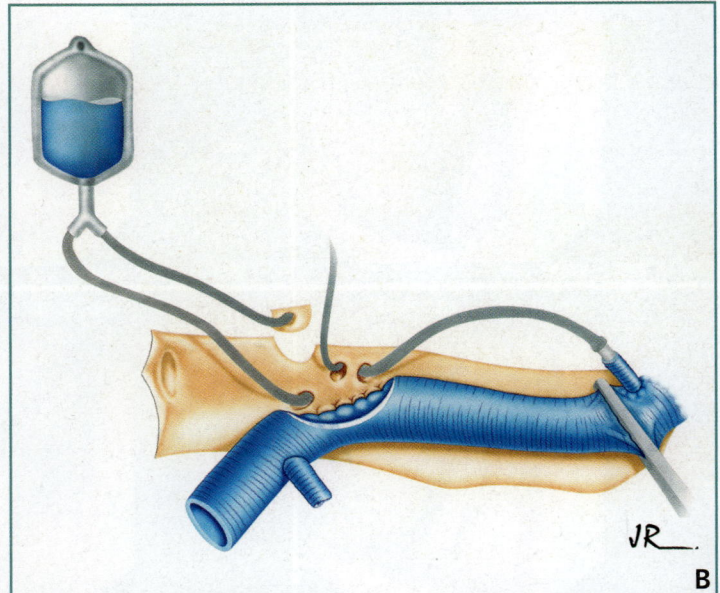

Fig. 45-39. (**A**) AATA tipo II em que foi realizada derivação átrio-femoral e, a partir desta, a perfusão seletiva temporária de troncos viscerais. (**B**) AATA tipo II em que foi realizada derivação temporária a partir da prótese aórtica para as artérias viscerais e perfusão seletiva das artérias renais com soro gelado ou solução de Collins.

com a manutenção apropriada dos parâmetros hemodinâmicos, utilizando-se catéter de Swan-Ganz, monitoração dos níveis séricos de eletrólitos, em especial de potássio, e adequada compensação da acidose metabólica, que ocorre após o despinçamento da aorta, quando podem surgir arritmias súbitas. A hipotermia severa, abaixo de 32°C, está relacionada com a arritmia ventricular. A arritmia atrial ocorre com alguma frequência no período pós-operatório, em especial, no segundo e terceiro dias, quando há maior reabsorção do terceiro espaço, e, de forma geral, o tratamento é apenas farmacológico.

Hemorragia foi a principal causa de óbito e de reoperações em nossa série. Ocorreu em 20% dos indivíduos operados, envolvendo mais os que apresentavam dissecção aórtica e/ou foram operados em caráter de urgência. Outros fatores associados à ocorrência de maior sangramento durante o ato operatório foram: aneurismas e dissecções cirúrgicas extensas, dificuldade de controle do refluxo das artérias intercostais, lombares e viscerais, falhas técnicas na confecção das anastomoses, utilização de próteses não pré-coaguladas (usadas apenas no início de nossa experiência), implicando reposição de grande volume de sangue e consequentes alterações da coagulação. Melhor conhecimento dos mecanismos da coagulação, administração de hemoderivados, utilização de autotransfusão intraoperatória, racionalização do uso de heparina, emprego de próteses pré-coaguladas, fechamento hermético do saco aneurismático ao redor da prótese, manutenção da temperatura do paciente e diminuição do tempo de pinçamento e de isquemia hepática permitiram redução dessas complicações.

A ocorrência pós-operatória de isquemia gastrointestinal, felizmente pouco frequente, pode manifestar-se por quadros graves de necrose hepática, gástrica, cólica e/ou de alças de delgado, além de disfunção hepática e doença biliar (colecistite). Frequentemente, associa-se a episódios de diarreia aquosa profusa ou enterorragia, desde as primeiras horas de pós-operatório, refletindo lesão da camada mucosa do cólon. Pode-se evitar esta complicação com redução do tempo de pinçamento aórtico, preservação das artérias ilíacas internas e lançando-se mão, quando necessário, de procedimentos complementares, como endarterectomia e/ou derivações para tronco celíaco e/ou mesentérica superior e reimplante da artéria mesentérica inferior ou, ainda, a perfusão seletiva, tal qual como realizado para as artérias renais (Fig. 45-39). Há algum grau de isquemia gastrointestinal em aproximadamente 5% dos doentes, sendo reversível em 80% deles. Estenoses prévias das artérias viscerais e insuficiência renal pré-operatória são fatores de risco para a ocorrência de complicações gastrointestinais. Os eventos viscerais isquêmicos estão associados a significativo aumento da mortalidade, sendo o diagnóstico e tratamento precoces essenciais à melhora dos resultados.[91]

Quando da utilização da técnica híbrida para correção dos AATAs, outras considerações devem ser feitas. A primeira refere-se ao tempo de perviedade das pontes para as artérias viscerais, que se acredita adequada. Outra é a ocorrência de fístula do duodeno para alguma das próteses utilizadas nas revascularizações viscerais, especialmente quando seu trajeto é paralelo ao aneurisma e, portanto, em íntimo contato com a porção retroperitoneal do duodeno. Por este motivo, temos dado preferência à utilização da veia safena magna nestas reconstruções (Fig. 45-40).

Apesar de 10% dos pacientes serem portadores de doença aterosclerótica periférica oclusiva, a isquemia dos mem-

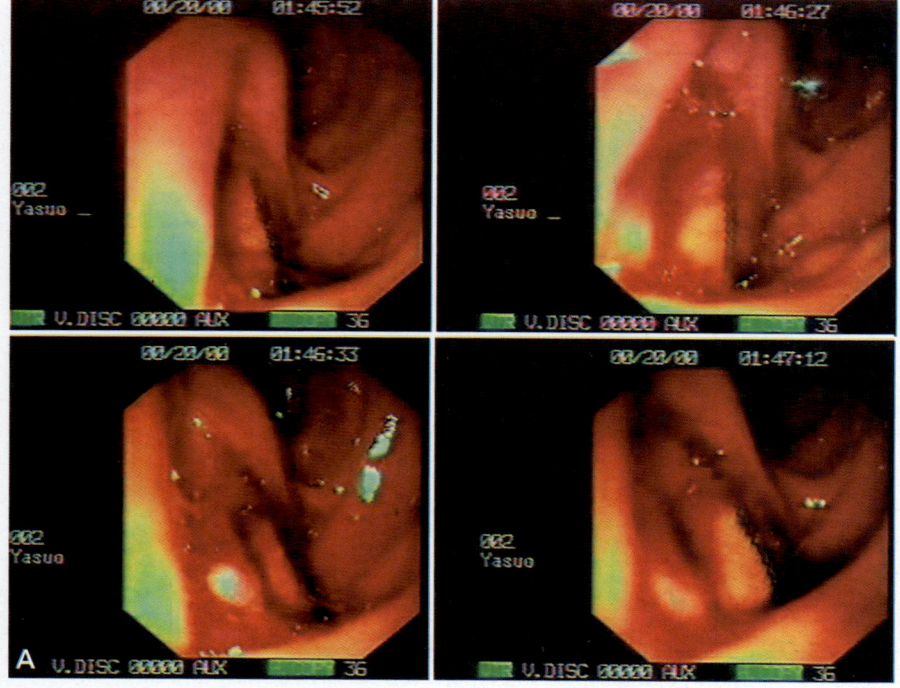 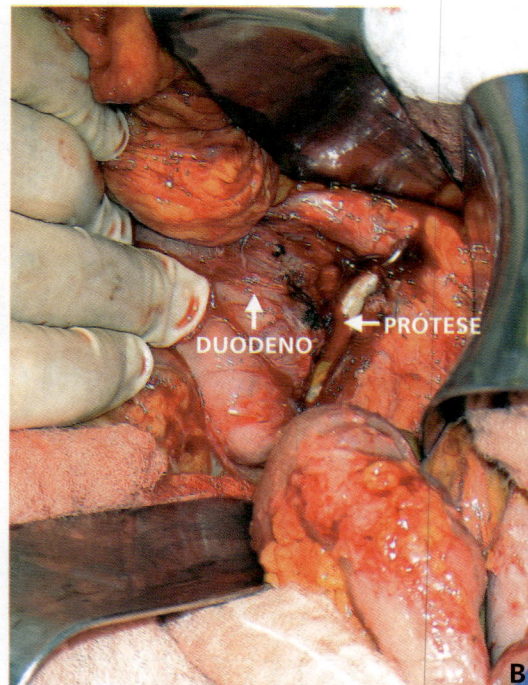

Fig. 45-40. (A) Endoscopia digestiva alta em que se visibiliza prótese vascular através do duodeno. (B) Campo intraoperatório de fístula do duodeno para a prótese que revasculariza a artéria renal em pós-operatório tardio de tratamento híbrido de AATA.

bros inferiores também não é frequente.¹⁰ Ocorreu em 4% dos indivíduos; todavia, um desses pacientes evoluiu com amputação transfemoral e óbito subsequente. Outro fator correlacionado com esta complicação é o aneurisma de artéria poplítea, que deve ser investigado previamente, pois é frequente em portadores de aneurismas de aorta.

A paraplegia é a complicação mais temida nos pacientes submetidos à correção de AATA; portanto, é fundamental discutir os mecanismos fisiopatológicos responsáveis pelas complicações medulares, entre eles: interrupção permanente da suplência arterial da medula, tempo de pinçamento aórtico prolongado, efeitos da reperfusão e da hipotensão e hipóxia, intra ou pós-operatória, sendo que esta última poderia explicar o aparecimento de paraplegia no segundo ou terceiro dia de pós-operatório.⁹²

A circulação arterial da medula provém de ramos radículo-medulares das artérias vertebrais e cervicais, que confluem para formar a artéria espinhal anterior, responsável pela irrigação dos dois terços anteriores da medula, e de duas artérias espinhais posteriores, responsáveis pelo terço restante. A vascularização medular inclui também ramos das artérias subclávias, intercostais, lombares, ilíacas internas e sacral média. Não existindo anastomoses intraespinhais, os sistemas anterior e posterior interconectam-se apenas por ramos perimedulares, ao longo de seu trajeto craniocaudal e ao nível do cone medular, de forma espaçada. Ao nível torácico superior, a artéria espinhal anterior recebe a artéria radicular torácica superior, em geral de pequeno calibre e, frequentemente, originária de artéria intercostal, situada entre a quarta e quinta vértebras torácicas; ao nível toracolombar, recebe a artéria radicular magna, descrita por Adamckiewicz, mais calibrosa e de vital importância na irrigação da medula, originária de artéria intercostal entre a sétima e décima segunda vértebras torácicas, em 90% dos casos, e entre a segunda e quarta vértebras lombares, nos 10% restantes (Fig. 45-41).

Nos últimos 25 anos houve diminuição significativa do risco de paraplegia associada à cirurgia do AATA. A causa da prevenção da paraplegia sempre permaneceu com o foco na anatomia da artéria de Adamkiewicz. Entretanto, a queda na taxa de paraplegia deve-se ao foco das preocupações mudar para a maximização efetiva da perfusão colateral, redução da isquemia espinal e o aumento da tolerância à isquemia espinhal durante e após a cirurgia.⁹¹ Assim os métodos de proteção medular podem ser divididos em:¹⁰,³⁹,⁹²⁻¹⁰⁷

- Conservação do fluxo sanguíneo com pinçamento aórtico curto, derivações extracorpóreas e identificação pré-operatória do segmento crítico (de onde emergem as artérias nutridoras da medula, especialmente a radicular magna).
- Aumento da pressão de perfusão medular com o uso de derivações para as artérias intercostais e/ou que mantenham a pressão de perfusão da aorta distal (como derivação átrio esquerdo-artéria femoral, com bomba), drenagem liquórica de acordo com a pressão intrarraquidiana (que deverá ser mantida abaixo de 10 mmHg) e elevação

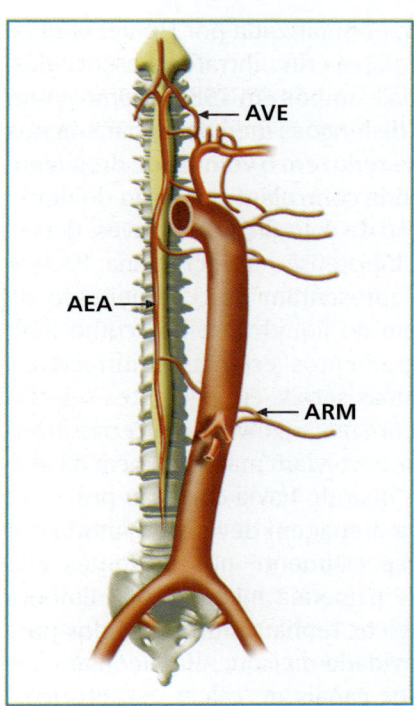

Fig. 45-41. Circulação medular (AVE – artéria vertebral esquerda/AEA – artéria espinhal anterior/ARM – artéria radicular magna).

da pressão arterial média distal ao pinçamento aórtico acima de 50 mmHg, cuidados estes que devem ser mantidos no pós-operatório. Restando, ainda, a alternativa técnica de reimplante de artérias intercostais e lombares de grande calibre, em casos selecionados.
- Redução do metabolismo do tecido nervoso e aumento de tolerância medular à isquemia, com o uso de fármacos, como barbitúricos, antes do pinçamento, e durante este, hipotermia moderada, em torno de 34°C.
- Redução dos efeitos da reperfusão medular minimizando a ação dos radicais livres, liberados durante o período de isquemia, com drogas derivadas da superóxido dismutase, conforme estudos experimentais ainda sem aplicabilidade clínica. Sugere-se o uso de corticoides e manitol após o despinçamento aórtico, embora não haja dados confirmando uma ação farmacológica eficaz. Recentemente, relata-se que quando há anóxia, além do distúrbio da homeostase do cálcio, o principal fator implicado no mecanismo de morte celular é a atividade sináptica e que, nestas condições, o bloqueio da elevação de aminoácidos neurotóxicos pode levar à diminuição de incidência de lesões medulares.

A identificação pré-operatória da artéria de Adamkiewicz pode ser realizada por estudo arteriográfico, facilitando seu reimplante durante o ato operatório.⁷⁹,⁸⁰ Como há o risco de a injeção seletiva do contraste iodado levar à paraplegia, tem-se usado a angio-RM e/ou angio-YC.³⁹ Outros critérios são tamanho dos óstios das artérias intercostais e o grau de refluxo sanguíneo pelos mesmos, que, quanto menor, mais necessário o reimplante, pois seria indicativo de circulação colateral inadequada. Outro critério preconizado por Cunninghan *et al.* foi a medida dos potenciais evocados sômato-sensitivos, no intraoperatório.⁷⁹

A drenagem de liquor, popularizada por Hollier *et al.*, e a drenagem e infusão de papaverina intratecal associadas, advogada por Svensson *et al.*, ambos em 1988, promoveram redução da ocorrência de disfunções medulares para menos de 10%.[10,84] Estratégias que reduzem o volume de drenagem do líquido espinal, mas ainda controlam a pressão do fluido espinal são úteis na redução de complicações graves, decorrentes principalmente da hipotensão intracraniana. Pacientes com atrofia cerebral apresentam risco aumentado de complicações da drenagem do líquido espinal, como déficits neurológicos e sangramentos espinais e intracranianos.[108] Foi usada em algumas séries, em pacientes selecionados, portadores de aneurisma envolvendo artérias intercostais de T8 a L2, quando envolviam mais de 20 cm da aorta torácica descendente e quando havia correção prévia de AAA. No pós-operatório, a drenagem deve ser mantida por pelo menos três dias, especialmente nos pacientes que desenvolvem sintomas de isquemia medular.[51,106] Embora vários agentes farmacológicos tenham sido utilizados para reduzir a frequência e gravidade da isquemia medular (corticoides, bloqueadores dos canais de cálcio, barbitúricos, antagonistas opiáceos, prostaciclinas, sangue artificial, superóxido dismutase e, em nosso meio, o sulfato de magnésio intratecal), a maioria deles foi estudada em animais de experimentação, e sua eficácia em seres humanos não foi bem documentada.

Em nossa série, ocorreu lesão medular em pouco mais de 6% dos pacientes: 10 com paraplegia flácida, sete dos quais morreram nos primeiros dias de pós-operatório, três com paraparesia transitória e o restante com bexiga neurogênica. O reimplante direto de artérias intercostais em orifício lateral na prótese aórtica foi excepcional e realizado desde que houvesse facilidade técnica para tanto. Como alternativa, pode-se confeccionar uma ponte originada lateralmente na prótese aórtica proximal, cuja anastomose deve ser confeccionada previamente ao pinçamento da aorta.[107] Especial atenção deve ser destinada aos pacientes operados de AAA concomitante ou previamente, mesmo que portadores de AATA não tão extensos ou que envolvam apenas a aorta torácica descendente proximal, ainda que se utilize a técnica endoluminal. Estes doentes têm maior probabilidade de desenvolver paraplegia, provavelmente por interrupção de maior número de artérias intercostais e lombares, comportando-se como o AATA tipo II.[109]

Seguimento Tardio

Em nossa casuística, obtivemos índice de sobrevida de 70% após 5 anos de pós-operatório. As causas de mortalidade tardia assemelharam-se às séries publicadas, destacando-se a doença coronariana. Em nossa experiência, houve tendência a pior prognóstico na evolução tardia dos indivíduos operados por dissecção aórtica ou com coronariopatia, refletindo sua maior gravidade.

A TC deve ser utilizada no seguimento de todos pacientes, fornecendo importantes informações para o diagnóstico de novas dilatações e complicações, como pseudoaneurismas de linha de sutura de evolução assintomática. Na presente série, 5% dos doentes haviam sido operados previamente, para correção de AAA infrarrenal, e a mesma quantidade de indivíduos desenvolveu dilatações aórticas, em território não operado, no seguimento tardio. Estes achados corroboram a ideia de que existe um grupo de pacientes com tendência à dilatação arterial generalizada, que tem motivado a rediscussão de conceitos etiopatogênicos, demonstrando que a origem da doença aneurismática é multifatorial, com alterações da atividade proteolítica sobre a elastina e o colágeno da parede arterial, e não dependente exclusivamente da degeneração ateromatosa. Há também predisposição genética, sendo hipertensão arterial e tabagismo fatores aceleradores daqueles processos.

Em relação aos aneurismas corrigidos com endoprótese, seja qual for a técnica utilizada, o seguimento a longo prazo com angioTC é de grande importância, de modo a identificar os *endoleaks*, bem como acotovelamento ou compressão da endoprótese ou de seus ramos.

A angiografia intraoperatória é melhor que a TC para identificar e classificar os *endoleaks*, no entanto, não é tão precisa pata identificar acotovelamentos e compressões extrínsecas. A associação de ambas as técnicas, como o *cone-beam* CT intraoperatrório, pode identificar as complicações que seriam vistas apenas na angioTC de controle com um mês de pós-operatório e, desta forma, prevenir reintervenções precoces, diminuindo, assim, a exposição do paciente à radiação.[110,111]

CONCLUSÃO

Nas últimas duas décadas aconteceu uma verdadeira revolução no tratamento do AATA, passando de uma cirurgia exclusivamente aberta e de grande agressão ao paciente e com alta morbimortalidade, para diversas opções terapêuticas dentro da própria correção endovascular, cada uma com suas vantagens e limitações.

Apesar de o tratamento endovascular, menos agressivo e mais moderno, mostrar-se eficiente e promissor, apresentando constantemente melhorias e novidades de dispositivos, acreditamos que o conhecimento e o domínio da técnica cirúrgica convencional sejam necessários para todos os cirurgiões vasculares que se propuserem a enfrentar esse grande desafio que é tratar essa complexa enfermidade.

O tratamento cirúrgico aberto para os AATAs ainda é a modalidade padrão ouro, com taxas de complicações bem estabelecidas na literatura, requerendo equipe multidisciplinar, que envolve cuidados anestésicos e unidade de cuidados intensivos competente no atendimento a pacientes de alta complexidade, além de equipe cirúrgica experiente.

As técnicas endovasculares, sejam elas híbridas ou realizadas com próteses fenestradas e ramificadas, vêm ganhando espaço. Porém, seus resultados devem ser, pelo menos, comparáveis aos resultados do tratamento cirúrgico aberto. Deve-se destacar que estas técnicas têm potencial para diminuir a morbidade e a mortalidade, entretanto, seu papel ainda não está determinado, e esta tecnologia pode não ser acessível a todos. A durabilidade deste procedimento, os procedimentos secundários e a necessidade de seguimento regular com exames de imagem, com potencial risco de deterioração da função renal, podem limitar esta técnica aos pacientes de alto risco cirúrgico, com anatomia desfavorável ou nas reintervenções.

O seguimento a longo prazo determinará qual técnica é mais adequada a cada paciente, cabendo ao cirurgião vascular estar apto a realizar ambos os procedimentos, de modo a escolher a melhor técnica.

REFERÊNCIAS BIBLIOGRÁFICAS

1. Bergqvist D, Bengtsson H, Svensjo S. Prevalence of abdominal aortic aneurysms: experience from Malmo, Sweden. In: Yao JST, Pearce WH, eds. Aneurysms: new findings and treatment. Norwalk CT: Appleton & Lange, 1994:49-61.
2. Clouse WD, Hallett JW Jr, Schaff HV et al. Improved prognosis of thoracic aortic aneurysms: a population-based study. JAMA 1988;280:1926-9.
3. Bickerstaff LK, Pairolero PC, Hollier LH et al. Thoracic aortic aneurysms: a population based study. Surgery 1982;92:1103-8.
4. Crawford ES, De Natale RW. Thoracoabdominal aortic aneurysm: observations regarding the natural course of the disease. J Vasc Surg 1986;3:578-82.
5. Etheredge SN, Yee J, Smith JY et al. Successful resection of a large aneurysm of the upper abdominal aorta and replacement with homograft. Surgery 1955;38:1071-5.
6. DeBakey ME, Creech O Jr, Morris GC Jr. Aneurysms of thoracoabdominal aorta involving the celiac, superior mesenteric and renal arteries: report four cases treated by resection and homograft replacement. Ann Surg 1956;144:459-62.
7. DeBakey ME, Crawford ES, Garret HE et al. Surgical considerations in the treatment of aneurysms of the thoracoabdominal aorta. Ann Surg 1965;162:650-2.
8. Crawford ES. Thoracoabdominal and abdominal aortic aneurysms involving renal, superior mesenteric and celiac arteries. Ann Surg 1974;179:763-7.
9. Kieffer E, Petitjean C, Richard T e al. Exclusion-pontage des aneurismes de l'aorte thoracique descendente et thoracoabdominale. Ann Chir Vasc 1986;1:182-95.
10. Hollier LH, Symmonds JB, Pairolero PC et al. Thoracoabdominal aortic aneurysm repair. Arch Surg 1988;123:871-5.
11. Vaccaro PS, Elkhammaas E, Smead WL. Clinical observations and lessons learned in the treatment of patients with thoracoabdominal aortic aneurysms. Surg Gynecol Obst 1988;166:461-5.
12. Cambria RD, Brewster DC, Moncure AC et al. Recent experience with thoracoabdominal aneurysm repair. Arch Surg 1989;124:620-4.
13. Glowiczki P, Pairolero P, Welch T et al. Multiple aortic aneurysms: the results of surgical management. J Vasc Surg 1990;118:19-28.
14. Fox AD, Berkowitz HD. Thoracoabdominal aneurysm repair after previous infrarenal abdominal aortic aneurysmectomy. Am J Surg 1991;162:142-4.
15. Pereira A, Garcia ACF, Eggers EE et al. Tratamento cirúrgico dos aneurismas toracoabdominais. Cir Vasc Ang 1992;8:15-9.
16. Schepens MA, Defaw JJ, Hamerlijnck RP et al. Surgical treatment of thoracoabdominal aortic aneurysm by simple cross clamping. J Thor Cardiovasc Surg 1994;107:134-42.
17. Volodos NL, Karpovich IP, Troyan VI et al. Clinical experience of the use of self-fixing synthetic prostheses for remote endoprosthetics of the thoracic and the abdominal aorta and iliac arteries through the femoral artery and as intraoperative endoprosthesis for aorta reconstruction. Vasa Suppl 1991;33:93-5.
18. Dake MD, Miller DC, Semba CP et al. Transluminal placement of endovascular stent-grafts for the treatment of descending thoracic aortic aneurysms. N Engl J Med 1994;331:1729-34.
19. Criado FJ, Barnatan MF, Rizk Y et al. Technical strategies to expand stent-graft applicability in the aortic arch and proximal descending thoracic aorta. J Endovasc Ther 2002;9(Suppl 2):32-8.
20. Jamieson CW, ed. Vascular surgery. Current operative surgery. England: Baillière-Tindall 1985. p. 1-14.
21. Ailawadi G, Eliason JL, Upchurch GR Jr. Current concepts in the pathogenesis of abdominal aortic aneurysm. J Vasc Surg 2003;38:584-8.
22. Pan JH, Lindholt JS, Sukhova GK et al. Macrophage migration inhibitory factor is associated with aneurysmal expansion. J Vasc Surg 2003;37:628-35.
23. Juvonen T, Ergin MA, Galla JD et al. Risk factors for rupture of chronic type B dissections. J Thorac Cardiovasc Surg 1999;117:776-86.
24. Gysi J, Schaffner T, Mohacsi P et al. Early and late outcome of operated and non-operated acute dissection of the descending aorta. Eur J Cardiothorac Surg 1997;11:1163-9; discussion 1169-70.
25. Schor JS, Yerlioglu ME, Galla JD et al. Selective management of acute type B aortic dissection: long-term follow-up. Ann Thorac Surg 1996;61:1339-41.
26. Marui A, Mochizuki T, Mitsui N et al. Toward the best treatment for uncomplicated patients with type B acute aortic dissection: a consideration for sound surgical indication. Circulation 1999;100(19 Suppl):II275-80.
27. Biddinger A, Rocklin M, Coselli J, Milewicz DM. Familial thoracic aortic dilatations and dissections: a case control study. J Vasc Surg 1997;25:506-11.
28. Kelley MJ, Bettmann MA, Boxt LM et al. Blunt chest trauma – suspected aortic injury. American College of Radiology. ACR Appropriateness Criteria. Radiology 2000;215(Suppl):35-9.
29. Kochanek KD, Smith BL. Deaths: preliminary data for 2002. Natl Vital Stat Rep 2004;52:1-47.
30. Dapunt OE, Galla JD, Sadeghi AM et al. The natural history of thoracic aortic aneurysms. J Thorac Cardiovasc Surg 1994;107:1323-32; discussion 1332-3.
31. Lobato AC, Puech-Leão P. Predictive factors for rupture of thoracoabdominal aortic aneurysm. J Vasc Surg 1998;27:446-53.
32. Coady MA, Rizzo JA, Hammond GL et al. What is the appropriate size criterion for resection of thoracic aortic aneurysms? J Thorac Cardiovasc Surg 1997;113:476-91.
33. Lindholt JS, Jørgensen B, Fasting H, Henneberg EW. Plasma levels of plasmin-antiplasmin-complexes are predictive for small abdominal aortic aneurysms

expanding to operation-recommendable sizes. *J Vasc Surg* 2001;34:611-5.

34. Pearce WH, Slaughter MS, LeMaire S et al. Aortic diameter as a function of age, gender, and body surface area. *Surgery* 1993;114:691-7.

35. Johnston KW, Rutherford RB, Tilson D et al. Suggested standards for reporting on arterial aneurysms. *J Vasc Surg* 1991;13:444-50.

36. Mariño JCS, Albers MTV. Aneurismas toracoabdominais. Diagnóstico e tratamento. In: Bonamigo TP, ed. *Doenças da aorta e seus ramos*. São Paulo: Fundo Editorial Byk, 1991. p. 30-9.

37. Mariño JCS, Andrade MFC. Aneurisma aórtico toracoabdominal. In: Puech-Leão P, Kauffman, ed. *Aneurismas arteriais*. São Paulo: Fundo Editorial Byk, 1998:129-46.

38. Mariño JCS. Tratamento cirúrgico do aneurisma toracoabdominal [Tese de Doutorado]. São Paulo: Faculdade de Medicina, Universidade de São Paulo; 1995.

39. Nijenhuis RJ, Jacobs MJ, Jaspers K et al. Comparison of magnetic resonance with computed tomography angiography for preoperative localization of the Adamkiewicz artery in thoracoabdominal aortic aneurysm patients. *J Vasc Surg* 2007;45:677-85.

40. Svensson LG, Crawford ES, Hess KR et al. Experience with 1509 patients undergoing thoracoabdominal aortic operations. *J Vasc Surg* 1993;17:357-70.

41. Gattaz MD. Papel protetor da L-arginina na nefropatia induzida por contraste [Tese de Doutorado]. São Paulo: Faculdade de Medicina, Universidade de São Paulo;1999.

42. Marenzi G, Assanelli E, Marana J et al. N-acetylcysteine and contrast-induced nephropathy in primary angioplasty. *N Engl J Med* 2006;354:2773-82.

43. Recio-Mayoral A, Chaparro M, Prado B et al. The reno-protective effect of hydration with sodium bicarbonate plus N-acetylcysteine in patients undergoing emergency percutaneous coronary intervention: the RENO Study. *J Am Coll Cardiol* 2007;49:1283-88.

44. Crawford ES, Snyder DH, Cho GC, Roehm JO Jr. Progress in treatment of thoracoabdominal aortic aneurysms involving celiac, superior mesenteric and renal arteries. *Ann Surg* 1978;188:404-22.

45. Safi HJ. How I do it: thoracoabdominal aneurysm graft replacement. *Cardiovasc Surg* 1999;7:607-13.

46. Jacobs MJ, Mommertz G, Koeppel TA et al. Surgical repair of thoracoabdominal aortic aneurysms. *J Cardiovasc Surg* 2007;487:49-58.

47. Black SA, Wolfe JH, Clark M et al. Complex thoracoabdominal aortic aneurysms: endovascular exclusion with visceral revascularization. *J Vasc Surg* 2006;43:1081-9.

48. Parodi JC, Palmaz JC, Barone HD. Transfemoral intraluminal graft implantation for abdominal aortic aneurysms. *Ann Vasc Surg* 1991;5:491-9.

49. Kuratani T, Kato M, Shirakawa Y et al. Long-term results of hybrid endovascular repair for thoraco-abdominal aortic aneurysms. *Eur J Cardiothorac Surg* 2010 Sept.;38(3):299-304. doi: 10.1016/j.ejcts.2010.02.013. Epub 2010 Mar. 31.

50. Melissano G, Bertoglio L, Civilini E et al. Results of thoracic endovascular grafting in different aortic segments. *J Endovasc Ther* 2007;14:150-7.

51. Lintott P, Hafez HM, Stansby G. Spinal cord complications of thoracoabdominal aneurysm surgery. *Br J Surg* 1998;85:5-15.

52. Bonardelli S, De Luccia M, Cervi E et al. Combined endovascular and surgical approach (hybrid treatment) for management of type IV thoracoabdominal aneurysm. *Vascular* 2005;13:124-8.

53. Fulton JJ, Farber MA, Marston WA et al. Endovascular stent-graft repair of pararenal and type IV thoracoabdominal aortic aneurysms with adjunctive visceral reconstruction. *J Vasc Surg* 2005;41:191-8. Erratum in: *J Vasc Surg* 2005;41:906.

54. Anderson JL, Adam DJ, Berce M, Hartley DE. Repair of thoracoabdominal aortic aneurysms with fenestrated and branched endovascular stent grafts. *J Vasc Surg* 2005;42(4):600-7.

55. Greenberg RK, West K, Pfaff K et al. Beyond the aortic bifurcation: branched endovascular grafts for thoracoabdominal and aortoiliac aneurysms. *J Vasc Surg* 2006;43(5):879-86. Discussion 886-7.

56. Chuter TA. Fenestrated and Branched stent-grafts for thoracoabdominal, pararenal and juxtarenal aortic aneurysm repair. *Semin Vasc Surg* 2007;20(2): 90-6.

57. Ziegler P, Avgerinos ED, Umscheid T et al. Fenestrated endografting for aortic aneurysm repair: a 7-year experience. *J Endovasc Ther* 2007;14(5):609-18.

58. Saleh HM, Luigi I. Combined surgical and endovascular treatment of aortic arch aneurysms. *J Vasc Surg* 2006;44:460-6.

59. Criado FJ, McKendrick C, Monaghan K et al. The Talent Thoracic Stent Graft: A 6-Year Experience. *Supplement to Endovascular Today* 2003 Nov./Dec.:6-9.

60. Melissano G, Civilini E, Bertoglio L et al. Endovascular treatment of aortic arch aneurysms. *Eur J Vasc Endovasc Surg* 2005;29:131-8.

61. Wilderman M, Sanchez LA. Fenestrated grafts or debranching procedures for complex abdominal aortic aneurysms. *Perspect Vasc Surg Endovasc Ther* 2009;21:13-8.

62. Greenberg RK, Clair D, Srivastava S et al. Should patients with challenging anatomy be offered endovascular aneurysm repair? *J Vasc Surg* 2003;38:990-6.

63. Bruen KJ, Feezor RJ, Daniels MJ et al. Endovascular chimney technique versus open repair of juxtarenal and suprarenal aneurysms. *J Vasc Surg* 2011;53:895-905.

64. Lobato AC. Sandwich technique for aortoiliac aneurysms extending to the internal iliac artery or isolated common/internal iliac artery aneurysms: a new endovascular approach to preserve pelvic circulation. *J Endovasc Ther* 2011;18:106-11.

65. Lobato AC, Lobato LC. Endovascular treatment of complex aortic aneurysms using the sandwich technique. *J Endovasc Ther* 2012;19:691-706.

66. deVries JP. Treatment of complex thoracoabdominal or juxtarenal aortic aneurysms with a multilayer stent. *J Endovasc Ther* 2012;19:125-7.

67. Natrella M, Castagnola M, Navarretta F et al. Treatment of juxtarenal aortic aneurysm with the multilayer stent. *J Endovasc Ther* 2012;19:121-4.

68. Sultan S, Hynes N, Sultan M et al. When not to implant the multilayer flow modulator: lessons learned from application outside the indications for use in patients with

thoracoabdominal pathologies. *J Endovasc Ther* 2014 Feb.;21(1):96-112.
69. Sultan S, Sultan M, Hynes N. Early mid-term results of the first 103 cases of multilayer flow modulator stent done under indication for use in the management of thoracoabdominal aortic pathology. *J Cardiovasc Surg* (Torino) 2014 Feb.;55(1):21-32.
70. Lazaris AM, Maheras AN, Vasdekis SN. A Multilayer in the aorta may not seal the aneurysm, thereby leading to rupture. *J Vasc Surg* 2012;56:829-31.
71. Vaislic C, Fabiani J, Benjelloun A. Treatment of TAAAs using the multilayer non-covered flow modulator (MARS 3d): summary of a multicentric French and North African study. VEITH symposium. New York [2011 Nov. 16-20], p. 16-20. Available at: www.veithsymposium.org/pdf/vei/4641.pdf.
72. Oderich GS, Malgor RD. Aneurisma da aorta toracoabdominal. In: Lobato AC. *Cirurgia endovascular*, 2. ed. São Paulo; 2010. p. 695-742.
73. Holden A, Mertens R, Hill A *et al*. Initial experience with the Ventana fenestrated system for endovascular repair of juxtarenal and pararenal aortic aneurysms. *J Vasc Surg* 2013;57:1235-45.
74. Greenberg R, Eagleton M, Mastracci T. Branched endogafts for thoracoabdominal aneurysms. *J Thorac Cardiovasc Surg* 2010;140:S171-8.
75. Ferreira M, Lanziotti L, Cunha R, D'Utra G. Endovascular repair of thoracoabdominal aneurysms: results of the first 48 cases. *Ann Cardiothorac Surg* 2012;1(3):304-310.
76. Greenberg R, Eagleton M, Mastracci T. Branched endogafts for thoracoabdominal aneurysms. *J thorac Cardiovasc Surg* 2010;140:S171-8.
77. Troisi N, Donas KP, Austermann M *et al*. Secondary procedures after aortic aneurysm repair with fenestrated and branched endografts. *J Endovasc Ther* 2011;18:146-53.
78. Mastracci TM, Greenberg RK, Eagleton MJ, Hernandez AV. Durability of branches in branched and fenestrated endografts. *J Vasc Surg* 2013;57:926-33.
79. Mohabbat W, Greenberg RK, Mastracci TM *et al*. Revised duplex criteria and outcomes for renal stents and stent grafts following endovascular repair of juxtarenal and thoracoabdominal aneurysms. *J Vasc Surg* 2009;49:827-37.
80. Patel S, Tsilimparis N, Ricotta JJ 2nd. Endovascular rescue of a thoracoabdominal fenestrated endograft presenting with combined type 1 and 3 endoleaks from aortic graft migration and visceral stent separation. *Ann Vasc Surg* 2013 Jan.;27(1):110.e1-4.
81. Grenville J, Tan KT, Tse LW *et al*. Bridging stent-graft pullout force analysis. *J Endovasc Ther* 2011;18:161-8.
82. Austermann M, Donas KP, Panuccio G *et al*. Pararenal and thoracoabdominal aortic aneurysm repair with fenestrated and branched endografts: lessons learned and future directions. *J Endovasc Ther* 2011;18:157-60.
83. Huynh TT, Miller CC 3rd, Estrera AL *et al*. Determinants in hospital length of stay after thoracoabdominal aortic aneurysm repair. *J Vasc Surg* 2002;35(4):648-53.
84. Estrera AL, Miller CC 3rd, Huynh TT *et al*. Neurologic outcome after thoracic and thoracoabdominal aortic aneurysm repair. *Ann Thorac Surg* 2001;72(4):1225-30; discussion 1230-1.
85. Huynh TT, Miller CC 3rd, Estrera AL *et al*. Thoracoabdominal and descending thoracic aortic aneurysm surgery in patients aged 79 years or older. *J Vasc Surg* 2002;36(3):469-75.
86. Chuter TA, Reilly LM. Endovascular treatment of thoracoabdominal aortic aneurysms. *J Cardiovasc Surg* (Torino) 2006;47:619-28.
87. Cambria RP, Clouse WD, Davison JK *et al*. Thoracoabdominal aneurysm repair: results with 337 operations performed over a 15-year interval. *Ann Surg* 2002;236(4):471-9; discussion 479.
88. Coselli JS, Conklin LD, LeMaire SA. Thoracoabdominal aortic aneurysm repair: review and update of current strategies. *Ann Thorac Surg* 2002;74(5):S1881-4; discussion S1892-8.
89. Gilbert TB, Hasnain JU, Flinn WR *et al*. Fenoldopam infusion associated with preserving renal function after aortic cross-clamping for aneurysm repair. *J Cardiovasc Pharmacol Ther* 2001;6(1):31-6.
90. Halpenny M, Rushe C, Breen P *et al*. The effects of fenoldopam on renal function in patients undergoing elective aortic surgery. *Eur J Anaesthesiol* 2002;19(1):32-9.
91. Safi HJ, Huynh TT, Estrera AL, Miller CC 3rd. Thoracoabdominal aortic aneurysm. *In*: Rutherford RB, ed. *Vascular surgery*. 6th ed. Philadelphia: Elsevier Saunders; 2005. p. 1490-511.
92. Achouh PE, Madsen K, Miller CC 3rd *et al*. Gastrointestinal complications after descending thoracic and thoracoabdominal aortic repairs: a 14-year experience. *J Vasc Surg* 2006;44:442-6.
93. Cambria RP, Giglia JS. Prevention of spinal cord ischemic complications after thoracoabdominal aortic surgery. *Eur J Vasc Endovasc Surg* 1998;15:96-109.
94. A modern theory of paraplegia in the treatment of aneurysms of the thoracoabdominal aorta: an analysis of technique specific observed/expected ratios for paralysis. *J Vasc Surg* 2009;49:1117-24.
95. Cambria RP, Davison JK, Zannetti S *et al*. Thoracoabdominal aneurysm repair perspectives over a decade with the clamp-and-sew technique. *Ann Surg* 1997;226:294-305.
96. Cambria RP, Davison JK, Zannetti S *et al*. Clinical experience with epidural cooling for spinal cord protection during thoracic and thoracoabdominal aneurysm repair. *J Vasc Surg* 1997;25:234-43.
97. Comerota AJ, White JW. Reducing morbidity of thoracoabdominal aneurysm repair by preliminary axillofemoral bypass. *Am J Surg* 1995;170:218-22.
98. Cunningham JN Jr, Laschinger MD, Merkin HA. Measurement of spinal cord ischemia during operations upon the thoracic aorta. *Ann Surg* 1982;196:285-95.
99. Williams GM, Perler BA, Burdick JF *et al*. Angiographic localization of spinal cord blood supply and its relationship to postoperative paraplegia. *J Vasc Surg* 1991;13:23.
100. Fehrenbacher JW, Mc Cready RA, Hormuth DA *et al*. One-stage segmental resection of extensive thoracoabdominal aneurysms with left-sided heart bypass. *J Vasc Surg* 1993;18:366-71.
101. Hilgenberg AD, Logan DL, Akins CN. Blunt injuries of the thoracic aorta. *Ann Thorac Surg* 1992;53:233-9.
102. Kieffer E, Richard T, Chiras J. Preoperative spinal cord arteriography in aneurysmal disease of the descending

thoracic and thoracoabdominal aorta: preliminary results in 45 patients. *Ann Vasc Surg* 1989;3:34-8.
103. Svensson LG, Stewart RW, Cosgrove DM. Intratecal papaverine for the prevention of paraplegia after the operation on the thoracic or thoracoabdominal aorta. *J Thorac Cardiovasc Surg* 1988;96:823-9.
104. Svensson LG, Hess KR, Coselli, JS, Safi HJ. Influence of segmental arteries, extent, and atriofemoral bypass on postoperative paraplegia after thoracoabdominal aortic operations. *J Vasc Surg* 1994;20:255-62.
105. Wisselink W, Becker MO, Nguyen JH *et al*. Protecting the ischemic spinal cord during aortic clamping: the influence of selective hypothermia and spinal cord perfusion pressure. *J Vasc Surg* 1994;19:788-96.
106. Wolkoff AG. Efeito do sulfato de magnésio na proteção medular durante isquemia decorrente do pinçamento aórtico: estudo experimental [Tese de Doutorado]. São Paulo: Faculdade de Medicina, Universidade de São Paulo; 2000.
107. Safi HJ, Miller CC, Huynh TT *et al*. Distal aortic perfusion and cerebrospinal fluid drainage for thoracoabdominal and descending thoracic aortic repair: ten years of organ protection. *Ann Surg* 2003 Sept.;238(3):372-80; discussion 380.
108. Woo EY, Mcgarvey M, Jackson BM *et al*. Spinal cord ischemia may be reduced via a novel technique of intercostal artery revascularization during open thoracoabdominal aneurysm repair. *J Vasc Surg* 2007;46:421-6. Epub 2007 July 30.
109. Complications of spinal fluid drainage in thoracoabdominal aortic aneurysm repair: a report of 486 patients treated from 1987 to 2008. *J Vasc Surg* 2009;49:29-35.
110. Baril DT, Carroccio A, Ellozy SH *et al*. Endovascular thoracic aortic repair and previous or concomitant abdominal aortic repair: is the increased risk of spinal cord ischemia real? *Ann Vasc Surg* 2006;20:188-94.
111. Törnqvist P, Dias N, Sonesson B *et al*. Intra-operative cone beam computed tomography can help avoid reinterventions and reduce CT follow up after infrarenal EVAR. *Eur J Vasc Endovasc Surg* 2015 Apr.;49(4):390-5.
112. Biasi L, Ali T, Ratnam LA *et al*. Intra-operative DynaCT improves technical success of endovascular repair of abdominal aortic aneurysms. *J Vasc Surg* 2009 Feb.;49(2):288-95.

Capítulo 46

Vazamentos (Endoleaks) do Aneurisma de Aorta Abdominal

- *Felipe Nasser*
- *Breno Boueri Affonso*
- *Francisco Leonardo Galastri*
- *Jorge Eduardo de Amorim*

CONTEÚDO

- INTRODUÇÃO 638
- ENDOLEAK TIPO I 638
- ENDOLEAK TIPO II 640
- ENDOLEAK TIPO III 643
- ENDOLEAKS TIPOS IV E V 644
- REFERÊNCIAS BIBLIOGRÁFICAS 645

INTRODUÇÃO

Endoleak, endofuga ou vazamento é definido como a perfusão persistente do saco aneurismático após o tratamento endovascular do aneurisma da aorta (EVAR). Está presente em aproximadamente 10 a 40% dos EVARs,[1,2] podendo aparecer nos primeiros 30 dias pós-implante, denominado *endoleak* primário ou secundário após o período de 30 dias.[3]

A presença de *endoleak* evidencia a exclusão incompleta do aneurisma. Ele pode desaparecer espontaneamente, mas os que persistem podem estar associados à ruptura do saco aneurismático.[4,5]

Os *endoleaks* são classificados em cinco tipos, descritos a seguir.

ENDOLEAK TIPO I

É causado pela falha no selamento circunferencial da endoprótese no colo do aneurisma (tipo IA) ou na porção distal da endoprótese em ramos ilíacos (tipo IB). O tipo IC é decorrente do não selamento adequado da endoprótese na artéria ilíaca em pacientes submetidos à endoprótese aortomonoilíaca ou nos casos enxerto cruzado fêmoro-femoral.

A perfusão do saco aneurismático com pressão sistêmica eleva a pressão no interior do aneurisma, pois não há o escoamento do fluxo pela própria aorta e ilíacas, mas sim por artérias lombares e mesentérica inferior. É o tipo de maior gravidade, devendo sempre ser tratado, pois sua persistência apresenta risco elevado de ruptura.

As causas do *endoleak tipo I primário* devem-se à alteração na anatomia do colo do aneurisma ou em artérias ilíacas que leva à expansão incompleta da endoprótese. O *endoleak tipo I secundário* é decorrente de remodelação do colo do aneurisma com dilatação do mesmo e migração distal da endoprótese ou dilatação progressiva da artéria ilíaca.

Endoleak Tipo IA (Proximal)

A condição anatômica e morfológica do colo do aneurisma é o fator mais importante para não ocorrer vazamento ou *endoleak* após implantação da endoprótese. O colo ideal ou favorável é aquele que se apresenta com angulação inferior a 60 graus, com pouca calcificação ou trombo, diâmetro constante e inferior a 28 mm e extensão maior que 1,5 cm. Estas características são as recomendadas pelos fabricantes das endopróteses para garantir o melhor resultado. O colo em forma de cone invertido (porção inferior do colo com diâmetro maior que a porção proximal do mesmo) é considerado desfavorável. Trabalhos mais recentes classificam como colo hostil aqueles com extensão inferior a 10 mm, provavelmente pela evolução das endopróteses que permite alcançar melhores resultados.[6-9] Quanto maior o número de fatores existentes que caracterizam o colo como hostil, pior será o resultado quanto à ocorrência de *endoleak* e complicações.

Na prática a incidência dos colos do aneurisma classificados como hostil variam de 20 a 63%, como no trabalho prospectivo de AbuRahma *et al.* que encontraram essa proporção para colos hostis e somente 37% de colos favoráveis.[6] Foi observado *endoleak* tipo I primário em 9% dos pacientes com colo favorável e 22% em colo hostil e, consequentemente, maior número de reintervenções e complicações nesse grupo. Uma vez tratado adequadamente o *endoleak*, a evolução a médio prazo (4 anos) mostrou resultados semelhantes nos dois grupos. Pacientes com anatomia e morfologia hostil no colo do aneurisma apresentam risco quatro vezes maior de desenvolver *endoleak* tipo I e nove vezes maior o risco de mortalidade relacionada com o aneurisma em 1 ano de evolução após tratamento.[6]

A angulação do colo do aneurisma é facilmente verificada e ocorre independentemente de outros fatores que tornam o colo hostil. Em trabalho experimental foi observado que quanto maior a angulação do colo menor é a força necessária para empurrar a endoprótese distalmente, ou seja, mais fácil a sua migração distal durante o acompanhamento a médio e longo prazos. A existência de colo de aneurisma hostil não contraindica o tratamento endovascular, mas está sujeito a número maior de *endoleak* tipo I e complicações que necessitam maior número de reintervenções.[10]

Tratamento do Endoleak Tipo I

A correção ou tratamento do *endoleak* tipo IA primário deve ser realizada o mais precocemente possível, de preferência, no momento do seu diagnóstico no ato do implante da endoprótese. Quando na avaliação pré procedimento verificamos a existência de colo hostil, devem-se adotar técnicas que evitem o aparecimento desse *endoleak*.

- *Balão de angioplastia:* nos casos de implante adequado da endoprótese e já utilizado o balão complacente no colo, pode ser utilizado o balão não complacente para atingir de modo seguro o diâmetro máximo do colo do aneurisma. Esta medida deve ser tomada com muito cuidado para evitar a lesão do colo do aneurisma.

- *Extensão ou cuff proximal no colo do aneurisma:* esta técnica deve ser utilizada principalmente, quando a endoprótese foi liberada de forma inadequada no colo, ficando posicionada distalmente ao início do colo do aneurisma. A colocação de uma extensão ou *cuff* posicionando-o de modo a cobrir todo o colo.

- *Extensão ou cuff proximal com chaminé para as renais e/ou artéria mesentérica superior:* nos casos em que a endoprótese foi corretamente implantada e mesmo assim ocorre *endoleak* tipo I, a colocação de uma extensão proximal pode ser colocada com auxílio de *stents* cobertos para renais ou até para a artéria mesentérica superior. Desse modo, haverá cobertura satisfatória de maior extensão de aorta sem comprometimento dos ramos viscerais. Atualmente, nos casos de colos muito desfavoráveis, onde o resultado pode estar comprometendo o tratamento inicial, é realizado com a técnica de chaminé para renais e/ou mesentérica superior ou utilização de endoprótese fenestrada que garante melhor resultado da técnica endovascular para tratamento de colos hostis.

- *Stent proximal:* sobretudo nos colos tortuosos ou nos colos com calcificação ou trombo que ocupem mais de 50% da circunferência do colo, a correção de *endoleak* tipo I, após adequada implantação da endoprótese, pode ser feita com a colocação de *stent* balão-expansível montado no balão de acomodação de endoprótese e liberado no colo do aneurisma. Haverá a retificação do colo e aumento da força radial no colo do aneurisma, visando ao melhor selamento. O *stent* mais utilizado para essa finalidade é o Palmaz 4014 com bons resultados. Alguns *stents* com grande força radial e autoexpansíveis podem ser utilizados dependendo da análise do caso ou na impossibilidade de utilização do *stent* de balão expansível.
- *Embolização por cateterismo do endoleak ou punção direta do saco aneurismático:* esta técnica é empregada geralmente para *endoleak* tipo I secundário ou tardio. Realiza-se o cateterismo seletivo do saco aneurismático por cateterismo femoral ou braquial posicionando o catéter entre a endoprótese e a parede do colo do aneurisma. O saco aneurismático pode ser cateterizado com catéter diagnóstico convencional ou utilizando-se um microcatéter. Uma vez acessado o aneurisma, o mesmo é embolizado com molas, cola ou onyx ou a combinação de mais de um desses materiais (Fig. 46-1).
- *Tratamento cirúrgico (conversão cirúrgica ou cerclagem do colo):* quando nenhuma das técnicas descritas anteriormente conseguiu tratar o problema, pode-se realizar a cerclagem cirúrgica do colo do aneurisma. Realiza-se o acesso cirúrgico do colo do aneurisma laçando o mesmo com algodão ou fita cardíaca e, com um nó, aproxima-se a parede do colo da endoprótese. Esta técnica pode ser dificultada pela fibrose ao redor do colo do aneurisma, provocada pelas tentativas anteriores de tratar o *endoleak* tipo I.

Como última opção de correção do *endoleak* tipo I, pode ser realizada a conversão cirúrgica; porém, esta técnica é responsável por maior morbidade e mortalidade em razão da existência de manipulação prévia da aorta pela técnica endovascular.

Endoleak Tipo IB (Distal)

Nos casos de *endoleak* primário pode ter havido a não adaptação adequada da endoprótese ao diâmetro da ilíaca, devendo ser tratado com a extensão da endoprótese e ancoragem mais distal na ilíaca comum ou na ilíaca externa. Nestes casos, o *endoleak* secundário pode ser formado por remodelação da artéria ilíaca (dilatação ou grande curvatura) e consequente migração proximal da endoprótese. Deve ser corrigido do mesmo modo que o *endoleak* primário. Nos casos em que seja necessária a cobertura da ilíaca interna, a embolização do óstio da mesma deve ser considerada para evitar o *endoleak* retrógrado.

Endoleak Tipo IC

O *endoleak* tipo IC é decorrente da não oclusão da artéria ilíaca contralateral da endoprótese aortomonoilíaca, ou seja, que recebe fluxo retrógrado do enxerto cruzado femorofemoral (Fig. 46-2). Nestes casos, o *plug* ou *cuff* oclusor da ilíaca comum não foi o suficiente para oclusão da mesma, podendo ser tratado com embolização distal ou proximal ao *cuff* ou nova endoprótese com derivação da ilíaca externa para a interna, impedindo o refluxo para ilíaca comum.

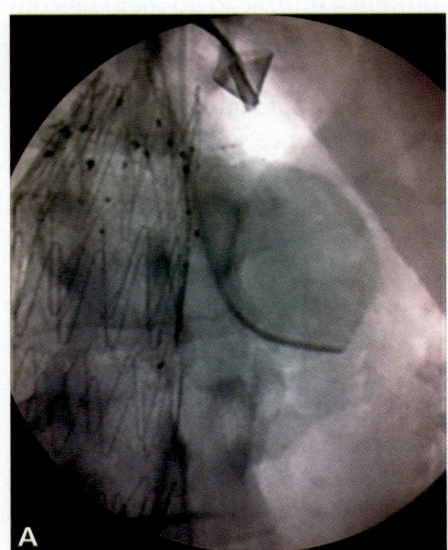
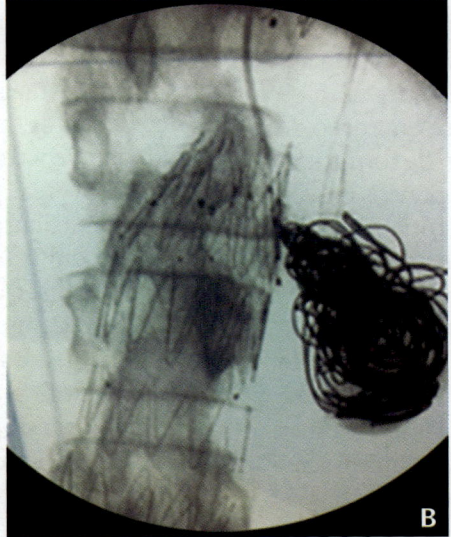
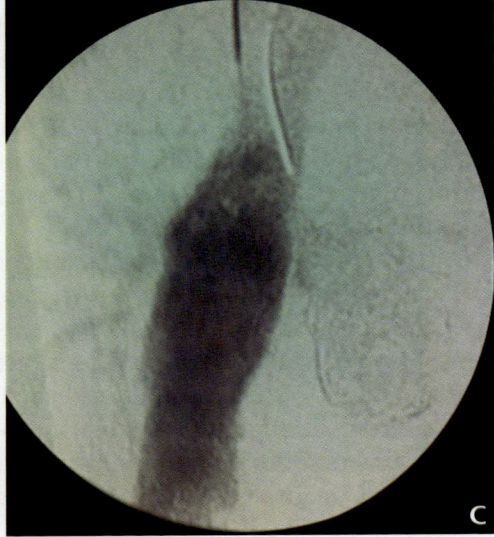

Fig. 46-1. (**A**) Cateterismo seletivo de grande *endoleak* tipo I por acesso braquial. (**B**) Radiografia com molas metálicas preenchendo o interior do aneurisma até o orifício de entrada. (**C**) Aortografia de controle com exclusão do aneurisma após a embolização.

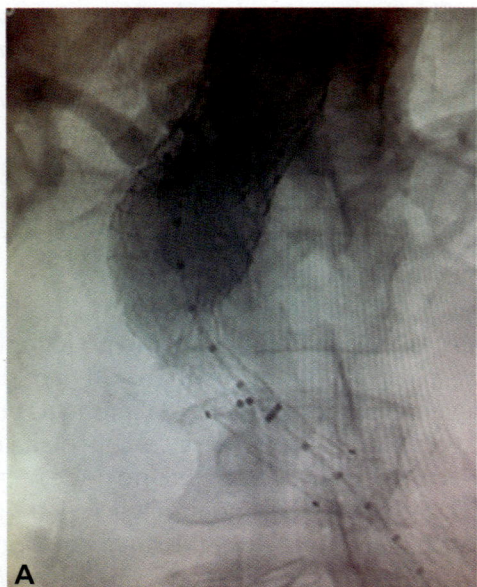
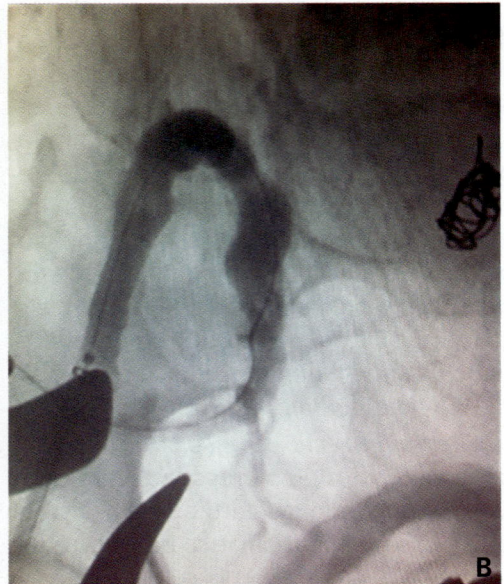

Fig. 46-2. (A) Endoprótese aorto-monoilíaca à esquerda. (B) Derivação ilíaca externa direita para a ilíaca interna direita com *stent* revestido.

ENDOLEAK TIPO II

Considerando que há pouca controvérsia na condução dos vazamentos tipos I e III, os vazamentos internos tipo II têm gerado publicações conflitantes sobre a sua história natural, detecção, acompanhamento e decisão do momento ideal para abordagem terapêutica. A avaliação contemporânea destes vazamentos contempla especial foco na detecção que, por vezes, é dificultosa, além de critérios de tratamento, estratégias e opções técnicas.[11]

Os *endoleaks* do tipo II são aqueles que resultam da perviedade e refluxo das artérias mesentérica inferior (IIA), lombares (IIB) e ilíacas internas (IIC) para dentro do saco aneurismático. Este tipo de vazamento pode envolver várias vias de fluxo de entrada e saída e representa o tipo mais frequente de vazamento interno. Sua incidência apresenta-se em torno de 8 a 10% e tem sido correlacionada, embora não de forma uniforme, com o número e tamanho destes ramos pérvios previamente ao tratamento do aneurisma.[11,12] A história natural é atualmente considerada relativamente benigna, e as evidências sugerem que cerca de 60% dos vazamentos identificados no pós-operatório imediato dos *endoleaks* tipo II vão resolver-se espontaneamente dentro de 6 meses. Considerando que não há provas claras de que a expansão no saco curse com a ruptura futura do aneurisma, a ocorrência de ruptura ocorre, embora raramente, nestes pacientes com *endoleaks* do Tipo II.[13] Dados do EUROSTAR, Registro em 2.463 pacientes, sugeriram a incidência cumulativa em 2 anos de 1,8% de ruptura após diagnóstico de vazamento tipo II (1 de 55 pacientes). No entanto, esta taxa não foi diferente, estatisticamente, daqueles pacientes que não apresentavam qualquer tipo de vazamento.[14]

Em recente metanálise publicada com 21.744 EVAR, 1.515 vazamentos tipo II, a taxa de ruptura de todos os tipos de vazamentos II foi de 0,9%, sendo que 43% dessas rupturas não apresentavam expansão do saco aneurismático.[14]

Os protocolos de imagem de seguimento pós-EVAR para detecção de *endoleaks* incluem a tomografia computadorizada (TC) como método de escolha, dada a sua disponibilidade e fácil padronização, sendo necessária sua realização em três fases (pré-contraste, arterial e tardia). Entretanto, a necessidade do uso de contraste iodado e a utilização de radiação ionizante são fatores que podem limitar a utilização seriada deste método. O Ultrassom com efeito Doppler (US Doppler), com ou sem a utilização do meio de contraste, e a ressonância magnética (RM) têm sido sugeridas como métodos complementares de investigação.[15] O US não somente é mais barato e seguro do que as outras modalidades descritas, mas pode realmente ser mais sensível no diagnóstico de vazamentos internos. Esta afirmação permanece controversa, pois sofre influências de acordo com o biótipo do paciente e habilidade do executor do exame. A dificuldade em se categorizar alguns tipos de vazamentos também pode ser auxiliada pela US, já que a mesma apresenta a vantagem específica de detectar a direção do fluxo nestes vazamentos, facilitando a categorização do tipo do *endoleak*. A utilização do contraste ultrassonográfico pode ainda melhorar a precisão deste exame, particularmente para a detecção e classificação dos *endoleaks*. Embora diretrizes atuais orientem a realização da TC após 6 meses ao tratamento endovascular para a detecção de vazamento interno tipo II, evidências sugerem que a omissão deste exame de acompanhamento e a imagem repetida em 12 meses com TC com contraste endovenoso ou US Doppler pode ser implementada.

A decisão de tratar o vazamento tipo II, com base na sua benigna história natural e muito rara associação à ruptura (< 1%), tem mudado de forma constante ao longo dos anos, favorecendo gradualmente a abordagem conservadora. Critérios para a intervenção variam na literatura, sendo o mais comum o *endoleak* tipo II persistente com saco aneurismático em expansão (> 5 mm). Considerando que existem preocupações quanto ao fato de a expansão poder ser um marcador para o risco de ruptura, este é atualmente o melhor guia disponível para se indicar a abordagem terapêutica.[11]

O tratamento dos vazamentos tipo II pode ser difícil, e o princípio consiste em eliminar os ramos na sua junção com o saco aneurismático. Uma variedade de técnicas (endovascular, cirúrgica convencional e laparoscópica) foi proposta para abolir o ramo responsável pela perfusão do aneurisma. Considerando que todas as alternativas podem ter um papel, a técnica endovascular é a preferida, dada a sua natureza minimamente invasiva. A embolização transarterial é o método mais comum para o tratamento dos vazamentos internos tipo II, e a oclusão dos ramos de alimentação do vazamento, pelo acesso transfemoral ou transbraquial, é obtida com sistema coaxial e utilização de microcatéteres que objetivam alcançar a artéria mesentérica inferior (Fig. 46-3), artérias lombares proximais ou origem da artéria ilíaca interna (Fig. 46-4). A abordagem é geralmente viável pela artéria ilíaca interna (glútea superior) e artéria mesentérica superior (cólica média e marginais), dependendo do alvo e respectiva colateralização a ser tratada. Microespirais metálicas são utilizadas mais comumente, mas cola, trombina e onyx também podem ser usados sem superioridade comprovada de um agente sobre o outro. Embolização translombar é uma alternativa razoável, particularmente quando não há acesso transarterial para o saco aneurismático (Fig. 46-5). Dada a raridade da técnica, nem todos os cirurgiões vasculares estão familiarizados, e os detalhes técnicos merecem atenção.[16] O aspecto mais importante do sucesso, independentemente da abordagem adotada, está no sucesso de embolizar o saco (*nidus*) bem como os ramos nutridores (entrada e saída), tarefa que exige conhecimento endovascular avançado. A laparotomia ou laparoscopia com ligadura dos ramos de alimentação, a sutura dos óstios dos ramos no saco aneurismático, deixando a endoprótese aórtica intacta, e, finalmente, a conversão para reparo aberto, são alternativas viáveis que trazem maior complexidade, morbidade, e mortalidade.[12,13]

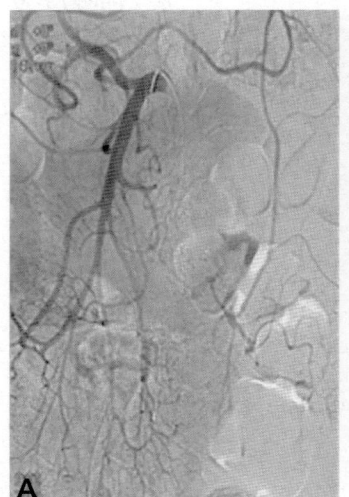 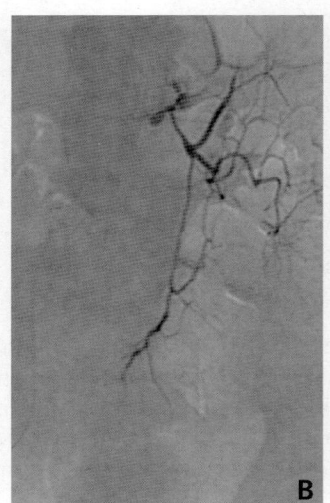 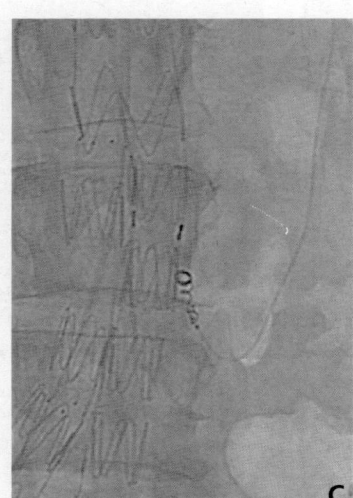 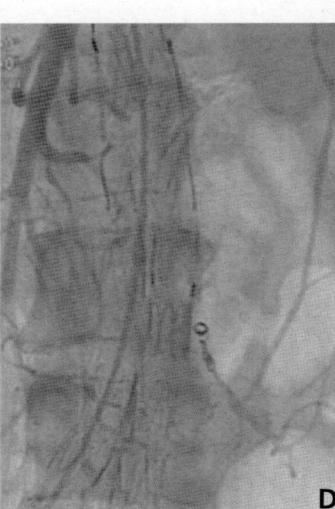

Fig. 46-3. (A) Arteriografia mesentérica superior com contrastação da artéria cólica média e arcada de Riolan. (B) Arteriografia superseletiva da artéria cólica esquerda mostrando contrastação retrógrada da artéria mesentérica inferior e *endoleak* tipo IIa. (C) Embolização da origem da artéria mesentérica inferior com microespiras metálicas. (D) Arteriografia de controle mostrando oclusão da artéria mesentérica inferior, resolução do *endoleak* e perviedade da artéria cólica esquerda.

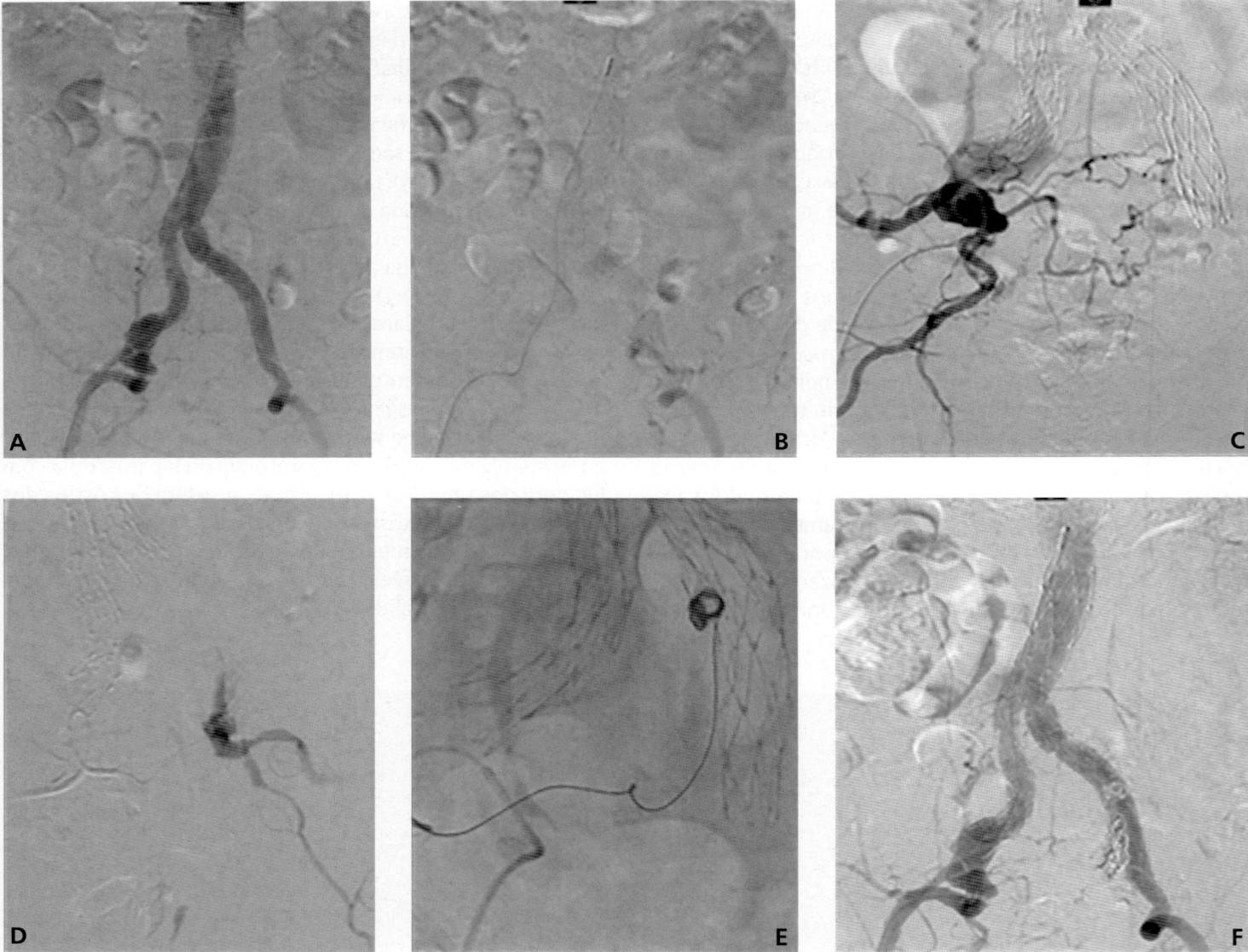

Fig. 46-4. (**A** e **B**) Aortografia pós-tratamento endovascular de AAA em sua fase tardia demonstrando reenchimento da artéria ilíaca interna esquerda configurando *endoleak* IIc. (**C**) Arteriografia ilíaca interna direita evidenciando reenchimento retrógrado contralateral da artéria ilíaca interna esquerda. (**D**) Arteriografia ilíaca interna esquerda após cateterismo superseletivo com microcatéter. (**E**) Embolização da origem da artéria ilíaca interna esquerda com microespirais metálicas. (**F**) Aortografia de controle demostrando resolução do *endoleak* tipo IIc.

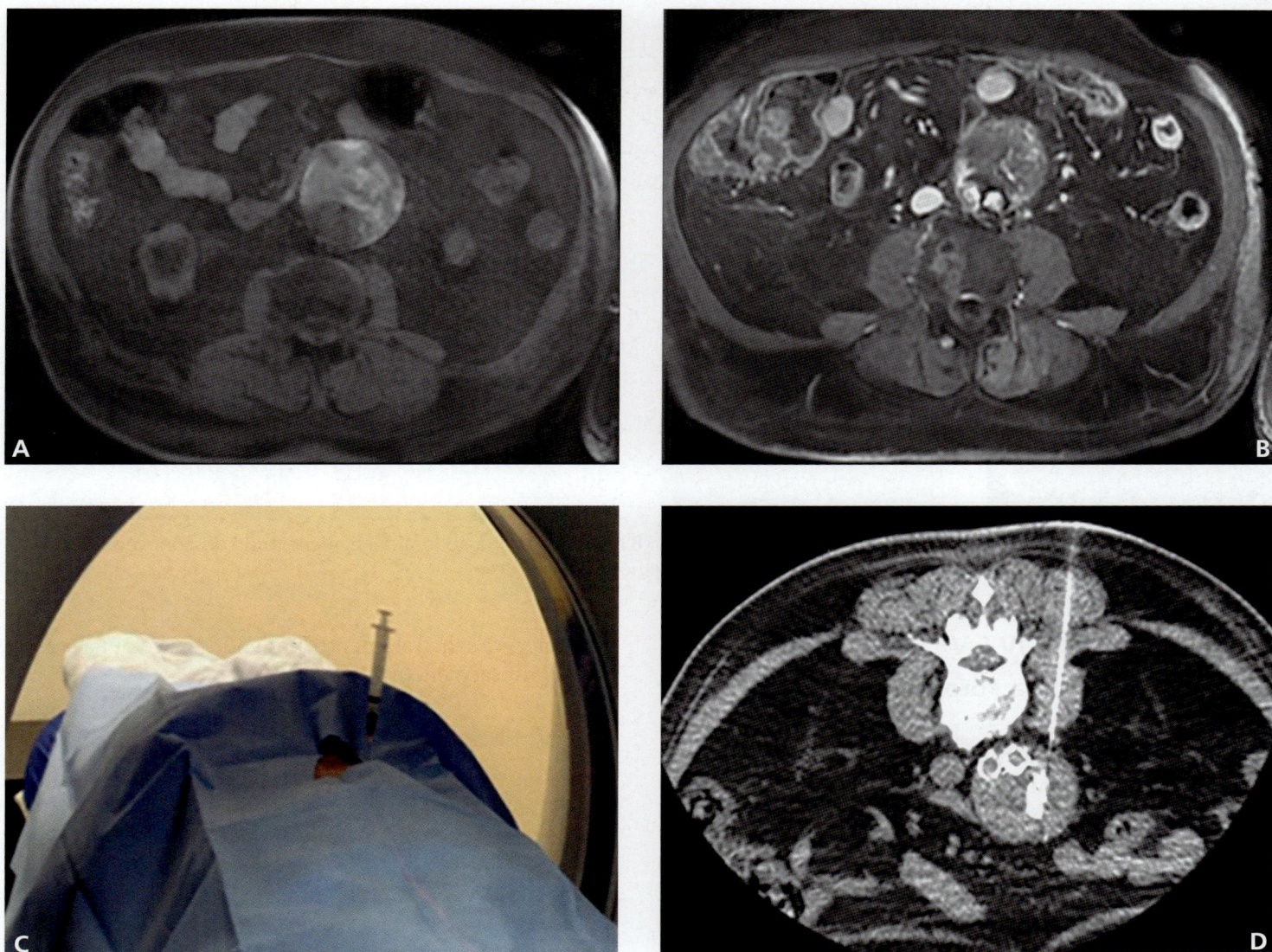

Fig. 46-5. (**A** e **B**) Ressonância magnética de abdome para diagnóstico de *endoleak* tipo IIb mostrando heterogeneidade de realce em saco aneurismático confirmando vazamento. (**C**) Posicionamento do paciente em decúbito ventral em tomógrafo destinado à intervenção percutânea. (**D**) Tomografia de abdome de controle pós-operatório imediato de embolização de *endoleak* tipo IIb por meio de punção translombar e injeção de onyx.

ENDOLEAK TIPO III

O vazamento do tipo III é uma complicação tardia rara. O saco aneurismático é pressurizado pela desconexão dos componentes modulares (tipo IIIA) ou defeito no tecido da endoprótese (tipo IIIB). O tipo IIIA pode ser causado pela falha estrutural da endoprótese como disjunção ou separação das extensões em razão de sua migração, ou decorrente da alteração na morfologia do aneurisma quando da remodelação e regressão do seu calibre. No tipo IIIB ocorre erosão do tecido da endoprótese. O tipo IIIB pode ser estratificado como maior ou menor que 2 mm, dependendo da lesão no tecido.[17,18]

Assim como no tipo I, o *Endoleak* tipo III apresenta pressão elevada no saco aneurismático pela comunicação com a pressão sistêmica, elevando o risco de ruptura e, por esse motivo, deve ser tratado sempre que diagnosticado (por meio de cirurgia aberta ou reparo endovascular).[17,18] O reparo endovascular inclui o implante de nova endoprótese dentro da implantada anteriormente para selar o vazamento interno. Na cirurgia aberta pode ser realizada a sutura do tecido ou mais comumente a confecção de novo enxerto com prótese de Dacron ou PTFE.

Por causa da evolução das endopróteses, com relação aos materiais utilizados para o tecido de revestimento e os tipos de fixação, o *endoleak* tipo III tem-se tornado mais raro, restando a intervenção em casos de remodelamento da aorta com desconexão de módulos e, na maioria das vezes, mais tardiamente ao tratamento primário (Fig. 46-6).[17,18]

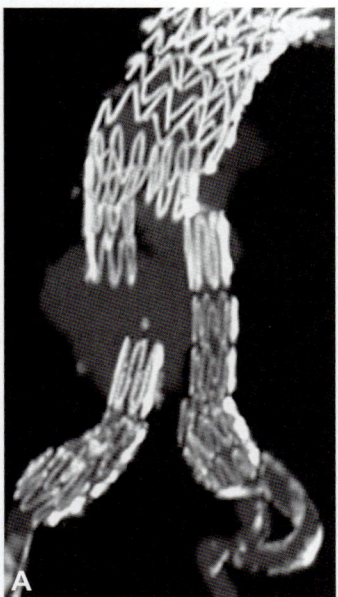 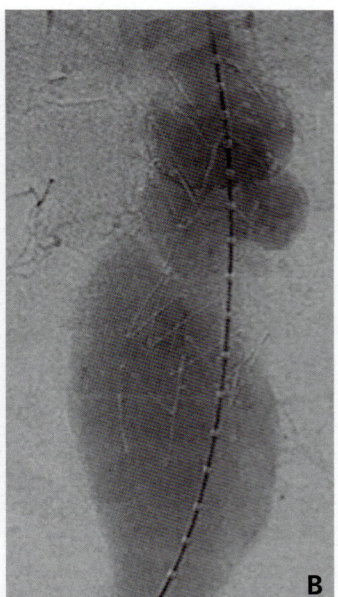 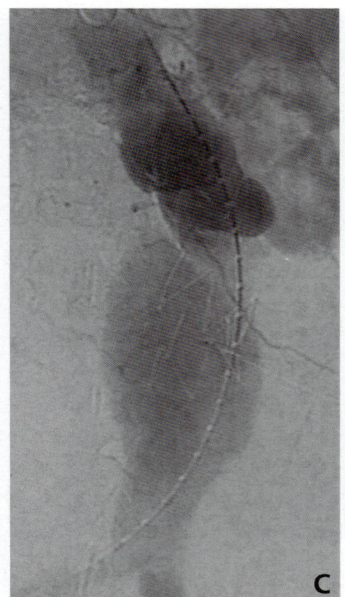 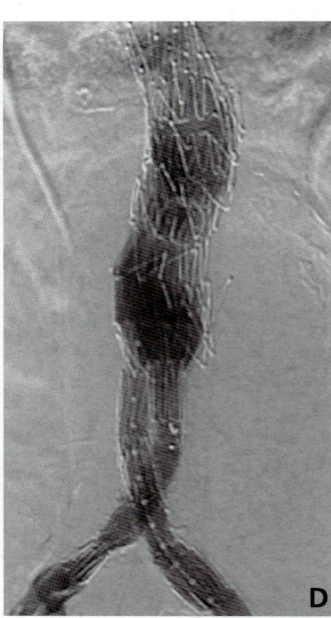

Fig. 46-6. (**A**) AngioTC demonstrando desconexão das extensões. (**B** e **C**) Aortografia abdominal evidenciando desconexão do corpo de endoprótese e *endoleak* tipo III. (**D**) Correção com implante de nova endoprótese.

ENDOLEAKS TIPOS IV E V

Tipo IV: Alteração na Porosidade da Endoprótese

Este tipo de complicação está relacionado com a presença de fluxo sanguíneo através do tecido intacto da endoprótese, observado nos primeiros 30 dias após o implante (Fig. 46-7).[3] É mais evidente na arteriografia de controle, logo após o implante da endoprótese, quando os pacientes estão sob a ação da heparinização sistêmica. Era mais observado nas primeiras gerações das endopróteses, sendo pouco frequente nas endopróteses atuais, havendo selamento espontâneo em pouco tempo. Nos casos em que existe a persistência, outros tipos de *endoleak* devem ser investigados.[3,19,20] O não reconhecimento do *endoleak* como tipo IV pode acarretar na permanência de grande vazamento que permanecerá sem tratamento, podendo acarretar na pressurização do saco aneurismático.

Tipo V: Endotensão

O *endoleak* tipo V ou também chamado de endotensão ocorre pela persistência da expansão do aneurisma sem diagnóstico da presença dos outros tipos de *endoleak*.[19] Deve-se ter mais cuidado nesses casos onde o *endoleak* pode não ser diagnosticado pelo método utilizado, uma vez que o fluxo do *endoleak* pode ser muito lento, sendo possível observá-lo somente em aquisições de imagens tardias da TC ou RM.[19,20]

A endotensão corresponde ao acúmulo de fluido seroso (seroma), mais comumente observado nas primeiras gerações das endopróteses que utilizavam ePTFE, em razão da ultrafiltração através de sua porosidade.[19,20]

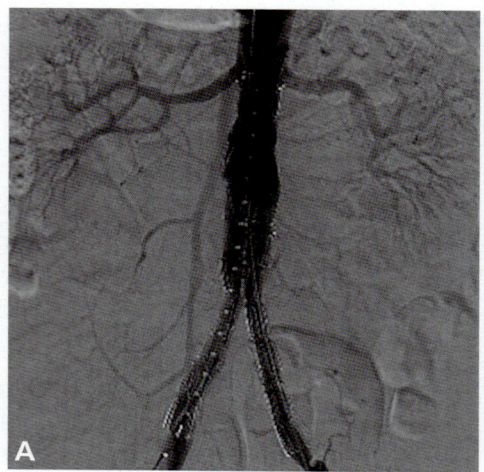 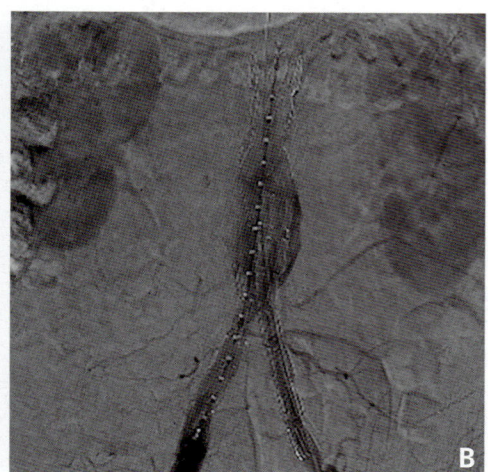

Fig. 46-7. (**A**) Aortografia abdominal após implante da endoprótese. (**B**) Fase tardia da aortografia evidenciando opacificação do saco aneurismático configurando *endoleak* tipo IV.

Alguns casos foram relatados de ruptura do saco aneurismático por endotensão. Um desses relatos demonstrou a presença de seroma contento material gelatinoso no interior do aneurisma.[20]

A punção do aneurisma e esvaziamento do seroma pode ser realizada, porém, há recidiva do processo na evolução. Outra opção de tratamento é a drenagem do conteúdo seroso do saco aneurismático e implante de nova endoprótese na tentativa de diminuir a porosidade. Nos casos de insucesso dessa técnica deve ser realizada a retirada da endoprótese por cirurgia convencional e correção com prótese bifurcada não porosa. Muitos casos deste tipo de complicação podem estar relacionados com outros tipos de *endoleak* não visibilizados, e a presença de trombo no colo do aneurisma pode permitir a pressurização do saco aneurismático.[19,20]

REFERÊNCIAS BIBLIOGRÁFICAS

1. Moore WS, Rutherford RB. Transfemoral endovascular repair of abdominal aortic aneurysm: results of the North American EVT phase 1 trial. EVT Investigators. *J Vasc Surg* 1996;23:543-53.
2. May J, White GH, Yu W et al. Repair of abdominal aortic aneurysms by endoluminal method: outcome in the first 100 patients. *Med J Aust* 1996;165:549-51.
3. Golzarian J, Maes, EB, Sun S. Endoleak: treatment options. *Tech Vasc Interventional Rad* 2005,8:41-9.
4. Lumsden AB, Allen RC, Chaikof EL et al. Delayed rupture of aortic aneurysms following endovascular stent grafting. Am J Surg 1995 Aug.;170(2):174-8.
5. Malina M, Ivancev K, Chuter TA et al. Changing aneurysmal morphology after endovascular grafting: relation to leakage or persistent perfusion. *J Endovasc Surg* 1997;4:23-30.
6. Antoniou GA, Georgiadis GS, Antoniou SA et al. A meta-analysis of outcomes of endovascular abdominal aortic aneurysm repair in patients with hostile and friendly neck anatomy. *J Vasc Surg* 2013;57:527-38.
7. Bryce Y, Rogoff P, Romanelli D, Reichle R. Endovascular repair of abdominal aortic aneurysms: vascular anatomy, device selection, procedure, and procedure-specific complications. *Radio Graphics* 2015;35:593-615.
8. Hobo R, Kievit J, Leurs LJ, Buth J. Influence of severe infrarenal aortic neck angulation on complications at the proximal neck following endovascular AAA Repair: a EUROSTAR Study. *J Endovasc Ther* 2007;14:1-11.
9. AbuRahma AF, Campbell JE, Mousa AY et al. Clinical outcomes for hostile versus favorable aortic neck anatomy in endovascular aortic aneurysm repair using modular devices. *J Vasc Surg* 2011 July;54(1):13-21.
10. Rahmani S, Grewal IS, Nabovati A et al. Increasing angulation decreases measured aortic stent graft pullout forces. *J Vasc Surg* 2016;63(2):493-9.
11. Avgerinos E, Chaer R, Makaroun M. Type II Endoleaks. *J Vasc Surg* 2014;60:1386-91.
12. Wyss TR, Brown LC, Powell JT, Greenhalgh RM. Rate and predictability of graft rupture after endovascular and open abdominal aortic aneurysm repair: data from the EVAR trials. *Ann Surg* 2010;252:805-12.
13. Walker J, Tucker LY, Goodney P et al. Type II Endoleak with or without intervention after endovascular aortic aneurysm repair (EVAR) does not change long term outcomes despite aneurysm sac growth. *J Vasc Surg* 2014;59(Suppl S):5s.
14. Van Marrewijk CJ, Buth J, Harris PL et al. Significance of Endoleaks after endovascular repair of abdominal aortic aneurysms: the EUROSTAR experience. *J Vasc Surg* 2002;35:461-73.
15. Cantisani V, Ricci P, Grazhdani H et al. Prospective comparative analysis of colour-Doppler ultrasound, contrast-enhanced ultrasound, computed tomography and magnetic resonance in detecting Endoleak after endovascular abdominal aortic aneurysm repair. *Eur J Vasc Endovasc Surg* 2011;41:186-92.
16. Sidloff DA, Stather PW, Choke E et al. Type II Endoleak after endovascular aneurysm repair. *Br J Surg* 2013;100:1262-70.
17. Wanhainen A, Nyman R, Eriksson MO, Björck M. First report of a late type III Endoleak from fabric tears of a Zenith stent graft. *J Vasc Surg* 2008;48:723-6.
18. Naughton PA, Garcia-Toca M, Rodriguez HE et al. Endovascular treatment of delayed type 1 and 3 Endoleaks. *Cardiovasc Intervent Radiol* 2011;34:751-7.
19. Thoo CHC, Bourke BM, May J. Symptomatic sac enlargement and rupture due to seroma after open abdominal aortic aneurysm repair with polytetrafluoroethylene graft: implications for endovascular repair and endotension. *J Vasc Surg* 2004 Dec.;40(6):1089-94.
20. Veith FJ, Baum RA, Ohki T et al. Nature and significance of Endoleaks and endotension: summary of opinions expressed at an international conference. *J Vasc Surg* 2002;35:1029-35.

Capítulo 47

Estenoses e Obstruções Aórticas e Ilíacas

- Marcus Vinícius Borges
- Francisco César Carnevale
- Airton Mota Moreira

CONTEÚDO

- HISTÓRICO 647
- INTRODUÇÃO 647
- EPIDEMIOLOGIA 647
- FATORES DE RISCO 647
- DIAGNÓSTICO 648
  - MANIFESTAÇÕES CLÍNICAS 648
  - LABORATÓRIO VASCULAR NÃO INVASIVO . . . 650
  - MÉTODOS DE IMAGEM 652
- TRATAMENTO 653
  - TRATAMENTO COMBINADO 658
- REFERÊNCIAS BIBLIOGRÁFICAS 662

HISTÓRICO

A história da terapia percutânea das doenças vasculares é rica e abundante no que diz respeito a inovações e desenvolvimento técnico. A angioplastia transluminal percutânea (ATP) foi pioneiramente concebida por Dotter, em 1964,[1] que tratou com sucesso uma paciente com isquemia crítica de membro inferior, utilizando catéteres coaxiais para dilatar uma artéria poplítea ocluída. Infelizmente, limitações técnicas associadas principalmente às características dos catéteres dilatadores, utilizados na época, impediram a sua ampla aceitação e utilização. Somente, em 1974, após a introdução por Gruntzig e Hopff do catéter balão de duplo lúmen,[2] houve uma revolução da técnica, e seu uso foi mais aceito no tratamento de lesões obstrutivas coronarianas e vasculares periféricas. A partir de então, as técnicas endovasculares ganharam grande impulso, tornando-se objeto de grande estudo e interesse.

O incremento relacionado com a evolução tecnológica dos materiais utilizados na cirurgia endovascular ocorrido nas últimas décadas, incluindo a introdução dos *stents* metálicos na década de 1980, nos permite, atualmente, tratar lesões arteriais nos seus diversos graus de complexidade, com altos índices de sucesso técnico, à custa de baixos índices de morbidade, mortalidade e com resultados duráveis.

INTRODUÇÃO

A aterosclerose é a principal causa da obstrução das artérias dos membros inferiores (Fig. 47-1), conhecida como doença aterosclerótica obliterante periférica (DAOP), que pode acometer um segmento arterial focal ou pode fazer-se de modo difuso.

A DAOP da aorta e das artérias ilíacas pode resultar em manifestações clínicas que incluem desde a claudicação intermitente até a isquemia crítica, com risco de perda de membro.

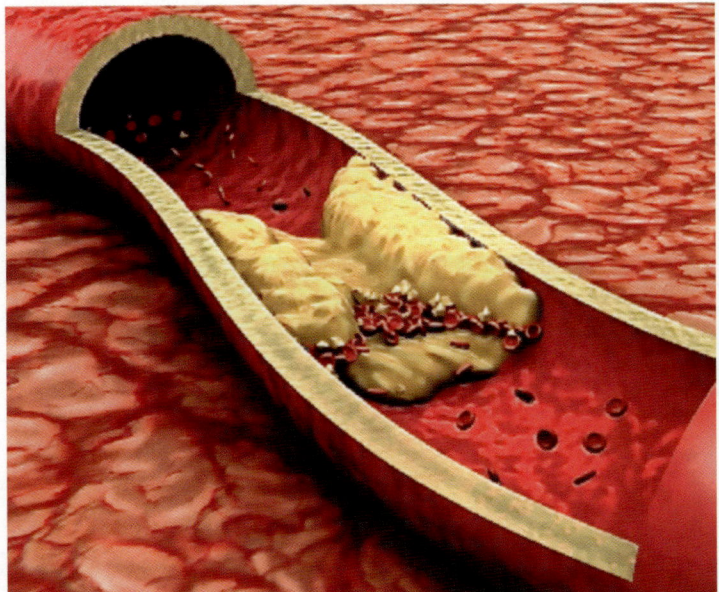

Fig. 47-1. Aterosclerose é um tipo de arterioesclerose e se refere ao processo inflamatório que ocorre na parede vascular com acúmulo de elementos gordurosos, colesterol, restos celulares, cálcio e fibrina. Tal processo resulta na "construção" de uma camada na luz do vaso, conhecida como placa de ateroma.

A restauração cirúrgica, seja através de confecção de pontes seja endarterectomia, já provou sua eficácia no sentido de alívio dos sintomas e com resultados duráveis. Entretanto, as técnicas endovasculares têm-se apresentado como técnicas minimamente invasivas, alternativas às técnicas cirúrgicas convencionais, oferecendo bons resultados e com menores índices de morbidade e mortalidade.

Além disso, o tratamento endovascular das lesões aortoilíacas tem sido realizado com frequência cada vez maior. E isto se deve a diversos fatores, como: a) percepção da sua segurança e maior afinidade com as técnicas endovasculares; b) maior durabilidade dos procedimentos endovasculares, sobretudo, nos leitos arteriais proximais e c) os procedimentos endovasculares podem ser utilizados como terapia de primeira escolha, uma vez que opções cirúrgicas convencionais não sejam perdidas, caso ocorra insucesso com a técnica endoluminal.

EPIDEMIOLOGIA

O tratamento do paciente portador de DAOP deve-se basear no contexto epidemiológico da doença, sua história natural e no controle dos fatores de risco modificáveis, associados à deterioração da circulação arterial dos membros inferiores (MMII).

Segundo estudo realizado em Framinghan (Massachussets, E.U.A.), a incidência anual da enfermidade isquêmica sintomática é de 26 por 10.000 em homens e de 12 por 10.000 em mulheres. Neste estudo, a incidência aumenta conforme a idade, sendo a predominância masculina aproximadamente o dobro em todas as faixas etárias. O pico de incidência ocorre em homens entre a sexta e a sétima décadas de vida,[3] acometendo 8 a 10 milhões de pessoas ao ano, nos Estados Unidos.[4]

Entretanto, a prevalência da enfermidade aterosclerótica dos membros inferiores tem sido subestimada na população em geral, uma vez que o processo pode existir de forma subclínica durante muitos anos até que apareçam os primeiros sintomas. Assim, quando estes surgem, geralmente, há diminuição de 50% do calibre da luz arterial e incremento da morbimortalidade por causa da associação às insuficiências coronariana e cerebrovascular. Estudos populacionais têm demonstrado uma prevalência de DAOP na população em geral de 3-10%, podendo variar de 15-20% nos pacientes com mais de 70 anos de idade.[5-7] A prevalência da claudicação intermitente aumenta de 3% nos pacientes de 40 anos, para 6% nos pacientes com 60 anos ou mais. Um achado interessante, nestes estudos de pesquisa da prevalência de DAOP populacional, é o de que entre 10 e 50% dos pacientes com claudicação intermitente nunca consultaram um médico a respeito desta manifestação clínica.[4]

FATORES DE RISCO

Critérios que definem um fator de risco requerem estudos controlados, prospectivos e que demonstrem que a modificação de determinado fator altera o desenvolvimento ou evolução da DAOP, como a interrupção do hábito de fumar. Apesar de os diversos fatores descritos aqui neste tópico serem chamados de fatores de risco, existe, na maioria dos casos, a evidência de associação entre estes fatores e a DAOP. Os fatores de risco da DAOP podem ser divididos em reversíveis e não reversíveis.[8] Os fatores reversíveis mais importantes são a alteração do metabolismo dos lipídios, tabagismo, diabete e hipertensão arterial. Os fatores não reversíveis são idade, sexo e história familiar de doença aterosclerótica.

- *Raça:* diversos estudos demonstram maior incidência de DAOP em negros, quando comparados aos pacientes brancos. Entretanto, esta diferença não pode ser explicada pela diferença entre os outros fatores de risco clássicos.
- *Sexo:* a prevalência da DAOP, assintomática ou sintomática, é maior no sexo masculino, sobretudo nos grupos de pacientes mais jovens.
- *Idade:* há claro aumento, tanto na incidência quanto na prevalência da DAOP, com o aumento da idade.
- *Lipídios:* a relação entre a alteração do metabolismo dos lipídios e a aterosclerose é fato constatado há muitos anos. A maior parte dos estudos epidemiológicos confirma que existem níveis elevados de lipídios plasmáticos em pacientes com isquemia de membros inferiores.
- *Tabagismo:* a forte associação entre o hábito de fumar cigarros e a aterosclerose dos membros inferiores tem sido amplamente demonstrada. No estudo realizado em Framinghan demonstrou-se a relação entre o número de cigarros fumados e a incidência de claudicação intermitente. O hábito de fumar é considerado o fator de risco mais importante para o desenvolvimento da enfermidade vascular periférica.
- *Diabete:* a associação entre o diabete melito e isquemia de MMII é muito bem demonstrada. O estudo Framinghan destaca que a intolerância à glicose aumenta o risco de isquemia periférica em 2,4 vezes para os homens e em quatro vezes para as mulheres.
- *Hipertensão arterial:* o estudo Framinghan demonstrou a importância da hipertensão arterial como fator de risco na isquemia de MMII, multiplicando-se por 3 a incidência da enfermidade, quando da presença desta doença.
- *Outros:* outros fatores podem ser considerados como potenciais fatores de risco. Dentre eles, destacam-se a obesidade, vida sedentária, hiperfibrinoginemia, aumento do hematócrito e viscosidade sanguínea, elevação dos níveis de proteína C reativa, hiper-homocisteinemia e insuficiência renal crônica.

DIAGNÓSTICO

Manifestações Clínicas

Pacientes com DAOP de MMII podem apresentar-se dentro de um amplo contexto clínico. Neste contexto, eles podem evoluir de pacientes assintomáticos a pacientes com claudicação intermitente e casos mais avançados de isquemia crítica, representados por dor isquêmica de repouso e perda de integridade tecidual (Figs. 47-2 a 47-4).

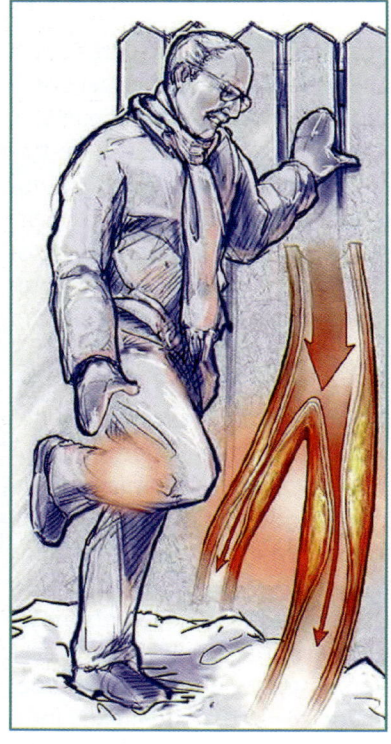

Fig. 47-2. Representação de paciente com claudicação intermitente, neste caso acometendo a panturrilha homolateral ao lado da oclusão arterial.

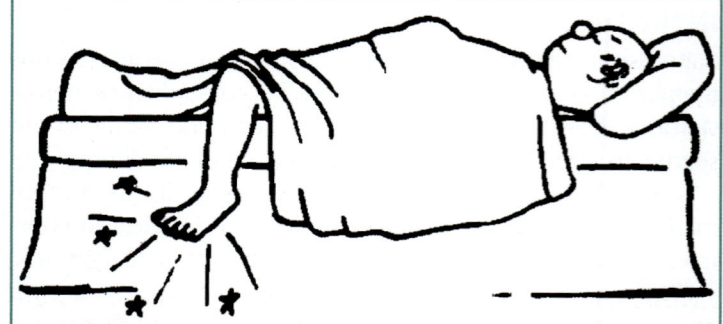

Fig. 47-3. Representação de paciente com dor isquêmica de repouso, com a tendência natural de deixar o membro acometido para baixo do nível da cama. Modificada de Durhan JD, Rutherford RB. Standards for Reporting Lower Extremity Ischemia. In: LaBerge IM, Darcy MD. Peripheral Vascular Interventions – SCVIR SYLLABUS. P. 210, 1994.

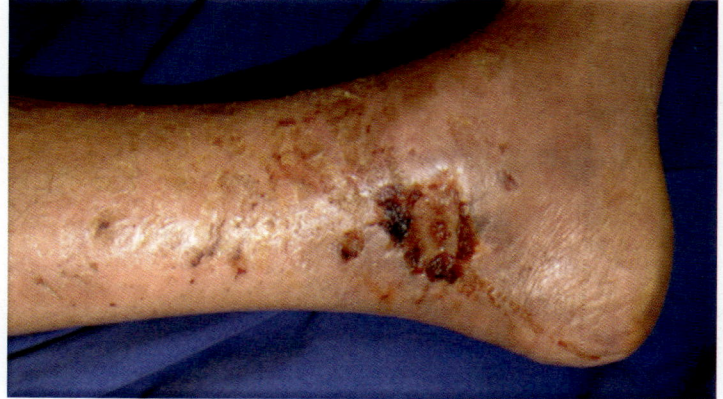

Fig. 47-4. Úlcera maleolar isquêmica não traumática em paciente com antecedente de claudicação incapacitante de membros inferiores.

Quadro 47-1. Classificação de Rutherford-Becker

Categoria	Descrição clínica	Critério objetivo
0	Assintomático	Testes de esteira e hiperemia reativa normais
1	CI leve	Completa o teste de esteira* Pressão de tornozelo > 50 mmHg, porém > 25 mmHg menor que a pressão braquial
2	CI moderada	Entre as categorias 1 e 3
3	CI severa	Teste de esteira não pode ser realizado e pressão de tornozelo < 50 mmHg, ao término do teste
4	Dor isquêmica de repouso	Pressão no tornozelo em repouso < 40 mmHg, com registro de volume de pulso de tornozelo ou metatarso liso ou fraco Pressão pediosa < 30 mmHg
5	Pequena perda tecidual – úlcera não cicatrizada, gangrena focal com isquemia difusa do pé	Pressão no tornozelo em repouso < 60 mmHg, registro de volume de pulso, tornozelo ou metatarso liso ou fraco; Pressão pediosa < 40 mmHg
6	Grande perda tecidual, estendendo abaixo do nível transmetatarsiano, função do pé não mais recuperável	A mesma da categoria 5

CI = claudicação intermitente.*5 minutos a 2 mph com inclinação de 12°.

Segundo Vorwerk, Hicks e Hunter, as oclusões arteriais crônicas são aquelas com mais de 3 meses de duração e cuja manifestação clássica é a claudicação intermitente.[9,10] O sintoma é descrito como dor, cãibras ou fadiga que se produz ao caminhar, e está relacionado com o déficit de aporte sanguíneo ao músculo em exercício. O nível da oclusão arterial e a localização da claudicação intermitente estão intimamente relacionados. As oclusões aorto-ilíacas difusas causam, com frequência, claudicação nas nádegas, coxas, panturrilha e, normalmente, não existe o pulso femoral. Na oclusão femoropoplítea, a claudicação é referida na panturrilha e, geralmente, os pulsos distais ao pulso femoral estão ausentes. Dentro deste contexto, os pacientes com DAOP podem ser classificados, de acordo com os sinais e sintomas apresentados, conforme as classificações descritas por Rutherford e Fontaine (Quadros 47-1 e 47-2).

Doença oclusiva isolada da aorta abdominal

As lesões isoladas da aorta são raras, ocorrendo em cerca de 5% dos pacientes com DAOP sintomáticos. Em geral, são placas extensas, calcificadas frequentemente no segmento arterial visceral (Fig. 47-5) ou lesões focais no segmento infrarrenal (Fig. 47-6). A combinação de doença oclusiva da aorta abdominal e artérias ilíacas é o padrão mais comum.

Doença oclusiva unilateral das artérias ilíacas

A doença obliterativa das artérias ilíacas isoladamente ocorre em 10 a 15% das doenças vasculares oclusivas periféricas, e a maioria destas oclusões é resultado de lesões ateroscleróticas (Fig. 47-7). Pequeno número está relacionado com as doenças embólicas da bifurcação das artérias ilíacas comuns. Doenças não ateroscleróticas, como fibrodisplasia e degeneração cística da adventícia, são raramente encontradas. Os achados clínicos típicos (ausência de pulso femoral, claudicação intermitente de glúteo e coxas e redução de pressão no tornozelo) são encontrados em 33% dos pacientes com oclusão aorto-ilíaca crônica.

Doença oclusiva bilateral de artérias ilíacas

A doença bilateral das artérias ilíacas ocorre de forma simétrica ou não. A forma mais comum de apresentação neste território é a presença de estenose bilateral. A oclusão das artérias ilíacas comuns é mais frequente que a oclusão das artérias ilíacas externas isoladamente. Na presença de oclusão ilíaca, o achado mais comum na angiografia é a oclusão ilíaca unilateral com lesões estenosantes do lado oposto (Fig. 47-8). Nesta situação, os sintomas irão depender da extensão de circulação colateral. Em estudo realizado com 50 pacientes com DAOP, encontrou-se doença em 98 artérias ilíacas. Destas, 22 eram oclusões, e 76 eram estenoses. A maior parte das oclusões detectadas por angiografia ocorreu nas artérias ilíacas comuns próximo às suas origens na aorta, seguido de oclusão das artérias ilíacas externas e, em menor proporção, ocorreu

Quadro 47-2. Classificação de Fontaine

Estágio	Descrição clínica	Categoria(s) de Rutherford
1	Assintomático	0
2	CI 2A – CI limitante 2B – CI incapacitante	1, 2 e 3
3	Dor isquêmica de repouso	4
4	Lesão trófica	5 e 6

CI = claudicação intermitente.

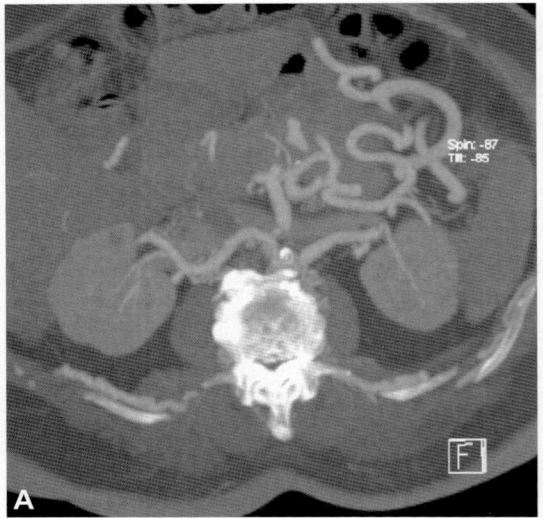
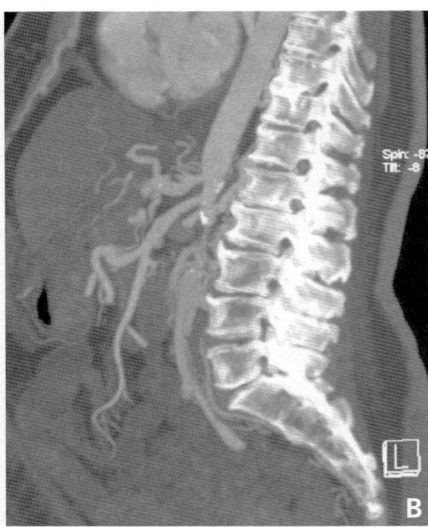
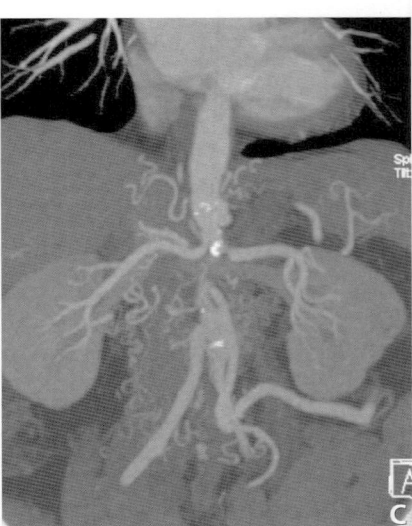

Fig. 47-5. (A) Corte axial de angioTC demonstra placa calcificada acometendo segmento visceral da aorta abdominal em paciente com queixa de claudicação intermitente de membros inferiores. (B) Visão em perfil mostrando extensão da placa do segmento visceral ao segmento infrarrenal da aorta. (C) Visão anterior demonstrando a extensão da placa.

oclusão de todo o território ilíaco. Esta distribuição pode explicar o aumento de pacientes tratados por meio de técnicas endovasculares percutâneas.

Laboratório Vascular não Invasivo

Vale a pena lembrar que, apesar da grande utilidade do exame físico dos pulsos, a não palpação de pulso pedioso tende a conduzir a falsos diagnósticos de DAOP, enquanto que se basear estritamente no uso dos sintomas clássicos da claudicação intermitente para identificação da DAOP pode conduzir ao não diagnóstico da doença num número significativo de pacientes.[11] Desta forma, faz-se necessária a confirmação do diagnóstico de DAOP com testes hemodinâmicos e exames de imagem.

De acordo com as normas de práticas da Sociedade de Radiologia Intervencionista e do Colégio Americano de Cardiologia, pacientes com fatores de risco e suspeita clínica de DAOP devem ser submetidos à avaliação vascular, que inclui o exame físico vascular e complementação por meio de avaliação fisiológica das artérias das extremidades. Den-

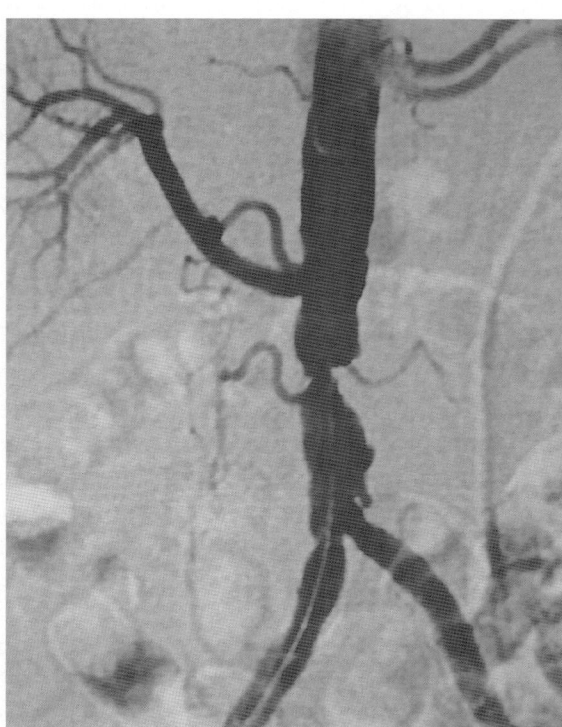

Fig. 47-6. Aortografia abdominal com subtração digital evidencia estenose focal no segmento infrarrenal da aorta abdominal.

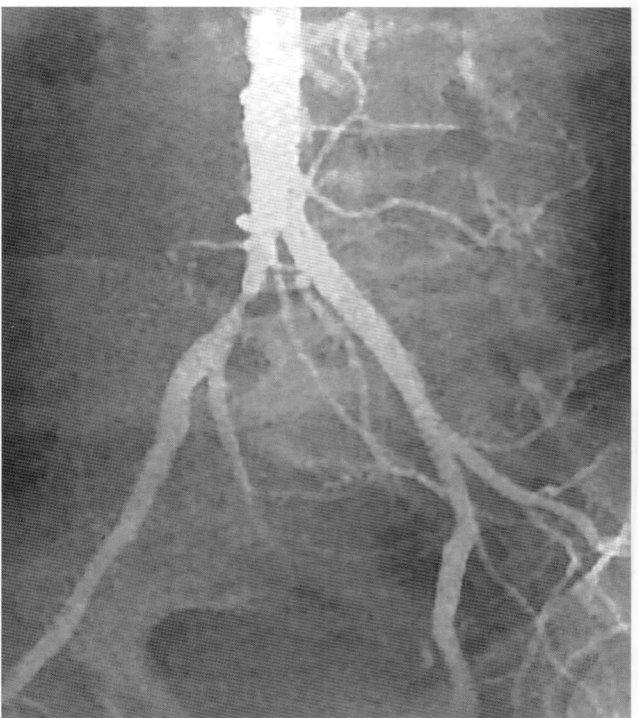

Fig. 47-7. Angiografia com subtração digital em incidência oblíqua anterior esquerda demonstra estenoses da artéria ilíaca comum direita.

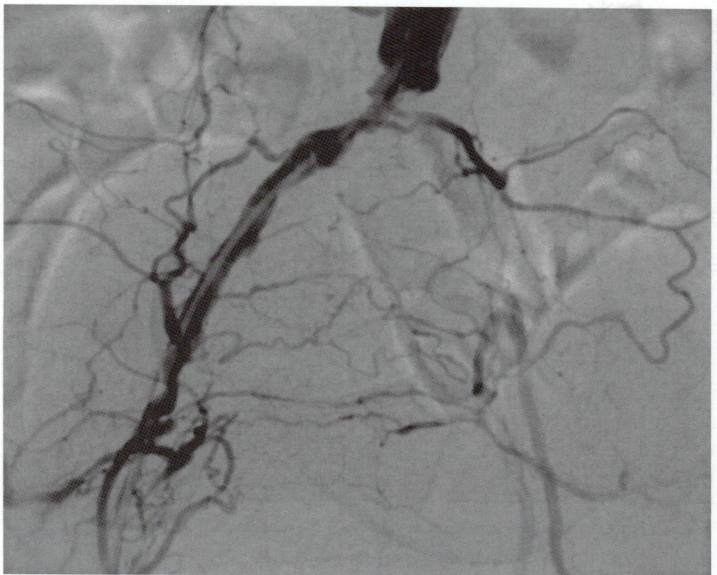

Fig. 47-8. Angiografia com subtração digital demonstra oclusão ostial da artéria ilíaca comum esquerda associada à estenose na origem da artéria ilíaca comum direita.

tre estes métodos de avaliação complementar, destacam-se o Doppler com medida do índice tornozelo/braço (ITB), a pletismografia e o teste de esteira.

- *Doppler com medida do ITB:* a medida não invasiva das pressões na perna utilizando o esfigmomanômetro e o detector de velocidade Doppler é o método quantitativo mais comumente usado para avaliar a doença arterial estenótica ou oclusiva (Fig. 47-9). O ITB normal é aproximadamente 1, e o valor encontrado constitui um dos parâmetros que melhor indica a presença ou ausência de enfermidade isquêmica hemodinamicamente significativa.
- *Pletismografia:* a pletismografia detecta e quantifica alterações de volume e pressão dos vasos, ajudando a identificar o diagnóstico da enfermidade vascular periférica, mediante o estudo das alterações da onda de pulso e da pressão arterial. Seu valor diagnóstico torna-se bem maior quando da associação a outros métodos diagnósticos, principalmente nos pacientes com artérias calcificadas, em que as pressões segmentares tornam-se não confiáveis.[12]
- *Teste de esteira:* inicialmente é realizada a medida do ITB com o paciente em repouso. A seguir, o paciente é colocado sobre esteira ergométrica com angulação ascendente de 12°, durante cinco minutos a velocidade de 3,2 km/h. Após a caminhada, são realizadas novas medidas que serão comparadas aos valores prévios ao exercício. A avaliação é feita considerando-se normal a diminuição do ITB em até 20%. Valores acima deste nível sugerem isquemia arterial periférica.[13]
- *Oximetria transcutânea:* a mensuração da pressão transcutânea de oxigênio ($tcPO_2$) é bastante útil na avaliação da DAOP. Tem sido utilizada como preditor de cicatrização de úlceras isquêmicas, para determinar nível de amputação e avaliar sucesso da restauração arterial no pós-ope-

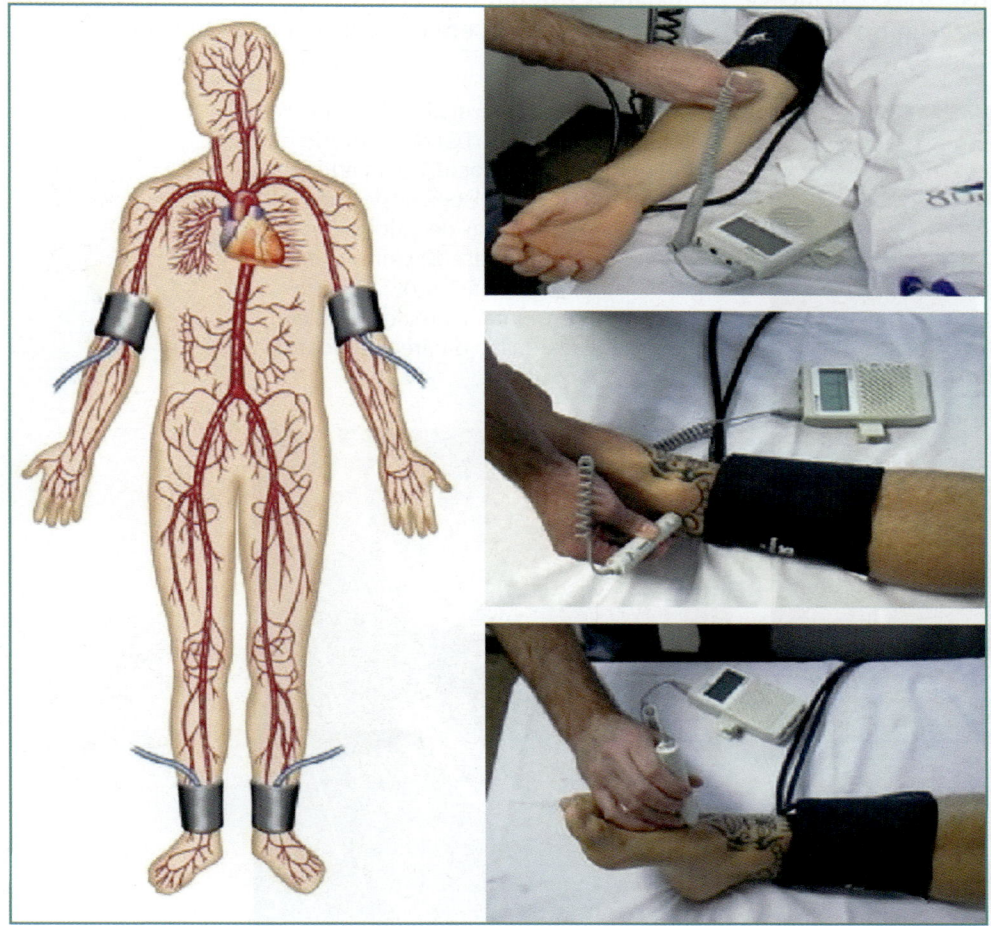

Fig. 47-9. Realização de medidas do ITB.

ratório.[14,15] É útil também em pacientes diabéticos com falsos valores de ITB. Um estudo demonstrou que a cicatrização de úlcera isquêmica era improvável quando a tcPO$_2$ era menor que 30 mmHg.[16] As úlceras cicatrizaram quando a tcPO$_2$ era de, no mínimo, 38 mmHg.

Métodos de Imagem

Alguns métodos de imagem podem e devem ser utilizados no auxílio do diagnóstico das doenças arteriais dos membros inferiores. Dentre estes, destacam-se a ultrassonografia com Doppler (US Doppler), tomografia computadorizada (TC), angiorressonância magnética (ARM), o ultrassom intravascular (USIV) e a angiografia por cateter.

- *US vascular:* a US Doppler é um método versátil e amplamente utilizado na avaliação e acompanhamento da DAOP, permitindo, em cada segmento arterial, a avaliação de parâmetros fundamentais: velocidade de fluxo, morfologia da onda de pulso e a imagem da lesão vascular (Fig. 47-10). Estas informações podem ser obtidas em tempo real, tanto nas afecções ateroscleróticas das extremidades, como em outros territórios vasculares,[17] podendo ter alguma limitação na avaliação do segmento aortoilíaco, sobretudo em pacientes obesos.
- *Tomografia computadorizada:* a TC é método útil no diagnóstico da doença aterosclerótica, principalmente no território da aorta abdominal e seus ramos principais. As alterações ateroscleróticas da aorta são claramente avaliadas. Essas alterações incluem tortuosidades, calcificações e dilatações, além de poder oferecer informações, como calibre arterial proximal e distal ao território doente e extensão da lesão, ajudando também na programação terapêutica (Fig. 47-11).
- *Ressonância magnética:* durante os últimos anos a ARM passou de instrumento de investigação, para ser amplamente utilizado na prática clínica. As principais vantagens no diagnóstico da doença vascular periférica são o seu caráter não invasivo, ausência de injeção de contraste iodado e possibilidade de múltiplas projeções em um só exame. Entretanto, há a associação do uso do gadolínio à fibrose sistêmica em pacientes com disfunção renal.

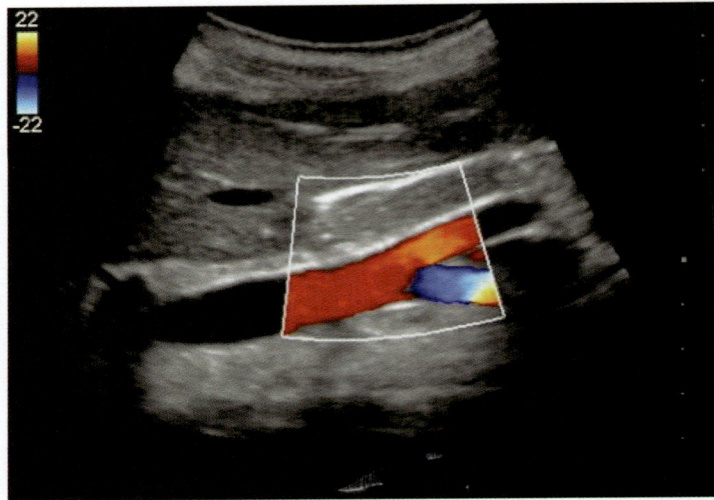

Fig. 47-10. Ultrassom vascular com Doppler da bifurcação da aorta e origem das artérias ilíacas comuns.

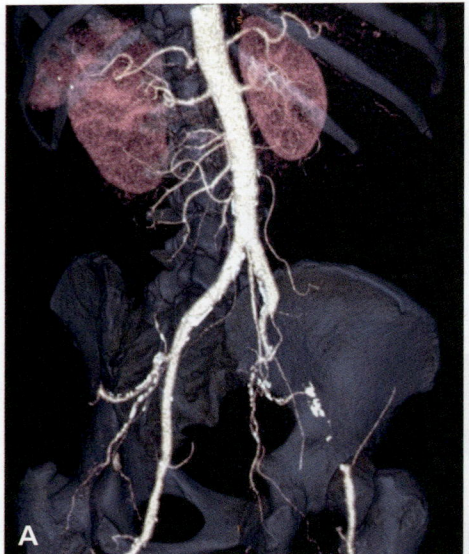
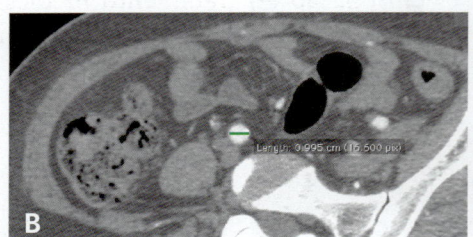
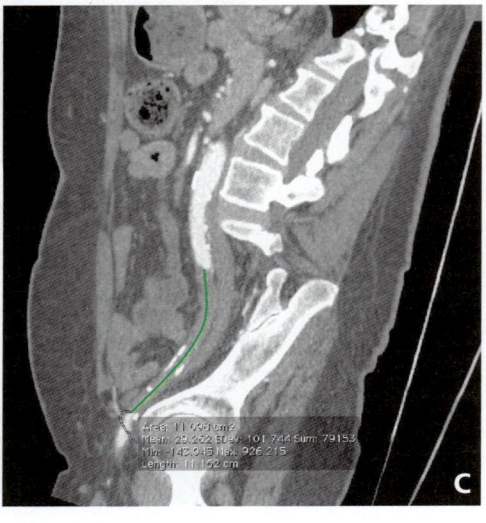

Fig. 47-11. (**A**) Reconstrução em 3D de angiotomografia (angioTC) do território aortoilíaco demonstra oclusão da artéria ilíaca externa direita (visões posterior e oblíqua), além de placas de cálcio difusamente distribuídas. (**B**) Corte axial de angioTC. Análise do diâmetro da artéria ilíaca comum proximal à área de oclusão. (**C**) Análise da extensão da área de oclusão ilíaca.

- *Ultrassom intravascular:* o desenvolvimento nos últimos anos dos procedimentos percutâneos endovasculares possibilitou a investigação de novas técnicas para o diagnóstico, sendo a USIV um desses instrumentos. A incorporação de um pequeno transdutor a um catéter angiográfico permite a obtenção de imagens da luz vascular, da parede do vaso e dos tecidos adjacentes. A utilidade da USIV deve-se a sua capacidade de mostrar as lesões vasculares antes e depois dos tratamentos endoluminais, possibilitando melhor avaliação de cada lesão e a escolha da terapêutica a ser empregada.
- *Angiografia por catéter:* as primeiras arteriografias foram realizadas por Berberich e Hirsch,[18] em 1923, *apud* Kadir (1986), com utilização do brometo de estrôncio. Mesmo que as imagens fossem aceitáveis, o agente de contraste era tóxico, limitando a sua utilização. Em 1924, Brooks[19] utilizou iodeto de sódio, obtendo boas imagens em seres humanos, mas produzindo grande incômodo para os pacientes.

 Os contrastes utilizados atualmente são derivados do triiodobenzeno, incorporando um radical carboxila ou amina e podem ser de quatro tipos: monômeros iônicos e não iônicos e dímeros iônicos e não iônicos.[20]

 A arteriografia é realizada mediante injeção de contraste na árvore arterial para distinguir os vasos dos tecidos adjacentes. Os primeiros autores a realizar a aortografia foram Dos Santos *et al.*[21] (1929), por meio de punção translombar. Seldinger descreveu, em 1953, um método de abordagem arterial percutânea, eliminando a necessidade de incisão cirúrgica. Sua técnica baseada na tríade "agulha/fio-guia/catéter" pode ser considerada o avanço mais importante na história da angiografia.

 A angiografia pode ser realizada mediante técnica radiológica convencional ou digital. O desenvolvimento da angiografia digital com subtração de imagens, excluindo a sobreposição das estruturas adjacentes aos vasos (ossos e partes moles), permitiu a melhor visibilização e definição das estruturas vasculares.

 Atualmente, em decorrência da utilidade e disponibilidade dos exames de imagem não invasivos, a arteriografia por catéter tem sido raramente utilizada como modalidade diagnóstica primária. A angiografia com subtração digital tem sido mais frequentemente usada com o tratamento endovascular simultâneo.
- *Medida pressórica transestenose:* nos casos em que o significado clínico de estenose seja incerto, medidas de pressão devem ser obtidas.[22] Gradiente de pressão de pico sistólico maior que 10 mmHg ou gradiente de pressão arterial média maior que 5 mmHg são considerados hemodinamicamente significativos. Gradiente de pressão de pico sistólico de 10 a 15 mmHg, após injeção de vasodilatadores que simulem exercício físico, também é considerado hemodinamicamente significativo.

TRATAMENTO

Diante de paciente com DAOP sintomática, as possibilidades terapêuticas são diversas. A escolha da melhor estratégia terapêutica deve ser individualizada, e esta decisão deve basear-se, principalmente, na apresentação da doença vascular, condição clínica e comorbidades do paciente, experiência do médico executante e morfologia da lesão. O *TransAtlantic Inter-Society Consensus (TASC)*, inicialmente publicado em 2000 e revisado em 2007 *(TASC II)*, oferece uma classificação morfológica das lesões aortoilíacas (Quadro 47-3). O *TASC II* recomenda o tratamento endovascular das lesões tipos A e B e tratamento cirúrgico nas lesões C e D. Entretanto, diversos estudos têm relatado êxito com o tratamento endovascular em lesões *TASC C e D*,[23-25] reforçando que a apresentação do paciente e suas comorbidades, além da experiência do médico em procedimentos intervencionistas, devem ser levadas em consideração no momento do planejamento terapêutico.

Tratamento Clínico

Pacientes com claudicação apresentam isquemia muscular reversível durante a caminhada. Os sintomas produzidos por esta isquemia resultam em limitação na habilidade de caminhar e na realização de atividades físicas. O tratamento nesta classe de pacientes tem como objetivo o alívio dos sintomas, melhora da capacidade física, sobretudo da habilidade de caminhar, além das habilidades funcionais do dia a dia.

Já em relação aos pacientes com lesão trófica, além do alívio dos sintomas, o tratamento tem por objetivo proteger os tecidos afetados, preservar a capacidade funcional, evitar a progressão da enfermidade e melhorar o fluxo arterial. As medidas higiênicas locais têm como objetivo a manutenção do bom estado da pele, evitando as infecções, especialmente nos pacientes diabéticos.[26] A modificação dos fatores de risco reversíveis pode adiar a progressão da enfermidade aterosclerótica. Portanto, deve-se obter a redução da hiperlipidemia, controle da hipertensão arterial, tratamento da diabete, redução de peso dos pacientes com obesidade e interrupção do tabagismo, mesmo no grupo de pacientes assintomáticos.

Além disso, existe considerável evidência que a adoção de programa supervisionado de exercícios físicos melhora a capacidade física e *performance* na habilidade de caminhar. Este tipo de intervenção tem sido extensamente revisado, tanto em relação ao mecanismo de efeito dos treinos, bem como no desenvolvimento de práticas padronizadas para o programa de treinos supervisionados.[27,28] Estudos prospectivos têm demonstrado que pacientes submetidos à realização de exercícios sob supervisão, por três meses ou mais, demonstram melhora da *performance* com aumento das distâncias caminhadas e redução da dor durante os exercícios.[29]

Em relação ao tratamento medicamentoso, todos os pacientes devem ser tratados com o intuito de prevenir eventos cardiovasculares associados à aterosclerose, bem como receber medicamentos com o intuito de aliviar os sintomas da isquemia. Dentro do universo de medicações usadas com o objetivo de controle dos sintomas, existe grande número de drogas, com vários níveis de evidência que suportam o seu uso. Dentre os medicamentos com maior

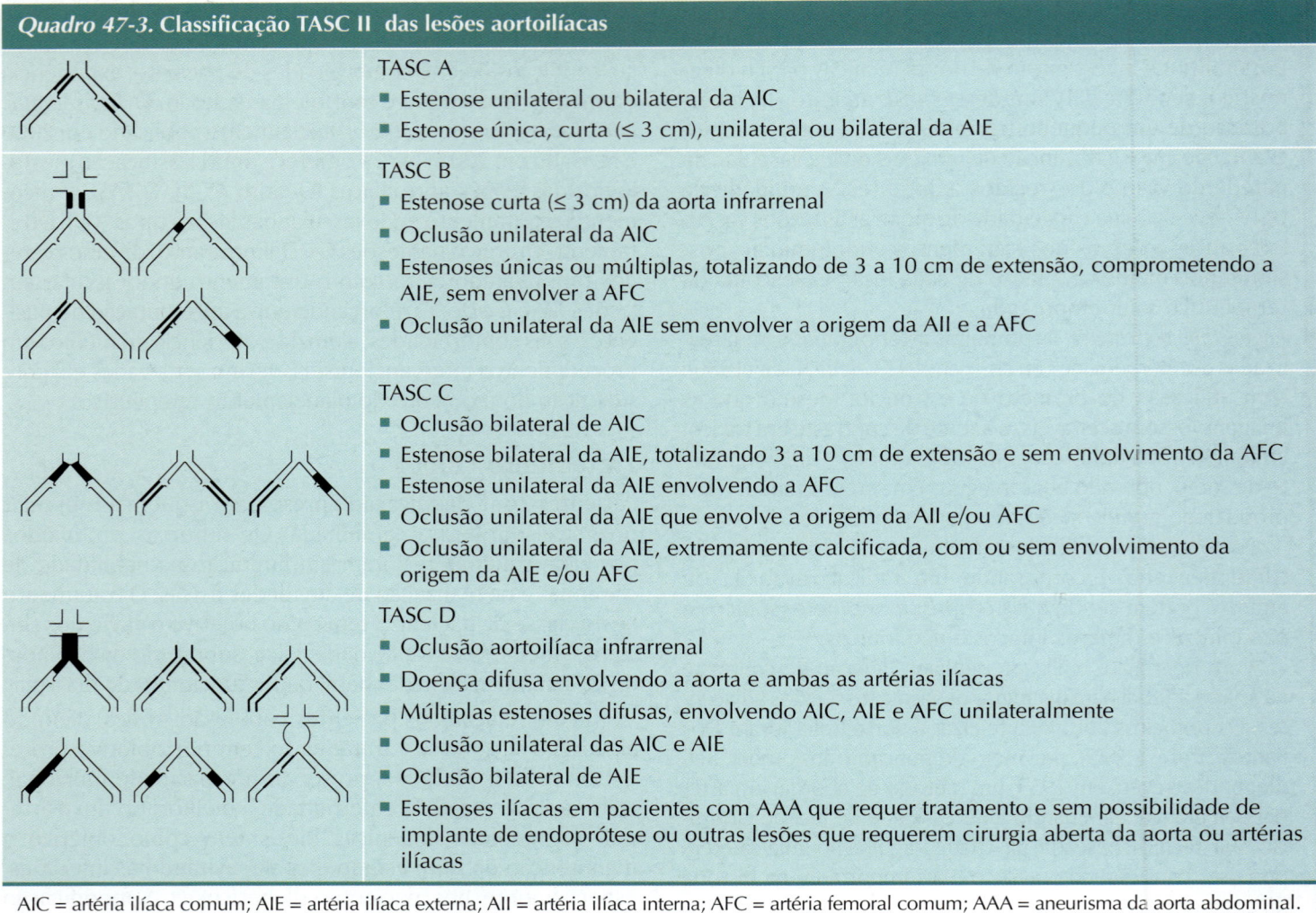

Quadro 47-3. Classificação TASC II das lesões aortoilíacas

TASC A
- Estenose unilateral ou bilateral da AIC
- Estenose única, curta (≤ 3 cm), unilateral ou bilateral da AIE

TASC B
- Estenose curta (≤ 3 cm) da aorta infrarrenal
- Oclusão unilateral da AIC
- Estenoses únicas ou múltiplas, totalizando de 3 a 10 cm de extensão, comprometendo a AIE, sem envolver a AFC
- Oclusão unilateral da AIE sem envolver a origem da AII e a AFC

TASC C
- Oclusão bilateral de AIC
- Estenose bilateral da AIE, totalizando 3 a 10 cm de extensão e sem envolvimento da AFC
- Estenose unilateral da AIE envolvendo a AFC
- Oclusão unilateral da AIE que envolve a origem da AII e/ou AFC
- Oclusão unilateral da AIE, extremamente calcificada, com ou sem envolvimento da origem da AIE e/ou AFC

TASC D
- Oclusão aortoilíaca infrarrenal
- Doença difusa envolvendo a aorta e ambas as artérias ilíacas
- Múltiplas estenoses difusas, envolvendo AIC, AIE e AFC unilateralmente
- Oclusão unilateral das AIC e AIE
- Oclusão bilateral de AIE
- Estenoses ilíacas em pacientes com AAA que requer tratamento e sem possibilidade de implante de endoprótese ou outras lesões que requerem cirurgia aberta da aorta ou artérias ilíacas

AIC = artéria ilíaca comum; AIE = artéria ilíaca externa; AII = artéria ilíaca interna; AFC = artéria femoral comum; AAA = aneurisma da aorta abdominal.

evidência de utilidade clínica (Cilostazol, Naftidrofuril, Carnitina e Propionil L-Carnitina), destacando-se o Cilostazol. Trata-se de inibidor da fosfodiesterase III, com efeito vasodilatador, metabólico e de inibição da agregação plaquetária. Estes efeitos se traduzem clinicamente no aumento das distâncias de caminhada e melhora da qualidade de vida,[30,31] inclusive em comparação à pentoxifilina. Atualmente, esta droga possui a melhor evidência de benefício no tratamento de pacientes claudicantes.

Para o futuro aguardam-se resultados de estudos que envolvem os fatores de crescimento angiogênicos, como o fator de crescimento endotelial vascular (VEGF) e o fator de crescimento fibroblástico básico (bEGF). Trata-se de agentes mitogênicos, que estimulam o desenvolvimento de novos vasos, mas que ainda aguardam estudos que demonstrem a sua eficácia e modo e frequência de administração a pacientes claudicantes.

Tratamento Cirúrgico

A indicação clínica fundamental do tratamento cirúrgico em pacientes com lesão oclusiva aortoilíaca é a isquemia crítica de membro inferior, cujas manifestações são a dor de repouso e a presença de necrose tecidual, com úlceras isquêmicas e/ou gangrena,[32] apesar de a maioria dos pacientes com oclusões aortoilíacas apresentar claudicação intermitente como principal sintoma.[33] A indicação cirúrgica em pacientes que apresentam claudicação intermitente é mais controversa. A decisão nesses casos deve ser individualizada e inclui considerações, como a idade, a presença de lesões associadas e o tipo e ritmo de vida do paciente.[34,35]

O TASC II recomenda a cirurgia para as lesões tipos C e D. Dentro deste contexto, existe uma variedade de métodos cirúrgicos no tratamento da oclusão aortoilíaca. Em cada caso, a decisão deverá atender as condições gerais do paciente, a extensão e distribuição da doença e a experiência de cada cirurgião. Podem-se dividir esses tratamentos em métodos diretos (anatômicos) e indiretos (extra-anatômicos) de revascularização. Entre os métodos diretos estão a endarterectomia e as pontes (*bypass*) aortofemorais, aortoilíacas e iliofemorais:[36,37]

- *Endarterectomia:* geralmente indicada para os pacientes com lesão oclusiva localizada. É realizada com frequência menor pelo fato de a doença unifocal ser menos frequente e pela expansão dos procedimentos endovasculares percutâneos.[32]

- *Pontes aortofemorais e aortoilíacas:* utilizadas no tratamento de pacientes com doença aortoilíaca oclusiva difusa. A derivação pode ser unilateral ou bilateral, dependendo do grau de comprometimento ilíaco.[34]
- *Ponte iliacofemoral:* utilizada principalmente nas lesões ilíacas unilaterais isoladas. Entretanto, seu emprego é menos frequente pela menor incidência de lesão unilateral.[35]

Os métodos indiretos de revascularização incluem as pontes com trajetos vasculares anatômicos diferentes dos habitualmente utilizados. Indicados e usados inicialmente nos casos de infecção ou complicações significativas da cirurgia aortoilíaca,[38] continuam sendo usados, principalmente, nos casos de condições locais hostis às reconstruções aorto-femorais e aortoilíacas, nos pacientes com comprometimento acentuado ou grave de outros órgãos ou com baixa expectativa de vida,[39,40] apesar de a permeabilidade desses métodos ser inferior aos métodos anatômicos. Dentre esses métodos, destacam-se as derivações axilofemorais e femorofemorais, sendo que a permeabilidade primária da ponte axilobifemoral é de aproximadamente 50% em cinco anos, aumentando para 75%, se considerarmos a permeabilidade secundária.[35] A permeabilidade primária em cinco anos da ponte femorofemoral é de 65-75%,[38] enquanto as pontes anatômicas (aortobifurcação ilíaca ou femoral) têm demonstrado permeabilidade de 90% e 75% em 5 e 10 anos, respectivamente.[32,34]

Tratamento Endovascular

A descrição por Seldinger, em 1953, de um novo método de abordagem das artérias para o diagnóstico das doenças arteriais abriu as portas para o que, no futuro, seria conhecido como radiologia vascular e intervencionista, terapêutica percutânea ou tratamento endovascular minimamente invasivo. Esse método permite, mediante o uso de agulha, fio-guia e catéter, o acesso vascular sem a necessidade de dissecção cirúrgica.

A despeito da eficácia já conhecida das revascularizações aortoilíacas ou aortofemorais, os riscos da cirurgia são maiores que os da abordagem endovascular, em termos não só de mortalidade, como também de maior morbidade e maior tempo de recuperação e retorno às atividades habituais. As indicações para o tratamento endovascular das lesões oclusivas aortoilíacas são as mesmas para o tratamento cirúrgico convencional, incluindo pacientes com claudicação incapacitante de acordo com o estilo de vida e aqueles com isquemia crítica. De acordo com o *TASC II*, as lesões tipos A e B são as mais indicadas para o tratamento percutâneo, e as opções incluem a angioplastia com ou sem implante de *stent*.

Considera-se como perviedade primária quando o segmento tratado continua pérvio sem ser submetido a algum outro tratamento. Inicia-se no momento em que se realizou a intervenção e termina quando houver a necessidade de associar outro tratamento para manter a perviedade da revascularização. A perviedade primária assistida é definida como reintervenção, enquanto o segmento tratado não evoluiu com oclusão, enquanto que a perviedade secundária é definida como intervenção, quando o segmento tratado ocluiu. É importante o conhecimento destas definições para se compreender a história natural da intervenção.

Angioplastia Transluminal Percutânea (ATP)

Um passo para o novo enfoque terapêutico da doença vascular foi dado por Dotter nos anos 1960. Em 1964, Dotter publicou os primeiros casos de revascularização arterial mediante abordagem percutânea, utilizando um sistema de catéteres coaxiais. Foi neste momento que se avançou do diagnóstico para o tratamento endovascular. O marco fundamental no desenvolvimento da ATP foi a publicação de Grützing e Hopff, em 1974, mostrando os resultados obtidos utilizando um catéter-balão de polivinil.

Nas últimas décadas tem-se assistido à evolução da ATP de procedimento experimental para um método amplamente utilizado, efetivo e minimamente invasivo no tratamento da doença arterial oclusiva periférica. Além disso, os avanços que surgiram no diagnóstico angiográfico (introdução da angiografia digital), associação da informática aos novos aparelhos e melhora na qualidade e diversidade dos materiais utilizados na intervenção contribuíram de forma significativa para o desenvolvimento de técnicas percutâneas.

O território ilíaco é a região em que se obtêm os maiores benefícios com a ATP. A lesão que apresenta melhores resultados à ATP é a estenose curta, única e em vaso de médio ou grande calibre.[41]

O sucesso técnico inicial da ATP no tratamento das estenoses ilíacas é maior que 90%, na maioria dos relatos da literatura. Este sucesso se aproxima de 100% para lesões ilíacas focais. O sucesso técnico da recanalização de longos segmentos ilíacos ocluídos é de 80-85%, com ou sem a adição de fibrinólise. Desenvolvimentos recentes de dispositivos voltados ao tratamento de oclusões crônicas têm melhorado substancialmente o sucesso técnico da recanalização.[42]

A perviedade primária em um ano varia de 75-90%, atingindo, aproximadamente, 72% aos cinco anos. Em 1989, Becker *et al.* realizaram revisão de literatura, recolhendo dados de 2.697 ATP de artérias ilíacas. O sucesso técnico inicial foi de 92%, com perviedade de 2 e 5 anos de 81 e 72%, respectivamente. A porcentagem total de complicações foi de 10%, sendo que a metade dessas complicações foi considerada menor e não necessitou de outro tipo de tratamento ou prolongamento da internação. Cerca de 2,5% desses pacientes necessitaram de intervenção cirúrgica. Rutherford e Durham encontraram perviedade semelhante de 70% em 5 anos.[43]

Uso de *Stents* Vasculares

Os *stents* vasculares foram descritos inicialmente por Dotter, que publicou, em 1969, estudo sobre o implante de *stents* por via percutânea nas artérias poplíteas e femorais de 25 cães. Os primeiros *stents* foram construídos de plástico e tiveram sua oclusão total nas primeiras 24 horas pós-procedimento. Nos últimos seis casos, foram utilizados *stents* espirais metálicos de aço inoxidável, sendo obtida perviedade superior a dois anos, em alguns casos. Em 1983, Dotter *et al.* introduziram o conceito de *stent* termoativado construído de nitinol, marcando uma série de investigações e publicações que permanecem até a atualidade.

Os primeiros resultados de aplicação clínica dos *stents* vasculares em artérias periféricas foram realizados com o tipo Wallstent® e publicados por Joffre *et al.*,[44] em 1986. A partir de então, publicaram-se as experiências iniciais com diferentes tipos de *stents*: Palmaz *et al.* (1988), Strecker *et al.* (1990) e Hausegger *et al.* (1994).[45-47] As endopróteses recobertas vêm sendo utilizadas no tratamento das rupturas arteriais, fístulas arteriovenosas, pseudoaneurismas e nas lesões aneurismáticas aortoilíacas, porém sem demonstrar superioridade técnica no tratamento das lesões oclusivas do território aortoilíaco.

A escolha entre *stent* versus ATP com *stent* provisional foi avaliada em estudo prospectivo randomizado e multicêntrico.[48] Os resultados mostraram que a ATP com *stent* provisional tem um resultado similar ao uso primário do *stent*, com reintervenção em 2 anos de 7 e 4%, respectivamente. Os resultados em 5 anos foram semelhantes em ambos os grupos, com perviedade primária de 82 e 80% após um segmento médio de 5,6 anos ± 1,3.[49]

Estudo mais recente relata a perviedade primária de 75% (perviedade primária assistida de 81%) 8 anos após o implante primário de *stent*, sugerindo uma boa perviedade dos *stents* no território ilíaco.[50] Fatores que afetam negativamente a perviedade destas intervenções são a qualidade do leito distal, grau de isquemia e extensão da doença. Pacientes do sexo feminino com *stent* na artéria ilíaca externa parecem ter perviedade também reduzida.[51]

Em relação às lesões isoladas da aorta, já foi previamente mencionado que se trata de lesão de rara apresentação. Em artigo[52] que analisa pacientes com lesões isoladas da aorta incluídos no estudo STAR, foi comparado o tratamento com ATP *versus* ATP com *stent*, sendo que não houve diferença significativa no que diz respeito ao sucesso técnico ou incidência de complicações.

Técnicas de Revascularização Endovascular das Oclusões Aortoilíacas Crônicas

Todos os pacientes são previamente avaliados por meio de exame clínico minucioso, que inclui palpação de pulsos periféricos e medida do ITB, além de avaliação cardiopulmonar com exame clínico, exames complementares laboratoriais e radiológicos, individualizados de paciente para paciente, de acordo com história médica pregressa e achados no exame clínico.

Os pacientes candidatos ao tratamento endovascular são medicados com o ácido acetilsalicílico (AAS) na dose de 100 mg/dia associado ao uso do clopidogrel, na dose de 75 mg/dia, por pelo menos 7 dias que antecedem o procedimento. Pouco antes do procedimento, os pacientes podem receber dose única intravenosa de antimicrobiano com intenção profilática, em geral, cefalosporina de segunda geração, e posteriormente são submetidos à tricotomia inguinal bilateral e pubiana, antissepsia de toda região e são protegidos com campos cirúrgicos estéreis, permanecendo expostas apenas as prováveis áreas de punção.

A abordagem vascular inicial é realizada mediante punção com anestesia local da artéria femoral comum contralateral à artéria ilíaca ocluída. A seguir, utiliza-se introdutor valvulado devidamente preparado, e inicia-se o estudo angiográfico com catéter multiperfurado, em geral, um catéter tipo *pigtail*, posicionado na aorta distal, logo acima da bifurcação das artérias ilíacas ou na altura das artérias renais. Este estudo inicial é realizado nas incidências anteroposterior e oblíquas, obtendo-se, assim, ampla visibilização da extensão e morfologia da doença oclusiva (Fig. 47-12A).

Após o estudo inicial, procede-se à punção da artéria femoral comum do lado comprometido, utilizando-se a técnica de *road map*, seguido da passagem de fio-guia até a zona de oclusão e de introdutor valvulado devidamente preparado, sobre o fio-guia. Neste momento, é realizada heparinização plena do paciente com heparina sódica intravenosa na dose de 50 a 100 UI/kg. A partir da zona de oclusão, somente o fio-guia é avançado. Uma vez ultrapassada a zona de oclusão e com o fio-guia posicionado no segmento pérvio, avança-se um catéter diagnóstico sobre o guia. O fio-guia é, então, retirado, e é realizada injeção de contraste, confirmando-se o adequado posicionamento do catéter (interior da luz verdadeira). Após a recanalização do trajeto, realiza-se a passagem do *stent*, utilizando-se também a técnica de *road map* ou com o auxílio da colocação no campo cirúrgico de marcas radiopacas, assinalando as extremidades proximal e distal da oclusão, facilitando assim a identificação do local a ser tratado. Após a liberação do *stent*, realiza-se a dilatação do mesmo, para melhor conformação e acomodação deste na luz do vaso (Fig. 47-12B-D).

Seguindo as indicações dos fabricantes, utilizam-se *stents* autoexpansíveis com 1 mm maior do que o diâmetro arterial de referência ou do mesmo diâmetro do vaso, nos casos de *stents* expansíveis por balão, baseando-se na medida prévia do vaso comprometido. Deve-se ter o cuidado de recobrir totalmente o trajeto ocluído, porém evitando-se dilatar segmentos arteriais normais acima e abaixo do *stent*. Vale lembrar que nas recanalizações ilíacas ostiais (até 2 cm da sua origem na aorta) sugere-se utilizar a técnica do *kissing balloon* (Fig. 47-13) como medida de proteção contralateral e da própria bifurcação aortoilíaca.

Finalmente, realiza-se a angiografia de controle para se constatarem os resultados obtidos e estudarem os membros inferiores, a fim de se detectarem ou não possíveis complicações no território vascular distal à zona de inserção do *stent*.

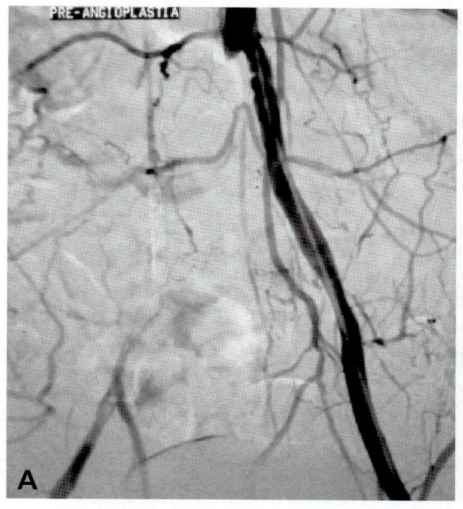
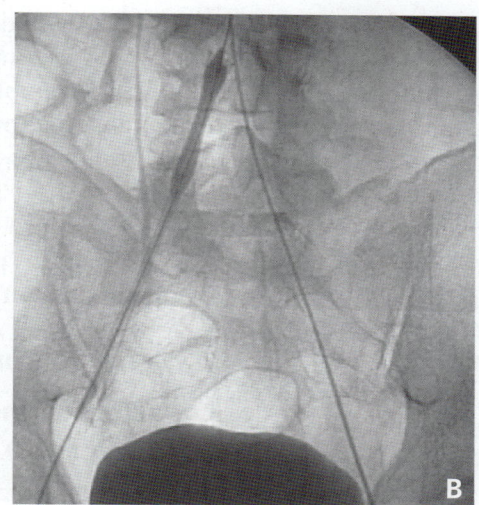
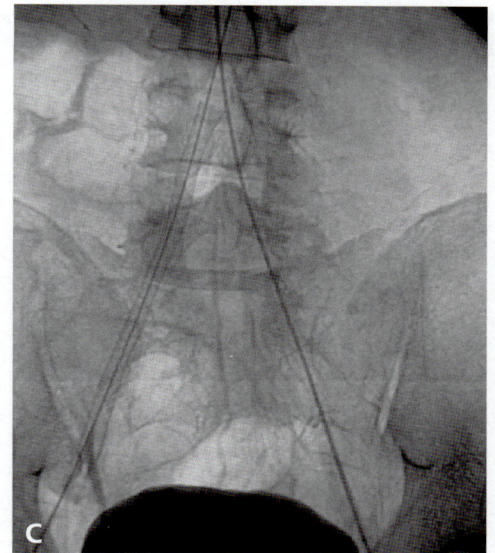
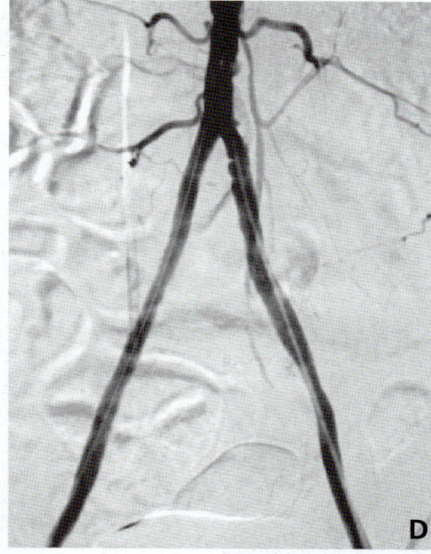

Fig. 47-12. (**A**) Arteriografia pélvica com imagem de oclusão das artérias ilíacas comum e interna à direita e reopacificação da artéria ilíaca externa. (**B**) Após recanalização e implante do *stent* sob *road map*, realizou-se a dilatação deste com catéter balão não complacente. (**C**) *Stent* após a dilatação e adequadamente acomodado na luz do vaso. (**D**) Arteriografia de controle evidencia adequado posicionamento do *stent*, fluxo simétrico em ambas ilíacas e ausência de estenose residual no território tratado.

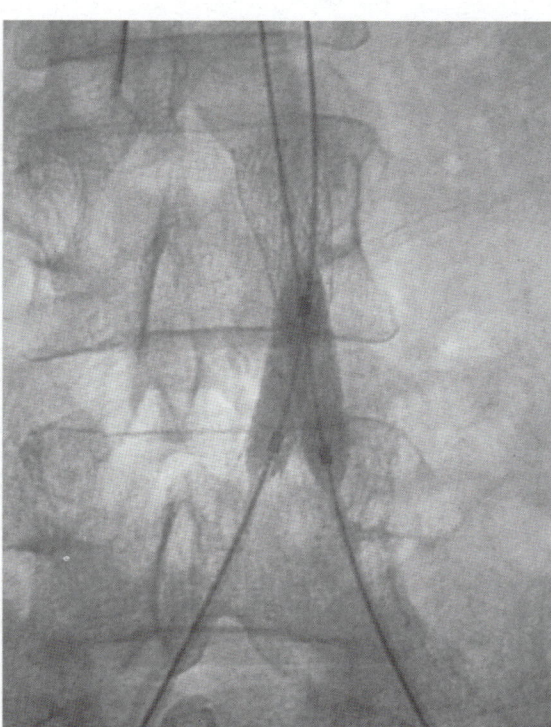

Fig. 47-13. Dilatação simultânea dos *stents* (*kissing balloon*) implantados para o tratamento de lesão ostial de ambas as artérias ilíacas comuns.

Em algumas situações, onde a recanalização ilíaca retrógrada por punção homolateral não é possível, podem-se realizar a recanalização e implante anterógrado do *stent*, utilizando-se acesso contralateral (técnica do *cross-over*) ou por meio de acesso em membro superior. Ou pode-se ainda "transformar" o acesso contralateral em homolateral, sem o uso do laço (Fig. 47-14) ou utilizando a técnica com o laço, da seguinte forma: realiza-se abordagem de ambas as artérias femorais, e a seguir faz-se recanalização anterógrada com fio-guia pelo acesso contralateral; após ultrapassar a zona de oclusão, o fio-guia e, então, capturado (Fig. 47-15) pelo laço e exteriorizado pelo orifício do acesso homolateral. Após a "transformação" do acesso contralateral em homolateral, o implante do *stent* é realizado via retrógrada, conforme técnica descrita previamente.

Nos pacientes sem pulsos femorais, as abordagens radial, braquial ou axilar podem ser utilizadas, não somente para a ATP, como também para o implante do *stent*. Nestas circunstâncias, deve-se trabalhar com catéteres e fios-guia longos e deve-se dar preferência aos *stents* autoexpansíveis, com superfície macia, prevenindo complicações, como embolização de placas ou trombos durante sua passagem por longos trajetos ocluídos.

Após a compressão minuciosa dos locais de punção, o paciente retorna ao leito de origem, permanecendo em repouso absoluto por um período de seis horas. Antes da alta hospitalar, os pacientes são submetidos a exame clínico e Doppler com medição do ITB após o procedimento.

Tratamento Combinado

Endarterectomia femoral com ATP/stent em território ilíaco

O tratamento padrão das lesões TASC D é a cirurgia convencional. Entretanto, 12 a 15% destes pacientes necessitam de revascularizações supra e infrainguinais combinadas para o tratamento adequado das manifestações isquêmicas.[53] Infelizmente, tais procedimentos resultam em elevados índices de morbi-

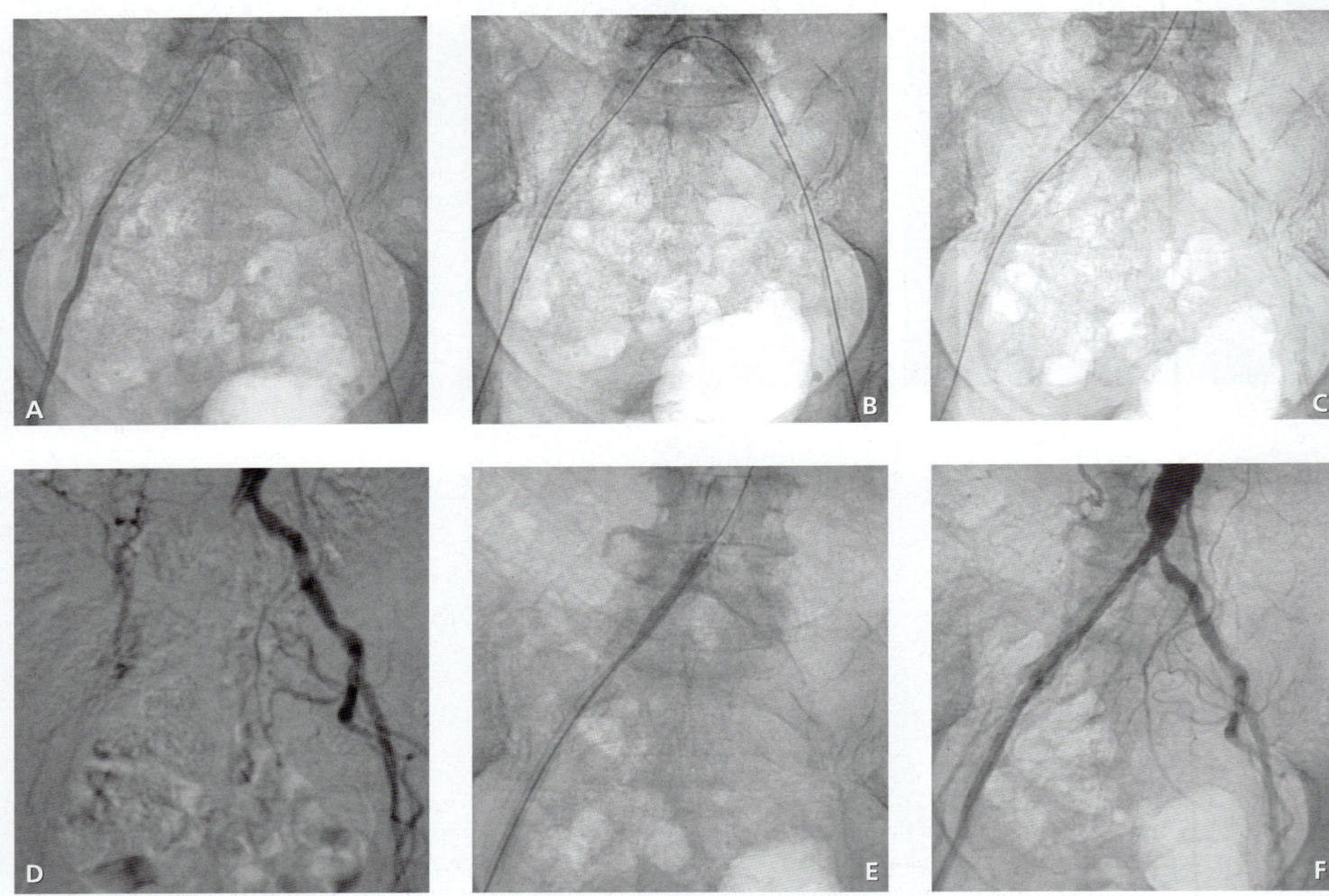

Fig. 47-14. (**A**) Catéter posicionado em luz arterial verdadeira, após recanalização anterógrada, por acesso contralateral. (**B**) Fio-guia cruzando a bifurcação aórtica da esquerda para a direita. Este fio-guia é exteriorizado pelo introdutor valvulado, posicionado na artéria femoral comum direita. (**C**) Fio-guia tracionado e com a sua extremidade distal posicionada na aorta acima da origem da artéria ilíaca comum (transformando o acesso contralateral em ipsolateral). (**D**) Angiografia com subtração digital evidencia a presença do catéter em luz arterial verdadeira e extensão da área de oclusão de todo o território ilíaco direito. (**E**) Dilatação do *stent* após seu implante via retrógrada por acesso homolateral. (**F**) Estudo angiográfico de controle evidencia sucesso técnico do procedimento com a extremidade distal posicionada nas aortas terminal e proximal na artéria ilíaca externa.

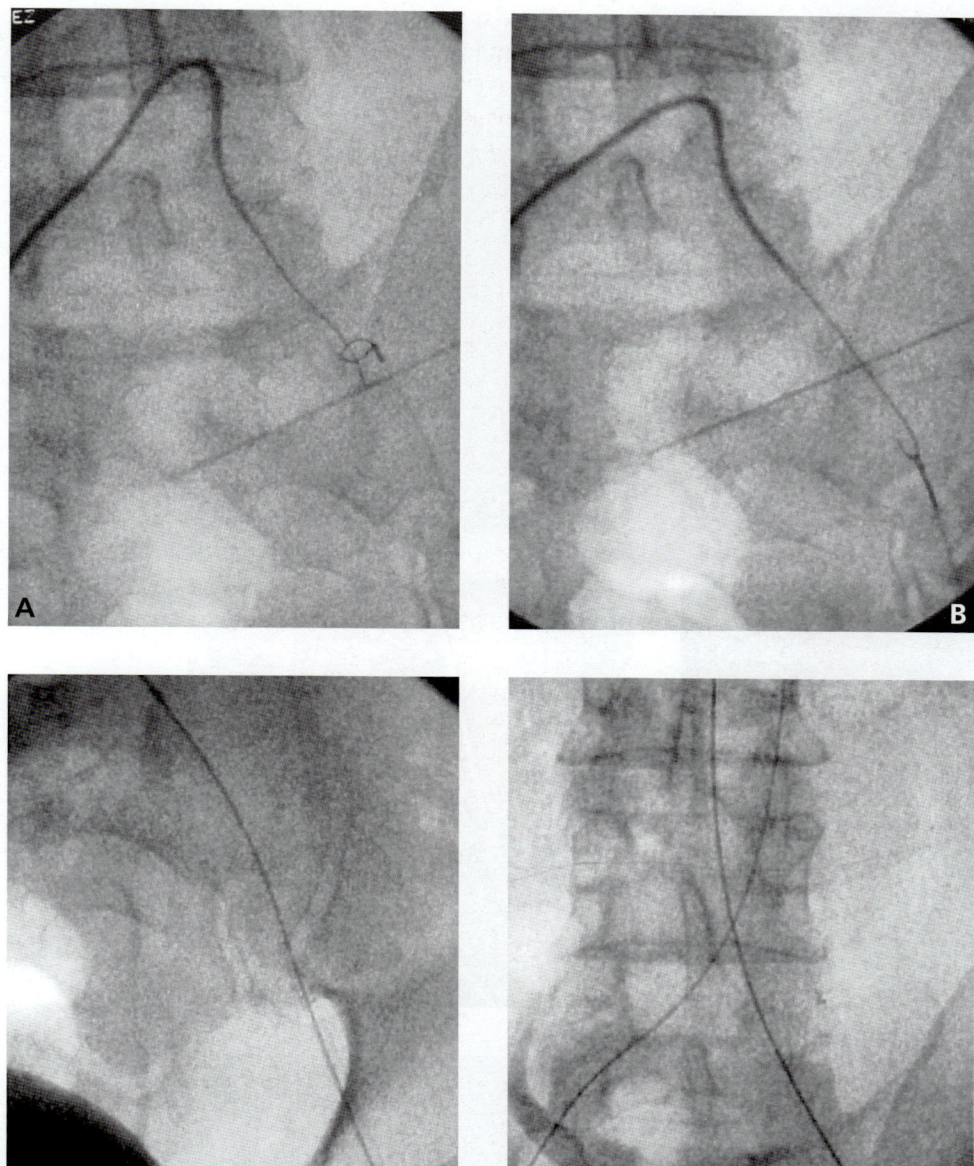

Fig. 47-15. Como tratar uma oclusão ilíaca pelo acesso contralateral usando a técnica do laço: (A) posicionar catéter apropriado na bifurcação da aorta, com sua ponta encaixada na área de oclusão; (B) uma guia é manipulada pela oclusão; (C) a guia é, então, laçada, após cruzar a área de oclusão; (D) a guia é exteriorizada pela artéria femoral contralateral e puxada, até que a outra extremidade repouse sobre a bifurcação da aorta (transformando acesso contralateral em ipsilateral).

dade e mortalidade, sobretudo nos pacientes que apresentam sérias comorbidades associadas à isquemia dos MMII.

A escolha da melhor opção cirúrgica para pacientes com DAOP deve ser indivualizada. Devem-se buscar equilíbrio entre o grau de invasão, risco do procedimento cirúrgico selecionado e sua durabilidade. Resultados satisfatórios de técnicas cirúrgicas alternativas, conhecidas como cirurgias híbridas, descritas como técnicas que combinam procedimentos cirúrgicos convencionais com técnicas endovasculares minimamente invasivas, têm demonstrado resultados satisfatórios.

Nos casos de oclusão arterial multifocal com comprometimento da artéria femoral comum, pode-se realizar a endarterectomia femoral associada ao tratamento endovascular da oclusão ilíaca e de outros territórios acometidos (Fig. 47-16). Tal método torna-se ainda mais atrativo nos pacientes com elevado risco cirúrgico.

A endarterectomia femoral com implante de *stent* na artéria ilíaca ipsilateral demonstra perviedade primária, primária assistida e secundária de 60, 97 e 98%, respectivamente.[54,55]

Acompanhamento pós-operatório

Os pacientes são medicados com AAS na dose de 100 mg ao dia combinado com o Clopidogrel na dose de 75 mg, por um período de 90 dias. Após estes 90 dias, os pacientes permanecem medicados apenas com AAS (100 mg/dia) por tempo ilimitado.

A medição do ITB e o controle com US Doppler são realizados aos 30 dias, 3°, 6° e 12° meses após o procedimento no primeiro ano, de 6 em 6 meses no segundo ano e após este período, de 12/12 meses. É também realizada avaliação clínica da perviedade do segmento tratado, seguindo-se os

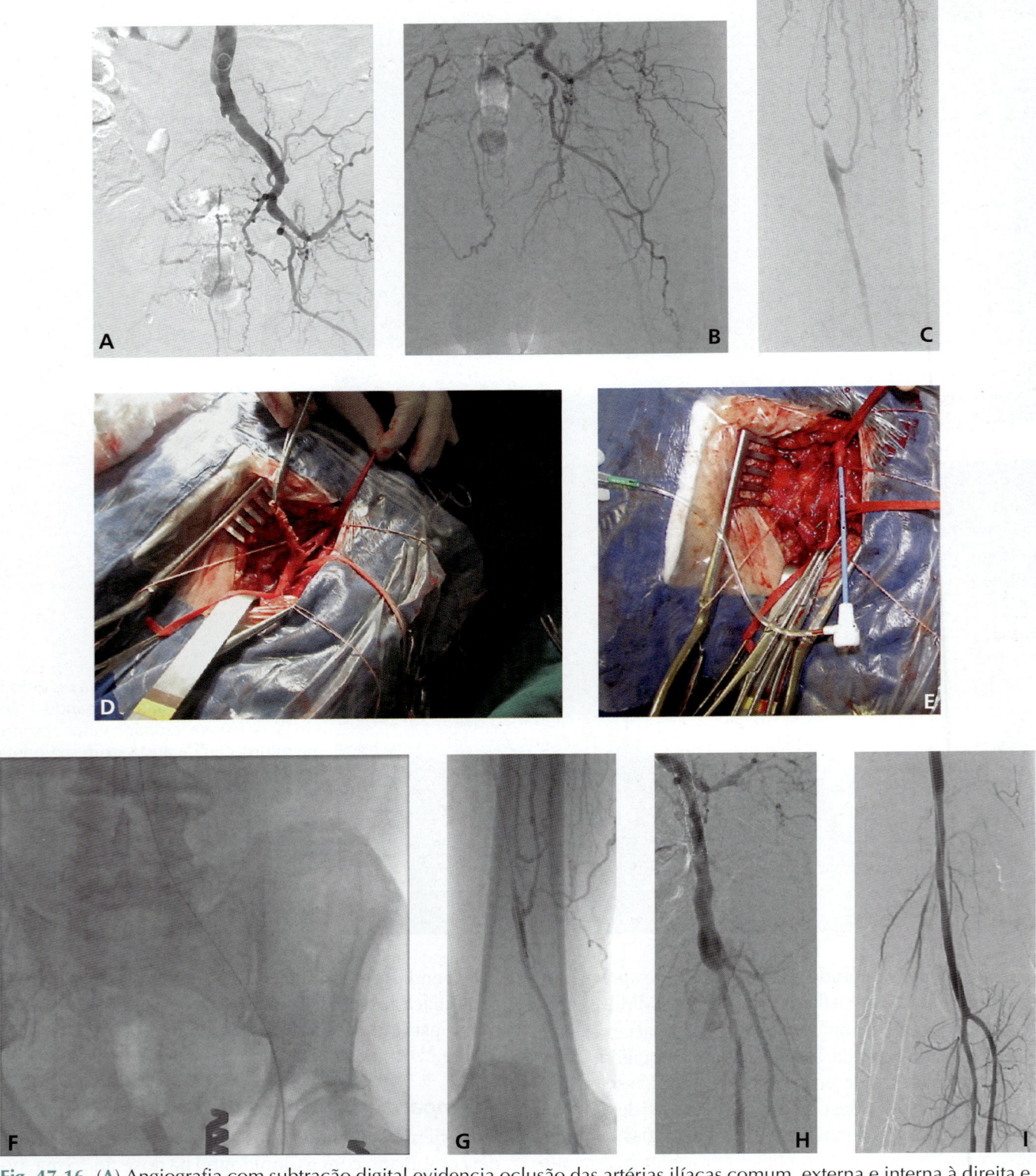

Fig. 47-16. (A) Angiografia com subtração digital evidencia oclusão das artérias ilíacas comum, externa e interna à direita e da artéria ilíaca externa esquerda. (B) Nota-se reopacificação das artérias femorais superficial e profunda (bifurcação) à esquerda sem contrastação do tronco da artéria femoral comum. (C) Artéria femoral superficial ocluída logo após a origem e reopacificando acima da linha interarticular. (D) Remoção da placa de ateroma (endarterectomia) da artéria femoral comum esquerda. (E) Introdutor valvulado posicionado em sentido retrógrado ao fluxo das artérias ilíacas. (F) Fio-guia posicionado na aorta após recanalização da área de oclusão ilíaca esquerda. (G) Recanalização da artéria femoral superficial, utilizando-se dispositivo de reentrada. (H) Arteriografia realizada após ATP com *stent* primário em artérias ilíacas e plastia femoral comum com enxerto. (I) Arteriografia de membro inferior esquerdo ao término do procedimento evidenciando opacificação de leito distal.

padrões de Rutherford. Os pacientes com suspeita de estenose ou oclusão do segmento tratado são imediatamente submetidos a estudo angiográfico do setor aortoilíaco.

Resultados

Numerosos estudos têm demonstrado a eficácia e segurança do implante de *stents* nas artérias ilíacas. Murphy[56] resumiu em seu estudo, os resultados de 18 publicações a respeito do implante de *stents* em oclusão crônica de artérias ilíacas, em um total de 2.058 membros tratados. O sucesso técnico inicial alcançou a média de 97%, com incidência de complicações de 6%. As médias de perviedade primária e secundária em 5 anos foram de 73 e 85%, respectivamente. Ao contrário da ATP, a maioria dos investigadores não encontrou diferença na perviedade a longo prazo no implante de *stents* em artéria ilíaca comum *versus* artéria ilíaca externa. Outro dado de importância refere-se aos piores resultados quanto à perviedade a longo prazo, encontrados pela maioria dos autores, quando há doença ou oclusão arterial distalmente ao território tratado.

A metanálise de Bosch e Hunink comparou os resultados de ATP *versus* stent no território aortoilíaco.[57] O sucesso técnico foi maior no grupo do *stent* primário, enquanto que não houve diferença em relação às taxas de complicações e mortalidade em 30 dias. Em pacientes claudicantes, a perviedade em 4 anos, excluídos os casos de falha técnica, foi de 68% para o grupo da ATP e de 77% para o grupo do *stent*. O risco relativo de falha a longo prazo foi reduzido em 39% após o implante de *stent* em comparação à ATP.

Em seu estudo, Carnevale *et al.*[58] analisaram o tratamento endovascular percutâneo na oclusão arterial ilíaca crônica em 69 lesões ilíacas de 67 pacientes. A maioria (94%) destes pacientes era do sexo masculino, com média de idade de 60 anos. Destes, 58% foram classificados clinicamente como estágio IIb, 24% como estágio III, 12% como estágio IIa, 5% como estágio IV e o restante como estágio I de Fontaine.

Das 69 lesões ilíacas tratadas, 26 (38%) eram de artéria ilíaca externa, 22 (32%) eram de artéria ilíaca comum e 21 (30%) eram de artérias ilíacas comum e externa associadas.

O sucesso técnico inicial foi de 97%, com incidência de complicações de 20%, sendo que destas, mais de 50% foram de complicações menores, em que não foi necessário nenhum tipo de tratamento adicional ou prolongamento do tempo de internação. A perviedade primária foi de 91% no primeiro ano, 87% no segundo, 84% no terceiro e 75% do quarto ao sexto ano após a intervenção. A perviedade secundária foi de 95% do primeiro ao sexto ano após a intervenção (média de 30 meses). A melhora imediata da sintomatologia clínica ocorreu em 92% dos pacientes, com manutenção do quadro clínico em 6%, e apenas 1,5% evoluiu com piora da sintomatologia clínica. Os piores resultados, quanto à perviedade a longo prazo foram encontrados em pacientes portadores de cardiopatia isquêmica (p = 0,1256) e pacientes em estágios clínicos III e IV de Fontaine (p = 0,1186).

Outras Modalidades Terapêuticas

- *Trombectomia mecânica:* os aterótomos (Fig. 47-17) surgiram com a ideia de retirar ou pulverizar as placas de ateroma. Teoricamente, esta forma de tratamento parecia ser a mais fisiológica. Entretanto, apesar de os resultados preliminares de aterotomia serem semelhantes aos da angioplastia, este procedimento é mais complexo, mais oneroso e com maiores riscos de complicações. Até o momento, os aterótomos têm grandes limitações na remoção completa da placa aterosclerótica e com alto risco de lesão arterial, limitando seu uso em larga escala.

- *Fibrinólise:* a injeção intra-arterial de agentes fibrinolíticos foi idealizada por Dotter, em 1974. Esta técnica consiste na injeção do agente fibrinolítico diretamente no vaso comprometido. As vantagens fundamentais seriam: diminuir as doses de fibrinolíticos, com consequente redução dos seus efeitos sistêmicos, além de possibilitar o efeito fibrinolítico diretamente sobre o trombo. A grande utilidade dos agentes fibrinolíticos ocorre nos casos de oclusão aguda ou subaguda, seja nos casos de ocorrência em vasos nativos ou em enxertos ou após implante de *stents*, com a intenção de resolução do trombo para posterior

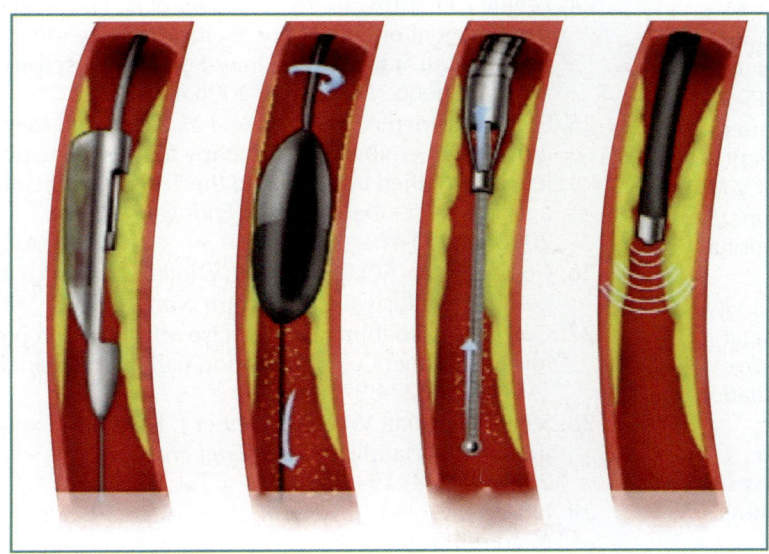

Fig. 47-17. Ilustração de diversos tipos de aterótomos: (**A**) direcional, (**B**) rotacional, (**C**) transluminal e (**D**) *laser*.

tratamento da lesão principal, seja através de métodos percutâneos seja cirúrgicos.

- *Outros:* novas modalidades terapêuticas vêm surgindo diariamente. Algumas delas com o intuito de auxiliar e incrementar os índices de sucesso do tratamento percutâneo (dispositivos de reentrada mecânicos e por radiofrequência) e outros com a finalidade de controlar e tratar a hiperplasia neointimal, melhorando as taxas de permeabilidade a longo prazo (irradiação intraluminal, *stents* farmacológicos e *stents* absorvíveis entre outros). Alguns se mostram eficazes e são rapidamente absorvidos e incluídos em nossa prática diária, enquanto outros ainda aguardam a publicação de resultados mais consistentes a longo prazo.

REFERÊNCIAS BIBLIOGRÁFICAS

1. Dotter CT, Judkins MP. Transluminal treatment of arteriosclerotic obstruction: description of a new technique and a preliminary report of its application. *Circulation* 1964;30:654-70.
2. Gruntzig A, Hopff H. Perkutane rekanalisation chronischer arterieller verschlusse mit einem neuen dilatationskather: modification der dotter-technik. *Dtsch Med Wochenschr* 1974;99:2502-5.
3. Kannel WB, Skinner JJ, Schwartz MJ, Shurleff D. Intermittent claudication: incidence in the Framingham study. *Circulation* 1970;41:875-83.
4. Norgren L, Hiatt WR, Dormandy JA et al. Inter-society consensus for the management of peripheral arterial disease (TASC II). *J Vasc Surg* 2007;45:S5A-S67A.
5. Criqui MH, Fronek A, Barrett-Connor E et al. The prevalence of peripheral arterial disease in a defined population. *Circulation* 1985;71(3):510-e551.
6. Hiatt WR, Hoag S, Hamman RF. Effect of diagnostic criteria on the prevalence of peripheral arterial disease. The San Luis Valley Diabetes Study. *Circulation* 1995;91(5):1472-e1479.
7. Selvin E, Erlinger TP. Prevalence of and risk factors for peripheral arterial disease in the United States: results from the National Health and Nutrition Examination Survey, 1999 e 2000. *Circulation* 2004;110(6):738-e743.
8. Stout RW. Diabetes, ahterosclerosis and aging. *Diabetes Care* 1990;13(Suppl 2):20-3.
9. Vorwerk D, Guenther RW, Schurmann K et al. Primary stent placement for chronic iliac artery occlusions: follow up results in 103 patients. *Radiology* 1995;194:745-9.
10. Hicks ME, Hunter DW. Percutaneous peripheral arterial thrombolysis and thrombectomy: indications, patient management and techniques. *In*: Laberge JM, Darcy MD, eds. *Scvir syllabus. Peripheral vascular Interventions*. San Francisco, Society of Cardiovascular and Interventional Radiology, 1994. cap. 12, p. 126-39.
11. Criqui MH, Fronek A, Klauber MR et al. The sensitivity, specificity, and predictive value of traditional clinical evaluation of peripheral arterial disease: results from noninvasive testing in a defined population. *Circulation* 1985;71(3):516-e522.
12. Summer DS. Volume plethysmography in vascular disease: an overview. *In*: Bernstein EF, ed. *Non-invasive diagnostic techniques in vascular disease*. Saint Louis: CV Mosby, 1978. p. 78 *apud* Van Bellen, 1987.
13. Yao JST. Hemodynamic studies in peripheral arterial disease. *Br J Surg* 1970;57:7610-6.
14. Osmundson PJ, Rooke TW, Hallett JW. Effect of arterial revascularization on transcutaneous oxygen tension of the ischemic extremity. *Mayo Clin Proc* 1988;63:897-902.
15. White RA, Nolan L, Harley D et al. Noninvasive evaluation of peripheral vascular disease using transcutaneous oxygen tension. *Am J Surg* 1982;144:68.
16. Cina C, Kastamouris A, Megerman J et al. Utility of transcutaneous oxygen tension measurements in peripheral arterial occlusive disease. *J Vasc Surg* 1984;1:362-9.
17. Barnes RW. Noninvasive diagnostic assessment of peripheral vascular disease. *Circulation* 1991;83:I-20-I-27.
18. Berberich J, Hirsch S. Die rontgenogrphische darstellung der arterien und venem am lebendem. *Munchen Klin Wsch* 1923;49:2226. *Apud* KADIR, 1986a.
19. Brooks B. Intrarterial injection of sodium iodid. *J Am Med Assoc* 1924;82:1016.
20. Katayama H, Yamaguchi K, Kokuza T et al. Adverse reactions to ionic and nonionic contrast media. A report from the Japanese Committee on the Safety Contrast Media. *Radiology* 1990;175:621-8.
21. Dos Santos R, Lamas AC, Pereira-Caldas, J. Arteriografia da aorta e dos vasos abdominais. *Méd Comtep* 1929;47:93.
22. Hirsch AT, Haskal ZJ, Hertzer NR et al. ACC/AHA guidelines for the management of patients with peripheral arterial disease (lower extremity, renal, mesenteric, and abdominal aortic): a collaborative report from the American associations for vascular surgery/society for vascular surgery, society for cardiovascular angiography and interventions, society for vascular medicine and biology, society of interventional radiology, and the American college of cardiology/American heart association task force on practice guidelines (Writing committee to develop guidelines for the management of patients with peripheral arterial disease) – summary of recommendations. *J Vasc Interv Radiol* 2006;17:1383-97; quiz 1398.
23. Balzer JO, Gastinger V, Ritter R et al. Percutaneous interventional reconstruction of the iliac arteries: primary and long-term success rate in selected TASC C and D lesions. *Eur Radiol* 2006;16:124-31.
24. Leville CD, Kashyap VS, Clair DG et al. Endovascular management of iliac artery occlusions: extending treatment to TransAtlantic Inter-Society Consensus class C and D patients. *J Vasc Surg* 2006;43:32-9.
25. Sixt S, Alawied AK, Rastan A et al. Acute and long-term outcome of endovascular therapy for aortoiliac occlusive lesions stratified according to the TASC classification: a single-center experience. *J Endovasc Ther* 2008;15:408-16.
26. Cooke JP, Ma AO. Tratamento clínico da doença arterial periférica oclusiva. *Clin Cir Am Norte* 1995;75:583-94.
27. Gardner A, Poehlman E. Exercise rehabilitation programs for the treatment of claudication pain: a meta-analysis. *JAMA* 1995;274:975-80.
28. Stewart K, Hiatt W, Regensteiner J, Hirsch A. Exercise training for claudication. *N Engl J Med* 2002;347(24):1941-51.
29. Hiatt W, Wolfel E, Meier R, Regensteiner J. Superiority of treadmill walking exercise vs. strength training for patients

with peripheral arterial disease. Implications for the mechanism of the training response. *Circulation* 1994;90:1866-74.
30. Regensteiner J, Ware JJ, Mccarthy W et al. Effect of cilostazol on treadmill walking, community-based walking ability, and health-related quality of life in patients with intermittent claudication due to peripheral arterial disease: meta-analysis of six randomized controlled trials. *J Am Geriatr Soc* 2002;50(12):1939-46.
31. Daeson D, Cutler B, Hiatt W et al. A comparison of cilostazol and pentoxifylline for treating intermittent claudication. *Am J Med* 2000;109(7):523-30.
32. Brewster DC. Clinical and anatomical considerations for surgery in aortoiliac disease and results of surgical treatment. *Circulation* 1991;83:42-52.
33. Harris RA, Hardman DT, Fisher E et al. Aortic reconstructive surgery for limb ischemia: immediate and long-term follow-up to provide a standard for endovascular procedures. *Cardiovasc Surg* 1998;6:256-61.
34. de Vries SO, Hunnink MGM. Results of aortic bifurcation grafts for aortoiliac occlusive disease: a meta-analysis. *J Vasc Surg* 1997;26:558-69.
35. Passman MA, Taylor LM, Moneta GL, Edwards JM. Comparison of axilofemoral and aortofemoral bypass for aortoiliac occlusive disease. *J Vasc Surg* 1996;23:263-71.
36. Clark ET, Webb T, Gewertz BL. Derivação aortofemoral pelo acesso transperitoneal. *Clin Cir Am Norte* 1995;75:705-16.
37. Reilley JM, Sicard GA. Reconstrução aortoilíaca retroperitoneal. *Clin Cir Am Norte* 1995;75:693-704.
38. Rutherford R, Patt A, Perce WH. Extra-anatomic by-pass; a closer view. *J Vasc Surg* 1987;6:437-46.
39. Criado F, Farber MA. Femorofemoral bypass; appropriate application based on factors affecting outcome. *Semin Vasc Surg* 1997;10:34-41.
40. Bliancari F, Lepantalo M. Extra-anatomic bypass surgery for critical leg ischemia. A review. *J Cardiovasc Surg (Torino)* 1998;39(3):295-301.
41. Becker GJ, Katzen BT, Dake MD. Noncoronary angioplasty. *Radiology* 1989;170:921-40.
42. Saket RR, Razavi MK, Padidar A et al. Novel intravascular ultrasound-guided method to create transintimal arterial communications: initial experience in peripheral occlusive disease and aortic dissection. *J Endovasc Ther* 2004;11(3):274-80.
43. Rutherford R, Durham J. Percutaneous ballon angioplasty for arteriosclerosis obliterans: long-term results. In: Yao J, Pearce W, eds. *Techniques in vascular surgery*. Philadelphia: Saunders; 1992. p. 329-45.
44. Joffre F, Puel J, Imbert C. Use of new type of self-expanding endovascular stent protesis: early clinical results. In: *Scientific assembly and annual meeting of the radiological society of north america*. Chicago, 1986 Nov. 30 – Dec. 5.
45. Palmaz JC, Richter GM, Noeldge G et al. Intraluminal stents in atherosclerotic iliac artery stenosis: preliminary report of a multicenter study. *Radiology* 1988B;168:727-31.
46. Strecker EP, Liermann D, Barth KH et al. Expandable tubular stents for treatment of arterial occlusive diseases: experimental and clinical results. *Radiology* 1990;175:97-102.
47. Hausegger KA, Cragg AH, Lammer J et al. Iliac artery stent placement. *Radiology* 1994;190:199-202.
48. Tetteroo E, van der Graaf Y, Bosch JL et al. Randomized comparison of primary stent placement versus primary angioplasty followed by selective stent placement in patients with iliac-artery occlusive disease. Dutch Iliac Stent Trial Study Group. *Lancet* 1998;351(9110):1153-9.
49. Klein WM, van der Graaf Y, Seegers. J Long-term cardiovascular morbidity, mortality, and reintervention after endovascular treatment in patients with iliac artery disease: The Dutch Iliac Stent Trial Study. *Radiology* 2004;232(2):491-8.
50. Murphy TP, Ariaratnam NS, Carney Jr WI et al. Aortoiliac insufficiency: long-term experience with stent placement for treatment. *Radiology* 2004;231(1):243-9.
51. Timaran CH, Stevens SL, Freeman MB, Goldman MH. External iliac and common iliac artery angioplasty and stenting in men and women. *J Vasc Surg* 2001;34(3):440-6.
52. Westcott MA, Bonn J. Comparison of conventional angioplasty with the Palmaz stent in the treatment of abdominal aortic stenoses from the STAR registry. SCVIR Transluminal Angioplasty and Revascularization. *J Vasc Interv Radiol* 1998;9:225-31.
53. Veith FJ, Gupta SK, Wengerter KR et al. Changing arteriosclerotic disease patterns and management strategies in lower-limb-treatening ischemia. *Ann Surg* 1990;212:402-14.
54. Chang RW, Goodney PP, Baek JH et al. Long-term results of combined common femoral endarterectomy and iliac stenting/stent grafting for occlusive disease. *J Vasc Surg* 2008;48:362-7.
55. Brewster DC, Retana A, Waltman AC, Darling RC. Angiography in the management of aneurysms of the abdominal aorta. Its value and safety. *N Engl J Med* 1975;292:822-5.
56. Murphy TP. The role of stents in aortoiliac occlusive disease. In: Becker GJ, Perler BA, eds. *Vascular disease: surgical and interventional management*. New York: Thieme, 1998. p. 111-35.
57. Bosch JL, Hunink MG. Meta-analysis of the results of percutaneous transluminal angioplasty and stent placement for aortoiliac occlusive disease. *Radiology* 1997;204(1):87-96.
58. Carnevale FC, De Blas M, Merino S et al. Percutaneous endovascular treatment of chronic iliac artery occlusion. *Cardiovasc Intervent Radiol* 2004 Sept.-Oct.;27(5):447-52.

Capítulo 48

Lesões Ateroscleróticas Obstrutivas Infrainguinais

✦ *Fabrizio Fanelli*
✦ *Alessandro Cannavale*

CONTEÚDO

- ✓ HISTÓRIA E ABORDAGEM CLÍNICAS 665
- ✓ SINTOMAS 665
- ✓ EXAME CLÍNICO 666
- ✓ DIAGNÓSTICO DIFERENCIAL 666
- ✓ TESTES DIAGNÓSTICOS 666
- ✓ ESTRATÉGIAS TERAPÊUTICAS 668
- ✓ REFERÊNCIAS BIBLIOGRÁFICAS 677

HISTÓRIA E ABORDAGEM CLÍNICAS

A história dos sintomas atuais e passados, dos fatores de risco e das comorbidades é obrigatória. Hipertensão, dislipidemia, diabete, tabagismo, assim como doenças cardiovasculares (DCV) devem ser registrados.[1] O tratamento clínico da doença infrainguinal deverá se concentrar inicialmente no leito vascular e, subsequentemente, outros fatores/sintomas de risco cardiovascular deverão ser explorados.

Em geral, as principais questões a serem analisadas são:

- Qualquer sintoma com prejuízo na caminhada, ou seja, fadiga, cãibras ou dor localizada na nádega, coxa, panturrilha ou pé, especialmente quando os sintomas são rapidamente aliviados em repouso.
- Qualquer dor em repouso localizada na perna ou pé e sua associação às posições em pé ou reclinada.
- Lesões nas extremidades inferiores.

Questionários apropriados são mais específicos. Vários questionários já foram propostos na literatura,[2-4] mas o mais comum é o chamado *Walking Impairment Questionnaire* [WIQ][2] que é composto de 14 itens distribuídos em quatro domínios: um incluindo informações gerais e três itens sobre distância, velocidade e subir escadas. Cada item é classificado de 0 a 4 na escala de Likert, em que zero significa incapaz de executar, e 4 representa sem dificuldade. Frequentemente, esses dados são obtidos após entrevistas pessoais. Por isso, os autores adaptaram esse questionário à situação local.[3]

Os questionários denominados Qualidade de Vida (Quality of Life [QoL]), Condições de Saúde (Health Status [HS]) e Situação Funcional (Functional Status [FS]) são ferramentas complementares para avaliar o funcionamento físico, o papel físico, a dor corporal, o funcionamento social, o papel emocional e a saúde mental em pacientes com doença arterial obstrutiva periférica (DAOP). Existe ampla evidência de que portadores de DAOP possuem baixa qualidade de vida, em comparação a pessoas sadias, especialmente pacientes idosos (> 60 anos) com esta doença ou com fatores de risco cardiovasculares (p. ex.: diabete).[4]

As escalas de claudicação intermitente baseadas somente em distância percorrida/sintomas referidos são a classificação de Rutherford e de Fontaine (Quadro 48-1).

SINTOMAS

Os sintomas podem ser classificados como típicos ou atípicos. Os típicos estão quase sempre relacionados com a claudicação intermitente (CI) ou com a isquemia crítica do membro. A claudicação está nas classes de 1 a 3 de Rutherford (leve, moderada e grave) e no Estágio II de Fontaine (IIa: claudicação após 200 m; IIb: claudicação antes de 200 m de caminhada).[5] A isquemia crítica de membro se caracteriza por dor em repouso, presença de feridas nos pés: categoria de 4 a 6 de Rutherford e estágios III e IV de Fontaine.

O sintoma mais evidente de claudicação intermitente é representado pela dor nas panturrilhas, que aumenta com o andar; tipicamente, a dor desaparece rapidamente em repouso (estágio II de Fontaine; grau I de Rutherford). Em caso de nível mais proximal de obstrução arterial, ou seja, o segmento aortoilíaco, os pacientes se queixam de extensão da dor para as coxas e nádegas. A claudicação isolada de nádegas é rara e causada por doença em artérias ilíacas internas de formas intensa e bilateral.

A dor da DAOP deve ser diferenciada da dor associada à doença venosa (geralmente em repouso com inchaço dos pés e tornozelos, aumentando à noite e quase sempre desaparecendo com alguma atividade física), da dor da artrite no quadril ou joelho (dor na caminhada e não desaparecendo em repouso), da neuropatia periférica (caracterizada por instabilidade na caminhada e dor não aliviada com repouso), e a claudicação intermitente também pode ser causada por doença da coluna lombar.[1]

O questionário de claudicação de San Diego permite a classificação dos pacientes em cinco categorias de sintomas, incluindo:[6]

1. **Claudicação intermitente:** ausência de dor em repouso, dor aos esforços na panturrilha que leva à interrupção da marcha e desaparece com repouso de dez minutos.
2. **Dor atípica aos esforços da perna:** sintomas contínuos de condições de esforço da perna que não começam em repouso e não impedem o indivíduo de andar.
3. **Dor atípica de esforço da perna/parada:** sintomas de condições de esforço da perna que não começam em

Quadro 48-1. Tabela comparativa das classificações de Fontaine e Rutherford

Fontaine		Rutherford		
Estágio	Clínico	Grau	Categoria	Clínico
I	Assintomático	0	0	Assintomático
IIa	Claudicação moderada (distância superior a 200 metros)	I	1	Claudicação leve
IIb	Claudicação moderada à intensa (distância inferior a 200 metros)	I	2	Claudicação moderada
		I	3	Claudicação intensa
III	Dor isquêmica em repouso (pés)	II	4	Dor isquêmica em repouso
		II	5	Pequena perda de tecidos
IV	Necrose e/ou gangrena do membro	III	6	Grande perda de tecidos

repouso, impedem o indivíduo de andar e não envolve a panturrilha e desaparece com 10 minutos de repouso.
4. **Dor na perna mediante esforço e em repouso:** dor de esforço na perna que, às vezes, começa em repouso.
5. **Assintomático:** sem sintomas de esforço da perna.

Outras informações importantes devem ser obtidas:

- Quaisquer intervenções cirúrgicas/endovasculares anteriores.
- História familiar de doença cardiovascular.
- História de hipertensão ou de insuficiência renal.
- Dor mediante esforço da extremidade superior, especialmente se associada à sonolência ou vertigem.
- Qualquer sintoma neurológico transitório ou permanente.
- Dor abdominal pós-prandial e diarreia, especialmente se relacionada com a alimentação e associada à perda de peso.
- Sintomas sugerindo angina.

Essa não é uma lista definitiva, e a revisão dos sintomas deverá incluir todos os domínios. É importante enfatizar que a história clínica é o pilar da avaliação vascular. É preciso observar que muitos pacientes, mesmo no caso de doença avançada, podem ser incapazes de referir/explicar seus sintomas, podem permanecer assintomáticos ou podem informar sintomas atípicos.

EXAME CLÍNICO

Em caso de CI a inspeção geralmente não mostra nada de relevante, mas, em casos mais graves, a elevação da perna, a alteração da cor da pele ou a presença de ferimentos pode ser observada. As anormalidades na cor da pele (pálida, vermelha, azul ou roxo empoeirado), atrofia da pele ou unhas (pele e unhas quebradiças), pele fria e ausência de pelos nos dedos dos pés estão quase sempre associados a suprimento insuficiente de sangue arterial. A isquemia grave produz úlceras que frequentemente ocorrem no maléolo lateral, nas pontas dos dedos, nas cabeças dos metatarsos ou na área de joanetes.

As úlceras tendem a ser secas e dolorosas e podem progredir para a gangrena. Além disso, lesões arteriais em pacientes com CI têm localização mais proximal, ou seja, nos segmentos aortoilíaco e femoropoplíteo, enquanto as lesões em pacientes com isquemica crítica do membro estão localizadas principalmente nas artérias femoral e tibial, especialmente na presença de diabete ou doença renal em estágio terminal.

DIAGNÓSTICO DIFERENCIAL

As úlceras de estase venosa são distinguíveis de úlceras isquêmicas porque tendem a ocorrer no maléolo medial e são menos dolorosas.[7]

A temperatura da pele é fundamental para avaliar a circulação periférica, e qualquer diferença entre os dois membros inferiores deve ser verificada. A palpação do pulso é informativa para triagem e deverá ser executada sistematicamente.

Ausência de pulso é um sinal clínico mais específico que sensível. A ausculta de sopros pela artéria femoral na virilha e mais distalmente é também sugestiva, embora com baixa sensibilidade para o diagnóstico. Os valores dos achados clínicos em pacientes com DAOP podem ser significativamente melhorados pela medição do índice tornozelo-braquial (ITB).

A síndrome do dedo azul se caracteriza por cianose súbita de um ou mais dedos. O quadro se deve, geralmente, à embolização de resíduos ateroscleróticos das artérias proximais.

TESTES DIAGNÓSTICOS

Diagnóstico, intensidade de DAOP e prejuízo funcional de pacientes com CI são geralmente quantificados medindo-se o ITB em repouso e após exercício e a distância da caminhada em esteira.

A pressão medida no ITB é útil em pacientes assintomáticos como teste de triagem, assim como em pacientes sintomáticos para confirmar o diagnóstico e avaliar a intensidade.

O ITB em repouso é o teste mais comum para triar e detectar a DAOP em cenários clínicos. Ele é calculado como a pressão arterial sistólica obtida no tornozelo dividida pela pressão arterial sistólica obtida na artéria braquial com o paciente deitado. A sensibilidade e a especificidade real foram estimadas em 79 e 96%, respectivamente.

Para diagnóstico em cuidados primários, o ITB < 0,8 ou a média de três ITBs < 0,9 tem valor prognóstico positivo de ≥ 95%. O ITB > 1,1 ou a média de três ITBs > 1,0 tem valor prognóstico negativo de ≥ 99%.[8] Quando o ITB for normal em repouso em pacientes com sintomas de claudicação intermitente, a verificação sob exercício é recomendada para reforçar a sensibilidade para a detecção de DAOP. O nível do ITB também está relacionado com a gravidade da DAOP com alto risco de amputação, quando o ITB for inferior a 0,5.

A alteração do ITB > 0,15 é geralmente necessária para considerar piora da perfusão do membro com o tempo ou melhora após revascularização.[1]

Para a medição, coloca-se o esfigmomanômetro de 10-12 cm logo acima do tornozelo e uma sonda Doppler (5-10 MHz) para medir a pressão das artérias tibiais posterior e anterior de cada pé. Em geral, a pressão sistólica mais alta do tornozelo é dividida pela pressão sistólica braquial mais alta, resultando em um ITB para cada perna.

Recentemente, alguns estudos relataram que a sensibilidade mais alta é obtida, se o numerador do ITB for a pressão mais baixa nas artérias de ambos os tornozelos.[9]

A medição do ITB após o exercício permite a detecção de mais pacientes com DAOP, que apresentam um ITB limítrofe em repouso.

O paciente é instruído a andar (geralmente em esteira a 3,2 km/h com inclinação de 10-20%) até a ocorrência da dor da claudicação que impeça a caminhada.

A queda no ITB após exercício parece especialmente útil quando o ITB em repouso for normal e houver suspeita de DAOP.[1]

Alguns pacientes apresentam ITB > 1,4 relacionado com a rigidez (calcificação) das artérias, quadro observado com frequência em casos de diabete, doença renal em estágio terminal e nos pacientes muito idosos. Uma proporção substancial de pacientes com ITB elevado realmente possui doença oclusiva arterial. Testes alternativos, como medição da pressão sistólica do hálux e análise do formato de ondas Doppler, são úteis para diagnosticar a DAOP. Em especial, um índice hálux-braquial de 0,7 pode ser considerado como sinal de PAD.

Teste da Esteira

O teste da esteira é uma ferramenta excelente para obtenção de informações funcionais objetivas, principalmente sobre a distância de início dos sintomas e a distância máxima caminhada. Ele é útil em pacientes com ITB limítrofe em repouso e com sintomas sugestivos de DAOP. Ele também pode ajudar a diferenciar a claudicação vascular (com queda da pressão da perna após exercício) da claudicação neurogênica (pressão da perna permanecendo estável ou aumentando). O teste de esteira padronizado também é proposto para avaliar a eficácia do tratamento (reabilitação com exercícios, terapias medicamentosas e/ou revascularização) durante o acompanhamento.[1]

Em geral, o teste é realizado em esteira a 3,2 km/h com inclinação de 10%. Entretanto, algumas variações técnicas podem ser introduzidas como aumento na elevação da esteira cada 3 minutos, mantendo a velocidade constante.[1]

A supervisão é necessária para observar todos os sintomas que ocorrem durante o teste. Em caso de doença cardiovascular intensa, insuficiência cardíaca descompensada ou perturbações maiores da marcha, esse teste deverá ser evitado.

Em geral, o teste da esteira está associado à medição de ITB antes e após o exercício. A queda na pressão superior a 20% imediatamente após o exercício confirma a origem arterial dos sintomas.[10] Para os pacientes incapazes de realizar esse teste, testes alternativos, como flexões repetidas com pedais, podem ser aplicados.

Exames por Imagem

Ultrassom com Doppler colorido (US)

O US é o teste de primeira linha para investigação por imagens da DAOP, também na emergência. Ele pode fornecer informações imediatas sobre a anatomia arterial e o fluxo de sangue sem meios de contraste. Dependendo de vários fatores (operador, paciente e anatomia) a sensibilidade do US pode variar entre 74-94% (sensibilidade média de 90%) e a especificidade entre 96-100% (especificidade média de 99%).[11]

Não há diferenças significativas informadas entre lesões acima e abaixo do joelho.[12]

Combinado com o ITB, o US fornece todas as informações necessárias para a tomada correta de decisões na maioria dos pacientes com DAOP, confirma o diagnóstico e dá detalhes sobre a localização e a intensidade da lesão. As lesões são localizadas por ultrassonografia bidimensional (2D) e mapeamento com Doppler colorido, enquanto o grau da estenose é estimado principalmente pela análise do formato das ondas Doppler e pelas velocidades e proporções sistólicas de pico. A capacidade de reprodutibilidade do US entre observadores para detectar 50% de estenose em artérias de extremidade inferior é boa, excluindo-se as artérias do pé. O US é também muito útil durante o acompanhamento após angioplastia e para monitorar enxertos de revascularização.[13] A tolerância excelente e a ausência de exposição à radiação tornam este o melhor método para acompanhamento de rotina.

As armadilhas do US estão associadas principalmente às dificuldades de avaliação dos lúmens em artérias muito calcificadas. A insonação na área de úlceras abertas ou de cicatrização excessiva também pode não ser possível. Então, em alguns casos (p. ex.: obesidade e interposições gasosas) a visibilização das artérias ilíacas é mais difícil. Métodos alternativos deverão ser considerados, quando a imagem não for satisfatória. A principal desvantagem do US, em comparação a outras técnicas de imagem, é o fato de não fornecer imagem arterial completa como um mapa mas, ao contrário das técnicas de imagem avançada, este método fornece informações importantes sobre a hemodinâmica vascular. A avaliação completa por US de toda a rede arterial pode ser demorada.

Angiografia por tomografia computadorizada (AngioTC)

A angioTC com tecnologia de multidetectores permite a investigação por imagens com alta resolução: visibilização de calcificações, *stents* e revascularizações. Entretanto, alguns artefatos podem estar presentes por causa do chamado *blooming effect* (efeito de florescimento).

O uso da angioTC deverá ser limitado a casos limítrofes ou duvidosos, quando a US não permitir a avaliação detalhada.

A avaliação clínica confirmada pelos achados do US é suficiente para decidir qual tratamento deve ser aplicado.

Em comparação à arteriografia por subtração digital (DSA), a sensibilidade e especificidade da angioTC para oclusões mostram alto grau de precisão. Estudo recente destacou sensibilidade da angioTC para detectar mais de 50% de estenoses e oclusões igual ou superior a 97% e especificidade de 94% para a região femoropoplítea, em dados comparáveis àqueles relatados para artérias abaixo do joelho (sensibilidade de 95%, especificidade de 91%).[14] Além disso, a angioTC permite determinar a classificação TASC de lesões.[5]

Angiografia por ressonância magnética (AngioRM)

Metanálise recente mostrou sensibilidade de 93% (entre 88-95%) e especificidade de 95% (entre 94-96%) na avaliação de estenose/oclusão do segmento femoropoplíteo.[14] A angioRM tem a capacidade de substituir a arteriografia e angioTC diagnóstica em pacientes sintomáticos, auxiliando na tomada de decisão, especialmente em casos de alergia ao meio de contraste iodado. Existem também limitações deste método, como os pacientes em uso de marca-passos, implantes metálicos e em pacientes com claustrofobia.

Os agentes de contraste com gadolínio não podem ser usados em caso de insuficiência renal grave (TFG < 30 mL/min por 1,73 m^2). Como a angioRM não pode visibilizar as calcificações arteriais, isto pode limitar a seleção de sítio anastomótico para revascularização cirúrgica.

ESTRATÉGIAS TERAPÊUTICAS

O tratamento clínico da claudicação inclui exercícios, deixar de fumar, terapia com estatina e antiplaquetária com aspirina ou clopidogrel e possivelmente cilostazol em pacientes sem história de insuficiência cardíaca. As estratégias de revascularização podem ser consideradas em pacientes com sintomas de claudicação, limitando o estilo de vida, que não respondam à terapia clínica.

Tratamento Conservador

O objetivo do tratamento conservador em pacientes com claudicação intermitente é melhorar as condições do paciente, a distância da caminhada e o conforto. Para aumentar a distância da caminhada, duas estratégias são usadas atualmente: terapia com exercícios e farmacoterapia.

Terapia com exercícios

Em pacientes com DAOP, a terapia de treinamento é realmente eficaz. Em metanálise[15] incluindo dados de 1.200 participantes com dor estável na perna, em comparação a cuidados usuais ou placebo, o exercício melhorou significativamente as distâncias alcançadas na caminhada, o tempo máximo da caminhada e a habilidade de andar de 50% para 200%.

As melhorias foram observadas em até 2 anos. Em metanálise de oito estudos clínicos que colheram dados de apenas 319 pacientes, a terapia de exercícios supervisionados mostrou diferenças estatisticamente significativas e clinicamente relevantes na melhora da distância de locomoção máxima em esteira, em comparação a regimes de terapia de exercícios sem supervisão (mais de 50 metros na média).[16]

As intervenções mais efetivas de exercícios em esteira supervisionados consistem em sessões de exercícios na esteira conduzidos pelo menos três vezes por semana, durante 3 meses, incluindo pelo menos 30 minutos de exercício de caminhada por sessão. As sessões supervisionadas incluem um fisiologista de exercícios ou pessoa com habilidade semelhante que monitora e estimula o paciente com DAOP durante todo o exercício de caminhada.[17]

Esses pacientes deverão se submeter aos exercícios como forma de tratamento. Qualquer tipo de exercício regular deverá ser mantido após a conclusão de um programa de treinamento intensivo. A caminhada diária ou séries repetidas de elevação do calcanhar ou inclinação dos joelhos são exercícios razoavelmente aceitáveis. Outros programas de treinamento foram sugeridos, mas sua eficácia não está bem documentada. Evidências recentes apoiam exercícios ergométricos para extremidade superior e inferior para pacientes com DAOP.[17] Existem limitações óbvias à terapia de treinamento: doenças musculares, articulares ou neurológicas. Também, as doenças cardíacas e/ou pulmonares em geral podem reduzir a capacidade de o paciente atingir resultados positivos satisfatórios. Como consequência da participação irregular nas sessões ou de negligenciar o treinamento contínuo, os resultados reais no ambiente clínico têm sido quase sempre piores que aqueles dos estudos clínicos. Pacientes com a doença de Fontaine classe IV não deverão ser submetidos ao treinamento regular com exercícios.[1]

Farmacoterapia

Os agentes antiplaquetários reduzem a mortalidade por todas as causas e os episódios cardiovasculares fatais em pacientes com CI (redução de 23% no risco).[1] Em especial, de acordo com as diretrizes em vigor,[1,18] a aspirina, tipicamente em doses diárias de 75 a 325 mg, é recomendada como terapia antiplaquetária segura e efetiva para reduzir o risco de infarto agudo do miocárdio (IAM), acidente vascular encefálico (AVE) ou morte vascular em indivíduos com DAOP de extremidade inferior aterosclerótica sintomática, incluindo aqueles com claudicação interminente ou isquemia crítica de extremidade, revascularização de extremidade inferior anterior (endovascular ou cirúrgica) ou amputação anterior por isquemia de extremidade inferior.[1,18]

A combinação de aspirina e clopidogrel pode reduzir o risco de episódios cardiovasculares em pacientes com DAOP sintomática de extremidade inferior (com CI) e deverá ser administrada somente em pacientes selecionados quando não houver risco aumentado de hemorragia.[1,18]

A recomendação é a de administrar a terapia antiplaquetária em pacientes assintomáticos com ITB inferior ou igual a 0,9 para reduzir o risco de IAM, AVE ou morte vascular (recomendação classe IIa).[18]

Desde que o estudo CAPRIE (*clopidogrel versus aspirin in patients at risk of ischaemic events*) demonstrou incremento do benefício com uso de clopidogrel (75 mg/dia), essa droga tem sido considerada superior à aspirina (325 mg/dia) na redução do risco combinado de AVE isquêmico e IAM, com redução relativa de risco de 24% para pacientes com DAOP.[19]

Os agentes redutores de lipídios melhoram a distância de caminhada sem dor e reduzem os episódios cardiovasculares. A adição de estatinas aos tratamentos existentes reduz os índices de IAM, AVE e revascularização, assim como o risco de eventos vasculares de grande porte e as concentrações de lipídios no sangue.[1]

Cilostazol, um inibidor da fosfodiesterase III, é bem tolerado e demonstrou melhorar a distância de caminhada em portadores de CI.[20] Não há dados sobre se essa droga reduz os episódios cardiovasculares. Outro agente que melhora a distância de caminhada é a pentoxifilina, embora dados atuais indiquem que esse benefício é marginal.[20]

Estudos recentes importantes demonstraram que o inibidor da enzima de conversão da angiotensina (ECA) ramipril (10 mg/dia) pode aumentar a distância de caminhada sem dor, o tempo máximo de caminhada e os escores do *Walking Improvement Questionnaire*, aumentando também o tempo médio de caminhada sem dor em 92% (87 segundos) e o tempo máximo de caminhada em 139% (193 segundos).[21,22]

Não há evidência de que os betabloqueadores afetem adversamente a distância de caminhada, o fluxo de sangue na panturrilha, a resistência vascular da panturrilha e a temperatura da pele em pessoas com CI.[22] Além disso, esses bloqueadores não são contraindicados em pacientes com DAOP e podem ser usados em caso de doença concomitante de artéria coronária e/ou insuficiência cardíaca.[1]

As informações sobre as diferentes drogas anti-hipertensivas em pessoas com DAOP são insuficientes, mas a falta de dados específicos examinando os resultados não pode afetar negativamente seu grande benefício de reduzir a pressão arterial.[1,18]

Tratamento Endovascular

Seleção de pacientes

As estratégias invasivas em CI são tradicionalmente recomendadas quando as não invasivas falham ou a dor é tão insuportável que limita o estilo de vida dos pacientes. O fluxograma do tratamento desses pacientes está representado na Figura 48-1.

Não deve haver dúvida na intervenção imediata em caso de isquemia crítica de membro.[1] As vias esquemáticas a serem seguidas nesses casos são mostradas na Figura 48-2.

A estratégia de revascularização mais apropriada deverá ser selecionada caso a caso em centro vascular especializado. As principais questões a considerar são a adequação anatômica, comorbidades, *expertise* do profissional e preferência do paciente.

No momento, as principais diretrizes[1] sugerem técnicas endovasculares nas seguintes situações:

- Quando a revascularização for indicada, a estratégia endovascular inicial é recomendada em todas as lesões femoropoplíteas TASC classes A-C (Classe I, Nível A).

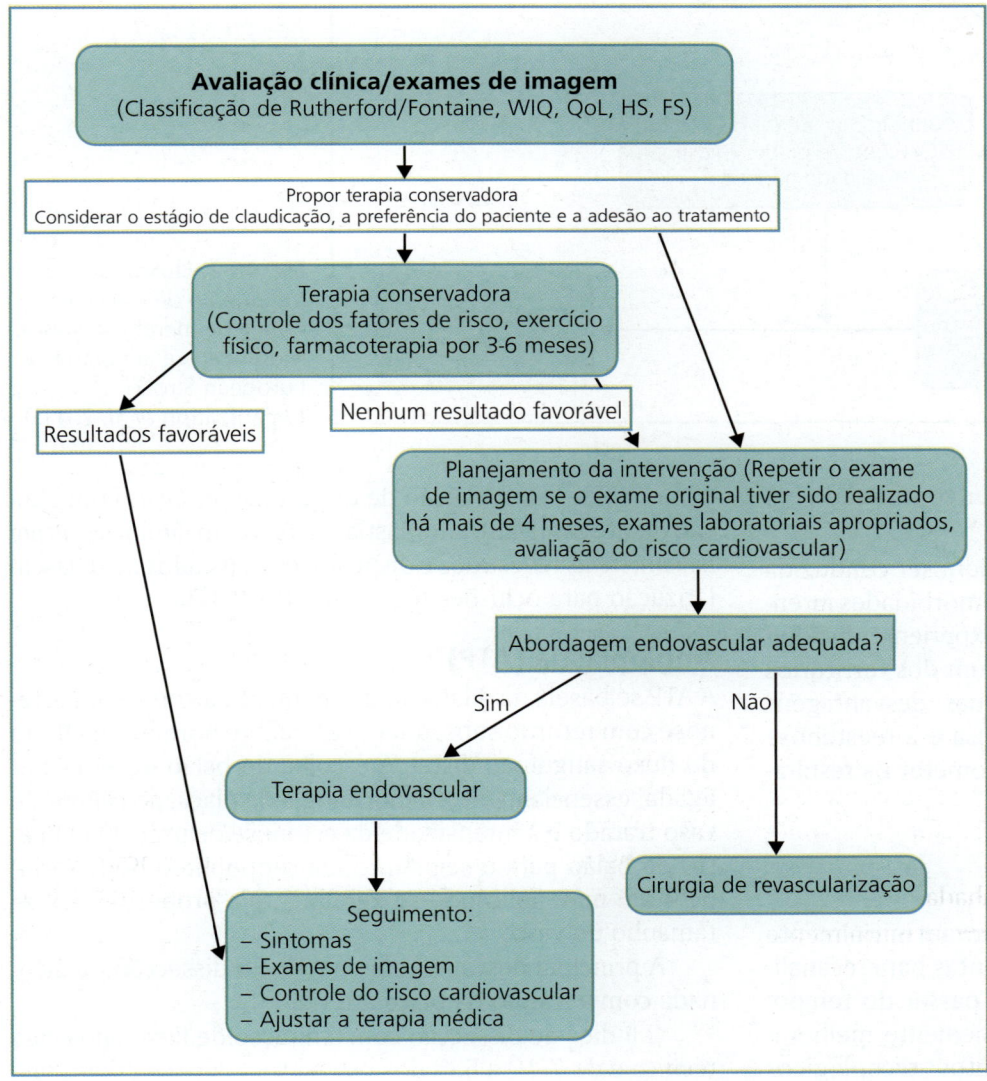

Fig. 48-1. Fluxograma de tratamento de isquemia crítica de membro inferior. Modificada e adaptada de European Stroke Organization *et al.* 2011.[1]

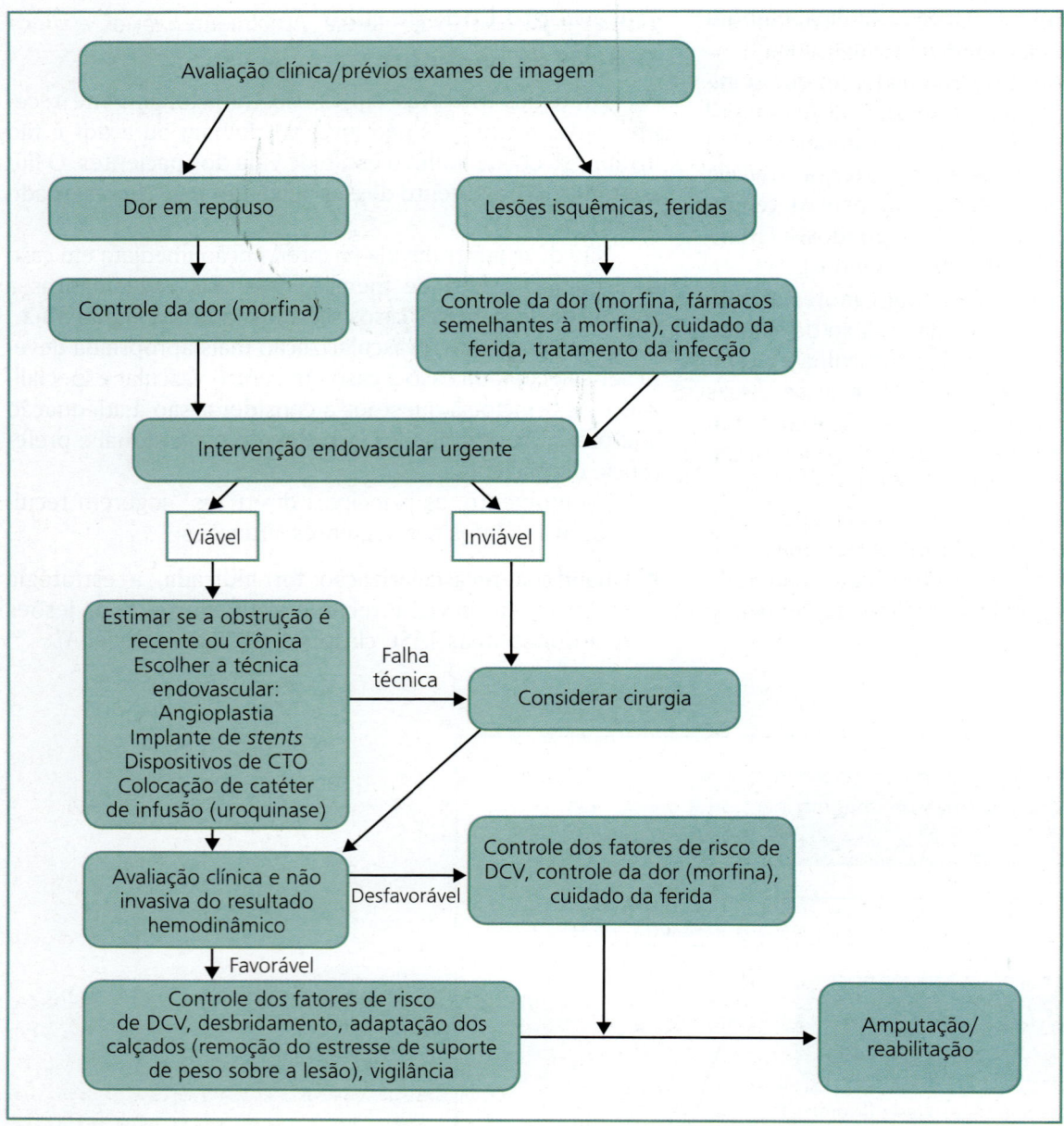

Fig. 48-2. Fluxograma de tratamento de isquemia crítica de membro inferior. Modificada e adaptada de European Stroke Organization et al. 2011.[1]

- O implante de stent primário deverá ser considerado em lesões femoropoplíteas TASC B.
- A abordagem endovascular inicial poderá ser conduzida em lesões TASC D em pacientes com comorbidades intensas e que tenha um intervencionista experiente disponível. A região infrainguinal representa um dos territórios mais críticos no corpo humano. Duas desvantagens importantes podem ser a doença difusa e a reestenose elástica da artéria, que podem comprometer os resultados a longo prazo.

Técnicas endovasculares

A angioplastia (ATP) e os *stents* metálicos foram inicialmente considerados como as principais ferramentas para recanalização de artérias infrainguinais. Com o passar do tempo, resultados duradouros têm sido uniformemente melhorados, graças aos novos desenvolvimentos tecnológicos como: balões com eluição de drogas (DEB), *stents* com eluição de drogas (DES), crioplastia, balões com lâminas (*cutting ballon*), *stents* revestidos e dispositivos dedicados de revascularização para oclusões totais crônicas (CTO).

Angioplastia (ATP)

A ATP se baseia na dilatação do segmento arterial com estenose com retorno subsequente ao calibre normal e melhora do fluxo sanguíneo distal. A escolha do balão deverá estar ligada, essencialmente, à morfologia da placa, ao calibre do vaso tratado e à intensidade da estenose/oclusão. O diâmetro do balão para o segmento femoropoplíteo pode variar de 4 a 6 mm, aplicando-se geralmente a proporção 1:1 ao tamanho do vaso.

A principal desvantagem da ATP é a dissecção, relacionada com a fratura da placa arterial.

O índice de dissecção com limitação de fluxo após essa técnica é de 7,4[23] a 53% dos casos.[24]

As vantagens da ATP são: nenhuma estrutura metálica é deixada na parede do vaso, facilitando possíveis tratamentos futuros em pacientes jovens e em lesões maiores, zona livre para abordagem cirúrgica, ampla disponibilidade e baixo custo.

As desvantagens da ATP: extensão do segmento doente, presença de oclusão total, diabete, escoamento distal insatisfatório e isquemia crítica de membro na apresentação clínica.

Em caso de isquemica crítica do membro na presença de obstruções longas, crônicas e calcificadas, a ATP padrão pode ter resultados insatisfatórios.

Os resultados clínicos e angiográficos após ATP são:

- Perviedade primária estimada entre 32,8 e 63% no primeiro ano;[25,26] enquanto a perviedade secundária estimada entre 86 e 98,3%.[26,27]
- Índice de revascularização da lesão-alvo (RLA) no primeiro ano entre 18,3 e 54,8%.[28,29]
- Reestenose binária (RB) de 32 até 74,3% no acompanhamento de 24 meses.[30,31] Perda tardia do lúmen (PTL) de 1,0 a 1,7 aos 6 meses.[27,28]

De acordo com vários estudos houve melhora de pelo menos uma classe na classificação de Rutherford durante o período de acompanhamento. A melhora de classe Rutherford varia entre 25,4 e 89% aos 24 meses,[29,30] dependendo dos tipos de lesões e das comorbidades associadas. Foi observada e descrita a redução coerente da melhoria de Rhuterford após período mais longo de acompanhamento (ou seja, 17,9% aos 36 meses).[29]

No artigo publicado por Chalmers et al.[32] o índice de ATP com balão foi comparado ao do stent e ambos demonstraram melhorar a qualidade de vida dos pacientes. Como não havia diferenças estatisticamente significativas nos resultados no acompanhamento de 12 meses, stent foi considerado inferior que a ATP com balão. A RB do implante primário de stents foi de 40,8%, enquanto o índice de ATP foi de 46,7%. RLA foi mais baixa no grupo com stents (11,9% versus 22,2% da ATP), mas esse dado foi estatisticamente inútil (p = 0,12).[32]

Stents metálicos

Os stents periféricos são confeccionados geralmente de nitinol (liga de níquel e titânio). Eles apresentam duas características peculiares: superelasticidade (ou seja, o stent volta à sua forma original quando se remove a força externa) e a memória de formato térmico (ele volta ao formato pré-formado mediante aquecimento, permitindo a autoexpansão). Esses stents se conformam satisfatoriamente à anatomia vascular.

Muitos estudos foram conduzidos para comparar a ATP à colocação de stents na área infrainguinal. O conceito de colocação de stents (stenting) em lesão na região femoropoplítea se baseia, principalmente, em indicações clínicas quanto à revascularização, extensão e complexidade da lesão.

A estratégia inicial foi baseada na consideração do uso de stents como opção de tratamento em caso de falha da ATP inicial ou de reestenose tardia. Atualmente, vários estudos randomizados recomendam a colocação de stents de nitinol como tratamento de primeira linha para lesões de arteriais femorais superficiais de extensão intermediária porque a perviedade, pelo menos a médio prazo, é garantida.[1]

Vantagens/indicações:
- Possibilidade de cobrir extensões de lesões múltiplas com um único stent longo.
- Possibilidade de superar a reestenose elástica e a dissecção do vaso.

Desvantagens/contraindicação:
- Fratura do stent.
- Risco de trombose no stent e estenose.
- Dificultar área receptora de enxerto cirúrgico.
- Evitar o implante em pontos de flexão (isto é, artéria poplítea).
- Evitar a colocação de vários stents (maior risco de reoclusão).

Os stents têm perviedade primária mais alta que ATP aos 12 meses, 92,4 e 45,9%, respectivamente.[32,33] Resultados a prazos mais longos foram publicados por Nguyen et al. aos 5 anos (41,0%)[34] e por Sasaki (100%) aos 3 anos após o tratamento[35] em lesões com extensão de ≤ 100 mm. Laird et al. descreveram perviedade secundária de 100% no primeiro ano. O índice de RLA variou de 7,4 a 18,9% aos 12 meses, mas o índice de RLA de 21,7% aos 24 meses também foi descrito. A RB ficou entre 6,6 e 47,2% aos 12 meses. A PTL pode variar de 0,68 ± 0,97 a 0,80 ± 1,19.

A alteração da classe de Rutherford durante o período de acompanhamento foi apresentada de maneira uniforme por estudos diferentes, incluindo stent. A melhora clinicamente sustentada foi o parâmetro considerado como a melhora de pelo menos uma classe de Rutherford, enquanto de acordo com alguns estudos a melhoria em stent foi semelhante à da coorte ATP (p > 0,05). Outros autores informaram maior melhora clínica no grupo de stent. A melhora de acordo com a classificação de Rutherford variou de 63,2% aos 36 meses a 87,5% aos 12 meses.[36]

Na maioria dos estudos comparativos, a melhoria do ITB com stent demonstrou não ser tão significativamente diferente se comparada à ATP somente com balão (p > 0,05). A melhora média do ITB variou do mínimo de +0,22 aos 12 meses até o máximo de +0,34 aos 12 meses (média basal de 0,22 ± 0,17 e 0,56 ± 0,11 aos 12 meses).

De acordo com Laird et al. a colocação de stents primários em lesões de extensão moderada no segmento femoropoplíteo foi associada a melhores resultados a longo prazo, se comparada à ATP com balão.[29] Esse estudo controlado e randomizado demonstrou que a melhora da classe de Rutherford no grupo de stent aos 36 meses foi de 63,2% e de 17,9% no grupo com balão (p < 0,0001). Aos 12 meses, a perviedade primária foi de 81,5% no grupo de stent e 36,7% no grupo com balão (p < 0,0001), e a RLA foi de 12,7% e de 54,8%, respectivamente (p < 0,0001).[29]

Crioplastia

Este procedimento combina a força de dilatação da angioplastia com balão com o resfriamento da parede do vaso. Hoje em dia, a crioterapia é amplamente adotada em outros campos clínicos como uma modalidade efetiva.

O catéter é um sistema coaxial de duplo balão confeccionado com material PEBAX®. No balão interno existe gás para reforçar a segurança do procedimento. Um transdutor termoelétrico e de pressão fica localizado dentro do balão interno para monitorar a pressão e a temperatura do balão durante o procedimento.

Estudos anteriores demonstraram resposta histológica benigna nas artérias em resposta à energia térmica fria, sem interrupção na função do conduite. Por isso, acredita-se que a crioplastia provoque apoptose (uma forma de morte celular necessária para abrir caminho para novas células) em vez de necrose (morte celular em tecido ou órgão causada por doença ou lesão) nas células arteriais de músculos lisos. Assim, isto tem a vantagem teórica de reduzir a hiperplasia miointimal e perviedade mais duradoura.

Estudos randomizados e não randomizados descobriram que a crioplastia é segura e efetiva para doença obstrutiva femoropoplítea. Os resultados angiográficos iniciais são favoráveis, com baixa incidência de dissecção e rara necessidade de *stent* de resgate. Os índices de perviedade nessas lesões menores se comparam favoravelmente a resultados históricos de ATP, mas estudos comparativos são necessários para determinar se a crioplastia oferece alguma vantagem real sobre ATP ou colocação de *stents*.

Entretanto, a técnica da crioplastia apresenta algumas desvantagens:

- Balões com extensão até 2 cm podem ser considerados como limitantes, especialmente na presença de lesões longas.
- Não há controle de tempo de insuflação e de pressão que pode aumentar o risco de dissecção da placa.
- Alto perfil do balão que, em caso de estenose grave, não permite que o balão ultrapasse a lesão e exige pré-dilatação.
- Incapacidade de dilatar lesões rígidas, pressão de insuflação limitada a oito atmosferas.

Além disso, de acordo com alguns autores, a temperatura de -10°C é capaz de criar apoptose de apenas 50% das células, e isto não é suficiente para reduzir a reestenose.

Balões com eluição de drogas

Estes balões são a evolução mais recente da ATP convencional: a tecnologia se baseia em cobrir a superfície do balão com drogas antiproliferativas (p. ex.: paclitaxel, a mais usada) cuja intenção é serem transmitidas para a parede do vaso com a insuflação do balão. O efeito da droga nas células dos músculos lisos dos meios bloqueia sua proliferação e, por consequência, reduz a hiperplasia da íntima. Com esses dispositivos nasceu o conceito de **ATP ótima**, em que a ATP é realizada o mais corretamente possível, insuflando-se o balão muito lentamente e mantendo-o assim por mais de um minuto, reduzindo, assim, a incidência de dissecção da placa.

No momento, o tempo certo para manter o balão com droga insuflado é de dois minutos: os primeiros 60 segundos são necessários para transferir a droga, e o resto do tempo é necessário para atingir o efeito mecânico do medicamento na parede do vaso. A grande vantagem dessa técnica é reduzir, o máximo possível, o dano vascular de modo a enfrentar índice mais baixo de dissecção, limitando o fluxo.

Os índices de perviedade primária após 1 ano ficaram entre 83,7 e 92,1%. A RB ficou entre 9,1 e 19% aos 6 meses. Após 1 ano, era de 14,5%. Houve apenas um estudo baseado no acompanhamento de 24 meses, e o índice foi de 25%. A PTL foi semelhante aos 6 meses: $0,5 \pm 1,4$; $0,4 \pm 1,2$ e $0,5 \pm 1,1$.[27]

As alterações na classificação de Rutherford ou no estágio de Fontaine com o tempo são representadas de maneira diferente entre estudos comparativos e não comparativos. Fanelli *et al.* relataram o desvio na classe de Fontaine de um inicial de 64, 28 e 8% de pacientes nos estágios IIB, III e IV (0% dos estágios I e II de Fontaine), respectivamente, para uma alteração significativa aos 6 meses, quando 92,0% dos pacientes mudaram para o Estágio I ($p = 0,04$) e 8,0% para o Estágio IIa ($p = 0,10$).[23]

Da mesma forma, Micari *et al.*[37] observaram melhora da classe de Rutherford de aproximadamente 28 e 65% da CR III e CR II (0% CR I) para cerca de 65% da CR I e 18% da CR II aos 12 meses de acompanhamento ($p < 0,001$).[23] Por outro lado, Tepe e Stabile observaram alterações de classe Rutherford, como média, respectivamente de $0,1 \pm 1,7$ aos 6 meses e $0,8 \pm 0,5$ aos 12 meses. Além disso, Micari *et al.* analisaram a qualidade de vida de 105 pacientes que apresentavam 114 lesões tratadas por balão com drogas. A porcentagem de pacientes apresentando algum problema nas cinco dimensões da qualidade de vida relacionada com a saúde foi estatística e significativamente reduzida aos 3, 6 e 12 meses após o tratamento.[37]

Stents com eluição de droga

Usados inicialmente para tratamento de coronárias, os *stents* com drogas agora estão disponíveis também para o tratamento de doença de artérias periféricas. Seus principais aspectos são:

- Malha de nitinol autoexpansiva.
- Os medicamentos de revestimento podem ser: everolimus, paclitaxel e sirolimus e podem ser ou não ligados a um compolímero.
- Benefícios combinados de efeitos mecânicos e medicamentosos.
- Apropriados para artérias femoropoplíteas acima do joelho com diâmetros de 4 a 7 mm.

Até o momento, o *stent* Zilver PTX (Cook Medical, Bloomington, IN, EUA) é o único desta classe comercialmente disponível especificamente desenhado para a região femoropoplítea. Trata-se de *stent* autoexpansível com revestimento de 3 $\mu g/mm^2$ de paclitaxel sem polímero em suas superfícies externas.

Estudo de braço único com Zilver PTX foi o maior e o primeiro estudo conduzido que mostrou resultados favoráveis a curto e médio prazos para *stents* com eluição de droga na doença de artéria femoropoplítea. Foi observado elevado índice de perviedade primária (87,6%) aos 12 meses, comparado ao de outros estudos, e incidência mais baixa de fraturas de *stent*. De acordo com os autores deste estudo, o Zilver PTX pode ser considerado seguro e eficaz em caso de doença de artéria femoropoplítea.[25]

Comparação entre Zilver PTX e ATP a balão também mostrou resultados superiores aos 12 meses em favor do *stent* com eluição de paclitaxel. A perviedade primária foi de 83,1%, comparada a 32,8%, respectivamente, e houve melhora estatisticamente significativa na classe de Rutherford e nos valores de ITB. Além disso, o índice de fraturas foi de apenas 0,9% aos 12 meses. O *Zilver PTX Randomized Clinical Study* confirmou a superioridade do Zilver PTX em perviedade primária em comparação à ATP com balão.[25]

A análise precisa dos resultados positivos de Zilver PTX em artérias periféricas demonstrou que os resultados satisfatórios estavam correlacionados com o desenho do *stent*, tipo de droga e dosagem, ausência de polímero e a cinética da eluição da droga. Entretanto, não existe ainda na literatura consenso claro sobre a razão pela qual o Zilver PTX é superior a outros *stents* com eluição de sirolimus e de everolimus no território das artérias periféricas.[25,38]

Aos 12 meses após o implante, a perviedade primária variou de 68% para 86,2%. O índice máximo da RLA foi de 20% aos 12 meses e aos 24 meses o mínimo foi de 6%. Aos 6 meses, a RB foi 0%, mas aumentou para 22,9% aos 24 meses. A PTL variou de 0,38 ± 0,64 para 0,46 ± 0,72 mm. Uma comparação de segurança e efetividade de 12 meses entre *stent* com droga e ATP com balão foi feita em estudos prospectivo, multicêntrico e randomizado.[38] O grupo com *stent* mostrou perviedade primária superior (83,1%) se comparada ao grupo ATP (32,8%) (p < 0,001) e melhor índice de sobrevida sem a doença (90,4% *versus* 82,6%) aos 12 meses (p = 0,004). A RLA foi de 17,5% no grupo com ATP, quase duas vezes aquela do grupo com *stent* (9,5%). Os resultados clínicos melhoraram significativamente para 12 meses nos dois grupos, mas não foram observadas diferenças significativas entre eles. Além disso, a comparação entre o tratamento com *stent* metálico provisório *versus stent* com droga provisória que exigiram *stent* após ATP destacou resultados melhores com *stent* eluido em droga.[25]

Stents revestidos

Os *stents* revestidos foram desenvolvidos como terapia para doença femoropoplítea oclusiva no esforço para reproduzir o tratamento padrão ouro, isto é, a revascularização cirúrgica femoropoplítea com veia ou prótese sintética.

Tanto o *stent* revestido expandido por balão como o autoexpansível estão disponíveis no mercado com tecido feito de dácron ou PTFE (politetrafluoroetileno expandido).

As principais vantagens/indicações são:

- Material de revestimento funciona como barreira contra o crescimento neointimal interno.
- Indicado em lesões ulceradas/friáveis ou trombóticas, reduzindo o risco de embolização distal.
- Útil em lesões/trauma/dissecções femoropoplíteas.
- Ruptura arterial.

As principais limitações:

- Reestenose de borda, especialmente em *stents* com tamanho maior que o necessário.
- Alto risco de trombose.
- Possibilidade de cobrir ramos laterais ou vias colaterais, que estão frequentemente presentes na árvore vascular infrainguinal.
- Perfil de dispositivo grande.

Entre os *stents* revestidos, o modelo de *stent* autoexpansível Viabahn merece menção especial. Estudos clínicos randominzados recentes (VIASTAR, VIBRANT, VIPER)[38] investigaram a eficácia do Viabahn nas oclusões femoropoplíteas complexas, mostrando resultados encorajadores em termos de perviedade primária. No estudo VIPER a perviedade primária aos 12 meses foi de 73%. Na análise do VIASTAR o índice de perviedade primária foi de 78,1%. Além disso, para lesões superiores a 20 cm, o benefício aparente foi coerente com o índice de perviedade primária de 73,3% para Viabahn *versus* 33,3% para *stent* metálico. Entretanto, quando se analisou o resultado primário pela análise de intenção de tratar, a diferença na perviedade primária em 12 meses entre Viabahn e *stent* metálico não foi estatisticamente significativa. Além disso, a melhoria clínica (distância de caminhada e ITB) não foi significativamente diferente nos dois grupos. *Stents* recobertos são fundamentais em situações de emergência, quando um dano iatrogênico ou traumático da artéria é observado (p. ex.: ruptura da artéria femoral).

Entretanto, esses dispositivos também podem ser usados para tratamento convencional de doença aterosclerótica, mas várias desvantagens devem ser consideradas em comparação aos *stents* metálicos de nitinol.

Cutting and scoring balloons

Os *cutting ballons* e os *Scoring ballons* foram desenvolvidos para superar algumas limitações da angioplastia convencional com balões, ao concentrar as forças de dilatação junto a pontos específicos do dispositivo, resultando, assim, teoricamente, em expansão luminar mais previsível, índice mais baixo de dissecções não controladas e menos barotrauma.

Esses dispositivos foram originalmente indicados para o tratamento percutâneo de estenose recorrente por causa de hiperplasia neointimal dentro de *stents* de artéria coronária. Os dispositivos apresentam três ou quatro lâminas microcirúrgicas montadas longitudinalmente no balão que corta diretamente na lesão estenótica durante a insuflação do balão. Em teoria, essas lâminas deverão destruir a continuidade fibroelástica do anel da hiperplasia neointimal, prevenindo o recuo elástico e deverão dilatar estenoses rígidas que não respondam satisfatoriamente só ao balão simples. Além disso, microincisões na hiperplasia neointimal durante a insuflação do balão induzem a ruptura neointimal direta e menos tensão da parede provocada pelo aro difuso produzido pela ATP convencional e, assim, minimizar o trauma da íntima.

Para artérias infrainguinais, balões com diâmetros maiores também foram desenvolvidos, entretanto, eles só estão disponíveis em comprimentos relativamente curtos (10-20 mm) por causa da rigidez do dispositivo.

O *cutting ballon* é usado quase sempre em lesões focais fibrocalcificadas ou "não dilatáveis" (embora elas tenham pressão de estouro relativamente baixa, isto é, de aproximadamente 10 atm) e reestenose no *stent* (Fig. 48-3) ou oclusão.

Estudo recente demonstrou índice de perviedade primária significativamente melhor em pacientes com doença femoropoplítea focal com o *cutting ballon*, em comparação aos balões tradicionais.[39] Nesse estudo, no braço tratado com *cutting ballon* não foram observados: reestenose elástica, dissecção ou lacerações arteriais, exigindo a colocação de *stent*, em comparação ao braço de ATP padrão, em que 6% dos casos foram complicados com dissecção limitadora de fluxo.

Os *Scoring ballons* foram desenvolvidos para o tratamento de doença complexa de artéria coronária. Posterior-

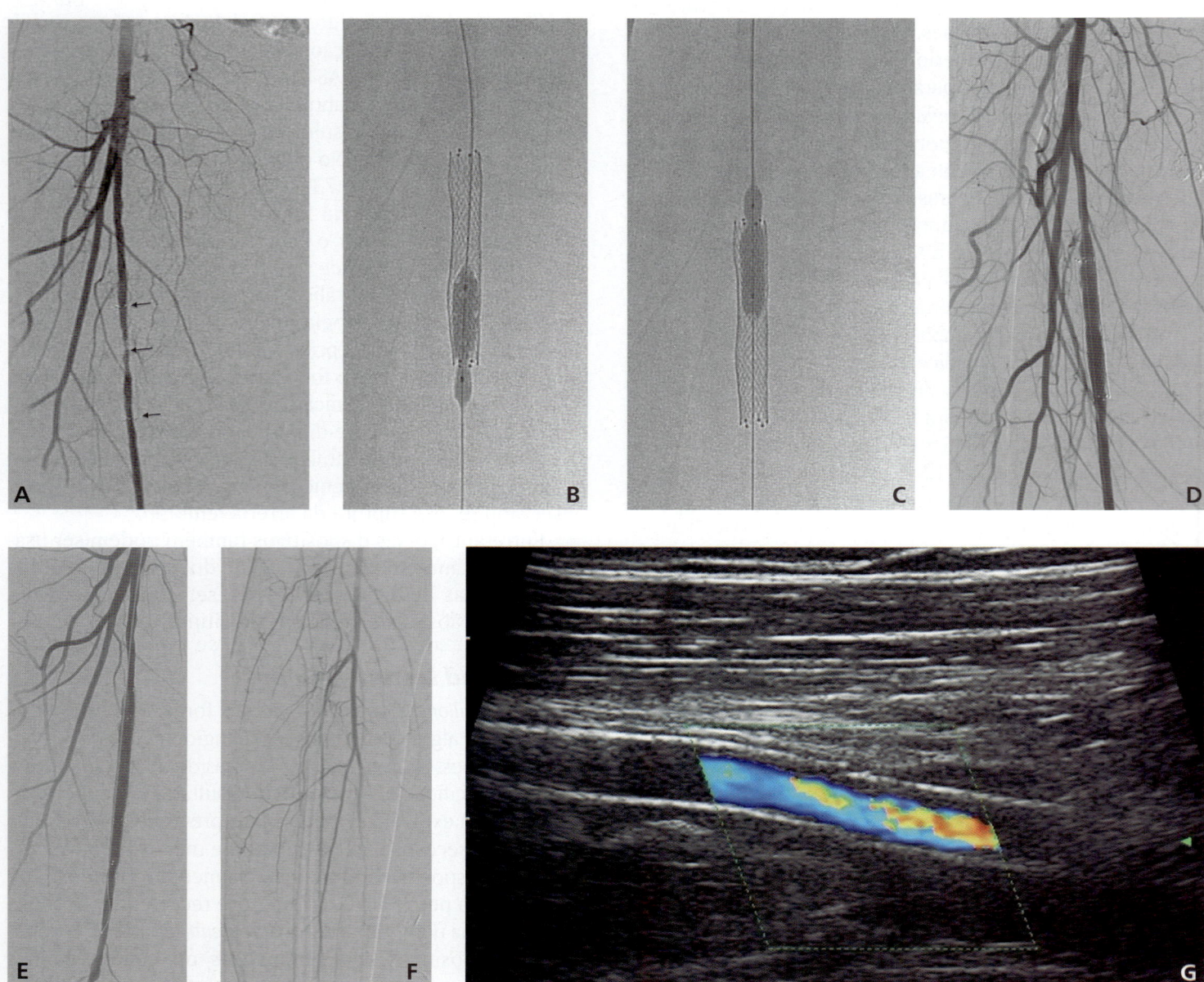

Fig. 48-3. Mulher de 56 anos com vários fatores de risco cardiovasculares: diabetes, hipertensão, hipercolesterolemia e tabagismo intenso. Ela recebeu tratamento endovascular anterior com colocação primária de *stent* para tratar lesão estenosante na artéria femoral superficial direita há 3 anos. A paciente retorna por claudicação na panturrilha direita aos 100 metros. O exame com US Doppler apresentou suspeita de reestenose no *stent*, de modo que ela foi encaminhada para a angiografia (**A**) que mostrou vários pontos de estenose no meio do *stent* e nas suas bordas (setas). (**B** e **C**) As reestenoses foram tratadas inicialmente com *cutting ballon* (5 x 40 mm) e então (**D**) a angioplastia convencional com balão de 6 mm foi realizada para dilatar toda a extensão do *stent*, com resultado final satisfatório. Por serem várias lesões intra e nas bordas do *stent* e, para evitar o desenvolvimento de novas reestenoses, (**E**) um *stent* mais longo foi implantado (*stent* com eluição de droga: Zilver PTX 7 mm x 8 cm, Cook Inc., IL, EUA). (**F**) Finalmente foi observada melhora do fluxo distal nas três artérias infrageniculares. (**G**) Após 2 anos a paciente se mostra assintomática, e a US Doppler mostra a perviedade dos *stents*.

mente, eles também foram avaliados para o tratamento de doença infrapoplítea e isquemica crítica do membro e, recentemente, após o desenvolvimento de dispositivos mais extensos e maiores, para a doença do eixo femoropoplíteo e estenoses envolvendo fístulas de hemodiálise.

Vários estudos documentaram a segurança e eficácia de tratar a doença infrapoplítea e a isquemica crítica do membro com o dispositivo AngioSculp e o benefício sustentado de salvamento do membro com até 1 ano após o tratamento. Em registro internacional, 93 pacientes (80% com isquemia crítica) e 131 lesões infrapoplíteas foram tratados com AngioSculp.[38] Esse dispositivo foi utilizado com sucesso em 99,2% (130-131) das lesões e foi usado sem a colocação adjunta de *stents* em 88,6% das lesões. As dissecções foram raras, ocorrendo em apenas 9,9% das lesões tratadas, Não houve perfurações e não ocorreu nenhum deslocamento significativo do dispositivo. Em outro estudo de pequeno porte com dois centros, os pacientes com isquemica crítica do membro foram tratados com AngioSculp e acompanhados por até 1 ano após o tratamento. Esse estudo demonstrou índice de sucesso técnico de 100%, índice baixo de dissecção de 9,7% (a maioria de pequeno porte) e índice de salvamento de membro de 86,3% aos 12 meses de acompanhamento.

Estudo multicêntrico em andamento na Europa está avaliando atualmente o AngioSculp no tratamento de pacientes com doença da artéria femoral superficial (MASCOTtrial, clinicaltrials.gov identifier NCT00619788). Esse estudo acompanhará os pacientes por até 1 ano e incluirá ultrassonografia com Doppler em série para avaliar a perviedade dos vasos.

Dispositivos para recanalização de oclusão total crônica

O tratamento de oclusões longas da artéria femoral superficial mostrou resultados não tão satisfatórios para índice de perviedade curta e, em casos de implante de *stents*, alto índice de fraturas de *stent* e de reestenoses, o que levou ao desenvolvimento de intervenções endovasculares alternativas.

A recanalização destas oclusões pode ser pelas vias endoluminal ou subintimal. A angioplastia subintimal ou revascularização extraluminal percutânea em obstruções femoropoplíteas foi descrita pela primeira vez por Bolia *et al.*[40] O conceito dessa técnica é criar uma dissecção no plano subintimal para cruzar o segmento intraluminal ocluído e reentrar no lúmen verdadeiro da artéria distal pérvia. Com isto, a ATP e o implante de *stent* poderão, então, ser realizados em um novo lúmen livre de placas ateromatosas. Em particular, essa técnica é adequada para recanalização de oclusões longas, oclusões de longa data com placas ateromatosas endurecidas ou vasos com calcificação grave, porque o fio acompanha o caminho de menor resistência. Nessa técnica, a ponta de um fio é enrolada sobre si mesma e avançada pelo plano subintimal. Um fio hidrofílico angulado de ponta mole é geralmente usado para tentar reentrar no lúmen do vaso pérvio. A técnica considerada ideal é a reentrada na artéria distalmente à oclusão, mas acima da artéria poplítea ou dos grandes colaterais. O ganho do acesso ao lúmen do vaso pode ser uma tarefa árdua que exige muita paciência.

A recanalização percutânea de obstruções longas da artéria femoropoplítea por métodos anterógrados, usando um fio-guia e um catéter, só apresenta índices moderados de sucesso (40-60%), dependendo da extensão da lesão, da calcificação, da experiência do operador e dos vasos colaterais.

Novos dispositivos de reentrada com agulha, como o Outback (Cordis, Bridgewater, NJ) ou o Pioneer (Medtronics, Minneapolis, MN) podem ser usados. O Outback usa uma pequena agulha calibre 21 para ajudar a entrada no lúmen do vaso. Ele se baseia no uso da fluoroscopia para orientar sua localização subintimal e do lúmen vascular. O catéter Pioneer também usa uma agulha para ajudar no acesso ao lúmen do vaso, mas usa um sistema de ultrassom intravascular (Volcano, San Diego, CA) para orientação direta. Uma vez obtido o acesso, com a ajuda da agulha, ao lúmen real, um fio de 0,014' é avançado para o interior do vaso distal. Há vários novos desenvolvimentos tecnológicos para ajudar a atravessar o vaso ocluído, além dos fios padronizados e os dispositivos com agulhas.

As técnicas de recanalização endoluminal baseiam-se no princípio de ficar dentro do lúmen "verdadeiro" da artéria, evitando a dissecção da placa e as vias de reentrada. Detalhe de extrema importância é o de "como ter certeza de estar em posição endoluminal?". Algumas dicas úteis são:

- Seguir o mapeamento associado à imagem não subtraída – verificar a posição das calcificações vasculares – presença de cinturas do balão durante a insuflação.
- Se a punção transfermoral anterógrada falhar na recanalização de AFS, a abordagem transpoplítea poderá ser usada para obter a recanalização retrógrada.
- Há vários desenvolvimentos tecnológicos novos para ajudar a cruzar um vaso ocluído, além dos fios padronizados e os dispositivos de reentrada. Eles se baseiam em **microdissecção controlada** ou **citorredução da placa**.
- A **microdisseção** pode ser conduzida com vários dispositivos:
  - A microdissecção cega controlada se refere à habilidade de executar a microdissecção à base de catéter usando um par de mandíbulas articuladas que podem ser ativadas durante o manuseio do catéter. Esse procedimento tem sido informado como seguro e viável, com índice de sucesso de 91% no tratamento de oclusões totais crônicas da pelve e do membro inferior em uma série de 36 pacientes com 44 oclusões totais crônicas sintomáticas que falharam na revascularização percutânea convencional.
  - A microdissecção cega cria uma via intraluminal através de uma oclusão crônica, permitindo a colocação do fio-guia no lúmen distal verdadeiro.
  - O procedimento deverá ser executado pela abertura e fechamento das mandíbulas, e pela passagem pelo capuz proximal da oclusão e, então, o dispositivo navega para frente, através dos segmentos ocluídos com as

mandíbulas fechadas. A seguir, para criar um canal de microdissecção maior, o dispositivo deverá ser repetidamente recuado com a "mandíbula aberta". O mapeamento fluoroscópico pode ser útil do começo ao fim para verificar o alinhamento dos catéteres dentro do lúmen do vaso. Após a passagem inicial do catéter, ele deverá ser avançado para a artéria distal reconstituída e usado para introdução do fio-guia. A ATP com balão ou a colocação adjunta de *stents* pode ser executada após a introdução do fio-guia.

- Os sistemas Crosser® usam vibração mecânica de alta frequência para romper a capa de oclusão. A ponta do catéter é colocada diretamente contra a parte proximal da oclusão. O catéter é um dispositivo *monorail* hidrofílico com portas de irrigação no eixo, permitindo injeções de soro fisiológico e de meios de contraste. A ATP de vibração usa vibrações mecânicas produzidas por um dispositivo para cruzar o capuz da obstrução. A terminação do catéter vibra lateral e distalmente na frequência de 16-100 ciclos/s, fraturando e penetrando na oclusão.

Dispositivos de citorredução

Laser Excimer

Este dispositivo remove a placa por fotoablação, o que significa usar a luz para vaporizar e remover tecidos. A fotoablação vaporiza placas de gordura, calcificadas ou fibróticas, incluindo a hiperplasia neointimal. Entretanto, ela só pode avançar sobre um fio-guia que já tenha cruzado a oclusão e, portanto, só pode "facilitar" a recanalização. Por isso, para lesões oclusivas que não podem ser recanalizadas só com fio-guia, os catéteres tipo Crosser® são necessários para cruzar a lesão seguidos por um catéter a *laser*.

Aterectomia de excisão (Fig. 48-4)

Estes dispositivos trabalham extirpando a placa aterosclerótica/capuz da obstrução crônica, removendo o material da placa por meio de microlâminas de rotação e colocando esse material removido em um depósito.

Esses dispositivos para artérias infrainguinais são geralmente introduzidos por uma bainha de 7 Fr ou 8 Fr sobre um fio-guia de 0,014" até o aspecto proximal da lesão ateromatosa. Quando o dispositivo é ativado, a ponta distal do cone do nariz é desviada, articulando o catéter contra a lesão e expondo a lâmina de metal, que gira a 8.000 rotações por minuto. A lâmina de corte geralmente possui desenho côncavo que tende a raspar a placa e armazená-la no cone do nariz do dispositivo. Esses dispositivos devem ser avançados lentamente pela lesão, com pausas intermitentes para comprimir a placa raspada no compartimento de armazenagem do cone do nariz.

A principal complicação da aterectomia de excisão é a embolização distal para as artérias infrageniculares. Os dispositivos de proteção embólica originalmente desenvolvidos para artérias carótidas para prevenir o AVE durante o procedimento também são usados para reduxir ateroembolismo clinicamente significativo para artérias periféricas. No entanto, o uso destes dispositivos é indicado em lesões carregadas de trombos ou em pacientes com vasos de saída distal insatisfatória. Em especial, o dispositivo de proteção embólica tem sido usado em casos selecionados durante aterectomia excisional femoropoplítea.

Vigilância após a Intervenção

A vigilância clínica regular, incluindo a avaliação clínica e acompanhamento com ITB, deverá ser realizada. Embora não exista um protocolo consensual de vigilância, o monitoramento regular de membros revascularizados pode permitir a intervenção profilática imediata e melhorar a perviedade a longo prazo. O US Doppler e a avaliação clínica deverão ser realizados após 1 mês, aos 6 meses e anualmente daí em diante, como vários estudos clínicos já planejaram. Se alguma anormalidade for encontrada, exame de segundo nível (angioTC ou angioRM) poderá ser solicitada.

A angiografia de acompanhamento é realizada somente se dúvidas persistirem no exames de segundo nível ou com a intenção de tratar quadros novos de estenose, reestenose e reestenose em *stents*.

Terapia Medicamentosa

Estudos clínicos foram conduzidos para compreender se existe alguma evidência de que as drogas antiplaquetárias e anticoagulantes são eficazes na redução do risco de reestenose após tratamento endovascular de DAOP. Várias drogas podem ser usadas nestes pacientes após a intervenção, especialmente em pacientes com múltiplas doenças e riscos cardiovasculares que, em geral, já estão sob terapia clínica. Destacam-se o ácido acetilsalicílico (AAS) (de 50 a 300 mg), Clopidogrel, Ticlopidina, Heparina de baixo peso molecular, Heparina não fracionada (HNF), Dipiridamol, Abciximabe e Cilostazol.

Embora haja evidência limitada sugerindo que reestenose/reeoclusão aos 6 meses após tratamento endovascular periférico possam ser reduzidas com o uso de drogas antiplaquetárias, em comparação a, placebo/controle,[41] vários estudos clínicos adotaram protocolos de terapia bem definidos antes e após recanalização endovascular de artérias infrainguinais, seja com ATP convencional, balão com droga, *stent* metálico seja *stent* com droga.

O protocolo mais popular é o seguinte: medicamento pré-operatório com clopidogrel, 75 mg pelo menos durante 3 dias antes do procedimento ou dose inicial de 300 mg 24 horas antes do procedimento. Depois do procedimento, aspirina (100 mg ao dia) indefinidamente e clopidogrel (75 mg ao dia) durante, pelo menos, quatro semanas após a intervenção.[25,41] O clopidogrel pode ser usado de diferentes modos. No RCT Zilver clopidogrel é recomendado por pelo menos 60 dias após o procedimento e, por pelo menos, 3 meses no RCT RESILIENT[29] e de acordo com Schillinger *et al.*.[31]

Frequentemente, ticlopidina é considerada como substituta ao clopidogrel em casos de contraindicações específi-

Capítulo 48 ■ Lesões Ateroscleróticas Obstrutivas Infrainguinais

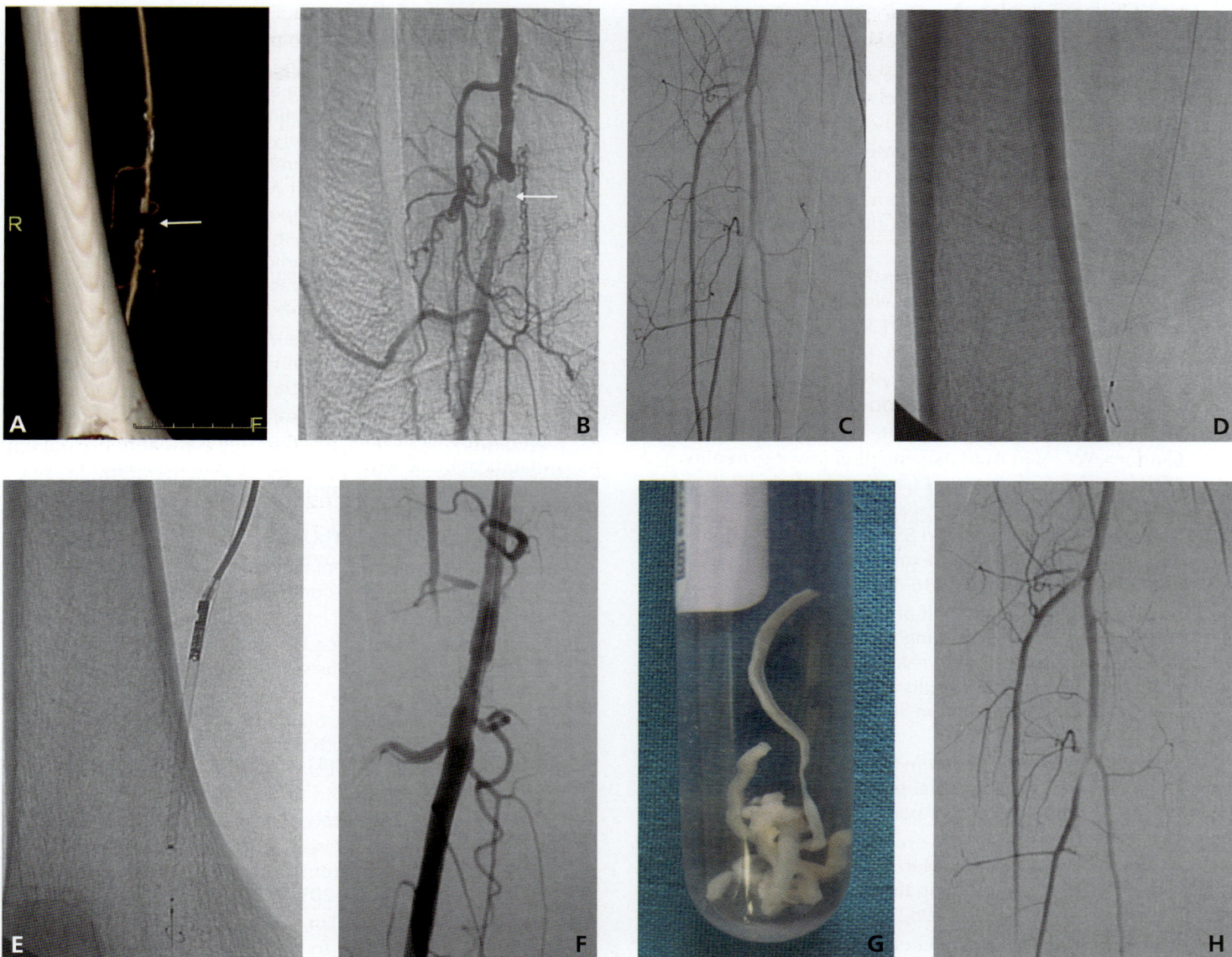

Fig. 48-4. Paciente masculino de 62 anos, fumante ativo com hipertensão, apresentou claudicação da perna direita a menos de 100 metros de caminhada. (**A**) A angioTC mostra obstrução crônica curta do terço médio da artéria femoral superficial direita (seta). (**B**) Angiografia seletiva confirmou a obstrução (seta) com alguns vasos colaterais. (**C**) A arteriografia infragenicular mostra a presença de três vasos distais com fluxo lentificado. (**D**) Uma vez transposta a lesão, um dispositivo de proteção distal (Spider-Ev3 de 6 mm) foi inserido. (**E**) O Silverhawk avança sobre o fio-guia obtendo recanalização satisfatória da femoral superficial que agora aparece pérvia (**F**). (**G**) Resíduos e material da placa são recolhidos a um local de armazenamento apropriado, aqui mostrados em um pequeno recipiente. (**H**) Arteriografia final mostra melhora do fluxo distal.

cas. Tradicionalmente, durante o procedimento e logo após a colocação do introdutor, administram-se 2.500-5.000 UI de Heparina em bolo. Em especial, clopidogrel mais aspirina após a intervenção não demonstraram melhoria estatisticamente significativa em reestenose imediata e até 18 meses.[41] Além disso, alguns autores observaram que pacientes tratados com clopidogrel associado à aspirina apresentaram episódios significativamente mais baixos de hemorragias que aqueles tratados com heparina de baixo peso molecular seguido de varfarina.

Outros estudos observaram que, quando a reoclusão era causada pela gravidade da doença, a adição de heparina de baixo peso à aspirina foi substancialmente mais eficaz em reduzir a reestenose em pacientes com isquemia crítica do membro que somente a aspirina (ou 0,15, CI de 95% 0,06 a 0,42; P = 0,0003). Entretanto, em pacientes com claudicação intermitente, heparina de baixo peso combinada com aspirina não oferece efeito significativo comparada à aspirina isolada.[41]

REFERÊNCIAS BIBLIOGRÁFICAS

1. European Stroke Organization, Tendera M, Aboyans V et al. ESC Guidelines on the diagnosis and treatment of peripheral artery diseases: Document covering atherosclerotic disease of extracranial carotid and vertebral, mesenteric, renal, upper and lower extremity arteries: the Task Force on the Diagnosis and Treatment of

Peripheral Artery Diseases of the European Society of Cardiology (ESC). *Eur Heart J* 2011;32:2851-906.

2. Farah BQ, Souza Barbosa JP, Cucato GG et al. Predictors of walking capacity in peripheral arterial disease patients. *Clinics* (SP) 2013;68:537-41.

3. Frans FA, van Wijngaarden SE, Met R, Koelemay MJ. Validation of the Dutch version of the VascuQol questionnaire and the Amsterdam Linear Disability Score in patients with intermittent claudication. *Qual Life Res* 2012;21:1487-93.

4. Amer MS, Alsadany MA, Tolba MF, Omar OH. Quality of life in elderly diabetic patients with peripheral arterial disease. *Geriatr Gerontol Int* 2013;13:443-50.

5. Norgren L, Hiatt WR, Dormandy JA et al. Inter-Society Consensus for the Management of Peripheral Arterial Disease (TASC II). *Eur J Vasc Endovasc Surg* 2007;33 (Suppl 1):S1-75.

6. Gardner AW, Afaq A. Management of lower extremity peripheral arterial disease. *J Cardiopulm Rehabil Prev* 2008;28:349-57.

7. Khan NA, Rahim SA, Anand SS et al. Does the clinical examination predict lower extremity peripheral arterial disease? *JAMA* 2006;295:536-46.

8. Virginia A. Moyer, on behalf of the U.S. Preventive Services Task Force; screening for peripheral artery disease and cardiovascular disease risk assessment with the ankle–brachial index in adults: US Preventive Services Task Force Recommendation Statement. *Annals of Internal Medicine* 2013;159:342-8.

9. Schroder F, Diehm N, Kareem S et al. A modified calculation of ankle–brachial pressure index is far more sensitive in the detection of peripheral arterial disease. *J Vasc Surg* 2006;44:531-6.

10. Ouriel K, McDonnell AE, Metz CE, Zarins CK. Critical evaluation of stress testing in the diagnosis of peripheral vascular disease. *Surgery* 1982;91:686-93.

11. Collins R, Burch J, Cranny G et al. Duplex ultrasonography, magnetic resonance angiography, and computed tomography angiography for diagnosis and assessment of symptomatic, lower limb peripheral arterial disease: systematic review. *BMJ* 2007 June 16;334:1257.

12. Koelemay MJ, den Hartog D, Prins MH et al. Diagnosis of arterial disease of the lower extremities with duplex ultrasonography. *Br J Surg* 1996;83:404-9.

13. Bandyk DF, Chauvapun JP. Duplex ultrasound surveillance can be worthwhile after arterial intervention. *Perspect Vasc Surg Endovasc Ther* 2007;19:354-9; discussion 360-361.

14. Jens S, Koelemay MJ, Reekers JA, Bipat S. Diagnostic performance of computed tomography angiography and contrast-enhanced magnetic resonance angiography in patients with critical limb ischemia and intermittent claudication: systematic review and meta-analysis. *Eur Radiol* 2013;23:3104-14.

15. Watson L, Ellis B, Leng GC. Exercise for intermittent claudication. *Cochrane Database Syst Rev* 2008;4:CD000990.

16. Fokkenrood HJ, Bendermacher BL, Lauret GJ et al. Supervised exercise therapy versus non-supervised exercise therapy for intermittent claudication. *Cochrane Database Syst Rev* 2013;23:8.

17. McDermott MM. Functional impairment in peripheral artery disease and how to improve it in 2013. *Curr Cardiol Rep* 2013;15:347.

18. Rooke TW, Hirsch AT, Misra S et al. 2011 ACCF/AHA focused update of the guideline for the management of patients with peripheral artery disease (updating the 2005 guideline): a report of the American College of Cardiology Foundation/American Heart Association Task Force on Practice Guidelines: developed in collaboration with the Society for Cardiovascular Angiography and Interventions, Society of Interventional Radiology, Society for Vascular Medicine, and Society for Vascular Surgery. *Catheter Cardiovasc Interv* 2012;79(4):501-31.

19. CAPRIE Steering Committee. A randomized, blinded, trial of clopidogrel versus aspirin in patients at risk of ischemic events (CAPRIE). *Lancet* 1996;348:1329-39.

20. Momsen AH, Jensen MB, Norager CB et al. Drug therapy for improving walking distance in intermittent claudication: a systematic review and meta-analysis of robust randomized controlled studies. *Eur J Vasc Endovasc Surg* 2009;38:463-74.

21. Ahimastos A, Walker P, Askew C et al. Ramipril therapy in patients with intermittent claudication: a randomized, double-blind, placebo-controlled trial. *JAMA* 2013;309:453-60.

22. Paravastu SC, Mendonca DA, Da Silva A. Beta blockers for peripheral arterial disease. *Cochrane Database Syst Rev* 2013;11:9.

23. Fanelli F, Cannavale A, Boatta E et al. Lower limb multilevel treatment with drug-eluting balloons: 6-month results from the DEBELLUM randomized trial. *J Endovasc Ther* 2012;19:571-80.

24. Werk M, Albrecht T, Meyer DR et al. Paclitaxel-coated balloons reduce restenosis after femoro-popliteal angioplasty evidence from the randomized PACIFIER trial. *Circ Cardiovasc Interv* 2012;5:831-40.

25. Dake MD, Ansel GM, Jaff MR et al. Paclitaxel-eluting stents show superiority to balloon angioplasty and bare metal stents in femoropopliteal disease: twelve-month Zilver PTX randomized study results. *Circ Cardiovasc Interv* 2011;4:495-504.

26. Cejna M, Thurnher S, Illiasch H et al. PTA versus Palmaz stent placement in femoropopliteal artery obstructions: a multicenter prospective randomized study. *J Vasc Interv Radiol* 2001;12:23-31.

27. Tepe G, Zeller T, Albrecht T et al. Local delivery of paclitaxel to inhibit restenosis during angioplasty of the leg. *N Engl J Med* 2008;358:689-99.

28. Krankenberg H, Schluter M, Steinkamp HJ et al. Nitinol stent implantation versus percutaneous transluminal angioplasty in superficial femoral artery lesions up to 10 cm in length: the femoral artery stenting trial (FAST). *Circulation* 2007;116:285-92.

29. Laird JR, Katzen BT, Scheinert D et al. Nitinol stent implantation vs. balloon angioplasty for lesions in the superficial femoral and proximal popliteal arteries of patients with claudication: three-year follow-up from the RESILIENT randomized trial. *J Endovasc Ther* 2012;19:1-9.

30. Becquemin JP, Favre JP, Marzelle J et al. Systematic versus selective stent placement after superficial femoral artery balloon angioplasty: a multicenter prospective randomized study. *J Vasc Surg* 2003;37:487-94.

31. Schillinger M, Sabeti S, Dick P et al. Sustained benefit at 2 years of primary femoropopliteal stenting compared with balloon angioplasty with optional stenting. *Circulation* 2007 May 29;115:2745-9.
32. Chalmers N, Walker PT, Belli AM et al. Randomized trial of the SMART stent versus balloon angioplasty in long superficial femoral artery lesions: the SUPER study. *Cardiovasc Intervent Radiol* 2013;36:353-61.
33. Hu H, Zhang H, He Y et al. Endovascular nitinol stenting for long occlusive disease of the superficial femoral artery in critical limb ischemia: a single-center, mid-term result. *Ann Vasc Surg* 2011;25:210-6.
34. Nguyen BN, Conrad MF, Guest JM et al. Late outcomes of balloon angioplasty and angioplasty with selective stenting for superficial femoral-popliteal disease are equivalent. *J Vasc Surg* 2011;54:1051-7.
35. Sasaki Y, Hwang MW, Shirasawa K et al. Stenting for superficial femoral artery atherosclerotic occlusion: long-term follow-up results. *Heart Vessels* 2008;23:264-70.
36. Schulte KL, Kralj I, Gissler HM et al. MISAGO 2: one-year outcomes after implantation of the Misago self-expanding nitinol stent in the superficial femoral and popliteal arteries of 744 patients. *J Endovasc Ther* 2012;19:774-84.
37. Micari A, Cioppa A, Vadala G et al. Clinical evaluation of a paclitaxel-eluting balloon for treatment of femoropopliteal arterial disease: 12-month results from a multicenter Italian registry. *JACC Cardiovasc Interv* 2012;5:331-8.
38. Rogers JH, Laird JR. Overview of new technologies for lower extremity revascularization. *Circulation* 2007 Oct. 30;116:2072-85.
39. Cotroneo AR, Pascali D, Iezzi R. Cutting balloon versus conventional balloon angioplasty in short femoropopliteal arterial stenoses. *J Endovasc Ther* 2008;15:283-91.
40. Bolia A, Brennan J, Bell PR. Recanalization of femoropopliteal occlusions: improving success rate by subintimal recanalization. *Clin Radiol* 1989;40:325.
41. Robertson L, Ghouri MA, Kovacs F. Antiplatelet and anticoagulant drugs for prevention of restenosis/reocclusion following peripheral endovascular treatment. *Cochrane Database Syst Rev.* 2012;8:CD002071.

Capítulo 49

Hipertensão Renovascular e Nefropatia Isquêmica

◆ *Miguel Ángel de Gregorio*

CONTEÚDO

- ✓ INTRODUÇÃO 681
- ✓ ANATOMIA 681
- ✓ ETIOLOGIA DA OBSTRUÇÃO RENOVASCULAR 683
- ✓ ESTENOSE E OBSTRUÇÃO ARTERIAL RENAL CRÔNICA . 684
    - ▪ TRATAMENTO DA DOENÇA OCLUSIVA RENAL 685
    - ▪ TÉCNICAS INTERVENCIONISTAS PERCUTÂNEAS ... 685
- ✓ REFERÊNCIAS BIBLIOGRÁFICAS 690

INTRODUÇÃO

A estenose da artéria renal é uma causa importante de insuficiência renal progressiva,[1,2] além de ser responsável por hipertensão refratária em quase 1% dos pacientes hipertensos.

Existem muitas causas de lesões obstrutivas das artérias renais, porém, as mais comuns são a aterosclerose (90%) e a displasia fibromuscular. A maioria dos pacientes com pressão sanguínea elevada é portadora de hipertensão primária ou essencial. A hipertensão originada pela estenose da artéria renal denomina-se hipertensão secundária e observa-se em 1-5% dos pacientes com hipertensão. O mecanismo responsável pela hipertensão na estenose da artéria renal é a ativação do sistema renina-angiotensina-aldosterona.[1,2]

O comportamento clínico destes pacientes é variável, mas, geralmente, apresenta-se como hipertensão grave de difícil controle. A estenose aterosclerótica da artéria renal é observada geralmente em pacientes a partir de 60 anos e é mais frequente em homens.[1,2]

Morfologicamente, a estenose da artéria renal pode ser classificada em ostial (a menos de 5 mm da luz da aorta), proximal (entre 5 e 10 mm da luz da aorta) e distal (mais de 10 mm da luz da aorta).[3] Os pacientes com aterosclerose grave dos ramos arteriais intrarrenais menores também podem ser afetados. Quase metade dos pacientes com estenose da artéria renal apresentou lesões na artéria contralateral.

A aterosclerose renal é uma doença progressiva. Alguns autores demonstram que 12-20% das lesões ateroscleróticas que apresentavam estenose superior a 75% evoluíram com oclusão em 1 ano.[1,2]

Ao contrário da aterosclerose, a hipertensão causada pela displasia fibromuscular da artéria renal é observada em pacientes jovens (3ª a 5ª décadas) e é mais frequente em mulheres. A fibrodisplasia média é um tipo histológico presente em 80% destes pacientes. Histologicamente observam-se numerosas redes microscópicas que obstruem o fluxo sanguíneo, produzindo hipertensão. Outras formas de displasia fibromuscular também originam estenose em pacientes jovens, sendo difícil distingui-las de doenças, como arterite de Takayasu e neurofibromatose. A dissecção espontânea intrarrenal é uma variação da displasia fibromuscular que se apresenta clinicamente com dor aguda em região lombar, hematúria, hipertensão e infartos renais visíveis na tomografia computadorizada (TC) e ressonância magnética (RM).[4]

O tipo histológico de fibrodisplasia medial está localizado geralmente no terço distal da artéria renal principal e se estende, em 25% dos pacientes, até os ramos arteriais de primeira ordem. A metade dos pacientes apresenta doença bilateral, mas quando unilateral, a artéria direita é mais acometida em dois terços dos casos (Fig. 49-1).

Outras causas de hipertensão renovascular apresentam menor prevalência. O acometimento das artérias renais da dissecção aórtica, vasculite, neurofibromatose e compressão do parênquima renal por grande hematoma subcapsular são doenças que podem produzir hipertensão. A incidência geográfica da hipertensão renovascular é singular. Na Índia, a doença de Takayasu é responsável por dois terços dos casos de hipertensão secundária (Fig. 49-2).

A insuficiência renal como consequência da obstrução da artéria renal (nefropatia isquêmica) é, quase sempre, resultado da aterosclerose. A estenose ou oclusão da artéria renal é causa de hemodiálise crônica em 8-10% dos pacientes. A estenose bilateral da artéria renal origina, mais frequentemente, falência renal que as lesões unilaterais. Esta entidade deve ser distinguida da nefroesclerose produzida por uma hipertensão crônica mal controlada.

ANATOMIA

Os rins são órgãos muito vascularizados, por causa de suas diversas e específicas funções: regulador de volumes da composição do fluxo e excreção dos produtos finais do metabolismo. Para isso, recebe 20% do débito cardíaco através da artéria renal, ramo da aorta.

As artérias renais originam-se da aorta abdominal, ao nível da 2ª vértebra lombar e a 1 cm abaixo da origem da artéria mesentérica superior. A artéria renal esquerda é mais curta que a direita e segue trajeto quase horizontal, pelo fato de a aorta situar-se à esquerda da linha média. Em um terço dos casos existe somente uma artéria por rim. Em 11%

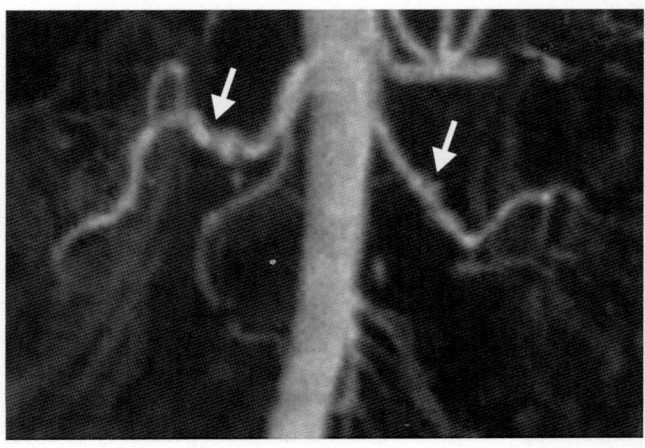
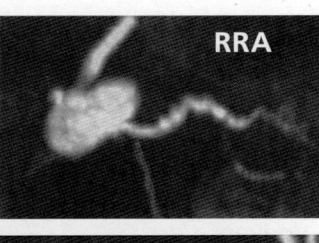
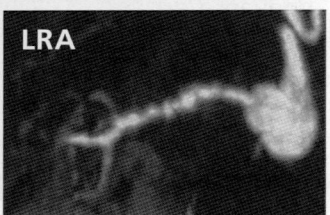

Fig. 49-1. AngioRM demonstrando estenose em ambas artérias renais. Visão transversa de angioRM. Lesões estenóticas em forma de "colar de rosário" da artéria renal direita (RRA) e esquerda (LRA) compatível com displasia fibromuscular.

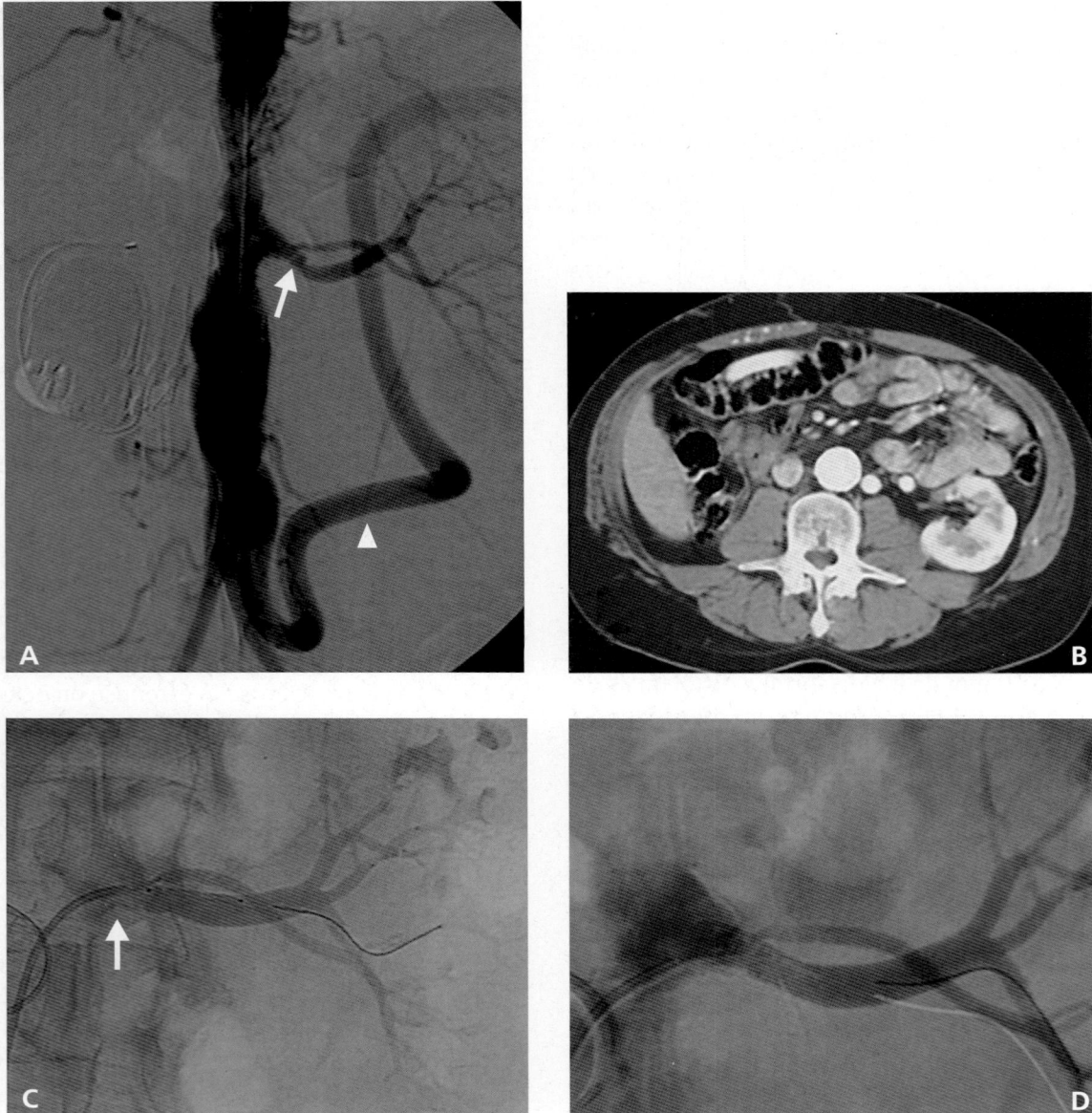

Fig. 49-2. Aortografia abdominal. (A) Lesões estenóticas da aorta e da artéria renal esquerda (seta) com diagnóstico de doença de Takayasu. Oclusão da artéria renal direita e da mesentérica superior com reopacificação pela arcada de Riolan (ponta de seta). (B) Corte axial de TC com contraste demonstrando as lesões. (C) Cateterismo seletivo da renal esquerda no momento de posicionar o *stent* no local da lesão (seta). (D) Arteriografia renal esquerda após implante de *stent* com adequado posicionamento do *stent* com diâmetro e fluxo normais.

dos casos a artéria renal apresenta-se dupla, em 1,7% tripla e em 0,1% quádrupla.

A irrigação dos rins é importante pelo fato de que a artéria renal, por si só, é uma artéria terminal responsável pela irrigação dos rins. Por outro lado, a vascularização renal não é homogênea dentro do próprio órgão, já que 75% do fluxo sanguíneo renal irriga o córtex, enquanto os 25% restante dirigem-se à medula (Fig. 49-3).

Na origem do hilo renal, a artéria renal divide-se em cinco artérias segmentares, cada uma destinada para um dos segmentos vasculares do rim. Estas se dividem antes de penetrar no rim em artérias interlobares, que avançam entre as pirâmides medulares e as colunas renais. Estas artérias não dão origem a nenhum ramo do parênquima. Ao nível da união corticomedular as artérias interlobares dividem-se em dois ramos principais, que são as artérias arqueadas, que são sempre paralelas e terminam na base convexa da pirâmide e não se anastomosam com outras artérias. As artérias arqueadas originam as artérias interlobulares que avançam entre os raios medulares e dirigem-se até o córtex e a superfície renal.

A irrigação da medula renal é realizada por dois sistemas vasculares, um originado das arteríolas aferentes, e outro através dos vasos retos. As artérias renais acessórias são múltiplos ramos que irrigam o mesmo segmento renal, originando-se, principalmente, no lado esquerdo. A circula-

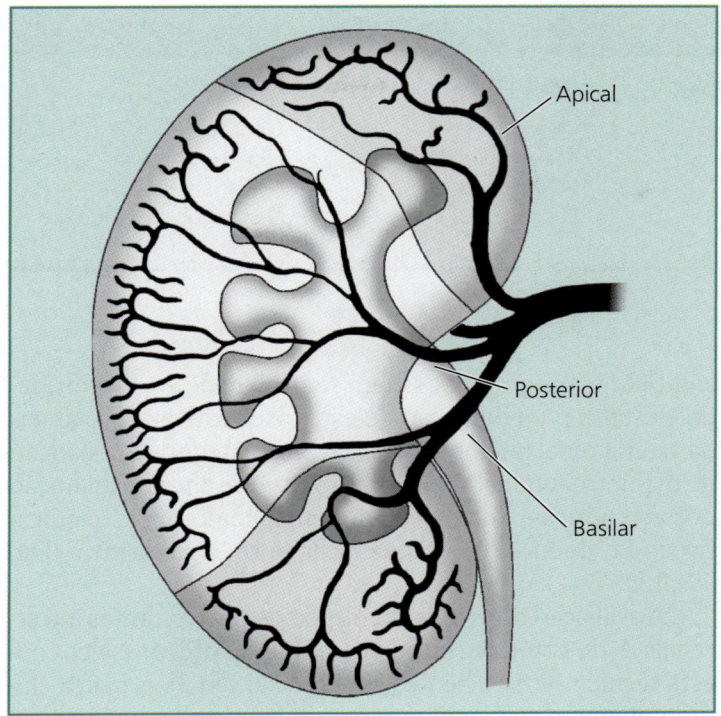

Fig. 49-3. Diagrama que mostra esquematicamente a vascularização intrarrenal.

ção colateral renal origina-se principalmente dos ramos periureterais, peripiélicas, suprarrenais e lombares, sendo de capacidade muito baixa, mas desempenha papel fundamental nos casos de estenose da artéria renal.

As veias que se originam do parênquima renal dirigem-se ao hilo, onde formam a veia renal. A direita pode contribuir na formação da veia ázigo. Desemboca na veia cava inferior em um trajeto muito curto de 2 a 2,5 cm. A veia renal esquerda é mais comprida e nela desembocam a suprarrenal esquerda e a gonadal, ao contrário das veias suprarrenal e gonadal à direita, que desembocam na veia cava.

ETIOLOGIA DA OBSTRUÇÃO RENOVASCULAR

A obstrução renal pode ser aguda ou crônica. As principais causas de obstruções agudas da artéria renal são produzidas por tromboses ou embolias da artéria renal, por etiologia traumática ou iatrogênica. A obstrução aguda causa, geralmente, isquemia renal com infarto e perda da massa e função renal. A obstrução crônica pode gerar hipertensão arterial, e suas principais causas são a aterosclerose e a fibrodisplasia. Também, compressões extrínsecas podem provocar obstrução e restrição do fluxo de forma crônica.

Obstrução Aguda da Artéria Renal

As principias causas são a trombose ou embolia, por causa das etiologias apresentadas no Quadro 49-1.

Lesões Crônicas da Artéria Renal

É desconhecida a capacidade de resposta do rim à isquemia, sabendo-se que este pode manter a integridade do seu parênquima com uma pressão de perfusão de 25 mmHg. Porém, é imprescindível que a duração e o grau de isquemia sejam compatíveis com a viabilidade de, ao menos, uma parte do parênquima renal.

As lesões crônicas da artéria renal são todas aquelas capazes de produzir diminuição do fluxo vascular renal que, por sua vez, produzirá diminuição da perfusão, podendo ser divididas em intrínsecas e extrínsecas. Entre as primeiras destacam-se as causadas por aterosclerose e, em menor frequência, as lesões fibromusculares da parede arterial. Em relação ao segundo grupo, existe grande número de causas a depender das alterações retroperitoneais e/ou de órgãos adjacentes às artérias renais (Quadro 49-2).

O achado de estenose renal em paciente hipertenso não permite considerá-la, por si só, a responsável pela hipertensão. A isquemia do rim é considerada causa da hipertensão somente quando melhora ou é corrigida depois da revascularização.

A existência de sopro no epigástrio ou em região lombar, ou hipertensão de difícil controle e manejo clínico, diastólica alta, deve-nos orientar a suspeitar do diagnóstico de hipertensão de origem renovascular.

O tamanho do contorno renal é um dado importante para se ter em conta, pois os rins entre 8-11 cm são passíveis de revascularização sempre que os dados arteriográficos e a biópsia confirmem a viabilidade do parênquima renal. Se a biópsia mostrar integridade da morfologia glomerular, os resultados são excelentes. O tratamento cirúrgi-

Quadro 49-1. Diversas causas de obstrução aguda da artéria renal

Cardíaca	Aórtica	Renal	Iatrogênica	Traumática	Outras
Afecção mitral Afecção aórtica Fibrilação atrial IAM Tumor cardíaco Defeito septal Válvula artificial	Aneurisma Dissecção	Aneurisma Placa ulcerada Arterite	Manipulação Angioplastia	Cirurgia Ferimentos	Tumores

Quadro 49-2. Principais causas de lesões renais crônicas				
Aterosclerose	**DFM**	**Takayasu**	**Neurofibromatose**	**Extrínseca**
Mais frequente 70% Sexo masculino > 50 anos Frequentemente ostial	Genética Jovens > Mulheres Grandes troncos Afeta túnica média	Desconhecida > Mulheres Asiáticos Grandes ramos ↑ VSG	Hereditária Manchas café/leite Neurofibromas Lesão ostial	Tumores Fibrose Aneurismas de aorta Dissecção de aorta

DFM = displasia fibromuscular; VSG = velocidade de sedimentação globular.

co está indicado somente quando existam critérios de recuperação.[5] A hialinização glomerular, que é um dado de mau prognóstico, representa a impossibilidade de recuperação da função renal apesar da revascularização satisfatória.[6]

ESTENOSE E OBSTRUÇÃO ARTERIAL RENAL CRÔNICA

Diagnóstico da Doença Oclusiva da Artéria Renal

A arteriografia digital é o método de escolha para detecção e quantificação da estenose da artéria renal. O caráter invasivo e limitações bidimensionais, apesar de hoje haver a angiografia 3D, desta técnica conduziram ao desenvolvimento de outros métodos de imagem, como a ultrassonografia (US) com *duplex*,[7,8] a angiotomografia (AngioTC),[9,10] além da angiorressonância (AngioRM) com uso de gadolínio.[11,12] Por outro lado, os exames realizados com ecografia-Doppler são operadores dependentes e, às vezes, os resultados sofrem interferência decorrente da presença de gás nos intestinos ou pela obesidade do paciente. A angioTC envolve radiação ionizante e requer mais de 120 mL de contraste para adequada opacificação das artérias renais, podendo aumentar o risco de nefrotoxicidade.

A angioRM surge como técnica de preferência aos pacientes com função renal alterada, com alergia ao contraste iodado e àqueles em que a angiografia digital não pode ser realizada,[13] mostrando-se superior à US-Doppler na detecção da estenose arterial renal.[14]

As técnicas de eleição para o diagnóstico da enfermidade renovascular são influenciadas pela história clínica. Os pacientes jovens com função renal normal e hipertensão arterial costumam ser investigados pela angiografia, isto porque a fibrodisplasia pode não ser detectada por métodos de imagens não invasivos, e o tratamento endovascular pode ser feito no mesmo tempo. Os pacientes adultos com suspeita de hipertensão renovascular deveriam, inicialmente, submeter-se a métodos de imagem não invasivos previamente à angiografia.

A US-Doppler com mapeamento de fluxo em cores, realizada de forma minuciosa, pode detectar a estenose da artéria renal (com redução de diâmetro superior a 60%) com sensibilidade e especificidade de cerca de 95%. Índice de resistência abaixo de 80 é preditivo de resultado positivo para tratamento por revascularização renal (Fig. 49-4). A angioRM e a angioTC possuem sensibilidade e especificidade elevadas para detecção de estenoses ostiais e proximais da artéria renal (maior de 90% em cada categoria), a redução de diâmetro luminal superior a 75%, a presença de dilatação pós-estenótica e diminuição do tamanho do rim são indicativos da doença hemodinamicamente significativa (Fig. 49-5).[1,15-17]

A avaliação do envolvimento de pequenos ramos intrarrenais e de artérias renais acessórias não é possível com esta técnica. Nos pacientes com função renal normal, a cintilografia com captopril tem sensibilidade e especificidade similares, porém, este não proporciona informações anatômicas que possam ser usadas no planejamento do tratamento.

O diagnóstico angiográfico da estenose da artéria renal é feito com base no grau de estreitamento da luz do vaso (entre 50-75%), na presença de dilatação pós-estenótica, na lentificação do fluxo distal à lesão, na presença de circulação colateral e na diminuição do tamanho do rim. A obtenção de imagens tardias pode ser necessária para visibilização da região distal em uma artéria tratada, nos casos de oclusão proximal. A localização da lesão (ostial ou proximal) deve ser determinada especificamente, assim como a sua extensão. A melhor medida de grau da estenose é através do gradiente de pressão sistólica superior a 10 mmHg entre

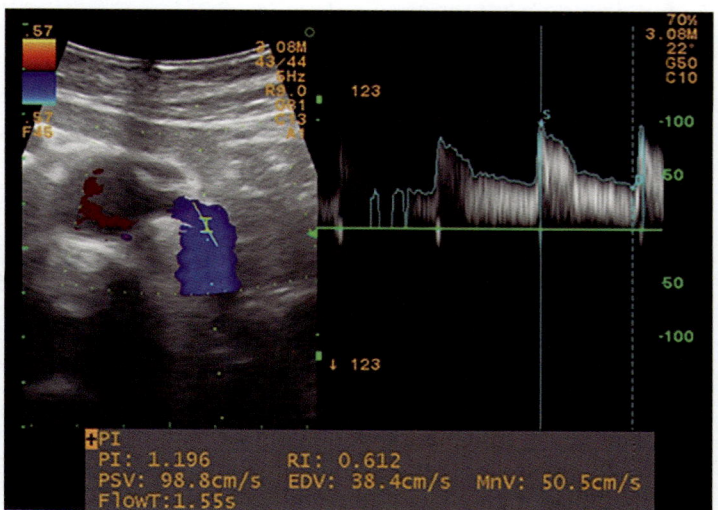

Fig. 49-4. US com Doppler da artéria renal demonstrando artéria renal com fluxo preservado e registro espectral e velocimétrico.

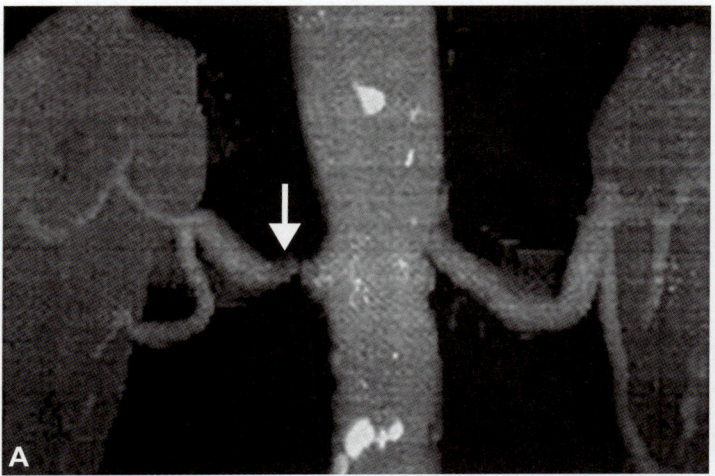 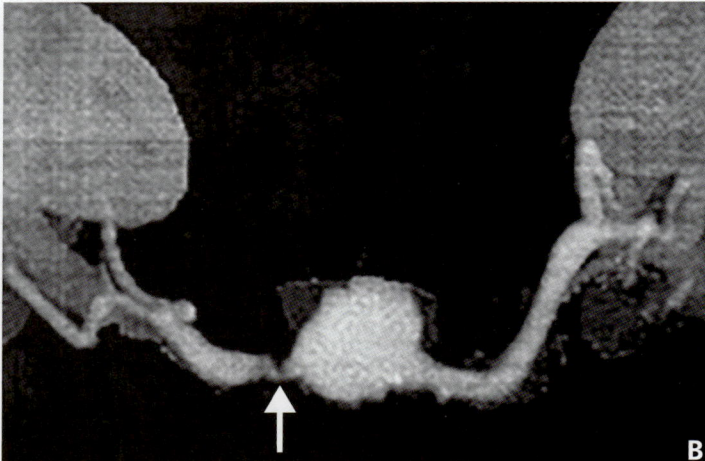

Fig. 49-5. AngioTC. (A) Reconstrução coronal MIP. (B) Reconstrução axial. Estenose grave da artéria renal direita.

a aorta e a região distal à lesão da artéria renal. A observação de gradientes limítrofes (entre 10-15 mmHg) necessita de uma avaliação cuidadosa.

A obtenção de amostras hormonais (renina) diretamente das veias renais pode ajudar a estabelecer o diagnóstico da hipertensão renovascular e a identificar qual o rim responsável. Pode-se utilizar catéter curvo seletivo (tipo cobra 2) e, caso haja dificuldade na aspiração do sangue, pode-se realizar um orifício lateral na extremidade distal do catéter. A amostra de sangue é obtida de cada uma das veias renais e da veia cava inferior em sua porção inferior às veias renais. No lado esquerdo, a ponta do catéter deve-se situar lateral ao orifício da veia gonadal esquerda. A obtenção das amostras não necessita, obrigatoriamente, ser simultânea, mas imediatamente após a outra. Níveis de renina obtidos em rim 1,5 vez maior que no rim contralateral são indicativos de hipertensão renovascular. Elevação nos valores de renina entre uma das veias renais e a veia cava inferior é também evidência de hipertensão renovascular. Se existirem múltiplas veias renais, as amostras devem ser obtidas em cada uma delas.

Tratamento da Doença Oclusiva Renal

As indicações terapêuticas na estenose da artéria renal são diferentes nos casos de hipertensão em relação aos casos de nefropatia isquêmica. Todas as lesões sintomáticas que podem ser controladas clinicamente requerem intervenção naqueles pacientes com boa expectativa de vida. As principais indicações para a intervenção com o objetivo de revascularizar a artéria renal estão descritas no Quadro 49-3.

Existem numerosas opções cirúrgicas para a revascularização das artérias renais. As lesões localizadas ao nível ostial e proximal são mais fáceis de serem tratadas do que as lesões distais na artéria principal ou segmentar. A taxa de mortalidade da intervenção cirúrgica é de aproximadamente 4%, com índice de cura da hipertensão de 18%, melhora em 71% e de piora ou falta de resposta terapêutica em 1%. Nos pacientes com disfunção renal, observam-se melhora na metade dos casos, ausência de resposta em 39%, e em 11% observa-se piora clínica.[18]

Técnicas percutâneas, como a angioplastia e a colocação de *stents*, são utilizadas frequentemente no tratamento das lesões obstrutivas da artéria renal.[19] Estes procedimentos devem ser programados cuidadosamente por causa do maior grau de dificuldade destas técnicas em relação a outras intervenções arteriais.

Em 1978, a angioplastia transluminal percutânea renal (ATP-renal) foi introduzida por Gruntzig *et al.*[20] como alternativa ao tratamento cirúrgico da estenose da artéria renal. Seus efeitos sobre o controle da pressão arterial, sobre a função renal e a perviedade a longo prazo tornaram a ATP-renal um método amplamente aceito para o tratamento das estenoses arteriais renais proximal e distal.[21]

Os pacientes selecionados devem suspender ou reduzir as medicações anti-hipertensivas antes do procedimento, já que após a realização do tratamento pode induzir-se a uma hipotensão acentuada, se os efeitos dos fármacos persistirem após a revascularização renal. Alguns intervencionistas administram quelantes de cálcio (nifedipina oral, 10 mg) antes do procedimento para prevenir vasospasmo.

Técnicas Intervencionistas Percutâneas

As técnicas fundamentais no manuseio da doença estenótica ou oclusiva da artéria renal são: angioplastia com balão (Fig.

Quadro 49-3. Indicações para intervenção na estenose arterial renal

1. Hipertensão
   - Estenose uni ou bilateral. Gradiente de pressão > 10 mmHg
   - Aterosclerose
   - Hipertensão grave
2. Azotemia
   - Estenose bilateral. Gradiente de pressão > 10 mmHg
   - Aterosclerose e dissecção
   - Insuficiência renal progressiva

49-6), implante de *stent* metálico (Fig. 49-7) e a fibrinólise nos casos de trombose associada. A aortografia diagnóstica prévia deve ser realizada em todos os casos. Nos pacientes com azotemia grave, pode ser utilizado CO_2 ou gadolínio como meio de contraste. As lesões bilaterais, sobretudo nos pacientes com disfunção renal, devem ser tratadas isoladamente, a fim de se minimizar a carga de contraste.

O catéter utilizado deve ser curvo a fim de acompanhar o ângulo da artéria renal. A manipulação do catéter dentro da aorta deve ser a menor possível, a fim de se evitarem possíveis embolizações de placas ateroscleróticas. Para isto, pode-se administrar heparina sódica EV (50-100 UI/kg) antes da seletivação da artéria renal. No caso das lesões ostiais deve-se angular o intensificador de imagens para identificar corretamente o óstio das artérias renais. Uma vez seletivada a origem da artéria renal, pequenas injeções de contraste confirmam a posição do catéter.

Lesões ostiais muito estreitas podem ser atravessadas com microguias. Uma vez atravessada a lesão com o guia, passa-se o catéter sobre ele, aspira-se pequena quantidade de sangue e injeta-se pequena quantidade de contraste com 100-200 picogramas de nitroglicerina. Se houver estase completa dos ramos intrarrenais decorrente da obstrução pelo catéter, pode-se administrar heparina diretamente dentro da artéria renal. Uma vez realizado este passo, se introduz um guia que permita a realização de técnicas programadas. Os tipos de guias mais comumente utilizados são a Rosen® 1,5 J de 0,035 polegada, as guias de nitinol também de 0,035 polegadas ou os guias flexíveis com ponta de platina de 0,014 a 0,018 polegadas. Um guia rígido retifica o ângulo da artéria renal, facilitando o procedimento. Deve controlar-se o manuseio do guia a fim de se prevenir espasmo ou dissecção. As guias retas podem perfurar o rim. As lesões ostiais quase sempre requerem a colocação de *stent*.

O *stent* ideal para o óstio renal ainda não foi desenhado, utilizando-se na quase totalidade dos casos os *stents* expansíveis por balão (Fig. 49-8).

A colocação de *stent* como método de escolha pode ser realizada após uma pré-dilatação da lesão estenótica: utiliza-se balão de angioplastia de menor tamanho para reduzir a pressão de insuflação necessária para a expansão do *stent*[22] e assegurar que a expansão completa da lesão seja

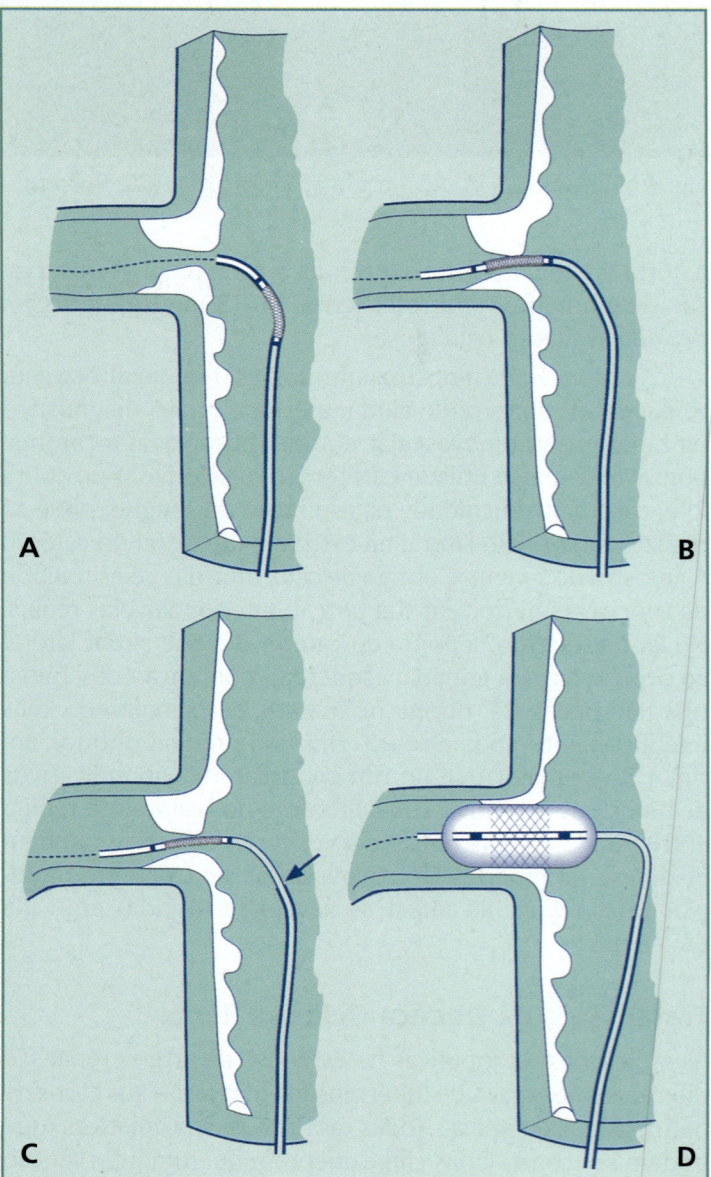

Fig. 49-7. Diagrama ilustrando de forma esquemática o implante de um *stent* em artéria renal direita (da esquerda para a direita). (**A**) A lesão estenosante renal é transposta utilizando um catéter com curva adequada e fio-guia com ponta flexível semicurva. Retira-se o catéter e o sistema condutor do *stent* é avançado sobre o fio-guia. (**B**) Progressão do *stent* através da lesão antes do recuo do catéter-guia ou bainha introdutora. (**C**) Posicionamento do *stent* e recuo da bainha-introdutora ou catéter-guia (seta). (**D**) Liberação do *stent* balão-expansível com a preocupação em deixá-lo revestindo a placa da aorta abdominal. Modificada de Current Techniques in Interventional Radiology. Edit by COPE Current Medicine CM.

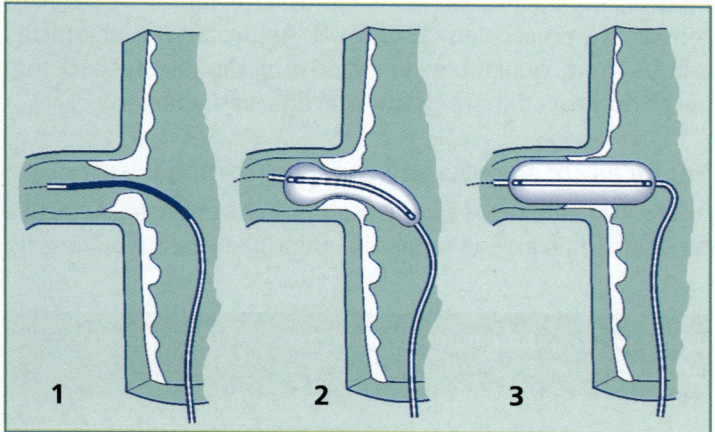

Fig. 49-6. Diagrama ilustrando os diferentes passos na realização da angioplastia da artéria renal (da esquerda para a direita). 1. Acesso desde a femoral com transposição do balão através da estenose; 2. insuflação do balão observando o início da ampulheta da estenose; 3. expansão completa do balão com compressão e esmagamento da placa. Modificada de Current Techniques in Interventional Radiology. Edit by COPE Current Medicine CM.

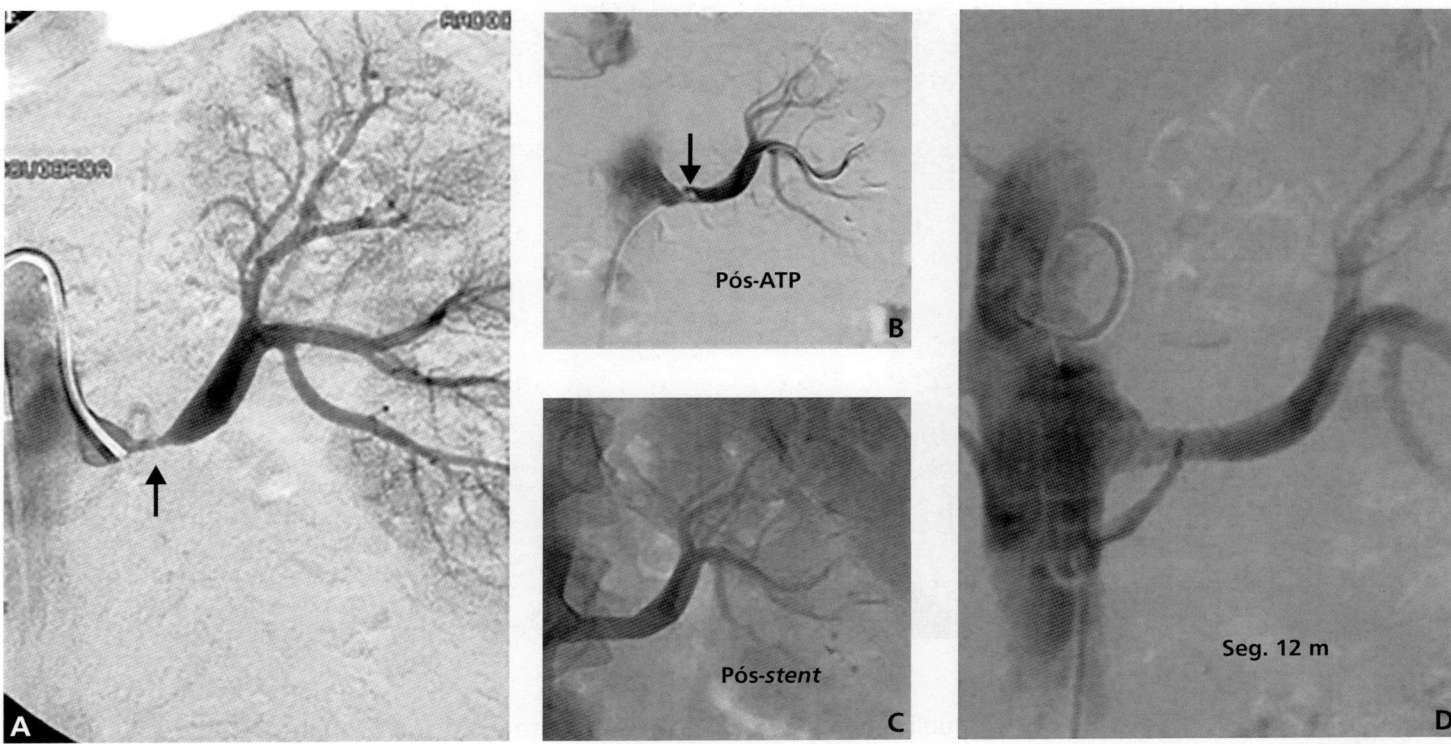

Fig. 49-8. (A) Arteriografia demonstrando estenose acentuada renal esquerda (seta). (B) Lesão residual depois de angioplastia com balão (seta). (C) Arteriografia de controle após angioplastia com implante de stent demonstrando adequado posicionamento do stent e fluxo pela artéria renal. (D) Estudo arteriográfico de controle após 12 meses demonstrando adequado fluxo, entretanto, com discreta diminuição do calibre intra-stent.

possível.[23] Para prevenir a migração do stent, insufla-se este cerca de 0,5 a 1 mm acima do diâmetro da artéria original. Esta sobredilatação do stent ajudaria a compensar o crescimento da neoíntima observado após a implantação do mesmo.[24] No manuseio da estenose aterosclerótica ostial, van de Ven et al.[25] demonstraram, em um ensaio randomizado, que o implante primário do stent é mais eficaz que a ATP-renal como primeiro procedimento. Esta é a técnica mais utilizada. Antes da dilatação da estenose injetam-se 5.000 UI de heparina em bolo como profilaxia da trombose durante o procedimento.

Os diâmetros de stents normalmente utilizados para o óstio da artéria renal são de 5-7 mm. A extensão dos stents pode ser de 15 a 20 mm. O stent será implantado de forma que se projetem alguns milímetros no interior da aorta (normalmente, 1-2 mm), a fim de assegurar adequado deslocamento e cobertura da placa aórtica. Deve-se lembrar que, na maioria das vezes, estas placas ostiais são originadas da aorta abdominal, assim sendo, devem ser tratadas de tal forma (Fig. 49-9). Em algumas situações, pode-se promover a sobredilatação do óstio da artéria renal junto à aorta abdominal com o intuito de melhor acomodação e aumento do diâmetro do stent.

As lesões ateroscleróticas da região proximal da artéria renal respondem muito bem à angioplastia isoladamente. As indicações de implante de stent nestas lesões são: falha da angioplastia (estenose residual > 30% ou gradiente > 10 mmHg), dissecção pós-angioplastia, estenose recorrente ou recanalização de oclusão. Se as lesões se encontrarem em bifurcação da artéria renal, pode ser necessária a utilização de dois balões.

A fibrodisplasia muscular da artéria renal responde bem à angioplastia simples, com bons resultados a longo prazo. É frequente o acometimento dos ramos intrarrenais, aumentando a complexidade do procedimento. A displasia fibromuscular das artérias segmentares e de ramos menores requer o uso de balões de pequeno diâmetro e guias de 0,018 polegada. O implante de stents não costuma ser necessário.

A angioplastia da artéria renal e a colocação de stents são procedimentos que estão evoluindo de acordo com os tipos e localização das lesões, tamanho dos vasos e o ângulo entre a aorta e as artérias renais. Além disso, movem-se com a respiração e estão ligeiramente colaterizadas, irrigando um órgão que não tolera bem a isquemia aguda.

Os critérios de sucesso técnico e terapêutico da ATP-renal com ou sem implante de stent, avaliados com controle angiográfico e determinação dos gradientes de pressão transestenóticos, incluem a estenose residual < 30%, gradiente de pressão sistólica menor que 10 mmHg, assim como a liberação do stent em posição adequada. Ainda que esta definição não seja comum à maioria dos estudos publicados, é importante melhorar o calibre arterial renal depois da inserção do stent, já que o diâmetro final é um importante indicador de risco de reestenose.[23]

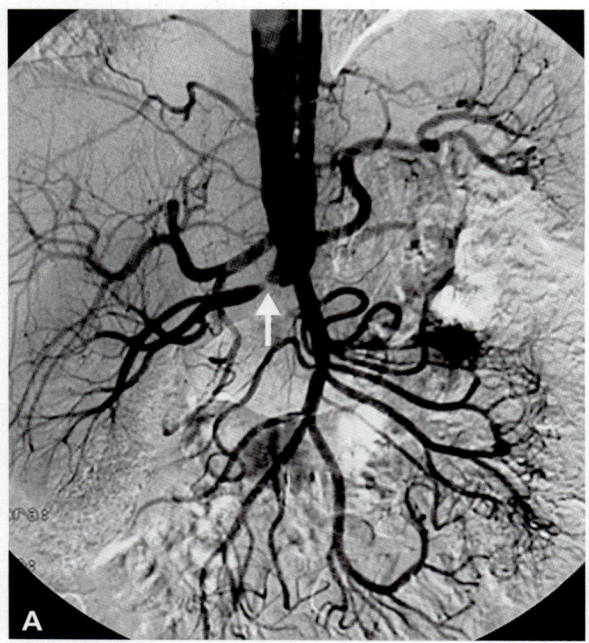
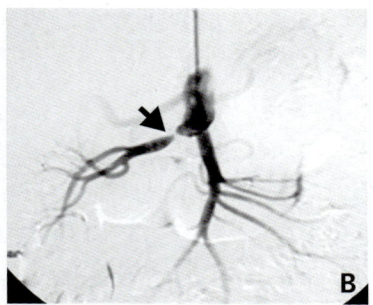
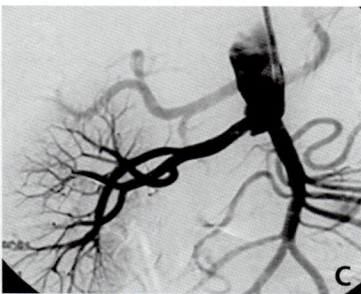

Fig. 49-9. (A) Arteriografia com injeção pelo catéter tipo *pigtail* em paciente com síndrome de Leriche demonstrando estenose grave da artéria renal direita (seta). (B) Estenose ostial renal direita grave identificada pelo cateterismo via radial. (C) Estudo arteriográfico de controle com adequado posicionamento do *stent* e resolução da estenose.

Leertouwer et al.,[26] no ano de 2000, publicaram metanálise em que se compara o tratamento da estenose renal mediante *stent* e ATP. A conclusão é que o *stent* produz maior sucesso técnico, porém ambas são comparáveis clinicamente.

A trombose e a embolia da artéria renal são entidades raras, porém podem produzir hipertensão renovascular e isquemia aguda. O diagnóstico se realiza com base de suspeita clínica e nos métodos de imagem, sobretudo a ângio-TC e o US-Doppler. O tratamento deve ser imediato. A fibrinólise intra-arterial, seguida de tratamento complementar com ATP ou *stents*, proporciona excelentes resultados, restabelecendo-se o fluxo arterial.

Complicações e Acompanhamento

As complicações que podem ocorrer durante a intervenção estão relacionadas com os procedimentos de cateterização, angioplastia e colocação de *stent*. No primeiro caso, estão a dissecção arterial (5%), a perfuração do rim pelo manuseio de guias e o pseudoaneurisma femoral e/ou hematoma inguinal. No caso da colocação do *stent*, incluem-se o inadequado posicionamento e a trombose aguda do *stent*.[27,28] Complicações graves podem aparecer depois do procedimento, entre as quais podemos incluir a insuficiência renal aguda, infarto segmentar e proteinúria.

As complicações são observadas mais frequentemente com a implantação do *stent* (15% dos pacientes) do que somente com a ATP (5-10% dos pacientes). O menor índice de complicações observa-se na ATP aplicada a pacientes com fibrodisplasia muscular, e o índice mais elevado se aprecia após a implantação de *stents* em pacientes com aterosclerose difusa ao nível da aorta e artéria renal.

A complicação mais grave, a ruptura arterial, pode ser prevenida com a seleção cuidadosa do tamanho do balão. O reconhecimento imediato da ruptura com reinsuflação do balão pode salvar a vida do paciente. Uma vez estabilizado, pode avaliar-se a implantação de *stent* recoberto ou o tratamento cirúrgico.

Depois da intervenção os pacientes requerem acompanhamento contínuo, incluindo a monitoração da pressão arterial, tratamento farmacológico e creatinina sérica, assim como a avaliação radiológica da perviedade do *stent*. Os estudos de acompanhamento se realizam seis meses após a intervenção e, posteriormente, a cada ano.

O acompanhamento radiológico das artérias renais com *stent* é essencial para detecção precoce da estenose. Os resultados do acompanhamento radiológico se baseiam, sobretudo, nos achados angiográficos.[22,25,29] Ainda que o estudo angiográfico permita a realização de medidas de pressão, a natureza invasiva impede sua realização de rotina como método de acompanhamento.

A US com Doppler tem sido utilizada para avaliar a perviedade das artérias renais com *stents*.[3,30-33] Entretanto, as explorações ultrassonográficas das artérias renais são operador-dependentes, e, algumas vezes, podem ser obtidos resultados errados em razão de interferências produzidas por gases intestinais, obesidade e a impossibilidade de se obter sinal Doppler intra-*stent*.[33] Com relação à angioRM, ela tem-se mostrado muito útil no acompanhamento dos pacientes tratados com ATP-renal, observando-se, entretanto, múltiplos artefatos relacionados com o tipo de *stent*. Em estudos realizados *in vitro*, os *stents* tipo Wallstent e Palmaz® produzem múltiplos artefatos, sendo impossível a avaliação intraluminal do *stent*.[34,35]

A experiência na aplicação da angioTC para o acompanhamento das artérias renais com *stents* é limitada,[29,35] mostrando-se, entretanto, ser técnica não invasiva muito útil, já que permite a avaliação completa da luz arterial desde a aorta até as artérias renais segmentares, assim como a avaliação geral da perviedade do *stent*. Particularmente útil são os resultados obtidos com a técnica de processamento de imagens chamada "volume *rendering*" (VR), que permite dispor de imagens diretas da luz do *stent*, sem a necessidade de eliminar imagens sobrepostas.

A angiografia clássica, por seu caráter invasivo, é realizada quando a suspeita de reestenose é significativa, de acordo com achados obtidos pela clínica, US-Doppler, angioRM ou angioTC.[37]

A pressão sanguínea deve ser medida de forma periódica e contínua, antes e depois da colocação do *stent*. Os efeitos clínicos da intervenção sobre a artéria renal podem ser traduzidos em termos de cura, melhora ou sem alterações. A cura da hipertensão corresponderia à pressão diastólica = 90 mmHg e/ou pressão sistólica ≤ 160 mmHg, sem que o paciente necessite de tratamento farmacológico anti-hipertensivo. A melhora corresponde a uma queda da pressão diastólica ≥ 15% ou à queda da pressão sistólica ≥ a 10%, com manutenção de quantidade igual ou menor de fármacos anti-hipertensivos. O restante dos casos se considera como ausência de alterações.

A resposta da função renal é considerada melhor quando a creatinina cai mais de 0,2 mg/dL, é considerada estabilizada quando a queda é de até 0,2 mg/dL e deteriorada quando os valores aumentam mais de 0,2 mg/dL.

A efetividade da ATP da artéria renal deve ser considerada de forma distinta entre os casos de aterosclerose e de displasia fibromuscular. Os resultados nas lesões ateroscleróticas devem ser subdivididos em lesões proximais e ostiais, e a hipertensão deve ser considerada diferente da insuficiência renal.

Quanto aos resultados de melhora da hipertensão, os pacientes tratados com ATP em displasia fibromuscular demonstram os melhores resultados, com cura em aproximadamente 45%, frente a 10-15% dos pacientes com lesões ateroscleróticas. Os resultados da ATP realizada de forma isolada em lesões ostiais ateroscleróticas são pobres. Os *stents* metálicos melhoram os resultados técnicos e clínicos na enfermidade aterosclerótica, particularmente nas lesões ostiais, porém, com resultados clínicos inferiores aos obtidos na ATP da displasia fibromuscular.[22-24,38,39]

A angioplastia e o implante de *stent* em pacientes com insuficiência renal mostram resultados semelhantes aos procedimentos realizados para hipertensão arterial. Nos pacientes com lesões ateroscleróticas, a normalização da creatinina sérica é infrequente, com estabilização da função renal em aproximadamente metade dos pacientes, melhora clínica em 20% e persistência ou deterioração nos 30% restantes.[40]

Os melhores resultados clínicos são observados em pacientes com lesões proximais bilaterais, creatinina menor que 3 mg/dL, rim de tamanho normal e escassa morbidade associada. As razões pelas quais tentam se explicar os resultados ruins em pacientes com azotemia comparado aos pacientes com hipertensão arterial são a natureza multifatorial da insuficiência renal, uma vez que haja associação neste grupo de pacientes de aterosclerose difusa, diabete melito e hipertensão crônica.

A hiperplasia intimal se converte na maior limitação da intervenção renal, tanto percutânea como cirúrgica. Certo grau de hiperplasia pode ser observado após cada tipo de intervenção. Não obstante, quanto maior a luz inicial obtida após o procedimento, melhores os resultados a longo prazo. Após a colocação de *stents* metálicos, os resultados a longo prazo são melhores, quando o diâmetro final da artéria é ≥ 6 mm. Os resultados pós-*stent* ao ano de realização da angioplastia revelam presença de hiperplasia intimal com reestenose hemodinamicamente significativa em 10-15% dos pacientes.[41]

Os resultados devem referir-se sempre conforme as normas e escores preestabelecidos. Os *guidelines* da Society of Interventional Radiology (SIR) para a revascularização renal podem ser vistos no Quadro 49-4.[42]

Na atualidade, estão se desenvolvendo estudos para melhorar os resultados da revascularização renal, dentre os quais se destacam os *stents* recobertos, *stents* liberadores de fármacos, braquiterapia e sistemas de proteção distal entre outros.[27]

A revascularização percutânea das artérias renais estenóticas é um tratamento efetivo, que consegue manter o fluxo vascular renal e restaurar a pressão de perfusão adequada com elevado índice de sucesso e baixas taxas de complicações.

Quadro 49-4. Resultados de sucesso técnico (ST), cura e melhora com respeito à hipertensão arterial e função renal

Autor	n	Stent	ST/%	Hipertensão		Função renal		Fw-up (meses)	Compl.
				Cura	Melhora	Cura	Estável		
Wilms[43]	11	Wallstent®	83	30	40	0	0	7	25
Kuhn[44]	10	Strecker®	80	43	50	50	NM	11	40
Rees[45]	28	Palmaz®	96	11	54	36	64	7	18
Henry[38]	59	Palmaz®	100	68	5	20	NM	14	11
Blum[15]	68	Palmaz®	100	16	62	NM	NM	27	0
Boisclair[39]	33	Palmaz®	100	6	61	41	35	13	17
Harden[46]	32	Palmaz®	100	NM	NM	34	34	6	3
White[30]	100	Palmaz®	99	NM	NM	NM	60	6	2
Dorros[41]	1058	Palmaz®	100	NM	NM	NM	NM	48	9
Euripides[28]	176	Herculink®	96	8	72	2	38	24	8
Total	680		86,4	26	49	28	37	16	13

Fw-up = acompanhamento; Compl. = complicações; NM = não mencionado.

REFERÊNCIAS BIBLIOGRÁFICAS

1. Baumgartner I, von Aesch K, Do DD et al. Stent placement in ostial and nonostial atherosclerotic renal arterial stenoses: a prospective follow-up study. *Radiology* 2000;216:498-505.
2. Blum U, Krumme B, Flugel P et al. Treatment of ostial renal-artery stenoses with vascular endoprostheses after unsuccessful balloon angioplasty. *N Engl J Med* 1997;336:459-65.
3. De Cobelli F, Venturini M, Vanzulli A et al. Renal arterial stenosis: prospective comparison of color Doppler US and breath-hold, three-dimensional, dynamic, gadolinium-enhanced MR angiography. *Radiology* 2000;214:373-80.
4. Dong Q, Schoenberg SO, Carlos RC et al. Diagnosis of renal vascular disease with MR angiography. *Radiographics* 1999;19:1535-54.
5. Fain SB, King BF, Breen JF et al. High-spatial-resolution contrast-enhanced MR angiography of the renal arteries: a prospective comparison with digital subtraction angiography. *Radiology* 2001;218:481-90.
6. Gruntzig A, Kuhlmann U, Vetter W et al. Treatment of renovascular hypertension with percutaneous transluminal dilatation of a renal-artery stenosis. *Lancet* 1978;1:801-2.
7. Hennequin LM, Joffre FG, Rousseau HP et al. Renal artery stent placement: long-term results with the Wallstent endoprothesis. *Radiology* 1994;191:713-9.
8. Hillman BJ. Imaging advances in the diagnosis of renovascular hypertension. *Am J Roentgenol* 1989;153:5-14.
9. Hoffman O, Carreres T, Sapoval MR et al. Ostial renal artery stenosis angioplasty: immediate and mid-term angiographic and clinical results. *J Vasc Interv Radiol* 1998;9:65-73.
10. Jensen G, Zachrisson BF, Delin K et al. Treatment of renovascular hypertension: one year results of renal angioplasty. *Kidney Int* 1995;48:1936-45.
11. Johnson PT, Halpern EJ, Kuszyk BS et al. Renal artery stenosis: CT angiography-comparison of real-time volume-rendering and maximum intensity projection algorithms. *Radiology* 1999;211:337-43.
12. Kaatee R, Beek FJ, de Lange EE et al. Renal artery stenosis: detection and quantification with spiral CT angiography versus optimized digital subtraction angiography. *Radiology* 1997;205:121-7.
13. Kaplan-Pavlovic S, Nadja C. Captopril renography and duplex Doppler sonography in the diagnosis of renovascular hypertension. *Nephrol Dial Transplant* 1998;13:313-7.
14. Krumme B, Blum U, Schwertferger E et al. Diagnosis of renovascular disease by intra- and extrarenal Doppler scanning. *Kidney Int* 1996;50:1288-96.
15. Losinno F, Zuccala A, Busato F, Zucchelli P. Renal artery angioplasty for renovascular hypertension and preservation of renal function: long-term angiographic and clinical follow-up. *Am J Roentgenol* 1994;162:853-7.
16. Mallouhi A, Schocke M, Judmaier W et al. Three-dimensional MR angiography of the renal arteries: Comparison of volume rendering and maximum intensity projection algorithms. *Radiology* 2002;223:509-16.
17. Plouin PF, Darne B, Chatellier G et al. Restenosis after a first percutaneous transluminal renal angioplasty. *Hypertension* 1993;21:89-96.

18. Rundback JH, Gray RJ, Rozenblit G et al. Renal artery stent placement for the management of ischemic nephropathy. *J Vasc Interv Radiol* 1998;9:413-20.
19. Schoenberg SO, Bock M, Knopp MV et al. Renal arteries: optimization of three-dimensional gadolinium-enhanced MR angiography with bolus-timing-independent fast multiphase acquisition in a single breath hold. *Radiology* 1999;211:667-79.
20. Textor SC. Atherosclerotic renovascular disease as a cause of end-stage renal disease: cost considerations. *Blood Purif* 1996;14:305-14.
21. Tuttle KR, Chouinard RF, Webber JT et al. Treatment of atherosclerotic ostial renal artery stenosis with the intravascular stent. *Am J Kidney Dis* 1998;32:611-22.
22. van de Ven PJ, Kaatee R, Beutler JJ et al. Arterial stenting and balloon angioplasty in ostial atherosclerotic renovascular disease: a randomized trial. *Lancet* 1999;353:282-6.
23. Weibull H, Bergqvist D, Bergentz SE et al. Percutaneous transluminal renal angioplasty versus surgical reconstruction of atherosclerosis renal artery stenosis: a prospective randomized study. *J Vasc Surg* 1993;18:841-52.
24. Zierler RE, Bergelin RO, Davidson RC et al. A prospective study of disease progression in patients with atherosclerotic renal artery stenosis. *Am J Hypertens* 1996;9:1055-61.
25. Zierler RE, Bergelin RO, Isaacson JA, Strandness DE Jr. Natural history of atherosclerotic renal artery stenosis: a prospective study with duplex ultrasound. *J Vasc Surg* 1994;19:250-8.
26. Leertouwer TC, Gussenhoven EJ, Bosch JL et al. Stent placement for renal arterial stenosis: Where do stand? A meta-analysis. *Radiology* 2000;216:78-85.
27. Dorros G, Jaff M, Mathiak L et al. Multicenter Palmaz stent renal artery stenosis revascularization registry report: four-year follow-up of 1,058 successful patients. *Catheter Cardiovasc Interv* 2002;55:182-8.
28. De Gregorio MA, Schonhol C, D'Agostino H et al. Spanish multicenter preliminary study on the results and follow-up of the Herculin Plus® renal stent. The Euripides study. Apresentado durante o 29th Annual Scientific Meeting of the SIR, March 2004, Phoenix, Arizona.
29. Palmaz JC. Intravascular stents: tissue-stent interactions and design considerations. *Am J Roentgenol* 1993;160:613-8.
30. White CJ, Ramee SR, Collins TJ et al. Renal artery stent placement: utility in lesions difficult to treat with balloon angioplasty. *J Am Coll Cardiol* 1997;30:1445-50.
31. Beek FJ, Kaatee R, Beutler JJ et al. Complications during renal artery stent placement for atherosclerotic ostial stenosis. *Cardiovasc Intervent Radiol* 1997;20:184-90.
32. Tullis MJ, Zierler RE, Glickerman DJ et al. Results of percutaneous transluminal angioplasty for atherosclerotic renal artery stenosis: a follow-up study with duplex ultrasonography. *J Vasc Surg* 1997;25:46-54.
33. Rodriguez-Lopez JA, Werner A, Ray LI et al. Renal artery stenosis treated with stent deployment: indications, technique, and outcome for 108 patients. *J Vasc Surg* 1999;29:617-24.
34. Bakker J, Beutler JJ, Elgersma OEH, de Lange EE, de Kort GA, Beek FJ. Duplex ultrasonography in assessing restenosis of renal artery stents. *Cardiovasc Intervent Radiol* 1999;22:475-80.
35. Hilfiker PR, Quick HH, Debatin JF. Plain and covered stent-grafts: in vitro evaluation of characteristics at three-dimensional MR angiography. *Radiology* 1999;211:693-7.
36. Shetty AN, Bis KG, Kirsch M et al. Contrast-enhanced breath-hold three-dimensional magnetic resonance angiography in the evaluation of renal arteries: optimization of technique and pitfalls. *J Magn Reson Imaging* 2000;12:912-23.
37. Bartolozzi C, Neri E, Caramella D. CT in vascular pathologies. *Eur Radiol* 1998;8:679-84.
38. Henry M, Amor M, Hery I et al. Stent placement in the renal artery: three-year experience with the Palmaz stent. *J Vasc Interv Radiol* 1996;7:343-50.
39. Boisclair C, Therasse E, Oliva VL et al. Treatment of renal angioplasty failure by percutaneous renal artery stenting with Palmaz stent: midterm technical and clinical results. *Am J Roentgenol* 1997;168:245-51.
40. Safian RD, Textor SC. Renal-artery stenosis. *N Engl J Med* 2001;344:431.
41. Dorros G, Jaff M, Mathiak L et al. Four-year follow-up of Palmaz-Schatz stent revascularization as treatment for atherosclerotic renal artery stenosis. *Circulation* 1998;98:642-7.
42. Rundback JH, Sacks D, Kent C et al. Guidelines for the reporting of renal artery revascularization in clinical trials. *J Vasc Interv Radiol* 2003;14:477-92.
43. Wilms GE, Peene PT, Baert AL et al. Renal artery stent placement with use of the Wallstent endoprosthesis. *Radiology* 1991;179:457-62.
44. Kuhn FP, Kutkuhn B, Torsello G, Modder U. Renal artery stenosis: preliminary results of treatment with the Strecker stent. *Radiology* 1991;180:367-72.
45. Rees CR, Palmaz JC, Becker GJ et al. Palmaz stent in atherosclerotic stenoses involving the ostia of the renal arteries: preliminary report of a multicenter study. *Radiology* 1991;181:507-14.
46. Harden PN, MacLeod MJ, Rodger RS et al. Effect of renal-artery stenting on progression of renovascular renal failure. *Lancet* 1997;349:1133-6.

Capítulo 50

Denervação Renal na Hipertensão Arterial

- ◆ *Marc Sapoval*
- ◆ *Costantino Del Giudice*
- ◆ *Jean-Yves Pagny*
- ◆ *Maryam Azizi*

CONTEÚDO

- ✓ INTRODUÇÃO 693
- ✓ CENÁRIO FISIOPATOLÓGICO 693
- ✓ CENÁRIO DA HIPERTENSÃO E DA HIPERTENSÃO RESISTENTE. 693
- ✓ DENERVAÇÃO ENDOVASCULAR: PRINCÍPIO E TÉCNICA 694
- ✓ AVALIAÇÃO PRÉ-CLÍNICA 694
- ✓ CARACTERÍSTICAS TÉCNICAS COMUNS BÁSICAS DA DRC ENDOVASCULAR 694
- ✓ CATÉTERES DA DRC ENDOVASCULAR 695
- ✓ RESULTADOS CLÍNICOS 695
- ✓ EM BUSCA DE EVIDÊNCIAS DE PRIMEIRO NÍVEL . . . 696
- ✓ REFERÊNCIAS BIBLIOGRÁFICAS. 698

INTRODUÇÃO

Existe uma relação conhecida entre o sistema nervoso simpático e hipertensão resistente. Na história do tratamento da hipertensão, o reconhecimento desta relação conduziu, naturalmente, à ideia de interromper a comunicação entre o cérebro e o rim, tornando necessária uma abordagem cirúrgica. Inicialmente a denervação simpática cirúrgica era realizada para casos de dor renal. A primeira denervação para hipertensão foi realizada por Smithwick, levando à redução significativa da pressão arterial através da natriurese aumentada e diminuição da produção de renina. Infelizmente, como resultado, houve também a indução da hipotensão ortostática, distúrbios intestinais e disfunção erétil.[1,2] Quando o tratamento médico da hipertensão foi introduzido, em 1960, a abordagem cirúrgica logo foi abandonada.

Somente mais de 40 anos depois alguns investigadores tiveram a ideia de estudar novamente este método, mas, dessa vez, baseados em intervenções intrarrenais minimamente invasivas, graças ao progresso de materiais e da navegação endovascular. O tema deste capítulo é a denervação endovascular, que é uma nova abordagem que visa a reduzir a sobreatividade do sistema nervoso simpático na hipertensão e outras doenças cardiovasculares.

CENÁRIO FISIOPATOLÓGICO

A anatomia do sistema nervoso simpático foi descrita pela primeira vez por Willis, em 1664. As fibras eferentes do cérebro estão concentradas no gânglio esplâncnico, e elas se movem no espaço periadventicial ao longo da artéria renal e chegam ao rim como fibras intrarrenais. As fibras eferentes permitem que o impulso nervoso volte do rim para o cérebro. Graças a esse sistema, o diálogo permanente entre o cérebro e o rim é um grande regulador da pressão arterial. É importante reconhecer, porém, que não é o único e que muitos outros sistemas desempenham papéis na regulação da pressão arterial, como os barorreceptores, o sistema renina-angiotensina etc.

A sobreatividade do sistema simpático foi reconhecida, por muito tempo, como um dos fatores que contribuem para a hipertensão humana. Diversos estudos de modelos experimentais de hipertensão em cobaias animais e humanas têm demonstrado que a sobreatividade do sistema simpático tem um papel central na hipertensão.[3] Ademais, e em conformidade com descobertas anteriores, em diversos modelos animais de hipertensão experimental a denervação renal bilateral preveniu o desenvolvimento ou a intensificação da hipertensão e reduziu danos nos órgãos-alvo. Nestes modelos, a denervação renal foi realizada na maioria das vezes através de tratamento cirúrgico e reanastomose da artéria renal ou retirada das adventícias do nervo renal utilizando fenol.[4]

CENÁRIO DA HIPERTENSÃO E DA HIPERTENSÃO RESISTENTE

A hipertensão arterial é conhecida como o "assassino silencioso". É a primeira causa mundial de insuficiência renal, derrame e insuficiência cardíaca. Grandes experimentos aleatórios têm demonstrado que manter a pressão sanguínea abaixo de certo nível reduz a mortalidade cardiovascular e a morbidez. O consenso internacional recomenda que a pressão arterial seja mantida abaixo de 140/90 em pacientes normais e abaixo de 130/80 em pacientes diabéticos ou com insuficiência renal.

A denervação renal tem sido aplicada principalmente em pacientes que apresentam hipertensão resistente e ainda não é recomendada para todos os pacientes hipertensos, em razão da ausência de provas da eficácia nestes pacientes. Portanto, todos os Intervencionistas devem compreender as características comuns da doença antes de entrar em um programa de denervação renal por catéter (DRC). Em primeiro lugar eles precisam entender o cenário para evitar tratar os pacientes que não são indicados para DRC. Em segundo lugar, precisam formar uma equipe multidisciplinar forte com especialistas em hipertensão. Como explicaremos, a seguir, esta doença é muito mais complexa do que apenas medir a pressão arterial no consultório com um medidor e declarar que o paciente tem hipertensão resistente. Os especialistas em hipertensão podem ser cardiologistas, nefrologistas ou internistas, dependendo da configuração local, mas eles precisam estar atualizados sobre qualquer programa de DRC para garantir que os pacientes sejam devidamente tratados.

As recomendações americanas e europeias definem a hipertensão resistente como uma pressão arterial que não pode ser reduzida a níveis-alvo em pacientes que aderem a um tratamento com três tipos de drogas, que inclui diuréticos, com todas as três doses prescritas a doses próximas à dose máxima.[5,6] A prevalência da hipertensão resistente é entre 3 e 30%. Se a pressão arterial não estiver no nível-alvo durante três visitas de acompanhamento, apesar do tratamento com três tipos de drogas, é importante garantir que a pressão seja medida adequadamente e verificar se a pressão permanece constantemente alta. Isto pode ser verificado com monitoramento de pressão arterial em um ambulatório 24 horas ou em casa. As causas frequentes da hipertensão resistente incluem o uso de substâncias que elevam a pressão arterial (como álcool, alcaçuz etc.) ou interferem na ação de agentes anti-hipertensivos (agentes anti-inflamatórios não esteroides ou outras drogas) e a baixa conformidade com drogas anti-hipertensivas. O resumo da preparação do paciente é apresentado no Quadro 50-1.

A verificação da hipertensão secundária é etapa preliminar necessária para a gestão de todos os pacientes com pressão arterial elevada, visto que é baseada em sinais clínicos ou testes econômicos. Esta seleção preliminar não pode excluir a possibilidade de doença adrenal, renovascular ou de rins em um pequeno número de pacientes assintomáticos. O risco da falta de um diagnóstico é aceitável, desde que a pressão seja normalizada por um tratamento anti-hipertensivo não específico. Entretanto, a investigação etiológica mais extensa é necessária em pacientes que desenvolvem hipertensão resistente subsequentemente e,

> **Quadro 50-1.** Preparo do paciente antes de confirmar o diagnóstico de hipertensão resistente
>
> 1. **Confirmar a resistência ao tratamento**
>   - PA > 140/90 mmHg (ou 130/80 mmHg em pacientes com diabetes)
>   - Paciente prescrito com ≥ 3 drogas anti-hipertensivas em doses ótimas, incluindo um diurético
>   - Ou pressão do paciente na meta, mas paciente necessita ≥ 4 drogas anti-hipertensivas
> 2. **Excluir pseudorresistência**
>   - Paciente está aderente ao regime prescrito?
>   - Obtenção de leituras pressóricas em casa, no trabalho ou para excluir o efeito de tensão por estar no hospital
> 3. **Identificar e reverter fatores contribuintes relacionados com o estilo de vida**
>   - Obesidade
>   - Inatividade física
>   - Ingestão excessiva de álcool
>   - Dieta bom alta ingesta de sal e com pouca fibra
> 4. **Interromper ou minimizar substâncias interferentes**
> 5. **Avaliação para causas secundárias de hipertensão**

também, porque a idade do paciente afeta a reversibilidade da hipertensão adrenal e renovascular. Após o tratamento etiológico é importante detectar e corrigir a hipertensão secundária o mais cedo possível.[7]

DENERVAÇÃO ENDOVASCULAR: PRINCÍPIO E TÉCNICA

A técnica consiste na ablação do nervo simpático endovascular na artéria renal.

A inserção de um dispositivo ablativo na artéria renal pode destruir os nervos, pois os nervos aferente e eferente estão localizados em torno da artéria renal.

A anatomia dos nervos em volta da artéria não foi descrita de forma muito apurada antes do início da DRC. Somente nos últimos três anos uma descrição mais precisa foi fornecida.

Em 2012, Atherton estudou cinco cadáveres humanos e descobriu que de todos os nervos detectados, 1% estava dentro do anel de 0-0,5 mm, 48% estavam dentro do anel de 0,5-1,0 mm, 25,6% estavam dentro do anel de 1,0-1,5 mm, 15,5% estavam no anel de 1,5-2,0 mm e 9,5% estavam no anel de 2,0-2,5 mm. No geral, 90,5% de todos os nervos neste estudo estavam localizados 2,00 mm para dentro do lúmen da artéria renal.[8]

Mais recentemente, em outro estudo autóptico mais extensivo de cadáveres humanos, Sakakura *et al.* descobriram que a média individual do número de nervos era menor no segmento distal da artéria renal do que nos segmentos médio e proximal. A distância média do nervo até o lúmen da artéria era maior nos segmentos proximais (3,40 mm) seguido dos segmentos médios (3,10 mm) e menor nos segmentos distais (2,60 mm) ($p < 0,001$). Havia mais nervos na região ventral em comparação à região dorsal. As fibras do nervo eferente eram predominantes se comparadas às do nervo aferente. A anatomia do nervo em pacientes hipertensos não é consideravelmente diferente em comparação a dos pacientes não hipertensos.[9] Estas descobertas anatômicas podem ajudar no desenvolvimento do catéter de ablação e nas etapas técnicas para alcançar a excelência em denervação.[10]

AVALIAÇÃO PRÉ-CLÍNICA

Curiosamente, os primeiros resultados humanos foram publicados antes da disponibilização de quaisquer dados pré-clínicos ou catéter de DRC. Por exemplo, o trabalho inicial com a primeira geração do catéter Ardian foi publicado muito tempo antes de os primeiros casos humanos serem relatados e publicados. Entretanto, está estabelecido agora que uma avaliação pré-clínica completa é obrigatória para análise de segurança e eficácia. Graças à pressão dos pesquisadores, as empresas estão começando a divulgar seus resultados pré-clínicos que geralmente são obtidos de testes com suínos normotensos.[11-13] Recentemente um artigo com foco na padronização da avaliação pré-clínica foi publicado com foco nas diferentes etapas que devem ser seguidas antes da aplicação em humanos. Em resumo, a eficácia é avaliada com base na profundidade da penetração dos danos relacionados com o tratamento e do efeito nos nervos renais associados e a correlação com biomarcadores (concentrações de norepinefrina renal e imuno-histoquímicas específicas dos nervos, como a tirosina hidroxilase). No que diz respeito à segurança, os resultados do endotélio com base na avaliação de efeitos adversos da parede arterial ou outras estruturas vizinhas são obrigatórios.[14]

CARACTERÍSTICAS TÉCNICAS COMUNS BÁSICAS DA DRC ENDOVASCULAR

A maioria dos pacientes para os quais a denervação é proposta tem artérias macroscopicamente normais. Entretanto, a hipertensão grave e duradoura pode induzir mudanças vasculares. Ademais, os pacientes podem ser relativamente jovens (a média de idade dos pacientes foi de 58 anos nos ensaios HTN-1 e HTN-2). O risco de danificar o rim e a artéria renal deve ser uma preocupação.

Os riscos periprocedimento incluem infarto renal, decorrente de embolismo ou dissecção, perfuração da artéria renal e dissecção da artéria renal. Entretanto, até hoje, apenas dissecções da artéria renal foram relatadas, mas o espasmo local é frequentemente visto sem consequências clínicas aparentes.

A intervenção, tecnicamente, é mais simples que a angioplastia da artéria renal e as diferentes etapas do processo de denervação, como segue. A artéria femoral é puncionada na virilha, e uma angiografia total confirma a anatomia da artéria renal (esta etapa pode ser transposta, caso o imageamento pré-operação seja recente e confiável, e/ou se houver algum grau de insuficiência renal). Alguns dispositivos já permitem acesso radial, que pode ser muito interessante na programação da DRC.

Em seguida, a cateterização seletiva da artéria renal é realizada com um cabo com ponta macia. É necessário ter cuidado para não entrar distalmente na rede da artéria renal e evitar danos ao rim.

De acordo com o dispositivo, a artéria renal pode ser abordada com uma sonda longa (pelo sistema do cabo) ou um catéter-guia (LIMA ou RDC-1). A lavagem permanente da abertura lateral da sonda/catéter-guia com solução salina heparinizada é recomendada. Deve-se tomar cuidado ao injetar o contraste pela abertura lateral. Se a ponta distal da sonda/catéter-guia estiver em contato próximo com a parede da artéria, uma injeção forte ou contraste pode induzir a dissecção arterial.

Vários dispositivos requerem diferentes etapas operacionais, mas, no geral, eles compartilham das mesmas contraindicações na eficácia do procedimento. O único *feedback* que o operador terá é uma queda na impedância e um aumento na temperatura, que atestarão o fornecimento de energia. É importante notar que não há medições diretas relacionadas com a denervação. A DRC é um procedimento doloroso e deve ser realizado com sedação profunda ou anestesia geral.[7]

CATÉTERES DA DRC ENDOVASCULAR

Até 2015, há quatro tipos de catéter disponíveis com várias avaliações clínicas e pré-clínicas.

Boston Scientific

O catéter Vessix é um catéter-balão com radiofrequência bipolar que fica sobre o cabo. Atualmente ele requer um catéter de 8 Fr. Há vários tamanhos de balão disponíveis. O balão carrega de 4 a 8 eletrodos em um padrão helicoidal. Todos são simultaneamente ativados pelo gerador. O gerador controla cada eletrodo independentemente. Se a artéria for menor que o balão, os eletrodos são inativados. Cada tratamento de ablação requer 30 segundos, e cada artéria requer 1 ou 2 ablações, somando um tempo total de 1-2 minutos de ablação.

Medtronic

A maior parte da literatura publicada sobre denervação da artéria renal é baseada no catéter Simplicity Flex. É um catéter com radiofrequência em um ponto único que trabalha através de uma catéter femoral de 6 Fr. O novo dispositivo Simplicity Spyral permite quatro pontos de ablação simultâneos durante um minuto, o que reduz dramaticamente o tempo total da intervenção.

ReCor

O catéter de ablação por ultrassom *Radiance* fornece ondas de alta frequência (ou seja, rápidas oscilações mecânicas). Estas ondas são emitidas circunferencialmente por um transdutor piezoelétrico e, subsequentemente, passam pelos fluidos que os cercam para gerar aquecimento por fricção nos tecidos moles. Isto resulta em aumentos de temperatura que levam à denervação. Como a energia gerada não pode entrar em contato direto com o tecido, o transdutor fica envolvido por um balão resfriador. Isto pode centrar o transdutor para garantir um fornecimento circunferencial de energia e limitar os danos causados aos vasos por aquecimento local. Os estudos animais em porcos saudáveis não mostraram danos na parede arterial e ablação satisfatória do nervo, confirmando que a energia é fornecida de forma dirigida para os tecidos periadventicial e adventicial para ablação dos nervos simpáticos. A versão mais recente do catéter é de 5 Fr e o primeiro homem a usar a abordagem radial teve sucesso em seu desempenho.[15] Um sistema de troca rápida do 5 Fr estará disponível em breve.

St Jude

O catéter de ablação EnligHTN é um catéter de ablação por radiofrequência (resfriado) que consiste em uma rede desmontável e quatro eletrodos independentes. Em sua forma atual, não é um dispositivo que fica sobre o cabo, e requer uma sonda introdutora de 8 Fr e 60 segundos para uma ablação simultânea de quatro eletrodos.

RESULTADOS CLÍNICOS

Todas as empresas iniciaram suas experiências com prospectivas pouco elaboradas em tentativas únicas ou múltiplas não aleatórias. A etapa seguinte era o teste aleatório (HTN 2 e HTN 3). Ambos com diversas limitações (medida de pressão arterial, falta de controle do tratamento médico etc.).

Ao ler as próximas linhas o leitor deve considerar estas limitações e manter em mente que apenas os estudos randomizado e controlados (ERC) bem projetados irão permitir a eficácia em potencial da DRC no tratamento da hipertensão resistente.

A seguir, apresenta-se a revisão dos resultados clínicos em função do dispositivo de denervação.

Resultados Clínicos com o Catéter Vessix

A experiência clínica consiste na redução da hipertensão arterial. Neste estudo prospectivo, multicêntrico, 146 pacientes (idade 58,6 ± 10,5 anos; 61% homens) com pressão arterial sistólica (PAS) no consultório ≥ 160 mmHg apesar dos medicamentos para hipertensão ≥ 3 foram tratados. Em 6 meses, a pressão arterial foi reduzida em 24,7 ± 22,1/10,3 ± 12,7 mmHg ($p < 0,0001$), e a pressão arterial no ambulatório foi reduzida em 8,4 ± 14,4/5,9 ± 9,1 mmHg (n = 69; $p < 0,0001$). Vinte e seis pacientes (18%) atingiram uma pressão arterial em ambulatório de < 140 mmHg, que significa que a hipertensão foi controlada. Um paciente teve estenose na artéria renal e precisou passar por um processo de angioplastia da artéria.[16]

Resultados Clínicos com o Catéter Simplicity

Alguns estudos têm demonstrado a eficácia deste sistema.[17,18] Os efeitos positivos prolongados foram apresentados, e o primeiro experimento aprovado pela Food and Drug Administration (FDA) em denervação renal (Simplicity HTN 3) foi publicado um ano depois dos bons resultados relativos à segurança, mas falhou em mostrar progresso na diferença entre o grupo que passou por DRC e o grupo-controle. Neste experimento (Simplicity HTN 3), pacientes com hipertensão resistente foram randomizados 2:1 para denervação renal *versus* controle placebo. Os pacientes estavam em um tratamento anti-hipertensivo estável, com doses máximas toleradas de pelo menos 3 drogas, incluindo uma diurética antes da distribuição aleatória. O *endpoint* de eficácia secundária foi movido por uma alteração na pressão arterial sistólica ambulatorial média de 24 horas.O desfecho de segurança primário foi alcançado, visto que apenas 1,4% (grupo de DRC) *versus* 0,6% (grupo-controle) de eventos adversos maiores foi observado. Infelizmente, a redução da pressão arterial não foi diferente entre o grupo-controle e o grupo que passou pela denervação por 6 meses: a PAS diminuiu -6,8 ± 15,1 mmHg no grupo que passou pela denervação e -4,8 ± 17,3 mmHg no grupo-controle, ou seja, uma diferença de -2,0 mmHg ($p = 0,98$). A diferença da mudança na pressão arterial sistólica entre os grupos do ambulatório diurno foi 1,1, e no ambulatório noturno -3,3 ($p = 0,06$).[19,20]

Muitos outros experimentos com uso do catéter Simplicity Flex estão sendo desenvolvidos, a maioria com apoio da Medtronic, apesar de a empresa ter suspendido recentemente quase todos os experimentos decorrente dos resultados do dispositivo do experimento com HNT 3.[21]

Na França, o experimento DENER-HTN é um estudo controlado multicêntrico, prospectivo, aberto e aleatório com avaliação de eficácia, segurança e custo-benefício da denervação por ponto cego, que utiliza o Catéter Simplicity.[22]

Este experimento comparou a diminuição da pressão arterial em ambulatório e a segurança da denervação renal baseada na radiofrequência adicionadas ao tratamento anti-hipertensivo padronizado e gradual (SSAHT) com o mesmo SSAHT sozinho nos pacientes com hipertensão resistente. O ponto de viragem foi a mudança média na pressão arterial sistólica diurna desde a linha de base até depois de 6 meses de tratamento, conforme avaliado na monitoração de pressão no ambulatório. Cento e seis pacientes foram aleatoriamente tratados (53 em cada grupo, com intenção de tratar a população) e 101 analisados por causa da falta de ponto de viragem dos pacientes (48 no grupo de denervação renal, 53 no grupo-controle, intenção modificada de tratar a população). A mudança média na pressão arterial sistólica no ambulatório em 6 meses foi -15,8 mmHg (intervalo de confiança [IC] 95% -19,7 a -11,9) no grupo de denervação renal e -9,9 mmHg (-13,6 a -6,2) no grupo recebendo apenas SSAHT, uma diferença de referência ajustado de -5,9 mmHg (-11,3 a -0,5; $p = 0,0329$). O número de drogas anti-hipertensivas e aderência às drogas em 6 meses foi similar entre os dois grupos. Três pequenos eventos adversos relacionados com a denervação renal foram observados (dor na lombar em três pacientes e leve hematoma na virilha em um paciente). Uma diminuição leve e similar na taxa estimada de filtração glomerular da linha de base até 6 meses foi observada em ambos os grupos. Este experimento foi o primeiro a demonstrar a eficácia da DRC na hipertensão resistente.

Os programas de pesquisa clínica futuros estão atualmente sendo discutidos com a FDA, e todas as empresas estão trabalhando no lançamento de um experimento da próxima geração. Haverá provavelmente um pequeno ERC com grupo-controle para hipertensão resistente, mas é, também, mais provável que outras abordagens que consistem no tratamento de pacientes sem exposição prévia ao tratamento com a denervação renal para avaliar se ela pode adiar o surgimento da hipertensão. Neste momento, se estes experimentos se provarem eficientes, o campo do DRC crescerá dramaticamente, e milhões de pacientes poderão precisar do tratamento.

Entre limitações e perguntas técnicas relevantes atualmente: Não há nenhuma análise de dados prospectiva dos potenciais efeitos a longo prazo na artéria renal, e a ocorrência de estenoses da artéria renal ainda é desconhecida.

Resultados Clínicos com o Catéter ReCor

O primeiro experimento em humanos foi publicado, em 2012.[23] Onze pacientes consecutivos com hipertensão resistente conforme definido nas diretrizes ESH-ESC foram tratados com denervação renal transcatéter com uso de tecnologia CE-marked PARADISE™ (ReCor Medical, Ronkonkoma, NY, EUA). Os resultados de três meses mostraram uma redução média de -36/-17 mmHg e -22/-12 mmHg nas pressões arteriais em casa e no consultório, respectivamente.

Resultados Clínicos com o St Jude Enlightnment

A experiência clínica consiste na eficácia e segurança do primeiro estudo prospectivo, multicêntrico e não aleatório, realizado com 46 pacientes. A DRC com uso do sistema EnligHTN reduziu significativamente a pressão arterial em 1, 3 e 6 meses para -28/10, -27/10 e -26/10 mmHg, respectivamente ($p < 0,0001$). Não houve danos agudos à artéria renal ou outras complicações vasculares graves. Mudanças pequenas, não relevantes clinicamente, na taxa média de filtração glomerular foram relatadas da linha de base (87 ± 19 mL/min/1,73 m^2) a 6 meses após o tratamento (82 ± 20 mL/min/1,73 m^2).[24] O EnligHTN 3, que estuda o catéter de ablação de nova geração Gen 2, com 4 pontos de ablação simultâneos, permite um tempo de ablação mais curto (60 segundos), foi apresentado na Euro PCR 2014. Foi observada redução de -25 mmHg na pressão arterial sistólica em 6 meses a uma taxa de 80%. Ainda existe necessidade de mais evidência clínica relativa à segurança (reestenose a 6 meses/1 ano) e eficácia.

EM BUSCA DE EVIDÊNCIAS DE PRIMEIRO NÍVEL

O fluxo contínuo de resultados positivos com uso de vários catéteres em estudos de coorte multicêntricos não aleatórios ainda está progredindo lentamente. O maior é, certamente, o registro The Simplicty Global, que avaliou 998 pacientes, incluindo 323 na coorte de hipertensão severa, com mudanças de 6 meses na pressão arterial sistólica em consultório e ambulatório 24 horas avaliada em 11,6 ± 25,3 e -6,6 ± 18,0 mmHg para todos os pacientes ($p < 0,001$ para ambos) e -20,3 ± 22,8 e -8,9 ± 16,9 mmHg para aqueles com hipertensão severa ($p < 0,001$ para ambos). Em termos de segurança, a denervação renal foi associada a baixas taxas de eventos adversos com apenas uma nova estenose na artéria renal > 70% e cinco casos de hospitalização para emergência relacionada com a hipertensão. Na prática clínica, a denervação renal resultou em reduções significativas na pressão arterial em consultório e ambulatório 24 horas com um perfil de segurança favorável. Efeitos maiores na redução da pressão arterial foram observados em pacientes com pressões iniciais maiores.[25]

Infelizmente, a publicação de resultados negativos do primeiro experimento ERC aprovado pela FDA, no início de 2014, teve um efeito devastador sobre a comunidade médica, embora o projeto do estudo tenha sido previamente desafiado pelos especialistas antes da publicação dos resultados. Nos meses seguintes, mais estudos negativos confirmaram a eficácia limitada da DRC sobre a hipertensão resistente. Somente perto de 2015 o experimento francês DenerHTN pôde demonstrar em um estudo de evidências de nível 1 que a DRC é um tratamento efetivo para pacientes com hipertensão resistente.

Experimentos com Resultados Negativos

A primeira publicação foi a Simplicty HTN 3, em janeiro de 2014.[19] Pacientes com hipertensão resistente foram colocados de forma aleatória com proporção 2:1 em grupos de denervação renal e grupo-controle. Os pacientes estavam em um regime anti-hipertensivo estável, incluindo doses máximas toleráveis de pelo menos 3 drogas, incluindo uma diurética, antes de serem distribuídos aleatoriamente. O ponto de viragem secundário impulsionado da eficácia foi uma mudança média na PAS. A PAS mudou -6,8 ± 15,1 mmHg no grupo de denervação renal e 4,8 ± 17,3 mmHg no grupo-controle: uma diferença de 2,0 mmHg ($p = 0,98$). É interessante notar, também, que o ponto de viragem de segurança foi encontrado. Os resultados de um ano do mesmo estudo publicados mostraram que não houve mais reduções na pressão arterial em consultório e ambulatório após 1 ano de acompanhamento.

No estudo conhecido como *Prague Study*, um experimento aberto multicêntrico, aleatório e prospectivo que avaliou a eficácia da denervação renal com uso de catéter (Symplicity, Medtronic) *versus* tratamento farmacológico intensificado, incluindo espirolactona em pacientes com hipertensão realmente resistente. Cento e seis pacientes foram distribuídos aleatoriamente em um grupo de denervação renal (n = 52) ou tratamento farmacológico intensificado (n = 54): redução significativa na PAS média em ambulatório 24 horas após 6 meses (-8,6 [95% intervalo de confiança: -11,8, -5,3] mmHg; $p < 0,001$ no grupo de denervação renal *versus* -8,1 [95% intervalo de confiança: -12,7, -3,4] mmHg; $p = 0,001$ no grupo de tratamento farmacológico) foi observada, que foi comparável em ambos os grupos. A diferença da mudança entre grupos não foi significativa. Os resultados de 6 meses deste estudo confirmaram a segurança da denervação renal. Em suma, a denervação renal realizou a redução da pressão arterial de forma comparável à farmacoterapia intensificada.[26]

No Japão, usando o mesmo dispositivo, a mudança de 6 meses na pressão arterial sistólica em consultório e ambulatório 24 horas foi comparada entre o grupo de DRC (n = 22) e o grupo-controle (n = 19). Novamente, a mudança na pressão arterial sistólica em 6 meses foi de -16,6 ± 18,5 mmHg para sujeitos da denervação renal ($p < 0,001$) e 7,9 ± 21 mmHg para sujeitos do grupo-controle ($p = 0,117$). A diferença entre a mudança de 6 meses nos sujeitos do grupo de denervação renal e do grupo-controle foi de -8,64 (95% IC: -21,12 a 3,84, $p = 0,169$). A média da pressão arterial sistólica foi de 164,7 ± 18,3 (grupo de denervação renal) e 163,3 ± 17,2 mmHg (grupo-controle). A mudança na pressão arterial sistólica em ambulatório 24 horas para o grupo de denervação renal foi de -7,52 ± 11,98 mmHg ($p = 0,008$) e -1,38 ± 10,2 mmHg ($p = 0,563$) para os sujeitos do grupo-controle. A diferença entre os grupos na mudança da pressão arterial sistólica foi de -6,15 (95% IC: -13,23 a 0,94, $p = 0,087$). O autor concluiu que o estudo não teve força suficiente para mostrar uma redução significativa. O primeiro experimento aleatório com RDN na população asiática não foi efetivo para a análise do ponto de viragem e não demonstrou uma diferença significativa na variação da pressão arterial do grupo que foi submetido ao RDN e o grupo-controle, após 6 meses.[21]

Em um experimento alemão, pacientes com hipertensão resistente e com pressão arterial levemente elevada (pressão arterial sistólica diurna, 135-149 e pressão arterial diastólica, 90-94 mmHg em uma medição em ambulatório 24 horas) foram distribuídos de forma aleatória em uma proporção de 1:1 em um grupo de denervação simpática renal com o catéter Symplicity Flex (Medtronic) ou um procedimento invasivo fictício. A variação média na pressão arterial sistólica em ambulatório 24 horas na intenção de tratar a coorte em 6 meses foi -7,0 mmHg (95% intervalo de confiança, -10,8 a -3,2) para pacientes submetidos à denervação -3,5 mmHg (95% intervalo de confiança, -6,7 a -0,2) no grupo-controle ($p = 0,15$). Na população de acordo com o protocolo, a mudança na pressão arterial sistólica em ambulatório 24 horas em 6 meses foi de -8,3 mmHg (95% intervalo de confiança, -11,7 a -5,0) para pacientes que foram submetidos à denervação renal e -3,5 mmHg (95% intervalo de confiança, -6,8 a -0,2) no grupo-controle ($p = 0,042$). Nos pacientes com hipertensão resistente suave, a denervação simpática renal falhou em mostrar uma redução significativa no ponto de viragem primário da pressão arterial sistólica em ambulatório 24 horas em seis meses entre os grupos com a intenção de tratar a análise.[27]

O futuro dos programas de pesquisa clínica está sendo discutido nas empresas que estão trabalhando no lançamento de materiais de nova geração. Se estes experimentos se provarem eficientes, o campo da DRC crescerá dramaticamente, e milhões de pacientes poderão ser submetidos ao tratamento.

REFERÊNCIAS BIBLIOGRÁFICAS

1. Smithwick RH, Orell WJ, Whitelaw GP. Diagnóstico de hipertensão de origem renal e adrenal. *JAMA* 1960;174:457-62.
2. Smithwick RH. Tratamento cirúrgico da hipertensão. *Am J Med* 1948;4:744–59.
3. DiBona F. Sistema nervoso simpático e o rim na hipertensão. *Nephrol Op Atual Hypertens* 2002;11:197-200.
4. Schlaich MP, Sobotka PA, Krum H et al. Renal denervation as a therapeutic approach for hypertension. Novel implication for an old concept. *Hypertension* 2009; 54:1195-201.
5. Calhoun DA, Jones D, Textor S et al. Resistant hypertension: diagnosis, evaluation, and treatment: a scientific statement from the American Heart Association Professional Education Committee of the Council for High Blood Pressure Research. *Circulation* 2008:117;e510-26.
6. Mancia G, Laurent S, Agabiti-Rosei E et al. Reappraisal of European guidelines on hypertension management: a European Society of Hypertension Task Force Document. *Blood Press* 2009;18:308-47.
7. Sapoval M, Azizi M, Bobrie G et al. Endovascular renal artery denervation: why, when, and how? *Cardiovasc Intervent Radiol* 2012 June;35(3):463-71.
8. Atherton DS, Deep NL, Mendelsohn FO. Micro-anatomy of the renal sympathetic nervous system: a human postmortem histologic study. *Clinical Anatomy* 2012;5:628-33.
9. Sakakura K, Ladich E, Cheng Q et al. Anatomic assessment of sympathetic peri-arterial renal nerves in man. *J Am Coll Cardiol* 2014;64:635-43.
10. Mahfoud F, Edelman ER, Böhm M. Catheter-based renal denervation is no simple matter: lessons to be learned from our anatomy? *J Am Coll Cardiol* 2014 Aug. 19;64(7):644-6.
11. Rippy MK, Zarins D, Barman NC et al. Catheter-based renal sympathetic denervation: chronic preclinical evidence for renal artery safety. *Clin Res Cardiol* 2011 Dec.;100(12):1095-101.
12. Wilson GJ(1), Winsor-Hines D, Tunstall RR et al. Bipolar multi-electrode balloon catheter radiofrequency renal denervation with the Vessix system: preclinical safety evaluation. *EuroIntervention* 2015 Feb.;10(10):1239-46.
13. Sakakura K, Roth A, Ladich E et al. Controlled circumferential renal sympathetic denervation with preservation of the renal arterial wall using intraluminal ultrasound: a next-generation approach for treating sympathetic over activity. *EuroIntervention* 2015 Feb.;10(10):1230-8.
14. Sakakura K, Ladich E, Edelman ER et al. Methodological standardization for the pre-clinical evaluation of renal sympathetic denervation. *JACC Cardiovasc Interv* 2014 Oct.;7(10):1184-93.
15. Daemen J, Van Mieghem N. First-in-man radial access renal denervation with the ReCor Radiance™ catheter. *EuroIntervention* 2015 Feb.;10(10):1209-12.
16. Sievert H, Schofer J, Ormiston J et al. Renal denervation with a percutaneous bipolar radiofrequency balloon catheter inpatients with resistant hypertension: 6-month results from the REDUCE-HTN clinical study. *EuroIntervention* 2015 Feb.;10(10):1213-20.
17. Krum H, Schlaich M, Whitbourn R et al. Catheter-based renal sympathetic denervation for resistant hypertension: a multicentre safety and proof-of-principle cohort study. *Lancet* 2009;373:1275-81.
18. Symplicity HTN-2 Investigators, Esler MD, Krum H et al. Renal sympathetic denervation in patients with treatment-resistant hypertension (The Symplicity HTN-2 Trial): a randomized controlled trial. *Lancet* 2010;376:1903-9.
19. Bhatt DL, Kandzari DE, O'Neill WW et al. A controlled trial of renal denervation for resistant hypertension. *New Engl J Med* 2014;370:1393-401.
20. Bakris GL, Townsend RR, Flack J et al. 12-month blood pressure results of catheter-based renal artery denervation for resistant hypertension: the SYMPLICITY HTN-3 trial. *JACC* 2015;65(13):1314-21.
21. Kario K, Ogawa H, Okumura K et al. SYMPLICITY HTN-Japan – First randomized controlled trial of catheter-based renal denervation in Asian Patients. *Circ Jl* 2015;79(6):1222-9.
22. Azizi M, Sapoval M, Gosse P et al. Optimum and stepped care standardised antihypertensive treatment with or without renal denervation for resistant hypertension (DENERHTN): a multicenter, open-label, randomized controlled trial. *Lancet* 2015;385:1957-65.
23. Mabin T, Sapoval M, Cabane V et al. First experience with endovascular ultrasound renal denervation for the treatment of resistant hypertension. *EuroIntervention* 2012 May 15;8(1):57-61.
24. Worthley SG, Tsioufis CP, Worthley MI et al. Safety and efficacy of a multi-electrode renal sympathetic denervation system in resistant hypertension: the EnligHTN I trial. *Eur Heart J* 2013 July;34(28):2132-40.
25. Böhm M, Mahfoud F, Ukena C et al. First report of the global SYMPLICITY registry on the effect of renal artery denervation in patients with uncontrolled hypertension. *Hypertension* 2015;65:766-74.
26. Rosa J, Widimský P, Toušek P et al. Randomized comparison of renal denervation versus intensified pharmacotherapy including spironolactone in true-resistant hypertension six-month results from the prague-15 study. *Hypertension* 2015;65:407-13.
27. Desch S, Okon T, Heinemann D et al. Randomized sham-controlled trial of renal sympathetic denervation in mild resistant hypertension. *Hypertension* 2015;65(6):1202-8.

Capítulo 51

Aneurismas Arteriais Abdominais

- *Raymond Chung*
- *Anna-Maria Belli*
- *Lakshmi Ratnam*

CONTEÚDO

- INTRODUÇÃO 700
- INDICAÇÕES DE TRATAMENTO 700
- CONTRAINDICAÇÕES AO TRATAMENTO 700
- MANEJO DOS AAVAS 700
- TÉCNICAS UTILIZADAS NO TRATAMENTO DOS AAVAS .. 701
- ANEURISMAS DA ARTÉRIA ESPLÊNICA 702
- ANEURISMAS DA ARTÉRIA HEPÁTICA 703
- ANEURISMAS DA ARTÉRIA MESENTÉRICA SUPERIOR 704
- ANEURISMAS DO TRONCO CELÍACO 704
- ANEURISMAS DAS ARTÉRIAS GASTRODUODENAL E PANCREATODUODENAL 705
- ANEURISMAS DE ARTÉRIAS RENAIS 706
- RESULTADOS E SEGUIMENTO 706
- CONCLUSÕES 707
- REFERÊNCIAS BIBLIOGRÁFICAS 707

INTRODUÇÃO

Aneurismas de artérias viscerais abdominais (AAVAs) consistem em aneurismas do tronco celíaco, da artéria mesentérica superior, da artéria mesentérica inferior ou das artérias renais, com prevalência relatada de 0,1 a 2%.[1] Em razão de sua raridade, sua historia natural é pouco conhecida e, por isso, não existem evidências clínicas sólidas quanto às indicações de tratamento ou manejo clínico. Com o aumento do número de estudos seccionais de imagem do abdome realizados e com a melhora da sensibilidade desses métodos, vem crescendo o número de diagnósticos de AAVAs incidentais.

O desenvolvimento da radiologia intervencionista vem fazendo com que os tratamentos convencionais dos AAVAs venham sendo substituídos pelas novas técnicas endovasculares. É importante que o radiologista intervencionista vascular esteja familiarizado com as indicações de tratamento e as técnicas disponíveis, além de reconhecer quando é necessário o tratamento cirúrgico ou a combinação de métodos.

INDICAÇÕES DE TRATAMENTO

Aneurismas são definidos como dilatação focal de um vaso em 1,5 vez do diâmetro arterial esperado e, tradicionalmente, são divididos entre aneurismas verdadeiros e pseudoaneurismas. Estas duas entidades são clinicamente distintas e requerem diferentes estratégias de condução.

Um aneurisma verdadeiro apresenta comprometimento de todas as três camadas da parede arterial e resulta de alguma doença de base, como aterosclerose, displasia fibromuscular e vasculites. A maioria dos aneurismas verdadeiros são assintomáticos, enquanto que aqueles associados à dor abdominal sugerem ruptura iminente.

Pseudoaneurismas são rupturas da artéria contidas pela camada adventícia ou por tecidos perivasculares e podem decorrer de processo inflamatório, infecção ou trauma.

O ponto-chave para a decisão de qual aneurisma deve ser tratado é a avaliação do seu risco de ruptura. Apesar de a história natural dos aneurismas não tratados não ser conhecida, em uma série de 25 anos,[1] 22% dos AAVAs apresentaram-se como emergências clínicas com taxas de mortalidade de até 8,5%.

Os aneurismas verdadeiros com indicação de tratamento são aqueles com sintomatologia clínica, crescimento rápido e diâmetro > 2 cm, independentemente de sua localização anatômica. Aneurismas menores que 2 cm geralmente são acompanhados por exames de imagem periódicos.[2,3]

As mulheres em idade reprodutiva formam um grupo de pacientes que deve ser considerado de risco para ruptura. É relatado um índice de ruptura de 95% dos aneurismas de artéria esplênica identificados durante a gestação, associado a uma taxa de mortalidade materna de 70% e de mortalidade fetal de 95%. Por causa das altas taxas de mortalidades materna e fetal relacionadas com a ruptura espontânea, AAVAs na gravidez devem sempre ser tratados.[4,5]

Não existem evidências de que o tamanho dos pseudoaneurismas tenha relação com o risco de ruptura, sendo reportados casos de ruptura em pseudoaneurismas de 0,3 cm de diâmetro. Dessa maneira, é recomendável o tratamento de todos os pseudoaneurismas, independentemente de seu tamanho ou sua localização, já que eles possuem risco aumentado de ruptura quando comparados a aneurismas verdadeiros.[6]

CONTRAINDICAÇÕES AO TRATAMENTO

Como sempre, a análise da relação risco-benefício deve ser considerada em cada caso. A vantagem do tratamento endovascular é que, na maioria dos casos, o procedimento pode ser realizado sob anestesia local, com ou sem sedação associada. Isto significa que mesmo alguns pacientes, que não são candidatos ao tratamento cirúrgico convencional tendo em conta as suas comorbidades clínicas, podem ser tratados por via endovascular. Embora não existam contraindicações absolutas para o tratamento endovascular, nos casos em que é imprescindível a manutenção da perviedade do vaso e isso não é tecnicamente viável (ou seja, impossibilidade de se implantar o *stent* revestido), a intervenção cirúrgica com a revascularização se justifica.

Contraindicações relativas são insuficiência renal, alergia ao meio de contraste e ausência de acessos vasculares (oclusão ou tortuosidade dos vasos podem tornar o procedimento endovascular tecnicamente inviável, embora, em alguns casos, possa-se recorrer aos acessos cirúrgicos). Anatomias favoráveis ao tratamento endovascular incluem aneurismas fusiformes em regiões anatômicas com boa circulação colateral, aneurismas saculares de colo estreito e aneurismas localizados em vasos que não sejam a única fonte de irrigação arterial do órgão.[7]

MANEJO DOS AAVAS

Classicamente, o algoritmo de tratamento era dividido entre observação clínica e cirurgia de revascularização-ligadura ou ressecção do órgão envolvido. A mortalidade relatada nas correções cirúrgicas eletivas é de aproximadamente 5%, com aumento significativo das taxas de mortalidade nas situações emergenciais.[2] Por essa razão, o tratamento eletivo deve ser considerado em AAVAs com diâmetro acima de 2 cm.[8]

Com o desenvolvimento constante dos materiais utilizados em radiologia intervencionista, incluindo, por exemplo, microcatéteres e novos agentes embólicos, as técnicas endovasculares vêm substituindo amplamente o tratamento cirúrgico convencional como tratamento de primeira linha para os AAVAs. São relatadas taxas de sucesso técnico de até 98% com 0% de mortalidade no tratamento eletivo dos aneurismas por via endovascular.[9,10]

O planejamento do procedimento com exames de imagem multiplanares de alta resolução é essencial para identificação de eventuais doenças relacionadas com os vasos de acesso, tortuosidade vascular, anatomia do aneurisma, vasos de nutrição e de drenagem, compatibilidade das diferentes estratégias terapêuticas e da presença de aneurismas sincrônicos. O tratamento endovascular dos AAVAs requer conhecimento da anatomia vascular e da rede de colaterais da região anatômica a ser abordada, treinamento em cateterismo de artérias viscerais, familiaridade com os materiais disponíveis e experiência em casos complexos de embolização e angioplastia com stent.

A maioria desses procedimentos pode ser realizada sob anestesia local e sedação consciente. A anestesia geral fica mais comumente reservada para os casos agudos, quando são essenciais a monitoração dos parâmetros fisiológicos do pacientes e o uso de medidas de suporte de vida.

TÉCNICAS UTILIZADAS NO TRATAMENTO DOS AAVAS

Basicamente, o tratamento endovascular dos AAVAs envolve a embolização dos segmentos arteriais distal e proximal ao aneurisma, assegurando a exclusão completa do fluxo sanguíneo para o aneurisma. Os agentes embólicos disponíveis incluem molas, trombina, Gelfoam, N-butilcianoacrilato (cola), plugs vasculares, partículas e álcool polivinílico. Alguns aneurismas, mesmo na presença de ruptura e hemorragia, podem ser tratados com stents revestidos desde que se exclua por completo o fluxo para o saco aneurismático.[11] Haverá sempre o risco de trombose e oclusão do stent, e ainda não existe consenso quanto ao uso de medicamentos antiplaquetários ou anticoagulantes após o implante de stents.[10] Outras técnicas incluem a embolização do aneurisma com molas associada ao implante de stent não revestido, em que as molas são liberadas dentro do saco aneurismático através da malha de um stent, fazendo a contenção das molas dentro do aneurisma.

O advento de novos agentes embólicos, como o onyx, um copolímero de etileno-vinil-álcool, que é um agente embólico líquido não adesivo, tornou possível o tratamento até mesmo dos aneurismas complexos em bifurcações/trifurcações, sem que haja infarto ou oclusão não desejada de determinado território arterial. Isto tem sido particularmente observado nos casos de aneurismas de colo largo, onde a embolização com onyx, combinada com técnicas de oclusão com balão, pode prevenir o infarto do órgão envolvido. Seu princípio envolve a utilização de um balão de oclusão altamente complacente que é posicionado no colo do aneurisma. Um microcatéter compatível é, então, posicionado com sua ponta dentro do saco aneurismático. Uma vez realizado o estudo angiográfico e confirmada a exclusão satisfatória do aneurisma em relação ao vaso a ser preservado, o onyx pode ser injetado de maneira a preencher e, finalmente, ocluir o aneurisma (Fig. 51-1). O microcatéter é, então, removido. Por último, o balão é desinsuflado e removido.[12]

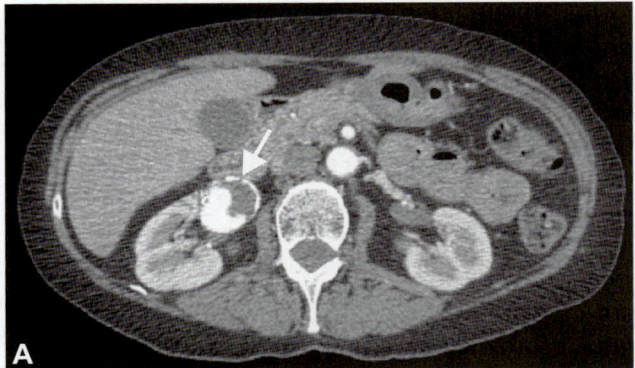
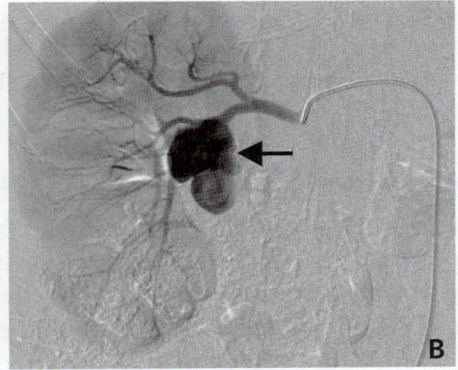
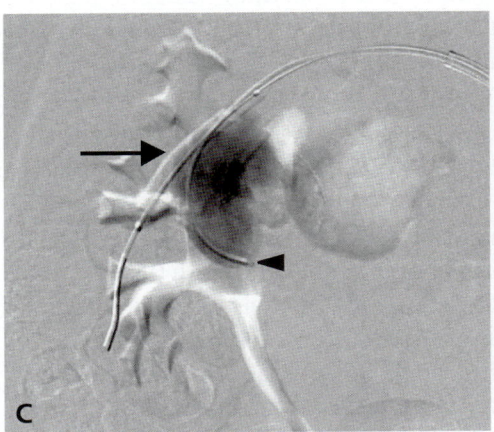
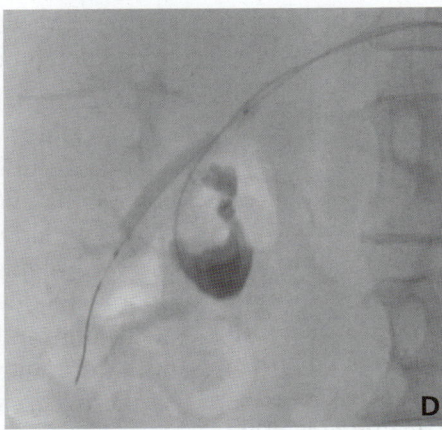
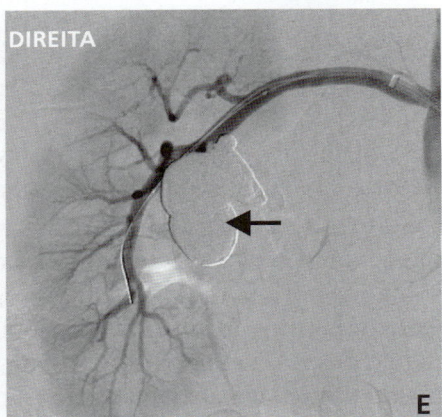

Fig. 51-1. (**A**) Corte tomográfico axial após a injeção do meio de contraste – aneurisma de artéria renal direita, medindo em um paciente assintomático (seta). (**B**) Arteriografia com subtração digital – aneurisma (seta) originando-se da divisão anterior da artéria renal direita. (**C**) Microcatéter (ponta de seta) posicionado dentro do aneurisma renal com a confirmação angiográfica da exclusão do aneurisma do vaso principal por um balão de 3,5 mm (seta). (**D**) Embolização do aneurisma de artéria renal com onyx através do microcatéter. (**E**) Angiografia de controle – preenchimento completo e exclusão do aneurisma de artéria renal com onyx (seta), mantendo a perviedade do vaso principal e a perfusão distal.

A despeito da variedade de agentes embólicos disponíveis, ainda existe um subgrupo de aneurismas que não são passíveis de tratamento por via endovascular, seja um aneurisma de colo largo em um vaso que não pode ser ocluído ou um vaso pequeno demais para colocação de *stent* revestido. Nesse cenário, uma nova classe de *stents* – os *stents* diversores de fluxo – vem sendo testada. Esses *stents* metálicos não revestidos levam à diminuição da velocidade do fluxo turbulento no saco do aneurisma, melhorando o fluxo laminar na artéria principal e nos seus ramos. Isto permite diminuição da pressão dentro do saco aneurismático, estase e formação de trombo organizado.[13] A experiência inicial[8] é encorajadora, e o seguimento a longo prazo do estudo *Italian Multilayer Stent Registry* irá fornecer mais informações. Não está indicada a utilização desse tipo de *stent* nos casos de aneurisma roto, já que esses *stents* não revestidos (portanto incapazes de excluir o aneurisma sangrante imediatamente) e a anticoagulação são recomendados durante o procedimento e no pós-operatório imediato para manutenção da perviedade do *stent*.

Os vasos mais acometidos por AAVAs incluem, em ordem decrescente de frequência, as artérias esplênica, hepática, mesentérica superior, tronco celíaco, gastroepiploica, jejunais-ileais-cólicas, pancreatoduodenais-pancreáticas e gastroduodenal. Aneurismas das artérias renais são quase tão comuns quanto os da artéria hepática. Como os aneurismas de cada vaso têm sua própria história natural, o tratamento dos diversos tipos de AAVAs deve ser considerado individualmente.

ANEURISMAS DA ARTÉRIA ESPLÊNICA (AAEs)

AAEs chegam até 60% de todos os AAVAs e são os mais comuns. Eles podem estar associados a outros aneurismas do território mesentérico (3%) e a aneurismas das artérias renais (4%). Uma revisão de aproximadamente 3.600 estudos angiográficos de abdome em uma instituição demonstrou achados incidentais de AAEs em 0,78% dos casos, refletindo, talvez, a sua verdadeira frequência na população geral.[14] Embora AAEs sejam quatro vezes mais comuns em mulheres, eles têm cerca de três vezes mais chance de romper em homens.[15-17] O risco de ruptura é de aproximadamente 2-3%, com maior incidência nos casos associados a transplante hepático, hipertensão portal e gestação.[18]

Em um grande estudo retrospectivo de 217 pacientes, a média de idade na apresentação foi de 61 anos, sendo 95% solitários e 93,6% assintomáticos.[17] O diâmetro médio dos AAEs não rotos foi de 2,3 cm, enquanto que o diâmetro médio dos AAEs rotos foi de 3,1 cm. A calcificação da parede do aneurisma não demonstrou ser um fator de proteção; por outro lado, existem evidências de que a utilização de betabloqueadores possa ser. A conclusão é que nem todos os AAEs requerem tratamento, e a seleção de pacientes deve ser criteriosa.

Há indicação de tratamento em aneurismas de crescimento rápido, aneurismas sintomáticos, aneurismas > 2 cm, aneurismas de qualquer tamanho em mulheres em idade fértil e aneurismas em pacientes que serão submetidos a transplante hepático.[19]

Os sintomas clínicos variam desde dor no quadrante superior esquerdo do abdome com irradiação para o ombro esquerdo até sangramento – hematêmese/hematoquezia. O "fenômeno de dupla ruptura" é descrito como sangramento inicial para a região retrogástrica, seguido de instalação tardia de quadro de perda rápida de sangue, quando há perda do tamponamento do sangramento pelo omento menor.[16]

Os pseudoaneurismas da artéria esplênica (PAEs) geralmente são secundários à pancreatite, trauma, lesões iatrogênicas ou relacionadas com o pós-operatório, e, mais raramente, com a úlcera péptica. Ao contrário dos aneurismas verdadeiros, os PAEs são geralmente sintomáticos à sua apresentação. Somente cerca de 2,5% são identificados incidentalmente. O risco de ruptura se aproxima de 37% com uma taxa de mortalidade de quase 90% quando não tratados. Como não foi demonstrada uma correlação entre seu tamanho e o risco de ruptura, o tratamento dos PAEs é recomendado independentemente de seu tamanho.

O manejo endovascular dos AAEs e dos PAEs é amplamente aceito, com altas taxas de sucesso técnico e baixa morbidade.[19,20] A técnica utilizada depende da localização do aneurisma – na artéria esplênica principal ou em algum ramo intraesplênico. A localização mais comum é o terço distal da artéria esplênica, junto ao seu ponto de ramificação, seguida do terço médio.[15,21] O baço possui uma rica rede de circulação colateral, incluindo as artérias gástricas curtas e a artéria gastroduodenal, via artérias gastroepiploicas. Por isso, a oclusão da artéria esplênica principal não resulta necessariamente em infarto esplênico total. Resultados da experiência com embolização da artéria esplênica no trauma demonstram que tanto a embolização proximal, quanto a distal da artéria esplênica têm desfechos semelhantes em termos de infarto e infecção. Um maior número de complicações menores foi observado nas embolizações distais, compreendendo áreas de infarto esplênico além do ponto de embolização, mas sem relevância clínica.[22]

O tratamento endovascular de AAEs da artéria esplênica principal envolve oclusão das artérias distal e proximal ao aneurisma, utilizando diversos tipos de agentes embólicos, como molas, *plugs* vasculares, cola e onyx.[23] Isto geralmente é conseguido com a cateterização do tronco celíaco ou da artéria esplênica proximal com um catéter de 0,035" (como Cobra ou Sidewinder). Em seguida, realiza-se o cateterismo distal utilizando um microcatéter, embora algumas vezes um catéter hidrofílico de 0,035" possa ser posicionado nessa mesma topografia. Em artérias tortuosas ou em situações onde se deseja melhorar a estabilidade, pode ser útil a utilização de uma bainha introdutora longa de 6 Fr posicionada no tronco celíaco ou no terço proximal da artéria esplênica. A embolização deverá, então, ser realizada até exclusão completa do fluxo para o aneurisma. A nova geração de *plugs* vasculares Amplatzer pode ser liberada por um catéter de 0,038", eliminando a necessidade de troca de catéteres e levando a uma oclusão mais rápida quando comparada à embolização com molas, que geralmente requer a utilização de múltiplas molas, aumentando o tempo do procedimento (Fig. 51-2). A mesma técnica pode ser utilizada nas embolizações mais seletivas, em aneurismas distais. No entanto, em um vaso periférico, a embolização do influxo do ramo arterial envolvido normalmente é suficiente.

O uso de *stents* revestidos oferece o benefício da manutenção do fluxo esplênico, além de excluir o aneurisma. Por outro lado, seu implante pode ser difícil nos casos de anatomia tortuosa. A história natural dos aneurismas verdadeiros de artéria esplênica pode estar associada a alongamento e aumento de tortuosidade do vaso, elevando o nível de dificuldade técnica. Isto pode impossibilitar o uso de *stents* revestidos no tratamento dos segmentos médio ou distal da artéria esplênica.[9] O desenvolvimento de *stents* revestidos, com maior flexibilidade e menor perfil, tem permitido cada vez mais a sua utilização. Ainda não existe consenso quanto à anticoagulação após o implante de *stents*. É necessário um seguimento a longo prazo da durabilidade desses *stents* na circulação visceral, especialmente nos casos em que se deseja a manutenção de sua perviedade, uma vez que sempre haverá a preocupação acerca da trombose e da oclusão do *stent*.

O preenchimento do saco aneurismático com molas pode ser considerado naqueles aneurismas com colo estreito. Todavia, o risco de ruptura durante a manipulação dos pseudoaneurismas de parede fina torna essa opção pouco indicada. O tratamento endovascular de pseudoaneurismas associados à formação de pseudocistos deve ser cautelosamente considerado, já que evidências limitadas de uma pequena série de casos sugerem altas taxas de insucesso nos casos de grandes pseudocistos.[6] Novos agentes embólicos, como o onyx, podem, contudo, permitir o tratamento endovascular com sucesso nesse contexto.

A injeção de trombina guiada por ultrassonografia também é relatada. Na maioria dos casos, a punção direta do saco do pseudoaneurisma é guiada por ultrassonografia, e a injeção de trombina é realizada utilizando-se técnica semelhante àquela usada no tratamento dos pseudoaneurismas de artéria femoral. Um controle angiográfico durante a injeção da trombina pode ser útil na confirmação do correto posicionamento da agulha e na avaliação da trombose do aneurisma. Em alguns casos, pode ser necessária mais de uma injeção para a trombose completa do aneurisma.[10]

Quando o tratamento endovascular não for possível, tendo em conta a instabilidade hemodinâmica secundária à hemorragia, o posicionamento de um catéter-balão de oclusão na artéria esplênica pode ajudar a promover a estabilidade clínica para a cirurgia.

As taxas de sucesso relatadas variam de 90 a 98%.[10,19] As principais complicações incluem infarto e infecção. A síndrome pós-embolização foi descrita em até 40%, mas há pouca evidência de alterações hematológicas secundárias à insuficiência esplênica.[9] Existem poucas evidências de efeitos importantes sobre a função imune após a embolização esplênica. A vacinação contra meningococos, pneumococos e *Haemophilus influenzae* deve sempre ser considerada nos casos em que houve extensa embolização distal.[24]

ANEURISMAS DA ARTÉRIA HEPÁTICA

Os aneurismas da artéria hepática (AAHs) são o segundo tipo de AAVAs verdadeiros mais comuns (20%). Os AAHs verdadeiros são mais comuns no sexo masculino (relação sexo masculino/sexo feminino de 3:2) com um pico de incidência entre 60 e 70 anos.[16,17,25] Um terço dos pacientes apresenta AAVAs em outros sítios, enquanto que 40% apresentam aneurismas não viscerais. A maioria dos AAHs é secundária à aterosclerose, com hipertensão arterial sistêmica. Eles também são encontrados em pacientes com poliarterite nodosa ou displasia fibromuscular, e apresentam um risco aumentado nesse pacientes. A incidência de AAHs micóticos diminuiu expressivamente com os avanços no tratamento da endocardite bacteriana.[16] AAHs são quatro vezes mais frequentes nos vasos extra-hepáticos do que nos intra-hepáticos.[25] A localização desses aneurismas é relativamente bem defini-

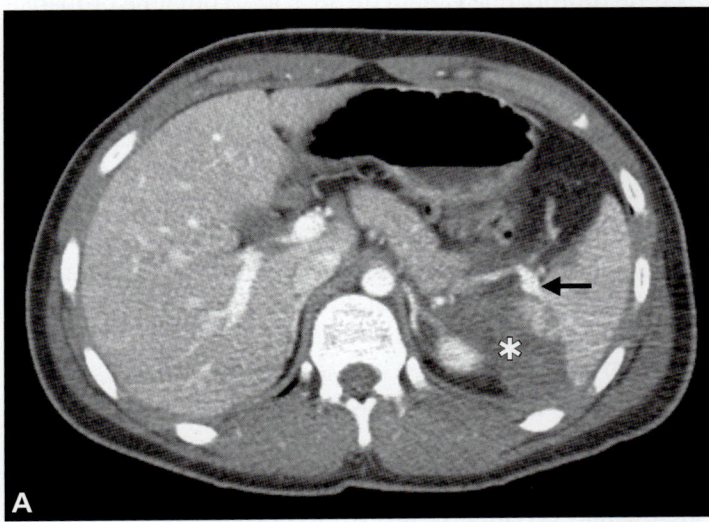

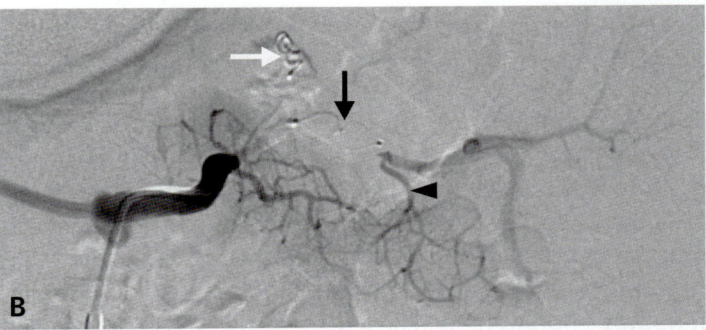

Fig. 51-2. (A) Corte tomográfico axial – pseudoaneurima esplênico (seta) com hematoma periesplênico (*), em um paciente vítima de trauma penetrante. (B) Cateterismo seletivo da artéria esplênica com liberação de *plug* vascular Amplatzer nº 4 (seta preta) – sem enchimento do pseudoaneurisma esplênico. A artéria pancreática magna foi preservada (ponta de seta). Observa-se embolização com molas de outro pequeno ramo esplênico sangrante (seta branca).

da, com 63% situados na artéria hepática comum, 28% situados na artéria hepática direita, 5% situados na artéria hepática esquerda e 4% afetando simultaneamente as artérias hepáticas direita e esquerda.[4]

Metade de todos os AAHs é de pseudoaneurismas, mais comumente secundários a procedimentos biliares percutâneos. A incidência desses pseudoaneurismas vem crescendo à medida que tanto o número como a complexidade das intervenções biliares (percutâneas, endoscópicas ou cirúrgicas) vêm aumentando. O risco de ruptura é de 14%, com taxas de mortalidade, nos casos de ruptura, chegando a 40%. O crescimento aneurismático foi observado em um quarto dos aneurismas acompanhados por exames de imagem.[25]

A maioria dos AAHs é identificada incidentalmente em exames de imagem e é assintomática. O crescimento rápido desses aneurismas pode-se apresentar como dor no epigástrio ou hipocôndrio direito ou como obstrução das vias biliares. Nos casos de ruptura, pode haver sangramento para as vias biliares ou para a cavidade peritoneal e pode-se manifestar como a clássica tríade de Quincke – icterícia, cólica biliar e hemorragia digestiva alta.[16]

As indicações para o tratamento dos AAHs verdadeiros são semelhantes às dos aneurismas esplênicos. Consensualmente devem ser tratados os aneurismas com tamanho > 2 cm, aneurismas sintomáticos e aqueles que apresentarem crescimento rápido. Adicionalmente, os pacientes com poliarterite nodosa, displasia fibromuscular e aneurismas hepáticos múltiplos devem ser tratados, dada a sua maior incidência de ruptura.[16,25] Assim como os PAEs, os pseudoaneurismas das artérias hepáticas também apresentam alto risco de ruptura, e todos devem ser tratados independentemente de seu tamanho.

Os princípios do tratamento são similares aos dos AAEs. As opções de tratamento incluem embolização com molas dos segmentos arteriais distal e proximal ao ponto do aneurisma ou implante de *stent* revestido para a manutenção do fluxo sanguíneo hepático, nos casos em que a anatomia vascular é favorável. Conceitualmente, a perviedade da veia porta deve ser confirmada, nos casos em que há a necessidade de embolização da artéria hepática própria ou mesmo de ramos intra-hepáticos. Isto é realizado por uma portografia indireta, em que a veia porta é identificada nas fases mais tardias de uma arteriografia realizada a partir da origem do tronco celíaco. Pacientes que possuem grandes áreas de parênquima sob risco ou disfunção hepática prévia apresentam maior risco de isquemia hepática após embolização de ramos intra-hepáticos e requerem cautela durante o procedimento.[16] Embora a experiência com *stents* diversores de fluxo com multicamadas seja limitada, esses *stents* demonstram ser promissores no tratamento dos casos complexos, onde é necessária a exclusão do aneurisma, preservando o fluxo na artéria principal, bem como nos vasos adjacentes.[26]

As taxas de sucesso técnico chegam a 100%. As complicações relacionadas com a embolização dos AAHs incluem isquemia da vesícula biliar, abscesso hepático e evolução para cirrose e falência hepáticas.

ANEURISMAS DA ARTÉRIA MESENTÉRICA SUPERIOR (AAMSs)

Tanto os aneurismas verdadeiros quanto os pseudoaneurismas da artéria mesentérica superior são raros. Eles consistem em 5% de todos os AAVAs e são o terceiro tipo mais comum, normalmente envolvendo os 5 cm mais proximais da artéria mesentérica superior. Sua etiologia é muitas vezes desconhecida, mas inclui aterosclerose, aneurisma micótico, processo inflamatório, vasculite, trauma, doenças do colágeno, degeneração cística da média, poliarterite nodosa e infecção.[23,27]

AAMSs são geralmente achados incidentais em exames de imagem, sendo a tomografia computadorizada o exame de escolha. Quando sintomáticos, suas apresentações clínicas incluem dor abdominal, hemorragia e sintomas de isquemia mesentérica. Esses últimos podem resultar de embolização aneurismática distal ou de estenose compressiva da luz arterial.

A literatura médica disponível sobre o tratamento endovascular dos AAMSs ainda é escassa. O risco de ruptura ainda permanece incerto, embora pequenas séries de casos citem taxas de ruptura que variam de 38 a 50%, com uma probabilidade aumentada de ruptura em pacientes do sexo masculino.[23,27] A utilização de molas, *stents* revestidos, *stents* diversores de fluxo e onyx é descrita nas séries de casos.[8,12,27]

O planejamento de uma abordagem endovascular dos AAMSs é semelhante ao dos aneurismas do tronco celíaco (ver adiante). Uma anatomia favorável ao tratamento transarterial inclui aneurismas de colo curto e com localização distal à origem artéria mesentérica superior. Uma avaliação angiográfica da circulação colateral do intestino deve ser realizada antes do tratamento.[27] A instituição de procedimentos híbridos com *bypass* cirúrgico antes da embolização, poderá aumentar as opções terapêuticas em casos difíceis.[28]

ANEURISMAS DO TRONCO CELÍACO (ATCs)

Aneurismas verdadeiros do tronco celíaco são raros; eles representam aproximadamente 4% de todos os AAVAs e são o quarto tipo mais comum de AAVAs. Historicamente eles estão associados à infecção por sífilis, embora atualmente a maioria dos ATCs sejam secundários à aterosclerose, e uma menor proporção decorra de condições clínicas, como a degeneração cística da média. A maioria dos ATCs é assintomática, sendo incidentalmente identificados em exames de imagem. Quando sintomáticos, podem mimetizar uma pancreatite aguda, com dor abdominal em barra. Aneurismas não viscerais sincrônicos, como aneurismas de aorta, renais, femorais e poplíteos, são descritos em até 67% dos pacientes com ATCs.[3] A taxa de ruptura citada é de aproximadamente 13%, com uma taxa de mortalidade próxima a 50%.[4]

Dada a sua anatomia arterial – curta extensão e ramos arteriais importantes – muito poucos ATCs são passíveis de tratamento pelas técnicas de exclusão. Como as técnicas endovasculares frequentemente envolvem a oclusão do tronco celíaco, é imprescindível a avaliação da circulação colateral pela arcada pancreatoduodenal da artéria mesentérica superior para se evitar a isquemia de órgãos embriologicamente originados do intestino anterior.[29] Normalmente isto é confirmado com a realização de uma arteriografia seletiva da artéria mesentérica superior para demonstrar se a comunicação entre as artérias pancreatoduodenais inferiores e superiores é suficiente para permitir a oclusão do tronco celíaco.[28] Um teste de oclusão do tronco celíaco com balão também pode ser realizado durante a realização da arteriografia seletiva da artéria mesentérica superior, para garantir que a circulação colateral seja adequada.[30,31]

Quando o tratamento endovascular é considerado, as opções de tratamento incluem a embolização do tronco celíaco com molas ou com *plug* vascular Amplatzer, a cobertura da origem do tronco celíaco com *stent* revestido e embolização, com molas ou *plug* vascular, do segmento distal do tronco celíaco ou dos segmentos proximais das artérias esplênica e hepática comum. Mesmo em face de uma circulação colateral mesentérica aparentemente adequada, a isquemia intestinal permanece um risco significativo.[3] Nas situações de inadequada rede de colaterais ou de isquemia mesentérica, uma combinação das técnicas, endovascular e cirúrgica pode ser utilizada. Essa combinação de métodos é descrita como procedimento híbrido, onde a revascularização ou o *bypass* cirúrgicos são realizados, seguidos de oclusão ou exclusão do aneurisma por via endovascular. As complicações em potencial incluem colecistite isquêmica, abscesso hepático, ulceração gástrica e cirrose hepática.[30]

ANEURISMAS DAS ARTÉRIAS GASTRODUODENAL (AAGDs) E PANCREATICODUODENAL (AAPDs)

Os AAGDs e AAPDs verdadeiros são relativamente incomuns, representando, em conjunto, somente 3,5% de todos os AAVAs, mas são mais frequentemente encontrados em associação a estenoses ou oclusões do tronco celíaco. O fluxo compensatório da artéria mesentérica superior eleva a pressão nas arcadas pancreaticoduodenais, resultando em alterações aneurismáticas. Os pseudoaneurismas são muito mais comuns, sendo, a maioria deles, secundários a pancreatites agudas e crônicas ou a cirurgias pancreáticas. Assim como todos os pseudoaneurismas devem ser tratados independentemente do seu tamanho.

Hemorragia gastrointestinal secundária à ruptura é a forma mais comum de apresentação clínica (52%), e apenas 7,5% dos AAGDs permanecem assintomáticos.[32] O vaso principal pode ser sacrificado na maioria das vezes, dada a sua rica circulação colateral. Ao mesmo tempo, é importante prevenir o enchimento reverso do aneurisma pelos vasos colaterais (p. ex.: artérias pancreaticoduodenais inferiores). Nesse sentido, é necessária a embolização dos vasos de influxo e de efluxo sanguíneo para assegurar um tratamento efetivo (Fig. 51-3).

Tendo vista a tortuosidade e o fino calibre desses vasos, a utilização de microcatéteres é essencial para permitir uma liberação superseletiva dos agentes embólicos, como molas, partículas ou cola. A vasta rede de colaterais geralmente evita complicações relacionadas com a embolização. Nos casos em que há história prévia de cirurgia ou radioterapia e consequentemente redução da circulação colateral, a isquemia ou o infarto intestinal passam a ser potenciais complicações. Devem ser tomadas precauções adicionais nos casos em que existe oclusão do tronco celíaco ou da artéria mesentérica superior. Nessas situações clínicas, em que há estenose do tronco celíaco ou da AMS, deve ser considerada a angioplastia do vaso estenosado antes da embolização do aneurisma, reduzindo, assim, o risco de isquemia dos órgãos envolvidos. Procedimentos híbridos ou implante de *stents* também podem ser realizados antes da embolização. Outras estratégias endovasculares intervencionistas para a manutenção da perviedade dos vasos principais incluem o uso de *stents* revestidos, *stents* diversores de fluxo, preenchimento com molas do saco aneurismático através da malha de um stent não revestido, quando o aneurisma é de colo largo, ou a oclusão do saco aneurismático com onyx, protegendo a artéria principal com o posicionamento de um balão de oclusão no colo do aneurisma.[12]

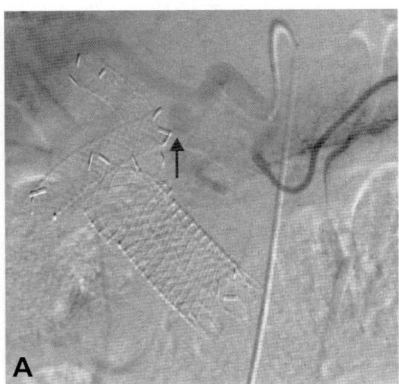
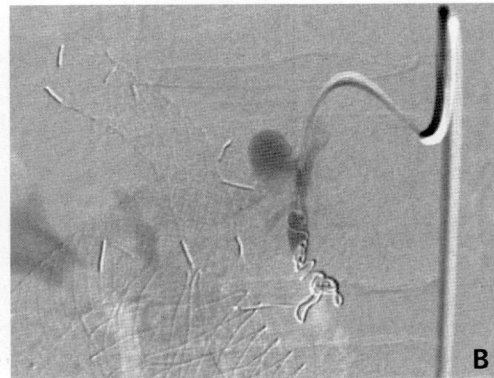
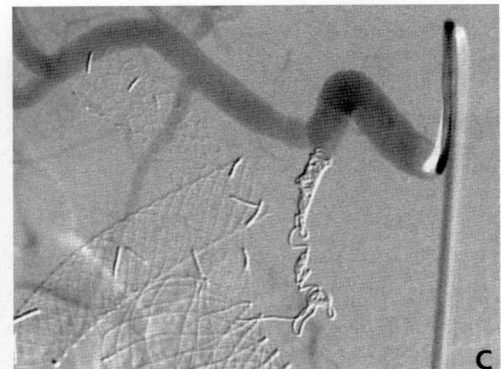

Fig. 51-3. (A) Arteriografia seletiva do tronco celíaco em um paciente com neoplasia maligna do trato gastrointestinal, admitido com quadro de hematêmese persistente – observa-se tênue opacificação do pseudoaneurisma da artéria gastroduodenal (seta) adjacente ao *stent* duodenal. (B) Embolização do segmento arterial distalmente ao pseudoaneurisma com microcatéter e molas. (C) Resultado final da embolização da artéria gastroduodenal, demonstrando sucesso na exclusão do pseudoaneurisma.

ANEURISMAS DE ARTÉRIAS RENAIS (AARs)

AARs nem sempre são incluídos em revisões de AAVAs; contudo eles representam aproximadamente 22% de todos os AAVAs e são mais comuns em pacientes do sexo feminino. Uma causa comum é a displasia fibromuscular, seguida de outras etiologias, como trauma, infecção, dissecção espontânea, neoplasia e vasculite.[33] O risco de ruptura está diretamente relacionado com o tamanho do aneurisma. As indicações de tratamento são as mesmas dos AAVAs. Aneurismas sintomáticos podem-se apresentar com hipertensão arterial sistêmica, hematúria e dor no flanco.[20,34,35] Os pseudoaneurismas são geralmente secundários ao trauma, frequentemente causado por um instrumento cirúrgico e, como todos os pseudoaneurismas das artérias viscerais, também devem ser tratados.

A técnica a ser utilizada depende da localização do aneurisma – se envolve a artéria renal principal, o ponto de ramificação ou um ramo arterial periférico intrarrenal. Quando um aneurisma envolve a artéria renal principal, o hilo renal ou ramos segmentares é essencial preservar o fluxo na artéria principal para manutenção da função renal. É necessário um diâmetro mínimo de 5 mm no segmento de artéria renal a ser tratado para que o aneurisma possa ser excluído pelo implante de um revestido curto (Fig. 51-4). Estratégias alternativas seriam embolização do aneurisma através da malha de um *stent* não revestido ou colocação de um *stent* diversor de fluxo.[36]

O tratamento dos aneurismas das artérias intrarrenais é menos arriscado, já que são ramos arteriais terminais. A embolização superseletiva utilizando microcatéteres permite uma máxima preservação da função renal. Molas, partículas ou cola podem ser utilizados. Grandes aneurismas podem estar associados a fístulas arteriovenosas. Nesse cenário, molas de liberação controlada ou *plugs* vasculares Amplatzer podem ser úteis para prevenir a migração do material embólico, com ou sem o uso adjuvante de cola ou onyx.[37]

Os aneurismas do hilo renal (na bifurcação) são tecnicamente difíceis de serem tratados. Na presença de um colo estreito é possível preencher o saco aneurismático com molas mantendo, assim, o fluxo no vaso principal e preservando a perfusão distal do rim. Em aneurismas de colo largo devem ser consideradas técnicas mais complexas de embolização utilizando *stents* multicamadas ou técnicas de proteção com balão em conjunto com embolização com onyx.[12,38]

RESULTADOS E SEGUIMENTO

Em uma série de 185 aneurismas tratados com uma taxa inicial de sucesso de 98%, 3% dos pacientes necessitaram de reintervenção nos primeiros 30 dias por reenchimento do aneurisma ou sangramento.[10] As taxas de sucesso na literatura variam de 75 a 100% com taxas de morbidade entre 14 e 25%. As complicações relacionadas com a embolização são, na maioria dos casos, secundárias à isquemia do órgão envolvido e consistem em síndrome pós-embolização (dor, febre, elevação transitória das enzimas hepáticas e pancreáticas), formação de abscesso, complicações relacionadas com os acessos vasculares e complicações relacionadas com a migração dos materiais embólicos ou dos *stents*.[39]

As taxas de mortalidade cirúrgica no tratamento dos AAVAs variam de 3 a 10% e, em quadros agudos de ruptura aneurismática, essas taxas aumentam para 19 a 56%. A mortalidade na abordagem endovascular é nula, mesmo com taxas de morbidade, subindo para 8 a 20% nos quadros agudos.[39]

Nesse contexto, a abordagem por via endovascular, quando disponível, deve ser o tratamento de primeira escolha para a maioria dos casos. O tratamento eletivo dos AAVAs reduz o risco de complicações; portanto, a tendência atual é que cada vez mais AAVAs sejam tratados ainda assintomáticos.

Atualmente não existe um protocolo consensual de seguimento por imagem após o tratamento endovascular, havendo grande variedade entre os diversos serviços quanto ao melhor momento para realizá-los. As opções incluem ultrassonografia (com ou sem contraste), TC ou RM. Infelizmente, a grande maioria dos agentes embólicos usados no tratamento dos AAVAs, como as molas e o onyx, tem que ser radiopacos para serem identificados à radioscopia, assegurando uma liberação precisa. Isto causa artefatos de imagem significativos, que podem ocultar uma reperfusão e

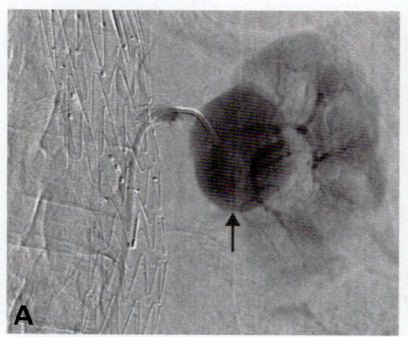
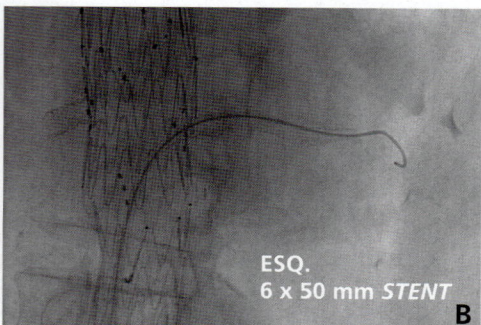
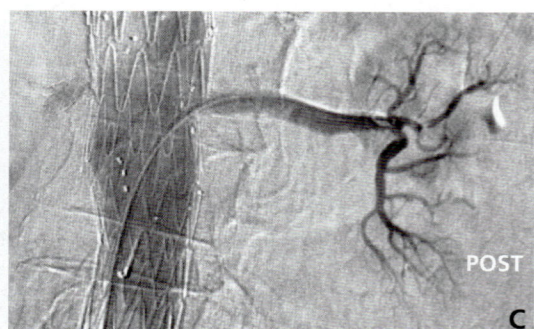

Fig. 51-4. (A) Angiografia com subtração digital – pseudoaneurisma iatrogênico de 3 cm da artéria renal esquerda, após correção endovascular de aneurisma com endoprótese fenestrada (EVAR). (B) Implante de *stent* revestido a partir de uma das fenestrações da endoprótese no segmento sadio da artéria renal distal. (C) Arteriografia de controle – exclusão completa do pseudoaneurisma com manutenção da perfusão do rim esquerdo.

tornar difícil a interpretação dos exames de imagem de seguimento.

O tempo correto para repetir os exames de imagem deve levar em consideração o motivo da intervenção, a severidade da doença do paciente e a extensão do tratamento endovascular. Os AAVAs tratados nos casos de hemorragia e instabilidade hemodinâmica necessitam de seguimento menos espaçado do que aqueles tratados eletivamente.[10] A maioria dos estudos descreve recorrência ou recanalização dos AAVAs somente nos primeiros 30 dias, sendo a maior parte retratados com sucesso por via endovascular. Muitas séries relatam ausência de recorrência a médio e longo prazos.[40] Isto sugere que, em casos agudos, os exames de imagem devem ser realizados dentro do primeiro mês de seguimento. Nos casos eletivos, o seguimento por imagem pode ter início 6 meses após o procedimento, na ausência de sintomas ou de sinais clínicos de alerta. Avaliações anuais subsequentes podem ser adequadas, dependendo da localização do aneurisma e do biótipo do paciente.

A estrutura do serviço, em termos de disponibilidade dos métodos de imagem e da experiência dos radiologistas em cada um desses métodos, irá nortear o melhor algorítimo a ser seguido para cada paciente.

CONCLUSÕES

Os AAVAs e os pseudoaneurismas passaram a ser mais comumente diagnosticados após o advento, o desenvolvimento e a disseminação dos exames de imagem seccionais. As técnicas endovasculares são cada vez mais empregadas em relação às técnicas cirúrgicas convencionais, oferecendo várias vantagens, incluindo uma baixa morbidade intraoperatória, a capacidade de ser realizada sob anestesia local, a avaliação da circulação colateral e um procedimento potencialmente mais fácil do que algumas abordagens cirúrgicas, em termos técnicos. As diferentes localizações anatômicas desses aneurismas requerem diferentes estratégias e, como tal, cada caso deve ser avaliado individualmente. Em algumas situações, as técnicas endovasculares podem ser incapazes de permitir o tratamento definitivo, mas podem possibilitar a estabilização hemodinâmica do paciente, melhorando as suas condições para a cirurgia. Os procedimentos endovasculares podem ser realizados novamente quando necessário, sem que isto represente aumento dos riscos para o paciente. Mais importante ainda, uma abordagem endovascular sem sucesso não impede a realização da cirurgia.

REFERÊNCIAS BIBLIOGRÁFICAS

1. Pulli R, Dorigo W, Troisi N et al. Surgical treatment of visceral artery aneurysms: a 25-year experience. *J Vasc Surg* 2008;48:334-42.
2. Huang YK, Hsieh HC, Tsai FC et al. Visceral artery aneurysm: risk factor analysis and therapeutic opinion. *Eur J Vasc Endovasc Surg* 2007 Mar.;33(3):293-301.
3. Stone WM, Abbas MA, Gloviczki P et al. Celiac arterial aneurysms: a critical reappraisal of a rare entity. *Arch Surg* 2002;137:670-4.
4. Stanley JC, Wakefield TW, Graham LM et al. Clinical Importance and management of splanchnic artery aneurysms. *J Vasc Surg* 1986 May;3(5):836-40.
5. Ha JF, Phillips M, Faulkner K. Splenic artery aneurysm rupture in pregnancy. *Eur J Obstet Gynecol Reprod Biol* 2009 Oct.;146(2):133-7.
6. Tessier DJ, Stone WM, Fowl RJ et al. Clinical features and management of splenic artery pseudoaneurysm: case series and cumulative review of literature. *J Vasc Surg* 2003 Nov.;38(5):969-74.
7. Kasirajan K, Greenberg RK, Clair D et al. Endovascular management of visceral artery aneurysms. *J Endovasc Ther* 2001;8:1505.
8. Schlomovitz E, Jaskolka JD, Tan KT. Use of a flow-diverting uncovered stent for the treatment of a superior mesenteric artery aneurysm. *J Vasc Interv Radiol* 2011 July;22(7):1052-5.
9. Tulsyan N, Kashyap VS, Greenberg RK et al. The endovascular management of visceral artery aneurysms and pseudoaneurysms. *J Vasc Surg* 2007;45:276-83.
10. Fankhauser GT, Stone WM, Naidu SG et al. The minimally invasive management of visceral artery aneurysms and pseudoaneurysms. *J Vasc Surg* 2011 Apr.;53(4):966-70.
11. Stampfl U, Sommer CM, Bellemann N et al. The use of balloon-expandable stent grafts for the management of acute arterial bleeding. *J Vasc Interv Radiol* 2012 Mar.;23(3):331-7.
12. Bratby MJ, Lehmann ED, Bottomley J et al. Endovascular embolization visceral artery aneurysms with ethylene-vinyl alcohol (Onyx): a case series. *Cardiovasc Intervent Radiol* 2006 Nov.-Dec.;29(6):1125-8.
13. Euringer W, Südkamp M, Rylski B, Blanke P. Endovascular treatment of multiple HIV-related aneurysms using multilayer stents. *Cardiovasc Intervent Radiol* 2012 Aug.;35(4):945-9.
14. Stanley JC, Fry WJ. Pathogenesis and clinical significance of splenic artery aneurysms. *Surgery* 1974 Dec.;76(6):898-909.
15. Mattar SG, Lumsden AB. The management of splenic artery aneurysms: experience with 23 cases. *Am J Surg* 1995 June;169(6):580-4.
16. Berceli SA. Hepatic and splenic artery aneurysm. *Semin Vasc Surg* 2005 Dec.;18(4):196-201.
17. Abbas MA, Stone WM, Fowl RJ et al. Splenic artery aneurysms: two decades experience at Mayo Clinic. *Ann Vasc Surg* 2002 July;16(4):442-9.
18. Agrawal GA, Johnson PT, Fishman EK. Splenic artery aneurysms and pseudoaneurysms: clinical distinctions and CT appearances. *AJR Am J Roentgenol* 2007 Apr.;188(4):992-9.
19. Gabelmann A, Görich J, Merkle EM. Endovascular treatment of visceral artery aneurysms. *J Endovasc Ther* 2002;9:38-47.
20. Ikeda O, Tamura Y, Nakasone Y et al. Nonoperative management of unruptured visceral artery aneurysms: treatment by transcatheter coil embolization. *J Vasc Surg* 2008 June;47(6):1212-9.
21. Jana M, Gamanagatti S, Mukund A et al. Endovascular management in abdominal visceral arterial aneurysms: a pictorial essay. *World J Radiol* 2011 July 28;3(7):182-7.
22. Schnüriger B, Inaba K, Konstantinidis A et al. Outcomes of proximal versus distal splenic artery embolization after

trauma: a systematic review and meta-analysis. *J Trauma* 2011 Jan.;70(1):252-60.
23. Nosher JL, Chung J, Brevetti LS *et al.* Visceral and renal artery aneurysms: a pictorial essay on endovascular therapy. *Radiographics* 2006 Nov.-Dec.;26(6):1687-704.
24. Tominaga GT, Simon FJ Jr, Dandan IS *et al.* Immunologic function after splenic embolization: is there a difference? *J Trauma* 2009 Aug.;67(2):289-95.
25. Abbas MA, Fowl RJ, Stone WM *et al.* Hepatic artery aneurysm: factors that predict complications. *J Vasc Surg* 2003 July;38(1):41-5.
26. Balderi A, Antonietti A, Pedrazzini F *et al.* Treatment of a hepatic artery aneurysm by endovascular exclusion using the multilayer cardiatis stent. *Cardiovasc Intervent Radiol* 2010 Dec.;33(6):1282-6.
27. Stone WM, Abbas M, Cherry KJ *et al.* Superior mesenteric artery aneurysms: is presence an indication for intervention? *J Vasc Surg* 2002 Aug.;36(2):234-7.
28. Belli M, Markose G, Morgan. R The role of interventional radiology in the management of abdominal visceral artery aneurysms. *Cardiovasc Intervent Radiol* 2012 Apr.;35(2):234-43.
29. Waldenberger P, Bendix N, Petersen J *et al.* Clinical outcome of endovascular therapeutic occlusion of the celiac artery. *J Vasc Surg* 2007 Oct.;46(4):655-61.
30. Leon LR Jr, Mills JL Sr, Jordan W *et al.* The risks of celiac artery coverage during endoluminal repair of thoracic and thoracoabdominal aortic aneurysms. *J Vasc Endovascular Surg* 2009 Feb.-Mar.;43(1):51-60.
31. Shimazaki T, Kawaguchi S, Yokoi Y *et al.* Celiac artery coverage after occlusion test during endovascular stent grafting for thoracoabdominal aortic aneurysm. *J Thorac Cardiovasc Surg* 2010 Apr.;139(4):e59-62.
32. Habib N, Hassan S, Abdou R *et al.* Gastroduodenal artery aneurysm, diagnosis, clinical presentation and management: a concise review. *Ann Surg Innov Res* 2013 Apr. 16;7(1):4.
33. Henke PK, Cardneau JD, Welling TH 3rd *et al.* Renal artery aneurysms: a 35-year clinical experience with 252 aneurysms in 168 patients. *Ann Surg* 2001 Oct.;234(4):454-62.
34. Lumsden AB, Salam TA, Walton K. Renal artery aneurysm: a report of 28 cases. *Cardiovasc Surg* 1996 Apr.;4(2):185-9.
35. Love WK, Robinette MA, Vernon CP. Renal artery aneurysm rupture in pregnancy. *J Urol* 1981 Dec.;126(6):809-11.
36. Meyer C, Verrel F, Weyer G, Wilhelm K. Endovascular management of complex renal artery aneurysms using the multilayer stent. *Cardiovasc Intervent Radiol* 2011 June;34(3):637-41.
37. Altit R, Brown DB, Gardiner GA. Renal artery aneurysm and arteriovenous fistula associated with fibromuscular dysplasia: successful treatment with detachable coils. *J Vasc Interv Radiol* 2009 Aug.;20(8):1083-6.
38. Lupattelli T, Abubacker Z, Morgan R, Belli AM. Embolization of a renal artery aneurysm using ethylene vinyl alcohol copolymer (Onyx). *J Endovasc Ther* 2003 Apr.;10(2):366-70.
39. Laganà D, Carrafiello G, Mangini M *et al.* Multimodal approach to endovascular treatment of visceral artery aneurysms and pseudoaneurysms. *Eur J Radiol* 2006 July;59(1):104-11.
40. Guillon R, Garcier JM, Abergel A *et al.* Management of splenic artery aneurysms and false aneurysms with endovascular treatment in 12 patients. *Cardiovasc Intervent Radiol* 2003 May-June;26(3):256-60.

Capítulo 52

Aneurismas Arteriais Periféricos

- *Crescêncio A Pereira Cêntola*
- *Daniel de Sousa Marques Oliveira*
- *Lucas Eduardo Miquelin*
- *Luís Gustavo Hernandes*
- *Rafael Garzon*
- *Raquel C Trovo Hidalgo*
- *Bruna Ferreira Pilan*
- *Susyanne de Lavor Cosme*
- *Fernanda Uchiyama Golghetto Domingos*

CONTEÚDO

- INTRODUÇÃO 710
- ANEURISMA DA ARTÉRIA ILÍACA COMUM 710
- ANEURISMA DA ARTÉRIA ILÍACA INTERNA 714
- ANEURISMA DA ARTÉRIA ILÍACA EXTERNA 716
- ANEURISMA DA ARTÉRIA FEMORAL 717
- ANEURISMA DA ARTÉRIA FEMORAL COMUM 717
- ANEURISMA DA ARTÉRIA FEMORAL PROFUNDA. 718
- ANEURISMA DA ARTÉRIA FEMORAL SUPERFICIAL 719
- ANEURISMA DA ARTÉRIA POPLÍTEA 719
- ANEURISMAS DAS ARTÉRIAS INFRAPATELARES 722
- ANEURISMA DA ARTÉRIA ISQUIÁTICA PERSISTENTE. 722
- ANEURISMA DA ARTÉRIA SUBCLÁVIA 722
- ANEURISMA DA ARTÉRIA AXILAR 725
- ANEURISMA DA ARTÉRIA BRAQUIAL 725
- ANEURISMA DA ARTÉRIA ULNAR 727
- ANEURISMA DA ARTÉRIA RADIAL 727
- REFERÊNCIAS BIBLIOGRÁFICAS 727

INTRODUÇÃO

Os aneurismas são, por definição, a dilatação localizada ou completa de um vaso com aumento de mais de 50% em seu diâmetro normal. Quanto à forma, os aneurismas arteriais podem ser saculares ou fusiformes; podem ser classificados quanto à patogenia em degenerativos, infecciosos, traumáticos e associados a defeitos estruturais congênitos da parede vascular, como nas doenças do colágeno. Os degenerativos ou "ateroscleróticos" são a grande maioria dos aneurismas arteriais periféricos.

Os aneurismas podem apresentar-se clinicamente como massas pulsáteis, cursando com compressão de estruturas vizinhas ou com complicações, como ruptura, embolias, fístulas entre outras.

Fatores, como o aumento da expectativa de vida, obesidade, evolução dos métodos de imagem, têm sido relacionado com o aparecimento de número cada vez maior de pacientes com aneurismas arteriais periféricos.

Trataremos nesse capítulo dos principais aneurismas periféricos de membros superiores e inferiores.

ANEURISMA DA ARTÉRIA ILÍACA COMUM

O aneurisma isolado da artéria ilíaca comum (AIAIC) é definido como aumento maior que 1,5 cm no diâmetro do vaso e sem acometimento de estruturas vasculares circunjacentes. Afecção rara, com ocorrência estimada em 0,01% da população por Brunkwall *et al.* em revisão de necropsias, corresponde a 0,4-7%[1,2] dos aneurismas intra-abdominais, prevalecendo no sexo masculino (80-100% dos casos)[2-4] e a partir da sexta década de vida.[3,5] Correspondem a 70% dos aneurismas isolados das artérias ilíacas (Fig. 52-1).[6]

Os aneurismas ilíacos são geralmente associados ao aneurisma de aorta abdominal (AAA) coexistindo em 20% dos casos.[3,7] Huang *et al.* reportam 86% de coexistência do aneurisma de artéria ilíaca comum (AAIC) com o AAA.[8]

Embora o fator etiológico mais relacionado seja a aterosclerose, outros, como trauma, infecção, inflamatórios, gravidez, lesões iatrogênicas e doenças do colágeno, podem ser responsáveis.[9] Os fatores de risco estão no Quadro 52-1.[10]

A apresentação clínica é pobre, queixas vagas de dor abdominal e quadril são mais frequentes,[6,8] porém o paciente na maioria das vezes é assintomático. No entanto, são relatadas cólicas nefréticas,[3,11] hematúria, retenção urinária, ciatalgia,[3,12] hematoquezia, resultante de compressão e fistulização para estruturas adjacentes,[3,5] quadros estes influenciados pela localização, dimensões, etiologia e a proximidade com estruturas vizinhas.

A complicação mais importante apresenta-se com a tríade clássica de ruptura de aneurisma intra-abdominal: dor, hipotensão e massa palpável.[13]

Com o maior acesso aos serviços de saúde e evolução dos meios diagnósticos, o número de aneurismas diagnosticados, e em estágios de evolução mais precoces, está aumentando e, com isso, os dados estatísticos com relação a esta afecção vêm-se modificando. Muitos estudos foram realizados com pequena amostragem e a grande parte realizada a partir de aneurismas maiores que 5 cm ou rotos, o que leva à taxa de expansão e índice de ruptura altos. Isto é diferente de estudos realizados em aneurismas menores que 4 cm, onde a história natural da doença se mostra bem menos agressiva e com índices de ruptura aneurismática bem menores do que em literaturas anteriores.[2] Todavia, o diag-

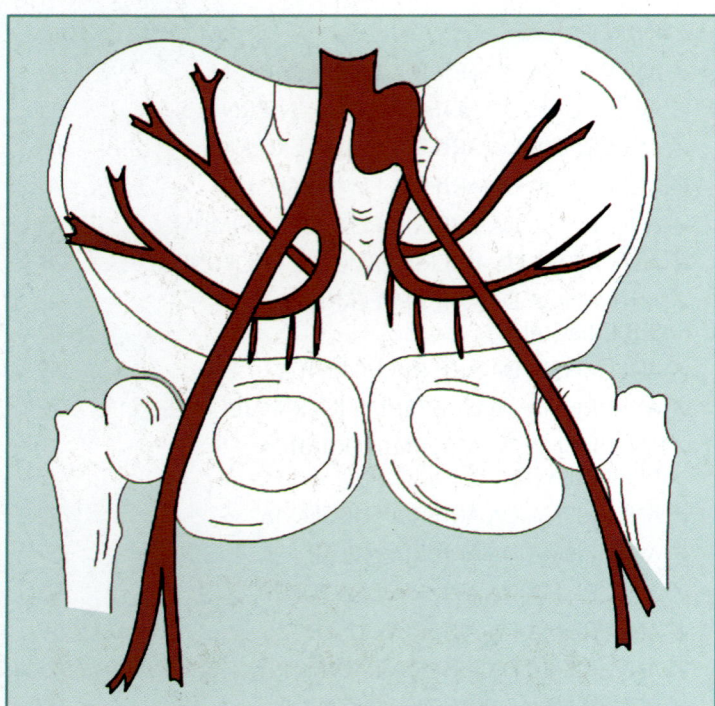

Fig. 52-1. Aneurisma isolado da artéria ilíaca comum esquerda.

Quadro 52-1. Dados demográficos e fatores de risco dos aneurismas de artéria ilíaca comum[10]

Variáveis	Valor
Pacientes	438 (100)
Sexo	
Masculino	412 (94)
Feminino	26 (6)
Idade (anos)	
Média	72 ± 7
Mediana	73 (47-91)
Fatores de risco cardiovasculares*	213 (49)
Fator de risco pulmonar*	121 (28)
Fator de risco renal*	42 (10)
Hipertensão	304 (69)
Diabetes	45 (10)
Fumantes	96 (22)

*Como definido pelo Programa de Melhoria da Qualidade em Cirurgia do Departamento dos Veterans Affairs.

Quadro 52-2. Taxas de expansão pelo diâmetro inicial dos aneurismas ilíacos[2]

	1,5 a 1,75 cm	1,76 a 1,99 cm	2,0 a 2,5 cm	2,51 a 2,9 cm	3,0 a 3,9 cm	4,0 a 4,9 cm
Número médio de estudos utilizados para calcular as taxas de expansão	3,8	3,8	3,6	3,6	3	1,8
Taxas de expansão de AAI (cm/ano)	0,13 ± 0,02	0,08 ± 0,01	0,08 ± 0,02	0,08 ± 0,02	0,22 ± 0,1*	0,26 ± 0,1*
Taxas de expansão de AAI associado a AAA (cm/ano)	0,17 ± 0,02	0,1 ± 0,03	0,12 ± 0,02	0,04 ± 0,03	0,26 ± 0,1*	0,29 ± 0,1*
Taxas gerais de expansão (cm/ano)	0,15 ± 0,02	0,1 ± 0,01	0,11 ± 0,02	0,05 ± 0,02	0,25 ± 0,1*	0,28 ± 0,1*

AAI = aneurisma de artéria ilíaca; AAA = aneurisma de aorta abdominal.
*p < 0,003, quando comparado a todas as categorias de tamanho menor que 3 cm.

Quadro 52-3. Taxa de expansão média dos aneurismas de artéria ilíaca comum[10]

	Taxas médias de expansão de 104 aneurismas de artéria ilíaca comum em 72 pacientes*				
	Taxa de expansão em cm/ano (número de aneurismas)				
Tipo de aneurisma	< 2,5 (23)	2,5-2,9 (28)	3,0-3,4 (31)	≥ 3,5 (22)	Grupo geral (104)
AAIC					
Com AAA	0,26 (22)	0,26 (26)	0,31 (26)	0,30 (20)	0,27 (94)
Sem AAA	0,72 (1)	0,84 (2)	0,36 (5)	1,78 (2)	0,40 (10)
Grupo geral	0,26	0,26	0,32	0,31	0,29

AAIC = aneurisma de artéria ilíaca comum; AAA = aneurisma de aorta abdominal.
*p = 0,48 entre AAICD associando a AAA e não associado AAA ou entre os grupos de tamanho.

nóstico em fases avançadas aumenta a morbimortalidade do tratamento cirúrgico, com taxas de mortalidade operatória que variam de 7 a 45%[3,14] em procedimentos eletivos e emergenciais, respectivamente.

Realizando uma comparação, Krupski et al. que em sua série foram encontrados 62% de pacientes sintomáticos e 29% de taxa de ruptura e em contraste Huang et al. demonstraram 29% de sintomáticos e 5% de ruptura.[4,8]

A taxa de ruptura está correlacionada principalmente com o diâmetro do aneurisma e com a hipertensão arterial. Segundo Santilli et al., foram encontradas taxas de expansão de 1 mm/ano para aneurismas menores de 3 cm e 2,6 mm/ano para aneurismas com diâmetro maior ou igual a 3 cm (Quadro 52-2).[2] Segundo Huang et al. a taxa de expansão para os AAIC encontram-se no Quadro 52-3.[10]

O diâmetro médio de ruptura foi de 6 cm, no entanto, não foi observada em aneurismas menores que 3,8 mm, o que justifica o tratamento conservador em casos assintomáticos com diâmetro menor que 3,5 cm.[8] Santilli et al. sugeriram o tratamento em pacientes com diâmetro de 4 cm para pacientes de alto risco.

O tratamento dos AIAIC está indicado quando seu diâmetro é superior a 30 mm.[3] Alguns autores consideram 35 mm o limite ainda seguro para indicação do tratamento como descrito por Huang et al.[8]

A programação cirúrgica aberta ou endovascular deve ser feita com base em exames de angiotomografia (angio-TC) ou angiorressonância (angioRM), preferencialmente com reconstruções multiplanares e em 3D.[15] Devem-se observar no planejamento endovascular o diâmetro do colo, o comprimento da zona de acomodação proximal e distal e o envolvimento das artérias ilíacas internas e externas.

Em relação ao comprimento do colo proximal, esse deve ter, no mínimo, 15 mm de comprimento e 14 mm de diâmetro, para que a opção de usarmos uma perna contralateral de endoprótese bifurcada possa ser utilizada no tratamento. Com medidas inferiores às supracitadas há risco de migração da prótese e implante de prótese em colo aneurismático.[15]

Em casos de colos proximais curtos, pode-se lançar mão de próteses que recubram a aorta distal, associada à prótese ilíaca, lembrando que próteses aorto-ilíacas só podem ser utilizadas em bifurcações que tenham, no mínimo, 18 mm de diâmetro, para sua adequada acomodação. Caso a aorta apresente-se muito estreita, podem-se utilizar próteses aorto-monoilíacas com enxerto fêmoro-femoral cruzado ou ainda com dispositivos que se moldem à bifurcação aórtica como a AFX® Endologics (Fig. 52-2).

Quanto ao colo distal, este pode ter diâmetros maiores que o proximal, podendo chegar a 24 mm, sendo então necessário o uso de extensões ilíacas tipo "Pata de Elefante"

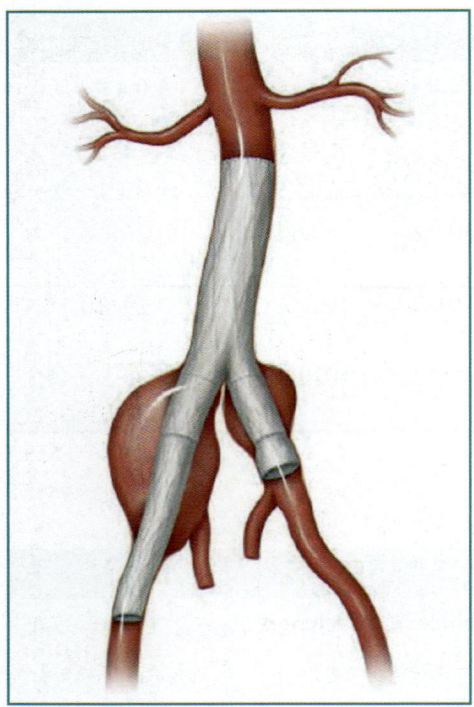

Fig. 52-2. Endoprótese modular bifurcada AFX-Endologics.

(Fig. 52-3). Deve-se levar em conta que, nesta técnica, a possibilidade de reintervenções futuras é maior.

Quando a doença aneurismática envolve a bifurcação ilíaca, a artéria ilíaca externa servirá de zona de acomodação distal que se fará, preferencialmente, em segmento retilíneo, com extensão ideal de 15 mm ou mais.[15] Nessa situação existirá a necessidade de interrupção de fluxo na artéria ilíaca interna, evitando enchimento retrógrado do saco aneurismático. Esta interrupção pode cursar com colite isquêmica, claudicação de nádegas, alterações neurológicas, vesicais e disfunção erétil, notadamente quando feita bilateralmente.[8,15,16] Algumas soluções técnicas vêm sendo empregadas na preservação do fluxo das ilíacas internas, como próteses ramificadas (Fig. 52-4) e técnicas alternativas, como a sanduíche, advogando-se ser mais barata e de fácil execução quando comparada às próteses ilíacas bifurcadas.

Durante a execução do tratamento endovascular dos AIAICs devem ser lembrados:

- O controle angiográfico e a abordagem da ilíaca interna, quando necessário, devem ser realizados por via contralateral através da artéria femoral comum.
- O uso de catéteres centimetrados pode facilitar a escolha de endopróteses, principalmente em procedimentos de urgência e em casos de extrema tortuosidade.
- O uso de fios-guia extremamente rígidos pode retificar em demasia o eixo ilíaco, atrapalhando a liberação da endoprótese em conformação anatômica. Ou seja, após a retirada do fio-guia extrarrígido, pode aparecer deslocamento da endoprótese pelas curvaturas naturais do eixo ilíaco (Fig. 52-5).

Novas tecnologias têm-se apresentado no tratamento de aneurismas, incluindo-se os ilíacos. Os *stents* redirecionadores de fluxo (Multilayer) são uma opção promissora, entretanto, deve ser mais bem avaliada em estudos futuros. Tais *stents* promovem a redistribuição de forças e fluxo no aneurisma, promovendo trombose do saco aneurismático e redução em suas dimensões. Outra vantagem desses dispositivos é manter o fluxo para ramos oriundos do aneurisma, o que é uma solução promissora para preservação de fluxo nas ilíacas internas. Estudos da aplicação desses *stents* para preservação de ramos têm sido feitos na neurorradiologia intervencionista para o tratamento de aneurismas cerebrais

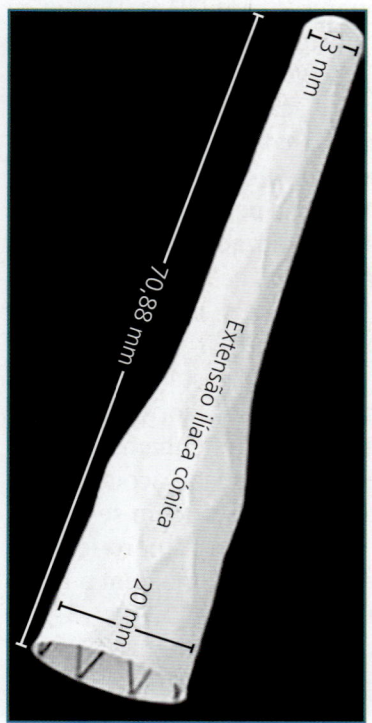

Fig. 52-3. Endoprótese Powerlink® Endografts Accessory limb extensions.

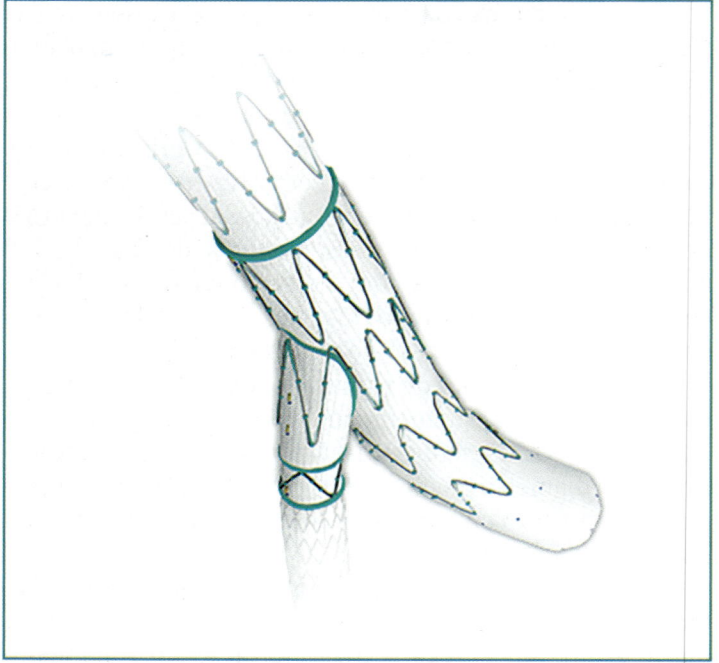

Fig. 52-4. Endoprótese Zenith Branch® iliac endovascular graft.

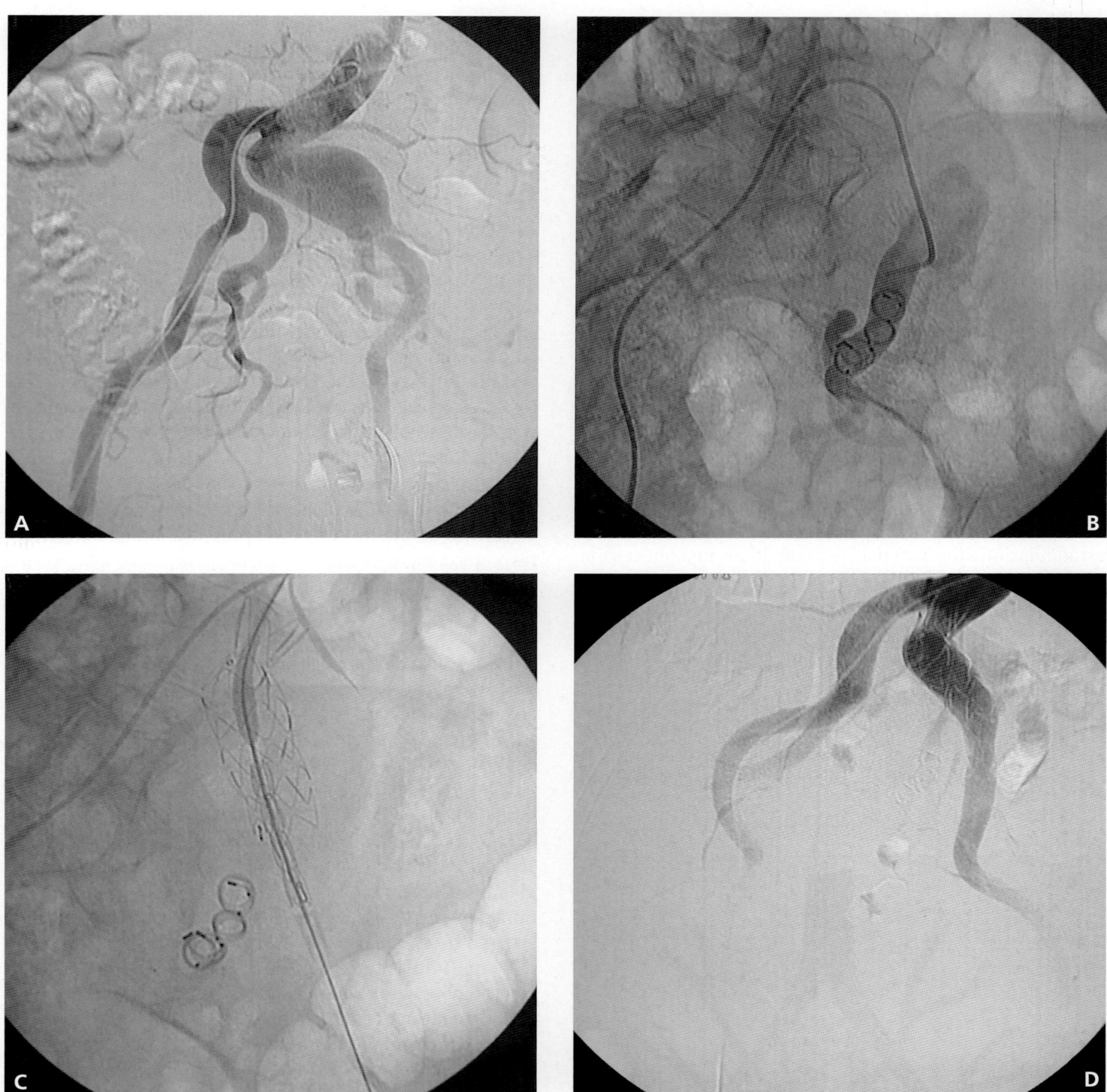

Fig. 52-5. (A) Aortografia periprocedimento demonstrando aneurisma isolado da artéria ilíaca comum esquerda estendendo-se até sua bifurcação. (B) Embolização da artéria ilíaca interna esquerda com molas fibradas. (C) Posicionamento e implante das endopróteses. (D) Aortografia de controle demonstrando exclusão do aneurisma.

complexos, podendo nos fornecer subsídios para aplicações na circulação periférica.

O acompanhamento da terapêutica endovascular deve ser rigoroso com exames de imagem periódicos, usando-se US com efeito Doppler e angio-TC aorto-ilíaca. Sugerimos adotar a mesma frequência dos controles utilizados para os AAAs tratados por via endovascular, ou seja, exames em 1 mês, 6 meses e anualmente.[15]

ANEURISMA DA ARTÉRIA ILÍACA INTERNA

Os aneurismas isolados da artéria ilíaca interna (AIAII) são muito raros, com incidência de 0,008% na população, observado por Lucke e Rea em revisão de necropsias, representam 0,4% de todos os aneurismas intra-abdominais e apresentam predominância no sexo masculino de 6:1. Com idade média de 67,2%.[17] Correspondem a 20% dos aneurismas isolados das artérias ilíacas (Fig. 52-6).[6,18]

Brin e Busuttil observaram que a maioria (80%) está relacionada, etiologicamente, com distúrbios degenerativos ou de natureza não específica, com fatores de risco semelhantes ao desenvolvimento do AAA. Em torno de 11% dos casos estão relacionados com partos traumáticos ou com cesarianas. São relatados também casos de aneurismas micóticos, doenças do colágeno e pós-procedimentos pélvicos, como a histerectomia.

Diferentemente dos AIAICs, os aneurismas de artéria ilíaca interna localizam-se na profundidade da pelve. Esta posição é favorável para expansão relativamente livre com consequente início tardio dos sintomas e, muitas vezes, através de complicações.[18] Estas podem ser resultantes de compressão de estruturas adjacentes, fistulização ou ruptura, incluindo o trato genitourinário, gastrointestinal, nervos e vasos pélvicos. Esta particularidade se reflete nos números encontrados nos estudos, onde Krupski et al. observaram, em revisão de 32 trabalhos publicados, que apenas 9% dos pacientes apresentavam-se assintomáticos no momento do diagnóstico.

Levando-se em conta as altas taxas de mortalidade e elevado risco de ruptura, os AIAIIs devem ser tratados cirurgicamente. Existe uma sugestão, mesmo sem estudos adequados sobre o assunto, que AIAIIs devem ser tratados com diâmetros maiores que 30 mm, visto que têm taxa de crescimento anual elevada.[4,8]

As primeiras técnicas cirúrgicas baseavam-se na ligadura proximal da artéria ilíaca interna, apresentando altas taxas de sucesso técnico e poucas complicações. Entretanto, observou-se elevado índice de recorrência e complicações tardias em razão do enchimento retrógrado do saco aneurismático por colaterais.

A correção cirúrgica aberta dos AIAIIs trata-se de procedimento com desafios técnicos a serem vencidos, como acesso restrito ao interior da pelve, presença íntima de estruturas, como veias pélvicas e ureter, além da reação inflamatória perianeurismática, que dificultam sua dissecção. As taxas de mortalidade em cirurgia aberta podem chegar a 7-11% em casos eletivos e a 50% em cirurgias de emergência.

Por causa da sua posição no interior da pelve, o exame de escolha para a avaliação detalhada dos AIAIIs é a angioTC aorto-ilíaca que mostrará aspectos anatômicos fundamentais na estratégia da terapêutica endovascular a ser empregada, como: o diâmetro do aneurisma, presença de colos proximal e distal, perviedade da ilíaca interna contralateral e avaliação das ilíacas comuns e externas bilateralmente.[15]

O tratamento clássico endovascular dos AIAIIs baseia-se na oclusão do aneurisma, fechando-se os ramos originados do aneurisma e seu colo proximal, utilizando molas fibradas, *plugs* vasculares ou polímeros adesivos. Para o sucesso dessa técnica deve-se conseguir oclusão completa dos ramos do aneurisma, além de haver colo proximal suficientemente seguro para evitar migração de molas para o membro inferior (colo maior ou igual a 30 mm). Caso não ocorra o fechamento de todos os ramos, o saco aneurismático deve ser totalmente preenchido. No caso de colo proximal curto, deve-se cobri-lo com endoprótese ou *stent* autoexpansível recoberto, escolhidos de acordo com os diâmetros das ilíacas comum e externa (Fig. 52-7).

A grande questão que se coloca quando tratamos da oclusão das artérias ilíacas internas é levarmos a condições adversas, como a claudicação de quadril, isquemias colônica e medular, além de isquemia e necrose de nádegas. Huang et al. descrevem até 80% de claudicação de quadril em suas séries.[8] Pacientes com aterosclerose avançada toleram menos tais oclusões, bem como idosos, pela insuficiência de circulação colateral.

Quando é necessária a oclusão bilateral das ilíacas internas, por doença aneurismática, deve-se preservar o

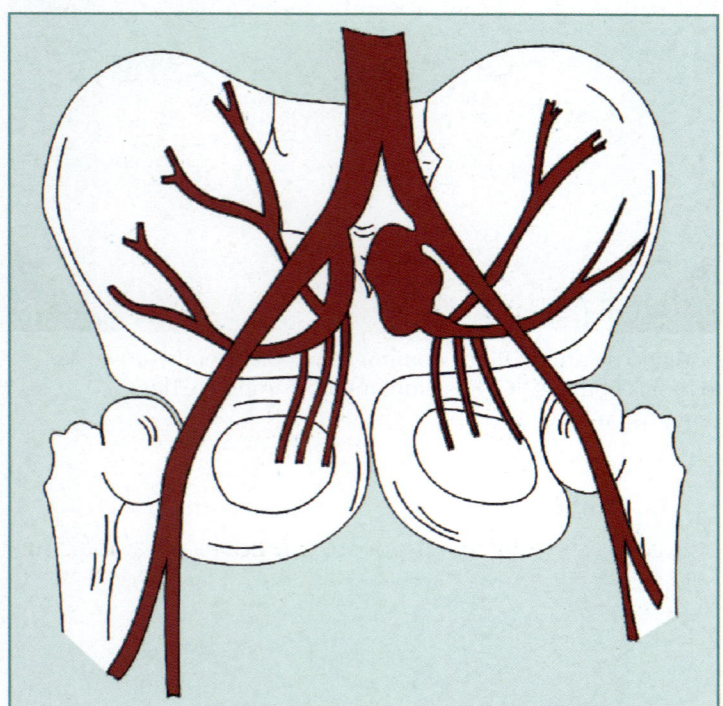

Fig. 52-6. Aneurisma da artéria ilíaca interna esquerda.

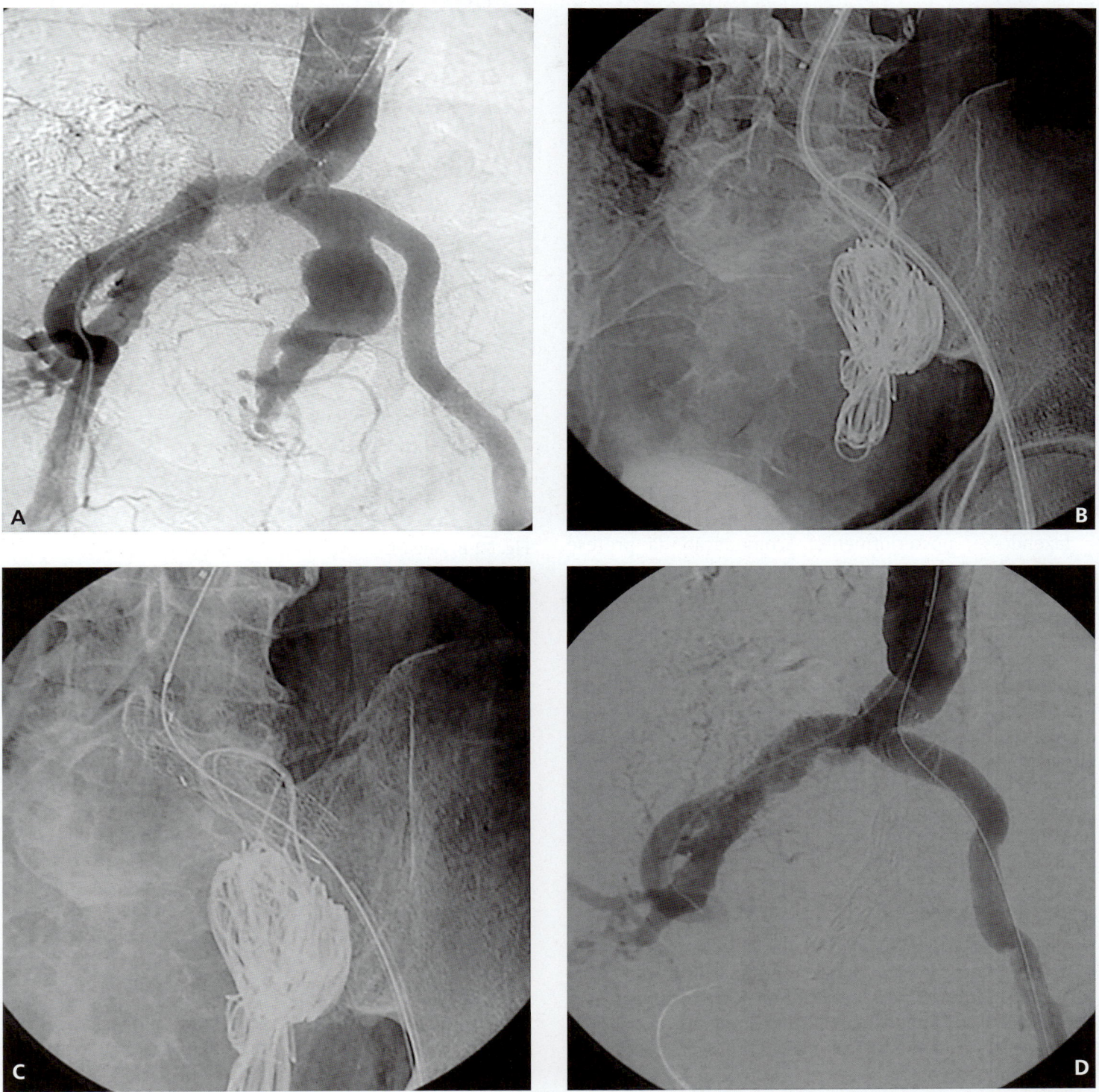

Fig. 52-7. (**A**) Aortografia mostra grande aneurisma da artéria ilíaca interna esquerda. (**B**) Cateterismo seletivo por via contralateral e embolização do aneurisma com molas metálicas. (**C**) Implante de endoprótese recobrindo os colos proximal e distal do aneurisma. (**D**) Aortografia de controle demonstra oclusão do aneurisma.

fluxo colateral proveniente da artéria mesentérica inferior, ramos lombares e artérias circunflexas ilíacas e femorais, com cuidado especial no ato da dissecção cirúrgica das artérias femorais. Parece não haver benefício real na oclusão sequencial das ilíacas internas, sobre a oclusão simultânea.[19,20] Atualmente, uma alternativa à oclusão bilateral é o uso de próteses ramificadas para ilíaca interna ou técnicas, como a sanduíche, proposto por Lobato, e ainda cirurgias híbridas com revascularização por interposição de enxertos.

As próteses ramificadas modulares para a bifurcação ilíaca elevam sobremaneira os custos do tratamento, além de ser necessário colo distal de pelo menos 10 mm para o implante da endoprótese para a ilíaca interna.

As etapas a serem observadas na embolização dos aneurismas das ilíacas internas são:

- Punção contralateral da artéria femoral comum com introdução de válvula hemostática de 6 Fr para passagem de catéteres do tipo renal dupla curva de 5 Fr, cobra ou vertebral.
- Heparinização sistêmica com 5.000 UI de heparina.
- Cateterismo seletivo da artéria ilíaca interna com auxílio de fio-guia hidrofílico e mapa angiográfico. Eventualmente, há necessidade de utilização de bainha ou catéter-guia para oferecermos suporte ao catéter que será inserido na ilíaca interna e seus ramos.
- Realização de angiografia para estudo dos ramos a serem embolizados, fazendo-se posteriormente cateterismo e deposição de molas fibradas em cada um deles e no tronco principal da ilíaca interna. Lembramos que as molas fibradas devem ter diâmetro 2 mm maiores que dos vasos embolizados.
- Introdução por arteriotomia ou percutaneamente de endoprótese com cobertura da origem da ilíaca interna, fazendo-se, posteriormente, acomodação da prótese com balão de látex.
- Realizado de angiografia para controle final do procedimento.

O seguimento pós-tratamento endovascular dos AIAIIs segue as mesmas regras do que é feito para os aneurismas das ilíacas comuns. Deve-se lembrar que nos casos de aumento do aneurisma ou suspeita de enchimento do saco aneurismático por colaterais, a arteriografia com subtração digital pode fornecer subsídios para planejarmos a reintervenção. Deve-se estudar seletivamente a artéria ilíaca interna contralateral, bem como as artérias circunflexas ilíacas e femorais e ramos lombares suspeitos.

ANEURISMA DA ARTÉRIA ILÍACA EXTERNA

Os aneurismas isolados da artéria ilíaca externa (AIAIE) são particularmente raros, no clássico estudo de Brunkwall *et al.*, foi encontrada incidência de 0,004% na população, representando 0,08% dos aneurismas intra-abdominais. Correspondem a 4-10% dos aneurismas isolados das artérias ilíacas (Fig. 52-8).[6,14]

Kato *et al.* encontraram 11 casos de AIAIE publicados, onde 36% foram diagnosticados durante ruptura e 9% associados à embolização periférica.

A avaliação por imagem ideal para os AIAIEs segue os padrões traçados para as demais doenças aneurismáticas aorto-ilíacas, sendo a angioTC o exame de escolha para tal.

O tratamento cirúrgico dos AIAIEs deve ser indicado a partir dos 30 mm de diâmetro.[3] A aneurismectomia com interposição de prótese e o enxerto são soluções cirúrgicas abertas viáveis. Em alguns casos está descrita a ligadura cirúrgica das ilíacas com enxerto femoral cruzado, opção para casos excepcionais ou rupturas.

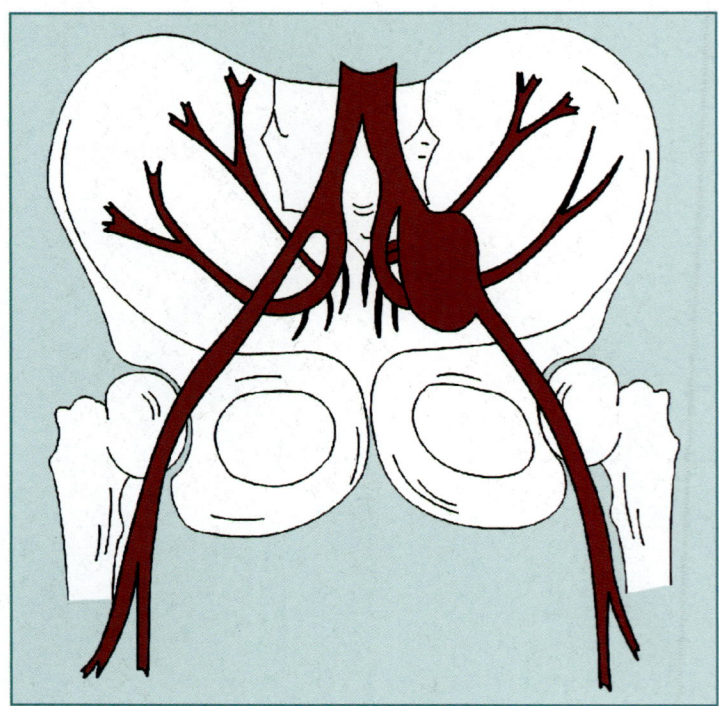

Fig. 52-8. Aneurisma da artéria ilíaca externa esquerda.

O tratamento endovascular pode ser feito com o implante de endopróteses ilíacas contralateral ou *stents* autoexpansíveis revestidos. Na escolha das próteses deve-se observar o diâmetro da ilíaca comum, na ausência de colo proximal na ilíaca externa, diâmetro e comprimento da ilíaca externa. Será necessária a avaliação da transição ilíaco-femoral para que a prótese tenha colo distal suficiente, maior que 15 mm, e não invada a linha de dobra da articulação coxofemoral.[15]

A via de acesso preferencial para o implante das endopróteses é a ipsilateral retrógrada. Nos casos de aneurismas localizados na ilíaca externa distal, próximo da transição ilíaco-femoral, o uso de *stents* autoexpansíveis recobertos por via contralateral, com auxílio de bainha contralateral pode ser empregado.

Os passos para implante retrógrado da endoprótese são:

- Punção da artéria femoral contralateral com passagem de introdutor de 6 Fr e de catéter *pigtail* para controles angiográficos.
- Após dissecção da artéria femoral ipsilateral, punção sob visão direta do ponto mais baixo possível da femoral comum, passagem de introdutor e de catéter vertebral de 5 Fr sob fio-guia hidrofílico de 260 cm, até alcançar a aorta. Heparinização sistêmica com 5.000 UI de heparina.
- Após troca do guia hidrofílico por guia rígido, realiza-se arteriotomia, e posiciona-se a endoprótese, e libera-se sob controle angiográfico e radioscopia.
- Acomodação da endoprótese com balão de látex.
- Retirada dos sistemas e controle angiográfico.

O seguimento pós-tratamento se fará sob o mesmo protocolo usado para os demais segmentos ilíacos.

O tratamento endovascular de aneurismas ilíacos tem sido usado decorrente dos bons resultados da literatura. As taxas de sucesso técnico próximo a 100% aliados à perviedade primária em 2 anos entre 81 e 96% e mortalidade de 0-5% fazem da via endovascular o método de escolha para tais enfermidades.[8,15]

ANEURISMA DA ARTÉRIA FEMORAL

Aneurismas da artéria femoral (AAF) são raros, com incidência de 5 pacientes a cada 100.000.[21] A etiologia desses aneurismas geralmente é aterosclerótica. Outras possíveis causas são doenças do colágeno, arterites inflamatórias, infecções, traumas e pós-operatório de cirurgia vascular (tanto cirurgia aberta, como pós-punções para acesso endovascular).[22-24]

A predominância acontece no sexo masculino e em idades avançadas.[25] Apenas 5 a 6% dos aneurismas da artéria femoral ocorrem em mulheres.[26,27] Os fatores de risco incluem tabagismo, hipertensão, dislilipidemia, doença coronariana, doença arterial periférica, diabete e insuficiência renal dialítica.[25]

Os exames de imagem, tanto para diagnóstico como para mensuração e localização dos AAFs, podem ser: US com Doppler, angioTC, angioRM e arteriografia com subtração digital. Nesse último método, pode-se subestimar o diâmetro do aneurisma decorrente da presença de trombos.[28]

Os princípios básicos para o tratamento dos AAFs são: eliminar fonte embólica, prevenir ou tratar ruptura, eliminar efeito de massa e restabelecer a perfusão distal do membro. Geralmente, as cirurgias eletivas tendem a ter resultado pós-operatório melhor do que as cirurgias de urgência.[29] Todos os aneurismas sintomáticos devem ser tratados. Os estudos enfatizam que a história natural dos AAFs é relativamente desconhecida, havendo dificuldades em criar critério de tratamento nos casos assintomáticos.[28,30,31] A recomendação da maioria dos autores é para o tratamento dos AAFs assintomáticos com diâmetro maior que 2,5 cm.[28] Entretanto, Lawrence et al.[25] publicaram estudo em que não ocorreram complicações em aneurismas menores que 3,5 cm, e sugerem, inclusive, a mudança no critério de tratamento (com ressalva para aneurismas que apresentem trombos em seu interior). Já Bahcivan et al.[32] sugerem o tratamento em aneurismas maiores que 3 cm.

A associação de AAF a aneurisma abdominal e a outros aneurismas periféricos é bem estabelecida nos estudos, apresentando uma incidência de 51 a 92%, o que faz com que seja um marcador para doenças aneurismáticas sistêmicas.[25,27,33-36] Portanto, para pacientes com AAF é indicado o rastreamento de aneurismas aorto-ilíacos e no membro inferior contralateral.[29,37]

ANEURISMA DA ARTÉRIA FEMORAL COMUM (AFC)

A AFC é considerada aneurismática quando seu diâmetro aumentou para aproximadamente 1,5 cm (50% de aumento no seu diâmetro normal), embora na prática clínica usa-se a medida de 2 cm.[38] Aneurismas verdadeiros da AFC são raros. Os falsos aneurismas (pseudoaneurismas) são mais comuns, pois essa artéria tem uma posição superficial (maior exposição a traumatismos) e é muito utilizada para procedimentos diagnósticos e terapêuticos.[31]

Geralmente, os aneurismas de AFC são assintomáticos, mas podem apresentar sintomas, como dor local, massa pulsátil, embolização distal, ruptura e compressão venosa.[39]

Aneurismas Verdadeiros

A perviedade da artéria femoral superficial, presença de outros aneurismas (periféricos ou aorto-ilíacos) e origem da artéria femoral profunda em relação ao saco aneurismático são dados indispensáveis ao planejamento do reparo do aneurisma de AFC. A extensão do aneurisma de AFC é definida pela classificação de Cutler e Darling:[40]

- *Tipo I:* envolve somente a AFC, acabando antes da bifurcação.
- *Tipo II:* envolve a origem da artéria femoral profunda.

O tratamento de escolha é a cirurgia aberta. Embora tecnicamente factível, o tratamento endovascular apresenta relatos de altas taxas de trombose de *stents* revestidos. Isto ocorre pois a AFC fica muito próxima ao ligamento inguinal durante a flexão de quadril, o que pode levar à compressão do *stent* durante a deambulação.[41-44] Assim, a correção endovascular deve ser considerada, principalmente, nos casos em que haja dificuldade de dissecção na região inguinal a ser abordada ou em que haja risco de infecção local (como, por exemplo, em casos de múltiplas abordagens cirúrgicas na região, na presença de estomas próximo ao local a ser abordado e na presença de lesões de pele).

Pseudoaneurismas (Aneurismas Falsos)

A formação de pseudoaneurismas é a complicação mais comum na cateterização arterial. A AFC é a localização mais acometida por causa de seu frequente uso, como via de acesso tanto em procedimentos diagnósticos, como terapêuticos. Deiscência de anastomose vascular, infecção e trauma não iatrogênico são outras causas.[36,45]

A incidência de formação de pseudoaneurismas de AFC decorrente de cateterizações para exames diagnósticos varia de 0,05 a 2% e aumenta para 2 a 6% se forem realizadas para exame terapêutico, especialmente quando agentes antiplaquetários e anticoagulantes são usados.[46]

Os fatores de risco para desenvolvimento de pseudoaneurismas são: utilização de introdutores com grande diâmetro, anticoagulação, terapia antiplaquetária ou baixo número de plaquetas, obesidade, punção abaixo da bifurcação da artéria femoral e erros na compressão após a retirada do introdutor.[47]

O tamanho do pseudoaneurisma e o uso de anticoagulantes são fatores preditores para intervenção terapêutica. A maioria dos pseudoaneurismas pequenos (< 2-3 cm) irá trombosar espontaneamente.[48-50] A anticoagulação reduz as chances disso acontecer, exigindo tratamento mais agressivo. Expansão, infecção na pele ou partes moles, neuropatia, isquemia distal, dor ou ruptura são indicações para tratamento de pseudoaneurismas.[36]

As opções terapêuticas são: cirurgia aberta, compressão guiada por US, injeção percutânea de trombina guiada por US, embolização com molas ou uso de *stents* revestidos.[36] Tisi e Callam[51,52] mostraram que a injeção percutânea de trombina guiada por US tem melhores resultados do que a compressão guiada por US, com baixo índice de complicações e morbidade. A injeção percutânea de trombina guiada por US tem-se tornado o tratamento de escolha para tratamento dos pseudoaneurismas relacionados com a punção e pode ser feito de maneira ambulatorial (Fig. 52-9).[47]

Inicia-se o procedimento com US Doppler para mapear o pseudoaneurisma. Define-se o local de entrada da punção na pele. Utilizando-se técnica estéril, o pseudoneurisma é acessado com agulha de 19-22 gauge, com ou sem infiltração prévia de anestésico local. A trombina é injetada de modo lento e monitorada com a US Doppler no modo colorido até que o fluxo pare completamente. Se houver algum fluxo persistente, pode-se injetar mais trombina. Se o corpo do pseudoaneurisma trombosar, mas ficar fluxo residual no colo, geralmente é contraindicada a injeção de trombina neste local por causa do risco de embolização distal.[47,53] Entretanto, Dzijan-Horn *et al.*[54] observaram que o motivo para a falha no tratamento e para a necessidade de realização de um segundo procedimento com injeção de trombina ocorreu quando os pseudoaneurismas eram loculados. Nestes casos, os autores concluíram que a injeção de trombina próxima ao colo aumenta a chance de resolução com uma única aplicação, sem aumentar a taxa de complicações. No estudo por eles publicado, foi realizado o tratamento de 432 casos de pseudoaneurismas de artéria femoral comum pós-punção, com sucesso de 97,2%. Em 287 desses pacientes, foi realizada a injeção percutânea de trombina guiada por US.

Nova US Doppler deve ser realizada 24 horas após a aplicação da trombina com sucesso técnico. Se houver recanalização do fluxo, deve-se realizar nova injeção de trombina, a menos que alguma outra complicação, como infecção, por exemplo, esteja presente. A anticoagulação parece não afetar a eficácia do método.

As complicações da injeção de trombina ocorrem em 0-4% dos casos, sendo em sua maioria embolização distal. Já a repercussão clínica isquêmica é incomum ou tem resolução espontânea, sem necessidade de intervenção.[53,55] Mesmo assim, alguns autores têm usado um balão de proteção através da femoral contralateral para evitar a passagem de trombina para o vaso nativo.[55]

ANEURISMA DA ARTÉRIA FEMORAL PROFUNDA (AFP)

Aneurismas de AFP representam 0,5% de todos os aneurismas periféricos e 1% a 2,6% de todos os aneurismas femorais.[56] A dificuldade de palpação no exame físico faz com que esses aneurismas sejam diagnosticados com grandes diâmetros e com que eles tenham taxa alta de ruptura.[57] De fato, aproximadamente 58% dos pacientes apresentam-se com complicações do aneurisma de AFP (como ruptura ou isquemia do membro) no momento do diagnóstico.[58] Harbuzariu *et al.*[57] reportaram uma série de casos com 17 pacientes,

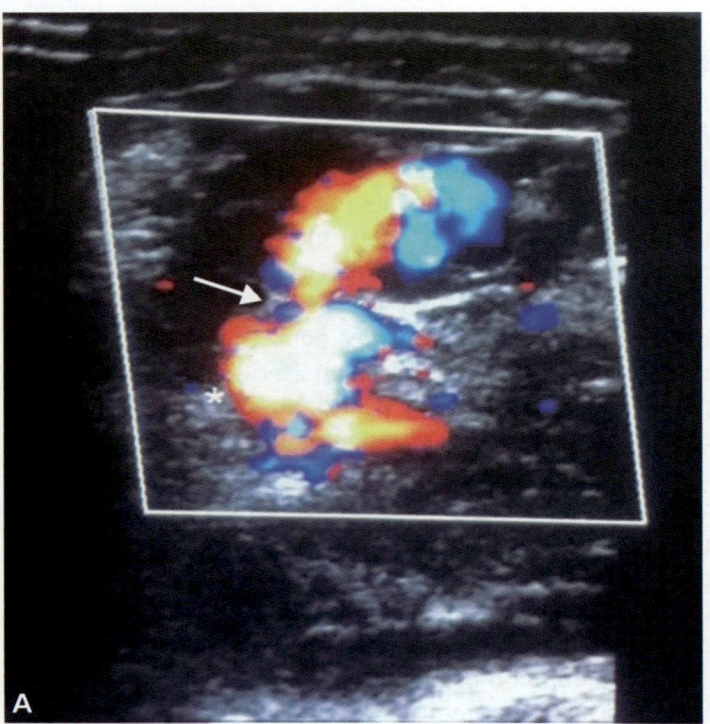
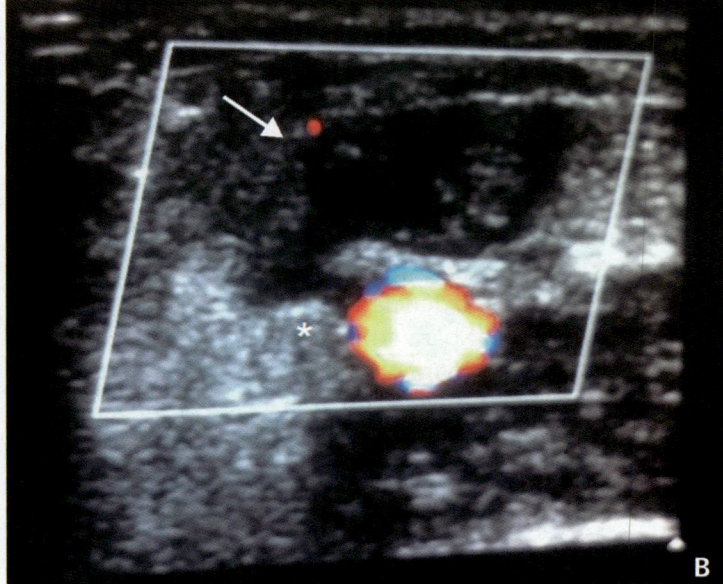

Fig. 52-9. US com Doppler: (**A**) pseudoaneurisma da artéria femoral comum após punção para cateterismo cardíaco. Colo do aneurisma (seta); artéria femoral comum (*). (**B**) Pseudoaneurisma trombosado (seta) após injeção percutânea de trombina; artéria femoral comum (*).

com caso de ruptura de aneurisma com apenas 1,5 cm e indicam tratamento para diâmetros maiores do que 2 cm mesmo em casos assintomáticos.

O tratamento com cirurgia aberta é o convencional, com revascularização ou ligadura da AFP.[59] Também são descritos tanto para aneurismas verdadeiros como para os pseudoaneurismas, embolização com molas, agentes adesivos polimerizantes e injeção percutânea de trombina (Fig. 52-10).[60] Entretanto, a embolização desses aneurismas só é factível quando eles se apresentam na porção distal de ramos da artéria ou quando a artéria femoral superficial é pérvia para evitar isquemia do membro.[57] Alternativa de tratamento descrita é a correção com o implante de *stents* recobertos.[59]

ANEURISMA DA ARTÉRIA FEMORAL SUPERFICIAL (AFS)

Os aneurismas da AFS representam 15-25% dos aneurismas de artéria femoral.[28,29,61-63] A apresentação clínica mais frequente é a de massa pulsátil (36%), seguida por dor localizada (25%) e isquemia crítica distal do membro (8%). Outros sinais e sintomas incluem claudicação, edema, fraqueza muscular e embolização distal.[29] Em razão da profundidade anatômica da AFS, esses aneurismas tendem a ser diagnosticados somente quando atingem grandes diâmetros. É frequente que o primeiro sintoma seja a ruptura, diferente do aneurisma de poplítea, em que a trombose e a embolização têm maior incidência.[29,64,65] O mais comum é que esses aneurismas sejam focais, raramente envolvendo segmentos longos da AFS.[29,35]

O tratamento endovascular com a utilização de *stents* recobertos parece ser uma boa opção, pois a AFS não cruza áreas de flexão/extensão, principalmente em paciente sem conduto autólogo para confecção de um enxerto ou em pacientes que se apresentam com alguma dificuldade para acesso cirúrgico. Entretanto, há poucos casos clínicos descritos na literatura, provavelmente decorrente da raridade da doença, não havendo dados consistentes de acompanhamento a longo prazo.[66-71]

ANEURISMA DA ARTÉRIA POPLÍTEA

Depois da aorta abdominal, a artéria poplítea se apresenta como o sítio de maior frequência para ocorrência de aneurismas arteriais. Apresenta diâmetro médio de 0,9 cm +/- 0,2 cm no adulto[72] e é considerada aneurismática, quando o diâmetro supera 1,5 cm; ainda que o limite de 2 cm seja usado na clínica diária e apontada por alguns autores como limite para indicação de tratamento cirúrgico.[73-75] No entanto, um aspecto de grande importância, na indicação terapêutica, é a presença de trombos murais identificados pela US ou TC, no que tange à ocorrência de eventos embólicos.

A escassez dos casos limita a possibilidade de pesquisa sistemática com ensaios clínicos randomizados, sendo a maioria dos trabalhos estudos retrospectivos com intervalos de décadas.

Apesar de apresentarem baixa incidência, os aneurismas poplíteos são os mais comuns dentre os aneurismas periféricos, representando 70 a 80% destes[73,76] e acometendo, em sua maioria (95%), o sexo masculino com idade média de 65 anos.[77]

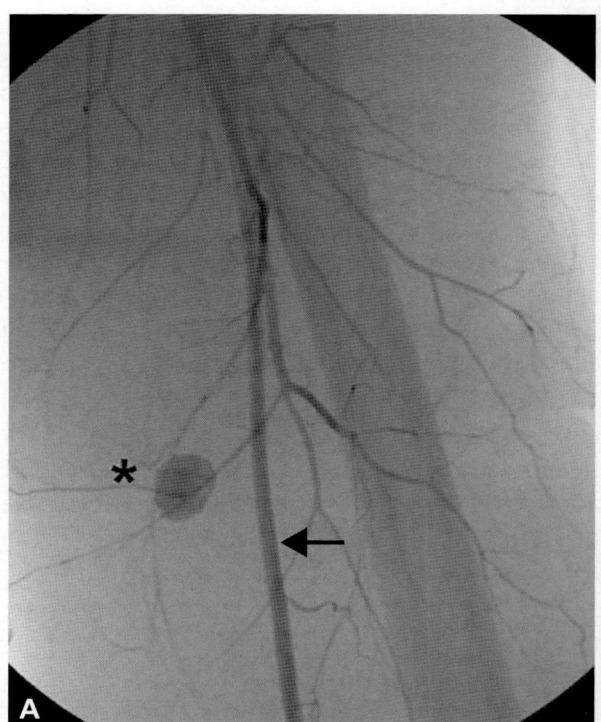
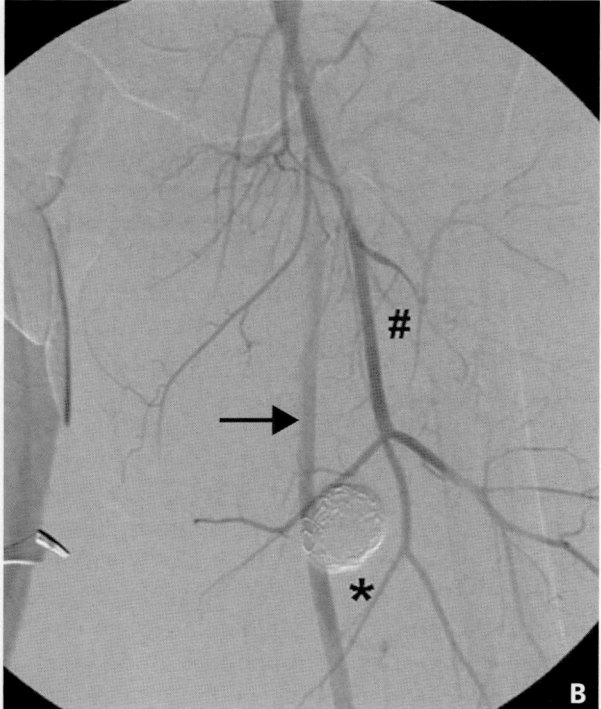

Fig. 52-10. (A) Arteriografia de membro inferior demonstrando pseudoaneurisma de ramo de artéria femoral profunda (*). Artéria femoral superficial (seta). (B) Pós-tratamento de embolização do pseudoaneurisma com molas e cola (*). Artéria femoral superficial (seta). Artéria femoral profunda (#).

Encontram-se associados ao AAA em 20 a 50% dos casos[77-79] e, na maioria das vezes, apresenta-se bilateralmente. Todavia, menos de 12% dos casos de AAA apresentam aneurisma de artéria poplítea (AAP).

Apresentam patogênese multifatorial, com natureza degenerativa de etiologia aterosclerótica estando associada à hipertensão arterial sistêmica em 44% dos casos.[80] As apresentações clínicas mais frequentes são oriundas de complicações, como trombose aguda, embolizações distais e compressão de estruturas adjacentes. Raramente apresentam ruptura.[77]

Muitos autores[74,75,81,82] defendem o tratamento cirúrgico como o de escolha para o AAP assintomático para prevenir complicações isquêmicas de embolia e trombose do aneurisma. A mortalidade cirúrgica é baixa (até 1%) em pacientes assintomáticos e de 2,1% em sintomáticos.[83] No entanto, as taxas de morbidade são altas (30-40%), geralmente associada a complicações de ferida operatória,[84,85] além de edema como uma das principais queixas no pós-operatório.

Com a evolução da cirurgia endovascular o tratamento do AAP avançou nesse segmento, pois é menos invasiva, com menor tempo de internação e possibilitando tratamento de pacientes com alto risco cirúrgico. O primeiro relato de caso descrito de tratamento endovascular de AAP foi realizado por Marin et al., em 1994, justamente em paciente de alto risco cardiológico. O autor suturou uma prótese de politetrafluoretileno (PTFE) de 6 mm em um stent Palmaz expansível por balão e liberou no trajeto vascular.[86]

Os primeiros trabalhos detalhados da viabilidade técnica de reparação endovascular de aneurisma poplíteo, com os dispositivos de primeira geração, foram frustrantes.[87] A posterior introdução de endoprótese autoexpansível com stents de nitinol, revestida internamente com PTFE ultrafino, como o Viabahn endoprótese (WL Gore & Assoc, Inc, Flagstaff, Ariz) (Fig. 52-11), renovou o interesse no potencial de aplicação desses dispositivos para o tratamento endovascular. Tielliu et al., em estudo de coorte, mostraram um total de 57 aneurismas de 1998 a 2004, sendo que a partir de junho de 2003 foi utilizado somente o Viabahn com sucesso técnico de 100%. Perviedades primária e secundária em 2 anos foi de 77 e 87%, respectivamente. Não houve nenhum caso de trombose de endoprótese após a introdução do clopidogrel que provou ser o único fator preditor significativo de sucesso na análise.[88]

Antonello et al. publicaram estudo comparativo entre tratamento endovascular e cirurgia aberta, realizado com o pressuposto de uma vantagem teórica em usar o endovascular, mas os resultados não mostraram nenhuma diferença estatística nos índices de perviedades primária e secundária em 12 meses entre os dois tratamentos. A taxa de perviedade primária estimada com a análise de Kaplan-Meier em 12 meses foi de 100% para a cirurgia aberta e 86,7% para a endovascular. A taxa de perviedade secundária em 36 meses foi de 90,9% para aberta e 100% para endovascular. Foi utilizado somente Hemoban/Viabahn em aneurismas maiores ou iguais a 2 cm, com colos proximal e distal maiores que 1

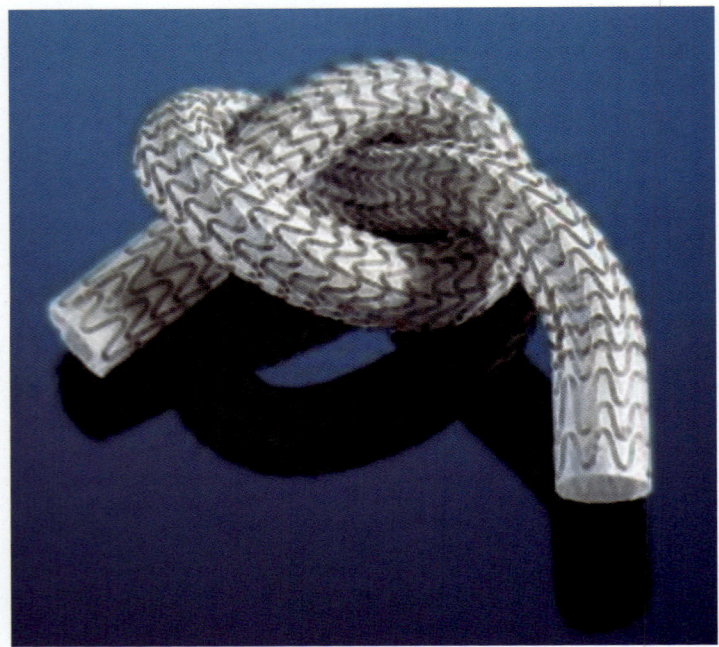

Fig. 52-11. Endoprótese GORE Viabahn®.

cm. Além disso, não houve sinais de vazamento durante o período de *follow-up*. Isto pode ser o resultado da abordagem prévia, que incluiu a embolização de quaisquer vasos colaterais significativos provenientes do aneurisma e avaliados no pré-operatório durante a arteriografia.[89]

Os vazamentos/*endoleaks* podem ser identificados, como descreveram Curi *et al.* em um estudo retrospectivo com 56 pacientes com AAP, onde 15 foram tratados pela técnica endovascular e 41 pela cirurgia aberta. Os vazamentos internos foram detectados em três (20%) dos 15 pacientes da endovascular. A combinação de vazamentos tipos I e III decorrente da migração da endoprótese foi encontrada em um paciente. Isto foi resolvido por implante de endopróteses adicionais. Vazamentos tipo II foram encontrados em dois pacientes sendo seguidos de forma conservadora, um com diminuição do tamanho do AAP, e o outro sem alteração evidente. A taxa de sucesso técnico foi de 100% em ambos os grupos. As perviedades primária e secundária em 2 anos nos grupos endovascular e convencional não apresentaram diferença estatística.[90]

Midy *et al.*, em 2010,[91] em estudo retrospectivo multicêntrico com 57 AAP tratados pela terapia endovascular, relataram taxas de perviedades primária e secundária em 3 anos de 82,3 e 87,5%, respectivamente. Nessa série, quatro das nove oclusões (44%) ocorreram dentro de 2 meses após a exclusão endovascular.

As alterações morfológicas e estresse causado pelo movimento do joelho representam um grande desafio para a exclusão endovascular utilizando *stents*. Em pacientes com idade superior a 65 anos, alguns autores em estudos radiológicos e anatômicos, observaram que tortuosidade persistiu mesmo durante a extensão completa do joelho. Nesse estudo, assim como o relatado por vários outros autores, 11 mostraram que a torção da endoprótese foi maior no segmento supragenicular da poplítea.

O tratamento endovascular deve ser evitado, quando o aneurisma ultrapassa linha articular. Midy *et al.* identificaram, em paciente tratado com Hemobahn, ruptura do *stent* por radiografia simples durante o *follow-up*.[91] Esta complicação confirma uma constatação importante relatada também por Tielliu *et al.*,[88] que observaram duas falhas da endoprótese em total de 57 aneurismas, e atribuíram-nas pela interposição de dois *stents* na zona de flexão do joelho.

Em série recente de 2013, Huang Y *et al.*[10] compararam resultados obtidos com tratamento endovascular a aberto de 2005 a 2012. No grupo endovascular foram 46 aneurismas tratados, 34 eletivos e 12 emergências. Perviedades primária e secundária em 3 anos de 72 e 82% nas eletivas, e 60 e 83% nas emergências, respectivamente. Eventos adversos maiores foram encontrados com maior frequência nos procedimentos emergenciais em comparação aos eletivos, 58 e 8,8% respectivamente (p = 0,0007). Nos reparos abertos, 110 aneurismas tratados, sendo 98 eletivos e 12 emergenciais, obtiveram perviedades primária e secundária em 3 anos de 82 e 90% nas eletivas, e 83 e 92% nas emergenciais, respectivamente. Eventos adversos maiores também foram mais frequentes nas emergências em comparação às eletivas, 33 e 7,1% respectivamente (P = 0,02). Os autores concluem que AAP tratados pelas técnicas endovascular e aberta de emergência continuam a ter eventos adversos elevados. Ambas vias de acesso eletivos têm excelentes resultados iniciais e resultados finais similares.

Como critérios de exclusão para tratamento endovascular de AAP, consideram-se pacientes com menos de 50 anos, pobre escoamento arterial distal, que apresente contraindicação para antiagregação, anticoagulação ou terapia trombolítica, além de sintomas de compressão venosa e/ou nervosa.

Os aspectos anatômicos são importantes para o sucesso técnico primário. O aneurisma deve possuir colos proximal e distal maiores que 1 cm de comprimento. Em pacientes com colo distal de 2 a 3 cm acima da linha articular, a via endovascular deve ser considerada como primeira opção de tratamento. Detecção de trombos murais se faz necessário por causa de a tendência do Viabahn ou Hemobahn encurtar em grandes sacos aneurismáticos sem trombos e consequente necessidade de colocação de um *stent* proximal.

Fatores anatômicos podem limitar a aplicação de *stents* para o tratamento de aneurismas arteriais. *Stents* redirecionadores de fluxo são especialmente concebidos para reduzir a velocidade do fluxo no saco aneurismático e promover trombose mantendo o fluxo na artéria principal e ramificações. O *stent* Multilayer Cardiatis foi desenvolvido para tratamento de aneurismas de aorta toracoabdominal, aorta abdominal e periféricos. A aplicação destes *stents* no tratamento do AAP poderá ser demonstrada em estudos futuros.

Descrevemos a técnica do tratamento endovascular:

- Punção femoral anterógrada ipsilateral com jelco/agulha de punção, passagem de fio-guia hidrofílico de 0,035" e introdutor compatível com tamanho da endoprótese.
- Heparinização de 5.000 UI.
- Angiografia pelo introdutor com a finalidade de avaliar a extensão do aneurisma e a necessidade de angioplastia prévia.
- Sob *road-mapping*, transposição da lesão com guia hidrofílica e, em seguida, progredir a endoprótese. Quando necessário utilizar duas endopróteses, liberar primeiro a distal.
- Acomodação da endoprótese com balão de angioplastia.
- Arteriografia de controle da área tratada e circulação distal (Fig. 52-12).

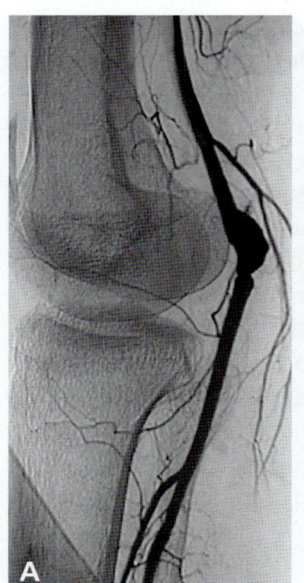
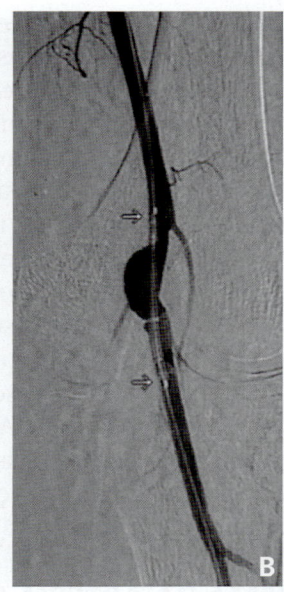
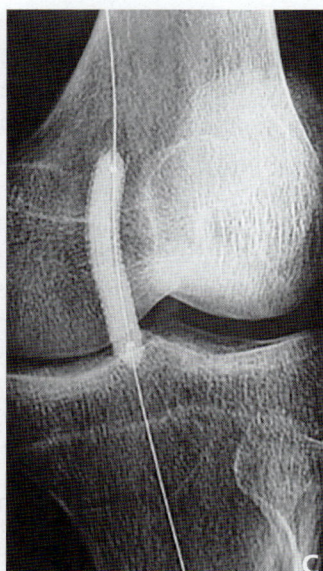
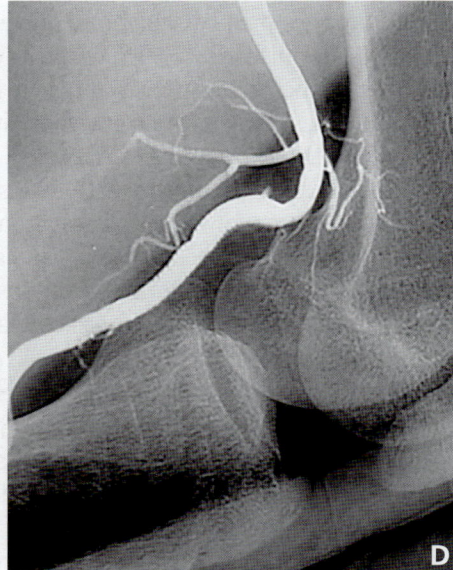

Fig. 52-12. (**A**) Arteriografia do membro inferior com aneurisma fusiforme no terço médio da artéria poplítea. (**B**) Posicionamento do *stent* revestido previamente à sua liberação. (**C**) Acomodação do *stent* com balão de angioplastia. (**D**) Arteriografia de controle com flexão do membro para avaliação de possíveis dobras. Adequado fluxo e exclusão do aneurisma.

O seguimento desses pacientes deve ser contínuo através de Doppler arterial, realizado com 30 dias, 3 meses, 6 meses e anualmente.

ANEURISMAS DAS ARTÉRIAS INFRAPATELARES

Os aneurismas das artérias infrapatelares são raros e consistem geralmente em pseudoaneurismas.[92,93] Tromboembolectomia com catéter de Fogarty, trauma local (penetrante ou contuso), aneurisma micótico ou por doenças do tecido conectivo são causas documentadas.[94-100] Nos aneurismas verdadeiros a causa mais frequente é a aterosclerótica, sendo também descrita causa micótica.[99,101,102]

O sintoma desses aneurismas geralmente é a isquemia distal por embolização ou trombose. Outros sintomas são síndrome do dedo azul, claudicação, dor de repouso, massa pulsátil dolorosa ou sintomas compressivos e ruptura. Geralmente, esses aneurismas são diagnosticados acidentalmente em exames de imagem.[93] O diagnósico pode ser feito por US Doppler, angioTC, angioRM ou por arteriografia.

O tratamento depende da apresentação clínica. Quando o aneurisma é pequeno e assintomático, pode ser seguido por exames de imagem. Entretanto, crescimento do aneurisma, aneurisma de grande diâmetro e aneurismas sintomáticos devem ser tratados. Os aneurismas dessa região representam um desafio, principalmente quando envolvem áreas de bifurcação ou quando os vasos distais apresentam doença oclusiva. A cirurgia aberta é o tratamento convencional.[93] As opções de tratamento endovascular incluem embolização com molas, injeção percutâna de trombina ou implante de *stent* revestido (Fig. 52-13).[94,103,104] Os pseudoaneurismas podem trombosar espontaneamente, mas a maioria requer intervenção.[92,105]

ANEURISMA DA ARTÉRIA ISQUIÁTICA PERSISTENTE (AIP)

O AIP é uma anomalia vascular rara que está presente em 0,025 a 0,06% da população.[106-109] No desenvolvimento do embrião, a artéria isquiática é a responsável pela irrigação axial dos membros inferiores através da artéria ilíaca interna. Com o desenvolvimento do feto, a artéria isquiática regride, e a irrigação definitiva do membro inferior vai sendo substituída pela artéria femoral em desenvolvimento a partir da artéria ilíaca externa. Alguns remanescentes da artéria isquiática persistem como parte da artéria ilíaca interna e porções da artéria poplítea e peroneal. Falhas, tanto na regressão da artéria isquiática como no desenvolvimento da artéria femoral, podem levar à presença da artéria isquiática persistente.[109-112]

A AIP pode ser classificada em completa (aproximadamente 63 a 79% dos casos) e incompleta. Na completa, AIP sai da pelve pelo forame isquiático, desce posteriormente na coxa e se anastomosa com a artéria poplítea, enquanto a artéria femoral superficial é hipoplásica e acaba na coxa. Nesse caso, a AIP é o principal vaso de irrigação do membro inferior. Na incompleta, a AIP se interrompe na artéria ilíaca interna ou na coxa, ao nível da artéria poplítea, e a artéria femoral superficial é a principal responsável pela irrigação do membro inferior.[110-112]

A AIP apresenta-se bilateralmente em 18 a 22% dos casos.[108,109,113] A idade média de apresentação é de 57 anos, e a ocorrência é similar entre homens e mulheres.[109,111]

A AIP geralmente é assintomática, mas pode sofrer degeneração aterosclerótica, evoluindo em 47% dos casos com formação, o que pode causar sintomas de compressão do nervo ciático e massa pulsátil dolorosa em glúteo. Complicações tromboembólicas foram reportadas em 41 a 47% dos pacientes, e ruptura do aneurisma também já foi descrita.[106,114] A alta incidência de aneurismas nessa artéria tem causa multifatorial: trauma local recorrente, doenças do tecido conectivo na parede arterial e predisposição para aterosclerose.[110,115,116]

O diagnóstico pode ser confirmado pelos mesmos métodos de imagem descritos anteriormente.[117]

AIPs assintomáticas não precisam de tratamento, devendo ser monitorizadas. Para os casos sintomáticos, há descrição de várias opções de tratamento, mas o seguimento do tratamento a médio e longo prazos ainda é escasso na literatura.[117] Nos casos de AIP do tipo completo, há necessidade, além da exclusão do aneurisma, da revascularização do membro.

O tratamento pode ser feito por: cirurgia aberta com ligadura do aneurisma e revascularização; por técnica híbrida: com embolização do aneurisma com molas ou *Amplatzer Vascular Plug*[117-120] e revascularização do membro por cirurgia aberta; ou ainda com a revascularização e exclusão do aneurisma com *stents* revestidos.[121-124]

As técnicas endovasculares facilitam a abordagem dessa doença, uma vez que evitam o acesso numa região com complexa anatomia cirúrgica e diminuem a possibilidade de complicações debilitantes, como lesão do nervo ciático. Os benefícios do *stent* revestido ainda se estendem com a resolução de todo o caso em intervenção única, somente com procedimento pouco invasivo. As desvantagens são presença de *endoleak*, migração do *stent* e sua perviedade.[115,125] Levando em consideração que uma das causas da formação dos aneurismas na AIP é o trauma crônico na artéria decorrente de sua localização, o implante de endoprótese nesse mesmo local vai expor o *stent* revestido ao mesmo *stress* mecânico, com risco de fratura e oclusão. Há poucos trabalhos com seguimento de *stents* revestido a longo prazo. Girsowicz *et al.*[123] relataram um caso de oclusão do *stent* em 6 meses, entretanto, há outros trabalhos que relatam perviedade, mas poucos com seguimento a longo prazo.[121,122,124,126,127] Nos casos de AIP do tipo incompleto, em que não há a necessidade de revascularização do membro, a ligadura cirúrgica ou a embolização com diferentes agentes embolizantes pode ser usada.[128]

ANEURISMA DA ARTÉRIA SUBCLÁVIA (AS)

Os aneurismas da AS são raros, com prevalência de aproximadamente 1%.[129,130] Representam apenas 0,1% dos aneurismas

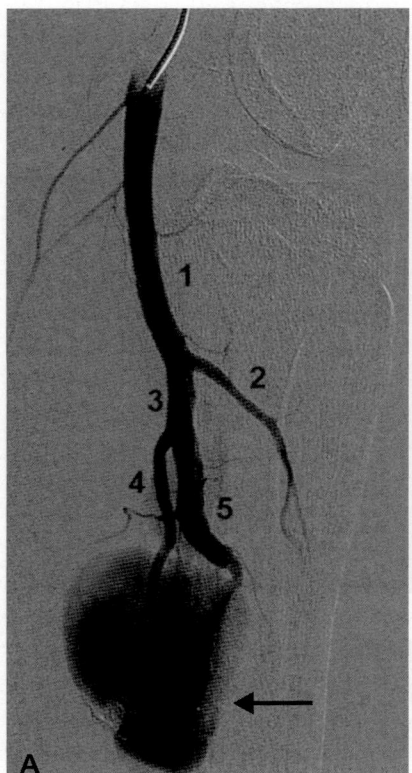
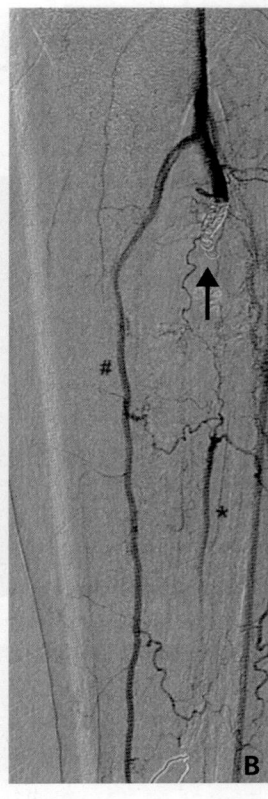

Fig. 52-13. (A) Arteriografia com subtração digital demonstrando pseudoaneurisma de artéria fibular (seta). 1. Artéria poplítea; 2. artéria tibial anterior; 3. tronco tíbio-fibular; 4. artéria tibial posterior; 5. artéria fibular. (B) Correção do pseudoaneurisma por meio de embolização com molas (seta). Reopacificação da artéria fibular por colaterais (*); artéria tibial posterior (#).

periféricos ateroscleróticos e, geralmente, ocorrem em pacientes com mais de 60 anos de ambos os sexos, sendo mais comum em homens.[131,132] Autores sugerem associação significativa entre aneurisma de AS e de aorta torácica.[133]

Além da aterosclerose, outras causas de aneurisma de AS incluem trauma (contuso ou penetrante), síndrome do desfiladeiro torácico, infecções (como sífilis) e doenças do colágeno (como a síndrome de Marfan).[134-136] Podem estar associado a anomalias congênitas como uma artéria subclávia aberrante.[137] A variante congênita, do arco aórtico mais comum é a artéria subclávia direita aberrante (ASDA), que se origina da aorta torácica descendente. Ocorre em 0,5 a 1% da população.[138] Em 60% dos casos de ASDA, há o desenvolvimento de doença aneurismática, geralmente em sua origem. Essa dilatação crônica é conhecida como divertículo de Kommerell, "divertículo lusoria, "raiz lusoria" ou "divertículo remanescente" (Fig. 52-14).[139,140]

A AS constitui-se de porção intra e extratorácica. Do ponto de vista prático, pode-se dividi-la em três partes: proximal, média e distal.[141] A porção proximal se estende desde sua origem (artéria inominada à direita e aorta à esquerda) até a borda medial dos músculos escalenos. A porção média está localizada dorsalmente aos músculos escalenos. A porção distal se estende da borda lateral do músculo esca-

leno anterior até a borda lateral da primeira costela.[142] Vierhout et al.[141] relatam que 39% dos aneurismas ocorrem no segmento proximal, 25% na porção média e 24% na porção distal. Os aneurismas da porção proximal são causados por aterosclerose (19%), doenças do colágeno (18%), trauma (15%), infecções (13%) e procedimentos intra-hospitalares (12%). Os aneurismas da porção média são causados principalmente pelas doenças do colágeno (23%), trauma (15%), procedimentos intra-hospitalares (10%), infecção (10%) e compressão no desfiladeiro torácico (15%). Os aneurismas da porção distal estão relacionados com a compressão no desfiladeiro torácico (46%) ou por causa de trauma perfurante ou contuso (23%).

Embora possam ser assintomáticos, os aneurismas de AS podem apresentar graves complicações, como ruptura, trombose, embolia e compressão das estruturas adjacentes. Os sinais e sintomas estão presentes em 84% dos casos da doença[141] e incluem a presença de massa pulsátil, dor, rouquidão (compressão do nervo laringeo recorrente), tosse, disfagia (compressão do esôfago), dispneia (compressão da traqueia), diminuição de temperatura e força no membro superior ipsilateral, síndrome de Horner (compressão do gânglio estrelado) e hemoptise (que pode ser um sinal de ruptura com erosão para o ápice pulmonar).[130,132,136,143] Sintomas neurológicos decorrentes de tromboembolismo retrógrado para a artéria carótida direita e artéria vertebral também são descritos.[143]

A síndrome do desfiladeiro torácico com envolvimento arterial (2-5% dos casos) geralmente está associada à costela cervical anômala e é causada pela compressão da AS no triângulo escaleno, o que pode levar ao desenvolvimento de aneurismas pós-estenóticos. Em atletas que praticam atividades com elevação do braço, a artéria axilar também pode ser comprimida no nível do tendão do músculo peitoral menor contra a cabeça do úmero, com consequências semelhantes à da AS.[144,145] Os aneurismas da AS formados em razão dessa síndorme geralmente apresentam trombos murais e frequentemente complicam com manifestações isquêmicas causadas por tromboembolismo.[145]

Aneurismas de AS nas porções média e distal geralmente têm diagnóstico já no exame físico. Muitos aneurismas da porção proximal são diagnosticados em exames de radiografia de tórax de rotina. A US com doppler, angioTC, angioRM e angiografia complementam o diagnóstico.[141,143]

A indicação de tratamento para aneurismas da artéria subclávia da porção proximal deve ser feita em todos os casos sintomáticos e, para os assintomáticos, alguns autores indicam tratamento, quando o diâmetro é maior que 3 cm.[146] Entretanto, o risco de eventos tromboembólicos não está relacionado com o diâmetro do aneurisma. Assim, outros autores recomendam que o tratamento deva ser realizado, sempre que tecnicamente possível, independente do tamanho do aneurisma.[130,141,147] Aneurismas das porções proximal e média da artéria subclávia têm maior incidência de ruptura quando comparados aos da porção distal. Já as

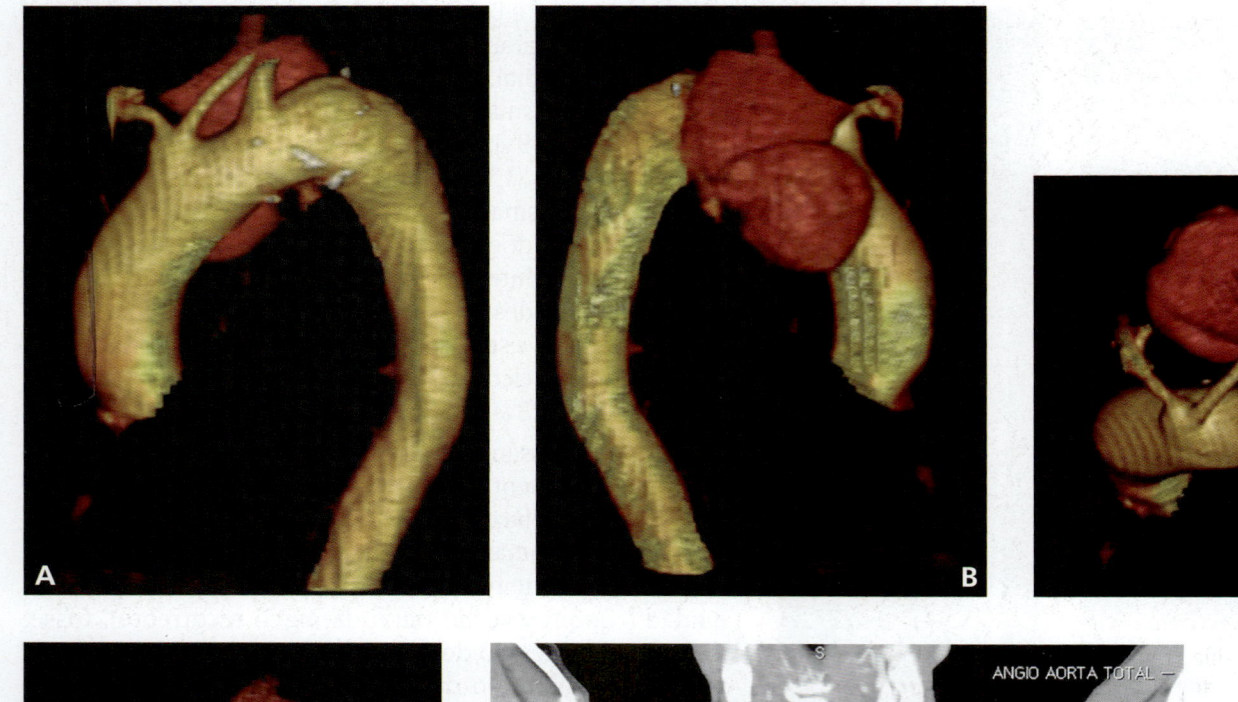

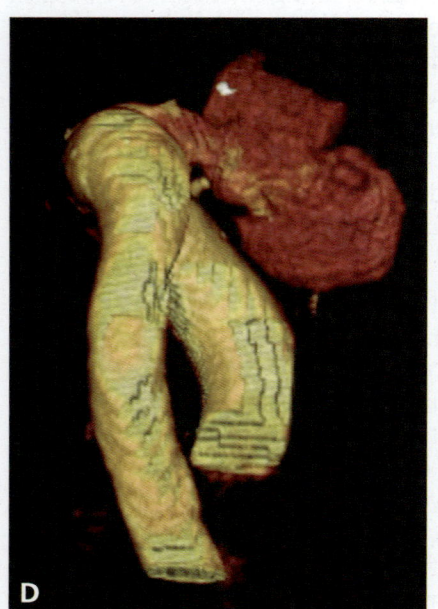

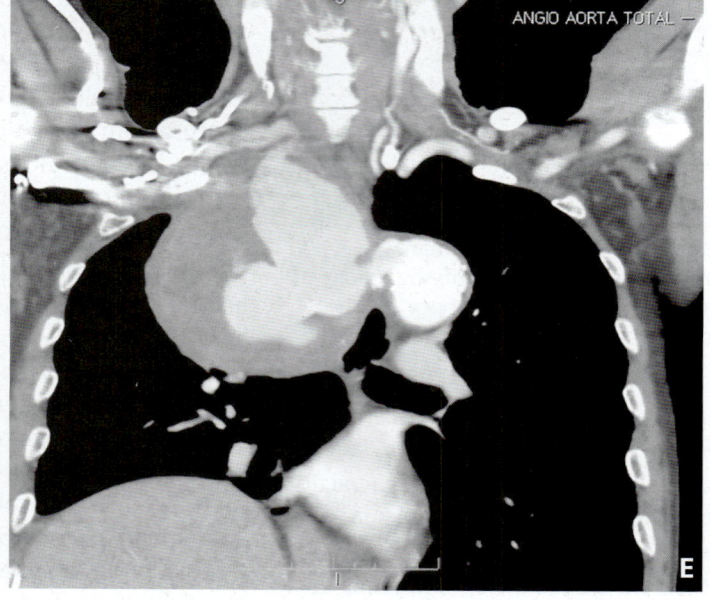

Fig. 52-14. (A-D) AngioTC com reconstrução 3D, em várias incidências, evidenciando lesão aneurismática (divertículo de Kommerell). (E) AngioTC em corte coronal evidenciando degeneração aneurismática em divertículo de Kommerell.

complicações tromboembólicas estão mais relacionadas com os aneurismas da porção distal.[141] Nos casos de divertículo de Kommerell, as indicações de tratamento são a presença de sintomas e o diâmetro maior que 2 cm.[138]

Os tratamentos para os aneurismas da AS incluem: reconstrução direta (cirurgia aberta), endoaneurismorrafia (nos casos de aneurismas pequenos de Kommerell), ligadura da artéria subclávia com ou sem revascularização, embolização com molas ou oclusor vascular Amplatzer, enxerto extra-anatômico com exclusão do aneurisma com implante de endoprótese de aorta torácica seguido de embolização.[136,137,148-151] A opção de tratamento varia de acordo com o risco cirúrgico do paciente e sua anatomia.[130,132,146,152,153] O tratamento por cirurgia convencional requer esternotomia mediana, toracotomia ou pode ser feito por acesso supraclavicular, conforme a localização, tamanho e etiologia do aneurisma.[154-156] Para evitar um acesso tão invasivo e com tantas comorbidades associadas, os estudos recentes têm procurado soluções endovasculares.[133,141,157]

Os procedimentos endovasculares são menos invasivos, e o controle de hemorragia é mais fácil do que na cirurgia aberta (Fig. 52-15).[153,158] As vantagens desses procedimentos se tornam ainda mais importantes quando a doença acomete o arco aórtico, como em alguns casos de divertículo de Kommerell. Entretanto, quando a doença fica restrita à AS, artéria com grande mobilidade e exposta às forças rotacionais do movimento do membro superior, a escolha do tratamento endovascular deve considerar a maior facilidade de trombose e estenose de *stents* recobertos a curto e longo prazos.[159-161] Beregi et al.[42] mostraram que no seguimento de 12 meses, a taxa de oclusão no tratamento com *stent* revestido foi de 40%.

Se o aneurisma estiver próximo ao óstio das artérias carótida e/ou vertebral é necessário a revascularização des-

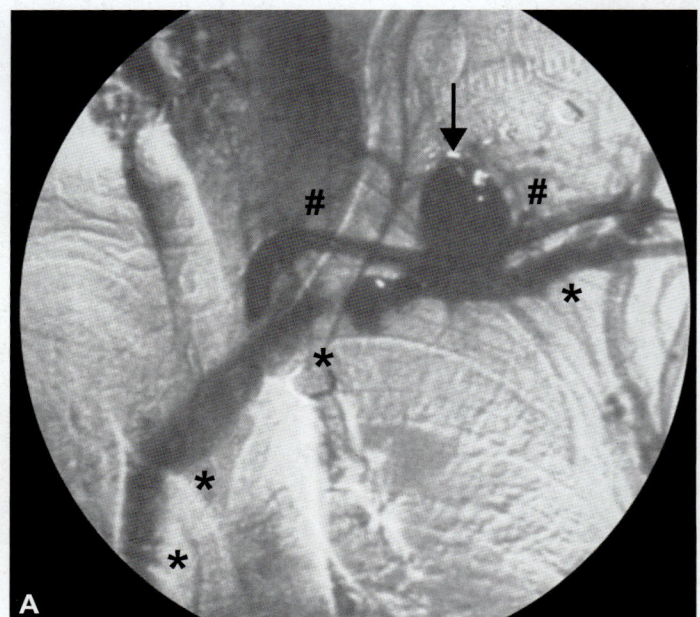
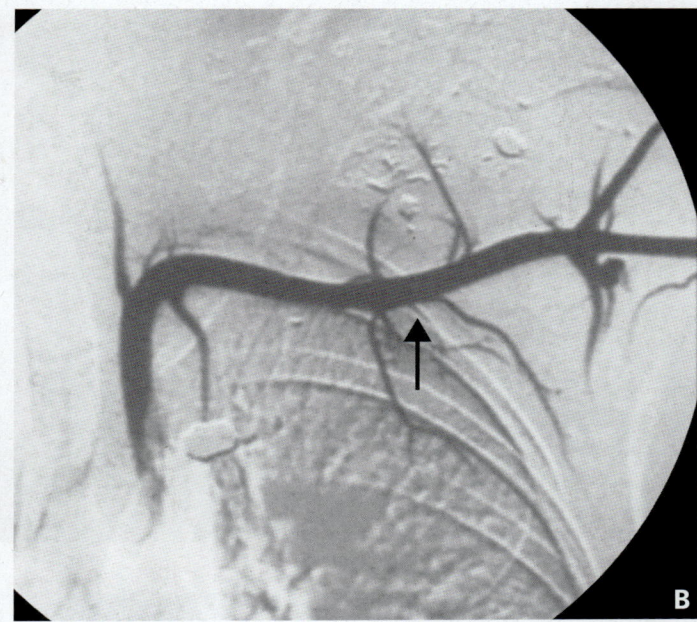

Fig. 52-15. (A) Arteriografia com subtração digital demonstrando aneurisma de subclávia esquerda (seta) após ferimento por arma de fogo associado à fístula arteriovenosa. (*) = enchimento venoso (veias subclávia, inominada e cava); (#) = artéria subclávia.
(B) Arteriografia com subtração digital após correção do aneurisma subclávia esquerda com *stent* revestido (seta). Nota-se preservação dos ramos da artéria subclávia e desaparecimento do enchimento venoso. Cortesia de Dr. Ayrton Cássio Fratezi.

ses ramos antes da correção com endoprótese, pois é recomendado pelo menos 1 cm de colo para prevenção de *endoleak* tipo I.[130] Para isso, podem ser realizados enxertos extra-anatômicos.[146] Byrne *et al.*[162] analisaram 143 enxertos extra-anatômicos com prótese de PTFE para reconstrução de artérias subclávia e carótida com perviedade de 92% em 5 anos.

ANEURISMA DA ARTÉRIA AXILAR (AA)

Aneurisma de AA é raro, representando menos de 1% de todos os aneurismas periféricos.[163] As causas mais comuns são a síndrome do desfiladeiro torácico, doença aterosclerótica e trauma. Trauma contuso secundário ao uso de muletas por longo período e secundário a esportes com sobrecarga no membro superior também são descritos. Outras etiologias são doenças do colágeno e infecciosas.[164-169]

Os aneurismas da artéria axilar podem ser assintomáticos ou podem-se apresentar como massa pulsátil com ou sem dor, com déficit neurológico, com sintomas de compressão das estruturas adjacentes e com complicações tromboembólicas.[143,170-172] Pseudoaneurismas traumáticos da artéria axilar podem ocorrer em conjunto com lesão do plexo braquial em 27 a 44% dos casos.[173]

Os exames de imagem vascular que confirmam o diagnóstico.[47]

Todos os aneurismas sintomáticos devem ser tratados. Os assintomáticos devem ser cuidadosamente avaliados em relação ao seu tamanho, crescimento, presença de trombo e ser considerado o risco de eventos tromboembólicos e ruptura.[174] Alguns autores indicam o tratamento para todos os aneurismas axilares, mesmo os assintomáticos, por causa do risco de complicações.[172] Outros recomendam o tratamento dos aneurismas assintomáticos com diâmetro maior que 2 cm.[175,176]

As opções de tratamento são a ressecção cirúrgica do aneurisma com revascularização, permitindo a liberação do plexo braquial e das estruturas adjacentes da compressão mecânica, e o tratamento endovascular com o implante de *stent* revestido.[160,169,174,177] Embora o tratamento endovascular seja uma alternativa menos invasiva e com menor morbidade que a cirurgia aberta, o resultado a longo prazo é pouco descrito e, ainda, a mobilidade da artéria axilar e a influência dos movimentos do ombro podem levar à fratura do *stent* e a eventos oclusivos (Fig. 52-16).[160,173,174,176,178] Danetz *et al.*[179] definiram em seu artigo de revisão indicações e contraindicações para o tratamento endovascular das artérias subclávia e axilar. Este autor considera que lesões arteriais longas, com colo insuficiente para implante de *stent* revestido e transecção total ou subtotal da artéria são contraindicações absolutas e que lesões na terceira porção da artéria axilar, associação de grandes lesões venosas e síndrome de compartimento com compressão nervosa são contraindicações relativas.

ANEURISMA DA ARTÉRIA BRAQUIAL (AB)

Aneurismas da AB são raros, com prevalência estimada em 0,5%.[180] Aneurismas verdadeiros da AB são ainda mais raros, com incidência estimada em 0,17%.[181] A etiologia consiste em doenças do tecido conectivo, aterosclerose, doenças inflamatórias, trauma contuso de repetição ou pode ser idiopático.[171,182-184] Os pseudoaneurismas geralmente são causados por trauma (incluindo trauma iatrogênico) e uso de drogas injetáveis.[182,185,186] Ocorrem em 0,3% das angiografi-

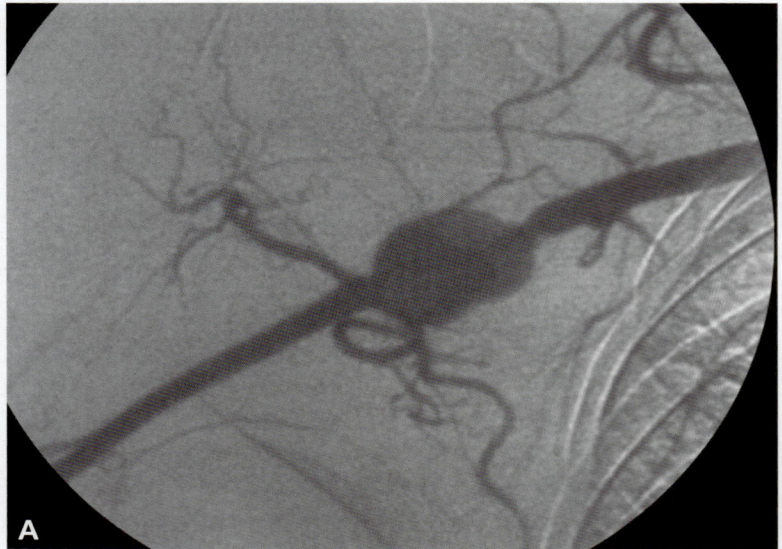
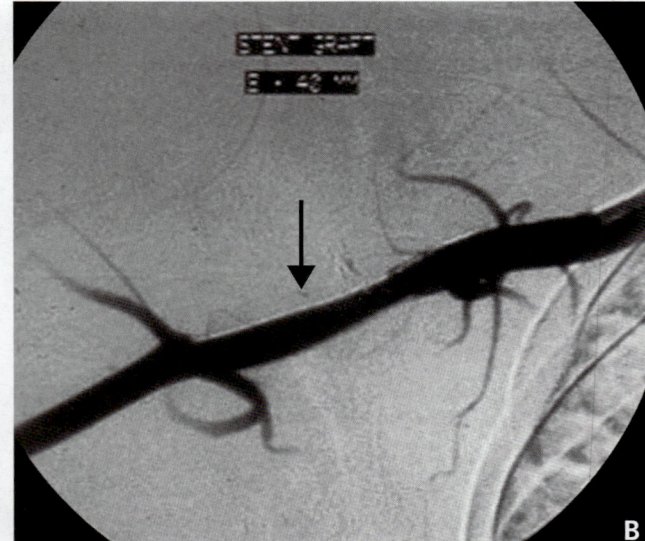
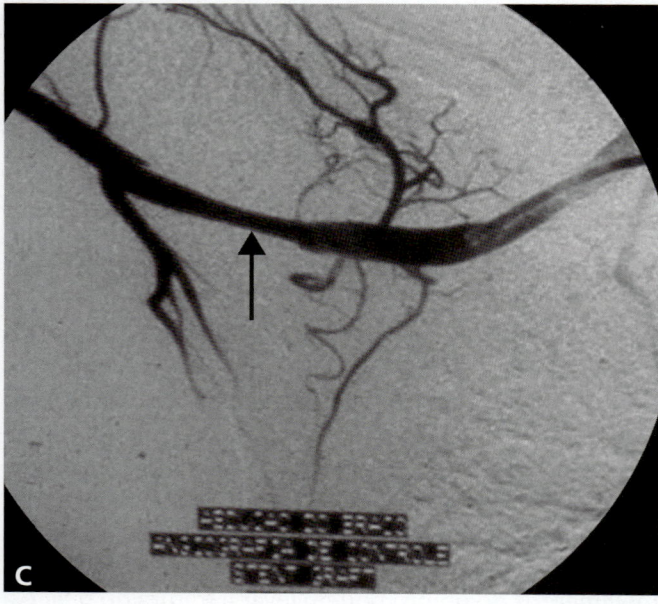

Fig. 52-16. (**A**) Arteriografia com subtração digital evidenciando aneurisma axilar direito. (**B**) Arteriografia com subtração digital após correção do aneurisma com *stent* revestido (seta). (**C**) Arteriografia do mesmo caso demonstrando os efeitos (redução do calibre com reopacificação de colaterais) durante a abdução do braço no *stent* revestido (seta).

as periféricas, cateterismos cardíacos e intervenções endovasculares. O acesso braquial deve ser realizado de preferência na porção distal da artéria pois, nesse ponto, ela tem menor mobilidade, facilitando a punção e pode ser facilmente comprimida contra o úmero para hemostasia.[187-189]

O paciente com aneurisma de AB pode ser assintomático ou apresentar massa pulsátil. Sintomas isquêmicos podem ocorrer por tromboembolismo ou pela trombose total do aneurisma. Dificilmente apresentam-se com ruptura.[190,191] A compressão das estruturas adjacentes pelo aneurisma pode resultar em dor, edema e sintomas neurológicos por causa da compressão do nervo mediano.[185,192,193]

O diagnóstico deve ser confirmado por imagem vascular. Feito o diagnóstico, o tratamento está indicado para evitar complicações.[181,194,195] Pseudoaneurismas pequenos podem ser tratados com compressão externa guiada por US ou injeção percutânea de trombina.[196-198] Os grandes e os verdadeiros devem ser submetidos a tratamento cirúrgico aberto ou endovascular.[193,199] A cirurgia aberta é a mais utilizada em razão da facilidade de exposição da artéria, boa perviedade a longo prazo e baixa morbidade, podendo ser realizada com anestesia local ou bloqueio regional.[194] O tratamento endovascular pode ser realizado com implante de *stents* revestidos, mas não há dados relevantes na literatura quanto à perviedade a longo prazo.[200-202] Deve-se atentar para os sintomas de compressão às estruturas adjacentes, ressaltando a importância de intervenção cirúrgica local quando estes sintomas estiverem presentes. Klonaris *et al.*[193] relataram cinco casos de pseudoaneurismas iatrogênicos de AB corrigidos com o implante de Viabahn (acesso axilar por dissecção) e com posterior incisão no local do pseudoaneurisma para evacuação de hematomas e tecido necrótico/*debris* para tratar os sintomas de compressão. No seguimento de 2 anos, os *stents* recobertos mantiveram-se pérvios, sem necessidade de reintervenção. Nos casos de isquemia aguda, pode-se realizar a trombólise locorregional por catéter seguido de implante de *stent* revestido ou cirurgia aberta.[203,204] O tratamento endovascular com *stent* revestido não deve ser realizado na porção distal da artéria braquial por se tratar de região de flexão do cotovelo.[205,206]

ANEURISMA DA ARTÉRIA ULNAR (AU)

Os aneurismas da artéria ulnar (AU) são raros e podem-se desenvolver por razões traumáticas, ateroscleróticas, infecciosas e, menos frequentemente, congênitas.[207] O aneurisma de AU mais relatado na literatura é o decorrente da Síndrome do Martelo Hipotenar. Esta síndrome é causada por traumas recorrentes na porção palmar da artéria ulnar, geralmente causados pelo trabalho ou por atividades esportivas. A porção distal da AU se localiza anteriormente ao osso hamato e é recoberta principalmente pela pele e tecido subcutâneo entre o canal de Guyon e a aponeurose palmar. Nesse ponto, a AU fica vulnerável a traumatismos.[208,209]

Os sintomas podem ser neurológicos, como parestesia e dor decorrente da compressão nervosa, e/ou podem ser relacionados com a insuficiência vascular por causa da trombose ou embolização distal, como frialdade, palidez nos dedos atingidos e fenômeno de Raynaud. Não há algorítimo estabelecido para o diagnóstico ou tratamento do aneurisma de AU em razão de sua raridade. Teste de Allen positivo sugere oclusão/estenose da artéria ulnar distal ou arco palmar incompleto.[207]

A US doppler é um teste não invasivo que consegue identificar e localizar o aneurisma, além de verificar a presença ou não de trombo mural e ajudar a definir o tipo de tratamento a ser empregado.[207,210] Entretanto, em pacientes com teste de Allen positivo ou com sintomas de isquemia, são necessários outros exames, como arteriografia com subtração digital, angioRM ou angioTC.[207]

O tratamento cirúrgico geralmente está indicado na presença de isquemia ou embolização,[211,212] entretanto, há autores que defendem que o tratamento não deve depender dos sintomas, uma vez que o desenvolvimento de complicações tromboembólicas com isquemia de mão e dedos pode ocorrer sem sinais de alerta.[210,213]

As opções cirúrgicas dependem da presença de perfusão adequada da mão após a exclusão do aneurisma. Ressecção simples do aneurisma ou embolização percutânea são opções, se a perfusão da mão permanecer adequada e se a artéria radial estiver intacta. Entretanto, se a perfusão ficar inadequada, é necessária a reconstrução da AU.[210,214] Também há relatos de tratamento com trombólise por cateterismo arterial nos casos de trombose aguda do vaso ou do aneurisma.[215]

ANEURISMA DA ARTÉRIA RADIAL (AR)

Os aneurismas de AR são raros.[216,217] Vários casos são reportados na literatura, sendo a grande maioria de pseudoaneurismas.[217,218] Os pseudoaneurismas podem ser causados por cateterismo radial, fraturas ósseas, doenças ocupacionais, traumas e infecciosos. Clinicamente, os pacientes geralmente apresentam abaulamento pulsátil com ou sem a presença de dor, que geralmente é decorrente da compressão de estruturas adjacentes. A trombose ou a embolização podem causar sintomas isquêmicos.[217]

A US com Doppler é muito útil no diagnóstico da doença.[217,219,220] AngioTC e angioRM são outras opções. A arteriografia com subtração digital, embora mais invasiva, é muito importante, pois acessa a perviedade das artérias e do arco palmar e deve ser usada especialmente para programação pré-operatória.[217]

A opção de tratamento geralmente é o cirúrgico convencional, com ou sem revascularização da artéria.[221] Nos casos de pseudoaneurismas há relatos de tratamento com injeção percutânea de trombina, compressão guiada por US, uso de compressores externos e implante de *stents* revestidos.[222-224] Na técnica endovascular, deve-se atentar para uso de materiais de baixo perfil e cuidados na manipulação das artérias do membro superior por causa do risco de vasospasmos.

Os aneurismas periféricos são doenças incomuns, e as publicações sobre a maioria desses aneurismas são escassas, com predominância de relatos de casos. Deve-se atentar sempre para a etiologia e para a associação entre os tipos de aneurismas.

O avanço tecnológico tem contribuído tanto para o diagnóstico, como para o tratamento, uma vez que o aprimoramento dos materiais utilizados pela técnica endovascular permita cada vez mais estratégias para a abordagem minimamente invasiva.

REFERÊNCIAS BIBLIOGRÁFICAS

1. Brunkwall J, Hauksson H, Bengtsson et al. Solitary aneurysms of the iliac arterial system: an estimate of their frequency of occurrence. *J Vasc Surg* 1989;10:381-4.
2. Santilli SM, Wernsing SE, Lee ES. Expansion rates and outcomes for iliac artery aneurysms. *J Vasc Surg* 2000;31:114-21.
3. Richardson JW, Greenfield LJ. Natural history and management of iliac aneurysms. *J Vasc Surg* 1988;8:165-71.
4. Krupski WC, Selzman CH, Floridia R et al. Contemporary management of isolated iliac aneurysms. *J Vasc Surg* 1998;28:1-13.
5. Nagarajan M, Chandrasekar P, Krishnan E, Muralidharan S. Repair of iliac artery aneurysms by endoluminal grafting: the systematic approach of one institution. *Tex Heart Inst J* 2000;27:250-2.
6. Krupski WC. Isolated iliac aneurysms. In: Ernst CB, Stanley JC, eds. *Current therapy in vascular surgery*. 3rd ed. St. Louis: Mosby; 1994. p. 296-302.
7. Armon MP, Wenham PW, Whitaker SC et al. Common iliac artery aneurysms in patients with abdominal aortic aneurysms. *Eur J Vasc Endovasc Surg* 1998;15:255-7.
8. Huang Y, Gloviczki P, Duncan AA et al. Common iliac artery aneurysm: expansion rate and results of open surgical and endovascular repair. *J Vasc Surg* 2008 June;47(6):1203-1210.

9. Brown TK, Soule SD. Aneurysm of the internal iliac artery complicating pregnancy. *Am J Obstet Gynecol* 1934;27:766-7.
10. Huang Y, Gloviczki P, Oderich GS et al. Endovascular repair of popliteal artery aneurysm: a comparison of outcomes with contemporary open surgical repair. *J Vasc Surg* 2013 Nov.;58(5):1431 Abstract.
11. Safran R, Sklenicka R, Kay H. Iliac aneurysm: a common cause of ureteral obstruction. *J Urol* 1975;113:605-8.
12. Levy LA. Arteriosclerotic common iliac aneurysm causing sciatic pain. *Arch Neurol* 1977;34:581.
13. Levi N, Schroeder TV. Isolated iliac artery aneurysms. *Eur J Vasc Endovasc Surg* 1998;16:342-4.
14. Lowry WF, Kraft RO. Isolated aneurysms of the iliac system. *Arch Surg* 1978;113:1289-93.
15. Uberoi R, Tsetis D, Shrivastava V et al. Standard of practice for the interventional management of isolated iliac artery aneurysms. *Cardiovasc Intervent Radiol* 2011;34 (1):3-13.
16. Kanazawa S, Inada H, Murakami T et al. Management of isolated iliac artery aneurysms. *J Cardiovasc Surg* (Torino) 2000;41:513-4.
17. Brin BJ, Busuttil RW. Isolated hypogastric artery aneurysms. *Arch Surg* 1982;117:1329-33.
18. Parry DJ, Kessel D, Scott DJ. Simplifying the internal iliac artery aneurysm. *Ann R Coll Surg Engl* 2001;83(5):302-8.
19. Bratby MJ, Munneke GM, Belli AM et al. How safe is bilateral internal iliac artery embolization prior to EVAR? *Cardiovasc Intervent Radiol* 2008;31(2):246–53.
20. Engelke C, Elford J, Morgan RA, Belli AM. Internal iliac artery embolization with bilateral occlusion before endovascular aortoiliac aneurysm repair — Clinical outcome of simultaneous and sequential intervention. *J Vasc Interv Radiol* 2002;13(7):667–76.
21. Lawrence PF, Lorenzo-Rivero S, Lyon JL. The incidence of iliac, femoral, and popliteal artery aneurysms in hospitalized patients. *J Vasc Surg* 1995;22:409-16.
22. Hatrick AG, Malcolm PN, Burnand KG et al. A superficial femoral true and false aneurysms of the femoral artery 221 artery aneurysm in a patient with Marfan's syndrome. *Eur J Vasc Endovasc Surg* 1998;15:459-60.
23. Sasaki SH, Yasuda K, Takigami K et al. Surgical experiences with peripheral arterial aneurysms due to vasculo-Behçet's disease. *J Cardiovasc Surg* (Torino) 1998;39:147-50.
24. Yamamoto T, Kurosaka M, Sugimoto T. A true aneurysm of the femoral artery in acromegaly. *Clin Imaging* 2001;25:126-9.
25. Lawrence PF, Harlander-Locke MP, Oderich GS et al. Vascular low-frequency disease consortium: the current management of isolated degenerative femoral artery aneurysms is too aggressive for their natural history. *J Vasc Surg* 2014 Feb.;59(2):343-9.
26. Adiseshiah M, Bailey DA. Aneurysms of the femoral artery. *Br J Surg* 1977;64:174-6.
27. Sapienza P, Mingoli A, Feldhaus RJ et al. Femoral artery aneurysms: long-term follow-up and results of surgical treatment. *Cardiovasc Surg* 1996;4:181-4.
28. Piffaretti G, Mariscalco G, Tozzi M et al. Twenty-year experience of femoral artery aneurysms. *J Vasc Surg* 2011 May;53(5):1230-6.
29. Leon LR Jr, Taylor Z, Psalms SB, Mills JL Sr. Degenerative aneurysms of the superficial femoral artery. *Eur J Vasc Endovasc Surg* 2008 Mar.;35(3):332-40.
30. Diwan A, Sarkar R, Stanley JC et al. Incidence of femoral and popliteal artery aneurysms in patients with abdominal aortic aneurysms. *J Vasc Surg* 2000;31:863-9.
31. Corriere MA, Guzman RJ. True and false aneurysms of the femoral artery. *Semin Vasc Surg* 2005;18:216-23.
32. Bahcivan M, Keceligil HT, Kolbakir F, Gol MK. Surgical treatment of peripheral artery aneurysms. *Hellenic J Cardiol* 2010 Jan.-Feb.;51(1):37-41.
33. Levi N, Schroeder TV. Arteriosclerotic femoral artery aneurysms. A short review. *J Cardiovasc Surg* (Torino) 1997;38:335-8.
34. Tait WF, Vohra RK, Carr HM et al. True profunda femoris aneurysms: are they more dangerous than other atherosclerotic aneurysms of the femoropopliteal segment? *Ann Vasc Surg* 1991;5:92-5.
35. Perini P, Jean-Baptiste E, Vezzosi M et al. Surgical management of isolated superficial femoral artery degenerative aneurysms. *J Vasc Surg* 2014 Jan.;59(1):152-8.
36. Corriere MA, Guzman RJ. True and false aneurysms of the femoral artery. *Semin Vasc Surg* 2005 Dec.;18(4):216-23.
37. Rigdon EE, Monajjem N. Aneurysms of the superficial femoral artery: a report of two cases and review of the literature. *J Vasc Surg* 1992;16:790e793.
38. Van Bockel JH, Hamming JF. Lower extremity aneurysms. In: Rutherford RB. *Vascular surgery*. 6th ed. New York: Elsevier Inc.; 2005. p. 1534-50.
39. Sharma S, Nalachandran S. Isolated common femoral artery aneurysm: a case report Cases J. 2009 May 8;2:7522.
40. Cutler BS, Darling RC. Surgical management of arteriosclerotic femoral aneurysms. *Surgery* 1973;74:764-73.
41. Morrissey NJ. Endovascular treatment of peripheral arterial aneurysms. *Mt Sinai J Med* 2004;71:1-3.
42. Beregi JP, Prat A, Willoteaux S et al. Covered stents in the treatment of peripheral arterial aneurysms: Procedural results and midterm follow-up. *Cardiovasc Intervent Radiol* 1999;22:13-19.
43. Muller-Hulsbeck S, Link J, Schwarzenberg H et al. Percutaneous endoluminal stent and stent-graft placement for the treatment of femoropopliteal aneurysms: early experience. *Cardiovasc Intervent Radiol* 1999;22:96-102.
44. van Sambeek MR, Gussenhoven EJ, van der Lugt A et al. Endovascular stent-grafts for aneurysms of the femoral and popliteal arteries. *Ann Vasc Surg* 1999;13:247-53.
45. Ylonen K, Biancari F, Leo E et al. Predictors of development of anastomotic femoral pseudoaneurysms after aortobifemoral reconstruction for abdominal aortic aneurysm. *Am J Surg* 2004;187:83-87.
46. Katzenschlager R, Ugurluoglu A, Ahmadi A et al. Incidence of pseudoaneurysm after diagnostic and therapeutic angiography. *Radiology* 1995;195:463e466.
47. Kapoor BS, Haddad HL, Saddekni S, Lockhart ME. Diagnosis and management of pseudoaneurysms: an update. *Curr Probl Diagn Radiol* 2009 July-Aug.;38(4):170-88.
48. Toursarkissian B, Allen BT, Petrinec D et al. Spontaneous closure of selected iatrogenic pseudoaneurysms and

arteriovenous fistulae. *J Vasc Surg* 1997;25:803-8; discussion 808-809.

49. Kent KC, McArdle CR, Kennedy B et al. A prospective study of the clinical outcome of femoral pseudoaneurysms and arteriovenous fistulas induced by arterial puncture. *J Vasc Surg* 1993;17:125-31; discussion 131-3.

50. Rivers SP, Lee ES, Lyon RT et al. Successful conservative management of iatrogenic femoral arterial trauma. *Ann Vasc Surg* 1992;6:45-9.

51. Tisi PV, Callam MJ. Surgery versus non-surgical treatment for femoral pseudoaneurysms. *Cochrane Database Syst Rev* 2006:CD004981.

52. Tisi PV, Callam MJ. Treatment for femoral pseudoaneurysms. *Cochrane Database Syst Rev* 2009:CD004981.

53. Morgan R, Belli AM. Current treatment methods for postcatheterization pseudoaneurysms. *J Vasc Interv Radiol* 2003 June;14(6):697-710.

54. Dzijan-Horn M, Langwieser N, Groha P et al. Safety and efficacy of a potential treatment algorithm by using manual compression repair and ultrasound-guided thrombin injection for the management of iatrogenic femoral artery pseudoaneurysm in a large patient cohort. *Circ Cardiovasc Interv* 2014 Apr.;7(2):207-15.

55. La Perna L, Olin JW, Goines D et al. Ultrasound-guided thrombin injection for the treatment of postcatheterization pseudoaneurysms. *Circulation* 2000;102:2391-5.

56. Schoen FJ. Blood vessels. In: Kumar V, Abbas A, Fausto N, eds. *Robbins and Cotrans: pathologic basis of disease*. 7th ed. Philadelphia, PA: Elsevier Health Sciences; 2005. p. 511-54.

57. Harbuzariu C, Duncan AA, Bower TC et al. Profunda femoris artery aneurysms: association with aneurysmal disease and limb ischemia. *J Vasc Surg* 2008 Jan.;47(1):31-4; discussion 34-5.

58. Yahel J, Witz M. Isolated true atherosclerotic aneurysms of the deep femoral artery: case report and literature review. *J Cardiovasc Surg* (Torino) 1996;37:17-20.

59. Klonaris C, Bellos JK, Katsargyris A et al. Endovascular repair of two tandem profunda femoris artery aneurysms. *Vasc Interv Radiol* 2009 Sept.;20(9):1253-4.

60. Cantasdemir M, Kantarci F, Mihmanli I, Numan F. Embolization of profunda femoris artery branch pseudoaneurysms with ethylene vinyl alcohol copolymer (onyx). *J Vasc Interv Radiol* 2002;13:725-8.

61. Baird RJ, Gurry JF, Kellam J, Plume SK. Arteriosclerotic femoral artery aneurysms. *Can Med Assoc J* 1977;117:1306-7.

62. Graham LM, Zelenock GB, Whitehouse W Jr et al. Clinical significance of arteriosclerotic femoral artery aneurysms. *Arch Surg* 1980;115:502-7.

63. Hardy DG, Eadie DG. Femoral aneurysms. *Br J Surg* 1972;59:614-6.

64. Hatrick AG, Malcolm PN, Burnand KG, Irvine AT. A superficial femoral artery aneurysm in a patient with Marfan's syndrome. *Eur J Vasc Endovasc Surg* 1998;15:459-60.

65. Heikkinen MA, Dake MD, Alsac JM, Zarins CK. Multiple HIV related aneurysms: open and endovascular treatment. *J Endovasc Ther* 2005;12:405-10.

66. Dimakakos PB, Tsiligiris V, Kotsis T, Papadimitriou JD. Atherosclerotic aneurysms of the superficial femoral artery: report of two ruptured cases and review of the literature. *Vasc Med* 1998;3:275-9.

67. Troitskii AV, Bobrovskaia AN, Orekhov PLU et al. Successful percutaneous endovascular treatment of a ruptured femoral aneurysm. *Angiol Sosud Khir* 2005;11(1):53-7.

68. Diethrich EB, Papazoglou K. Endoluminal grafting for aneurysmal and occlusive disease in the superficial femoral artery: early experience. *J Endovasc Surg* 1995;2:225-39.

69. Lyazidi Y, Abissegue Y, Chtata H, Taberkant M. Endovascular treatment of 2 true degenerative aneurysms of superficial femoral arteries. *Ann Vasc Surg* 2016 Jan.;30:307.e1-5.

70. Callaert JRG, Fourneau I, Daenens K et al. Endoprosthetic treatment of a mycotic superficial femoral artery aneurysm. *Cardiovasc Intervent Radiol* 2015 Oct.;38(5):1299-302.

71. Pecoraro F, Sabatino ER, Dinoto E et al. Late complication after superficial femoral artery (SFA) aneurysm: stent-graft expulsion outside the skin. *Cardiovasc Intervent Radiol* 2015 Oct.;38(5):1299-302.

72. Johnston KW, Rutherford RB, Tilson MD et al. Suggested standards for reporting on arterial aneurysms. Subcommitee on Reporting Standards for Arterial Aneurysms, Ad Hoc Committee on Reporting Standards, Society for Vascular Sugery and North American Chapter, International Society for Cardiovascular Sugery. *J Vasc Surg* 1991;13:452-8.

73. Szilagyi DE, Schwartz RL, Reddy DJ. Popliteal artery aneurysms. Their natural history and management. *Arch Surg* 1981;116:724-8.

74. Dawson I, Sie R, van Baalen JM, van Bockel JH. Asymptomatic popliteal aneurysm: elective operation versus conservative follow-up. *Br J Surg* 1994;81:1504-7.

75. Aulivola B, Hamdan AD, Hile CN et al. Popliteal artery aneurysms: a comparison of outcomes in elective versus emergent repair. *J Vasc Surg* 2004;39:1171-7.

76. Lucke B, Rea MH. Studies on aneurysm: I. General statistical data on aneurysms. *JAMA* 1921;77:935-40.

77. Dawson I, Sie RB, van Bockel JH. Atherosclerotic popliteal aneurysm. *Br J Surg* 1997;84:293-9.

78. Vermillion BD, Kimmins SA, Pace WG, Evans WE. A review of one hundred forty-seven popliteal aneurysms with longterm follow-up. *Surgery* 1981;90(6):100914.

79. Lowell RC, Glowiczki P, Hallet Jr. JW et al. Popliteal artery aneurysms: the risk of nonoperative management. *Ann Vasc Surg* 1994;8(1):14-23.

80. Lobato AC. Aneurismas periféricos. In: Brito CJ. *Cirurgia vascular*. Rio de Janeiro: Revinter; 2008. p. 534-50.

81. Mahmood A, Salaman R, Sintler M et al. Surgery of popliteal artery aneurysms (a 12-year experience). *J Vasc Surg* 2003;37:586–93.

82. Saracina A, Bellosta A, Luzzani L, Agrifoglio G. Surgical treatment of popliteal artery aneurysm (a 20 year experience). *J Cardiovasc Surg* 1991;38:347–54.

83. Graham LM. Femoral and popliteal aneurysms. In: Rutherford RB eds. *Vascular surgery*. 5th ed. Philadelphia: WB Saunders; 2000. p. 1345-56.

84. Wengrovitz M, Atnip RG, Gifford RR et al. Wound complications of autogenous subcutaneous infrainguinal arterial bypass surgery (predisposing factors and management). *J Vasc Surg* 1990;11:156–63.

85. Schwartz ME, Harrington EB, Schanzer H. Wound complications after in situ bypass. *J Vasc Surg* 1988;7:802-7.
86. Marin ML, Veith FJ, Panetta TF et al. Transfemoral endoluminal stented graft repair of a popliteal artery aneurysm. *J Vasc Surg* 1994;19:754-7.
87. Gerasimidis T, Sfyroeras G, Papazoglou K et al. Endovascular treatment of popliteal artery aneurysms. *Eur J Vasc Endovasc Surg* 2003;26:506-11.
88. Tielliu IF, Verhoeven EL, Zeebregts CJ et al. Endovascular treatment of popliteal artery aneurysms: results of a prospective cohort study. *J Vasc Surg* 2005;41(4):561-7.
89. Antonello M, Frigatti P, Battocchio P et al. Open repair versus endovascular treatment for asymptomatic popliteal artery aneurysm: results of a prospective randomized study. *J Vasc Surg* 2005;42:185-93.
90. Curi MA, Geraghty PJ, Merino OA et al. Mid-term outcomes of endovascular popliteal artery aneurysm repair. *J Vasc Surg* 2007;45:505-10.
91. Midy D, Berard X, Ferdani M et al. A retrospective multicenter study of endovascular treatment of popliteal artery aneurysm. *J Vasc Surg* 2010 Apr.;51(4):850-6.
92. Sadat U, See T, Cousins C et al. Peroneal artery pseudoaneurysm – A case report and literature review. *BMC Surg* 2007 Mar. 29;7:4.
93. Faccenna F, Alunno A, Felli MM et al. Tibioperoneal true aneurysm: case report and literature review. *G Chir* 2011 Aug.-Sept.;32(8-9):379-83.
94. Sugimoto T, Kitade T, Morimoto N, Terashima K. Pseudoaneurysms of peroneal artery: treatment with transcatheter platinum coil embolization. *Ann Thorac Cardiovasc Surg* 2004;10(4):263-5.
95. Bandy WD, Strong L, Roberts T, Dyer R. False aneurysm – A complication following an inversion ankle sprain: a case report. *J Orthop Sports Phys Ther* 1996;23(4):272-9.
96. Edwards H, Martin E, Nowygrod R. Nonoperative management of a traumatic peroneal artery false aneurysm. *J Trauma* 1982;22:323-6.
97. Skudder PA, Gelfand ML, Blumenberg RM, Fulco J. Tibial artery false aneurysm: uncommon result of blunt injury occurring during athletics. *Ann Vasc Surg* 1999;13:589-91.
98. Kurian J, Pillai SCB, Chapple D, Frost RA. Pseudoaneurysm of peroneal artery following ankle fracture. *J Foot Ankle Surg* 2003;9:233-5.
99. McKee MA, Ballard JL. Mycotic aneurysms of the tibioperoneal arteries. *Ann Vasc Surg* 1999;13(2):188-90.
100. Toyota N, Kimura F, Yoshida S et al. Peroneal artery aneurysm treated by transcatheter coil embolization and temporary balloon occlusion in Behçet's disease. *Cardiovasc Intervent Radiol* 1999;22(3):257-9.
101. Mayall JC, Mayall RC, Mayall AC, Mayall LC. Peripheral aneurysms. *Int Angiol* 1991 July-Sept.;10(3):141-5.
102. Danes SG, Drezner AD, Tamim PM. Posterior tibial artery aneurysm: a case report. *Vasc Endovascular Surg* 2006 Aug.-Sept.;40(4):328-30.
103. Grewe PH, Mugge A, Germing A, Harrer E. Occlusion of pseudoaneurysms using human or bovine thrombin using contrast-enhanced ultrasound guidance. *Am J Cardiol* 2004;93(12):1540-2.
104. Vaidhyanath R, Blanshard KS. Treatment of a popliteal artery pseudoaneurysm. *Radiol* 2003;76(903):195-8.
105. Kocakoc E, Bozgeyik Z, Ozgocmen S. Spontaneous occlusion of a traumatic false aneurysm of the peroneal artery. *J Ultrasound Med* 2003;22(12):1391-3.
106. Jung AY, Lee W, Chung JW et al. Role of computed tomographic angiography in the detection and comprehensive evaluation of persistent sciatic artery. *J Vasc Surg* 2005;42:678-83.
107. Ikezawa T, Naiki K, Moriura S et al. Aneurysm of bilateral persistent sciatic arteries with ischemic complications: case report and review of the world literature. *J Vasc Surg* 1994;20:96-103.
108. Greebe J. Congenital anomalies of the iliofemoral artery. *J Cardiovasc Surg* 1977;18:317-23.
109. Shutze W, Garrett W, Smith B. Persistent sciatic artery: collective review and management. *Ann Vasc Surg* 1993;7:303-10.
110. Brantley SK, Rigdon EE, Raju S. Persistent sciatic artery: embryology, pathology, and treatment. *J Vasc Surg* 1993;18:242-8.
111. van Hooft IM, Zeebregts CJ, van Sterkenburg SMM et al. The persistent sciatic artery. *Eur J Vasc Endovasc Surg* 2009;37:585-91.
112. Bower EB, Smullens SN, Parke WW. Clinical aspect of persistent sciatic artery: report of two cases and review of the literature. *Surgery* 1977;81:588-95.
113. Patel S, Reilly J. Persistent sciatic artery: a curious vascular anomaly. *Cathet Cardiovasc Interv* 2007;70:252-5.
114. Ishida K, Imamaki M, Ishida A et al. A ruptured aneurysm in persistent sciatic artery: a case report. *J Vasc Surg* 2005;42:556e8.
115. Gabelmann A, Kramer SC, Wisianowski C et al. Endovascular interventions on persistent sciatic arteries. *J Endovasc Ther* 2001;8:622-8.
116. Maldini G, Teruya TH, Kamida C, Eklof B. Combined percutaneous endovascular and open surgical approach in the treatment of a persistent sciatic artery aneurysm presenting with acute limb-threatening ischemia. A case report and review of the literature. *Vasc Endovasc Surg* 2002;36:403-8.
117. Yang S, Ranum K, Malone M, Nazzal M. Bilateral persistent sciatic artery with aneurysm formation and review of the literature. *Ann Vasc Surg* 2014 Jan.;28(1):264.e1-7.
118. Lee A, Hohmann SE, Shutze WP. Effectiveness of exclusion of a persistent sciatic artery aneurysm with an Amplatzer™ plug. *Proc* (Bayl Univ Med Cent). 2015 Apr.;28(2):210-2.
119. Mousa A, Rapp Parker A, Emmett MK, AbuRahma A. Endovascular treatment of symptomatic persistent sciatic artery aneurysm: a case report and review of literature. *Vasc Endovasc Surg* 2010;44(4):312-4.
120. Santaolalla V, Bernabe MH, Hipola Ulecia JM et al. Persistent sciatic artery. *Ann Vasc Surg* 2010;24:691.e7-10.
121. Nuño-Escobar C, Pérez-Durán MA, Ramos-López R et al. Persistent sciatic artery aneurysm. *Ann Vasc Surg* 2013 Nov.;27(8):1182.e13-6.
122. Fearing NM, Ammar AD, Hutchinson SA, Lucas ED. Endovascular stent graft repair of a persistent sciatic artery aneurysm. *Ann Vasc Surg* 2005;19:438-41.
123. Girsowicz E, Georg Y, Lejay A et al. Midterm failure after endovascular treatment of a persistent sciatic artery aneurysm. *Ann Vasc Surg* 2014 July;28(5):1323.e7-12.

124. Ahmadi F, Zabihiyeganeh M, Abdollahi M. Coil embolization of persistent sciatic artery pseudoaneurysm presenting as blue toe syndrome, a rare case. *Indian J Surg* 2013 June;75(Suppl 1):316-8.

125. de Boer MT, Evans JD, Mayor P, Guy AJ. An aneurysm at the back of the thigh: a rare presentation of a congenitally persistent sciatic artery. *Eur J Vasc Endovasc Surg* 2000;19:99-100.

126. Oliveira FM, Mourão GS. Endovascular repair of symptomatic sciatic artery aneurysm. *Vasc Endovasc Surg* 2011;45:165-9.

127. Wijeyaratne SM, Wijewardene N. Endovascular stenting of a persistent sciatic artery aneurysm via retrograde popliteal approach: a durable option. *Eur J Vasc Endovasc Surg* 2009;38:91-2.

128. Nunes MAP, Ribeiro RMF, Aragão JA et al. Diagnóstico e tratamento de aneurisma da artéria isquiática persistente: relato de caso e revisão da literatura. *J Vasc Bras* 2008 Mar.;7(1).

129. Dougherty MJ, Calligaro KD, Savarese RP et al. Atherosclerotic aneurysm of the intrathoracic subclavian artery: a case report and review of the literature. *J Vasc Surg* 1995;21:521-9.

130. Li L, Yu H, Qi Y et al. Simultaneous kissing stent technique with stent grafts for subclavian artery aneurysm: a case report. *Ann Vasc Surg* 2015 Aug.;29(6):1316.e17-9.

131. Dent TL, Lindenauer SM, Ernst CB et al. Multiple arteriosclerotic arterial aneurysms. *Arch Surg* 1972;105:338-44.

132. Kim SS, Jeong MH, Kim JE et al. Successful treatment of a ruptured subclavian artery aneurysm presenting as hemoptysis with a covered stent. *Chonnam Med J* 2014 Aug.;50(2):70-3.

133. Andersen ND, Barfield ME, Hanna JM et al. Intrathoracic subclavian artery aneurysm repair in the thoracic endovascular aortic repair era. *J Vasc Surg* 2013;57:915-25.

134. Columbo J, Simons JP, Baril DT et al. Management of a patient with Turner syndrome presenting with an isolated left subclavian artery aneurysm. *Vasc Endovasc Surg* 2013;47:397-9.

135. Morisaki K, Kobayashi M, Miyachi H et al. Subclavian artery aneurysm in Marfan syndrome. *Ann Vasc Surg* 2012;26:731.e1-4.

136. Brown HA, Aruny JE, Elefteriades JA et al. Subclavian aneurysm presenting with massive hemoptysis: a case report and review of the literature. *Int J Angiol* 2013;22:69-74.

137. Kochupura PV, Greelish JP. Staged hybrid repair of an intrathoracic subclavian artery aneurysm associated with a long segment dissection. *Ann Vasc Surg* 2016 Jan.;30:306.e1-3.

138. Verzini F, Isernia G, Simonte G et al. Results of aberrant right subclavian artery aneurysm repair. *J Vasc Surg* 2015 Aug.;62(2):343-50.

139. van Son JA, Konstantinov IE, Burckhard F. Kommerell and Kommerell's diverticulum. *Tex Heart Inst J* 2002;29:109-12.

140. Cinà CS, Althani H, Pasenau J, Abouzahr L. Kommerell's diverticulum and right-sided aortic arch: a cohort study and review of the literature. *J Vasc Surg* 2004;39:131-9.

141. Vierhout BP, Zeebregts CJ, van den Dungen JJ, Reijnen MM. Changing profiles of diagnostic and treatment options in subclavian artery aneurysms. *Eur J Vasc Endovasc Surg* 2010 July;40(1):27-34.

142. Caparrelli DJ, Tabulov DM, Freischlag JA. Subclavian artery aneurysm secondary to cervical rib. *Arch Surg* 2006;141:513-4.

143. Davidovic LB, Markovic DM, Pejkic SD et al. Subclavian artery aneurysms. *Asian J Surg* 2003;26:7e11, discussion 12.

144. Duwayri YM, Emery VB, Driskill MR et al. Positional compression of the axillary artery causing upper extremity thrombosis and embolism in the elite overhead throwing athlete. *J Vasc Surg* 2011;53(5):1329-40.

145. Thompson RW. Challenges in the treatment of thoracic outlet syndrome. *Tex Heart Inst J* 2012;39(6):842-3.

146. Morimoto K, Matsuda H, Fukuda T et al. Hybrid repair of proximal subclavian artery aneurysm. *Ann Vasc Dis* 2015;8(2):87-92.

147. Coselli JS, Crawford ES. Surgical treatment of aneurysms of the intrathoracic segment of the subclavian artery. *CHEST J* 1987;91:704-8.

148. Komoda T, Solowjowa N, Hammerschmidt R et al. Giant aneurysm of the proximal left subclavian artery. *Eur J Cardiothorac Surg* 2013;43:445-8.

149. Stanley GA, Arko FR 3rd, Foteh MI et al. Hybrid endovascular treatment of an anomalous right subclavian artery dissection in a patient with Marfan syndrome. *Ann Thorac Surg* 2012;94:639-41.

150. Bito Y, Sakaki M, Uji K et al. Surgical approach to left subclavian artery aneurysm in Marfan syndrome. *Gen Thorac Cardiovasc Surg* 2009;57:376-8.

151. Wong RH, Chow SC, Lok JK et al. Hybrid treatment for ruptured diverticulum of kommerell: a minimally invasive option. *Ann Thorac Surg* 2013 Apr.;95 (4):e95-6.

152. Yoshitake A, Shimizu H, Kawaguchi S et al. Hybrid repair of subclavian-axillary artery aneurysms and aortic arch aneurysm in a patient with Marfan syndrome. *Ann Thorac Surg* 2013 Apr.;95(4):1441-3.

153. Mammen S, Koshy GC, Khurana A, David V. Endovascular repair of iatrogenic subclavian artery pseudo-aneurysm. *Saudi J Kidney Dis Transpl* 2015 Sept.;26(5):1023-5.

154. Balar N, Ganatra V, Sampson LN et al. Left subclavian artery aneurysm: surgical repair via a sternal incision – a case report. *Vasc Endovasc Surg* 2004;38:557-61.

155. Luciani N, Gaudino M, Mattens M et al. Surgical treatment of recurrence of an aneurysm of aberrant right subclavian artery. *J Card Surg* 1997;12:51-4.

156. Sefranek V, Tomka J, Janotik P et al. A modified supraclavicular approach for resection of a subclavian aneurysm. *Rozhl Chir* 1998;77:214-7.

157. Koseoglu K, Cildag B, Sen S et al. Endovascular treatment of a mycotic subclavian artery aneurysm using stent-graft. *EJVES Extra* 2006;11:97-101.

158. Akgun S, Civelek A, Baltacioglu F, Ekici G. Successful endovascular repair of a subclavian artery pseudoaneurysm. *Nephrol Dial Transplant* 1999;14:2219-21.

159. Ewings EL, Wittgen CM, Paletta CE. Prolonged success with a covered endovascular stent after emergent use in radiation-induced subclavian artery blowout: a case report. *Vasc Endovascular Surg* 2008;42:187-91.

160. Kasirajan K, Matteson B, Marek JM et al. Covered stents for true subclavian aneurysms in patients with

degenerative connective. *J Endovasc Ther* 2003;10:647-52.

161. Szeimies U, Kueffer G, Stoeckelhuber B et al. Successful exclusion of subclavian aneurysms with covered nitinol stents. *Cardiovasc Intervent Radiol* 1998;21:246-9.

162. Byrne J, Darling RC, Roddy SP et al. Long term outcome for extra-anatomic arch reconstruction. An analysis of 143 procedures. *Eur J Vasc Endovasc Surg* 2007;34:444-50.

163. Lawrence PF, Gazak C, Bhirangi L et al. The epidemiology of surgically repaired aneurysms in the United States. *J Vasc Surg* 1999;30:632-40.

164. Todd GJ, Benvenisty AI, Hershon S, Bigliani LU. Aneurysms of the mid axillary artery in major league baseball pitchers – A report of two cases. *J Vasc Surg* 1998;28:702-7.

165. Jhirad R, Kalman PG. Mycotic axillary artery aneurysm. *J Vasc Surg* 1998,28:708-9.

166. Neumayer LA, Bull DA, Hunter GC et al. Atherosclerotic aneurysms of the axillary artery. A report of two cases and a review of the literature. *J Cardiovasc Surg* (Torino)1992;33:172-7.

167. Tripp HF, Cook JW. Axillary artery aneurysms. *Mil Med* 1998;163:653-655.6.

168. Malik MK, Kraev AI, Hsu EK et al. Spontaneous axillary artery aneurysm: a case report and review of the literature. *Vascular* 2012;20:46-8.

169. Gonzalez JMD, Garcia BA, Lebrun JM et al. Combined surgery for the treatment of bilateral subclavian artery aneurysm in Marfan syndrome. *J Vasc Surg* 2007;45:180-2.

170. Tetik O, Yilik L, Besir Y et al. Surgical treatment of axillary artery aneurysm. *Tex Heart Inst J* 2005;32:186-8.

171. Gray R, Stone W, Fowl R et al. Management of true aneurysms distal to the axillary artery. *J Vasc Surg* 1998;28:606-10.

172. He C, Wu X, Cao J et al. Endovascular management of spontaneous axillary artery aneurysm: a case report and review of the literature. *J Med Case Rep* 2013 May 28;7:140.

173. Chen L, Peng F, Wang T et al. Traumatic pseudoaneurysm of axillary artery combined with brachial plexus injury. *PLoS One* 2014 Nov. 20;9(11):e113099.

174. Saito Y, Taniguchi S, Watanabe K et al. Bilateral axillary arterial aneurysms in siblings with Marfan syndrome. *Ann Vasc Surg* 2014 Apr.;28(3):740.e13-6.

175. Fokou M, Eyenga VC, Mefire AC et al. Giant pseudoaneurysm of the left axillary artery following a stab wound. *Cardiovasc J Afr* 2012;23:e4-6.

176. Park SK, Hwang JK, Park SC, Kim SD. Endovascular treatment of a spontaneous aneurysm in the axillary artery. *Interact Cardiovasc Thorac Surg* 2015 Jan.;20(1):140-2.

177. Bowman JN, Ellozy SH, Plestis K et al. Hybrid repair of bilateral subclavian artery aneurysms in a patient with Marfan syndrome. *Ann Vasc Surg* 2010;24:114.e1-5.

178. Vijayvergiya R, Kumar RM, Ranjit A, Grover A. Endovascular management of isolated axillary artery aneurysm – A case report. *Vasc Endovasc Surg* 2005;39:199-201.

179. Danetz JS, Cassano AD, Stoner MC et al. Feasibility of endovascular repair in penetrating axillosubclavian injuries: a retrospective review. *J Vasc Surg* 2005;41:246e54.

180. Bahcivan M, Yuksel A. Idiopathic true brachial artery aneurysm in a nine-month infant. *Interact Cardiovasc Thorac Surg* 2009;8:162-3.

181. Schunn CD, Sullivan TM. Brachial arteriomegaly and true aneurysmal degeneration: case report and literature review. *Vasc Med* 2002;7:25-7.

182. Timaran CH. Upper extremity aneurysms. In: Cronenwett JL, Johnston KW, eds. *Rutherford's vascular surgery*, 7th ed. Philadelphia: Saunders Elsevier; 2010. p. 2138-9.

183. Hudorovic N, Lovricevic I, Franjic DB et al. *True aneurysm of brachial artery.* Austria: Springer-Verlag, 2010. p. 19-20.

184. Emori M, Naka N, Takami H et al. Ruptured brachial artery aneurysm in a patient with type 1 neurofibromatosis. *J Vasc Surg* 2010;51:1010-3.

185. O'Neill S, O'Donnell ME, Collins A et al. Brachial artery aneurysm following open repair of posttraumatic false aneurysm and arteriovenous fistula. *Vasc Endovascular Surg* 2010;44:691-2.

186. Hudoroviæ N, Lovrièeviæ I, Franjiæ DB et al. True aneurysm of brachial artery. *Wien Klin Wochenschr* 2010;122:588-91.

187. Babu SC, Piccorelli GO, Shah PM et al. Incidence and results of arterial complications among 16,350 patients undergoing cardiac catheterization. *J Vasc Surg* 1989;10:113-6.

188. Armstrong PJ, Han DC, Baxter JA et al. Complication rates of percutaneous brachial artery access in peripheral vascular angiography. *Ann Vasc Surg* 2003;17:107-10.

189. Chatziioannou A, Ladopoulos C, Mourikis D et al. Complications of lower-extremity outpatient arteriography via low brachial artery. *Cardiovasc Intervent Radiol* 2004;27:31-4.

190. Tetik O, Ozcem B, Calli AO, Gurbuz A. True brachial artery aneurysm. *Tex Heart Inst J* 2010;37:618-9.

191. Fann JI, Wyatt J, Frazier RL, Cahill JL. Symptomatic brachial artery aneurysm in a child. *J Pediatr Surg* 1994;29:1521-3.

192. Buda SJ, Johanning JM. Brachial, radial, and ulnar arteries in the endovascular era: choice of intervention. *Semin Vasc Surg* 2005 Dec.;18(4):191-5.

193. Klonaris C, Patelis N, Doulaptsis M, Katsargyris AO. Hybrid treatment of large brachial artery pseudoaneurysms. *Ann Vasc Surg* 2016 Apr.;32:20-4.

194. Ben Mrad M, Neifer C, Ghedira F et al. A true distal brachial artery aneurysm treated with a bifurcated saphenous vein graft. *Ann Vasc Surg* 2016 Feb.;31:207.e9-207.e11.

195. Ghazi MA, Khan AM, Akram Y, Cheema MA. Brachial artery aneurysm. *Japan Medical Association Journal* 2006;49(4):173.

196. Garvin RP, Ryer EJ, Yoon HR et al. Ultrasound-guided percutaneous thrombin injection of iatrogenic upper extremity pseudoaneurysms. *J Vasc Surg* 2014;59:1664-9.

197. Skibo L, Polak JF. Compression repair of a postcatheterization pseudoaneurysm of the brachial artery under sonographic guidance. *Am J Roentgenol* 1993;160:383-4.

198. Heydari F, Taheri M, Esmailian M. Brachial artery aneurysm as a limb threatening condition; a case report. *Emergency* 2015;3(2):75-7.

199. A Fakhree M B, Azhough R, Hafez Quran F. A case of true brachial artery aneurysm in an elderly male. *J Cardiovasc Thorac Res* 2012;4(1):25-7.
200. Yetkin U, Gurbuz A. Post-traumatic pseudoaneurysm of the brachial artery and its surgical treatment. *Tex Heart Inst J* 2003;30:293-7.
201. Kurimoto Y, Tsuchida Y, Saito J et al. Emergency endovascular stent-grafting for infected pseudoaneurysm of brachial artery. *Infection* 2003;31:186-8.
202. Fox CJ, Gillespie DL, O'Donnell SD et al. Contemporary management of wartime vascular trauma. *J Vasc Surg* 2005;41:638-44.
203. McFall B, Arya N, Soong C et al. Crutch induced axillary artery injury. *Ulster Med J* 2004;73:50-2.
204. Furukawa K, Hayase T, Yano M. Recurrent upper limb ischaemia due to a crutch-induced brachial artery aneurysm. *Interact Cardiovasc Thorac Surg* 2013 July;17(1):190-2.
205. Chemla E, Nortley M, Morsy M. Brachial artery aneurysms associated with arteriovenous access for hemodialysis. *Semin Dial* 2010;23:440-4.
206. Ko S, Han IY, Cho KH et al. Recurrent true brachial artery aneurysm. *Korean J Thorac Cardiovasc Surg* 2011 Oct.;44(5):364-7.
207. Memetoðlu ME, Memetoðlu ME, Erbasan O. An unusual clinical state: true ulnar artery aneurysm in a five-year old girl. *Interact Cardiovasc Thorac Surg* 2012 May;14(5):675-6.
208. Isoda S, Kimura T, Nishimura K et al. Occupational true aneurysm of the ulnar artery: a case report of hypothenar hammer syndrome. *Ann Vasc Dis* 2013;6(3):655-7.
209. Mazzaccaro D, Malacrida G, Stegher S et al. Ulnar artery aneurysm: case report and review of the literature. *G Chir* 2012;33:110-3.
210. Al-Omran M. True ulnar artery aneurysm of the hand in an 18-month-old boy: a case report. *J Vasc Surg* 2007;45:841-3.
211. Offer GJ, Sully L. Congenital aneurysm of the ulnar arteryin the palm. *J Hand Surg* 1999;24:735-737.
212. Cooke RA. Hypothenar hammer syndrome: a discrete syndrome to be distinguished from hand-arm vibration syndrome. *Occup Med* (Lond). 2003 Aug.;53(5):320-4.
213. Dalman RL. Upper extremity arterial bypass distal to the wrist. *Ann Vasc Surg* 1997;11:550-7.
214. Rothkopf DM, Bryan DJ, Cuadros CL, May JW Jr. Surgical management of ulnar artery aneurysms. *J Hand Surg* (Am) 1990;15:891-7.
215. Yuen JC, Wright E, Johnson LA, Culp WC. Hypothenar hammer syndrome: an update with algorithms for diagnosis and treatment. *Ann Plast Surg* 2011 Oct.;67(4):429-38.
216. Ogeng'o JA, Otieno B. Aneurysms in the arteries of the upper extremity in a Kenyan population. *Cardiovasc Pathol* 2011;20:e53-6.
217. Shaabi HI. True idiopathic saccular aneurysm of the radial artery. *J Surg Case Rep* 2014 June 4;2014(6). pii: rju058.
218. Kadowaki M, Hashimoto M, Nakashima M et al. Radial mycotic aneurysm complicated with infective endocarditis caused by Streptococcus sanguinis. *Intern Med* 2013;52(20):2361-5.
219. Pero T, Herrick J. Pseudoaneurysm of the radial artery diagnosed by bedside ultrasound. *West J Emerg Med* 2009 May;10(2):89-91.
220. Nieddu ME. Post-traumatic aneurysm of the radial artery: a case report. *J Ultrasound* 2012 Sept.;15(3):174-5.
221. Luzzani L, Bellosta R, Carugati C et al. Aneurysm of the radial artery in the anatomical snuff box. *EJVES Extra* 2006;11:94-6.
222. Nough H, Bagherinasab M, Emami M et al. Endovascular treatment of post-traumatic pseudoaneurysms of ulnar and radial artery. *Acta Med Iran* 2014;52(11):865-7.
223. Cauchi MP, Robb PM, Zemple RP, Ball TC. Radial artery pseudoaneurysm: a simplified treatment method. *J Ultrasound Med* 2014 Aug.;33(8):1505-9.
224. Suchoń E, Jakala J, Dykla D et al. Radial artery pseudoaneurysm as an extremely rare complication associated with transradial catheterization. *Kardiol Pol* 2013;71(5):542.

Capítulo 53

Traumas Visceral e Periférico

- *Costantino Del Giudice*
- *Marc Sapoval*
- *André Moreira de Assis*
- *Susyanne de Lavor Cosme*

CONTEÚDO

- INTRODUÇÃO 735
- MECANISMOS DO TRAUMA 735
- ATENDIMENTO INICIAL DO PACIENTE POLITRAUMATIZADO 735
- ESTUDO ANGIOGRÁFICO NO TRAUMA 736
- CENÁRIOS CLÍNICOS 738
- CONCLUSÕES 742
- REFERÊNCIAS BIBLIOGRÁFICAS 742

INTRODUÇÃO

Nas últimas décadas observou-se aumento significativo dos casos de trauma, sobretudo relacionados com os acidentes automobilísticos e armas de fogo. O trauma se tornou a principal causa de morte entre jovens e é responsável por alto índice de afastamento do trabalho, superando câncer e doenças cardiovasculares. A hemorragia arterial não reconhecida ou não tratada é um fator importante de mortalidade precoce após o trauma, contribuindo com 30 a 40% dos casos.[1]

Historicamente, a exploração cirúrgica com ligadura de vasos era considerada a abordagem padrão para tratamento das lesões vasculares, com vasta experiência obtida durante o período da Segunda Guerra Mundial.[2] Com o desenvolvimento das novas técnicas de tratamento durante a década de 1960, as ligaduras e amputações se tornaram menos frequentes. Nas duas últimas décadas, foi observada importante mudança no padrão de tratamento das lesões vasculares traumáticas, que passaram a ser abordadas mais frequentemente pela via endovascular, de forma isolada ou combinadamente com outras técnicas cirúrgicas.[3]

A embolização transcatéter foi inicialmente descrita pelo grupo de Charles Dotter, em 1970,[4] quando coágulo autólogo foi utilizado para controle de hemorragia digestiva alta. A partir de então, a utilização da Radiologia Intervencionista no trauma ganhou notoriedade rapidamente; houve ainda acelerado desenvolvimento dos métodos de imagem, como a angiografia com subtração digital e a tomografia computadorizada (TC), além do desenvolvimento de novas técnicas e dispositivos. Não menos importante, houve aperfeiçoamento do médico radiologista intervencionista, que passou a compor o grupo multidisciplinar de atendimento ao trauma, acelerando o diagnóstico e tratamento desses pacientes no cenário de emergência.[5,6]

MECANISMOS DO TRAUMA

A identificação correta do mecanismo das lesões é essencial para a escolha mais apropriada das opções diagnóstica e terapêutica a serem empregadas. Lesões vasculares em ambiente urbano se devem comumente a ferimentos penetrantes (facas ou projéteis). Acidentes automobilísticos e quedas são as causas mais comuns de lesões contusas. Estas últimas envolvem maior morbidade, sobretudo se associadas a fraturas, luxações ou esmagamentos de tecidos moles ou nervoso.[7]

O trauma visceral responde por 13 a 15% dos casos de acidentes fatais, contribuindo ainda com significativa parcela da mortalidade tardia por sepse. Decorrem de diversos mecanismos (Quadro 53-1) e são divididos em grupos:

A) Traumatismos penetrantes.
B) Traumatismos fechados ou contusos.

O reconhecimento destes grupos é de extrema importância para a escolha da conduta diagnóstica e terapêutica, assim como avaliação do prognóstico.

Lesões penetrantes significativas ocorrem em 80% dos ferimentos por projétil de arma de fogo. No Quadro 53-2 estão descritas as lesões mais frequentes após o traumatismo abdominal penetrante. A grande maioria destes ferimentos, principalmente provocados por projéteis de arma de fogo, deve ser tratada cirurgicamente em função das altas taxas de lesões intraperitoneais associadas.[8]

A incidência dos traumatismos abdominais fechados tem aumentado consideravelmente em grandes centros urbanos, onde o acidente automobilístico é o mais comum.[8] Órgãos parenquimatosos são acometidos frequentemente em razão da súbita transferência de energia após o impacto, determinando lacerações e rupturas. As lesões abdominais mais frequentes estão descritas no Quadro 53-3.

ATENDIMENTO INICIAL DO PACIENTE POLITRAUMATIZADO

Pacientes politraumatizados devem ser minuciosamente examinados quanto à existência de fatores de risco imediatos por meio do algoritmo do ATLS (*Advanced Trauma Life Support*) para determinar permeabilidade das vias aéreas, perfusão e identificação de déficits neurológicos. Alterações são corrigidas conforme a ordem de importância.

Quadro 53-1. Etiologia das lesões abdominais

Penetrante	Fechado
Projétil de arma de fogo	Acidentes automobilísticos
Ferimento por arma branca	Explosões
	Atropelamentos
	Agressões
	Esmagamentos

Quadro 53-2. Traumatismo abdominal penetrante: lesões mais frequentes

Órgão	%
Fígado	37
Intestino delgado	26
Estômago	19
Cólon	17
Lesão vascular	13
Lesão de retroperitônio	10

Quadro 53-3. Lesões mais frequentes no traumatismo abdominal fechado

Órgão	%
Baço	42
Fígado	35
Diafragma	5
Intestinos	5
Rim	3

A ressuscitação cardiorrespiratória é iniciada por meio de proteção à via aérea, ventilação, acesso venoso central e correção da volemia. Abordagens secundárias e exame físico mais pormenorizado são postergadas. A avaliação dos sinais vitais, administração de fluidos e analgesia são particularmente importantes para casos de fraturas ou traumas cranioespinhais dolorosos.

A intubação orotraqueal é necessária nos casos de disfunção respiratória grave, dispneia ou sinais de choque.

A inspeção deve buscar hematomas, equimoses ou petéquias e correlacioná-las com o trajeto de vasos ou topografia de órgãos intra-abdominais onde o trauma pode determinar hemorragias graves.

A palpação, ausculta e percussão podem ser úteis na localização de pontos de dor, fluidos, gases ou massas. A dilatação de vasos superficiais da parede abdominal pode indicar o aumento da pressão intra-abdominal.

Exames físicos isolados do abdome, principalmente nos traumas contusos, são subjetivos e podem apresentar resultados ambíguos. Estudos retrospectivos demonstraram resultados falso-negativos em 45% dos pacientes politraumatizados atendidos no setor de emergência, número que se eleva para 84% naqueles com fraturas múltiplas. Por este motivo, recomenda-se que pacientes com histórico de trauma abdominal devam ser avaliados sistematicamente por meio de métodos de imagem a fim de descartar lesões intra-abdominais clinicamente significativas.[6]

A investigação diagnóstica abdominal inicial, em casos suspeitos, consiste no lavado peritoneal diagnóstico (LPD) ou TC realizados com diferentes protocolos e contraste intravenoso, oral e retal. Entretanto, o exame denominado FAST, tradução da sigla inglesa para *focused assesment with sonography for trauma*, pode ser realizado pelo próprio médico do setor de emergência em tempo médio de dois minutos. Este tipo de avaliação pode ser considerado extensão do exame clínico por ser objetivo, direcionado à detecção da presença ou ausência de hemoperitônio, devendo ser considerado no diagnóstico inicial.

Pacientes hemodinamicamente instáveis que apresentaram reversão do quadro após medidas iniciais de ressuscitação, aqueles sob risco de apresentarem lesões vasculares ou abdominais graves e aqueles com exames não sugestivos de sangramento ativo evoluindo estáveis devem ser avaliados por meio do exame vascular periférico e abdominal, exames laboratoriais e exames de imagem seriados não invasivos ou invasivos para decisão terapêutica final.[6]

ESTUDO ANGIOGRÁFICO NO TRAUMA

Indicações e Contraindicações

Para a indicação de estudo angiográfico, devem-se levar em consideração o risco e o tempo necessários para sua realização, assim como as condições clínicas e hemodinâmicas do paciente. Os exames de imagem têm maior valor na detecção e tratamento de lesões ocultas e nas localizações de difícil acesso cirúrgico.

As arteriografias são contraindicadas em casos em que há necessidade de exploração cirúrgica imediata por conta de outras lesões com maior prioridade.[8] Contraindicações relativas para arteriografia incluem história de alergia a contraste iodado, asma ou disfunção renal.

Sinais angiográficos fortemente sugestivos de lesão vascular devem ser considerados na decisão da terapêutica, sendo eles:[9]

A) Extravasamento de contraste (seja para o meio externo, cavidades ou contido por tecidos adjacentes, os pseudoaneurismas).
B) Estreitamento da coluna de contraste (lesão intimal, mural ou extrínseca).
C) Dilatação vascular (ruptura intimal com preservação da média e adventícia ou nas fístulas arteriovenosas).
D) Falhas de enchimento (*flap* intimal, hematoma mural, êmbolo, trombo ou corpo estranho).
E) Estagnação do meio de contraste.
F) Fístulas arteriovenosas agudas.
G) Oclusão vascular (trombose).

Apesar de ser considerada padrão ouro para o diagnóstico de lesões vasculares, a angiografia não é o exame ideal para avaliação inicial dos casos de trauma abdominal agudo, pois não permite excluir outros tipos de lesões associadas, como as de vísceras ocas.[10] Outros exames, como a ultrassonografia (US), TC e ressonância magnética (RM), apresentam melhores taxas de sensibilidade e especificidade.

Nas lesões de vísceras maciças, além dos achados angiográficos clássicos relacionados com as lesões vasculares, outros, como áreas parenquimatosas hipovasculares e desvio ou deformidade no contorno visceral normal, podem sugerir tais lesões.

Procedimentos Básicos e Materiais em Radiologia Intervencionista para o Tratamento do Trauma

Os principais tipos de intervenções endovasculares aplicáveis aos casos de trauma incluem as embolizações e angioplastias com o uso de *stents* revestidos.[11] É necessário o conhecimento detalhado da anatomia da lesão-alvo a fim de definir a abordagem mais adequada.

Inicialmente, o vaso-alvo deve ser avaliado: é essencial considerar a tortuosidade, o melhor acesso e sua dimensão. De fato, alguns materiais necessitam de catéter-guia para serem liberados corretamente na região-alvo, como *stents* revestidos e plugues vasculares. Por outro lado, outros agentes, como molas e partículas, podem ser usados por um microcatéter capaz de navegar com maior facilidade por vasos tortuosos e angulados.

O radiologista intervencionista deve definir claramente o objetivo final do procedimento: algumas lesões vasculares traumáticas, como perfuração da artéria por projétil de arma de fogo, podem ser tratadas pelo uso de *stent* revestido (Fig. 53-1) ou embolização seletiva de pseudoaneurisma

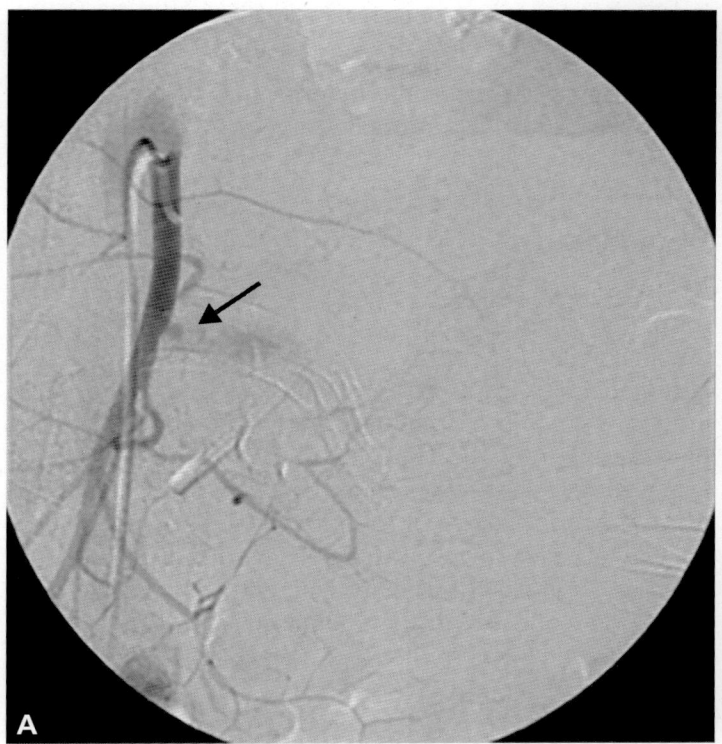 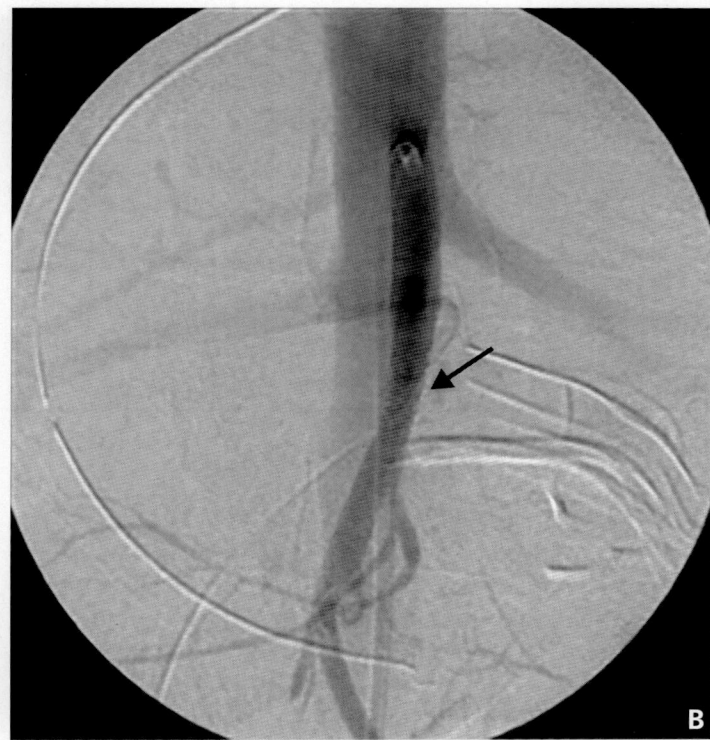

Fig. 53-1. (A) Estudo arteriográfico com subtração digital após cateterismo da artéria mesentérica superior demonstrando sangramento ativo (seta) proveniente de lesão da artéria mesentérica superior; (B) tratado por meio de implante de *stent* revestido (seta), com preservação da vascularização distal.

com microcatéter. Estas técnicas são utilizadas a fim de manter a perviedade do vaso e vascularização do território distal. A outra opção é a exclusão definitiva da artéria por embolização, que pode ser temporária ou permanente. A embolização temporária é útil naquelas condições clínicas em que o efeito desejado da intervenção é a estabilização hemodinâmica do paciente, como no caso de paciente politraumatizado com choque hemorrágico, quando a artéria lesada não vasculariza um território vital. Em outros casos de sangramento ativo, a embolização pode ser realizada com diferentes dispositivos de modo a obter oclusão definitiva, como molas e micromolas fibradas ou plugues vasculares (Fig. 53-2). Nestes casos, a embolização proximal ou distal seletiva pode ser realizada, de acordo com o tipo de

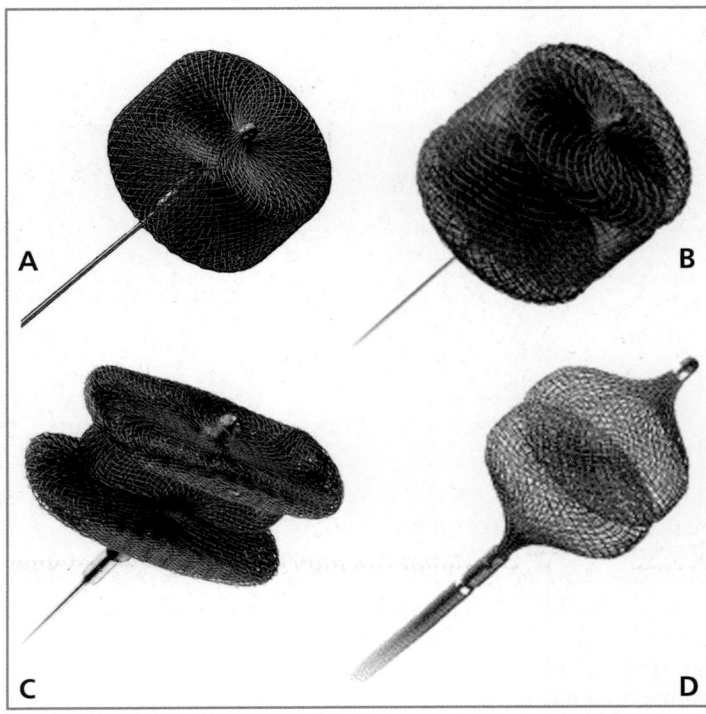

Fig. 53-2. (A-D) Plugues vasculares Amplatzer tipos I-IV (St. Jude Medical, St. Paul, Minnesota, EUA).

Quadro 53-4. Classificação genérica e exemplos de agentes embolizantes	
Tipo de agente	Exemplo
Biológico	Coágulo autólogo e tecidos
Hemostático absorvível	Gelfoam
Particulado não absorvível	PVA, esferas, molas, balão destacável
Polímero fluido	Cianoacrilato e onyx
Esclerosante tecidual	Álcool, ethamolin e glicose

órgão e a necessidade de manutenção do fluxo sanguíneo, a fim de evitar isquemia visceral. É importante o planejamento pré-procedimento minucioso em todos os casos, especialmente quando o tratamento envolve órgãos com vascularização terminal (como os rins e cólon), a fim de avaliar a presença de circulação colateral e realização da embolização tão seletiva quanto possível.

O Quadro 53-4 resume os principais agentes embolizantes utilizados na prática clínica.

CENÁRIOS CLÍNICOS

Trauma Renal

As lesões vasculares renais podem ser penetrantes (ferimentos por arma branca ou de fogo) ou contusas, no trauma abdominal fechado. Outras causas correspondem a lesões iatrogênicas: nas biópsias percutâneas, nefrostomias, nefrolitotomias e em procedimentos para o tratamento de neoplasias (radiofrequência ou crioablação). Muitas vezes, essas lesões resultam em hemorragia ativa, pseudoaneurismas ou fístulas arteriovenosas, imediatas ou tardias.[12] De acordo com a classificação proposta pela Associação Americana para a Cirurgia do Trauma, normalmente lesões graus I e II, correspondendo a contusões, hematomas e pequena laceração dentro de um centímetro do córtex renal, são tratadas

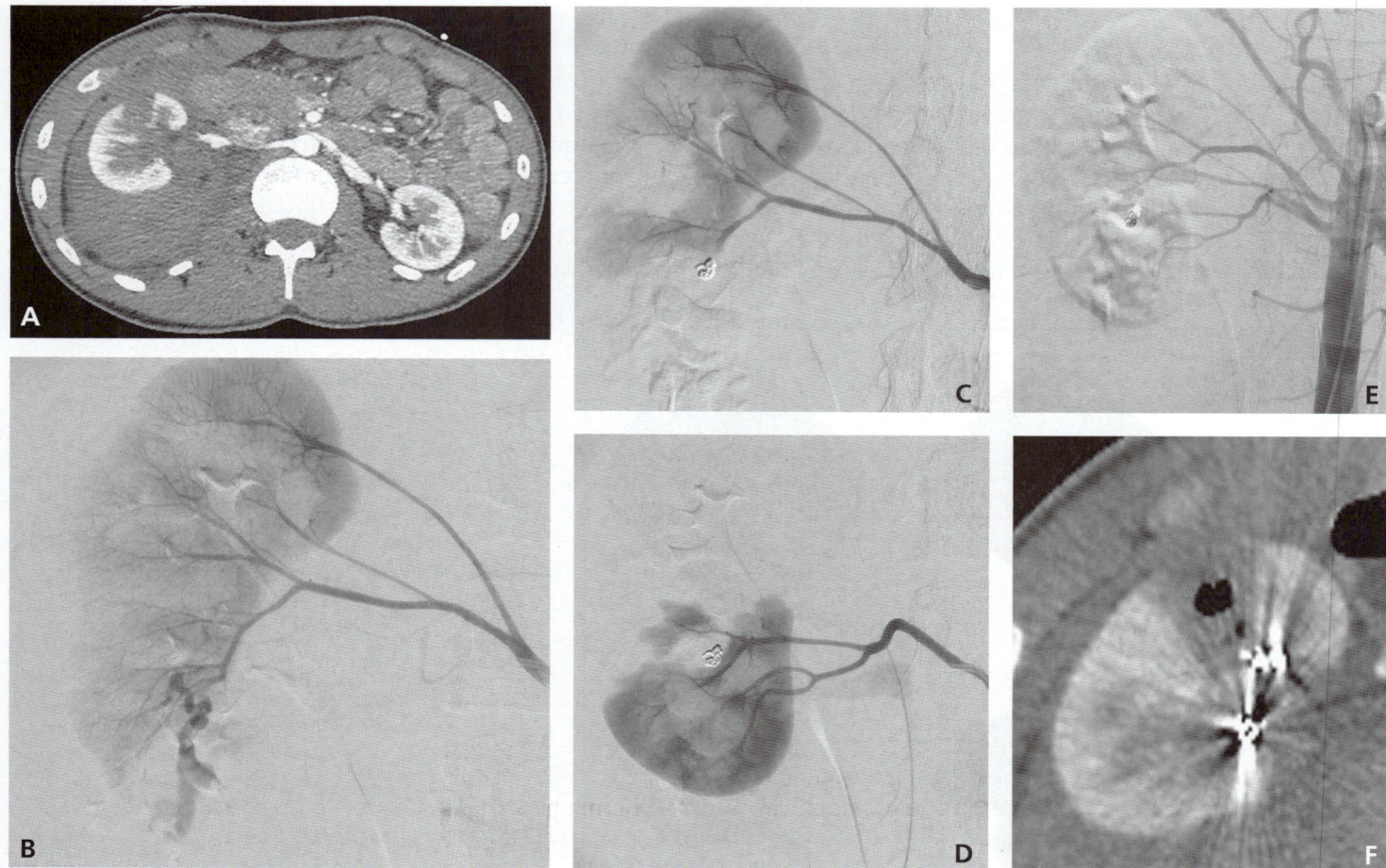

Fig. 53-3. Trauma renal penetrante por arma branca com hematoma subcapsular e perirrenal extensos evidenciados (**A**) à TC com contraste venoso. (**B**) A arteriografia renal direita seletiva demonstrou ainda a presença de fístula arteriovenosa e foco de sagramento ativo associado. (**C**) Embolização seletiva com micromolas. (**D-F**) Arteriografias e TC de controle evidenciando resolução das lesões arteriais e pequena área de infarto parenquimatoso decorrente do tratamento.

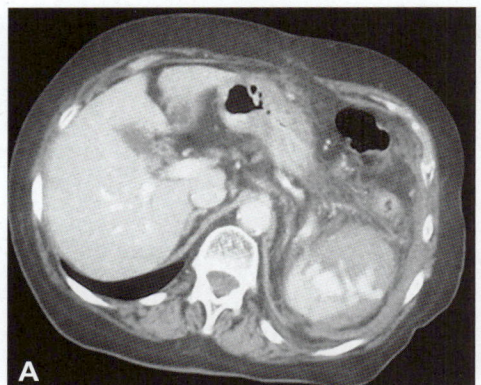 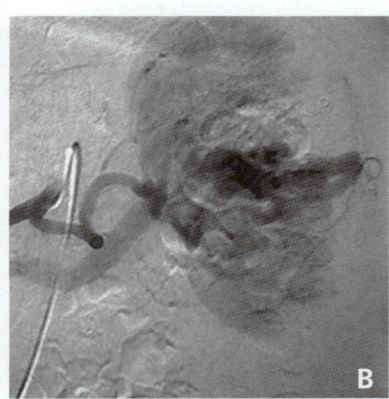 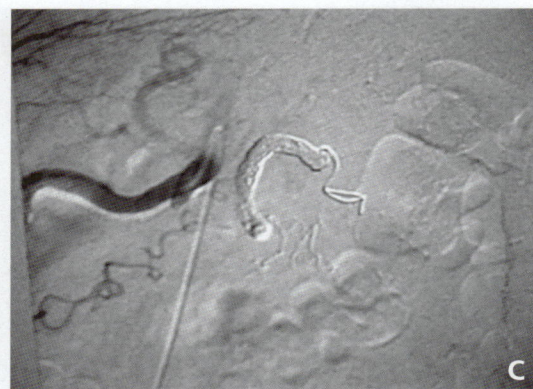

Fig. 53-4. Trauma esplênico com evidência de sangramento arterial ativo (**A**) pela TC e pela arteriografia (**B**), (**C**) tratado por meio de embolização da artéria esplênica com molas fibradas.

por meio de tratamento conservador, exceto na presença de sangramento ativo. Os traumas mais graves, de graus III a V, ou com evidência de hemorragia não controlada podem ser eficazmente tratados por embolização transcateter, atingindo os objetivos de hemostasia e maximizando a preservação do parênquima renal.[13]

A embolização renal é geralmente realizada utilizando-se um sistema coaxial. Inicialmente, a aortografia é realizada para avaliação de potenciais variações anatômicas da artéria renal, sendo obrigatória na ausência de pré-avaliação por TC. A angiografia seletiva da artéria renal é realizada com catéter diagnóstico (geralmente um Cobra, Mikaelson ou Simmons) e confirmará ou não a presença da lesão arterial, bem como suas características anatômicas. Em seguida, o cateterismo superseletivo da artéria-alvo é realizado, utilizando um microcatéter, seguido do tratamento através do material embolizante de escolha (Fig. 53-3).

Fisher et al.[8] demonstraram resultados de embolização com técnica superseletiva com perda de menos de 30% do parênquima em 12 de 15 pacientes com quadro de trauma renal. Ao contrário das artérias esplênica e hepática, os ramos arteriais renais são terminais, e sua embolização deve objetivar o máximo de preservação do parênquima renal.

Trauma Esplênico

O tratamento endovascular de lesões traumáticas do baço é uma abordagem cada vez mais utilizada por causa das várias vantagens em comparação ao tratamento cirúrgico convencional. Numerosos estudos têm demonstrado melhores taxas de salvamento do baço, desde que a angiografia foi incorporada ao protocolo de tratamento do trauma esplênico.[14] A correção endovascular poupa o paciente de um procedimento mais invasivo e, diferente da esplenectomia, geralmente permite preservação de um volume significativo de parênquima esplênico funcional.

Mantida parcial ou integralmente a função imune do baço, reduz-se o risco de sepse pós-operatória e infecção por bactérias encapsuladas, incluindo *Streptococcus pneumoniae*, *Haemophilus influenzae* tipo B e *Neisseria meningitides*. Estudos evidenciam que a resposta imune do baço é significativamente maior nos tratados com embolização arterial esplênica em comparação à esplenectomia, especialmente nos casos de embolizações mais seletivas.[14]

A equipe multidisciplinar de avaliação do paciente deve-se basear nos achados de imagem e no estado hemodinâmico do paciente para orientar a indicação da angiografia. Conforme as orientações da Associação Americana para o Cirurgia do Trauma, lesões graus I e II são manejadas de forma conservadora. Nos traumas esplênicos, lacerações arteriais com extravasamento ativo de contraste, formação de pseudoaneurismas ou de fístulas arteriovenosas são comuns, e todas essas lesões são passíveis de correção endovascular.[15,16] Diferentemente do rim, o baço apresenta extensa rede de circulação colateral arterial (ramos gástricos curtos e da artéria gastroepiploica), que poderá preservar a função do órgão após a embolização da artéria principal. Em razão dessa característica anatômica, podem-se adotar diversas técnicas de embolização nos diferentes tipos de lesões do baço, incluindo embolização da artéria esplênica com molas ou plugue vascular, nos casos de sangramento difuso (Fig. 53-4), ou embolização seletiva distal com micromolas ou adesivo tecidual.[15,16] A angioplastia com implante de *stent* revestido é importante recurso usado nos traumas esplênicos envolvendo as artérias esplênicas proximal e média, preservando o fluxo arterial normal para o órgão, principalmente na ausência de grande tortuosidade.

A fim de reduzir o risco de envolvimento pancreático, a embolização da artéria esplênica deve ser realizada distalmente aos seus principais ramos, as artérias pancreáticas dorsal e magna, especialmente se for realizada com adesivo tecidual.

Trauma Hepático

O trauma hepático pode resultar em lesões vasculares arteriais, portais e das veias hepáticas. No trauma contuso, o reparo cirúrgico está relacionado com a alta taxa de mortalidade (33%); desta maneira, o tratamento conservador ou minimamente invasivo tornou-se o padrão de atendimento.[17]

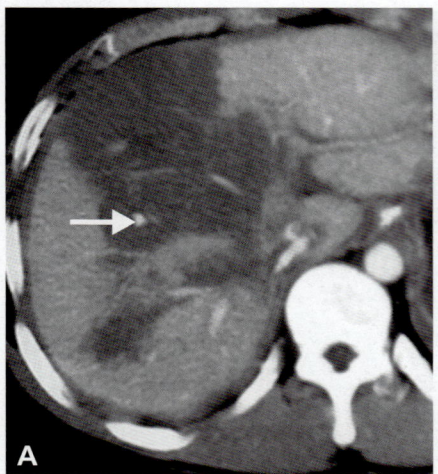 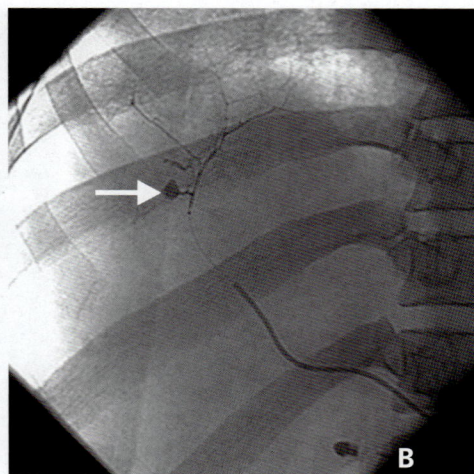 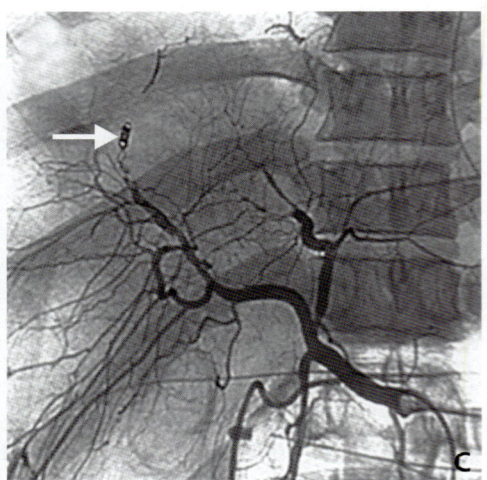

Fig. 53-5. Trauma hepático extenso com formação de pseudoaneurisma de ramo da artéria hepática direita (**A**) diagnosticado pela TC (seta) e (**B**) confirmado pela arteriografia (seta). (**C**) Embolização seletiva com micromola fibrada (seta).

O duplo fornecimento de sangue do fígado (sistemas arterial e portal) permite a embolização segura dos ramos da artéria hepática na grande maioria dos casos. No entanto, se o sangramento for difuso e necessitar de embolização menos seletiva, é importante a confirmação da preservação do fluxo portal intra-hepático, seja pela TC ou pela portografia indireta transcatéter.

Pacientes hemodinamicamente instáveis com lesões hepáticas são ainda muitas vezes abordados cirurgicamente, mas estima-se que 50 a 80% deles possam ser submetidos a tratamento endovascular.[18] Por outro lado, pacientes estáveis com lesões vasculares hepáticas são bons candidatos ao tratamento endovascular, independentemente do grau. Extravasamento de contraste durante a angioTC é compatível com lesões hepáticas de alta gravidade, e nesses pacientes o tratamento conservador deve ser evitado. Mesmo as lesões traumáticas complexas com laceração profunda do parênquima são normalmente passíveis de embolização, em vez de cirurgia convencional.[19]

No caso de sangramento ativo localizado, o cateterismo seletivo e embolização utilizando micromolas ou adesivo tecidual constituem o tratamento de escolha (Fig. 53-5). Na presença de sangramento difuso com lesões multifocais, a embolização temporária usando Gelfoam ou mesmo micropartículas inabsorvíveis pode ser realizada. Lesões das artérias hepáticas comum e própria preferencialmente devem ser tratadas com implante de *stents* revestidos, com intuito de preservar o fluxo sanguíneo arterial hepático.

A complicação mais frequente após a embolização hepática é uma colecistite isquêmica decorrente da embolização da artéria cística. Desta maneira, a embolização é mais segura quando realizada distalmente à origem desta artéria. Outras complicações incluem necrose parenquimatosa com formação de abscessos e alteração transitória da função hepática.

Trauma Pélvico

O manejo do trauma pélvico é complexo por causa da frequente presença de lesões associadas, incluindo fraturas ósseas e acometimento torácico e/ou abdominal concomitante. As complicações hemorrágicas relacionadas com o trauma pélvico podem ser decorrentes de sangramento das superfícies ósseas fraturadas ou de lesões vasculares pélvicas profundas, incluindo laceração do plexo venoso sacral ou lesão dos vasos ilíacos e dos seus ramos.[20] As lesões vasculares relacionadas são bilaterais em cerca de 63% dos casos e proveniente de múltiplos focos em 61% dos pacientes. A mortalidade global decorrente do trauma pélvico varia entre 18-40%.[21]

Lacerações arteriais normalmente necessitam de tratamento específico, preferencialmente por meio de embolização transcatéter, que é efetiva no controle do sangramento em 85-100% dos casos.[22] Instabilidade hemodinâmica e extravasamento do meio de contraste na angioTC são sinais sugestivos de lesão arterial com sangramento ativo.[23] Desta maneira, na presença destes fatores, arteriografia pélvica com intuito de embolização deve ser realizada, após exclusão de outras fontes de hemorragia (torácica e abdominal).

O procedimento deve-se iniciar com a arteriografia pélvica diagnóstica, exceto nos casos em que a fonte de sangramento já tenha sido identificada na angioTC ou caso o paciente apresente-se hemodinamicamente instável. Neste caso, microcateterização e embolização seletiva do ramo-alvo devem ser realizadas prontamente.

Em caso de lesões extensas com sangramento proveniente de múltiplos focos, embolização não seletiva de uma ou ambas as artérias ilíacas internas pode ser realizada, mais frequentemente com Gelfoam. A mesma conduta também deve ser considerada em pacientes hemodinamicamente instáveis em que a fonte de sagramento pélvico não foi identificada pela arteriografia. Lesões pontuais, como pseudoaneurismas, fístulas arteriovenosas ou focos de

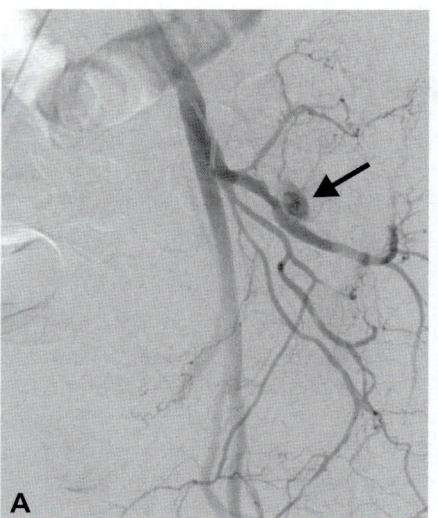 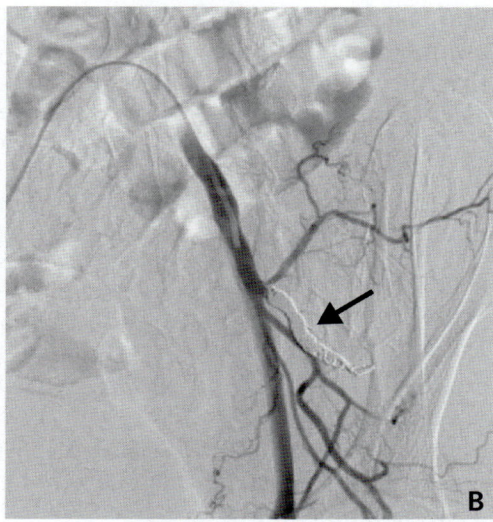 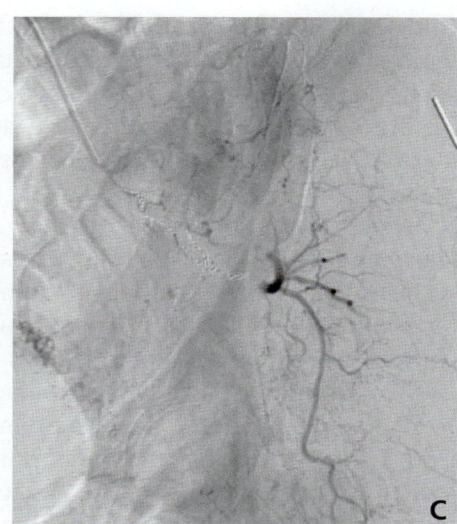

Fig. 53-6. (**A**) Trauma pélvico penetrante com pseudoaneurisma da artéria glútea superior esquerda evidenciado à arteriografia seletiva da artéria ilíaca interna. (**B**) Embolização seletiva da artéria glútea superior com micromolas fibradas (seta). (**C**) Arteriografia de controle com resolução do pseudoaneurisma e reenchimento dos ramos distais da artéria glútea superior através de anastomose com ramos da artéria glútea inferior.

extravasamento ativo, são mais precisamente embolizadas com micromolas (Fig. 53-6) ou adesivo tecidual. Finalmente, no caso de lesões de grandes artérias, como as ilíacas comuns ou externas, pode ser necessário o implante de *stents* revestidos com intuito de preservação do fluxo arterial para os membros inferiores.[21]

As artérias mais frequentemente laceradas no trauma pélvico são: glútea superior (Fig. 53-6), pudenda interna, sacral lateral, ileolombar e glútea inferior.[24] É imperativo ainda o conhecimento das redes de circulação arterial colateral pélvica, que se fazem mais frequentemente por ramos da artéria ilíaca interna contralateral, mesentérica inferior, ramos lombares, sacral média, epigástricas inferiores e circunflexas ilíacas. A avaliação incorreta dos aspectos anatômicos pode resultar tanto em falha da embolização com recorrência do sangramento, como complicações isquêmicas, que incluem necroses glútea e vesical, parestesias, cicatrização inadequada e infecções profundas.[21,25] Tais complicações isquêmicas estão mais frequentemente associadas à embolização bilateral não seletiva. Desta maneira, sempre que técnica e clinicamente possível, a embolização seletiva deve ser realizada, exceto em caso de lesões múltiplas em pacientes hemodinamicamente instáveis.

Trauma das Extremidades

Na maior parte dos casos, as lesões vasculares das extremidades são decorrentes de trauma penetrante. Mais raramente, trauma contuso associado a fraturas e luxações também pode resultar em lacerações de ramos arteriais ou venosos.

O exame físico pode evidenciar sangramento ativo, ausência de pulsos, hematomas pulsáteis ou em expansão, ou sinais de isquemia distal.[9] Na arteriografia, os achados típicos são pseudoaneurismas, fistulas arteriovenosas, extravasamento do meio de contraste, oclusão ou dissecção arterial.

Ramos arteriais musculares e artérias proximais, como a femoral e braquial profundas, podem ser embolizados

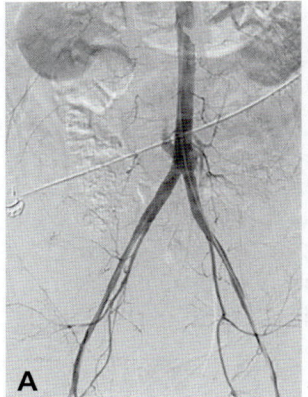 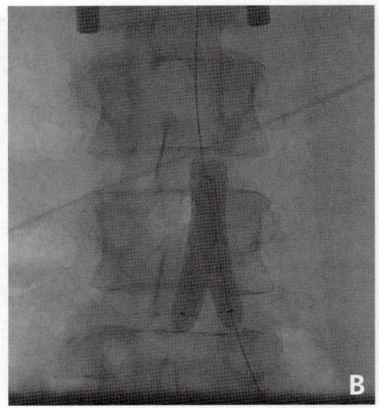 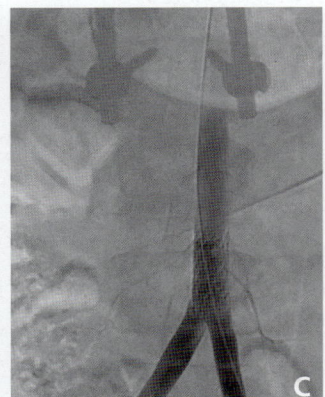 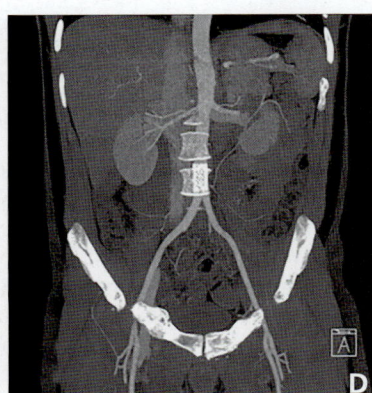

Fig. 53-7. (**A**) Aortografia demonstrando laceração da aorta distal com extravasamento ativo do meio de contraste decorrente de projétil de arma de fogo. (**B**) Tratamento endovascular por meio do implante de dois *stents* e controle do sangramento, como demonstrado (**C**) na aortografia e (**D**) na TC de controle.

com segurança. Por outro lado, artérias principais, como a femoral superficial, poplítea e axilar, não devem ser embolizadas por causa do risco de isquemia com risco de perda de membro. Nesses casos, o implante de *stent* revestido é o método de tratamento de escolha (Fig. 53-7).

CONCLUSÕES

O tratamento endovascular das lesões traumáticas periféricas e viscerais é uma alternativa minimamente invasiva que apresenta excelentes resultados clínicos, substituindo as abordagens cirúrgicas convencionais em casos selecionados, em razão de sua menor morbidade.

A Radiologia Intervencionista tem papel bem estabelecido para pacientes hemodinamicamente estáveis com lesão vascular periférica ou de órgãos sólidos, e estudos recentes sugerem que alguns pacientes instáveis também podem-se beneficiar de tratamentos minimamente invasivos, com consequente redução da necessidade de cirurgias abertas, associadas à maior morbidade. No entanto, por causa da gravidade deste grupo de pacientes, evidências científicas comparando o uso das técnicas radiológicas intervencionistas à cirurgia convencional ainda são escassas, e estudos envolvendo maior número de pacientes são desejáveis para consolidação desses conceitos.

REFERÊNCIAS BIBLIOGRÁFICAS

1. Zealley IA, Chakraverty S. The role of interventional radiology in trauma. *BMJ* 2010;340:c497.
2. DeBakey ME, Simeone FA. Battle injuries of the arteries in world war II: an analysis of 2,471 cases. *Ann Surg* 1946;123:534-79.
3. Bauer JR, Ray CE. Transcatheter arterial embolization in the trauma patient: a review. *Semin Intervent Radiol* 2004;21:11-22.
4. Rosch J, Dotter CT, Brown MJ. Selective arterial embolization. A new method for control of acute gastrointestinal bleeding. *Radiology* 1972;102:303-6.
5. Jackson JE, Mitchell A. Advanced vascular interventional techniques in the management of trauma. *Semin Int Rad* 1997;14:139-50.
6. Trunkey D. Torso trauma. *Curr Probl Surg* 1987;24:209-65.
7. Peitzman AB, Ferrada P, Puyana JC. Nonoperative management of blunt abdominal trauma: have we gone too far? *Surg Infect* 2009;10:427-33.
8. Parmley LF, Mattingly TW, Manion WC et al. Nonpenetrating traumatic injury of the aorta. *Circulation* 1958;17:1087-101.
9. Frykberg ER. Advances in the diagnosis and treatment of extremity vascular trauma. *Surg Clin North Am* 1995;75:207-23.
10. Weaver FA, Yellin AE. Complications of missed arterial injuries. *J Vasc Surg* 1993;18:1077-8.
11. Vaughn GD, Mattox KL, Feliciano DV et al. Surgical experience with expanded polytetrafluorethylene (PTFE) as a replacement graft for traumatized vessels. *J Trauma* 1979;19:403-8.
12. Fisher RG, Ben-Menachem Y, Whigham C. Stab wounds of the renal artery branches: angiographic diagnosis and treatment by embolization. *Am J Roentgenol* 1989;152:1231-5.
13. Dinkel HP, Danuser H, Triller J. Blunt renal trauma: minimally invasive management with microcatheter embolization experience in nine patients. *Radiology* 2002;223:723-30.
14. Capecci LM, Jeremitsky E, Smith RS, Philp F. Trauma centers with higher rates of angiography have a lesser incidence of splenectomy in the management of blunt splenic injury. *Surgery* 2015;158:1020-4.
15. Sclafani SJ, Shaftan GW, Scalea TM et al. Nonoperative salvage of computed tomography-diagnosed splenic injuries: utilization of angiography for triage and embolization for hemostasis. *J Trauma* 1995;39:818-25.
16. Hagiwara A, Yukioka T, Ohta S et al. Nonsurgical management of patients with blunt splenic injury: efficacy of transcatheter arterial embolization. *Am J Roentgenol* 1996;167:159-66.
17. Asensio JA, Petrone P, Garcia-Nunez L et al. Multidisciplinary approach for the management of complex hepatic injuries AAST-OIS grades IV-V: a prospective study. *Scand J Surg* 2007;96:214-20.
18. Schwartz RA, Teitelbaum GP, Katz MD, Pentecost MJ. Effectiveness of transcatheter embolization in the control of hepatic vascular injuries. *J Vasc Interv Radiol* 1993;4:359-65.
19. Pachter HL, Knudson MM, Esrig B et al. Status of nonoperative management of blunt hepatic injuries in 1995: a multicenter experience with 404 patients. *J Trauma* 1996;40:31-8.
20. Comai A, Zatelli M, Haglmuller T, Bonatti G. The role of transcatheter arterial embolization in traumatic pelvic hemorrhage: not only pelvic fracture. *Cureus* 8(8): e722. DOI 10.7759/cureus.722.
21. Salazar GMM, Walker G. Evaluation of management of acute vascular trauma. *Tech Vasc Interventional Rad* 2009;12:102-16.
22. Costantini TW, Bosarge PL, Fortlage D et al. Arterial embolization for pelvic fractures after blunt trauma: are we all talk? *Am J Surg* 2010;200:752-7.
23. Davis JW, Moore FA, McIntyre RC et al. Western trauma association critical decisions in trauma: management of pelvic fracture with hemodynamic instability. *J Trauma* 2008;65:1012-5.
24. Dondelinger RF, Trotteur G, Ghaye B et al. Traumatic injuries: radiological hemostatic intervention at admission. *Eur Radiol* 2002;12:979-93.
25. Shi J, Gomes A, Lee E et al. Complications after transcatheter arterial embolization for pelvic trauma: relationship to level and laterality of embolization. *Eur J Orthop Surg Traumatol* 2016 Dec.;26(8):877-83. DOI 10.1007/s00590-016-1832-5.

Capítulo 54

Trombólise Intravascular Periférica e Visceral

- *Carlos Gustavo Coutinho Abath*
- *Marco Antônio Cassiano Perez Rivera*
- *Gustavo Henrique Vieira de Andrade*
- *Bruce Bezerra Martins*

CONTEÚDO

- ✓ INTRODUÇÃO 744
- ✓ AGENTES TROMBOLÍTICOS 744
- ✓ OUTROS AGENTES TROMBOLÍTICOS 745
- ✓ TÉCNICA 745
- ✓ INDICAÇÕES 746
- ✓ CONTRAINDICAÇÕES 746
- ✓ TROMBÓLISE EM SITUAÇÕES ESPECÍFICAS 746
- ✓ COMPLICAÇÕES 756
- ✓ MANUSEIO DAS COMPLICAÇÕES 756
- ✓ CONCLUSÕES 757
- ✓ REFERÊNCIAS BIBLIOGRÁFICAS 757

INTRODUÇÃO

A fibrinólise sistêmica, por meio da infusão contínua de droga trombolítica por veia periférica, provou ser uma arma potente no tratamento das oclusões vasculares agudas em diferentes territórios do organismo. Apesar de sua comprovada eficácia, a técnica induz estado lítico sistêmico, responsável por significativas complicações hemorrágicas, impedindo seu uso mais generalizado. A partir do início da década de 1960, Charles Dotter introduziu o conceito da fibrinólise intravascular regional, como forma de diminuir os efeitos colaterais sistêmicos e incrementando a ação local da droga.[1]

Desde então, diversos trabalhos experimentais em animais e estudos clínicos comparativos em humanos têm demonstrado a superioridade da infusão regional em relação à infusão venosa sistêmica. Com esta técnica, é possível liberar o agente fibrinolítico diretamente no interior do trombo, em alta concentração, reduzindo-se a dose total e seus consequentes riscos. Paralelamente, são obtidos periodicamente estudos angiográficos e medidas pressóricas, para acompanhamento do processo trombolítico, evitando-se doses adicionais desnecessárias da droga, após o objetivo ter sido atingido. Além disso, com o intuito de potencializar a trombólise, podem ser empregadas outras técnicas endovasculares, como a trombectomia mecânica, ou melhorar a perviedade luminar a longo prazo, através da angioplastia de estenoses subjacentes, com ou sem o uso de stents.[2,3]

Contudo, esta abordagem requer estrutura adequada, como equipamento de angiografia digital, pessoal treinado e habilitado, além de retaguarda cirúrgica e a disponibilidade de uma Unidade de Terapia Intensiva.

AGENTES TROMBOLÍTICOS

Apesar de serem utilizados há mais de 30 anos, ainda não há consenso universal quanto ao melhor agente fibrinolítico, estando a indústria farmacêutica empenhada na evolução e descoberta de novas drogas. Apesar de possuírem diferentes mecanismos moleculares, o resultado final de todas as drogas consiste na conversão do plasminogênio em plasmina, responsável pela lise da fibrina.

Estreptoquinase

Foi o primeiro agente disponível, atualmente não é mais usado. Produzido pelo estreptococos β-hemolítico do grupo C de Lancefield, é uma droga relativamente barata. Entretanto, pode ser antigênica, levando a reações alérgicas e resistência à droga, na vigência de exposição prévia à bactéria.

Seu mecanismo de ação é indireto, onde a estreptoquinase se combina com o plasminogênio sérico para formar um complexo ativador. Este complexo ativa a conversão do plasminogênio circulante em plasmina. Apresenta meia-vida de, aproximadamente, 23 minutos, sendo degradada pelo parênquima hepático. A dose mais comumente empregada é de 5.000 UI/h.

Uroquinase

A uroquinase é obtida da cultura de células do parênquima renal fetal. Por ser uma proteína humana desprovida de antigenicidade, não causa alergia ou resistência. Previamente, era o agente mais utilizado nos Estados Unidos, tendo sido retirado do mercado americano, em 1999, pelo receio de contaminação viral.

A uroquinase converte diretamente o plasminogênio em plasmina, tendo meia-vida de, aproximadamente, 16 minutos. A dose habitual é de 60.000 UI/h a 250.000 UI/h.

r-tPA (Alteplase)

O tPA é uma proteína que pode ser encontrada nos tecidos humanos, como o endotélio, sendo a forma recombinante do ativador do plasminogênio tecidual (r-tPA) um produto da engenharia genética.

O ativador do plasminogênio tecidual converte o plasminogênio em plasmina na superfície do trombo. Teoricamente, a ação estaria limitada ao plasminogênio do trombo-alvo, com pouca repercussão sistêmica. A meia-vida é de, aproximadamente, 5 minutos, e a dose usual, de 0,5 mg/h a 5 mg/h.

Nos últimos anos foi desenvolvida uma nova geração de drogas trombolíticas em que são incluídas moléculas mutantes de cadeia única do t-PA, ativadores quiméricos do plasminogênio, ativadores do plasminogênio associado a anticorpos monoclonais antifibrina, plaquetas ou trombomodulinas, além dos ativadores do plasminogênio de origens animal e bacteriana. São eles:

Reteplase

É uma molécula de cadeia única, originada da mutação de deleção da alteplase. Ela apresenta diminuição de até 1/5 da ligação com a fibrina e tempo de meia-vida de 14 a 18 minutos, por causa da diferença estrutural citada anteriormente.

Quando comparada ao r-tPA, a reteplase tem menor ligação ao endotélio e monócitos, aumentando seus níveis na circulação sanguínea. Seu mecanismo de ação consiste em catalisar a quebra do plasminogênio endógeno, gerando grande quantidade de plasmina que, estimulada pela própria presença da fibrina, a degrada na matriz do trombo, exercendo, assim, seu efeito fibrinolítico.

Em razão da proibição legal da uroquinase, a reteplase tem sido usada promissoramente no tratamento da oclusão vascular periférica, embora não haja grande variedade de estudos controlados na literatura. No entanto, existem alguns estudos que avaliam o uso da reteplase no tratamento do infarto agudo do miocárdio.

Entretanto, nos dois estudos subsequentes: *International Joint Efficacy Comparison of Thrombolytics* (INJECT) e *Global Use of Strategies to Open Occulated Coronary Arteries* (GUSTO III), apesar de demonstrarem altas taxas de TIMI-3, isto não se traduziu em redução da mortalidade nos pacientes tratados com reteplase (7,5% para reteplase *versus* 7,2% para alteplase).

A reteplase tem menor afinidade pela fibrina, e isto, nos leva a crer que ela penetre mais efetivamente no interior do trombo, propiciando lise mais rápida. A associação aos inibidores da glicoproteina IIb/IIIa parece promover aumento na eficácia da ação desses agentes trombolíticos, principalmente no que se refere à velocidade da lise intratrombo.

Tenecteplase

É resultante da mutação do t-PA com alteração na sequência de aminoácidos. Esta mudança confere ao tenecteplase maior seletividade pela fibrina e prolonga o seu tempo de meia-vida para 15 a 19 minutos. Embora a maioria dos estudos publicados a respeito do tenecteplase se reporte à síndrome coronariana aguda, vem aumentando significativamente a experiência do seu uso em trombose arterial periférica.

Um grupo publicou a sua experiência com a infusão contínua de tenecteplase em associação a inibidores da glicoproteína IIb/IIIa para trombose arterial periférica. A dose usada de tenecteplase foi de 0,25 a 0,5 mg/h com o tempo médio de infusão de 7,5 horas. Dos 48 pacientes com trombose iliacofemoral analisados, 35 (73%) obtiveram lise completa do trombo, sem a evidência de mortes, sangramento intracraniano ou eventos embólicos. O tempo de lise trombótica foi menor, embora o aumento do tempo de infusão pudesse implicar em complicações e intervenções cirúrgicas.

Estafiloquinase

Constitui-se no ativador do plasminogênio tecidual produzido por algumas cepas de *estafilococos aureus* e foi inicialmente descrito com propriedades fibrinolíticas, em 1948. Quando exposto à fibrina no trombo do plasma humano, a estafiloquinase reage com a plasmina, formando um complexo que age no plasminogênio, exercendo sua ação fibrinolítica. Qualquer plasmina que, eventualmente, seja liberada do trombo é rapidamente inativada pela α_2-antiplasmina, restringindo a ativação do plasminogênio pela estafiloquinase ao interior do trombo, minimizando seus efeitos colaterais. Entretanto, pacientes tratados com estafiloquinase podem desenvolver reações de hipersensibilidade decorrente da produção de anticorpos e terem seus títulos séricos positivos durante muitos meses.

Imunofibrinolíticos

Na tentativa de desenvolver agentes fibrina-específicos, anticorpos monoclonais antifibrina foram ligados à uroquinase ou estreptoquinase. Esses anticorpos parecem não possuir reação cruzada com o fibrinogênio e mostram acentuado efeito fibrinolítico quando comparados a agentes ativadores não modificados. Sendo assim, ele poderia alterar significativamente a atual abordagem da doença trombótica. Não obstante, sucessivas repetições terapêuticas poderiam requerer diferentes anticorpos monoclonais para prevenir reações imunológicas adversas.

OUTROS AGENTES TROMBOLÍTICOS

A fibrolase é uma enzima fibrinolítica de ação direta. É uma metaloprotease isolada do veneno de uma serpente que dissolve a fibrina através de um processo de hidrolise rápida. Alguns dados sugerem que a fibrolase dissolve o trombo muito mais rápido que os ativadores de plaminogênio, além de outras vantagens adicionais, como sua rápida inativação pela α_2- macroglobulina que é relativamente abundante na circulação sistêmica. A alfimeprase é uma variação recombinante da fibrolase que foi submetida a ensaios clínicos de oclusão arterial periférica, porém com resultados inconclusivos.

A amediplase também foi submetida a estudos clínicos. Ela é uma proteína quimérica que resulta da combinação de elementos dos ativadores do plasminogênio e de moléculas de cadeia simples da uroquinase. Experimentos em animais demonstraram que a amediplase possui efeito trombolítico mais potente e duradouro do que a alteplase.

TÉCNICA

Apesar da diversidade de técnicas e protocolos, a fibrinólise intravascular deve respeitar alguns princípios básicos. Inicialmente, deve ser feita a avaliação laboratorial do paciente, que servirá como base, a ser confrontada com as avaliações periódicas realizadas durante o procedimento. A avaliação inicial compreende hemograma, coagulograma com dosagem do fibrinogênio, ionograma e dosagem da glicose, ureia e creatinina séricas. Baseados nestes dados, o procedimento pode ser cancelado, postergado ou iniciado, concomitantemente às medidas restauradoras dos parâmetros alterados. A cada 6 horas são monitorados os seguintes parâmetros: hematócrito, hemoglobina, plaquetas, tempo de trombina, tempo parcial de tromboplastina e fibrinogênio. A queda do hematócrito e hemoglobina podem denunciar um sangramento, clinicamente silencioso. Se o nível sérico do fibrinogênio reduzir abaixo de 150 mg/dL, deve-se suspender o procedimento ou repor plasma fresco. O TTP deve ser mantido com o dobro do valor basal, na vigência de heparinização simultânea. Antes e durante o procedimento devem ser evitadas punções venosas centrais ou injeções intramusculares.[2,3]

O acesso vascular dependerá do sítio da oclusão vascular. Sempre que possível, é dada preferência à punção percutânea retrógrada de uma das artérias femorais comuns. A punção axilar é um acesso de exceção por causa do risco de hematoma com compressão do plexo braquial. A punção femoral anterógrada tem maior risco de hematoma retroperitoneal, devendo também ser evitada. Durante a punção deve-se ultrapassar apenas a parede anterior do vaso, com colocação de uma bainha introdutora de baixo perfil (5 ou 6 Fr).

Com o cateter devidamente posicionado, é feita angiografia diagnóstica para determinação do local do trombo e de sua extensão. Análise cuidadosa do leito vascular, proximal e distal à oclusão, pode evidenciar estenoses passíveis de correção endovascular. O estado da circulação colateral é importante na avaliação do grau de isquemia, indicando a necessidade de revascularização mais rápida, por uma técnica mais agressiva.

Com o auxílio de um cateter diagnóstico adequado e de um fio-guia de troca hidrofílico, posiciona-se um cateter reto multiperfurado no interior do trombo, de modo a otimizar a ação do fibrinolítico.

Existem basicamente duas maneiras de se introduzir a droga trombolítica. A forma clássica, e mais difundida, consiste na infusão contínua do agente fibrinolítico durante o período de 12 a 72 horas, mantendo-se o paciente em observação numa Unidade de Terapia Intensiva. As doses utilizadas variam de 2.500 a 10.000 UI/h para a estreptoquinase, 5.000 a 250.000 UI/h para a uroquinase e 0,5 a 5 mg/h para o TPA. A cada 6 horas é feita angiografia de controle, reposicionando-se o cateter quando necessário, até que se obtenha dissolução do trombo. O procedimento é encerrado com a lise do coágulo ou quando surgem complicações hemorrágicas. Se após 12 horas de infusão não houver dissolução do trombo, a terapia lítica deve ser interrompida. Durante as infusões, pode ser usada heparina sistêmica, para prevenir a formação de trombo ao redor do cateter ou no sítio de punção. Entretanto, seu uso potencializa o surgimento de complicações hemorrágicas.

Como alternativa à infusão contínua, existe a técnica de *pulse-spray* ou trombólise fármaco-mecânica, proposta por Bookstein e Valji.[2-4] Consiste na injeção forçada do agente fibrinolítico no interior do trombo, em doses concentradas, distribuídas em pulsos curtos, repetidos em pequenos intervalos. Nesta técnica é usado um fio-guia especial, que oclui a extremidade distal do cateter, fazendo com que a solução do trombolítico seja expelida em jatos, exclusivamente pelos furos laterais do cateter. Desta forma, haveria a fragmentação mecânica do coágulo com aumento da superfície exposta ao agente fibrinolítico e, consequente redução do tempo de fibrinólise.

O protocolo de fibrinólise intravascular, utilizado na ANGIORAD-Recife, faz a junção das duas técnicas, usando preferencialmente o r-TPA como droga fibrinolítica. Após posicionamento de um cateter multiperfurado (*pulse-spray* – COOK, UNI-FUSE – Angiodynamics) no interior do trombo, insere-se o guia oclusor distal, e injetam-se 10 mg de r-TPA concentrado, na forma de pulsos, com uma seringa de 1 mL. Com isto, fragmenta-se o trombo, e impregna-se o coágulo com uma dose de ataque, prosseguindo-se com a infusão contínua de solução, contendo 40 mg de r-TPA. Esta solução é administrada num período de 4 a 48 horas, dependendo da extensão do trombo, do local da oclusão e da condição clínica do paciente.

INDICAÇÕES

A fibrinólise intravascular transcateter pode ser usada nas oclusões agudas ou subagudas, em diversos pontos da árvore arterial, ou mesmo do sistema venoso. Cada região envolvida apresenta peculiaridades próprias, com fatores limitantes específicos, o que afeta diretamente os critérios de indicação da terapia. De modo geral, as melhores respostas ao tratamento fibrinolítico relacionam-se com oclusões recentes, em vasos calibrosos e com alto fluxo, notadamente na presença de bom leito vascular proximal e distal à lesão.

A sensibilidade à hipóxia, por parte do órgão ou tecido submetido à isquemia, é fator preponderante na determinação da janela terapêutica.

CONTRAINDICAÇÕES

As contraindicações podem ser relativas ou absolutas.[2,3,5] Existem ainda contraindicações específicas para determinadas situações clínicas, que serão comentadas separadamente.

A) Absolutas:
- Hemorragia interna ativa ou recente (menos de 10 dias).
- Isquemia irreversível do órgão ou membro.
- AVEI recente (menos de 3 meses).
- Neoplasia intracraniana.
- Craniotomia há menos de 2 meses.
- Trombo intracardíaco flutuante.

B) Relativas:
- História de hemorragia gastrointestinal.
- Cirurgia recente.
- Trauma recente.
- Ressuscitação cardiopulmonar recente.
- Hipertensão arterial grave e incontrolável.
- Êmbolos de origem cardíaca.
- Endocardite bacteriana subaguda.
- Coagulopatia.
- Gravidez e pós-parto imediato.
- Doença cerebrovascular grave.
- Retinopatia diabética hemorrágica.
- Paciente não cooperativo ou demenciado.

TROMBÓLISE EM SITUAÇÕES ESPECÍFICAS

Isquemia dos Membros Inferiores

A oclusão arterial aguda dos membros inferiores representa a indicação mais comum da terapia fibrinolítica intravascular. O tratamento cirúrgico por embolectomia, apesar de eficaz, costuma lesar o endotélio, aumentando a chance de retrombose. Além disso, 30% das embolectomias são incompletas, com demonstração angiográfica de trombos residuais.

A terapia trombolítica representa uma alternativa à embolectomia, podendo ser usada nas seguintes situações:

A) Trombose aguda de artéria nativa decorrente da doença aterosclerótica (Figs. 54-1 e 54-2).
B) Oclusão aguda de enxerto cirúrgico protético ou venoso (Fig. 54-3).
C) Trombose aguda de artéria nativa normal por oclusão embólica (Fig. 54-4).
D) Trombose aguda em sítio de intervenção prévia.

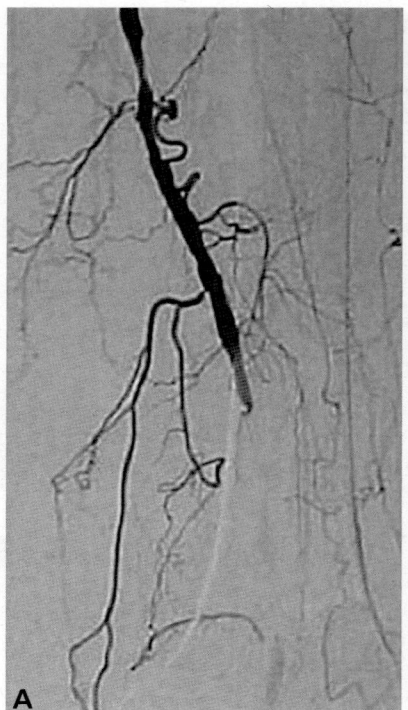 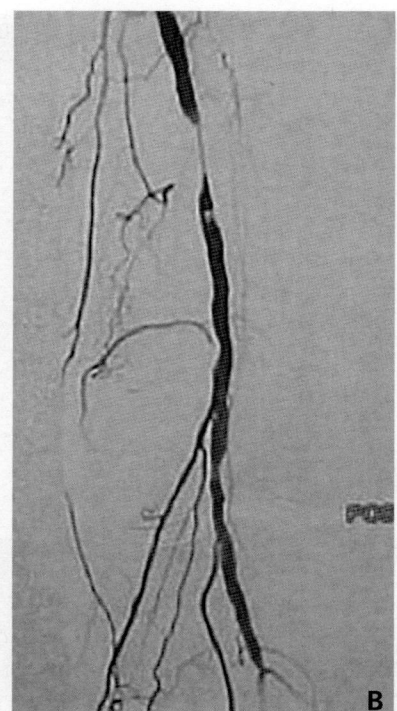 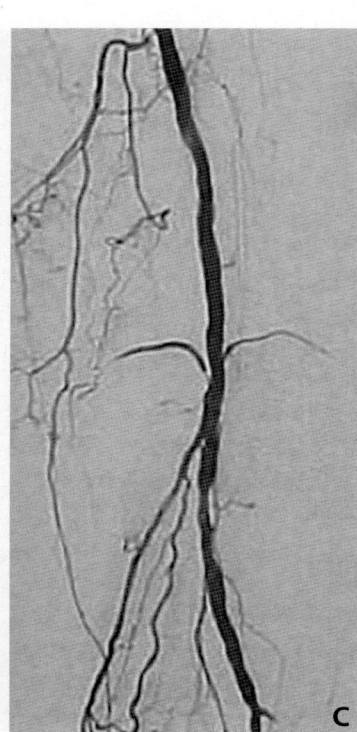

Fig. 54-1. (A) Paciente com isquemia aguda do membro inferior esquerdo com oclusão da transição femoropoplítea. (B) Submetido à terapia fibrinolítica com r-TPA com dissolução do trombo, evidenciando-se estenose suboclusiva (seta) neste segmento. (C) Realizada angioplastia com balão e excelente resultado final.

Quando o episódio trombótico ou embólico é recente, com menos de 72 horas, geralmente a resposta é favorável à fibrinólise. Os resultados pioram bastante após 2 semanas,[6] porém, a recanalização pode ser obtida em oclusões crônicas de até 3 meses.

O grau de isquemia do membro afetado é fundamental na seleção de pacientes para o tratamento trombolítico. Se a isquemia encontrar-se em estado avançado, com comprometimento neurológico e necrose dos tecidos, a perda do membro é inevitável. Nesta situação, é absolutamente contraindicada a fibrinólise pelo risco de liberação de toxinas para a circulação sanguínea, após a reperfusão do membro inviável, podendo levar o paciente ao óbito. Por outro lado, na isquemia grave com ameaça imediata de perda de membro ainda viável, deve ser feita recanalização cirúrgica, evitando-se desperdício de tempo que possa comprometer a reversibilidade do quadro.

A oclusão aguda de um membro cronicamente doente é denunciada pela piora súbita dos sintomas preexistentes. Após a lise do trombo, geralmente se evidencia uma estenose subjacente, que deve ser prontamente corrigida por angioplastia (Fig. 54-1) e/ou *stent* (Figs. 54-2 e 54-3).

A fibrinólise intravascular desempenha papel importante na manutenção da perviedade luminar secundária dos *bypasses* cirúrgicos.[6,7] A oclusão precoce do enxerto, nos primeiros 30 dias após o ato operatório, traduz falha técnica na confecção do enxerto, demandando nova intervenção cirúrgica. Fora deste período, pode ser indicada recanalização com fibrinólise, quando o tempo estimado de oclusão é inferior a 14 dias. Após a terapia fibrinolítica, devem ser corrigidas as estenoses reveladas no trajeto ou nas anastomoses do *bypass* (Fig. 54-3).

De modo geral, os enxertos protéticos são mais facilmente recanalizados do que os enxertos venosos ou artérias nativas. Vale a pena ressaltar que a extensão do enxerto protético, seja ele de PTFE seja dácron, pode influenciar na escolha terapêutica. Em enxertos muito longos, é preferível o emprego de trombectomia mecânica, já que a fibrinólise química pode levar à transudação do fibrinolítico pela porosidade da prótese, levando à absorção sistêmica da droga.

O uso de trombólise em oclusões arteriais embólicas é controverso, questionando-se a capacidade de o agente fibrinolítico dissolver o núcleo organizado do fragmento embólico. Há ainda receio de embolizações adicionais, a partir da fonte emboligênica, durante o processo de lise. Entretanto, Ouriel *et al.* demonstraram que a trombólise é efetiva e segura em pacientes com oclusões embólicas agudas, com taxas de salvamento de membro e sobrevida similares ou superiores ao tratamento cirúrgico.[8]

A fibrinólise intravascular recanaliza efetivamente 70-90% dos casos de oclusão arterial aguda ou subaguda dos membros inferiores. O sucesso técnico na recanalização dos enxertos é de 80-90%, com perviedade primária de 20-60% em 1 ano. Entretanto, limitações no *inflow* ou *outflow*, presença de trombo organizado e grande embolia ateromatosa podem limitar a eficácia da técnica.

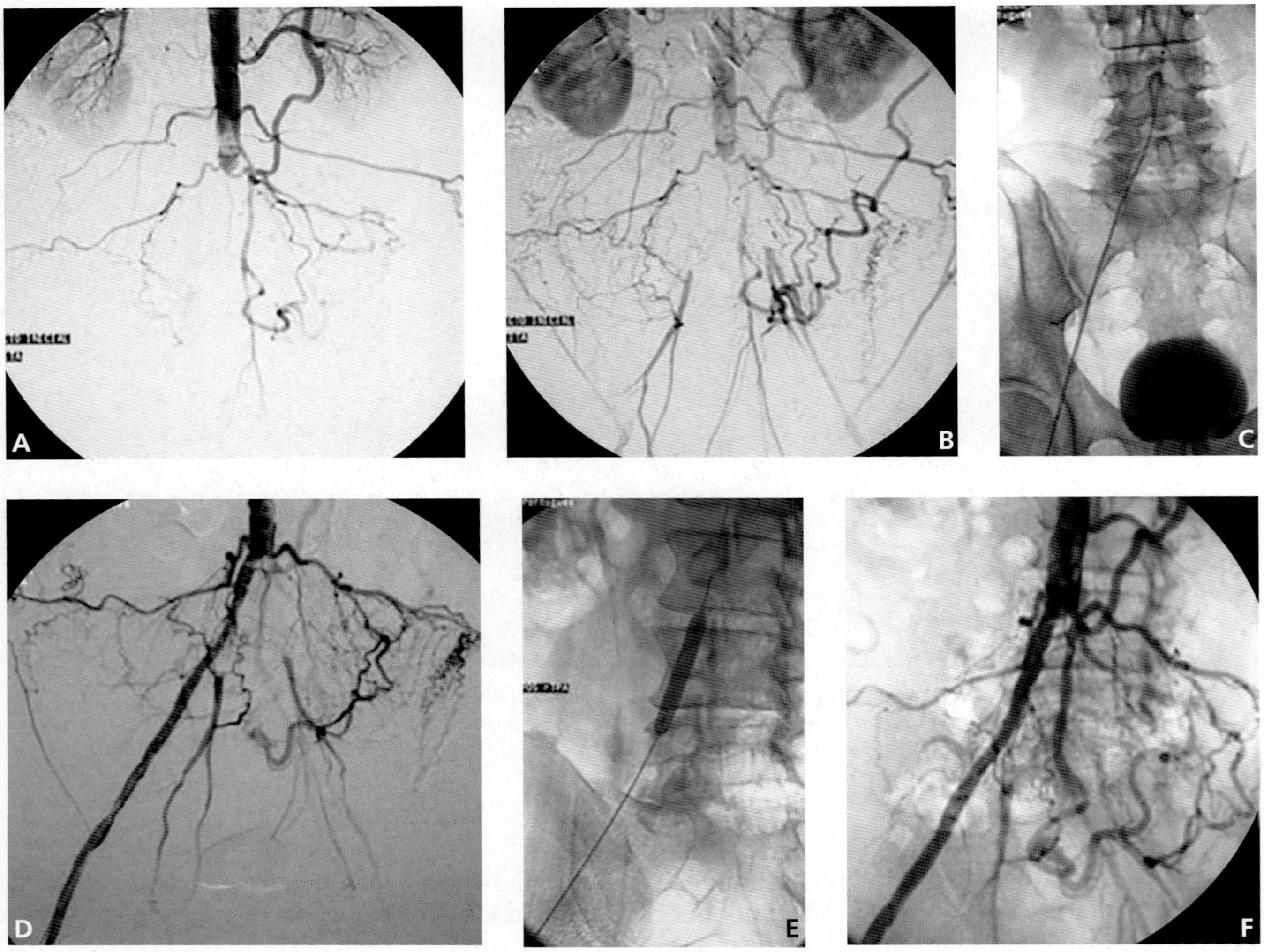

Fig. 54-2. Paciente com claudicação intermitente de membro inferior esquerdo (oclusão ilíaca previamente conhecida) apresentou dor em repouso, extremidade fria e ausência de pulsos distais à direita. (**A** e **B**) Aortografia mostra oclusão da bifurcação aorto-ilíaca com recanalização da ilíaca externa esquerda e femoral comum bilateralmente. (**C**) Puncionada a artéria femoral comum direita e foi posicionado um catéter reto com orifícios laterais intratrombo para infusão de r-TPA. (**D**) O controle mostra recanalização ilíaca com estenose no segmento proximal da ilíaca comum direita. (**E** e **F**) Feito implante de um *stent* expansível por balão neste ponto com excelente resultado arteriográfico e clínico.

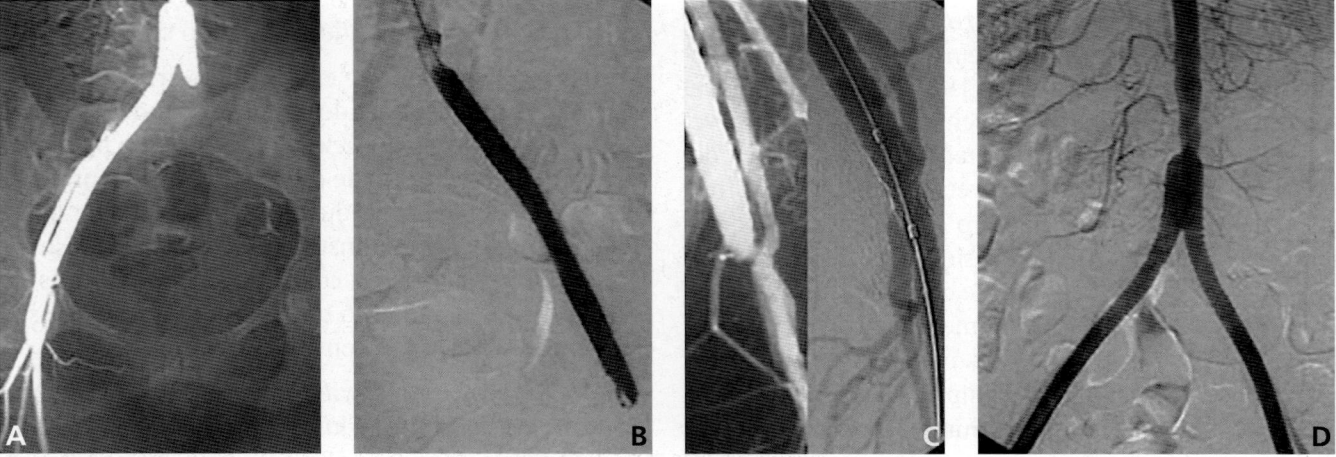

Fig. 54-3. Paciente submetido a *bypass* protético aorto-bifemoral há 6 meses apresenta isquemia aguda de membro inferior esquerdo. (**A**) Aortografia demonstra oclusão do ramo esquerdo. (**B**) Posicionado um catéter reto com orifícios laterais em situação intratrombo para administração de r-TPA. Houve adequada restituição da perviedade do enxerto, (**C**) evidenciando-se estenose grave na anastomose distal que foi tratada com um *stent*. (**D**) Aortografia final demonstra o sucesso terapêutico com perviedade aorto-ilíaca.

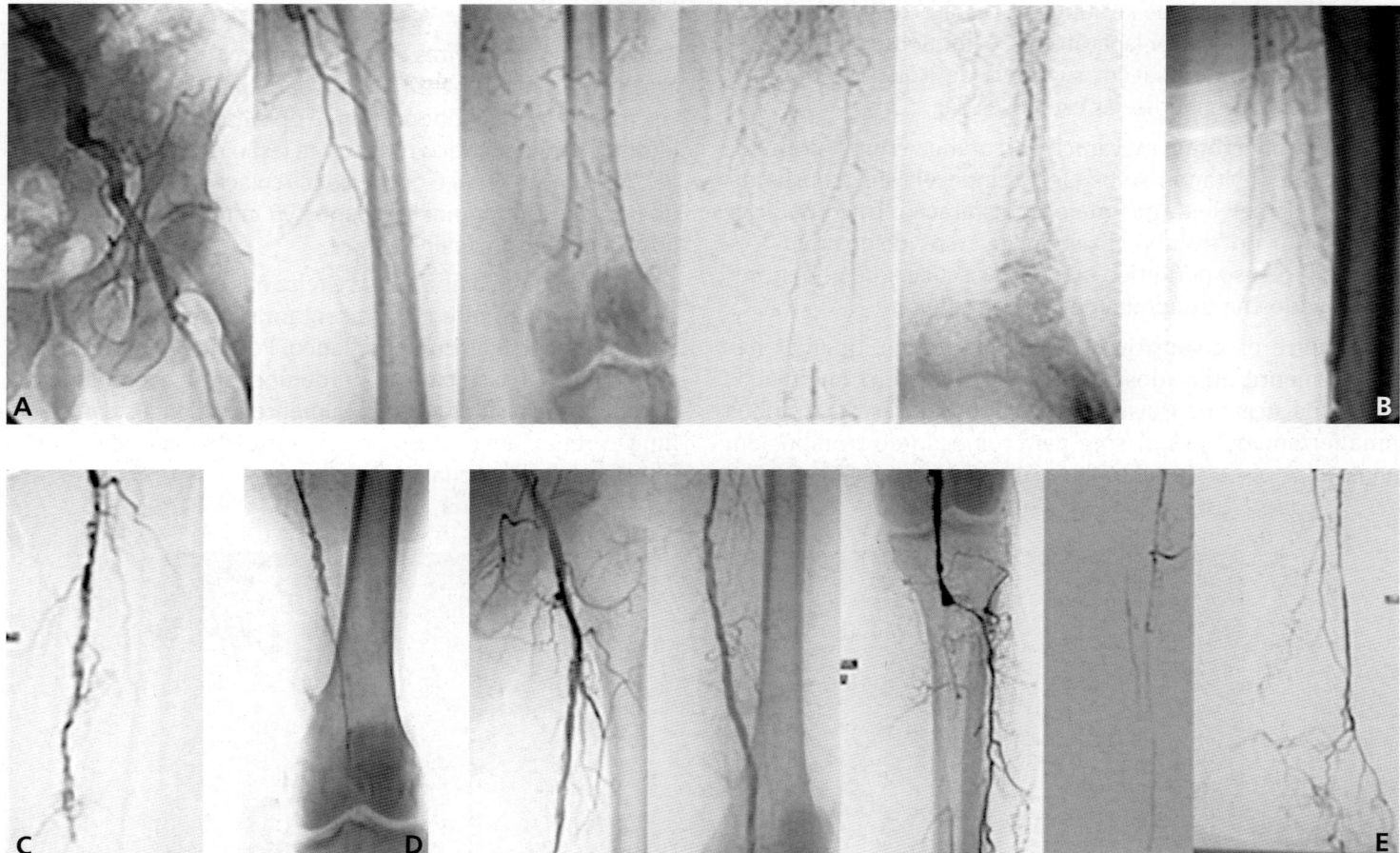

Fig. 54-4. Paciente com oclusão arterial aguda em membro inferior esquerdo. (A) Arteriografia inicial demonstra oclusão do eixo femoropoplíteo com recanalização do terço médio da fibular sem contrastação das artérias do pé. (B) Posicionado catéter reto com orifícios laterais, administrando-se dose de ataque de 20 mg de r-TPA em 2 horas com (C) recanalização parcial da femoral superficial. (D) O catéter foi, então, reposicionado distalmente e administrada solução de 0,5 mg de r-TPA e 200 U/h de heparina por 16 horas. (E) O controle final demonstra recanalização completa do eixo femoropoplíteo, bem como da tibial anterior e pediosa.

Três estudos (STILE Study, Rochester Study, Thrombolysis and Peripheral Arterial Study)[6,8,9] analisaram o papel da fibrinólise, nas oclusões aguda e subaguda em artérias nativas e enxertos dos membros inferiores, comparativamente à cirurgia. Foi observada redução de 40-60% na quantidade e magnitude de procedimentos cirúrgicos, quando da administração inicial de tratamento fibrinolítico. A fibrinólise também aumentou a taxa anual de salvamento de membro, com menor número de isquemia recorrente. Os estudos Rochester e STILE mostraram ainda redução da morbimortalidade cardiovascular em 30 dias e 1 ano nos pacientes submetidos à terapia fibrinolítica.

Isquemia dos Membros Superiores

A trombólise é uma alternativa à cirurgia nas oclusões agudas, obtendo-se lise completa, com salvamento do membro, na maioria dos casos. Em razão da extensa rede de colaterais, mesmo a lise parcial do coágulo pode evitar a amputação do membro. Oclusões recentes, com menos de 48 horas, respondem melhor ao tratamento. Ao contrário da cirurgia, o tratamento trombolítico é capaz de dissolver coágulos nos pequenos vasos do antebraço e mão.[3]

Isquemia Arterial Mesentérica

A isquemia mesentérica aguda constitui quadro abdominal emergencial raro, caracterizado pela interrupção súbita do fluxo sanguíneo intestinal comumente levando ao infarto intestinal irreversível, apresentando mortalidade entre 59 e 93%[10] e representando 0,1% das admissões das emergências. A embolia proveniente de fonte cardíaca (fibrilação atrial) é a apresentação mais comum.[11-13]

O tratamento de escolha, em casos extremos, ainda tem sido a laparotomia exploradora com tromboembolectomia cirúrgica e ressecção intestinal em casos de inviabilidade das alças comprometidas.

A fibrinólise arterial intratrombo pode ser usada na oclusão mesentérica aguda para restaurar o fluxo sanguíneo intestinal. Entretanto, o tempo necessário para ação efetiva do fibrinolítico na dissolução do trombo é variável, perdendo-se tempo crítico para a preservação da viabilidade das alças intestinais. Além disso, pode-se atingir um estado de lise sistêmica, dificultando a posterior laparotomia. A fibrinólise deve ser usada na ausência de imagem sugestiva de isquemia intestinal irreversível, corrigindo-se as estenoses (Fig. 53-5).[2,3]

A trombectomia mecânica percutânea é uma alternativa atraente, evitando-se os efeitos indesejáveis da lise química. Pode ser feita por meio de aspiração, fragmentação ou captura do trombo. Existem diversos dispositivos comerciais, de uso periférico ou neurovascular, que podem ser empregados na isquemia mesentérica aguda.

Dentre os dispositivos de uso periférico, os mais frequentemente utilizados são o Rotarex S® e o Angiojet®, sendo os *stents* neurovasculares capturadores de trombos uma ferramenta promissora para remoção de trombos em anatomias vasculares complexas e lesões distais (Fig. 54-6).

Isquemia Renal

A maioria dos pacientes que apresentam trombose aguda da artéria renal não procura o serviço médico de imediato, uma vez que se trata de doença rara e de sintomas inespecíficos, levando ao diagnóstico tardio com lesão isquêmica irreversível. A irrigação renal é pobre em circulação colateral, havendo necrose parenquimatosa após 90 minutos de oclusão da artéria renal principal.

Geralmente, a fibrinólise é feita nas oclusões embólicas da artéria renal, que se apresentam clinicamente com dor abdominal forte e súbita no flanco. Portanto, em todo paciente com alto risco para tromboembolismo, evoluindo com dor abdominal súbita, principalmente em flancos e piora da função renal, deve-se investigar a possibilidade de doença tromboembólica renal.

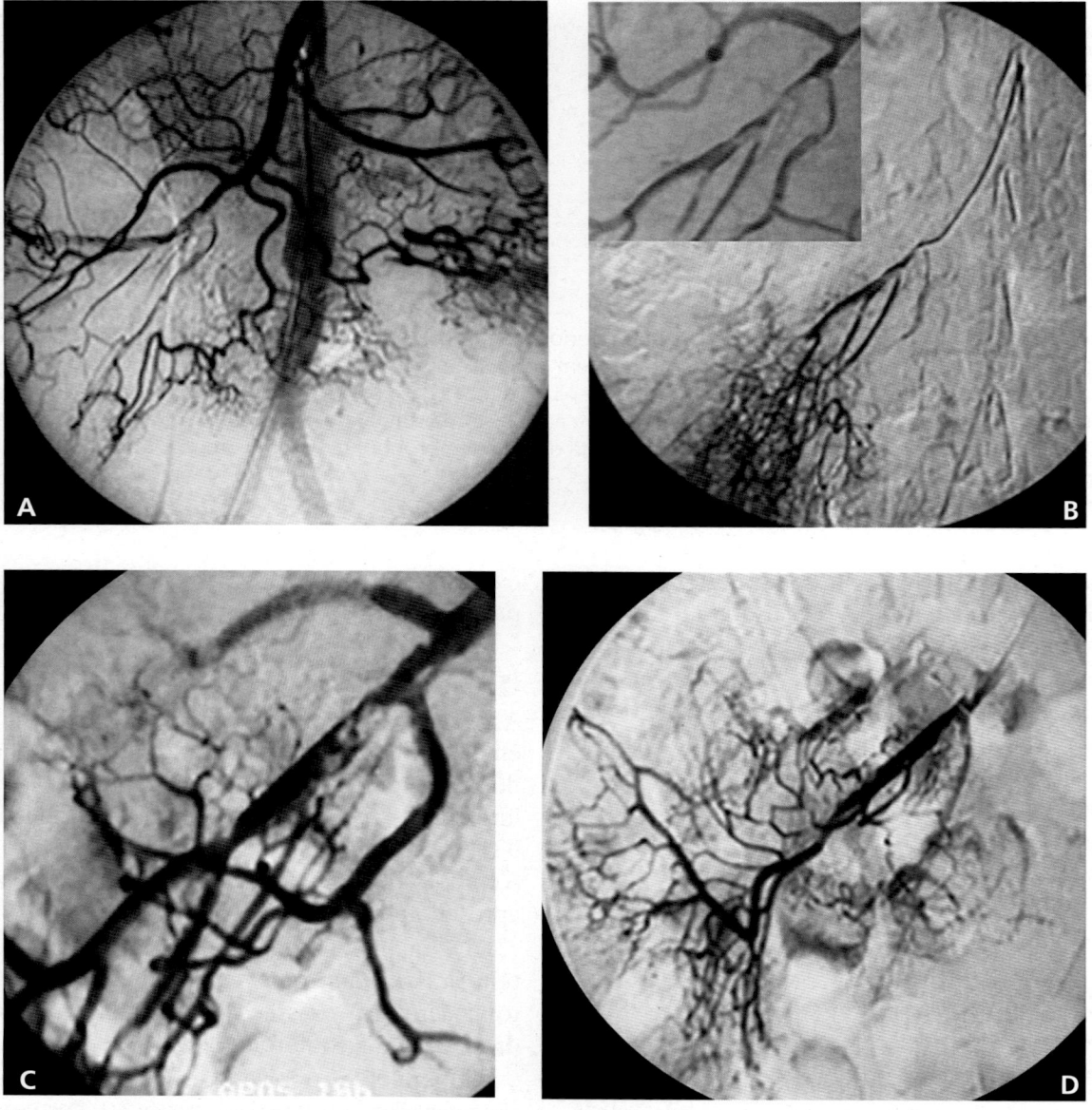

Fig. 54-5. Cardiopata crônico apresentou dor e distensão abdominal aguda. (A) Arteriografia mesentérica superior evidenciando trombos na artéria cólica direita. (B e C) Posicionado um catéter adjacente ao trombo, infundindo-se dose de ataque de estreptoquinase com dissolução parcial. (D) O controle final, após infusão por 24 horas, mostra revascularização com completa resolução clínica.

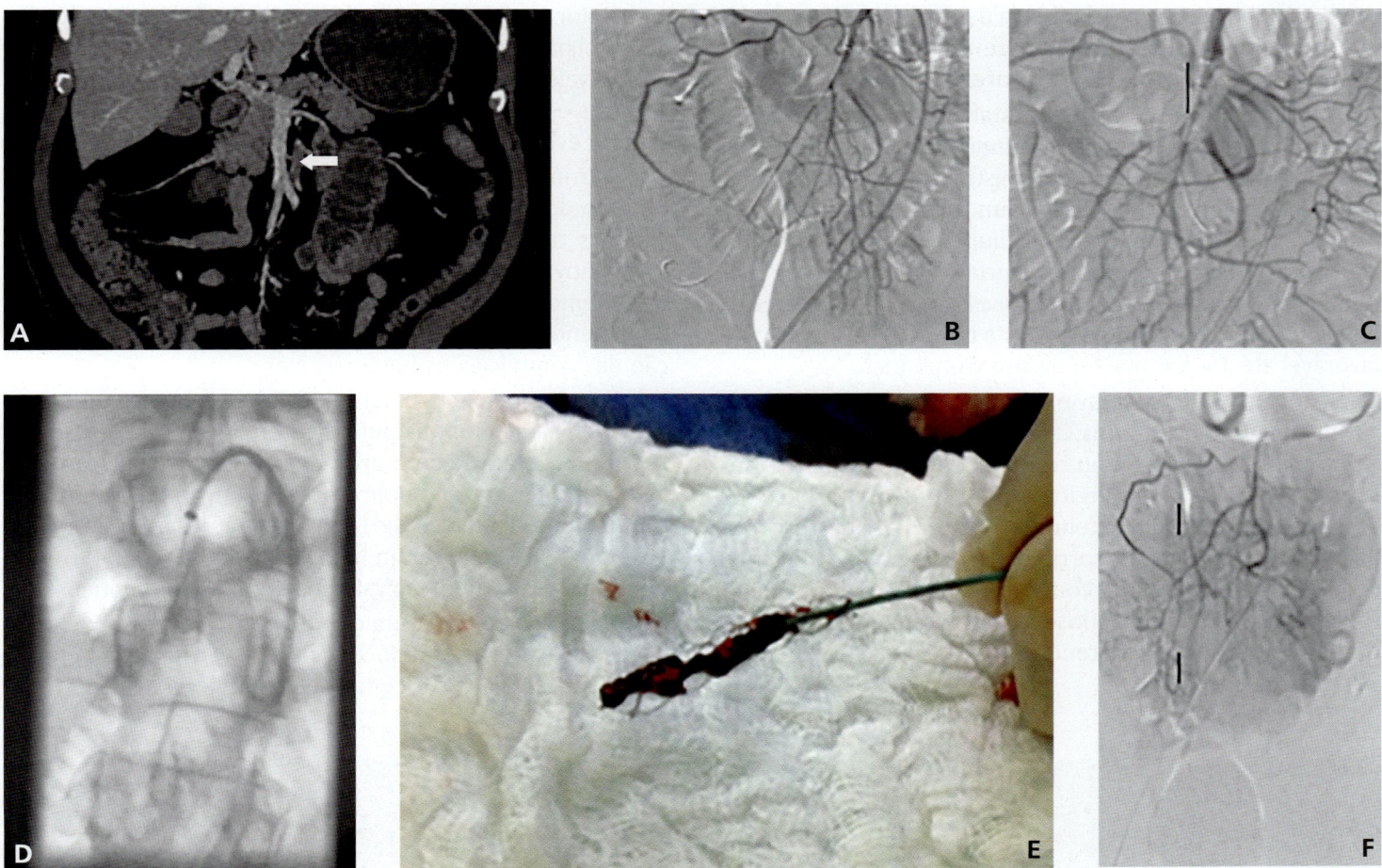

Fig. 54-6. Trombose da artéria mesentérica superior e seus ramos. (**A**) Angiotomografia em corte coronal. (**B** e **C**) Angiografia digital: aspecto inicial. (**D**) *Stent Retriever (Solitaire)*. (**E**) Trombos capturados pelo dispositivo em uma de suas manipulações. (**F**) Aspecto angiográfico final demonstrando a revascularização mesentérica.

Em relação aos exames laboratoriais observa-se que o aumento dos níveis séricos de desidrogenase láctica (DHL) possui sensibilidade de aproximadamente 90% para a isquemia renal, porém, com baixa especificidade, sendo assim usado como marcador laboratorial para excluir o diagnóstico de doença tromboembólica renal. A creatinina sérica também se encontra aumentada em 90% dos pacientes com isquemia renal, porém, apenas 10% evoluem para falência renal aguda.[14]

O tratamento clássico da embolia renal aguda consiste no uso de heparina associada à anticoagulação oral, visando a evitar a recorrência de fenômenos embólicos. Entretanto, tais medidas clínicas são frequentemente ineficazes para o alívio dos sintomas e recuperação da função renal, já que não interferem na evolução do processo isquêmico para o infarto renal. A fibrinólise sistêmica, a trombólise intra-arterial local e revascularização cirúrgica, apesar de mais agressivas, interrompem o processo isquêmico, pela retirada ou dissolução do trombo, com reperfusão precoce, evitando-se o infarto renal.

A abordagem cirúrgica nem sempre é factível, apresentando elevada morbimortalidade. A terapia trombolítica sistêmica, com elevadas doses de fibrinolítico, vem acompanhada de complicações hemorrágicas, com até 6% de hemorragia cerebral. O tratamento endovascular moderno, através da liberação intratrombo de baixas doses de fibrinolíticos, associado a técnicas de aspiração e fragmentação mecânica do trombo, propiciou maior eficácia na recanalização precoce, com redução das complicações hemorrágicas. Como o parênquima renal não suporta a isquemia grave após 60-90 minutos, o tratamento deve ser instituído em caráter emergencial. Na oclusão parcial ou segmentar, é possível estender a janela terapêutica além dos 90 minutos.[11]

Oclusão Aguda de Fístula Arteriovenosa de Hemodiálise

As possibilidades de acesso para hemodiálise são limitadas, justificando-se todos os esforços destinados a prolongar a perviedade e funcionamento da fístula arteriovenosa (FAV). Tanto as fístulas protéticas quanto as nativas podem ser submetidas à terapia endovascular, respeitando-se as contraindicações gerais.[15] A presença de infecção na FAV contraindica o procedimento fibrinolítico, pois a liberação de êmbolos infectados para a circulação sanguínea pode levar a choque séptico.[4,16]

A trombose precoce da fístula de diálise com menos de 30 dias geralmente é consequente à falha técnica em sua confecção e deve ser revisada cirurgicamente.[15]

O diagnóstico é geralmente estabelecido precocemente, quando o paciente percebe a diminuição ou ausência de frêmito no trajeto da fístula. A administração do trombolítico é preferencialmente realizada por punção direta da fístula por não haver colaterais que possam diluir o efeito da droga utilizada. A abordagem trombolítica intravascular deve ser instituída com a maior brevidade possível, uma vez estabelecido o diagnóstico da oclusão. A resposta terapêutica costuma ser favorável até 15 dias após o evento trombótico.

A técnica de *pulse-spray* é a mais utilizada, com recanalização em torno de 2 horas.[7] Após a infusão do fibrinolítico, é comum observar trombo residual, que é tratado mecanicamente por meio de angioplastia. Em cerca de 90% dos casos são identificadas estenoses venosas nas anastomoses, que também devem ser corrigidas por angioplastia. O procedimento é completado com estudo angiográfico completo dos leitos arteriais e venosos, com tratamento pertinente das lesões associadas, obtendo sucesso clínico em torno de 90% dos casos (Fig. 54-7).

Graor *et al.* obtiveram sucesso terapêutico em 40 dos 46 (87%) pacientes submetidos à fibrinólise, sendo que houve equivalência na resposta, quando comparados a enxertos venosos e protéticos. Os trombos mais antigos (acima de 4 dias de evolução) foram menos suscetíveis à lise química.

A trombólise fármaco-mecânica, que consiste na combinação de infusão do agente químico e posterior maceração dos trombos residuais com catéter-balão, despontou como nova opção no tratamento das tromboses de FAVs para hemodiálise, obtendo-se resposta lítica mais precoce com menor quantidade de fibrinolítico e consequente redução das complicações hemorrágicas.

Estudo prospectivo, randomizado e duplo-cego avaliou a incidência de embolia pulmonar em grupos submetidos à trombólise química com uroquinase e anticoagulação com heparina. O evento embólico ocorreu em ambos os grupos, porém com incidência de 18,2% nos que usaram uroquinase, e 64,3% nos que foram heparinizados (p = 0,04), sendo que todos os pacientes avaliados eram assintomáticos.[17]

Os dados da literatura demonstram incidência de complicações menores, como hematomas e rupturas venosas locais em cerca de 10%, com 1% de complicações hemorrági-

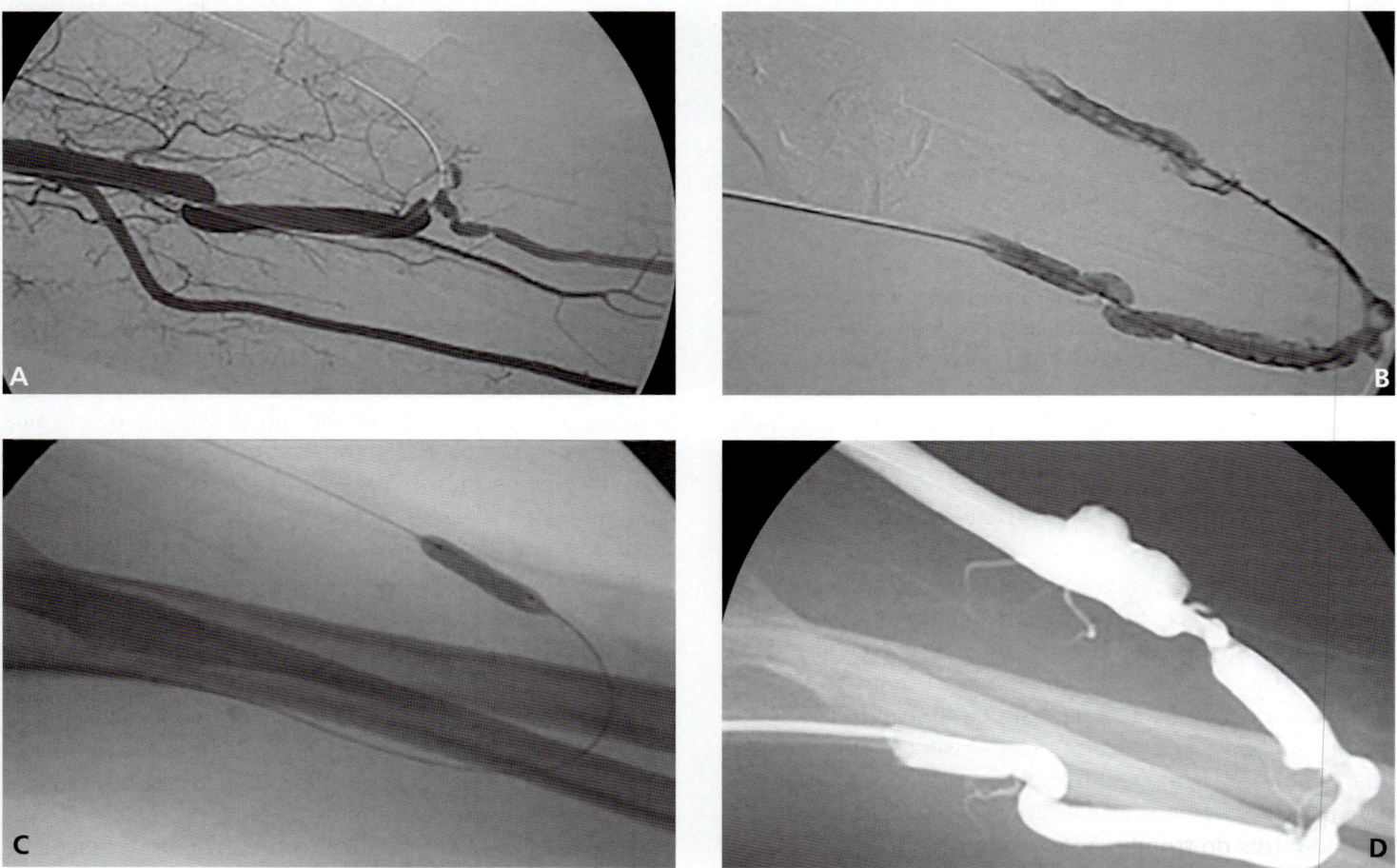

Fig. 54-7. Nefropata crônico com fístula radiocefálica nativa à esquerda há 1 ano percebeu a ausência de frêmito. (**A**) Através de punção braquial, a arteriografia mostra completa trombose do segmento venoso. (**B**) Após transposição do segmento trombosado, um catéter multiperfurado foi posicionado intratrombo. Realizada, inicialmente, a infusão de 5 mg de r-TPA sob pressão (*pulse-spray*), seguida da infusão de 15 mg em 2 horas. (**C** e **D**) Após recanalização, evidencia-se estenose que foi prontamente tratada com sucesso por angioplastia com balão.

cas maiores, exigindo transfusões sanguíneas ou intervenções cirúrgicas.[4,15,16]

Fibrinólise em Catéteres Permanentes de Hemodiálise

Quando bem posicionados, porém, com fluxo subótimo, deve-se pensar na possibilidade de trombo ou bainha de fibrina aderida ao catéter, que podem ser confirmados por flebografia transcatéter. As técnicas mais empregadas para resolver este problema são:

- Troca do catéter.
- Desnudamento da superfície do catéter através de uma alça.
- Fragmentação da bainha com balão ou catéter *pigtail*.
- Utilização de baixas doses de agentes fibrinolíticos transcatéter.

Apesar de simples e atraumática, a fibrinólise transcatéter dissolve apenas a ponta da bainha de fibrina, com recorrência da obstrução do catéter após curto período, dando-se preferência à remoção ou fragmentação mecânica da bainha de fibrina.[17]

Trombose Venosa Profunda

O quadro clínico da trombose venosa profunda (TVP) é bastante variável. Em cerca de 50% dos casos não há manifestações clínicas evidentes. Já os pacientes sintomáticos apresentam comumente dor e edema no membro afetado durante a fase aguda. Sintomas e sinais respiratórios, como dispneia, dor torácica e hemoptise, alertam a possibilidade de embolia pulmonar associada. A obstrução extensa do sistema venoso, com elevação da pressão intersticial e bloqueio do fluxo capilar, pode levar à isquemia grave, com cianose e edema doloroso do membro, configurando o espectro de doença relativamente grave, chamada de *Phlegmasia Cerulea Dolens*.

A sequela mais frequente da TVP é a síndrome pós-trombótica, que ocorre em aproximadamente 41% dos casos, resultante da hipertensão venosa crônica, por causa da incompetência valvular secundária. Esta síndrome caracteriza-se por dor e edema persistente na perna, hiperpigmentação, podendo levar a ulcerações na pele e varicosidades, comprometendo sobremaneira a qualidade de vida dos pacientes.[18,19]

O tratamento clássico da TVP é a heparinização sistêmica e a anticoagulação com cumadínicos para evitar a propagação e recorrência da trombose. Neste contexto, a recanalização do segmento venoso ocluído depende apenas dos mecanismos intrínsecos de fibrinólise do paciente, com dissolução tardia do trombo após terem ocorridos danos irreversíveis ao sistema valvular. Isto é particularmente observado nas tromboses iliacofemorais extensas.[18]

O princípio da terapia fibrinolítica por catéter consiste em uma fragmentação rápida do trombo e infusão local de um agente lítico em alta concentração e doses menores, aliviando os sintomas agudos, preservando a função valvular, restaurando a perviedade vascular e corrigindo-se, posteriormente, lesões associadas por angioplastia e/ou *stents*. Esta técnica tem-se mostrado efetiva e com poucas complicações, prevenindo de forma significativa o surgimento da síndrome pós-trombótica.[19-21]

Estudos comparativos entre grupos de pacientes com TVP, tratados com anticoagulação convencional ou fibrinólise intravascular, mostraram significativo aumento na taxa de recanalização precoce e consequente redução da síndrome pós-trombótica, naqueles pacientes submetidos a tratamento endovascular.

No estudo norueguês (CaVenT study), 209 pacientes com TVP iliacofemoral foram randomizados para anticoagulação isolada ou anticoagulação associada à fibrinólise por catéter. Os resultados demonstraram redução de aproximadamente 15% no segundo grupo (p = 0,047) na incidência de síndrome pós-trombótica no período de 2 anos de seguimento.[22]

Obviamente, o método não deve ser utilizado nos pacientes com contraindicações gerais ao uso de fibrinolíticos, ou nos casos de tromboflebite séptica. Curta expectativa de vida e limitação da deambulação também não justificam os riscos do procedimento.

O tratamento fibrinolítico intravascular está indicado, sobretudo nas tromboses recentes, com menos de 14 dias de evolução, quando a lise do coágulo é mais eficaz. Os pacientes jovens, com vida ativa e extensas tromboses iliacofemorais, constituem o grupo mais beneficiado pela terapia, por causa da redução da síndrome pós-trombótica.

Na TVP dos membros inferiores, o acesso é preferencialmente feito por punção percutânea da veia poplítea, sob orientação ecográfica ou flebográfica, com o paciente em decúbito ventral. Um fio-guia hidrofílico é introduzido até a veia cava inferior, negociando-se facilmente as válvulas no mesmo sentido do fluxo sanguíneo. Um catéter é posicionado, de modo que os orifícios laterais se distribuam por toda a extensão do trombo, iniciando-se a infusão do agente fibrinolítico, de acordo com os protocolos descritos anteriormente. São preferíveis as infusões prolongadas em doses baixas, fazendo-se controle flebográfico a cada 12 horas. A recanalização total significa o fim do procedimento, que pode ser continuado em caso de lise parcial, respeitando-se os exames laboratoriais e condições clínicas. Na ausência de trombólise ilíaca e femoral, deve-se interromper a terapia, por tratar-se de trombo crônico e organizado (Fig. 54-8).

Encerrada a fibrinólise, são corrigidas as estenoses associadas, por meio de angioplastia e/ou *stents*. Em seguida, os pacientes são heparinizados e anticoagulados (Fig. 54-9).[3]

Durante o tratamento fibrinolítico devem-se evitar quaisquer procedimentos invasivos, como punções venosas, arteriais ou intramusculares, por causa do risco de formação de hematomas e sangramentos. Prevendo-se uma infusão prolongada, recomenda-se o uso de heparina não fracionada em baixas doses para se evitar trombose pericatéter ou propagação do trombo existente.[23]

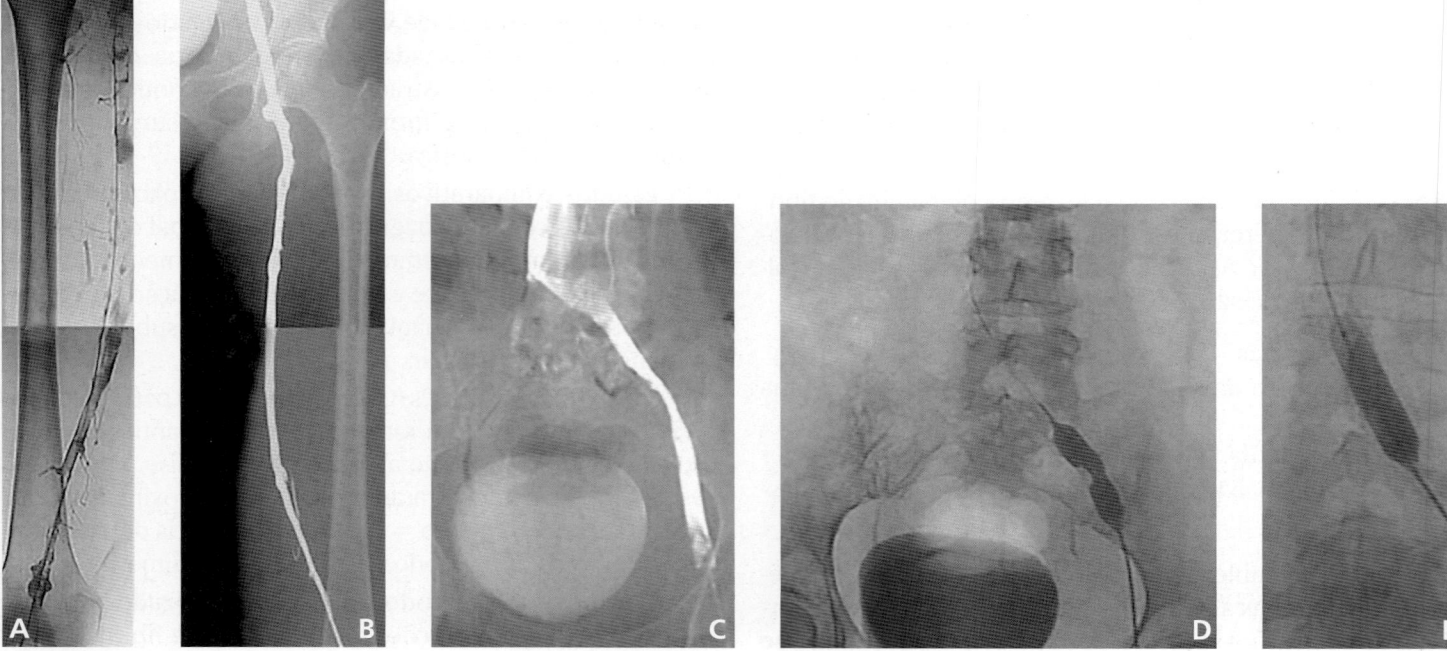

Fig. 54-8. Paciente do sexo feminino com trombose venosa profunda em membro inferior esquerdo. (**A**) Puncionada, sob orientação ecográfica, a veia poplítea esquerda mostrando extensa trombose poplítea, femoral e ilíaca, sendo instalada infusão de r-TPA por um catéter multiperfurado. (**B** e **C**) O controle no dia seguinte (agora em decúbito dorsal) mostra dissolução completa com estenose na veia ilíaca comum e compressão extrínseca na confluência ilíaco-cava. (**D** e **E**) A lesão estenosante foi tratada por meio de angioplastia com *stent* balão-expansível. Observa-se a constricção extrínseca (síndrome de Cockett ou May-Thurner) sendo "vencida" com a insuflação do balão.

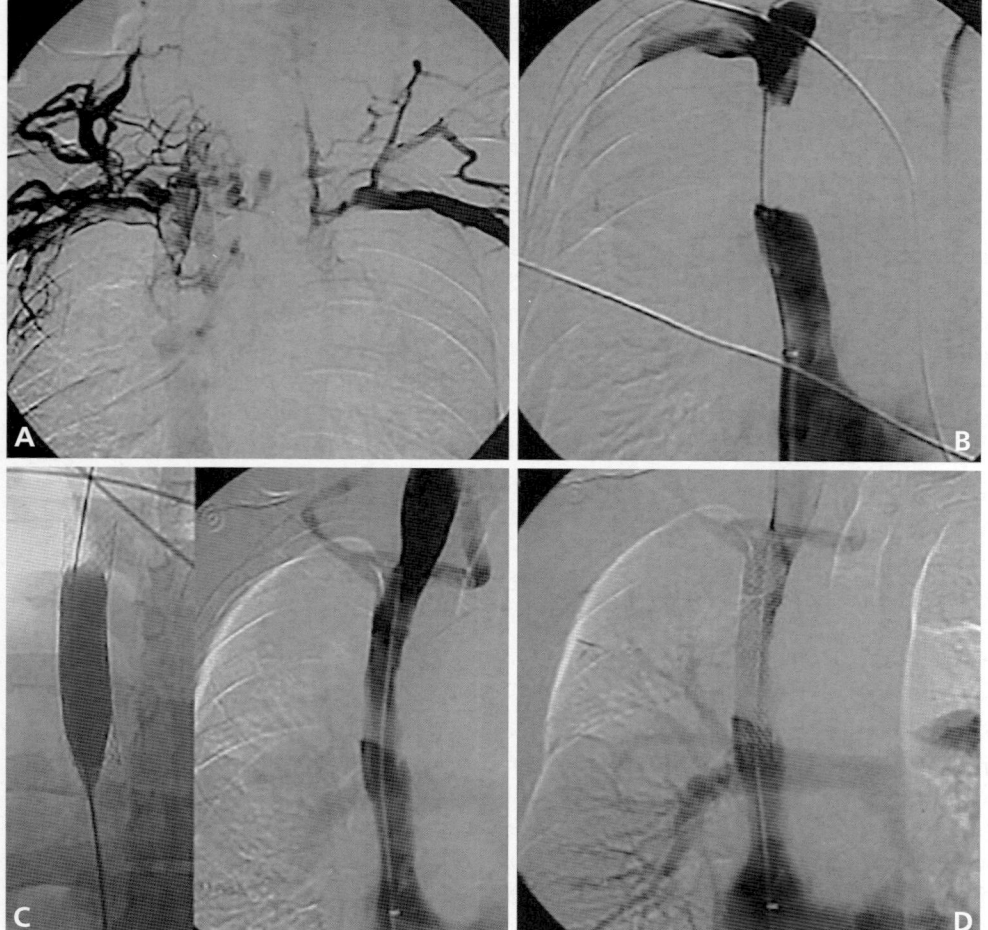

Fig. 54-9. (**A**) Paciente com síndrome da veia cava superior com extensa trombose venosa braquiocefálica e cava superior diagnosticada pela flebografia bilateral simultânea de membros superiores. Realizada trombólise com r-TPA com recanalização das veias braquiocefálicas, (**B**) porém com oclusão da veia cava superior. (**C-E**) Após transposição da lesão, foi implantado um *stent* autoexpansível e dilatado com balão, observando-se excelente aspecto angiográfico e resolução clínica após 48 horas.

Com receio da migração de trombos para o sistema pulmonar durante a terapia fibrinolítica por cateter há quem defenda o uso profilático de filtro de veia cava, sobretudo nos trombos frescos, extensos e flutuantes.[24] Thery *et al.*, observando 132 pacientes, demonstraram que houve fragmentação dos trombos e captura dos mesmos pelo filtro em 31% dos casos. Portanto, afirmam que, mesmo com baixas taxas de embolia pulmonar, o uso profilático do filtro é necessário, visto que houve altos índices de fragmentação desses trombos durante as terapias fibrinolíticas para trombose venosa profunda.[25]

Entretanto, para Bjarnason *et al.*, o tromboembolismo pulmonar ocorreu em apenas dois (0,9%) dos 214 pacientes avaliados com diagnóstico de TVP de membros inferiores submetidos à fibrinólise direta por cateter. Mewissen *et al.* demonstraram que apenas seis (1,3%) dos 473 pacientes, e, embora tenha havido relato de um caso fatal, corroboram com o estudo anterior, afirmando que o uso profilático do filtro é desnecessário.[21]

Atualmente o uso profilático do filtro de veia cava permanece controverso, sendo que, alguns serviços o colocam de rotina (filtros temporários), de modo a proteger de provável embolia pulmonar durante a manipulação com cateter de fibrinólise. Existem dois tipos de filtros de veia cava: permanentes e temporários, sendo utilizados de acordo com o tempo de proteção que o paciente necessita.[26]

As complicações não hemorrágicas mais comuns são infecção local (sítio de punção), embolia gasosa, piora da trombose proximal ao longo do cateter e migração do filtro para a artéria pulmonar.[27]

Tromboses Venosas Mesentérica e Portal

Caracterizam-se pela oclusão da veia porta e seus ramos, podendo-se estender para as veias mesentérica e esplênica, com taxa de mortalidade de até 50%. Manifestam-se clinicamente pelo quadro de desconforto abdominal difuso náuseas, vômitos, sudorese, anorexia, ascite, disfunção hepática, esplenomegalia e eventuais sangramentos varicosos, podendo evoluir com distensão abdominal e, se não houver tratamento, abdome agudo, em razão do infarto mesentérico.[28]

As principais condições clínicas que podem estar associadas à trombose de veia porta são as cirurgias prévias, doenças pancreaticobiliares e do trato digestório, uma vez que, direta ou indiretamente, predisponham à lesão da veia porta, além de promoverem a estase venosa, condições essas determinantes para o estado trombótico do paciente. As mutações pró-trombóticas, como a deficiência da proteína C, fator V de Leiden, mutação do gene da metiltetrahidrofolase redutase e da protrombina, também se apresentam com fatores associados a essa condição trombótica. Outros fatores relacionados com a trombose da veia porta são o uso de anticoncepcional e trauma. Já nas crianças, as principais causas são as onfalites e tromboflebites de veia umbilical, sendo que, nessa faixa etária, 25% dos casos de trombose portal são de causas indeterminadas.[29,30]

Aproximadamente 25% dos pacientes com trombose portal apresentam cirrose hepática associada. Embora a incidência anual de trombose de veia porta em pacientes cirróticos seja menor do que 1%, a sua presença parece estar relacionada com a gravidade da doença hepática. Os fatores relacionados com a cirrose que aumentam o risco de trombose portal ainda não foram bem estudados, mas se presume estarem relacionados com a estase venosa e com o fluxo retrógrado no interior da veia porta.[31]

Pacientes com forte suspeição clínica para trombose portal deveriam ser submetidos à avaliação do seu *status* de hipercoagulabilidade e ao rastreamento radiológico com ultrassom Doppler, tomografia computadorizada, ressonância magnética e/ou angiografia.

O tratamento convencional se faz por anticoagulação, quando o paciente encontra-se estável clinicamente e na ausência de sinais de sofrimento intestinal. A *American Association for the study of Liver Diseases* recomenda a anticoagulação por um período de três meses, iniciando-se com a heparina de baixo peso molecular e mudando posteriormente para os anticoagulantes orais. A taxa de recanalização portal está em torno de 40% nos pacientes submetidos à anticoagulação quando comparados aos que não fizeram seu uso.[32,33]

Na vigência de abdome agudo, pode ser necessária a laparotomia exploradora, com eventual realização de *shunt*s cirúrgicos portossistêmicos.

Em pacientes com sintomatologia exacerbada medidas mais agressivas podem ser adotadas para restabelecimento do fluxo portal e alívio dos sintomas. A recanalização portal pode ser feita pela infusão intratrombo de fibrinolíticos, geralmente r-TPA, associando-se à trombectomia aspirativa e fragmentação mecânica, com posterior angioplastia e implante de *stents*, se necessário. O acesso mais frequentemente utilizado é o percutâneo trans-hepático, através de punção na linha axilar média, avançando-se a agulha em direção ao corpo vertebral de T-11, sob controle fluoroscópico e/ou ultrassonográfico, até se atingir o sistema portal. A punção bem-sucedida é sinalizada pela aspiração de sangue venoso do sistema portal, confirmando-se com a injeção de contraste iodado. Coloca-se uma bainha introdutora para posterior transposição da oclusão trombótica com cateter fio guia. Com cateter multiperfurado no interior do trombo inicia-se a infusão do fibrinolítico, de acordo com o protocolo abordado no início do capítulo. Alternativamente, pode ser cateterizado o acesso transjugular com punção trans-hepática do sistema portal. Este acesso, usado preferencialmente na vigência de ascite, oferece a vantagem da confecção de um TIPS após a recanalização portal, o que contribui para a manutenção da perviedade e descompressão do sistema portal recanalizado. Após a recanalização portal é comum o uso de angioplastia e implante de *stent*, evitando-se, assim, a retrombose. Encerrado o procedimento é mantida a anticoagulação oral por um mínimo de 3 meses (Fig. 54-10).

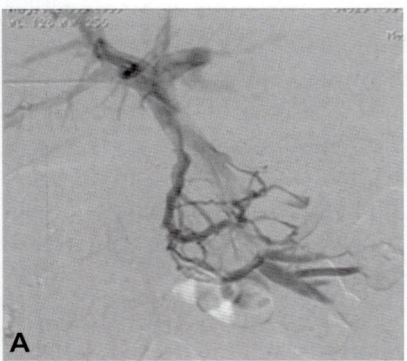 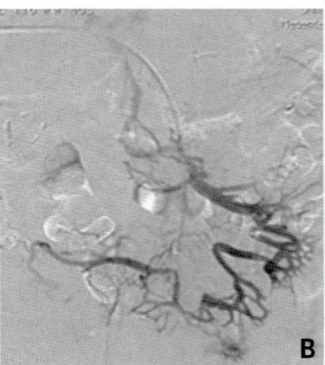 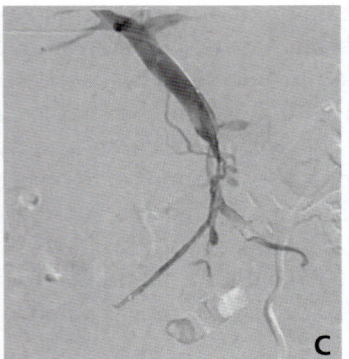 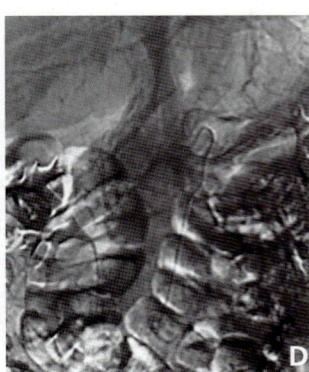

Fig. 54-10. Fibrinólise venosa mesentérica. (**A** e **B**) Portografia direta após punção transparieto-hepática mostrando trombose extensa da veia mesentérica superior e tributárias. (**C**) Posicionamento de catéter multiperfurado intratrombo para infusão de r-TPA, após trombectomia aspirativa. (**D**) Portografia indireta (via artéria mesentérica superior) final, após associação de trombectomia aspirativa, *pulse spray* e infusão contínua de r-TPA, demonstrando restabelecimento do fluxo.

COMPLICAÇÕES

Como em qualquer procedimento invasivo, complicações podem ocorrer e devem ser prontamente identificadas e corrigidas. As complicações podem ser secundárias às técnicas de cateterismo e ao uso de contraste iodado, ou podem ser consequentes ao uso do agente fibrinolítico.

A incidência de reações alérgicas é maior com o uso de estreptoquinase, sendo incomum com o r-TPA e a uroquinase. A maioria das complicações do tratamento trombolítico está relacionada com a hemorragia, notadamente no local de acesso. Infusões prolongadas, pacientes hipertensos, idosos com mais de 80 anos, coagulopatias e plaquetopenias representam importantes fatores de risco para complicações hemorrágicas. Para evitar ou diminuir estes eventos, deve ser feita a punção vascular precisa, atravessando-se apenas a parede anterior do vaso. Adicionalmente, o uso rotineiro de bainhas vasculares e a imobilização do membro acessado minimizam estas complicações.

De acordo com Sullivan *et al.*, a probabilidade de complicação aumenta dramaticamente com a duração da trombólise. O risco de hemorragia intracraniana é de 0,5-2,0% e pode persistir por 12-24 horas após o término da terapia. Embolização distal de fragmentos de trombos acontece em até 20% das trombólises arteriais periféricas. Na maioria dos casos, esta situação se resolve no decorrer da infusão do fibrinolítico (Quadro 54-1).[2]

MANUSEIO DAS COMPLICAÇÕES

A) *Sangramento grave:* deve-se suspender imediatamente a infusão do agente fibrinolítico e da heparina. Pode ser necessária a transfusão de sangue fresco, concentrado de hemácias ou plasma fresco.[2,3] Em caso de continuidade de hemorragia, pode-se administrar ácido aminocaproico. É importante ainda localizar fontes de hemorragia interna para adoção de medidas corretivas específicas.

B) *Embolização distal:* geralmente é resolvida com a continuidade da infusão fibrinolítica e/ou aumento da dose. Se ocorrer isquemia critica do membro, a embolectomia cirúrgica é recomendada.

C) *Reações alérgicas:* são observadas principalmente com o uso de estreptoquinase. Isto é resolvido com a administração de 100 mg de hidrocortisona intravenosa associada ou não a anti-histamínicos.

D) *Pseudoaneurisma:* é raro, porém pode ocorrer pelo sangramento arterial no sítio de punção. O tratamento é por meio da injeção de trombina guiada por ultrassonografia ou cirúrgico.

Quadro 54-1. Incidência de complicações na trombólise arterial periférica

Complicação	Incidência (%)
Complicações hemorrágicas	
Sangramento maior	6,6
Hemorragia intracraniana	0,5
Hemorragia retroperitoneal	0,3
Sangramento menor	6,3
Complicações relacionadas ao membro	
Embolização distal	5,2
Amputação devido à embolização distal	0,8
Amputação devido à isquemia preexistente	8,0
Síndrome de reperfusão	0,7
Síndrome compartimental	2,0
Retrombose	3,0
Dissecção arterial local	0,6
Complicações sistêmicas	
Insuficiência renal aguda	0,3
Infarto agudo do miocárdio	0,2
Outras	
AVCI	< 1,0
Morte	0,8

Fonte: Handbook of Interventional Radiologic Procedures/editors, Krishna Kandarpa, John E. Aruny – 3rd ed., p. 413.

E) *Embolia pulmonar:* embora rara, tem sido descrita durante a fibrinólise intra-arterial. A extensão e comprometimento da embolia pulmonar devem ser criteriosamente analisados para verificar a necessidade de terapia locorregional pulmonar. Diante desta complicação, a terapia fibrinolítica deverá ser suspensa seguida de heparinização ou mudança para a fibrinólise sistêmica intravenosa. Caso essa seja a conduta optada, deve-se deixar o catéter no local de punção arterial de modo a diminuir os riscos de sangramentos pelo sítio de punção.

CONCLUSÕES

A fibrinólise intravascular percutânea tem-se mostrado efetiva e segura no manuseio dos fenômenos tromboembólicos, em diversos sítios e quadros clínicos. Para a indicação correta, é necessário o conhecimento dos vários agentes trombolíticos, do comportamento do membro ou órgão-alvo frente ao insulto isquêmico e da resposta dos mesmos ao tratamento fibrinolítico.

Para a segurança do paciente, devem ser respeitados protocolos previamente estabelecidos, contemplando as doses das drogas, duração da infusão, monitoramento laboratorial, reavaliações clínicas e angiográficas periódicas. As complicações devem ser rapidamente identificadas e corrigidas, evitando-se consequências catastróficas.

O procedimento só deve ser realizado em serviços com equipamento adequado de angiografia digital e infraestrutura de materiais específicos, como, catéteres, guias, balões, *stents* e materiais de embolização. Tem sido observada a produção de novos agentes fibrinolíticos mais potentes e com menos efeitos colaterais. Os dispositivos de trombectomia mecânica também podem agir de maneira sinérgica, em determinadas situações. O responsável pelo procedimento deve ter experiência e habilitação nas técnicas de cateterismo e intervenção, para indicar e conduzir a terapia fibrinolítica, evitando e tratando as possíveis complicações.

REFERÊNCIAS BIBLIOGRÁFICAS

1. Earnshaw JJ, Whitman B, Foy C. National Audit of Thrombolysis for Acute Leg Ischemia (NATALI): clinical factors associated with early outcome. *J Vasc Surg* 2004 May;39(5):1018-25.
2. Kandarpa K, Aruny JE. *Handbook of interventional radiologic procedures*, 3rd ed. Lippincott Williams & Wilkins; 2001 Dec. 15.
3. Kaufman JA, Lee ML. Vascular and interventional radiology: the requisites. CV Mosby; 2003 Dec. 5.
4. Cooper SG. Original report. Pulse-spray thrombolysis of thrombosed hemodialysis grafts with tissue plasminogen activator. *Am J Roentgenol* 2003 Apr.;180(4):1063-6.
5. Samett EJ, Khan AN. Peripheral Thrombolysis. Emedicine, 2003 Oct. 24, 2003. www.emedicine.com.
6. Palfreyman SJ, Booth A, Michaels JA. A systematic review of intra-arterial thrombolytic therapy for lower-limb ischaemia. *Eur J Vasc Endovasc Surg* 2000 Feb.;19(2):143-57.
7. Conrad MF, Shepard AD, Rubinfeld IS *et al.* Long-term results of catheter-directed thrombolysis to treat infrainguinal bypass graft occlusion: the urokinase era. *J Vasc Surg* 2003 May;37(5):1009-16.
8. Ouriel K, Veith FJ, Sasahara AA. A comparison of recombinant urokinase with vascular surgery as initial treatment for acute arterial occlusion of the legs. Thrombolysis or Peripheral Arterial Surgery (TOPAS) Investigators. *N Engl J Med* 1998 Apr. 16;338(16):1105-11.
9. Weaver FA, Comerota AJ, Youngblood M *et al.* Surgical revascularization versus thrombolysis for nonembolic lower extremity native artery occlusions: results of a prospective randomized trial. The STILE Investigators. Surgery versus thrombolysis for ischemia of the lower extremity. *J Vasc Surg* 1996 Oct.;24(4):513-21; discussion 521-3.
10. Schoots IG, Koffeman GI, Legemate DA *et al.* Systematic review of survival after acute mesenteric ischemia according to disease aetiology. *Br J Surg* 2004;91:17-21.
11. Kozuch PL, Brandt LI. Review article: diagnosis and management of mesenteric ischemia with an emphasis on pharmacotherapy. *Aliment Pharmacol Ther* 2005;21:201-15.
12. Shih MC, Hagspiel KD. CTA and MRA in mesenteric ischemia: part 1. Role in diagnosis and differential diagnosis. *Am J Roentgenol* 2007;188:452-61.
13. Stanley JC. Mesenteric arterial occlusive and aneurysmal disease. *Cardiol Clin* 2002;20:611-22.
14. Wang J, Zhang Y, Sun YM, Zhou Y. Successful catheter aspiration and local low-dose thrombolysis in an acute renal artery embolism. Cardiovasc Revasc Med 2013;14:302-4.
15. Sofocleous CT, Abu-Judeh HH, Cooper SG *et al. Dialysis fistulas.* Emedicine 2002 Dec. 31. www.emedicine.com.
16. Barth KH, Gosnell MR, Palestrant AM *et al.* Hydrodynamic thrombectomy system versus pulse-spray thrombolysis for thrombosed hemodialysis grafts: a multicenter prospective randomized comparison. *Radiology* 2000 Dec;217(3):678-84.
17. Andrade G, Brito N, Marques R *et al.* Manejo dos cateteres de hemodiálise: papel dos procedimentos intervencionistas. *J Bras Nefrol* 2005;27(3):150-6.
18. Bloch RD, Hoffer EK, Meissner MH *et al.* Deep venous thrombosis, lower extremity. Emedicine, 2003 Nov. 5. www.emedicine.com.
19. Comerota AJ, Throm RC, Mathias SD *et al.* Catheter-directed thrombolysis for iliofemoral deep venous thrombosis improves health-related quality of life. *J Vasc Surg* 2000 July;32(1):130-7.
20. Meissner MH, Zierler BK, Bergelin RO *et al.* Coagulation, fibrinolysis, and recanalization after acute deep venous thrombosis. *J Vasc Surg* 2002 Feb.;35(2):278-85.
21. Mewissen MW, Seabrook GR, Meissner MH *et al.* Catheter-directed thrombolysis for lower extremity deep venous thrombosis: report of a national multicenter registry. *Radiology* 1999 Apr.;211(1):39-49.
22. Enden T, Ylva H, Nils-Einar K *et al.* Long-term outcome after additional catheter-directed thrombolysis versus standard treatment for acute iliofemoral deep vein thrombosis (the CaVenT study): a randomized controlled trial. *Lancet* 2012;379:31-8.
23. Drescher P, McGuckin J, Rilling WS, Crain MR. Catheter-directed thrombolytic therapy in peripheral artery

occlusions: combining reteplase and abciximab. *Am J Roentgenol* 2003 May;180(5):1385-91.
24. Bjarnason H, Kruse JR, Asinger DA *et al.* Iliofemoral deep venous thrombosis: safety and efficacy outcome during 5 years of catheter-directed thrombolytic therapy. *J Vasc Interv Radiol* 1997;8:405-18.
25. Thery C, Bauchart JJ, Lesenne M *et al.* Predictive factors of effectiveness of streptokinase in deep venous thrombosis. *Am J Cardiol* 1992;69:117-22.
26. Lorch H, Welger D, Wagner V *et al.* Current practice of temporary vena cava filter insertion: a multicenter registry. *J Vasc Interv Radiol* 2000;11:83-8.
27. Bergqvist D, Jendteg S, Johansen L *et al.* Cost of long-term complications of deep venous thrombosis of the lower extremities: an analysis of a defined patient population in Sweden. *Ann Intern Med* 1997;126:454-7.
28. Kumar S, Kamath PS. Acute superior mesenteric venous thrombosis: one disease or two? *Am J Gastroenterol* 2003;98:1299-304.
29. Kameda H, Yamazaki K, Imai F *et al.* Obliterative portal venopathy: a comparative study of 184 case of extrahepatic obstrucion and 469 cases of idiopathic portal hypertension. *J Gasroenterol Hepatol* 1986;1:139.
30. Plessier A, Darwish-Murad S, Hernandez-Guerra M *et al.* Acute portal vein thrombosis unrelated to cirrhosis: a prospective multicenter follow-up study. *Hepatology* 2010;51:210-8.
31. Okuda K, Ohnishi K, Kimura K *et al.* Incidence of portal vein thrombosis in liver cirrhosis. An angiographic study in 708 patients. *Gastroenterology* 1985;89:279-86.
32. DeLeve LD, Valla DC, Garcia-Tsao G. American Association for the Study Liver Diseases. Vascular disorders of the liver. *Hepatology* 2009;49:1729-64.
33. Turnes J, Garcia Pagán JC, González M *et al.* Portal hypertension related complications after acute portal vein thrombosis: impact of early anticoagulation. *Clin Gastroenterol Hepatol* 2008;6:1412-7.

Capítulo 55

Trombectomia Mecânica e Trombólise Farmacomecânica

◆ *Fernanda Uchiyama Golghetto Domingos*
◆ *Susyanne de Lavor Cosme*
◆ *Bruna Ferreira Pilan*

CONTEÚDO

- ✓ INTRODUÇÃO 760
- ✓ CONSIDERAÇÕES SOBRE TROMBOEMBOLISMO PULMONAR 760
- ✓ CONSIDERAÇÕES SOBRE TROMBOSE VENOSA PROFUNDA 761
- ✓ CONSIDERAÇÕES SOBRE TROMBOSE ARTERIAL AGUDA 762
- ✓ CONSIDERAÇÕES SOBRE OCLUSÕES DE FÍSTULAS PARA HEMODIÁLISE 763
- ✓ DISPOSITIVOS DE FRAGMENTAÇÃO 763
- ✓ DISPOSITIVOS DE ASPIRAÇÃO 766
- ✓ DISPOSITIVOS REOLÍTICOS 768
- ✓ CONSIDERAÇÕES 770
- ✓ MEDIDAS ADICIONAIS DE SEGURANÇA 770
- ✓ CONCLUSÃO 771
- ✓ REFERÊNCIAS BIBLIOGRÁFICAS 771

INTRODUÇÃO

A trombólise dirigida por catéter (TDC) é uma técnica que permite a entrega do agente trombolítico diretamente dentro do trombo, através de catéter endovascular. Nos casos de oclusões vasculares agudas que não toleram a fibrinólise sistêmica ou nos casos em que houve falha da mesma, pode-se utilizar a TDC.[1,2] Atualmente, seu uso expande-se para casos de tromboembolia pulmonar (TEP) maciça com pacientes instáveis e de alto risco de sangramento para fibrinólise sistêmica ou com refratariedade a mesma,[1] trombose venosa profunda iliacofemoral aguda,[3] trombose aguda de fístulas arteriovenosas[4] e trombose arterial aguda.[5,6]

Nas últimas décadas, pode-se observar que o uso de fibrinolíticos intravasculares regionais apresentou menores taxas de complicações hemorrágicas e maior superioridade relacionada com a eficácia em relação às infusões sistêmicas.[7] Os benefícios da trombólise sobre a cirurgia são o caráter minimamente invasivo, a lise mais completa em pequenos ramos e vasos de deságue, a possibilidade de identificar lesões e, até mesmo, tratá-las por meio de angioplastias ou uso de *stents*. As limitações são: necessidade de tempo para ação dos trombolíticos – principalmente nas isquemias críticas por oclusões arteriais e, a mais importante, a ocorrência de graves complicações hemorrágicas.[8]

Novos dispositivos são continuamente desenvolvidos com o objetivo de mais rápida e eficiente remoção do trombo, com menor risco em relação à terapia trombolítica e possibilidade de tratamento dos pacientes que apresentem contraindicação para o uso de fibrinolíticos.[4]

A trombectomia mecânica promove a fragmentação e deslocamento dos trombos sem uso de fibrinolíticos, com auxílio de catéteres para aspiração, balões e dispositivos para fragmentação entre outros. Já a trombólise fármaco-mecânica (TFM) associa o uso de fibrinolíticos às técnicas de trombectomia mecânica para acelerar a degradação do trombo, facilitando a ação do medicamento e diminuindo a sua dose final.[3,9]

Neste capítulo, abordaremos os dispositivos para trombectomia mecânica e trombólise fármaco-mecânica, assim como suas indicações, considerações técnicas e taxas de sucesso e complicações. A descrição dos agentes trombolíticos é alvo de capítulo específico neste livro.

CONSIDERAÇÕES SOBRE TROMBOEMBOLISMO PULMONAR

O TEP é a terceira maior causa de morte por doença cardiovascular, após o infarto e o acidente vascular encefálico. As alterações hemodinâmicas no TEP maciço com oclusões de artérias pulmonares centrais são: rápido aumento da pressão arterial pulmonar resultante da restrição do fluxo sanguíneo, vasoconstrição, hipertensão arterial pulmonar, insuficiência cardíaca direita, diminuição do débito cardíaco e alterações respiratórias, como broncoconstrição, aumento do espaço morto e diminuição do surfactante pulmonar (Fig. 55-1). Nesses casos, o rápido restabelecimento do fluxo arterial pulmonar é fundamental na evolução da disfunção hemodinâmica aguda e reduz as taxas de mortalidade.[10,11]

Quando a terapia fibrinolítica falha ou está contraindicada, ou quando há necessidade de rápida restauração do fluxo, a opção não cirúrgica e menos invasiva disponível para esse grupo de pacientes pode ser a trombectomia mecânica. Se não houver contraindicação para o uso de fibrinolíticos, pode-se associar os métodos, através da trombólise fármaco-mecânica, a dispositivos específicos.

Em metanálise realizada por Kuo *et al.*, em 2009, para avaliação do tratamento percutâneo no TEP, observou-se 20% de complicações maiores (sendo 3-5% de acidentes vas-

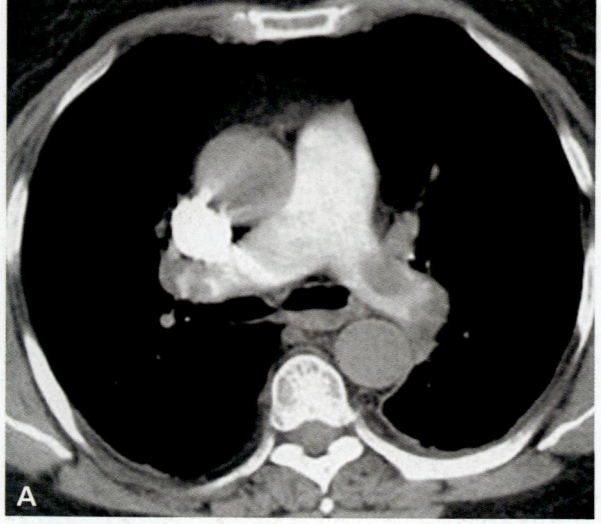
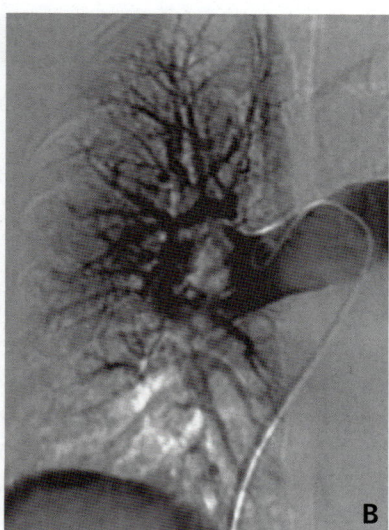
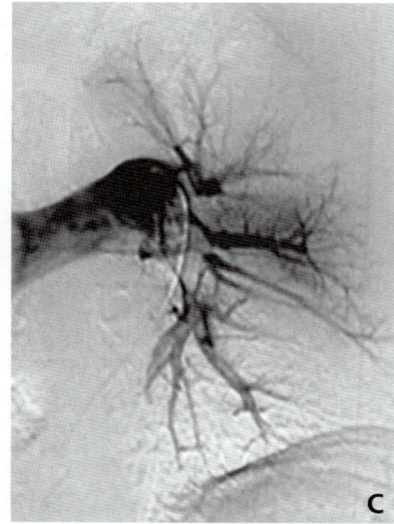

Fig. 55-1. (**A**) TC torácica mostrou grandes defeitos de enchimento em ambas as artérias pulmonares principais. Após estar hemodinamicamente estável, a arteriografia pulmonar foi realizada. (**B**) Angiografia pulmonar direita mostrou obstrução maciça da bifurcação da artéria pulmonar direita. Há persistente, mas reduzida, perfusão do lobo superior direito e hipoperfusão significativa do lobo inferior direito. (**C**) Angiografia pulmonar esquerda mostrou embolia maciça no segmento inferior esquerdo com redução na perfusão periférica.

culares encefálicos hemorrágicos) nas fibrinólises sistêmicas, contra 2,4% nas trombólises dirigidas por catéter, sendo incluídos estudos com trombectomias mecânicas e trombólises fármaco-mecânicas (TFM).[2] Neste mesmo estudo, entre os 594 pacientes avaliados, a taxa de sucesso clínico foi estatisticamente maior nos pacientes submetidos à TFM em relação à trombectomia mecânica exclusiva (91,2% *versus* 82,8% respectivamente).

CONSIDERAÇÕES SOBRE TROMBOSE VENOSA PROFUNDA

Trombose venosa profunda (TVP) das extremidades inferiores, especialmente, proximais ou iliacofemorais, apresenta alto risco para complicações, como TEP, trombose recorrente e síndrome pós-trombótica.[12,13]

Em alguns casos, a TVP extensa pode causar edema, dor significativa e alteração da cor e perfusão do membro afetado. A *Phlegmasia Alba Dolens* pode causar dor, edema e palidez da pele, sem acometer o sistema arterial. Em contraste, pacientes com *Phlegmasia Cerulea Dolens* apresentam trombose mais extensa, congestão venosa, resultando em cianose e comprometimento da irrigação arterial do membro. Esta última apresentação da TVP está associada a alto risco de síndrome compartimental, gangrena venosa e amputação do membro.[13]

A anticoagulação convencional não dissolve o trombo, mas permite que a fibrinólise endógena auxilie em sua degradação. Há evidências que a remoção precoce do trombo reduz sintomas agudos e episódios recorrentes de TVP, preserva a função valvular e potencialmente reduz o risco de síndrome pós-trombótica, uma manifestação crônica da TVP que cursa com dor, edema e tem alto custo de tratamento.[3]

A remoção cirúrgica do trombo no sistema venoso por meio de embolectomia é uma prática pouco adotada pelos cirurgiões vasculares por causa do alto risco de complicações locais, como ruptura do vaso e lesão endotelial seguida de oclusão venosa precoce (secundária à hiperplasia intimal acelerada). Para reduzir essas taxas de complicações e aumentar a eficácia da trombectomia, pesquisadores têm reportado benefícios clínicos do tratamento percutâneo da TVP com uso de fibrinolíticos. As vantagens da TDC incluem: menor trauma mecânico ao vaso e tratamento de vasos de menor calibre do que aqueles acessíveis ao balão da tromboembolectomia.[14]

Estudo com 209 pacientes (CAVENT) evidenciou maior perviedade primária em 6 meses quando realizada a remoção precoce do trombo com uso de TDC em relação à realização de anticoagulação convencional (66 *versus* 47%). Também foi demonstrada redução de risco de 26% para desenvolvimento de síndrome pós-trombótica em 2 anos.[12]

A maior parte dos *guidelines* recomenda a remoção do trombo em pacientes com TVP iliacofemoral com sintomas no período inferior a 14 dias de duração, em bom *status* clínico e com expectativa de vida aceitável e com baixo risco para sangramento.[3]

A remoção do coágulo pode ser realizada por meio de trombólise dirigida por catéter ou de TFM. As taxas de regressão do trombo são semelhantes entre uso de dispositivos reolíticos – Angiojet® – (96% – estudo PEARL)[3] e com uso de TDC (89% – estudo CaVenT).[12] Entretanto, o uso de TDC é limitado em razão da duração prolongada do procedimento, múltiplas coletas laboratoriais e tempo de unidade de internação intensiva prolongada. A TFM pode diminuir esse tempo de procedimento e colaborar para internação mais rápida e com menos intervenções, por associar à infusão de fibrinolíticos em baixa dose e à degradação e/ou aspiração do trombo local. Deve-se ressaltar que a redução da dose do fibrinolítico, assim como da duração do procedimento, está diretamente relacionada com a diminuição das taxas de complicações.[3]

Lin *et al.*, em 2006, apresentaram estudo comparando TDC e TFM, com taxas semelhantes de remoção de trombo (70-75% de remoção completa e 25-30% para remoção parcial). Entretanto, com menores doses de agentes trombolíticos e com menor tempo de infusão para a TFM, o que resultou em menores índices de sangramento e menor uso de recursos hospitalares.[14]

Em *guideline* publicado, em 2014, pela SIR – *Society of Interventional Radiology*, a eliminação do trombo em > 50% com restauração do fluxo em segmento iliacofemoral foi de 91% na literatura estudada, com ausência de retrombose no segmento tratado em até 3 meses de 91%, sendo aceitável como bons resultados de taxas de retrombose menor que 80% para ambos os critérios.[15]

As taxas de complicações relacionadas com os sangramentos maiores foram de 2,8%, sendo sugeridas < 7%; sangramento intracraniano não foi observado, sendo sugerido alvo < 1%; TEP sintomático de 0,5%, sendo sugerido < 2%; complicações maiores gerais de 3,9%, sendo sugerida < 10%. Para diminuir os riscos de sangramento, nos casos de TVP ilíaco-femorais e de trombose de cava inferior, indica-se punção de veia poplítea guiada por ultrassom (US).[13-15]

Há maior dedicação para recanalização do fluxo no segmento iliacofemoral do que em relação à trombose femoral isolada pois, apenas com tratamento anticoagulante oral, os dados de literatura mostram recanalização completa ou subtotal de 80% em 6 meses quando acometimento femoral isolado, e somente de 20% em 5 anos quando o acometimento ilíaco está associado. Deve-se considerar a angioplastia com *stent* de veia ilíaca após a recanalização do vaso acometido, quando necessário, pois a taxa de perviedade em 12 meses varia de 74% para ATP com *stent* a 53% quando não se utiliza *stent* (p < 0,001).[16]

Uma vez que o balanço de riscos e benefícios com TDC seja incerto, o *American College of Chest Physicians* considera que a terapia anticoagulante isolada é uma alternativa aceitável nas TVPs agudas com pacientes que não têm gangrena venosa iminente. Sugere-se que as TVPs proximais agudas devam ser tratadas quase sempre usando terapia anticoagulante sozinha (Grau 2C), reservando a TDC para os pacientes com TVP iliacofemoral, sintomas com duração menor que

14 dias, bom estado funcional, expectativa de vida maior que um ano e baixo risco de sangramento.[17]

Em relação às TVPs dos membros superiores, há relatos de taxas de remoção de trombos de 72 a 91% quando do uso de TDC associadas ou não ao uso de TFM. Entretanto, é importante relembrar que os trombos com tempo de duração maior do que 14 dias são menos suscetíveis à trombólise e que ainda faltam estudos evidenciando o benefício em relação à síndrome pós-trombótica quando do uso destes dispositivos.[18] Segundo o último CHEST, existe benefício da TFM sobre a anticoagulação oral nos pacientes rigorosamente selecionados, com sintomas graves, trombose extensa de subclávia com extensão para axilar e demais critérios já mencionados na TFM para segmento iliacofemoral.[17]

CONSIDERAÇÕES SOBRE TROMBOSE ARTERIAL AGUDA

A oclusão embólica frequentemente ocorre no sistema periférico sem alterações hemodinâmicas prévias, com pobre rede de colaterais desenvolvidas neste território, resultando em situação de isquemia grave, com clínica mais exuberante, geralmente acompanhada de dor e alterações neurológicas precoces no membro afetado. Já a oclusão por trombose arterial, geralmente secundária à ruptura de placas de ateroma preexistentes, apresenta clínica menos exuberante, com sintomas menos graves de isquemia em razão da compensação por meio da circulação colateral.

A trombose arterial aguda acarreta um distúrbio perfusional da extremidade, que envolve risco de dano irreversível e/ou amputação do membro, ocasionando complicações ameaçadoras à vida. Por causa da situação metabólica anaeróbica local e eventual dano metabólico sistêmico secundários à hipoperfusão, órgãos-alvo, como coração e rim, são diretamente envolvidos no processo. É necessário considerar a etiologia da lesão, a viabilidade do membro e seguir com o processo de revascularização do mesmo, considerando a sua repercussão clínica.[19]

Pode-se utilizar de critérios de avaliação sobre a viabilidade do membro para os casos de isquemias aguda e subaguda, como os expostos no Quadro 55-1.[19]

Desde as diretrizes propostas pelo TASC II, em 2007, e atualizadas, em 2011,[20,21] as isquemias críticas devem ser tratadas por meio de intervenção, sejam elas minimamente invasivas (trombólises dirigidas por cateter, trombectomias mecânicas ou trombólises fármaco-mecânicas) ou cirúrgicas (tromboembolectomias), conforme o grau de isquemia.

A trombólise dirigida por cateter, por ser procedimento minimamente invasivo, apresenta inúmeras vantagens em relação à cirurgia convencional, o que inclui menores tempos de procedimento, internação e morbidade.[6] Em metanálise publicada por Palfreyman et al., com 10 estudos randomizados, comparando cirurgia convencional à trombólise dirigida por cateter, observou-se benefício somente nos subgrupos com isquemia crítica menor do que 14 dias e principalmente nas oclusões precoces de enxertos.[5] A chance de mortalidade e amputação aumentavam em 59% no grupo submetido à cirurgia dentro desse período no estudo STILE com 320 pacientes. Entretanto, nos subgrupos com isquemia de maior duração podem-se observar melhores resultados relacionados com os menores riscos de efeitos adversos (62,9% versus 29,2%) e progressão da isquemia (58,2% versus 20,8%) no grupo cirúrgico em relação ao minimamente invasivo.[6]

Em seguimento de 30 dias, o estudo NATALI, após coletar dados de 1.133 procedimentos de trombólise realizados ao longo de 10 anos, pode reforçar os achados previamente citados. Confirmou resultados de 75,2% dos casos livres de amputação em pacientes selecionados. As menores taxas de sobrevida livre de amputação foram associadas aos pacientes diabéticos, idade aumentada, grau de isquemia avançado e presença de déficits neurossensoriais. A mortalidade foi mais alta em mulheres, idosos, oclusão de vasos nativos, oclusão por embolia e história de insuficiência coronariana.[22]

Observou-se maior risco de hemorragia no grupo submetido à trombólise, alcançando risco aumentado de 195%.[5] Já no estudo NATALI, observaram-se riscos de sangramento principalmente nos sítios de punção e taxa de acidente vascular encefálico de 2,3%, incluindo hemorrágicos e isquêmicos, sendo que grande parte ocorreu durante a anticoagulação pós-procedimento.[22]

Quadro 55-1. Critérios de Rutherford para avaliação da viabilidade do membro em situação de isquemia crítica

Categoria	Prognóstico	Relatório		Sinal ao Doppler	
		Perda de sensibilidade	Fraqueza muscular	Arterial	Venoso
I – Viável	Sem ameaça imediata	Nenhuma	Nenhuma	Audível	Audível
II – Isquemia reversível					
IIa – Marginalmente ameaçado	Isquemia reversível se tratamento imediato	Mínima	Nenhuma	Frequentemente inaudível	Audível
IIb – Ameaça imediata	Extremidade pode ser preservada no caso de tratamento imediato	Dor de repouso	Moderada	Inaudível	Audível
III – Inviável	Perda do membro	Perda de sensibilidade		Inaudível	

A TDC apresenta suas limitações quando são considerados o tempo de isquemia do membro e o intervalo de tempo necessário para restauração do fluxo e para a ação do fibrinolítico, o que geralmente não torna possível a utilização desse método para membros em isquemia classificada como Rutherford IIb. Em razão dessa necessidade de rápida restauração do fluxo sanguíneo que contrapõe o tempo prolongado com o uso de TDC, associado à eventual exigência de redução ou não utilização de fibrinolíticos, foram desenvolvidos dispositivos para realização de trombectomia mecânica e TFM, que serão explicitados durante leitura do capítulo.[23]

CONSIDERAÇÕES SOBRE OCLUSÕES DE FÍSTULAS PARA HEMODIÁLISE

A manutenção da perviedade dos acessos para hemodiálise é uma medida importante para sobrevida dos pacientes com insuficiência renal dialítica. Tais acessos apresentam duração limitada e, por muitas vezes, falham emm razão de alguma estenose no leito venoso. Visto que existe um número de sítios limitados para confecção desses *shunts*, a manutenção da perviedade desses acessos prolonga a vida útil dos mesmos, o que impacta diretamente na sobrevida desses pacientes. A recanalização percutânea associada à angioplastia da lesão tem-se tornado a técnica de escolha das instituições.[4,9]

A TDC tem sido amplamente utilizada nos casos de oclusões agudas desses acessos. Quando comparada à cirurgia, apresenta menor taxa de internação hospitalar com resultados semelhantes em relação à perviedade. Entretanto, o desejo de procedimentos mais seguros, considerando que trombólise acarreta risco de 1% de mortalidade por AVE, faz-se sempre presente. Por isso, existem diversos dispositivos sendo utilizados para recanalização dos acessos para diálise na tentativa de reduzir a dose de trombolíticos e diminuir suas complicações hemorrágicas. Tais dispositivos apresentam diferentes taxas de sucesso clínico imediato (73-91%), assim como com grande variação na perviedade em 1 mês (21 a 75%).[9]

Alguns autores sugerem punções duplas (anterógradas e retrógradas) no caso de oclusões que ultrapassem dois centímetros da anastomose arteriovenosa, assim como angioplastia da lesão encontrada após a remoção completa do trombo. A diálise é proposta imediatamente após o término do procedimento. O uso de anticoagulantes é rotineiramente realizado, e não há consenso sobre seu tempo de duração.[9]

DISPOSITIVOS DE FRAGMENTAÇÃO

Schimtz-Rode *et al.* demonstraram que, por causa do efeito *Vortex* (com direcionamento do fluxo para artérias não ocluídas, é necessária a infusão do medicamento no meio do trombo e não somente em seu leito proximal para atingir o processo de trombólise efetivo e rápido (Fig. 55-2).[2]

Fragmentação Rotatória com *Pigtail*

A fragmentação do trombo proximal com uso do catéter tipo *pigtail* rotatório (previamente fabricado com orifícios laterais extras, em relação ao catéter diagnóstico) foi umas das primeiras técnicas utilizadas na radiologia intervencionista, sendo menos relevante na atualidade por causa do surgimento de novos dispositivos mais eficazes. Inicialmente, apresentava-se muito efetivo na remoção do trombo proximal, entretanto, observou-se que isso resultava em embolizações distais com aumento da pressão da artéria pulmonar e com necessidade de aspiração dos trombos residuais para aprimorar seu resultado (Fig. 55-3).[2,14] Tal catéter, previamente desenhado para essa técnica com rotação mecânica (*Cook, Biaeverskov, Dinamarca*), não mais se encontra disponível no Brasil. O cateter de *pigtail* diagnóstico pode ser utilizado em seu lugar, entretanto, com rotação manual. A vantagem deste é a ampla disponibilidade e o baixo custo em relação aos demais dispositivos, porém, há a necessidade de associação a outros métodos para otimizar seus resultados.

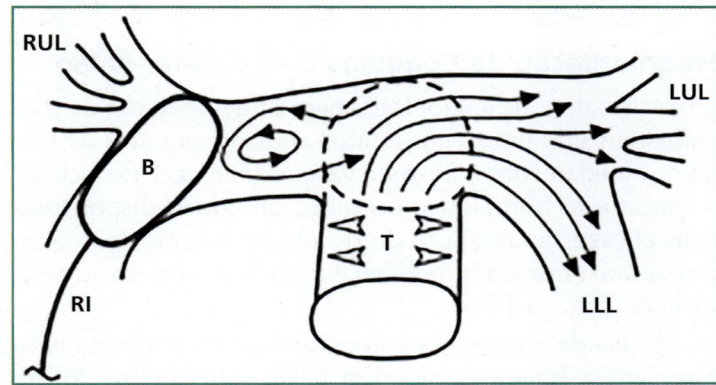

Fig. 55-2. Modelo de fluxo mostrando a formação do efeito vórtex imediatamente proximal ao nível da obstrução. Note que a maioria do líquido é conduzida para dentro da artéria pulmonar esquerda não ocluída, e o vórtex perto da oclusão, somente com fluxo mínimo de líquido que faz contato evanescente com um êmbolo oclusor (B). RUL = lobo superior direito; LUL = lobo superior esquerdo; LLL = lobo inferior esquerdo; RI = artéria intermediária direita; T = tronco da artéria pulmonar; B = balão.

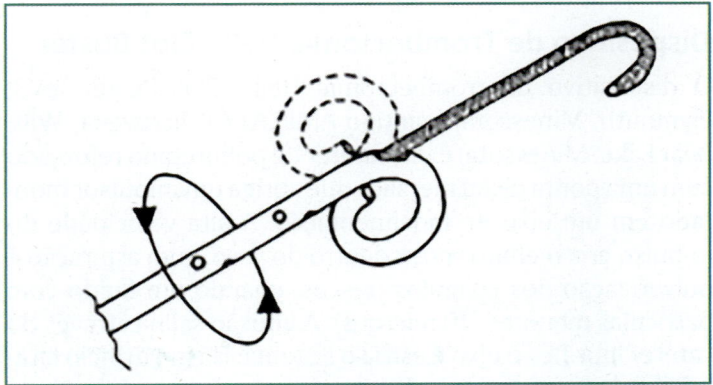

Fig. 55-3. Catéter *pigtail* rotatório sobre o fio-guia estacionário, passado pelo furo distal e usado como um eixo direcionador de rotação. Os coágulos são fragmentados pela ação mecânica da ponta do *pigtail* quando este é girado. O fio também permite que o catéter seja avançado ou retirado sobre o fio.

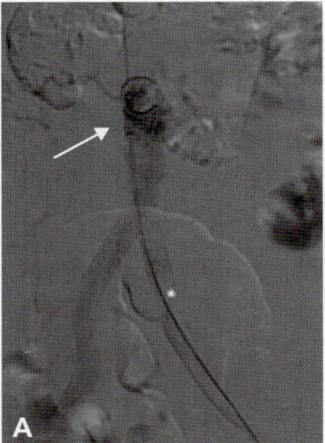 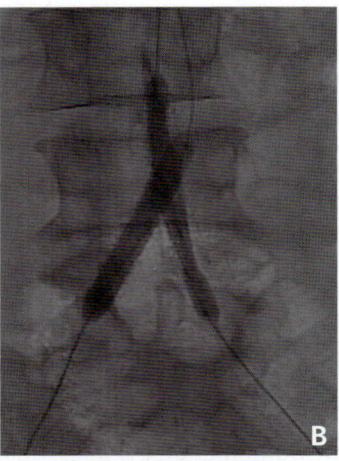 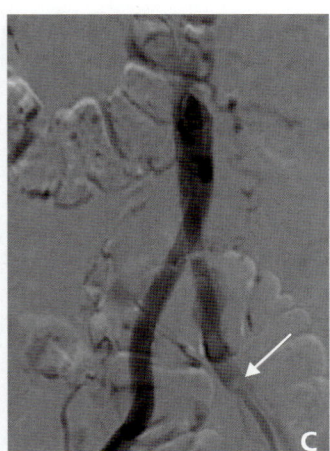 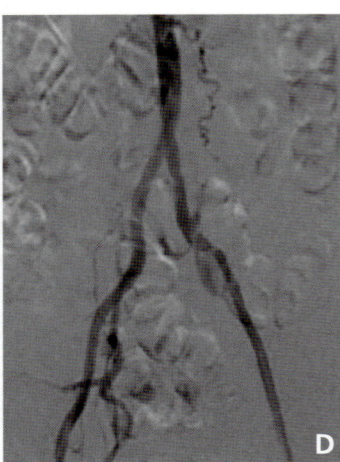

Fig. 55-4. Fragmentação de trombos intravasculares com utilização de catéter-balão. (**A**) Oclusão em artéria ilíaca comum esquerda (*intrasstent* e asterisco). Realização de trombectomia com angiojet – infusão salina (seta). (**B**) Fragmentação de trombos com catéter-balão. (**C**) Angiografia após fragmentação demonstrando melhora do fluxo, porém, ainda com trombos residuais (setas). (**D**) Controle angiográfico após trombólise fármaco-mecânica com *pulse-spray* e infusão de alteplase com Angiojet. Perviedade de segmento de artéria ilíaca externa esquerda previamente ocluída.

Fragmentação de Coágulos com Catéter-Balão

O uso de balões de angioplastia para a fragmentação de coágulos tem sido usado por muitos anos na tentativa de restaurar rapidamente o fluxo do vaso acometido e de facilitar o contato do fibrinolítico ou o uso de outros dispositivos mais eficazes na remoção do trombo. Por aumentar a área de contato entre o fibrinolítico e o trombo, otimiza-se a eficácia da TDC ou TFM.[14]

A taxa de recuperação da circulação pulmonar, quando associada à fragmentação com balão e fibrinólise, foi de 87,5% em estudo previamente realizado por Fava *et al.* no tratamento do TEP maciço.[24]

No caso de oclusões de acessos para hemodiálise, a trombectomia mecânica simples com maceração dos trombos com uso de balões e dispositivos de rotação são limitados aos enxertos com próteses e podem ser traumáticos para as paredes dos vasos nativos.[4]

O catéter-balão deve possuir diâmetro menor do que o vaso-alvo a ter seu fluxo restaurado (Fig. 55-4).

Dispositivo de Trombectomia Helix Clot Buster

O dispositivo de trombectomia Helix Clot Buster (eV3, Plymouth, Minessota) – antigo AMPLATZ (Microvena, Wite Bear Lake, Minessota) é um catéter de poliuretano reforçado com uma ponta distal metálica que abriga um impulsor montado em um eixo de movimentação. A alta velocidade do impulso cria o efeito *vortex* dentro do vaso, com aspiração e pulverização dos coágulos frescos, criando um fluido com partículas menores (10 mícrons). A infusão salina através do catéter lubrifica o eixo e esfria o sistema. Há um orifício lateral distal no catéter de poliuretano que permite a injeção de contraste durante o procedimento, otimizando a qualidade das imagens (Fig. 55-5).

O dispositivo apresenta perfil 7 Fr, com extensão de 75 ou 120 cm, e deve ser posicionado no vaso a ser tratado através de catéter-guia. Deve ser utilizado em lento movimento para trás e adiante, sendo ativado em sua velocidade máxima (atinge até 140.000 rpm em pressão de 30-35 psi) através de um controle por um pedal. Apresenta algumas dificuldades técnicas decorrentes do seu perfil e por não navegar sobre fio-guia. Apresenta possibilidade de hemólise, geralmente transitória, sem repercussões clínicas significativas publicadas.

Em modelo anterior, Uflacker *et al.* apresentaram taxa de sucesso clínico de 93% no tratamento do TEP e Sofocleus *et al.*, de 93% no tratamento das oclusões de fístulas arteriovenosas (FAV).[1,25,26] Atualmente, sua produção está retida pelo fabricante.

Dispositivo de Trombectomia Cleaner Xt E Cleaner 15

O catéter Cleaner XT (Argon Medical Devices, PLANO, Texas) apresenta-se como sistema de trombectomia rotacional com fio único sinusoidal, permitindo maceração do trombo aderido à parede do vaso e com risco de lesão endotelial reduzido. O dispositivo realiza a degradação do trombo e permite a infusão de fluidos, incluindo trombolíticos. Seu uso é indicado em oclusões de FAV, sejam elas com veias ou próteses, e

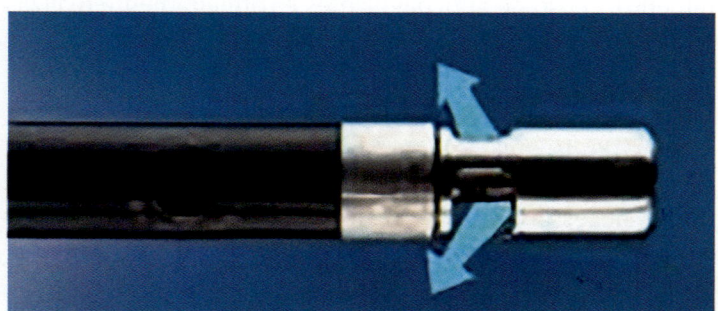

Fig. 55-5. Catéter Helix Clot Buster. Através das setas, é produzido fluxo contra a parede do vaso, removendo o trombo mural aderente. Sua ponta é atraumática e em seu interior os trombos são macerados até atingir dimensão menor que 10 mícrons.

nos casos de TVP com oclusões agudas e subagudas. Por causa de seu desenho atraumático, existe a possibilidade de expansão do uso deste catéter para todo sistema vascular periférico.[9] Apresenta perfil de 6 Fr, com extensão de 65 ou 135 cm e amplitude de sinusoide de 9 mm. Sua versão Cleaner 15, para vasos de maior calibre, possui perfil de 7 Fr e amplitude de sinusoide de 15 mm. Estes catéteres foram desenhados para permitir estabilidade em vasos tortuosos. Vale ainda lembrar que é recomendado pelo fabricante o uso de filtro de veia cava durante seu manuseio.

Dispositivo lançado, em 2014, foi utilizado no estudo publicado por Köksoy et al. com 41 pacientes com TVP aguda e subaguda proximal (61% iliacofemoral e 39% femoro-poplítea). Evidenciou-se 70,7% de lise grau III e 26,8% de lise grau II dos trombos, sendo necessário uso de TDC em apenas 7,3% dos casos. Nenhum óbito foi observado (Fig. 55-6).[27]

Trellis

O dispositivo Trellis (Covidien) (Fig. 55-7) é *over the wire* e consiste na combinação de manipulação mecânica, por uma unidade oscilatória, e trombólise local de um segmento vascular isolado por dois balões oclusores. Os trombos fragmentados são aspirados posteriormente pelo introdutor do dispositivo. Apresenta perfil de 6 a 8 Fr. O dispositivo de 6 Fr apresenta área de extensão de tratamento de 10 e 30 cm, diâmetros dos balões de 3-10 mm, e o dispositivo de 8 Fr possui área de extensão para tratamento de 15 a 30 cm, com diâmetro dos balões de 5-16 mm. Ambos atingem 500-3.000 rpm e podem ser utilizados para segmentos venosos e arteriais, conforme indicação do fabricante.

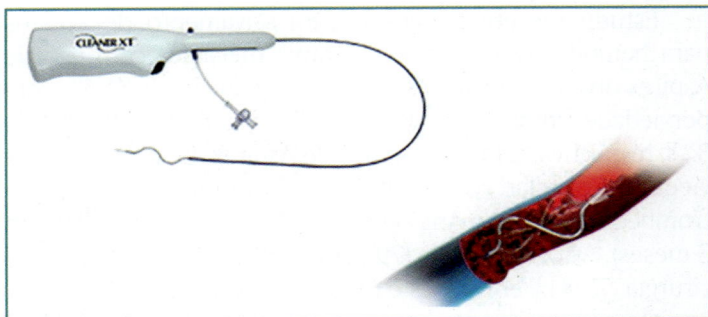

Fig. 55-6. Dispositivo Cleaner. Sistema de trombectomia rotacional com fio único sinusoidal que permite maceração do trombo local e infusão de fluidos, incluindo trombolíticos.

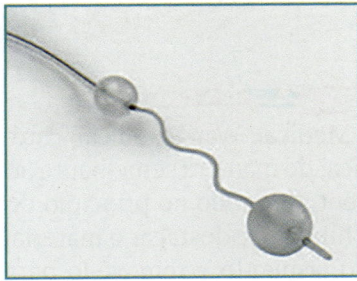

Fig. 55-7. Dispositivo Trellis com unidade oscilatória e trombólise local de um segmento vascular isolado por dois balões oclusores.

A segurança do dispositivo pode ser avaliada no registro de estudos do fabricante sem complicações maiores. Em estudo de 2012 comparando Trellis, Angiojet e Helix, não houve diferença nos resultados das recanalizações com os diferentes dispositivos.

Estudo publicado por Käirkkäinen et al., em 2016, com 22 pacientes com TVP de membros superiores (síndrome de Paget-Schroetter) tratados com sistema Trellis, 95% (21 pacientes) apresentavam-se assintomáticos no seguimento médio de 25 meses, com perviedade venosa nos exames de imagem de controle nesse tempo. Entretanto, em 82% associou-se outro método de trombectomia ao procedimento, como fragmentação por balão ou aspiração por catéter.[28]

Trombólise Fármaco-Mecânica Assistida por Ultrassom (US)

A trombólise acelerada por US consiste em administrar fibrinolíticos via catéter de infusão, que, simultaneamente, pode emitir energia ultrassônica (*Acoustic Pulse Thrombolysis*) intratrombo. O catéter de infusão **EKOS** (EkoSonic, Bothell, Washinton) utiliza a energia ultrassônica para soltar a malha de fibrina e aumentar a permeabilidade do trombo e, consequentemente, disponibilizar mais receptores para a ação do fibrinolítico e otimizar sua ação. Tal tecnologia acelera a dissolução do trombo, aumenta sua taxa de remoção e apresenta bons resultados clínicos, quando comparados às demais terapias de trombectomia mecânica ou fármaco-mecânica, com menor tempo de tratamento e melhor índice de perviedade.[29]

A metanálise de Palfreyman et al. e o estudo NATALI observaram que, nos casos de oclusões arteriais agudas, as taxas de salvamento de membro e morte eram semelhantes entre os grupos cirúrgicos quando comparados aos grupos com TDC. Entretanto, a incidência de complicações por sangramento era maior neste último grupo.[5,22]

A preocupação com a diminuição da dose dos fibrinolíticos é uma busca constante. Quando associados ao uso de energia ultrassônica, alguns autores utilizaram doses até quatro vezes menores de fibrinólitcos comparados às trombólises guiadas por catéter.[29,30]

Num pequeno estudo prospectivo publicado por Wissgott et al., em 2008, com 20 casos de oclusões de enxertos femoropoplíteos, tanto a TDC em associação ao sistema EKOS, quanto o uso de Rotarex foram eficazes. Entretanto, o tempo de recanalização do vaso foi menor para o grupo do Rotarex (65,5 *versus* 190 minutos).[31]

Já o estudo prospectivo DUET, publicado, em 2015, que comparou 60 pacientes randomizados entre TDC e trombólise acelerada por energia ultrassônica nos casos de trombose arterial infrainguinal, mostrou redução do tempo de trombólise quando comparado à TDC (17,7 h *versus* 29,5 h, p = 0.009). Não houve diferença estatística entre os demais parâmetros como sucesso técnico, eventos adversos graves, morte e perviedade. Não foram observadas lesões vasculares secundárias ao seu uso.[8] O grupo submetido ao uso do EKOS apresentou menor risco de sangramento e outras complicações em outra citação da literatura.[30]

Esse catéter apresenta bons resultados em TVP proximal[13] e TEP maciço ou submaciço,[32,33] além de resultados promissores em oclusões arteriais agudas[8,34] e oclusões agudas de enxertos arteriais, atingindo taxas de sucesso clínico de 88 a 96%.[8,29,31]

Há relato de pequena série de casos para tratamento de TVP crônica (média de 92 ± 44 dias) com recanalizações de até 92% das lesões.[35] Em 2014, Bagla et al. descreveram um caso de tratamento de trombose venosa portal aguda extensa com bom resultado.[36]

O dispositivo consiste em um catéter de 5,2 Fr multilúmen (106 e 135 cm de extensão), compatível com fio-guia de 0,035", que incorpora um pequeno transmissor de ondas ultrassonográficas (6 a 50 cm de área útil) num sistema coaxial. Após a angiografia diagnóstica, deve-se avançar o fio-guia pela lesão e posicionar a extremidade distal do catéter imediatamente após o término da oclusão. Após o término do posicionamento, troca-se o fio-guia pelo transmissor de emissão de energia ultrassônica e inicia-se a trombólise. Energia ultrassonográfica de baixa intensidade (2,2 MHz) e alta frequência são transmitidas por todo o catéter.

Uma das limitações da técnica é a necessidade de avançar o catéter através de todo o trombo. Adicionalmente, o custo do catéter emissor de ondas ultrassônicas e sua unidade portátil são altos, algo que pode ser minimizado pelo fato de ser realizado um número menor de controles angiográficos, de se utilizar menos agente fibrinolítico e pelo menor tempo de internação.[8]

DISPOSITIVOS DE ASPIRAÇÃO

Catéteres para Aspiração Simples

A aspiração através de introdutores ou catéteres-guia pode ser utilizada em associação aos dispositivos de fragmentação citados anteriormente.[1]

Aspirex

O dispositivo Aspirex (Straub Medical, Wangs, Suíça), catéter para trombectomia mecânica, consiste em uma mola de alta rotação, conectada a uma unidade elétrica de impulsão motora e de controle, que aspira, macera e remove trombos através de um orifício em L na ponta do catéter e levando-os a uma bolsa coletora (Fig. 55-8).

Experimentos in vitro e in vivo em animais demonstraram reversão de choque cardiogênicos nos quadros de TEP maciço com o uso desse dispositivo.[1]

Atualmente, a intervenção para tratamento da TVP tem sido discutida com maior intensidade e apresenta controvérsias em relação às terapias prévias, pelo fato de os riscos associados ao uso do fibrinolítico estarem diminuindo com o uso de dispositivos para recanalização de tromboses proximais com trombectomia mecânica ou TFM. A vantagem desses novos dispositivos deve-se à possibilidade do uso de baixas doses de fibrinolítico ou até mesmo a sua não utiliza-

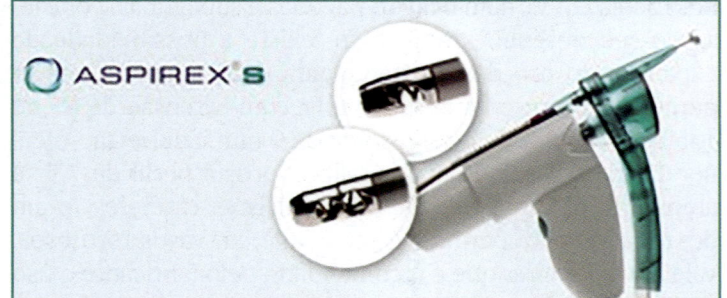

Fig. 55-8. Catéter Aspirex. Consiste em uma mola de alta rotação que aspira, macera e remove trombos através de um orifício em L na ponta do catéter, levando-os a uma bolsa coletora. Imagem cedida pelo fabricante Straub® Medical AG.

ção quando existir contraindicação. As taxas de sucesso nas recanalizações de TVP proximais com uso de Aspirex alcançam 90%. As taxas de complicações maiores nos estudos citados por Lichtenberg et al. também demonstraram segurança do dispositivo.[19]

Esse catéter apresenta perfil de 6, 8 e 10 Fr, com extensões de 85, 110 e 135 cm. É controlado por sistema de gatilho ou pedal, e com direcionamento através de fio-guia de 0,018" ou 0,025" para perfil de 10 Fr.

Dyer et al., em estudo publicado, em 2016, orientam escolha do perfil do dispositivo, conforme diâmetro do vaso acometido: vasos de 3-5 mm, 5-8 mm e 8-12 mm requerem dispositivos de 6, 8 e 10 Fr, respectivamente.[9]

Atualmente, esse dispositivo pode ser utilizado em oclusões arteriais, incluindo oclusão da artéria mesentérica superior, em oclusões venosas, como TEP/TVP proximal e em acessos para hemodiálise.[9]

Estudo recente publicado para salvamento de acessos para hemodiálise com trombectomia mecânica com uso de Aspirex observou taxa de sucesso clínico inicial de 81,5%, com perviedade primária de 30, 90 e 480 dias de 53,6%, 44,3% e 33%, respectivamente para o uso de Aspirex. Essa taxa de perviedade é similar aos resultados de outros dispositivos de trombectomia, como Angiojet (71-32% em 1 mês e 60-21% em 3 meses), Arrow Trerotola (79% em 1 mês e 75% em 3 meses) e cirurgia (73-41% em 1 mês e 68-32% em 3 meses).[9]

Nos casos descritos anteriormente, o uso de Aspirex permitiu restauração do fluxo do acesso em menor tempo (menos de 2 horas), sem necessidade de internação e baixo risco de sangramento sistêmico significativo.

Não há evidências de proteção contra embolia parodoxal, existindo relatos sobre tetraplegia e TEP, sintomáticos ou não.

Rotarex

O dispositivo Rotarex (Straub Medical, Wangs, Suíça), catéter para trombectomia mecânica, de maneira semelhante ao Aspirex, apresenta funcionamento baseado no princípio do parafuso de Arquimedes, com função de destacar o material oclusivo do vaso, fragmentá-lo, aspirá-lo e removê-lo para uma bolsa coletora. Utilizado para remoção de trombos em leito arterial (Fig. 55-9).[19]

Deve-se atentar ao fato de apresentar-se como aterótomo, além de sua função para trombectomia, pois é capaz de destacar e fragmentar trombos mais organizados.

O uso desse catéter é indicado em oclusões agudas ou crônicas em vasos nativos ou enxertos, inclusive com próteses, em oclusões intras*stent* e em acessos para hemodiálise. Possui perfil de 6 Fr, extensões de 110 e 135 cm ou 8 Fr, extensões de 85 e 110 cm e com direcionamento sobre fio-guia de 0,018". A técnica de *crossover* é possível desde que se utilize um sistema de introdutor aramado. A passagem pela lesão deve ser realizada de maneira lenta, para diminuir o risco de embolização periférica. Após a recanalização do vaso, pode ser necessário o tratamento da lesão que originou a trombose, com realização de angioplastia com ou sem *stent*.

As vantagens de seu uso são: rápido preparo do dispositivo (menor do que 3 minutos em equipes experientes com o catéter), eficácia na remoção de trombo precoce, menor tempo de internação e uso de recursos hospitalares, administração de menor quantidade de fibrinolítico, acessibilidade a vasos de diferentes diâmetros, desde aorta até seus ramos viscerais. Entretanto, possui algumas desvantagens citadas por Litchtenberg *et al.*[19] trombectomia pouco efetiva em razão de dobras em áreas de angulações e bifurcações de aorta escleróticas, potencial risco de dissecção e de perfuração em vasos muito calcificados (1 a 9%), alto custo dos dispositivos, risco de embolizações distais, indisponibilidade para vasos menores que 4 mm (não recomendados para oclusões infrapatelares).

As taxas de perfuração variam de 1 a 9% conforme literatura, sempre associadas à presença de calcificações locais. Um passo importante para evitar lesão do vaso é assegurar o correto posicionamento do fio-guia, evitando angulações entre a placa e a extremidade do catéter. É recomendada a associação à anticoagulação plena para minimizar os riscos de embolizações distais.

O dispositivo mostrou superioridade nas taxas de sucesso de recanalização (90 a 96%) quando comparado a estudos com trombólise dirigida por catéter (79,7%), com taxas de sobrevida livre de amputação em 12 meses superiores a esse mesmo grupo (95% *versus* 65%).[19]

XCOIL

Um novo dispositivo para trombectomia mecânica foi avaliado por pesquisadores turcos, em 2010, com publicação, em 2016, denominado XCOIL (NexGen Medical Systems Inc.) (Fig. 55-10).

Inicialmente, passa-se um catéter de 4 Fr, com fio-guia de 0,035", para transpor a lesão. Posteriormente, a extremidade distal do catéter é posicionada distalmente ao trombo, e o fio-guia é retirado. Passam-se os laços pelo catéter, e

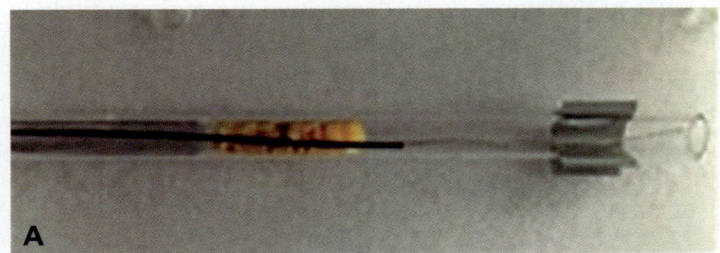

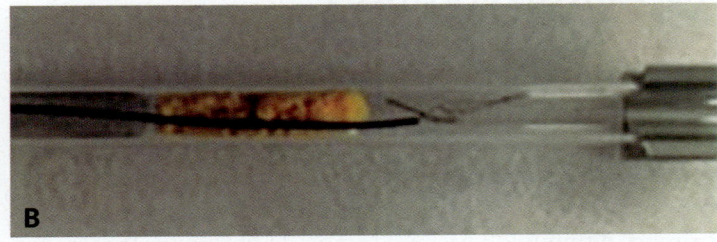

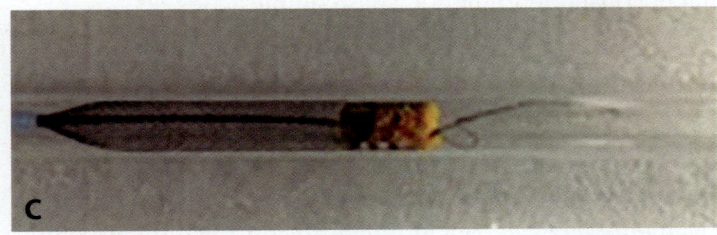

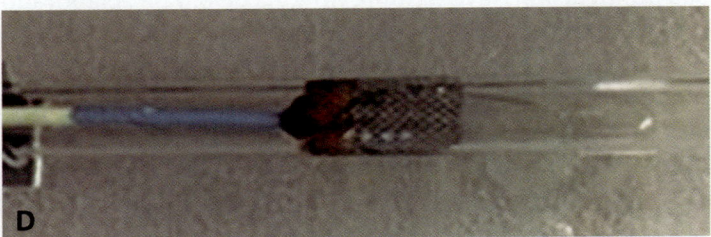

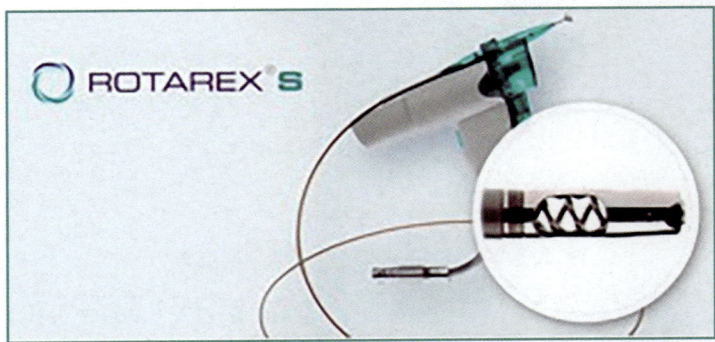

Fig. 55-9. Catéter Rotarex. De maneira semelhante ao Aspirex, apresenta funcionamento baseado no princípio do parafuso de Arquimedes. Imagem cedida pelo fabricante Straub® Medical AG.

Fig. 55-10. Sistema XCOIL. (A) Catéter de 4 Fr avança sobre o fio-guia até extremidade distal do trombo. XCOIL avança no interior do catéter de 4 Fr em sistema coaxial sobre o fio-guia. (B) Laço do XCOIL é formado distalmente ao trombo. (C) Laço é sequencialmente liberado em torno e através do trombo. O catéter é progressivamente tracionado para trás para liberar mais laços. O fio é retraído para tracionar a estrutura de laço em torno do trombo. (D) O trombo inteiramente "encapsulado" é puxado para o introdutor e removido pelo mesmo. Imagem cedida pelo fabricante Nexgen Medical System® Inc..

inicia-se o *pull back* do catéter e a retirada do trombo através dos seus laços. Mesmo que tal procedimento tenha que ser repetido por várias vezes, não foi observado lesão vascular local.

O estudo foi realizado com 18 pacientes com FAVs ocluídas, com até 30 dias de evolução, tratadas com XCOIL sem uso de fibrinolíticos. Embora o estudo tenha amostra pequena, pode ser observada alta taxa de sucesso técnico (72%). Os demais casos da amostra (18%) tão pouco foram recanalizados com uso de outros dispositivos. A taxa de sucesso da literatura para trombólise varia entre 76 e 96%, sendo que a taxa de 72% foi alcançada com este dispositivo sem uso de fibrinolítico. O seguimento mostrou média de perviedade primária com 15 meses.

Os preliminares desse dispositivo mostraram utilidade em trombos agudos e subagudos em FAV, não apresentando complicações relacionadas com a embolização distal ou sangramento.

Certamente, outros estudos com maior amostra e maior tempo de observação devem ser realizados para confirmar a eficácia e a segurança desse dispositivo.[37]

DISPOSITIVOS REOLÍTICOS

Os dispositivos reolíticos apresentam sistemas de trabalho baseados no sistema *Venturi*, criando o efeito *Vortex* que causa a fragmentação do trombo e posterior aspiração do mesmo.[4]

A fragmentação do trombo otimiza a ação do fibrinolítico, por aumentar a área de contato do medicamento com o trombo, diminuindo assim o tempo da fibrinólise locorregional e, consequentemente, suas complicações.[3,23]

Hydrolyser

O catéter de trombectomia Hydrolyser (Cordis, Miami, Florida) é composto por um catéter de 7 Fr montado sobre fio-guia, com 65 ou 80 cm de extensão, reto, com tubo relativamente flexível, com grande furo contralateral próximo à sua ponta distal. Navega sobre fio-guia de 0,025". Elaborado em sistema coaxial, com uma bainha de maior lúmen dedicado à aspiração dos coágulos fragmentados e uma bainha de menor lúmen, que é o canal de injeção de solução salina sob alta pressão que termina em um tubo metálico no sentido oposto à ponta do catéter (Fig. 55-11).

Os melhores resultados com esse dispositivo foram observados em vasos de 5 a 9 mm, sendo mais limitados ao uso em coágulos frescos e ramos periféricos. Sua utilização foi observada não somente para TEP,[38] mas também para recuperação de FAV.[39,40]

OASIS

O catéter de trombectomia Oasis (Boston Scientific, Natick, Massachussets) apresenta três lúmens (fio-guia, injeção de fluido sob alta pressão e o maior lúmen para conduzir os coágulos para fora). Em razão de sua baixa potência e tamanho, suas aplicações encontram-se limitadas para grandes vasos (Fig. 55-12).

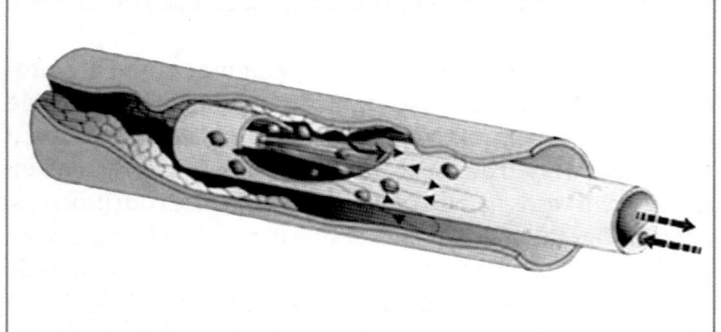

Fig. 55-11. Catéter Hydrolyser. Sistema coaxial para aspiração dos coágulos fragmentados e injeção de solução salina sob alta pressão.

O catéter de aspiração hidrodinâmica utiliza-se do efeito Venturi, liquefazendo e removendo o material trombótico, sendo menos traumático à parede do vaso.[4]

Em TEP maciço, observou-se restauração do fluxo arterial pulmonar em 87,5%, com redução significativa da pressão pulmonar (média de 73 para 42 mmHg) e baixo índice de complicações.[38]

Estudo multicêntrico e randomizado, realizado por Barth *et al.*, mostrou sucesso clínico imediato de 89% nas oclusões de FAVs para hemodiálise tratadas com esse dispositivo. Não foram observadas taxa de hemólise ou queda de hematócrito relevantes quando comparados à FDC com técnica de *pulse spray*. Observou-se embolização inadvertida para o leito arterial em dois casos, sendo mantida conduta conservadora no primeiro e trombólise arterial no segundo, ambos com sucesso clínico.

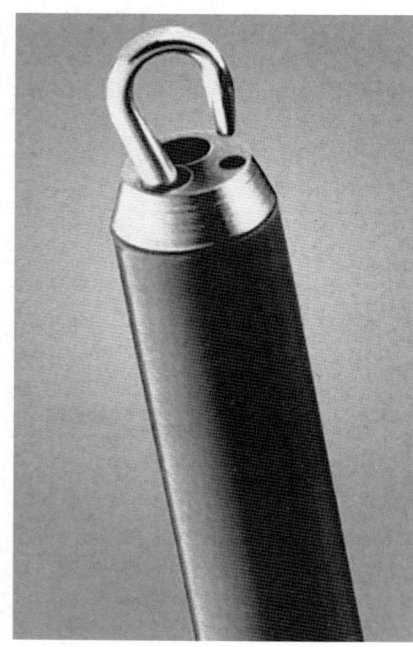

Fig. 55-12. Catéter Oasis: lumens para fio-guia, injeção de fluido sob alta pressão e condução dos coágulos para fora.

Em relação às suas considerações técnicas relacionadas com infusão de fluidos, o fabricante sugere pressões de 750-850 psi, com fluxos de 2,5 mL/segundo. Apresenta perfil de 6 Fr. Sugere-se "navegação" sobre fio-guia de 0,018", entretanto, alguns intervencionistas o fazem sem uso do fio, devendo ser considerado o risco de lesão do vaso quando encontrado estenose ou oclusão no trajeto.[4]

Angiojet

O catéter Angiojet (Possis Medical, Minneapolis, Minnesota) é um dispositivo de trombectomia que também utiliza o efeito Venturi, mas apresenta um desenho diferente dos dispositivos citados anteriormente. Consiste num sistema de duplo lúmen, em que o menor lúmen é para injeção de corrente de fluido salino em velocidade elevada. Este lúmen termina em um anel tubular metálico com orifícios laterais orientados para trás, no sentido do lúmen do eixo principal. A dinâmica de baixa pressão criada promove a fragmentação e a sucção dos coágulos.

Apresenta a vantagem de permitir a infusão de agente trombolítico ou de solução salina, seguida da trombectomia reolítica e da extração do trombo. Esse dispositivo de trombectomia fármaco-mecânica combina as vantagens da trombólise farmacológica às da trombectomia mecânica (Fig. 55-13).[14]

Em decorrência do alto índice de complicações maiores, é discutível o uso do Angiojet na trombectomia para TEP. Em metanálise elaborada por Kuo et al.[2] e em outro estudo realizado por Banovac et al.,[1] podem-se observar complicações, como dor torácica, hemólise, hemoglobinúria, bradiarritimia, infarto agudo do miocárdio, hipotensão e hemoptise fatal.

Já em estudo prospectivo multicêntrico PEARL, publicado, em 2015, com 329 pacientes com TVP proximal, submetidos à trombectomia reolítica com Angiojet, 96% dos pacientes apresentaram redução significativa do trombo (58,5 a 100%), em 39% sem necessidade de uso de TDC. Além disso, o tempo de tratamento não ultrapassou 24 horas para 73% dos casos tratados e em 36% dos casos, a duração do tratamento foi menor do que 6 horas. O índice de efeitos adversos, proporcionais ao tempo de uso do dispositivo, foi de 2,7%, e inclui bradicardia, embolia pulmonar sem repercussão hemodinâmica, insuficiência renal, elevação de escórias nitrogenadas, hiperbilirrubinemia e dor em membros inferiores. A taxa de complicações relacionadas com sangramento foi de 4,5%, sendo todas elas atribuídas ao sítio de punção, anticoagulação e agente trombolítico. Taxa de 0,9% foi considerada complicação com sangramento maior (intracraniano, retroperitoneal e anemia hemolítica). Em nenhum dos casos, o sangramento foi associado ao uso de Angiojet.[3]

Pacientes com isquemia crítica do membro necessitam de restauração rápida do fluxo, o que pode ser atingido pelo sistema Angiojet. Assim sendo, esse dispositivo pode ser uma opção endovascular para pacientes em isquemia aguda, até mesmo para os membros marginalmente ameaçados

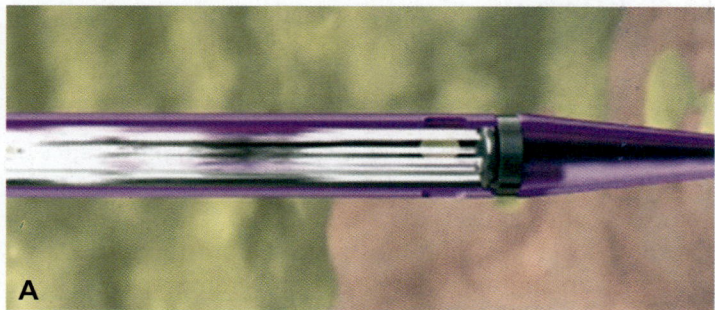
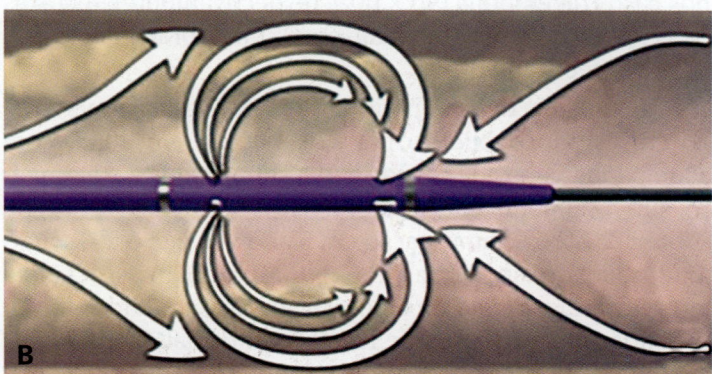
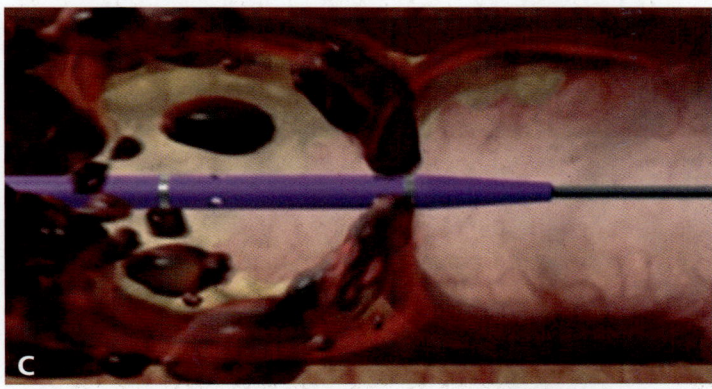

Fig. 55-13. Sistema Angiojet. (**A**) Jatos salinos direcionados para trás em alta velocidade criam zona de pressão negativa (600 mmHg), promovendo efeito de vácuo. (**B**) Orifícios posicionados de maneira a otimizar o fluxo de fluidos para remoção do trombo. (**C**) Trombo é aspirado para dentro do catéter onde é fragmentado pelos jatos e evacuado a partir do corpo do catéter.

(Rutherford IIb). No estudo prospectivo e multicêntrico PEARL, que acompanhou 283 pacientes com isquemia crítica aguda de membro e uso de TFM com Angiojet e TDC, observou-se sucesso à recanalização em 83%, sendo que em 52% dos pacientes foi utilizado somente o método de TFM (sem necessidade de TDC por período adicional), com diferença estatística em relação ao tempo do procedimento, sendo mais curto nos casos de TFM com Angiojet (1,6 horas) quando comparados à associação a TDC (23 horas). No seguimento de 12 meses, observaram-se melhores taxas de sobrevida livre de amputação e ausência de amputação nos casos de TFM. Entretanto, observou-se pior resposta, com maior taxa de amputação nos subgrupos com oclusão de enxerto, envolvimento infrapoplíteo e em membros em

Rutherford IIb. Não foram observadas embolizações inadvertidas, e não houve diferença estatística em relação à lesão renal.[23]

Em estudo menor, com 86 pacientes, podem-se observar taxa de sucesso de 61,4% e sucesso parcial de 22,9% na recanalização de oclusões arteriais agudas e subagudas somente com uso de TFM com Angiojet. O uso de fibrinolítico durante a TFM não mostrou melhora significativa no resultado angiográfico durante o procedimento. A taxa de sucesso foi mais alta nos casos de trombose arterial do que nos casos de embolia (90 × 60%, respectivamente). As taxas de amputação e mortalidade em 1 mês foram de 11,6 e 9,3%, respectivamente.[41]

O benefício da TFM pode ser demonstrado a longo prazo em estudo publicado por Ansel *et al.*, em 2008, com acompanhamento de 57 pacientes submetidos a tratamento com Angiojet e associação ou não à fibrinólise. A taxa de sobrevida livre de amputação em 5 anos foi de 66,7%, sendo a mortalidade ainda alta (29,6%), mas também associada a fatores cardiovasculares e ao câncer. Nesse estudo, foram tratados somente casos de trombose arterial aguda, vasos > 2 mm e inclusos casos com acometimento de oclusões infrapoplíteas e de membros superiores, desde artéria axilar até artéria ulnar.[42]

A hemólise pode-se tornar um potencial complicador quando o tempo de lise do dispositivo é maior do que quinze minutos. Pode ser diagnosticada quando hematúria é monitorada pelo aumento de hemoglobina livre no plasma. A embolização distal também apresenta-se como preocupação com uso do dispositivo, entretanto, em muitos casos é resolvida com aspiração do trombo pelo dispositivo ou com uso de fibrinolíticos.

É um dispositivo *over the wire*, de 0,035", com perfil de 6 Fr e extensões de 60, 100 e 120 cm. Pode atingir altas pressões (10.000 psi) na infusão de fluidos.[14]

CONSIDERAÇÕES

Prevenção de Sangramento

- O procedimento deve estar relacionado inicialmente com a prevenção do sangramento que a trombólise ou a trombectomia podem ocasionar. Deve-se atentar aos seguintes cuidados:
  - Acesso vascular guiado por US e micropunção, quando necessário.
  - Quando o fator ativador de plasminogênio tecidual recombinante (r-Tpa) for utilizado, deve-se respeitar a dose relacionada com o peso de 0,01 mg/kg/h e não exceder a 1,0 mg/h.
  - Monitoração rigorosa do paciente: repouso do membro puncionado em extensão, avaliações frequentes da equipe de enfermagem, seriar hematócrito, plaquetas e tempo de tromboplastina ativada (TTPA) com intervalos de 6 horas. Monitoração do nível de fibrinogênio a cada 4 horas (adaptado ao Serviço de Radiologia Intervencionista do Hospital das Clínicas da Faculdade de Medicina da USP).
  - A condução da fibrinólise foi tema abordado em capítulo específico.
  - Vazamento peri-introdutor, sangramentos pequenos, como epistaxe e elevação do TTPA, são potenciais marcadores para possível hemorragia.
  - Punções arteriais ou injeções intramusculares não devem ser realizadas durante o procedimento.
  - Avaliar progressão da trombólise no máximo a cada 24 horas para considerar a interrupção ou manutenção do procedimento. No serviço de Radiologia Intervencionista da FMUSP, esta avaliação ocorre entre 6 a 12 horas após o início da fibrinólise.
  - A anticoagulação concomitante deve ser realizada. O uso de heparina não fracionada exige vigilância dos valores de TTPA, sendo sugerido o valor de 1,2 a 1,7 maior do que o controle. O grupo da Sociedade de Radiologia Intervencionista – SIR – sugere o uso de heparina de baixo peso molecular com intervalo de 12 horas, ressaltando que não há grandes estudos nesse segmento.[13]

Prevenção de TEP Sintomático

Considerar adequada anticoagulação antes, durante e depois do procedimento endovascular e evitar uso de trombectomia mecânica isolada, quando os pacientes são candidatos à trombólise direcionada por catéter, são maneiras de reduzir o risco de TEP.

A incidência de TEP sintomática durante a TDC não excede aos índices observados nos pacientes com TEP e tratamento convencional. Por este motivo, o uso de filtro de veia cava inferior removível previamente ao procedimento de TDC não é recomendado como rotina, considerando o risco de migração, embolização, fratura e TEP recorrente com uso deste dispositivo. Seu uso pode ser indicado para pacientes de alto risco, quando apresentam baixa reserva cardiopulmonar e nos casos de trombectomia mecânica isolada. O filtro deve ser removido, assim que possível. Caso isto não seja possível ao final do procedimento, o médico responsável pelo procedimento deve assegurar tal retirada em segundo tempo.[13]

MEDIDAS ADICIONAIS DE SEGURANÇA

Algumas medidas são relevantes para segurança do paciente submetido ao procedimento:

- Nefroproteção, principalmente com hidratação prévia.
- Desensibilização ao uso de contraste, quando necessário.
- Monitoração de sinais vitais no intraoperatório de maneira rigorosa.
- Técnicas que mantenham o procedimento estéril.

A bradiarritmia, que pode ocorrer com uso do Angiojet, é geralmente transitória e pode ser evitada com pausas periódicas durante a trombólise, especialmente quando utilizado na recalinazação de veias ilíacas e cava.[13]

CONCLUSÃO

A importância em se conhecer os principais métodos para trombectomia mecânica e TDC é a possibilidade de associação dos mesmos para melhor resultado técnico e clínico. Essas técnicas podem, através da fragmentação e sucção dos êmbolos, rapidamente restabelecer o fluxo de um vaso, devolvendo a viabilidade de órgãos e revertendo choques hemodinâmicos. Após a fragmentação, uma maior área do trombo pode ser exposta à ação do trombolítico e, consequentemente, menor dose de fibrinolítico e menor tempo serão necessários para alcançar a trombólise adequada. Isto resultará em menores taxas de complicações hemorrágicas e menor uso de recursos hospitalares.[2,3,23]

REFERÊNCIAS BIBLIOGRÁFICAS

1. Banovac F, Buckley DC, Kuo WT et al. Reporting standards for endovascular treatment of pulmonary embolism. *J Vasc Interv Radiol* 2010;21(1):44-53.
2. Kuo WT, Gould MK, Louie JD et al. Catheter-directed therapy for the treatment of massive pulmonary embolism: systematic review and meta-analysis of modern techniques. *J Vasc Interv Radiol* 2009;20(11):1431-40.
3. Garcia MJ, Lookstein R, Malhotra R et al. Endovascular management of deep vein thrombosis with rheolytic thrombectomy: final report of the prospective multicenter PEARL (Peripheral use of angiojet rheolytic thrombectomy with a variety of catheter lengths) registry. *J Vasc Interv Radiol* 2015;26(6):777-85.
4. Barth KH, Gosnell MR, Palestrant AM et al. Hydrodynamic thrombectomy system versus pulse-spray thrombolysis for thrombosed hemodialysis grafts: a multicenter prospective randomized comparison. *Radiology* 2000;217(3):678-84.
5. Palfreyman SJ, Booth A, Michaels JA. A systematic review of intra-arterial thrombolytic therapy for lower-limb ischaemia. *Eur J Vasc Endovasc Surg* 2000;19(2):143-57.
6. Weaver FA, Comerota AJ, Youngblood M et al. Surgical revascularization versus thrombolysis for nonembolic lower extremity native artery occlusions: results of a prospective randomized trial. *J Vasc Surg* 1996;24(4):513-21.
7. Kaufman JA, Lee M. Vascular and interventional radiology: the requisites, 2nd ed. Elsevier; 2014.
8. Schrijver AM, van Leersum M, Fioole B et al. Dutch randomized trial comparing standard catheter-directed thrombolysis and ultrasound-accelerated thrombolysis for arterial thromboembolic infrainguinal disease (DUET). *J Endovasc Ther* 2015;22(1):87-95.
9. Dyer J, Rosa J, Chachlani M, Nicholas J. Aspirex thrombectomy in occluded dialysis access: a retrospective study. *Cardiovasc Intervent Radiol* 2016;1-7.
10. Elliott CG. Pulmonary physiology during pulmonary embolism. *Chest* 1992;101(4 Suppl):163S-171S.
11. Lilienfeld DE, Chan E, Ehland J, Landringan PJ. Mortality from pulmonary embolism. *Prog Cardiovasc Dis* 1975;17:259-70.
12. Enden T, Haig Y, Kløw NE et al. Long-term outcome after additional catheter-directed thrombolysis versus standard treatment for acute iliofemoral deep vein thrombosis (the CaVenT study): A randomised controlled trial. *Lancet* 379(9810):31-8.
13. Dariushnia SR, Gill AE, Martin LG, Saad WE, Baskin KM, Caplin DM et al. Quality improvement guidelines for diagnostic arteriography. *J Vasc Interv Radiol* 2014;25(12):1873-81.
14. Lin PH, Zhou W, Dardik A et al. Catheter-direct thrombolysis versus pharmacomechanical thrombectomy for treatment of symptomatic lower extremity deep venous thrombosis. *Am J Surg* 2006;192(6):782-8.
15. Vedantham S, Sista AK, Klein SJ et al. Quality improvement guidelines for the treatment of lower-extremity deep vein thrombosis with use of endovascular thrombus removal. *J Vasc Interv Radiol* 2014;25(9):1317-25.
16. Bækgaard N. Benefit of catheter-directed thrombolysis for acute iliofemoral DVT: myth or reality? *Eur J Vasc Endovasc Surg* 2014;48(4):361-2.
17. Kearon C, Akl EA, Ornelas J et al. Antithrombotic therapy for VTE disease: CHEST Guideline and Expert Panel Report. *Chest* 2016;149(2):315-52.
18. Grant JD, Stevens SM, Woller SC et al. Diagnosis and management of upper extremity deep-vein thrombosis in adults. *Thromb Haemost* 2012;108(6):1097-108.
19. Lichtenberg M, Stahlhoff FW, Boese D. Endovascular treatment of acute limb ischemia and proximal deep vein thrombosis using rotational thrombectomy: A review of published literature. *Cardiovasc Revascularization Med* 2013;14(6):343-8.
20. Norgren L, Hiatt WR, Dormandy JA et al. Inter-society consensus for the management of peripheral arterial disease. *Int Angiol* 2007 June;26(2):81-157.
21. Rooke TW, Hirsch AT, Misra S et al. 2011 ACCF/AHA Focused Update of the Guideline for the Management of Patients With Peripheral Artery Disease. *Circulation* 2011;58(19):2020-45.
22. Earnshaw JJ, Whitman B, Foy C. National Audit of Thrombolysis for Acute Leg Ischemia (NATALI): clinical factors associated with early outcome. *J Vasc Surg* 2004;39(5):1018-25.
23. Leung DA, Blitz LR, Nelson T et al. Rheolytic pharmacomechanical thrombectomy for the management of acute limb ischemia: results from the PEARL registry. *J Endovasc Ther* 2015;22(4):546-57.
24. Fava M, Loyola S, Flores P, Huete I. Mechanical fragmentation and pharmacologic thrombolysis in massive pulmonary embolism. *J Vasc Interv Radiol* 1997;8:261-6.
25. Uflacker R. Mechanical thrombectomy in acute and subacute thrombosis with use of the Amplatz device: arterial and venous applications. *J Vasc Interv Radiol* 8(6):923-32.
26. Sofocleous CT, Cooper SG, Schur I et al. Retrospective comparison of the Amplatz thrombectomy device with modified pulse-spray pharmacomechanical thrombolysis in the treatment of thrombosed hemodialysis access grafts. *Radiology* 1999;213(2):561-7.
27. Köksoy C, Yilmaz MF, Baºbuğ HS et al. Pharmacomechanical thrombolysis of symptomatic acute and subacute deep vein thrombosis with a rotational thrombectomy device. *J Vasc Interv Radiol* 2014;25(12):1895-900.
28. Karkkainen JM, Nuutinen H, Riekkinen T et al. Pharmacomechanical thrombectomy in paget-schroetter syndrome. *Cardiovasc Interv Radiol* 2016;39(9):1272-9.

29. Marmagkiolis K, Lendel V, Cilingiroglu M. EKOS™ ultrasound – accelerated catheter – directed thrombolysis for acutely occluded femoro-popliteal graft. *Cardiovasc Revascularization Med* 2014;15(1):43-5.
30. Parikh S, Motarjeme A, McNamara T et al. Ultrasound-accelerated thrombolysis for the treatment of deep vein thrombosis: initial clinical experience. *J Vasc Interv Radiol* 2008 Apr.;19(4):521-8.
31. Wissgott C, Kamusella P, Richter A et al. Treatment of acute femoropopliteal bypass graft occlusion: comparison of mechanical rotational thrombectomy with ultrasound-enhanced lysis. *Rofo* 2008;180(6):547-52.
32. Bagla S, Smirniotopoulos JB, van Breda A et al. Ultrasound-accelerated catheter-directed thrombolysis for acute submassive pulmonary embolism. *J Vasc Interv Radiol* 2015;26(7):1-6.
33. Kennedy RJ, Kenney HH, Dunfee BL. Thrombus resolution and hemodynamic recovery using ultrasound-accelerated thrombolysis in acute pulmonary embolism. *J Vasc Interv Radiol* 2013;24(6):841-8.
34. Schrijver A, Vos J, Hoksbergen AW et al. Ultrasound-accelerated thrombolysis for lower extremity ischemia: multicenter experience and literature review. *J Cardiovasc Surg* (Torino) 2011 Aug.;52(4):467-76.
35. Dumantepe M, Tarhan IA, Ozler A. Treatment of chronic deep vein thrombosis using ultrasound accelerated catheter-directed thrombolysis. *Eur J Vasc Endovasc Surg* 2013;46(3):366-71.
36. Abdel-Aal AK, Ezzeldin IB, Hamed MF et al. Endovascular treatment of acute portal vein thrombosis using ultrasound-accelerated catheter-directed thrombolysis. *Vasc Endovascular Surg* 2014 Oct. 1;48(7-8):460-5.
37. Monsky WL, Latchaw RE. Initial clinical use of a novel mechanical thrombectomy device, XCOIL™, in hemodialysis graft and fistula declot procedures. *Diagnostic Interv Radiol* 2016;22(3):257-62.
38. Fava M, Loyola S, Bertoni H, Dougnac A. Massive pulmonary embolism: percutaneous mechanical thrombectomy during cardiopulmonary resuscitation. *J Vasc Interv Radiol* 2005 Jan.;16(1):119-23.
39. Overbosch EH, Pattynama PM, Aarts HJ et al. Occluded hemodialysis shunts: dutch multicenter experience with the hydrolyser catheter. *Radiology* 1996;201(0033-8419 (Print)):485-8.
40. Turmel-Rodrigues L, Raynaud a, Louail B et al. Manual catheter-directed aspiration and other thrombectomy techniques for declotting native fistulas for hemodialysis. *J Vasc Interv Radiol* 2001;12(12):1365-71.
41. Kasirajan K, Gray B, Beavers FP et al. Rheolytic thrombectomy in the management of acute and subacute limb-threatening ischemia. *J Vasc Interv Radiol* 2001 Apr.;12(4):413-21.
42. Ansel GM, Botti CF, Silver MJ. Treatment of acute limb ischemia with a percutaneous mechanical thrombectomy-based endovascular approach: 5-year limb salvage and survival results from a single center series. *Catheter Cardiovasc Interv* 2008;72(3):325-30.

Parte IV
Intervenções Neurológicas

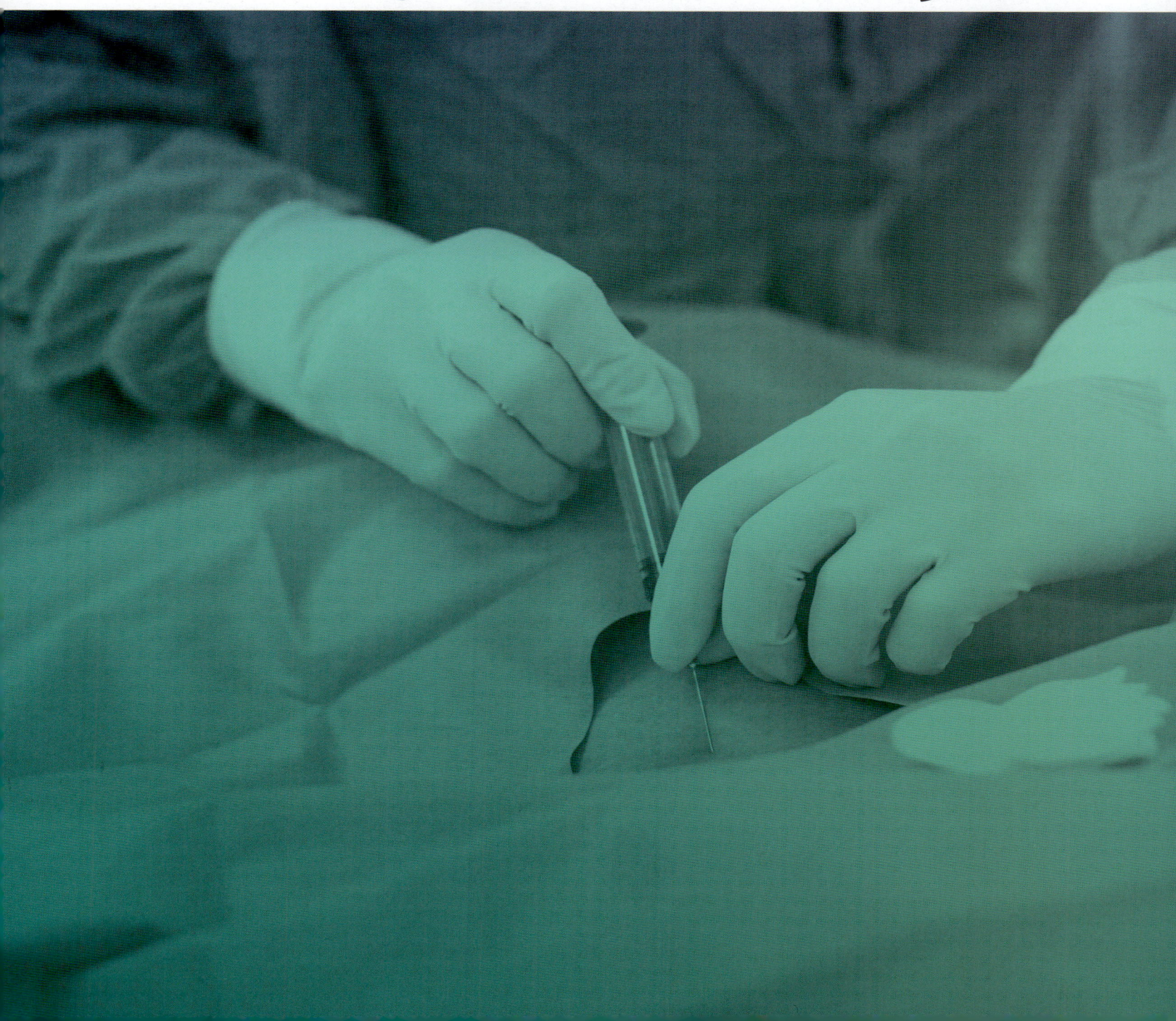

Capítulo 56

Angiografias Cerebral, Medular e da Cabeça e Pescoço

- *Paulo Puglia Junior*
- *José Guilherme Mendes Pereira Caldas*

CONTEÚDO

- INTRODUÇÃO 776
- ASPECTOS ANATÔMICOS. 776
- ASPECTOS TÉCNICOS 781
- ACHADOS NORMAIS E ALTERAÇÕES BÁSICAS 783
- PROTOCOLOS ANGIOGRÁFICOS 784
- DOENÇAS VASCULARES RELACIONADAS COM O SISTEMA NERVOSO, CABEÇA E PESCOÇO. 786
- REFERÊNCIAS BIBLIOGRÁFICAS 797

INTRODUÇÃO

A angiografia por catéter é um método que permite estudar ao mesmo tempo os vasos extra e intracranianos, de maneira seletiva e dinâmica, com sensibilidade, especificidade e reprodutibilidade altas para doenças vasculares. Por isso, apesar de ser invasiva e de existirem métodos não invasivos de exploração da circulação encefálica, da cabeça e do pescoço e da medula, a angiografia mantém a sua utilidade.[1]

As indicações mais comuns de angiografia cerebral e dos troncos supra-aórticos são:[2-4]

1. Investigação detalhada de lesões vasculares intracranianas. Os exames de imagem seccionais e as imagens vasculares não invasivas são capazes de diagnosticar essas doenças, mas a decisão terapêutica muitas vezes depende da angiografia.
2. Hemorragia cerebral fora do período neonatal e sem traumatismo ou coagulopatia associados.
3. Isquemia cerebral sem causa cardíaca (valvopatia) ou hematológica (trombofilia, por exemplo) conhecidas e onde as imagens vasculares não invasivas não sejam capazes de descartar vasculopatia de pequenos vasos, ou de definir a etiologia de lesão de vasos de maior calibre.
4. Traumatismo craniocervical penetrante ou fechado, nesse caso quando há déficit neurológico não explicado.
5. Investigação de tumores hipervasculares ou tumores que invadam vasos, seguida ou não de teste de oclusão temporária com balão.
6. Confirmação e quantificação acurada das estenoses dos troncos supra-aórticos.

A angiografia medular exige o cateterismo de múltiplas artérias e está indicada em situações mais restritas:[5]

1. Hemorragias medulares.
2. Mielopatia progressiva associada à presença de circulação venosa anômala (dilatações, tortuosidades) à ressonância magnética.
3. Marcação da posição da artéria de Adamkiewicz para tratamento cirúrgico de doenças medulares e aórticas.
4. Investigação de tumores hipervascularizados e malformações vasculares dos corpos vertebrais e paraespinais.
5. Hemorragias meníngeas não explicadas da fossa posterior.

A angiografia de cabeça e pescoço é realizada na investigação de lesões vasculares congênitas, traumáticas e neoplasias.[6]

Não existem contraindicações absolutas para angiografia, mas nos pacientes com alto risco, como os ateroscleróticos graves e os alérgicos ao meio de contraste iodado, ou com baixa probabilidade de portar doenças graves, é recomendável considerar uma exploração não invasiva, ao menos para avaliação inicial.

ASPECTOS ANATÔMICOS

O arco aórtico (Fig. 56-1A), que dá origem aos grandes troncos destinados ao segmento cefálico, apresenta um segmento ascendente e outro horizontal, dirigindo-se para a esquerda. Da sua conformação, variável individualmente e com a idade, vai depender a dificuldade de cateterismo. Seus ramos principais são, além das artérias coronárias, o tronco braquiocefálico, a artéria carótida comum esquerda e a subclávia esquerda, podendo dar origem a ramos de pequeno calibre e de ocorrência variável, como a artéria tireóidea ima. As principais variações anatômicas que aí ocorrem são o arco aórtico à direita, duplo ou cervical.[7-10]

O tronco braquiocefálico se origina da transição entre os segmentos ascendente e horizontal do arco aórtico (Fig. 56-1A). Após um curto trajeto ascendente e para a direita, se bifurca dando origem às artérias subclávia e carótida comum direitas.[7]

As artérias subclávias têm origens diferentes, à direita no tronco braquiocefálico, à esquerda como terceiro ramo do arco aórtico (Fig. 56-1B). Em cerca de 1% das angiografias se observa a artéria subclávia aberrante, originada à esquerda da subclávia esquerda, o que às vezes se associa a outras variações, como tronco bicarotídeo (Fig. 56-1C e D).[10] As artérias vertebrais são os seus primeiros e mais importantes ramos (Fig. 56-2A). De cada lado originam-se ainda dois troncos importantes. O tronco tireocervical dá origem à artéria tireóidea inferior e à artéria cervical ascendente, que por sua vez pode originar ramos radiculares e radiculomedulares. O tronco costocervical origina a artéria cervical profunda.[10]

As artérias vertebrais se dirigem à fossa craniana posterior, onde se unem, dando origem à artéria basilar. Variações da sua origem incluem o arco aórtico (6% das esquerdas), a artéria carótida comum, tireóidea inferior e inominada (Fig. 56-1D). Podem ser simétricas (26%) ou assimétricas, sendo a esquerda dominante em 42% dos casos e a direita em 32%. Hipoplasia é encontrada em até 40% das angiografias. A artéria vertebral termina na artéria cerebelar posteroinferior em 1% dos casos, e isto ocorre mais frequentemente à direita. Cada artéria vertebral é dividida em quatro segmentos, três extras e um intracraniano (Fig. 56-2B). O primeiro segmento (V1) tem curso cefálico até entrar no forame transverso (sexta vértebra cervical em mais de 85% dos casos). O segundo segmento (V2) cursa no canal formado pelos forames transversos até o processo transverso do áxis. O terceiro segmento (V3) emerge do processo transverso da segunda vértebra cervical, contornando o arco posterior da primeira vértebra, entra no forame magno e atravessa a dura-máter, dando início ao quarto segmento (V4). No segmento extracraniano, as AVs dão origem a numerosos ramos espinais, meníngeos e musculares. Essas colaterais anastomosam-se com ramos musculares da artéria carótida externa, dos troncos tireocervical e costocervical. Os ramos intradurais são os bulbares laterais, as artérias espinais anteriores e posteriores e as artérias cerebelares posteroinferiores.[8,10]

A artéria basilar, formada da união das vertebrais na altura da transição bulbo-pontina, tem curso ascendente, retilíneo e termina se bifurcando nas artérias cerebrais posteriores (Fig. 56-2B). Dá origem a múltiplos pequenos ramos perfurantes para o tronco cerebral e as artérias cerebelares.[9]

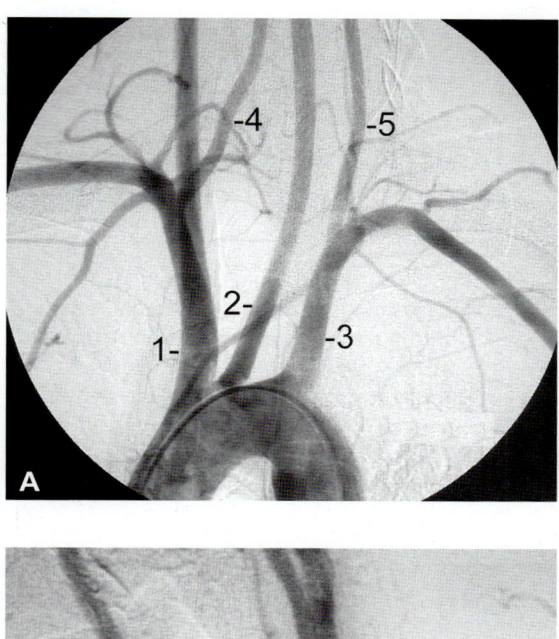
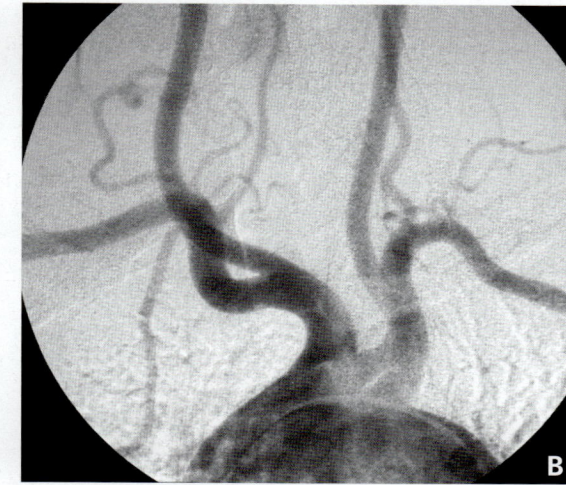
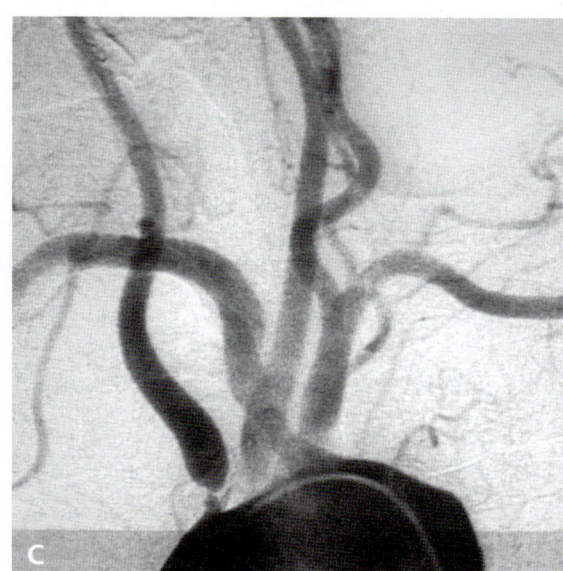
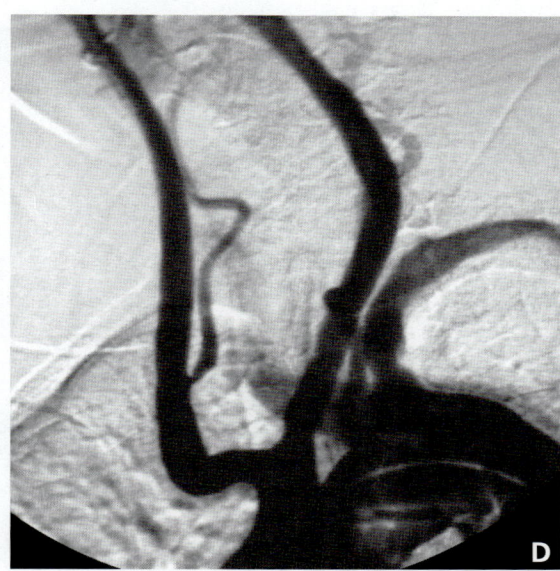

Fig. 56-1. (**A**) Arco aórtico normal: 1. tronco braquiocefálico; 2. artéria carótida comum esquerda; 3. artéria subclávia esquerda; 4. artéria vertebral direita e; 5. esquerda. (**B**) Arco aórtico alongado e origem da artéria carótida comum esquerda do tronco braquiocefálico. (**C**) Artéria subclávia direita aberrante. Notar também a presença de placas de ateroma com estenoses dos óstios das carótidas comuns. (**D**) Subclávia aberrante, tronco bicarotídeo e artérias vertebrais com origens anômalas à direita da carótida comum e esquerda do arco aórtico.

As artérias carótidas comuns também têm origens diferentes, à direita do tronco braquiocefálico, à esquerda como segundo ramo do arco aórtico (Fig. 56-1A). Com frequência, a esquerda nasce do tronco braquiocefálico (Fig. 56-1B) e variações raras incluem o tronco bicarotídeo (muitas vezes associado à subclávia aberrante) (Fig. 56-1D), a origem da direita no arco aórtico e a sua ausência com origem independente das artérias carótida interna e externa. Seu trajeto é ascendente, o calibre regular e não emite colaterais.[10]

A bifurcação carotídea, dando origem às artérias carótidas interna (em geral lateral e posterior) e externa, ocorre em torno da altura da quarta vértebra cervical, mas pode ser mais alta ou mais baixa (Fig. 56-3A). Raramente a artéria carótida comum não se bifurca e os ramos da carótida externa se originam independentemente da artéria carótida comum.[9]

A artéria carótida externa é a menor das divisões terminais da carótida comum e se ramifica para irrigar as estruturas da cabeça e do pescoço (Fig. 56-4). Seus ramos angiograficamente importantes são:[11]

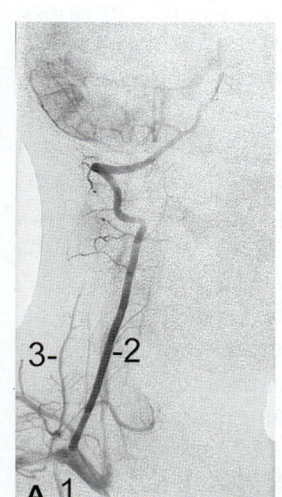
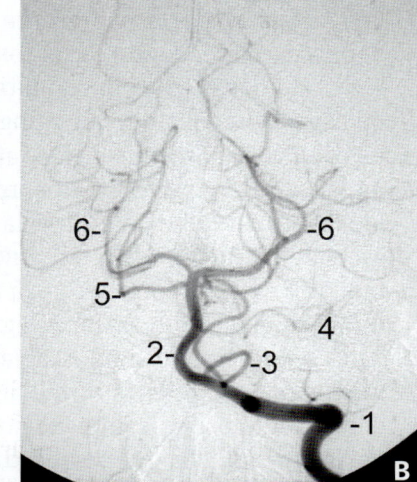

Fig. 56-2. (**A**) Angiografia subclávia direita: 1. artéria subclávia; 2. artéria vertebral; 3. artéria cervical ascendente.
(**B**) Angiografia da artéria vertebral esquerda: 1. artéria vertebral; 2. artéria basilar; 3. artéria cerebelar posteroinferior; 4. artéria cerebelar anteroinferior; 5. artéria cerebelar superior; 6. artérias cerebrais posteriores.

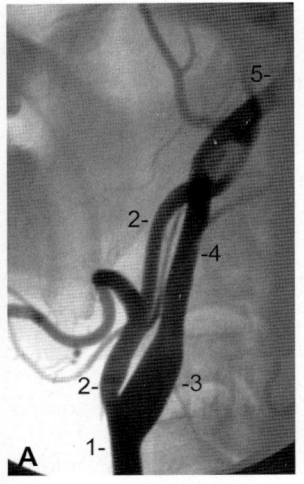
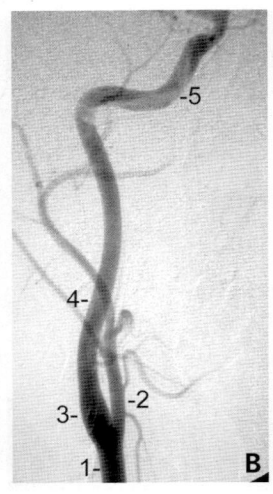
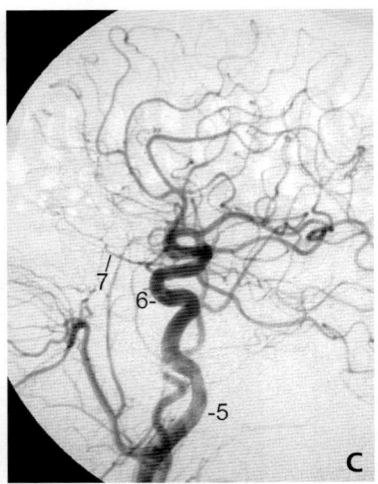

Fig. 56-3. Angiografias carotídeas: (A) cervical em perfil; (B) cervical em oblíqua e (C) sifão em perfil. 1. Artéria carótida comum; 2. carótida externa; 3. bulbo carotídeo; 4. carótida interna cervical; 5. carótida interna intrapetrosa; 6. carótida interna intracavernosa; 7. oftálmica.

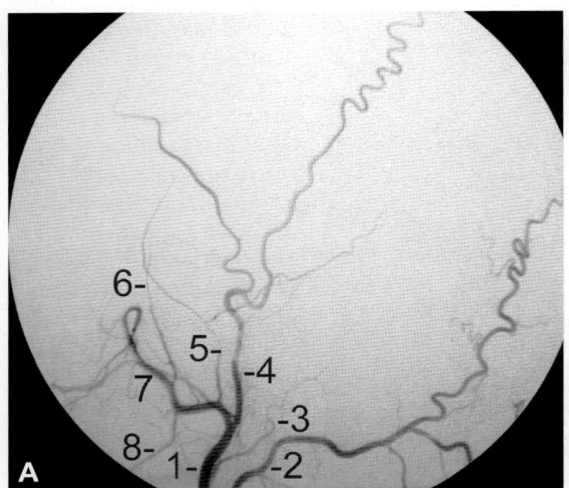
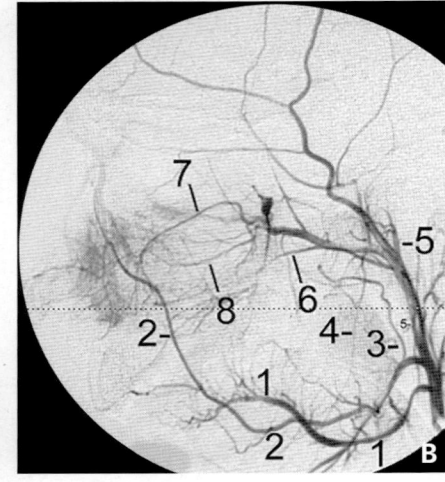

Fig. 56-4. (A) Angiografia da artéria carótida externa: 1. artéria carótida externa; 2. artéria occipital; 3. auricular posterior; 4. temporal superficial; 5. meníngea média; 6. temporal prufunda média; 7. maxilar interna; 8. dentária inferior. (B) Angiografia da artéria carótida externa (ramos anteriores): 1. artéria lingual; 2. facial; 3. palatina ascendente; 4. dentária inferior; 5. faríngea ascendente; 6. transversa da face; 7. infraorbitária; 8. esfenopalatina.

- Artéria tireóidea superior, de trajetos inferior e medial.
- Artéria lingual, nascendo da parede anteromedial, entre as origens das tireóideas superior e facial ou em tronco único com uma delas. Apresenta uma curvatura inferior e depois ascende, dando os ramos dorsais da língua e a artéria sublingual. Esta emite múltiplos ramos ascendentes, de aspecto serrilhado, que atingem a mucosa.
- Artéria facial, nascendo da face anterior da carótida externa, se divide em três segmentos. O segmento cervical apresenta curvatura inferior e dá origem à artéria palatina ascendente (que pode alternativamente se originar diretamente da carótida externa), à artéria submental e à artéria glandular submaxilar. O segmento superficial é sinuoso, ascendente e dá ramos labiais, massetéricos e tegumentares. O segmento terminal caminha no sulco nasogeniano, até o ângulo interno do olho, ganhando o nome de artéria angular, que se anastomosa com o ramo nasal da artéria oftálmica.
- Artéria faríngea ascendente, que é pouco calibrosa, tem trajetos retilíneo e ascendente, e sua origem é variável, sendo mais frequente na bifurcação carotídea e na artéria carótida externa abaixo ou acima da origem da artéria occipital. Fornece ramos anteriores para a faringe, ascendente para a orelha interna e posteriores para meninges e nervos cranianos.
- Artéria occipital, nascida da parede posterior do tronco da artéria carótida externa, com trajetos posterior e ascendente, irrigando tecidos cutâneos, subcutâneos, meninges e podendo originar o ramo estilomastóideo, para a orelha interna.
- Artéria auricular posterior, de pequeno calibre, paralela e superior à occipital, com ramos para o pavilhão auricular e, às vezes, orelha interna.
- Artéria temporal superficial, ramo terminal superficial da carótida externa, suprindo essencialmente pele e subcutâneo em conjunto com as artérias occipital e auricular posterior, artérias que têm o trajeto caracteristicamente sinuoso. Apresenta um sifão ao contornar o processo zigomático e dá ramos anteriores (transversa da face, zigomático-malar), posteriores (auricular anterior, temporal profunda posterior) antes de se terminar nos ramos frontal e parietal.
- Artéria maxilar interna, ramo terminal profundo, com seus 14 ramos constantes, dois variáveis e um terminal. Podemos classificar esses ramos segundo sua direção. Os ramos ascendentes cranianos incluem a artéria meníngea

média, as artérias meníngeas acessória e timpânica anterior. A artéria meningea média tem importância clínica por ser frequentemente lesada em fraturas cranianas, provocando graves hematomas extradurais. Ela, após se originar como segundo ramo da artéria maxilar interna, tem cursos retilíneo e ascendente, penetra no crânio e se arqueia sobre a asa maior do osso esfenoide, distribuindo então ramos para a dura-máter. Os ascendentes extracranianos, musculares, são as artérias temporais profundas média e anterior. Os ramos recorrentes, especialmente importantes por irrigarem os nasoangiofibromas, tumores hipervasculares dos espaços profundos da face, são a artéria vidiana, a pterigopalatina, além dos ramos do forame redondo e do forame oval, esses dois últimos inconstantes. Os ramos descendentes são o massetérico, o pterigoide, o bucal e o dental inferior. Os anteriores são representados pela artéria infraorbitária, dental posterior superior e palatina descendente. A artéria esfenopalatina, ramo terminal da maxilar interna, tem curso anterior e irriga as paredes da cavidade nasal e dos seios da face.

A artéria carótida interna é dividida em cinco segmentos. O bulbo, com sua característica dilatação e riqueza fisiológica, vai até dois centímetros acima da origem, não dando ramos, a não ser origem variante das artérias occipital ou faringea ascendente. O segmento cervical é ascendente, retilíneo, às vezes com curvaturas e mesmo alças, de calibre constante e sem ramificação. O segmento petroso começa quando o vaso penetra o canal carotídeo no osso petroso e apresenta duas inflexões, uma anteromedial, em ângulo reto, e outra superior. Dá origem, anteriormente, ao ramo anastomótico vidiano, que se une com a artéria vidiana nascida da maxilar interna no canal de mesmo nome, e, posteriormente, à artéria carótido-timpânica. Pode apresentar trajeto anômalo, passando pelo hipotímpano e apresentando-se como uma massa pulsátil. Angiograficamente, esta variação é reconhecida por causa do curso posterolateral que a artéria carótida interna assume. O segmento intracavernoso tem forma de "S", sendo por isso chamado sifão, tem grande importância clínica por abrigar doenças de difícil abordagem cirúrgica, uma vez que o seio cavernoso o recobre. É subdividido em: C5, uma curva de convexidade posterior, dando origem ao tronco meningo-hipofisário; C4, porção horizontal de trajeto anterior que dá origem ao tronco inferolateral; C3, curva ascendente. C2 e C1 formam o segmento supraclinóideo. Este se subdivide segundo seus ramos em segmento oftálmico, comunicante posterior e coróideo anterior. Dá ainda ramos perfurantes para o trato óptico e uncus.[8,9,12]

A artéria oftálmica nasce anteriormente da carótida interna intradural, no plano do processo clinoide anterior, sendo um marcador da transição extraintradural, embora 8% das oftálmicas tenham origem anômala, intracavernosa, mas que é de fácil identificação (Fig. 56-3). Cursa paralela ao nervo óptico, sendo retilínea e se ramificando na órbita.[8,9,13]

Anastomoses carótido-vertebrais embrionárias podem persistir, denotando a ausência de involução dos canais entre a aorta embrionária (que formará a artéria carótida caudal) e as artérias neurais longitudinais (que formarão as vertebrais e basilar) e o consequente desenvolvimento incompleto do sistema vértebro-basilar proximal. A mais comum é a artéria trigeminal, presente em 0,1 a 0,6% das angiografias, e comunicando as artérias carótida intracavernosa e basilar ou, raramente, dando origem a uma artéria cerebelar. A artéria hipoglossal, que une a carótida interna cervical à basilar através do forame do hipoglosso, é segunda mais frequente. A artéria ótica (carótida petrosa-basilar) e a pro-atlantal (carótida externa ou interna proximal-vertebral) são raras.[8,9,12]

O polígono de Willis é formado: 1. pelas duas artérias carótidas internas; 2. pelos segmentos horizontais das artérias cerebrais anteriores (A1); 3. artéria comunicante anterior; 4. artérias comunicantes posteriores; 5. segmentos horizontais das artérias cerebrais posteriores (P1) e 6 topo da artéria basilar. Apenas um quarto dos polígonos é inteiramente formado, sendo as variantes mais notadas a hipoplasia de uma ou ambas artérias comunicantes posteriores, a hipoplasia ou ausência de um dos segmentos A1 e a hipoplasia do segmento P1 com cerebral posterior de padrão fetal. Dificilmente é possível obter uma imagem angiográfica do polígono, mesmo que ele seja completo.[9,13]

As artérias perfurantes ou centrais do encéfalo originam-se de todo o polígono de Willis de mais vasos da base e penetram na face inferior do cérebro irrigar os núcleos da base, principalmente. As lentículo-estriadas do grupo lateral se originam da artéria cerebral média e as do grupo medial, da cerebral anterior (Fig. 56-5A). As artérias talâmicas têm origem nos componentes posteriores do polígono de Willis, principalmente no topo da artéria basilar.[9]

A artéria cerebral anterior irriga a face medial do cérebro e tem um segmento horizontal (A1), de curso medial, bem visualizado na posição anteroposterior e que dá origem à artéria recorrente de Heubner (Fig. 56-5). A partir daí seu curso é ascendente, sendo mais bem estudada de perfil. Antes de se bifurcar em artérias pericalosa e caloso-marginal (A2), dá os ramos fronto-orbitário e fronto-polar. A artéria caloso-marginal origina os ramos frontais internos anterior, médio e posterior, artéria do lóbulo paracentral e artérias parietais superior e inferior. A pericalosa (A3 – pré-calosa, A4 – supracalosa e A5 – posterocalosa) nutre o corpo caloso e se anastomosa com o ramo esplenial ou artéria pericalosa posterior da artéria cerebral posterior.[8,9,13]

A artéria cerebral média é a mais importante artéria cerebral pelo volume do seu território e a importância funcional desse. Tem um segmento horizontal de curso lateral (M1). Penetra na fissura de Sylvius, contornando a ínsula (M2), o opérculo (M3) e ganha a corticalidade, onde se ramifica (M4). Os dois primeiros segmentos são mais bem visualizados na posição anteroposterior, os demais em perfil (Fig. 56-5). O segmento M3 em perfil define o triângulo sylviano, traçado com os vértices na bifurcação carotídea, no primeiro e no último ramo opercular. Os ramos corticais são radiados: órbito-frontal, pré-frontal, pré-central, central, parietal

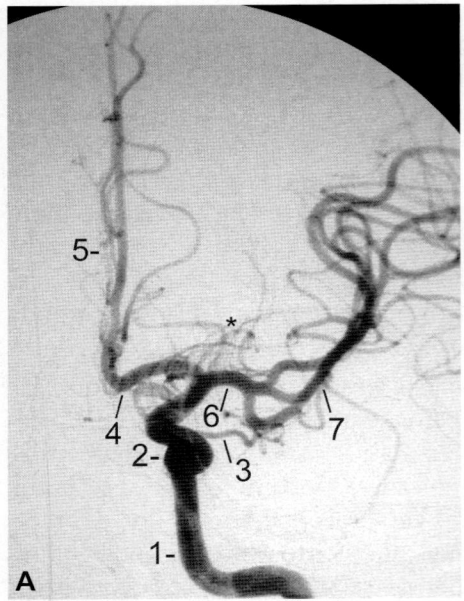
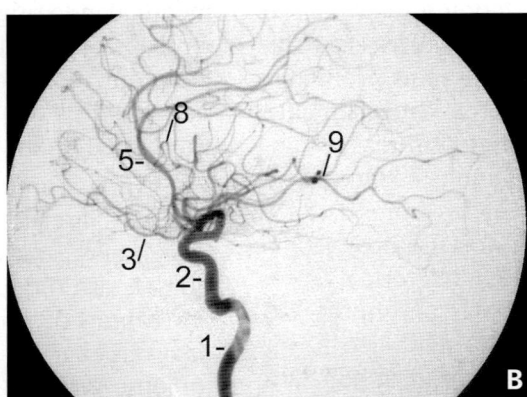

Fig. 56-5. Angiografias carotídeas (A) em PA e (B) em perfil. 1. Artéria carótida interna; 2. sifão carotídeo; 3. artéria oftámica; 4. cerebral anterior (A1); 5. cerebral anterior (A2); 6. cerebral média (M1); 7. cerebral média (M2); 8. inflexão do ramo opercular mais anterior; 9. posterior (que com a bifurcação carotídea formam o triângulo sylviano) e (*) artérias lentículo-estriadas.

anterior, parietal posterior e angular (tronco superior), têmporo-occipital, temporal posterior, médio e anterior e temporopolar (tronco inferior).[8,9,12,13]

As artérias cerebrais posteriores se originam normalmente da bifurcação da artéria basilar (Fig. 56-2B). Cerca de um quarto delas, no entanto, mantém o padrão fetal, originando-se da carótida interna. É dividida em quatro segmentos: pré-comunicante (P1), perimesencefálico (P2), quadrigeminal (P3) e cortical (P4). Dá origem a ramos perfurantes, coróideos e corticais temporais e occipitais para a face inferomedial do cérebro.[8,9,12,13]

As artérias cerebrais têm anastomoses terminoterminais entre seus ramos, formando uma verdadeira rede vascular pronta a suprir com circulação colateral mesmo oclusões agudas.[9]

As rtérias cerebelares são em número de três cada lado (Fig. 56-2B). A artéria cerebelar posteroinferior origina-se 1 a 2 centímetros abaixo da junção vértebro-basilar. Está presente bilateralmente e tem calibre simétrico em 25% dos casos, sendo assimétricas nos demais. Uma ou ambas podem estar ausentes. Origens variantes, como da artéria vertebral extracraniana, artéria basilar, artéria cerebelar anteroinferior ou artéria carótida interna, podem ser observadas. Pode ser dividida em cinco segmentos: medular anterior; medular lateral; tonsilo-medular, que cursa em torno da metade inferior da tonsila cerebelar; telo-velo-tonsilar, na fenda entre a tela coróidea e o véu medular inferior, rostral ao polo superior da tonsila e ramos corticais ou hemisféricos. A artéria cerebelar anteroinferior se origina do terço médio da artéria basilar e tem curso posterolateral até o meato acústico interno. A artéria cerebelar superior tem origem no terço distal da artéria basilar, próxima e, ás vezes, em tronco comum com a artéria cerebral posterior.[9]

A microcirculação encefálica é representada por uma miríade de artérias de cerca de 200 a 400 mícrons de diâmetro (e, portanto, não demonstradas em angiografia) que se originam dos vasos da rede cortical e penetram em ângulo reto tendo disposição radiada, considerados os ventrículos como centro. Distinguem-se artérias corticais, mais numerosas e curtas, e artérias longas (medulares) que chegam à substância branca da parede dos ventrículos.[9]

O sistema venoso intracraniano pode ser dividido em superficial e profundo. O sistema profundo é formado por vênulas medulares que drenam em direção ao centro e se coletam nas veias subependimárias, sendo as mais importantes as veias septal e a talamoestriada (Fig. 56-6). Elas se unem, formando a veia cerebral interna, que é chamada de ângulo venoso, marcador angiográfico do forame de Monro. Essas veias se arqueiam, e o ângulo venoso se abre nas dilatações ventriculares. A veia cerebral interna se une à veia basal de Rosenthal, formando a veia de Galeno, e esta conflui com o seio sagital inferior, formando o seio reto, um dos constituintes da confluência dos seios (tórcula). O sistema venoso superficial é composto por vênulas que drenam para a superfície, sendo coletadas por veias corticais em cada uma das faces do cérebro. As veias da face mesial são ascendentes, drenando para o seio sagital superior e descendentes, para o inferior. Na superfície basal, há drenagem para a veia de Rosenthal, para o seio cavernoso e para o seio transverso. As veias da superfície laterossuperior (convexidade) se dividem em um grupo ascendente, que drena para o seio sagital superior, sendo a veia de Trolard a mais importante; um inferoanterior, que drena para a veia cerebral média superficial, e um inferoposterior, drenando para o seio transverso, sendo a veia de Labbé a mais calibrosa (Fig. 56-6B). As veias de Trolard, de Labbé e cerebral média superficial se unem, formando uma rede anastomótica. Os seios durais são sistemas coletores calibrosos que se localizam junto ao crânio. Os mais importantes são: seio sagital superior, localizado na linha mediana, desde a crista galli até a tórcula; os seios transversos, originados na tórcula e cursando lateralmente à direita e à esquerda; seios sigmoides, que

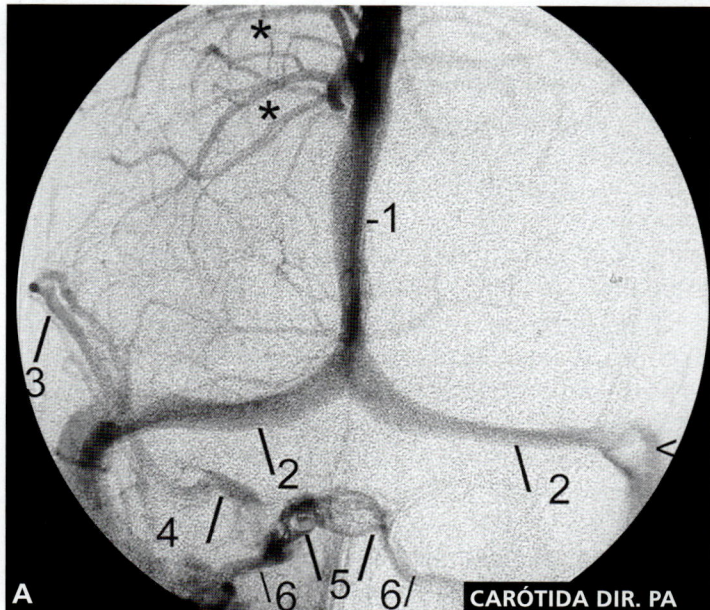
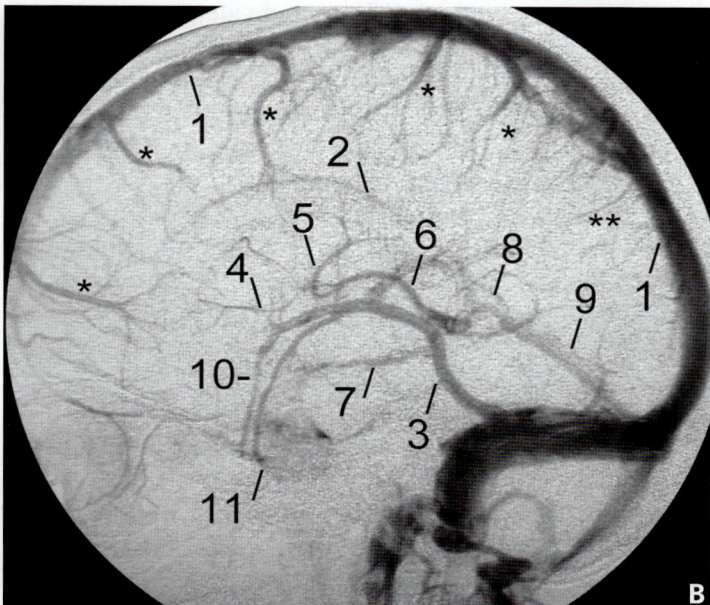

Fig. 56-6. (A) Angiografia carotídea em PA, fase venosa: 1. seio sagital superior, (*) veias corticais ascendentes; 2. seios transversos; 3. veia cerebral média superficial; 4. seio esfenoparietal; 5. seios cavernosos; 6. seios petrosos inferiores. (B) Angiografia carotídea em perfil, fase venosa: 1. seio sagital superior, (*) veias corticais ascendentes, (**) veia de Trolard (hipotrófica, não formando anastomose); 2. seio sagital inferior; 3. veia de Labbé; 4. veia septal; 5. veia talamoestriada; 6. veia cerebral interna; 7. veia basal de Rosenthal; 8. veia de Galeno; 9. seio reto; 10. veia cerebral média superficial (anastomose com veia de Labbé); 11. seio cavernoso.

unem os seios transversos aos bulbos jugulares e seios cavernosos, que drenam a órbita e parte da base e da convexidade dos hemisférios pelos seios petrosos superior e inferior e pelo plexo pterigoide, sendo atravessados por diversos nervos cranianos (Fig. 56-6).[9,12]

A vascularização da medula espinal é constituída por um sistema anterior, mais importante em volume e função, e um posterior. A artéria espinal anterior é muito longa, estendendo-se do bulbo até o *filum terminale*. É uma artéria fina, retilínea, que tem por característica principal ser alimentada por diferentes fontes ao longo do seu trajeto, nunca sendo evidenciada por inteiro na mesma angiografia. No segmento mais cefálico, se enche pelas artérias vertebrais a partir de sua origem nos eixos espinais anteriores. No segmento cervical, recebe fluxo de uma ou mais artérias radiculares originadas das artérias vertebrais ou cervicais. No segmento torácico superior, a artéria da intumescência cervical ou espinal torácica alta pode-se originar de uma artéria radicular, brônquica ou mamária interna (Fig. 56-7). No segmento torácico inferior, temos a artéria da intumescência torácica, ou artéria de Adamkiewicz, que pode originar de qualquer artéria intercostal ou lombar entre T8 e L2 (Fig. 56-7). Na região do *filum terminale*, a artéria sacral mediana se une à terminação da espinal anterior. O sistema arterial espinal posterior é constituído por duas artérias espinais posterior, de calibre variável, às vezes, descontínuas, que também recebem irrigações de diversas fontes em seu trajeto. É importante notar que a dura-máter que envolve a medula e as raízes nervosas recebe vascularização em todos os forames intervertebrais (artérias radiculares anterior e posterior), originadas nas artérias carótidas externas, vertebrais, cervicais (ascendente e/ou profunda), mamárias, intercostais, brônquicas, lombares e também ramos da ilíacas internas.[12]

ASPECTOS TÉCNICOS

A angiografia do segmento cefálico é realizada sob anestesia local na maioria das vezes. Anestesia geral se reserva aos pacientes com estado de consciência rebaixado, com fobias e crianças. Angiografia medular necessita anestesia geral por ter duração mais extensa e para apneias durante os registros. O preparo inclui jejum e hidratação parenteral, se

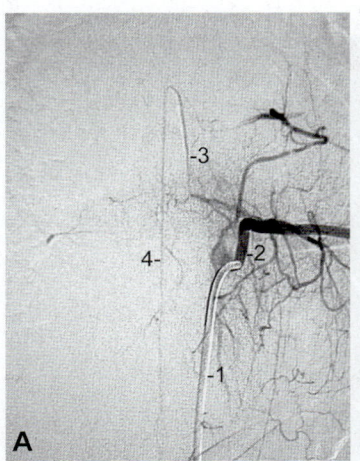
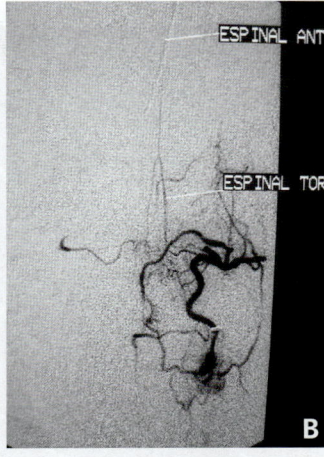

Fig. 56-7. (A) Angiografia da artéria intercostal T9 esquerda: 1. catéter; 2. artéria intercostal; 3. artéria de Adamkiewicz; 4. artéria espinal anterior. (B) Angiografia da artéria brônquica esquerda dando origem à artéria espinal torácica alta com opacificação da espinal anterior nesse segmento.

necessário. Pacientes com histórico de alergia ao contraste iodado recebem corticosteroides e anti-histamínicos via oral por 3 dias, ou por via endovenosa no início do exame, em caso de urgência. Na insuficiência renal não dialítica, o preparo consiste em hidratação e infusão de n-acetilcistína.[4]

São realizadas tricotomia e assepsia do local da via de acesso. Técnicas de antissepsia são empregadas. O contraste iodado utilizado é o não iônico de baixa osmolaridade até o limite de 6 mL/kg, mas em geral não se ultrapassa 250 mL no adulto.[4]

A via de acesso é obtida pela punção da arterial femoral comum pela técnica de Seldinger com colocação de introdutores valvulados. Vias alternativas de acesso são as artérias axilar e radial. A punção carotídea é excepcionalmente utilizada.[4]

Os catéteres utilizados para angiografia dos troncos supra-aórticos têm formas diversas, sendo pré-moldados. Os mais utilizados são o de curvatura simples (Vertebral), o Headhunter e o Simmons, cujo comprimento da curva varia, o mais curto sendo denominado 1, havendo ainda o 2 e o 3 (Fig. 56-8). Sua escolha depende da conformação dos vasos, cuja tortuosidade aumenta com a idade e com o avançar da arteriosclerose. O catéter vertebral funciona muito bem em pacientes jovens, sem tortuosidade vascular. Adultos jovens já exibem algum grau de tortuosidade, sendo mais indicado o uso do Headhunter. O uso do catéter Simmons, na maioria das vezes o de curva 2, é especialmente importante para as artérias carótida e subclávia esquerdas, que a partir de 45 anos, aproximadamente, têm os trajetos iniciais recorrentes. Em pacientes longilíneos, pode ser necessário o Simmons curva 3. O cateter Simmons tem que ser armado na aorta, e isto pode ser feito na artéria subclávia esquerda, no próprio arco aórtico ou na válvula aórtica. Uma vez armado, sua manipulação permite cateterizar as artérias recorrentes e, já no óstio do tronco supra-aórtico, sua tração o faz avançar e sua introdução, recuar. Fio-guia é utilizado sempre, pois a extremidade é menos traumática e permite um jogo com o cateter, um auxiliando o direcionamento e o avanço do outro.

O cateterismo do arco aórtico é feito com catéter *Pigtail*, que é multiperfurado, pouco traumático justamente por ser circular na extremidade, e permite injeção do grande volume do meio de contraste necessário para seu estudo apropriado. O cuidado com o catéter *Pigtail* está na sua retirada, sempre retificado com fio-guia para evitar traumatismo da artéria ilíaca ou femoral.

O cateterismo da artéria carótida comum direita não costuma oferecer dificuldades, podendo ser feito com catéter vertebral ou Headhunter na maioria das vezes. Há, no entanto, casos de alongamento muito intenso do arco aórtico em que é necessário o uso do catéter Simmons. Nesse caso, é importante que ele seja avançado com fio-guia até próximo à bifurcação ou que se use o de curva 3, pois estudos a partir da origem se mostram poucos satisfatórios pela diluição do contraste e por refluxo para a subclávia. Pacientes com muita tortuosidade e acotovelamento na origem da carótida comum podem ser um desafio ao cateterismo, mas felizmente, não são numerosos. A artéria carótida comum esquerda é frequentemente recorrente, especialmente nos casos em que se origina do tronco braquiocefálico, fazendo com que haja insucesso do seu cateterismo com catéteres vertebral ou Headhunter. O uso do catéter Simmons 2 é comum, não havendo necessidade de avançá-lo mais que a própria curva para um estudo adequado.

Angiografias seletivas das artérias carótidas internas e externas são necessárias com frequência. Nesse caso, o catéter é avançado a partir da artéria carótida comum sob *road mapping*, um artifício de imagem presente na maioria dos angiógrafos em uso, que sobrepõe uma imagem angiográfica subtraída e armazenada sobre a radioscopia em tempo real, permitindo que o trajeto do catéter seja monitorado. De preferência, utilizam-se para tanto fios-guia hidrofílicos com ponta semicurva, que podem ser dirigidos pelo operador.

O cateterismo da artéria subclávia direita merece bastante atenção, pois muitas vezes é trabalhoso, especialmente se o tronco braquiocefálico é recorrente e sua origem tortuosa. O catéter de escolha é o Headhunter, com fio-guia hidrofílico e uso de *road-maping* a partir do tronco braquiocefálico. Se o objetivo é a artéria vertebral, o fio-guia é usado para seu cateterismo, só então sendo avançado o catéter. A subclávia esquerda oferece menos dificuldades, mas se a origem da vertebral for tortuosa, sua retificação com fio-guia e cateterismo de 2 a 3 cm além da origem pode ser necessária para imagens satisfatórias.

As artérias intercostais, lombares e brônquicas são estudadas com catéteres Cobra ou Simmons curva 1.

As complicações de angiografia cerebral tem frequência de 0,5 a 2%,[14] variando nos diferentes serviços e com a população, sendo maior nos arterioscleróticos e nas hemorragias e isquemias agudas. Podem ser divididas em: sistêmicas, em geral, relacionadas com o meio de contraste; arte-

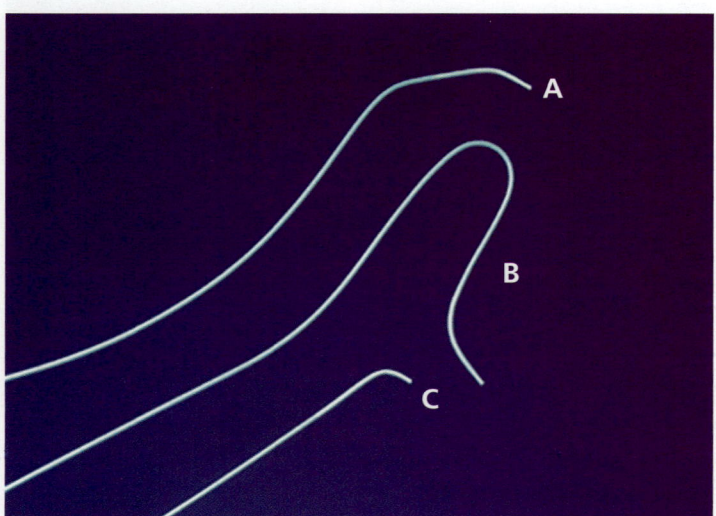

Fig. 56-8. Catéteres usados nos troncos supra-aórticos: (A) Headhunter; (B) Simmons curva 2 e (C) vertebral.

riais, ao local de punção e neurológicas. Para a prevenção do primeiro tipo, usam-se contrastes não iônicos, de baixa osmolaridade e na menor quantidade possível. A punção feita com introdutores de baixo calibre e a compressão cuidadosa minimizam o risco de hematomas e pseudoaneurismas da artéria femoral. Cuidados com catéteres são determinantes para um baixo índice de complicações neurológicas. Aspiração seguida de injeção de soro fisiológico heparinizado é feita no catéter antes e após cada passagem do fio-guia ou manipulação prolongada e no introdutor a cada troca de catéter. As seringas de uso manual e a da bomba injetora são constantemente vigiadas para evitar a injeção de bolhas. Manobras cuidadosas, resumidas ao mínimo necessário e respeitando locais com lesões ateromatosas, sem aumentar em demasia o tempo do exame também são determinantes para um baixo índice de complicações. Antes de cada injeção em bomba a posição do catéter deve ser checada, evitando a injeção direta contra a parede. Caso se note complicação neurológica, a mesma deve ser investigada para identificar situações passíveis de tratamento, como trombólise intra-arterial.

ACHADOS NORMAIS E ALTERAÇÕES BÁSICAS

A interpretação dos achados angiográficos se baseia na observação dos tempos circulatórios, do calibre, contorno e trajeto dos vasos.

A angiografia documenta a progressão do meio de contraste no seu trajeto arteriovenoso, dado que nenhum outro exame proporciona. Identificamos um tempo arterial, um capilar e um venoso, e a circulação dura entre de 7 a 9 segundos.[8] O tempo circulatório pode estar diminuído de forma discreta nos infartos cerebrais subagudos ("perfusão de luxo") e de forma marcante nas condições que determinam comunicação arteriovenosa: fístulas arteriovenosas diretas, durais, malformações arteriovenosas e alguns tumores. Seu aumento é observado nas microangiopatias, infartos recentes e oclusões venosas. A distribuição do meio de contraste na microcirculação é chamada de *blush*, pois esses vasos excedem o poder de resolução dos equipamentos. O *blush* dos diferentes tecidos varia de intensidade, sendo, em geral, intenso nas mucosas. No tecido cerebral, observa-se um *blush* homogêneo. *Blush* diminuído significa hipoperfusão ou colapso da microcirculação, sendo necessários outros dados para diferenciação, como a presença ou não de oclusões proximais. *Blush* aumentado é observado nos infartos subagudos, sofrimento cerebral de diversas naturezas, em lesões inflamatórias e tumores.[2,8]

Alongamento e tortuosidade dos vasos são prevalentes no idoso e presentes também em alguns jovens e até crianças, especialmente em vasos nutridores de malformações e fístulas arteriovenosas, submetidos a hiperfluxo. Alguns autores associam essas alterações à hipertensão arterial crônica, mas o mais preciso é dizer que se trata do processo de endurecimento e perda de elasticidade pelo qual passam os vasos naquela que é a primeira fase da arteriosclerose, que se inicia na segunda década de vida. Por razões desconhecidas, esse processo é exacerbado em alguns indivíduos, onde se formam curvas, às vezes, com alça de 180° (*coilling* ou *looping*) e com acotovelamento, que representa a acomodação do alongamento vascular. As curvas podem ser palpáveis, especialmente na origem da artéria subclávia direita, e confundidas com um aneurisma.

Ectasias vasculares segmentares ou difusas têm um significado incerto. Às vezes associam-se a alongamento e tortuosidade, sendo atribuídas à arteriosclerose também. Porém, seu aparecimento parece estar condicionado por fatores específicos, pois é menos frequente que as citadas condições e, às vezes, ocorre independente delas. Atualmente a etiopatogenia é atribuída a alterações da camada média da artéria, responsável por sua elasticidade e resistência. Arteriopatia dilatada, dolicoectasia, aneurisma fusiforme são terminologias utilizadas para descrever essa condição, sem critérios precisos de uso.[8,15]

Dilatações fusiformes envolvem toda a circunferência da parede arterial e comportam um colo proximal e um distal, com entradas e saídas diferentes. São identificadas também dilatações, onde apenas um setor da circunferência é afetado, com entrada e saída do fluxo pelo mesmo colo, chamadas saculares.

Calcificações parietais se devem à aterosclerose e são vistas principalmente na aorta, no sifão e no bulbo carotídeo. Não significam necessariamente estenoses.[8]

Imagens de subtração junto à parede causando redução da luz do vaso (estenose) ou mesmo interrupção total (oclusões) são inespecíficas em relação ao processo de base. As estenoses necessitam avaliação da localização e dos contornos para a aproximação etiológica. As placas de ateroma, causas mais comuns, têm preferência pelas bifurcações, contornos grosseiros ("saca-bocados") e são, em geral, assimétricas.[8]

Vasospasmo, cujo aspecto é de um estreitamento regular e simétrico, ocorre em duas situações principais. Nos vasos do pescoço, onde toca a ponta do catéter, é observado principalmente em pacientes do sexo feminino e jovens, nos cateterismos distais e na passagem de catéter sem fio-guia. Este espasmo iatrogênico raramente é sintomático, é fugaz e responde muito bem à retirada ou posicionamento mais proximal do catéter. Nos vasos intracranianos o espasmo é associado a hemorragias subaracnoides espontâneas (por aneurismas) ou traumáticas.[8]

A oclusão completa de uma artéria se associa a fenômenos de trombose retrógrada e anterógrada, completando a oclusão entre os ramos colaterais importantes a jusante e a montante. Por isso é necessário identificar revascularização distal através das vias anastomóticas, determinando o segmento realmente ocluído.[8]

Imagens negativas centrais nos vasos correspondem a trombos e êmbolos e podem-se confundir com imagens parietais excêntricas. Raramente vistas nas artérias, aparecem nas tromboses venosas. Nessas, no entanto, é importante que imagens negativas normais, como granulações de

Pacchioni e confluência de vasos não opacificados, sejam excluídas.[8]

Desvios e estiramentos vasculares podem ser causados por estruturas cerebrais com o volume aumentado, como o sistema ventricular, e por massas patológicas, como hematomas e tumores. A angiografia não permite muitas vezes identificar sua natureza, limitando-se em classificá-las em avasculares, normo ou hipervasculares. O conhecimento da topografia vascular permite, a partir dos desvios vasculares, localizar as lesões, o que foi especialmente importante antes do advento da tomografia computadorizada.[2,8]

Em razão da subtração digital, vasos sobrepostos a estruturas ósseas densas podem parecer esmaecidos. Os exemplos mais comuns são as artérias carótida interna e basilar na projeção do osso petroso. Nesse caso não se faz o diagnóstico de estenose antes da análise do calibre, que, em geral, é regular, baseado apenas na redução da densidade do contraste.[8]

PROTOCOLOS ANGIOGRÁFICOS

Protocolos angiográficos são sistematizações desses procedimentos visando a que todos os vasos relevantes para cada paciente sejam cateterizados e estudados em um número mínimo de posições e tempos, permitindo a completa avaliação anatômica e diagnóstico preciso. Para tanto é necessário levar em conta a anatomia locorregional, as confluências e os sistemas anastomóticos.[11,12]

Na doença cerebrovascular oclusiva é necessário o estudo de toda a extensão dos vasos cérvico-cranianos, iniciando-se com a injeção na aorta ascendente para a visualização das origens dos troncos supra-aórticos. As bifurcações carotídeas são estudadas em pelo menos duas projeções em que a bifurcação apareça aberta. As origens das artérias vertebrais são estudadas em oblíqua contrária, pois como têm origem posterior na projeção posteroanterior se visualiza apenas a origem aparente. O estudo da circulação intracraniana é obrigatório (Quadro 56-1).

Na doença cerebrovascular dos pacientes jovens (até 45 anos) a ateromatose tem um peso menor, sendo importante descartar dissecções e doenças dos vasos intracranianos (Quadro 56-2).

Nos pacientes com hemorragia subaracnoide o intuito da angiografia é a pesquisa de aneurismas e de vasospasmo, mas raramente são diagnosticadas malformações e fístulas arteriovenosas (Quadro 56-3). A disponibilização mais frequente dos equipamentos com recurso de angiografia rotacional e reconstrução tridimensional e o uso desse recurso com mais regularidade levaram à maior sensibilidade e especificidade do diagnóstico de aneurismas, principalmente aqueles de bifurcações, os muito pequenos e os associados à tortuosidade e alça vascular. A ausência desse recurso no equipamento utilizado e a presença de vasoespasmo grave são razões aceitáveis para não usá-lo, mas a não ser que as imagens de angiografia simples dêem ao operador a segurança grande da ausência de lesões, ele deve ser sempre utilizado.

Quadro 56-1. Protocolo angiográfico na investigação da doença cerebrovascular aterosclerótica

Pacientes ateroscleróticos

Incidências

- Arco aórtico- OAE fazendo a versão da cabeça do paciente para o lado direito (45°). Catéter *pigtail*. Bomba injetora de 35 a 17 mL/s com pressão de 600 a 700. Trocar o catéter para Simmons 2 5 Fr
- Bifurcação carotídea esquerda e direita em oblíqua e perfil com injeção de 8 a 6 mL/s
- Carótida comum direita e esquerda nas incidências PA e perfil injetando 8 a 6 mL/s. (Se houver dúvidas quanto a dilatações intracranianas, realizar oblíquas). Não é necessário cateterismo seletivo das carótidas internas
- Tronco braquiocefálico – incidência em OAE para estudar a origem da vertebral e observar a presença de placas. Injeção de 8 a 6 mL/s
- Subclávia esquerda. Incidência em OAD para estudar a origem da vertebral. Incidências intracranianas com injeção na subclávia em PA e perfil. Bomba injetora: 10 a 6 mL/s

Obs.: nas isquemias da circulação posterior, é necessário estudar ambas artérias vertebrais.

Nas hemorragias intracerebrais a angiografia visa a diagnosticar a malformação arteriovenosa cerebral (Quadro 56-4).

Tumores da cabeça, pescoço e da base do crânio ou intracranianos podem ser hipervasculares ou podem comprometer estruturas vasculares (Quadro 56-5).

Nos pacientes com traumatismo da região cervical a angiografia visa a descartar dissecções arteriais, pseudoaneurismas e fístulas arteriovenosas, além de hemorragias ativas (Quadro 56-6).

Quadro 56-2. Protocolo angiográfico na investigação da doença cerebrovascular não aterosclerótica

Acidente vascular encefálico em jovem

Incidências

- Arco aórtico-OAE – virar a cabeça do paciente para a direita (45°) *pigtail*; bomba injetora – 35 a 17 mL/s
- Trocar o catéter para Headhunter 5 Fr
- Bifurcação carotídea E e D em oblíqua e perfil com injeção de 8 a 6 mL/s
Não se observando nenhuma alteração na bifurcação ou carótida cervical, avançar o catéter para a carótida interna e realizar:
  - Carótida interna D e E – PA/perfil/oblíqua. Bomba injetora: 5-6 a 4 mL/s
  - Tronco braquiocefálico – incidência em OAE injeção de 8 a 6 mL/s
  - Subclávias – incidências em PA com 8 a 6 mL/s. Se normal, introduzir o catéter nas artérias vertebrais
  - Vertebral D e E – PA/perfil

Obs.: as artérias vertebrais extracranianas são cuidadosamente estudadas em toda a extensão por causa da possibilidade de dissecção.

Capítulo 56 ■ Angiografias Cerebral, Medular e da Cabeça e Pescoço

Quadro 56-3. Protocolo angiográfico na investigação da hemorragia subaracnoide

Aneurismas e vasospasmo

Incidências

- Carótidas internas D e E (Headhunter 5 Fr) – injeções em bomba de 6 a 4 mL/s em PA, perfil e oblíqua cefálica e podálica; angiografia rotacional com reconstrução tridimensional
- Carótida comum D e E (Simmons 5 Fr), se ateromatose conhecida ou suspeita, injeções de 8 a 6 mL/s, nas mesmas incidências; angiografia rotacional com reconstrução tridimensional
- Vertebral D e E, injeções de 6 a 4 mL/s em semiaxial (angulação de cerca de 25°), perfil, oblíqua podálica; angiografia rotacional com reconstrução tridimensional

Obs.: 1. É necessária a análise das duas vertebrais intradurais pela possibilidade de aneurismas dissecantes. Normalmente é suficiente a injeção na vertebral esquerda com opacificação da vertebral contralateral. Caso não aconteça isso, é necessária a cateterização seletiva.

Obs.: 2. Quando não se evidenciam aneurismas em hemorragias francas, complementar o exame com injeção carotídea e compressão contralateral para estudo da artéria comunicante anterior; angiografias carotídeas externas para descartar fístulas durais e estudo medular cervical (vide a seguir) para excluir malformações arteriovenosas cervicais.

Obs.: 3. Aneurismas cerebrais gigantes intracavernosos ou de segmento de artéria oftálmica necessitam de estudo de suplência.

Obs.: 4. Nas hemorragias de sulcos corticais, a possibilidade de aneurismas distais, como os micóticos, de vasospasmo difuso e trombose de veias corticais, deve levar ao estudo cuidadoso da circulação periférica, enquanto nas hemorragias cisternais a atenção fica presa aos vasos do polígono de Willis.

Quadro 56-5. Protocolo angiográfico na investigação dos tumores

Avaliação angiográfica dos tumores

Pescoço	Artérias carótidas comuns, externas, cervicais e vertebrais
Face e base do crânio	Artérias carótidas internas e externas. Cuidado de opacificar a artéria faríngea ascendente, que pode ter origem bem baixa
Intracranianos	Artérias carótidas internas e externas

Obs.: teste de compressão carotídea é realizado sempre que a lesão estiver em contato com a mesma.

Quadro 56-6. Protocolo angiográfico no traumatismo perfurante cervical

Traumatismo cervical

Incidências

- Arco aórtico – OAE – virar a cabeça do paciente para a direita (45°)
- Carótida comum D e E (Headhunter 5 Fr) – injeções em bomba de 8 a 6 mL/s, oblíqua e perfil com fase venosa
- Vertebral D e E, injeções de 6 a 4 mL/s, oblíqua e perfil com fase venosa
- Circulação intracraniana, em casos com histórico de isquemia, presença de oclusões proximais ou de fístulas com roubo parcial ou total do fluxo

---

A necessidade de ligadura ou mesmo ressecção da artéria carótida interna no tratamento dos aneurismas gigantes e dos tumores da base do crânio se impõe em algumas situações. Uma parte importante dos pacientes tolera, sem consequências, a oclusão carotídea. No entanto de 15 a 59%[16-19] dos pacientes desenvolvem isquemia de maior ou menor importância. Os testes de suplência vascular oferecem subsídios para o prognóstico da ligadura, procurando apontar pacientes que não toleram bem a oclusão. O primeiro parâmetro é análise dos componentes do polígono de Willis. Seu valor é bastante limitado, pois esses vasos muitas vezes não se opacificam em situação normal. É necessário provocar uma situação em que seja simulada a oclusão do vaso em questão e então avaliar não somente a perviedade do ramo comunicante, como também a simetria dos tempos circulatórios (Quadro 56-7). O tempo venoso é considerado mais sensível que o arterial e capilar. Diferenças de até dois segundos no início da opacificação das veias são consideradas compatíveis com a oclusão por alguns

Quadro 56-4. Protocolo angiográfico na investigação da hemorragia intracerebral

Hemorragia intracerebral, malformação arteriovenosa ou fístula dural

Incidências

- Carótida interna D e E em PA, oblíqua podálica, injeção em bomba de 6 a 4 mL/s
- Carótida externa seletiva D e E, em perfil, injeção manual 5 a 3 mL/s
- Se houver alteração ou ramos anastomóticos, realizar PA
- Vertebral dominante – PA, perfil, oblíqua, 6 a 4 ml/s
- Em hemorragias da fossa posterior ou malformações arteriovenosas cerebelares, estudar sempre as duas artérias vertebrais

Quadro 56-7. Protocolo angiográfico nos testes de suplência

Testes de suplência vascular

- Teste de compressão manual: injeção carotídea contralateral, vertebral ou no arco aórtico
- Teste de oclusão com balão: critérios clínicos e angiográficos

Obs.: documentação das três fases angiográficas a 2 frames/segundo para determinação do tempo de retardo.

autores, porém outros não toleram qualquer assimetria,[16,19] o que aumenta a sensibilidade, mas diminui a especificidade do teste para selecionar aqueles que não toleram a oclusão. O teste de compressão carotídea manual é realizado com injeção de meio de contraste cruzada, ou na artéria vertebral, ou ainda no arco aórtico. É importante certificar-se que a compressão foi efetiva e documentar as três fases da circulação. Pode desencadear resposta cardiodepressora, ou, quando há ateromatose, embolia artério-arterial. Por isso, em pacientes de risco, a bifurcação carotídea deve ser estudada antes. Quando não há boa suplência via artéria comunicante anterior, estuda-se a comunicante posterior com injeção na artéria vertebral dominante, ou o polígono como um todo com injeção no arco aórtico. Quando não há simetria do tempo venoso, considera-se que não há tolerância à oclusão. Embora apresente falhas, o teste de compressão tem seu valor por causa dos baixos custo e risco. O teste de oclusão com balão é realizado por cateterismo femoral, com o paciente sob anestesia local. A oclusão temporária por 30 minutos é avaliada com critérios clínicos e angiográficos. Quando há tolerância clínica com assimetria do tempo venoso, o teste é sensibilizado com a indução de hipotensão (20% da pressão arterial média) e observação da resposta clínica. O teste de oclusão apresenta índice de complicações maiores que a angiografia simples, em torno de 3,2%. Entre 13 e 32% dos pacientes apresentam intolerância à oclusão.[16] As mesmas considerações são válidas para as artérias vertebrais, porém não existe ainda padronização para teste de oclusão de seios venosos.

O protocolo de angiografia medular depende do nível da lesão estudada ou suspeita (Quadro 56-8).

DOENÇAS VASCULARES RELACIONADAS COM O SISTEMA NERVOSO, CABEÇA E PESCOÇO

As doenças vasculares podem ser classificadas por diversos critérios e houve grande confusão até o final da década de 1970, quando avanços das abordagens diagnóstica e terapêutica permitiram uma classificação fundada biologicamente.[17] Apresentamos uma classificação, baseada em outras,[3,4,17-23] que considera critérios clínicos, anatomopatológicos e radiológicos (Quadro 56-9), procurando englobar a sutil diversidade desse grupo de doenças. As malformações vasculares são subclassificadas de acordo com a hemodinâmica (alto fluxo, condicionado pela presença de comunicação arteriovenosa, ou baixo fluxo) e o tipo de vaso predominante. As condições fistulares não malformativas, sejam microfistulares (fístulas durais) sejam macrofistulares (fístulas arteriovenosas diretas), embora possam ser congênitas, com frequência são adquiridas. As dilatações venosas, determinadas por variação anatômica, sem componente fistular e, portanto, não consideradas malformativas, formam outro grupo.

Alguns tumores de linhagem vascular ou altamente vascularizados têm características angiográficas específicas, tornando esse exame importante no diagnóstico. Doenças arteriais cursam com estenoses ou dilatações, algumas com combinação dessas. No grupo de doenças arteriais estudaremos aquelas que cursam predominantemente com dilatações,

Quadro 56-8. Protocolo angiográfico na investigação de lesões medulares

Angiografia medular	
Cervical	Artérias carótidas externas, cervicais e vertebrais
Torácica alta	Artérias intercostais, cervicais, vertebrais, mamárias internas e brônquicas
Toracolombar	Artérias intercostais, lombares e ilíaca comum
Lombossacral	Artérias intercostais, lombares, ilíaca comum, sacral mediana e ilíacas externas

Obs.: em fístulas durais, a lesão pode estar distante da ectasia venosa principal, sendo necessário um estudo completo, incluindo até as artérias carótidas internas (para descartar fístulas durais com drenagem perimedular) e as ilíacas internas, caso as demais sejam normais.

Quadro 56-9. Classificação das doenças vasculares do sistema nervoso, cabeça e pescoço

1. Malformações vasculares do sistema nervoso
    1.1. Cerebrais
        1.1.1. Malformações arteriovenosas parenquimatosas
        1.1.2. Fístulas piais
        1.1.3. Malformação da veia de galeno
        1.1.4. Malformações vasculares cerebrais de baixo fluxo
    1.2. Malformações arteriovenosas medulares
2. Malformações vasculares de cabeça e pescoço
    2.1. Malformações arteriovenosas
    2.2. Malformações vasculares de baixo fluxo
3. Fístulas durais
4. Fístulas arteriovenosas diretas da base do crânio e pescoço
5. Variações da anatomia venosa
    5.1. Anomalias do desenvolvimento venoso
    5.2. Sinus *pericranii*
6. Tumores
    6.1. Hemangiomas e outros tumores vasculares
    6.2. Tumores hipervascularizados
7. Doenças arteriais
    7.1. Aneurismas saculares *(berry aneurysms)*
    7.2. Aneurismas micóticos
    7.3. Aneurismas fusiformes
    7.4. Aneurismas *blood-blister-like*
    7.5. Displasias
    7.6. Dissecções arteriais
8. Doenças obliterantes
    8.1. Estenoses arteriais progressivas
    8.2. Estenoses arteriais não progressivas
    8.3. Vasospasmo cerebral reversível
    8.4. Trombose venosa cerebral
9. Malformações vasculares sindrômicas

enquanto as doenças obliterantes serão discutidas separadamente. Finalmente, serão apresentadas algumas doenças multissistêmicas ou sindrômicas, que de diversas maneiras acometem o sistema nervoso através de sua vasculatura.

Malformações Vasculares

Malformações vasculares são erros no processo de diferenciação dos vasos, ocorridos no período embrionário, mas poucas vezes evidentes ao nascimento. A alteração básica está presente, mas as condições que provocam as manifestações clínicas, como a dilatação venosa, por exemplo, podem levar de meses a décadas para se desenvolver.[17]

As malformações vasculares se caracterizam pelo componente vascular que predomina: linfáticas, capilares, venosas e arteriais, com ou sem a presença de fístulas arteriovenosas. Do ponto de vista angiográfico, podem ser *exclusas* da circulação (linfáticas, importantes na face e pescoço, mas não no sistema nervoso), de *baixo fluxo* (capilares, venosas ou combinações dessas entre si e com as linfáticas) e de *alto fluxo* (arteriovenosas). Estas últimas pressupõem a presença de comunicação arteriovenosa, cujo sinal angiográfico é a opacificação venosa precoce.[17,18] O alto fluxo gerado pela baixa resistência provoca sopro audível e, a longo prazo, alterações nas artérias envolvidas, como ectasias, dilatações, tortuosidade, estenoses e recrutamento de outros vasos através de anastomoses. Há desvio de fluxo com o fenômeno de "roubo", em geral compensado por vasodilatação nos territórios normais. As malformações vasculares de alto fluxo são caracterizadas pela presença de fístulas arteriovenosas, que podem ser únicas e calibrosas, ou múltiplas, nesse caso menos calibrosas e com fluxo geralmente menor. Insuficiência cardíaca é uma complicação das grandes fístulas. Nas veias de drenagem também se notam alterações anatômicas, como ectasias, dilatações focais, estenoses e oclusões, estas últimas potencializando a hipertensão venosa já causada pela transmissão arteriovenosa de pressão. A possibilidade de ruptura dos vasos com hemorragia representa uma das mais importantes consequências clínicas desse grupo de doenças.[17]

Malformações Vasculares Cerebrais

Malformações arteriovenosas cerebrais

As malformações arteriovenosas cerebrais se localizam no espaço intrapial e variam em localização, tamanho, conformação das vias de aporte, do *nidus* e das veias de drenagem (Fig. 56-9).[18]

A localização pode ser superficial ou profunda. As artérias que irrigam a malformação podem ser piais, perfurantes, coróideas e durais, dependendo da sua localização. Colaterais leptomeníngeas, durais e coróideas podem ser recrutadas. Estenoses, ectasias e dilatações eventualmente são observadas.[18]

O *nidus* é formado pelos vasos interpostos entre os segmentos distais das artérias e o início das veias de drenagem. São os vasos que provocam comunicação arteriovenosa, e eles são o alvo de qualquer tratamento planejado. A forma

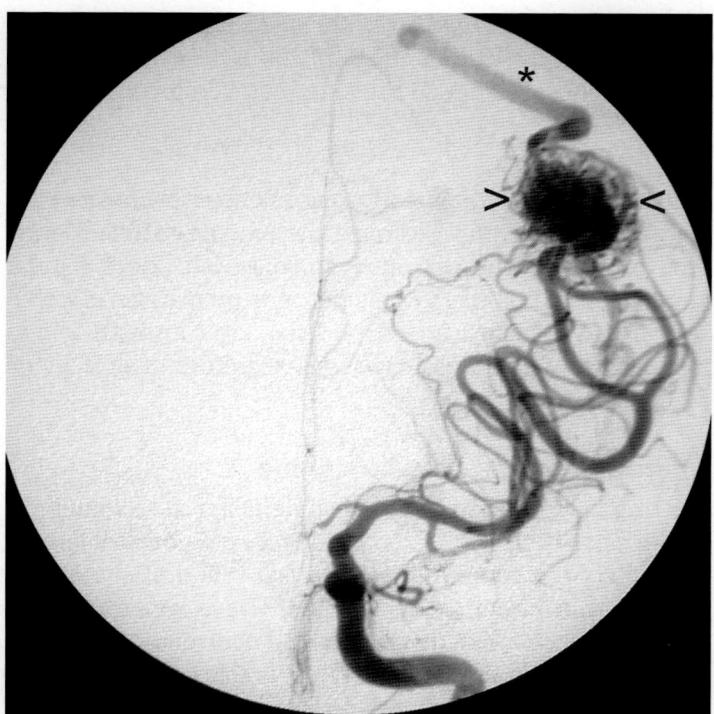

Fig. 56-9. Angiografia carotídea esquerda mostrando enovelado de vasos tortuosos e dilatados (><) com opacificação venosa precoce (*), o que caracteriza malformação arteriovenosa.

varia entre arredondada, piramidal, ou amolda-se ao sulco ou cisterna onde se localiza. O tamanho é considerado pequeno até três centímetros, médio até seis, ou grande quando maior que seis. A angioarquitetura varia entre plexiforme (vasos interpostos entre a artéria e a veia), fistular (comunicação arteriovenosa direta) e mista. Dilatações intranidais representam ectasias vasculares ou pseudoaneurismas pós-hemorrágicos. A drenagem é efetuada pelo sistema venoso superficial nas malformações corticais. Naquelas que têm extensão subcortical ou são subcorticais ou profundas a drenagem dá-se exclusiva ou parcialmente pelo sistema venoso profundo. As veias de drenagem da malformação podem ser únicas ou múltiplas, cada veia representando um compartimento. Estenoses e oclusões venosas com redirecionamento da drenagem são por vezes observadas. A principal manifestação clínica é hemorragia, que ocorre no adulto entre 2 e 4% das malformações por ano.[18,19,22] A estratificação de risco para hemorragia é uma questão aberta e há indícios de que hemorragia prévia, alterações arteriais, localização profunda ou na fossa posterior acarretam maior risco. As hipóteses de que malformações pequenas têm maior risco de hemorragia ou que aquelas que se apresentem por epilepsia têm menor risco não encontram sustentação epidemiológica até o momento. Outras manifestações clínicas são epilepsia, déficits progressivos e cefaleia.[18,19,22] Feito o diagnóstico não invasivo por tomografia ou ressonância magnética, a angiografia complementa a investigação necessária para a decisão terapêutica, sendo capaz de mostrar os sistemas vasculares envolvidos, as artérias de aporte individualmente, as alterações arteriais associadas, a forma e composição do *nidus*, o sistema venoso e as veias individuais de drenagem, com suas eventuais ectasias e estenoses, além da drenagem do cérebro normal.[18]

Fístulas piais

As fístulas piais são as malformações arteriovenosas piais cujos *nidus* têm composição exclusivamente fistular e onde uma ou mais artérias convergem para um ponto fistular amplo, com drenagem venosa por uma ou mais veias. O fluxo é alto, e a localização é superficial. Em contraste com as malformações que possuem *nidus*, manifestam-se mais na infância.[18,20,22,23]

Malformação da veia de galeno

O termo malformação da veia de Galeno aplica-se somente a malformações arteriovenosas, cujo *nidus*, se localiza junto à parede do precursor embriológico da veia de Galeno, cuja anatomia normal não se desenvolve.[23] Deve ser diferenciada das dilatações da veia de Galeno, que ocorrem quando malformações arteriovenosas piais ou fístulas durais drenam por essa veia, normalmente formada, tornando-a varicosa. O aporte arterial é feito por artérias coróideas e subependimárias. O *nidus* localiza-se na linha mediana, por isso a nutrição arterial é bilateral. A drenagem venosa, por definição, ocorre pela veia prosencefálica mediana dilatada (o assim chamado aneurisma da veia de Galeno), que não se comunica com o sistema venoso profundo normal e drena pelo seio falciforme para o seio sagital superior. A manifestação clínica mais precoce costuma ser insuficiência cardíaca. Macrocrania e hidrocefalia podem-se manifestar no feto, nos neonatos e nas crianças e resultam de alteração da dinâmica de reabsorção liquórica e não de compressão do aqueduto, como se acreditou por vários anos.[23]

Malformações vasculares cerebrais de baixo fluxo

Cavernomas são malformações vasculares exclusivamente venosas, compostas por espaços venosos dilatados, em intercomunicação.[20] "Angioma" ou "hemangioma" cavernoso são termos ainda utilizados na literatura, porém são imprecisos por sugerirem natureza neoplásica. A angiografia é de pouca utilidade, pois raramente pode demonstrar pequena retenção de contraste na fase venosa.[20]

Telangiectasias representam as malformações capilares no sistema nervoso central e são em geral achados de necropsia.[20]

Angiopatia proliferativa é uma condição cujo aspecto evoca uma malformação arteriovenosa, por isso chamada de malformação arteriovenosa de *nidus* difuso por alguns autores, que apresenta algumas características bastante distintas.[23] Por isso, é incerto se representam uma variante das malformações ou se são entidades de outra natureza. À angiografia aparece como rede arterial difusa, muitas vezes ocupando todo um hemisfério, com drenagem venosa ligeiramente precoce ou em tempo normal. Estenoses e oclusões de ramos corticais com extensa circulação colateral podem ocorrer. O envolvimento de ramos durais é comum. As veias de drenagem são dilatadas, mas não na mesma proporção que na malformação arteriovenosa, e podem apresentar oclusões. A apresentação clínica mais comum são crises epilépticas, mas cefaleias, déficits progressivos e hemorragias podem ocorrer.[23]

Malformações arteriovenosas medulares

As malformações arteriovenosas medulares são raras e dividem-se em plexiformes (com *nidus*) e fistulares (sem *nidus*).[19,22] Nesse caso, podem-se localizar na superfície da medula, nutrida por uma artéria espinal ou junto a raízes nervosas, as fístulas durais, tipo mais comum no adulto, nutrida por artérias radiculares. Algumas das malformações arteriovenosas medulares faz parte de síndromes complexas. As manifestações clínicas são de duas naturezas: déficits de instalação aguda, decorrentes de hemorragias e déficits progressivos, provocados por congestão venosa. A ressonância magnética tem alta sensibilidade para demonstrar o *nidus* e, principalmente, as imagens serpiginosas, por vezes ectásicas, com perda de sinal, que representam a drenagem venosa.[2,20,22] A angiografia medular determina a localização precisa das fístulas e a anatomia vascular.

Malformações Vasculares de Cabeça e Pescoço

Malformações arteriovenosas de cabeça e pescoço

As malformações arteriovenosas da face, cabeça e pescoço apresentam-se como massas ou manchas vasculares que crescem desde a infância, paralelamente ao crescimento corporal, às vezes com períodos de aceleração. Se assentam sobre diversas estruturas, como ossos e músculos, mas são mais frequentes no subcutâneo, podendo-se estender de uma estrutura a outra. São identificadas as variantes microfistular e macrofistular, essa com alto fluxo. O aspecto angiográfico é caracterizado pela presença de emaranhado vascular, com opacificação de veias na fase arterial, dilatações e ectasias (Fig. 56-10). As dimensões variam, chegando as lesões muito grandes a ocupar enorme proporção do segmento envolvido.[17]

Malformações vasculares de baixo fluxo da cabeça e do pescoço

As malformações vasculares venosas são as mais comuns, caracterizadas por ser compressíveis e sofrerem intumescimento durante manobra de Valsalva. As veias de parede malformada sofrem dilatação progressiva, tromboses e os trombos, calcificações, resultando em flebólitos (Fig. 56-11A). São frequentemente denominadas, de maneira imprópria, de hemangiomas ou hemangiomas cavernosos. O aspecto angiográfico é de lagos venosos que se opacificam em tempo tardio (Fig. 56-11B).[17]

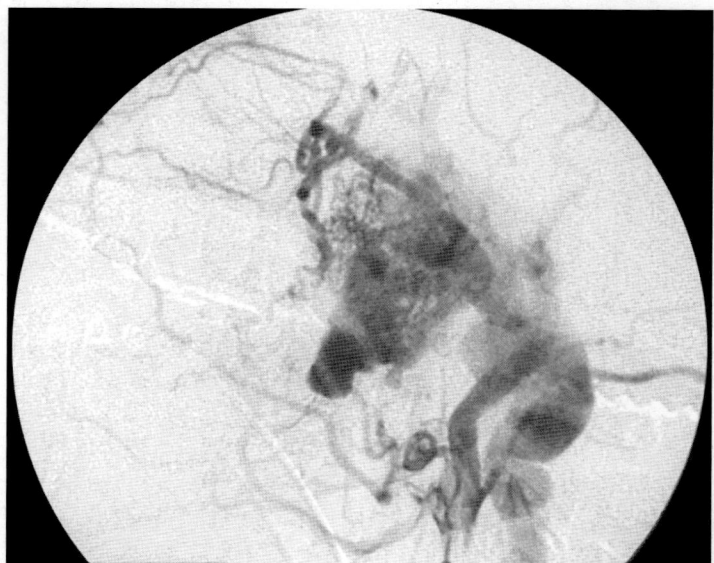

Fig. 56-10. Angiografia carotídea externa mostrando enovelado de vasos tortuosos e dilatados com opacificação venosa precoce, o que caracteriza malformação arteriovenosa da face.

Malformações capilares são aparentes na derme, as chamadas "manchas vinho do Porto". Também chamadas hemangiomas ou hemangiomas planos. Raramente, na síndrome de Sturge-Weber, causam intumescimento de tecidos mais profundos e podem resultar em alteração angiográfica.[17]

Associações diversas e complexas podem ocorrer, sendo as mais comuns a malformação capilar facial com venosa labial, comunicações arteriovenosas microfistulares em malformação venosa e associação de malformação venosa e linfática na face, o assim chamado linfangioma.[17]

Fístulas Durais

As fístulas durais são comunicações arteriovenosas de baixa resistência no interior da dura-máter, e por isso têm a peculiaridade de serem irrigadas por ramos durais (em geral, mas não exclusivamente, ramos da artéria carótida externa) e terem drenagem venosa por seios durais ou veias corticais.[19,21,24] As manifestações clínicas decorrem de hipertensão no sistema venoso. A angiografia por cateter com estudo seletivo das artérias carótidas internas e externas, vertebrais e cervicais (eventualmente envolvidas em FD da transição craniovertebral) é o método mais importante para o diagnóstico e o planejamento terapêutico das fístulas durais.[19,21,24]

As localizações predominantes são a loja cavernosa e a inserção da tenda (Fig. 56-12), vindo em seguida a convexidade e a borda livre da tenda e base do crânio.[24] Determinação precisa da localização exige o conhecimento dos territórios de irrigação das meninges, da anatomia venosa e de suas variações.

O aporte arterial é influenciado pela localização e pode-se originar das artérias carótidas externas, externas, vertebrais, oftálmicas e cervicais. As FDs com nutridor único são raras, sendo mais comum a situação de nutridores múltiplos.[24]

A drenagem venosa é o dado anatômico mais importante da FD. A drenagem venosa da dura-máter, por veias próprias, é coletada por estruturas venosas intracranianas (veias corticais e seios venosos). Nas FDs, em geral, existe um coletor venoso intradural único, ou coletor primário, e a

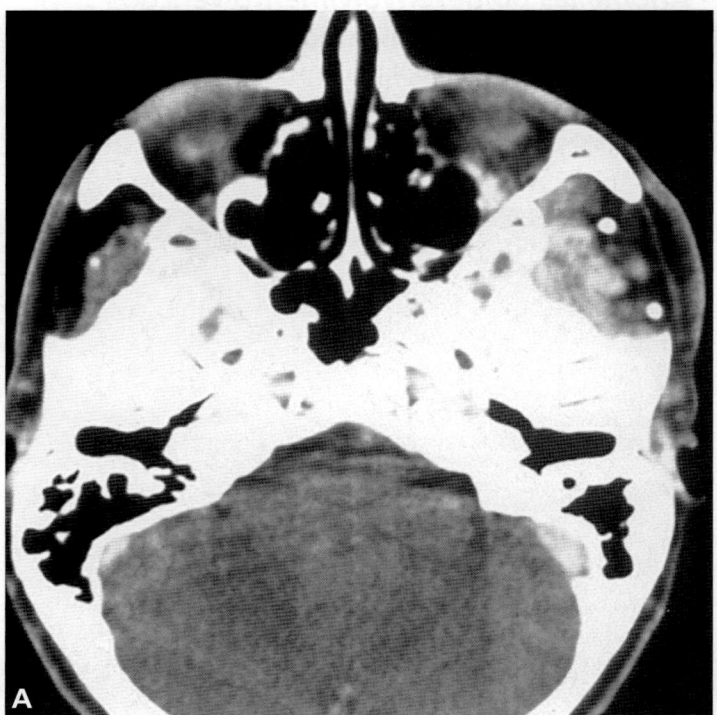
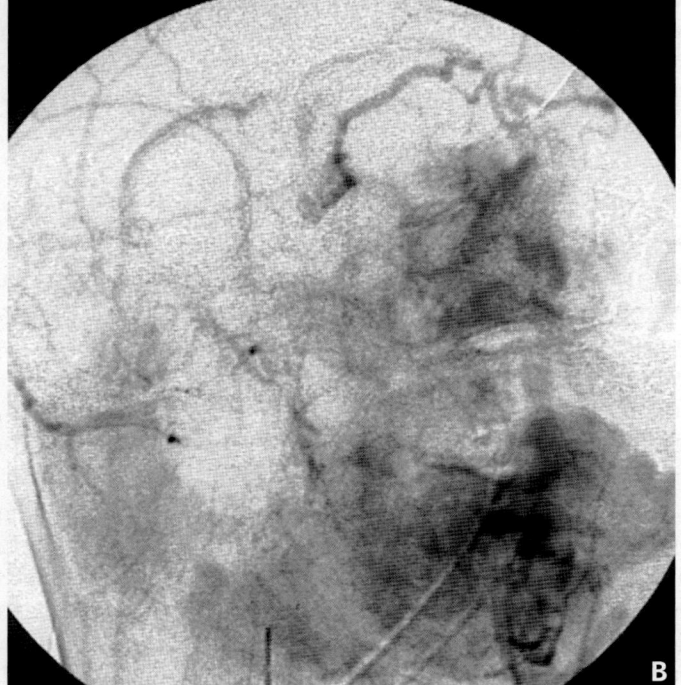

Fig. 56-11. (A) Tomografia axial computadorizada mostrando flebólitos no espaço mastigatório esquerdo. (B) Angiografia carotídea externa esquerda em PA com retenção do meio de contraste em estruturas venosas ectasiadas, caracterizando malformação vascular venosa.

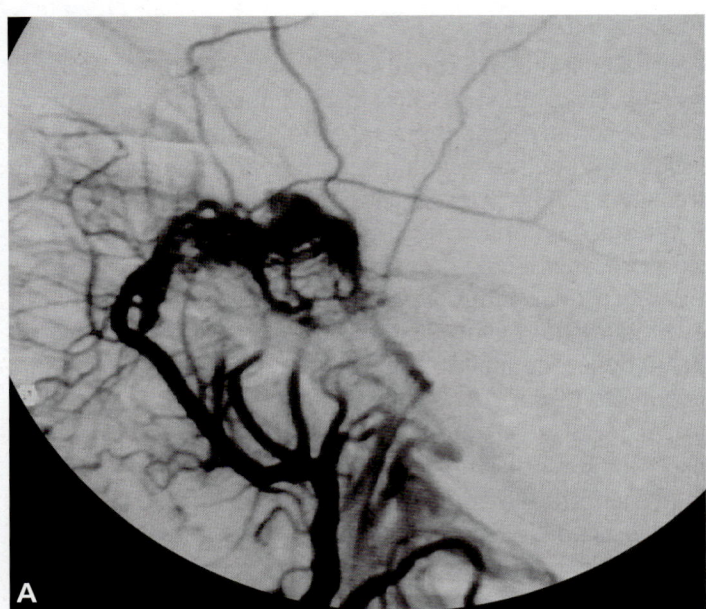
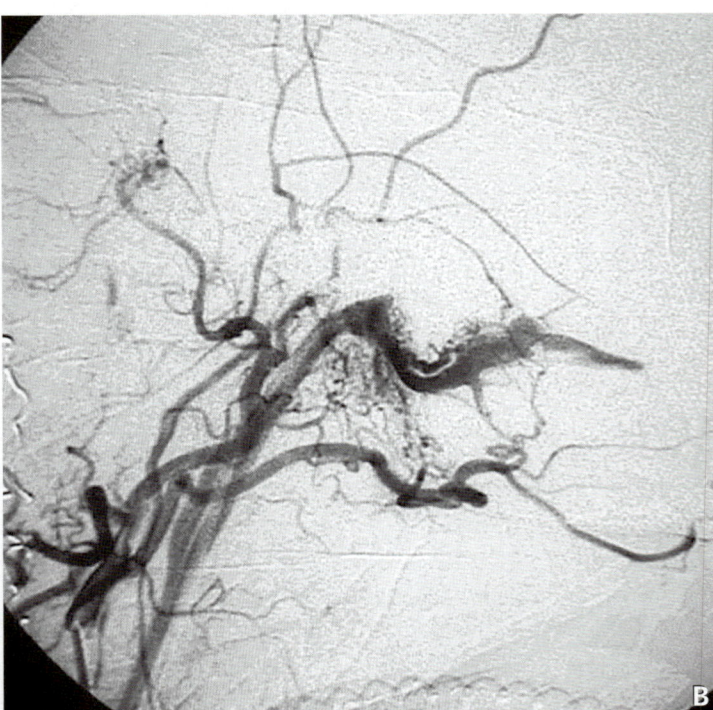

Fig. 56-12. (**A**) Angiografia carotídea externa mostrando com opacificação do seio cavernoso, caracterizando fístula dural dessa região. (**B**) Opacificação precoce do seio lateral por ramos da artéria carótida externa em fístula dural da inserção da tenda cerebelar.

posição anatômica da lesão determina qual será ele. Assim, FDs da loja cavernosa drenam em geral para o seio cavernoso, da inserção da tenda para o seio lateral e da convexidade, para veias corticais. Além desse coletor principal da FD, são identificados os eventuais refluxos, dilatações, estenoses e oclusões de toda a extensão da drenagem. O refluxo cortical é menos comum nas FDs da região do seio cavernoso. A presença de ectasia venosa localizada ou generalizada observa-se como estagnação do meio de contraste. Nas fases tardias da circulação do parênquima cerebral normal a ausência de opacificação das mesmas estruturas envolvidas na FD significa que elas não são mais funcionais.[24]

Fístulas Arteriovenosas Diretas da Base do Crânio e Pescoço

Fístulas arteriovenosas diretas resultam de ruptura de uma artéria, que passa a ter comunicação com uma estrutura venosa relacionada.[19,21] Em geral tem origem traumática, mas podem ser congênitas, espontâneas ou relacionadas com traumatismos de pouca importância, situação em que a fragilidade vascular de base (síndrome de Ehler-Damlos tipo IV, Marfin, aneurisma roto) deve ser lembrada. As fístulas carótido-cavernosas são os exemplos mais comuns (Fig. 56-13), seguidas das carótido-jugulares e vértebro-vertebrais.[4,19,21] As fístulas arteriovenosas diretas têm alto fluxo e por isso com frequência "roubam" todo o fluxo arterial, dando a impressão de oclusão arterial distal, o que pode levar a erros de estratégia terapêutica. Por isso, em toda fístula arteriovenosa direta, a circulação distal precisa ser explorada com injeções nos possíveis colaterais, o que muitas vezes mostra fluxo retrógrado, também dirigido à lesão.

Variações da Anatomia Venosa

O termo varizes venosas refere-se a dilatações venosas associadas a diversas condições, como malformações arteriovenosas, anomalias do desenvolvimento venoso, tromboses venosas e fístulas durais.[22,23,25]

Anomalias do desenvolvimento venoso

As anomalias do desenvolvimento venoso são variações anatômicas em que há hipoplasia, seja do sistema venoso superficial, seja do profundo, com aumento compensatório do outro (Fig. 56-14). A terminologia "angioma venoso" deve

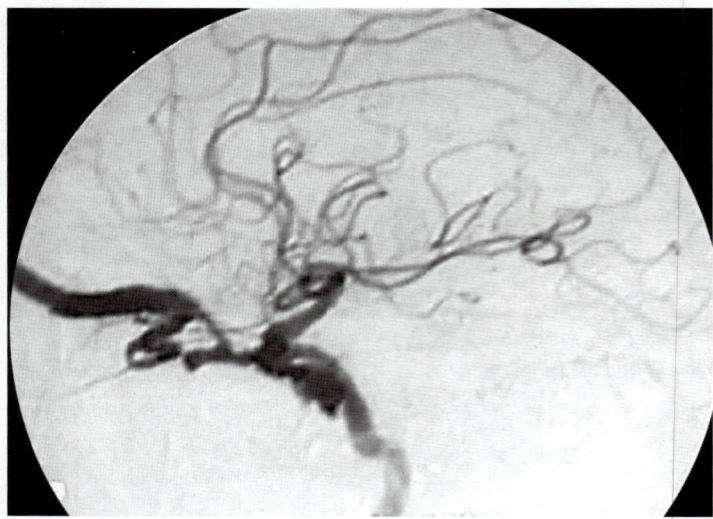

Fig. 56-13. Angiografia carotídea interna mostrando opacificação precoce do seio cavernoso por laceração do seu sifão, configurando fístula carótido-cavernosa direta.

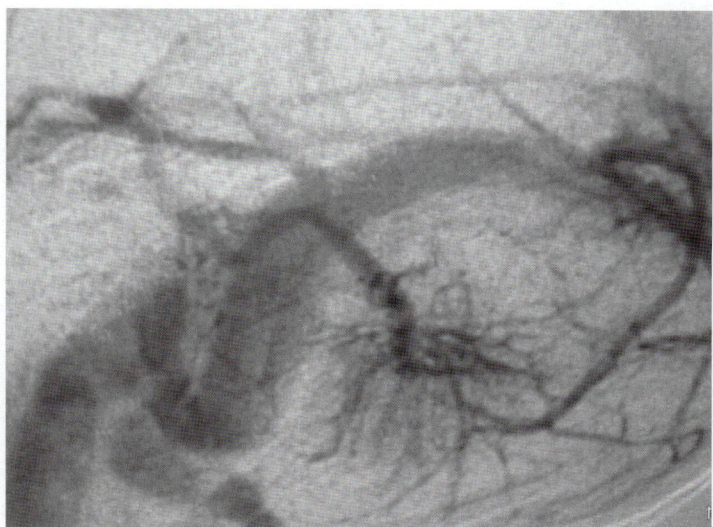

Fig. 56-14. Fase venosa de angiografia vertebral, mostrando coletor venoso ectásico recebendo múltiplos aferentes radiados (aspecto de cabeça de medusa) em anomalia do desenvolvimento venoso cerebelar.

ser evitada, pois carrega a noção errônea de patologia.[25] São lesões benignas, mesmo quando grandes. Raramente associam-se a hemorragias, mas podem eventualmente sofrer trombose, o que resulta em quadro clínico de infarto venoso, pois drenam parênquima cerebral normal. Associação a malformações arteriovenosas e cavernomas podem ocorrer e nesse caso os últimos é que devem ser o alvo do diagnóstico e do tratamento. Não há indicação de angiografia. No caso de hemorragia, é conveniente o seguimento com ressonância magnética pela possibilidade de haver um cavernoma associado.[3,22,25]

Sinus pericranii

À drenagem venosa exuberante da veia intracraniana para a extracraniana dá-se o nome de *sinus pericranii*. A localização mais comum é frontal mediana, por comunicação do seio sagital superior com veias frontais. Há falha óssea preenchida por tecido compressível que se abaula à manobra de Valsalva. Pode aparecer isoladamente ou associado a outras anomalias vasculares (malformações, tromboses venosas).[3,23]

Tumores

Hemangiomas e outros tumores vasculares

Hemangiomas são tumores congênitos de células endoteliais com a peculiaridade de ter fase de rápida proliferação celular, seguida de involução que se inicia em torno dos 10 meses e se completa entre 5 e 10 anos.[17] O termo não deve ser utilizado como nome genérico de lesões vasculares (muitas vezes malformações vasculares) ou outros tumores hipervascularizados. O diagnóstico é feito por ressonância magnética, onde se apresenta como massa lobulada isointensa ao músculo em T1 e hiperintensa em T2, com vasos de alto fluxo no interior e na periferia.[3] Na fase de involução passa a ser substituído por gordura. São muito raros no sistema nervoso. O aspecto angiográfico é de "blush" bem delimitado, lobulado, intenso e persistente, nutrido por múltiplas artérias, podendo haver opacificação venosa precoce (Fig. 56-15).[3,17,23]

Tumores hipervascularizados

Outros tumores, ricamente vascularizados, necessitam da angiografia no diagnóstico diferencial e no apoio ao planejamento terapêutico. Os nasoangiofibromas se localizam nos espaços profundos da face e se caracterizam por um *blush* intenso, persistente, relativamente bem delimitado, a partir principalmente dos ramos recorrentes das artérias maxilares internas, podendo recrutar ramos da faríngea ascendente e carótida interna. Meningiomas são tumores intracranianos extra-axiais, com *blush* muito bem delimitado e homogêneo, persistente, dependendo das artérias meníngeas, que se distribuem radialmente nas lesões (aspecto de "raios

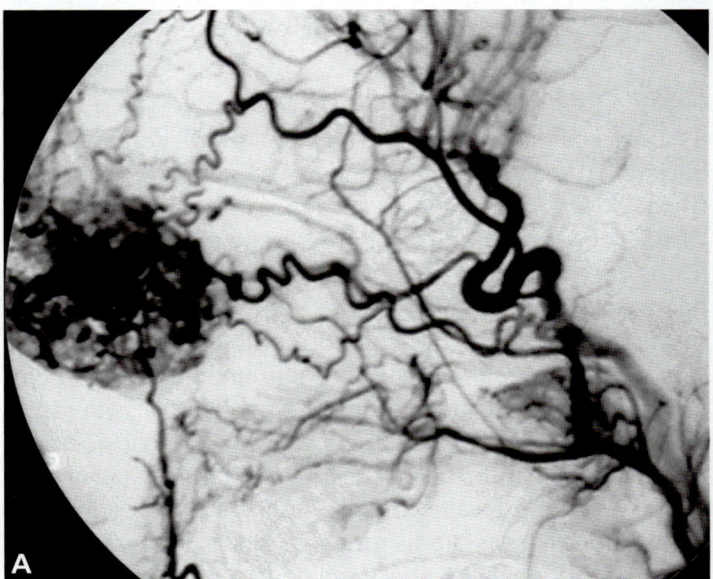
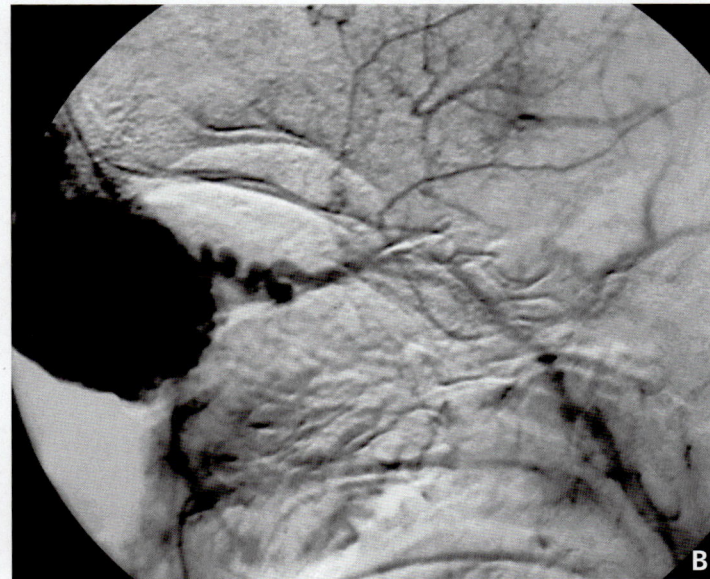

Fig. 56-15. Angiografia carotídea em duas fases (A) arterial e (B) capilar com *blush* intenso e bem delimitado de hemangioma da órbita.

de sol") e de ramos corticais. Paragangliomas do pescoço ou da base do crânio apresentam um *blush* intenso, heterogêneo, com opacificação venosa precoce e dependendo frequentemente da artéria faríngea ascendente entre outras. Os hemangioblastomas são intra-axiais, têm preferência pelo cerebelo e apresentam um centro de *blush* muito intenso cercado por área avascular (cisto).[2,4,26]

Doenças Arteriais

Aneurismas são dilatações arteriais que podem ser classificadas pela sua forma em saculares e fusiformes. Quanto à estrutura, podem ser aneurismas verdadeiros, se tiverem todas as três camadas da parede arterial normal, ou pseudoaneurismas, se uma ou até todas as paredes estiverem ausentes (não é possível distinguir pela angiografia). Podem ainda ser classificados pela etiologia: congênitos, dissecantes, traumáticos ou infecciosos.[2,4,21]

Aneurismas saculares

Os aneurismas saculares (Fig. 56-16A-C) que ocorrem nos vasos do polígono de Willis (*berry aneurysms*), próximos a bifurcações ou origem de outros vasos, é um grupo de lesões homogêneo, mas que não contam com um nome apropriado em português, já que não são os únicos aneurismas saculares (aneurismas micóticos, dissecantes e traumáticos podem ter essa forma). Já foram chamados de congênitos, mas isto não é apropriado, pois são na verdade evolutivos (visto que são muito mais raros na criança que no adulto).[23] São classificados segundo o tamanho em *baby* (< 3 mm), grande (> 10 mm) ou gigante (> 25 mm). Entre 3 e 10 mm são mais comuns e não recebem denominação especial. A manifestação clínica mais frequente é a hemorragia meníngea, mas hemorragia parenquimatosa e efeito expansivo podem ocorrer. Várias condições cursam com aumento da incidência de aneurismas, incluindo doença dos rins policísticos, neurofibromatose, coarctação da aorta e displasia fibromuscular e existe uma forma familiar.[2,4,21] A angiografia é o único método com a sensibilidade necessária para descartar a presença de um aneurisma e proporciona ainda informações anatômicas importantes para definir a conduta terapêutica.[4,21]

Aneurismas micóticos

Os aneurismas cerebrais associados à endocardite infecciosa e a outras infecções sistêmicas têm forma sacular ou fusiforme, localização distal ao polígono de Willis, muitas vezes são múltiplos e associados à oclusão de outros vasos por embolia.[4]

Aneurismas fusiformes

Dilatações arteriais que envolvem todas as paredes arteriais, assumindo a forma de fuso, com um colo proximal e um distal separados por distância variável (Fig. 56-16D) podem ter diferentes etiologias e constituição histológica. Dissecção arterial espontânea é importante causa de aneurismas fusiformes, especialmente nas artérias vertebrais intracranianas, sendo necessária a presença de estenoses ou outros sinais de dissecção aguda (ver a seguir) para o diagnóstico angiográfico.[27] Ectasias arteriais segmentares são dilatações fusiformes de contornos regulares, mais comuns na circulação posterior, de curso benigno e crescimento muito lento. São diagnosticados incidentalmente na investigação de outras doenças cerebrovasculares, e sua histologia é tão benigna quanto o quadro clínico, pois não se observam rupturas da camada média, alterações ateroscleróticas ou trombos murais. Já aneurismas fusiformes de contornos irregulares e assimétricos, o que reflete histologia mais alterada, com microdissecções na parede, alterações ateroscleróticas e trombos murais, apresentam crescimento mais rápido, provocam infartos cerebrais por oclusão e distorção de ramos perfurantes e podem causar hemorragia, ainda que raramente. Traumatismo, infecções piogênicas e neoplasias adjacentes são também causas de dilatações fusiformes.[15,27]

Aneurismas blood-blister-like

Há aneurismas pequenos, cujo colo é a maior dimensão, ficando entre dilatação sacular e fusiforme. O reconhecimento dessas pequenas dilatações arteriais sésseis, como causa de hemorragia meníngea, é recente. Conhecidos na literatura como *blood-blidter-like aneurysms*, ou aneurismas similares a bolhas, representam dissecções agudas e têm importante tendência a ressangramento (Fig. 56-16E e F).[28]

Displasias

As displasias correspondem a estenoses anelares concêntricas intercaladas com dilatações, de progressão lenta e podendo ser fonte de êmbolos, associar-se a dissecções, oclusões e formação de fístulas arteriovenosas. Artérias com esse aspecto também são vistas em neurofibromatose, síndrome de Marfan, Ehler-Danlos tipo IV e esclerose tuberosa, mas a displasia fibromuscular é a mais comum. Há associação à sua presença nas artérias renais (osborn, taveras). São identificadas três variantes da displasia fibromuscular: estenoses e dilatações intercaladas, estenose tubular e septação.[29]

Dissecções arteriais

As dissecções são rupturas da parede arterial, geralmente se iniciando na camada média, onde há formação de um hematoma. Se este permanecer intramural, comprime luz do vaso. Progredindo internamente, rompe a camada íntima e forma um trombo intraluminal e, se é reabsorvido, dá lugar à dilatação, que se comunica com a luz arterial. Pode haver ruptura das três camadas com formação de pseudoaneurismas. As dissecções são mais frequentemente espontâneas, muitas vezes desencadeadas por traumatismos triviais (prática esportiva, flexão brusca do pescoço). São consideradas traumáticas quando associadas a traumatismo perfurante ou, se fechado, de alta energia (com fraturas associadas). Importantes fatores predisponentes são as doenças do colágeno, ou que incluem sua fragilidade, como síndrome de Marfan, Ehler-Danlos tipo IV, osteogêneses imperfeita e

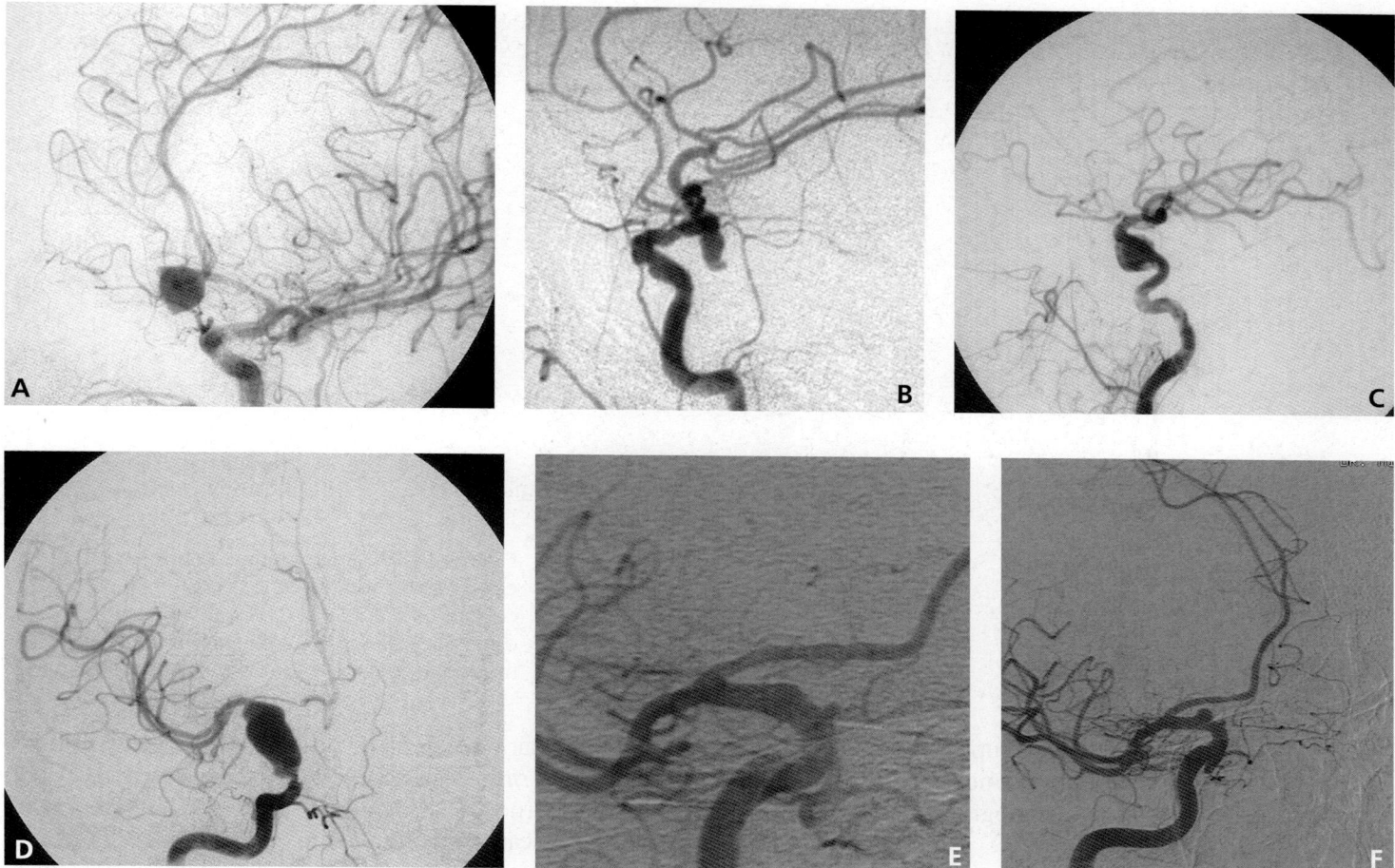

Fig. 56-16. (A) Aneurisma sacular do complexo da artéria comunicante anterior. (B) Aneurisma carotídeo no segmento comunicante posterior (notar a presença de ateroma no sifão carotídeo). (C) Aneurisma sacular do segmento intracavernoso da artéria carótida interna e (D) aneurisma fusiforme da artéria carótida interna supraclinóidea. (E e F) Angiografias carotídeas em oblíqua no dia da ocorrência de hemorragia meníngea e controle após 15 dias, mostrando aneurisma séssil na parede anterior do segmento oftálmico, que cresceu, mostrando-se tratar de lesão aguda (aneurisma *blood-blister-like*).

facomatoses. As manifestações clínicas são variáveis, com dor no local, isquemias, hemorragia meníngea (dissecções intracranianas, mais comuns na artéria vertebral) ou aneurismas com efeito compressivo. O aspecto angiográfico mais comum é a estenose segmentar de paredes irregulares (Fig. 56-17). Presença de dupla luz e de *flap* intimal são mais específicos, mas raros. Oclusões, aneurismas fusiformes ou saculares ou pequenas irregularidades podem ser os únicos sinais. Por serem pouco específicos, nesses casos o diagnóstico necessita ser complementado por ressonância magnética. Os cortes cervicais em T1 ou T2 com supressão de gordura da região cervical mostram um hematoma intramural em "crescente", sinal considerado diagnóstico.[15,30]

Doenças Obliterantes

Estenoses arteriais progressivas e não progressivas

Déficit neurológico de início abrupto por infarto é a principal manifestação clínica desse grupo de doenças, mas hemorragias podem também ocorrer. A angiografia por cateter permite mapear as lesões vasculares (extracranianas, vasos do polígono de Willis, vasos superficiais do encéfalo e vasos parenquimatosos, esses indiretamente), e, pelo padrão de circulação colateral, muitas vezes diferencia processos vasculares progressivos de oclusões abruptas (essa distinção se refere às lesões vasculares e não ao déficit neurológico, que nos dois casos é abrupto). Quando existe lesão estenosante ou oclusão de um vaso, circulação colateral se desenvolve paralelamente à redução de fluxo no vaso principal. No território cérvico-craniano, existem anastomoses capazes de se estabelecer rapidamente, como entre os vasos do polígono de Willis. Outras levam bastante tempo para aparecer, como a hipertrofia das artérias lentículo-estriadas e as anastomoses artério-arteriais transdurais na oclusão progressiva dos vasos da base do crânio.[8] As anastomoses entre vasos cervicais, entre as artérias carótidas externa e interna e entre os vasos piais, aparecem rapidamente, mas em pequena quantidade. Quando estão presentes numerosos vasos, com fluxo alto, infere-se que se formaram progressivamente. Determinar o mecanismo de isquemia, entre embolia cardiogênica, embolia artério-arterial, oclusão de grande vaso com déficit hemodinâmico e doença de pequenos vasos,[15] é o passo seguinte no diagnóstico. A etiologia,

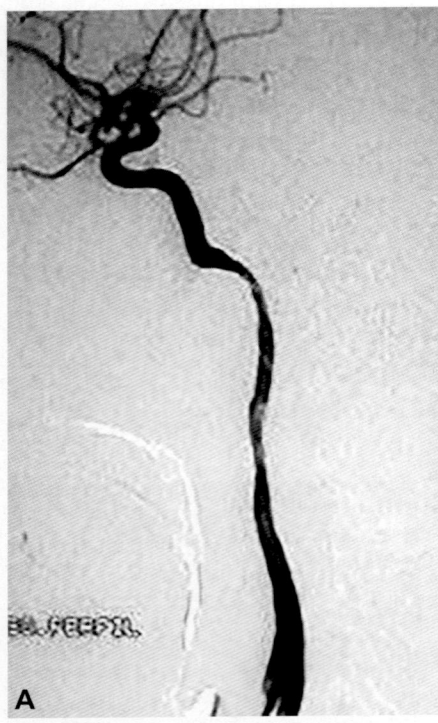
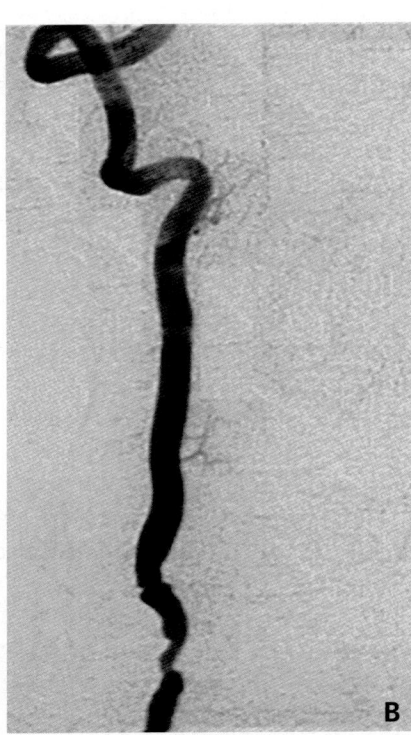

Fig. 56-17. (A) Angiografia carotídea mostra estenose de todo o segmento cervical, de contornos irregulares, compatível com dissecção. (B) Angiografia vertebral mostra o mesmo aspecto no segmento cervical proximal.

compreendida em três grandes grupos (coração, sangue e vasos), é geralmente sugerida pelo mecanismo, tipo e localização das lesões, sem que a angiografia seja específica na maioria dos casos.[15]

Nos vasos do pescoço a principal causa de estenose progressiva é a ateromatose (Fig. 56-18A), seguida da arterite de Takayassu, enquanto oclusão abrupta pode ser causada por dissecção arterial ou traumatismo.[8,15]

A oclusão carotídea pode ocorrer em diversos locais, comportando diferentes etiologias em cada uma delas. A oclusão bulbar é em geral de origem aterosclerótica (aterotrombose *in situ*), bem como aquelas, mais rara, da região do seio cavernoso. Estas podem ser de difícil diferenciação entre si por causa dos fenômenos de trombose anterógrada, no primeiro caso e retrógrada, no segundo, que se seguem à oclusão arterial, e que completam a trombose desde o último ramo importante antes da oclusão (em geral, carótida externa) até o primeiro após ela (artéria oftálmica, comunicante posterior ou cerebral média) (Fig. 56-18B e C). As oclusões cervicais altas ou petrosas são, em geral, atribuí-

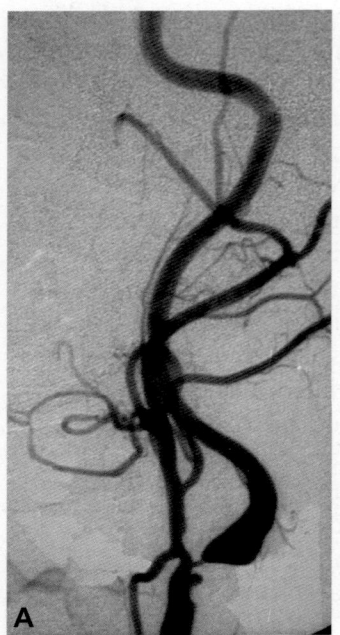
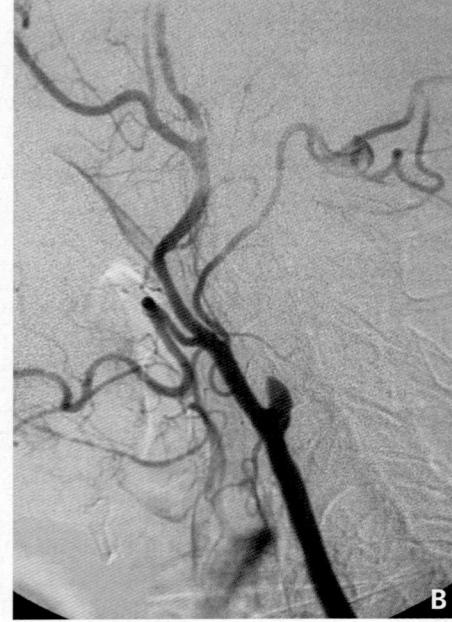
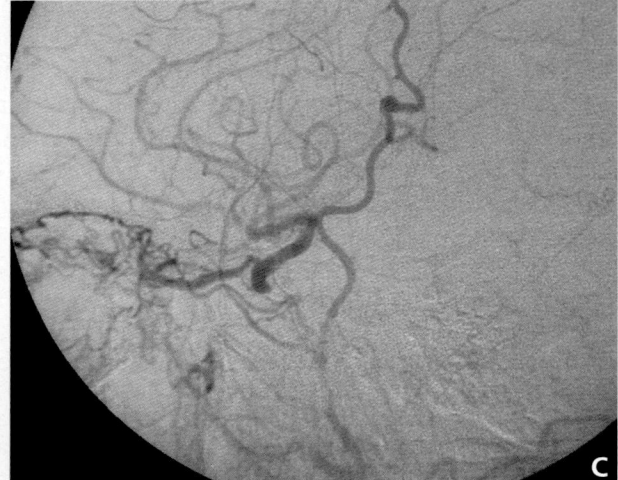

Fig. 56-18. (A) Estenose aterosclerótica do bulbo carotídeo. (B) Oclusão carotídea cervical. (C) Revascularização do sifão por fluxo retrógrado na artéria oftálmica.

das à dissecção espontânea ou traumática. Algumas dessas oclusões, no entanto, podem ser embólica e o padrão angiográfico característico (oclusão em "chama de vela") não é, portanto, específico de dissecções.[4,30] Muitas vezes não há sinais de dissecção, e os demais vasos são normais, não permitindo um diagnóstico etiológico da oclusão. As oclusões supraclinóideas, em geral, embólicas, se caracterizam pela manutenção do fluxo nos segmentos cervicais até a artéria oftálmica, embora seu calibre se reduza bastante, de maneira regular, mas necessitando diagnóstico diferencial com displasia fibromuscular, forma tubular,[29] e com dissecção, especialmente na fase aguda, quando o fluxo é lento, lembrando o "sinal da corda".[4,15] Nesses casos a pesquisa do hematoma intramural em crescente na ressonância magnética cervical com supressão de gordura confirma dissecção.[30] Podem ser pré-bifurcacionais, quando há preservação do fluxo da artéria cerebral anterior-média, ou da bifurcação ("T" carotídeo).[15] As oclusões da artéria vertebral podem na origem, de etiologia aterosclerótica, em geral com revascularização do segmento cervical alto pelas artérias cervical ascendente, cervical profunda ou occipital.[9] Oclusões cervicais, proximais ou distais, com o mesmo padrão de circulação colateral, mas com coto remanescente, se devem à dissecção. Oclusões intracranianas proximais à origem da artéria cerebelar posteroinferior podem ser tanto ateromatosas quanto por dissecção, sendo importante a análise dos outros vasos. Em geral, a artéria vertebral distal tem fluxo retrógrado até a origem da artéria cerebelar posteroinferior.

Estenoses graves ou oclusões das artérias subclávias no primeiro segmento, mais comuns à esquerda, levam ao fenômeno conhecido como "roubo da artéria subclávia", em que há inversão do fluxo na artéria vertebral. Quando há sintomas decorrentes do hipofluxo em seu território, caracteriza-se a síndrome do "roubo da artéria subclávia".[8] Oclusões proximais da artéria vertebral são muitas vezes compensadas por circulação colateral entre artérias cervicais ou ramos das carótidas externas e ramos musculares do segmento V3. Oclusões da artéria vertebral terminal, muitas vezes embólicas, preservam o fluxo até a artéria cerebelar posteroinferior, e, em geral, se manifestam por isquemia bulbar lateral.[15] A artéria basilar pode-se ocluir por aterotrombose, nos terços proximal e médio, ou por embolia, no topo.[15]

Nas oclusões distais, tanto no sistema carotídeo como, e principalmente, no vértebro-basilar, fontes arteriais proximais de êmbolos, como displasias e dissecções, devem ser exaustivamente pesquisadas.

Nos vasos da base do crânio as lesões abruptas são representadas pelas embolias, de fonte arterial ou cardíaca, provocando oclusão ou estenose da bifurcação das artérias carótida interna, basilar, cerebrais média e posterior. As lesões progressivas são caracterizadas, em certa fase, pela hipertrofia dos vasos lentículo-estriados, e por isso chamado de aspecto *moyamoya* (fumaça). Na verdade este sinal é importante, mas é necessário ressaltar que a doença não se encontra nesses vasos. Numa primeira fase há estenose da artéria carótida interna terminal e, raramente, da basilar, sem circulação colateral. A estenose progride então para os segmentos horizontais das artérias cerebrais média, anterior ou posterior, e é nessa fase que existe a hipertrofia das artérias perfurantes, com aparecimento das anastomoses piais. Nos estágios mais adiantados as lentículo-estriadas regridem, e as anastomoses piais aumentam, aparecendo também anastomoses transdurais, onde vasos meníngeos passam a nutrir artérias corticais.[31] Esta condição pode ser idiopática (doença *moyamoya*) ou ser associada à arteriosclerose, anemia falciforme, síndrome de Down, coagulopatias, neurofibromatose tipo I e outros (aspecto ou síndrome *moyamoya*). As crianças apresentam infartos cerebrais com déficits abruptos ou retardo do desenvolvimento. Hemorragias, mais comuns no adulto, são raras na infância.[3,8,15,31]

Nas lesões dos vasos superficiais do encéfalo o dado mais importante se refere à distribuição das lesões. Lesões estenosantes ou oclusivas isoladas associam-se a embolias, enquanto lesões difusas são provocadas por vasculopatias primárias. Estas incluem vasculopatia oclusiva (como na presença do anticorpo antifosfolípide, por exemplo) e vasculites, sejam infecciosas sejam autoimunes, estas muito raras, embora façam parte das listas de diagnóstico diferencial com frequência. A presença de dilatações associadas, embora muito rara, diferencia as vasculites de outras vasculopatias.

As doenças dos vasos parenquimatosos, para os quais a angiografia não tem poder de resolução, são diagnosticadas indiretamente, através da lentificação do fluxo nos vasos superficiais, em razão do aumento da resistência periférica. Nesses casos, o papel da angiografia é limitado, descartando doença associada em vasos de calibre maior.

Vasospasmo cerebral reversível

O fenômeno de vasospasmo difuso e reversível das artérias de calibre secundário intracranianas, ou síndrome de Call-Flemming, se associa a diversas condições, como o puerpério e principalmente o uso de algumas medicações, notavelmente os antidepressivos. A manifestação clínica, em geral, é cefaleia de início abrupto e intensa, que se assemelha à ruptura de um aneurisma, mas muitas vezes com episódios recorrentes. Podem aparecer associadas hemorragia meníngea dos sulcos corticais, hemorragia intraparenquimatosa, leucoencefalopatia posterior reversível e infartos cerebrais. O aspecto angiográfico é de múltiplos segmentos com estenoses de contornos regulares dos vasos corticais. A distribuição se dá por todas as artérias corticais supra e infratentoriais, podendo ocorrer assimetrias ou preferências, especialmente pelas artérias cerebrais anteriores, e é mais distal que o vasospasmo associado à hemorragia meníngea aneurismática (Fig. 56-19). Não se observam aumentos do calibre arterial, mas segmento de calibre normal podem ser interpretados, como dilatações, levando muitas vezes a um diagnóstico de vasculite ou angeíte primária do sistema nervoso central. Mesmo não havendo, como nas vasculites, dilatações reais, oclusões e circulação colateral,

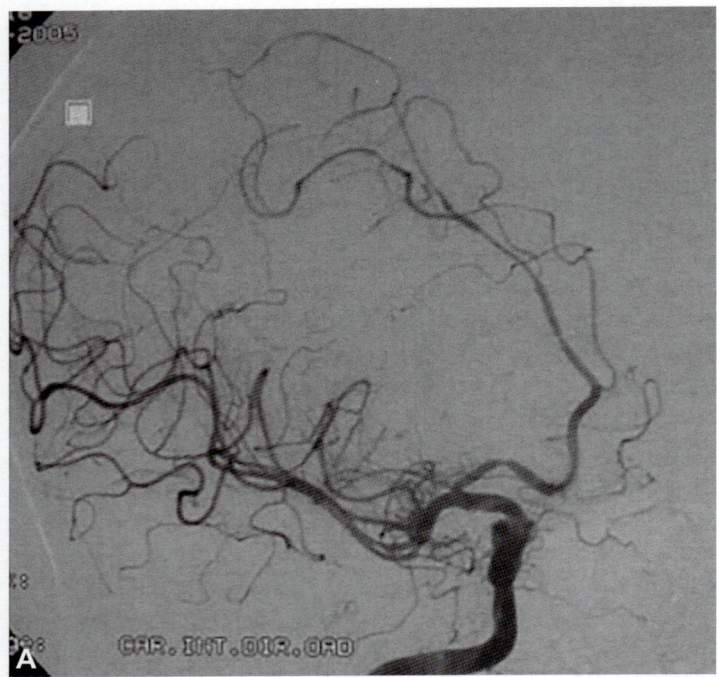 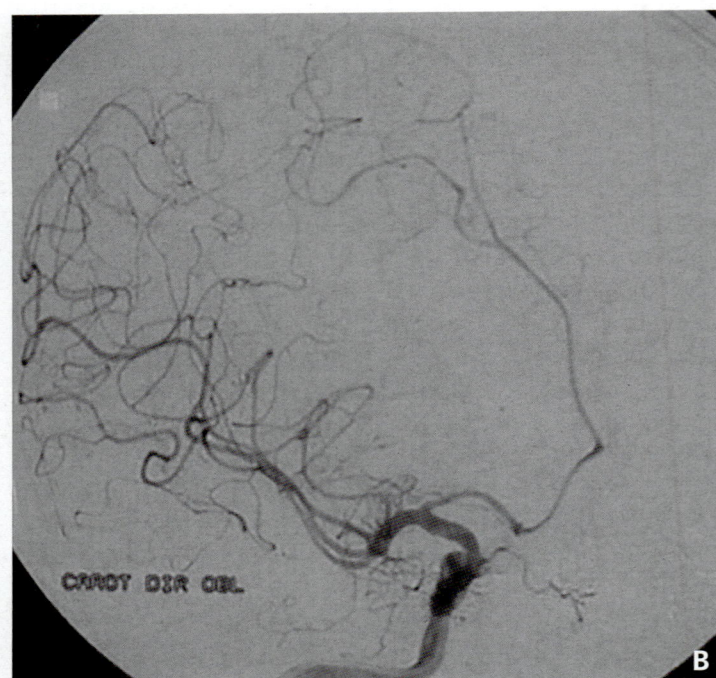

Fig. 56-19. (A) Angiografia carotídea em oblíqua mostrando estenoses multifocais de contornos regulares da artéria cerebral anterior. (B) Controle angiográfico após 3 meses mostrando a reversão do quadro.

dúvidas diagnósticas podem persistir, e somente serão dirimidas nos controles angiográficos, pois a síndrome de vasospasmo difuso se reverte totalmente em até 3 meses.[32]

Tromboses venosas

As tromboses venosas cerebrais são diagnosticadas na maioria das vezes com a associação de ressonância magnética e angiorressonância venosa. No entanto, as oclusões de veias corticais podem necessitar de angiografia para o diagnóstico, pois sua sensibilidade é maior. Além disso, uma vez que essa doença pode-se manifestar por diferentes síndromes clínicas, é importante a avaliação das veias em toda angiografia, pois pode-se diagnosticar trombose venosa na investigação de hemorragias subaracnoides, intraparenquimatosas e de isquemias. De outro lado, como as variações anatômicas são frequentes, a informação dinâmica diferencia a hipoplasia, com drenagem normal por outras vias, da oclusão, com retardo da drenagem.[4,8,20]

Malformações Vasculares Sindrômicas

Lesões vasculares de diversas naturezas podem aparecer no contexto de síndromes neurocutâneas ou em associações complexas, como nas doenças com distribuição metamérica.

PHACE e PHACES

A síndrome teve seu nome determinado pelo acrônimo dos principais achados: malformações da fossa **P**osterior; **H**emangiomas; anomalias **A**rteriais, **C**oartação da aorta; anomalias oculares (**E**ye, em inglês), com ou sem defeitos de fechamento do osso esterno (**S**ternal, em inglês) e abdome superior. A angiografia é caracterizada pelas anomalias arteriais, que são diversas, como agenesias de troncos arteriais proximais, com persistências embrionárias e vasos de origem aberrante. Estenoses arteriais, dilatações segmentares, redundância e tortuosidade, por vezes extremos, completam o quadro (Fig. 56-20).[23]

Neurofibromatose tipo I

Pacientes com neurofibromatose tipo I podem apresentar aneurismas, ectasias vasculares segmentares, dissecções com oclusões ou fístulas arteriovenosas espontâneas em qualquer território vascular, especialmente o cervical. Nos vasos intracranianos, além dessas alterações, a síndrome *moyamoya* é vista raramente.[20]

S. de Rendu-Osler-Weber

Esta doença autossômica dominante se caracteriza pela presença de malformações capilares na pele e nas mucosas, fístulas e malformações arteriovenosas, muitas vezes múltiplas, no fígado, nos pulmões e no sistema nervoso, além de aneurismas. Cerca de metade das complicações neurológicas devem-se a embolias secundárias às fístulas pulmonares.[20,23]

S. de Sturge-Weber

A doença de Sturge-Weber constitui-se de uma gama de alterações, raramente presente na forma completa. As alterações vasculares são mais comuns na face, onde pode aparecer uma malformação capilar apenas da pele ("mancha vinho do Porto"), ou lesões mais extensas, atingindo planos profundos. A angiografia mostra malformações capilares e venosas leptomeníngeas, tromboses arteriais e oclusão do sistema venoso superficial ou do profundo.[17,20,23]

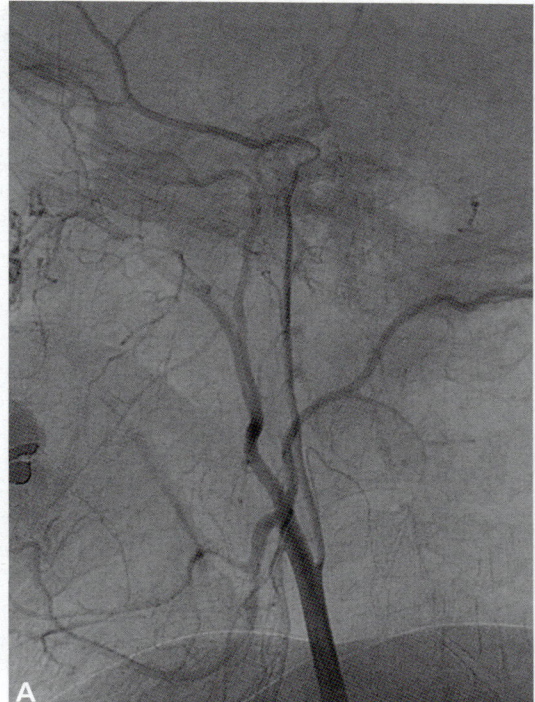
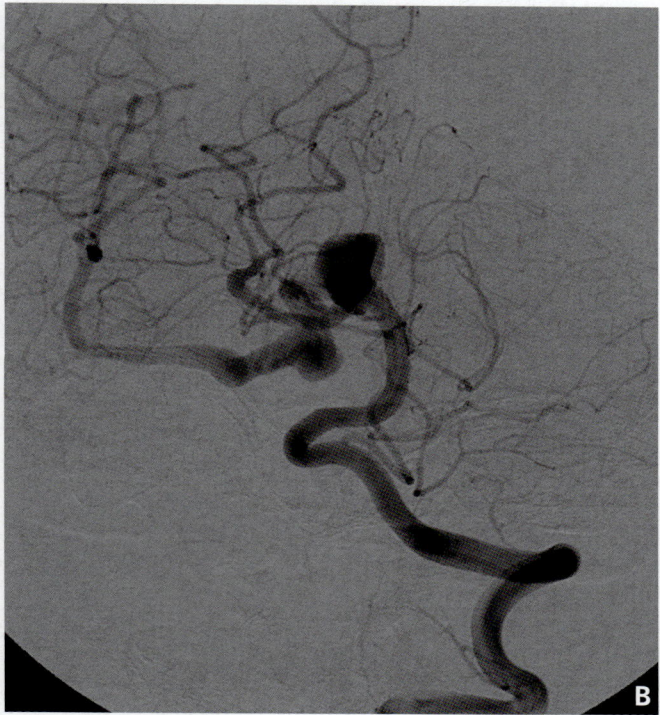

Fig. 56-20. Alterações arteriais na síndrome PHACE. (A) Angiografia carotídea direita em perfil, mostrando agenesia da artéria carótida interna com persistência da artéria estapedial embrionária, originando a artéria meníngea média. (B) Angiografia vertebral em AP, mostrando a artéria comunicante posterior suprindo o sistema carotídeo direito, com dilatações fusiformes e redundância das artérias.

Klippel-Trenaunay

A síndrome de Klippel-Trenaunay consiste na hipertrofia de membros e por vezes associa-se a achados característicos da doença de Sturge-Weber (Klippel-Trenaunay-Weber). Malformações arteriovenosas e aneurismas, medulares ou intracranianos, eventualmente estão associados.[17,20]

Wyburn-Mason

A síndrome de Wyburn-Mason é um tipo metamérico de malformação vascular, em que podem se associar lesões da pele, retina, nervo óptico e cérebro (vias ópticas, mesencéfalo e córtex occipital), ipsilaterais.[17,20,23]

Doença de Cobb

Malformações arteriovenosas múltiplas, com distribuição num mesmo metâmero: medula, dura-máter, vértebra, pele (no dermátomo correspondente, nem sempre evidente à primeira vista) e mesmo vísceras.[23]

Síndrome do nevo epidérmico

Associação de nevos de distribuição linear ou segmentar, respeitando a linha mediana, anomalias vasculares e hipertrofia da face. Há com frequência acometimento da circulação cerebral, com estenoses, ectasias segmentares, aneurismas e malformações arteriovenosas.[17]

REFERÊNCIAS BIBLIOGRÁFICAS

1. Nelson PK, Kricheff II. Prefácio do volume Cerebral Angiography. *Neuroimaging Clin North Am* 1996;6:13.
2. Taveras JM. *Neuroradiology*. Baltimore: Williamns-Wilkins, 1996.
3. Burrows PE, Robertson RL, Barnes PD. Angiography and the evaluation of cerebrovascular disease in childhood. *Neuroimaging Clin North Am* 1996;6:561-88.
4. Osborn AG. *Diagnostic cerebral angiography*. Baltimore: Lippincott, Williamns-Wilkins, 1999.
5. Nelson PK, Setton A, Berenstein A. Vertebrospinal angiography in the evaluation of vertebral and spinal cord disease. *Neuroimaging Clin North Am* 1996;6:589-606.
6. Hu WY, TerBrugge KG. The role of angiography in the evaluation of vascular and neoplastic disease in the external carotid circulation. *Neuroimaging Clin North Am* 1996;6:625-49.
7. Testut L, Latarjet A. *Tratado de anatomia Humana*. Barcelona: Salvat; 1944, vol. 1.
8. Krayembul H, Yasargil MG. *Cerebral angiography*. Stuttgart: Thieme Verlag; 1982.
9. Lazorthes G, Gouazé A, Salamon G. *Vascularization et circulation de l'encéphale*. Paris: Masson; 1976, vol. 1.
10. Picard L, Bracard S, Roland J et al. Vaisseaux cervicaux à destinée encephalique. Encycl Méd Chir (Paris-France), Radiodiagnostic- Squelette normal, 30-860-A-10, 1993, 22 p.
11. Djindjian R, Merland JJ, Theron J. *Super-selective arteriography of the external carotid artery*. Berlin/Heidelberg/New York: Springer-Verlag, 1977.

12. Lasjaunias P, Berenstein A, Ter Brugge KG. *Surgical neuroangiography. Clinical vascular anatomy and variations.* 2nd ed. Berlin: Springer; 2001, vol. 1.
13. Rhoton AL. The supratentorial arteries. *Neurosurgery* 2002;51(Suppl 1):53-120.
14. Heiserman JE, Dean BL, Hodak JA et al. Neurologic complications of cerebral angiography. *AJNR* 1994;15:1401-7.
15. Caplan RL. *Stroke. A clinical approach,* 4th ed. Philadelphia: Saunders; 2009.
16. Rooij WJJV, Sluzewski M, Metz NH et al. Carotid balloon occlusion for large and giant aneurysms: evaluation of a new test occlusion protocol. *Neurosurgery* 2000;47:116-22.
17. Mulliken JB, Young AE. *Vascular birthmarks. Hemangiomas and malformations.* Philadelphia: WB Saunders Company, 1988.
18. Valavanis A. The role of angiography in the evaluation of cerebral vascular malformations. *Neuroimaging Clin North Am* 1996;6:679-704, 1996.
19. Byrne J. *Interventional neuroradiology.* New York: Oxford University Press; 2002.
20. Osborn AG et al. *Brain diagnostic imaging.* Salt Lake City: Amisrsys; 2004.
21. Lasjaunias P, Berenstein A, Ter Brugge KG. *Surgical neuroangiography. Clinical and endovascular treatment aspects in children,* 2nd ed. Berlin: Springer; 2003, vol. 3.
22. Lasjaunias P, Berenstein A, Ter Brugge KG. *Surgical neuroangiography. Clinical and endovascular treatment aspects in adults,* 2nd ed. Berlin: Springer; 2003, vol. 2.1.
23. Lasjaunias P, Berenstein A, Ter Brugge KG. *Surgical neuroangiography. Clinical and endovascular treatment aspects in adults,* 2nd ed. Berlin: Springer; 2006, vol. 2.2.
24. Malek AM, Halbach VV. Dowd CF, Higashida RT. Diagnosis and treatment of dural arteriovenous fistulas. *Neuroimaging Clin of North America* 1998;8:445-68.
25. Lasjaunias P, Burrows P, Planet C. Developmental venous anomalies (DVA): the so-called venous angiomas. *Neurosurg Rev* 1986;9:233-42.
26. Wickbom I. Tumor circulation. In: Newton TH, Potts DG. *Radiology of skull and brain.* St. Louis: Mosby; 1974, vol. 4 – Angiography, p. 2257-85.
27. Mizutani T, Miki Y, Kojima H, Suzuki H. Proposed classification of nonatherosclerotic cerebral fusiform and dissecting aneurysms. *Neurosurgery* 1999;45:253-60.
28. Regelsberger J, Matschke J, Grzyska U et al. Blister-like aneurysms – A diagnostic and therapeutic challenge. *Neurosurg Rev* 2011;34:409-16.
29. Furie DM, Tien RD. Fibromuscular dysplasia of arteries of the head and neck: imaging findings. *AJR* 1994;162:1205-9.
30. Mascalchi M, Bianchi MC, Mangiafico S et al. MRI and MR angiography of vertebral artery dissection. *Neuroradiology* 1997;39:329-40.
31. Satoh S, Shibuya H, Matsushima Y, Susuki S. Analysis of the angiographic findings in cases of childhood moyamoya disease. *Neuroradiology* 1988;30:111-9.
32. Ducros A. Reversible cerebral vasoconstriction syndrome. *Lancet Neurol* 2012;11:906-17.

Capítulo 57

Doença Carotídea Oclusiva

- *José Guilherme Mendes Pereira Caldas*
- *Paulo Puglia Junior*
- *Leandro de Assis Barbosa*

CONTEÚDO

- INTRODUÇÃO 800
- EPIDEMIOLOGIA E HISTÓRIA NATURAL DA DOENÇA CAROTÍDEA 803
- CLASSIFICAÇÃO E MECANISMOS DE OCORRÊNCIA DO AVEI 804
- QUANTIFICAÇÃO DO GRAU DE ESTENOSE 805
- RESULTADOS PRECOCES E TARDIOS 810
- REFERÊNCIAS BIBLIOGRÁFICAS 812

INTRODUÇÃO

Nas doenças cerebrovasculares oclusivas, déficit neurológico de início abrupto por infarto é a principal manifestação clínica, mas manifestações progressivas e hemorragias podem também ocorrer. A isquemia cerebral resulta de um processo que pode ser dividido em três fases: 1. da doença de base ao hipofluxo, frequentemente, mas não exclusivamente, mediada por uma lesão vascular; 2. do hipofluxo à lesão neural; 3. e da lesão neural ao déficit funcional. Cada fase se liga às outras, mas não de maneira rígida, uma vez que a mesma lesão neural pode ser causada por diferentes lesões vasculares, e lesão com a mesma extensão e localização pode resultar em quadros funcionais diferentes, em pacientes diferentes. Isto se deve a múltiplos fatores, como circulação colateral no primeiro passo, suscetibilidade neuronal ao hipofluxo no segundo e plasticidade neuronal no terceiro. Na abordagem clínica, apenas os aspectos funcionais são observados: o neurologista diagnostica a lesão neural (localização), o processo de redução do fluxo (mecanismo) e por último a causa desse (etiologia). O diagnóstico por imagem é importante ferramenta para realizar essas tarefas.[1]

As isquemias cerebrais são um excelente exemplo de como a medicina efetua o raciocínio diagnóstico de forma segmentada. Cerca de 90% dos déficits neurológicos de origem súbita se devem a lesões de natureza isquêmica, sendo a tomografia computadorizada (TC) indispensável para descartar pequenas hemorragias e outras lesões expansivas.[2] Nesse segmento do diagnóstico é raro que seja indicada a realização da angiografia, mas isto pode ocorrer em casos de infarto com distribuição atípica e especialmente identificando infartos venosos. Na maioria dos casos, a redução do fluxo é mediada por lesão vascular estenosante ou oclusiva. Uma proporção muito grande das isquemias tem angiografia alterada na fase aguda, cerca de 80%[3,4] a 90%.[5] As angiografias normais são atribuídas à trombólise endógena, mais frequente em embolias. Angiografia normal não exclui, portanto, o diagnóstico de isquemia, mas pacientes nessa condição têm ótima evolução clínica, embora imagens de infarto possam aparecer.[5]

Determinar o mecanismo de isquemia, entre embolia cardiogênica, embolia artério-arterial, oclusão de grande vaso com alteração hemodinâmica e doença de pequenos vasos,[6] é o passo seguinte no diagnóstico. A etiologia, dividida em três grandes grupos (coração, sangue e vasos), é geralmente sugerida pelo mecanismo, tipo e localização das lesões, sem que a angiografia seja específica em muitos dos casos.

A angiografia por cateter permite mapear as lesões vasculares (extracranianas, vasos do polígono de Willis, vasos superficiais do encéfalo e vasos parenquimatosos, esses indiretamente), e pelo padrão de circulação colateral, diferencia processos vasculares progressivos de oclusões abruptas (essa distinção se refere às lesões vasculares e não ao déficit neurológico, que nos dois casos é abrupto). Quando existe lesão estenosante ou oclusão de um vaso, circulação colateral se desenvolve paralelamente à redução de fluxo no vaso principal. No território cérvico-craniano, existem anastomoses capazes de se estabelecer rapidamente, como as do polígono de Willis (Fig. 57-1). Outras precisam de bastante tempo para se desenvolver, como a hipertrofia das artérias lentículo-estriadas e as anastomoses artério-arteriais transdurais na oclusão progressiva dos vasos da base do crânio (doença de moya-moya). As anastomoses entre vasos cervicais, entre as artérias carótidas externa e interna e entre os vasos piais aparecem rapidamente, mas em pequena quantidade. Quando estão presentes numerosos vasos, com fluxo alto, infere-se que se formaram progressivamente.

Nos vasos do pescoço as principais causas de estenoses progressivas são a ateromatose, arterite de Takayassu e a displasia fibromuscular, com seu aspecto típico de estenoses anulares intercaladas com dilatações ("colar de contas") ou as variantes de septação ou estenose tubular,[7] enquanto estenoses ou oclusões agudas podem ser causadas por dissecção e embolia.[6,8] O sinal angiográfico que pode ser considerado diagnóstico de dissecção é a presença de dupla luz, porém esse é identificado raramente.[9-13] A retenção tardia do meio de contraste também é um sinal importante por representar seu influxo no lúmen intramural falso.[12,13] *Flaps* intimais também são considerados sinais diagnósticos,[11] no entanto, o sinal mais frequente é a estenose segmentar de paredes irregulares, muitas vezes gradual, simétrica ou assimétrica, chamada de "sinal da corda".[14] Associados a esse, o "sinal da pérola" e o "sinal da roseta" podem aparecer. O primeiro representa dilatação imediatamente proximal ou distal à estenose. Já o segundo surge pelo enru-

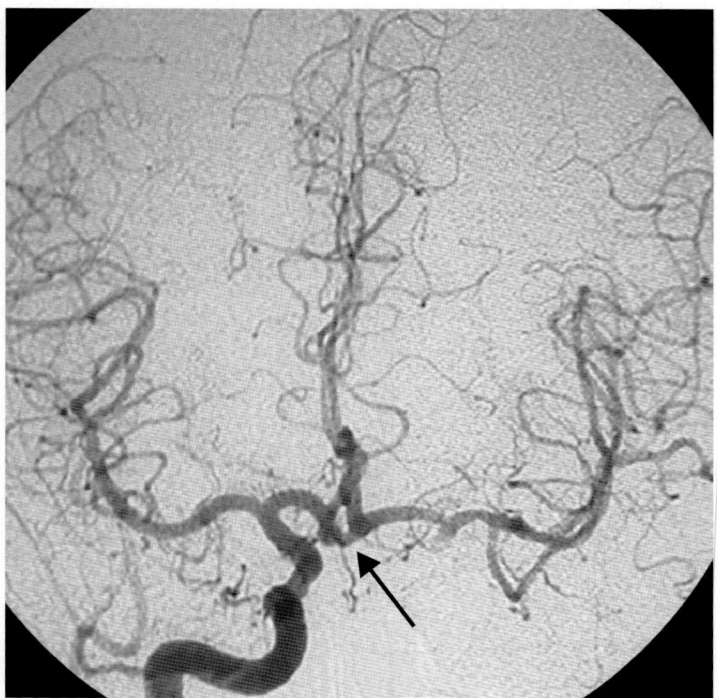

Fig. 57-1. Vascularização do hemisfério contralateral através da artéria comunicante anterior (seta) após oclusão da artéria carótida interna esquerda.

gamento da íntima provocado pela redução do diâmetro interno decorrente do hematoma intramural (Fig. 57-2).[15] Possíveis diagnósticos diferenciais são a arteriosclerose e o vasospasmo. A ateromatose tem preferência pelas origens das artérias carótidas internas e artérias vertebrais, não provocando estenoses de grande extensão. O vasospasmo pode ser diferenciado pela ausência de irregularidades no seu contorno (Fig. 57-3).

A oclusão carotídea pode ocorrer em diversos locais, comportando diferentes etiologias em cada uma delas. A oclusão bulbar é, em geral, de origem aterosclerótica (atero-trombose *in situ*), bem como aquelas, mais raras da região do seio cavernoso. Essas podem ser de difícil diferenciação entre si por causa dos fenômenos de trombose anterógrada, no primeiro caso e retrógrada, no segundo, que se seguem à oclusão arterial, e que completam a trombose desde o último ramo importante antes da oclusão (em geral, carótida externa) até o primeiro após ela (artéria oftálmica, comunicante posterior ou cerebral média). As oclusões cervicais altas ou petrosas são, em geral, atribuídas à dissecção espontânea ou traumática. Algumas dessas oclusões, no entanto, podem ser embólicas, e o padrão angiográfico característico (oclusão em "chama de vela") não é, portanto, específico de dissecções.[7,16] Muitas vezes não há sinais de dissecção, e os demais vasos são normais, não permitindo um diagnóstico etiológico da oclusão. As oclusões supraclinóideas, em geral, embólicas, se caracterizam pela manutenção do fluxo nos segmentos cervicais até a artéria oftálmica, embora seu calibre se reduza bastante, de maneira regular, mas necessitando diagnóstico diferencial com displasia fibromuscular, forma tubular,[17] e com dissec-

ção, especialmente na fase aguda, quando o fluxo é lento, lembrando o "sinal da corda".[18] Nesses casos a pesquisa do hematoma intramural em crescente na ressonância magnética cervical com supressão de gordura confirma a dissecção.[19] Podem ser pré-bifurcação, quando há preservação do fluxo na artéria cerebral anterior-média, ou da bifurcação ("T" carotídeo).[6] As oclusões da artéria vertebral podem acometer a sua origem, de etiologia aterosclerótica, em geral, com revascularização do segmento cervical alto pelas artérias cervical ascendente, cervical profunda ou occipital.[20] Oclusões cervicais, proximais ou distais, com o mesmo padrão de circulação colateral, mas com coto remanescente, se devem à dissecção. Oclusões intracranianas proximais à origem da artéria cerebelar posteroinferior podem ser tanto ateromatosas, quanto por dissecção, sendo importante a análise dos outros vasos. Em geral a artéria vertebral distal tem fluxo retrógrado até a origem da artéria cerebelar posteroinferior. Oclusões da artéria vertebral terminal, muitas vezes embólicas, preservam o fluxo até a artéria cerebelar posteroinferior, e, em geral, se manifestam por isquemia bulbar lateral.[21] A artéria basilar pode-se ocluir por atero-trombose, nos terços proximal e médio, ou por embolia, no topo.[21] Nas oclusões distais, tanto no sistema carotídeo como, e principalmente, no vertebrobasilar, fontes arteriais proximais de êmbolos, como displasias e dissecções, devem ser exaustivamente pesquisadas (Fig. 57-4).

Nos vasos da base do crânio as lesões abruptas são representadas pelas embolias, de fonte arterial ou cardíaca, provocando oclusão ou estenose da bifurcação das artérias carótida interna, basilar, cerebrais média e posterior. As lesões progressivas são caracterizadas, em certa fase, pela

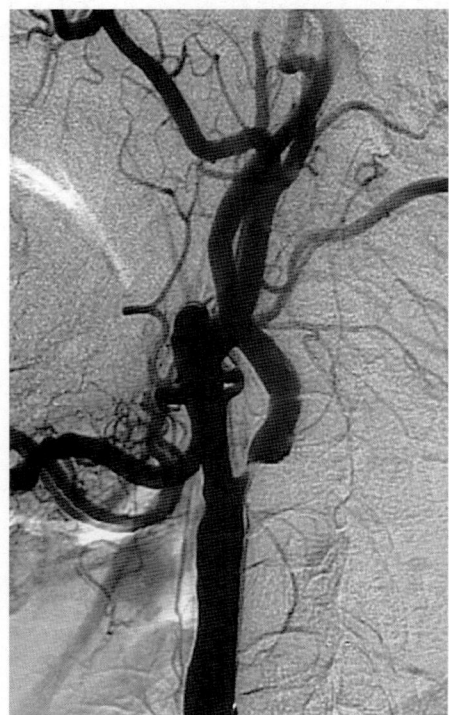

Fig. 57-2. Estenose por placa de ateroma na bifurcação carotídea.

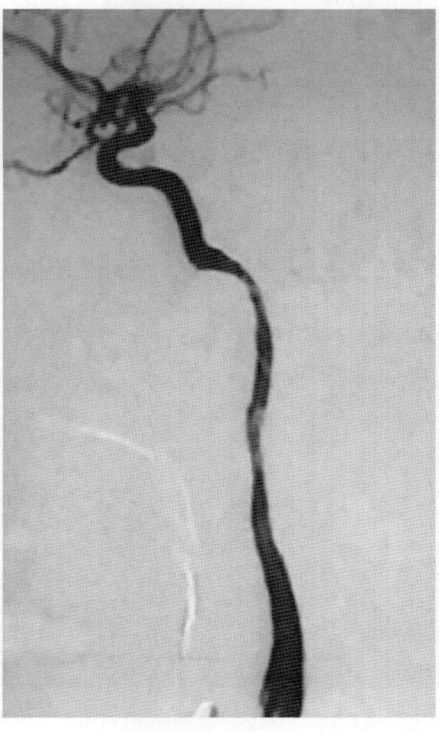

Fig. 57-3. Dissecção da artéria carótida interna no segmento cervical.

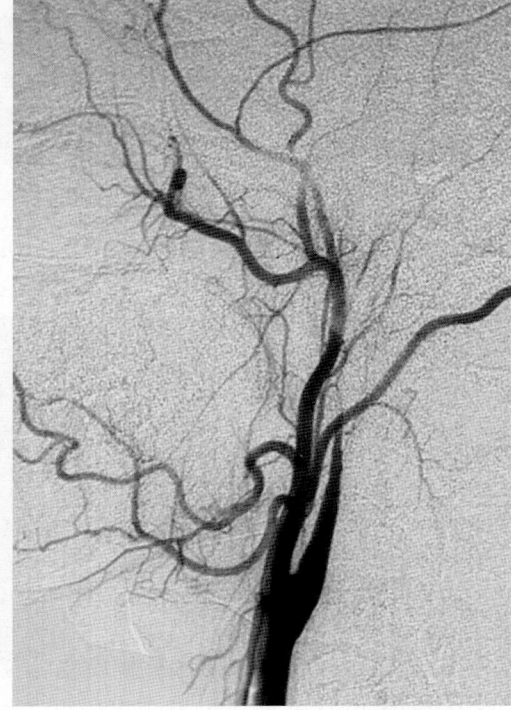

Fig. 57-4. Dissecção da artéria carótida interna cervical.

hipertrofia dos vasos lentículo-estriados, e por isso chamado de aspecto *moya moya* (fumaça). Na verdade esse sinal é importante, mas é necessário ressaltar que a doença não se encontra nesses vasos. Numa primeira fase há estenose da artéria carótida interna terminal e, raramente, da basilar, sem hipertrofia das artérias perfurantes. A estenose progride então para os segmentos horizontais das artérias cerebrais média, anterior ou posterior, e é nessa fase que existe a hipertrofia. Nos estágios mais adiantados esses vasos regridem e dão lugar a anastomoses transdurais, onde vasos meníngeos passam a nutrir artérias corticais.[21] Essa condição pode ser idiopática (doença *moya moya*) ou ser associada à aterosclerose, anemia falciforme, síndrome de Down, coagulopatias, neurofibromatose tipo I e outros (resultando na síndrome ou aspecto *moya moya*) (Fig. 57-5). As crianças apresentam infartos cerebrais com *deficits* abruptos ou retardo do desenvolvimento. Hemorragias, mais comuns no adulto, são raras na infância.[6]

Nas lesões dos vasos superficiais do encéfalo, o parâmetro mais importante a ser observado é a distribuição das lesões. Lesões estenosantes ou oclusivas focais ou até multifocais associam-se a embolias, enquanto lesões difusas são provocadas por vasculopatias autóctones. Essas incluem vasculopatias oclusivas, como na presença do anticorpo anti-fosfolípide, hereditárias e vasculites por drogas, parainfecciosas ou autoimunes, essas muito raras, embora façam parte das listas de diagnóstico diferencial com frequência exagerada.[6] A presença de dilatações associadas, embora muito rara, sugere vasculite. As embolias têm ainda aspecto de oclusão abrupta com colateral pial, enquanto as arteriopatias autóctones exibem estenoses e oclusões distais, com formação de rica e delgada rede de colaterais, em forma de candelabro (Fig. 57-6).[1,22,23]

As doenças dos vasos parenquimatosos, para os quais a angiografia não tem poder de resolução, são diagnosticadas indiretamente, através da lentificação do fluxo nos vasos superficiais, em razão do aumento da resistência periférica. Nesses casos, o papel da angiografia é limitado, descartando doença associada em vasos de calibre maior.

Ao se preparar para realizar uma revascularização de carótida, endarterectomia da artéria carótida (EAC) ou Angioplastia Percutânea Carotídea (APC), além dos conhecimentos básicos, é necessário conhecer as anastomoses cérvico-cranianas e entre os sistemas carotídeos externo e inter-

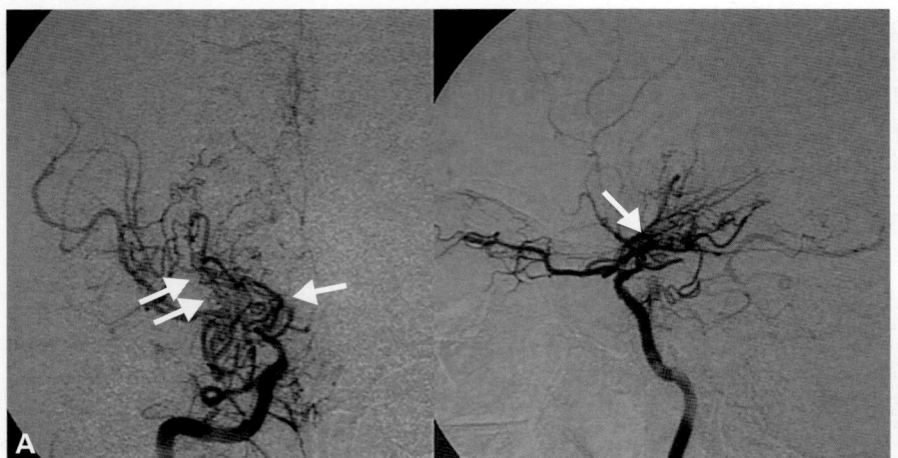
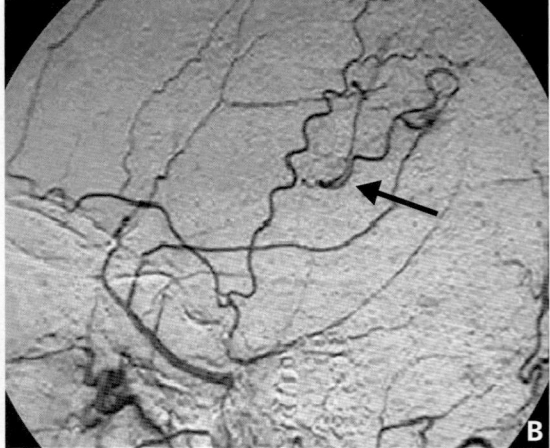

Fig. 57-5. Angiografia com aspecto típico de doença de moya-moya, observando-se estenose da artéria carótida interna, segmento supraclinóideo, e hipertrofia das artérias lentículo-estriadas (setas em A) bem como abertura de anastomoses da artéria meningea média (transdurais) para a artéria cerebral média (setas em B).

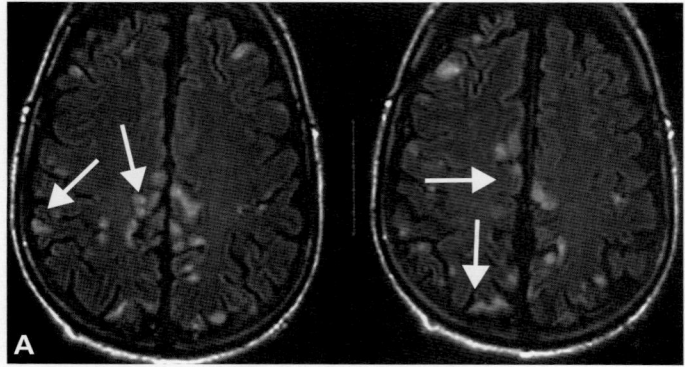
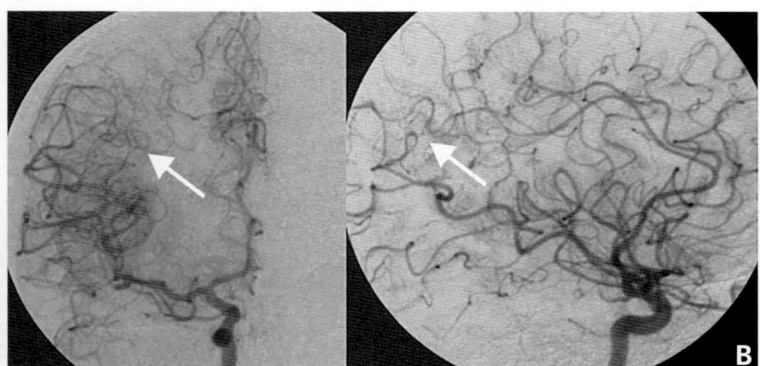

Fig. 57-6. (A) RM em T2 demonstrando diversas áreas de hipersinal subcorticais no território da artéria cerebral média (setas) e; (B) angiografia com aspecto de vasculite caracterizada por neovascularização e *blush* nos ramos terminais da artéria cerebral média (setas).

no. O processo de estenose progressiva promove a abertura de anastomoses entre os sistemas carotídeos externo e interno, e o primeiro delas é a anastomose com a artéria oftálmica, fato fundamental de ser identificado na angiografia pré-APC, pois esta pode provocar embolia com oclusão de artérias retinianas e consequente amaurose. Este fato deve ser previsto ao colocar, para este paciente especificamente, os riscos do procedimento. Outras anastomoses, como a abertura de *shunts* transdurais, são mais raras, mas devem ser reconhecidas ao se avaliar a angiografia pré-APC (Fig. 57-7). A existência de variação anatômica, como a artéria oftálmica, originando-se da artéria meníngea média (Fig. 57-8) ou a persistência da artéria trigeminal (que comunica o sistema carotídeo com o sistema vértebro-basilar), também deve obrigatoriamente ser reconhecida, pois o risco de realizar a APC neste tipo de pacientes envolve também o comprometimento do território da fossa posterior (Fig. 57-9). A simples existência da artéria comunicante posterior do tipo fetal pode explicar a ocorrência de hemianopsia após APC, por embolia da artéria calcarina, fato este inexplicável se o sistema carotídeo for considerado estanque em relação ao sistema vértebro-basilar.

EPIDEMIOLOGIA E HISTÓRIA NATURAL DA DOENÇA CAROTÍDEA

O acidente vascular encefálico (AVE) é uma das doenças de maior prevalência atualmente, sendo a estenose carotídea importante causa de acidente vascular isquêmico (AVEI) e ataque isquêmico transitório (AIT). Ressalva-se que 80% dos casos ocorrem sem pródromos. A estenose carotídea está presente em 0,5% dos pacientes até 50 anos de idade, 4,5% dos 50 aos 79 anos e 10% acima dos 80 anos. Os fatores de

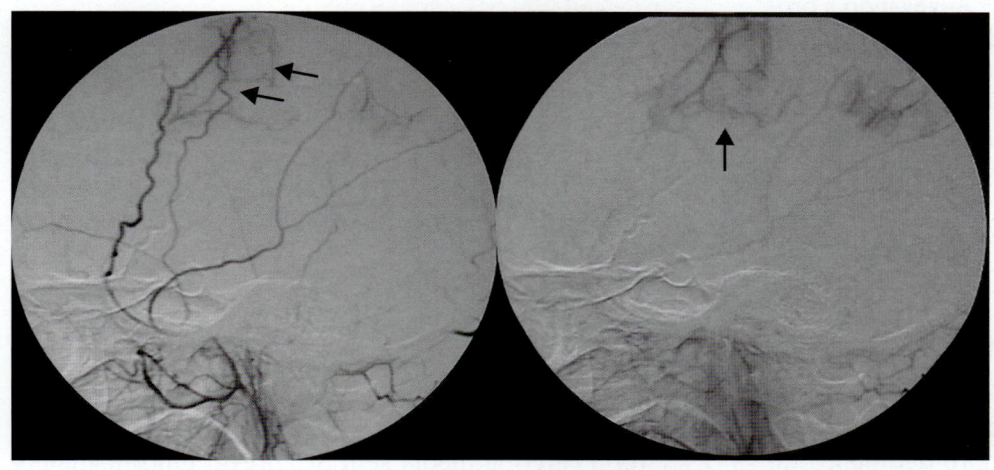

Fig. 57-7. Abertura de anastomoses transdurais (setas) após oclusão da artéria carótida interna.

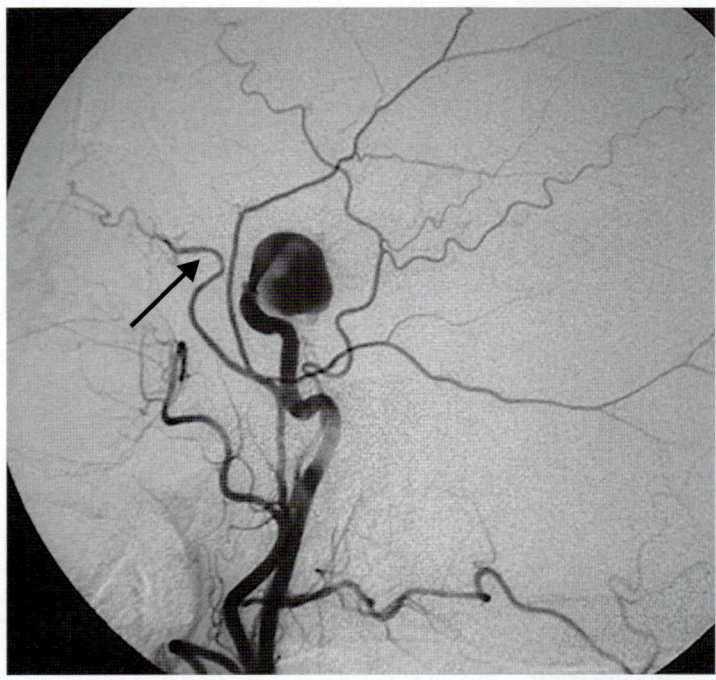

Fig. 57-8. Exemplo de artéria oftálmica originando-se da artéria meníngea média (seta).

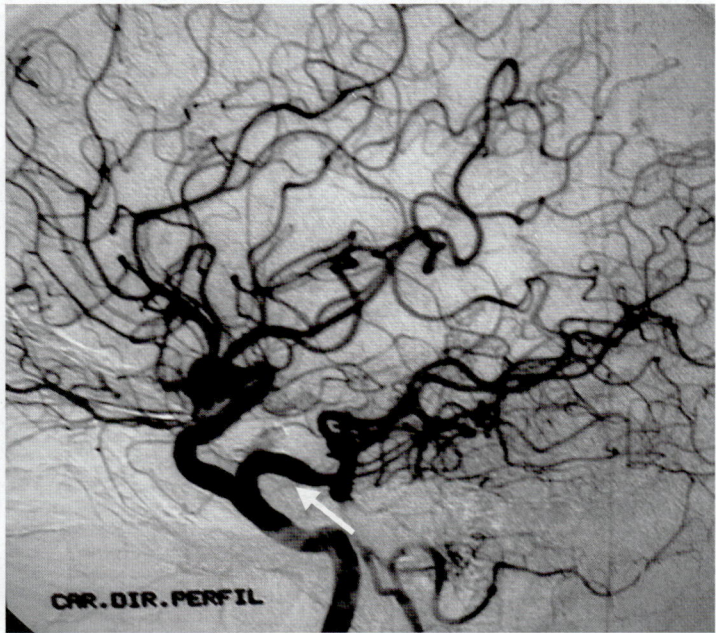

Fig. 57-9. Variação anatômica – persistência da artéria trigeminal (comunica o sistema carotídeo com o sistema vértebro-basilar) (seta).

risco mais associados à aterosclerose carotídea são: idade, fumo, hipertensão arterial sistêmica (HAS) principalmente sistólica, hipercolesterolemia, doença arterial coronariana, doença vascular periférica, sexo masculino.[24]

O grau de estenose da artéria carótida não está relacionado com o sexo, porém, nas faixas etárias acima de 60 anos ela é significativamente mais prevalente e nesta faixa etária é mais frequente no sexo masculino, além de ser determinado que o risco de AVEI dobra a cada década após os 55 anos. Os antecedentes familiares são relevantes, pois o risco de AVEI aumenta para 2,4% nos pacientes cujo pai teve um episódio pregresso, e este número é de 1,4% para aqueles cuja mãe também teve um episódio isquêmico.[25]

A frequência anual de AVEI ipsilateral em pacientes com estenoses acima de 50% é de 1,4% e para eventos neurológicos combinados (AVEI e AIT) é de 4,2%. Nos pacientes com estenoses entre 80 a 99% a incidência anual de AVEI é de 2,8% e 7,5% (eventos neurológicos combinados). Analisando a progressão da doença carotídea, num período de 3,6 anos, nos pacientes com estenose abaixo de 50%, 20,4% progrediram para mais de 50%, na razão de 8,3% ao ano. Nos pacientes com estenose entre 50 a 79%, 16,4% evoluíram para 80 a 90% ou oclusão em um ano. Naqueles com estenoses entre 80 a 99%, 12,2% progrediram para oclusão em 1 ano.[24]

CLASSIFICAÇÃO E MECANISMOS DE OCORRÊNCIA DO AVEI

O AVEI pode ser classificado (pelo estudo TOAST) em:[26]

A) Aterosclerose de grandes artérias:
- Evidência clínica de envolvimento cortical (afasia, negligência etc.) ou sinais de comprometimento de tronco cerebral e cerebelo (ataxia, nistagmo, rebaixamento do nível de consciência etc.).
- AIT no mesmo território e sopro cervical.
- TC ou ressonância magnética (RM) do crânio com infarto hemisférico (>15 mm), lesões cerebelares ou corticais.
- Angiografia, angio-RM, Doppler carotídeo ou transcraniano sugestivo de estenose > 50% no território arterial apropriado.

B) Oclusão de pequenas artérias (lacuna):
- Evidência clínica de síndrome lacunar.
- História de HAS e diabete melito (DM).
- Ausência de envolvimento cortical.
- TC ou RM são normais ou mostram infarto apropriado (< 15 mm).
- Outros testes não identificam fonte cardioembólica ou estenose de grande artéria.

C) Embolia cardíaca:
- *Fonte de alto risco:* prótese valvar metálica; estenose mitral com fibrilação atrial (FA); trombo atrial; FA; trombo ventricular; síndrome do nó sinusal; infarto agudo do miocárdio (IAM) < 4 semanas; cardiomiopatia dilatada; parede acinética/VE; mixoma atrial; endocardite bacteriana.
- *Fonte de médio risco:* prolapso mitral; calcificação mitral; estenose mitral sem FA; turbulência atrial (*smoke*); aneurisma atrial septal; forame oval patente; *flutter* atrial; prótese valvar; endocardite não bacteriana; insuficiência cardíaca congestiva; parede hipocinética do ventrículo esquerdo; IAM prévio entre 4 semanas e 6 meses.

D) Outras etiologias de AVE isquêmico:
- Vasculopatias não ateroscleróticas; trombofilias.

E) AVEI de causa indeterminada:
- Na doença carotídea a estenose leva preferencialmente à embolia e na maioria das vezes no território da artéria cerebral média sem AIT prévio e normalmente com consequências graves (Fig. 57-10).

O outro mecanismo é hemodinâmico por redução do fluxo caracteristicamente com infartos em zonas limítrofes (17% dos casos) e nestes casos o déficit neurológico é normalmente menos grave, e existe maior frequência de AIT prévio. Com relação à etiologia

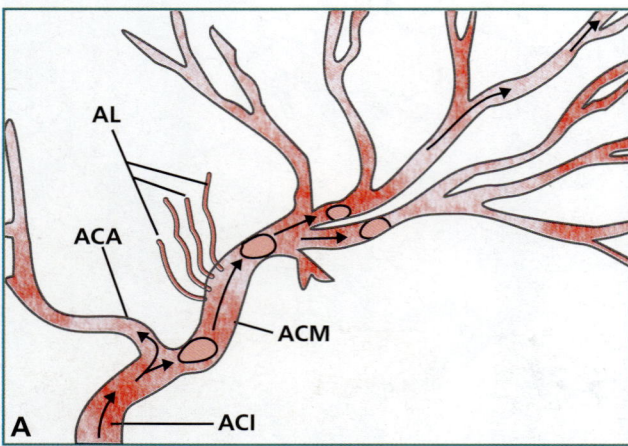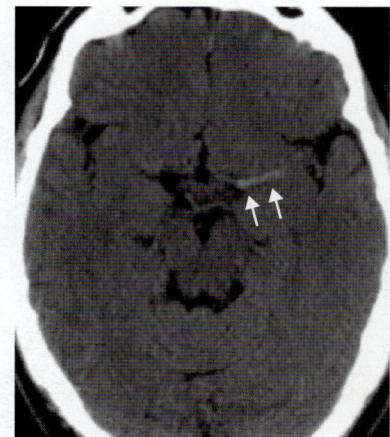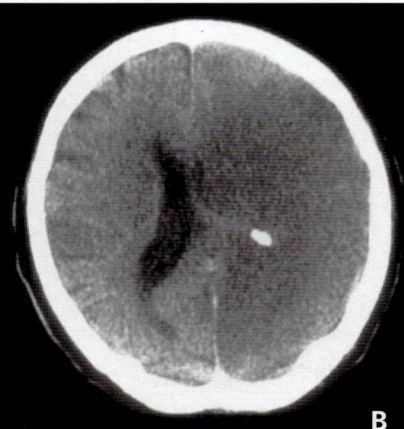

Fig. 57-10. (**A**) Distribuição esquemática dos êmbolos na artéria cerebral média (ACM) e artéria cerebral anterior (ACA), observando-se que a oclusão pode ocorrer antes ou após as origens das artérias lentículo-estriadas (AL). (**B**) TC sem contraste evidencia hiperatenuação na topografia do segmento inicial da ACM envolvendo as origens das ALs e cursando com infartos dos núcleos da base e do território da ACM.

observa-se ainda maior recorrência nos pacientes com eventos prévios relativos à aterosclerose independente do mecanismo.[27,28]

QUANTIFICAÇÃO DO GRAU DE ESTENOSE

A definição do grau de estenose no bulbo carotídeo ainda tem como método diagnóstico de referência ("padrão ouro") a angiografia. Os dois métodos clássicos de quantificação angiográfica das estenoses do bulbo carotídeo foram aqueles utilizados nos estudos Nascet (*North American Symptomatic Carotid Endarterectomy Trial*)[29] e ECST (*European Carotid Surgery Trial*).[30] No primeiro a medida se faz entre a estenose e o segmento distal da artéria carótida interna medida num segmento normal da artéria, e o segundo entre a estenose e a medida presumida do bulbo normal (Fig. 57-11).

A quantificação das estenoses através de métodos de diagnóstico não invasivos, como ultrassonografia (US) com Doppler, angioRM e angioTC, tem evoluído de forma exponencial, sendo discussão atual na literatura a indicação de tratamento somente com métodos não invasivos de diagnóstico e avançando ainda mais na caracterização da placa (mole, calcificada, com hemorragia etc.) (Fig. 57-12).

O capítulo atual não se dedica à análise dos métodos de diagnóstico, sendo feita apenas a exposição do protocolo utilizado no estudo prévio à APC de carótidas nos serviços dos autores. Os pacientes com suspeita de estenose carotídea são submetidos à US Doppler colorida em laboratórios cujos operadores já tenham se certificado quanto à sua sensibilidade e especificidade. Se a estenose for significativa, realiza-se a angioRM, incluindo a vascularização intra e extracraniana. Os resultados desses exames, em conjunto com a avaliação clínica, são suficientes para indicar a angiografia com o objetivo de confirmar o diagnóstico e tratar (APC) no mesmo tempo. Em caso de não se confirmar o grau de estenose ou se existirem outros fatores, como, por exemplo, oclusão intracraniana, o procedimento terapêutico é cancelado.

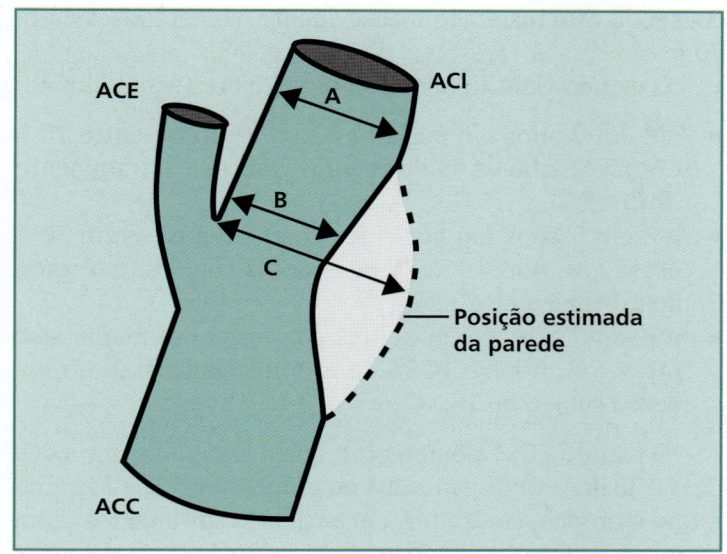

Fig. 57-11. Quantificação da estenose baseando-se na angiografia. Segundo o estudo NASCET: A-B/A =...% e segundo o estudo ECST: C-B/C =...%.

Tratamentos Clínico e Cirúrgico

A década de 1980 caracterizou-se pela ausência de estudos clínicos, ausência de critérios de seleção de pacientes para cirurgia e maus resultados cirúrgicos. Essa prática resultou na queda do número de cirurgias desde 1984 a 1991 (segundo Chassin).[31] A partir deste ano e coincidindo com os resultados dos *trials* cirúrgicos que selecionaram pacientes sintomáticos,[32] o crescimento do número de EAC foi extraordinário com resultados significativamente melhores em relação ao tratamento clínico. O estudo NASCET e a análise dos resultados tardios do mesmo foram a base para o crescimento do tratamento cirúrgico em pacientes selecionados,[29,33] havendo redução significativa de AVEI ipsilateral em 1 ano após o tratamento, comparativamente ao tratamento clíni-

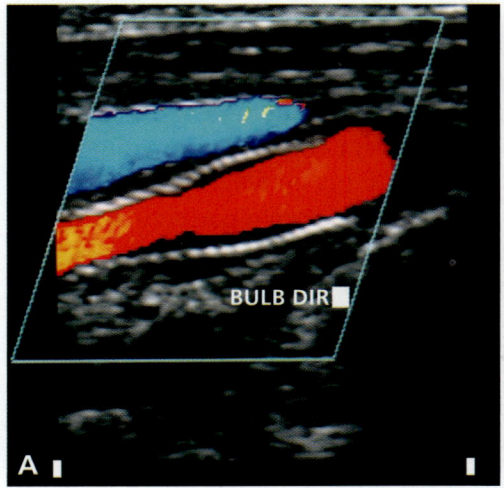
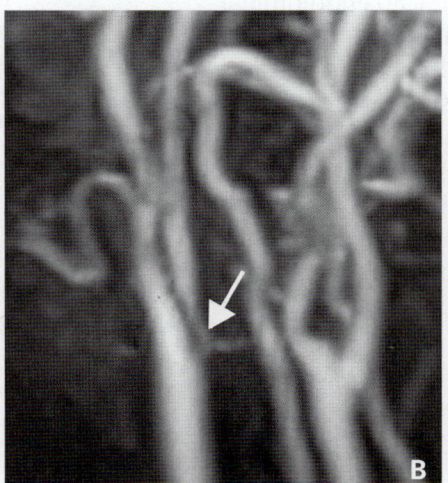
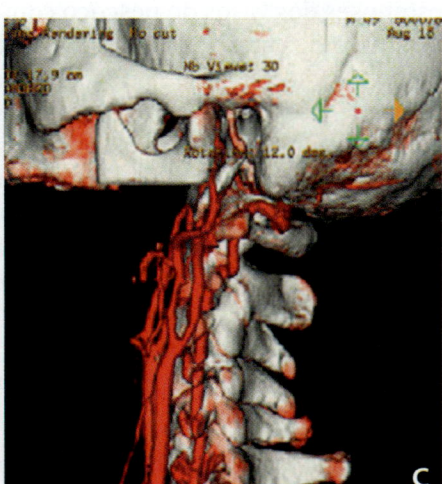

Fig. 57-12. US Doppler de carótidas (**A**); angioRM com estenose carotídea (seta) (**B**) e; angioTC (**C**).

co, sendo este resultado mais evidente nas estenoses entre 70 e 95%.[34]

O estudo NASCET mostrou os seguintes resultados:[35]

- AVE em 2 anos em pacientes com estenose entre 70 – 99%, a EAC obteve 9% de eventos clínicos e o tratamento clínico 26%.
- AVE em 5 anos em pacientes com estenose entre 50 – 69%, a EAC obteve 15,7% de eventos clínicos, e o tratamento clínico de 22,2%.
- AVE em 5 anos em pacientes com estenose menor que 50%, a EAC obteve 14,9% de eventos clínicos, e o tratamento clínico de 18,7%.

O estudo ECST demonstrou que a EAC reduziu o risco de AVE maior e óbito em 26,5% no grupo-controle e 14,9% no grupo cirúrgico, em 3 anos, em pacientes sintomáticos com lesão ≥ 80%. Este resultado leva à redução do risco absoluto, no grupo cirúrgico, de 11,6% em 3 anos.[36] Com relação aos pacientes assintomáticos o tratamento cirúrgico é ainda uma discussão na literatura apesar dos *trials* cirúrgicos em centros com experiência e baixos índices de complicações terem demonstrado pequena vantagem para a associação da cirurgia com o tratamento clínico.

O estudo CASANOVA (*Carotid Artery Surgery Asymptomatic Narrowing Operation Vs Aspirina*) não demonstrou vantagens da cirurgia em relação ao tratamento clínico.[37] O estudo *Veterans Administration Asympt Study* em pacientes com estenose acima de 50% demonstrou os seguintes resultados: grupo em uso somente de Aspirina (233 pacientes) teve AVE ipsilateral em 9,4%, AIT em 11,1% e óbito, 33,4% dos casos. No grupo submetido a EAC e uso de Aspirina (211 pacientes) houve AVE ipsilateral em 4,8%, AIT em 3,3% e óbito, 33,2% dos casos.[38]

Propomos um algoritmo de tratamento cirúrgico – endovascular ou EAC – para os pacientes assintomáticos (Fig. 57-13).

APC e implante de stent

A técnica de colocação de prótese endovascular (*stent*) nas estenoses dos vasos do pescoço com dilatação endoluminal por meio de catéter-balão (APC) é indicada com frequência na prevenção secundária do AVEI. É empregada para tratar placa de ateroma causando estenose significativa e tida como responsável pelo evento. Na circulação cérvico-craniana a maioria dos eventos é causada por embolia artério-arterial e não por trombose *in situ*, havendo grande quantidade de êmbolos, às vezes sem que a lesão de base seja muito estenosante. No entanto, as indicações para APC com colocação de *stent* são as mesmas da EAC, com alguns limitantes que serão discutidos em seguida.

Existem indicações para APC que são consenso entre cirurgia endovascular e cirurgia a céu aberto:

- Presença de comorbidades, expressas principalmente pelos critérios de exclusão do NASCET.
- Reestenose de carótida.

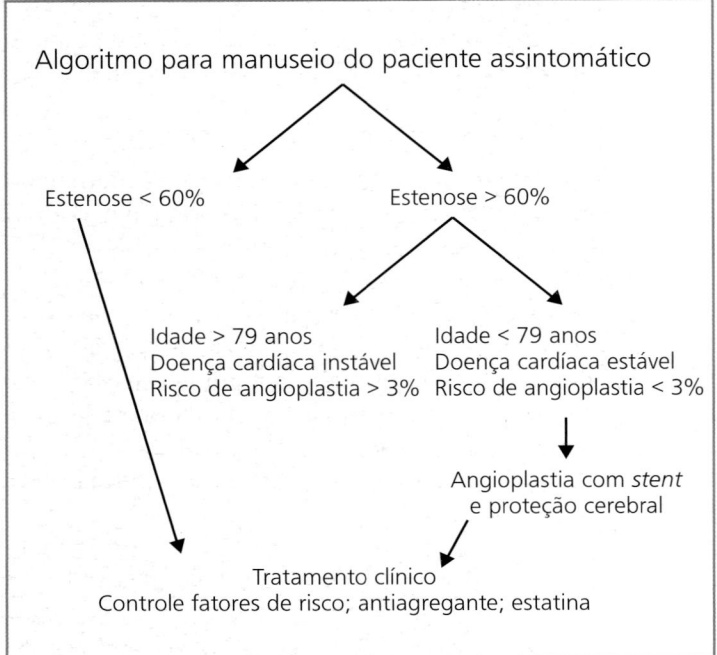

Fig. 57-13. Algoritmo seguido nos serviços dos autores para manuseio do paciente assintomático.

- Oclusão contralateral.
- Reestenose pós-radioterapia.
- Bifurcação alta.
- Lesões associadas distalmente.

Existem outras indicações em que um dos métodos se aplica melhor face aos resultados dos estudos desenvolvidos na última década e que estarão expressos mais à frente neste capítulo.

Após indicada a APC deverá ser estudada a anatomia vascular, esclarecer o paciente e a família dos riscos, pedir os exames pré-operatórios e sugerir o material a ser utilizado.

Previamente à APC o paciente deve ser submetido à avaliação clínica por neurologista e cardiologista, além dos exames laboratoriais que deverão incluir, hemograma completo, coagulograma, função renal e contagem de plaquetas. Além disso, o paciente deverá estar antiagregado antes do procedimento, o que implica em administrar Clopidogrel 75 mg até a dose de 400 mg. A forma de administrar poderá ser: um comprimido ao dia durante 4 dias antes do procedimento, e o AAS deverá começar, no mínimo, uma semana antes na dose de 100 mg ao dia.

O procedimento é realizado com o paciente acordado, sob anestesia local na região femoral, porém com a presença de anestesiologista para controlar a infusão de medicamentos e controlar eventuais intercorrências. Após a punção femoral e efetua-se a heparinização sistêmica (em média, 100 UI por quilograma de peso em bolo) e não a necessidade de repetir a dose, pois o procedimento não deve ultrapassar 40 minutos na sua totalidade. A monitoração da pressão arterial deverá ser feita de forma contínua, não se devendo realizar o procedimento em pacientes com pressão diastólica acima ou igual a 110 mmHg, em razão do risco de síndrome de reperfusão.

O material mínimo que deverá estar disponível no serviço é:

- Material para acesso:
  - Bainhas longas hidrofílicas com catéteres longos no seu interior (por exemplo: Shuttle 6 Fr e Slip-cath 6 Fr - Cook®) com a curva adequada à artéria a ser cateterizada.
  - Guias hidrofílicos (Terumo® Convencional e Stiff).
  - Guias *stiff* de troca (Amplatz com ponta *floppy* curta).
- Material para pré-dilatação (cada vez menos utilizado):
  - Catéter de APC coronariana – 3,5 × 20 mm.
  - Guia de 0,014" – 190 cm.
- Material de proteção:
  - Filtro, rápida troca.
- Endoprótese:
  - *Stent* autoexpansível, rápida troca (7 × 30 mm, 7 × 40 mm, 8 × 30 mm, 8 × 40 mm e 9 × 40 mm).
- Material para pós-dilatação:
  - Balão de APC 6 × 20 mm, 5,5 × 20 mm de baixo perfil.
- Material para tratamento das complicações:
  - Sistema para trombólise mecânica.
  - Microcatéter, microguia de 0,014" e trombolítico – r-TPA.
- Contraste:
  - Não iônico de baixa osmolalidade.
- Selador hemostático:
  - Angio-Seal®, StarClose®, Perclose® etc.

O procedimento inicia-se por punção da artéria femoral comum com introdução da bainha longa. Posteriormente, introduz-se o catéter longo, e através deste realiza-se o estudo para confirmar a estenose e o estudo da circulação intracraniana. O exame angiográfico prévio deve ser abreviado ao máximo por causa de já existirem estudos não invasivos prévios. A bainha longa é colocada orientada para a estenose (Fig. 57-14). Nos casos em que se avalia a necessidade de pré-dilatação, introduz-se um guia de 0,014" e se ultrapassa a estenose, dilatando-se a mesma com um balão de 2,5 × 20 mm de baixo perfil utilizado normalmente para angioplastia coronariana (Fig. 57-15). Em seguida, introduz-se o filtro de proteção que deverá ser aberto acima da estenose, preferencialmente num segmento retilíneo. Cuidados devem ser tomados para verificar se o filtro está ajustado ao calibre da artéria (Fig. 57-16).

Após realização de *road-map* progride-se o *stent* autoexpansível recobrindo a estenose distalmente (pelo menos 1 cm acima) e, inferiormente, recobrindo a bifurcação até a carótida comum (Fig. 57-17). Os diâmetros mais comuns de *stent* são 7 e 8 mm. Após a liberação do *stent* administra-se 0,5 mg de atropina e, simultaneamente, progride-se o catéter-balão de 6,0 mm ou 5,5 mm × 20 mm que será inflado na altura da estenose após observar taquicardia consequente à atropina (Fig. 57-18). A insuflação é lenta de 1 em 1 atmosfera, com controle visual na radioscopia, não ultrapassando 10 atmosferas. Se o reflexo vagal for muito intenso pode ser injetado mais 0,5 mg de atropina que já deverá estar preparado previamente à APC. Após esvaziar o balão, realiza-se o controle com injeção suave do meio de contraste para não causar turbilhão no filtro e possível mobilização de eventuais resíduos que se encontrem dentro do mesmo. Recolhe-se o filtro, e realiza-se o controle da vascularização intracraniana, comparando minuciosamente à angiografia pré-APC, para detectar eventuais oclusões de vasos intracranianos (Fig. 57-19).

A bainha longa é retirada e colocado o dispositivo de oclusão do sítio da punção para diminuir os riscos de hematoma no local de punção. O paciente é encaminhado ao centro de tratamento intensivo por, pelo menos, 12 horas sem reversão da heparina. O cuidado básico neste momento é com a pressão arterial, seja pela hipotensão prolongada que

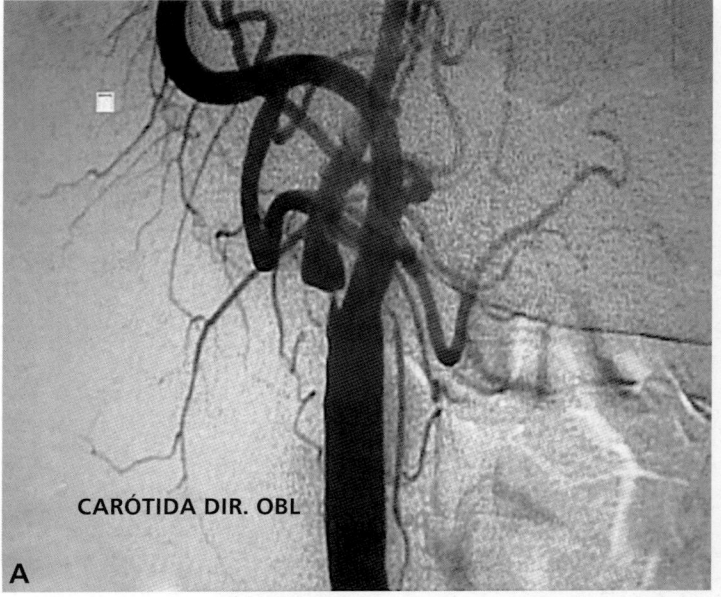
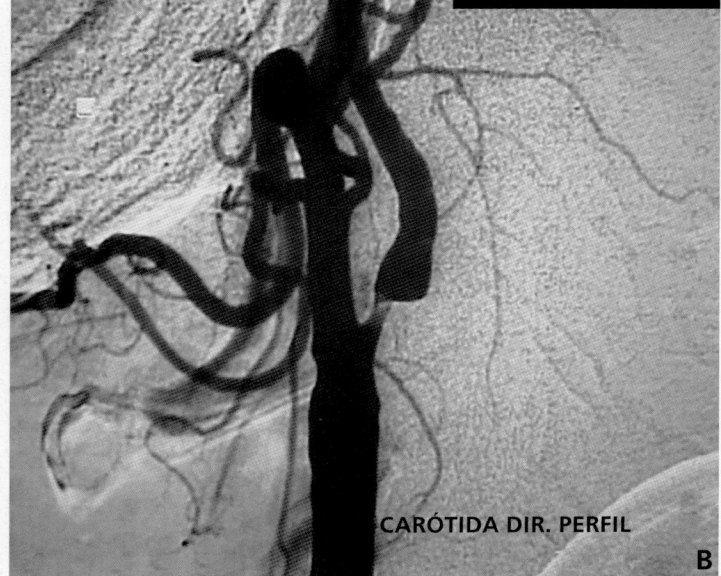

Fig. 57-14. Arteriografia da carótida comum direita pré-APC: (A) oblíqua e (B) perfil.

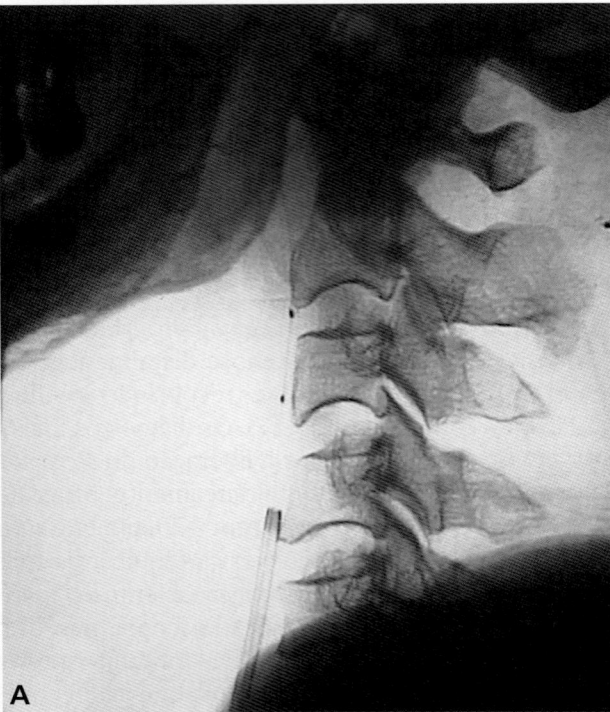 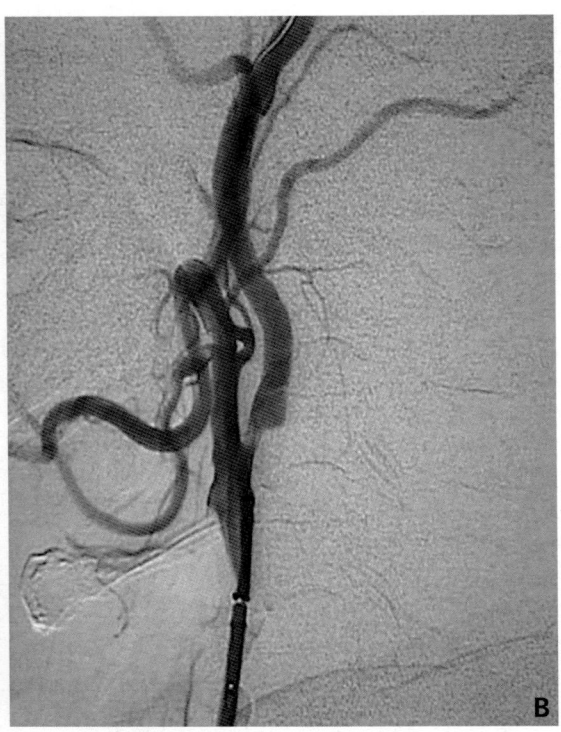

Fig. 57-15. (A) Pré-dilatação com fio-guia de 0,014" e balão 2,5 x 20 mm; (B) angiografia pós-dilatação.

pode ocorrer após a manipulação do bulbo carotídeo, seja pela hipertensão de base do paciente que pode levar à síndrome de reperfusão.

Na ocorrência de embolia durante o procedimento, esta é normalmente identificada pelas alterações clínicas do paciente, porém, em alguns casos, somente é identificada no exame angiográfico de controle realizado após o procedimento. O operador deve estar capacitado tecnicamente e dispor do material adequado para realizar o cateterismo cerebral super-seletivo no intuito de retirar mecanicamente o êmbolo (Fig. 57-20).

Wholey *et al.*, estudando 3.047 pacientes em 24 centros, observaram a existência de curva de aprendizado para redução de complicações durante os procedimentos, sugerindo que, após a realização de 50 procedimentos, essa redução seria significativa.[39]

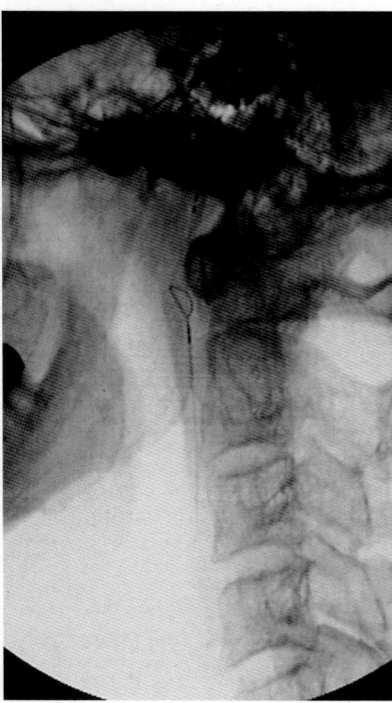

Fig. 57-16. Radiografia em perfil com o filtro de proteção aberto.

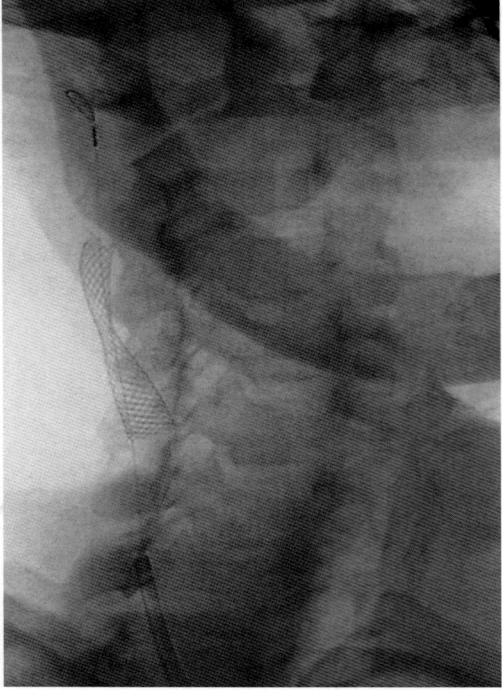

Fig. 57-17. Radiografia após colocação de stent autoexpansível.

Capítulo 57 ■ Doença Carotídea Oclusiva

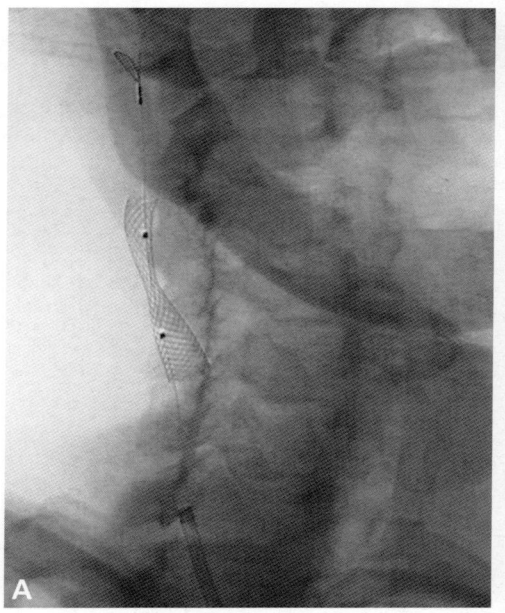
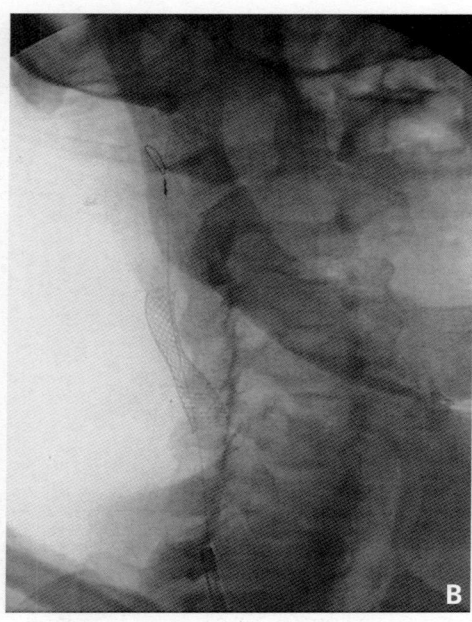

Fig. 57-18. (A) Posicionamento do balão 6 x 20 mm para dilatação do *stent*; (B) *stent* após dilatação.

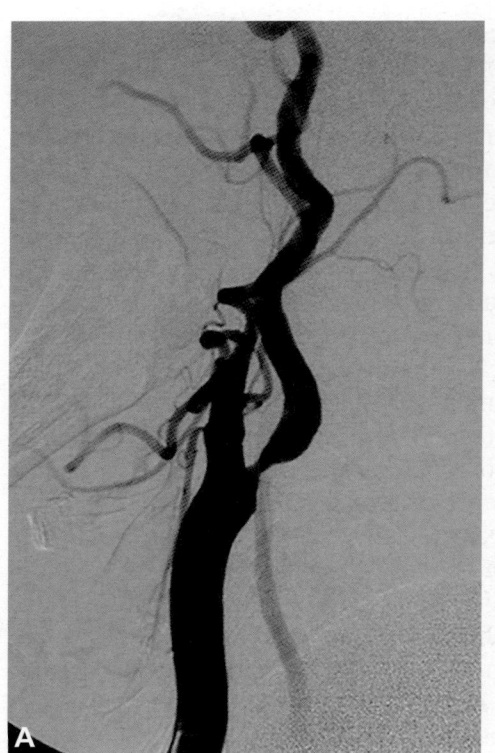
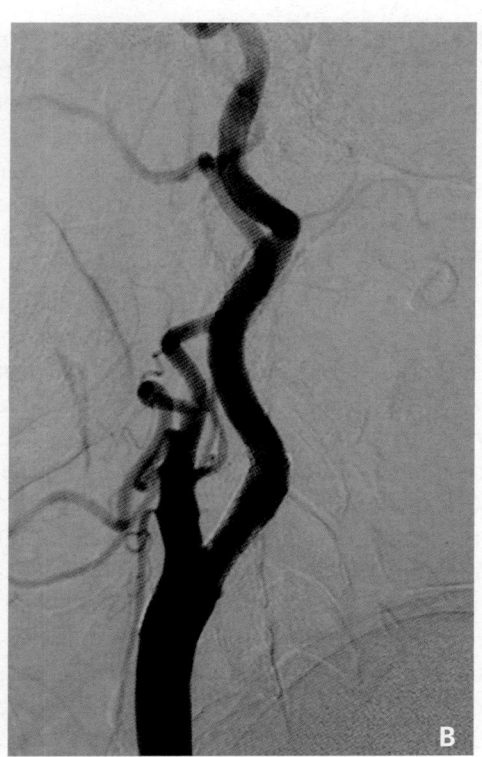

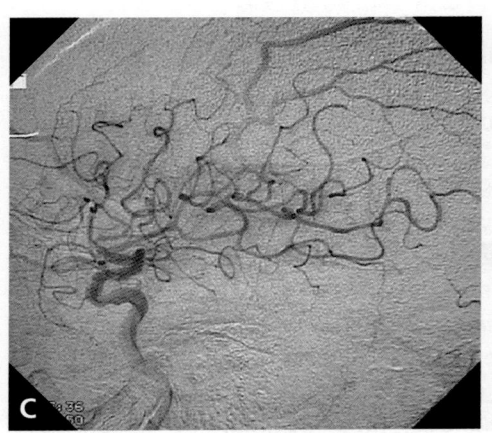
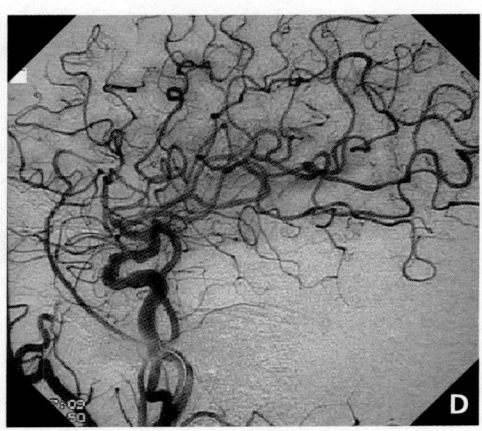

Fig. 57-19. Angiografia da carótida comum direita em região cervical (A) pré-APC e (B) pós-APC; intracraniana: (C) pré-APC e (D) pós-APC, demostrando resolução da estenose e melhora do fluxo intracraniano.

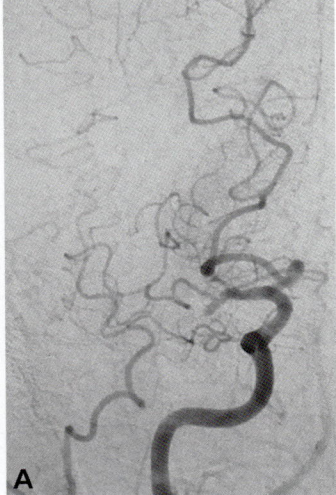 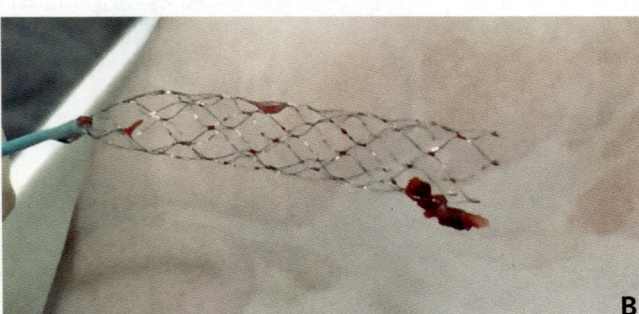 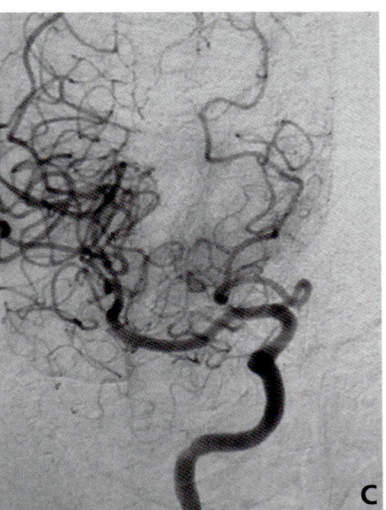

Fig. 57-20. (A) Oclusão da artéria carótida comum durante APC; (B) microcateterismo da carótida comum e infusão de r-TPA com reabertura do vaso; (C) controle após trombólise.

RESULTADOS PRECOCES E TARDIOS

Os resultados relativos às APCs devem ser analisados considerando que existem múltiplos trabalhos que representam a evolução do método e dos materiais. Os resultados das APCs, após a introdução dos *stents* e dos sistemas de proteção cerebral, trouxeram melhores dados tardios e mais segurança não podendo ser comparados aos trabalhos existentes antes disso.

Diversos *trials*, sendo alguns promovidos pelas empresas fabricantes de *stents* e filtros, têm comparados os resultados da APC à EAC. O estudo ARCHeR (ACCULINK *for Revascularization of Carotids in High-Risk Patients*) promovido pela firma Guidant, fabricante do *stent* autoexpansível – Acculink, representa três estudos em um: ARCHeR 1, ARCHeR 2 e ARCHeR 3 que são estudos não randomizados, prospectivos, multicêntricos e envolveram 581 pacientes. Foram incluídos: pacientes sintomáticos com estenose > 50% ou pacientes assintomáticos com estenose > 80%, e com fatores de alto risco para EAC. Foram considerados fatores de alto risco para EAC: dois ou mais vasos com estenose acima de 70%; IAM num período inferior a 30 dias; angina instável; doença pulmonar obstrutiva crônica (DPOC); insuficiência renal em diálise; DM descontrolado; reestenose pós-EAC. O ARCHeR 1 (n = 158) foi realizado com o *stent* ACCULINK™ sem proteção, o ARCHeR 2 (n = 278) foi realizado com o *stent* ACCULINK™ com proteção (ACCUNET™ *Embolic Protection System*) e o ARCHeR 3 (n = 145) com a versão do *stent* de rápida troca (RX version ACCULINK™ Carotid *Stent* System) e filtro de proteção (ACCUNET™ *Embolic Protection System*). O ARCHeR 1 apresentou como resultado AVE no período de 30 dias em 3,8% dos casos, o ARCHeR 2 em 2,5% dos pacientes e o ARCHeR 3 em 2,8% dos pacientes, demonstrando eficácia do sistema de proteção. Os resultados tardios (após 1 ano) demonstraram AVE extenso, IAM ou morte em 8,3% no ARCHeR 1, 10,2% no ARCHeR 2 e 8,3% no ARCHeR 3, enquanto no grupo-controle os mesmos eventos ocorreram em 14,5% dos pacientes demonstrando vantagens para o procedimento endovascular.[40]

O estudo de comparação do Wallstent® com a EAC, foi prospectivo, randomizado, multicêntrico (n = 219) em pacientes com estenoses entre 60 e 99%. A frequência de AVE ipsilateral ou morte em 1 ano foi de 12,1% no grupo do Wallstent® e 3,6% para EAC (p = 0,022), sendo o estudo interrompido em razão dos maus resultados do grupo, cujo tratamento foi endovascular. Os reparos a este estudo são a ausência de proteção durante as APCs e, principalmente, a ausência de tratamento antiagregante coadjuvante.[41] O estudo CAVATAS (*Carotid And Vertebral Artery Transluminal Angioplasty Study*) foi randomizado, multicêntrico (n = 504) realizado em pacientes sintomáticos com estenose grave comparando APC carotídea e vertebral à EAC. A frequência de AVE e morte em 30 dias foi similar (5,9 e 6,4%) e a redução do risco de AVE por longo tempo também foi similar. Apesar disso, o número de complicações foi elevado tanto no braço cirúrgico convencional, como no endovascular, provavelmente em razão do fato de não serem centros com experiência nas duas técnicas. Não foi utilizado *stent* na maioria dos casos (74%) e não foi padronizada a utilização de proteção cerebral.[42]

O estudo SAPHIRE (*Stenting and Angioplasty with Protection in Patients at HIgh Risk for Endarterectomy*)[43] envolveu 29 centros, e foram randomizados 334 pacientes assintomáticos com estenose acima de 80% e sintomáticos acima de 50%, totalizando 307 pacientes tratados. Para caracterizar que os pacientes eram de alto risco para EAC era necessário um ou mais dos seguintes critérios: mais de 80 anos; insuficiência cardíaca congestiva, DPOC, EAC pregressa, localização adversa para cirurgia e pós-radioterapia. Os resultados até 30 dias, envolvendo morte, AVEI e IAM, foram favoráveis à APC com 4,8% de eventos adversos neste grupo e 9,8% no grupo cirúrgico. Nos pacientes sintomáticos, observou-se menor quantidade de adventos adversos no grupo submetido à APC (2,1%) do que naquele submetido à EAC (9,3%). Nos pacientes assintomáticos, também se observou menor quantidade de eventos adversos no grupo submetido a APC (5,4%) do que naquele submetido à EAC (10,2%). Entre os pacientes que continuaram acompanhando há mais de um ano, 87,8% não apresentaram sintomas no grupo que colocou *stent* contra 79,9% no grupo de EAC.

O *SPACE Trial* foi um estudo europeu multicêntrico projetado para testar a hipótese de que a APC não é inferior à EAC para o tratamento da estenose carotídea sintomática grave.[44] O *Trial* randomizou aleatoriamente 1.183 pacientes e foram excluídos pacientes de alto risco e com estenose carotídea recorrente após cirurgia ou implante de *stent*. O *Trial* foi interrompido após a segunda análise interina, principalmente em razão de problemas de recrutamento e financiamento. Aos 30 dias após o procedimento, não houve diferença significativa entre EAC e APC no desfecho primário de morte ou AVEI ipsilateral (6,8 *vs.* 6,3%, respectivamente, diferença absoluta de 0,51%, IC 90% -1,89 para 2,91%).[44] Não houve diferença, estatisticamente significativa, entre APC e EAC no desfecho primário de morte e AVEI ipsilateral até 2 anos após o procedimento (9,5% *vs.* 8,8%). Uma crítica ao SPACE foi que o uso de dispositivos de proteção cerebral com implante de *stent* era opcional, e esses dispositivos foram utilizados em apenas 27% dos pacientes tratados com o *stent*.[44] No entanto, não houve diferença significativa no desfecho primário de morte ou AVEI ipsilateral em 30 dias entre os pacientes tratados com e sem proteção embólica (7,3 e 6,7%, respectivamente, OR 1,1, IC 90% 0,53-2,25).

No *CREST Trial* foram distribuídos aleatoriamente 2.502 pacientes com doença aterosclerótica carotídea entre EAC ou APC.[45] A proporção de pacientes inscritos com doença carotídea assintomática e sintomática foi de 47 e 53%, respectivamente. Por isso, os resultados não são diretamente comparáveis aos *trials* que envolveram pacientes apenas sintomáticos. O CREST descobriu que a eficácia global e segurança dos dois procedimentos (EAC e APC) foram semelhantes, e os benefícios foram iguais para homens e mulheres e para os pacientes com doença carotídea assintomática e sintomática. O desfecho primário do estudo foram AVE, IAM ou morte no prazo de 30 dias após o tratamento somado a qualquer AVE ipsilateral durante *follow-up* a longo prazo (mediana 2,5 anos), foi semelhante para o implante de APC e EAC (7,2 *vs.* 6,8%, OR 1,1, IC 95% 0,8-1,5). A taxa de AVE ipsilateral ocorrendo a partir de 31 dias pós-procedimento até 4 anos de *follow-up* também foi semelhante para o implante de APC e EAC (2,0 *vs.* 2,4%). A frequência de IAM no prazo de 30 dias do procedimento foi significativamente menor no grupo APC (1,1% *vs.* 2,3%, OD 0,5, IC 95% 0,3-0,9).

A experiência pessoal dos autores[46] após 1.037 APCs de carótida com proteção cerebral evidenciou complicações precoces transitórias (n = 31) em 3,2% dos casos e complicações definitivas (n = 24) e óbito (n = 6) em 2,9% dos pacientes. As complicações transitórias foram divididas em hematoma/pseudoaneurisma (n = 11), déficit reversível (n = 11) e hipotensão/bradicardia prolongada (n = 9). As complicações definitivas e óbito foram divididas em complicações neurológicas (2,2%) e sistêmicas (0,7%), representadas por embolias durante o catéter embolia distal apesar do filtro (n = 6) pseudoaneurisma femoral com cirurgia (n = 1), IAM (n = 4), hemorragia (após trombolítico na fase aguda, n = 1), oclusão carotídea aguda com embolia distal (n = 1), síndromes de reperfusão (n = 3), embolia após ruptura do filtro (n = 1), déficit neurológico 12-24 horas após APC (n = 3) e complicações sistêmicas (n = 3).[46] A evolução dos materiais, da indicação dos pacientes e experiência dos autores permitiu que, em 2009, (Congresso CIRSE – 2009), as complicações neurológicas imediatas graves e óbito fossem reduzidas para 1,9%, e as sistêmicas para 0,8% num total de 1.226 APCs com proteção cerebral.

Com relação à eficácia dos métodos de proteção cerebral, revisão dos estudos publicados entre jan/1990 e jun/2002, descreveu 2.357 pacientes com 2.537 carótidas submetidas à APC sem proteção e 839 pacientes com 896 carótidas submetidos à APC com proteção. A frequência combinada de AVE e morte em 30 dias para pacientes sintomáticos e assintomáticos foi de 1,8% para o grupo com proteção e 5,5% para o sem proteção (p < 0,001).[47]

O índice de reestenose é muito baixo nos estudos em geral, podendo chegar a 3% em acompanhamento de 3 anos.[48]

Conduta Frente a Situações Específicas

Oclusão carotídea cervical

A oclusão carotídea cervical é bem tolerada em grande parte da população normal por causa das diversas anastomoses entre os territórios vasculares intra e extracranianos. Isquemia cerebral nessa situação acontece em situações em que não existe fluxo suficiente pelas anastomoses (mecanismo hemodinâmico), ou mais frequentemente, por embolia distal ao polígono ou oclusão do "T" carotídeo.[6] Por isso, no AVEI agudo candidato à trombólise é importante estudar não somente o território suspeito, mas também suas possíveis anastomoses, determinando assim o mecanismo da isquemia.[18,49] Na oclusão carotídea cervical o volume de trombos é muito grande, o que explica os maus resultados da trombólise.[6] Por essa razão, constatada a oclusão cervical com bom fluxo pelo polígono de Willis, é discutível a indicação de trombólise, levando-se em conta ainda o risco de fragmentação e migração de êmbolos para ramos corticais. Na oclusão de todo o segmento cervical associada à oclusão da bifurcação ou à embolia do "T", uma técnica alternativa é a progressão do microcatéter acima do polígono, seja através do trombo seja pela artéria comunicante anterior, restabelecendo o fluxo distal através das artérias comunicantes anterior e posterior. Havendo oclusão carotídea contralateral, todo esforço deve ser feito para restabelecer o fluxo no vaso (Fig. 57-21).[49]

Na oclusão da carótida terminal, com fluxo preservado até o segmento intracraniano, o volume de trombos é bem

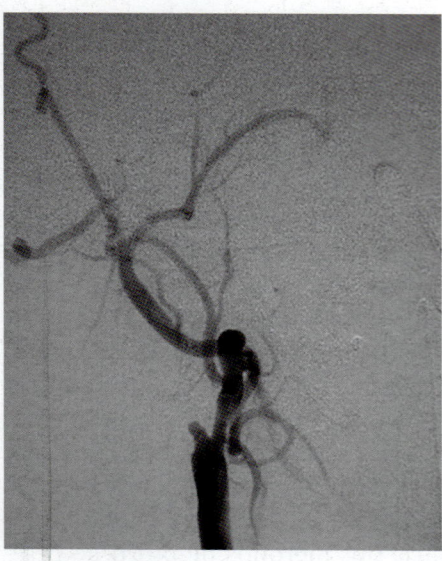

Fig. 57-21. Oclusão de artéria carótida interna na sua origem.

menor, permitindo a sua lise completa na maioria dos casos.[49]

REFERÊNCIAS BIBLIOGRÁFICAS

1. Ockner JL, Nesbit GM: Acute ischemic stroke. Angiographic evaluation and correlative anatomy. *Neuroimaging Clinics of North America* 1999;9:475-90.
2. Kunitz SC, Gross CR, Heyman A et al. The pilot stroke data bank: definition, design and data. *Stroke* 1984;15:740.
3. Wolpert SM, Bruckmann H, Greenlee R et al. Neuroradiologic evaluation of patients with acute stroke treated with recombinant tissue plasminogen activator. *AJNR* 1993;14:3-13.
4. del Zoppo GJ, Poeck K, Pessin MS et al. Recombinant tissue plasminogen activator in acute thrombotic and embolic stroke. *Ann Neurol* 1992;32:78-86.
5. Arnold M, Nedeltchev K, Brekenfeld C et al. Outcome of acute stroke patients without visible occlusion on early arteriography. *Stroke* 2004;35:1135-8.
6. Caplan LR. *Stroke. A clinical approach*. Boston: Butterworth-Heinemann; 2000.
7. Lammie GA, Sandercock PAG, Dennis MS. Recently occluded intracranial and extracranial carotid arteries. Relevance of unstable atherosclerotic plaque. *Stroke* 1999;30:1319-25.
8. Burrows PE, Robertson RL, Barnes PD. Angiography and the evaluation of cerebrovascular disease in childhood. *Neuroimaging Clinics of North America* 1996;6:561-88.
9. Anderson RM, Schechter MM. A case of spontaneous dissecting aneurysm of internal carotid artery. *J Neurol Neurosurg Psychiatry* 1959;22:195-201.
10. Boström K, Liliequist B. Primary dissecting aneurysm of the extracranial part of the internal carotid and vertebral arteries. *Neurology* 1967;17:179-86.
11. New PFJ, Momose KJ. Traumatic dissection of the internal carotid artery at the atlantoaxial level, secondary to nonpenetrating injury. *Radiology* 1969;93:41-9.
12. Kunze S, Schiefer W. Angiographic demonstration of a dissecting aneurysm of middle cerebral artery. *Neuroradiology* 1971;2:201-6.
13. Shimoji T, Bando K, Nakajima KM et al. Dissecting aneurysm of the vertebral artery. Report of seven cases and angiographic findings. *J Neurosurg* 1984;61:1038-46.
14. Ojemann RG, Fisher CM, Rich JC. Spontaneous dissecting aneurysm of the internal carotid artery. *Stroke* 1972;3:434-40.
15. Yonas H, Agamanolis D, Takaoka Y et al. Dissecting intracranial aneurysms. *Surg Neurol* 1977;8:407-15.
16. Castaigne P, Lhermitte F, Gautier JC et al. Internal carotid artery occlusion. A study of 61 instances in 50 patients with post-mortem data. *Brain* 1970;93:231-58.
17. Furie DM, Tien RD. Fibromuscular dysplasia of arteries of the head and neck: imaging findings. *AJR* 1994;162:1205-9.
18. Burnette WC, Nesbit GM, Barnwell SL. Intra-arterial thrombolysis for acute stroke. Acute ischemic stroke. *Neuroimaging Clin N Am* 1999;9:491-508.
19. Mascalchi M, Bianchi MC, Mangiafico S et al. MRI and MR angiography of vertebral artery dissection. *Neuroradiology* 1997;39:329-40.
20. Lazorthes G, Gouazé A, Salamon G. Les voies artérielles d'apport. In: *Vascularization et circulation de l'encéphale*. Paris: Masson; 1976, vol. 1. p. 31-76.
21. Satoh S, Shibuya H, Matsushima Y et al. Analysis of the angiographic findings in cases of childhood moyamoya disease. *Neuroradiology* 1988;30:111-9.
22. Smoker WR, Biller J, Hingtgen WL et al. Angiography of nonhemorrhagic cerebral infarction in young adults. *Stroke* 1987;18:708-711.
23. Stillman MJ, Ronthal M, Kleefield J et al. Cerebral infarction: shortcomings of angiography in the evaluation of intracranial cerebrovascular disease in 25 cases. *Medicine* (Baltimore) 1987;66:297-308, 1987.
24. Mackey AE, Abrahamowicz M, Langlois Y et al. Outcome of asymptomatic patients with carotid disease. *Neurology* 1997;48:896-903, 1997.
25. Mathiesen EB, Joakimsem O, Bonaa KH. Prevalence of and risk factors associated with carotid artery stenosis: the Tromsø Study. *Cerebrovascular Dis* 2001;21:44-51.
26. Adams HP Jr, Bendixen BH, Kappelle LJ et al. Classification of subtype of acute ischemic stroke. Definitions for use in a multicenter clinical trial. TOAST. Trial of Org 10172 in Acute Stroke Treatment. *Stroke* 1993;24:35-41.
27. Pessin MS, Hinton RC, Davis KR et al. Mechanisms of acute carotid stroke. *Ann Neurol* 1979;6:245-52.
28. Bogousslavsky J, Regli F. Borderzone infarctions distal to internal carotid artery occlusion: prognostic implications. *Ann Neurol* 1986;20:346-50.
29. North American Symptomatic Carotid Endarterectomy Trial Collaborators. Beneficial effect of carotid endarterectomy in symptomatic patients with high-grade carotid stenosis. *N Engl J Med* 1991;325:445-53.
30. MRC European Carotid Surgery Trial: interim results for symptomatic patients with severe (70-99%) or with mild (0-29%) carotid stenosis. European Carotid Surgery Trialists' Collaborative Group. *Lancet* 1991;337:1235-43.
31. Chassin MR. Appropriate use of carotid endarterectomy. *N Engl J Med* 1998;339:1468-71.
32. Tu JV, Hannan EL, Anderson GM et al. The fall and rise of carotid endarterectomy in the United States and Canada. *N Engl J Med* 1998;339:1441-7.

33. Barnett HJ, Taylor DW, Eliasziw M et al. Benefit of carotid endarterectomy in patients with symptomatic moderate or severe stenosis. *N Engl J Med* 1998;339:1415-25.
34. Morgenstern LB, Fox AJ, Sharpe BL et al. The risks and benefits of carotid endarterectomy in patients with near occlusion of the carotid artery. *Neurology* 1997;48:911-5.
35. Barnett HJ, Taylor DW, Eliasziw M et al. Benefit of carotid endarterectomy in patients with symptomatic moderate or severe stenosis. North Am Symptomatic Carotid Endarterectomy Trial Collaborators. *N Engl J Med* 1998;339:1415-25.
36. Randomized trial of endarterectomy for recently symptomatic carotid stenosis: final results of the MRC European Carotid Surgery Trial (ECST). *Lancet* 1998;351:1379-87.
37. Carotid surgery versus medical therapy in asymptomatic carotid stenosis. The CASANOVA Study Group. *Stroke* 1991;22:1229-35.
38. Hobson RW, Weiss DG, Fields WS et al. Efficacy of carotid endarterectomy for asymptomatic carotid stenosis. The Veterans Affairs Cooperative Study Group. *N Engl J Med* 1993;328:221-7.
39. Wholey M, Eles G. Clinical experience in cervical carotid artery stent placement. *Carotid Neurovasc Int* 1998;50:301-6.
40. Gray WA, ARCHeR Executive Committee. *The ARCHeR trials: final one year results.* Presented at: American College of Cardiology Scientific Sessions; New Orleans, La; 2004 March 7.
41. Alberts MJ. Publications Committee of the WALLSTENT. Results of a multicenter prospective randomized trial of carotid artery stenting *vs.* carotid endarterectomy [abstract 53]. *Stroke* 2001;32:325.
42. Endovascular versus surgical treatment in patients with carotid stenosis in the Carotid and Vertebral Artery Transluminal Angioplasty Study (CAVATAS): a randomized trial. *Lancet* 2001;357(9270):1729-37.
43. Yadav JS, Wholey MH, Kuntz RE et al. Protected carotid-artery stenting versus endarterectomy in high-risk patients. *N Engl J Med* 2004;351:1493-501.
44. SPACE Collaborative Group, Ringleb PA, Allenberg J et al. 30 day results from the SPACE trial of stent-protected angioplasty versus carotid endarterectomy in symptomatic patients: a randomized non-inferiority trial. *Lancet* 2006;368:1239.
45. Brott TG, Hobson RW 2nd, Howard G et al. Stenting versus endarterectomy for treatment of carotid-artery stenosis. *N Engl J Med* 2010;363:11.
46. Caldas JGMP. Angioplastie carotidienne avec stent et protection cérébrale. Expérience de 1037 angioplasties. *e-Mémoires de l'Académie Nationale de Chirurgie* 2006;5(4):1-4.
47. Yadav JS, Wholey MH, Kuntz RE et al. Protected carotid-artery stenting versus endarterectomy in high-risk patients. *N Engl J Med* 2004;351:1493-501.
48. Kastrup A, Gröschel K, Krapf H et al. Early outcome of carotid angioplasty and stenting with and without cerebral protection devices: a systematic review of the literature. *Stroke* 2003;34:813-9.
49. Roubin GS, New G, Iyer SS et al. Immediate and late clinical outcomes of carotid artery stenting in patients with symptomatic and asymptomatic carotid artery stenosis: a 5-year prospective analysis. *Circulation* 2001;103:532-7.

Capítulo 58

Malformações Vasculares, Hemangiomas e Lesões Correlatas da Cabeça e Pescoço

◆ *Paulo Puglia Junior*

CONTEÚDO

- ✓ INTRODUÇÃO 815
- ✓ TÉCNICAS DE TRATAMENTO POR RADIOLOGIA INTERVENCIONISTA. 817
- ✓ HEMANGIOMAS E OUTROS TUMORES VASCULARES . 819
- ✓ MALFORMAÇÕES VASCULARES CAPILARES 820
- ✓ MALFORMAÇÕES VASCULARES LINFÁTICAS. 820
- ✓ MALFORMAÇÕES VASCULARES VENOSAS. 820
- ✓ MALFORMAÇÕES ARTERIOVENOSAS. 821
- ✓ MALFORMAÇÕES VASCULARES MISTAS 822
- ✓ FÍSTULAS ARTERIOVENOSAS DIRETAS 822
- ✓ REFERÊNCIAS BIBLIOGRÁFICAS. 824

INTRODUÇÃO

Malformações vasculares (MV) são conjuntos de vasos dilatados que resultam de erros no seu processo de diferenciação, ocorridos no período embrionário, mas muitas vezes não evidentes ao nascimento. A alteração básica está presente, mas a dilatação vascular, que provoca as manifestações clínicas, pode levar de meses a anos para se desenvolver. Essa dilatação vascular tem a tendência de ser contínua, incluindo a periferia das lesões, onde vasos malformados podem persistir latentes até idade adulta.[1-3]

As MVs foram confundidas com tumores, mesmo na literatura especializada, por muitos anos, e essa confusão ainda persiste, em parte por causa da grande dificuldade de diagnóstico diferencial na fase precoce, mas deve ser combatida em prol de decisões terapêuticas adequadas. Há a tendência de uso abusivo do termo hemangioma, e terapêuticas indicadas para esse diagnóstico são frequentemente aplicadas inadequadamente em MV. Hemangioma, sem qualificativos, se refere somente aos tumores infantis que têm fase de crescimento rápido seguido de involução espontânea.[4]

As MVs se caracterizam pelo componente vascular predominante: linfáticas, capilares, venosas e arteriovenosas [com fístulas arteriovenosas (FAVs)], mas podem ser mistas. Do ponto de vista fisiológico, podem ser exclusas da circulação (linfáticas), de baixo fluxo (capilares, venosas ou combinações dessas entre si e com as linfáticas) e de alto fluxo, as malformações arteriovenosas (MAVs), que são caracterizadas pela presença de múltiplas FAVs.[1-3]

As MVs necessitam também ser diferenciadas das FAVs diretas, condição em que há ruptura conjunta de uma artéria e de uma veia adjacente, formando uma comunicação a pleno canal, em geral única.[1-3]

O Quadro 58-1 apresenta o resumo das características das lesões vasculares relevantes no diagnóstico diferencial de MV.

A abordagem clínica das lesões vasculares de cabeça e pescoço apresenta diferenças por faixa etária. No neonato que se apresenta com mancha vascular, a dificuldade está no diagnóstico diferencial entre MV e tumores, especialmente o hemangioma da infância. O parâmetro mais prático é a evolução temporal, que necessita de pelo menos alguns meses de seguimento para se ter segurança de afirmar que a lesão não está tendo evolução rápida, o que descarta hemangioma e fecha o diagnóstico de MV. A ansiedade dos pais pode ser bastante difícil de controlar, pois eles querem ter a sensação de que não se está perdendo nenhuma chance de tratamento, o que pode favorecer o oportunismo na indicação de procedimentos, diagnósticos e terapêuticos, desnecessários em última análise. Na infância, esse diagnóstico diferencial está mais bem delineado e, em geral as MVs crescem muito lentamente. Os hemangiomas provocam ainda ansiedade, pois é difícil o médico passar a segurança de que a lesão irá regredir sem tratamento, havendo ainda o risco de intervenção exagerada. A indicação de intervenção medicamentosa ou cirúrgica deve-se guiar por alterações funcionais e obstrução de cavidades. Na adolescência, os hemangiomas já não estão em questão, e as MVs passam a ser problema mais relevante, fazendo os pacientes procurarem o tratamento com maior frequência, tanto porque as lesões crescem, como porque as alterações estéticas são as que mais incomodam. Alterações funcionais, como dor, pulsatilidade, frêmito e obstrução de cavidades, podem aparecer. Na idade adulta, as MVs crescem mais, aumentando as repercussões funcionais e dando lugar a úlceras e hemorragias, e as indicações de tratamento são estéticas em menor proporção. Lesões que se apresentam nessa fase necessitam diagnóstico diferencial com FAVs diretas, tumores vasculares, como o sarcoma de Kaposi, e outros tumores, como sarcomas e metástases. A existência de MV dérmica de cabeça e pescoço invoca alterações intracranianas associadas, as síndromes de Sturge-Weber e Wyburn-Mason, mas embora seja indicada a investigação de sinais e sintomas neurológicos, bem como de alterações estruturais no encéfalo, a associação é rara. A existência de lesões extracranianas na linha mediana evoca o diagnóstico de *sinus pericranii*, que necessita ser descartado.[1-3]

A investigação radiológica, quando indicada, guia-se pelo princípio de menor invasão. A ultrassonografia (US) com Doppler pode ser realizada em crianças sem a anestesia geral, traz muitas informações sobre a lesão e eventuais alterações associadas, mas precisa ser realizada por operador familiarizado com as lesões vasculares. Visto com olhar crítico e estando em concordância com o quadro clínico, pode ser suficiente para estabelecer o diagnóstico e guiar o tratamento das MVs de baixo fluxo. A tomografia computadorizada (TC) e a ressonância magnética (RM) proporcionam ótimas imagens seccionais, favorecendo a avaliação das estruturas profundas, permitem o diagnóstico diferencial com tumores e a obtenção de imagens vasculares. A TC é vantajosa quando se necessita de estudo conjunto das estruturas ósseas, a obtenção das imagens é bastante rápida, mas há a necessidade de injeção de meio de contraste iodado endovenoso. A RM permite melhor apreciação das partes moles, pode oferecer imagens vasculares sem uso de contraste, mas é de obtenção mais demorada. Os equipamentos têm qualidade de imagem variável. Por tudo isso, a escolha da avaliação por TC ou RM deve levar em conta o paciente, a lesão e a condição do serviço.[3]

A Neurorradiologia Intervencionista pode contribuir na abordagem das lesões vasculares tanto do ponto de vista diagnóstico, quanto do terapêutico. O papel da angiografia no diagnóstico era mais importante antes da introdução dos métodos de imagem não invasivos descritos anteriormente, mas ainda é necessária em situações de exames inconclusivos ou incongruentes, e para caracterização detalhada que permita o planejamento terapêutico. Na terapêutica, as modalidades de intervenção são a escleroterapia, indicada nas MVs de baixo fluxo, e a embolização, indicada nos tumores, nas malformações e FAV. A embolização pode

Quadro 58-1. Principais características das lesões vasculares no diagnóstico diferencial de malformação vascular

	Hemangioma congênito	Hemangioma infantil	Tumores vasculares associados à síndrome de Merrit-Kassalbach – hemangioendotelioma Kaposiforme e angioma Tufoso	Outros tumores vascularizados	Malformação linfática	MV capilar	MV venosa	Malformação arteriovenosa	Fístula arteriovenosa direta
Terminologia antiga a ser evitada	Hemangioma capilar	Hemangioma capilar	Hemangioendotelioma e angioblastoma	Hemangioma	Linfangioma, higroma cístico	Hemangioma plano, mancha "vinho do porto"	Hemangioma cavernoso	Angioma	Aneurisma cirsoide
Idade de aparecimento	Nascimento	2 semanas a 2 meses de vida	Neonatos (60%), crianças (33%) e raramente em adultos	Qualquer idade	Intra-útero até idade adulta, com pico no primeiro ano	Nascimento	Desde o nascimento (50%) até a idade adulta	Desde o nascimento até a idade adulta	Qualquer idade
Fase de crescimento rápido	Não, dimensão máxima ao nascimento	Sim, no primeiro ano de vida. Cresce sem alargar sua base.	Não, crescimento progressivo com tendência à infiltração	Raramente	Não, mas os cistos podem aumentar por hemorragia	Não	Em geral contínuo, períodos de aceleração	Em geral contínuo, com períodos de aceleração	Pode haver, mas em geral é contínuo
Involução espontânea	Há dois tipos, um involui até os 2 anos, outro não	Sim, total ou quase total, até os 7 anos	Não	Não	Não, mas após as hemorragias voltam ao volume basal	Não	Não	Não	Não
Aspecto	Abaulamento, com ou sem alteração de cor e telangiectasias	Abaulamento, com ou sem alteração de cor (vermelho claro para escuro) e telangiectasias	Tumoração volumosa (HE) ou mancha violácea (AT)	Abaulamento sem aspecto vinhoso ou telangiectasias	Abaulamento sem aspecto vinhoso ou telangiectasias	Mácula de rosada a vermelho escuro	Abaulamento violáceo ou não, expansível com manobra de Valsalva	Abaulamento, componentes serpiginosos	Abaulamento, componentes serpiginosos marcados
Palpação	Massa fibroelástica, pulsátil, não compressível	Massa fibroelástica, pulsátil, não compressível	Normal ou massa fibroelástica	Massa não compressível, pulsátil ou não	Cistos únicos ou múltiplos	Normal	Compressível, com trombos calcificados (flebólitos)	Pulsação, frêmito, calor	Pulsação e frêmito intensos
Fluxo	Alto	Alto	Variável	Moderado a alto	Ausente	Baixo	Baixo	Alto	Alto
Hemorragias	Raras	Raras	Raras	Não	Não	Não	Muito raras, com trauma	Frequentes	Raras
Ulcerações	Raras	Raras	Raras	Não	Não	Escarificação	Raras	Sim	Sim
Angiografia	Blush capilar aumentado	Blush capilar aumentado, drenagem venosa rápida	Blush capilar aumentado ou normal	"Blush" capilar aumentado	Normal	Normal	Retenção de contraste em lagos venosos	Dilatação arterial, nidus e opacificação venosa precoce	Opacificação venosa precoce, dilatação arterial e venosa
Tratamento	Observação, medicamentoso, raramente embolização e cirurgia	Observação, medicamentoso, raramente embolização e cirurgia	Medicamentoso e cirúrgico	Cirúrgico, eventualmente embolização pré-operatória	Escleroterapia, cirurgia	Laser, raramente ressecção cirúrgica	Escleroterapia, cirurgia	Embolização e/ou cirurgia	Embolização

ter intenção curativa (FAV, malformações arteriovenosas pequenas), terapêutica (redução progressiva em sessões múltiplas de embolização), paliativas (hemorragias agudas, redução do volume de lesões grandes e irressecáveis), ou pré-operatórias (embolização de 24 a 72 horas antes de procedimento cirúrgico visando a reduzir a hemorragia intraoperatória).

Na seção seguinte analisaremos as técnicas de tratamento por Radiologia Intervencionista e nas demais, os aspectos clínicos, diagnósticos e terapêuticos de cada um dos tipos de lesão vascular.

TÉCNICAS DE TRATAMENTO POR RADIOLOGIA INTERVENCIONISTA

Embolização Intra-Arterial

A embolização endovascular pode ser realizada por cateterismo seletivo ou superseletivo. No primeiro caso, um cateter usado para angiografia diagnóstica de calibre 4 Fr é colocado na artéria carótida externa ou em um dos seus ramos, como a artéria facial ou maxilar interna.[5] Os materiais utilizados para embolização são micropartículas de 150 a 1.000 mícrons, e fragmentos de esponja cirúrgica (Gelfoam®, por exemplo). É utilizada principalmente em situações de emergência hemorrágica.

O microcateterismo superseletivo é realizado com sistema coaxial, que consiste em um catéter de 5 ou 6 Fr colocado na artéria carótida comum, através do qual é introduzido um microcatéter de 1,5 a 2,3 Fr sobre fio-guia de 0,008 a 0,014 polegada de diâmetro. Este pode chegar até artérias distais de trajeto tortuoso, de onde é realizada a embolização. Para o uso deste sistema é necessária a heparinização plena. É possível atingir artérias de calibre muito pequeno com baixo risco de espasmo, aumentando a segurança, permitindo o uso de êmbolos líquidos ou partículas menores e, por isso, aumentando a efetividade. A radioscopia de boa qualidade com recurso de *road-mapping* (radioscopia sobre imagem angiográfica) é essencial. Para excluir a presença de eventuais anastomoses com ramos intracranianos, é obrigatória a realização de angiografia superseletiva em todas as posições de onde se vão injetar êmbolos.[6]

Entre os êmbolos usados por microcateterismo, os mais simples são as micropartículas, que injetadas na corrente sanguínea progridem até vasos que tenham o seu calibre, acomodam-se e, impedindo o fluxo. Existem partículas convencionais, de formato irregular, e esféricas, que por serem mais regulares avançam até atingir um segmento do vaso com o calibre mais próximo ao seu. Se para a injeção seletiva podem ser usadas partículas de até 1.000 mícrons, por microcateterismo evita-se o uso daquelas maiores que 700 mícrons pelo risco de oclusão associada ao pequeno calibre do microcatéter. Quanto menor o tamanho, melhor a redução da circulação intralesional, mas partículas muito pequenas podem provocar isquemia de pele, mucosa e nervos, somente podendo ser utilizadas em cateterismos superseletivos de artérias que não os irriguem, como os segmentos mais distais da artéria meníngea média. Quando se realiza a embolização por artérias que irrigam essas estruturas citadas, não se deve usar partículas inferiores a 150 mícrons (convencionais) ou inferiores a 300 mícrons (esféricas). Em lesões macrofistulares, as partículas podem passar pelos vasos lesionais diretamente para a circulação venosa. Elas não provocam oclusão definitiva, sendo por isso usadas no controle de hemorragias e no preparo pré-operatório, especialmente dos tumores. O uso desse material para embolizações que objetivam a redução das MAVs pode até mesmo provocar piora por ulcerações, uma vez que causam isquemia na pele ou mucosa, pois têm maior capacidade de ocluir vasos normais que os anormais. Após a embolização dos vasos distais de pequeno calibre, utilizam-se macroêmbolos no pedículo com o objetivo de aumentar o tempo de duração dos efeitos do procedimento.[3,6]

Adesivo acrílico (Histoacryl®, Glubran®) pode ser usado para a oclusão de vasos de médio e pequeno calibres, especialmente quando há fluxo rápido, como nas MAVs e FAVs. Por causar oclusão definitiva, está associado a complicações mais graves, como necrose tecidual, passagem por anastomoses para a circulação cerebral ou ocular, além de adesão do microcatéter. O líquido se polimeriza ao contato com substâncias iônicas, como o sangue, sendo necessário lavar cuidadosamente o microcatéter com soro glicosado a 5%. É utilizado diluído em contraste oleoso (Lipiodol®), o que permite sua visibilização na radioscopia e retarda o tempo de polimerização. A diluição varia de 1:1 em fístulas de fluxo rápido a 1:4 em *nidus* microfistulares. O uso desse produto exige experiência para se lidar com as contradições: diluição muito grande faz com que a polimerização não ocorra e o produto se consolide apenas quando atinge a veia ou a circulação pulmonar; diluição pequena faz que a polimerização seja rápida, com oclusão do pedículo sem penetração no nidus e aderência do microcatéter; injeção muito curta não permite a penetração no nidus; injeção demorada pode levar à adesão do microcatéter; injeção veloz leva a refluxo precoce ou a passagem descontrolada para a veia; injeção muito lenta não permite o uso de volume suficiente para penetração do produto. O cianoacrilato enrijece os vasos onde é injetado, por isso os resultados estéticos da embolização não são brilhantes. Pode também induzir reação inflamatória com granulomas de corpo estranho, que muitas vezes drenam espontaneamente.[3,6]

Existe outro êmbolo liquido que substitui o cianoacrilato com vantagens. O EVOH diluído em DMSO (Onyx®, EV3 e Squid®, Balt) não é um adesivo, ele se precipita solidificando da periferia para o centro e permite injeções prolongadas, controladas, que raramente retêm o microcatéter e penetram o nidus com uma coluna contínua, o que reduz o risco de recanalização, além de causar reação inflamatória mais raramente. O uso desse produto restringe os microcatéteres, que devem ser escolhidos entre aqueles que são compatíveis com o DMSO, solvente que perfura os comuns. O uso desse produto em artérias que irrigam pele ou mucosas pode escurecer essas superfícies, pois trata-se de líquido negro.[3,6]

O material embolizante líquido absorvível com nome comercial de Ethibloc®, útil em lesões superficiais, não é disponível no Brasil.[6]

O uso de materiais de oclusão mecânica, como molas, balões destacáveis e *plugs* vasculares é recomendado em grandes fístulas, devendo ser evitados em lesões com *nidus*.[3,6]

Embolização por Punção Direta

A embolização por punção direita de alguns tumores e MAV tem vantagens sobre o microcateterismo, desde que a lesão seja acessível através da pele ou mucosa. Entre elas pode-se citar o custo baixo, que possibilita várias repetições; acesso direto ao nidus, mesmo com ligaduras ou embolizações proximais prévias; injeções de adesivo tissular de longa duração sem risco de retenção da agulha e penetração excelente do produto no *nidus*.[7] A punção é guiada por angiografia e *road-mapping*, por meio de um cateter diagnóstico mantido na artéria nutridora durante o procedimento, sob perfusão contínua, pois se evita o uso de heparina. São utilizados escalpes de 23 ou 25 gauge presos em um porta-agulha cirúrgico, para que a mão do operador fique mais distante do feixe de radiação e para que se tenha maior estabilidade da agulha durante a injeção. Lesões mais profundas podem ser atingidas com agulhas de punção raquiana de 25 Gauge.

Após a obtenção de refluxo sanguíneo na agulha, a angiografia pode ser realizada ou não. Quando o refluxo é volumoso, a angiografia pode ser realizada, mas quando é lento, a injeção de contraste frequentemente faz romper o pequeno vaso atingido, inviabilizando a embolização.

O material de escolha para injeção é o cianoacrilato, diluído em contraste oleoso na proporção de 1:4. A penetração do produto é controlada por um *road-mapping* sem marcação de vasos (obtido sem a injeção de contraste). A injeção deve ser lenta e contínua, enquanto vasos do *nidus* são atingidos. Quando há refluxo a contra-corrente para artérias distantes do mesmo, ou quando o adesivo atinge a veia de drenagem, a injeção é interrompida por 5 a 10 segundos e, então, reiniciada, até que retome a direção do *nidus*. O momento de parar a injeção é decidido caso a caso, mas em geral ela é interrompida após duas tentativas sem sucesso na retomada, ou quando há a obstrução da agulha. A embolização por punção direta também pode ser feita com EVOH, mas é difícil avaliar se há compensação para o aumento de custo.

Complicações potenciais são a oclusão de vasos superficiais com necrose de pele ou mucosa, passagem do produto até as veias e a circulação pulmonar (que raramente é sintomática), injeção extravascular e reação tipo granuloma de corpo estranho posteriormente.[3,6]

Embolização com Álcool Absoluto

O uso de álcool absoluto para o tratamento endovascular de tumores e MAV começou nos anos 1980 e permanece de uso restrito a poucos centros, talvez por causa do manejo difícil.[8,9] As vantagens do álcool sobre o cianoacrolato e o EVOH seriam o baixo custo e o fato de não se formar uma massa de material embólico que enrijeça o tecido, reduzindo a necessidade de ressecção cirúrgica posterior. Injetado tanto por microcatéteres, quanto por punção direta, o produto exige que a injeção seja superseletiva e há necessidade de controle do fluxo para evitar que ele atinja os pulmões, o que poderia provocar complicações graves. Ulcerações e paralisia de nervos cranianos são complicações também observadas.[9]

Embolização por Via Venosa

A abordagem do *nidus* por via venosa retrógrada é opção tecnicamente apurada, que pode ser usada em casos particulares. A veia pode ser abordada por punção direta ou cateterismo, e pode ser usado catéter com balão para controle do fluxo. Cianoacrilato, EVOH e álcool absoluto podem ser usados, injetados de forma a penetrar o *nidus* retrogradamente.[10]

Escleroterapia

A escleroterapia é realizada por punção direta e é indicada nas lesões de baixo fluxo, ou seja, nas MVs que têm predomínio dos componentes linfático ou venoso. Por meio da punção, é injetado um fármaco que age na parede do vaso, causando lesão que leva ao colabamento e à trombose. No caso de lesões pouco aparentes ou próximas a estruturas nobres a serem preservadas, a punção pode ser guiada por US.[3,11]

Vários esclerosantes são descritos, entre eles o álcool absoluto, polidocanol, bleomicina, etanolamina, OK432 e doxicilina, tetradecil sulfato sódico (STS), estes três últimos não disponíveis no país. O álcool absoluto é um excelente esclerosante, mas nas lesões de cabeça e pescoço se associa à lesão de nervos cranianos e ulceração de pele e mucosas. A etanolamina é um bom agente indutor de trombose, mas pouco age na parede dos vasos anômalos, se associando à posterior recanalização.[3,11]

O polidocanol tem custo baixo, alta disponibilidade, é um bom esclerosante que não causa efeitos sistêmicos e raramente induz ulcerações. É utilizado em forma de espuma, o que aumenta a viscosidade e o tempo de contato com a parede vascular, em uma diluição 1-2-3-4 (1 mL de xilocaína, 2 mL de polidocanol a 3%, 3 mL de água destilada e 4 mL de ar). Duas seringas de 10 mL são conectadas por uma torneira, e a transferência do conteúdo de uma para a outra sob pressão manual produz a espuma. Dependendo da extensão da lesão, até três doses podem ser injetadas por sessão. Sinais flogísticos se desenvolvem desde a injeção e persistem por 3 a 4 dias. Ulceração de mucosa é a complicação mais importante. Cuidado deve ser tomado quando a lesão comprime a via aérea, pois pode obstruí-la totalmente na fase flogística (Fig. 58-1).[3,11]

A bleomicina é um antibiótico com atividade citostática que tem boa capacidade esclerosante, mas cujo uso exige precaução pelo risco de fibrose pulmonar, risco esse que é minimizado pelo controle da dose, que não deve exceder 15 unidades por injeção, intervalo mínimo de 3 semanas entre sessões e dose cumulativa máxima de 300 unidades.[3,11]

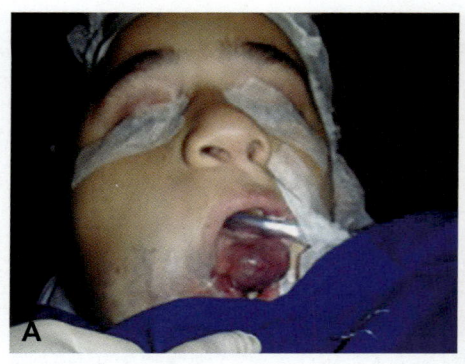 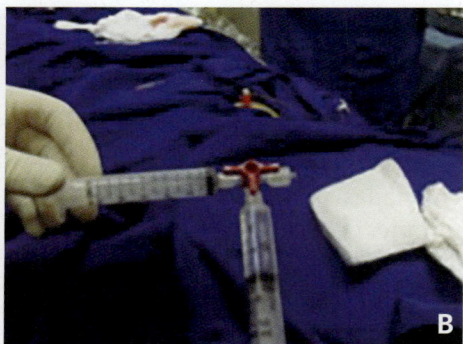 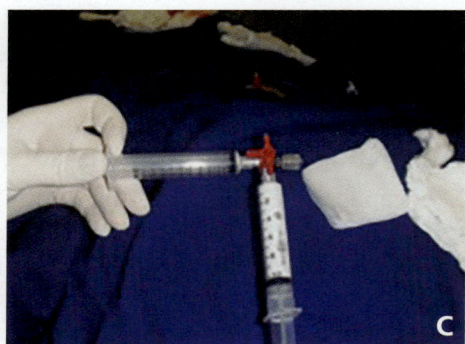
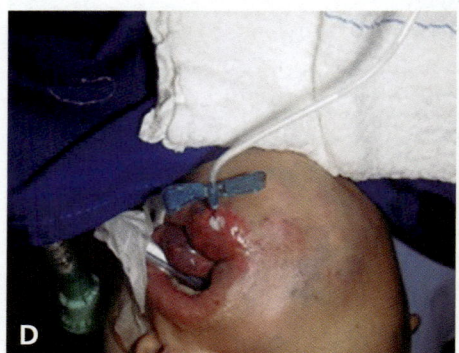 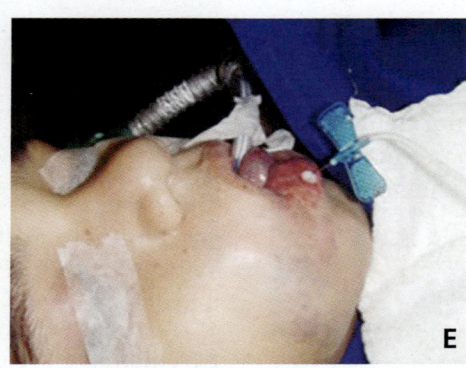

Fig. 58-1. Técnica da escleroterapia com polidocanol. O paciente está sob anestesia geral por ser criança. (A) Aspecto violáceo da lesão expansiva jugal direita. (B) Seringas conectadas, uma delas contendo o polidocanol, com água destilada e xilocaína. (C) Espuma formada pela agitação da solução. (D) Punção direta da lesão. (E) Após a injeção da espuma, há o clareamento da lesão.

HEMANGIOMAS E OUTROS TUMORES VASCULARES

Hemangiomas infantis são tumores de células endoteliais com a peculiaridade de ter uma fase de rápida proliferação celular, seguida de involução que se inicia em torno dos 10 meses e se completa entre 5 e 10 anos. Os hemangiomas são os tumores mais frequentes na infância, com incidência de 4%. A incidência é maior em meninas (3:1), em prematuros de baixo peso e em famílias de pele clara.[3,12] O primeiro sinal do hemangioma é a mácula eritematosa ou a teleangectasia localizada. Em um quinto dos pacientes é multicêntrico. A região da cabeça e pescoço é portadora de mais da metade das lesões, mas já foram descritos hemangiomas em todos os órgãos, incluindo o cérebro.[3]

A anatomia patológica teve importante avanço com a descrição de um marcador, o GLUT1, que confirma o diagnóstico.[12]

Complicações, como obstrução de cavidades, ulcerações e hemorragias, podem ocorrer em até 20% dos portadores.[2,3]

O diagnóstico é feito por RM, onde se apresenta como massa lobulada isointensa ao músculo em T1 e hiperintensa em T2, com vasos de alto fluxo no interior e na periferia. Na fase de involução passa a ser substituído por gordura. O aspecto angiográfico é de *blush* bem delimitado, lobulado, intenso e persistente, nutrido por múltiplas artérias, podendo haver opacificação venosa precoce. A angiografia é raramente necessária.[3]

O tratamento inicial é medicamentoso, sendo o propranolol, os corticóides e o interferon as drogas mais utilizadas. A ressecção cirúrgica pode ser necessária em qualquer das três fases de evolução, especialmente nas ulcerações e obstruções de cavidades, mas também para correção estética da pele e dos contornos alterados. A embolização é indicada raramente, especialmente como adjuvante do tratamento clínico, quando sua resposta tarda.[3]

Há cerca de 1 década se distinguem os hemangiomas congênitos, que têm o aspecto histológico distinto, apresentam-se na dimensão máxima ao nascimento e têm incidência semelhante em ambos os gêneros. Há um grupo que involui no primeiro ano de vida (RICH – *rapidly involuting congenital hemangiomas),* e outro que não involui (NICH – *non-involuting* congenital hemangiomas).[3,12]

Há ainda dois tipos mais raros de tumores vasculares na infância que se associam à síndrome de Merrit-Kassalbach, coagulopatia de consumo, os hemangioendoteliomas kaposiformes e os angiomas tufosos.[12]

Miscelânea de lesões ainda mais raras é descrita como diagnóstico diferencial de hemangiomas: a) outros hemangiomas, tumores que, embora tenham histologia e comportamento clínico diversos, recebem o mesmo nome, como o h. de células fusiformes, h. epitelioide ou h. sinusoidal; b) lesões reativas benignas, como o granuloma piogênico; (c) tumores vasculares benignos, como angiolipoma; d) tumores vasculares intermediários, como hemangioendotelioma retiforme; e) tumores vasculares malignos, como hemangioendotelioma epitelióide e angiossarcoma; f) lesões infecciosas, como sarcoma de Kaposi; g) lesões ósseas.[3]

Outros tumores ricamente vascularizados, necessitam da angiografia no diagnóstico, no planejamento terapêutico e na preparação pré-operatória. Os nasoangiofibromas, paragangliomas, meningiomas e os hemangiopericitomas raramente aparecem na infância, mas podem apresentar crescimento subcutâneo. Metástases podem apresentar vascularização exuberante, sendo à de carcinoma renal o melhor exemplo.[1-3]

MALFORMAÇÕES VASCULARES CAPILARES

MVs capilares são aparentes na derme, as chamadas "manchas vinho do Porto". Raramente, na síndrome de Sturge-Weber, causam intumescimento de tecidos mais profundos e podem resultar em alteração angiográfica.[2,3] Há situações em que a MV capilar se sobrepõe à MV mais complexa (venosa, arteriovenosa, mista).[3]

Não há indicação de angiografia ou embolização na grande maioria dos casos. A exceção são as grandes lesões dos portadores da síndrome de Sturge-Weber, que podem atingir as gengivas, causando deterioração dos dentes. Para a exodontia, é necessária uma embolização pré-operatória, não visando a tratar a doença, mas reduzir a hemorragia relacionada com o procedimento.

MALFORMAÇÕES VASCULARES LINFÁTICAS

As MVs linfáticas podem ser macro ou microcísticas.[3] As lesões macrocísticas são comuns no pescoço ("higromas císticos"), nas raízes dos membros, podendo ocorrer na órbita ou região periorbitária. Estes cistos podem ser únicos ou múltiplos, intercomunicantes ou não. São preenchidos por líquido claro, que pode ter conteúdo hemático em diferentes fases de degeneração. As MVs linfáticas podem ser diagnosticadas intra-útero, no neonato, na infância e raramente no adolescente ou adulto. Apresentam-se como processos expansivos, de consistência cística, não compressíveis e não aumentam com a manobra de Valsalva. As lesões apresentam crescimento paralelo ao da criança, podendo haver episódios de aumento ou intumescimento, coincidentes com quadros infecciosos e, às vezes, atribuídos à hemorragia, com posterior volta ao estado basal. Infecção com aumento de volume (que pode ser importante quando a lesão se localiza próxima à via aérea) e eventual quadro sistêmico são as complicações mais graves. Na RM, têm hipersinal nas sequências ponderadas em T2 e isossinal em T1, sem impregnação pelo gadolíneo. Coágulos e nível líquido-líquido são comuns. Alterações estéticas e funcionais são as principais indicações de tratamento. A excisão cirúrgica e a escleroterapia percutânea são as modalidades de tratamento usadas.[3]

A escleroterapia se associa a bons resultados com baixo risco de complicações. A punção dos cistos pode ser feita sob controle ultrassonográfico, que permite também checar se não há extravasamento, e se os cistos foram totalmente preenchidos (Fig. 58-2). Alternativamente, cistografia com contraste pode ser usada para estimar o volume do esclerosante a ser injetado. Os agentes esclerosantes que se associam a melhor resultado são o OK-432, doxicilina e bleomicina. O polidocanol tem desempenho inferior, mas se associa a menos complicações que o álcool absoluto.[3,11]

As lesões microcísticas apresentam-se como bolhas cutâneas pequenas (até 5 mm), muitas vezes associadas a MVs venosas ou MVs linfáticas macrocísticas. O tratamento

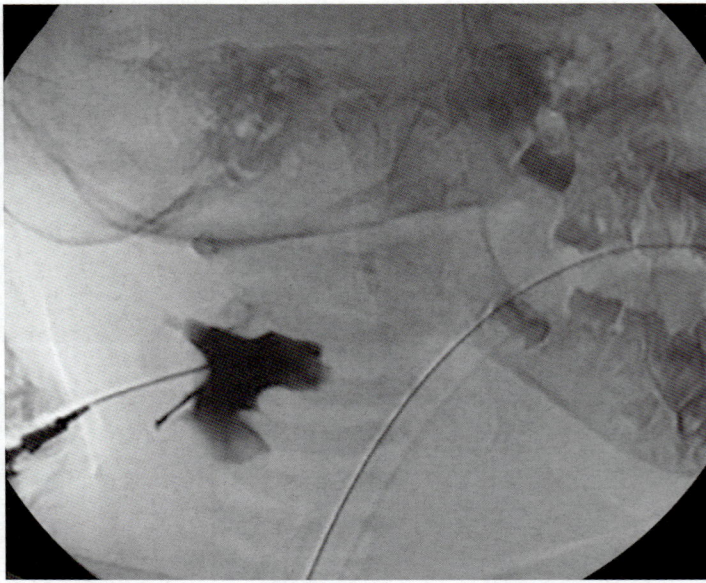

Fig. 58-2. Punção direta de malformação linfática macrocística com injeção de meio de contraste iodado, notando-se a ausência de drenagem da lesão.

percutâneo é prejudicado pela multiplicidade das bolhas, e o tratamento cirúrgico é uma opção.[1,3]

MALFORMAÇÕES VASCULARES VENOSAS

As MVs venosas são conjuntos de veias redundantes, com tendência à dilatação, que apresentam uma ampla variabilidade, de varicosidades dérmicas a massas espongiformes complexas que permeiam os planos teciduais, podendo envolver a via aérea. A localização mais comum cervical é na bochecha e lábios. Cerca de metade dos pacientes têm a lesão aparente já ao nascimento, sendo que as demais aparecem ao longo do desenvolvimento e algumas até no adulto. A pele sobre a lesão pode ser normal ou apresentar uma coloração azulada. São compressíveis, com reenchimento lento, não pulsáteis, aumentam durante a manobra de Valsalva e têm influência gravitacional, ficando, portanto, mais dilatadas de manhã, no caso de lesões de cabeça e pescoço. As veias malformadas da lesão sofrem dilatação progressiva, tromboses, trombólises, e os trombos persistentes calcificam, resultando em flebólitos, que podem ser palpados em alguns casos. O crescimento da lesão acompanha o da criança, mas a dilatação progressiva continua no adulto. Traumatismo, puberdade e gestação podem aumentar o ritmo de crescimento. Hemorragias são infrequentes, associadas a traumatismo e de pequeno volume. São frequentemente denominadas, de maneira imprópria, de hemangiomas ou hemangiomas cavernosos. A coagulopatia de consumo pode acompanhar as MVs venosas, se muito extensas, sendo indicada a investigação e a correção antes de procedimentos cirúrgicos de qualquer natureza. Na investigação radiológica, a RM é o método mais importante, mostrando vasos dilatados, com hipersinal em T2, de calibres variados, que se preenchem de contraste. A US com Doppler é importante apoio diagnóstico, assim como as radiografias simples

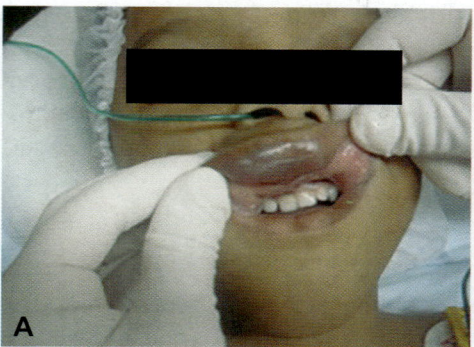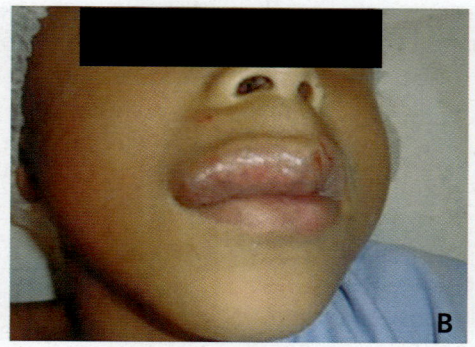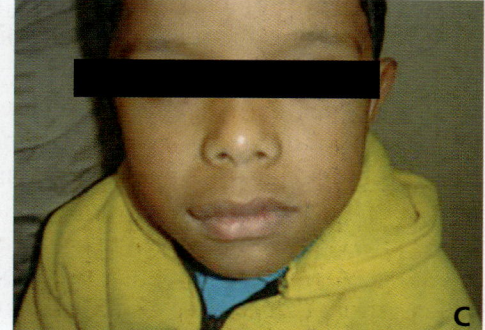

Fig. 58-3. Evolução de MV venosa após escleroterapia. (A) Aspecto pré-tratamento. (B) Imediatamente após a injeção do polidocanol em espuma. (C) Controle após 30 dias mostrando a diminuição do volume e clareamento da lesão.

e a TC. A angiografia não é necessária para o diagnóstico, a não ser que haja suspeita de comunicação arteriovenosa não descartada em definitivo pelos exames não-invasivos. O aspecto angiográfico é de lagos venosos que se opacificam em tempo tardio. A decisão de tratamento se deve a queixas estéticas, álgicas e funcionais. A escleroterapia, pela menor invasão, em geral, precede ou retarda a excisão cirúrgica (Fig. 58-3).[3]

A punção dos lagos venosos pode ser guiada por exame clínico ou por US. Flebografia com contraste pode ser realizada para verificar o volume e a velocidade de fluxo da lesão (Fig. 58-4). Os agentes esclerosantes usados são o álcool absoluto, polidocanol e bleomicina. Apesar do desempenho inferior, o polidocanol aqui também é preferido em razão da segurança.[3] As lesões pequenas respondem melhor que as grandes. No caso de má resposta, recomenda-se reinvestigação, com angiografia, pela possibilidade de MV arteriovenosa microfistular associada. Em ocasiões especiais, a conexão do lago venoso com as grandes veias cervicais necessita ser ocluída, o que reduz a velocidade do fluxo e permite melhor ação do esclerosante. Mesmo lesões que respondem à escleroterapia persistem com tendência de crescer, tanto nos canais tratados, como em outros que os circundam. É importante que as expectativas do médico, do paciente e da sua família sejam ajustadas ao fato de que a escleroterapia é uma forma de controle, e não de cura da MV venosa.

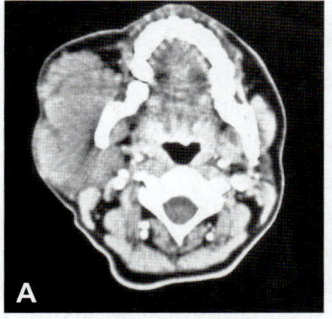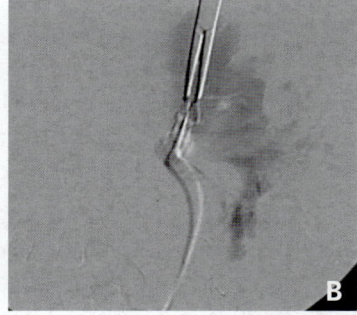

Fig. 58-4. Punção direta de MV venosa extensa. (A) Tomografia computadorizada da face mostrando lesão expansiva na região mandibular direita que se associa à deformidade óssea.
(B) Punção direta e flebografia da lesão, mostrando a drenagem inferior para o sistema venoso.

MALFORMAÇÕES ARTERIOVENOSAS

As MAVs são as lesões mais desafiadoras, e por vezes frustrantes, para quem trata MV. São caracterizadas pela presença de comunicações arteriovenosas múltiplas, sendo identificadas as variantes microfistular e macrofistular, esta com fluxo mais alto, e possuem três componentes distintos. O *componente arterial* é formado por uma rede de artérias ectasiadas, tortuosas e, às vezes, com dilatações focais, alterações essas que são proporcionais ao fluxo, podendo ser muito discretas ou exuberantes nos casos mais graves. O *nidus* é formado pelos vasos interpostos entre os segmentos distais das artérias e o início das veias de drenagem. São os vasos que provocam comunicação arteriovenosa, e eles são o alvo de qualquer tratamento planejado. As *veias de drenagem* de uma malformação podem ser únicas ou múltiplas, exibindo também estenoses, além de dilatações. Ocorrem sobre diversas estruturas, como ossos e músculos, mas são mais frequentes no subcutâneo, podendo se estender de uma estrutura a outra.[2,3]

As MAVs apresentam-se como massas ou manchas vasculares que crescem desde a infância, paralelamente ao crescimento corporal, às vezes, com períodos de aceleração. São aparentes ao nascimento em metade dos pacientes. Sinais de hiperfluxo, como pulsatilidade, calor e sopro podem aparecer, raramente culminando em insuficiência cardíaca. No entanto, é mais frequente que os pacientes se queixem do efeito expansivo, com deformidade e dor. A progressão continua mesmo no adulto, muitas vezes após – trauma ou gestação, mas outras espontaneamente, levando a ulcerações e hemorragias, que podem comprometer gravemente a saúde do portador. Há um estadiamento usado na literatura, que embora tenha algumas falhas pode balizar as decisões clínicas.[2,3]

Classificação de Schobinger:[13]

I. Fase quiescente.
II. Fase de crescimento rápido.
III. Fase sintomática, com presença de dor, úlceras e hemorragias.
IV. Sintomas da fase III com insuficiência cardíaca.

As críticas a esse sistema de estadiamento são em decorrência da raridade de insuficiência cardíaca no adulto e a falsa noção de progressão, pois alguns pacientes em Fase II evoluem pra Fase III, mas outros estabilizam e voltam para Fase I.

Os exames de imagem não invasivos não são fundamentais para o diagnóstico, mas são importantes para detalhar a profundidade e a extensão do acometimento, sendo a RM mais indicada para avaliar tecidos moles e a TC, estruturas ósseas. O aspecto angiográfico é caracterizado pela presença de emaranhado vascular, com opacificação de veias na fase arterial, dilatações e ectasias. As dimensões variam, chegando as lesões muito grandes a ocupar enorme proporção do segmento envolvido. Ao contrário das lesões de baixo fluxo, o planejamento terapêutico das MAVs em geral necessita de angiografia.[2,3]

O tratamento da MAV deve ser multidisciplinar, uma vez que embolização dificilmente consegue o tratamento completo e que a cirurgia é muito mórbida por hemorragia de difícil controle, se não for realizada a embolização pré-operatória. Embolizações paliativas justificam-se em hemorragias agudas, e na tentativa de redução do fluxo e do volume das lesões, visando a aliviar sintomas.[3]

A decisão de iniciar o tratamento é controversa. Na fase quiescente, o tratamento é motivado muitas por questões estéticas, mas também pode ser considerado preventivo das complicações, em que pese que as embolizações parciais podem piorar o quadro, provocando ulcerações e hemorragias. Na fase de crescimento rápido, valem as mesmas considerações pois, como foi dito, a lesão não necessariamente irá piorar, pode voltar espontaneamente à fase quiescente. Na presença de úlceras e hemorragias, em geral se planejam uma ou mais embolizações, seguidas de ressecção cirúrgica. Se essa não é possível ou não está disponível, há que se pesar o risco de enrijecimento, necrose e reações granulomatosas que o uso de cianoacrilato traz.

O alvo do tratamento deve ser sempre o *nidus*.[2,3,6] Ligaduras proximais ou embolizações por via arterial que não penetrem o *nidus* e o início da veia têm efeitos limitados e acabam por dificultar o tratamento futuro, induzindo o aparecimento de uma rede de circulação colateral que se soma e por vezes se confunde com o *nidus*. É importante ressaltar, no entanto, que as MAVs pioram apesar do tratamento parcial, podendo ou não piorar por causa dele.

A escolha da modalidade de embolização é feita pelo operador, influenciado por sua experiência, condições locais e características da lesão. Embolização com partículas se restringe a pré-operatório imediato (1 a 3 dias) e a urgências hemorrágicas. Embolização com cianoacrilato por microcateterismo pode ser útil em lesões profundas ou ósseas e em macrofístulas. Na presença de *nidus* a sua penetração é muito limitada. A injeção de EVOH permite a penetração maior no *nidus*, sendo boa escolha em lesões profundas, sem risco de coloração da pele.[3,6] O uso de álcool absoluto para embolização exige grande experiência. Na experiência recente do autor, a embolização com cianoacrilato por punção direta, quando possível, é a modalidade de escolha, por ter baixo custo, permitir alto volume de embolização, grande seletividade no *nidus* e baixo índice de complicações (Fig. 58-5). A limitação é a falta de material embolizante absorvível, ou menos propenso a enrijecimento e reação inflamatória, o que poderia reduzir a necessidade de ressecção cirúrgica.

MALFORMAÇÕES VASCULARES MISTAS

Associações diversas e complexas podem ocorrer, sendo as mais comuns a malformação capilar e venosa na face e lábio, a malformação venosa e linfática microcística na face e comunicações arteriovenosas microfistulares em malformações venosas.[2,3]

Algumas MVs têm predomínio claramente venoso, mas têm componente arteriovenoso microfistular. Clinicamente, a suspeita desse diagnóstico é feita em MVs venosas que não respondem adequadamente à escleroterapia, são mais túrgidas e têm reenchimento rápido após descompressão. A confirmação é feita pela angiografia, que precisa ser seletiva ou até superseletiva. O tratamento combina embolização, que, na maioria das vezes, necessita ser com partículas pelo diminuto calibre e multiplicidade das artérias aferentes, com escleroterapia.

FÍSTULAS ARTERIOVENOSAS DIRETAS

Fístulas arteriovenosas diretas resultam de ruptura da artéria, que passa a ter comunicação com estrutura venosa relacionada. Em geral, têm origem traumática, mas podem ser congênitas, iatrogênicas, espontâneas ou relacionadas com traumatismos de pouca importância. As fístulas espontâneas podem-se associar a condições que determinam fragilidade do colágeno, como a síndrome de Ehler-Danlos e neurofibromatose, entre outras.[14] São mais comuns no couro cabeludo, podendo aparecer na face e na região parotídea, além da base do crânio (fístulas carótido-cavernosa e vértebro-vertebral). Essas fístulas podem atingir diâmetro grande, alto fluxo e dilatação vascular aberrante. Em razão do desenvolvimento de circulação colateral arterial e venosa, o aspecto pode se assemelhar a *nidus*, mas o grau de dilatação vascular e o calibre da fístula, em geral única, ajudam a fechar o diagnóstico. Zumbido pulsátil e efeito expansivo motivam o paciente a procurar tratamento. O aspecto é de massa com componentes marcadamente serpiginosos, com frêmito, pulsatilidade e reenchimento rápido após descompressão. A ausência de história de trauma e o aparecimento na infância não afastam esse diagnóstico.[2,3,14]

A angiografia é muito importante para o diagnóstico e ela precisa ser completa, estudando a circulação distal à fístula, pois é comum que o fluxo da artéria envolvida se dirija todo para a veia, dando a falsa impressão de que ela está ocluída após a lesão. Na maior parte das vezes, no entanto, a artéria distal tem fluxo retrógrado até a lesão, fluxo esse que é proveniente das anastomoses para seus ramos colaterais.

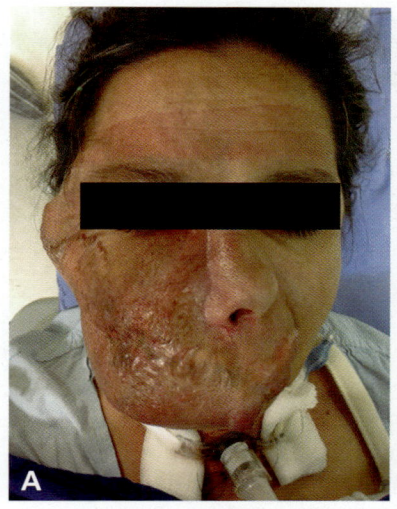
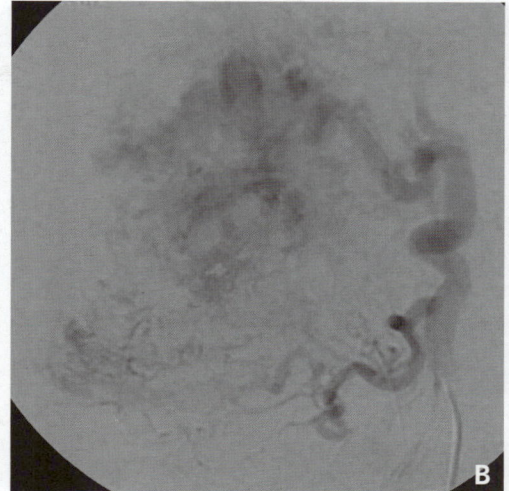
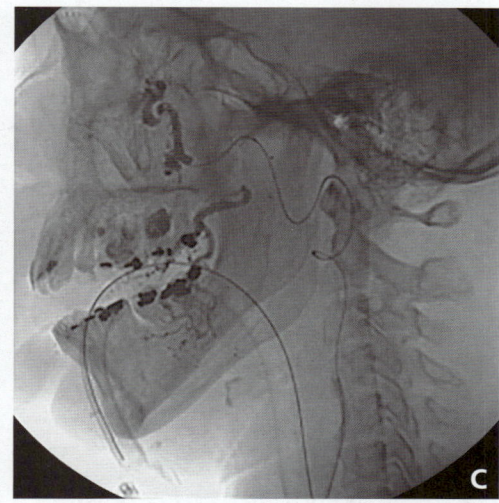
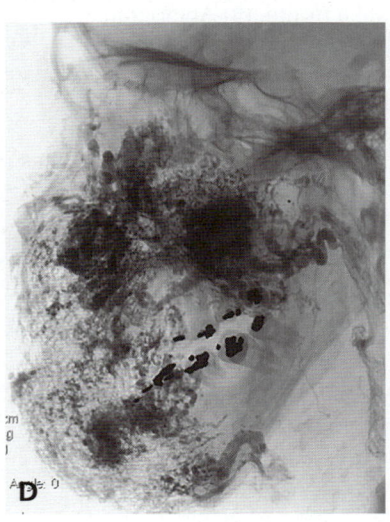
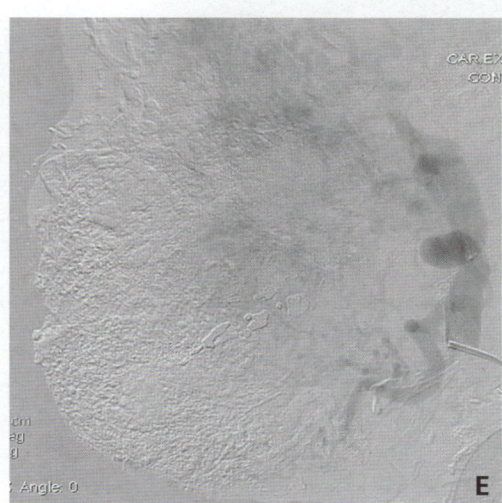

Fig. 58-5. MAV da face. Comparação do volume e penetração nidal entre embolização com cianoacrilato por microcateterismo e por punção direta. (**A**) Aspecto pré-tratamento, notando-se lesão expansiva extensa, deformante, com sinais de ulceração e cicatrizes de cirurgias prévias. (**B**) Angiografia da carótida externa em perfil, pré-tratamento. (**C**) Radiografia pós-embolização de ramos da artéria carótida externa por microcateterismo, observando-se o preenchimento arterial com mínima penetração nidal. (**D**) Radiografia pós-embolização por punção direta evidenciando grande volume de material depositado em vasos de pequeno calibre que compõem o *nidus*. (**E**) Angiografia pós-embolização.

Há duas estratégias de tratamento. Raramente, é possível ocluir o canal fistuloso, preservando a artéria principal, e o melhor exemplo sendo a fístula carótido-cavernosa, pois as trabéculas do seio cavernoso impedem a progressão do material de embolização pela veia, o que de fato ocorre em outras fístulas. Na maioria das vezes, a oclusão da artéria é necessária para a resolução da doença. Essa estratégia de tratamento deve levar em conta que somente a oclusão da transição arteriovenosa, ou seja, da porção terminal da artéria e inicial da veia, é capaz de erradicar a fístula. Nos casos em que a artéria de fato termina na fístula, o acesso é direto. Quando há fluxo anterógrado e retrógrado, a embolização da porção distal pode ser difícil. O microcateterismo pode ser tentado, mas a laceração na artéria por vezes é muito grande e há uma descontinuidade que dificulta a passagem do sistema. A punção direta da artéria distal pode ser boa alternativa. Outra é iniciar a embolização no orifício fistuloso ou início da veia, terminando com a oclusão conjunta da artéria (Fig. 58-6).

Na embolização com preservação da artéria portadora, os materiais mais utilizados são balões destacáveis e molas de destaque controlado. Na oclusão conjunta da fístula e da artéria, é preciso cuidado, pois agentes mecânicos tendem a ocluir a artéria proximalmente à transição arteriovenosa, abrindo a possibilidade de formação de anastomoses para a porção distal da artéria e perpetuação da fístula, agora sem acesso direto para abordagem. Os embolizantes líquidos são os mais adequados para essa finalidade. O fluxo, no entanto, pode ser muito rápido, impossibilitando a adequada deposição do material. A embolização parcial com molas é uma solução, pois reduz o fluxo, e a injeção do cianoacrilato posterior é mais bem controlada. Outras possibilidades são a compressão da artéria ou da veia, quando estas são acessíveis, o uso de balões temporários para reduzir o fluxo ou a injeção sob manobra de Valsalva. O prognóstico é bom quando o objetivo anatômico adequado é atingido, mas o retratamento de lesões embolizadas proximalmente pode ser um desafio.

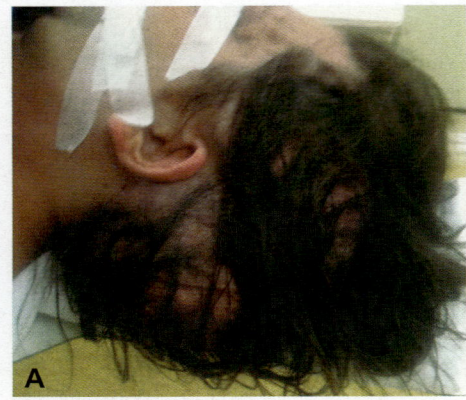
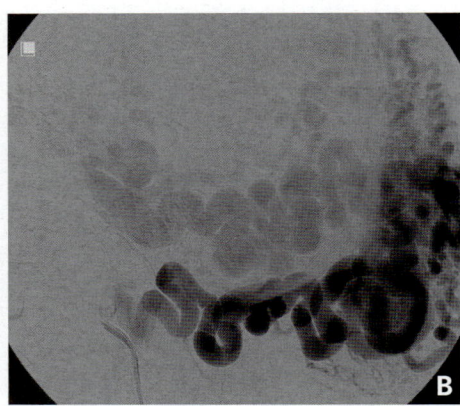
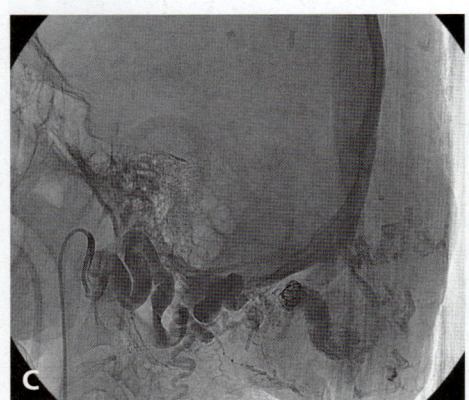
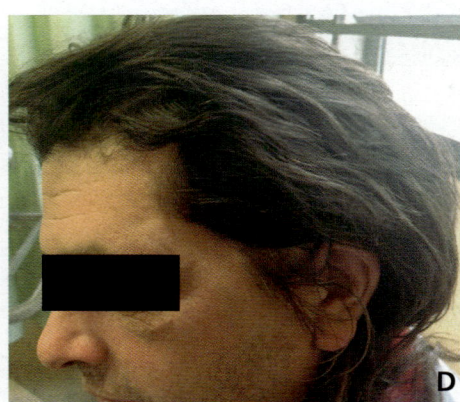

Fig. 58-6. Fístula arteriovenosa direta do couro cabeludo. (**A**) Aspecto pré-tratamento com volumosa massa de componentes sepiginosos e ectasias venosas até a fronte. (**B**) Angiografia occipital esquerda em perfil mostrando notável dilatação arterial com opacificação direta de veias também ectasiadas. (**C**) Angiografia não subtraída, mostrando o material de embolização (molas metálicas e mistura de cianoacrilato com contraste oleoso) na transição arteriovenosa. (**D**) Aspecto 2 semanas após o tratamento quando a massa e as ectasias venosas já diminuíram.

REFERÊNCIAS BIBLIOGRÁFICAS

1. Mulliken JB, Young AE. *Vascular birthmarks.* Hemangiomas and malformations. Philadelphia: WB Saunders Company, 1988.
2. Lasjaunias P, Berenstein A, TerBrugge KG. *Surgical neuroangiography.* Clinical and endovascular treatment aspects in children. 2nd ed. Berlin: Springer; 2003, vol. 3.
3. Mulliken JB, Burrows PE, Fishman SJ. *Mulliken and young's vascular anomalies: hemangiomas and malformations,* 2nd ed. New York: Oxford University Press; 2013.
4. Hassanein AH, Mulliken JB, Fishman SJ, Greene AK. Evaluation of terminology for vascular anomalies in current literature. *Plast Reconstr Surg* 2011;127:347-51.
5. Djindjian R, Merland JJ, Theron J. *Super-selective arteriography of the external carotid artery.* Berlin/Heidelberg/New York: Springer-Verlag, 1977.
6. Byrne JV. *Tutorials in endovascular neurosurgery and interventional neuroradiology.* Berlin: Springer Verlag; 2012.
7. Doppman JL, Pevsner P. Embolization of arteriovenous malformations by direct percutaneous puncture. *Am J Roentgenol* 1983;140:773-8.
8. Yakes WF, Pevsner P, Reed M et al. Serial embolizations of an extremity arteriovenous malformation with alcohol via direct percutaneous puncture. *AJR Am J Roentgenol* 1986;146:1038-40.
9. Pekkola J, Lappalainen K, Vuola P et al. Head and neck arteriovenous malformations: results of ethanol sclerotherapy. *AJNR Am J Neuroradiol* 2013;34:198-204.
10. Benndorf G, Campi A, Hell B et al. Endovascular management of a bleeding mandibular arteriovenous malformation by transfemoral venous embolization with NBCA. *AJNR Am J Neuroradiol* 2001;22:359-62.
11. Burrows PE. Endovascular treatment of slow-flow vascular malformations. *Tech Vasc Interv Radiol* 2013;16:12-21.
12. North PE, Waner M, Buckmiller L et al. Vascular tumors of infancy and childhood: beyond capillary hemangioma. *Cardiovasc Pathol* 2006;15:303-17.
13. Kohout MP, Hansen M, Pribaz JJ, Mulliken JB. Arteriovenous malformations of the head and neck: natural history and management. *Plast Reconstr Surg* 1998;102:643-54.
14. Berenstein A, Scott J, Choi IS, Persky M. Percutaneous embolization of arteriovenous fistulas of the external carotid artery. *AJNR* 1986;7:937-42.

Capítulo 59

Epistaxe e Sangramentos Neoplásicos da Cabeça e Pescoço

◆ *Guilherme Seizem Nakiri*
◆ *Daniel Giansante Abud*

CONTEÚDO

- ✓ INTRODUÇÃO 826
- ✓ EMBOLIZAÇÃO DE TUMORES DE CABEÇA E PESCOÇO 827
  - MENINGIOMAS 828
  - PARAGANGLIOMA 829
  - NASOANGIOFIBROMA JUVENIL 834
  - HEMANGIOBLASTOMA 835
  - HEMANGIOPERICITOMA 835
- ✓ EPISTAXE E SANGRAMENTO TUMORAL AGUDO 837
- ✓ REFERÊNCIAS BIBLIOGRÁFICAS 842

INTRODUÇÃO

O manejo das afecções tumorais e hemorrágicas da cabeça e pescoço é complexo e frequentemente exige a abordagem terapêutica multimodal. As técnicas de embolização são muitas vezes empregadas em conjunto com técnicas cirúrgicas na tentativa de minimizar a morbidade e otimizar as chances de sucesso terapêutico em sangramentos incoercíveis e na ressecção de tumores. A aplicação conjunta destas modalidades terapêuticas pode ocorrer na vigência de um evento hemorrágico instalado, como na epistaxe e no sangramento por invasão tumoral, ou de forma preventiva, na embolização pré-operatória de tumores altamente vascularizados.

O objetivo principal da embolização tumoral pré-operatória é promover condições facilitadoras para a ressecção cirúrgica da lesão. Particularmente nos tumores altamente vascularizados, em que o controle da hemorragia intraoperatória pode ser extremamente difícil. A embolização endovascular ou percutânea, por conseguinte, é realizada para reduzir o aporte vascular da lesão com o objetivo de minimizar a perda sanguínea e diminuir o tempo cirúrgico. Adicionalmente, obtém-se melhor visibilização do campo operatório, o que pode diminuir o risco de lesão inadvertida do tecido normal adjacente e o risco de recorrência.[1] Em certos casos, a embolização tumoral pode ser utilizada como terapia única no tratamento paliativo de lesões não ressecáveis, reduzindo o tamanho tumoral e amenizando os sintomas de dor. O Quadro 59-1 apresenta o resumo dos tumores hipervasculares que são comumente submetidos à embolização pré-operatória. Esta lista não é exauriente e pode deixar de fora outros tipos de tumores em que a embolização pode ser indicada com base na vascularização tumoral.

O conhecimento da anatomia vascular da região da cabeça e pescoço é imprescindível para se evitar complicações isquêmicas graves ou ineficácia dos resultados da embolização-alvo. Em função das possíveis alterações hemodinâmicas locais determinadas pela embolização, atenção especial deve ser dada às anastomoses entre os territórios carotídeos interno/externo e vertebrobasilar, que são consideradas potencialmente perigosas pelo risco de embolia para a circulação encefálica, artéria oftálmica e nervos cranianos. Estas anastomoses podem não ser evidentes na arteriografia inicial, mas podem ser reveladas à medida que ocorrem alterações no fluxo sanguíneo local durante a embolização.

Os segmentos cavernoso e petroso da carótida interna têm múltiplos sítios de potenciais anastomoses perigosas, principalmente entre as divisões da artéria maxilar interna e da artéria faríngea ascendente. No segmento cavernoso, pode haver comunicação com o tronco inferolateral por anastomoses com a maxilar interna (via ramos das artérias meníngea média, meníngea acessória e do forame redondo) e com a faríngea ascendente através da sua divisão superior do tronco faríngeo. Ainda no segmento cavernoso, anastomoses clivais, via ramo clival do tronco meningo-hipofisário, podem-se conectar com os ramos meníngeos do tronco neuromeníngeo da artéria faríngea ascendente.

Na porção petrosa da carótida interna, as artérias mandibular e vidiana são as responsáveis pelas anastomoses com os ramos pterigovaginal e vidiano da maxilar interna. Outro sítio de anastomose do segmento petroso ocorre na orelha média, entre a artéria timpânica anterior, ramo da primeira porção da maxilar interna, e a artéria caroticotimpânica. Anastomoses da orelha média também podem receber contribuição dos ramos estilomastóideo da artéria occipital, petroso da meníngea média e timpânico inferior da faríngea ascendente. As conexões entre a artéria vertebral e a carótida externa ocorrem através de anastomoses com o tronco neuromeníngeo e o ramo músculo-espinhal da faríngea ascendente e através de anastomoses musculares com a artéria occipital. As anastomoses perigosas com a artéria oftálmica originam-se principalmente a partir de ramos da maxilar interna e, em menor grau, a partir das artérias facial e temporal superficial, conforme apresentado no Quadro 59-2.[2]

Os ramos da carótida externa também têm grande importância pelo seu papel na nutrição de vários nervos cranianos. Consequentemente, paralisias dos V, VII, IX, XI e XII nervos cra-

Quadro 59-1. Tumores hipervasculares

Principais tumores embolizados	Outros
Menigioma Nasoangiofibroma Paraganglioma	Hemangiopericitomas, neuroblastomas, neurinomas, tumores carcinoides, sarcomas alveolares, carcinomas de tireoide, estesioneuroblastomas, pólipos angiomatosos, metástases hipervasculares etc.

Quadro 59-2. Resumo dos ramos da artéria oftálmica e suas anastomoses com a carótida externa

Ramo da artéria oftálmica	Origem do ramo oftálmico	Ramo da carótida externa
Artéria lacrimal proximal	Segunda porção da AO	AMM (fissura orbitária superior)
Arteria lacrimal distal	Segunda porção da AO	Artéria temporal profunda anterior e artéria infraorbital (AMI)
Artérias etmoidais anteriores	Terceira porção da AO	Arterias septais: a. esfenopalatina (AMI), AMM
Artérias etmoidais anteriores	Segunda/terceira porção da AO	Artéria esfenopalatina, a. palatina maior (AMI), AMM, artéria temporal superficial
Artéria supraorbitária	Terceira porção da AO	
Artéria nasal	Ramo terminal da AO	Terminação angular da artéria facial, a. infraorbital

AO = artéria oftálmica; AMM = artéria meníngea média; AMI = artéria maxilar interna.

nianos podem resultar da embolização inadvertida dos ramos nutridores do *vasa nervorum*. A artéria meníngea média nutre o *vasa nervorum* do VII nervo craniano, enquanto a artéria faríngea ascendente oferece aporte sanguíneo para *o vasa nervorum* dos IX, X, XI e XII nervos cranianos, via tronco neuromeníngeo.[2] Seleção apropriada do material embólico é fundamental para se evitar lesão dos nervos cranianos.

As técnicas de embolização podem ser executadas por via percutânea, endovascular ou combinada. A escolha do material embólico a ser utilizado pode ser determinada por vários fatores, incluindo considerações anatômicas ou preferência e experiência do operador. Cada material embólico tem as suas próprias vantagens e limitações. Os agentes mais comumente utilizados incluem tanto partículas, Gelfoam e espirais metálicas, quanto agentes embólicos líquidos, como a cola acrílica N-butil-2-cianoacrilato – NBCA (histoacryl ou glubran 2) e o copolímero etileno-álcool vinílico – EVOH (onyx).

Inicialmente, iremos abordar os aspectos técnicos da embolização pré-operatória dos tumores hipervasculares da cabeça e pescoço. Por fim, discutiremos as técnicas utilizadas para o controle da epistaxe e das hemorragias tumorais agudas.

EMBOLIZAÇÃO DE TUMORES DE CABEÇA E PESCOÇO

A embolização pré-operatória dos tumores hipervasculares de cabeça e pescoço mostrou-se custo-efetiva e favorável à redução dos tempos cirúrgico e de recuperação por diminuição da perda sanguínea intraoperatória.[3,4] Foi demonstrada diferença estatisticamente significativa, na comparação de perda sanguínea, entre os grupos com e sem embolização pré-operatória, favorável ao primeiro grupo, em tumores hipervasculares.[5]

A embolização é idealmente realizada entre 24-72 horas antes da cirurgia, buscando-se atingir máxima trombose dos vasos ocluídos, antes da recanalização das artérias embolizadas e da formação de rede de colaterais.[5] Após 7 dias da embolização, recanalização e revascularização parcial podem ser vistas em 30% dos vasos.[6] O suprimento arterial dos tumores de cabeça e pescoço é primordialmente oriundo dos ramos da carótida externa, com aporte principal variando de acordo com a localização e o tamanho do tumor. Recrutamento vascular adicional também pode estar presente através de colaterais das artérias carótida interna e vertebral e dos troncos tireocervical e costocervical.[7]

Arteriografia detalhada das carótidas internas e externas e das vertebrais deve ser realizada, antes do procedimento, para se avaliar a origem do aporte vascular tumoral e para se identificar as suas potenciais anastomoses perigosas relacionadas. Em razão de as lesões nesta topografia apresentarem proximidade com a carótida, e inclusive muitas vezes envolverem suas paredes em íntimo contato, pode haver a necessidade de ligadura carotídea definitiva durante a ressecção tumoral. Por esta razão, é imprescindível a execução de teste de oclusão antes do procedimento, para se constatar se o paciente suporta um eventual sacrifício da carótida, tanto acidental, quanto terapêutico. O teste de oclusão é realizado por insuflação de balão complacente no segmento petroso da carótida a ser avaliada, seguida de injeção de contraste pela carótida contralateral e/ou pela vertebral dominante, sob aquisição angiográfica com subtração digital a uma imagem por segundo.[8] A contagem do tempo de atraso na drenagem venosa do hemisfério carotídeo testado, em relação ao parênquima do território cerebral contralateral ou cerebelar, inicia-se após o surgimento da primeira veia cortical de drenagem (Fig. 59-1). Os possíveis resultados são interpretados conforme apresentado no Quadro 59-3.

A escolha pelo tipo de agente embolizante depende, entre outros fatores, da localização do tumor e da experiência pessoal de cada operador. As partículas são os agentes embólicos mais frequentemente utilizados. A injeção intra-arterial de partículas deve ser sempre executada de forma pulsada, permitindo que o fluxo arterial livre ao redor do microcateter funcione como carreador do material embólico. Na ausência de fluxo arterial livre, pelo bloqueio do microcateter, a progressão arterial das partículas dependen-

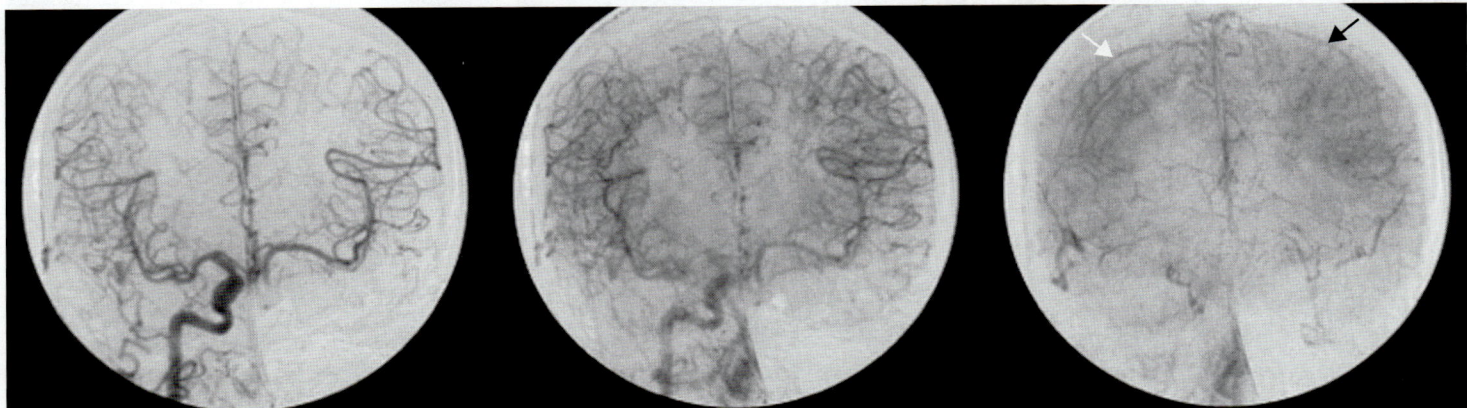

Fig. 59-1. Exemplo de teste de oclusão da carótida interna esquerda, evidenciando perfusão hemisférica simétrica, via comunicante anterior. Após o aparecimento da primeira veia cortical do hemisfério cerebral direito (seta branca), inicia-se a contagem do tempo (t) para o aparecimento da veia de drenagem cortical contralateral. Neste caso, a veia cortical contralateral (seta preta) surgiu concomitantemente à veia de referência do hemisfério direito (t: 0 segundo), o que indica que o paciente tolera a oclusão da carótida (t ≤ 2 segundos).

Quadro 59-3. Retardo da drenagem venosa no teste de oclusão por balão		
≤ 2 segundos	2-4 segundos	> 4 segundos
Oclusão permitida	Oclusão realizada em casos selecionados*	Oclusão contraindicada

*Não é possível predizer a ocorrência de eventos isquêmicos nestes casos.[8]

te apenas do impulso da injeção pode determinar aumento abrupto da pressão hemodinâmica, levando à abertura de potenciais anastomoses perigosas.

A utilização de partículas menores, entre 100-300 μm, permite penetração maior no leito tumoral e maior desvascularização. Entretanto, eleva-se o risco de embolização inadvertida de nervos cranianos, pela oclusão de pequenos *vasa nervorum*. Adicionalmente, partículas menores também aumentam o risco de hemorragia intratumoral e edema.[9]

Por esta razão, dá-se preferência à utilização de partículas maiores que 300 μm.

Meningiomas

Os meningiomas são os tumores intracranianos não gliais mais comuns. São originários das células meningoteliais da aracnoide, incidindo na idade adulta e tipicamente aderidos à superfície interna da dura-máter. Na grande maioria são típicos e benignos, enquanto 9% são atípicos e apenas 1% anaplásico, com potencial maligno.

Angiograficamente, os meningiomas têm vascularização variável de acordo com a sua localização. Diferenciação no grau de nutrição arterial meníngea ou pial é importante, pois as intervenções endovasculares são limitadas às lesões com aporte arterial predominantemente meníngeo. Os achados angiográficos típicos demonstram caracteristicamente aferentes arteriais calibrosos e *blush* tumoral prolongado (Fig. 59-2). Tumores localizados próximos ao seio cavernoso, nas regiões selar ou suprasselar, tendem a rece-

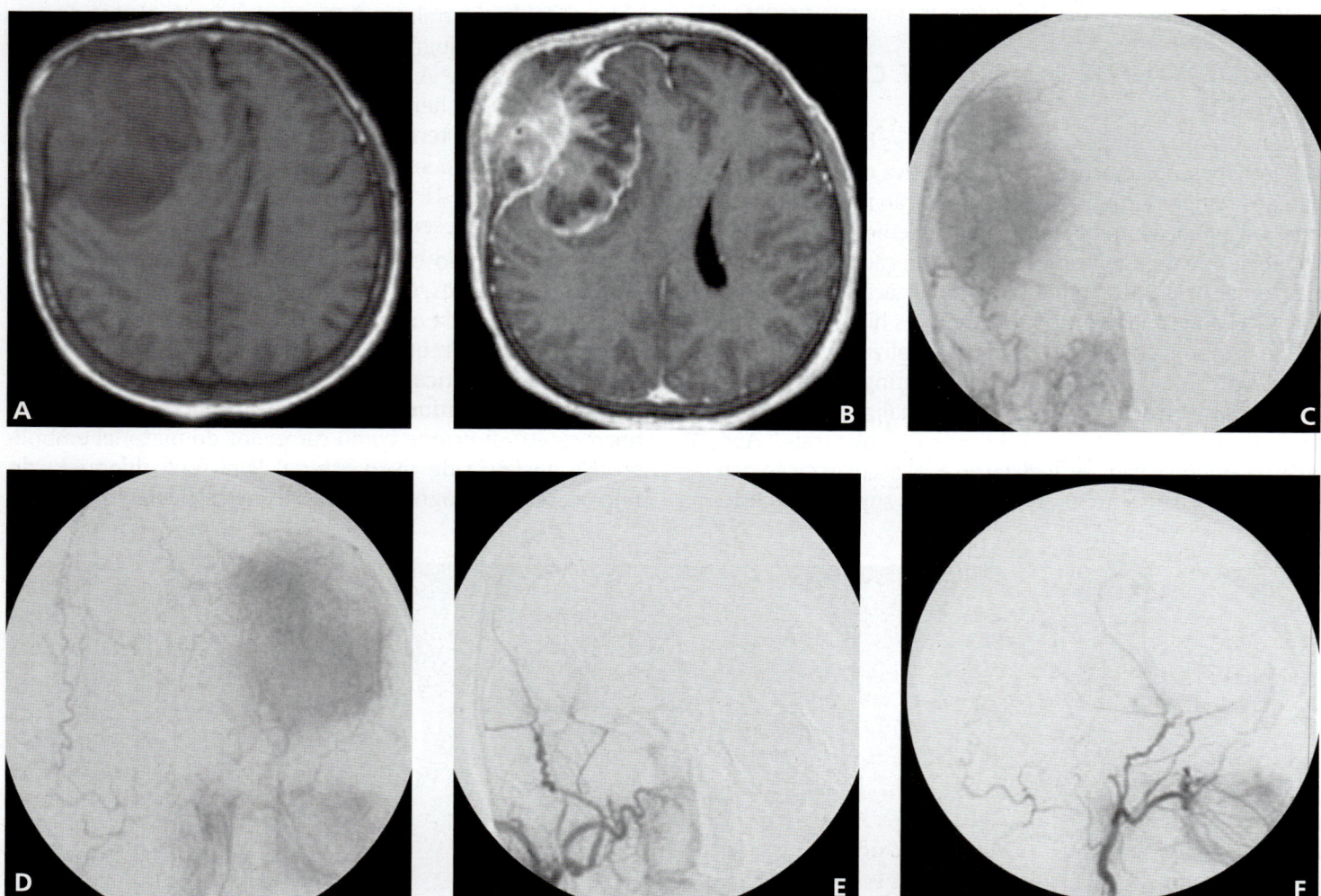

Fig. 59-2. (A e B) Ressonância magnética axial de encéfalo, na ponderação T1, pré e pós-contraste respectivamente. Formação expansiva frontal direita, com base dural, apresentando intenso realce após a infusão endovenosa de contraste paramagnético, compatível com meningioma. (C e D) Arteriografia com subtração digital, por injeção de contraste pela carótida externa direita, nas incidências posteroanterior (PA) e perfil (P), evidenciando formação hipervascular, nutrida pela meníngea média. (E e F) Controles arteriográficos finais, com subtração digital, em incidências AP e P, mostrando ausência do *blush* tumoral após a embolização de partículas.

ber aporte vascular do tronco inferolateral, meníngea acessória, meníngea recorrente e ramos distais da meníngea média.[10] Tumores da linha média, localizados na base do crânio, têm nutrição tipicamente de ramos distais da artéria oftálmica. Estes casos, não selecionados rotineiramente para a embolização pré-cirúrgica, representam desafio particular à técnica endovascular, por causa do risco de oclusão inadvertida da artéria central da retina.[11]

Técnica de embolização

O procedimento é realizado sob anestesia geral, com acesso endovascular por via femoral, através de introdutor valvulado de 6 Fr. Heparinização endovenosa é feita em bolo, com dose de 5.000 UI. Catéter-guia de 6 Fr é posicionado na porção proximal da carótida externa. Arteriografia seletiva do ramo arterial nutridor da lesão, originário da carótida externa, deve ser realizada para planejamento terapêutico e estudo das potenciais anastomoses perigosas. O microcatéter deve idealmente se posicionar o mais próximo da lesão, sem, no entanto, bloquear o fluxo arterial. A embolização, geralmente com partículas regulares de 300-500 μm, deve ser feita de forma pulsada junto com a sístole, em fluxo livre, com controle constante do refluxo através de fluoroscopia sob road-map branco. O aumento progressivo do tamanho das partículas é feito de acordo com o grau de vascularização tumoral.

Em situações excepcionais, em que o refluxo arterial é proibitivo para o vaso de origem do ramo nutridor do tumor, um balão de proteção pode ser posicionado protegendo o vaso principal, geralmente a carótida interna ou vertebral. Nesta situação, um catéter-guia de 7 Fr, montado com dois conectores em "Y", serve como via de condução tanto para o microcatéter, quanto para o microbalão. Após cateterização superseletiva do ramo aferente da lesão tumoral, o microbalão é posicionado, recobrindo a origem do vaso nutridor. Injeções intermitentes são realizadas sob insuflação temporária do balão até exclusão do blush tumoral (Fig. 59-3).

Nos casos de meningioma de base de crânio nutridos por ramos da artéria oftálmica, injeção do agente líquido onyx foi descrita como opção alternativa à embolização com partículas (Fig. 59-4A e B).[11] Em razão do alto risco de refluxo inadvertido das partículas, com consequente oclusão da artéria central da retina, a utilização de um agente líquido com propriedades não adesivas foi utilizada com sucesso em casos selecionados.[11] Nesta técnica um microcatéter fluxo-dependente, compatível com dimetil-sulfóxido (DMSO), deve ser posicionado no ramo nutridor da lesão, o mais distal possível da sua origem junto à artéria oftálmica. Na arteriografia diagnóstica, deve-se identificar o "ponto de segurança" descrito por Alvarez et al.,[12] correspondente ao segmento de curvatura focal da artéria oftálmica visto na incidência lateral (Fig. 59-4B e C). Marco anatômico importante, pois a artéria central da retina emerge proximalmente a este ponto. Desta forma, a injeção de onyx não deve permitir refluxo até as proximidades desta região, mantendo todo o agente embólico distal à origem da artéria central da retina (Fig. 59-4D-F). A técnica de injeção de onyx não é exclusiva para os meningiomas de base de crânio, podendo também ser aplicada nas demais localizações.

Paraganglioma

Paragangliomas, ou tumores glômicos, são massas hipervasculares compostas por células neuroendócrinas originárias da crista neural, localizadas na cadeia ganglionar do sistema nervoso autônomo. Os paragânglios do sistema simpático distribuem-se principalmente ao longo da cadeia nervosa simpática paravertebral e na pelve, enquanto os paragânglios parassimpáticos localizam-se primariamente na cabeça e pescoço, e menos frequentemente, no tórax e na pelve.[13]

Paragangliomas da cabeça e pescoço (PGCP) são raros, com prevalência clínica estimada em 1/100.000 pacientes por ano.[14] Os sítios clássicos de origem nesta topografia são: corpo carotídeo (na bifurcação da carótida comum); jugular (próximo ao bulbo jugular) e timpânico (na orelha média) – frequentemente classificados em conjunto como júgulo-timpânico; e vagal (ao longo do nervo vago).[15] Apesar de tipicamente benignos, apresentam comportamento localmente invasivo. Em grandes séries, apresentação maligna foi vista em 3-5% dos casos de PGCP.[16,17] Sua apresentação clínica, na grande maioria, é decorrente do efeito de massa, com ou sem envolvimento dos IX e X pares cranianos. Em menos de 10% dos paragangliomas de cabeça e pescoço há liberação de catecolaminas,[13] identificável pela dosagem de metanefrina urinária.[10] Nestes casos, o uso de alfa-bloqueadores pode ser necessário antes da intervenção para se evitar hipertensão.[10]

O primeiro relato de embolização de paraganglioma do corpo carotídeo, como foi descrito em 1983 por Shick et al.,[18] demonstrou redução significativa da hemorragia intra-operatória. Em outra série, com casos de embolização de paraganglioma vagal, constatou-se redução média da perda sanguínea de 990 para 425 mL, do tempo cirúrgico de 431 para 334 minutos e do tempo de internação de 18,3 para 7,4 dias.[19] Adicionalmente, a embolização pode levar à redução de até 25% do volume tumoral, o que facilita a identificação e preservação dos nervos cranianos durante a ressecção cirúrgica, e também torna rara a necessidade de ligadura da carótida interna ou externa.[20]

Na arteriografia, são identificados tipicamente aferentes arteriais calibrosos, determinando blush tumoral intenso, com drenagem venosa precoce (Fig. 59-5A-D). Com base na sua localização e nutrição arterial, define-se a estratégia terapêutica a ser adotada: por via endovascular, percutânea ou combinada.

Técnica de embolização

Procedimento realizado sob anestesia geral, com administração endovenosa de 5.000 UI de heparina em bolo, após a punção femoral. Antes do procedimento deve ser realizada arteriografia diagnóstica detalhada, identificando-se os

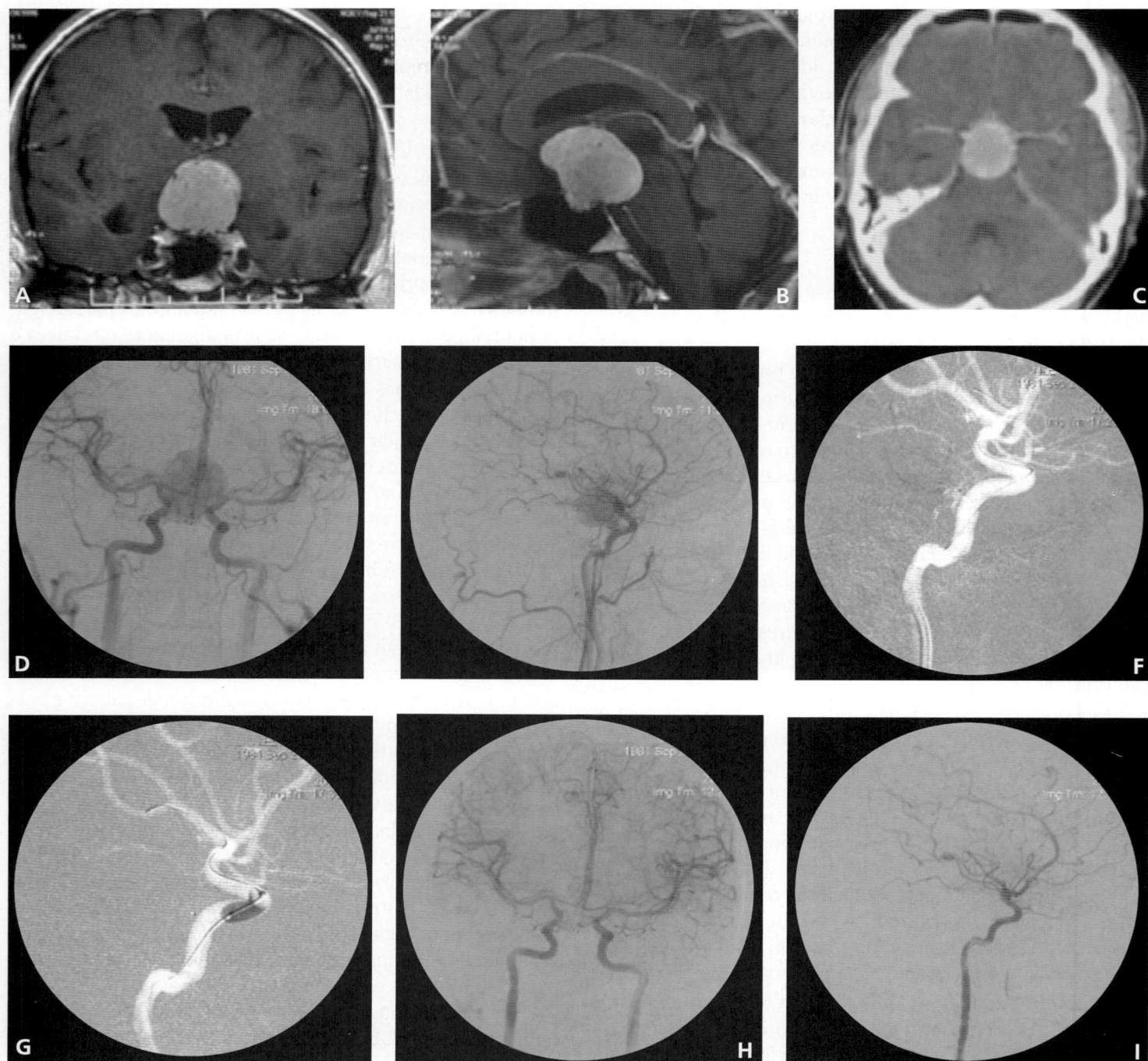

Fig. 59-3. (A e B) Respectivamente, cortes sagital e coronal de ressonância magnética ponderada em T1, pós-contraste, demonstrando formação expansiva com realce intenso por agente paramagnético, localizada na cisterna suprasselar, junto ao dorso da sela e aos processos clinoides. (C) Corte tomográfico axial de crânio, pós-contraste. (D) Arteriografia com subtração digital, na incidência posteroanterior (PA), por injeção simultânea de contraste pelas carótidas internas, evidenciando lesão hipervascular na linha média, nutrida preferencialmente por ramos do tronco meningo-hipofisário. (E) Arteriografia na incidência em perfil (P), mostrando o mesmo achado. (F) *Road-map* para navegação do microcatéter até o tronco meningo-hipofisário. (G) Balão complacente insuflado na carótida interna, recobrindo a origem do tronco meningo-hipofisário, para a proteção contra eventuais refluxos. (H e I) Controles arteriográficos finais, em PA e P respectivamente, mostrando significativa redução da vascularização tumoral.

principais aferentes arteriais da lesão e suas possíveis relações com anastomoses perigosas. Na sua maioria, a nutrição arterial principal é proveniente da artéria faríngea ascendente (Fig. 59-5E), entretanto, aporte sanguíneo secundário pode-se originar de várias outras artérias, dentre elas: tireóidea superior, occipital, auricular posterior, lingual e ramos da carótida interna (troncos inferolateral e meningo-hipofisário e ramos da artéria carótico-timpânica).

Após a arteriografia diagnóstica, um catéter-guia de 6 Fr é posicionado na porção proximal da carótida externa, por onde um microcatéter é navegado e posicionado no ramo aferente principal da lesão. Com uma seringa de 3 mL, arte-

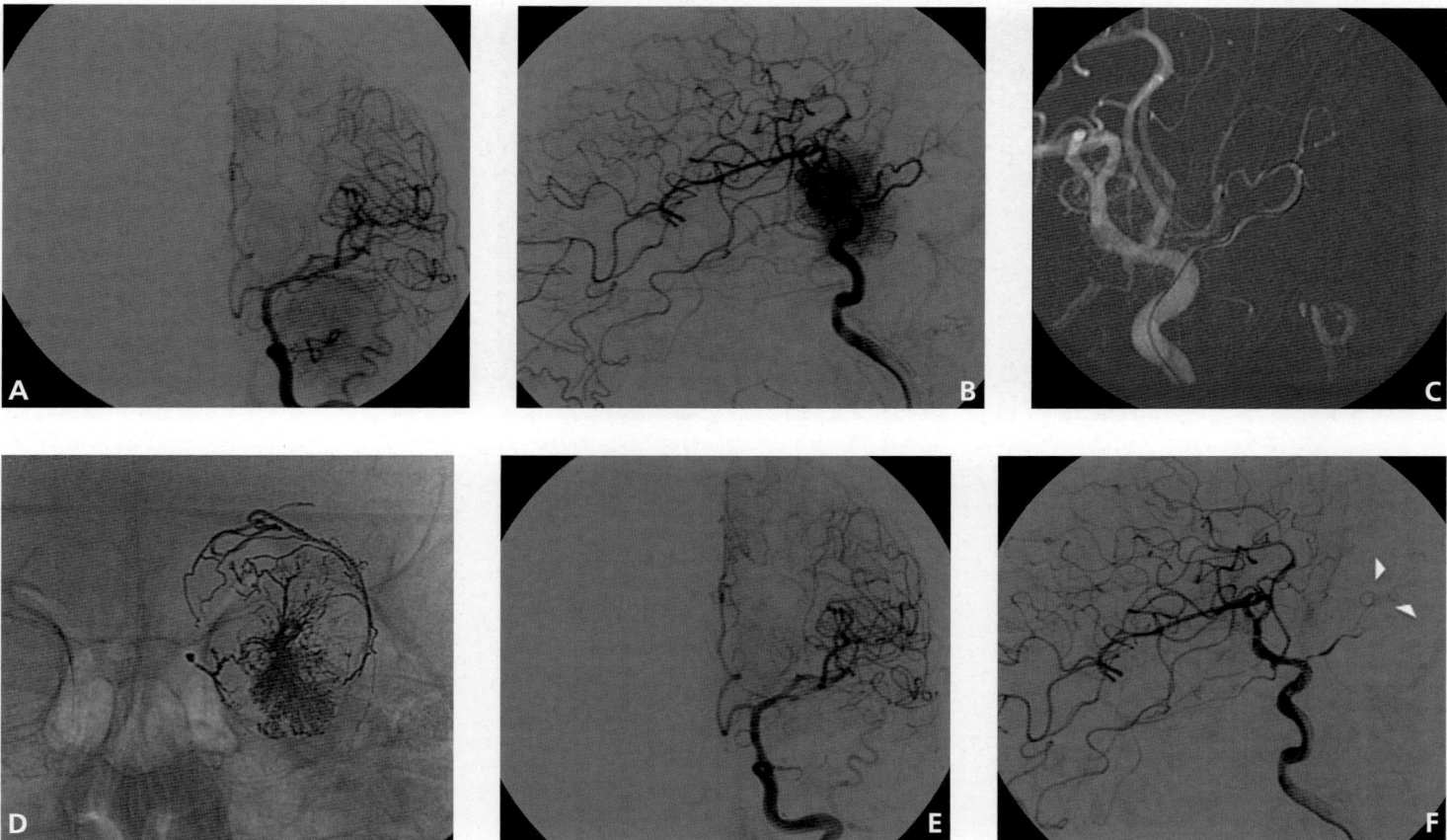

Fig. 59-4. (A e B) Arteriografia com subtração digital, respectivamente nas incidências posteroanterior (PA) e perfil (P), evidenciando formação hipervascular, compatível com meningioma, na projeção da base do crânio, nutrida por ramos da artéria oftálmica esquerda. (C) *Road-map* demonstrando navegação do microcatéter, com posicionamento distal ao "ponto de segurança".
(D) Aquisição radiográfica na incidência PA, mostrando o preenchimento da lesão por *onyx*. (E e F) Controle angiográfico final, nas incidências PA e P, demonstrando ausência do *blush* tumoral e manutenção da contratação do território da artéria central da retina (pontas de seta). Imagens cedidas cordialmente pelo Prof. Dr. Charbel Mounayer.

riografia superseletiva é realizada para melhor definição do tumor. Após posicionamento distal do microcatéter, injeção pulsada é realizada em sincronia com a sístole, sob visibilização fluoroscópica contínua, respeitando-se margem segura de refluxo. Partículas regulares de 300-500 μm são inicialmente utilizadas, podendo ser aumentadas até 900 μm. A injeção é cessada quando se obtém oclusão da circulação tumoral ou refluxo intenso ao longo do microcatéter (Fig. 59-5D). O mesmo procedimento deve ser realizado nos outros aferentes. Em razão do leito tumoral dos paragangliomas ser extremamente vascularizado, e com isso, permitir boa penetração de material embólico líquido, técnicas como injeção endovascular de *onyx* e de injeção percutânea de cola acrílica, também podem ser utilizadas.

Na embolização endovascular utilizando-se *onyx*, agente embolizante líquido, os mesmos passos iniciais antes do posicionamento do microcatéter devem ser tomados. O microcatéter a ser utilizado deve ser fluxo-dependente e compatível com DMSO. Ao contrário da técnica de injeção de partículas, na injeção de *onyx*, posiciona-se o microcatéter o mais distal possível e, idealmente, numa posição de fluxo bloqueado. Nesta situação, obtém-se maior progressão anterógrada do material embólico, antes do refluxo. Após o posicionamento distal, preenche-se a luz do microcatéter com 0,3 mL de DMSO. Em seguida, com uma seringa de 1 mL, inicia-se injeção do *onyx* lentamente, de forma que o início da sua exteriorização pelo microcatéter não ocorra antes de 40 segundos. Sob visão fluoroscópica em *road-map* branco mantém-se injeção contínua até o aparecimento de refluxo ao longo do microcatéter. Neste momento a injeção é interrompida imediatamente e retomada novamente em cerca de 1 minuto. Caso não haja progressão anterógrada do material, aguardam-se mais alguns instantes, e realiza-se nova tentativa de injeção. A partir do momento em que houver refluxo suficiente ao longo do microcatéter, com sedimentação formando um invólucro de *onyx* entre o vaso e o microcatéter, ocorrerá progressão anterógrada do material embólico injetado. Estes passos são repetidos sucessivamente até preenchimento do leito vascular da lesão ou até o refluxo limite ao longo do microcatéter. Apesar da propriedade não adesiva do *onyx*, pode ocorrer aprisionamento do microcatéter pelo material sedimentado ao seu redor, o que pode dificultar a sua remoção. Em vasos retos, ou pouco tortuosos, a técnica para remoção do microcatéter consiste em tencioná-lo gradualmente até a sua liberação. Entretanto, considerando a curvatura frequentemente acentuada do ramo aferente da faríngea

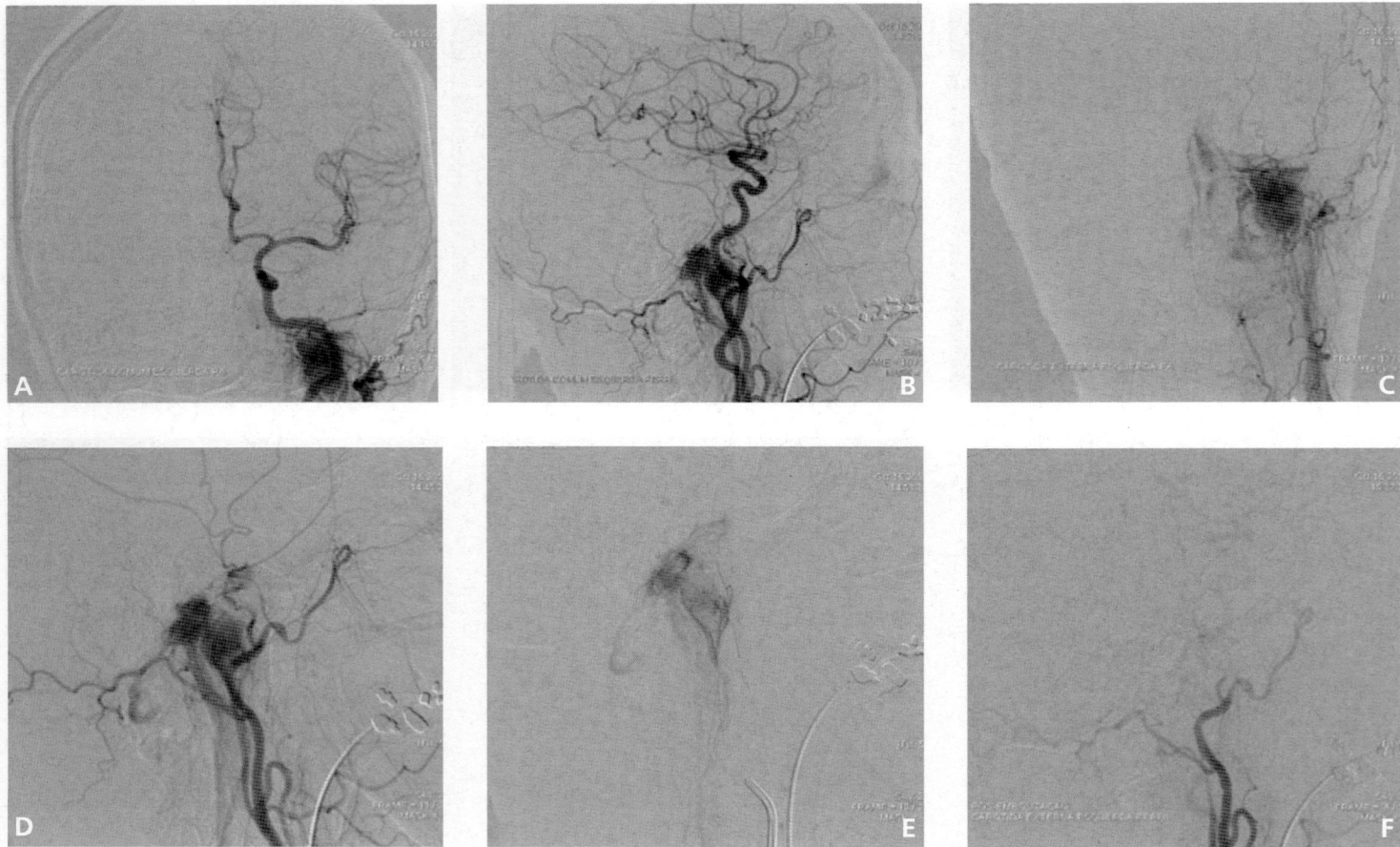

Fig. 59-5. (A e B) Arteriografia com subtração digital, respectivamente nas incidências posteroanterior (PA) e perfil (P), por injeção de contraste na carótida comum esquerda, evidenciando formação hipervascular, compatível com paraganglioma jugular.
(C e D) Aquisição angiográfica tardia após injeção seletiva de contraste pela carótida externa esquerda, respectivamente nas incidências em PA e P. **(E)** Injeção superseletiva através de microcatéter, após navegação pela faríngea ascendente com posicionamento distal no ramo aferente da lesão. **(F)** Controle angiográfico final, após embolização de partículas, com injeção de contraste pela carótida externa esquerda, evidenciando exclusão angiográfica do *blush* tumoral.

ascendente, esta técnica pode não ser eficaz para a liberação do microcatéter, podendo causar laceração vascular. Desta forma utiliza-se um microcatéter de ponta destacável para se contornar este risco (Fig. 59-6).

Na técnica de embolização endovascular, por causa da complexa angioarquitetura dos paragangliomas, com múltiplos aferentes, envolvimento de ramos de origem na carótida interna e vertebral, além de possível vasospasmo, nem sempre desvascularização completa do leito tumoral é atingida. Neste contexto, a técnica de punção direta da lesão foi inicialmente descrita como método alternativo para casos em que a embolização endovascular era tecnicamente impossível ou de riscos extremamente elevados.[21,22] Atualmente, o uso desta técnica não se restringe mais apenas aos casos de alto risco à embolização endovascular, tendo sido demonstrada segura e eficaz, com taxas de desvascularização até mesmo superiores à técnica endovascular tradicional.[23]

Técnica por punção direta

O procedimento é realizado sob anestesia geral, provendo imobilidade total do paciente e eliminando a dor da punção e da injeção do agente embólico. Um catéter diagnóstico de 5 Fr é posicionado na carótida comum para guiar a punção e permitir a realização de controles angiográficos durante a embolização percutânea. Heparinização é realizada em bolo de 3.000-5.000 UI após a punção femoral.

Após a aquisição de múltiplas séries angiográficas, escolhe-se a melhor incidência que permita a distinção, sem sobreposição, entre a lesão hipervascular e os vasos cervicais. Definida a incidência de trabalho, realiza-se *road-map* por injeção pelo catéter de 5 Fr para guiar a punção. Sob visão fluoroscópica, insere-se agulha raquidiana de 20 ou 22 Gauge, paralelamente ao feixe de raios X, sobre a região central da lesão. Posicionamento correto da agulha é confirmado pelo refluxo lento e contínuo de sangue. Parenquimografia é, então, realizada, por injeção de contraste através da agulha, para caracterização do refluxo arterial, drenagem venosa, possíveis extravasamentos e avaliação do compartimento tumoral a ser embolizado (Fig. 59-7A-E).

Em seguida, realiza-se lavagem do contraste, através de extensor conectado à agulha, com soro glicosado a 5%. Após o *flush* de glicose conecta-se imediatamente seringa conten-

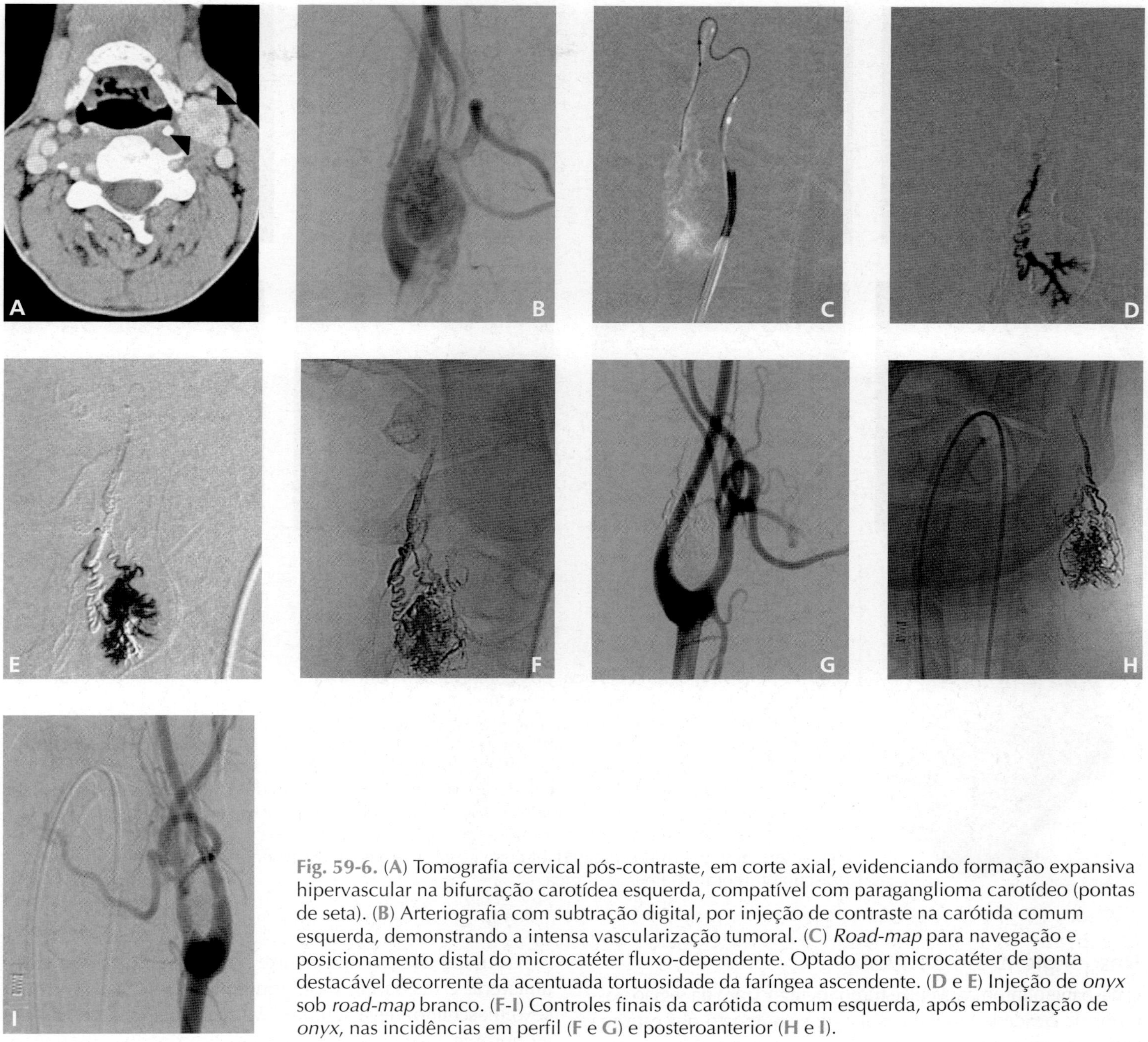

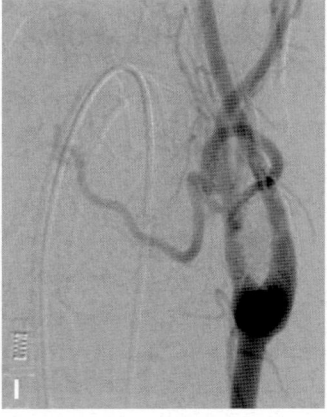

Fig. 59-6. (A) Tomografia cervical pós-contraste, em corte axial, evidenciando formação expansiva hipervascular na bifurcação carotídea esquerda, compatível com paraganglioma carotídeo (pontas de seta). (B) Arteriografia com subtração digital, por injeção de contraste na carótida comum esquerda, demonstrando a intensa vascularização tumoral. (C) Road-map para navegação e posicionamento distal do microcatéter fluxo-dependente. Optado por microcatéter de ponta destacável decorrente da acentuada tortuosidade da faríngea ascendente. (D e E) Injeção de *onyx* sob *road-map* branco. (F-I) Controles finais da carótida comum esquerda, após embolização de *onyx*, nas incidências em perfil (F e G) e posteroanterior (H e I).

do solução de cola acrílica diluída na proporção 1:4 com lipiodol. A injeção deve ser feita de forma lenta e sob visão contínua sob *road-map*. Novas punções podem ser realizadas de acordo com o leito tumoral remanescente após o término de cada injeção. O procedimento é interrompido quando se atinge desvascularização completa da lesão ou quando se observa risco potencial de refluxo para a circulação intracraniana. Após controle angiográfico final, as agulhas são removidas, e se realiza compressão manual do local de punção (Fig. 59-7F-I).

Porém, atualmente, a técnica de punção direta com injeção de cola acrílica tem sido usada de forma limitada nos casos de glômus carotídeo, vagal e júgulo-timpânico. Nestas situações, esta técnica tem sido preferencialmente utilizada apenas como complementação adjuvante pós-embolização endovascular. No primeiro caso, em razão das propriedades adesivas da cola, pode ocorrer aderência importante entre o tumor glômico e as paredes da carótida, dificultando a sua excisão cirúrgica. Desta forma, tem-se evitado embolização exclusiva com cola acrílica nestes casos. A utilização de *onyx*, substituindo a cola nestes casos, mostrou-se como opção segura e efetiva.[24] Nos casos dos tumores júgulo-timpânicos, a utilização exclusiva de agentes embólicos líquidos adesivos tem sido evitada, por causa do maior risco de comprometimento de nervos cranianos nesta topografia.

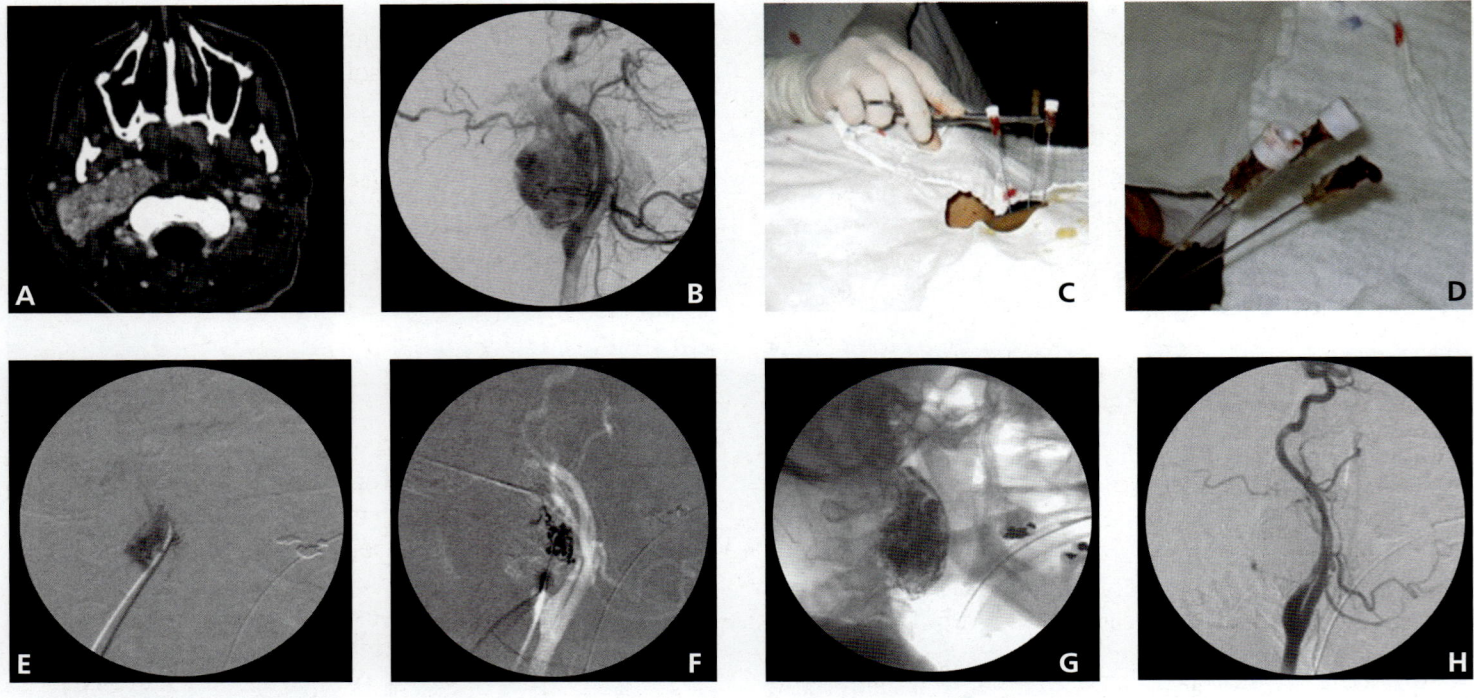

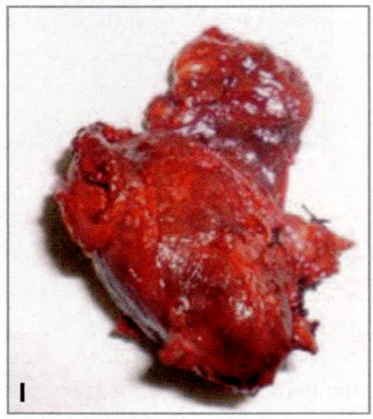

Fig. 59-7. (A) Tomografia cervical pós-contraste, em corte axial, evidenciando formação expansiva hipervascular determinando deslocamento anterior da carótida direita, compatível com paraganglioma vagal. (B) Arteriografia com subtração digital, por injeção de contraste na carótida comum direita, demonstrando a intensa vascularização tumoral. (C) Punção cervical percutânea, com inserção de agulhas raquidianas. (D) Saída espontânea de sangue pela agulha indicando posicionamento correto no interior da lesão. (E) Injeção de solução de contraste pela agulha confirmando o posicionamento no leito vascular tumoral. (F) Injeção de cola acrílica sob fluoroscopia com *road-map*. (G) Controle final após a embolização com cola acrílica. (H) Arteriografia com subtração digital em perfil demonstrando ausência de contrastação do leito vascular tumoral. (I) Peça cirúrgica.

Nasoangiofibroma Juvenil

O nasoangiofibroma juvenil é tumor benigno raro da região posterior da cavidade nasal e nasofaringe, composto por estroma fibroso e angiomatoso, rico em vasos sanguíneos. Representam cerca de 0,05% a 0,5% das neoplasias de cabeça e pescoço e ocorrem tipicamente em adolescentes do sexo masculino.[25,26]

Os nasoangiofibromas são frequentemente localizados na parede posterolateral da cavidade nasal, onde o processo esfenoidal do osso palatino se articula com o processo pterigoide do osso esfenoidal, formando o forame esfenopalatino. Lateralmente, seu crescimento pode estender-se para a fossa pterigomaxilar, podendo erodir o processo pterigoide do osso esfenoide e a parede posterior do seio maxilar. A partir desta região, pode progredir para as fissuras orbitárias inferior e superior, erodindo a asa maior do esfenoide e chegando à fossa média, próximo ao seio cavernoso. Raramente, pode haver destruição do seio esfenoide posteriormente, com invasão do seio cavernoso, hipófise e quiasma óptico.[27]

A tríade clássica de epistaxe recorrente, obstrução nasal unilateral e massa em nasofaringe, em indivíduo jovem do sexo masculino, deve sempre levantar a suspeita de nasoangiofibroma juvenil e ter complementação diagnóstica por método de imagem.[26] Sendo a tomografia computadorizada ou ressonância magnética, essencial para o diagnóstico, estadiamento e tratamento do nasoangiofibroma (Fig. 59-8A-C).

Angiograficamente, as lesões demonstram *blush* tumoral prolongado, com aporte sanguíneo principal proveniente da artéria maxilar interna ipsilateral (Fig. 59-8D e E). Contudo, comumente se identifica suprimento arterial por outros vasos, como artéria faríngea ascendente, artéria facial, ramos da carótida interna e seus correspondentes contralaterais.[5,10]

Embolização

A embolização endovascular seguida de ressecção cirúrgica é o tratamento atual mais aceito para o nasoangiofibroma juvenil. Em razão da extensa vascularização tumoral, a embolização pré-operatória é fundamental para minimizar o sangramento intraoperatório e reduzir a morbidade cirúrgica.[5] Adicionalmente, menores taxas de recidiva também foram observadas nos pacientes submetidos à embolização pré-operatória.[28] A embolização transarterial com partículas é a técnica mais comumente utilizada. Entretanto, diversas técnicas por via endovascular ou por punção direta da lesão, utilizando-se tanto agentes embólicos sólidos, quanto líquidos, já foram descritas, apresentando também bons resultados.[29] A escolha da técnica a ser utilizada dependerá da experiência de cada serviço e das limitações anatômicas encontradas em cada caso. Independentemente da técnica adotada, atenção especial deve ser dirigida às anastomoses perigosas, evitando-se a embolização inadvertida para a carótida interna ou para território de nervos cranianos.

Técnica

O procedimento é feito sob anestesia geral. Após a punção do acesso femoral, com colocação de introdutor valvulado de 6 Fr, realiza-se heparinização (3.000-5.000 UI) endovenosa profilática. Arteriografia diagnóstica completa deve ser realizada por cateterização seletiva das carótidas internas e externas e vertebrais.

Um cateter-guia de 6 Fr é posicionado na origem da artéria carótida externa, ipsilateral ao tumor. Um microcateter é, então, conduzido, sob visão em *road-map*, até a artéria maxilar interna, principal nutridora da lesão na grande maioria dos casos. Em seguida, arteriografia seletiva é realizada para delimitar a porção tumoral suprida pela artéria e para se identificarem potenciais anastomoses extracranianas/intracranianas perigosas (Fig. 59-8F). A embolização da artéria distal da maxilar interna é realizada utilizando-se partículas regulares, variando de 300 a 900 μm, iniciando com as de menores dimensões para se alcançar maior penetração do leito capilar tumoral. Embolização complementar, em menor grau, geralmente é realizada pelas artérias maxilar interna contralateral e facial, e raramente pela divisão anterior da faríngea ascendente. Controles angiográficos intermitentes são feitos pela carótida externa, até que mais de 90% de desvascularização tumoral seja obtida, ou até surgimento de refluxo e estase de contraste na maxilar interna, inviabilizando progressão distal segura das partículas (Fig. 59-8G). Em razão do risco de ruptura da maxilar interna durante a excisão tumoral, principalmente quando se utiliza a técnica cirúrgica *open book*, a oclusão do seu tronco arterial principal pode ser realizada profilaticamente, através da injeção de cola acrílica ou pela embolização de espirais metálicas, de acordo com a experiência e preferência de cada operador. Quando o acesso cirúrgico é feito pela técnica endoscópica, a oclusão do tronco principal da maxilar interna é menos necessária. Para a utilização de cola acrílica, lava-se o microcateter com soro glicosado a 5% e injeta-se, sob *road-map* branco solução de cola misturada com lipiodol na concentração de 1:3 (Fig. 59-8H e I).

Assim como foi demonstrado na embolização dos tumores glômicos, o acesso por punção direta também se mostrou seguro e eficaz, como estratégia alternativa ao acesso endovascular, utilizando-se agente embólico líquido (cola ou *onyx*).[30] Esta técnica pode ser especialmente útil nos casos de recidiva tumoral em que há ligadura das maxilares internas.

Hemangioblastoma

Os hemangioblastomas constituem tumores benignos altamente vascularizados. Eles têm pico de incidência na quarta década de vida, acometendo mais crianças e adultos jovens, sendo mais prevalentes no sexo masculino.[31]

Os lugares mais comumente acometidos compreendem o cerebelo e a medula espinal. Os tumores associados à Doença de Von-Hippel-Lindau acometem pacientes mais jovens e possuem pior prognóstico.[32] As manifestações clínicas são variadas e dependem do local de acometimento. Lesões com localização cerebelar se manifestam com cefaleia, ataxia, vertigem e nistagmo. Já as lesões medulares tendem a se manifestar com dor local.[33]

Geralmente são caracterizadas como lesões cística com nódulo mural, porém podem-se apresentar como lesões sólidas, hemorrágicas ou mesmo possuir aspecto misto. Portanto, os aspectos de imagem na ressonância se caracterizam por lesões com isointensidade de sinal nas sequências ponderadas em T1 e alto sinal em T2. Áreas de *flow void* podem aparecer permeando a lesão e representam o suprimento vascular ou vias de drenagem. Após a injeção de contraste, caracteristicamente apresentam alta captação em razão da sua natureza hipervascular.[33]

Ressecção cirúrgica é a terapia de escolha para as lesões sintomáticas, podendo ser precedidas de embolização para redução do sangramento intraoperatório.[34] Os princípios técnicos para a sua embolização seguem os mesmos cuidados descritos previamente na embolização dos meningiomas.

Hemangiopericitoma

Os hemangiopericitomas são tumores raros, hipervascularizadas que ocorrem ao longo da cabeça e pescoço e frequentemente mimetizam outras massas, como meningiomas e paragangliomas. Eles são abordados de forma semelhante a estas outras lesões, com técnica de embolização pré-operatória escolhida de acordo com a sua localização (Fig. 59-9).[35]

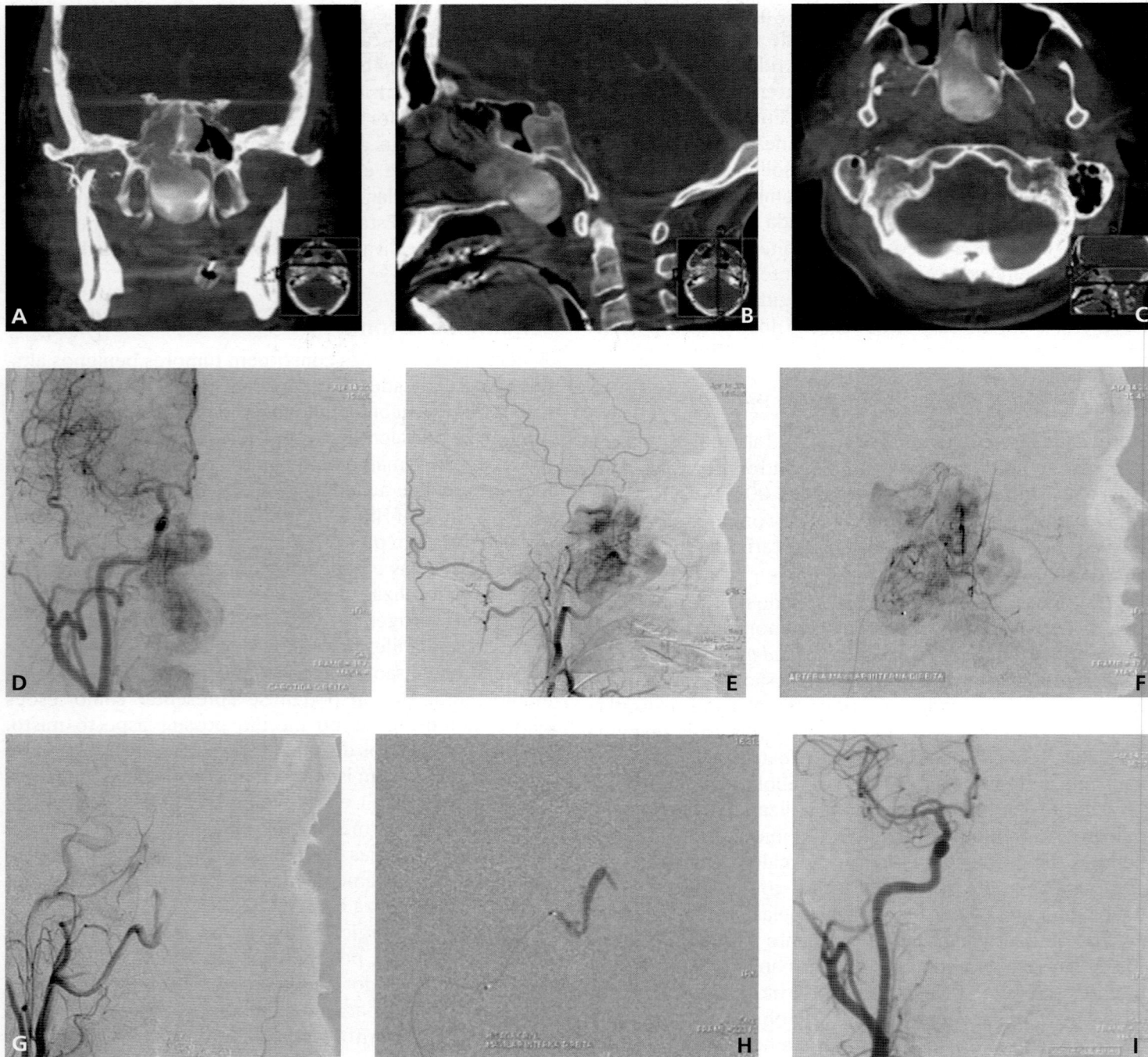

Fig. 59-8. (A-C) Cortes tomográficos (coronal, sagital e axial, respectivamente) demonstrando formação expansiva, com intenso realce pós-contraste, localizada na cavidade nasal direita, compatível com nasoangiofibroma. (D e E) Arteriografia com subtração digital da carótida externa direita, na incidência em perfil, evidenciando intensa vascularização tumoral. (F) Arteriografia seletiva da maxilar interna confirmando a sua contribuição predominante ao aporte vascular tumoral. (G) Controle angiográfico, por injeção de contraste na carótida externa, evidenciando exclusão do *blush* tumoral. (H) Injeção de cola acrílica no tronco principal da maxilar interna, sob fluoroscopia com *road-map* branco. (I) Controle angiográfico final, por injeção de contraste pela carótida comum direita, na incidência posteroanterior, demonstrando ausência de contrastação vascular tumoral.

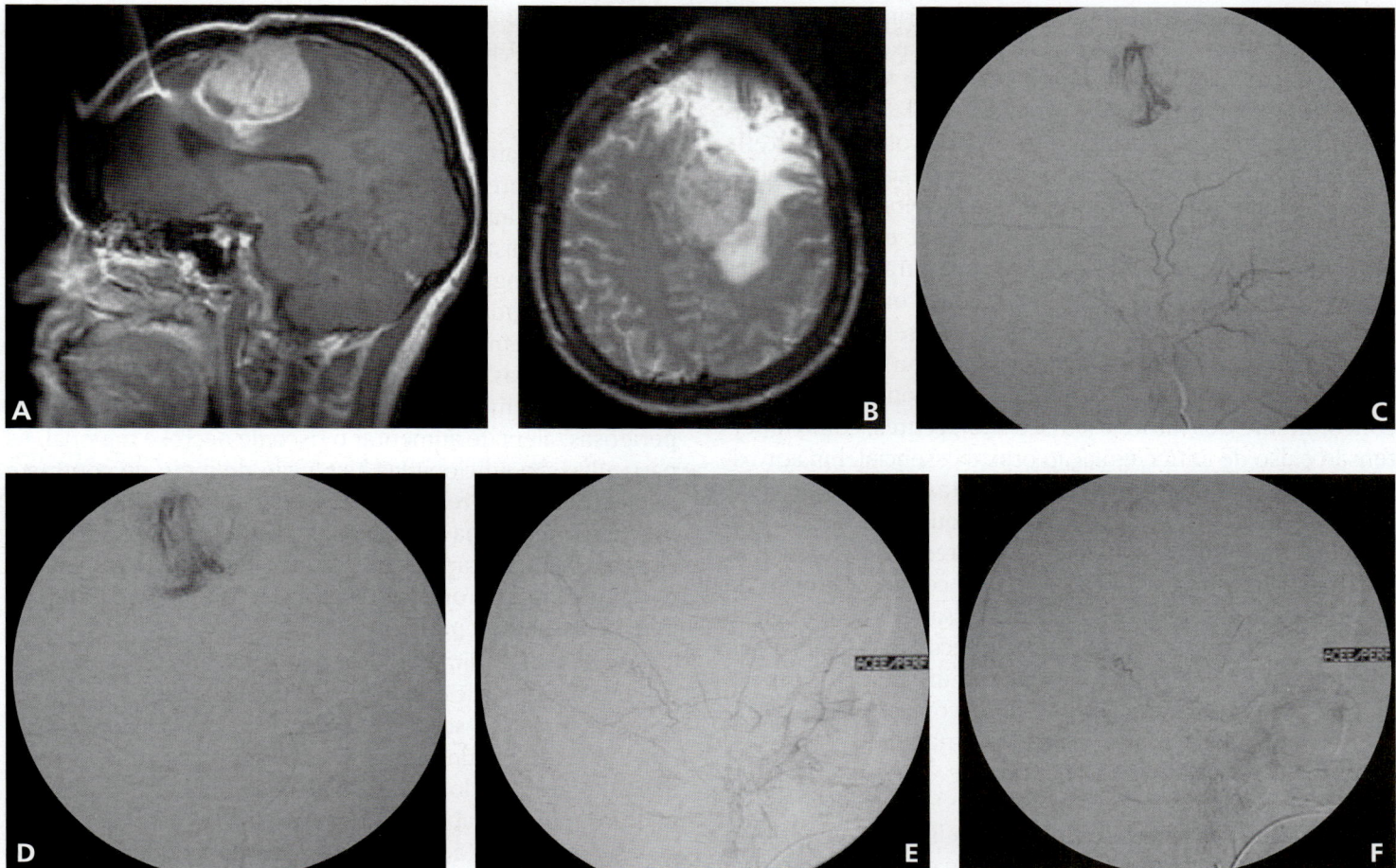

Fig. 59-9. Ressonância magnética na ponderação T1 (**A**) pós-contraste, em corte sagital e na ponderação T2 (**B**), em corte axial, demonstrando formação nodular, na alta convexidade em região frontal esquerda, compatível com hemangiopericitoma recidivado. (**C** e **D**) Arteriografia com subtração digital da carótida externa, evidenciando intensa vascularização por ramos da meníngea média. (**E** e **F**) Controle arteriográfico após a embolização com partículas, mostrando ausência da contrastação vascular tumoral.

EPISTAXE E SANGRAMENTO TUMORAL AGUDO

Epistaxe

A epistaxe é definida como um sangramento originário da mucosa nasal, decorrente de fatores locais ou sistêmicos relacionados com a hemostasia. A forma idiopática ou espontânea é a forma mais comum de epistaxe, correspondendo a cerca de 70% dos casos e é frequentemente relacionada com a hipertensão, com o tabagismo e com a doença aterosclerótica.[36] Outras causas de epistaxe incluem telangiectasia hereditária hemorrágica, traumatismo craniofacial, infecções, tumores, coagulopatias, anomalias vasculares e uso de terapia anticoagulante.[37] É reconhecida como um problema clínico comum, com 60% da população apresentando ao menos um episódio de epistaxe durante a vida.[38]

Sua incidência acomete todas as faixas etárias, tendo sido observada distribuição bimodal nos atendimentos de urgência nos Estados Unidos, com picos em crianças, menores de 10 anos e idosos na faixa entre 70 a 79 anos.[36] Em geral, apresenta-se de forma autolimitada, com apenas 6% dos casos necessitando de atendimento médico.[39] Nestes casos, principalmente quando recorrente ou na forma de epistaxe grave, podem gerar grande morbidade por aspiração, hipóxia e anemia.

As epistaxes podem ser divididas em anterior e posterior. McGary[40] propôs o plano da abertura piriforme (abertura nasal óssea delimitada pelas maxilas e os ossos nasais) como marco anatômico para distinção entre fonte de sangramentos anterior e posterior. Desta forma, a epistaxe anterior corresponde ao sangramento do septo anterior e mais raramente da pele da região vestibular e da junção mucocutânea, enquanto a epistaxe posterior origina-se dos vasos posteriores ao plano da abertura piriforme. Na maioria dos pacientes, a epistaxe é oriunda da área septal anterior (área de Little), vascularizada pelo plexo de Kiesselbach, que é nutrido por ramos de segunda ordem da artéria carótida externa, incluindo a artéria esfenopalatina e a artéria palatina descendente, bem como pelas artérias etmoidais anterior e posterior, que se originam da artéria oftálmica e pela artéria labial superior proveniente da artéria facial.[7]

Na epistaxe posterior, o segmento pterigopalatino terminal da artéria maxilar interna é tipicamente o responsável pelo aporte sanguíneo via artéria esfenopalatina, artéria alveolar superior posterior e pelas artérias faríngea e vidiana.[10] Em menor grau, nutrição via artéria faríngea ascendente também pode estar envolvida na epistaxe posterior.[7] A porção distal da maxilar interna também é reconhecida como fonte importante de potenciais colaterais entre as carótidas externa e interna, via tronco inferolateral e artéria vidiana, assim como por anastomoses com a artéria oftálmica, via artérias etmoidais anterior e posterior.[10]

Freuquentemente, a epistaxe anterior é autolimitada. Em razão do fácil acesso a esta vasculatura, hemorragias provenientes desta região são geralmente contidas por aplicação de pressão local, eletrocautério, crioterapia, irrigação com água quente, agentes hemostáticos ou vasoconstritores tópicos, ou por tamponamento nasal anterior. Manejo concomitante dos fatores de risco subjacentes, como hipertensão e uso de anticoagulação oral, é essencial. Em aproximadamente 5% dos pacientes, a epistaxe origina-se mais posteriormente na cavidade nasal, o que leva à falha das medidas previamente descritas.[41] Nestes casos, o sangramento posterior pode ser controlado com a aplicação de tampão nasal anterior e posterior. Se o sangramento persistir, apesar do tampão, ou em caso de recorrência após a sua remoção, outras medidas devem ser instituídas, como a ligação cirúrgica, microcirurgia endoscópica ou embolização endovascular das artérias da fossa nasal.

Embolização

Sokoloff et al.[42] descreveram pela primeira vez, em 1974, o sucesso terapêutico do procedimento de embolização para a epistaxe refratária ao tratamento conservador. Desde então, esta técnica foi amplamente aceita, evoluindo para taxas de sucesso terapêutico variando entre 71-100%.[43,44] O procedimento pode ser feito tanto sob anestesia geral, quanto por sedação anestésica. Após a punção do acesso femoral, com colocação de introdutor valvulado de 5 Fr, realiza-se heparinização (3.000-5.000 UI) endovenosa profilática para prevenir eventos tromboembólicos induzidos pelo catéter. Arteriografia diagnóstica é, então, realizada, com o auxílio de um catéter diagnóstico de 5 Fr, através da cateterização seletiva das carótidas internas e externas. Na maioria dos casos, o resultado da arteriografia inicial é normal, sendo o achado positivo mais frequente a hipervascularização local (Fig. 59-10A e B). Raramente o ponto de extravasamento vascular é identificado angiograficamente (Fig. 59-11A).[45] O achado angiográfico inicial normal pode estar, em parte, relacionado com a presença do material de tamponamento nasal, que geralmente é mantido no lugar na tentativa de estancar o sangramento. Além da hipervascularização local, outras anormalidades mais específicas também podem ser identificadas, como blush tumoral, pseudoaneurisma pós-traumático, shunts arteriovenosos e sinais de acúmulo de contraste extravascular.

Na arteriografia inicial, além da causa e localização da hemorragia, também se deve pesquisar por anomalias e variantes vasculares, e identificar os sítios de anastomoses entre os ramos das carótidas interna e externa (anastomoses perigosas). Cuidado especial deve ser tomado na identificação da origem da artéria oftálmica e do blush coroidal, evitando-se a embolização inadvertida da artéria central da retina na eventual origem anômala da artéria oftálmica.

Técnica

Sob visão fluoroscópica com road-map, um microcatéter conduzido sobre microguia é posicionado na porção terminal da maxilar interna (Fig. 59-10C). O microcatéter deve ser posicionado distalmente à origem das artérias meníngea média e meníngea acessória, evitando-se, assim, a embolização inadvertida para possíveis anastomoses com a carótida interna. A embolização é geralmente realizada, utilizando-se partículas regulares de 300 até 700 μm. Partículas menores podem passar mais facilmente pelas anastomoses perigosas, além de aumentar o risco de necrose regional. As partículas são adicionadas à solução de meio de contraste iodado diluído na relação de 1:1 com soro fisiológico e são misturadas em cuba de aço inoxidável separada das demais. Durante a embolização, realiza-se a injeção de formas suave e pulsada em sincronia com a sístole, evitando-se o refluxo para anastomoses perigosas.

Todo o procedimento deve ser conduzido sob visão fluoroscópica. O posicionamento demasiadamente distal do microcatéter deve ser evitado para não causar bloqueio do fluxo arterial circunjacente. Nesta situação pode ocorrer aumento exagerado da pressão hemodinâmica durante a injeção, levando à abertura inadvertida de anastomoses perigosas. A embolização deve ser interrompida quando o fluxo no leito capilar e nos ramos distais tiver sido significativamente reduzido ou abolido completamente (Fig. 59-10D).

Embolização adicional pode ser feita pela artéria facial ipsilateral, distalmente à emergência da artéria submandibular, evitando-se a embolização da glândula submandibular. Na persistência de fluxo colateral substancial pela carótida externa contralateral, também pode ser realizada a embolização cautelosa das artérias maxilar interna e facial daquele lado. Oclusão dos vasos com agentes permanentes, como espirais metálicas ou cola acrílica, deve ser reservada apenas para os casos de alto débito, como nos casos de pseudoaneurisma (Fig. 59-11) ou erosão vascular com extravasamento de contraste, conforme será discutido a seguir.

Sangramento Tumoral Agudo

As hemorragias tumorais de cabeça e pescoço, além de proveniente do sangramento intraoperatório de tumores hipervasculares, como descrito previamente, também podem-se originar de forma aguda, da erosão vascular ou tumoral, determinada pelo seu comportamento localmente agressivo ou como complicação secundária induzida por quimio/radioterapia.[46] A maioria dos casos ocorre em pacientes apresentando neoplasia avançada inoperável e em fase de cuidados paliativos. A ação repetitiva de ciclos de quimioterapia necessária a estes tumores leva à erosão da mucosa protetora dos vasos, deixando-os expostos à lesão e infecção. Enquanto os efeitos locais da radioterapia, causando obliteração do vasa vasorum, fibrose da adventícia e fragmentação dos fila-

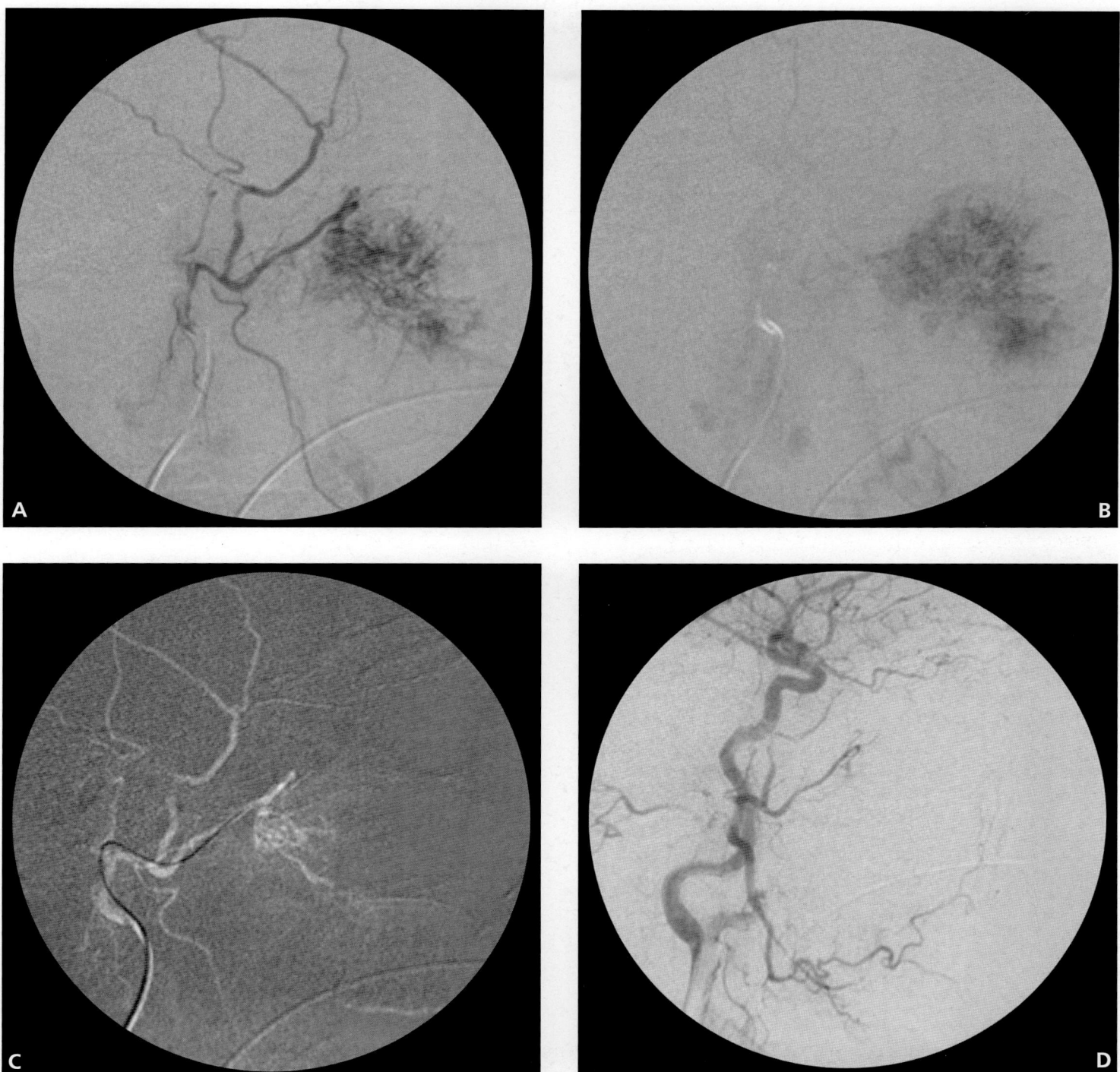

Fig. 59-10. (**A**) Arteriografia com subtração digital da carótida externa direita, na incidência em perfil, demonstrando intenso *blush* vascular na projeção da mucosa nasal, correspondente à epistaxe. (**B**) Aquisição tardia evidenciando retardo na lavagem do contraste. (**C**) Cateterização da maxilar interna com microcatéter, navegado sob visualização fluoroscópica em *road-map*. (**D**) Controle arteriográfico final, por injeção de contraste pela carótida comum, após o tratamento por embolização de partículas, sem sinais da hipervascularização patológica.

mentos elásticos da túnica média, podem aumentar o risco de hemorragia por erosão vascular em até 7,6 vezes.[46,47]

A grande maioria destes tumores tem origem na orofaringe, sendo o carcinoma de células escamosas, a neoplasia mais frequente nesta região, correspondendo até 10% de todos os tumores de cabeça e pescoço.[48] Hemorragias agudas nesta região são consideradas emergência médica, pois podem levar à obstrução de via aérea, causar aspiração de sangue e resultar em asfixia. Intervenções cirúrgicas para controle de hemorragias das neoplasias de orofaringe são tecnicamente difíceis decorrente de sua localização anatômica e das alterações locais induzidas por radioterapia prévia, dificultando o acesso cirúrgico e a visibilização do local de sangramento.[49]

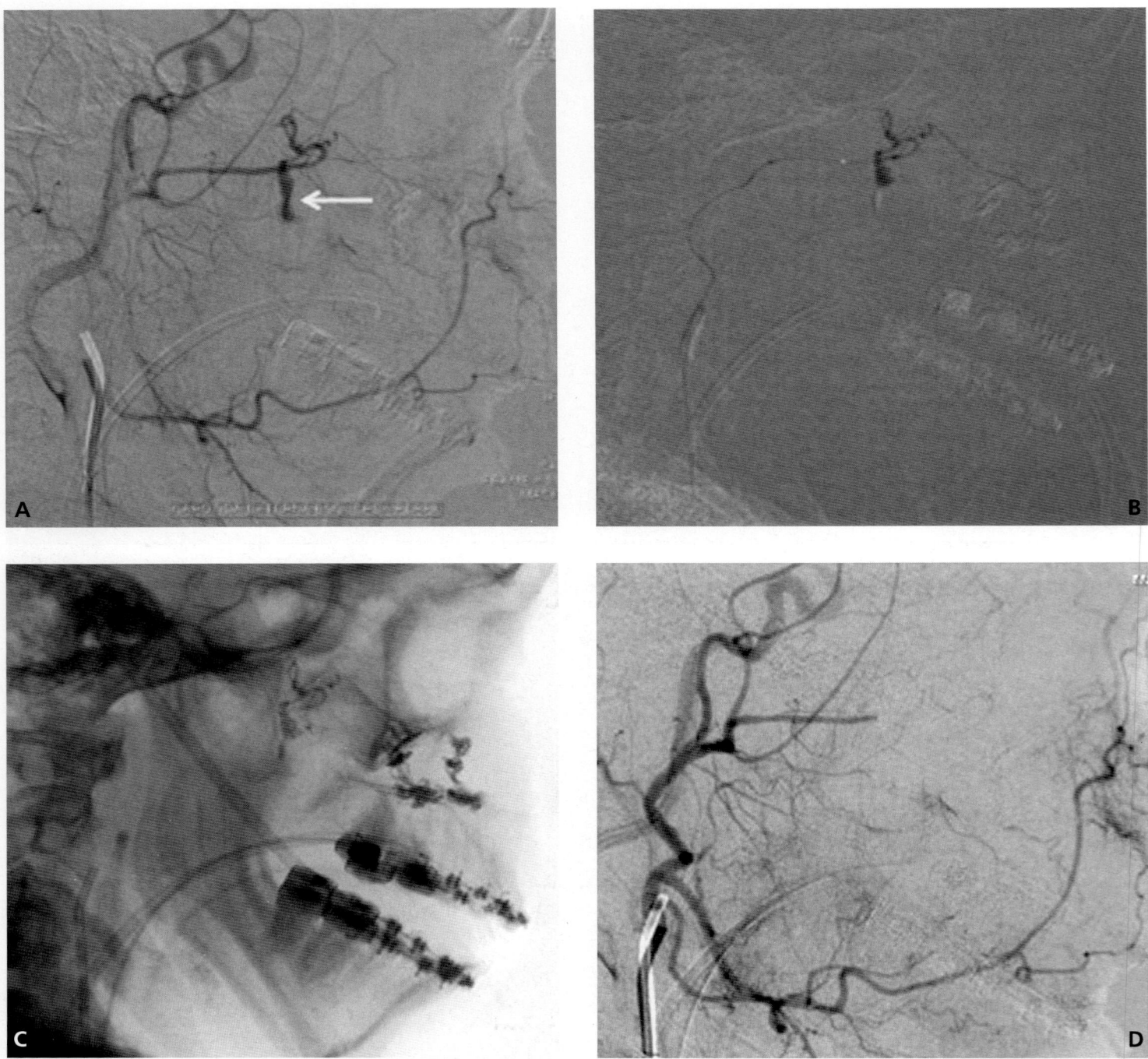

Fig. 59-11. (A) Arteriografia com subtração digital da carótida externa, na incidência em perfil, demonstrando extravasamento ativo de contraste (seta), com origem na maxilar interna. (B) Injeção de cola acrílica no tronco principal da maxilar interna, sob fluoroscopia com *road-map* branco. (C) Radiografia simples na incidência em perfil demonstrando o material embólico na topografia do sangramento. (D) Controles arteriográficos finais, com subtração digital, mostrando oclusão do segmento distal da maxilar interna, sem evidências de sinais de sangramento.

Neste contexto, a terapia endovascular por embolização oferece rápido acesso por via femoral e permite a realização de arteriografia prévia para identificação precisa do sitio de sangramento. As hemorragias por erosão da parede vascular, geralmente, se apresentam à arteriografia como pseudoaneurisma ou como extravasamento ativo de contraste. Nestas lesões, por causa do alto débito hemodinâmico, a injeção de partículas pode não ser eficaz pela passagem direta do material embólico para o meio extravascular.

Alternativamente, a embolização com espirais metálicas de destacamento controlado oferece o fechamento arterial completo do vaso lesionado, sem migração do material embólico. A injeção de cola acrílica diluída com lipiodol na proporção 1:1, também, oferece rápida oclusão do vaso, com tratamento efetivo do extravasamento sanguíneo.

As lesões vasculares hemorrágicas que envolvem a artéria carótida extracraniana ou seus ramos são consideradas como uma entidade particular, designada como *carotid blowout syndrome* (CBS). Esta condição rara, mas potencialmente fatal, pode ser resultante de trauma local ou das complicações descritas previamente no tratamento de neoplasia de cabeça e pescoço (cirurgia ou radio/quimioterapia prévias).[7,50] Os pacientes geralmente apresentam-se com hemorragia transoral ou transcervical aguda. No seu espectro mais dramático a hemorragia pode não se resolver pelas medidas clínicas, necessitando de medidas cirúrgicas ou endovasculares de urgência, chegando a taxas de mortalidade de até 40%.[46,51] O diagnóstico por imagem pode ser feito inicialmente por angiotomografia, que é capaz de caracterizar a lesão e o sítio hemorrágico.[51] O estudo angiográfico é o padrão ouro pois permite a caracterização da carótida e seus ramos, bem como pela possibilidade terapêutica no mesmo procedimento. A sua abordagem cirúrgica é extremamente difícil, por causa do território geralmente alterado por irradiação ou cirurgia prévia, além das condições clínicas instáveis do paciente. Neste contexto, a terapia endovascular é uma excelente alternativa à cirurgia, e o método de escolha quando disponível.[52]

Oclusão permanente da carótida com balão ou embolização com molas é a técnica endovascular mais utilizada, no entanto, 15-20% dos pacientes podem apresentar isquemia cerebral aguda ou tardia (Fig. 59-12).[52] A realização prévia de teste de oclusão da carótida interna permite identificar aqueles pacientes que apresentarão complicações isquêmicas imediatas ou tardias com a oclusão carotídea terapêutica. Para estes pacientes que não suportam a terapia oclusiva da carótida, o implante de *stent* recoberto ou revestido se mostrou altamente eficaz, excluindo imediatamente violações da parede do vaso, atingindo hemostasia imediata e mantendo a permeabilidade do vaso (Fig. 59-13).[52] Entretanto, desfechos desfavoráveis no seguimento a longo prazo pós-*stent* foram constatados, decorrentes de ressangramento, trombose tardia e da formação de abscesso pela flora cutânea ou oral.[53] Desta forma, tem-se reservado esta técnica para pacientes que não suportam a oclusão carotídea, para sangramentos massivos que impossibilitam a realização de teste de oclusão e para pacientes de curta expectativa de vida.[53]

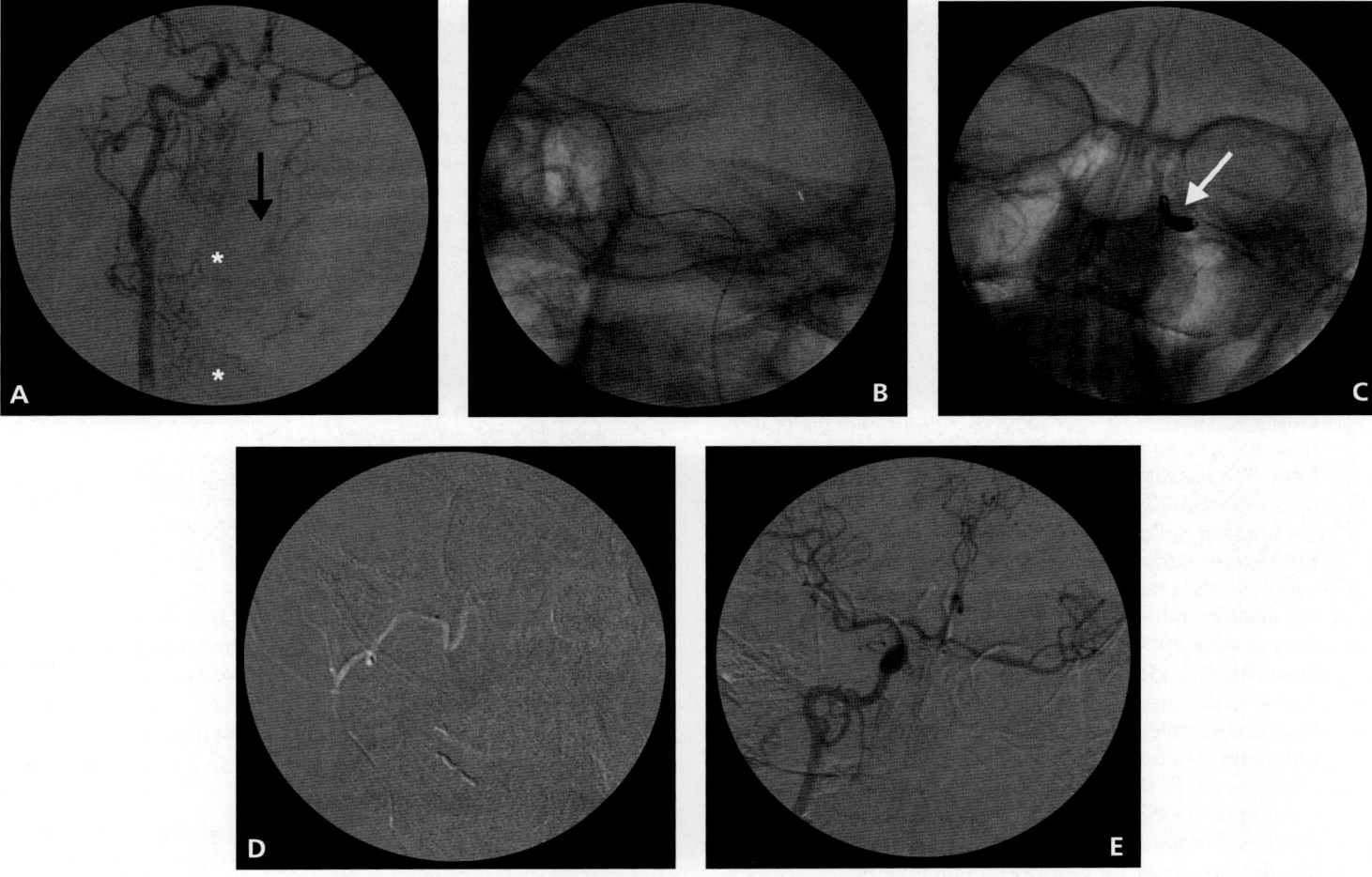

Fig. 59-12. Paciente com carcinoma espinocelular cervical à esquerda, com sangramento tumoral prévio, tratado por ligadura de urgência da carótida comum. Após a cirurgia apresentou novo sangramento ativo. (A) Arteriografia com subtração digital, por injeção de contraste pela carótida comum direita, evidenciando inversão do fluxo da carótida interna esquerda (seta), com reabitação dos aferentes tumorais e recrutamento de colaterais da carótida externa contralateral à lesão (asteriscos). (B) Realizada punção direta da carótida interna esquerda, com passagem de microcatéter e microguia. (C) Oclusão com espirais metálicos da carótida interna esquerda (seta). (D) Cateterização seletiva da carótida externa direita, sob *road-map*, para embolização com partículas dos ramos determinando aporte sanguíneo, via anastomoses, para o sangramento contralateral. (E) Controle arteriográfico final, sem evidências de sangramento ativo.

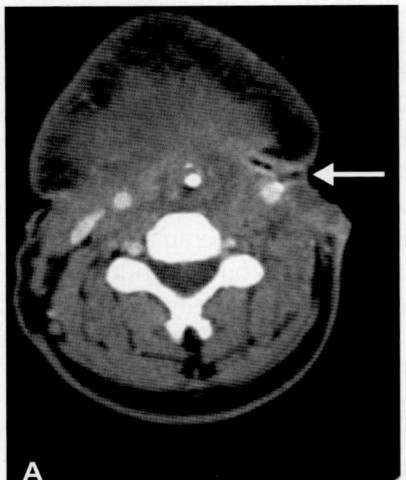
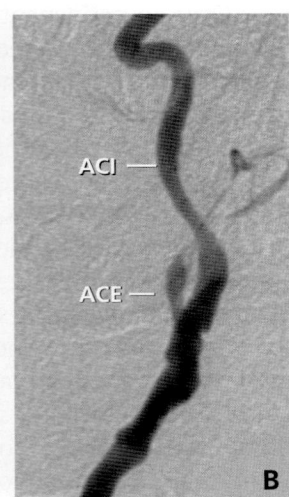
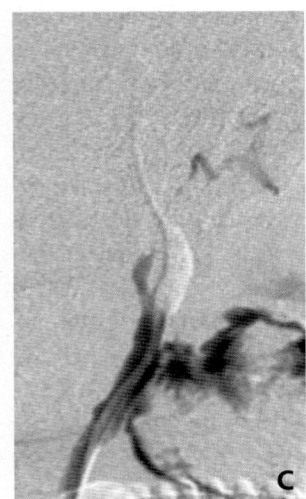
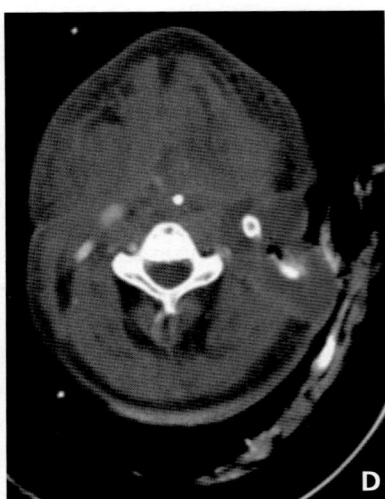
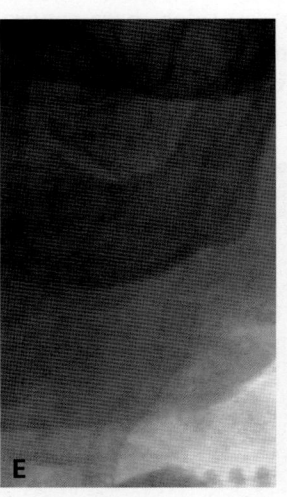
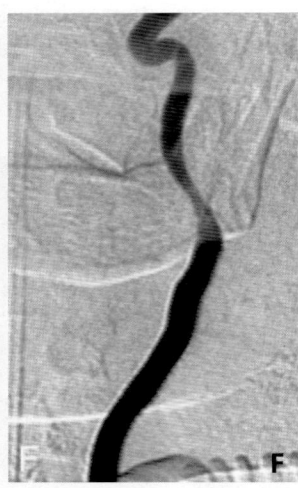

Fig. 59-13. (A) Corte tomográfico axial pós-contraste, de região cervical, demonstrando ulceração cutânea, em lesão neoplásica pós-radioterapia, com pequena fístula (seta) em íntimo contato com a carótida comum, por onde apresentava sangramento intermitente. **(B)** Arteriografia com subtração digital das carótidas comum, interna (ACI) e externa (ACE) esquerdas, notando-se afilamento importante da ACE e acentuada irregularidade de contornos da carótida comum distal. **(C)** Extravasamento ativo de contraste, em grande volume, por ruptura da carótida comum, determinando parada de progressão de contraste para a ACI.
(D) Tomografia cervical de controle após a liberação de *stent* carotídeo recoberto. **(E)** Radiografia simples mostrando o *stent*. **(F)** Arteriografia com subtração digital após o tratamento endovascular com *stent* recoberto demonstrando restituição do fluxo carotídeo, sem sinais de extravasamento de contraste.

REFERÊNCIAS BIBLIOGRÁFICAS

1. Gupta R, Thomas AJ, Horowitz M. Intracranial head and neck tumors: endovascular considerations, present and future. *Neurosurgery* 2006 Nov.;59(5 Suppl 3):S251-60; discussion S3-13.
2. Geibprasert S, Pongpech S, Armstrong D, Krings T. Dangerous extracranial-intracranial anastomoses and supply to the cranial nerves: vessels the neurointerventionalist needs to know. *AJNR Am J Neuroradiol* 2009 Sept.;30(8):1459-68.
3. Dean BL, Flom RA, Wallace RC *et al*. Efficacy of endovascular treatment of meningiomas: evaluation with matched samples. *AJNR Am J Neuroradiol* 1994 Oct.;15(9):1675-80.
4. Macpherson P. The value of pre-operative embolisation of meningioma estimated subjectively and objectively. *Neuroradiology* 1991;33(4):334-7.
5. Moulin G, Chagnaud C, Gras R *et al*. Juvenile nasopharyngeal angiofibroma: comparison of blood loss during removal in embolized group versus nonembolized group. *Cardiovasc Intervent Radiol* 1995 May-June;18(3):158-61.
6. Pauw BK, Makek MS, Fisch U, Valavanis A. Preoperative embolization of paragangliomas (glomus tumors) of the head and neck: histopathologic and clinical features. *Skull Base Surg* 1993;3(1):37-44.
7. Jindal G, Gemmete J, Gandhi D. Interventional neuroradiology applications in otolaryngology, head and neck surgery. *Otolaryngol Clin North Am* 2012 Dec.;45(6):1423-49.
8. Abud DG, Spelle L, Piotin M *et al*. Venous phase timing during balloon test occlusion as a criterion for permanent internal carotid artery sacrifice. *AJNR Am J Neuroradiol* 2005 Nov.-Dec.;26(10):2602-9.
9. Kallmes DF, Evans AJ, Kaptain GJ *et al*. Hemorrhagic complications in embolization of a meningioma: case report and review of the literature. *Neuroradiology* 1997 Dec.;39(12):877-80.
10. Cooke D, Ghodke B, Natarajan SK, Hallam D. Embolization in the head and neck. *Semin Intervent Radiol* 2008 Sept.;25(3):293-309.
11. Trivelatto F, Nakiri GS, Manisor M *et al*. Preoperative onyx embolization of meningiomas fed by the ophthalmic artery: a case series. *AJNR Am J Neuroradiol* 2011 Oct.;32(9):1762-6.
12. Alvarez H, Rodesch G, Garcia-Monaco R, Lasjaunias P. Embolization of the ophthalmic artery branches distal to its visual supply. *Surg Radiol Anat* 1990;12(4):293-7.
13. Capatina C, Ntali G, Karavitaki N, Grossman AB. The management of head-and-neck paragangliomas. *Endocr Relat Cancer* 2013;20(5):R291-305.

14. Baysal BE. Hereditary paraganglioma targets diverse paraganglia. *J Med Genet* 2002 Sept.;39(9):617-22.
15. Erickson D, Kudva YC, Ebersold MJ et al. Benign paragangliomas: clinical presentation and treatment outcomes in 236 patients. *J Clin Endocrinol Metab* 2001 Nov.;86(11):5210-6.
16. Manolidis S, Shohet JA, Jackson CG, Glasscock ME 3rd. Malignant glomus tumors. *Laryngoscope* 1999 Jan.;109(1):30-4.
17. Jafri M, Whitworth J, Rattenberry E et al. Evaluation of SDHB, SDHD and VHL gene susceptibility testing in the assessment of individuals with non-syndromic phaeochromocytoma, paraganglioma and head and neck paraganglioma. *Clin Endocrinol* (Oxf) 2013 June;78(6):898-906.
18. Schick PM, Hieshima GB, White RA et al. Arterial catheter embolization followed by surgery for large chemodectoma. *Surgery* 1980 Apr.;87(4):459-64.
19. Miller RB, Boon MS, Atkins JP, Lowry LD. Vagal paraganglioma: the Jefferson experience. *Otolaryngol Head Neck Surg* 2000 Apr.;122(4):482-7.
20. Persky MS, Setton A, Niimi Y et al. Combined endovascular and surgical treatment of head and neck paragangliomas – a team approach. *Head Neck* 2002 May;24(5):423-31.
21. Pierot L, Boulin A, Castaings L et al. Embolization by direct puncture of hypervascularized ORL tumors. *Ann Otolaryngol Chir Cervicofac* 1994;111(7):403-9.
22. Casasco A, Herbreteau D, Houdart E et al. Devascularization of craniofacial tumors by percutaneous tumor puncture. *AJNR Am J Neuroradiol* 1994 Aug.;15(7):1233-9.
23. Abud DG, Mounayer C, Benndorf G et al. Intratumoral injection of cyanoacrylate glue in head and neck paragangliomas. *AJNR Am J Neuroradiol* 2004 Oct.;25(9):1457-62.
24. Shah HM, Gemmete JJ, Chaudhary N et al. Preliminary experience with the percutaneous embolization of paragangliomas at the carotid bifurcation using only ethylene vinyl alcohol copolymer (EVOH) Onyx. *J Neurointerv Surg* 2012 Mar.;4(2):125-9.
25. Gullane PJ, Davidson J, O'Dwyer T, Forte V. Juvenile angiofibroma: a review of the literature and a case series report. *Laryngoscope* 1992 Aug.;102(8):928-33.
26. Gao M, Gemmete JJ, Chaudhary N et al. A comparison of particulate and onyx embolization in preoperative devascularization of juvenile nasopharyngeal angiofibromas. *Neuroradiology* 2013 Sept.;55(9):1089-96.
27. Fisch U. The infratemporal fossa approach for nasopharyngeal tumors. *Laryngoscope* 1983 Jan.;93(1):36-44.
28. Mann WJ, Jecker P, Amedee RG. Juvenile angiofibromas: changing surgical concept over the last 20 years. *Laryngoscope* 2004 Feb.;114(2):291-3.
29. George B, Casasco A, Deffrennes D, Houdart E. Intratumoral embolization of intracranial and extracranial tumors: technical note. *Neurosurgery* 1994 Oct.;35(4):771-3; discussion 3-4.
30. Elhammady MS, Johnson JN, Peterson EC, Aziz-Sultan MA. Preoperative embolization of juvenile nasopharyngeal angiofibromas: transarterial versus direct tumoral puncture. *World Neurosurg* 2011 Sept.-Oct.;76(3-4):328-34; discussion 263-5.
31. de Jonge JC, Wilmink JT, Janevski BK. Cerebellar hemangioblastoma. *J Belge Radiol* 1998 Oct.;81(5):236.
32. Choyke PL, Glenn GM, Walther MM et al. von Hippel-Lindau disease: genetic, clinical, and imaging features. *Radiology* 1995 Mar.;194(3):629-42.
33. Leung RS, Biswas SV, Duncan M, Rankin S. Imaging features of von Hippel-Lindau disease. *Radiographics* 2008 Jan.-Feb.;28(1):65-79; quiz 323.
34. Conway JE, Chou D, Clatterbuck RE et al. Hemangioblastomas of the central nervous system in von Hippel-Lindau syndrome and sporadic disease. *Neurosurgery* 2001 Jan.;48(1):55-62; discussion-3.
35. Liu DG, Ma XC, Li BM, Zhang JG. Clinical study of preoperative angiography and embolization of hypervascular neoplasms in the oral and maxillofacial region. *Oral Surg Oral Med Oral Pathol Oral Radiol Endod* 2006 Jan.;101(1):102-9.
36. Pallin DJ, Chng YM, McKay MP et al. Epidemiology of epistaxis in US emergency departments, 1992 to 2001. *Ann Emerg Med* 2005 July;46(1):77-81.
37. Walker TW, Macfarlane TV, McGarry GW. The epidemiology and chronobiology of epistaxis: an investigation of Scottish hospital admissions 1995-2004. *Clin Otolaryngol* 2007 Oct.;32(5):361-5.
38. Turowski B, Zanella FE. Interventional neuroradiology of the head and neck. *Neuroimaging Clin N Am* 2003 Aug.;13(3):619-45.
39. Andersen PJ, Kjeldsen AD, Nepper-Rasmussen J. Selective embolization in the treatment of intractable epistaxis. *Acta Otolaryngol* 2005 Mar.;125(3):293-7.
40. McGarry GW. Nasal endoscope in posterior epistaxis: a preliminary evaluation. *J Laryngol Otol* 1991 June;105(6):428-31.
41. Viducich RA, Blanda MP, Gerson LW. Posterior epistaxis: clinical features and acute complications. *Ann Emerg Med* 1995 May;25(5):592-6.
42. Sokoloff J, Wickbom I, McDonald D et al. Therapeutic percutaneous embolization in intractable epistaxis. *Radiology* 1974 May;111(2):285-7.
43. Elden L, Montanera W, Terbrugge K et al. Angiographic embolization for the treatment of epistaxis: a review of 108 cases. *Otolaryngol Head Neck Surg* 1994 July;111(1):44-50.
44. Tseng EY, Narducci CA, Willing SJ, Sillers MJ. Angiographic embolization for epistaxis: a review of 114 cases. *Laryngoscope* 1998 Apr.;108(4 Pt 1):615-9.
45. Koh E, Frazzini VI, Kagetsu NJ. Epistaxis: vascular anatomy, origins, and endovascular treatment. *AJR Am J Roentgenol* 2000 Mar.;174(3):845-51.
46. Self EM, Bumpous J, Ziegler C et al. Risk factors for hemorrhage after chemoradiation for oropharyngeal squamous cell carcinoma. *JAMA Otolaryngol Head Neck Surg* 2013 Apr.;139(4):356-61.
47. Sesterhenn AM, Iwinska-Zelder J, Dalchow CV et al. Acute haemorrhage in patients with advanced head and neck cancer: value of endovascular therapy as palliative treatment option. *J Laryngol Otol* 2006 Feb.;120(2):117-24.
48. Ferlay J, Shin HR, Bray F et al. Estimates of worldwide burden of cancer in 2008: GLOBOCAN 2008. *Int J Cancer* 2010 Dec. 15;127(12):2893-917.
49. Chou WC, Lu CH, Lin G et al. Transcutaneous arterial embolization to control massive tumor bleeding in head and neck cancer: 63 patients' experiences from a single

medical center. *Support Care Cancer* 2007 Oct.;15(10):1185-90.
50. Roh JL, Suh DC, Kim MR *et al.* Endovascular management of carotid blowout syndrome in patients with head and neck cancers. *Oral Oncol* 2008 Sept.;44(9):844-50.
51. Powitzky R, Vasan N, Krempl G, Medina J. Carotid blowout in patients with head and neck cancer. *Ann Otol Rhinol Laryngol* 2010 July;119(7):476-84.
52. Lesley WS, Chaloupka JC, Weigele JB *et al.* Preliminary experience with endovascular reconstruction for the management of carotid blowout syndrome. *AJNR Am J Neuroradiol* 2003 May;24(5):975-81.
53. Pyun HW, Lee DH, Yoo HM *et al.* Placement of covered stents for carotid blowout in patients with head and neck cancer: follow-up results after rescue treatments. *AJNR Am J Neuroradiol* 2007 Sept.;28(8):1594-8.

Capítulo 60

Implante Intra-Arterial Autólogo de Células-Tronco em Pacientes com Doença de Parkinson

◆ *Augusto Brazzini*
◆ *Raul Cantella*
◆ *Antonio de la Cruz*
◆ *Mariana Brazzini*
◆ *Tamara Jorquiera*
◆ *Carlos León*
◆ *Sebastián Arrieta*

CONTEÚDO

- ✓ INTRODUÇÃO 846
- ✓ CÉLULAS-TRONCO 846
  - ▪ EQUIPE MÉDICA PARA A TERAPIA COM CÉLULAS-TRONCO 847
  - ▪ CÉLULAS-TRONCO E A DOENÇA DE PARKINSON . 849
- ✓ DOENÇA DE PARKINSON 851
- ✓ NOSSA EXPERIÊNCIA 852
- ✓ CONCLUSÃO 860
- ✓ REFERÊNCIAS BIBLIOGRÁFICAS 860

INTRODUÇÃO

A radiologia intervencionista é a subespecialidade médica nascida há varias décadas sendo baseada em procedimentos inovadores. Muitos dos procedimentos cirúrgicos tradicionais são agora realizados com a mesma ou melhor precisão, elevada efetividade e propiciando ao paciente a vantagem de menores riscos anestésicos, sem grandes cicatrizes cirúrgicas e com recuperação rápida e segura.

Desde a origem da humanidade, as células-tronco vem intervindo não somente no desenvolvimento, mas também na preservação e conservação da vida, por criar diferentes tecidos e órgãos do corpo humano, substituindo e renovando diferentes tipos diferentes de células que ao longo da vida se danificam ou morrem diariamente.[1-3]

A extração de células-tronco da medula óssea de um paciente é um procedimento relativamente simples e amplamente utilizado. A infusão endovascular destas células dentro das artérias que nutrem órgãos danificados destes mesmos pacientes resulta, em algumas doenças, na recuperação dos tecidos, o que leva à melhora funcional do órgão, perdida durante o processo da doença. Como estas células vêm do próprio paciente, o procedimento é menos prejudicial que a transfusão sanguínea, onde a presença de componentes sanguíneos de outra pessoa leva a problemas de histocompatibilidade.[4]

CÉLULAS-TRONCO

As células-tronco têm sido utilizadas por várias décadas. O protótipo da terapia celular com células-tronco são os transplantes de medula óssea para tratamento de doenças, como leucemia aguda, leucemia mieloide crônica, síndrome mielodisplásica, anemia aplásica e imunodeficiência combinada grave entre outros. Nestes casos, as células-tronco são de outro paciente, sendo a compatibilidade sanguínea um problema, assim como a depleção da medula óssea do receptor.[5,6]

Atualmente, está crescendo a utilização de células-tronco no tratamento de várias doenças.

O tipo de células-tronco que nos referimos nestes capítulos são as autólogas (do próprio paciente) de adulto. Estas são as células que dão origem a cada ser humano, sendo responsáveis em repor milhões de células que morrem diariamente em nosso organismo, produzindo um processo fisiológico de renovação celular por toda a vida.

Como esta terapia celular continua apresentando resultados terapêuticos positivos, cada vez mais países no mundo publicam suas experiências com o uso de células-tronco autólogas no tratamento de doenças graves, muitas das quais, oferecendo alternativas eficazes que melhoram a saúde do paciente mais que o tratamento convencional, que em alguns casos não tem nada a oferecer.[7]

Deve-se enfatizar que o tratamento com células-tronco autólogas não vai substituir o tratamento médico convencional, mas, na maioria dos casos, a aplicação desta terapia significou a melhora na condição geral do paciente e, algumas vezes, resultando na redução das doses de algumas medicações.

O efeito positivo da terapia com células-tronco autólogas tem sido mais bem demonstrado na cardiologia, em algumas doenças neurológicas, oftálmicas, osteoarticulares, de ligamentos e tendões, pneumológicas, complicações vasculares e oftálmicas da diabete tipo II, cirrose hepática, doença arterial periférica avançada com risco de amputação do pé e algumas doenças dermatológicas, como vitiligo e psoríase etc.[8,9]

Especificamente na neurologia, os efeitos positivos têm sido demonstrados na doença de Parkinson (DP), atrofia sistêmica múltipla, esclerose múltipla, hipóxia cerebral, autismo e lesão traumática da medula espinal etc.[10,11]

O que são Células-Tronco?

As células-tronco são caracterizadas por terem a habilidade de se replicar durante toda a vida do organismo, atingindo o estágio de autorrenovação. Além disso, elas são capazes de se diferenciar em células de vários tecidos, porque mantêm um estado imaturo e não têm especialização. Elas também servem como um tipo de sistema de reparação interno, se dividindo constantemente para a reconstituição de outras células durante o tempo de vida da pessoa. Quando as células-tronco se dividem, cada nova célula tem o potencial de, ou permanecer como célula-tronco ou se tornar outro tipo de célula com uma função mais especializada, como uma célula muscular, sanguínea, hepática ou um neurônio (Fig. 60-1).[12-14]

A diferenciação é o processo que, sob condições físicas ou experimentais adequadas, as células-tronco podem ser induzidas a se tornar tecidos ou órgãos específicos com funções especiais, tomando características individuais e tornando-se especializadas (Fig. 60-2). Este processo é controlado por sinais internos, como células do DNA; sinais externos, como o microambiente celular, interações de contato entre as células e outros sinais químicos, como as citocinas. Em alguns órgãos, como a medula óssea e o intestino, célu-

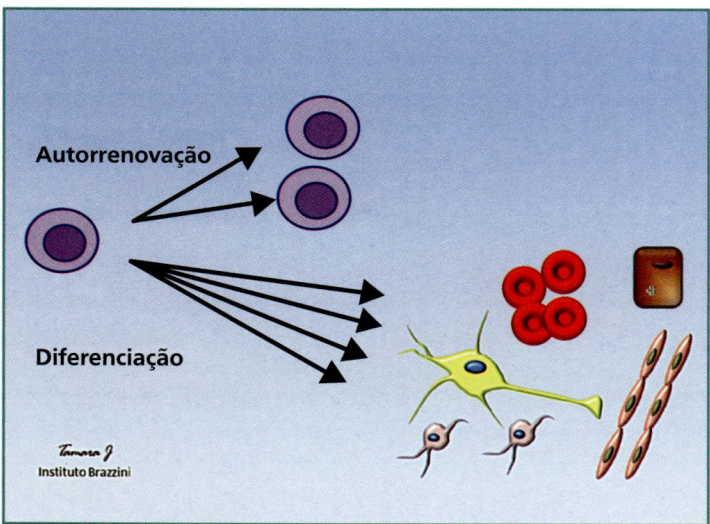

Fig. 60-1. Características que definem uma célula-tronco.

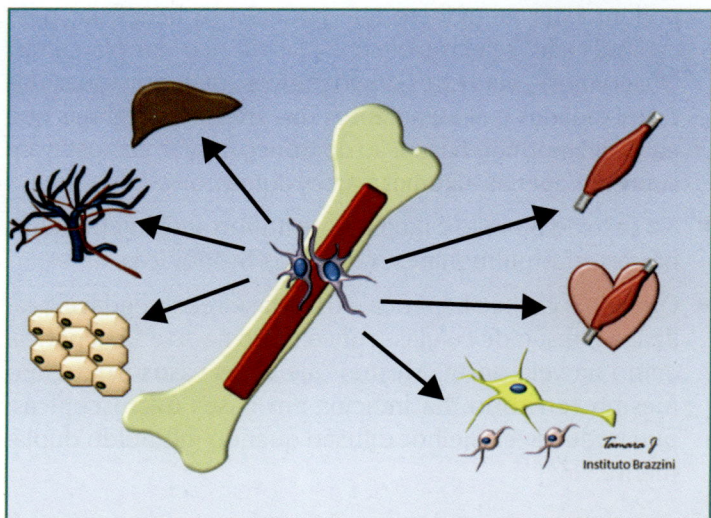

Fig. 60-2. Diferenciação e transdiferenciação verificada em vários estudos de células-tronco mesenquimais da medula óssea.

las-tronco estão regularmente se dividindo pra reparar e substituir tecidos desgastados ou danificados. Entretanto, em outros órgãos, como o pâncreas, coração e cérebro, este processo acontece com menos frequência ou somente em condições especiais.

Tipos de Células-Tronco

Células-tronco embrionárias

Ao quinto dia do desenvolvimento embrionário, a massa de células, chamada blastocisto, é formada. Este é o momento onde as células-tronco são obtidas.

Um dos maiores problemas em se trabalhar com este tipo de células é o problema ético, por que representa a destruição de um embrião humano para obtenção das linhagens de células-tronco embrionárias no quarto ou quinto dias após a fertilização.[15] Por outro lado, um problema terapêutico surge porque estas células são muito poderosas para serem controladas. O adequado controle das células-tronco embrionárias não pode ser atingido in vitro ou in vivo fora do contexto da sua formação embrionária, o que pode levar à produção de teratomas (tumores). Esta é outra razão pela qual estas células não são utilizadas na terapia celular; juntamente com os problemas éticos e legais que podem ocorrer.[16]

Células-tronco de adulto

Mesmo surgindo antes do nascimento, as células-tronco de adulto são mais maduras e mais especializadas. Elas existem em várias partes do corpo regulando e substituindo células velhas e danificadas que, por causa das circunstâncias patológicas, necessitam ser substituídas a fim de manter a homeostase dos órgãos.

- Células-tronco da medula óssea: este é o lugar onde células hematopoiéticas e mesenquimais são encontradas. Elas são fáceis de se obter e seguras para se acessar.[17-19]
- Células-tronco do cordão umbilical.[20]
- Células-tronco do sangue periférico: são células imaturas encontradas circulando no sangue. Estes tipos de células são geralmente recrutadas da medula óssea para ajudar no processo de regeneração de diferentes tecidos.
- Células-tronco nativas: todos os tecidos do corpo são capazes de se regenerar porque possuem células-tronco que estão localizadas em regiões especiais dos órgãos. Por exemplo, existem grupos especializados de células no cérebro humano, reconhecidos como células-tronco cerebrais,[4] e que possuem a habilidade de estar num estado contínuo de regeneração para substituir aquelas que morrem; como visto em outros órgãos.

Nós reiteramos que as células-tronco de adultos que nós utilizamos são do mesmo paciente – autólogas, indicando que a compatibilidade com próprio organismo é total e evita reações de histocompatibilidade.

Como as Células-Tronco se Mobilizam e se Integram com Outros Tecidos

Quando um tecido é danificado, a grande concentração de substâncias inflamatórias, incluindo as proteínas chamadas de citocinas, é liberada na corrente sanguínea adjacente ao tecido danificado. Estas proteínas servem como sinais químicos que avisam sobre o estado danificado do tecido. Em razão deste fenômeno, células, como os leucócitos, e proteínas, como as plaquetas, chegam para ajudar o tecido.[21]

Através deste mesmo mecanismo é que as células-tronco da medula óssea também são recrutadas para o local da lesão. Com base neste mecanismo é que a terapia celular aproveita os sinais químicos para realizar a terapia baseada nas células. Através da coleta prévia de células-tronco, a infusão sanguínea no local mais próximo possível da lesão é realizada, aumentando o mecanismo natural do corpo de chegada das células-tronco, mas em maior número de células e em concentração muito mais elevada. Então, elas são atraídas para parede do vaso, o atravessam e alcançam o tecido danificado via liberação de citocina pela área lesada.

Equipe Médica para a Terapia com Células-Tronco

O processo completo da implantação das células-tronco é monitorado e orientado por uma equipe médica multidisciplinar e inclui as seguintes etapas:

A) Avaliação da doença do paciente: será realizada por um especialista da doença a ser tratada.
- Se o paciente sofrer de doença neurológica, um neurologista é o primeiro a avaliar o paciente e, dependendo da sua avaliação, irá determinar se o paciente é candidato ao tratamento. Este especialista também será responsável pelo seguimento do paciente após o tratamento.
- Se o paciente sofrer de doença oftalmológica, um oftalmologista é o primeiro a avaliar o paciente e,

dependendo da sua avaliação, usando equipamentos especializados, irá determinar se o paciente é candidato ao tratamento. Este especialista também será responsável pelo seguimento do paciente após o tratamento.

- Se o paciente sofrer de doença vascular periférica avançada, onde a amputação de toda a extremidade está indicada, o cirurgião vascular deverá avaliar o paciente. Se durante o seguimento, a presença de feridas e dedos necróticos preexistentes necessitarem de cuidados, o cirurgião será responsável pela amputação da zona perdida além da revascularização.
- Com o resto das doenças em que a terapia celular com células-tronco autólogas é utilizada, um médico especializado sempre será responsável pela avaliação inicial e seguimento.

B) Processo de extração de células da medula óssea, centrifugação, filtração e preparo da amostra: será realizado por hematologista e patologista clínico. Eles serão responsáveis por preparar a solução viável que contenha: células-tronco, plasma rico em plaquetas e plasma pobre em plaquetas.[22]

C) Infusão do tratamento.

Como as células-tronco estão dentro da medula óssea e navegando dela para o sangue periférico, os radiologistas intervencionistas são os médicos que estão treinados para navegar dentro do corpo por várias rotas, neste caso a corrente sanguínea, sendo responsável pela infusão do tratamento. Guiado por um sofisticado aparelho de radiologia digital com subtração de diferentes tecidos e imagens do corpo humano, o que nos permite ver apenas os vasos sanguíneos, podem-se alcançar com segurança os pequenos vasos e depositar a quantidade suficiente de células-tronco.[23]

Isto significa que o processo de implantação das células-tronco é uma interação de especialidades, onde cada especialista prove sua experiência para melhor atendimento ao paciente.

Nós acreditamos que, na grande maioria dos casos, o tratamento com células-tronco deveria ser realizado de forma intra-arterial. Desde que as células-tronco mantenham suas características biológicas de regeneração natural diariamente, e pela facilidade de chegarmos seletivamente a quase todas as regiões do corpo, o efeito terapêutico deverá ser elevado.

Falando em órgãos em que o suprimento arterial chega por diferentes caminhos, é aconselhável que se faça o cateterismo seletivo dos troncos arteriais principais para que a infusão possa alcançar a maior parte do tecido daquele órgão. Por exemplo:

- Se estamos tratando o cérebro, precisa-se entrar em todos os grandes vasos que alimentam o cérebro, como as artérias carótidas e vertebrais bilateralmente. Ênfase nas áreas afetadas do cérebro pode ser dada, mas nunca negligenciar outras áreas do cérebro e seu hemisfério que também podem estar afetados e que poderão se beneficiar pelo estímulo das células-tronco e plasma rico em plaquetas. Observou-se, via testes angiográficos, que, por causa das tortuosidades e alongamentos das artérias vertebrais que pareciam normais na junção do tronco basilar, elas estavam suprindo apenas algumas partes do cérebro.[24,25]
- No caso do pulmão é igualmente importante injetar tanto nas artérias pulmonares, como nas brônquicas.
- Quando a cirrose hepática é tratada, é recomendável realizar a infusão de células-tronco tanto na artéria hepática, como na veia porta. Mesmo que estes vasos irriguem o mesmo território, há indícios em bases microscópicas, que pode haver melhor difusão quando infundido duplamente.[26,27]

Injeção Intratecal de Células-Tronco

Um artigo de revisão, publicado no *New England Journal of Medicine* 2005;353:811-22, menciona as regiões germinativas encontradas pelo corpo humano e cérebro, a respeito da população de células-tronco na sua forma original e com certo grau de diferenciação, como as células progenitoras cerebrais foram encontradas em uma quantidade considerável nas zonas subventriculares, ao redor das paredes externas dos ventrículos laterais.[28-30]

A proximidade destas células-tronco encontradas nas cavidades ventriculares do cérebro e sua direta comunicação com a via intratecal nos faz considerar que este também deve ser um caminho terapêutico para as células-tronco para chegarem ao cérebro.

Com o único objetivo de aumentar a porcentagem de células-tronco entregues, uma nova técnica foi desenvolvida para o tratamento de lesões medulares e lesões cerebrais. A injeção intratecal de células-tronco consiste na infusão da solução preparada pelo acesso lombar no fluido cerebrospinal.

Injeção Estereotáxica de Células-Tronco

A orientação estereotáxica no cérebro é usada principalmente para realizar a biópsia cujo objetivo é a localização e o acesso direto a um ponto específico no cérebro com a única intenção de conhecer a natureza exata da lesão: tumor, infecção, inflamação ou infarto. Isto é feito por uma estrutura contendo as coordenadas tridimensionais que correspondem precisamente a cada ponto no cérebro com um ponto no couro cabeludo. O procedimento envolve a criação de um pequeno orifício no crânio e com uma agulha especial, guiando-a através das várias estruturas cerebrais para obter uma amostra.

Embora este procedimento seja muito moderno e preciso, há sempre a possibilidade de que, mesmo nas mãos mais experientes, a hemorragia cerebral possa ser causada. Sob este ponto de vista, não achamos que este seja um acesso terapêutico seguro.

Acompanhamento Clínico do Paciente

O seguimento do paciente após o tratamento com células-tronco é de importância primordial, porque:

- Fornece informações precisas desde o início do tratamento e as mudanças após a terapia com células-tronco, permitindo fazer o registro sobre o impacto e constitui a evidência necessária para provar a eficácia do método.
- Muitas vezes, durante os primeiros dias após o implante, melhoras ou alterações no estado clínico do paciente tornam necessário o ajuste da dose de medicamentos administrados para controlar a doença. Na maioria dos casos, a dose deve ser reduzida ou mesmo novas drogas devem ser utilizadas, em razão das melhoras do paciente.
- O especialista na área deve examinar o paciente, e novos testes laboratoriais e de imagem serão realizados.
- Durante o seguimento, em algumas doenças específicas o especialista realiza a avaliação do doente, que consiste em preencher tabelas que medem a intensidade da doença.
- É durante esta fase de acompanhamento que o especialista irá avaliar a evolução da doença e se o paciente precisa de um segundo implante no futuro. Na nossa experiência, a necessidade de um segundo implante foi realizada em 7% da população tratada, entre de 2 a 5 anos.
- Geralmente, o paciente deve comparecer às consultas após 7-10 dias do implante. Posteriormente, aos 1, 3, 6 e 12 meses, continuando com avaliações anuais.

Células-Tronco e a Doença de Parkinson

Nos últimos anos tem-se trabalhado com terapia celular e a medicina regenerativa. Doenças neurodegenerativas, incluindo a doença de Parkinson, estavam entre as primeiras doenças para as quais foi dirigida esta terapia inovadora.

Ao afetar o sistema nervoso de maneira que provoca a deterioração contínua com o tempo e à falta de eficácia com as terapias convencionais, é o que faz desta doença uma condição irreversível, progressiva e incapacitante com muitas complicações que criam ainda mais um estado de deficiência.

O conceito de que o tecido nervoso é o único tecido carente de uma característica regenerativa é um paradigma que foi sustentado na medicina até tempos recentes. Pensava-se que quando um neurônio morria, não havia qualquer mecanismo que poderia fornecer ou restaurar esse neurônio. Como já foi provado, essa afirmação é incorreta. O cérebro, como todos os outros órgãos no corpo humano, tem a capacidade para substituir as células perdidas, e isto é por causa das células-tronco, que, neste caso, estão localizadas na zona subventricular e no hipocampo. A doença de Parkinson cria um estado em que muitos neurônios são perdidos e, por isso, é importante buscar terapias para regenerá-los.[31]

Células-tronco no Cérebro: Histórico

Até recentemente, pensava-se que o tecido nervoso não tinha capacidade de se regenerar, o que significava que os neurônios foram programados para a eventual morte. Até recentemente, esta teoria foi reforçada, pois se acreditava que as células-tronco não eram capazes de atravessar a barreira hematoencefálica. Atualmente, sabe-se que esta informação está completamente equivocada.

Em 1942, a Dra. Rita Levi Montalcini, brilhante pesquisadora italiana, explicou como as células do sistema nervoso estavam em constante regeneração e renovação. Ela descreveu a existência de um fator de crescimento do nervo (FCN) e, durante meio século, este resultado não foi reconhecido. No ano de 1986, este resultado foi aceito e ela foi reconhecida com o Prêmio Nobel de Medicina.

Ela estava à frente nas projeções científicas e estava se referindo a uma substância dentro do corpo que produzia esse efeito de renovação. Ela não estava se referindo às células-tronco e plasma rico em plaquetas? Sem dúvida, que ela estava!!!

Em 2003, a Dra. Eva Mezey, médica húngara com grande trajetória científica e que trabalhou no *National Institute of Health of Neurological Disorders and Stroke* e no *John Hopkins Medical School*, publicou no *Official Journal of Proceedings of the National Academy of Sciences of the United States (PNAS)*, um artigo em que ela definiu para aqueles que hesitaram em acreditar, a maravilha que *"Nervous cells and neurons also regenerate"*, assim como as células sanguíneas, da pele, intestinais e muitos outros órgãos fazem.[32,33]

A Dra. Mezey provou em um estudo com necropsias que as mulheres, que receberam transplante de medula óssea (onde as células-tronco são encontradas) de doadores masculinos, expressaram cromossomos XY em seus neurônios, explicando que as células-tronco tinham atravessado as paredes dos vasos que irrigam o cérebro. Esta parede, formada por vasos sanguíneos e extensões (*foot process*) de células especializadas do sistema nervoso, que protegem o cérebro e formam a barreira hematoencefálica, permitiu a passagem de célula-tronco, e estas células foram reconhecidas pelo corpo como células reparadoras que entraram no sistema nervoso e, mais tarde, se regeneraram em novos neurônios.[34]

Esta grande descoberta foi tão importante que levou a uma mudança de paradigmas: "Os neurônios, assim como as outras células do corpo, também se regeneram". Alguns cientistas importantes verificaram por si mesmos estes achados reproduzindo o mesmo estudo em seus hospitais, e chegaram à mesma conclusão.[35]

Isto significa que, normalmente, as células-tronco com a intervenção da natureza e como um evento fisiológico normal atravessam a barreira hematoencefálica (BHE) e acumulam-se num estado parcial de diferenciação neuronal, prontas para atuar no processo de reparação.

Se os seres humanos têm as células-tronco no cérebro de uma forma natural, surge uma questão. **"Por que os cérebros envelhecem e sofrem de doenças?"**. A resposta pode ser que, provavelmente, exista um confronto contínuo e permanente entre o mecanismo de defesa do organismo

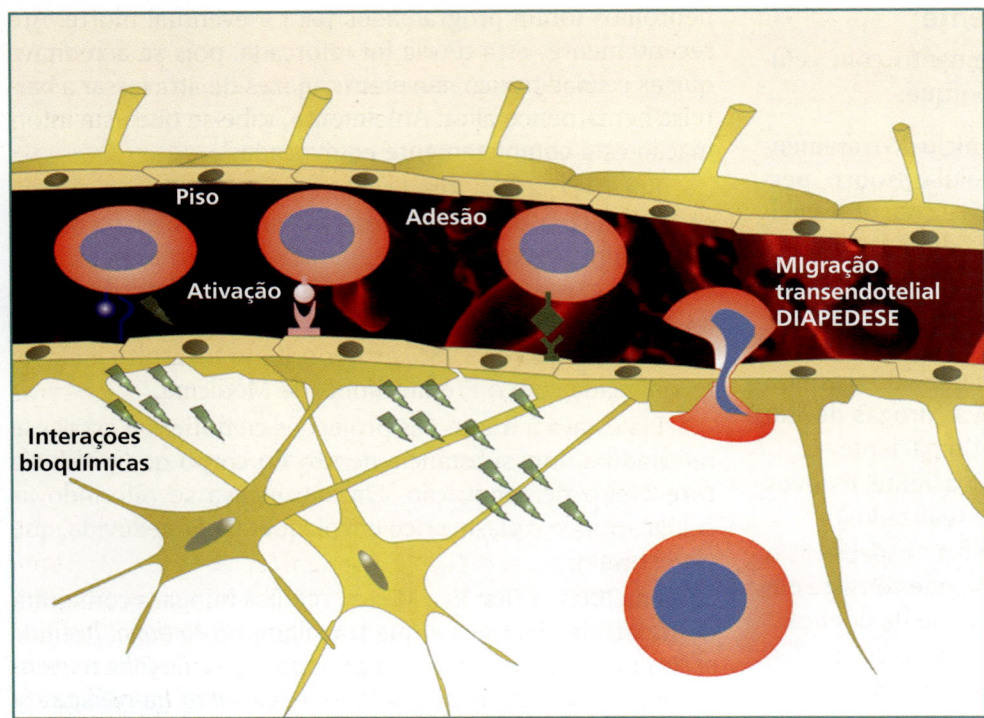

Fig. 60-3. Células-tronco e a barreira hematoencefálica (BHE).

que, juntamente com as células-tronco regenerativas, lutam contra outros fatores que danificam as células, como um infarto no cérebro, onde de repente, uma área do cérebro deixa de receber o suprimento sanguíneo; ou talvez pode ser que apenas o número de células que morrem e envelhecem exceda as que se regeneram. Isto acontece, do mesmo modo, em diferentes órgãos, em todo o corpo humano.

A Figura 60-3 ilustra a relação entre as células-tronco e a barreira hematoencefálica (BHE). As células-tronco atravessam a BHE. Células-tronco quando injetadas na circulação cerebral afetada, o primeiro efeito que ocorre é a troca de substâncias bioquímicas entre as células-tronco que estão ligadas com os receptores simples, e o efeito do plasma rico em plaquetas, que contêm fatores de crescimento e produzem a estimulação direta dos tecidos, revivendo e renovando algumas células danificadas por determinadas doenças.

Este efeito bioquímico é denominado como efeito parácrino, e os resultados podem ser vistos rapidamente, desde os primeiros 2 dias até 10 a 15 dias. As células-tronco irão interagir com os outros complexos de receptores do endotélio vascular que formam parte da BHE, exercendo um efeito de diapedese sobre ela, permitindo que a célula passe através desta barreira para o tecido nervoso.[36]

Isto significa que esta célula-tronco que está dentro do tecido nervoso levará cerca de 2-4 meses para se tornar um neurônio. Então, este neurônio será integrado para trabalhar em conjunto com os neurônios existentes, criando novas ligações para um adequado funcionamento.[37]

Este estudo é baseado na infusão das células do próprio paciente, utilizando técnicas de radiologia intervencionista, como a angiografia superseletiva. O objetivo desta técnica é infundir a maior concentração de células-tronco no local necessário. Assim, seguindo o exemplo desta técnica superseletiva durante a infusão de quimioterapia ou fibrinolíticos, os feitos são muito mais eficazes quando aplicados desta maneira.

A Figura 60-4 ilustra os neurônios interconectados via sinapses, transportando o impulso elétrico com informações.

Nosso cérebro tem aproximadamente 100 bilhões de neurônios que têm muitas conexões entre eles. Através destas ligações, os impulsos elétricos passam e posteriormente tornam-se informações. Essas interconexões estão constan-

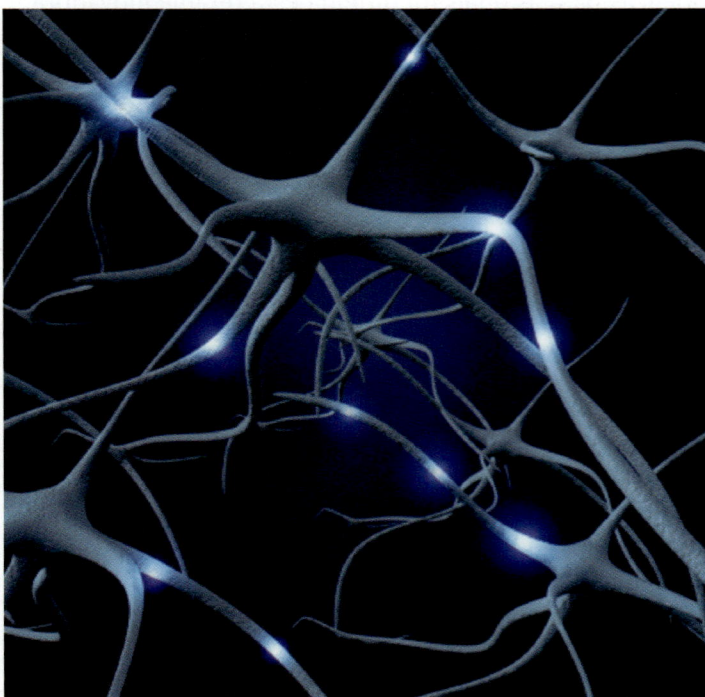

Fig. 60-4. Neurônios interconectados via sinapses transportando o impulso elétrico com informações.

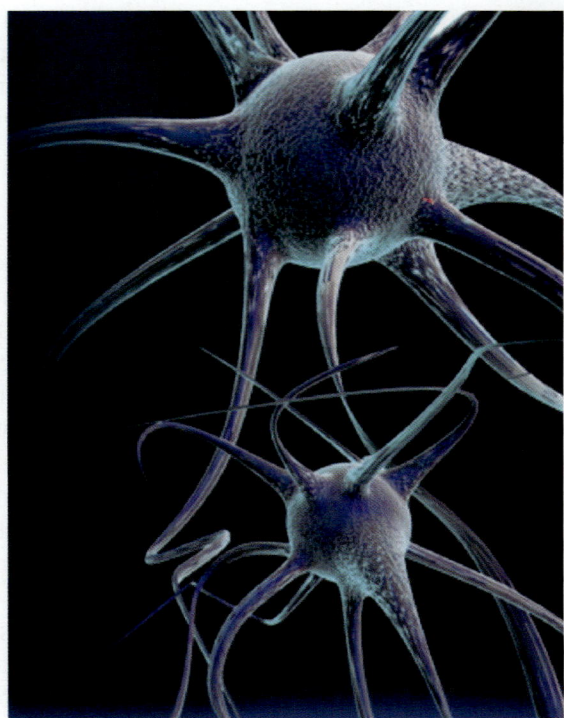

Fig. 60-5. Relação entre o neurônio recém-formado com o pré-existente.

temente em mudança, enquanto processamos as informações, formando ligações entre axônios ou sinapses, onde os neurotransmissores interagem. Cada união reflete conhecimento, ação ou sentimento e também uma reação, que na sinapse será ativada imediatamente após que algo aprendido seja evocado.

Perguntas surpreendentes surgem quando nos imaginamos dentro do maravilhoso mundo do microscópio. **"Como a relação entre os neurônios danificados ou doentes serão afetadas após o implante das células-tronco?"**; **"Como mudará a relação entre o tecido nervoso do paciente e estas novas células?"** Provavelmente como um novo processo de regeneração.

A Figura 60-5 descreve a relação entre o neurônio recém-formado com o preexistente. Vamos imaginar nesta figura que o maior neurônio no topo é o mais antigo, e o menor, o recém-formado. Não há ligações entre eles. Eles vão começar a formar conexões e sinapses com as atividades simples que são aprendidas na vida cotidiana.

Isso é extremamente importante porque, se para o paciente tratado com transplante de células-tronco não for dada a oportunidade de começar progressivamente a fazer algumas atividades simples como comer, se vestir etc.., então estaremos dificultando a formação destas sinapses e isto, sem dúvida, afetará os resultados dos pacientes.

DOENÇA DE PARKINSON

A Doença de Parkinson (DP) é a causa mais comum de Parkinsonismo e afeta cerca de 2% da população com mais de 65 anos. A incidência é maior em homens do que em mulheres e afeta todos os grupos étnicos.[38,39]

A DP é uma doença neurodegenerativa crônica, o que significa que é de longa duração, e que afeta o sistema nervoso de um modo progressivo ao longo do tempo, sem a possibilidade de reparação das deteriorações experimentadas.

A sobrevida é de 10 a 15 anos a partir do momento do diagnóstico, mas pode ser muito variável de acordo com diferentes estudos. A mortalidade é aumentada em 2-4% nos pacientes com esta doença, e geralmente está associada a complicações frequentes.[40]

Sua etiologia é desconhecida, mas provavelmente é multifatorial, com a mistura de causas genéticas, ambientais, danos oxidativos, envelhecimento cerebral acelerado e até mesmo apoptose descontrolada. Entre os possíveis fatores ambientais incluem: exposição a pesticidas, herbicidas, produtos químicos industriais ou toxinas endógenas.[41]

A idade média de início da doença está ao redor de 55 anos, embora, em 5-10% dos pacientes, a doença apresente início precoce (menos de 40 anos). Nestes casos, pensa-se ser decorrente da presença de um gene mutante.

A patogênese é a interrupção da transmissão de dopamina nos gânglios basais pelo envolvimento da substância negra, com redução do número de neurônios dopaminérgicos e surgimento de inclusões celulares, chamadas de corpos de Lewy. Portanto, embora a causa seja desconhecida, o efeito da doença é o mesmo: a perda de neurônios dopaminérgicos na substância negra. A substância negra é uma área do cérebro que controla o movimento, e, portanto, os sintomas estão relacionados com o controle do movimento do corpo. É por isso que na doença de Parkinson, os pacientes apresentam movimentos interrompidos e distúrbios da atividade muscular, como tremor, rigidez, acinesia, instabilidade postural, perda do equilíbrio e da coordenação.

Como os sintomas da DP geralmente têm início insidioso, o diagnóstico inicial é difícil. Embora, inicialmente unilateral, progride para doença bilateral.

Existem três sintomas comuns que estabelecem um diagnóstico para esta doença:[42]

1. **Tremor:** em 75% dos casos se manifesta como o sintoma inicial. Ele pode aparecer no repouso ou durante o movimento, desaparece com o sono e piora em situações estressantes.
2. **Alterações do movimento:** os pacientes apresentam bradicinesia, que são movimentos lentos do corpo e extremidades; acinesia, que é a dificuldade para o movimento; e hipocinesia, que é a redução na amplitude dos movimentos. Músculos axiais são afetados, o que aumenta a deficiência. Este sintoma é responsável pela dificuldade para iniciar movimentos, virar na cama, micrografia, dificuldade de abotoar e pela monotonia da voz.
3. **Rigidez:** em razão do aumento do tônus muscular. Há maior resistência para movimentos passivos.

Outros sintomas incluem comprometimento nos reflexos posturais, na estabilidade e no equilíbrio. Causando acentuação da propulsão, andar arrastado e quedas, distúrbios neuropsiquiátricos e cognitivos, distúrbios do sono, distúrbios da fala e da deglutição, distúrbios sensoriais e autonômicos, como prisão de ventre, distúrbios do aparelho geniturinário, hipotensão ortostática, termorregulação prejudicada, sudorese, dor, seborreia e blefarite.

O estadiamento da DP, estudada por Braak, descreve seis fases que explicam a progressão clinicopatológica da doença. De acordo com esta teoria:

- *Estádios 1 e 2:* é quando os corpos de Lewy são encontrados na medula espinal, bulbo olfatório, núcleo olfativo anterior, sem afetar a substância negra. É um estado de pré-sintomático em que alguns dos sintomas podem-se manifestar, mas geralmente não os envolvidos com o núcleo motor.
- *Estádio 3:* o processo patológico atinge as regiões basais do mesencéfalo e do prosencéfalo. Inclusões aparecem no sistema nervoso central.
- *Estádio 4:* as inclusões se estendem pelos gânglios basais do tálamo, com alguns defeitos no córtex motor (temporal anteromedial). Alguns pacientes do estádio 3, e a grande maioria do estádio 4, apresentam os sintomas motores do Parkinson.
- *Estádios 5 e 6:* os depósitos de alfa-sinucleína se estendem pelo córtex até áreas pré-motoras e de associação, iniciando os sintomas clínicos cognitivos.[43]

A doença de Parkinson tem diagnóstico clínico complexo. Deve-se levar em conta os sintomas, forma de aparecimento e progressão da doença.

Não há atualmente nenhum marcador bioquímico para orientar o diagnóstico. Os testes genéticos são indicados em formas de doença que afetem famílias inteiras. O uso de tomografia computadorizada (TC), ressonância magnética (RM), tomografia por emissão de pósitrons (PET-CT) e tomografia computadorizada por emissão de fóton único (SPECT) são técnicas utilizadas para o diagnóstico diferencial da DP secundária, não sendo usados regularmente na rotina do paciente DP.[44]

A espectroscopia por RM é uma técnica não invasiva para estudar o cérebro neuroquímico *in vivo*. Ela fornece informações sobre a integridade e a atividade metabólica dos neurônios.[45]

A DP tem várias escalas para se avaliar a gravidade e progressão da doença. A classificação de Hoehn e Yahr é simples e avalia clinicamente a doença. A Escala Unificada de Avaliação para Doença de Parkinson (UPDRS) é complexo e o mais utilizado, e analisa a progressão, o tratamento e as complicações da doença. Com esta escala é possível entender a gravidade e progressão da doença, avaliando quatro aspectos de pacientes com Parkinson: estado mental, comportamento e humor, atividades da vida diária, aspectos motores e as complicações do tratamento.[46]

Aproximadamente, 20 a 25% dos pacientes, inicialmente diagnosticados com DP, sofrem com sintomas do parkinsonismo como parte de outra doença subjacente conhecida, como Síndrome Parkinson – *Plus* (SPP) ou parkinsonismo atípico; que são uma série de doenças neurodegenerativas heterogêneas de causa desconhecida, que compartilham certas características clínicas de DP, como rigidez, bradicinesia e distúrbios da marcha, mas não respondem bem aos medicamentos antiparkinsonianos, como a levodopa.[46]

Tratamento

Historicamente, o tratamento para a doença de Parkinson tem sido dirigido no sentido de substituir o neurotransmissor em falta, a dopamina, utilizando um precursor da mesma, denominado Levodopa. No entanto, os efeitos colaterais indesejáveis aparecem no uso prolongado, como a discinesia e flutuações motoras. Além disso, em razão da natureza degenerativa da doença, isto é apenas um controle e não a cura. A reposição de dopamina não retarda a perda neuronal, tornando-se necessário aumentar a dose ou a introdução de novas drogas, como agentes anticolinérgicos ou inibidores seletivos da monoamina oxidase-B (MAO-B).

O tratamento clínico pode reduzir os sintomas, mas normalmente não consegue o controle total. Com o tempo torna-se menos eficaz e, mesmo aumentando-se a dose de medicação, a doença não é mais controlada, e os efeitos colaterais tornam-se mais pronunciados. Além disso, existem tratamentos cirúrgicos, como palidoctomia ou estimulação cerebral profunda para tentar aliviar os sintomas motores da doença. A palidoctomia envolve a destruição de uma pequena parte do globo pálido, reduzindo a atividade neuronal naquela área. A estimulação cerebral profunda funciona como um "marca-passo" no cérebro, estimulando os neurônios afetados.

Além dos tratamentos clínico e cirúrgico, a fisioterapia, terapia ocupacional e psicoterapia são importantes para o paciente e para a família, para que eles possam aprender a lidar com a doença.

Terapia Regenerativa: Utilização de Células-Tronco

Este estudo é baseado na infusão de células-tronco autólogas (do próprio paciente), pela utilização de técnicas endovasculares superseletivas. O objetivo deste tratamento é ser capaz de infundir uma concentração mais elevada de células-tronco e plasma rico em plaquetas na área afetada desejada e, portanto, ter efeito melhor como os observados com a quimioterapia superseletiva e o tratamento fibrinolítico.

A existência de células-tronco no interior do sistema nervoso central tem sido comprovada nas regiões periventriculares e do hipocampo do cérebro. Existem muitos estudos publicados *in vitro* e *in vivo*, que demonstram que as células-tronco derivadas da medula óssea podem se diferenciar em neurônios e ajudar na regeneração do tecido nervoso.

NOSSA EXPERIÊNCIA

Em vista do caráter inovador do estudo, uma comissão de médicos de diferentes especialidades e um comitê institucional de regulação foram encarregados de analisar meticulosamente a história clínica de cada paciente. A licença prévia do comitê de ética institucional foi necessária antes de o tratamento ser oferecido aos pacientes. Além disso, cada item contido na Declaração de Helsinky foi cumprido.

Todos os pacientes foram avaliados por um neurologista, que avaliou o diagnóstico preciso da doença com base nos critérios de diagnóstico do *Brain Bank Society of Parkinson's Disease* do Reino Unido (UK PDSBB). Revendo o histórico médico do paciente, resultados de exames laboratoriais e radiológicos realizados, em conjunto com o radiologista intervencionista, determinava-se se o paciente era elegível para o procedimento.

Antes do procedimento, os riscos e benefícios do tratamento foram explicados ao paciente e sua família, e o termo de consentimento livre e esclarecido foi assinado. Além disso, foi solicitado consentimento para usar seus vídeos e fotos para fins acadêmicos.

Critérios de Inclusão

- Idade entre 18 e 75 anos com doença de Parkinson.
- Idade entre 75 e 80 anos com condições clínicas e gerais adequadas.
- Avaliação clínica com exames laboratoriais e radiológicos.
- Em caso de comorbidades, o especialista foi consultado.

Critérios de Exclusão

- Idade acima de 75 anos com alto risco de complicações.
- Idade acima de 80 anos com doença de Parkinson.
- Falha no exame clínico, decorrente de:
  - Depleção de medula óssea.
  - Discrasias sanguíneas.
  - Câncer.
  - Doenças infecciosas.
  - Insuficiência cardíaca, respiratória, hepática ou renal.

Equipe Multidisciplinar

A equipe multidisciplinar era composta por neurologistas clínicos, que realizam avaliação pré-procedimento e monitoramento; hematologistas e patologistas clínicos, que extraem e processam as células-tronco da medula óssea; radiologistas intervencionistas que realizam o implante das mesmas com infusão intra-arterial superseletiva; anestesistas, que realizam a sedação do paciente e analgesia em ambas partes do processo e os médicos do departamento científico, que realizam escalas, filmagem e análise de dados. Além disso, foram incluídos os psicólogos e terapeutas que também fazem parte da equipe de acompanhamento.

Avaliação Pré-Procedimento

1. Seis escalas reconhecidas internacionalmente para DP foram aplicadas: Escala Unificada para Doença de Parkinson, Estadiamento de Hoehn e Yahr para DP, Escalas de Schwab e da Inglaterra de Atividades de Vida Diária e Escala de incapacidade da Northwestern University (NUDS), bem como o questionário #8 de qualidade de vida de acordo com a Doença de Parkinson e inventário de depressão de Beck – II.[47,48]
2. O paciente é avaliado clinicamente por um neurologista para estabelecer estado geral e estádio da doença.
3. Exames laboratoriais:
   A) Hemograma, hemoglobina e hematócrito.
   B) Glicose, ureia e creatinina.
   C) Os testes de coagulação.
   D) Teste de urina.
4. Exames de imagem:
   A) RM.
   B) Espectroscopia multivoxel.
   C) Mapas de Coeficiente Aparente de Difusão (ADC).
5. Risco cirúrgico.
6. Consentimento livre e esclarecido assinado.

Procedimento: Bases Gerais

O procedimento é realizado na sala de radiologia intervencionista, usando a mesma técnica em todos os pacientes por uma equipe multidisciplinar.

Segurança na infusão de células-tronco

Um dos pontos mais importantes é a segurança do procedimento. Precisávamos encontrar uma maneira em que o uso de células-tronco não causasse qualquer risco para o paciente e também o beneficiasse pela capacidade de regeneração das mesmas. Considerando sempre o princípio básico da medicina – *primum non nocere* (em primeiro lugar, não prejudicar) – não utilizamos neste protocolo células-tronco embrionárias, que não é permitido. Evitaram-se, assim, controvérsias maiores com o problema ético e o risco de crescimento potencial de tumor.[49,50]

Foram utilizados células-tronco obtidas do próprio paciente, autólogas, evitando o uso de terapia imunossupressora para reduzir o risco de histoincompatibilidade após o procedimento. As células obtidas não eram cultivadas nem misturadas em qualquer tipo de soro animal, eram apenas quantificadas por citometria de fluxo e, em seguida, implantadas duas horas depois da extração da medula óssea do próprio paciente. Nenhum método para promover a diferenciação foi utilizado, pois não há dados conclusivos que confirmem o caminho que estas células sofreriam no sistema depois de implantadas. As células não foram colhidas de qualquer maneira, evitando quaisquer efeitos adversos que a sua manipulação possa causar na plasticidade normal das células.[51]

Neste protocolo de estudo, o implante das células-tronco foi realizado pelo cateterismo arterial superseletivo sendo o principal objetivo, chegar o mais próximo possível dos ramos nutridores da substância negra no mesencéfalo. Esse território é composto de pequenos vasos que se originam predominantemente a partir do polígono de Willis. Nós não consideramos o cateterismo seletivo destes ramos com microcatéter porque são muito pequenos e com paredes finas, devendo-se diminuir o risco de complicações vasculares e consequências trágicas. Deste modo, nós implantamos as células-tronco nas artérias vertebrais por causa do efeito do fluxo ascendente para diferentes pequenos vasos perfurantes que, foram identificados com contraste e preenchidos com a solução de células (artérias vertebrais direita e esquerda).

Se possível, também injetamos a solução de células-tronco na artéria comunicante posterior.

A injeção de células-tronco em ambas as artérias carótidas também deverá ser realizada, pois o sistema circulatório do cérebro funciona em conjunto com estas artérias e porque nos estádios tardios 5 e 6 da classificação Braack, existe o comprometimento difuso de todo o tecido cerebral pela doença de Parkinson (Fig. 60-6).

Nesta reconstrução pode-se apreciar a vasos de diferentes calibres no interior do cérebro. Injetam-se as células-tronco em artérias de médio e pequeno calibres, sem a necessidade do cateterismo da microcirculação cerebral.

Não há menor possibilidade de danificar o tecido quando transplantado de uma parte do corpo para outra, especialmente quando as células-tronco mesenquimais circulam fisiologicamente no sangue periférico. Propusemos um método que assegura que a concentração de células-tronco implantadas será consideravelmente maior. Desta forma, a região a ser tratada terá maior concentração de células-tronco, assim como com outros procedimentos de radiologia intervencionista que têm sido realizados há vários anos, como a trombólise intra-arterial superseletiva e a quimioembolização hepática seletiva, proporcionando melhores resultados do que quando injetada por via intravenosa.

Além disso, provou-se que as células-tronco ficam na circulação por período não superior a uma hora, reduzindo as chances de efeitos adversos sobre a circulação sistêmica. Estas células-tronco podem também ser distribuídas numa grande variedade de tecidos e também atravessar a barreira hematoencefálica.

O nosso objetivo é o de assegurar que as células-tronco vão ser capazes de atingir a substância negra e diferenciar-se em células dopaminérgicas capazes de restaurar a função normal.

Os resultados demonstraram que as células-tronco mesenquimais, derivadas da medula óssea, têm efeito na função da substância negra em pacientes com doença de Parkinson, sem qualquer manipulação genética ou de cultura de células.[52]

Primeira fase: extração das células-tronco

As células-tronco mesenquimais são obtidas a partir da medula óssea de cada paciente. Este método tem sido utilizado durante décadas. A aspiração de medula óssea é realizada em ambas as cristas ilíacas. A seguir, essas células são processadas, concentradas e purificadas, sem a adição de qualquer tipo de drogas ou substâncias. Isto evita a necessidade de utilizar a terapia imunossupressora após o implante. A Figura 60-7 ilustra a punção de crista ilíaca.

Durante a preparação da solução de células-tronco todos os componentes hematopoiéticos devem ser excluídos por aférese, em circuito fechado, para conservar a esterilidade do produto. Em seguida, hidroxietilamidon (HES) a 6% e ficoll-histopaque (1.078 densidade) são adicionados à solução para a produzir densidade diferente da densidade do sangue (1.088), o que permite, após um processo de centrifugação, formar camadas com diferentes componentes. Por lavagem e recolhimento do material extraído da medula óssea, serão obtidos por camadas os seguintes componentes:

- Células mononucleares.
- Plasma rico em plaquetas.
- Plasma pobre em plaquetas.

Segunda fase: implante das células-tronco

O método escolhido para a administração das células-tronco mesenquimais foi a via intra-arterial superseletiva. Esta via

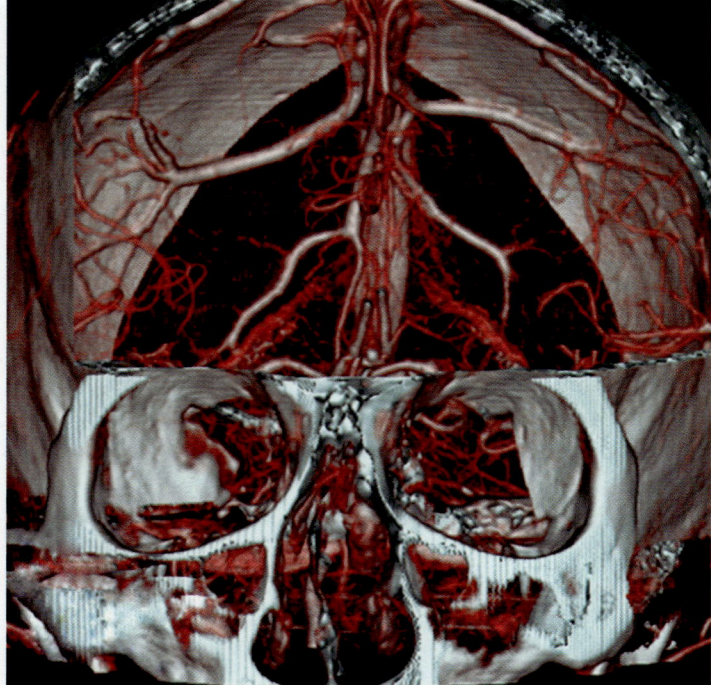

Fig. 60-6. Circulação cerebral.

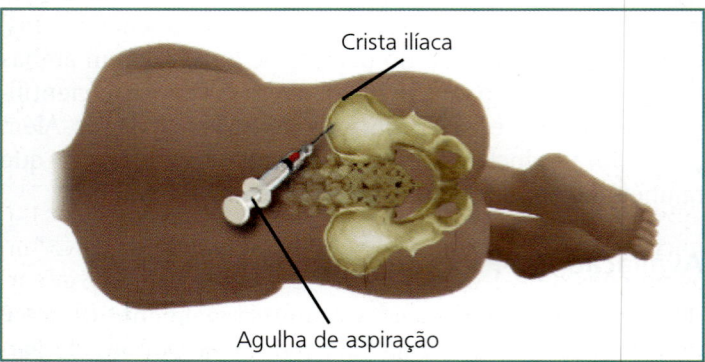

Fig. 60-7. Extração de medula óssea a partir de crista ilíaca. Esta extração é realizada por hematologista e patologista clínico. O paciente esta monitorizado e sob sedação consciente.

tem a vantagem de ser a forma mais fisiológica em que estas células normalmente circulam através do corpo.

O implante é feito via endovascular através das artérias carótidas internas e vertebrais, o mais próximo possível das perfurantes que irrigam a substância negra (ou o mais perto possível do local da lesão). Isto permitirá a chegada de concentração mais elevada de células-tronco para a área afetada em um período mais curto de tempo de entrega. A importância da proximidade à área afetada consiste em melhorar a migração de células para o tecido afetado, otimizando os seus benefícios. Em caso de agenesia ou hipoplasia dos vasos, a solução de células-tronco será infundida o mais próximo possível.[53]

Em algumas reuniões internacionais sobre células-tronco, houve discussão sobre via intra-arterial *versus* a via intravenosa. A via intravenosa não é a correta porque existe uma grande diferença entre a aplicação não seletiva intrabraquial e a intrajugular, isto em razão do simples conceito que o pulmão humano serve como um filtro natural de células-tronco. Por exemplo, se calcularmos que temos um produto contendo 4 milhões de células-tronco mesenquimais da medula óssea, apenas 1-4% (40-160 mil) células passarão pelo circuito pulmonar. Destas, apenas 0,295% (12 mil) atingirá as artérias carótidas e só 0,0005% (20 células) irá para o tecido cerebral. Esta é a principal razão pela qual fazemos uma terapia intra-arterial superseletiva. Assim como na fibrinólise e quimioterapia, o mais próximo que infundir a substância, maior o efeito.

Implante intra-arterial: procedimento

O paciente é colocado sob sedação consciente, com monitoração constante das funções vitais e oximetria controladas pelo anestesiologista. Além disso, o paciente recebe suporte de oxigênio por meio de uma cânula binasal.

Sob condições assépticas rigorosas e com a utilização de anestésico local, a artéria femoral comum é puncionada sob a técnica de Seldinger (Fig. 60-8). Angiografia cerebral diagnóstica é realizada. Um primeiro estudo da anatomia vascular das artérias cervicais e intracranianas é realizado para reconhecer a anatomia adequada e descartar possíveis variações anatômicas e placas ateroscleróticas. Então, com um catéter-guia (Envoy, Cordis), vamos atingir as artérias carótidas e artérias vertebrais, e estudo angiográfico diagnóstico é realizado.

Após descartar a presença de placas de ateroma e conhecer a anatomia vascular dos ramos do arco aórtico, insere-se um microguia dentro da artéria carótida interna, antes da porção oftálmica. Sobre o microguia, avança-se um microcatéter (Echelon EV3), que será posicionado próximo às porções de A-1 e M-1, perto dos ramos coroidais recorrentes. Neste ramo dos vasos, a infusão de células-tronco e de plasma rico em plaquetas é realizada, ambas diluídas em soro fisiológico (cloreto de sódio a 0,9%). Se possível, a artéria comunicante posterior também deverá ser infundida com a solução de células-tronco.

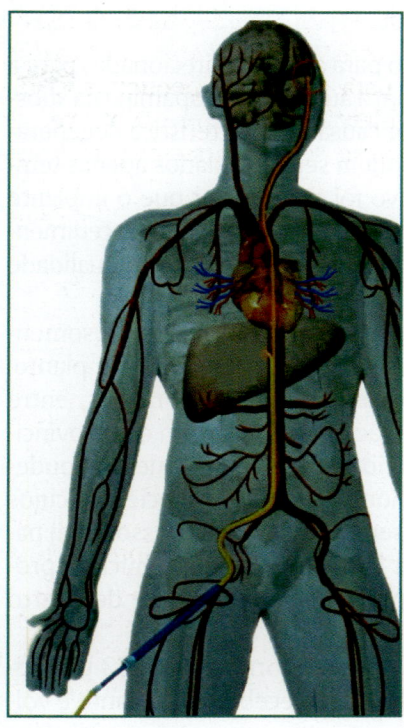

Fig. 60-8. Ilustração demonstrando o cateterismo arterial através da artéria femoral comum direita.

Através do catéter-guia, outra infusão de células-tronco será realizada nas artérias cerebrais anterior e média. É necessário ressaltar que o estudo prévio para descartar placas de ateroma é muito importante porque, se houver potencial de embolia, o microcateterismo não deve ser realizado.

Em seguida, o catéter-guia tem de ser reposicionado nos ramos das artérias vertebrais para estudo distal-proximal apropriado. Uma vez descartada a presença de placas de ateroma, o microcatéter com microguia será posicionado na porção P-1 da artéria cerebral posterior e da artéria comunicante posterior, a partir das quais surgem as perfurantes que irrigam os gânglios da base e a substância negra.[54]

A infusão de células-tronco deve ser feita em pequenas pulsações manuais em cada um dos vasos, durante o período de tempo de cerca de 90 a 120 minutos. Após o término do implante, os catéteres e fios devem ser retirados e a compressão hemostática da região inguinal deve ser realizada.

Durante todo o procedimento, o neurologista será responsável por avaliar o estado do paciente e informar a ocorrência de qualquer situação. O paciente deverá permanecer na noite do procedimento sob observação médica e terá alta hospitalar no dia seguinte.

Avaliação Pós-Procedimento

1. Acompanhamento pelo neurologista durante a internação 12 e 72 horas após o implante, depois semanalmente, pelo período de 1 mês e, depois, mensalmente durante 1 ano.
2. Avaliação utilizando seis escalas internacionalmente reconhecidas para a doença de Parkinson em 1 e 2 semanas e 1, 3, 6 e 12 meses após o implante.
3. Exames de imagem realizados 6 meses após o implante (RM, Espectroscopia multivoxel e Mapas de ADC).

Resultados

As estratégias de tratamento para a DP são direcionadas para a melhora dos sintomas e visam a aumentar a dopamina na substância negra. Além disso, por causa da característica degenerativa da DP, os sintomas só podem ser controlados apenas temporariamente. Nosso objetivo foi demonstrar que o implante de células-tronco autólogas via intra-arterial é um procedimento seguro, com boa resposta clínica, que melhora a qualidade de vida e alcança as respostas funcional e metabólica.

Apresentaremos os resultados iniciais incluindo somente 53 pacientes dos 77 pacientes que fizeram o implante, uma vez que excluímos pacientes por várias razões, entre elas: a) razões geográficas (pacientes que vivem em províncias fora de Lima ou no exterior); b) pacientes que não puderam completar 1 mês de monitoramento; c) pacientes cujos controles foram feitos por seus neurologistas pessoais; d) paciente que tinha Parkinson Plus (paralisia supranuclear progressiva); e) paciente que morreu aparentemente de infarto agudo do miocárdio.[55-57]

Portanto, o grupo de estudo é formado por 53 pacientes com doença de Parkinson, que recebeu o implante e voltou para os seus seguimentos, pelo menos, 1 mês após o implante. A população foi composta de 37 homens e 16 mulheres, com idade média de 61,8 anos (38-80 anos). A duração da doença antes do implante era de 1-25 anos. A média de idade no início da doença era de 52,7 anos.

A média de acompanhamento foi de 7,4 meses ± 4,9 meses (intervalo de 1-18 meses).

Todos os pacientes tiveram o diagnóstico de DP realizado por neurologista. Seis deles tiveram início precoce de DP. Os critérios que foram usados na avaliação pré-implante e no controle final de cada paciente foram os mesmos usados no momento da revisão. Todas as escalas foram avaliadas em pacientes com medicação e no seu melhor momento do dia.

Nenhum dos pacientes teve complicações graves decorrentes do implante de células-tronco autólogas. Antes da alta, o exame neurológico foi realizado em todos os pacientes. Todos receberam alta na manhã seguinte do implante.

Três pacientes foram hospitalizados após o implante (variação de semanas a meses) por motivos não relacionados com o procedimento de transplante de células-tronco.

Existiram outras complicações que afetaram alguns pacientes, como resfriados comuns e situações estressantes, o que causou uma deterioração temporária do estado clínico destes pacientes.

Resposta clínica: escalas

Foram utilizadas seis escalas internacionalmente reconhecidas: Escala Unificada para Doença de Parkinson, Escala Hoehn e Yahr para DP, Escalas de Schwab e da Inglaterra de Atividades de Vida Diária e Escala de Incapacidade da Northwestern University (NUDS), bem como o questionário - 8 de qualidade de vida de acordo com a Doença de Parkinson e inventário de depressão de Beck – II. Nós vamos nos referir neste trabalho para as escalas UPDRS, que é o mais utilizado e que tem maior importância no acompanhamento desses pacientes após o implante.

Os 53 pacientes foram avaliados com as escalas UPDRS, o que se traduz como uma escala unificada de classificação da DP. Este é um sistema de pontuação amplamente utilizado para avaliação clínica da DP. Os 42 itens são avaliados por meio de entrevista e observação clínica.

Os médicos e os investigadores utilizam a escala UPDRS para acompanhar a progressão da doença e para medir os benefícios de qualquer terapia em um sistema de classificação objetivo que é reconhecido internacionalmente. Ele tem 42 questões divididas em quatro subcategorias: estado mental, atividades da vida diária, avaliação motora e complicações por terapia medicamentosa. Cada uma das questões tem opções com diferentes pontuações, sendo que a pontuação total soma de 0-199, e quanto maior o valor, mais grave são os sintomas do paciente.

Valores antes do implante tinham mediana de 68 e desvio quartil (DQ) de 25. No seguimento, a mediana foi de 34 com DQ de 20. A melhora foi de 45,5% nas medianas e 24,8% nos DQ (Fig. 60-9).

Melhoras nos sintomas

Os sintomas com mais evidência de melhora de acordo com as escalas de avaliação UPDRS no terceiro mês foram: tremor, salivação, expressão facial, rigidez e linguagem. A diminuição da salivação, do tremor e da rigidez também foram avaliados no sexto mês. Um ano após o tratamento, melhoras no tremor, salivação, expressão facial e linguagem foram observadas. Estas mudanças refletem a melhora clínica e foram gravadas durante as avaliações, como mostrado na Figura 60-10 da escala UPDRS.

Isto poderia ser decorrente de o implante poder repovoar a substância negra, aumentando a produção endógena

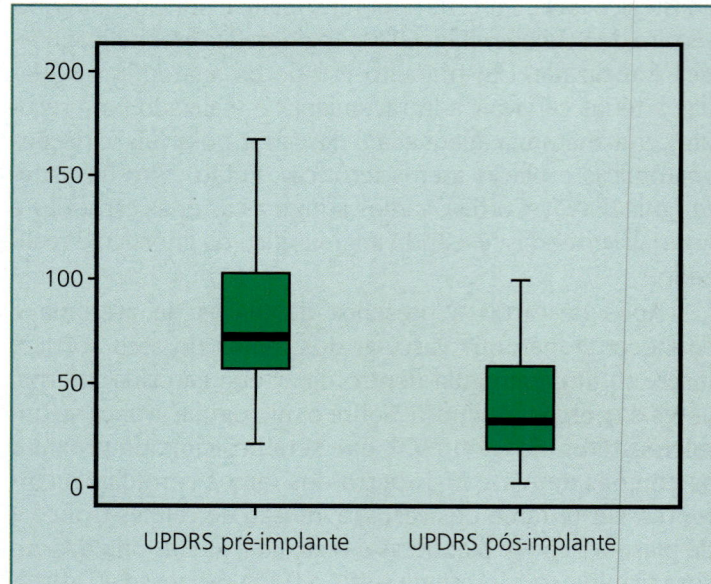

Fig. 60-9. Variação do intervalo de pontuação UPDRS antes e depois do implante de células-tronco.

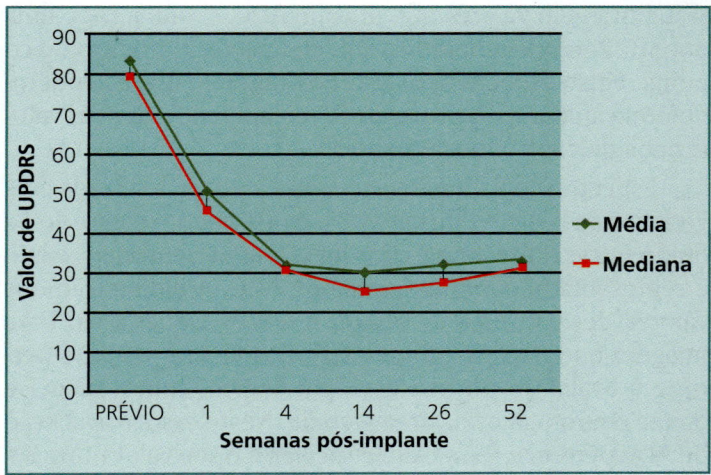

Fig. 60-10. Sintomatologia clínica (média) de acordo com UPDRS ao longo do tempo, em semanas.

de dopamina. Esta afirmação justifica a melhora clínica dos pacientes.

A partir desta análise, são obtidas as seguintes conclusões: mais de metade dos pacientes (52%) tiveram melhora de mais de 50% nos valores da UPDRS, muitos deles alcançando melhora superior a 80%, e 20% atingiram melhora entre 30 e 50% dos valores da UPDRS (Fig. 60-11).

Sobre o tempo de evolução para que fossem observadas as primeiras mudanças temos visto que, em alguns pacientes, ocorre melhora nas primeiras 24 horas após o implante. O pico de melhora é observado inicialmente, porém, diminui na primeira semana. Em seguida, as melhoras aumentam novamente após algumas semanas. Em alguns casos, o efeito não é imediato, e as mudanças nos sintomas serão notadas posteriormente, 1 a 3 meses após o implante. A resposta imediata pode ser decorrente de interações bioquímicas com a troca de fatores de crescimento e, posteriormente, as melhoras podem ser causadas pelo processo de diferenciação que as células-tronco sofrem, tornando-se neurônios e pela integração destes novos neurônios no tecido do sistema nervoso. Este efeito mais lento pode ser atribuído às reações angiogênicas que levam à melhor perfusão do tecido cerebral.[57]

Avaliações neurológicas e medicação pós-procedimento

Além das escalas de avaliação, o neurologista realiza avaliações no acompanhamento, nas quais também foram observadas melhoras. De acordo com estas avaliações, alguns pacientes necessitaram de ajuste na medicação que estavam recebendo nas primeiras semanas após o implante. Isto foi devido ao aumento da discinesia e do efeito prolongado de medicamentos para o tratamento do Parkinson. A maioria dos doentes teve que diminuir a dose dos medicamentos (de 10 a 25% da dose antes do implante) e um outro grupo de doentes teve que trocar os medicamentos.

Durante as visitas de acompanhamento as avaliações em vídeo foram gravadas para documentar o progresso. Estas também serviram para lembrar qual era o estado clínico prévio dos pacientes durante suas avaliações clínicas. Essas gravações, também vistas pelos pacientes e seus familiares que, apesar das melhoras observadas nas visitas de acompanhamento e nas escalas, comparavam o paciente com seu estado da última visita e não somente com o estado antes do implante de células-tronco.

Respostas funcional e metabólica: ressonância magnética

A RM foi realizada em sequências *turbo spin-eco* e *fast-field eco*. Imagens sagitais foram obtidas em T1 e T2, axial e coronal. Imagens axiais foram obtidas com técnicas FLAIR (*Fluid Attenuated Inversion Recovery*) e difusão. Imagens em três eixos foram obtidas após a injeção de 30 mL de contraste paramagnético.

Os controles foram obtidos com RM em oito pacientes, 4 e 9 meses pós-implante. Estes pacientes tinham entre 39 e 72 anos e com duração da doença entre 5 a 12 anos. Estudo de RM convencional não mostrou sinais de tumor ou acidente vascular encefálico após o implante das células-tronco.

Espectroscopia por RM é uma técnica para estudos neuroquímicos cerebrais não invasivos *in vivo*, que pode fornecer informações sobre a integridade e a atividade metabólica neuronal, analisando os prótons no tecido cerebral. Tem sido utilizada para a avaliação de diversas doenças neurológicas, incluindo a DP. Ela detecta informações valiosas sobre diferentes tipos de metabólitos, como N-acetilaspartato (NAA), creatina (Cr), colina (Cho), lactato, mioinositol e alanina. Isto tem importância clínica, porque, por exemplo, o NAA está presente em neurônios maduros e reflete a viabilidade e a integridade neuronal; a Cr está associada à homeostase de energia e às reservas de energia neuronais no citosol, e por isso, a sua concentração é relativamente constante, sendo uma medida padrão para comparar a outros metabólitos.[58] A redução destes metabólitos está associada à lesão neuronal numa região específica. A relação

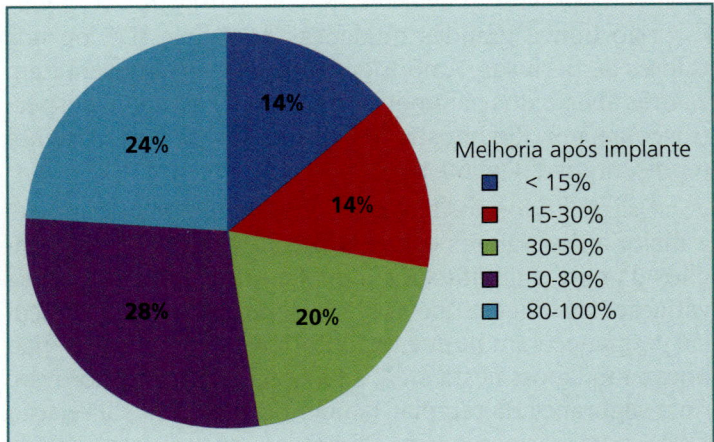

Fig. 60-11. Distribuição dos pacientes com um ano de acompanhamento.

entre os dois (NAA/Cr) mostra quanto um neurônio é viável e ativo. O valor normal deverá ser superior a 1,8.[59]

Esses metabólitos podem estar alterados em muitas condições neurológicas. Por exemplo, NAA diminui em condições onde há perda neuronal.

Os estudos iniciais de espectroscopia por RM na DP mostraram contradições sobre as relações metabólicas entre DP *versus* pacientes saudáveis e Síndromes Parkinson Plus. Por exemplo: O'Neill *et al.* mostraram a diminuição na relação NAA/Cr, no núcleo lenticular, em pacientes com DP em comparação aos controles. No entanto, isto pode ser atribuído à utilização de diferentes técnicas.[60,61]

Estudos recentes também demonstraram diminuição na relação NAA/Cr e Cho/Cr no córtex motor de pacientes com DP, indicando que outras áreas além dos gânglios da base estão afetadas em pacientes com DP. Tratamentos com Pergolida (receptor de agonista da dopamina) melhoraram a relação Cho/Cr, mas não a relação NAA/Cr nestas áreas. Além disso, durante a DP, dados de espectroscopia mostraram aumento na proporção de GABA/Glu, quatro vezes mais elevada na substância negra do que no córtex motor.[62]

Como mostrado na Figura 60-12, em estudos de espectroscopia, os valores médios da relação NAA/Cr em ambos os gânglios da base aumentaram de 1,805 antes para 2,07 (12,8%) nos gânglios da base à direita (P = 0,249) e de 1,25 para 1,88 (43,56%) nos gânglios da base à esquerda (P < 0,05). Valores nos gânglios da base à direita estavam abaixo que o lado contralateral. Avaliação por RM demonstra evidência de melhoras metabólica e funcional.

Embora estudos de difusão tenham-se mostrado úteis para a avaliação da anisotropia das fibras nervosas e a integridade das células, no contexto de um acidente vascular encefálico, eles também são sensíveis à mobilidade de translação das moléculas de água através do tecido nervoso. A perda neuronal pode ser associada ao aumento na mobilidade de moléculas de água no interior de um tecido, resultando em valores elevados no ADC. Como a DP é uma doença neurodegenerativa que afeta o tecido neurológico numa região específica, os estudos sugerem que este método pode ajudar a diagnosticar DP comparando os seus valores aos de controles saudáveis.[63]

Espectroscopia multivoxel *short eco* foi realizada nos gânglios da base. A difusão avalia o movimento aleatório de fluido intracelular através das membranas neuronais, e isto é representado como um mapa de ADC. A diminuição dos valores de ADC está associada a lesões isquêmicas. Uma imagem que mostra a diminuição nos valores de ADC permite a avaliação do processo patológico, como edema e danos neurológicos na área afetada. Neste caso, a avaliação de ADC pertence ao núcleo lenticular, e o seu valor normal é de 0,75 mm^2 ± 0,06.[64,65]

A perfusão utiliza um agente de contraste paramagnético para avaliar a quantidade de sangue em circulação numa área específica do cérebro, dando os valores de fluxo de sangue cerebral. O valor normal é de 0,50 mL/g/min.[24] No presente estudo, os gânglios da base e o seu fluxo são comparados ao lobo occipital, porque esta é a zona vascular do cérebro com menos alterações. A relação entre eles tem um valor normal de 1.[66,67]

Os resultados em valores de perfusão mostraram mudanças nos gânglios basais esquerdos, sendo registrado 0,44 mL/s antes e 0,46 mL/s depois do implante (4,54%); e no lobo occipital registrado 0,42 mL/s antes para 0,43 mL/s depois do implante (2,38%). Nos gânglios da base do lado direito foi registrado 0,43 mL/s antes e 0,42 mL/s após o implante (-2,32%). Estas diferenças não foram significativas, com P = 0,446, P = 0,833 e P = 0,889, respectivamente.

O índice de perfusão, obtido comparando a perfusão dos gânglios da base contra a perfusão do lobo occipital, mostrou mudanças na relação dos gânglios da base à direita (0,99 antes para 0,97 depois do implante), e nos gânglios da base à esquerda (1,05 antes para 1,08 depois do implante). Ambas as diferenças não foram significativas (P = 0,89 e P = 0,33, respectivamente). Em termos de valores médios de difusão dos núcleos lenticulares à direita e à esquerdo, não foram observadas diferenças após o implante de células-tronco.

Não houve grandes mudanças no mapa ADC ou nos valores de perfusão. Ambos gânglios da base apresentaram valores abaixo dos parâmetros normais. O estudo de espectroscopia por RM mostra os resultados de um paciente representativo (Fig. 60-13).

Os resultados dos testes de difusão demonstraram que a maioria dos valores estava próxima ao normal nos gânglios da base à direita após o implante e nestes não houve variação. Isto sugere que as fibras dentro do núcleo lenticular permaneceram num estado normal, sugerindo que não houve mudanças nesta área, edema ou infarto, comprovando a segurança da terapia. Também comparamos a relação NAA/Cr em pacientes com DP antes e após o implante de células-tronco. Foi observado aumento nos valores médios de ambos os gânglios da base, porém, com diferença signifi-

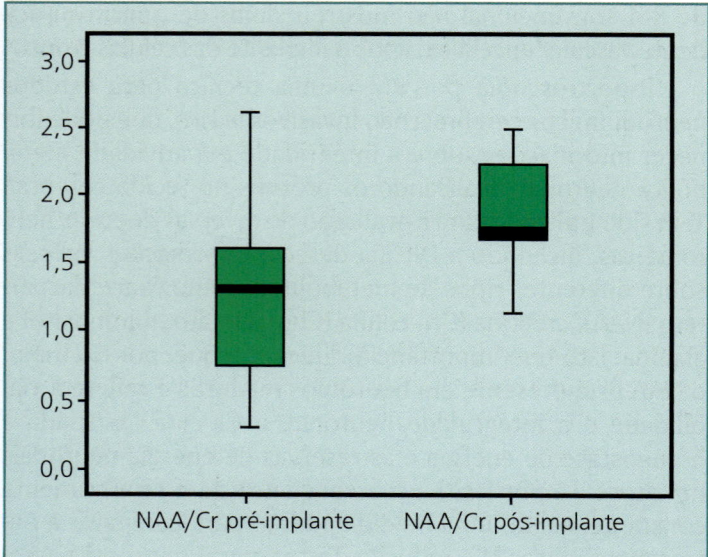

Fig. 60-12. Espectroscopia por RM antes e após o implante.

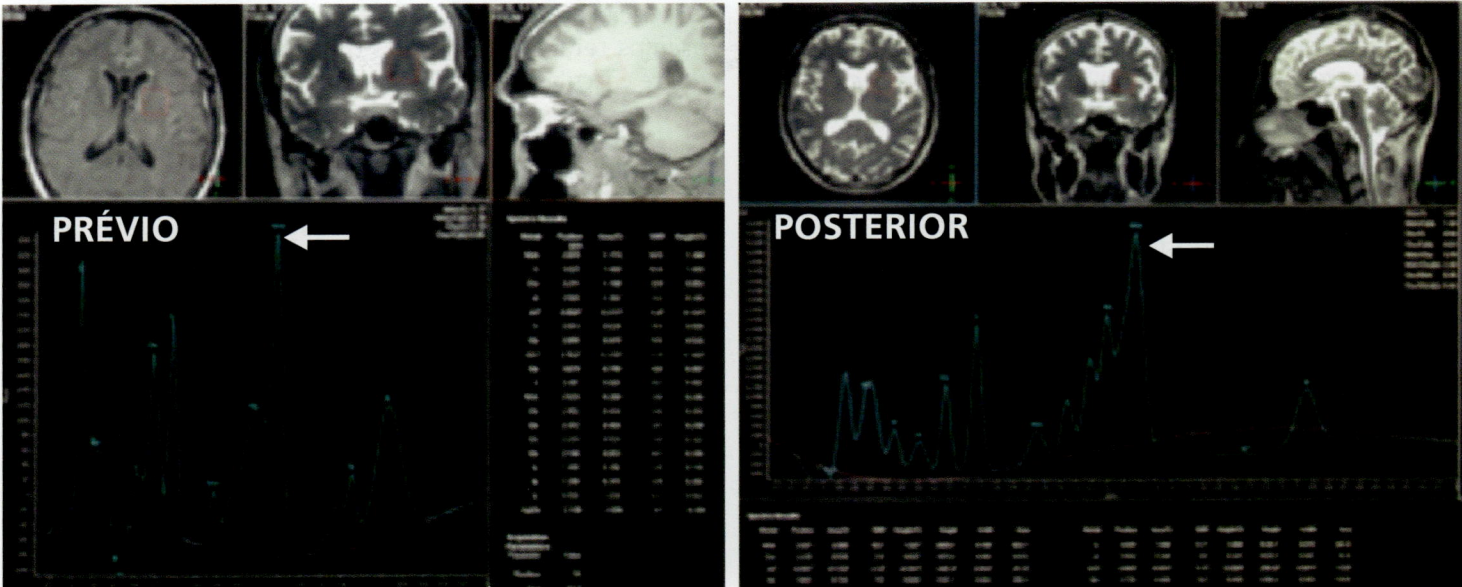

Fig. 60-13. Espectroscopia por RM antes e após implante de células-tronco em paciente com DP. A área sob a curva representa a concentração espectroscópica de metabólitos (em ppm) na região analisada no voxel (quadrado), o que na figura representa o gânglio basal esquerdo. O pico mais alto corresponde ao NAA (seta). Neste caso pode-se verificar que a área sob a curva de espectroscopia, 6 meses após o implante de células-tronco, é maior que no estudo anterior.

cativa apenas nos gânglios da base à esquerda. Isto poderia ser explicado pelo fato de os valores nos gânglios basais à esquerda (1.205) serem inferiores à variação normal (1,70 ± 0,56). Observaram-se diferenças com aumento de até 260% do normal ou valores mais elevados após o implante. No nosso conhecimento, não existe nenhum tratamento que demonstre tamanha melhora. Estas diferenças podem estar relacionadas com as propriedades de diferenciação das células-tronco de adultos e sua capacidade de estimular a regeneração de células progenitoras do tecido.[4] Estes resultados também se correlacionam com a melhora clínica durante o acompanhamento. Entretanto, não se pode estabelecer uma relação entre maior resposta e variáveis como a idade no momento do procedimento ou a idade de início da doença. Vale ressaltar que a maioria dos pacientes estava tomando medicação para controle dos sintomas, mas um paciente nunca tinha tomado medicação e apresentou melhora clínica, com aumento do valor de NAA/Cr.

Quando a perfusão cerebral foi avaliada, mudanças positivas nos valores de fluxo sanguíneo foram observadas nos gânglios da base esquerdos e do lobo occipital. As mudanças observadas nos gânglios da base direitos podem indicar menor fluxo sanguíneo, mas não foram significativas. Não havia sinais de acidente vascular encefálico ou alterações vasculares recentes em comparação à RM prévia. Embora grandes mudanças não tenham sido vistas, as células-tronco têm propriedades angiogênicas mediadas pelas citocinas que podem influenciar positivamente as áreas de tecido danificado pelo *stress*.[68-70]

Juntos, os resultados da RM mostraram que os gânglios da base não tinham sinais de isquemia e apresentaram mudanças positivas na integridade e funcionalidade, o que pode indicar melhora nas interações sináptica e metabólica. Estas alterações bioquímicas podem também estar associadas à melhora clínica observada nas escalas de avaliação dos pacientes. Infelizmente, os dados pesquisados na RM pós-implante são insuficientes por causa do alto custo deste estudo. Acreditamos que podemos fazer melhor interpretação dos dados e alcançar correlações clínicas quando atingirmos um número maior de pacientes com RM de controle pós-procedimento.[71]

Seguimento

Diferenças significativas entre os valores basais e os do acompanhamento foram observadas. Mais da metade dos pacientes apresentaram melhora na avaliação UPDRS superior a 50% após o implante de células-tronco. A resposta de alguns pacientes para o implante foi observada já nas primeiras 24 horas. O primeiro pico de melhora foi observado durante a primeira semana, com um ligeiro decréscimo, seguido por melhora contínua. No entanto, em outros casos, o efeito não foi imediato, sendo que a melhora significativa foi observada do primeiro ao terceiro mês após o implante. Estas diferenças podem ser decorrentes de diferentes mecanismos de ação das células-tronco. As primeiras respostas são o resultado da troca de neurotransmissores e dos fatores de crescimento introduzidos pelas células-tronco na área. Em contraste, o efeito mais lento encontrado aproximadamente no terceiro mês é o resultado da integração das células-tronco, como neurônios no tecido afetado, ou em razão da melhora na perfusão causada pelas propriedades angiogênicas de células-tronco.

Estudos anteriores mostraram que a discinesia pode ocorrer após o implante, que pode ser controlada, reduzindo a dosagem de droga. Isto pode ser porque o implante causa um repovoamento da substância negra, aumentando a produção endógena de dopamina. Esta constatação confirma os resultados da melhora clínica de nossos pacientes.

O implante de células-tronco autólogas é um novo processo, então, infelizmente, não há referências na literatura que indicam o melhor momento para executar um segundo implante, a necessidade nem os benefícios para os pacientes nos resultados de outro implante. Os pacientes não relataram oposição à oportunidade de receber um segundo implante, se ele fosse necessário para reforçar as melhoras adquiridas, ou se as melhoras tivessem parado. Nossas observações relatam que as melhoras ao longo do tempo podem ocorrer tardiamente até três a nove meses após o implante de células-tronco. Estas melhoras continuam, mas de forma menos dramática. Dois pacientes receberam um segundo implante em 12 meses, ambos tinham situações de estresse intenso que retardaram o progresso adquirido. Com o segundo implante, as melhoras retornaram e foram mantidas durante 18 meses após o primeiro implante. Os demais pacientes apresentaram melhora sustentada sem a necessidade de uma segunda intervenção. Deve-se lembrar que a DP é uma doença neurodegenerativa progressiva, e mesmo que não haja melhoras nos sintomas, ausência de piora sintomática por mais de um ano é uma importante conquista.

Compreendemos a importância da monitoração a longo prazo, e que os estudos clínicos duplo-cegos são a melhor maneira de provar a resposta. Mas, como este é um procedimento inovador, decidimos partilhar a nossa experiência, que sugere uma terapia eficaz e segura, com técnicas de radiologia intervencionista para tratar uma doença degenerativa agressiva do sistema nervoso central. Os nossos resultados mostram que é um método viável e que resulta na recuperação clínica dos sintomas extrapiramidais mantidos com o tempo, assim como da recuperação neurológica, como mostrado em estudos de RM. Estas melhoras também tiveram efeito positivo sobre a estabilidade emocional do paciente. Além disso, alguns pacientes puderam retornar às suas atividades sociais e profissionais, confirmando que esta terapia tem um impacto importante na qualidade de vida dos pacientes com DP, bem como na família do paciente.

CONCLUSÃO

Células-tronco são parte de uma nova era na medicina, a medicina regenerativa. Com a sua aplicação surge a possibilidade comprovada de substituir o tecido que se pensava estar perdido. Tem sido provada a regeneração de vários tecidos, como o vascular, neural, cardíaco, pulmonar, hepático, pancreático, ósseo, cartilaginoso, cutâneo etc. Isto foi conseguido usando tipos diferentes de células-tronco (embrionárias e de adulto), mas as de adultos provaram ser muito eficazes e ainda mais seguras, além de não haver questões éticas e legais para sua utilização.[72-77]

Com este conhecimento nós buscamos uma nova esperança de melhorar a qualidade de vida em pacientes com doenças neurodegenerativas, como a doença de Parkinson e a esclerose múltipla. Também, baseado neste conceito, usamos terapia com células-tronco em pacientes com acidente vascular encefálico, hipóxia cerebral, autismo e lesão medular traumática com bons resultados clínicos.[78]

REFERÊNCIAS BIBLIOGRÁFICAS

1. Kopen GC, Prockop DJ, Phinney DG. Marrow stromal cells migrate throughout forebrain and cerebellum, and they differentiate into astrocytes after injection into neonatal mouse brains. Proc Natl Acad Sci 1999;96:10711-6.
2. Quevedo HC, Hatzistergos KE, Oskouei BN et al. Allogeneic mesenchymal stem cells restore cardiac function in chronic ischemic cardiomyopathy via trilineage differentiating capacity. Proc Natl Acad Sci 2009;106;33:14022-7.
3. Woodbury D, Schwarz EJ, Prockop DJ, Black IB. Adult rat and human bone marrow stromal cells differentiate into neurons. J Neurosci Res 2000;61:264-370.
4. Körbling M, Estrov Z. Adult stem cells for tissue repair – A new therapeutic concept? N Engl J Med 2003;349:570-82.
5. Kucia M, Ratajczak J, Ratajczak MZ. Are bone marrow stem cells plastic or heterogeneous – That is the question. Exp Hematology 2005;33:613-23.
6. Kucia M, Wysoczynski M, Reca R et al. Tissue-committed stem cells (TCSC) are deposited in the bone marrow early during ontogenesis as a mobile pool of stem cells for tissue/organ regeneration a new insight into phenomenon of stem cell plasticity and aging. Exp. Hematol 2004;32(1):62.
7. Voltarelli JC, Couri CE, Stracieri AB et al. Autologous nonmyeloablative hematopoietic stem cell transplantation in newly diagnosed type 1 diabetes mellitus. JAMA 2007;297:1568-76.
8. Faici AS et al. Harrison's principles of internal medicine, 17th ed. MacGraw Hill Medical; 2008, part 4. p. 426-594.
9. Rosenthal N. Prometheus's vulture and the stem cell promise. N Engl J Med 2003;349:267-74.
10. Connick P, Kolappan M, Patani R et al. The mesenchymal stem cells in multiple sclerosis (MSCIMS) trial protocol and baseline cohort characteristics: an open-label pre-test: post-test study with blinded outcome assessments. Trials 2011 Mar. 2;12:62.
11. Mandato K, Hegener P, Siskin G et al. Safety of endovascular treatment of chronic cerebrospinal venous insuffiency: a report of 240 patients with multiple sclerosis. J Vasc Intervent Radiol 2012;23:55-9.
12. Evans M, Kaufman M. Establishment in culture of pluripotent cells from mouse embryos. Nature 1981;292(5819):154-6. doi:10.1038/292154a0.PMID 7242681.
13. Hassan HT, El-Sheemy M. Adult bone marrow stem cells and their potential in medicine. J Royal Soci Med 2004;97:465-71.
14. Schwartz RE, Reyes M, Koodie L et al. Multipotent adult progenitor cells from bone marrow differentiate into functional hepatocyte-like cells. J Cllin Invest 2002;109(10):1291-302.
15. Martin GR. Isolation of a pluripontent cell line from early mouse embryos cultured in medium conditioned by

teratocarcinoma stem cells. *Proc Natl Acad Sci USA* 1981;78(12):7634-8.

16. Brederlau A, Correia AS, Anisimov SV et al. Transplantation of human embryonic stem cell-derived cells to a rat model of Parkinson's disease: effect of in vitro differentiation on graft survival and teratoma formation. *Stem Cells* 2006;24:1433-40.
17. Bolaños-Meade J, Vogelsang GB. Mesenchymal stem cells and organ transplantation: current status and promising future. *Transplantation* 2006;81(10):1388-9.
18. Eglitis MA, Mezey E. Hematopoietic cells differentiate into both microglia and macroglia in the brains of adult mice. *Proc Natl Acad Sci* 1997;94:4080-5.
19. Lajtha LG. Haemopoietic stem cells. *Br J Haematol* 1975;29:529.
20. Rubinstein P, Dobrila L, Rosenfield RE et al. Processing and cryopreservation of placental/umbilical cord blood for unrelated bone arrow reconstitution. *Proc Natl Acad Sci* 1995;92:10119-22.
21. Le Blanc K, Pittenger MF. Mesenchymal stem cells: progress toward promise. *Cytotherapy* 2005;7:36-45.
22. Bianco P, Riminucci M, Gronthos S, Robey GP. Bone marrow stromal stem cells: nature, biology, and potential applications. *Stem Cells* 2001;19:180-92.
23. Borlongan C, Glover L, Tajiri N et al. The great migration of bone marrow-derived stem cells toward the ischemic brain: therapeutic implications for stroke and other neurological disorders. *Progress in Neurobiology* 2011;95(2):213-28.
24. Saeki N, Rhoton AL. Microsurgical anatomy of the upper basilar artery and the posterior circle of Willis. *J Neurosurg* 1997;46:563-78.
25. Siskin G, Haskal Z, McLennan G et al. Development of a research agenda for evaluation of interventional therapies for chronic cerebrospinal venous insuffiency: proceedings from a multidisciplinary research consensus panel. *J Vasc Intervent Radiol* 2011;22:587-93.
26. Shulte am Esch JS 2nd, Knoefel WT, Klein M et al. Portal application of autologous CD133+ bone marrow cells to the liver: a novel concept to support hepatic regeneration. *Stem Cells* 2005;23:463-70.
27. Temple S. Stem cell plasticity – building the brain of our dreams. *Nat Rev* 2001;2:513-20.
28. Dzau V, Gnecchi M, Pachori AS et al. Therapeutic potential of endotheliar progenitor cells in cardiovascular diseases. *Hypertension* 2005;46:7-18.
29. Kucia M, Ratajczak J, Ratajczak MZ. Bone marrow as a source of circulating CXCR4+ tissue-committed stem cells. *Biol Cell* 2005;97:133-46.
30. Schwab RS, England AC Jr. Projection techniques for evaluating surgery in Parkinson's disease. In: *Third Symposium on Parkinson's Disease*, 1968 May 20-22. Royal College of Surgeons in Edinburgh. Edinburgh: E & S Livingstone; 1969. p. 152-7.
31. Fahn S, Elton RL. Unified PD Rating Scale. In: Fahn S, Marsden CD, Calne D, Goldstein M, eds. *Recent developments in PD*. Florham Park, N.J: MacMillan Health Care Information; 1987. p. 153-63.
32. Mezey E, ChndrossKJ, Gyöngyi H et al. Turning blood into brain: cells bearing neuronal antigens generated in vivo from bone marrow. *Science* 2000;290:1779-82.
33. Mezey E, Key S, Vogelsang G et al. Transplanted bone marrow generates new neurons in human brains. *Proc Natl Acad Sci* 2003;100:1364-9.
34. Coyne TM, Marcus AJ, Woodbury D, Black IB. Marrow stromal cells transplanted to the adult brain are rejected by an inflammatory response and transfer donor labels to host neurons and glia. *Stem Cells* 2006;24:2483-92.
35. Temple S. Stem cell plasticity – building the brain of our dreams. *Nat Rev* 2001;2:513-20.
36. Anderson DJ, Gage FH, Weissman IL. Can stem cells cross lineage boundaries? *Nat Med* 2001;7:393-5.
37. Crain B, Tran S, Mezey E. Transplanted human bone marrow cells generate new brain cells Original Research Article. *J Neurol Sci* 2005;233(1-2,15):121-3.
38. Geraerts M, Krylyshkina O, Debyser Z, Baekelandt V. Concise review: therapeutic strattegies for Parkinson disease based on the modulation of adult neurogenesis. *Stem Cells* 2007;25:263-70.
39. Rajput ML, Rajput AH, Rajput A. Epidemiology. In: Factor SA, Weiner WJ, eds. *Parkinson's disease: diagnosis and clinical management, second edition*. New York: Demos Medical Publishing; 2008:39-42.
40. Hoehn MM, Yahr MD. Parkinsonism: onset, progression, and mortality. *Neurology* 1967;17:427-42.
41. Krause DS. Plasticity of marrow derived stem cells. *Gene Therapy* 2002;9:754-8.
42. Storch A, Hofer A, Krüger R et al. New developments in diagnosis and treatment of Parkinson's disease – From basic science to clinical applications. *J Neurol* 2004;251(Suppl 6):VI/33-8.
43. Braak H, Del Tredici K, Bratzke H et al. Staging of the intracerebral inclusion body pathology associated with idiopathic Parkinson's disease (preclinical and clinical stages). *J Neurol* 2002;249(Suppl 3):1432-59.
44. Wu T, Hallet M. Magnetic resonance imaging. In: Factor SA, Weiner WJ, eds. *Parkinson's disease: diagnosis and clinical management*, 2nd ed. New York: Demos Medical Publishing; 2008; p. 305-14.
45. Achi J, Quintana L, Orellana A et al. Espectroscopia por RM: Una herramienta útil en el diagnóstico de tumores del sistema nervioso central. *Rev Chil Neurocirug* 2007;28:41-451.
46. Jankovik J, Tolosa E. Parkinson's disease and movement disorders, 5th ed. Lippincott, Williams & Wilkins; 2007.
47. Groth-Marnat G. *Beck depression inventory–II: the handbook of psychological assessment*. 2nd ed. New York: Wiley; 1990;587-90.
48. Peto V, Jenkinson C, Fitzpatrick R et al. The development and validation of a short measure of functioning and well being for individuals with Parkinson's disease. *Qual Life Res* 1995;4:241-8.
49. Dimos J, Rodolfa K, Niakan K et al. Induced pluripotent stem cells generated from patients with ALS can be differentiated into motor neurons. *Science* 2008 Aug. 29;321(5893):1218-21.
50. Qiling H, Chao W, Gang L. Concise review: Multipotent mesenchymal stromal cells in blood. *Stem Cells* 2007;25:69-77.
51. Geraerts M, Krylyshkina O, Debyser Z, Baekelandt V. Concise review: therapeutic strattegies for Parkinson disease based on the modulation of adult neurogenesis. *Stem Cells* 2007;25:263-70.

52. Fischbach GD, McKhann GM. Cell therapy for Parkinson's disease. *N Engl J Med* 2001;344:763-5.
53. Kucia M, Wysoczynski M, Ratajczak J, Ratajczak MZ. Identification of very small embryonic like (VSEL) stem cells in bone marrow. *Cell Tissue Res* 2008;331(1):125-34.
54. Zeal AA, Rhoton AL. Microsurgical anatomy of the posterior cerebral artery. *J Neurosurg* 1978;48:534-93.
55. Brazzini A, Cantella R, Gallardo A et al. Tratamiento de Parkinson plus con celulas madre: presentación de dos casos clínicos. *Intervencionismo* 2006;6(4).
56. Brazzini A, Cantella R, de la Cruz A et al. Intraarterial autologous implantation od adult stem cells for patients with Parkinson disease. *J Vasc Interv Radiol* 2010;21:443-51.
57. Asahara T, Murohara T, Sullivan A et al. Isolation of putative progenitor endothelial cells for angiogenesis. *Science* 1997;275(5302):964-7.
58. Onofre J, Martinez H, Londoño O. La espectroscopia por resonancia magnetica en el cerebro humano: principios básicos. *Rev Mex Neuroci* 2002;3:207-10.
59. Camicioli RM, Hanstock CC, Bouchard TP et al. Magnetic resonance spectroscopic evidence for presupplementary motor area neuronal dysfunction in Parkinson's disease. *Mov Disord* 2007;22:382-86.
60. Bergareche A, Ruiz-Martínez J. Espectroscopia por resonancia magnética en la enfermedad de Parkinson y otros parkinsonismos. *Revista Española de Transtornos del Movimiento* 2008:12.
61. Helenius J, Soinne L, Perkiö J et al. Diffusion-weighted MR Imaging in normal human brains in various age groups. *AJNR Am J Neuoradiol* 2002;23:194-9.
62. Holshouser BA, Komu M, Moller HE et al. Localized proton NMR spectroscopy in the striatum of patients with idiopathic Parkinson's disease: a multicenter pilot study. *Magn Reson Med* 1995;33:589-94.
63. Savitz S. Stroke. 5th Edition. Enhancing Stroke Recovery with Cellular Therapies. Stroke 2011;57:1134-46.
64. Hermann A, Gastl R, Liebau S et al. Efficient generation of neural stem cell-like cells from adult human bone marrow stromal cells. *J Cell Sci* 2004;117:4411-22.
65. Wang Y, Deng Y, Zhou G. SDF-1α/CXCR4-mediated migration of systemically transplanted bone marrow stromal cells towards ischemic brain lesion in a rat model. *Brain Research* 2008;1195:104-12.
66. Castro C, Mosto F, Diaz M. Perfusión cerebral por resonancia magnética. *Rev Neuropsiquiatr* 2002;65:63-9.
67. Castro C, Velasco R, Villena F. Difusión por resonancia magnética para el diagnóstico de lesiones intracraneales. *Rev Neuropsiquiatr* 2002;65:56-81.
68. Hoehn M, Küstermann E, Blunk J et al. Monitoring of implanted stem cell migration in vivo: a highly resolved in vivo magnetic resonance imaging investigation of experimental stroke in rat. *Proc Natl Acad Sci USA* 2002;99:16267-72.
69. Kasper G, Dankert N, Tuischer J et al. Mesenchymal stem cells regulate angiogenesis according to their mechanical environment. *Stem Cells* 2007;25:903-10.
70. Kim DI, Kim MJ, Joh JH et al. Angiogenesis facilitated by autologous whole bone marrow stem cell transplantation for Buerger's disease. *Stem Cells* 2006;24:1194-200.
71. Kwiatkowski TJ, Bosco DA, LeClerc AL et al. Mutations in the FUS/TLS gene on chromosome 16 cause familial amyotrophic lateral sclerosis. *Science* 2009;323(5918):1205-8.
72. Freed CR, Greene PE, Breeze RE et al. Transplantation of embryonic dopamine neurons for severe Parkinson's disease. *N Engl J Med* 2001;344:710-9.
73. Gruen L, Grabel L. Concise review: scientific and ethical roadblocks to human embryonic stem cell therapy. *Stem Cells* 2006;24:2162-9.
74. Kucia M, Reca R, Campbell FR et al. A population of very small embryonic-like (VSEL) CXCR4(+)SSEA-1(+)Oct-4(+) stem cells identified in adult bone marrow. *Leukemia* 2006;20:857-69.
75. Kucia M, Wysoczynski M, Ratajczak J, Ratajczak MZ. Identification of very small embryonic like (VSEL) stem cells in bone marrow. *Cell Tissue Res* 2008;331(1):125-34.
76. Thompson JA, Itskovitz-Eldor J, Shapiro SS et al. Embryonic stem cell lines derived from human blastocysts. *Science* 1998;282(5391):1145-7.
77. Sordi V, Malosio ML, Marchesi F et al. Bone marrow mesenchymal stem cells express a restricted set of functionally active chemokine receptors capable of promoting migration to pancreatic islets. *Blood* 2005;106:419-27.
78. Zhao L, Duan W, Reyes M et al. Human bone marrow stem cells exhibit neural phenotypes and ameliorate neurological deficits after grafting into the ischemic brain of rats original research article. *Exp Neurol* 2002;174:11-20.

Capítulo 61

Vertebroplastia

◆ *Moises Roizental*
◆ *Guillermo García*

CONTEÚDO

- ✓ INTRODUÇÃO 864
- ✓ INDICAÇÕES E CONTRAINDICAÇÕES 864
- ✓ PREPARO DO PACIENTE 864
- ✓ TÉCNICA 866
- ✓ COMPLICAÇÕES 868
- ✓ RESULTADOS 869
- ✓ REFERÊNCIAS BIBLIOGRÁFICAS 870

INTRODUÇÃO

A vertebroplastia percutânea para o tratamento de fraturas por compressão decorrente da osteoporose ou invasão tumoral primária ou secundária foi introduzida inicialmente na Europa (França) por Galibert e Deramond no início dos anos 1980.[1] Consiste na injeção de cimento ósseo (polimetilmetacrilato) no interior do corpo vertebral parcialmente fraturado, de forma aguda ou subaguda, através de seus pedículos (nossa preferência) ou diretamente no corpo vertebral, com a intenção de aliviar a dor e aumentar a estabilidade mecânica e funcional.

INDICAÇÕES E CONTRAINDICAÇÕES

A indicação da vertebroplastia está limitada às fraturas agudas ou subagudas osteoporóticas por compressão, àquelas relacionadas com processos neoplásicos benignos (hemangiomas atípicos agressivos) ou malignos vertebrais primários ou secundários (metástase, linfoma, mieloma), que não melhoram com tratamento clínico nem com radioterapia local, e em pacientes sob tratamento crônico com esteroides que apresentam fraturas. No entanto, a indicação primária está direcionada ao tratamento da dor, independentemente de sua etiologia. No começo, a vertebroplastia era feita quando a terapia com tratamento conservador fracassava (faixa e analgésicos), durante o período de semanas a meses, causando complicações inerentes á imobilização e ao repouso prolongado (paciente acamado), como trombose venosa profunda em membros inferiores ou pneumonia.[2,3]

Existem outras indicações para a realização de vertebroplastia em vértebras não fraturadas. Nos pacientes com cifose severa em razão de fratura em cunha, as vértebras adjacentes podem ser tratadas profilaticamente a fim de evitar futuras fraturas dos corpos vertebrais adjacentes. Existe uma série publicada onde se demonstra o risco de fratura um ano depois do procedimento,[4] assim como fraturas adjacentes ao nível superior ou inferior nas vértebras afetadas com cifose localizada.[5] De acordo com nossa experiência de mais de 2.500 casos em 13 anos, existe 15 a 20% de possibilidade de ocorrer uma nova fratura em vértebras circunvizinhas.

Os fragmentos retropulsados para dentro do canal vertebral representam uma contraindicação relativa de vertebroplastia em razão do risco de extravasamento de cimento para o canal vertebral.

Até onde se pode considerar aceitável a retropulsão? Depende do caso de cada paciente e do comprometimento do canal medular. O risco é menor quando for por baixo do cone medular (vértebras lombares baixas), comparado quando é feito nas vértebras torácicas.[3]

As fraturas graves ou maiores que 70%, considerando as vértebras planas ou em cunha, são para alguns intervencionistas excludentes de vertebroplastia. Já outros, apesar da dificuldade da abordagem e da inserção de pouco cimento, consideram-na uma excelente alternativa para aliviar a dor (Fig. 61-1).[6,7] Tudo isso dependerá da técnica apurada e da experiência do operador.

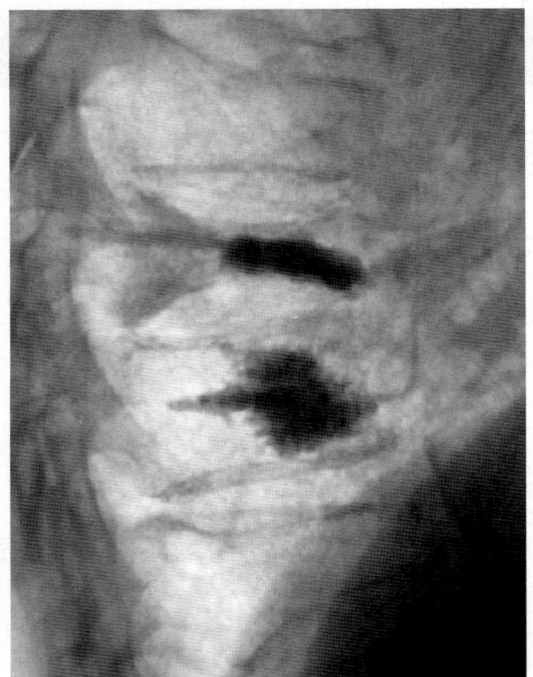

Fig. 61-1. Vértebra plana e profilaxia em nível inferior.

A infecção sistêmica ou espinhal e a doença pulmonar obstrutiva crônica avançada são contraindicações de vertebroplastia. A primeira pelo risco de infecção no pós-operatório, e a segunda pela impossibilidade de tolerar uma sedação profunda coordenada com a posição de decúbito prono.[8,9]

A dor radicular não é uma contraindicação de vertebroplastia, visto que as duas doenças podem coexistir e ficar camufladas (Fig. 61-2).

PREPARO DO PACIENTE

A história clínica e o exame físico são componentes importantes na avaliação do paciente que será submetido a uma

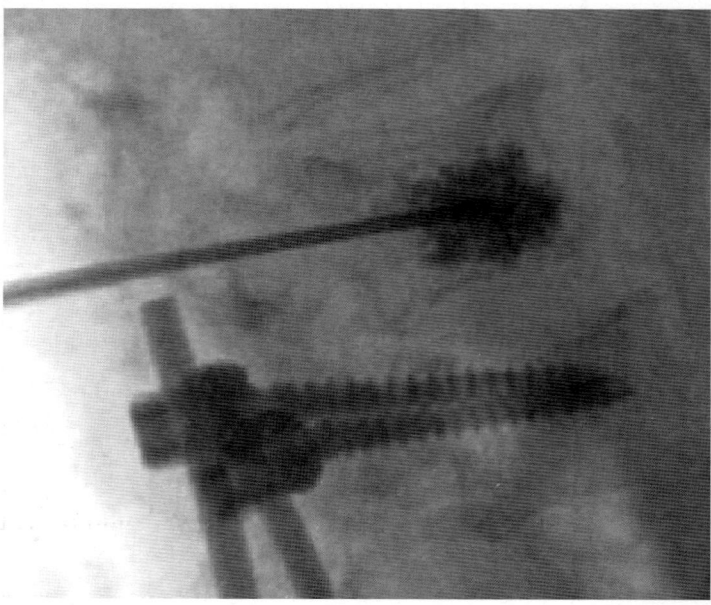

Fig. 61-2. Vertebroplastia em doença radicular.

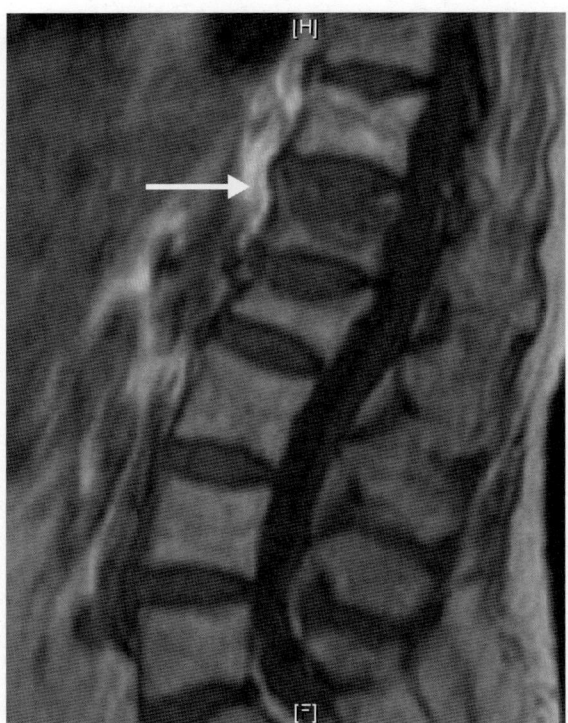

Fig. 61-3. Hipointensidade de sinal na sequência T1 (seta).

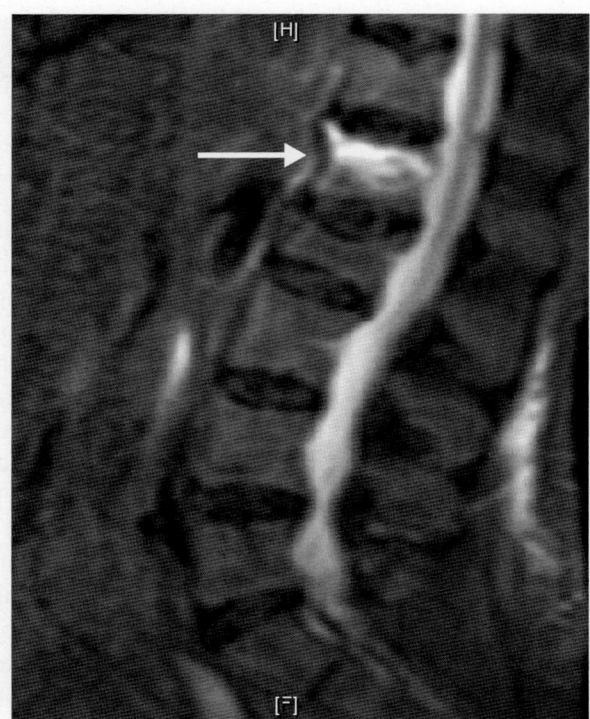

Fig. 61-4. Edema na sequência STIR (seta).

vertebroplastia. A anamnese deve estar focada na dor dorso-lombar do paciente e na sua causa (traumática ou espontânea), no grau de mobilidade e na medicação utilizada (incluindo analgésicos, esteroides e antagonistas dos canais de cálcio). Os antecedentes cirúrgicos, as alergias e os antecedentes de terapias prévias são de grande ajuda para traçar o diagnóstico. O uso de análogos e escalas para determinar o nível de dor e a aplicação de questionários permitem a coleta de dados pré e pós-operatórios. Nas fraturas com fragmentos retropulsados é necessário indagar sobre os sintomas relacionados com disfunção vesical e distúrbios do ritmo de evacuação.

O exame físico deve englobar a parte motora, sensitiva e confirmar se os reflexos estão apropriados. A palpação manual da coluna vertebral fazendo pressão digital é o componente essencial para orientar a localização da vértebra fraturada. No entanto, existem casos onde a dor se manifesta em outros níveis do local original da fratura, não descartando sua presença.

Os exames de laboratório devem incluir o perfil pré-operatório de uma intervenção comum, contendo hemoglobina, hematócrito, perfil de coagulação, ureia e creatinina no caso da administração de iodo para venografia.

Os métodos de imagem utilizados para o diagnóstico de uma vértebra fraturada são os raios X, a tomografia computadorizada (TC) e a ressonância magnética (RM), sendo esta última o exame de excelência e de maior precisão diagnóstica por contar com sequências especiais, como o STIR (*short tau inversion recovery*), que permite a visibilização do edema vertebral (Figs. 61-3 e 61-4), do mesmo modo que as imagens ponderadas em T1 com e sem administração de gadolínio.[10] A tomografia helicoidal tem importância no momento de planejar o tratamento com vertebroplastia, considerando aqueles casos de fraturas complexas onde os traços de fratura podem atingir, significativamente, os pedículos e o muro posterior (Fig. 61-5), ou casos de processos osteolíticos, como metástases ou hemangiomas com perda considerável de osso.[11]

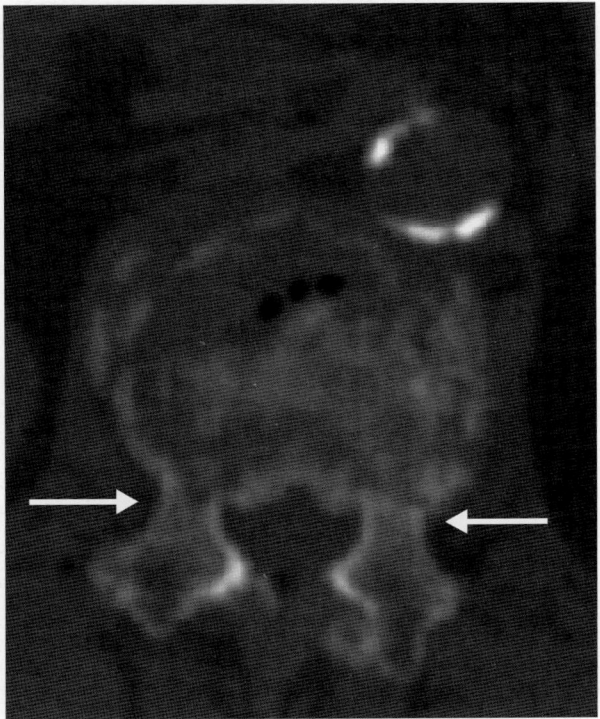

Fig. 61-5. TC demonstra fratura de ambos os pedículos (setas).

Nos casos com contraindicação de RM (marca-passos, próteses auditivas), a combinação da gamagrafia óssea, da TC e da história clínica do paciente é a melhor solução para identificar a vértebra fraturada.

TÉCNICA

Com sedação feita pelo anestesista, utiliza-se um equipamento de arco em C digital, com visualização fluoroscópica biplanar (AP e lateral), com o paciente deitado em decúbito prono, com todas as ferramentas necessárias para um conforto adequado (repouso de braço e almofadas). Depois de seguir normas assépticas e antissépticas rigorosas, injeta-se lidocaína a 1%, garantindo a adequada infiltração do tecido celular subcutâneo e do periósteo pedicular, que é rico em terminações nervosas para a dor (Fig. 61-6). Identificados ambos os pedículos da vértebra, faz-se a ancoragem manual (Fig. 61-7) e depois, com a ajuda de um martelo cirúrgico, até o terço anterior do corpo vertebral. Avança-se a agulha de vertebroplastia 13 gauge sempre combinando a visão fluoroscópica biplanar contínua. Nos pacientes onde se suspeita de infiltração tumoral, antes da injeção de cimento faz-se uma biópsia (Fig. 61-8) com agulha 16 ou 18 gauge × 15 cm através de ambos os pedículos. Para isso, a agulha de vertebroplastia deve estar posicionada no terço posterior da vértebra e depois deve ser avançada manualmente para o terço anterior (Figs. 61-9 e 61-10).

Antigamente, utilizávamos agulhas 11 gauge para as lombares e 13 gauge para as dorsais. Atualmente, usamos apenas agulhas de 13 gauge. A técnica de vertebroplastia pode ser feita utilizando apenas uma agulha.[12] Nós preferimos a abordagem bipedicular. Se através de uma das agulhas houver extravasamento, temos a possibilidade de parar

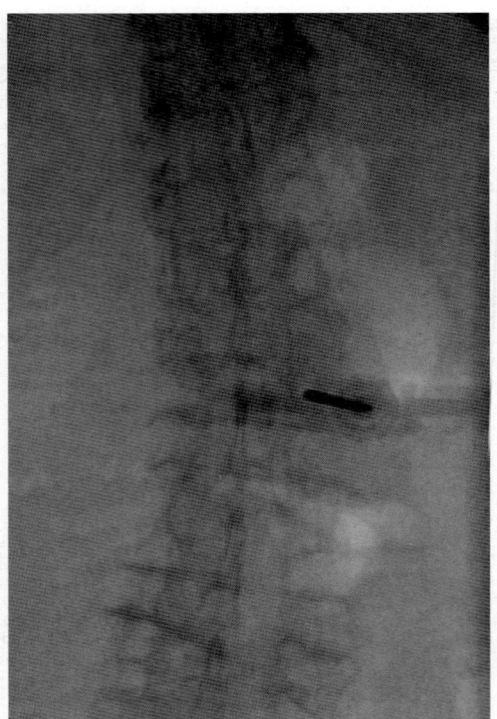

Fig. 61-7. Ancoragem pedicular.

e prosseguir infundindo pela outra. A administração simétrica e em quantidades iguais oferece melhor suporte mecânico para a vértebra.

A venografia intrasóssea para identificar as conexões do plexo venoso paraespinhal foi utilizada nas primeiras vertebroplastias em 2000 e atualmente não é mais empregada por nós.[13]

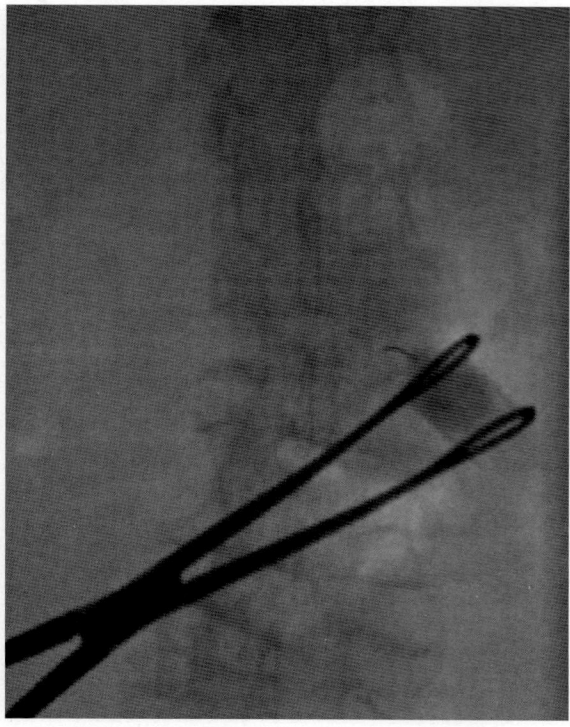

Fig. 61-6. Infiltração do pedículo com anestesia local.

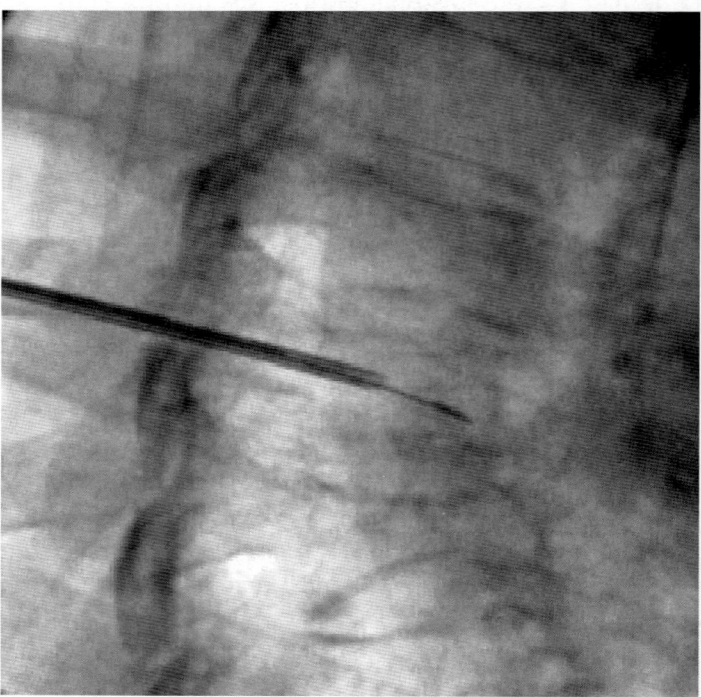

Fig. 61-8. Coleta para biópsia. Observar a agulha de vertebroplastia no terço posterior da vértebra.

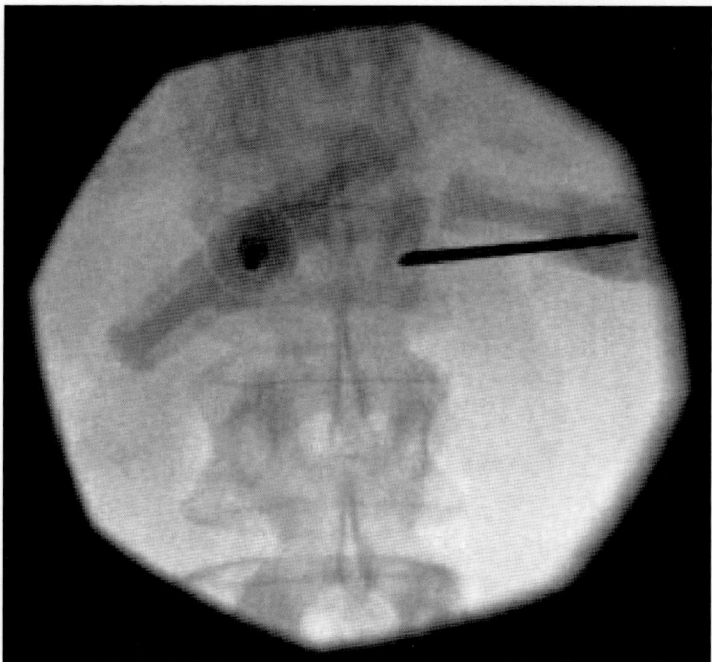

Fig. 61-9. Ancoragem pedicular (projeção posteroanterior).

A mistura utilizada e administrada depois do adequado posicionamento das agulhas no corpo vertebral é à base de polimetilmetacrilato + bário estéril + solvente necessário para se obter uma mistura fluida. Em 40 g de mistura acrescentam-se 8 g de bário para obter melhor opacificação do cimento durante sua distribuição pelo corpo vertebral. Isto evita o extravasamento inesperado do cimento.[14]

A injeção do cimento é feita com seringas *luer lock* (com rosca) de 1 mL,[15] sempre sob visão fluoroscópica em ambas

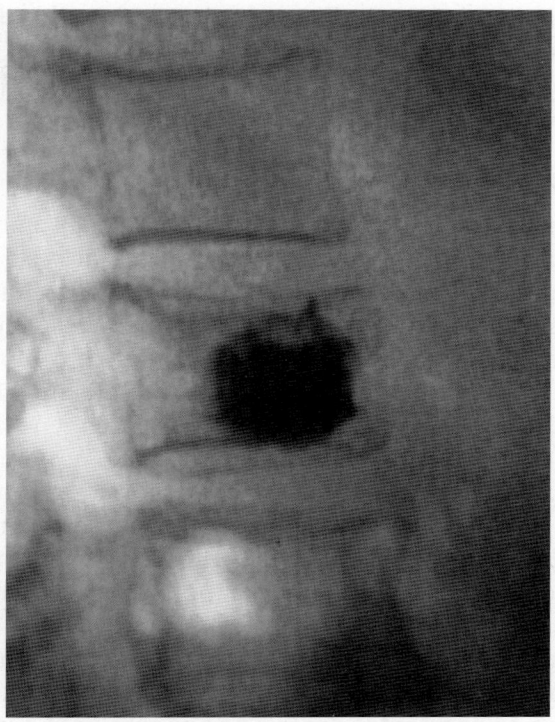

Fig. 61-11. Visão pós-vertebroplastia (incidência laterolateral).

as projeções, em quantidade média de 2 a 4 mL, no máximo 6 mL (Figs. 61-11 e 61-12), e até a distribuição homogênea no corpo vertebral. No caso de as vértebras apresentarem o fenômeno do vácuo com cavidade, é apropriado infundir cimento até preencher completamente a cavidade. Em fraturas múltiplas, são feitas vertebroplastias simultâneas, sendo até 3 por sessão.

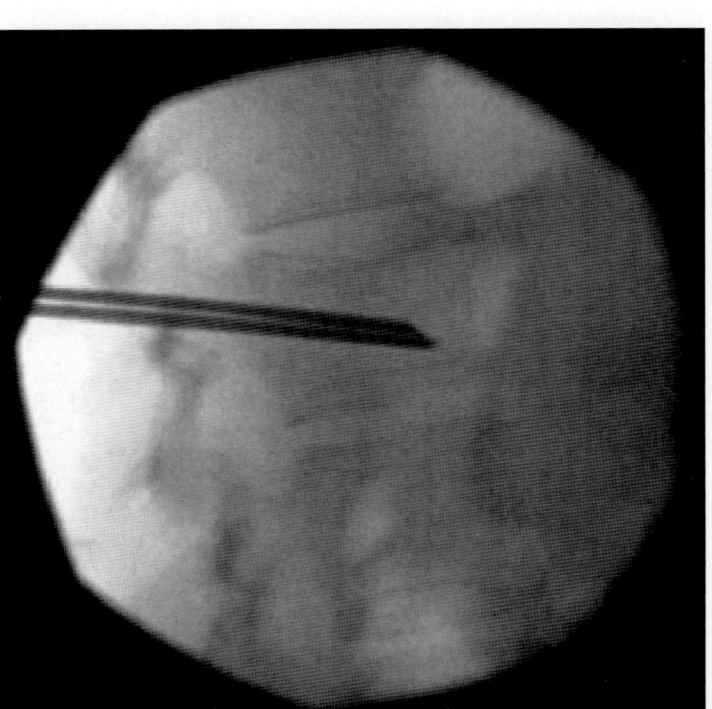

Fig. 61-10. Agulhas no terço anterior do corpo vertebral (incidência laterolateral).

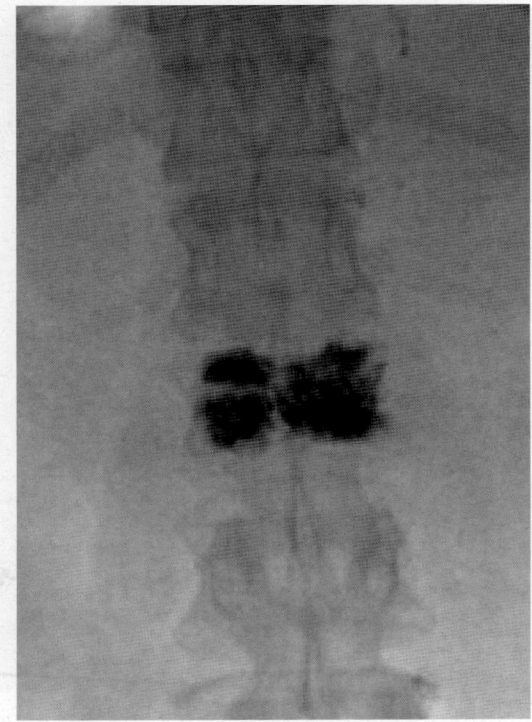

Fig. 61-12. Pós-vertebroplastia (incidência posteroanterior).

Para remover as agulhas, os guias são introduzidos até o limite com visão fluoroscópica (projeção lateral) e, posteriormente, faz-se sua remoção definitiva. Faz-se a assepsia final, e coloca-se curativo na área das incisões.

COMPLICAÇÕES

A vertebroplastia é uma intervenção percutânea ambulatorial muito segura, e os índices de complicações são baixos (menores que 3%) e dependem da técnica utilizada. Nas complicações descritas pode-se citar o extravasamento de cimento para o espaço epidural, onde exerce compressão sobre as estruturas nervosas adjacentes (Figs. 61-13 e 61-14), migração (embolismo) para a circulação venosa sistêmica e, depois, para a pulmonar (Fig. 61-15).[15,16] A irritação das raízes nervosas inicialmente pode ser tratada com esteroides e analgésicos. Caso essa conduta não seja bem-sucedida, deve-se considerar o tratamento cirúrgico, do mesmo modo que na compressão medular por extravasamento. Em ambos os casos o exame imaginológico de escolha é a TC para determinar a extensão e localização do cimento extravasado e das estruturas afetadas.[17] Realizando-se a intervenção com equipamentos digitais de boa resolução e injetando-se suavemente o cimento desde o terço anterior da vértebra, evita-se essa complicação incomum.

Pequenas quantidades de cimento extravasado representam mínimos efeitos embólicos sobre o pulmão e, normalmente, sem repercussão clínica. O extravasamento de cimento pode ocorrer do mesmo modo para o espaço discal e, hipoteticamentente, este fato está relacionado com a fratura de vértebras adjacentes pós-vertebroplastia (Fig. 61-16).

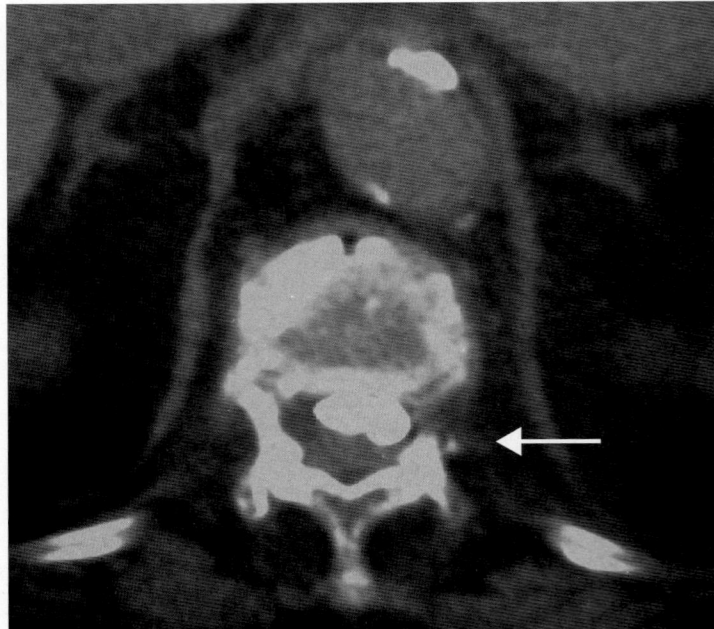

Fig. 61-14. TC axial demonstrando extravasamento de cimento para o espaço epidural (seta). Imagem de cortesia do Serviço de Neurocirurgia da Policlínica Metropolitana.

Os pacientes com processos neoplásicos vertebrais malignos primários ou secundários são mais propensos a apresentar extravasamento do cimento. Isto está vinculado ao fato de que existem invasão e lise cortical, não permitindo a contenção do cimento pelo osso esponjoso. Serão candidatos aqueles pacientes com terapia refratária ao tratamento clínico e

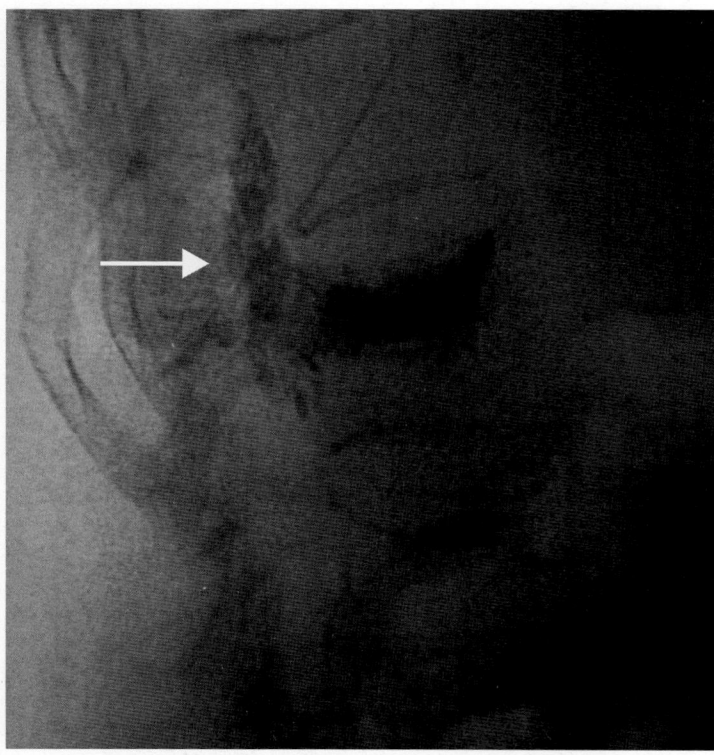

Fig. 61-13. Extravasamento de cimento para o espaço epidural (incidência laterolateral (seta).

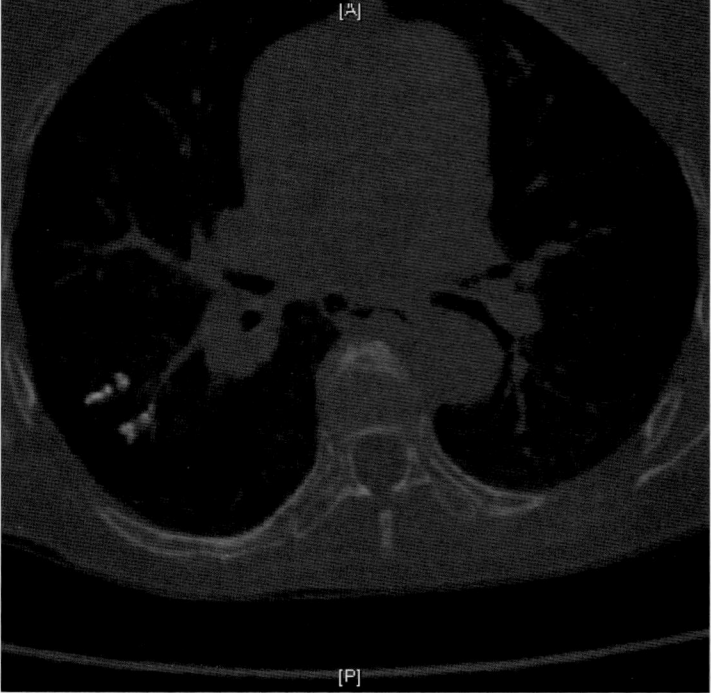

Fig. 61-15. Embolismo pulmonar à direita após vertebroplastia. Imagem de cortesia do Serviço de Imagenologia da Policlínica Metropolitana.

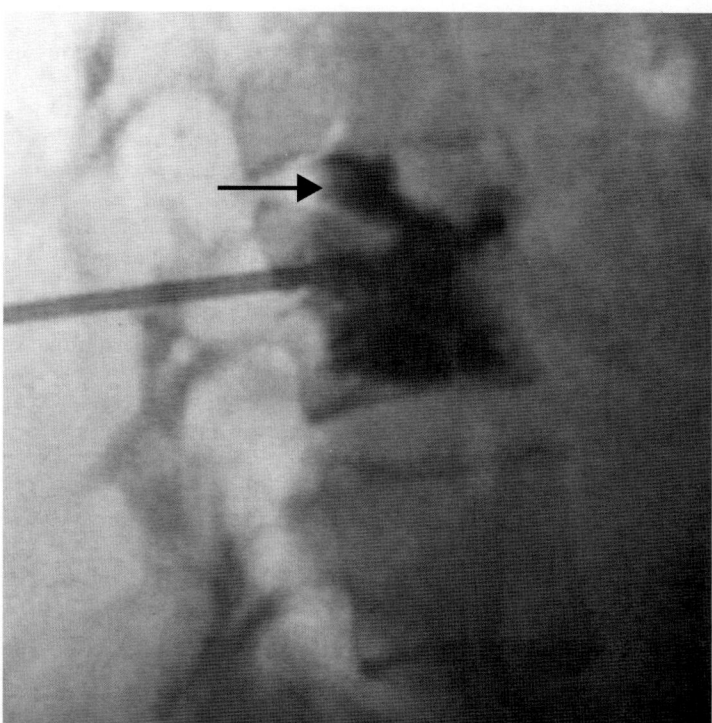

Fig. 61-16. Extravasamento de cimento (seta) para o espaço discal (incidência laterolateral).

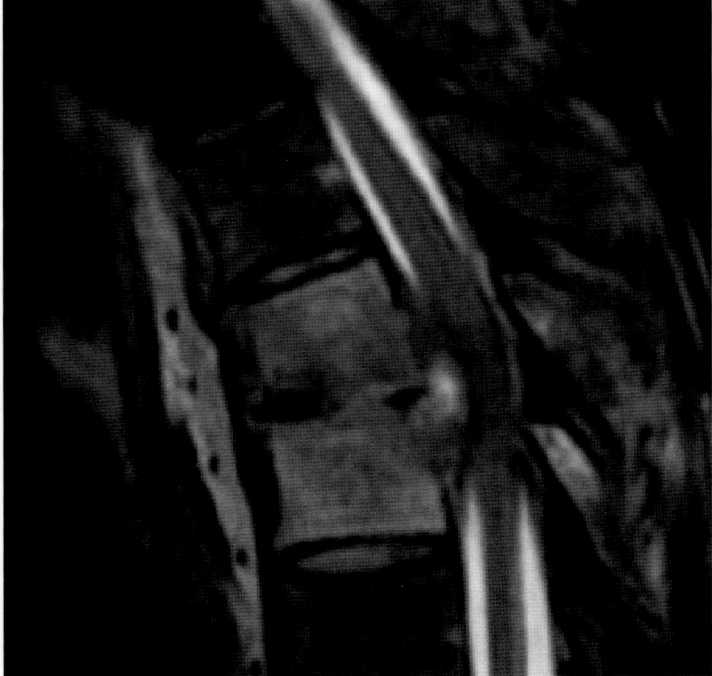

Fig. 61-17. Invasão epidural (osteomielite-discite). Imagem cortesia do Serviço de Imagenologia da Policlínica Metropolitana.

radioterapia.[17-19] Se houver invasão epidural (infecciosa ou tumoral) não se deve fazer a vertebroplastia (Fig. 61-17).

Os pontos-chave para evitar extravasamentos são a adequada opacificação do cimento, fluoroscopia de alta resolução e interromper a infusão de cimento, se o extravasamento for evidenciado. Em nosso serviço acrescentamos bário estéril adicional ao que está presente na mistura para melhor opacificação.[1,5,20]

Em um pequeno grupo de pacientes (7%) observamos que, depois do procedimento, ocorre exacerbação da dor com maior intensidade do que vinham apresentando, sem apresentar hematoma ou escape que justificasse a dor. A etiologia dessa exacerbação não está bem definida e, talvez, possa estar relacionada com isquemia local ou compressão do espaço trabecular no osso esponjoso pelo cimento. Outra teoria é que a presa do cimento aumenta sua temperatura, situação que poderia ter relação com a dor.[21] Se posteriormente ao tratamento clínico não se observar melhora clínica, deve-se considerar a realização de TC para descartar complicações inerentes ao extravasamento do cimento e a RM para descartar a presença de nova fratura.

Outra complicação menos frequente é a infecção. Apesar de a mistura de cimento conter quantidades liofilizadas de antibióticos, alguns profissionais adicionam 1 g de cefazolina endovenosa, previamente ou durante o procedimento.[22,23]

RESULTADOS

Em mais de 1 década, os casos de vertebroplastia ultrapassam 2.500 na nossa prática clínica. A maioria dos pacientes submetidos à vertebroplastia é de mulheres, estabelecendo a relação de 3:1 com relação aos homens, o que está diretamente relacionado com o fato de a osteoporose ser mais frequente em mulheres do que em homens. A idade média está nos pacientes da sétima década de vida. Existe frequência maior de fraturas na região lombar do que na dorsal. Normalmente os pacientes submetidos à vertebroplastia apresentam comorbidades, como osteoporose, diabete, doença pulmonar obstrutiva crônica, em uso de esteroides, artrite, depressão, câncer entre outros.[24,25]

Independentemente do método utilizado para a avaliação da melhora clínica (em nosso caso escala visual numérica), em 70-90% dos pacientes existe melhora da dor a curto prazo. Em menos de 1% dos pacientes a sintomatologia pós-vertebroplastia pode piorar. Na maioria dos casos, a melhora da dor é imediata ou cede nas primeiras 72 horas, embora um grupo de pacientes tenha demonstrado melhora absoluta dentro de poucas semanas pós-procedimento (7%). Na nossa experiência, não houve complicação fatal.

A recidiva de dor pós-vertebroplastia foi observada em 13% dos pacientes em razão do desenvolvimento de novas fraturas em período de 2 a 10 meses.[4]

No tratamento da dor por fraturas patológicas, aquelas que ocorrem nas vértebras enfraquecidas por infiltração tumoral primária ou secundária, observou-se que a vertebroplastia também tem bons resultados no manejo da dor. Entretanto, esta somente vem sendo realizada nos casos em que houve falha dos tratamentos clínico e radioterápico.[26]

R. Buchbinder *et al.* publicaram um artigo, em 2009, no *New England Journal of Medicine* fazendo referência ao efeito reduzido da vertebroplastia no tratamento das fraturas por compressão comparada ao tratamento conservador.[27] A

Sociedade de Radiologia Intervencionista (SIR) emitiu um comunicado rejeitando categoricamente essa posição através do manejo metodológico desse estudo randomizado, colocando em dúvida sua credibilidade. A medicina baseada em evidências e alguns artigos confirmam o benefício da vertebroplastia quando bem indicada.

REFERÊNCIAS BIBLIOGRÁFICAS

1. Galibert P, Deramond H, Rosat P, Le Gars D. Preliminary note on the treatment of vertebral angioma by percutaneous acrylic vertebroplasty. *Neurochirurgie* 1987;33:166-8.
2. Jensen ME, Evans AJ, Mathis JM et al. Percutaneous polimethylmethacrylate vertebroplasty in the treatment of osteoporotic vertebral body compression fractures. *AJNR Am J Neuroradiol* 1997;18:1897-1904.
3. McGraw JK. *Interventional radiology of the spine.* New Jersey: 2010.
4. Lindsay R, Silverman S, Cooper C et al. Risk of new vertebral fracture in the year following a fracture. *JAMA* 2001;285:320-3.
5. Grados F, Depriester C, Cayrolle G et al. Long-term observations of vertebral osteoporotic fractures treated by percutaneous vertebroplasty. *Rheumatology* (Oxford) 2000 Dec.;39(12):1410-4.
6. O'Brien JP, Sims JT, Evans AJ. Vertebroplasty in patients with severe vertebral compression fractures: a technical report. *AJNR Am J Neuroradiol* 2000;21:1555-8.
7. Peh WC, Gilula LA, Peck DD. Percutaneous vertebroplasty for severe osteoporotic vertebral body compression fractures. *Radiology* 2002;223:121-6.
8. Gimenez M, Guimarães M, Oleaga J, Sierre S. *Manual de técnicas intervencionistas guiadas por imágenes.* Buenos Aires: Journal; 2011.
9. Barr JD, Barr MS, Lemley TJ, Mc Cam RM. Percutaneous vertebroplasty for pain relief and spinal stabilization. *Spine* 2000;25:923-8.
10. Do HM. Magnetic resonance imaging in the evaluation of patients for percutaneous vertebroplasty. *Top Magn Reson Imaging* 2000;11:235-44.
11. Maynard AS, Jensen ME, Schweickert PA et al. Value of bone scan imaging in predicting pain relief from percutaneous vertebroplasty in osteoporotic vertebral fractures. *Am J Neuroradiol* 2000 Nov.-Dec.;21(10):1807-12.
12. Kim AK, Jensen ME, Dion JE et al. Unilateral transpedicular percutaneous vertebroplasty: inicial experience. *Radiology* 2002;222:737-41.
13. McGraw JK, Heatwole EV, Strnad BT et al. Predictive value of intraosseuous venography before percutaneous vertebroplasty. *J Vasc Interv Radiol* 2002;13:149-53.
14. Deramond H, Depriester C, Galibert P, Gars DL. Percutaneous vertebroplasty with polimethylmetracrylate. Technique, indications and results. *Radiol Clin North Am* 1998;36:533-46.
15. Al-Assir I, Perez Higueras A, Florensa J et al. Percutaneous vertebroplasty: a special syringe for cement injection. *AJNR Am J Neuroradiol* 2000;21:159-61.
16. Padovani B, Kasriel O, Brunner P, Perretti-Viton P. Pulmonary embolism caused by acrylic cement: a rare complication of percutaneous vertebroplasty. *AJNR Am J Neuroradiol* 1999;20:375-7.
17. Cotten A, Dewatre F, Cortet B et al. Percutaneous vertebroplasty for osteolytic metastases and myeloma. Effects of the percentage of lesion filling and the leakage of methylmethacrylate at clinical follow-up. *Radiology* 1996;200:525-30.
18. Murphy KJ, Deramond H. Percutaneous vertebroplasty in benign and malignant disease. *Neuroimaging Clin N Am* 2000 Aug.;10(3):535-45.
19. Cortet B, Cotten A, Boutry N et al. Percutaneous vertebroplasty in patients with osteolytic metastases or multiple myeloma. *Rev Rheum Engl Ed* 1997;64:177-83.
20. Levine SA, Perin LA, Hates D, Hayes WS. An evidence-based evaluation of percutaneous vertebroplasty. *Mang Care* 2000;9:53-60.
21. Deramond H, Wright NT, Belkoff SM. Temperature elevation caused by bone cement polymerization during vertebroplasty. *Bone* 1999;25(Suppl 2):175-215.
22. Goode RL, Reynolds BN. Tobramycin-impregnated methylmethacrylate for mandible reconstruction. *Arch Otolaryngol Head Neck Surg* 1992;118:201-4.
23. Shapiro SA. Cranioplasty, vertebral body replacement and spinal fusion with tobramycin impregnated methylmethacrylate. *Neurosurgery* 1991;28:789-91.
24. Cooper C, Atkinson EJ, Jacobsen SJ et al. Population-based study of survival after osteoporotic fractures. *Am J Epidemiol* 1993;137:1001-5.
25. Mathis JM, Petri M, Naff N. Percutaneous vertebroplasty treatment of steroid-induced osteoporotic compression fractures. *Arthritis Rheum* 1998;41:171-5.
26. Roizental M, Manzo C, Castro J. Policlínica Metropolitana Hospital, Caracas. Predictors of general functional status improvement in patients after percutaneous Vertebroplasty. SCVIR Meeting Abril 2002. Baltimore.
27. Buchbinder R, Osborne R, Ebeling PR et al. A randomized trial of vertebroplasty for painful osteoporotic vertebral fractures. *N Engl J Med* 2009 Aug. 6;361:557-68.

Parte V

Intervenções Viscerais e Miscelânea

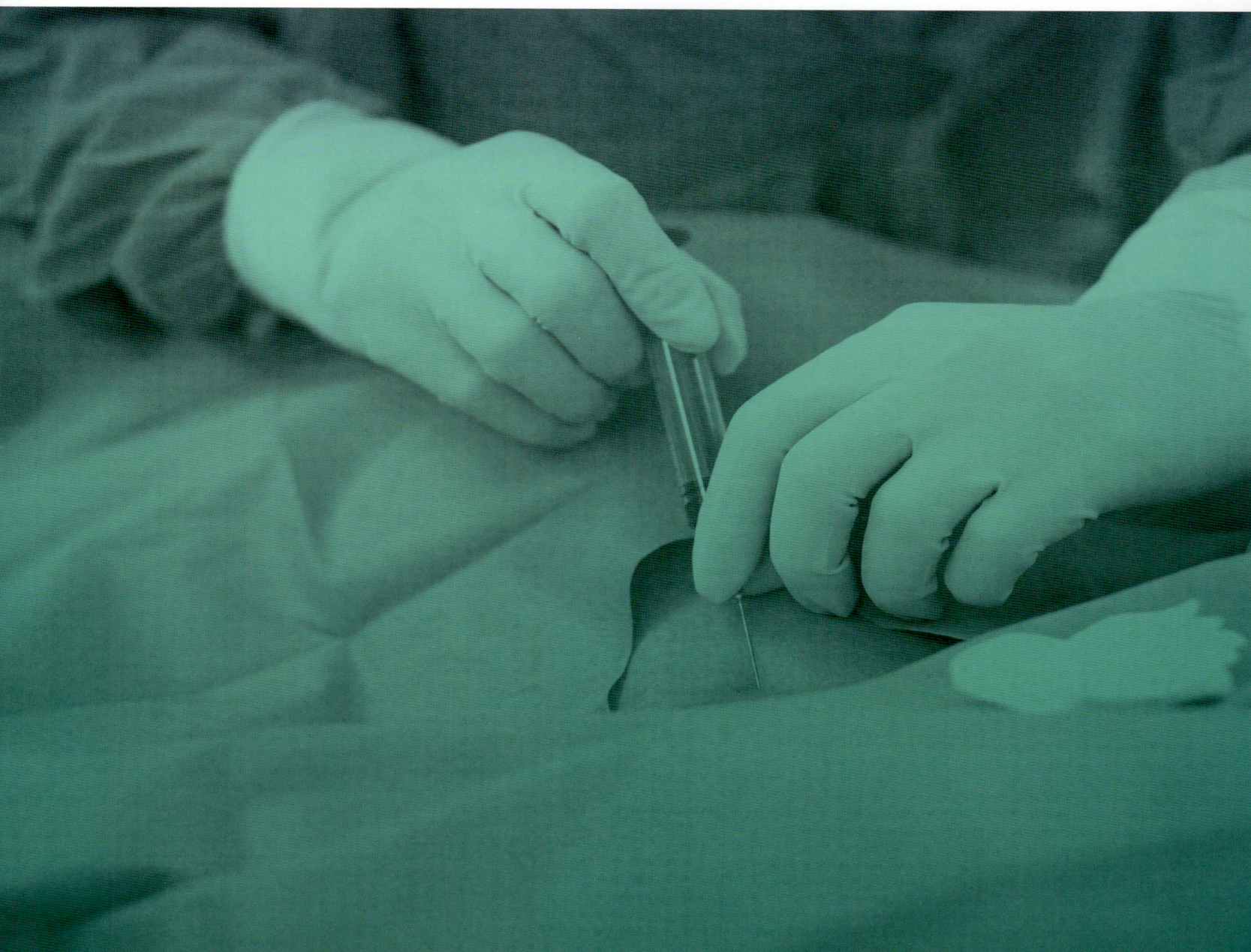

Capítulo 62

Biópsias Percutâneas Guiadas por Imagem – Parte 1

◆ *Rubens Chojniak*
◆ *Paula Nicole Vieira Pinto Barbosa*
◆ *Maurício Kauark Amoedo*
◆ *Maria Fernanda Arruda Almeida*

CONTEÚDO

- INTRODUÇÃO 874
- TIPOS DE AGULHAS PARA BIÓPSIA 874
- TÉCNICAS DE BIÓPSIA 876
- MODALIDADES DE IMAGEM 876
- PREPARO DO PACIENTE 878
- AVALIAÇÃO DOS EXAMES LABORATORIAIS 878
- SEDAÇÃO, ANALGESIA E ANESTESIA LOCAL PARA RADIOLOGISTAS INTERVENCIONISTAS 879
- CABEÇA E PESCOÇO 881
- PULMÃO 883
- MEDIASTINO 887
- REFERÊNCIAS BIBLIOGRÁFICAS 888

INTRODUÇÃO

Primeiramente descrita por John Blady, ao realizar biópsias de tumores com auxílio da fluoroscopia, em 1939,[1] a biópsia percutânea guiada por imagem vem ganhando fundamental importância na prática médica atual, com destaque no cenário oncológico. Os procedimentos minimamente invasivos evoluíram rapidamente nas duas últimas décadas, acompanhando o desenvolvimento tecnológico dos métodos de imagem, com destaque para a ultrassonografia (US) e a tomografia computadorizada (TC). A biópsia percutânea por agulha pode ser utilizada em todas as fases da história natural do câncer, desde o diagnóstico de tumores primários, até a obtenção da prova patológica de metástases no estadiamento, no diagnóstico de doença residual e recidivas. Em muitas situações, o diagnóstico percutâneo por agulha guiada por imagem protege o paciente de cirurgias mórbidas e inadvertidas, quando, em algumas doenças, como nas neoplasias linfoproliferativas, ou em estádios avançados, o tratamento sistêmico pode ser mais eficiente, seguro e apropriado. As principais indicações e contraindicações para as biópsias percutâneas estão resumidas no Quadro 62-1.[2]

TIPOS DE AGULHAS PARA BIÓPSIA

Uma variedade de agulhas com diferentes calibres, comprimentos, configurações de ponta e mecanismos para obtenção de amostra está disponível para biópsias percutâneas. Agulhas para aspiração (Fig. 62-1), como Chiba (Cook Medical, Inc, Bloomington, IN), e agulhas para raquianestesia são agulhas de 20-23 gauge com paredes finas e com a ponta biselada, próprias para obtenção de espécimes para estudo citológico. As agulhas Greene (Cook Medical, Inc, Bloomington, IN), Turner (Cook Medical, Inc, Bloomington, IN) e Franseen (Cook Medical, Inc, Bloomington, IN) são exemplos de agulhas de aspiração com pontas afiadas circunferencialmente para facilitar a obtenção de amostras citológicas; tais agulhas podem, também, ser usadas para obtenção de espécimes micro-histológicas.

Agulhas cortantes obtêm fragmentos filiformes para avaliação histológica e estão disponíveis em vários calibres. As agulhas cortantes de menor calibre (18 a 20 gauge) disponíveis no mercado fornecem, de forma consistente, fragmentos de alta qualidade, necessitam de poucos fragmentos para obter uma quantidade de tecido adequado para diagnóstico e possibilitam procedimentos mais rápidos e com menos complicações (Fig. 62-2). O uso de agulhas de maior calibre está reservado para biópsias musculoesqueléticas e tumores de partes moles. Duas agulhas de grande calibre comumente

Quadro 62-1. Indicações e contraindicações às biópsias percutâneas

Indicações

1. Estabelecer a natureza benigna ou maligna de determinadas lesões
2. Obter material para análise microbiológica, em pacientes com infecções conhecidas (ou em investigação)
3. Estadiamento de neoplasias conhecidas ou em investigação
4. Determinar a extensão ou grau de comprometimento de doenças parenquimatosas difusas (p. ex.: cirrose, glomerulonefrite, rejeição de enxertos, entre outros)

Contraindicações

1. Coagulopatia não corrigida
2. Ausência de trajeto seguro
3. Impossibilidade de o paciente colaborar com o posicionamento, ou impossibilidade de mudança de seu decúbito
4. Comprometimento da função cardiorrespiratória ou instabilidade hemodinâmica
5. Gestação (quando o método de imagem envolve radiação ionizante)

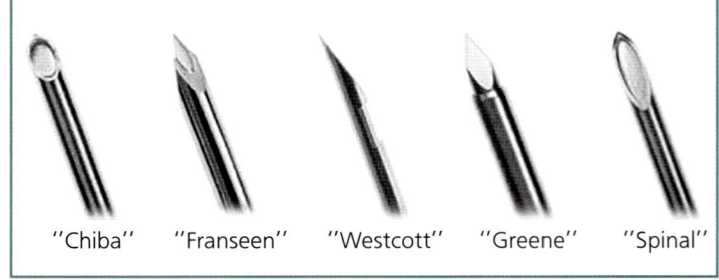

"Chiba"   "Franseen"   "Westcott"   "Greene"   "Spinal"

Fig. 62-1. Exemplos de agulhas finas para punções aspirativas e seus diferentes formatos de ponta.

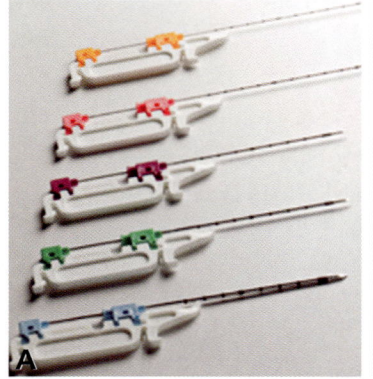 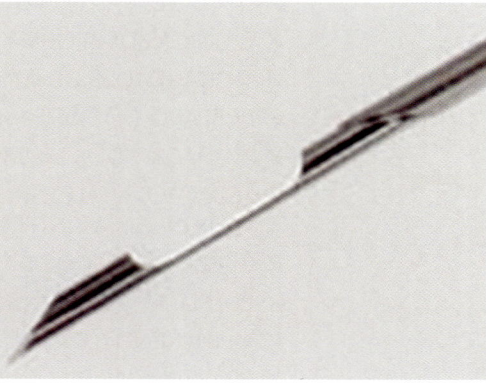 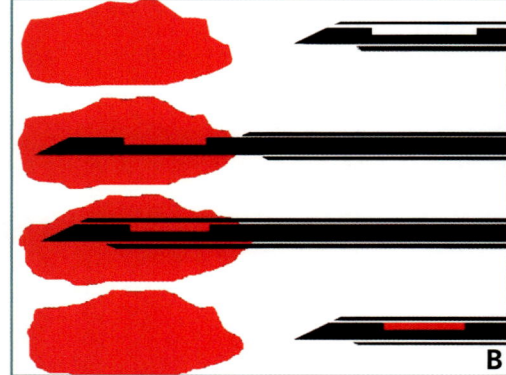

Fig. 62-2. (A) Exemplos de agulha de corte (Bard®) e (B) ilustração do modo de obtenção dos fragmentos.

usadas para biópsias ósseas são as trefinas, como a Craig de 10 gauge (Becton, Dickinson and Company, Rutherford, NJ), a Ackerman de 12 gauge (Cook Medical, Inc, Bloomington, IN) e a Elson (Cook Medical, Inc, Bloomington, IN); e agulhas que combinam as características de cortante e de trefina, como as agulhas Jamshidi (Manan Medical Products, Wheeling, IL), a ostycut (C.R. Bard, Covington, GA), e a Osteosite (Cook Medical, Inc, Bloomington, IN) (Fig. 62-3).

Agulhas cortantes podem ser manuais, semiautomáticas ou automáticas. Estas, também conhecidas como pistolas, tiveram aumento importante da sua popularidade nos últimos anos (Fig. 62-4). As pistolas possuem mecanismo de

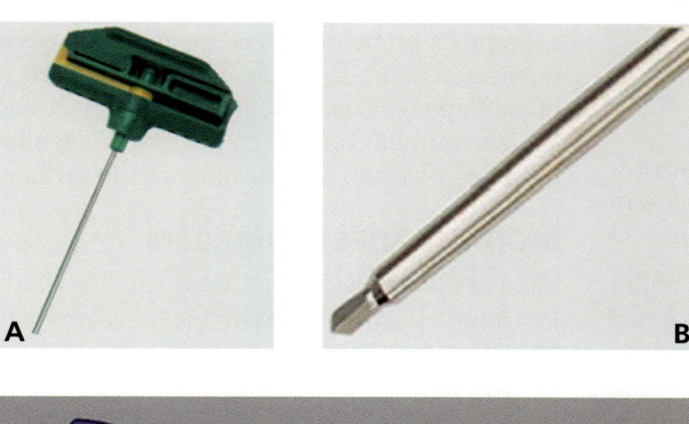

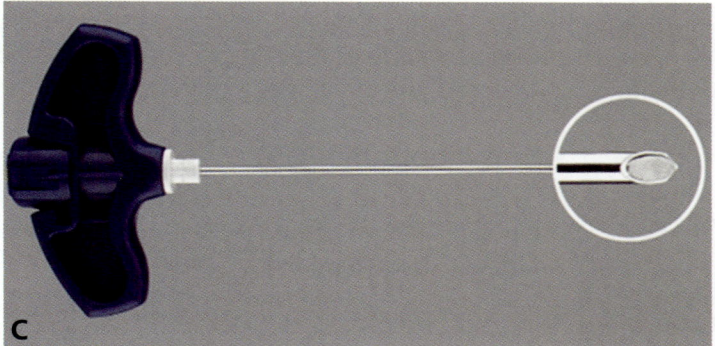

Fig. 62-3. Exemplos de agulha para biópsia óssea; SnareLok® (A e B) e agulha Cook Medical® (C).

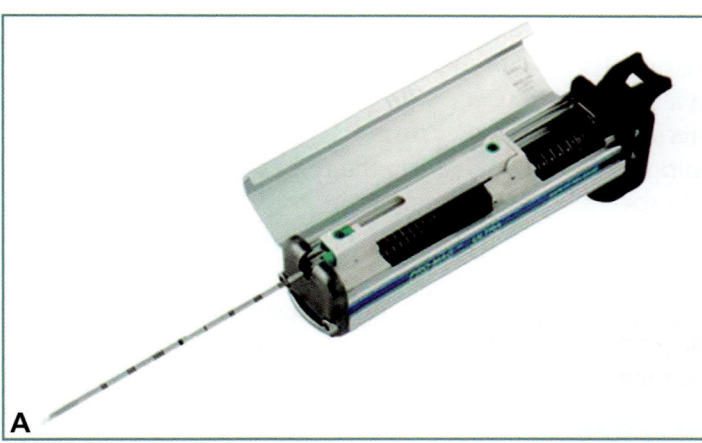

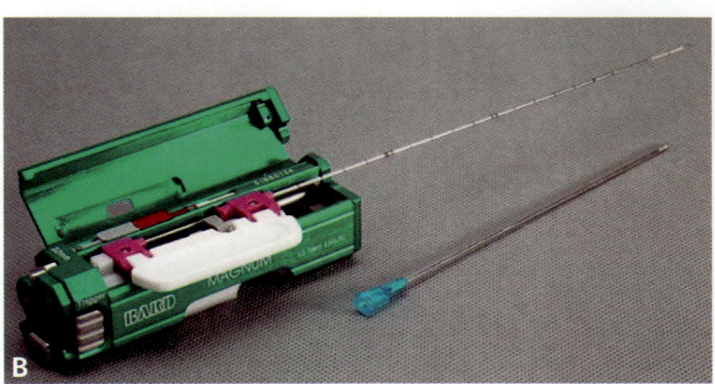

Fig. 62-4. Exemplos de pistola de biópsia com sistema automático de obtenção: (A) Pro-Mag™ e (B) Magnum® (Bard®).

disparo rápido que reduz o risco de desvio da agulha e minimiza o desconforto do paciente. As pistolas de biópsia automática geralmente obtêm maior fragmento quando comparadas às agulhas manuais e semiautomáticas.

A escolha da agulha depende de diversos fatores, incluindo a experiência e preferência do radiologista intervencionista, o tamanho e localização da lesão, as estruturas interpostas no trajeto da biópsia e a quantidade de tecido estimado necessário para o diagnóstico.

TÉCNICAS DE BIÓPSIA

Várias técnicas que visam a aumentar a acurácia diagnóstica e minimizar as complicações associadas a biópsias já foram descritas:

- A **técnica de agulha única**, que envolve passagens múltiplas, tem muitas limitações: a necessidade de fazer novas imagens para localização da agulha a cada passagem, resultando em aumento do tempo do procedimento; a necessidade de atravessar estruturas interpostas em cada passagem, aumentando o risco de complicações e aumento da exposição da radiação, quando o procedimento é guiado por TC ou fluoroscopia.
- Na **técnica de tandem**, uma agulha fina é usada para localização inicial guiada por imagem. Depois, uma ou mais agulhas de biópsia são introduzidas paralelamente à agulha fina inicial, na mesma profundidade, sem usar a orientação da imagem. As desvantagens deste método são as punções múltiplas do órgão-alvo e o controle impreciso da ponta da agulha.
- A **técnica coaxial**, preferida pela maioria dos radiologistas, consiste na colocação da agulha introdutora no alvo, seguida da retirada de seu mandril cortante; assim é possível a obtenção de múltiplos fragmentos com a passagem da agulha de corte por dentro da agulha-guia (Fig. 62-5). Este método permite a obtenção de múltiplas amostras da lesão através de uma única passagem da agulha-guia, reduzindo, portanto, o risco de complicações e minimizando o desconforto do paciente. A técnica coaxial necessita apenas da colocação precisa da agulha introdutora, diminuindo substancialmente a duração do procedimento e, consequentemente, o número de imagens, especialmente para lesões profundas e de difícil acesso.

Um problema em potencial com as técnicas coaxiais é que após a primeira passagem, as outras passagens subsequentes tendem a seguir o mesmo trajeto, reduzindo a quantidade e a qualidade dos fragmentos tumorais. A solução encontrada consiste na deflexão da agulha para outras direções, obtendo, assim, amostras de melhor qualidade.

MODALIDADES DE IMAGEM

Várias modalidades de imagem, incluindo US, TC, fluoroscopia, fluoro-TC, e mais recentemente a ressonância magnética (RM), têm sido usadas para guiar biópsias percutâneas. A escolha da modalidade da imagem está baseada na experiência do radiologista, no tamanho e localização da lesão-alvo, rotas de acesso em potencial, habilidade de visualizar a lesão, disponibilidade dos equipamentos e custo.[3]

Ultrassonografia (US)

A US é o método mais reconhecido, versátil e utilizado como orientação de procedimentos percutâneos. As principais vantagens dessa modalidade são:

- Prover imagens em tempo real, permitindo a caracterização de vasos e outras estruturas importantes interpostas entre a agulha e o alvo.
- Reduzir o tempo de procedimento.
- Portabilidade, propiciando intervenções à beira do leito.
- Ausência da radiação ionizante.
- Baixo custo.
- Imagens em diferentes angulações, permitindo entradas anguladas.

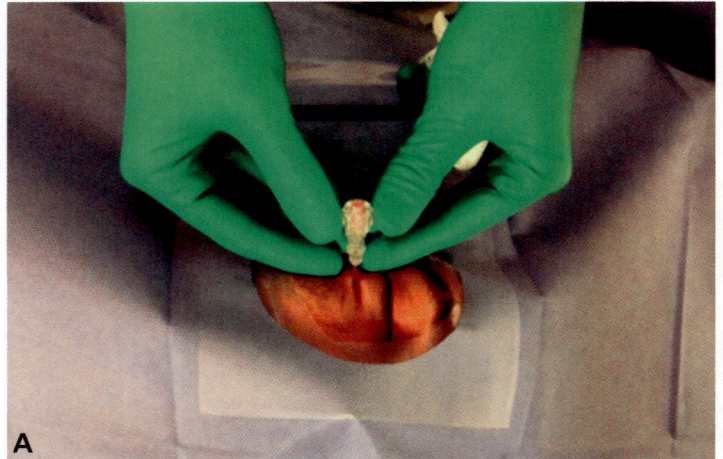
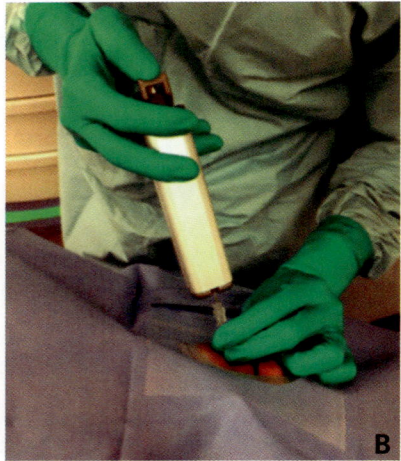

Fig. 62-5. Sistema coaxial de obtenção dos fragmentos. (**A**) Colocação da agulha introdutora no alvo. Após a retirada de seu mandril cortante, é possível a obtenção de múltiplos fragmentos (**B**) com a passagem da agulha de corte por dentro da agulha-guia.

As desvantagens da US são:

- Operador dependente.
- Dificuldade na detecção de lesões pequenas e profundas, assim como as situadas entre alças intestinais e pulmão.
- Campo de visão limitado, impedindo a caracterização de estruturas vitais adjacentes.

Tomografia Computadorizada (TC)

As vantagens de usar a TC como modalidade de orientação para procedimentos de biópsia percutânea incluem:

- Precisão no planejamento do procedimento em razão da alta resolução espacial e de contraste.
- Reformatações multiplanares que são capazes de fornecer informações detalhadas do alvo e das estruturas adjacentes.
- Escolha de zonas mais apropriadas no interior da lesão-alvo, evitando áreas de necrose que podem gerar resultados falso-negativos.

As desvantagens da TC são:

- Custo mais elevado e maior tempo de procedimento, quando comparados à US.
- Exposição à radiação ionizante.

Tomografia Computadorizada com Fluoroscopia (Fluoro-TC)

A fluoro-TC combina a alta resolução da TC com a capacidade de imagem em tempo real da fluoroscopia. As vantagens potenciais da fluoro-TC para a biópsia de lesões pulmonares incluem:

- Capacidade de sincronizar a introdução da agulha com a respiração do paciente, especialmente importante nos nódulos pequenos e os localizados nas bases pulmonares, mais suscetíveis à movimentação.
- Ajuda a evitar os arcos costais e facilita a caracterização da ponta da agulha no interior do nódulo.
- Diminui o tempo de procedimento (quando comparado à orientação por TC tradicional) pois reduz a necessidade da saída da sala durante os controles.
- Reduz o número de punções da pleura.
- Útil nas lesões que mostram impregnação transitória pelo meio de contraste após a injeção intravenosa.
- Possuem vias de acesso difíceis ou estreitas, próximas ao diafragma ou estruturas vasculares importantes.
- Movem-se quando o paciente respira, ou naquelas que podem ser intermitentemente circundadas por alças intestinais (lesões omentais e mesentéricas).

A principal desvantagem da fluoro-TC é exposição à radiação ionizante por parte do operador, que pode ser minimizada com o uso de porta-agulhas dedicados (mantém as mãos do operador longe dos feixes primários), tubos com baixo potencial e corrente, menores espessuras de corte, uso de cortina de chumbo caudal ao plano da imagem, e fluoro-TC intermitente, em vez de contínua entre os avanços da agulha.

Ressonância Magnética (RM)

O uso de orientação por RM para biópsias percutâneas está se tornando mais popular por conta do advento do novo sistema de configuração aberta, evolução contínua dos instrumentos compatíveis com RM, e sequências ultrarrápidas, incluindo a fluoro-RM, que permite imagens em tempo real.

As vantagens potenciais da RM como modalidade de orientação para biópsias percutâneas incluem:

- Alta resolução de contraste.
- Capacidade imaginológica multiplanar.
- Capacidade de ver estruturas vasculares sem o uso do meio de contraste.
- Ausência da radiação ionizante.

Orientação por RM é clinicamente útil na biópsia de lesões de mama invisíveis por outras modalidades de imagem.

A resolução de contraste superior da RM e a falta de artefatos de endurecimento do feixe permitem a visualização de lesões que não são aparentes na TC.

Pela ausência de radiação ionizante, a biópsia percutânea por agulha guiada por RM é potencialmente útil em pacientes pediátricos e obstétricos. Além disso, a capacidade de imagem em vários planos oblíquos não ortogonais permite a visibilização da agulha em todo o seu comprimento, mostrando, assim, a relação da agulha com a lesão-alvo e as estruturas vitais circundantes numa única imagem.

A orientação por RM tem sido usada com sucesso nas biópsias de lesões da medula óssea que não podem ser vistas por outras modalidades de imagens e biópsia de lesões hepáticas que são mal identificadas na TC ou US. A RM e sua capacidade de fornecer imagem sagital e coronal também facilitam as biópsias de lesões no domo hepático que requerem o acesso angular ou a dupla abordagem oblíqua para evitar a transgressão da pleura.

Imagens Funcionais

A imaginologia funcional com tomografia por emissão de pósitrons (PET), usando fluorodeoxiglucose (FDG), baseia-se na diferença das atividades metabólicas dos tecidos e permite a detecção de tumor viável de maneira mais confiável.

As informações anatômicas limitadas, fornecidas pelo PET, podem ser otimizadas pela fusão de dados funcionais do PET com dados morfológicos da TC ou RM, como tornou-se possível com o desenvolvimento recente dos sistemas de dupla modalidade de imagem, PET-CT e PET-RM, respectivamente.

A TC e a RM são, muitas vezes, incapazes de diferenciar tecido tumoral viável das áreas de necrose ou fibrose em grandes massas, ou ainda incapazes de diferenciar as massas pulmonares com consolidação de parênquima circundante.

A sequência de difusão associada ao mapa ADC, obtidas pela RM, também se mostram úteis na avaliação funcional de grandes massas a serem biopsiadas. As regiões com maior intensidade de sinal à difusão e menores valores de ADC tendem a demonstrar as regiões com maior densidade celu-

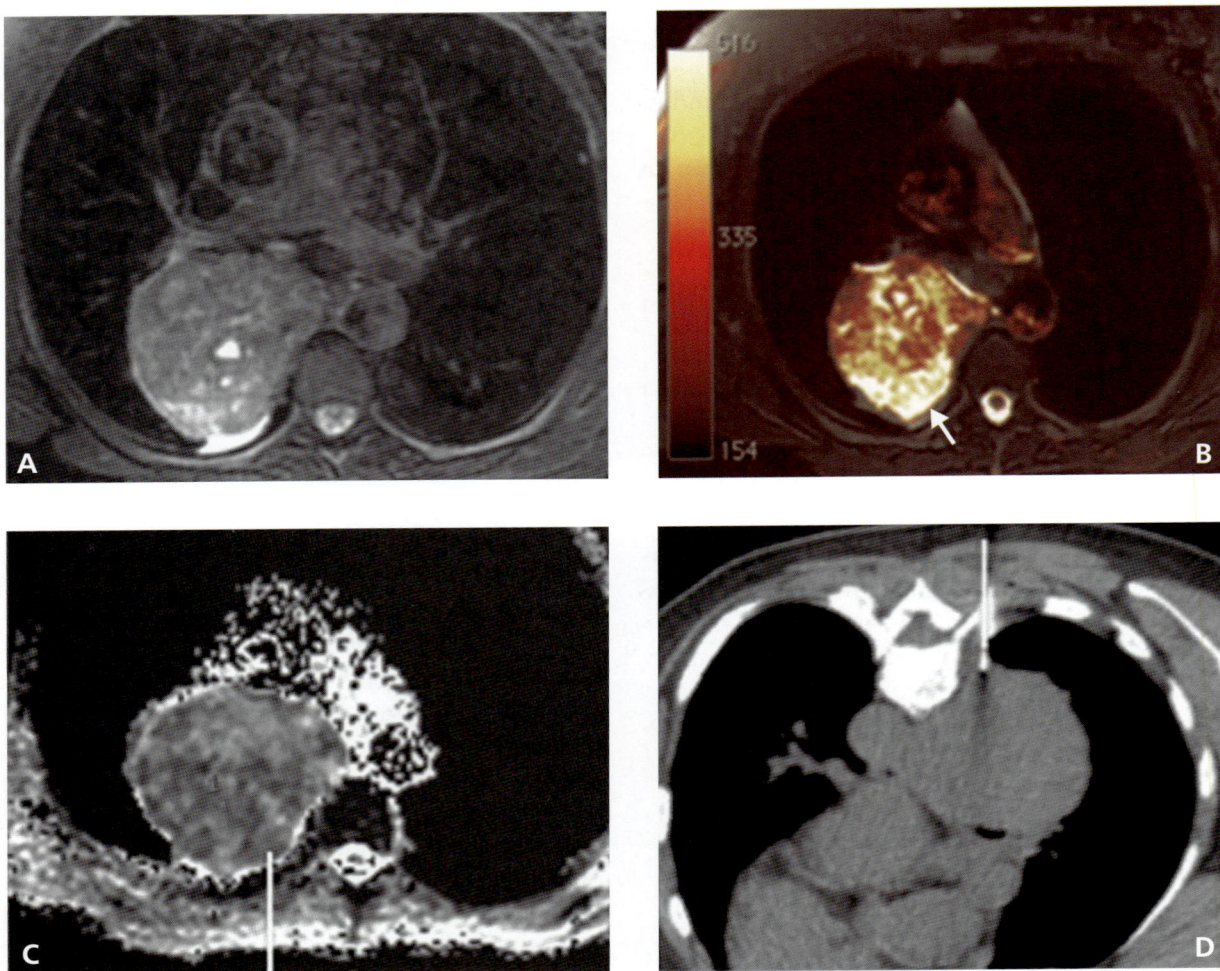

Fig. 62-6. Feminino, 62 anos, com massa heterogênea no mediastino posterior. (A) Esta apresenta sinal heterogêneo nas sequências ponderadas em T2 e (B) nas de fusão T1-difusão. (C) O local de maior restrição à difusão das moléculas de água, confirmado pelo mapa de ADC (D) era a região mais posterior da massa, onde foi direcionada a biópsia. O resultado anatomopatológico foi de leiomiossarcoma pleomórfico.
Obs.: procedimento realizado na instituição dos autores, publicado no Clinics. 2014 Nov.;69(11):787-91.

lar e, consequentemente, maior capacidade de obtenção de amostras representativas (Fig. 62-6). A vantagem destes métodos funcionais de orientação é otimizar o resultado do procedimento, diminuindo a chance de biópsias negativas e necessidade de novos procedimentos.[4]

PREPARO DO PACIENTE

Os procedimentos percutâneos guiados por imagem de órgãos e estruturas superficiais são bem tolerados e com baixíssimo índice de complicações.

A maioria das biópsias de órgãos profundos pode ser realizada com o uso de sedação consciente e anestesia local. O uso de anestesia geral é reservado para procedimentos pediátricos, biópsias ósseas, ou naqueles pacientes pouco cooperativos.

Precedendo o procedimento, o médico responsável deve realizar boa anamnese e adequada leitura do pedido médico. Deve-se realizar ectoscopia da área a ser biopsiada, uma vez que esteja contraindicado realizar biópsia percutânea sobre a superfície infectada.

A programação da biópsia talvez seja o passo mais importante de todo o procedimento. A programação cuidadosa e correta pode fazer todas as etapas subsequentes mais fáceis, rápidas e simples. Os princípios básicos dessa programação são a escolha do trajeto mais reto e mais curto possível, tentando-se evitar a transfixação, sempre que possível, de outros órgãos e de estruturas vasculares.

Deve-se realizar cautelosa avaliação dos exames de imagem prévios do paciente. Com esses estudos é possível escolher a agulha mais adequada e o posicionamento do paciente mais favorável para o acesso ao alvo. Deve-se escolher um decúbito confortável, que possa ser mantido com facilidade durante todo o procedimento. Podem-se usar, sempre que possível, coxins e faixas de contenção, que normalmente conferem mais conforto e segurança ao paciente, assim como minimizam a movimentação involuntária durante a sedação.

AVALIAÇÃO DOS EXAMES LABORATORIAIS

Para estes procedimentos, segundo a Sociedade Americana de Radiologia Intervencionista (SIR),[5,6] as biópsias (entre muitos outros procedimentos intervencionistas) se enquadram nos três grupos representados e, portanto, com recomendações distintas quanto à análise dos exames laboratoriais e uso concomitante de medicações:

1. **Biópsias superficiais (excluindo intratorácicas e intra-abdominais):** tireoide e linfonodos superficiais – baixo risco de sangramento.
2. **Biópsias profundas (excluindo renais):** pulmonares, parede torácica, abdominais e retroperitoneais – moderado risco de sangramento.
3. **Biópsias renais:** alto risco de sangramento.

As recomendações para cada grupo estão listadas no Quadro 62-2.

SEDAÇÃO, ANALGESIA E ANESTESIA LOCAL PARA RADIOLOGISTAS INTERVENCIONISTAS

Os radiologistas, principalmente os intervencionistas, precisam saber usar de maneira otimizada analgésicos, anestésicos locais e sedativos no seu dia a dia, de maneira a proporcionar aos seus pacientes o conforto adequado durante os procedimentos.[7]

A analgesia consiste no alívio sintomático da dor por agentes farmacológicos. Podem ser opioides ou não opioides. Os primeiros são analgésicos potentes, com efeitos sedativos associados, porém com efeitos colaterais conhecidos, como náusea, constipação e depressão dos sistemas nervoso e respiratório. Não possuem doses máximas, sendo sua administração titulável de acordo com a resposta. Apresentam efeitos sinérgicos ao serem administrados com os benzodiazepínicos. Os analgésicos não opioides são reservados para o tratamento da dor menos intensa, não sendo indicados durante os procedimentos. É a classe de medicamento mais usada mundialmente, não tendo efeitos de dependência quando usados cronicamente, diferentes dos opioides.[7]

A anestesia local provoca bloqueio farmacológico reversível sobre os canais de sódio presentes nas membranas nervosas dos receptores dolorosos. Podem ser tópicos ou infiltrativos, sendo estes os mais utilizados na radiologia intervencionista.[7]

Quadro 62-2. Recomendações sobre exames e medicações para biópsias

Exames	Categoria 1	Categoria 2	Categoria 3
RNI	Recomendado	Recomendado	Recomendado
TTPa	Recomendado	Recomendado	Recomendado
Plaquetas	Não obrigatório	Recomendado	Recomendado
Hematócrito	Não obrigatório	Não obrigatório	Não obrigatório
Correções necessárias	RNI < 2,0 Plaquetas < 50.000 TTPa sem consenso	RNI < 1,5 Plaquetas < 50.000 TTPa – tendência de corrigir se acima de 1,5	RNI < 1,5 Plaquetas < 50.000 TTPa – tendência de corrigir se acima de 1,5
Medicações			
Aspirina	Não suspende	Não suspende	Suspende 5 dias antes
Clopidogrel	Supende de 0 a 5 dias antes	Suspende 5 dias antes	Suspende 5 dias antes
Heparina não fracionada	Sem consenso Checar TTPa	Sem consenso TTPa ≥ 1,5, tendência a correção	Suspende 2 a 4 horas antes TTPa ≤ 1,5
Heparina de baixo peso molecular	Suspende 1 dose ou 12 horas antes	Suspende 1 dose ou 12 horas antes	Suspende 2 doses ou 24 horas antes
Varfarina	Suspende 3 a 5 dias antes. RNI ≤ 2, não suspender	Suspende 5 dias antes RNI ≤ 1,5, não suspender	Suspende 5 dias antes RNI ≤ 1,5, mantém suspensão por 5 dias
AINEs*			
Meia-vida de 2 a 6 horas: Ibuprofeno Diclofenaco Cetoprofeno	Não suspende	Não suspende	Suspende 24 horas antes do procedimento
Meia-vida de 7 a 15 horas Naproxeno Celcoxib	Não suspende	Não suspende	Suspende 2 a 3 dias antes do procedimento
Meia-vida > 20 horas Meloxicam Piroxicam	Não suspende	Não suspende	Suspende 10 dias antes do procedimento

Quadro 62-3. Níveis de sedação				
Nível de sedação	Resposta ao estímulo	Via aérea	Ventilação espontânea	Função cardiovascular
Mínima	Inalterada	Inalterada	Inalterada	Inalterada
Moderada	Estímulo verbal ou tátil	Desnecessárias intervenções	Suficiente	Normalmente inalterada
Profunda	Estímulo doloroso	Intervenções podem ser necessárias	Pode ser insuficiente	Normalmente inalterada
Anestesia geral	Irresponsivo	Intervenções sempre necessárias	Frequentemente insuficiente	Pode sofrer alterações

Sedação é a administração de medicações que reduzem o estado de alerta e a resposta aos estímulos externos. Reduz também a ansiedade, fator conhecido como potencializador da percepção dolorosa. Segunda a Sociedade Americana de Anestesiologistas, a sedação é dividida em quatro níveis (Quadro 62-3).[8]

Os radiologistas, de maneira geral, estão aptos à realização da sedação nos níveis mínimo e moderado. Sedação, analgesia e anestesia local podem ser utilizados em conjunto, dependendo do procedimento e das circunstâncias clínicas.

A sedação consiste em três fases: avaliação pré-procedimento, monitoração intra e pós-procedimento.[8]

Avaliação Pré-Procedimento

Inclui anamnese, exame físico (atenção especial deve ser dada aos pacientes obesos, com deformidades no pescoço, língua, boca ou dente – tudo que dificulte o acesso à via aérea na eventual necessidade de intubação), histórico de cirurgias, alergias, tabagismo, uso crônico de medicações e avaliação das funções renais, hepáticas, cardiovascular e respiratória. Todos os pacientes devem ser esclarecidos dos riscos e benefícios do procedimento e, consequentemente, da sedação, e assinar os consentimentos livre e esclarecido. Pacientes mais idosos geralmente requerem doses 30 a 50% menores de sedativos, assim como os portadores de disfunção hepática ou renal por causa da reduzida capacidade de eliminação da droga. Por outro lado, pacientes que fazem uso crônico de medicações opioides ou benzodiazepínicos normalmente requerem doses maiores para a sedação adequada. Pacientes, considerados ASA III ou maiores, não devem ser submetidos à sedação sem a presença do anestesiologista.

O jejum é requerido em todos os casos de sedação, em todas as idades, devendo ser de 2 horas para líquidos claros e 6 horas para refeições leves.

Monitoração Intraprocedimento

Inclui, para sedações leves e moderadas, oxímetro, monitoração da pressão sanguínea e da frequência cardíaca por meio de eletrocardiograma.

Todos os pacientes devem ter acesso venoso periférico assegurado antes do início do procedimento e, para sedações moderadas, sugere-se o uso do oxigênio suplementar com o catéter nasal para reduzir as chances de dessaturações.

As principais medicações utilizadas durante os procedimentos intervencionistas são:

- *Midazolam (Dormonid®):* sedativo benzodiazepínico potente, de rápida ação, e curta meia-vida (1-4 horas). Pode ser administrado por via endovenosa (EV) ou intramuscular (IM). Uso recomendado: 1 a 2,5 mg EV, em 2 minutos e titular, a cada 2 minutos, até a dose máxima de 5 mg.
- *Fentanil:* analgésico opioide sintético, 50 a 100 vezes mais potente que a morfina. Ação rápida, com poucos efeitos colaterais. Deve ser administrado lentamente para evitar a síndrome da rigidez torácica, raro efeito colateral que só poderá ser tratado com relaxante muscular e, consequentemente, intubação da via aérea. Uso: 50-100 µg EV, e titular até a dose máxima de 2 µg/kg.

A maior preocupação do radiologista durante a realização da sedação é o rebaixamento do nível de consciência e a depressão cardiovascular. É importante ter todos os equipamentos para manobras de ressuscitação cardiopulmonar disponíveis e de fácil acesso. Caso isso aconteça, deve-se inicialmente, ou concomitantemente à administração das drogas antagonistas, tentar estimular o paciente a respirar profundamente, suplementar com oxigênio sob máscara ou iniciar ventilação com pressão positiva. Evento comum que precipita a dessaturação de oxigênio é a queda da língua, e a cânula de Guedel é suficiente para o restabelecimento dos parâmetros basais. O conhecimento e a disponibilidade das principais medicações antagonistas são de suma importância, a saber:

- *Naloxona (Narcan®):* antagonista opioide, 0,4 a 1,0 mg/mL, EV.
  - Casos leves: 0,1 a 0,2 mg/EV, em 2 min, até o efeito esperado, a cada 2-3 min.
  - Casos graves: 0,4 a 2 mg/EV, a cada 2-3 min, com dose máxima de 10 mg.
- *Flumazenil:* antagonista benzodiazepínico, 0,1 mg/mL EV.
  - Uso: 0,2 mg em 15 segundos, podendo repetir após 45 e 60 segundos, até a dose máxima de 1 mg. Em casos persistentes, pode ser administrada até 1 mg/dose a cada 20 min.

Monitoração Pós-Procedimento

De maneira geral recomenda-se monitoração a cada 15 minutos, até 30 minutos após o paciente retomar seu *status* pré-procedimento. Os trabalhos sobre o assunto sugerem a aplicação do escala de Aldrete e Kroulik (avaliação pós-anestésica para alta hospitalar), mostrada no Quadro 62-4, estando o paciente apto à alta hospitalar, atingindo o mínimo de nove pontos (*guideline*).

De maneira prática, o protocolo de monitoração pós-procedimento dependerá, principalmente, do tipo de procedimento realizado. A analgesia após o procedimento é tão importante quanto a do intraprocedimento. Em geral, os paciente recebem alta hospitalar com prescrições de analgésicos comuns, a exemplo da dipirona e paracetamol, ou mais potentes, como a associação deles, por exemplo, o Tylex® (codeína e paracetamol).

O radiologista intervencionista pode e deve estar preparado para a realização de sedação e analgesia moderada nos seus pacientes durante os procedimentos, assim como estar atento e preparado para suas possíveis complicações. Esta ação permite um transcorrer mais tranquilo e satisfatório do procedimento para ambas as partes.

CABEÇA E PESCOÇO

As biópsias de lesões suspeitas em cabeça e pescoço sempre foram consideradas seguras e com bons resultados, principalmente para lesões superficiais. A tradicional abordagem de aspiração por agulha fina guiada por US, ou mesmo, em casos selecionados, para lesões de maiores dimensões, por agulha grossa, tem grandes limitações quando se trata de lesões profundas, próximas a estruturas nobres, como vasos e nervos cervicais, além da traqueia e componentes ósseos da região (maxila, mandíbula e vértebras).[9] A US é o método de imagem de escolha para guiar punções/biópsias de lesões superficiais, incluindo tireoide (Fig. 62-7), glândulas salivares e linfonodos cervicais.

Para as lesões profundas da cabeça e pescoço, a TC vem-se mostrando como ferramenta útil por causa da ótima resolução espacial, sem interferências nas imagens relacionadas com a presença de estruturas ósseas ou com gás no interior, como no caso da US.[9] É essencial o conhecimento detalhado da anatomia seccional regional, quando se pretende fazer a biópsia de estruturas profundas da cabeça e pescoço. A despeito da alta acurácia da técnica de punção com agulha fina – variando de 86-88% em algumas séries,[10,11] a utilização da agulha grossa (*core-biopsy*) tem-se estabelecido como técnica segura e eficaz na obtenção de amostras representativas dessas lesões, com taxas ainda maiores de acurácia, chegando a 96,4%.[12] É, sem dúvida, preferível quando comparadas às tradicionais biópsias cirúrgicas por serem menos invasivas e, consequentemente, com menores taxas de complicações.[12]

Ainda dentro das lesões de cabeça e pescoço estão as localizadas no espaço retro/periorbitário. O diagnóstico definitivo destas lesões dificilmente é realizado apenas pelos aspectos de imagem em razão da sobreposição dos achados com outros tumores orbitários.[13] Deste modo, a maioria dessas lesões é diagnosticada após ressecção cirúrgica. Em alguns casos, no entanto, o diagnóstico pré-operatório é fundamental para o adequado planejamento terapêutico, tendo a biópsia percutânea papel relevante nesta função. O método de escolha para guiar esses procedimentos é a TC, e o acesso periorbitário, o mais utilizado (Fig. 62-5).[13]

Indicações

- Estabelecer a natureza benigna ou maligna de determinadas lesões.

Quadro 62-4. Escala de Aldrete e Kroulik (avaliação pós-anestésica)

Variável	Parâmetro	Pontos
Atividade: capacidade de mover as extremidades	4 membros	2
	2 membros	1
	Nenhum	0
Respiração	Respira ou tosse espontaneamente	2
	Dispneico ou taquipneico	1
	Apneia/ventilação mecânica	0
Circulação: PA	PA ± 20% nível pré-procedimento	2
	PA ± 20-49% nível pré-procedimento	1
	PA ± 50% nível pré-procedimento	0
Nível de consciência	Acordado	2
	Obnubilado	1
	Irresponsivo	0
Saturação O_2	> 92% ar ambiente	2
	Necessita de O_2 para se manter acima 90%	1
	< 90% mesmo com O_2	0

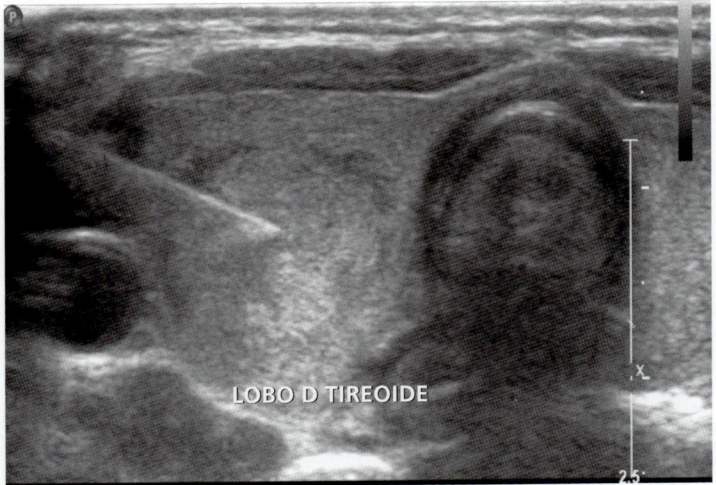

Fig. 62-7. Punção por agulha fina de nódulo tireoidiano à direita, guiada por US.

- Obter material para análise microbiológica, em pacientes com infecções conhecidas (ou em investigação).
- Estadiamento de neoplasias conhecidas ou em investigação.

Contraindicações

As contraindicações gerais estão relatadas no Quadro 62-1.

Técnica

As biópsias geralmente são realizadas pelo sistema coaxial, com agulhas de 17 ou 19 gauge, seguidas pela inserção das agulhas cortantes de 18 ou 20 gauge, respectivamente. Os procedimentos são realizados sob anestesia local e sedação endovenosa leve/moderada.

As vias de acesso às lesões profundas da cabeça e pescoço são muitas, dividindo-se em supra e infra-hióideas:[9]

Supra-hióideas

1. **Subzigomática (infratemporal):** para lesões-alvo presentes na base do crânio, incluindo a fossa pterigopalatina, os espaços mastigatório, parafaríngeo, mucoso faríngeo, retrofaríngeo e pré-vertebral.
2. **Retromandibular:** para lesões-alvo nos espaços parotídeo profundo, parafaríngeo, mucoso faríngeo e parte baixa do retrofaríngeo, além do carotídeo, caso este esteja desviado medialmente pela lesão-alvo.
3. **Paramaxilar (retromaxilar, espaço bucal):** porções infrazigomáticas do espaço mastigatório, porções posteriores dos espaços parafaríngeo (Fig. 62-8) e mucosofaríngeo, espaço carotídeo e porções profundas do espaço parotídeo. É útil nas porções laterais do espaço retrofaríngeo e pré-vertebrais do espaço perivertebral. Além disso, serve para lesões do arco anterior do atlas (C1), processo odontoide e corpo do áxis (C2) e forame oval, esta com angulação cranial da agulha.
4. **Submastóideo (Fig. 62-9):** lesões do espaço carotídeo, quando os vasos estão desviados medialmente, porções anterolaterais do espaço perivertebral, quando desviam

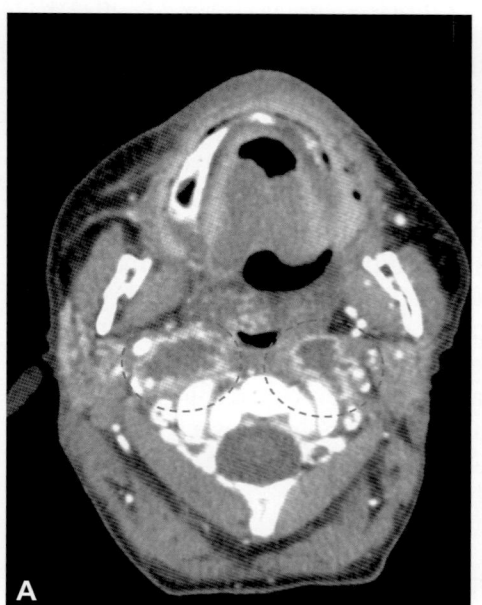

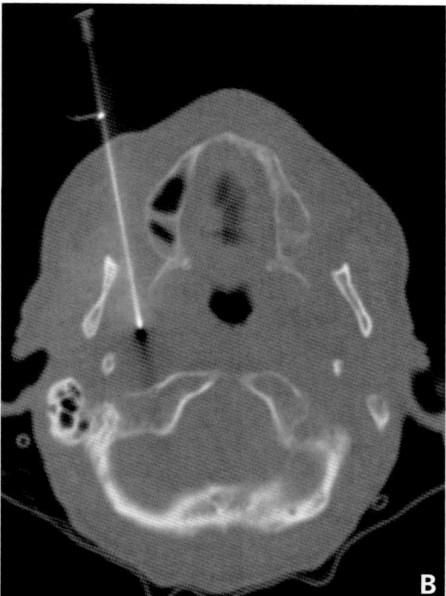

Fig. 62-8. Acesso paramaxilar. Lesões nos espaços retrofaríngeos bilaterais (A), em paciente com diagnóstico prévio de carcinoma espinocelular de orofaringe. Biópsia (B) por agulha grossa utilizando sistema coaxial de 17/18 gauge mostrou se tratar de metástase de carcinoma espinocelular.

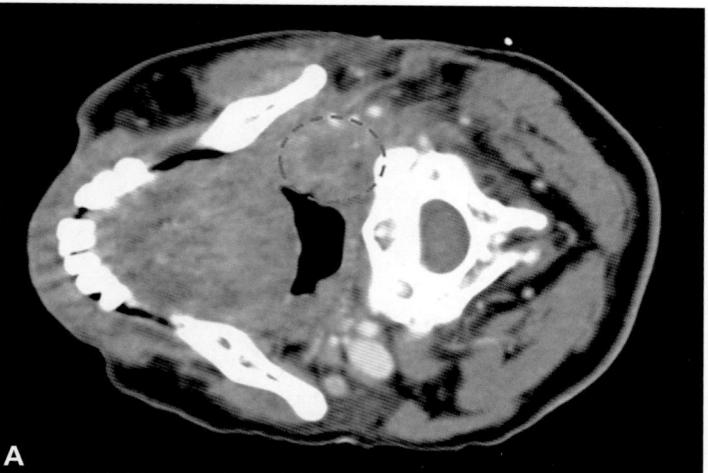

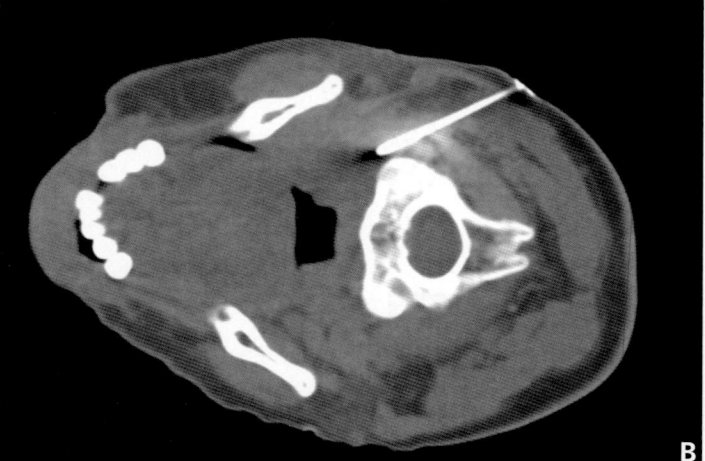

Fig. 62-9. Acesso submastóideo. Lesão suspeita no espaço parafaríngeo esquerdo (A). Paciente com diagnóstico prévio de carcinoma espinocelular de orofaringe. Biópsia (B) por agulha grossa com sistema coaxial de 17/18G mostrou-se tratar de ganglioneuroma.

o espaço carotídeo anteriormente e, ocasionalmente, do espaço parafaríngeo.

5. **Transoral:** espaços mucoso faríngeo posterior, retrofaríngeo, pré-vertebral do espaço perivertebral e porções anteriores de C1 e C2, incluindo o processo odontoide.
6. **Posterior:** lesões envolvendo os processos espinhosos, lâmina ou processo articular de vértebras cervicais superiores, côndilo occipital, podendo também ser útil nas massas envolvendo porções laterais de C1 e C2.

Infra-hióideos

1. **Anterolateral:** lesões retrotraqueais, paraesofagianas, espaços perivertebrais anteriores, assim como para vértebras cervicais inferiores e discos intervertebrais.
2. **Posterolateral:** porções paraespinhais do espaço perivertebral, espaços retrofaríngeo e cervical posterior.
3. **Posterior (Fig. 62-10):** processos espinhosos, lâminas e processos articulares das vértebras cervicais inferiores, além de porções paraespinhais laterais do espaço perivertebral.

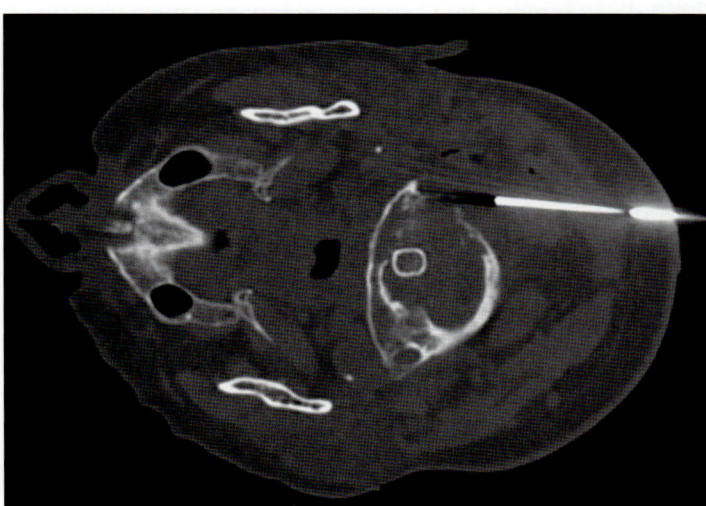

Fig. 62-10. Acesso posterior. Lesão lítica na lâmina esquerda de C1 em paciente portadora de CA de mama. A biópsia demonstrou-se tratar de metástase de câncer de mama.

Complicações

As complicações relacionadas com as biópsias de cabeça e pescoço são raras e consideradas de pouca importância clínica.[9,12,14,15] Em geral compreendem dor, reação vasovagal, infecções e sangramentos de pequena monta. Segundo alguns autores, cirurgias prévias e radioterapia aumentam a chance de complicações vasculares.[14] Lesões a nervos cranianos, levando a déficits motores ou sensitivos ainda são controversos e pouco demonstrados nas grandes séries da literatura.[15] Em relação às biópsias de lesões orbitárias, a hemorragia retrobulbar é a complicação mais comum, no entanto, na maioria das vezes é pequena e reabsorvida sem sequelas (Fig. 62-11).[13] As complicações mais graves, que incluem lesões do globo ocular e nervo óptico, são raras nos procedimentos guiados por imagem, principalmente quando realizados por radiologistas experientes.[13]

Manejo Pós-Procedimento

De maneira geral, não há necessidade de controle por imagem após a realização do procedimento, sendo a avaliação clínica por 1 hora suficiente para a alta hospitalar na ausência de sintomas.

PULMÃO

Nas últimas 2 décadas, com o advento das técnicas de biópsia por agulha grossa, este método tem sido adotado como de escolha nas biópsias pulmonares, possibilitando altas taxas de acurácia diagnóstica e permitindo análises moleculares e identificação de mutações específicas, que acarretam na terapia mais dirigida e delimitação de prognóstico mais preciso.[16-19]

Indicações

- Lesões focais (nódulo ou consolidação).
- Estadiamento do câncer de pulmão.
- Lesões suspeitas de metástases.
- Lesões inespecíficas ou de natureza provavelmente benigna.[20]
- Suspeitas de lesões infecciosas.

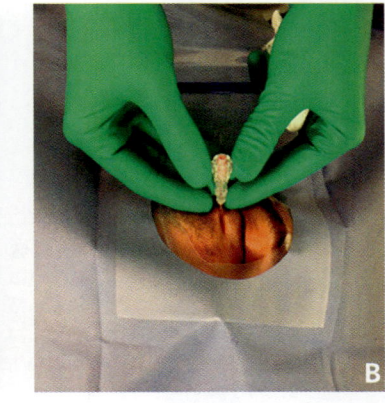
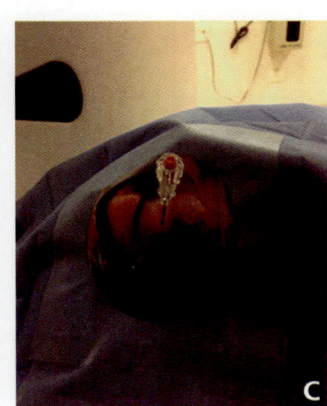
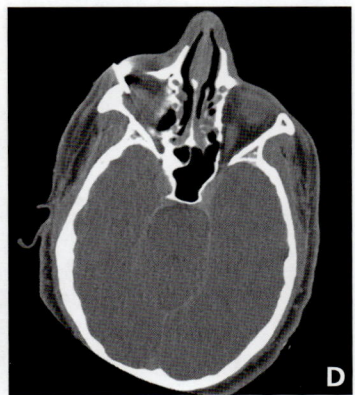

Fig. 62-11. Lesão expansiva retro-orbitária direita (**A**), de crescimento rápido, que determina proptose leve. (**B** e **C**) Biópsia percutânea com acesso periorbitário direito e inserção de agulha coaxial de 17 gauge x 4,6 cm. Controle tomográfico da agulha (**D**). Resultado mostrou-se tratar de melanocitoma.

- Em pacientes imunocomprometidos, áreas de consolidação ou vidro fosco em que a broncoscopia ou citologia e cultura do escarro são negativas.[21,22]
- Opacidades em vidro fosco crescentes em dimensão.[23]

Contraindicações

- *Gerais:* as principais complicações estão descritas no Quadro 62-1.
- *Específicas:* hipertensão pulmonar arterial grave e pulmão único (anatômico ou funcional) representam contraindicações absolutas para biópsia pulmonar para alguns autores.[17,20] Entretanto, outros insistem que não há contraindicações absolutas.[23] As principais contraindicações relativas são: impossibilidade do paciente em colaborar com posicionamento e respiração; bolhas, enfisema acentuado; insuficiência cardíaca e história de pneumonectomia. Outros autores, no entanto, acreditam que o procedimento pode ser realizado mesmo nestes casos, desde que exista preparação adequada e pronta da equipe executante em corrigir possíveis complicações.[24]

Técnica

Abordagem e anatomia relevante

A anestesia pleural adequada é um dos pilares para o sucesso do procedimento, já que o conforto e colaboração do paciente são fundamentais. A pleura parietal é a segunda estrutura sensitiva após a pele no trajeto da agulha. É importante o posicionamento da agulha no espaço pleural, sem transfixar a pleura visceral para que se evite pneumotórax precocemente.

A anatomia venosa pulmonar é de particular interesse já que lesões vasculares devem ser evitadas para minimizar o risco de hemorragia, fístula broncovenosa e embolia gasosa.

O conhecimento anatômico das fissuras interlobares e acessórias é importante, pois elas devem ser evitadas no planejamento sob o risco de desenvolver pneumotórax. Fissuras acessórias são observadas em 30% dos indivíduos.[25]

Avaliação pré-procedimento

Deve-se avaliar a capacidade do paciente em cooperar, incluindo realizar apneia adequada e sua capacidade de ficar na mesma posição por tempo prolongado.

Instruções respiratórias

Diferentes técnicas são empregadas, incluindo apneia *versus* respiração livre. A técnica utilizando a apneia é particularmente útil nas biópsias de nódulos perto do diafragma (Fig. 62-12), estruturas cardiomediastinais, língula e lobo médio, em que qualquer grau de movimento respiratório pode causar mudança significativa na posição relativa da agulha, da lesão e de estruturas vizinhas.[16,17]

Método de imagem

Na maioria dos centros, a TC é a modalidade de imagem padrão (Fig. 62-13). A fluoro-TC é muito útil para lesões pequenas e justadiafragmáticas. A biópsia guiada por US é limitada às regiões que tenham adequada janela acústica e mais bem aplicada a lesões periféricas.[20,23]

Agulhas

Agulhas finas, quando bem posicionadas dentro da lesão de interesse, podem fornecer material celular de alta qualidade para diagnóstico de malignidade.[23] A escolha entre agulha fina e agulha grossa depende de vários fatores, incluindo experiência do operador, risco de complicações e disponibilidade do patologista na sala do exame.

Técnica de biópsia

Em geral, o paciente deve ser posicionado de tal maneira que a entrada na pele seja a mais curta e vertical possível,

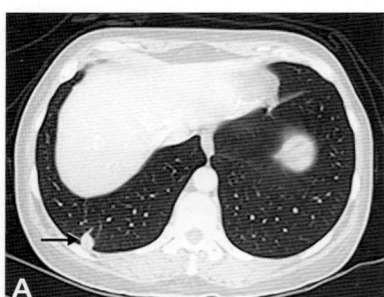
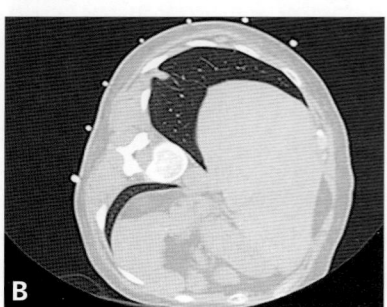
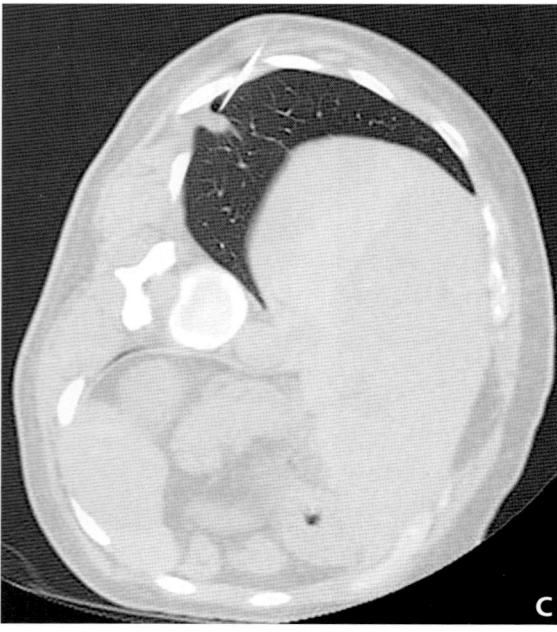

Fig. 62-12. Paciente sem histórico oncológico conhecido. (A) Nódulo pequeno na base pulmonar direita. (B) Marcação na pele e planejamento da agulha. (C) Controle da agulha da agulha coaxial na lesão-alvo. Biópsia feita sob apneia em todas as fases, facilitando o posicionamento correto da agulha. Resultado mostrou-se negativo para malignidade.

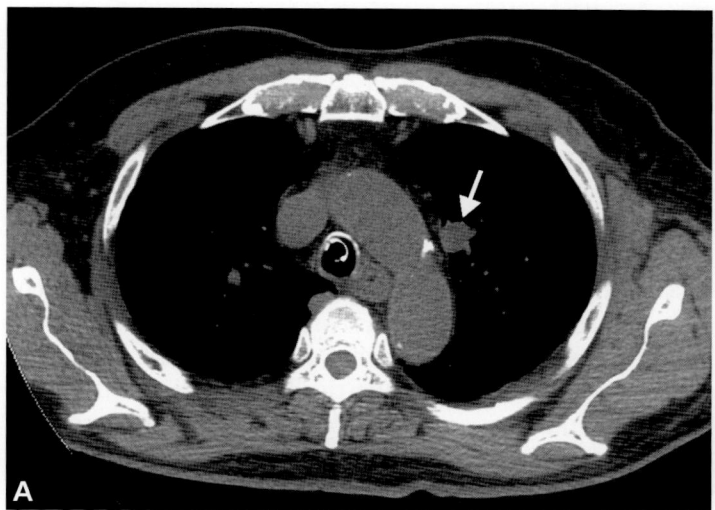 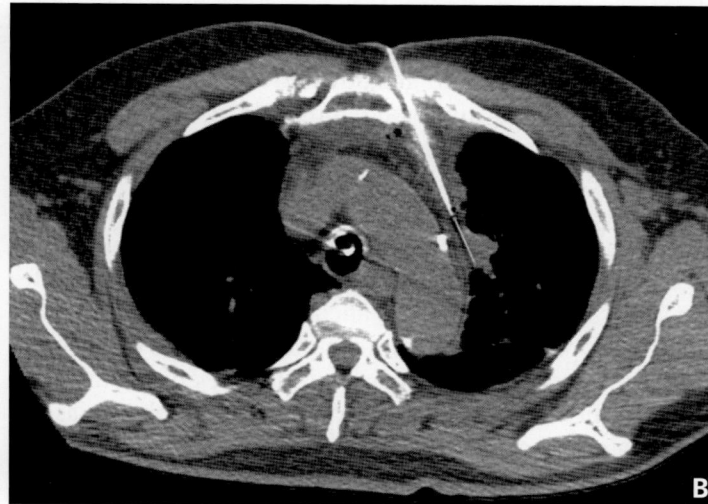

Fig. 62-13. Paciente com diagnóstico prévio de melanoma. (A) Nódulo suspeito no lobo superior esquerdo, justa-aórtico (seta). (B) A TC apresenta excelente resolução espacial, permitindo trajetos seguros da agulha junto a estruturas vitais, como neste caso (junto à aorta), por acesso transmediastinal, com hidrodissecção. Resultado mostrou-se tratar de metástase de melanoma.

evitando fissuras e bolhas. De preferência, a via de entrada deve passar pela margem superior do arco costal, evitando-se lesões vasculares (artéria e veia intercostais). Na posição prona, a escápula pode ser rodada (saindo do trajeto da agulha) pela manobra descrita por Yankelevitz (rotação externa do lado ipsilateral da lesão).

Após a anestesia cutânea a agulha coaxial deve ser colocada na superfície pleural, onde será feita a anestesia pleural. Os ajustes do posicionamento da agulha devem ser feitos na parede torácica, antes da entrada no parênquima pulmonar, o que minimiza complicações potenciais.

Manejo Pós-Procedimento

Após o procedimento, o paciente deve ficar em decúbito sobre o lado biopsiado por, pelo menos, 1 hora e evitar atividades que aumentem a pressão intratorácica, como tossir, falar, sentar sem ajuda ou respirar profundamente.[23] Radiografias de tórax na posição em pé e em expiração devem ser obtidas dentro de 1 a 2 horas do procedimento e uma segunda 3 a 4 horas após o procedimento. Quanto à controvérsia sobre viagens de avião após biópsias pulmonares, esta continua sem consenso. Estudos mais atuais mostram ser seguro viajar após biópsia sem pneumotórax, ou com pneumotórax pequenos e estáveis nos exames de controle a partir de 24 horas após o procedimento. Para aqueles que tiveram o tórax drenado, a recomendação é que viaje após 24 horas após a retirada do dreno.

Complicações

Pneumotórax

A incidência relatada de pneumotórax varia de 0 a 61%, 20% na maioria das séries, com 4-17% (média de 7%) dos pacientes necessitando drenagem.[23]

Todos os fatores implicados no acontecimento do pneumotórax devem ser evitados, como transgressão de fissuras e bolhas, número elevado de punções pleurais e alto grau de manipulação da agulha dentro do parênquima pulmonar. O tempo do procedimento deve ser o menor possível.

Quando ocorrer pneumotórax precoce durante o procedimento, a aspiração através de uma agulha fina tem reduzido a necessidade de drenagem torácica tubular.[26,27] Outra técnica que tem sido relatada como útil e efetiva nessa redução é o uso de *path* sanguíneo.[28] Com essa técnica uma pequena quantidade de coágulo do paciente é injetada no trajeto da agulha (especialmente nos 2 cm periféricos) ao mesmo tempo em que a agulha é retirada.[28] Lang et al. relataram a redução da incidência de drenagem tubular significativa com essa técnica em 100 pacientes randomizados.[28] Posicionar o paciente em decúbito sobre o lado biopsiado mostrou redução nas taxas de pneumotórax pós-biópsia.[23] Além disso, a suplementação nasal de oxigênio pode ser usada para promover a reabsorção do ar pleural.

A maioria dos pneumotórax é detectada na primeira hora pós-procedimento e não requer drenagem, podendo ser manejada conservadoramente com suplementação de oxigênio.[23] Na vigência do pneumotórax, os pacientes que desenvolvem desconforto respiratório (dispneia ou dor torácica) ou aqueles que apresentam pneumotórax em expansão nos exames de controle devem ter a drenagem torácica realizada. Atualmente, os drenos de Wayne® com inserção guiada por TC são preferidos em detrimento dos calibrosos drenos tubulares sob selo d'água.

Hemoptise e hemorragia pulmonar

Apesar de a maioria das hemorragias ser autolimitada, ela representa a complicação potencial mais perigosa da biópsia percutânea, já que tamponamento cardíaco e morte têm sido relatados.[29]

O uso de agulhas finas para punção e biópsia têm reduzido o índice de hemorragias (de 10% para 5%). Agulhas automatizadas de 18-20 gauge estão amplamente disponíveis e parecem não aumentar o índice de hemorragias quando comparado a agulhas de punção particularmente em lesões periféricas.[30]

Na vigência de hemoptise, o paciente deve ser colocado em decúbito sobre o lado biopsiado para prevenir a aspiração transbrônquica de sangue (Fig. 62-14). Se ocorrer lesão venosa pulmonar a alternância de pressão negativa (inspiração) e positiva (tosse) pode aumentar o risco de embolia gasosa e, nesses casos, a posição de Trendelenburg facilita a absorção hemorrágica e reduz o risco de o êmbolo gasoso atingir a circulação cerebral.[24]

Outras Complicações

Outras complicações raras incluem embolia sistêmica arterial, disseminação maligna de células pelo trajeto da biópsia e reações vasovagais.

Acredita-se que o mecanismo do embolismo gasoso sistêmico decorre da entrada de ar na agulha para uma veia pulmonar ou através da criação de fístula iatrogênica broncovenosa/alvéolo-venosa. Fatores predisponentes são tosse, biópsia de consolidação, lesões cavitadas ou vasculares e vasculite associada. Para minimizar o risco de embolia gasosa a biópsia nunca deve ser realizada com o paciente na posição ereta (vertical), e o paciente deve ser instruído a não tossir, mover ou falar durante o procedimento. Em casos de suspeita de embolia gasosa o paciente

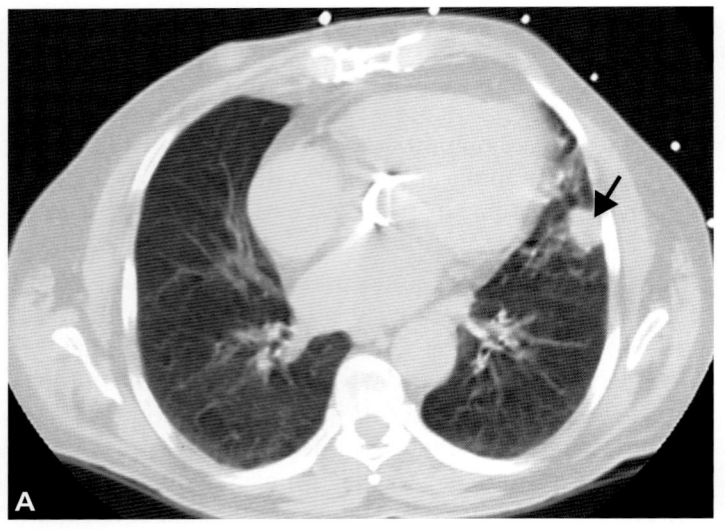
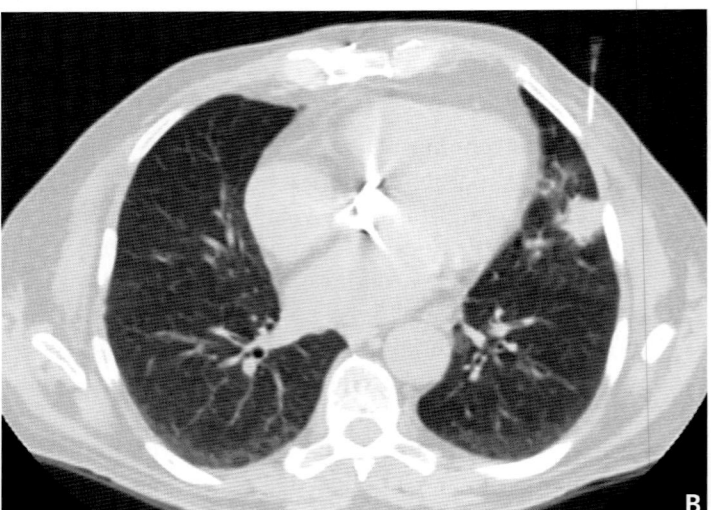
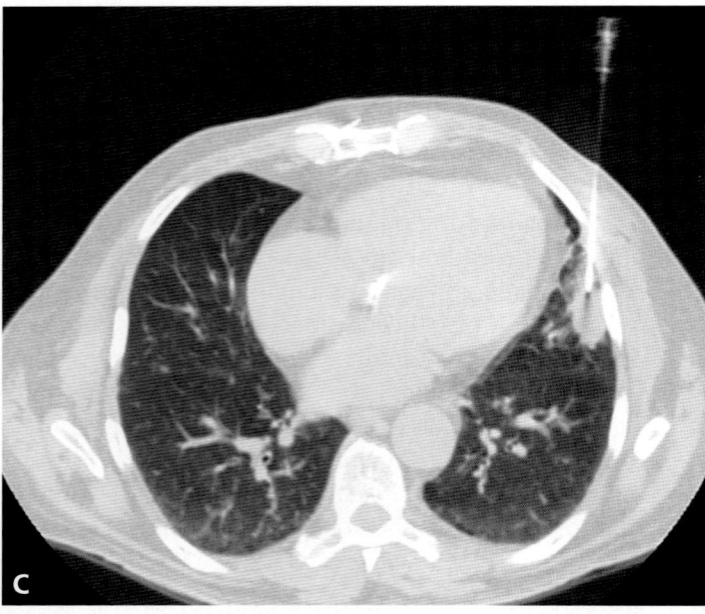
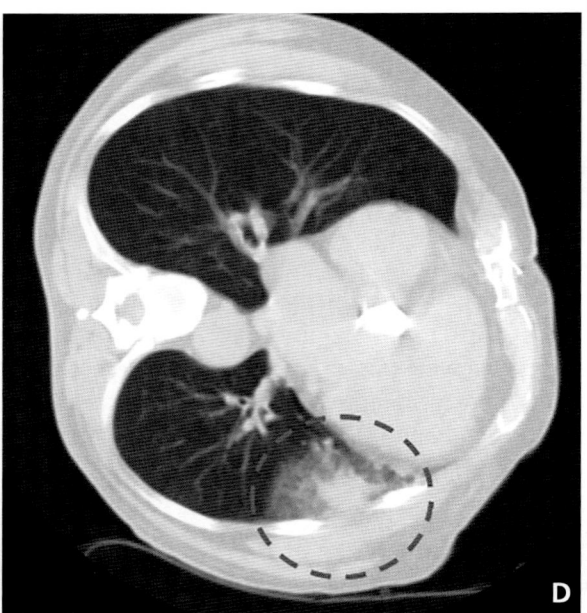

Fig. 62-14. Técnica da biópsia pulmonar. (A) Identificação e planejamento do trajeto para biópsia de nódulo pulmonar (seta). (B) Anestesia local e confirmação do local de marcação. (C) Passagem da agulha coaxial e biópsia após confirmação da posição correta da mesma. (D) Controle imediato, com paciente em decúbito sobre o lado biopsiado, mostra pequena hemorragia alveolar (circundando) o nódulo biopsiado. Paciente evoluiu bem, sem intercorrências clínicas. Resultado mostrou-se tratar de adenocarcinoma de pulmão.

deve ser posicionado em decúbito lateral esquerdo ou em Trendelenburg. Oxigênio deve ser oferecido sob máscara facial para promover a reabsorção do ar e a pressão sistêmica e suporte ventilatório devem ser corrigidos. Se possível, os pacientes devem ser transferidos para câmera hiperbárica.

A disseminação maligna pelo trajeto da biópsia é extremamente incomum, estimada em torno de 0,0012%.

MEDIASTINO

A realização de biópsias percutâneas é importante ferramenta para o diagnóstico e/ou estadiamento de doenças que comprometem primariamente o mediastino e, na presença de neoplasia intra ou extratorácica conhecida, para avaliação de comprometimento secundário.

Inicialmente realizada sob fluoroscopia, a biópsia percutânea do mediastino é executada atualmente, na maioria dos casos, com auxílio de imagens tomográficas.[31]

Indicações

- Ausência de resultados após biópsias transbrônquicas.
- Lesões localizadas no mediastino anterior ou posterior.

O procedimento percutâneo, teoricamente, pode acessar todas as regiões mediastinais, incluindo aquelas inacessíveis por mediastinoscopia, broncoscopia e endoscopia,[32] com acurácia estimada de 75 a 90%.

Contraindicações

- *Gerais:* as principais complicações estão descritas no Quadro 62-1.
- *Específicas:* paciente com doença pulmonar obstrutiva crônica (DPOC) grave, instabilidade hemodinâmica e coagulopatias não corrigidas.

Técnica

Diferentes vias de acesso são descritas para as lesões mediastinais, incluindo as extrapleurais (paraesternal, supraesternal, paravertebral, transesternal e subxifoidiana), através do espaço pleural e a via transpulmonar.[32,33] Sua escolha se baseia principalmente na localização da lesão e segurança do trajeto. O uso de técnicas de hidrodissecção e pneumodissecção (Figs. 62-15 e 62-16), bem como a mudança de decúbito são estratégias importantes para a realização de biópsias seguras de lesões mediastinais.[32]

O uso de contraste endovenoso, por vezes, é necessário para melhor caracterização dos vasos mediastinais. Deve-se atentar para a localização dos vasos torácicos internos, que possuem trajeto paraesternal, evitando-se suas transfixações.

Complicações

As complicações mais comumente relacionadas com as biópsias percutâneas do mediastino são pneumotórax, pequenos hematomas mediastinais e hemoptise autolimitada.[34] Na ocorrência de lesão inadvertida de estruturas vasculares, hemorragia com necessidade de intervenção pode ocorrer.[34]

Manejo Pós-Procedimento

Os pacientes devem ser observados de 1 a 3 horas após o procedimento, sob monitoração dos parâmetros hemodinâmicos e respiratórios, sem necessidade de controle por imagem na ausência de sintomas. Nos casos de biópsia por via transpulmonar ou complicados com pneumotórax, o manejo se assemelha ao indicado para pacientes submetidos às biópsias pulmonares.

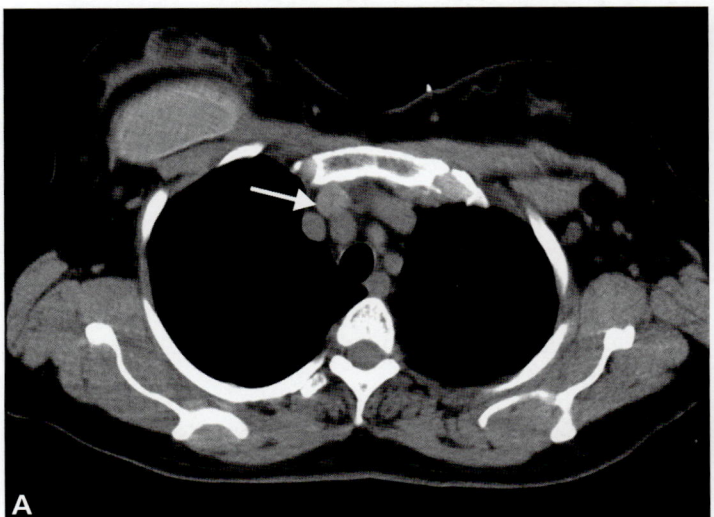
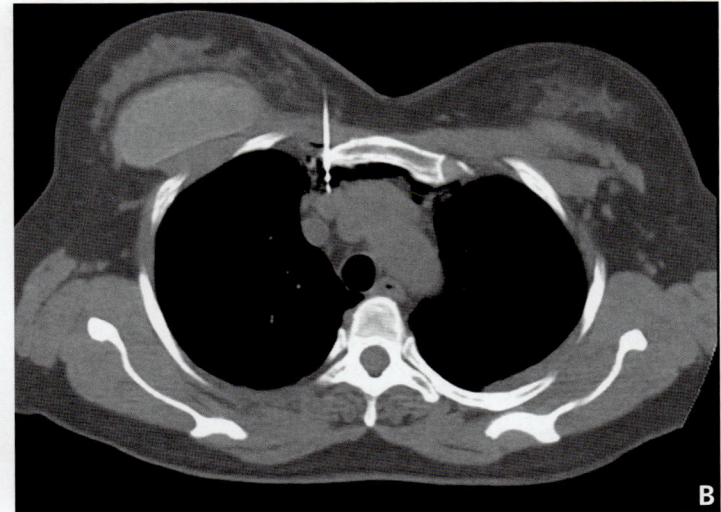

Fig. 62-15. Paciente com história prévia de carcinoma de mama. (**A**) TC com linfonodomegalia na cadeia pré-vascular à direita (seta). (**B**) Biópsia com agulha grossa e sistema coaxial de 17/18 gauge, utilizando pneumodissecção. Resultado mostrou-se tratar de tecido linfonodal sem atipias.

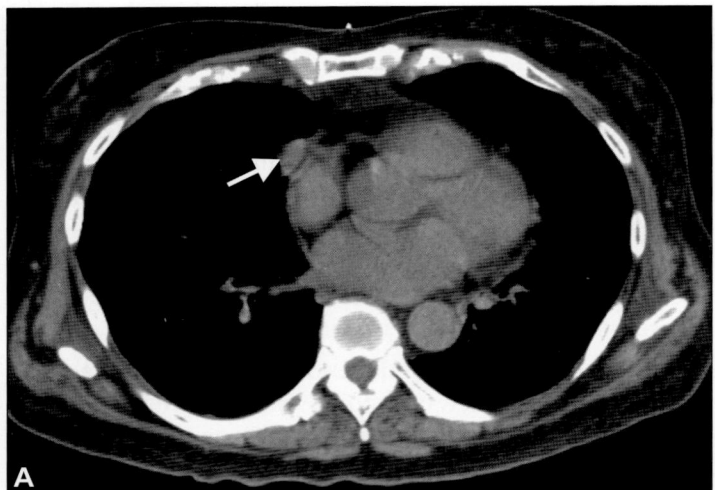 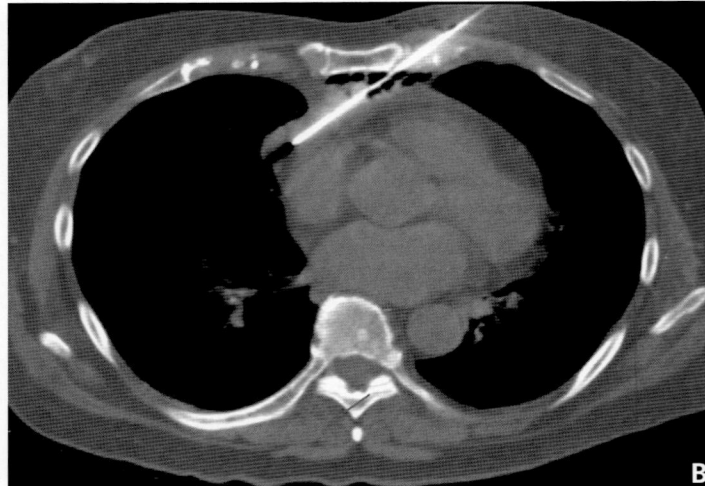

Fig. 62-16. Paciente com história prévia de câncer de mama. (A) TC demonstrando linfonodomegalia na cadeia pré-vascular à direita (seta). (B) Biópsia com agulha grossa e sistema coaxial 17/18 gauge, utilizando pneumodissecção. Resultado mostrou-se tratar de tecido linfonodal sem atipias.

REFERÊNCIAS BIBLIOGRÁFICAS

1. Hopper KD. Percutaneous, radiographically guided biopsy: a history. *Radiology* 1995 Aug.;196(2):329-33.
2. Gupta S, Wallace MJ, Cardella JF *et al*. Quality improvement guidelines for percutaneous needle biopsy. *J Vasc Interven Radiol* 2010 July;21(7):969-75.
3. Sainani NI, Arellano RS, Shyn PB *et al*. The challenging image-guided abdominal mass biopsy: established and emerging techniques 'if you can see it, you can biopsy it'. *Abdom Imaging* 2013 Aug.;38(4):672-96.
4. Guimaraes MD, Hochhegger B, Benveniste MF *et al*. Improving CT-guided transthoracic biopsy of mediastinal lesions by diffusion-weighted magnetic resonance imaging. *Clinics* 2014 Nov.;69(11):787-91.
5. Patel IJ, Davidson JC, Nikolic B *et al*. Consensus guidelines for periprocedural management of coagulation status and hemostasis risk in percutaneous image-guided interventions. *J Vasc Interven Radiol* 2012 June;23(6):727-36.
6. Patel IJ, Davidson JC, Nikolic B *et al*. Addendum of newer anticoagulants to the SIR consensus guideline. *J Vasc Interven Radiol* 2013 May;24(5):641-5.
7. Moran TC, Kaye AD, Mai AH, Bok LR. Sedation, analgesia, and local anesthesia: a review for general and interventional radiologists. *Radiographics* 2013 Mar.-Apr.;33(2):E47-60.
8. American Society of Anesthesiologists Task Force on S, Analgesia by non-anesthesiologists. Practice guidelines for sedation and analgesia by non-anesthesiologists. *Anesthesiology* 2002 Apr.;96(4):1004-17.
9. Gupta S, Henningsen JA, Wallace MJ *et al*. Percutaneous biopsy of head and neck lesions with CT guidance: various approaches and relevant anatomic and technical considerations. *Radiographics* 2007 Mar.-Apr.;27(2):371-90.
10. DelGaudio JM, Dillard DG, Albritton FD *et al*. Computed tomography – guided needle biopsy of head and neck lesions. *Arch Otolaryngol Head Neck Surg* 2000 Mar.;126(3):366-70.
11. Sherman PM, Yousem DM, Loevner LA. CT-guided aspirations in the head and neck: assessment of the first 216 cases. *AJNR Am J Neuroradiol* 2004 Oct.;25(9):1603-7.
12. Wu EH, Chen YL, Wu YM *et al*. CT-guided core needle biopsy of deep suprahyoid head and neck lesions. *Korean J Radiol* 2013 Mar.-Apr.;14(2):299-306.
13. Jeng Tyng C, Matushita JP Jr, Bitencourt AG *et al*. Tumores primários da órbita incomuns diagnosticados por biópsia com agulha grossa guiada por tomografia computadorizada: relato de dois casos. *Radiol Bras* 2014 Nov.-Dez.;47(6):380-3.
14. Wu EH, Chen YL, Toh CH *et al*. CT-guided core needle biopsy of deep suprahyoid head and neck lesions in untreated patients. *Interv Neuroradiol* 2013 Sept.;19(3):365-9.
15. Connor SE, Chaudhary N. CT-guided percutaneous core biopsy of deep face and skull-base lesions. *Clinical Radiol* 2008 Sept.;63(9):986-94.
16. Cham MD, Lane ME, Henschke CI, Yankelevitz DF. Lung biopsy: special techniques. *Semin Resp Crit Care Med* 2008 Aug.;29(4):335-49.
17. Moore EH. Percutaneous lung biopsy: an ordering clinician's guide to current practice. *Semin Resp Crit Care Med* 2008 Aug.;29(4):323-34.
18. Maemondo M, Inoue A, Kobayashi K *et al*. Gefitinib or chemotherapy for non-small-cell lung cancer with mutated EGFR. *N Engl J Med* 2010 June 24;362(25):2380-8.
19. Borczuk AC, Shah L, Pearson GD *et al*. Molecular signatures in biopsy specimens of lung cancer. *Am J Resp Crit Care Med* 2004 July 15;170(2):167-74.
20. Laurent F, Montaudon M, Latrabe V, Begueret H. Percutaneous biopsy in lung cancer. *Europ J Radiol* 2003 Jan.;45(1):60-8.
21. Castellino RA, Blank N. Etiologic diagnosis of focal pulmonary infection in immunocompromised patients by fluoroscopically guided percutaneous needle aspiration. *Radiology* 1979 Sept.;132(3):563-7.
22. Conces DJ Jr, Clark SA, Tarver RD, Schwenk GR. Transthoracic aspiration needle biopsy: value in the diagnosis of pulmonary infections. *AJR American J Roentgenol* 1989 Jan.;152(1):31-4.

23. Klein JS, Zarka MA. Transthoracic needle biopsy. *Radiol Clin North* Am 2000 Mar.;38(2):235-66, vii.

24. Wallace AB, Suh RD. Percutaneous transthoracic needle biopsy: special considerations and techniques used in lung transplant recipients. *Semin Intervent Radiol* 2004 Dec.;21(4):247-58.

25. Yildiz A, Golpinar F, Calikoglu M et al. HRCT evaluation of the accessory fissures of the lung. *Europ J Radiol* 2004 Mar.;49(3):245-9.

26. Yankelevitz DF, Davis SD, Henschke CI. Aspiration of a large pneumothorax resulting from transthoracic needle biopsy. *Radiology* 1996 Sept.;200(3):695-7.

27. Yamagami T, Nakamura T, Iida S et al. Management of pneumothorax after percutaneous CT-guided lung biopsy. *Chest* 2002 Apr.;121(4):1159-64.

28. Lang EK, Ghavami R, Schreiner VC et al. Autologous blood clot seal to prevent pneumothorax at CT-guided lung biopsy. *Radiology* 2000 July;216(1):93-6.

29. Man A, Schwarz Y, Greif J. Case report: cardiac tamponade following fine needle aspiration (FNA) of a mediastinal mass. *Clin Radiol* 1998 Feb.;53(2):151-2.

30. Arakawa H, Nakajima Y, Kurihara Y et al. CT-guided transthoracic needle biopsy: a comparison between automated biopsy gun and fine needle aspiration. *Clin Radiol* 1996 July;51(7):503-6.

31. Gupta S. Role of image-guided percutaneous needle biopsy in cancer staging. *Semin Roentgenol* 2006 Apr.;41(2):78-90.

32. Gupta S, Seaberg K, Wallace MJ et al. Imaging-guided percutaneous biopsy of mediastinal lesions: different approaches and anatomic considerations. *Radiographics* 2005 May-June;25(3):763-86; discussion 86-8.

33. Ray CE Jr, English B, Funaki BS et al. ACR appropriateness criteria(R) radiologic management of thoracic nodules and masses. *J Am Coll Radiol* 2012 Jan.;9(1):13-9.

34. Yaacob Y, Muda S, Zakaria R. Fatal mediastinal biopsy: how interventional radiology saves the day. *Ann Thorac Med* 2012 Apr.;7(2):107-9.

Capítulo 63

Biópsias Percutâneas Guiadas por Imagem – Parte 2

- *Chiang Jeng Tyng*
- *Yves Bohrer Costa*
- *João Paulo Kawaoka Matushita Junior*
- *Luiz Henrique de Oliveira Schiavon*
- *Marcela Pecora Cohen*
- *Rubens Chojniak*

CONTEÚDO

- BIÓPSIAS DE ÓRGÃOS SÓLIDOS ABDOMINAIS 891
  - FÍGADO 891
  - SUPRARRENAIS 893
  - BAÇO 894
  - PÂNCREAS 896
  - RINS 898
- BIÓPSIAS PÉLVICAS 901
- BIÓPSIAS PERITONEAIS 903
- BIÓPSIA PROSTÁTICA 903
- LESÕES ÓSSEAS E DE PARTES MOLES 905
- REFERÊNCIAS BIBLIOGRÁFICAS 908

BIÓPSIAS DE ÓRGÃOS SÓLIDOS ABDOMINAIS

Fígado

A biópsia percutânea guiada por imagem é um método amplamente utilizado para o diagnóstico de lesões focais e avaliação da progressão de doenças que acometem difusamente o parênquima hepático. Sua indicação deve ser fundamentada em dados clínicos e imagenológicos, considerando os potenciais riscos e benefícios para a realização deste procedimento.

O planejamento da biópsia é fundamental para a escolha adequada da técnica (coaxial, tandem), do comprimento e calibre das agulhas, considerando o trajeto e via de acesso, bem como do método de imagem a ser utilizado para guiar o procedimento, sendo a ultrassonografia (US) o método mais comumente empregado. A sensibilidade da biópsia percutânea por agulha grossa do fígado usando US, tomografia computadorizada (TC) ou ressonância magnética (RM) é maior que 90%.[1]

Indicações

As indicações da biópsia hepática podem ser divididas em dois grandes grupos:

1. *Biópsia randômica do parênquima:* realizada em doenças que comprometem difusamente o parênquima hepático (cirrose biliar primária, esteato-hepatite não alcoólica, hemocromatose entre outras), sendo utilizada para diagnóstico, estadiamento, manejo clínico e, em alguns casos, avaliação do prognóstico (Quadro 63-1).[2] A escolha do lobo para a obtenção da(s) amostra(s) depende de características anatômicas do paciente e preferência do examinador, devendo-se tomar cuidado para evitar estruturas do hilo hepático e o recesso diafragmático (Fig. 63-1). Comumente, realiza-se a biópsia hepática randômica do parênquima guiada por US.

2. *Biópsia de lesões focais:* a diferenciação entre neoplasias benignas e malignas nem sempre é possível por métodos não invasivos. Além disso, o fígado é sitio comum de metástases (por vezes a lesão primária não é conhecida), sendo a biópsia fundamental para o diagnóstico e condução adequada destes casos (Fig. 63-2). Atenção especial deve ser reservada a pacientes com hepatopatia crônica, pois a presença de nódulo suspeito para hepatocarcinoma (HCC) não é indicação formal para biópsia por causa do alto valor preditivo positivo dos exames de imagem (apenas para TC e RM) e riscos relacionados com o procedimento (hemorragia, semeadura no trajeto).[3] A confirmação histológica é indicada para nódulos que não preenchem os critérios para HCC ou fazem diagnóstico diferencial com outras neoplasias (p. ex.: colangiocarcinoma).

Quadro 63-1. Uso da biópsia hepática na prática clínica

	Diagnóstico	Estadiamento	Prognóstico	Manejo
Hepatite B	–	++++	+(+)	++
Hepatite C	–	++++	+(+)	++++
Hemocromatose	+	++++	+(+)	+
Doença de Wilson	++	++++	+	-
A1-AT	+	+++	+(+) na dependência de doença pulmonar	(+)
Hepatite autoimune	+++	++++	+(+)	++++
Cirrose biliar primária	++ (AMA-negativo; síndrome de sobreposição)	++++	+++	++
Colangite esclerosante primária	++ (pequenos ductos; sobreposição?)	+	–	(+)
Álcool	+(+)	+++	++	(+)
NAFLD/NASH	+++	+++	+(+)	(+)
HCC	++	–	–	++
Outras lesões focais	++			++
Lesão infiltrativa	++++	+(+)	(+)	+(+)
Lesão induzida por medicações	++	+	+	+
Falência hepática aguda	+(+)	–	–	++ (depende do diagnóstico)
Pós-transplante ortotópico	++++	+++	+(+)	+++

A1-AT = doença de alfa-1-antitripsina; HCC = hepatocarcinoma; NAFLD/NASH = deposição gordurosa não alcoólica/esteato-hepatite não alcoólica.
Adaptado de Rockey et al., Hepatology, 2009[2].

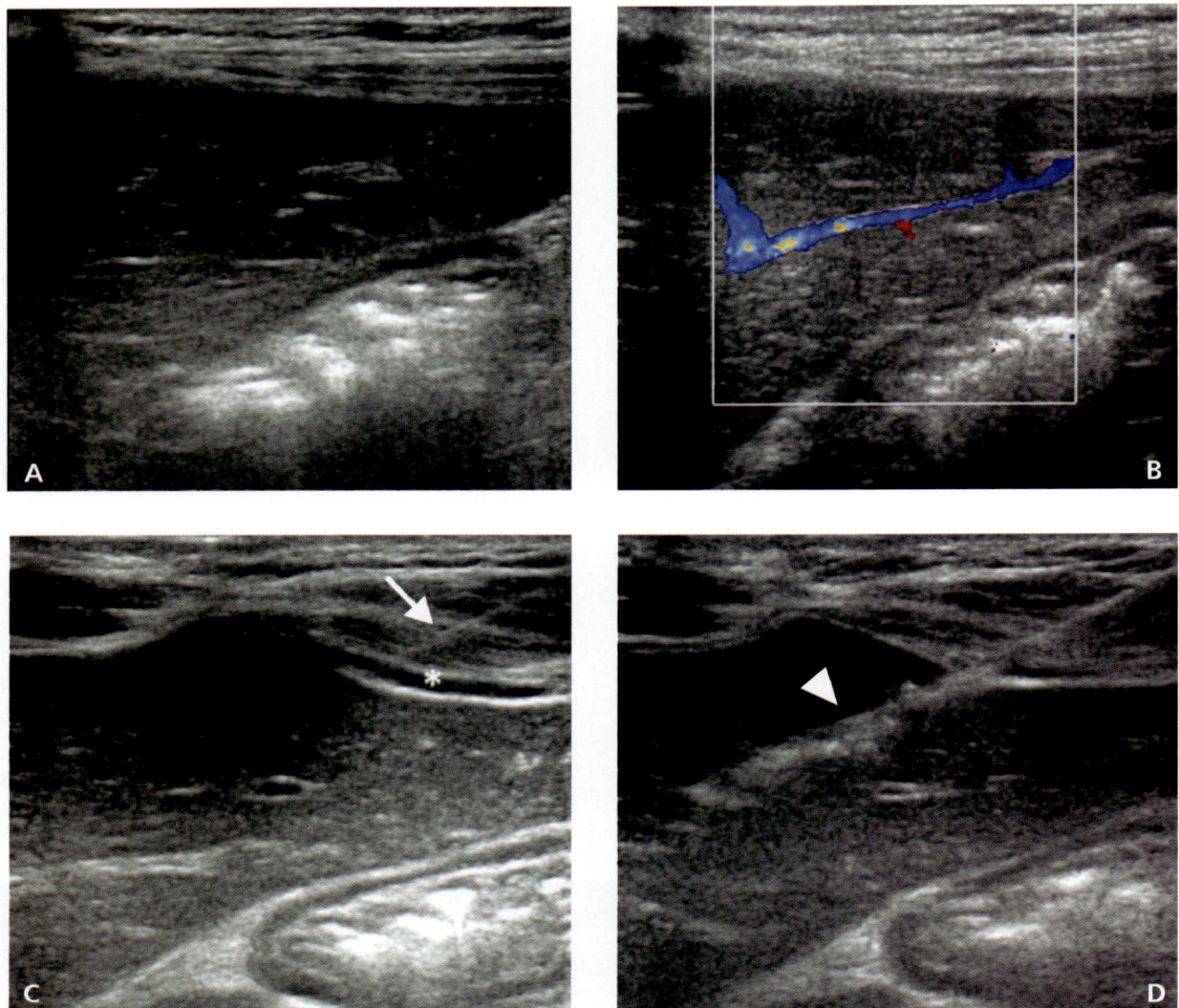

Fig. 63-1. Biópsia de parênquima hepático guiada por US. Após breve avaliação por US, optou-se pela realização do procedimento no lobo esquerdo (**A**), sendo utilizado o Doppler colorido para identificação da veia hepática esquerda (**B**). Note a infiltração de anestésico local (**C**), com identificação em "tempo real" da agulha de anestesia (seta) e do anestésico pericapsular (asterisco). Realização da biópsia (**D**), com agulha 16 gauge (ponta de seta).

Contraindicações

- *Gerais:* relatadas no Quadro 63-2.
- *Específicas:* lesões suspeitas de cistos hidáticos.

Técnica

A escolha do método de imagem para a realização do procedimento deve ser baseada na segurança do procedimento, custo e capacidade de identificação da lesão, sendo frequentemente realizada sob orientação por US. Entretanto, a presença de interposição gasosa, arcos costais, recesso pleural, bem como a composição corporal do paciente podem limitar a realização de biópsias seguras por este método, sendo recomendável sua execução por meio da TC. A realização de biópsias guiadas por RM é limitada em razão de seu alto custo e necessidade de material específico para sua realização.

O uso de contraste endovenoso, em alguns casos, é fundamental para a caracterização da lesão, evitando áreas necróticas e estruturas vasculares adjacentes.[4] Outra alternativa, ainda pouco disponível, é a fusão de diferentes métodos de imagem.[5]

A técnica de agulha única é comumente utilizada para biópsias randômicas do parênquima, enquanto a técnica coaxial é indicada para lesões focais, por causa do menor risco teórico de sangramento e de semeadura do trajeto.

Após a biópsia, a embolização do trajeto com Gelfoam® pode reduzir a incidência de complicações hemorrágicas.[4]

Complicações

As complicações comumente relacionadas com a biópsia hepática são as hemorrágicas, o pneumotórax e a perfuração inadvertida de alças intestinais ou lesão de via biliar.

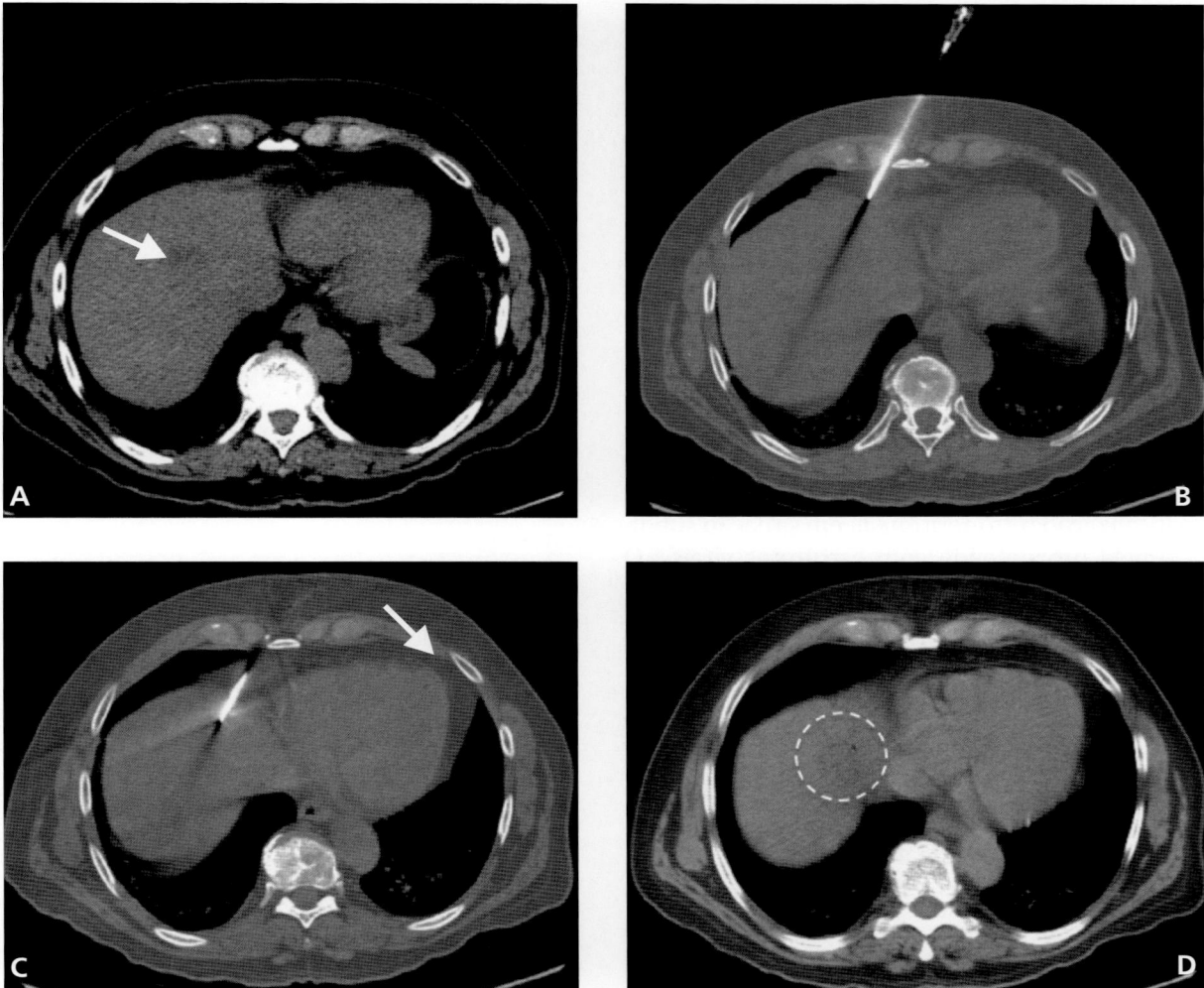

Fig. 63-2. Paciente masculino, 49 anos, com história de câncer colorretal operado. (A) Exames de controle por TC mostram surgimento de nódulo hipoatenuante no segmento VIII/IVA (seta). (B e C) Mostram realização da biópsia com sistema coaxial 17/18 gauge e angulação superior do trajeto para evitar transfixação pleural. (D) Exame de controle mostra presença de focos gasosos de permeio decorrentes das entradas da agulha de corte através da agulha-guia e retirada dos fragmentos. Anatomopatológico revelou metástase de câncer colorretal.

Manejo pós-procedimento

Não existe consenso na literatura sobre o manejo após biópsias hepáticas.

De maneira geral, os pacientes devem permanecer inicialmente em decúbito sobre o lado biopsiado por, pelo menos, uma hora, e depois em observação por até 4 horas, sob monitoração dos sinais vitais a cada 30 minutos. Ao fim deste período, e na ausência de sintomas, recomenda-se realizar US abdominal à procura de líquido livre e só então liberar o paciente com as orientações sobre os sinais e sintomas de alerta para um eventual sangramento tardio.

Na presença de sinais de hipovolemia, deve-se assumir a possibilidade de hemorragia até que se prove o contrário. Sugere-se iniciar protocolo de reposição volêmica e realizar estudo por imagem de controle. Sangramentos significativos são geralmente relacionados com lesões arteriais, nestes casos a equipe de retaguarda da radiologia intervencionista vascular deve ser acionada.

Suprarrenais

A detecção de lesões suprarrenais aumentou consideravelmente com a expansão dos métodos diagnósticos axiais (RM e TC). Embora a maioria dos incidentalomas, em pacientes sem neoplasia primária conhecida, seja relacionada com adenomas benignos, na população oncológica a suprarrenal é um sitio frequente de metástases.[6]

Os avanços recentes nas técnicas de imagem otimizou o diagnóstico não invasivo das doenças benignas das suprarrenais como adenoma, evitando a indicação desnecessária de procedimentos invasivos.

Indicações

- Incidentalomas com características indeterminadas ou suspeitas para neoplasia (primária ou secundária) em pacientes com história de neoplasia prévia, especialmente naqueles com dimensões maiores que 4 cm (pacientes sem neoplasia conhecida), a realização de biópsia deve ser precedida de investigação imagenológica.[7]

- Lesões indeterminadas: confirmação diagnóstica das lesões suprarrenais em pacientes com mais de uma neoplasia primária, quando o sítio primário é desconhecido, e para cultura nos casos suspeitos de processo infeccioso.

Contraindicações

- Gerais: relatadas no Quadro 63-2.
- Específicas:
  - Nódulos suspeitos para feocromocitoma, exceto se adequadamente tratados.[7]
  - Nódulos com achados imagenológicos compatíveis com adenoma.

Técnica

A biópsia das suprarrenais é tecnicamente desafiadora por causa de sua localização retroperitoneal, em situação subdiafragmática e pela proximidade com estruturas vitais.[8] O acesso direto, via parede posterior, com o paciente em decúbito ventral, pode ser dificultado por interposição da pleura e pulmão. Embora grandes lesões suprarrenais possam ser biopsiadas guiadas por US, a maioria dos casos é mais bem realizada quando guiada por TC.[8]

Os acessos trans-hepáticos direito e esquerdo são rotas diretas, contudo, estão relacionados com aumento do risco de sangramento hepático.

Algumas técnicas podem auxiliar na realização das biópsias de suprarrenal, reduzindo os riscos de complicação:

- *Triangulação:* consiste na inserção da agulha em plano caudal ao da suprarrenal, evitando o recesso pleural, porém com angulação cranial, em direção à lesão-alvo.

Quadro 63-2. Indicações e contraindicações às biópsias percutâneas

Indicações

1. Estabelecer a natureza benigna ou maligna de determinadas lesões
2. Obter material para análise microbiológica, em pacientes com infecções conhecidas (ou em investigação)
3. Estadiamento de neoplasias conhecidas ou em investigação
4. Determinar a extensão ou grau de comprometimento de doenças parenquimatosas difusas (p. ex.: cirrose, glomerulonefrite, rejeição de enxertos entre outros)

Contraindicações

1. Coagulopatia não corrigida
2. Ausência de trajeto seguro
3. Impossibilidade de o paciente colaborar com o posicionamento, ou impossibilidade de mudança de seu decúbito
4. Comprometimento da função cardiorrespiratória ou instabilidade hemodinâmica
5. Gestação (quando o método de imagem envolve radiação ionizante)

- *Hidrodissecção:* injeção de solução salina no espaço paravertebral, criando espaço por via posterior direto até a lesão, sem transfixar o recesso pulmonar (Fig. 63-3).[9]
- *Decúbito ipsilateral:* o posicionamento do paciente em decúbito ipsilateral à lesão permite, em razão de menor insuflação pulmonar deste lado, acesso mais fácil e direto à suprarrenal, sem necessidade de angulações.[6]

O procedimento ideal deve ser realizado com agulha de corte, pois o material obtido por agulha fina não permite ao patologista adequada diferenciação entre carcinomas adrenocorticais e adenomas suprarrenais.[7]

Complicações

Ocorrem em aproximadamente 8-12% dos casos e consiste em sangramento, pneumotórax, infecção e, em raros casos, semeadura do tumor no trajeto. A biópsia inadvertida do feocromocitoma, sem o preparo adequado, pode determinar graves alterações hemodinâmicas, e, em alguns casos, levar ao óbito.[7]

Manejo pós-procedimento

Após o procedimento o paciente deve ser monitorado por 1 a 3 horas, sendo recomendável, em casos de maior risco de sangramento ou na ocorrência de pneumotórax, o controle imagenológico destas lesões.

Baço

O baço pode ser afetado por inúmeras doenças, sejam benignas (hemangiomas, linfangiomas, hamartomas), malignas (linfoma, angiossarcoma, doença metastática), processos infecciosos (abscessos, tuberculose, fungos) e inflamatórios (sarcoidose, pseudotumor inflamatório, peliose). Por vezes, a diferenciação entre estas doenças não é possível por meio de métodos diagnósticos não invasivos, sendo necessária a confirmação histológica (obtida por biópsia ou esplenectomia) para o adequado manejo dos casos.

Uma vez que a primeira apresente menores índices de morbidade e mortalidade, e estudos mais recentes demonstram índices decrescentes de complicações com a biópsia percutânea, este método tem-se estabelecido como alternativa segura a esplenectomia na obtenção de amostras teciduais esplênicas.

Indicações

- Lesões esplênicas isoladas (sólidas ou císticas) em que a combinação dos achados clínicos, radiológicos e laboratoriais não foi capaz de permitir o diagnóstico.[10]
- Lesões esplênicas em pacientes portadores de neoplasias conhecidas em outros órgãos.[11]
- Lesões esplênicas em pacientes com suspeita ou diagnóstico confirmado de linfoma.

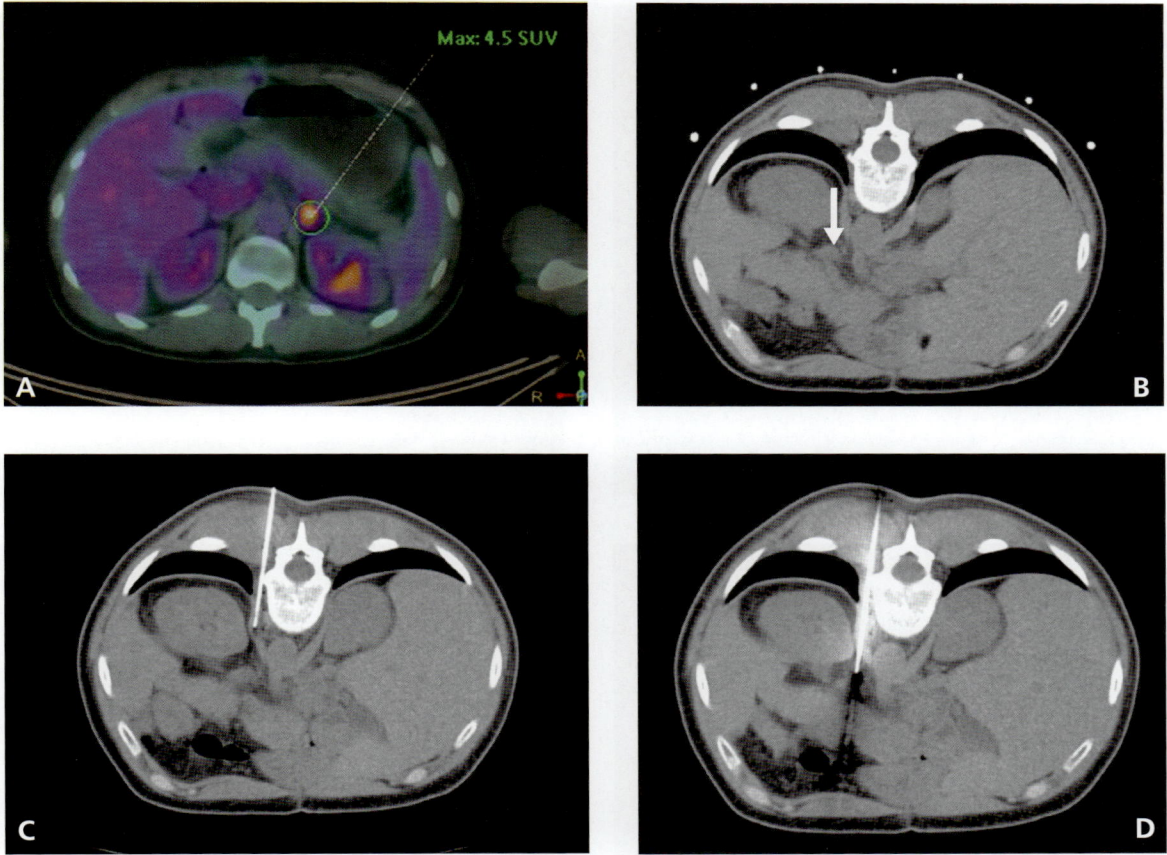

Fig. 63-3. Paciente do sexo masculino, 32 anos de idade, com histórico de câncer colorretal tratado. (A) Exibe lesão nodular hipercaptante ao PET-CT na suprarrenal esquerda. (B-D) Mostram biópsia por acesso posterior e hidrodissecção utilizando agulha coaxial 17/18 gauge. Resultado revelou hiperplasia cortical nodular suprarrenal.

Contraindicações

- *Gerais:* relatadas no Quadro 63-2. Alguns autores sugerem diminuir o valor máximo tolerado do RNI para 1,2 quando se trata de biópsias por agulha grossa.[10]
- *Específicas:* suspeita de cisto hidático.

Técnica

Os índices de sucesso estimados para todos os tipos de biópsia esplênica (agulhas fina e grossa) são altos, atingindo 91%, com 87% de sensibilidade e 96,4% de especificidade.[11] As agulhas grossas, contudo, são preferíveis por apresentar melhor acurácia diagnóstica.

As biópsias podem ser guiadas por US ou TC. A primeira tem a vantagem de se ver a agulha em tempo real e definir com o Doppler colorido estruturas vasculares, principalmente as hilares, que devem ser evitadas durante a passagem da agulha. Este também é o motivo para se escolher biopsiar lesões mais periféricas nos casos em que múltiplas lesões estiverem presentes.

O sistema coaxial é preferido, utilizando-se calibres de 18 a 20 gauge, uma vez que reduza o número de passagens pelo órgão e permita a injeção do Gelfoam® como hemostático, através da agulha guia, ao fim da obtenção dos fragmentos (prática recomendada na literatura).[10] A mistura com contraste iodado permite sua identificação após o uso (Fig. 63-4).

Complicações

A metanálise, publicada em 2011, por McNells *et al.* mostrou que a taxa de complicação para biópsias esplênicas é de 4,2%, sendo discretamente maior quando utilizada agulha grossa (5,8%) quando comparada à agulha fina (4,3%).[12] Contudo, se excluídos os procedimentos que utilizaram agulhas com calibre maior que 18 gauge, esse índice cai para 3,9% de complicações.

Hemorragia é a mais comum e temida das complicações (Fig. 63-5). Normalmente autolimitada, pode ser manejada conservadoramente na maioria dos casos. Em casos de aumento progressivo do sangramento, as opções de tratamento incluem a embolização percutânea, preferencialmente, ou esplenectomia em último caso.

Outras complicações menos comuns incluem pneumotórax, naquelas biópsias em que o acesso transpulmonar foi realizado, derrame pleural e lesão do cólon por transfixação.

Manejo pós-procedimento

De maneira geral, esses pacientes permanecem em repouso sob monitoração dos sinais vitais a cada 15 minutos, na pri-

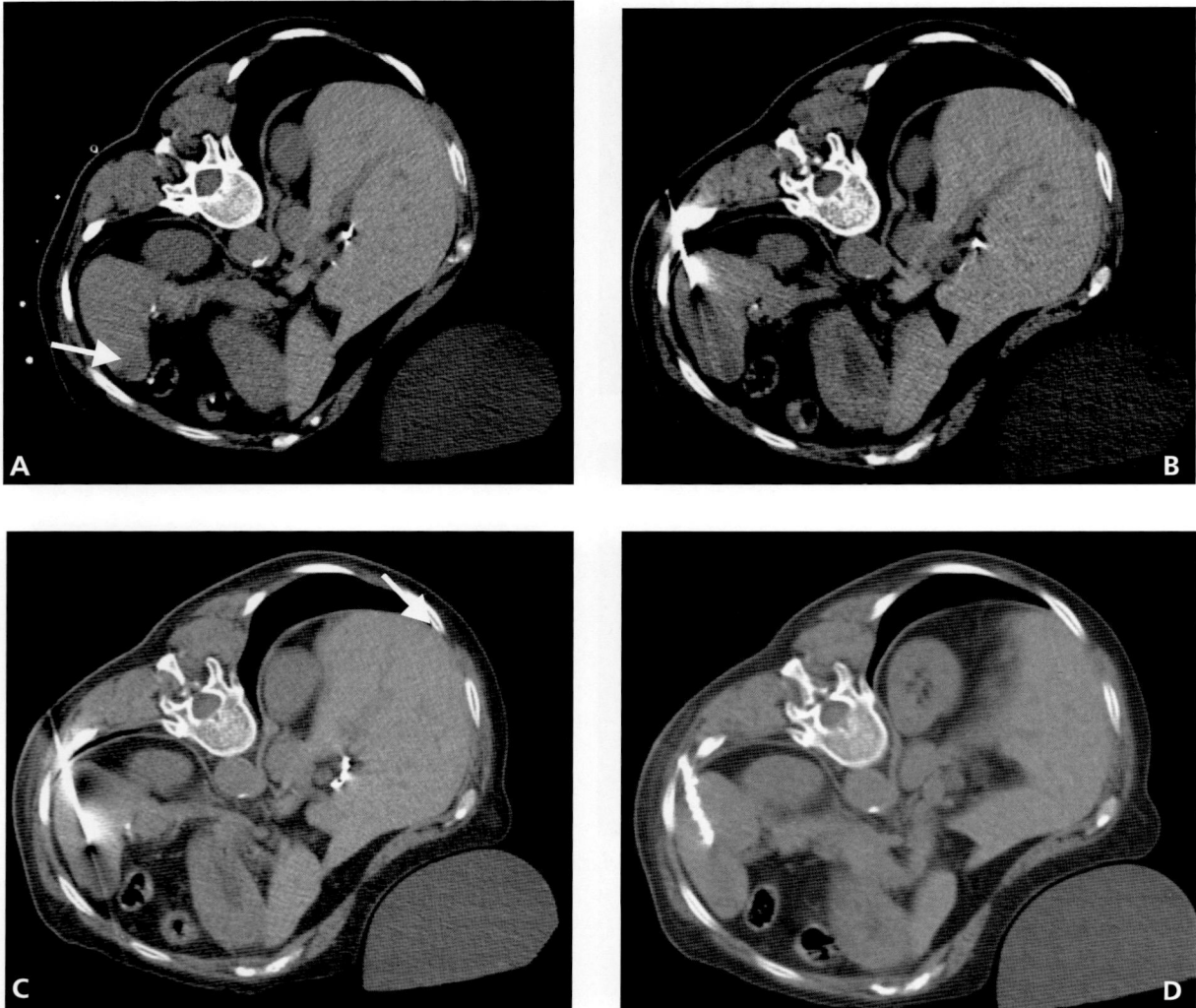

Fig. 63-4. Paciente do sexo feminino, 63 anos de idade, com histórico de tratamento para linfoma. (**A**) Exibe lesão nodular hipoatenuante (seta) no aspecto anterior do baço. (**B** e **C**) Biópsia transpulmonar com sistema coaxial 17/18 gauge revelou-se tratar de recidiva do linfoma. (**D**) Mostra o trajeto da agulha coaxial preenchido pela mistura de Gelfoam® com contraste iodado, prática que visa à hemostasia, sempre recomendada após biópsias esplênicas.

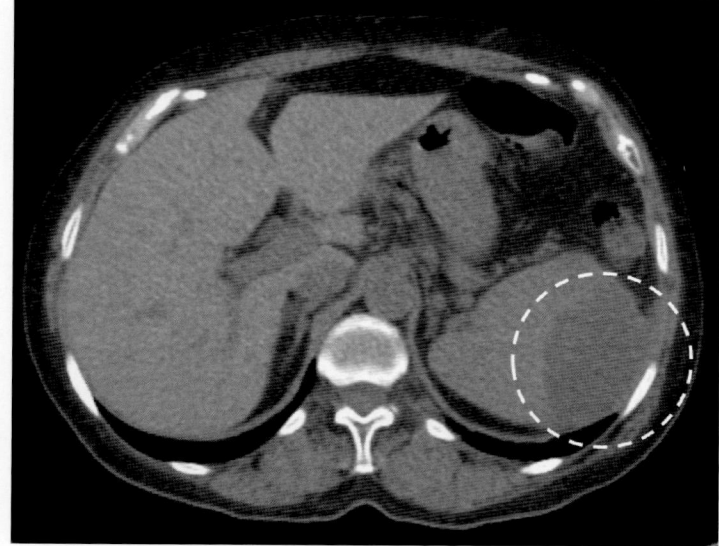

Fig. 63-5. Hematoma subcapsular esplênico pós-biópsia.

meira hora, e a cada 30 minutos nas duas horas subsequentes. De maneira geral, o paciente recebe alta após três horas de observação na ausência de sintomas.

Embora não exista consenso, recomenda-se a realização da US esplênica e do abome total à procura de hematomas e líquido livre, respectivamente, antes da alta do paciente. O paciente deve ser orientado quanto aos sinais e sintomas de alerta quanto a um eventual sangramento tardio.

Pâncreas

O adenocarcinoma ductal de pâncreas é a quarta causa de morte por câncer nos Estados Unidos,[13] representando cerca de 2% das neoplasias diagnosticadas e 4% das mortes por câncer no Brasil (inca.gov.br). O diagnóstico por métodos de imagem é, em muitos casos, difícil, e sua diferenciação com outras neoplasias pode ser incerta. Além disso, a maioria das lesões pancreáticas suspeitas para adenocarcinoma é irressecável ao diagnóstico, tornando essencial a confirmação histológica para o correto planejamento terapêutico (cirurgia e/ou quimioterapia neoadjuvante).

Indicação
- Lesão expansiva pancreática irressecável, ou na presença de doença metastática, que necessitará de confirmação diagnóstica para tratamento sistêmico.

Contraindicações
- Gerais: relacionadas no Quadro 63-2.

Técnica
Muitos serviços preferem a punção guiada por US endoscópica, para o diagnóstico da lesão pancreática. Essa modalidade de imagem é muito sensível (principalmente para lesões pequenas < 2 cm), segura e eficaz. Porém, este método é de baixa disponibilidade, depende de um endoscopista treinado, tem custo relativamente alto, somente fornece material citológico e tem papel limitado no estadiamento.

Alternativamente, a biópsia pancreática percutânea pode ser realizada sob orientação da TC ou US. Esta decisão dependerá de muitos fatores, como tamanho da lesão, interposição de órgãos na via de acesso, experiência do radiologista e disponibilidade do método. Caso a TC seja a opção escolhida, o uso do meio de contraste endovenoso deve ser feito de acordo com a avaliação do radiologista intervencionista, no momento do procedimento (Figs. 63-6 a 63-8).

O acesso direto da lesão é preferível, mas nem sempre possível, sendo necessário utilizar acessos trans-hepáticos, transgástricos ou até transcavais. Técnicas de hidro e pneumodissecção para afastar os órgãos interpostos são bastante utilizadas, conseguindo-se evitar o uso de rotas mais convencionais que, apesar de serem relativamente seguras, podem acarretar desconforto ao paciente e aumentar a chance de hemorragia (nos acessos trans-hepáticos, por exemplo).[14] Deve-se sempre evitar o parênquima pancreático normal pelo risco de pancreatite e fístula pancreática.

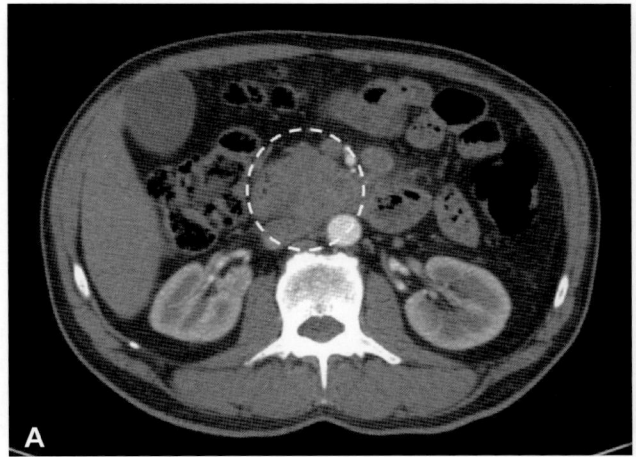
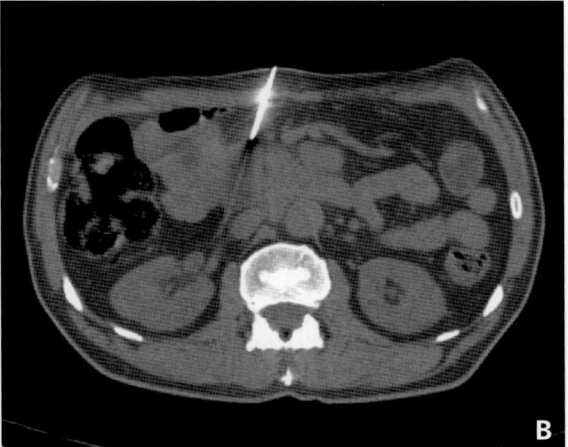

Fig. 63-6. Paciente do sexo masculino, 52 anos, investigação de perda ponderal. (A) Corte axial de TC com contraste mostra lesão hipodensa na cabeça do pâncreas. (B) Biópsia percutânea por acesso anterior direto, utilizando sistema coaxial 17/18 gauge. Resultado mostrou adenocarcinoma de padrão ductal.

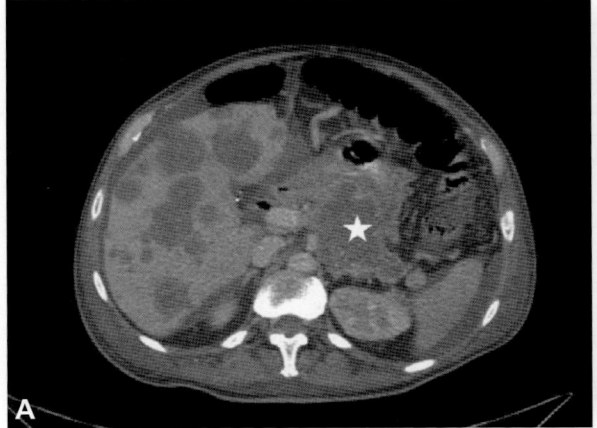
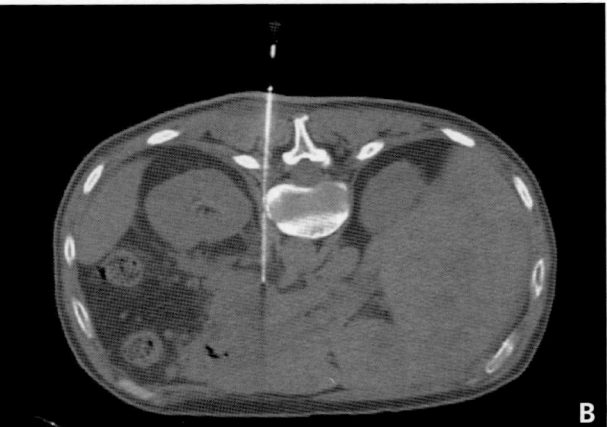

Fig. 63-7. Paciente do sexo masculino, 58 anos, em investigação de dor abdominal. (A) Corte axial de TC com contraste mostra volumosa lesão hipoatenuante no corpo e cauda do pâncreas (estrela). (B) Biópsia percutânea com sistema coaxial 17/18 gauge utilizando acesso posterior e hidrodissecção. O resultado histológico revelou adenocarcinoma.

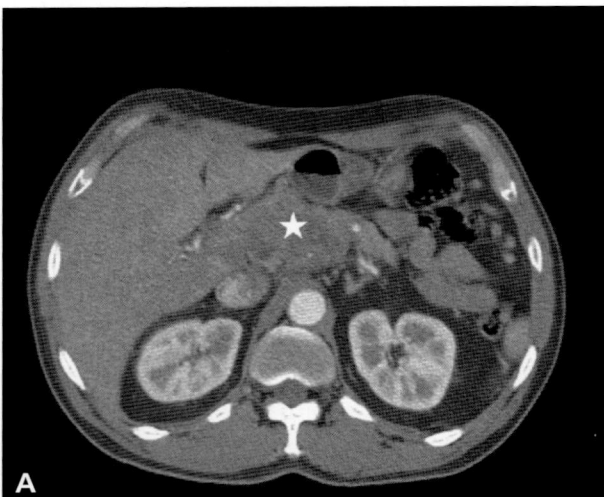
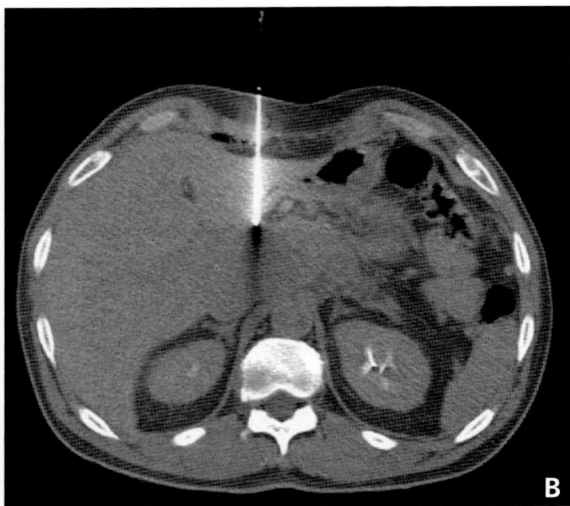

Fig. 63-8. Paciente do sexo feminino, 63 anos, apresenta em (**A**) volumosa lesão hipoatenuante na cabeça do pâncreas (estrela). (**B**) Biópsia percutânea com sistema coaxial 17/18 gauge, utilizando acesso trans-hepático. O resultado histológico revelou adenocarcinoma.

Complicações

Além do sangramento da lesão (mais comum em nódulos hipervasculares), hemorragia de órgãos ou vasos no trajeto e pancreatite são as complicações mais comuns, apesar de pouco frequentes. Em levantamento recente, ainda não publicado, feito numa instituição terciária na cidade de São Paulo, foram incluídos 103 procedimentos, todos realizados com agulha grossa de corte em sistema coaxial, utilizando-se dispositivo automático de disparo. A maioria dos procedimentos (n = 75; 72,8%) foi realizado por acesso direto. Para as lesões não acessíveis de forma direta, foram utilizadas as técnicas de hidrodissecção em 16 (15,5%), pneumodissecção em cinco (4,8%), hidropneumodissecção em 2 (1,9%), ou ainda acesso indireto por via trans-hepática em três casos (2,9%) e transgástrica em dois casos (1,9%). O acesso foi realizado por via anterior em 80 casos (77,7%), posterior ou paravertebral em 15 (14,6%) e lateral esquerdo em oito (7,8%). Agulha de 18 gauge foi utilizada na maioria dos casos (n = 100; 97,1%), sendo em dois casos (1,9%) utilizada agulha de 20 gauge e em um caso (1,0%) utilizada agulha de 16 gauge. A média da distância percorrida pela agulha coaxial no seu trajeto desde a pele até a lesão foi de 84,3 mm, variando de 9 a 158 mm. Todas as biópsias apresentaram material suficiente para análise histológica. Em 101 casos (98,1%) o diagnóstico da biópsia foi conclusivo, e os resultados histológicos confirmaram quatro tumores benignos (3,9%) e 97 malignos (94,2%), sendo 87 (84,5%) adenocarcinomas, três (2,9%) tumores neuroendócrinos, seis (5,8%) metástases e um (1,0%) leiomiossarcoma.

Foram observadas complicações leve/moderadas em 9 pacientes (8,7%), sendo 6 imediatas (hematomas retroperitoneal e subcapsular hepático) e 3 tardias (sangramento, pancreatite e alterações laboratoriais). Não foram observadas complicações graves relacionadas com o procedimento.

Manejo pós-procedimento

De maneira geral, o paciente permanece sob observação clínica e monitoração dos sinais vitais a cada 30 minutos por 2 horas. Após este período, e na ausência de sintomas, o paciente recebe alta, sem necessidade de controle por imagem, na maioria dos casos, sendo orientado quanto aos sinais de sintomas de complicações, como a pancreatite.

Rins

A biópsia renal guiada por imagem tornou-se um método seguro e minimamente invasivo de obtenção de fragmentos para a avaliação de lesões expansivas ou doenças que comprometem difusamente seu parênquima.[15] Realizada principalmente sob orientação US ou por TC, as indicações para biópsia renal aumentaram nos últimos anos, apesar dos avanços nos métodos diagnósticos não invasivos.[16] Uma das razões que justifica este fato é o aumento da detecção incidental de pequenos nódulos sólidos nos rins, cuja probabilidade de malignidade é significativamente inferior à dos nódulos de maior dimensão.[17] Neste cenário, a biópsia é um método de bom custo-efetividade, poupando alguns pacientes de procedimentos cirúrgicos desnecessários.[18]

Sua realização é essencial no diagnóstico de doenças glomerulares, vasculares e túbulo-intersticiais, provendo informações úteis no manejo e prognóstico destes pacientes.[19] As principais indicações das biópsias renais estão descritas no Quadro 63-3.

Contraindicações

- Gerais: relatadas no Quadro 63-2.
- Específicas:
  - Rins pequenos (< 9 cm) e hiperecoicos: geralmente indicativos de doença renal crônica irreversível.

Quadro 63-3. **Indicações de biópsias renais**

Indicações para biópsia de rim

- Hematúria glomerular isolada
- Síndrome nefrótica
- Lúpus eritematoso sistêmico (LES)
- Proteinúria não nefrótica (2 g/dia)

Biópsia de lesões sólidas

- Nódulos renais indeterminados (especialmente nódulos pequenos)
- Antes de terapias ablativas
- Confirmação de carcinoma em pacientes de alto risco cirúrgico
- Lesão sólida em rim único ou transplantado
- Quando diagnósticos alternativos forem considerados, incluindo:
  - Linfoma
  - Infecção
  - Doença metastática

- Múltiplos cistos renais.
- Hidronefrose.
- Alterações anatômicas do rim (maior risco de complicações).

- Hipertensão arterial grave não controlada (pressão arterial sistólica >160 mmHg).[20]
- Infecção renal ou perirrenal em atividade.

Técnica

- *Biópsia de parênquima:* realizada sob anestesia local na maioria dos casos, deve-se posicionar o paciente de forma a evitar a interposição de alças intestinais e do recesso pleural no trajeto da agulha até o rim. Comumente, os fragmentos são obtidos do polo renal inferior, utilizando agulha de corte de 18 gauge (Fig. 63-9).

  Deve-se evitar realizar biópsias em rins hidronefróticos, bem como junto ao hilo renal.

- *Biópsia de nódulos renais:* deve ser realizada preferencialmente sob técnica coaxial, com agulhas de corte. O posicionamento e a via de acesso variam de acordo com a localização e dimensões da lesão.

  Em nódulos exofíticos, em razão do risco aumentado de sangramento, recomenda-se a realização de trajeto intraparenquimatoso até a lesão (Fig. 63-10).

A anestesia local pode ser realizada utilizando-se agulha de raquianestesia (*spinal*) por todo o trajeto a ser percorrido pela agulha de biópsia até próximo à cápsula renal. No intuito de diminuir o número de entradas na cápsula renal, mui-

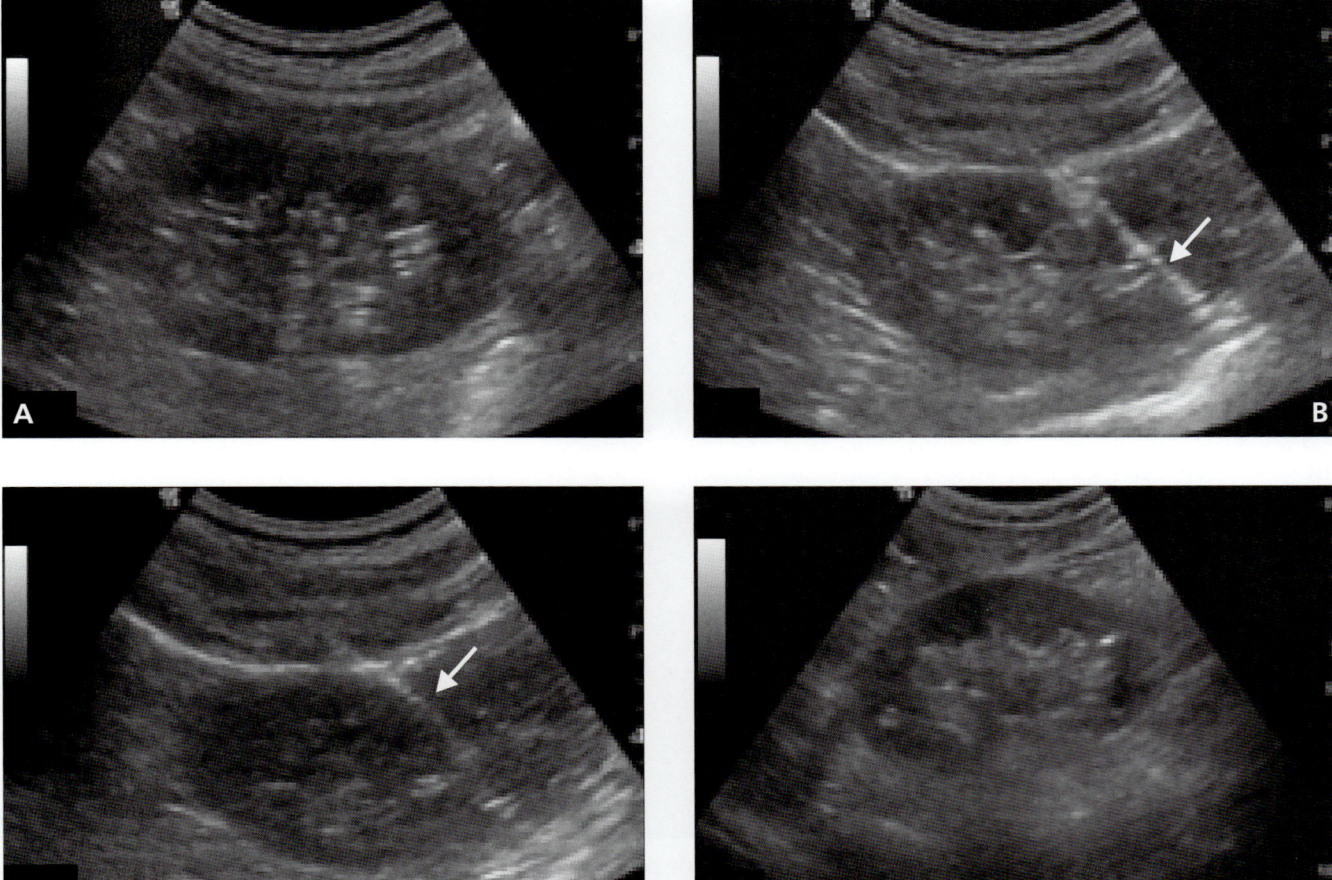

Fig. 63-9. (**A**) US do rim esquerdo no eixo longitudinal pré-biópsia. (**B** e **C**) Biópsia com agulha "Tru-cut" 18 gauge × 16 cm na cortical do polo inferior do rim esquerdo (setas). (**D**) Controle imediato pós-biópsia onde não se evidenciam intercorrências imediatas.

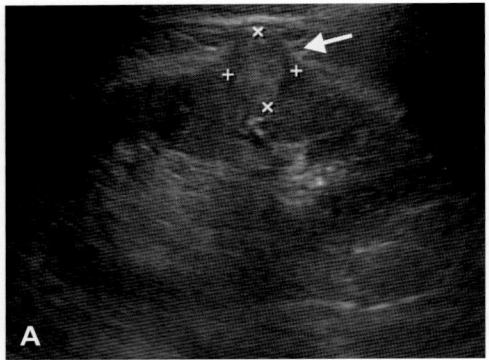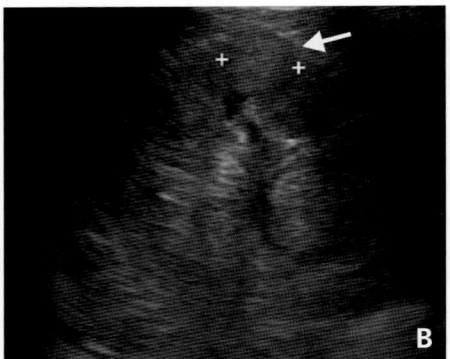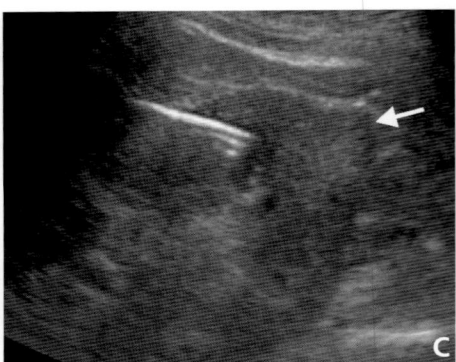

Fig. 63-10. (A e B) Paciente com nódulo sólido (seta) na cortical do terço médio do rim direito. (C) Biópsia por agulha grossa utilizando sistema coaxial 17/18 gauge guiada por US, antes da ablação percutânea, que confimou diagnóstico de carcinoma de células renais.

tos optam por utilizar sistema coaxial que permite vários disparos através de uma única entrada na cortical (Fig. 62-11). Sabe-se que quanto mais calibrosa for a agulha, maior a chance de complicações hemorrágicas.[21]

Na maioria das vezes, dois fragmentos são o suficiente para uma boa amostragem, sendo interessante a presença do patologista na sala para avaliar a qualidade e a presença de glomérulos no fragmento.

Complicações

Os riscos associados à realização das biópsias renais percutâneas têm reduzido substancialmente nas últimas duas décadas por causa dos avanços técnicos na realização deste método.[21] No entanto, complicações podem ocorrer e, dentre as principais, a mais frequente e temida é o sangramento.[21,22]

Os sangramentos mais importantes podem ser diagnosticados dentre as primeiras 12-24 horas pós-biópsia,[23] podendo ocorrer em três localizações principais:

1. No sistema coletor, acarretando hematúria micro ou macroscópica, podendo levar à obstrução ureteral.
2. Junto à cápsula renal, provocando tamponamento e dor.
3. No espaço perinefrético, causando hematoma e consequente queda do hematócrito.

Alguns fatores podem contribuir para o aumento do índice de complicações hemorrágicas,[24,25] como, por exemplo:

- Distúrbios da coagulação.
- Número de punções na cápsula renal (> 5).
- Pressão arterial sistólica > 140 mmHg.
- Pressão arterial diastólica > 90 mmHg.
- Amiloidose.
- Idade > 60 anos.

Dentre outras complicações, podem-se citar:[22]

- Dor com duração maior que 12 horas.
- Fístula arteriovenosa.
- Hipertensão crônica pós-biópsia (raro).
- Infecção das partes moles perirrenal.
- Raramente, punção de outros órgãos.

Manejo pós-procedimento

No pós-procedimento imediato o paciente deve ser colocado em decúbito dorsal por pelo menos 6 horas. Para melhor detectar sinais de sangramento e outras complicações, e os sinais vitais devem ser monitorados constantemente.

Para minimizar riscos de sangramento, a pressão arterial deve estar bem controlada (abaixo de 140 × 90 mmHg).[25]

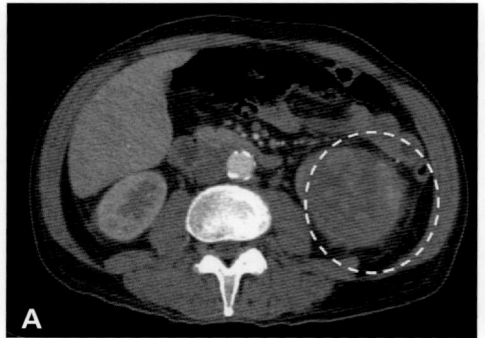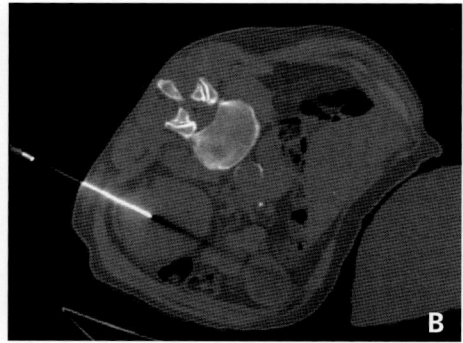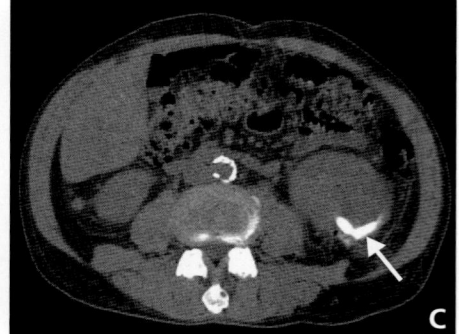

Fig. 63-11. Paciente masculino, 64 anos, portador de carcinoma de pequenas células no pulmão, com metástase para suprarrenal direita. (A) Evolui com aumento das dimensões renais à esquerda associado à perda completa da diferenciação corticossinusal. (B) Biópsia com sistema coaxial 17/18 gauge, por via posterior. (C) Exame de controle 1 hora após o procedimento mostra Gelfoam® diluído em contraste iodado que foi injetado pela agulha-guia após retirada dos fragmentos. Resultado mostrou metástase de carcinoma.

O tempo de permanência no hospital varia conforme autores e protocolos de instituições. Estudos mostram que o período pós-biópsia entre 12 a 24 horas[22,24] para observação e controle do paciente seria o tempo mais seguro para avaliar possíveis complicações relacionadas com o procedimento.

BIÓPSIAS PÉLVICAS

As biópsias percutâneas guiadas por imagem de órgãos e estruturas pélvicas têm-se estabelecido como método seguro e eficaz na obtenção de amostras teciduais de lesões suspeitas (linfadenopatias e massas pélvicas, na maioria dos casos). Contudo, estruturas pélvicas mais profundas podem ser desafiadoras para os radiologistas intervencionistas decorrente da interposição de alças intestinais, bexiga, vasos e ossos, além do útero e ovário nas mulheres.[25] Para superar estas dificuldades, é essencial o planejamento adequado e cuidadoso do procedimento, levando-se em conta o conhecimento profundo da anatomia da região e seus possíveis acessos. A TC é, sem dúvida, o método de escolha para guiar os procedimentos neste contexto, uma vez que proporciona excelente resolução espacial, sem interferência de estruturas ósseas ou gasosas, como no caso da US.

Indicações

- Estabelecer a natureza benigna ou maligna de determinadas lesões.
- Obter material para análise microbiológica em pacientes com infecções conhecidas (ou em investigação).
- Estadiamento de neoplasias conhecidas ou em investigação.

Contraindicações

- *Gerais:* as mesmas relatadas no Quadro 63-2.

Técnica

Existem várias abordagens possíveis nas biópsias pélvicas, são elas:[26]

- *Transabdominal via anterior ou lateral:* os vasos epigástricos se localizam abaixo da musculatura dos reto abdominais e devem ser evitados. As alças intestinais interpostas entre a agulha e o alvo representam grande desafio nesta via e algumas manobras como mudança de decúbito, hidro/pneumodissecção e utilização de agulhas curvas ajudam na execução segura da biópsia. A fluoro-TC pode ser útil neste contexto, uma vez que a peristalse das alças pode ser monitorada em tempo real, assim como a adequação da angulação da agulha para os desvios necessários.
- *Transglútea (Fig. 63-12):* com o paciente na posição prona ou lateral, a agulha deve ser inserida pelo ligamento sacroespinhal, de preferência junto à borda sacral, evitando-se o músculo piriforme, uma vez que os vasos glúteos e o plexo nervoso sacral se localizem anteriormente a este.
- *Anterolateral extraperitoneal (Fig. 63-13):* a agulha é inserida medialmente ao ilíaco e atravessa a musculatura do iliopsoas para chegar ao alvo. Utilizada nos casos onde a via anterior é obstruída por alças. Ideal para linfonodos nas cadeias ilíacas comuns e externas.
- *Transóssea (transsacral e transilíaco):* a agulha é inserida pela porção medial ou lateral dos forames sacrais, evitando-os sempre que possível, ou pela porção mais fina do osso ilíaco. É útil nas lesões pré-sacrais e pélvicas posteriores não acessíveis por outras vias.
- *Transretal e transvaginal guiadas por US (Fig. 63-14):* consiste em rota segura e eficiente, especialmente para lesões junto ao reto ou ao fundo de saco vaginal. Funciona sob a mesma técnica descrita para biópsia transretal da próstata, descrita em outro item.

Complicações

As complicações consideradas graves são extremamente raras após biópsias pélvicas. Mais comumente ocorrem complicações menores, como dor, reação vasovagal, pequenos sangramentos e infecção. A maioria dos sangramentos é de pequena monta, sem necessidade de tratamento específico.

A transfixação de alças intestinais é uma preocupação constante, não só durante as biópsias pélvicas, mas as abdominais de maneira geral. Essas transfixações podem levar a perfurações e sangramentos. Enquanto alguns autores[27] relatam séries com transfixações de alças delgadas e do cólon (a maioria com calibre de 21 gauge) para biópsias pancreáticas, sem relatos de complicações, outros sugerem que estas transfixações devam ser evitadas, principalmente a transfixação do cólon por agulhas de maior calibre.[28,29]

Manejo Pós-Procedimento

De maneira geral, não há necessidade de controle por imagem após a realização do procedimento, sendo a avaliação clínica por 1 hora suficiente para a alta hospitalar na ausência de sintomas.

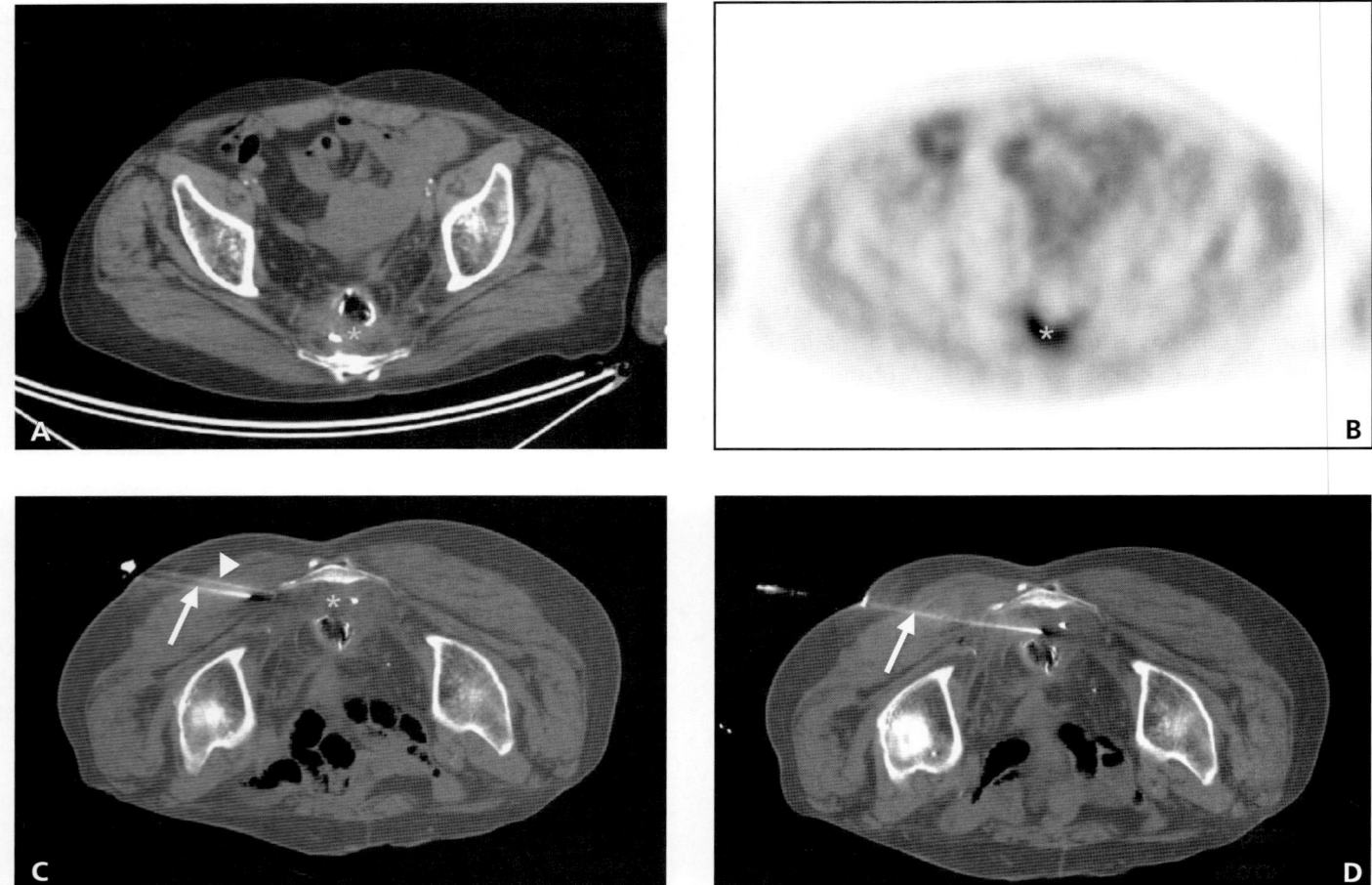

Fig. 63-12. Paciente masculino, 78 anos, com história de ressecção de tumor de reto e radioterapia pélvica. (A) PET-CT evidenciou densificação da gordura perirretal (asterisco) associado a (B) Aumento da captação de FDG nesta topografia. (C e D) Biópsia por agulha grossa através da técnica de Tandem e acesso transglúteo com progressão até a área suspeita. O exame anatomopatológico revelou processo inflamatório, sem evidência de malignidade.

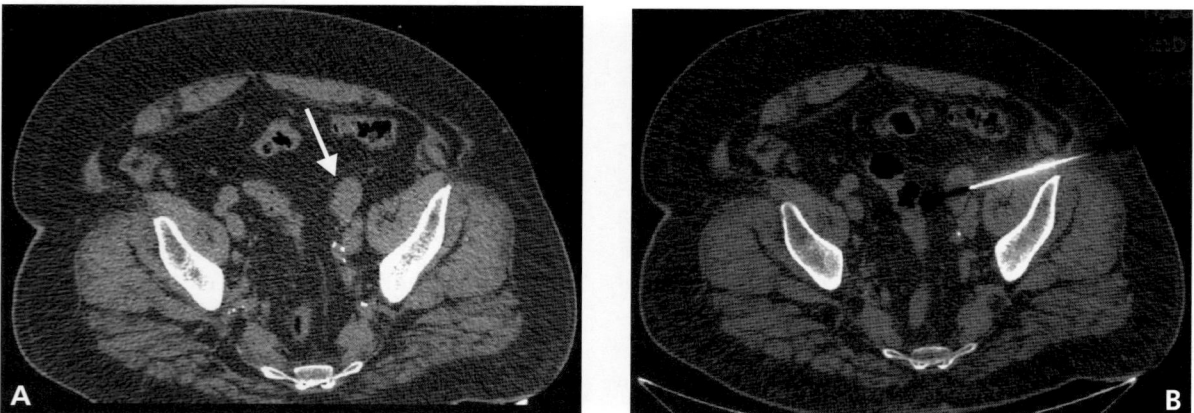

Fig. 63-13. Paciente sexo masculino, 66 anos, portador de câncer de próstata, apresenta (A) linfonodomegalia na cadeia ilíaca comum esquerda (seta), suspeita para acometimento secundário. (B) Biópsia percutânea por via anterolateral extraperitoneal (notem alças cólicas se interpondo anteriormente) utilizando sistema coaxial 17/18 gauge, comprova a suspeita de metástase de adenocarcinoma.

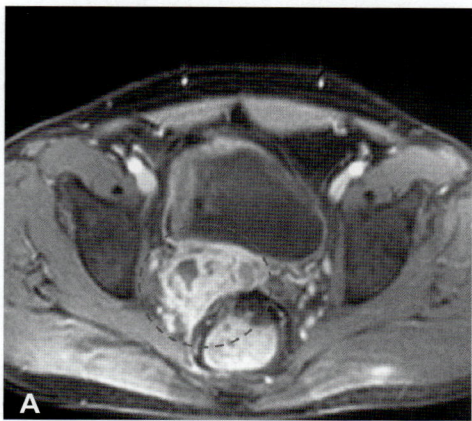 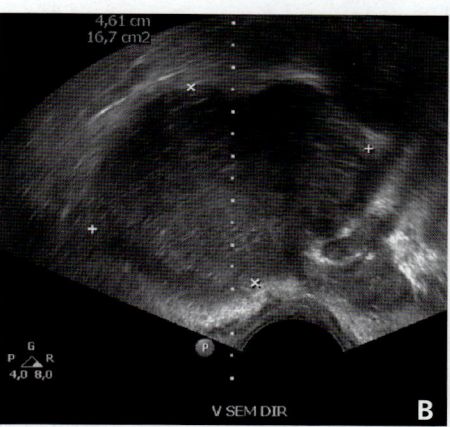 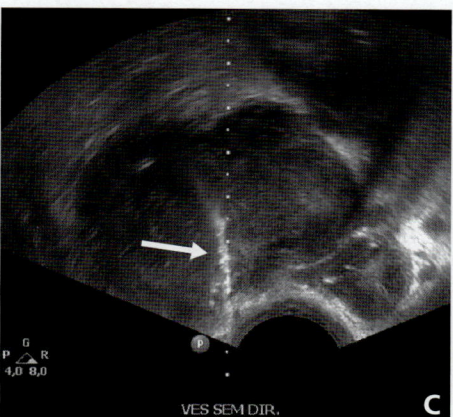

Fig. 63-14. Paciente portador de tumor neuroendócrino. (**A**) RM na sequência ponderada em T1 pós-contraste, nota-se aumento das dimensões da vesícula seminal direita associada a realce heterogêneo, suspeito para acometimento secundário. (**B** e **C**) Biópsia por via transretal, guiada por US, comprova a suspeita de metástase.

BIÓPSIAS PERITONEAIS

Biópsias guiadas por imagem do omento e peritônio têm sido validadas em grande número de estudos como um meio seguro e eficaz de proporcionar diagnóstico histológico em pacientes com doença peritoneal não diagnosticada.[30]

A causa mais comum de carcinomatose peritoneal nas mulheres é o câncer de ovário. Outros diferenciais incluem neoplasias de origem gastrointestinal e mama. Dois terços das neoplasias malignas do ovário apresentam carcinomatose peritoneal ao diagnóstico.[31] A terapia baseada na cirurgia citorredutora seguida de quimioterapia muitas vezes não é possível, seja pelo grau avançado da doença, seja pelas inúmeras comorbidades ou idade avançada. Neste cenário, a quimioterapia neoadjuvante tem papel fundamental e, para isso, comprovação histológica do tumor é essencial, sendo a biópsia guiada por imagem um meio rápido, seguro, eficaz e bem tolerado de fornecer esta informação.

Indicações

- Estabelecer a natureza benigna ou maligna de determinadas lesões.
- Estadiamento de neoplasias conhecidas ou em investigação.

Contraindicações

- *Gerais:* as mesmas relatadas no Quadro 63-2.

Técnica

A maioria das biópsias peritoneais pode ser guiada por US, uma vez que representam lesões superficiais e bem caracterizadas ao método. Alternativamente, a TC pode ser utilizada nos casos em que se suspeita de interposição de alças ou outros órgãos entre a agulha e o alvo (Fig. 63-15).

Complicações

As complicações consideradas graves são extremamente raras após biópsias peritoneais. As mais comuns são dor, reação vasovagal, pequenos sangramentos e infecção.

Manejo Pós-Procedimento

De maneira geral, não há necessidade de controle por imagem após a realização do procedimento, sendo a avaliação clínica por 1 hora suficiente para a alta hospitalar na ausência de sintomas.

BIÓPSIA PROSTÁTICA

O adenocarcinoma de próstata é o câncer não cutâneo mais frequente nos homens, sendo a segunda causa de morte por

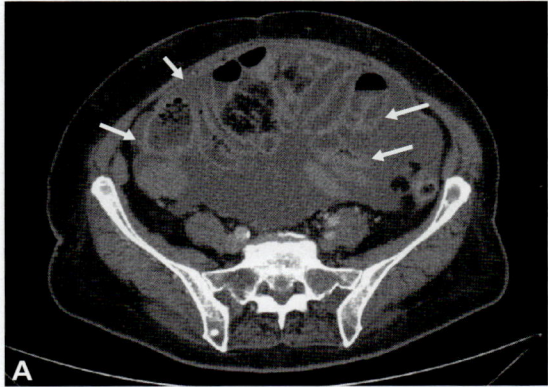 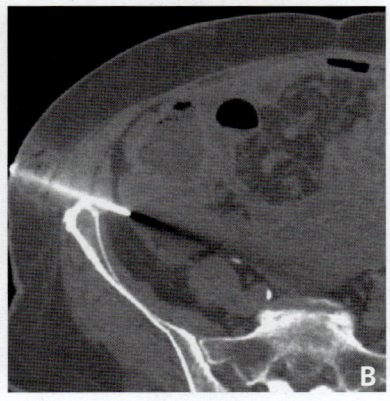

Fig. 63-15. Paciente feminina, 77 anos, (**A**) apresenta aumento do volume abdominal por ascite, com extenso espessamento nodular (setas) das reflexões peritoneais sugestivo de carcinomatose, porém, sem neoplasia primária conhecida. (**B**) Biópsia por agulha grossa com sistema coaxial 17/18 gauge do nódulo peritoneal cujo diagnóstico, após perfil imunoistoquímico, foi compatível com carcinoma pouco diferenciado de alto grau – provável origem ovariana/epitélio celômico.

câncer.[32] A biópsia prostática guiada por US endorretal é o principal método para a detecção da neoplasia prostática, sendo fundamental para o diagnóstico precoce e manejo adequado destes pacientes.

Indicações[33]

- Exame de toque retal: a presença de alterações no exame de toque é uma indicação formal de biópsia, independente de outros fatores.
- Antígeno prostático-específico (PSA): a maioria dos consensos e *guidelines* evita indicar a biópsia somente baseada no aumento dos valores de PSA, devendo considerar repetição da dosagem, idade, volume prostático e fatores de risco associados, de forma que:
  - PSA ≤ 2,5 ng/mL: considerar biópsia se velocidade > 0,35 ng/mL por ano.
  - PSA > 2,6 ng/mL: considerar biópsia (algumas sociedades utilizam valores > 4 ng/mL como referência).
- PCA3 urinário: ainda em fase experimental, a detecção deste gene altamente específico poderá se tornar uma ferramenta alternativa à dosagem de PSA para o *screening* do câncer de próstata.
- Solicitação do paciente.

Contraindicações

- Gerais:
  - Relacionadas no Quadro 63-2.
- Específicas:
  - Prostatite aguda.[34]
  - Ausência de reto e fístula retal são contraindicações do procedimento via endorretal, sendo indicada a sua realização por via transperineal.

Técnica

Inicia-se com a introdução de gel anestésico (Xylocaína 2%), seguido por US transretal da próstata, de forma direcionada para a avaliação de áreas suspeitas. O procedimento pode ser realizado sob sedação ou anestesia local, por bloqueio dos feixes periprostáticos. Se, durante a avaliação por US, não forem evidenciadas áreas suspeitas para neoplasia prostática, deve-se realizar a biópsia randomizada à sextante (Fig. 63-16). A obtenção de apenas um fragmento por sextante (totalizando seis a oito fragmentos) é relacionada com baixa sensibilidade de detecção de lesões, sendo recomendada a realização rotineira de protocolos estendidos.[35] O protocolo de biópsia prostática na instituição dos autores orienta a realização do procedimento sob sedação, com auxílio de anestesista, e obtenção de dois fragmentos por sextante somado a dois fragmentos da glândula central (totalizando 14 fragmentos).

Em caso de caracterização de área suspeita, devem-se realizar fragmentos adicionais desta área, com identificação individualizada para análise histopatológica, e, em seguida, prosseguir com a biópsia randomizada padrão.

A antibioticoprofilaxia está indicada em todos os casos de biópsia transretal da próstata. Sua utilização reduz signi-

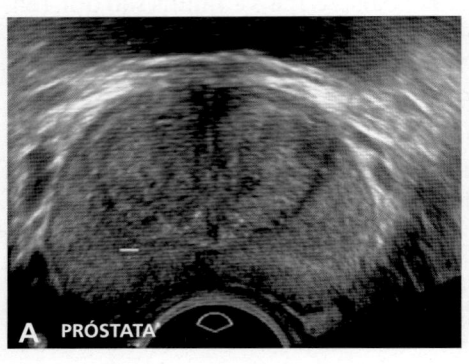
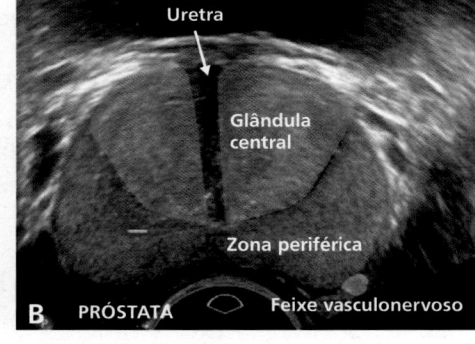
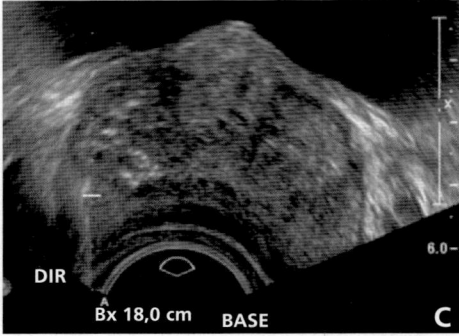
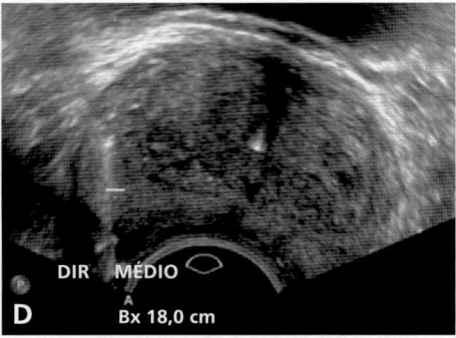
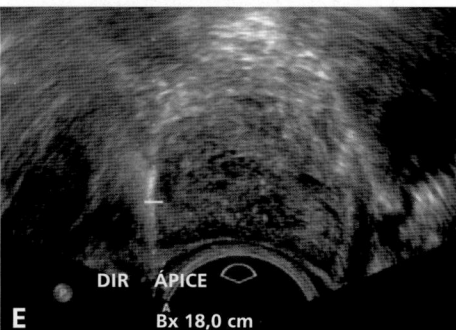
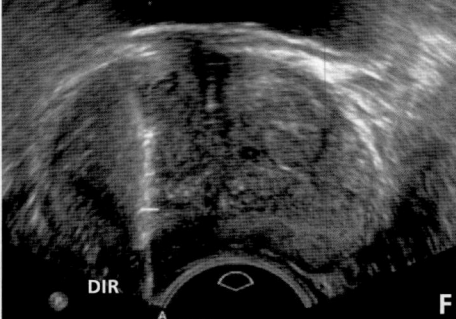

Fig. 63-16. (A) Biópsia endorretal randomizada da próstata. Note a anatomia da glândula prostática (B). Conforme o protocolo institucional foram realizados dois fragmentos em cada um dos sextantes periféricos, ápice, terço médio e base (C-E) e dois fragmentos na glândula central (F), totalizando 14 fragmentos. No estudo em questão não houve evidência de neoplasia nos fragmentos adquiridos.

ficativamente a incidência de bacteriúria, bacteriemia, infecção do trato urinário e hospitalização.[36] As quinolonas são utilizadas como primeira linha, sendo a ciprofloxacina a droga mais utilizada.[33]

Fatores de risco para desenvolvimento de urossepse:[37]

- Hospitalização recente.
- Diabete melito.
- Uso crônico de cateterismo vesical.

Nestes casos pode-se realizar antibioticoprofilaxia com cefalosporinas (ceftriaxona, por exemplo).[37]

A realização de protocolos estendidos não é fator de risco definitivo para o desenvolvimento de sepse.

Ressonância Magnética x Biópsia Prostática

A realização de RM pode ser uma alternativa para pacientes com biópsias negativas e níveis de PSA persistentemente elevados.[38] Fatores, como dimensão reduzida do nódulo e localização, em especial quando localizado na porção anterior da glândula central (Fig. 63-17), podem ser causas de falso-negativos. Neste contexto, a realização da rebiópsia deve ser direcionada para áreas suspeitas de neoplasia detectadas à RM.

Caso o paciente já possua RM prévia à biópsia, sugere-se sua cuidadosa avaliação, visando à realização da "fusão cognitiva" entre a RM e a US. Atualmente, já estão disponíveis *softwares* que realizam esta fusão entre as imagens da RM e da US no momento da biópsia. Estima-se que o uso de técnicas de fusão resulta em aumento da acurácia da detecção de lesões clinicamente significativas (Gleason ≥ 7), com desempenho superior às biópsias randomizada e com fusão cognitiva entre RM e US.[38,39]

Complicações

- Sangramento.
- Hematúria e hematoespermia.
- Prostatite e sepse.
- Reação vasovagal.
- Retenção urinária aguda.

Cuidados Pós-Procedimento

Deve-se observar o paciente por pelo menos uma hora após o procedimento e aguardar a micção antes da liberação, uma vez que exista o risco de retenção urinária aguda. Após a micção, o paciente deve ser orientado sobre os sintomas e sinais de infecção, sendo orientado seu retorno na ocorrência dos mesmos.

LESÕES ÓSSEAS E DE PARTES MOLES

A biópsia percutânea por fragmento representa importante instrumento na avaliação de lesões musculoesqueléticas suspeitas de malignidade. Os tumores de partes moles compreendem grande número de neoplasias, dentre elas os tumores mesenquimais (benignos e sarcomas), e outros tumores, como linfomas, melanomas ou carcinomas metastáticos.[1]

Os sarcomas de partes moles são raros, sendo, por vezes, impossível diferenciá-los de tumores benignos apenas com base nos dados clínicos e achados de imagem. A biópsia excisional (cirúrgica) é aceitável para as lesões benignas, no entanto, não é apropriada para sarcomas, pois o cirurgião perde a oportunidade de realizar um tratamento mais eficaz, com melhor controle local da doença. A biópsia incisional também não é indicada de rotina nos sarcomas, em razão da alta taxa de complicações da ferida, que pode

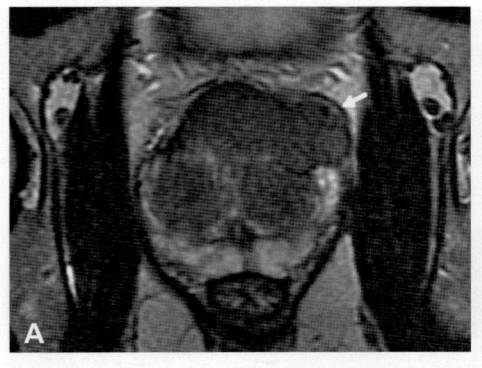
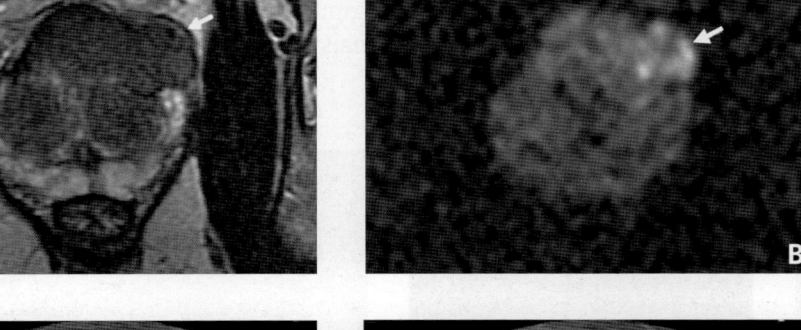
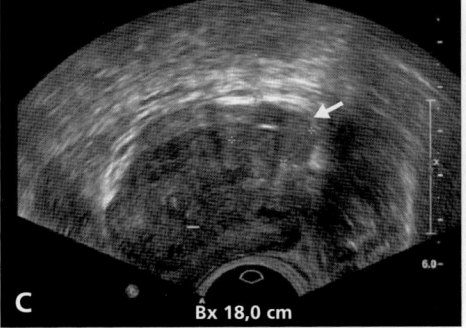
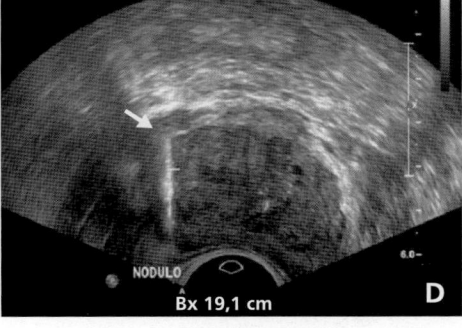

Fig. 63-17. Paciente encaminhado ao serviço para a realização de rebiópsia prostática endoretal após biópsia prévia sem sinais de malignidade (feita em outra instituição). Desta vez, traz RM de próstata multiparamétrica onde se nota imagem nodular de baixo sinal em T2 no aspecto anterior da glândula central, hipervascularizada e com moderada restrição à difusão, abaulando os contornos prostáticos (setas em A e B). Durante a US endorretal foi caracterizada área nodular compatível (seta em C), por fusão cognitiva, sendo realizados fragmentos adicionais do nódulo, seguido da biópsia randomizada (D). O resultado anatomopatológico foi de neoplasia clinicamente significativa (Gleason 8, 4 + 4) apenas no nódulo e com demais fragmentos sem evidências de malignidade.

comprometer o tratamento local.[40] A punção aspirativa por agulha fina ainda não é recomendada como uma modalidade diagnóstica de primeira linha, mas pode ser utilizada em casos selecionados, como na suspeita de recidiva. Por estes motivos, a biópsia por fragmento é o método de escolha para investigação pré-operatória de pacientes com suspeita de neoplasia maligna de partes moles.[41]

Indicações[42]

- Determinar a natureza de lesão óssea solitária, indeterminada apenas pelos métodos de imagem.
- Confirmar ou excluir metástase nos pacientes com neoplasia maligna primária conhecida.
- Excluir malignidade na compressão de corpo vertebral (metástase e mieloma).
- Avaliar recorrência após tratamento cirúrgico ou medicamentoso.
- Investigação de fraturas patológicas.
- Investigação e confirmação etiológica de infecções (p. ex.: espondilodiscites).

Contraindicações

- *Gerais:* relatadas no Quadro 63-2.

Técnica

A US é o método de escolha para guiar as biópsias de lesões superficiais/partes moles (Fig. 63-18), enquanto a TC é preferida para as lesões mais profundas e ósseas (Fig. 63-19).

A acurácia varia conforme a localização da lesão, sendo superior para lesões das extremidades e nos ossos da pelve, quando comparados às lesões da coluna vertebral.[43] As taxas descritas na literatura variam de 69 a 96%.[44]

As biópsias ósseas guiadas por TC podem ser realizadas sob anestesia geral, bloqueio regional, bloqueio raquidiano, local com sedação ou apenas local (nos casos em que há componente de partes moles e o acesso através da cortical óssea íntegra não é requerido – Fig. 63-20). Independente do tipo de anestesia, a pele e os tecidos moles adjacentes são localmente anestesiados.

As amostras são obtidas com agulhas calibre de 8 a 11 gauge para lesões ósseas e de 14 a 18 gauge para lesões de partes moles.

Os radiologistas intervencionistas devem estabelecer critérios objetivos no momento da escolha do local da biópsia, visando a reduzir os índices de falso-negativos. Algumas estratégias incluem escolher o aspecto mais sólido à US, evitando as áreas císticas (necrose intratumorais), uma vez que muitas destas lesões sejam grandes e bastante heterogêneas, assim como estabelecer como alvo as áreas mais ativas aos métodos funcionais, como o PET-CT e as sequências de difusão da RM, evitando áreas de necrose quando guiadas por TC.[45]

Como nos tumores musculoesqueléticos a cirurgia é a modalidade principal de tratamento, o planejamento da trajetória da agulha de biópsia deve ser cuidadoso a fim de que todo o trajeto esteja incluído na ressecção no momento da cirurgia definitiva (Fig. 63-21). Essa preocupação se fundamenta no risco 5 vezes maior (7 para 38%) de recorrência local do sarcoma após cirurgias com ressecções incompletas das cicatrizes da biópsia aberta.[46] Além disso, sabe-se que a sobrevida dos pacientes que sofrem recorrências locais, mesmo após reintervenções cirúrgicas (normalmente amputações) e quimioterapia, é extremamente baixa, atingindo 29 e 14% de sobrevida em cinco anos para sarcomas osteogênicos e sarcomas de Ewing, respectivamente. Com o advento das cirurgias poupadoras dos membros, essa preocupação se tornou ainda mais importante.[47]

Atenção especial deve ser reservada na identificação do compartimento da lesão e no planejamento da via de acesso. São inúmeros os trabalhos na literatura[47,48] que orientam os locais de entrada corretos para a realização das biópsias musculoesqueléticas, uma vez que o acesso inadvertido do compartimento não recomendado pode gerar tratamentos adicionais, como radioterapia e quimioterapia, assim como cirurgias mais complexas, incluindo amputações desnecessárias.

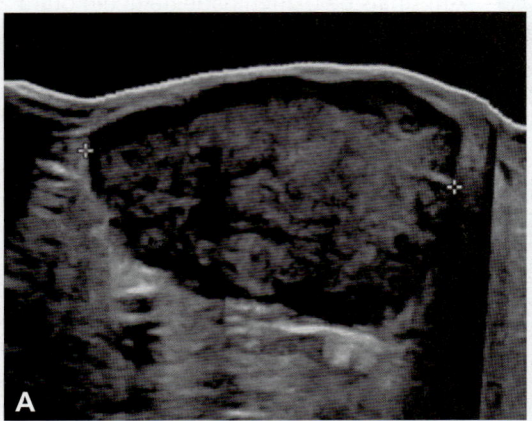
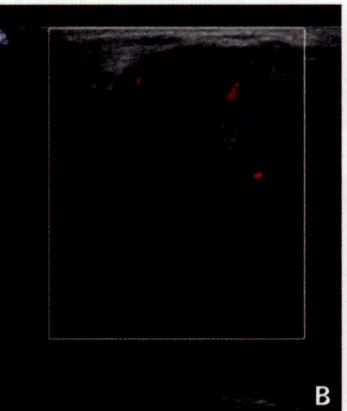
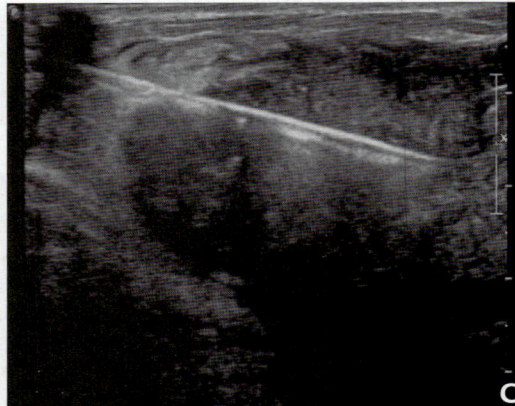

Fig. 63-18. Paciente sexo feminino, 77 anos, com história prévia de linfoma, apresentando volumosa linfonodomegalia na região inguinal direita (**A** e **B**). Biópsia por agulha grossa guiada por US utilizando sistema coaxial 15/16 gauge (**C**), resultou em metástase de melanoma.

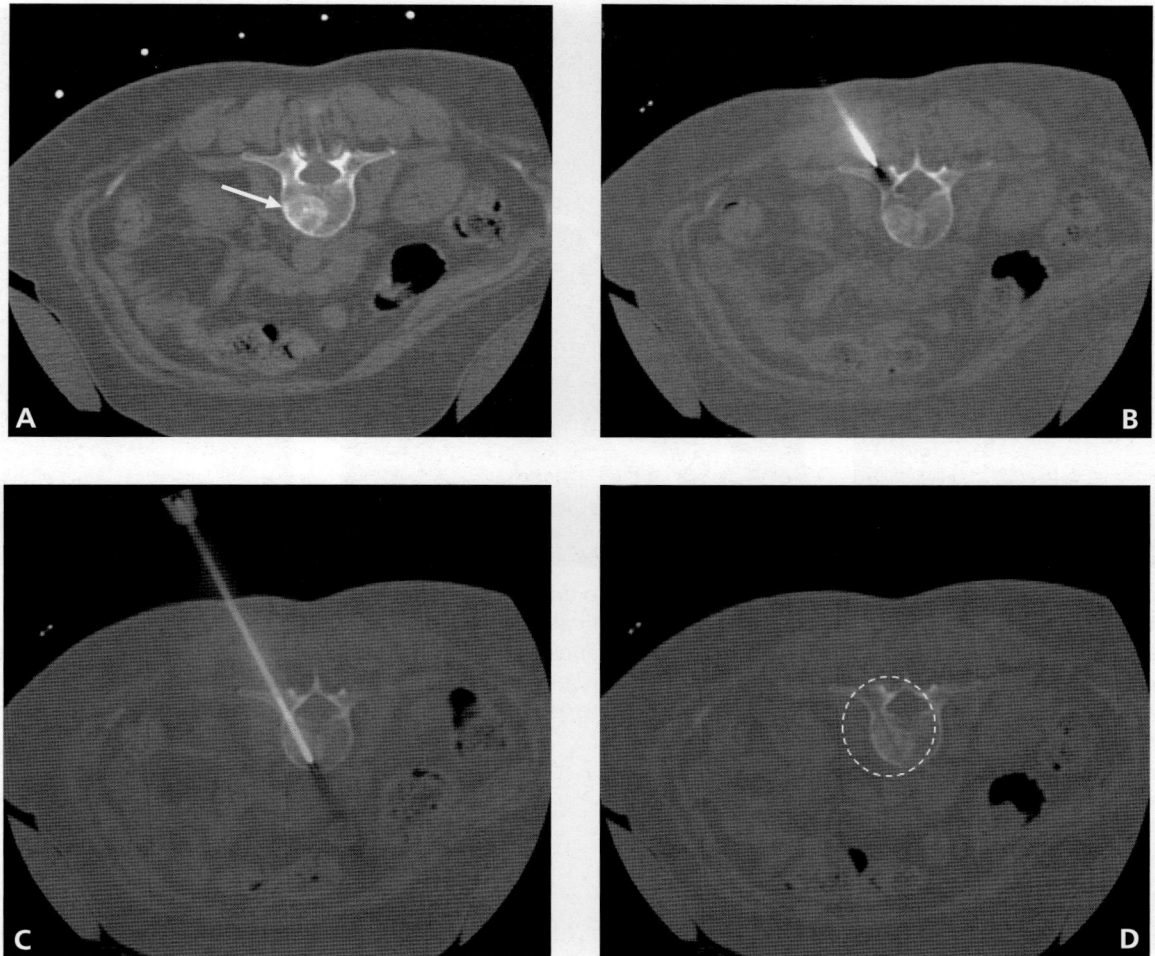

Fig. 63-19. Feminina, 69 anos, com histórico de câncer de mama. Apresenta (A) lesão predominantemente esclerótica, acometendo o corpo vertebral de L3. (B e C) Biópsia com agulha óssea via transpedicular esquerda. (D) Imagem de controle, com marca do fragmento ósseo retirado proveniente do centro da lesão. O exame anatomopatológico mostrou metástase de câncer de mama.

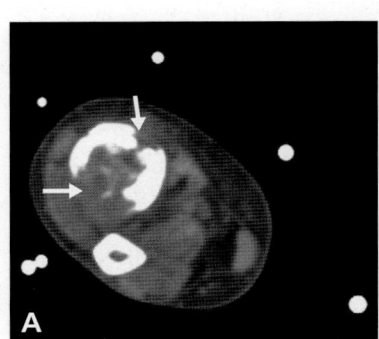 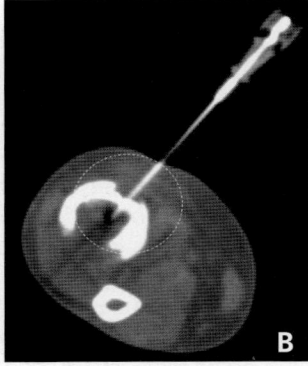

Fig. 63-20. Paciente feminino, 49 anos, com história de câncer de mama. Início de dor na tíbia distal direita. (A) TC mostra lesão lítica, com ruptura cortical (setas) e componente de partes moles (sinais de agressividade). (B) Biópsia sob anestesia local e sistema coaxial 15/16 gauge, com retirada de fragmentos do componente de partes moles, através da solução de continuidade óssea (seta em A), mostrou infiltração por carcinoma metastático de mama.

Complicações

A taxa de complicação das biópsias de lesões ósseas e de partes moles guiadas por métodos de imagem são muito baixas (1,1%),[42] quando comparadas às biópsias cirúrgicas, que podem atingir até 16%. Mesmo considerado procedimento de baixo risco, complicações, como infecções, fratura, parestesia transitória, hematomas e sangramentos, podem ocorrer.[48]

Manejo Pós-Procedimento

O paciente deve permanecer em observação clínica por, pelo menos, 1 hora após o procedimento, sendo liberado na ausência de sintomas. Normalmente, não há necessidade de controle por imagem. O paciente deve receber orientações de evitar atividades físicas ou esforço no membro biopsiado.

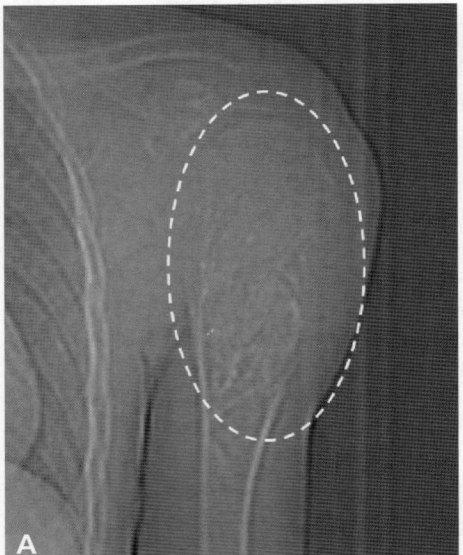 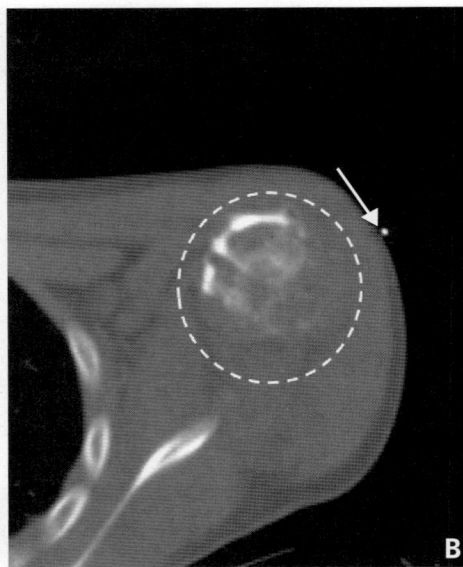 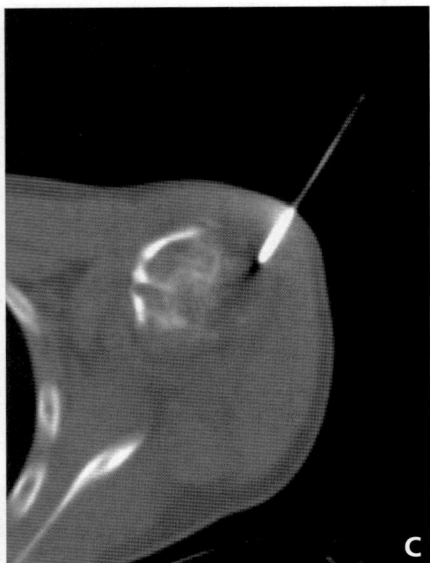

Fig. 63-21. Paciente masculino, 12 anos, com história de aumento de volume e dor no braço esquerdo. (A) Topograma da TC mostra lesão permeativa com componente de partes moles e ruptura cortical (sinais de agressividade) acometendo a metadiafisária proximal do úmero esquerdo. (B) TC mostra a lesão lítica e o marcador cutâneo (seta) para planejamento da biópsia. (C) Biópsia após anestesia local e sedação leve, utilizando sistema coaxial 15/16 gauge, com retirada de fragmentos do componente de partes moles. Resultado histológico revelou condrossarcoma grau I. Notar que a entrada no aspecto anterolateral segue as orientações para cirurgia poupadora de membro.[45]

REFERÊNCIAS BIBLIOGRÁFICAS

1. Menghini G. One-second biopsy of the liver—problems of its clinical application. N Eng J Med 1970 Sept. 10;283(11):582-5.
2. Rockey DC, Caldwell SH, Goodman ZD et al. Liver biopsy. Hepatology 2009 Mar.;49(3):1017-44.
3. Choi JY, Lee JM, Sirlin CB. CT and MR imaging diagnosis and staging of hepatocellular carcinoma: part II. Extracellular agents, hepatobiliary agents, and ancillary imaging features. Radiology 2014 Oct.;273(1):30-50.
4. Gupta S. Role of image-guided percutaneous needle biopsy in cancer staging. Semin Roentgenol 2006 Apr.;41(2):78-90.
5. Lee MW. Fusion imaging of real-time ultrasonography with CT or MRI for hepatic intervention. Ultrasonography 2014 Oct.;33(4):227-39.
6. Odisio BC, Tam AL, Avritscher R et al. CT-guided adrenal biopsy: comparison of ipsilateral decubitus versus prone patient positioning for biopsy approach. Europ Radiol 2012 June;22(6):1233-9.
7. Choyke PL, Criteria ACRCoA. ACR Appropriateness Criteria on incidentally discovered adrenal mass. J Am Coll Radiol 2006 July;3(7):498-504.
8. Gupta S, Madoff DC. Image-guided percutaneous needle biopsy in cancer diagnosis and staging. Tech Vasc Interv Radiol 2007 June;10(2):88-101.
9. Tyng CJ, Bitencourt AG, Martins EB et al. Technical note: CT-guided paravertebral adrenal biopsy using hydrodissection – a safe and technically easy approach. Brit J Radiol 2012 July;85(1015):e339-42.
10. Singh AK, Shankar S, Gervais DA et al. Image-guided percutaneous splenic interventions. Radiographics 2012 Mar.-Apr.;32(2):523-34.
11. Lucey BC, Boland GW, Maher MM et al. Percutaneous nonvascular splenic intervention: a 10-year review. AJR Am J Roentgenol 2002 Dec.;179(6):1591-6.
12. McInnes MD, Kielar AZ, Macdonald DB. Percutaneous image-guided biopsy of the spleen: systematic review and meta-analysis of the complication rate and diagnostic accuracy. Radiology 2011 Sept.;260(3):699-708.
13. Fukukura Y, Takumi K, Kamimura K et al. Pancreatic adenocarcinoma: variability of diffusion-weighted MR imaging findings. Radiology 2012 June;263(3):732-40.
14. Tyng CJ, Almeida MF, Barbosa PN et al. Computed tomography-guided percutaneous core needle biopsy in pancreatic tumor diagnosis. World J Gastroenterol 2015 Mar. 28;21(12):3579-86.
15. Uppot RN, Harisinghani MG, Gervais DA. Imaging-guided percutaneous renal biopsy: rationale and approach. AJR Am J Roentgenol 2010 June;194(6):1443-9.
16. Heilbrun ME, Remer EM, Casalino DD et al. ACR Appropriateness criteria indeterminate renal mass. J Am Coll Radiol 2015 Apr.;12(4):333-41.
17. Thompson RH, Kurta JM, Kaag M et al. Tumor size is associated with malignant potential in renal cell carcinoma cases. J Urol 2009 May;181(5):2033-6.
18. Pandharipande PV, Gervais DA, Hartman RI et al. Renal mass biopsy to guide treatment decisions for small incidental renal tumors: a cost-effectiveness analysis. Radiology 2010 Sept.;256(3):836-46.
19. Korbet SM. Percutaneous renal biopsy. Semin Nephrol 2002 May;22(3):254-67.
20. Maya ID, Maddela P, Barker J, Allon M. Percutaneous renal biopsy: comparison of blind and real-time ultrasound-guided technique. Semin Dial 2007 July-Aug.;20(4):355-8.
21. Manno C, Strippoli GF, Arnesano L et al. Predictors of bleeding complications in percutaneous

ultrasound-guided renal biopsy. *Kidney Int* 2004 Oct.;66(4):1570-7.
22. Whittier WL. Indications for and complications of renal biopsy. [updated 2012 [cited 2012 Oct. 15]]. Disponível em: http://www.uptodate.com/contents/indications-for-and-complications-of-renal-biopsy.
23. Whittier WL, Korbet SM. Timing of complications in percutaneous renal biopsy. *J Am Soc Nephrol* 2004 Jan.;15(1):142-7.
24. Eiro M, Katoh T, Watanabe T. Risk factors for bleeding complications in percutaneous renal biopsy. *Clin Exp Nephrol* 2005 Mar.;9(1):40-5.
25. Shidham GB, Siddiqi N, Beres JA et al. Clinical risk factors associated with bleeding after native kidney biopsy. *Nephrol* 2005 June;10(3):305-10.
26. Gupta S, Nguyen HL, Morello FA Jr. et al. Various approaches for CT-guided percutaneous biopsy of deep pelvic lesions: anatomic and technical considerations. *Radiographics* 2004 Jan.-Feb.;24(1):175-89.
27. Mueller PR. Pancreatic biopsy: striving for excellence. *Radiology* 1993 Apr.;187(1):15-6.
28. Brandt KR, Charboneau JW, Stephens DH et al. CT- and US-guided biopsy of the pancreas. *Radiology* 1993 Apr.;187(1):99-104.
29. Ho LM, Thomas J, Fine SA, Paulson EK. Usefulness of sonographic guidance during percutaneous biopsy of mesenteric masses. *AJR Am J Roentgenol* 2003 June;180(6):1563-6.
30. Spencer JA, Weston MJ, Saidi SA et al. Clinical utility of image-guided peritoneal and omental biopsy. *Nat Rev Clin Oncol* 2010 Nov.;7(11):623-31.
31. Spencer JA, Swift SE, Wilkinson N et al. Peritoneal carcinomatosis: image-guided peritoneal core biopsy for tumor type and patient care. *Radiology* 2001 Oct.;221(1):173-7.
32. Costa DN, Pedrosa I, Donato F Jr. et al. MR Imaging-transrectal us fusion for targeted prostate biopsies: implications for diagnosis and clinical management. *Radiographics* 2015 Mar. 13:140058.
33. Ukimura O, Coleman JA, de la Taille A et al. Contemporary role of systematic prostate biopsies: indications, techniques, and implications for patient care. *Europ Urol* 2013 Feb.;63(2):214-30.
34. Carter HB, Albertsen PC, Barry MJ et al. Early detection of prostate cancer: AUA Guideline. *J Urol* 2013 Aug.;190(2):419-26.
35. Jiang X, Zhu S, Feng G et al. Is an initial saturation prostate biopsy scheme better than an extended scheme for detection of prostate cancer? A systematic review and meta-analysis. *Europ Urol* 2013 June;63(6):1031-9.
36. Zani EL, Clark OA, Rodrigues Netto N Jr. Antibiotic prophylaxis for transrectal prostate biopsy. *Cochrane Data Syst Rev* 2011;(5):CD006576.
37. Williamson DA, Barrett LK, Rogers BA et al. Infectious complications following transrectal ultrasound-guided prostate biopsy: new challenges in the era of multidrug-resistant Escherichia coli. *Clin Infect Dis* 2013 July;57(2):267-74.
38. Abd-Alazeez M, Ahmed HU, Arya M et al. The accuracy of multiparametric MRI in men with negative biopsy and elevated PSA level – can it rule out clinically significant prostate cancer? *Urol Oncol* 2014 Jan.;32(1):45 e17-22.
39. Cool DW, Zhang X, Romagnoli C et al. Evaluation of MRI-TRUS fusion versus cognitive registration accuracy for MRI-targeted, TRUS-guided prostate biopsy. *AJR Am J Roentgenol* 2015 Jan.;204(1):83-91.
40. Serpell JW, Pitcher ME. Pre-operative core biopsy of soft-tissue tumours facilitates their surgical management. *Aust N Z J Surg* 1998 May;68(5):345-9.
41. Grimer R, Judson I, Peake D, Seddon B. Guidelines for the management of soft tissue sarcomas. *Sarcoma* 2010;2010:506182.
42. Rimondi E, Rossi G, Bartalena T et al. Percutaneous CT-guided biopsy of the musculoskeletal system: results of 2027 cases. *Europ j Radiol* 2011 Jan.;77(1):34-42.
43. Hau A, Kim I, Kattapuram S et al. Accuracy of CT-guided biopsies in 359 patients with musculoskeletal lesions. *Skeletal Radiol* 2002 June;31(6):349-53.
44. Altuntas AO, Slavin J, Smith PJ et al. Accuracy of computed tomography guided core needle biopsy of musculoskeletal tumours. *ANZ J Surg* 2005 Apr.;75(4):187-91.
45. Bitencourt AG, Tyng CJ, Pinto PN et al. Percutaneous biopsy based on PET/CT findings in cancer patients: technique, indications, and results. *Clin Nucl Med* 2012 May;37(5):e95-7.
46. Schwartz HS, Spengler DM. Needle tract recurrences after closed biopsy for sarcoma: three cases and review of the literature. *Ann Surg Oncol* 1997 Apr.-May;4(3):228-36.
47. Liu PT, Valadez SD, Chivers FS et al. Anatomically based guidelines for core needle biopsy of bone tumors: implications for limb-sparing surgery. *Radiographics* 2007 Jan.-Feb.;27(1):189-205; discussion 6.
48. Espinosa LA, Jamadar DA, Jacobson JA et al. CT-guided biopsy of bone: a radiologist's perspective. *AJR Am J Roentgenol* 2008 May;190(5):W283-9.

Capítulo 64

Biópsia Hepática Via Transjugular

- ◆ *Gustavo Henrique Vieira de Andrade*
- ◆ *Demóstenes L Costa*
- ◆ *Marco Antônio Cassiano Perez Rivera*
- ◆ *Carlos Gustavo Coutinho Abath*

CONTEÚDO

- ✓ INTRODUÇÃO 911
- ✓ INDICAÇÕES 911
- ✓ CONTRAINDICAÇÕES 911
- ✓ ANATOMIA 911
- ✓ MATERIAIS 912
- ✓ PROCEDIMENTO 913
- ✓ CONSIDERAÇÕES ADICIONAIS 914
- ✓ COMPLICAÇÕES 915
- ✓ CONCLUSÃO 915
- ✓ REFERÊNCIAS BIBLIOGRÁFICAS 915

INTRODUÇÃO

A obtenção de amostra de tecido hepático para estudo histopatológico é uma prática diária nos grandes centros, servindo de método diagnóstico e para acompanhamento evolutivo nas hepatopatias. A opção da via transjugular, inicialmente descrita, em 1964,[1] foi bastante criticada pela dimensão do fragmento obtido, quando comparada à alternativa transparieto-hepática. Porém esta desvantagem tem sido superada nos últimos anos pela utilização de agulhas 18 gauge (Tru-cut) e pela retirada de mais de um fragmento, sendo hoje amplamente aceita diante de contraindicações à técnica percutânea.[2]

INDICAÇÕES

É sempre importante lembrar que a técnica transjugular deve ser utilizada para pacientes com doença hepática difusa, pois o direcionamento da agulha para um nódulo ou um segmento específico não é simples ou mesmo impossível. Assim, está indicada em pacientes com hepatopatia difusa e diante de um dos seguintes fatores de risco à via percutânea: coagulopatia, ascite volumosa e/ou obesidade mórbida.

É fácil compreender estas indicações quando lembramos que a via transparieto-hepática tem seu trajeto tamponado pela parede toracoabdominal, o que reduz o risco de hemorragias. Diante dos fatores de risco supracitados, este mecanismo de tamponamento é menos eficaz, elevando as taxas de complicações hemorrágicas.

Além destas clássicas indicações, também é comumente aplicada durante outros procedimentos transjugulares, como a confecção de "*shunt*" intra-hepático portossistêmico (TIPS) e na flebografia hepática com aferição da pressão livre e ocluída (ou encravada).

CONTRAINDICAÇÕES

Não existem contraindicações específicas, entretanto, devem ser feitas tentativas de correção de distúrbios de coagulação antes do procedimento, uma vez que se trata de procedimento eletivo. A diretriz da Sociedade Americana de Radiologia Intervencionista (SIR) recomenda a correção do RNI, se maior ou igual a 2,5 vezes o controle, e das plaquetas, caso a contagem seja inferior a 50.000/mm^3.

Como já mencionado, não deve ser utilizada para biópsia de lesões hepáticas focais. Existem, entretanto, relatos de biópsias de lesões focais que se localizavam nas proximidades das veias hepáticas, em pacientes com alto risco de sangramentos, numa abordagem conjunta com a ultrassonografia (US).[3]

Constitui uma limitação ao método a ausência de acessos venosos com trajetos diretos às veias hepáticas. Destaca-se a importância do profundo conhecimento da anatomia vascular, especialmente a hepática.

ANATOMIA

A veia jugular interna direita é o melhor acesso para este procedimento, pois através dela percorre-se trajetória relativamente linear até o fígado (Fig. 64-1). Podem-se ainda utilizar rotas alternativas por meio da jugular interna esquerda, jugular externa direita e, como última opção, a via baixa, das veias femorais.[4]

A veia jugular interna situa-se anterolateralmente à carótida, distanciando-se desta ao dirigir-se ao introito torácico. A punção baixa aumenta o risco de pneumotórax, enquanto a punção alta eleva o risco de punção arterial, já que a artéria situa-se posterior à veia. Desta forma, a punção em seu terço médio é a ideal (Fig. 64-2).

As veias jugulares interna esquerda e externa direita podem ser utilizadas na indisponibilidade da jugular interna direita. Estas opções apresentam trajeto mais tortuoso, que pode ser retificado com o auxílio da inserção de fio-guia mais rígido, seguido de bainha introdutora do próprio *kit* utilizado (LABS, Cook®). Já realizamos estes procedimentos por estas três alternativas, sem qualquer

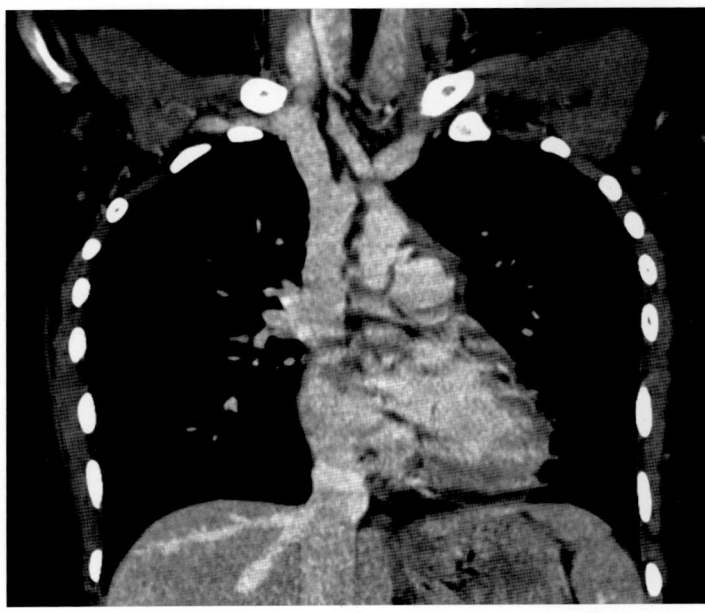

Fig. 64-1. Reconstrução com MPR demonstrando trajetória relativamente linear entre a jugular interna direita e veia hepática direita.

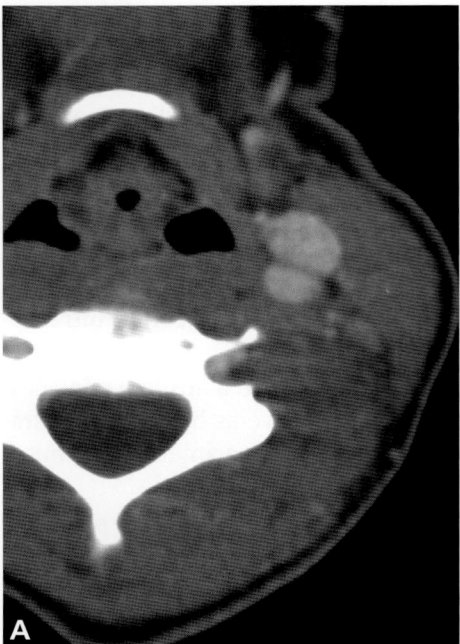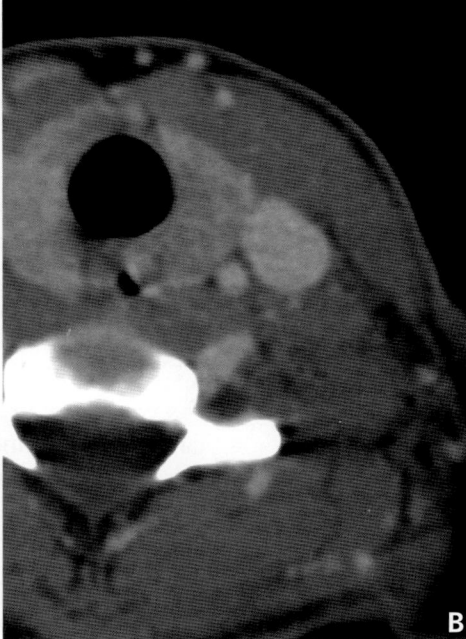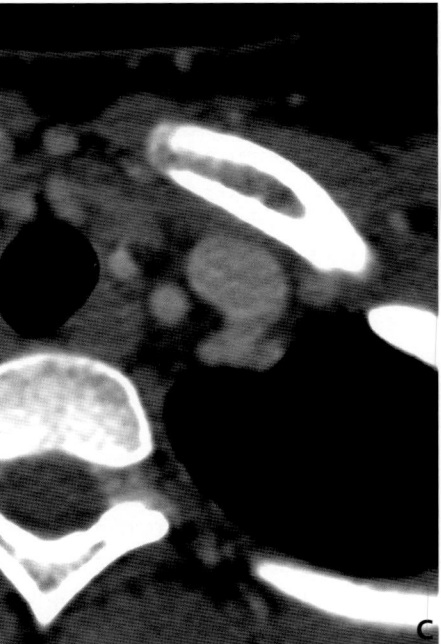

Fig. 64-2. Os vários níveis de acesso à veia jugular. (**A**) Nível cervical alto (elevando os riscos de punção arterial inadvertida); (**B**) nível médio cervical (posição ideal para punção); (**C**) introito torácico (aumentando os riscos de pneumotórax pós-punção).

dificuldade. A via femoral, descrita na literatura, não nos parece adequada, devendo ser lembrada apenas em casos bem específicos.

Em relação à anatomia venosa hepática, para a obtenção dos fragmentos, a veia hepática direita é a melhor opção, por ser a mais posterior e de grande calibre, facilitando seu cateterismo e garantindo haver grande quantidade de parênquima hepático anteriormente, reduzindo os riscos de perfuração capsular (Fig. 64-3). Uma vez na veia hepática direita, a cânula rígida pode ser facilmente direcionada anteriormente, permitindo que a agulha cortante dirija-se anteriormente, penetrando alguns centímetros no parênquima hepático. A biópsia pode ser também realizada pela veia hepática média e, neste caso, a agulha pode ser direcionada anterior ou posteriormente.

MATERIAIS

O *kit* de biópsia disponível no Brasil é o LABS-100® da Cook Medical, composto pelos seguintes materiais (Fig. 64-4):

- Bainha introdutora longa 7 Fr e 49 cm de comprimento.
- Cânula rígida angulada transjugular 14 gauge (50,5 cm).

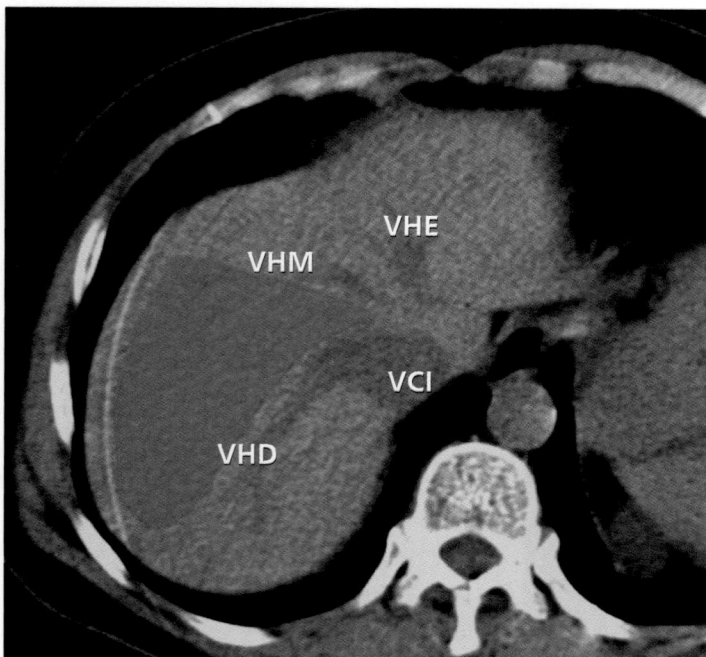

Fig. 64-3. Observe a grande quantidade de parênquima hepático situado anteriormente à veia hepática direita, reduzindo os riscos de perfuração capsular durante o disparo.

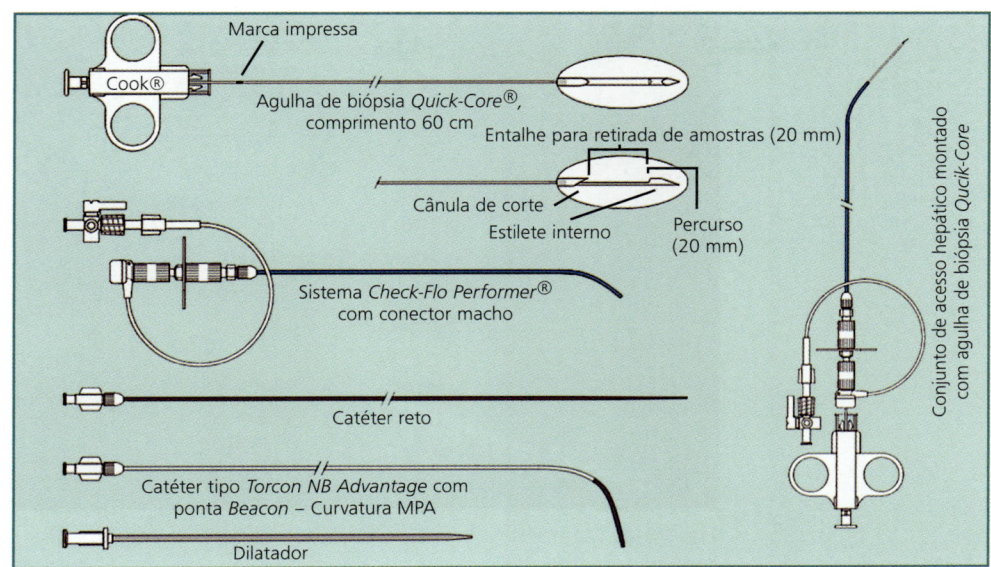

Fig. 64-4. Materiais do *Kit* LABS-100®, Cook (www.cookmedical.com).

- Catéter reto 5 Fr.
- Catéter multipurpose 5 Fr.
- Agulha de core biópsia (quick-core) 18 gauge de 60 cm.
- Dilatador 8 Fr.
- Válvula para a bainha longa.

Além deste *kit* LABS-100®, é necessário um fio-guia 0,035". Temos preferência pelo Roadrunner® 145 cm (Cook). Em alguns procedimentos poderão ser necessários outros materiais extras que devem estar disponíveis, como: catéter cobra 5 Fr, guias longos, guias rígidos, introdutores 9 ou 10 Fr entre outros.

PROCEDIMENTO

Como de rotina, deve-se obter o consentimento livre e esclarecido. Avaliar história de alergia a contraste e exames laboratoriais. É necessário jejum de 6 horas.

O paciente deve estar na posição supina, com a cabeça virada para o lado contrário ao local de punção jugular. Em adultos, o procedimento é realizado sob sedação consciente e anestesia local. Em alguns casos pode ser necessária a anestesia geral decorrente de dificuldades técnicas e gravidade do paciente. Em crianças pode-se fazer necessário a anestesia geral.

Inicialmente é feita antissepsia da região cervical com a solução específica, preferencialmente clorexidina, e aposição de campos estéreis. A US pode ser utilizada para definir o melhor local de punção da veia jugular interna ou mesmo guiar a punção em tempo real. Após infiltração local com anestésico tópico, faz-se uma pequena incisão na pele de cerca de 0,5 cm. Usando-se agulha de punção ou jelco (abocath) 18 gauge, consegue-se acessar a luz venosa, que pode ser confirmada por aspiração de refluxo venoso. Alternativamente, pode-se utilizar a técnica com os *kits* de micropunção.

Utilizando-se a técnica de Seldinger, insere-se um fio-guia de 0,035" com ou sem ponta curva (este último proporciona maior facilidade na negociação para transposição da junção átrio-caval), negociando-o no átrio direito até a cava inferior. Retirada a agulha, pode-se utilizar o introdutor 9 ou 10 Fr. Entretanto, temos a preferência de montar todo o sistema triaxial do LABS-100®, que é inserido diretamente, usando-se o catéter multipurpose do *kit* (funcionando como dilatador) internamente à cânula metálica e à bainha.

Uma vez levado todo o sistema por sobre o fio-guia à cava inferior, com a ponta do multipurpose exteriorizado da cânula, procura-se o óstio da veia hepática direita que se localiza na parede lateral direita da cava (Fig. 64-5), bem próximo à junção cava inferior/átrio direito. Inserido o fio-guia na veia hepática direita, avança-se o catéter e realiza-se a flebografia para confirmação diagnóstica (Fig. 64-6). O fio-guia é reintroduzido (agora pode ser necessário um guia mais rígido), e a cânula revestida é introduzida até cerca de 2-3 cm além do óstio da veia hepática direita. A partir de agora, a cânula deve ser mantida estática pelo operador, direcionada posterolateralmente, pois o movimento respiratório e a angulação da cânula tendem a recuá-la para a cava inferior. Com a cânula adequadamente fixa, insere-se a

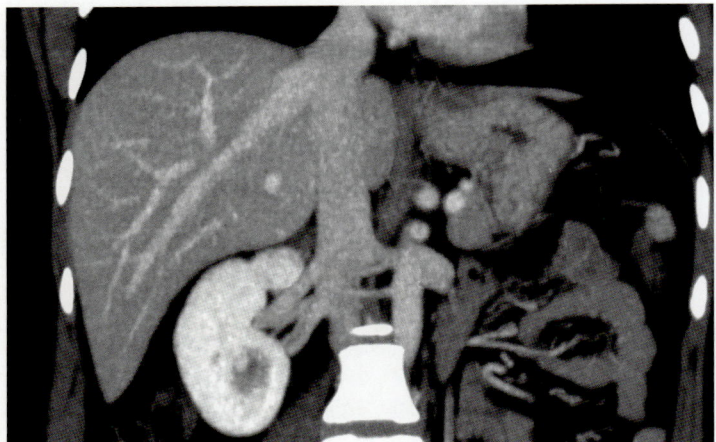

Fig. 64-5. Reconstrução em MPR demonstrando relação entre a veia hepática direita e a cava inferior.

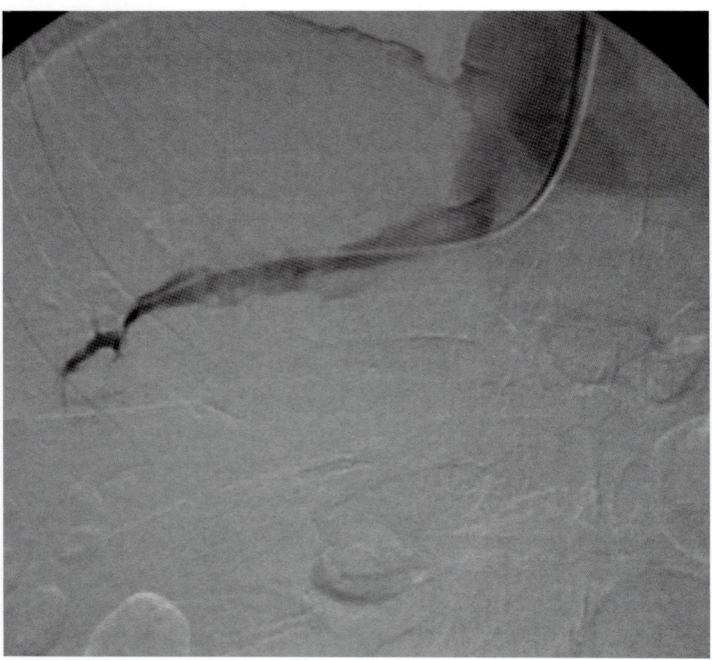

Fig. 64-6. Flebografia hepática direita.

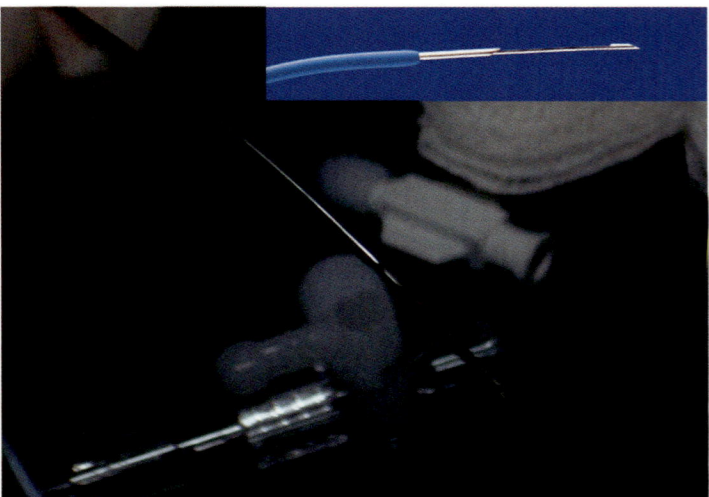

Fig. 64-8. Fragmento de tecido hepático no leito da agulha de biópsia transjugular.

agulha Tru-cut 18 gauge na válvula até sua ponta atingir a extremidade da cânula. Gira-se, então, a cânula em sentido anti-horário, entre 90 e 180°, tornando-a direcionada anteriormente. Mais uma vez sua fixação é importante, mantendo-a parada, avança-se a agulha cerca de 1 cm além da extremidade da cânula, sendo fácil sentir sua penetração no parênquima hepático. Uma vez no parênquima, a mesma deve ser disparada (Fig. 64-7) e, em seguida, retirada da cânula, que volta à posição posterolateral direita. O fragmento (Fig. 64-8) é retirado da agulha e fixado habitualmente em formalina a 10%. A agulha pode ser reintroduzida na cânula repetindo os passos a cada retirada do fragmento (geralmente 3 a 6, dependendo da amostra retirada).

Finalizado o procedimento, retira-se o sistema com introdutor valvulado, e a compressão manual cervical é feita por 10-15 minutos. O introdutor pode ser realizado em apneia para evitar embolia gasosa, ou um catéter de acesso venoso pode ser introduzido no local da punção para hemostasia e uso para acesso vascular. O paciente permanece em observação no serviço por duas horas em decúbito elevado (30°) com curativo cervical simples.

Alternativamente, antes da inserção da cânula, pode-se realizar o estudo flebográfico hepático, com aferição das medidas pressóricas da veia hepática livre e ocluída. Para esta aferição, o balão adequado é o complacente com furo terminal para passagem de fio-guia, estando disponível no Brasil o wedge 6 Fr e 7 Fr (BBraun), compatível com guia 0,035". O balão é insuflado e é realizado o estudo angiográfico pela luz do balão para que seja confirmada a total oclusão do vaso (sinal do contraste retido, em estase). A seguir devem ser mensuradas a pressão da veia hepática ocluída e a pressão da veia hepática livre. A medida da pressão da veia hepática ocluída é um indicador indireto bastante fidedigno da pressão na veia porta. Não havendo o catéter-balão complacente, podem-se utilizar balões de angioplastia, geralmente um 6 × 20 mm. Deve ser evitada a mensuração da pressão da veia hepática ocluída com o catéter diagnóstico "encravado", como alguns advogam, já que a pressão é superestimada nos portadores de cirrose. Encerradas as aferições pressóricas, retira-se o balão por sobre o fio-guia e insere-se a cânula rígida para realização da biópsia.

CONSIDERAÇÕES ADICIONAIS

Julgamos necessária a retirada de ao menos duas boas amostras não fragmentadas, sendo algumas vezes necessários vários disparos, pois a fragmentação da amostra não é incomum.

A fixação habitual é em formalina a 10%. Contudo, se disponível a formalina tamponada, o tempo possível para realização de estudo imunohistoquímico e genético da amostra é bastante prolongado.

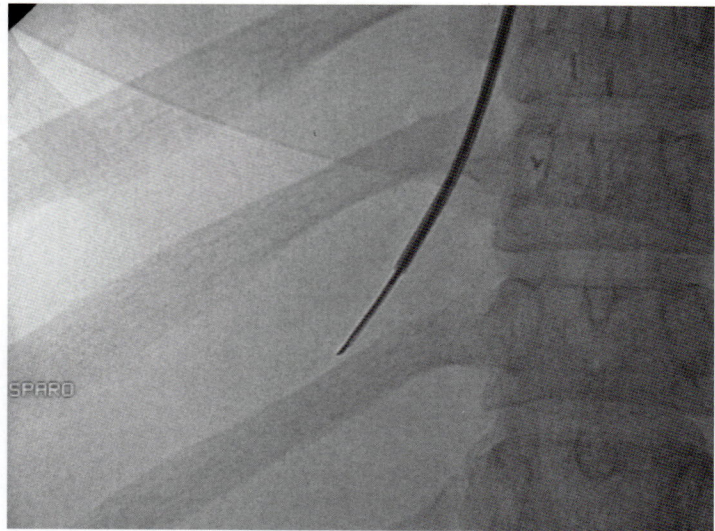

Fig. 64-7. Momento da introdução da agulha de biópsia por dentro da cânula rígida para aquisição de materiais para exame anatomopatológico.

COMPLICAÇÕES

Como dito anteriormente, os pacientes submetidos à biópsia hepática transjugular normalmente são portadores de comorbidades (coagulopatia, ascite, obesidade) o que, mesmo sendo procedimento altamente seguro, apresenta índice de complicações entre 1,3 e 5%, sendo a maioria de conduta conservadora. As complicações relacionadas com o método podem ser relacionadas com:

- *Punção venosa:* hemorragia e hematoma; pneumotórax.
- *Navegação endovascular:* arritmias durante passagem do átrio direito (são temporárias e regridem com a retirada dos dispositivos do interior do átrio).
- *Punção hepática:* perfuração capsular com hemorragia e dor; fístulas biliares (hemobilia); fístulas arterioportais e pseudoaneurismas.

A mortalidade deste procedimento, mesmo em pacientes complexos, é inferior a 0,5%.

CONCLUSÃO

A biópsia hepática realizada pela via transjugular é uma excelente alternativa quando contraindicado o acesso percutâneo, permitindo a aquisição de amostras satisfatórias com altos índices de sucesso e baixas taxas de complicações.

REFERÊNCIAS BIBLIOGRÁFICAS

1. Dotter CT. Catheter biopsy. Experimental technic for transvenous liver biopsy. *Radiology* 1964;82:312-4.
2. Kalambokis G, Manousou P, Vibhakorn S *et al*. Transjugular liver biopsy – indications, adequacy, quality of specimens, and complications: a systematic review. *J Hepatol* 2007;47:284-94.
3. Yavuz K, Geyik S, Barton RE *et al*. Transjugular liver biopsy via the left internal jugular vein. *J Vasc Interv Radiol* 2007;18:237-41.
4. Khosa F, McNulty JG, Hickey N *et al*. Transvenous liver biopsy via the femoral vein. *Clin Radiol* 2003;58:487-9.

Capítulo 65

Drenagem de Coleções Abdominais

- *Horacio D'Agostino*
- *Heriberto Hernández Fraga*
- *Mauricio Álvarez Arrezola*
- *Héctor de la Torre González*
- *Miguel Ángel de Gregorio*
- *David H Ballard*
- *Chaitanya Ahuja*

CONTEÚDO

- COLEÇÕES ABDOMINAIS................. 917
- DRENAGEM DE COLEÇÕES ABDOMINAIS 917
- INDICAÇÕES PARA A DPCA 917
- OS TRÊS PRINCÍPIOS DA DPCA 918
- CONTRAINDICAÇÕES 918
- ASPIRAÇÃO DIAGNÓSTICA................. 918
- TESTE DE "DRENABILIDADE" 918
- AVALIAÇÃO E PREPARO DO PACIENTE.......... 919
- ANESTESIA 920
- MATERIAIS 920
- GUIA POR IMAGEM 921
- TÉCNICA DA DPCA................. 921
- CUIDADOS DO CATÉTER................. 925
- CRITÉRIOS PARA REPETIR OS EXAMES DE DIAGNÓSTICO POR IMAGENS 925
- EXAME DA CAVIDADE RESIDUAL DA COLEÇÃO 925
- CRITÉRIOS PARA REMOVER O CATÉTER DE DRENAGEM 926
- COMPLICAÇÕES DA DPCA 926
- DRENAGEM DE COLEÇÕES ABDOMINAIS DE ACORDO COM SUA LOCALIZAÇÃO 927
- TÉCNICAS AVANÇADAS DE DRENAGEM 940
- CONCLUSÃO................. 943
- REFERÊNCIAS BIBLIOGRÁFICAS................. 943

COLEÇÕES ABDOMINAIS

O termo coleção é usado para descrever uma lesão circunscrita de conteúdo líquido estéril ou infectado. As coleções abdominais se localizam dentro dos espaços anatômicos da cavidade abdominal ou se desenvolvem dentro dos órgãos sólidos contidos nela. As coleções abdominais são classificadas pelas características de sua localização e por seu conteúdo (Quadros 65-1 e 65-2).

O manejo do paciente que apresenta uma coleção abdominal inclui a avaliação clínica, o diagnóstico por imagens da lesão e a terapêutica específica. As coleções abdominais podem ser solucionadas com tratamento médico ou precisar de um procedimento invasivo para serem drenadas.

DRENAGEM DE COLEÇÕES ABDOMINAIS

A drenagem de uma coleção abdominal é parte do plano integral do manejo do paciente. As coleções abdominais estéreis são drenadas quando causam sintomas (dor, mal-estar, compressão de vísceras sólidas ou ocas). O momento da drenagem dependerá do grau de sofrimento causado pela coleção. As coleções infectadas do abdome requerem drenagem de emergência, uma vez diagnosticadas pelos métodos de imagem. A manutenção da nutrição, a necessidade de administrar antibióticos e o acompanhamento são essenciais para a resolução da coleção.

Os métodos de drenagem são cirúrgicos, endoscópicos e guiados por imagens (percutâneo, transvaginal e transretal). Historicamente, a drenagem cirúrgica foi o primeiro método usado para evacuar coleções abdominais. A colocação de catéteres de drenagem cirúrgicos no abdome pode ser feita de forma convencional através de uma incisão (laparotomia) ou de forma laparoscópica. As coleções em contato com o estômago podem ser drenadas usando métodos endoscópicos de drenagem transgástrica (NOTES: *Normal Orifice Transendoscopic Surgery*).

A drenagem percutânea de coleções abdominais (DPCA) usa imagens para guiar a inserção de catéteres de drenagem através da pele dentro de uma lesão de conteúdo líquido para sua evacuação. A drenagem percutânea é um procedimento efetivo e seguro. Associado ao manejo adequado da condição do paciente, a DPCA pode obter a resolução das coleções simples (cistos, abscessos uniloculares) em mais de 90% dos casos.[1-4] Este resultado varia entre 70 e 80% para coleções complexas, como hematomas infectados, abscessos multiloculares, abscessos complicados por fístula e coleções que contêm tecido necrótico infectado.[1-4] Atualmente a DPCA substituiu a incisão e a drenagem cirúrgica da grande maioria das coleções abdominais.

O uso de imagens para guiar a evacuação de coleções abdominais remonta ao princípio da década de 1970, quando Holm *et al.* na Dinamarca[5] e Goldberg e Pollack nos Estados Unidos[6] relatam as experiências iniciais com a US como guia para intervenções percutâneas simples. Mais especificamente, Smith e Bartrum relatam, em 1974, a aspiração percutânea de abscessos guiada por US,[7] e Hancke e Pedersen, em 1976, descrevem a punção e aspiração de um pseudocisto pancreático, usando o mesmo método de imagens.[8] Em 1977, Haaga *et al.* usam a tomografia computadorizada (TC) para a aspiração de abscessos abdominais, e Gronvall e Gronvall descrevem o uso de técnicas angiográficas guiadas por US para inserir catéteres dentro de coleções para sua evacuação.[9,10] Gerzoff relata sua experiência inicial com a drenagem percutânea de coleções abdominais, em 1979.[11] O mesmo autor confirma, em 1981, a eficácia da drenagem percutânea abdominal em uma série de 67 pacientes onde foi obtida a resolução das coleções em 86% dos mesmos.[12] No começo, a utilização da drenagem percutânea era limitada às coleções simples, enquanto que a drenagem cirúrgica era indicada para evacuar as coleções complexas. O sucesso consistente da DPCA fez com que sua aplicação se estendesse para coleções de diversas etiologias, em todos os compartimentos anatômicos abdominais.[1-4,13-24]

INDICAÇÕES PARA A DPCA

A DPCA está indicada como o método de drenagem inicial de toda coleção abdominal que precise de evacuação.[1] A

Quadro 65-1. Classificação das coleções abdominais segundo sua localização

Supramesocólicas
- Subfrênicas (direita e esquerda)
- Sub-hepáticas (direita e esquerda)
- Retrogástricas
- Epigástricas

Inframesocólicas
- Parietocólicas (direita e esquerda)
- Mesentericocólicas (direita e esquerda)
- Interalças

Pélvicas
- Alta
- Baixa

Retroperitoneais

Quadro 65-2. Classificação das coleções abdominais segundo seu conteúdo

Tipo	Conteúdo
Abscessos	Pus
Bilomas	Bile
Hematomas	Sangue
Linfocele	Linfa
Pseudocistos	Suco pancreático
Cistos	Secreções
Tumores necróticos	Liquefação
Urinoma	Urina

drenagem cirúrgica estaria limitada àquelas coleções onde a DPCA tenha fracassado ou quando uma operação for necessária, acrescentando-se, então, a drenagem da coleção (por exemplo: colecistectomia laparoscópica e drenagem concomitante de um pseudocisto de pâncreas).[24] A DPCA se associa a procedimentos cirúrgicos no pré e pós-operatório; a DPCA pré-operatória está indicada para drenar abscessos resultantes de uma perfuração intestinal cuja causa demandará uma posterior intervenção, quando o abscesso tenha sido resolvido. Isto ocorre com os abscessos de origem apendicular, diverticular, da doença de Crohn e por perfuração de tumores intestinais quando são ressecáveis.[23,25-28] A DPCA é uma alternativa eficaz e menos agressiva que a reoperação para evacuar as coleções pós-operatórias. Grandes cirurgias (trauma, oncológica e transplantes) podem ficar complicadas com a formação de coleções estéreis e infectadas. Nessas circunstâncias, os cirurgiões não hesitam em indicar a DPCA em vez de uma intervenção cirúrgica.

OS TRÊS PRINCÍPIOS DA DPCA

Destacamos que a DPCA faz parte do manejo integral do paciente portador de uma coleção abdominal sintomática estéril ou infectada. A atenção cuidadosa aos princípios da DPCA é fundamental para o sucesso do procedimento (Quadro 65-3). Cada um desses três princípios é necessário para beneficiar o paciente e não desacreditar o método. O primeiro princípio é saber que tipo de coleção está sendo drenado. Embora o quadro clínico do paciente e as imagens diagnósticas possam antecipar com certeza o tipo de coleção que será drenado, a confirmação definitiva virá com o exame macroscópico e os exames laboratoriais de uma amostra do líquido contido na mesma. É comum reconhecer um abscesso, um biloma, ou um hematoma pelas características do líquido aspirado ao se fazer a punção da coleção. No entanto, se o líquido estiver pouco purulento, a presença ou ausência de microrganismos requer um exame microbiológico. Do mesmo modo, a distinção entre um urinoma, uma linfocele ou um tumor necrótico necessitará de exames laboratoriais e um exame citopatológico. O segundo princípio consiste em evacuar completamente a coleção. Este princípio é confirmado com imagens obtidas logo depois da drenagem inicial. Nesse momento, a persistência de líquido residual ou a presença de coleções adicionais não drenadas indica a necessidade de completar a drenagem com a correção do catéter mal colocado ou a inserção de múltiplos catéteres. O terceiro princípio se refere ao nosso papel no manejo do paciente e na intervenção que fizemos. O catéter de drenagem nos une com o doente. É nossa responsabilidade interagir com os colegas envolvidos no acompanhamento clínico do paciente e cuidar do catéter para que a DPCA alcance os melhores resultados. Para finalizar este enfoque, pode-se dizer que na DPCA nosso esforço é de 50% no procedimento e 50% no acompanhamento do paciente e do catéter. É por causa desses últimos 50% que drenagens bem feitas não resolvem as coleções, se os pacientes e os catéteres não forem tratados clinicamente de forma adequada.

CONTRAINDICAÇÕES

As contraindicações da DPCA incluem os estados de coagulopatia incorrigível, a ausência de uma via segura para inserir o catéter de drenagem, e quando a lesão a ser drenada for uma coleção pequena (< de 3 cm) que não permite a colocação de um catéter com *pigtail*.

ASPIRAÇÃO DIAGNÓSTICA

A aspiração diagnóstica consiste na obtenção de uma amostra do líquido encontrado dentro da coleção para exames laboratoriais. Este procedimento é feito com a inserção guiada por métodos de imagem de uma agulha dentro da coleção. Normalmente são aspirados entre 10 e 20 mL do líquido para exames microbiológicos e citoquímicos. O volume da amostra pode ser maior (50-100 mL) para o exame citopatológico. A aspiração diagnóstica está indicada para determinar a etiologia da ascite e de coleções abdominais sintomáticas. A aspiração diagnóstica também precede a DPCA na maioria dos casos. Os materiais usados para aspiração diagnóstica incluem agulhas de punção raquidiana de calibre 18-25 gauge, 9 cm de comprimento, e agulhas Chiba 22 gauge de 9-20 cm de comprimento. Nas coleções pequenas, que não permitem colocar um catéter *pigtail* (diâmetro < 3 cm), ou naquelas onde há risco de perfuração intestinal, o conteúdo das mesmas pode ser evacuado por uma agulha (18-20 gauge) sem causar morbidade. Nessas condições a aspiração é utilizada como recurso terapêutico (Fig. 65-1).[29-34]

TESTE DE "DRENABILIDADE"

Não é possível prever pelos exames de diagnóstico por imagem se uma coleção pode ou não ser drenada. A aspiração é o passo mais útil para avaliar, se a evacuação da coleção é viável. Chamamos como "teste de drenabilidade" o seguinte (Fig. 65-2): insere-se uma agulha de calibre 22 gauge na coleção, conecta-se a uma seringa de 20-50 mL por meio de um tubo de extensão e aspira-se. Se não for obtido líquido, são inseridas, sequencialmente, agulhas de calibre 20 e 18 gauge em "tandem" com a agulha 22 gauge ou em outra área da lesão. A falta de obtenção de líquido com uma agulha 18 gauge bem posicionada dentro da lesão significa que a drenagem não é viável. Nesta situação são obtidas amostras de biópsia que são enviadas para exames microbiológico e citopatológico.[35]

Quadro 65-3. **Os três princípios da drenagem percutânea**

1. Saber o que se drena
2. Drenar o necessário
3. Acompanhar o paciente e o catéter

Capítulo 65 ■ Drenagem de Coleções Abdominais

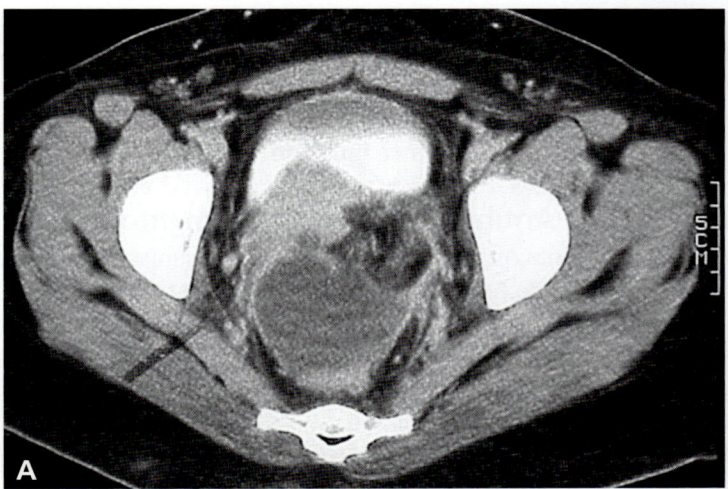
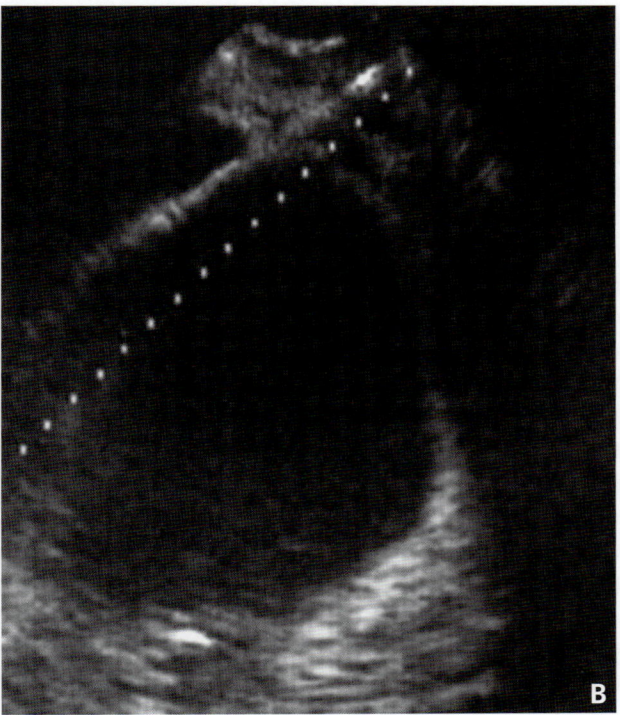

Fig. 65-1. Aspiração transretal evacuadora terapêutica associada a antibióticos resolveu um abscesso pélvico de origem entérica. (**A**) TC mostrando o abscesso pélvico e alças intestinais que impedem seu acesso pela via transabdominal. (**B**) Acesso transretal. A guia eletrônica da US mostra a trajetória da agulha para a aspiração.

AVALIAÇÃO E PREPARO DO PACIENTE

A avaliação do paciente antes do procedimento requer uma cuidadosa revisão da história clínica, dos resultados dos exames laboratoriais e dos exames de imagem.[36,37] É importante saber se o paciente é portador de doenças importantes como cardiovasculares, respiratórias, renais, metabólicas, mentais e alérgicas (principalmente ao meio de contraste iônico, penicilinas, lidocaína e tela adesiva). Também se deve avaliar a medicação utilizada pelo paciente. Embora não seja necessário saber todos os fármacos administrados ao paciente, é muito importante saber se ele faz uso de terapia anticoagulante (não esquecer da heparina, da aspirina e dos anti-inflamatórios não esteroides!), esteroides e antibióticos.

A) **Informação sobre o procedimento e obtenção do consentimento para fazer a DPCA:** o cirurgião informa e explica ao paciente sobre os detalhes técnicos, benefícios e riscos da DPCA e dos procedimentos alternativos. A DPCA causa menor traumatismo aos tecidos do que uma cirurgia, é feita com anestesia local e tem um período de convalescença curto. O paciente deve estar ciente de que sempre que uma agulha ou um cateter forem inseridos no organismo existem três riscos potenciais: hemorragia, infecção e perfuração de estruturas anatômicas (vísceras, pleura etc.). É bom lembrar que o hemo/pneumotórax pode complicar a DPCA do abdome superior. As drenagens transabdominais de coleções pélvicas também têm risco perfurar a bexiga. Esses efeitos adversos da DPCA ocorrem mesmo que o operador seja bem treinado e planeje cuidadosamente a intervenção de modo que, quando esses tópicos são comunicados ao paciente, deve-se transmitir um otimismo cauteloso para não causar apreensão nem medo do procedimento. O apoio e a compreensão de todos os membros da equipe de Radiologia Intervencionista para com o paciente e seus familiares contribuem para que o paciente se sinta bem tratado, podendo até mesmo diminuir a quantidade de narcóticos e sedativos durante o procedimento.

Fig. 65-2. Os passos a serem seguidos para se avaliar a "drenabilidade" de uma lesão que aparece como coleção líquida nos estudos de diagnóstico por imagem.

B) *Exames laboratoriais:* os exames laboratoriais incluem o hemograma (biometria hemática) e exames de coagulação. É preferível que o hematócrito dos pacientes esteja acima de 30%. Os exames de coagulação são importantes para detectar possíveis coagulopatias; o TP (tempo de protrombina), o TPT (tempo parcial de tromboplastina), a RNI ("Relação Normatizada Internacional" é uma medida de coagulação em relação ao TP e TPT), a contagem de plaquetas e o tempo de sangramento são os mais usados. Os valores de coagulação aceitáveis para a DPCA estão resumidos no Quadro 65-4. O tempo de sangria ou sangramento é solicitado em pacientes de alto risco de hemorragia: hemofilia ou déficit de fatores de coagulação, insuficiência renal crônica, insuficiência hepática (hepatite, doença crônica descompensada), SIDA, tratamento com quimioterapia, ou contagem de plaquetas menor que 100.000/mm^3. O ácido acetilsalicílico (aspirina) e drogas anti-inflamatórias não esteroides alteram a agregação plaquetária e prolongam o tempo de sangramento. A CIRSE e SIR sugerem padrões de coagulação que usamos rotineiramente.

Tratamento dos Distúrbios da Coagulação

As coagulopatias devem ser corrigidas antes da intervenção. Nos pacientes que usam aspirina e anti-inflamatórios não esteroides, o tempo de sangramento máximo aceitável para fazer a intervenção indicada é de 8 minutos. Os pacientes que usam heparina intravenosa podem ser operados depois de 2-4 horas de interrupção da infusão da droga. Os distúrbios moderados da coagulação, como PT > 12 s, INR > 1,5, e TPT > 40 s podem ser corrigidos administrando vitamina K 10 mg/dia IV durante três dias (dose máxima 30 mg). Se o paciente precisar de um procedimento de urgência, será tratado com a transfusão de 4-6 unidades de plasma fresco congelado, dependendo da gravidade da coagulopatia, sendo que duas unidades de plasma são transfundidas imediatamente antes da intervenção e o restante durante o decorrer da mesma. Os pacientes com baixa contagem de plaquetas são tratados com 10-12 unidades de concentrado plaquetário administradas imediatamente antes da drenagem e durante a mesma. Caso o paciente apresente resultados normais de TP, TPT e contagem de plaquetas, mas o tempo de coagulação estiver prolongado (> 9 min), utiliza-se a infusão de crioprecipitado ou DDAVP (1-deamino-8-d-arginina vasopressina) 0,3 mcg/kg em infusão durante 15 min. Recomenda-se solicitar a opinião do hematologista para corrigir anormalidades severas da coagulação.

Uso de Antibióticos Pré-Procedimento

Os antibióticos pré-procedimento são administrados de forma profilática ou terapêutica.[38-41] Habitualmente os pacientes que sofrem de coleções infectadas recebem antibióticos em doses terapêuticas antes da DPCA. Se o paciente não estiver tomando antibióticos e tiver uma coleção que seja suspeita de estar contaminada/infectada, administra-se cefalosporina (cefazolina, Ancef, Roche Manati, PR) entre 30 minutos e duas horas antes do procedimento. A administração de antibióticos pré-procedimento não altera os exames microbiológicos das amostras aspiradas da coleção como ocorre quando o paciente está tomando antibióticos por mais de 24 horas.[38-41]

ANESTESIA

Os requisitos anestésicos para a DPCA são mínimos ou moderados para a maioria dos pacientes. Os benzodiazepínicos orais (diazepam 5-10 mg) ou intravenosos (lorazepam 1 mg) podem ser administrados 30 minutos antes da DPCA para controlar a ansiedade gerada pelo procedimento. Todos os pacientes que são submetidos a uma DPCA apresentam um acesso intravenoso periférico ou central. Esta via é utilizada para administrar os antibióticos e a anestesia.

A sedação consciente intravenosa, obtida com a combinação de um tranquilizante (midazolam) e um narcótico sintético (fentanil), associada à anestesia local com lidocaína a 1%, é suficiente para fazer a DPCA em adultos. As doses desses medicamentos são modificadas de acordo com cada paciente e a duração da intervenção. Os pacientes são monitorados continuamente durante o procedimento avaliando-se os seguintes parâmetros: pulso, tensão arterial, respiração, oximetria, eletrocardiograma e nível de consciência. Recomenda-se ao profissional estar ciente dos efeitos adversos dessa medicação, assim como das doses máximas recomendadas antes de usar midazolam e fentanil. Ambos os medicamentos podem causar depressão do sistema nervoso central, parada cardíaca e morte. De acordo com as normas protocolares, as doses de midazolam inicial variam entre 0,5 a 2 mg IV enquanto que a dose inicial de fentanil oscila entre 25 e 100 mcg. Caso seja necessário, essas doses podem ser aumentadas a cada 30 minutos. A anestesia geral é usada em crianças ou adultos que não podem cooperar durante a DPCA.

MATERIAIS

Os materiais para a DPCA são comuns e estão disponíveis nas instituições onde os procedimentos percutâneos são feitos. Os materiais mais usados no nosso serviço são descritos a seguir:

A) *Agulhas para localização ou acesso á coleção:* essas agulhas são usadas para puncionar a coleção e aspirar a

Quadro 65-4. Valores aceitáveis dos testes de coagulação previamente ao procedimento

Teste	Valor aceitável
TP	Diferença controle/paciente < 3 s
TTPA	< 43 s
AP	> 50%
INR	< 1,5
Tempo de sangramento	8 min
Plaquetas	> 50.000/mm^3

amostra inicial de líquido. Quando o catéter de drenagem é colocado pela técnica de Seldinger (ver adiante), o guia é introduzido dentro da coleção através da agulha localizadora.

- Agulhas de Chiba 18-22 gauge, comprimento 9-25 cm.
- Agulhas de acesso angiográfico (Seldinger)18-19 gauge, comprimento 7-9 cm.

B) *Bisturi e pinça hemostática curva:* esses instrumentos são utilizados para a incisão e ampliação da pele no local da agulha localizadora.

C) *Guias (fios):* os guias para a DPCA são relativamente macios a fim de evitar perfuração dos tecidos. Embora qualquer guia desse tipo seja útil, frequentemente usamos o fio de ponta macia em forma de "J" de 3 a 15 mm 0,035", de 140 cm de comprimento. O guia de Amplatz firme ou extrafirme (stiff or extrasstiff) é útil quando é preciso atravessar tecidos densos ou existe pouco espaço para enrolar 10-15 do fio na cavidade da coleção.

D) *Catéteres de drenagem:* existe uma grande variedade de catéteres de drenagem. Nós preferimos usar catéteres com apenas um lúmen de 10-24 Fr, comprimento de 25-30 cm, ponta em forma de J ou *pigtail*.[42,43] Os catéteres tipo Malecot ou de drenagem torácica cirúrgica (24-30 Fr) são usados para evacuar coleções com conteúdo de material necrótico.[44,45]

Os catéteres para drenagem de coleções podem ou não ter um mecanismo de retenção interno. O mais comum consiste em uma sutura que fixa o *pigtail* (Cope loop).[43] A maioria dos catéteres de drenagem possui uma cânula metálica reta, uma cânula de plástico flexível e um estilete metálico. As cânulas metálica e plástica são usadas para inserir o catéter dentro da coleção sobre um fio-guia (técnica de Seldinger).[46]

GUIA POR IMAGEM

Os métodos de imagem utilizados para guiar a DPCA são a fluoroscopia, a ultrassonografia (US) e a TC.[47,48] A ressonância magnética (RM) pode ser usada, excepcionalmente, como método alternativo. Seu alto custo, longo tempo de ocupação da máquina, acessibilidade e características especiais dos materiais requeridos limitam o uso.

A escolha do método de imagem para guiar a DPCA depende da preferência do radiologista intervencionista, da localização da coleção e da disponibilidade do método de imagem. Em nossa instituição a estratégia para a drenagem da maioria das coleções líquidas abdominais é planejada com as imagens da TC que fez o diagnóstico da coleção para selecionar o guia por imagem e o trajeto da pele até a coleção a fim de fazer a drenagem. Frequentemente, as coleções de mais de 5 cm de diâmetro e superficiais são viáveis para inserir os catéteres de drenagem com guia ecográfico combinado com fluoroscopia. As coleções pequenas e localizadas na profundidade do abdome são drenadas com guia por TC. Ocasionalmente a fluoroscopia é utilizada como guia único para DPCA quando existe gás dentro da coleção e uma via segura de acesso é identificada em um exame de TC feito previamente.[28]

TÉCNICA DA DPCA

A técnica de inserção do catéter de drenagem dentro das coleções abdominais consiste nos seguintes passos:

1. Seleção do trajeto do catéter da pele para a coleção.
2. Preparo do campo operatório.
3. Anestesia da zona cutânea de acesso.
4. Colocação da agulha para localização da coleção e seleção do catéter de drenagem.
5. Ampliação da incisão nos tecidos moles para inserir o catéter.
6. Inserção do catéter.
7. Drenagem da coleção.
8. Irrigação da cavidade.
9. Fixação externa do catéter.
10. Conexão do catéter a uma bolsa coletora ou sistema de drenagem por aspiração.

Seleção do Trajeto do Catéter da Pele para a Coleção

O local de entrada do catéter na pele e o trajeto do catéter da pele para a coleção são selecionados analisando os exames prévios de diagnóstico e as características da região anatômica onde se encontra a lesão. Os raios X simples, a US com Doppler, TC ou RM são analisados para planejar o trajeto da drenagem identificando as estruturas com risco potencial de serem lesadas. A TC e a RM demonstram com precisão as coleções abdominais e suas relações com órgãos vizinhos. A TC é o método mais comum usado no planejamento da abordagem das coleções abdominais. Geralmente a via mais direta e segura entre a pele e a coleção é usada para inserir o catéter de drenagem. Portanto, no trajeto do catéter evita-se a interposição de estruturas anatômicas (intestino, vasos da parede abdominal e intra-abdominais).

A via pré-selecionada pela TC é confirmada por US/fluoroscópio ou por novas imagens de TC obtidas antes do procedimento. O local de entrada da agulha localizadora e o catéter são marcados na pele. A distância entre a pele e a coleção determina o comprimento da agulha de localização.

Preparo do Campo Operatório

A pele que cobre a zona de entrada do catéter é preparada e coberta de forma estéril. As soluções de iodo a 10% (Betadine, Purdue Fredrerick, Norwalk, CT) ou de gluconato de clorexidina (Hibiclens, Zeneca, Wilmington, DW) em pacientes alérgicos ao iodo são usadas para a antissepsia da pele. A área preparada deve ser ampla, pelo menos com 20-25 cm de diâmetro ou ainda maior para permitir as mudanças de localização do sítio de entrada da agulha ou inserção de catéteres adicionais.

Anestesia da Zona Cutânea de Acesso

Uma solução de lidocaína a 1% é usada para a anestesia local da pele e dos tecidos moles. Os terminais nervosos que dão sensibilidade á pele se localizam na derme. Portanto, uma anestesia apropriada deve incluir infiltração da derme como se formasse uma pápula ("casca de laranja"). Uma vez que a derme tenha sido anestesiada, a lidocaína é injetada ao longo do futuro trajeto da agulha localizadora através dos tecidos. Raramente a anestesia requer infiltrações mais profundas que 5 cm. Caso seja necessário anestesiar planos anatômicos profundos, usa-se uma agulha mais longa. É crucial anestesiar o peritônio parietal já que esta membrana é extremamente sensitiva.

Colocação da Agulha para Localização da Coleção e Seleção do Catéter de Drenagem

Em casos onde o fluoroscópio ou a US são os métodos usados para guiar a DPCA, a agulha é inserida dentro da coleção com visualização direta. Quando o guia utilizado é a TC, a agulha é inserida, parcialmente, 2-4 cm no sítio previamente calculado e depois são obtidas imagens para determinar sua localização. Se a agulha estiver direcionada para o trajeto planejado, ela é aprofundada até penetrar na cavidade da coleção. Se a agulha estiver fora do lugar, é mantida e utilizada como marcador para a inserção de uma segunda agulha ("as agulhas mal colocadas são bons marcadores"). A punção bem-sucedida da coleção é confirmada por novas imagens tomográficas. Uma vez que a agulha se encontre dentro da coleção, a aspiração de 1-2 mL de material líquido permite conhecer a viscosidade e as características físicas do mesmo. O espécime é enviado para coloração de Gram, cultura e sensibilidade para bactérias aeróbicas e anaeróbicas, micoses e, de forma específica, para cultura de bacilo da tuberculose ou vírus. O exame citológico e químico da amostra também pode ser necessário. Aconselha-se aspirar somente uma pequena quantidade do conteúdo da coleção. A inserção do catéter é facilitada quando a parede da coleção fica sob tensão em razão de seu conteúdo. A evacuação parcial da coleção faz com que a inserção do catéter seja mais trabalhosa.

É comum que o primeiro líquido aspirado seja pouco viscoso, porque o sedimento da coleção foi depositado por ação da gravidade na porção dependente da cavidade. Assim, com essa limitação, as características do líquido obtido pela aspiração diagnóstica inicial podem ser úteis para a seleção do catéter de drenagem. Os líquidos não viscosos são drenados com catéteres 8-10 Fr. Os fluidos viscosos e aqueles que têm partículas requerem catéteres mais calibrosos (12-24 Fr) para sua drenagem.[42,44,45]

Uma vez terminada a aspiração, introduz-se o guia dentro da cavidade da coleção até encontrar resistência na sua introdução. A posição do guia dentro da coleção é documentada por imagens (US, TC ou fluoroscópio).

Ampliação da Incisão nos Tecidos Moles para Inserir o Catéter

A ampliação do ponto de entrada na pele para inserção do catéter é um passo importante que não deve ser subestimado. A direção da incisão da pele, incluindo a derme e a fáscia superficial (a delgada fáscia que divide a gordura subcutânea em duas camadas), é horizontal ou oblíqua craniocaudal. O comprimento dessa incisão é de acordo com o diâmetro do catéter. Em geral, para catéteres de 8 a 12 Fr faz-se um corte na pele de 5 mm, que será proporcionalmente maior para catéteres mais calibrosos. A ampliação através da separação dos tecidos moles da parede abdominal ou intercostais (no caso de coleções abdominais altas) com uma pinça de Kelly curva é essencial para facilitar a inserção do catéter. "Não se deve brigar com os tecidos moles..." Muitas dificuldades na inserção do catéter são decorrentes da inadequada preparação do ponto de entrada do catéter na pele e na parede abdominal ou torácica. Ocasionalmente a incisão precisa inclui a fáscia muscular. Uma vez preparado o trajeto através da pele e do tecido subcutâneo, o catéter de drenagem pode ser inserido sem esforço.

Inserção do Catéter

Existem três técnicas de inserção de um catéter de drenagem percutâneo em uma coleção:

A) Técnica de Seldinger.
B) Tandem-trocater.
C) Técnica da inserção direta do catéter.

Técnica de Seldinger

A técnica de Seldinger (Fig. 65-3) é a mais utilizada para a inserção de catéteres.[46] Consiste em inserir uma agulha de 18 gauge de lâmina delgada dentro da coleção. O material é aspirado para avaliar suas características e selecionar o catéter de drenagem. Um guia suave em J-0,035-0,038" é introduzido na coleção, através da agulha, 10 a 15 cm dentro da cavidade (Fig. 65-3A e B). Ampliam-se o orifício cutâneo e os tecidos moles dilatados. Sob visualização direta por enografia ou fluoroscópio, o trajeto é dilatado progressivamente com dilatadores de teflon (Fig. 65-3C). O catéter depois é inserido sobre o guia e colocado dentro da coleção (Fig. 65-3D e E). A colocação do catéter usando a técnica de Seldinger, no caso de usar a TC como guia, pode ser imprecisa, podendo inclusive deixar o catéter fora da coleção. Devem-se tomar todas as precauções para que isso não aconteça preparando-se de forma generosa o orifício da pele e a dilatação dos tecidos moles desde a pele até o interior da cavidade da coleção. Caso o profissional encontre dificuldades para a dilatação ou inserção do catéter, é mais seguro transferir o paciente para uma sala com fluoroscopia, com o guia dentro da coleção, a fim de monitorar em tempo real a dilatação do trajeto e a introdução do catéter.

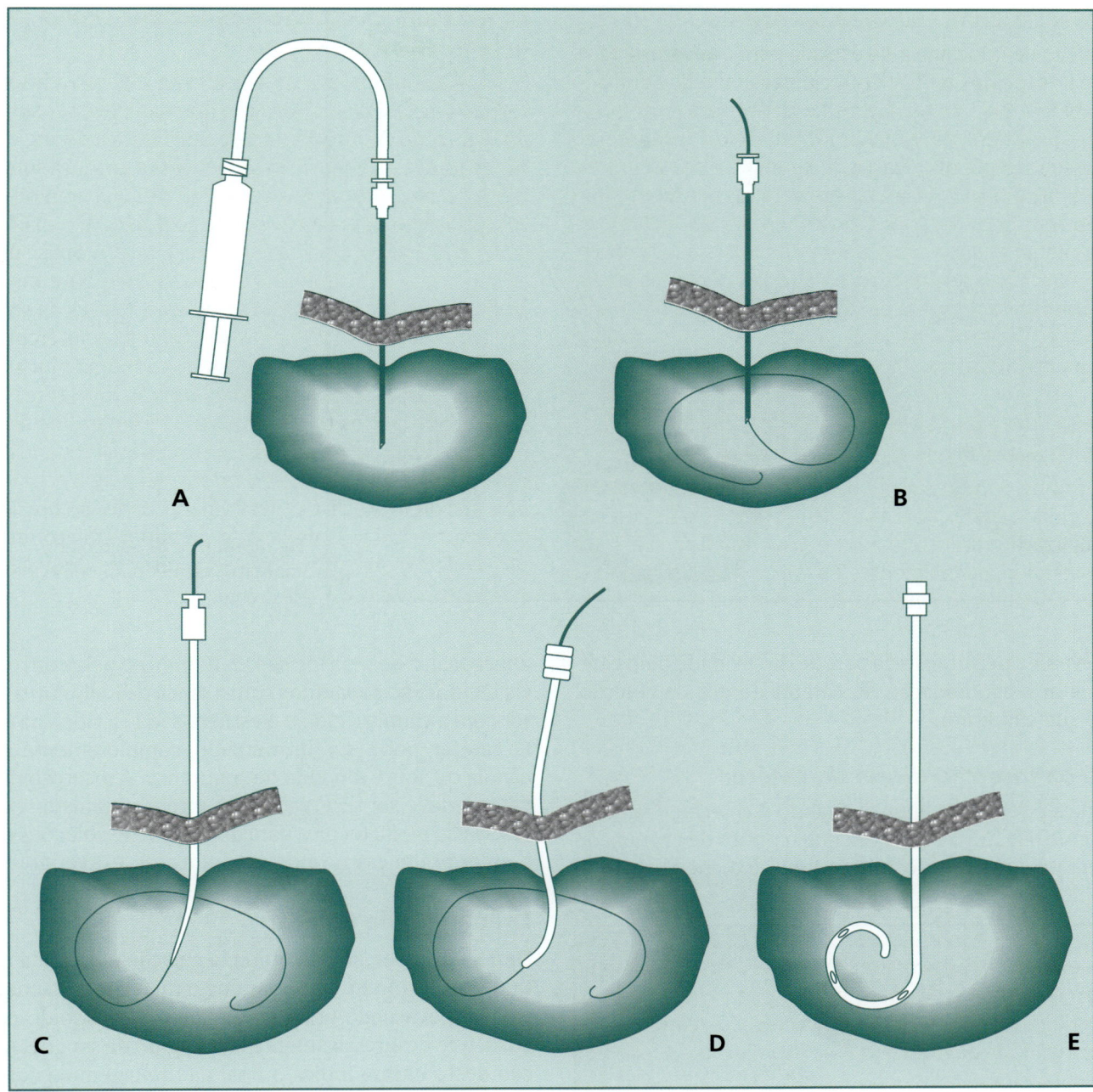

Fig. 65-3. Técnica de Seldinger para colocar o catéter de drenagem.

Técnica de Tandem-Trocater

A técnica de tandem-trocater (Fig. 65-4) é usada por alguns intervencionistas em razão da sua simplicidade e rapidez. É útil para a inserção do catéter de drenagem quando a TC for usada como guia por imagens.[14] O catéter selecionado é montado sobre a cânula metálica rígida, e o estilete é colocado dentro da cânula. A distância entre a pele e a coleção é marcada sobre o catéter com uma fita adesiva estéril, como se fosse uma bandeirinha. O catéter é colocado ao lado da agulha localizadora através do mesmo orifício cutâneo. Uma mão é utilizada para manter a agulha e o catéter alinhados ao nível da pele. A outra mão é usada para prender a porção proximal do catéter com os dedos indicador e médio, enquanto o polegar é colocado sobre a alça do catéter para fazer pressão ao ser inserido (Fig. 65-4A). Com a primeira mão mantém-se o alinhamento do catéter e controla-se sua inserção, enquanto que com a segunda mão avança-se o mesmo. O catéter é inserido na coleção seguindo o trajeto da agulha. A colocação do catéter é observada em tempo real por fluoroscópio ou US. Quando a TC é utilizada como guia do procedimento, o estilete é retirado, e a aspiração do líquido confirma a posição do catéter dentro da coleção. O catéter pode ser avançado diretamente sobre a cânula dentro da coleção ou sobre um guia de ponta delgada em forma de "J". O guia é inserido dentro da coleção pela cânula; uma vez na cavidade da coleção, será enrolado dentro dela (Fig. 65-4B). O catéter é avançado sobre a cânula e o guia. A inserção do guia dentro da coleção antes de avançar o catéter

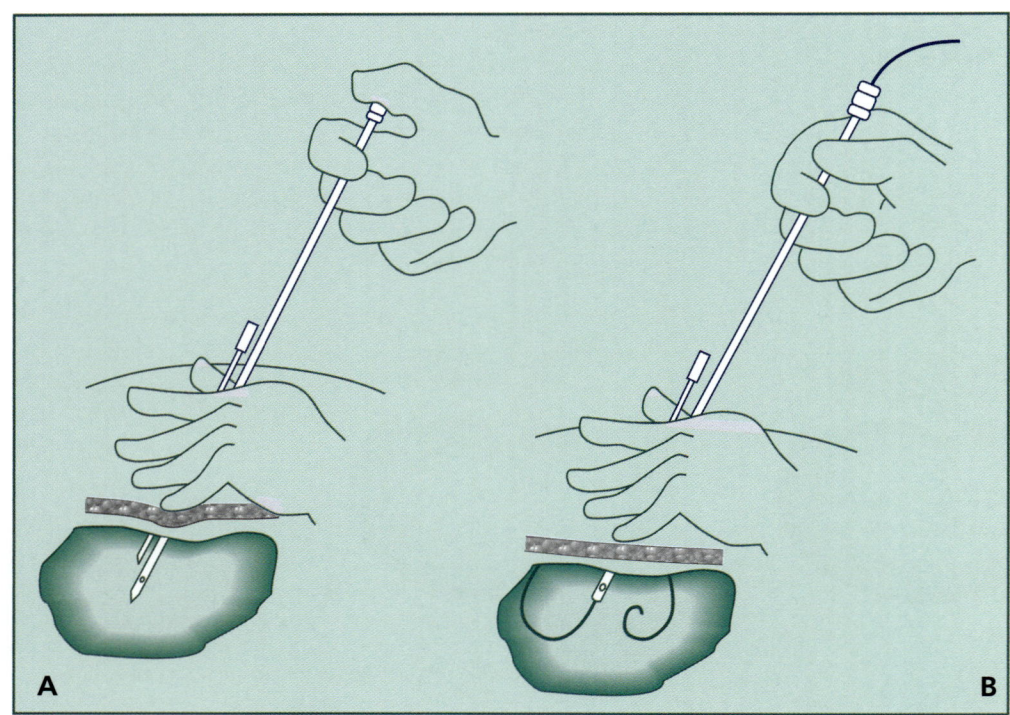

Fig. 65-4. (A e B) Técnica de Tandem-Trocater para colocar o catéter de drenagem.

tenta prevenir a perfuração da parede da cavidade pelo catéter e facilitar a acomodação do catéter dentro da coleção, evitando sua curvatura.

Técnica da inserção direta do catéter

Esta técnica é realizada apenas quando a coleção é superficial e grande (Fig. 65-5). Uma vez que o ponto de entrada do catéter na pele tenha sido selecionado, e a anestesia local aplicada, faz-se uma incisão (5-10 mm) na pele com o bisturi. Os tecidos são separados com a pinça de Kelly curva. O catéter com a cânula rígida e o estilete são inseridos na coleção. O catéter pode ser introduzido completamente sobre a cânula ou sobre um guia de segurança. A inserção direta do catéter deve ser reservada para intervencionistas experientes. O uso desta técnica para drenagem de coleções deve ser a exceção em casos onde sua indicação estiver apropriada.

Drenagem da Coleção

Depois da inserção do catéter, a coleção é drenada completamente. É comum observar que o material de menor viscosidade é evacuado primeiro, seguido pelo líquido mais viscoso, que progressivamente fica tingido de sangue. A aspiração deste último indica o final da drenagem da coleção. O trauma causado pela sucção do catéter sobre a parede hiperêmica da cavidade causa um sangramento escasso e autolimitado. As imagens obtidas por US ou TC logo depois da drenagem confirmaram a drenagem total da coleção ou a presença de outras coleções ainda não drenadas. O catéter de drenagem pode ser recolocado ou catéteres adicionais inseridos, se o volume do material residual for considerável.

Colocação de mais de um catéter para obter a drenagem completa da coleção/coleções

Os critérios para colocar dois ou mais catéteres durante a DPCA incluem:

A) Coleções grandes (mais de 5 cm de diâmetro). Apenas um catéter pode ser insuficiente para drenar o material contido na coleção. A cavidade grande pode sofrer um colapso parcial, criando bolsas com líquido sem drenar.

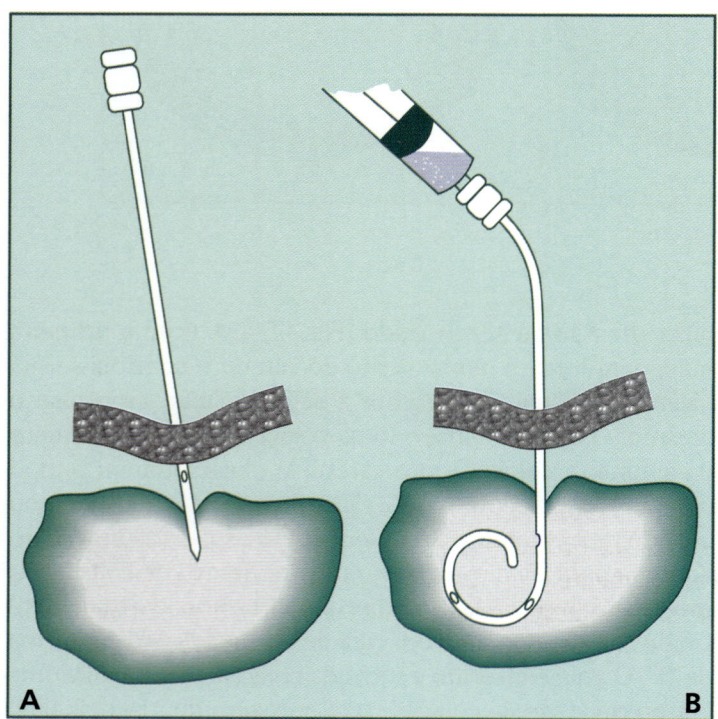

Fig. 65-5. (A e B) Técnica de colocação do catéter de drenagem por trocarter.

B) Coleções que contêm líquido viscoso ou com partículas (resíduos de fibrina, coágulos, necrose tecidual).
C) Coleções múltiplas ou tabicadas.

Irrigação da Cavidade

Uma chave de três entradas é colocada na alça do catéter. A cavidade é irrigada com pequenas quantidades de solução salina normal, até que o líquido aspirado adquira um aspecto claro. O volume da solução irritante é 1/3 ou 1/4 do volume total drenado da coleção. As medidas devem ser exageradas para evitar uma hiperdistensão das cavidades de coleções infectadas a fim de prevenir uma reação séptica.[22]

Fixação Externa do Catéter

Os catéteres ficam presos à pele com um ponto de sutura ou acessórios de fixação externa. Para prevenir curvaturas do catéter de drenagem, este é colocado sobre a pele em uma posição oblíqua cefalocaudal ou transversal. Os catéteres colocados ao longo do eixo cefalocaudal tendem a dobrar ou curvar, quando o paciente flexiona o corpo, enquanto se levanta. É conveniente fixar o catéter com fita adesiva enrolada em torno de si mesma e aderida à pele (em forma de mesentério) (Fig. 65-6). Esta medida é usada para prender o catéter e para que resista a puxões acidentais sem sair da coleção.

Conexão do Catéter a uma Bolsa Coletora ou Sistema de Drenagem por Aspiração

A maioria das coleções abdominais é drenada eficazmente conectando o catéter a uma bolsa de drenagem. As coleções de conteúdo viscoso ou líquido com partículas (coleções pancreáticas, hematomas etc.) requerem conectar o catéter de drenagem a um sistema de aspiração. A aspiração usada para catéteres de drenagem é a aspiração intermitente baixa (50-80 mph). A aspiração contínua baixa é usada quando existem fístulas de alto débito (> 300 cc/dia). Os catéteres que drenam coleções de alto débito, como as fístulas gastrointestinais e do trato urinário, se beneficiam com sucção contínua baixa a fim de manter a cavidade seca e para promover seu fechamento.

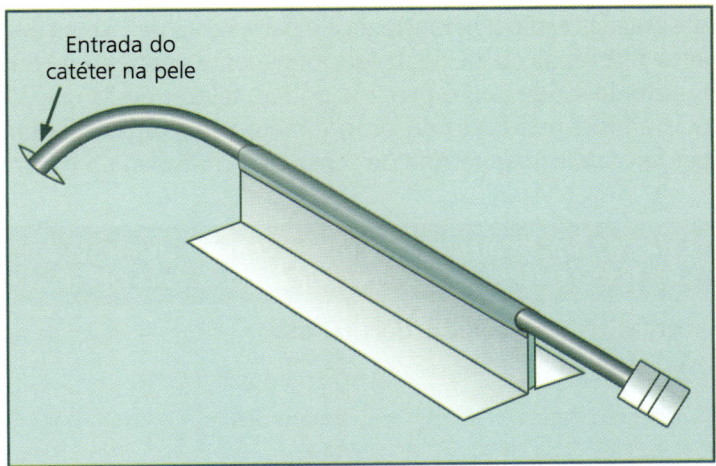

Fig. 65-6. Fixação do catéter à pele com tela adesiva formando um "mesentério".

CUIDADOS DO CATÉTER

O catéter, as conexões e os acessórios de fixação externa são revisados diariamente durante a visita diária ou quando o paciente é visto, posteriormente, no consultório de Radiologia Intervencionista. A formação de curvaturas no trajeto do catéter, o mau funcionamento das conexões de drenagem ou a fixação externa inadequada do sistema de drenagem comprometem a eficácia da DPCA.

- *Irrigação do catéter:* a irrigação é usada para manter a permeabilidade do catéter. Sem irrigação os catéteres ocluem, independentemente do calibre. A irrigação apropriada dos catéteres inclui os seguintes passos:
  - Colocação de uma seringa e aspiração do material residual da cavidade.
  - Injeção de 5-10 mL de solução salina isotônica na cavidade.
  - Aspiração da solução irritante.
  - Injetar 5 mL de solução salina isotônica.

Recomenda-se que um integrante da equipe intervencionista faça a irrigação do catéter pelo menos uma vez ao dia para avaliar o funcionamento do mesmo. O pessoal da enfermaria devidamente treinado fica encarregado da irrigação durante o tempo em que o paciente permanecer internado. Geralmente os catéteres são irrigados uma vez em cada turno. Quando as coleções drenam material viscoso podem requerer uma irrigação mais frequente (a cada 4-6 horas). O volume de drenagem diário do catéter é obtido subtraindo o volume do irritante do volume total drenado em 24 horas.

CRITÉRIOS PARA REPETIR OS EXAMES DE DIAGNÓSTICO POR IMAGENS

Os exames de diagnóstico por imagens em pacientes que foram tratados com a DPCA são repetidos quando o paciente não melhora, apesar de um bom manejo clínico (antibióticos, nutrição) ou por questões acadêmicas para demonstrar a resolução da coleção. O melhor exame é a TC do abdome. Se o paciente continuar com febre e leucocitose e a TC demonstrar que a coleção foi completamente drenada, devem-se descartar outras causas que possam manter um estado de sepse (infecção do catéter venoso central, flebite, pneumonia, ou infecção urinária).

EXAME DA CAVIDADE RESIDUAL DA COLEÇÃO

A história natural de uma coleção completamente drenada é até a sua resolução. O espaço ocupado pelo líquido desparece, a parede da coleção fica desintegrada, e a cavidade desaparece por adesão do tecido inflamatório que a reveste internamente. Paralelamente, o catéter não drena mais. A injeção de contraste através do catéter deve ser feita quando a sepse ou condição aguda do paciente melhoraram. Uma solução de contraste diluído em solução salina (1:1) é injetada lentamente e a uma baixa pressão através do catéter para visualizar a cavidade residual da coleção e demonstrar a existência ou não de uma fístula. O exame por contraste pode não ser necessário em coleções simples. Este exame está indicado para analisar coleções onde existe uma suspeita de fístula e previamente à esclerose com álcool de lesões císticas hepáticas/renais.

CRITÉRIOS PARA REMOVER O CATÉTER DE DRENAGEM

Os critérios para remover o catéter incluem cinco parâmetros (Quadro 65-5). Eles devem estar correlacionados para evitar a possibilidade de recidiva da coleção.

1. **Condição clínica do paciente:** a melhora dos sintomas do paciente indica que a coleção está em vias de resolução. O desaparecimento de febre, dor, mal-estar, ou de sinais de obstrução intestinal, biliar ou urinária causados pela coleção são elementos clínicos que destacam o efeito benéfico da DPCA.
2. **Normalização dos resultados de laboratório:** os valores que eram anormais antes da drenagem retornam à categoria de normalidade, quando a drenagem é efetiva. Por isso é que nos casos de pacientes com coleções infectadas a contagem de leucócitos, que estava elevada antes da drenagem, diminui, e as formas imaturas são escassas ou desaparecem. Os exames microbiológicos que eram positivos ficam negativos etc.
3. **Volume drenado pelo catéter:** como regra geral, os catéteres de drenagem são removidos, quando o volume drenado é tão reduzido que é difícil medir ou é menor que 10 mL/dia. Quando o volume drenado alcança 20-30 mL/dia, a irrigação do catéter é suspensa. Se a quantidade de material drenado pelo catéter se mantiver inferior a 10 mL/dia por mais de 24 horas, o catéter é removido. A exceção a essa regra inclui aqueles pacientes que desenvolveram uma fístula (pancreática, intestinal, urinária ou biliar).
4. **Presença ou ausência de fístula:** uma fístula é a comunicação anômala entre duas superfícies cobertas por epitélio. Cada vez que um catéter percutâneo é colocado em uma coleção que tenha uma comunicação com o trato gastrointestinal, biliar ou geniturinário, forma-se uma fístula controlada entre a coleção e a pele. A recidiva de uma coleção pode ocorrer, se a fístula não se fechou no momento em que o catéter de drenagem foi removido. Ás vezes uma fístula pode ser vista no sinogram, embora não haja drenagem pelo catéter. Este achado significa que o líquido tem uma drenagem preferencial pelas vias naturais e não para o meio externo. Nessas circunstâncias, o catéter é pinçado durante 1-3 dias para avaliar se existe um novo acúmulo de líquido. O catéter é removido, se não houver recidiva da coleção. As fístulas fecham com drenagem adequada desde que não exista oclusão distal, infecção ou tumor na cavidade ou ao longo do trato, desnutrição severa, isquemia, que o paciente não tome esteroides ou não seja diabético descompensado, o que pode impedir a cicatrização (Quadro 65-6). Normalmente os tecidos cicatrizam em torno do catéter. Uma cavidade com drenagem baixa persistente pode ser tratada, reduzindo-se, gradativamente, o calibre do catéter de drenagem. O trajeto de drenagem fechará ao redor do catéter. Uma vez que chegue a um diâmetro de 6 ou 8 Fr, o catéter é removido 2-3 cm ao dia em 3 a 5 dias. Presumidamente essa técnica permite o colapso e o fechamento progressivo do trajeto do catéter.
5. **Tamanho da cavidade residual:** este parâmetro é avaliado pela injeção de contraste através do catéter, como já foi mencionado. Em geral, a cavidade reduz seu tamanho logo depois da drenagem, as paredes se desintegram e se fusionam. Quando o tamanho da cavidade não é resolvido com uma drenagem apropriada, deve-se suspeitar da presença de um tumor primário ou metastático cístico ou necrótico.

COMPLICAÇÕES DA DPCA

A DPCA é um procedimento seguro. A segurança da DPCA depende de uma indicação apropriada, bom preparo do paciente, e da execução da técnica correta por um intervencionista bem treinado. A maioria das complicações relacionadas com a DPCA é pequena e fácil de ser corrigida (dor no ponto de entrada do catéter na pele, oclusão e saída do catéter).[13] As complicações mais sérias ocorrem em um índice que varia entre 1 e 5% em diferentes estudos. Entre as mais comumente observadas estão a hemorragia e a perfuração de víscera oca (alça intestinal ou bexiga). Adicionalmente, pacientes com estado de saúde muito precário podem falecer dentro de 30 dias após a realização do procedimento por causa de uma parada cardiorrespiratória ou sepse não controlada.[4,19,20]

Quadro 65-5. Critérios para retirar os catéteres de drenagem. Estes são retirados quando há evolução favorável dos parâmetros avaliados

Parâmetros	Evolução favorável
1. Condição clínica do paciente	Desaparecimento dos sintomas
2. Resultados de laboratório	Melhora ou normalização
3. Volume drenado pelo catéter	< de 10 mL/ 24 horas
4. Sinograma através do catéter	Ausência de fístula
5. Tamanho da cavidade residual	Resolução da cavidade

Quadro 65-6. Fatores que interferem com o fechamento de uma fístula estabelecida em consequência de uma DPCA

Locais	Gerais
Oclusão distal	Desnutrição grave
Infecção residual	Esteroides
Tumor	Diabete
Isquemia	

Hemorragia

A hemorragia por DPCA pode ser decorrente de um transtorno da coagulação não corrigido ou de uma lesão de um vaso durante a colocação do catéter. As coagulopatias devem ser identificadas e corrigidas antes do procedimento, como foi descrito anteriormente. Nas drenagens de coleções subfrênicas e do abdome superior, os vasos intercostais podem ser lesados. Esses vasos correm ao longo da borda inferior das costelas e, sendo assim, a inserção do catéter sobre a borda superior evita a lesão da artéria e veia intercostais. Os vasos epigástricos ficam expostos ao serem lesados nas drenagens de coleções do abdome inferior. Estes vasos passam no terço externo do músculo reto anterior do abdome e são protuberantes abaixo do umbigo. A lesão dos vasos epigástricos é evitada, inserindo-se o catéter medial ou lateralmente aos mesmos. A TC e a US com doppler demonstram essas estruturas vasculares com nitidez nitidamente, ajudando a prevenir lesões das mesmas.

Perfuração de Víscera Oca

Uma alça intestinal anormalmente distendida pode ser confundida com um abscesso abdominal em uma TC ou US. Caso um catéter tenha sido inserido em uma alça intestinal do intestino delgado, normalmente obtém-se um líquido amarelado que forma bolhas, geralmente inodoras. Essa aparência é decorrente do conteúdo da bile. A injeção de contraste iodado através do catéter confirmará se ele está na luz do intestino já que se observa a mucosa intestinal opacificada e os movimentos peristálticos. O mais importante diante dessa situação é não remover o catéter. Na verdade criou-se uma enterostomia percutânea, de forma que se deve esperar para formar um trajeto entre a luz do intestino e a pele para remover o catéter de forma segura. O catéter de drenagem é deixado por 14 dias e depois removido. Outra possibilidade é que tenha atravessado uma alça intestinal no trajeto da drenagem para a coleção. Se essa situação for reconhecida no momento da drenagem, coloca-se outro catéter dentro da coleção, mas dessa vez sem incluir o intestino no trajeto desde a pele até a coleção. Uma vez que o segundo catéter seja colocado de forma correta, o catéter através da alça intestinal é removido até que os orifícios de drenagem e a ponta do catéter fiquem dentro da luz do intestino. Este catéter de enterostomia é tratado do mesmo modo como foi descrito anteriormente.

A perfuração da bexiga pode ocorrer durante a drenagem de coleções pélvicas. A colocação de um catéter de Foley na bexiga antes do procedimento é recomendada para evitar lesões vesicais. Se inadvertidamente a bexiga for perfurada, existe uma saída de urina pelo orifício da pele. Se tiver colocado uma sonda de Foley, aparece sangue na bolsa da urina. As perfurações de bexiga são tratadas, removendo-se o catéter de drenagem e deixando-se a sonda vesical durante 5-7 dias. Depois desse tempo, o catéter é pinçado durante 4 horas. A sonda de Foley é removida quando não houver evidência de fístula urinária.

DRENAGEM DE COLEÇÕES ABDOMINAIS DE ACORDO COM SUA LOCALIZAÇÃO

Coleções Intra-Abdominais

No começo do capítulo descrevemos que as coleções intra-abdominais se localizam nos espaços anatômicos do abdome. Destas, as mais comuns são de causa traumática (cirúrgica e acidental). Historicamente, os abscessos pós-operatórios foram os primeiros a serem beneficiados com a DPCA. Este tipo de abscesso ainda é o que mais frequentemente é drenado. As coleções que ocorrem de forma espontânea são devidas à perfurações gastrointestinal, biliar e urinária, disseminação hematogênica e translocação bacteriana.[22] Das coleções intra-abdominais falaremos das características daquelas pós-operatórias, dos abscessos por perfuração intestinal espontânea, das coleções pélvicas e retroperitoneais, dos hematomas, linfoceles e tumores císticos ou necróticos.

Coleções pós-operatórias

- *Características clínicas:* as coleções pós-operatórias são geralmente abscessos que se desenvolvem nos espaços subfrênicos e nas zonas declive do abdome. Elas são resultantes da contaminação intraoperatória da cavidade abdominal (Fig. 65-7). Se uma coleção for observada nos arredores de uma anastomose, deve-se presumir uma filtração da mesma como causa da coleção.
- *Pré-procedimento:* rotineiro. Os pacientes com sepse recebem antibióticos antes da DPCA.
- *Método de guia por imagens:* depende da localização e do tamanho da coleção.
- *Procedimento:* as coleções subfrênicas são beneficiadas com a abordagem subcostal quando for possível. As coleções inter-alça podem ter uma abordagem arriscada, onde se deve evitar lesar o intestino. As coleções pélvicas são tratadas separadamente.
- *Pós-procedimento:* aplicam-se as condutas básicas para o manejo do catéter e do paciente que foram descritas anteriormente.
- *Resultados:* excelentes. Em geral as coleções são resolvidas rapidamente se não houver comunicação com o intestino, o trato biliar ou pancreático. Pode-se estimar que a duração da drenagem é de aproximadamente uma semana. Os abscessos causados por filtração de uma anastomose podem requerer uma cateterização mais prolongada.
- *Complicações específicas:* as complicações são raras e já foram tratadas anteriormente (hemorragia, perfuração de intestino).

Abscessos por perfuração espontânea do intestino

Os abscessos por perfuração espontânea do intestino são uma complicação de uma condição patológica intestinal inflamatória ou neoplásica. As causas mais comuns são a apendicite e diverticulites agudas, a doença de Crohn e os tumores intestinais perfurados. O tratamento do abscesso por

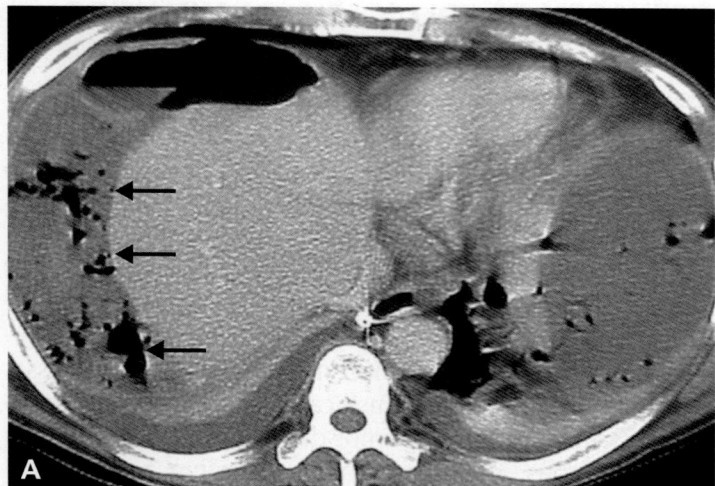
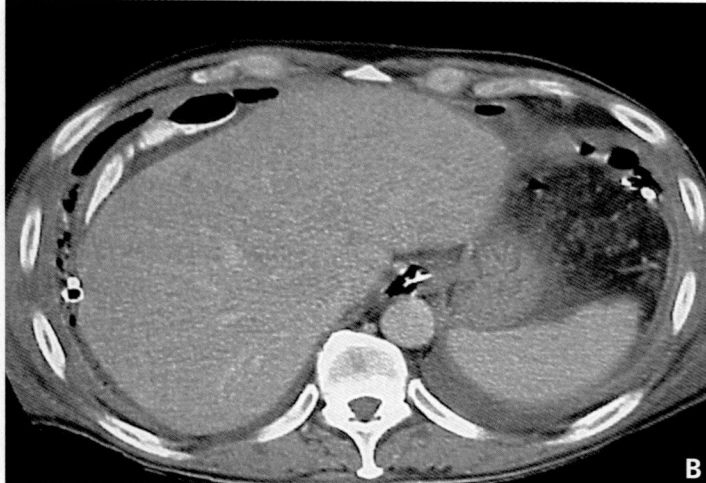

Fig. 65-7. Coleção pós-operatória em criança de 13 anos. (A) TC demonstra um abscesso subfrênico de grande volume após apendicectomia (setas). (B) TC de controle após o esvaziamento completo do abscesso através do catéter de drenagem.

perfuração intestinal inclui o tratamento da supuração e da doença que causou a perfuração.[23,25-28,49-58] A DPCA é bem-sucedida na resolução do abscesso, evitando a cirurgia de urgência. O tratamento definitivo da causa do abscesso é a cirurgia eletiva do processo que originou a complicação. A cirurgia eletiva consiste em remover o apêndice, o intestino severamente afetado pela doença de Crohn, o segmento do cólon com divertículos, ou o câncer intestinal em um tempo cirúrgico, fazendo uma anastomose primária e evitando a enterostomia ou colostomia. A cirurgia eletiva apresenta uma morbimortalidade menor que as operações de urgência em razão das mesmas condições complicadas por um processo supurativo.

Abscessos de origem apendicular

- *Características clínicas:* os abscessos periapendiculares aparecem em torno de uma semana a 10 dias depois do início dos sintomas. Frequentemente são causados por uma situação retrocecal ou pélvica do apêndice que explica que os sintomas não são específicos para apendicite ou que sejam confundidos com inflamações dos anexos femininos.[51]
- *Pré-procedimento:* rotineiro. Os pacientes recebem antibióticos para flora intestinal em doses terapêuticas.
- *Método de guia por imagens:* depende da localização e do tamanho da coleção.
- *Procedimento:* os abscessos grandes requerem a inserção de mais de um catéter para drenar adequadamente a coleção e irrigar a mesma durante o acompanhamento. Os abscessos periapendiculares pélvicos baixos são abordados por via transretal ou transvaginal.
- *Pós-procedimento:* as normas básicas de conduta para o manejo do catéter adiciona-se a irrigação com solução de Dakin 0,125-0,25%, que é uma solução de hipoclorito de sódio muito diluída. Além de ser um antibacteriano muito efetivo e econômico, essa preparação atua como desodorizante de supurações mal cheirosas. Os pacientes com mais de 40 anos devem ser submetidos a exame com contraste pelo catéter e exames radiológico e/ou endoscópico do cólon para descartar que a causa do abscesso seja um carcinoma perfurado do ceco.
- *Resultados:* excelentes. Atualmente os abscessos periapendiculares são tratados, inicialmente, com antibióticos e drenagem percutânea. A apendicectomia é adiada para 3 meses depois da resolução do processo supurativo agudo. Este intervalo é necessário para dar tempo para que a reação flegmonosa que acompanha o abscesso desapareça. É provável que a apendicectomia não seja necessária. Existe uma documentação na literatura que sugere que mais 80% desses pacientes podem ter um tratamento definitivo com os antibióticos e a drenagem percutânea. Nem sempre o apêndice é encontrado durante a apendicectomia postergada.[28,49,50] Entre 10 e 20% dos pacientes apresentam recidiva de apendicite aguda que requer uma operação.[49,50] Uma forma de selecionar os pacientes que poderiam ser beneficiados com a apendicectomia postergada é fazer um exame de cólon com contraste de bário 3 meses pós-drenagem. Se houver um remanescente apendicular de mais de 2 cm de comprimento, estaria indicado propor a remoção do apêndice.
- *Complicações específicas:* aquelas comuns à DPCA.

Abscessos de origem diverticular

- *Características clínicas:* os abscessos por diverticulite ocorrem em 15-30% dos pacientes com doença diverticular do cólon. A DPCA, associada à antibioticoterapia rigorosa e ao jejum, resulta em uma melhora imediata do estado séptico do paciente.[52-55]
- *Pré-procedimento:* rotineiro. Os pacientes recebem antibióticos de amplo espectro para flora intestinal aeróbia e anaeróbia em doses terapêuticas.
- *Método de guia por imagens:* depende da localização e do tamanho da coleção. Ocasionalmente, nos casos onde o

abscesso tem um grande conteúdo gasoso, pode-se usar a fluoroscopia como método de guia para a drenagem.
- *Procedimento:* de forma similar para os abscessos apendiculares, as coleções grandes requerem a inserção de mais de um catéter. Os abscessos peridiverticulares pélvicos baixos são abordados pela via transretal ou transvaginal.
- *Pós-procedimento:* irrigação com solução de Dakin três ou quatro vezes ao dia.
- *Resultados:* excelentes. A cirurgia definitiva é feita de forma eletiva, em um tempo cirúrgico e sem colostomia.[21] Existem casos isolados de pacientes que não podem tolerar uma intervenção cirúrgica e foram tratados apenas com antibióticos e DPCA.
- *Complicações específicas:* aquelas comuns à DPCA. A drenagem pode ser prolongada. A cavidade residual do abscesso diverticular pode demorar a cicatrizar. A recidiva da supuração pode ocorrer. Ocasionalmente é necessário manter o catéter de drenagem até o momento da ressecção da anastomose. A drenagem de material fecaloide indica que o catéter deve permanecer na coleção.

Abscessos na doença de Crohn

- *Características clínicas:* os abscessos por perfuração intestinal decorrente de uma exacerbação da doença de Crohn são geralmente múltiplos e entre as alças intestinais. O intestino que circunda a coleção é nitidamente anormal. A cirurgia de urgência inclui amplas ressecções intestinais de urgência e enterostomias já que as anastomoses intestinais na presença de peritonite estão condenadas à filtração. A DPCA é efetiva em resolver os abscessos da doença de Crohn e evita a intervenção cirúrgica de emergência. Eventualmente, este grupo de pacientes pode requerer uma ressecção intestinal. A DPCA permite a cirurgia eletiva com preservação de maior extensão do intestino e de anastomoses intestinais seguras.
- *Pré-procedimento:* rotineiro. Os pacientes recebem antibióticos de amplo espectro para floras intestinais aeróbia e anaeróbia em doses terapêuticas.
- *Método de guia por imagens:* depende da localização e do tamanho da coleção.
- *Procedimento:* nesses pacientes muitas vezes é preciso planejar a estratégia, considerando as múltiplas coleções. O campo estéril deve ser amplo para permitir a inserção de catéteres em diferentes quadrantes abdominais.
- *Pós-procedimento:* irrigação com solução de Dakin três ou quatro vezes ao dia. Frequentemente existe uma fístula intestinal de alto débito que requer conectar o catéter a um sistema de aspiração intermitente baixa. Os exames contrastados pelo catéter são necessários para avaliar a cavidade residual e a presença e as características das fístulas, assim como das proximidades do intestino.
- *Resultados:* a DPCA alcança a resolução dos abscessos causados pela doença de Crohn em 60-80% dos pacientes.[56-58] Considera-se que a DPCA pode evitar o ato cirúrgico imediato até em 50% dos casos. A maioria dos pacientes que ficou curada da perfuração intestinal e do abscesso graças à DPCA precisará de uma ressecção eletiva para tratar a obstrução crônica ou as fístulas intestinais.
- *Complicações específicas:* aquelas comuns à DPCA. A recidiva é frequente, se a doença não for controlada com tratamento médico ou se não for operada oportunamente. A formação de uma fístula intestinal no trajeto do catéter de drenagem não é rara em pacientes com pouco controle da atividade da doença.

Abscessos por perfuração de carcinoma intestinal

- *Características clínicas:* a perfuração intestinal por carcinomas do cólon é rara e é a causa de menos de 1% dos abscessos abdominais. O carcinoma de cólon direito é o que causa perfuração com mais frequência. A perfuração do intestino representa um estágio avançado do câncer de cólon. A sobrevida de 3 anos é de menos de 30% para aqueles que sofrem dessa complicação. Portanto, a DPCA é parte do manejo paliativo desses pacientes.
- *Pré-procedimento:* rotineiro. Os pacientes recebem antibióticos de amplo espectro para floras intestinais aeróbia e anaeróbia em doses terapêuticas.
- *Método de guia por imagens:* depende da localização e do tamanho da coleção.
- *Procedimento:* similar à drenagem do abscesso diverticular.
- *Pós-procedimento:* irrigação com solução de Dakin, três ou quatro vezes ao dia.
- *Resultados:* a drenagem percutânea do abscesso por carcinoma perfurado resolve o processo supurativo para que o paciente seja operado o mais rápido possível. O catéter é deixado na coleção até o momento da operação. A ressecção "em bloco" do câncer de cólon inclui o trajeto do catéter de drenagem. A anastomose primária sem colostomia é a regra.
- *Complicações específicas:* aquelas comuns à DPCA. Se o paciente não for operado oportunamente, o tumor pode-se desenvolver no trajeto do catéter e se exteriorizar através do orifício cutâneo.

Coleções pélvicas

A maioria das coleções pélvicas é de origem pós-operatória, gastrointestinal e urogenital.[59]

Coleções pélvicas de origem pós-operatória

- *Características clínicas:* as coleções de origem pós-operatória ocorrem quando há um acúmulo de líquido na pelve. As operações podem ser do abdome superior ou pélvicas. Em geral, se localizam no fundo de saco de Douglas. Os pacientes que foram submetidos à ressecção abdominoperineal ou exenteração pélvica podem desenvolver coleções que escondem uma recidiva local da neoplasia pélvica.
- *Pré-procedimento:* além dos procedimentos de rotina, é muito importante colocar uma sonda vesical para evacuar a bexiga. Essa ação pode ser ajustada ao caso em particu-

lar, quando o acesso transabdominal for utilizado. No entanto, consideramos a sonda essencial para as drenagens transvaginal e transretal seguras.
- *Método de guia por imagens:* depende da via de abordagem e do tamanho da coleção. A seleção do método de guia por imagens é descrita no parágrafo a seguir.
- *Procedimento:* as vias de abordagem das coleções pélvicas são a transabdominal, transvaginal, transretal, transglútea e perineal.[49,59-66] O acesso transabdominal é usado quando a coleção é anterior ou grande. Estas características permitem a inserção do cateter de drenagem através da parede abdominal sem lesar o intestino ou a bexiga. Nas coleções situadas na profundidade da cavidade pélvica, o acesso é a via transvaginal[65,66] ou transretal,[61-64] guiado por US combinada com fluoroscópio. A via transvaginal é usada para drenar coleções estéreis ou infectadas. A túnica fibrosa da vagina dificulta a inserção do cateter através da parede vaginal. A drenagem transretal é selecionada apenas para a drenagem de coleções infectadas. Um guia metálico para a inserção da agulha localizadora é colocado sobre os transdutores de US transvaginal ou transretal. As agulhas devem ser de 18 G e medir de 25 a 20 cm de comprimento. Nós preferimos a técnica de Seldinger para inserir os cateteres transvaginais e transretais. Os cateteres de drenagem colocados por essas vias devem ter um sistema de fixação interna (Cope loop).[43] Os cateteres ficam presos à pele da face interna da coxa. A abordagem transglútea é dolorida e feita guiada pela TC. Essa abordagem fica reservada para aqueles casos em que as rotas transvaginal ou transretal não são viáveis.[60] A abordagem perineal para a drenagem pélvica é segura. Seu uso não é frequente e limitado às raras situações onde essa via é necessária, como ocorre nos pacientes com amputação do reto ou do assoalho pélvico.
- *Pós-procedimento:* a tolerância dos catéteres de drenagem transvaginais e transretais é excelente.[61-66] As drenagens pélvicas são tratadas de acordo com o tipo de coleção drenada. Os abscessos são beneficiados com a irrigação com solução de Dakin.
- *Resultados:* excelentes, exceto para as coleções causadas por processos malignos localizados na pelve. O processo séptico é controlado; no entanto, tendem a recidivar e é frequente que a drenagem se complique com crescimento do tumor ao longo do trajeto do catéter.
- *Complicações específicas:* aquelas comuns à DPCA. As vias transabdominal, transvaginal e transretal apresentam o risco adicional de perfuração da bexiga. A abordagem transglútea é extremamente dolorosa, e seu uso deve ser a exceção.

Coleções pélvicas de origem gastrointestinal

- *Características clínicas:* as coleções de origem gastrointestinal são causadas pelo acúmulo de ascite na pelve e dos abscessos de origem perfurativa intestinal.
- *Pré-procedimento:* rotineiro. Os pacientes com sepse recebem antibióticos de amplo espectro em doses terapêuticas.
- *Método de guia por imagens:* depende da localização e do tamanho da coleção.
- *Procedimento:* semelhante ao descrito para as coleções pós-operatórias.
- *Pós-procedimento:* as drenagens pélvicas podem ser definitivas em caso de ascite localizada na pelve. Nos casos de abscessos de origem perfurativa intestinal, a drenagem é pré-operatória.
- *Resultados:* excelentes.
- *Complicações específicas:* semelhantes às descritas para as coleções pélvicas pós-operatórias.

Coleções pélvicas de origem urogenital

- *Características clínicas:* as coleções de origem urinária são os urinomas e linfoceles que se desenvolvem depois de intervenções urinárias e transplantes de rim. Os transplantes de rim e pâncreas podem complicar com a formação de coleções pancreáticas. As coleções ginecológicas incluem os abscessos tubo-ovarianos, cistos congênitos e adquiridos, endometriose, e tumores císticos primitivos e secundários dos anexos. A indicação da drenagem dos abscessos tubo-ovarianos é a falha do tratamento médico. Assim se entende quando a paciente recebeu antibióticos por via endovenosa durante 5 dias e persistem dor pélvica e febre (Figs. 65-8 e 65-9).
- *Pré-procedimento:* rotineiro. Os pacientes com abscessos tubo-ovarianos recebem antibióticos de amplo espectro.
- *Método de guia por imagens:* depende da localização e do tamanho da coleção.
- *Procedimento:* semelhante ao descrito anteriormente para as outras coleções pélvicas.
- *Pós-procedimento:* os abscessos tubo-ovarianos são irrigados com solução de Dakin pelo catéter de drenagem. A esclerose da cavidade residual usando álcool absoluto encurta a duração da drenagem e pode prevenir a recidiva dos cistos de ovário, endometriose e tumores císticos (por favor, ver mais à frente em linfoceles).
- *Resultados:* as coleções de origem urinária requerem a resolução do processo que as causou, incluindo a reparação das filtrações de urina. Os resultados da DPCA são muito bons para os abscessos tubo-ovarianos. A recidiva dos mesmos pode ocorrer, quando o processo inflamatório da pelve é severo e existem elementos de cronicidade na lesão. O flegmão pélvico com septos de paredes inflamatórias bem organizadas contendo bolsas de pus responde à exérese cirúrgica do útero e seus anexos. A DPCA dos processos císticos ginecológicos trata efetivamente os sintomas causados por essas lesões. Entretanto, os bons resultados dependem da meticulosidade da técnica e do empenho do intervencionista para conseguir a resolução desse tipo de coleção.
- *Complicações específicas:* semelhantes àquelas descritas para as outras coleções pélvicas.

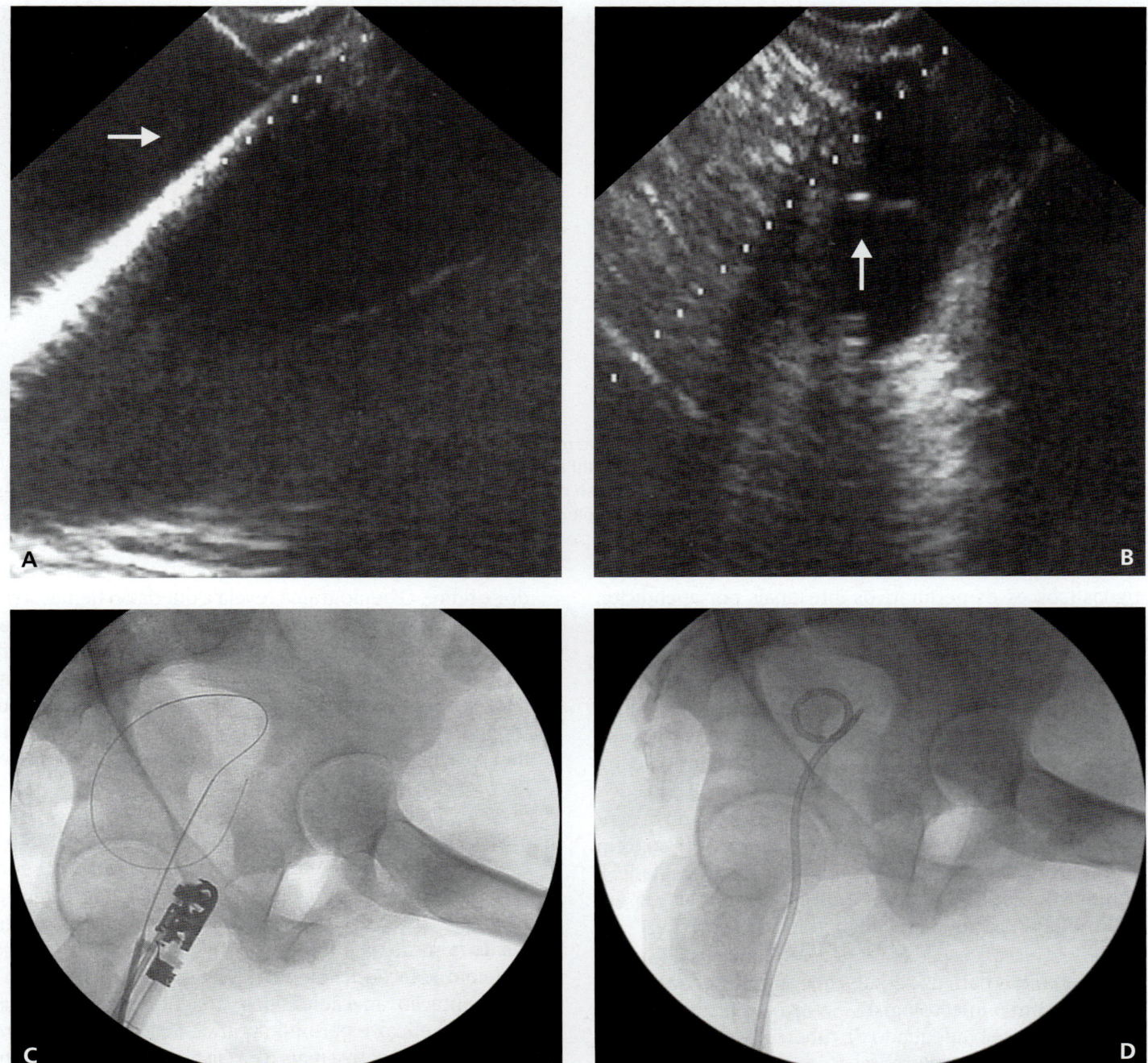

Fig. 65-8. Drenagem transvaginal de abscesso tubo-ovariano. (**A**) Ultrassonografia transvaginal com a guia eletrônica e a ponta da agulha (seta) dentro do abscesso. (**B**) Ultrassonografia transvaginal demonstrando o guia na coleção (seta). (**C**) Imagem fluoroscópica da paciente em decúbito lateral esquerdo. Observa-se o transdutor na vagina. A agulha e o guia encontram-se dentro da cavidade da coleção. (**D**) Catéter de drenagem dentro do abscesso.

Coleções retroperitoneais

- *Características clínicas:* as coleções localizadas nos compartimentos retroperitoneais incluem abscessos musculoesqueléticos, pancreáticos e renais, hematomas, urinomas, linfoceles e tumores com componente cístico ou necrótico.[67,68] Nessa seção nos ocuparemos dos abscessos musculoesqueléticos deixando para as respectivas seções os hematomas, linfoceles, tumores císticos ou necróticos, as coleções pancreáticas, renais e urinomas.

- *Características clínicas:* as coleções do músculo psoas-ilíaco são causadas por processos inflamatórios ou neoplásicos de órgãos vizinhos. Os abscessos bilaterais do músculo psoas-ilíaco se originam em infecções do esqueleto axial como a espondilite ou sacroileíte por *Mycobacterium* tuberculosis ou *coccidiodes immitis*. Essas coleções podem estar presentes ao longo da coluna vertebral desde o pescoço até a coluna lombossacra. Os abscessos podem ser causados por disseminação hematogênica ou por infecções con-

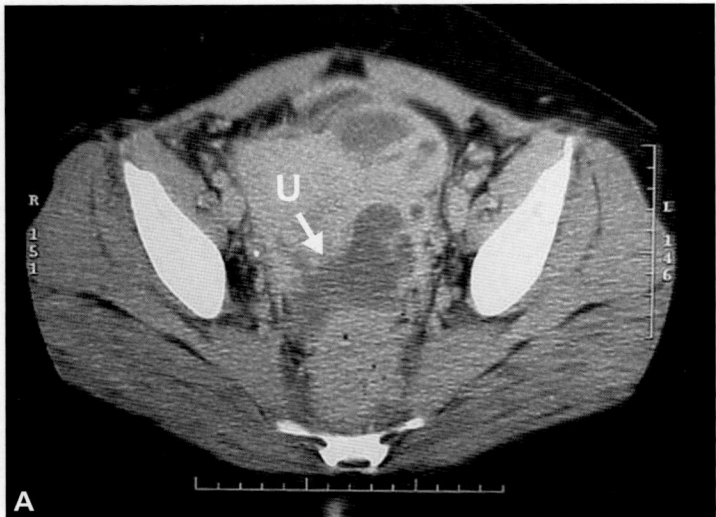 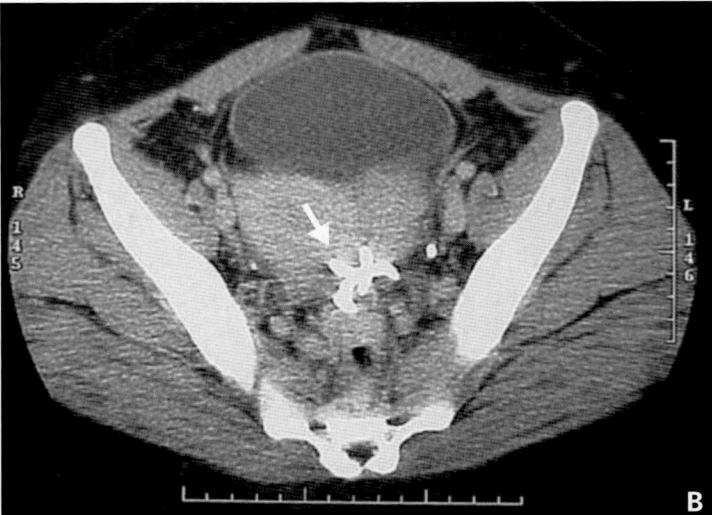

Fig. 65-9. Drenagem transretal de abscesso tubo-ovariano alto que recidivou após a drenagem transvaginal. (Reproduzida com permissão de D'Agostino HB. Transcatheter fluid drainage, em Valji K. Essentials of vascular and interventional radiology. W.B. Saunders, Philadelphia, PN, in press). (A) TC mostrando o abscesso pélvico em contato com o reto (seta). (B) Controle da drenagem após a melhora da paciente. A coleção foi esvaziada por dois catéteres (seta). Persiste a reação inflamatória residual.

tíguas (abscessos perfurativos intestinais por apendicite, diverticulite, doença de Crohn, câncer de cólon).[2,3,13,15,67,68]

- *Pré-procedimento:* rotineiro.
- *Método de guia por imagens:* a TC é usada como método de guia por imagens para drenar coleções que estão localizadas no psoas. A drenagem daquelas coleções que se estendem no músculo ilíaco pode ser guiada por US combinada com fluoroscópio.
- *Procedimento:* utilizam-se as técnicas de drenagem descritas anteriormente. Os abscessos frios e micóticos contêm pus inodoro, de cor amarela pálida, e baixa viscosidade. É comum que seja necessária a inserção de mais de um catéter para drenar adequadamente essas coleções.
- *Pós-procedimento:* os pacientes deverão tomar os antibióticos específicos para os agentes que causam a infecção. A consulta com o infectologista e o ortopedista é necessária para o manejo adequado da tuberculose ou coccidioidomicose da coluna vertebral.
- *Resultados:* os resultados são excelentes para os abscessos de origem hematogênica. Os que se originam no esqueleto axial têm tendência à recidiva com relação à evolução da infecção óssea. Uma intervenção cirúrgica eletiva para remover a causa do abscesso perfurativo intestinal previne a recidiva desses abscessos.
- *Complicações específicas:* nenhuma.

Hematomas

- *Características clínicas:* os hematomas intra-abdominais podem ser de causa traumática (pós-operatórios e acidentais) ou ocorrer espontaneamente, complicando os cistos e pseudocistos abdominais, assim como determinadas lesões vasculares (hemangiomas, carcinoma hepatocelular etc.). Os hematomas grandes causam anemia, dor e febre. O hemograma revela a queda do hematócrito proporcional à perda de sangue e, na maioria das vezes, leucocitose. O exame diagnóstico dos hematomas pode incluir uma arteriografia para detectar um vaso sangrante e fazer sua embolização. Os hematomas abdominais que requerem drenagem são aqueles que causam dor, que não podem ser controlados com narcóticos, compressão de vísceras, ou que estão infectados.
- *Pré-procedimento:* rotineiro.
- *Método de guia por imagens:* depende da localização, do tamanho da coleção e da preferência do operador.
- *Procedimento:* é preferível usar, pelo menos, dois catéteres mais calibrosos a fim de drenar adequadamente os coágulos do hematoma e facilitar a irrigação vigorosa da coleção com solução fisiológica. A irrigação é usada para a fragmentação mecânica dos coágulos grandes. Este método é eficaz e permite drenar a maioria dos hematomas. Uma alternativa mais cara é a fibrinólise com uroquinase. Dissolvem-se 100.000 a 250.000 U em 50 mL de solução fisiológica ou água destilada estéril e injetam-se na cavidade do hematoma. Depois de 30 a 60 minutos aspira-se a cavidade. Se a fibrinólise for eficiente, um grande volume de líquido com coágulos será drenado. A fibrinólise pode ser repetida até que o hematoma tenha sido drenado completamente.
- *Pós-procedimento:* o acompanhamento do paciente inclui o hemograma seriado (a cada 4-6 horas) e o cuidado com o líquido de drenagem pelos catéteres para detectar uma hemorragia pós-drenagem.
- *Resultados:* em geral são bons, dependendo do caso e da consistência para prosseguir com a irrigação ou com a fibrinólise. Os hematomas que na TC mostram alta densidade e que aparecem sólidos na US tendem a ser mais difíceis ou impossíveis de serem drenados.

- *Complicações específicas:* o risco de sangramento é uma possibilidade se a avaliação do hematoma negligenciou um pseudoaneurisma ou um vaso de calibre como a origem da hemorragia. Aparentemente a terapia extravascular com uroquinase não causa efeitos adversos.

Linfoceles

- *Características clínicas:* linfoceles são coleções que contêm linfa. As causas mais frequentes são pós-operatórios de linfadenectomias (cervicais, axilares, inguinais e pélvicas), transplantes renais e, ocasionalmente, trauma e doenças malignas que comprometem a drenagem linfática.[69] A maioria das linfoceles são coleções estéreis. São assintomáticas se forem pequenas.
- *Indicações para a DPCA:* as linfoceles são drenadas quando causam sintomas ou estão infectadas.
- *Pré-procedimento:* avaliação e preparo rotineiros.
- *Método de guia por imagens:* a maioria das linfoceles é drenada com guia ecográfica.
- *Procedimento:* o diagnóstico de linfocele é presumido clinicamente pelos antecedentes do doente e pelas características do líquido drenado. As linfoceles se tornam aparentes depois da primeira semana após uma linfadenectomia ou um transplante renal. O líquido é claro ou citrino e pode apresentar coágulos de fibrina. O exame citológico de uma amostra do líquido mostrará linfócitos. A drenagem de linfoceles pode ser um líquido leitoso amarelado. Essa coloração é decorrente da concentração de triglicérides e colesterol, característica da sua origem intestinal. É conveniente usar catéteres de drenagem que não se dissolvem com o álcool absoluto. A maioria das linfoceles requer esclerose para acelerar sua resolução.
- *Pós-procedimento:* recomenda-se começar a esclerose das linfoceles no dia seguinte à drenagem. É preferível fazer de três a cinco sessões diárias. A esclerose de linfoceles é feita de forma similar à esclerose de cistos hepáticos e renais. O objetivo da terapêutica é eliminar os sintomas. Geralmente faz-se um exame de contraste preliminar para avaliar o volume da cavidade e descartar a comunicação direta com vasos ou sistema coletor do rim. Depois desse exame, injetam-se 10 mL de solução de lidocaína a 1%. A solução é deixada na cavidade por 10 minutos e depois é completamente aspirada. Existem diferentes agentes esclerosantes, como álcool absoluto, doxiciclina, solução de iodopovidona, bleomicina etc. Nós preferimos usar o álcool absoluto (95%). Esta droga produz a necrose tecidual por causa da desidratação imediata dos tecidos e desnaturação das proteínas da membrana celular. Começa-se com quantias de álcool em um volume igual a 1/3 ou 1/4 do volume total da linfocele. Recomenda-se começar com doses pequenas e aumentá-las de acordo com a tolerância do paciente e a resposta terapêutica. O álcool é deixado dentro da linfocele durante 20 ou 30 minutos, e depois a cavidade é drenada. É comum aspirar um volume maior que o do agente esclerosante. O volume de álcool diminuirá quando a cavidade diminuir de tamanho. Isto deve ser levado em consideração já que não é possível injetar o volume do esclerosante com facilidade. Cada paciente requer cuidado e acompanhamento individual. É recomendável fazer uma US para confirmar a resolução da linfocele antes de remover o catéter.
- *Resultados:* os resultados são muito bons, se o tratamento for seguido à risca. É necessário ser meticuloso e paciente para poder resolver este tipo de coleção. Os catéteres são mudados quando ficam bloqueados por partículas branco-amareladas derivadas da ação do álcool sobre o líquido da linfocele. O prognóstico é melhor para as linfoceles que drenam menos de 100 mL/dia. As linfoceles de alto débito diário (> 300 mL/dia) são causadas pela secção de linfáticos de grande calibre. Essas linfoceles requerem atenção e cuidados especiais para serem resolvidas com a drenagem percutânea. A esclerose com álcool absoluto é segura se for empregada conforme as sugestões mencionadas.[69]
- *Complicações específicas:* a infecção das linfoceles estéreis e a recidiva são as complicações associadas à drenagem percutânea. A superinfecção ocorre quando decorridas mais de 24 horas entre as sessões de ablação. Se for necessário, administram-se antibióticos profiláticos para evitar tal complicação. A recidiva é rara e ocorre em menos de 10% dos pacientes. Os erros são causados por técnica inadequada, linfoceles de alto débito diário e impaciência do doente ou do médico. Diante de um fracasso da drenagem percutânea, a marsupialização cirúrgica da linfocele é necessária.

Tumores císticos ou necróticos

- *Características clínicas:* os tumores císticos ou necróticos podem estar localizados na cavidade abdominal e nos órgãos contidos nela e causar compressão das estruturas anatômicas vizinhas, ou complicar com sangramento ou infecção. Embora existam tumores epiteliais e conjuntivos primários e secundários diversos, capazes de seguir o curso clínico mencionado, o mais frequente é o carcinoma de colo uterino localmente avançado e suas metástases. Tanto o tumor primário como as adenopatias apresentam-se como lesões necrosadas e infectadas com bordas espessas e irregulares localizadas na pelve ou no músculo psoas-ilíaco. Ocasionalmente acredita-se que um tumor necrosado tenha sido drenado quando coexistem a drenagem prolongada e uma cavidade persistente que não se desintegra. O exame citológico do líquido de drenagem fará o diagnóstico de malignidade no caso dos tumores necróticos. Os tumores císticos podem precisar da biópsia da parede para se chegar ao diagnóstico.
- *Pré-procedimento:* rotineiro. Os pacientes com sepse devem tomar antibiótico.
- *Método de guia por imagens:* depende da localização, do tamanho da coleção e da preferência do intervencionista.
- *Procedimento:* os tumores císticos e necrosados são drenados de forma semelhante às outras coleções abdominais.

- *Pós-procedimento:* uma vez confirmado o diagnóstico de malignidade pela citologia do líquido de drenagem ou pela biópsia da parede da coleção, pode-se considerar o tratamento da lesão com radioterapia, quimioterapia ou esclerose com injeção de álcool.
- *Resultados:* a associação de antibióticos à DPCA é efetiva para controlar a sepse dos tumores necrosados. A DPCA consegue uma melhora temporária dos efeitos compressivos causados por essas lesões. Os tumores aos quais nos referimos são avançados e, habitualmente, não respondem ao tratamento oncológico convencional.
- *Complicações específicas:* a drenagem dessas coleções é prolongada, e muitas vezes os catéteres acompanham os pacientes até o fim dos seus dias. Nessa situação, não é incomum ver o crescimento do tumor ao longo do trajeto do catéter, exteriorizando-se na pele.

Coleções dos Órgãos Intra-Abdominais

Coleções hepáticas

Uma diversidade de coleções líquidas pode ocorrer no fígado, incluindo cistos congênitos e parasitários, abscessos bacterianos e parasitários, coleções de bile (bilomas) e tumores císticos.[70]

Cistos hepáticos congênitos

- *Características clínicas:* os cistos hepáticos congênitos são múltiplos e estão compreendidos dentro do complexo da doença policística renal. A finalidade da drenagem percutânea é tratar os sintomas ocasionados pela doença cística, de modo que a drenagem percutânea seja somente indicada quando os cistos forem grandes e causarem dor, efeito de massa no abdome, compressão de vísceras, deformidade do abdome ou complicarem com hemorragia ou infecção. O manejo percutâneo dessas lesões císticas sintomáticas inclui drenagem e esclerose da cavidade cística para impedir sua recidiva. Os cistos hepáticos únicos podem ser tumores benignos ou malignos do fígado. O diagnóstico dos mesmos é feito pela história clínica e pelas imagens. Geralmente são mulheres com mais de 50 anos, com uma lesão única no lóbulo hepático direito. Os tumores benignos (adenomas) têm uma membrana delgada e lisa; já os malignos (primitivos ou secundários) têm paredes mais grossas e em algumas ocasiões com nódulos neoplásicos ou hemorragia intracística. O diagnóstico presuntivo pode ser dado com a biópsia da parede da lesão ou o exame do espécime de ressecção cirúrgica. Infelizmente a citologia do líquido dos tumores císticos pode não dar um diagnóstico.
- *Pré-procedimento:* rotineiro.
- *Método de guia por imagens:* o fígado é um órgão ideal para usar a US como guia por imagens como método único ou combinado com fluoroscópio. Ocasionalmente pode-se usar a TC.
- *Procedimento:* em geral os cistos dominantes (maiores) são drenados. O procedimento é o descrito na parte de técnica de drenagem. Na medida do possível evita-se derramar o líquido do cisto dentro do abdome. Deve-se tomar cuidado ao usar catéteres que não se dissolvem com álcool. Nos últimos anos tratamos pacientes selecionados em um dia só. Nestes os cistos têm um tamanho pequeno ou médio, com um volume menor que 250 mL. Nessa situação faz-se a drenagem e a evacuação do cisto e o exame por contraste através do catéter e da esclerose do mesmo com álcool (o detalhe da técnica é descrito no tratamento de linfoceles). São feitas de 3 a 5 instilações de álcool, e remove-se o catéter.[71]
- *Pós-procedimento:* a evolução dos cistos tratados em um único dia é acompanhada fora do ambiente hospitalar. Esses doentes são orientados sobre o curso natural da doença policística. Os cistos continuarão crescendo. Ao descomprimir a cavidade abdominal e o fígado com a drenagem, outros cistos não encontram resistência para se desenvolver. Sendo assim, depois de um intervalo de tempo que varia com as características individuais de cada paciente e o estado da doença, esses doentes necessitarão de drenagens sucessivas. Os cistos volumosos (> 250 mL) são os mais difíceis de serem tratados. Requerem drenagem prolongada e várias sessões de esclerose.
- *Resultados:* a efetividade da drenagem percutânea e a esclerose para resolver os sintomas causados pela doença policística hepática variam de 85 a 97% dos pacientes.[71-74]
- *Complicações específicas:* as complicações são raras e causadas pela técnica ou seleção do paciente inadequada. Os cistos podem ter paredes muito delgadas que se soltam ao inserir o catéter. Essa situação pode fazer com que haja um derrame do líquido do cisto dentro da cavidade abdominal, impedindo sua esclerose (o álcool em contato com o peritônio causa muita dor). Recomendam-se avaliar os efeitos gerais da injeção intracística de álcool já que existe absorção do mesmo. Embora esta absorção seja limitada, sabemos de um caso fatal em um menino que faleceu por causa da ablação de um cisto hepático com álcool.

Cistos hidáticos

- *Características clínicas:* o fígado é a localização mais frequente dos cistos hidáticos causados pelo *Echinoccocus granulosus*. Ocorrem em mais de 70% dos pacientes com hidatidose. Embora a cirurgia seja considerada como o tratamento convencional da doença cística hidática do fígado, a administração oral de um antiparasitário (albendazol) e a drenagem percutânea são efetivas para tratá-la.[75-77] O albendazol é administrado em uma dose de 10 mg/kg/dia durante os 10 dias que precedem à drenagem percutânea e prossegue depois até completar um período total de 8 semanas.
- *Pré-procedimento:* rotineiro. Pode-se acrescentar a reação de Casoni ou prova de imunofluorescência (arco e banda) para sustentar o diagnóstico de hidatidose hepática.
- *Método de guia por imagens:* geralmente usa-se a US como método único ou combinado com fluoroscópio.

- *Procedimento:* a coloração da bile ou o pus do conteúdo do cisto hidático podem indicar a não viabilidade do parasita. O aparecimento da bile destaca a abertura do cisto na árvore biliar. Os detalhes técnicos para evitar a contaminação da cavidade abdominal por escólices durante a drenagem percutânea são: punção do cisto com agulha fina, aspiração parcial do líquido, e substituição sucessiva do líquido hidático por solução salina hipertônica (NaCl a 33%). Uma vez que se tenha substituído completamente o conteúdo do cisto pela solução salina, introduz-se um catéter de drenagem (10 Fr), que é conectado a uma bolsa coletora posicionada sobre a pele do paciente.
- *Pós-procedimento:* depois de uma semana de drenagem, faz-se um sinograma para identificar se existe comunicação com os ductos biliares. Na ausência desta, injeta-se álcool absoluto para fazer ablação da membrana germinativa. A remoção dessa membrana pode requerer o uso de catéteres mais calibrosos (20-24 Fr).
- *Resultados:* os resultados da associação terapêutica descrita para tratar a hidatidose hepática são similares aos obtidos com a cirurgia.[75-77]
- *Complicações específicas:* a complicação mais temida é a reação anafilática que, como foi descrita, pode ocorrer no momento da drenagem. Isto justifica uma boa via de acesso venoso, assim como administrar adrenalina e esteroides. A disseminação hidática da cavidade abdominal deve ser prevenida com o albendazol pré-procedimento e uma técnica cuidadosa de troca do líquido hidático pela solução salina hipertônica.

Abscessos hepáticos

Os abscessos hepáticos são piogênicos, amebianos e nicóticos.

Abscessos piogênicos hepáticos

- *Características clínicas:* os abscessos piogênicos do fígado se desenvolvem a partir da disseminação bacteriana do parênquima hepático pela árvore biliar, via hematogênica e por contiguidade.[32,78,79] A obstrução parcial ou total da via biliar por cálculos ou tumor leva ao retardo ou à estase da bile intracanalicular. Esta condição, associada à colelitíase, é causa de colangite. A obstrução biliar maligna é acompanhada por bactibilia (presença de bactérias na bile) pelo menos em 40% dos pacientes. Os abscessos colangíticos são múltiplos e inicialmente periféricos. Essas coleções são acompanhadas por sepse severa (*shock*, coagulopatia de consumo).

Nos abscessos piogênicos por disseminação hematogênica os êmbolos sépticos chegam ao fígado pela veia porta e pela artéria hepática. A chegada de bactérias ao fígado é mais frequente pela via venosa do que pela via arterial. Os processos supurativos abdominais, como apendicite, diverticulite, peritonite, enterocolite etc., dão origem à bacteriemia do sangue venoso portal. Focos sépticos de regiões extra-abdominais (pulmão, tecidos moles, osso etc.) podem causar abscessos hepáticos por via arterial (Fig. 65-10).[70] Raramente as metástases hepáticas sofrem necrose e infecção, requerendo antibióticos e drenagem. Por fim, processos supurativos contíguos com o fígado podem-se estender para dentro do parênquima hepático, como empiema vesicular, abscesso subfrênico, abscesso perinefrítico etc.

- *Pré-procedimento:* esses pacientes sofrem frequentemente de coagulopatias, que devem ser corrigidas antes da drenagem. Antibióticos de amplo espectro são administrados em doses terapêuticas.
- *Método de guia por imagens:* depende das características da lesão (localização, tamanho) e das preferências do operador.
- *Procedimento:* os abscessos piogênicos requerem antibióticos e a descompressão da via biliar obstruída. A DPCA, ao drenar o abscesso, descomprime a árvore biliar.

Os antibióticos por via endovenosa e a drenagem pela aspiração em um só tempo são eficazes em conseguir a

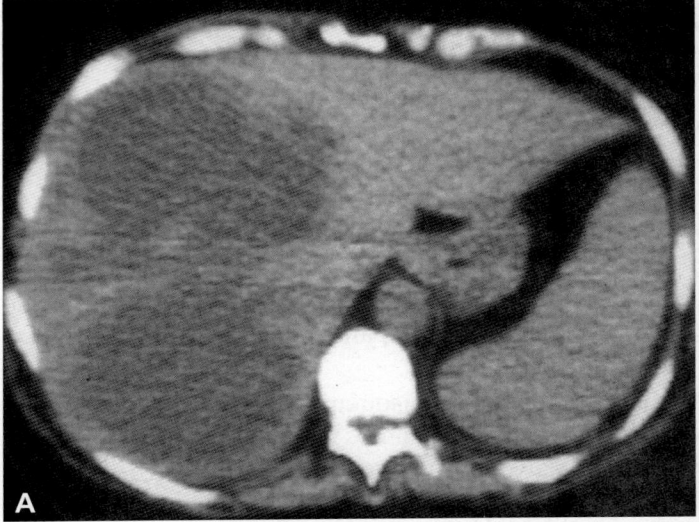 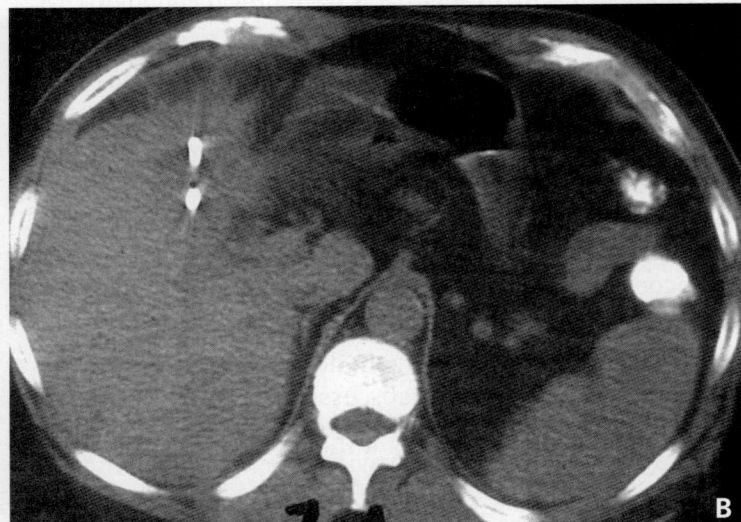

Fig. 65-10. Abscesso hepático piogênico. (**A**) A TC demonstra a coleção com bordas hiperêmicas, conteúdo de baixa densidade e gás. (**B**) TC de controle demonstra esvaziamento da coleção. Foi usado um catéter de Malecot para a drenagem.

cura de abscessos piogênicos selecionados.³¹,³³ Os antibióticos chegam efetivamente à lesão, se o fígado tiver a circulação intacta. A maioria dos abscessos hepáticos é drenada com a inserção de um catéter de drenagem. Drenagens adicionais são necessárias para evacuar processos supurados de órgãos vizinhos.

- *Pós-procedimento:* a drenagem dos abscessos colangíticos requer uma drenagem biliar adicional (percutânea ou endoscópica) para controlar efetivamente a sepse e tratar a causa do abscesso. A injeção de contraste através do catéter demonstra a comunicação com a árvore biliar. Mostra-nos também a cavidade do abscesso que pode corresponder a uma metástase infectada ou se comunicar com uma cavidade ou órgão vizinho ao fígado.
- *Resultados:* excelentes. No entanto, existem exceções. Uma delas é o abscesso hepático, que é acompanhado por uma intensa reação inflamatória sem liquefação. Este tipo de infecção poderia estar relacionado com cepas bacterianas específicas. As outras exceções são os abscessos causados por infartos hepáticos.⁷⁰⁻⁷⁸,⁸⁰,⁸¹
- *Complicações específicas:* uma fístula biliar persistente pode-se desenvolver como resultado da drenagem de um abscesso de um infarto infectado do fígado ou da drenagem de uma metástase necrosada.

Abscesso amebiano

- *Características clínicas:* os abscessos amebianos são tratados com metronidazol, 500-750 mg três vezes/dia durante 10 dias.⁷⁰,⁸² As indicações para a drenagem percutânea do abscesso amebiano incluem a localização periférica com risco de ruptura, as coleções grandes (> 6 cm) no lóbulo hepático esquerdo, e quando a resposta ao tratamento medicamentoso antiamebiano é pobre ou nula. Os abscessos amebianos localizados no lóbulo esquerdo do fígado podem drenar espontaneamente no pericárdio e causar tamponamento cardíaco.
- *Pré-procedimento:* rotineiro. Os pacientes recebem metronidazol em doses terapêuticas.
- *Método de guia por imagens:* depende da localização, do tamanho da coleção e da preferência do intervencionista.
- *Procedimento:* o PDCA do abscesso amebiano é semelhante ao das outras coleções hepáticas. A aspiração com uma agulha de 16-18 gauge ou usando um catéter que é removido quando a coleção é drenada na sua totalidade são opções de drenagem eficazes. O pus drenado é espesso, de cor amarelada-hemorrágica e inodoro.
- *Pós-procedimento:* a drenagem do conteúdo do abscesso controla os sintomas do abscesso amebiano e diminui o tempo de hospitalização do paciente.³⁴,⁸² Em geral, a duração da drenagem da cavidade é menos de uma semana.
- *Resultados:* excelentes.
- *Complicações específicas:* nenhuma.

Abscesso micótico hepático

- Os abscessos nicóticos hepáticos ocorrem em pacientes imunodeprimidos e frequentemente são acompanhados por lesões esplênicas similares. São produzidos por diferentes fungos entre os quais se destaca a *C. albicans*. As lesões são pequenas e múltiplas. A aspiração diagnóstica é o procedimento percutâneo requerido para confirmar o agente responsável.⁷⁰

Bilomas

- *Características clínicas:* os bilomas são coleções localizadas de bile.⁷⁰ Elas podem conter ou não material necrótico ou hemático. Os bilomas são intra ou extra-hepáticos. Os bilomas intra-hepáticos são causados por trauma abdominal fechado e, menos frequentemente, por isquemia. Os traumáticos são resultantes do acúmulo de bile que escapa dos radicais biliares lesados pela contusão ou laceração hepática. Os bilomas isquêmicos aparecem como complicação da quimioembolização de tumores hepáticos e também em pacientes com trombose da veia porta e da artéria hepática. Os bilomas extra-hepáticos resultam de filtrações de bile originárias da cirurgia hepatobiliar. Atualmente, a cirurgia laparoscópica da via biliar é a principal causa de bilomas extra-hepáticos (Fig. 65-11). A bile pode ser originária do ducto cístico mal ligado, da presença de ductos de Luschka que não foram reconhecidos e ligados ao remover a vesícula, da lesão de um ducto hepático direito acessório, ou da secção parcial ou completa, inadvertidamente, da via biliar principal. Esses bilomas ficam localizados no espaço sub-hepático ou subfrênico direitos e podem-se disseminar até formar um coleperitônio. A infecção dessas coleções é grave e pode causar a morte do paciente por sepse.
- *Pré-procedimento:* rotineiro. Os pacientes recebem antibióticos em doses terapêuticas.
- *Método de guia por imagens:* depende da localização, do tamanho da coleção e das preferências do intervencionista.
- *Procedimento:* nos casos de bilomas causados por colecistectomia laparoscópica, deve-se colocar o catéter de drenagem no espaço sub-hepático, quer seja na fossa vesicular quer na proximidade dos clipes metálicos.
- *Pós-procedimento:* uma fístula biliar é a regra depois da drenagem percutânea dos bilomas. A injeção de contraste através do catéter é necessária para identificar a origem da fístula biliar, o estado da via biliar distal, a presença de defeitos de preenchimento e a passagem do contraste para o duodeno através da papila. A análise desse exame contrastado é essencial para decidir as futuras condutas terapêuticas.
- *Resultados:* os bilomas isquêmicos requerem uma cateterização mais prolongada. Os bilomas causados por lesões menores da via biliar (ducto cístico, ductos de Luschka) são resolvidos com a drenagem percutânea associada ou não à papilotomia endoscópica e à colocação de um *stent* biliar temporário. Os bilomas originados por lesões da via

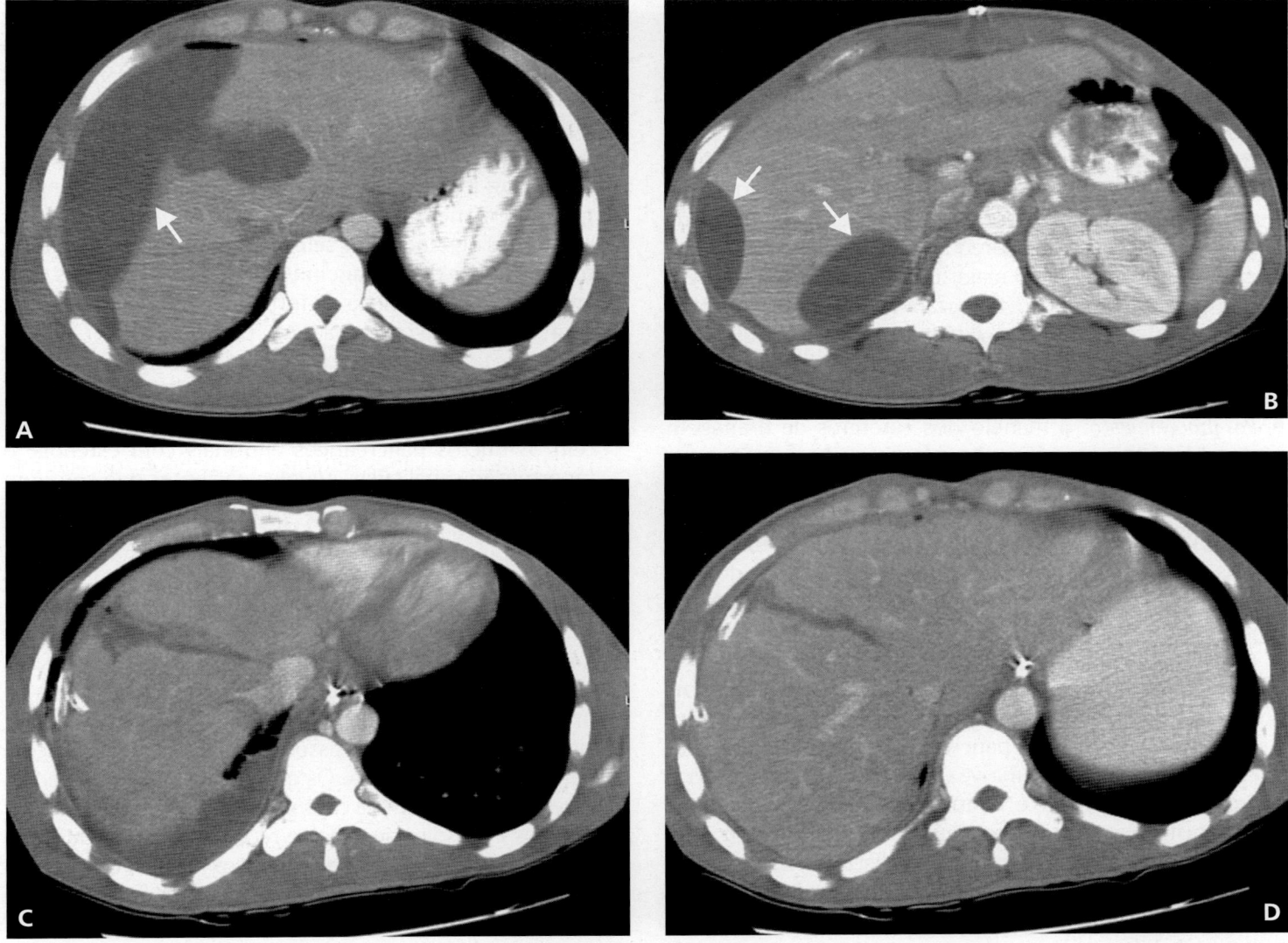

Fig. 65-11. Biloma extra-hepático após colecistectomia laparoscópica. (**A** e **B**) TC demonstra a coleção no lobo hepático direito (setas). O biloma se estende ao espaço sub-hepático direito e se insinua no espaço subfrênico homolateral. (**C** e **D**) TC de controle após a retirada do catéter de drenagem. A coleção desapareceu.

biliar principal são de manejo multidisciplinar com o endoscopista e o cirurgião.

- *Complicações específicas:* a inserção do catéter de drenagem na coleção de bile infectada pode originar uma reação séptica.

Tumores císticos ou necróticos
Ver a seção Tumores císticos ou necróticos.

Coleções esplênicas
A maioria das coleções esplênicas (cistos, abscessos, infartos com liquefação, metástase) pode ser drenada com sucesso de forma percutânea. Para prevenir a hemorragia recomenda-se a inserção do catéter diretamente na coleção sem atravessar o parênquima esplênico.[1] A drenagem percutânea de coleções esplênicas estéreis infectadas é uma alternativa da esplenectomia, é segura e efetiva. Sua aplicação é mais frequente em pacientes com alto risco cirúrgico ou naqueles que rejeitam a cirurgia.

Coleções pancreáticas

- *Características clínicas:* os pacientes com coleções pancreáticas são avaliados e tratados de forma multidisciplinar com o gastroenterologista e o cirurgião. A experiência da equipe é muito valiosa para decidir as condutas a serem tomadas com relação à drenagem das coleções, à nutrição, ao manejo de antibióticos, e ao uso de compostos para reduzir a secreção exócrina do pâncreas. É necessário que o intervencionista esteja familiarizado com a fisiopatologia da doença, da controvérsia na nomenclatura das coleções pancreáticas e do manejo desses doentes para que interaja/atue efetivamente com os colegas envolvidos no caso.[83-87]

- *Pré-procedimento:* os pacientes com pancreatite severa são tratados na sala de terapia intensiva já que requerem apoios hemodinâmico e respiratório para manter as funções vitais. A drenagem percutânea de coleções pancreáticas sintomáticas não infectadas pode ser feita ambulatorialmente. O acompanhamento é feito no consultório.

- *Método de guia por imagens:* depende da localização, do tamanho da coleção e das preferências do intervencionista. Em nossa opinião, o mais indicado é usar os métodos por imagens como descrito na parte geral.
- *Procedimento:* a abordagem da coleção pode ser direta, transgástrica ou trans-hepática. Uma amostra do líquido aspirado da coleção é enviada para exames microbiológicos e para dosagem de amilase e lipase. A drenagem adequada das coleções pancreáticas frequentemente requer múltiplos catéteres e de diâmetro maior que 14 Fr quando apresentam conteúdo necrótico. Em razão do diâmetro, esses catéteres de 20-30 Fr são retos ou têm uma parte curva distal em J. Também podem ser usados catéteres de drenagem torácica 20 a 24 Fr para evacuar tecido necrótico.
- *Pós-procedimento:* o manejo dos catéteres de drenagem das coleções pancreáticas tem que ser vigoroso. Os catéteres são conectados a um sistema de aspiração intermitente, irrigados frequentemente (duas e até quatro vezes ao dia) e trocados, otimizando a drenagem entre 7 e 10 dias. A inserção de um catéter percutâneo dentro de uma coleção pancreática cria uma fístula controlada. As fístulas pancreáticas de alto débito são aquelas que drenam mais de 300 mL/dia. A persistência de drenagem de suco pancreático através do catéter por mais de 4 semanas forma uma fístula pancreática cutânea persistente. A evolução natural das fístulas pancreáticas cutâneas é em direção ao fechamento. Uma vez resolvida a etapa de pancreatite aguda ativa e controlada a infecção, pode-se administrar octreotide para diminuir a drenagem pelo cateter e acelerar o fechamento da fístula.[80] Este processo pode ser muito prolongado quando existir transecção ou obstrução distal do ducto pancreático e é efetivamente resolvido de forma percutânea. A efetividade do manejo percutâneo e cirúrgico de lesões maiores do ducto pancreático está substanciada em uma publicação de revisão que compara ambos os procedimentos para a transecção do ducto pancreático.[88]
- *Resultados:* a drenagem percutânea tem um papel importante no manejo integral das coleções pancreáticas. Os resultados dependem da seleção dos pacientes e do tratamento depois da drenagem. A maioria das coleções pancreáticas que é drenada de forma percutânea é resolvida sem intervenção cirúrgica (Figs. 65-12 e 65-13).
- *Complicações específicas:* a DPCA pancreática apresenta os riscos de hemorragia e perfuração do intestino. As recidivas das coleções pancreáticas ocorrem em pacientes que têm os ductos pancreáticos anormais com estenose e hipertensão canalicular. Aqueles pacientes que sofreram de necrose pancreática e peripancreática extensa também podem apresentar recidiva, como uma coleção residual de líquido pancreático.

Coleções renais

- *Características clínicas:* as coleções renais incluem cistos, abscessos renais e perinefríticos, e as coleções de urina ou urinomas. Os cistos renais são drenados quando causam sintomas. A drenagem é associada à esclerose com álcool para prevenir a recidiva. Os abscessos renais que não se estendem mais além da cápsula renal respondem aos antibióticos e à aspiração. Não se recomenda a colocação de um catéter de drenagem nesses casos já que o componente flegmonoso da lesão não é resolvido com a drenagem

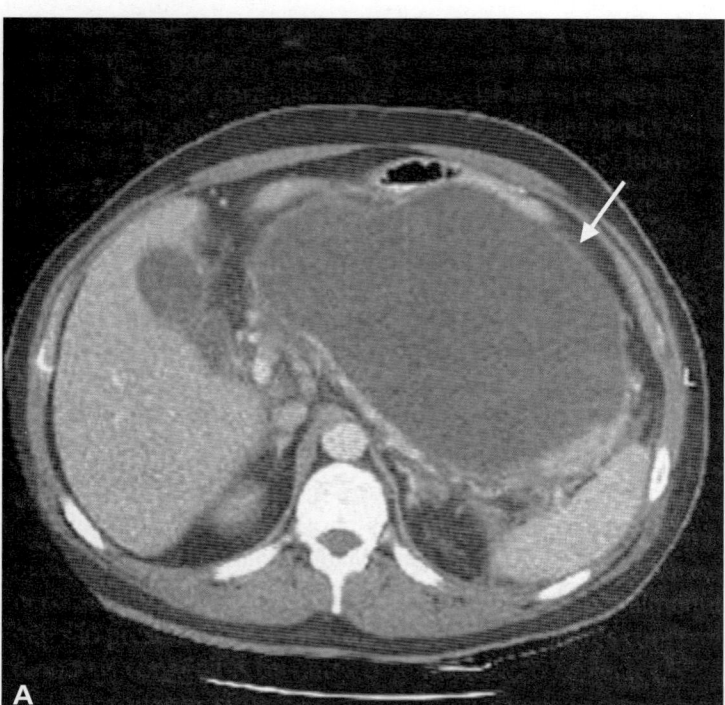 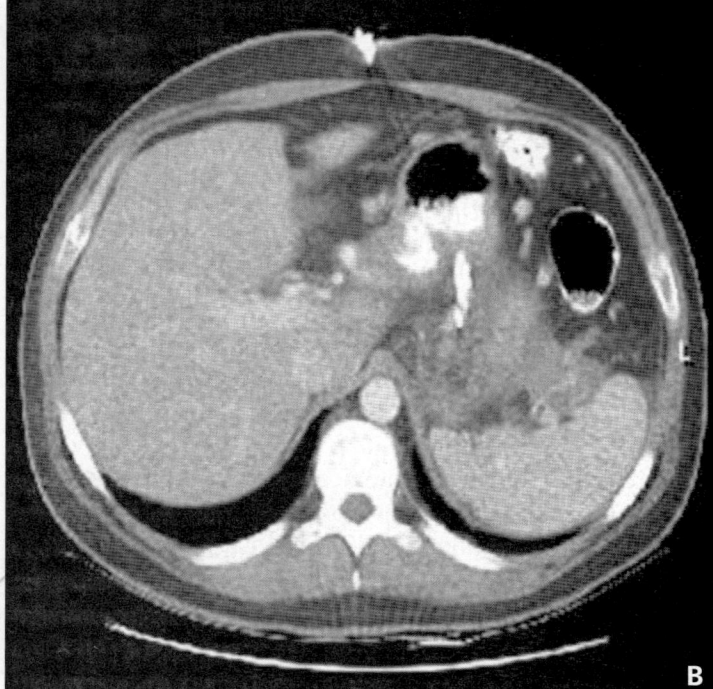

Fig. 65-12. Pseudocisto de pâncreas pós-traumático em criança de 9 anos. (**A**) TC diagnóstica demonstra a coleção deslocando o estômago e com possibilidade segura para a drenagem percutânea (seta). (**B**) TC de controle revela o esvaziamento da coleção.

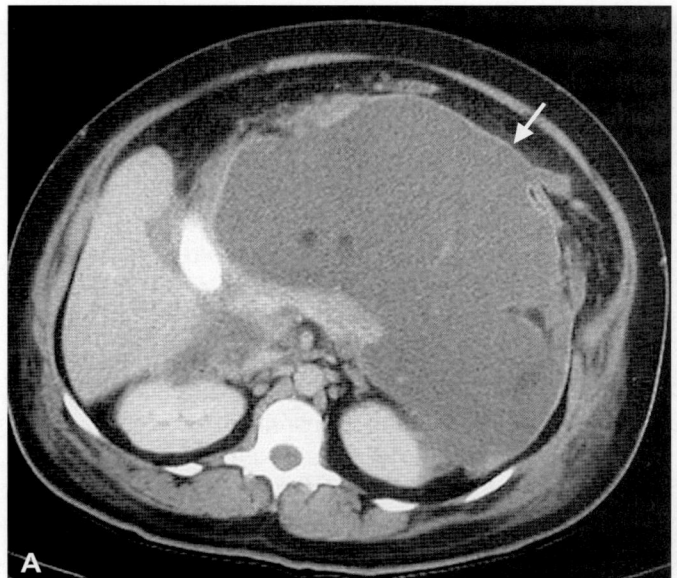
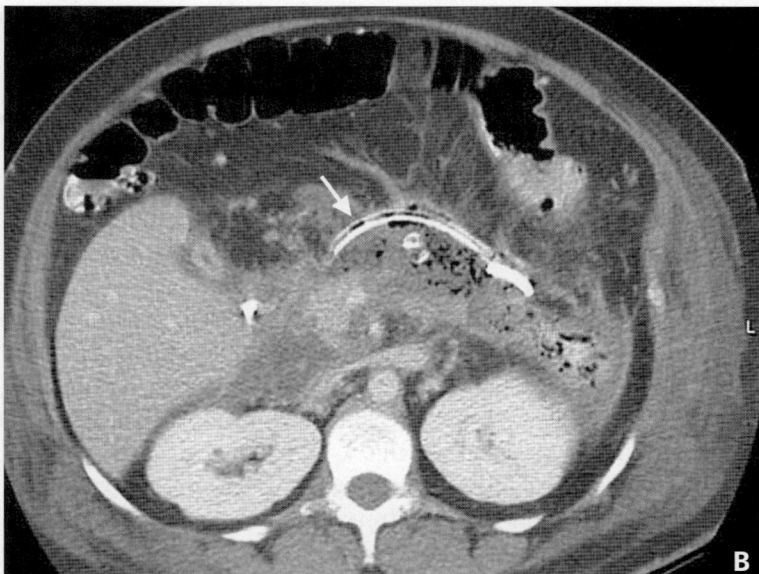

Fig. 65-13. Paciente com pancreatite grave depois da colocação de uma prótese biliar endoscópica por tumor de cabeça de pâncreas. Coleção pancreática infectada drenada com sucesso por via percutânea. (**A**) TC diagnóstica demonstra uma coleção com gás que se estende aos espaços pararrenais e perirrenais (seta). A coleção foi drenada com múltiplos catéteres. (**B**) TC de controle revela resolução da coleção e alterações inflamatórias residuais. Observam-se a prótese e um corte axial do conduto pancreático dilatado pela frente da prótese e imediatamente lateral à veia mesentérica superior (seta).

percutânea. A DPCA está indicada para a evacuação dos abscessos perinefríticos (Fig. 65-14). O plano de ação para tratar os urinomas inclui a nefrectomia percutânea e a evacuação da coleção de urina. É conveniente fazer primeiro a nefrectomia porque é mais fácil ganhar acesso a um sistema coletor dilatado do que a um que não está. Frequentemente a coleção comprime o ureter causando hidronefrose. Se o urinoma for drenado inicialmente, descomprime-se o sistema coletor, e sua punção fica mais complexa. Neste caso, a injeção de contraste pelo catéter de drenagem do urinoma pode opacificar o sistema coletor e a nefrectomia ser feita pelo fluoroscópio.

- *Pré-procedimento:* rotineiro. Os pacientes com abscessos renais e perinefríticos recebem antibióticos em doses terapêuticas. Aqueles que serão submetidos à nefrectomia e à drenagem do urinoma recebem antibióticos de forma profilática.
- *Método de guia por imagens:* a maioria das coleções renais pode ser drenada usando a US combinada com o fluoroscópio.

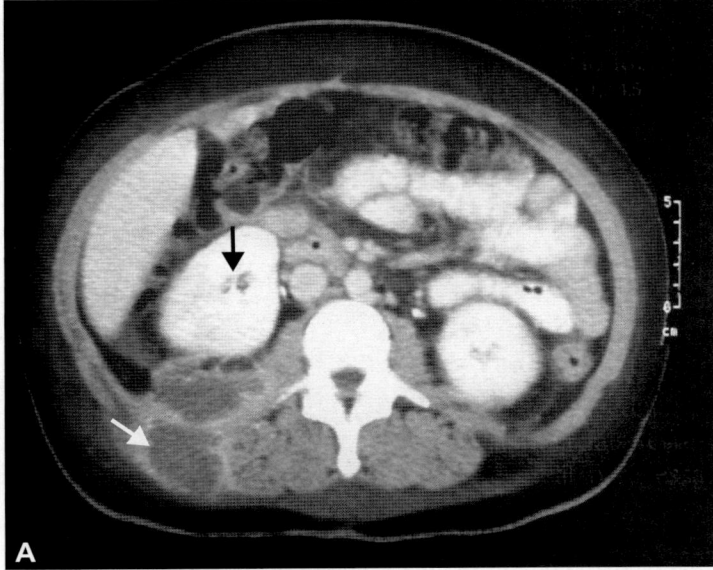
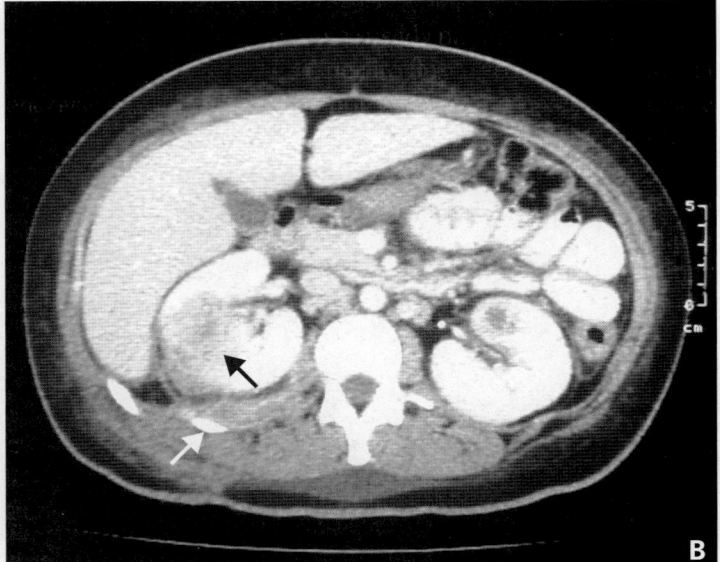

Fig. 65-14. Abscesso perirrenal direito. (**A**) TC diagnóstica mostrando um abscesso perirrenal direito de grande tamanho (seta branca) e um abscesso intrarrenal anterior de menor tamanho (seta preta). (**B**) TC de controle demonstra o catéter de drenagem atrás do rim (seta branca) e uma nova coleção intrarrenal direita (seta preta).

- *Procedimento:* a drenagem dos cistos requer catéteres não maiores que 8 Fr. O conteúdo dos cistos renais simples não complicados é um líquido transparente incolor ou ligeiramente amarelado. O líquido de drenagem dos cistos é enviado para a dosagem de LDH e colesterol, e também para exame citológico. Os abscessos perinefríticos são drenados usando um ou mais catéteres de diâmetro de 10 Fr. Podem ser usados catéteres com as mesmas características para a drenagem dos urinomas.
- *Pós-procedimento:* o acompanhamento dos cistos renais simples tratados é clínico. O reaparecimento dos sintomas é a única indicação razoável para exames por imagens. As drenagens de abscessos renais e perirrenais são seguidas de acordo com as diretrizes da DPCA. O manejo dos urinomas requer uma interação entre intervencionistas e urologistas.
- *Resultados:* os resultados da drenagem e esclerose dos cistos são excelentes. A associação de antibióticos à DPCA leva à resolução dos abscessos perinefríticos. O enfoque multidisciplinar é eficaz em conseguir a resolução dos urinomas e a causa dos mesmos.
- *Complicações específicas:* a inserção de agulhas e de catéteres no rim ou em órgãos vizinhos leva ao risco de causar hemorragia se forem lesados ramos das artérias renais. A colocação de catéteres de drenagem em abscessos renais pode estabelecer uma comunicação com o sistema coletor e drenar urina para o meio externo.

TÉCNICAS AVANÇADAS DE DRENAGEM

Coleções com grande volume de conteúdo ou com fístulas entéricas podem ser drenadas com sucesso utilizando técnicas simples de realizar que requerem entendimento porque são feitas e dedicação no acompanhamento evolutivo do catéter e do paciente. Estas técnicas incluem: 1. inserção de catéteres emparelhados; 2. drenagem, cateterização de fístula e diminuição progressiva do calibre da drenagem.

Inserção de Catéteres Emparelhados

- *Definição:* esta técnica consiste na inserção de mais de um catéter dentro da mesma coleção.
- *Indicações:* coleções com mais de 6 cm de diâmetro ou complexas com partículas (necrose tecidual), hematomas (trombos, coágulos de fibrina) e com fístulas (conteúdo entérico).
- *Descrição:* permitir a drenagem de grande volume de líquido e de material viscoso com partículas através da irrigação da cavidade da coleção. Nesta técnica usa-se um catéter para injetar o irrigante (solução salina fisiológica ou solução de Dakin a 0,125%) e ao mesmo tempo aspira-se pelo outro catéter. Quando o conteúdo tem partículas, o catéter para irrigação pode ser de pequeno diâmetro, enquanto que o catéter para aspiração pode-se beneficiar por ter um diâmetro maior.
- *Detalhes técnicos:* os catéteres emparelhados podem ser colocados dentro da coleção através de incisões separadas na pele ou de uma única incisão. Habitualmente, grandes coleções têm uma área de pele suficiente para permitir o acesso e a inserção dos catéteres de drenagem através de incisões separadas na pele (Fig. 65-15). Prefere-se essa abordagem desde que seja viável.

Em ocasiões de acesso restrito da pele à coleção, os catéteres emparelhados podem ser colocados pela mesma incisão. Uma vez colocada a agulha e o guia dentro da coleção, remove-se a agulha e coloca-se uma bainha vascular dentro da cavidade da coleção. O guia vascular permite a inserção de um fio-guia complementar. Com dois fios-guia dentro da cavidade da coleção dilata-se o trajeto e inserem-se os catéteres (Fig. 65-16). O inconveniente de usar a mesma incisão para os dois catéteres é o extravasamento do líquido da coleção para a pele. Esses casos são tratados colocando-se uma bolsa de enterostomia mantendo-se a pele protegida do contato com o líquido extravasado. Desse modo evitam-se mudanças do curativo e a erosão da pele, que pode ser severa se não for prevista como indicado.

Drenagem, Cateterização de Fístula e Diminuição Progressiva do Calibre da Drenagem

- *Definição:* método de drenagem sistemático para a resolução do abscesso e da fístula intestinal causadora do mesmo.

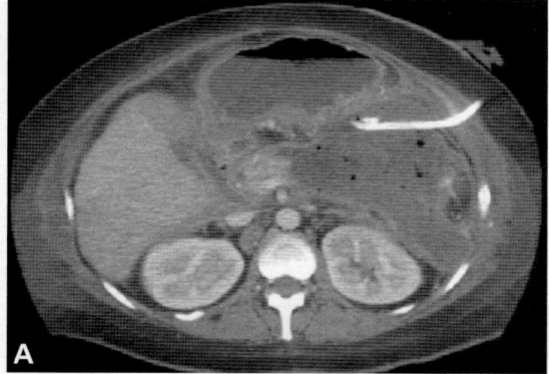 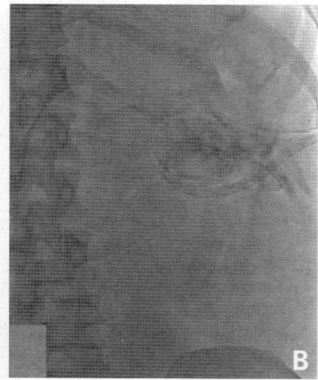 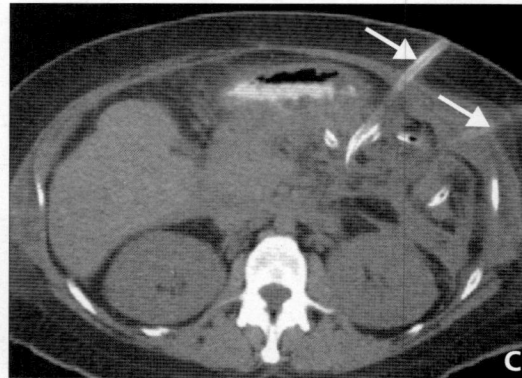

Fig. 65-15. Inserção de catéteres emparelhados por incisões separadas na pele: mulher de 35 anos com obesidade mórbida e pancreatite necrosante insuficientemente drenada. (**A**) Pancreatite necrosante infectada com catéter que não drena a coleção. (**B**) Dois catéteres de 20 Fr inseridos por incisões separadas da pele com orientação fluoroscópica. (**C**) Drenagem da coleção confirmada na tomografia. As setas indicam os catéteres em incisões separadas.

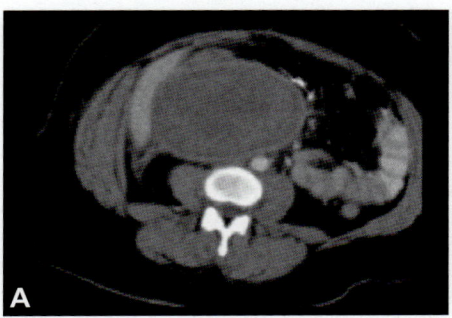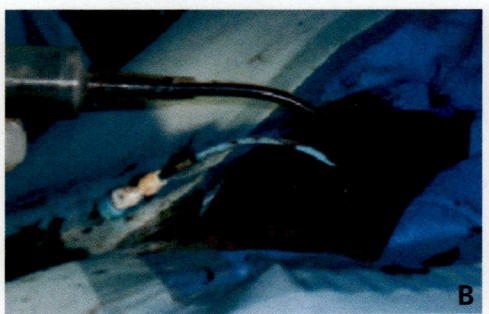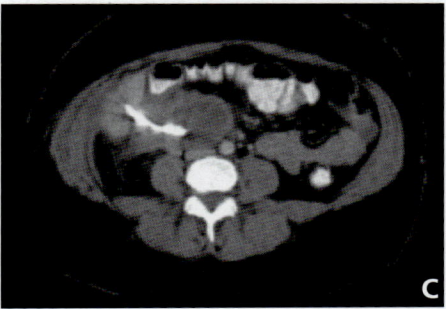

Fig. 65-16. Inserção de catéteres emparelhados por uma mesma incisão cutânea: mulher obesa de 39 anos com um hematoma sintomático pós-colecistectomia laparoscópica. (**A**) Hematoma maciço sub-hepático. (**B**) Dois catéteres de drenagem através de uma mesma incisão. (**C**) Drenagem percutânea inicial (a irrigação diária na troca do curativo completou a resolução do hematoma).

- *Indicações:* abscessos causados por uma perfuração intestinal geralmente traumática (pós-operatória ou acidental).
- *Descrição:* a cavidade dos abscessos perfurativos está limitada por alças intestinais ou espaços anatômicos intra-abdominais. Tem "paredes" de células reparadoras atraídas pelo processo inflamatório causado pelo conteúdo entérico derramado, causador do abscesso. A drenagem completa do abscesso pelos catéteres de drenagem facilita a aderência das "paredes" inflamatórias, reduzindo o tamanho da cavidade. A cateterização da enterostomia estabelece uma comunicação entre o intestino e a pele, contribuindo para que a cavidade cicatrize ao redor do catéter. Essa situação permite a resolução da fistula sem formar abscesso, quando o catéter é removido.
- *Detalhes técnicos:* a técnica consiste em drenar efetivamente o abscesso usando, inicialmente, dois catéteres. A redução do tamanho da cavidade é obtida com a irrigação dos catéteres, pelo menos uma vez ao dia, e com a aspiração intermitente em casos de alto débito diário (> 250 mL/dia). A cavidade drenada e limpa promove o contato entre si das paredes inflamadas e a redução do tamanho da cavidade. Assim é possível identificar com uma injeção de contraste a fístula intestinal e inserir um catéter dentro do intestino delgado ou cólon. O catéter no intestino favorece a criação de um trajeto desde o intestino até a pele, formado por tecido inflamatório. A remoção do catéter de drenagem e a diminuição progressiva do tamanho do catéter de drenagem colocado dentro do intestino reduzem o diâmetro do ducto fibroso. Neste momento fecha-se o catéter do intestino e observa-se a tolerância do paciente. Se não houver evidência de recorrência do abscesso, remove-se o catéter intestinal (Fig. 65-17).[89] Temos uma experiência limitada com o uso de um "tampão" especificamente desenhado para o fechamento de fístulas intestinais. Esse "tampão" é introduzido pelo trajeto fistuloso, fechando o forame intestinal desde a luz do intestino (Fig. 65-18).

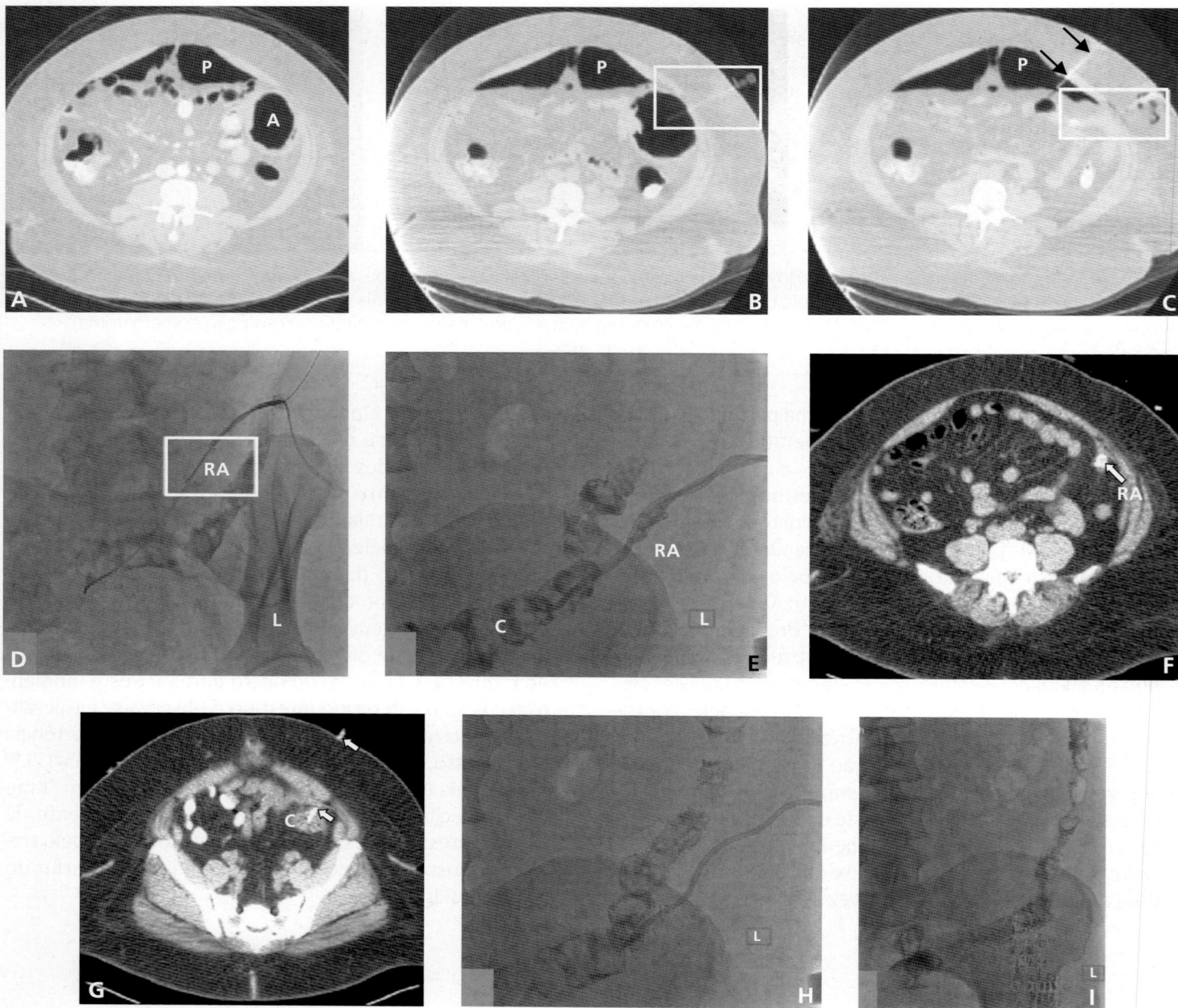

Fig. 65-17. Drenagem, cateterização de fístula e diminuição progressiva do calibre da drenagem: mulher obesa de 75 anos de idade com abscesso causado por diverticulite de cólon perfurado. (**A**) Abscesso (A) circunscrito do lado esquerdo e pneumoperitônio (P). (**B**) Drenagem guiada por tomografia. Vê-se a agulha dentro do abscesso (moldura). (**C**) O abscesso foi drenado usando um catéter de 20 Fr (moldura). A agulha (setas) é vista no pneumoperitônio para posterior inserção de um catéter de drenagem. (**D**) O pneumoperitônio foi resolvido. A fistulografia, ao remover o catéter de 20 Fr, demonstra uma pequena cavidade residual (RA) e a comunicação com o cólon (C). (**E**) Foram colocados dois catéteres: um no abscesso residual, (RA) e outro no cólon (C). (**F**) Imagem tomográfica demonstrando resolução da cavidade residual do abscesso (RA). (**G**) Imagem tomográfica com o catéter dentro da luz do cólon (C). (**H**) O catéter de drenagem foi removido, ficando somente o catéter dentro do cólon. (**I**) Fechamento da fístula depois de remover o catéter.

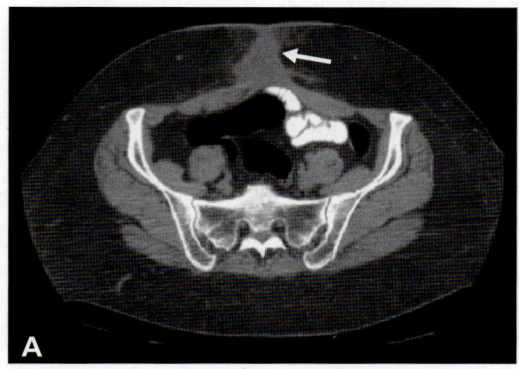
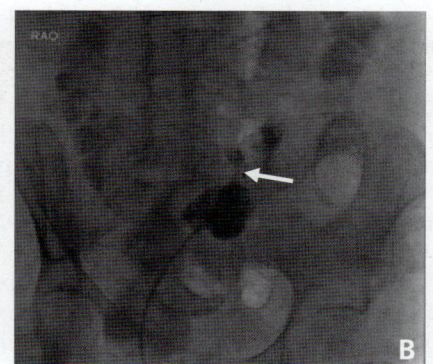
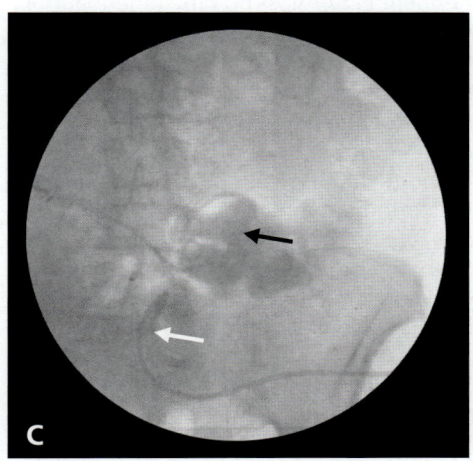
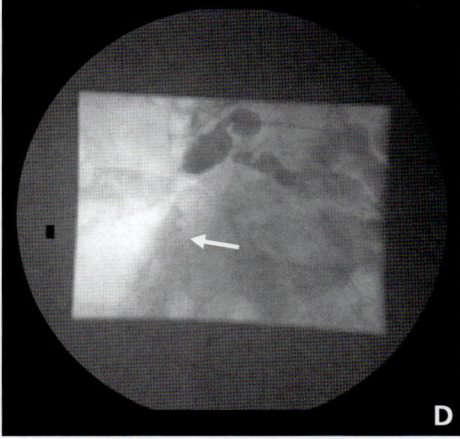

Fig. 65-18. Drenagem, cateterização de fístula e diminuição progressiva do calibre da drenagem: mulher obesa de 47 anos de idade com abscesso pós-laparotomia exploratória por trauma abdominal fechado com abscesso causado por perfuração de intestino tratado de forma percutânea usando um "tampão" especificamente desenhado para essa finalidade. (**A**) Abscesso de parede anterior (seta) causado por perfuração de alça intestinal. (**B**) Fistulografia depois da drenagem mostra a comunicação do abscesso com o intestino (seta). (**C**) Dois catéteres de drenagem: um para drenar o abscesso (seta branca) e outro para canular a fístula intestinal (seta preta).
(**D**) Depois de resolver o abscesso, a fístula enteral residual foi bloqueada com um tampão (seta) introduzido pelo trajeto do catéter.

CONCLUSÃO

A DPCA é um procedimento efetivo e seguro para drenar as coleções abdominais. O sucesso do método e a baixa morbimortalidade, associados à tolerância excelente do paciente, fazem com que a DPCA seja indicada como a drenagem inicial de toda coleção abdominal. Ela pode ser usada como método de drenagem único, pré-operatório nos casos que requerem um procedimento definitivo para eliminar a causa que provocou a coleção, e pós-operatório para tratar coleções residuais ou que são resultantes de uma cirurgia. As técnicas de drenagem avançada permitem beneficiar pacientes que, de outra maneira, devem ser operados. Por último, em caso de fracasso da DPCA, sempre resta a alternativa terapêutica da drenagem cirúrgica.

REFERÊNCIAS BIBLIOGRÁFICAS

1. Mueller PR, van Sonnenberg E. Interventional radiology in the chest and abdomen. *N Engl J Med* 1990;322:1364-74.
2. Montgomery RS, Wilson SE. Intra-abdominal abscesses: image-guided diagnosis and therapy. *Clin Inf Dis* 1996;23:28-36.
3. Lambiase RE, Deyoe L, Cronan JJ, Dorfman GS. Percutaneous drainage of 335 consecutive abscesses: results of primary drainage with 1-year follow-up. *Radiology* 1992;184:167-79.
4. Malangoni MA, Shumate CR, Thomas HA et al. Factors influencing the treatment of intra-abdominal abscesses. *Am J Surg* 1990;159:167-71.
5. Holm HH, Kristensen JK, Rasmussen SN. Ultrasound as a guide in percutaneous puncture technique. *Ultrasonics* 1972;10:83-6.
6. Goldberg BB, Pollack HM. Ultrasonic aspiration transducer. *Radiology* 1972;102:187-9.
7. Smith EH, Bartrum RJ Jr. Ultrasonically guided percutaneous aspiration of abscesses. *Am J Roentgenol* 1974;122:308-12.
8. Hancke S, Pedersen JF. Percutaneous puncture of pancreatic cysts guided by ultrasound. *Surg Gynecol Obstet* 1976;142:551-2.
9. Haaga JR, Alfidi RJ, Havrilla TR et al. CT detection and aspiration of abdominal abscesses. *Am J Roentgenol* 1977;128:465-74.
10. Gronvall J, Gronvall S, Hegedus V. Ultrasound-guided drainage of fluid-containing masses using angiographic catheterization techniques. *AJR* 1977;129:997-1002.
11. Gerzof SG, Robbins AH, Birkett DH et al. Percutaneous catheter drainage of abdominal abscesses guided by ultrasound and computed tomography. *AJR* 1979;133:1-8.
12. Gerzof SG, Johnson WC, Robbins AH. Percutaneous catheter drainage of abdominal abscesses. A five year experience. *N Engl J Med* 1981;305:653-7.
13. van Sonnenberg E, Mueller PR, Ferruci JT Jr. Percutaneous drainage of 250 abdominal abscesses and fluid collections. Part I: Results, failures and complications. *Radiology* 1984;151:337-41.
14. Mueller PR, van Sonnenberg E, Ferrucci JR. Percutaneous drainage of 250 abdominal abscesses and fluid collections. Part II: Current procedural concepts. *Radiology* 1984;151:343-7.

15. Gerzof SG, Johnson WC, Robbins AH *et al*. Expanded criteria for percutaneous abscess drainage. *Arch Surg* 1985;120:227-32.
16. van Sonnenberg E, Wittich GR, Edwards DK, Casola G *et al*. Percutaneous diagnostic and therapeutic interventional radiologic procedures in children: experience in 100 patients. *Radiology* 1987;162:601-5.
17. Hemming A, Davis NL, Robins RE. Surgical versus percutaneous drainage of intra-abdominal abscesses. *Am J Surg* 1991;161:593-5.
18. Bufalari A, Giustozzi G, Moggi L. Postoperative intra-abdominal abscesses: percutaneous versus surgical treatment. *Acta Chir Belg* 1996 Sept.-Oct.;96(5):197-200.
19. van Sonnenberg E, D'Agostino HB, Casola G *et al*. Percutaneous abscess drainage: current concepts. *Radiology* 1991;181:617-26.
20. Gazelle GS, Mueller PR. Abdominal abscesses. Imaging and intervention. *Radiol Clin North Am* 1994;32:913-32.
21. Schechter S, Eisenstat TE, Oliver GC *et al*. Computerized tomographic scan-guided drainage of intra-abdominal abscesses. *Dis Col Rect* 1994;37:984-8.
22. Merrell RC. The abdomen as source of sepsis in critically ill patients. *Crit Care Clin* 1995;11:225-72.
23. Fulcher AS, Turner MA. Percutaneous drainage of enteric-related abscesses. *Gastroenterologist* 1996 Dec.;4:276-85.
24. Giangreco L, Dipalo S, Castrucci M *et al*. Abdominal abscesses: treatment and predictive factors. *Minerva Chir* 1997;52:369-76.
25. Jamieson DH, Chait PG, Filler R. Interventional drainage of appendiceal abscesses in children. AJR 1997;169:1619-22.
26. Ein SH, Shandling B. Is interval appendectomy necessary after rupture of an appendiceal mass? *J Ped Surg* 1996;31:849-50.
27. van Sonnenberg E, Wittich GR, Casola G *et al*. Periappendiceal abscesses: percutaneous drainage. *Radiology* 1987;163:23-6.
28. Bagi P, Dueholm S, Karstrup S. Percutaneous drainage of appendiceal abscesses. *Dis Col Rect* 1987;30:532-5.
29. Wroblicka JT, Kuligowska E. One-step needle aspiration and lavage for the treatment of abdominal and pelvic abscesses. *AJR* 1998;170:1197.
30. Kuligowska E, Keller E, Ferruci JT. Treatment of pelvis abscesses: value of one-step sonographically guided transrectal needle aspiration and lavage. *AJR* 1995;164:201.
31. Yu SC, Lo RH, Kan PS, Metreweli C. Pyogenic liver abscesses: treatment with needle aspiration. *Clin Radiol* 1997;52:912-6.
32. Miller FJ, Ahola DT, Bretzman PA. Percutaneous management of hepatic abscesses: a perspective by interventional radiologysts. *J Vasc Interv Radiol* 1997;8:241-7.
33. Rajak CL, Gupta S, Jain S *et al*. Percutaneous treatment of liver abscesses: needle aspiration versus catheter drainage. *AJR* 1998;170:1035.
34. Tandon A, Jain AK, Dixit VK *et al*. Needle aspiration in large amoebic liver abscesses. *Trop Gast* 1997;18:19-21.
35. Malden ES, Picus D, Dunagan WC. Anaerobic culture yield in interventional radiologic drainage procedures. *J Vasc Int Rad* 1995;6:933-7.
36. Payne CS. A primer on patient management problems in interventional radiology. *AJR* 170:1169-76.
37. Barth KH, Matsumoto AH. Patient care in interventional radiology: a perspective. *Radiology* 1991;178:11-7.
38. Spies JB, Rosen RJ, Lebowitz AS. Antibiotic prophylaxis in vascular and interventional radiology: a rational approach. *Radiology* 1988;166:381-7.
39. McDermott VG, Schuster MG, Smith TP. Antibiotic prophylaxis in vascular and interventional radiology. *AJR* 1997;169:31-8.
40. Condon RE. The use of antibiotics in general surgery. *Curr Prob Surg* 1991;807:906.
41. Ehrenkanz NJ. Antimicrobial prophylaxis in surgery: mechanisms, misconceptions and mischief. *ICHE* 1993;14:99-106.
42. Lee SH, van Sonnenberg E, D'Agostino HB, Tanenbaum L. Laboratory analysis of catheters for percutaneous abscess drainage. *Minimally Invasive Therapy* 1994;3:233-7.
43. Cope C. Improved anchoring of nephrostomy catheters: loop technique. *Am J Roentgenol* 1980;182:576.
44. Voros D, Gouliamos A, Kotoulas G *et al*. Percutaneous drainage of intra-abdominal abscesses using large lumen tubes under computed tomographic control. *Europ J Surg* 1996 Nov. 162:895-8.
45. Mueller RD, Henrich H, Buddenbrock B, Barkhausen J *et al*. Minimal invasive treatment of abscesses by CT-guided drainage with a basket catheter system. *Acta Radiol* 1997;7:239-42.
46. Seldinger SI. Catheter replacement of needle in percutaneous arteriography. New technique. *Acta Radiol* (Stockh) 1953;39:368.
47. D'Agostino HB. Are there any specific advantages or disadvantages to using CT instead of sonography to guide interventional procedures? *AJR* 1994;162:1496-7.
48. Sheafor DH, Paulson EK, Simmons CM *et al*. Abdominal percutaneous interventional procedures: comparison of CT and US guidance. *Radiology* 1998;207:705-10.
49. Nunez D, Huber JS, Yrizarry JM *et al*. Nonsurgical drainage of appendiceal abscesses. *AJR* 1986;146:587-9.
50. Janik JS, Sigmund HE, Shandling B *et al*. Nonsurgical management of appendiceal masses in late presenting children. *J Ped Surg* 1980;15:574-6.
51. Rao PM, Rhea JT, Novelline RA *et al*. Effect of computed tomography of the appendix on treatment of patients and use of hospital resources. *N Engl J Med* 1998;15:141-6.
52. Ferzoco LB, Raptopoulos V, Silen W. Acute diverticulitis. *New Engl J Med* 1998;338:1521-6.
53. Stabile BE, Puccio E, van Sonnenberg E, Neff C. Preoperative percutaneous drainage of diverticular abscesses. *Am J Surg* 1990;159:99-104.
54. Neff C, van Sonnenberg E, Casola G *et al*. Diverticular abscesses: percutaneous drainage. *Radiology* 1987;163:15-8.
55. Saini S, Mueller PR, Wittenberg J. Percutaneous drainage of diverticular abscesses. *Arch Surg* 1986;121:475-8.
56. Sahai A, Belair M, Gianfelice D *et al*. Percutaneous drainage of intra-abdominal abscesses in Crohn's disease: short and long term outcome. *Am J Gastroenterol* 1997;92(2):275-8.
57. Ayuk P, Williams N, Scott NA *et al*. Management of intra-abdominal abscesses in Crohn's disease. *Ann R Col Surg Engl* 1996;78:5-10.
58. Casola G, van Sonnenberg E, Neff CC *et al*. Abscesses in Crohn's disease: percutaneous drainage. *Radiology* 1987;163:19-22.

59. Fabiszewski NL, Sumkin JH, Johns CM. Contemporary radiologic percutaneous abscess drainage in the pelvis. *Clin Obst Gyn* 1993;36:445-56.
60. Butch RJ, Mueller PR, Ferruci JT et al. Drainage of pelvic abscesses through the greater sciatic foramen. *Radiology* 1986;158:487-91.
61. Pereira JK, Chait PG, Miller SF. Deep pelvic abscesses in children: transrectal drainage under radiologic guidance. *Radiology* 1996;198:393-6.
62. Alexander AA, Eschelman DJ, Nazarian LN, Bonn J. Transrectal sonographically guided drainage of deep pelvic abscesses. *AJR* 1994;162:1227-30.
63. Bennett JD, Kozak RI, Taylor BM, Jory TA. Deep pelvic abscesses: transrectal drainage with radiologic guidance. *Radiology* 1992;185:825-8.
64. Mauro MA, Jaques PF, Mandell VS, Mandel SR. Pelvic abscess drainage by the transrectal catheter approach in men. *AJR* 1985;144:477-9.
65. Nosher JL, Winchman HK, Needell GS. Transvaginal pelvic abscess drainage with US guidance. *Radiology* 1987;165:872-3.
66. Casola G, van Sonnenberg E, D'Agostino HB et al. Percutaneous drainage of tubo-ovarian abscess. *Radiology* 1992;182:399-402.
67. Paley M, Sidhu PS, Evans RA et al. Retroperitoneal collections-etiology and radiological implications. *Clin Radiol* 1997;52:290.
68. Gupta S, Suri S, Gulati M et al. Illio-psoas abscesses: percutaneous drainage under image guidance. *Clin Radiol* 1997;52:704.
69. Sawhney R, D'Agostino HB, Zinck S et al. Treatment of postoperative lymphoceles with percutaneous drainage and alcohol sclerotherapy. *JVIR* 1996;7:241-5.
70. Ralls PW. Focal inflammatory disease of the liver. *Radiol Clin North Am* 1998;36:377-89.
71. Tikkakoski T, Makela JT, Leinonen S et al. Treatment of symptomatic congenital hepatic cyst with single-session percutaneous drainage and ethanol sclerosis: technique and outcome. *J Vasc Int Radiol* 1996;7:235-9.
72. van Sonnenberg E, Wroblicka JT, D'Agostino HB et al. Symptomatic hepatic cysts. Percutaneous drainage and sclerosis. *Radiology* 1994;190:387-92.
73. Larsen TB, Viste A, Jensen DK et al. Single-session alcohol sclerotherapy in benign syntomatic hepatic cysts. *Acta Radiol* 1997;38:993-7.
74. Cellier C, Cuenod CA, Deslandes P et al. Symptomatic hepatic cysts: treatment with single-shot injection of minocycline hydrochloride. *Radiology* 1998;206:205-9.
75. Horton RJ. Albendazole in treatment of human cystic equinococcosis: 12 years of experience. *Act Trop* 1997;64(1-2):79-93.
76. Akhan O, Ozmen MN, Dincer A et al. Liver hydatid disease: long-term results of percutaneous treatment. *Radiology* 1996;198:259-64.
77. Khuroo MS, Wani NA, Javid G et al. Percutaneous drainage compared with surgery for hepatic hydatid cyst. *New Engl J Med* 1997;337:881-7.
78. Seeto RK, Rockey DC. Pyogenic liver abscess. Changes in etiology, management and outcome. *Medicine* 1996;75:99.
79. Tazawa J, Sakai Y,Maekawa S et al. Solitary and multiple pyogenic liver abscesses: characteristics of the patients and efficacy of percutaneous drainage. *Am J Gastroenterol* 1997;92:271-4.
80. Rintoul R, O'Riordain MG, Laurenson IF et al. Changing management of pyogenic liver abscess. *Brit J Surg* 1996;83:1215-8.
81. Inayoshi A, Sawada T, Azuma K, Yagi Y. Three cases of nonparasitic liver cyst treated by intracystic instillation of acetic acid under ultrasonic guidance. *Jap J Gastroenterol* 1997;94:627-31.
82. Lee KC, Yamazaky O, Hamba H et al. Analysis of 69 patients with amebic liver abscess. *J Gastroenterol* 1996;31:40-5.
83. Balthazar E, Freeny PC, van Sonnenberg E. Imaging and intervention in acute pancreatitis. *Radiology* 1994;193:297-306.
84. D'Agostino HB, Fotoohi M, Aspron MM et al. Percutaneous drainage of pancreatic fluid collections. *Sem Interv Rad* 1996;13:101-36.
85. D'Agostino HB. Transcatheter fluid drainage. In: Valji K. *Essentials of vascular and interventional radiology.* Philadelphia, PA: WB Saunders; 2006.
86. Nair AV, D'Agostino HB. Transcatheter fluid drainage. In: Valji K. *The practice of interventional radiology: with online cases and videos.* Philadelphia, PA: Elsevier-Saunders; 2012. p. 106-25.
87. D'Agostino HB, Hamidian Jahromi A, Jafarimehr E et al. Strategy for effective percutaneous drainage of pancreatic collections: results on 121 patients. *J La State Med Soc* 2013 Mar.-Apr.;165(2):74-81.
88. Hamidian Jahromi A, D'Agostino HR, Zibari GB et al. Surgical versus nonsurgical management of traumatic major pancreatic duct transection: institutional experience and review of the literature. *Pancreas* 2013 Jan.;42(1):76-87. doi: 10.1097/MPA.0b013e3182575cf9. Review.
89. Ballard DH, Fage JR, Weisman JA et al. Three-stage management of traumatic enteral fistula abscesses: "Drain, Cannulate, and Downsize". *J Vas Intervent Radiol* 2014 Mar.;25(3S):S125.

Capítulo 66
Lesões Biliares Benignas

✦ *Airton Mota Moreira*

CONTEÚDO

- ✓ INTRODUÇÃO 947
- ✓ COMPLICAÇÕES BILIARES RELACIONADAS COM A ÉPOCA DE APARECIMENTO 947
- ✓ PROCEDIMENTOS RELACIONADOS COM TRANSPLANTE HEPÁTICO 949
- ✓ RESULTADOS E COMPLICAÇÕES 950
- ✓ CONCLUSÃO 953
- ✓ REFERÊNCIAS BIBLIOGRÁFICAS 953

INTRODUÇÃO

A estenose biliar pode ser consequência de uma grande variedade de causas não neoplásicas. Nos países ocidentais, a estenose iatrogênica é a estenose biliar benigna mais comum e representa até 80% de todas as estenoses benignas.[1] A colecistectomia e o transplante de fígado ortotópico são as causas iatrogênicas mais comuns da estenose biliar benigna. Um espectro de doenças como pancreatite crônica, colangite autoimune associada a pancreatite autoimune, colangite esclerosante primária, colangite piogênica recorrente, colangiopatia HIV, colangite esclerosante induzida por quimioterapia e síndrome de Mirizzi também podem resultar em estenose biliar.

Em decorrência da similaridade de condutas, por parte do radiologista intervencionista, este capítulo terá maior enfoque nas lesões relacionadas ao transplante hepático.

A incidência de complicações biliares após o transplante hepático é de 5 a 34% e incluem os vazamentos, estenoses e obstruções.[1a]

As lesões na anastomose coledocociana ou biliodigestiva ocorrem mais frequentemente durante os primeiros meses após o transplante, e a falha técnica parece ser sua principal causa, por conta de fibrose, cicatrização anômala e isquemia do enxerto. As estenoses intra-hepáticas, por sua vez, podem estar associadas à necrose ductal, estenose ou trombose arterial hepática. É importante ressaltar que a trombose da artéria hepática, que tem sido descrita em aproximadamente 9% dos transplantes intervivos, correlaciona-se tanto com estenoses intra-hepáticas, como com anastomoses biliodigestivas. Outros fatores de risco, principalmente aqueles relacionados com o transplante pediátrico, envolvem receptores com menos de 10 kg, prévia exposição ao citomegalovírus, predisposições correlacionadas com o sexo e o peso do doador e receptor, presença de doença autoimune na indicação para o transplante, cirurgia de Kasai prévia, uso de fígados reduzidos e história de rejeição crônica ou aguda. A avaliação prévia das complicações biliares envolve exames não invasivos, como bioquímica hepática, ultrassonografia (US) com Doppler, tomografia computadorizada (TC) e colangiografia, colangiorressonância (colangioRM) e exames invasivos, como a ultrassonografia endoscópica, colangiopancreatografia retrógrada endoscópica (CPRE) e colangiografia transparieto-hepática (CTPH).[1-5]

COMPLICAÇÕES BILIARES RELACIONADAS COM A ÉPOCA DE APARECIMENTO

Complicações Precoces (30 Dias ou menos após o Transplante)

- *Vazamentos:* estão normalmente relacionadas com o remanescente do ducto cístico, e podem ocorrer ao longo do trajeto de drenos (pós-operatórios), anastomoses cirúrgicas e lesões da superfície hepática.

Vazamentos ao nível da superfície cruenta hepática ou após biópsia podem resultar em bloqueio distal. Vazamentos estáveis e contidos, ao nível da hepático-jejuno-anastomose, podem ser tratados por meio de drenagem percutânea da coleção e identificação se há fístula biliar associada. Na presença de fístula, a drenagem biliar ou endoscópica promove competição com a fístula e determina o fechamento da mesma. Mas, quando ocorre de forma muito precoce, a reintervenção cirúrgica pode ser necessária.[5-12] Deve-se lembrar que a esfincterotomia endoscópica pode ser realizada de forma associada para a remoção de cálculos e alívio da obstrução.

Vazamentos decorrentes de remanescentes císticos costumam ter resolução em 2 a 3 semanas, enquanto os provenientes de áreas cruentas costumam resolver em mais de 8 semanas.

- *Obstrução:* costuma estar relacionada com a técnica cirúrgica, edema, torção, redundância, insuficiência vascular, cálculo ou mucocele. A abordagem endoscópica é a primeira escolha, a depender do ponto de obstrução. Obstruções em segmentos mais altos têm resolução mais segura por meio da técnica percutânea de drenagem biliar, ficando a cirurgia para casos mais complexos (Fig. 66-1).

O tratamento das estenoses anastomóticas benignas por via endoscópica inclui a dilatação e colocação de uma ou mais próteses plásticas para a moldagem a diâmetros adequados. A mucocele também pode ser tratada por meio da drenagem ou cirurgicamente. A obstrução ampular por coledococele, cálculos ou estenose papilar pode ser tratada por esfincterotomia.

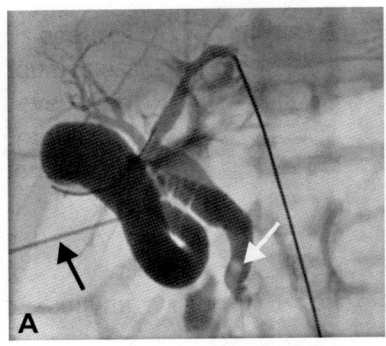
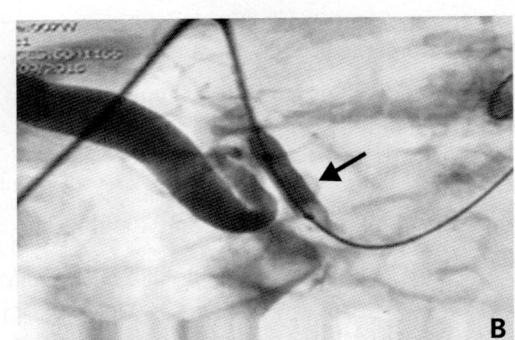
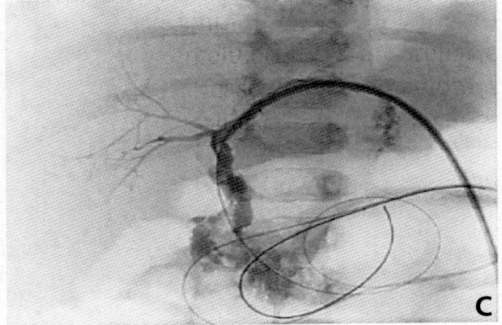

Fig. 66-1. (A) Criança recém-nascida com 30 dias de vida evoluindo com icterícia obstrutiva por cálculo em colédoco distal. Colangiografia transparieto-hepática por acesso combinado transvesicular (agulha de chiba introduzida na vesícula biliar; seta preta) e pela via biliar esquerda demonstrando cálculo biliar no interior da via biliar distal (seta branca), (B) fragmentação do cálculo associado à dilatação da papila duodenal, com uso de balão de angioplastia (seta) e em (C) colangiografia de controle após 1 semana com via biliar pérvia e sem cáculos.

Diante de múltiplas estenoses intra-hepaticas, pode não haver uma solução percutânea minimamente invasiva satisfatória.

A síndrome biliar formadora de *casts* ou moldes de fibrina, elementos figurados do sangue e pigmentos biliares, é também um problema de difícil solução, seja ela endoscópica ou cirúrgica, e pode estar associada a fatores, como infecção, lesão biliar, isquemia e hemólise.[10,13,14]

Complicações Tardias (mais de 90 Dias do Transplante)

- *Estenoses:* são tardias e costumam ter etiologia mais complexa, exigindo extensa investigação. Podem estar associadas à origem vascular (trombose arterial), incompatibilidade ABO, tempo de isquemia prolongado, infecções oportunistas, recorrência das hepatites B e C, rejeição crônica, colangite esclerosante primária, cálculos ou *casts*, doenças imunoproliferativas, tumores e disfunções esfincterianas. De acordo com sua localização, podem ser classificadas em anastomóticas e não anastomóticas. Sua extensão, com envolvimento proximal das vias biliares intra-hepaticas, pode determinar o aumento da complexidade e morbidade do tratamento proposto.
- *Vazamentos:* quando há evidências maiores de vazamento ou obstrução, a colangiografia endoscópica ou percutânea trans-hepática, com ou sem drenagem associada, são mandatórias.[15]

Em caso de estenose, a abordagem percutânea estará bem justificada quando houver dificuldade anatômica para acessar a área por via endoscópica. Vazamentos são raros (Fig. 66-2).[16-18]

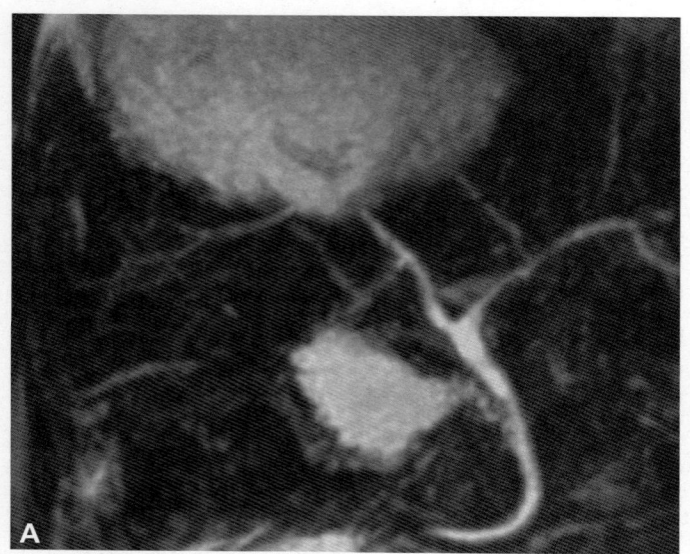
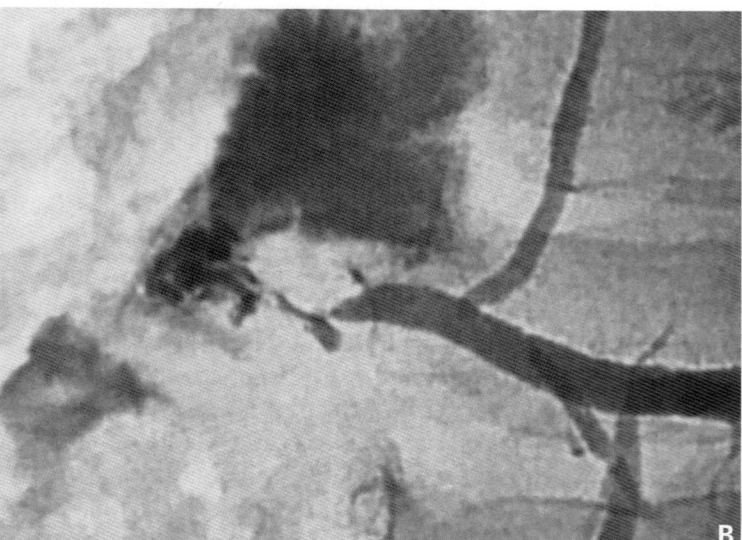

Fig. 66-2. Imagens sugestivas de lesão pós-operatória da via biliar. (**A**) Colangiorressonância demonstrando vazamento biliar (biloma) ao nível da anastomose colédoco-colédoco e em (**B**) imagem de estenose benigna da anastomose biliodigestiva (pós-transplante hepático).

Quadro 66-1. Indicações e contraindicações para a CTPH	
Indicações	Avaliação da via biliar na presença de cálculos intra ou extra-hepáticos
	Diferenciar causa obstrutiva de não obstrutiva de icterícia para determinar o tratamento clínico ou cirúrgico
	Estudo diagnóstico para dirigir a drenagem percutânea da via biliar
	Avaliar a anastomose biliodigestiva e o sistema biliar
	Avaliar a via biliar diante do insucesso do método endoscópico
	Determinar o local de lesão ou de extravasamento no ducto biliar
	Avaliar a extensão intra-hepática e estratégia de ressecabilidade tumoral
	Complementar a colangiopancreatografia endoscópica retrógrada e a colangio-RM
Contraindicações	Coagulopatia incorrigível
	Paciente não cooperativo
	Ascite de grande volume

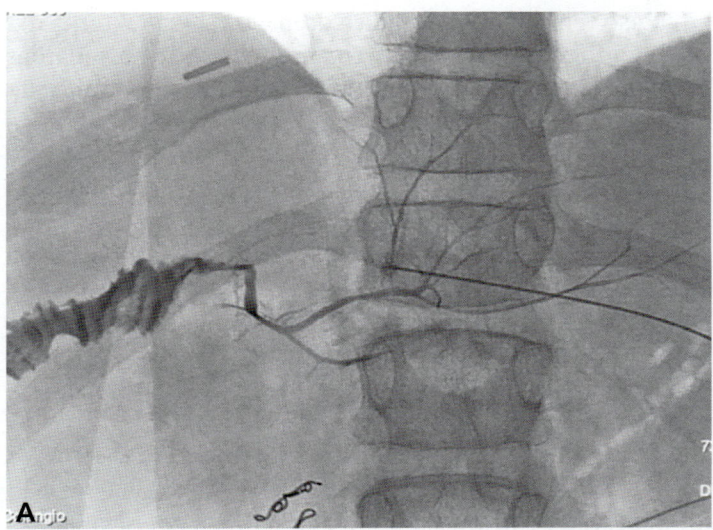 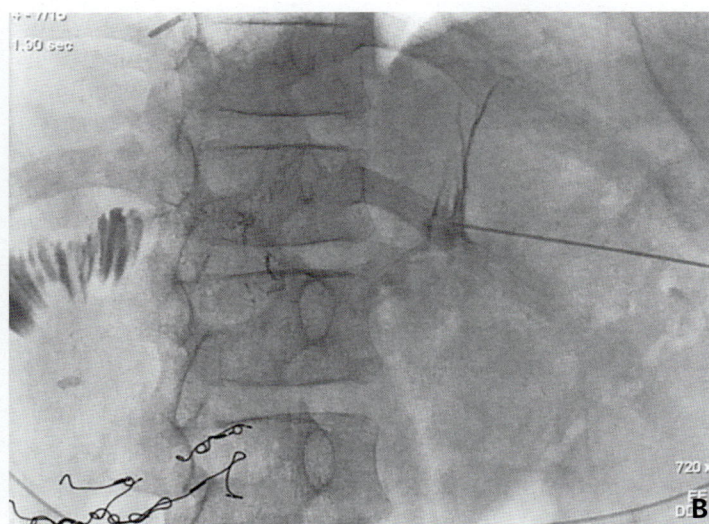

Fig. 66-3. Colangiografia transparieto-hepática de fígado transplantado/lobo esquerdo, demonstrando em (**A**) colangiografia de aspecto normal, juntamente com sua anastomose biliodigestiva e em (**B**) o esvaziamento do contraste para alça intestinal ocorrido em 3 minutos.

PROCEDIMENTOS RELACIONADOS COM TRANSPLANTE HEPÁTICO

- *Colangiografia transparieto-hepática (CTPH):* envolve a punção estéril de ducto biliar com o uso de guia, seguida da injeção de contraste iodado. Visa ao estudo da anatomia biliar e identificação de possíveis processos patológicos associados (Quadro 66-1 e Fig. 66-3).
- *Dilatação e drenagem biliar percutânea (DBP):* as complicações pós-CPRE são relativamente raras. Séries, como a de Birmingham, revelaram taxa de complicação de 6,6% por procedimento com taxa cumulativa de 21%.[19]

Cerca de 60-90% das estenoses biliares anastomóticas podem ser tratadas percutaneamente. Em muitos centros, onde o tratamento cirúrgico é considerado como segunda linha de tratamento a abordagem percutânea é a escolha inicial, não havendo prejuízo para a cirurgia posterior, se necessária.[20]

Quando a estenose é diagnosticada, realiza-se o processo de drenagem, que inclui a cateterização de um ou mais ductos biliares periféricos, seguida do implante de dreno sobre fio-guia. Pode ser externa e/ou externa-interna. Quando necessário, realiza-se conjuntamente a dilatação biliar por meio do posicionamento de balão de angioplastia na topografia da estenose e sua dilatação para diâmetro conhecido, com o fim ampliar e moldar. Dilatações e redrenagens podem ser realizadas em várias sessões para obter o máximo resultado terapêutico, com descompressão das vias biliares e drenagem contínua de bile (Quadro 66-2).

A CTPH pode ser realizada sob anestesia local, sedação consciente ou anestesia geral. A correção de exames laboratoriais alterados, como o tempo e atividade de protrombina (TAP) com valores abaixo de 50%, pode ser feita pela administração de vitamina K antes do procedimento ou pela administração de fatores da coagulação ou de plasma fresco, previamente. No caso de plaquetopenia inferior a 50.000 mm^3, procede-se à correção por meio da transfusão de plaquetas.

A antibioticoterapia endovenosa é recomendada, principalmente no contexto de anastomoses biliodigestivas, podendo ser utilizadas cefalosporinas (Rocefin®) ou quinolonas (Ciprofloxacina®).

O acesso às vias biliares para a drenagem percutânea ou outros procedimentos é feito, na maioria das vezes, pelo lobo hepático direito, embora possa ser realizado pelo lobo

Quadro 66-2. Indicações e contraindicações para a DBP	
Indicações	Colangite obstrutiva associada à sepse
	Icterícia obstrutiva sintomática quando intratável por via endoscópica
	Desviar o fluxo de bile de lesão com extravasamento do ducto biliar
	Procedimentos biliares (dilatação estenose/obstrução biliar, retirada de cálculo, dilatação, implante de *stent*, biópsia, remoção de pólipo, braquiterapia etc.)
	Tratamento pré-operatório da obstrução biliar por cistos de colédoco
Contraindicações	Mesmas da CTPH
	Obstrução intra-hepática segmentar isolada assintomática (segmentação dos ramos biliares)

esquerdo, ou até mesmo pela alça intestinal retrogradamente, como no caso das anastomoses biliodigestivas. Dá-se preferência pela punção de um ramo biliar periférico por causa dos menores riscos de fístulas com os vasos hepáticos arteriais ou venosos e consequente complicações hemorrágicas. À direita, a punção costuma ser feita com agulha de Chiba (22 ou 23 gauge) na transição entre as linhas axilar média e anterior direita, ao nível da borda superior da nona ou décima costela, com auxílio da fluoroscopia e/ou US e após a infiltração local com lidocaína a 2%. À esquerda, a punção do ramo biliar pode ser feita introduzindo-se a agulha medialmente ao apêndice xifoide (subxifóideo anterior esquerdo). Após sua introdução, a agulha é gentilmente tracionada, sob visão fluoroscópica, ao mesmo tempo em que se injeta contraste iodado (diluído a 50% em soro fisiológico), até a localização de um canalículo biliar, após o que se prossegue realizando a colangiografia mais ampla. Ressalta-se que a drenagem à esquerda, no caso dos transplantes intervivos que utilizam todo o lobo hepático esquerdo ou os segmentos laterais, costuma ser a mais utilizada. No caso dos segmentos laterais, a análise cuidadosa do histórico cirúrgico destes pacientes pode demonstrar a realização de dupla anastomose (cano de espingarda), o que modificará a estratégia de drenagem para mais de um dreno biliar. Noutras situações, anastomoses únicas em tronco comum, mas estenosadas muito próximo à bifurcação dos segmentos biliares esquerdos para os segmentos II e III, podem apresentar segmentação da drenagem destes ductos e requerer mais de um dreno.

No caso de vias biliares dilatadas, a punção bem-sucedida ocorre em praticamente 100%, sendo mais difícil naqueles sem dilatação (em torno de 70%).

A drenagem biliar externa consiste em posicionar a extremidade distal do catéter no interior da via biliar, não atingindo a alça intestinal. Neste caso, a bile é completamente direcionada para o exterior do corpo. Este tipo de drenagem é considerada procedimento de escolha na colangite supurativa. Um dos seus inconvenientes correlaciona-se com as perdas biliares para o exterior do corpo que podem determinar desequilíbrios hidreletrolíticos graves, o que poderá ser um fator determinante na manutenção do dreno. Outra preocupação refere-se à maior facilidade de deslocamento dos drenos.

Quando a extremidade distal do catéter atinge a alça intestinal, e a bile pode passar para o intestino ou sair pelo orifício externo do dreno, obtém-se a drenagem externa-interna. Esta drenagem está indicada tanto nas obstruções por causa benigna, quanto nas malignas. Pode ser utilizada de forma temporária ou definitiva. Nas estenoses benignas, nos tumores sensíveis à radiocirurgia ou quimioterapia e nos tumores passíveis de ressecabilidade é usada a drenagem temporária das vias biliares. A drenagem definitiva pode ser indicada nas outras doenças obstrutivas da via biliar. No entanto, os catéteres devem ser trocados aproximadamente a cada 2 meses para prevenir obstrução, infecção ou seu deslocamento.

Caso tenha sido realizada a drenagem biliar externa e o objetivo for a drenagem externa-interna, pode-se aguardar aproximadamente 24 a 48 horas para nova tentativa de ultrapassar a obstrução, pois após este período observa-se menor viscosidade da bile, regressão da dilatação biliar e diminuição do edema nas vias biliares acometidas. A bile coletada antes da manipulação da árvore biliar deve ser rotineiramente enviada para realização de cultura e antibiograma (Figs. 66-4 a 66-6).

Os pacientes submetidos à drenagem biliar percutânea permanecerão hospitalizados por, pelo menos, 24 horas para realização de monitoração dos sinais vitais, analgesia endovenosa e administração de antibióticos.

O dreno permanecerá aberto nas primeiras 12 a 24 horas. Após este período, a via externa é fechada e, se não for observado extravasamento, aumento da icterícia ou das enzimas canaliculares, o paciente pode receber alta hospitalar com o sistema externo fechado. Caso isto não seja possível, recebe alta com a drenagem externa aberta mantida em sistema coletor fechado, sob rigorosa monitoração do estado de hidratação do doente. A lavagem do cateter poderá ser realizada conforme haja necessidade clínica para tal, baseada nas evoluções clínica e laboratorial do paciente. Caso o dreno seja mantido por um período mais prolongado, a sua troca deverá ser efetuada a cada 2 meses.

A infecção é marcador da permeabilidade do catéter. Os pacientes tendem a melhorar da sepse, quando o catéter estiver pérvio, e podem desenvolver infecção tardia, quando houver obstrução do mesmo.

A associação de dilatação e drenagem percutânea tem apresentado bons resultados para estenoses biliares anastomóticas, principalmente para casos não passíveis de tratamento endoscópico como, por exemplo, em casos de hepático-jejuno anastomose em Y de Roux. Esta é uma boa opção, mas costumam ser necessárias várias sessões. A técnica envolve riscos de sangramento, vazamento de bile ao redor do dreno, infecção, oclusão e deslocamento do dreno. As dilatações podem ser combinadas com o reimplante de drenos com calibres progressivamente maiores. As trocas de dreno e redilatações são reprogramadas a cada 2 meses por um período inicial de 6 meses. Recomenda-se a manutenção dos drenos por período mínimo de 6 meses. A decisão quanto ao momento certo para a retirada requer avaliação anatômica da estenose e do tempo de esvaziamento biliar, assim como das enzimas canaliculares e estado clínico do paciente. Alguns estudos consideram o tempo de esvaziamento biliar normal como sendo 3 minutos. Para casos de associação a estenoses intra-hepáticas, ainda não há evidência de boa resposta com a técnica percutânea.

RESULTADOS E COMPLICAÇÕES

A CTPH apresenta baixa taxa de complicação, e a DBP pode ser realizada com sucesso na grande maioria dos pacientes. A taxa de complicações varia de acordo com o quadro clínico e o diagnóstico. Pacientes com coagulopatias, colangites,

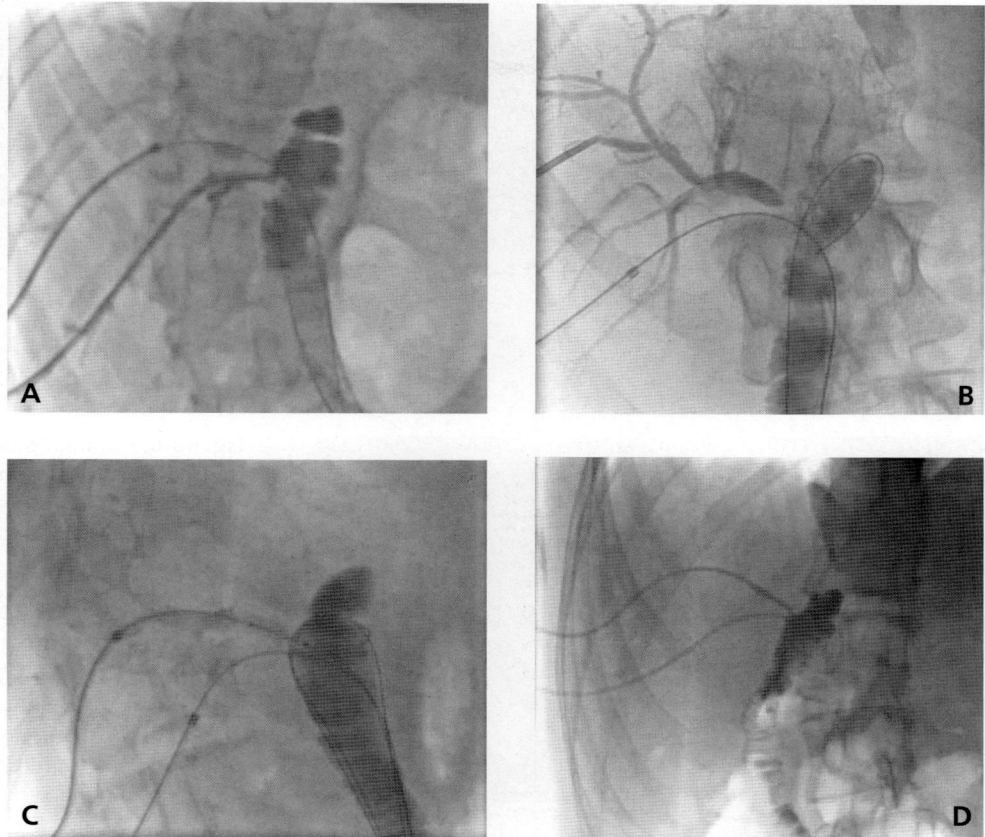

Fig. 66-4. Colangiografia transparieto-hepática de fígado transplantado/lobo esquerdo demonstrando em (**A** e **B**) duas vias biliares anastomosadas em "boca de espingarda" associadas à estenose das anastomoses biliodigestivas, (**C**) plastia da anastomose com balão de angioplastia e em (**D**) o implante de dois drenos biliares em drenagem externa-interna com esvaziamento dentro da normalidade.

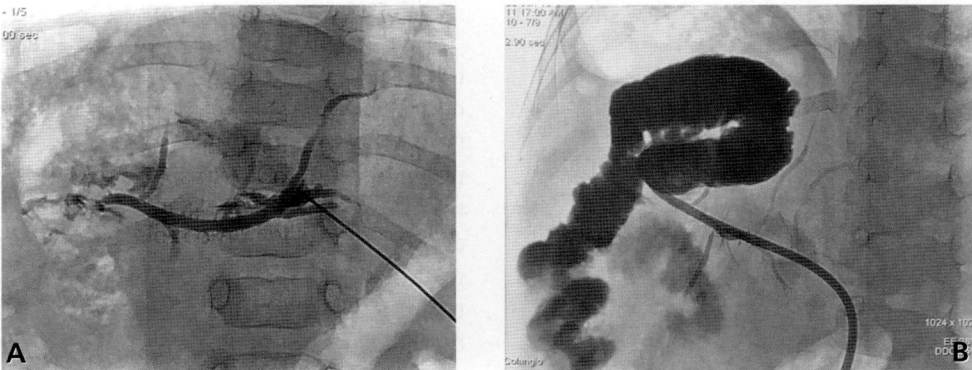

Fig. 66-5. Colangiografia transparieto-hepática de fígado transplantado/lobo esquerdo demonstrando em (**A**) estenose da anastomose biliodigestiva e (**B**) transposição da estenose com implante de dreno biliar em drenagem externa-interna com esvaziamento dentro da normalidade.

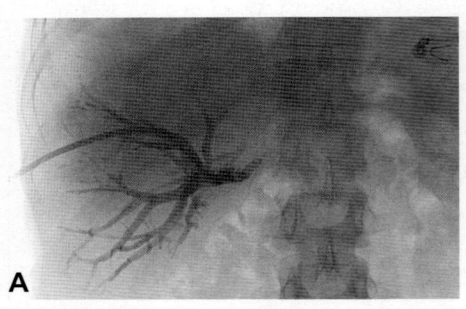
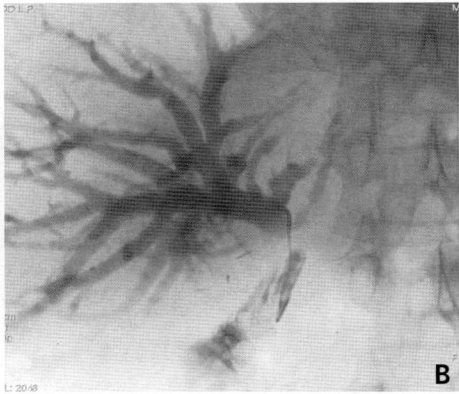
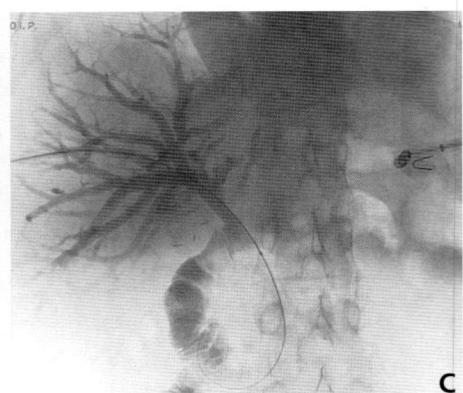
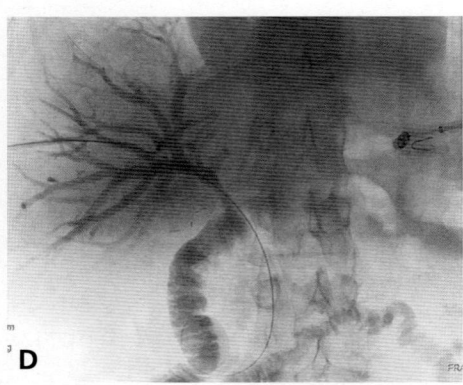
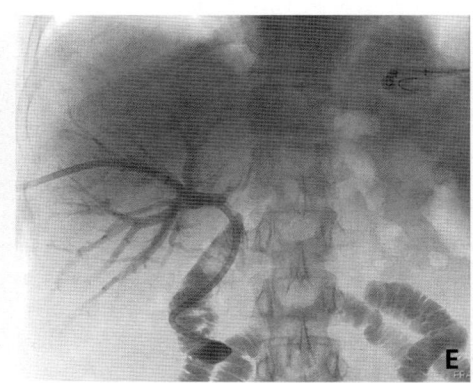

Fig. 66-6. Colangiografia transparieto-hepática por acesso ao nível do 10º espaço intercostal direito demonstrando em (**A**) estenose benigna da anastomose biliodigestiva, (**B**) transposição da estenose, utilizando-se técnica coaxial com catéter, microcatéter e micro-guia com (**C**) dilatação da estenose com balão, (**D**) aumento do diâmetro da anastomose biliodigestiva após a dilatação com balão e (**E**) colangiografia de controle com dreno biliar implantado e adequado esvaziamento do contraste da via biliar intra-hepática.

cálculos, obstrução maligna ou obstrução proximal apresentam maiores taxas de complicação. Complicações relacionadas com a DBP têm sido relatadas de 4 a 42% em algumas séries. Algumas ocorrem logo após o procedimento, como: extravasamento de bile ao redor do catéter (< 20%), hemorragia e hemobilia (2-13%), choque séptico com hipotensão e hemocultura positiva (3-5%), pancreatite (4%), pneumotórax, hemotórax e biliotórax (< 1%), reação ao contraste (< 2%) e morte (< 6%).

As complicações de ordem hemorrágica são minoria e podem ocorrer por diversos motivos. Na maioria das vezes, relacionam-se com o inadequado posicionamento do catéter, com os orifícios laterais comunicando veias hepáticas ou ramos da veia porta, o que exige o reposicionamento do dreno. Em outros casos, a hemorragia pode ocorrer secundária a traumatismo vascular iatrogênico, com formação de pseudoaneurisma. Nestes casos, o tratamento pode envolver a embolização dos vasos sangrantes.[13,22-24]

São observados bons resultados nas dilatações das estenoses da via biliar benigna após transplantes hepáticos. O sucesso técnico imediato tem sido observado em 89% dos casos, com 12% de complicações menores. O uso prolongado de drenos está associado a altas taxas de infecção e morbidades.

Shibata *et al.* reportaram importante avaliação retrospectiva (14 anos) do resultado do tratamento percutâneo de 56 estenoses anastomóticas em pacientes pediátricos submetidos a transplante hepático com doadores intervivos e anastomose intestinal em Y de Roux. O tratamento incluiu a dilatação por balão e implante de dreno biliar. Cinquenta e um pacientes foram tratados com sucesso por meio de dilatação (balões de 4-10 mm) e drenagem prolongada. O primeiro seguimento variou de 6 a 150 meses (média 48,5 meses). Quatorze pacientes apresentaram recidiva e sete foram tratados com segunda sessão, sem recorrência. A taxa de sucesso clínico foi de 86,5% em 44 pacientes com perviedade primária e primária assistida aos 1, 3, 5 e 10 anos, de 75, 68, 68 e 66% seguindo-se de 94, 92, 92, e 92%, respectivamente.[25]

Moreira *et al.* reportaram, em 2010, avaliação a médio e longo prazos de 35 estenoses anastomóticas benignas em crianças submetidas a transplante hepático. Os pacientes com estenose anastomótica isolada foram tratados percutaneamente com dilatações e drenagem progressiva a cada 2 meses. Foram formados quatro subgrupos de pacientes de acordo com o número de sessões de tratamento. Os subgrupos de I a IV necessitaram de uma a mais sessões de tratamento, correspondendo a 65,7, 20, 11,4 e 2,9% dos pacientes respectivamente. A perviedade primária foi de 61,2%, com taxa de recorrência de 34,3% (grupo I). Em 20% dos pacientes necessitou-se da segunda sessão de tratamento. O tempo médio de drenagem, para os grupos I e II, foi de 24 meses, sendo significativamente menor no grupo I ($p < 0,05$). Infelizmente, neste estudo, não foi possível identificar preditores clínicos da estenose biliar que pudessem se correlacionar com achados positivos de imagem ou com a resposta terapêutica. A maioria das complicações foi classificada como menores e inclui deslocamento, vazamento e hemobilia menor. Os autores ressaltam que o maior número de reintervenções envolve também maior risco para a ocorrência de complicações.[26,27]

No acompanhamento dos pacientes com estenoses tratadas percutaneamente, observa-se manutenção da permeabilidade em 77-94% e 66-84% aos 6 meses e 6 anos após o procedimento, respectivamente. Havendo insucesso, outros materiais, como o *cutting balloon*, podem ser utilizados, permitindo permeabilizar e dilatar a anastomose para diâmetros maiores.[28,29]

CONCLUSÃO

Uma ampla gama de condições pode causar estenose biliar benigna, algumas das quais podem causar dilemas diagnósticos significativos. Os dados clínicos pertinentes, como história de cirurgia prévia, (colecistectomia ou transplante hepático) são as principais causas, e os radiologistas intervencionistas devem estar preparados para diagnosticá-las e tratá-las.

REFERÊNCIAS BIBLIOGRÁFICAS

1. Moser AJ. Benign biliary strictures. Curr Treat Options. Gastroenterol 2001; 4:377–387
1a. Moreira AM, Carnevale FC, Tannuri U et al. Long-term results of percutaneous bilioenteric anastomotic stricture treatment in liver-transplanted children. *Cardiovasc Intervent Radiol* 2010;33:90-6.
2. Saad WE. Percutaneous management of postoperative anastomotic biliary strictures [review]. *Tech Vasc Interv Radiol* 2008;11:143-53.
3. Saad WE, Wallace MJ, Wojak JC et al. Quality improvement guidelines for percutaneous transhepatic cholangiography, biliary drainage, and percutaneous cholecystostomy. *J Vasc Interv Radiol* 2010;21:789-95.
4. Skaro AI, Jay CL, Baker TB et al. The impact of ischemic cholangiopathy in liver transplantation using donors after cardiac death: the untold story. *Surgery* 2009;146:543-552; discussion 552-3.
5. Selck FW, Grossman EB, Ratner LE, Renz JF. Utilization, outcomes, and retransplantation of liver allografts from donation after cardiac death: implications for further expansion of the deceased-donor pool. *Ann Surg* 2008;248:599-607.
6. Zoepf T, Maldonado-Lopez EJ, Hilgard P et al. Balloon dilatation vs. balloon dilatation plus bile duct endoprostheses for treatment of anastomotic biliary strictures after liver transplantation. *Liver Transpl* 2006;12:88-94.
7. Morelli J, Mulcahy HE, Willner IR et al. Long-term outcomes for patients with post-liver transplant anastomotic biliary strictures treated by endoscopic stent placement. *Gastrointest Endosc* 2003;58:374-9.
8. Thuluvath PJ, Atassi T, Lee J. An endoscopic approach to biliary complications following orthotopic liver transplantation. *Liver Int* 2003;23:156-62.
9. Verdonk RC, Buis CI, van der Jagt EJ et al. Nonanastomotic biliary strictures after liver transplantation, part 2: management, outcome, and risk factors for disease progression. *Liver Transpl* 2007;13:725-32.
10. Nishida S, Nakamura N, Kadono J et al. Intra-hepatic biliary strictures after liver transplantation. *J Hepatobiliary Pancreat Surg* 2006;13:511-6.
11. Parry SD, Muiesan P. Cholangiopathy and the biliary cast syndrome. *Eur J Gastroenterol Hepatol* 2003;15:341-3.
12. Pascher A, Neuhaus P. Biliary complications after deceased-donor orthotopic liver transplantation. *J Hepatobiliary Pancreat Surg* 2006;13:487-96.
13. Sung RS, Campbell DA Jr, Rudich SM et al. Long-term follow-up of percutaneous transhepatic balloon cholangioplasty in the management of biliary strictures after liver transplantation. *Transplantation* 2004;77:110-15.
14. Ward EM, Kiely MJ, Maus TP et al. Hilar biliary strictures after liver transplantation: cholangiography and percutaneous treatment. *Radiology* 1990;177:259-63.
15. Johnson LB, Al-Kawas FH. The bile duct – the Achilles' heel of living donor liver transplantation. *Am J Gastroenterol* 2004;99:1296-7.
16. Gunsar F, Rolando N, Pastacaldi S et al. Late hepatic artery thrombosis after orthotopic liver transplantation. *Liver Transpl* 2003;9:605-11.
17. Vivarelli M, Cucchetti A, La Barba G et al. Ischemic arterial complications after liver transplantation in the adult: multivariate analysis of risk factors. *Arch Surg* 2004;139:1069-74.
18. Alazmi WM, Fogel EL, Watkins JL et al. Recurrence rate of anastomotic biliary strictures in patients who have had previous successful endoscopic therapy for anastomotic narrowing after orthotopic liver transplantation. *Endoscopy* 2006;38:571-4.
19. Holt AP, Thorburn D, Mirza D et al. A prospective study of standardized nonsurgical therapy in the management of biliary anastomotic strictures complicating liver transplantation. *Transplantation* 2007;84:857-63.
20. Seehofer D, Eurich D, Veltzke-Schlieker W, Neuhaus P. Biliary complications after liver transplantation: old problems and new challenges. *Am J Transplant* 2013;13(2):253-65.
21. Osorio RW, Freise CE, Stock PG et al. Nonoperative management of biliary leaks after orthotopic liver transplantation. *Transplantation* 1993;55:1074-7.
22. Icoz G, Kilic M, Zeytunlu M et al. Biliary reconstructions and complications encountered in 50 consecutive right-lobe living donor liver transplantations. *Liver Transpl* 2003;9:575-80.
23. Sharma S, Gurakar A, Jabbour N. Biliary strictures following liver transplantation: past, present and preventive strategies. *Liver Transpl* 2008;14:759-69.
24. ImamineR, Shibata T, Yabuta M et al. Long-term outcome of percutaneous transhepatic biliary intervention for anastomotic stricture in pediatric patients after living donor liver transplantation with Roux-en-Y hepaticojejunostomy: a single-center study. *J Vasc Interv Radiol* 2015 Dec.;26(12):1852-9.
25. Hasegawa K, Yazumi S, Egawa H et al. Endoscopic management of postoperative biliary complications in donors for living donor liver transplantation. *Clin Gastroenterol Hepatol* 2003;1:183-8.
26. Young L, Arya S, Harolds JA et al. Sonographic evaluation of complications of liver transplantation. *J Diagnostic Med Sonography* 2003;19:145-54.
27. Kulaksiz H, Weiss KH, Gotthardt D et al. Is stenting necessary after balloon dilation of post-transplantation biliary strictures? Results of a prospective comparative study. *Endoscopy* 2008;40:746-51.
28. Buxbaum JL, Bagatelos KC, Biggins SW et al. *ERCP minimizes the need for post-liver transplant biliary surgery: report of a ten years experience*. Presented at Digestive Disease Week. Chicago, Illinois; 2009 May 30–June 4.

Capítulo 67

Lesões Biliares Malignas

◆ *Guilherme de Araujo Gomes*
◆ *Roberto Schulz Filho*
◆ *Guilherme de Souza Mourão*

CONTEÚDO

- ✓ INTRODUÇÃO 955
- ✓ ANATOMIA E FISIOLOGIA DAS VIAS BILIARES 955
- ✓ AVALIAÇÃO POR IMAGEM DAS VIAS BILIARES. 955
- ✓ DRENAGEM DAS VIAS BILIARES 959
- ✓ STENTS BILIARES 961
- ✓ DOENÇAS OBSTRUTIVAS MALIGNAS DAS VIAS BILIARES 963
- ✓ REFERÊNCIAS BIBLIOGRÁFICAS 967

INTRODUÇÃO

O surgimento de icterícia em pacientes com neoplasias intra-abdominais torna o prognóstico extremamente ruim. A sobrevida média destes pacientes varia de 3 dias a 18 meses com média de sobrevida de 3 meses.[1]

A mortalidade está relacionada com invasão tumoral local, colangites recorrentes e alterações fisiopatológicas, levando principalmente a insuficiências hepática e renal. O manejo da colestase é de extrema importância nestes pacientes, visando à melhora do estado geral e restauração do equilíbrio hidreletrolítico.

O maior acesso à saúde e o aprimoramento dos métodos diagnósticos e das técnicas cirúrgicas curativas e paliativas têm aumentado a sobrevida destes pacientes, necessitando a participação cada vez maior do Radiologista Intervencionista na condução destas doenças.

O conhecimento da anatomia das vias biliares, das doenças, dos meios diagnósticos e das diferentes modalidades terapêuticas e paliativas é imprescindível para o adequado tratamento destes pacientes.

ANATOMIA E FISIOLOGIA DAS VIAS BILIARES

A bile é composta por eletrólitos, água, pigmentos biliares, proteínas, lípides e ácidos biliares. É produzida no fígado e transportada pelos ductos extra-hepáticos para a vesícula biliar, onde é concentrada e secretada em resposta aos controles humoral (colecistoquinina) e neural. Para a sua liberação no duodeno é necessária a contração da vesícula biliar com simultâneo relaxamento do esfíncter de Oddi.

Aproximadamente 600 mL de bile são produzidos por dia (faixa normal de 250 a 1.000 mL/dia), sendo sua produção aumentada por estímulos nervosos (vagal e esplâncnica), endócrino (secretina) ou medicamentosos (teofilina, fenobarbital e esteroides).

A árvore biliar é composta por ductos intra e extra-hepáticos. O ducto intra-hepático direito apresenta dois ramos principais, um anterior, que drena os segmentos hepáticos anteriores V e VIII e um posterior, que drena os segmentos hepáticos posteriores VI e VII. O ducto intra-hepático esquerdo drena os segmentos II, III e IV e o ducto que drena o lobo caudado, une-se à origem do ducto hepático direito ou esquerdo. Esta é a anatomia mais prevalente, observada em aproximadamente 58% da população.

Dentre as variações anatômicas, a mais comum consiste no ducto biliar posterior direito drenando para o ducto hepático esquerdo, observado em 13-19%, seguida do ducto biliar posterior direito localizado em situação mais anterior ao habitual, drenando diretamente para a porção lateral do ducto hepático comum, observada em 12%, e a confluência tripla dos ductos biliares anterior e posterior direitos juntamente com o ducto biliar esquerdo, observada em 11% da população.

Os ductos hepáticos direito e esquerdo juntam-se após saírem do fígado, formando o ducto hepático comum (3 a 4 cm de comprimento). Este, por sua vez, une-se em ângulo agudo com o ducto cístico, formando o ducto biliar comum ou colédoco (3 a 10 mm de diâmetro e 10 cm de comprimento). O colédoco se localiza lateralmente à artéria hepática comum e anteriormente à veia porta, sendo que seu terço distal passa atrás da cabeça do pâncreas e se dirige para a papila duodenal.

Existem três formas de junção do colédoco com o ducto pancreático. Em aproximadamente 80-90% da população, esta junção ocorre por fora do duodeno, formando um único ducto que atravessa a parede do duodeno e papila. Eles podem ainda se unir dentro da parede do duodeno, formando um ducto comum por um pequeno trajeto. Na forma de junção menos comum, o colédoco e o ducto pancreático desembocam no duodeno independentemente.

Circundando o colédoco na papila duodenal existe o esfíncter de Oddi, uma estrutura composta por três camadas de músculo liso que controla o fluxo de bile.

AVALIAÇÃO POR IMAGEM DAS VIAS BILIARES

Na avaliação de ductos biliares dilatados é importante a identificação de estenoses ou imagens de falhas de enchimento. Obstruções regulares, lisas, concêntricas e de segmentos curtos falam a favor de condições benignas, enquanto obstruções abruptas, irregulares, excêntricas e de segmentos longos sugerem condições malignas. O espessamento parietal dos ductos biliares estão frequentemente associados à colangite ou envolvimento neoplásico. A diferenciação entre causas benignas e malignas muitas vezes é difícil, e os diferentes métodos de diagnóstico devem ser utilizados de forma complementar.

Métodos Não Invasivos

A ultrassonografia (US) geralmente é o primeiro método empregado na avaliação das vias biliares pelo seu menor custo, boa tolerância pelo paciente e ausência de radiação. Apresenta alta sensibilidade na identificação de dilatação das vias biliares (Figs. 67-1 e 67-2). Permite excelente avalia-

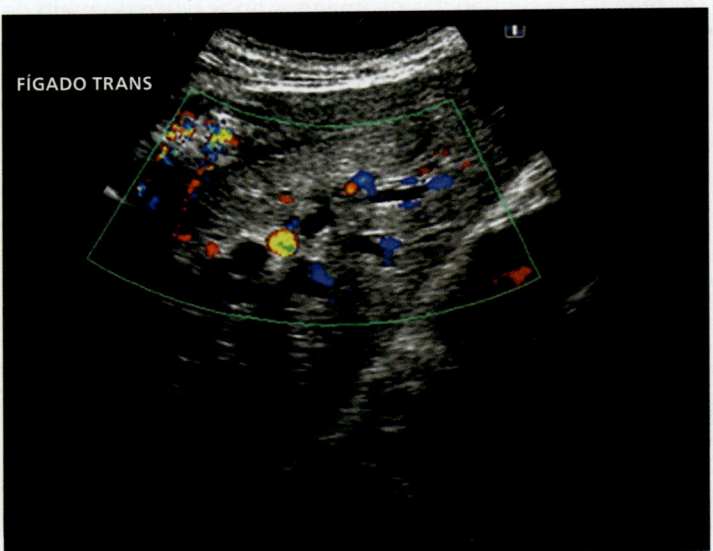

Fig. 67-1. US com dilatação das vias biliares intra-hepáticas.

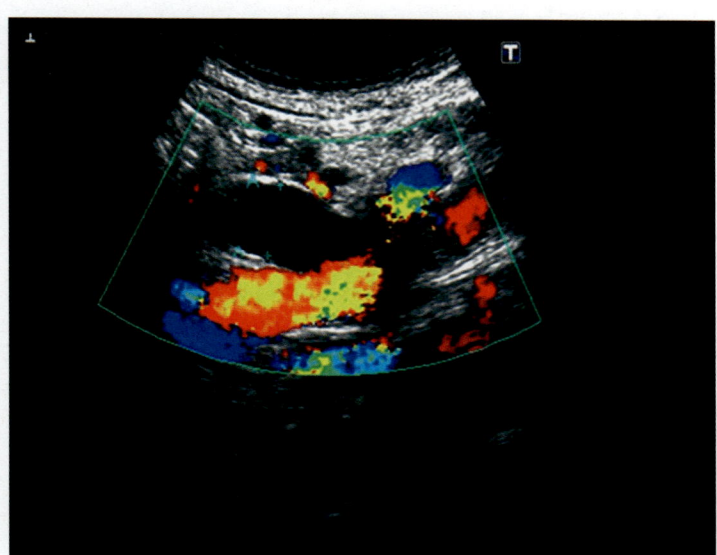

Fig. 67-2. US com dilatação do colédoco.

ção da vesícula biliar, detectando cálculos, barro biliar, adenomiomatose, colesterolose, lesões polipoides e espessamentos parietais. A sensibilidade diagnóstica de coledocolitíase é de 21-63%.[2,3] Tem como limitação a avaliação da extensão de neoplasias que comprometem as vias biliares, sendo necessária a complementação com tomografia computadorizada (TC) e ressonância magnética (RM) para o adequado estadiamento destas lesões.

Os exames de RM e TC, assim como a US apresentam adequada tolerância pelo paciente, tendo as vantagens de proporcionar melhor detalhamento anatômico do trato biliar e reformatações tridimensionais, com menores taxas de complicações do que a colangiopancreatografia retrógrada (CPRE), que apresenta taxas de complicações de 3-9% e mortalidade associada de 0,2-0,5%.[2,4]

A RM tem vantagem sobre a TC por não utilizar radiação ionizante e ser mais sensível na detecção de cálculos na vesícula biliar e no colédoco. Em ambos os métodos podem ser realizadas sequências de imagens após o uso do meio de contraste endovenoso (arterial, portal e tardia/equilíbrio). Resumidamente, a fase arterial é útil na identificação de lesões hipervasculares, a fase portal, caracteriza melhor lesões hipovasculares e estruturas venosas, e a fase de equilíbrio/tardia além de complementar a avaliação da passagem arterial-venosa do meio de contraste em lesões estruturais (alterado na neoangiogenese tumoral), permite também a avaliação da excreção do meio de contraste (renal ou hepatobiliar).

O meio de contraste utilizado na TC é o iodado hidrossolúvel e não iônico, por apresentar menor nefrotoxicidade e menos reações alérgicas. O contraste habitualmente utilizado nos exames de ressonância magnética é o gadolínio, extracelular e de filtração glomerular. Recentemente, começou-se a utilizar um contraste hepatobiliar específico que é captado seletivamente por hepatócitos funcionantes e excretado em cerca de 50% pelas vias biliares. Assim como o gadolínio, tem como principal utilidade o encurtamento do tempo de relaxamento (TR) do fígado e vias biliares. Tem como vantagens a necessidade de utilização de doses menores, melhor caracterização de lesões em fases tardias e permitir a avaliação adicional das vias biliares. No Brasil, o único comercializado, até o momento, é o Primovist (ácido gadoxético).

A dilatação das vias biliares é mais bem caracterizada na RM em sequências ponderadas em T2 ou ponderadas em T1 após injeção de gadolínio (Figs. 67-3 e 67-4). Na TC a melhor fase para caracterização de dilatação das vias biliares é a fase portal, após infusão de contraste iodado endovenoso (Fig. 67-5).

A colangiopancreatografia por RM vem substituindo os exames invasivos de colangiopancreatografia retrógrada endoscópica (CPRE) e colangiografia transparieto-hepática (CTPH) no diagnóstico de doenças das vias biliares. Consiste na obtenção de imagens fortemente ponderadas em T2, com

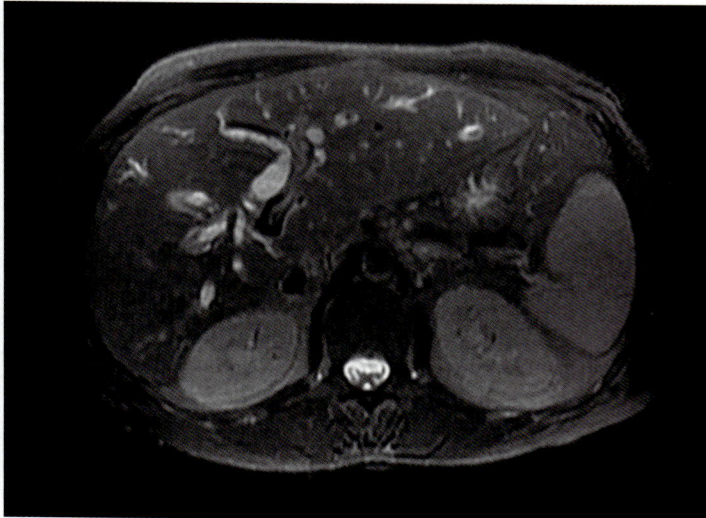

Fig. 67-3. RM – sequência T2. Ramos portais apresentam sinal suprimido e vias biliares dilatadas com hipersinal.

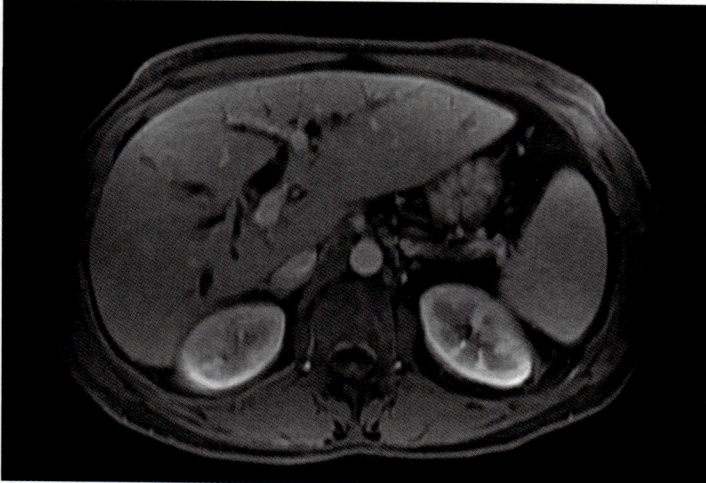

Fig. 67-4. RM – sequência T1 LAVA. Fase portal pós-contraste com gadolínio. Ramos portais apresentam hipersinal e vias biliares dilatadas com hipossinal.

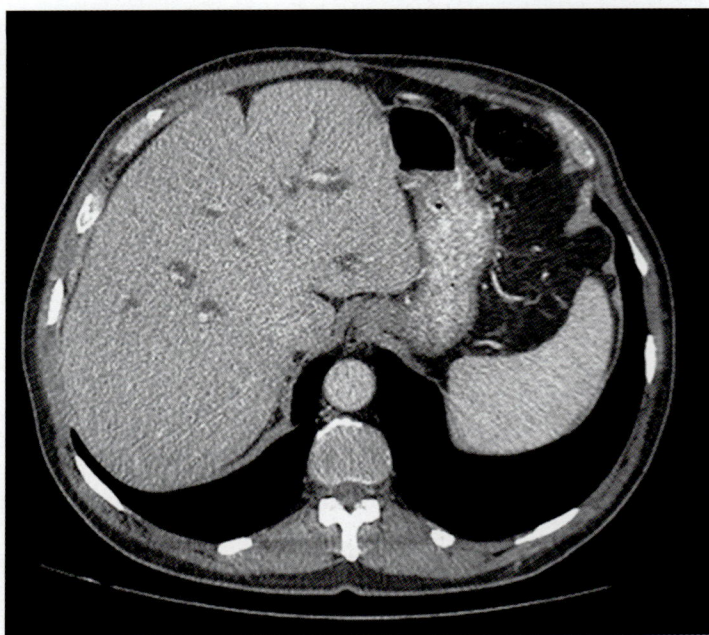

Fig. 67-5. TC – fase portal pós-contraste, observando-se dilatação das vias biliares intra-hepáticas.

TE (tempo de relaxamento) longo, o que permite ressaltar o sinal do líquido sem movimento, como a bile, suprimindo a caracterização de tecidos e estruturas que têm TE inferior à água. Desta forma, a árvore biliar apresenta-se nas imagens intensamente branca, e os demais tecidos, escurecidos. Podem ser realizadas sequências 2D (RARE e HASTE), com cortes em bloco de 40-70 mm de espessura, ou sequências 3D, utilizando-se *trigger* respiratório, com cortes finos de 1 mm. Esta última demanda maior tempo de aquisição e obtêm-se imagens com melhor qualidade pós-processamento em técnicas MIP (*maximum intensive projection*) e VR (*volume rendering*) (Fig. 67-6). Ainda neste exame, sequências habituais à RM de abdome são realizadas, podendo-se utilizar contraste endovenoso, na pesquisa e estadiamento de tumores pancreáticos e das vias biliares.[5]

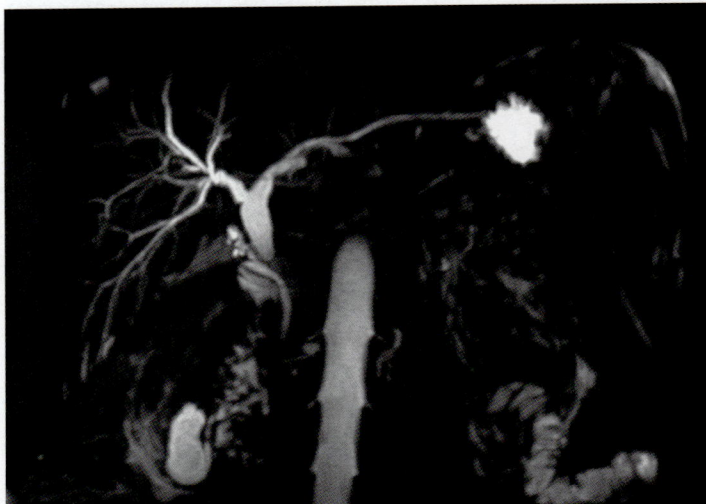

Fig. 67-6. Colangio RM – vias biliares dilatadas e estenose de anastomose biliodigestiva.

Atenção especial deve ser dada a clipes metálicos, gases, contrações ou pulsações de artérias adjacentes, que podem produzir artefatos simulando estenoses focais. Próteses e clipes metálicos, por promoverem atrito com a parede do ducto biliar, podem também promover realce aos meios de contraste, dificultando a diferenciação com realce parietal biliar relacionado com invasão neoplásica.

Métodos Invasivos

A CTPH consiste em procedimento invasivo realizado de forma percutânea, por meio da cateterização de um ducto biliar intra-hepático, e injeção de meio de contraste iodado hidrossolúvel, permitindo o estudo da árvore biliar. O Quadro 67-1 demonstra as principais indicações deste estudo.

Antes do exame, o paciente deve ser orientado sobre o procedimento e seus riscos, sendo obrigatório que assine um termo de consentimento livre e esclarecido. O exame é realizado com sedação consciente, analgesia endovenosa e anestesia local. Eventualmente pode ser necessária anestesia geral.

Tempo de protrombina abaixo de 50% deve ser corrigido com a administração de vitamina K, pelo menos 2 dias antes do procedimento, reposição de fatores de coagulação prévios e no dia da punção. Plasma fresco, cerca de 20 horas antes do exame, também é recomendado. A infusão de plaquetas pouco antes e durante o procedimento deve ser realizada, quando a contagem deste elemento no sangue for menor que 50.000 mm^3.[6]

A profilaxia de colangite aguda bacteriana por meio da administração de antibióticos endovenosos é recomendada. Em nossa prática, utilizamos cafalosporina (Rocefin®) 2 g

---

Quadro 67-1. Indicações e contraindicações da CTPH[4]

Indicações

- Avaliação da via biliar na presença de cálculos intra e extra-hepáticos
- Diferenciar causa obstrutiva de não obstrutiva de icterícia para determinar o tratamento clínico ou cirúrgico
- Exame para dirigir drenagem percutânea da via biliar
- Avaliar anastomose biliodigestiva e sistema biliar
- Avaliar via biliar em casos em que o método endoscópico não tem sucesso
- Determinar local de lesão ou extravasamento no ducto biliar
- Avaliar extensão intra-hepática e ressecabilidade do colangiocarcinoma
- Complementar CPRE e colangio RM quando estes métodos são inconclusivos ou não podem ser realizados

Contraindicações relativas

- Coagulopatia incorrigível
- Paciente não cooperativo
- Ascite de grande volume (dificuldade de realizar o procedimento, com risco de peritonite biliar e sangramento)

pelo menos 30 minutos antes da realização do procedimento, mas outras opções podem ser utilizadas, como ampicilina e gentamicina.

A punção é realizada por meio de agulha fina de 22 ou 23 gauge, orientada por fluoroscopia e/ou US. Pode ser optado por punção das vias biliares intra-hepáticas direita ou esquerda. Do lado direito, a punção é realizada na junção da linha axilar média com a borda superior da 9ª ou 10ª costela, a fim de se evitarem vasos e nervos que passam na borda inferior da costela. Sob orientação fluoroscópica, a agulha deve ser dirigida em sentido cranial, estando o seu maior eixo paralelo à mesa de procedimento. A punção do lobo hepático esquerdo deve ser feita, introduzindo-se a agulha medialmente ao apêndice xifoide, dirigindo esta em sentido cranial (30 a 45 graus) e posterior. A punção do lado esquerdo geralmente é mais segura e menos dolorosa, evita as regiões pleural e intercostal, percorre trajeto intra-hepático menor e pode ser orientada mais facilmente pela US. Nesta técnica, punciona-se a via biliar do segmento hepático II, que é superficial e tem longo percurso longitudinal (Fig. 67-7).[7,8]

Depois de posicionada a agulha dentro do fígado, esta deve ser gentilmente tracionada, ao mesmo tempo em que o contraste iodado hidrossolúvel não iônico é injetado sob visão fluoroscópica, com o objetivo de opacificar um ducto biliar. Com a agulha corretamente locada, injeta-se maior quantidade de contraste (podendo ser diluído em SF 0,9%) para a identificação da anatomia da árvore biliar e subsequente documentação radiográfica.

Após o exame, o paciente deve permanecer em repouso no leito por 2 a 3 horas e, em casos em que se considera aumento do potencial risco de infecção, sugere-se manter antibioticoterapia oral (ciprofloxacina via oral por 3 a 5 dias).[9]

É muito importante saber reconhecer as estruturas intra-hepáticas durante o procedimento de CTPH. A injeção de meio de contraste deve ser realizada de forma delicada com opacificação filiforme. Injeções com maior pressão podem dissecar o parênquima, prejudicando o reconhecimento posterior das demais estruturas.

Algumas imagens características podem ser:

- Contraste em direção à linha média = veias supra-hepáticas.
- Contraste em direção à periferia do fígado = ramos portais.
- Contraste preenchendo trajetos curtos e finos em rosário, com lavagem lenta em direção ao tronco celíaco = ductos linfáticos (Fig. 67-8).
- Contraste delimitando o fígado e ligamentos com dor associada = extravasamento subcapsular.
- Contraste em cavidades sem resistência à injeção = cistos, abscesso, biloma, vesícula biliar (Fig. 67-9).
- Contraste formando manchas e resistência à injeção = extravasamento no parênquima hepático (Fig. 67-10).

A taxa de complicação significativa varia de 3,5-10%. Dentre as complicações estão: peritonite biliar (1-2%), hemorragia (0,35-4%), infecção ou sepse biliar (1,5-3%) e morte (0,9%).[10,11]

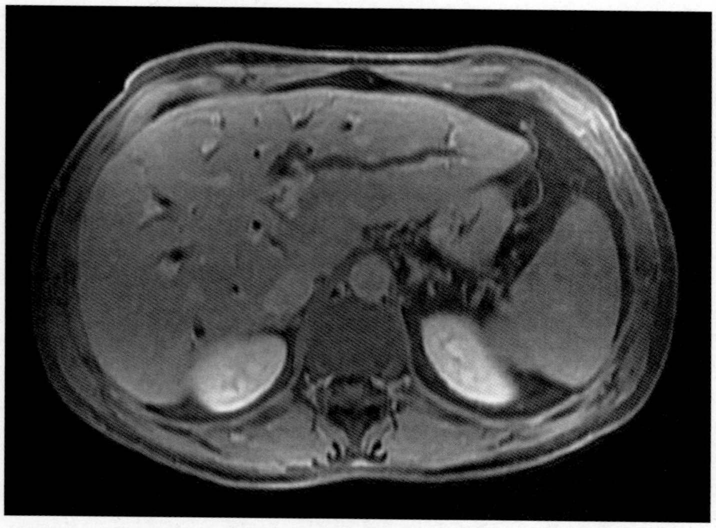

Fig. 67-7. RM – sequência T1 LAVA. Fase portal demonstra via biliar intra-hepática do segmento II com trajetos longitudinais longo e superficial.

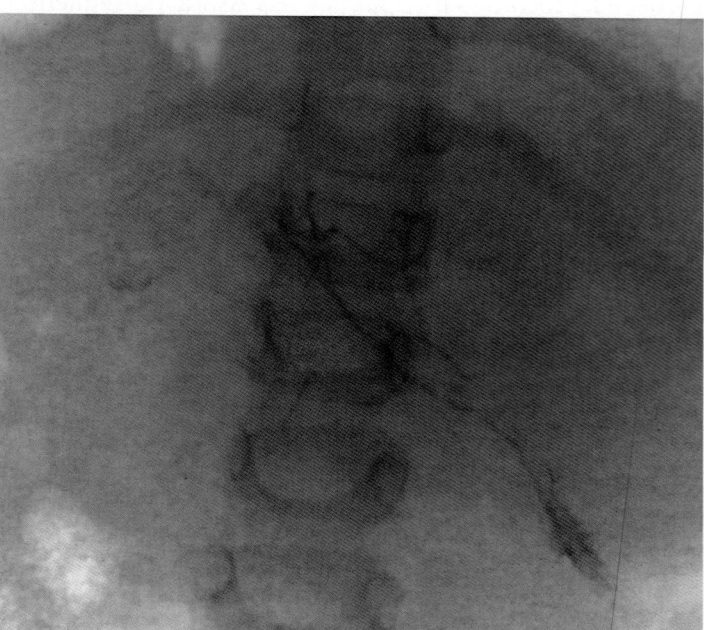

Fig. 67-8. Punção acidental de ducto linfático com injeção de contraste identificando-se o seu aspecto emaranhado típico.

Capítulo 67 ■ Lesões Biliares Malignas

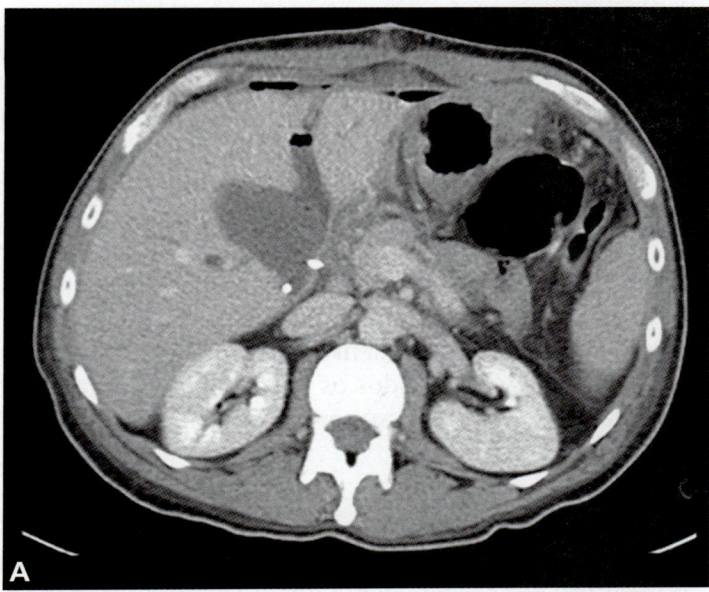
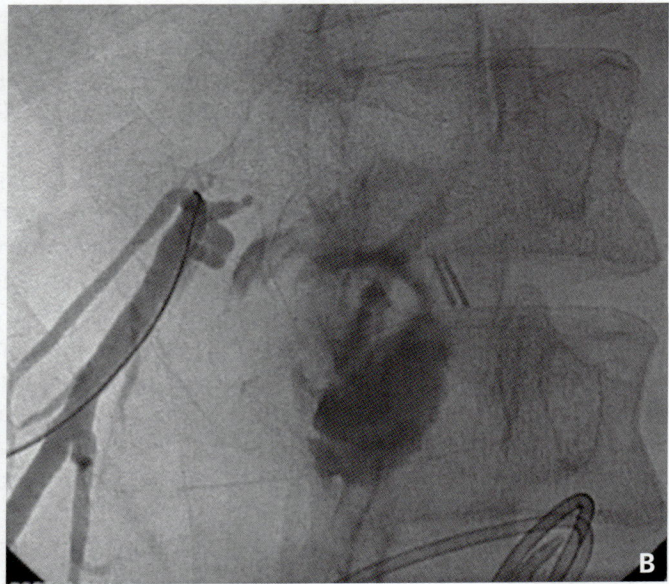

Fig. 67-9. Paciente no pós-operatório de ressecção de tumor metastático. (**A**) TC demonstrando cavidade compatível com biloma. (**B**) CTPH com contrastação de ducto biliar direito obstruído e tentativa de transposição da obstrução com fio-guia.

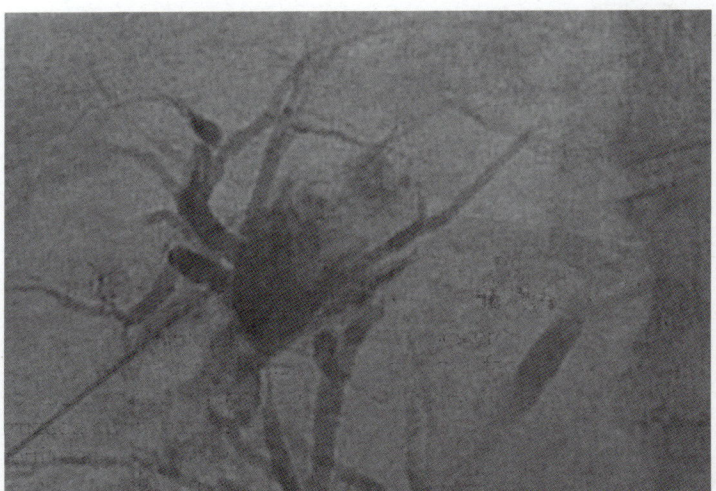

Fig. 67-10. Opacidade em mancha ("borrão") após injeção de contraste no parênquima hepático prejudicando a definição das vias biliares.

DRENAGEM DAS VIAS BILIARES

Indicações

A drenagem das vias biliares pode ser feita por um catéter externo (drenagem externa) ou por um catéter que comunica a via biliar com a alça intestinal e com meio externo (drenagem interna-externa) (Quadro 67-2).

A indicação de drenagem biliar em pacientes com neoplasias malignas é bem estabelecida em casos inoperáveis, com intuito de reduzir a colestase, melhorar o quadro de colangite, seguida de posterior implante de *stent*.

Técnica

A drenagem das vias biliares se faz após a opacificação das vias biliares pela técnica descrita para colangiografia percutânea. Faz-se, então, a punção de um ducto biliar intra-hepático periférico e calibroso com agulha capaz de aceitar um fio-guia de 0,018 polegada no seu interior. Sobre este guia, o sistema triaxial de catéteres é introduzido no ducto biliar, a fim de passar no seu interior um catéter diagnóstico e um fio-guia hidrofílico. A colocação de um introdutor de 5-7 Fr facilita a manipulação do catéter e fio-guia de forma a ultrapassar a obstrução da via biliar, alcançando o duodeno. Com esta comunicação estabelecida, pode-se trocar o guia hidrofílico por um guia mais rígido de 0,035 a 0,038 polegadas, caso necessite de maior sustentação, com auxílio do catéter

Quadro 67-2. Indicações e contraindicações para drenagem biliar

Indicações
■ Tratamento de colangite obstrutiva associada à sepse
■ Tratamento de icterícia obstrutiva sintomática quando não houve sucesso pela via endoscópica (lesões benignas ou malignas)
■ Tratamento de icterícia obstrutiva não sintomática para administração segura de quimioterápicos
■ Desviar fluxo de bile de lesão com extravasamento do ducto biliar
■ Realizar procedimentos na via biliar (retirada de cálculo, dilatação, *stent*, biópsia, remoção de pólipo, braquiterapia para colangiocarcinoma entre outros
■ Tratamento pré-operatório da obstrução biliar de forma transitória, visando à melhora do estado geral

Contraindicações
■ Mesmas da CTPH
■ Obstrução intra-hepática segmentar isolada assintomática (potencial para infecção)

diagnóstico tipo vertebral ou cobra de 4 ou 5 Fr. Sobre o guia rígido, o dreno biliar pode ser avançado. Em casos de drenagem interna-externa, sistema será conectado em um reservatório simples sem vácuo, já que o objetivo é a reconstituição da drenagem anatômica.

Caso a obstrução da via biliar não consiga ser ultrapassada ou o objetivo seja apenas a drenagem externa, avança-se o fio-guia "J" teflonado de 0,038 polegada para dentro da via biliar até o colédoco a fim de que haja sustentação para passar o catéter de drenagem externa. Conseguida a drenagem externa, podem-se esperar 24 a 48 horas para nova tentativa de ultrapassar o local da obstrução, já que após este período há menor viscosidade da bile, edema nas vias biliares e riscos de sangramento. Em casos de drenagem externa, o sistema deverá ser conectado a um reservatório em sistema coletor fechado.

A lavagem das vias biliares imediatamente após o procedimento com solução salina é recomendada, uma vez que contribui para o tratamento da colangite de forma mais rápida e aspiração de possíveis coágulos. Deve-se evitar lavagem sobre pressão, uma vez que isto poderia favorecer uma possível translocação bacteriana e septicemia.

O dreno biliar externo-interno deve ficar aberto pelas primeiras 12 a 24 horas. Após este período, a via externa é fechada e se for observada adequada drenagem interna da bile, por 12 a 24 horas, o paciente pode receber alta hospitalar com o sistema externo fechado. Caso isto não seja possível, recebe alta com a drenagem externa aberta, mas sob rigorosa monitoração do seu estado hidreletrolítico, já que a produção de bile é de, aproximadamente, 400 a 800 mL por dia. Estas perdas devem ser repostas por ingestão oral de líquidos.

A lavagem do catéter com solução salina periodicamente (a cada 48 horas) pode ser recomendada para evitar sua obstrução, e este deve ser trocado a cada 2 ou 3 meses. Deve-se evitar a lavagem para diminuir os riscos de translocação bacteriana e infecção.

A queda dos níveis de bilirrubina pode ocorrer muito rapidamente (dentro da primeira semana) ou levar cerca de 10-15 dias. Esta deverá ser monitorada, pois o aumento significativo de seu níveis indica obstrução ou drenagem ineficaz. Outro elemento que deve ser monitorado na avaliação da perviedade do catéter são as enzimas canaliculares (especialmente a fosfatase alcalina), pois geralmente apresenta elevações mais precoces que a bilirrubina em casos de obstruções.

Nos tumores sensíveis à radiocirurgia ou quimioterapia, geralmente metastáticos e no carcinoma de papila duodenal, pode ser realizada drenagem de forma temporária das vias biliares.[12] Nos casos definitivos, os drenos devem ser trocados regularmente a cada 2 meses a fim de prevenir obstrução, infecção e deslocamento dos mesmos.[13]

A escolha do lado a ser puncionado depende da localização da lesão obstrutiva e da função do lobo hepático envolvido, devendo-se basear na classificação de Bismuth & Corlette. Esta classificação, não é suficiente para estadiamento das lesões (Fig. 67-11).

O alívio da icterícia/prurido e resolução do quadro infeccioso que acompanha a obstrução das vias biliares hilares podem ser obtidos com a drenagem de apenas 30% da extensão da árvore biliar. Um único dreno bem posicionado pode ser suficiente.[14]

Existe a possibilidade de realizar drenagem de ambos lobos hepáticos com o uso de apenas um dreno biliar, dependendo da característica anatômica e sua correspondente lesão. Esta pode trazer maior facilidade técnica e conforto ao paciente com menor taxa de complicações.

Alguns autores defendem a drenagem biliar mais extensiva, compreendendo todos os ductos biliares intra-hepáticos dilatados.[15,16] Em nosso serviço avaliamos cada caso em particular.

Pós-Procedimento

Os pacientes submetidos ao procedimento devem ficar em observação por, pelo menos, 6 horas. Durante este período, faz-se a monitoração dos sinais vitais, analgesia endovenosa e medicamentos sintomáticos.

A drenagem das vias biliares é realizada com sucesso em 70-97% dos pacientes. Complicações significativas ocorrem em aproximadamente 4% das drenagens. Algumas complicações ocorrem logo após o procedimento, como: extravasamento de bile ao redor do catéter (< 16%), hemorragia (2-13%), hemobilia (8%), choque séptico com hipotensão e hemocultura positiva (3-5%), pancreatite (0-4%), pneumotórax, hemitórax e biliotórax (< 1,0%), reação ao contraste (< 2,0%) e morte (0-5,6%).[14,17]

O extravasamento de bile por fora do catéter ou hemorragia pode corresponder a posicionamento inadequado do dreno, com orifícios fora das vias biliares ou trajeto fistuloso. Nestes casos, o reposicionamento ou a troca do dreno por um outro mais calibroso geralmente é bem-sucedida.

Alguns pacientes apresentam hemorragia por causa da necrose tumoral, sendo a conduta conservadora a mais indicada, às vezes, com necessidade de reposição sanguínea. Em casos excepcionais, o sangramento pode ser secundário ao traumatismo vascular com formação de pseudoaneurisma, que poderá ser tratado com embolização por via arterial do ponto sangrante.

O hemotórax, pneumotórax e biliotórax são infrequentes, mas geralmente ocorrem por inadequado posiciona-

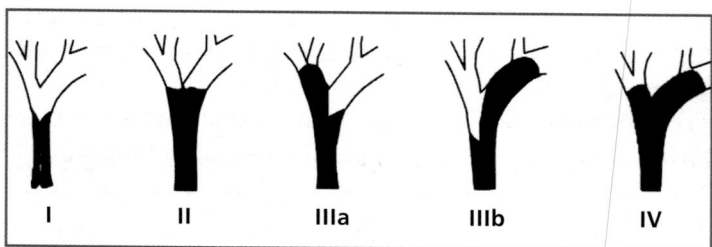

Fig. 67-11. Classificação Bismuth & Corlette. Tipo I: abaixo da confluência. Tipo II: confinado à confluência. Tipo IIIa: estende-se ao ducto hepático D. Tipo IIIb: Estende-se ao ducto hepático E. Tipo IV: estende-se aos ductos hepáticos D e E.

mento dos furos laterais do dreno, já que estes podem atravessar o espaço pleural com maior frequência do que se identifica clinicamente.

Cirurgia versus Métodos Não Cirúrgicos

A drenagem biliar de forma pré-operatória em casos de tumores menos avançados, com possibilidade cirúrgica curativa, deve ser realizada apenas de forma excepcional. Estudos demonstram que esta medida de forma preventiva não melhora a sobrevida destes pacientes, aumentando o índice de complicações perioperatórias, sem redução do tempo de permanência hospitalar.[18,19] Entretanto, em casos de colangite supurativa franca e septicemia, a drenagem pré-operatória está indicada de forma transitória visando a controle infeccioso e restauração do equilíbrio hidreletrolítico até se reestabelecer mínimas condições cirúrgicas.

Quando a cirurgia tem como objetivo apenas descomprimir as vias biliares (derivação biliodigestiva), sem possibilidade curativa, a drenagem percutânea ou endoscópica são as terapias de escolha. Em comparação à anastomose biliodigestiva, a drenagem percutânea é o procedimento mais simples e seguro, com menores taxas de complicações, menor tempo de hospitalização e menor recidiva de icterícia.

Drenagem Biliar Percutânea versus CPRE

Para pacientes com obstrução tipo I, tanto a via endoscópica quanto a percutânea, com implante de stent, são altamente efetivas para alívio da icterícia. Para pacientes com obstrução tipos II, III e IV, a drenagem percutânea é a que apresenta melhores taxas de sucesso e menores riscos de colangite quando comparada à abordagem retrógrada. Em casos mais desafiadores a drenagem pode ser obtida por meio de procedimento em conjunto com as técnicas percutânea e endoscópica em um mesmo tempo (Rendez-vous).

Em alguns casos de tumores infiltrativos intra-hepáticos mais avançados ocorre importante invasão da árvore biliar, estando esta multissegmentada no estudo por imagem. Estes casos devem ser reconhecidos previamente, de forma a escolher apenas o ducto biliar mais dilatado a ser drenado, evitando tentativas de drenagens ineficazes com exposição do paciente a maiores riscos. Entretanto, em muitos casos há a necessidade de múltiplas drenagens com o objetivo de redução dos níveis de bilirrubina, melhora da infecção e do prurido, possibilidade de quimioterapia e consequente melhora da qualidade de vida, principalmente diante da possibilidade de implante de stents biliares metálicos.

STENTS BILIARES

A colocação da stents metálicos nas vias biliares visa à permanência da via de drenagem de forma anatômica, sem a presença de catéter de drenagem externo, proporcionando desta forma maior conforto ao paciente e menores taxas de infecção.

Os stents plásticos, por serem removíveis, são indicados tanto em obstruções benignas, quanto malignas. Stents metálicos, como não são removíveis, ficam reservados para tratamento paliativo de icterícia obstrutiva sintomática em doença maligna ressecável. Não se deve colocar o stent metálico quando a opção cirúrgica curativa for viável, pois este pode prejudicar o procedimento.

Em comparação às próteses plásticas colocadas por via endoscópica, os stents metálicos possuem custo mais elevado, são permanentes e apresentam menores taxas de complicações e migração. Apresentam também maior perviedade.

Existem dois tipos de stents disponíveis: o autoexpansível e o balão expansível. O stent balão expansível geralmente é feito de ácido inoxidável e vem montado em um balão que será inflado por meio de um dispositivo de pressão. Já o stent autoexpansível é feito de liga metálica (elgiloy e nitinol), e montado dentro de um sistema de liberação com catéter retrátil.

Os stents expansíveis por balão têm a vantagem de apresentar maior precisão na liberação, maior força radial, menor encurtamento e flexibilidade, sendo então indicados para lesões curtas e pouco complacentes. Por sua vez, os stents autoexpansíveis apresentam menor precisão em sua liberação e menor força radial, sendo, entretanto, mais flexíveis e estando indicados para estenoses mais longas e complacentes.

Técnica

Feita a opção pelo material adequado a ser utilizado, procede-se à passagem de um fio-guia pelo dreno, assegurando a comunicação do exterior com a via biliar e o duodeno e, posteriormente, retira-se este dreno. Através deste fio-guia introduz-se um introdutor com calibre adequado para a passagem do stent, o que auxilia na sustentação para o seu adequado posicionamento.

Por fim, o stent com calibre compatível com o diâmetro da via biliar onde será implantado, é navegado sobre o fio-guia até a sua localização na topografia da estenose/obstrução, onde é liberado de modo a recobrir toda a extensão da lesão, prolongando-se, preferencialmente, até a alça intestinal (Fig. 67-12). Alguns serviços optam pela dilatação da estenose com balão de 8 a 10 mm antes e/ou após o implante do stent. Entretanto, qualquer dilatação tem o risco de lesão vascular tumoral obstrutiva com consequente hemorragia. O stent com estenose pode-se acomodar adequadamente, mesmo sem dilatação, posteriormente em um período de 1 a 2 dias.

A antibioticoterapia deve ser mantida por 7 dias e, dependendo das condições clínicas do paciente, o período de internação será maior ou menor, com atenção especial para provas de função hepática, aumento nos níveis de bilirrubina, quadro infeccioso ou aparecimento de icterícia.

Tecnicamente, com a via biliar já assegurada, a colocação/liberação do stent não traz maiores dificuldades, tendo como dados estatísticos negativos as altas taxas de oclusão a longo prazo.

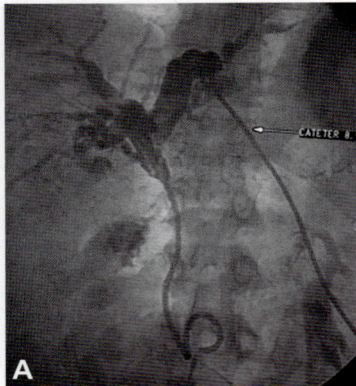 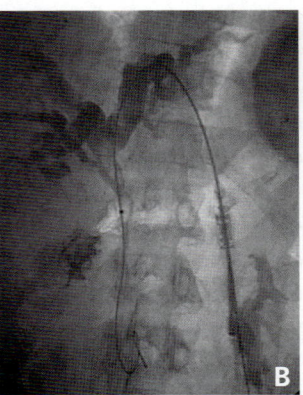 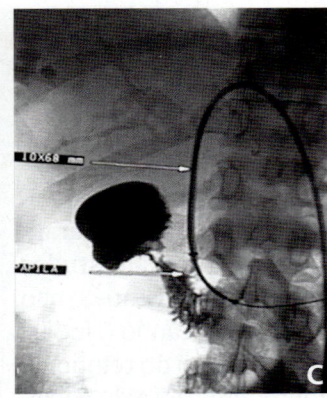 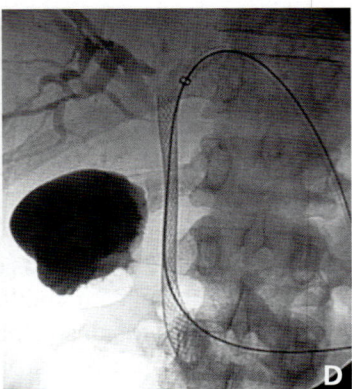

Fig. 67-12. Implante de *stent*: (**A**) dreno biliar em posição externa-interna. (**B**) Passagem de fio-guia até o duodeno para retirada do dreno. (**C**) Posicionamento do *stent* através da papila. (**D**) *Stent* liberado.

Stents Não Recobertos *versus* Recobertos

A grande dúvida em relação aos *stents* metálicos é a respeito de qual a melhor hora para se colocá-lo. Até pouco tempo atrás, estes *stents* eram indicados apenas em pacientes com expectativa de vida inferior a 4-6 meses, em razão de sua alta taxa de oclusão após este período. O avanço dos métodos terapêuticos tem aumentado a sobrevida destes pacientes, e, desta forma, a colocação precoce do *stent* pode-se tornar um problema futuro.

A obstrução destes *stents* pode ocorrer tanto pela deposição e acúmulo de resíduo (lama biliar espessa) no seu interior, quanto pela invasão tumoral, seja por dentro do *stent* a partir de suas extremidades, seja por fora invadindo a malha ou causando compressão extrínseca nesta.[20,21]

A fim de evitar a invasão tumoral pela malha do *stent*, os *stents* recobertos com e-PTFE (politetrafluoretileno expandido), a exemplo do Viabil – Gore, têm sido cada vez mais utilizados. Estudos recentes demonstram permeabilidade maior deste *stent* em comparação aos *stents* não recobertos, apresentando, entretanto, maiores taxas de complicações como migração (relacionado com sua membrana de PTFE), colecistite e pancreatite.[21-23]

Segundo revisão publicada por Jaganmohan *et al.* a média de permeabilidade dos *stents* metálicos (6-9 meses) é superior aos plásticos (2-4 meses).

Estudo prospectivo realizado por Krokidis *et al.* avaliou pacientes com obstrução biliar maligna, comparando um grupo utilizando *wallstent* (grupo A n = 107) e outro Viabil (Figs. 67-13 e 67-14) (grupo B n = 104). Demonstrou taxas de sucesso técnico de 97,5 e 98,7%, respectivamente, e permeabilidade em 6 e 12 meses de 72,3 e 50% no grupo A e 83,3 e 67,6% no grupo B.

Taxas de 25% de colangite, segundo estudo de Mueller *et al.*, perfazem a maioria das complicações. Outras complicações também podem ocorrer, como: hemorragia significativa (3-7%), sepse (3-5%) e transgressão pleural (1%-5%).[20]

Implante de Vários *Stents*

Em casos de obstruções que envolvem os ductos biliares direito e esquerdo duas técnicas são mais estabelecidas com drenagem em Y ou em T.[15,16] Na técnica em Y são colocados dois drenos, um de cada lado, ambos alcançando o duodeno. Na técnica em T um dos drenos alcança o duodeno, e o outro é colocado no interior das vias biliares intra-hepáticas bilateralmente.

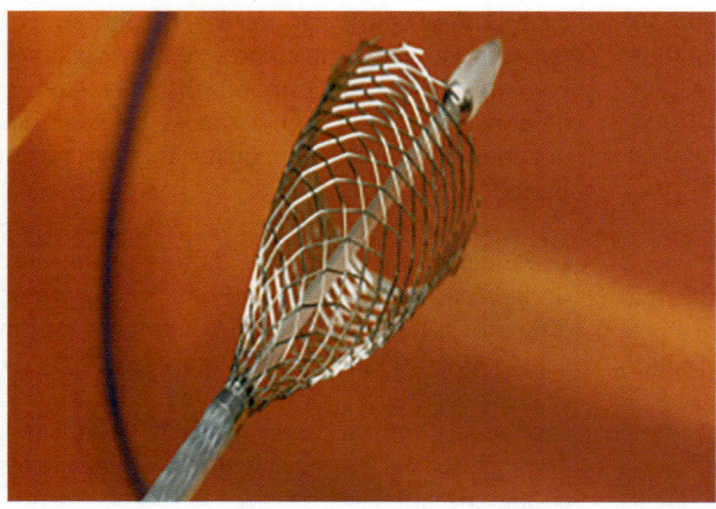

Fig. 67-13. *Stent* metálico não revestido (Wallstent).

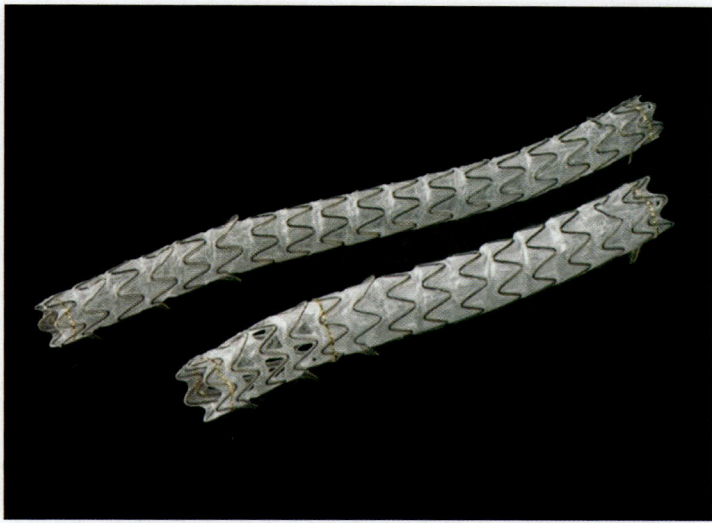

Fig. 67-14. *Stent* metálico revestido (Viabil).

Em tumores com classificação de Bismuth graus I, II e III, geralmente não há a necessidade de se colocar mais de um dreno. Em tumores grau IV, devem-se colocar, pelo menos, dois drenos, sendo que a técnica em Y parece ter melhor perviedade a longo prazo do que a em T.[16]

DOENÇAS OBSTRUTIVAS MALIGNAS DAS VIAS BILIARES

As obstruções biliares malignas podem ter diferentes origens. Dentre as mais prevalentes estão o câncer da vesícula biliar, o colangiocarcinoma e os tumores periampulares, incluindo o câncer de pâncreas e doenças metastáticas.

Podem ser classificados de acordo com a sua localização em superior (confluência hepática até o ducto hepático comum), médio (convergência hepático-cística até a borda superior do duodeno) e inferior (borda superior do duodeno até a papila duodenal).

Os tumores malignos hilares são normalmente irresseccáveis no momento do diagnóstico. Embora a ressecção tumoral completa seja a única chance de cura, a sobrevida em 5 anos após ressecção potencialmente curativa do colangiocarcinoma hilar não passa de 30%. O tratamento paliativo da icterícia obstrutiva é, muitas vezes, o único que pode ser oferecido ao paciente no momento do diagnóstico.

Abaixo descrevem-se as características das principais neoplasias malignas que acometem as vias biliares exemplificando formas de abordagens paliativas percutâneas.

Carcinoma de Vesícula Biliar

O carcinoma de vesícula biliar é a neoplasia mais comum do trato biliar nos Estados Unidos, sendo mais frequente em mulheres na faixa etária entre 60-80 anos. O principal fator predisponente é a colelitíase, principalmente se houver cálculos grandes e impactados. Outros fatores relacionados são pólipos de colesterol, vesícula em porcelana, infecções crônicas e a colangite esclerosante primária.

O tipo histológico mais comum é o adenocarcinoma, e a localização mais frequente é a região fúndica, seguida pelo corpo e região infundibular. A disseminação tumoral ocorre das camadas internas para as externas (mucosa, lâmina própria, muscular, tecido conectivo perimuscular e serosa). Nos locais onde a vesícula biliar fica diretamente em contato com o fígado, não existe serosa, o que facilita a disseminação tumoral contígua. A drenagem venosa da vesícula biliar ocorre para o segmento hepático IV, o que também facilita a disseminação tumoral intra-hepática. Tumores infundibulares apresentam, de forma mais frequente, disseminação para o ducto biliar comum, tornando muito difícil a diferenciação com o colangiocarcinoma por métodos de imagem. Pode ocorrer também disseminação linfática pelo ligamento hepatoduodenal e para as cadeias peripancreáticas e disseminação peritoneal, atingindo posteriormente cólon, duodeno e pâncreas. Em fases mais avançadas as metástases pulmonares/pleurais também podem ser encontradas.

O diagnóstico geralmente é realizado de forma tardia, o que torna seu prognóstico ruim. O quadro clínico inicial é inespecífico e silencioso, podendo cursar com dores abdominais e náuseas. Em fases avançadas pode-se manifestar, com perda de peso, massa palpável e icterícia obstrutiva/colangite. Marcadores tumorais, como o CEA e CA 19-9, e, menos frequentemente, o CA 125, podem estar elevados, mas são pouco sensíveis e específicos.

Em relação aos exames de imagem, apresenta-se com espessamento parietal assimétrico, muitas vezes associado a cálculos e lama biliar, ou massa em sua topografia. A TC geralmente evidencia massa hipoatenuante na vesícula biliar, com moderado realce ao meio de contraste, podendo conter também áreas de necrose de permeio. Na RM geralmente apresenta-se com baixo sinal em T1, alto sinal em T2 e realce heterogêneo ao gadolínio (Fig. 67-15).

A única opção curativa é a ressecção cirúrgica. Entretanto, esta deve ser radical, uma vez que a persistência de tumor microscópico residual proporciona sobrevida média de apenas 6 meses, a mesma obtida com medidas paliativas. Invasão vascular, biliar e metástases a distância geral-

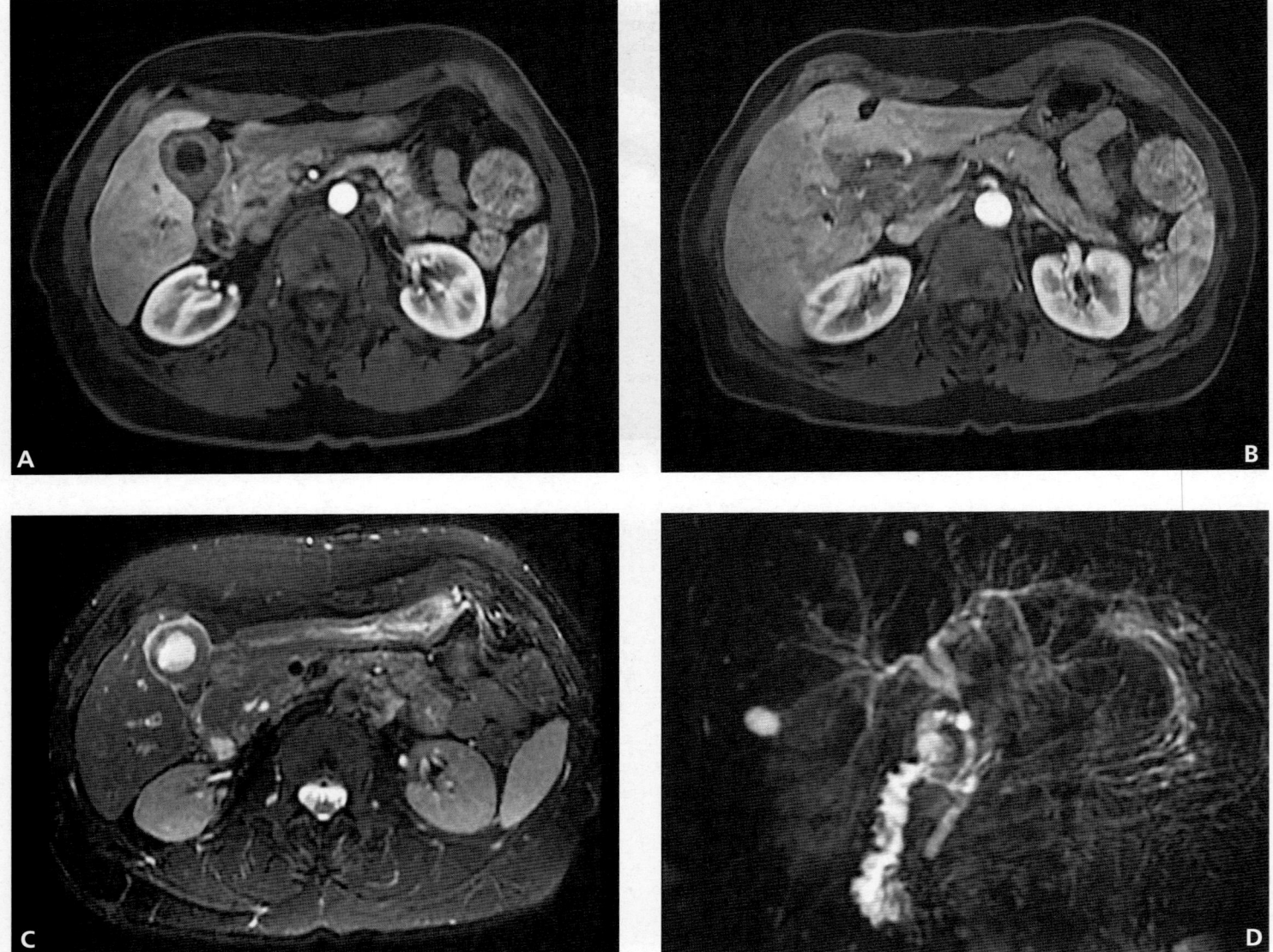

Fig. 67-15. Paciente com câncer da vesícula biliar. (**A** e **B**) RM T1 pós-contraste evidenciando acentuado espessamento parietal da vesícula biliar com massa tumoral comprometendo o hilo hepático e o ducto hepático comum. (**C**) RM em T2. (**D**) Colangiorressonância com recontrução 3D.

mente são fatores condicionantes à escolha de tratamento paliativo. Em alguns casos selecionados, pode ser tentada a ressecção em bloco de vesícula biliar, fígado, linfonodos e, eventualmente, cólon, estômago e duodeno.

Estádios graus I e II são ressecáveis e, quando optados por *stents*, estes devem ser plásticos para que possam ser retirados antes ou durante a cirurgia. Em tumores graus III e IV, irressecáveis, a melhor opção é a colocação de *stents* metálicos, sendo estes pacientes submetidos à quimioterapia ou apenas medidas paliativas (Fig. 67-16).

Colangiocarcinoma

O colangiocarcinoma é o segundo tumor maligno primário mais comum do fígado, sendo um pouco mais frequente no sexo masculino e acomete tipicamente pacientes com idade superior a 70 anos. A grande maioria corresponde a adenocarcinoma. Tem como principal fator de risco a inflamação e colestase crônicas, e a principal doença relacionada é a colangite esclerosante primária. Cistos de colédoco, hepatites B e C são outros importantes fatores predisponentes.

A apresentação clínica consiste em icterícia (90%), perda de peso (29%), dor abdominal (20%), prurido (30%) e febre (9%). Ocorre elevação do CA 19-9 em 85% dos casos, do CEA em 30% e do CA 125 em 40-45%.

Estudos indicam relação entre a ocorrência desta neoplasia e alterações em genes supressores tumorais, como p53 e APC e mutações em oncogenes como K-ras e c-myc.

Podem ser classificados de acordo com a sua localização em intra-hepáticos (10%), extra-hepáticos (75%) e difusos (15%), e se manifestam como massa, infiltração periductal, crescimento intraductal ou forma mista.

Quando o tumor compromete a confluência dos ductos hepáticos, são chamados de Tumor de Klatskin, sendo classificados conforme o Quadro 67-3.

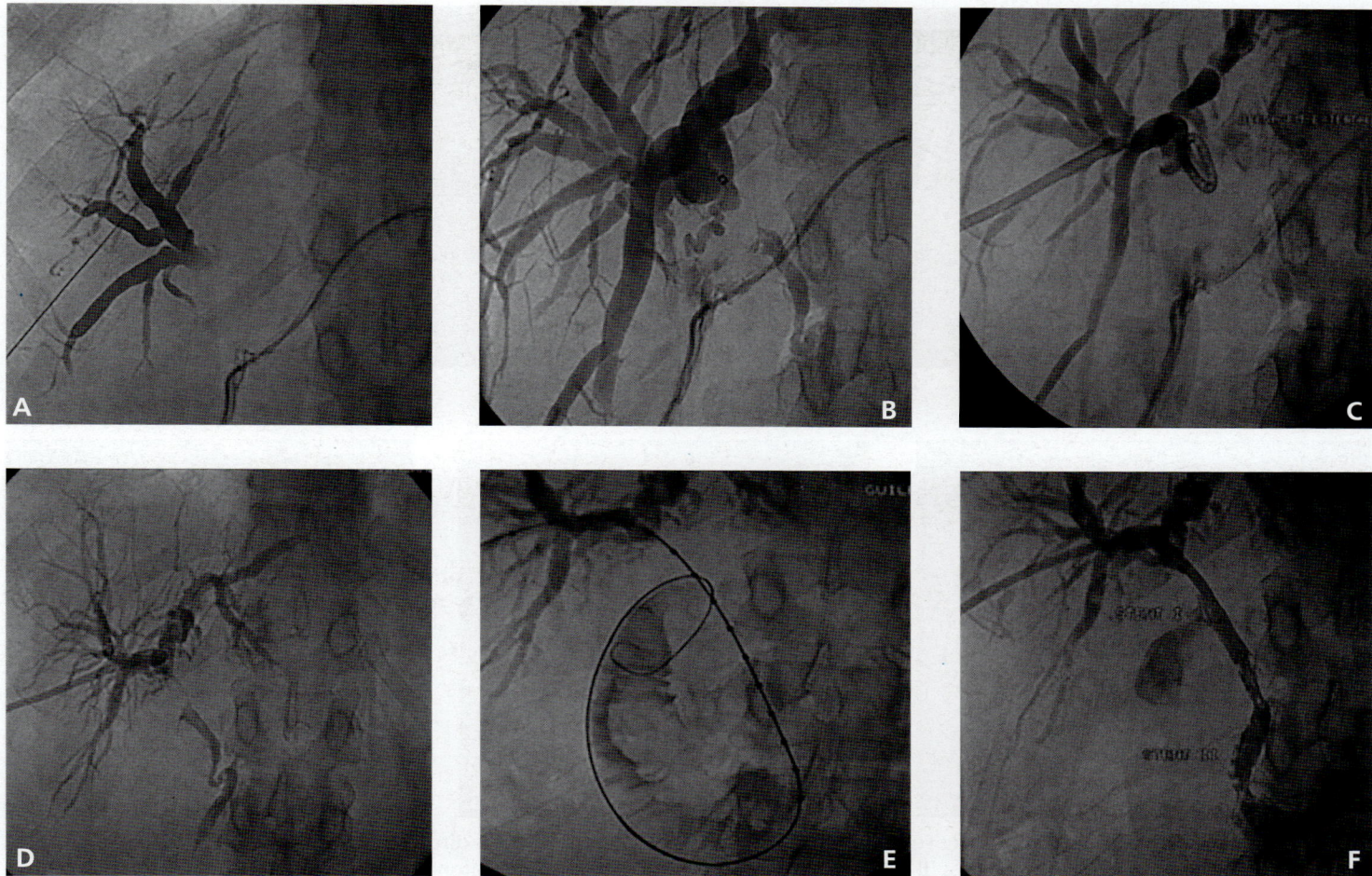

Fig. 67-16. (A) Paciente submetido à CTPH com agulha de Chiba. **(B)** Observa-se obstrução em topografia de ducto hepático comum. **(C)** Não sendo possível ultrapassar a lesão obstrutiva, optou-se pela drenagem biliar externa pelo lobo direito. **(D)** Nova colangiografia pelo dreno após drenagem biliar externa, identificando-se diminuição do calibre das vias biliares intra-hepáticas, obstrução segmentar em topografia de ducto hepático comum e colédoco pérvio com acentuada tortuosidade. **(E)** Transposição da obstrução com fio-guia e mensuração da extensão da mesma com catéter centimetrado para adequada escolha do tamanho dos *stents* a serem implantados. **(F)** Colangiografia após o implante de dois *stents* metálicos, demonstrando o adequado posicionamento e esvaziamento das vias biliares.

Assim como o câncer da vesícula biliar, seu prognóstico é ruim, e o diagnóstico geralmente é realizado somente em fases tardias. As manifestações clínicas tornam-se significativas, quando o tumor já apresenta grandes dimensões e promove obstrução das vias biliares, cursando com síndrome colestática (icterícia, colúria e acolia fecal). As metástases linfonodais são frequentes e tipicamente precoces no colangiocarcinoma, sendo o ligamento hepatoduodenal, hilo-hepático, espaço portocava e região paraórtica as cadeias mais acometidas.

Quadro 67-3. Classificação do tumor de Klatskin[16]

- Tipo 1: ducto hepático comum
- Tipo 2: confluência dos ductos hepáticos
- Tipo 3: confluência dos ductos hepáticos e ramos de primeira ordem

A US e TC têm limitações na sua avaliação, podendo evidenciar heterogeneidades focais no parênquima hepático e dilatação das vias biliares. A RM tem sensibilidade um pouco maior, mas também não muito alta, em torno de 70%, muitas vezes sendo necessária a avaliação conjunta da lesão por meio dos diferentes métodos. A TC e RM devem ser realizadas sempre que possível, antes da drenagem biliar ou implante de próteses, uma vez que estes podem determinar artefatos e até discreto realce das vias biliares, simulando comprometimento tumoral.

Apresenta-se como massa hipoatenuante com realce tardio, relacionado com proeminente fibrose na TC e com hipossinal em T1 e sinal variável em T2 na RM. A utilização do meio de contraste hepatobiliar específico (Primovist), com aquisições de imagens mais tardias (10-20 minutos após a injeção endovenosa do contraste) pode auxiliar no diagnóstico, revelando maior retenção do contraste pelo tumor do que no parênquima hepático adjacente (Figs. 67-17 e 67-18).

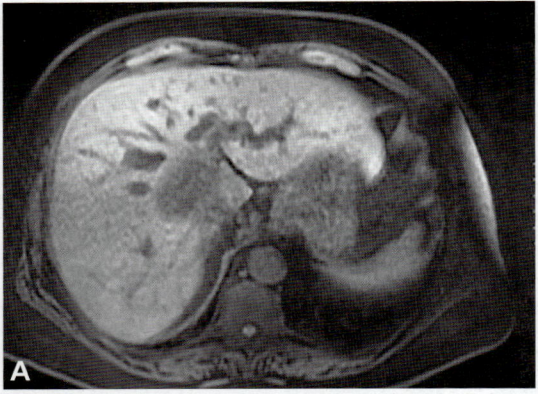 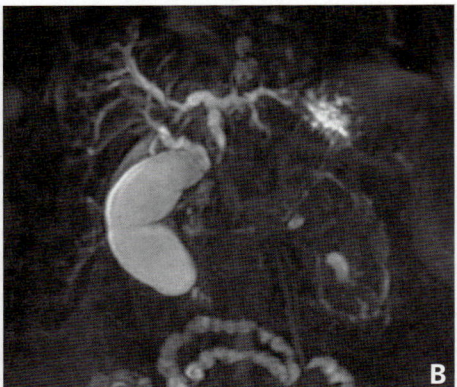

Fig. 67-17. (**A** e **B**) Grande massa (colangiocarcinoma), condicionando dilatação das vias biliares intra-hepáticas pela RM.

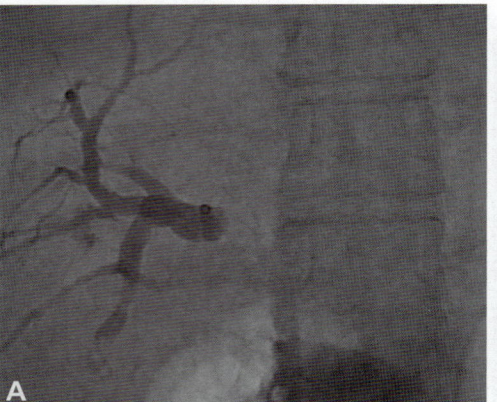 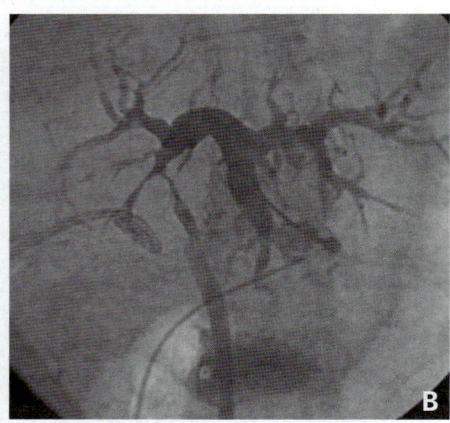 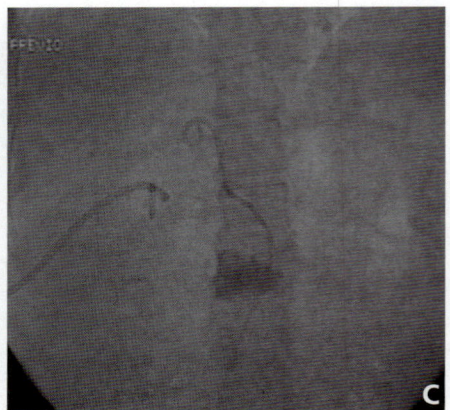

Fig. 67-18. (**A**) CTPH demonstrando haver separação dos ductos biliares intra-hepáticos direito e esquerdo (Klatskin), não sendo possível transpor em direção ao duodeno. (**B** e **C**) Foram implantados dois drenos para drenagem externa bilateralmente.

Neoplasia Pancreática

As neoplasias da cabeça do pâncreas podem ser classificadas em císticas e/ou sólidas. Dentre as císticas, as mais comuns são o cistoadenoma mucinoso, o cistoadenoma seroso, a neoplasia epitelial sólido-cística e a neoplasia intraductal produtora de mucina. O CEA e o CA 19-9 estão elevados em 50-80% dos casos.

Dentre os tumores sólidos, o adenocarcinoma se destaca por ser o mais frequente e extremamente agressivo, com sobrevida média de apenas 2% em 3 anos, dificilmente ultrapassando 20% em 5 anos nos casos de melhor prognóstico e com possibilidade de cirurgia. É mais frequente em homens após os 70 anos e tem como principais fatores de risco o tabagismo, raça negra, cirrose, diabete melito, pancreatite crônica, obesidade e alterações genéticas. Os principais sintomas surgem em fase mais avançada e correspondem à dor abdominal intensa, icterícia (46%), sinal de Courvosier (icterícia e vesícula biliar distendida, palpável e indolor – 25%) e ascite (5%). A maioria destes tumores se origina no epitélio ductal exócrino, ocorrendo em 60% na região da cabeça e 15% de forma difuso. Promovem obstrução do colédoco e ducto pancreático em 60% dos casos, apenas do ducto colédoco em 30% e apenas do ducto pancreático principal em 10%. Tem característica hipovascular, apresentando-se como massa mal definida hipoatenuante na TC, com hipossinal em T1 e discreto hipersinal em T2 na RM, e realce tardio inferior ao restante do parênquima ao meio de contraste. O acometimeto linfonodal é frequente, mas sem aumento significativo de suas dimensões.

Carcinoma da Papila Duodenal e Metástases

As neoplasias benignas da papilla duodenal são raras e representam menos de 10% das neoplasias periampulares. Sua prevalência é estimada em 0,04 a 0,12% em séries de necropsias. Na grande maioria das vezes decorre da transformação maligna de um adenoma. Podem ocorrer de forma esporádica ou associados a síndromes polipoides familiares, como a polipose adenomatoide familiar (PAF).

A grande parte das obstruções biliares decorrentes de lesões neoplásicas secundárias ocorre por comprometimento hepático difuso ou hilar ou por compressões extrínsecas relacionadas com linfonodomegalias ou eventuais veias colaterais. Algumas neoplasias, como cólon, estômago e mama, cursam mais comumente com metástases hepáticas e linfodomegalias junto a seu hilo, promovendo obstruções compressivas do colédoco. A terapêutica será voltada para o doença neoplásica de base, muitas vezes ficando restrita à quimioterapia, radioterapia e terapias paliativas.

REFERÊNCIAS BIBLIOGRÁFICAS

1. Zidi SH, Prat F, Le Guen O et al. Performance characteristics of magnetic resonance cholangiography in the staging of malignant hilar strictures. *Gut* 2000; 46(1):103-6.
2. Yeh BM, Liu PS, Soto JA, Corvera CA et al. MR Imaging and CT of the biliary tract. *RadioGraphics* 2009;29:1669-88.
3. Stott MA, Farrands PA, Guyer PB et al. Ultrasound of the common bile duct in patients undergoing cholecystectomy. *J Clin Ultrasound* 1991;19:73-6.
4. Soto JA, Barish MA, Yucel EK et al. Magnetic resonance cholan giography: comparison with endoscopic retrograde cholangiopancreatography. *Gastroenterology* 1996;110:589-97.
5. Lopera JE, Soto JA, Múnera F. Malignant hilar and perihilar biliary obstruction: use of mr cholangiography to define the extent of biliary ductal involvement and plan percutaneous interventions. *Radiology* 2001;220:90-6.
6. Uflaker R, Mourão G, Silva AO et al. Tratamento radiológico das icterícias obstrutivas. In: Silva AOm D'Albuquerque LAC, eds. *Síndromes ictéricas: aspectos fisiopatológicos, clínicos e terapêuticos.* São Paulo: Fundo editorial B-YK, 1996.
7. Giménez M, Guimarães M, Oleaga Juan, Sierre Sergio. *Manual de técnicas intervencionistas guiadas por imagines.* Buenos Aires: Journal 2011.
8. Lee W, Kim GC, Kim JY et al. Ultrasound and fluoroscopy guided percutaneous transhepatic biliary drainage in patients with nondilated bile ducts. *Abdom Imaging* 2008;13(5):555-9. doi: 10.1007/s00261-007-9349-3.
9. Rosenblatt M, Aruny JE, Kandarpa K. Transhepatic cholangiography, biliary descompression, endobiliary stenting and cholecystostomy. In: Kandarpa K, Aruny JE, eds. *Handbook of interventional radiologic procedures.*
10. Harbin WP, Mueller PR, Ferruci JT Jr. Transhepatic cholangiography: complications and use patterns of the fine-needle technique: a multi-institutional survey. *Radiology* 1980;135:5-22.
11. Pereiras R Jr, Ruiz R, Viamonte M Jr, Schiff ER. Percutaneous cholangiography with the Chiba University needle: a new, safe, and accurate method in the diagnosis of cholestatic syndromes. *Rev Interam Radiol* 1976;1:17-9.
12. Uflaker R, Lima S, Pereica EC. Tratamento não cirúrgico da icterícia obstrutiva. In: Silva AO, D'Albuquerque LC. *Hepatologia.* São Paulo: Sarvier; 1986.
13. Leung JW, Emery R, Cotton PB et al. Management of malignant obstructive jaundice at The Middlesex Hospital. *Br J Surg* 1983;70:584-6.
14. Burke DR, Lewis CA, Cardella JF et al. Quality improvement guidelines for percutaneous transhepatic cholangiography and biliary drainage. *J Vasc Interv Radiol* 2003;14(9 Pt 2):S243-6.
15. Inal M, Akgul E, Aksungur E, Seydaoglu G. Percutaneous placement of biliary metallic stents in patients with malignant hilar obstruction: unilobar versus bilobar drainage. *J Vasc Interv Radiol* 2003;14:1409-16.
16. Bae JI, Park AW, Choi SJ. Crisscross-configured dual stent placement for trisectoral drainage in patients with advanced biliary hilar malignancies. *J Vasc Interv Radiol* 2008;19:1614-9.
17. Hamlin JA, Friedman M, Stein MG, Bray JF. Percutaneous biliary drainage. Complications of 118 consecutive catheterizations. *Radiology* 1986;158:199-202.
18. Povoski SP, Karpeh MS, Conlon KC et al. Association of preoperative biliary drainage with postoperative outcome following pancreticoduodenectomy. *Ann Surg* 1999;230(2):131-42.
19. Sewnath ME, Karsten TM, Prins MH et al. A meta-analysis on the efficacy of preoperative biliary drainage for tumors causing obstructuve jaundice. *Ann Surg* 2002;236(1):17-27.
20. Mueller PR, van Sonnenberg E, Ferrucci JT. Percutaneous biliary drainage: technical and catheter related problems in 200 procedures. *AJR* 1982;138(1):17-23.
21. Lois JF, Gomes AS, Grace PA et al. Risks of percutaneous transhepatic drainage in patients with cholangitis. *AJR* 1987;148(2):367-71.
22. Carrasco CH, Zornoza J, Bechtel WJ. Malignant biliary obstruction: complications of percutaneous biliary drainage. *Radiology* 1984;152(2):343-6.
23. Krokidis M, Fanelli F, Hatzidakis A, Orgera G, Bezzi M, Passariello R, Gourtsoyiannis N. ePTFE/FEP covered versus uncovered metallic stents for malignant biliary disease palliation: results in 200 patients. *J Vasc Interv Radiol* 2008;19:112-3.

Capítulo 68

Conceitos Básicos da Ablação por Radiofrequência e Eletroporação Irreversível

◆ *Raj Narayanan*

CONTEÚDO

- ✓ ABLAÇÃO POR RADIOFREQUÊNCIA 969
  - CONCEITO BÁSICO 969
  - SISTEMAS DE RFA COMERCIALMENTE DISPONÍVEIS 969
  - CONTRAINDICAÇÕES 970
  - ABLAÇÃO DO FÍGADO 970
  - PULMÃO 972
  - MAMA 972
  - RIM 972
  - LESÕES ÓSSEAS PRIMÁRIAS E METASTÁTICAS . . . 972
- ✓ ELETROPORAÇÃO IRREVERSÍVEL 972
  - CONTRAINDICAÇÕES 973
  - SELEÇÃO DE PACIENTES 973
  - TÉCNICA 974
  - FÍGADO 974
  - PRÓSTATA 975
  - PÂNCREAS 975
  - TECIDOS MOLES EM EXTREMIDADES 976
- ✓ REFERÊNCIAS BIBLIOGRÁFICAS 977

ABLAÇÃO POR RADIOFREQUÊNCIA

Conceito Básico

O uso de calor para destruição de tumores foi relatado no início das literaturas grega e egípcia. A lesão térmica de células começa com a exposição a temperaturas superiores a 42 graus Celsius (°C). Acima de 46°C, o tempo para dano letal às células diminui de forma significativa (8 minutos) e acima de 51°C, a destruição pode ser letal após 2 minutos. Em temperaturas iguais ou superiores a 60°C, a morte celular é inevitável decorrente da desnaturação das proteínas intracelulares, e destruição de DNA/RNA e bicamadas lipídicas. Células malignas são mais sensíveis à lesão hipertérmica do que as células normais.[1]

A ablação por radiofrequência (RFA) emite corrente alternada de alta frequência, causando agitação iônica que leva à geração de calor e evaporação da água intracelular e, por fim, à morte celular pelo mecanismo descrito anteriormente.[2] A RFA, tal como aplicada na terapêutica oncológica, utiliza ondas de radiofrequência (RF) para gerar calor em volume definido de tecido tumoral. Esta ferramenta é mais comumente utilizada na radiologia intervencionista guiada por tomografia computadorizada (TC) ou ultrassom (US).

O eletrodo de ablação por RF atua como um cátodo de circuito elétrico, que é fechado pela aplicação de eletrodos dispersivos na coxa ou coluna do paciente (Fig. 68-1).

Após verificação guiada por TC da posição do eletrodo, o gerador de RF libera pulsos de corrente alternada de alta frequência, o que causa a rápida vibração das moléculas de água próximas, gerando calor por atrito. A elevação da temperatura na faixa de 50 a 105°C resulta em necrose coagulativa das células e destruição inevitável do tecido canceroso, com redução pronunciada na geração de calor na periferia. A frequência do pulso de RF deve ser gradualmente aumentada para evitar carbonização do tecido e impedância da propagação térmica.

Anestesia geral ou sedação consciente é geralmente usada para minimizar o desconforto do paciente durante o procedimento. Embora seja minimamente invasivo, algumas contraindicações ao procedimento incluem carga tumoral excessiva, coagulopatia incorrigível ou infecção ativa.

Os tempos de procedimento são ajustados de acordo com o tamanho e tipo do tumor sendo tratado. A área de ablação é substituída por fibrose e tecido cicatricial nos meses que se seguem, com redução gradual do tamanho nos controles por imagem.

A RFA ganhou posição dominante entre as outras modalidades ablativas locais, como micro-ondas, *laser* e crioablação, em razão das melhorias na tecnologia que maximizam a eficácia ao mesmo tempo em que minimizam a morbidade associada. A RFA é atualmente usada no tratamento, tanto curativo, como paliativo, de tumores sólidos em todo o corpo.[3]

A energia de RF utilizada para produzir destruição térmica do tecido é uma modalidade bem-aceita para a ablação de tumores sólidos. A aplicação de RFA em diferentes tecidos para ablação de tumores sólidos será discutida neste capítulo.

Sistemas de RFA Comercialmente Disponíveis

Covidien (Boulder, Colorado) é dotado de um gerador de 200 watts (W) com eletrodos retos monopolares únicos, que são resfriados internamente para intensificar o aquecimento lento do tecido adjacente. Ao reduzir a carbonização e vaporização, aumenta o volume de ablação e encurta o tempo de ablação. O fornecimento de RF pulsada possibilita a reidratação dos tecidos e aumenta a impedância durante o ciclo de ablação.

Boston Scientific (Natick, Massachusetts) possui um gerador de 480-kHz com potência máxima de 200 W, que apresenta um controlador *feedback* baseado na impedância para o alcance de uma produção de energia apropriada. O

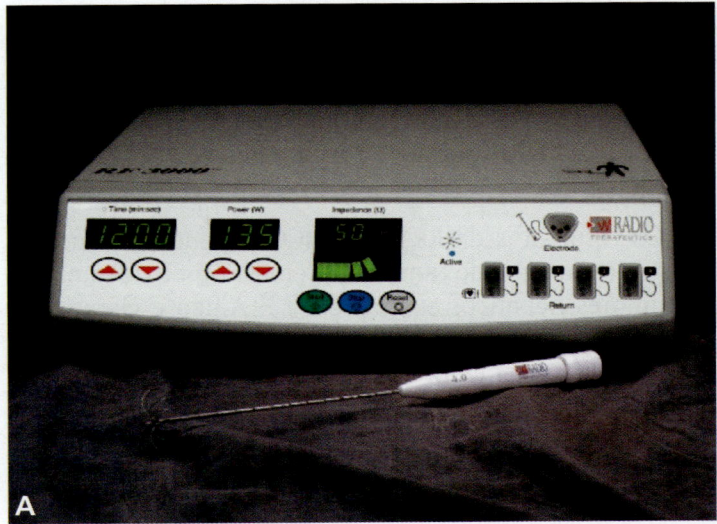
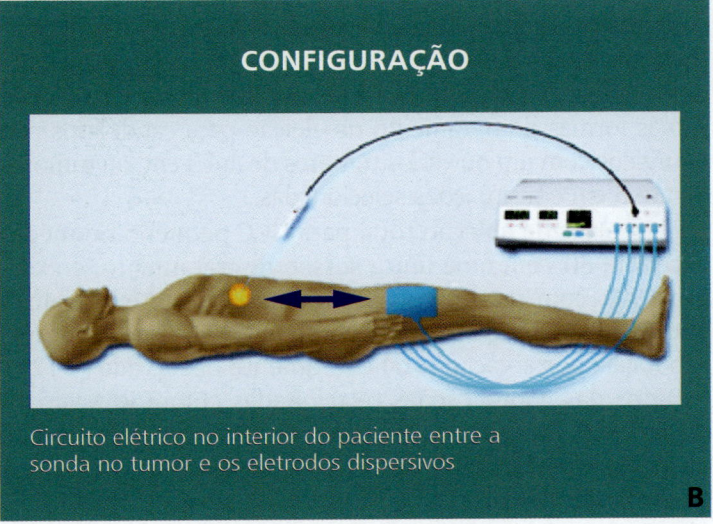

Fig. 68-1. Configuração da RFA com gerador (**A**) e diagrama (**B**), demonstrando o circuito elétrico no paciente entre a sonda posicionada no paciente e o eletrodo dispersivo na coxa do paciente.

eletrodo possui configuração em gancho (LeVeen; Boston Scientific) com diâmetros de 2-5 cm, em incrementos de 0,5 cm em diversos comprimentos. A aplicação é iniciada com 20-80 W, aumentando 5-10 W/min até os valores máximos de 55-200 W. O desfecho final da ablação é o aumento dramático na impedância, denominado de *roll off* pelo fabricante.

AngioDynamics (Latham, NY) de RITA usa um gerador controlado por temperatura de 460 kHz, com potência máxima de 250 W. O eletrodo Starburst XL contém nove hastes curvas removíveis, que alcançam diâmetro de 5 cm e mimetizam a configuração de uma árvore de Natal. As pontas dos ganchos RITA registram a temperatura em tempo real na margem do volume de tratamento. Além disso, possui o único dispositivo de imagem de ressonância magnética aprovado pela FDA (SM RM), bem como um sistema de infusão de salina para intensificar a ablação por redução da carbonização.

Contraindicações

1. Tumor localizado < 1 cm do ducto biliar principal (decorrente do risco de estenose tardia do trato biliar principal).
2. Dilatação do ducto biliar intra-hepático.
3. Localização exofítica anterior do tumor (em razão do risco de implantação tumoral).
4. Anastomose bilioentérica.
5. Coagulopatia não tratável/não controlável.

Ablação do Fígado

O carcinoma hepatocelular (HCC) é o 5º câncer mais comum e a terceira causa principal de morte por câncer no mundo todo. Nos Estados Unidos, a incidência geral de HCC é de 15.000 novos casos por ano. Embora a ressecção hepática continue sendo o tratamento de primeira linha, aproximadamente 80% dos pacientes não são candidatos por causa da reserva hepática inadequada, localização do tumor ou carga tumoral.[4] Transplante hepático ortotópico oferece altas taxas de remissão livre de doença, porém é limitado pelos critérios seletivos rigorosos, custo e disponibilidade de doador.[5] As taxas de sobrevida geral em 5 anos do HCC são inferiores a 10% na Europa e Estados Unidos.[6] Sendo assim, a RFA, micro-ondas e crioablação são as formas de tratamento de eleição para candidatos não cirúrgicos com um ou vários tumores de até 3 cm, ou tumores de até 5 cm em situações selecionadas.

As taxas de ablação total para HCC pequeno ou médio excedem 80% em uma única sessão de tratamento, e excedem 90% com duas sessões. As taxas de sobrevida em 5 anos nos estudos de maior porte são de 40-58%.[4,5,7] Progressão local após ablação total é raramente observada (1-12%). Estudos das complicações relacionadas com a RFA variam de 0,9-5%.[8] Hemorragia peritoneal, lesão do ducto biliar, abscesso e perfuração intestinal são os resultados adversos mais significativos.

As limitações da RFA se baseiam em seu método de aplicação. Especificamente, a condução térmica é impedida pela ressecção e cicatrização do tecido, quando altas temperaturas são alcançadas rapidamente. A RFA também é suscetível ao efeito de dissipação de calor provocado pelo sangue circulante, o que resulta em temperaturas subletais nos locais adjacentes a vasos maiores que 3 mm.[9]

Em razão da interferência eletromagnética, apenas um eletrodo de RF pode ser ativado de cada vez, podendo prolongar o tempo de procedimento no meio e em grandes lesões.

A RFA foi mais extensivamente estudada na ablação hepática relacionada com o HCC e metástases colorretais para o fígado. Pequenos tumores hepáticos primários e secundários podem ser tratados com segurança pela RFA. A escolha entre ablação percutânea, cirúrgica e laparoscópica permanece controversa, e a decisão deve ser tomada de forma multidisciplinar, composto de radiologistas intervencionistas, cirurgiões de transplantes, hepatologistas e oncologistas clínicos e cirúrgicos.

Ablação por radiofrequência no HCC

Os candidatos potenciais de RFA para o tratamento de tumores hepáticos são classificados em quatro categorias gerais:

1. Pacientes que são inaptos para cirurgia por causa da função hepática inadequada, ou da presença de comorbidades associadas, como coronariopatia, cardiomiopatia ou doença pulmonar obstrutiva crônica, que apresentam um alto risco para anestesia geral.
2. Pacientes que são inelegíveis para ressecção cirúrgica em razão da distribuição anatômica dos tumores hepáticos.
3. Pacientes que são candidatos cirúrgicos, mas que a RFA é favorecida pelas complicações limitadas.
4. Pacientes sendo submetidos à RFA para controlar a carga tumoral local como uma "ponte" para o transplante hepático: esta é a única categoria de pacientes especialmente nas áreas onde o tempo de espera pelo doador hepático pode ser de vários meses a um ano; terapia locorregional pode ser utilizada para limitar o crescimento tumoral. Esta abordagem foi defendida, mas permanece controversa, visto que um ensaio randomizado prospectivo falhou em demonstrar qualquer melhora nos resultados, incluindo sobrevida geral, sobrevida livre de doença e mortalidade por câncer.[10]

Os resultados da RFA para HCC dependem principalmente do tamanho do tumor. O intervalo ótimo do tamanho de tumores hepáticos suscetíveis à RFA não é claramente definido. Outros fatores, como grande proximidade a vasos e órgãos vitais, também exercem um papel significativo na determinação da modalidade e tratamento. De acordo com a literatura atual, um HCC de diâmetro igual ou inferior a 5 cm pode ser tratado com RFA. As lesões com diâmetro inferior a 3 cm exibem resultados superiores do que as lesões entre 3 cm e 5 cm. A presença de cápsula em torno da lesão também prediz melhor resposta do que a variedade infiltrativa do HCC. O HCC no fígado com cirrose pode levar a melhor perfil de ablação, por causa do isolamento fornecido pelo fígado cirrótico adjacente.[11]

Um ensaio prospectivo randomizado, comparando a RFA e a ressecção cirúrgica em HCC igual ou inferior a 5 cm, demonstrou dados de sobrevida similares durante um período de acompanhamento de até 4 anos.[12] Dados da sobrevida a longo prazo também estão disponíveis de outros estudos de pacientes HCC tratados com ablação por RF. Em outros ensaios,[13] a sobrevida em 1, 3 e 5 anos varia de 82 a 97%, de 54 a 77% e de 33 a 54%, respectivamente.

Ablação por radiofrequência em metástase colorretal para o fígado

Ressecção de metástases de carcinoma colorretal permanece o padrão ouro para pacientes elegíveis. Para pacientes que não são elegíveis para cirurgia, a RFA oferece um meio alternativo de controle local, especialmente para lesões pequenas.[13]

O controle local após RFA de metástases de carcinoma colorretal varia com o tamanho do tumor, similar ao HCC.[14] Lesões metastáticas iguais ou inferiores a 3-4 cm são mais propensas a resultar em resultado favorável, quando comparadas às lesões grandes.[15] Os dados de sobrevida após RFA de metástases de carcinoma colorretal em geral não são tão favoráveis quanto àqueles para pacientes que são submetidos à ressecção cirúrgica. Para a RFA percutânea, as taxas de sobrevida em 1, 3 e 5 anos variam de 91 a 93%, de 28 a 69% e de 25 a 46%, respectivamente.[14-16]

Limitações da ablação do fígado

As limitações da RFA se baseiam em seu método de aplicação. Especificamente, a condução térmica é impedida pela ressecação e cicatrização do tecido, quando altas temperaturas são alcançadas rapidamente. A RFA também é suscetível ao efeito de dissipação de calor provocado pelo sangue circulante, o que resulta em temperaturas subletais nos locais adjacentes a vasos maiores que 3 mm.[17,18] Em razão da interferência eletromagnética, apenas um eletrodo de RF pode ser ativado de cada vez, podendo prolongar o tempo de procedimento no meio e em grandes lesões.

A ablação térmica percutânea bem-sucedida de tumores sólidos depende de vários fatores, incluindo a quantidade de calor depositada no tumor, a condutividade térmica do tecido adjacente e a quantidade de calor perdida pelos vasos sanguíneos adjacentes, um fenômeno denominado "heat sink" (dissipador de calor) (Fig. 68-2). Vasos tão pequenos quanto 3 mm podem fornecer perda térmica suficiente, limitando a zona de coagulação letal. Técnicas, como oclusão por balão da artéria hepática, têm sido utilizadas para otimizar o efeito da RFA. Recentemente, a terapia sinergética com quimioembolização transarterial é utilizada com boa taxa de sucesso, e é discutida em detalhes a seguir.[19]

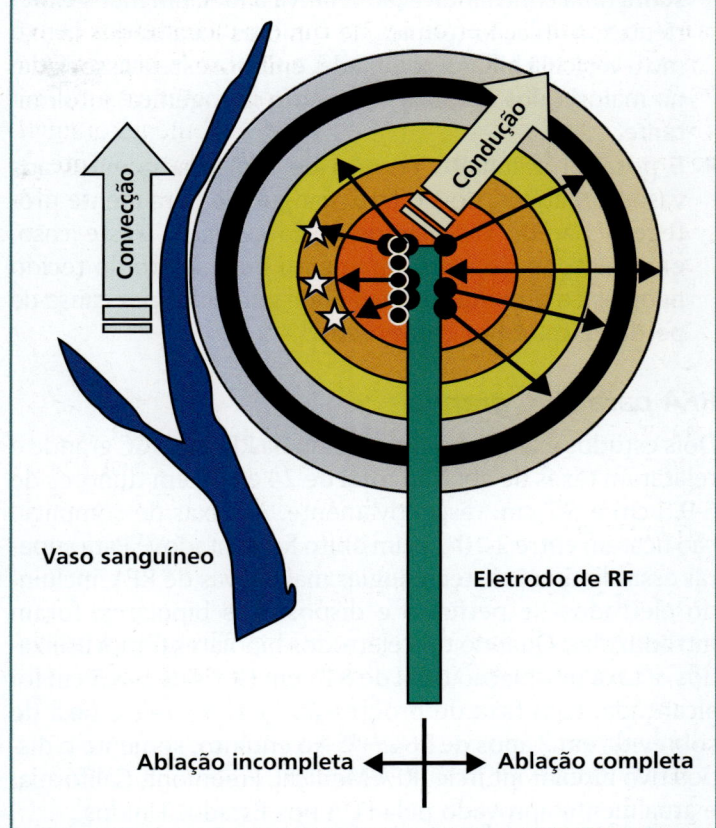

Fig. 68-2. Diagrama do efeito de dissipação do calor, em que um vaso sanguíneo próximo com sangue circulante provoca perda de calor na zona de ablação que circunda o vaso, resultando em tratamento subletal. Este efeito já foi demonstrado em vasos tão pequenos quanto 3 mm.

Ablação por radiofrequência em locais difíceis no fígado

Imagens obtidas antes do tratamento devem cuidadosamente definir a localização de cada lesão, com respeito às estruturas adjacentes, da seguinte maneira:

- Lesões localizadas na superfície do fígado podem ser consideradas para a RFA, embora seu tratamento necessite de adequada habilidade e pode estar associado ao risco mais elevado de complicações.
- Ablação térmica de lesões superficiais que sejam adjacentes a qualquer porção do trato gastrointestinal deve ser evitada em razão do risco de lesão térmica da parede gástrica ou intestinal. O cólon parece estar em maior risco do que o estômago ou intestino delgado para perfuração termicamente mediada. Complicações gástricas são raras, sendo geralmente provocadas pela espessura relativamente maior da parede do estômago. Mobilidade do intestino delgado também pode proporcionar maior proteção ao intestino, quando comparado ao cólon relativamente fixo. O uso de técnicas especiais, como injeção intraperitoneal de dextrose para deslocar o intestino, pode ser considerado em tais casos.
- O tratamento de lesões adjacentes ao hilo hepático aumenta o risco de lesão térmica do trato biliar e repre-

senta uma contraindicação relativa à RFA. Em mãos experientes, a ablação térmica de tumores localizados próximo à vesícula biliar é adequada, embora esteja associada, na maioria dos casos, à colecistite iatrogênica autolimitante.

- É possível a ablação térmica de lesões adjacentes aos vasos hepáticos, pois o fluxo sanguíneo geralmente protege a parede vascular de lesão térmica. Neste caso, entretanto, o risco de tratamento incompleto do tecido neoplásico próximo ao vaso pode aumentar por causa da perda de calor por convecção.[20]

RFA para HCC grande

Dois estudos examinaram o sucesso da RFA no HCC grande e relataram taxas de ablação total de 24 e 62% em tumores de 5-9,5 cm e 5-7 cm, respectivamente. As taxas de complicação ficaram entre 2-10%, e um óbito foi relatado.[21] Para superar essas limitações, tecnologias mais novas de RFA, incluindo eletrodos de perfusão e dispositivos bipolares, foram introduzidas. Quando três eletrodos bipolares foram utilizados, a taxa de ablação total de 81% em HCCs de 5-8,5 cm foi alcançada, com taxa de progressão local de 14% e taxa de sobrevida em 2 anos de 56%.[22-25] No entanto, somente o dispositivo bipolar InCircle (RFA Medical, Freemont, Califórnia) é atualmente aprovado pela FDA nos Estados Unidos.

Pulmão

Apenas cerca de 30% dos pacientes com câncer primário de pulmão são elegíveis para cirurgia no momento do diagnóstico, por causa do baixo estado funcional e doença pulmonar obstrutiva crônica.[26] A sobrevida geral em 1, 2 e 3 anos para pacientes com câncer primário de pulmão em estágio inicial tratado com RFA varia de 70-90%, 48-84%, 25-74%, respectivamente. Isto é comparável à sobrevida geral em 1, 3 e 5 anos de pacientes submetidos à lobectomia ou ressecção segmentar para câncer de pulmão em estágio inicial.[27] Um pequeno estudo pareado de séries de casos de 22 pacientes, comparando a RFA à ressecção em pacientes com câncer de pulmão de não pequenas células (NSCLC), demonstrou sobrevida comparável em pacientes submetidos à RFA em 1, 2 e 5 anos.[28] Também vale à pena notar que as taxas médias de morbidade e mortalidade relacionadas com o procedimento são de 37,5% para abordagens cirúrgicas e zero quando a RFA é utilizada.[29] Entretanto, a falta de um ensaio controlado randomizado prospectivo, comparando a RFA ao tratamento cirúrgico padrão, limita a aceitação geral dos protocolos de tratamento pulmonar com RFA.

Mama

Alguns estudos avaliaram a RFA como alternativa à ressecção cirúrgica. Oura et al.[30] relataram suas experiências tratando 52 pacientes, apresentando tumor médio de 1,3 cm (variação de 0,5-2,0 cm), com RFA seguida por biópsia de linfonodo sentinela. Nenhuma recidiva locorregional ou distante foi relatada após o período médio de seguimento de 15 meses (variação de 6-30 meses).[30] Quando os resultados estéticos eram retrospectivamente avaliados, estes foram constatados ser excelentes em 83%, bons em 12% e razoáveis em 6% dos casos. Entretanto, atualmente não há estudos que comparem diretamente as taxas de sobrevida na RFA em vez de uma ressecção cirúrgica.

Rim

Neste momento, a RFA como tratamento primário de neoplasias renais é limitada a pacientes com doença no estágio inicial T1a ou quando cirurgicamente contraindicado. Estes incluem pacientes com agenesia renal unilateral, doença multifocal, Von Hippel-Lindau, função renal limitada, pacientes idosos ou pacientes com comorbidades que os tornam candidatos inadequados para cirurgia.[31,32] Foi consistentemente demonstrado que a taxa de sucesso de 91-97% na primeira ablação total é alcançada em tumores pequenos (< 3-4 cm), exofíticos e localizados perifericamente, pois o isolamento térmico pela gordura perirrenal alcança temperaturas mais elevadas na zona de ablação.[33] A taxa de sobrevida livre de recidiva varia de 79 a 91% nos cânceres de células renais comprovados por biópsia, enquanto que a sobrevida em 5 anos relacionada com o câncer é entre 95 e 100%.

Lesões Ósseas Primárias e Metastáticas

A RFA é realizada em pacientes com osteoma osteoide para o alívio da dor óssea. As taxas de sucesso após o tratamento inicial são de 73-98%, alcançando 92-100% após tratamento secundário, com alívio da dor ocorrendo nas duas primeiras semanas de terapia.[34,35] A RFA também está sendo cada vez mais aplicada como modalidade paliativa em pacientes com lesões ósseas metastáticas, visto que 20-30% dos pacientes não respondem ao tratamento padrão ouro com radioterapia externa. Cerca de 90-95% dos pacientes tratados com RFA apresentam redução clinicamente significativa na dor na primeira semana após o tratamento, com duração de até 24 semanas.[36]

ELETROPORAÇÃO IRREVERSÍVEL

Conceito Básico

A eletroporação irreversível (IRE) é uma tecnologia ablativa predominantemente não térmica, que utiliza pulsos de corrente contínua de baixa potência e alta tensão para induzir a morte celular. Tecnologias térmicas ablativas, como a RFA, ablação por micro-ondas e crioablação, possuem diversas aplicações na oncologia, mas também têm limitações estabelecidas. A IRE é uma tecnologia que utiliza até 3 kV para induzir a morte celular. A aplicação de um campo elétrico na célula resulta na formação de nanoporos, ou poração. Quando a tensão aplicada é de até 1 kV, o fenômeno é chamado de eletroporação reversível, tecnologia que já existe há algumas décadas e tem diversas aplicações na biotecnologia e medicina. Nanoporos temporários na membrana celular permitem a introdução de genes e drogas nas células, que normalmente não penetram a membrana.³⁷ Estudos envolvendo o fígado de animais demonstraram as características únicas da IRE, como a preservação de vasos sanguíneos e ductos biliares, a rápida ativação do sistema imune e a potencial capacidade de tratar tumores próximos de vasos sanguíneos.³⁸⁻⁴¹

NanoKnife, fabricado e vendido por AngioDynamics, Latham NY, é um sistema de IRE, com autorização da FDA para o uso de 510k na ablação de tecidos moles (Fig. 68-3). O uso do NanoKnife em órgãos é considerado *off label*. O dispositivo tem três componentes: o gerador, as sondas monopolares e o dispositivo Accusync. O gerador aplica alta potência e baixa tensão através das pontas ativas das sondas monopolares conectadas ao gerador. Um mínimo de duas sondas monopolares é necessário para criar uma zona de tratamento e, dependendo do tamanho da lesão, o máximo de seis sondas pode ser usado. Podem ser usadas em configurações de números pares ou ímpares, e a energia é aplicada entre duas sondas por vez. Planejamento do tratamento é realizado usando o *software* incorporado no sistema, com interface de tela sensível ao toque. O *software* ajuda a determinar o número de sondas necessário para criar o volume desejado de ablação.

As sondas monopolares são agulhas de calibre 19 gauge, com marcações de profundidade de 1 cm ao longo da haste da sonda. Estas sondas estão disponíveis nos comprimentos de 15 e 20 cm. A ponta ativa pode ser exposta entre 1-4 cm, de acordo com o tamanho desejado da zona de ablação e a profundidade da lesão. A superfície exposta do eletrodo é ecogênica, para maior visibilidade durante a inserção guiada por US. As sondas são inseridas paralelas umas às outras, e é importante evitar a convergência ou divergência das mesmas, o que pode resultar em uma zona de ablação não uniforme. Espaçamento entre as sondas é crucial, e o espaçamento ideal é entre 1,5-2 cm para o maior volume de ablação. Espaçamento maior que a distância recomendada aumenta a probabilidade de erros de alta tensão.

O Accusync 72 é um dispositivo de delimitação, que se tornou parte integrante do pacote do sistema NanoKnife após quatro pacientes sofrerem arritmia ventricular transitória na primeira experiência humana com IRE.⁴² O Accusync 72 é um sistema de cinco eletrodos e uma impressora, que sincroniza a aplicação de pulsos com o ECG do paciente. Quando um pulso elétrico é aplicado, o sistema Accusync detecta a inclinação crescente da onda R e envia um sinal para o gerador NanoKnife. Há atraso de 0,05 segundo antes de o gerador aplicar o pulso no período refratário do ciclo cardíaco, o que reduz o risco de um evento cardíaco (Fig. 68-4).

Contraindicações

O histórico de arritmias cardíacas é uma contraindicação para IRE, visto que os pulsos elétricos não podem ser sincronizados com as ondas R do ciclo cardíaco, aumentando o risco de arritmias ventriculares. Outras contraindicações incluem: paciente dependente de marca-passo, acesso arriscado para a abordagem percutânea, como cólon sobrejacente ocultando a janela ou varizes no trajeto até a lesão. Varizes são comumente observadas em pacientes de câncer pancreático e podem sangrar profusamente. A imagem pré-rastreio deve ser avaliada para identificar este risco.

Seleção de Pacientes

Os casos são revisados em um grupo multidisciplinar e, se determinado que os pacientes são candidatos para IRE, estes são avaliados para completar os exames pré-procedimento. Todos os pacientes são informados sobre a utilização da tecnologia em indicação não aprovada. O estado de

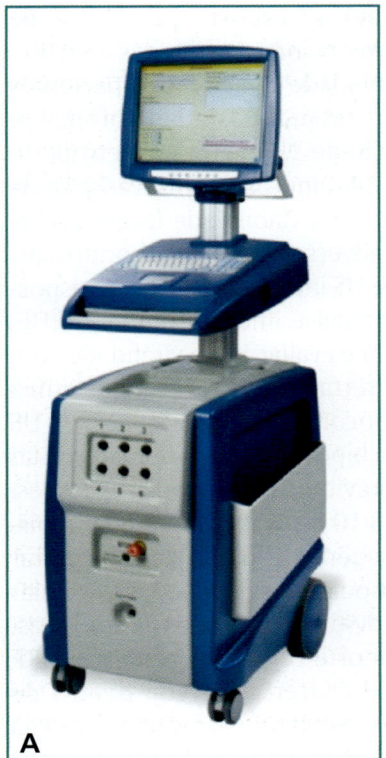
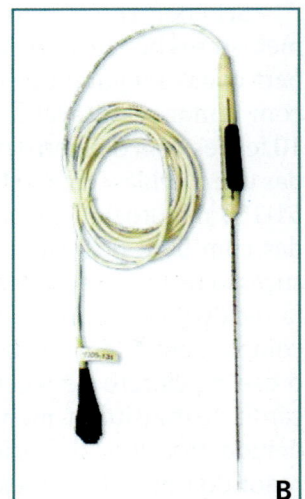
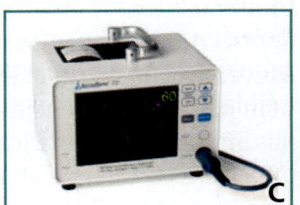

Fig. 68-3. Configuração do NanoKnife, incluindo o gerador (**A**), eletrodo monopolar de calibre 19 (**B**) e o dispositivo Accusync (**C**).

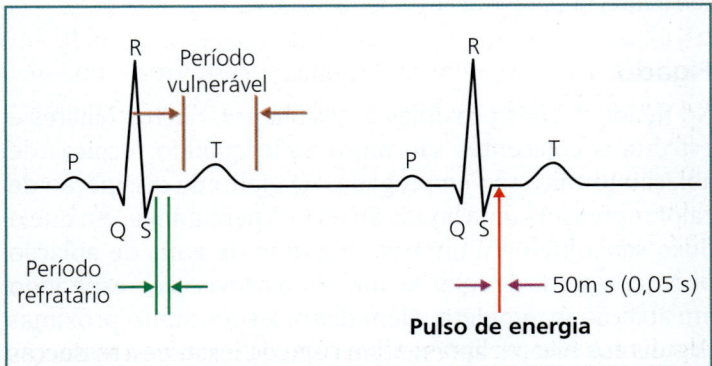

Fig. 68-4. O dispositivo Sync (p. ex.: AccuSync 72) detecta a inclinação crescente da onda R e envia um sinal para o NanoKnife. O NanoKnife espera 50 milissegundos (0,005 segundo) e aplica 1 pulso de energia. O pulso de energia é aplicado durante (ou imediatamente antes) da ventricular.

desempenho é documentado com o uso dos critérios do *Eastern Cooperative Oncology Group* (ECOG). O histórico cardíaco detalhado é obtido, e testes de coagulação, função renal, painel metabólico e hemograma são avaliados. Imagem transversal e PET/CT (conforme indicado) devem ser obtidas pré-procedimento dentro de um mês da data de consulta. A consulta com o serviço de anestesia também é necessária para obter autorização para anestesia geral.

Técnica

A IRE guiada por TC ou US pode ser realizada sob anestesia geral. As pás do desfibrilador são colocadas antes de iniciar o procedimento, para intervir no caso de arritmia ventricular. É obrigatório o uso de anestesia geral para os procedimentos de IRE. O procedimento não pode ser realizado sob sedação consciente. O paciente é intubado, e os sinais vitais monitorados constantemente durante todo o procedimento pela equipe de anestesia. Bloqueio neuromuscular completo é essencial para neutralizar o estímulo do músculo esquelético em razão da alta tensão aplicada, e para prevenir o movimento das sondas pela contração muscular. A TC de fase tripla do abdome é realizada com a administração de 65 mL de meio de contraste iodado, seguida por um bolo de 65 mL de solução salina, e a configuração pretendida e o número de sondas são determinados. Após a colocação guiada por imagem das sondas, a TC com pós-processamento 3D é obtida para confirmar a posição das sondas e a distância entre cada par.

Um medidor de contrações musculares é usado para verificar o número de contrações, que deve ser entre 0-1. Isto é realizado para confirmar um relaxamento muscular adequado antes do início do tratamento. O medidor de contrações é, então, desligado, e o tratamento é iniciado. Um total de 70 pulsos de CC de alta tensão (1500-3000 v) é aplicado entre o par, a fim de completar o tratamento entre aquele par de sondas. Dependendo do número de pares, o gerador automaticamente muda para o próximo par para completar o tratamento. O tempo de tratamento entre um par é de 70 segundos. A TC pós-procedimento é obtida para avaliar a presença de complicações imediatas. Contraste é usado em pacientes com função renal intacta para avaliar a vascularização.

Fígado

No fígado, lesões próximas à vasculatura, ductos biliares e estruturas adjacentes são um desafio quando técnicas de ablação térmica são empregadas. O efeito de dissipação de calor representa uma limitação da RFA percutânea, em que o fluxo sanguíneo em um vaso próximo da zona de ablação provoca a perda de calor secundária à convecção, resultando em ablação incompleta. Além disso, lesões muito próximas dos ductos biliares apresentam risco de lesão destes ductos e as próximas à veia porta e veia hepática podem apresentar dissipação do calor e tratamento incompleto.

Kingham *et al.* estudaram a segurança e os resultados a curto prazo da IRE na ablação de tumores hepáticos malignos perivasculares, com revisão retrospectiva de 28 pacientes que tiveram 65 tumores tratados com IRE por meio de abordagens aberta e percutânea.[43] Eles demonstraram a segurança em tratar tumores hepáticos malignos perivasculares com IRE.

O efeito das ablações percutâneas com IRE em tumores peribiliares foi estudado por Silk *et al.*, seguido pela ablação de tumores hepáticos localizados a <1 cm dos ductos biliares principais.[44] Onze pacientes tinham 22 metástases hepáticas, com pelo menos um tumor a distância de até 1 cm do ducto hepático comum, esquerdo ou direito tratado com IRE em 15 sessões. O tamanho médio dos tumores tratados era de 3,0 cm (média de 2,8 cm ± 1,2; variação de 1,0-4,7 cm). Este estudo concluiu que a IRE pode ser uma opção terapêutica para tumores hepáticos centralmente localizados, com margens adjacentes aos ductos biliares principais, onde as técnicas de ablação térmica são contraindicadas.

Revisão retrospectiva dos efeitos da IRE sobre a vascularização em estreita proximidade à zona de ablação incluiu o total de 129 lesões de tumores primários e metastáticos tratadas com IRE percutânea em diferentes órgãos.[45] Cento e cinquenta e oito vasos em estreita proximidade com a zona de ablação foram examinados com relação a calibre, perviedade e defeitos de fluxo no acompanhamento por imagem com TC e RM. Estreita proximidade foi definida como vasos localizados a distância de até 0,1 cm da zona de tratamento. O tempo médio geral de seguimento foi de 10,3 meses. Alterações vasculares anormais foram observadas em 7 de 158 (4,4%) vasos. Este dado, obtido de 101 pacientes, demonstrou a segurança da IRE para o tratamento de tumores localizados próximo aos vasos sanguíneos de grande calibre e de vasos já envolvidos por tumores (Fig. 68-5).

Scheffer *et al.* estudaram a resposta patológica de metástases hepáticas de câncer colorretal tratadas com IRE, bem como a segurança e viabilidade clínica.[46] Dez pacientes com tumor ressecável foram submetidos à laparotomia, e 10 lesões com diâmetro médio de 2,4 cm foram eletroporadas e removidas, em média, 84 minutos depois (variação de 51-153 minutos). A segurança e a viabilidade foram avaliadas com base nos eventos adversos, valores laboratoriais, sucesso técnico e achados de US intraoperatórios. A resposta tecidual foi estimada por análise imunoistoquímica (HE, complemento 3d e caspase 3) e avaliação da vitalidade com o uso de cloreto de trifenil tetrazólio (TTC). Uma arritmia cardíaca transitória menor ocorreu durante a IRE. A US demonstrou zona de ablação hipoecoica bem demarcada ao redor do tumor. O TTC exibiu vitalidade de todas as lesões, cobrindo todo o tumor em 8/10 lesões. Embora a imunoistoquímica tenha sido heterogênea e difícil de interpretar dentro dos tumores, confirmou a presença de lesão celular irreversível na margem livre de tumor de todas as amostras, bem como a ocorrência de morte celular induzida pela IRE nas metástases hepáticas de câncer colorretal dentro de uma hora. A zona de ablação exibiu demarcação acentuada entre o tecido não vital e o tecido vital, e apoptose estava envolvida na morte celular de metástases hepáticas de câncer colorretal após a IRE (Fig. 68-6).

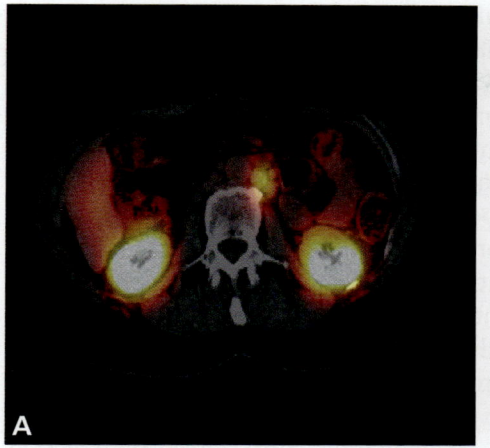 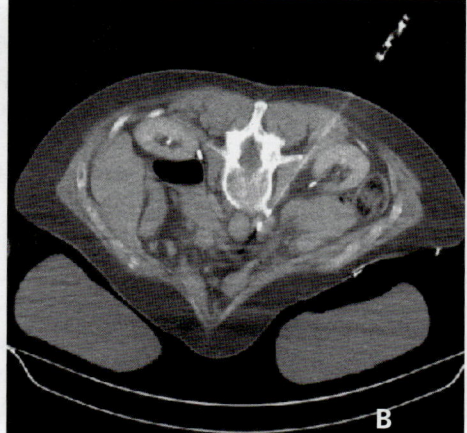 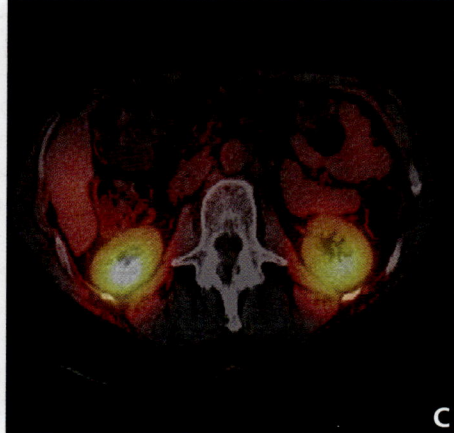

Fig. 68-5. Imagem tomográfica com octreotide demonstrando um foco metastático próximo da aorta (**A**). Tratamento guiado por TC com IRE (**B**). Imagens de seguimento após a IRE com desaparecimento da lesão (**C**).

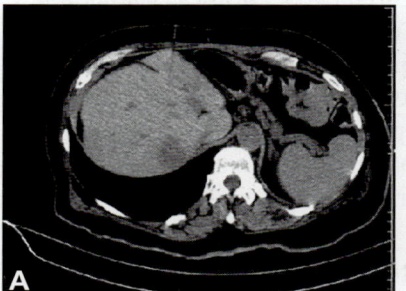 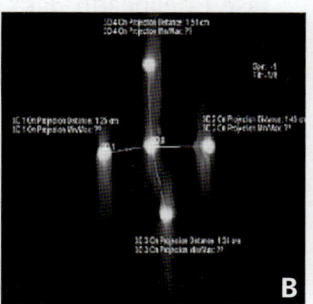 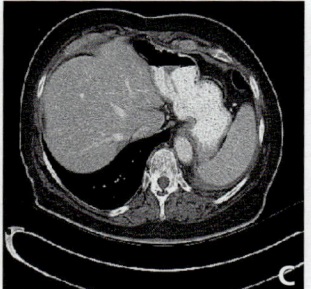 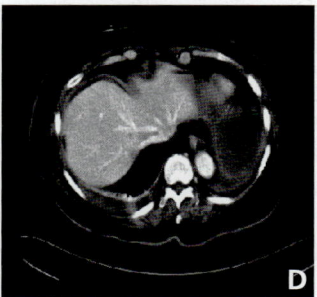

Fig. 68-6. Paciente de 60 anos com câncer de pulmão metastático para o fígado e histórico prévio de pneumectomia esquerda. Lesão metastática na superfície medial superior do fígado medindo 4 × 3 × 3 cm (**A**), foi tratada com cinco sondas (**B**). Imagens de seguimento aos 8 e 12 meses (**C** e **D**).

Próstata

Existe interesse considerável no papel da IRE na próstata, dada a sua capacidade de preservar a vascularização e os nervos. Os efeitos da IRE na ablação de próstata foram inicialmente estudados em animais por Onik e Rubinsky et al.[47] A IRE foi usada para tratar a próstata de 6 cães. Em um dos cães, as lesões foram propositalmente provocadas para incluir o reto, a uretra e o feixe neurovascular. Os animais foram acompanhados por 1 a 14 dias antes do sacrifício. As margens das lesões provocadas pela IRE eram muito distintas, com zona de transição estreita do tecido normal para a necrose completa. Houve destruição completa no interior da lesão provocada pela IRE e rápida resolução das lesões, com retração acentuada, em 2 semanas. Estruturas, como uretra, vasos, nervos e reto, não foram afetadas pela aplicação da IRE.

Emberton et al. avaliaram a segurança e viabilidade clínica da IRE da próstata.[48] Trinta e quatro pacientes foram tratados com IRE, aplicada sob orientação US transretal com duas a seis sondas posicionadas transperinealmente na lesão tumoral. As complicações foram registradas, e o resultado funcional foi documentado em todos os pacientes, com pelo menos 6 meses de seguimento. Uma semana após o procedimento, RM com contraste foi realizada para avaliar o efeito do tratamento, com RM adicional aos 6 meses para descartar evidência de câncer visível residual. No geral,

34 pacientes com idade média de 65 anos (DP = ± 6) e nível médio de antígeno específico da próstata (PSA) de 6,1 ng/mL (-1) (amplitude interquartil (IQR) = 4,3-7,7) foram incluídos. Após o tempo médio de seguimento de 6 meses (variação de 1-24), ocorreram 12 complicações de grau 1 e 10 de grau 2. Nenhum paciente teve complicação de grau ≥ 3. Do ponto de vista funcional, 100% (24/24) dos pacientes eram continentes, e a potência foi preservada em 95% (19/20) dos homens que eram potentes antes do tratamento. O nível médio de PSA após 6 meses foi de 3,4 ng/mL(-1) (IQR = 1,9-4,8 ng/mL(-1). A RM exibiu doença residual suspeita em seis pacientes, dentre os quais quatro (17%) foram submetidos a outra forma de tratamento local. A aplicação de IRE focal na próstata é promissora, com baixa toxicidade e resultados geniturinários funcionais encorajadores.

Pâncreas

O câncer pancreático é atualmente a quarta causa principal de morte por câncer em homens e mulheres. A maioria dos pacientes com câncer pancreático não é candidata à cirurgia curativa ao diagnóstico, visto que 40% dos pacientes apresentam câncer de pâncreas localmente avançado de estágio 3 e 40% apresentam câncer pancreático metastático.[49-51] As taxas de sobrevida relativa em 1 e 5 anos são baixas, sendo de 27 e 6% para todos os estágios combinados.[49] Em pacientes com doença local, a sobrevida em 5 anos é de 24%, comparado àqueles com doença distante, em que é de 2%.[49] Ablação térmica no pâncreas tem estado no domínio cirúrgico, e diferentes séries relataram morbidade e mortalidade significativas.[52,53] Abordagens abertas e laparoscópicas foram estudadas, e as evidências iniciais mostram perfil de segurança aceitável, com possível benefício de sobrevida em pacientes selecionados.[54]

A introdução da técnica percutânea proporcionou uma opção minimamente invasiva para pacientes selecionados com câncer de pâncreas. Pacientes ideais para IRE percutânea do pâncreas teriam um escore Eastern Cooperative Oncology Group (ECOG) de 0-1, com câncer pancreático localmente avançado (LAPC) estágio 3, ou baixo volume de doença metastática estágio 4 que seja estável por algum tempo. Em pacientes com LAPC limítrofe ressecável ou irressecável, a IRE pode reduzir o tamanho do tumor para possibilitar a ressecção.[55] Em pacientes submetidos à ressecção, a recidiva local pode ser tratada com IRE. Pacientes com ampola incompetente, decorrente de stent ou ressecção em consequência do procedimento de Whipple, correm maior risco de infecção e necessitam de tratamento com antibióticos de amplo espectro.

Todos os pacientes passam por preparo intestinal similar à da colonoscopia, para reduzir o risco de infecção e diminuir a chance de ocultamento do leito pancreático pelo cólon. A colocação de uma sonda nasogástrica possibilita a administração de meio de contraste para delinear o intestino delgado e permitir a insuflação do estômago para que o cólon seja empurrado caudalmente, se necessário. Pancreatite, lesão vascular e sangramentos após inserção da sonda, lesão colateral às estruturas adjacentes e infecção são possíveis complicações após a realização de IRE. Na presença de pancreatite, o tratamento conservador inclui controle da dor, manutenção da sonda nasogástrica sob aspiração intermitente baixa, hidratação intravenosa e nutrição parenteral, até que os níveis de amilase e lipase estejam normais.

Os primeiros dados sobre o uso da IRE no tratamento de câncer pancreático são muito promissores. A IRE tem sido utilizada na sala de cirurgia para o tratamento e aumento de margem do câncer pancreático limítrofe ou localmente avançado. Foi demonstrado que a IRE potencialmente aumente a sobrevida geral quando usada em abordagem cirúrgica aberta em pacientes com câncer pancreático localmente avançado.[54]

Narayanan et al. publicaram uma revisão retrospectiva de 43 pacientes submetidos a 50 procedimentos de IRE percutânea.[55] Quarenta e um destes pacientes (95%) tinham previamente sido submetidos à quimioterapia e 18 à radioterapia. Após a IRE, a sobrevida geral foi de 14,5 meses (CI de 95%: 10,4-18,6). Trinta destes 43 pacientes tinham LAPC e apresentaram sobrevida geral de 16,2 meses (CI de 95%: 10,1-22,3 meses). Os 13 pacientes restantes tinham câncer pancreático metastático e apresentaram sobrevida geral de 8,6 meses (CI de 95%: 3,1-14,1 meses). Dezenove pacientes receberam quimioterapia após a IRE (44%). Dois pacientes com LAPC foram subestadiados e capazes de serem submetidos à cirurgia com ressecções R0 (margem negativa). Nesta série, as complicações provocadas pela IRE pancreática incluíram dor abdominal (n = 10), pancreatite (n = 7), hematoma (n = 7), pneumotórax espontâneo (n = 1), colocação de stent duodenal (n = 1), trombose da veia porta principal (descoberta após um mês na TC de seguimento) (n = 1) e septicemia 48 horas após a IRE (n = 1). Os casos de pancreatite foram controlados por internação hospitalar prolongada e tratamento conservador. Dos vinte pacientes que vieram a óbito, nenhuma morte foi diretamente relacionada com o procedimento. Esta série demonstrou o potencial benefício de aumento da sobrevida com o uso de IRE percutânea em pacientes selecionados com câncer pancreático localizado ou metastático.[56]

Atualmente, o estudo PANFIRE, um ensaio clínico de fase I delineado para investigar a segurança, viabilidade e eficácia da IRE percutânea em pacientes com LAPC, concluiu o recrutamento.[57] Ensaios controlados randomizados de fases II/III, para ajudar a definir o papel da IRE no algoritmo do tratamento do câncer pancreático, estão sendo propostos e ajudarão a definir o papel da IRE no algoritmo de tratamento do câncer de pâncreas.

Tecidos Moles em Extremidades

Historicamente, o tratamento de tumores de partes moles em extremidades, como os tumores desmoides, tem sido primariamente uma tentativa na excisão cirúrgica total de tumores. No entanto, taxas de recidiva pós-operatória tão altas quanto 77% resultaram em argumentos contraditórios sobre a importância de margens histológicas livres.[58] A natureza invasiva dos tumores desmoides geralmente impossibilita a ressecção total sem o sacrifício de estruturas adjacentes importantes, resultando em comprometimento funcional significativo. Além disso, estudos observacionais recentes destacaram a história natural imprevisível dos desmoides, mostrando que alguns casos sofrem regressão espontânea. Isto levou a dar menos ênfase na excisão e mais na vigilância ativa dos pacientes.[58] Portanto, muitos têm defendido os princípios conservadores, visto que a morbidade proveniente das tentativas de erradicar os tumores pode frequentemente resultar em sintomas piores do que aqueles atribuídos à própria doença.[59] A adição de radioterapia à cirurgia, ou o uso isolado de radioterapia, no tratamento de tumores desmoides, tem sido amplamente estudada. Em metanálise realizada por Nuyttens et al., o tratamento com radioterapia isoladamente empregada, ou com radioterapia e cirurgia, resultou em melhor controle do que o tratamento apenas com cirurgia.[60] Entretanto, a radioterapia pode acarretar efeitos adversos, como fibrose localizada, necrose de tecidos moles, parestesia, fraturas patológicas, edema e, raramente, complicações vasculares que requerem amputação.[60,61] Crioablação parece ser um tratamento alternativo eficaz para o alcance de controle local de tumores desmoides extra-abdominais de tamanho pequeno a moderado. Porém, é provável

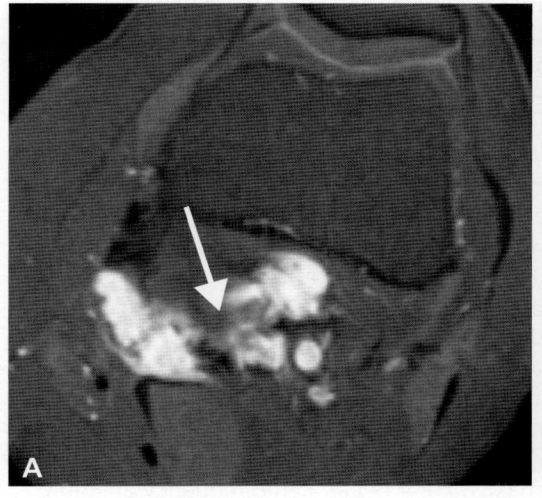
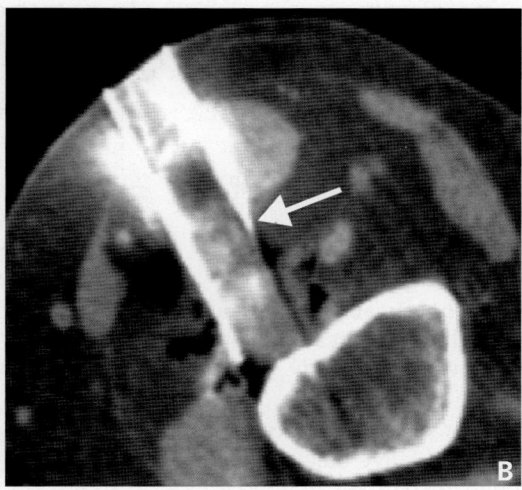
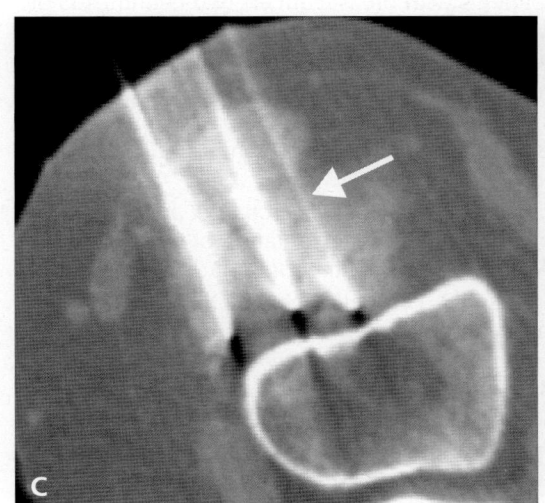
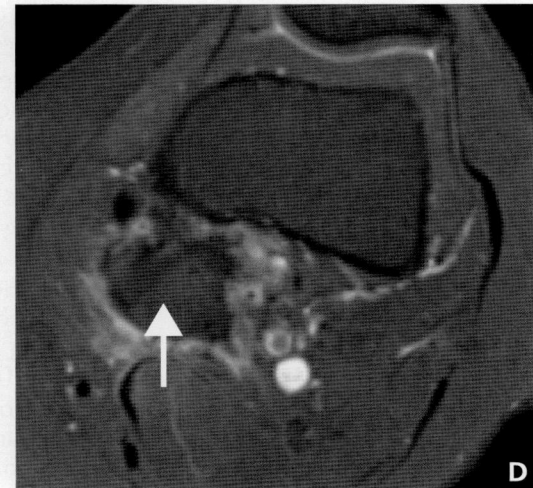

Fig. 68-7. (A) Gd-T1WI demonstra lesão na fossa poplítea altamente contrastada (seta). (B e C) IRE foi realizada usando cinco sondas unipolares (seta). (D) Gd-T1WI 3 meses após o tratamento demonstra ausência de captação de contraste centralmente, com mínima captação periférica residual (seta). O paciente permaneceu intacto do ponto de vista neurovascular em 2 anos de seguimento, com mínima redução sensitiva no pé esquerdo.

o uso limitado em pacientes com tumores localizados próximo de feixes neurovasculares, ou tumores que podem ser tratados apenas parcialmente por causa do envolvimento de estruturas vitais.[62] A RFA também tem sido utilizada para controlar com sucesso desmoides em extremidades, mas lesões próximas a nervos e vasos não podem ser tratadas por RFA, em razão do alto risco de lesão destas estruturas.[63] Em um caso relatado por Neal II *et al.*, a IRE foi usada com sucesso no tratamento de sarcoma de tecidos moles em um paciente canino. Neste paciente com sarcoma na articulação coxofemoral, o nervo ciático estava normal antes e após o procedimento.[64] A Figura 68-7 demonstra um caso de fibromatose agressiva tratada com IRE.

IRE é uma opção viável para tratar lesões em que as técnicas ablativas térmicas não podem ser usadas ou que necessitarão de manobras adicionais. Evidências anteriores com o uso de IRE parecem promissoras em áreas, como o pâncreas, fígado e outros locais complexos. A natureza predominantemente não térmica da tecnologia e o mecanismo de cicatrização tornam a IRE uma alternativa atraente. Mais estudos com seguimento a longo prazo e resultados de ensaios prospectivos atualmente em curso ajudarão a definir o papel da IRE na doenças oncológicas.

REFERÊNCIAS BIBLIOGRÁFICAS

1. Curley SA, Marra P, Beaty K et al. Early and late complications after radiofrequency ablation of malignant liver tumors in 608 patients. *Ann Surg* 2004;239:450-8.
2. Zhou Y, Zhao Y, Li B et al. Meta-analysis of radiofrequency ablation versus hepatic resection for small hepatocellular carcinoma. *BMC Gastroenterology* 2010;10:78.
3. Shah DR, Green S, Elliot A et al. Current oncologic applications of radiofrequency ablation therapies. *World J Gastrointest Oncol* 2013;5:71-80.
4. McWilliams JP, Lee EW, Yamamoto S et al. Image-guided tumor ablation: emerging technologies and future directions. *Semin Intervent Radiol* 2010;27:302-13.
5. Dodd GD 3rd, Soulen MC, Kane RA et al. Minimally invasive treatment of malignant hepatic tumors: at the threshold of a major breakthrough. *Radiographics* 2000;20:9-27.
6. Dupuy DE, Goldberg SN. Image-guided radiofrequency tumor ablation: challenges and opportunities – part II. *J Vasc Intervent Radiol* 2001;12:1135-48.
7. Lencioni R, Cioni D, Crocetti L et al. Early-stage hepatocellular carcinoma in patients with cirrhosis: long-term results of percutaneous image-guided radiofrequency ablation. *Radiology* 2005;234:961-7.

8. Tateishi R, Shiina S, Teratani T et al. Percutaneous radiofrequency ablation for hepatocellular carcinoma. An analysis of 1000 cases. Cancer 2005;103:1201-9.
9. Ni Y, Mulier S, Miao Y et al. A review of the general aspects of radiofrequency ablation. Abdom Imaging 2005;30:381-400.
10. Porrett PM, Peterman H, Rosen M et al. Lack of benefit of pre-transplant locoregional hepatic therapy for hepatocellular cancer in the current MELD era. Liver Transpl 2006;12:665-73.
11. Livraghi T, Solbiati L, Meloni MF et al. Treatment of focal liver tumors with percutaneous radio-frequency ablation: complications encountered in a multicenter study. Radiology 2003;226:441-51.
12. Chen MS, Li JQ, Zheng Y et al. A prospective randomized trial comparing percutaneous local ablative therapy and partial hepatectomy for small hepatocellular carcinoma. Ann Surg 2006;243:321-8.
13. Gervais DA, Goldberg SN, Brown DB et al. Society of Interventional Radiology position statement on percutaneous radiofrequency ablation for the treatment of liver tumors. J Vasc Intervent Radiol 2009;20:S342-7.
14. Gillams AR, Lees WR. Radio-frequency ablation of colorectal liver metastases in 167 patients. Europ Radiol 2004;14:2261-7.
15. Solbiati L, Livraghi T, Goldberg SN et al. Percutaneous radio-frequency ablation of hepatic metastases from colorectal cancer: long-term results in 117 patients. Radiology 2001;221:159-66.
16. Majeed AW. Comparison of resection and radiofrequency ablation for treatment of solitary colorectal liver metastases. Br J Surg 2003;90:1240-3.
17. Kim SK, Rhim H, Kim YS et al. Radiofrequency thermal ablation of hepatic tumors: pitfalls and challenges. Abdomin Imaging 2005;30:727-33.
18. Lu DS, Yu NC, Raman SS et al. Radiofrequency ablation of hepatocellular carcinoma: treatment success as defined by histologic examination of the explanted liver. Radiology 2005;234:954-60.
19. Kadivar F, Soulen MC. Enhancing ablation: synergies with regional and systemic therapies. J Vasc Internv Radiol 2010;21:S251-6.
20. Crocetti L, de Baere T, Lencioni R. Quality improvement guidelines for radiofrequency ablation of liver tumours. Cardiovasc Interv Radiol 2010;33:11-7.
21. Livraghi T, Goldberg SN, Lazzaroni S et al. Hepatocellular carcinoma: radio-frequency ablation of medium and large lesions. Radiology 2000;214:761-8.
22. Seror O, N'Kontchou G, Ibraheem M et al. Large (> or = 5.0-cm) HCCs: multipolar RF ablation with three internally cooled bipolar electrodes – initial experience in 26 patients. Radiology 2008;248:288-96.
23. Veltri A, Moretto P, Doriguzzi A et al. Radiofrequency thermal ablation (RFA) after transarterial chemoembolization (TACE) as a combined therapy for unresectable non-early hepatocellular carcinoma (HCC). Eur Radiol 2006;16:661-9.
24. Lencioni R, Crocetti L, Pina MC, Cioni D. Percutaneous image-guided radiofrequency ablation of liver tumors. Abdomin Imaging 2009;34:547-56.
25. Schwartz M, Weintraub J. Combined transarterial chemoembolization and radiofrequency ablation for hepatocellular carcinoma. Nat Clin Pract Oncol 2008;5:630-1.
26. Kelekis AD, Thanos L, Mylona S et al. Percutaneous radiofrequency ablation of lung tumors with expandable needle electrodes: current status. Eur Radiol 2006;16:2471-82.
27. Ginsberg RJ, Rubinstein LV. Randomized trial of lobectomy versus limited resection for T1 N0 non-small cell lung cancer. Lung Cancer Study Group. Ann Thorac Surg 1995;60:615-22; discussion 22-3.
28. Kim SR, Han HJ, Park SJ et al. Comparison between surgery and radiofrequency ablation for stage I non-small cell lung cancer. Eur J Radiol 2012;81:395-9.
29. Zhu JC, Yan TD, Morris DL. A systematic review of radiofrequency ablation for lung tumors. Ann Surg Oncol 2008;15:1765-74.
30. Oura S, Tamaki T, Hirai I et al. Radiofrequency ablation therapy in patients with breast cancers two centimeters or less in size. Breast Cancer 2007;14:48-54.
31. Gervais DA, McGovern FJ, Arellano RS et al. Radiofrequency ablation of renal cell carcinoma: part 1, Indications, results, and role in patient management over a 6-year period and ablation of 100 tumors. AJR American J Roentgenol 2005;185:64-71.
32. Farrell MA, Charboneau WJ, DiMarco D et al. Imaging-guided radiofrequency ablation of solid renal tumors. AJR American J Roentgenol 2003;180:1509-13.
33. Tracy CR, Raman JD, Donnally C et al. Durable oncologic outcomes after radiofrequency ablation: experience from treating 243 small renal masses over 7.5 years. Cancer 2010;116:3135-42.
34. Santiago FR, Del Mar Castellano Garcia M, Montes JL et al. Treatment of bone tumours by radiofrequency thermal ablation. Curr Rev Musculoskelet Med 2009;2:43-50.
35. Rimondi E, Mavrogenis AF, Rossi G et al. Radiofrequency ablation for non-spinal osteoid osteomas in 557 patients. Eur Radiol 2012;22:181-8.
36. Goetz MP, Callstrom MR, Charboneau JW et al. Percutaneous image-guided radiofrequency ablation of painful metastases involving bone: a multicenter study. J Clini Oncol 2004;22:300-6.
37. Rubinsky B. Irreversible electroporation in medicine. Tech Cancer Res Treat 2007;6(4):255-9.
38. Miller L, Leor J, Rubinsky B. Cancer cells ablation with irreversible electroporation. Tech Cancer Res Treat 2005;4(6):699-705.
39. Edd J, Horowitz L, Davalos R et al. In vivo results of a new focal tissue ablation technique: irreversible electroporation. IEEE Trans Biomed Eng 2006;53(7):1409-15.
40. Rubinsky B, Onik G, Mikus P. Irreversible electroporation: a new ablation modality – clinical implications. Tech Cancer Res Treat 2007;6(1):37-48.
41. Lee E, Chen C, Prieto V et al. Advanced hepatic ablation technique for creating complete cell death: irreversible electroporation 1. Radiology 2010;255(2):426-33.
42. Thomson K, Cheung W, Ellis S et al. Investigation of the safety of irreversible electroporation in humans. J Vasc Interv Radiol 2011;22(5):611-21.
43. Kingham T, Karkar A, D'Angelica M et al. Ablation of perivascular hepatic malignant tumors with irreversible electroporation. J Am Coll Surg 2012;215(3):379-87.

44. Silk M, Wimmer T, Lee K et al. Percutaneous ablation of peribiliary tumors with irreversible electroporation. *J Vasc Interv Radiol* 2014;25(1):112-8.
45. Narayanan G, Bhatia S, Echenique A et al. Vessel patency post irreversible electroporation. *Cardiovasc Interv Radiol* 2014;37(6):1523-9.
46. Scheffer H, Nielsen K, van Tilborg A et al. Ablation of colorectal liver metastases by irreversible electroporation: results of the COLDFIRE-I ablate-and-resect study. *Eur Radiol* 2014;24(10):2467-75.
47. Onik G, Mikus P, Rubinsky B. Irreversible electroporation: implications for prostate ablation. *Tech Cancer Res Treat* 2007;6(4):295-300.
48. Valerio M, Stricker P, Ahmed H et al. Initial assessment of safety and clinical feasibility of irreversible electroporation in the focal treatment of prostate cancer. *Prostate Cancer Prostatic Dis* 2014;17(4):343-7.
49. American Cancer Society, Cancer Facts & Figures 2014. American Cancer Society 2014. Disponível em: http://www.cancer.org/acs/groups/content/@research/documents/webcontent/acspc-042151.pdf
50. Jemal A, Bray F, Center M et al. Global cancer statistics. *CA Cancer J Clin* 2011;61(2):69-90.
51. Ghosn M, Kourie HR, El Karak F et al. Optimum chemotherapy in the management of metastatic pancreatic cancer. *World J Gastroenterol* 2014;20(9):2352.
52. Girelli R, Frigerio I, Salvia R et al. Feasibility and safety of radiofrequency ablation for locally advanced pancreatic cancer. *Brit J Surg* 2010;97(2):220-5.
53. Wu Y, Tang Z, Fang H et al. High operative risk of cool-tip radiofrequency ablation for unresectable pancreatic head cancer. *J Surg Oncol* 2006;94(5):392-5.
54. Martin R, McFarland K, Ellis S, Velanovich V. Irreversible electroporation in locally advanced pancreatic cancer: potential improved overall survival. *Ann Surg Oncol* 2012;20(S3):443-9.
55. Narayanan G, Froud T, Suthar R et al. Percutaneous irreversible electroporation (IRE) in the management of pancreatic cancer. *J Vasc Interv Radiol* 2014;25(3):S35.
56. Narayanan G, Hosein P, Arora G et al. Percutaneous irreversible electroporation for downstaging and control of unresectable pancreatic adenocarcinoma. *J Vasc Interv Radiol* 2012;23(12):1613-21.
57. Meijerink M. Disponível em: https://clinicaltrials.gov/ct2/show/NCT01939665 December 2014 [Acesso em: 2015 June 1].
58. Eastley N, Aujla R, Silk R et al. Extra-abdominal desmoid fibromatosis – A sarcoma unit review of practice, long term recurrence rates and survival. *Eur J Surg Oncol* 2014;40:1125-30.
59. de Bree E, Keus R, Melissas J et al. Desmoid tumors: need for an individualized approach. *Expert Rev Anticancer Ther* 2000;9:525-35.
60. Nuyttens JJ, Rust PF, Thomas CR, Turrisi AT. Surgery versus radiation therapy for patients with aggressive fibromatosis or desmoid tumors. *Cancer* 2000;88:1517-23.
61. Bonvalot S, Desai A, Coppola S et al. The treatment of desmoid tumors: a stepwise clinical approach. *Ann Oncol* 2012;23:158-66.
62. Kujak JL, Liu PT, Johnson GB, Callstrom MR. Early experience with percutaneous cryoablation of extra-abdominal desmoid tumors. *Skeletal Radiol* 2010;39:175-82.
63. Ilaslan H, Schils J, Joyce M et al. Radiofrequency ablation: another treatment option for local control of desmoid tumors. *Skeletal Radiol* 2010;39:169-73.
64. Neal RE, Rossmeisl JH, Garcia PA et al. Successful treatment of a large soft tissue sarcoma with irreversible electroporation. *J Clin Oncol* 2011;29:e372-7.

Capítulo 69

Ablação Percutânea do Carcinoma Hepatocelular

◆ Marcos Roberto de Menezes

CONTEÚDO

- ✓ INTRODUÇÃO 981
- ✓ TERAPIAS ABLATIVAS 981
  - INJEÇÃO PERCUTÂNEA DE ETANOL 981
  - MICROWAVE 981
  - ELETROPORAÇÃO IRREVERSÍVEL 981
  - RADIOFREQUÊNCIA 982
- ✓ RADIOFRÊQUENCIA NO CARCINOMA HEPATOCELULAR 983
  - COMPLICAÇÕES 986
  - TERAPIAS COMBINADAS COM A RADIOABLAÇÃO . 986
  - CENÁRIO ATUAL DA ABLAÇÃO NO HEPATOCARCINOMA 987
- ✓ REFERÊNCIAS BIBLIOGRÁFICAS 987

INTRODUÇÃO

Nas últimas décadas houve importante mudança no panorama da Radiologia Intervencionista, sendo o tratamento ablativo um dos grandes responsáveis por essa transformação. Isto se deve à busca incessante de métodos e ferramentas cada vez menos invasivos capazes de tratar as lesões neoplásicas de maneira adequada associado ao objetivo de trazer o mínimo prejuízo possível para o paciente. Particularmente no cenário oncológico, tanto a radiologia diagnóstica como as intervenções percutâneas guiadas por imagem ganharam importante e irreversível espaço na medicina de ponta contemporânea. Nos dias de hoje a radiologia intervencionista desempenha papel central no manejo do paciente oncológico, uma vez que consegue diagnosticar, estadiar e tratar de forma satisfatória a doença de base.

O interesse em tratar o câncer percutaneamente não vem de hoje. A primeira descrição histórica sobre o tratamento do câncer através do fogo foi no Egito em 3.000 a.C., onde oito pacientes com neoplasia (úlceras) de mama foram tratados com uma ferramenta chamada broca de fogo.[1] Desde então nossos predecessores têm contribuído para o entendimento dessa doença, assim como a sua prevenção, diagnóstico precoce e tratamento.

Neste capítulo descreveremos sobre uma recente tecnologia desenvolvida para o tratamento de câncer no fígado através de agulhas percutâneas, principalmente a ablação.

TERAPIAS ABLATIVAS

A palavra ablação vem do latim *ablatus* e significa arrebatar, levar embora. Na medicina ela corresponde a uma maneira de realizar destruição tecidual focal através de tecnologia minimamente invasiva. As principais tecnologias ablativas envolvidas nesse processo de tratamento são radiofrequência (RFA), crioablação, *microwave*, eletroporação irreversível e infusão percutânea de álcool (PEI).

Para o uso clínico adequado dessas tecnologias é de suma importância o entendimento dos princípios físicos básicos de como elas funcionam, assim como seus principais objetivos. A seguir, descreveremos um pouco dessas terapias ablativas, exceto a crioablação que será descrita conjuntamente com o tratamento de nódulo renal, onde esse método é mais difundido.

Injeção Percutânea de Etanol (PEI)

A injeção percutânea de etanol (PEI) para tratar doenças é uma técnica utilizada há séculos. A primeira terapia percutânea guiada por ultrassom foi descrita por Sugiura *et al.*.[2] Apesar de a ablação por álcool ser comprovadamente menos efetiva que as termoablações,[3-5] ela ainda é uma importante ferramenta para o tratamento de malignidades hepáticas (principalmente o hepatocarcinoma). Isto se deve ao fato de ser um método seguro, à sua facilidade técnica e principalmente ao seu baixo custo.

Atualmente, nos centros oncológicos mais desenvolvidos a infusão de etanol também perdeu espaço para a radioablação, sendo apenas realizada em casos selecionados e discutidos em reunião multidisciplinar. Neste grupo estão predominantemente as lesões perto de via biliar, lesões muito centrais ou ainda como complemento de tratamento radioablativo de lesões grandes (< 3,0 cm).[6]

Mecanismo de ação: o etanol, quando injetado junto às células, causa importante desidratação do citoplasma e consequentemente morte celular, associado à fibrose reacional.[7]

Microwave

A terapia por *microwave* surgiu como uma alternativa para o tratamento de neoplasia de fígado, após a publicação de uma série de estudos nos anos 1990 baseados no primeiro estudo realizado por Tabuse *et al.*, em 1979.[8] A ablação por *microwave* tem sido cada vez mais utilizada principalmente em razão de sua maior área de tratamento, menor tempo de procedimento e maiores níveis de temperatura atingidos. Portanto os estudos atuais tentam demonstrar a eficácia em lesões hepáticas maiores (Fig. 69-1). Obviamente, por causa de suas características mais potentes, a *microwave* deve ser utilizada com cautela nas lesões centrais e perto de estruturas nobres.

Mecanismo de ação: o princípio básico da *microwave* consiste na produção de ondas eletromagnéticas com frequência de 900-2.450 MHz (entre a radiação infravermelha e as ondas de rádio). Essas ondas eletromagnéticas possuem cargas elétricas que oscilam entre o negativo e o positivo em cerca de dois bilhões de vezes por minuto ($9,2 \times 10^9$ Hz). Como as moléculas de água do parênquima hepático também possuem polos (positivo e negativo), as mesmas acabam se movendo em velocidade semelhante, o que causa aquecimento tecidual por atrito entre as moléculas até induzir a morte celular.[9]

Eletroporação Irreversível

A eletroporação irreversível foi primeiramente publicada por Davalos *et al.*[10] onde, por meio de modelos "matemáticos", os autores previram a possibilidade de desestabilizar eletricamente a membrana celular com consequente destruição tecidual. O primeiro trabalho descrito em humanos foi feito, em 2010, quando demonstraram bons resultados em pacientes com adenocarcinoma de próstata.[11] No tratamento de lesões hepáticas ainda constitui uma ferramenta em experimentação, já que poucos centros no mundo possuem essa tecnologia.

Mecanismo de ação: a ablação por eletroporação não entra na categoria das terapias térmicas, pois consiste em uma ablação elétrica sem aumento significativo da temperatura que, através de pulsos de corrente elétrica, altera o potencial elétrico da membrana da célula. Essa alteração do potencial elétrico causa uma abertura irreversível dos nano poros da membrana celular e, consequentemente, morte celular. Esse potencial elétrico pode ser gerado por agulhas locadas nas margens do tumor-alvo.[12]

Esta técnica tem como vantagem a não interferência do efeito de roubo de calor pelos vasos em contato com a lesão-alvo (*heat sink*) e por não produzirem um efeito inflama-

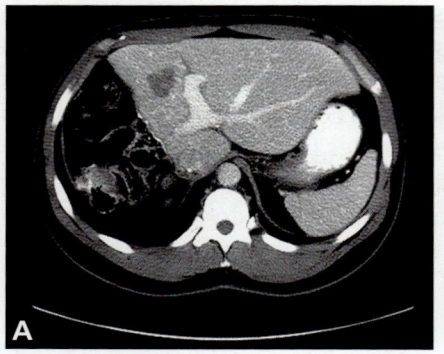 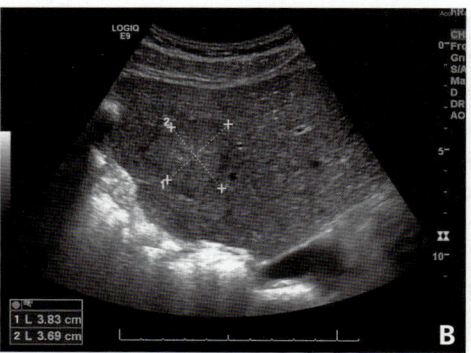 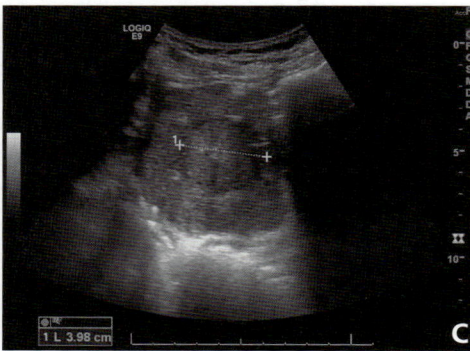
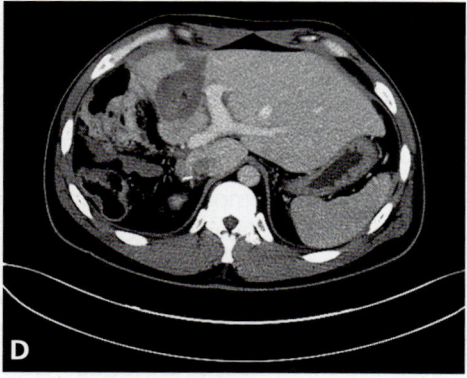 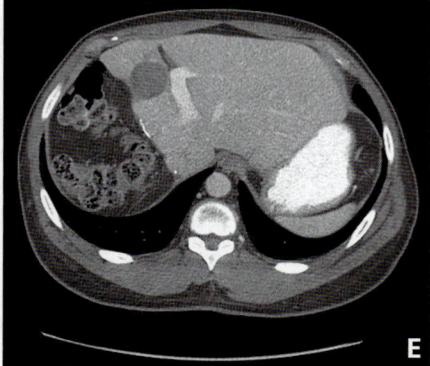

Fig. 69-1. Paciente 54 anos masculino, estado pós-quimioterapia sistêmica e hepatectomia direita para o câncer colorretal. Evoluiu com lesão de 3,5 centímetros hepática no segmento IV, oito meses após a ressecção hepática (A). No dia do tratamento, lesão medindo aproximadamente 3,9 cm pela ultrassonografia (B e C). Ablação Percutânea realizada com um sistema de 2,45 GHz MW com 2 antenas, de 65 W durante 10 minutos, duas sobreposições. Hidrodissecção foi realizada para proteger o cólon. Resultado imediato (D) e 13 meses de *follow-up* (E). Não há sinais de recidiva. Cortesia Dr. Bruno C. Odisio, University of Texas MD Anderson Cancer Center.

tório significativo. Entre as desvantagens estão a necessidade de curarização e importante monitoração cardíaca, já que os pulsos gerados podem criar importante contração das fibras musculares e arritmias cardíacas graves. Séries maiores serão necessárias para esta nova modalidade de ablação percutânea.

Radiofrequência (RFA)

A ablação por radiofrequência (RFA) ganhou espaço no cenário oncológico a partir de 1990 quando dois autores, Mc Gohan[13] e Rossi[14], obtiveram resultados promissores em seus respectivos estudos. Atualmente, inúmeros estudos foram publicados, comprovando a eficácia da RFA no tratamento das malignidades hepáticas, incluindo resultados similares aos da ressecção cirúrgica em pacientes acompanhados a longo prazo.[15] No caso dos pacientes não cirúrgicos, este método ganhou muita força para o tratamento das neoplasias hepáticas, predominantemente nas lesões pequenas (< 3 cm) e pouco numerosas.

Mecanismo de ação: o princípio básico da RFA consiste em um circuito elétrico composto por um equipamento gerador, um eletrodo com uma pequena área de superfície (ponta da agulha) e um eletrodo dispersador com uma grande área de superfície (placas colocadas na pele da coxa). O corpo humano representa a resistência desse circuito. Esse sistema alterna sua corrente elétrica que oscila 200-500 kHz.[7,16] Essa corrente alternada causa uma agitação iônica no tecido ao redor do eletrodo e, consequentemente, aumento da temperatura. Como a área de superfície é bem menor no eletrodo da agulha do que na placa dispersadora, isto causa um aquecimento focal e concentrado nesta região. Idealmente a temperatura local deve chegar entre 50 a 100°C por um tempo mínimo de 6 a 10 minutos, quando acontece dano celular irreversível. A maioria dos *probes* (agulhas com eletrodos na ponta) são capazes de alcançar cerca de 2 a 5 cm de destruição tecidual, chamadas zonas de ablação (Fig. 69-2).

Existem atualmente alguns tipos diferentes de equipamentos, sendo que cada um possui um fabricante diferente

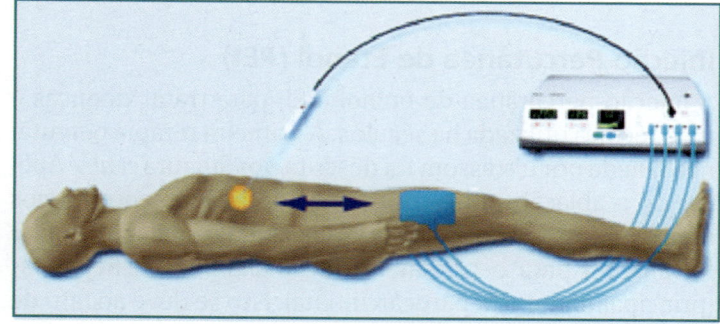

Fig. 69-2. Sistema de funcionamento da radiofrequência mostrando o gerador, as placas nas coxas do paciente (eletrodo dispersador) e as pontas das agulhas locadas no fígado do paciente (eletrodo de alta resistência).

e com agulhas diferentes. A maioria das agulhas é em guarda-chuva ou reta e varia entre 14 a 17-gauge. Não entraremos no mérito dos tipos de equipamento nesse capítulo.

A ablação por RFA é o método mais utilizado no complexo hospitalar da Universidade de São Paulo e na maioria dos centros oncológicos espalhados pelo mundo. Por esse motivo nos atentaremos a descrever melhor este método, explicando sua técnica, suas indicações, suas complicações e seu papel atual no tratamento do hepatocarcinoma e das metástases de cólon.

RADIOFREQUENCIA NO CARCINOMA HEPATOCELULAR

Dados Epidemiológicos

O carcinoma hepatocelular (CHC) é a sexta neoplasia mais comum e a terceira com maior mortalidade no mundo. Em 2008 foram diagnosticados 700 mil novos casos no mundo, com uma incidência estimada em 16 casos por 100 mil habitantes.[17] A Sociedade Americana de Câncer estimou em 28.720 novos casos de CHC e 20.550 mortes relacionadas com o CHC em 2012 nos Estados Unidos da América. A incidência e a mortalidade variam de acordo com a etnia e idade, sendo mais elevadas em asiáticos, seguidos por hispânicos, negros e brancos. Em relação à idade as maiores taxas são encontradas em homens de 50 a 59 e de 70 a 84 anos.[18] Os fatores de risco envolvidos na carcinogênese incluem o vírus da hepatite B (VHB), vírus da hepatite C (VHC), exposição a aflatoxinas, álcool, diabete, obesidade, esteato-hepatite não alcoólica (EHNA) e cirrose.[19,20]

O CHC possui uma natureza complexa e apresenta a peculiaridade de se desenvolver em um contexto de hepatopatia crônica, geralmente associado à infecção viral, uso de álcool e/ou EHNA, proporcionando um cenário onde é necessário uma abordagem multidisciplinar para o controle do câncer e da doença de base.[21] A carcinogênese do CHC vem sendo estudada e ainda não foi totalmente elucidada, entretanto, dois mecanismos estão estabelecidos: a cirrose e a ativação de oncogenes/supressão de genes protetores, que ativam a cascata tumoral.[5]

As principais modalidades de tratamento do CHC incluem cirurgia (ressecção ou transplante), terapia locorregional (ablação hepática por radiofrequência – RFA, embolização transarterial (TAE) quimioembolização transarterial (TACE), terapia sistêmica (sorafenib) e combinações dessas terapias.

Screening do CHC

O *screening* no contexto do CHC se aplica aos pacientes considerados de alto risco, ou seja, portadores do VHB, VHC, suscetíveis geneticamente (hemocromatose e deficiência de α1-antitripsina) e cirróticos por outras etiologias.[22] O modelo de *screening* que se mostra com melhor custo-benefício e custo-efetividade é o seguimento com ultrassom e dosagem de α-fetoproteína (AFP), com periodicidade de 6 em 6 meses, apresentando uma sensibilidade de 90% e especificidade de 92%.[23-25]

A Sociedade Americana de Doenças Hepáticas (SADH) utiliza um algoritmo quando nódulos suspeitos são identificados (Fig. 69-3). Os nódulos < 1 cm são seguidos com ultrassom (US) de 3 em 3 meses; as lesões maiores que 1 cm são submetidas a exames de tomografia computadorizada (TC) e/ou ressonância magnética (RM) em protocolos quadrifásicos e estudo dinâmico, respectivamente. O diagnóstico de CHC é feito pelo padrão de realce arterial, com lavagem (*wash-out*) nas fases tardias e possível identificação de uma pseudocápsula ao redor da lesão. As biópsias são indicadas nos casos de dúvidas diagnósticas, tumores hipovasculares e nódulos menores que 1 cm.[22]

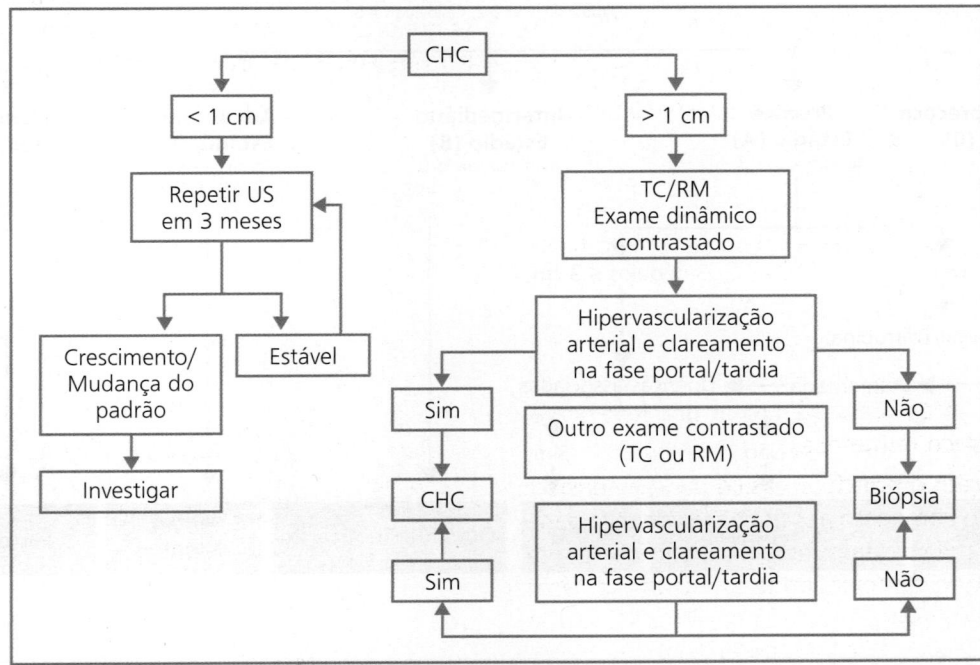

Fig. 69-3. Algoritmo da Sociedade Americana de Doenças Hepáticas.

Estadiamento do CHC

O prognóstico e as opções de tratamento do CHC não dependem somente do estágio tumoral (TNM), como também dependem das condições clínico-laboratoriais.[21] Foram criados diversos sistemas e modelos que incorporavam a avaliação da função hepática, visando ao estadiamento do CHC sem sucesso. O sistema que conseguiu estratificar os pacientes levando em consideração o estágio do tumor, os sintomas clínicos e a função hepática, segundo os critérios de Child-Pugh, foi o sistema de estadiamento da Barcelona Clinic Liver Cancer (BCLC).[26,27] O escore de Child-Pugh baseia-se em cinco itens: bilirrubina total, albumina sérica, encefalopatia hepática, grau de ascite e no índice normalizado internacional de protrombina (RNI) e é classificado em três categorias A-C, que se correlaciona com a gravidade da doença hepática crônica.[28]

De acordo com os critérios BCLC os CHCs podem ser divididos em cinco estágios: muito precoce, precoce, intermediário, avançado e terminal (Fig. 69-4). O estágio muito precoce (0) caracteriza-se por lesão única menor que 2,0 cm, sem metástases e Child-Pugh A; o precoce (A) em lesão única < 5,0 cm ou três lesões < 3,0 cm cada (critérios de Milão), sem metástases e Child-Pugh A ou B; ambas categorias com propostas terapêuticas curativas. O estágio intermediário (B) caracteriza-se por lesões maiores e mais numerosas que as estabelecidas pelos critérios de Milão, sem metástases ou acometimento portal e com Child-Pugh A ou B; sendo que apresentam propostas terapêuticas paliativas. O estágio avançado (C) apresenta doença disseminada com invasão vascular (portal) e/ou acometimento metastático extra-hepático e fica restrito a terapias paliativas. O estágio terminal (D) inclui pacientes com descompensação das funções hepáticas e câncer avançado.[21]

Considerações Técnicas

Infelizmente, a técnica utilizada na radioablação ainda é bastante heterogênea, sendo possível utilizar métodos diferentes (tomografia, ultrassom, laparoscopia), em ambientes diferentes (centro diagnóstico ou centro cirúrgico), de maneiras diferentes (sedação consciente ou anestesia) e com equipamentos diferentes. Isto, somado ao fato de ainda existirem poucos centros de formação qualificada, está relacionado com os diferentes resultados encontrados na literatura e na prática diária. Descreveremos a seguir algumas considerações técnicas relevantes tanto para o sucesso do tratamento, como para reduzir as complicações.

Planejamento

O planejamento é parte fundamental do procedimento. Primeiramente o paciente deve ser posicionado de maneira que o trajeto da agulha seja o mais seguro e simples possível. No caso da ablação hepática o paciente geralmente fica em decúbito dorsal ou discretamente oblíquo (através de coxim), e as imagens pré-procedimento são adquiridas. A primeira sequência de tomografia servirá de base para planejamento e reavaliação de todo o procedimento. Linhas tracejadas são desenhadas em todos os níveis desejados, com a intenção de causar *overlapping* e englobar satisfatoriamente toda a lesão com uma margem

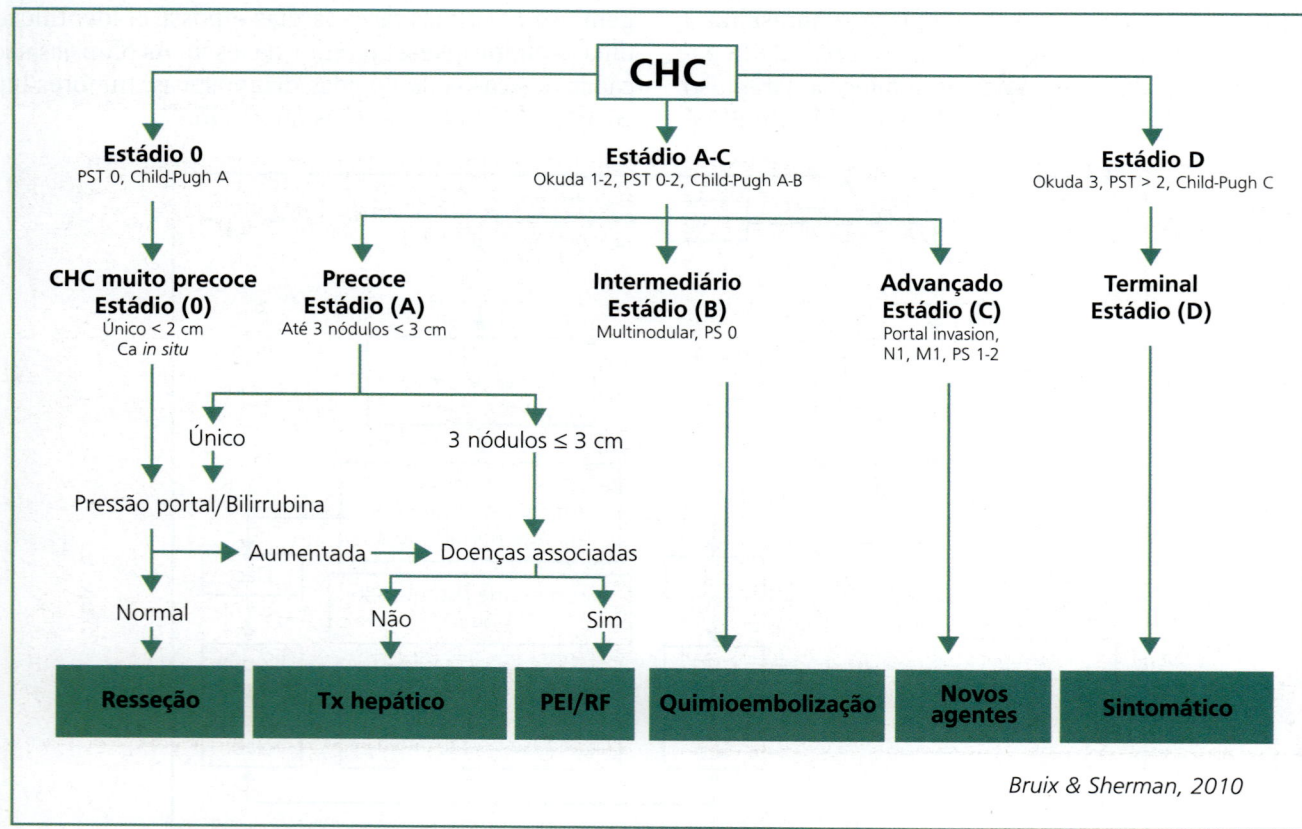

Bruix & Sherman, 2010

Fig. 69-4. Algoritmo da Barcelona Clinic Liver Cancer (BCLC).

segura de 0,5 cm a 1,0 cm. No complexo Hospitalar da Universidade de São Paulo fazemos o planejamento por tomografia, sendo o ultrassom utilizado apenas para o ajuste fino.

A escolha entre sedação consciente e anestesia geral deve ser feita no dia anterior ao procedimento, em conjunto com a equipe anestésica. Lesões únicas, pequenas e de fácil acesso podem seguramente ser realizadas com sedação consciente, desde que o paciente apresente um bom estado geral. Para pacientes com muitas comorbidades, com lesões múltiplas ou de difícil acesso, a anestesia geral está mais bem indicada.

Acesso transpulmonar

As lesões localizadas no *domus* hepático são particularmente difíceis de tratamento, pois além da dificuldade de visibilização ultrassonográfica, o acesso é extremamente complexo. Nesse cenário o acesso transpulmonar é uma artifício de importante valor. Apesar das complicações inerentes ao acesso transpulmonar (pneumotórax, hemotórax, derrame pleural etc.), o acesso é bastante seguro e cômodo. A complicação mais comumente descrita é o pneumotórax (Fig. 69-5), com fácil resolução e ocorrendo em cerca de 50% dos casos.[29] Complicações fatais ou irreversíveis são extremamente raras.

Hidrodissecção

Outra ferramenta importante utilizada na ablação hepática é a hidrodissecção. Esta consiste na infusão de soro glicosado 5% com a intenção de isolar órgãos ou desviar estruturas

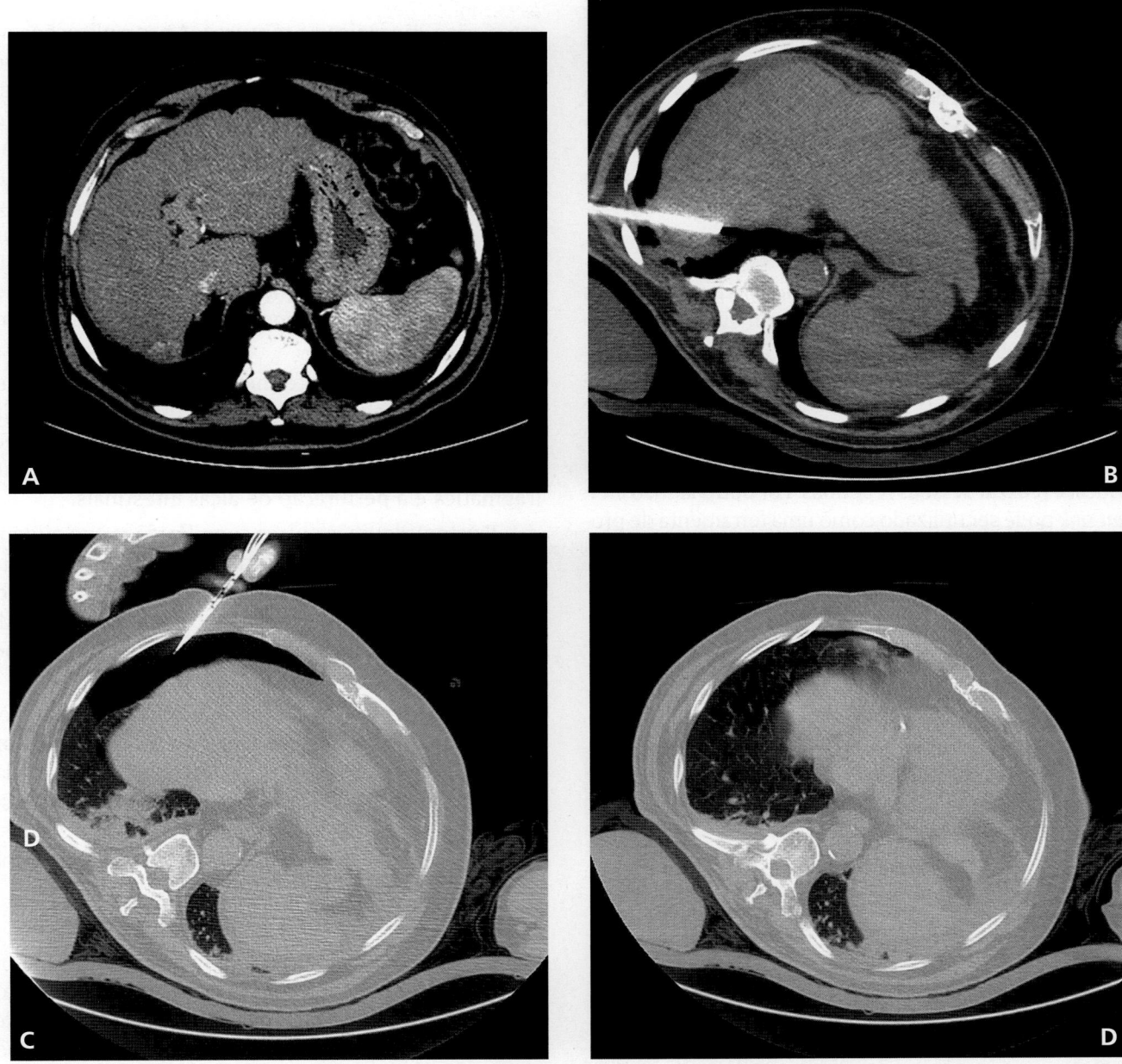

Fig. 69-5. Paciente 63 anos feminino, portadora de vírus da hepatite C. Evoluiu com lesão típica de CHC no segmento VII medindo 2,8 cm (**A**). No dia do tratamento, optado por acesso transpulmonar (**B**). Houve formação de pneumotórax instável e foi optado por drenagem percutânea imediatamente (**C** e **D**).

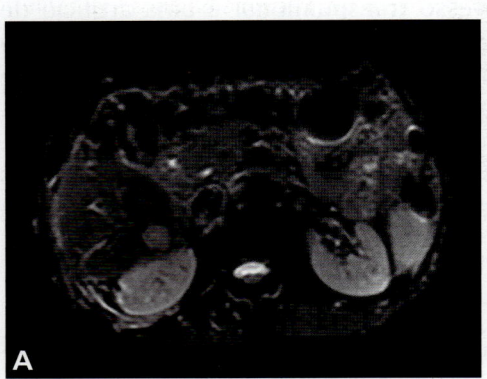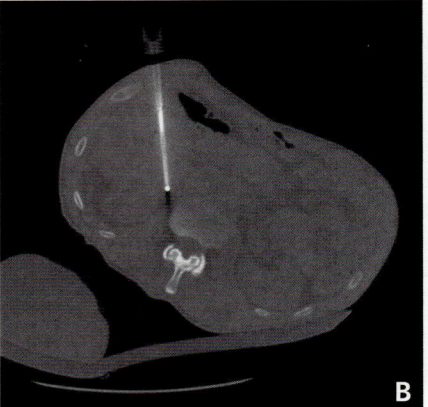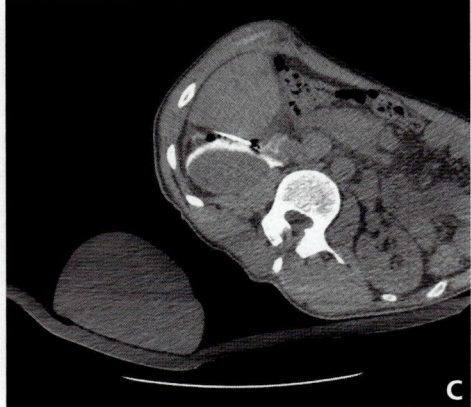

Fig. 69-6. Paciente 58 anos masculino, com história de neolplasia de cólon sigmoide. Evoluiu com lesão metastática no segmento VI medindo 2,0 cm (**A**). Por causa de sua proximidade com o rim, optado por hidrodissecção para aumentar o espaço esplenorrenal após o posicionamento correto da agulha de ablação (**B** e **C**).

adjacentes à lesão e que podem sofrer com o aumento da temperatura local (Fig. 69-6). A hidrodissecção pode também ser usada para esquentar as estruturas nobres adjacentes no caso de crioablação. É importante lembrar que o soro fisiológico é um bom condutor elétrico, não devendo ser utilizado, pois pode inclusive aumentar a área de ablação em algumas situações.

Heat sink ou roubo de calor

O efeito de dissipador de calor ou *heat sink effect* acontece nas imediações de grandes vasos sanguíneos, em que o volumoso fluxo sanguíneo conduz o calor gerado para longe de maneira rápida o suficiente para interferir na temperatura das células adjacentes ao vaso. Sem o aquecimento adequado a morte celular pode não ocorrer de maneira satisfatória, ocasionando recidiva local. A maneira de minimizar esse efeito é aumentar a energia local e realizar sessões repetidas. Por outro lado, o efeito de *heat sink* pode ser utilizado como uma ferramenta de proteção para estruturas nobres, como a via biliar, onde o vaso funciona como uma barreira isoladora de calor.

Complicações

O Quadro 69-1 ilustra os principais tipos de complicações relacionadas com a RFA, que podem ser divididas em duas categorias: mecânicas e térmicas. As complicações mecânicas são aquelas inerentes a qualquer procedimento percutâneo e estão relacionadas com trauma direto da agulha. Entre as mais comuns estão o sangramento, as fístulas arteriovenosas, o pseudoaneurisma, a trombose, o pneumotórax e a disseminação tumoral. Umas das maneiras de se evitar a disseminação tumoral no trajeto da agulha é aquecer a agulha a altas temperaturas (> 80°C) antes de retirá-la da lesão-alvo após o tratamento. Isto também funciona como cauterizador e pode evitar sangramentos, porém é algo que deve ser evitado em trajetos transpulmonares, pelo aumento de hemorragia pulmonar.

As complicações térmicas são aquelas relacionadas com o aquecimento da lesão e estruturas vizinhas. Entre as mais comuns estão a síndrome pós-ablação, a insuficiência hepática aguda, a colecistite, a estenose biliar, a ruptura diafragmática e a perfuração de alças intestinais.

Existem algumas outras complicações que podem ocorrer e não estão incluídas nestas duas categorias, já que possuem outras etiologias. As infecções com formação de abscesso (Fig. 69-7), as queimaduras cutâneas por meio das placas e as complicações relacionadas com sedação/anestesia formam a grande maioria deste terceiro grupo.

De maneira geral, as complicações mais sérias são relativamente raras, não ultrapassando cerca de 3,5% dos procedimentos e, na maioria das vezes, poderiam ser evitadas com um planejamento adequado. Complicações, como disseminação tumoral e morte, ocorrem em menos de 0,5% dos casos, apesar da grande preocupação da equipe médica envolvida.

Terapias Combinadas com a Radioablação

Alguns centros oncológicos têm reunido esforços, por meio de terapias combinadas, com o objetivo de aumentar a sobrevida dos pacientes com hepatocarcinoma. Atualmente essas terapias combinadas mais utilizadas são a RFA associada à injeção de álcool ou à TACE. A lógica defendida por esses grupos se baseia no fato de que métodos ablativos com mecanismos de ação diferentes podem ser sinérgicos.

Quadro 69-1. **Complicações relacionadas com o tratamento de radiofrequência**

Maiores	Menores
▪ Sangramento ativo	▪ Dor local ou referida
▪ Lesão de alças intestinais	▪ Hematoma subcapsular/subcutâneo
▪ Estenose de vias biliares	▪ Queimadura/celulite das placas
▪ Infecção/abscesso	▪ Pequeno pneumotórax estável
▪ Trombose de veias principais/nobres	▪ Derrame pleural
▪ Pneumotórax com drenagem	▪ Atelectasia
▪ Implante tumoral no trajeto da agulha	▪ Síndrome pós-ablação

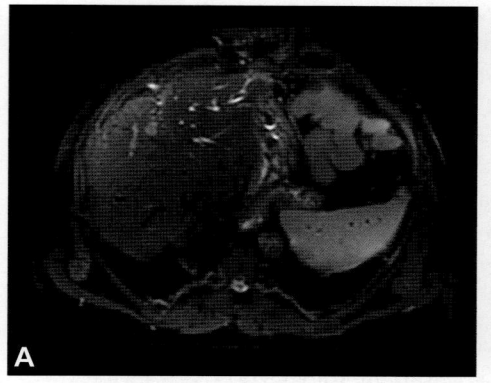
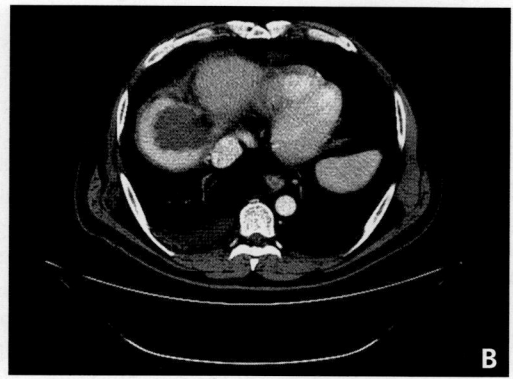

Fig. 69-7. Paciente 68 anos masculino, com história de neoplasia de cólon sigmoide. Evoluiu com lesão metastática no segmento IV medindo 1,5 cm (A). Quinze dias após o procedimento o paciente retorna com dor abdominal e febre. Realizada uma tomografia de abdome que evidenciou acentuado aumento da zona de ablação contendo gás no seu interior (B). O paciente foi submetido à drenagem percutânea e evoluiu bem.

PEI e RFA

Considerando que o álcool causa uma destruição dos vasos intratumorais, isto reduziria o efeito de roubo de calor (*heat sink*). A grande vantagem desta associação é o baixo custo e a facilidade técnica (ambos são métodos percutâneos e podem ser realizados no mesmo ambiente). Alguns estudos mostraram que esta combinação pode contribuir principalmente para lesões maiores que 3,0 cm.[30]

Quimioembolização (TACE) e radiofrequência (RFA)

Esta associação pode ser realizada de duas maneiras: TACE seguida de RFA ou RFA seguida de TACE. Os grupos que optam pela primeira forma de associação acreditam que, após a TACE, ocorre uma importante redução da vascularização local, facilitando a ablação térmica através do menor *heat sink*. Já outros grupos preferem a segunda forma de associação, pois acreditam que o processo inflamatório periférico, causado pela RFA, promove vasodilatação na periferia da lesão e consequentemente colabora com o efeito da TACE. Para que isso ocorra de maneira ideal, é necessário um curto intervalo de tempo entre os dois procedimentos (geralmente 24 horas). Atualmente essa associação cada vez mais usada mostrou-se efetiva particularmente para nódulos considerados de tamanho intermediário (3,0 a 5,0 cm), com importante impacto na sobrevida e recorrência local.[30-33]

Cenário Atual da Ablação no Hepatocarcinoma

Trabalhos recentes demonstram resultados controversos em relação à sobrevida e taxas de recidiva local quando comparam ressecção e ablação por RFA de pequenas lesões hepáticas, uma vez que os candidatos à RFA geralmente foram preteridos do tratamento cirúrgico e, portanto, apresentavam condições clínicas de pior prognóstico.[34] As taxas de sobrevida geral da RFA hepática quando usada como terapia nos pacientes com CHC ressecável segundo os critérios de BCLC se aproximam de 76% em 5 anos, sendo equivalente às taxas cirúrgicas.[35,36] Estudos prospectivos randomizados demonstram que a RFA é tão efetiva quanto a ressecção cirúrgica em termos de recorrência local e sobrevida, sendo menos invasiva e com menos complicações.[37,38]

Definitivamente os tratamentos ablativos percutâneos já mudaram o contexto oncológico de maneira irreversível. Nos centros mais desenvolvidos esses tratamentos são imprescindíveis e rotineiramente eleitos como métodos de escolha. Com o aprimoramento da técnica ablativa, difusão dos centros de treinamento e a redução do custo, seguramente um maior número de indicações e bons resultados virão.

REFERÊNCIAS BIBLIOGRÁFICAS

1. American Cancer Society. Disponível em: http://www.cancer.org/index.
2. Sugiura N, Takara K, Ohto M et al. Percutaneous intratumoral injection of ethanol under ultrasound imaging for treatment of small hepatocelular carcinoma. *Acta Hepatol Jpn* i983;24:92010.
3. Shiina S, Teratani T, Obi S et al. A randomized controlled trial of radiofrequency ablation with ethanol injection for small hepatocellular carcinoma. *Gastroenterology* 2005;129:122-30.
4. Lin SM, Lin CJ, Lin CC et al. Radiofrequency ablation improves prognosis compared with ethanol injection for hepatocellular carcinoma ? 4 cm. *Gastroenterology* 2004;127:1714- 23.
5. Orlando A, Leandro G, Olivo M et al. Radiofrequency thermal ablation vs. percutaneous ethanol injection for small hepatocellular carcinoma in cirrhosis: meta-analysis of randomized controlled trials. *Am J Gastroenterol* 2009;104:514-24.
6. Lin JW, Lin CC, Chen WT, Lin SM. Combining radiofrequency ablation and ethanol injection may achieve comparable long-term outcomes in larger hepatocellular carcinoma (3.1-4 cm) and in high-risk locations. *Kaohsiung J Med Sci* 2014 Aug.;30(8):396-401.
7. Dodd GD 3rd, Soulen MC, Kane RA et al. Minimally invasive treatment of malignant hepatic tumors: at the threshold of a major breakthrough. *Radiographics* 2000 Jan.-Feb.;20(1):9-27.
8. Tabuse K. A new operative procedure of hepatic surgery using a microwave tissue coagulator. *Nihon Geka Hokan* 1979;48:160-72.
9. Simon CJ, Dupuy DE, Mayo-Smith WW. Microwave ablation: principles and applications. *Radiographics* 2005 Oct.;25(Suppl 1):S69-83.
10. Davalos RV, Mir IL, Rubinsky B. Tissue ablation with irreversible electroporation. *Ann Biomed Eng* 2005;33(2):223-31.

11. Onik G, Rubinsky B. Irreversible electroporation: first patient experience focal therapy of prostate cancer. In: Rubinsky B, ed. *Irreversible electroporation, series in biomedical engineering*. Berlin,Germany: Springer-Verlag; 2010. p. 235-47.
12. Charpentier KP, Wolf F, Noble L et al. Irreversible electroporation of the liver and liver hilum in swine. *HPB* 2011;13(3):168-73.
13. McGahan JP, Brock JM, Tesluk H et al. Hepatic ablation with use of radio-frequency electrocautery in the animal model. *J Vasc Interv Radiol* 1992 May;3(2):291-7.
14. Rossi S, Di Stasi M, Buscarini E et al. Percutaneous radiofrequency interstitial thermal ablation in the treatment of small hepatocellular carcinoma. *Cancer J Sci Am* 1995 May-June;1(1):73-81.
15. Lei JY, Wang WT, Yan LN et al. Radiofrequency ablation versus surgical resection for small unifocal hepatocellular carcinomas. *Medicine* (Baltimore) 2014 Dec.;93(29):e271.
16. Rhim H, Goldberg SN, Dodd GD 3rd et al. Essential techniques for successful radio-frequency thermal ablation of malignant hepatic tumors. *Radiographics* 2001 Oct.;21 Spec No:S17-35; discussion S36-9.
17. Ferlay J, Shin HR, Bray F et al. Estimates of worldwide burden of cancer in 2008: GLOBOCAN 2008. *Int J Cancer* Dec. 2010;127(12):2893-917.
18. Altekruse SF, McGlynn KA, Reichman ME. Hepatocellular carcinoma incidence, mortality, and survival trends in the United States from 1975 to 2005. *J Clin Oncol* Mar 2009;27(9):1485-91.
19. Jemal A, Bray F, Center MM et al. Global cancer statistics. *CA Cancer J Clin* 2011 Mar.-Apr. 2011;61(2):69-90.
20. Hassan MM, Hwang LY, Hatten CJ et al. Risk factors for hepatocellular carcinoma: synergism of alcohol with viral hepatitis and diabetes mellitus. *Hepatology* Nov. 2002;36(5):1206-13.
21. Marrero JA. Multidisciplinary management of hepatocellular carcinoma: where are we today? *Semin Liver Dis* Feb. 2013;33(Suppl 1):S3-S10.
22. Bruix J, Sherman M, American Association for the Study of Liver Diseases. Management of hepatocellular carcinoma: an update. *Hepatology* Mar. 2011;53(3):1020-2.
23. Thompson Coon J, Rogers G, Hewson P et al. Surveillance of cirrhosis for hepatocellular carcinoma: systematic review and economic analysis. *Health Technol Assess* 2007 Sept.;11(34):1-206.
24. Lin OS, Keeffe EB, Sanders GD, Owens DK. Cost-effectiveness of screening for hepatocellular carcinoma in patients with cirrhosis due to chronic hepatitis C. *Aliment Pharmacol Ther* 2004 June;19(11):1159-72.
25. Singal AG, Conjeevaram HS, Volk ML et al. Effectiveness of hepatocellular carcinoma surveillance in patients with cirrhosis. *Cancer Epidemiol Biomarkers Prev.* 2012 May;21(5):793-9.
26. Forner A, Reig ME, de Lope CR, Bruix J. Current strategy for staging and treatment: the BCLC update and future prospects. *Semin Liver Dis* 2010 Feb.;30(1):61-74.
27. Llovet JM, Brú C, Bruix J. Prognosis of hepatocellular carcinoma: the BCLC staging classification. *Semin Liver Dis* 1999;19(3):329-38.
28. Pugh RN, Murray-Lyon IM, Dawson JL et al. Transection of the oesophagus for bleeding oesophageal varices. *Br J Surg* 1973 Aug.;60(8):646-9.
29. Kato T, Yamagami T, Hirota T et al. Transpulmonary radiofrequency ablation for hepatocellular carcinoma under real-time computed tomography-fluoroscopic guidance. *Hepatogastroenterology* 2008;55:1450-3.
30. Zhang YJ, Liang HH, Chen MS et al. Hepatocellular carcinoma treated with radiofrequency ablation with or without ethanol injection: a prospective randomized trial. *Radiology* 2007;244:599-607.
31. Wang W, Shi J, Xie WF. Transarterial chemoembolization in combination with percutaneous ablation therapy in unresectable hepatocellular carcinoma: a meta-analysis. *Liver Int* 2010;30:741-9.
32. Shibata T, Isoda H, Hirokawa Y et al. Small hepatocellular carcinoma: is radiofrequency ablation combined with transcatheter arterial chemoembolization more effective than radiofrequency ablation alone for treatment? *Radiology* 2009;252:905-13.
33. Morimoto M, Numata K, Kondou M et al. Midterm outcomes in patients with intermediate-sized hepatocellular carcinoma: a randomized controlled trial for determining the efficacy of radiofrequency ablation combined with transcatheter arterial chemoembolization. *Cancer* 2010;116:5452-60.
34. Gervais DA, Arellano RS. Percutaneous tumor ablation for hepatocellular carcinoma. *AJR Am J Roentgenol* 2011 Oct.;197(4):789-94.
35. Lencioni R, Crocetti L. Local-regional treatment of hepatocellular carcinoma. *Radiology* 2012 Jan.;262(1):43-58.
36. N'Kontchou G, Mahamoudi A, Aout M et al. Radiofrequency ablation of hepatocellular carcinoma: long-term results and prognostic factors in 235 Western patients with cirrhosis. *Hepatology* 2009 Nov.;50(5):1475-83.
37. Chen MS, Li JQ, Zheng Y et al. A prospective randomized trial comparing percutaneous local ablative therapy and partial hepatectomy for small hepatocellular carcinoma. *Ann Surg* 2006 Mar.;243(3):321-8.
38. Livraghi T, Meloni F, Di Stasi M et al. Sustained complete response and complications rates after radiofrequency ablation of very early hepatocellular carcinoma in cirrhosis: Is resection still the treatment of choice? *Hepatology* 2008 Jan.;47(1):82-9.

Capítulo 70

Ablação Percutânea de Nódulos Suprarrenais

◆ *Denis Szejnfeld*
◆ *Thiago F Nunes*
◆ *Suzan M Goldman*

CONTEÚDO

- ✓ INTRODUÇÃO 990
- ✓ DIAGNÓSTICO POR IMAGEM 990
- ✓ SELEÇÃO DO PACIENTE 991
- ✓ PROCEDIMENTO DE ABLAÇÃO 991
- ✓ RESULTADOS NO TRATAMENTO DE NÓDULOS BENIGNOS FUNCIONANTES 992
- ✓ TERAPIA ABLATIVA EM TUMORES MALIGNOS DE SUPRARRENAL 993
- ✓ CONCLUSÃO 993
- ✓ REFERÊNCIAS BIBLIOGRÁFICAS 993

INTRODUÇÃO

A ablação é uma técnica em que se utiliza uma agulha ou uma sonda diretamente sobre um tumor e, utilizando energia térmica, promove-se uma destruição celular localizada e controlada de um determinado tecido. Atualmente dispõe-se de três principais tipos de tecnologias de ablação: radiofrequência (RF), crioablação e micro-ondas. Neste capítulo, versaremos sobre a ablação por radiofrequência (RFA) em razão da ampla disponibilidade deste tipo de tecnologia e da ampla literatura e experiência desta tecnologia na ablação de nódulos suprarrenais.

De maneira sucinta, a ablação por RFA consiste na promoção de agitação local de moléculas de água, promovida por uma corrente elétrica alternada emitida por um gerador que por fim acarreta em aumento da temperatura e que por sua vez leva à morte celular. A RFA é uma tecnologia que se tornou disponível na década de 1990 e inicialmente foi amplamente usada e validada em hepatocarcinomas pequenos (até 3 cm).[1] A disseminação e conhecimento da tecnologia possibilitaram consequentemente a expansão para outros tipos de tumores malignos pequenos e localizados, como as neoplasias renais e pulmonares. Uma vez estabelecido na literatura que a RFA é capaz de tratar neoplasias pequenas de diversos órgãos com eficácia comparável à ressecção cirúrgica, vieram novas perspectivas de utilizar a mesma tecnologia em lesões benignas. Um destes usos é a ablação de nódulos suprarrenais funcionantes.[2-4]

As glândulas suprarrenais são dois pequenos órgãos com a forma de uma pirâmide com cerca de 3 cm de largura, 5 cm de altura e 3 cm de espessura. A suprarrenal direita situa-se na parte superior do rim e a esquerda, anteromedialmente. O córtex suprarrenal, que se encontra imediatamente por baixo da cápsula, constituindo grande parte da glândula, é uma espessa camada de tecido formado por células epiteliais que fabricam hormônios, normalmente conhecidas como esteroides, ou mais concretamente corticosteroides. O córtex é composto por três diferentes camadas de tecido, uma mais externa, denominada zona glomerulosa, outra intermédia, denominada zona fasciculada, e outra mais interna, designada zona reticular. A medula suprarrenal, que ocupa a região central da glândula, é composta por um tecido do tipo nervoso, englobando células especializadas na produção de hormônios, cuja secreção é controlada pela atividade do sistema nervoso autônomo.

De maneira geral, os nódulos oriundos da cortical podem produzir cortisol, levando então à síndrome de Cushing, aldosterona levando à síndrome de Conn ou síndromes virilizantes. Os nódulos da porção central da glândula são produtores de catecolaminas e correspondem aos feocromocitomas.

DIAGNÓSTICO POR IMAGEM

Frente ao paciente com um quadro clínico de nódulo de suprarrenal funcionante, o primeiro estudo por imagem que deve ser realizado é a tomografia computadorizada (TC) com contraste e com protocolo específico para estudo suprarrenal que consiste na aquisição de cortes finos na fase sem contraste, fases portal e tardia (> 10 minutos). Os adenomas apresentam padrão típico de realce e que, quando presente, dispensa a realização de biópsia associada. O padrão típico de um adenoma da TC é a baixa densidade na fase sem contraste (entre -30 e -10 UH) e/ou presença de *wash-out* absoluto superior a 60%.

Na ressonância magnética (RM), o aspecto típico do adenoma consiste na queda de sinal nas sequências fora de fase. Em casos atípicos, a espectroscopia pode auxiliar no diagnóstico (Fig. 70-1).[5,6]

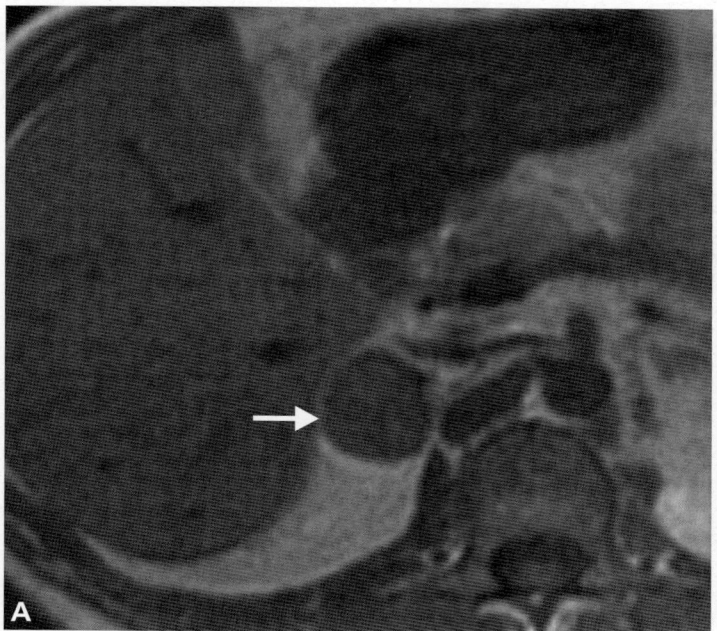 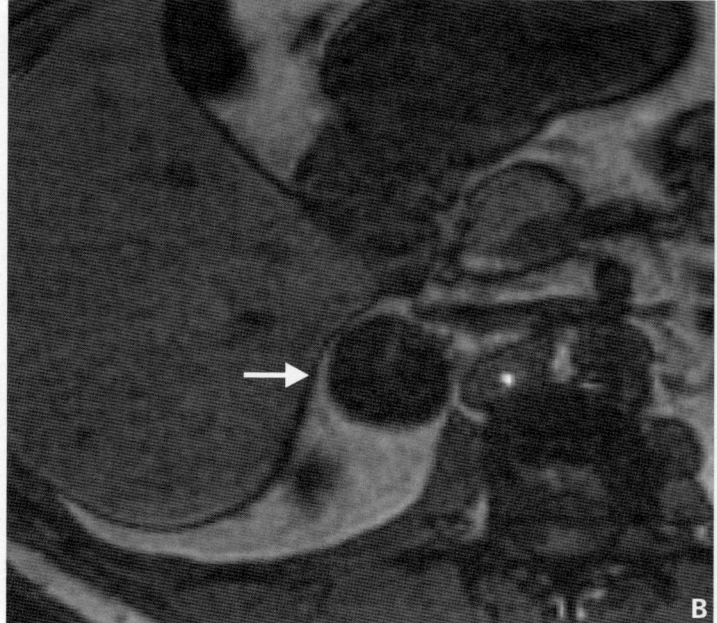

Fig. 70-1. Exame de RM, cortes axiais mostrando o aspecto típico do adenoma de suprarrenal com sinal normal nas sequências em fase (**A**) e queda do sinal nas imagens fora de fase (**B**) (setas).

SELEÇÃO DO PACIENTE

O melhor candidato à RFA de suprarrenal é aquele paciente com síndrome hormonal típica (Cushing, Conn ou Virilizante) e nódulo de suprarrenal único, inferior a 3 cm. Em casos de múltiplos nódulos suprarrenais ou nódulos bilaterais, deve-se necessariamente recorrer à dosagem hormonal com cateterismo seletivo das veias suprarrenais de maneira a determinar o lado funcionante para programar a terapêutica. Em nódulos maiores que 3 cm, deve-se considerar a possibilidade de neoplasia primária de suprarrenal e abordar o paciente do ponto de vista oncológico. Nestes pacientes a ressecção cirúrgica é a terapia de escolha.

Pacientes com feocromocitomas também podem ser tratados com RFA, entretanto, deve-se considerar o alto risco de crise hipertensiva no procedimento e possíveis complicações relacionadas. Além disso, os feocromocitomas costumam apresentar-se com dimensões maiores que 3 cm o que também reduz a eficácia da RFA.

O Quadro 70-1 aponta as principais contraindicações absolutas e relativas da RFA de nódulos suprarrenais funcionantes.

Quadro 70-1. Contraindicações ao procedimento de ablação

Absolutas	Relativas
▪ Distúrbio de coagulação incorrigível ▪ Gravidez (1 trimestre) ▪ Hipertensão grave incontrolável	▪ Marca-passo cardíaco ▪ Ascite ▪ Obesidade

PROCEDIMENTO DE ABLAÇÃO

Antes da RFA, todos os pacientes devem ser avaliados por um endocrinologista para otimizar o controle da pressão arterial e correção de eventuais distúrbios eletrolíticos. Para fins de monitoramento e de segurança, os procedimentos de RFA devem ser realizados em ambiente hospitalar e sob anestesia geral. A importância da anestesia geral reside na necessidade frequente de fazer uma abordagem posterior com o paciente permanecendo em decúbito ventral, o que dificulta a sedação. Além disso, o momento de aquecimento da agulha costuma gerar dor significativa e aumento da pressão arterial, justificando assim a anestesia geral como modo mais seguro de se proceder a RFA.

Com relação ao aumento pressórico no momento da ablação, não existe consenso na literatura sobre os benefícios e eventual eficácia desta abordagem.

Quando se opta por realizar preparo pré-operatório podem-se utilizar (considerando as devidas contraindicações):

▪ Tansulosina, 1 cp/dia por 10 dias prévios ao procedimento.
▪ Propanolol 40 a 80 mg diários.
▪ Metoprolol durante o procedimento.
▪ Espinorolactona (pacientes com hiperaldosteronismo).

Em nossa experiência, não realizamos preparo específico para os procedimentos, e em nossa casuística não tivemos complicações relacionadas com hipertensão durante o procedimento.[4]

O posicionamento do paciente é realizado a critério do radiologista intervencionista, com o objetivo de alcançar a melhor abordagem, com melhor trajeto e de maneira mais segura na ablação da lesão-alvo na suprarrenal. Embora a ultrassonografia possa auxiliar na localização inicial do trajeto, acreditamos que a tomografia deva ser o método padrão para este tipo de procedimento em razão das reduzidas dimensões dos nódulos suprarrenais e da difícil janela acústica das lojas suprarrenais. De uma maneira geral, as ablações à esquerda são realizadas em decúbito ventral ou lateral por permitir um melhor acesso posterior, evitando o baço e a cauda do pâncreas (Fig. 70-2).

Já nas lesões à direita, pode-se fazer acesso posterior ou trans-hepático lateral (Fig. 70-3).

Uma vez constatado a adequada localização da agulha, inicia-se o aquecimento da agulha que deve ser feito de acordo com o protocolo de cada fabricante. Como a suprarrenal é envolta por tecido adiposo (isolante térmico) e os nódulos tratados são de pequenas dimensões, frequentemente não há dificuldade em se conseguir a total necrose do nódulo em alguns minutos de ablação. Após o término da ablação, realiza-se uma nova aquisição tomográfica com contraste para avaliar se houve total necrose (ausência de opacificação) do nódulo e eventualmente surpreender alguma eventual complicação. Depois dos procedimentos, os pacientes devem ser monitorados em enfermaria/apartamento para observação e os anti-hipertensivos suspensos até o dia seguinte e reintroduzidos, conforme evolução clínica.

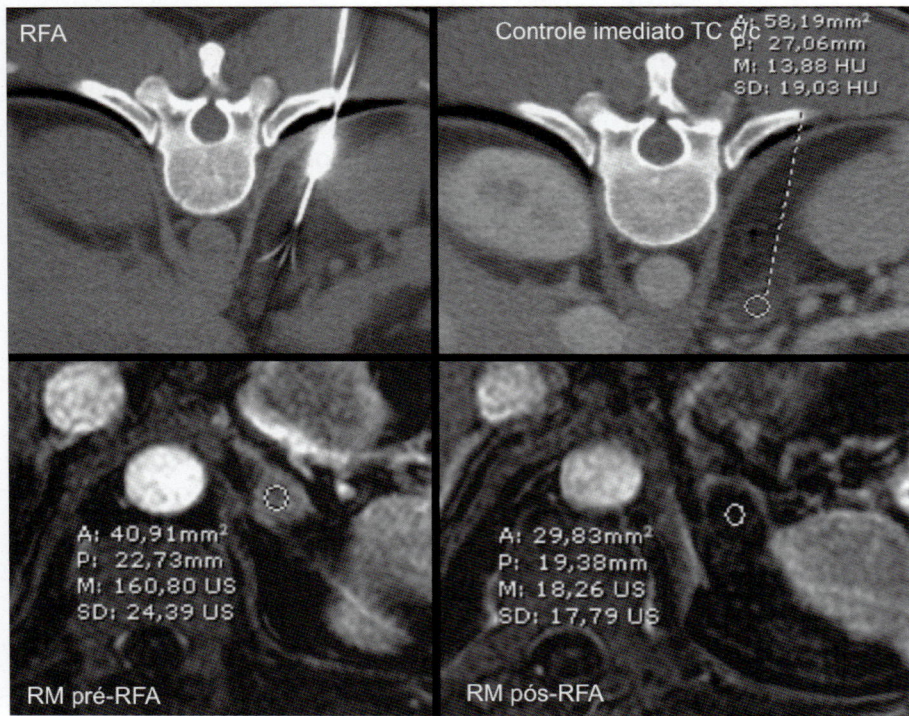

Fig. 70-2. Observar a agulha posicionada na suprarrenal esquerda durante o procedimento, a ausência de opacificação no controle imediato após o procedimento e a comparação dos exames de RM antes do procedimento e após o procedimento com ausência de opacificação completa do nódulo.

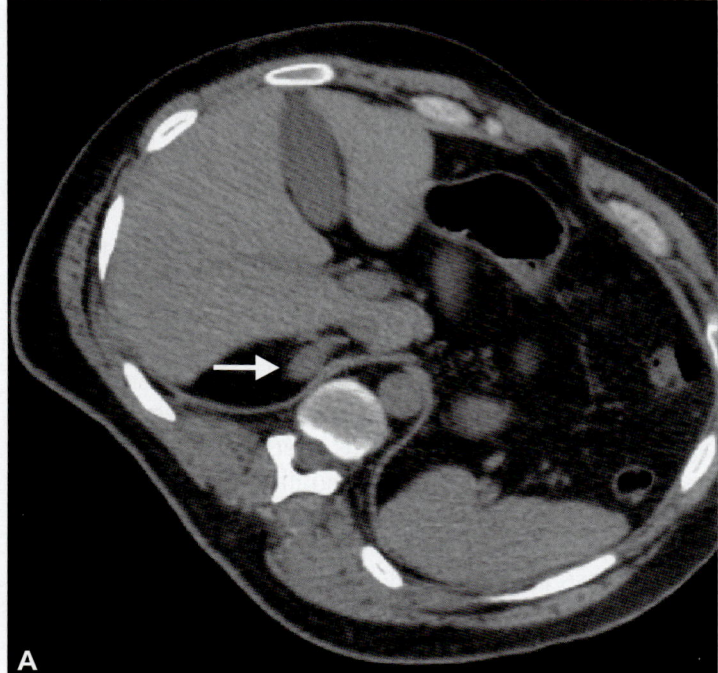
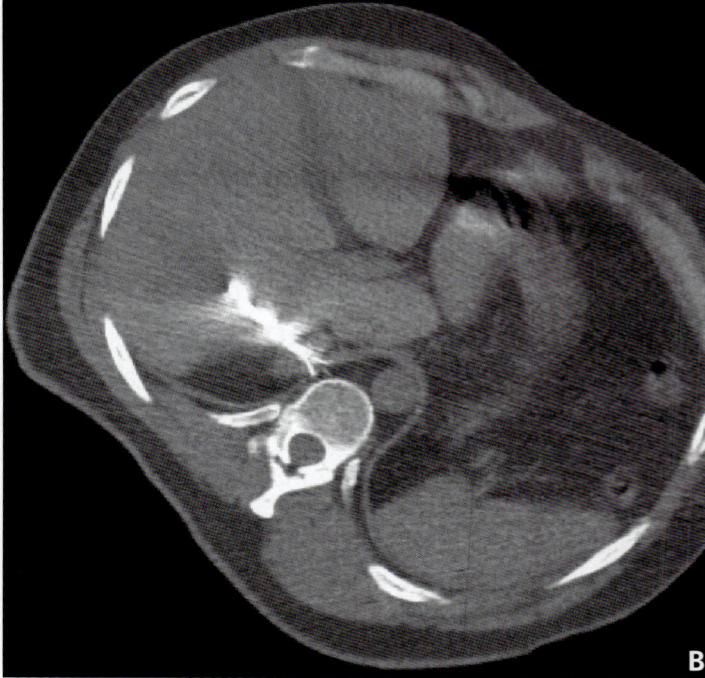

Fig. 70-3. Abordagem trans-hepática. (**A**) TC pré-procedimento mostrando nódulo típico na suprarrenal direita (seta). (**B**) Ablação por radiofrequência por acesso trans-hepático.

RESULTADOS NO TRATAMENTO DE NÓDULOS BENIGNOS FUNCIONANTES

O tratamento padrão ouro atual para o tratamento de nódulos de suprarrenal funcionantes é a ressecção videolaparoscópica.[7,8] A suprarrenalectomia videolaparoscópica foi primeiramente descrita, em 1992.[9] Desde então, esta técnica demonstrou significativa melhora da dor pós-operatória e redução do tempo de internação quando comparada à ressecção aberta.[8] Entretanto, ainda é um procedimento pouco disponível e que requer tempo de internação relativamente prolongado.

A ablação percutânea é um procedimento minimamente invasivo e que atualmente demonstra resultados similares no que tange à cura laboratorial e melhora das síndromes hormonais com possibilidade de alta hospitalar precoce (< 24 horas) e com mínimas taxas de morbimortalidade.[2-4] Em estudo publicado por Nunes *et al.*,[4] houve sucesso laboratorial em 10/11 pacientes em 4 meses após o procedimento com tempo de internação inferior a 2 dias. Outros autores também demonstraram normalização da pressão arterial em 1 semana após a ablação.

TERAPIA ABLATIVA EM TUMORES MALIGNOS DE SUPRARRENAL

A RFA também pode ser utilizada em pacientes com tumores primários ou metastáticos para suprarrenal com benefício demonstrado no controle locorregional do tumor, curto prazo.[10] Em 2003, Wood descreveu o uso da RFA em 15 nódulos suprarrenais em oito pacientes sem condições cirúrgicas com neoplasia primária ou metástasese demonstrando resposta tomográfica completa em 53% dos pacientes. Em 2004, Mayo-Smith descreveu o tratamento de 13 nódulos em 12 pacientes. Os nódulos tinham diâmetro médio de 3,9 cm e obteve sucesso tomográfico em 11/13 nódulos.[11] Não existem séries mostrando benefício a longo prazo em doenças malignas nem estudos randomizados neste âmbito.

CONCLUSÃO

Em resumo, as terapias ablativas atualmente contemplam diversas tecnologias que, em última análise, induzem necrose celular a partir de lesão térmica. A radiofrequência é a modalidade mais utilizada e disponível em nosso meio. No tratamento de tumores malignos ainda não existe benefício comprovado do tratamento focal destas lesões, uma vez que na maioria destes casos os tumores são grandes e a neoplasia já assumiu caráter sistêmico.

Os adenomas funcionantes, principalmente os produtores de cortisol e aldosterona, respondem por cerca de 30% das causas de hipertensão arterial sistêmica secundária. São pacientes com hipertensão de difícil controle, muitas vezes associados a morbidades significativas. Na imensa maioria das vezes, são nódulos pequenos em que a RFA pode ser facilmente aplicada com índices de sucesso técnico (necrose do nódulo) superiores a 95%, resposta laboratorial em praticamente todos os pacientes nas casuísticas atuais e significativa melhora ou cura da pressão arterial com baixos índices de complicações. Desta maneira, a ablação percutânea de adenomas funcionantes consiste atualmente numa importante ferramenta alternativa no tratamento destes pacientes.

REFERÊNCIAS BIBLIOGRÁFICAS

1. Ahmed M, Technology Assessment Committee of the Society of Interventional Radiology. Image-guided tumor ablation: standardization of terminology and reporting criteria – a 10-year update: supplement to the consensus document. *J Vasc Interv Radiol* 2014;25(11):1691-705 e4.
2. Liu SY, Ng EK, Lee PS *et al*. Radiofrequency ablation for benign aldosterone-producing adenoma: a scarless technique to an old disease. *Ann Surg* 2010;252(6):1058-64.
3. Mendiratta-Lala M, Brennan DD, Brook OR *et al*. Efficacy of radiofrequency ablation in the treatment of small functional adrenal neoplasms. *Radiology* 2011;258(1):308-16.
4. Nunes TF, Szejnfeld D, Xavier AC *et al*. Percutaneous ablation of functioning adrenal adenoma: a report on 11 cases and a review of the literature. *Abdom Imaging* 2013;38(5):1130-5.
5. Goldman SM, Coelho RD, Freire Filho Ede O *et al*. Imaging procedures in adrenal pathology. *Arq Bras Endocrinol Metabol* 200;48(5):592-611.
6. Goldman SM, Nunes TF, Melo HJ *et al*. Glutamine/glutamate metabolism studied with magnetic resonance spectroscopic imaging for the characterization of adrenal nodules and masses. *Biomed Res Int* 2013;2013:835385.
7. Chao CT, Wu VC, Kuo CC *et al*. Diagnosis and management of primary aldosteronism: an updated review. *Ann Med* 2013;45(4):375-83.
8. Tiberio GA, Baiocchi GL, Arru L *et al*. Prospective randomized comparison of laparoscopic versus open adrenalectomy for sporadic pheochromocytoma. *Surg Endosc* 2008;22(6):1435-9.
9. Gagner M, Lacroix A, Bolté E. Laparoscopic adrenalectomy in Cushing's syndrome and pheochromocytoma. *N Engl J Med* 1992;327(14):1033.
10. Wood BJ, Abraham J, Hvizda JL *et al*. Radiofrequency ablation of adrenal tumors and adrenocortical carcinoma metastases. *Cancer* 2003;97(3):554-60.
11. Mayo-Smith WW, Dupuy DE. Adrenal neoplasms: CT-guided radiofrequency ablation – preliminary results. *Radiology* 2004;231(1):225-30.

Capítulo 71

Complicações Hemorrágicas dos Procedimentos Não Vasculares Percutâneos

◆ *Osvaldo Ignácio Pereira*
◆ *Daniel Kanaan*
◆ *André Moreira de Assis*
◆ *Carlos Augusto de Oliveira Motta*

CONTEÚDO

- INTRODUÇÃO 995
- FISIOPATOLOGIA 995
- ASPECTOS CLÍNICOS 995
- ASPECTOS TÉCNICOS 995
- LESÕES HEPÁTICAS 996
- LESÕES RENAIS 1000
- LESÕES VASCULARES NOS SÍTIOS DE PUNÇÃO ... 1004
- LESÕES RELACIONADAS COM OS ACESSOS VENOSOS CENTRAIS 1006
- OUTRAS LESÕES 1010
- REFERÊNCIAS BIBLIOGRÁFICAS 1011

INTRODUÇÃO

As lesões iatrogênicas relacionadas com os procedimentos percutâneos constituem causas bem documentadas de sangramento e vêm apresentando incidência crescente nos últimos anos, refletindo o aumento da utilização dessas técnicas.[1] O primeiro relato referente ao tema foi descrito por Walter et al., em 1976, e a partir de então outros autores publicaram suas casuísticas na literatura.[2] Com a modernização dos materiais e das técnicas de embolização, o tratamento minimamente invasivo vem sendo considerado como a primeira linha no controle desses eventos hemorrágicos, uma vez que apresente alta efetividade e baixa morbimortalidade.[1-6] Neste capítulo abordaremos aspectos clínicos, fisiopatológicos e terapêuticos referentes a essa complicação.

FISIOPATOLOGIA

As lesões vasculares são fisiopatologicamente semelhantes àquelas provocadas por traumas perfurantes, ou seja, caracterizadas por lesões de descontinuidade da parede vascular, contidas ou não pelos tecidos adjacentes. Radiologicamente, apresentam-se como pseudoaneurismas, fístulas arteriovenosas (FAV) ou focos de extravasamento ativo do meio de contraste.

Os eventos hemorrágicos pós-procedimentos percutâneos podem ser originados tanto de lesões arteriais, quanto venosas, e geralmente as primeiras são as que requerem tratamento específico. As lesões venosas frequentemente têm evolução autolimitada, não necessitando do emprego de medidas terapêuticas na grande maioria dos casos.

ASPECTOS CLÍNICOS

Os pacientes encaminhados para tratamento de lesões vasculares iatrogênicas muitas vezes se encontram em condições clínicas deterioradas. Instabilidade hemodinâmica, distúrbios hidreletrolíticos e de coagulação são comumente encontrados neste contexto.[7] O radiologista intervencionista deve, portanto, estar preparado para o diagnóstico precoce da complicação, de maneira a atuar de forma rápida e efetiva para o controle hemodinâmico do paciente.

Sempre que possível, as alterações clínicas e laboratoriais devem ser corrigidas, e a ressuscitação volêmica deve ser realizada por meio de administração de cristaloides e, principalmente, de hemoderivados. Além da atuação precoce, o sucesso clínico do tratamento depende de aspectos técnicos relacionados com a embolização e da capacidade de coagulação do paciente. Os parâmetros considerados ideais para realização do procedimento intervencionista incluem contagem de plaquetas > 50.000/mm^3 e RNI < 1,5.[7] Em situações de coagulopatia incorrigível, o uso de dispositivos hemostáticos deve ser considerado para oclusão do sítio de acesso arterial e diminuição dos riscos de complicações relacionadas com o acesso vascular.

História clínica e exame físico direcionados devem ser realizados, além da revisão dos exames de imagens pertinentes. Sempre que possível, informações sobre o uso de medicações, doenças prévias e histórico de reações alérgicas, incluindo meios de contrastes iodados, devem ser obtidas, seja com o próprio paciente seja com acompanhantes.

Os aspectos clínicos são variáveis e frequentemente relacionam-se com sítio anatômico previamente abordado. Muitas vezes, o primeiro sintoma referido é a dor abdominal, decorrente da presença de hematomas subcapsulares em expansão ou hemoperitônio. Sinais de hipovolemia, como: taquicardia, hipotensão e hipoperfusão tecidual, incluindo oligúria, palidez cutaneomucosa e rebaixamento do nível de consciência, são indicativos de quadros mais graves, que necessitam de tratamento em caráter de urgência. Pode haver também exteriorização hemorrágica na forma de hemobilia, hemoptise, hematúria ou hemorragia digestiva.

Em caso de estabilidade hemodinâmica, exames laboratoriais (hemograma completo, creatinina e coagulograma) devem ser realizados. A dosagem seriada de hemoglobina e hematócrito pode ser de grande valia nos quadros duvidosos e de evolução indolente. Sempre que possível, a tomografia com contraste deve ser realizada, uma vez que fornece dados importantes sobre aspectos anatômicos e pode diagnosticar o local exato do sangramento, diminuindo assim o tempo cirúrgico, a quantidade de contraste e a exposição à radiação ionizante (Fig. 71-1). Por outro lado, o encaminhamento imediato para o setor de Radiologia Intervencionista parece ser a melhor conduta nos pacientes em instabilidade hemodinâmica, uma vez que a história clínica geralmente estabeleça a topografia da lesão vascular. Além disso, deve-se lembrar que, alguns modernos centros de intervenção têm um aparelho de TC muito próximo ao de angiografia, que pode ser utilizado para a complementação diagnóstica.

ASPECTOS TÉCNICOS

O tratamento endovascular das complicações hemorrágicas deve ser realizado em sala dedicada a procedimentos intervencionistas, equipada com aparelhagem adequada, incluindo angiógrafo com recursos de subtração digital, road map e TC rotacional (cone-beam CT). A disponibilidade de ultrassonografia (US) na sala de intervenção pode ser de grande auxílio, principalmente para acessos arteriais em pacientes hipotensos e com distúrbios de coagulação. Equipe multidisciplinar treinada é desejável em todos os casos, incluindo anestesiologistas, profissionais de enfermagem e técnicos em RX, o que reduz o tempo e aumenta a efetividade do tratamento.

O procedimento intervencionista poderá ser realizado sob anestesia local, associada ou não à sedação, ou sob anestesia geral, de acordo com a condição clínica do paciente. O apoio do anestesiologista é fundamental nos casos em que há instabilidade hemodinâmica, rebaixamento do nível de consciência ou necessidade de controle das vias aéreas.

A escolha da técnica e do material a serem utilizados depende do tipo de lesão vascular, das dimensões do vaso a ser tratado, das particularidades da vascularização do órgão envolvido, da disponibilidade de materiais e da experiência

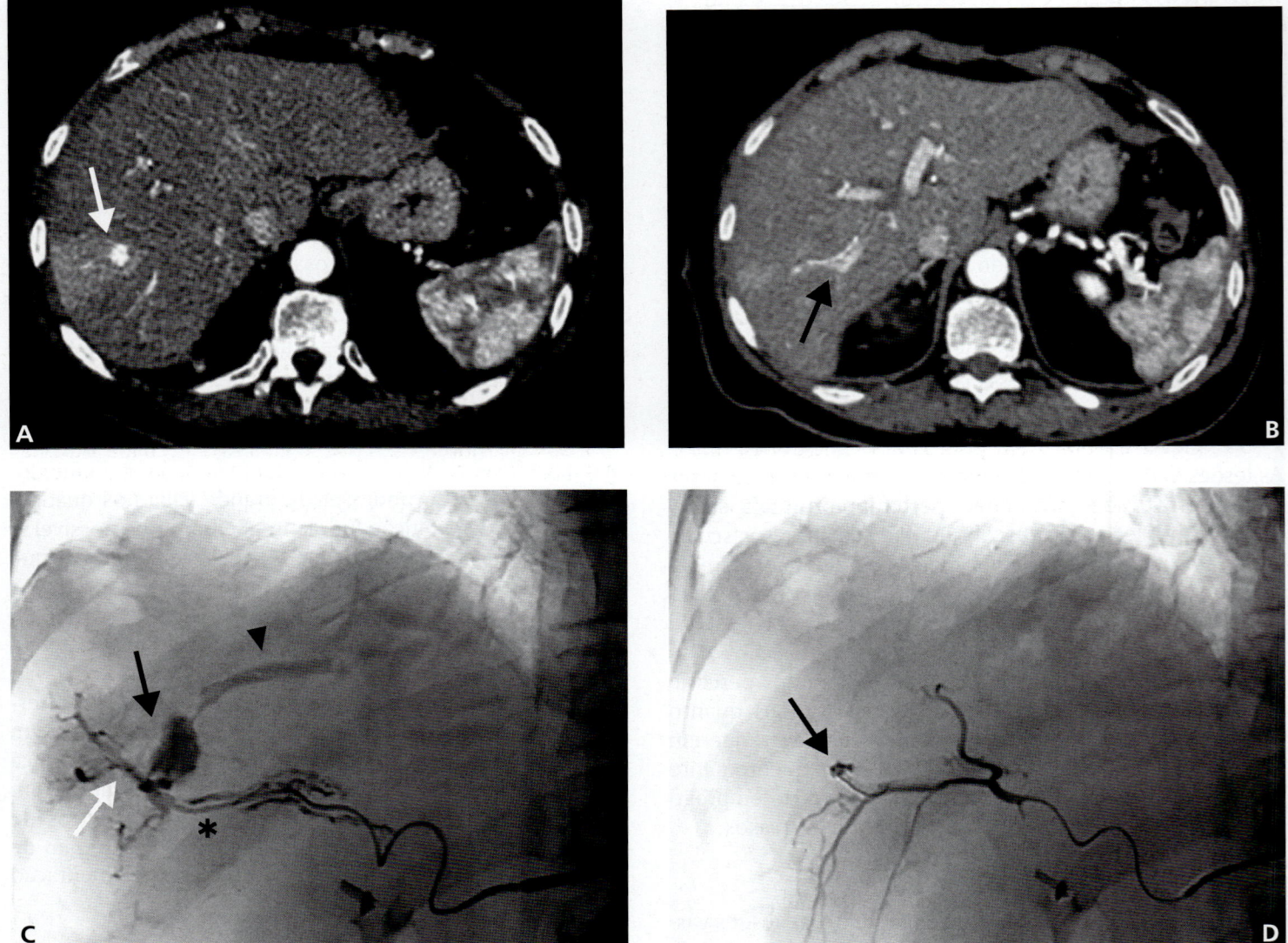

Fig. 71-1. Paciente submetido à biópsia hepática, evoluindo com evento hemorrágico. (**A** e **B**) As imagens de angiotomografia (fase arterial) evidenciam pseudoaneurisma associado à área de alteração perfusional no segmento VII (seta branca), além de opacificação precoce dos ramos portais (seta preta), sugerindo componente de fístula arterioportal. (**C**) Cateterismo superseletivo com microcatéter de ramo da artéria hepática direita (asterisco), confirmação das lesões (setas branca e preta). Observa-se ainda fístula para ramo venoso hepático (ponta de seta). (**D**) Embolização com micromola de liberação livre (seta), com exclusão das lesões vasculares e preservação dos ramos principais da artéria hepática direita.

do intervencionista. Órgãos, como o fígado, que possuem dupla vascularização, permitem intervenções mais agressivas, com menor risco de infarto parenquimatoso significativo, ao contrário do que ocorre com a embolização de órgãos com vascularização, terminal, como os rins. Esses aspectos serão devidamente abordados e discutidos nas diferentes sessões desde capítulo.

Os agentes embolizantes podem ser utilizados isoladamente ou de maneira combinada, sendo categorizados em **temporários** (Gelfoam e coágulo autólogo) e **definitivos** (molas, micropartículas e agentes líquidos adesivos ou não adesivos). As molas e os *plugs* vasculares, com mecanismo de liberação controlada, têm sido reservados para situações de alto risco de embolização inadvertida de ramos vasculares "não alvo".

Os *stents* revestidos e redirecionadores de fluxo podem ser utilizados em situações específicas, como para exclusão de pseudoaneurismas de ramos viscerais principais ou lacerações de grandes vasos.[8]

Trombose percutânea, guiada por imagem com o uso de trombina, é um método bem documentado para o tratamento de pseudoaneurismas decorrentes de punção das artérias femorais, e que tem sido recentemente utilizado para oclusão de lesões de artérias viscerais e dos seus ramos.[9,10]

LESÕES HEPÁTICAS

O fígado é um dos órgãos mais abordados por via percutânea. Dentre os procedimentos diagnósticos destacam-se as biópsias hepáticas transparietal e transjugular e as colangiografias trans-hepática e endoscópica. Dentre os terapêuticos destacam-se as drenagens biliares: trans-hepática e endoscópica, colecistostomia, ablação tumoral (radiofrequência, crioablação, micro-ondas e eletroporação), alcoolização de cistos ou tumores, punção e drenagem de abscessos, embolização pré-operatória de ramos portais e *shunt* portossistêmico intra-hepático transjugular. Por isso, observa-se maior incidência de complicações hemorrágicas em comparação a outros órgãos.[11-18]

As complicações hemorrágicas no fígado apresentam-se clinicamente de duas maneiras:

1. Instalação de quadro álgico significativo, associado à taquicardia e hipotensão. Esta situação clínica é dramática e requer tratamento imediato. O atraso no reconhecimento da lesão e na instituição do tratamento efetivo pode levar ao óbito em poucas horas. A dor de forte intensidade é um sinal clínico de alerta, pois expressa a distensão da cápsula hepática (hematoma subcapsular) e/ou extravasamento de sangue para a cavidade abdominal (hemoperitônio) ou espaço pleural (hemotórax) – (Fig. 71-2).

2. Hemobilia persistente e/ou intermitente. Este cenário clínico é geralmente mais brando e pode-se manifestar, como hemorragia digestiva alta intermitente, com ou sem repercussão hemodinâmica. A hemobilia frequentemente permite o tratamento eletivo, pois o enchimento de sangue na via biliar promove o tamponamento temporário do sangramento por formação de coágulos biliares. Estes coágulos posteriormente são dissolvidos e eliminados levando assim a recorrência do sangramento, ou seja, nova hemorragia digestiva alta. Icterícia, hemorragia digestiva alta e dor no hipocôndrio direito são sinais clínicos clássicos de hemobilia (Fig. 71-3). Quando a via biliar se encontra drenada externamente, observa-se saída persistente/intermitente de conteúdo hemático pelo dreno biliar.

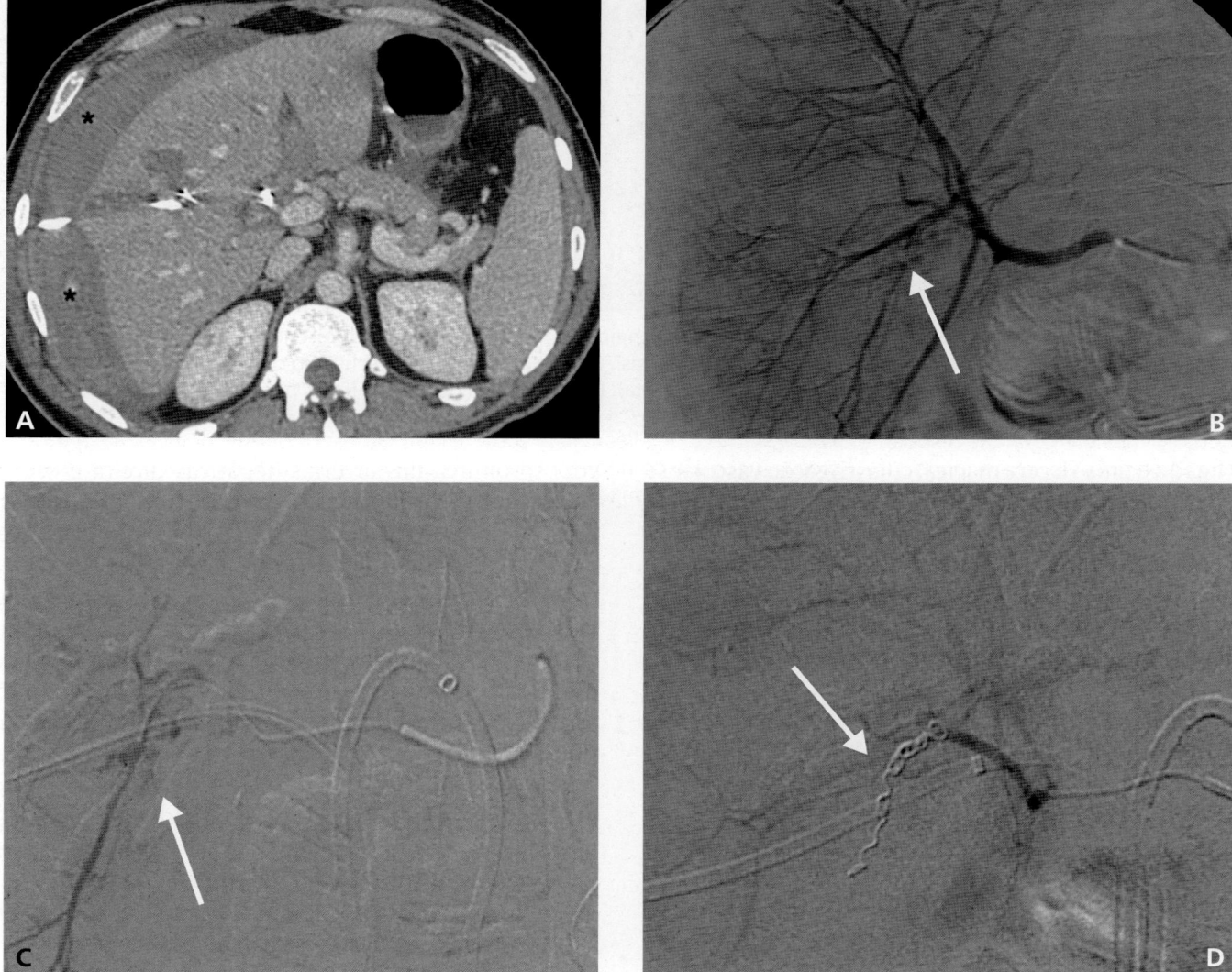

Fig. 71-2. Hemorragia hepática subcapsular e hemobilia após drenagem biliar percutânea. (**A**) Tomografia computadorizada do abdome demonstrando hematoma subcapsular (*). (**B**) Arteriografia hepática com extravasamento de contraste na topografia do dreno biliar à direita (seta). (**C**) Cateterismo superseletivo do ramo arterial sangrante (seta). (**D**) Embolização do ramo arterial sangrante com micromolas (seta), preservando os ramos hepáticos principais.

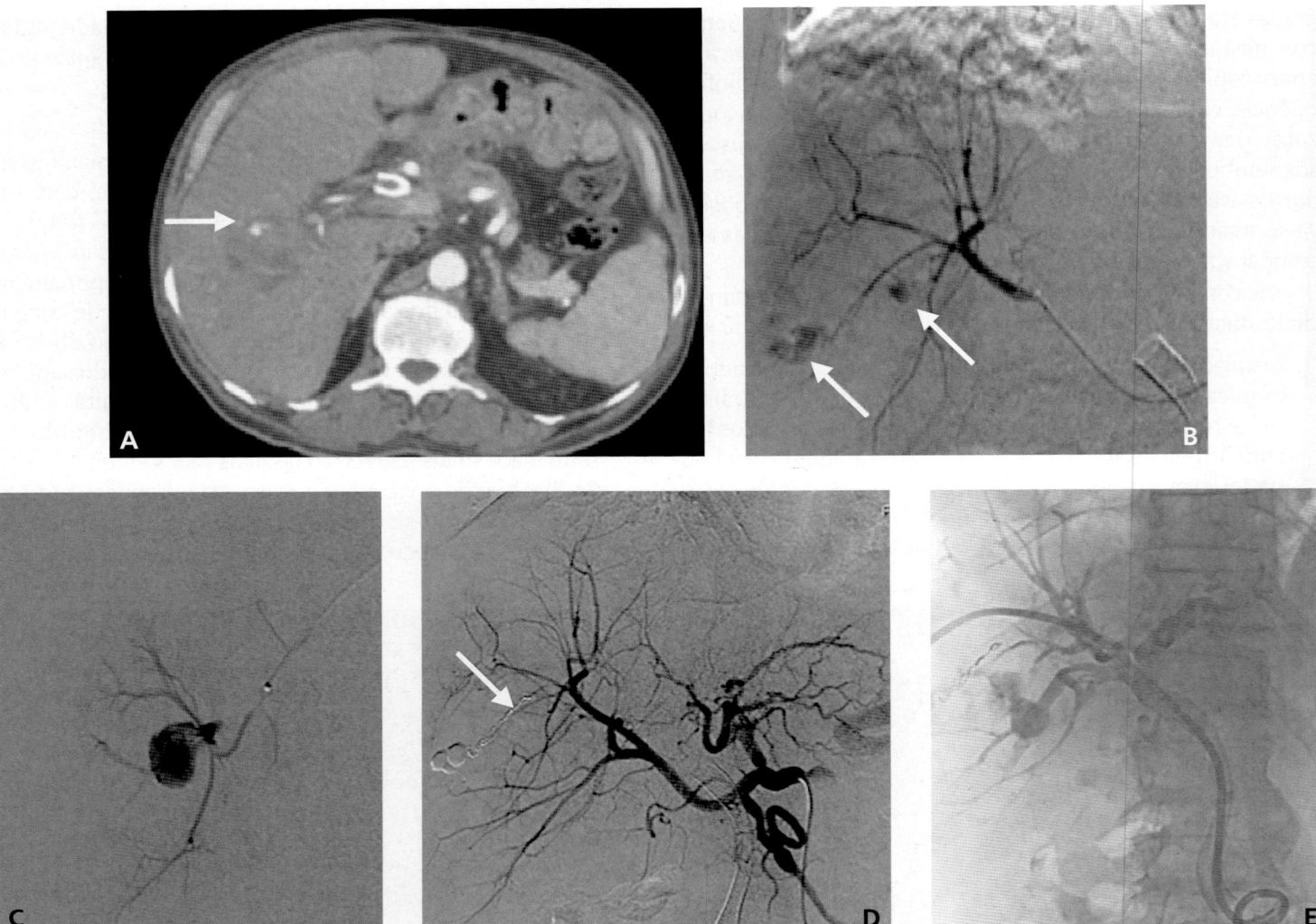

Fig. 71-3. Hemobilia após implante primário de *stent* biliar. (A) Angiotomografia demonstrando pseudoaneurisma hepático (seta). (B) Arteriografia hepática demonstrando dois pseudoaneurismas (setas). (C) Arteriografia superseletiva do ramo nutritor do pseudoneurisma. (D) Embolização seletiva com micromolas das lesões arteriais (seta). (E) Drenagem das vias biliares para remoção dos coágulos.

O fígado é uma víscera maciça, cuja irrigação vascular se faz pela veia porta (70%) e da artéria hepática (30%), dessa maneira, é possível a embolização mais agressiva quando necessário, uma vez que o risco de isquemia hepática significativa seja baixo. As estruturas vasculares do fígado apresentam alta incidência de variações anatômicas, que devem ser de conhecimento do radiologista intervencionista. A maioria das lesões hemorrágicas que requer tratamento é arterial, uma vez que o parênquima hepático seja capaz de tamponar a maior parte dos sangramentos de origem venosa.[11,12,16] Entretanto, o tratamento das lesões venosas pode ser complexo e desafiador (Fig. 71-4).

Segundo alguns autores, a incidência de variações anatômicas do tronco celíaco pode chegar a 50%.[16] O reconhecimento da irrigação arterial hepática é de fundamental importância para o diagnóstico rápido e preciso do local exato do sangramento (Fig. 71-5). No padrão anatômico habitual a artéria hepática comum é o ramo direito da trifurcação do tronco celíaco, que se divide em artéria gastroduodenal e artéria hepática própria, que, por sua vez, se bifurca nas artérias hepáticas direita e esquerda. Posteriormente, elas se dividem em artérias hepáticas segmentares e subsegmentares. Muitas vezes, ramos arteriais hepáticos podem originar-se das artérias mesentérica superior, gástrica esquerda e até mesmo diretamente da aorta e, na investigação de sangramento, essas variações devem ser lembradas, já que esses vasos podem estar envolvidos no sangramento. Assim, recomenda-se iniciar o estudo diagnóstico com arteriografia mesentérica superior e portografia indireta (fase de retorno venoso mesentérico). Na sequência, realiza-se arteriografia do tronco celíaco e da artéria hepática comum, identificando, assim, toda a anatomia arterial hepática e confirmando a perviedade portal. Identificado o ponto de sangramento (extravasamento de contraste, pseudoaneurisma, amputação de vaso, alteração de fluxo ou irregularidades parietais), procede-se o microcateterismo superseletivo e a oclusão do ramo arterial lesado.[12-16] Para se obterem melhores resultados, deve-se proceder à embolização proximal e distal ao ponto de sangramento.

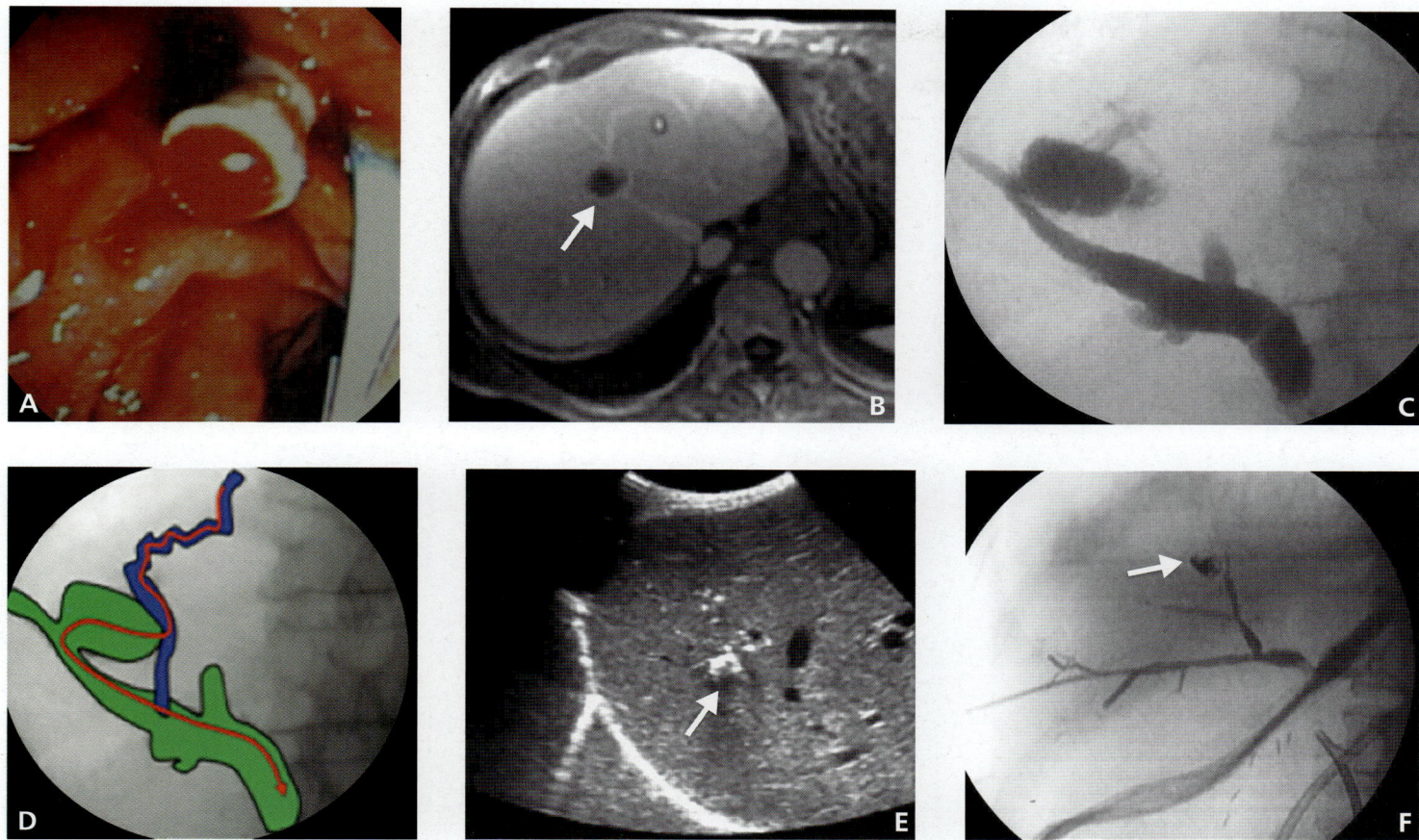

Fig. 71-4. Correção percutânea de fístula biliovenosa decorrente de drenagem biliar com endoprótese. (**A**) Endoscopia digestiva alta demonstrando sangramento pela endoprótese transpapilar. (**B** e **C**) Ressonância magnética e colangiografia transparieto-hepática demonstrando dilatação focal de aspecto sacular de ramo biliar direito em íntimo contato com a veia hepática média (seta). (**D**) Representação esquemática da fístula. (**E**) Embolização percutânea da lesão com molas fibradas, guiada por ultrassonografia (seta). (**F**) Controle colangiográfico com exclusão da lesão biliovenosa (seta).

A escolha do agente embolizante depende da localização da lesão e da experiência do operador. Podem ser utilizados os seguintes materiais: micromolas, plugues vasculares, microsferas, partículas de álcool polivinílico (PVA), Gelfoam, adesivo tecidual ou *stent* revestido. Em nossa instituição, utilizam-se preferencialmente micromolas para embolizar superseletivamente o ramo sangrante. O uso de *stent* revestido é reservado para situações em que há lesão de ramos arteriais proximais, mais comuns em lesões iatrogênicas relacionadas com procedimentos cirúrgicos convencionais ou laparoscópicos (como o pseudoaneurisma de artéria hepática), que não serão abordadas nesse capítulo.

Considerações especiais devem ser feitas acerca das complicações hemorrágicas após drenagem biliar trans-hepática.[13,14] Tal procedimento consiste em implante percutâneo de dreno nas vias biliares. Preconiza-se que a punção do ramo biliar deva ser a mais periférica possível, evitando os ramos vasculares de maior diâmetro e com menor número de tentativas. Nesse sentido ressalta-se que, quanto menos dilatadas estiverem as vias biliares, maior as chances de complicações hemorrágicas, em razão do maior número de punções hepáticas para identificação e dificuldade no cateterismo das vias biliares. A hemobilia, nesse contexto, mani-festa-se por saída persistente de sangue pelo dreno biliar e pode ser de etiologia venosa ou arterial. Na maioria das vezes o sangramento é autolimitado e é causado pelo inadequado posicionamento do dreno, fazendo com que algumas de suas fenestrações atinjam estruturas vasculares transfixadas durante o acesso biliar trans-hepático. Nessa situação, basta reposicionar o dreno corretamente para obter o tamponamento do sangramento.

A hemobilia recorrente e persistente, que frequentemente requer transfusão de hemoderivados, e que não melhora com o reposicionamento do dreno biliar, deve ser investigada e geralmente requer tratamento endovascular. O procedimento neste caso deve ser iniciado com a realização de colangiografia, injetando contraste sob certa pressão pelo dreno biliar para opacificar e identificar o vaso sangrante. Se o vaso identificado for veia (veia hepática ou ramo portal), basta reposicionar o dreno biliar. Entretanto, se o vaso for artéria ou diante de uma colangiografia negativa para demonstrar o vaso sangrante, deve-se retirar o dreno, deixando em seu lugar um fio-guia e uma bainha introdutora e, em seguida, prosseguir a investigação com a arteriografia hepática. Durante esse estudo arterial, deve-se dar atenção ao trajeto das punções trans-hepáticas e aos pon-

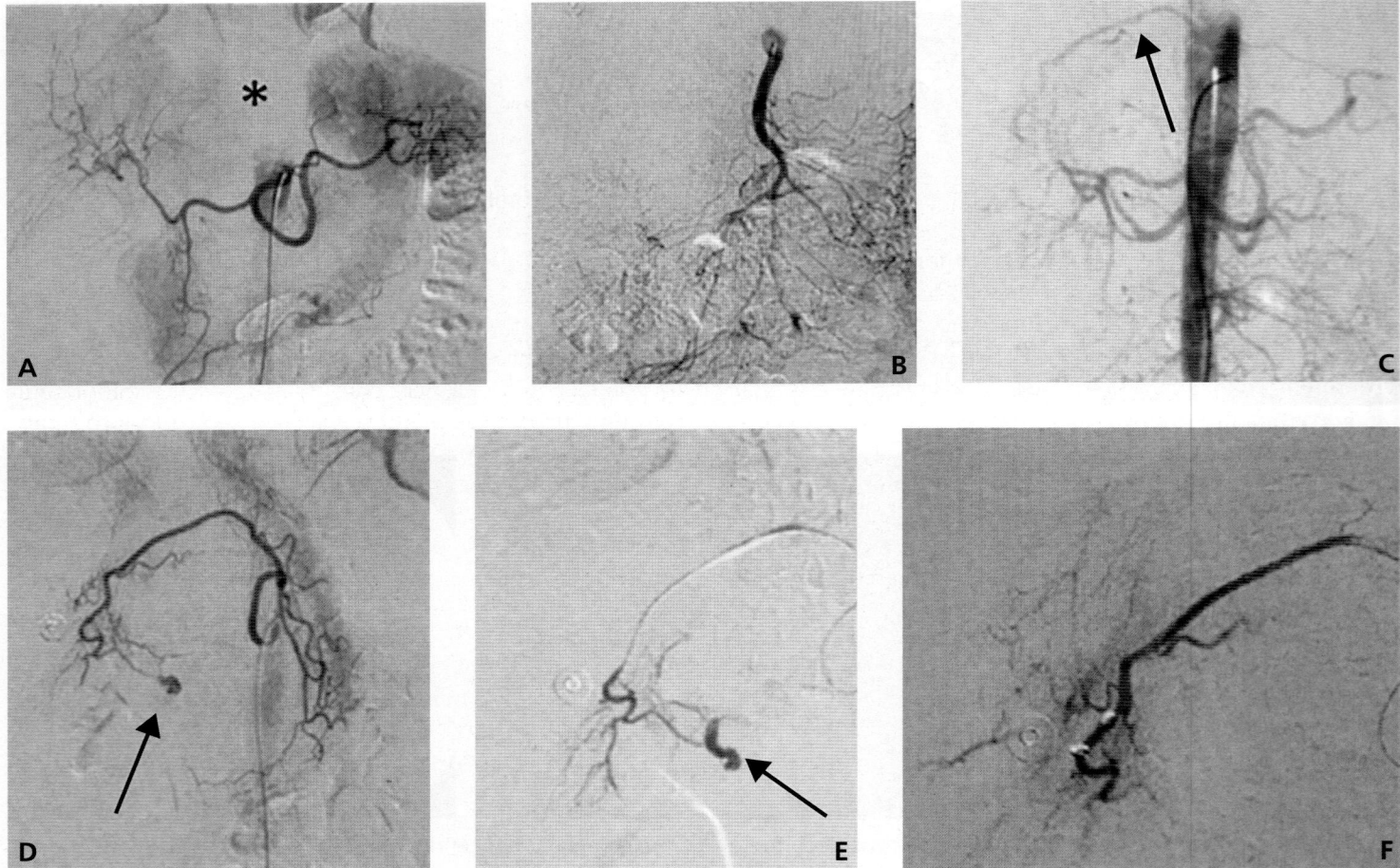

Fig. 71-5. Hemoperitônio após biópsia hepática. (**A**) Arteriografia do tronco celíaco, sem opacificação dos segmentos laterais do lobo esquerdo (*). (**B**) Arteriografia mesentérica superior. (**C**) Aortografia abdominal demonstrando variação anatômica: artéria hepática esquerda, ramo da artéria gástrica esquerda, que se origina diretamente da aorta (seta). (**D**) Arteriografia seletiva da gástrica esquerda com microcatéter demonstrando pseudoaneurisma na artéria hepática esquerda (seta). (**E**) Cateterismo superseletivo do ramo sangrante (seta). (**F**) Controle angiográfico final após embolização com micromolas e PVA.

tos de intersecção dos ramos arteriais com o fio-guia posicionado no trajeto do dreno biliar. Identificada a lesão arterial, procede-se ao cateterismo superseletivo e à embolização.[13,14] No final do procedimento realiza-se a limpeza biliar com soro fisiológico para retirada dos coágulos e colocação de outro dreno biliar.

A incidência de complicações inerentes à isquemia do parênquima hepático embolizado é muito baixa. Porém, quando não se consegue a abordagem superseletiva da lesão, e extensas áreas de parênquima hepático são sacrificadas, deve-se monitorar o paciente quanto à possibilidade de formação de abscesso e da piora da função hepática nos pacientes portadores de doença hepática crônica.[11-18]

LESÕES RENAIS

O rim, a exemplo do fígado, também permite várias intervenções percutâneas, como: biópsias, nefrostomias, nefrolitotomias, ablações por radiofrequência, crioablações, drenagem de abscessos entre outros. Com a crescente indicação desses procedimentos, as complicações hemorrágicas vêm aumentando.[19]

Os fatores de risco para complicações vasculares incluem: hipertensão arterial, doença renal medular, biópsias centrais, várias passagens de agulhas (n > 5), procedimento "às cegas", uso de esteroides e distúrbios de coagulação.[19]

As complicações hemorrágicas consequentes à intervenção percutânea renal são classificadas segundo sua gravidade em:

1. **Complicações menores:** definidas como aquelas que se resolvem espontaneamente. Podem-se manifestar com hematúria maciça e/ou hematoma, que se resolvem com o tempo.
2. **Complicações maiores:** definidas quando o paciente apresenta sangramento maciço, causando instabilidade hemodinâmica, requerendo tratamento. Em cerca de 0,1% dos casos pode evoluir para nefrectomia ou morte.

Deve-se ter o conhecimento de que os pacientes submetidos à intervenção renal apresentam consequências clínico-laboratoriais habituais ao método, por isso não são consideradas complicações, como: hematúria microscópica (presente em quase 100% dos casos), dor lombar persistente, leve queda da concentração de hemoglobina ou hematoma perinefrético silencioso.[20] Por outro lado, a cronicidade desses achados podem refletir lesões vasculares, que causam repercussão mais tardiamente, como veremos adiante. Por isso, nesses casos deve-se prosseguir a investigação com métodos de imagens.

Os métodos de imagem, sempre que possível, devem ser realizados tanto para o diagnóstico, quanto para o planejamento terapêutico. Os mais comumente utilizados no nosso serviço são: a US com Doppler e a TC (Figs. 71-6 e 71-7). Entretanto, os casos de maior gravidade, apresentando instabilidade hemodinâmica, devem ser encaminhados diretamente para a radiologia intervencionista ou cirurgia.

O tratamento endovascular inicia-se com o estudo das artérias renais, por meio da aortografia. As artérias renais habitualmente se originam lateralmente da aorta, entre os níveis da primeira e segunda vértebras lombares, imediatamente abaixo da artéria mesentérica superior. As variações anatômicas vasculares renais são comuns e reconhecê-las é essencial no tratamento das lesões vasculares renais, como, por exemplo, a presença de artérias polares. Os ramos arteriais se dividem em segmentares, interlobulares e arqueados, constituindo uma circulação terminal, ou seja, sem anastomoses entre si.[21]

Em relação aos enxertos renais, deve-se conhecer o tipo de anastomose confeccionada pelo cirurgião no território ilíaco, sendo que geralmente a anastomose é realizada na artéria ilíaca externa (terminolateral) ou na interna (terminoterminal). Em crianças, a anastomose pode ainda ser realizada diretamente na aorta (terminolateral). Esse detalhe é importante na escolha do sítio de acesso vascular a ser utilizado. Artérias renais com anastomose terminolateral têm um curso suavemente cefálico e são, portanto, mais bem abordadas a partir do acesso femoral ipsilateral (Fig. 71-8). Em contrapartida, o aloenxerto com uma anastomose terminoterminal na artéria ilíaca interna tem curso caudal em relação à artéria ilíaca comum e, por isso, é mais facilmente cateterizada por acesso femoral contralateral.[22]

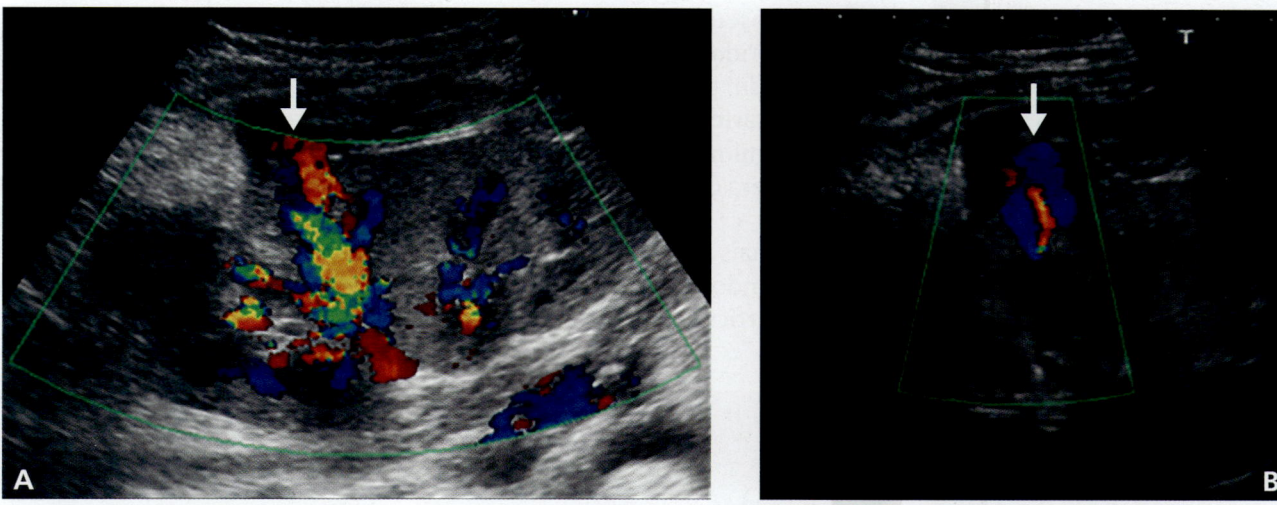

Fig. 71-6. (A e B) Ultrassonografia renal com Doppler demonstrando pseudoaneurisma (setas) no terço médio.

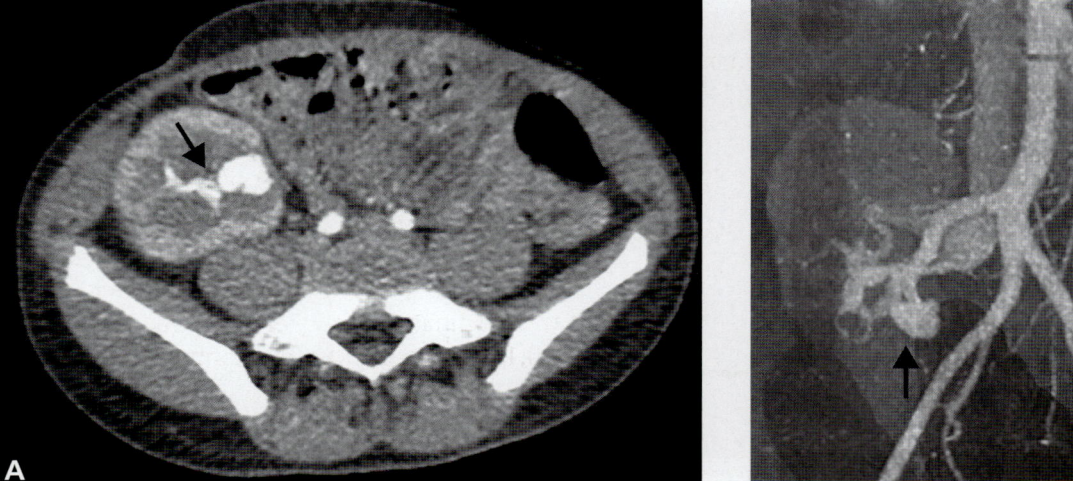

Fig. 71-7. Tomografia computadorizada no corte axial (A) e reformatação 3D na fase arterial demonstrando fístula arteriovenosa crônica (seta) em rim transplantado após biópsia renal (B).

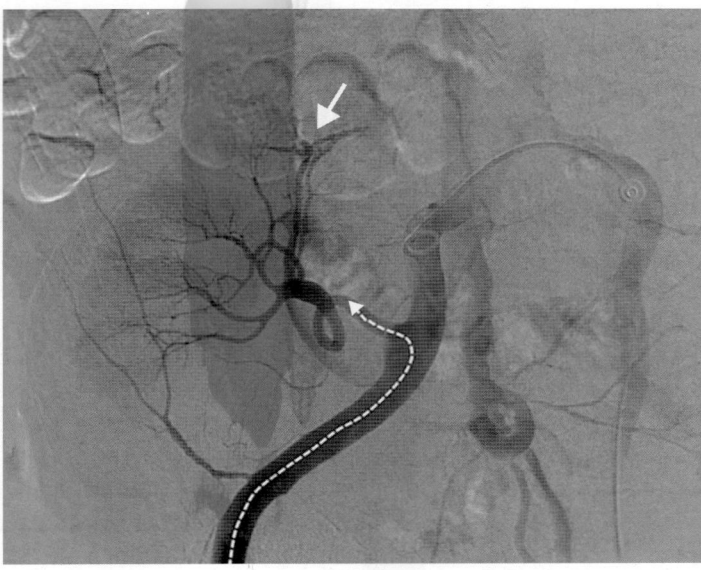

Fig. 71-8. Arteriografia pélvica demonstrando o melhor acesso, ipsilateral (seta tracejada), no rim transplantado com anastomose terminolateral entre artérias renais e artéria ilíaca externa e fístula arteriovenosa (seta) no polo superior após biópsia.

Após o estudo vascular renal, procede-se à angiografia renal seletiva, onde se pode encontrar os seguintes achados: extravasamento ativo de contraste (Fig. 71-9), pseudoaneurisma (Fig. 71-10), amputação de vaso, irregularidades parietais ou presença de FAV (Fig. 71-11). Em seguida, procede-se ao microcateterismo superseletivo do ramo arterial lesado. Por causa da característica de circulação terminal, a embolização proximal ao nível da lesão vascular deverá conter o evento hemorrágico.

No nosso serviço, a embolização é realizada mais frequentemente por meio de micromolas e, dependendo do diâmetro e do acesso ao vaso, podem-se utilizar partículas de PVA, Gelfoam ou adesivo tecidual. Em contrapartida, a área desvascularizada sofrerá infarto, podendo causar prejuízo na função renal. Por isso, quanto mais distal e mais seletivo for o cateterismo, menor será o risco desta complicação.[23] Além disso, muitos pacientes possuem algum grau de disfunção renal e/ou são transplantados de rim, portanto, devem-se usar de maneira criteriosa os meios de contraste, tanto do ponto de vista de sua composição, quanto de quantidade. Pode-se amenizar esta complicação hidratando o paciente, pré-aquecendo o meio de contrate e administrando n-acetilcisteína e bicarbonato de sódio antes do procedimento.

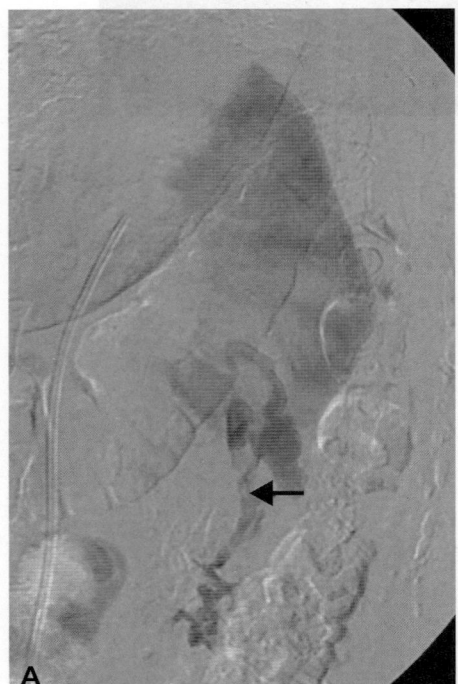
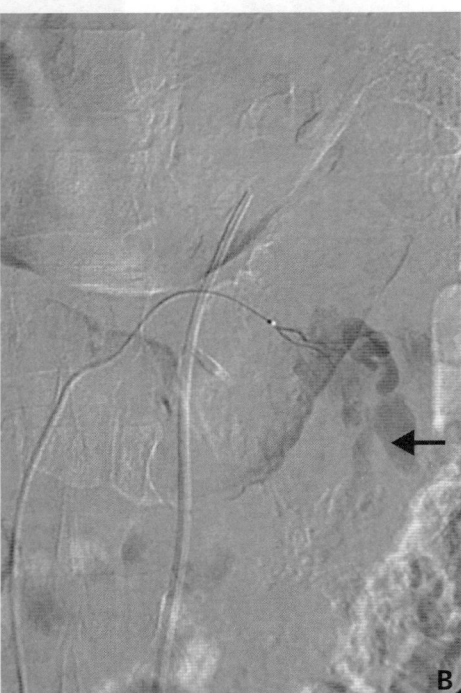
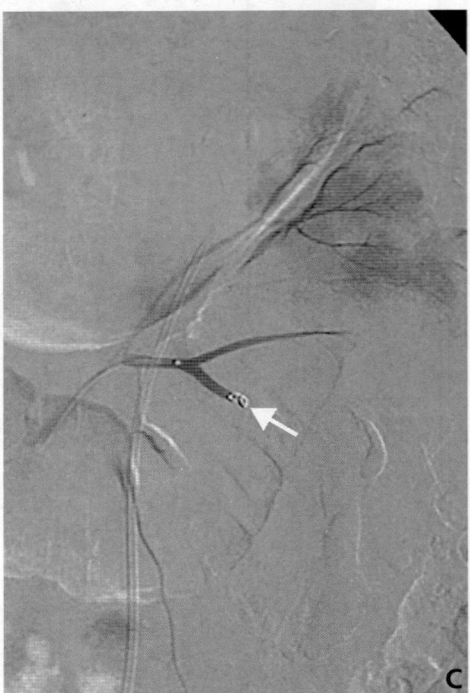

Fig. 71-9. (A) Arteriografia renal seletiva demonstrando sangramento ativo (seta) para retroperitônio. (B) Microcateterização seletiva do ramo responsável pela hemorragia (seta demonstrando sangramento ativo). (C) Resultado final após embolização com partículas de PVA e micromola (seta).

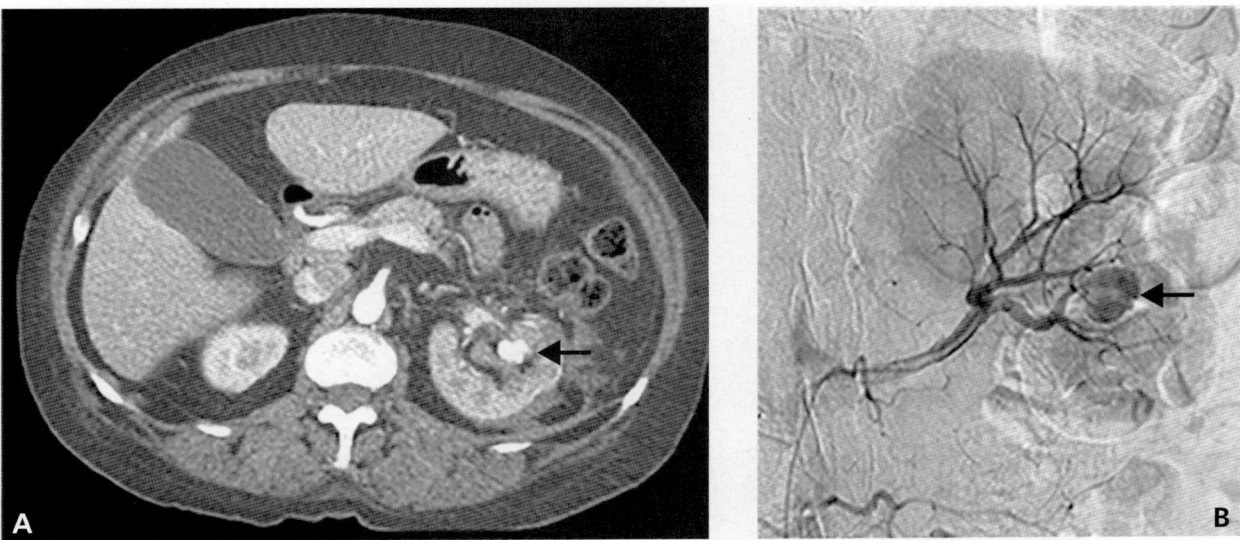

Fig. 71-10. Tomografia computadorizada em corte axial e fase arterial (A) e arteriografia renal (B) evidenciando pseudoaneurisma (setas) no terço médio do rim esquerdo após nefrectomia parcial.

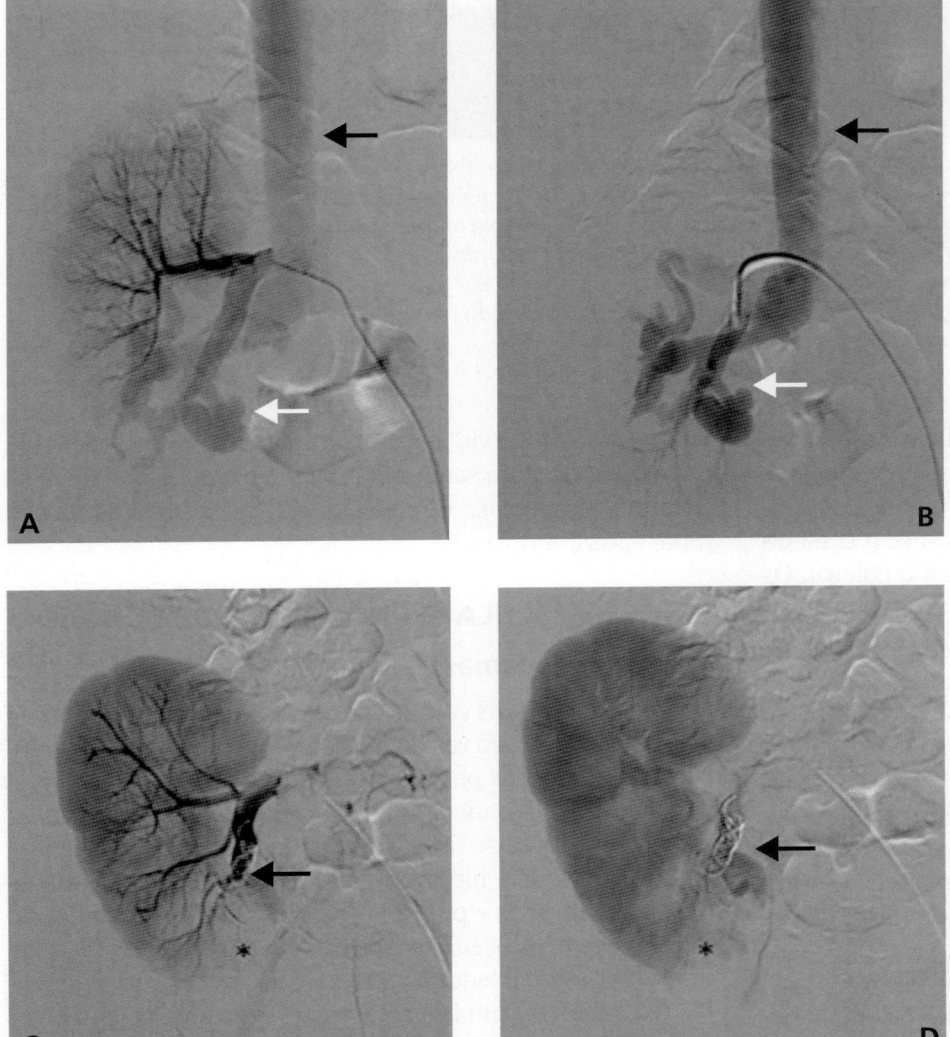

Fig. 71-11. Procedimento relacionado ao diagnóstico apresentado na Figura 71-7. (A e B) Arteriografia renal seletiva pré-embolização demonstrando a fístula arteriovenosa (setas brancas) e retorno venoso precoce para veia cava inferior (setas pretas). (C e D) Embolização com micromolas de liberação controlada (setas) resultando em oclusão da fístula e pequena área de parênquima renal desvascularizado (*).

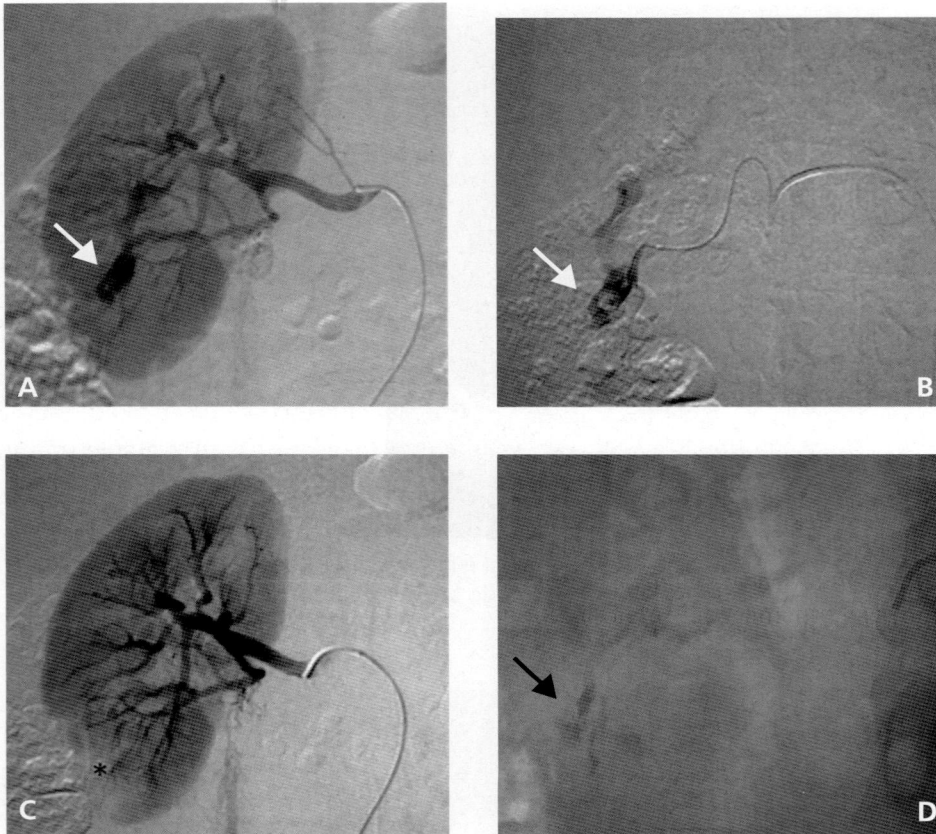

Fig. 71-12. (**A**) Arteriografia renal seletiva evidenciando pseudoaneurisma (seta) no polo inferior do rim direito após nefrolitotomia percutânea. (**B**) Microcateterização do ramo nutridor do pseudoaneurisma (seta). (**C**) Arteriografia de controle após embolização seletiva do pseudoaneurisma com adesivo tissular (Histoacryl® e Lipiodol® 2:1) demonstrando mínima área de desvascularização do parênquima renal (*).
(**D**) Aquisição final sem subtração demonstrando a cola preenchendo ramo nutridor e pseudoaneurisma (seta preta).

Adesivos teciduais (cola) e plugues vasculares são materiais alternativos no tratamento dessas lesões vasculares (Fig. 71-12). A cola pode ser utilizada nos casos de pseudoaneurismas ou sangramentos ativos, tomando-se o cuidado nos casos de fístulas para os sistemas venoso e coletor. Os plugues vasculares são úteis nos casos de vasos nutridores calibrosos de FAV, poupando, assim, o uso de várias molas.

Os pseudoaneurismas e as FAVs são complicações raras, podendo ocorrer em cerca de 0,9% dos casos de biópsias renais. Nos casos de biópsias de enxertos renais, podem variar de 1 a 18% e coexistir em até 30%.[20] Os pseudoaneurismas podem causar hematúria imediata ou tardia. A intervenção precoce é indicada para evitar essa grave complicação. Já as FAVs, além de se manifestarem com hematúria, podem causar síndrome do roubo de fluxo, determinando relativa isquemia do parênquima, com consequente deterioração da função renal e hipertensão arterial secundária. Mais tardiamente, pode causar insuficiência cardíaca secundária ao hiperfluxo. Nos rins nativos, 70% das FAVs resolvem-se espontaneamente em poucos meses. Entretanto, pouco se conhece sobre o comportamento das FAVs nos rins transplantados, gerando dúvidas sobre o momento de intervir. O tratamento dessas lesões tem sido recomendado para sangramentos persistentes por mais de 72 horas ou em caso de deterioração acentuada da função renal após a biópsia.[24]

LESÕES VASCULARES NOS SÍTIOS DE PUNÇÃO

Pseudoaneurismas

As artérias femorais comuns constituem o principal sítio de acesso vascular para vasta gama de procedimentos intervencionistas, seguidas pelas artérias radiais e braquiais. A incidência de pseudoaneurismas varia de 0,2-8% e tem como principais fatores de risco a compressão hemostática inadequada, obesidade, hipertensão arterial, artérias acentuadamente calcificadas e punções em pacientes anticoagulados. Além disso, os procedimentos terapêuticos têm maior risco de formação de pseudoaneurismas do que os procedimentos diagnósticos, uma vez que sejam utilizados dispositivos com maior perfil e, muitas vezes, com anticoagulação/antiagregação plaquetária mais agressiva nestes casos.[25]

Clinicamente, apresentam-se como massas pulsáteis nos sítios de punção arterial recente, e geralmente se associam ao hematoma local, dor e sintomas compressivos. A presença de instabilidade hemodinâmica e queda dos níveis de hemoglobina estão relacionadas com a ruptura, com consequências potencialmente graves.[25]

O estudo de US com Doppler, que demonstra a presença de saco aneurismático comunicando com a artéria nativa por meio de um colo, associado a fluxo sanguíneo característico no interior da lesão, confirma o diagnóstico.[26] Em casos duvidosos, a angiotomografia pode ser utilizada. As opções terapêuticas incluem observação clínica, compressão manual guiada por US e injeção percutânea de trombina.[26,27]

A maior parte dos pseudoaneurismas menores que 1,8 a 2 centímetros evolui com trombose e resolução espontânea em até 4 semanas, portanto, a conduta conservadora através de observação clínica é a opção mais viável nesses casos.[27]

A injeção percutânea de trombina guiada por US se tornou o tratamento de escolha dos pseudoaneurismas das artérias femorais nos últimos anos. A terapêutica consiste na punção ecoguiada do pseudoaneurisma e injeção de pequena quantidade de trombina, até a extinção do fluxo sanguíneo detectável ao Doppler. O procedimento é simples na grande maioria das vezes, não necessitando de sedação ou internação hospitalar. O exame dos pulsos do membro inferior, inclusive os distais, deve ser realizado antes e após o tratamento. O procedimento inicia com a identificação das características da lesão, especialmente da localização do colo e da presença de septações. Neste caso, a trombina deve ser injetada em cada loja do pseudoaneurisma, para garantir efetiva trombose de toda a lesão. A injeção percutânea é realizada por meio de agulhas finas (19-24 gauge), preferencialmente no centro da lesão, evitando as proximidades do colo. O material embolizante pode ser diluído com solução fisiológica ou água destilada e deve ser dividido em seringas, evitando, assim, perda completa do material em caso de refluxo sanguíneo para o interior da seringa e consequente formação de trombos. Pequenas quantidades de trombina (20-50 unidades) podem ser suficientes para o tratamento completo da lesão. A trombose do pseudoaneurisma é praticamente imediata à injeção de trombina, devendo ser confirmada pela US com Doppler colorido.[26,27]

Esta técnica substituiu a compressão manual ecoguiada na maioria dos centros de referência, pois permite abordagem mais rápida, menos dolorosa e mais efetiva (86-100% de sucesso clínico), com baixas taxas de recorrência (0-9%).[27] Nestes casos, uma segunda sessão de injeção pode ser realizada, com excelentes resultados. Pode ainda ser realizada à beira do leito em pacientes gravemente enfermos ou com impossibilidade de transferência para o setor de Radiologia Intervencionista. A anticoagulação sistêmica com heparina ou cumarínicos não parece diminuir a eficácia do método.

As contraindicações à injeção percutânea de trombina incluem infecção tecidual ativa e a associação à FAV.[26,27]

A incidência de complicações é baixa, menor que 2%, sendo a mais temida o refluxo de trombina para o vaso nativo, com consequente evento isquêmico relacionado. Felizmente, este evento é raro, provavelmente decorrente dos mecanismos endógenos de trombólise. No caso de trombose arterial inadvertida, a conduta é variável, dependendo da gravidade do evento isquêmico, e inclui medidas clínicas, como heparinização e aquecimento do membro, além do uso de trombolíticos intra-arteriais, tromboembolectomia cirúrgica e procedimentos de revascularização. A opção alternativa para evitar o refluxo de trombina para o vaso nativo consiste em proteger o colo aneurismático com balão, introduzido por acesso femoral contralateral, principalmente nos casos de colos largos e curtos, ainda que este método acrescente morbidade e complexidade ao tratamento.[27]

Outras formas de tratamento raramente utilizadas são embolização transarterial, utilizando material embolizante ou exclusão, utilizando *stents* revestidos. O tratamento cirúrgico está reservado para os casos de falha das técnicas percutâneas, ruptura, infecção ou efeito de massa relacionado com eventos isquêmicos ou compressão de estruturas nervosas.

Fístulas Arteriovenosas (FAV)

As FAVs correspondem às complicações raras das punções vasculares, com incidência menor que 1% na maioria das séries.[10,27] São facilmente diagnosticadas pelo exame físico com palpação ou ausculta de frêmito no sítio de punção, e confirmadas por US Doppler (Fig. 71-13A e B). A maioria dos pacientes é assintomática, não necessitando de tratamento específico nestes casos. Alguns pacientes, entretanto, podem evoluir com sobrecarga hemodinâmica e insuficiência cardíaca de alto débito, edema do membro ou dilatação aneurismática dos vasos envolvidos.[27]

Classicamente, o tratamento era realizado com imobilização associada a curativos compressivos por períodos prolongados ou compressão ecoguiada da lesão, com baixos índices de sucesso. O tratamento endovascular com implante de *stents* revestidos vem ganhando espaço nos últimos anos em razão da natureza minimamente invasiva e altamente resolutiva do método. Por outro lado, devem-se considerar os riscos de fratura ou oclusão do *stent* a longo prazo, uma vez que estará submetido ao *stress* relacionado com flexão repetida do quadril. Outra preocupação se refere à proximidade da lesão com a bifurcação da artéria femoral comum e o consequente risco de oclusão das artérias femorais superficial e profunda, que pode ser minimizado com a liberação precisa do *stent* e com auxílio de técnica de *roadmap*. Alternativamente, liberação endovascular de molas ou infusão de adesivo tecidual pode ser utilizada nos casos de trajetos fistulosos longos.[10,27]

Conforme essas particularidades, o tratamento cirúrgico das FAVs nos sítios de punção vascular pode ser considerado a melhor opção terapêutica em alguns casos, especialmente em pacientes jovens e com baixo risco cirúrgico. Muitos desses procedimentos podem ser realizados sob anestesia local e com baixa taxa de complicações (Fig. 71-13C e D).

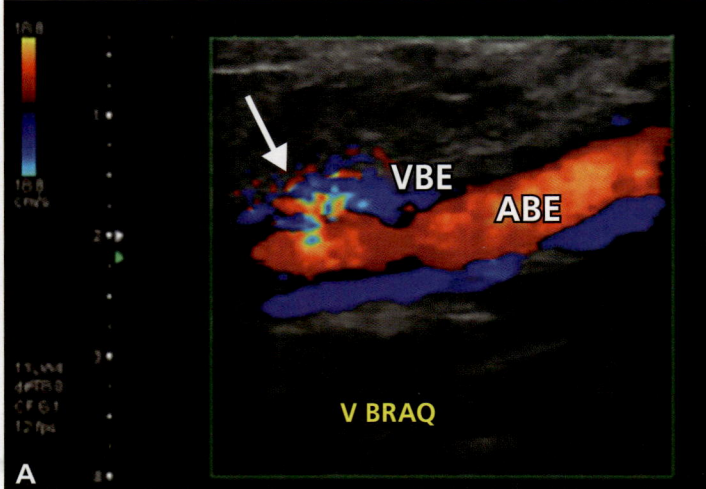
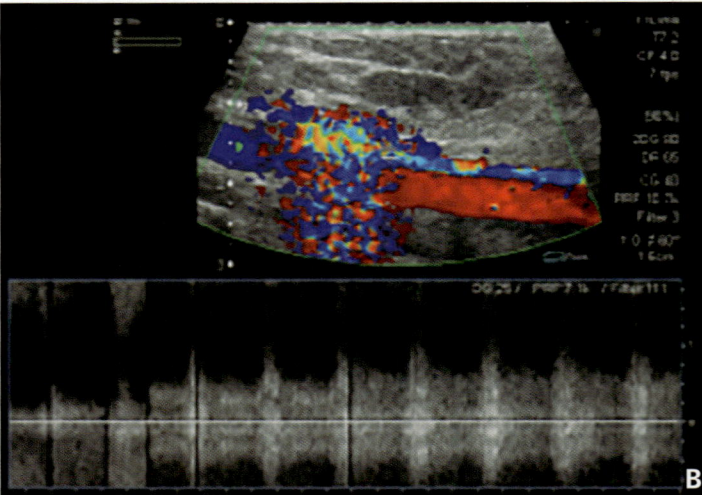
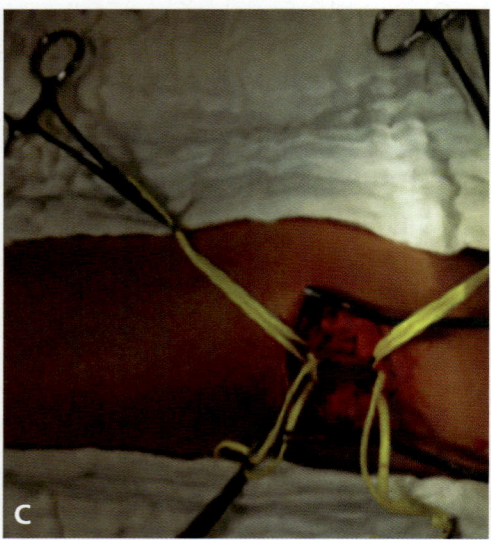
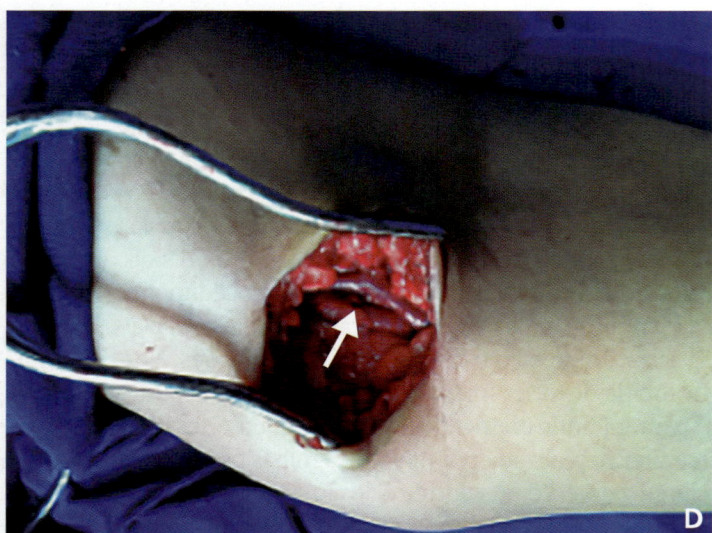

Fig. 71-13. Correção cirúrgica de fístula arteriovenosa (FAV) pós-cateterismo da artéria braquial. (**A**) Ultrassom com Doppler caracterizando artéria braquial esquerda (ABE) e uma das veias braquiais esquerdas (VBE) com imagem de *aliasing* (seta) sugerindo FAV. (**B**) A análise espectral confirmou o achado, evidenciando fluxo de padrão característico. (**C**) Correção cirúrgica com dissecção e reparo da artéria e da veia braquiais esquerdas. (**D**) Síntese da lesão parietal da ABE com fio cirúrgico não absorvível (seta), com resolução definitiva da FAV.

LESÕES RELACIONADAS COM OS ACESSOS VENOSOS CENTRAIS

Lesões iatrogênicas das artérias carótidas e subclávias vêm apresentando aumento de incidência nas últimas décadas, refletindo o aumento no implante de cateteres venosos centrais, marca-passos e desfibriladores implantáveis.[28,29] Nesses casos, a correção cirúrgica está relacionada com a elevada morbidade e envolve, muitas vezes, procedimentos de toracotomia, enquanto a embolização pode ser inviável por causa do risco de complicações isquêmicas. Neste sentido, tem-se utilizado de *stents* revestidos para controle hemorrágico dessas lesões arteriais, de maneiras segura e efetiva. Em casos dramáticos com instabilidade hemodinâmica de difícil tratamento, um balão de angioplastia pode ser rapidamente insuflado proximalmente à lesão, possibilitando controle hemodinâmico e programação do tratamento definitivo posteriormente.[28,29] Em revisão sistemática da literatura publicada, em 2012, DuBose *et al.* descreveram sucesso terapêutico, utilizando *stents* revestidos, em 96,9% dos casos de laceração das artérias subclávia ou axilar, e perviedade dos *stents* de 84,4%, no período de seguimento de até 70 meses. O índice de complicações relacionadas com o tratamento endovascular foi aceitável, metade delas relacionada com os sítios de punção vascular e dois casos de embolização distal para o braço, com necessidade de tromboembolectomia cirúrgica.[29]

Outra possibilidade terapêutica nos casos de implante inadvertido de cateteres venosos nas artérias carótida ou subclávia é a utilização de dispositivos hemostáticos (Fig. 71-14). Apesar de tecnicamente possível, a experiência descrita na literatura é pequena, resumindo-se a relatos de caso.[30] A escolha do dispositivo deve levar em consideração aspectos anatômicos, incluindo tortuosidade e a presença

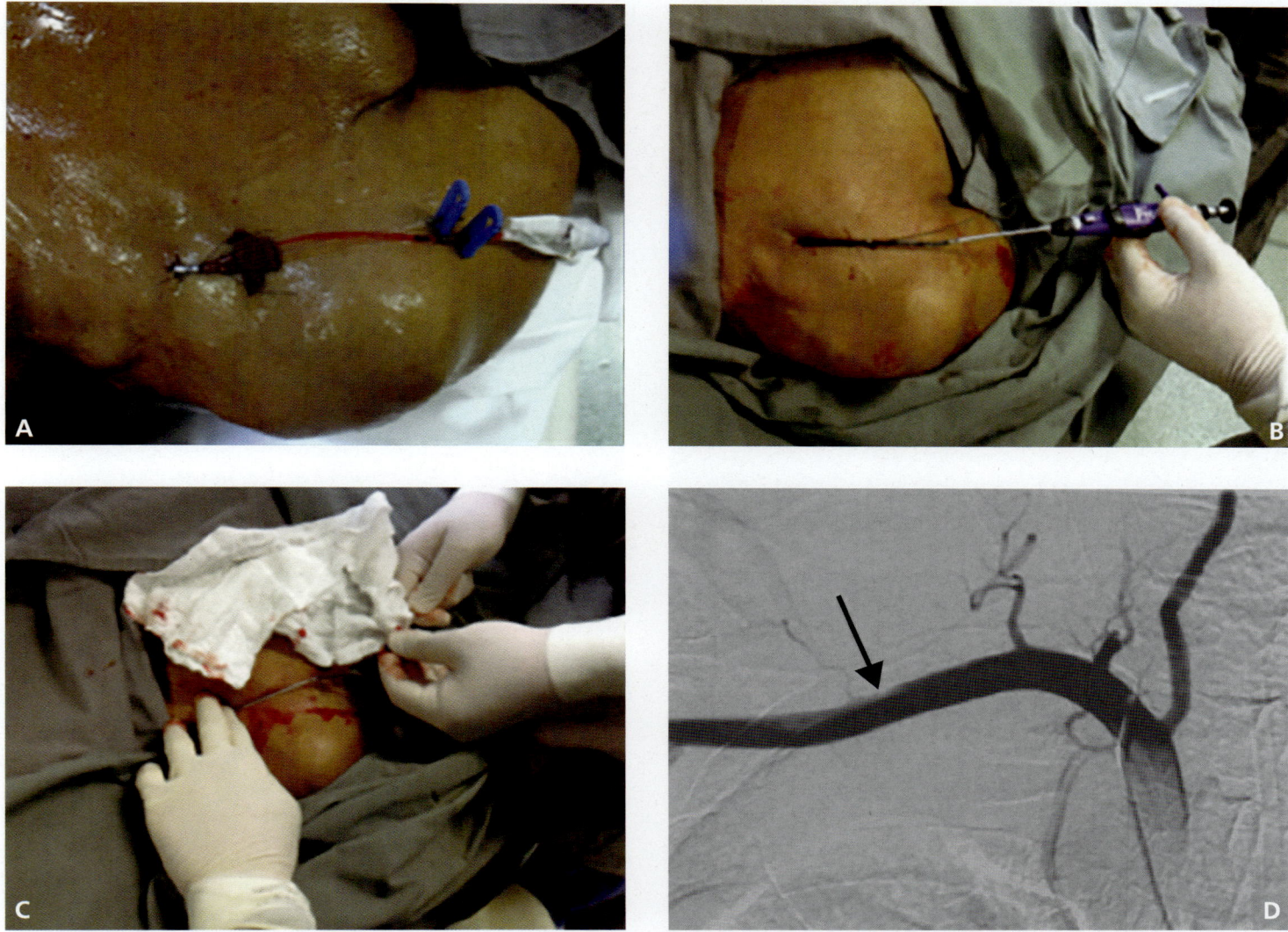

Fig. 71-14. Tratamento de lesão da artéria subclávia direita através de dispositivo hemostático. (A) Paciente submetido a implante inadvertido de catéter de duplo lúmen na artéria subclávia direita (ASCD). (B e C) Após passagem de fio-guia e retirada do catéter, é realizada hemostasia da lesão através do uso de dispositivo Perclose Proglide (Abbott®). (D) Arteriografia com subtração digital de controle evidenciando apenas discreta área de irregularidade parietal da ASCD (seta) sem sinais de extravasamento ativo do meio de contraste. Imagens gentilmente cedidas pelo Dr. Ricardo Abdala.

de placas calcificadas, além da preferência do intervencionista. Nos casos de envolvimento das artérias subclávias, é recomendável controle angiográfico imediato após a utilização do dispositivo, uma vez que se trata de um sítio de punção não compressível, e a falha na hemostasia pode levar rapidamente a colapso hemodinâmico e óbito.[30]

Nos casos de lesão de artérias menores, como ramos do tronco tireocervical ou da artéria torácica interna (Fig. 71-15), a embolização com molas, partículas, Gelfoam ou adesivo tecidual é geralmente suficiente para o controle hemostático.[31]

Os procedimentos de implante de catéteres nas veias femorais também estão sujeitos a lacerações arteriais com sangramento ativo ou formação de FAV, principalmente quando a punção é realizada sem auxílio do US. Punções mais baixas, como previamente descrito, também aumentam o risco de lesão iatrogênica. Em alguns casos, a correção dessas lesões é possível através de utilização de *stents* revestidos (Fig. 71-16), considerando os riscos de fratura e oclusão a longo prazo, além do risco de oclusão das artérias femoral profunda ou superficial. O tratamento cirúrgico é reservado para o restante dos casos.[27]

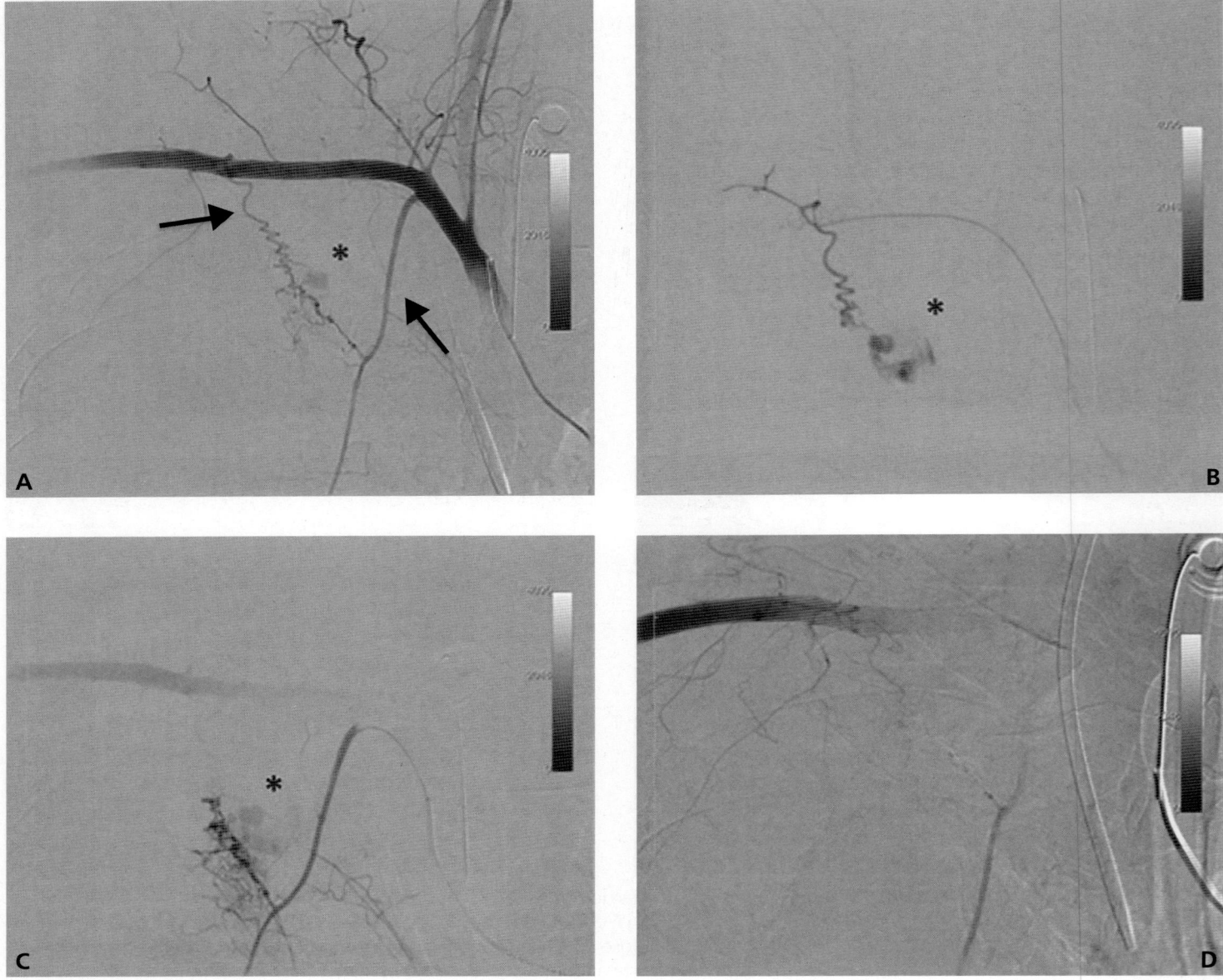

Fig. 71-15. Embolização de lesão arterial pós-implante de catéter venoso central (CVC). (**A**) Arteriografia com subtração digital evidenciando área de extravasamento ativo do meio de contraste (*). Observada vascularização da lesão através das artérias torácicas interna e anterior (setas). (**B** e **C**) Embolização dos dois ramos nutridores com micropartículas de PVA e micromolas. (**D**) Controle arteriográfico com exclusão da lesão hemorrágica e preservação dos principais troncos arteriais.

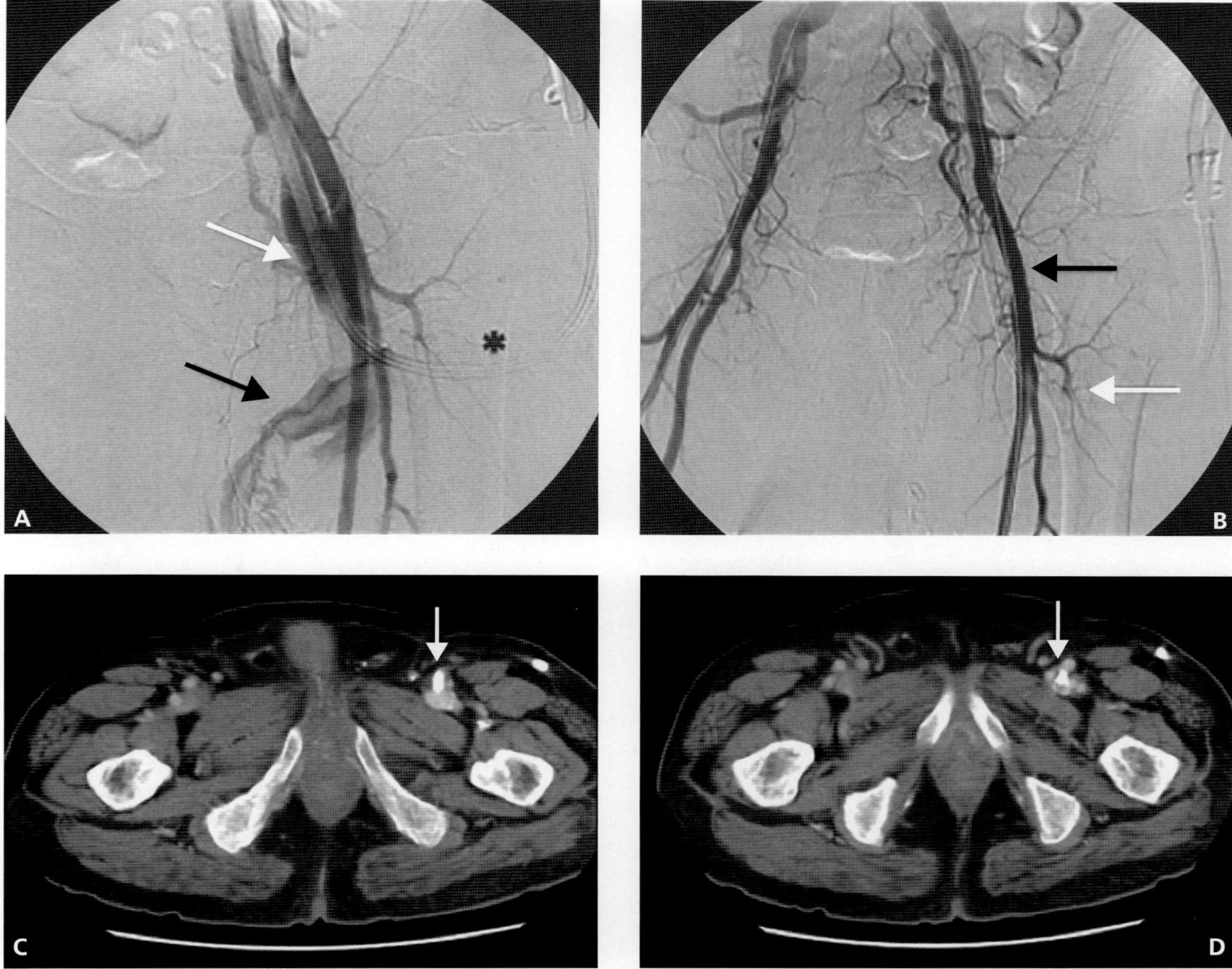

Fig. 71-16. Tratamento de lesão da artéria femoral superficial esquerda após implante de catéter para hemodiálise. (**A**) Arteriografia através de acesso femoral contralateral evidenciando extravasamento ativo do meio de contraste (seta preta), além de opacificação precoce da veia femoral superficial esquerda (VFSE), compatível com fístula arteriovenosa (seta branca). Notar a presença do catéter de diálise no interior da VFSE (asterisco). (**B**) Realizado implante de *stent* revestido com correção da lesão vascular (seta preta) e preservação dos ramos da artéria femoral profunda (seta branca). (**C** e **D**) A avaliação tomográfica evidenciava transfixação da artéria femoral superficial esquerda pelo catéter de diálise previamente instalado (setas).

OUTRAS LESÕES

Procedimentos endovasculares têm sido descritos como opções eficazes e seguras para o tratamento de complicações hemorrágicas iatrogênicas nos mais diversos territórios vasculares. Incluímos nesta sessão alguns casos vivenciados na nossa prática clínica intervencionista para demonstrar técnicas e opções de tratamento em situações pouco frequentes no nosso dia a dia, como as lesões arteriais relacionadas com as biópsias de próstata, de medula óssea e de enxertos renais (Fig. 71-17), com implante de catéteres de drenagem torácicos (Fig. 71-18) e lacerações da aorta pós-litotripsia extracorpórea (Fig. 71-19).[32,33]

As recentes evidências apontam a terapêutica intervencionista como primeira linha para o controle das complicações hemorrágicas relacionadas com os procedimentos percutâneos. O sucesso do tratamento está relacionado com o tempo entre o diagnóstico e o início do tratamento, com a variedade de material e equipamento disponíveis para a realização do tratamento da hemorragia e com a *expertise* do radiologista intervencionista.

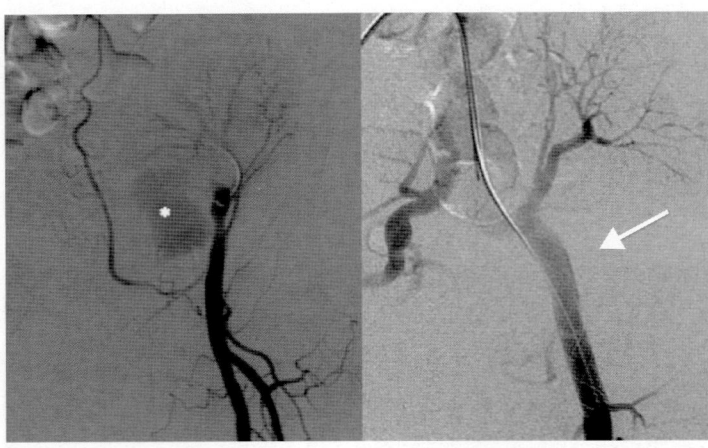

Fig. 71-17. Tratamento de lesão da artéria ilíaca externa esquerda (AIEE) após biópsia de rim transplantado. (A) Arteriografia com subtração digital evidenciando grande pseudoaneurisma da AIEE (asterisco). (B) Implante de *stent* revestido com exclusão do pseudoaneurisma e preservação do fluxo sanguíneo para o membro inferior. Imagens gentilmente cedidas pelo Dr. Ricardo Abdala.

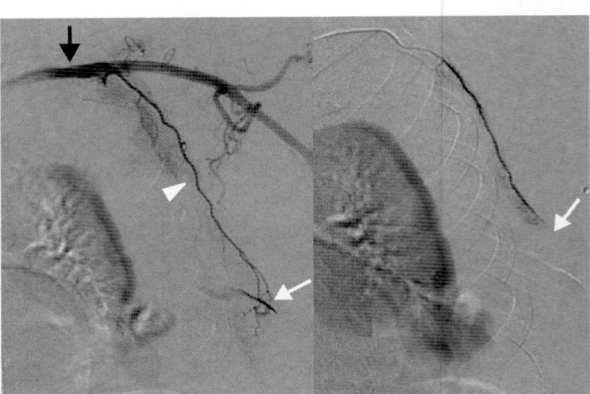

Fig. 71-18. Lesão da artéria torácica lateral após drenagem torácica. (A) Arteriografia demonstrando extravasamento ativo (seta branca) de meio contraste peridreno a partir de ramo da artéria subclávia esquerda (seta preta) e artéria torácica lateral (ponta de seta). (B) Controle angiográfico após embolização seletiva de artéria torácica lateral com partículas de PVA 300-500 μm, demonstrando desvascularização distal e ausência de sangramento (seta).

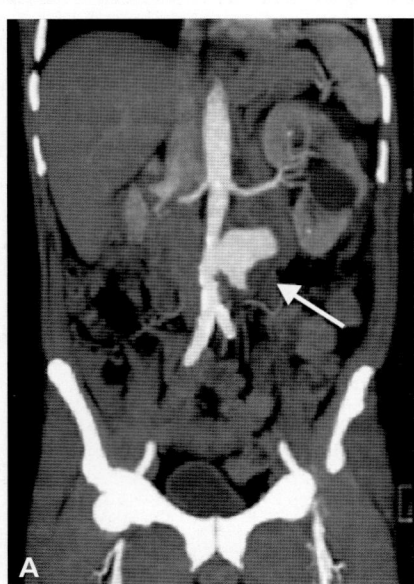 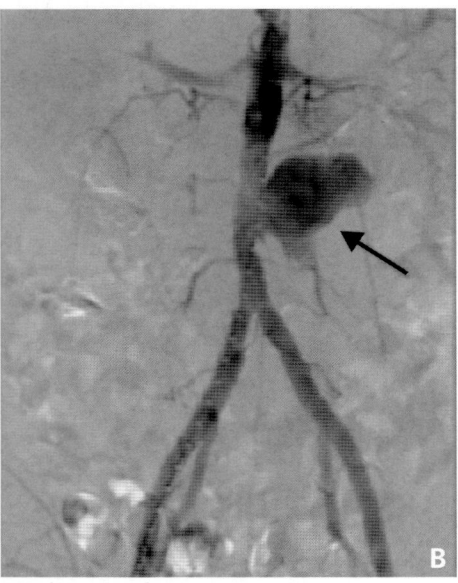 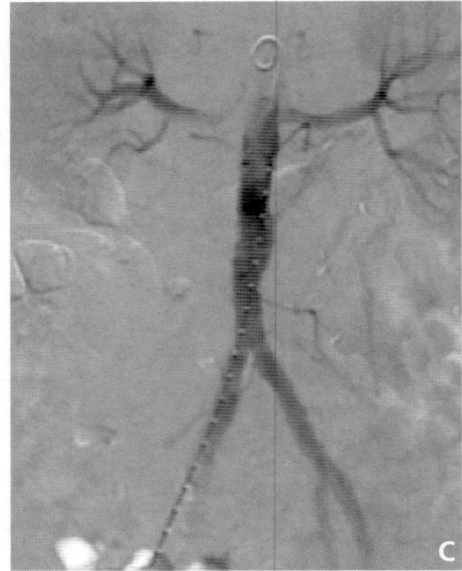

Fig. 71-19. Correção endovascular de pseudoaneurisma traumático da aorta abdominal consequente de litotripsia extracorpórea. (A) Angiotomografia mostrando grande pseudoaneurisma do segmento lateral esquerdo da aorta infrarrenal (B) confirmado por arteriografia com subtração digital (setas). (C) Correção da lesão por meio do implante de extensão de endoprótese torácica. Imagens gentilmente cedidas pelo Dr. Ricardo Abdala.

REFERÊNCIAS BIBLIOGRÁFICAS

1. Huang CS, Lichtenstein DR. Nonvariceal upper gastrointestinal bleeding. *Gastroenterol Clin North Am* 2003;32:1053-78.
2. Walter JF, Paaso BT, Cannon WB. Successful transcatheter embolic control of massive hematobilia secondary to liver biopsy. *Am J Roentgenol* 1976;127:847-9.
3. Rollhauser C, Fleischer DE. Nonvariceal upper gastrointestinal bleeding. *Endoscopy* 2004;36:52-8.
4. Rösch J, Dotter CT, Brown MJ. Selective arterial embolization. A new method for control of acute gastrointestinal bleeding. *Radiology* 1972;102:303-6.
5. Loffroy RF, Abualsaud BA, Lin MD et al. Recent advances in endovascular techniques for management of acute nonvariceal upper gastrointestinal bleeding. *World J Gastrointest Surg* 2011;3(7):89-100.
6. Cappell MS, Abdullah M. Management of gastrointestinal bleeding induced by gastrointestinal endoscopy. *Gastroenterol Clin North Am* 2000;29:125-67.
7. Malloy PC, Grassi CJ, Kundu S. Consensus guidelines for periprocedural management of coagulation status and hemostasis risk in percutaneous image-guided interventions. *J Vasc Interv Radiol* 2009;20:S240-9.
8. Ginat DT, Saad WEA, Waldman DL et al. Stent-graft placement for management of iatrogenic hepatic artery branch pseudoaneurysm after liver. *Vasc Endovascular Surg* 2009;43:513.
9. Frank Schellhammer F, Daniele Steinhaus D, Mathias Cohnen M et al. Minimally invasive therapy of pseudoaneurysms of the trunk: application of thrombin. *Cardiovasc Intervent Radiol* 2008;31:535-41.
10. Tsetis D. Endovascular treatment of complications of femoral arterial access. *Cardiovasc Intervent Radiol* 2010;33:457-68.
11. Tessier DJ, Fowl RJ, Stone WM et al. Iatrogenic hepatic artery pseudoaneurysms: an uncommon complication after hepatic, biliary, and pancreatic procedures. *Ann Vasc Surg* 2003;17:663-9.
12. Christensen T, Matsuoka L, Heestand G et al. Iatrogenic pseudoaneurysms of the extrahepatic arterial vasculature: management and outcome. *HPB* 2006;8:458-64.
13. Saad WE, Wallace MJ, Wojak JC et al. Quality improvement guidelines for percutaneous transhepatic cholangiography, biliary drainage, and percutaneous cholecystostomy. *J Vasc Interv Radiol* 2010;21:789-95.
14. L'Hermine C, Ernst O, Delemazure O et al. Arterial complications of percutaneous transhepatic biliary drainage. *Cardiovasc Intervent Radiol* 1996;19:160-4.
15. Rockey DC, Caldwell SH, Goodman ZD et al. Liver biopsy. *Hepatology* 2009;49.
16. Carrafiello G, Laganà D, Dizonno M et al. Emergency percutaneous treatment in iatrogenic hepatic arterial injuries. *Emerg Radiol* 2008;15:249-54.
17. Carra?ello G, Laganà D, Ianniello A et al. Bleeding after percutaneous radiofrequency ablation: successful treatment with transcatheter embolization. *Eur J Radiol* 2007;61:351-5.
18. Choi SH, Gwon DI, Ko GY et al. Hepatic arterial injuries in 3110 patients following percutaneous transhepatic biliary drainage. *Radiology* 2011;261:969-75.
19. Summerton DJ, Kitrey ND, Lumen N et al. EAU guidelines on iatrogenic trauma. *Eur Urol* 2012;62:628-39.
20. Whittier WL. Complications of the percutaneous kidney biopsy. *Adv Chronic Kidney Dis* 2012;19:179-87.
21. Uflacker R. *Atlas of vascular anatomy: an angiographic approach,* 2nd ed. Charleston: Lippincott Williams & Wilkins; 2006.
22. Rundback JH, Rizvi A, Tomasula J. Percutaneous treatment of transplant renal artery stenosis: techniques and results. *Tech Vasc Interv Radiol* 1999;2:91-7.
23. Chatziioannou A, Brountzos E, Primetis E et al. Effects of superselective embolization for renal vascular injuries on renal parenchyma and function. *Eur J Vasc Endovasc Surg* 2004;28:201-6.
24. Loffroy R, Guiu B, Lambert A et al. Management of post-biopsy renal allograft arteriovenous fistulas with selective arterial embolization: immediate and long-term outcomes. *Clin Radiol* 2008;63:657-65.
25. Ahmad F, Turner SA, Torrie P et al. Iatrogenic femoral artery pseudoaneurysms - A review of current methods of diagnosis and treatment. *Clin Radiol* 2008;63:1310-6.
26. Hanson JM, Atri M, Power N. Ultrasound-guided thrombin injection of iatrogenic groin pseudoaneurysm: Doppler features and technical tips. *Brit J Radiol* 2008;81:154-63.
27. Kent KC, McArdle CR, Kennedy B et al. A prospective study of the clinical outcome of femoral pseudoaneurysms and arteriovenous fistulas induced by arterial puncture. *J Vasc Surg* 1993;17:125-33.
28. Schutz N, Doll S, Bonvini RF. erroneous placement of central venous catheter in the subclavian artery: retrieval and successful hemostasis with a femoral closure device. *Catheter Cardiovasc Interv* 2011;77:154-7.
29. DuBose JJ, Rajani R, Gilani R et al. Endovascular management of axillo-subclavian arterial injury: a review of published experience. *Injury* 2012;43:1785-92.
30. Tran V, Shiferson A, Hingorani AP et al. Use of the starclose device for closure of inadvertent subclavian artery punctures. *Ann Vasc Surg* 2009;23:688.
31. Chemelli AP, Chemelli-Steingruber IE, Bonaros N et al. Coil embolization of internal mammary artery injured during central vein catheter and cardiac pacemaker lead insertion. *Eur J Radiol* 2009;71:269-74.
32. Tse GH, Qazi HA, Halsall AK et al. Shockwave lithotripsy: arterial aneurysms and vascular complications. *J Endourol* 2011;25:403-11.
33. Gugulakis AG, Matsagas MI, Liapis CD et al. Rupture of the abdominal aorta following extracorporeal shock-wave lithotripsy. *Eur J Surg* 1998;164:233-5.

Capítulo 72

Coleta Hormonal nas Doenças Endócrinas

- Ana Maria Arguello Carnevale
- Márcio Carlos Machado
- Maria Cândida Barisson Villares Fragoso
- Paulo Puglia Junior
- Aline Cristine Barbosa Santos Cavalcante
- Francisco César Carnevale

CONTEÚDO

- INTRODUÇÃO 1013
- HIPERALDOSTERONISMO 1013
- INSULINOMA 1020
- SÍNDROMES HIPERANDRÓGENAS 1021
- CATETERISMO DOS SEIOS PETROSOS INFERIORES   1023
  - OUTROS PROCEDIMENTOS 1027
- REFERÊNCIAS BIBLIOGRÁFICAS 1028

INTRODUÇÃO

Neste capítulo abrangeremos as principais doenças endócrinas em que é necessário o cateterismo venoso seletivo para coleta hormonal: o hiperaldosteronismo primário, o insulinoma, a síndrome de Cushing e as síndromes virilizantes. Outras doenças em que, raramente, é necessária a cateterização venosa incluem o feocromocitoma, as síndromes carcinoides e outros tumores neuroendócrinos não insulinomas, que não serão abordados.

HIPERALDOSTERONISMO

O hiperaldosteronismo primário (HAP) é a principal doença das suprarrenais em que é necessário o cateterismo venoso. Outras doenças suprarrenais, como a síndrome de Cushing, feocromocitoma e as síndromes virilizantes podem ser caracterizadas ou localizadas com exames de imagem na maioria das vezes. Caracteriza pela presença de hipertensão arterial associada a níveis elevados de aldosterona plasmática e urinária com supressão da atividade plasmática de renina. Costuma cursar com hipocalemia, mas níveis normais de potássio não excluem a doença.

Estima-se que 1-2% dos pacientes com hipertensão apresentem HAP.[1] Entretanto, recentes estudos têm sugerido que a prevalência de HAP seja muito maior do que previamente se supunha (até 20%), graças à descrição cada vez mais frequente de casos atípicos, com ausência de hipocalemia.[2-4]

O HAP deve ser suspeitado em qualquer paciente hipertenso com quadro de fraqueza muscular, desânimo, nictúria e parestesias, sugestivos de hipocalemia. A hipertensão arterial do paciente com HAP não difere das de qualquer outra síndrome hipertensiva. Mas evidências mostram que níveis aumentados de aldosterona plasmática elevam em até quatro vezes o risco de doenças cardiovasculares em relação à hipertensão arterial essencial, além de causar sequelas renais e metabólicas.[5] Segundo o consenso realizado pela *Endocrine Society*, em 2008,[6] devem ser investigados os seguintes pacientes: hipertensão em estágio 2 ou 3, hipertensão resistente, hipertensão com hipocalemia, incidentaloma suprarrenal, história familiar de hipertensão de início precoce (40 anos) e pacientes com parentes de primeiro grau com HAP.

A avaliação endocrinológica visa a confirmar a autonomia da produção de aldosterona através dos seguintes exames laboratoriais: aldosterona, atividade plasmática de renina, potássio e relação aldosterona/atividade plasmática de renina (APR). Níveis de relação APR maiores que 15 são encontrados em mais de 90% dos pacientes cirurgicamente tratados. O aumento da APR por si só não é diagnóstico, testes confirmatórios são necessários na maioria das vezes (teste da infusão salina, teste oral de sobrecarga de sal, teste da fludrocortisona, teste do captopril/losartana).

As duas causas mais comuns de HAP são o aldosteronoma (APA – adenoma unilateral produtor de aldosterona; 60%) e a hiperplasia suprarrenal bilateral (hiperaldosteronismo idiopático; 40%). Outras causas mais raras incluem o carcinoma suprarrenal, hiperplasia unilateral e o hiperaldosteronismo supressível com glicocorticoide.[7]

Confirmada a autonomia da produção de aldosterona, torna-se obrigatória a definição etiológica: APA ou hiperplasia bilateral, já que o manuseio terapêutico é distinto. Enquanto no primeiro caso o tratamento é cirúrgico, nos demais o tratamento é clínico.

O método de imagem de escolha é a tomografia computadorizada (TC) abdominal, garantindo a detecção de tumores na maioria dos casos.[8] A ressonância magnética (RM) é um método alternativo, mas inferior à TC em termos de definição, e a ultrassonografia (US) não apresenta resolução suficiente para detectar tumores pequenos (1-3 cm). Entretanto, cerca de 37,8% das lesões suprarrenais podem não ser detectadas nos métodos de imagem[9] e não se pode esquecer que é cada vez mais frequente o diagnóstico de tumores suprarrenais incidentais, principalmente em indivíduos mais idosos.

Após a realização da TC, há três possibilidades de resultados: lesão unilateral, lesão bilateral e sem imagens de lesão.

Até alguns anos atrás, o paciente que apresentasse avaliação laboratorial compatível com APA e imagem nodular (maior que 1 cm) em uma das suprarrenais, era encaminhado diretamente para cirurgia. Este processo levou à cirurgia inadequada em alguns pacientes, visto que podem existir APAs menores que 1cm que são difíceis de serem identificados na TC.[10]

Atualmente, o cateterismo venoso suprarrenal (CVA) é considerado o *gold standard* no diagnóstico de lateralização do HAP, já que apresenta acurácia de praticamente 100%.[11,12] O CVA apresenta vantagens em relação aos exames de imagem, já que demonstra diretamente a função suprarrenal. É realizada coleta de sangue em separado para determinação de aldosterona e cortisol de ambos os efluentes suprarrenais (Fig. 72-1). Incidentalomas não representam fonte de erro.

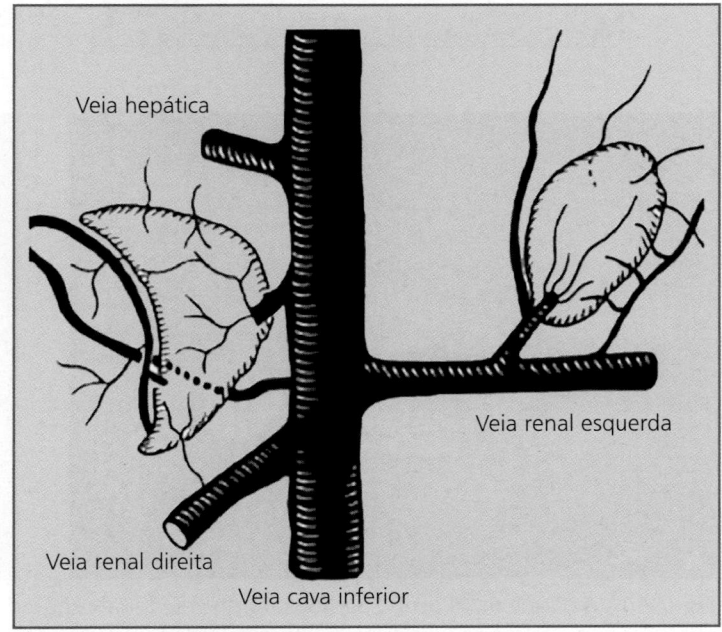

Fig. 72-1. Anatomia das veias suprarrenais.[10]

A principal desvantagem do cateterismo é a dificuldade técnica, com coleta de amostras inadequadas especialmente da veia suprarrenal direita. A anatomia venosa suprarrenal apresenta muita variação e como o sangue flui de veias menores para veias maiores, quando se injeta contraste nas veias principais, não se conseguem ver as pequenas tributárias que precisam ser cateterizadas. As veias suprarrenais não podem ser identificadas com certeza até que tenham sido cateterizadas.

A anatomia da veia suprarrenal esquerda é geralmente constante. Ela drena na porção superior da veia renal esquerda na margem lateral esquerda da coluna vertebral (Fig. 72-2). Quando a veia renal esquerda é retroaórtica (variação anatômica) (Fig. 72-3), a veia suprarrenal esquerda drena na veia renal anômala ou, raramente, diretamente na veia cava inferior (Fig. 72-4).[13]

A veia suprarrenal direita é geralmente pequena e curta (5-8 mm). Ela normalmente drena para a parte posterior ou posterolateral da veia cava inferior, entre o nível da 10º e a 12º costela, mas geralmente ao nível da 11º costela (Fig. 72-5). Ocasionalmente, a veia suprarrenal direita pode drenar em um pequeno ramo da veia hepática ou, raramente, na veia renal direita. Apresenta mais variação anatômica que a veia suprarrenal esquerda e pode ser mais difícil de localizá-la. A veia suprarrenal direita trifurca imediatamente após a sua origem, e geralmente recebe uma ou mais veias capsulares renais. Essas características podem ajudar a diferenciá-la das veias intercostais de pequenas veias hepáticas.

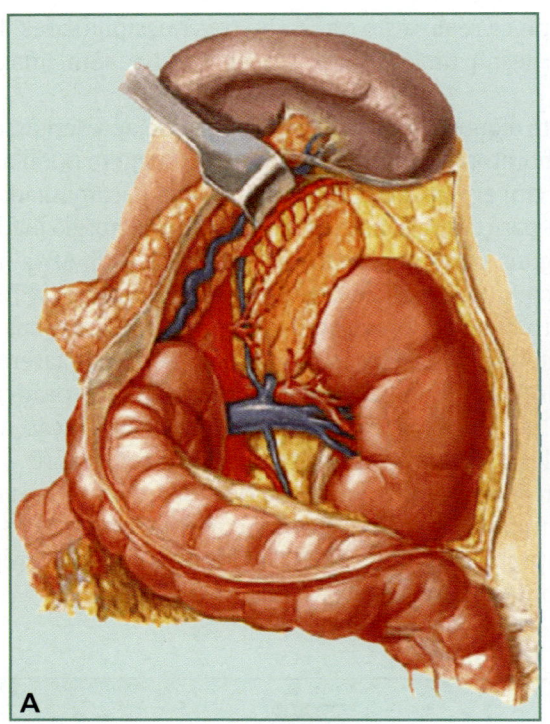

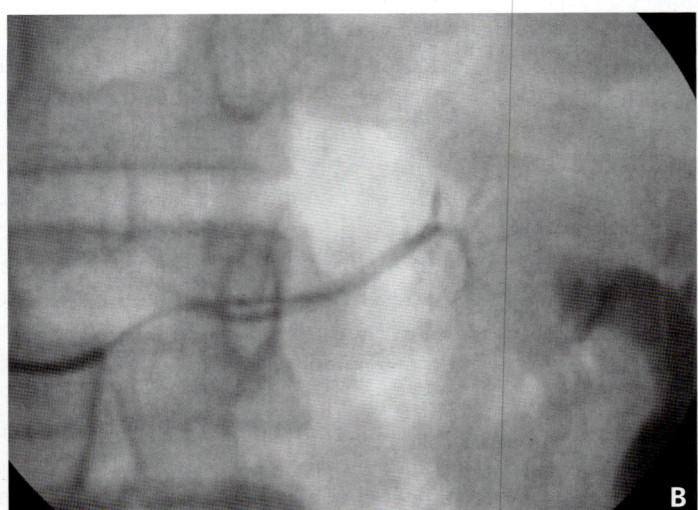

Fig. 72-2. (**A**) Ilustração da veia suprarrenal esquerda drenando na porção superior da veia renal esquerda. Observa-se a veia frênica inferior drenando na veia suprarrenal esquerda. *Fonte:* Netter. (**B**) Estudo angiográfico da veia suprarrenal esquerda através do cateterismo superseletivo em sistema coaxial, utilizando-se o microcatéter. Observa-se a relação anatômica com o polo superior renal e coluna vertebral.

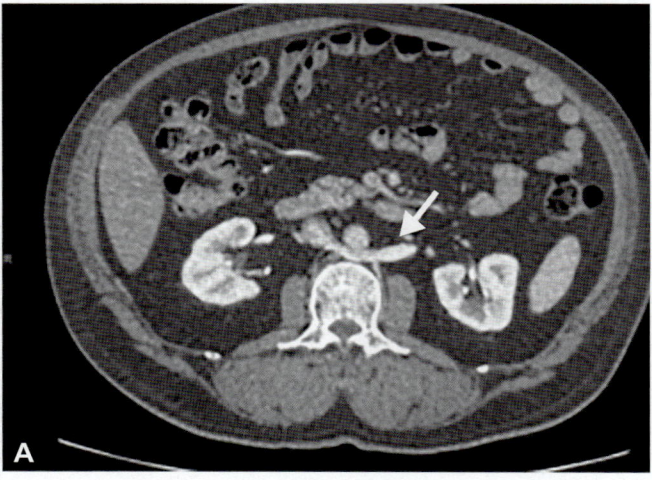

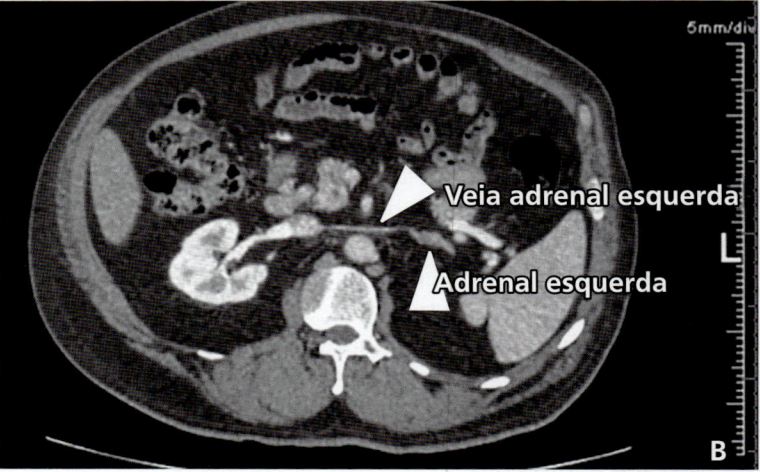

Fig. 72-3. (**A**) Corte axial de TC demonstrando veia renal esquerda retroaórtica (seta). (**B**) Corte axial de TC (mesmo paciente da figura anterior) demonstrando veia suprarrenal esquerda longa drenando diretamente para veia cava inferior.

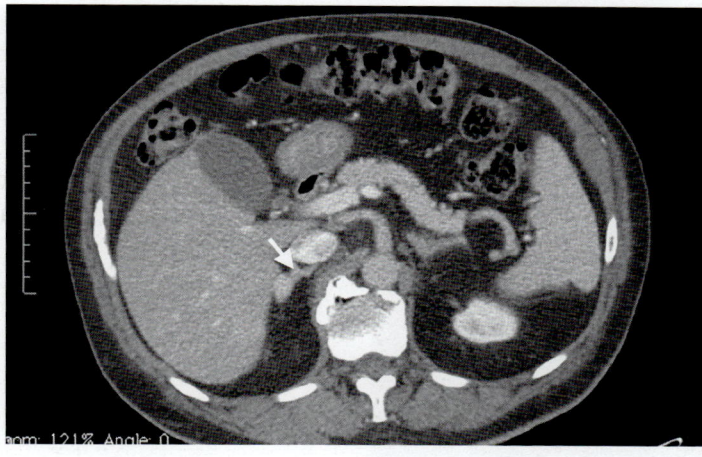

Fig. 72-4. Corte axial de TC demonstrando a veia suprarrenal direita (seta).

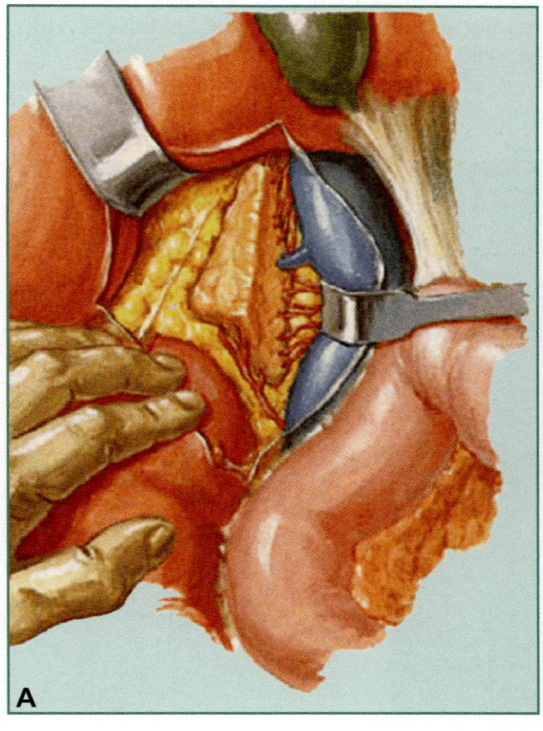

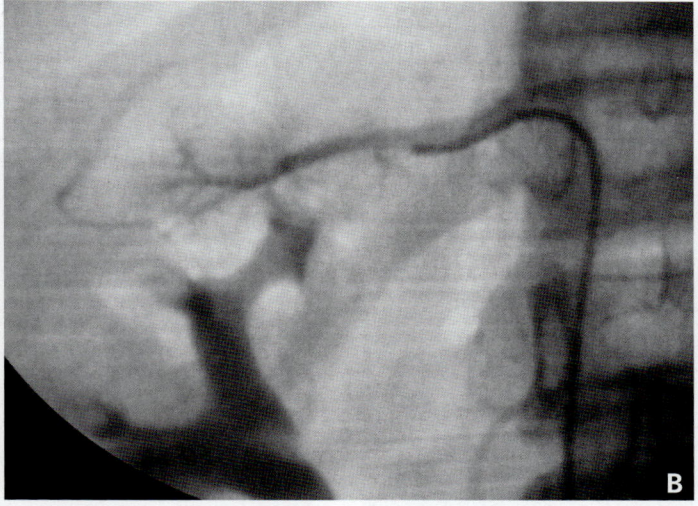

Fig. 72-5. (**A**) Ilustração da veia suprarrenal direita drenando diretamente na porção suprarrenal da veia cava inferior. *Fonte:* Netter. (**B**) Estudo angiográfico da veia suprarrenal direita através do cateterismo seletivo com catéter tipo Mikaelson 4 French. Observa-se a relação anatômica com o polo superior renal e coluna vertebral.

Reconhecer a veia suprarrenal direita é o principal ponto da CVA. Daunt[10] descreve cinco diferentes padrões:

1. Padrão glandular com veia central e numerosos ramos (Fig. 72-6A e B), geralmente com ângulo de menos de 90° entre estes e a veia central. Este tipo pode ser difícil de diferenciar da veia hepática acessória (Fig. 72-6C).
2. Padrão Delta com pequeno preenchimento da estrutura interna da glândula (Fig. 72-7).
3. Padrão triangular com vasos bastantes amontoados e aparência *blush-like* (Fig. 72-8).
4. Ausência de vasos suprarrenais identificáveis, mas a posição e comportamento da veia central são característicos e concordantes com a posição estimada na TC (Fig. 72-9). Surpreendentemente, este padrão ocorre com alguma frequência, cerca 1/30 casos.
5. Veia central conduzindo para ramos finos em formato estrelado ou araneiforme (Fig. 72-10).

Em estudo realizado na Universidade de Tóquio[14] observou-se que a TC foi capaz de localizar a veia suprarrenal direita em 93,2% das vezes, sendo método eficaz para mapeá-la previamente ao CVA. Sendo de enorme benefício para o procedimento, pois quando a veia suprarrenal direita é identificada na TC pode-se correlacionar sua posição com a coluna vertebral. Durante o procedimento, o catéter é posicionado cerca de 1 cm acima para corrigir a inspiração utilizada durante a TC, esta medida reduz drasticamente o tempo de procura da veia suprarrenal direita.[10]

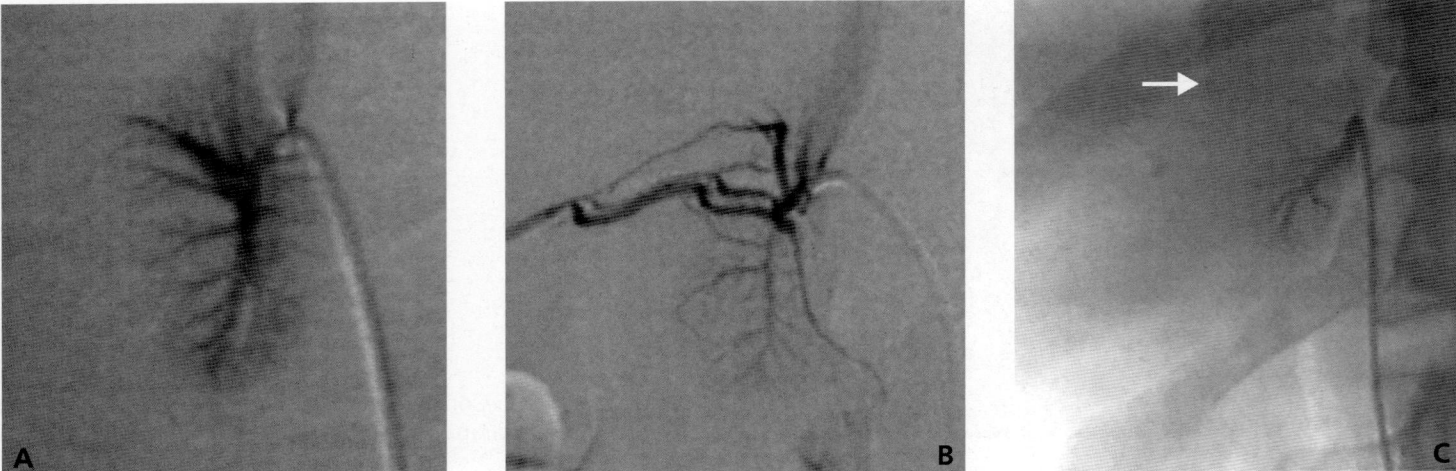

Fig. 72-6. (A) Imagem angiográfica mostra o padrão glandular clássico da veia suprarrenal direita. (B) Imagem angiográfica mostra o padrão glandular clássico da veia suprarrenal direita com veias comunicantes laterais proeminentes. (C) Imagem angiográfica mostra o que parece ser uma injeção na veia suprarrenal direita, mas é, na verdade, a injeção numa veia hepática. O pequeno vaso ascendente (seta) a partir da borda lateral superficial da glândula suprarrenal é a dica.[10]

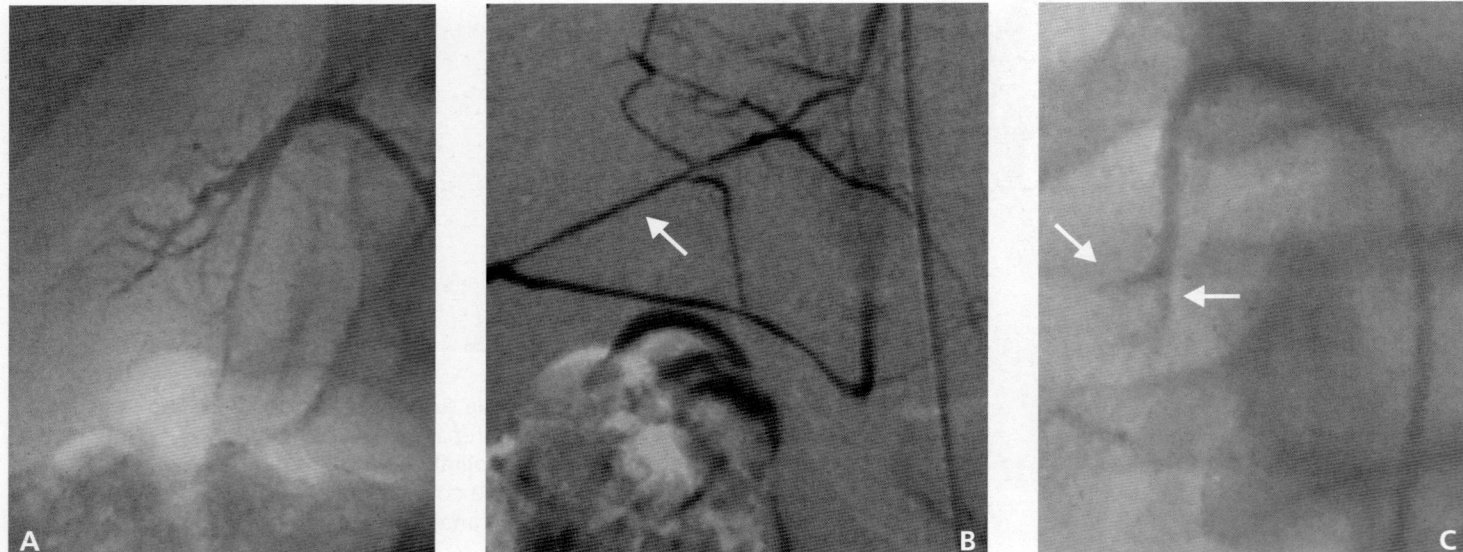

Fig. 72-7. (A) Imagem angiográfica mostra o padrão de delta de injeção na veia central suprarrenal. Existem dois ou três ramos maiores com ângulos agudos entre si. (B) Imagem angiográfica mostra injeção na veia suprarrenal direita com um catéter reverso. Há um padrão delta básico com extensas comunicações de veias superficiais para o retroperitônio e uma veia intercostal (seta). (C) Imagem angiográfica obtida com injeção na veia suprarrenal direita mostra, principalmente, a veia central. Os ramos iniciais da configuração delta também são vistos (setas), confirmando assim uma boa posição do catéter.[10]

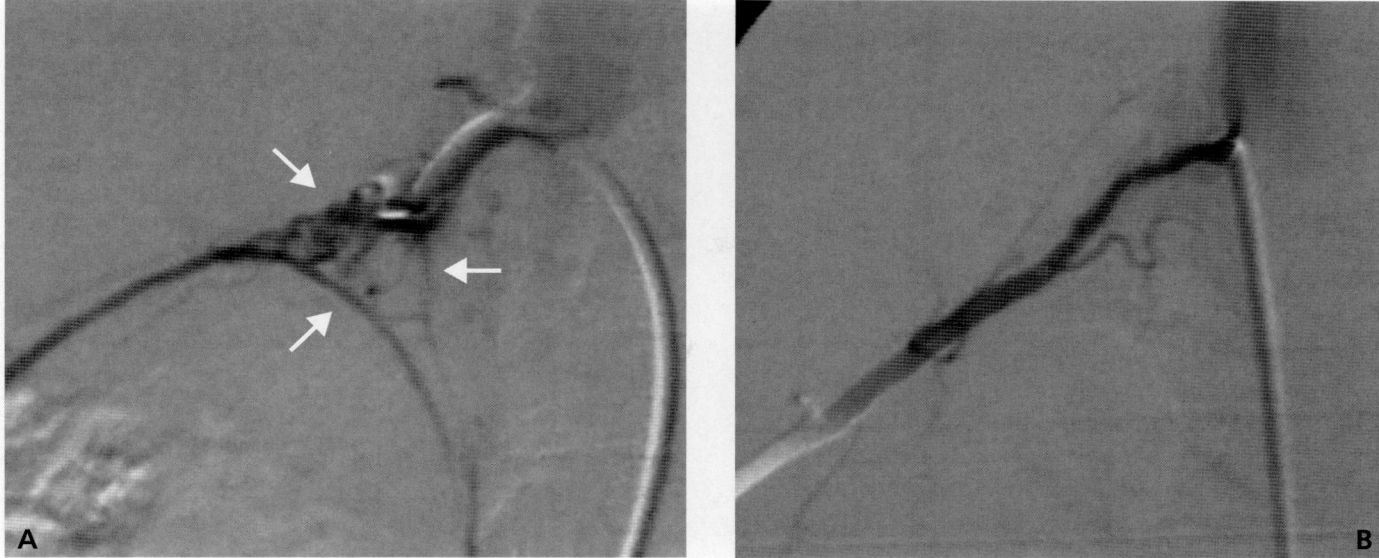

Fig. 72-8. (A) Imagem angiográfica obtida com injeção na veia suprarrenal direita mostra o padrão triangular das veias (setas) e *blush* menor com comunicação com veias superficiais inferiormente. (B) Imagem angiográfica obtida com injeção na veia suprarrenal mostra vasos em configuração triangular com sutil *blush* no fundo e uma veia superficial comunicante extremamente grande.[10]

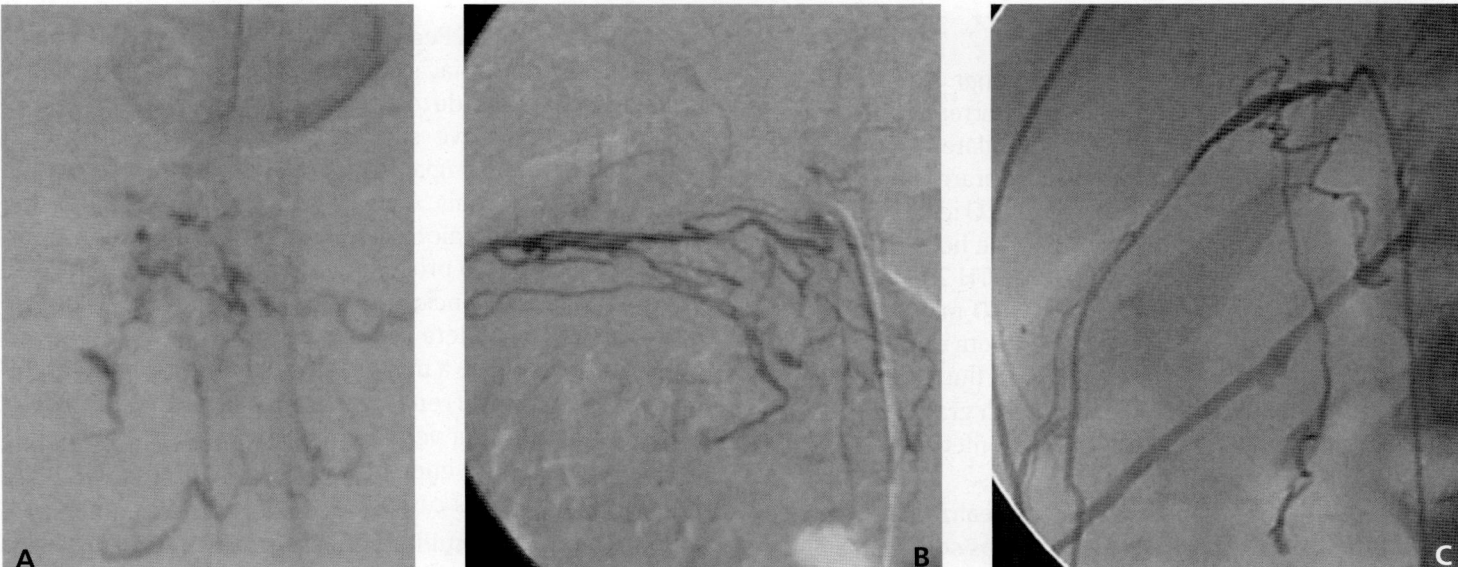

Fig. 72-9. (A) Imagem angiográfica obtida com injeção na veia suprarrenal direita. É difícil identificar qualquer estrutura suprarrenal; contudo, as taxas de cortisol foram positivas na amostra. (B) Imagem angiográfica mostra a glândula suprarrenal direita com estrutura intraglandular irregular. Embora nenhuma estrutura suprarrenal normal seja perceptível, há grandes vasos comunicantes lateralmente. (C) Imagem angiográfica obtida com injeção na veia suprarrenal direita. É difícil identificar uma estrutura de fundo normal da suprarrenal, no entanto, as extensas veias comunicantes inferolaterais apoiam a premissa da boa posição do catéter.[10]

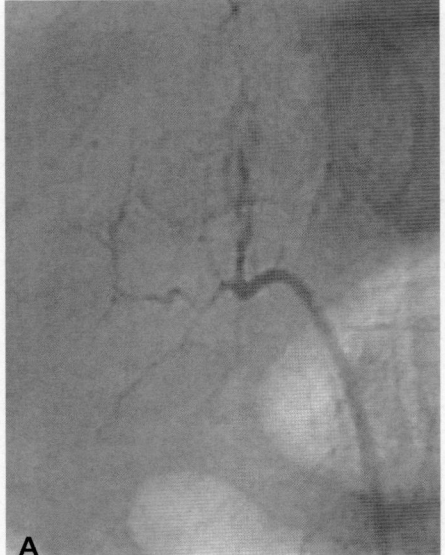 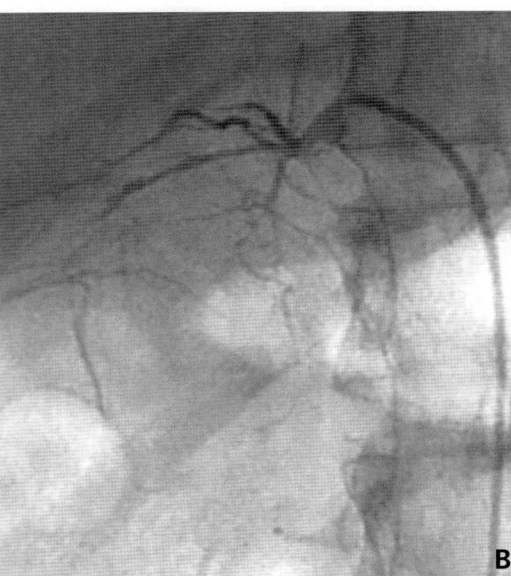 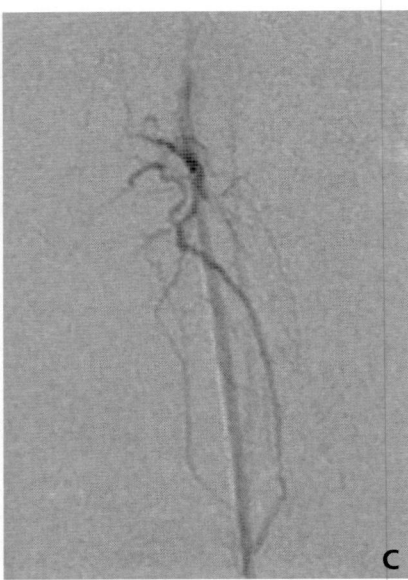

Fig. 72-10. (A) Imagem angiográfica mostra uma estrutura suprarrenal quase imperceptível. No entanto, existe um padrão araneiforme de fundo com vasos finos e algumas veias comunicantes, que também são de pequeno calibre. (B) Imagem angiográfica mostra o padrão araneiforme de injeção na veia suprarrenal. Há uma veia suprarrenal central com ramos retos em vários ângulos e com veias comunicantes laterais. (C) Imagem angiográfica obtida com injeção na veia suprarrenal direita mostra uma forma estrelada mal definida ou padrão araneiforme com veias comunicantes inferiores.[10]

Técnica

O propósito do cateterismo é determinar se há produção excessiva de aldosterona por uma suprarrenal (APA) ou por ambas (HIA). O cateterismo suprarrenal bilateral requer coleta simultânea da veia cava inferior/veia suprarrenal esquerda e veia cava inferior/veia suprarrenal direita. O ideal é que se faça a coleta durante a infusão intravenosa de hormônio corticotrófico, (ACTH). Inicia-se a infusão de ACTH 250 mcg intravenoso (juntamente com infusão salina) 30 minutos antes do procedimento e mantém-se até que a coleta venosa seja realizada. O objetivo do uso é evitar que haja flutuação nos níveis de cortisol durante a coleta, maximizar o gradiente de cortisol entre a veia suprarrenal e a veia cava inferior e estimular a secreção de aldosterona pelos adenomas.

Normalmente, o procedimento é realizado por acesso unilateral. Eventualmente, alguns centros solicitam a coleta simultânea, havendo necessidade, neste caso, de acesso bilateral. O acesso padrão é realizado pela utilização de um introdutor 6 Fr na veia femoral comum direita e/ou esquerda. Administra-se uma dose intravenosa (2.000-2.500 UI) de heparina sódica para prevenir trombos ao redor do introdutor durante o procedimento, especialmente nos casos mais prolongados.

O procedimento é realizado com anestesia local e inicia-se com a cateterização da veia suprarrenal direita através da veia femoral direita. Um catéter Cobra, Mikaelsson ou Simmons I (4 ou 5 Fr) com orifício feito manualmente em sua extremidade distal é avançado até nível predeterminado na TC (ou desde T12 até T10) e rodado para parede posterior da veia cava inferior. O catéter não deve ser tracionado em excesso, pois a veia suprarrenal direita apresenta trajeto curto, podendo haver a sua ruptura ou dificuldade de aspiração sanguínea. Pequena injeção de contraste (~3 mL) é feita para a confirmação da localização correta do catéter. Nenhuma tentativa de contrastação retrógrada do parênquima glandular deve ser feita, pois este procedimento pode causar hemorragia ou infarto por ruptura de pequenos vasos suprarrenais. A veia suprarrenal direita apresenta dificuldade muito maior de ser cateterizada, sendo importante a realização do procedimento por um experiente profissional. Na experiência de Magill et al.[11] houve insucesso no cateterismo e coleta seletiva de ambas as veias em 22% dos casos, sendo que a maior dificuldade ocorreu no cateterismo da veia suprarrenal direita. No estudo de Harper's et al.,[15] a amostra da veia suprarrenal esquerda foi obtida em 93% dos casos, enquanto que na suprarrenal direita somente em 61% dos casos.

Em razão da dificuldade de correta identificação da veia suprarrenal direita pode-se realizar a dosagem rápida do cortisol para confirmar que a coleta da suprarrenal direita foi correta.[10,16] Leva cerca de 20-45 min e durante este tempo pode-se realizar a coleta da veia suprarrenal esquerda e da veia cava inferior. Isto possibilita que novas coletas da veia suprarrenal direita seja realizada durante o procedimento e aumenta as taxas de sucesso.

Para o cateterismo da veia suprarrenal esquerda, um catéter 4 ou 5 Fr (Simmons II, Cobra, Weinberg ou Berenstein) é introduzido na veia renal esquerda e tracionado proximalmente até encontrar o óstio da veia suprarrenal esquerda. Realiza-se uma pequena injeção de contraste somente para a confirmação da localização correta do catéter. É importante observar que a veia frênica inferior esquerda também drena na veia suprarrenal esquerda, e a coleta pode ser realizada do tronco comum entre as veias frênica e suprarrenal esquerda com a ponta do catéter orientada para veia suprarrenal. Após o adequado posicionamento, procede-se à aspiração da amostra de sangue da suprarrenal, juntamente com a amostra de sangue do introdutor femoral (correspondente à amostra periférica) e envia-se para análise. Deve-se evitar o cateterismo muito seletivo das veias suprarrenais pois pode-se perder a drenagem de um adenoma, além de aumentar a pressão da injeção com aumento do risco de hemorragia suprarrenal (Fig. 71-11).

É feita a coleta de aldosterona e cortisol das veias suprarrenal esquerda/veia cava inferior, direita/veia cava inferior e simultaneamente (periférica, colhida pela aspiração do introdutor femoral). Após as coletas, retiram-se os catéteres com o auxílio de fio-guia e procede-se à compressão femoral por aproximadamente 15 minutos. O paciente é orientado a deambular após um período de 4 a 6 horas de repouso em decúbito dorsal horizontal.

O cortisol é medido por dois motivos. Primeiro, para se ter certeza que a coleta está sendo realizada das veias suprarrenais. A concentração de cortisol nas veias suprarrenais deve ser maior do que a concentração na periferia. Caso contrário, não houve sucesso na cateterização suprarrenal. Segundo, a interpretação da coleta suprarrenal baseada somente na aldosterona não será fidedigna, já que a concentração na suprarrenal direita estará diluída em graus variáveis pelo sangue da veia cava inferior. Para corrigir essa diluição, é usada a relação aldosterona/cortisol, o que permite uma comparação entre as suprarrenais.

Se o APA estiver presente, a relação aldosterona/cortisol na glândula normal contralateral será menor, enquanto que na glândula alterada esse valor será bem maior (tanto em relação à suprarrenal contralateral como em relação à veia cava inferior).

Nos pacientes com hiperplasia suprarrenal bilateral, a relação aldosterona/cortisol é semelhante nos dois lados e maior do que a relação na veia cava inferior. Os resultados obtidos em pacientes com hiperplasia bilateral são semelhantes aos encontrados em pacientes normais, o que exige um correto diagnóstico prévio de HAP.

Considera-se sucesso na cateterização quando os níveis de cortisol são maiores que 200 mcg/dL na veia suprarrenal após o estímulo com ACTH e quando a relação cortisol das suprarrenais/cortisol periferia é maior que 5. O *cutt-off* da relação aldosterona/cortisol utilizado para diferenciar APA de HIA ainda não está bem estabelecido. Diferentes trabalhos na literatura utilizam diferentes valores (maior que 10, 5, 4 e maior ou igual a 2),[4,6,7,17] ainda é difícil estabelecer um valor padrão.

Em um trabalho realizado no Japão por Minami et al.,[18] foram definidos três critérios para determinar o lado da hipersecreção de aldosterona:

1. Valor absoluto de aldosterona (> 1.400 ng/dL) em um dos lados.
2. Índice de lateralização definido como o gradiente entre aldosterona/cortisol na veia dominante sobre a veia não dominante > 4.
3. Índice de contralateralização, definido como o valor de A/C no lado não dominante sobre o A/C da veia cava inferior (< 1), mostrando supressão do lado contrário.

A melhor acurácia foi obtida no critério 3, índice de contralateralização <1, com sensibilidade de 100% e especificidade de 93%. Neste mesmo estudo, observaram que 39% dos pacientes previamente diagnosticados pela TC foram erroneamente operados, enquanto que 33% dos pacientes previamente diagnosticados como sem lesão ou com lesão bilateral, tratados clinicamente, poderiam ter sido beneficiados pela cirurgia baseados nos critérios expostos anteriormente.

Um único estudo publicado até o momento[19] sugere repetir o CVA quando o primeiro não for conclusivo. Rossi et al.[20] mostraram no estudo AVIS que diferentes critérios e

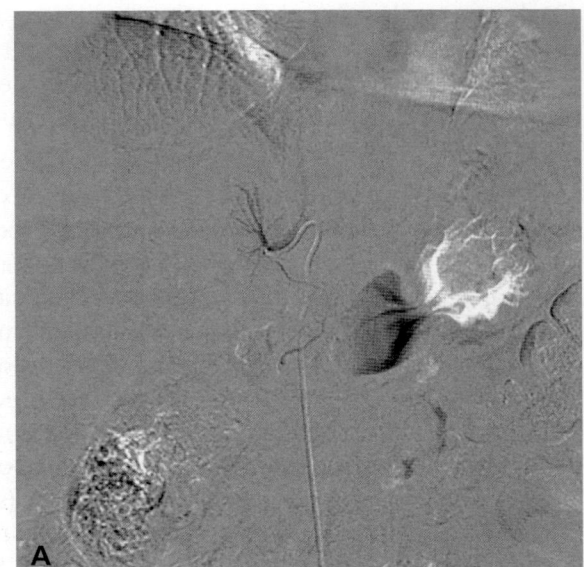 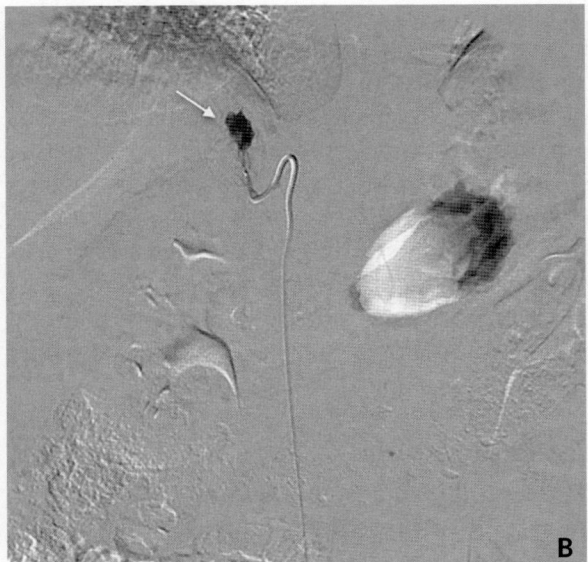

Fig. 72-11. (A) Imagem angiográfica após cateterismo de veia suprarrenal direita com catéter reverso e, (B) após cateterismo seletivo com microcatéter observada imagem de hemorragia glandular (seta).

cutt-offs são utilizados em diferentes centros no mundo. Portanto, é sempre necessária a interação endocrinologista-intervencionista para o melhor sucesso no tratamento do paciente.

INSULINOMA

O insulinoma é um tumor endócrino raro, com incidência anual de quatro casos por milhão por ano. São tumores geralmente pequenos (menores ou iguais a 2 cm), a maioria solitário e benigno (cerca de 90% dos tumores).[21] São localizados quase que exclusivamente no pâncreas (99%), com apenas um relato na literatura de um insulinoma localizado em cérvice de colo uterino.[22] Podem ser esporádicos (solitários) ou familiares (múltiplos), como componentes da neoplasia endócrina múltipla do tipo 1 (NEM 1) e podem eventualmente ser malignos, quando diagnosticadas metástases, principalmente hepáticas. Acomete mais mulheres (59%), sendo que 80% dos casos ocorrem entre os 20 e 60 anos, com idade média de 47 anos.[23]

Quadro Clínico

As manifestações clínicas do insulinoma compreendem a hipoglicemia (glicemia menor que 45 mg/dL), principalmente hipoglicemia de jejum, associada a sintomas neuroglicopênicos que podem ou não ser precedidos por sintomas autonômicos. Os sintomas neuroglicopênicos incluem a confusão mental, convulsão, alteração visual e alteração de comportamento, enquanto que os sintomas adrenérgicos compreendem a palpitação e o tremor de extremidades.

A média de duração dos sintomas antes do diagnóstico é em média de 1,5 ano. Entretanto alguns pacientes apresentam sintomas por vários anos. Cerca de 18% deles apresentam ganho de peso.

Distribuição Tumoral

Os insulinomas podem ser solitários ou múltiplos, benignos ou malignos. Em um trabalho realizado na Clínica Mayo com 224 pacientes com o diagnóstico de insulinoma, 87% apresentavam tumores solitários (sendo um ectópico), 7% tumores benignos múltiplos, 6% insulinomas malignos (definidos pela presença de metástases) e um apresentava hiperplasia. A média de idade entre os pacientes com insulinomas malignos foi de 48 anos (18-61) e 77% era composta por homens.[23]

Entre os 224 pacientes estudados na Clínica Mayo, 17 (8%) apresentava neoplasia endócrina múltipla do tipo 1. A idade média dos pacientes era de 25 anos e 53% eram do sexo feminino. Dez (59%) pacientes apresentavam tumores múltiplos, comparados a apenas 5% dos demais.

Diagnóstico Laboratorial

O diagnóstico de insulinoma em um paciente com suspeita clínica é estabelecido na presença de hipoglicemia espontânea com níveis inapropriadamente altos de insulina sérica e de peptídeo C,[24] que indica a produção de insulina pela célula β.

> glicemia < 45 mg/dL e insulinemia > 6 µUI/mL (radioimunoensaio) ou > 3 µUI/mL (Imunofluorimétrico) com peptídeo C > 0,7 ng/mL

Se o peptídeo C estiver suprimido, investiga-se hipoglicemia induzida por administração de insulina exógena ou pela presença de anticorpos antirreceptores de insulina.

Investigação Topográfica

Apesar da introdução de técnicas sofisticadas de imagem, como TC, RM e US, a localização de insulinomas menores do que 2 cm permanece um desafio. A escolha inicial recai na TC e na RM. Por esses métodos, são localizados cerca de 60% dos tumores.[25-27] Todas estas técnicas não invasivas apresentam baixa sensibilidade na localização dos insulinomas, mas são mais importantes na detecção de metástases nos raros casos de insulinomas malignos. Portanto, uma delas deve ser realizada previamente à cirurgia.

A US endoscópica apresenta sensibilidade de aproximadamente 80%, mas depende muito da experiência do operador e do tamanho e localização do tumor.[28]

Entre as técnicas invasivas, a arteriografia pancreática (muito utilizada no passado) localiza apenas 35% dos insulinomas pequenos (menores que 2 cm), e a coleta de sangue venoso portal pela cateterização da veia porta (CPTHVP), sob anestesia local, localiza o tumor em 75 a 80% dos pacientes.[29,30]

Quando todas as técnicas falham em localizar o tumor, o US intraoperatório somado à palpação manual do cirurgião se torna o método mais sensível na localização tumoral.

Em 1991, uma nova técnica teve início com Doppman et al..[29,30] Consiste na injeção intra-arterial de gluconato de cálcio (secretagogo da insulina) nas artérias que irrigam o pâncreas, com coleta sanguínea para dosagem de insulina na veia hepática direita. Este teste foi baseado na observação de que o cálcio é capaz de estimular a secreção de insulina pelos insulinomas, mas não pelas células beta normais. Esta técnica tem sido reportada em diferentes estudos como a mais sensível (100%) na localização dos insulinomas.

Técnica

Através da punção venosa femoral, um cateter (tipo multipurpose ou cobra de 5 Fr) é posicionado na veia hepática direita. Após cateterização da artéria femoral comum, são seletivamente cateterizadas as artérias gastroduodenal, mesentérica superior, esplênica e hepática própria. É injetado contraste iodado não iônico em cada uma das artérias previamente à cateterização para a adequada avaliação da anatomia vascular e identificação dos locais onde o cateter será posicionado. Injeta-se, então, em bolo, gluconato de cálcio (solução de 10%) em cada uma das artérias, separadamente, na dose de 0,025 mEq/kg diluído em 5 mL de água destilada. São coletadas amostras de sangue para dosagem de insulina da veia hepática direita nos tempos 0, 30, 60, 90, 120 e 180 segundos após a injeção de cálcio em cada uma das artérias descritas anteriormente. Deve-se ter o cuidado de lavar internamente o catéter com solução fisiológica cada vez que um vaso diferente for cateterizado, evitando-se uma provável contaminação da dosagem por acúmulo de sangue dentro do catéter. O aumento de 2 vezes no nível de insulina após 30 a 60 segundos da injeção de cálcio é considerado como resposta positiva. A resposta positiva na artéria esplênica localiza o tumor no corpo ou calda do pâncreas, enquanto que a reposta positiva na artéria gastroduodenal ou mesentérica superior localiza o tumor na cabeça ou colo do pâncreas. A identificação quando da injeção intra-arterial hepática sugere possíveis metástases hepáticas (Quadro 72-1).

Há uma outra entidade, diferente do insulinoma, denominada hipoglicemia pancreatogênica não insulinoma, que também cursa com hipoglicemias. Caracteriza-se por hipoglicemia hiperinsulinêmica pós-prandial, com teste de jejum prolongado negativo, exames localizatórios de imagem negativos, mas apresenta positividade ao teste estimulatório com infusão de cálcio intra-arterial. Na pancreatectomia, o pâncreas ressecado não demostra presença de tumor e sim de hiperplasia das ilhotas e/ou nesidioblastose. Nesses casos, há geralmente resposta positiva em todas as artérias.

Nos casos de NEM tipo 1, apesar de os tumores serem múltiplos, pode haver localização em apenas uma região pancreática. Isto porque muitos dos tumores pancreáticos podem ser não funcionantes.

Hipoglicemia sintomática ou hipercalcemia não são complicações observadas do procedimento.

Deve-se realizar o cateterismo em todos os pacientes com insulinoma, previamente à cirurgia? A maioria dos autores concorda que sim, por ser método simples, de alta sensibilidade e baixa invasividade. Sabe-se que há uma inabilidade em localizar tumor em 10% dos casos, previamente e durante a cirurgia. Outros optam por deixá-lo reservado para reestudo de caso já submetido à cirurgia, sem localização do tumor.

Como regra, após o diagnóstico bioquímico de insulinoma, devem-se realizar imagens de TC ou RM para identificar os raros pacientes portadores de metástases hepáticas. Na ausência de metástases ou de tumor primário, considera-se o cateterismo seletivo decorrente de sua baixa sensibilidade. A combinação do cateterismo com a palpação do cirurgião e a US intraoperatória aumentam a chance de sucesso cirúrgico.

SÍNDROMES HIPERANDROGÊNICAS

A maioria das mulheres com hiperandrogenismo apresenta a síndrome dos ovários policísticos (SOP), mas tumores ovarianos e de suprarrenais, embora raros, devem ser excluídos. Outras causas incluem a medicamentosa, a hiperplasia suprarrenal congênita, o uso de esteroides anabolizantes e a idiopática.

As manifestações principais do excesso de andrógenos são o hirsutismo e o virilismo (masculinização). Os dados sugestivos da presença de tumor são: manifestação tardia, início abrupto, sintomas de virilização de curta duração (< 1 ano) ou rapidamente progressivos e níveis muito altos de testosterona e de sulfato de deidroepiandrosterona (DHEA-S). Já na SOP, os sinais de hiperandrogenismo costumam aparecer em idade próxima à menarca. Um dado laboratorial sugestivo da presença de tumor é a não supressão dos níveis androgênicos após o uso de dexametasona (tumores suprarrenais) e uso de análogos do GnRh (tumores ovarianos), embora a supressão possa ocorrer na minoria dos casos de tumores.

Os tumores ovarianos secretores de andrógenios mais frequentes são o arrenoblastoma, luteomas, tumores de Krukenberg, tumores de células hilares e gonadoblastomas. Estes tumores costumam cursar com níveis altos de testoterona, acompanhados de virilização e aparecem numa idade mais tardia (comparados aos tumores suprarrenais).

Entre os tumores suprarrenais, tanto os adenomas quanto os carcinomas levam ao virilismo. Podem ocorrer em crianças, jovens e adultos e costumam cursar com níveis altos de DHEA-S e testosterona.

Embora os exames de imagem, como a TC, a RM e a US intravaginal com Doppler colorido, possam detectar a maioria dos tumores, tumores pequenos (principalmente ovarianos) podem não ser diagnosticados. Tumores suprarrenais produtores de andrógenos, diferentemente dos produtores de aldosterona, costumam ser maiores e, portanto, são detectados com maior facilidade nos exames de imagem. Quando há falha no diagnóstico localizatório do hiperandrogenismo, deve-se realizar o cateterismo de veias ovarianas isoladamente ou ovarianas e suprarrenais com coleta hormonal de cada efluente.

*Quadro 72-1. Resultado do cateterismo com estímulo de cálcio arterial com coleta para insulinoma**

Artéria	Tempo (segundos)	Insulina (v. hepática) (μU/mL)
Mesentérica superior	0	69
	30	130
	60	150
	120	120
Gastroduodenal	0	63
	30	61
	60	71
	120	65
Esplênica	0	68
	30	99
	60	100
	120	98

*Observa-se que houve um aumento superior a 2 na injeção de cálcio na artéria mesentérica superior, 1,4 vez na artéria esplênica e pouca alteração na artéria gastroduodenal. Neste caso, foi vista na arteriografia pancreática, uma massa em corpo do pâncreas. O suprimento sanguíneo para essa massa é proveniente das artérias mesentérica superior e esplênica, o que explica o resultado obtido no cateterismo.

Técnica

O procedimento é realizado na fase folicular do ciclo menstrual, após período mínimo de 4 horas de jejum. A veia ovariana esquerda normalmente drena formando um ângulo reto com a porção inferior da veia renal esquerda, enquanto que a veia ovariana direita drena, formando um ângulo agudo diretamente com veia cava inferior infrarrenal (Fig. 72-12A). Estas veias geralmente apresentam válvulas que podem dificultar o cateterismo seletivo.

A técnica para a dosagem hormonal ovariana é semelhante à descrita para a dosagem suprarrenal (quando realizada a coleta bilateral simultaneamente), havendo diferença somente referente ao local da dosagem periférica, sendo que neste caso a coleta é feita diretamente pelo introdutor valvulado em uma das veias femorais. Destaca-se também a possível dificuldade técnica durante a passagem do fio-guia dentro das veias ovarianas pelo fato de apresentarem válvulas que podem dificultar a progressão do fio-guia dentro da mesma. A utilização de materiais específicos, como os guias hidrofílicos, pode facilitar a transposição destas válvulas. Normalmente, são coletados de 5 a 8 mL de sangue em cada veia para cada tubo, sendo quatro tubos para cada lado e um para o periférico (controle). A Figura 72-12B ilustra a técnica e a imagem angiográfica do cateterismo venoso ovariano bilateral simultâneo.

Para confirmar a posição correta dos catéteres é realizada venografia, utilizando pequenos volumes de contraste e, se necessário, realiza-se mínima sucção para manter o fluxo. Não existe ordem correta para se iniciar a coleta. Quando o cateterismo é somente ovariano, é realizada a coleta de sangue apenas das duas veias ovarianas e de uma veia periférica (normalmente pelo introdutor femoral). Dosam-se os seguintes hormônios: estradiol (para confirmar posição na veia ovariana), cortisol (para confirmar posição nas veias suprarrenais), testosterona, androstenediona e DHEA-S. Um gradiente maior que 2 de estradiol e cortisol confirma a correta posição dos catéteres nas veias ovarianas e suprarrenais, respectivamente.

Em um trabalho realizado por Kaltsas, em Londres,[31] de 38 pacientes hiperandrogênicas submetidas à cateterização suprarrenal e ovariana simultânea, oito apresentaram o diagnóstico de tumor, três em suprarrenais e cinco em ovários. Pelo menos duas veias foram cateterizadas com sucesso em 32 pacientes (87%), três veias cateterizadas com sucesso em 24 pacientes (65%) e em apenas 10 pacientes houve sucesso na cateterização das quatro veias (27%). As maiores dificuldades técnicas encontradas foram nas veias direitas (que drenam direto na VCI), com sucesso de 46%, comparado às veias do lado esquerdo, onde se encontrou um sucesso de 80%. O maior sucesso obtido foi na veia suprarrenal esquerda (87%), e o pior na veia ovariana direita (42%). Na veia suprarrenal direita foi de 73%, e na veia ovariana esquerda de 50%. O cateterismo das veias suprarrenais obteve mais sucesso do que das veias ovarianas (70% vs. 57,5%). Houve melhor índice de cateterização em mulheres multíparas do que em nulíparas. Não houve morbidade ou mortalidade no procedimento, apenas mínimo desconforto relatado.

Em resumo, quando as análises clínica, laboratorial e por imagem não são suficientes para localizar a presença de tumor produtor de andrógenos, tem-se o cateterismo de

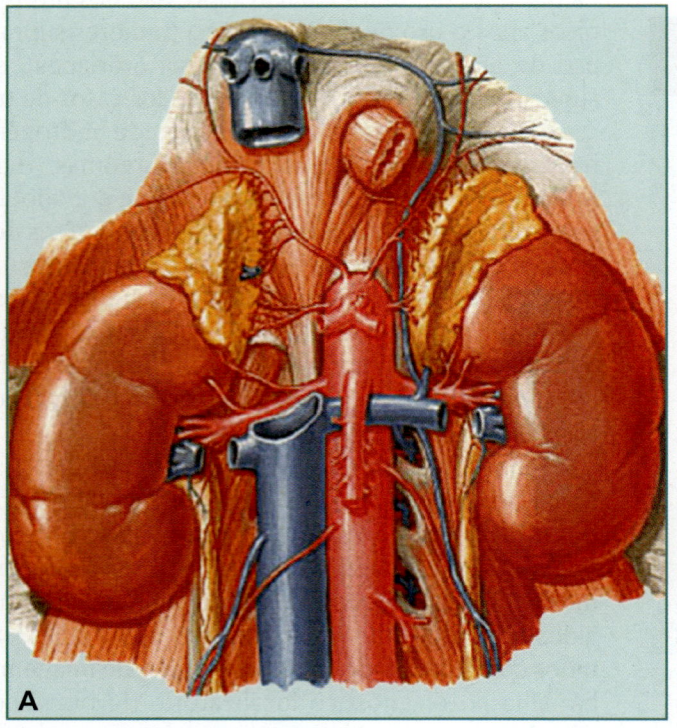
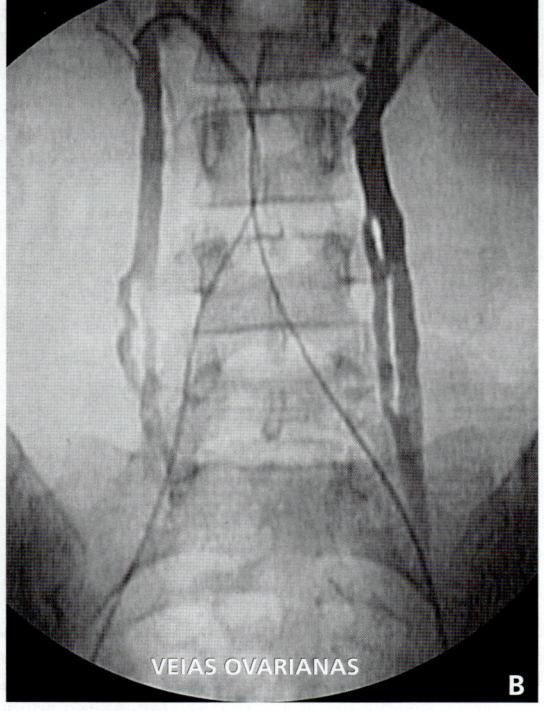

Fig. 72-12. (A) Ilustração das veias ovarianas esquerda e direita e suas relações anatômicas. *Fonte:* Netter. (B) Estudo angiográfico simultâneo (sem subtração digital) demonstrando o cateterismo das veias ovarianas esquerda e direita previamente à aspiração sanguínea para dosagem hormonal.

veias ovarianas e suprarrenais. Embora seja procedimento de baixo risco e de muita utilidade, é de difícil interpretação clínica (há necessidade de as quatro veias serem cateterizadas corretamente) e apresenta grande dificuldade técnica, mesmo quando realizado por mãos hábeis e experientes.

CATETERISMO DOS SEIOS PETROSOS INFERIORES

Mesmo após mais de 80 anos da correlação clinicopatológica inicial da síndrome do excesso de cortisol por Harvey Cushing,[32] o diagnóstico da síndrome que leva o seu nome permanece um dos maiores desafios da clínica endocrinológica. Sabe-se que a presença do tumor hipofisário, denominado doença de Cushing (DC), representa 60-70% de todos os casos de síndrome de Cushing endógena e 80-90% dos casos de síndrome ACTH-dependente.[33] Particularmente, o diagnóstico diferencial da síndrome de Cushing ACTH-dependente é por vezes extremamente difícil, demorado e oneroso. Isto acontece, entre outros motivos, pela limitação da RM da região selar que evidencia apenas 50% dos tumores corticotróficos, pela limitação dos testes dinâmicos de ACTH e cortisol e principalmente pelo comportamento clínico e laboratorial semelhante de alguns tumores carcinoides bem diferenciados com a DC. Por isso, são usados diversos métodos para o diagnóstico diferencial, sendo o cateterismo bilateral e simultâneo de seios petrosos inferiores (CBSSPI) o teste padrão ouro com acurácia em torno de 95%.[33]

A técnica do cateterismo dos seios petrosos foi descrita originalmente por Corrigan et al., em 1977.[34] Subsequentemente, este método sofreu várias modificações. Em 1981, a cateterização era realizada sequencialmente,[35] e 2 anos após, foi descrito coleta simultânea dos seios petrosos inferiores (SPI) e da periferia.[36] Doppman et al., em 1984, publicaram importantes considerações técnicas e anatômicas sendo considerado um dos autores com maior experiência nesse procedimento (Fig. 72-13).[37]

Apesar do constante aperfeiçoamento da técnica, o procedimento utilizando somente a condição basal (sem estímulo) pode gerar resultado falso negativo para DC. Isto pode ocorrer por causa da secreção tumoral de ACTH ser variável sendo a coleta realizada num momento de não secreção.

Em 1986, Landolt et al. relataram o uso de CRH durante o CBSSPI, aumentando assim a acurácia desse método.[38] A partir dessa publicação, o procedimento tem sido realizado principalmente com estímulo pelo CRH (ovino ou humano) e, mais recentemente, também com a utilização da desmopressina.[39]

O CBSSPI está indicado na avaliação do diagnóstico diferencial da síndrome de Cushing ACTH-dependente, quando os testes dinâmicos de ACTH e cortisol são conflitantes, duvidosos ou não conclusivos, quando existe concomitância de lesão hipofisária e suprarrenal e principalmente quando a RM de sela túrcica é negativa ou duvidosa para a presença de tumor corticotrófico. Os objetivos principais do CBSSPI são: confirmar ou refutar a origem central do

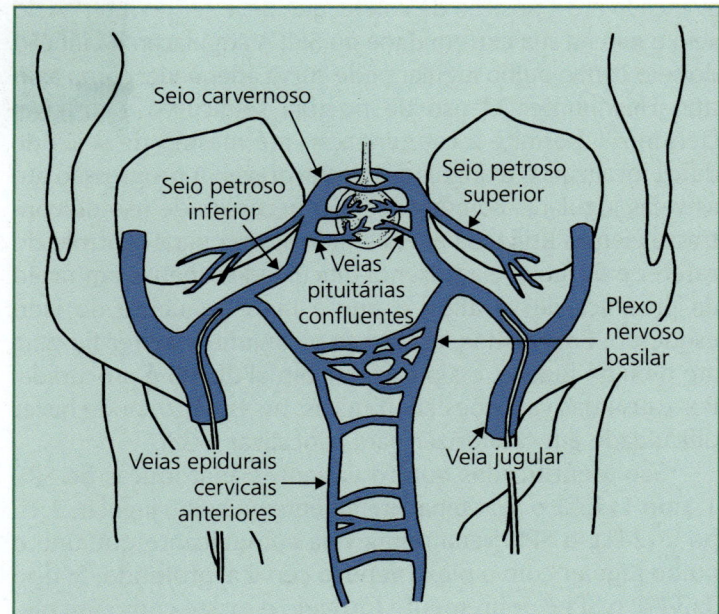

Fig. 72-13. Ilustração da drenagem venosa da região hipofisária.

ACTH (DC) nos pacientes com síndrome de Cushing ACTH-dependente; auxiliar na localização tumoral por meio da analise do gradiente interseios petrosos inferiores. Adicionalmente, o procedimento pode auxiliar o cirurgião durante a exploração cirúrgica, podendo determinar impacto na taxa de remissão pós-operatória.

Técnica

O procedimento de CBSSPI é realizado sob anestesia local, podendo ser necessária anestesia geral em pacientes fóbicos ou ansiosos. O preparo inclui a análise dos exames de imagem, da função renal e coagulação, além da checagem da atividade da doença nos pacientes com a forma cíclica da DC. São necessárias punções das veias femorais comuns bilateralmente pela técnica de Seldinger, usando fio-guia hidrofílico. O uso de US para guiar essa punção se mostra bastante útil, pois, em razão da obesidade própria da doença, as veias frequentemente se encontram em situação profunda. Raros casos exigem a punção da veia jugular interna, sendo a ligadura cirúrgica prévia um exemplo. Pela técnica de Seldinger, são então colocados introdutores valvulados de 6 Fr à esquerda, para permitir a coleta da amostra de sangue periférico (o que evita a necessidade de coleta em venóclise superficial, que pode falhar e comprometer o teste), e 4 ou 5 Fr à direita. A desvantagem do introdutor do 4 Fr é que, por ser mais frágil, ele pode ser danificado quando o paciente é obeso. Anticoagulação sistêmica com heparina EV 5.000 UI é iniciada após as punções.

A seguir, cateteres pré-moldados são avançados sobre o fio-guia hidrofílico de 0,035" até as veias jugulares internas (respeitando a lateralidade, para evitar confusão na identificação das amostras). O calibre reduzido do SPI exige o uso de cateter de baixo perfil (4 Fr), mas ao mesmo tempo com bom torque, o que é importante no momento de direcioná-lo e avançá-lo até a posição de coleta, que deve ser no interior do seio e não na sua extremidade no SPI. A angulação da junção do seio com o bulbo jugular pede curva adequada, como a do tipo Headhunter. O uso de fio-guia semicurvo e dirigível (Terumo®) permite a cateterização até mesmo de seios de difícil localização e angulação desfavorável. A progressão até as veias jugulares comumente não necessita de uso de contraste, sendo utilizada apenas radioscopia para controle do cateter e fio-guia, e apresenta dificuldades apenas em razão da presença de válvulas, o que é mais frequente do lado esquerdo. Em seguida, avança-se o conjunto cateter-fio-guia até o bulbo jugular, e a posição habitual do SPI é procurada. Por causa das variações anatômicas, no entanto, pode haver dificuldade em cateterizar para a localizar o SPI.

São identificadas quatro variantes anatômicas de SPI: 1. tipo 1 (45%): o SPI drena diretamente no bulbo jugular; 2. tipo 2 (24%): o SPI drena numa veia comunicante que une o bulbo jugular com o plexo venoso cervical profundo; 3. tipo 3 (34%): o SPI é pobremente formado e existe como um plexo venoso; e 4. tipo 4 (7%): o SPI drena diretamente no plexo venoso cervical profundo.[40] Há ainda a possibilidade de que a junção com a jugular não se dê no bulbo, mas abaixo dele. Nesses casos, pode ser feita a venografia com injeção pelo próprio cateter, mas essa é limitada pela dificuldade de contrastar as estruturas a contrafluxo. Uma alternativa é, após cateterizado um dos SPI (pois é incomum que pelo menos um deles não tenha a anatomia habitual), localizar o outro por uma imagem de *road mapping* obtida por injeção retrógrada, com contrastação do SPI contralateral. Venografia por injeção carotídea é mais invasiva, mas pode ser necessária em caso em que nenhum dos seios seja passível de cateterização pela técnica habitual.

Uma situação comum é o fio-guia avançar para a veia emissária do plexo basilar, que drena também no bulbo jugular. A coleta nesse seio não representa a drenagem hipofisária, sendo necessários critérios para identificação do seu cateterismo inadvertido. Nota-se que quando isto acontece, o trajeto do fio-guia é descendente e não ascendente como quando esse vai para o seio petroso, mas às vezes é necessária a venografia para identificá-lo.

A posição dos cateteres é checada e documentada nas projeções anteroposterior e lateral antes da coleta (Fig. 72-14). O sucesso do cateterismo se completa com o posicionamento que permita bom refluxo, sem o qual a coleta não é possível.

Amostras de sangue são colhidas simultaneamente nos SPI e na periférica, antes (tempo 0) e 3, 5 e 10 minutos após estímulo hormonal. A desmopressina é usada preferencialmente como estímulo, pois é efetivo e bastante disponível. Em casos de não resposta a desmopressina, pode ser necessário o uso de CRH, por isso é importante o teste periférico com o primeiro antes do cateterismo. Os cateteres e o introdutor femoral esquerdo são esvaziados simultaneamente antes de cada colheita de amostra, e um pequeno volume é desprezado, eliminando sangue estagnado e, portanto, não representativo. A aspiração nos cateteres deve ser suave para evitar a mistura com sangue do seio cavernoso contralateral. Os cateteres são lavados com solução salina após cada amostra. Nessa fase é importante que as pessoas que vão manipular as amostras e os tubos estejam treinadas e organizadas para não haver troca ou perda de amostras. Finalmente, os introdutores vasculares são retirados e realizadas compressões locais manuais de cerca 10 minutos para hemostasia.

Em casos em que o SPI não drena para a veia jugular interna ou em que é hipoplásico, o procedimento não pode ser completado, sendo colhidas amostras no bulbo jugular ou mesmo da veia jugular interna proximal. Os índices de sucesso na literatura são de 93,8%[41] a 99%[42] em centros de grande experiência e bom volume anual.

Diagnóstico Diferencial da Síndrome de Cushing ACTH-Dependente: Gradiente Centro-Periférico de ACTH

A proposta do procedimento CBSSPI é a determinação de gradiente de ACTH plasmático entre os seios petrosos inferiores e a periferia, sendo o gradiente de ACTH centro-periférico (CEN:PER) indicativo de fonte central produtora de ACTH – tumor corticotrófico (DC).

É importante salientar que esse procedimento não se destina ao diagnóstico da síndrome de Cushing *per se*, pois em indivíduos normais o CBSSPI produz gradiente CEN:PER e lateralização.[43] Portanto, é de fundamental importância a feitura do procedimento na vigência de hipercortisolismo ativo checado com amostra de cortisol urinário de 24 h e/ou cortisol salivar noturno muito próximo ao exame.

O gradiente CEN:PER pode ser estabelecido com os valores basais (tempo 0) ou após estímulo (pico), ressaltando-se que o uso de um secretagogo durante o procedimento amplifica o gradiente, aumentando a acurácia do método.

Inicialmente, um gradiente basal CEN:PER > 1,4 ou > 1,5 definia a origem central. No entanto, publicações subsequentes reportaram casos de SEA com gradiente próximos de 2 sendo então mais adequada a definição de gradiente CEN:PER ≥ 2 no tempo 0.[44]

Em relação a definição do gradiente CEN:PER após estímulo do secretagogo, alguns autores utilizam o mesmo valor de ≥ 2.[45] Entretanto, o critério de ≥ 3 é mais utilizado, pois casos de SEA também foram reportados com valores > 2 e próximos de 3.[44]

Utilizando os valores ≥ 2 no basal e ≥ 3 após o estímulo para a definição do gradiente CEN:PER, Oldfield *et al.*, em 1991, publicaram grande casuística de CBSSPI tendo encontrado acurácia de 100% no diagnóstico diferencial da síndrome de Cushing ACTH-dependente, utilizando o CRH como principal secretagogo.[42]

Outras séries importantes não encontraram acurácia semelhante,[39,46-50] pois foram relatados casos de falsos negativos para DC e também há descrição de raríssimos casos de falsos positivos[51,52] (SEA, tumores ectópicos produtores de CRH/ACTH), resultando numa acurácia média em torno de 95%.[33]

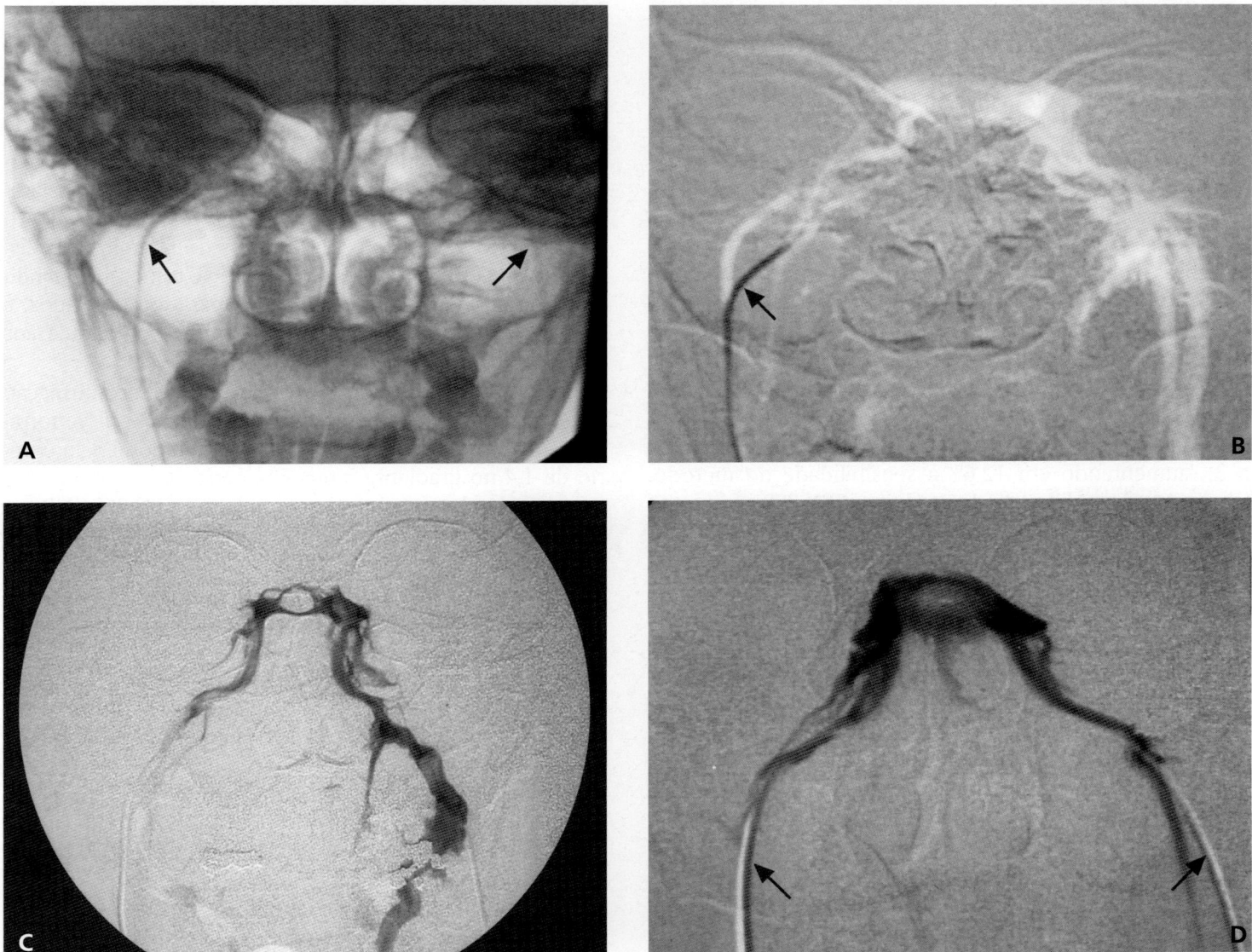

Fig. 72-14. CBSSPI. (**A**) Radioscopia do crânio mostrando os dois catéteres nos SPI (setas). (**B**) Imagem em subtração mostrando o catéter no SPI direito (seta). (**C**) Imagem em subtração com contrastação do SP esquerdo, seios cavernosos e refluxo do contraste contralateral. (**D**) Posicionamento dos catéteres antes da coleta das amostras (setas).

Falsos negativos podem ser causados por dificuldades técnicas, variações anatômicas (seios petrosos hipoplásicos, plexiformes), uso de drogas moduladoras da secreção de ACTH e uso de secretagogo inapropriado (não responsivo).

Assim como nos adultos, casuísticas pediátricas mostraram alta acurácia do CBSSPI com CRH no diagnóstico diferencial da síndrome de Cushing ACTH-dependente.[53-55]

A desmopressina, análogo sintético da vasopressina de longa duração, tem sido utilizado no diagnóstico diferencial da síndrome de Cushing ACTH-dependente desde 1993, quando Malerbi *et al.* obtiveram respostas exageradas na secreção de cortisol em 15/16 pacientes com DC e respostas ausentes em indivíduos normais e em um paciente com SEA.[56]

Essas respostas exageradas são explicadas pela superexpressão dos receptores da vasopressina AVPR2 e AVPR3 nos tumores corticotróficos.[57,58] Posteriormente, outras casuísticas mostraram respostas positivas em indivíduos normais[59] e também em 28,5 a 38% de casos de SEA,[44,60] utilizando o critério de incremento percentual de > 35% de ACTH e > 20% de cortisol em relação às concentrações basais.

Em 1997, Salgado *et al.* publicaram pequena série de 18 casos com amplificação do gradiente CEN:PER em 16/17 casos de DC e ausência de gradiente em um caso de SEA, perfazendo sensibilidade de 94,1%, especificidade de 100% e acurácia de 94,4%, utilizando a desmopressina (10 μg IV) durante o CBSSPI.[61]

Tsagarakis *et al.*, em 2000, reportaram 34 pacientes que foram submetidos ao CBSSPI, 30 com DC e quatro com SEA. Os autores observaram aumento da acurácia do método comparando o uso da desmopressina isolada ao uso combinado da desmopressina + CRH humano (hCRH) (88,8 *vs.* 100%, respectivamente), não havendo relato de falsos positivos.[45] Trabalho semelhante do mesmo grupo com maior número de casos confirmou o achado anterior.[62]

A partir de 2007 foram publicadas outras séries que utilizaram a desmopressina durante o CBSSPI, mostrando acurácia semelhante ao uso do CRH, confirmando a utilidade deste secretagogo como alternativa ao tradicional CRH.[39,63,64]

Nossa casuística foi composta por 56 pacientes com síndrome de Cushing ACTH-dependente, 51 com DC e cinco casos de SEA, mediana de idade de 30 anos (14-59), 75% do sexo feminino, submetidos ao procedimento entre 1993 a 2005 com estímulo exclusivo da desmopressina IV. Todos os pacientes fizeram RM de sela túrcica e foram submetidos ao CBSSPI por terem apresentado imagem negativa ou duvidosa para a presença de tumor hipofisário.[39]

Dos 56 pacientes, 47 tiveram gradiente central (84%). Destes, o gradiente já foi definido no basal (CEN:PER ≥ 2) em 40 pacientes (71,4%) sendo que em sete pacientes essa definição só ocorreu após uso da desmopressina (CEN:PER ≥ 3), aumentando em 12,6% a sensibilidade do método. Observou-se amplificação do gradiente CEN:PER após o uso da desmopressina na maioria dos casos (7,8 ± 8,9 para 33,4 ± 55,4). Em somente quatro casos, o gradiente pós-estímulo foi menor que o gradiente basal.

Dos nove casos sem gradiente central, cinco eram SEA (dois carcinoides pulmonares, um carcinoma pulmonar, um carcinoide de timo e uma hiperplasia de timo) e quatro (8%-4/50) eram falsos negativos para DC. Não houve caso de falso positivo. Assim, o estudo mostrou sensibilidade de 92,1%, especificidade de 100% e acurácia de 92,8%.

Há descrição do uso de outros secretagogos como o GHRP-6 durante o procedimento em casos excepcionais sem resposta in vivo aos testes do CRH e da desmopressina.[65]

Localização Tumoral: Gradiente Interseios Petrosos Inferiores e Confirmação Cirúrgica do Tumor Corticotrófico

A localização tumoral é presumida ao analisar o gradiente interseios petrosos, também denominado de lateralização. A lateralização é definida como gradiente > 1,4 entre os seios petrosos inferiores. Ressalta-se aqui que somente é analisada a lateralização nos casos e nos tempos com definição de gradiente CEN:PER.

Nos casos sem lateralização, presume-se que o tumor encontra-se em posição mediana, porém em casuística contendo 14 casos de tumores medianos, somente um caso não mostrava lateralização no CBSSPI.[42]

A confirmação cirúrgica do tumor presumida pela lateralização ocorre na maioria dos casos, em torno de 70%, na maior parte das séries, utilizando a identificação tumoral pelo cirurgião como critério. Embora essa acurácia seja bem menor do que o gradiente CEN:PER, ressalta-se aqui que outros métodos de localização tumoral, como a RM de sela túrcica, têm ainda menor acurácia.

Estudo com 501 casos submetidos ao procedimento mostrou gradiente de ACTH interseios petrosos em 98% dos casos sendo confirmado cirurgicamente em 69%. Localização esquerda do gradiente interseios e ausência de reversão da lateralização foram associadas ao aumento da acurácia do método para a identificação tumoral.[66] Assim, dos dois objetivos principais do procedimento, seguramente, a definição do gradiente CEN:PER é o mais valioso deles.

A existência de comunicação na drenagem venosa dos dois lados da glândula hipofisária através dos seios cavernosos, fato demonstrado pelo refluxo de contraste contralateral ao lado que é injetado durante a fase do posicionamento dos catéteres, poderia explicar casos de lateralização discordantes com a localização cirúrgica tumoral. Quando ocorre predominância de drenagem para um dos lados, a lateralização tem acurácia menor quando comparada aos casos onde há drenagem simétrica.[67]

Outros fatores podem influenciar a taxa de confirmação tumoral sugerida pela lateralização. Oldfield et al. reportaram aumento da acurácia da localização tumoral pelo critério de 1,4 no gradiente interseios petrosos quando o seio petroso não dominante possui gradiente CEN:PER < 3, ou seja, quando somente um dos seios petrosos define o gradiente CEN:PER.[42]

Cirurgia hipofisária prévia tem sido tradicionalmente apontada como um fator que diminui a acurácia da localização tumoral. Assim, uma vez confirmado o diagnóstico de DC por cirurgia prévia, não há justificativa para a realização do procedimento apenas com o objetivo de tentar predizer o lado tumoral. Por último, existe na literatura descrição de 20-50% de casos com tumores contralaterais.[44]

Na nossa casuística, publicada em 2007, o gradiente interseios (SPI:SPI ≥ 1,4) ocorreu em 46/47 (97,8%). Destes 46, a lateralização ocorreu em 38 pacientes (80,8%), utilizando-se o valor basal e em oito pacientes após o estímulo, aumentando a sensibilidade do método em 17%. Em outras casuísticas, é discutível se o estímulo aumenta a acurácia da lateralização.[39]

A localização tumoral foi confirmada em 78,7% (37/47) (utilizando como padrão ouro o achado cirúrgico do tumor ou hemi-hipofisectomia com remissão pós-operatória). Este resultado está de acordo com aqueles encontrados com a utilização do CRH durante esse procedimento. Em cinco casos (10,6%-5/47), o tumor encontrava-se contralateral ao lado sugerido pelo CBSSPI tendo um deles história de cirurgia hipofisária prévia.[39]

Reversão da Lateralização

Em 13-20% dos casos ocorre a mudança do lado sugerido pela lateralização no tempo basal (0') em relação ao lado sugerido após o estímulo, condição conhecida como reversão da lateralização.[44] Miller et al. postularam que, quando ocorre a reversão de lateralização, a eficiência na localização tumoral é reduzida.[68]

Na nossa casuística, ocorreu reversão da lateralizarão em sete casos. O achado cirúrgico do tumor correlacionou-se com a lateralização pós-estímulo em quatro desses casos (57%).[39] Essa "correção" pós-estímulo é um aspecto bastante controverso na literatura.

Mensuração da Prolactina durante o Cateterismo de Seios Petrosos Inferiores

A determinação de outros hormônios hipofisários, principalmente com a prolactina, tem sido utilizada há mais de 20 anos com o objetivo de tentar aumentar a acurácia dos gradientes CEN:PER e interseios petrosos.[69-74]

Um trabalho utilizou a metirapona antes do CBSSPI para amplificar o gradiente CEN:PER, sugerindo que essa medicação possa ser utilizada quando o CRH não é disponível.[75]

Findling et al. reportaram três casos de falsos negativos de DC durante o CBSSPI onde a prolactina foi útil para a correta interpretação do procedimento. Nesses três casos de índices atípicos, foi verificado que além da ausência do gradiente de ACTH CEN:PER, também não havia o esperado gradiente normal de prolactina CEN:PER > 1,8. Desta forma, através do cálculo do gradiente normatizado entre o ACTH e prolactina ipsilateral dominante, ou seja, divisão entre os gradientes de ACTH CEN:PER e prolactina CEN:PER, conseguiu-se uma correta identificação de gradiente central definido como > 0,8 sugestivo de DC e < 0,6 indicativo de SEA.[70] Trabalho semelhante utilizando a relação normatizada de ACTH/prolactina encontrou critério de > 1,3 sugestivo de DC e < 0,7 para SEA.[72]

Assim, a prolactina é útil na identificação da fonte central da produção de ACTH (DC). Entretanto, o papel da prolactina para auxiliar na localização tumoral por meio da análise de gradientes normatizados de ACTH/prolactina interseios petrosos ainda é controverso e pouco estudado.[74]

Complicações

Dentre os exames utilizados no diagnóstico diferencial da síndrome de Cushing ACTH-dependente, o CBSSPI é o mais invasivo e não isento de complicações. Além disso, é exame que deve ser realizado em centros de referência com experiência no procedimento.

Felizmente, a taxa de complicações do procedimento é bastante baixa. O exame geralmente é bem tolerado, mas muitos pacientes experimentam desconforto leve no ouvido quando os catéteres são locados.

Hematomas na região de punção podem ocorrer em até 3-4% dos casos.[76] Entretanto, outros eventos adversos mais sérios podem ocorrer como lesão vascular, determinando sintoma neurológico.[77] Parece que esse tipo raro (0,2%-1/508) de complicação pode ser evitado com imediata retirada do catéter após o início do sintoma neurológico.[76]

Outras complicações descritas são tromboembolismo pulmonar, paralisia transitória do 6° par craniano e hemorragia subaracnóidea.[78-80]

Em nossa casuística reportada, em 2007, dois pacientes tiveram complicações denominadas maiores: um com trombose venosa periférica e outro com trombose de seio petroso inferior direito, mesmo com a infusão de heparina (5.000 UI) durante o procedimento. O primeiro paciente já tinha episódios tromboembólicos prévios e mesmo com a infusão de heparina, novo episódio trombótico ocorreu em membro inferior. O outro paciente apresentava hipercortisolismo grave com níveis de cortisol urinário de 23.370 μg/24h (normal: 30-300), evoluindo para óbito no seguimento com quadro de sepse e disfunção de múltiplos órgãos.[65]

Cateterismo Bilateral de Seios Petrosos Inferiores e Impacto na Taxa de Remissão Pós-Operatória da Cirurgia Hipofisária

Alguns trabalhos estudaram a influência do procedimento de CBSPI na taxa de remissão pós-operatória de pacientes portadores de DC. Obviamente, a correta identificação de gradiente de ACTH CEN:PER possibilita mais casos serem submetidos ao procedimento cirúrgico.

De modo geral, a taxa de remissão pós-operatória de pacientes que foram submetidos ao CBSSPI é menor do que a taxa nos casos que tinham identificação radiológica pré-operatória.[81,82] Por outro lado, um trabalho de 2008 analisou 193 pacientes com DC que foram submetidos à cirurgia hipofisária, não tendo encontrado diferença das taxas de remissão e recivida em relação a quem foi (n = 105) ou não foi (n = 88) submetido ao CBSSPI pré-operatório.[83]

Outros Procedimentos

Cateterismo de seios cavernosos

A cateterização bilateral dos seios cavernosos (CSC) tem sido realizada desde 1993.[84] A ideia desta técnica é potencialmente aumentar a acurácia em relação ao CBSSPI, sobretudo no que se refere à localização tumoral em razão de a coleta ser mais próxima da fonte secretora de ACTH.[85,86]

Geralmente, o CSC produz gradientes de ACTH maiores do que aqueles encontrados no cateterismo dos seios petrosos, no entanto, apresenta maiores dificuldades técnicas e potencialmente mais riscos.[87] Além disso, as casuísticas com CSC são menores, discordantes, não havendo consenso para utilização desse procedimento em substituição ao CBSSPI.[30]

Lefounier et al. estudaram 49 pacientes com diagnóstico confirmado de DC e encontraram maior acurácia de lateralização no CBSSPI quando comparado ao CSC (86 vs. 50%, respectivamente).[87]

Cateterismo de veias jugulares internas

Outro procedimento alternativo ao CBSSPI, publicado inicialmente por Doppman et al. é a cateterização bilateral das veias jugulares internas (CVJI). Nesse trabalho original, 21 pacientes foram submetidos ao CBSSPI (20 com DC e um com SEA) e ao CVJI em dias diferentes, ambos com estímulo pelo CRH. Verificou-se que a sensibilidade do CBSSPI foi maior do que a do CVJI (95 vs. 80%, respectivamente), utilizando a mesma linha de corte (basal > 2 e pós-estímulo > 3). O autor sugeriu que o CVJI poderia ser utilizado e se não conclusivo, o paciente deveria ser submetido ao CBSSPI.[88] Trabalho do mesmo grupo com 74 casos corroborou os resultados prévios, sugerindo que, em centros com menor experiência em CBSSPI, o CVJI poderia ser uma alternativa.[89]

Em uma casuística, 35 pacientes (32 com DC e três com SEA) foram submetidos a esses dois exames sequencialmente no mesmo procedimento. Os autores calcularam uma linha de corte diferente para o CVJI já que este procedimento produz gradientes menores do que aqueles encontrados no CBSSPI. Utilizando o valor de > 1,6 no basal e > 2,5 pós-estímulo de oCRH para a definição de gradiente de ACTH CEN:PER, o CVJI teve sensibilidade de 87,5%, ainda menor do que a encontrada no CBSSPI que foi de 93,8%.[90]

Maiores casuísticas com mais casos de SEA são necessários para a melhor validação deste procedimento alternativo.

Apesar do constante avanço no conhecimento da síndrome de Cushing, da melhoria das dosagens hormonais, do desenvolvimento de novos métodos diagnósticos e no aperfeiçoamento dos exames de imagem, o CBSSPI continua sendo fundamental no diagnóstico diferencial da síndrome de Cushing ACTH-dependente, sendo o teste padrão ouro. Trata-se de procedimento invasivo, não isento de riscos, mas com morbidade baixa e devendo ser realizado em centros de referência com experiência no procedimento. Deve também ser realizado com estímulo por CRH ou desmopressina, para amplificar os gradientes de ACTH centro-periférico e interseios petrosos, melhorando a acurácia do método.

REFERÊNCIAS BIBLIOGRÁFICAS

1. Young WF Jr, Hogan MJ, Klee GG et al. Primary aldosteronism: diagnosis and treatment. *Mayo Clin Proc* 1990;65:96-110.
2. Anwar YA, White WB, Mansoor GA. Hyperaldosteronism is a common cause of secondary hypertension missed by primary care physicians and associated with normokalemia. *Am J Hypertens* 1998;11:199A.
3. Lim PO, Rodgers P, Cardale K. Potentially high prevalence of primary aldosteronism in a primary-care population. *Lancet* 1999;353:40.
4. Wu VC, Chao CT, Kuo CC et al. Diagnosis and management of primary aldosteronism: an uptade review. *Acta Nephrol* 2012;6:111-20.
5. Tomaschitz A, Pilz S, Ritz E et al. Plasma aldosterone levels are associated with increased cardiovascular mortality: the Ludwigshafen Risk and Cardiovascular Health (LURIC) study. *Eur Heart J* 2010;31:1237-47.
6. Funder JW, Carey RM, Fardella C et al. Case detection, diagnosis, and treatment of patients with primary aldosteronism: an endocrine society clinical practice guideline. *J Clin Endocrinol Metabol* 2008;93:3266-81.
7. Kater CE. Hiperaldosteronismo primário: novas tendências. *Rev Bras Hipertens* 2002;9:165.
8. Sheaves R, Goldin J, Rezneck RH. Relative value of computed tomography scanning and venous sampling in establishing the cause of primary hyperaldosteronism. *Eur J Endocrinol* 1996;134:308.
9. Kempers MJ, Lenders JW, van Outheusden I et al. Systematic review: diagnostic procedures to differentiate unilateral from bilateral adrenal abnomalitty in primary aldosteronism. *Ann Intern Med* 2009;329-37.
10. Daunt N. Adrenal vein sampling: how to make it quick, easy and successful. *Radiographics* 2005;25 (Suppl 1):S143-58.
11. Magill SB, Raff H, Shaker JL et al. Comparison of adrenal vein sampling and computed tomography in the differentiation of primary aldosteronism. *J Clin Endocrinol Metab* 2001;86:1066-71.
12. Rossi GP, Sacchetto A, Chiesura-Corona M et al. Identification of the etiology of primary aldosteronism with adrenal vein sampling in patients with equivocal computed tomography and magnetic resonance findings: results in 104 consecutive cases. *J Clin Endocrinol Metab* 2001;86:1083-90.
13. Stack SP, Rösch J, Cook DM et al. Anomalous left adrenal venous drainage directly into the inferior vena cava. *J Vasc Interv Radiol* 2001;12:385-7.
14. Ota H, Seijii K, Kawabata M et al. Dynamic multidetector CT and non-contrast-enhanced MR for right adrenal vein imaging: comparison with catheter venography in adrenal venous sampling. *Eur Radiol* 2015 June 25.
15. Harper R, Ferrett CG, McKnight JA et al. Accuracy of CT scanning and adrenal vein sampling in the pre-operative localization of aldosterone-secreting adrenal adenomas. *Q J Med* 1999;92:643.
16. Blondin D, Quack I, Haase M et al. Indication and technical aspects of adrenal blood sampling. *Rofo* 2015;187:19-28.
17. Umakoshi H, Nakao K, Wada N et al. Importance of contralateral aldosterone suppression during adrenal vein sampling in the subtype evaluation of primary aldosteronism. *Clin Endocrinology* 2015;83(4):462-7.
18. Minami I, Yoshimoto T, Hirono Y et al. diagnostic accuracy of adrenal venous sampling in comparison with other parameters in primary aldosteronism. *Endocr J* 2008;55:839-46.
19. Wolley M, Gordon R, Pimenta E et al. Repeating adrenal vein sampling when neither aldosterone/cortisol ratio exceeds peripheral yields a high incidence of aldosterone-producing adenoma. *J Hypertens* 2013;31:2005-9.
20. Rossi GP, Barisa M, Allolio B et al. The adrenal vein sampling international study (AVIS) for identifying the major subtypes of primary aldosteronism. *J Clin Endocrinol Metab* 2012;97:1606-14.
21. Service FJ. Insulinoma. In: *Up to date in endocrinology and diabetes*. [Acesso em 1998]. Disponível em: from:http://www.uptodate.com/physicians/endocrinology_toclist.asp#endocrini_tumors
22. Seckl MJ, Mulholland PJ, Bishop AE et al. Hypoglycemia due to an insulin-secreting small-cell carcinoma of the cervix. *N Engl J Med* 1999;341:733-6.
23. Service FJ, McMahon MM, O'Brien PC, Ballard DJ. Functioning insulinoma-incidence, recurrence and long term survival of patients: a 60-year study. *Mayo Clin Proc* 1991;66:711.
24. Cryer PE, Polonsky KS. Glucose homeostasis and hypoglycemia. In: Wilson JD, Foster DW, Kronenberg HM, Larsen PR, eds. *Williams textbook of endocrinology*, 9th ed. Philadelphia: WB Saunders; 1998. p. 939-71.
25. Andres P, Goldfinger SE. Localization of pancreatic endocrine tumors (islet-cell tumors). In: *Up to date in endocrinology and diabetes*. [Acesso em 1998]. Disponível em: http://www.uptodate.com/physicians/endocrinology_toclist.asp# endocrini_tumors

26. Fedorak IJ, Ko TC, Gordon D et al. Localization of islet cell tumors of the pancreas: a review of current techniques. *Surgery* 1993;113:242.
27. Modlin IM, Tang LH. Approaches to the diagnosis of gut neuroendocrine tumors: the last word (today). *Gastroenterology* 1997;112:583.
28. Rosch T, Lightdale CJ, Botet JF et al. Localization of pancreatic endocrine tumors by endoscopic ultrasonography. *N Engl J Med* 1992;326:1721-6.
29. Doppman JL, Miler DL, Chang R et al. Insulinomas: localization with selective arterial injection of calcium. *Radiology* 1991;178:237.
30. Doppman JL, Chan R, Fraker DL et al. Localization of insulinomas to regions of the pancreas by intra-arterial stimulation with calcium. *Ann Intern Med* 1995;123:269.
31. Kaltsas GA, Mukherjee JJ, Kola B et al. Is ovarian and adrenal venous catheterization and sampling helpful in the investigation of hyperandrogenic women? *Clin Endocrinol* 2003;59:34-43.
32. Cushing HW. The basophil adenomas of the pituitary body and their clinical manifestations (pituitary basophilism). *Bull Johns Hopkins Hosp* 1932;50:137-95.
33. Lacroix A, Feelders RA, Stratakis CA, Nieman LK. Cushing's syndrome. *Lancet* 2015 Aug. 29;386(9996):913-27.
34. Corrigan DF, Schaaf M, Whaley RA et al. Selective venous sampling to differentiate ectopic ACTH secretion from pituitary Cushing's syndrome. *N Engl J Med* 1977;296:861-2.
35. Findling JW, Aron DC, Tyrrell JB et al. Selective venous sampling for ACTH in Cushing's syndrome: differentiation between Cushing disease and the ectopic ACTH syndrome. *Ann Intern Med* 1981;94:647-52.
36. Manni A, Latshaw RF, Page R, Santen RJ. Simultaneous bilateral venous sampling for adrenocorticotropin in pituitary-dependent Cushing's disease: evidence for lateralization of pituitary venous drainage. *J Clin Endocrinol Metab* 1983;57:1070-3.
37. Doppman JL, Oldfield E, Krudy AG et al. Petrosal sinus sampling for Cushing syndrome: anatomical and technical considerations. Work in progress. *Radiology* 1984;150:99-103.
38. Landolt AM, Valavanis A, Girard J, Eberle AN. Corticotrophin-releasing factor-test used with bilateral, simultaneous inferior petrosal sinus blood-sampling for the diagnosis of pituitary-dependent Cushing's disease. *Clin Endocrinol* (Oxf) 1986;25:687-96.
39. Machado MC, de Sa SV, Domenice S et al. The role of desmopressin in bilateral and simultaneous inferior petrosal sinus sampling for differential diagnosis of ACTH-dependent Cushing's syndrome. *Clin Endocrinol* (Oxf) 2007 Jan.;66(1):136-42.
40. Shiu PC, Hanafee WN, Wilson GH, Rand RW. Cavernous sinus venography. *Am J Roentgenol Radium Ther Nucl Med* 1968;104:57-62.
41. Lopez J, Barcelo B, Lucas T et al. Petrosal sinus sampling for diagnosis of Cushing's disease: evidence of false negative results. *Clin Endocrinol* (Oxf) 1996;45:147-56.
42. Oldfield EH, Doppman JL, Nieman LK et al. Petrosal sinus sampling with and without corticotropin-releasing hormone for the differential diagnosis of Cushing's syndrome. *N Engl J Med* 1991;325:897-905.
43. Yanovski JA, Cutler GB Jr, Doppman JL et al. The limited ability of inferior petrosal sinus sampling with corticotropin-releasing hormone to distinguish Cushing's disease from pseudo-Cushing states or normal physiology. *J Clin Endocrinol Metab* 1993;77:503-9.
44. Newell-Price J, Trainer P, Besser M, Grossman A. The diagnosis and differential diagnosis of Cushing's syndrome and pseudo-Cushing's states. *Endocr Rev* 1998;19:647-72.
45. Tsagarakis S, Kaskarelis IS, Kokkoris P et al. The application of a combined stimulation with CRH and desmopressin during bilateral inferior petrosal sinus sampling in patients with Cushing's syndrome. *Clin Endocrinol* (Oxf) 2000;52:355-61.
46. Invitti C, Giraldi FP, de Martin M, Cavagnini F. Diagnosis and management of Cushing's syndrome: results of an Italian multicentre study. Study Group of the Italian Society of Endocrinology on the Pathophysiology of the Hypothalamic-Pituitary-Adrenal Axis. *J Clin Endocrinol Metab* 1999;84:440-8.
47. Kaltsas GA, Giannulis MG, Newell-Price JD et al. A critical analysis of the value of simultaneous inferior petrosal sinus sampling in Cushing's disease and the occult ectopic adrenocorticotropin syndrome. *J Clin Endocrinol Metab* 1999;84:487-92.
48. Wiggam MI, Heaney AP, McIlrath EM et al. Bilateral inferior petrosal sinus sampling in the differential diagnosis of adrenocorticotropin-dependent Cushing's syndrome: a comparison with other diagnostic tests. *J Clin Endocrinol Metab* 2000 Apr.;85(4):1525-32.
49. Colao A, Faggiano A, Pivonello R et al. Inferior petrosal sinus sampling in the differential diagnosis of Cushing's syndrome: results of an Italian multicenter study. *Eur J Endocrinol* 2001;144:499-507.
50. Kaskarelis IS, Tsatalou EG, Benakis SV et al. Bilateral inferior petrosal sinuses sampling in the routine investigation of Cushing's syndrome: a comparison with MRI. *AJR Am J Roentgenol* 2006 Aug.;187(2):562-70.
51. Yamamoto Y, Davis DH, Nippoldt TB et al. False-positive inferior petrosal sinus sampling in the diagnosis of Cushing's disease. Report of two cases. *J Neurosurg* 1995;83:1087-91.
52. Burman P, Lethagen A, Ivancev K et al. Dual bronchial carcinoids and Cushing's syndrome with a paradoxical response to dexamethasone and a false positive outcome of inferior petrosal sinus sampling. *Eur J Endocrinol* 2008 Oct.;159(4):483-8.
53. Magiakou MA, Mastorakos G, Oldfield et al. Cushing's syndrome in children and adolescents. Presentation, diagnosis, and therapy. *N Engl J Med* 1994;331:629-36.
54. Lienhardt A, Grossman AB, Dacie JE et al. Relative contributions of inferior petrosal sinus sampling and pituitary imaging in the investigation of children and adolescents with ACTH-dependent Cushing's syndrome. *J Clin Endocrinol Metab* 2001;86:5711-4.
55. Batista D, Gennari M, Riar J et al. An assessment of petrosal sinus sampling for localization of pituitary microadenomas in children with Cushing disease. *J Clin Endocrinol Metab* 2006 Jan.;91(1):221-4.
56. Malerbi DA, Mendonca BB, Liberman B et al. The desmopressin stimulation test in the differential diagnosis of Cushing's syndrome. *Clin Endocrinol* (Oxf) 1993;38:463-72.

57. Dahia PL, Ahmed-Shuaib A, Jacobs RA et al. Vasopressin receptor expression and mutation analysis in corticotropin-secreting tumors. *J Clin Endocrinol Metab* 1996;81:1768-71.
58. Machado MC, Valeria de Sa S, Correa-Giannella et al. Association between tumoral GH-releasing peptide receptor type 1a mRNA expression and in vivo response to GH-releasing peptide-6 in ACTH-dependent Cushing's syndrome patients. *Eur J Endocrinol* 2008 May;158(5):605-13.
59. Scott LV, Medbak S, Dinan TG. ACTH and cortisol release following intravenous desmopressin: a dose-response study. *Clin Endocrinol* (Oxf) 1999;51:653-8.
60. Salgado LR, Fragoso MC, Knoepfelmacher M et al. Ectopic ACTH syndrome: our experience with 25 cases. *Eur J Endocrinol* 2006 Nov.;155(5):725-33.
61. Salgado LR, Mendonça BB, Pereira MAA et al. Use of desmopressin in bilateral and simultaneous inferior petrosal sinus sampling for differential diagnosis of ACTH-dependent Cushing's syndrome. *Endocrinologist* 1997;7:135-40.
62. Tsagarakis S, Vassiliadi D, Kaskarelis IS et al. The application of the combined corticotropin-releasing hormone plus desmopressin stimulation during petrosal sinus sampling is both sensitive and specific in differentiating patients with Cushing's disease from patients with the occult ectopic adrenocorticotropin syndrome. *J Clin Endocrinol Metab* 2007 June;92(6):2080-6.
63. Castinetti F, Morange I, Dufour H et al. Desmopressin test during petrosal sinus sampling: a valuable tool to discriminate pituitary or ectopic ACTH-dependent Cushing's syndrome. *Eur J Endocrinol* 2007 Sept.;157(3):271-7.
64. Deipolyi AR, Alexander B, Rho J et al. Bilateral inferior petrosal sinus sampling using desmopressin or corticotropic-releasing hormone: a single-center experience. *J Neurointerv Surg* 2014 Sept.;7(9):690-3.
65. Machado MC, Sá SV, Goldbaum TS et al. In vivo response to growth hormone-releasing peptide-6 in adrenocorticotropin-dependent Cushing's syndrome by lung carcinoid tumor is associated with growth hormone secretagogue receptor type 1a mRNA expression. *J Endocrinol Invest* 2007 Apr.;30(4):334-40.
66. Wind JJ, Lonser RR, Nieman LK et al. The lateralization accuracy of inferior petrosal sinus sampling in 501 patients with Cushing's disease. *J Clin Endocrinol Metab* 2013 June;98(6):2285-93.
67. Mamelak AN, Dowd CF, Tyrrell JB et al. Venous angiography is needed to interpret inferior petrosal sinus and cavernous sinus sampling data for lateralizing adrenocorticotropin-secreting adenomas. *J Clin Endocrinol Metab* 1996;81:475-81.
68. Miller DL, Doppman JL, Nieman LK et al. Petrosal sinus sampling: discordant lateralization of ACTH-secreting pituitary microadenomas before and after stimulation with corticotropin-releasing hormone. *Radiology* 1990;176:429-31.
69. Tanaka K, Shimizu N, Nagata M et al. Identification of source of excessive ACTH production by improved selective venous sampling: simultaneous assay of PRL as a pituitary marker. *Endocrinol Jpn* 1984 Apr.;31(2):195-200.
70. Findling JW, Kehoe ME, Raff H. Identification of patients with Cushing's disease with negative pituitary adrenocorticotropin gradients during inferior petrosal sinus sampling: prolactin as an index of pituitary venous effluent. *J Clin Endocrinol Metab* 2004;89:6005-9.
71. Daousi C, Nixon T, Javadpour M et al. Inferior petrosal sinus ACTH and prolactin responses to CRH in ACTH-dependent Cushing's syndrome: a single centre experience from the United Kingdom. *Pituitary* 2010 June;13(2):95-104.
72. Sharma ST, Raff H, Nieman LK. Prolactin as a marker of successful catheterization during IPSS in patients with ACTH-dependent Cushing's syndrome. *J Clin Endocrinol Metab* 2011 Dec.;96(12):3687-94.
73. Grant P, Dworakowska D, Carroll P. Maximizing the accuracy of Inferior petrosal sinus sampling: validation of the use of Prolactin as a marker of pituitary venous effluent in the diagnosis of Cushing's disease. *Clin Endocrinol* (Oxf) 2012 Apr.;76(4):555-9.
74. Mulligan GB, Faiman C, Gupta M et al. Prolactin measurement during inferior petrosal sinus sampling improves the localization of pituitary adenomas in Cushing's disease. *Clin Endocrinol* (Oxf) 2012 Aug.;77(2):268-74.
75. Cuneo RC, Lee W, Harper J et al. Metyrapone pre-treated inferior petrosal sinus sampling in the differential diagnosis of ACTH-dependent Cushing's syndrome. *Clin Endocrinol* (Oxf) 1997;46:607-18.
76. Miller DL, Doppman JL, Peterman SB et al. Neurologic complications of petrosal sinus sampling. *Radiology* 1992;185:143-7.
77. Gandhi CD, Meyer SA, Patel AB et al. Neurologic complications of inferior petrosal sinus sampling. *AJNR Am J Neuroradiol* 2008 Apr.;29(4):760-5.
78. Lefournier V, Gatta B, Martinie M et al. One transient neurological complication (sixth nerve palsy) in 166 consecutive inferior petrosal sinus samplings for the etiological diagnosis of Cushing's syndrome. *J Clin Endocrinol Metab* 1999;84:3401-2.
79. Bonelli FS, Huston J 3rd, Meyer FB, Carpenter PC. Venous subarachnoid hemorrhage after inferior petrosal sinus sampling for adrenocorticotropic hormone. *AJNR Am J Neuroradiol* 1999;20:306-7.
80. Utz A, Biller BMK. The role of bilateral inferior petrosal sinus sampling in the diagnosis of Cushing's syndrome. *Arq Bras Endocrinol Metab* 2007;51(8):1329-38.
81. Biller BM, Grossman AB, Stewart PM et al. Treatment of adrenocorticotropin-dependent Cushing's syndrome: a consensus statement. *J Clin Endocrinol Metab* 2008 July;93(7):2454-62.
82. Dallapiazza RF, Oldfield EH, Jane JA Jr. Surgical management of Cushing's disease. *Pituitary* 2015 Apr.;18(2):211-6.
83. Jehle S, Walsh JE, Freda PU, Post KD. Selective use of bilateral inferior petrosal sinus sampling in patients with adrenocorticotropin-dependent Cushing's syndrome prior to transsphenoidal surgery. *J Clin Endocrinol Metab* 2008 Dec.;93(12):4624-32.
84. Teramoto A, Nemoto S, Takakura K et al. Selective venous sampling directly from cavernous sinus in Cushing's syndrome. *J Clin Endocrinol Metab* 1993;76:637-41.
85. Graham KE, Samuels MH, Nesbit GM et al. Cavernous sinus sampling is highly accurate in distinguishing

Cushing's disease from the ectopic adrenocorticotropin syndrome and in predicting intrapituitary tumor location. *J Clin Endocrinol Metab* 1999;84:1602-10.

86. Potts MB, Shah JK, Molinaro AM *et al.* Cavernous and inferior petrosal sinus sampling and dynamic magnetic resonance imaging in the preoperative evaluation of Cushing's disease. *J Neurooncol* 2014 Feb.;116(3):593-600.

87. Lefournier V, Martinie M, Vasdev A *et al.* Accuracy of bilateral inferior petrosal or cavernous sinuses sampling in predicting the lateralization of Cushing's disease pituitary microadenoma: influence of catheter position and anatomy of venous drainage. *J Clin Endocrinol Metab* 2003;88:196-203.

88. Doppman JL, Oldfield EH, Nieman LK. Bilateral sampling of the internal jugular vein to distinguish between mechanisms of adrenocorticotropic hormone-dependent Cushing syndrome. *Ann Intern Med* 1998;128:33-6.

89. Ilias I, Chang R, Pacak K *et al.* Jugular venous sampling: an alternative to petrosal sinus sampling for the diagnostic evaluation of adrenocorticotropic hormone-dependent Cushing's syndrome. *J Clin Endocrinol Metab* 2004 Aug.;89(8):3795-800.

90. Erickson D, Huston J 3rd, Young WF Jr *et al.* Internal jugular vein sampling in adrenocorticotropic hormone-dependent Cushing's syndrome: a comparison with inferior petrosal sinus sampling. *Clin Endocrinol* (Oxf) 2004;60:413.

Capítulo 73

Tumores Renais

◆ *Sharjeel H Sabir*
◆ *Kamran Ahrar*

CONTEÚDO

- ✓ INTRODUÇÃO 1033
- ✓ BIÓPSIA DE MASSA RENAL 1033
- ✓ ANGIOMIOLIPOMA 1034
- ✓ CARCINOMA DE CÉLULAS RENAIS 1036
- ✓ REFERÊNCIAS BIBLIOGRÁFICAS 1040

INTRODUÇÃO

A descoberta incidental de uma massa renal se tornou uma ocorrência relativamente comum com o uso mais difundido dos métodos diagnósticos. Um estudo observou que 14,4% dos estudos de tomografia computadorizada (TC) abdominal revelaram uma massa renal incidental:[1] destas massas incidentais, a vasta maioria (86,8%) foi classificada como cistos benignos na sua maioria simples, com base em achados de TC sem contraste unicamente.[1] Tradicionalmente, massas limitadas ao rim que eram suspeitas de malignidade baseando-se em achados de imagem foram tratadas definitivamente com nefrectomia, porque a maioria é de carcinoma de células renais (CCR).[2] Entretanto, a probabilidade de malignidade em uma massa renal suspeita em achados de imagem se correlaciona diretamente com o seu tamanho, e esta probabilidade varia de 72,1% para massas renais medindo menos de 2 cm a 93,7% para tumores renais medindo acima de 7 cm.[3] Além disso, a agressividade biológica dos tumores renais malignos é associada ao seu tamanho, conforme ilustrado por uma tendência da classificação de Fuhrman (fator prognóstico importante) e aumenta com o tamanho do CCR.[3] A incidência de metástases sincrônicas nos pacientes de CCR também se correlaciona com o tamanho do tumor, variando de 1,4% em pacientes com tumores primários medindo 1 cm ou menos a 50,9% em pacientes com tumores primários medindo mais de 15 cm.[4] De modo mais importante, há forte associação entre tamanho e agressividade do CCR: a taxa de sobrevida de 5 anos dos pacientes com CCR se correlaciona diretamente com o tamanho dos seus tumores, com a elevação importante na mortalidade câncer-específica em pacientes com tumores maiores que 4 cm.[4]

Dada a heterogeneidade biológica das massas renais, o tratamento daquelas descobertas incidentalmente pode ser bastante difícil. Isto é especialmente verdadeiro com pequenas massas renais (PMR), isto é, tumores medindo 4 cm ou menos, que podem ser CCR biologicamente agressivo, CRC biologicamente indolente ou entidades benignas, como angiomiolipoma (AML). As opções de tratamento para PMR variam desde condutas conservadoras, como vigilância ativa a condutas invasivas, como nefrectomia radical. Os radiologistas intervencionistas podem desempenhar papel importante no tratamento de pacientes com PMR ao ajudarem a determinar um diagnóstico com biópsia de massa renal (BMR) e ai aplicarem terapia em casos selecionados com ablação térmica ou embolização transarterial.

BIÓPSIA DE MASSA RENAL

Diferentemente de biópsia da maioria das outras neoplasias, BMR para PMR historicamente não desempenhou um papel importante. Preocupações com a precisão e complicações da BMR contribuíram para o seu papel limitado. Estudos mais antigos de BMR descreveram taxas de falso-negativo de até 18% e precisão para detectar câncer tão baixa quanto 88,9%,[5,6] lançando em questão a sua utilidade. Entretanto, estudos efetuados após 2001 mostraram que a precisão da biópsia em detectar câncer foi de 96%, e sua precisão em determinar subtipo histológico de CCR é de 94%.[5,6] A precisão da BMR para avaliar grau nuclear é de 70%, e esta precisão aumenta para 76-100% quando se emprega um sistema simplificado de graduação (um sistema que designa lesões graus 1 e 2 de Fuhrman como de baixo risco e lesões graus 3 e 4 de Fuhrman como de alto risco).[5,6] Mesmo que a biópsia inicial seja não diagnóstica, BMR repetida tem uma precisão relatada para detectar câncer que varia de 83 a 100%.[6] Portanto, as preocupações de que a biópsia tenha uma baixa precisão em detectar câncer não são mais justificadas. De forma semelhante, preocupações com as complicações de BMR, particularmente disseminação no trajeto, não são justificadas com base na evidência moderna. Estudos modernos demonstraram que BMR tem uma taxa de 0,3% de complicação importante e uma taxa < 5% de pequena complicação [5,6]. Em relatórios mais antigos, implante tumoral decorrente de BMR foi observado em 0,01% dos pacientes, mas esse tipo de implante não foi descrito com as modernas técnicas coaxiais.[5,6]

Os benefícios potenciais da BMR no manejo de PMR são substanciais. Estudo recente avaliando o uso de biópsia como base para decisões de tratamento demonstrou que seus achados dirigiram a seleção de terapia apropriada em 97% dos pacientes com PMR.[7] Em adição a dirigir apropriadamente a terapia e potencialmente poupar pacientes da morbidade de cirurgia desnecessária, o tratamento baseado em BMR de pacientes com PMR oferece uma expectativa de vida semelhante a um custo mais baixo em comparação à cirurgia empírica.[8] Finalmente, BMR propicia uma maneira minimamente invasiva para avaliar o perfil genético do CCR, o que poderia melhorar a avaliação prognostica e facilitar terapia personalizada.[9]

A técnica para BMR de uma PMR é semelhante àquela de outras biópsias abdominais guiadas por imagem. Antes do procedimento, os estudos de imageamento diagnóstico disponíveis são revistos para identificar a parte contrastada da massa renal, que frequentemente é localizada ao longo da periferia da massa, e para esta parte é feita marcação para maximizar as probabilidades de colher amostra de tecido viável. Direcionamento assistido por TC, ultrassonografia (US) ou imagem de ressonância magnética (RM) é usado para colocar uma cânula-guia dentro da parte com contraste da massa. Através da cânula, agulhas menores são colocadas coaxialmente e usadas para coletar espécimes de biópsia de agulha fina e/ou biópsia cilíndrica (core biopsy). Na nossa instituição, usualmente empregamos uma cânula-guia calibre 18, agulhas calibre 22 para biópsia de agulha fina e agulhas de corte lateral calibre 20 para core biopsy (Fig. 73-1). Ocasionalmente, o trajeto precisa ser embolizado, frequentemente com esponja de gelatina, para reduzir o risco de sangramento, à medida que a cânula é removida. Os pacientes são, então, observados quanto a sinais de sangramento por 3 horas. BMR é geralmente um procedimento ambulatorial efetuado, enquanto o paciente é moderadamente sedado. A única contraindicação absoluta ao procedimento é a coagulopatia incorrigível.

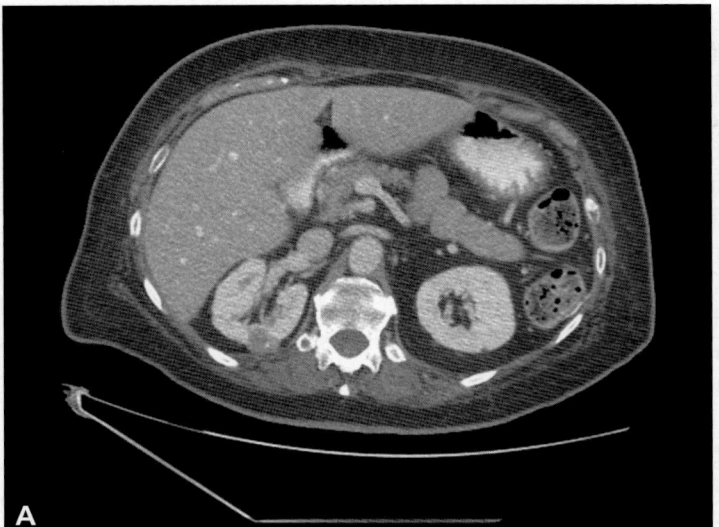
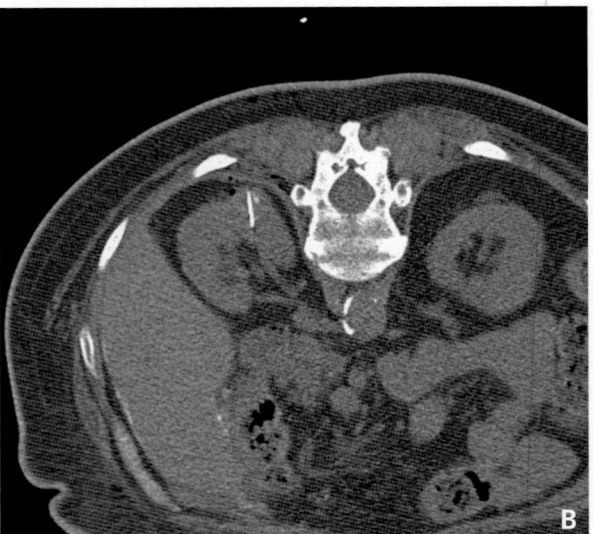

Fig. 73-1. Mulher de 67 anos com história de carcinoma seroso do ovário foi avaliada por TC com contraste para estadiamento de câncer. (A) A TC revelou uma massa de 2 cm com calcificação pontilhada na região interpolar do rim direito. (B) Biópsia da massa renal dirigida por TC foi efetuada. Análise patológica da amostra demonstrou adenoma metanéfrico.

ANGIOMIOLIPOMA

Os AMLs clássicos são tumores benignos consistindo em quantidades variáveis de gordura, músculo e tecido vascular.[10] A maioria é esporádica, e a incidência em pacientes com esclerose tuberosa (ET) é de 0,13%.[11] Os AMLs frequentemente demonstram gordura macroscópica em estudos de imagem e em raras exceções de CCR abrangendo gordura perirrenal ou sofrendo metaplasia óssea. As massas renais com gordura macroscópica nas imagens podem ser classificadas como AML benigno.[12] Entretanto, cerca de 4,5% dos AMLs se apresentam com mínima gordura e pode ser difícil classificar estas massas como benignas usando achados unicamente de imagem.[12] Assim, 16,1% das massas renais consideradas suspeitas em imagem são constatadas benignas na ressecção. Destas lesões benignas, 43,5% são AMLs.[13] Como com qualquer PMR, a biópsia pode ser útil na avaliação de AMLs pobres em lipídio.[14]

A maioria dos pacientes com AMLs maiores que 4 cm se apresenta com sintomas, como dor no flanco; em contraste, os pacientes com AMLs menores que 4 cm são mais frequentemente assintomáticos, e seus AMLs são descobertos incidentalmente em exames de imagem.[15] Outras apresentações clínicas de AML incluem hematúria, náusea ou vômito, hipertensão, anemia e disfunção renal. A apresentação mais temida de AML é hemorragia retroperitoneal, que é o sintoma de apresentação em 15% dos pacientes.[15] Um terço destes pacientes com sangramento se apresenta em franco choque.[15] A predisposição do AML à hemorragia é atribuída à extensa vascularização anormal que supre os tumores, que é pobre em elastina e possui adventícia anormal e é assim propensa à formação de aneurisma e ruptura.[15,16] Os principais preditores de ruptura são o tamanho do AML e o tamanho dos aneurismas no tumor, com o último sendo um preditor mais específico de ruptura.[16]

A maioria dos AMLs assintomáticos não requer tratamento intervencionista, mas eles devem ser regularmente acompanhados com imagem, dada sua propensão para crescimento.[17] A importância da preservação da função renal obriga a que uma conduta conservadora seja adotada no manejo de AML, e intervenção empreendida apenas quando necessário. As indicações de intervenção incluem sinais e sintomas, como hipotensão, dor ou hematúria; em pacientes assintomáticos, a indicação para intervenção é um alto risco de ruptura.[15] Intervenção para AML assintomático é frequentemente adotada se a lesão tiver 4 cm ou mais, que se correlaciona com alto risco de sintomas e ruptura, ou se um aneurisma no tumor for maior que 5 mm, o que é associado a alto risco de ruptura.[16,17] Entretanto, uma vez que nem todos os AMLs satisfazendo estes critério serão clinicamente prejudiciais e nem todos os AMLs clinicamente deletérios satisfarão estes critérios, outros fatores, como comorbidades, diagnóstico de ET, reserva funcional renal, plano de futura gravidez, ocupação, níveis de atividade, e obediência do paciente, devem ser considerados antes de decidir empreender uma intervenção.

Embora cirurgia, exemplificada por enucleação ou nefrectômica, seja o tratamento histórico do AML sintomático ou de alto risco, condutas minimamente invasivas que preservam a função renal, especificamente embolização arterial, são usadas mais comumente hoje em dia.[18] Relatos recentes do uso de ablação por radiofrequência (RFA) são provocantes,[19] mas a ET permanece o sustentáculo da terapia minimamente invasiva para manejar a AML. Diversos estudos demonstraram a eficácia a longo prazo da embolização arterial para o AML. Chan *et al.*, relatando a duração média de acompanhamento de 7,1 anos — um dos maiores na literatura — observaram que a taxa de postergação ou contraindicação de cirurgia renal em 5 anos foi de 85%.[18] Nesta série, a maioria dos pacientes foi tratada com sucesso com uma única sessão de embolização.[18] Curiosamente, apenas uma diminuição de 26% na dimensão linear dos tumores foi obtida, mesmo após embolização bem-sucedida, indicando que o tamanho absoluto do tumor não é um indicador confiável do risco de hemorragia após a embolização, e que, no acompanhamento, atenção deve ser dada à vascularização residual na parte angiomiogênica do tumor e a qualquer aumento em tamanho, para avaliar a necessidade de sessões adicionais de embolização.[20] Dado que a maior parte da redução do tamanho do tumor ocorre dentro dos primeiros 3 anos após a embolização, Patatas *et al.* sugeriram um algoritmo de acompanhamento consistindo em TC anualmente nos primeiros 3 anos, com as alterações no tamanho do tumor determinando a necessidade de acompanhamento continuado.[21] Em contraste, Kothary *et al.*, citando a taxa de recorrência de aproximadamente 30% do AML em pacientes com ET tratados com embolização, advogaram colocar esses pacientes sob acompanhamento durante toda a vida.[22] Embora essas sejam sugestões razoáveis para esquemas de acompanhamento, não há consenso sobre a melhor estratégia de acompanhamento para pacientes com um AML tratado por ET. Complicações após a embolização são incomuns. Excluindo síndrome pós-embolização, a taxa de complicação global é de 10%, com as mais comuns sendo derrame pleural e abscesso renal.[15] Embora tenha sido descrita com muita raridade a ruptura de aneurisma durante a embolização, deve-se solicitar retaguarda cirúrgica na programação da embolização.[23]

A técnica de embolização para o AML tipicamente envolve acessar a artéria femoral comum. Catéteres de 4 ou 5 French, tipicamente Sos 2 ou Cobra 2, são usados para ganhar acesso à artéria renal quando uma angiografia é realizada. Alguns autores advogam efetuar aortografia panorâmica antes da angiografia renal seletiva para excluir a presença de suprimento colateral ao AML. O aspecto angiográfico do AML consiste em longos vasos tortuosos com sangramento e formação de aneurisma. Um microcatéter é usado para seletivar os ramos renais que suprem o AML. Vários agentes embolizantes têm sido usados, incluindo etanol absoluto, álcool polivinílico, microsferas e molas, sem nenhum consenso quanto ao melhor agente. Assim, o agente selecionado frequentemente é o agente embólico mais prontamente disponível com que o intervencionista se sinta confortável ao usar. O agente embolizante selecionado é injetado até ser obtida estase completa. Angiografia pós-embolização é efetuada para confirmar a oclusão dos vasos que suprem o AML e a preservação do fluxo sanguíneo para o parênquima (Fig. 73-2). No contexto agudo, quando um paciente está sangrando ativamente, não há contraindicações absolutas à execução da embolização. No contexto eletivo, contudo, as contraindicações usuais à angiografia, incluindo coagulopatia, alergia a contraste e disfunção renal devem ser ponderadas em relação aos riscos da observação ou da cirurgia.

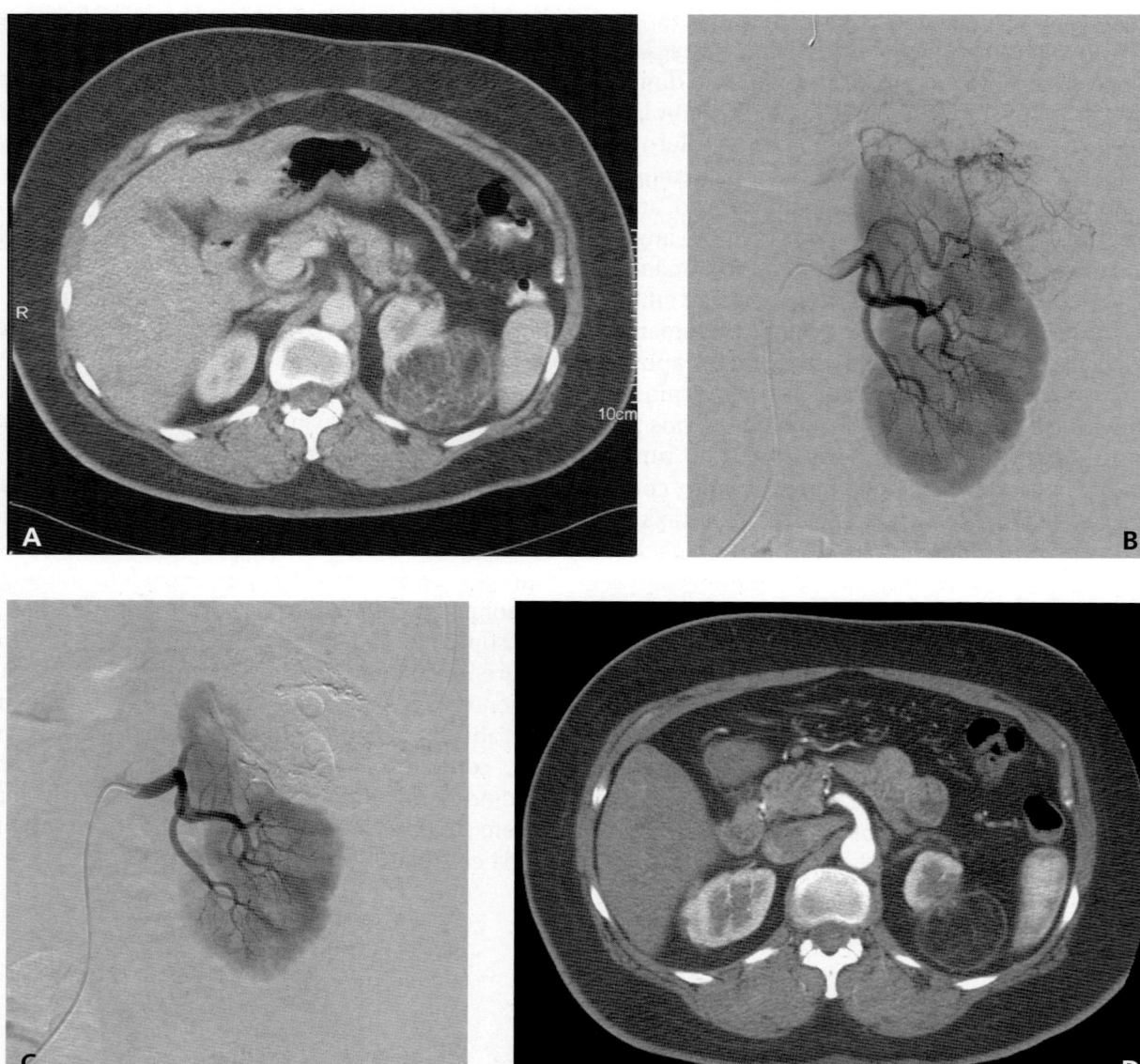

Fig. 73-2. Mulher de 57 anos apresentando-se com dor no flanco submeteu-se à TC abdominal contrastada. (**A**) TC revelou uma massa renal esquerda de 8 cm contendo gordura macroscópica, compatível com angiomiolipoma. Dado o grande tamanho da massa e os sintomas da paciente, foi efetuada embolização transarterial. (**B**) Angiografia renal revelou vascularização tumoral aberrante e aneurismas. (**C**) Angiografia efetuada após embolização com etanol revelou interrupção do fluxo sanguíneo para o tumor. (**D**) TC no acompanhamento de 2 anos revelou diminuição do tumor e da vascularização tumoral.

CARCINOMA DE CÉLULAS RENAIS

Aproximadamente 90% das malignidades originadas no rim são CCRs.[24] O CCR se origina do córtex renal e é classificado em cinco diferentes subtipos histológicos. Desses, o CCR convencional, ou de células claras, é o mais comum.[25] Globalmente, a incidência de CCR varia significativamente, com taxas mais altas na Europa e América do Norte, e as taxas mais baixas na Ásia.[24] Historicamente, a incidência de CCR aumentou em torno de 2% anualmente em grande parte do mundo, mas esta tendência se horizontalizou ou mesmo começou a reverter em muitos países na década de 1990. Entretanto, a incidência de CCR continua a aumentar nos Estados Unidos.[24]

A maioria dos CCRs está restrita ao rim no momento do diagnóstico.[24] A TC é a modalidade de escolha para avaliar massas renais, e o aspecto clássico da imagem do CCR é uma massa renal contrastada,[26] contudo, conforme discutido anteriormente, a aparência de entidades benignas, como AML pobre em lipídio, pode ser muito semelhante à do CCR. Historicamente sua apresentação clínica foi bastante diversa. A tríade clássica do CCR foi descrita como hematúria, dor abdominal e massa palpável no flanco, mas esta apresentação é na realidade muito incomum.[2] Estudos mais recentes relatam que até 74% dos CCRs são assintomáticos e descobertos incidentalmente.[3]

Uma vez diagnosticado o CCR, as opções de tratamento são muito variadas. Cirurgia permanece o padrão ouro, mas é também a opção mais invasiva. Vigilância ativa pode ser considerada em pacientes com tumores pequenos e que não são bons candidatos cirúrgicos. Terapias minimamente invasivas, incluindo ablação térmica e embolização arterial, podem desempenhar papel em várias situações. Em pacientes que não são bons candidatos cirúrgicos, a ablação pode ser uma boa opção com excelente sobrevida câncer-específica. Em pacientes com tumores grandes, a embolização pré-operatória pode ser útil para reduzir a perda sanguínea intraoperatória. Pacientes que são sintomáticos por causa de grandes massas renais, mas não são candidatos à terapia potencialmente curativa, podem ser submetidos à ablação ou embolização para paliação sintomática.

Ablação Térmica

As técnicas mais comuns de ablação percutânea dirigida por imagem usadas para tratar os CCR são a RFA e crioablação. Outras técnicas como o ultrassom focado de alta intensidade (HIFU) e ablação por micro-ondas não são, ainda, largamente usadas em pacientes com CCR, e estudos estão em andamento para determinar a eficácia destas condutas. A terapia com RFA é baseada na aplicação de corrente elétrica alternada para produzir agitação iônica de moléculas intracelulares, resultando em aquecimento tecidual.[27] O objetivo deste aquecimento é elevar a temperatura do tecido acima do limiar de necrose coagulativa irreversível, tipicamente 50-60°C, durante um tempo determinado.[27] Ambas técnicas, a US e a TC, são usadas para assistir a colocação das agulhas de RFA. Entretanto, para visibilização durante a ablação, a TC é preferível, porque a US é limitada pelo artefato de sombreamento causado pelo gás produzido no tumor pela ablação (Fig. 73-3). A terapia de crioablação é baseada no efeito Joule-Thomson. A expansão rápida de argônio pressurizado conduz à congelação tecidual, e a expansão rápida do hélio pressurizado resulta em descongelamento tecidual,[28] desse modo destruindo membranas e organelas celulares através da formação de

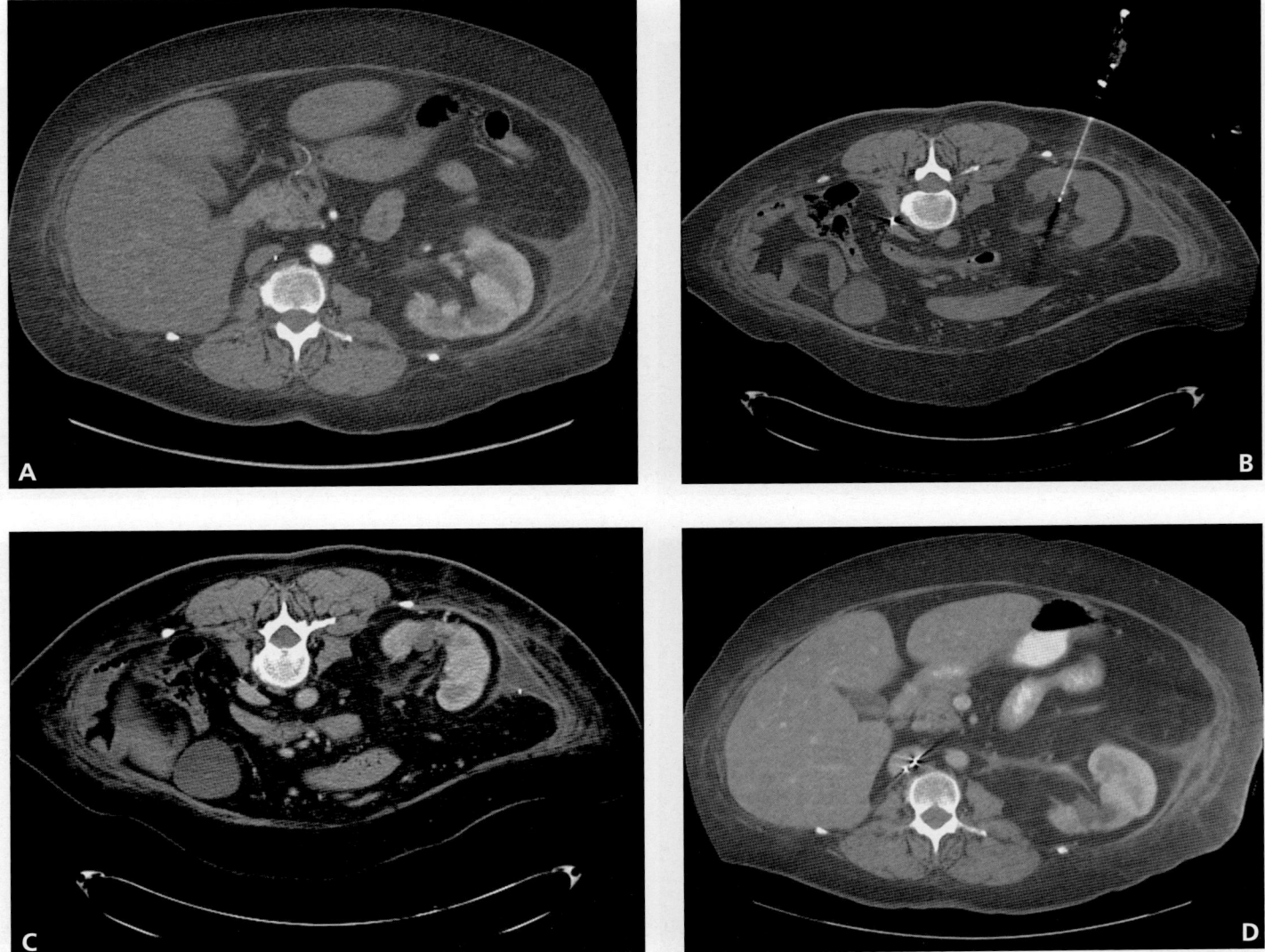

Fig. 73-3. Mulher de 65 anos com história pregressa de nefrectomia direita e recente nefrectomia esquerda parcial para carcinoma de células renais foi submetida à TC. (**A**) TC revelou um nódulo central localizado na margem de ressecção e conteúdo líquido pós-operatório adjacente ao rim. Em razão da cirurgia recente, nova intervenção cirúrgica não foi considerada segura, assim ablação por radiofrequência foi selecionada para tratamento adicional. (**B** e **C**) A paciente submeteu-se à ablação por radiofrequência guiada por TC com dois dispositivos de ablação Covidien Cool-Tip (só um está apresentado). (**D**) TC em acompanhamento de 1 ano revelou a zona de ablação sem nenhum contraste residual.

gelo, forças osmóticas e lesão microvascular.[29] O limiar de temperatura abaixo do qual ocorre a morte celular irreversível é entre -40°C e -50°C.[29] A US, a TC e a RM podem ser usadas para guiar a colocação da agulha para a ablação. Para visibilização durante a ablação, a US é limitada pelo sombreamento acústico originado da margem mais próxima do transdutor. A TC e a RM, por outro lado, permitem excelente visibilização durante todo procedimento (Fig. 73-4).

Embora cirurgia seja o tratamento de escolha para a maioria dos pacientes com CCR, a ablação é uma opção de tratamento segura e efetiva em pacientes com PMR que são idosos, têm comorbidades impedindo ou com riscos elevados para cirurgia, têm síndrome genética que os predispõem a múltiplos CCRs (isto é, síndrome de von Hippel-Lindau), e/ou têm uma condição que torna a proteção dos néfrons da mais alta importância (p. ex., um rim solitário).[30] Em um subgrupo selecionado destes pacientes, vigilância ativa também constitui uma opção;[30] entretanto, por causa da probabilidade de 1% de metástase metacrônica em CCR, observada a um acompanhamento médio de 30 meses,[31] muitos pacientes preferem submeter-se à ablação para aliviar sua ansiedade. A única contraindicação absoluta à ablação é coagulopatia incorrigível. Contraindicações relativas incluem proximidade do local planejado de ablação ao sistema coletor renal ou a estruturas circundantes termicamente sensíveis, como o intestino. Entretanto, medidas protetoras, como pieloperfusão via cateter ureteral colocado retrogradamente, podem ajudar a minimizar o risco de lesão do sistema coletor, e hidrodissecção por meio de uma agulha ou um cateter inserido percutaneamente pode ser usada para desviar estruturas circundantes que são sensíveis à energia térmica.

Uma metanálise, que se limitou a estudos que tinham um grupo de pelo menos 70 pacientes, com tempo de seguimento de pelo menos 3 anos, e documentação do número de CCRs comprovados por biópsia, na coorte de estudo foi conclusiva para avaliar a eficácia global do TA.[32] Esta metanálise revelou

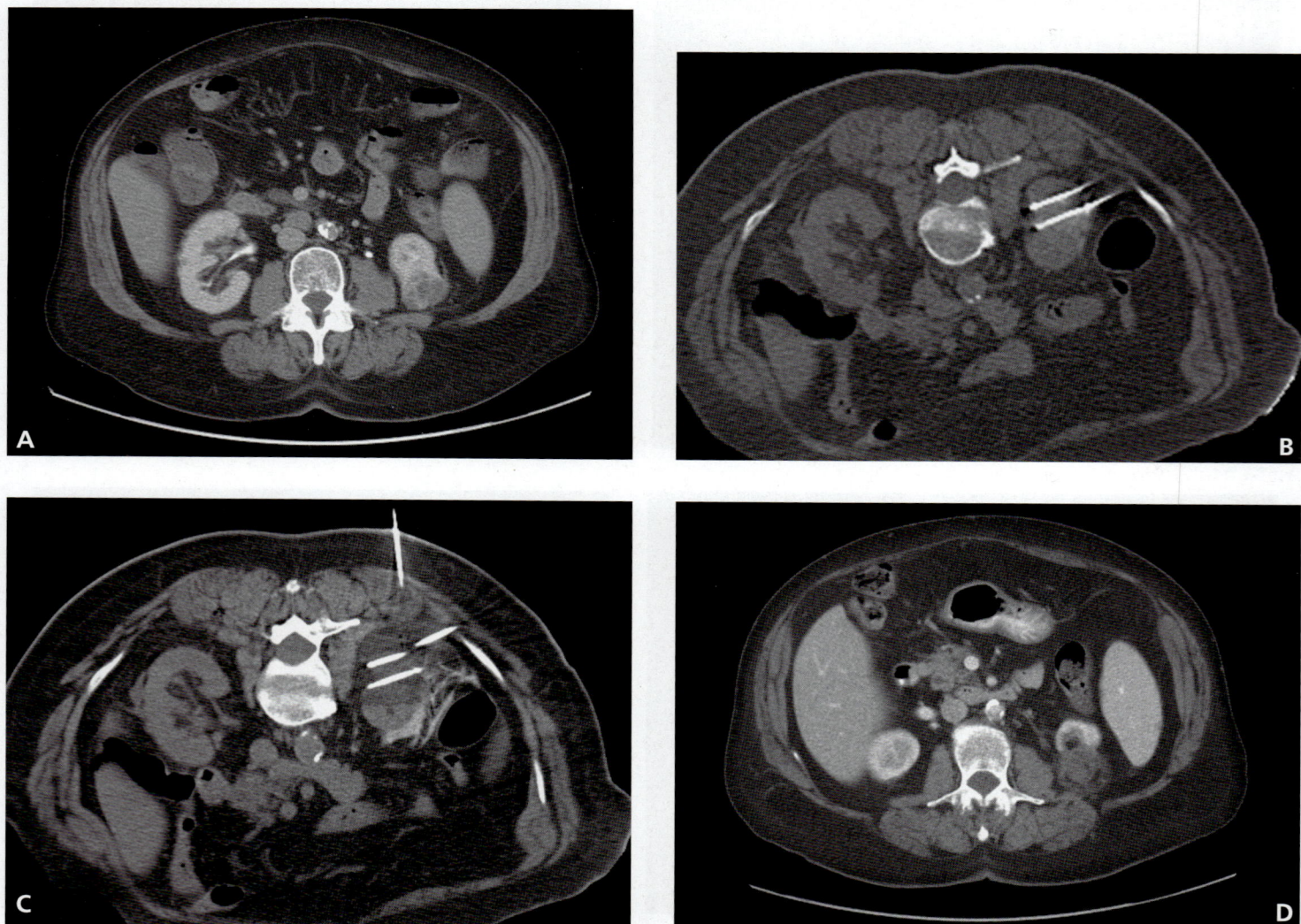

Fig. 73-4. Mulher de 74 anos com insuficiência renal submeteu-se à TC abdominal com contraste por outras razões. (**A**) TC revelou uma massa renal esquerda de 3,5 cm contrastada incidental, compatível com carcinoma de células renais. A paciente não era candidata cirúrgica e por essa razão submeteu-se à crioablação dirigida por TC. (**B**) Cinco dispositivos de ablação Endocare Perc-17 foram colocados (apenas dois estão mostrados). (**C**) Formação de "bola de gelo" foi monitorada com TC. (**D**) TC aos 6 meses de acompanhamento revelou a zona de ablação sem contraste residual.

que entre os pacientes com PMRs que foram tratados por ablação, a taxa de sobrevida livre de recorrência global foi de 84-94%, e a taxa de sobrevida câncer-específica de 89-100%.[32] A efetividade clínica e taxas de complicação da RFA percutânea em comparação à crioablação não diferiram significativamente.[32] Em comparação à ablação laparoscópica, a ablação percutânea tendeu a ter taxas mais baixas de complicação e custo mais baixo, mas taxa mais alta de falha inicial.[32] Além de ser efetiva para controle oncológico, a ablação também pode fornecer melhor proteção da função renal, em comparação à nefrectomia parcial aberta, conforme avaliado pelo efeito do tratamento sobre a taxa de filtração glomerular estimada em pacientes com um rim único. Pacientes submetidos à nefrectomia parcial aberta tiveram uma diminuição de 28,6% na taxa de filtração glomerular estimada, enquanto pacientes submetidos à RFA sofreram diminuição de 11,4%.[33]

Além do seu uso no tratamento de pacientes com CCR localizado, a ablação também pode desempenhar um papel no tratamento de pacientes com CCR metastático. Embora a integração dos mais novos agentes direcionados esteja fazendo avançar rapidamente o tratamento dos pacientes com CCR metastático, a nefrectomia citorredutora permanece importante neste grupo de pacientes, porque a cirurgia demonstrou produzir benefício de sobrevida. Em pacientes para os quais cirurgia não é uma opção, no entanto, a ablação percutânea guiada por imagem pode fornecer benefício de sobrevida semelhante, como foi mostrado em pequena série de 15 pacientes. As taxas de sobrevida de 1, 3 e 5 anos após RFA do tumor primário foram de 73,3, 57,1 e 38,1%, respectivamente. Estes resultados são semelhantes àqueles alcançados com nefrectomia parcial citorredutora.[34] Além disso, a ablação pode ser usada para paliação em alguns pacientes com sintomas intratáveis relacionados com o CCR, como hematúria ou dor no flanco.[35]

Uma vez que variam as técnicas específicas de ablação entre os diferentes sistemas de RFA e crioablação comercialmente disponíveis, os leitores devem consultar as instruções dos fabricantes para os aparelhos em uso nas suas instituições. Considerações gerais relevantes para procedimentos de ablação térmica incluem avaliação do tamanho e localização do tumor a ser tratado. Em geral, RFA é mais efetiva em tumor de até 3 cm, enquanto a crioablação pode ser usada em tumores maiores.[32] Ademais, a localização do tumor pode afetar a escolha de modalidade; tumores centrais potencialmente são tratados mais efetivamente, usando-se crioablação, porque ela apresenta risco teoricamente mais baixo de lesão do sistema coletor, embora pieloperfusão através de um catéter ureteral retrógrado possa expandir o papel da RFA no tratamento de tumores centrais.[32] Conforme mencionado anteriormente, estruturas termicamente sensíveis, como intestino, na proximidade da zona de ablação devem ser desviadas por meio de hidrodissecção ou técnicas semelhantes. Finalmente, em termos do planejamento do tamanho da zona de ablação, uma margem de 0,5 a 1 cm de tecido normal geralmente deve ser extirpada para assegurar tratamento de quaisquer locais de doença microscópica.[27]

Embolização Arterial

A embolização arterial (EA) para o tratamento do CCR é muito semelhante, conceitualmente, à usada para AML, especificamente pelo fato de que a embolização envolve a colocação de catéteres dentro de artérias que suprem um tumor, para aplicar um agente embólico com o objetivo de desvascularizar o tumor e induzir necrose. Conforme discutido anteriormente, uma ampla gama de agentes embolizantes está disponível, e a escolha depende do nível e duração da oclusão vascular desejada. No tratamento de CCR, são usados agentes embolizantes permanentes oclusivos, como etanol absoluto ou microsferas. A EA pode ser usada como adjunto à cirurgia, para citorredução ou para paliação.

Vários estudos avaliaram o uso da EA pré-operatória de grandes massas renais para reduzir a perda sanguínea intraoperatória. Em um estudo, de 93 pacientes que se submeteram à nefrectomia, 24 receberam EA pré-operatória da sua massa renal (etanol absoluto foi o agente embólico). Entre os pacientes com massas renais > 250 cm^3 (diâmetro > 7,4 cm), a perda sanguínea operatória média dos pacientes que se submeteram à EA completa da sua massa renal foi significativamente menor que a do grupo-controle.[36] Entretanto, é discutível se esta redução na perda sanguínea intraoperatória fornece benefício de sobrevida, uma vez que um estudo de coorte demonstrou significativo benefício de sobrevida,[37] enquanto outro estudo com desenho comparável não o fez.[38]

A EA também pode ser realizada para citorredução do CCR metastático. Em estudo de 54 pacientes com CCR metastático inoperável que se submeteram à EA com etanol, a sobrevida média de pacientes no grupo embolizado (229 dias) foi muito mais longa do que aquela de pacientes no grupo-controle (116 dias).[39] A EA também pode ser usada paliativamente para tratar sintomas específicos, como hematúria, hematomas perirrenais, dor no flanco, hipercalcemia ou hipertensão.[40]

A técnica de embolização de CCR é muito semelhante àquela usada em AML. Alguns autores advogam efetuar aortografia panorâmica para avaliar a vascularização sanguínea do CCR, mas geralmente um exame de TC de boa qualidade mostrará os principais ramos que suprem o tumor. Catéteres de 4 ou 5 Fr são usados para ter acesso à artéria renal e realização de angiografia seletiva. O CCR apresenta diversos aspectos angiográficos, mas a maioria é hipervascular e demonstra neovascularização de aspecto aberrante dentro do tumor e, normalmente, com fístula arteriovenosa. Um microcatéter é usado para seletivar os ramos que suprem o tumor. O agente embolizante é injetado com grande cuidado para evitar refluxo até que seja obtida estase completa no vaso comprometido. Angiografia pós-embolização é efetuada para confirmar a oclusão dos vasos que suprem o CCR, bem como a preservação de refluxo para o parênquima renal normal (Fig. 73-5). Devem-se considerar as contraindicações usuais à angiografia, incluindo coagulopatia não controlada, alergia grave ao contraste e disfunção renal, mas os riscos devem ser ponderados em relação aos benefícios potenciais da intervenção.

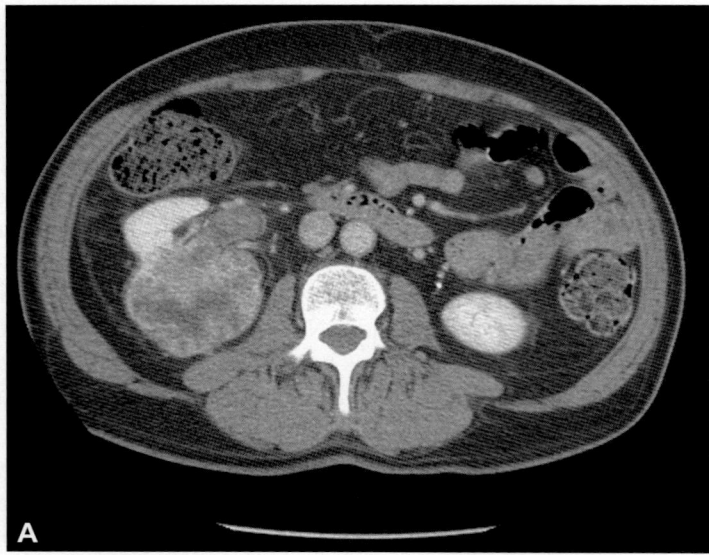
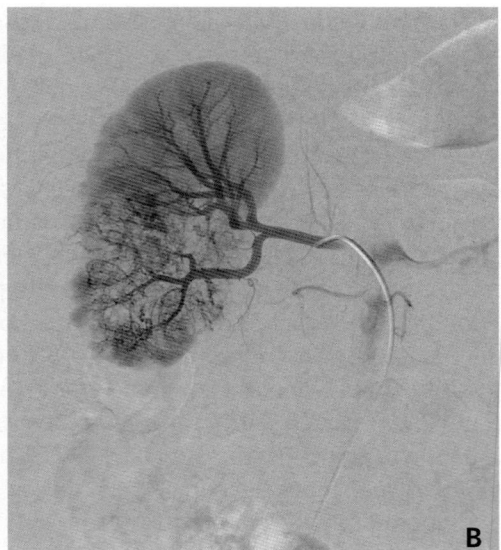
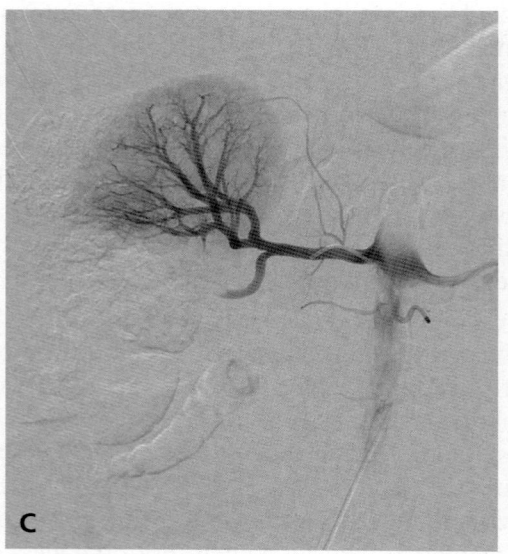
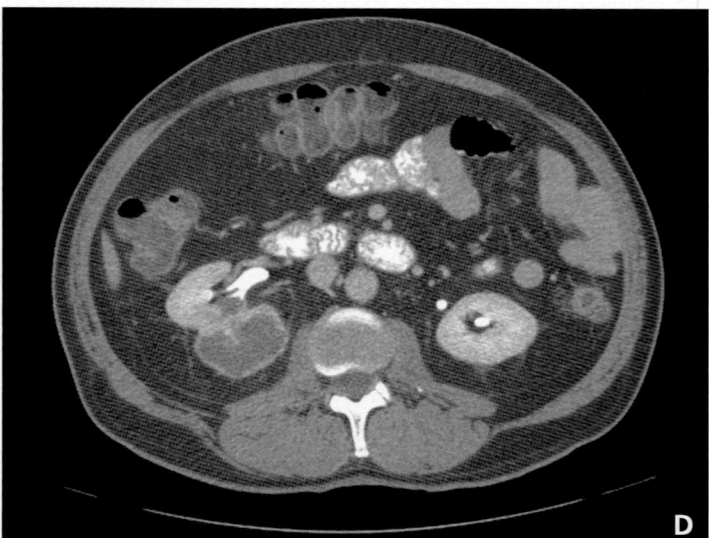

Fig. 73-5. Homem de 66 anos desenvolveu hematúria macroscópica depois de ser posto sobre terapias antiplaquetárias após a colocação de *stent* em artéria coronária. (**A**) TC abdominal revelou uma massa de 7 cm no polo inferior no rim direito invadindo o sistema coletor. Uma vez que o paciente não era candidato cirúrgico, embolização paliativa foi efetuada. (**B**) Angiografia pré-embolização revelou a massa hipervascular no polo inferior e seu suprimento sanguíneo aberrante. (**C**) Angiografia após embolização seletiva do ramo polar inferior da artéria renal direita com etanol revelou interrupção do fluxo sanguíneo para a maior parte do tumor. A hematúria do paciente se resolveu após o procedimento, e ele retomou a terapia antiplaquetária. (**D**) TC de acompanhamento revelou redução e liquefação do tumor sem comprometimento adicional do sistema coletor.

REFERÊNCIAS BIBLIOGRÁFICAS

1. O'Connor SD, Pickhardt PJ, Kim DH et al. Incidental finding of renal masses at unenhanced CT: prevalence and analysis of features for guiding management. *AJR Am J Roentgenol* 2011;197:139-45.
2. Motzer RJ, Bander NH, Nanus DM. Renal-cell carcinoma. *N Engl J Med* 1996;335:865-75.
3. Schlomer B, Figenshau RS, Yan Y et al. Pathological features of renal neoplasms classified by size and symptomatology. *J Urol* 2006;176:1317-20; discussion 20.
4. Nguyen MM, Gill IS. Effect of renal cancer size on the prevalence of metastasis at diagnosis and mortality. *J Urol* 2009;181:1020-7; discussion 7.
5. Lane BR, Samplaski MK, Herts BR et al. Renal mass biopsy – a renaissance? *J Urol* 2008;179:20-7.
6. Samplaski MK, Zhou M, Lane BR et al. Renal mass sampling: an enlightened perspective. *Int J Urol* 2011;18:5-19.
7. Halverson SJ, Kunju LP, Bhalla R et al. Accuracy of determining small renal mass management with risk stratified biopsies: confirmation by final pathology. *J Urol* 2013;189:441-6.
8. Pandharipande PV, Gervais DA, Hartman RI et al. Renal mass biopsy to guide treatment decisions for small incidental renal tumors: a cost-effectiveness analysis. *Radiology* 2010;256:836-46.

9. Tan MH, Rogers CG, Cooper JT et al. Gene expression profiling of renal cell carcinoma. Clin Cancer Res 2004;10:6315S-21S.
10. Stone CH, Lee MW, Amin MB et al. Renal angiomyolipoma. Arch Pathol Lab Med 2001;125:751-8.
11. Fujii Y, Ajima J, Oka K et al. Benign renal tumors detected among healthy adults by abdominal ultrasonography. Eur Urol 1995;27:124-7.
12. Kim JK, Park SY, Shon JH, Cho KS. Angiomyolipoma with minimal fat: Differentiation from renal cell carcinoma at biphasic helical CT. Radiology 2004;230:677-84.
13. Kutikov A, Fossett LK, Ramchandani P et al. Incidence of benign pathologic findings at partial nephrectomy for solitary renal mass presumed to be renal cell carcinoma on preoperative imaging. Urology 2006;68:737-40.
14. Sant GR, Ayers DK, Bankoff MS, Mitcheson HD, Ucci AA Jr. Fine needle aspiration biopsy in the diagnosis of renal angiomyolipoma. J Urol 1990;143:999-1001.
15. Nelson CP, Sanda MG. Contemporary diagnosis and management of renal angiomyolipoma. J Urol 2002;168:1315-25.
16. Yamakado K, Tanaka N, Nakagawa T et al. Renal angiomyolipoma: relationships between tumor size, aneurysm formation, and rupture. Radiology 2002;225:78-82.
17. Steiner MS, Goldman SM, Fishman EK, Marshall FF. The natural history of renal angiomyolipoma. J Urol 1993;150:1782-6.
18. Chan CK, Yu S, Yip S, Lee P. The efficacy, safety and durability of selective renal arterial embolization in treating symptomatic and asymptomatic renal angiomyolipoma. Urology 2011;77:642-8.
19. Castle SM, Gorbatiy V, Ekwenna O et al. Radiofrequency ablation (RFA) therapy for renal angiomyolipoma (AML): an alternative to angioembolization and nephron-sparing surgery. BJU Int 2012;109:384-7.
20. Han YM, Kim JK, Roh BS et al. Renal angiomyolipoma: selective arterial embolization – effectiveness and changes in angiomyogenic components in long-term follow-up. Radiology 1997;204:65-70.
21. Patatas K, Robinson GJ, Ettles DF, Lakshminarayan R. Patterns of renal angiomyolipoma regression post embolization on medium- to long-term follow-up. Br J Radio 2013;86:20120633.
22. Kothary N, Soulen MC, Clark TW et al. Renal angiomyolipoma: long-term results after arterial embolization. J Vasc Interv Radiol 2005;16:45-50.
23. Halpenny D, Snow A, McNeill G, Torreggiani WC. The radiological diagnosis and treatment of renal angiomyolipoma-current status. Clin Radiol 2010;65:99-108.
24. Ljungberg B, Campbell SC, Choi HY et al. The epidemiology of renal cell carcinoma. Eur Uro 2011;60:615-21.
25. Truong LD, Shen SS. Immunohistochemical diagnosis of renal neoplasms. Arch Pathol Lab Med 2011;135:92-109.
26. Leveridge MJ, Bostrom PJ, Koulouris G et al. Imaging renal cell carcinoma with ultrasonography, CT and MRI. Nat Rev Urol 2010;7:311-25.
27. Goldberg SN, Gazelle GS, Mueller PR. Thermal ablation therapy for focal malignancy – a unified approach.pdf. AJR Am J Roentgenol 2000;174:323-31.
28. Saldanha DF, Khiatani VL, Carrillo TC et al. Current tumor ablation technologies: basic science and device review. Semin Intervent Radiol 2010;27:247-54.
29. Hoffmann NE, Bischof JC. The cryobiology of cryosurgical injury. Urology 2002;60:40-9.
30. Ljungberg B, Cowan NC, Hanbury DC et al. EAU guidelines on renal cell carcinoma: the 2010 update. Eur Urol 2010;58:398-406.
31. Chawla SN, Crispen PL, Hanlon AL et al. The natural history of observed enhancing renal masses: meta-analysis and review of the world literature. J Urol 2006;175:425-31.
32. Barwari K, de la Rosette J, Laguna MP. Focal therapy in renal cell carcinoma: which modality is best? Eur Urol Suppl 2011;10:e52-e7.
33. Raman JD, Raj GV, Lucas SM et al. Renal functional outcomes for tumours in a solitary kidney managed by ablative or extirpative techniques. BJU Int 2010;105:496-500.
34. Karam JA, Ahrar K, Wood CG et al. Radiofrequency ablation of renal tumors in patients with metastatic renal cell carcinoma. J Urol 2010;184:1882-7.
35. Neeman Z, Sarin S, Coleman J et al. Radiofrequency ablation for tumor-related massive hematuria. J Vasc Interv Radiol 2005;16:417-21.
36. Bakal CW, Cynamon J, Lakritz PS, Sprayregen S. Value of preoperative renal artery embolization in reducing blood transfusion requirements during nephrectomy for renal cell carcinoma. J Vasc Interv Radiol 1993;4:727-31.
37. Zielinski H, Szmigielski S, Petrovich Z. Comparison of preoperative embolization followed by radical nephrectomy with radical nephrectomy alone for renal cell carcinoma. Am J Clin Oncol 2000;23:6-12.
38. May M, Brookman-Amissah S, Pflanz S et al. Pre-operative renal arterial embolisation does not provide survival benefit in patients with radical nephrectomy for renal cell carcinoma. Br J Radiol 2009;82:724-31.
39. Onishi T, Oishi Y, Suzuki Y, Asano K. Prognostic evaluation of transcatheter arterial embolization for unresectable renal cell carcinoma with distant metastases. BJU Int 2001;87:312-5.
40. Munro NP, Woodhams S, Nawrocki JD et al. The role of transarterial embolization in the treatment of renal cell carcinoma. BJU Int 2003;92:240-4.

Capítulo 74

Recanalização Percutânea da Veia Porta

✦ *André Uflacker*
✦ *Marcelo Guimarães*

CONTEÚDO

- ✓ INTRODUÇÃO 1043
- ✓ ETIOLOGIA, FISIOPATOLOGIA, HISTÓRIA NATURAL E APRESENTAÇÃO CLÍNICA DA OCLUSÃO DA VEIA PORTA 1043
- ✓ DIAGNÓSTICO POR IMAGEM DA OBSTRUÇÃO DA VEIA PORTA.. 1044
- ✓ ASPECTOS TÉCNICOS DA RECANALIZAÇÃO DA VEIA PORTA E REVISÃO DA LITERATURA 1045
- ✓ RECANALIZAÇÃO DA TROMBOSE MALIGNA DA VEIA PORTA.. 1048
- ✓ RECANALIZAÇÃO DA VEIA PORTA EM PACIENTES TRANSPLANTADOS 1048
- ✓ RECANALIZAÇÃO DA VEIA PORTA EM CRIANÇAS .. 1049
- ✓ REFERÊNCIAS BIBLIOGRÁFICAS 1052

INTRODUÇÃO

Desde o primeiro caso de angioplastia de veia porta publicado por Uflacker *et al.*, em 1985, houve grande desenvolvimento na técnica minimamente invasiva e nos dispositivos que colocou a Radiologia Intervencionista em posição de destaque no manejo minimamente invasivo da oclusão de veia porta (OVP).[1] O termo "trombose de veia porta" é mais comumente usado, embora trombose seja somente uma das etiologias da obstrução da veia porta extra-hepática.[2] "Obstrução extra-hepática da veia porta" (OEHVP) tem sido sugerida por alguns autores como termo mais adequado para descrever redução ou ausência de fluxo no ramo principal da veia porta.[2,3] Há várias etiologias da obstrução da veia porta e estão frequentemente associadas a outros processos patológicos, que podem ou não envolver diretamente o fígado.[3] O contexto em que a OEHVP ocorre é importante na escolha do manejo mais adequado. Condições complexas, como a cirrose, trombofilia, inflamação local (como a pancreatite), transplante hepático e neoplasia, podem exigir tratamentos e abordagens diferentes.[4] Cinco a 10% das OEHPV podem-se apresentar por sintomas de hipertensão portal.[5]

A trombose aguda sintomática na OEHVP tem como primeira linha de tratamento o manejo clínico com anticoagulação e betabloqueadores (em caso de hipertensão portal associada). Entretanto, há situações que requerem intervenção mais agressiva, incluindo o sangramento gastrointestinal refratário, contraindicação à anticoagulação e à isquemia intestinal, que geralmente exige tratamento cirúrgico unicamente ou associado à intervenção minimamente invasiva.[6-8] Neste capítulo serão discutidas as indicações e técnicas que a Radiologia Vascular Intervencionista pode oferecer no tratamento da oclusão portal em adultos, OEHVP associada a câncer, a transplante de fígado e também especificamente em pacientes pediátricos.

ETIOLOGIA, FISIOPATOLOGIA, HISTÓRIA NATURAL E APRESENTAÇÃO CLÍNICA DA OCLUSÃO DA VEIA PORTA

É fundamental entender a etiologia, fisiopatologia, história natural e apresentação clínica da hipertensão portal secundária à OEHVP para abordar adequadamente o paciente sintomático e muitas vezes severamente enfermo.

A OEHVP é causada por três mecanismos principais: trombose, invasão tumoral e compressão extrínseca.[9] O risco de trombose venosa portal na população em geral está em torno de 1%.[10] A trombose portal pode ocorrer com ou sem invasão tumoral ou compressão extrínseca, como nos estados de hipercoagulabilidade. É a causa mais comum de OEHVP e será discutida a seguir:

Etiologia

A OEHVP ocorre quando múltiplos fatores associados acionam a cascata de coagulação.[9] Estão incluídos fatores locais, doenças pró-trombóticas hereditárias, doenças trombofílicas adquiridas, lesão intra-abdominal e outros fatores de risco para hipercoagulabilidade.[3] Estima-se que 60% dos casos de OEHVP estão associados a condições trombofílicas e 30-40% associadas a fatores predisponentes locais.[3,9] Aproximadamente 20% dos pacientes com OEHVP não têm fator causal identificável.[2]

Doenças pró-trombóticas hereditárias associadas à OEHVP são a mutação do fator V de Leiden, deficiência de antitrombina III, deficiência de proteínas C e S, mutação do gene Fator II. As mutações genéticas do Fator V de Leiden e do fator II são as mais comuns.[3,6] Doenças trombofílicas adquiridas incluem a hemoglobinúria paroxística noturna, doenças mieloproliferativas primárias, síndrome antifosfolipídica e hiper-homocisteinemia.[3] Uso de contraceptivos orais, gravidez e estado de hipercoagulabilidade associada a câncer também são considerados fatores de risco para trombose venosa.[3,11]

Importantes fatores de risco locais que podem determinar OEHVP são: pancreatite, apendicite, diverticulite, abscesso abdominal, doença inflamatória intestinal, neoplasia em contato com a veia porta, linfadenopatia por processo inflamatório ou metastático e cirurgia abdominal prévia.[2] Estes fatores de risco têm mecanismos heterogêneos para causar trombose portal. Importante salientar que a trombose em si pode não ser a única razão da oclusão da OEHVP, uma vez que alguns dos fatores de risco anteriores causam, na realidade, efeito de massa com compressão extrínseca no tronco principal portal. Por exemplo, mais de 90% dos casos de OEHVP decorrente da pancreatite são caudados por compressão e inflamação perivascular aguda.[6] A cirrose hepática também é uma causa comumente associada à OEHVP, uma vez que as alterações hemodinâmicas da circulação portal frequentemente resultam em trombose dentro da veia porta nesta população de pacientes, especialmente quando há carcinoma hepatocelular.[6] Além disso, forte associação entre bacteriemia por *Bacteroides* e OEHVP tem sido demonstrada. Isolamento deste organismo em amostras de sangue deveria indicar avaliação de possível OEHVP.[2] Câncer e transplante hepático são distintos fatores de risco para trombose, estenose e oclusão da veia porta e serão discutidos separadamente.

Fisiopatologia

O fígado normal recebe 2/3 do seu suprimento vascular pela veia porta, enquanto que a artéria hepática supre o restante 1/3.[12] O fígado apresenta um mecanismo hidrodinâmico compensatório de dois estágios, quando ocorre obstrução do fluxo venoso portal. O primeiro estágio deste mecanismo é a resposta *arterial buffer* (proteção arterial), que é caracterizado por imediata vasodilatação do leito arterial hepático, seguido pelo desenvolvimento de veias colaterais que criam um *bypass* para o segmento ocluído da veia porta em questão de dias. Consequentemente, há formação do cavernoma portal, também chamado de transformação cavernomatosa da veia porta, normalmente dentro de 3-5 semanas.[8,9,12] Alguns autores consideram o desenvolvimento da hipertensão portal como o terceiro estágio neste mecanismo compensatório.[9]

As alterações compensatórias na OEHVP são importantes para várias doenças que afetam a circulação portal e que pouco afeta o fluxo global da artéria hepática.[9] Pacientes com fígados normais podem ser completamente assintomáticos ou ter alterações transitórias e leves dos marcadores bioquímicos da função hepática, como albumina sérica, tempo de protrombina e bilirrubina.[9] Alterações histológicas em fígados com OEHVP podem demonstrar apoptose e atividade mitótica aumentada em segmentos com adequada perfusão.[9] Estas alterações hemodinâmicas no fluxo da veia porta explicam os achados clínicos e de imagem em pacientes com oclusão da veia porta.

História Natural e Apresentação Clínica

Inúmeras alterações ocorrem na circulação portal em pacientes com OEHVP, o que justifica a variabilidade das apresentações clínicas de pacientes que são referidas para intervenções minimamente invasivas. É importante ressaltar que a OEHVP aguda e crônica são diferentes estágios de uma mesma doença.[2] A OEHVP na fase aguda é frequentemente diagnosticada em pacientes que têm acesso rápido ao sistema de saúde e aos exames de imagem, enquanto o diagnóstico em fase crônica ainda é o estágio mais prevalente, especialmente em pacientes pediátricos.[2]

Obstrução aguda da veia porta

O desenvolvimento de sintomas até 60 dias geralmente é aceito como tempo limite que separa oclusão portal aguda e crônica.[8] A extensão da trombose/oclusão e o tempo de desenvolvimento para chegar à obstrução são os fatores responsáveis pela apresentação clínica heterogênea destes pacientes.

Os casos agudos podem ser assintomáticos ou ser acompanhados de febre, dor abdominal e dispepsia.[2,8] As varizes podem-se desenvolver precocemente, um mês após trombose aguda portal, e recanalização espontânea da veia porta nos casos não tratados é rara.[13] Nos casos agudos mais graves, com envolvimento da veia mesentérica superior e de arcadas da veia mesentérica inferior pode haver isquemia e infarto fatais.[8] No cenário de pileleflebite da veia porta, exames de imagem podem mostrar abscessos abdominais e hepático.[2] O prognóstico para a obstrução portal aguda por causa da trombose pode ser bom, com mortalidade decrescente de 30% para 10% ao longo da última década.[2] A presença de isquemia intestinal e falha de múltiplos órgãos concomitante traz a taxa de mortalidade para 20 a 50%.[12]

Obstrução crônica da veia porta

A fase crônica da OEHVP é caracterizada por múltiplas veias colaterais que fazem um *bypass* pelo segmento ocluído da veia porta.[8] Esta fase normalmente se apresenta com sinais e sintomas de hipertensão portal e sangramento gastrointestinal e pode ser a primeira manifestação em 20 a 40% dos pacientes com trombose portal crônica.[12] Hiperesplenismo, ascite e hemorragia por varizes são característicos, bem como são também as varizes gástricas, duodenais e anorretais.[2] Anemia e trombocitopenia são achados laboratoriais frequentemente encontrados.[12] Varizes sem ascite ou encefalopatia significativas podem-se desenvolver em pacientes com fígados normais. Em pacientes cirróticos é mais comum a presença simultânea de ascite e varizes gastrointestinais.[6,12] Cirróticos também não costumam desenvolver isquemia intestinal e varizes anorretais.[2,6] Alguns pacientes podem desenvolver icterícia e colangite decorrente da colangiopatia portal (biliopatia portal). Isto se refere a alterações anatômicas das vias biliares intra e extra-hepáticas, supostamente em razão do desenvolvimento das veias pericoledoceanas e pericolecísticas exuberantes que podem comprimir, causar estenose ou ocluir ductos biliares.[2,8,12]

O prognóstico para pacientes com OEHVP crônica depende da presença de doença hepática subjacente. A taxa de mortalidade, a longo prazo, é de 10% nos pacientes com fígados normais, provavelmente porque esses pacientes podem tolerar sangramento gastrointestinal melhor do que os pacientes com cirrose.[12] A OEHVP observada incidentalmente em exames de imagem é de importância clínica questionável e pode apresentar um desafio de difícil manejo.[12] Entre 1980-2000, um estudo de coorte prospectivo de 832 pacientes com trombose venosa esplâncnica não encontrou recorrência de OEHVP em 76% em 10 anos de seguimento médio, contra 68% em pacientes com OEHVP.[14] Notadamente, este estudo não mostrou melhora na sobrevida livre de recidiva por causa da anticoagulação.

DIAGNÓSTICO POR IMAGEM DA OBSTRUÇÃO DA VEIA PORTA

Imagem não Invasiva

A ultrassonografia (US), tomografia computadorizada (TC) e ressonância magnética (RM) são os exames de imagem não invasivos usados atualmente para diagnosticar a OEHVP. As principais vantagens da US são o baixo custo e grande disponibilidade, mas a acurácia, sensibilidade e especificidade são muito variáveis. A detecção de OEHVP tem sensibilidade e especificidade de 66 a 100%.[12] Na US, material ecogênico sólido pode ser visto no lúmen da veia porta (Fig. 74-1), com fluxo ausente na US Doppler.[3] Quando uma veia normal é identificada o valor preditivo negativo do US Doppler atinge 98%.[8]

A TC e RM, apesar de mais caros, oferecem informações adicionais sobre a extensão do trombo, presença de isquemia intestinal, condição de órgãos adjacentes, incluindo a presença de doenças malignas e processos inflamatórios.[3,12] A TC sem contraste é limitada na detecção de trombo venoso portal ou oclusão. Mas quando presente, a OEHVP aguda apresenta hiperdensidade tomográfica, tornando-se isodensa aos tecidos adjacentes após o primeiro mês.[3] A TC com contraste é otimizada quando programada para ter a aquisição na fase venosa portal, que gira em torno de 70 segundos após a administração de contraste.[15] A TC com contraste mostra o trombo como uma falha de enchimento de baixa densidade em casos de trombose formada exclusi-

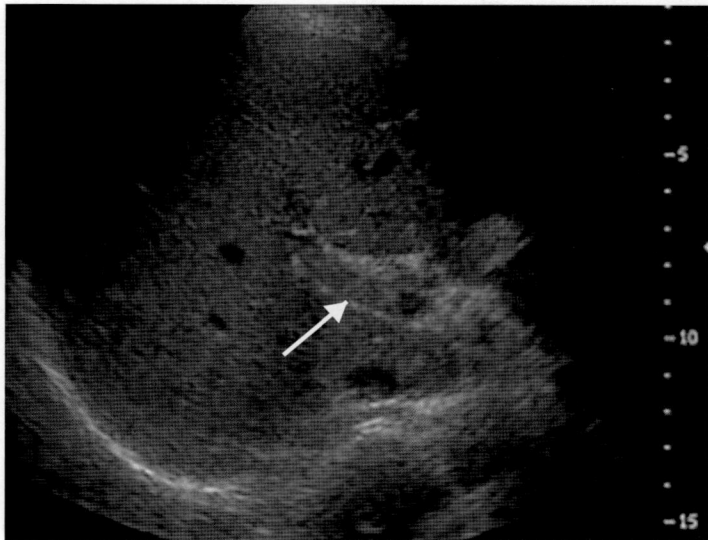

Fig. 74-1. Trombose aguda de ramo portal principal identificado como material ecogênico sólido (seta) dentro do lúmen da veia porta com ausência de fluxo na US Doppler.

vamente por coágulos (Fig. 73-2). Pode haver realce de contraste variável nos trombos que apresentam invasão da veia porta por células malignas, como nos casos de carcinoma hepatocelular com invasão portal.[3]

A OEHVP crônica portal irá demonstrar as mudanças no *porta hepatis* descrito anteriormente, incluindo a transformação cavernosa da veia porta e possível dilatação ductal intra e extra-hepática biliares, ou coledocolitíase.[8]

Um estudo que avaliou pacientes antes do transplante hepático demonstrou sensibilidade e especificidade da RM para detecção de OEHVP entre 100 e 98%, respectivamente (Fig. 74-3). Há varias técnicas de RM com aquisição rápida de imagens (*steady state free precession*) que podem ser úteis, especialmente em pacientes com contraindicação à administração de gadolínio, ter incapacidade para apneia, ou nenhum acesso venoso.[3] A RM também fornece informações valiosas sobre a ressecabilidade de tumores envolvendo a veia porta.[3]

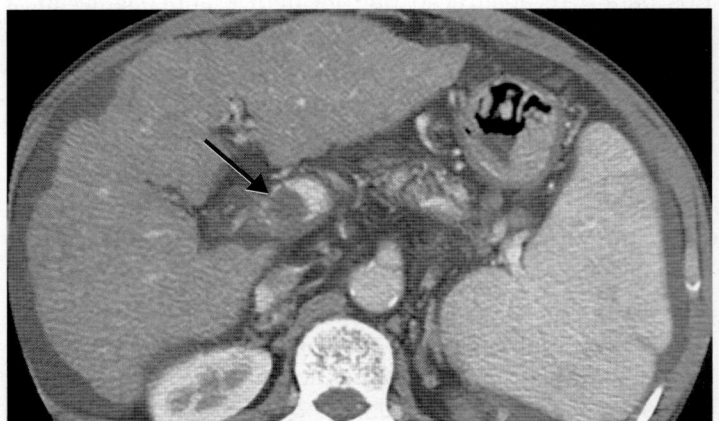

Fig. 74-2. Fase portal de TC com contraste mostra hipodensidade (seta) dentro da veia porta consistente com trombose portal aguda.

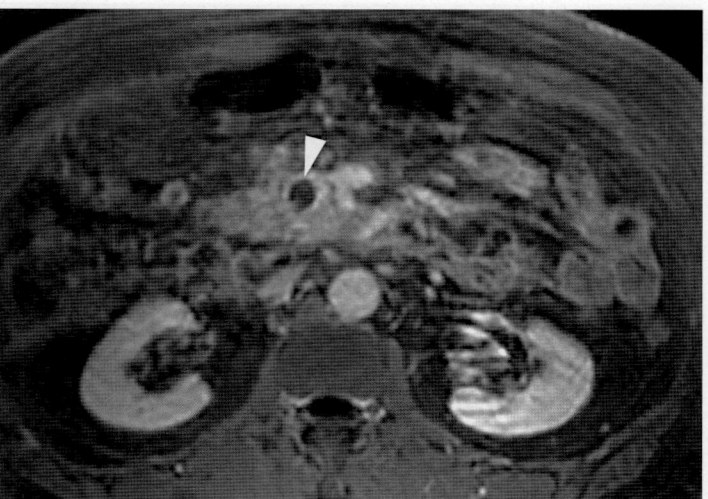

Fig. 74-3. RM do abdome superior mostra falha de enchimento compatível com trombose da veia porta extra-hepática (ponta de seta).

ASPECTOS TÉCNICOS DA RECANALIZAÇÃO DA VEIA PORTA E REVISÃO DA LITERATURA

Indicações, Contraindicações e Considerações Técnicas

O principal objetivo no tratamento da OEHVP é a prevenção da hipertensão portal e suas manifestações clínicas, incluindo hemorragia digestiva e isquemia intestinal. O diagnóstico precoce, potencialmente, permite a prevenção da trombose da veia mesentérica e isquemia intestinal, o que melhora a sobrevida.[2] Até 40% dos doentes podem recanalizar a veia porta principal e pelo menos um dos dois ramos principais com anticoagulação sistêmica apenas, o que é essencial na prevenção da hipertensão portal.[2] Para pacientes não anticoagulados ou que desenvolvem condições clínicas ameaçadoras, como o sangramento de varizes refratário e isquemia intestinal, a recanalização invasiva pode ser uma opção. A recanalização percutânea endovascular da veia porta deve ser evitada em pacientes que são clinicamente instáveis. Riscos e benefícios devem ser analisados quando há contraindicações relativas, incluindo insuficiência renal, coagulopatia de difícil correção e alergia grave ao meio de contraste iodado.[16]

Em pacientes não cirróticos é preferível à abordagem transparieto-hepática (Figs. 74-4 e 74-5), já que é o meio mais direto para alcançar o lúmen da veia porta e permite tratar o coágulo diretamente.[4] Este método permite o acesso a uma variedade de procedimentos para recanalizar a veia porta. Ele também facilita a cateterização seletiva para embolização de varizes (em caso de sangramento gastrointestinal alto ou baixo) simultaneamente à recanalização endovascular do sistema portal.[4] A principal desvantagem da abordagem transparieto-hepática é o risco aumentado de hemorragia intra-abdominal e hemobilia, ambos relacionados com a punção para obter acesso à veia porta. Este risco é especialmente alto em casos de tratamento da OEHVP aguda por fibrinólise por catéter e coagulopatia.[16]

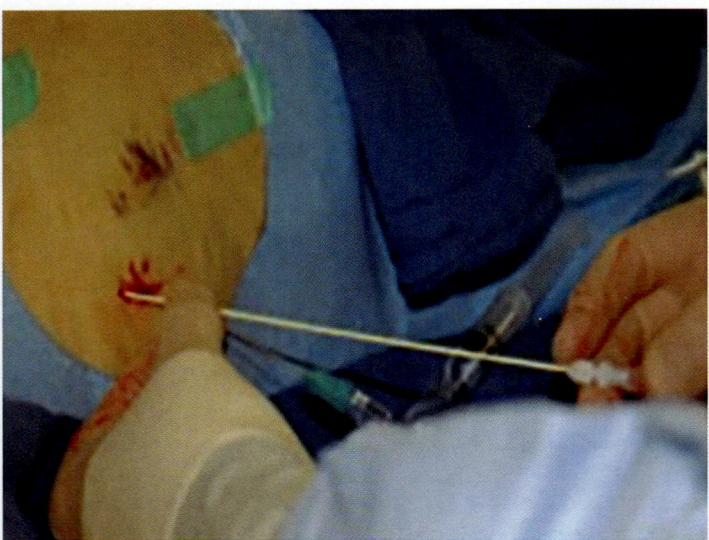

Fig. 74-4. Abordagem transparieto-hepática guiada por fluoroscopia realizada ao nível da linha axilar média direita.

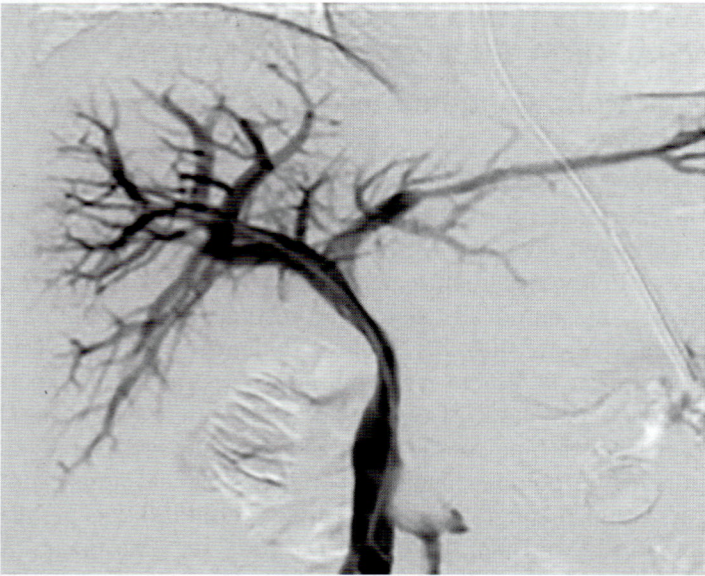

Fig. 74-5. Venografia portal normal demonstra acesso transparieto-hepático direito que serve tanto para portografia direta quanto para tratamento percutâneo. Importante obter acesso em ramo portal distal para diminuir o risco de complicações vasculares e biliares.

Em pacientes com cirrose, a OEHVP requer a colocação de um *shunt* portossistêmico (TIPS) que tipicamente é realizado por abordagem transjugular.[4] Está bem estabelecido que esse procedimento pode e deve ser realizado com segurança em pacientes com OEHVP. Isto está em desacordo com a recomendação inicial de que o TIPS fora contraindicado nestes doentes.[17]

O acesso transparieto-hepático concomitante pode ser necessário para permitir acesso seguro dentro da veia porta ocluída.[4,16] O implante de *stent* no sistema venoso portal foi inicialmente descrito utilizando o tipo balão expansível. Este dispositivo se tornou o tipo preferido para recanalização portal, especialmente nos casos de estenoses neoplásicas ou inflamatórias.[4] As indicações atuais para implante de *stent* na veia porta são estenose residual > 30%, reestenose complacente após angioplastia com balão e estenoses neoplásicas ou inflamatórias.[4,16] Os *stents* também podem ser úteis para restaurar o fluxo venoso portal na OEHVP aguda, especialmente quando há trombólise farmacológica ou mecânica não tenha sido bem-sucedida.[4]

Entre os dispositivos de trombectomia mecânica, os mais comumente utilizados foram os dispositivos de trombectomia Amplatz (Ev3) e o Angiojet (Bayer), sendo que o AngioJet é o único entre os dois que ainda é disponível atualmente.[4] O AngioJet pode ser colocado por uma bainha de 6 Fr ao longo de um fio-guia, e tem excelentes resultados na recanalização portal aguada (Fig. 74-6), embora seja um pouco mais limitado no tratamento de trombos crônicos.[4] Alguns autores têm usado com sucesso o dispositivo de trombectomia Arrow-Trerotola (Arrow), que necessita de uma bainha de 7 Fr, através de uma abordagem transparieto-hepática ou transjugular.[18-20]

No TIPS, as tromboses aguda e subaguda do *shunt* têm sido reportadas em até 10% dos casos, havendo potencial expansão do trombo para as veias esplênica e mesentérica superior, o que pode resultar em isquemia intestinal e hemorragia varicosa. Trombose em TIPS também pode contraindicar o transplante de fígado, sendo importante indicação para tratamento endovascular.[4]

Aspectos Gerais do Manejo e Revisão da Literatura

Há pouca literatura baseada em evidência a respeito da terapia para OEHVP, ainda mais no que diz respeito à angioplastia com balão e implante de *stent* na veia porta extra-hepática. Está limitada a pequenos estudos retrospectivos, mas um paradigma de tratamento pode ser emergente.[4,13] Uma revisão de 22 estudos (de 1993-2011) em 524 pacientes demonstrou taxas de sucesso técnico que variam de 16,7 a 100%, mas nenhum teste estatístico ou revisão sistemática destes dados foi reportada.[21] Estes estudos empregaram diferentes métodos para a recanalização que incluem a anticoagulação, a trombólise farmacológica e mecânica por catéter e TIPS.

As opções terapêuticas para pacientes com OEHVP são limitadas e dependem muito da presença ou ausência de cirrose, isquemia intestinal e concomitante hemorragia gastrointestinal.[4,22] Fatores precipitantes tratáveis devem ser identificados e tratados antes de qualquer planejamento de uma intervenção.[4] Causas de trombose portal em cirrose não são as mesmas que nos não cirróticos, o que determina grandes diferenças de como estes pacientes devem ser tratados.[6] Em pacientes com fígados saudáveis, a OEHVP é geralmente secundária a distúrbio de coagulação que pode ser sistêmico (estado de hipercoagulabilidade) ou local (pancreatite, compressão extrínseca da veia porta).[6] O manejo da trombose portal inclui abordagem conservadora, a anticoagulação sistêmica, a fibrinólise por catéter/trombectomia mecânica por

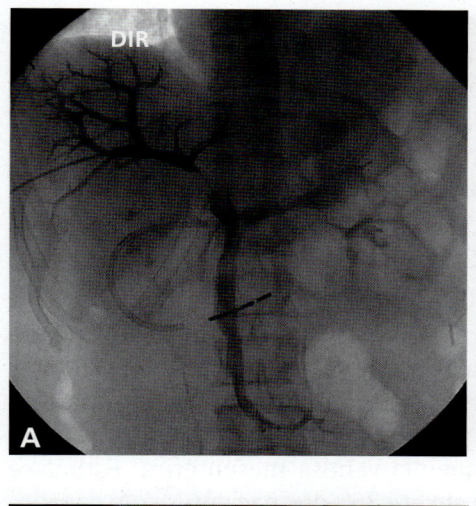
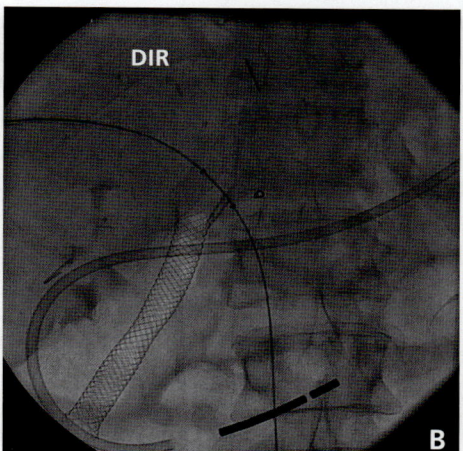
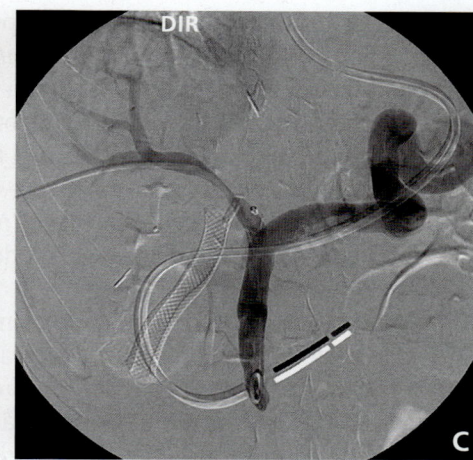
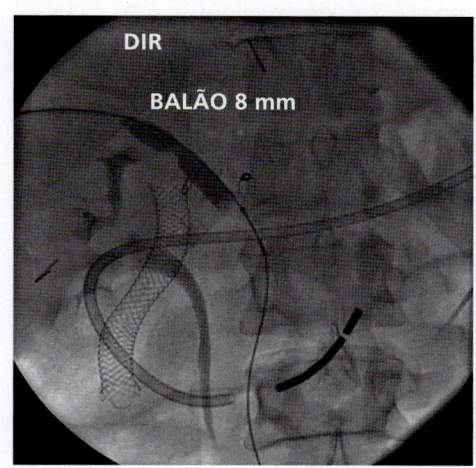
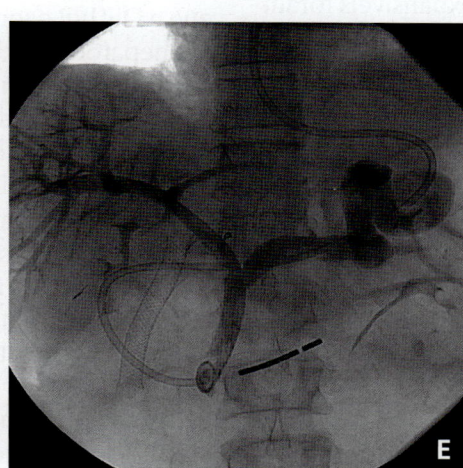

Fig. 74-6. Paciente adulto, masculino, 4 meses após transplante hepático. (**A**) Venografia portal pelo acesso transparieto-hepático mostra oclusão segmentar do tronco da veia porta. (**B**) Trombectomia realizada com AngioJet por uma bainha de 6 Fr ao longo de um fio-guia de 0,035". (**C**) Portografia de controle monstra recanalização completa da trombose portal e estenose que determinou trombose segmentar. (**D**) Venoplastia portal percutânea com catéteres-balão de 8 e 10 mm de diâmetro. (**E**) Portografia final de controle monstra excelente resultado angiográfico após trombectomia e angioplastia percutâneas associadas.

catéter, TIPS e implante de *stent* na veia porta. Apesar da falta de dados objetivos, tem sido sugerido que os pacientes com trombose extensa e/ou ascite na apresentação de OEHVP devem ser tratados de forma mais agressiva com a trombólise ou TIPS invasivo, que será discutido a seguir.[2] Fibrinólise pode ser através da infusão "direta" de trombolíticos na veia porta, ou "indireta" através da infusão da artéria mesentérica superior. Fibrinólise sistêmica é menos favorecida, já que este método parece ser menos eficaz.[4]

O tratamento conservador da OEHVP aguda raramente tem recanalização espontânea. O verdadeiro percentual de recanalização é desconhecido e há evidências de alto risco de desenvolvimento de hipertensão portal.[13] Estes fatos fizeram com que diversos autores optassem por anticoagulação mais agressiva, que apresenta taxas de recanalização parcial ou completa, variando de 14 a 80%, dependendo do estudo.[4,13] A abordagem recomendada para a anticoagulação sistêmica na OEHVP é começar com heparina de baixo peso molecular subcutânea, que pode ser substituída paulatinamente por antagonistas da vitamina K.[2] Curiosamente, a heparina não fracionada intravenosa não apresenta vantagens significativas sobre a heparina subcutânea.[2] Monitoramento com imagens desses pacientes é mais bem alcançado com US Doppler entre 3 a 6 meses de acompanhamento. A dor abdominal aguda em pacientes com conhecida OEHVP geralmente é avaliada com TC do abdome para excluir isquemia intestinal.[2] A duração total do tratamento deve ser de 3 a 6 meses, de acordo com várias fontes.[2] Isso se estende à terapia ao longo da vida em casos de estados de hipercoagulabilidade, história pessoal ou familiar de trombose venosa profunda, ou em pacientes com isquemia intestinal.[2]

Resultados

Uma revisão sistemática realizada por Hall *et al.* mostrou taxas de recanalizações total de 38,3% e parcial de 14%.[13] Há consenso entre vários autores que a terapia trombolítica deve ser considerada se houver sintomas que não melhoram com o anticoagulante ou se há extensão da trombose portal para as outras veias esplâncnicas apesar da anticoagulação.[13] O estudo também mostrou que a trombose progressiva é um fator preditivo negativo para recanalização de anticoagulação. Condat *et al.* mostraram recanalização parcial ou completa em 25 dos 27 pacientes (92,5%) submetidos exclusivamente à anticoagulação.[23]

Em estudo com 20 pacientes com isquemia mesentérica aguda e OEHVP, Hollingshead *et al.* relataram taxa de 75% de recanalização com trombólise. Entretanto, apenas três pacientes (15%) tiveram lise completa do trombo.[23] Este autor usou trombólise transparieto-hepática direta para tratamento de coágulos grandes no tronco da veia porta, reservando a infusão seletiva pela artéria mesentérica superior para pacientes com trombose mesentérica pequena, e uma abordagem combinada destes dois acessos quando havia coágulo mais extenso.[23] Digno de nota, o estudo incluiu trombólise seguida por angioplastia em alguns casos e teve alta taxa de complicação de 60%, que consistiram principalmente em hemorragia. Em outro estudo retrospectivo, Schafer *et al.* relataram 24/32 (75%) pacientes que tiveram resolução de moderada à completa da OEHVP com trombólise por catéter.[24]

Embora a maior parte dos dados em terapia endovascular esteja relacionada com a estenose da veia porta em pacientes transplantados, Woodrum *et al.* demonstraram taxa de sucesso de 78% em 18 pacientes não transplantados, e 72% tiveram alívio sintomático, utilizando *stents* de balão expansível e autoexpansível. *Stents* de balão expansíveis foram utilizados, quando a precisão da colocação foi considerada fundamental.[22] Semiz-Oysu *et al.* relataram taxa de 79% de sucesso na recanalização de OEHVP, com ou sem TIPS, em 24 pacientes. Foram usados vários métodos de acesso que incluíram punções transesplênica, transparieto-hepática e transjugular.[18] Todos os pacientes que foram recanalizados com sucesso neste estudo receberam *stents*. A trombectomia mecânica foi utilizada como procedimento de resgate em três pacientes, e 10 pacientes necessitaram de TIPS para manter o fluxo venoso portal adequado.[18]

Num estudo de 57 pacientes cirróticos, Han *et al.* relataram êxito técnico em 75% dos casos de OEHVP crônica, demonstrando a importância se a oclusão é aguda ou crônica em relação ao sucesso terapêutico esperado.[21] Neste estudo, os pacientes com OEHVP crônica e fibrose portal tiveram taxa de sucesso de apenas 53% nos pacientes com transformação cavernomatosa portal tiveram sucesso. Todos os pacientes com OEHVP crônica que não tinham transformação fibrosa ou cavernosa da veia porta tiveram recanalização com êxito através de TIPS.[21]

Ainda não há um algoritmo de tratamento específico para OEHVP. A maioria dos estudos anteriormente citada inclui a utilização de uma variedade de acessos e combinação de técnicas para recanalizar a veia porta principal. A recanalização da OEHVP mostra diminuição significativa no sangramento de varizes, porém é importante lembrar que até hoje, o TIPS e recanalização da veia porta não mostraram benefício na sobrevida em pacientes com OEHVP, e o mais importante preditor de sobrevivência é a extensão do trombo.[21] Para aumentar a complexidade da doença, há detalhes e modificações no tratamento da OEHVP nos pacientes pediátricos, oncológicos e transplantados.

Complicações na Recanalização Venosa Portal

As principais complicações relatadas na recanalização da veia porta incluem hemorragia necessitando de transfusão, o deslocamento do catéter de infusão de trombolítico, síndrome hepatorrenal, encefalopatia, choque séptico, embolia pulmonar e morte.[4,24]

A hemorragia pode estar relacionada com a perfuração da cápsula do fígado, e isto pode ocorrer mais facilmente em pacientes com fígados não cirróticos, cujos tecidos normais são menos complacentes do que o fígado fibrótico em cirróticos.[21] O TIPS tem menor risco de hemorragia intraperitoneal, desde que a cápsula hepática não seja violada durante o procedimento, e é o método preferido de acesso em pacientes com ascite.

RECANALIZAÇÃO DA TROMBOSE MALIGNA DA VEIA PORTA

A invasão da veia porta por carcinoma é frequente, e quando acomete a veia porta principal, o prognóstico do paciente é extremamente pobre.[25] A invasão tumoral pode provocar hipertensão portal, podendo gerar sangramento gastrointestinal, ascite e isquemia venosa mesentérica. Estima-se que a OEHVP ocorra em até 35% dos pacientes com carcinoma hepatocelular.[8] O racional para a terapia de tratamento em pacientes com obstrução maligna da veia porta é aliviar a hipertensão portal e aumentar o fluxo da veia porta para o fígado, permitindo outras opções terapêuticas, como a quimioembolização intra-arterial hepática.[25]

A experiência inicial de implante de *stent* na veia porta em casos de invasão tumoral mostrou aumento na sobrevida média de 13,4 meses, que é superior à sobrevida quando apenas quimioembolização é utilizada (sobrevida média de 6 meses).[25] No entanto, no grupo de pacientes com carcinoma hepatocelular estágio III, o implante de *stent* não teve benefício em comparação a outros métodos de tratamento e estaria contraindicado neste subgrupo de pacientes.

A oncologia intervencionista é uma área em pleno desenvolvimento e oferece várias técnicas de tratamento de tumores hepáticos. Mais recentemente, o implante de *stent* da veia porta foi usado em conjunto com o implante de partículas de I^{125} entre o *stent* e o tumor invasor da veia porta.[26] O grupo também foi submetido à quimioembolização. A permeabilidade do *stent* foi de 83,4% com taxa de sobrevida de 39,3% em um ano, respectivamente. Outra opção de tratamento investigada por Mizandari *et al.* foi o uso de ablação por radiofrequência (RFA) de trombo tumoral da veia porta. Este estudo incluiu somente seis pacientes, mostrou que é factível de tratar trombo maligno de veia porta com RFA, mas não houve análise estatística de sobrevida. Estas abordagens para o tratamento da OEHVP decorrente de tumor permanecem em investigação.

RECANALIZAÇÃO DA VEIA PORTA EM PACIENTES TRANSPLANTADOS

As intervenções minimamente invasivas no sistema portal oferecem uma alternativa segura e eficaz à revisão cirúrgica da anastomose portal ou trombectomia cirúrgica. A OEHVP é encontrada em 5 a 25% dos pacientes com cirrose hepática que são submetidos a transplante de fígado.[27] A OEHVP tem incidência que pode variar entre 2,1-13% dos transplantes hepáticos, enquanto que a estenose ocorre em até 5%.[28,29] A justificativa para o tratamento é que a estenose da anastomose e trombose da veia porta em transplantes de fígado são complicações que potencialmente podem levar à perda do enxerto (Fig. 74-6).[30]

A estenose da veia porta em transplantes hepáticos ocorre geralmente ao nível da anastomose cirúrgica e principalmente na fase tardia, normalmente aos seis meses após o transplante.[29] A incidência de estenose da veia porta em transplantes é cinco vezes maior em pacientes submetidos à esplenectomia prévia, e o risco também é alto em pacientes submetidos ao protocolo de transplante hepático da clínica Mayo para colangiocarcinoma.[29] A estenose pode apresentar-se com sintomas de hipertensão portal, assim como a falência do enxerto e trombose portal. Desde o primeiro relato de angioplastia da veia portal em um fígado transplantado, em 1990, a revisão cirúrgica tem sido substituída pela terapia percutânea.[29]

Existem vários aspectos técnicos que devem ser considerados antes de iniciar a recanalização da veia porta em pacientes com transplante de fígado, especialmente TIPS. A técnica de implante das veias hepáticas na veia cava inferior é a consideração mais importante ao realizar o TIPS em transplantados hepáticos.[28] Normalmente, o transplante hepático usa uma "técnica em bloco", havendo anastomose terminoterminal da veia cava inferior do doador com a do receptor.[28] As indicações para a intervenção no sistema portal do transplante hepático incluem a disfunção do enxerto decorrente da estenose portal, trombose e hipertensão portal. Os pacientes com coagulopatias devem ser submetidos à abordagem transjugular por ser mais segura, especialmente se a punção da porta for guiada por fluoroscopia e US transabdominal.[29]

O *stent* torna-se necessário quando a resposta à angioplastia por balão tem estenose residual a 30% ou se apresenta gradiente de pressão superior a 10 mmHg, sendo que foi necessário seu uso em até 1/3 dos casos.[29] Os resultados da angioplastia com balão são variáveis, com perviedade variando de 36-71% em 2-3 anos.[31] A taxa de reestenose é maior em enxertos hepáticos (*split liver*) em pacientes pediátricos em comparação a adultos que têm enxerto hepático total, com taxas de reestenose de 29-37% em fígados divididos *versus* 20% em transplantados adultos com fígados inteiros.[29] Os *stents* não são a primeira linha de tratamento porque podem ocluir precocemente e impedir retransplante especialmente em crianças, entretanto, pode ser usado em casos específicos.[29] Por outro lado, dados limitados sobre a perviedade de *stents* em veia porta em transplantados hepáticos adultos mostram que a perviedade a longo prazo pode ser de até 100%.[31] Do ponto de vista técnico, é importante não estender o *stent* durante o TIPS até a transição das veias porta e mesentérica superior, ou muito proximal dentro da veia cava inferior. Estes implantes inadequados do *stent* podem impedir a criação de anastomose cirúrgica.[27] Após a angioplastia com balão para a estenose da veia porta, a anticoagulação a longo prazo geralmente não é necessária.[29]

A OEHVP em pacientes transplantados é diagnosticada principalmente no período mais precoce, geralmente dentro de 30 dias após o transplante e pode apresentar-se de forma semelhante à estenose da veia porta.[29] Pode haver perda do enxerto, chegando a taxas de cerca de 100%, se ocorrer no período agudo precoce.[32,33]

Em pacientes transplantados, não existe um protocolo padronizado para acesso no tratamento da OEHVP, mas o TIPS é geralmente preferido porque reduz o risco de hemorragia intra-abdominal, embora possa demorar mais tempo e ser tecnicamente desafiador.[34] Geralmente, as abordagens transparieto-hepáticas são evitadas quando se pensa realizar fibrinólise por causa do maior risco de hemorragia a partir de perfuração da cápsula hepática.[29] O implante primário de *stent* no tratamento da OEHVP oferece a vantagem teórica de encurtar ou mesmo eliminar a necessidade de trombólise farmacológica prolongada, especialmente se utilizados em conjunto com trombectomia mecânica.[29] Os dados disponíveis sobre o sucesso técnico e perviedade relacionados com o manejo percutâneo por catéter da OEHVP em transplantados hepáticos são limitados. No entanto, a literatura disponível sugere taxa de 55-70% de sucesso técnico com perviedade a longo prazo de 50-60%.[29]

RECANALIZAÇÃO DA VEIA PORTA EM CRIANÇAS

A OEHVP em crianças é secundária à infecção em 43% dos casos e representa 1/3 dos casos de hipertensão portal nos países em desenvolvimento.[4,8] Anomalias do desenvolvimento, cateterização da veia umbilical, onfalite e sepse neonatal umbilical são fatores de risco para OEHVP em recém-nascidos, com etiologia desconhecida em 50% dos casos.[2,35] A maioria das crianças que apresentam OEHVP crônica tem transformação cavernosa da veia porta.[2] Isto resulta em pelo menos um episódio de hemorragia das varizes em 79% das crianças com OEHVP, principalmente a partir de varizes esofágicas e que está presente em 90-95% dos casos, enquanto gástricas estão presentes em 35-40%.[35]

A prevalência esmagadora de sangramento em crianças com OEHVP é a razão para contraindicação à anticoagulação neste grupo etário.[2] Manifestações clínicas adicionais de OEHVP em crianças incluem varizes anorretais, colopatia portal e, mais importante, a esplenomegalia que pode precipitar leucopenia e trombocitopenia.[35] Além disso, o atraso de crescimento é observado em 50% das crianças com OEHVP.[35] A OEHVP em crianças está associada a hospitalizações frequentes, defeitos cognitivos ou neurológicos, retardo de crescimento, biliopatia portal progressiva e doença hepática potencial que pode ocorrer até a idade adulta.[2] Essas potenciais complicações e risco de morte da hipertensão portal em crianças são as principais razões para o tratamento.

Os betabloqueadores auxiliam na diminuição do gradiente de pressão venosa, do débito cardíaco e da vasodilatação esplâncnica. Está indicado rotineiramente em adultos com hipertensão portal para prevenir hemorragias das varizes, mas os dados em crianças é limitado, e não há nenhuma eficácia comprovada.[35] Terapia cirúrgica para OEHVP em crianças é raramente considerada, sendo reservado para sangramento de varizes refratária ou hiperesplenismo.[2]

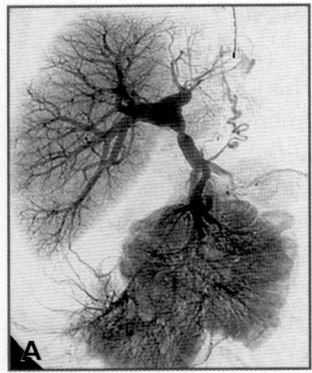 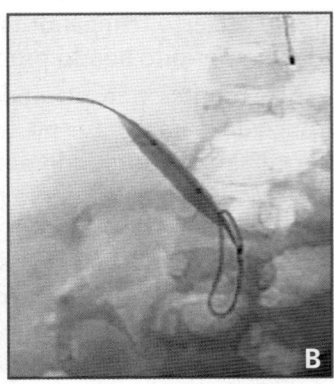 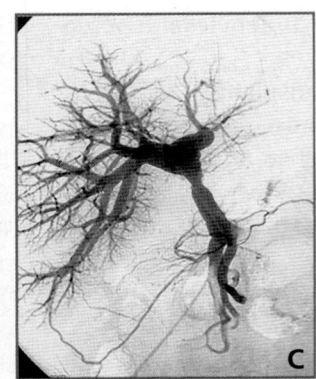 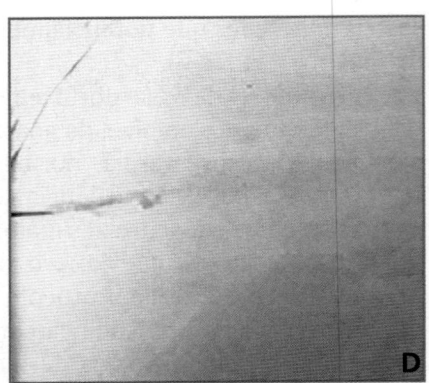

Fig. 74-7. Paciente com 3 anos de idade submetido a transplante hepático, elevação de enzimas hepáticas e ascite. (**A**) Portografia indireta via arteriografia mesentérica superior mostra estenose focal ao nível da anastomose portal. (**B**) Obtido acesso transparieto-hepático que demonstrou gradiente transanastomótico de 12 mmHg. Venoplastia portal com balão de 8 mm de diâmetro. (**C**) Portografia direta de controle mostra melhora no diâmetro da veia porta e redução no gradiente transanastomótico para 5 mmHg (estenose residual). (**D**) Embolização do trajeto de punção transparieto-hepática ao final do procedimento realizado, antes da retirada completa da bainha com torpedos de Gelfoam.

Para as crianças que não são candidatas à cirurgia, as opções incluem o transplante hepático, ligadura elástica das varizes e recanalização percutânea endovascular da veia porta. Colocação de *stents* na veia portal das crianças merece uma análise cuidadosa. Se indicado, é preferível usar *stents* de balão expansíveis com a capacidade de serem realizadas dilatações seriadas, uma vez que a criança cresce.[4] As indicações para TIPS em crianças e adultos é similar, sendo que o procedimento tem sido realizado com sucesso em mais de 80% dos casos. O TIPS pode ser especialmente vantajoso em pacientes aguardando transplante de fígado, especialmente porque não leva a aderências cirúrgicas que podem surgir após a criação de *shunts* cirúrgicos.[36]

Os transplantes hepáticos pediátricos são mais realizados utilizando transplantes de fígado parciais de segmentos II e III, geralmente com diferenças significativas nos diâmetros dos vasos, uma vez que a maioria dos doadores seja adulta.[37] A OEHVP é relatada em 8-11%, enquanto a estenose, que ocorre geralmente como complicação tardia, é vista em 4-8% dos transplantes hepáticos pediátricos (Fig. 74-7).[35,38] A estenose é mais frequente em enxertos pediátricos em que o lobo esquerdo foi dividido, principalmente em razão das diferenças no tamanho do vasos sanguíneos.[29]

Antes de realizar TIPS em um receptor de transplante hepático infantil, a permeabilidade da artéria hepática deve ser documentada, já que a oclusão da artéria é uma causa de falha do enxerto, quando o paciente é submetido a TIPS. Também é recomendado haver um cirurgião pediátrico de plantão para possível laparotomia de emergência no caso de lesão capsular durante a realização do TIPS em lactentes e crianças pequenas.[36]

A trombose crônica da veia porta sem doença hepática subjacente é uma entidade rara, mas potencialmente fatal. As complicações incluem hipertensão portal, sangramento de varizes e infarto venoso. As diretrizes atuais recomendam o manejo sintomático, com potencial anticoagulação para pacientes com fatores de risco trombóticos. Recentemente, descreveu-se uma nova alternativa terapêutica para estes pacientes usando-se o acesso transesplênico para recanalizar a veia porta associado ao TIPS (PVR-TIPS)[39] (Fig. 74-8). Após este procedimento, os pacientes tornaram-se candidatos ao transplante hepático. Os autores concluíram que o acesso transesplênico torna o procedimento tecnicamente simples e deve ser considerado como o método primário para a recanalização portal não cirrótica. O PVR-TIPS deve ser considerado como uma opção para pacientes com trombose crônica da veia porta em necessidade de transplante.

Fig. 74-8. Recanalização da veia porta associada a shunt postossistêmico transjugular (PVR-TIPS) em paciente com sangramento digestivo alto por varizes gastroesofágicas decorrentes de hepatopatia crônica e trombose de veia porta. (Cortesia de Dr. Riad Salem, Northwestern University, Chicago, USA). (**A**) RM demonstrando fígado cirrótico, ascite e extensa trombose portal (axial e coronal). (**B**) Injeção com o introdutor do Kit RUPS-100 encravado na veia hepática direita demonstrando alguns ramos portais intra-hepáticos periféricos pérvios. (**C**) Injeção de contraste pela veia esplênica (acesso percutâneo transesplênico) após e recanalização da veia porta com fio-guia. Observa-se a trombose do tronco da veia porta. (**D**) Injeção de contraste após recanalização do tronco da veia porta identificando-se a perviedade do ramo direito da veia porta. (**E**) Passagem de fio com laço posicionado dentro do ramo portal direito para ser usado como "guia" e orientar a punção portal pelo acesso transjugular-veia hepática direita. (**F**) Comunicação entre as veias hepática direita e esplênica avançando-se o introdutor do Kit RUPS-100 pela veia porta trombosada. Identificação das varizes gastroesofágicas. (**G**) Confecção do TIPS por meio do implante de endoprótese Viatorr e dilatação do trajeto com balão de angioplastia. (**H**) Portografia direta de controle após confecção do PVR-TIPS e embolização das varizes gastroesofágicas com molas metálicas. (**I**) RM de controle demonstrando fígado antes (esquerdo) e após 18 meses (direito) a realização do PVR-TIPS.

Capítulo 74 ■ Recanalização Percutânea da Veia Porta

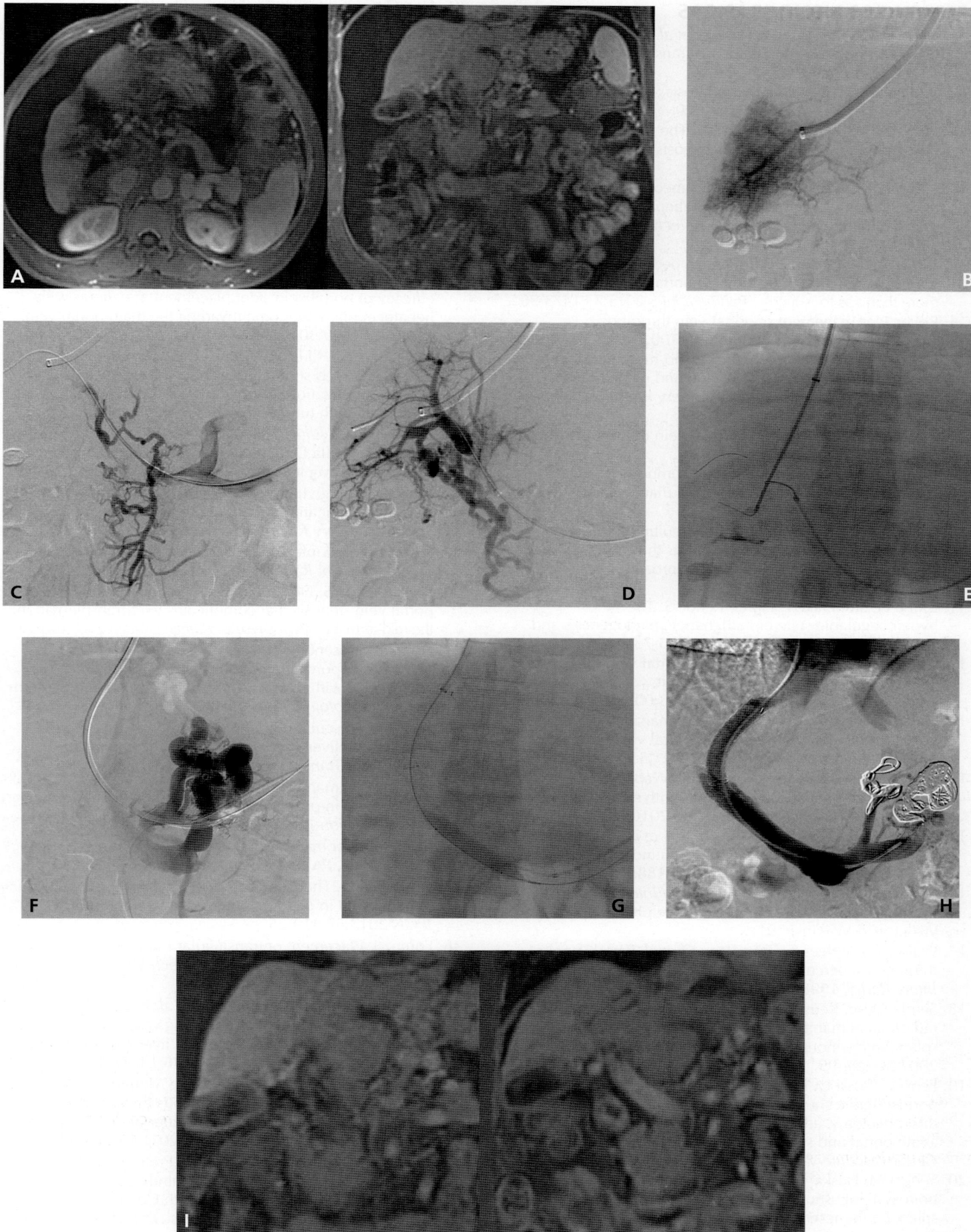

REFERÊNCIAS BIBLIOGRÁFICAS

1. Uflacker R, Alves M, Cantisani G et al. Treatment of portal vein obstruction by percutaneous transhepatic angioplasty. *Gastroenterology* 1985;88:176-80.
2. Primignani M. Portal vein thrombosis, revisited. *Digestive and Liver Disease* 2010;42:163-170.
3. Chawla Y, Duseja A, Dhiman RK. The modern management of portal vein thrombosis. *Aliment Pharmacol Ther* 2009;30:881-94.
4. Uflacker R. Applications of percutaneous mechanical thrombectomy in transjugular intrahepatic portosystemic shunt and portal vein thrombosis. *Tech Vasc Interv Radiol* 2003;6:59-69.
5. Kirby J, Cho K, Midia M. Image-guided intervention in management of complications of portal hypertension: more than tips for success. *Radiographics* 2013;33:1473-96.
6. Boyer T. Management of portal vein thrombosis. *Gastroenterol Hepatol* 2008;4:699-700.
7. Stein M, Link D. Symptomatic spleno-mesenteric portal venous thrombosis: recanalization and reconstruction with endovascular stents. *J Vasc Interv Radiol* 1999;10:363-71.
8. Parikh S, Shah R, Kapoor P. Portal vein thrombosis. *Am J Med* 2010;123:111-9.
9. Valla DC, Condat B. Portal vein thrombosis in adults: pathophysiology, pathogenesis, and management. *J Hepatol* 2000;32:865-71.
10. Luo J, Yan Z, Wang J et al. Endovascular treatment of nonacute symptomatic portal venous thrombosis through intrahepatic portosystemic shunt approach. *J Vasc Interv Radiol* 2011;22:61-9.
11. Caine G, Stonelake P, Lip G, Kehoe S. The hypercoagulable state of malignancy: pathogenesis and current debate. *Neoplasia* 2002;4:465-73.
12. Handa P, Crowther M, Douketis J. Portal vein thrombosis: a clinician-oriented and practical review. *Clinical and Applied Thrombosis/Hemostasis* 2013;00:1-9.
13. Hall T, Garcea G, Metcalfe M et al. Management of acute non-cirrhotic and non-malignant portal vein thrombosis: a systematic review. *World J Surg* 2011;35:2510-20.
14. Thatipelli M, McBane R, Hodge D, Wysokinski W. Survival and recurrence in patients with splanchnic vein thromboses. *Clin Gastroent Hepatol* 2010;8:200-5.
15. Monzawa S, Ichikawa T, Nakajima H et al. Dynamic CT for detecting small hepatocellular carcinoma: usefulness of delayed phase imaging. *AJR* 2007;188:147-53.
16. Kandarpa K, Machan L. *Handbook of interventional radiologic procedures*, 4th ed. Philadelphia: Lippincott Williams & Wilkins; 2011.
17. Walser E, McNees S, DeLa Pena O et al. Portal venous thrombosis: percutaneous therapy and outcome. *J Vasc Interv Radiol* 1998;9:119-27.
18. Semiz-Oysu, Keussen I, Cwikiel W. Interventional radiological management of prehepatic obstruction in the splanchnic venous system. *Cardiovasc Interv Radiol* 2007;30:688-95.
19. Ferro C, Rossi U, Bovio G et al. transjugular intrahepatic portosystemic shunt, mechanical aspiration thrombectomy, and direct thrombolysis in the treatment of acute portal and superior mesenteric vein thrombosis. *Cardiovasc Interv Radiol* 2007;30:1070-4.
20. Sehgal M, Haskal Z. Use of transjugular intrahepatic portosystemic shunts during lytic therapy of extensive splenic and mesenteric venous thrombosis: long-term follow-up. *J Vasc Interv Radiol* 2000;11:61-5.
21. Han G, Qi X, He C et al. Transjugular intrahepatic portosystemic shunt for portal vein thrombosis with symptomatic portal hypertension in liver cirrhosis. *J Hepatol* 2011;54:78-88.
22. Woodrum D, Bjarnason H, Andrews J. Portal vein venoplasty and stent placement in the nontransplant population. *J Vasc Interv Radiol* 2009;20:593-9.
23. Hollingshead M, Burke C, Mauro M et al. Transcatheter thrombolytic therapy for acute mesenteric and portal vein thrombosis. *J Vasc Interv Radiol* 2005;16:651-61.
24. Schafer C, Zundler J, Bode JC. Thrombolytic therapy in patients with portal vein thrombosis: case report and review of the literature. *Eur J Gastroenterol Hepatol* 2000;12:1141-5.
25. Yamakado K, Tanaka N, Nakatsuka A et al. Clinical efficacy of portal vein stent placement in patients with hepatocellular carcinoma invading the main portal vein. *J Hepatol* 1999;30:660-8.
26. Luo J, Yan Z, L Q et al. Endovascular placement of iodine-125 seed strand and stent combined with chemoembolization for treatment of hepatocellular carcinoma with tumor thrombus in main portal vein. *J Vasc Interv Radiol* 2011;22:479-89.
27. Francoz C, Valla D, Durand F. Portal vein thrombosis, cirrhosis, and liver transplantation. *J Hepatol* 2012;57:203-12.
28. Woo D, LaBerge J, Gordon R et al. Management of portal venous complications after liver transplantation. *Tech Vasc Interv Radiol* 2007;10:233-9.
29. Saad W. Portal interventions in liver transplant recipients. *Semin Intervent Radiol* 2012 June;29(2):99-104.
30. Park K, Choo S, Do Y et al. Percutaneous angioplasty of portal vein stenosis that complicates liver transplantation: the mid-term therapeutic results. *Korean J Radiol* 2005;6:161-6.
31. Funaki B, Rosenblum J, Leef J et al. Percutaneous treatment of portal venous stenosis in children and adolescents with segmental hepatic transplants: long-term results. *Radiology* 2000;215:147-51.
32. Khalaf H. Vascular complications after deceased and living donor liver transplantation: a single-center experience. *Transpl Proc* 2010;42:865-70.
33. Millis H, Seaman D, Piper J et al. Portal vein thrombosis and stenosis in pediatric liver transplantation. *Transplantation* 1996;62:748-54.
34. Saad W. *Liver transplant-related vascular disease.* Philadelphia, PA: Lippincott Williams & Wilkins.
35. Giouleme O, Theocharidou E. Management of portal hypertension in children with portal vein thrombosis. *JPGN* 2013;57:419-25.
36. Lorenz J. Placement of transjugular intrahepatic portosystemic shunts in children. *Tech Vasc Interv Radiol* 2008;11:235-40.
37. Uller W, Knoppke B, Schreyer A et al. Interventional radiological treatment of perihepatic vascular stenosis or occlusion in pediatric patients after liver transplantation. *Cardiovasc Intervent Radiol* 2013;36:1562-71.
38. Carnevale FC, de Tarso Machado A, Moreira AM et al. Long-term results of the percutaneous transhepatic venoplasty of portal vein stenoses after pediatric liver transplantation. *Pediatr Transplant* 2011;15:476-81.
39. Salem R, Vouche M, Baker T, et al. Pretransplant Portal Vein Recanalization-Transjugular Intrahepatic Portosystemic Shunt in Patients With Complete Obliterative Portal Vein Thrombosis. *Transplantation* 2015 Nov.;99(11):2347-55

Capítulo 75

Shunt Portossistêmico Intra-Hepático Transjugular (TIPS)

◆ *George Behrens*
◆ *Irma Karina Urbina-Anderson*
◆ *Francisco César Carnevale*
◆ *Hector Ferral*

CONTEÚDO

- ✓ CONCEITO E DEFINIÇÃO 1054
- ✓ HISTÓRIA 1054
- ✓ AVALIAÇÃO DOS PACIENTES............ 1054
- ✓ SELEÇÃO DOS PACIENTES 1056
- ✓ INDICAÇÕES 1057
- ✓ CONTRAINDICAÇÕES 1058
  - ■ PREPARAÇÃO DO PACIENTE 1059
- ✓ TÉCNICA............................ 1060
  - ■ TRATAMENTO PÓS-PROCEDIMENTO E ACOMPANHAMENTO A LONGO PRAZO 1066
- ✓ RESULTADOS 1069
  - ■ COMPLICAÇÕES..................... 1070
- ✓ REFERÊNCIAS BIBLIOGRÁFICAS 1071

CONCEITO E DEFINIÇÃO

Hipertensão portal é a anormalidade hemodinâmica mais comumente associada a doenças hepáticas crônicas avançadas. As manifestações clínicas mais importantes incluem o desenvolvimento de ascite, varizes gastroesofágicas e encefalopatia. É definida como a pressão venosa portal direta acima de 10 mmHg[1] ou a diferença de pressão entre a veia porta (PVP) e a veia hepática livre (PVHL) maior que 5 mmHg, isto é, o gradiente pressórico hepatoportal (GPHP).[2] Pacientes com GPHP variando entre 5-10 mmHg são considerados como tendo hipertensão portal branda, e os maiores de 12 mmHg são considerados como tendo hipertensão portal clinicamente significativa e estão em risco de apresentar complicações de hipertensão portal, incluindo ascite e sangramento de varizes.[2-4]

Hipertensão portal também pode ser classificada de acordo com o local anatômico causador do problema em três categorias: pré-hepática, intra-hepática e pós-hepática. Na hipertensão portal pré-hepática, a causa do problema é dentro da circulação da veia mesentérica ou da veia esplênica, incluindo o tronco da veia porta. As causas de hipertensão portal pré-hepática incluem: tumores, trombose venosa, trauma, condições inflamatórias (pancreatite) e fístulas arterioportais. As causas de hipertensão portal intra-hepática incluem: cirrose alcoólica, hepatite viral crônica, esteato-hepatite não alcoólica (NASH), esquistossomose, fibrose congênita e drogas hepatotóxicas. Hipertensão portal pós-hepática pode ser causada por: insuficiência cardíaca direita, pericardite constritiva, membranas, tumores e trombose ou oclusão das veias hepáticas (síndrome de Budd-Chiari). Cirrose é a causa mais comum de hipertensão portal no mundo ocidental, sendo a forma de hipertensão portal intra-hepática que mais tem sido estudada.[2]

As opções terapêuticas para tratar pacientes com hipertensão portal relacionada com a cirrose incluem: tratamento clínico com drogas,[5] escleroterapia e ligadura elásticas (em cenários de sangramento), *shunts* cirúrgicos, transplante de fígado ou *shunt* portossistêmico intra-hepático transjugular (TIPS).[6] TIPS é um procedimento endovascular em que uma comunicação portossistêmica seletiva é criada entre o ramo portal intra-hepático e a veia hepática através do parênquima hepático (Fig. 75-1).

O trajeto trans-hepático é mantido aberto com o uso de *stents* metálicos ou *stents* revestidos com politetrafluoretileno expandido (ePTFE).[7,8] *Stents* recobertos são atualmente os *stents* recomendados a serem usados, uma vez que suas taxas de perviedade sejam superiores às dos *stents* metálicos não recobertos.[6,7,9]

HISTÓRIA

Em 1969, Rosch *et al.* sugeriram que a criação de um *shunt* portossistêmico no interior do fígado poderia ser uma maneira efetiva de baixar a pressão do sistema portal.[10] Entretanto, somente após o desenvolvimento dos *stents* metálicos, os TIPS se tornaram método útil para o tratamento da hipertensão portal.[11,12] O primeiro procedimento de TIPS em humanos, como o conhecemos hoje, foi efetuado na Alemanha, em 1988, pelos médicos Richter, Noldge e Palmaz.[11]

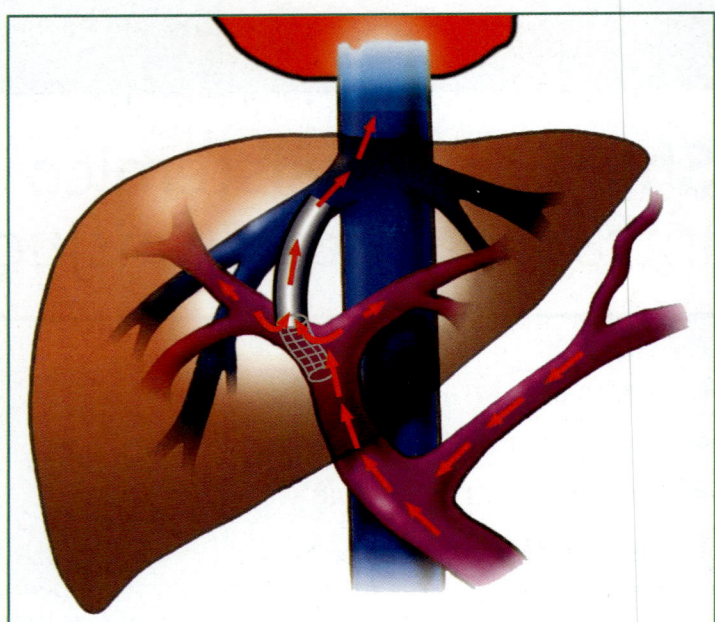

Fig. 75-1. Esquema ilustrativo da anatomia vascular envolvida durante a realização do TIPS. Observa-se a interposição de um *stent* entre o ramo direito da veia porta e a veia hepática direita, com consequente fluxo direcionado para o território de menor pressão.

Depois do início, os TIPS comprovaram ser efetivos no tratamento do sangramento varicoso, ascite refratária, hidrotórax hepático e síndrome de Budd-Chiari.[13-20] Existem agora mais de 2.000 referências avaliando o efeito deste procedimento em pacientes cirróticos. A desvantagem mais importante do procedimento é a tendência de os pacientes desenvolverem encefalopatia depois da criação do *shunt*.[21]

Atualmente, o TIPS adquiriu um lugar na prática clínica como uma opção terapêutica efetiva no tratamento de pacientes cirróticos com complicações de hipertensão portal, incluindo: sangramento varicoso, ascite recorrente ou refratária, hidrotórax hepático e Budd-Chiari.[22-24] Como no caso dos *shunts* portossistêmicos cirúrgicos, o uso de TIPS é associado à importante redução na pressão portal, mas com a vantagem de muito baixas morbidade e mortalidade operatórias.

AVALIAÇÃO DOS PACIENTES

A causa subjacente da hipertensão portal no paciente deve ser identificada antes da criação do TIPS. A avaliação do paciente deve incluir história e exame clínico completos, testes laboratoriais, estudos de imagem e, se a situação clínica justificar, a biópsia hepática. Os pacientes com cirrose do fígado frequentemente se apresentam com história pregressa de hepatite viral (hepatite B ou C), uso de droga intravenosa ou exposição sexual; hepatite autoimune; a tríade de diabete, hipotireoidismo e síndrome metabólica, resultando em risco elevado de desenvolvimento de esteato-hepatite não alcoólica (NASH).[25]

Por outro lado, a hipertensão portal necessita ser classificada de acordo com o local anatômico da anormalidade, dentro das três categorias previamente mencionadas: pré-hepática, intra-hepática e pós-hepática.

A descompressão do sistema portal pela criação do *shunt* beneficiará a maioria dos pacientes com hipertensão portal intra-hepática. Por outro lado, sangramento varicoso relacionado com outras causas, como trombose de veia esplênica ou a presença de fístula arterioportal, representa condições em que o TIPS não ajudará.

Biópsia Hepática Transjugular e Avaliação Hemodinâmica

Biópsia hepática é considerada o "padrão ouro" para a avaliação de doenças agudas e crônicas do fígado. A biópsia pode ser efetuada cirúrgica, percutaneamente ou por acesso transjugular.[26] A biópsia hepática transjugular consiste em obter tecido hepático através de uma cânula rígida introduzida em uma das veias hepáticas, usando-se o acesso venoso jugular. Esta via de acesso endovascular foi originalmente indicada em pacientes que tinham contraindicação à biópsia percutânea, incluindo: coagulopatia, ascite, insuficiência hepática aguda, grande quantidade de tecido adiposo e pacientes pós-transplante de fígado.[27-32] A aplicação da biópsia na prática clínica se expandiu em razão da capacidade de executar a medição indireta e confiável do sistema portal e determinar a gravidade da hipertensão portal,[33] esta informação podendo guiar a terapia nestes pacientes.

A biópsia é efetuada em centro de intervenção com equipamento angiográfico. É efetuada sob sedação consciente, requerendo monitoração contínua de sinais vitais. Pode ser efetuada usando-se a veia jugular interna direita ou esquerda. Em alguns casos, outras veias podem ser usadas, como as veias jugulares externas ou as femorais. O procedimento é realizado com o paciente em posição supina na mesa angiográfica. O pescoço inteiro é preparado e recebe campos estéreis. Acesso à veia jugular interna é obtido sob visão ultrassonográfica (US) em tempo real.[34] Um fio é avançado para dentro da veia cava inferior, usando-se orientação fluoroscópica, e isto é seguido pela colocação de uma bainha para acesso vascular. A seguir, um catéter angiográfico é empregado para cateterizar uma das veias hepáticas, mais frequentemente a veia hepática direita ou média.[35] O catéter é, então, trocado por um balão de oclusão para medições de pressão. As pressões são medidas dentro do átrio direito (AD), veia cava inferior (VCI), veia hepática na posição livre (VHL) e encravada ou ocluída (VHO). A pressão na VHO é obtida colocando-se um catéter-balão de oclusão dentro da veia hepática e inflando-se o balão para ocluir a drenagem/fluxo da veia hepática (Fig. 75-2).[36] Outra alternativa seria o uso de catéter-balão de angioplastia, que também não foi idealizado para estas funções e pode haver erros de interpretação pressórica. Diante da indisponibilidade do catéter-balão de oclusão, o catéter diagnóstico pode ser "encravado" distalmente no parênquima hepático, entretanto, esta medida obtida não é a ideal. O GPHP é calculado pela diferença de pressões entre a veia hepática ocluída e a veia hepática livre (GPHP = PVHO − PVHL). Conforme previamente mencionado, o GPHP nor-

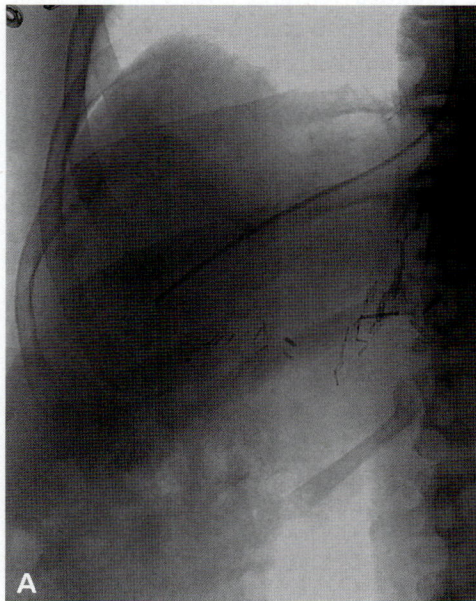
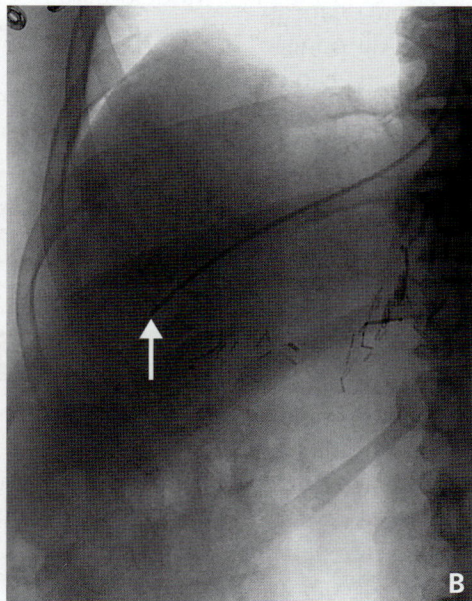
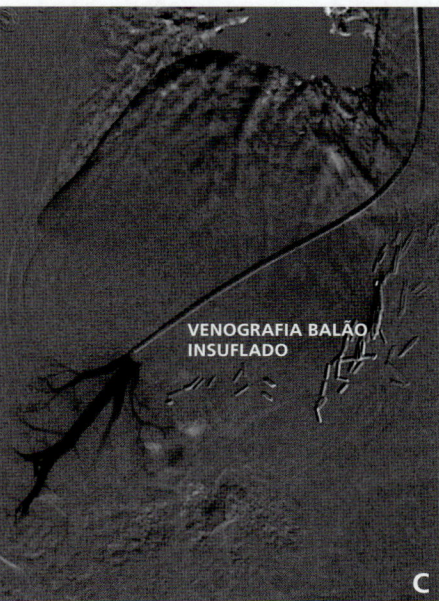

Fig. 75-2. (**A**) Cateterismo da veia hepática média com catéter-balão de oclusão e medida da pressão da veia hepática livre (balão desinsuflado). (**B**) O balão de oclusão foi insuflado com uma pequena quantidade de ar (seta) para ocluir a veia hepática. (**C**) Uma pequena quantidade de contraste é injetada pelo orifício distal do catéter para confirmar posição encunhada do catéter. Observa-se que o contraste é aprisionado (estase) dentro dos ramos venosos hepáticos periféricos. Nenhum contraste é visto refluindo para dentro do tronco principal da veia hepática, indicando posição ótima de oclusão.

mal é menor que 5 mmHg. Os pacientes com GPHP 5-10 mmHg são considerados como tendo hipertensão portal branda, e os pacientes com pressões de 10 mmHg ou mais altas são classificados como tendo hipertensão portal "clinicamente importante". Estes pacientes estão em alto risco de desenvolvimento de complicações, como sangramento varicoso e ascite.

Uma vez as pressões tenham sido obtidas, uma agulha tipo *tru-cut* automática especial[26] é empregada para obter os cilindros de fígado. Normalmente, 2-4 cilindros são obtidos para fornecer amostra útil para diagnóstico da condição hepática crônica.[26] O número de punções vai depender do tipo de fragmento obtido em cada punção.

O procedimento é frequentemente completado dentro de 40 minutos. Os pacientes são monitorados na sala de recuperação durante 2 horas depois do procedimento. A posição sentada ou decúbito dorsal com a cabeceira elevada é ideal para recuperação pós-procedimento a fim de prevenir complicações (sangramento) no local da punção. Os sinais vitais e dor abdominal devem ser monitorados. Frequentemente os pacientes que se submeteram à biópsia transjugular relatam dor branda no quadrante superior direito ou no ombro direito. Dor abdominal intensa após a biópsia é anormal e deverá ser investigada, principalmente em decorrência de riscos de perfuração de ducto biliar ou da cápsula hepática com sangramento associado.

A biópsia transjugular fornece amostra diagnóstica do fígado em 95-98% dos casos, com baixas taxas de complicação (na faixa entre 1,3-6,5%).[32] A maioria das complicações é não significativa e relacionada com sangramento no local de punção ou dor abdominal pela presença de pequeno hematoma distendendo a cápsula do fígado. Complicações significativas foram descritas em 0,56% dos pacientes.[32] A mortalidade relatada é de 0,09% em adultos e de 0,1% em crianças. As grandes complicações incluem: hemorragia de punção hepática extracapsular, perfuração capsular após injeção de contraste pelo catéter encravado, perfuração de artéria hepática e arritmia ventricular.[26] Outras complicações podem incluir a hemobilia e pseudoaneurisma arterial hepático. Em geral, os relatos na literatura são de baixas taxas de complicações durante a biópsia tranjugular.

SELEÇÃO DOS PACIENTES

Nem todos os pacientes com cirrose descompensada e hipertensão portal grave são bons candidatos a se submeter ao procedimento de TIPS. Experiência clínica extensa mostrou que os pacientes com função hepática deteriorada têm pior prognóstico após TIPS.[37-39] Escores prognósticos clínicos foram usados para tentar predizer os resultados de pacientes submetidos ao TIPS. Eles avaliam as funções hepática e renal. Escores prognósticos úteis incluem o escore de Child-Pugh e o escore *Model for Endstage Liver Disease* (MELD) para TIPS eletivo e o escore *Acute Physiology and Chronic Health Evaluation* (APACHE II) para TIPS criado em contextos de emergência, como paciente com sangramento varicoso agudo, refratário e continuado.

Escore de Child-Pugh

O escore de Child-Pugh é um sistema simples usado para classificar pacientes de acordo com a gravidade da doença hepática. O escore tem sido usado como preditor de mortalidade após qualquer procedimento cirúrgico em pacientes com cirrose avançada.[40,41] As variáveis usadas para calcular o escore de Child-Pugh estão ilustradas no Quadro 75-1. Pacientes que têm escore de 5 ou 6 são classificados como Classe A, de 7-9 são classificados como Classe B e aqueles com 10 pontos são classificados como Classe C.[41,42] A aplicação do Child-Pugh fornece uma boa descrição da gravidade da doença hepática e pode ser usada como um preditor de mortalidade após o TIPS.

Escore MELD

Malinchoc *et al.* descreveram o escore Mayo TIPS, em 2000, para predizer mortalidade dentro de três meses após o TIPS eletivo.[43] O modelo foi desenvolvido em um grupo de 231 pacientes com cirrose que fizeram um TIPS eletivo.[43] Quatro variáveis foram identificadas como preditores de sobrevida usando-se análise de regressão de Cox: creatinina sérica, bilirrubina sérica, INR e a causa da cirrose. Eles desenvolveram uma fórmula para calcular uma escala de risco usando estas quatro variáveis. O estudo demonstrou que pacientes com o valor de risco > 1,8 tiveram sobrevida média de 2,8 meses e que os pacientes com valor de risco < 1,8 tiveram sobrevida média de 1,3 ano. Assim, o valor > 1,8 foi identificado como fator de mau prognóstico. O modelo original desenvolvido por Malinchoc *et al.* foi então ligeiramente modificado.[44] As alterações incluídas na fórmula foram a remoção da causa da cirrose como um fator adverso e a multiplicação do valor por 10 para facilitar a aplicação. O novo modelo foi chamado Modelo para Doença Hepática Terminal (*Model for End-Stage Liver Disease*), mais bem conhecido como escore MELD, e usa apenas os valores de laboratório dos pacientes para bilirrubina sérica, RNI e creatinina sérica.[38]

Fórmula do MELD é:

$$MELD = 9,6 \, e \log (Cr) \, e + 3,8 \log (bilirrubina) + 11,2 \, e \log (RNI) + 6,4$$

Quadro 75-1. Escore de Child-Pugh

Variáveis/pontos	1	2	3
Bilirrubina sérica	< 2 mg/dL	2-3 mg/gL	> 3 mg/dL
Albumina	> 3,5 g/dL	3,5-2,8 g/dL	< 2,8 g/dL
RNI	< 1,7	1,7-2,3	> 2,3
Ascite	Ausente	Branda-moderada	Grave
Encefalopatia	Ausente	Branda (I-II)	Grave (III-IV)

Child-Pugh classe A (bom prognóstico): 5-6 pontos.
Child-Pugh classe B (prognostico moderado): 7-9 pontos.
Child-Pugh classe C (mau prognóstico): 10-15 pontos.

O escore pode ser facilmente calculado usando-se um *web site*. Há múltiplos *web sites* que são disponíveis e permitem cálculo rápido do escore MELD. Alguns disponíveis incluem:

1. http://www,mayoclinic.org/medical-professionals/model-end-stage-liver-disease/meld-model-unos-modification
2. http://www.mdcalc.com/meldpscore-model-for-end-stage-liver-disease-12-and-older/
3. www.thedrugmonitor.com/meld.html

O escore MELD foi extensamente validado por muitos outros autores em pacientes submetidos a TIPS eletivo.[37,44,45] Inclusive, agora o escore é usado em pacientes com doença hepática terminal aguardando transplante de fígado. Angermayr *et al.* avaliaram 475 pacientes que receberam TIPS eletivo em 5 hospitais diferentes na Áustria em um período de 10 anos. Estes autores confirmaram que pacientes com MELD > 18 têm taxas de sobrevida significativamente piores (40% aos 3 meses), em comparação à sobrevida de 90% em pacientes com MELD < 18 (p = 0,002).[46] Ferral *et al.* avaliaram 166 pacientes submetidos a TIPS em duas instituições diferentes nos Estados Unidos. Eles encontraram mortalidade de 0% aos 30 dias em pacientes com escore MELD < 10 e 42% de mortalidade precoce em pacientes com MELD > 25.[37] A aplicação do escore MELD é útil porque fornece a evolução esperada à equipe médica sobre um paciente submetido a TIPS eletivo.

Escore APACHE II

O escore *Acute Physiology and Chronic Health Evaluation* (APACHE II) é um sistema de classificação de doença grave projetado para medir a gravidade da doença em adultos admitidos em unidades de terapia intensiva. O sistema de graduação APACHE II consiste em 12 variáveis fisiológicas e duas variáveis relacionadas com doenças. As 12 variáveis fisiológicas para serem usadas são as piores nas primeiras 24 horas da admissão na UTI (idade, escore de coma de Glasgow, temperatura, pressão arterial média, frequência cardíaca, frequência respiratória, FiO_2, PaO_2, pH arterial, sódio, potássio, creatinina séricos, hematócrito, leucograma, presença de insuficiência renal aguda e insuficiência grave de sistemas de órgãos ou imunossupressão).[47] A maioria dos pacientes submetidos a TIPS carrega cinco pontos na variável "insuficiência grave de sistemas de órgãos" em razão da cirrose descompensada/hipertensão portal clínica.[42] A aplicação do APACHE II aos pacientes submetidos a TIPS foi originalmente descrita por Rubin *et al.*, em 1995.[42] Usando um modelo de regressão logística, os autores observaram que o escore APACHE II mais alto foi associado à sobrevida diminuída seguida por TIPS. Estes autores demonstraram que os pacientes com APACHE II > 18 pré-procedimento tiveram prognóstico muito ruim com mortalidade de 92% em 30 dias.[42] A causa da morte nestes pacientes é frequentemente insuficiência de múltiplos órgãos, e não sangramento varicoso recorrente.

O escore APACHE II pode ser facilmente calculado usando a internet e várias aplicações em aparelhos eletrônicos portáteis, como *smartphones* e *tablets* (www.MDCal.com). Radiologistas intervencionistas efetuando TIPS devem ser familiarizados com todos os sistemas de escore. Sua aplicação proporciona um quadro realístico da situação clínica do paciente que pode ser usada para predizer o resultado.

INDICAÇÕES

Logo depois da sua primeira descrição, o TIPS ganhou aplicação generalizada principalmente por causa de sua aparente baixa morbidade e mortalidade. Vários artigos científicos e apresentações foram publicados entre 1991 e 1994, descrevendo os resultados iniciais, incluindo taxas de sucesso técnico e falha, controle de sangramento, complicações relacionadas com o procedimento, taxas de morbidade e mortalidade. Em resposta, o *National Digestive Diseases Advisory Board* se reuniu em uma conferência científica, em 1994, para rever criticamente os dados disponíveis de TIPS pela primeira vez. Como resultado destas reuniões, recomendações formais, indicações do procedimento, a segurança e eficácia do procedimento e as expectativas foram publicadas. Desde então, diversos congressos e organizações multidisciplinares, como a *European Association for the Study of the Liver* (EASL) e a *American Association for the Study of Liver Disease* (AASLD) estiveram procurando criar e manter diretrizes atuais sobre o papel do TIPS no tratamento do paciente com hipertensão portal.

O TIPS é indicado em pacientes com hipertensão portal intra-hepática que têm sintomas clínicos diretamente relacionados com complicações da hipertensão portal, como sangramento varicoso e ascite intratável. O TIPS geralmente não é considerado a primeira linha de tratamento para pacientes com hipertensão portal complicada, entretanto, ganhou seu lugar no manejo de complicações que são refratárias à terapia clínica padrão.[6,48]

Sangramento varicoso é a mais importante causa de morte em pacientes com hipertensão portal. A taxa de mortalidade de um episódio inicial de sangramento varicoso grave varia entre 40-70%;[4] cessação espontânea de sangramento varicoso ocorre em cerca de 60-70% dos casos, no entanto, a taxa de ressangramento é extremamente alta, cerca de 60% dentro de uma semana depois do episódio inicial. TIPS é útil no tratamento de pacientes com sangramento varicoso agudo que tiveram falha do tratamento com drogas ou endoscópico e também pode ser útil em pacientes que sangram de gastropatia hipertensiva portal ou de varizes intestinais ectópicas.[49] O uso precoce de TIPS como terapia de primeira linha em pacientes com sangramento varicoso agudo foi proposto recentemente por investigadores europeus.[50] Entretanto, estes resultados precisam ser validados.

Indicações Absolutas

1. **Pacientes com sangramento varicoso ativo que não têm sucesso com tratamento endoscópico e farmacológico:** em pacientes cirróticos apresentando-se com

sangramento ativo de varizes gastroesofágicas, técnicas endoscópicas (escleroterapia e/ou ligadura elástica) são efetivas em 80-90%, isoladamente ou em combinação com beta-bloqueadores não seletivos.[4] Entre 10-20% dos pacientes não responderão ao tratamento endoscópico/farmacológico e, por essa razão, necessitarão uma conduta terapêutica mais agressiva. Estes pacientes precisam ser identificados em uma fase inicial, por causa da hemorragia continuada e a morbidade e mortalidade aumentadas. O TIPS é mais efetivo, controlando o sangramento agudo em 95% dos casos e com taxa de ressangramento de 18%. Entretanto, pode haver encefalopatia pós-TIPS em até 30% dos casos. Há a necessidade de avaliações pós-TIPS e muitos especialistas consideram o procedimento de TIPS apropriado apenas como terapia de resgate.[48]

2. **Hemorragia varicosa recorrente apesar de tratamento endoscópico e farmacológico:** hemorragia recorrente foi definida arbitrariamente. O consenso *Baveno V* considera sangramento recorrente um simples episódio de sangramento isolado ou qualquer significante clínico (readmissão, necessidade de transfusão de sangue ou queda de 3 g da hemoglobina) que ocorre durante os primeiros 5 dias. Este sangramento pode ser tratado por uma segunda tentativa com terapia endoscópica, mas se o ressangramento for clinicamente significativo, TIPS é a melhor opção.

   Outros autores definiram sangramento recorrente como "reaparecimento de hemorragia varicosa apesar de, pelo menos, duas sessões de tratamento endoscópico realizadas a não mais que 2 semanas de intervalo". Em pacientes nos quais a escleroterapia e/ou ligadura elástica foram comprovadamente inefetivos, TIPS é frequentemente recomendado.[49,51]

3. **Ascite refratária:** esta indicação amplamente aceita é ainda objeto de controvérsia, uma vez que as séries publicadas incluem diferentes grupos de pacientes, e os resultados diferem largamente de grupo para grupo. Por esta razão, é importante definir o que é compreendido por ascite refratária: "ascite sintomática que não responde a dieta restrita em sódio e altas doses de diurético dentro de 4 semanas ou quando o paciente desenvolve efeito colateral do tratamento padrão tornando impossível continuar com diuréticos".[52] Pacientes com ascite tensa têm deterioração significativa da sua qualidade de vida e têm morbidade e mortalidade aumentadas.[53]

   Diversos estudos já documentaram a aplicabilidade do TIPS no manejo de ascite recorrente refratária à terapia clínica.[48]

Indicações Relativas

1. **Hidrotórax hepático:** analogamente ao paciente com ascite refratária. Neste grupo de pacientes, nos quais o fígado usualmente é pequeno e sua reserva funcional é precária, o procedimento é mais difícil e o índice de complicações é mais alto. Assim, grande cuidado deve ser tomado ao escolher o paciente no qual bons resultados podem ser esperados. Diversas séries de casos retrospectivos suportam o uso de TIPS no contexto de hidrotórax hepático, definido como: "derrame pleural significativo, tipicamente de mais de 500 mL, em paciente cirrótico sem doença primária pulmonar ou cardíaca.[24]

2. **Síndrome de Budd-Chiari:** doença rara que consiste em obstrução da saída venosa hepática em qualquer nível entre as veias hepáticas até o átrio direito. Convencionalmente, estes pacientes são tratados com anticoagulação e/ou tratamento da doença hematológica subjacente, entretanto, quando os pacientes já apresentam complicações de hipertensão portal como ascite e sangramento, apenas 18% responderão à terapia clínica. Na era pré-TIPS, esses pacientes eram submetidos a *shunt* cirúrgico ou transplante hepático. A alta taxa de disfunção de *shunt* (30%), mortalidade perioperatória em torno de 25% e a falta de melhora na sobrevida podem explicar a razão da maioria dos centros recuarem ao tratamento cirúrgico nesses pacientes. A recanalização das veias de saída com trombólise, angioplastia com ou sem *stent* aumentam a taxa de sucesso em até 32%.

3. **Síndrome hepatorrenal (SHR):** SHR é o comprometimento renal funcional reversível como consequência da cirrose avançada e a mais séria complicação de ascite refratária. Cerca de 20-40% dos pacientes com ascite desenvolverão SHR dentro de 5 anos. A marca típica da SHR é vasoconstrição renal grave com extrema vasodilatação arterial periférica. A função tubular está preservada com ausência de proteinúria ou alterações histológicas nos rins. Dois subtipos de SHR foram identificados: SHR tipo 1 é uma insuficiência renal rapidamente progressiva, definida como duplicação da creatinina sérica inicial ao nível > 2,5 mg/dL ou por redução de 50% na taxa de filtração glomerular a < 20 mL/min em < 2 semanas. SHR tipo 2 é uma insuficiência renal moderada, equilibrada com creatinina sérica de > 1,5 mg/dL causada principalmente por ascite refratária e agravada após paracentese de grande volume. TIPS demonstrou melhorar a taxa de filtração glomerular e a creatinina sérica em pacientes com SHR, e isto foi associado a uma supressão acentuada da atividade de renina plasmática e hormônio antidiurético, embora o efeito sobre a norepinefrina sérica seja menos evidente.[54]

CONTRAINDICAÇÕES

As contraindicações ao procedimento são basicamente relacionadas com as alterações hemodinâmicas em pacientes com insuficiência cardíaca direita subclínica preexistente, hipertensão pulmonar moderada ou regurgitação tricúspide. O sangue portal direcionado para a circulação sistêmica pode (aumento do retorno venoso que chega ao coração) precipitar ou descompensar o grau de insuficiência cardíaca.

A criação de um *shunt* portossistêmico resulta em níveis aumentados de amônia e outras neurotoxinas diretamente para a circulação sistêmica, aumentando a incidência de encefalopatia hepática. Uma vez que o fluxo portal seja derivado, o fluxo arterial hepático tem que assumir a responsabilidade de perfusão/oxigenação dos sinusoides hepáticos. Em pacientes com estenose de artéria hepática, o fluxo arterial pode ser insuficiente para compensar adequadamente, resultando em isquemia relativa e insuficiência hepática progressiva. Por estas razões, vários autores propuseram contraindicações absolutas e relativas ao procedimento de TIPS.

Contraindicações Absolutas

1. **Insuficiência cardíaca direita com pressão venosa central elevada:** está bem estabelecido o aumento no retorno venoso ao coração direito após o TIPS. O aumento na pressão atrial direita pode ser de até duas vezes, em particular em pacientes com hipertensão portal grave. Em geral, a pressão atrial direita > 20 mmHg ou pressão arterial pulmonar média > 45 mmHg é considerada uma contraindicação absoluta.
2. **Doença hepática policística:** doença policística do fígado foi considerada uma contraindicação absoluta para TIPS, principalmente por causa do risco elevado de sangramento maciço durante o procedimento. Este conceito foi questionado recentemente por um relato de caso bem-sucedido no qual TIPS foi criado. Embora o procedimento possa ser mais difícil do que TIPS convencional, planejamento cuidadoso pré-procedimento pode permitir a criação de TIPS em pacientes nesta situação. Certos conceitos desconhecidos permanecem válidos antes da criação de TIPS em pacientes com doença policística do fígado: o efeito do contato entre o *stent* e material cístico poderá afetar a perviedade do *shunt* e, além disso, a criação de um trajeto intra-hepático a partir da veia hepática, e o sistema portal através de uma cavidade cística infectada poderia resultar em sepse, piorando a condição clínica do paciente.
3. **Insuficiência hepática grave:** a criação de TIPS pode resultar em desvio total do fluxo sanguíneo portal sem nenhuma perfusão portal hepática. Teoricamente, o fluxo sanguíneo para o fígado deve ser preservado pela artéria hepática, entretanto, se a resposta arterial hepática for insuficiente depois do desvio total do fluxo sanguíneo portal, o fígado pode sofrer isquemia grave resultando em insuficiência hepática. O risco parece ser maior em pacientes que se apresentam com sinais de insuficiência hepática antes do TIPS com um escore MELD elevado > 18, Child-Pugh escore C, ou bilirrubina sérica > 3-4 mg/dL.

Contraindicações Relativas

1. **Infecção ativa intra-hepática ou sistêmica:** pacientes com infecção ativa intra-hepática ou sistêmica devem ser tratados antes da realização do TIPS. Em uma situação de emergência, o procedimento pode ser realizado conhecendo-se o alto risco de sepse grave. A cobertura antibiótica deve ser iniciada antes e continuada depois do procedimento até que a infecção ou uma série completa de antibióticos seja terminada. Pacientes com *stents* biliares, papilotomia ou anastomose biliodigestiva prévia estão em risco de desenvolver complicações após o procedimento. Todos estes pacientes têm que ser tratados com antibióticos intravenosos antes, durante e após o procedimento para prevenir qualquer complicação.
2. **Encefalopatia hepática grave:** até 45% dos pacientes após o TIPS desenvolvem piora da encefalopatia hepática clínica. Paciente com encefalopatia grave antes do TIPS pode, portanto, resultar em encefalopatia hepática intratável após o procedimento. Pacientes com um episódio agudo de sangramento de varizes podem-se apresentar com piora aguda da encefalopatia antes do TIPS, mas não necessariamente deve ser categorizado como uma contraindicação relativa, uma vez que, depois que o intestino for limpo, o paciente retornará ao seu estado mental básico. Os riscos e benefícios potenciais devem ser avaliados antes de realizar o TIPS.
3. **Trombose da veia porta:** em alguns casos a trombose da veia porta pode ser considerada como contraindicação, entretanto, um TIPS bem-sucedido pode ser efetuado frente à trombose de veia porta. Publicações recentes propuseram TIPS como tratamento para trombose de veia porta. A Figura 75-3 demonstra imagem de angiorressonância magnética, confirmando a perviedade da veia porta.

Preparação do Paciente

A preparação do paciente é essencial, e a abordagem multidisciplinar funciona melhor, incluindo avaliações por clínicos, gastroenterologistas, cirurgiões, equipe de transplante hepático, radiologistas diagnósticos e intervencionistas e, em casos complicados, a equipe da unidade de terapia inten-

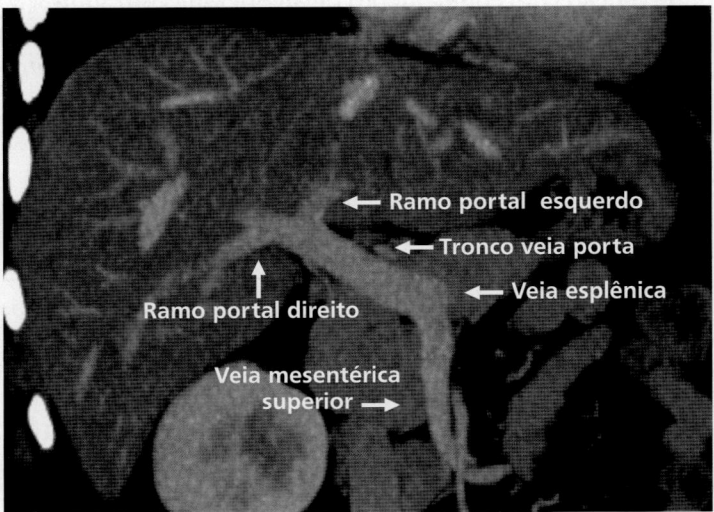

Fig. 75-3. Reconstrução coronal de uma TC pós-contraste mostrando aspecto anatômico vascular normal do sistema venoso portal.

siva desempenha papel importante nesta fase do procedimento. Os riscos e benefícios esperados do procedimento devem ser claramente descritos ao paciente e aos seus familiares, e o consentimento informado livre e esclarecido precisa ser obtido.

- *Transfusões:* pacientes com sangramento varicoso ativo necessitarão transfusão de concentrado de hemácias e produtos de plasma para manter sinais vitais estáveis.[55] Transfusões de plasma fresco congelado ou crioprecipitado podem ser necessárias para corrigir algum distúrbio de coagulação.[56] Transfusão de plasma deve ser coordenada de modo a que o efeito máximo seja obtido durante os passos críticos do procedimento.[56] Uma unidade de plaquetas frequentemente elevará a contagem de plaquetas em 5.000-10.000. Como regra geral, transfusões de plaquetas são indicadas em pacientes com contagem de plaquetas inferior a 40.000-50.000.[56]
- *Antibióticos profiláticos:* o uso de antibióticos profiláticos é recomendado para pacientes submetendo-se ao TIPS.[57] A profilaxia visa a *S. aureus, S. epidermidis,* patógenos biliares, bastões Gram-negativos e *Enterococcus.* Os antibióticos recomendados são cefoxitina ou ceftriaxona.[57]

Procedimento de TIPS

O procedimento TIPS tem sido usado para tratar pacientes com hipertensão portal complicada desde 1988.[58] Inicialmente uma técnica de investigação, ele agora é considerado uma opção terapêutica aceita no tratamento de pacientes com hipertensão portal hemorrágica que não respondem ao tratamento clínico ou endoscópico e para pacientes com ascite que não respondem à terapia clínica.[48] O TIPS é um *shunt* portossistêmico não seletivo que é criado usando-se técnicas endovasculares percutâneas. Durante este procedimento, o desvio de sangue (*shunt*) é criado entre uma das veias hepáticas e um ramo venoso portal usando-se um sistema de agulha de punção. O procedimento deve ser efetuado em centro de intervenção com equipamento de angiografia com subtração digital. A maioria destes procedimentos pode ser realizada com o uso de sedação consciente, mas a maioria dos operadores prefere realizá-lo sob anestesia geral.

TÉCNICA

Os passos básicos do procedimento serão discutidos em detalhes a seguir.[59,60]

Acesso Vascular

O acesso vascular usando a veia jugular interna direita é a abordagem preferida para executar o TIPS. A orientação por US para a punção da veia é altamente recomendada (Fig. 75-4). O uso da US permite a colocação precisa da agulha dentro do lúmen da veia jugular com mínimo risco de complicações. Além disso, as variações anatômicas e as oclusões de vasos podem ser prontamente identificadas, assim, evitando punções desnecessárias. Se a veia jugular interna di-

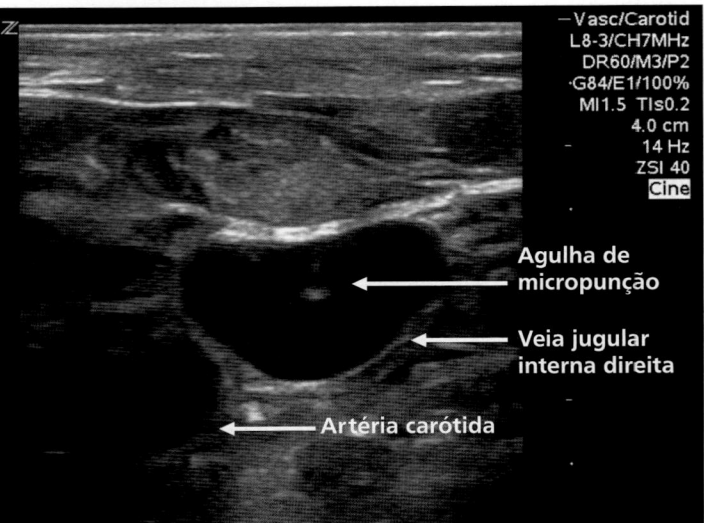

Fig. 75-4. Imagem transversa de US mostrando a sombra ecogênica dentro da luz da veia jugular interna durante a punção (agulha) usada para acesso intravenoso.

reita estiver ocluída ou não puder ser usada, a melhor alternativa é a veia jugular interna esquerda. O TIPS pode também ser executado usando a veia jugular externa direita, entretanto, é mais difícil de manipular a agulha e os cateteres com esta abordagem.

Uma vez que o acesso vascular foi obtido, um introdutor vascular de 10 Fr de 40 cm de comprimento é avançado dentro da veia cava inferior. A extensão da válvula do introdutor é conectada ao transdutor de pressão, e a medida de pressão na VCI é obtida. Subsequentemente, a bainha é recuada ao átrio direito, e a pressão é medida nesta posição. Após as medidas iniciais de pressão, um catéter angiográfico curvo (*Multipurpose* ou *Cobra*) é introduzido, e a cateterização das veias hepáticas é executada. A veia preferida é a veia hepática direita, uma vez que este vaso tem posição anatômica quase constante e se encontra posterior à veia porta direita na maioria de pacientes. Uma das etapas técnicas mais importantes durante o procedimento de TIPS é a seleção da melhor veia hepática. Idealmente, o TIPS deve ser executado criando um caminho entre a veia hepática direita e o ramo direito da veia porta. Se a veia hepática direita for muito pequena ou difícil de ser cateterizada, a veia hepática média pode ser usada. A criação de uma derivação que usa a veia hepática esquerda é tecnicamente mais difícil, mas, se necessário, esta veia também pode ser usada.

Localização da Veia Porta

Ganhar o acesso à veia porta é, provavelmente, a etapa mais difícil durante o procedimento de TIPS. Diversos métodos para localizar a veia porta foram descritos (Fig. 75-5). Os mais usados são a localização indireta (fase de retorno venoso) usando a arteriografia mesentérica superior ou esplênica, orientação por US em tempo real e venografia hepática encravada, usando o contraste de CO_2. A venografia hepáti-

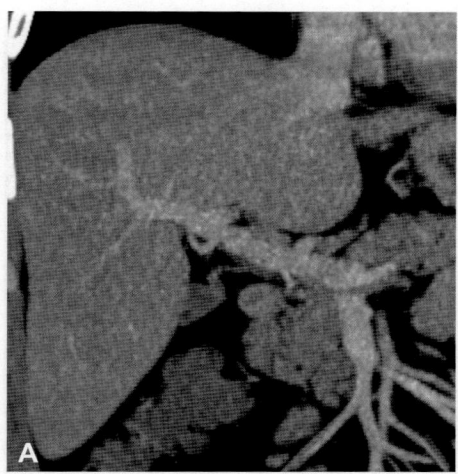 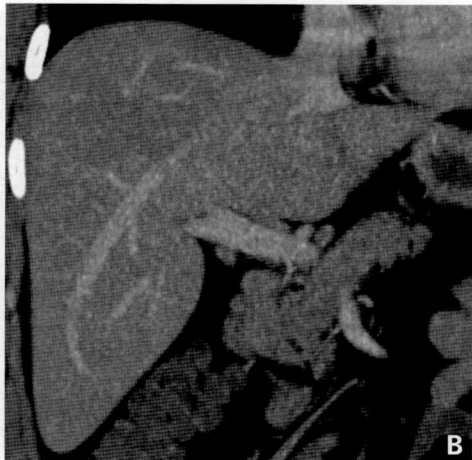 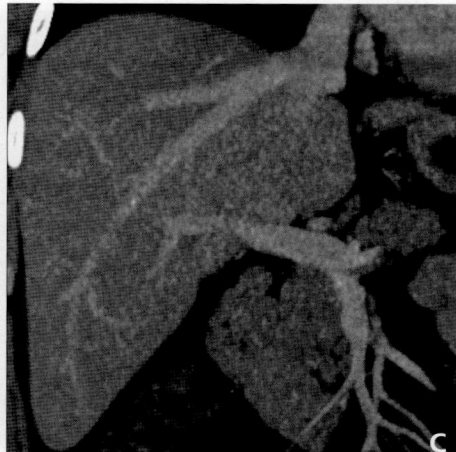

Fig. 75-5. (A-C) CT MPR em projeção oblíqua para demonstrar a relação do ramo da veia porta direita com a veia hepática direita (locais de acesso para a realização da punção durante o TIPS).

ca encravada pode ser obtida avançando o catéter angiográfico para a porção mais periférica da veia hepática ou usando um balão oclusor. Para finalidades práticas, o mais rápido e mais efetivo método para a localização da veia porta é a venografia hepática encravada usando CO_2 (Fig. 75-6). Com este método, a veia porta pode ser opacificada em mais de 90% dos casos, e a imagem é superior em qualidade quando comparada à imagem da venografia hepática encravada usando contraste iodado. No entanto, não são todos os hospitais que têm este equipamento disponível para a realização da injeção com o CO_2. Uma variação técnica utilizada é a portografia indireta através da arteriografia mesentérica superior, realizada simultaneamente com a venografia hepática, após o posicionamento do *kit* de punção dentro da veia hepática. Esta técnica possibilita a avaliação angiográfica diagnóstica de toda a anatomia vascular e também, se necessário, podem-se "desenhar" os contornos das veias hepática e porta no monitor. Esta tática operatória permite a orientação constante da anatomia envolvida no procedimento de TIPS. Como detalhe prático, não se pode movimentar a mesa e o equipamento de RX após a obtenção e desenho da imagem das veias no monitor. Uma vez a veia porta claramente identificada, o próximo passo é avançar o sistema de agulha para preparar a punção trans-hepática.

Acesso à Veia Porta

- *Sistema de agulha:* diferentes sistemas de agulha estão disponíveis para executar a punção trans-hepática. Provavelmente o sistema mais usado para o acesso é o RUPS-100®, sistema de acesso transjugular Rosch-Uchida (Cook, Bloomington, IN). Existe uma variação especialmente indicada para pediatria que é o RUPS-100-PED®. Sua principal diferença está no comprimento dos sistemas utilizados (Fig. 75-7). Um sistema alternativo é o RTPS-100®, sistema de acesso transjugular de Ring (Cook, Bloomington, IN). Sistemas de agulha fina, como o sistema de acesso à veia porta de *Cope-Ring*® (Cook, Bloomington, IN), e o sistema Angiodynamics (AngioDynamics®, Glens Falls, NY) estão disponíveis. Um outro *kit* de punção disponível é o de Haskal – conjunto de acesso transjugular intra-hepático portal-HTPS-100® (Cook, Bloomington, IN). Tem a particularidade de conter, praticamente, todos os principais materiais necessários para a realização do TIPS. Como se pode observar, o uso de um ou de outro sistema de agulha é inteiramente dependente da preferência do operador e da disponibilidade em cada país ou serviço. No Brasil, o mais disponível é o RUPS-100®.

- *Considerações anatômicas:* uma vez que o sistema da agulha tenha sido avançado à posição desejada na veia hepá-

Fig. 75-6. Angiografia hepática por subtração digital usando o CO_2 como meio de contraste em paciente com insuficiência cardíaca congestiva. Opacificação da veia porta intra e extra-hepática.

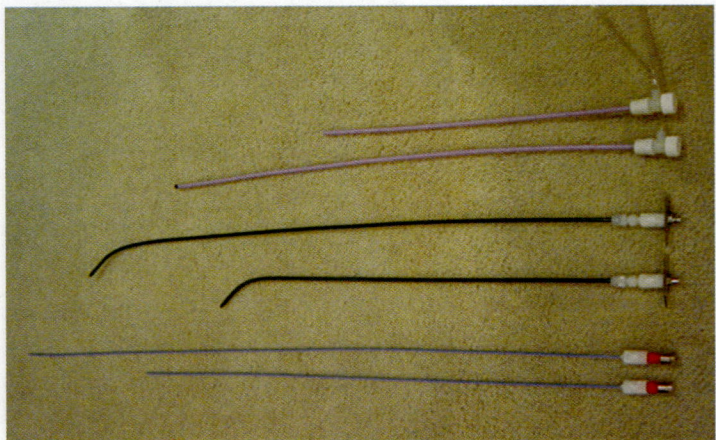

Fig. 75-7. Kits de acesso portal pela via transjugular para adulto (RUPS-100) e pediátrico (RUPS-100-PED). A diferença está no comprimento das agulhas, estiletes e introdutores (Cook Inc, Bloomington, EM).

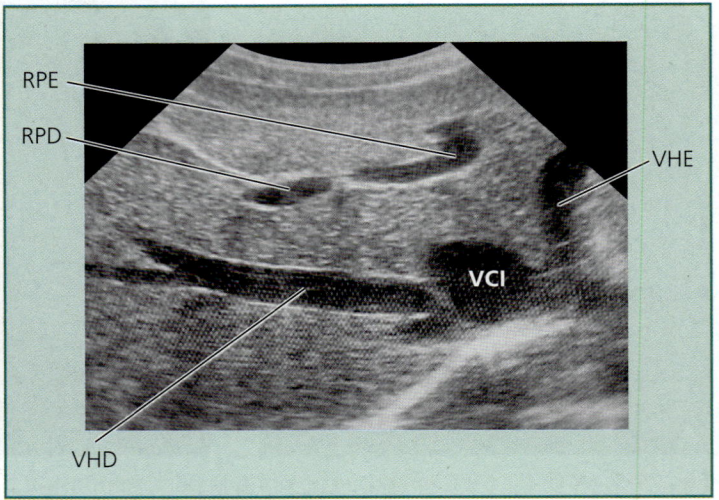

Fig. 75-8. Ultrassonografia identificando-se a anatomia vascular das estruturas relacionadas com o TIPS. RPD = ramo portal direito; RPE = ramo portal esquerdo; VCI = veia cava inferior; VHD = veia hepática direita; VHE = veia hepática esquerda.

tica selecionada, a etapa seguinte é executar a punção trans-hepática para ganhar o acesso venoso portal. A anatomia das veias hepáticas e da veia porta e seus ramos e a sua relação espacial devem ser compreendidos para facilitar a punção trans-hepática bem-sucedida e a realização da derivação. Os três principais ramos da veia hepática são as veias hepáticas direita, média e esquerda. As variações anatômicas destas veias são comumente encontradas e incluem, na maioria das vezes, a presença de veias acessórias. As variações anatômicas dos ramos portais são encontradas em aproximadamente 20% dos pacientes e incluem, principalmente, a trifurcação da veia porta e a presença de ramos acessórios. A aplicação prática do conhecimento anatômico é importante para "saber onde você está e aonde você quer e pode ir", ou seja, para saber a orientação que deve ser dada à agulha durante a punção trans-hepática para a realização bem-sucedida do trajeto, com um número mínimo de punções. A fim de conseguir isto, o operador deve identificar corretamente a posição do catéter dentro do fígado, de modo que as manobras corretas sejam executadas. Uma vez que as veias hepáticas direita e média demonstrem se sobrepor consideravelmente numa visão frontal, projeções oblíquas íngremes são às vezes necessárias para confirmar a posição do catéter em um ou outro vaso. A posição da seta na parte traseira da agulha de Colapinto® ou da cânula RUPS-100® é um indício bom para determinar a posição do catéter. "Se você estiver olhando a seta da cabeça da mesa e a seta aponta na posição entre 3 e 5 horas (posterior à linha horizontal), então a ponta do catéter está provavelmente na veia hepática direita. Se a seta apontar anteriormente, então o sistema do TIPS está, provavelmente, na veia hepática média." Esta é uma dica simples, prática e, em nossa experiência, ela geralmente funciona. Se a punção for executada da veia hepática direita, a agulha deve ser orientada no sentido anterior, porque a veia hepática direita corre posterior ao ramo direito da veia porta (Fig.

75-8). Quando a punção for executada da veia hepática média, a agulha deve ser dirigida posteriormente. Não há nenhuma regra definitiva para a punção desde a veia hepática esquerda, mas a orientação anterior e medial da agulha é tentada primeiramente. Um outro conceito anatômico que deve ser recordado é que a bifurcação portal pode ter uma posição extra-hepática em até 48% dos pacientes. O local ideal do acesso aos ramos portais é o periférico de 2-3 cm da bifurcação da veia porta principal. Esta manobra assegura a punção intra-hepática na maioria de casos.

- *Punção e acesso trans-hepático à veia porta:* a criação do trajeto trans-hepático é uma etapa técnica crítica durante o procedimento de TIPS. Por este motivo, a realização do procedimento com o auxílio dinâmico da US com Doppler é de extrema valia, pois identificará as estruturas vasculares e suas relações anatômicas. No entanto, não são todos os profissionais que estão habilitados para a realização em conjunto destes dois procedimentos. Geralmente, a veia hepática é puncionada em seus 2-3 cm proximais. Na preparação para a punção trans-hepática, o sistema de agulha é avançado ligeiramente de encontro à parede da veia hepática, exercendo uma moderada, mas firme pressão, e é girado então de acordo com a orientação da veia hepática e a posição prevista da veia porta. A agulha (estilete) é avançada lenta e continuamente pelo parênquima hepático na tentativa de acessar o sistema portal. A técnica de punção varia ligeiramente, dependendo do sistema de agulha usado. Ao usar a agulha de Colapinto® e o sistema de agulha Ring®, uma seringa sob pressão negativa é conectada à extremidade proximal do sistema ao mesmo tempo em que a agulha é avançada pelo parênquima hepático. A manobra é interrompida quando o sangue é aspirado. Uma vez que o sangue seja aspirado, contraste é injetado para documentar a posição da agulha dentro da veia porta. Ao usar o sistema de Rosch-Uchida®, a cânula endurecida de 14 gauge é fixada em uma posição e, a punção é executada com uma agulha (com estilete perfurante) de 21 gauge com um sistema de catéter de 5 Fr. O sistema é avançado pelo parênquima do fígado com uma pressão moderadamente firme, aproximadamente 4-5 cm, no sentido da posição prevista da veia porta. Este trajeto depende da anatomia e tamanho do fígado, portanto, não deve ser considerado como constante. A agulha perfurante (estilete) é removida, e uma seringa com soro fisiológico é conectada ao sistema de catéter 5 Fr, e o catéter é retirado com cuidado, enquanto a pressão negativa é aplicada. Quando o sangue é aspirado, o contraste é injetado para avaliar a posição do catéter e para confirmar a entrada na veia porta (Fig. 75-9). É extremamente importante a padronização dos materiais utilizados durante este procedimento, de forma que toda a equipe envolvida tenha exata consciência do que está acontecendo a cada momento do TIPS. O local ideal para a entrada na veia porta é 2-3 cm periférico em relação à bifurcação portal. Esta manobra fornece um acesso seguro à porção intra-hepática da veia porta na maioria dos casos e permite também a criação de um trajeto ligeiramente curvo ou relativamente reto entre as duas veias. Quanto mais periférica a entrada na veia porta, mais curvo será o trajeto. O trajeto muito curvo pode ser tecnicamente desvantajoso porque a manipulação do catéter, do catéter-balão de angioplastia e do *stent* pode ser extremamente difícil. Uma vez que o acesso dentro do sistema venoso portal estiver confirmado, um fio-guia é avançado na veia esplênica, na veia mesentérica superior ou na veia mesentérica inferior para garantir o acesso. Os fios-guia que podem ser empregados para o acesso inicial na veia porta são os hidrofílicos angulados. Um catéter de 4 ou 5 Fr é avançado então na veia porta sobre o fio-guia. Se o sistema de agulhas Ring® ou Colapinto® forem usados para criar o TIPS, a agulha deve ser retirada a fim de avançar o catéter dentro do sistema portal. Neste momento, é importante confirmar a posição adequada do catéter dentro do sistema portal com uma portografia direta (Fig. 75-10). Equívocos sérios podem ser evitados com esta manobra simples. Por exemplo, a cateterização acidental da artéria hepática e a punção extra-hepática da veia porta podem ser identificadas com a injeção do contraste. O diagnóstico imediato destas complicações é crítico porque permite que o operador execute medidas corretivas para resolver imediatamente o problema. Uma vez que a posição adequada do catéter dentro do sistema venoso portal estiver confirmada, as pressões são medidas para determinar o gradiente portossistêmico e, subsequentemente, um fio-guia super-*stiff* é avançado na veia esplênica ou na veia mesentérica superior. Neste momento, se o sistema de Rosch-Uchida® estiver sendo usado, a cânula endurecida e a bainha de 10 Fr podem ser cuidadosamente avançadas como um conjunto dentro da veia porta, a fim de facilitar as manipulações subsequentes do catéter. Diante de qualquer dificuldade nesta transposição do sistema dentro da veia porta, a tentativa deve ser interrompida. Se esta manobra for executada com sucesso, a cânula endurecida metálica curva e o catéter 5 Fr são retirados com cuidado sobre o fio-guia.

- *Dilatação do trajeto e colocação do stent:* o trajeto trans-hepático é dilatado com balão de angioplastia de alta pressão (Fig. 75-11). Em geral, recomenda-se usar um balão de angioplastia de 8-10 mm de diâmetro para a dilatação do trajeto trans-hepático. Depois que o trajeto tenha sido dilatado, geralmente executa-se a injeção direta na veia porta para avaliação anatômica (Fig. 75-12). Esta manobra é útil para determinar o comprimento do trajeto, a relação entre a veia hepática e a veia porta, para

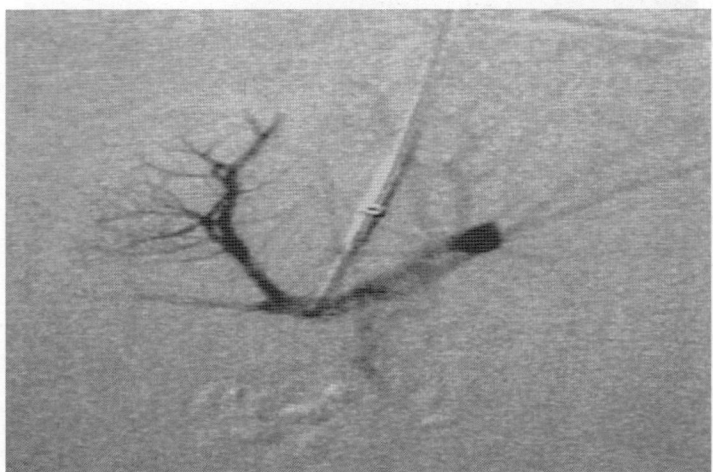

Fig. 75-9. Observa-se o *kit* de acesso portal posicionado no parênquima hepático e o momento em que o estilete puncionou o ramo portal direito. Injeção de contraste confirmando o local da punção previamente à passagem do fio-guia para dentro do ramo portal.

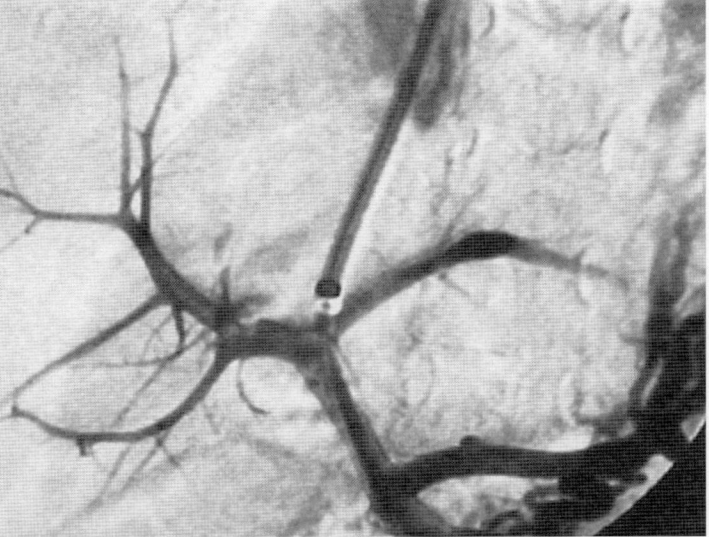

Fig. 75-10. Portografia direta após o cateterismo do ramo portal. Observam-se as varizes gastroesofágicas, o tronco da veia porta e os ramos portais intra-hepáticos esquerdo e direito.

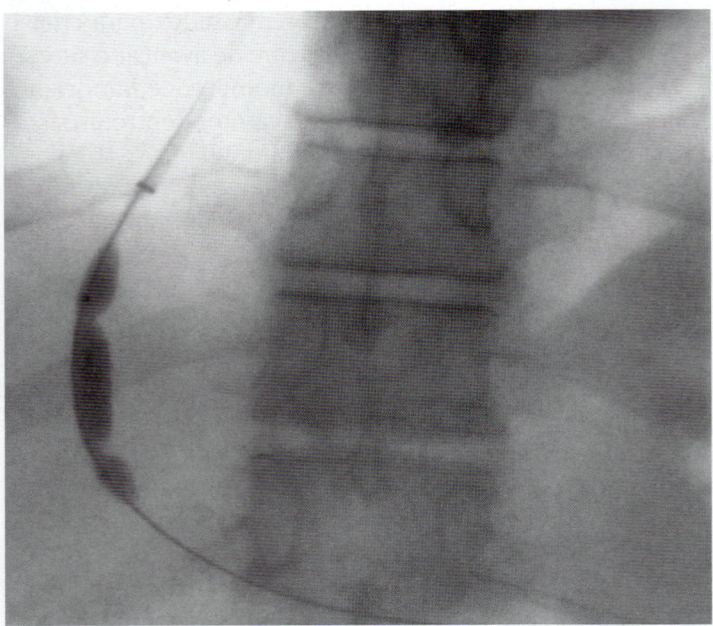

Fig. 75-11. Dilatação do trajeto. A radiografia demonstra o balão de angioplastia inflado no trajeto no parênquima. A ampulheta distal (inferior) corresponde à transição entre a veia porta com o parênquima hepático e a proximal (superior) à transição entre o parênquima hepático e a veia hepática direita. A bainha de 10 Fr foi recuada na veia hepática.

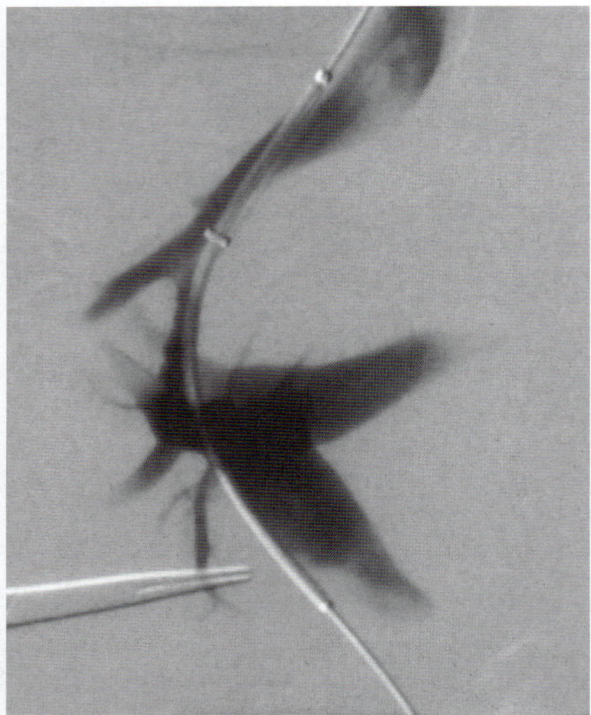

Fig. 75-12. Portografia direta usando contraste iodado para a avaliação do trajeto trans-hepático após a dilatação com o balão de angioplastia. O trajeto parenquimatoso é demonstrado claramente. Nenhum extravasamento do contraste ou opacificação de ducto biliar é demonstrado. Nota-se a contrastação do tronco da veia porta, dos ramos portais esquerdo e direito, do local da punção do ramo portal direito próximo à sua bifurcação, o trajeto transparenquimatoso após a dilatação, a contrastação da veia hepática direita e a veia cava inferior.

facilitar a seleção do *stent*, programar a liberação do *stent* e pode também ser útil para identificar uma comunicação do trajeto trans-hepático com o sistema biliar ou o possível extravasamento para o peritônio. A etapa final é a liberação do *stent* metálico. Diversos *stents* estão disponíveis para esta finalidade, entretanto, os mais usados são os *stents* autoexpansíveis, como o Wallstent® (Medi-tech, Boston Scientific, Natick MA), Memotherm® (Bard), Zilver® (Cook Co, Bloomington, IN) e Smart Control® (Johnson & Johnson, Newark NJ). Nos Estados Unidos e Brasil, o mais comumente usado é o Wallstent® (Fig. 75-13). É um *stent* autoexpansível de Elgiloy. É 100% "reencapado" quando o *stent* foi liberado em até 80% de seu comprimento. Esta é uma grande vantagem, pois o *stent* pode ser "recapturado", reposicionado ou retirado, se necessário. Deve-se ter extremo cuidado quando da utilização do Wallstent®, pois apesar da sua característica favorável de recuperabilidade, ele apresenta acentuado encurtamento quando da sua liberação. Isto acontece mais evidente com os dispositivos apresentados nas "caixas amarelas" que nos de "caixa azul". Esta diferença ocorre por causa das características da malha de cada *stent*. Assim, o conhecimento de todos os materiais é essencial para a realização do procedimento. Uma vez o *stent* tenha sido liberado com sucesso, a dilatação do *stent* é frequentemente realizada com um balão de angioplastia de 8-10 mm, dependendo da idade do paciente, doença e indicação do TIPS.

Os *stents* não recobertos estão sendo substituídos pelos *stent-grafts* autoexpansíveis Viatorr® (W.L. Gore, Flagstaff,

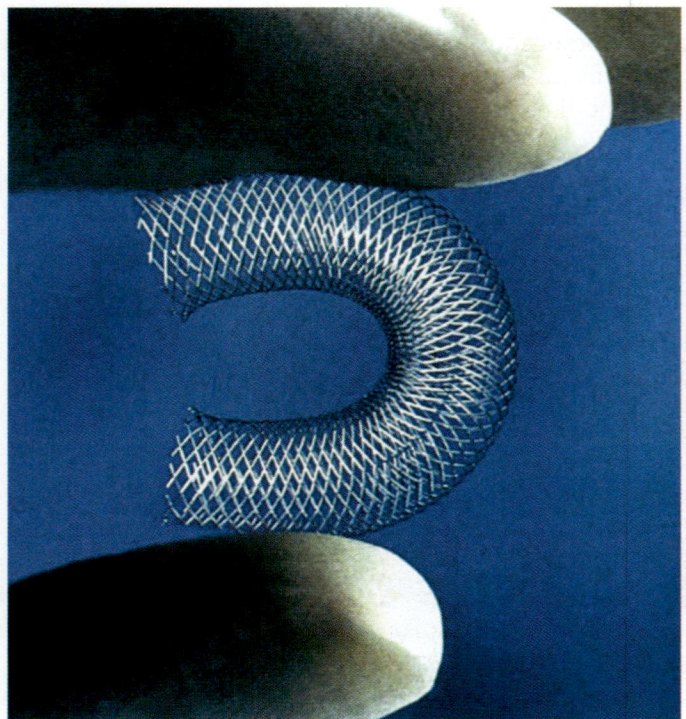

Fig. 75-13. *Stent* metálico tipo Wallstent. Observa-se que é um *stent* não recoberto e que apresenta grande flexibilidade.

AZ). O *stent* Viatorr® é um *stent* autoexpansível de nitinol, revestido parcialmente por e-PTFE, e que apresenta em sua estrutura uma parte distal de 2,0 cm não revestida feita especificamente para ser posicionada dentro da veia porta. A porção revestida com e-PTFE apresenta comprimentos variáveis, de acordo com a necessidade de revestimento do trajeto parenquimatoso (desde o ramo portal até a veia hepática ou veia cava inferior) e é resistente à passagem de bile (Fig. 75-14). O *stent-graft* Viatorr é o único *stent* especificamente projetado para a aplicação em TIPS e foi aprovado pela FDA para aplicação em TIPS desde o início de 2005. Depois da dilatação do *stent*, um catéter de múltiplos orifícios laterais é avançado pela derivação na veia porta para a portografia final e medida de pressão. Os objetivos finais para o TIPS são uma portografia não demonstrando opacificação varicosa e a diminuição no gradiente portossistêmico (inferior a 12 mmHg) (Figs. 75-15 e 75-16). Se estes objetivos não forem encontrados, as opções para melhorar estes resultados incluem a dilatação adicional do *stent*, embolização das varizes ou criação de uma derivação paralela. A embolização de varizes é preferida por alguns investigadores, especialmente quando o TIPS é executado nos pacientes com sangramento ativo. A embolização das varizes (geralmente a veia gástrica esquerda) é executada geralmente com molas metálicas fibradas. Pode-se associar a injeção de Gelfoam ou cola para obter a trombose mais precoce do vaso embolizado e/ou diminuir os custos.

O procedimento é terminado após a criação da derivação. Na maioria de centros, a bainha introdutora transjugular é removida, e realiza-se compressão no local da punção. Um introdutor de 10-12 Fr curto pode ser deixado no lugar para pacientes em circunstâncias críticas, sendo usado como acesso intravenoso para a administração de medicamentos, líquidos e/ou derivados de sangue.

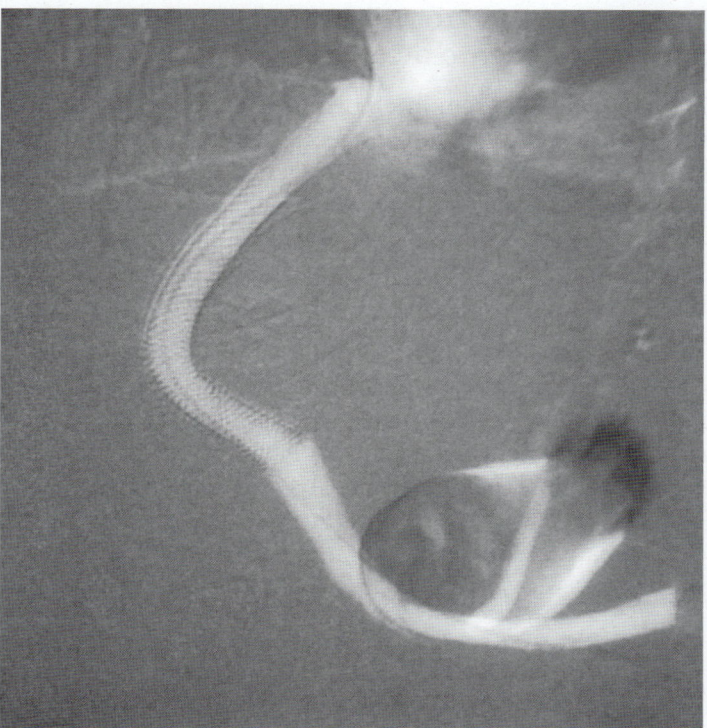

Fig. 75-15. Portografia direta após a criação do TIPS demonstra uma derivação pérvia. Note a contrastação da veia esplênica e a não opacificação dos segmentos portais intra-hepáticos. O fluxo faz-se diretamente em direção à veia cava inferior e átrio direito.

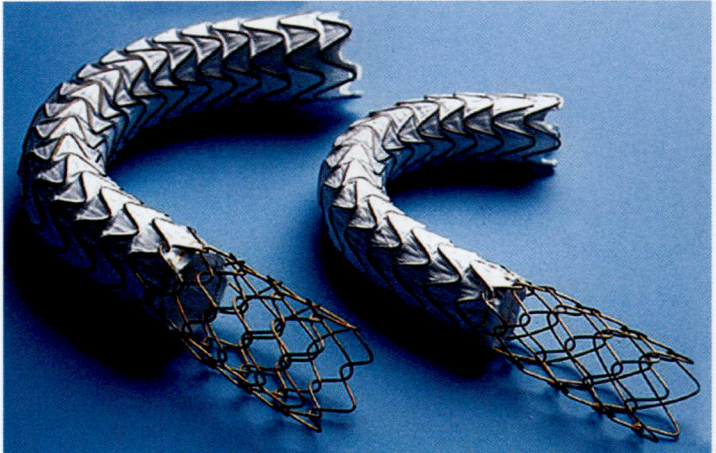

Fig. 75-14. *Stent-graft tipo* Viatorr. É um *stent* de nitinol com cobertura especial de e-PTFE impermeável à bile. Este é o único dispositivo projetado especificamente para a aplicação em TIPS. Apresenta parte não recoberta de 2 cm de extensão (tamanho fixo) projetada para utilização na veia porta e parte recoberta com extensões variáveis.

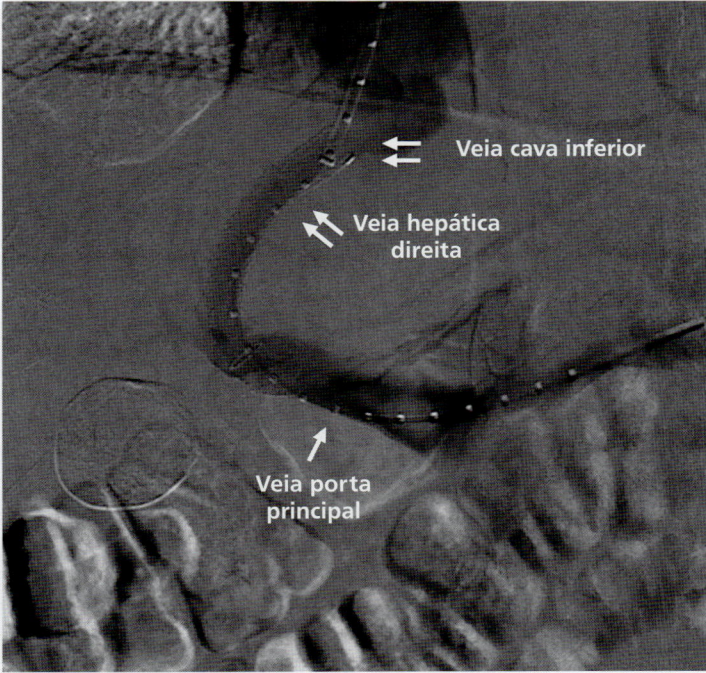

Fig. 75-16. Portografia direta após realização de TIPS. Observar a criação do *shunt* entre a veia porta (seta) e a junção da veia hepática e veia cava (dupla seta). O *stent* usado neste caso foi o Viatorr. O anel do *stent* (início da parte revestida com ePTFE), está junto ao ramo direito da veia porta.

Tratamento Pós-Procedimento e Acompanhamento a Longo Prazo

Em casos eletivos sem intercorrências o paciente pode ser transferido para o andar clínico ou cirúrgico sem necessitar monitoramento na unidade de terapia intensiva (UTI). Entretanto, a grande maioria prefere encaminhar o paciente para a UTI ou semi-UTI durante 24 horas. A maioria dos pacientes submetidos a um procedimento eletivo, não complicado, tem alta em média 24-48 horas depois do TIPS.

Pacientes com sangramento varicoso submetido a TIPS de emergência frequentemente retornam para a UTI para monitoramento seriado de níveis de hemoglobina e evidência de sangramento continuado. Parâmetros específicos a serem acompanhados em todos os pacientes submetidos a TIPS incluem: sinais vitais, débito urinário, testes de funções hepática e renal e painel metabólico (especificamente sódio, potássio séricos). Não é incomum alteração branda dos testes de função hepática imediatamente após TIPS, com elevação branda à moderada da bilirrubina e transaminases séricas. Estas alterações nos testes de função hepática são frequentemente autolimitadas e retornam à linha basal 2-3 semanas após o TIPS. Em pacientes recebendo TIPS para o tratamento de ascite refratária, é especialmente importante monitorar volumes urinários e eletrólitos séricos. Não é incomum ver o aumento importante nos volumes de urina após TIPS nestes pacientes.

Acompanhamento a longo prazo inclui: visitas clínicas a cada três meses, avaliação do *shunt* e da veia porta com US Doppler antes da alta e a cada seis meses ou anual em pacientes que receberam colocação de *stent*-graft. Relatos recentes documentaram que a perviedade primária dos *stent* revestidos com ePTFE é melhor que a dos *stents* não revestidos.[8] Pacientes que têm avaliação anormal com US Doppler do *shunt* ou que tornam sintomáticos devem ser submetidos à revisão do *shunt* (Figs. 75-17 a 75-20).

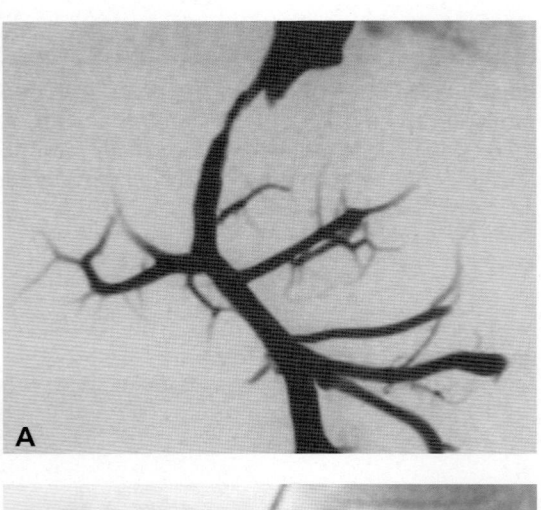
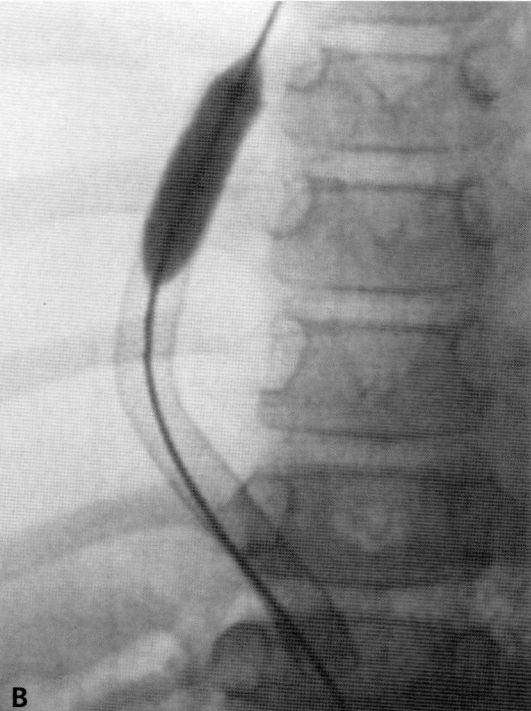
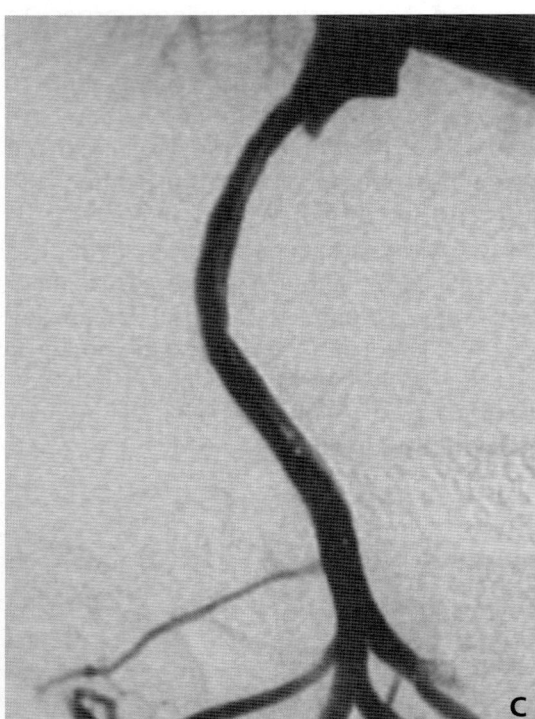

Fig. 75-17. (A) Portografia de controle demonstrando estenose acentuada na porção proximal do *stent* um ano após TIPS. Observam-se ramos portais intra-hepáticos. (B) Dilatação da estenose com balão de angioplastia. (C) Portografia de controle após a dilatação com balão de angioplastia. Desaparecimento dos ramos portais intra-hepáticos e fluxo livre através do *shunt* portossistêmico.

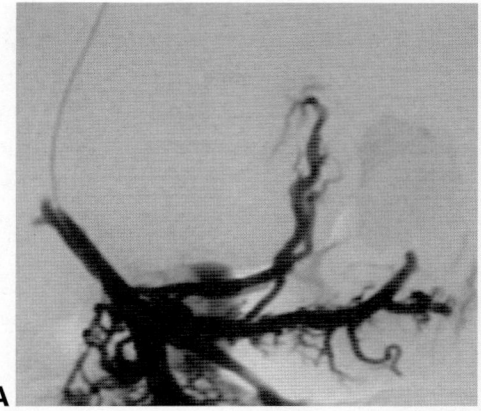
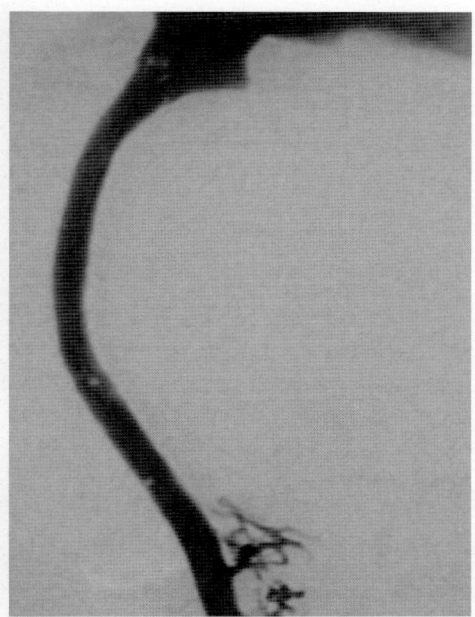
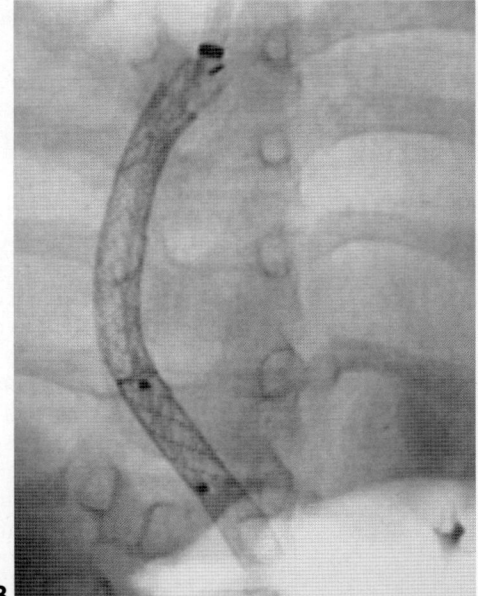

Fig. 75-18. Mesmo paciente da Figura 75-17. Paciente retorna com episódio agudo de hemorragia digestiva alta. US com Doppler demonstra oclusão do TIPS. (A) Recanalização do *stent* ocluído pelo acesso transjugular. Observa-se a contrastação da veia esplênica, varizes gástricas e não se observa passagem de contraste pelo trajeto parenquimatoso do *stent*. (B) Em razão da hemorragia em atividade, optou-se pelo implante primário de *stent* recoberto Viatorr por dentro do Wallstent obstruído. (C) Portografia de controle observando-se a perviedade do TIPS com desaparecimento das varizes.

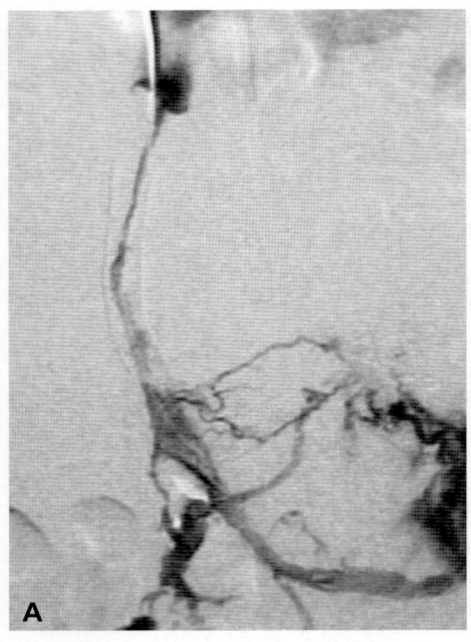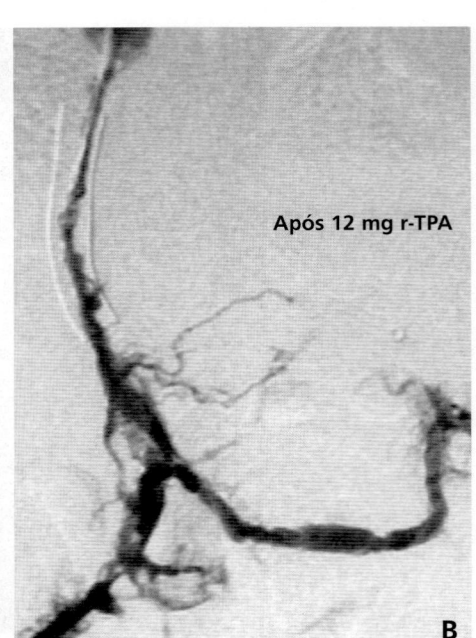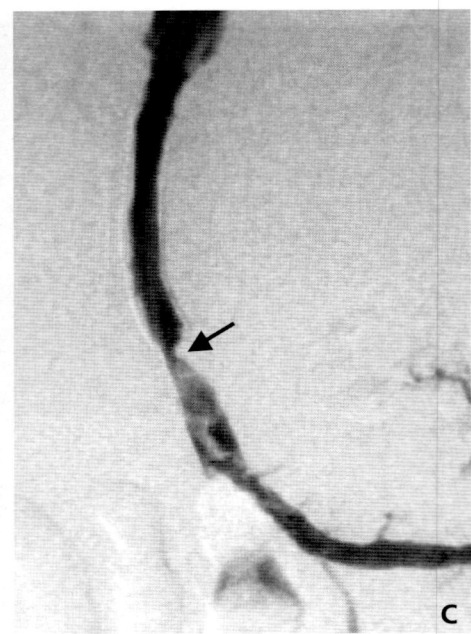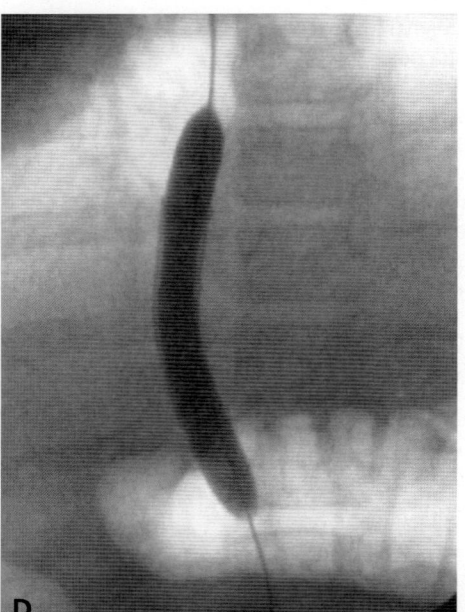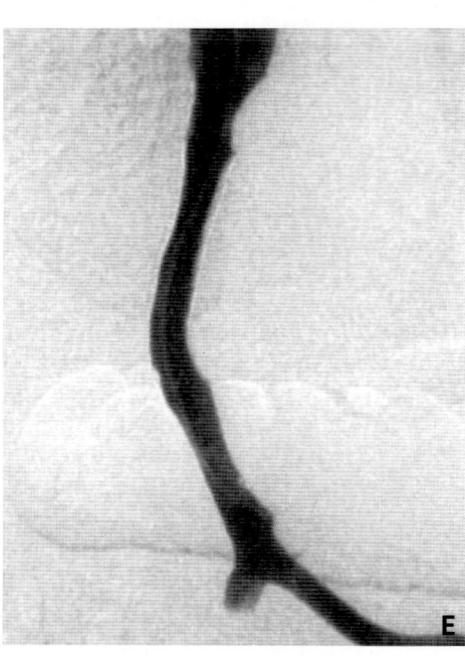

Fig. 75-19. Criança submetida a TIPS por síndrome de Budd-Chiari e ascite refratária. Retorna com aumento do volume abdominal e US com Doppler demonstra oclusão do *shunt*.
(**A**) A recanalização do TIPS confirma a oclusão do TIPS com trombos em veias esplênica, mesentérica superior e veia porta. Discreta passagem do contraste pelo trajeto da recanalização. (**B**) Após dose de ataque de fibrinolítico (12 mg de r-TPA) observa-se início da recanalização e dissolução dos trombos. (**C**) Após a terapêutica fibrinolítica observa-se estenose grave na transição da veia porta com o *stent* (seta). (**D**) Em razão da presença de alguns trombos dentro do *stent* e da estenose, realizou-se dilatação de todo o trajeto com um balão longo. (**E**) Portografia de controle demonstrando desaparecimento da estenose e fluxo livre em todo o eixo esplenomesentericoportal e através do *shunt*.

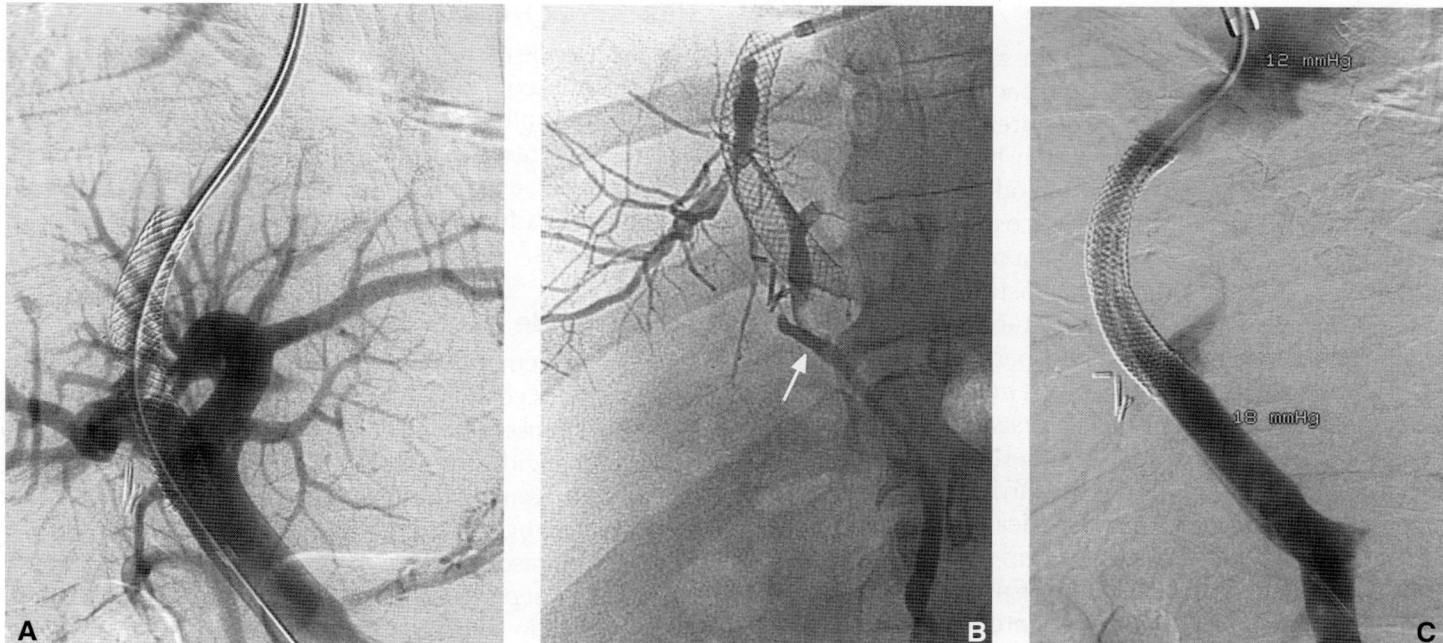

Fig. 75-20. (A) Portografia direta demonstra a recanalização de TIPS ocluído. Os ramos portais intra-hepáticos direitos e esquerdos são claramente opacificados. (B) A injeção do contraste dentro do trajeto confirma a oclusão da derivação e demonstra a opacificação do sistema biliar (seta) (colédoco). (C) Portografia direta após a colocação do *stent-graft* mostra o TIPS pérvio, não opacificação dos ramos portais em razão do fluxo preferencial pela derivação e desaparecimento da opacificação das vias biliares. Pressão portal de 18 mmHg e PVC de 12 mmHg (gradiente portossistêmico de 6 mmHg).

RESULTADOS

Resultados Técnicos

A taxa de sucesso técnico é próxima de 100% na maioria das séries (Fig. 75-21).[15,51,61,62] A diminuição estatisticamente significativa no gradiente portossistêmcio após TIPS foi claramente documentada.[62] Em média, o gradiente portossistêmico médio reduz para 7-11 mmHg depois do TIPS.[15,61] As taxas de mortalidade de procedimento diminuíram à medida que mais experiência foi sendo adquirida com a técnica. Inicialmente, a mortalidade relacionada com as complicações foi descrita em 3% e diminuiu para aproximadamente 0,5%.[51,61] A mortalidade precoce relatada (dentro de 30 dias) varia de 3-42%.[39,51,61] A maioria das mortes precoces relatadas é relacionada com insuficiência de múltiplos órgãos ou insuficiência hepática e não diretamente relacionada com o próprio procedimento.[51,61] A sobrevida a longo prazo global varia de 75-89% em 1 ano, 63% em 3 anos e 50% aos 5 anos.[61-63] A melhora na qualidade de vida foi documentada em pacientes sobrevivendo mais de um mês após TIPS.[64]

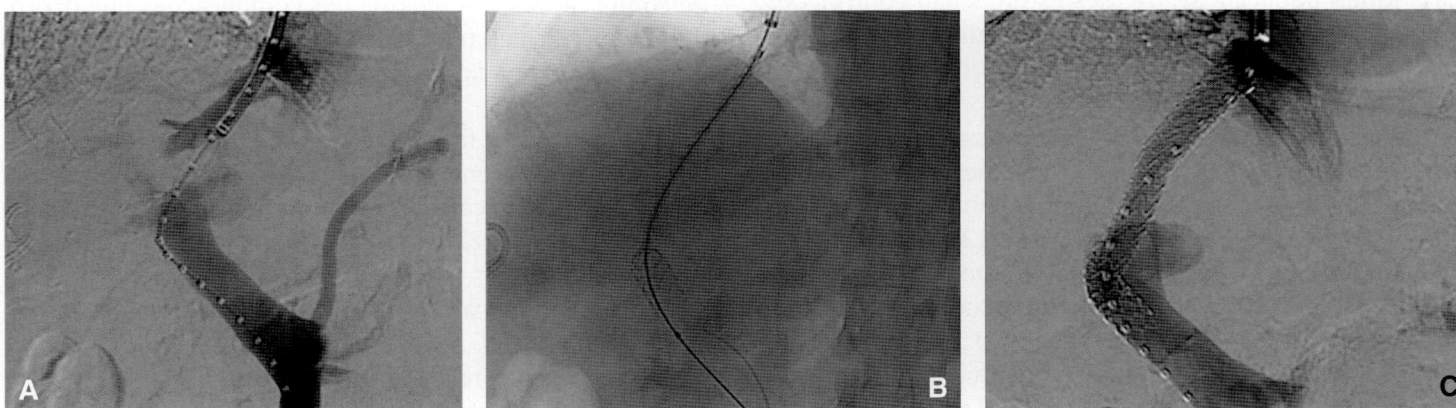

Fig. 75-21. Os passos básicos para o procedimento de TIPS. (A) Após entrada na veia porta com o sistema de acesso e dilatação do trajeto parenquimatoso com balão de angioplastia, obtém-se a portografia direta com *pigtail* centimetrado, observando-se a veia porta, o trajeto parenquimatoso (afilado e somente com o catéter no seu interior) e a veia hepática. Observa-se também a opacificação da veia gástrica esquerda (sinal de hipertensão portal). (B) Momento de posicionamento e liberação do *stent* Viatorr (abertura inicial da porção não revestida de 2,0 cm na veia porta). (C) Portografia final após liberação do *stent* Viatorr, observando-se o tronco da veia porta extra-hepática, opacificação parcial do ramo esquerdo da veia porta, o trajeto intraparenquimatoso revestido pelo *stent* e a junção da veia cava inferior com o átrio.

Sangramento Varicoso

Controle de sangramento varicoso agudo ou recorrente pode ser alcançado em 81-96% dos pacientes após TIPS.[51,61] Hemorragia varicosa aguda exige intervenção agressiva. O tratamento inicial precisa reposição básica com líquido e hemoderivados, estabilização hemodinâmica e profilaxia antibiótica. Tratamentos endoscópicos, como ligadura elástica ou escleroterapia, são usados em conjunto com agentes vasoativos para obter e manter hemostasia, com uso de tamponamento com balão (por meio de tubo de Sengstaken-Blakemore) reservado como medida para ganhar tempo em casos extremos. Estas técnicas não têm sucesso em 10 a 20% dos casos, requerendo terapia de resgate na forma de TIPS de emergência ou criação de *shunt* portocava cirúrgico. TIPS é preferido em relação à cirurgia (particularmente em pacientes com inadequada função hepática), uma vez que a mortalidade operatória pode ser alta em pacientes cirróticos, embora hemorragia varicosa aguda possa ser associada à importante mortalidade independentemente da modalidade de tratamento. O TIPS é mais efetivo, controlando sangramento varicoso agudo em 95% dos casos, com taxa de ressangramento de apenas 18%. Entretanto, em razão da encefalopatia pós-TIPS, da necessidade de avaliações constantes após o TIPS e do custo do procedimento, muitos especialistas consideram o procedimento apropriado apenas como terapia de resgate.

Ascite Refratária

Ferral *et al.* relataram pela primeira vez, em 1993, a eficácia do TIPS no tratamento da ascite refratária.[13] Este estudo mostrou resolução completa da ascite em 50% dos pacientes, embora dois pacientes apresentaram encefalopatia, e quatro desenvolveram disfunção do *shunt*. No entanto, aqueles TIPS foram criados usando-se *stents* de metal não recoberto. Desde então, diversos estudos de coorte de TIPS retrospectivos e prospectivos em pacientes com ascite refratária foram publicados.[65] Nesses estudos não controlados, TIPS mostrou resolução e/ou melhora significativa da ascite em, pelo menos 70% dos pacientes. Contudo, alguns pacientes ainda necessitaram doses mais baixas de diuréticos.

Cinco experiências clínicas randomizadas comparando TIPS à paracentese de grandes volumes foram publicadas.[66-69] Todas estas relataram melhor controle da ascite no grupo de TIPS aos 3 meses ($P \leq 0,01$) e 12 meses ($P \leq 0,01$) em comparação à paracentese. Não foram notadas diferenças estatisticamente significativas nas taxas de mortalidade de 30 dias e de 24 meses ($P = 1,0$ e $P = 0,5$, respectivamente).[48] Contudo, todos os estudos mostraram encefalopatia hepática aumentada no grupo de TIPS ($P \leq 0,01$).

Estas experiências documentaram que o TIPS é mais efetivo em controlar ascite do que as paracenteses de grandes volumes, com taxas de melhora de $62 \pm 19,2\%$ em comparação a $23 \pm 18,5\%$ da paracentese de grandes volumes. Apesar do melhor controle da ascite, a maioria dos estudos não mostrou que TIPS melhore a sobrevida dos pacientes.

Hidrotórax Hepático

Várias séries de casos retrospectivas suportam o uso de TIPS em pacientes com hidrotórax hepático. Só 5% dos pacientes cirróticos são afetados com hidrotórax hepático. Estes estudos mostram resolução completa do hidrotórax em 57 a 71% dos pacientes, e resposta parcial com melhora da dispneia e diminuição na frequência de toracocenteses em 68 a 82% dos pacientes.[24,70]

Síndrome de Budd–Chiari

TIPS frequentemente é mais difícil do ponto de vista técnico nos pacientes com síndrome de Budd–Chiari, uma vez que pode haver ausência de veias hepáticas normais para ancorar a cânula rígida do conjunto do TIPS. Se um pequeno segmento da origem ou "coto" de veia hepática for identificado durante a venografia, então o procedimento pode ser mais fácil. Alguns casos poderão exigir a criação de um *shunt* portocava intra-hepático direto (DIPS). Na Europa, TIPS parece estar ganhando mais popularidade com o passar do tempo. Múltiplos estudos demonstraram seu sucesso técnico e taxa relativamente baixa de complicações.[71,72] Rössle *et al.* demonstraram sucesso técnico inicial em 33 de 35 pacientes, seguido por taxas de sobrevida livre de transplante em 1 e 5 anos de 93 e 74%, respectivamente.[73]

Em outra série de pacientes com síndrome de Budd-Chiari que não tiveram sucesso com anticoagulação e fizeram TIPS, houve taxas de sobrevida livre de transplante em 1 ano de 88% e aos 10 anos de 69%.[74] TIPS também pode servir como uma ponte para o transplante hepático nesta população de pacientes.[72]

As diretrizes de 2009 recomendaram TIPS nos pacientes com síndrome de Budd-Chiari que não melhoram com anticoagulação isolada.[75]

Complicações

O TIPS é um procedimento complexo que acarreta alto risco de complicações.[35] A maioria das complicações que ocorre durante o TIPS não tem impacto negativo sobre o resultado final,[51] entretanto algumas complicações podem ter resultado fatal.

Complicações fatais incluem: perfuração da cápsula durante injeções em cunha (Fig. 75-22), lesão da artéria hepática,[76] perfuração cardíaca,[77] punção extra-hepática da veia porta (Fig. 75-23) e criação do *shunt* para dentro da artéria hepática.[35]

Outras complicações não fatais mais comuns são as fístulas artério-portal, artério-biliar e TIPS-biliar.[51]

Complicações relacionadas com o *stent* incluem o encurtamento do *stent*, cobertura incompleta do trajeto, deslocamento do *stent* e migração para o átrio direito, ventrículo direito ou artéria pulmonar.[78,79] A maioria das migrações de *stent* exige a retirada do mesmo ou reposicionamento do mesmo em um lugar mais seguro como a veia ilíaca.[80]

Complicações relacionadas com o *shunt* incluem a deterioração hemodinâmica, insuficiência hepática e encefalo-

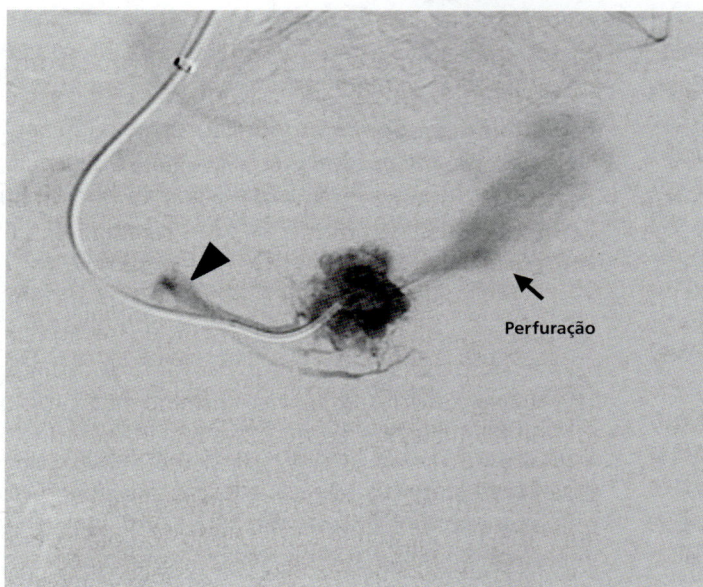

Fig. 75-22. Injeção mostrando extravasamento maciço de contraste (seta) indicando perfuração capsular durante uma injeção encravada. O contraste de CO_2 foi injetado via balão de oclusão localizado na veia hepática média (ponta de seta).

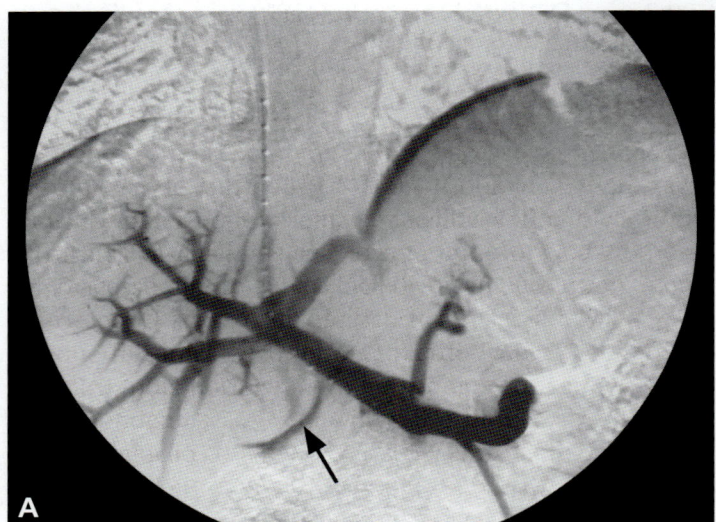
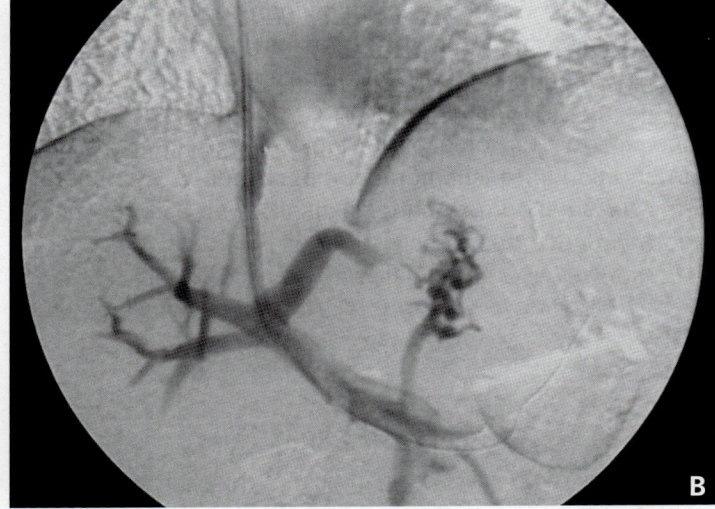

Fig. 75-23. (A) Portografia direta para avaliação do trajeto após a dilatação parenquimatosa demonstra a veia esplênica, a veia gástrica esquerda, o tronco da veia porta, os ramos portais intra-hepáticos e parte do trajeto transparenquimatoso após a dilatação com balão. Observa-se o extravasamento maciço do contraste na cavidade peritoneal logo abaixo da bifurcação portal (seta). (B) Um *stent-graft* foi imediatamente liberado pelo trajeto e dilatado com balão, havendo acomodação do *stent* e revestimento do orifício responsável pelo sangramento.

patia hepática.[51] A incidência de encefalopatia hepática após TIPS varia de 5-45%, e o risco de desenvolvimento desta complicação é mais alto em pacientes com episódios prévios de encefalopatia durante o curso da sua doença.[81]

O TIPS tem sido usado na prática clínica há quase 30 anos com ótimos resultados. A avaliação e tratamento da hipertensão portal é um campo muito interessante na prática médica atual e necessita do envolvimento do radiologista intervencionista com diversas outras especialidades.

REFERÊNCIAS BIBLIOGRÁFICAS

1. Berzigotti A, Seijo S, Reverter E, Bosch J. *Assessing portal hypertension in liver diseases*. Expert Rev Gastroenterol Hepatol 2013;7(2):141-55.
2. Bari K, Garcia-Tsao G. Treatment of portal hypertension. *World J Gastroenterol* 2012;18(11):1166-75.
3. Albilllos A, Garcia-Tsao G. Classification of cirrhosis: the clinical use of HVPG measurements. *Dis Markers* 2011;31(3):121-8.
4. Garcia-Tsao G, Bosch J. Management of varices and variceal hemorrhage in cirrhosis. *N Engl J Med* 2010;362(9):823-32.
5. Runyon BA, Practice Guidelines Committee, American Association for the Studyof Liver Diseases (AASLD). Management of adult patients with ascites due to cirrhosis. *Hepatology* 2004;39(3):841-56.
6. Boyer TD, Haskal ZJ. The Role of Transjugular Intrahepatic Portosystemic Shunt (TIPS) in the management of portal hypertension: update 2009. *Hepatology* 2010;51(1):306.

7. Vignali C, Bargellini I, Grosso M et al. TIPS with expanded polytetrafluoroethylene-covered stent: results of an Italian multicenter study. *AJR Am J Roentgenol* 2005;185(2):472-80.
8. Sommer CM, Gockner TL, Stampfl U et al. Technical and clinical outcome of transjugular intrahepatic portosystemic stent shunt: bare metal stents (BMS) versus viatorr stent-grafts (VSG). *Eur J Radiol* 2012;81(9):2273-80.
9. Maleux G, Perez-Gutierrez NA, Evrard S et al. Covered stents are better than uncovered stents for transjugular intrahepatic portosystemic shunts in cirrhotic patients with refractory ascites: a retrospective cohort study. *Acta Gastroenterol* (Belg), 2010;73(3):336-41.
10. Rosch J, Hanafee WN, Snow H. Transjugular portal venography and radiologic portacaval shunt: an experimental study. *Radiology* 1969;92(5):1112-4.
11. Richter GM, Noeldge G, Palmaz JC et al. Transjugular intrahepatic portacaval stent shunt: preliminary clinical results. *Radiology* 1990;174(3 Pt 2):1027-30.
12. Borsa JJ, Fontaine AB, Hoffer EK et al. Retrospective comparison of the patency of Wallstents and Palmaz long-medium stents used for TIPS. Transjugular intrahepatic portosystemic shunts. *Cardiovasc Intervent Radiol* 2000;23(5):332-9.
13. Ferral H, Bjarnason H, Wegryn SA et al. Refractory ascites: early experience in treatment with transjugular intrahepatic portosystemic shunt. *Radiology* 1993;189(3):795-801.
14. Conn HO. Transjugular intrahepatic portal-systemic shunts: the state of the art. *Hepatology* 1993;17(1):148-58.
15. Coldwell DM, Ring EJ, Rees CR et al. Multicenter investigation of the role of transjugular intrahepatic portosystemic shunt in management of portal hypertension. *Radiology* 1995;196(2):335-40.
16. Olafsson S, Blei AT. Diagnosis and management of ascites in the age of TIPS. *AJR Am J Roentgenol* 1995;165(1):9-15.
17. Strauss RM, Martin LG, Kaufman SL, Boyer TD. Transjugular intrahepatic portal systemic shunt for the management of symptomatic cirrhotic hydrothorax. *Am J Gastroenterol* 1994;89(9):1520-2.
18. Ochs A, Rössle M, Haag K et al. The transjugular intrahepatic portosystemic stent-shunt procedure for refractory ascites. *N Engl J Med* 1995;332(18):1192-7.
19. Bosch J, Garcia-Pagan JC. Complications of cirrhosis. I. Portal hypertension. *J Hepatol* 2000;32(1 Suppl):141-56.
20. Wong F, Sniderman K, Liu P et al. Transjugular intrahepatic portosystemic stent shunt: effects on hemodynamics and sodium homeostasis in cirrhosis and refractory ascites. *Ann Intern Med* 1995;122(11):816-22.
21. Deltenre P, Mathurin P, Dharancy S et al. Transjugular intrahepatic portosystemic shunt in refractory ascites: a meta-analysis. *Liver Int* 2005;25(2):349-56.
22. Azoulay D, et al. Transjugular intrahepatic portosystemic shunt (TIPS) for severe veno-occlusive disease of the liver following bone marrow transplantation. *Bone Marrow Transplant* 2000;25(9):987-92.
23. Bilbao JI, Elorz M, Vivas I et al. Transjugular intrahepatic portosystemic shunt (TIPS) in the treatment of venous symptomatic chronic portal thrombosis in non-cirrhotic patients. *Cardiovasc Intervent Radiol* 2004;27(5):474-80.
24. Dhanasekaran R, et al. Transjugular intrahepatic portosystemic shunt for symptomatic refractory hepatic hydrothorax in patients with cirrhosis. *Am J Gastroenterol* 2010;105(3):635-41.
25. Vuppalanchi R, Chalasani N. Nonalcoholic fatty liver disease and nonalcoholic steatohepatitis: Selected practical issues in their evaluation and management. *Hepatology* 2009;49(1):306-17.
26. Behrens G, Ferral H, Giusto D et al. Transjugular liver biopsy: comparison of sample adequacy with the use of two automated needle systems. *J Vasc Interv Radiol* 2011;22(3):341-5.
27. Saab S, Cho D, Quon DV et al. Same day outpatient transjugular liver biopsies in haemophilia. *Haemophilia* 2004;10(6):727-31.
28. Dawson MA, McCarthy PH, Walsh ME et al. Transjugular liver biopsy is a safe and effective intervention to guide management for patients with a congenital bleeding disorder infected with hepatitis C. *Intern Med J* 2005;35(9):556-9.
29. Bravo AA, Sheth SG, Chopra S. Liver biopsy. *N Engl J Med* 2001;344(7):495-500.
30. Lebrec D. Various approaches to obtaining liver tissue – choosing the biopsy technique. *J Hepatol* 1996;25 (Suppl 1):20-4.
31. Miraglia R, et al. Contribution of transjugular liver biopsy in patients with the clinical presentation of acute liver failure. *Cardiovasc Intervent Radiol* 2006;29(6):1008-10.
32. Kalambokis G, Manousou P, Vibhakorn S et al. Transjugular liver biopsy – indications, adequacy, quality of specimens, and complications – a systematic review. *J Hepatol* 2007;47(2):284-94.
33. Azoulay D, Raccuia JS, Roche B et al. The value of early transjugular liver biopsy after liver transplantation. *Transplantation* 1996;61(3):406-9.
34. Hausegger KA, Tauss J, Karaic K et al. Use of the left internal jugular vein approach for transjugular portosystemic shunt. *AJR Am J Roentgenol* 1998;171(6):1637-9.
35. Gaba RC, Khiatani VL, Knuttinen MG et al. Comprehensive review of TIPS technical complications and how to avoid them. *AJR Am J Roentgenol* 2011;196(3):675-85.
36. Maleux G, Willems E, Fieuws S et al. Prospective study comparing different indirect methods to measure portal pressure. *J Vasc Interv Radiol* 2011;22(11):1553-8.
37. Ferral H, Gamboa P, Postoak DW et al. Survival after elective transjugular intrahepatic portosystemic shunt creation: prediction with model for end-stage liver disease score. *Radiology* 2004;231(1):231-6.
38. Ferral H, Vasan R, Speeg KV et al. Evaluation of a model to predict poor survival in patients undergoing elective TIPS procedures. *J Vasc Interv Radiol* 2002;13(11):1103-8.
39. Montgomery A, Ferral H, Vasan R, Postoak DW. MELD score as a predictor of early death in patients undergoing elective transjugular intrahepatic portosystemic shunt (TIPS) procedures. *Cardiovasc Intervent Radiol* 2005;28(3):307-12.
40. Rikkers LF. The changing spectrum of treatment for variceal bleeding. *Ann Surg* 1998;228(4):536-46.
41. Pugh RN, Murray-Lyon IM, Dawson JL et al. Transection of the oesophagus for bleeding oesophageal varices. *Br J Surg* 1973;60(8):646-9.

42. Rubin RA, Haskal ZJ, OBrien CB et al. Transjugular intrahepatic portosystemic shunting: decreased survival for patients with high APACHE II scores. Am J Gastroenterol 1995;90(4):556-63.
43. Malinchoc M, Kamath PS, Gordon FD et al. A model to predict poor survival in patients undergoing transjugular intrahepatic portosystemic shunts. Hepatology 2000;31(4):864-71.
44. Kamath PS, Wiesner RH, Malinchoc M et al. A model to predict survival in patients with end-stage liver disease. Hepatology 2001;33(2):464-70.
45. Said A, Williams J, Holden J et al. Model for end stage liver disease score predicts mortality across a broad spectrum of liver disease. J Hepatol 2004;40(6):897-903.
46. Angermayr B, et al. Child-Pugh versus MELD score in predicting survival in patients undergoing transjugular intrahepatic portosystemic shunt. Gut 2003;52(6):879-85.
47. Knaus WA, Draper EA, Wagner DP, Zimmerman JE. APACHE II: a severity of disease classification system. Crit Care Med 1985;13(10):818-29.
48. Boyer TD, Haskal ZJ. The role of transjugular intrahepatic portosystemic shunt in the management of portal hypertension. Hepatology 2005;41(2):386-400.
49. Shiffman ML, Jeffers L, Hoofnagle JH, Tralka TS. The role of transjugular intrahepatic portosystemic shunt for treatment of portal hypertension and its complications: a conference sponsored by the National Digestive Diseases Advisory Board. Hepatology 1995;22(5):1591-7.
50. Garcia-Pagan JC, Caca K, Bureau C et al. Early use of TIPS in patients with cirrhosis and variceal bleeding. N Engl J Med 2010;362(25):2370-9.
51. Rossle M, Siegerstetter V, Huber M, Ochs A. The first decade of the transjugular intrahepatic portosystemic shunt (TIPS): state of the art. Liver 1998;18(2):73-89.
52. Runyon BA, AASLD. Introduction to the revised American Association for the Study of Liver Diseases Practice Guideline management of adult patients with ascites due to cirrhosis 2012. Hepatology 2013;57(4):1651-3.
53. Wong F, Blendis L. Transjugular intrahepatic portosystemic shunt for refractory ascites: tipping the sodium balance. Hepatology 1995;22(1):358-64.
54. Brensing KA, Textor J, Perz J et al. Long term outcome after transjugular intrahepatic portosystemic stent-shunt in non-transplant cirrhotics with hepatorenal syndrome: a phase II study. Gut 2000;47(2):288-95.
55. Patch D, Nikolopoulou V, McCormick A et al. Factors related to early mortality after transjugular intrahepatic portosystemic shunt for failed endoscopic therapy in acute variceal bleeding. J Hepatol 1998;28(3):454-60.
56. Payne CS. A primer on patient management problems in interventional radiology. AJR Am J Roentgenol 1998;170(5):1169-76.
57. Venkatesan AM, Kundu S, Sacks D et al. Practice guidelines for adult antibiotic prophylaxis during vascular and interventional radiology procedures. Written by the Standards of Practice Committee for the Society of Interventional Radiology and Endorsed by the Cardiovascular Interventional Radiological Society of Europe and Canadian Interventional Radiology Association [corrected]. J Vasc Interv Radiol 2010;21(11):1611-30; quiz 1631.
58. Angermayr B. Transjugular intrahepatic portosystemic shunt – current status in 2011. Acta Gastroenterol Belg 2011;74(4):553-9.
59. Saxon RR, Keller FS. Technical aspects of accessing the portal vein during the TIPS procedure. J Vasc Interv Radiol 1997;8(5):733-44.
60. Haskal ZJ, Rees CR, Ring EJ et al. Reporting standards for transjugular intrahepatic portosystemic shunts. Technology Assessment Committee of the SCVIR. J Vasc Interv Radiol 1997;8(2):289-97.
61. Kerlan RK Jr, LaBerge JM, Gordon RL, Ring EJ. Transjugular intrahepatic portosystemic shunts: current status. AJR Am J Roentgenol 1995;164(5):1059-66.
62. Sanyal AJ, Freedman AM, Luketic VA et al. The natural history of portal hypertension after transjugular intrahepatic portosystemic shunts. Gastroenterology 1997;112(3):889-98.
63. Sanyal AJ, Freedman AM, Luketic VA et al. Transjugular intrahepatic portosystemic shunts compared with endoscopic sclerotherapy for the prevention of recurrent variceal hemorrhage. A randomized, controlled trial. Ann Intern Med 1997;126(11):849-57.
64. Nazarian GK, Ferral H, Bjarnason H et al. Effect of transjugular intrahepatic portosystemic shunt on quality of life. AJR Am J Roentgenol 1996;167:963-9.
65. Russo MW, Sood A, Jacobson IM, Brown RS Jr. Transjugular intrahepatic portosystemic shunt for refractory ascites: an analysis of the literature on efficacy, morbidity, and mortality. Am J Gastroenterol 2003;98(11):2521-7.
66. Rossle M, Ochs A, Gülberg V et al. A comparison of paracentesis and transjugular intrahepatic portosystemic shunting in patients with ascites. N Engl J Med 2000;342(23):1701-7.
67. Gines P et al. Transjugular intrahepatic portosystemic shunting versus paracentesis plus albumin for refractory ascites in cirrhosis. Gastroenterology 2002;123(6):1839-47.
68. Sanyal AJ, Genning C, Reddy KR et al. The North American Study for the Treatment of Refractory Ascites. Gastroenterology 2003;124(3):634-41.
69. Salerno F, Merli M, Riggio O et al. Randomized controlled study of TIPS versus paracentesis plus albumin in cirrhosis with severe ascites. Hepatology 2004;40(3):629-35.
70. Spencer EB, Cohen DT, Darcy MD. Safety and efficacy of transjugular intrahepatic portosystemic shunt creation for the treatment of hepatic hydrothorax. J Vasc Interv Radiol 2002;13(4):385-90.
71. Plessier A, Sibert A, Consigny Y et al. Aiming at minimal invasiveness as a therapeutic strategy for Budd-Chiari syndrome. Hepatology 2006;44(5):1308-16.
72. Ryu RK, Durham JD, Krysl J et al. Role of TIPS as a bridge to hepatic transplantation in Budd-Chiari syndrome. J Vasc Interv Radiol 1999;10(6):799-805.
73. Rossle M, Olschewski M, Siegerstetter V et al. The Budd-Chiari syndrome: outcome after treatment with the transjugular intrahepatic portosystemic shunt. Surgery 2004;135(4):394-403.
74. Garcia-Pagan JC, Heydtmann M, Raffa S et al. TIPS for Budd-Chiari syndrome: long-term results and prognostics factors in 124 patients. Gastroenterology 2008;135(3):808-15.
75. Henderson JM, Boyer TD, Kutner MH et al. Distal splenorenal shunt versus transjugular intrahepatic portal systematic shunt for variceal bleeding: a randomized trial. Gastroenterology 2006;130(6):1643-51.

76. Kerlan RK Jr., LaBerge JM, Gordon RL, Ring EJ. Inadvertent catheterization of the hepatic artery during placement of transjugular intrahepatic portosystemic shunts. *Radiology* 1994;193(1):273-6.

77. Prahlow JA, O'Bryant TJ, Barnard JJ. Cardiac perforation due to Wallstent embolization: a fatal complication of the transjugular intrahepatic portosystemic shunt procedure. *Radiology* 1997;205(1):170-2.

78. Fehervari I, Szonyi L, Fazakas J et al. TIPS stent migration into the heart with 6-year follow-up. *Ann Transplant* 2011;16(2):109-12.

79. Maglione F, Russo S, Morelli Coppola G et al. [Migration of a Palmaz stent in the left pulmonary artery during TIPS. Report of a case]. *Radiol Med* 1995;89(5):730-2.

80. Freedman AM, Sanyal AJ, Tisnado J et al. Complications of transjugular intrahepatic portosystemic shunt: a comprehensive review. *Radiographics* 1993;13(6):1185-210.

81. Zuckerman DA, Darcy MD, Bocchini TP, Hildebolt CF. Encephalopathy after transjugular intrahepatic portosystemic shunting: analysis of incidence and potential risk factors. *AJR Am J Roentgenol* 1997;169(6):1727-31.

Capítulo 76

Obliteração Transvenosa Retrógrada com Balão (BRTO)

✦ *Alexandre de Tarso Machado*

CONTEÚDO

- ✓ INTRODUÇÃO 1076
- ✓ INDICAÇÃO 1076
- ✓ MÉTODO 1076
- ✓ RESULTADOS 1077
- ✓ OUTRAS APLICAÇÕES E CONSIDERAÇÕES FINAIS . . . 1078
- ✓ REFERÊNCIAS BIBLIOGRÁFICAS 1078

INTRODUÇÃO

Oclusão temporária com balão por acesso venoso retrógrado (Balloon-occluded Retrograde Transvenous Obliteration – BRTO) é um procedimento percutâneo guiado por fluoroscopia para tratamento de varizes gástricas (VG) em pacientes com *shunt* portossistêmico (Fig. 76-1). Foi primeiramente descrito no Japão por Kanagawa *et al.* em 1991.[1]

INDICAÇÃO

A história natural da evolução de pacientes portadores de VG e o seu prognóstico são diferentes daqueles com varizes esofágicas (VE), sendo o mesmo com relação ao tratamento. Taxas de ressangramento e morbimortalidade são maiores na VG quando comparados às VE.[2] Atualmente, as VGs são mais bem tratadas por injeção intravaricosa de adesivo tecidual (cola) pela via endoscópica, enquanto que as VEs são controladas por ligadura elástica ou esclerose com etamolina.[2,3] No entanto, a presença de derivação portossistêmica espontânea em associação às VGs, que de acordo com Sarin *et al.* ocorre em cerca de 65 a 80%, pode comprometer o tratamento endoscópico por embolização sistêmica do adesivo tecidual através do *shunt*, além de contribuir para maior falha terapêutica, pois o fluxo conduz a cola para longe do seu local-alvo, as varizes intragástricas.[2] Ao contrário, tanto o tratamento das VEs quanto suas complicações não são influenciadas pela presença ou ausência das derivações portossistêmicas.

Por este motivo indica-se a BRTO em pacientes portadores de hipertensão portal de qualquer causa (como, por exemplo, trombose de veia porta, cirrose, esquistossome e Budd-Chiari) que já apresentaram hemorragia digestiva alta (HDA) proveniente de varizes de fundo gástrico (profilaxia secundária), sejam isoladas sejam em associação a varizes esofágicas, e que tenham derivação portossistêmica espontânea (Fig. 76-2).[4]

Vale salientar que não se indica BRTO como profilaxia primária, ou seja, naqueles pacientes portadores de VG com *shunt* portossistêmico, mas que nunca apresentaram qualquer episódio de HDA varicosa. Exceção são casos selecionados em que o paciente apresenta contraindicação ao tratamento clínico ou em pacientes portadores de comorbidades graves em que se deseja evitar o primeiro episódio de sangramento por causa do maior risco de complicações maiores e óbito.

Por fim, trata-se de procedimento essencialmente eletivo e não tem efeito se realizado na vigência do sangramento com o objetivo de controlá-lo, pois a esclerose das varizes só ocorrerá completamente após cerca de 3 a 4 semanas.[4,5]

MÉTODO

Planejamento

O diagnóstico, tanto das VEs quanto das VGs, é inicialmente feito por endoscopia digestiva alta (EDA), no entanto, identificam-se apenas as varizes que se projetam para a luz do esô-

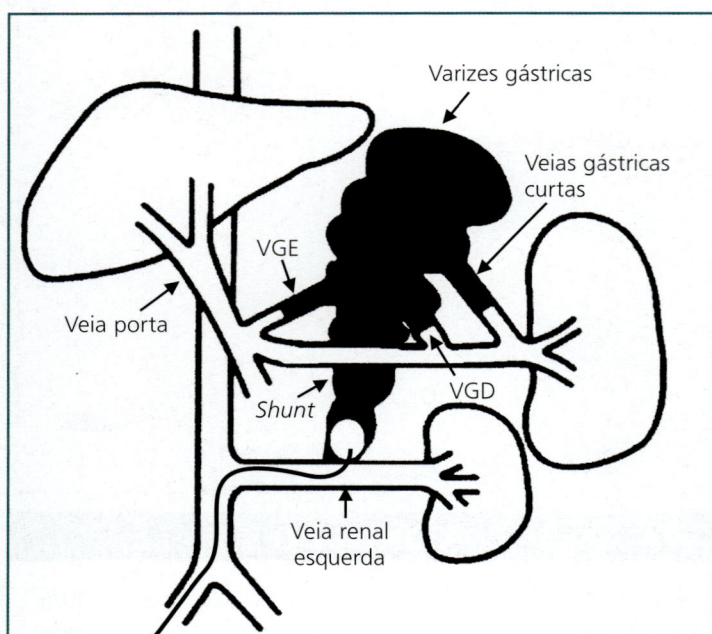

Fig. 76-1. Oclusão temporária com balão por acesso venoso retrógrado de derivação gastrorrenal (*shunt*). Nota-se que é possível interromper o fluxo sanguíneo com catéter-balão envolvendo todo complexo de varizes independente das veias aferentes (veia gástrica esquerda – VGE, veia gástrica direita – VGD ou veias gástricas curtas).

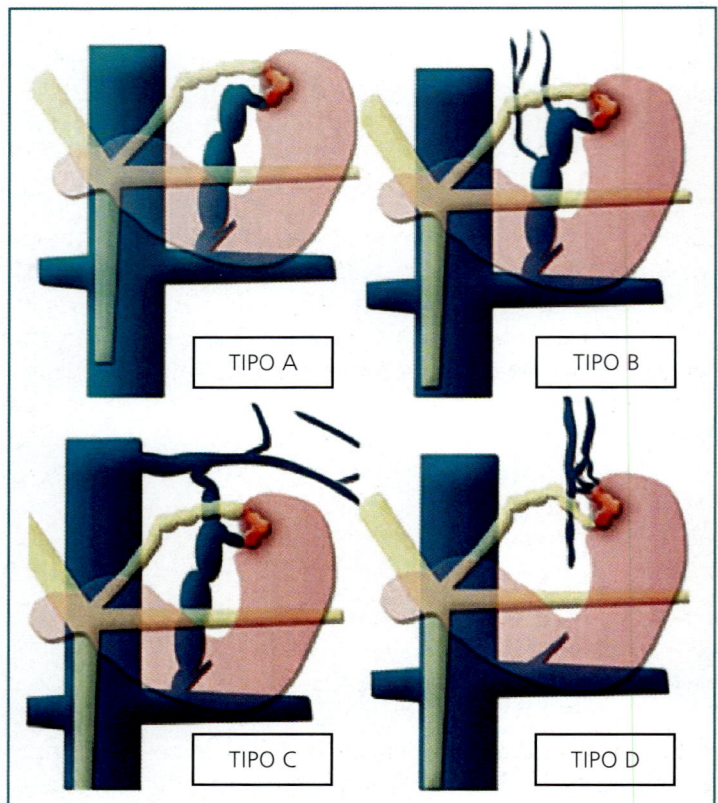

Fig. 76-2. Classificação das derivações portossistêmicas baseada na anatomia das veias de drenagem. Em azul: veia cava inferior e veias renais direita e esquerda; em amarelo: sistema porta. Tipo A: *shunt* único; Tipo B: *shunt* único principal com derivações secundárias, Tipo C: dois *shunts* principais com derivações secundárias; e Tipo D: apenas derivações secundárias e sem possibilidade de acesso pela veia cava.[2]

fago e estômago, não sendo possível localizar os *shunts* espontâneos (p. ex.: *shunt* gastrorrenal ou gastrocaval) e nem o restante das varizes perigástricas que estão associadas às recidivas.[3] Para a indicação do BRTO e seu planejamento deve ser realizado estudo detalhado da anatomia do sistema porta, das varizes e das veias de drenagem para a circulação venosa sistêmica com angiotomografia computadorizada (angioTC) ou angiorressonância magnética (angioRM). Ambas apresentam taxas semelhantes de sensibilidade para identificar as estruturas vasculares relacionadas com o procedimento, diferenciando na física na geração de imagens, no meio de contraste utilizado e suas complicações.[6,7]

Acesso e Materiais

Acessos pela veia femoral comum direita ou esquerda são os mais indicados pelo calibre, posição de trabalho, trajeto e menor distância até o *shunt*. Contudo, em alguns casos, pode-se fazer o acesso pela veia jugular direita ou esquerda para se evitarem tortuosidades e ângulos muito fechados.[6,7]

Os materiais básicos são agulha de punção: introdutor compatível com o catéter-balão a ser utilizado, catéteres diagnósticos de 5 Fr de diferentes formas (os mais usados são multipurpose, cobra e vertebral), fio-guia hidrofílico de 0,035" (*standard* e rígido), balão de angioplastia de diâmetro compatível com o calibre do *shunt* medido na TC ou RM, etamolina 5% e contraste iodado. Em alguns casos ainda serão necessários microcatéter de diâmetro superior a de 2,4 Fr, microfio-guia de 0,014" a 0,018" e micromolas para a embolização de *shunts* secundários de menor calibre.

Técnica

Consiste na injeção de agente esclerosante (oleato de etamolina 5% diluído com contraste iodado na concentração de 1:1) diretamente nas VGs e perigástricas após cateterismo superseletivo e oclusão temporária do *shunt* com balão (associado ou não à embolização de derivações secundárias menores, quando necessário) resultando em estase completa do fluxo (Fig. 76-3). O volume da solução esclerosante/contraste é calculado por flebografia prévia, identificando todo o complexo de varizes, envolvendo o estômago e as regiões próximas a ele. Trinta minutos após a injeção da etamolina, retiram-se o balão e o introdutor, e encerra-se o procedimento (Fig. 76-4).[6,7]

Acompanhamento

Hemograma, funções renal e hepática são monitorados no pós-procedimento. Outros exames bioquímicos podem ser realizados de acordo com a história clínica de cada paciente. Não há indicação de se realizar qualquer método de imagem como controle do BRTO antes de completar, aproximadamente, 4 semanas (período que se espera ocorrer a trombose das varizes esclerosadas pelo Consenso de Baveno V).[8] Após esse tempo, recomenda-se fazer o acompanhamento com EDA, hemograma, função hepática e imagem (TC ou RM). Este protocolo de controle deve ser feito a cada 6 meses juntamente com avaliação clínica do hepatologista.[5,8,9]

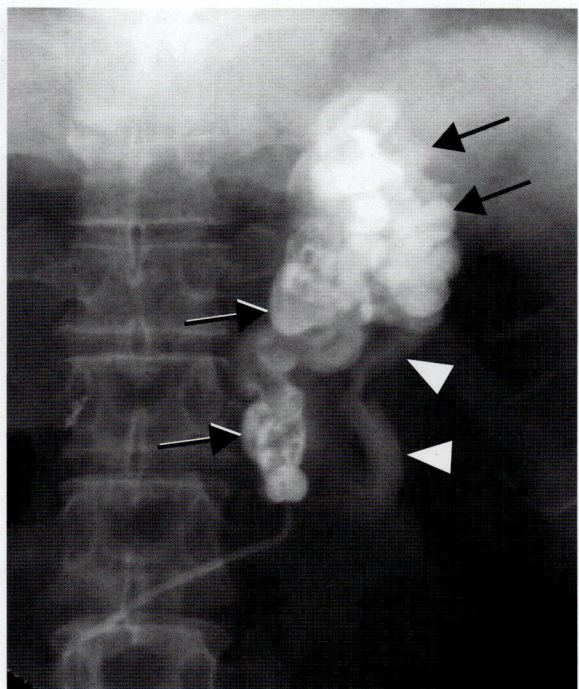

Fig. 76-3. Flebografia sem subtração digital com balão posicionado em *shunt* gastrorrenal, resultando em estase do fluxo envolvendo as varizes gástricas e perigástricas (setas pretas) para cálculo do volume da solução de esclerosante a ser injetado. As pontas de setas brancas representam refluxo pela injeção de contraste em veia aferente.

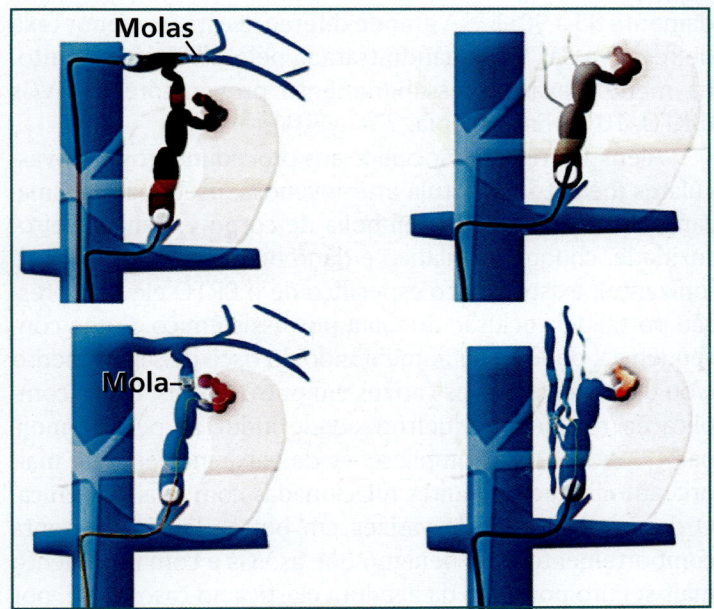

Fig. 76-4. Diferentes técnicas baseadas na classificação anatômica na drenagem das VGs (*shunts* portossistêmicos).[3]

RESULTADOS

A principal característica do BRTO é a trombose das varizes intragrástricas e perigástricas, reduzindo bastante a possibilidade de recidiva, envolvendo o estômago.[1] A analogia com o *iceberg* pode ser feita para se compreender esse ponto: enquanto a injeção intraluminal do adesivo tecidual pela

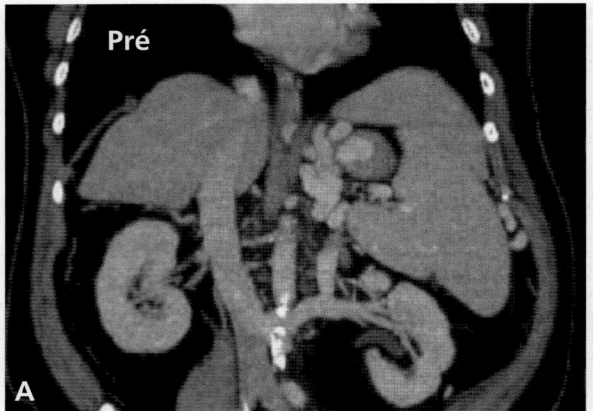
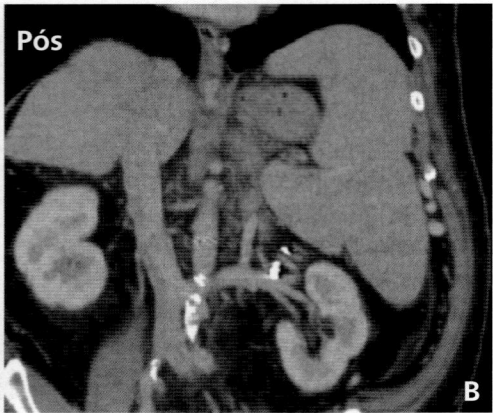

Fig. 76-5. Tomografia computadorizada (A) pré e (B) pós-procedimento revelando trombose completa das VGs e perigástricas com preservação do *shunt* distal, o que é benéfico ao paciente por permitir reduzir a pressão portal.

endoscopia elimina as varizes intragástricas, ou seja, apenas a parte emergente do *iceberg*, o BRTO elimina todo o complexo de varizes, tanto na luz gástrica, quanto perigástrica - todo o *iceberg* (Fig. 76-5).

Apesar de haver alguns grupos experientes com centenas de casos já realizados, os artigos publicados se restringem a séries de caso, não havendo, até o momento, estudo comparativo entre a técnica percutânea e a endovascular, o que limita bastante a relevância científica dos dados apresentados.[3-5,9] A partir destas extensas séries, a taxa de sucesso em erradicar as VGs pelo BRTO está em torno de 90 a 95%, semelhante à taxa de sucesso do tratamento endoscópico com injeção intraluminal de cola nas VGs (aproximadamente 85 a 90%).[3,4] A grande diferença está na menor taxa de recidiva das VGs quando tratada pelo BRTO e, portanto, na menor taxa de ressangramento proveniente das VGs (BRTO, 10% e Endoscopia, 25% a 50%).[3-5]

Além dos riscos associados aos procedimentos endovasculares (hematoma, fístula arteriovenosa, pseudoaneurisma, sangramento, dissecção, embolia de corpo estranho, nefrotoxidade, choque anafilático e dano biológico pela radiação ionizante), existe o risco específico de o BRTO elevar a pressão portal pela oclusão do *shunt* portossistêmico. Como consequência, pode haver aumentando do risco de sangramento e/ou desenvolver novas varizes em outros locais. Outra complicação relatada é a nefrotoxidade induzida pela etamolina.[6,7] Contudo, são complicações de baixa incidência, a maioria autolimitada e muitas relacionadas com a falha técnica. O desenvolvimento de varizes em outros locais apresenta comportamento mais benigno que as VGs e com tratamento mais seguro por meio da ligadura elástica no caso de VE, por exemplo. Deve-se sempre preservar o *shunt* portossistêmico, utilizando o balão temporário, eliminando apenas as VGs e perigástricas.[9] Para reduzir o risco de lesão renal pelo agente esclerosante, há relatos do uso de heptaglobina, no entanto, até o momento, não existe esse medicamento comercialmente disponível no Brasil com esse propósito.[6,7]

OUTRAS APLICAÇÕES E CONSIDERAÇÕES FINAIS

Variações do BRTO podem ser aplicadas no tratamento de encefalopatia persistente por oclusão do *shunt* com material embolizante definitivo como balão destacável, plug vascular ou mola. Tratamento de sangramento decorrente de varizes no intestino delgado de forma análoga ao de VG e, apesar de controverso, também há relatos do BRTO melhorar a função hepática por permitir que se redirecione o fluxo sanguíneo para o fígado.[10]

A esclerose de VG vem sendo realizada no leste asiático há mais de duas décadas e, no Brasil, desde 2007. Nessa época não havia relato algum de BRTO sendo realizado em qualquer outro país ocidental. Desde então, vem crescendo em nosso meio e também em outros países da América e Europa graças à integração multidisciplinar com gastroenterologistas, hepatologistas, cirurgiões e radiologistas diagnósticos e intervencionsitas.

REFERÊNCIAS BIBLIOGRÁFICAS

1. Kanagawa H, Mima S, Kouyama H *et al*. A successfully treated case of fundic varices by retrograde transvenous obliteration with balloon. *Nihon Shokakibyo Gakkai Zasshi* 1991 July;88(7):1459-62.
2. Sarin SK, Lahoti D, Saxena SP *et al*. Prevalence, classification and natural history of gastric varices: a long-term follow-up study in 568 portal hypertension patients. *Hepatology* 1992;16:1343-9.
3. Ryan BM, Stockbrugger RW, Ryan JM. A pathophysiologic, gastroenterologic, and radiologic approach to the management of gastric varices. *Gastroenterology* 2004;126:1175-89.
4. Hiraga N, Aikata H, Takaki S *et al*. The long-term outcome of patients with bleeding gastric varices after balloon-occluded retrograde transvenous obliteration. *J Gastroenterol* 2007;42:663-72.
5. Ninoi T, Nishida N, Kaminou T *et al*. Balloon-occluded retrograde transvenous obliteration of gastric varices with gastrorenal shunt: long-term follow-up in 78 patients. *AJR* 2005;184:1340-6.
6. Kiyosue H, Mori H, Matsumoto S *et al*. Transcatheter obliteration of gastric varices. Part 1. Anatomic classification. *Radiographics* 2003;23:911-20.
7. Kiyosue H, Mori H, Matsumoto S *et al*. Transcatheter obliteration of gastric varices. Part 2. Strategy and techniques based on hemodynamic features. *Radiographics* 2003;23:921-37.

8. de Franchis R. Revising consensus in portal hypertension: report of the Baveno V consensus workshop on methodology of diagnosis and therapy in portal hypertension. *J Hepatol* 2010 Oct.;53(4):762-8.
9. Nishida N, Ninoi T, Kitayama T *et al*. Selective balloon-occluded retrograde transvenous obliteration of gastric varix with preservation of major portacaval shunt. *AJR* 2006;186:1155-57.
10. Wael EA, Saad MD. Balloon-occluded retrograde transvenous obliteration of gastric varices: concept, basic techniques, and outcomes. *Semin Intervent Radiol* 2012;29:118-28.

Capítulo 77

Complicações Vasculares e Biliares do Transplante Hepático

◆ *Alexandre de Tarso Machado*
◆ *Alexander Ramajo Corvello*
◆ *Francisco César Carnevale*

CONTEÚDO

- ✓ INTRODUÇÃO 1081
- ✓ TÉCNICA CIRÚRGICA 1081
- ✓ COMPLICAÇÃO ARTERIAL 1083
- ✓ COMPLICAÇÃO VENOSA HEPÁTICO-CAVAL (EFLUXO) . 1087
- ✓ COMPLICAÇÃO VENOSA PORTAL 1093
- ✓ COMPLICAÇÃO BILIAR 1101
- ✓ REFERÊNCIAS BIBLIOGRÁFICAS 1107

INTRODUÇÃO

Nas últimas décadas tem-se observado grande avanço nas técnicas cirúrgicas, na preservação do enxerto, na terapia imunossupressora e nos cuidados intensivos pós-operatórios do transplante (Tx) hepático, se tornando em um tratamento bem-sucedido para muitos pacientes com tumores hepáticos ou com doença hepática em estágio avançado. Entretanto, continua sendo uma cirurgia de alta complexidade técnica e com complicações em 30-35% dos pacientes.[1,2] Complicações técnicas relativas a anastomoses envolvendo as reconstruções vasculares contribuem para a morbidade e mortalidade do receptor de fígado transplantado.[3-5]

O diagnóstico e o tratamento precoces das complicações pós-Tx são cruciais para a sobrevida do paciente e preservação do enxerto. A curva de aprendizado nestes anos de evolução demonstrou a importância da integração multidisciplinar, envolvendo equipes médicas e paramédicas.

Tal experiência aliada à evolução dos materiais e equipamentos empregados em radiologia intervencionista tem aumentado a aplicação de procedimentos minimamente invasivos e exigindo maior aprimoramento do profissional que atua nesta área.

A ultrassonografia (US) vem sendo cada vez mais utilizada como *screening*, principalmente pelo seu aspecto inócuo, de baixo custo e amplamente disponível, em pacientes com suspeita de lesão vascular. A US com efeito Doppler permite qualificar e quantificar do fluxo em região de anastomoses e segmentos intra-hepáticos. A ressonância magnética (RM) e a tomografia computadorizada (TC) também são exames de imagem com grande sensibilidade e especificidade que auxiliam no diagnóstico e planejamento terapêutico.

A rotina da equipe médica no pós-operatório do Tx hepático deve ser de constante estado investigativo. Não com a finalidade de maximizar pequenas alterações que não consistirão em comprometimento do fígado transplantado, mas investigando potenciais fatores complicativos sem menosprezá-los. O equilíbrio desta tênue divisão de situações só é possível com a adequada intercomunicação entre as equipes envolvidas em todos os estágios do processo.

O presente capítulo tem por finalidade demonstrar tal necessidade, bem como o papel do Radiologista Intervencionista, que possui crescente importância por propiciar tratamento minimamente invasivo, em qualquer fase de tratamento do paciente que será submetido ao Tx de fígado.

TÉCNICA CIRÚRGICA

Para o Radiologista Intervencionista que se dispõe a participar desta equipe multidisciplinar torna-se imprescindível o conhecimento das técnicas cirúrgicas envolvidas neste processo. Tanto as anastomoses mais frequentemente utilizadas como suas variáveis devem ser totalmente conhecidas, assim como seus detalhes técnicos. Entendendo a técnica utilizada, é possível compreender melhor a fisiopatologia das complicações vasculares do Tx hepático e programar sua terapêutica.

Tipos de Transplante

É classificado conforme o tamanho e origem do enxerto, podendo ser descritos como: a) inteiro, quando o órgão proveniente de doador cadáver é colocado inteiro no receptor; b) reduzido, nos casos em que são utilizados um dos lobos, segmentos ou monossegmento de fígado; c) fígado dividido, quando um único fígado de doador cadáver é repartido em duas partes para dois receptores diferentes.

Anastomoses Vasculares

O Tx de fígado ortotópico é realizado, na maioria das vezes, com uma anastomose arterial (arterial hepática) e duas venosas (veia hepática ou cava inferior e veia porta). A anatomia arterial hepática é variável. Estudos demonstraram alterações entre 27 e 39% dos casos,[6-8] sendo a mais comum a sua origem da artéria mesentérica superior (AMS) (17-25%). Tais variações e tipos anatômicos interferem diretamente sobre a estratégia cirúrgica da anastomose do enxerto e, consequentemente, em casos de estenoses, na abordagem endovascular percutânea.

O padrão anatômico mais usual do doador é aquele em que a artéria hepática comum (AHC) se origina do tronco celíaco e desta, após a origem da artéria gastroduodenal (AGD), passa a se chamar artéria hepática própria (AHP), de onde se originam as artérias hepáticas direita (AHD) e esquerda (AHE). Isto ocorre, aproximadamente, entre 61 e 89% dos casos. O tronco celíaco normalmente dá origem às artérias AHC, esplênica (AES) e gástrica esquerda (AGE).[6-9]

É importante que as descrições cirúrgicas sejam feitas por minuciosa descrição anatômica das anastomoses e arquivadas para que diante da necessidade de intervenção endovascular se realize o diagnóstico correto, e a terapêutica seja instituída. A vascularização hepática apresenta variações anatômicas, sobretudo a arterial, podendo dificultar a confecção das anastomoses.

A revascularização do fígado em que existam alterações anatômicas requer especial atenção. Alguns autores consideram de forma conceitual dois tipos de variações: aquela referente à origem do vaso e aquela em relação às variações intra-hepáticas, relacionadas com as distribuições e suprimentos dos segmentos do fígado.

Quanto à diversidade anatômica é extremamente comum encontrar padrões arteriais celiacomesentéricos ditos como "diferentes do normal" ao ponto de classificá-los como variantes do normal. Entre tais variações pode-se citar como sendo as mais incidentes na experiência dos autores:

- AHD origina-se da AMS.
- AHE origina-se da AHP.
- AHD e AHE com origem a partir da AHC.
- AHP inexistente. Neste caso observa-se trifurcação arterial a partir da AHC entre os ramos AGD, AHD e AHE.
- A AGD pode originar-se da AHD.
- AHE origina-se da AGE.

- Origem da AHC a partir da AMS, consistindo o TC em AES e AGE. Nestes casos pode-se observar ramo acessório do segmento IV originando-se como AHC embrionária.
- AHD acessória originando-se da AMS com TC padrão.

A revascularização arterial do fígado transplantado com variação anatômica requer atenção distinta por parte do intervencionista. Além da anastomose terminoterminal entre a AHC doadora e receptora, comumente realizada tanto em adultos, quanto em crianças, tem-se como técnica alternativa o uso da AES do doador e, principalmente, o uso de condutos arteriais infrarrenais com enxertos naturais ou sintéticos. No caso dos condutos infrarrenais, deve-se lembrar que, quando da realização da arteriografia e cateterismo seletivo, estes originam-se da face anterior da aorta abdominal, aproximadamente 2-3 cm inferiormente às artérias renais, e o seu trajeto é levemente para a esquerda, em direção à topografia hepática (Fig. 77-1).

No que se refere às anastomoses venosas (portal, hepática e cava inferior), as do tipo terminoterminais são as mais utilizadas em razão da sua menor ocorrência de variação anatômica e facilidade técnica. Técnicas alternativas são utilizadas quando existem desproporções em diâmetro entre os vasos doador e receptor ou quando há problemas com o local a ser anastomosado.

A reconstrução da veia cava inferior (VCI) consiste na anastomose terminoterminal do segmento compreendido entre a porção supra e infra-hepática deste vaso, englobando as desembocaduras das veias hepáticas (VH).

Em transplante de crianças de baixo peso, a técnica mais utilizada é a tipo *piggy-back*, onde as veias hepáticas do enxerto são anastomosadas diretamente na veia cava inferior do receptor. Outra técnica com doador-cadáver confecciona uma pequena bolsa aonde a porção infra-hepática da VCI do enxerto é ligada, e as VHs do receptor são anastomosadas nesta bolsa.[10-12] Este tipo de reconstrução propicia, em vigência de complicações pós-operatórias, maior cuidado e perícia por parte do intervencionista que, uma vez desavisado, pode ter significativa dificuldade na interpretação de seu estudo venográfico, bem como sua abordagem desta variação técnica.

Em relação à VP, a principal reconstrução é a terminoterminal do enxerto com o receptor. Quando há desproporção de calibres, a veia mesentérica superior (VMS) serve como reconstrução, ou enxertos (com veia ilíaca ou jugular) podem ser utilizados como ponte entre a VMS do receptor e a VP do enxerto.

Notam-se, com esta breve descrição, as principais variações técnicas cirúrgicas do Tx hepático e o quão obscuro podem-se tornar os procedimentos angiográficos diagnóstico e terapêutico diante do desconhecimento desta anatomia vascular (Fig. 77-2).

Diagnóstico por Imagem das Complicações Vasculares do Tx Hepático

Ultrassonografia (US) com Doppler pulsado e colorido, angiotomografia computadorizada (angioTC), angiorressonância magnética (angioRM) e angiografia com subtração digital são utilizadas no estudo das complicações vasculares após o Tx hepático.[7,8,11,12]

A US é frequentemente utilizada no controle pós-operatório do Tx. Permite analisar parênquima hepático, lesões hepáticas focais, dilatação de ductos biliares, coleções pe-

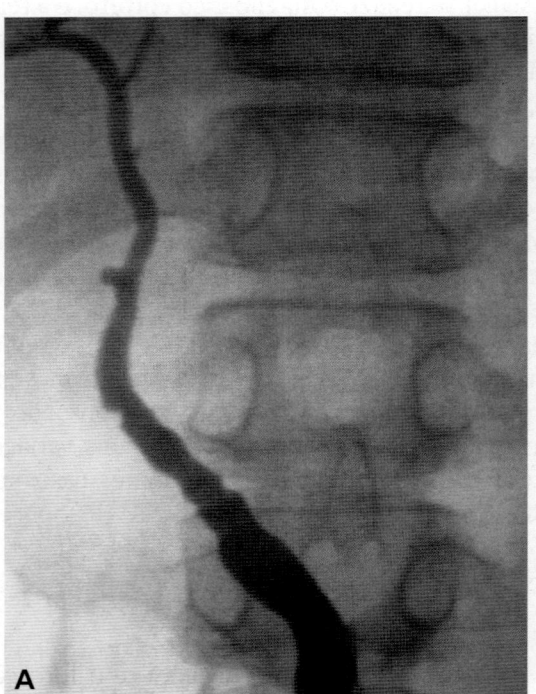
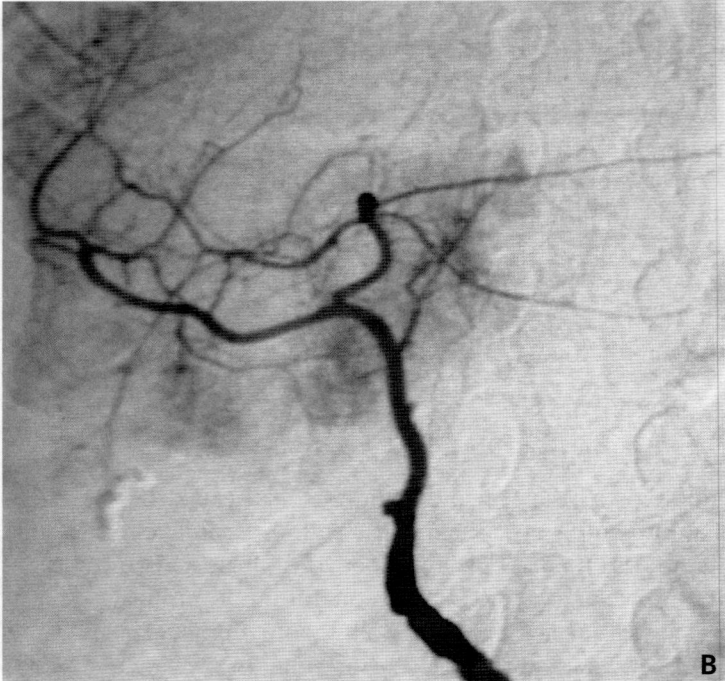

Fig. 77-1. Cateterismo seletivo de enxerto hepático infrarrenal (conduto vascular) em paciente submetido a Tx hepático com lobo direito. (A) Contrastação do conduto vascular em sua porção proximal junto à sua origem na face anterior da aorta abdominal. (B) Contrastação do conduto vascular em sua porção medial e intra-hepática.

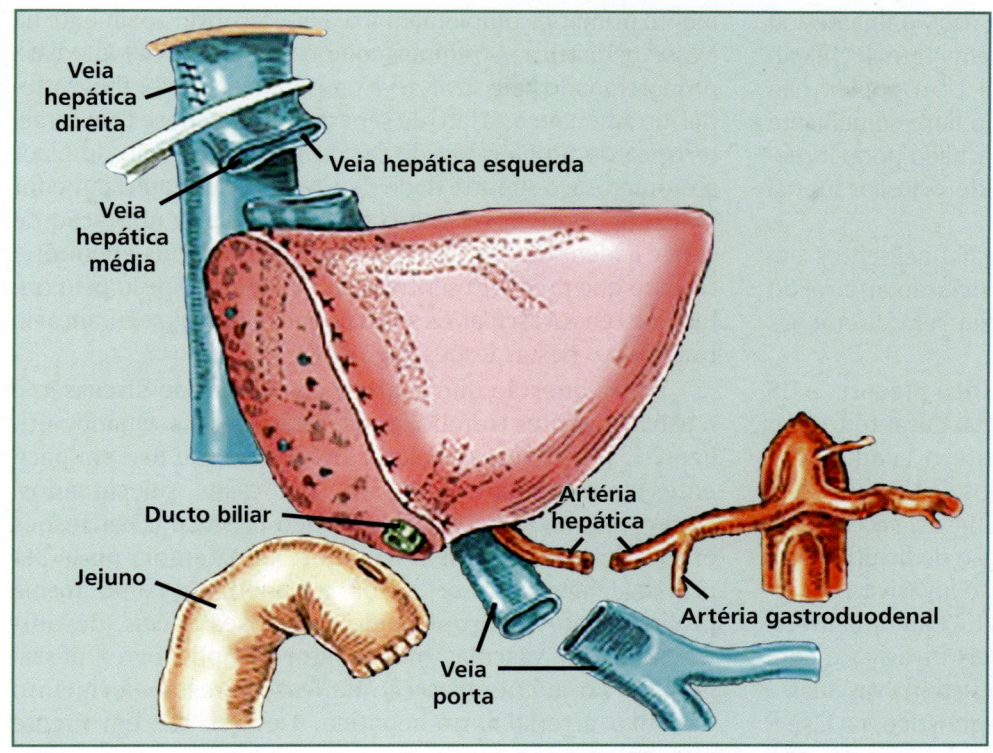

Fig. 77-2. Anatomia e as anastomoses vasculares e biliar realizadas no transplante hepático do lobo hepático esquerdo.

ri-hepáticas e o fluxo vascular com altas taxas de sensibilidade e especificidade.[13-15] Junto ao fato de ser não invasivo, de fácil repetição, de baixo custo e de fácil disponibilidade, é o método preferencial para a avaliação inicial de pacientes com suspeita de complicações vasculares.[16]

Os critérios hemodinâmicos e morfológico para o diagnóstico ultrassonográfico de estenose são: a) fluxo turbulento no segmento distal à anastomose; b) aumento da velocidade de fluxo na anastomose e/ou no segmento pós-anastomótico em relação ao fluxo proximal e c) medida do calibre no local da anastomose.[11,17]

Tanto a TC quanto a RM são indicadas nos casos de exames de US inconclusivos. Ambas permitem avaliar a extensão do trombo e o local da estenose/obstrução de forma precisa e detalhada nos planos sagital, coronal e axial.[18] No entanto, são métodos de imagem que podem apresentar alguns riscos ao paciente, embora baixos. Na TC, a imagem gerada é proveniente de radiação ionizante, potencialmente carcinogênica em altas doses, e o meio de contraste iodado endovenoso está associado às reações alérgicas e à lesão renal.[11] Já na RM, o contraste paramagnético (gadolínio) pode causar fibrose sistêmica nefrogênica nos pacientes com insuficiência renal, além de reações de hipersensibilidade.[18] Ao serem comparadas à US, tanto a TC quanto a RM são métodos de imagem de maior custo, menos disponíveis e, quando realizadas em crianças, mais dependentes de procedimentos anestésicos.[11,17]

A angiografia é o método diagnóstico com maior sensibilidade e especificidade na avaliação de complicações vasculares do Tx hepático. Além de determinar as principais características da anatomia da lesão, permite medir o gradiente de pressão pré e pós-estenose.[17,19] Além disso, nos casos indicados, pode ser realizado procedimento terapêutico, como a angioplastia da estenose no mesmo tempo em que foi confirmado o diagnóstico.[18-20] Entretanto, além de utilizar radiação ionizante e meio de contraste iodado em maiores doses que na TC, trata-se de método invasivo, com acesso direto e manipulação de materiais na luz vascular.[21] Por isso, a arteriografia, como método diagnóstico, está reservada para os casos em que persistem dúvidas após os demais métodos menos invasivos falharem ou para aqueles com intenção de tratamento.[17-21]

COMPLICAÇÃO ARTERIAL

As complicações referentes à perviedade arterial hepática estão diretamente ligadas ao aumento da morbidade, mortalidade e indicação de retransplante do órgão.

Por causa das sérias complicações que a estenose ou oclusão arterial pode ocasionar, as condutas nos centros de transplantes tendem ao diagnóstico mais precoce possível e instituição de medidas mais agressivas para a sua correção. A experiência adquirida ao longo do tempo tem demonstrado que medidas urgenciais no tratamento de tais lesões podem salvar e impedir a perda do enxerto.

Após a hepatectomia o enxerto perde suas anastomoses extra-hepáticas, tornando a AH a via única e terminal. Seu comprometimento pode desencadear isquemia, abscessos, bilomas, estenoses ou obstruções biliares e até perda do órgão transplantado.

Alguns trabalhos têm demonstrado a reperfusão de ramos extra-hepáticos após o transplante, apesar da completa ressecção de todas as formas de circulação colateral quando da retirada do órgão.[5,13,14] Tais vasos não são suficientes para manter a circulação intra-hepática em casos de oclusão ou mesmo de estenoses arteriais, e o retransplante acaba sendo necessário pelas complicações da isquemia das vias biliares ou pela própria insuficiência hepática de origem arterial. O fluxo destes vasos colaterais são detectáveis a US Doppler, não como da forma trifásica habitual, mas como fluxo semelhante encontrado nas lesões estenosantes. Este achado pode fornecer resultados duvidosos no diagnóstico de oclusão arterial hepática por este método de imagem.[15,16]

Complicações biliares graves são mais incidentes em pacientes que desenvolvem estenose ou oclusão arterial do enxerto mesmo com colangiografia inicial sem alterações graves (Figs. 77-3 e 77-4).

Em razão da necessidade do diagnóstico precoce, a US Doppler da anastomose arterial é essencial durante todo o período de internação e também durante o acompanhamento do paciente. Combinação dos dados da US com os laboratoriais da função hepática (transaminases) são os exames de *screening* de escolha na investigação de insuficiência arterial hepática pela sua característica não invasiva. A biópsia hepática fornece o componente hepatocelular da investigação, no entanto, é procedimento mais invasivo e com riscos. Ao contrário do que ocorre com o sistema vascular, a US não se tem demonstrado eficaz no diagnóstico, na fase inicial, de complicações biliares decorrentes ou não de estenose ou oclusão arterial hepática.

A decisão de tratar eventuais lesões estenosantes deve-se basear não só no grau de estenose, mas também no tempo de evolução da mesma e nas alterações por ela ocasionadas. Torna-se óbvio que quanto mais precoce for realizado o diagnóstico e tratamento, maior será a chance de impedir a perda do enxerto.

Tratamento Endovascular Percutâneo

A angioplastia transluminal percutânea (ATP) é o tratamento de escolha para lesões estenosantes da AH (Fig. 77-5). Segue sem consenso a utilização dos *stents* como forma de tratamento primário complementar à dilatação, principalmente na classe pediátrica. Acredita-se que o ganho luminal imediato proporcionado pelo *stent* deva proporcionar maior fluxo arterial intra-hepático. O fato de ser esta uma estenose com característica de proliferação de tecido fibrótico, e não de placa ateromatosa, o suporte dado pelo *stent* pode propiciar menor índice de reestenose. Outro fator favorável à utilização de *stent* é a identificação de estenoses graves em pós-operatório recente que precisam ser tratadas. Diante da opção pelo tratamento endovascular, os *stents* podem dar mais segurança no tratamento destas lesões (Fig. 77-6).[3,14,17,18]

Outra questão que aparece como foco de discussão é o uso de agentes trombolíticos intra-arteriais. Quando utilizar? Existem poucos relatos quanto ao seu uso em pacientes transplantados. Porém, em casos selecionados, como lesão oclusiva de diagnóstico precoce e nas lesões estenóticas associadas a trombos, essa terapia pode ser utilizada, avaliando-se riscos e benefícios como forma preliminar à ATP, propiciando, em doses baixas, desobstrução da luz vascular, menor fator complicativo à passagem do fio-guia e dilatação da lesão e restabelecimento do fluxo arterial intra-hepático. Deve-se ter em mente que, na grande maioria das vezes, diante da oclusão arterial hepática, o tratamento mais efetivo é o cirúrgico, ficando o endovascular reservado para casos selecionados e indicados multidisciplinarmente. Salienta-se também que o tratamento com sucesso da estenose arterial hepática não significa o retorno da função hepática, pois pode haver comprometimento dos ramos intra-hepáticos com microtromboses associadas, tornando o quadro functional hepático irreversível.

Quanto ao material empregado, dá-se preferência à utilização de sistemas de rápida troca (*monorail*) que, além de possuir perfil mais baixo que o sistema convencional tipo *over-the-wire*, possui maior agilidade no que se refere à

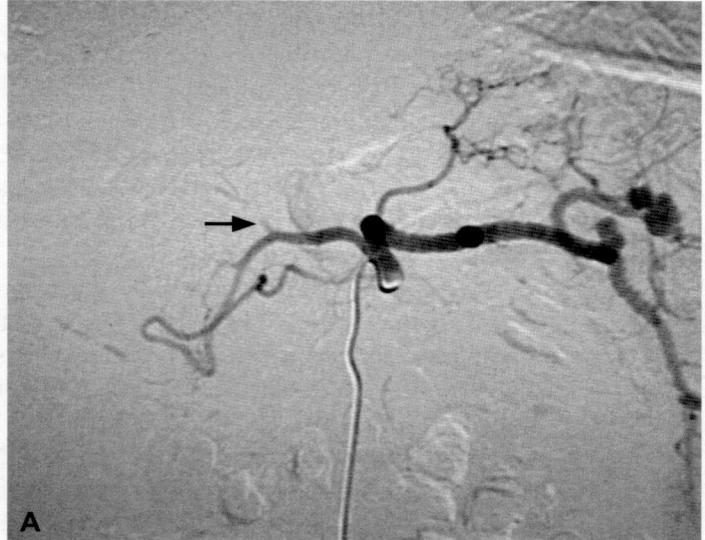 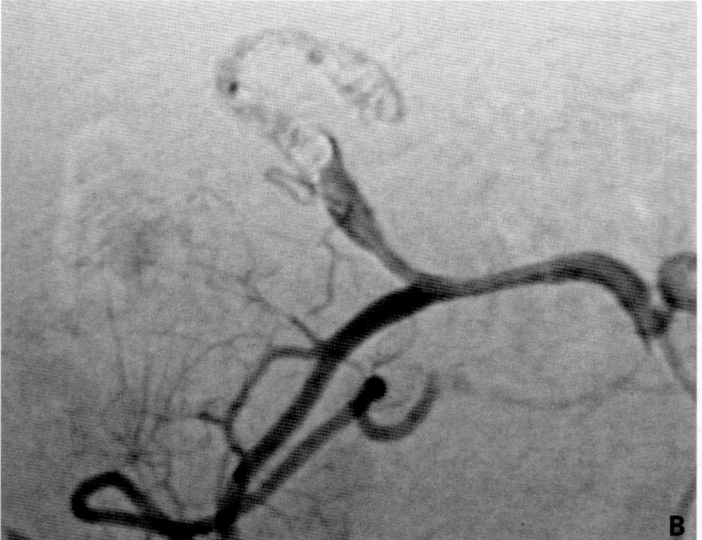

Fig. 77-3. (A) Arteriografia de tronco celíaco observando-se oclusão da artéria hepática após o Tx hepático, junto à linha da anastomose vascular. (B) Tentativa de recanalização da artéria hepática sem sucesso. Observa-se trombo em seu interior e ausência de fluxo intra-hepático.

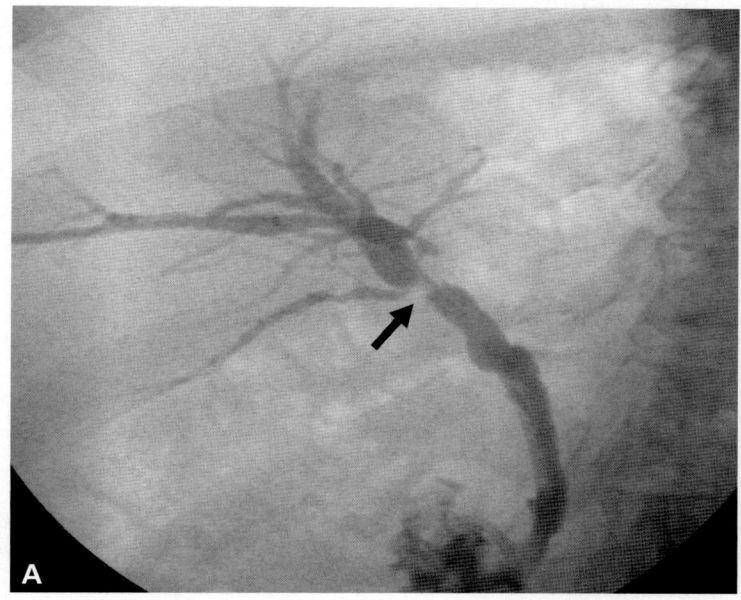
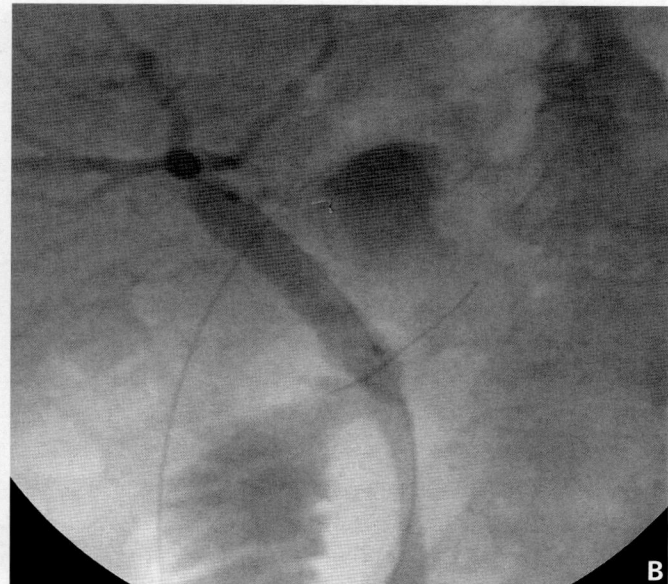
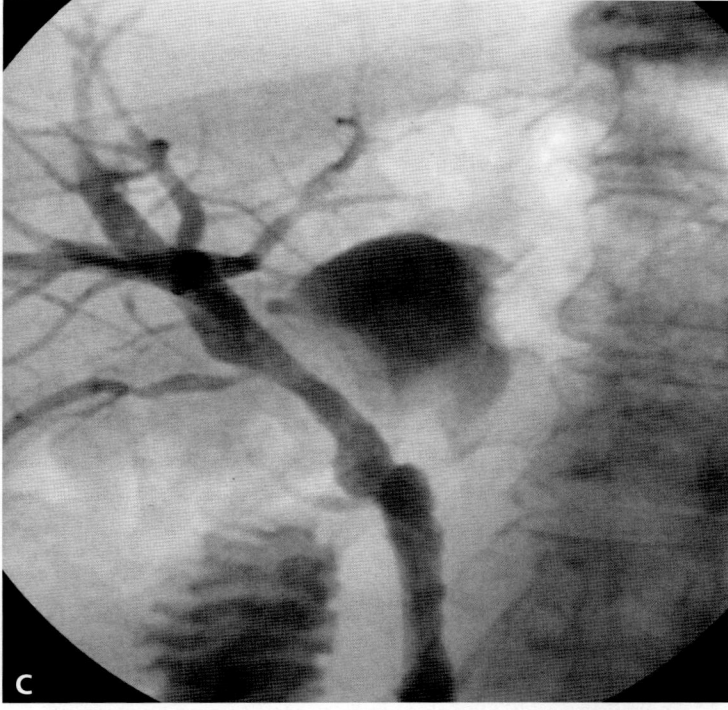

Fig. 77-4. Paciente adulto submetido a transplante hepático há 12 meses, evoluindo no pós-operatório tardio com sinais clínicos e laboratoriais de icterícia obstrutiva.
(**A**) Colangiografia transparieto-hepática demonstrou lesão estenosante grave em local de anastomose biliar (seta).
(**B**) Cateterismo seletivo de ducto biliar direito e passagem de fio-guia através da lesão para alça intestinal e dilatação com catéter de angioplastia. (**C**) Controle colangiográfico evidencia remissão total da lesão e livre fluxo para o colédoco distal e alça intestinal. Implantado catéter de drenagem biliar percutâneo tipo externo-interno para proteção do procedimento realizado.

navegação por trajetos anatômicos sinuosos e de difícil acesso. Tal tecnologia faz com que estes procedimentos possam ser realizados de forma mais simplificada, em menor tempo e, portanto, com maior segurança e menos riscos aos pacientes.

Quando da necessidade de *stents* vasculares, dá-se preferência aos do tipo balão expansíveis por causa do seu calibre adequado, maior precisão e facilidade de utilização com os sistemas de rápida troca. Estes *stents* podem ser "moldados" dentro dos vasos, adaptando-se aos distintos calibres proximal e distal da artéria.

Outra complicação de origem arterial que requer especial atenção do ponto de vista diagnóstico e intervencionista é a formação pseudoaneurismática. Extremamente raras, tais alterações são geralmente secundárias à biópsia hepática, colangiografia, drenagem biliar percutânea ou na linha da anastomose vascular. Em decorrência de sua morbidade e possibilidade de perda ou infecção do enxerto, o pseudoaneurisma pode ser tratado por meio da embolização por sistema coaxial (microcateter) com preenchimento de sua falsa luz com Gelfoam®, molas destacáveis ou cola (Fig. 77-7). O diagnóstico é de difícil realização, uma vez que a grande maioria seja assintomática e detectada incidentalmente em exames por imagem de rotina. Os casos mais graves normalmente apresentam clínica de dor abdominal, hemobilia ou anemia. Os pseudoaneurismas anastomóticos podem ser tratados com o implante de *stents* revestidos com PTFE ou Dacron®. Deve-se sempre discutir a possibilidade de aborda-

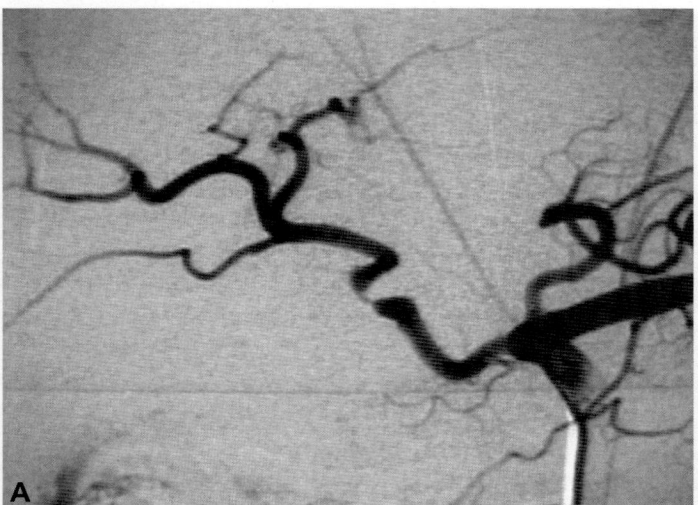
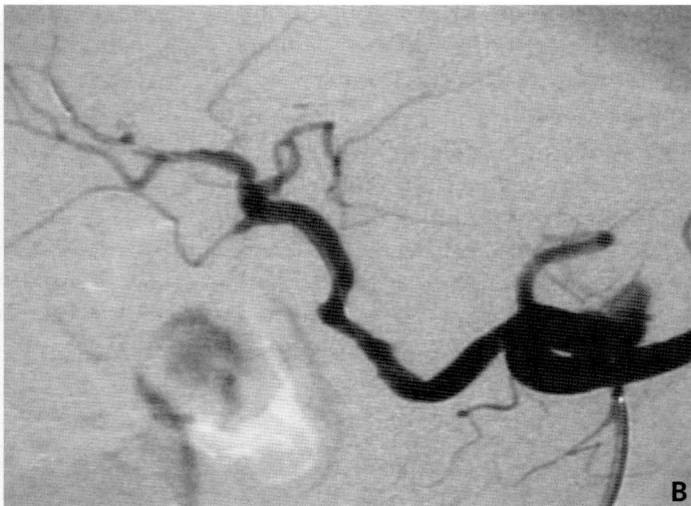

Fig. 77-5. Estenose arterial hepática. (**A**) Arteriografia evidenciando estenose da anastomose arterial hepática. (**B**) Arteriografia de controle após ATP da anastomose com balão. Resolução da estenose e fluxo adequado intra-hepático.

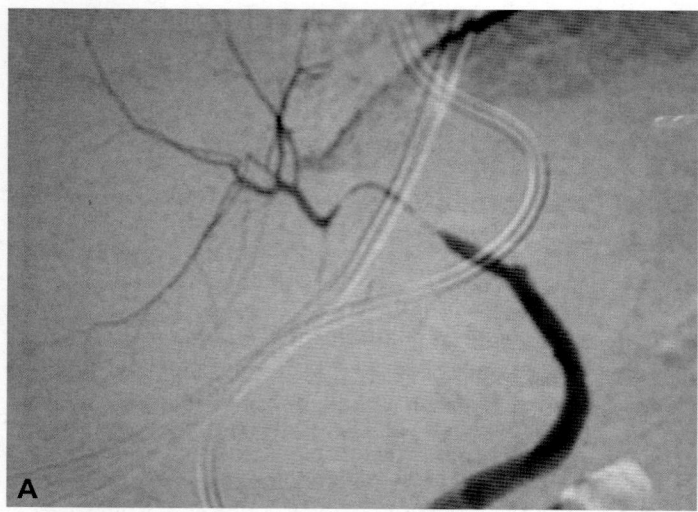
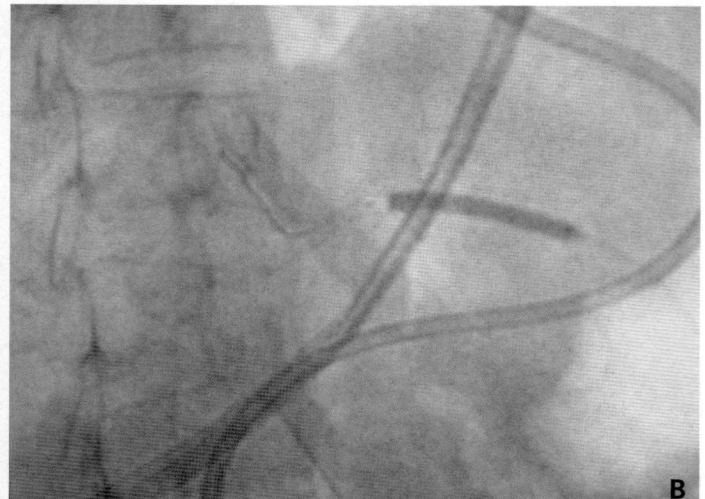
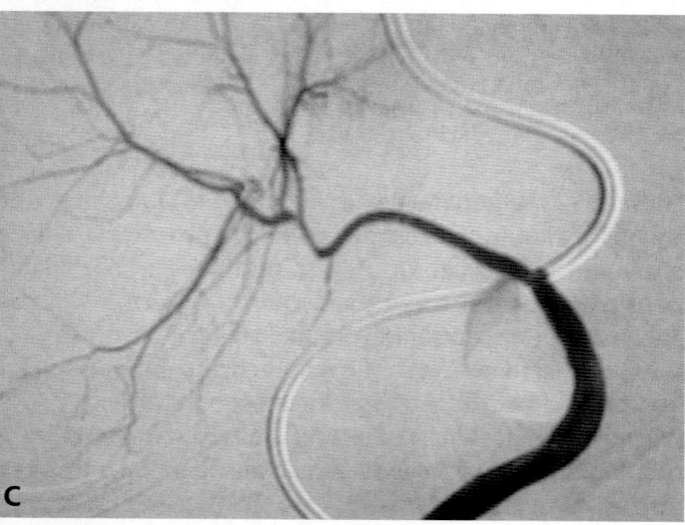

Fig. 77-6. Paciente submetido a retransplante hepático evoluindo com enzimas elevadas no 14º pós-operatório. Ao estudo da US Doppler observou-se fluxo na anastomose arterial hepática (conduto arterial), no entanto, com aumento da resistência junto à anastomose vascular. Submetido a estudo arteriográfico diagnóstico e ATP com implante de *stents* metálicos expansíveis por balão. (**A**) O estudo arteriográfico demonstra conduto arterial infrarrenal pérvio, no entanto, com duas estenoses ao nível da anastomose com o enxerto arterial (topografia de hilo hepático). (**B**) Implante de dois *stents* expansíveis por balão (*stent* distal de 3,0 mm e proximal de 3,5 mm de diâmetro, respectivamente) obtendo-se remodelação em forma cônica em razão da desproporção de calibre entre a artéria do doador e o conduto arterial. (**C**) Arteriografia de controle após a ATP com implante dos *stents* observando-se remodelação do vaso com fluxo livre intra-hepático.

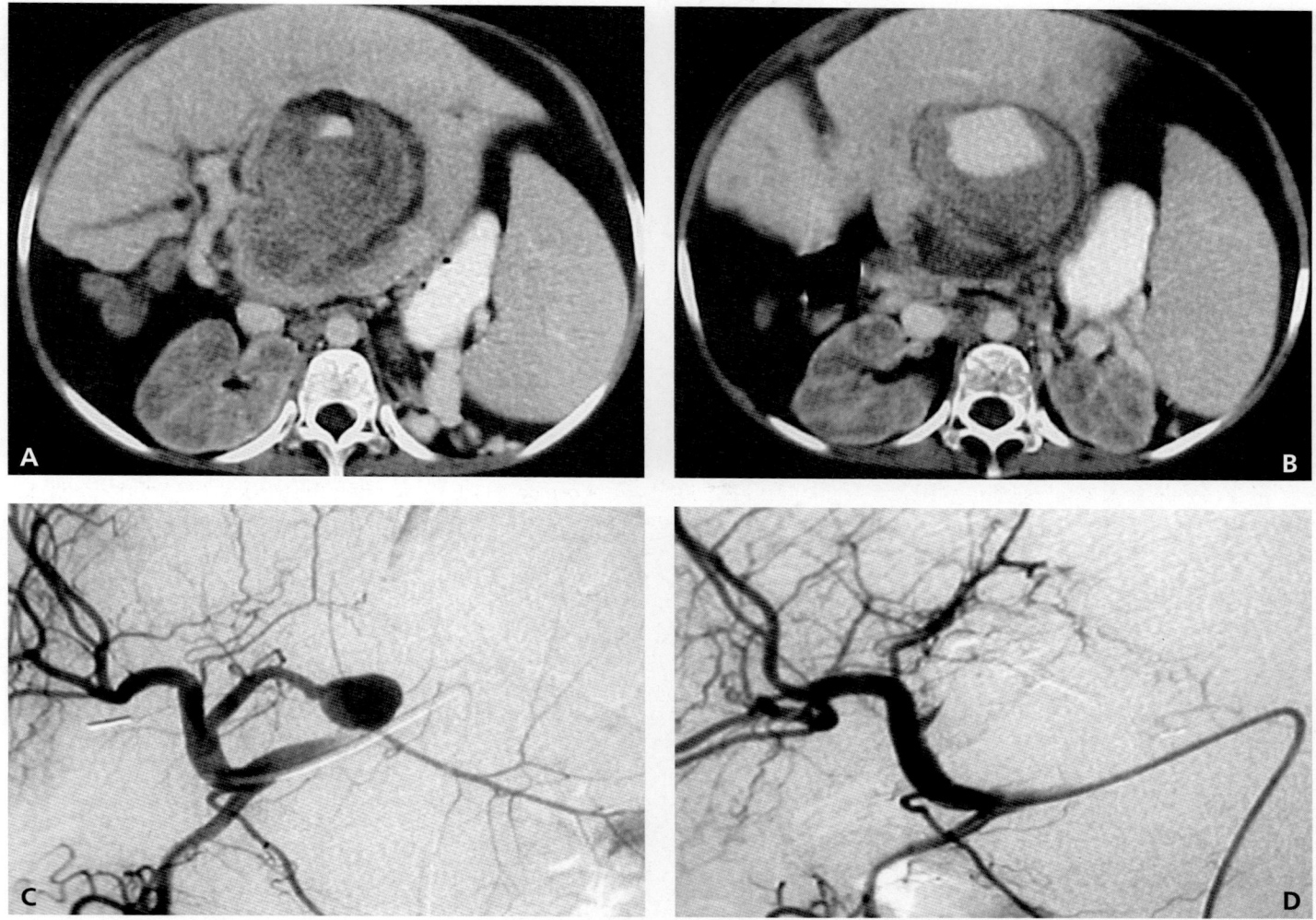

Fig. 77-7. Paciente submetido à biópsia hepática por agulha tipo *Tru-Cut* evoluiu com dor abdominal e queda do hematócrito. (A e B) O estudo com TC confirmou o diagnóstico de pseudoaneurisma da artéria hepática. (C) O estudo arteriográfico demonstra lesão ovalada compatível com pseudoaneurisma da artéria hepática esquerda. (D) Arteriografia após embolização do pseudoaneurisma com partículas de Gelfoam confirmando desaparecimento da lesão.

gem e correção do pseudoaneurisma pela via cirúrgica convencional, refazendo-se a anastomose vascular.

COMPLICAÇÃO VENOSA HEPÁTICO-CAVAL (EFLUXO)

Segundo dados de literatura, as complicações venosas (VH, VCI e VP) incidem em aproximadamente 3% dos casos.[17-20] Incomuns, por causa de seu aspecto de maior adaptabilidade em relação às artérias e de menor dependência, se comparado às vias biliares, as complicações venosas são caracterizadas por estenose ou oclusão e, geralmente, relacionadas com o local da anastomose. As causas mais frequentes são tensão na linha de sutura, desproporção entre o vaso doador e o receptor, redundância vascular e consequente angulação com função estenosante *(kinking)*, estenose decorrente da rotação do eixo vascular na topografia da anastomose consequente à rotação do fígado, anastomose mal realizada e estenose consequente à compressão pelo próprio fígado implantado.[17-22] É muito importante avaliar o tipo e o local da lesão venosa, pois cada uma apresenta sua etiologia e mecanismo distinto e necessitará, consequentemente, de abordagem terapêutica distinta. Não se pode pensar semelhante às lesões arteriais hepáticas quando estiver diante da lesão venosa.

Veia Cava Inferior e Veias Hepáticas
Anastomose cava-supra e cava-infra

Neste tipo de reconstrução existem somente duas anastomoses na VCI, uma superior aos óstios das VHs, próxima ao átrio direito, e outra inferiormente às VHs, acima dos óstios das veias renais do receptor.

Anastomose do óstio das VHs diretamente à VCI com ligadura da VCI (imediatamente acima e abaixo das VHs)

No enxerto a ser implantado, existe um pequeno coto fechado de VCI suturado, superior e inferiormente aos óstios das VHs, e as VHs do enxerto são anastomosadas diretamente na VCI do receptor em uma grande "boca". Deve-se ter cuidado com este tipo de reconstrução, pois os cotos da VCI são em "fundo cego".

Anastomose dos óstios das VHs diretamente à VCI (piggy-back)

Os óstios das VHs do enxerto são anastomosados diretamente à VCI do receptor, não havendo segmento de VCI do enxerto. Muito utilizada em Tx pediátricos com fígados reduzidos e nos Tx intervivos de adultos e crianças.

As lesões na anastomose do segmento infra-hepático da VCI têm como manifestação clínica mais comum o edema dos membros inferiores, principalmente quando o retorno sanguíneo não pode ser realizado com eficiência pelas vias de drenagem colaterais paravertebrais e sistemas ázigos.[12] A drenagem renal também pode ficar comprometida havendo alteração da função renal, que é revertida após a terapêutica descompressiva (Fig. 77-8).

As lesões em topografia da anastomose superior justa-atrial da VCI e dos óstios das VHs representam diretamente o bloqueio ao efluxo venoso hepático, mimetizando o quadro clínico da síndrome de Budd-Chiari. Dependendo do grau de lesão e tempo de comprometimento os sinais de hipertensão portal podem variar com ascite, hidrotórax,

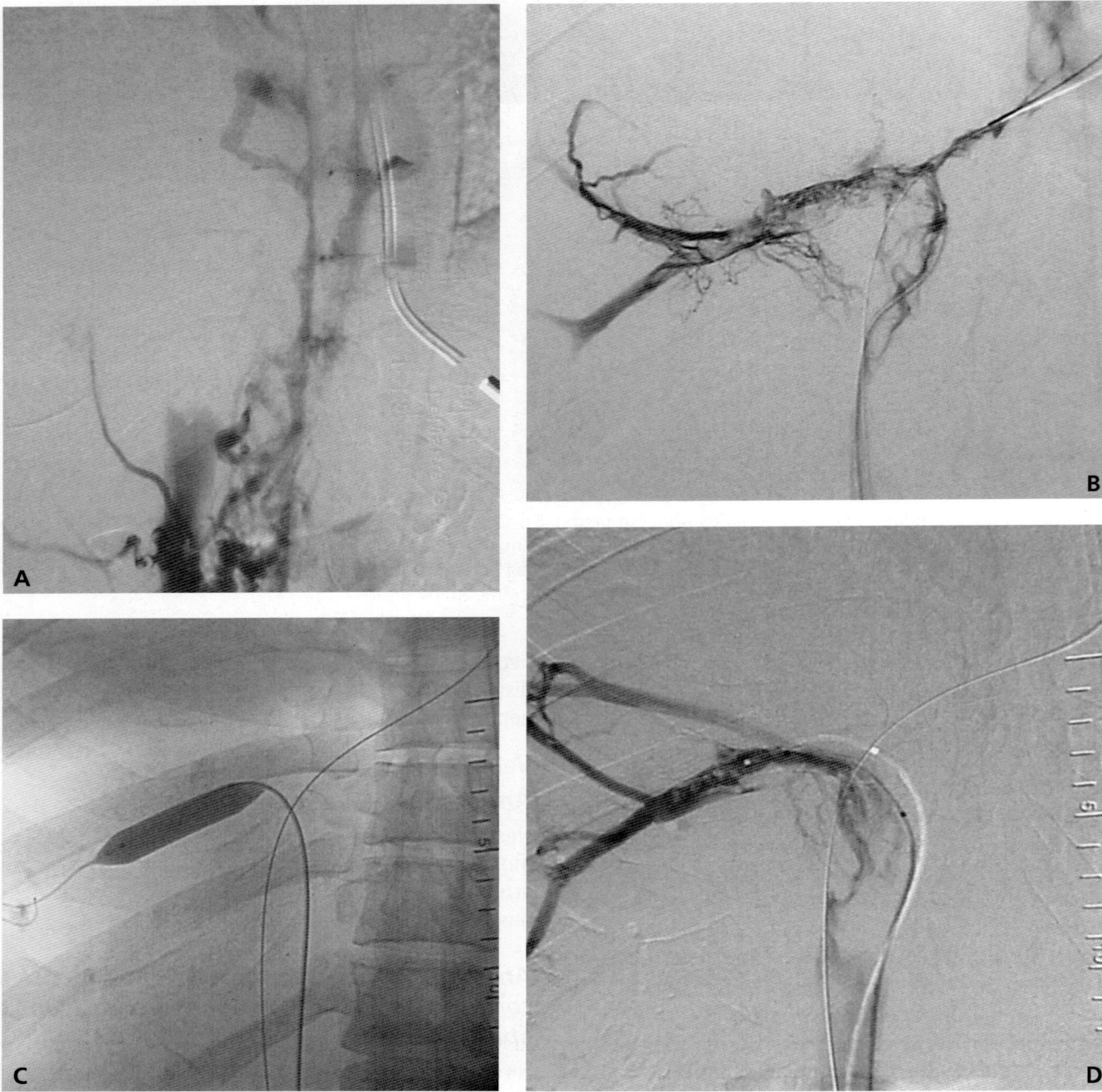

Fig. 77-8. (**A**) Cavografia inferior demonstrando obstrução do fluxo venoso em topografia infra-hepática com circulação colateral paravertebral. (**B**) Transposição do trombo na veia cava inferior e cateterismo seletivo da veia hepática direita. Observa-se fluxo lentificado com trombos em seu interior. (**C**) Dilatação da veia hepática em sua transição com a veia cava inferior com balão de angioplastia. (**D**) Venografia hepática de controle com melhora discreta do fluxo após a ATP indicando lesão obstrutiva em topografia de cava inferior. *(Continua.)*

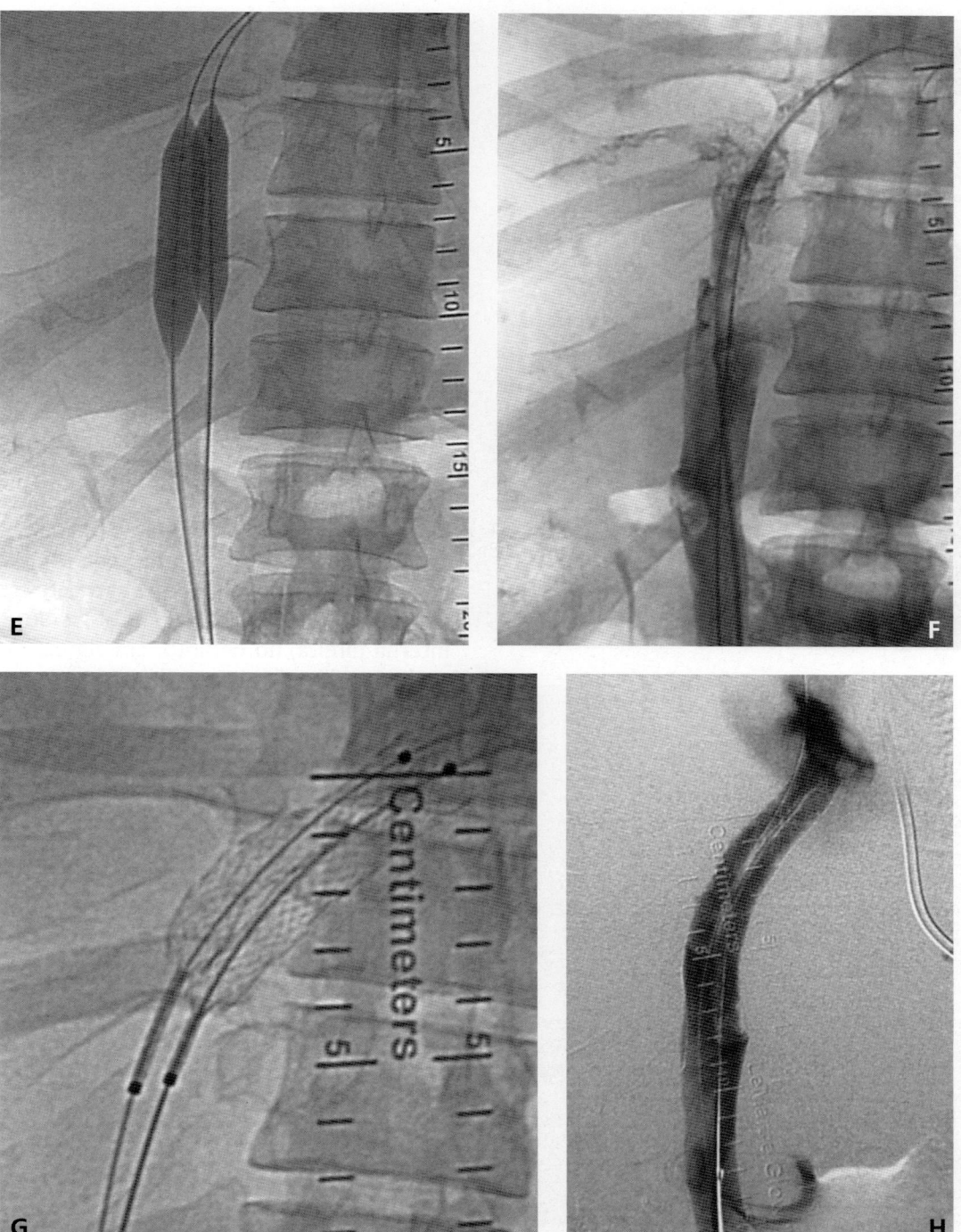

Fig. 77-8. (*Continuação*) (**E**) Dilatação da veia cava inferior com dois balões (*kissing balloon technique*) em topografia da anastomose proximal. Dilatou-se todo o trajeto venoso correspondente às zonas da anastomose. (**F**) Venografia de controle após a ATP da veia cava inferior com melhora discreta do fluxo, no entanto, compatível com lesão em veia cava inferior justa-atrial. (**G**) Implante de dois *stents* autoexpansíveis não revestidos por tecido e com orifícios largos em suas malhas para manter livre o fluxo à veia hepática, ocupando a luz da veia cava inferior. Optou-se pelos dois *stents* em razão da extensão da lesão e diâmetro da veia cava inferior. Não se disponibilizava de *stent* longo e calibroso o suficiente para tratar toda a lesão no momento do procedimento. (**H**) Cavografia inferior após o implante dos *stents* demonstrando restauração do fluxo no território da veia cava inferior. O paciente evoluiu com melhoras clínica e laboratorial.

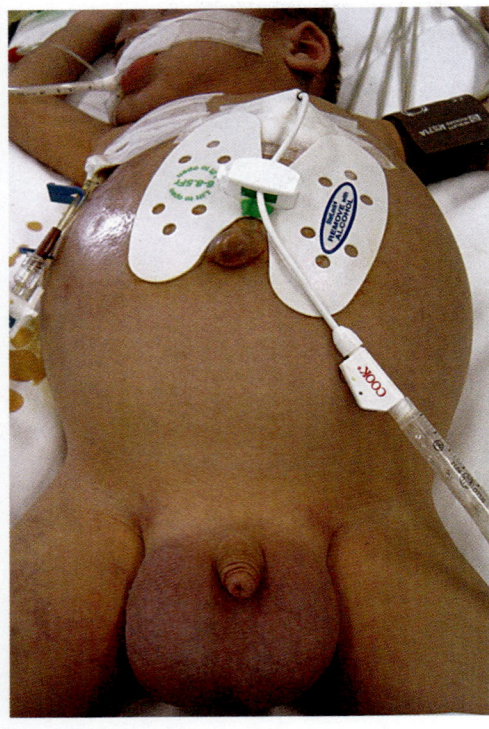

Fig. 77-9. Criança em pós-operatório de Tx hepático evoluindo com bloqueio do efluxo venoso. Observam-se ascite volumosa e edema escrotal.

varizes gastroesofágicas (com ou sem sangramento) e edema escrotal e dos membros inferiores (Fig. 77-9). Pode haver também comprometimento da função renal, dependendo do grau de envolvimento da VCI.

Tratamento endovascular percutâneo

Em todas estas lesões vasculares venosas, dá-se preferência à ATP com balão ao *stent* primário (Figs. 77-10 e 77-11).[23-30] Tem-se este tipo de conduta pelo fato de ser território venoso, que normalmente apresenta maior tendência à formação de trombos e consequente hiperplasia por lesão endotelial e trombose. No entanto, em alguns casos específicos, a indicação de *stent* primário é o melhor tratamento (Figs. 77-12 e 77-13). Acredita-se que as anastomoses das VHs com a VCI (tipo *piggy-back*) são mais instáveis, e o mecanismo de desenvolvimento das estenoses neste território é mais mecânico que endotelial.[21] Assim, em alguns casos, os *stents* expansíveis por balão proporcionarão os melhores resultados.

Trata-se de procedimento que pode ser realizado com anestesia local, dependendo da característica e estado clínico do paciente. O acesso mais utilizado é o da veia jugular interna direita, no entanto, em alguns casos selecionados, pode-se utilizar o acesso femoral.

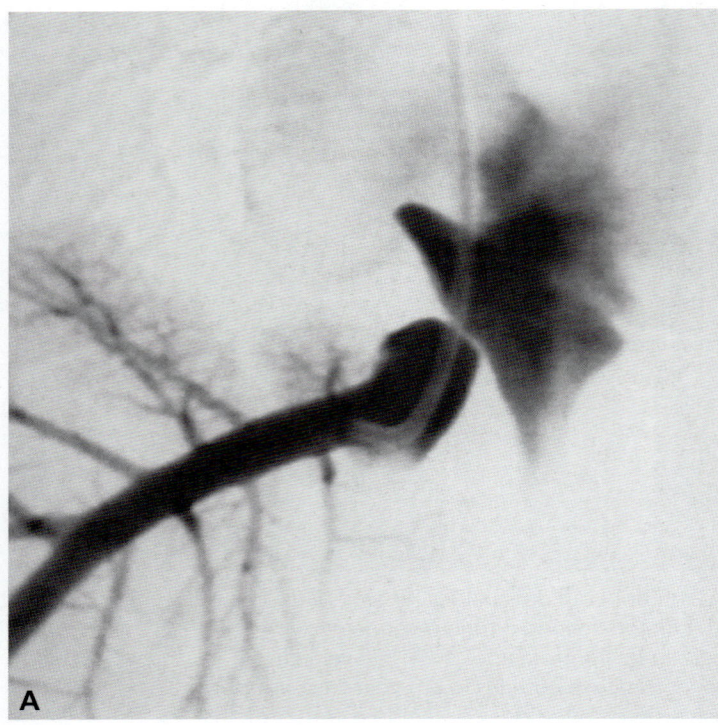

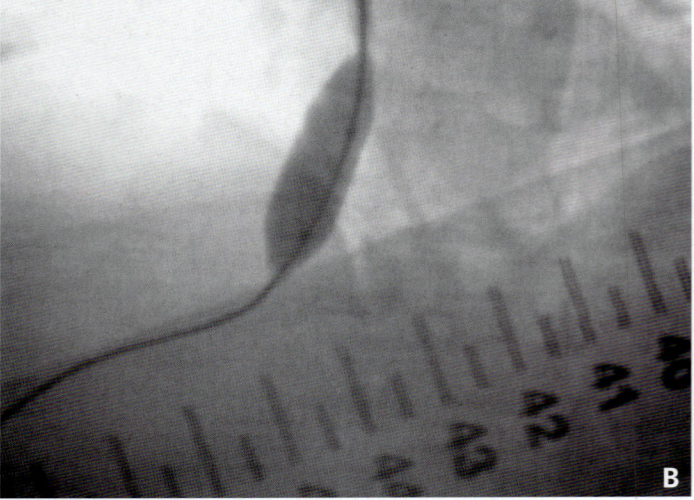

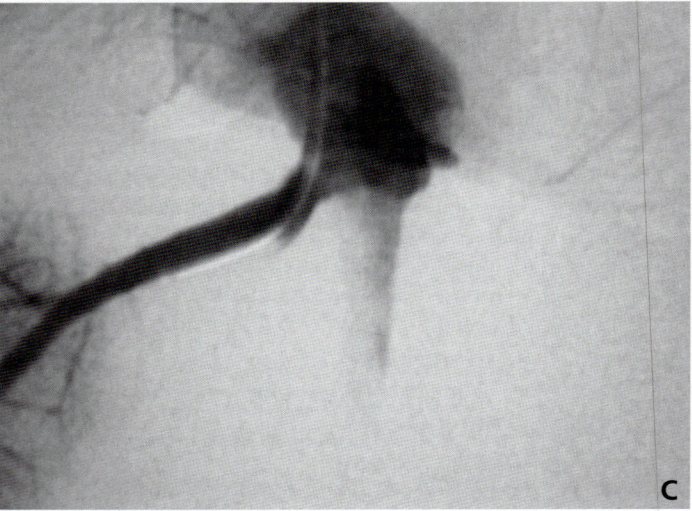

Fig. 77-10. Criança submetida a Tx hepático com o segmento lateral esquerdo evoluiu com ascite, e o US Doppler demonstrou estenose da anastomose da veia hepática com a cava inferior (*Piggy-back*). (**A**) Venografia hepática diagnóstica demonstrando estenose acentuada da anastomose. (**B**) Balão insuflado no local da estenose da anastomose durante a ATP. (**C**) Venografia hepática de controle demonstrando resolução da estenose e fluxo livre para o átrio direito e veia cava inferior.

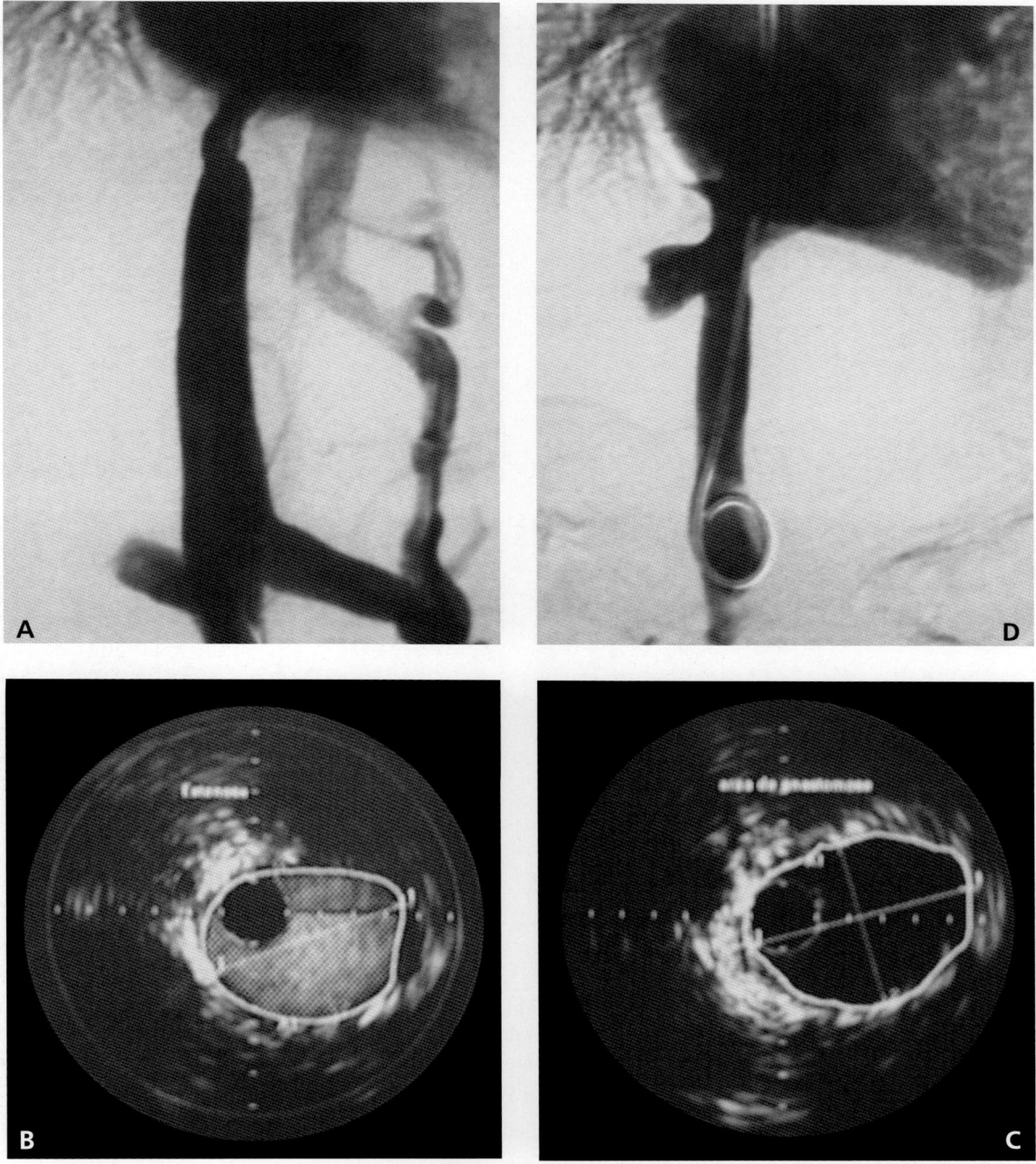

Fig. 77-11. Paciente com edema da pelve e dos membros inferiores após retransplante hepático. (**A**) Cavografia inferior demonstrando estenose na anastomose proximal da veia cava inferior próxima ao átrio direito. Nota-se circulação colateral paravertebral e veia ázigo. (**B**) Ultrassonografia intravascular realizada imediatamente antes da ATP com balão demonstrando a diminuição da luz vascular em decorrência da estenose da veia cava inferior. (**C**) Ultrassonografia intravascular de controle após a ATP demonstrando o aumento da luz do vaso em comparação ao estudo prévio. (**D**) Cavografia inferior de controle confirmando a resolução da estenose da veia cava inferior e o desaparecimento da circulação colateral. Observa-se fluxo livre para o átrio direito e contrastação da veia hepática.

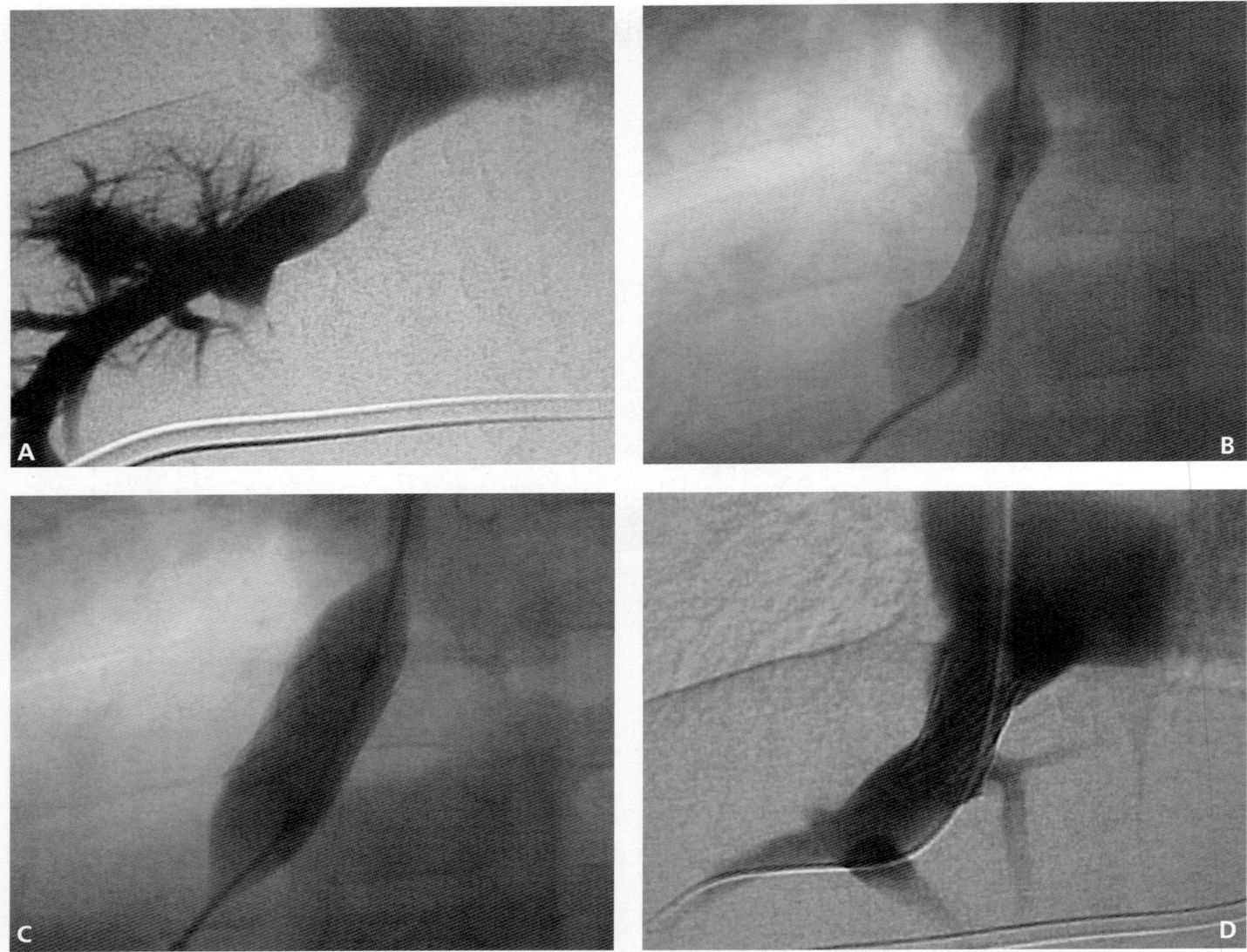

Fig. 77-12. Criança submetida a Tx hepático com o segmento lateral esquerdo, evoluiu com reestenose da anastomose da veia hepática com a cava inferior (*Piggy-back*) após ATP simples com balão. (**A**) Venografia hepática diagnóstica demonstrando reestenose acentuada da anastomose. (**B** e **C**) Implante de *stent* balão-expansível no local da reestenose da anastomose. (**D**) Venografia hepática de controle demonstrando *stent* adequadamente posicionado, resolução da estenose e fluxo livre para o átrio direito.

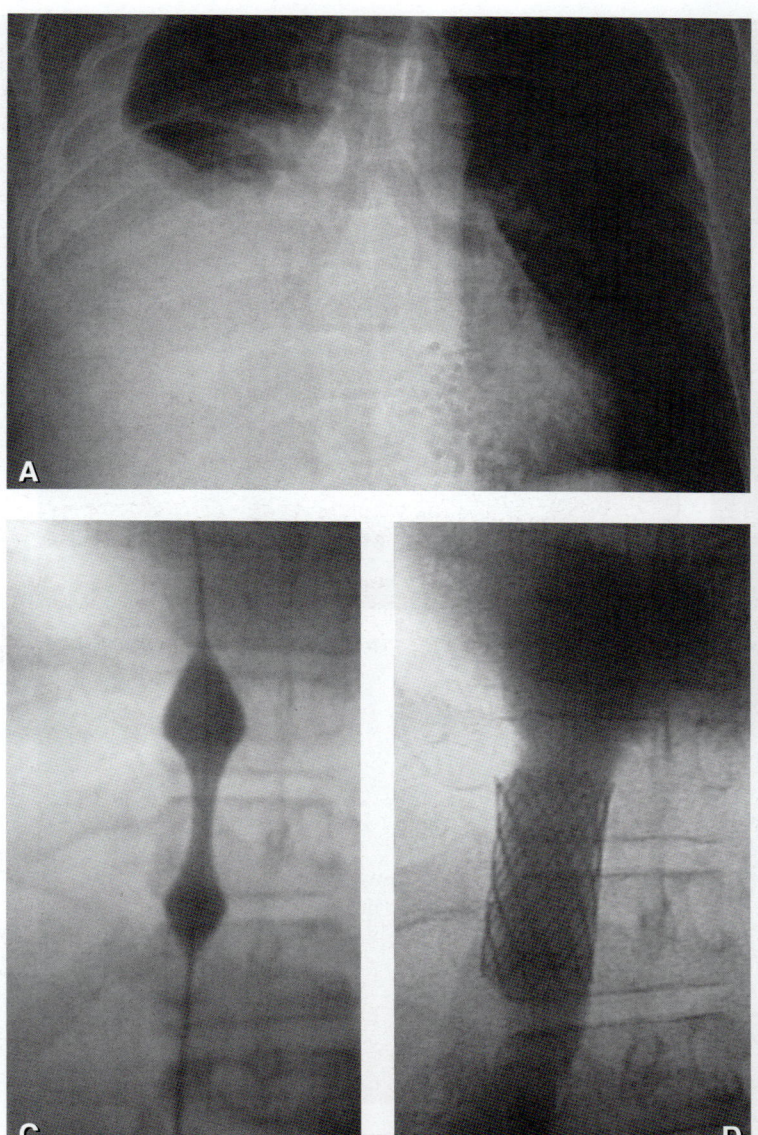
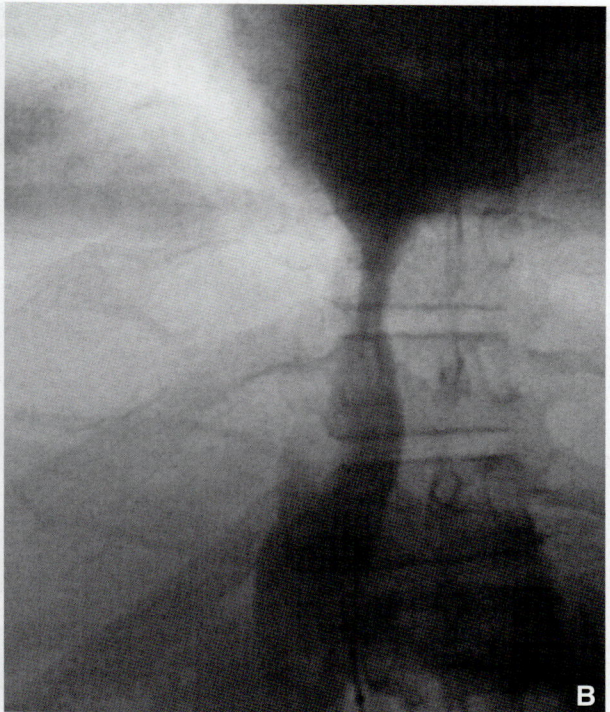

Fig. 77-13. (A) Raios X de tórax (PA) em paciente com estenose da anastomose da veia cava inferior, evidenciando derrame pleural à direita. (B) Cavografia inferior demonstrando a estenose na transição da veia cava-átrio direito. (C) Implante de *stent* metálico expansível por balão no local da estenose (Palmaz® P-4014). (D) Cavografia inferior demonstrando o adequado posicionamento do *stent*, desaparecimento da estenose e fluxo livre em direção ao átrio direito.

Em casos de estenoses por rotação e torção do órgão transplantado (normalmente encontradas nas VHs e anastomose superior da VCI), a ATP com balão possui resultados desanimadores por causa do seu efeito espiral. A insuflação do balão de angioplastia provoca a rotação do enxerto "rodado", retificando-o e resolvendo, aparentemente, a estenose. Entretanto, após a sua desinsuflação, a veia readquire sua forma inicial, pois o mecanismo de estenose é mecânico e compressivo pela própria rotação do fígado. Caso isto ocorra, o suporte de *stents* expansíveis por balão de tamanho compatível com o diâmetro do vaso pode ser necessário. No entanto, as reestenoses são relatadas[19] apesar de resultados satisfatórios imediatos e eventuais reintervenções endovasculares percutâneas ou cirúrgicas podem ser necessárias para fazer sua correção.

Em caso de reconstrução segundo a técnica *piggy-back* com evolução para lesão estenótica, o acesso transjugular parece ser o mais adequado para realização da ATP decorrente de sua angulação inferiorizada e ao curto trajeto entre a jugular e a região a ser tratada.

COMPLICAÇÃO VENOSA PORTAL

Em razão da possibilidade de que o paciente com lesão estenótica ou oclusiva venha a desencadear quadro de hipertensão portal grave, o diagnóstico precoce adquire papel de grande importância. A redução leve à moderada do calibre da VP geralmente não desencadeia sintomas e, por isso, é de difícil diagnóstico. Contudo, lesões mais graves podem desencadear sintomas de hemorragia varicosa, ascite refratária e esplenomegalia (Fig. 77-14).[4,5,17,20]

Assim como em pacientes não transplantados, com quadro isolado de hemorragia digestiva alta por processo varicoso, deve-se realizar a portografia via arterial e/ou a esplenoportografia, mesmo em casos em que o estudo com US Doppler não confirme a lesão. A investigação por US pode ser prejudicada por ascite, obesidade, alças intestinais sobrepostas e, principalmente, pela experiência do operador. Postergar o diagnóstico e tratamento nesta classe de paciente pode levar à perda do fígado transplantado ou a quadro de hipertensão portal grave, muitas vezes fatal.

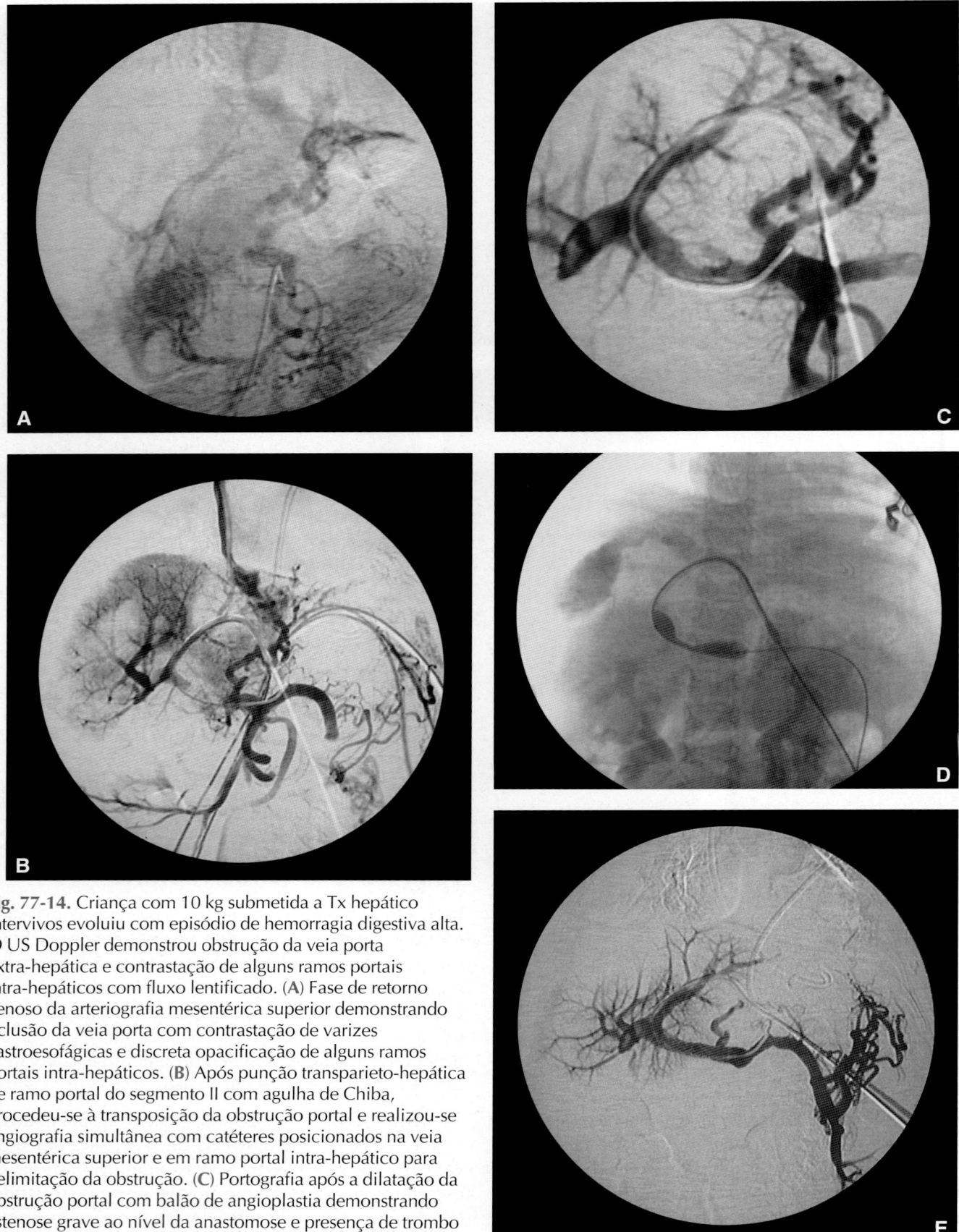

Fig. 77-14. Criança com 10 kg submetida a Tx hepático intervivos evoluiu com episódio de hemorragia digestiva alta. O US Doppler demonstrou obstrução da veia porta extra-hepática e contrastação de alguns ramos portais intra-hepáticos com fluxo lentificado. (**A**) Fase de retorno venoso da arteriografia mesentérica superior demonstrando oclusão da veia porta com contrastação de varizes gastroesofágicas e discreta opacificação de alguns ramos portais intra-hepáticos. (**B**) Após punção transparieto-hepática de ramo portal do segmento II com agulha de Chiba, procedeu-se à transposição da obstrução portal e realizou-se angiografia simultânea com catéteres posicionados na veia mesentérica superior e em ramo portal intra-hepático para delimitação da obstrução. (**C**) Portografia após a dilatação da obstrução portal com balão de angioplastia demonstrando estenose grave ao nível da anastomose e presença de trombo associado. (**D**) Momento do implante de *stent* metálico expansível por balão (Palmaz Genesis® – Cordis). Nota-se a imagem de "ampulheta" no local da estenose. (**E**) Angiografia de controle em incidência oblíqua após o tratamento endovascular demonstrando ramos mesentéricos, veia porta extra e intra-hepática com fluxo livre e correção da lesão no local da anastomose portal.

Tratamento endovascular percutâneo

O tratamento de escolha nesta anatomia também é a ATP, no entanto, o acesso é mais difícil tecnicamente e com maiores riscos ao paciente, principalmente quando nos referimos à classe pediátrica. Os acessos mais utilizados são:

Por via trans-hepática percutânea, semelhante ao acesso para drenagem biliar. Pode-se optar pelo acesso intercostal direito, subxifóideo esquerdo ou hemiclavicular direito, dependendo do tipo de Tx realizado.

Por via transesplênica, menos utilizado em razão de seu maior fator complicativo, em comparação ao acesso hepático. Utilizável quando as vias anteriores não foram possíveis, como na oclusão de ramos portais intra-hepáticos (Fig. 77-15).

Por via transjugular, semelhante à técnica utilizada para realizar a derivação portossistêmica percutânea (TIPS). Muito rara a sua utilização, em razão da dificuldade técnica e maiores riscos de complicações.

Por via laparotômica, após abertura da cavidade peritoneal e cateterismo de um ramo do sistema mesentérico (que irá desembocar na veia porta). Podem-se cateterizar ramos da mesentérica superior ou inferior, dependendo da congestão venosa ou facilidade técnica (Fig. 77-16).[28]

Temos preferência em realizar o acesso ao sistema porta com o kit de punção NPAS-100® (Cook-Inc.). A utilização da US Doppler pode orientar e facilitar a identificação das estruturas vasculares e sua correta punção. Quando possível, o acesso direito é mais fácil tecnicamente e com menores riscos. O acesso subxifóideo fica reservado para casos em que foi utilizado o lobo esquerdo (principalmente em crianças), pois normalmente há somente os ramos portais correspondentes aos segmentos II e III (Fig. 77-17).[26] Trata-se de punção com maiores riscos, entretanto, é mais difícil para se conseguir transpor a estenose e atingir a veia mesentérica superior ou veia esplênica. O acesso hemiclavicular direito pode ser utilizado quando o Tx foi realizado com os segmentos II, III e IV ou comprova-se, via US Doppler ou angiograficamente, a presença de ramos portais nesta topografia. Alguns fígados têm maior crescimento nesta localização, destacando-se a importância na avaliação e programação cirúrgica prévios.

Após a transposição da lesão, deve-se realizar a medida do gradiente pressórico, e os tempos operatórios são os mesmos para se realizar a ATP convencional. Consideramos gradiente significativo aquele maior ou igual a 5 mmHg.

Sistemas de trombectomia percutânea podem ser utilizados como facilitadores da venoplastia e lise mecânica de trombos localizados em região extra e intra-hepática.

Em casos de estenoses residuais, dissecção ou presença de trombos após a ATP simples com balão, o uso de stents pode melhorar os resultados.[13,26] Temos preferência pelo uso de stents de aço inoxidável expansíveis por balão pela sua maior precisão na liberação e possibilidade futura de redilatação, se necessário, principalmente quando empregados na classe pediátrica (Fig. 77-18).[26]

Quando utilizado o acesso por punção transparenquimatosa hepático ou esplênico, deve-se realizar a embolização do trajeto parenquimatoso. Podem-se utilizar coágulo autólogo, Gelfoam®, partículas, cola ou molas fibradas (depende da experiência do intervencionista). Uma técnica empregada por nós, principalmente em crianças, é retroceder o introdutor até que sua extremidade distal esteja fora do ramo portal principal, deixá-lo preenchido com sangue e esperar que este sangue coagule-se (aproximadamente 20 minutos) e trombose o trajeto por onde o introdutor ficou posicionado. Normalmente, utilizamos heparina durante os procedimentos de ATP. Assim, devem-se controlar os parâmetros da coagulação, podendo-se reverter a heparina com protamina e sempre retirar o introdutor quando o TCA estiver menor que 160 segundos.

Em alguns casos, a estenose de VP pode evoluir com trombose do tronco principal da veia porta, ocorrência que contraindicaria o tratamento percutâneo. Nessas situações, é possível realizar técnica combinada que consiste na cateterização de um ramo tributário da veia mesentérica superior ou inferior por minilaparotomia, acessar a VP extra-hepática, realizar sua transposição com técnicas endovasculares e proceder sua recanalização com o implante de stent metálico.[11,28] Ela também pode ser realizada com ou sem punção de ramo portal periférico pelo acesso transparieto-hepático. A abordagem combinada tem demonstrado elevar o índice de recanalização na trombose de VP, ampliando o espectro de ação, pelo melhor suporte e manipulação do fio-guia.[11] Associar a laparotomia ao tratamento endovascular percutâneo pode aumentar os índices de morbimortalidade em comparação ao tratamento percutâneo isolado. Todavia, esses índices ainda são inferiores ao risco da revascularização ou do retransplante.[28]

Outra opção é a utilização do acesso transesplênico para acesso ao sistema porta com posterior recanalização e transposição da veia porta estenosada ou trombosada. Trata-se de procedimento com maiores riscos de sangramento, e a punção com o auxílio da US aumenta a taxa de sucesso associada a menos complicações (Fig. 77-19).

Complicações vasculares após Tx hepático são mais comuns em crianças, justificada pela maior dificuldade técnica como desproporção do calibre dos vasos entre receptor e doador, uso de estruturas provenientes de doadores com idade avançada, necessidade de enxertos para anastomoses vasculares, tensão na anastomose, lesão endotelial por clampeamento e movimentação do enxerto sobre a linha de sutura.[6]

Não existe consenso na literatura sobre qual é a melhor forma de se fazer a ATP com balão (quantidade e tempo de insuflação). No entanto, o balão deve ser insuflado o suficiente para se expandir por completo e vencer a resistência da estenose, e o número de insuflações deve ser o menor possível com o objetivo de evitar lesão endotelial iatrogênica.[31]

Em intervenção pediátrica, uma das preocupações é o crescimento da criança em contraste com o diâmetro do stent implantado quando indicado, o que pode influenciar

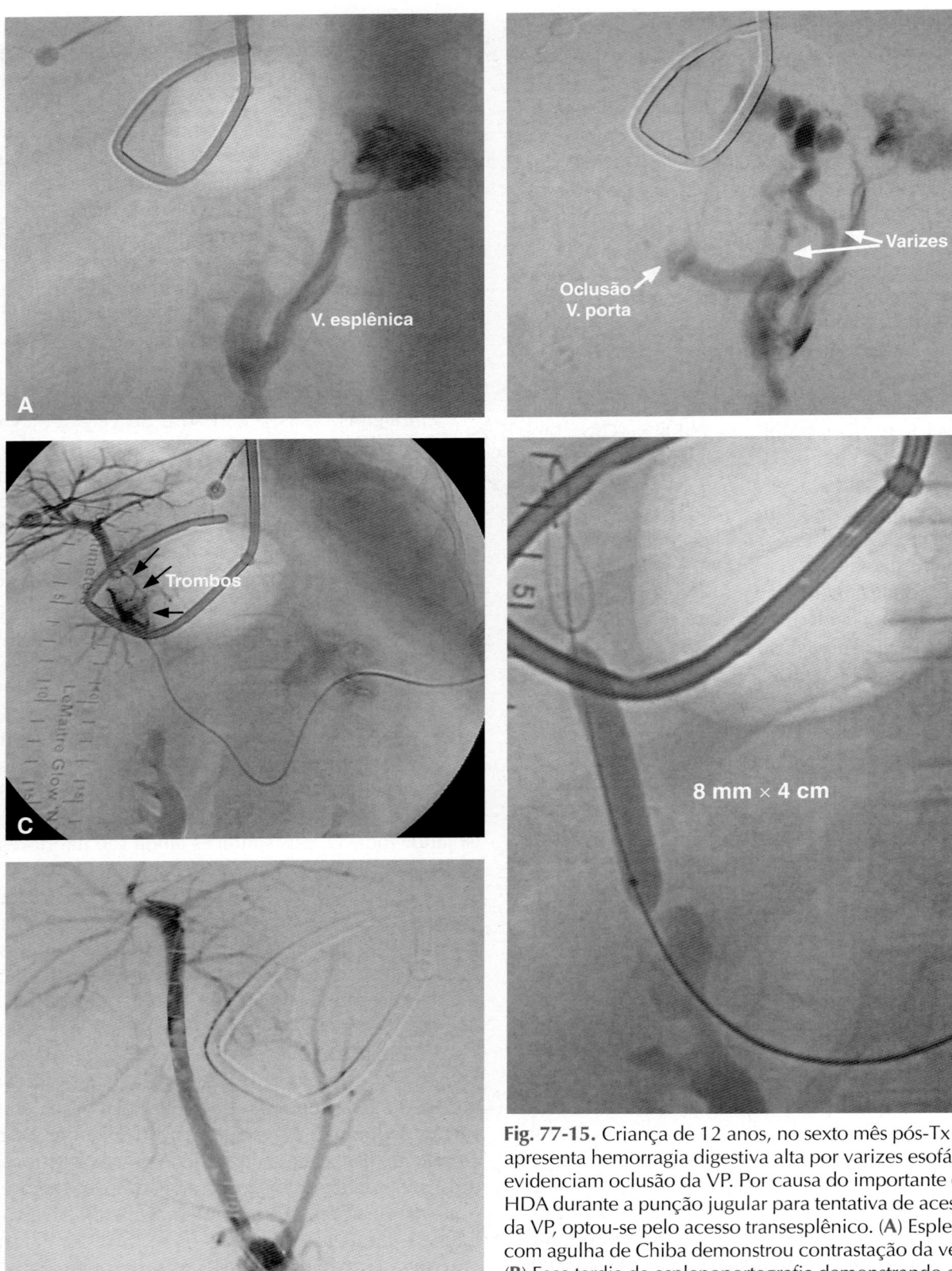

Fig. 77-15. Criança de 12 anos, no sexto mês pós-Tx hepático apresenta hemorragia digestiva alta por varizes esofágicas. US e TC evidenciam oclusão da VP. Por causa do importante quadro de HDA durante a punção jugular para tentativa de acesso transjugular da VP, optou-se pelo acesso transesplênico. (**A**) Esplenoportografia com agulha de Chiba demonstrou contrastação da veia esplênica. (**B**) Fase tardia da esplenoportografia demonstrando a transição da veia esplênica com a veia porta (obstruída) e presença de varizes gastroesofágicas. (**C**) Após passagem do fio-guia através da obstrução e trombectomia aspirativa, observam-se trombos em veia porta, no entanto, com fluxo em ramos intra-hepáticos. (**D**) Realizaram-se ATP da VP e implante de *stent* autoexpansível. (**E**) O controle venográfico evidenciou livre fluxo através da VP para os ramos intra-hepáticos e desaparecimento dos cordões varicosos. Trajeto transparietoesplênico embolizado com partículas de esponja hemostática (Gelfoam).

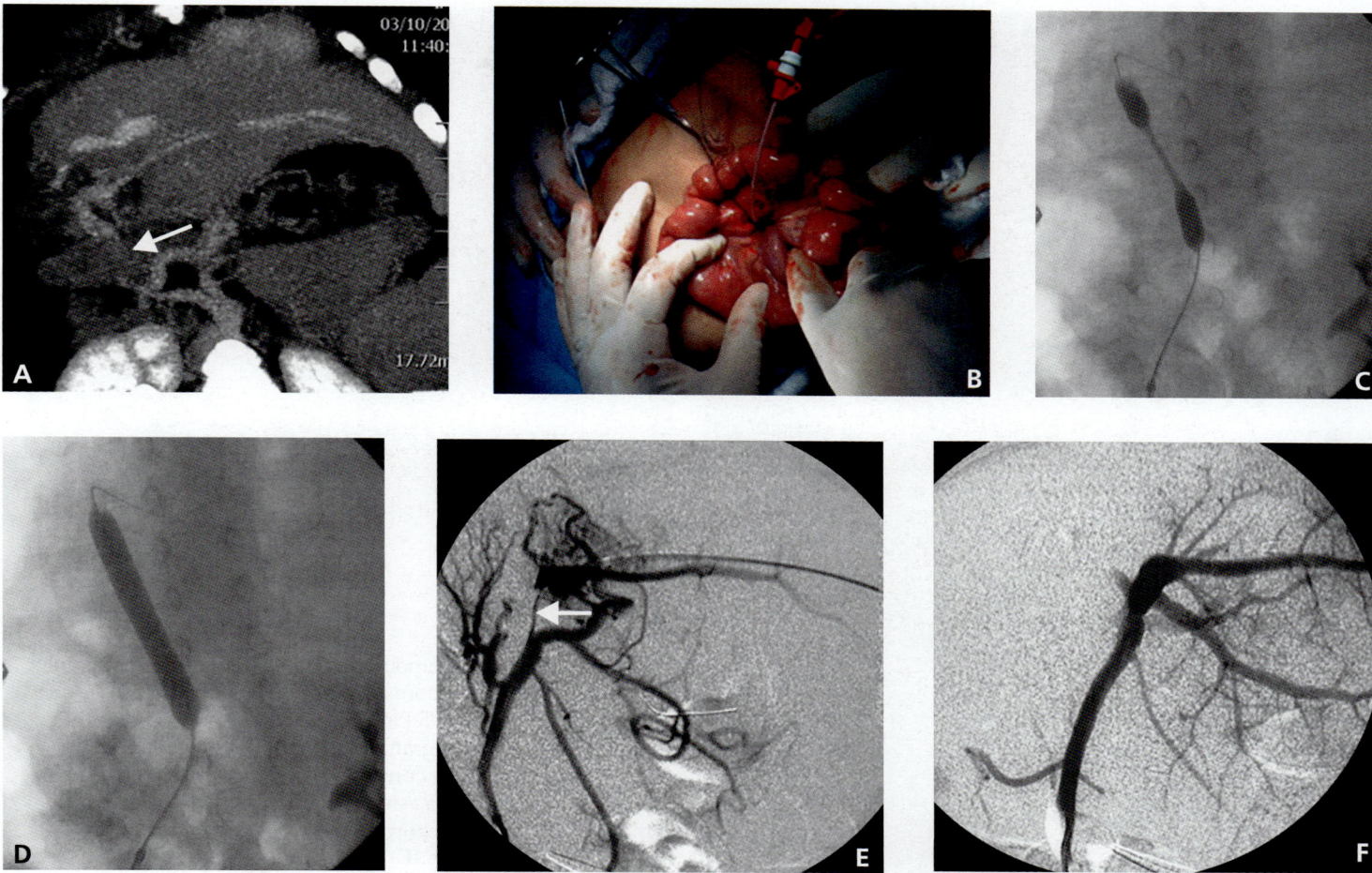

Fig. 77-16. Criança com obstrução da veia porta após Tx hepático. (**A**) RM demonstrando veia mesentérica superior e ramos portais intra-hepáticos pérvios com obstrução da veia porta extra-hepática (seta). (**B**) Através de minilaparotomia foi cateterizada veia tributária do sistema mesentérico e posicionado introdutor valvulado de 4 Fr para acesso ao sistema mesentérico-portal. (**C e D**) Após a transposição da obstrução da veia porta com fio-guia, observam-se os momentos da insuflação do balão durante a ATP com implante de *stent* balão-expansível. (**E**) Estudo angiográfico mesentérico-portal demonstrando acentuada circulação colateral periportal, obstrução do segmento da veia porta (seta) e ramos portais intra-hepáticos após a recanallização. (**F**) Venografia mesentérico-portal após o restabelecimento do fluxo venoso por ATP com implante de *stent* revestindo todo o trajeto da veia porta. Desaparecimento da circulação colateral e adequada opacificação dos ramos portais dos segmentos II e III.

no desenvolvimento de futura estenose. Além disso, a presença da malha metálica do *stent* na luz vascular pode comprometer futura reanastomose. Por isso, muitos especialistas hesitam quanto ao implante de *stents* em crianças.[29,32,33] Por outro lado, a força radial da malha metálica do *stent* permite manter a luz vascular pérvia diante de compressão extrínseca, fibrose, trombo ou hiperplasia da camada íntima naqueles casos em que não se obteve sucesso no tratamento com balão.[11] A escolha do diâmetro do *stent* é feita a partir do calibre do segmento vascular sadio adjacente à estenose, e sua estrutura de aço inoxidável é passível de redilatação com diâmetro até 20% superior ao seu diâmetro original, caso seja necessário.[11,17,21]

Os protocolos de antiacoagulação e antiagregação plaquetária no tratamento percutâneo das complicações vasculares do Tx hepático (sobretudo nas venosas) são heterogêneos e oriundos da extrapolação de estudos envolvendo outros territórios a partir de protocolos clínicos ou cirúrgicos. Apesar da falta de consenso, a maioria dos autores realiza anticoagulação intraoperatória com heparina não fracionada na dose de 50 a 100 UI/kg durante o procedimento. Já as doses e os tipos dos agentes anticoagulantes e/ou antiagregantes plaquetários após este período são variáveis. Há a tendência em se manter a antiagregação por tempo indeterminado, baseado em estudos de baixo impacto.[11,17]

O tratamento percutâneo das complicações vasculares do Tx hepático é um procedimento minimamente invasivo, classificado como "cirurgia limpa", e o uso de antibióticos em caráter profilático não está indicado em função da ausência de evidências científicas que o justifique.

A evolução da técnica cirúrgica por meio da microcirurgia e a melhoria na captação e conservação dos enxertos contribuem na redução da taxa de complicações, aperfeiçoando os resultados do Tx hepático. E em futuro próximo, o aprimoramento tecnológico com a utilização de *stents* biodegradáveis poderá permitir a substituição dos materiais atuais sem o inconveniente da presença de corpo estranho na luz vascular.[34]

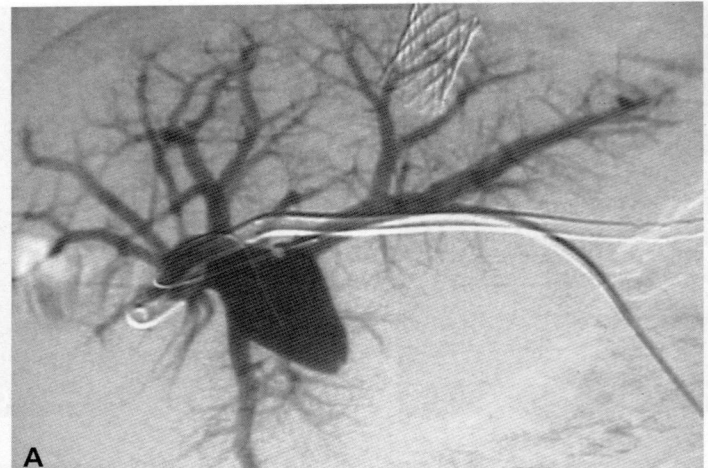
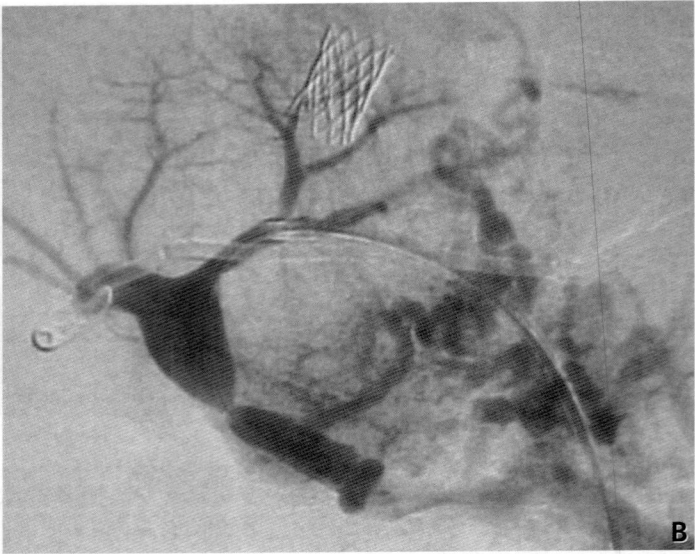
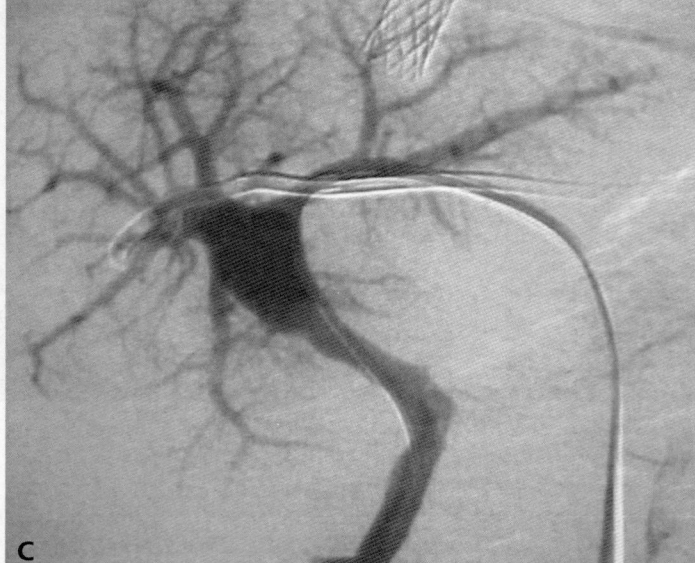

Fig. 77-17. Paciente submetido a Tx hepático intervivos com o lobo esquerdo evoluiu com estenose da anastomose da veia porta diagnosticado a US Doppler. (**A**) Após punção do ramo portal esquerdo a angiografia demonstrou o local da estenose, não havendo refluxo de contraste para a veia porta extra-hepática durante o estudo angiográfico. (**B**) Portografia demonstrando estenose grave da anastomose da veia porta e varizes gastroesofágicas. (**C**) Angiografia de controle após a ATP com balão com o catéter posicionado na veia mesentérica superior. Observam-se resolução da estenose, fluxo adequado para os ramos portais intra-hepáticos e desaparecimento das varizes gastroesofágicas. Notam-se *stent* metálico em topografia da anastomose venosa hepática e dreno biliar em tratamento de estenose da anastomose biliodigestiva.

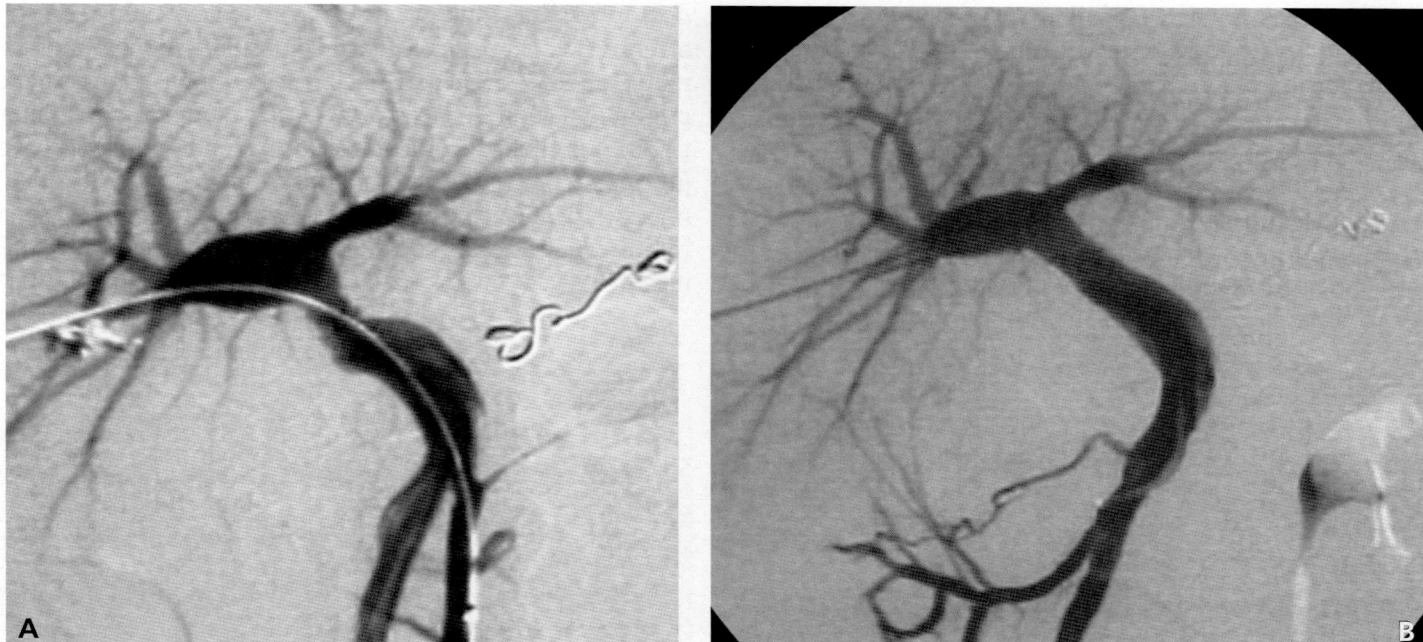

Fig. 77-18. Paciente transplantado evoluiu com recidiva da estenose da anastomose portal após ATP com balão. Diante da recidiva, optou-se pelo implante de *stent* expansível por balão. Evoluiu satisfatoriamente e sem recidiva da lesão. Observa-se imagem metálica compatível com mola de Gianturco decorrente da embolização prévia da veia gástrica esquerda. (A) Portografia após punção de ramo portal pelo acesso intercostal direito. Notam-se irregularidade parietal, estenose da anastomose portal e gradiente pressórico de 7 mmHg. (B) Após o implante do *stent* expansível por balão, observam-se adequado fluxo portal intra-hepático, correção da estenose e desaparecimento do gradiente pressórico.

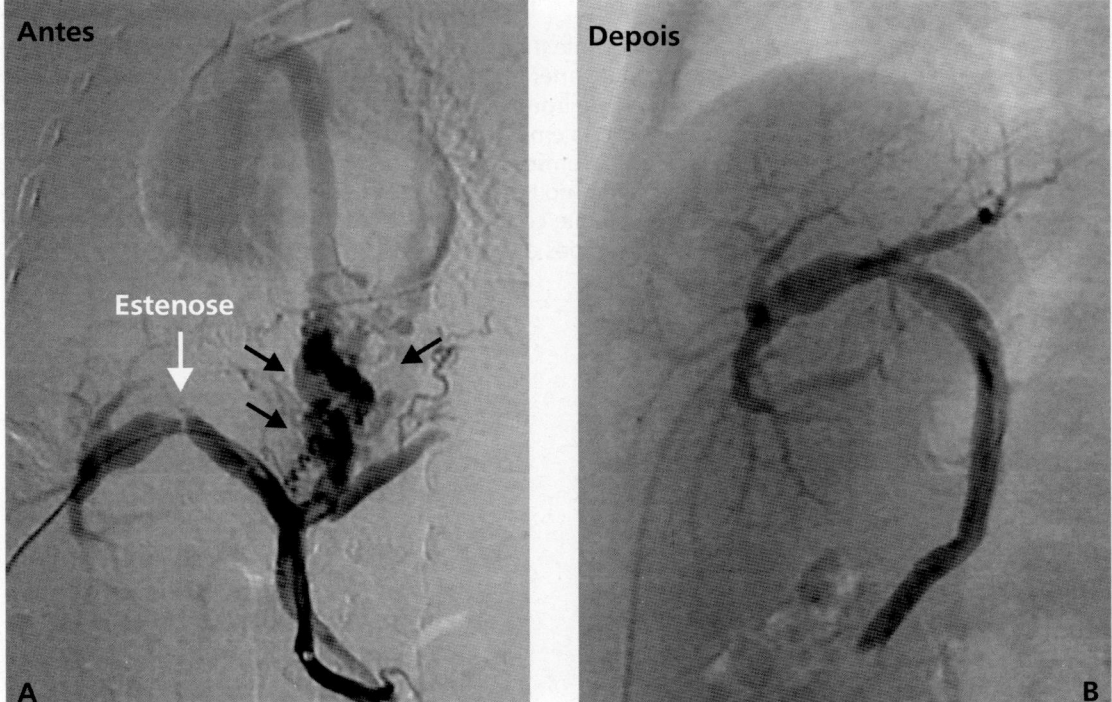

Fig. 77-19. Criança submetida a Tx hepático (lobo esquerdo) evoluindo com varizes gastroesofágicas e consequente hemorragia digestiva alta. Portografia direta realizada antes e depois da ATP com balão da estenose da veia porta, avaliando a resposta do tratamento. (A) Observa-se estenose da veia porta com sinais indiretos de hipertensão portal caracterizada por varizes gastroesofágicas (setas pretas) e opacificação tardia da veia ázigo. (B) Nota-se restauração do calibre da veia porta e desaparecimento da circulação colateral.

Síndrome do Roubo da Artéria Esplênica

A síndrome de roubo arterial após Tx de fígado é caracterizada por hipoperfusão arterial do enxerto, que é causada pela mudança no fluxo sanguíneo para a artéria esplênica. Causa hipoperfusão hepática com manifestações clínicas de insuficiência hepatica associadas à elevação das enzimas hepáticas, disfunção do aloenxerto e colestase. Se não for tratada, apresenta risco potencial significativo de morbidade pós-operatória e perda de enxerto. Pode ser diagnosticada por US com Doppler, angioTC ou angioRM. Entretanto, a arteriografia do tronco celíaco é considerada o padrão ouro no diagnóstico e, quando confirmada, imediato tratamento por meio da embolização da artéria esplênica deve ser instituído. A embolização deve ser feita com agentes oclusivos (normalmente molas ou plugues vasculares) posicionados no trajeto inicial da artéria esplênica, preservando-se os ramos pancreáticos e possibilitando a reperfusão distal esplênica pelos vasos gástricos e/ou pancreáticos (Fig. 77-20).

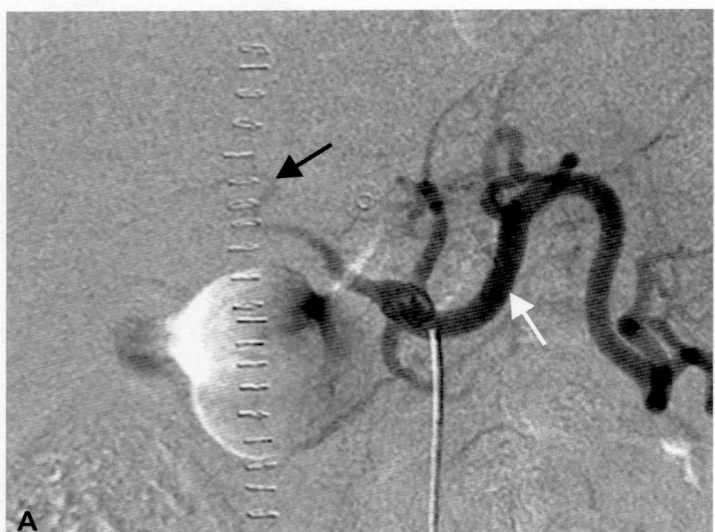 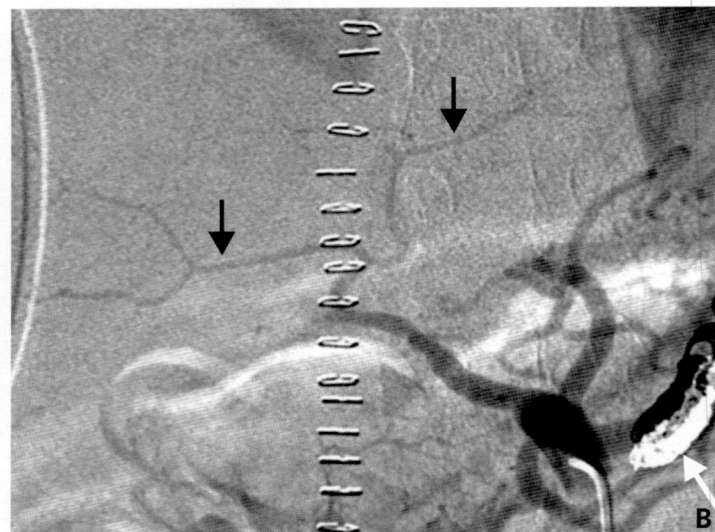

Fig. 77-20. Paciente com 15 anos de idade submetida a transplante (fígado inteiro e doador cadáver) há duas semanas apresenta quadro de piora da função hepática e não identificação de fluxo arterial à US Doppler. Diante da suspeita de trombose arterial hepática foi submetida a estudo angiográfico. (**A**) Arteriografia de tronco celíaco demonstrando que a artéria hepática está pérvia (seta preta), entretanto, com fluxo intra-hepático muito diminuído em decorrência de "roubo de fluxo pela artéria esplênica" muito calibrosa (seta branca; baço muito aumentado de volume e síndrome do roubo da artéria esplênica). (**B**) Após embolização da artéria esplênica, utilizando-se espirais metálicas fibradas, posicionadas no trajeto inicial da artéria esplênica (seta branca), observa-se a imediata redistribuição do fluxo arterial hepático com consequente contrastação das artérias hepáticas direita e esquerda (setas pretas). Paciente apresentou melhora da função hepática após o tratamento.

COMPLICAÇÃO BILIAR

Dentre as complicações do transplante hepático, as referentes ao trato biliar são as mais comuns. Elas normalmente ocorrem entre 10 e 30% dos casos, podendo chegar a 50% em alguns grupos.[20,23-25]

Em muitos casos é difícil realizar a confirmação diagnóstica. A dificuldade se inicia com os próprios sintomas de tais complicações, pois adquirem aspectos subclínicos em sua fase inicial podendo ser representado por picos de febre esporádicos, sem que haja alteração da função hepática (enzimas canaliculares) ou hiperbilirrubinemia. Colangites subclínicas podem ocorrer sem que haja dano inicial ao fígado transplantado, mas se não diagnosticada a causa e tratada em tempo hábil, pode comprometer o sucesso do transplante.

Os métodos de imagem (US, TC e RM) podem ser inconclusivos quanto ao diagnóstico de lesão biliar pós-operatória.[16,27-30] A cintilografia pode auxiliar na avaliação do esvaziamento biliar. A colangiografia endoscópica ou percutânea (transparieto-hepática ou pelo dreno previamente implantado) fecham o diagnóstico de lesão biliar intra ou extra-hepática. Oferecem informações de colangites, estenoses segmentares intra-hepáticas, abscessos intra-hepáticos, estenose das anastomoses coledococianas ou de anastomoses biliodigestivas e também de possíveis fístulas biliares. É de extrema importância na obtenção de material (bile) para análise da etiologia do agente infeccioso.

As causas mais comuns de complicações biliares são a isquemia provocada pela oclusão ou estenose arterial hepática, lesão isquêmica de preservação e problemas técnicos da anastomose. Outros fatores podem ser responsáveis por estas alterações, como infecções por citomegalovírus, rejeição aguda ou crônica do órgão, incompatibilidade ABO, biópsias trans-hepáticas de repetição e compressão extrínseca das vias biliares.[3,14,24,25]

As complicações das vias biliares podem ocorrer por estenose ou oclusão dos ductos biliares intra e extra-hepáticos, levando à icterícia obstrutiva, dilatação de vias biliares, colangite, abscessos e septicemia (Fig. 77-21). Em muitos casos não se observa dilatação das vias biliares.

As fístulas biliares, quando de alto débito e não diagnosticadas precocemente, podem evoluir com coleções abdominais, mais frequentemente subfrênicas, desencadeando quadro de peritonite grave ou bilioma.

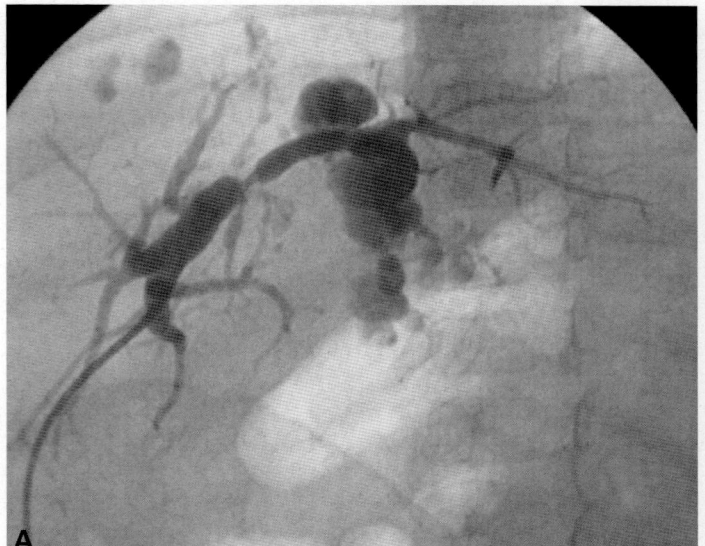 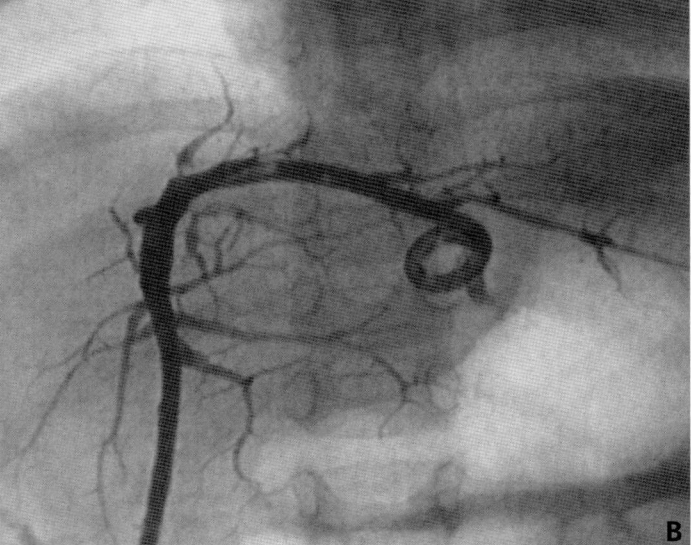

Fig. 77-21. (A) Paciente submetido à Tx hepático intervivos (lobo esquerdo) evoluiu com trombose arterial, estenose da anastomose biliodigestiva e múltiplos abscessos hepáticos vistos à colangiografia transparieto-hepática. (B) Drenagem biliar percutânea com posicionamento da extremidade do dreno (pigtail) dentro da cavidade abscedada que se comunicava com a via biliar.

Fístulas Biliares

A maioria das fístulas é decorrente de complicações das anastomoses cirúrgicas. Contudo, a presença de ductos aberrantes não identificados no ato operatório, ductos não obstruídos provenientes da superfície hepática nos casos de Tx hepáticos segmentares e vazamento peridreno quando tubos em "T" são implantados podem ser encontrados.[3,20,24,25,32]

As fístulas comumente ocorrem nas primeiras semanas de pós-operatório, ao contrário das estenoses que, normalmente, são identificadas no pós-operatório tardio. São associadas a altos riscos de infecção e sepse decorrente da terapia imunossupressora associada aos transplantados.

É mandatório, antes de se realizar qualquer intervenção sobre o trato biliar, assegurar-se sobre a permeabilidade da AH e, com isso, diferenciar a real origem da lesão biliar (Fig. 77-22).

A CTPH no paciente transplantado, principalmente em crianças, apresenta alto grau de complexidade, uma vez que a abordagem não seja anatômica na maioria dos casos. Os parâmetros anatômicos técnicos podem-se basear na US (antes ou durante o procedimento), na TC e RM. A utilização da US durante a intervenção biliar é de grande auxílio para o intervencionista.

Podem-se implantar grampos cirúrgicos ao nível da anastomose biliodigestiva que servem como parâmetro anatômico para a punção inicial.

Quando utilizado o lobo hepático esquerdo, normalmente há interposição de alças intestinais entre a superfície hepática e o gradiado costal direito, dificultando ou impedindo a punção através do acesso intercostal direito. Nestes casos, dá-se preferência pelo acesso anterior subxifóideo subcostal ligeiramente lateralizado à esquerda. Deve-se ter cuidado com o estômago, cólon e alças intestinais que

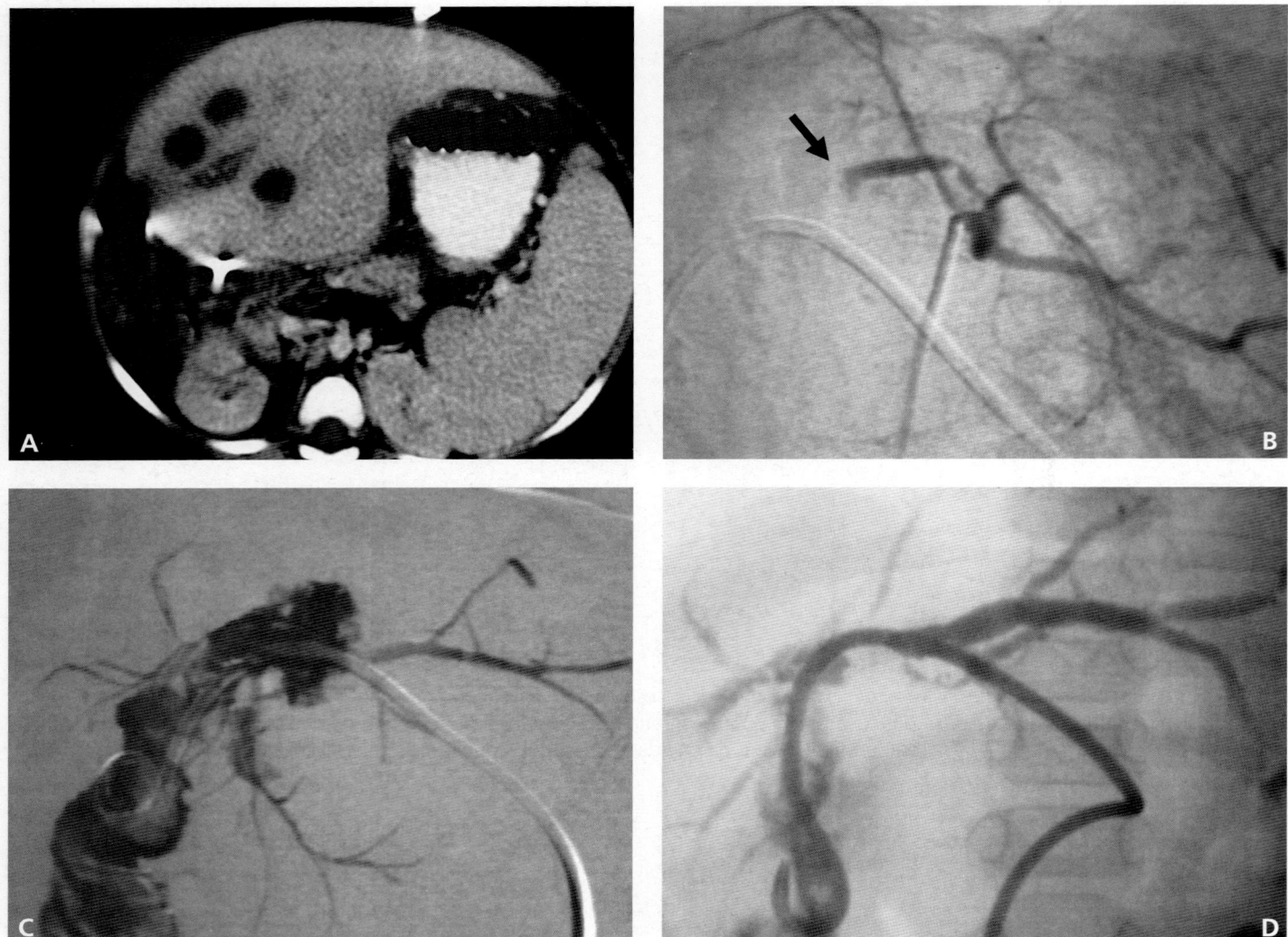

Fig. 77-22. Criança com febre e elevação de enzimas hepatocelulares e canaliculares após Tx hepático com o segmento lateral esquerdo. (A) TC demonstra abscessos hepáticos. (B) Arteriografia diagnóstica demonstrando oclusão da artéria hepática (seta). (C) Colangiografia percutânea demonstra extravasamento de contraste para os abscessos e passagem pela anastomose biliodigestiva em direção às alças intestinais. (D) Realizado o esvaziamento dos abscessos e mantida a drenagem biliar externa-interna para melhorar o quadro infeccioso enquanto aguardava o retransplante hepático.

podem estar no trajeto da agulha que, normalmente, é direcionada para a $10^a/11^a$ vértebra torácica. Tem sido o acesso mais utilizado, em nossa experiência, para as crianças transplantadas.

Quando implantado em "posição anatômica", dá-se preferência pela punção percutânea direita com direcionamento da agulha para a $10^a/11^a$ vértebra torácica. Deve-se ter extremo cuidado com o recesso pleural para não causar pneumotórax e hemotórax ou biliotórax após o implante do catéter de drenagem.

O acesso ao ramo biliar pela punção hemiclavicular direita pode ser utilizado, quando o Tx foi realizado com os segmentos II, III e IV, quando houve crescimento hepático (regeneração) nesta topografia ou comprovada a presença de ramos biliares pela US realizada pelo próprio intervencionista durante a intervenção. Além de ter muito cuidado quando da utilização deste acesso, em razão da pequena quantidade de parênquima hepático, pela presença de alças intestinais interpostas entre o gradiado costal e superfície de ressecção hepática e ser o trajeto de projeção da artéria hepática e da veia porta, torna-se difícil a manipulação de materiais por causa da disposição dos ramos biliares e da anastomose biliodigestiva. Temos utilizado este acesso para casos pediátricos de CTPH diagnóstica e imediata avaliação da melhor via de acesso para a drenagem, quando necessária.

A técnica de "um passo" (*one step technique*), em que através da própria agulha de Chiba, introduz-se um fio-guia de 0,014/0,018 polegadas pode ser de extrema valia por causa do fino calibre biliar encontrado. Temos preferência pelo *kit* de punção NPAS-100® (Cook – Inc.). A preferência e orientação são pela punção do ramo biliar mais periférico para diminuir os riscos de sangramento, evitar o cateterismo inadvertido do ramo portal e ter mais facilidade na manipulação de materiais dentro da via biliar.

Uma vez realizado o cateterismo seletivo do ducto hepático, o processo fistuloso é identificado pela plena opacificação da árvore biliar (Fig. 77-23) e, utilizando-se de um fio-guia hidrofílico de 0,035 polegada, chega-se até a alça intestinal e implanta-se o catéter de drenagem biliar tipo externa-interna. Em alguns casos, a drenagem externa é o suficiente. Na maioria dos casos, o desvio de fluxo biliar pela drenagem biliar é suficiente para que a fístula feche. Em outros, há a necessidade de drenar também a coleção biliar para melhorar o estado clínico do doente e evitar a sua infecção (Fig. 77-24).

Algumas vezes, pode ser visto durante a colangiografia um pequeno e linear extravasamento do meio de contraste proveniente do tubo em "T". Estas pequenas fístulas são geralmente assintomáticas e tendem a resolver-se com a evolução da drenagem.

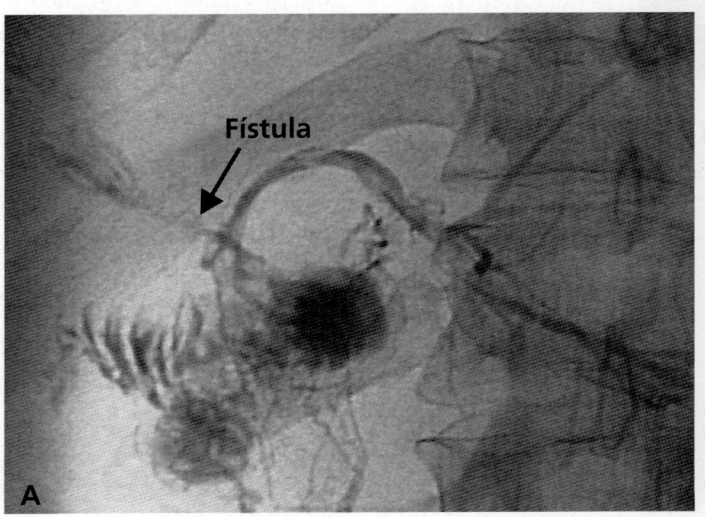
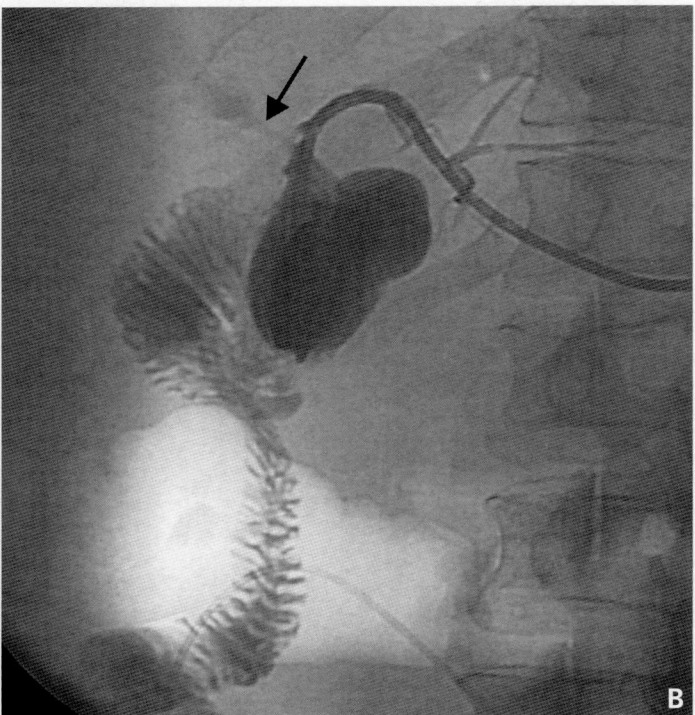

Fig. 77-23. Criança de 2 anos submetida a transplante hepático há 7 dias evoluindo com débito de conteúdo biliar através de drenagem pós-operatória. (**A**) Colangiografia percutânea epigástrica esquerda demonstra ductos biliares de fino calibre e área de fístula biliar localizada em sítio de anastomose. (**B**) Paciente submetido à drenagem biliar percutânea interna-externa com sucesso.

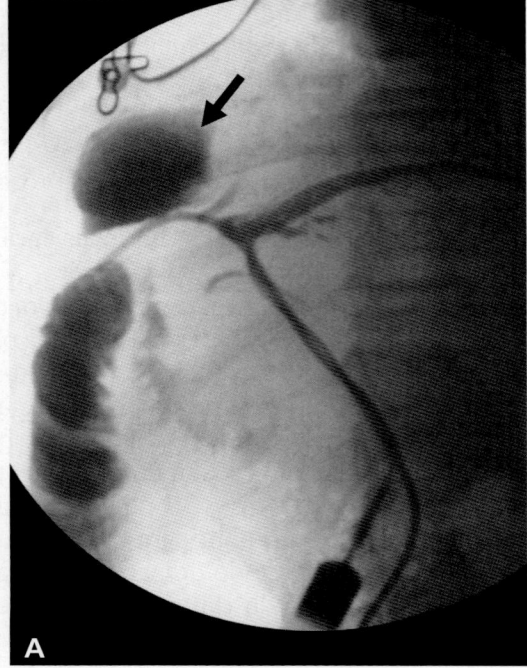
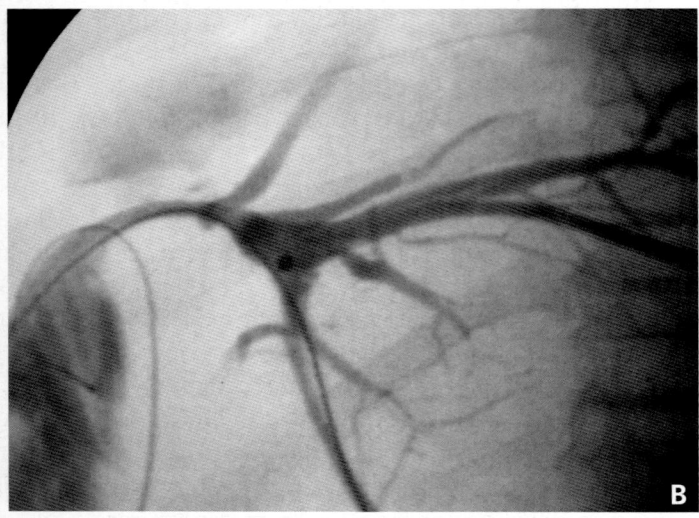
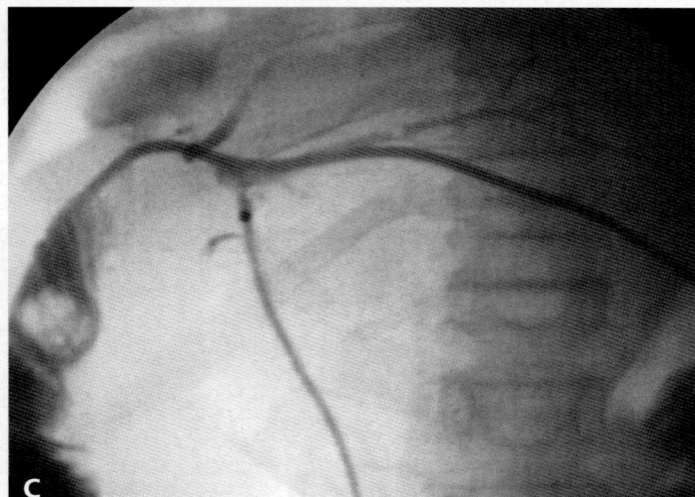

Fig. 77-24. Criança com fístula biliar junto à anastomose biliodigestiva (deiscência da anastomose). Submetida à colangiografia através de duas punções percutâneas, sendo utilizado um acesso para esvaziar a coleção biliar e manter drenagem biliar externa, e o outro acesso para manter a drenagem externa-interna moldando o local da anastomose e da fístula. Permaneceu com as duas drenagens até a resolução da fístula (2 meses). Após a retirada da drenagem externa, foi mantida em drenagem externa-interna durante 12 meses. Evolui assintomática após a terapêutica percutânea. (**A**) Colangiografia demonstrando a contrastação da árvore biliar, da anastomose biliodigestiva com contraste nas alças e extravasamento de contraste para cavidade perianastomótica (seta). (**B**) Observam-se a extremidade do catéter (marca preta) proximal à anastomose biliodigestiva e o fio-guia na alça intestinal transpondo a anastomose. (**C**) Após o esvaziamento da cavidade, optou-se em manter um dreno multiperfurado de 8,5 Fr em drenagem externa-intena pelo ramo biliar do segmento II para moldar a anastomose biliodigestiva e um catéter multiperfurado de 6 Fr com marca radiopaca para diminuir a pressão da via biliar intra-hepática e a passagem de bile pela anastomose.

Estenose e Oclusão Biliar

Estenoses e oclusões podem ocorrer nos locais de anastomose biliar e também distantes à anastomose (intra-hepáticas). São secundárias à cicatrização, que pode evoluir com retração do tecido, à isquemia arterial hepática ou a problemas técnicos cirúrgicos (mais precoces).[14,24,32] Ocorrem cerca de duas a três vezes mais que as fístulas biliares.

As principais causas de estenoses intra-hepáticas são estenose ou trombose da AH, lesão de preservação (tempo prolongado entre o explante e implante), ligadura de ramo arterial hepático durante a hepatectomia no doador e tumor maligno recidivante. As lesões intra-hepáticas, na nossa experiência, são as mais trabalhosas e com piores resultados. Podem ser dilatadas com balão ou moldadas com a presença do dreno translesão.

O segmento laboratorial coadjuvante à clínica do paciente é primordial e, sempre que houver dúvidas, outros métodos de imagem podem auxiliar no diagnóstico, como a US, a colangio RM, a cintilografia e, principalmente, a colangiografia endoscópica ou CTPH.[16,27-29] Normalmente, estes pacientes são submetidos à biópsia hepática durante o acompanhamento após o Tx hepático, e a biópsia, muitas vezes, demonstra lesão com padrão biliar, reforçando a necessidade do tratamento.

Dentre as opções terapêuticas, quando da impossibilidade da via endoscópica, a drenagem biliar percutânea é o primeiro passo para o paciente portador de estenose ou oclusão biliar após o Tx hepático. Nos pacientes que foram submetidos ao Tx com fígado inteiro ou lobo direito, a punção lateral direita, descrita anteriormente, é a técnica de escolha pelo fato de o fígado localizar-se em sua posição anatômica, simplificando o acesso aos ductos pelo acesso intercostal direito.

Nos Tx com utilização de lobo esquerdo, dá-se preferência ao acesso subxifóideo anterior esquerdo ou hemiclavicular direito (descritos anteriormente).

Quanto à técnica utilizada, damos preferência à dilatação prévia da lesão com balão complacente correspondente ao tamanho da via biliar e pela drenagem externa-interna, por um período mínimo de 6 meses, com troca dos drenos a cada 2 meses, tentando-se aumentar o calibre do dreno, sempre que possível (Fig. 77-25). Inicia-se com drenos com calibres de 8-10 Fr e com formato tipo *pigtail*. Em crianças pode haver dificuldade decorrente da desproporção de calibres entre dreno e via biliar. Em alguns casos, optamos pela dilatação repetida (três sessões de três minutos cada uma) e, dependendo do aspecto colangiográfico obtido, não se deixa dreno biliar. Esta conduta deve ser muito discutida entre as equipes envolvidas no transplante e com os pacientes e familiares.

Pode-se utilizar a drenagem externa naqueles casos em que, em razão da grande resistência, não se obtém a passagem do fio-guia para a alça intestinal. Nestes casos, espera-se aproximadamente um mês com a drenagem externa e tenta-se transpor a estenose/oclusão biliar para realizar a drenagem externa-interna. Diante do insucesso percutâneo, discute-se com a equipe cirúrgica a possibilidade da cirurgia convencional de reconstrução da anastomose.

Não recomendamos a utilização de *stents* metálicos para o tratamento de lesões biliares benignas após o Tx hepático, pois os *stents* vão ocluir e dificultar futura reintervenção percutânea ou cirúrgica sobre as vias biliares. Nos casos de insucesso do tratamento percutâneo, nossa opinião de conduta é pela reoperação do paciente.

Diante do exposto neste capítulo, pode-se observar a grande importância do papel do radiologista intervencionista, e que o tratamento das complicações vasculares e biliares do paciente transplantado de fígado deve ser muito criterioso e discutido entre equipe multidisciplinar.

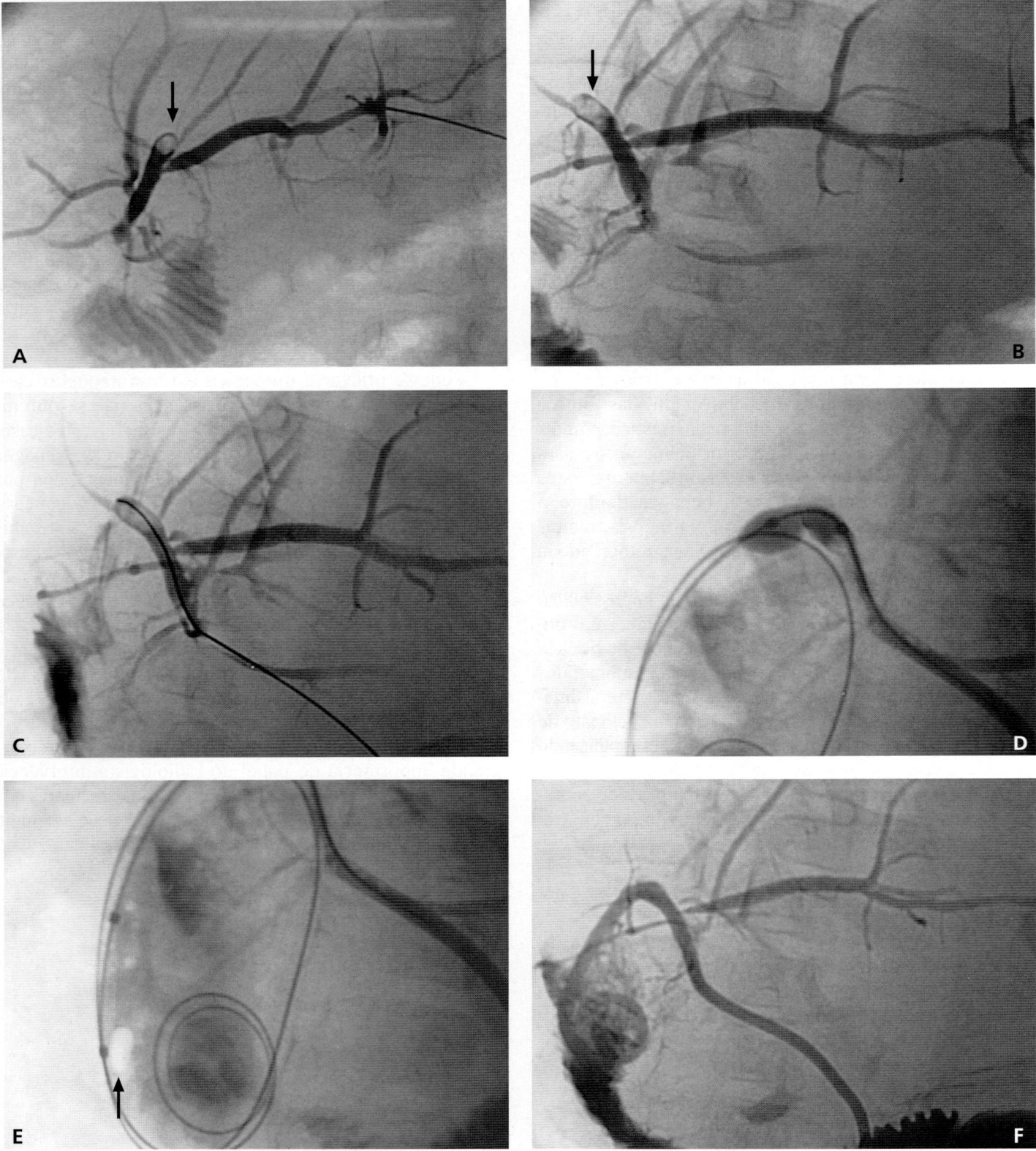

Fig. 77-25. Paciente submetido a Tx hepático (lobo esquerdo) desenvolveu aumento das enzimas canaliculares e a US observou-se cálculo biliar intra-hepático. (**A**) Colangiografia percutânea observando-se via biliar com aspecto normal, imagem de cálculo intra-hepático (seta) e discreta passagem do contraste para as alças intestinais através da anastomose biliodigestiva, compatível com estenose da mesma. (**B**) Incidência oblíqua observando-se a imagem do cálculo biliar (seta) pré-anastomose biliodigestiva. Com esta projeção foi feita a escolha do ramo biliar a ser puncionado com maior facilidade técnica para o procedimento. (**C**) Punção do ramo biliar do segmento III e passagem do fio-guia pelo cálculo em direção à anastomose biliodigestiva. (**D**) Dilatação da anastomose biliodigestiva com balão de angioplastia. (**E**) Imagem do cálculo dentro da alça intestinal após ser transposto pela anastomose com o balão de angioplastia (seta). (**F**) Colangiografia de controle após dilatação da anastomose biliodigestiva, retirada do cálculo biliar e drenagem biliar externa-interna.

REFERÊNCIAS BIBLIOGRÁFICAS

1. Tiguert R, Ciancio G, Ravery V, Soloway MS. Contribution of surgical techniques used in liver transplantation in the treatment of retroperitoneal tumors. *Prog Urol* 2001;11:145-7.
2. Cinqualbre J. History of liver transplantation. Act II: 1987-2002. *Ann Chir* 2003;128:275-80.
3. Jiang L, Yang J, Chen W, Zhuang W. Vascular and biliary complications after liver transplantation: interventional treatment. *Chin Med J* 2002;115:1679-82.
4. Sieders E, Peeters PM, Ten Vergert EM et al. Early vascular complications after pediatric liver transplantation. *Liver Transpl* 2000;6:326-32.
5. Eid A, Lyass S, Venturero M et al. Vascular complications post orthotopic liver transplantation. *Transplant Proc* 1999;31:1903-4.
6. Hosein Shokouh-Amiri M, Osama Gaber A, Bagous WA et al. Choice of surgical technique influences perioperative outcomes in liver transplantation. *Ann Surg* 2000;231:814-23.
7. Seiler CA. The bile duct anastomosis in liver transplantation. *Dig Surg* 1999;16:102-6.
8. Wang XH, Li XC, Zhang F et al. Some principal surgical technique for living donor liver transplantation. *Zhonghua Wai De Za Zhi* 2003;41:13-6.
9. Chung KY, Kim MS, Lee JH et al. Live donor partial liver harvest for canine liver transplantation: development of an innovative technique for surgical training and research. *Surg Today* 2002;32:711-5.
10. Leonardi LS, Boin IF, Leonardi MI, Tercioti V Jr. Ascites after liver transplantation and inferior vena cava reconstruction in the piggyback technique. *Transplant Proc* 2002;34:3336-8.
11. Carnevale FC, Machado AT, Moreira AM et al. Long-term results of the percutaneous transhepatic venoplasty of portal vein stenoses after pediatric liver transplantation. *Pediatr Transplant* 2011 Aug.;15(5):476-81.
12. Casanova D, Rabanal JM, Solares G et al. Inferior vena cava preservation technique in orthotopic liver transplantation: haemodynamic advantages. *Transplant Proc* 2002;34:259.
13. Sugawara Y, Mukuuchi M, Kaneko J et al. New venoplasty technique for the left liver plus caudate lobe in living donor liver transplantation. *Liver Transpl* 2002;8:76-7.
14. Turrion VS, Alvira LG, Jimenez M et al. Incidence and results of arterial complications in liver transplantation experience in a series of 400 tranplants. *Tranplant Proc* 2002;34:292-3.
15. Crossin JD, Muradali D, Wilson SR. US of liver transplants: normal and abnormal. *Radiographics* 2003;23:1093-114.
16. Shaw AS, Ryan SM, Beese RC, Sidhu PS. *Ultrasound* of non-vascular complications in the post liver transplant patient. *Clin Radiol* 2003;58:672-80.
17. Carnevale FC, Machado AT, Moreira AM et al. Midterm and long-term results of percutaneous endovascular treatment of venous outflow obstruction after pediatric liver transplantation. *J Vasc Interv Radiol* 2008 Oct.;19(10):1439-48.
18. Kim BS, Kim TK, Jung DJ et al. Vascular complications after living related liver transplantation: evaluation with gadolinium-enhanced three-dimensional MR angiography. *AJR Am J Roentgenol* 2003;181(2):467-74.
19. Glanemann M, Sttmacher U, Stange B et al. Caval complications after orthotopic liver transplantation. *Transplant Proc* 2000;32:539-40.
20. Cheng YF, Ou HY, Tsang LL et al. Vascular stents in the management of portal venous complications in living donor liver transplantation. *Am J Transplant* 2010 May;10(5):1276-83.
21. Canevale FC, Borges MV, Pinto RA et al. Endovascular treatment of stenosis between hepatic vein and inferior vena cava following liver transplantation in a child: a case report. *Pediatr Transplant* 2004;8:576-80.
22. Tannuri U, Mello ES, Carnevale FC et al. Hepatic venous reconstruction in pediatric living-related donor liver transplantation — experience of a single center. *Pediatr Trasplant* 2005;9:293-8.
23. Baltz AC, Trotter JF. Living donor liver transplantation and hepatitis C. *Clin Liver Dis* 2003;7:651-65.
24. Fleck A, Zanotelli ML, Meine M et al. Biliary tract complications after orthotopic liver transplantation in adult patients. *Transplant Proc* 2002;34:519-20.
25. Testa G, Malago M, Broelseh CE. Complications of biliary tract in liver transplantation. *World J Surg* 2001;25:1296-9.
26. Carnevale FC, Borges MV, Moreira AM et al. Endovascular treatment of acute portal vein thrombosis after liver transplantation in a child: a case report. *Cardiovasc Intervent Radiol* 2006; in press.
27. Wang JF, Zhai RY, Wei BJ et al. Percutaneous intravascular stents for treatment of portal venous stenosis after liver transplantation: midterm results. *Transplant Proc* 2006 June;38(5):1461-2.
28. Carnevale FC, Santos AC, Zurstrassen CE et al. Chronic portal vein thrombosis after liver transplantation in a child treated by a combined minimally invasive approach. *Cardiovasc Intervent Radiol* 2009 Sept.;32(5):1083-6.
29. Ko GY, Sung KB, Lee S et al. Stent placement for the treatment of portal vein stenosis or occlusion in pediatric liver transplant recipients. *J Vasc Interv Radiol* 2007 Oct.;18(10):1215-21.
30. Tarhan NC, Yologlu Z, Coskun M et al. Imaging findings and interventional treatments for complications and in partial liver transplant recipients. *Transplant Proc* 2001;33:2732-7.
31. Parrilla P, Sanchez-Bueno F, Figueras J et al. Analysis of the complications of the piggy-back techique in 1112 Liver Transplants. *Transplant Proc* 1999;31:2388-9.
32. Yang J, Xu MQ, Yan LN et al. Management of venous stenosis in living donor liver transplant recipients. *Wolrd J Gastroenterol* 2009 Oct. 21;15(39):4969-73.
33. Ueda M, Oike F, Kasahara M. Portal vein complication in pediatric living donor liver transplantation using left-side grafts. *Am J Transplant* 2008;8:2097-105.
34. Waksman R, Pakala R. Biodegradable and bioabsorbable stents. *Curr Pharm Des* 2010;16(36):4041-51.

Capítulo 78

Stent nos Tubos Digestórios Alto e Baixo

◆ *Miguel Ángel de Gregorio*
◆ *Victoria Mayoral*
◆ *Alicia Laborda*

CONTEÚDO

- INTRODUÇÃO........................... 1109
- INTERVENCIONISMO NA DOENÇA ESOFÁGICA. STENTS ESOFÁGICOS.................... 1109
- INTERVENCIONISMO NA DOENÇA GASTRODUODENAL. STENTS GASTRODUODENAIS... 1117
- INTERVENCIONISMO NA DOENÇA COLÔNICA. STENTS DE CÓLON 1122
- REFERÊNCIAS BIBLIOGRÁFICAS.............. 1127

INTRODUÇÃO

A utilização de stents no tubo digestório é uma alternativa segura e eficaz na cirurgia do tratamento da diversificada doença gastrointestinal. Ao longo do último século, a evolução dos stents do tubo digestório teve uma trajetória ascendente devido à melhoria no desenho dos mesmos, tanto pelos materiais, como pelas suas características ergonômicas e pela inovação dos procedimentos intervencionistas.

Neste capítulo é oferecida uma visão geral dos diferentes tipos de stents gastrointestinais, incluindo as indicações e os aspectos gerais do procedimento.

INTERVENCIONISMO NA DOENÇA ESOFÁGICA. STENTS ESOFÁGICOS

A estenose de esôfago é a diminuição da sua luz resultante de múltiplas causas, que podem ter pouca repercussão ou afetar a totalidade do tubo esofágico desde a orofaringe até a cárdia. A disfagia é o principal sintoma desse tipo de lesões. Acredita-se que esta sensação subjetiva de dificuldade de deglutição apareça quando a luz do esôfago se estreitou em mais de 50%. A estenose pode ser leve até a quase completa ou total obstrução com impossibilidade de passagem de alimentos, inclusive líquidos. As causas desta estenose-obstrução residem no próprio esôfago, em alguma das suas camadas, mas também em algumas ocasiões por ser decorrente de uma compressão externa a partir de algum órgão vizinho.[1] O diagnóstico da doença do esôfago é feito com a endoscopia, que permite a observação das lesões e a biópsia. A esofagoscopia substituiu os antigos exames com bário e com a extensão ultrassonográfica permite o diagnóstico da extensão e do comprometimento extraluminal. A tomografia computadorizada (TC) multislice estabelece o diagnóstico da extensão e das lesões extraesofágicas e de órgãos vizinhos. O esofagograma virtual com TC não compete, no momento, com as outras opções diagnósticas.

O tratamento escolhido é a cirurgia. Quando ela não é possível, o tratamento paliativo diferencia entre lesões benignas e malignas. Nas lesões malignas com expectativa de vida menor que 3 meses o tratamento de escolha são as próteses metálicas revestidas ou não revestidas. Se a expectativa de vida for maior que 3 meses, a braquiterapia seria a melhor opção. Nas lesões benignas de baixa malignidade a dilatação com balão é o tratamento mais apropriado. No entanto, a grande maioria das estenoses benignas dilatadas tem uma alta taxa de recidiva, e por isso devem ser feitas repetidas e sucessivas dilatações.[2] Na atualidade propõem-se como uma boa opção alternativa as próteses biodegradáveis e as recuperáveis. Os stents esofágicos foram utilizados com sucesso pela primeira vez, em 1885, pelo cirurgião canadense Charters James Symonds.[3] Estes dispositivos foram utilizados, inicialmente, como tratamento paliativo em pacientes com neoplasias de esôfago avançadas. No entanto, essa primeira indicação esteve relacionada com altos índices de morbimortalidade, o que limitou sua utilização para um segundo plano. Com o desenvolvimento de múltiplos stents autoexpansíveis, a técnica de colocação passou a ser segura e eficaz, sendo utilizada como alternativa terapêutica para o tratamento de doenças esofágicas benignas e malignas.

Indicações e Contraindicações

As indicações dos stents esofágicos incluem doenças benignas como as estenoses refratárias, as fístulas traqueoesofágicas, as perfurações iatrogênicas ou fugas, bem como o tratamento de doenças malignas, como no câncer de esôfago ou de estômago em pacientes não candidatos à cirurgia. Nos pacientes com saúde debilitada, onde o índice geral de atividade da OMS é 4 (100% prostrados na cama), a indicação deve ser cuidadosamente avaliada. A contraindicação relativa é a existência de um perfil de coagulação anormal; relativa porque a implantação não deve implicar em risco potencial de sangramento e, além disso, pode ser corrigida.

Doenças esofágicas benignas

As estenoses benignas de esôfago são o resultado de diversas lesões secundárias, como úlcera péptica, refluxo gastroesofágico, radiodermite, cirurgia e ação de agentes corrosivos. Todas essas etiologias podem levar a uma inflamação e reação hipertrófica fibrosa, que acabam diminuindo a luz esofágica.[4-6] O tratamento padrão deste tipo de doenças, cuja principal sintomatologia é a disfagia, consiste na dilatação endoscópica ou radiológica, utilizando balões de grande calibre, com uma porcentagem de sucesso imediato de 80-90%.[5] Entretanto, o índice de reestenose oscila entre em 30-60%, motivo pelo qual é necessário procurar tratamentos alternativos com maior taxa de sucesso a longo prazo. As complicações da dilatação com balão são: ruptura esofágica tipo 1 (intramural) e 2 (transmural) e recidiva. Ocorrem em até 12% de todas as dilatações, mas são poucas as que requerem medidas adicionais, salvo a observação (Fig. 78-1).

Existem lesões benignas que recidivam repetidamente após a dilatação com balão, e até mesmo alguns tipos de estenose são refratárias desde o início da dilatação, causando aspirações, dor e nutrição deficiente.[7] Nestes pacientes o implante de stent pode ser a única saída.[8] Os stents metálicos em lesões benignas, após uma inicial boa aceitação, têm caído em desuso em razão de suas complicações a médio e longo prazos. Os pacientes com lesões benignas de esôfago têm uma expectativa de vida relativamente aceitável, e o acompanhamento de pacientes com stents metálicos demonstrou um alto índice de recidivas de estenose por hiperplasia epitelial, formação de granulomas nas extremidades, úlceras e migração do stent.[9,10] Nos dias de hoje, os stents esofágicos biodegradáveis e os stents revestidos ou não revestidos recuperáveis constituem uma excelente opção já que permitem melhora da sintomatologia e dilatação da estenose no decorrer do tempo, podendo ser recuperados quando não forem necessários. Os stents de polímeros biodegradáveis (polidioxanona, ácido poliláctico) apresen-

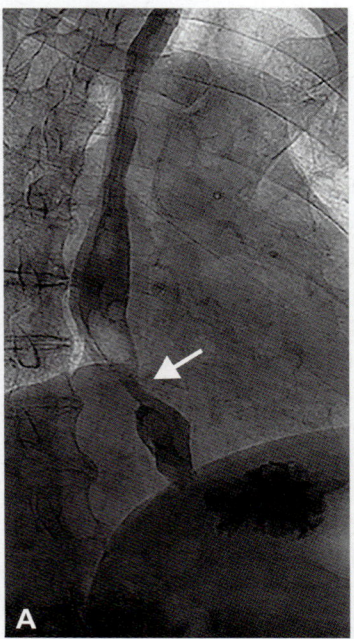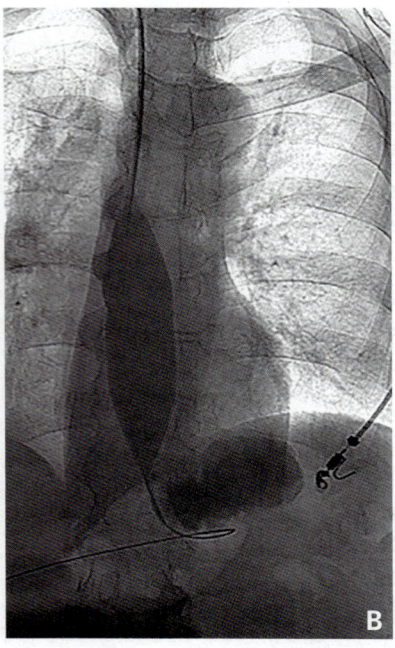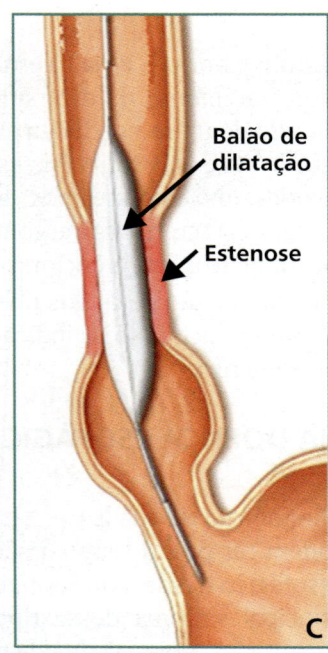

Fig. 78-1. (**A**) Estenose por refluxo gastroesofágico no terço inferior do esôfago. (**B**) Dilatação com balão de 28 mm de diâmetro. (**C**) Esquema ilustrativo da dilatação da estenose benigna com balão.

tam-se como uma excelente alternativa para o tratamento das lesões benignas de esôfago. Após 4 a 6 meses sofrem degradação, não ficando restos no organismo. Têm o inconveniente do alto preço, são radiotransparentes e apresentam diminuição importante da força radial a partir da sexta semana (Fig. 78-2).[11]

As fístulas esofágicas, quer sejam abertas no mediastino ou comunicando com a árvore traqueobrônquica, requerem para seu tratamento o uso de *stents* revestidos que mantenham selada a luz esofágica. No caso de fístulas na traqueia, beneficiam-se da implantação de prótese no lado traqueal e no esofágico (Fig. 78-3).

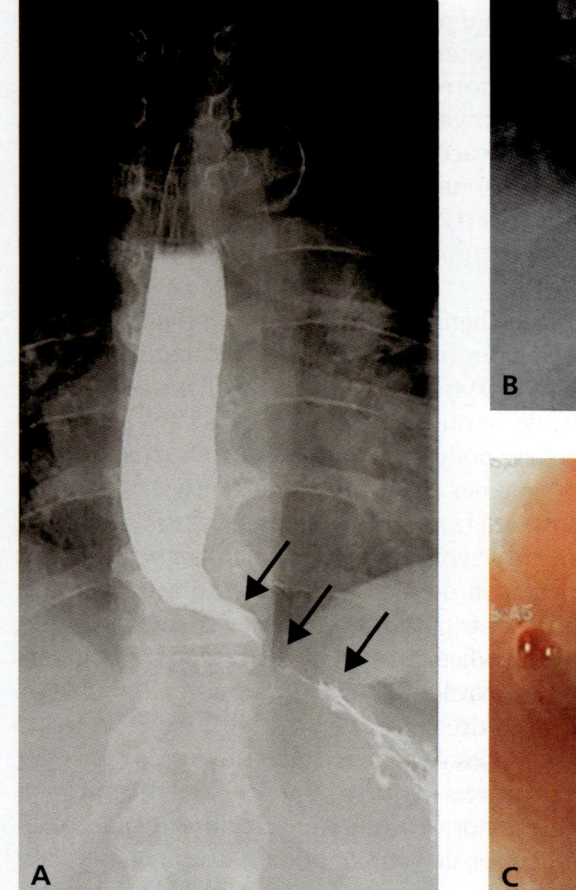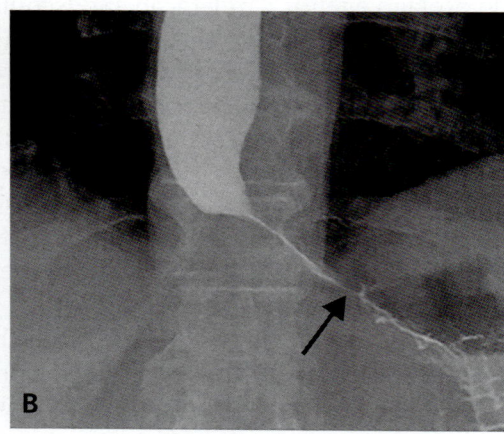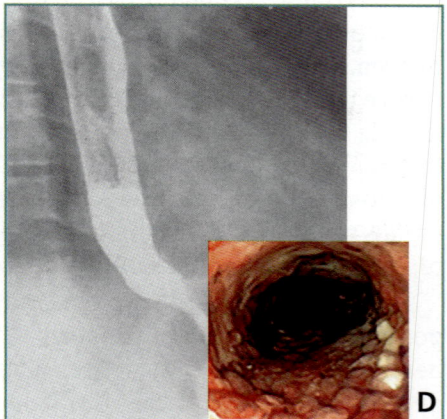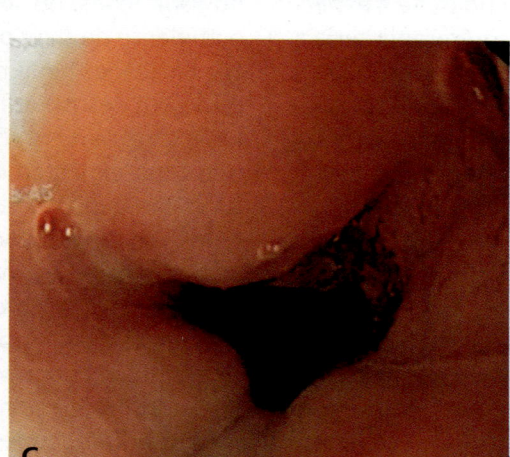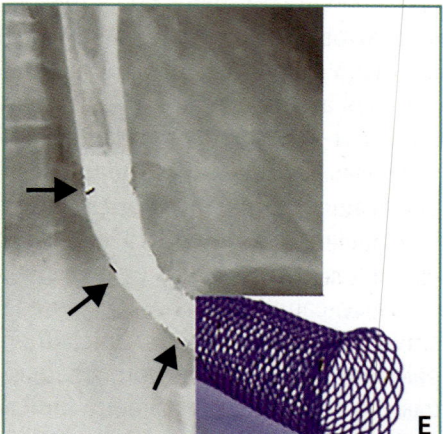

Fig. 78-2. (**A** e **B**) Lesão benigna de cárdia (setas). (**C**) Visão esofagoscópica. (**D** e **E**) Controle após implantação de *stent* ELLA.

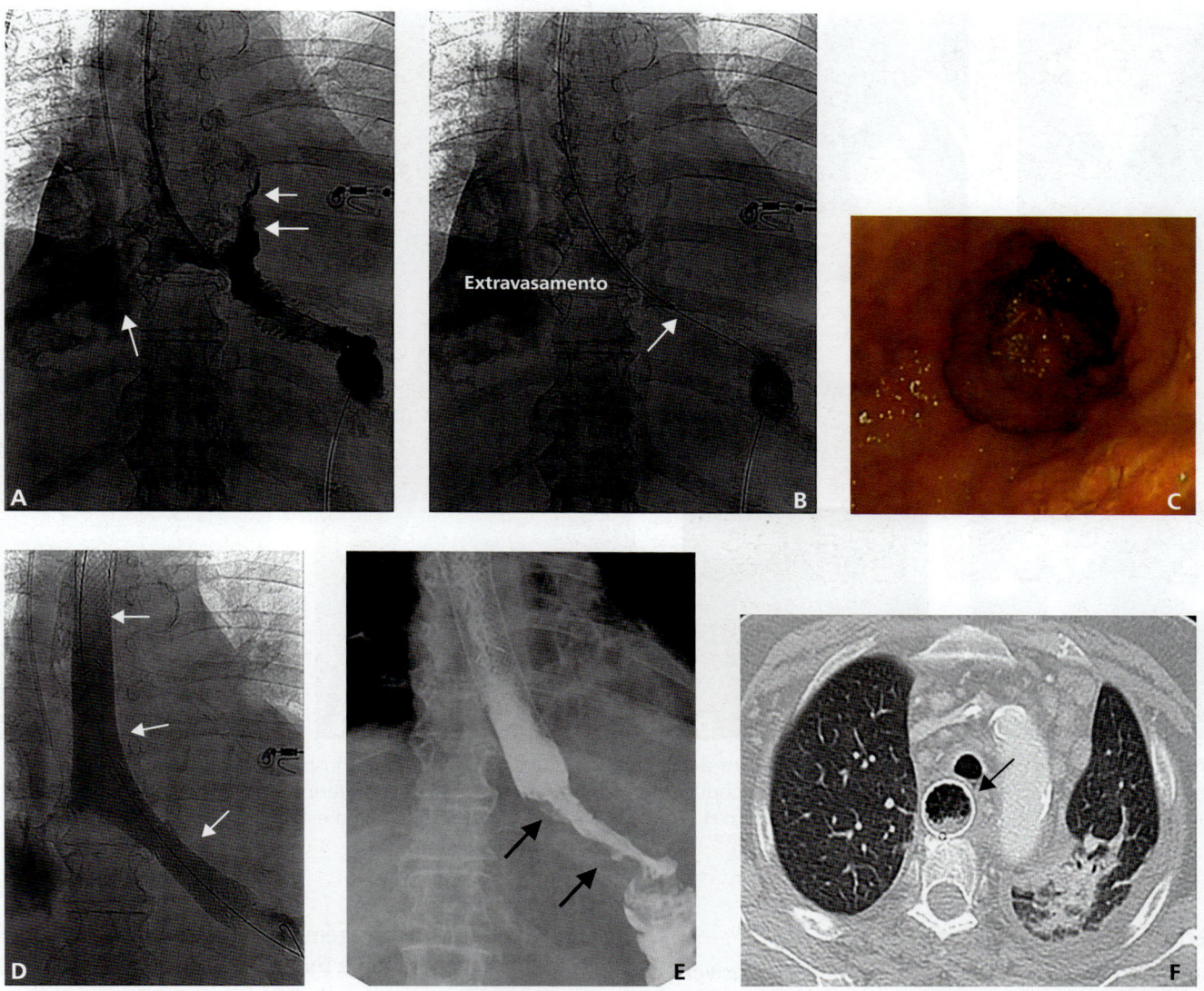

Fig. 78-3. Deiscência de sutura após cirurgia esofágica. (**A** e **B**) Fístula mediastínica bilateral (setas). (**C**) Nota-se a imagem endoscópica prévia à implantação da prótese. (**D** e **E**) Implante de dois *stents* de 30 mm de diâmetro com resultado satisfatório. (**F**) Imagem da prótese em TC.

Doenças esofágicas malignas

O tratamento das lesões malignas do esôfago que causam disfagia é variado. Existem muitas opções terapêuticas, além da cirurgia, nos casos em que for possível fazê-la. A quimioterapia mostrou resultados desiguais, enquanto a radioterapia, ou melhor, a braquiterapia, demonstrou melhor controle. Novos tratamentos que combinam ambas as modalidades terapêuticas, quimioterapia e radioterapia, permitem não só melhorar os sintomas, como também prolongar a sobrevida dos pacientes. Outros tratamentos administrados com a ajuda endoscópica, como o *laser* e a eletrocoagulação, requerem sucessivas aplicações a cada 2-4 semanas com consequente incômodo para o paciente. Todas essas técnicas podem ser combinadas, mas requerem a permeabilização do esôfago através de uma prótese esofágica ou a implantação de uma sonda nasogástrica ou a realização de uma gastrostomia percutânea que permita a alimentação do paciente.[1-12]

Quer seja de forma isolada ou combinado com outros procedimentos (*laser*, quimioterapia ou radioterapia), o tratamento paliativo mais difundido são os *stents* ou as próteses esofágicas. Em pacientes com obstrução esofágica maligna, a utilização de *stents* esofágicos metálicos é uma opção terapêutica universalmente aceita. Os objetivos da terapia paliativa em pacientes com câncer inoperável são melhorar os sintomas da disfagia, tratar as complicações, manter a ingesta oral, minimizar a internação hospitalar, aliviar a dor, eliminar o refluxo e a regurgitação, evitar a aspiração e, definitivamente, melhorar a qualidade de vida. Os resultados de diversos estudos demonstraram uma melhora da disfagia, apesar de não estarem isentos de complicações.[13] Esta opção terapêutica permite uma melhora na qualidade de vida destes pacientes, cujo tempo de vida é curto, sem necessidade de submetê-los a cirurgias sangrentas e com alta morbidade (Fig. 78-4).

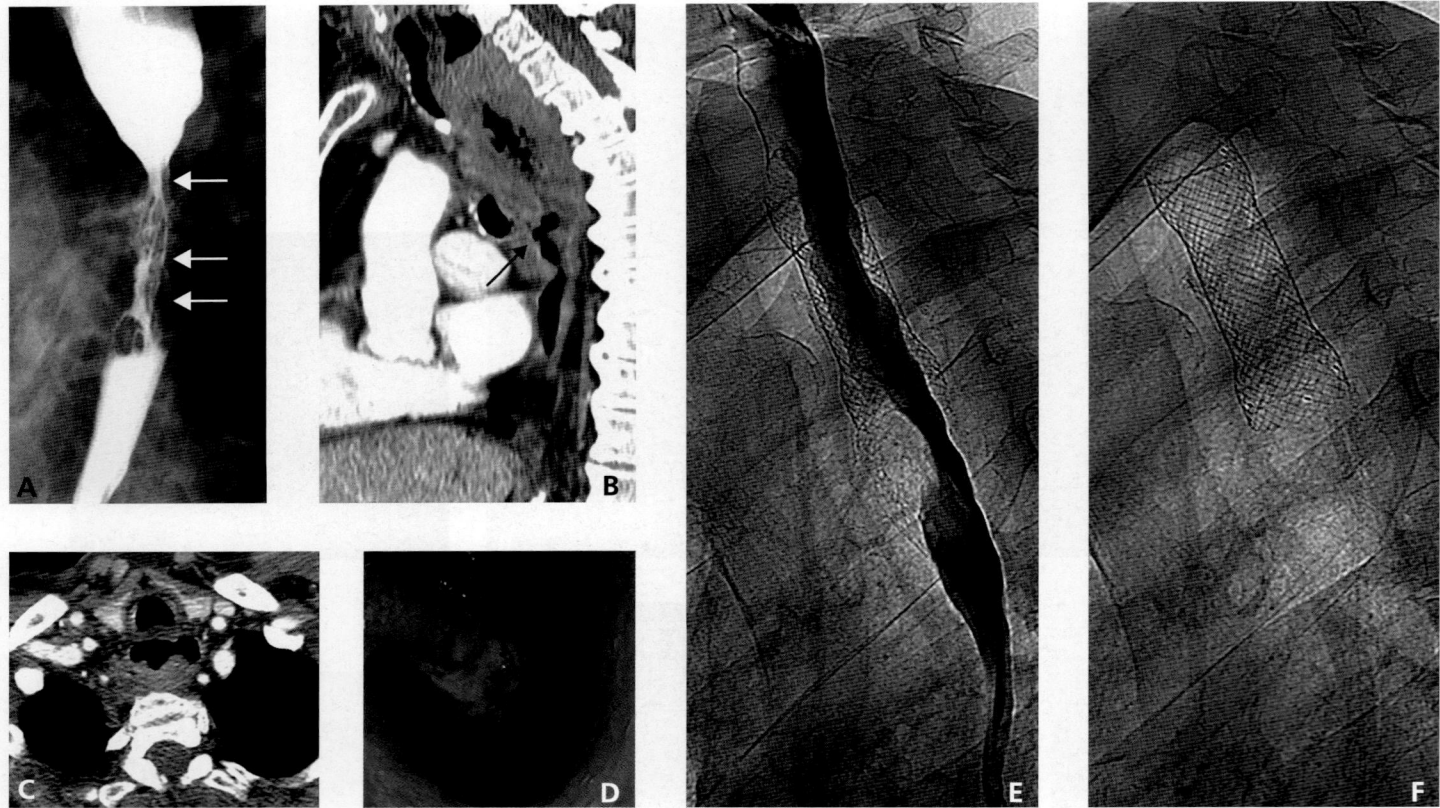

Fig. 78-4. Paciente de 59 anos com carcinoma escamoso de terço médio esofágico. (A-D) Mostram, respectivamente, esofagograma, TC reconstruída, corte axial e endoscopia com estenose de esôfago. (E e F) Stent esofágico autoexpansível não revestido com e sem contraste implantado por dentro do esôfago com imediata resolução da estenose.

Materiais. Tipos de Stents

Existem vários tipos de *stents* esofágicos autoexpansíveis, tanto plásticos (SEPS), como metálicos (SEMS), criados por diferentes empresas comerciais. Estes *stents* foram desenhados para gerar maior força radial, de maneira que se impeça a mobilidade do *stent* (não migração), além de favorecer a liberação do dispositivo com um mínimo dano de parede. Os *stents* podem ser com ou sem revestimento. Os revestidos, por sua vez, podem estar total ou parcialmente recobertos por um polímero que impede o crescimento tumoral ou tecido hiperplásico entre suas malhas.[14] Os *stents* totalmente revestidos têm o inconveniente de apresentar índices mais altos de migração frente aos parcialmente revestidos, que dispõem de uma ancoragem metálica em suas porções distal e proximal, impedindo a migração do dispositivo (Fig. 78-5).[15]

Por fim, um tipo de *stent* incorporou um mecanismo que atua como válvula antirrefluxo. Estudos clínicos mais recentes demonstraram que o uso de *stents* com válvula não produz nenhum benefício com relação aos *stents* convencionais.[16] Alguns autores tinham assinalado diferenças significativas de refluxo usando este tipo de *stent* frente aos *stents* sem válvula (12% frente a 96%) (Fig. 78-6).[17]

Os *stents* disponíveis no mercado diferem, segundo o material, o desenho, o diâmetro da luz, a força radial exercida, a flexibilidade e o grau de encurtamento após sua expansão (Fig. 78-7).

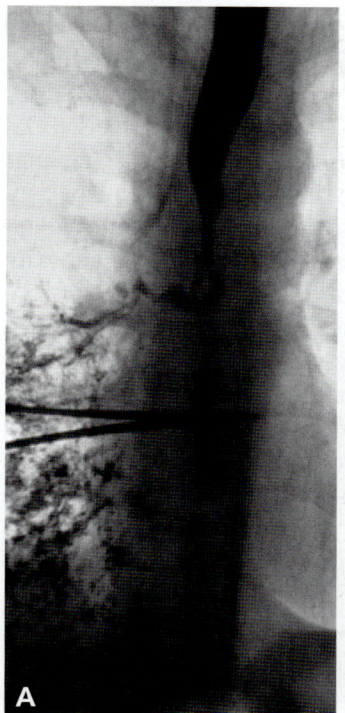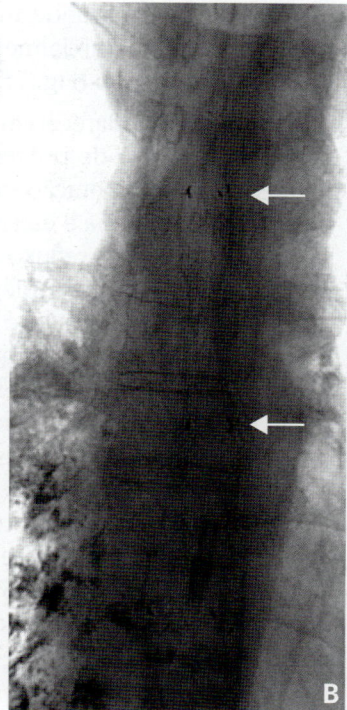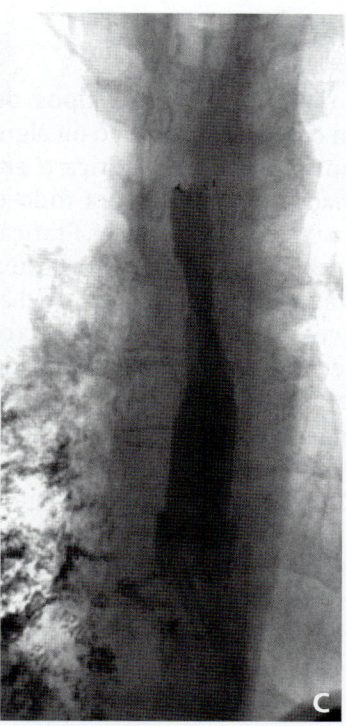

Fig. 78-5. (**A**) Tumoração esofágica com fístula traqueobrônquica. (**B** e **C**) *Stent* revestido que veda a fístula. As setas delimitam as extremidades do *stent*.

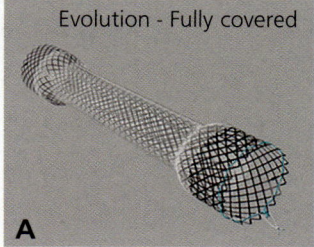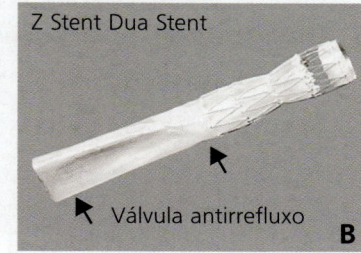

Fig. 78-6. (**A**) *Stent* de nitinol totalmente revestido de polímero. (**B**) Z-*stent* Dua com válvula antirrefluxo (setas). Cortesia de Cook Medical.

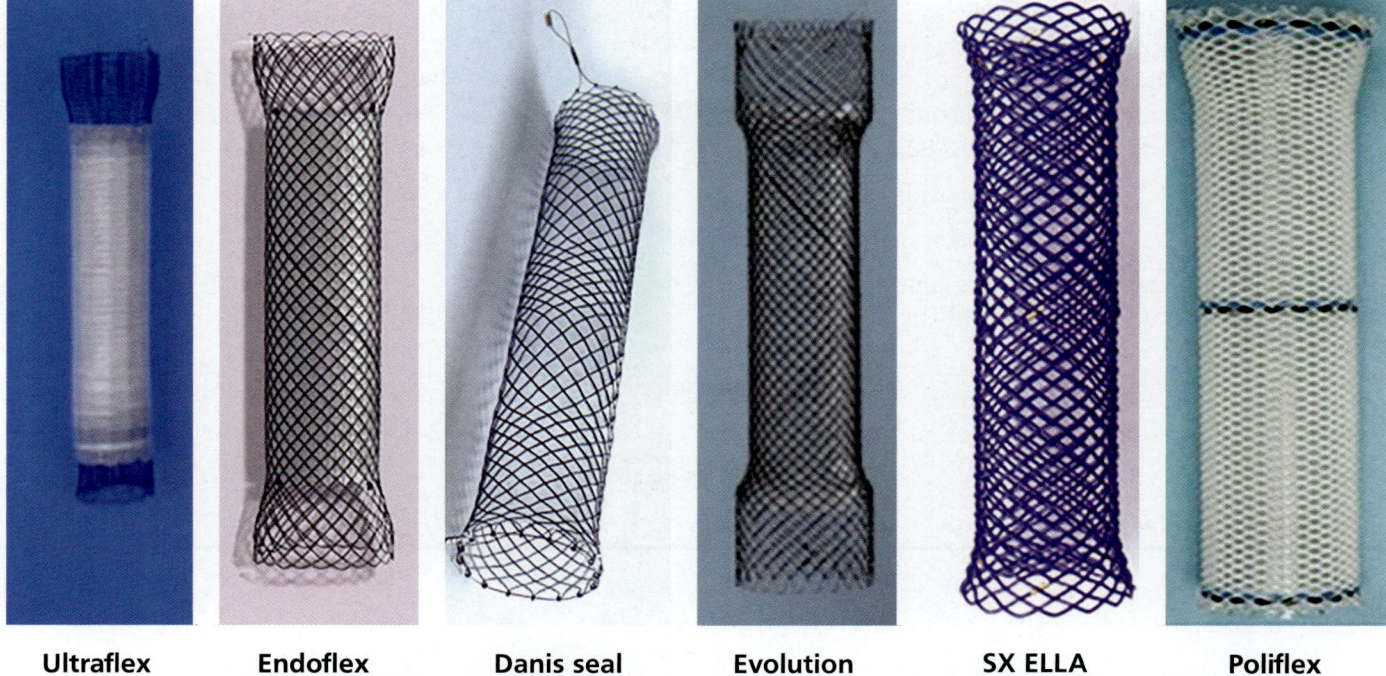

Fig. 78-7. Diferentes tipos de *stents* usados no tubo digestório.

Stents Permanentes e Recuperáveis. Stent Reabsorvível

Nos últimos 20 anos foram desenhados novos tipos de stents. Os primeiros stents eram construídos em aço ou alguma liga de aço (Elgiloy). A morfologia era cilíndrica e era desenhada apenas com a variação do calibre para todo o tubo digestório e inclusive para o território vascular. Praticamente os stents utilizados no tubo digestório eram autoexpansíveis, e os calibres oscilavam entre 10 e 16 mm de diâmetro (Quadro 78-1). Os novos materiais (nitinol e cromo-cobalto), bem como o recobrimento de sua camada externa com diferentes polímeros, melhoraram e adaptaram sua morfologia à área anatômica e à doença a ser tratada. Inicialmente esses dispositivos estavam nas mãos dos radiologistas intervencionistas, e todos os procedimentos eram feitos com controle fluoroscópico. A introdução da endoscopia como forma combinada de implantação de stent permitiu um excelente avanço. O desenho e a incorporação de bainhas ou dispositivos que possibilitassem sua recuperação permitiram que a grande maioria de stents esofágicos seja revestida total ou parcialmente e recuperável depois de um determinado tempo (Fig. 78-8).[1,12-14]

Atualmente apareceram os stents biodegradáveis (BDS) para o tratamento de processos benignos; poucas semanas depois de sua implantação são reabsorvidos. As principais indicações são: acalasia e estenoses esofágicas benignas geralmente causadas por refluxo esofágico, ingestão de substâncias cáusticas, cirurgia esofágica ou radioterapia.[18] A principal vantagem destes stents é que não precisam ser retirados. Os primeiros stents biodegradáveis eram compostos por ácido poliláctico. Em 2007, desenhou-se o stent SX-ELLA composto por uma sutura reabsorvível de polidioxanona. O uso destes stents biodegradáveis continua sendo problemático por causa das complicações associadas, como a migração, a recorrência da estenose, ou o crescimento do tecido. Não obstante, os resultados preliminares mostram que podem ser uma alternativa aos SEPS e SEMS, evitando a necessidade de dilatações recorrentes e de remover o dispositivo.

Quadro 78-1. Tipos de stents esofágicos disponíveis nos EUA

Marca	Material	Diâmetro (mm)	Extensão (cm)	Diâmetro do introdutor
Boston Scientific®				
Polyflex Esophageal Stent	Poliéster/silicone	16, 18 e 21	9, 12 e 15	12 e 14
Ultraflex covered	Nitinol	18 e 23	10, 12 e 15	6
Ultraflex non-covered	Nitinol	18	7, 10, 12 e 15	6
Wallflex partially covered	Nitinol	18 e 23	10, 12 e 15	6
Wallstent II	Elgiloy	20	10 e 15	6
Cook Medical®				
Fully coated Z-stent	Aço inoxidável	18	8, 10, 12 e 14	10
Uncoated Z-stent	Aço inoxidável	18	8, 10, 12 e 14	10
Evolution fully covered controlled release stent	Nitinol	18 e 20	8, 10 e 12	–
Evolution partially covered controlled release stent	Nitinol	20	8, 10, 12 e 15	–
Endochoice®				
Bonastent	Nitinol	18	6, 8, 10, 12, 14 e 16	6
Merit Medical®				
Alimaxx-Es Fully covered	Nitinol	18 e 22	7, 10 e 12	–

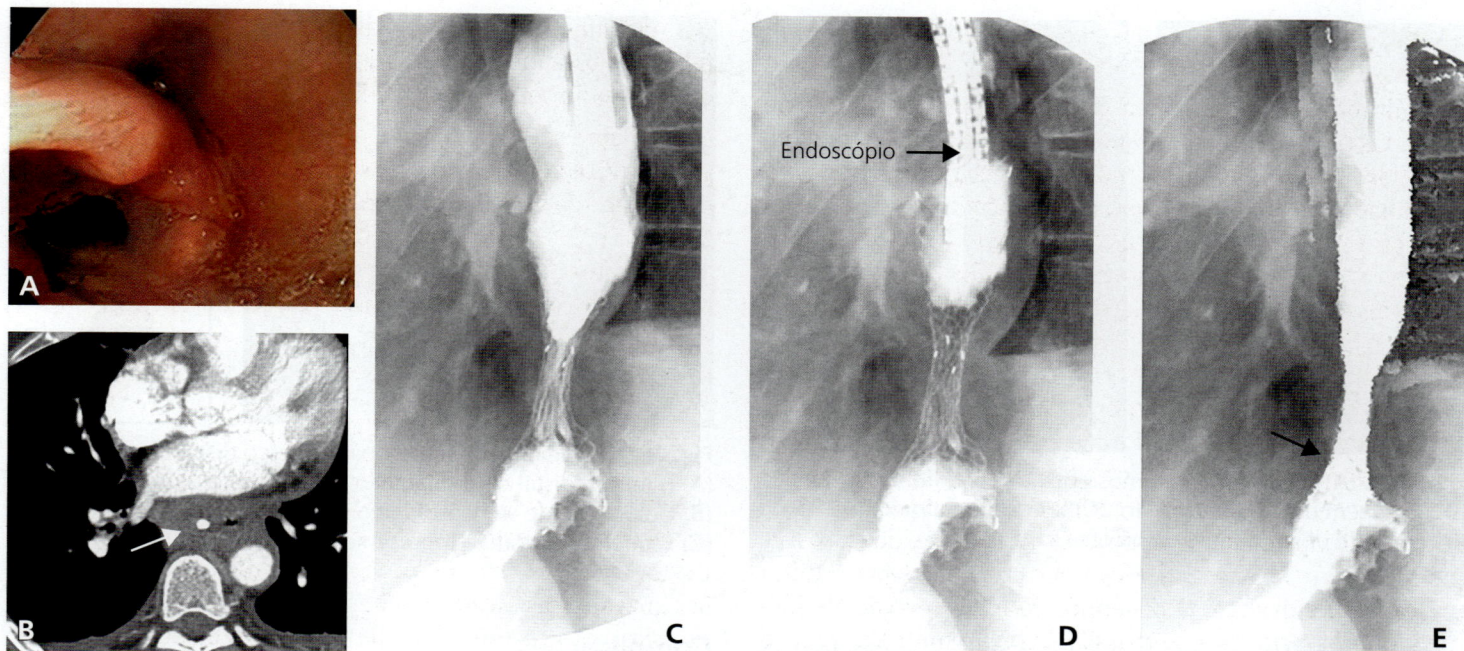

Fig. 78-8. (**A** e **B**) Carcinoma escamoso no terço inferior do esôfago. (**C**) Próteses de esôfago. (**D**) Endoscópio recuperando a prótese (seta). (**E**) Pós-remoção da prótese.

Resultados

Nas estenoses benignas, os *stents* de plástico foram, durante muito tempo, o tratamento de escolha em razão do seu baixo custo, da facilidade de colocação e extração do dispositivo e da escassa reação local que produziam. A colocação destes dispositivos implicava em uma melhora importante da disfagia com reposição precoce da alimentação. No entanto, estudos recentes de Holm *et al.*[19] e Dua *et al.*[6] demonstraram índices elevados de migração e de reestenose, com recorrência da disfagia. No estudo de Holm *et al.* foram colocados 83 SEPS tanto para o tratamento de estenose, como de fístulas. O índice de migração do *stent* foi de 62,1%, com um índice de recorrência da disfagia de 81,8%. Estes achados fizeram com que este tipo de *stent* seja uma alternativa segura à doença benigna, mas com baixos resultados a longo prazo.

Os SEMS melhoram a sintomatologia produzida pelas estenoses benignas, mas sua maior limitação é que são difíceis de extrair e frequentemente traumáticos. Os estudos de Eloubeidi *et al.*[20] e Buscaglia *et al.*[21] demonstraram uma melhoria da disfagia em pacientes tratados com *stents* metálicos revestidos, sendo a principal complicação a migração. É necessário fazer estudos randomizados com um maior número de pacientes e com acompanhamento a longo prazo para conhecer com exatidão os benefícios e as complicações deste procedimento.

Com relação à doença esofágica maligna, os SEMS demonstraram ser mais seguros e mais rentáveis do que as próteses esofágicas plásticas usadas anteriormente. Eickhoff *et al.*[22] demonstraram índices similares entre os SEMS e os SEPS no que diz respeito à sobrevida e disfagia, mas as complicações eram maiores com a utilização de SEPS. Os *stents* revestidos foram escolhidos já que apresentam menores índices de colonização pelo tumor e, portanto, menores índices de reestenoses, apesar de serem mais suscetíveis à migração do dispositivo. No esôfago proximal a colocação de um *stent* continua sendo um tema de debate. Se for colocado, recomendam-se utilizar próteses flexíveis para minimizar o aparecimento de complicações como a sensação de corpo estranho ou a compressão extrínseca traqueal, e sempre deve ficar a uma distância de 2 cm abaixo do esfíncter esofágico superior.[1,2] No esôfago distal, a utilização de SEMS é aceita, mas polêmica, em razão do elevado risco de complicações. Com relação ao tratamento das fístulas traqueoesofágicas secundárias ao câncer de esôfago e de pulmão avançado, são utilizados *stents* metálicos revestidos, já que os *stents* não revestidos permitem a passagem do conteúdo esofágico através do dispositivo. A utilização de SEMS neste tipo de paciente melhora a sobrevida.[1,2]

Os *stents* biodegradáveis permanecem em avaliação. Os resultados de dois estudos de Saito *et al.* sobre os *stents* PLA® demonstraram uma taxa de migração de 77% nas três primeiras semanas desde a inserção, apesar da melhora clínica dos pacientes.[23,24] Os resultados de um estudo prospectivo realizado em dois hospitais europeus, em que foram incluídos 21 pacientes, mostraram um índice de migração baixo (9,5%) depois de 7 semanas da implantação, com uma resolução completa da disfagia em 45% dos pacientes. O tempo médio de degradação do *stent* foi de 11-12 semanas.[25] Entretanto houve recidiva na sintomatologia de 55% dos casos (Fig. 78-9).

Atualmente foi desenvolvido apenas um estudo que compara a eficácia dos *stents* biodegradáveis aos *stents* plásticos autoexpansíveis (SEPS) e os *stents* metálicos totalmente revestidos (SEMS).[4] Os SEPS estiveram associados a uma taxa menor de sucesso clínico (10%) frente aos SEMS e BDS, que

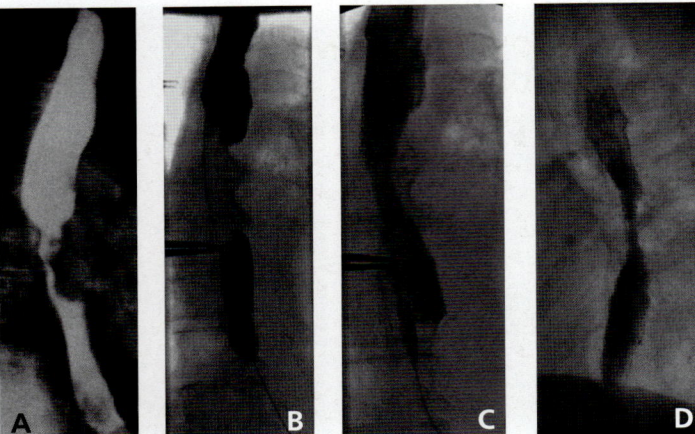

Fig. 78-9. (**A**) Carcinoma escamoso de terço médio.
(**B**) Passagem do guia pela lesão, (**C**) liberação da prótese e
(**D**) controle pós-implante da prótese.

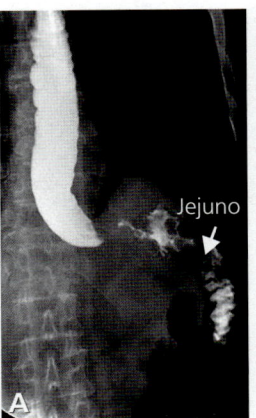 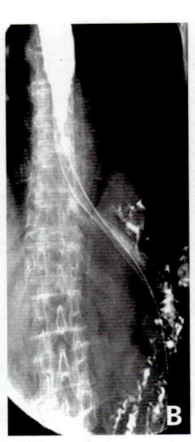 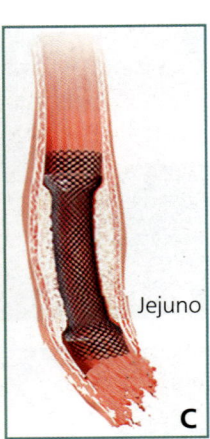

Fig. 78-10. Paciente com estenose de terço distal do esôfago.
(**A**) Estenose distal com dilatação do esôfago proximal.
(**B**) Colocação de *stent* esofágico no segmento estenosado.
(**C**) Esquema ilustrativo representando a técnica.

apresentavam um período livre de disfagia maior (30-40%). O índice de migração foi maior com SEMS do que com BDS.

Apesar de todos esses resultados, os dados preliminares mostram que os *stents* são uma valiosa alternativa à cirurgia, com importante melhora na qualidade de vida do paciente. São necessários estudos mais precisos e com um tamanho de amostra suficiente para melhorar as caraterísticas dos *stents* e diminuir as complicações associadas a este procedimento (Fig. 78-10).[26-28]

Complicações

Antes de realizar a técnica endoscópica, é necessário conhecer a localização da estenose, quer seja alta, média ou baixa, e fazer um estudo prévio que nos permita determinar se a colocação do *stent* é viável ou se existe comprometimento de alguma estrutura adjacente, como a traqueia ou os brônquios. As complicações que podem acompanhar a colocação de qualquer *stent* no esôfago se dividem em complicações precoces ou tardias (Quadro 78-2).

Quadro 78-2. Principais complicações relacionadas com os *stents* esofágicos

Complicações precoces	Ocorrem imediatamente ou durante as primeiras 2-4 semanas. Aparecem em 32% dos pacientes[26]
Dor torácica	Aparece nas primeiras 48 horas, sendo mais frequente em pacientes que receberam tratamento radio e quimioterápico prévio[27]
Pneumonia aspirativa	Geralmente associada à posição em decúbito do paciente e à sedação
Perfuração	É secundária à dilatação com balão, à passagem forçada do endoscópio ou à própria expansão do *stent*
Hemorragia	Durante as primeiras 24-48 horas é comum que os pacientes manifestem hematêmeses em pequena quantidade por causa do traumatismo direto e da manipulação de tumores friáveis
Migração do *stent*	É a complicação mais frequente
Complicações tardias	São mais frequentes já que ocorrem em 53-65% dos pacientes e são definidas como aquelas que aparecem 1 mês depois do procedimento[28]
Recidiva de disfagia	Geralmente por migração do *stent*, colonização neoplásica, supercrescimento proximal ou impactação alimentar
Hemorragia e perfuração	São as complicações mais temidas, já que podem ser fatais. O mecanismo de produção consiste no acréscimo de pressão causado pelas forças radiais exercidas pelo *stent* sobre o tumor
Fístulas traqueoesofágicas	Associam-se às perfurações causadas pela pressão exercida pelo *stent* ou pela formação de pequenas úlceras. Implica no aparecimento de sintomatologia respiratória com pneumonias recorrentes
Refluxo gastroesofágico	Refluxo gastroesofágico: decorrente da colocação do *stent* distal que leva à perda de motilidade na união esofagogástrica

Os *stents* que cruzam a união esofagogástrica apresentam um maior risco de migração, bem como de refluxo gastroesofágico. Além disso, a extremidade distal do *stent* pode causar danos ao estômago se estiver localizada muito distalmente. Por estes motivos é imprescindível que a técnica seja realizada por médicos experientes em técnicas endovasculares.

Comentários

Os *stents* podem ser inseridos usando um guia endoscópico, fluoroscópico, ou uma combinação de ambos. De modo geral, a escolha de um guia depende da disponibilidade hospitalar do mesmo e da equipe cirúrgica que faz o procedimento, que está acostumada a usar um ou outro. Foi relatado que os SEMS são implantados na ausência de um guia fluoroscópico em alguns hospitais e que essa é uma abordagem segura.[29] No entanto essa afirmação é controvertida. Deve-se evitar a introdução do endoscópio no interior do *stent* liberado, já que existe risco de migração proximal ou distal uma vez retirado o endoscópio. Apesar do maior custo dos SEMS em comparação aos *stents* esofágicos plásticos tradicionais, a diminuição das complicações e a redução dos dias de hospitalização implicam em uma economia importante, superior às demais técnicas paliativas disponíveis.

A disfagia é aliviada em aproximadamente 90% dos pacientes que receberam tratamento com *stent*. Em comparação a outros métodos paliativos, como radioterapia, quimioterapia, ablação a *laser*, eletrocoagulação térmica, terapia fotodinâmica, eletroterapia do tumor, ou suporte nutricional, a colocação de um *stent* alcança uma melhora mais precoce e mais significativa da disfagia.

Os *stents* esofágicos são uma opção terapêutica nas doenças esofágicas benigna e maligna, permitindo melhorar a qualidade de vida dos pacientes sem necessidade de realizar procedimentos cirúrgicos cruentos. O aperfeiçoamento da tecnologia com o aparecimento dos *stents* biodegradáveis permite melhorar a permeabilidade do *stent*, minimizar as complicações relacionadas com o mesmo, e diminuir a necessidade de reintervenções.

INTERVENCIONISMO NA DOENÇA GASTRODUODENAL. *STENTS* GASTRODUODENAIS

A obstrução gastroduodenal é a forma de apresentação mais frequente dos tumores malignos avançados de estômago, pâncreas e duodeno. Tradicionalmente, a cirurgia com derivação gastroentérica (gastrojejunostomia paliativa) foi a única opção de tratamento em pacientes com neoplasias não ressecáveis com elevado índice de morbimortalidade, associada à má condição clínica dos pacientes. Com o aparecimento do *stent* gastroduodenal na década de 1990, criou-se uma alternativa à cirurgia naqueles pacientes que não eram candidatos à cirurgia curativa.[30] Revisando a literatura, não existem estudos aleatórios com uma amostra grande e desenho consistente que permita conhecer com exatidão os resultados do *stent* gastroduodenal.

Indicações e Contraindicações

As principais indicações dos *stents* gastroduodenais é a obstrução gastroduodenal, que se apresenta com vômitos, anorexia e má nutrição, secundária a tumores malignos avançados não ressecáveis. Os pacientes com anastomose cirúrgica prévia, que posteriormente desenvolvem sintomas de obstrução gástrica decorrente da recidiva do tumor, e aqueles com tumor maligno residual que não responde às dilatações de repetição, são candidatos à colocação de *stent* (Fig. 78-11).[31]

Os pacientes com fístulas malignas do estômago e do duodeno em órgãos adjacentes e alguns casos de obstruções benignas em pacientes com alto risco cirúrgico, que não responderam a outros tratamentos, também são candidatos a um *stent* gastroduodenal. No entanto, o uso de *stents* em doença benigna ainda é contraditório e está sendo pesquisado.

As contraindicações absolutas são a presença de sinais clínicos e radiológicos de perfuração com peritonites e a existência de obstrução do intestino delgado distal. As contraindicações relativas são a presença de carcinomatose peritoneal e a existência de um perfil de coagulação anormal.

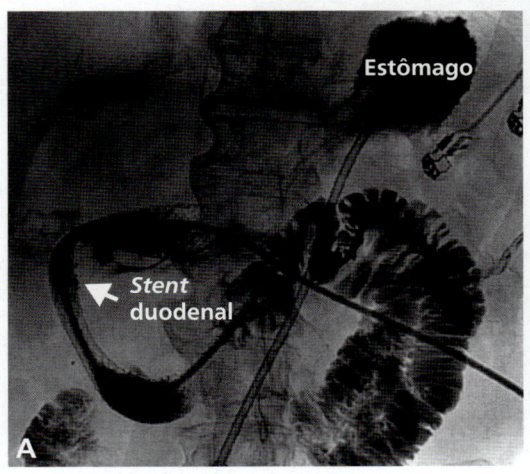
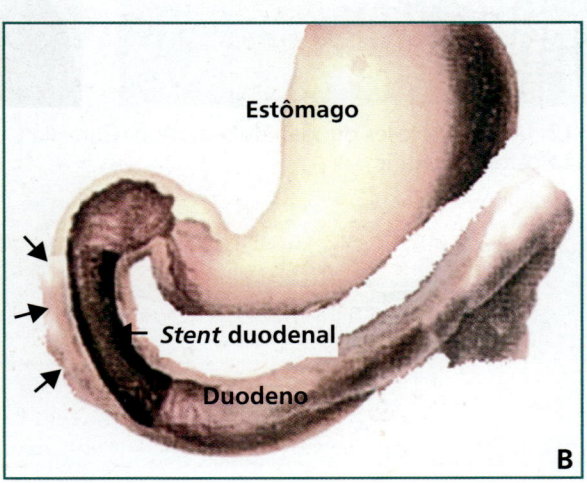

Fig. 78-11. (**A**) Paciente com gastrectomia prévia e doença pancreática que invade e desloca o arco duodenal (seta) identificando o *stent* duodenal). (**B**) Esquema ilustrativo do implante do *stent* duodenal.

Materiais. Tipos de Stents

As características dos *stents* gastroduodenais devem incluir flexibilidade, facilidade de uso com introdutores de pequeno tamanho, comprimento adequado para evitar dobras do *stent*, força radial suficiente que permita uma expansão completa no interior da fibrose e do tumor, bem como ser formado por materiais que impeçam a migração do *stent* e o crescimento do tumor.[32] Foram aprovados somente dois tipos de *stents* para o tratamento da obstrução gastroduodenal maligna: o "Wallstent enteral" e a prótese "Wallflex duodenal", ambos da Boston Scientific. Os índices de sucesso para ambos os *stents* são superiores a 90% e entre 60-85% dos pacientes podem voltar a fazer ingestas alimentares orais (Quadro 78-3 e Fig. 78-12).[33]

A maioria dos *stents* para uso gastroduodenal é de aço inoxidável ou nitinol. Os *stents* metálicos podem ser revestidos ou não revestidos, com diâmetros que oscilam entre 20-22 mm e 6-12 cm de comprimento. Os *stents* não revestidos são flexíveis, fáceis de aplicar e com uma força radial suficiente para a expansão completa. Mas apresentam maior risco de colonização quer seja pelo tumor quer tecido hiperplásico.

No entanto, em razão da curta esperança de vida destes pacientes, essa complicação é pouco frequente.[34] Os *stents* revestidos são mais rígidos e têm um maior risco de migração, embora os de última geração tenham caraterísticas que previnem esta complicação. Descreveu-se que os *stents* revestidos no duodeno podem predispor a uma colangite ou pancreatite quando liberados na frente da papila duodenal.

Foram descritas várias técnicas para liberar os *stents* duodenais. A clássica é feita por via oral, podendo ser executada tanto por endoscopistas, como intervencionistas com controle endoscópico ou fluoroscópico, respectivamente (Fig. 78-13). Outra forma é através de uma gastrectomia prévia feita geralmente para aspiração de conteúdo gástrico de retenção e, finalmente, naqueles casos onde a causa da obstrução é a doença que também afeta a via biliar, podendo ser tratados de forma simultânea, deixando um *stent* na via biliar e outro gastroduodenal (Fig. 78-14).

Quadro 78-3. Tipos de *stents* gastroduodenais disponíveis na Europa e nos EUA

Tipo	Marca	Diâmetro (mm)	Extensão (cm)
Wallstent enteral	Boston Scientific	20-22	60 e 90
Enteral WallFlex	Boston Scientific	27 nas bordas e 22 no centro	60, 90 e 120
Evolution duodenal	Cook Medical	27 nas bordas e 22 no centro	60, 90 e 120
Pyloroduodenal	SX ELLA	20, 22 e 25	82, 90, 113 e 135

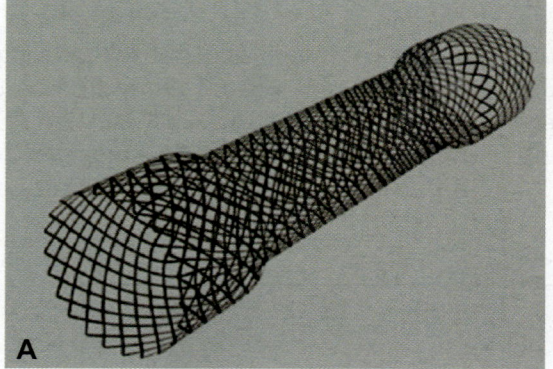 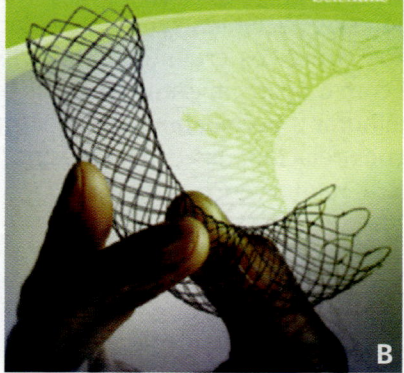

Fig. 78-12. (A e B) Próteses duodenais Evolution (Cortesia Cook Medical) e Wallflex (Cortesia Boston Scientific).

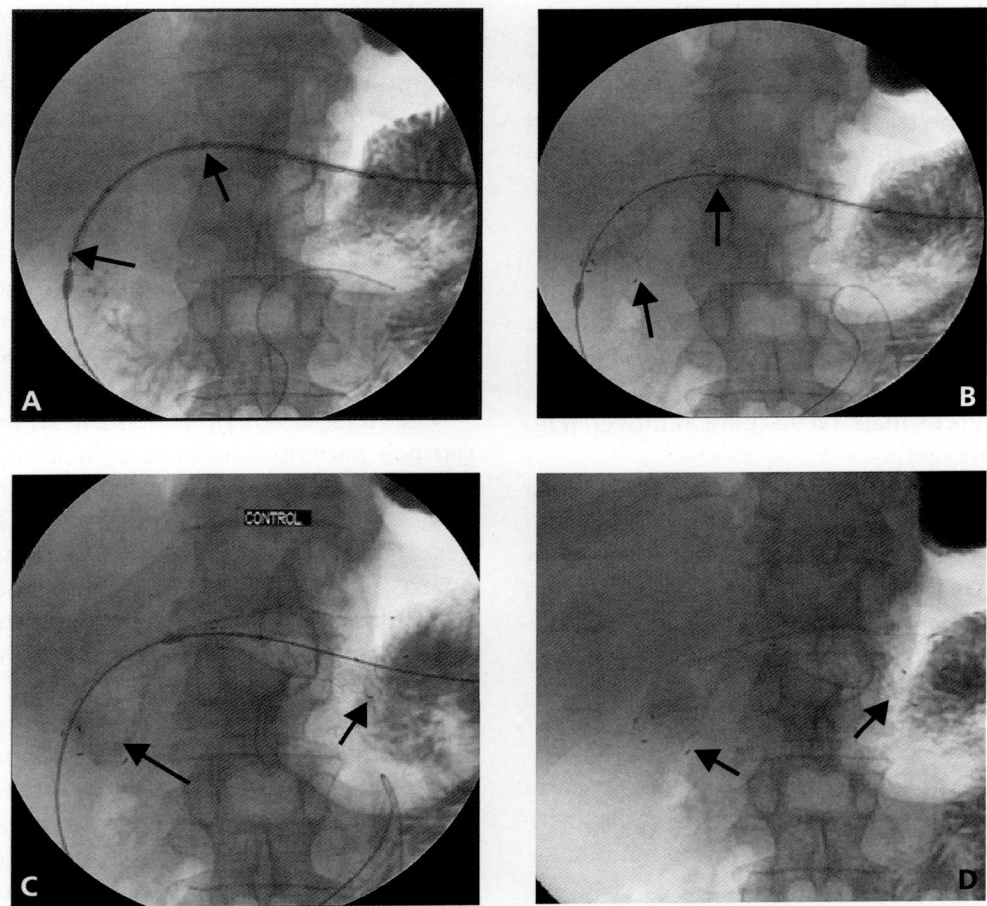

Fig. 78-13. Implante de *stent* gastroduodenal via oral. (A) Passagem de guia com catéter portador de *stent*. (B e C) Liberação do *stent* sobre o guia. (D) Controle final após liberação do *stent*. As setas identificam os diferentes momentos da intervenção.

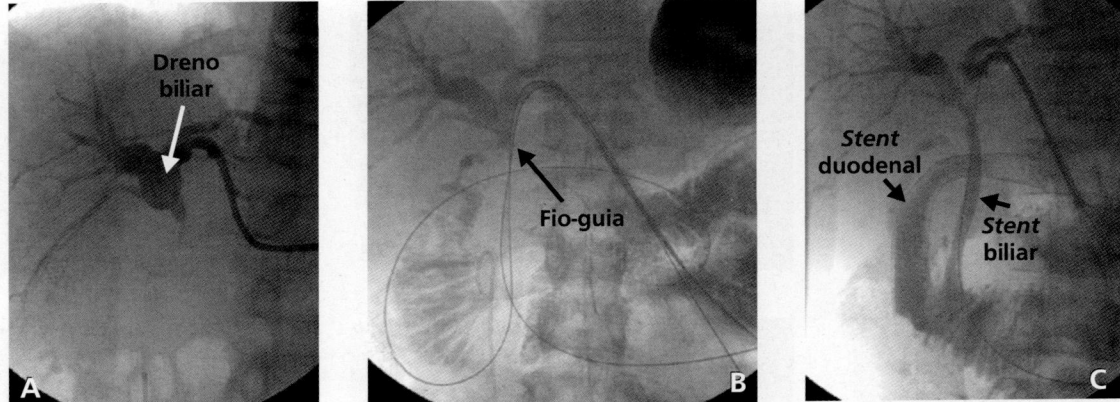

Fig. 78-14. *Stent* duodenal e biliar. Implante de *stent* a partir da via biliar. (A) Paciente com obstrução da via biliar. (B) Transposição de guia retrógrado desde a via biliar para o estômago e o duodeno. (C) Liberação de prótese no duodeno e na via biliar. As setas identificam os diferentes momentos da intervenção.

Stents Permanentes e Recuperáveis. Stents Reabsorvíveis

No caso da doença gastrointestinal maligna, utilizam-se *stents* permanentes como tratamento paliativo. Na doença benigna, os *stents* devem ser recuperáveis. Inicialmente considerou-se o uso de SEMS para o tratamento das estenoses gastrointestinais benignas. No entanto, as complicações pós-colocação como a dificuldade para remover o dispositivo e o crescimento de tecido de granulação implicavam em dor e má tolerância ao dispositivo por parte do paciente. Para evitar estas complicações foram criados os SEPS, que mostraram altas taxas de migração e de complicações, apesar de serem mais fáceis para remover (Fig. 78-15).

Os *stents* biodegradáveis são uma opção terapêutica promissora para as estenoses intestinais benignas. No entanto, as publicações estão centralizadas no uso de *stents* biodegradáveis para as doenças esofágica e colônica, com índices elevados de migração, razão pela qual são necessários estudos mais precisos que permitam determinar seu uso na doença gastrointestinal.

Resultados

Com relação à utilidade dos *stents* gastroduodenais, existem poucos estudos que comparem a colocação destes dispositivos com o *bypass* cirúrgico. Estudo prospectivo randomizado de 18 pacientes não encontrou diferenças significativas na sobrevida ou taxa de complicações com respeito à cirurgia, mas o restabelecimento da ingesta oral era mais lento no grupo tratado com *stent*.[35] Os resultados do estudo de Johnsson *et al.* também mostraram resultados semelhantes.[36] No estudo de Maetani *et al.* foram demonstrados índices de sobrevida similares, mas menor tempo de hospitalização no grupo do *stent*.[37]

Geralmente a cirurgia está associada a melhores resultados a longo prazo com menores índices de obstrução recorrente frente aos *stents*, que apresentam melhores resultados a curto prazo com maior capacidade para tolerar a ingesta oral.

Em relação aos tipos de *stents*, o índice de reintervenção nos pacientes tratados com *stents* revestidos ou não revestidos é muito semelhante, embora as causas de reintervenção sejam diferentes: o crescimento tumoral nos *stents* não revestidos, e a migração nos revestidos. Existem poucas publicações sobre a utilização e eficácia dos *stents* revestidos. Pequenos estudos demonstraram que eles têm índice maior de migração (26%) que os não revestidos e que os parcialmente revestidos.[31,38] Como a maioria dos pacientes que receberam *stents* entéricos tem uma esperança de vida curta, a obstrução dos *stents* não revestidos em razão do crescimento interno do tumor é pouco frequente.[31]

Visto que esses pacientes têm uma esperança de vida curta, pode-se dizer que os *stents* parcialmente revestidos são os de eleição para a doença gastroduodenal.

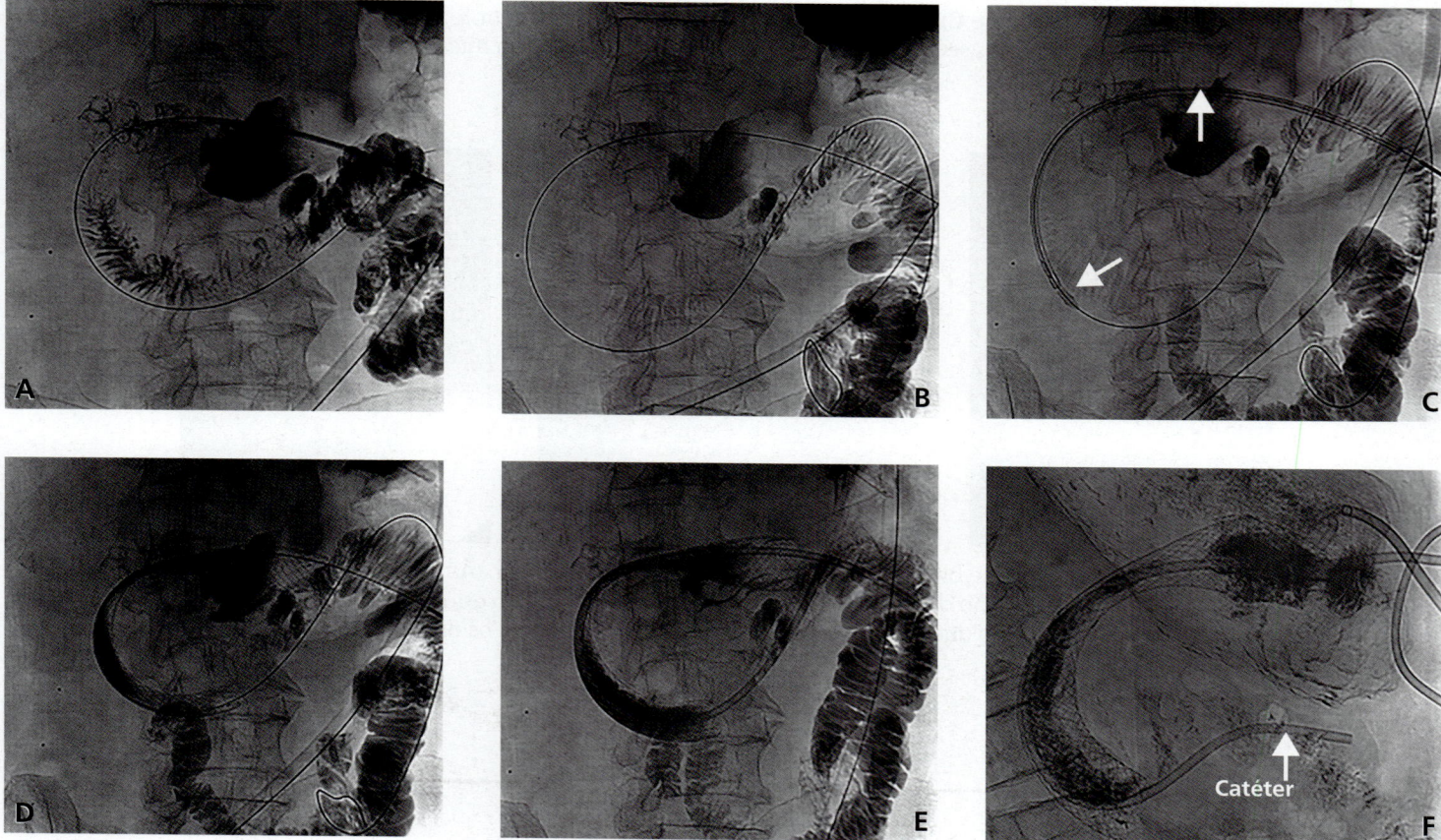

Fig. 78-15. Implante de *stent* através de gastrostomia. Trata-se de um ELLA *stent* de 25 mm de diâmetro. (**A-E**) Diferentes etapas da implantação. (**F**) Para garantir a alimentação deixa-se durante alguns dias uma sonda de alimentação (seta).

Complicações

São reduzidas, mas, em algumas situações, podem ser graves, de tal forma que podem complicar o estado já precário do paciente (Quadro 78-4 e Fig. 78-16).

Comentários

A colocação do *stent* duodenal é mais trabalhosa que a do esofágico por causa da maior distância da boca até a estenose e a anatomia não linear do trato digestório. Como já foi comentado, a inserção do *stent* gastroduodenal é feita, normalmente, por via oral. Em caso de falha da via oral, pode ser feito acesso transgástrico. O procedimento pode ser realizado usando guia fluoroscópico ou uma combinação de fluoroscopia e endoscopia. Ambas as técnicas apresentam índices de sucesso similares. Entretanto, a fluoroscopia é essencial para o correto posicionamento do *stent*. Como passo prévio à intervenção, é necessário colocar uma sonda nasogástrica que facilita a introdução do *stent* e diminui o risco de aspiração. O paciente deve estar colocado em decúbito lateral esquerdo ou decúbito prono. O guia deve ser passado pela lesão de modo que, quando o *stent* seja desdobrado, a totalidade da estenose fique incluída. Em caso de coexistir uma obstrução biliar, deve-se tratar primeiro a obstrução biliar já que com a colocação do *stent* gastroduodenal o acesso à árvore biliar fica dificultado.

Os *stents* gastroduodenais converteram-se em um tratamento alternativo à cirurgia em pacientes com obstruções malignas em razão do seu alto índice de sucesso e do baixo índice de complicações. Geralmente a colocação do *stent* gastroduodenal está relacionada com melhores resultados a curto prazo, principalmente no que diz respeito à ingesta oral, enquanto a cirurgia está associada a melhores resultados a longo prazo, como índices mais baixos de obstrução recorrente. São necessários estudos randomizados prospectivos, com destaque para a qualidade de vida do paciente e a rentabilidade do procedimento, que permitam comparar a colocação do *stent* gastroduodenal à cirurgia.

Quadro 78-4. **Principais complicações relacionadas com os *stents* gastroduodenais**

Perfuração	Perfuração: é a complicação mais temida já que pode ser mortal. Quando ocorre nas primeiras 24 horas se deve à manipulação com o guia e à dilatação com balão. Quando aparece tardiamente se deve à erosão produzida pelo *stent* sobre a parede do vaso. É mais frequente quando a obstrução é dilatada com balões, motivo pelo qual essa conduta não é recomendada
Hemorragia	Hemorragia: o mais comum é que haja um pequeno sangramento, que só requer tratamento conservador.[19] Nos pacientes com tumores vasculares exofíticos, a colocação do *stent* produz necrose tumoral por pressão, com consequente hemorragia, que em muitos casos requer embolização vascular[31]
Obstrução do *stent* (reestenose)	Obstrução do *stent* (reestenose): Os sintomas obstrutivos após a colocação do *stent* aparecem em 8% dos pacientes, e é necessária a reintervenção de 18% dos pacientes. Costuma ser causada pelo supercrescimento tumoral através da malha e, em alguns casos, por impactação alimentar. Essa complicação pode ser tratada endoscopicamente com a colocação de um segundo *stent* superposto ao *stent* ocluído
Migração	Ocorre um deslocamento da prótese, que pode ser proximal ou distal
Dor	Aparece durante as primeiras 24-48 horas pós-procedimento
Complicações biliares	São mais frequentes em pacientes com tumores na segunda porção duodenal. Descreveram-se alguns casos de colangite e formação de fístulas biliares depois da colocação de *stent* duodenal[33]
Ruptura do *stent*	O movimento peristáltico contínuo pode produzir ruptura do *stent*

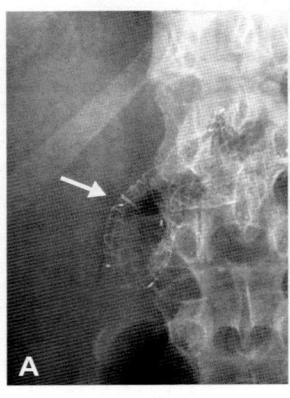
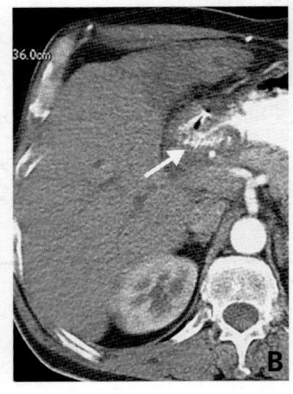
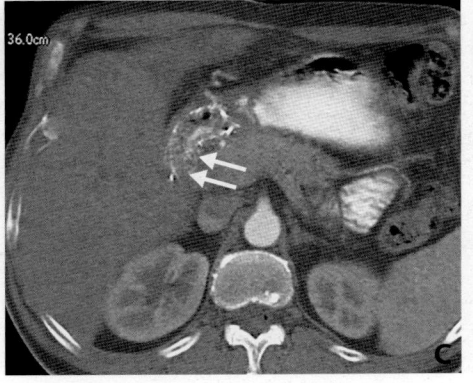

Fig. 78-16. Ruptura do *stent* gastroduodenal. Identificação pelo RX simples (A) e pela tomografia computadorizada (B e C) (setas).

INTERVENCIONISMO NA DOENÇA COLÔNICA. STENTS DE CÓLON

O câncer colorretal é um dos principais cânceres no mundo ocidental. A obstrução aguda do cólon é uma das apresentações habituais do câncer de cólon. Aliás, 85% dos pacientes com obstrução de cólon apresentam uma neoplasia subjacente.[39] Antes da chegada dos *stents* colorretais a descompressão cirúrgica de urgência, com ou sem ressecção primária do tumor maligno obstrutivo, era o tratamento tradicional de eleição. No entanto, as taxas de mobilidade e mortalidade eram altas. Nos últimos anos, os *stents* colônicos foram utilizados como tratamento paliativo da obstrução, sendo um método simples e eficaz. Além disso, a colocação de *stents* de cólon reduz custos e evita a necessidade de uma colostomia.[40]

Indicações e Contraindicações

As principais indicações do *stent* de cólon e reto são demontradas no Quadro 78-5.

Nos casos com múltiplas estenoses ou quando a esperança de vida é curta (horas ou poucos dias), devem ser tentadas outras opções terapêuticas antes de inserir o *stent*.[41]

A principal contraindicação da colocação do *stent* é a perfuração aguda do cólon. Nestes casos a cirurgia de urgência é o tratamento de eleição. As contraindicações relativas são as lesões que afetam um segmento longo do cólon, as lesões do cólon distal ou proximal e aquelas que se localizam em segmentos tortuosos do cólon, onde há maior probabilidade de fracasso técnico (Fig. 78-17).

Quadro 78-5. Principais indicações dos *stents* colônicos

Descompressão temporal prévia à cirurgia	Descompressão temporária em pacientes com obstrução maligna como etapa prévia à cirurgia eletiva, de modo que não é necessário fazer uma colostomia de urgência
Descompressão paliativa	Descompressão de cólon a longo prazo em pacientes com carcinoma de cólon avançado, cirurgicamente irressecável
Descompressão em doença benigna	Descompressão temporária de emergência em pacientes com diverticulite como etapa prévia à ressecção cirúrgica planejada
Em fístulas colo-cutâneas	Tratamento paliativo para o fechamento de fístulas ileocólicas, colo-vesicais e colo-cutâneas

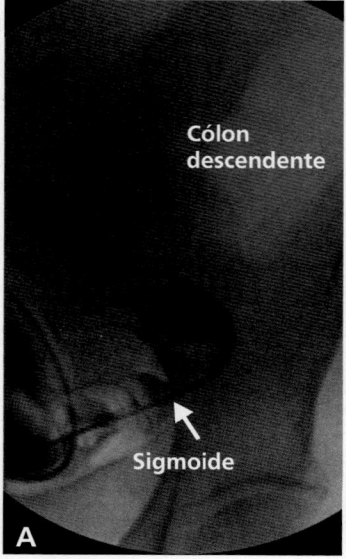 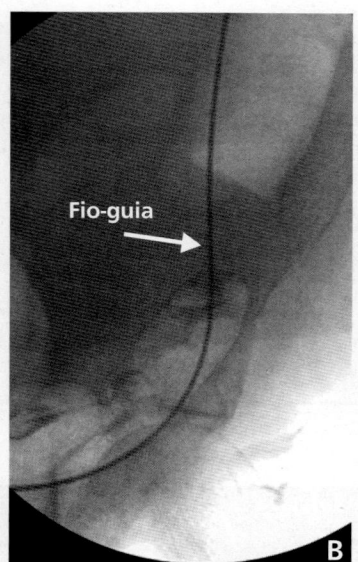 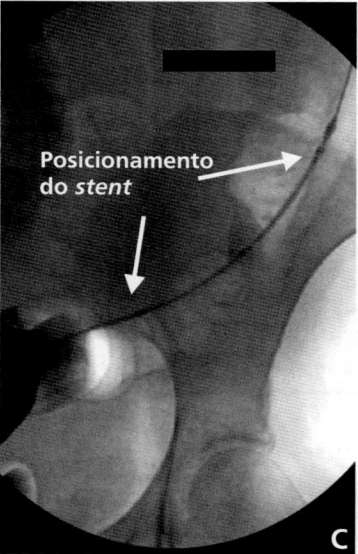 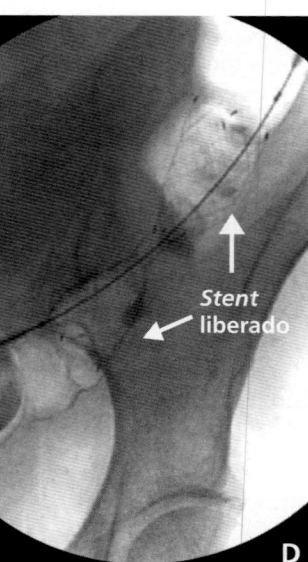

Fig. 78-17. (A) Paciente com estenose tumoral em cólon sigmoide (seta). (B-D) Diferentes passos técnicos do implante de *stent* no segmento estenosado.

Materiais. Tipos de Stents

As características dos *stents* de cólon devem incluir flexibilidade, estabilidade mecânica, força radial suficiente que permita uma expansão completa no interior da fibrose e do tumor, bem como ser formado por materiais que impeçam a migração do *stent* e o crescimento do tumor. Além disso, o mecanismo deve possuir um sistema de entrega pequeno. Foram utilizados diferentes tipos de *stents* metálicos para o tratamento da obstrução do cólon. A maior parte deles é autoexpansível, com uma morfologia cilíndrica, e são fabricados com nitinol ou aço inoxidável. Os diâmetros variam de 20 a 24 mm, e o comprimento oscila entre 40 e 100 mm. O *stent* mais utilizado é o Wallstent (Boston Scientific), fabricado com uma liga não ferromagnética, e sua popularidade reside na flexibilidade e no pequeno tamanho do sistema de colocação. Com relação à escolha do tipo de *stent*, quer seja revestido ou não revestido, os primeiros apresentam maiores índices de migração comparados aos não revestidos, que mostram um índice maior de supercrescimento tumoral (Fig. 78-18 e Quadro 78-6).

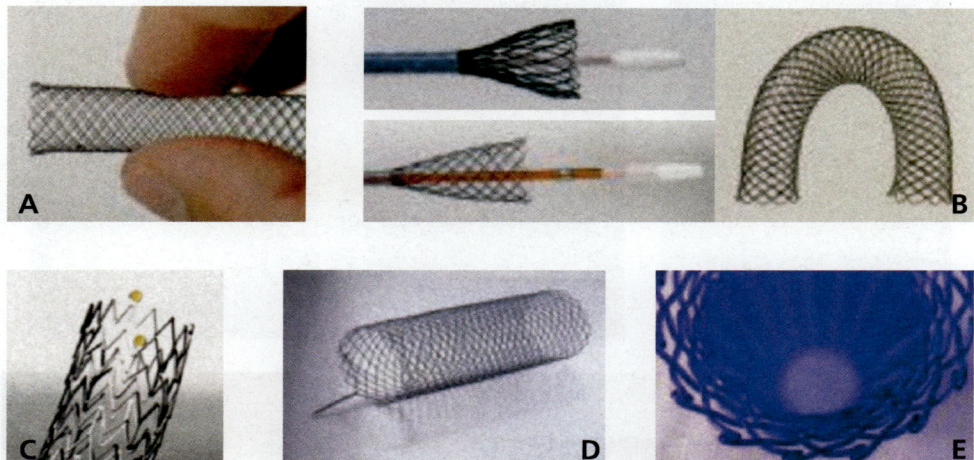

Fig. 78-18. Tipos distintos de *stents* usados no tubo digestório. (**A**) *Stent* revestido. (**B**) *Stent* autoexpansível não revestido. (**C**) *Stent* com marca radiopaca. (**D**) *Stent* recuperável com haste para pinçamento e tração. (**E**) *Stent* biodegradável.

Quadro 78-6. Tipos de *stents* colônicos comercializados na Europa e EUA

Tipo	Diâmetro (mm)	Extensão (cm)
Colonic Z-stent	35 (periferia); 25 (centro)	40, 60, 80, 100 e 120
Wallstent Colonic & Duodenal	20-22 (interno)	60 e 90
WallFlex Colonic Stent	27 e 30 (periferia); 22 e 25 (centro)	60, 90 e 120
Ultraflex Precision Colonic Stent System	30 (periferia); 25 (centro)	57, 87 e 117
Enterella (SX ELLA)	22, 25 e 30	75, 82, 88, 112, 123, 135 e 136
SX ELLA Biodegradável	18 e 25	60 e 130

Stents Permanentes e Recuperáveis. Stent Reabsorvível

Em pacientes com estenose colônica benigna e alto risco cirúrgico, que apresentam sintomas de obstrução aguda, a colocação de um *stent* pode causar um alívio temporário da sintomatologia. O *stent* será removido em um segundo tempo por meio de cirurgia curativa.

Os *stents* biodegradáveis de polilioxanona são uma opção terapêutica promissora para as estenoses de cólon benignas já que permitem resolver a sintomatologia sem a necessidade de fazer cirurgia e de remover o *stent* do cólon. As estenoses após a cirurgia colorretal são frequente e ocorrem em 1,5 e 8% dos pacientes.[42] Apesar de a técnica de inserção destes *stents* ser relativamente simples, estes dispositivos estão associados a um importante índice de migração.[43] É por isso que são necessários novos estudos que melhorem o desenho do *stent* e sua segurança (Fig. 78-19).

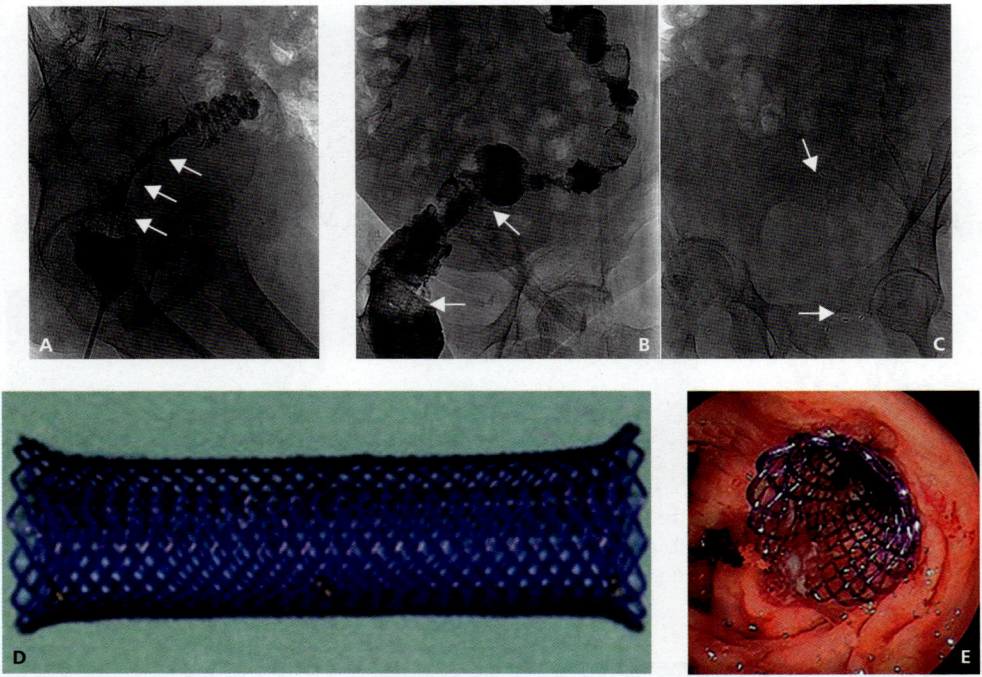

Fig. 78-19. (**A**) Estenose de reto causada por processo inflamatório pós-operatório (setas). (**B** e **C**) RX demonstrando o *stent* liberado e suas marcas radiopacas (setas). (**D**) *Stent* bioabsorvível e (**E**) sua extremidade na alça intestinal.

Resultados

Em um estudo realizado para comparar os *stents* fabricados pelas diferentes empresas, não são mostradas diferenças significativas.[44]

De acordo com uma revisão sistemática, o sucesso técnico, que é definido como a exibição e a inserção do *stent* com sucesso, é alcançado em mais de 95% dos pacientes.[45] Um recente estudo prospectivo, em que o tratamento era feito com colocação de SEMS em 447 pacientes com obstrução colorretal maligna, relatou um índice de sucesso de 94,8% (439 de 463 casos).[46]

A informação publicada sobre os *stents* biodegradáveis limita-se àqueles pacientes com estenose da anastomose colorretal secundária à ressecção de câncer de cólon, fístulas pós-cirúrgicas e doença de Crohn estenosante. A migração precoce do *stent* é o principal inconveniente e a razão do fracasso clínico. A reação hiperplásica da mucosa depois da inserção dos *stents* biodegradáveis foi documentada com a utilização dos *stents* esofágicos, mas não nas estenoses intestinais (Figs. 78-20 e 78-21).

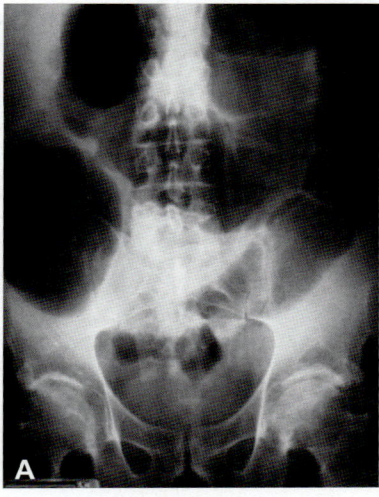
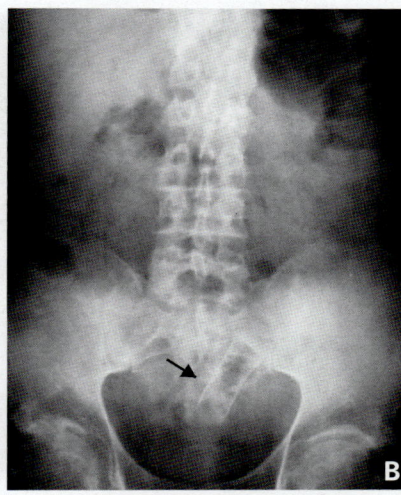

Fig. 78-20. (**A**) Paciente com obstrução distal e dilatação secundária colônica. (**B**) RX de controle depois da colocação do *stent* (seta) com resolução do quadro obstrutivo.

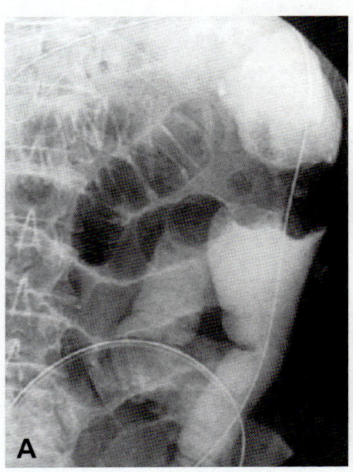
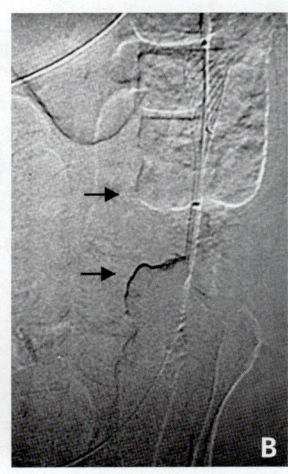
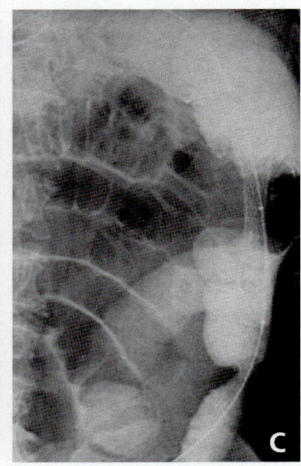

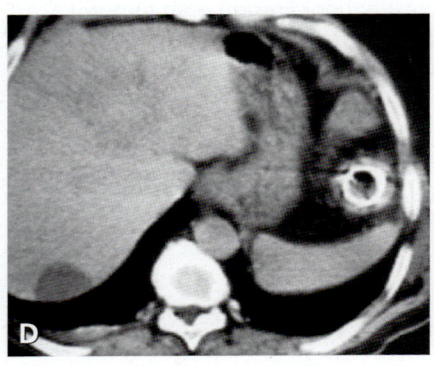
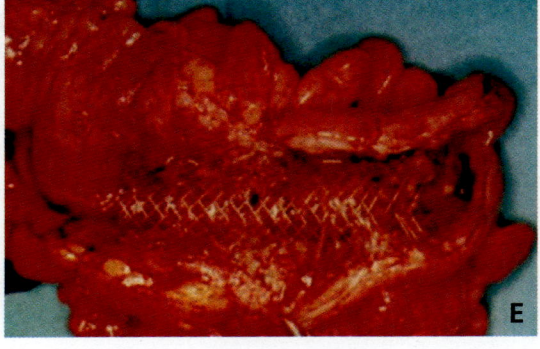

Fig. 78-21. Neoplasia de cólon no ângulo esplênico. (**A-C**) Diferentes passos técnicos. (**D**) TC do *stent* implantado. (**E**) Peça cirúrgica após colectomia com identificação do *stent*.

Complicações

As complicações da colocação do *stent* colorretal são classificadas em complicações potenciais ou secundárias (Quadro 78-7).

Revisando a literatura, o índice de perfuração intestinal oscila entre 3,8 e 10% dos pacientes.[47] No estudo de Meisner *et al.*, as complicações incluíram 15 perfurações (3,9%; 3 com resultado de morte), sete migrações (1,8%), sete casos de dor (1,8%), e dois casos de sangramento (0,5%).[45]

A dilatação prévia associa-se a um maior risco de perfuração. Outros fatores que contribuem para a perfuração incluem a punção da parede do cólon durante a passagem do guia, a erosão da parede do cólon pelos fios livres situados na extremidade do *stent*, as lesões intraluminais ou os pacientes oncológicos em tratamento com bevacizumabe. A migração do *stent* e a obstrução são geralmente complicações tardias que aparecem em 10-11,8% dos pacientes, e em 7,3-10% dos pacientes.[42,43] Na migração ocorre um deslocamento da prótese, geralmente a distal, que pode até mesmo chegar a ser expulsa. Isto acontece quando o *stent* tem um diâmetro reduzido ou curto em extensão para a estenose em que é implantado, ou quando é implantado em uma estenose não suficientemente selada. Também migram mais os *stents* colocados excentricamente e os *stents* revestidos. Foram descritos em resposta aos tratamentos quimio ou radioterápico. Os sintomas obstrutivos são resultantes de supercrescimento tumoral através da malha e, em alguns casos, da impactação fecal. É um problema sério nos casos de próteses paliativas com intenção definitiva. Essas complicações podem ser tratadas endoscopicamente com a colocação de um segundo *stent* superposto ao *stent* ocluído. A colocação do *stent* no reto pode causar o aparecimento de tenesmo (Fig. 78-22).

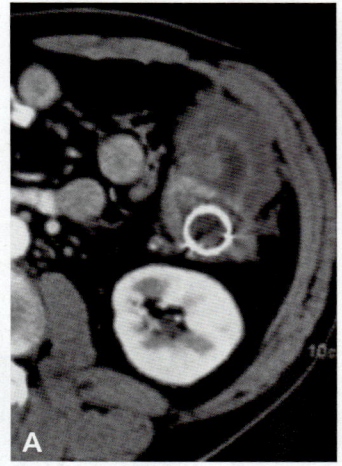
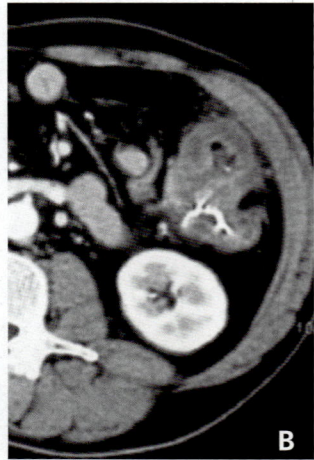
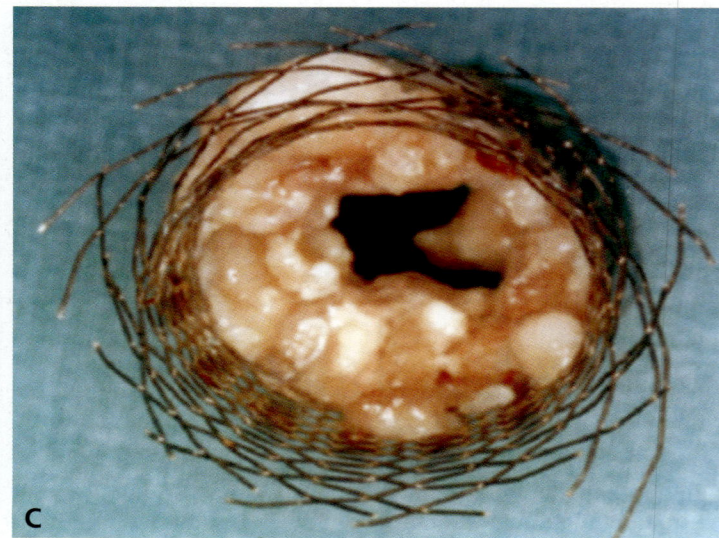

Fig. 78-22. Reobstrução intestinal por crescimento tumoral dentro do *stent*: (**A** e **B**) visto pela tomografia computadorizada. (**C**) *Stent* após ressecção cirúrgica.

Quadro 78-7. Principais complicações relacionadas com os *stents* colônicos

Hemorragia retal	Leve ou moderada. Sempre autolimitada. Não requer tratamento
Dor	Anorretal transitória que cede com analgésicos
Incontinência	Costuma ser temporária. Deve-se respeitar a distância ânus-lesão de 7-8 cm
Impactação fecal	Recomenda-se dieta com pouca fibra e bastante líquido
Perfuração intestinal	É a complicação mais grave
Migração do *stent*	Depende do tipo de *stent*: os *stents* revestidos migram mais facilmente e também os situados na região retossigmoide
Reestenose	Por hiperplasia epitelial e fibrose ou por crescimento tumoral endoluminal
Reoclusão	São as mesmas causas da reestenose, acrescentando-se a impactação fecal

Comentários

A colocação de *stents* colorretais pode ser feita com guia endoscópico, fluoroscópico, ou com uma combinação de ambos. O guia endoscópico permite reduzir a dose de radiação, mas aumenta o custo e requer a sedação do paciente. Este guia é escolhido para neoplasias de cólon direito. No entanto, nas lesões de cólon esquerdo, o guia fluoroscópico está associado a doses toleráveis de radiação. Em ambas as situações, a eficácia e o sucesso técnico são similares em mãos experientes.

A colocação de *stents* colorretais não tem vantagens com relação à cirurgia de urgência nas obstruções colorretais secundárias à doença maligna. A cirurgia urgente parece ter um índice de sucesso clínico elevado em comparação à colocação do *stent*. No entanto, a colocação do *stent* tem a vantagem de apresentar um tempo de hospitalização menor, com uma morbimortalidade equiparável à cirurgia.

É imprescindível ressaltar que os *stents* colorretais não devem ser inseridos pelos tumores de reto distal, já que podem causar tenesmo grave ou incontinência fecal (Fig. 78-23).

O *stent* colorretal tem sido considerado a técnica de escolha para o tratamento das obstruções do cólon malignas agudas, bem como naqueles pacientes com doença neoplásica avançada. Os índices de complicações relacionados com o *stent* são aceitáveis, com um alto índice de sucesso técnico e clínico. Além disso, apresentam a vantagem de ter uma estadia hospitalar e um tempo do procedimento mais breve, bem como uma menor perda de sangue, com mortalidade e morbidade comparáveis aos da cirurgia de urgência. No entanto, são necessários estudos aleatórios adicionais, com um tamanho de amostra grande e um desenho consistente para melhorar o nível dos estudos sobre o uso dos *stents* colorretais.

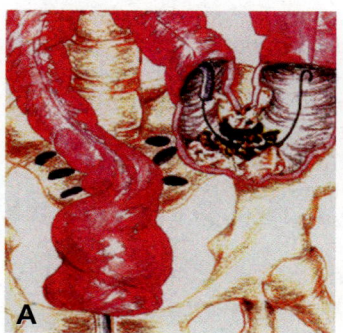 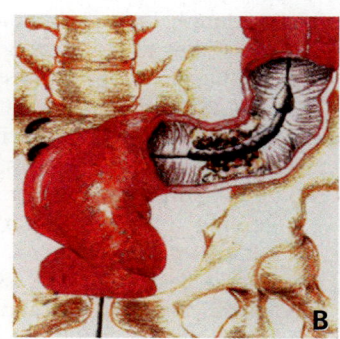 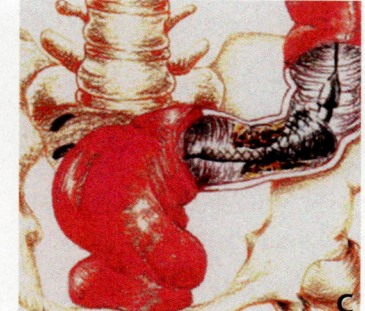 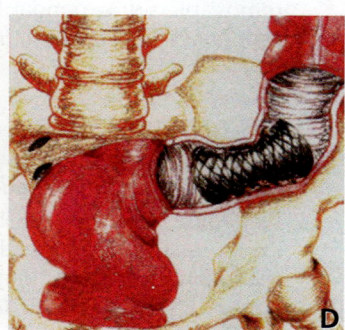

Fig. 78-23. (A-D) Técnica de colocação do *stent* colônico.

REFERÊNCIAS BIBLIOGRÁFICAS

1. Siersema PD. Treatment options for esophageal strictures. *Nat Clin Pract Gastroenterol Hepatol* 2008;5:142-52.
2. Siersema PD. New developments in palliative therapy. *Best Pract Res Clin Gastroenterol* 2006;20:959-78.
3. Simonds CJ. A case of malignat stricture of the oesophagus illustrating the use a new form of oesophageal catheter. *Trans Clin Soc Lon* 1885;18:155-6.
4. Kim JH, Song HY, Kim HC et al. Corrosive esophageal strictures: long-term effectiveness of balloon dilation in 117 patients. *J Vasc Interv Radiol* 2008;19:736-41.
5. Kim JH, Shin JH, Song HY. Fluoroscopically guided balloon dilation for benign anastomotic stricture in the upper gastrointestinal tract. *Korean J Radiol* 2008;9:364-70.
6. Dua KS, Vleggaar FP, Santharam R, Siersema PD. Removable self expanding plastic esophageal stent as a continuous, non-permanent dilator in treating refractory benign esophageal strictures: a prospective two-center study. *Am J Gastroenterol* 2008;103:2988-94.
7. Evrard S, Le Moine O, Lazaraki G et al. Self-expanding plastic stents for benign esophageal lesions. *Gastrointest Endosc* 2004;60:894.
8. Kim JH, Song HY, Choi EK et al. Temporary metallic stent placement in the treatment of refractory benign esophageal strictures: results and factors associated with outcome in 55 patients. *Eur Radiol* 2009;19:384-90.
9. Cwikiel W, Wille?n R, Stridbeck H et al. Self-expanding stent in the treatment of benign esophageal strictures: experimental study in pigs and presentation of clinical cases. *Radiology* 1993;187:667-71.
10. Tan BS, Kennedy C, Morgan R et al. Usinguncovered metallic endoprostheses to treat recurrent benign esophageal strictures. *AJR Am J Roentgenol* 1997;169:1281-4.
11. Repici A, Vleggaar FP, Hassan C et al. Efficacy and safety of biodegradable stents for refractory benign esophageal strictures: the BEST (Biodegradable Esophageal Stent) study. *Gastrointest Endosc* 2010;72:927-34.
12. Siersema PD. New developments in palliative therapy. *Best Pract Res Clin Gastroenterol* 2006;20:959-78.
13. Rhee K, Kim JH, Jung et al. Self-expandable metal stents for malignant esophageal obstruction: a comparative study between extrinsic and intrinsic compression. *Dis Esophagus* 2015 Feb. 24 (on line).
14. Vakil N, Morris AI, Marcon N et al. A prospective, randomized, controlled trial of covered expandable metal stents in the palliation of malignant esophageal obstruction at the gastroesophageal junction. *Am J Gastroenterol* 2001;96:1791-6.

15. Hindy P, Hong J, Lam-Tsai Y, Gress F. A comprehensive review of esophageal stents. *Gastroenterol Hepatol* (NY) 2012;8:526-34.
16. Blomberg J, Wenger U, Lagergren J et al. Antireflux stent versus conventional stent in the palliation of distal esophageal cancer. A randomized, multicenter clinical trial. *Scand J Gastroenterol* 2010;45:208-16.
17. Laasch HU, Marriott A, Wilbraham L et al. Effectiveness of open versus antireflux stents for palliation of distal esophagealcarcinoma and prevention of symptomatic gastroesophageal reflux. *Radiology* 2002;225:359-65.
18. Canena JM, Liberato MJ, Rio-Tinto RA et al. A comparison of the temporary placement of 3 different self-expanding stents for the treatment of refractory benign esophageal strictures: a prospective multicentre study. *BMC Gastroenterol* 2012;12:70.
19. Holm AN, de la Mora Levy JG, Gostout CJ et al. Self-expanding plastic stents in treatment of benign esophageal conditions. *Gastrointest Endosc* 2008;67:20-5.
20. Eloubeidi MA, Talreja JP, Lopes TL et al. Success and complications associated with placement of fully covered removable self-expandable metal stents for benign esophageal diseases (with videos). *Gastrointest Endosc* 2011;73:673-81.
21. Buscaglia JM, Ho S, Sethi A et al. Fully covered self-expandable metal stents for benign esophageal disease: a multicenter retrospective case series of 31 patients. *Gastrointest Endosc* 2011;74:207-11.
22. Eickhoff A, Knoll M, Jakobs R et al. Self-expanding metal stents versus plastic prostheses in the palliation of malignant dysphagia: long-term outcome of 153 consecutive patients. *J Clin Gastroenterol* 2005;39:877-85.
23. Saito Y, Tanaka T, Andoh A et al. Usefulness of biodegradable stents constructed of poly-l-lactic acid monofilaments in patients with benign esophageal stenosis. *World J Gastroenterol* 2007;13:3977-80.
24. Saito Y, Tanaka T, Andoh et al. Novel biodegradable stents for benign esophageal strictures following endoscopic submucosal dissection. *Dig Dis Sci* 2008;53:330-3.
25. Repici A, Vleggaar FP, Hassan C et al. Efficacy and safety of biodegradable stents for refractory benign esophageal strictures: the BEST (Biodegradable Esophageal Stent) study. *Gastrointest Endosc* 2010;72:927-34.
26. Conigliaro R, Battaglia G, Repici A et al. Polyflex stents for malignant oesophageal and oesophagogastric strictures: a prospective, multicentric study. *Eur J Gastroenterol Hepatol* 2007;19:195-203.
27. Lowe AS, Sheridan MB. Esophageal stenting. *Semin Intervent Radiol* 2004;21:157-66.
28. Martinez JC, Puc MM, Quiros RM. Esophageal stenting in the setting of malignancy. *ISRN Gastroenterol* 2011;2011:719575.
29. Wilkes EA, Jackson LM, Cole AT et al. Insertion of expandable metallic stents in esophageal cancer without fluoroscopy is safe and effective: a 5-year experience. *Gastrointest Endosc* 2007;65:923-9.
30. Song HY, Yang DH, Kuhn JH, Choi KC. Obstructing cancer of the gastric antrum: palliative treatment with covered metallic stents. *Radiology* 1993;187:357-8.
31. Lopera JE, Brazzini A, Gonzales A, Castaneda-Zuniga WR. Gastroduodenal stent placement: current status. *Radiographics* 2004;24:1561-73.
32. Sabharwal T, Irani FG, Adam A, Cardiovascular and Interventional Radiological Society of Europe. Quality assurance guidelines for placement of gastroduodenal stents. *Cardiovasc Intervent Radiol* 2007;30(1):1-5.
33. Dormann A, Meisner S, Verin N et al. Self expanding metal stents for gastroduodenal malignancies: systematic review of their clinical effectiveness. *Endoscopy* 2004;36:543-50.
34. Bessoud B, de Baere T, Denys A et al. Malignant gastroduodenal obstruction: palliation with self expanding metal stents. *JVIR* 2005;16(2 P t1):247-53.
35. Fiori E, Lamazza A, Volpino P et al. Palliative management of malignant antro-pyloric strictures. Gastroenterostomy vs endoscopic stenting: a randomized prospective trial. *Anticancer Res* 2004;24:269-72.
36. Johnsson E, Thune A, Liedman B. Palliation of malignant gastroduodenal obstruction with open surgical bypass or endoscopic stenting: clinical outcome and health economic evaluation. *World J Surg* 2004;28:812-7.
37. Maetani I, Tada T, Shimura J et al. Technical modifications and strategies for stenting gastric outlet strictures using esophageal endoprostheses. *Endoscopy* 2002;34:402-6.
38. Song HY, Shin JH, Yoon CJ et al. A dual expandable nitinol stent: experience in 102 patients with malignant gastroduodenal strictures. *JVIR* 2004;15:1443-9.
39. de Gregorio MA, Mainar A, Rodriguez J et al. Colon stenting: a review. *Semin Intervent Radiol* 2004;21:205-16.
40. García-Cano J. Colorectal stenting as first-line treatment in acute colonic obstruction. *World J Gastrointest Endosc* 2013 Oct. 16;5:495-501.
41. Luchtefeld MA, Milsom JW, Senagore A et al. Colorectal anastomotic stenosis. Results of a survey of the ASCRS membership. *Dis Colon Rectum* 1989;32:733-6.
42. Rodrigues C, Oliveira A, Santos L et al. Biodegradable stent for the treatment of a colonic stricture in Crohn's disease. *World J Gastrointest Endosc* 2013 May 16;5:265-9.
43. Cheung DY, Kim JY, Hong et al. Outcome and safety of self-expandable metallic stents for malignant colon obstruction: a Korean multicenter randomized prospective study. *Surg Endosc* 2012;26:3106-13.
44. Watt AM, Faragher IG, Griffin TT et al. Self-expanding metallic stents for relieving malignant colorectal obstruction: a systematic review. *Ann Surg* 2007;246:24-30.
45. Meisner S, Gonza?lez-Huix F, Vandervoort JG et al. Self-expandable metal stents for relieving malignant colorectal obstruction: short-term safety and efficacy within 30 days of stent procedure in 447 patients. *Gastrointest Endosc* 2011;74:876-84.
46. Sebastian S, Johnston S, Geoghegan T et al. Pooled analysis of the efficacy and safety of self-expanding metal stenting in malignant colorectal obstruction. *Am J Gastroenterol* 2004;99:2051-7.
47. Small AJ, Coelho-Prabhu N, Baron TH. Endoscopic placement of self- expandable metal stents for malignant colonic obstruction: long-term outcomes and complication factors. *Gastrointest Endosc* 2010;71:560-72.

Capítulo 79

Intervencionismo Pediátrico

◆ *Sergio Sierre*

CONTEÚDO

- INTRODUÇÃO 1130
- PREPARO DO PACIENTE 1130
- SEDAÇÃO/ANESTESIA 1130
- RADIOPROTEÇÃO 1130
- ACESSO VASCULAR 1131
- AGENTES EMBOLIZANTES 1131
- INDICAÇÕES 1131
- ANOMALIAS VASCULARES 1131
- TUMORES VASCULARES 1131
- MALFORMAÇÕES VASCULARES 1133
- SHUNTS CONGÊNITOS PORTOSSISTÊMICOS 1137
- FÍSTULAS CONGÊNITAS ARTERIOPORTAIS 1140
- CONCLUSÃO 1141
- REFERÊNCIAS BIBLIOGRÁFICAS 1141

INTRODUÇÃO

As técnicas endovasculares em crianças, seja para diagnóstico seja para fins terapêuticos, são relativamente semelhantes àquelas usadas em adultos. Além disso, grande parte dos procedimentos intervencionistas que são praticados em crianças foi capturada e adaptada àqueles que são feitos em adultos. No entanto, a radiologia intervencionista pediátrica difere dos exames em adultos em vários aspectos. Muitas vezes nos deparamos com a necessidade de diminuir calibres e cortar comprimentos a fim de poder adaptar os materiais para uso pediátrico. Mas, apesar desses detalhes anatômicos e técnicos, as técnicas percutâneas e endovasculares obtiveram e continuam obtendo resultados técnicos e clínicos muito satisfatórios em pacientes pediátricos.[1]

Deve-se considerar também que, em crianças, devem ser tomadas medidas específicas, como a seleção correta de sedação ou anestesia geral, a manutenção contínua da temperatura do paciente, o equilíbrio de fluidos, a proteção contra a radiação e a seleção correta dos diferentes materiais e equipamentos. As complicações tendem a ser semelhantes, no entanto, algumas situações específicas podem ocorrer com maior frequência neste grupo etário.[1,2]

O grande avanço nas técnicas endovasculares pediátricas, entre outras coisas, graças à disponibilidade de catéteres diagnósticos de menor calibre e microcatéteres, tem tornado a embolização uma técnica viável, segura e amplamente utilizada na prática pediátrica.[1-3] Este capítulo abordará algumas indicações de embolização específicas dessa faixa etária e o tratamento de anomalias vasculares.

PREPARO DO PACIENTE

Em todos os casos é necessário obter o consentimento informado livre e esclarecido dos pais, tutores, autoridades legais ou mesmo do paciente, se este tiver idade legal para assiná-lo. Nestes formulários de consentimento descreve-se o procedimento, discutem-se as alternativas terapêuticas e mencionam-se as possíveis complicações relacionadas ao procedimento.

Solicita-se, rotineiramente, exame de laboratório (hemograma e coagulograma). Para procedimentos terapêuticos, exige-se o mínimo de 50.000 plaquetas/mL, tempo de protrombina < 18 segundos, TTPA < 32 segundos e RNI < 1,2. Se o exame laboratorial estiver fora dos padrões de normalidade, tenta-se melhorar a coagulação para evitar complicações hemorrágicas, e consulta-se o hematologista. Os pacientes não são agrupados (blood matched) de forma rotineira, exceto os casos onde exista o risco significativo de sangramento.[4]

Os pacientes são mantidos em jejum por tempo determinado, de acordo com a idade, o estado nutricional em geral e a necessidade de sedação ou anestesia geral. Habitualmente não são prescritos antibióticos, exceto para pacientes com cardiopatias congênitas ou antes de embolização esplênica.[2,4]

Em todas as situações, a sala de intervenção deve estar a uma temperatura morna, particularmente quando se trata de pacientes bebês ou crianças muito pequenas. O paciente deve permanecer com a temperatura corporal constante, e frequentemente são necessários cobertores térmicos, lâmpadas e aquecedores (Bear Hugger). Os fluidos e agentes de contraste também devem estar ligeiramente aquecidos. Em crianças, a quantidade de contraste que pode ser utilizado é um fator limitante. A dose máxima aceita não deveria exceder os 5 mL/kg.[1-4]

SEDAÇÃO/ANESTESIA

Para a correta prática da Radiologia Intervencionista Pediátrica é essencial ter um protocolo de sedação. A escolha da sedação ou anestesia geral é influenciada por vários fatores mas, na maioria dos casos, a anestesia geral é necessária para o procedimento de embolização em um paciente pediátrico.[3,5]

Quando se planeja um procedimento e seu suporte anestésico, devem ser consideradas circunstâncias, como o estado geral do paciente, particularmente os casos de falência hepática ou renal. Estes pacientes apresentam risco elevado de toxicidade por fármacos, hipotensão, depressão respiratória e maior tempo de recuperação devido às dificuldades na metabolização e excreção das drogas anestésicas. Portanto, em pacientes críticos, prefere-se a anestesia geral.[2-4]

É preferível também a anestesia geral naqueles casos em que o procedimento em questão seja longo ou doloroso, em casos prévios de sedação dificultosa ou com riscos ou contraindicações específicas para realizar o procedimento sob sedação. Sendo assim, pode-se afirmar que a anestesia geral é utilizada na maioria dos casos de procedimentos de embolização.[1-5]

RADIOPROTEÇÃO

As crianças são mais sensíveis à radiação em comparação aos adultos e têm uma expectativa de vida maior para o desenvolvimento de uma doença tumoral radioinduzida. Por isso é prudente e muito importante o uso de medidas de segurança e proteção ao realizar as práticas intervencionistas em crianças.[6]

Os médicos radiologistas, técnicos radiologistas ou qualquer profissional que realize esse tipo de exame em crianças têm a responsabilidade de minimizar a dose de radiação para o paciente e para toda a equipe que participa desse procedimento, mantendo a qualidade da imagem necessária para prosseguir com esses exames e seguindo o princípio ALARA, "as low as reasonably achievable", conforme sua sigla em inglês.

Os procedimentos terapêuticos endovasculares poderiam ser associados a uma dose de radiação moderada. Outros procedimentos prolongados ou repetidos também podem requerer exposição significativa, sendo necessário, nestes casos, o máximo cuidado e o acompanhamento das normas dos protocolos de radioproteção. Os programas de redução de dose disponíveis na maioria dos equipamentos atuais devem estar ativados; se não estiverem, devem-se tomar medidas e adaptar técnicas, manualmente, para diminuir a exposição dos pacientes, mantendo a qualidade da imagem necessária para realizar o procedimento em questão.[7]

Entre as técnicas utilizadas para a redução da dose de radiação durante os procedimentos intervencionistas, pode-se mencionar o uso dos protocolos instalados em determinados computadores para este fim, a modalidade de "última imagem", a radioscopia pulsada e a colimação sobre a área de interesse, minimizando o uso de magnificação. Habitualmente a exposição deve ser medida, e a dose de radiação do paciente registrada e considerada de acordo com os protocolos apropriados.[5-7]

ACESSO VASCULAR

Em alguns casos, o acesso vascular em crianças com base na palpação do pulso ou por parâmetros anatômicos pode ser difícil. O uso do ultrassom (US) como guia para obter um acesso vascular bem-sucedido pode ser muito útil, considerando que muitas vezes o pequeno calibre dos vasos será puncionado.[5,8]

Em crianças de < 30 kg, o acesso femoral é feito com agulha de 18 gauge e, posteriormente, utiliza-se catéter de 4 ou 5 Fr. Em crianças entre 10-30 kg deveriam ser utilizados para esse objetivo uma agulha de 20 gauge e catéteres de 4 Fr. A punção arterial em crianças de < 10 kg pode ser dificultosa e não deveria ser feita com uma agulha > 20 gauge. Em crianças pequenas, recomenda-se o uso de catéteres de 3 Fr.[4,5]

Introdutores ou bainhas vasculares devem ser usados em todos os pacientes considerando que os procedimentos podem ser demorados, o que exigiria a troca de catéteres. Desta forma são diminuídos os riscos de complicações no local do acesso e o surgimento de espasmo vascular.

Para prevenir a trombose do vaso, infunde-se uma dose inicial de heparina (75-100 UI/kg). Em caso de procedimentos prolongados, nova dose de heparina deve ser infundida aproximadamente uma hora depois do procedimento e assim sucessivamente. O espasmo arterial é frequente nesse grupo etário e pode ser tratado com a injeção local de papaverina (1 mg/kg) ou nitroglicerina (2-3 U/kg).[1,2,4,5]

AGENTES EMBOLIZANTES

Os agentes embolizantes usados em pediatria são similares àqueles usados em pacientes adultos. Precauções especiais devem ser tomadas com o uso do etanol como agente de embolização. A dose máxima de 1 mL/kg (ou 60 mL total) por sessão não deve ser excedida.[1,2]

Os microcatéteres atualmente disponíveis no mercado permitem a realização de imensa variedade de procedimentos de emboloterapia. O uso de sistemas coaxiais (catéter-guia/microcatéter) e microcatéteres é ideal para essa finalidade.

INDICAÇÕES

A arteriografia diagnóstica está sendo substituída, gradativamente, por técnicas de imagem não invasivas. No entanto, ainda existem diferentes indicações para exames diagnósticos vasculares que, na maioria dos casos, são realizados em conjunto ou como uma etapa prévia à realização de um procedimento terapêutico endovascular (p. ex., embolização).

Atualmente os procedimentos de embolização são uma prática comum em centros pediátricos de alta complexidade. Estes procedimentos são realizados por especialistas treinados nessas técnicas endovasculares e conhecedores das diferentes alternativas e modificações necessárias para o desenvolvimento das técnicas em crianças.[1,4,5]

O procedimento deve ser justificado. Em outras palavras, é importante assegurar a importância e a necessidade do procedimento endovascular, antes da sua realização, e essas decisões, idealmente, devem ser tomadas em âmbito multidisciplinar.

ANOMALIAS VASCULARES

Em 1982, os doutores Mulliken e Glowacki propuseram uma classificação das anomalias vasculares congênitas com base em padrões clínicos, biológicos e citológicos. De acordo com esta classificação, as anomalias vasculares dividem-se em tumores vasculares (hemangiomas, hemangioendotelioma e outros tumores vasculares) e malformações vasculares (capilares, venosas, linfáticas, arteriovenosas e lesões combinadas).[9]

As malformações vasculares (MV) são compostas por vasos irregularmente dilatados, malformados ou displásicos. Estas lesões estão geralmente presentes ao nascer e não regridem de forma espontânea. As MVs apresentam padrões clínicos característicos e em algumas formas previsíveis, que podem variar de acordo com a gravidade do caso.[10,11]

As MVs são classificadas de acordo com o canal vascular afetado (arterial, venoso, linfático, capilar ou combinado). Posteriormente, em 1993, foi descrita uma classificação complementar dividindo as MVs de acordo com o fluxo em lesões de alto e baixo fluxos.[12]

A escleroterapia é a técnica usada para tratar lesões de baixo fluxo, enquanto as lesões de alto fluxo são tratadas de forma endovascular, superseletiva, por via arterial, às vezes venosa e por punção direta em alguns casos, com o objetivo de injetar o agente de embolização no *nidus* malformado.[10,11,13]

Os tumores vasculares apresentam rápido crescimento no período neonatal, com hipercelularidade endotelial e rápida rotatividade celular e, no caso dos hemangiomas infantis, uma fase posterior de involução. Os hemangiomas são os tumores mais comuns da infância.[10,11,13,14]

As principais indicações para emboloterapia em tumores vasculares são: hemangiomas refratários ao tratamento clínico, hemangioendoteliomas com o fenômeno de Kasabach-Merritt e hemangiomas hepáticos associados à insuficiência cardíaca.[1,2,10,11]

TUMORES VASCULARES

O tumor mais frequente na infância é o hemangioma infantil. Os hemangiomas congênitos (NICH: *non-involuting congenital hemangiomas*, ou RICH: *rapidly involuting congenital hemangiomas*), hemangioendoteliomas, *tufted* angiomas e sarcomas são outros tipos de tumores vasculares que ocorrem em crianças.[10,11,14]

Hemangiomas

São os tumores mais comuns na infância, com predominância pelo sexo feminino (3:1). Geralmente aparecem na primeira semana de vida e, 60% dos casos localizam-se na cabeça e pescoço. Como se mencionou anteriormente, o hemangioma infantil apresenta um primeiro estágio de proliferação de aproximadamente 3 a 12 meses, um período de estabilidade e, posteriormente, um estágio de regressão que pode durar de 2 a 10 anos. Em aproximadamente 80% dos casos, estes tumores não precisam de tratamento.[9,15]

O diagnóstico é fundamentalmente clínico. O US Doppler e a ressonância magnética (RM) são métodos de diagnóstico muito úteis para demonstrar a hipervascularidade e a extensão da lesão. A angiografia e as técnicas endovasculares ficam reservadas apenas para fins terapêuticos em casos específicos.[2,9,11,15]

Hemangiomas refratários ao tratamento clínico

Apenas 10-20% dos hemangiomas necessitam de tratamento:

- Hemangiomas perioculares com compromisso da órbita ou da visão.
- Hemangiomas viscerais associados à insuficiência cardíaca.
- Hemangiomas com ulceração persistente.
- Hemangiomas que comprometem a via aérea.
- Hemangiomas faciais, com rápido crescimento e distorção, com risco de importantes sequelas.
- Hemangiomas musculares sintomáticos.
- Presença do fenômeno de Kasabach-Merritt.

No caso em que um hemangioma necessite de tratamento, o tratamento clínico é a primeira conduta terapêutica, sendo o propranolol a primeira escolha na maioria dos hospitais com experiência no tratamento desses tumores e com excelentes resultados. Outras drogas usadas para o tratamento incluem os esteroides, o interferon e a vincristina.[14-17]

A embolização e, eventualmente, a cirurgia, são necessárias quando o tratamento clínico não é eficaz, especialmente no caso dos hemangiomas hepáticos e insuficiência cardíaca, hemangioendoteliomas com fenômeno de Kasabach-Merritt e hemangiomas proliferativos que não respondem ao tratamento clínico.[2,14,15,18]

A embolização dos hemangiomas exige a oclusão precisa, distal e intratumoral. Os agentes particulados (Gelfoam, partículas de álcool polivinílico (PVA), esferas acrílicas) são normalmente utilizados para essa finalidade.[2,14,18]

O peso dos pacientes é um fator limitante em relação, por exemplo, à quantidade do meio de contraste. Portanto, em alguns casos, um primeiro procedimento centraliza-se na embolização e combinação das principais aferências. Se os sintomas persistirem, o procedimento pode ser repetido.[2,18,19]

Hemangioendotelioma Kaposiforme

O fenômeno de Kasabach-Merritt (FKM) consiste em trombocitopenia grave, anemia hemolítica microangiopática e coagulação intravascular localizada, em associação a tumor rapidamente evolutivo, com índices de mortalidade relatados entre 20 e 30%. O FKM relaciona-se, na verdade, com outros tipos de tumores vasculares (hemangioendotelioma kaposiforme e *tufted a*ngioma) e não com o hemangioma infantil clássico. Estes tumores apresentam comportamentos mais agressivo e invasivo. Portanto, o FKM deve ser tratado.[2,11,18,19]

O tratamento clínico é a primeira alternativa terapêutica, sendo os esteroides a primeira opção. O interferon e a vincristina são indicados em caso de não resposta ao tratamento com esteroides. A embolização é necessária quando o tratamento clínico fracassar e se associam, concomitantemente, o procedimento endovascular e o tratamento clínico.[2,16,18,19]

A embolização é realizada por via arterial com a intenção de reduzir o fluxo intratumoral. A oclusão intratumoral distal também é necessária nesses casos e, por isso, é que as partículas são frequentemente usadas para essa finalidade.[2,18,19]

Hemangiomas hepáticos

Os hemangiomas hepáticos assintomáticos não requerem tratamento, mas devem ser seguidos e controlados com atenção. A principal indicação de tratamento dos hemangiomas hepáticos é o aparecimento de insuficiência cardíaca congestiva. Caso seja necessário fazer tratamento, o tratamento clínico continua sendo a primeira opção, sendo o propanolol a primeira opção. Outras opções incluem esteroides, interferon e vincristina.[2,15,16,20]

Naqueles pacientes que não respondem ao tratamento clínico ou diante da rápida evolução e deterioração clínica do paciente, a embolização está indicada. Quando o hemangioma hepático precisa de tratamento, é necessário fazer o mapeamento vascular completo do fígado, identificar a irrigação do tumor por ramificações hepáticas ou extra-hepáticas e verificar a perviedade da veia porta.[20,21]

Existem diferentes padrões angiográficos descritos nos hemangiomas hepáticos.[21] O agente de embolização é utilizado de acordo com o padrão vascular encontrado. O padrão mais clássico é o preenchimento precoce de canais vasculares anormais, sem sinais de *shunting*. Outro padrão frequente mostra nódulos com alto fluxo, sem evidência de *shunts* arteriovenosos. Nestes casos, a embolização é feita por via arterial, e recomenda-se o uso de partículas grandes. Foram relatadas complicações fatais com o uso de partículas pequenas nestes casos em razão da migração para a circulação pulmonar. Também foram relatados casos de necrose hepática com essas partículas.[2,20,21]

A eleição do agente de embolização baseia-se no tamanho dos *shunts*. Outros padrões hemodinâmicos encontrados nesses tumores incluem *shunts* arteriovenosos, porto-venosos ou ambos. O uso de *molas* ou *micromolas* de platina é seguro nestes casos. O uso de acrilato é outra opção em caso de *shunts* diretos arteriovenosos ou arterioportais.[2,19-21]

No planejamento da abordagem terapêutica endovascular desses pacientes é importante saber se a veia porta participa na irrigação dessas lesões. Nestes casos, a embolização arterial em presença de fístulas porto-venosas não será efetiva na redução dos sintomas cardíacos e pode, inclusive, causar isquemia ou necrose hepática. Nessas situações a embolização das comunicações porto-venosas, quer seja de forma trans-hepática ou por via venosa, está recomendada. Depois da embolização destas fístulas, caso seja necessário, pode ser considerada a embolização por via arterial. O tratamento clínico deve ser sempre continuado e realizado conjuntamente com o tratamento endovascular até alcançar a regressão das lesões e dos sintomas associados.[2,19-21]

MALFORMAÇÕES VASCULARES

Malformações Venosas

Este tipo de malformação se caracteriza por ser uma massa macia, compressível, sem nenhum frêmito, azulada e raramente coberta por pele normal. A localização mais frequente é em 40% na cabeça e no pescoço, 40% nas extremidades e 20% no tronco. As malformações venosas aumentam de volume com as manobras de Valsalva (durante o choro dos bebês) ou com a compressão. Podem ocorrer repentinamente depois de ressecções cirúrgicas incompletas, traumas, hemorragia intralesional ou durante a puberdade em relação às alterações hormonais.[10,13]

Durante muito tempo assintomáticas, podem doer ao apresentar episódios de tromboflebites ou em caso de localização muscular ou articular. Em algumas situações os trombos gerados no seio da lesão podem-se calcificar e causar o aparecimento de flebólitos, característicos dessa doença.[11]

Podem estar associadas a anormalidades ósseas e desmineralização focal, osteólise, ou fazerem parte da síndrome, como Maffucci, Gorham-Stout, síndrome de Bean (*nevus blue rubber bleb*), Klippel-Trenaunay entre outras.[19]

As imagens desempenham papel fundamental no diagnóstico dessas afecções. A radiografia simples mostra massa de tecidos moles, onde podem ser vistos flebólitos; também é útil para descartar anormalidades ósseas. Ao US as malformações venosas apresentam ecoarquitetura heterogênea, de ecogenicidade mista (áreas anecoicas com áreas hiperecogênicas); os flebólitos também podem ser observados como imagens ecogênicas com sombra acústica. No exame Doppler dessas lesões de baixo fluxo pode ser constatado fluxo venoso monofásico ou ausência do mesmo dentro da lesão. A tomografia axial computadorizada (TC) não está indicada, *a priori*, diante da suspeita de uma malformação venosa. A RM permite avaliar a extensão dessas malformações e a relação com órgãos e estruturas adjacentes. As malformações venosas apresentam, geralmente, sinal intermediário em T1 e alto sinal em T2. As imagens com a sequência STIR são úteis já que ressaltam claramente o tecido malformado.[10,11]

A flebografia percutânea é o método por imagem de escolha para conhecer a hemodinâmica e a anatomia venosa da malformação. A arteriografia não está indicada na maioria dos pacientes com malformações venosas. O tratamento de primeira linha dessas malformações é a esclerose percutânea. Em alguns casos o tratamento combinado com esclerose e, em seguida, ressecção cirúrgica oferece resultados muito bons.[13,14,22]

Técnicas

As técnicas variam de acordo com o tipo de malformação vascular, mais especificamente com o fluxo que apresentam. Algumas malformações capilares eventualmente podem-se beneficiar com o tratamento com *laser*.[13,14] Não existem técnicas intervencionistas para seu tratamento, razão pela qual não serão discutidas neste capítulo.

O tratamento das malformações venosas está indicado nas crianças que apresentem dor, incapacidade funcional ou quando a malformação compromete um órgão nobre. Nos pacientes assintomáticos, o tratamento é conservador.[22]

Nos pacientes portadores de malformações venosas extensas a coagulação deve ser estudada a fundo. A alteração da parede muscular da veia malformada gera estase de sangue, e este mecanismo leva à formação de trombos. Este fenômeno causa dor, às vezes importante, podendo em alguns casos ocorrer coagulação intravascular localizada (CIL) que se traduz no laboratório com aumento dos D-dímeros e diminuição do fibrinogênio. Na maioria dos centros de referência a CIL é tratada com heparina de baixo peso molecular. Até que esse processo não seja resolvido, está contraindicado o tratamento esclerosante decorrente do risco de transformar uma CIL em uma coagulação intravascular disseminada.[19,22,23]

O tratamento esclerosante atualmente é a primeira opção terapêutica. Em crianças com extensas malformações de cabeça e pescoço que envolvam as vias aéreas, deve-se considerar que o processo inflamatório posterior à injeção do esclerosante pode comprimi-las completamente. Para evitar esta situação existem duas alternativas. Uma delas é fazer uma traqueostomia, prévia ao tratamento esclerosante, e mantê-la até terminar todo o tratamento. A outra opção é manter o paciente intubado na unidade de cuidados intensivos durante alguns dias até que comece a ceder o edema e a flogose resultantes do procedimento percutâneo. A decisão de qual destas opções utilizar dependerá da experiência do profissional e das possibilidades da cada hospital.[19,22]

Técnica da escleroterapia percutânea

A primeira etapa é a conclusão de flebografia percutânea para conhecer a hemodinâmica e a anatomia da malformação. O procedimento de esclerose percutânea começa com a punção da malformação, na maioria dos casos sob o controle por US. A punção é realizada com agulha de 20 ou 22 gauge. Obtém-se refluxo sanguíneo, e identifica-se a malformação com uma substância de contraste. O procedimento depois é guiado e controlado por radioscopia e/ou US. Um passo importante durante a esclerose percutânea é a injeção de contraste iodado com a finalidade de conhecer a hemodinâmica da malformação. Uma vez detectado o padrão e o fluxo da mesma, se procede à injeção do agente esclerosante. Em alguns casos, como conselhos práticos, sugere-se o uso de mangueiras pneumáticas para evitar a migração do esclerosante. Isto é muito útil para essas malformações nos membros, com drenagem precoce de veias normais e/ou displásicas. Em outros, a compressão manual também ajuda (Fig. 79-1).

Durante a intervenção o agente esclerosante é injetado lentamente sob controle radioscópico e controle rigoroso dos parâmetros vitais. Os agentes esclerosantes mais utilizados para o tratamento dessas malformações são: etanol (álcool absoluto a 96%) que pode ser utilizado até 1 mL/kg como dose máxima por sessão (a dose total não deve superar 60 mL). O etanol é o agente esclerosante mais efetivo, embora seus importantes efeitos indesejáveis obriguem a exagerar as precauções ao ser utilizado.[10,13,14]

Tetradecil sulfato de sódio: é o agente mais comumente usado. É amplamente utilizado uma vez que apresenta complicações muito menores do que o etanol. Normalmente é usado na sua apresentação a 3%, mas está disponível no mercado em concentrações inferiores (1%, 0,5%) e pode ser útil no caso de lesões faciais. Esse esclerosante é usado misturado com lipiodol e ar ambiente, criando uma espuma de uso simples e eficaz. Geralmente adicionamos 2 cm de ar e 0,5 mL de lipiodol à ampola de 2 mL, que são diluídos na seringa para preparar a espuma.[22,23]

Dica: a hidratação adequada do paciente nesses casos diminui o risco do aparecimento de hemoglobinúria, um efeito colateral comum nessas situações.

Malformações Linfáticas

São malformações congênitas resultantes de sacos linfáticos dilatados, sem comunicação com o sistema linfático periférico. Sua localização mais frequente é na cabeça e no pescoço (70-80%). A porcentagem restante situa-se em locais como axilas, membros inferiores, retroperitônio e pelve. Malformações linfáticas (ML) podem estar associadas a síndromes, como Turner, Noonan e algumas trissomias.[10,13]

O aspecto clínico é variável, dependendo do tamanho e, principalmente, da localização e da profundidade da malformação. O acréscimo repentino de volume pode ser decorrente da hemorragia, infecção localizada ou inflamação. Podem ser evidentes ao nascer ou manifestar-se posteriormente, geralmente em torno de 2 anos de idade.[14]

As MLs são classificadas em três tipos, dependendo do tamanho das dilatações císticas:

1. Macrocísticas.
2. Microcísticas.
3. Mistas.

Na ecografia, em lesões macrocísticas são observadas como múltiplas imagens líquidas de tamanhos diferentes, separadas por septos ecogênicos. Em caso de sangramento, as imagens císticas são observadas como ecogênicas ou com níveis líquidos no seu interior.

As lesões microcísticas se apresentam no US como imagens ecogênicas em razão das inúmeras interfaces entre pequenos cistos, de limites pouco definidos.

Nas lesões mistas encontram-se imagens císticas dentro de uma área ecogênica.

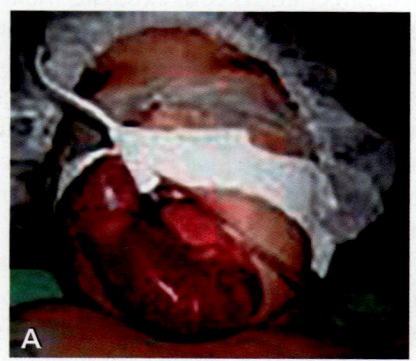
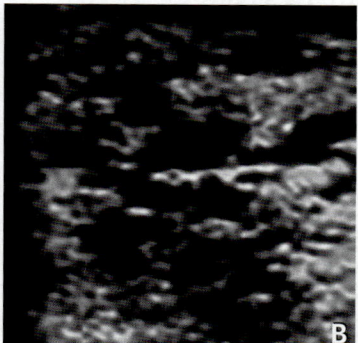
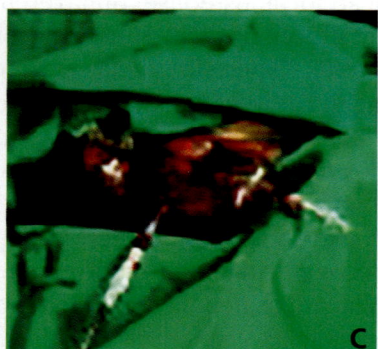
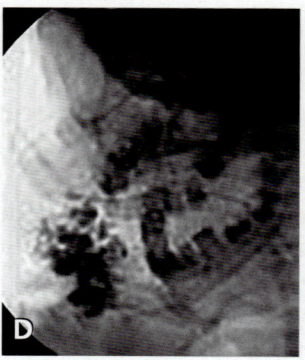
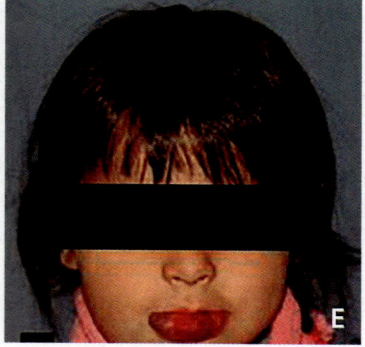

Fig. 79-1. Tratamento percutâneo de extensa malformação venosa de lábio inferior. (**A**) Malformação venosa do lábio inferior. (**B**) Ultrassom característico de malformação venosa. (**C**) Punção da malformação, em diferentes lugares, com agulhas de 20 gauge. (**D**) Flebografia percutânea, que mostra a extensão da malformação. (**E**) Controle clínico após duas sessões de escleroterapia com tetradecil sulfato de sódio a 1% e bleomicina. Nítida redução no tamanho da lesão.

No exame Doppler não se observa fluxo no interior das formações císticas. Pode ser evidenciada uma vascularização nos septos que separam as mesmas. As lesões microcísticas não têm fluxo. A TC estaria indicada para avaliar a extensão para o tórax e o comprometimento da via aérea nas malformações de cabeça e pescoço. Se houver a possibilidade de realizar a RM, não está indicada a TC. A RM permite avaliar a extensão, a profundidade e a relação com órgãos e estruturas adjacentes. Mostra sinal de baixa intensidade em T1 e alta intensidade em T2.[10,11,13,14]

Assim como se mencionou para as malformações venosas, neste caso a primeira opção terapêutica é, geralmente, pela esclerose percutânea. Em determinados casos onde a ML é muito extensa, pode ser indicada a ressecção cirúrgica como primeira opção terapêutica, e a esclerose fica reservada para tratar uma eventual recidiva, fenômeno que ocorre com frequência depois do tratamento cirúrgico.[19]

Tratamento de malformações linfáticas

Nas lesões macrocísticas e nas mistas o tratamento escolhido é a esclerose percutânea. Este procedimento é feito no centro cirúrgico, sob anestesia geral, lembrando a adequada avaliação do comprometimento da via aérea. Neste tipo de malformação as mesmas considerações devem ser analisadas com relação àquelas extensas MLs que circundam ou comprometem a via aérea.[13,22,23]

Tal como acontece com as malformações venosas, a malformação é puncionada com agulhas 20-22 gauge usando o US como guia. A malformação é opacificada com meio de contraste, observando-se sua distribuição. Uma vez constatada a correta localização da agulha e conhecida a anatomia da malformação, procede-se à esclerose (Fig. 79-2).

Existem diferentes agentes esclerosantes para o tratamento dessas lesões.

Atualmente os agentes esclerosantes utilizados são tetradecil sulfato de sódio a 3%, OK-432, bleomicina, etanol, doxiciclina entre os mais usados. Todos esses agentes são utilizados na diluição com meio de contraste a fim de ficarem radiopacos. O método de uso se assemelha ao descrito para as malformações venosas.

Nas primeiras 72 horas ocorre importante reação inflamatória pós-esclerose. Esta reação é esperada, portanto, não é considerada uma complicação.

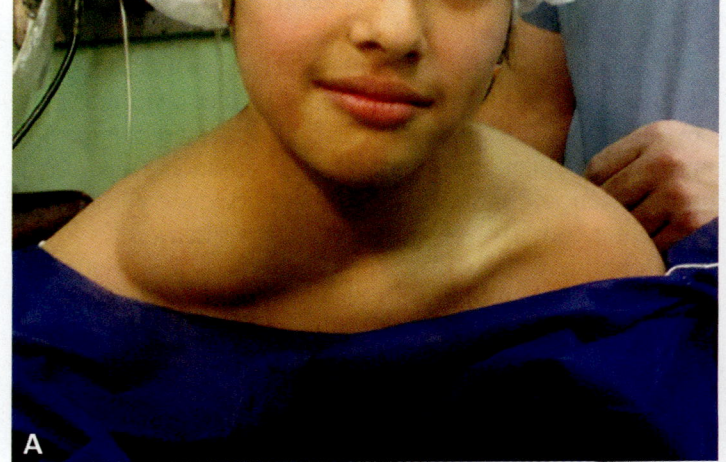
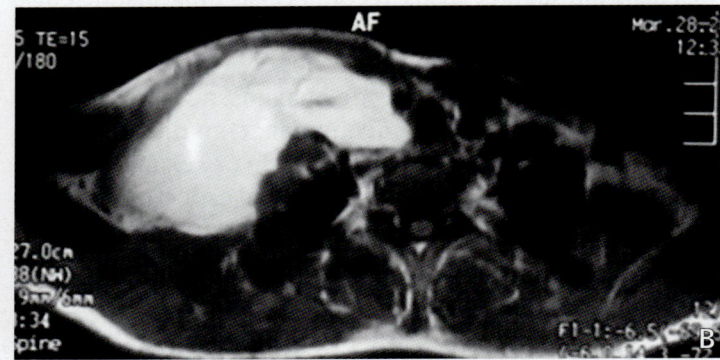
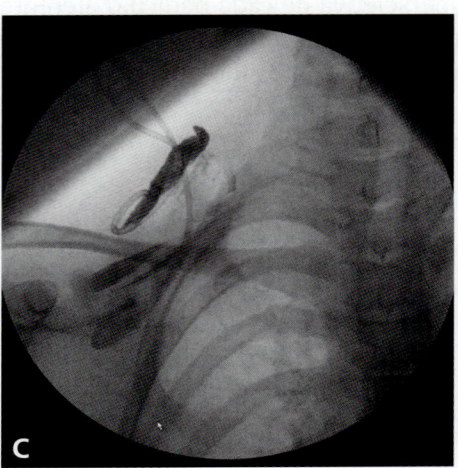
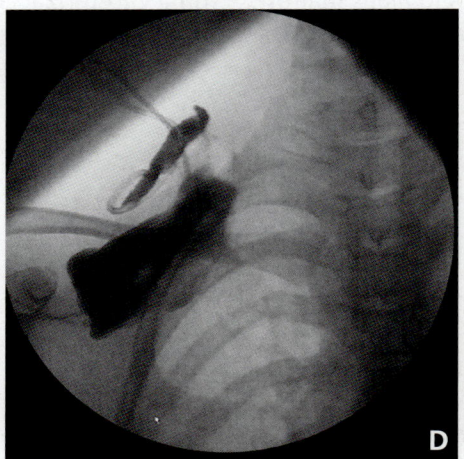
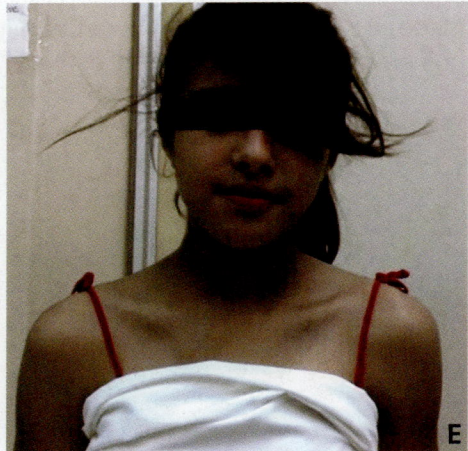

Fig. 79-2. Malformação linfática macrocística supraclavicular direita. (**A**) Extensa massa supraclavicular direita. (**B**) Ressonância magnética que mostra extensa lesão do tipo macrocística. (**C** e **D**) Escleroterapia. Colocação de dois catéteres de drenagem *pigtail* de 4 Fr e esclerose percutânea com tetradecil sulfato de sódio a 3%. (**E**) Controle clínico 3 meses depois de sessão única de esclerose, com resposta satisfatória ao tratamento.

Nas lesões microcísticas, os tratamentos combinados demonstraram bons resultados. Para esse propósito a bleomicina é um dos agentes mais utilizados. Posteriormente ao tratamento esclerosante, caso seja necessário, procede-se à exérese cirúrgica. Em muitos casos são necessários repetidos procedimentos de esclerose. Isto depende da evolução e da resposta de cada paciente ao procedimento (Fig. 79-3).[10,14,22,23]

Malformações Arteriovenosas

As malformações arteriovenosas (MAV) poderiam ser definidas como lesões em cuja estrutura são reconhecidas comunicações anormais entre artérias e veias, caracterizadas pela ausência da rede capilar. Essas comunicações anormais formam o *nidus* da malformação. Este tipo de malformação é o menos frequente mas, ao mesmo tempo, tem o pior prognóstico no que diz respeito às dificuldades que costumam apresentar no tratamento e à sua evolução.[9,13]

Assim como as outras malformações vasculares descritas, estão presentes ao nascimento, mas podem ser assintomáticas durante anos. Podem aparecer em razão de um traumatismo ou durante a puberdade com as mudanças hormonais. As MAVs apresentam-se, clinicamente, como massas pulsáteis, geralmente com acréscimo de temperatura da pele da região, e um frêmito pode ser palpado. Em estádios avançados podem mostrar mudanças tróficas decorrente da hipertensão venosa e isquemia distal por roubo vascular. Em alguns casos reconhece-se uma insuficiência cardíaca congestiva devido à sobrecarga do coração direito, gerada pelo hiperfluxo destas lesões.[10,13]

Em relação aos métodos de imagens, ao US observa-se massa heterogênea pouco delimitada, com dilatações vasculares na massa e na periferia da mesma. O exame Doppler mostra numerosos vasos, onde a análise espectral confirma o fluxo arterial alto, diastólica alta, fluxo turbulento e fluxo venoso pulsátil. A RM permitirá avaliar a anatomia vascular, a extensão da lesão e sua relação com as estruturas adjacentes. Em T1-T2 podem ser reconhecidas estruturas tubulares e hipointensas decorrente do fenômeno de vazio de fluxo, representado pelas aferências arteriais e pelo *nidus* malformado, de alto fluxo. A RM será útil para fazer os controles pós-procedimentos terapêuticos.[10,11,13,14]

A arteriografia é uma peça-chave no algoritmo de estudo dessas MAVs. Permitirá exibir o detalhe preciso da anatomia da malformação, os pedículos arteriais aferentes, o *nidus* e o tipo de retorno venoso, que serão fundamentais para o planejamento da terapêutica endovascular.[19]

As MAVs que recebem tratamento são e devem ser sempre sintomáticas. As técnicas endovasculares constituem a primeira ferramenta terapêutica para o tratamento dessas lesões.

Tratamento das malformações arteriovenosas

A primeira opção no algoritmo terapêutico de malformações arteriovenosas é o tratamento endovascular. O objetivo do tratamento é erradicar o *nidus*. Isto é feito com o cateterismo superseletivo das artérias aferentes à malformação.

Finalizado o procedimento endovascular, isto é, uma vez que foram embolizados os diferentes pedículos aferentes à lesão, caso persista uma lesão residual, é possível em muitos casos abordar o *nidus* diretamente por punção percutânea direta. Em alguns casos também existe a possibilidade da abordagem terapêutica dessas lesões através da(s) veia(s) de drenagem, de forma retrógrada, para ocluir a drenagem venosa e favorecer a trombose do *nidus*. Esta conduta costuma ser associada a uma abordagem transarterial ou punção direta do *nidus*.[10,13,19]

A ligadura cirúrgica ou embolização proximal dos vasos aferentes, sem tratar ou ocluir o *nidus*, resulta na formação de novas aferências a partir da circulação colateral recrutada pela malformação, mantendo ativa a lesão e causando a recorrência ou persistência dos sintomas, com a dificuldade adicional de não contar com as aferências primárias permeáveis.[10]

Dependendo da idade dos pacientes, a embolização pode ser feita sob neuroleptoanalgesia ou anestesia geral, utilizando geralmente a via femoral como acesso. Realiza-se, em primeiro lugar, a arteriografia diagnóstica, que permitirá identificar o número e a disposição dos pedículos que vascularizam a malformação e sua drenagem venosa. Com a ajuda de microcatéteres, de maneira coaxial, faz-se uma cateterização superseletiva de cada pedículo aferente e procede-se à embolização do *nidus* e de suas aferências com diferentes agentes embolizantes (Fig. 79-4).

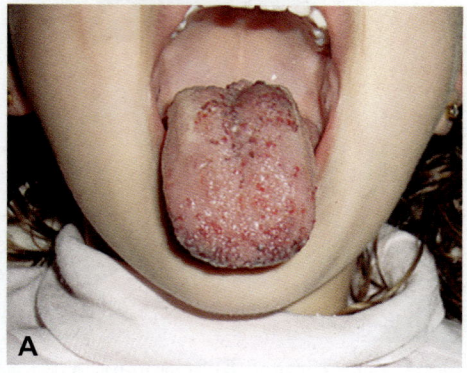 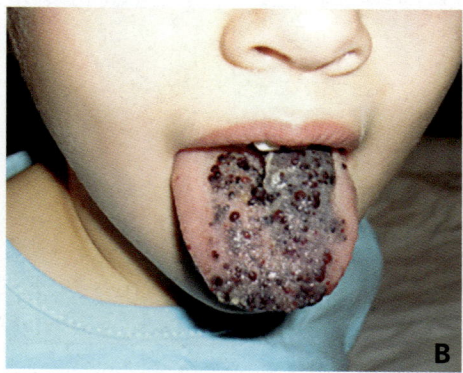 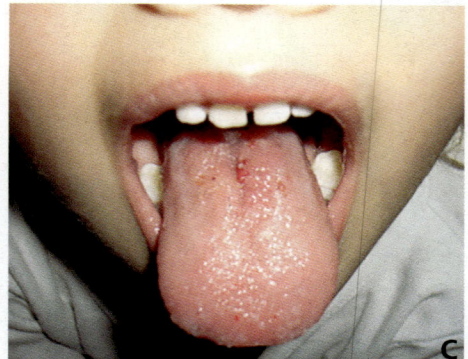

Fig. 79-3. Malformação linfática lingual microcística. (**A**) No exame físico reconhece-se a lesão difusa, com múltiplas e pequenas vesículas, envolvendo a face dorsal da língua; (**B**) 48 horas pós-esclerose com bleomicina. Flogose difusa da língua, com mudança na coloração da lesão; (**C**) controle clínico 2 meses pós-tratamento, com nítida redução da lesão.

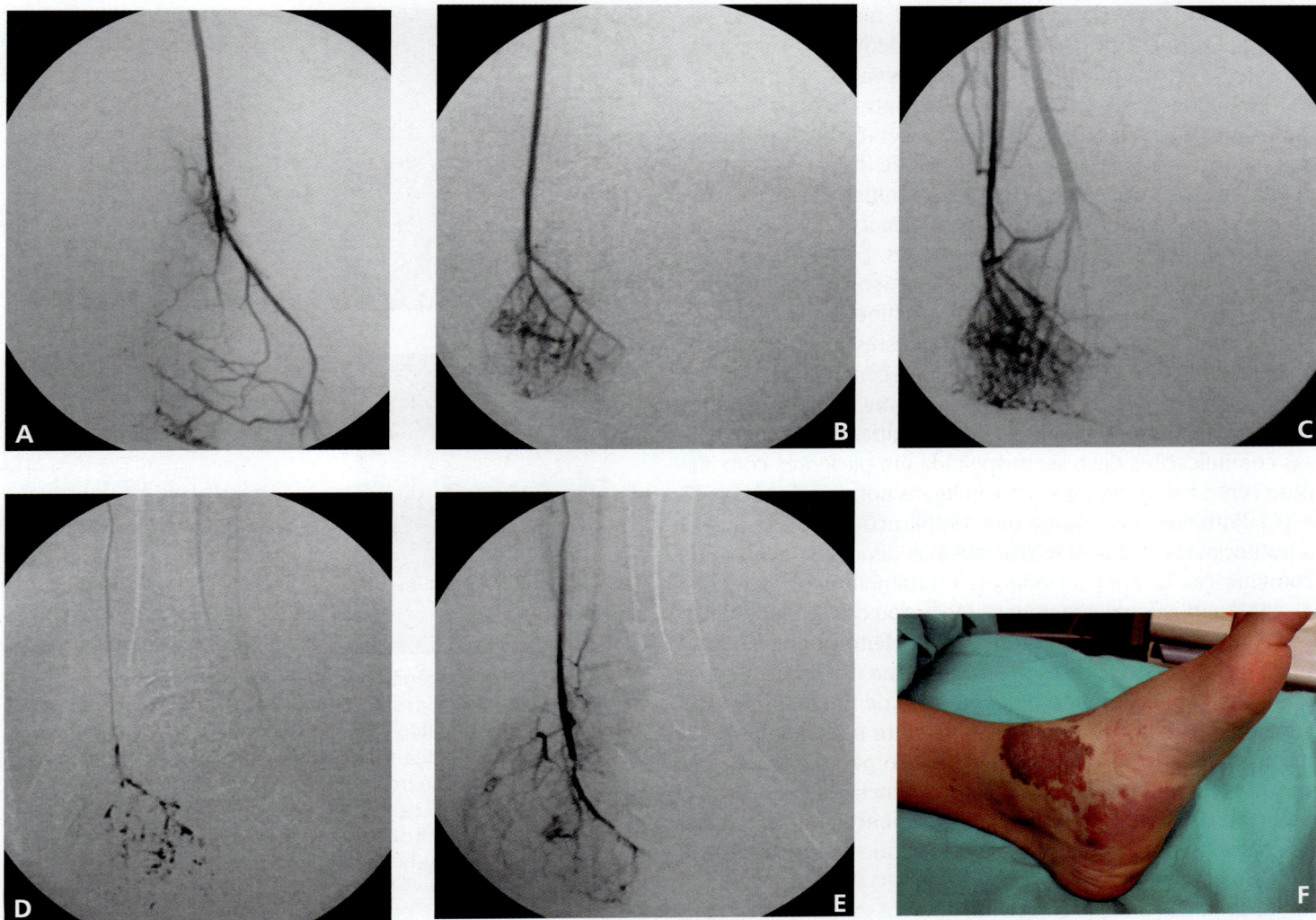

Fig. 79-4. Malformação arteriovenosa do pé esquerdo. (**A**) Cateterismo seletivo da artéria tibial anterior, que dá origem aos arcos digitais, sem irrigação da lesão. O cateterismo seletivo da artéria tibial posterior coloca em evidência uma malformação arteriovenosa ao nível da região do maléolo interno. (**B**) Tempo arterial. (**C**) Tempo venoso. (**D**) Embolização com acrilato. (**E**) Controle com angiografia, com remoção completa do *nidus* malformado. (**F**) Controle clínico do paciente, com lesões cutâneas associadas, frequentes neste tipo de malformações.

Como mencionado anteriormente, quando o cateterismo superseletivo não é possível (por causa da oclusão prévia das aferências por tratamento cirúrgico ou endovascular inadequado) pode-se identificar o *nidus* por arteriografia e chegar ao mesmo por punção direta.

Os agentes líquidos, como os acrilatos, foram e continuam sendo uma das opções preferidas para o tratamento destas lesões. O objetivo principal, como foi dito, é a oclusão intranidal, e com esses agentes ela é muito viável.[10,13,19]

Os agentes embolizantes mais utilizados para o tratamento endovascular das MAVs são: acrilatos (Histoacryl®, Trufill®), partículas (esferas acrílicas, álcool polivinílico -PVA), Onyx® e etanol.

As anomalias vasculares constituem doença complexa, cujo diagnóstico e tratamento representam um desafio médico que, inevitavelmente, deve ser tratado de forma multidisciplinar.

É necessário estar familiarizado com os diferentes tipos de anomalias, suas variantes e associações a outras entidades. Em muitos casos, o tratamento terapêutico ideal é alcançado com a combinação de diferentes métodos e técnicas.

SHUNTS CONGÊNITOS PORTOSSISTÊMICOS

O achado de *shunts* congênitos portossistêmicos é relativamente pouco frequente. Estas comunicações anormais podem ser congênitas ou adquiridas, assintomáticas (com frequência diagnosticada acidentalmente) ou serem encontrados em razão da presença de complicações relacionadas com o *shunt*. A maioria deles ocorre em crianças.[24,25]

Estes *shunts* estão relacionados com a frustrada involução de um ou vários vasos fetais, permanecendo comunicações vasculares anormais entre algum dos vasos do sistema porta e algum ramo sistêmico do sistema relacionado com a veia cava. Podem estar presentes dentro ou fora do fígado, podem ser únicos ou múltiplos, e seu tamanho pode ser variável. Os *shunts* portossistêmicos podem provocar o desvio parcial ou total do fluxo portal para os vasos sistêmicos.[24]

Em alguns casos, pequenos *shunts* intra-hepáticos entre ramos portais e veias hepáticas podem ser resolvidos e fechados espontaneamente com 1 ou 2 anos de idade, mas outros, geralmente de maior calibre, como os *shunts* extra-hepáticos, o ducto venoso persistente ou outros *shunts* intra-hepáticos, não fecham e têm risco de complicações. É importante assinalar que estes *shunts* intra e extra-hepáticos diferem daqueles que aparecem como complicação da hipertensão portal.[25]

As complicações relacionadas com estes *shunts* persistentes incluem a colestase neonatal, o aparecimento de tumores hepáticos benignos e malignos, a síndrome hepatopulmonar, hipertensão portopulmonar e encefalopatia. A presença dessas comunicações deve ser suspeitada em pacientes com cianose central, não cardiogênica e imagens normais do tórax (RX e TC). Portanto, a gravidade das complicações mencionadas e a potencial reversibilidade das mesmas depois da oclusão da comunicação fazem necessário seu tratamento.[24-28]

O diagnóstico dessa doença melhorou de forma significativa com o desenvolvimento do US com efeito Doppler, permitindo o diagnóstico desses *shunts* de forma não invasiva.

Uma vez confirmado o diagnóstico de um *shunt* portossistêmico, seja fortuitamente ou durante o exame de alguma complicação relacionada, o primeiro passo é se assegurar que a comunicação não é consequência da presença de hipertensão portal ou, em casos de crianças pequenas, de um hemangioma hepático, que irão requerer outro tipo de terapêutica.[24,25]

Os *shunts* venosos congênitos portossistêmicos classificam-se em intra e extra-hepáticos. Nos primeiros, estabelece-se uma comunicação entre ramos da veia porta, depois de sua divisão, com as veias hepáticas ou a veia cava inferior (Fig. 79-5). Nos *shunts* extra-hepáticos, as anastomoses estabelecem-se entre vasos porto-mesentéricos, previamente à bifurcação da veia porta e de uma veia sistêmica.[24,25,29,30]

Portanto, os *shunts* portossistêmicos são divididos da seguinte maneira:

- *Shunts* intra-hepáticos, entre a veia porta ou um de seus ramos de um lado, e veia cava ou uma veia hepática de outro lado, incluindo aqui o ducto venoso.
- *Shunts* extra-hepáticos, onde há uma comunicação direta do tronco porta ou um dos seus ramos afluentes com a veia cava ou um de seus ramos.[29,30]

Em relação ao momento em que estes *shunts* devem ser tratados, não há dúvidas com relação ao tratamento se uma das complicações mencionadas estiver presente, com exceção da colestase neonatal, que pode ser resolvida espontaneamente. Os *shunts* portossistêmicos sintomáticos ou complicados devem ser tratados, e isto pode ser feito em uma ou duas etapas, com técnicas intervencionistas endovasculares ou cirurgicamente, dependendo da anatomia e dos valores de hipertensão portal que são alcançados durante o teste de oclusão, previamente ao fechamento do *shunt*.[24,25,31]

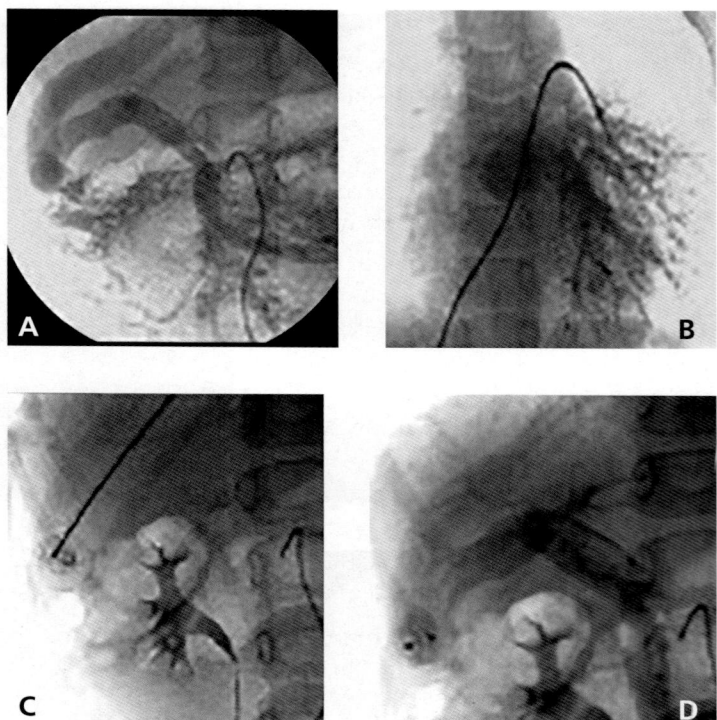

Fig. 79-5. *Shunt* congênito portovenoso intra-hepático em paciente cianótico com síndrome hepatopulmonar. (**A**) *Shunt* congênito intra-hepático entre o ramo direito da veia porta e a veia supra-hepática direita. (**B**) Angiografia pulmonar: abertura de *shunts* intrapulmonares. (**C**) Oclusão da comunicação com um plugue de Amplatzer. (**D**) Controle angiográfico final que mostra a completa oclusão do *shunt*, sem preenchimento precoce da veia supra-hepática direita.

Em alguns casos, os exames por imagens não permitem demonstrar a existência de ramos portais intra-hepáticos. Existem relatos de hipoplasia portal e ausência de ramos portais intra-hepáticos, condição essa conhecida como malformação de Abernethy. Nestes casos raros, o fechamento de forma aguda dos *shunts* congênitos pode ter graves consequências que incluem a hipertensão portal aguda, hemorragia gastrointestinal e dano grave do intestino. No entanto, sugere-se que esses vasos portais hipoplásicos são passíveis de serem dilatados depois do fechamento do *shunt* e que é possível a revascularização da circulação portal "desligada" depois do tratamento.[31,32]

Indicações de Tratamento

Com exceção da colestase neonatal, que como dissemos pode regredir espontaneamente, é necessário fazer o tratamento desses *shunts* na presença de complicações. Em caso de não ter complicações, o fechamento do *shunt* pode ser postergado em caso de pequenos *shunts* intra-hepáticos encontrados em pacientes mais novos, onde existe a possibilidade de uma eventual regressão espontânea. Nos outros casos, aconselha-se o fechamento precoce dessas comunicações por diferentes motivos: a síndrome hepatopulmonar e a hipertensão pulmonar podem estar presentes desde muito cedo; em caso de hipertensão pulmonar persistente, onde em alguns casos as lesões dos vasos pulmonares podem ser irreversíveis; a hiperamonemia crônica tem efeito adverso sobre o cérebro e o desenvolvimento, e é por isto que muitos pacientes portadores dessas comunicações apresentam, entre outros achados, baixo rendimento escolar; a "plasticidade" dos ramos portais intra-hepáticos é maior em pacientes mais novos, e isto permitiria melhor revascularização portal e, portanto, do fígado, depois do fechamento do *shunt*.[24,25,27-29]

O tratamento destes *shunts* congênitos inicia-se com a medição da pressão portal durante um teste de oclusão com balão ao nível de comunicação (Fig. 79-6). Dependendo da anatomia do *shunt*, ele pode ser tratado de forma percutânea ou cirúrgica. Se a pressão portal for muito elevada durante o teste de oclusão, aconselha-se o tratamento cirúrgico em duas etapas. Nestes casos, a primeiro etapa consiste em fazer um *banding* do *shunt* para manter a pressão portal em torno de 20 mmHg e, depois de alguns meses, tendo verificado com imagens a abertura de alguns ramos portais intra-hepáticos, procede-se ao fechamento definitivo do mesmo.[24,25,31]

Foi relatado o tratamento endovascular desses *shunts* (embolização) com diferentes agentes embolizantes (por exemplo: molas, acrilato); no entanto, isto pode ser difícil ou em alguns casos impossível por causa do diâmetro da fístula.[25,33]

A anatomia dessas comunicações, geralmente de grande calibre, faz com que elas possam ser resolvidas de uma forma relativamente simples com a oclusão vascular de Amplatzer (Figs. 79-5 e 79-6). Existem vários relatos na literatura sobre o fechamento destes *shunts* com estes dispositivos, evitando cirurgias complexas.[26,34,35]

Shunts terminolaterais, como a derivação da veia esplênica ou mesentérica de um afluente da veia cava (p. ex.: veia renal ou ilíaca), podem ser facilmente resolvidos de forma percutânea. Por outro lado, em *shunts* laterolaterais a cirurgia costuma ser a opção, pelo menos em crianças pequenas, evitando o uso de *stent-grafts* que iriam requerer anticoagulação pelo resto da vida e que depois do crescimento do paciente poderiam ficar com o calibre inadequado.[24-26] Por exemplo, os *shunts* laterolaterais geralmente têm indicação de tratamento cirúrgico em uma única etapa. No entanto, em alguns casos, dependendo da anatomia e localização da comunicação, as técnicas endovasculares podem ser de grande ajuda para resolver esses casos.[26] Pelo contrário, *shunts* terminolaterais entre o sistema porta e a veia cava requerem, habitualmente, duas etapas cirúrgicas para evitar a hipertensão portal aguda.[24,25,31]

Uma complicação mais séria com relação ao tratamento endovascular desses *shunts* é a trombose da veia porta, geralmente em razão da incorreta colocação ou migração do agente de embolização. Essa complicação difere da trombose portal, que pode ocorrer depois do fechamento de fístulas arterioportais, como se descreverá mais adiante. Depois do tratamento endovascular destes *shunts* venosos portossistêmicos, não está indicado o uso de antiagregantes ou anticoagulantes.[24-26]

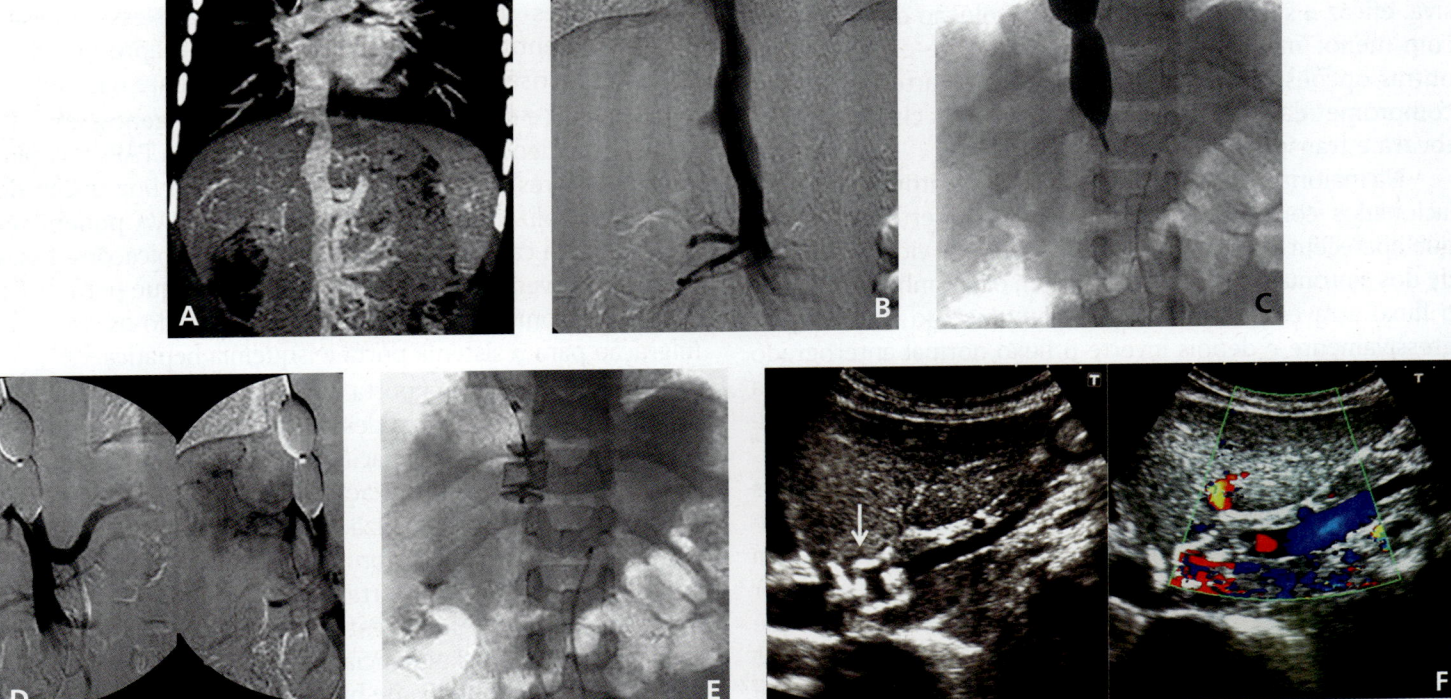

Fig. 79-6. *Shunt* congênito portovenoso extra-hepático. (**A**) TC coronal *multislice* abdominal. Presença de *shunt* portossistêmico (veia porta para veia cava inferior). (**B**) Flebografia a partir de abordagem transjugular. (**C**) Oclusão com balão. (**D**) Angiografia durante a oclusão com balão, que demonstra a presença de ramos portais hepáticos hipoplásicos. (**E**) Embolização com um plugue de Amplatzer. (**F**) Controle com US e Doppler US: oclusão do *shunt* portossistêmico. O dispositivo é identificado nitidamente (seta).

O acompanhamento por imagens é geralmente por US Doppler, que permite demonstrar o fechamento da comunicação e a redistribuição do fluxo portal, com a consequente regressão dos sintomas.

As técnicas de intervenção têm um papel muito importante no diagnóstico e tratamento dessas comunicações congênitas que comprometem a veia porta. O manejo adequado, em relação ao tempo de tratamento, ao tipo de abordagem, seja radiológico ou cirúrgico, assim como acompanhamento do caso, deve ser considerado de forma multidisciplinar a fim de otimizar os resultados.

FÍSTULAS CONGÊNITAS ARTERIOPORTAIS

As fístulas arterioportais (FAPs) são uma causa rara, tratável, de hipertensão portal associada a sangramento gastrointestinal em crianças. Estas FAPs podem ser primárias (congênitas) ou secundárias (adquiridas). As FAPs congênitas são definidas como uma comunicação intra-hepática entre a artéria hepática e os ramos portais, sem comunicação com a circulação sistêmica e/ou causa secundária, com idade de aparecimento antes dos 18 anos.[20,36]

Menos de 10% das FAPs que comprometem a artéria hepática são congênitas. Entre as causas mais frequentes relatadas de FAPs secundárias podem-se citar trauma abdominal, procedimentos cirúrgicos, como a cirurgia de Kasai, transplante hepático segmentar, aneurismas complicados da artéria hepática, cirrose, atresia biliar e tumores.[37]

O tratamento endovascular das FAPs é indicado com a intenção de ocluir de forma permanente a comunicação e poder restabelecer a hemodinâmica hepática normal. A embolização transarterial é uma técnica minimamente invasiva, eficaz e segura que permite a resolução dessa doença com menor morbidade. É o tratamento de eleição, entre outras opções, como ligadura cirúrgica da artéria hepática comprometida, hepatectomia parcial, *shunts* cirúrgicos portocava e transplante hepático.[20,37,38]

Na maioria dos pacientes com FAP, os sintomas estão relacionados com o desenvolvimento de hipertensão portal que aparecem durante os primeiros anos de vida. A gravidade dos sintomas está relacionada com o tamanho da fístula e o fluxo através da mesma. Esta comunicação diminui progressivamente e depois inverte o fluxo normal anterógrado na veia porta, enquanto aumenta o calibre e o fluxo na artéria hepática em razão da comunicação com um território de baixa pressão.[20,36,38]

A artéria hepática está aumentada de calibre em todos os casos. Esta mudança hemodinâmica provoca a diminuição do fluxo distal à fístula na aorta abdominal, para além do tronco celíaco, mostrando a aorta abdominal de menor calibre (*tappering* da aorta). Alguns autores sugerem que esse fenômeno de roubo vascular comprometa também o fluxo nos vasos mesentéricos, produzindo hipóxia intestinal e piorando o edema intestinal.[36]

Os achados clínicos mais comuns são hemorragia digestiva alta, atraso do crescimento, diarreia crônica com esteatorreia e enteropatia perdedora de proteínas. No exame físico são descritos esplenomegalia, hepatomegalia, ascite e edema. A apresentação varia em relação à angioarquitetura da fístula, o tamanho e fluxo do mesmo e, consequentemente, o grau de hipertensão portal.[20,36-38]

Diferentemente de outros pacientes com fístulas arteriovenosas em outros locais, a cardiopatia congestiva é rara em pacientes com FAP. Isto se deve ao "efeito protetor" dos sinusoides hepáticos interpostos entre a fístula e as cavidades direitas cardíacas. Os sintomas típicos de má absorção crônica, diarreia e dor abdominal estão associados à congestão vascular mesentérica. A enteropatia perdedora de proteínas, a esteatorreia e a má absorção influem na degeneração clínica do paciente.[36,38]

Tratamento

Não há casos relatados de fechamento espontâneo de FAP e, sendo assim, seu tratamento é indicado em pacientes sintomáticos.[20]

A embolização transcatéter é proposta como a primeira opção terapêutica, com altas taxas de sucesso técnico, particularmente em pacientes com comunicações unilaterais ou com escassos vasos aferentes. As FAPs congênitas podem ter entrada única ou múltipla e difusos vasos que alimentam a comunicação (Fig. 79-7).[37-40]

A presença de comunicações exclusivas aumenta as chances de sucesso com as técnicas endovasculares. Em diferentes estudos menciona-se a necessidade de mais de uma intervenção para alcançar o fechamento definitivo da fístula em caso de múltiplas comunicações.[37,38]

O diagnóstico diferencial deve ser estabelecido com as malformações arteriovenosas hepáticas. Nesses casos podem ter entradas únicas ou múltiplas e apresentam o *nidus* característico dessas lesões, não presente nas FAPs.[20]

As molas e micromolas metálicas são os agentes embolizantes recomendados para o tratamento das FAPs. Os plugues vasculares Amplatzer também são uma boa opção de agente embolizante. Partículas acrílicas ou PVA podem ser utilizados em caso de existir pequenas comunicações. Essas partículas devem ser maiores que 500 μm, o que permitirá a oclusão da comunicação arterioportal, evitando os riscos de migração para o sistema porta e isquemia hepática.[37-40]

A trombose da veia porta é uma complicação séria relacionada com o tratamento dessas fístulas no pós-operatório precoce. Isto pode estar relacionado com a embolização não desejada, a incorreta localização do agente de embolização ou sua migração. Outra razão relacionada com esta séria complicação é a mudança brusca no fluxo portal depois da embolização da fístula. Portanto, recomenda-se o uso de anticoagulantes imediatamente após o procedimento endovascular. Em nossa experiência, depois da intervenção, indicamos o uso de heparina de baixo peso molecular, de forma subcutânea, por 3 dias, depois de alcançar o nível desejado (anti-Xa de 0.5 a 1 UI/mL). O uso do US Doppler é importante para o acompanhamento destes pacientes e para a detecção de complicações, como a que foi descrita.[20,38]

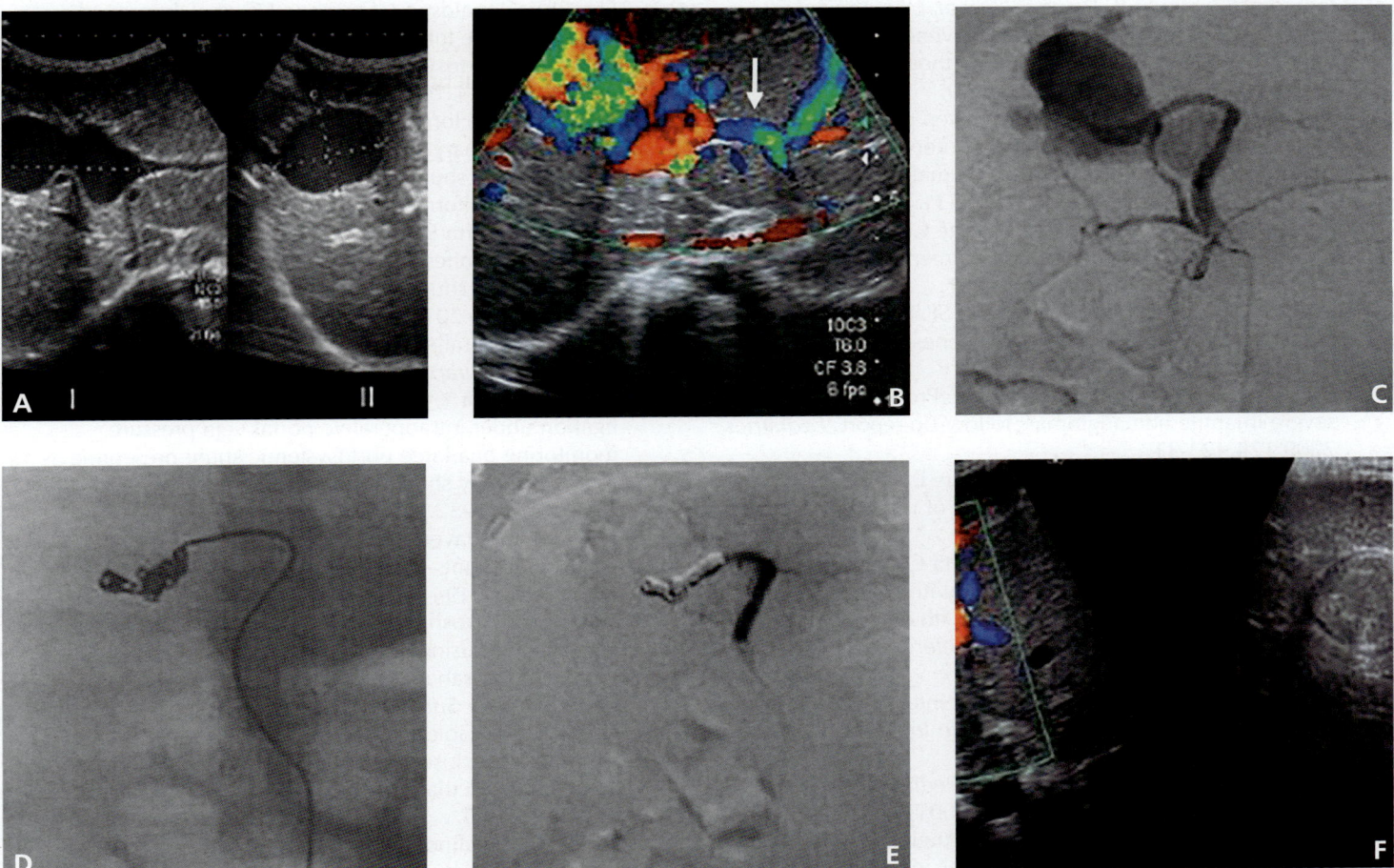

Fig. 79-7. Fístula arterioportal (FAP) congênita. (**A**) Imagens por US (axial e longitudinal) que mostram uma estrutura bilobulada entre a artéria hepática esquerda e a veia porta. (**B**) Doppler colorido que mostra alto fluxo dentro da FAP. Pode-se observar a comunicação entre a artéria hepática esquerda (seta) e a veia porta. (**C**) Arteriografia: fístula arterioportal. (**D**) Embolização da artéria aferente com *microcoils* de platina. (**E**) Angiografia pós-embolização: o vaso aferente e a comunicação estão ocluídos. (**F**) Controle por US e Doppler US: o sinal Doppler dentro da malformação desapareceu, com oclusão completa da mesma.

CONCLUSÃO

As técnicas endovasculares em pediatria revelaram-se eficazes com os materiais e equipamentos disponíveis atualmente, em um nível muito variado de indicações. Essas técnicas devem ser praticadas por pessoal treinado, com conhecimentos de doença pediátrica e experiência no manejo das considerações específicas relacionadas com os pacientes neste grupo etário. A discussão, tratamento e acompanhamento multidisciplinar são essenciais para a contínua evolução dessas técnicas em pacientes pediátricos.

REFERÊNCIAS BIBLIOGRÁFICAS

1. Dubois J, Garel L, Culham G. Pediatric interventional angiography. In: Baum S, Pentecost MJ. *Abram's angiography interventional radiology*. Philadelphia, PA: Lippincot Williams & Wilkins; 2006. p. 1046-67.
2. Dubois J, Garel L. Embolotherapy in pediatrics. In: Golzarian J, Sun S, Sharafuddin MJ. *Vascular embolotherapy*. Berlin, Heidelberg: Springer-Verlag; 2006. p. 297-320.
3. Kaye RD, Sane SS, Towbin RB. Pediatric Intervention: an update – Part I. *J Vasc Interv Radiol* 2000;11:683-97.
4. Kaye RD, Sane SS, Towbin RB. Pediatric intervention: an update – Part II. *J Vasc Interv Radiol* 2000;11:807-22.
5. Donaldson JS. Pediatric vascular procedures: arterial and venous. In: Slovis T. *Caffey's pediatric diagnostic imaging*. Philadelphia, PA: Mosby Elsevier; 2008, chap 185. p. 3100-116.
6. Sidhu M, Strauss KJ, Connolly MB et al. Radiation safety in pediatric interventional radiology. *TechVasc Interv Radiol* 2010;13:158-66.
7. Connolly B, Racadio J, Towbin R. Practice of ALARA in the pediatric interventional suite. *Pediatr Radiol* 2006;36:163-7.
8. Jaques PF, Mauro MA, Keefe B. US guidance for vascular access. Technical note. *J Vasc Interv Radiol* 1992;3:427-30.
9. Mulliken JB, Glowacki J. Hemangiomas and vascular malformations in infants and children: a classification based on endothelial characteristics. *Plast Reconstr Surg* 1982;69:412-22.
10. Legiehn GM, Heran MK. Classification, diagnosis, and interventional radiologic management of vascular malformations. *Orthop Clin North Am* 2006;37:435-74.
11. Dubois J, Alison M. Vascular anomalies: what a radiologist needs to know. *Pediatr Radiol* 2010;40:895-905.

12. Jackson IT, Carreno R, Potparic Z et al. Hemangiomas, vascular malformations, and lymphovenous malformations: classification and methods of treatment. *Plast Reconstr Surg* 1993;91:1216-30.
13. Legiehn GM, Heran MK. A step-by-step practical approach to imaging diagnosis and interventional radiologic therapy in vascular malformations. *Semin Intervent Radiol* 2010;27:209-31.
14. Ernemann U, Kramer U, Miller S et al. Current concepts in the classification, diagnosis and treatment of vascular anomalies. *Eur J Radiol* 2010;75:2-11.
15. Chen TS, Eichenfield LF, Friedlander SF. Infantile hemangiomas: an update on pathogenesis and therapy. *Pediatrics* 2013;131:99-108.
16. Sans V, de la Roque ED, Berge J et al. Propranolol for severe infantile hemangiomas: follow-up report. *Pediatrics* 2009;124:423-31.
17. Leaute-Labreze C, Dumas de la Roque E, Hubiche T et al. Propranolol for severe hemangiomas of infancy. *N Engl J Med* 2008;358:2649-51.
18. Garcia-Monaco R, Giachetti A, Peralta O et al. Kaposiform hemangioendothelioma with Kasabach-Merritt phenomenon: successful treatment with embolization and vincristine in two newborns. *J Vasc Interv Radiol* 2012;23:417-22.
19. Dubois J, Garel L. Practical aspect of intervention in vascular anomalies in children. *Semin Intervent Radiol* 2002;19(1):73-87.
20. Burrows PE, Dubois J, Kassarjian A. Pediatric hepatic vascular anomalies. *Pediatr Radiol* 2001;31:533-45.
21. Kassarjian A, Dubois J, Burrows PE. Angiographic classification of hepatic hemangiomas in infants. *Radiology* 2002;222:693-98.
22. Burrows PE, Mason KP. Percutaneous treatment of low flow vascular malformations. *J Vasc Interv Radiol* 2004;15(5):431-45.
23. Puig S, Casati B, Staudenherz A, Paya K. Vascular low-flow malformations in children: current concepts for classification, diagnosis and therapy. *Eur J Radiol* 2005;53(1):35-45.
24. Bernard O, Franchi-Abella S, Branchereau S et al. Congenital portosystemic shunts in children: recognition, evaluation, and management. *Semin Liver Dis* 2012;32:273-87.
25. Franchi-Abella S, Branchereau S, Lambert V et al. Complications of congenital portosystemic shunts in children: therapeutic options and outcomes. *J Pediatr Gastroenterol Nutr* 2010;51:322-30.
26. Alonso J, Sierre S, Lipsich J et al. Endovascular treatment of congenital portal vein fistulas with the Amplatzer occlusion device. *J Vasc Interv Radiol* 2004;15:989-93.
27. Eroglu Y, Donaldson J, Sorensen LG et al. Improved neurocognitive function after radiologic closure of congenital portosystemic shunts. *J Pediatr Gastroenterol Nutr* 2004;39:410-7.
28. Morikawa N, Honna T, Kuroda T et al. Resolution of hepatopulmonary syndrome after ligation of a portosystemic shunt in a pediatric patient with an Abernethy malformation. *J Pediatr Surg* 2008;43:e35-e38.
29. Alonso-Gamarra E, Parrón M, Pérez et al. Clinical and radiologic manifestations of congenital extrahepatic portosystemic shunts: a comprehensive review. *Radiographics* 2011;31:707-22.
30. Gallego C, Miralles M, Marín C et al. Congenital hepatic shunts. *Radiographics* 2004;24:755-72.
31. Yagi H, Takada Y, Fujimoto Y et al. Successful surgical ligation under intraoperative portal vein pressure monitoring of a large portosystemic shunt presenting as an intrapulmonary shunt: report of a case. *Surg Today* 2004;34:1049-52.
32. Howard ER, Davenport M. Congenital extrahepatic portocaval shunts – the Abernethy malformation. *J Pediatr Surg* 1997;32:494-7.
33. Yamagami T, Yoshimatsu R, Matsumoto T et al. Successful embolization using interlocking detachable coils for a congenital extrahepatic portosystemic venous shunt in a child. *J Pediatr Surg* 2007;42:1949-52.
34. Gillespie MJ, Golden A, Sivarajan VB, Rome JJ. Transcatheter closure of patent ductus venosus with the Amplatzer vascular plug in twin brothers. *Pediatr Cardiol* 2006;27:142-5.
35. Evans WN, Galindo A, Acherman RJ et al. Congenital portosystemic shunts and AMPLATZER vascular plug occlusion in newborns. *Pediatr Cardiol* 2009;30:1083-8.
36. Norton SP, Jacobson K, Moroz SP et al. The congenital intrahepatic arterioportal fistula syndrome: elucidation and proposed classification. *J Pediatr Gastroenterol Nutr* 2006;43:248-55.
37. Vauthey JN, Tomczak RJ, Helmberger T et al. The arterioportal fistula syndrome: clinicopathologic features, diagnosis, and therapy. *Gastroenterology* 1997;113:1390-401.
38. Teplisky D, Tincani EU, Lipsich J, Sierre S. Congenital arterioportal fistulas: radiological treatment and color Doppler US follow-up. *Pediatr Radiol* 2012;42:1326-32.
39. Kumar N, de Goyet JV, Sharif K et al. Congenital, solitary, large, intrahepatic arterioportal fistula in a child: management and review of the literature. *Pediatr Radiol* 2003;33:20-3.
40. Raghuram L, Korah IP, Jaya V et al. Coil embolization of a solitary congenital intrahepatic hepatoportal fistula. *Abdom Imaging* 2001;26:194-6.

Capítulo 80

Gastrostomia Percutânea Radiológica

- *Luciano Mastrogiovanni*
- *Christian Scheuermann*
- *Arturo Gonzales*
- *Ruizong Li*
- *Augusto Brazzini*
- *Jorge E Lopera*

CONTEÚDO

- INTRODUÇÃO ... 1144
- HISTÓRIA ... 1144
- ANATOMIA DA REGIÃO GÁSTRICA ... 1144
- INDICAÇÕES ... 1145
- CONTRAINDICAÇÕES ... 1146
- GPR E FECHAMENTO EM "T" ... 1147
- PLANEJAMENTO PRÉ-PROCEDIMENTO ... 1148
- TÉCNICA DO PROCEDIMENTO ... 1148
- CUIDADOS PÓS-PROCEDIMENTO ... 1152
- DESVANTAGENS E COMPLICAÇÕES ... 1153
- CONCLUSÃO ... 1155
- REFERÊNCIAS BIBLIOGRÁFICAS ... 1155

INTRODUÇÃO

A gastrostomia tem sido amplamente aceita como um instrumento de suporte à nutrição enteral para pacientes com ingesta oral inadequada devido a uma grande variedade de distúrbios neurológicos ou gastrointestinais. Em alguns casos, a gastrostomia pode também ser utilizada para descompressão de obstrução gástrica ou intestinal proximal.[1] Cateteres de gastrostomia ou gastrojejunostomia provêm um modo de nutrição enteral relativamente barato e seguro tanto para o ambiente hospitalar como para o residencial.[2] Tradicionalmente, a gastrostomia tem sido um procedimento cirúrgico, mas a tendência atual é realizá-lo através de uma abordagem percutânea, tanto endoscópica quanto radiológica. O objetivo deste capítulo é revisar a gastrostomia percutânea radiológica (GPR).

HISTÓRIA

Verneuil, em Paris, 1876, realizou a primeira gastrostomia cirúrgica[1] e, desde 1894, a gastrostomia modificada descrita por Stamm se tornou o método-padrão para prover a nutrição enteral.[3] No entanto, a ideia de gastrostomia como modo de via de suporte nutricional remonta de 1841, quando foi realizada por um cirurgião norueguês, Dr. Egeberg.[4] Apesar de a gastrostomia cirúrgica ter evoluído desde sua descrição inicial, ela continua sendo altamente invasiva, requer anestesia geral e tem alta taxa de morbidade em virtude das complicações maiores, como peritonite e vazamento externo. Em 1995, Wollman e D'Agostino realizaram uma metanálise da literatura publicada comparando as abordagens endoscópicas e radiológicas para avaliar a segurança e a efetividade de cada técnica (Quadro 80-1).[1]

A inserção de catéteres de gastrostomia percutâneos se tornou uma alternativa à cirurgia convencional após ter sido descrita no início dos anos 80 por Gardener e Ponsky.[5,6] A GPR é atualmente utilizada como um método de alimentação alternativo à abordagem cirúrgica. Apesar da GPR não ser um procedimento livre de complicações, é significativamente menos invasiva e custosa do que a gastrostomia aberta. Além disso, a GPR tem uma taxa de morbimortalidade menor e potencial para rápida recuperação e alta hospitalar.

A gastrostomia percutânea é dividida em duas categorias. A gastrostomia percutânea endoscópica (GPE) e a GPR. A GPR foi inicialmente realizada em 1981 por Preshaw, cirurgião canadense, e tem obtido cada vez mais aceitação.[1,3,7] Apesar de ambos os métodos requererem a criação de uma fístula artificial entre o estômago e a pele da parede abdominal anterior pela inserção de um catéter, a GPR tem algumas vantagens sobre a GPE. Entre elas, incluem-se um implante mais preciso do tubo e o fato de evitar órgãos adjacentes ao estômago, especialmente o cólon transverso, o intestino delgado, o lobo hepático esquerdo prevenindo, portanto, complicações catastróficas. O posicionamento apropriado do catéter no lúmen gástrico pode ser conseguido por sistema de gastropexia por ancoragem com o "fechamento em T", e evitar órgãos adjacentes com manobras como opacificação com contraste do cólon, insuflação de ar no estômago e uso da ultrassonografia (US) quando houver suspeita de interposição hepática.[8] A GPR é também possível em circunstâncias nas quais a GPE falha devido a várias razões, como a inabilidade de avançar o endoscópio na presença de obstruções faríngeas ou esofágicas, transluminação subótima do estômago ou, simplesmente, o procedimento foi tentado mas o paciente não o tolera.[8] A GPR é frequentemente realizada em paciente de alto risco para a GPE em virtude de co-morbidades como insuficiência cardíaca congestiva ou doença pulmonar obstrutiva crônica avançada. A GPR é também única na conversão para um catéter de nutrição jejunal a qualquer momento, uma vez que a GPR inicial tenha sido realizada com uma gastropexia com "fechamento em T".[9]

ANATOMIA DA REGIÃO GÁSTRICA

Apesar de estar além do objetivo deste capítulo promover uma descrição detalhada da região gástrica, existem certos conceitos anatômicos que o radiologista intervencionista tem que se lembrar quando realiza um GPR. O estômago é dividido em três partes anatômicas principais: o fundo, o corpo e o antro. Entre o fundo e o antro se localiza a porção principal do estômago, o corpo. A superfície superior, interior e côncava do corpo do estômago representa a curvatura menor, enquanto que a curvatura maior se refere à extremidade exterior e convexa. O antro é a parte distal do estômago e começa na incisura angular na curvatura menor. A incisura angular, ou chanfradura gástrica, é o ponto mais baixo do corpo na curvatura menor e marca a junção dos dois terços craniais e um terço caudal do estômago. Em condições normais, a maior parte do estômago se localiza no hipocôndrio esquerdo, enquanto o restante está no epigástrio, justamente ao lado da parede abdominal anterior, o que facilita a GPR. O suporte da localização no epigástrio é fornecido pelo cólon transverso, mas a posição do estômago é principal-

Quadro 80-1. Comparação de técnicas e taxas de complicações[1]

	Gastrostomia cirúrgica	GPE	GPR
Pacientes (Séries)	721[11]	4.194[48]	837[9]
Sucesso	100%	95,7%	99,2%
Mortalidade do procedimento	2,5%	0,5%	0,3%
Complicações maiores	19,9%	9,4%	5,9%
Complicações menores	9,0%	5,9%	7,8%
Total de complicações	29,0%	15,4%	13,3%

mente mantida pela sua continuidade com o esôfago no hiato esofágico e, distalmente, em torno do esfíncter pilórico com o duodeno aderido ao ligamento de Treitz.[10,11]

O suprimento arterial sanguíneo do estômago é derivado do tronco celíaco que, em 60% da população, trifurca nas artérias gástrica esquerda, esplênica e hepática comum (Fig. 80-1). A artéria gástrica esquerda ascende ao longo da curvatura menor, entra no ligamento gastrofrênico e então percorre a curvatura menor até o piloro. A artéria esplênica desce posterior ao estômago, continua em direção ao baço e dá origem tanto às artérias gástricas curtas como às artérias gastroepiplóicas, que passam ao longo da curvatura maior em direção ao ligamento gastroesplênico. Tanto a artéria gástrica direita quanto a gastroduodenal se originam da artéria hepática comum. A artéria gástrica direita ascende ao longo da pequena curvatura e encontra com a artéria gástrica esquerda para formar uma alça dentro do omento menor. A artéria gastroduodenal cursa posterior ao duodeno, dando origem à artéria gastroepiplóica, que se anastomosa com a artéria gastroepiplóica esquerda na grande curvatura para formar uma arcada arterial completa ao longo da curva inferior externa do estômago (Fig. 80-2). A artéria pancreatoduodenal superior se origina da artéria gastroduodenal e então se anastomosa à pancreatoduodenal inferior, ramo da artéria mesentérica superior, ao longo da curva interior do duodeno.[10,11] O claro conhecimento desta anatomia vascular permitirá ao operador entender a melhor abordagem percutânea

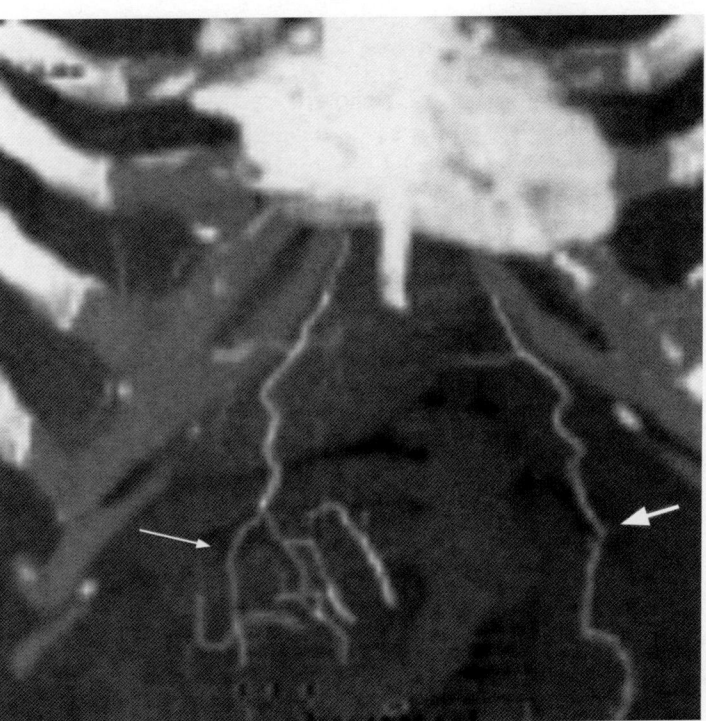

Fig. 80-2. Reconstrução coronal da parede abdominal anterior da mesma angiotomografia. A artéria epigástrica superior sai ao lado do músculo reto abdominal. Neste paciente particular, um único vaso dominante pode ser visto no lado esquerdo (seta espessa), mas múltiplos ramos são bem visíveis à direita (seta fina).

para impedir a lesão vascular e o potencial de sangramento interno. Não obstante, o marcador anatômico mais importante para lembrar é a rede formada pela anastomose da artéria epigástrica inferior e a artéria mamária interna para a artéria epigástrica superior, a qual corre ao lado do músculo reto abdominal (Figs. 80-3 e 80-4).[12-14] Por esta razão, o ponto de punção na realização da GPR deve ser sempre fora da borda lateral do músculo reto abdominal esquerdo.

INDICAÇÕES

A GPR é utilizada em várias condições médicas, mas as indicações primárias para este procedimento incluem a promoção de suporte nutricional a pacientes incapazes de ingerir alimentos e nutrientes pela boca e, menos comumente, para descomprimir o trato gastrointestinal em virtude de processos obstrutivos.[1] A maioria dos pacientes submetidos à GPR apresenta uma desordem funcional ou orgânica que afeta o mecanismo de deglutição, resultando em desnutrição e/ou aspiração traqueobrônquica. Atualmente, o acidente vascular encefálico, o trauma craniano e a demência estão entre as indicações mais comuns para a GPR ao lado do câncer de pescoço. A gastrostomia percutânea e a gastrojejunostomia (vias enterais) são frequentemente realizadas em pacientes da Unidade de Terapia Intensiva visto que, comparadas com a nutrição parenteral, são menos caras, mais fácil de prover e mais fisiológica. Além disso, a nutrição enteral preserva a função do intestino delgado e a integridade histológica.[15-17]

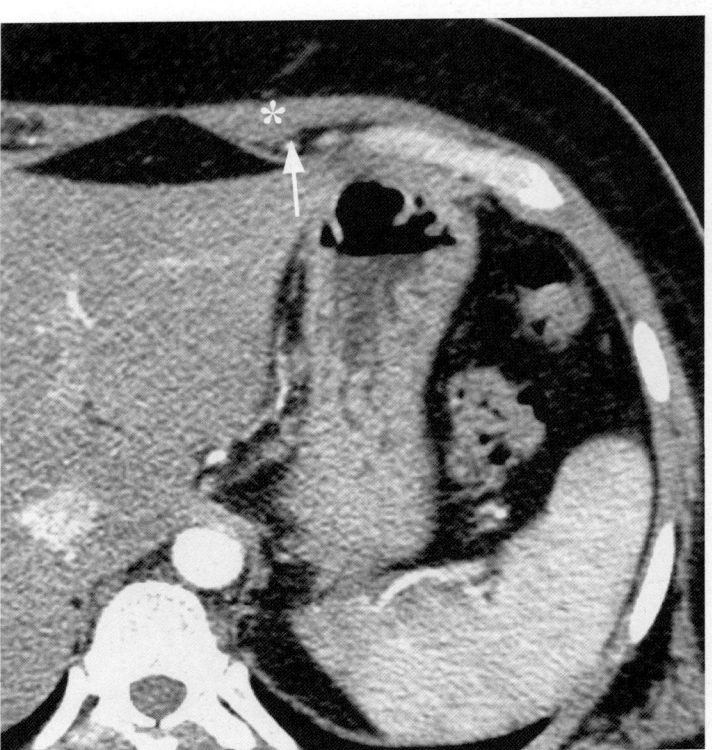

Fig. 80-1. Imagem axial magnificada durante angiotomografia da aorta abdominal. A artéria epigástrica superior esquerda (seta) sai ao lado do músculo reto abdominal (asterisco). A artéria gástrica esquerda é claramente vista se aproximando da pequena curvatura do estômago e múltiplas veias proeminentes não contrastadas são identificadas próximas à artéria.

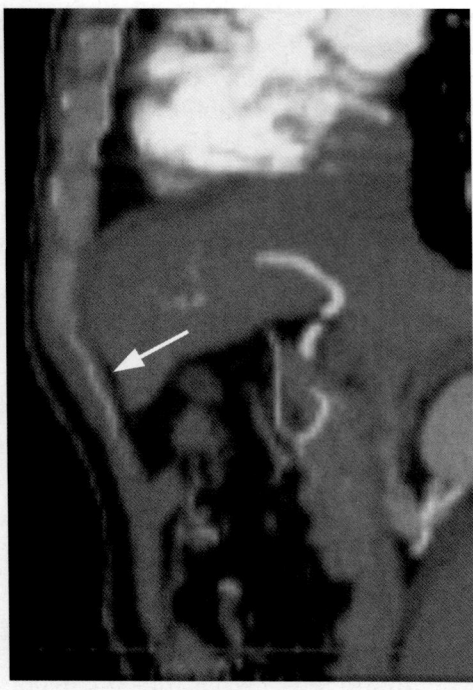

Fig. 80-3. Imagem reconstruída parassagital esquerda da mesma angiotomografia. A relação próxima da artéria epigástrica superior esquerda com o músculo reto abdominal é óbvia. Estas imagens explicam claramente a necessidade de puncionar o estômago lateralmente ao músculo reto abdominal. Os autores agradecem ao Sr. Raymond Navarro, LRT, MCLNO, por esta gentil assistência na reconstrução das imagens 2 e 3.

Os pacientes acometidos pela esclerose lateral amiotrófica (ELA) podem apresentar doença do refluxo gastroesofágico (DRGE) grave necessitando tubos para nutrição enteral. Os pacientes com ELA podem ser tecnicamente desafiadores porque muitas vezes apresentam paralisia hemidiafragmática e elevação concomitante do antro e grande curvatura sob as cartilagens costais. A GPR é particularmente útil nestas circunstâncias permitindo ao operador empregar uma abordagem subcostal ou intercostal para o acesso gástrico, facilitando, portanto, a colocação do tubo de gastrostomia.[8]

Pacientes idosos e debilitados com DRGE grave estão sob risco aumentado de pneumonia aspirativa recorrente ou esofagite péptica e são frequentemente candidatos para GPR. No entanto, um catéter de gastrostomia pode produzir DRGE, especialmente quando a ponta é deixada no fundo do estômago, já que a alimentação é dada em bolo e estes pacientes frequentemente permanecem em posição supina enquanto a recebem. Nesta situação, o catéter de gastrojejunostomia é a próxima alternativa lógica e, de fato, alguns autores questionam se este deve ser o passo inicial quando lidar com DRGE incontrolável. A única desvantagem de um tubo de gastrojejunostomia é que exige um tempo de infusão prolongado.[18,19]

Apesar do desenvolvimento de materiais e o desenho de catéteres nasogástricos ou nasoenterais, os quais atualmente são mais macios e menores no calibre, é preferível colocar um catéter de gastrostomia em qualquer paciente que requer suporte nutricional enteral por um período maior que quatro semanas, independentemente da desordem clínica subjacente.[2,20]

CONTRAINDICAÇÕES

As contraindicações para gastrostomia ou gastrojejunostomia podem ser relativas ou absolutas. As contraindicações absolutas incluem coagulopatia incorrigível, hipertensão portal com varizes gástricas extensas, queimadura abdomi-

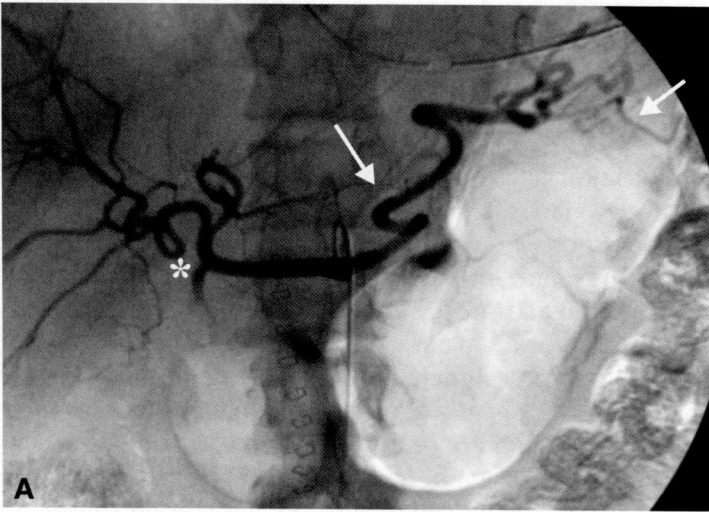
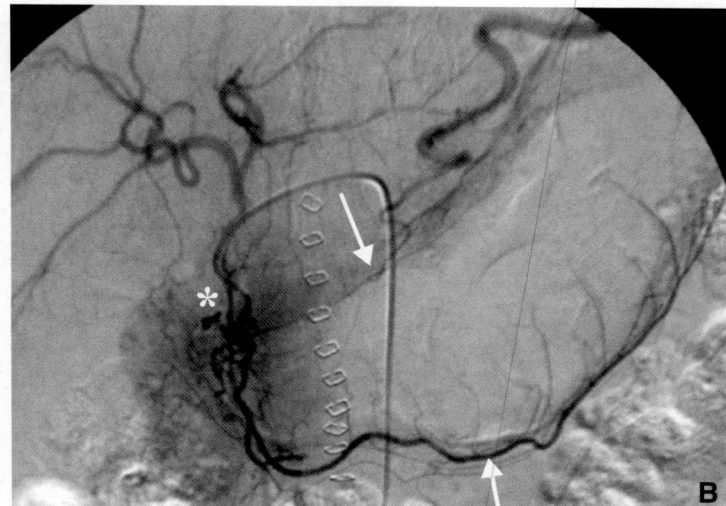

Fig. 80-4. (A) Angiografia seletiva do tronco celíaco em um paciente com sangramento gastrointestinal. Fase arterial precoce. Clássica morfologia do tronco é vista. A seta longa está marcando a artéria gástrica esquerda originando-se diretamente do tronco. A artéria gastroepiplóica esquerda (seta curta) é originada do segmento distal da artéria esplênica. Note a posição proximal da artéria gastroduodenal (asterisco). (B) Angiografia seletiva gastroduodenal no mesmo paciente. Existe um extravasamento ativo de contraste no bulbo duodenal (asterisco) de um ramo gastroduodenal. Note a gástrica direita (seta longa) e a gastroduodenal (seta curta) formando uma extensa arcada ao longo de ambas as curvaturas gástricas. Esta imagem explica porque uma punção pela parede anterior do estômago, equidistante de ambas as curvaturas, é mandatória para prevenir uma lesão vascular.

nal grave, carcinoma gástrico afetando todo o estômago e, obviamente, a gastrectomia total.[21] Infiltração neoplásica difusa da parede gástrica dificulta a dilatação com ar no estômago e aumenta a chance de sangramento, mas neste caso a tomografia computadorizada (TC) pode mostrar um ponto de entrada adequado para evitar estas complicações.[22] Em pacientes com gastrectomia total, jejunostomia percutânea sob orientação por TC é o próximo passo.

As contraindicações relativas incluem diátese hemorrágica, a qual pode ser corrigida antes da realização do procedimento.[21] O ponto de corte para o RNI é de 1,8 mas, idealmente, deve ser de 1,5 ou menos. Se o paciente faz uso de anticoagulantes orais, este deve ser interrompido por três a quatro dias antes do procedimento e o RNI verificado novamente. Em paciente sob heparinização, normalmente, interrompe-se por 3-4 horas e o TTPA é checado para ser menor que 45 segundos. A ascite é outra contraindicação relativa, que pode ser drenada previamente ao procedimento, ou a punção gástrica pode ser tentada sob orientação por TC ou US. Os pacientes com septicemia estão propensos a formar celulite e abscesso no ponto de entrada, devendo o procedimento ser adiado até que a infecção seja tratada. A via trans-hepática, em virtude da interposição do fígado, deve ser evitada sempre que possível.[21,22]

GPR E FECHAMENTO EM "T"

Dois problemas são frequentemente encontrados quando se realiza a GPE e a GPR: o posicionamento incorreto do cateter de alimentação (parcialmente fora do lúmen) e o derrame do conteúdo gástrico ou de ar dentro da cavidade peritoneal. Catéteres-balões de retenção especialmente desenhados são uma forma de minimizar o pneumoperitônio ou a peritonite química, mas são mais difíceis de inserir durante a GPR. O uso de dispositivos de gastropexia, como os fechadores em T, tem sido controverso desde sua concepção em 1993.[3,23] Estes dispositivos são utilizados para manter a parede gástrica anterior aderida à parede anterior do abdome.

Por outro lado, os defensores de fixadores em "T" advogam que estes efetivamente reduzem o risco de deslocamento do tubo, hemorragia precoce e escape de conteúdo gástrico dentro do peritônio. Igualmente importante, os fixadores em "T" permitem o implante de grandes catéteres (14 a 20 Fr), diminuindo, portanto, a taxa de oclusão do tubo.[3,7,9,24] Vantagens adicionais da gastropexia são a rápida maturação do trajeto gastrocutâneo (evitando a peritonite) e a reinserção do tubo, no caso de deslocamento acidental, pode ser mais facilmente efetuada (Fig. 80-5).[3,9,24]

Os opositores aos dispositivos de gastropexia argumentam que os fixadores em "T" podem aumentar as chances de complicações por induzir considerável tensão na parede gástrica. Esta tensão poderia causar isquemia levando à necrose parietal e causar aumento do trajeto gastrocutâneo, permitindo o escape de fluido em torno do catéter.[3] Os fixadores em "T" podem também interferir na peristalse gástrica resultando em gastroparesia, considerada uma complicação menor deste procedimento.[9] Outras complicações relacionadas aos dispositivos de gastropexia incluem celulite, formação de abscesso, hemorragia gástrica e até morte. Estas complicações estão diretamente relacionadas à tensão aplicadas aos fixadores em "T" e são mais propensas a ocorrer se eles estiverem muito apertados (30%), do que quando estão relativamente frouxos (3%).[3,25]

Apesar do uso de dispositivos de gastropexia poder resultar em complicações potencialmente sérias, grandes

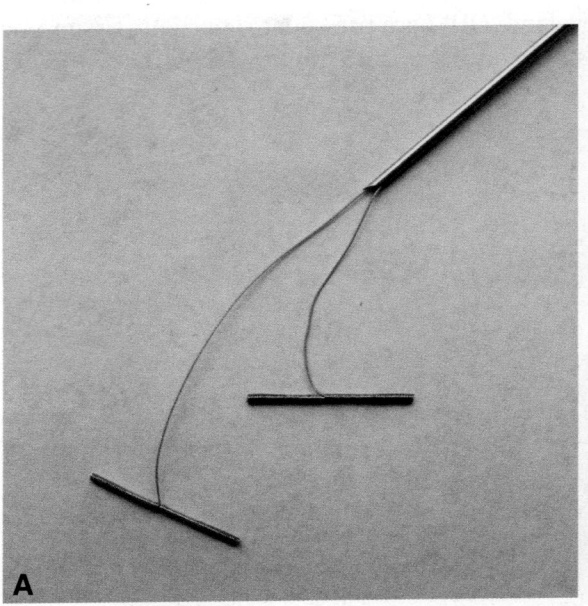
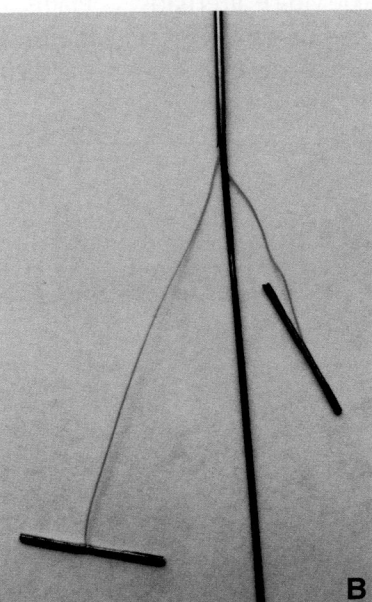
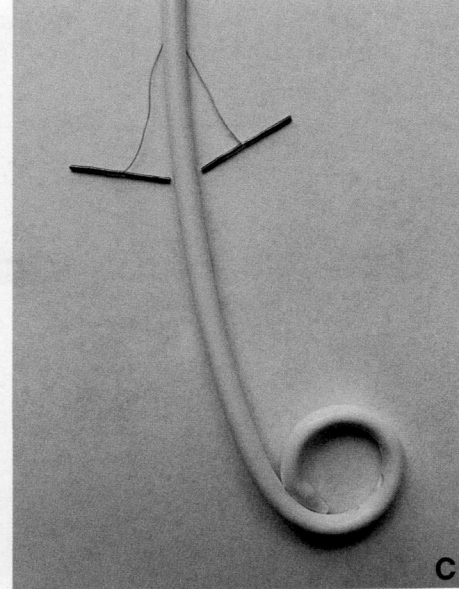

Fig. 80-5. Imagens em *zoom* do sistema de ancoragem mais comumente utilizado pelos autores. (**A**) Dois fixadores em "T" foram liberados por uma agulha 17 g; note a configuração da barra metálica com fio formando um "T". (**B**) O fio-guia foi também introduzido pela mesma agulha próximo aos fios dos fixadores em "T". (**C**) Comparação entre o tamanho do catéter *pigtail* de GPR e as âncoras.

séries têm provado que o uso de fixadores em "T" de gastropexia resultam em menores taxas de complicações do procedimento e pós-procedimento.[7,9,24] Thornton et al., em um estudo randomizado de comparação entre GPR com ou sem fixadores em "T" de gastrostomia, sustentam esta conduta e concluíram que a gastropexia poderia ser realizada rotineiramente em todos as GPR.[26]

Brown et al. descreveram a técnica para GPR e gastropexia com fixadores em "T".[23] Atualmente, existem diferentes tipos de fixadores em "T" comercialmente disponíveis, mas seu princípio básico é o mesmo. Cada dispositivo consiste de um pequeno artefato metálico de aproximadamente 2 cm de comprimento (feito da mesma maneira que um fio-guia angiográfico), com um fio de náilon preso à porção central do dispositivo metálico formando uma configuração em "T" (Fig. 80-6). Para mantê-los na posição, os fixadores em "T" comumente utilizados possuem uma agulha na sua porção terminal externa para suturá-la à pele no ponto de entrada. Outros fixadores em "T" são desenhados precisamente para evitar a sutura à pele e vêm com diferentes meios de laçar os fios ao exterior para mantê-lo na posição. Outra diferença é a agulha de punção, que pode ser de 17 ou 18 gauge.

PLANEJAMENTO PRÉ-PROCEDIMENTO

Um cuidadoso trabalho pré-procedimento é tão importante quanto uma técnica segura para a evolução com sucesso do paciente. O médico que referencia deve ser contactado e uma nota escrita colocada no prontuário. Assim como para qualquer procedimento intervencionista, a história recente e exame físico devem ser documentados. A entrevista com o paciente e sua família, especialmente os que provavelmente irão cuidar da nutrição do paciente, deve ser realizada no dia ou na noite anterior ao procedimento no sentido de informá-los dos riscos, benefícios, expectativa de vida e alternativas da GPR, não somente por implicações médico-legais, mas também para fortalecer a relação médico-paciente. Durante esta entrevista, o paciente ou alguém com poder de procuração, deve assinar o formulário de consentimento informado, que inclui sedação moderada ou consciente.

Outra óbvia vantagem de ver o paciente com antecedência é o de detectar situações que possam necessitar preparações adicionais, como hepatomegalia requerendo US abdominal ou exame de TC, pacientes com tremor incontrolável ou pacientes sequelados que não são capazes de permanecer deitados sobre a mesa, necessitando de sedação profunda ou mesmo anestesia geral.

Antes do procedimento, o paciente tem que estar em jejum por pelo menos 6 horas e um acesso venoso periférico calibroso deve estar disponível, assim como uma sonda nasogástrica (SNG) deve estar locada. Alguns autores[24,26] administram 200 a 300 mL de bário diluído ao paciente, na noite anterior ao procedimento, na tentativa de opacificar o cólon e evitar confundi-lo com o lúmen do estômago sob orientação fluoroscópica. No entanto, outros autores[7,27] têm questionado esta conduta sugerindo que o cólon é suficientemente visível sob fluoroscopia. Os autores do presente capítulo não usam rotineiramente bário para delinear o cólon.

TÉCNICA DO PROCEDIMENTO

Apesar de não existir uma técnica universalmente aceita para GPR, os passos descritos aqui, e geralmente utilizados pelos autores, podem ser considerados seguros e eficientes.

O paciente é colocado na posição supina na mesa de fluoroscopia e é conectado ao sistema de monitoramento de sinais vitais, incluindo saturação de oxigênio. Entre as muitas medicações disponíveis para sedação consciente, encontram-se segurança e eficácia utilizando uma combinação de 50 mg de Benadryl® (Warner-Lambert Co., Morris Plains, NJ) e 0,5 a 1,0 mg de Midazolan® (Ben-Venue laboratories, Cleveland, OH) para pré-sedar o paciente assim que ele é conectado ao sistema de monitoramento.

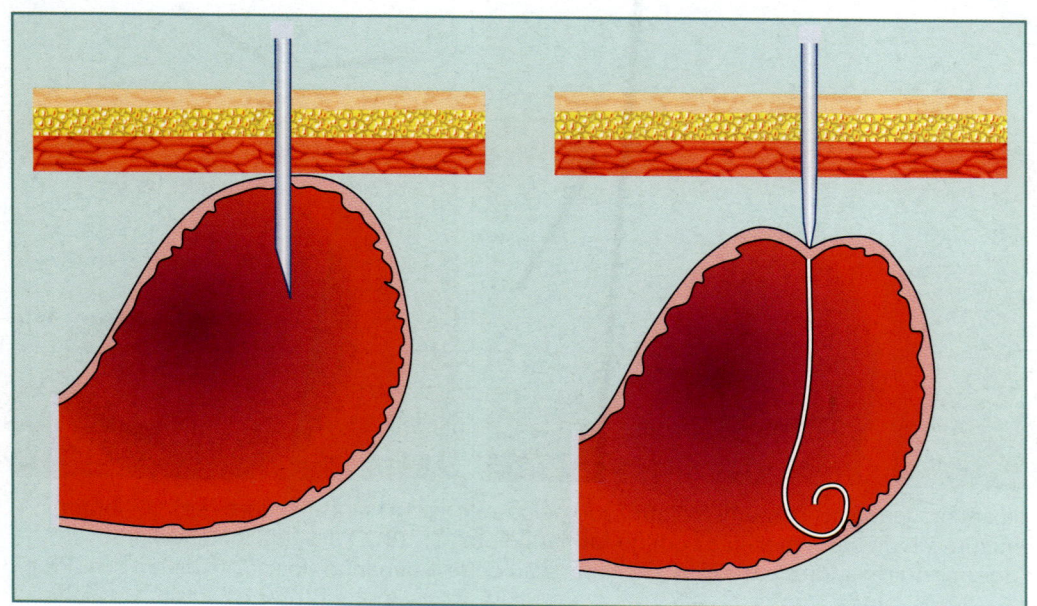

Fig. 80-6. Desenho explicando a razão da utilização dos fixadores em "T". Após o acesso ao estômago ter sido obtido com a agulha e o fio-guia inserido, a parede gástrica pode ser separada da parede abdominal anterior pelos dilatadores de trajeto, favorecendo assim o pneumoperitônio, derrame de conteúdo gástrico, ou mesmo mal posicionamento do catéter fora do estômago. A maioria destas complicações pode ser evitada pela inserção de sistemas de ancoramento que previnem o desprendimento gástrico.

O posicionamento adequado da SNG é confirmado sob fluoroscopia e a parede abdominal anterior é então preparada para obter um campo estéril de trabalho. Um passo vital neste procedimento é a seleção do ponto de punção ou entrada gástrica, que idealmente deve ser na parede anterior e no terço inferior do corpo gástrico, equidistante de ambas as curvaturas. A punção através da grande curvatura ou incisura angular deve ser evitada, prevenindo uma lesão arterial. O estômago é parcialmente insuflado com uma pequena quantidade de ar pela SNG para ajudar a definir o melhor ponto de acesso, lembrando de puncionar a borda externa lateral do músculo reto abdominal. Toda a espessura da parede abdominal é anestesiada com lidocaína a 1%. Uma pequena incisão na pele é realizada com uma lâmina para facilitar a punção com a agulha e então dilatada por dissecção romba para a inserção dos dilatadores e tubos de gastrostomia.

Seguindo a adequada localização do ponto de punção, rotineiramente, utiliza-se 1 mg de Glucagon® endovenoso (Eli Lilly, Indianapolis, IN) para paralisar a musculatura lisa do estômago e intestino, e espera-se 1 minuto para que o glucagon tenha o seu efeito máximo. O estômago é então totalmente distendido com ar pela SNG para manter as vísceras vizinhas distantes e para trazer a parede gástrica anterior em contato com a parede abdominal anterior. A quantidade de ar que é necessária para ser injetada pela SNG normalmente varia entre 500 a 1.000 ml, para que o ponto de acesso gástrico planejado encontre a incisão da pele.

Complicações comumente encontradas durante a insuflação gástrica incluem vômitos e náuseas e, portanto, uma rápida punção é recomendada. O grupo de enfermagem deve prestar atenção particular durante a insuflação gástrica para aspirar secreções ou vômitos do paciente da orofaringe, prevenindo aspiração brônquica. Punciona-se a parede gástrica anterior somente uma vez com agulha 17 G associada ao sistema de fixação em T *(Cope® Gastrintestinal Anchoring System, From* Cook, IN, USA) ou seu equivalente fixador em "T" da Brown/Muller® [Medi-Tech, Boston Scientific Corporation, Watertown, MA].[21] A técnica apropriada para puncionar a parede anterior do estômago é um rápido e curto movimento da agulha. A punção da parede posterior deve ser evitada de qualquer maneira. Normalmente, pode se sentir quando a ponta da agulha punciona a parede gástrica anterior. No entanto, a correta posição da agulha dever ser verificada com uma projeção oblíqua ou perfil da mesa. Para facilitar a inserção final do catéter de gastrostomia dentro do antro e para possível conversão futura em gastrojejunostomia, tende-se a puncionar o estômago com algum grau de inclinação medial da agulha (Fig. 80-7A e B). Pela mesma punção, os dois fixadores em "T" presentes no sistema são liberados usando um fio-guia curto e então, um fio-guia rígido é introduzido e intencionalmente enrolado dentro do lúmen gástrico (Fig. 80-7C). A agulha é recuada do estômago e completamente removida deslizando sobre o fio-guia e as linhas do dispositivo de gastropexia. Utilizando as linhas, aplica-se uma leve tensão à extremidade metálica dos fixadores em "T", de forma a manter a parede anterior gástrica e a parede abdominal anterior em íntimo contato durante o restante do procedimento. No entanto, deve ser necessário liberar um pouco esta tensão durante a dilatação para que possam ser avançados mais facilmente os dilatadores e os catéteres. Se o fio-guia rígido não puder ser posicionado no antro, remodela-se a ponta do primeiro dilatador para deixá-lo curvado antes de introduzi-lo sob o guia e, posteriormente, possa ser reposicionado mais facilmente (Fig. 80-7D). Nas raras circunstâncias em que esta manobra não funciona adequadamente, um catéter diagnóstico curvo (Cobra ou Kumpe) é utilizado para redirecionar o fio-guia em direção ao antro. O ponto de acesso é progressivamente dilatado para inserção de um catéter *pigtail* de gastrostomia de 14 Fr, o qual será liberado no antro sobre um fio-guia. A ponta do catéter deverá preferencialmente estar no antro gástrico para melhor facilitar o esvaziamento gástrico e diminuir as chances de refluxo gastroesofágico.

Após a inserção do catéter de gastrostomia, uma pequena quantidade de ar e meio de contraste não iônico diluído são injetados para verificar a posição apropriada do catéter e confirmar a ausência de vazamento dentro da cavidade peritoneal (Fig. 80-7E e F). Neste momento, os fixadores em "T" são suturados à pele e o catéter fixado com um sistema como o dispositivo Stat-Lock® (Venetec International, San Diego, CA, USA). Finalmente, o acesso cutâneo é coberto com um curativo estéril. O exemplo clínico 2 (Fig. 80-8) e exemplo clínico 3 (Fig. 80-9) representam a ilustração no método do autor.

Alguns comentários podem ser feitos a respeito da técnica descrita previamente. Lewis sugeriu que o glucagon poderia diminuir exageradamente a peristalse, tornando a passagem do tubo de jejunostomia pelo piloro dentro do duodeno mais difícil, no caso de ser necessária.[21] Dinkel *et al.* administraram 0,5 mg de atropina subcutâneo na noite anterior ao procedimento e usaram 40 mg de butyl-scopalamina para obtenção de gastroparesia.[28] Quando uma SNG não pode ser inserida, por uma obstrução do trato gastrointestinal, na maioria das vezes um catéter diagnóstico 4 Fr pode ser passado tanto através do nariz quando pela boca até o estômago sobre um fio-guia, ou o estômago pode ser puncionado com uma agulha de Chiba 22 gauge sob orientação fluoroscópica e, então, inflado por esta agulha.[3,22]

Outro método de implante de GPR requer cinco punções no estômago, para a liberação de quatro fixadores em "T" e uma para inserção do fio-guia.[26] Assim como descrito para esta técnica, uma área de duas polegadas quadradas é demarcada sobre a pele no ponto gástrico de entrada escolhido e quatro marcas são colocadas sobre os cantos. Uma seringa de 5 mL com 1 mL de solução salina é acoplada à agulha dos fixadores em "T" e o estômago é puncionado em cada canto do quadrado demarcado sob orientação de fluoroscopia. O posicionamento intraluminal é confirmado pela aspiração de bolhas de ar antes da inserção dos fixadores em "T". A haste da agulha é então recuada. O filamento

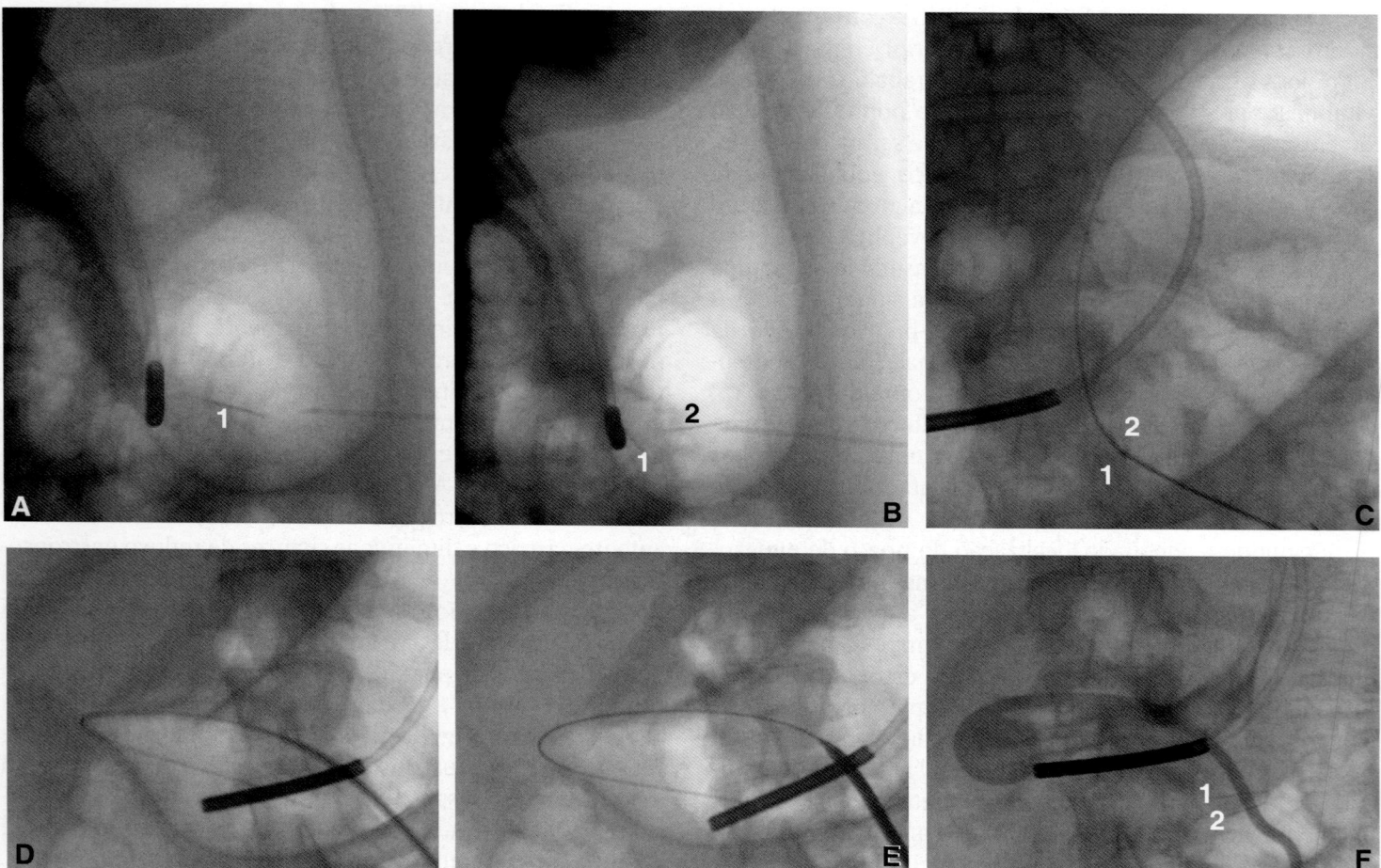

Fig. 80-7. Exemplo clínico 1. (**A**) Projeção lateral com projeção em perfil; 1. Liberação do primeiro fixador em "T" através de uma agulha 17 g. Note a proximidade da parede anterior gástrica da parede abdominal anterior e o curto trajeto que é necessário ser atravessado pela agulha. (**B**) 2. Liberação de um segundo fixador em "T" usando a mesma punção. Neste paciente, a insuflação gástrica foi obtida por uma SNG. (**C**) Projeção anteroposterior no epigástrio; 1, 2. Note os dois fixadores em "T" e o fio-guia de trabalho, que neste momento está direcionado ao fundo do estômago. Os três foram introduzidos por uma única punção com agulha 17 G. (**D**) O fio-guia foi redirecionado para o antro com a ajuda de um dilatador fino fornecido pelo *kit* de gastrostomia. Note como a ponta do dilatador foi remodelada para fazê-la parcialmente curva. Os fixadores em "T" estão levemente puxados por tração manual. Portanto, o acesso dentro do antro é conseguido com a combinação do dilatador e de fio-guia de ponta flexível.
(**E**) Após estar seguro de que a parte rígida do fio-guia está no antro, o acesso gástrico é dilatado até 14 . Compare o calibre dos dois fixadores com o dilatador. (**F**) Projeção PA. O catéter de gastrostomia *pigtail* de 14,5 Fr foi inserido sobre o guia e curvado no antro. A injeção de contraste diluído não iônico confirma a apropriada posição do tubo; 1, 2. Novamente, note como os fixadores em "T" são maiores que o catéter, prevenindo seu deslocamento do ponto de acesso. Neste momento, as âncoras são suturadas à pele, próximo da entrada do catéter.

de náilon é gentilmente acomodado para cima na parede abdominal e uma pequena pinça hemostática é clampeada acima do fio proximal para manter os fixadores na posição. O procedimento é repetido para os quatro fixadores em "T" em cada canto do quadrado. Os fios são então agrupados em pares para manter o dispositivo de gastropexia em posição, mantendo a parede anterior gástrica próxima da parede abdominal anterior. Uma quinta punção é necessária no centro dos quatro fixadores para inserção do fio-guia e o restante do procedimento é basicamente o mesmo do descrito anteriormente.

No entanto, ao invés de um catéter *pigtail*, uma sonda de Foley 14 Fr modificada é introduzida sobre o guia dentro do lúmen gástrico, com um empurrador com ponta romba. (Medi-Tech, Inc., Watertown, Mass.) Outra preferência comum é utilizar uma bainha 16 ou 18 Fr sobre o guia para inserir um catéter de Councilman de 14 ou 16 Fr através do lúmen da bainha. O fio-guia e a bainha são removidos como uma unidade inteira e o catéter de Councilman é suturado à pele. Quando considerada uma sonda de gastrostomia, alguns preferem usar uma soda de gastrostomia de MIC® (Medical Innovations, Milpitas, CA). A última tem três lumens, um para sucção, um para administração de nutrientes e um para insuflação do balão de retenção.[22] Em uma versão modificada da técnica, como é nossa preferência, alguns autores têm usado somente dois[3,28] ou três[7] fixadores em "T", aparentemente, com os mesmos resultados. Nós acreditamos que a punção do estômago e utilização dos fixadores em "T" possa prevenir o

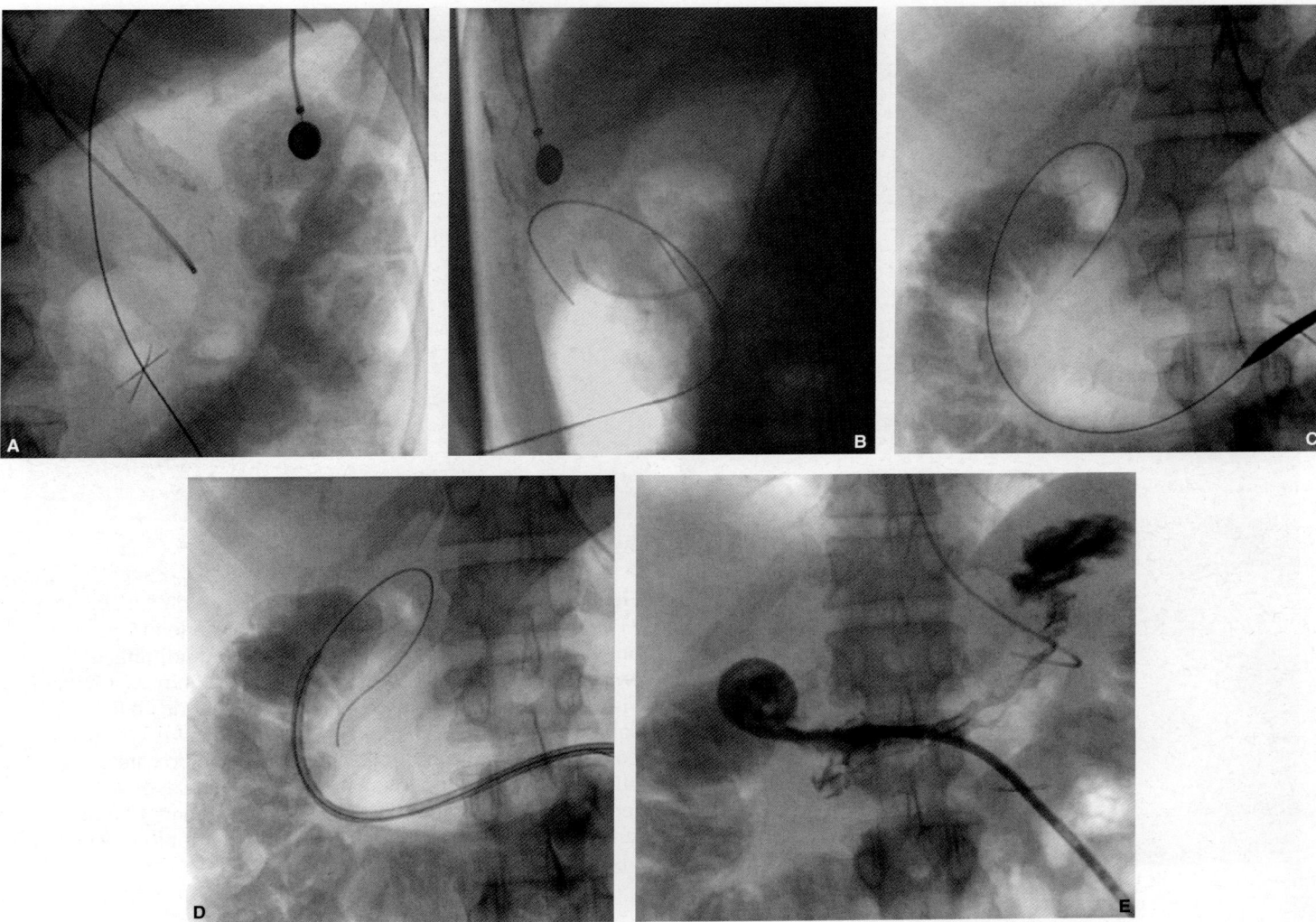

Fig. 80-8. Exemplo clínico 2. (**A**) Visão posteroanterior. Uma pequena quantidade de meio de contraste no cólon transverso, proveniente de uma TC abdominal recente, facilita a punção gástrica. Os dois fixadores em "T" e o fio-guia, parcialmente enrolado no fundo, foram inseridos por uma simples punção usando uma agulha 17 gauge fornecida pelo *kit* de ancoragem. Esta configuração cruzada dos fixadores em "T" é um resultado aleatório, mas frequentemente ocorre fazendo o procedimento. (**B**) Projeção lateral em perfil demonstrando dois fixadores em "T" (um deles mal visto em virtude da curva do fio-guia) e o fio-guia imediatamente após a inserção. Note o contraste no cólon transverso locado ao lado do corpo do estômago. O estômago foi insuflado pelo catéter de angiografia. (**C**) Projeção PA. Dilatação do acesso gástrico sobre o fio-guia, neste momento já estacionado no antro. Todo o cólon transverso e flexura hepática são claramente delineados pelo contraste oral da TC prévia. (**D**) O catéter de gastrostomia foi introduzido sobre o fio-guia. (**E**) Projeção PA. Controle com contraste não iônico diluído, após enrolar a ponta do catéter *pigtail* no antro. Nenhum vazamento de ar/contraste é notado. Os dois fixadores em "T" foram suturados à pele. Note seu tamanho comparado ao catéter e como neste momento eles correm paralelos e não em configuração cruzada após sua liberação.

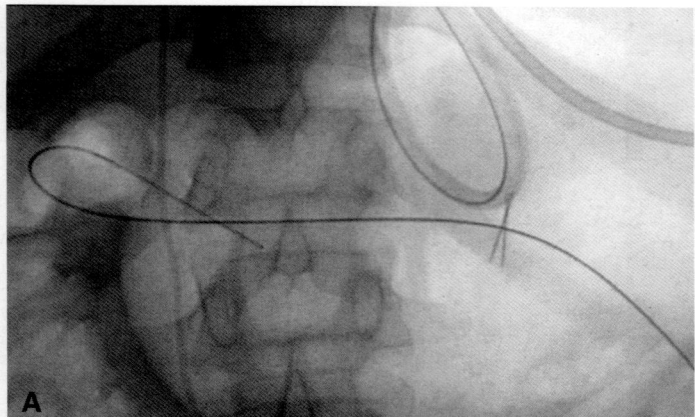
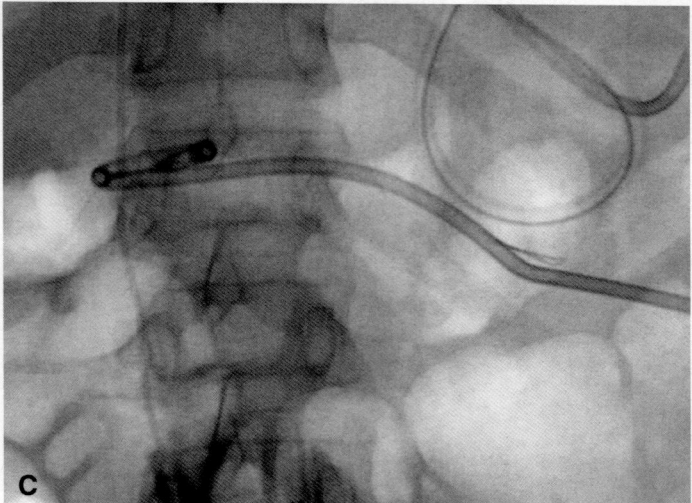
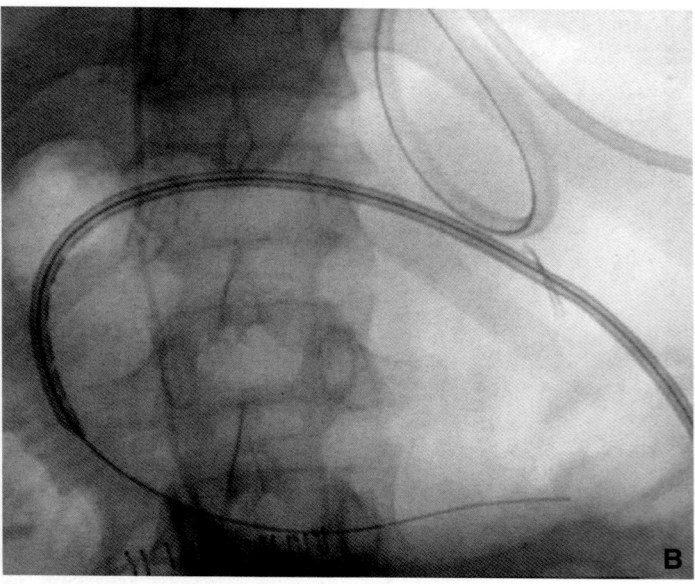

Fig. 80-9. Exemplo clínico 3. (A) Projeção PA de 2 fixadores em "T" e o fio-guia enrolado no antro. Acesso perfeito à parede anterior, terço inferior do corpo gástrico e equidistância de ambas curvaturas. Um catéter do *shunt* peritônio-ventricular é visto. (B) Projeção PA. Inserção de um catéter de GPR 14,5 Fr sobre um fio-guia. (C) Note como o estômago foi completamente desinsuflado após a inserção do catéter e a ausência de pneumoperitônio. Imediatamente após o fechamento da ponta do *pigtail*, os fixadores em "T" foram suturados à pele. O catéter da derivação peritônio-ventricular é visto novamente.

pneumoperitônio ou o escape de conteúdo gástrico com consequente peritonite química, mas ao mesmo tempo, aumenta os riscos de sangramento e complicações relacionadas aos fixadores em "T". Em nossa experiência, uma simples complicação foi vista provocada por pneumoperitônio maciço usando a técnica com dois fixadores em "T". Neste caso, as suturas dos fixadores em "T" foram cortadas, acidentalmente, logo que o paciente chegou ao seu quarto, o estômago foi imediatamente desgarrado da parede abdominal anterior e os orifícios laterais do catéter de gastrostomia permaneceram fora do estômago, ocasionando vazamento de ar e conteúdo gástrico. Este paciente teve que ser operado, o estômago em torno do catéter previamente implantado foi suturado à parede abdominal e o mesmo catéter foi deixado na posição. A evolução do paciente foi favorável apesar da complicação (Figs. 80-10A a 80-11E).

CUIDADOS PÓS-PROCEDIMENTO

A SNG é retirada antes do paciente deixar a sala de intervencionismo e o acesso venoso é deixado até que a alimentação seja iniciada pelo novo tubo GPR. As recomendações de rotina pós-procedimento incluem monitorização frequente dos sinais vitais e observação do ponto de punção para sinais de sangramento local, instabilidade hemodinâmica e sinais de peritonite aguda. Controvérsias ainda existem sobre o melhor momento de se começar a utilizar o tubo GPR recém-implantado. Enquanto alguns advogam 8 horas, outros preferem esperar 48 horas na tentativa de reduzir a chance de extravasamento.[3] Nossa preferência é iniciar a alimentação pela gastrostomia no dia seguinte ao procedimento, após obter uma imagem de raios X simples para documentar a ausência de pneumoperitônio. Quando a posição do tubo é duvidosa, injeta-se uma pequena quantidade de ar e contraste diluído através do catéter sob fluoroscopia.

Os pontos de punção devem ser monitorizados para infecção local e devem permanecer limpos e secos. Duas ou três semanas após o procedimento, um trajeto maduro estará formado entre a parede gástrica e a parede abdominal e neste momento as suturas dos fixadores em "T" podem ser seguramente cortadas da pele. Após a remoção das suturas, as extremidades metálicas dos dispositivos são liberadas dentro do lúmen gástrico e são expelidas, sem maiores consequências, nas fezes.

A maioria dos autores sugere uma avaliação bimestral do paciente para a monitorização de problemas no tubo, infecção de pele, adequação do suporte nutricional e necessida-

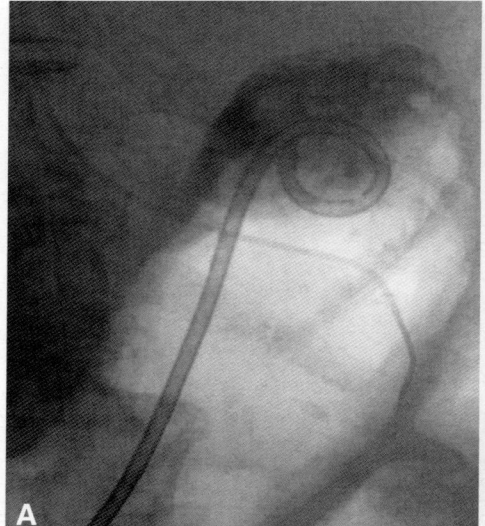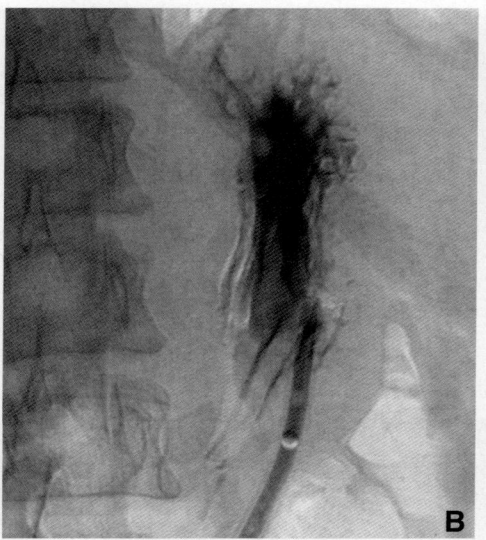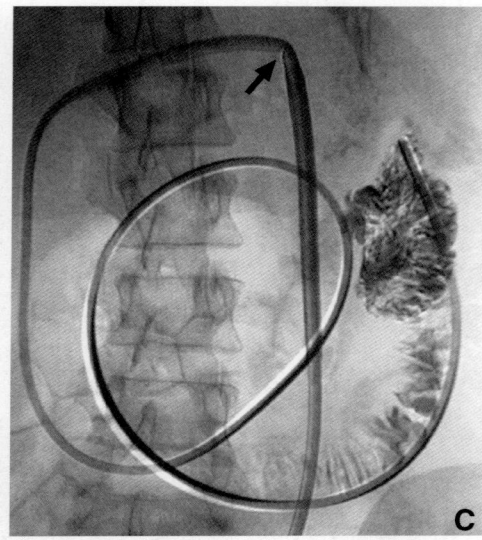

Fig. 80-10. Exemplo clínico 4. (A) A ponta deste catéter *pigtail* de GPR foi posicionada no fundo, próximo da junção gastroesofágica. Nesta posição pode levar, como aconteceu com este paciente, o refluxo gastroesofágico necessitando de uma conversão, à gastrojejunostomia. O estômago foi inflado pelo catéter angiográfico. Note o ponto de entrada baixo no estômago, próximo da incisura *angular*, com uma angulação cefálica do catéter, ambas situações podem potencialmente complicar a intervenção percutânea adicional. Projeção levemente oblíqua. (B) Em virtude de refluxo gastroesofágico persistente produzindo pneumonia aspirativa, a GPR foi convertida em gastrojejunostomia aproximadamente nove dias após a inserção inicial. Projeção PA. Note algum refluxo gastroesofágico com mínima injeção de contraste e a já conhecida direção cefálica do catéter. (C) Posição final do catéter de gastrojejunostomia. O tubo de alimentação funciona normalmente, mas o reservatório gástrico para sucção não funciona adequadamente em virtude do acotovelamento *(seta)* produzido pelo acesso inicial dentro do estômago.

des do tubo. Os pacientes devem ser aconselhados a informar o departamento de radiologia intervencionista em caso de problemas com o tubo e muitos dos grandes centros fornecem guias de informação sobre a manipulação dos tubos e cuidados com o paciente, assim como um número de telefone para contato 24 horas em caso de emergências.[3,24]

DESVANTAGENS E COMPLICAÇÕES

As complicações da GPR podem ser divididas entre três categorias: maiores, menores e relacionadas ao tubo.[1] As complicações maiores incluem: peritonite; hemorragia necessitando de transfusão, extravasamento externo necessitando de remoção do catéter, aspiração brônquica, insuficiência cardíaca e anafilaxia.[7,27]

De acordo com metanálise da literatura realizada por Wollman *et al.*,[1] a GPR tem significativamente menos complicações maiores (5,9%) do que a GPE (9,4%) e a gastrostomia cirúrgica (19,9%) (p < 0,001). As taxas de complicações menores foram similares na GPR e na GPE, 7,8% e 5,9% respectivamente, mas ambas foram significativamente menores que a gastrostomia cirúrgica (9%). Estas incluem dor abdominal, irritação peritoneal, deiscência da incisão, infecção da ferida, vazamento periostomia, gastroparesia, deslocamento simples, ruptura do trajeto sem peritonite, deslocamento tardio do catéter ou fratura do catéter, pneumonia e novo episódio de aspiração brônquica, que não necessitou da retirada do catéter.[7,28] As complicações relacionadas ao tubo como oclusão do catéter, desintegração do catéter ou acotovelamento do tubo ocorreram menos comumente quando realizada a GPR (12%) do que a GPE (16%). Esta diferença é também estatisticamente significante (p < 0,032) (Fig. 80-11F a H).

As gastropexias com fixadores em "T" têm taxa de complicação muito baixa se usada apropriadamente. Ho *et al.* descreveram um caso de pneumoperitônio secundário a uma erosão por um fixador em "T" porque as suturas que seguravam os fixadores não haviam sido removidas em tempo adequado, resultando num trajeto sinuoso persistente, permitindo a comunicação gastroperitoneal.[29,30] Tensão excessiva aplicada à sutura do fio quando se realiza a gastropexia pode resultar em erosão da fixação em "T" dentro da mucosa gástrica, da parede gástrica e mesmo da parede abdominal, com o persistente escape e infecção local como consequência.[31] A realização de gastropexia com suturas absorvíveis pode ajudar a evitar estas complicações.[30,31]

Existe uma taxa muito baixa de complicação dentro de 30 dias quando se realiza a GPR com gastropexia (0-0,9%).[23] A mortalidade em 30 dias de aproximadamente 11-13% não é relacionada ao procedimento, mas à doença de base do paciente.[9,22]

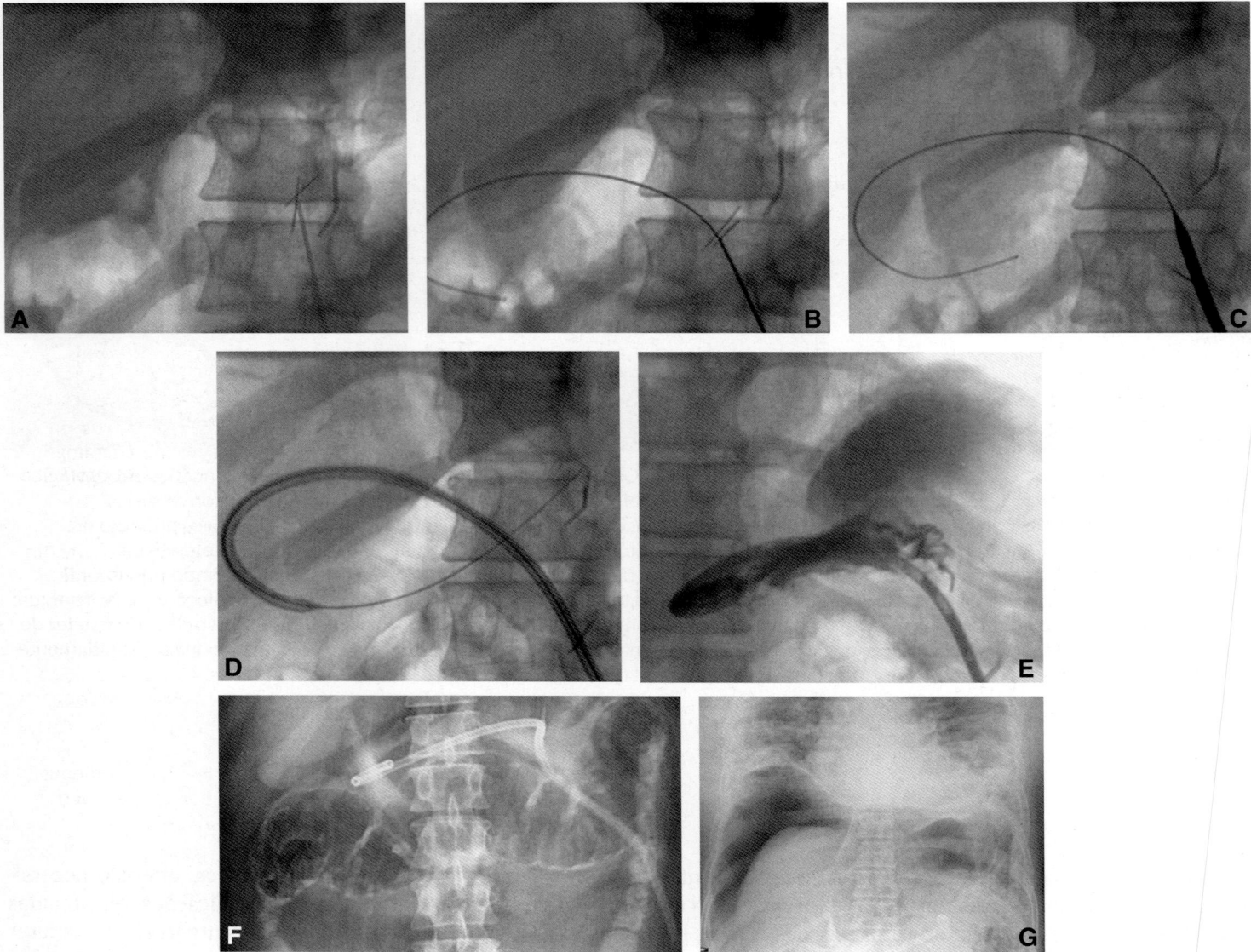

Fig. 80-11. Paciente com cirurgia extensa no pescoço relacionada com carcinoma de células escamosas da laringe. O estômago foi inflado por um catéter angiográfico de 4 Fr. A sequência mostra: (**A**) Acesso dentro do corpo do estômago seguido pela liberação de dois fixadores em "T". (**B**) Inserção de fio-guia no antro. (**C**) Dilatação do ponto de entrada. (**D**) Introdução do catéter de gastrostomia 14,5 Fr sobre o fio-guia. (**E**) Injeção de meio de contraste confirmando a ausência de vazamento. Durante todo o procedimento, note os dois fixadores em "T" na posição, os quais foram finalmente suturados à pele. O tamanho dos fixadores em "T" é obviamente maior que o catéter. **F**) Raios X em posição supina obtida menos de 24 horas após o procedimento. O paciente desenvolveu sinais de peritonite química durante a noite. Os filmes não demonstram os fixadores em T, que foram equivocadamente cortados por profissional não familiarizado com a técnica. O catéter *pigtail* permaneceu na posição em virtude do dispositivo Stat-Lock. Pequena quantidade de ar extravisceral pode ser vista produzindo o sinal de Rigler pela flexura hepática. (**G**) Raios X de controle da transição toracoabdominal. A real extensão do pneumoperitônio pode ser melhor apreciada. O catéter de GPR pode ser parcialmente visto na porção inferior da imagem. Este paciente foi levado à sala de cirurgia. Após os fios dos fixadores "T" terem sido cortados, o estômago se desprendeu da parede abdominal anterior, liberando ar e conteúdo gástrico dentro da cavidade peritoneal. Lavagem extensa e fixação do mesmo estoma gástrico foram realizadas. O catéter foi deixado na posição. A evolução do paciente foi satisfatória.

CONCLUSÃO

A GPR com gastropexia com ou sem fixadores em "T" é um procedimento bem estabelecido, útil para pacientes em várias condições clínicas, seguro, bem tolerado, minimamente invasivo e altamente bem sucedido para a confecção de gastrostomia ou gastrojejunostomia, tanto na rotina quanto em grupos de pacientes tecnicamente desafiadores. A técnica de inserção de uma GPR é relativamente fácil de aprender e a habilidade para desenvolver esta técnica é rapidamente aprendida e desenvolvida pelos praticantes da radiologia intervencionista. A integração multidisciplinar no tratamento destes grupos de pacientes é essencial e diretamente relacionada aos bons resultados.

REFERÊNCIAS BIBLIOGRÁFICAS

1. Wollman B, D'Agostino H, Walus-Wigle Jr, Easter DW, Beale A. Radiologic, endoscopic and surgical gastrostomy: an institutional evaluation and meta-analysis of the literature. *Radiology* 1995;197:699-704.
2. Norton B, Homer-Ward M, Donnely M, Long RG, Holmes GK. A randomized prospective comparison of percutaneous endoscopic gastrostomy and nasogastric tube feeding after acute dysphagic stroke. *BMJ* 1996;312:13-16.
3. de Baere T, Chapot R, Kuoch V, Chevallier P, Delille JP, Domenge C. et al. Percutaneous gastrostomy with fluoroscopic guidance: Single-center experience in 500 consecutive cancer patients. *Radiology* 1999;210:651-4.
4. Egeberg CA. Om behandlingen af impenetrable stricture I madr'ret (oesophagus). *Norsk Mag Laegevidensk* 1841;2:97-106.
5. Garderer M, Ponsky J, Izant R. Gastrostomy without laparotomy: a percutaneous endoscopic technique. *J Pediatr Surg* 1980;15:872-5.
6. Ponsky J. Percutaneous endoscopic gastrostomy: review of 150 cases. *Arch Surg* 1983;118:913-4.
7. Dewald C, Hiette P, Sewall L, Fredenberg PG, Palestrant AM. Percutaneous gastrostomy and gastrojejunostomy with gastropexy: experience in 701 procedures. *Radiology* 1999;211:651-6.
8. Thornton F, Varghese J, Haslam P, McGrath FP, Keeling F, Lee MJ. Percutaneous gastrostomy in patients who fail or are unsuitable for endoscopic gastrostomy. *Cardiovasc Intervent Radiol* 2000;23: 79-84.
9. Saini S, Mueller P, Gaa J, Briggs SE, Hahn PF, Forman BH, et al. Percutaneous gastrostomy with gastropexy: experience in 125 patients. *AJR Am J Roentgenol* 1990;154:1003-6.
10. Adkins B, Davies J. Gross and microscopic anatomy of the stomach and small intestine. In: Scott W, Sawyers J. *Surgery of the stomach, duodenum and small intestine.* Oxford: Blackwell Scientific Publications, 1987. Chap. 2, p. 45-60.
11. Olson TR. *A.D.A.M. Atlas of human anatomy.* Barcelona: Masson-Williams and Wilkins, 1997. p. 120.
12. Moore K, Dalley A. *Clinically oriented anatomy.* 4th ed. Philadelphia: Lippincot-Williams and Wilkins, 1999. Chap. 2, p. 183: Abdomen.
13. Weir J, Abrahams P. *Imaging atlas of human anatomy.* 2nd ed. St. Louis: C. V. Mosby, 1997. p. 111.
14. Agur A, Lee M. *Grant's atlas of anatomy.* 10th ed. Philadelphia: Lipincott Williams and Wilkins, 1999. p. 94.
15. Burtch CD, Shatney CH. Feeding jejunostomy (versus gastrostomy) passes the test of time. *Am Surg* 1987;53:54-7.
16. Souba WW. The gut as a nitrogen-processor organ in the metabolic response to critical illness. *Nutr Sup Serv* 1988;8:15-22.
17. Alverdy J, Chi Hs, Sheldon GF. The effect of parenteral nutrition on gastrointestinal immunity: the importance of enteral stimulation. *Ann Surg* 1985;202:681-8.
18. Lazarus BA, Murphy JB, Culpepper L. Aspiration associated with long-term gastric versus jejunal feeding: a critical analysis of the literature. *Arch Phys Med Rehabil* 1990;71:46-52.
19. Olson DL, Krubsack AJ, Stewart ET. Percutaneous enteral alimentation: gastrostomy versus gastrojejunostomy. *Radiology* 1993;187:105-8.
20. Park RH, Allison MC, Lang J, Spence E, Morris AJ, Danesh BJ, et al. Randomised comparison of percutaneous endoscopic gastrostomy and nasogastric tube feeding in patients with persistent neurological dysphagia. *BMJ* 1992;304:1406-9.
21. Lewis C. Radiographically guided percutaneous gastrostomy and gastrojejunostomy. In: Sandhu J, Meglin A, Trerotola S. SCVIR syllabus. Thoracic and visceral nonvascular interventions, genitourinary interventions. *Tutorial* 1997;11:137-54.
22. Llerena J, Górriz E, Maynar M, et al. Gastrointestinal tract intervention. In: Castaneda-Zuniga WR, Tadavarthy SM, Qian Z, Ferral H, Maynar M. *Interventional radiology.* Baltimore: Williams and Wilkins, 1997. v. 2, chap. 21, p. 1609-19.
23. Brown A, Muller P, Ferrucci J. Controlled percutaneous gastrostomy: nylon T-fastener for fixation of the anterior gastric wall. *Radiology* 1996;158:543-5.
24. Ryan JM, Hahn PF, Boland GW, McDowell RK, Saini S, Mueller PR. et al. Percutaneous gastrostomy with T-fastener gastropexy: results of 316 consecutive procedures. *Radiology* 1997;203:496-500.
25. Chung RS, Schertzer M. Pathogenesis of complications of percutaneous endoscopic gastrostomy. A lesson in surgical principles. *Am Surg* 1990;56(3):134-7.
26. Thornton F, Fotheringham T, Haslam P, McGrath FP, Keeling F, Lee MJ. Percutaneous radiologic gastrostomy with and without T-fastener gastropexy: a randomized comparison study. *Cardiovasc Intervent Radiol* 2002;25:467-71.
27. Hicks M. Case 13: gastrostomy tube migration. In: Siegel M, editor. *Pediatric disease (fourth series) test and syllabus #35.* Reston, Va: American College of Radiology, 1993. p. 358-74.
28. Dinkel H, Beer K, Zbären P, Triller J. Establishing radiological percutaneous gastrostomy with balloon-retained tubes as an alternative to endoscopic and surgical gastrostomy in patients with tumours of the head and neck or oesophagus. *Br J Radiol* 2002;75:371-7.
29. Wollman B, D'Agostino H. Percutaneous radiologic and endoscopic gastrostomy: a 3-year institutional analysis of procedure performance. *AJR Am J Roentgenol* 1997;169:1551-3.
30. Ho T, Margulies D. Pneumoperitoneum from an erode T-fastener. *Surg Endosc* 1999;13:285-6.
31. Collure D, Blumpers H, Hoover E. A complication of T-fasteners in percutaneous endoscopic gastrostomy (PEG) placement. *Surg Endosc* 1996;10:938-9.

Índice Remissivo

Entradas acompanhadas por *f* ou *q* em itálico indicam figuras e quadros, respectivamente.

A

AA (Artéria Axilar)
  aneurisma da, 725
AAA (Aneurisma Aórtico Abdominal/Aneurisma de Aorta Abdominal), 107, 109*f*
  diâmetro do, 597*q*
    e intervalo de vigilância, 597*q*
      correlação entre, 597*q*
  endoleak(s), do 637-645
    tipo I, 638
      distal, 639
      IA, 638
      IB, 639
      IC, 639
      proximal, 638
      tratamento do, 638
    tipo II, 640
    tipo III, 643
    tipo IV, 644
    tipo V, 644
      alteação na porosidade da endoprótese, 644
      endotensão, 644
  princípios gerais do tratamento dos, 595-603
    complicações, 601
      outras, 602
    definição de aneurismas aórticos, 596
    endovascular, 599
      acesso arterial, 599
        artérias iliacofemorais, 599
      angulação, 599
      calcificação, 599
      colo do aneurisma aórtico, 599
      comprimento, 599
      encurvamento, 600
      placas, 599
      tamanho, 599
      tortuosidade, 600
      trombo, 599
      zona de ancoragem proximal, 599
    implante da endoprótese, 600
      acesso arterial, 600
      com cobertura dos ramos das aortas, 600
      liberação, 600
      posicionamento, 600
    monitoramento pós-procedimento, 602
    planejamento pré-operatório, 598, 599

  terapia medicamentosa, 597
    abandono do tabagismo, 597
    antiplaquetária, 598
    betabloqueador, 598
    estatina, 598
    inibidores da ECA, 598
  vazamentos do, 637-645
AAEs (Aneurismas da Artéria Esplênica), 702
AAF (Aneurisma da Artéria Femoral), 717
AAGDs (Aneurismas da Artéria Gastroduodenal), 705
AAHs (Aneurismas da Artéria Hepática), 703
AAIC (Aneurisma da Artéria Ilíaca Comum), 710
  dados demográficos, 710*q*
  fatores de risco, 710*q*
  taxa de expansão, 711*q*
    média, 711*q*
AAMSs (Aneurismas da Artéria Mesentérica Superior), 704
AAP (Aneurisma da Artéria Poplítea), 719
AAPDs (Aneurismas da Artéria Pancreaticoduodenal), 705
AARs (Aneurismas de Artérias Renais), 701*f*, 706
AATs (Aneurismas de Aorta Torácica)
  princípios gerais do tratamento dos, 595-603
    complicações, 601
      outras, 602
    definição de aneurismas aórticos, 596, 597
    endovascular, 599
    implante da endoprótese, 600
      acesso arterial, 600
      com cobertura dos ramos das aortas, 600
      liberação, 600
      posicionamento, 600
    indicações, 597
    monitoramento pós-procedimento, 602
    planejamento pré-operatório, 598, 599
    terapia medicamentosa, 597
AATA (Aneurisma da Aorta Toracoabdominal), 606-633
  aortografia intraoperatória de, 626*f*
    inicial, 626*f*

  classificação, 609
  conclusão, 632
  diagnóstico, 607
  etiopatogenia, 607
  história natural, 607
  histórico, 606
  quadro clínico, 607
  resultados, 627
    complicações, 628
    mortalidade imediata, 627
    seguimento tardio, 632
  TC pré-operatória de, 608*f*
  tratamento, 611
    considerações anestésicas, 611
    indicação, 611
    preparo pré-operatório, 611
    técnicas, 612
      campo intraoperatório, 615*f*-617*f*
      cirurgia, 612, 616
        aberta, 612
        endovascular, 620
        híbrida, 616
      da chaminé, 621
      de Crawford, 613*f*, 614*f*
      de DeBakey, 613*f*
      de sanduíche, 622, 623*f*, 624*f*
      endopróteses, 625
        fenestradas, 625
        ramificadas, 625, 626*f*
      stent Multilayer, 622, 624*f*
AAVAs (Aneurismas de Artérias Viscerais Abdominais), 699-707
  AAEs, 702
  AAGDs, 705
  AAHs, 703
  AAMSs, 704
  AAPDs, 705
  AARs, 706
  ATCs, 704
  conclusões, 707
  manejo dos, 700
  resultados, 706
  segmento, 706
  tratamento, 700, 701
    contraindicações ao, 700
    indicações de, 700
    tecnicas utilizadas no, 701
AB (Artéria Braquial)
  aneurisma da, 725

Abdome
  superior, 259f
    órgãos do, 259f
      vascularização arterial dos, 259f
Ablação
  em veia safena, 564
  em segmento de perna, 564
Ablação Percutânea
  de nódulos suprarrenais, 898-993
    benignos funcionantes, 992
      resultados no tratamento de, 992
    conclusão, 993
    diagnóstico por imagem, 990
    procedimento de, 991
      contraindicações ao, 991q
    seleção do paciente, 991
    tumores malignos de, 993
      terapia ablativa em, 993
  do CHC, 980-987
    RFA, 983
      cenário atual da, 987
      complicações, 986
      considerações técnicas, 984
      dados epidemiológicos, 983
      estadiamento, 984
      heat sink, 986
      PEI e, 987
      roubo de calor, 986
      screening, 983
      TACE e, 987
      terapias combinadas com, 986
    terapias ablativas, 981
      IRE, 981
      microwave, 981
      PEI, 981
      RFA, 982
Abscesso(s)
  na doença de Crohn, 929
  por perfuração, 927, 929
    de carcinoma intestinal, 929
    espontânea do intestino, 927
      de origem, 927
        apendicular, 928
        diverticular, 928
ACA (Artéria Cerebral Anterior)
  distribuição na, 804f
  dos êmbolos, 804f
Achado(s)
  flebográficos, 152
    interpretação dos, 152
      complicações, 154
Acesso
  para hemodiálise, 451f
    monitoração fluxométrica do, 451f
      algoritmo para, 451f
Acesso(s) Vascular(es)
  complicações dos, 167-178
    achados clínicos das, 168
    classificação das, 168, 169f
    evolução das, 168
    fatores de risco para as, 168, 170q
      modificáveis, 170q
      não modificáveis, 170q

no local de, 171q
  apresentação clínica, 171q
tratamento endovascular das, 171
  da hemorragia, 171
  da oclusão arterial, 175
  das FAVs, 174
  dos pseudoaneurismas, 172
  opções cirúrgicas, 177
    comparação ao, 177
  relacionadas com dispositivos de
    oclusão vascular, 176
ACM (Artéria Cerebral Média), 802f
  distribuição na, 804f
  dos êmbolos, 804f
Acretismo
  placentário, 49
    embolizações de, 49
      anestesia nas, 49
Adenoma
  de suprarrenal, 990f
Adenomiose, 372-376
  com invasão de endométrio, 373f
    complicações, 376
      após embolização, 376
    conclusão, 376
    dentro do miométrio do útero, 373f
    diagnóstico por imagem, 373, 376
      após EAU, 376
    especificidade para diagnosticar, 374q
      com RM, 374q
      com USTV, 374q
    resultados, 376
      da EAU, 376
        com miomas, 376
        pura, 376
    sensibilidade para diagnosticar, 374q
      com RM, 374q
      com USTV, 374q
    sintomática, 375
      alternativas para tratamento de, 375
        cirurgia, 375
        clínico, 375
        EAU, 375
        embolização, 375
    terapia adicional, 376
Adesivo(s)
  teciduais, 77
    como agentes embolizantes, 77
Administração
  de hemocomponentes, 26
  de medicamento, 26
    assistência de enfermagem na, 26
AEC (Controle Automático de Exposição), 6
AFC (Artéria Femoral Comum), 168, 654q
  aneurismas da, 717
    falsos, 717
    pseudoaneurismas, 717, 718f
    verdadeiros, 717
  extravasamento da, 173f
AFP (Artéria Femoral Profunda), 172
  aneurisma da, 718
AFS (Artéria Femoral Superficial), 172
  aneurisma da, 719

dissecção da, 177f
  iatrogênica, 177f
pseudoaneurisma da, 174f
  após cateterismo cardíaco, 174f
Agente(s)
  anti-infecciosos, 26
    exemplos de, 26q
    utilização de, 26
  antineoplásicos, 203
  de embolização, 227f
  embólicos, 186, 189
    líquidos, 189
      álcool absoluto, 189
      cola NBCA, 190
      esclerosantes, 190
        Sotradecol®, 190
      etanol, 189
      Ethiodol®, 189
      Lipiodol®, 189
      Óleo Etiodado, 189
      Onyx®, 190
    particulados, 186
      DEB, 187
      esponja de gelatina comprimida
        absorvível, 188
      ítrio 90, 188
      microesferas, 187
      micropartículas esféricas, 187
      PVA, 186
      Y-90, 188
      Gelfoam®, 188
  embolizante(s), 73, 74f, 76f, 78f, 191,
    226, 306
    balões destacáveis, 79
    biológicos, 74
    classificação dos, 74q
    com plataforma DEB, 76q
      características dos, 76q
    esclerozantes teciduais, 78
      álcool absoluto, 78
    hemostáticos absorvíveis, 74
    ideal, 74q
      características do, 74q
    mecânicos, 76, 191
      balões, 192
      molas, 76, 191
      plugs vasculares, 77, 191
    na hemoptise, 226
      mecanismo de ação, 226q
      tempo de reabsorção, 226q
      temporalidade, 226q
    para cTACE, 306
    particulados, 74, 75
      características dos, 75q
      não absorvíveis, 74
        esferas, 75
        partículas, 75
      propriedades dos, 75q
    polímeros fluidos, 77
      adesivos teciduais, 77
      colas teciduais, 77
      elásticos, 77
      esclerosantes, 77

EVOH, 78
óleos iodizados, 77
quimioterápicos, 306
para cTACE, 306
trombolíticos, 744
alteplase, 744
estafiloquinase, 745
estreptoquinase, 744
imunofibrolíticos, 745
outros, 745
reteplase, 744
r-tPA, 744
tenecteplase, 745
uroquinase, 744
Agulha(s), 54, 56q
de Seldinger, 54f
cânula da, 54f
estilete da, 54f
mandril da, 54f
diferentes tipos de, 56q
características, 56q
utilidades, 56q
para biópsia, 874
tipos de, 874
de corte, 874f
finas, 874f
óssea, 875f
simples, 54f
AIAIC (Aneurisma Isolado da Artéria Ilíaca Comum), 710
na aortografia, 713f
periprocedimento, 713f
AIAIE (Aneurisma da Artéria Ilíaca Externa), 716
AIAII (Aneurisma Isolado da Artéria Ilíaca Interna), 714
AIC (Artéria Ilíaca Comum), 654q
AIE (Artéria Ilíaca Externa), 175, 654q
dissecção iatrogênica da, 176f
extensa, 176f
AII (Artéria Ilíaca Interna), 654q
aneurisma da, 710, 715f
na aortografia, 715f
AIP (Artéria Isquiática Persistente)
aneurisma da, 722
AIT (Ataque Isquêmico Transitório), 803
Alça
de Waltman, 364f
catéter como, 364f
Álcool
absoluto, 189, 818
embolização com, 818
na embolização vascular, 189
periférica, 189
Aldrete
e Kroulik, 50q, 881q
escala de, 50q, 881q
avaliação pós-anestésica, 881q
Algoritmo
para monitoração fluxométrica, 451f
do acesso para hemodiálise, 451f
Alta
critérios de, 49
cuidados na, 30
de enfermagem, 30

Alteplase
na trombólise intravascular, 744
periférica, 744
visceral, 744
AMI (Artéria Maxilar Interna), 826q
AMM (Artéria Meníngea Média), 803f, 826q
Analgesia
para radiologistas intervencionistas, 879
avaliação pré-procedimento, 880
monitoração, 880
intraprocedimento, 880
pós-procedimento, 881
Anastomose, 451
venosa, 453f
angioplastia de, 453f
em FAV braquiobraquial, 453f
Anatomia
radiológica, 152
do sistema venoso, 152
profundo, 152
superficial, 152
Anestesia, 39-50
angioplastia de carótida, 46
angioplastias, 49
dos MMII, 49
anticoagulação, 46
arteriografias diagnósticas, 49
avaliação, 42, 45
pré-anestésica, 42, 45
critérios de alta, 49
escala, 50q
de Aldrete e Kroulik, 50q
de Chung, 50q
de MAVs, 46
de aneurisma cerebral, 47
da veia de galeno, 47
drenagem, 49
transparieto-hepática, 49
em neurorradiologia, 44
intervencionista, 44
embolização, 46, 47, 49
de acretismo placentário, 49
de miomas uterinos, 49
equipamentos, 40
espaço físico, 40
exames complementares, 43
geral, 43q
exames para cirurgia periférica sob, 43q
sem perda de sangue, 43q
jejum, 43, 44q
orientação de, 44
em situações especiais, 44
para crianças, 44q
pré-operatório, 43
local, 879
avaliação pré-procedimento, 880
monitoração, 880
intraprocedimento, 880
pós-procedimento, 881
para radiologista intervencionistas, 879
monitoração, 40
para DPCA, 920
preparo do paciente, 45

radiologia vascular, 48
intervencionista, 48
TCLE, 40, 41q
técnicas anestésicas, 46
TIPS, 48
Aneurisma(s)
arteriais, 709-727
periféricos, 709-727
AAF, 717
AAIC, 710
AAP, 719
AIAIE, 716
AIAII, 714
da AA, 725
da AB, 725
da AFC, 717
da AFP, 718
da AFS, 719
da AIP, 722
da AR, 727
da AS, 722
da AU, 727
infrapatelares, 722
cerebral, 47
embolização de, 47
anestesia na, 47
de aorta abdominal, 145f
de Rasmunssen, 219f
ilíacos, 711q
diâmetro inicial dos, 711q
na angiografia, 145
interpretação dos, 145
Angiodisplasia
angioplastia de, 106f
Angiografia(s)
aspectos gerais das, 133-154
arteriografias, 134
flebografias, 147
interretação, 143, 152
das lesões, 143
dos achados flebográficos, 152
punção arterial, 141
sistema venoso, 152
anatomia radiológica do, 152
vias de acessos, 140
carotídeas, 778f, 780f, 781f
cerebral, 775-797
achados normais, 783
alterações básicas, 783
aspectos, 776, 781
anatômicos, 776
técnicos, 781
doenças vasculares, 786
classificação das, 786q
relacionadas com sistema nervoso, 786
protocolos angiográficos, 784, 785q
da doença cerebrovascular, 784q
aterosclerótica, 784q
não aterosclerótica, 784q
da hemorragia, 785q
intracerebral, 785q
subaracnoide, 785q
de lesões medulares, 786q

dos tumores, 785q
no traumatismo perfurante
cervical, 785q
nos testes de suplência, 785q
com cateterização visceral, 328
seletiva, 328
com CO_2, 116f, 119f, 121f
pélvica, 119f
renal, 116f
da artéria, 777f, 778f, 781f
carótida, 778f
externa, 778f
intercostal, 781f
vertebral, 777f
da cabeça e pescoço, 775-797
achados normais, 783
alterações básicas, 783
aspectos, 776, 781
anatômicos, 776
técnicos, 781
doenças vasculares, 786
classificação das, 786q
relacionadas com sistema
nervoso, 786
protocolos angiográficos, 784, 785q
da doença cerebrovascular, 784q
aterosclerótica, 784q
não aterosclerótica, 784q
da hemorragia, 785q
intracerebral, 785q
subaracnoide, 785q
de lesões medulares, 786q
dos tumores, 785q
no traumatismo perfurante
cervical, 785q
nos testes de suplência, 785q
de CO_2, 106f
equipamento de, 3-20, 203f
digital, 9q
ferramentas básicas dos, 9q
efeitos biológicos, 11
das radiações ionizantes, 11
gerador, 5
imagens, 9
processamento digital das, 9
interação da radiação X, 10
com a matéria, 10
painel de controle, 5
para procedimentos
intervencionistas, 6
características, 6
raios X, 4, 5
produção de, 4, 5
tubo de, 4
receptor de imagem, 7
medular, 775-797
achados normais, 783
alterações básicas, 783
aspectos, 776, 781
anatômicos, 776
técnicos, 781
doenças vasculares, 786
classificação das, 786q

relacionadas com sistema
nervoso, 786
protocolos angiográficos, 784, 785q
da doença cerebrovascular, 784q
aterosclerótica, 784q
não aterosclerótica, 784q
da hemorragia, 785q
subaracnoide, 785q
de lesões medulares, 786q
dos tumores, 785q
no traumatismo perfurante
cervical, 785q
nos testes de suplência, 785q
preparatória, 342
para TARE, 342
pulmonar, 135f
renal, 106f
seletiva, 106f
pós-angioplastia, 106f
Angiolipoma, 1034
Angioplastia(s)
carotídea, 79f
filtro usado na, 79f
da artéria renal, 686f
de anastomose venosa, 453f
em FAV braquiobraquial, 453f
de angiodisplasia, 106f
de carótida, 46
anestesia na, 46
de estenose venosa, 454f
central, 454f
dos MMII, 49
anestesia nas, 49
transluminal, 106f
percutânea, 106f
com balão, 106f
Angioseal™
arteriotomo localizador do, 161f
posição do, 161f
como DSA, 160
componentes do, 160f
Antibiótico(s)
pré-procedimento, 920
na drenagem, 920
de coleções abdominais, 920
Anticoagulação
e anestesia, 46
em trombólise, 497
no TEP agudo, 503
cuidados pós-procedimento, 503
AO (Artéria Oftálmica), 803f
resumo dos ramos da, 826q
e anastomoses, 826q
com a carótida externa, 826q
Aorta
aneurisma da, 72, 73
dispositivos para tratamento do, 72, 73
abdominal, 72
descendente, 73
endopróteses de, 72f
tipos de, 72f
renal, 118f
com CO_2, 118f

Aorta Abdominal
aneurisma de, 145f
arteriografia da, 136f
dissecções da, 568-591
aguda, 584q
indicações para tratamento, 584q
classificação das, 570
conclusão, 590
conduta nas, 591f
diagnóstico, 571
por imagem, 571
história natural, 569
considerações sobre, 569
quadro clínico, 571
sinais, 583q
sintomas, 583q
tratamento endovascular, 573
considerações finais sobre, 588
DAAbd, 583
DCADeTAbd, 584
doença oclusiva da, 649
isolada, 649
segmento visceral da, 650f
placa calcificada no, 650f
Aorta Torácica
dissecções da, 568-591
classificação das, 570
conclusão, 590
conduta nas, 591f
diagnóstico, 571
por imagem, 571
história natural, 569
considerações sobre, 569
quadro clínico, 571
tratamento endovascular, 573
considerações finais sobre, 588
DAAA, 574
DAAD, 575
DCADeTAbd, 584
estado atual no, 589
futuros desenvolvimentos no, 589
HIM, 581
toracoabdominal, 575
UPA, 581
Aortografia, 135
abdominal, 644f, 650f, 682f
após implante da endoprótese, 644f
com subtração digital, 650f
aneurisma na, 715f
da AII, 715f
de CO_2, 106f
periprocedimento, 713f
AIAIC na, 713f
pós-tratamento, 642f
endovascular, 642f
de AAA, 642f
torácica, 225f
APC (Angioplastia Percutânea
Carotídea), 802
arteriografia pré-, 807f
da carótida comum, 807f
e implante de stent, 806
oclusão durante, 810f
da carótida comum, 810f

Aplicação
    gasosa, 107f
        padrões de, 107f
            com diferentes tipos de
                catéteres, 107f
AR (Artéria Radial)
    aneurisma da, 727
Arco
    aórtico, 135f, 777f
        alongado, 777f
        normal, 777f
Arterosclerose, 647f
Arritmia
    cardíaca, 433
        por AVC, 433
Artéria(s)
    brônquica, 221, 222f, 223f, 225f
        anatomia das, 221
        anômala, 223f
        classificação, 221f
            de Cauldwell, 221f
            modificada de Chun J, 221f
        estudo das, 225f
            catéteres com curvaturas variadas
                para, 225f
    carótida, 778f, 800f
        comum, 807f
            arteriografia pré-APC da, 807f
        externa, 778f
            angiografia da, 778f
        interna, 800f-803f
            dissecção da, 801f
            estenose da, 802f
            oclusão da, 800f, 803f
    colaterais, 307
        extra-hepáticas, 307
    frênicas, 308f
    gastroduodenal, 705
        pseudoaneurisma da, 705
    hepática, 113f, 306, 307f
        anatomia, 306
        injeção dentro da, 113f
            de CO_2, 113f
    ilíaca, 144f, 414f, 649
        doença oclusiva, 649
            bilateral, 649
            unilateral, 649
        estenose de, 144f
            comum, 144f
            externa direita, 144f
        interna, 414f
    infrapatelares, 722
        aneurismas das, 722
    intercostal, 223f, 309f, 781f
        angiografia da, 781f
    intercostobronquial, 222f
    mamária, 223f
        direita, 223f
    mesentérica, 136f, 751f
        inferior, 136f
            e ramos, 136f
        superior, 136f, 751f
            e ramos, 136f
            trombose da, 751f
    poplítea, 144f
        reenchimento de, 144f
    prostáticas, 413f
        classificação das, 413f
    pulmonares, 223, 501
        colocação de stent em, 501
    renal, 106f, 118f, 137f, 683, 684, 686f,
        688f
        angioplastia da, 686f
        com CO_2, 118f
        direita, 106f
            estenose da, 106f
        doença oclusiva da, 684}
            diagnóstico da, 684
        estenose grave de, 688f
        implante de stent em, 686f
        lesão da, 683
            crônica, 683
        obstrução aguda da, 683
            diversas causas de, 683q
    sistêmicas, 222
        não brônquicas, 222
    subclávia, 777f
        aberrante, 777f
    torácica, 223f, 308f
        lateral, 223f
    trigeminal, 803f
        persistência da, 803f
    uterina, 122f
        CO_2 injetado na, 122f
    uterinas, 363
        cateterização das, 363
            na EMUT, 363
    vertebral, 777f
        angiografia da, 777f
Arteriografia(s)
    aspectos gerais, 134
    brônquica, 135, 225f, 226f
    celíaca, 105f
        com injeção da ar ambiente, 105f
    cólica, 114f
    com CO_2, 115f, 120f
        femoral, 115f
        infrapoplítea, 120f
        pélvica, 115f
    contraindicações, 140
    da aorta, 136f
        abdominal, 136f
    de estenose renal, 687f
        acentuada, 687f
    de extremidades, 138
    diagnósticas, 49
        anestesia nas, 49
    do membro, 138f-140f
        superior, 138f
            antebraço, 139f
            braço, 138f
            cotovelo, 138f
            mão, 139f
    do MMII, 139f, 140f
        coxa, 139f
        joelho, 139f
        pé, 140f
        perna, 140f

espinhal, 134
ilíaca, 138f, 417f
    interna, 417f
indicações, 134
mesentérica, 641f
    superior, 641f
pélvica, 137, 411f, 657f
pré-procedimento, 161f
    da artéria femoral comum, 161
    da bifurcação femoral, 161f
pulmonar, 134, 224f, 227f
    em doença de Rendu-Osler, 224f, 227f
renal, 137
seletiva, 466f
    de MAV, 466f
        em ombro, 466f
superseletiva, 641f
    da artéria cólica, 641f
técnica, 140
visceral, 135
    abdominal, 135
AS (Artéria Subclávia)
    aneurisma da, 722
ASA (Sociedade Americana de
    Anestesiologia)
    Physical Status Classification System, 43q
Aspecto(s) Geral(is)
    das angiografias, 133-154
        arteriografias, 134
        flebografias, 147
        interpretação, 143, 152
            das lesões, 143
            dos achados flebográficos, 152
        punção arterial, 141
        sistema venoso, 152
            anatomia radiológica do, 152
        vias de acessos, 140
Aspiração
    diagnóstica, 918
    de coleções abdominais, 918
    transretal, 919f
    evacuadora, 919f
Assistência
    de enfermagem, 21-37
        administração de
            hemocomponentes, 26
        agentes anti-infecciosos, 26
            exemplos de, 26q
            utilização de, 26
        aos pacientes com complicações, 30
            cardiovasculares, 31
                hipertensão, 31
                hipotensão, 31
            dor aguda, 30
            gástricas, 32
            hipovolemia, 31
            outras, 32
            renais, 31
            respiratórias, 31
            térmicas, 32
        aplicação da SAE, 32
        cuidados com a sala, 23
            após procedimento, 23
        cuidados na alta, 30

DE, 34
  NANDA, 34
montagem da bomba injetora, 23
  de contraste, 23
montagem da mesa, 22
  para procedimento, 22
montagem da sala, 22
  de exames, 22
  de procedimentos, 22
na administração de medicamento, 26
período, 28
  intraprocedimento, 28
  transprocedimento, 28
pontos importantes, 30
  observados pela enfermagem, 30
pós-procedimento, 29, 30
  considerações importantes no, 30
pré-procedimento, 27
recursos humanos, 23
  atuação da equipe de enfermagem, 24
    de acordo com a legislação, 24
  dimensionamento de pessoal, 24
  segurança, 24, 25
    do colaborador, 24
    do paciente, 25
retirada do introdutor, 30
SAEP, 35-37
sala montada, 23
  para procedimento, 23
suporte anestésico, 28
ATCs (Aneurisma do Tronco Celíaco), 704
Ateroma
  placa de, 801f
    estenose por, 801f
      na bifurcação carotídea, 801f
Aterosclerose, 647f
Aterótomos
  diversos tipos de, 661f
ATP (Angioplastia Transluminal
  Percutânea), 647, 655
  endarterectomia femoral com, 658
AU (Artéria Ulnar)
  aneurisma da, 727
Avaliação
  pré-anestésica, 42, 45
AVC (Acessos Venosos Centrais), 425-435
  catéteres, 426, 432q
    escolha de, 426
    lavagem dos, 432q
      protocolo de, 432q
    tipos de, 426
      não tunelizados, 426
      PICC, 426
      tunelizados de longa
        permanência, 426
  complicações, 431
    agudas, 431
      arritmia cardíaca, 433
      embolização, 433
        de catéter, 433
        de fio, 433
      hemomediastino, 433
      hemotórax, 432
      hidromediastino, 433

hidrotórax, 432
pneumotórax, 432
punção arterial acidental, 433
crônicas, 433
  embolização de catéter, 435
  EP, 434
  infecção, 434
  oclusão do catéter, 433
  síndrome *pinch-off*, 435
  trombose venosa central, 434
cuidados, 431
  a longo prazo, 431
  após a inserção do catéter, 431
indicações, 426
lesões relacionadas com os, 1006
preparo, 428
  pré-operatório, 428
técnica de inserção, 428
vias de acesso, 429
  abordagem, 429
    femoral, 429
    jugular interna, 429
    translombar, 431
    transparieto-hepática, 431
  veia subclávia, 430
    infraclavicular, 430
    supraclavicular, 430
AVE (Acidente Vascular Encefálico), 803
  classificação, 804
  mecanismo de ocorrência, 804
AVEI (Acidente Vascular Encefálico
  Isquêmico), 46, 803
Avental(is)
  plumbíferos, 19f
Avitene™
  na embolização vascular, 189
    periférica, 189

B

Baço
  biópsia do, 894
    complicações, 895
    contraindicações, 895
    indicações, 894
    manejo pós-procedimento, 895
    técnica, 895
Bainha(s)
  introdutoras, 58
    elementos básicos, 58f
    tipo *Peel-away*, 58f
      características, 58f
Balão(ões)
  destacáveis, 79
  na embolização vascular, 192
    periférica, 192
  stents expansíveis por, 68f
Baskets
  para extração, 64
    de corpos estranhos, 64
    intravasculares, 64
BHE (Barreira Hematoencefálica)
  células-tronco e, 850f
Biópsia(s)
  de parênquima hepático, 892f
    guiada por US, 892f

endorretal, 904f
  randomizada, 904f
    da próstata, 904f
recomendações para, 879q
  sobre exames, 879q
  sobre medicações, 879q
renais, 899q
  indicações de, 899q
Biópsia Hepática
  hemoperitônio após, 1000f
  na prática clínica, 891q
  via transjugular, 910-915
    anatomia, 911
    complicações, 915
    conclusão, 915
    considerações adicionais, 914
    contraindicações, 911
    indicações, 911
    materiais, 912, 913f
    procedimento, 913
Biópsia(s) Percutânea(s)
  contraindicações, 874q, 894q
  guiadas por imagem, 873-908
    avaliação pré-procedimento, 880
    cabeça e pescoço, 881
      complicações, 883
      contraindicações, 882
      indicações, 881
      manejo pós-procedimento, 883
      técnica, 882
        infra-hióideos, 883
        supra-hióideas, 882
    de órgãos sólidos abdominais, 891
      baço, 894
      fígado, 891
      pâncreas, 896
      rins, 898
      suprarrenais, 893
    exames laboratoriais, 878
      avaliação dos, 878
    lesões de partes moles, 905
      complicações, 907
      contraindicações, 906
      indicações, 906
      manejo pós-procedimento, 907
    lesões ósseas, 905
      complicações, 907
      contraindicações, 906
      indicações, 906
      manejo pós-procedimento, 907
    mediastino, 887
      complicações, 887
      contraindicações, 887
      indicações, 887
      manejo pós-procedimento, 887
      técnica, 887
    modalidade de imagem, 876
      fluoro-TC, 877
      funcionais, 877
      RM, 877
      TC, 877
      US, 876
    monitoramento, 880, 881
      intraprocedimento, 880
      pós-procedimento, 881

pélvicas, 901
  complicações, 901
  contraindicações, 901
  indicações, 901
  manejo pós-procedimento, 901
  técnica, 901
peritoneais, 903
  complicações, 903
  contraindicações, 903
  indicações, 903
  manejo pós-procedimento, 903
  técnica, 903
preparo do paciente, 878
prostática, 903
  complicações, 905
  contraindicações, 904
  cuidados pós-procedimento, 905
  indicações, 904
  RM *versus*, 905
  técnica, 904
pulmão, 883
  agulhas, 884
  avaliação pré-procedimento, 884
  complicações, 885
    hemoptise, 885
    hemorragia pulmonar, 885
    outras, 886
    pneumotórax, 885
  contraindicações, 884
  indicações, 883
  instruções respiratórias, 884
  manejo pós-procedimento, 885
  método de imagem, 884
  técnica, 884
    abordagem, 884
    anatomia relevante, 884
    de biópsia, 884
  radiologistas intervencionistas, 879
    analgesia para, 879
    anestesia local para, 879
    sedação para, 879
  técnicas de, 876
  tipos de agulhas, 874
    de corte, 874*f*
    finas, 874*f*
    óssea, 875*f*
indicações, 874*q*, 894*q*
pistola de, 875*f*
recomendações para, 879*q*
  sobre exames, 879*q*
  sobre medicações, 879*q*
Bloqueio
  raquimedular, 563
    uso de tumescência com, 563
Blue Rubber Bleb Nevus Syndrome, 477, 478*f*, 479*f*
  exames de imagem, 478
  tratamento, 478
BMR (Biópsia de Massa Renal), 1033
Bolsa
  escrotal, 395*f*
    ultrassom da, 395*f*
Bomba
  injetora, 23

de contraste, 23
  acionada, 23*f*
  montagem da, 23
Bronquiectasia(s)
  basais, 228*f*
  hemoptise por, 219*f*
BRTO (Obliteração Transvenosa Retrógrada com Balão, 1075-1078
  considerações finais, 1078
  indicação, 1076
  método, 1076
    acesso, 1077
    acompanhamento, 1077
    materiais, 1077
    planejamento, 1076
    técnica, 1077
  outras aplicações, 1078
  resultados, 1077

C

Cabeça e Pescoço
  angiografia da, 775-797
    achados normais, 783
    alterações básicas, 783
    aspectos, 776, 781
      anatômicos, 776
      técnicos, 781
    doenças vasculares, 786
      classificação das, 786*q*
      relacionadas com, 786
    protocolos angiográficos, 784, 785*q*
      da doença cerebrovascular, 784*q*
        aterosclerótica, 784*q*
        não aterosclerótica, 784*q*
      da hemorragia, 785*q*
        intracerebral, 785*q*
        subaracnoide, 785*q*
      de lesões medulares, 786*q*
      dos tumores, 785*q*
      no traumatismo perfurante cervical, 785*q*
      nos testes de suplência, 785*q*
  biópsia percutânea em, 881
    complicações, 883
    contraindicações, 882
    indicações, 881
    manejo pós-procedimento, 883
    técnica, 882
      infra-hióideos, 883
      supra-hióideas, 882
  epistaxe, 825-842
    e sangramento agudo, 837
    embolização, 838
  hemangiomas da, 814-824
    e outros tumores, 819
      vasculares, 819
    técnicas de tratamento, 817
      por radiologia intervencionista, 817
  lesões correlatas da, 814-824
    FAVs, 822, 824*f*
      diretas, 822, 824*f*
    técnicas de tratamento, 817
      por radiologia intervencionista, 817

    MVs de, 788, 814-824
      capilares, 820
      de baixo fluxo, 788
      linfáticas, 820
      MAVs, 821
      mistas, 822
      técnicas de tratamento, 817
        por radiologia intervencionista, 817
      venosas, 820
  sangramento(s) neoplásico(s) da, 825-842
    embolização de tumores, 827
    tumoral agudo, 837
Campo(s)
  de radiação, 16*f*
    sobreposição de, 16*f*
      pela angulação do equipamento, 16*f*
Câncer
  da vesícula biliar, 964*f*
  de mama, 198*f*, 199*f*, 200*f*, 358, 888*f*
    história prévia de, 888*f*
      biópsia em, 888*f*
    metástases de, 199*f*, 358
      hepáticas, 358
    primário, 198*f*, 200*f*
  de pulmão, 196*f*, 197*f*, 202*f*, 358, 975*f*
    metástases hepáticas de, 358
    metastático, 975*f*
      para o fígado, 975*f*
    primário, 202*f*
  pancreático, 359
    metástases hepáticas de, 359
  pulmonar, 201*f*
    de células não pequenas, 201*f*
Cânula
  da agulha, 54*f*
  de Seldinger, 54*f*
Carcinoma
  da papila duodenal, 966
  de mama, 887*f*
    história prévia de, 887*f*
      biópsia em, 887*f*
  de vesícula biliar, 963
  espinocelular, 841*f*
    cervical, 841*f*
      com sangramento tumoral prévio, 841*f*
  intestinal, 929
    perfuração de, 929
    abscessos por, 929
Catéter(es), 203
  angiográficos, 60
    diferentes tipos de, 60*f*
    microcatéter, 61*f*
      características, 62*q*
      exemplos de, 62*q*
      para recanalização intraluminal, 62
        de oclusões crônicas, 62
      para trombectomia, 63
      para tromboaspiração, 63
      para trombólise farmacológica, 63
    com curvaturas variadas, 225*f*
      para estudo, 225*f*
        das artérias brônquicas, 225*f*

da DRC endovascular, 695
  Boston Scientific, 695
  Medtronic, 695
  ReCor, 695
  St Jude, 695
de aspiração, 766
  simples, 766
    Aspirex, 766
    Rotarex, 766
    XCOIL, 767
de drenagem, 81f, 922
  critérios para remover o, 926
  cuidados do, 925
  seleção do, 922
de hemodiálise, 172f
  temporário, 172f
    em fístula de hemodiálise trombosada, 172f
de Roberts, 364f
embolização de, 433, 435
escolha de, 426
evolução dos, 547
  ClosureFAST, 547
  ClosurePlus, 547
inserção do, 922
  técnica, 922
    de Seldinger, 922
    de Tandem-Trocater, 923
    direta, 924
lavagem dos, 432q
  protocolo de, 432q
oclusão do, 433
para cTACE, 306
permanentes, 753
  de hemodiálise, 753
    fibrinólise em, 753
permcath, 429f, 434f
  implantado em veia jugular, 429f
    interna, 429f
  troca de, 434f
resultados clínicos com, 695
  ReCor, 696
  Simplicity, 695
  St Jude Enlightnment, 696
  Vessix, 695
tipo cobra, 364f
  como alça de Waltman, 364f
tipos de, 426
  não tunelizados, 426
  PICC, 426
  tunelizados, 426
    de longa permanência, 426
Catéter(es)-balão, 65
  semicomplacente, 69
  tipos diferentes de, 65f
  especiais, 66
    considerações sobre, 66
    DEB, 66
Catéter(es)-guia, 64
Cateterismo
  cardíaco, 174f
    pseudoaneurisma complicado após, 174f
      da AFS, 174f

com estímulo de cálcio arterial, 1021q
  com coleta para insulinoma, 1021q
    resultado do, 1021q
dos SPI, 1023
  bilateral, 1027
  complicações, 1027
  localização tumoral, 1026
  mensuração da prolactina durante o, 1027
  outros procedimentos, 1027
  reversão da lateralização, 1026
  síndrome de Cushing
    ACTH-dependente, 1024
    diagnóstico diferencial da, 1024
  técnica, 1023
seletivo, 639f
  de grande endoleaks, 639f
    tipo I, 639f
Cateterização
  com venografia espermática, 400f
  da veia espermática, 396
    dificuldades técnicas da, 396
  das artérias uterinas, 363
    na EMUT, 363
  visceral, 328
    seletiva, 328
      angiografia com, 328
Cavografia
  com CO_2, 123f
  inferior, 123f
CBCT (Tomografia Computadorizada Rotacional), 342, 347f
CBSSPI (Cateterismo Bilateral e Simultâneo de Seios Petrosos Inferiores), 1023, 1025f
CCR (Carcinoma de Células Renais), 1036
  ablação térmica, 1037
  cirurgia robótica de, 117f
    sangramento maciço após, 117f
  EA, 1039
  metastáses hepáticas de, 359
CEI (Corpo Estranho Intravascular), 437-445
  conclusão, 445
  diagnóstico, 438
  dispositivos de captura, 439
  exame físico, 438
  história, 438
  materiais utilizados, 439
    outros, 739
  resultados, 441
  técnica, 439
Célula(s)-tronco
  acompanhamento clínico, 849
  características que definem, 846f
  com outros tecidos, 847
    como se mobilizam, 847
    como se integram, 847
  e BHE, 850f
  e DP, 849
  extração das, 854
  implante de, 845-860
    intra-arterial autólogo de, 845-860
      em DP, 845-860
  infusão de, 853
    segurança na, 853

injeção de, 848
  estereotáxica, 848
  intratecal, 848
mesenquimais, 847f
  da medula óssea, 847f
    diferenciação de, 847f
    transdiferenciação de, 847f
no cérebro, 849
  histórico, 849
o que são, 846
terapia com, 847, 852
  da DP, 852
  equipe médica para, 847
tipos de, 847
  de adulto, 847
  embrionárias, 847
Cenário
  da hipertensão, 693
    arterial, 693
      fisiopatológico, 693
      resistente, 693
CHC (Carcinoma Hepatocelular), ver HCC
Chung
  escala de, 50q
Circulação
  vertebral, 205f
    identificação da, 205f
CIs (Intervalos de Confiança)
  taxas de sucesso clínicos e, 502f
    de TDC, 502f
Cisterna
  de Pecquet, 234f, 238f
    punção guiada por TC da, 238f
    sem linfografia, 238f
Classificação
  de Cormack e Lehane, 43f
  do risco anestésico, 43q
    segundo a ASA, 43q
Clipe(s), 59
  dispositivos mediados por, 163
    hemostáticos, 163
      StarClose, 163
CO_2 (Dióxido de Carbono)
  aortografia de, 106f
  como meio de contraste, 104-130
    angiografia de, 106f
      após colocar stent, 114f, 115f
        coberto, 115f
        expansível, 114f
      arteriografia com, 115f, 120f
        femoral, 115f
        infrapoplítea, 120f
        pélvica, 115f
      avaliação, 120q, 121
        vascular periférica, 120q
          dicas para melhorar a, 120q
        venosa, 121
      cavografia com, 123f
        inferior, 123f
      comparação com contraste, 108f
      contraindicações, 110, 112q
      desvantagens, 110, 112q
        baixa viscosidade, 112

em angiografias, 106q, 116f, 119f
  indicações, 106q
  pélvica, 119f
  renal, 116f
  vantagens, 106q
esplenoportografia com, 123f
fistulografia com, 122f
imagem representativa com, 106f
indicações, 116
  como adjunto, 116
    em alergia a contraste iodado, 116
  DOAP, 117
  embolização transarterial, 120
  hemorragia, 116
  intraparenquimatosa, 125f
  isoladamente, 116
  NIC, 116
  parenquimatosa hepática, 125f, 126f
  radioembolização transarterial, 120
  TACE, 120
  tratamento endovascular de AAA, 119
injeção de, 113f, 123, 127
  fornecimento e, 127
  na artéria hepática, 113f
  na artéria uterina, 122f
  nas veias, 123
    esplênica, 123
    hepática, 123
    porta, 123
  parenquimatosa, 113f
  protocolo de volume de, 127q
  renal, 113
  repetição de arteriografia com, 114f, 117f
  trans-hepática percutânea, 127f
  venosa, 113f
injetor de, 128f, 130f
  digital, 130f
intravenoso, 105f
  para avaliação do pericárdio, 105f
na DSA, 109f, 115f
  do tronco celíaco, 115f
  lateral, 109f
outros usos, 127
padrões de aplicação gasosa, 107f
  com diferentes tipos de cateteres, 107f
portografia percutânea com, 126f
  trans-hepática, 126f
precauções, 110
  qualidade não nefrotóxica do, 112
propriedades, 105
qualidade do estudo com, 111q
  dicas, 111q
  normas gerais, 111q
  técnicas de aplicação, 111q
sistema de aplicação de, 129f
tratamento, 121
vasos anteriores bem demonstrados por, 108f
  na DSA, 108f
venografia com, 116f, 122f, 124f
  da extremidade superior, 122f
  hepática, 124f
  subclávia, 116f
  vista axial com, 118f
    da aorta, 118f
    das artérias renais, 118f
Coagulação
  distúrbios da, 920
    tratamento dos, 920
  testes de, 920q
    valores aceitáveis dos, 920q
      previamente ao procedimento, 920q
Coágulo
  autólogo, 73q
    variações, 73q
Cobb
  doença de, 797
COFEN (Conselho Federal de Enfermagem)
  resolução 211/1998, 24q, 25q
Cola(s)
  na embolização vascular, 190
    periférica, 190
      N-buti 2-cianoacrilato, 190
      NBCA, 190
  teciduais, 77
    como agentes embolizantes, 77
Colágeno
  plug de, 160
    como DSA, 160
Colangiocarcinoma, 964, 966f
Colangiografia
  materiais para, 81
Colangioplastia
  materiais para, 81
Coleção(ões)
  drenagem de, 81
  esplênicas, 937
  hepáticas, 934
    abscessos, 935
      amebiano, 936
      micótico, 936
      piogênicos, 935
    bilomas, 936
    cistos, 934
      congênitos, 934
      hidáticos, 934
    tumores, 937
      císticos, 937
      necróticos, 937
  intra-abdominais, 927
    pélvicas, 929
      gastrointestinal, 930
      pós-operatória, 929
      urogenital, 930
    pós-operatórias, 927
    retroperitoneais, 931
  pancreáticas, 937
  renais, 938
Coleção(ões) Abdominal(is)
  drenagem de, 916-943
    anestesia, 920
    antibióticos pré-procedimento, 920
    aspiração diagnóstica, 918
    cateter de drenagem, 926
      critérios para remover o, 926
      cavidade residual da coleção, 925
        exame da, 925
      classificação, 917q
        pela localização, 917q
        pelo conteúdo, 917q
      conclusão, 943
      contraindicações, 918
      cuidados do cateter, 925
      distúrbios da coagulação, 920
        tratamento dos, 920
      DPCA, 917, 921, 926
        complicações da, 926
        indicações para, 917
        princípios da, 918
        técnica da, 921
      exame diagnósticos por imagens, 925
        critérios para repetir, 925
      guia por imagem, 921
      materiais, 920
      paciente, 919
        avaliação do, 919
        preparo do, 919
      pela localização, 927
        abscessos por perfuração espontânea, 927
          do intestino, 927
        dos órgãos intra-abdominais, 934
        esplênicas, 937
        hematomas, 932
        hepáticas, 934
        intra-abdominais, 927
        linfoceles, 933
        pancreáticas, 937
        pélvicas, 929
        pós-operatórias, 927
        renais, 938
        retroperitoneais, 931
        tumores, 933
          císticos, 933
          necróticos, 933
      técnicas avançadas de, 940
        cateteres emparelhados, 940
        cateterização de fístula, 940
        diminuição progressiva do calibre, 940
      teste de drenabilidade, 918
Colecistostomia
  materiais para, 82
Coleta Hormonal
  nas doenças endócrinas, 1012-1028
    cateterismo dos SPI, 1023
      bilateral, 1027
      complicações, 1027
      localização tumoral, 1026
      mensuração da prolactina durante o, 1027
      outros procedimentos, 1027
      reversão da lateralização, 1026
      síndrome de Cushing ACTH-dependente, 1024
        diagnóstico diferencial da, 1024
      técnica, 1023
    hiperaldosteronismo, 1013
      técnica, 1018

insulinoma, 1020
    diagnóstico laboratorial, 1020
    distribuição tumoral, 1020
    investigação topográfica, 1020
    quadro clínico, 1020
    técnica, 1020
  síndromes hiperandrogênicas, 1021
    técnica, 1022
Cólon
  stent de, 1122
    comentários, 1127
    complicações, 1126
    contraindicações, 1122
    indicações, 1122
    materiais, 1123
    resultados, 1125
    tipos de, 1123
      permanentes, 1124
      reabsorvíveis, 1124
      recuperáveis, 1124
Compressão
  concêntrica, 540*f*
  excêntrica, 540*f*
  manual, 159
    método simples de hemostasia, 159
Comprimento
  de onda, 563
    na termoablação por *laser*, 563
Conceito(s) Básico(s), 1-179
  acessos vasculares, 167-178
    complicações dos, 167-178
      tratamento das, 167-178
  anestesia, 39-50
  angiografias, 133-154
    aspectos gerais das, 133-154
  assistência de enfermagem, 21-37
  dispositivos hemostáticos, 158-165
    vasculares, 158-165
  equipamentos, 3-20
    de angiografia, 3-20
    de proteção radiológica, 3-20
  materiais, 53-82
  meio(s) de contraste, 85-130
    CO_2 como, 104-130
    iodados, 85-102
Congestão
  pélvica, 393-406
    síndrome da, 393-406
Contraste
  bomba injetora de, 23
    acionada, 23*f*
    montagem da, 23
Controle
  painel de, 5
Cormack
  e Lehane, 43*f*
    classificação de, 43*f*
Corpo(s) Estranho(s)
  intravasculares, 64
    classificação dos, 654*q*
      conforme sua forma, 64*q*
    materiais para extração de, 64
      baskets, 64
      pinças, 64
      snares, 64

Correção
  percutânea, 999*f*
    de fístula biliovenosa, 999*f*
    por drenagem biliar com
      endoprótese, 999*f*
CPRE (Colangiopancreatografia Retrógrada Endoscópica), 947
  drenagem biliar *versus*, 961
    percutânea, 961
Criança(s)
  recanalização em, 1049
    da VP, 1049
CSC (Cateterismo de Seios Cavernosos), 1027
cTACE (Quimioembolização Transarterial Convencional)
  para CHC, 305
    acompanhamentos, 311
    complicações, 311
    conclusão, 312
    considerações anatômica vascular, 306
      anatomia das artérias hepáticas, 306
      colaterais extra-hepáticas, 307
      lobo caudado, 308
    contraindicações, 306
    indicações, 305
    materiais para, 306
      agentes, 306
        embolizantes, 306
        quimioterápicos, 306
      catéteres, 306
    procedimentos, 308
      anteriormente, 308
      durante, 309
      posteriormente, 311
    resultados, 311
  princípio da, 305
CTPH (Colangiografia Transparieto-Hepática), 947
  com agulha de Chiba, 965*f*
  contraindicações, 948*q*, 957*q*
  indicações, 948*q*, 957*q*
Cushing
  síndrome de, 1024
    ACTH-dependente, 1024
      diagnóstico diferencial da, 1024
CVC (Catéteres Venosos Centrais), 426, 430*f*
  complicações dos, 432*q*
    agudas, 432*q*
    crônicas, 434*q*
  disponíveis, 427*q*
    tipos de, 427*q*
    usos dos, 427*q*
  prévio, 428*f*
    estenose secundária a, 428*f*
    de veia inominada, 428*f*
CVJI (Cateterismo de Veias Jugulares Internas), 1027

D

DAA (Dissecção Aguda da Aorta), 569
  classificação, 571*q*
  complicada, 581*f*

    síndrome de má perfusão na, 578*q*
      classificação da, 578*q*
      tratamento da, 578*q*, 590*q*
        endoprótese para, 578*q*
          características ideiais da, 578*q*
        endovascular, 590*q*
          vantagens do, 590*q*
DAAA (Dissecção Aguda da Aorta Ascendente), 571
  conclusão, 575
  tratamento, 574
DAAbd (Dissecção Isolada da Aorta Abdominal)
  diagnóstico, 583
  fisiopatologia, 583
  tratamento, 584
DAAD (Dissecção Aguda da Aorta Descendente), 572, 574*f*, 580*f*
  e toracoabdominal, 575
    dissecção retrógada iatrogênica, 579
      comentários, 580
      resultados atuais, 580
      prevenção da paraplegia, 579
  não complicada, 589*q*
    mau prognóstico em, 589*q*
    fatores preditivos de, 589*q*
DAOP (Doença Aterosclerótica Oblierante Periférica), 647
DBP (Dilatação e Drenagem Biliar Percutânea)
  contraindicações, 949*q*
  indicações, 949*q*
DCADeTAbd (Dissecção Crônica da Aorta Descendente e Toracoabdominal, 584
  resultados, 588
DCV (Doença Cardiovascular), 665
DE (Diagnóstico de Enfermagem)
  NANDA, 34
DEB (*Drug Eluting Ballon*/Balão Impregnado com Droga), 66
  agentes embolizantes com, 76*f*
    características dos, 76*q*
  na embolização vascular, 187
    periférica, 187
DEB-TACE (Quimioembolização com Esferas Carreadoras de Droga)
  de CHC, 314-318
    comparação, 317
      à cTACE, 317
      à embolização, 317
    complicações, 318
    descrição, 315
      das microesferas, 315
      das partículas, 315
    indicações, 315
    recomendações técnicas, 315
    segurança, 318
    sobrevida, 316
    taxa de resposta local, 316
Denervação
  renal, 692-698
    na hipertensão arterial, 692-698
      avaliação pré-clínica, 694
      cenário, 693

da hipertensão, 693
da hipertensão persistente, 693
fisiopatológico, 693
DRC endovascular, 694, 695
características técnicas comuns
da, 694
catéteres da, 695
endovascular, 694
evidências de primeiro nível, 696
resultados clínicos, 695
DES (*Drug-Eluting Stent*), 69*f*, 70
Desenvolvimento
venoso, 790
anomalias do, 790
Diálise
enxertos de, 448-456
não funcionantes, 448-456
fístulas de, 448-456
não funcionantes, 448-456
DICOM (*Digital Imaging and Communications in Medicine*), 9
Dispositivo(s)
de oclusão vascular, 176
complicações relacionadas com, 176
tratamento das, 176
de suturas, 59
Dispositivo(s) Hemostático(s)
vasculares, 158-165
aparelho de fechamento arterial, 160*q*
subtipos de, 160*q*
complicações graves, 165
compressão manual, 159
método simples de hemostasia, 159
de fechamento, 164
resultados para avaliar os, 164
de selamento, 163
quais devem ser utilizados, 163
quando devem ser utilizados, 163
DSA, 159, 160, 164, 165
específicos, 160
necessidade de, 159
potenciais desvantagens dos, 165
vantagens dos, 164
hemostasia arterial, 159
métodos adjuvantes não
invasivos, 159
mediados, 162, 163
por clipes, 163
por grampos, 163
por sutura, 162
metanálises, 163
nos procedimentos endovasculares, 163
princípios gerais, 164
resumo, 164
revisões sistemáticas, 163
Dissecção(ões)
da aorta abdominal, 568-591
aguda, 584*q*
indicações para tratamento da, 584*q*
cirurgiões vasculares tratando da, 569
classificação das, 570
conclusão, 590
conduta nas, 591*f*
diagnóstico, 571
por imagem, 571

história natural da, 569
considerações sobre, 569
quadro clínico, 571
sinais da, 583*q*
sintomas da, 583*q*
tratamento endovascular da, 573
considerações finais sobre, 588
DAAbd, 583
DCADeTAbd, 584
da aorta torácica, 568-591
cirurgiões vasculares tratando da, 569
classificação das, 570
conclusão, 590
conduta nas, 591*f*
diagnóstico, 571
por imagem, 571
história natural da, 569
considerações sobre, 569
quadro clínico, 571
tratamento endovascular da, 573
considerações finais sobre, 588
DAAA, 574
DAAD, 575
DCADeTAbd, 584
estado atual no, 589
futuros desenvolvimentos no, 589
HIM, 581
toracoabdominal, 575
UPA, 581
da artéria, 801*f*
carótida, 801*f*
interna, 801*f*
iatrogênica, 176*f*, 177*f*
da AFS, 177*f*
extensa, 176*f*
da AIE, 176*f*
Distúrbio(s)
da coagulação, 920
tratamento dos, 920
DOAP (Doença Oclusiva Arterial Periférica)
CO_2 e, 117
Doença(s)
arteriais, 119*f*, 792
avançada, 119*f*
aneurismas, 792
blood-blister-like, 792
fusiformes, 792
micóticos, 792
saculares, 792
displasias, 792
dissecções arteriais, 792
carotídea oclusiva, 799-812
AVEI, 804
classificação, 804
mecanismo de ocorrência, 804
epidemiologia, 803
grau de estenose, 805
quantificação do, 805
história natural, 803
resultados, 810
precoces, 810
tardios, 810
situações específicas, 811
condutas frente a, 811

cerebrovascular, 784*q*
investigação da, 784*q*
aterosclerótica, 784*q*
não aterosclerótica, 784*q*
de moya-moya, 802*f*
de Rendu-Osler, 224*f*, 227*f*
arteriografia pulmonar em, 224*f*, 227*f*
obliterantes, 793
de Cobb, 797
estenoses arteriais, 793
não progressivas, 793
progressivas, 793
malformações vasculares, 796
sindrômicas, 796
neurofibromatose tipo I, 796
PHACE, 796
PHACES, 796
síndrome, 796
de Klippel-Trenaunay, 797
de Rendu-Osler-Weber, 796
de Sturge-Weber, 796
de Wyburn-Mason, 797
do nevo epidérmico, 797
tromboses venosas, 796
vasoespasmo cerebral, 795
reversível, 795
obstrutivas, 963
malignas, 963
das vias biliares, 963
oclusiva, 649, 684, 685
da artéria renal, 684
diagnóstico da, 684
das artérias ilíacas, 649
bilateral, 649
unilateral, 649
isolada, 649
da aorta abdominal, 649
renal, 685
tratamento, 685
vasculares, 786
classificação das, 786*q*
de cabeça e pescoço, 786*q*
do sistema nervoso, 786*q*
relacionadas com sistema nervoso, 786
Doença(s) Endócrina(s)
coleta hormonal nas, 1012-1028
cateterismo dos SPI, 1023
bilateral, 1027
complicações, 1027
localização tumoral, 1026
mensuração da prolactina durante
o, 1027
outros procedimentos, 1027
reversão da lateralização, 1026
síndrome de Cushing
ACTH-dependente, 1024
diagnóstico diferencial da, 1024
técnica, 1023
hiperaldosteronismo, 1013
técnica, 1018
insulinoma, 1020
diagnóstico laboratorial, 1020
distribuição tumoral, 1020
investigação topográfica, 1020

quadro clínico, 1020
 técnica, 1020
 síndromes hiperandrogênicas, 1021
 técnica, 1022
Dor
 aguda, 30
  assitência de enfermagem na, 30
 na termoablação por *laser*, 561
Dose
 limites de, 15*q*
  para indivíduos, 15*q*
   ocupacionalmente expostos, 15*q*
  redução da, 19
   conselhos práticos para, 19
  variação da, 17*f*
   com a distância, 17*f*
Dosímetro(s)
 pessoais, 15*f*
  armazenados, 15*f*
   fora da sala de intervenção, 15*f*
DP (Doença de Parkinson)
 implante de células-tronco em, 845-860
  intra-arterial autólogo, 845-860
 sintomas, 851
 terapia regenerativa, 852
  com células-tronco, 852
 tratamento, 852
DPCA (Drenagem Percutânea de Coleções Abdominais)
 anestesia, 920
 complicações da, 926
  hemorragia, 927
  perfuração de víscera, 927
   oca, 927
 contraindicações, 918
 indicações para, 917
 materiais, 920
 princípios da, 918
 técnica da, 921
  campo operatório, 921
   preparo do, 921
  catéter de drenagem, 922
   seleção do, 922
  colocação da agulha, 922
   para localização da coleção, 922
  conecção do catéter, 925
   com bolsa coletora, 925
   com sistema de drenagem por aspiração, 925
  drenagem da coleção, 924
   completa, 924
    com mais de um catéter, 924
  fixação do catéter, 925
   externa, 925
  incisão nos tecidos moles, 922
   ampliação para inserir o catéter, 922
  inserção do catéter, 922
   técnica, 922
    de Seldinger, 922
    de Tandem-Trocater, 923
    direta, 924
  irrigação da cavidade, 925
  seleção do trajeto do catéter, 921
   da pele para a coleção, 921

zona cutânea de acesso, 922
 anestesia da, 922
DRC (Denervação Renal por Catéter), 693
 endovascular, 694
  características técnicas comuns da, 694
  básicas, 694
 catéteres da, 695
  Boston Scientific, 695
  Medtronic, 695
  ReCor, 695
  St Jude, 695
Drenabilidade
 passos para avaliar a, 919*f*
 teste de, 918
Drenagem
 catéteres de, 81*f*
 das vias biliares, 959
  cirurgia, 961
   versus métodos não cirúrgicos, 961
  indicações, 959
  percutânea, 961
  versus CPRE, 961
  pós-procedimento, 960
  técnica, 959
 de coleções abdominais, 916-943
  anestesia, 920
  antibióticos pré-procedimento, 920
  aspiração diagnóstica, 918
  catéter de drenagem, 926
   critérios para remover o, 926
  cavidade residual da coleção, 925
   exame da, 925
  classificação, 917*q*
   pela localização, 917*q*
   pelo conteúdo, 917*q*
  conclusão, 943
  contraindicações, 918
  cuidados do catéter, 925
  distúrbios da coagulação, 920
   tratamento dos, 920
  DPCA, 917, 921, 926
   complicações da, 926
   indicações para, 917
   princípios da, 918
   técnica da, 921
  exame diagnósticos por imagens, 925
   critérios para repetir, 925
  guia por imagem, 921
  materiais, 920
  paciente, 919
   avaliação do, 919
   preparo do, 919
  pela localização, 927
   abscessos por perfuração espontânea, 927
    do intestino, 927
   dos órgãos intra-abdominais, 934
   esplênicas, 937
   hematomas, 932
   hepáticas, 934
   intra-abdominais, 927
   linfoceles, 933
   pancreáticas, 937

   pélvicas, 929
   pós-operatórias, 927
   renais, 938
   retroperitoeneais, 931
   tumores, 933
    císticos, 933
    necróticos, 933
   técnicas avançadas, 940
    catéteres emparelhados, 940
    cateterização de fístula, 940
    diminuição progressiva do calibre, 940
   teste de drenabilidade, 918
 materiais para, 81
  biliar, 81
  de coleções, 81
 percutânea, 918*q*
  princípios da, 918*q*
 transparieto-hepática, 49
  anestesia na, 49
Dreno(s)
 percutâneos, 81*q*
  exemplos de, 81*q*
   materiais constituintes, 81*q*
Droga(s)
 stents eluídos com, 70
DSA (Angiografia por Subtração Digital), 9*f*, 203, 344*f*, 650*f*, 651*f*
 CO_2 na, 108*f*, 109*f*, 115*f*
  vasos anteriores bem demonstrados por, 108*f*
 de oclusão, 660*f*
  das AIC, 660
 do tronco celíaco, 115*f*
 lateral, 109*f*
  bolha de CO_2, 109*f*
 seletiva, 343*f*
DSA (Dispositivos de Selamento Arterial)
 específicos, 160
  Angioseal™, 160
  de esponja, 160
  Exoseal®, 161
  plug de colágeno, 160
 necessidade de, 159
 potenciais desvantagens dos, 165
 vantagens dos, 164
DT (Ducto Toráxico), 233-239
 EDT, 235
  complicações, 239
  resultados, 238
  técnica da, 235
 sistema linfático, 234
  anatomia do, 234
DVT (Doença Venosa Profunda), 508

E

EA (Embolização Arterial)
 de CCR, 1039
EAP (Embolização das Artérias da Próstata), 409
 cone-beam CT durante a, 415*f*
 RM previamente à, 411*f*
EAU (Embolização de Artéria Uterina), 374
 bilaterais, 376*q*
  sucesso clínico após, 376*q*

em adenomiose, 376
    diagnóstico por imagem após, 376
  história da, 375
  resultados na adenomiose, 376
    com miomas, 376
    pura, 376
  técnica, 375
EB (Embolização das Artérias Brônquicas), 218
EC (Efeito Compton)
  interação por, 10
    da radiação X, 10
      com a matéria, 10
  representação do, 10f
Ecoesclerose
  noções básicas, 535
EDT (Embolização do Ducto Torácico), 237f
  complicações, 239
  resultados da, 238, 239
    em QT, 238, 239
      não traumático, 239
      traumático, 238
  técnica de, 235
    LIN, 235
EEP (Embolização Parcial Esplênica)
  com hipertensão portal, 266f
    por cirrose hepática, 266f
  com púrpura trombocitopênica
    idiopática, 267f
    crônica, 267f
  no hiperesplenismo, 264-268
    anastomose com o baço, 265q
      artérias, 265q
      ramos colaterais, 265q
    complicações, 268
    conclusão, 268
    indicações, 265
    resultados, 267
    técnica, 265
    tratamento, 266
      pós-procedimento, 266
      pré-procedimento, 266
EFE (Efeito Fotoelétrico)
  interação por, 10
    da radiação X, 10
      com a matéria, 10
      esquema da, 10f
Efeito(s)
  biológicos, 11
    das radiações, 11
      ionizantes, 11
        produção dos, 11f
        estágios de, 11f
Efluxo
  venoso, 453
    central, 453
    proximal, 453
Eixo
  aortoilíaco, 137f
Elastocompressão
  diferentes tipos de, 540f
Embolectomia
  dirigida com catéter, 498
Embolia(s)

  na angiografia, 144
    interpretação das, 144
  por AVC, 433, 434
    aérea, 433
    pulmonar, 434
Embolização(ões), 181-421
  adenomiose, 372-376
  anestesia na, 46
    da veia de galeno, 47
    de acretismo placentário, 49
    de aneurisma cerebral, 47
    de MAVs, 46
    de miomas uterinos, 49
  arterial, 275
    hepática, 275
      EVP associada à, 275
  bariátrica, 257-262
  CHC, 292-318
    quimioembolização do, 304-318
      cTACE, 304-312
      DEB-TACE, 314-318
    tratamento locorregional do, 292-300
  congestão pélvica, 393-406
    síndrome da, 393-406
  da varicocele, 394, 399f
    versus cirurgia, 394
      acompanhamento, 400
      complicações, 400
      cuidados pós-procedimentos, 400
      estabelecendo uma prática, 400
      preparo pré-procedimento, 394
      resultados, 400
      venografia espermática, 396
  da veia ovariana, 400
    apresentação clínica, 401
    complicações, 406
    conclusão, 406
    contraindicações, 401
    exames, 401
      pré-procedimento, 401
    indicações, 401
    preparação da paciente, 402
    resultados, 403
    técnica, 403
      via transfemoral, 403
      via transjugular, 403
  de catéter, 433, 435
  de epistaxe, 838
    técnica, 838
  de malformação vascular cerebral, 12f
    com intensificador de imagens, 12f
      alopecia após, 12f
  de tumores, 827
    de cabeça e pescoço, 827
      hemangioblastoma, 835
      hemangiopericitoma, 835
      meningiomas, 828
      nasoangiofibroma juvenil, 834
      paraganglioma, 829
  DT, 233-239
  EEP, 264-268
    no hiperesplenismo, 264-268
  final da, 365
    endpoint, 365

  gástrica, 259
    e obesidade, 260
  HDA, 241-255
    de origem não cirrótica, 241-255
  HDB, 241-255
    de origem não cirrótica, 241-255
  hemoptise, 217-231
  hemorragia puerperal, 378-389
  HPB, 408-419
  MAVP, 207-215
  miomas uterinos, 361-369
  pacientes com tumores hepáticos, 282-288
    avaliação dos, 282-288
      antes das terapias minimamente invasivas locorregionais, 282-288
      após as terapias minimamente invasivas locorregionais, 282-288
  portal, 270-278
    pré-hepatectomia, 270-278
      aspectos técnicos, 275
      associada à embolização arterial, 275
        hepática, 275
      complicações, 278
      conclusão, 278
      contraindicações, 275
      determinação do FRF, 271
      fisiopatologia, 271
      hepatectomia em dois tempos, 274
      indicações, 272
      resultados em fígados, 272, 273
        saudáveis, 272
        doentes, 273
  QT, 233-239
  quimioembolização, 320-325
    das metástases hepáticas, 320-325
      colorretais, 320-325
  RE, 326-359
    avaliação por medicina nuclear, 326-336
    tumores hepáticos, 338-359
      metastáticos, 352-359
      primários, 338-350
  técnica de, 204
  THH, 207-215
  transarterial, 120
    com CO_2, 120
  tumores, 194-205
    de mama, 194-205
    de mediastino, 194-205
    de pulmão, 194-205
  varicoceles, 393-406
  vascular periférica, 183-193
    princípios gerais da, 183-193
      básicos, 184
      conclusões, 192
      materiais, 186
EMUT (Embolização dos Miomas Uterinos), 361-369
  artérias uterinas, 363
    cateterização das, 363
  complicações, 368
    eliminação de mioma, 368
    infecção, 368
    relacionadas com a embolização, 368

riscos angiográficos, 368
sistêmicas, 369
conclusão, 369
endpoint, 365
final da embolização, 365
fundamentos, 362
material embolizante, 364
escolha do, 364
pontofinal da, 366*f*
resultados, 367
clínicos, 367
de análise reprodutiva, 367
seleção das pacientes, 362
técnica, 363
tratamento após, 365
Endarterectomia
femoral, 658
com ATP, 658
com *stent*, 658
em território ilíaco, 658
Endoleak(s)
da AAA, 637-645
tipo I, 638
cateterismo seletivo de, 639*f*
distal, 639
IA, 638
IB, 639
IC, 639
proximal, 638
tratamento do, 638
tipo II, 640
tipo III, 643
tipo IV, 644
tipo V, 644
alteração na porosidade da endoprótese, 644
endotensão, 644
Endoprótese(s)
aorto-monoilíaca, 640*f*
de aorta, 72*f*
tipos de, 72*f*
dispositivos para tratamento, 72
do aneurisma da aorta, 72, 73
abdominal, 72
descendente, 73
EVAR, 71
GORE Viabahn®, 720*f*
modular, 712*f*
bifurcada, 712*f*
Powelink®, 712*f*
TEVAR, 72
tipos especiais de, 73
considerações sobre, 73
fenestradas, 73
ramificadas, 73
Zenith Branch®, 712*f*
Enfermagem
assistência de, 21-37
administração de hemocomponentes, 26
agentes anti-infecciosos, 26
exemplos de, 26*q*
utilização de, 26

aos pacientes com complicações, 30
cardiovasculares, 31
hipertensão, 31
hipotensão, 31
dor aguda, 30
gástricas, 32
hipovolemia, 31
outras, 32
renais, 31
respiratórias, 31
térmicas, 32
aplicação da SAE, 32
cuidados com a sala, 23
após procedimento, 23
cuidados na alta, 30
DE, 34
NANDA, 34
montagem da bomba injetora, 23
de contraste, 23
montagem da mesa, 22
para procedimento, 22
montagem da sala, 22
de exames, 22
de procedimentos, 22
na administração de medicamento, 26
período, 28
intraprocedimento, 28
transprocedimento, 28
pontos importantes, 30
observados pela enfermagem, 30
pós-procedimento, 29, 30
considerações importantes no, 30
pré-procedimento, 27
recursos humanos, 23
atuação da equipe de enfermagem, 24
de acordo com a legislação, 24
dimensionamento de pessoal, 24
segurança, 24, 25
do colaborador, 24
do paciente, 25
retirada do introdutor, 30
SAEP, 35-37
sala montada, 23
para procedimento, 23
suporte anestésico, 28
Enxerto(s)
de diálise, 448-456
não funcionantes, 448-456
Epistaxe, 825-842
e sangramento agudo, 837
embolização, 838
Equimose
na termoablação por *laser*, 561
Equipamento(s)
de anestesia, 40
em arco C, 7*f*
esquema de, 7*f*
de proteção radiológica, 3-20
em procedimentos intervencionistas, 16
da equipe médica, 17
do paciente, 16

exposição, 16
externa, 16
interna, 16
grandezas para, 14
plumbífera, 18*f*
para o médico, 18*f*
radioproteção, 13
grandezas de, 13
unidades de, 13
redução da dose, 19
conselhos práticos para, 19
de angiografia, 3-20, 203*f*
digital, 9*q*
ferramentas básicas dos, 9*q*
efeitos biológicos, 11
das radiações ionizantes, 11
gerador, 5
imagens, 9
processamento digital das, 9
interação da radiação X, 10
com a matéria, 10
painel de controle, 5
para procedimentos intervencionistas, 6
características dos, 6
raios X, 4, 5
produção de, 4, 5
tubo de, 4
receptor de imagem, 7
Equipe
médica, 17
proteção da, 17*f*
Escala
de Aldrete e Kroulik, 50*q*, 881*q*
avaliação pós-anestésica, 881*q*
de Chung, 50*q*
de medidas, 54*f*
Esclerosante(s)
Sotradecol®, 190
na embolização vascular, 190
periférica, 190
Esclerose
com microespuma, 534-543
de varizes dos MMII, 534-543
complicações, 540
conclusão, 543
considerações sobre a técnica, 536
contraindicações, 540
definição, 535
ecocardiografia durante a, 542*f*
exame ultrasonográfico, 537
noções básicas sobre ecoesclerose, 535
obtenção da espuma, 537
protocolo de acompanhamento, 540
resultados, 540
técnica, 539
Escleroterapia, 818
com polidocanol, 819*f*
da VSM, 535*q*
ecoguiada, 535*q*
incidência de oclusão após, 535*q*
recanalização após, 535*q*
recorrência após, 535*q*

forma de espuma do polidocanol, 535q
    comparada à forma líquida, 535q
evolução após, 821f
    de MV venosa, 821f
Esclerozante(s)
    teciduais, 78
        álcool absoluto, 78
Escopia
    punção guiada por, 141f
        técnica de, 141f
Espaço
    físico, 40
        na anestesia, 40
Espasmo(s)
    na angiografia, 144
        interpretação dos, 144
Espectro
    de feixe, 6f
    de raio X, 6f
Esplenoportografia, 124f
    com CO_2, 123f
Esponja
    dispositivo de, 160
        como DSA, 160
Espuma
    obtenção da, 537
    preparada, 538f
        com solução de polidocanol, 538f
Estafiloquinase
    na trombólise intravascular, 745
        periférica, 745
        visceral, 745
Estenose(s)
    aórticas, 646-662
        diagnóstico, 648
            laboratório vascular não invasivo, 650
            manifestações clínicas, 648
            métodos de imagem, 652
        epidemiologia, 647
        fatores de risco, 647
        histórico, 647
        tratamento, 653
            ATP, 655
            cirúrgico, 654
            clínico, 653
            combinado, 658
            endovascular, 655
            outras modalidades terapêuticas, 661
            revascularização endovascular, 656
                das oclusões cônicas, 656
            uso de stents vasculares, 655
    arteriais, 793
        não progressivas, 793
        progressivas, 793
    da artéria, 106f, 144f, 684, 685q, 802f
        carótida, 802f
            interna, 802f
        ilíaca, 144f
            comum, 144f
            externa direita, 144f
        renal, 106f, 684, 685q
            crônica, 684
            direita, 106f
            intervenção na, 685q

de veia inominada, 428f
ilíacas, 646-662
    diagnóstico, 648
        laboratório vascular não invasivo, 650
        manifestações clínicas, 648
        métodos de imagem, 652
    epidemiologia, 647
    fatores de risco, 647
    histórico, 647
    tratamento, 653
        ATP, 655
        cirúrgico, 654
        clínico, 653
        combinado, 658
        endovascular, 655
        outras modalidades terapêuticas, 661
        revascularização endovascular, 656
            das oclusões cônicas, 656
        uso de stents vasculares, 655
na angiografia, 142
    interpretação da, 142
por placa de ateroma, 801f
    na bifurcação carotídea, 801f
quantificação do grau de, 805
    APC, 806
        e implante de stent, 806
    tratamentos, 805
        cirúrgico, 805
        clínico, 805
renal, 687f
    acentuada, 687f
        arteriografia de, 687f
venosa, 454f
    central, 454f
        angioplastia de, 453f
Estilete
    da agulha, 54f
    de Seldinger, 54f
Estômago
    anatomia do, 258f
        e respectivas camadas, 258f
    vascularização do, 259f
        arterial, 259f
Estreptoquinase
    na trombólise intravascular, 744
        periférica, 744
        visceral, 744
Etanol
    na embolização vascular, 189
        periférica, 189
Ethiodol®
    na embolização vascular, 189
        periférica, 189
EVAR (Endopróteses para uso na Aorta Abdominal), 71
EVAR (Tratamento Endovascular de Aneurisma), 596, 638
EVOH (Etilenovinil Álcool), 78
EVP (Embolização da Veia Porta)
    aspectos técnicos, 275
        anatomia venosa portal, 275
        e vias de acesso, 275
            variações anatômicas, 276f
    embolização estendida, 278

para os ramos do segmento IV, 278
materiais embolizantes, 277
técnicas percutâneas, 276f
    trans-hepáticas, 276f
associada, 275
    à embolização arterial, 275
        hepática, 275
complicações, 278
conclusão, 278
contraindicações, 275
fisiopatologia, 271
FRF, 271
    determinação do, 271
hipertrofia após, 272f
    do FRF, 272f
indicações, 272
no cenário de hepatectomia em dois tempos, 274
resultados, 272, 273
    em fígados, 272, 273
        doentes, 273
        saudáveis, 272
Exame(s)
    complementares, 43
        e anestesia, 43
    laboratoriais, 878
        avaliação dos, 878
            e biópsia percutânea, 878
        recomendações sobre, 879q
            para biópsias, 879q
Exoseal®
    como DSA, 161
Exposição
    proteção radiológica, 16
        externa, 16
        interna, 16
Extração
    de corpos estranhos, 64
        intravasculares, 64
            baskets, 64
            materiais para, 64
            pinças, 64
            snares, 64
Extravasamento
    da AFC, 173f

F

FAPs (Fístulas Arterioportais)
    congênitas, 1140, 1141f
        tratamento, 1140
FAV (Fístula Arteriovenosa), 113, 230f
    autógena, 450q
        disfunção de, 450q
            exame físico no diagnóstico de, 450f
        braquiobraquial, 453f
            anastomose venosa em, 453f
            angioplastia de, 453f
        de hemodiálise, 757
            oclusão de, 751
                aguda, 751
        direta, 824f
            do couro cabeludo, 824f
        falha de, 450
            causas de, 450

na angiografia, 145
    interpretação das, 145
na termoablação por *laser*, 561
no acesso vascular, 174
    tratamento, 174
nos sítios de punção, 1005
protética, 456f
    disfunção da, 123f
        tratamento de, 456f
    radiocefálica, 455f
        trombose de, 455f
            tratamento de, 455f
vigilância da, 449
    estudo pressórico dinâmico, 450
        do acesso, 450
    exame, 449, 450
        clínico, 449
        de ultrassom com Doppler, 450
        fluxométrico, 450
Fechamento
    arterial, 160q
        aparelho de, 160q
            subtipos de, 160q
    dispositivos de, 164
        avaliar os, 164
            resultados medidos para, 164
    mecanismo de, 163f
        do clipe circunferencial, 163f
        do StarClose, 163f
Ferramenta(s)
    básicas, 9q
        dos equipamentos de angiografia, 9q
            digital, 9q
Fibrinólise
    em catéteres permanentes, 753
    venosa, 756f
        mesentérica, 756f
Fígado(s)
    biópsia do, 891
        complicações, 892
        contraindicações, 891
        indicações, 891
        manejo pós-procedimento, 893
        técnica, 892
    câncer metastático para, 975f
        de pulmão, 975f
    IRE do, 974
    resultados da EVP em, 272, 273
        doentes, 273
        saudáveis, 272
    RFA do, 970
        em locais difíceis no, 971
        em metástase colorretal para o, 971
        limitações da, 971
        no HCC, 970
        para HCC grande, 972
Filtro(s)
    de proteção, 79f
        cerebral, 79f
    de VCI, 512
        complicações dos, 513f
        condições ideais dos, 514q
        exemplos de, 516f

implante dos, 514q
    principais indicações para, 514q
permanentes, 512f
de veia cava, 80, 507-521
    acompanhamento, 521
    classificação, 80
    complicações, 518
        abertura incompleta, 518
        angulação, 518
        dificuldade na liberação, 518
        fratura do filtro, 519
        implantação inadequada, 518
        migração, 519
        perfuração de VCI, 519
        problemas no acesso venoso, 519
        trombose de VCI, 519, 520f
    controle, 521
    de Mobin-Uddin, 509f
    métodos diagnósticos, 509
        angioRM pulmonar, 511
        DAS pulmonar, 511
        ecografia Doppler colorida, 510
        flebografia ascendente, 510
        gamagrafia pulmonar de perfusão, 510
        TC, 510
        US duplex, 510
    parede da, 520
        incorporação na, 520
    posicionamento, 518f
        inadequado, 518f
    recuperação, 520
    técnica de implante, 515
        aspectos gerais, 515
        técnica, 517
    tipos de, 514
        permanentes, 514, 515q
        provisórios, 514
        recuperáveis, 515
Fio(s)-Guia, 55
    curvas de, 57f
        diferentes, 57f
    exemplos de, 57q
    ideal, 57q
        características do, 57q
    modificados, 57q
        características, 57q
        exemplos de, 57q
    padrão de rigidez, 57q
    para infusão, 58f
        do tipo *infusion wire*, 58f
            características do, 58f
Fístula(s)
    arteriovenosa(s), 790, 1001f
        diretas, 790
            da base do crânio, 790
            do pescoço, 790
        em rim transplantado, 1001f
    biliovenosa, 999f
        correção percutânea de, 999f
            por drenagem biliar com endoprótese, 999f
    braquiocefálica, 145f

de diálise, 448-456
    não funcionantes, 448-456
        baixo fluxo fistular, 450
        causas de falha de FAV, 450
        trombose aguda, 454
        vigilância da FAV, 449
de hemodiálise trombosada, 172f
    inserção de catéter, 172f
        de hemodiálise temporário, 172f
durais, 789
piais, 788
radiocefálica, 752f
    nativa, 752f
Fistulografia
    com CO_2, 122f
FKM (Fenômeno de Kasabach-Merritt), 1132
Flebografia(s)
    ascendente, 149f, 153f, 154f
        com estenose, 149f
        de veia ilíaca, 149f
    descendente, 150f
    dos membros superiores, 147, 148f
        indicações, 147
        técnica, 147
    dos MMII, 148
        anterógrada, 148
            indicações, 148
            técnica, 148
        ascendente, 148
            indicações, 148
            técnica, 148
        descendente, 149
            indicações, 149
            técnica, 149
        retrógrada, 149
            indicações, 149
            técnica, 149
        superficial, 151
            indicações, 151
            técnica, 151
    hepática, 914f
        direita, 914f
    superficial, 151f, 154f
Flegmasia
    cerulea dolens, 485f
        complicações da, 485f
Fluoro-TC (Tomografia Computadorizada com Fluoroscopia)
    biópsia guiada por, 877
    percutânea, 877
Fluxo
    fistular, 450
        baixo, 450
            anastomose, 451
            efluxo venoso, 453
                central, 453
                proximal, 453
            influxo arterial, 450
Fontaine
    classificação de, 649q, 665q
        e de Rutherford-Becker, 665q
            tabela comparativa das, 665q
Fragmentação
    dirigida por catéter, 498

do coágulo, 500
  com balão de angioplastia, 500
  com *pigtail* rotatório, 500
FRF (Fígado Remanescente Futuro)
  determinação do, 271
  hipertrofia do, 272f
    após EVP, 272f
FRFp (Fígado Remanescente Futuro padronizado)
  hipertrofia do, 271f
    grau de, 271f
    pré-operatório, 273f
      taxa em relação ao, 273f
        de insuficiência hepática, 273f
Função
  hepática, 284
    avaliação da, 284
  renal, 690q
    resultado com respeito à, 690q
      de cura, 690q
      de melhora, 690q
      de sucesso técnico, 690q

G

Galeno
  veia de, 47, 788
    embolização da, 47
      anestesia na, 47
    malformação da, 788
GDA (Artéria Gastroduodenal), 192
Gel (éis), 59
Gelfoam® (Esponja de Gelatina Comprimida Absorvível)
  formas de preparo do, 74q
  na embolização vascular, 188
    periférica, 188
Gerador
  de alta voltagem, 5
Giacomini
  veia de, 562
    termoablação de, 562
GPR (Gastrostomia Percutânea Radiológica), 1143-1155
  complicações, 1153
  contraindicações, 1146
  cuidados, 1152
    pós-procedimento, 1152
  desvantagens, 1153
  e fechamento em T, 1147
  história, 1144
  indicações, 1145
  planejamento, 1148
    pré-procedimento, 1148
  região gástrica, 1144
    anatomia da, 1144
  técnica do procedimento, 1148
Gradiente(s)
  interseios petrosos, 1026
    inferiores, 1026
Grampo(s)
  dispositivos mediados por, 163
    hemostáticos, 163
      StarClose, 163

Grandeza(s)
  de radioproteção, 13
    dosimétricas, 13
      práticas, 13
  para dosimetria, 13f
    em radiologia convencional, 13f
  para proteção radiológica, 14

H

HAP (Hiperaldosteronismo Primário), 1013
HCC (Carcinoma Hepatocelular), 283, 292-318
  ablação percutânea do, 980-987
    RFA no, 983
      cenário atual da, 987
      complicações, 986
      considerações técnicas, 984
      dados epidemiológicos, 983
      estadiamento do, 984
      heat sink, 986
      PEI e, 987
      roubo de calor, 986
      screening do, 983
      TACE e, 987
      terapias combinadas com, 986
    terapias ablativas, 981
      IRE, 981
      microwave, 981
      PEI, 981
      RFA, 982
  avançado, 296f
    DEB-TACE em, 296f
  diagnóstico do, 286f
    fluxograma para, 286f
  estadiamento do, 284f
  grande, 972
    RFA para, 972
  quimioembolização do, 304-318
    cTACE, 304-312
      acompanhamentos, 311
      complicações, 311
      consideração anatômica, 306
        vascular, 306
      contraindicações, 306
      indicações, 305
      materiais para, 306
      princípios da, 305
      procedimentos, 308
      resultados, 311
    DEB-TACE, 314-318
      comparação, 317
        à cTACE, 317
        à embolização, 317
      complicações, 318
      descrição das partículas, 315
        e microesferas, 315
      indicações, 315
      recomendações técnicas, 315
      segurança, 318
      sobrevida, 316
      taxa de resposta local, 316
  RFA de, 294f, 295f
  RFA no, 970
  tratamento locorregional do, 292-300
    em estádio, 293, 294, 297, 298
      avançado, 298

      inicial, 294
      intermediário, 297
      muito inicial, 293
    perspectivas futuras, 300
HDA (Hemorragia Digestiva Alta)
  de origem não cirrótica, 241-255
    anatomia vascular, 242
    angiografia diagnóstica, 245
      contraindicações, 246
      material angiográfico, 245q
    causas de, 246q
    sangramento agudo, 243
      angioTC na pesquisa do, 243
HDB (Hemorragia Digestiva Baixa)
  de origem não cirrótica, 241-255
    anatomia vascular, 242
    angiografia diagnóstica, 245
      contraindicações, 246
      material angiográfico, 245q
      investigação por imagem na, 249q
        métodos de, 249q
      principais causas de, 248q
      sangramento agudo, 243
        angioTC na pesquisa do, 243
    vultuosa, 250f
      instabilidade hemodinâmica por, 250f
HDO (Hemorragia Digestiva Oculta), 254
Hemangioblastoma
  embolização de, 835
Hemangioendotelioma
  Kaposiforme, 1132
Hemangioma(s), 791
  de cabeça e pescoço, 814-824
    e outros tumores, 819
      vasculares, 819
    técnicas de tratamento, 817
      por radiologia intervencionista, 817
  hepáticos, 1132
  refratários, 1132
    ao tratamento clínico, 1132
Hemangiopericitoma
  embolização de, 835
  recidivado, 837f
Hematoma(s)
  drenagem de, 932
Hemobilia
  após drenagem biliar, 997f
    percutânea, 997f
  após implante primário, 998f
    de *stent* biliar, 998f
Hemocomponente(s)
  administração de, 26
Hemodiálise
  acesso para, 451f
    monitoração fluxométrica do, 451f
      algoritmo para, 451f
  catéter de, 172f, 753
    permanentes, 753
      fibrinólise em, 753
    temporário, 172f
  FAV de, 757
    oclusão de, 751
      aguda, 751

fístula de, 172f
   trombosada, 172f
Hemomediastino
  por AVC, 433
Hemoperitônio
  após biópsia hepática, 1000f
Hemoptise
  embolização de, 217-231
    anatomia, 221
      das artérias brônquicas, 221
    arterial brônquica, 224
      agentes embolizantes, 226
      técnica, 224
    artérias, 222, 223
      pulmonares, 223
      sistêmicas não brônquicas, 222
    causas, 218, 219q
      mais comuns, 219q
    complicações, 230
    contraindicações, 228
    definição, 218
    diagnóstico, 220
    fisiopatologia, 220
    indicações, 227
    maciça, 218f
    por bronquiectasias, 219f
    recidiva, 229
      estudos publicados com, 230q
    resultados, 228
      da literatura, 229q
    tratamento prévio à, 224
  paciente com, 229f
    diagnosticado com tuberculose, 229f
  por biópsia, 885
    do pulmão, 885
Hemorragia
  e CO_2, 116
  hepática, 997f
    subcapsular, 997f
      após drenagem biliar, 997f
  intracerebral, 785q
    investigação da, 785q
      protocolo angiográfico na, 785q
  no acesso vascular, 171
    tratamento da, 171
  por DPCA, 927
  puerperal, 378-389
    detalhes técnicos, 380
      anatomia, 380
      técnica, 381
    diagnóstico, 379
    epidemiologia, 379
    etiologia, 379
    fatores de risco, 379
    potenciais complicações, 387
      exposição à radiação, 388
    resultados, 382
      aderência anormal da placenta, 383
        intervenções profiláticas na, 383
      embolização de urgência, 382
      fertilidade, 386
    tratametno, 379
  pulmonar, 885
    por biópsia, 885

subaracnoide, 785q
  investigação da, 785q
    protocolo angiográfico na, 785q
Hemostasia
  arterial, 159
    aparelho de fechamento, 160q
      subtipos de, 160q
    complicações graves, 165
    de fechamento, 164
      resultados para avaliar os, 164
    de selamento, 163
      quais devem ser utilizados, 163
      quando devem ser utilizados, 163
    mediados, 162, 163
      por clipes, 163
      por grampos, 163
      por sutura, 162
    metanálises, 163
    métodos adjuvantes, 159
      não invasivos, 159
      passivos, 159
    nos procedimentos endovasculares, 163
    princípios gerais, 164
    revisões sistemáticas, 163
Hemotórax
  por AVC, 432
Hepatectomia
  em dois tempos, 274
    EVP no cenário de, 274
Hepatocarcinoma
  ablação no, 987
  cenário atual da, 987
Hidromediastino
  por AVC, 433
Hidrotórax, 433f
  por AVC, 432
HIM (Hematoma Intramural)
  diagnóstico, 581
  indicações, 582
  métodos de tratamento, 582
  resultados, 582
Hiperaldosteronismo, 1013
  técnica, 1018
Hiperesplenismo
  EEP no, 264-268
    anastomose com o baço, 265q
      artérias, 265q
      ramos colaterais, 265q
    complicações, 268
    indicações, 265
    resultados, 267
    técnica, 265
    tratamento, 266
      pós-procedimento, 266
      pré-procedimento, 266
Hipertensão
  arterial, 690q, 692-698
    denervação renal na, 692-698
      avaliação pré-clínica, 694
      cenário, 693
        da hipertensão, 693
        da hipertensão persistente, 693
      fisiopatológico, 693

      DRC endovascular, 694, 695
        características técnicas comuns da, 694
        catéteres da, 695
      endovascular, 694
      evidências de primeiro nível, 696
      resultados clínicos, 695
      resultado com respeito à, 690q
        de cura, 690q
        de melhora, 690q
        de sucesso técnico, 690q
    assistência de enfermagem na, 31
  renovascular, 680-691
    anatomia, 681
    estenose arterial renal, 684
      crônica, 684
    etiologia da obstrução, 683
    obstrução arterial renal, 684
      crônica, 684
  resistente, 694q
    diagnóstico de, 694q
Hipertermia
  assistência de enfermagem na, 32
Hipotensão
  assistência de enfermagem na, 31
Hipotermia
  assistência de enfermagem na, 32
Hipovolemia
  assistência de enfermagem na, 31
Histerectomia
  para sangramento vaginal, 389f
    persistente, 389f
HPB (Hiperplasia Prostática Benigna), 408-419
  avaliação por imagem, 410
  complicações, 419
  EAP, 409
    RM previamente à, 411f
  resultados, 416
  técnica, 410
    acompanhamento pós-procedimento, 416
    imagens pós-procedimento, 416

I

IHP (Insuficiência Hepática Pós-operatória), 274f
Imagem (ns)
  adquiridas, 9f
    na mesma série, 9f
    somar as, 9f
  intensificador de, 12f
    embolização com equipamento com, 12f
      de malformação vascular cerebral, 12f
        alopecia após, 12f
  processamento das, 9
    digital, 9
  receptor de, 7
  representativa, 106f
    por CO_2, 106f
  tubo intensificador de, 8f
    esquema do, 8f
      com componentes internos, 8f
    imagem de, 8f

Implante
    de células-tronco, 845-860
        intra-arterial autólogo, 845-860
            em DP, 845-860
Imunofibrinolítico(s)
    na trombólise intravascular, 745
        periférica, 745
        visceral, 745
Incisão
    nos tecidos moles, 922
        para inserir o cateter, 922
            ampliação da, 922
Intervencionismo
    pediátrico, 1129-1141
        acesso vascular, 1131
        agentes embolizantes, 1131
        anestesia, 1130
        anomalias vasculares, 1131
        FAPs congênitas, 1140
        indicações, 1131
        MAV, 1136
        MVs, 1133
            linfáticas, 1135
            venosas, 1133
        preparo do paciente, 1130
        radioproteção, 1130
        sedação, 1130
        shunts congênitos, 1137
            portossistêmicos, 1137
        tumores vasculares, 1131
            hemangiomas, 1132
Infecção
    por AVC, 434
Influxo
    arterial, 450
Injeção
    de células-tronco, 848
        estereotáxica, 848
        intratecal, 848
    de CO_2, 109f, 113f, 123, 127
        fornecimento e, 127
        hepática, 125f, 126f
            intraparenquimatosa, 125f
            parenquimatosa, 125f, 126f
        intracaval, 109f
            alterações na pressão
                arterial após, 109f
        na artéria, 113f, 122f
            hepática, 113f
            uterina, 122f
        nas veias, 123
            esplênica, 123
            hepática, 123
            porta, 123
        parenquimatosa, 113f
        protocolo de volume de, 127q
        renal, 113
        repetição de arteriografia com, 114f, 117f
        trans-hepática percutânea, 127f
        venosa, 113f
    na veia renal, 396
        esquerda, 396

Injetor
    de CO_2, 128f, 130f
        digital, 130f
Insuficiência
    hepática, 273f
        mortalidade por, 274f
        pós-operatória, 273f
            fatores preditivos de, 273f
        taxa de, 273f
            em relação ao FRFp, 273f
Insulinoma
    coleta para, 1021q
        estímulo de cálcio arterial com, 1021q
            resultado de cateterismo com, 1021q
    diagnóstico laboratorial, 1020
    distribuição tumoral, 1020
    investigação topográfica, 1020
    quadro clínico, 1020
    técnica, 1020
Interação
    da radiação X, 10
        com a matéria, 10
            EC, 10
            EFE, 10
            produção de pares, 11
    de fótons, 11f
    de raios X, 11f
        por produção de pares, 11f
Intervenção(ões) Neurológica(s), 773-870
    angiografias, 775-797
        cerebral, 775-797
        da cabeça e pescoço, 775-797
        medular, 775-797
    cabeça e pescoço, 814-842
        epistaxe, 825-842
        hemangiomas da, 814-824
        lesões correlatas da, 814-824
        MVs da, 814-824
        sangramentos da, 825-842
            neoplásicos, 825-842
    doença carotídea, 799-812
        oclusiva, 799-812
    DP, 845-860
        implante de células-tronco em, 845-860
            intra-arterial autólogo, 845-860
    vertebroplastia, 863-870
Intervenção(ões) Vascular(es), 423-771
    AAA, 595-603, 637-645
        endoleaks da, 637-645
        tratamento dos, 595-603
            princípios gerais do, 595-603
        vazamentos do, 637-645
    AAT, 569-576
        tratamento dos, 595-603
            princípios gerais do, 595-603
    AATA, 606-633
    AAVAs, 699-707
    aneurismas arteriais, 709-727
        periféricos, 709-727
    AVC, 425-435
    CEI, 437-445
    dissecções da aorta, 568-591
        abdominal, 568-591
        torácica, 568-591

enxertos de diálise, 448-456
    não funcionantes, 448-456
estenoses, 646-662
    aórticas, 646-662
    ilíacas, 646-662
fístulas de diálise, 448-456
    não funcionantes, 448-456
hipertensão, 680-698
    arterial, 692-698
        denervação renal na, 692-698
    renovascular, 680-691
lesões ateroscleróticas, 664-677
    obstrutivas, 664-677
        infrainguinais, 664-677
MVPs, 458-479
nefropatia, 680-691
    isquêmica, 680-691
obstruções, 646-662
    aórticas, 646-662
    ilíacas, 646-662
SVCS, 523-532
TEP agudo, 491-504
TFM, 759-771
trauma, 734-742
    visceral, 735-742
trombectomia mecânica, 759-771
trombólise, 743-757
    intravascular, 743-757
        periférica, 743-757
        visceral, 743-757
TVP, 482-489
varizes dos MMII, 534-564
    esclerose com microespuma, 534-543
    termoablação, 545-564
        por *laser*, 555-564
        por radiofrequência, 545-553
veia cava, 507-521
    filtros de, 507-521
Intervenção(ões) Visceral(is)
    e miscelânea, 871-1155
        ablação percutânea, 980-993
            de nódulos suprarrenais, 898-993
            do CHC, 980-987
        biópsia hepática, 910-915
            via transjugular, 910-915
        biópsias percutâneas, 873-908
            guiadas por imagem, 873-908
        BRTO, 1075-1078
        coleta hormonal, 1012-1028
            nas doenças endócrinas, 1012-1028
        complicações do transplante hepático, 1080-1106
            biliares, 1080-1106
            vasculares, 1080-1106
        drenagem, 916-943
            de coleções abdominais, 916-943
        GPR, 1143-1155
        intervencionismo pediátrico, 1129-1141
        IRE, 968-977
        lesões biliares, 946-966
            benignas, 946-953
            malignas, 954-966
        procedimentos não vasculares
            percutâneos, 994-1010

complicações hemorrágicas dos, 994-1010
recanalização percutânea, 1042-1051
    da VP, 1042-1051
    RFA, 968-977
        conceitos básicos da, 968-977
    stent nos tubos digestórios, 1108-1127
        alto, 1108-1127
        baixo, 1108-1127
    TIPS, 1053-1071
    tumores renais, 1032-1040
Introdutor(es), 58
    retirada do, 30, 455*f*
        do segmento venoso, 455*f*
        técnica para, 455*f*
Invasão
    de endométrio, 373*f*
        adenomiose com, 373*f*
            dentro do miométrio do útero, 373*f*
IPSS (Escore Internacional de Sintomas Prostáticos), 409
IRE (Eletroporação Irreversível)
    conceitos básicos da, 968-977
        contraindicações, 973
        em tecidos moles, 976
            em extremidades, 976
        na próstata, 975
        no fígado, 974
        no pâncreas, 975
        seleção de pacientes, 973
        técnica, 974
    no HCC, 981
Isquemia
    arterial, 749
        mesentérica, 749
    de membros superiores, 749
    de MMII, 669*f*, 670*f*, 746, 747*f*
        crítica, 669*f*, 670*f*
            fluxograma de tratamento de, 669*f*, 670*f*
        aguda, 747*f*
    renal, 750
IVC (Insuficiência Venosa Crônica), 535
IVP (Insuficiência Venosa Pélvica), 394

J

Jejum
    orientação de, 44
        em situações especiais, 44
        para crianças, 44*q*
    pré-operatório, 43

K

Klatskin
    tumor de, 965*q*
        classificação do, 965*q*
Klippel-Trenaunay
    síndrome de, 472, 474*f*, 797
        diagnósstico por imagem, 473
        tratamento, 474
Kroulik
    Aldrete e, 50*q*, 881*q*
        escala de, 50*q*, 881*q*
            avaliação pós-anestésica, 881*q*

L

Laboratório
    vascular, 650
        não invasivo, 650
Laser
    termoablação por, 555-564
        de varizes dos MMII, 555-564
            complicações, 560
            controvérsias, 563
            cuidados pós-operatórios, 559
            de outras veias, 561
            seguimento, 559
            técnica, 556
LC Bead LUMI®
    biocompatible, 189
    BTG, 189
        periférica, 189
    na embolização vascular, 189
Lehane
    Cormack e, 43*f*
        classificação de, 43*f*
Leriche
    síndrome de, 688*f*
Lesão(ões)
    abdominais, 735*q*
        etiologia das, 735
    biópsia de, 905
        de partes moles, 905
            complicações, 907
            contraindicações, 906
            indicações, 906
            manejo pós-procedimento, 907
        ósseas, 905
            complicações, 907
            contraindicações, 906
            indicações, 906
            manejo pós-procedimento, 907
    correlatas, 814-824
        de cabeça e pescoço, 814-824
            FAVs diretas, 822, 824*f*
            técnicas de tratamento, 817
                por radiologia intervencionista, 817
    da artéria renal, 683
        crônica, 683
    hepáticas, 996
    interpretação das, 142
        aneurismas, 145
        complicações, 146
        embolias, 144
        espasmos, 144
        estenoses, 142
        FAV, 145
        MAV, 145
        obstruções, 142
        traumas, 146
        tumores, 146
    mais frequentes, 735*q*
        no traumatismo abdominal, 735*q*
            fechado, 735*q*
            penetrante, 735*q*
    medulares, 786*q*
        investigação de, 786*q*
            protocolo angiográfico nos, 786*q*
    neurológica, 561
        periférica, 561
            na termoablação por *laser*, 561
    ósseas, 972
        RFA em, 972
            metastáticas, 972
            pimárias, 972
    outras, 1010
    relacionadas com os AVC, 1006
    renais, 684*q*, 1000
        crônicas, 684*q*
            principais causas de, 684*q*
    vasculares, 147*f*, 1004
        nos sítios de punção, 1004
            FAV, 1005
            pseudoaneurismas, 1004
Lesão(ões) Aterosclerótica(s)
    obstrutivas infrainguinais, 664-677
        abordagens clínicas, 665
        diagnóstico diferencial, 666
        estratégias terapêuticas, 668
            farmacoterapia, 668
            técnicas endovasculares, 670
            terapia com exercícios, 668
            terapia medicamentosa, 676
            tratamento conservador, 668
            tratametno endovascular, 669
                seleção de pacientes, 669
            vigilância após a intervenção, 676
        exame clínico, 666
        exames por imagem, 667
            angioRM, 667
            angioTC, 667
            US Doppler colorido, 667
        história, 665
        sintomas, 665
        testes diagnósticos, 666
            da esteira, 667
Lesão(ões) Biliar(es)
    benignas, 946-953
        complicações, 950
            relacionadas com a época de aparecimento, 947
        resultados, 950
        transplante hepático, 949
            procedimentos relacionados com, 949
    malignas, 954-966
        stents biliares, 961
        vias biliares, 955
            anatomia das, 955
            avaliação por imagem das, 955
            doenças obstrutivas das, 963
            drenagem das, 959
            fisiologia das, 955
LIN (Linfografia Intranodal), 235, 236*f*
Linfocele(s)
    drenagem de, 933
Lipiodol®
    na embolização vascular, 189
        periférica, 189
LUTS (Sintomas do Trato Urinário Inferior), 409
    graves, 415*f*, 418*f*

Luva(s)
  plumbíferas, 19f
LVP (Ligadura de Veia Porta), 275

M

MAA-⁹⁹ᵐTc (Macroagregado de Albumina marcado com Tecnécio-99m)
  terapia com, 328
    simulação de, 328
Maffucci
  síndrome de, 476, 477f
    exames por imagem, 477
    tratametno, 477
Malformação
  linfática, 1136f
    lingual, 1136f
      microcística, 1136f
      macrocística, 1135f
        supraclavicular, 1135f
Mallampati
  teste de, 42f
Mama
  câncer de, 198f, 199f, 200f, 358, 888f
    história prévia de, 888f
      biópsia em, 888f
    metástases de, 199f, 358
      hepáticas, 358
    primário, 198f, 200f
  carcinoma de, 887f
    história prévia de, 887f
      biópsia em, 887f
  RFA de, 972
  tumores de, 194-205
    embolização nos, 194-205
      agentes antineoplásicos, 203
      anatomia vascular, 200
      catéteres, 203
      complicações, 204
      diagnóstico por imagem, 202
      equipamento angiográfico, 202
      indicações, 195
      material embolizante, 203
      técnica de, 204
Mandril
  da agulha, 54f
  de Seldinger, 54f
Material(is), 53-82
  agentes embolizantes, 73, 74f, 76f, 78f
    balões destacáveis, 79
    biológicos, 74
    classificação dos, 74q
    com plataforma DEB, 76q
      características dos, 76q
    esclerosantes teciduais, 78
      álcool absoluto, 78
    hemostáticos absorvíveis, 74
    ideal, 74q
      características do, 74q
    mecânicos, 76
      molas, 76
      plugs vasculares, 77
    particulados, 74, 75
      características dos, 75q

não absorvíveis, 74
  esferas, 75
  partículas, 75
  propriedades dos, 75q
polímeros fluidos, 77
  adesivos teciduais, 77
  colas teciduais, 77
  elásticos, 77
  esclerosantes, 77
  EVOH, 78
  óleos iodizados, 77
agulha, 54, 56q
  diferentes tipos de, 56q
    características, 56q
    utilidades, 56q
bainhas introdutoras, 58
  características da, 58f
  elementos básicos da, 58f
catéteres angiográficos, 60
  diferentes tipos de, 60f
    microcatéter, 61f
      características, 62q
      exemplos de, 62q
    para recanalização intraluminal, 62
      de oclusões crônicas, 62
    para trombectomia, 63
    para tromboaspiração, 63
    para trombólise farmacológica, 63
catéteres-balão, 65, 66, 69f
  especiais, 66
    considerações sobre, 66
semicomplacente, 69f
  tipos diferentes de, 65f
catéteres-guia, 64
embolizante, 203, 364
  escolha do, 364
    para EMUT, 364
endopróteses, 71
  de aorta, 72f
    tipos de, 72f
  dispositivos para tratamento, 72
    do aneurisma da aorta, 72, 73
      abdominal, 72
      descendente, 73
  EVAR, 71
  TEVAR, 72
  tipos especiais de, 73
    considerações sobre, 73
    fenestradas, 73
    ramificadas, 73
fio-guia, 55
  curvas de, 57f
    diferentes, 57f
  exemplos de, 57q
  ideal, 57q
    características do, 57q
  modificados, 57q
    características, 57q
    exemplos de, 57q
  padrão de rigidez, 57q
  para infusão, 58f
    características do, 58f
introdutores, 58
  agentes, 306

embolizantes, 306
quimioterápicos, 306
  para cTACE, 306
  catéteres, 306
  para DPCA, 920
  para embolização vascular periférica, 186
    agentes embólicos, 186, 189
      líquidos, 189
      particulados, 186
    agentes embolizantes, 191
      mecânicos, 191
    outros, 192
    partículas, 189
      radiopacas, 189
      reabsorvíveis, 189
  para extração de corpos estranhos, 64
    intravasculares, 64
      baskets, 64
      pinças, 64
      snares, 64
  para procedimentos, 81
    não vasculares, 81
      biliares, 81
      drenagem de coleções, 81
  para proteção, 79
    de embolia distal, 79
      proteção arterial cerebral, 79
    filtros de veia cava, 80
      classificação, 80
      venosa, 80
      sistemas de, 80
  para punção arterial, 142
  selantes de punção, 59
    características especiais de, 59
    diferentes tipos de, 59f
    sistemas, 59
      clips, 59
      dispositivos de suturas, 59
      géis, 59
      plugs, 59
  stents, 66
    especiais, 68, 69f
      bioabsorvíveis, 71
      considerações sobre, 68
      eluídos com drogas, 70
      recobertos, 68
    expansíveis, 68f
      por balão, 68f
    ideal, 68q
      propriedades do, 68q
    tipos de, 67f
MAV (Malformação Arteriovenosa), 461f
  associadas à THH, 209f
    aparência de, 209f
      angiográfica, 209f
      transversal, 209f
  cerebrais, 787
    da veia de Galeno, 788
    de baixo fluxo, 788
    fístulas piais, 788
  complicações, 466
  da face, 823f
  de alto fluxo, 462f
    no músculo glúteo, 462f

de cabeça e pescoço, 788, 821
diagnóstico por imagem, 461
do pé, 1137f
embolização de, 46
  anestesia na, 46
em mão, 146f
em ombro, 466f
  arteriografia seletiva de, 466f
medulares, 788
na angiografia, 145
  interpretação das, 145
quadro clínico, 460
técnica, 462
  embolização por cateterismo, 464
    com adesivo tissular, 464
    com onyx, 464
  embolização por punção direta, 465
    com adesivo tissular, 465
tratamento das, 461, 1136
MAVG (Malformação Arteriovenosa da Veia de Galeno), 47
MAVP (Malformação Arteriovenosa Pulmonar)
  embolização de, 207-215
    acompanhamento, 213
    avaliação do risco, 211
    complicações, 213
    com plugue Amplatzer®, 214f
    considerações, 212, 213
      outras, 213
      técnicas, 212
    eficácia, 213
    investigação, 211
    recanalizada, 215f
    simples, 212f
    tratamento, 211
Mediastino
  biópsia percutânea no, 887
    complicações, 887
    contraindicações, 887
    indicações, 887
    manejo pós-procedimento, 887
    técnica, 887
  tumores de, 194-205
    embolização nos, 194-205
      agentes antineoplásicos, 203
      anatomia vascular, 200
      catéteres, 203
      complicações, 204
      diagnóstico por imagem, 202
      equipamento angiográfico, 202
      indicações, 195
      material embolizante, 203
      técnica de, 204
Medicação(ões)
  recomendações sobre, 879q
    para biópsias, 879q
Medicamento
  administração de, 26
    assistência de enfermagem na, 26
Meio(s) de Contraste
  à base de gadolínio, 98q-102q
    reações adversas aos, 98q-102q

guideline para tratamento das, 98q-102q
CO_2 como, 104-130
  angiografia de, 106f
  após colocar stent, 114f, 115f
    coberto, 115f
    expansível, 114f
  arteriografia com, 115f, 120f
    femoral, 115f
    infrapoplítea, 120f
    pélvica, 115f
  avaliação, 120q, 121
    vascular periférica, 120q
      dicas para melhorar a, 120q
    venosa, 121
  cavografia com, 123f
    inferior, 123f
  comparação com contraste, 108f
  contraindicações, 110, 112q
  desvantagens, 110, 112q
    baixa viscosidade, 112
  em angiografias, 106q, 116f, 119f
    indicações, 106q
    pélvica, 119f
    renal, 116f
    vantagens, 106q
  esplenoportografia com, 123f
  fistulografia com, 122f
  imagem representativa com, 106f
  indicações, 116
    como adjunto, 116
      em alergia a contraste iodado, 116
    DOAP, 117
    embolização transarterial, 120
    hemorragia, 116
    intraparenquimatosa, 125f
    isoladamente, 116
    NIC, 116
    parenquimatosa hepática, 125f, 126f
    radioembolização transarterial, 120
    TACE, 120
    tratamento endovascular de AAA, 119
  injeção de, 113f, 123, 127
    fornecimento e, 127
    na artéria, 113f, 122f
      hepática, 113f
      uterina, 122f
    nas veias, 123
      esplênica, 123
      hepática, 123
      porta, 123
    parenquimatosa, 113f
    protocolo de volume de, 127q
    renal, 113
    repetição de arteriografia com, 114f, 117f
    trans-hepática percutânea, 127f
    venosa, 113f
  injetor de, 128f, 130f
    digital, 130f
  intravenoso, 105f
    para avaliação do pericárdio, 105f
  na DSA, 109f, 115f
    do tronco celíaco, 115f

    lateral, 109f
  outros usos, 127
  padrões de aplicação gasosa, 107f
    com diferentes tipos de catéteres, 107f
  portografia percutânea com, 126f
    trans-hepática, 126f
  precauções, 110
    qualidade não nefrotóxica do, 112
  propriedades, 105
  qualidade do estudo com, 111q
    dicas, 111q
    normas gerais, 111q
    técnicas de aplicação, 111q
  sistema de aplicação de, 129f
  tratamento, 121
  vasos anteriores bem demonstrados por, 108f
    na DSA, 108f
  venografia com, 116f
    subclávia, 116f
  venografia com, 122f, 124f
    da extremidade superior, 122f
    hepática, 124f
  vista axial com, 118f
    da aorta, 118f
    das artérias renais, 118f
iodados, 85-102
  aplicação do, 97
    na radiologia intervencionista, 97
  aspectos gerais, 86
  avaliação das consequências do, 95
  classificação das reações, 88
    efeito, 88-90, 92
      da viscosidade sanguínea, 88
      na barreira hematoencefálica, 92
      na coagulação, 89
      na interação medicamentosa, 93
      na parede dos vasos, 92
      no sistema nervoso central, 92
      nos testes de laboratório, 93
    efeitos na função, 90, 92
      cardiovascular, 90
      hepática, 92
      pulmonar, 90
      renal, 90
      tireoidiana, 92
  convencionais, 87f
    extracelulares, 87f
  decisões antes de injetar, 88
  estrutura química dos, 86f, 87q, 88f
    dímero, 88f
    resumo das funções, 87q
  iônico, 86f
    monômetro, 86f
  medidas profiláticas, 96
  não iônico, 87f
  reações adversas, 89q, 90q, 93q, 98q-102q
    classificação das, 89q, 93q
    gravidade das, 90q
    guideline para tratamento das, 98q-102q

reações anafiláticas, 89*f*
  fisiopatologia das, 89*f*
  relação entre os tipos de agentes, 93
    reações adversas, 93
    risco, 93
  situações especiais, 95
    lactação, 95
    gravidez, 95
    medicamentos, 96
    metformina, 95
  tumores produtores de
    catecolaminas, 94
    feocromocitoma, 94
    pacientes com, 94
    paraganglioma, 94
Melanoma
  metástases hepáticas de, 359
Membro(s)
  superiores, 749
    isquemia de, 749
Meningioma(s)
  embolização de, 828
    técnica de, 829
Mesa
  de procedimento, 22
    montada, 22*f*
      com materiais básicos, 22*f*
    montagem da, 22
      recomendações, 23
Metástase(s)
  colorretal, 971
    para o fígado, 971
      RFA em, 971
  hepáticas, 358, 966
    câncer, 358
      de mama, 358
      de pulmão, 358
      pancreático, 359
    carcinoma, 359
      de células renais, 359
    melanoma, 359
  hepáticas colorretais, 320-325
    quimioembolização das, 320-325
      complicações, 323
      contraindicações, 321
      controle, 322
        intraprocedimento, 322
        periprocedimento, 322
      cuidados pós-procedimento, 324
      efeitos colaterais, 323
      exames pré-procedimento, 321
      indicações, 321
      resultados, 324
      técnica, 322
Microcatéter, 61*f*
  características, 62*q*
    grandes, 62*q*
    médios, 62*q*
    pequenos, 62*q*
  exemplos de, 62*q*
    grandes, 62*q*
    médios, 62*q*
    pequenos, 62*q*

Microesfera(s)
  na embolização vascular, 187
    periférica, 187
Microespuma
  esclerose com, 534-543
    de varizes dos MMII, 534-543
      complicações, 540
      considerações sobre a técnica, 536
      contraindicações, 540
      definição, 535
      ecocardiografia durante a, 542*f*
      exame ultrassonográfico, 537
      noções básicas sobre
        ecoesclerose, 535
      obtenção da espuma, 537
      protocolo de acompanhamento, 540
      resultados, 540
      técnica, 539
Micropartícula(s)
  esféricas, 187
    na embolização vascular, 187
      periférica, 187
Microwave
  no HCC, 981
Mioma(s)
  adenomiose com, 376
    EAU na, 376
      resultados da, 376
  eliminação de, 368
    e infecção, 368
  intacto, 369*f*
    expulsão maciça de, 369*f*
  uterino, 49
    embolizações de, 49
      anestesia nas, 49
ML (Malformação Linfática)
  em região cervical, 472*f*, 473*f*
  exame físico, 471
  métodos de imagem, 471
  quadro clínico, 471
  tratamento, 472
MMII (Membros Inferiores)
  angioplastias dos, 49
    anestesia nas, 49
  arteriografia do, 139*f*, 140*f*
    coxa, 139*f*
    joelho, 139*f*
    pé, 140*f*
    perna, 140*f*
  flebografia dos, 148
    anterógrada, 148
      indicações, 148
      técnica, 148
    ascendente, 148
      indicações, 148
      técnica, 148
    descendente, 149
      indicações, 149
      técnica, 149
    retrógrada, 149
      indicações, 149
      técnica, 149
    superficial, 151
      indicações, 151
      técnica, 151

isquemia de, 669*f*, 670*f*, 746, 747*f*
  aguda, 747*f*
  crítica, 669*f*, 670*f*
    fluxograma de tratamento de, 669*f*, 670*f*
  oclusão arterial em, 749*f*
    aguda, 749*f*
  varizes dos, 534-564
    esclerose com microespuma, 534-543
      complicações, 540
      considerações sobre a técnica, 536
      contraindicações, 540
      definição, 535
      ecocardiografia durante a, 542*f*
      exame ultrassonográfico, 537
      noções básicas sobre ecoesclerose, 535
      obtenção da espuma, 537
      protocolo de acompanhamento, 540
      resultados, 540
      técnica, 539
    termoablação por *laser*, 555-564
      complicações, 560
      controvérsias, 563
      cuidados pós-operatório, 559
      de outras veias, 561
      seguimento, 559
      técnica, 556
    termoablação por RFA, 545-553
      de perfurantes, 550
      de safenas, 548, 549*f*
      evolução dos catéteres, 547
      mecanismo de ação, 546
      técnica, 553
Mola(s)
  espirais, 76*f*
    metálicas, 76*f*
      fibradas, 76*f*
  para embolização, 76, 191
    vascular, 191
      periférica, 191
Monitoração
  fluxométrica, 451*f*
    do acesso para hemodiálise, 451*f*
      algoritmo para, 451*f*
  na anestesia, 40
Monitoramento
  na biópsia percutânea, 880
    intraprocedimento, 880
    pós-procedimento, 881
Montagem
  da bomba injetora, 23
  de contraste, 23
  da mesa, 22
    para o procedimento, 22
    recomendações, 23
  da sala, 22
    de exames, 22
      recomendações, 22
    de procedimentos, 22
      recomendações, 22
MV (Malformação Vascular), 815
  cerebral, 12*f*, 787
    alopecia após embolização de, 12*f*

da cabeça e pescoço, 814-824
　capilares, 820
　linfáticas, 820
　MAVs, 821
　mistas, 822
　técnicas de tratamento, 817
　　por radiologia intervencionista, 817
　venosas, 820
　diagnóstico diferencial de, 816q
　　lesões vasculares no, 816q
　　　principais características das, 816q
　sindrômicas, 796
　venosa, 821f, 1133
　　evolução de, 821f
　　　após escleroterapia, 821f
　　extensa, 821f
　　　punção direta de, 821f
　　linfáticas, 1135
　　　tratamento de, 1135
　　técnicas, 1133
　　　de escleroterapia percutânea, 1133
MV (Malformação Venosa), 466, 467f
　complicações, 470
　de axila, 470f
　diagnóstico por imagem, 467
　em grande extensão do pé, 469f
　quadro clínico, 467
　tratamento, 469
MVPs (Malformações Vasculares Periféricas), 458-479
　apresentações clínicas, 460
　　blue rubber bleb nevus syndrome, 477
　　MAV, 460
　　ML, 471
　　MV, 466
　　síndrome, 472, 474, 476
　　　de Klippel-Trenaunay, 472
　　　de Maffucci, 476
　　　de Proteus, 474
　classificação, 459
　diagnóstico, 459

N

NANDA (*North Americam Nursing Diagnosis Association*)
　DE, 34
Nasoangiofibroma, 836f
　juvenil, 834
　　embolização, 834
　　　técnica, 835
NBCA (N-butil cianoacrilato)
　cola, 190
　　na embolização vascular, 190
　　　periférica, 190
Nefropatia
　isquêmica, 680-691
　　anatomia, 681
　　　estenose arterial renal, 684
　　　　crônica, 684
　　etiologia da obstrução, 683
　　obstrução arterial renal, 684
　　　crônica, 684
Neoplasia
　em lobo superior, 228f
　　do pulmão, 228f

pancreática, 966
NET (Tumor Neuroendócrino)
　metastático, 358
Neurofibromatose
　tipo I, 796
Neurorradiologia
　intervencionista, 44
　　anestesia em, 44
Nevo
　epidérmico, 797
　　síndrome do, 797
NIC (Nefropatia Induzida por Contraste)
　e CO_2, 116
Nidus
　vascualr, 460f, 464f
　　representação esquemática do, 460f, 464f
　　　e ligadura cirúrgica, 464f
　　　embolização por cateterismo seletivo, 464f
Nódulo(s)
　suprarrenais, 898-993
　　ablação percutânea de, 898-993
　　　benignos funcionantes, 992
　　　　resultados no tratamento de, 992
　　　diagnóstico por iamgem, 990
　　　procedimento de, 991
　　　　contraindicações ao, 991q
　　　seleção do paciente, 991
　　　tumores malignos de, 993
　　　　terapia ablativa em, 993
　tireoidiano, 882f
　　punção de, 882f
　　　por agulha fina, 882f

O

Obesidade
　embolização gástrica e, 260
Obstrução(ões)
　aórticas, 646-662
　　diagnóstico, 648
　　　laboratório vascular não invasivo, 650
　　　manifestações clínicas, 648
　　　métodos de imagem, 652
　　epidemiologia, 647
　　fatores de risco, 647
　　histórico, 647
　　tratamento, 653
　　　ATP, 655
　　　cirúrgico, 654
　　　clínico, 653
　　　combinado, 658
　　　endovascular, 655
　　　outras modalidades terapêuticas, 661
　　　revascularização endovascular, 656
　　　　das oclusões cônicas, 656
　　　uso de *stents* vasculares, 655
　arterial, 684
　　renal, 684
　　　crônica, 684
　da artéria renal, 683
　　aguda, 683
　　　diversas causas de, 683q

ilíacas, 646-662
　diagnóstico, 648
　　laboratório vascular não invasivo, 650
　　manifestações clínicas, 648
　　métodos de imagem, 652
　epidemiologia, 647
　fatores de risco, 647
　histórico, 647
　tratamento, 653
　　ATP, 655
　　cirúrgico, 654
　　clínico, 653
　　combinado, 658
　　endovascular, 655
　　outras modalidades terapêuticas, 661
　　revascularização endovascular, 656
　　　das oclusões cônicas, 656
　　uso de *stents* vasculares, 655
　na angiografia, 142
　　interpretação da, 142
　renovascular, 683
　　etiologia da, 683
Oclusão(ões)
　aortoilíacas, 656
　　crônicas, 656
　　　revascularização endovascular das, 656
　arterial, 144f, 175, 749f
　　aguda, 749f
　　　em MMII, 749f
　　femoral, 144f
　　superficial, 144f
　　no acesso vascular, 175
　　　tratameto da, 175
　carotídea, 811
　　cervical, 811
　da artéria, 800f, 812f, 827f
　　carótida, 800f, 812f, 827f
　　　interna, 800f, 812f, 827f
　da veia, 397, 398f, 428f
　　espermática, 397, 398f
　　　distal, 397f, 398f
　　inominada, 428f
　de FAV, 751
　　de hemodiálise, 751
　　　aguda, 751
　do catéter, 433
　vascular, 176
　　dispositivos de, 176
　　　complicações relacionadas com, 176
　　　　tratamento das, 176
Óculos
　plumbíferos, 19f
OEHVP (Obstrução Extra-Hepática da Veia Porta), 1043
Óleo(s)
　etiodado, 189
　　na embolização vascular, 189
　　　periférica, 189
　iodizados, 77
Onda
　comprimento de, 563
　　na termoablação por *laser*, 563

Onyx®
    na embolização vascular, 190
        periférica, 190
Órgão(s)
    intra-abdominais, 934
        coleções dos, 934
            hepáticas, 934
Órgão(s) Sólido(s)
    abdominais, 891
        biópsia de, 891
            baço, 894
            fígado, 891
            pâncreas, 896
            rins, 898
            suprarrenais, 893
OVP (Oclusão de Veia Porta)
    apresentação clínica, 1043, 1044
        aguda, 1044
        crônica, 1044
    diagnóstico por imagem, 1044
        não invasiva, 1044
    etiologia, 1043
    fisiopatologia, 1043
    história natural, 1043, 1044
Oxycel/Surgicel®
    na embolização vascular, 189
        periférica, 189

P

Paciente(s)
    com complicações, 30
        assistência de enfermagem aos, 30
            cardiovasculares, 31
                hipertensão, 31
                hipotensão, 31
            dor aguda, 30
            gástricas, 32
            hipovolemia, 31
            outras, 32
            renais, 31
            respiratórias, 31
            térmicas, 32
Paciente(s) Transplantado(s)
    recanalização em, 1048
        da VP, 1048
PAEs (Pseudoaneurisma da Artéria
    Esplênica), 702
Painel
    de controle, 5
Pâncreas
    biópsia do, 896
        complicações, 898
        contraindicações, 897
        indicação, 897
        manejo pós-procedimento, 898
        técnica, 897
    IRE no, 975
Papila
    duodenal, 966
        carcinoma de, 966
Par(es)
    produção de, 11
        interação da radiação X por, 10
            com a matéria, 10

Paraganglioma
    embolização de, 829
        técnica de, 829
    punção direta, 832
        técnica de, 832
    vagal, 834f
Parênquima
    hepático, 892f
        biópsia de, 892f
            guiada por US, 892f
Partícula(s)
    de PVA, 226f
    para embolização, 189
        radiopacas, 189
            Biocompatible, 189
            BTG, 189
            LC Bead LUMI®, 189
        reabsorvíveis, 189
            Avitene™, 189
            Oxycel/Surgicel®, 189
PCA (Analgesia Controlada pelo Paciente),
    266
PEI (Injeção Percutânea de Etanol)
    no HCC, 981
    e RFA, 987
Pele
    queimadura de, 561
        na termoablação por laser, 561
Pélvica(s)
    biópsias, 901
        complicações, 901
        contraindicações, 901
        indicações, 901
        manejo pós-procedimento, 901
        técnica, 901
Perclose
    dispositivo hemostático, 162
    sistema de entrega do, 162f
Perfuração
    abscessos por, 927, 929
        de carcinoma intestinal, 929
        espontânea do intestino, 927
            de origem, 927
                apendicular, 928
                diverticular, 928
        de víscera oca, 927
            por DPCA, 927
Período
    intraprocedimento, 28
    transprocedimento, 28
Peritoneal(is)
    biópsias, 903
        complicações, 903
        contraindicações, 903
        indicações, 903
        manejo pós-procedimento, 903
    técnica, 903
PICC (Catéteres Venosos Centrais
    Implantados Perifericamente), 426
Pinça(s)
    para extração, 64
        de corpos estranhos, 64
            intravasculares, 64

Placa
    de ateroma, 801f
        estenose por, 801f
            na bifurcação carotídea, 801f
Placenta
    anormal, 386q
        intervenções profiláticas para, 386q
            estudos de casos sobre, 386q
    percreta, 381f
Plugs, 59
    de colágeno, 160
        como DSA, 160
    vasculares, 77, 192
        tipos Amplatzer, 77f
Pneumotórax
    por AVC, 432
    por biópsia, 885
        do pulmão, 885
Polímero(s)
    fluidos, 77
        como agentes embolizantes, 77
            adesivos teciduais, 77
            colas teciduais, 77
            elásticos, 77
            esclerosantes, 77
            EVOH, 78
            óleos iodizados, 77
Ponto(s) Importante(s)
    observados pela enfermagem, 30
Portografia
    percutânea, 126f
        trans-hepática, 126f
            com injeção de CO_2, 126f
Pós-Procedimento, 29
    considerações importantes no, 30
PPH (Hemorragia Pós-Parto)
    causas de, 379q, 388
        primária, 379q
            raras, 388
                tratadas por embolização, 388
        secundária, 379q
    complicações, 387
        potenciais, 387
            exposição à radiação, 388
    de gravidez de 23 semanas, 382f
    detalhes técnicos, 380
        anatomia, 380
        técnica, 381
    diagóstico, 379
    embolização na, 383q, 388q
        arterial de urgência, 383q
            complicações da, 383q
            taxas de sucesso da, 383q
            fatores preditivos da falha da, 388q
                estatisticamente significativos, 388q
    etiologia, 379
    evidência clínica de, 385f
    resultados, 382
        aderência anormal da placenta, 383
            intervenções profiláticas na, 383
        embolização, 382
            de urgência, 382
        fertilidade, 386
    tratamento na, 379, 380q
        abordagens de, 380q

Preparo
  do paciente, 45
    para anestesia, 45
Pressão Arterial
  alterações na, 109f, 110f
    após injeção de CO_2, 109f
      intracaval, 109f
    pulmonar, 110f
      após injeções de CO_2, 110f
Procedimento(s)
  endovasculares, 163
    utilização de dispositivos em, 163
      hemostáticos, 163
  intervencionistas, 6, 7f, 16
    características dos equipamentos para, 6, 16
      de angiografia, 6
      esquema de equipamento para, 7f
        em arco C, 7f
  não vasculares, 81
    materiais para, 81
      biliares, 81
      drenagem de coleções, 81
  não vasculares percutâneos, 994-1010
    complicações hemorrágicas dos, 994-1010
      aspectos, 995
        clínicos, 995
        técnicos, 995
      AVC, 1006
        lesões relacionadas com os, 1006
      fisiopatologia, 995
      lesões, 996, 1000
        hepáticas, 996
        outras, 1010
        renais, 1000
      sítios de punção, 1004
        lesões vasculares nos, 1004
  sala de, 22, 23
    montada, 23
    montagem da, 22
      recomendações, 22
Produção
  de pares, 11
    interação da radiação X por, 10
      com a matéria, 10
  de radiação, 17f
    espalhada no paciente, 17f
  dos efeitos biológicos, 11f
    estágios de, 11f
      esquema dos, 11f
Prolactina
  mensuração da, 1027
    no cateterismo, 1027
      de SPI, 1027
Próstata
  biópsia da, 904f
    endorretal, 904f
      randomizada, 904f
  IRE na, 975
Prostática
  biópsia, 903
    complicações, 905
    contraindicações, 904
    cuidados pós-procedimento, 905
    indicações, 904
    lesões de partes moles, 905
      complicações, 907
      contraindicações, 906
      indicações, 906
      manejo pós-procedimento, 907
    lesões ósseas, 905
      complicações, 907
      contraindicações, 906
      indicações, 906
      manejo pós-procedimento, 907
    RM versus, 905
    técnica, 904
Proteção
  cerebral, 79f
    filtro de, 79f
  de embolia distal, 79
    materiais para, 79
  sistema de, 79
    arterial cerebral, 79
    venosa, 80
Proteção Radiológica
  equipamento de, 3-20
    em procedimentos intervencionistas, 16
      da equipe médica, 17
      do paciente, 16
    exposição, 16
      externa, 16
      interna, 16
    grandezas para, 14
    plumbífera, 18f
      para o médico, 18f
    radioproteção, 13
      grandezas de, 13
      redução da dose, 19
        conselhos práticos para, 19
      unidades de, 13
Protetor
  de tireoide, 19f
Proteus
  síndrome de, 474, 476f
    diagnóstico, 476
    tratamento, 476
Protocolo(s) Angiográfico(s)
  na angiografia, 784
  na investigação, 784q, 785q
    da doença cerebrovascular, 784q
      aterosclerótica, 784q
      não aterosclerótica, 784q
    da hemorragia, 785q
      intracerebral, 785q
      subaracnoide, 785q
    de lesões medulares, 786q
    dos tumores, 785q
    no traumatismo perfurante, 785q
      cervical, 785q
    nos testes de suplência, 785q
Pseudoaneurisma(s)
  AFS, 175f
  da AFC, 18
  da AFS, 174f
    após cateterismo cardíaco, 174f
  da artéria gastroduodenal, 705
  da artéria renal, 706f
  esplênico, 703f
  iatrogênico, 706f
  no acesso vascular, 172
  nos sítios de punção, 1004
  tratamento dos, 172
Pulmão
  biópsia percutânea no, 883
    agulhas, 884
    avaliação pré-procedimento, 884
    complicações, 885
      hemoptise, 885
      hemorragia pulmonar, 885
      outras, 886
      pneumotórax, 885
    contraindicações, 884
    indicações, 883
    instruções respiratórias, 884
    manejo pós-procedimento, 885
    método de imagem, 884
    técnica, 884
      abordagem, 884
      anatomia relevante, 884
      de biópsia, 884, 886f
  câncer de, 196f, 197f, 202f, 358, 975f
    metastáses hepáticas de, 358
    metastático, 975f
      para o fígado, 975f
    primário, 202f
  lobo superior do, 228f
    neoplasia em, 228f
  RFA de, 972
  tumores de, 194-205
    embolização nos, 194-205
      agentes antineoplásicos, 203
      anatomia vascular, 200
      catéteres, 203
      complicações, 204
      diagnóstico por imagem, 202
      equipamento angiográfico, 202
      indicações, 195
      material embolizante, 203
      técnica de, 204
Punção(ões)
  arterial, 141, 433
    acidental, 433
      por AVC, 433
    materiais, 142
    obtenção das imagens, 142
  direta, 466f, 469f, 818, 821f, 820f, 832
    angiografia venosa por, 469f
    de malformação linfática, 820f
      macrocística, 820f
    de MAV, 466f
      da coxa, 466f
    de MV venosa, 821f
    de paraganglioma, 832
      técnica de, 832
    embolização por, 818
  guiada, 141f, 142f
    técnica de, 141f, 142f
      por escopia, 141f
      por ultrassonografia, 142f
    guiada por TC, 238f
      da cisterna de Pecquet, 238f
        sem linfografia, 238f
    por agulha fina, 882f
      de nódulo tireoidiano, 882f

selantes de, 59
 características especiais de, 59
 diferentes tipos de, 59f
 sistemas, 59
  clips, 59
  dispositivos de suturas, 59
  géis, 59
  plugs, 59
sistema coaxial para, 81f
sítios de, 1004
 lesões vasculares nos, 1004
  FAV, 1005
  pseudoaneurismas, 1004
translombar, 141
 aorta abdominal, 141
venosa, 429f
 central, 429f
  US para guiar, 429f
PVA (Polivinil Álcool)
 na embolização vascular, 186
  periférica, 186
 partículas de, 226f

Q

QT (Quilotórax), 233-239
 complicações, 239
 diagnóstico, 234
 etiologia, 234, 235q
 resultados da EDT em, 238, 239
  não traumático, 239
  traumático, 238
 sistema linfático, 234
  anatomia do, 234
 tratamento, 234
Queimadura
 de pele, 561
  na termoablação por laser, 561
Quimioembolização
 das metástases hepáticas, 320-325
  colorretais, 320-325
   complicações, 323
   contraindicações, 321
   controle, 322
    intraprocedimento, 322
    periprocedimento, 322
   cuidados pós-procedimento, 324
   efeitos colaterais, 323
   exames pré-procedimento, 321
   indicações, 321
   resultados, 324
   técnica, 322
 do CHC, 304-318
  cTACE, 304-312
   acompanhamentos, 311
   complicações, 311
   considerações anatômicas, 306
    vascular, 306
   contraindicações, 306
   indicações, 305
   materiais para, 306
   princípios da, 305
   procedimentos, 308
   resultados, 311
  DEB-TACE, 314-318
   comparação, 317
    à cTACE, 317

   à embolização, 317
   complicações, 318
   descrição das partículas, 315
    e microesferas, 315
   indicações, 315
   recomendações técnicas, 315
   segurança, 318
   sobrevida, 316
   taxa de resposta local, 316

R

Radiação(ões)
 coeficientes de ponderação da, 14q
  wR, 14q
   para diferentes tipos de, 14q
  wT, 14q
   por tipo de tecido, 14q
 espalhada, 18f
  para o campo de radiação, 18f
   variação da, 18f
 ionizantes, 11
  efeitos biológicos das, 11
 produção de, 17f
  espalhada no paciente, 17f
 X, 10
  interação da, 10
   com a matéria, 10
   por EFE, 10f
Radioembolização
 transarterial, 120
  com CO_2, 120
Radiofrequência
 termoablação por, 545-553
  de varizes dos MMII, 545-553
   de perfurantes, 550
   de safenas, 548, 549f
   evolução dos catéteres, 547
   mecanismo de ação, 546
   técnica, 553
Radiografia
 de tórax, 105f
  CO_2 intravenoso na, 105f
  para avaliação do pericárdio, 105f
Radiologia
 vascular, 48, 143q
  diagnóstica, 143q
   padronização básica, 143q
  intervencionista, 48
   anestesia na, 48
Radiologia Intervencionista
 analgesia para, 879
  avaliação pré-procedimento, 880
  monitoração, 880
   intraprocedimento, 880
   pós-procedimento, 881
 anestesia local para, 879
  avaliação pré-procedimento, 880
  monitoração, 880
   intraprocedimento, 880
   pós-procedimento, 881
 sedação para, 879
  avaliação pré-procedimento, 880
  monitoração, 880
   intraprocedimento, 880
   pós-procedimento, 881

 técnicas de tratamento por, 817
  embolização, 817
   com álcool absoluto, 818
   intra-arterial, 817
   por punção direta, 818
   por via venosa, 818
  escleroterapia, 818
Radioproteção
 grandezas de, 13
  dosimétricas, 13
  práticas, 13
 unidades de, 13
Raios X
 feixe de, 5f, 6f
  espectro de, 6f
  esquema de produção de, 5f
   característico, 5f
 fótons de, 11f
  esquema da interação de, 11f
   por produção de pares, 11f
 produção de, 4, 5
  esquema de, 5f
 tubos de, 4
  esquema de, 4f
  imagem de, 4f
Rasmunssen
 aneurisma de, 219f
RCEI (Retirada de Corpo Estranho
  Intravascular), 438
 aspectos técnicas da, 445q
 catéter para, 439f, 440f
 literatura sobre, 443q, 444q
RE (Radioembolização)
 avaliação por medicina nuclear, 326-336
  angiografia, 328
   com cateterização visceral
    seletiva, 328
  cálculo de dose, 332
   para esferas, 333, 334
    de resina, 334
    de vidro, 333
  dose de ítrio-90, 334
   manipulação da, 334
   preparo da, 334
  planejamento da terapia, 332
   dose de radiação médica interna, 334
    empírico corrigido, 334
     pela superfície corpórea, 334
    partição, 334
  seleção dos pacientes, 328
  terapia com MAA-^{99m}Tc, 328
   simulação com, 328
  tratamento, 335
   acompanhamento, 335
   avaliação de resposta ao, 335
 tumores hepáticos, 338-359
  metastáticos, 352-359
   câncer, 358
    de mama, 358
    de pulmão, 358
    pancreático, 359
    carcinoma de células renais, 359
   colorretal, 353
   melanoma, 359

NET, 358
  primários, 338-350
    administração, 346
    angiografia preparatória, 342
    cálculo da dose, 346
    cuidados pós-procedimento, 347
    dispositivos, 339
    equipamento, 342
    indicações, 341
    orientações futuras, 350
    outras malignidades hepáticas, 349
    preparação de pacientes, 339
    prescrição da atividade, 346
    procedimento, 342
    resultados clínicos, 348
    seleção de pacientes, 339
Recanalização
  intraluminal, 62
    de oclusões crônicas, 62
      catéteres para, 62
Recanalização Percutânea
  da VP, 1042-1051
    aspectos técnicos da, 1045
      considerações técnicas, 1045
      contraindicações, 1045
      indicações, 1045
    complicações na, 1048
    da trombose maligna, 1048
    em crianças, 1049
    em pacientes transplantados, 1048
    manejo, 1046
      aspectos gerais do, 1046
    OVP, 1043
      apresentação clínica, 1043, 1044
      crônica, 1044
      diagnóstico por imagem, 1044
      etiologia, 1043
      fisiopatologia, 1043
      história natural, 1043, 1044
    resultado, 1047
    revisão da literatura, 1045
      aspectos gerais, 1046
Recurso(s) Humano(s), 23
  atuação da equipe de enfermagem, 24
    de acordo com a legislação, 24
  dimensionamento de pessoal, 24
  segurança, 24, 25
    do colaborador, 24
    do paciente, 25
Rendu-Osler
  doença de, 224f, 227f
    arteriografia pulmonar em, 224f, 227f
Rendu-Osler-Weber
  síndrome de, 796
Resolução
  COFEN, 24q, 25q
  211/1998, 24q, 25q
Retenção
  urinária, 31
    assistência de enfermagem na, 31
Reteplase
  na trombólise intravascular, 744
    periférica, 744
    visceral, 744

Retirada
  do introdutor, 30
Revascularização
  endovascular, 656
    das oclusões aortoilíacas, 656
      crônicas, 656
RFA (Ablação por Radiofrequência), 195
  com gerador, 969f
    configuração da, 969f
  conceitos básicos da, 968-977
    contraindicações, 970
    do fígado, 970
      em locais difíceis no, 971
      em metástase colorretal para o, 971
      limitações da, 971
      no HCC, 970
      para HCC grande, 972
    lesões ósseas, 972
      metastáticas, 972
      pimárias, 972
    mama, 972
    pulmão, 972
    rim, 972
    sistemas de, 969
      comercialmente disponíveis, 969
  no HCC, 982
    cenário atual da, 987
    complicações, 986
    considerações técnicas, 984
      acesso transpulmonar, 985
      hidrodissecção, 985
      planejamento, 984
    dados epidemiológicos, 983
    estadiamento do, 984
    heat sink, 986
    PEI e, 987
    roubo de calor, 986
    screening do, 983
    TACE e, 987
    terapias combinadas com, 986
  sistema de funcionamento da, 982f
  tratamento de, 986q
    complicações relacionadas com, 986q
Rim (ns)
  biópsia do, 898
    complicações, 900
    contraindicações, 898
    manejo pós-procedimento, 900
    técnica, 899
  RFA de, 972
RM (Ressonância Magnética)
  biópsia guiada por, 877
    percutânea, 877
Roberts
  catéter de, 364f
r-tPA
  na trombólise intravascular, 744
    periférica, 744
    visceral, 744
RTU-P (Ressecção Transuretral da Próstata), 409
Rutherford-Becker
  classificação de, 649q, 665q
    e de Fontaine, 665q
      tabela comparativa das, 665q

S
SAE (Sistematização da Assistência de Enfermagem)
  aplicação da, 32
SAEP (Sistematização da Assistência de Enfermagem Pré e Pós-procedimento), 35-37
Safena(s)
  termoablação de, 548, 549f
Sala
  cuidados com a, 23
    após procedimento, 23
  de exames, 22
    montagem da, 22
      recomendações, 22
  de procedimentos, 22, 23
    montada, 23
    montagem da, 22
      recomendações, 22
Sangramento(s)
  maciço, 117f
    após cirurgia robótica, 117f
    de carcinoma de células renais, 117f
  neoplásicos, 825-842
    da cabeça e pescoço, 825-842
    embolização de tumores, 827
  tumoral, 837, 841f
    agudo, 837
    prévio, 841f
      carcinoma espinocelular cervical com, 841f
  vaginal, 389f
    persistente, 389f
      histerectomia para, 389f
Sedação
  níveis de, 880q
  para radiologista intervencionista, 879
    avaliação pré-procedimento, 880
    monitoração, 880
      intraprocedimento, 880
      pós-procedimento, 881
Segurança
  do colaborador, 24
  do paciente, 25
Selamento
  dispositivos de, 163
    quais devem ser utilizados, 163
    e quando, 163
Selante(s)
  de punção, 59
    características especiais de, 59
    diferentes tipos de, 59f
    sistemas, 59
      clips, 59
      dispositivos de suturas, 59
      géis, 59
      plugs, 59
Seldinger
  agulha de, 54f
    cânula da, 54f
    estilete da, 54f
    mandril da, 54f
  técnica de, 922, 923f

Shunts
  congênitos, 1137, 1138f, 1139f
    portossistêmicos, 1137
      indicações de tratamento, 1138
    portovenoso, 1138f, 1139f
      extra-hepático, 1139f
      intra-hepático, 1138f
Síndrome(s)
  de Cushing, 1024
    ACTH-dependente, 1024
      diagnóstico diferencial da, 1024
  de Klippel-Trenaunay, 472, 474f, 797
    angioRM, 475f
    diagnósstico por imagem, 473
    tratamento, 474
  de Leriche, 688f
  de Maffucci, 476, 477f
    exames por imagem, 477
    tratamento, 477
  de Proteus, 474, 476f
    diagnóstico, 476
    tratamento, 476
  de Rendu-Osler-Weber, 796
  de Sturge-Weber, 796
  de Wyburn-Mason, 797
  do nevo epidérmico, 797
  hiperandrogênicas, 1021
    técnica, 1022
  PHACE, 796, 797f
  PHACES, 796
  pinch-off, 435
Sinus pericranii, 791
SIRT (Radioterapia Interna Seletiva), 327
Sistema(s)
  coaxial, 81f
    para punções, 81f
  de aplicação, 129f
    de CO_2, 129f
  de proteção, 79, 80
    arterial cerebral, 79
    venosa, 80
  linfático, 234
    anatomia do, 234
  nervoso, 786
    doenças relacionadas com o, 786
      vasculares, 786
    doenças vasculares do, 786q
      classificação das, 786q
  selantes, 59
    de punção, 59
      clips, 59
      dispositivos de suturas, 59
      géis, 59
      plugs, 59
  venoso, 152
    anatomia radiológica do, 152
      profundo, 152
      superficial, 152
Snares
  para extração, 64
    de corpos estranhos, 64
      intravasculares, 64
Sotradecol® (Sódio Tetradecil Sulfato)
  na embolização vascular, 190
    periférica, 190

SPI (Seios Petrosos Inferiores)
  cateterismo dos, 1021
    bilateral, 1027
    complicações, 1027
    localização tumoral, 1026
    mensuração da prolactina
      durante o, 1027
    outros procedimentos, 1027
      CSC, 1027
      CVJI, 1027
    reversão da lateralização, 1026
    síndrome de Cushing
      ACTH-dependente, 1024
        diagnóstico diferencial da, 1024
    técnica, 1023
StarClose
  clipe circunferencial do, 163f
    mecanismo de fechamento do, 163f
  dispositivo hemostático, 163
Stents, 66
  biliar, 82f, 961
    técnica, 961
      não recobertos, 962
        versus recobertos, 962
  CO_2 após colocar o, 114f
    coberto, 115f
    expansível, 114f
  colocação de, 501
    em artéria pulmonar, 501
  colônicos, 1122q
    complicações, 1126q
    indicações dos, 1122q
  comprimento do, 124f
  de cólon, 1122
    comentários, 1127
    complicações, 1126
    contraindicações, 1122
    indicações, 1122
    materiais, 1123
    resultados, 1125
    tipos de, 1123
      permanentes, 1124
      reabsorvíveis, 1124
      recuperáveis, 1124
  em território ilíaco, 658
    endarterectomia femoral com, 658
  esofágicos, 1109, 1114q
    complicações, 1116q
    contraindicações, 1109
    indicações, 1109
    tipos de, 1114q
  especiais, 68, 69f
    tipos de, 69f
    considerações sobre, 68
      bioabsorvíveis, 71
      eluídos com drogas, 70
      recobertos, 68
  expansíveis, 68f
    por balão, 68f
  gatroduodenais, 1117
    comentários, 1121
    complicações, 1121
    contraindicações, 1117
    indicações, 1117
    materiais, 1118

    resultados, 1120
    tipos de, 1118
      permanentes, 1120
      reabsorvíveis, 1120
      recuperáveis, 1120
  ideal, 68q
    propriedades do, 68q
  implante de, 686f, 962
    em artéria renal, 686f
    vários, 962
  metálico, 962f, 963f
    não revestido, 962f
    revestido, 963f
  nos tubos digestórios, 1108-1127
    alto, 1108-1127
    baixo, 1108-1127
    complicações, 1116
    intervencionismo na doença, 1109, 1117, 1122
      benigna, 1109
      colônica, 1122
      esofágica, 1109
      gastroduodenal, 1117
      malignas, 1111
    materiais, 1112
      tipos de, 1112
    resultados, 1115
  tipos de, 67f
  vasculares, 655
Sturge-Weber
  síndrome de, 796
Suporte
  anestésico, 28
Suprarrenal(is)
  adenoma de, 990f
  biópsia das, 893
    complicações, 894
    contraindicações, 894
    indicações, 893
  manejo pós-procedimento, 894
    técnica, 894
Sutura
  dispositivos mediados por, 162
    hemostáticos, 162
    Perclose, 162
SVCS (Síndrome da Veia Cava Superior), 523-532, 754f
  complicações, 529
  diagnóstico, 524
  fisiopatologia, 524
  manifestações clínicas, 524
  resultados, 528
  técnica, 525
    endovascular, 525
  tratamento, 525
    cirúrgico, 525
    conservador, 525
    endovascular, 525
      racional do, 525

T

TACE (Quimioembolização Transarterial)
  com CO_2, 120
  e RFA, 987
    no HCC, 987

prévia, 121*f*
Tandem-Trocater
    técnica de, 923, 924*f*
TARE (Radioembolização)
    angiografia preparatória, 342
    equipamento, 342
    procedimento, 342
TASC (*TransAtlantic Inter-Society Consensus*), 653
    II, 654*q*
        classificação, 654*q*
            das lesões aortoilíacas, 654*q*
TC (Tomografia Computadorizada)
    biópsia guiada por, 877
        percutânea, 877
TCLE (Termo de Consentimento Livre e Esclarecido), 40, 41*q*
TDC (Terapia Dirigida por Catéter), 492, 497
    para EP, 495*q*, 496*q*
    taxas de sucesso de, 502*f*
        clínicos, 502*f*
        e CIs, 502*f*
Tecido(s)
    moles, 976
        em extremidades, 976
            IRE em, 976
Técnica(s)
    anestésicas, 46
    de punção guiada, 141*f*, 142*f*
        por escopia, 141*f*
        por ultrassonografia, 142*f*
TE-DAAD (Tratamento Endovascular da Dissecção Aguda da Aorta Descendente), 575
    clássico, 577*q*
        planejamento do, 577*q*
    indicações, 576*q*
        anatômicas, 577*q*
Tenecteplase
    na trombólise intravascular, 745
        periférica, 745
        visceral, 745
TEP (Tromboembolismo Pulmonar), 508
    agudo, 491-504
        anticoagulação, 503
        complicações, 503
        contraindicação à trombólise, 493
            aparelhos percutâneos, 500
            métodos percutâneos, 500
            terapia endovascular percutânea, 494
        controvérsias, 501
        cuidados pós-procedimentos, 503
        intervenção percutânea, 492
            indicações da, 492
        resultados, 501
    intervenção no, 492*q*
        indicações para, 492*q*
            estratificação de risco e, 492*q*
    maciço, 494*f*
        com síncope, 494*f*
    submaciço, 493*f*, 502
        resultados, 502
        tratamento de, 493*f*
            algoritmo para, 493*f*

Terapia(s)
    com ^{90}Y, 341*q*
        contraindicações da, 341*q*
        indicações da, 341*q*
    com MAA-^{99m}Tc, 328
        simulação de, 328
    endovascular, 494
        percutânea, 494
            acessos, 497
            anatomia, 497
            anticoagulação, 497
    minimamente invasivas, 282-288
        locorregionais, 282-288
            avaliação antes e após as, 282-288
                dos pacientes com tumores hepáticos, 282-288
Termoablação
    de varizes dos MMII, 545-564
        por *laser*, 555-564
            complicações, 560
            controvérsias, 563
            cuidados pós-operatório, 559
            de outras veias, 561
            seguimento, 559
            técnica, 556
        por RFA, 545-553
            de perfurantes, 550
            de safenas, 548, 549*f*
            evolução dos catéteres, 547
            mecanismo de ação, 546
            técnica, 553
Teste(s)
    de coagulação, 920*q*
        valores aceitáveis dos, 920*q*
            previamente ao procedimento, 920*q*
    de drenabilidade, 918
    de Mallampati, 42*f*
    de oclusão, 827*f*, 828*q*
        da carótida interna, 827*f*
        por balão, 828*q*
            retardo da drenagem venosa no, 828*q*
    de suplência, 785*q*
        protocolo angiográfico no, 785*q*
TEVAR (Endopróteses para Uso na Aorta Torácica), 72
TFM (Trombólise Farmacomecânica), 759-771
    assistida por US, 765
    considerações, 760, 770
        prevenção, 770
            de sangramento, 770
            de TEP sintomático, 770
        sobre oclusão de fístulas, 763
            para hemodiálise, 763
        sobre TEP, 760
        sobre trombose arterial, 762
            aguda, 762
        sobre TVP, 761
    dispositivos, 763, 766, 768
        de aspiração, 766
            catéteres simples, 766
        de fragmentação, 763
            de coágulos com catéter-balão, 764
            rotatória com *pigtail*, 763

        de trombectomia, 764
            Cleaner 15, 764
            Cleaner Xt, 764
            Helix Clot Buster, 764
        reolíticos, 768
            Angiojet, 769
            Hydrolyser, 768
            OASIS, 768
        Trellis, 765
    medidas de segurança, 770
        adicionais, 770
THH (Telangiectasia Hemorrágica Hereditária)
    embolização de, 207-215
        acompanhamento, 213
        avaliação do risco, 211
        características de, 208*f*
        complicações, 213
        considerações, 212, 213
            outras, 213
            técnicas, 212
        diagnóstico da, 208
        eficácia, 213
        epistaxe, 210
        hemorragia, 210
            gastrointestinal, 210
        investigação, 211
        MAVs associadas à, 209*f*, 210
            aparência de, 209*f*
                angiográfica, 209*f*
                transversal, 209*f*
            cerebrais, 210
            hepáticas, 210
Tíbia
    tumor em, 146*f*
    ósseo, 146*f*
TICE (Trombose Induzida pelo Calor)
    conduta para, 561*q*
        classificação, 561*q*
        sugestão de, 561*q*
    na termoablação por *laser*, 560
TIPS (*Shunt* Portossitêmico Intra-hepático Transjugular), 1053-1071
    acompanhamento, 1066
        a longo prazo, 1066
    anestesia para, 48
    avaliação dos pacientes, 1054
        avaliação hemodinâmica, 1055
        biópsia hepática, 1055
            transjugular, 1055
    complicações, 1070
    conceito, 1054
    contraindicações, 1058
        absolutas, 1059
        relativas, 1059
    definição, 1054
    história, 1054
    indicações, 1057
        absolutas, 1057
        relativas, 1058
    preparação do paciente, 1059
    procedimento de, 1060
    resultados, 1069
        ascite refratária, 1070

hidrotórax hepático, 1070
sangramento varicoso, 1070
síndrome de Budd-Chiari, 1070
técnicos, 1069
seleção dos pacientes, 1056
    escore, 1056
        APACHE II, 1057
        de Child-Pugh, 1056
        MELD, 1056
técnica, 1060
    acesso à VP, 1061
    acesso vascular, 1060
    localização da VP, 1060
tratamento, 1066
    pós-procedimento, 1066
Tireoide
    protetor de, 19f
Transplante Hepático
    complicações biliares, 1080-1106
        efluxo, 1087
        estenose biliar, 1105
        fístulas biliares, 1102
        oclusão biliar, 1105
        técnica cirúrgica, 1081
        tipos de transplante, 1081
        tratamento em lista de, 287
        venosa, 1087
            hepático-caval, 1087
    complicações vasculares dos, 1080-1106
        anastomoses vasculares, 1081
        arterial, 1083
        ATP, 1084, 1095
        diagnóstico por imagem, 1082
        síndrome do roubo, 1100
            da artéria esplênica, 1100
        técnica cirúrgica, 1081
        tipos de transplante, 1081
        venosa, 1093
            portal, 1093
Trauma(s)
    na angiografia, 146
        interpretação dos, 146
    periférico, 734-742
        cenários clínicos, 738
            das extremidades, 741
        estudo angiográfico no, 736
            contraindicações, 736
            indicações, 736
        mecanismo do, 735
        paciente politraumatizado, 735
            atendimento inicial do, 735
        tratamento do, 736
            radiologia intervencionista para, 736
                materiais em, 736
                procedimentos básicos em, 736
    visceral, 734-742
        cenários clínicos, 738
            esplênico, 739
            hepático, 739
            pélvico, 740
            renal, 738
        estudo angiográfico no, 736
            contraindicações, 736
            indicações, 736
        mecanismo do, 735
        paciente politraumatizado, 735
            atendimento inicial do, 735
        tratamento do, 736
            radiologia intervencionista para, 736
                materiais em, 736
                procedimentos básicos em, 736
Traumatismo
    perfurante, 785q
        cervical, 785q
            protocolo angiográfico no, 785q
Trombectomia
    catéteres para, 63
    de aspiração, 500
        eletrônica, 500
        simples, 500
    mecânica, 500, 759-771
        assistida por US, 765
        considerações, 760, 770
            prevenção, 770
                de sangramento, 770
                de TEP sintomático, 770
            sobre oclusão de fístulas, 763
                para hemodiálise, 763
            sobre TEP, 760
            sobre trombose arterial aguda, 762
            sobre TVP, 761
        de alta RPM, 500
        dispositivos, 763, 766, 768
            de aspiração, 766
            de fragmentação, 763
            reolíticos, 768
            Trellis, 765
        medidas de segurança, 770
            adicionais, 770
    reolítica, 501
Tromboaspiração
    catéteres para, 63
Trombólise
    anticoagulação, 497
    arterial, 756q
        periférica, 756q
            complicações na, 756q
    contraindicação à, 493
        acessos, 497
        anatomia, 497
        terapia endovascular percutânea, 494
    dirigida com catéter, 497, 498, 501
        assistida com ultrassom, 501
    farmacológica, 63
        catéteres para, 63
    sistêmica, 497
Trombólise Intravascular
    periférica, 743-757
        agentes trombolíticos, 744
            alteplase, 744
            estafiloquinase, 745
            estreptoquinase, 744
            imunofibrinolíticos, 745
            outros, 745
            reteplase, 744
            r-tPA, 744
            tenecteplase, 745
            uroquinase, 744
        complicações, 756
            manuseio das, 756
        contraindicações, 746
        em situações específicas, 746
            fibrinólise em catéteres
                permanentes, 753
                de hemodiálise, 753
            isquemia, 746, 749
                artéria mesentérica, 749
                de membros superiores, 749
                de MMII, 746
            oclusão aguda de FAV, 751
                de hemodiálise, 751
            tromboses venosas, 755
                mesentérica, 755
                portal, 755
                TVP, 753
        indicações, 746
        técnica, 745
    visceral, 743-757
        agentes trombolíticos, 744
            alteplase, 744
            estafiloquinase, 745
            estreptoquinase, 744
            imunofibrinolíticos, 745
            outros, 745
            reteplase, 744
            r-tPA, 744
            tenecteplase, 745
            uroquinase, 744
        complicações, 756
            manuseio das, 756
        contraindicações, 746
        em situações específicas, 746
            fibrinólise em catéteres
                permanentes, 753
                de hemodiálise, 753
            isquemia renal, 750
            oclusão aguda de FAV, 751
                de hemodiálise, 751
            tromboses venosas, 755
                mesentérica, 755
                portal, 755
                TVP, 753
        indicações, 746
        técnica, 745
Trombose(s)
    aguda, 454
    da artéria mesentérica, 751f
        superior, 751f
    de FAV, 455f
        radiocefálica, 455f
        tratamento de, 455f
    maligna, 1048
        da VP, 1048
            recanalização da, 1048
    venosa, 434, 754f, 755, 796
        braquiocefálica, 754f
        central, 434
        mesentérica, 755
        portal, 755
Tronco
    celíaco, 136f, 705f
        arteriografia do, 705f
            seletiva, 705f
        e ramos, 136f

Tuberculose
  paciente diagnosticado com, 228f
    com hemoptise, 229f
Tumor(es)
  colorretal, 353
    metastático, 353
      metástases hepáticas, 353
        ⁹⁰Y-TARE, 353-355
          problema clínico de carcinoma colorretal no, 353
  corticotrófico, 1026
    confirmação cirúrgica do, 1026
  de cabeça e pescoço, 827
    embolização de, 827
      hemangioblastoma, 835
      hemangiopericitoma, 835
      meningiomas, 828
      nasoangiofibroma juvenil, 834
      paraganglioma, 829
  de Klatskin, 965q
    classificação do, 965q
  drenagem de, 933
    císticos, 933
    necróticos, 933
  embolização nos, 194-205
    de mama, 194-205
      agentes antineoplásicos, 203
      anatomia vascular, 200
      catéteres, 203
      complicações, 204
      diagnóstico por imagem, 202
      equipamento angiográfico, 202
      indicações, 195
      material embolizante, 203
      técnica de, 204
    de mediastino, 194-205
      agentes antineoplásicos, 203
      anatomia vascular, 200
      catéteres, 203
      complicações, 204
      diagnóstico por imagem, 202
      equipamento angiográfico, 202
      indicações, 195
      material embolizante, 203
      técnica de, 204
    de pulmão, 194-205
      agentes antineoplásicos, 203
      anatomia vascular, 200
      catéteres, 203
      complicações, 204
      diagnóstico por imagem, 202
      equipamento angiográfico, 202
      indicações, 195
      material embolizante, 203
      técnica de, 204
  hemangioma, 791
  hipervasculares, 826q
  hipervascularizados, 791
  investigação dos, 785q
    protocolo angiográfico na, 785q
  malignos, 993
    de suprarrenal, 993
      terapia ablativa em, 993

  na angiografia, 146
    interpretação dos, 14
  ósseo, 146f
    na tíbia, 146f
  renais, 1032-1040
    angiolipoma, 1034
    BMR, 1033
    CCR, 1036
  vasculares, 791, 819
    outros, 791, 819
      hemangiomas e, 819
Tumor(es) Hepático(s)
  avaliação dos pacientes com, 282-288
    antes e após as terapias minimamente invasivas locorregionais, 282-288
      complicações, 287
      da função hepática, 284
      do estado geral, 285
      do tumor, 285
      laboratorial, 286
      transplante hepático, 287
        tratamento em lista de, 287
  RE de, 338-359
    metastáticos, 352-359
      câncer, 358
        de mama, 358
        de pulmão, 358
        pancreático, 359
      carcinoma de células renais, 359
      colorretal, 353
      melanoma, 359
      NET, 358
    primários, 338-350
      administração, 346
      angiografia preparatória, 342
      cálculo da dose, 346
      cuidados pós-procedimento, 347
      dispositivos, 339
      equipamento, 342
      indicações, 341
      orientações futuras, 350
      outras malignidades hepáticas, 349
      preparação de pacientes, 339
      prescrição da atividade, 346
      procedimento, 342
      resultados clínicos, 348
      seleção de pacientes, 339
TVP (Trombose Venosa Profunda), 482-489, 508, 753
  definições, 483
  diagnóstico, 483
    clínico, 483
      escore de Well, 483q
    por imagem, 483
  em MMII, 754f
  na termoablação por *laser*, 560
  tratamento, 484

U

Úlcera
  maleolar, 648f
    isquêmica, 648f
      não traumática, 648f

Ultrassom
  da bolsa escrotal, 395f
UPA (Úlcera Penetrante Aórtica)
  diagnóstico, 581
  indicações, 582
  métodos de tratamento, 582
  resultados, 582
Uroquinase
  na trombólise intravascular, 744
    periférica, 744
    visceral, 744
US (Ultrassonografia)
  bíopsia guiada por, 876
    percutânea, 876
  por via suprapúbica, 410f
    calculando, 410f
      resíduo urinário pós-miccional, 410f
      volume prostático, 410f
  punção guiada por, 142f, 429f
    técnica de, 142f
    venosa, 429f
      central, 429f
USIV (Ultrassonografia Intravascular), 493
USTV (Ultrassom Transvaginal), 373

V

Varicocele(s), 393-406
  embolização da, 394, 396, 399f
    da veia ovariana, 400
      apresentação clínica, 401
      complicações, 406
      contraindicações, 401
      exames pré-procedimento, 401
      indicações, 401
      preparação da paciente, 402
      resultados, 403
      técnica, 403
    versus cirurgia, 394
      acompanhamento, 400
      complicações, 400
      cuidados pós-procedimento, 400
      estabelecendo uma prática, 400
      prepare pré-procedimento, 394
      resultados, 400
      venografia espermática, 396
Varicosidade(s)
  da veia ovariana, 402f
Variz(es)
  de extremidade inferior, 151f
  dos MMII, 534-564
    esclerose com microespuma, 534-543
      complicações, 540
      considerações sobre a técnica, 536
      contraindicações, 540
      ecocardiografia durante a, 542f
      exame ultrassonográfico, 537
      noções básicas sobre ecoesclerose, 535
      obtenção da espuma, 537
      protocolo de acompanhamento, 540
      resultados, 540
      técnica, 539
    termoablação por *laser*, 555-564
      complicações, 560
      controvérsias, 563

cuidados pós-operatórios, 559
   de outras veias, 561
   seguimento, 559
   técnica, 556
termoablação por RFA, 545-553
   de perfurantes, 550
   de safenas, 548, 549f
   evolução dos catéteres, 547
   mecanismo de ação, 546
   técnica, 553
Varredura
   de corpo inteiro, 329f, 330f, 332f
Vascularização
   arterial, 259f
     do estômago, 259f
     dos órgãos do abdome, 259f
        superior, 259f
   intrarrenal, 683f
Vaso(s)
   anteriores, 108f
     bem demonstrados por CO_2, 108f
     na DSA, 108f
Vasospasmo
   cerebral, 795
     reversível, 795
Vazamentos
   do AAA, 637-645
VCI (Veia Cava Inferior), 105, 123, 445q, 493
   filtros de, 512
     complicações dos, 513f
     condições ideais dos, 514q
     exemplos de, 516f
     implante dos, 514q
        principais indicações para, 514q
     permanentes, 512f
   interromper a, 508f
     procedimentos cirúrgicos para, 508f
   interrupção de fluxo na, 509f
     dispositivos de, 509f
        no passado, 509f
   normalidade da, 517f
     variantes da, 517f
   perfuração de, 519
   trombose de, 519, 520f
VEI (Veia Espermática Interna), 394
Veia(s)
   de Galeno, 47, 788
     embolização da, 47
        anestesia na, 47
     malformação da, 788
   espermática, 396
     cateterização da, 396
     compressão da, 398f
        externa, 398f
     injeção na, 396f
     oclusão da, 397
     venografia, 399
        espermática, 399
        pós-embolização, 399
   injeções nas, 123
     de CO_2, 123
        esplênica, 123
        hepática, 1523
        porta, 123

inominada, 428f
   estenose de, 428f
   oclusão de, 428f
ovariana, 400, 404f
   embolização da, 400
     apresentação clínica, 401
     complicações, 406
     contraindicações, 401
     exames pré-procedimento, 401
     indicações, 401
     preparação da paciente, 402
     resultados, 403
     técnica, 403
   injeção na, 404f
   varicosidades da, 402f
renal, 396, 404f
   esquerda, 396, 404f
     injeção na, 396, 404f
safena, 564
   ablação em, 564
     em segmento de perna, 564
suprarrenais, 1013f, 1015f, 1016f
   anatomia das, 1013f
termoablação de, 562
   de Giacomini, 562
   perfurantes, 562
   tributárias, 562
Veia Cava
   filtros de, 507-521
     acompanhamento, 521
     complicações, 518
        abertura incompleta, 518
        angulação, 518
        dificuldade na liberação, 518
        fratura do filtro, 519
        implantação inadequada, 518
        migração, 519
        perfuração de VCI, 519
        problemas no acesso venoso, 519
        trombose de VCI, 519, 520f
     controle, 521
     de Mobin-Uddin, 509f
     métodos diagnósticos, 509
        angioRM pulmonar, 511
        DAS pulmonar, 511
        ecografia Doppler colorida, 510
        flebografia ascendente, 510
        gamagrafia pulmonar de
           perfusão, 510
        TC, 510
        US duplex, 510
     parede da, 520
        incorporação na, 520
     posicionamento do, 518f
        inadequado, 518f
     recuperação dos, 520
     técnica de implante, 515
        aspectos gerais, 515
        técnica, 517
     tipos de, 514
        permanentes, 514, 515q
        provisórios, 514
        recuperáveis, 515

Venografia
   com CO_2, 116f, 122f, 124f
     da extremidade superior, 122f
     hepática, 124f
        ruptura capsular após, 124f
     subclávia, 116f
   do território ilíaco, 487
     com trombose, 487f
   espermática, 396
     cateterismo com, 400f
     direita, 399
     e embolização da varicocele, 396
        acesso vascular, 396
        injeção na veia renal, 396
        veia espermática, 396, 397
           cateterização da, 396
           oclusão da, 397
     pós-embolização, 399
   ilíaca, 405f, 487f
     após recanalização, 487f
     interna, 405f
   ovariana, 405f
   poplítea, 489f
     com trombo agudo, 489f
Vertebroplastia, 863-870
   agulha de, 866f
   complicações, 868
   contraindicações, 864
   em doença radicular, 864f
   embolismo após, 868f
     pulmonar, 868f
   indicações, 864
   preparo do paciente, 864
   resultados, 869
   técnica, 866
   visão após, 867f
Vesícula
   biliar, 963, 964f
     câncer da, 964f
     carcinoma de, 963
Via(s) Biliar(es)
   anatomia das, 955
   avaliação por imagem das, 955
     métodos, 955, 957
        invasivos, 957
        não invasivos, 955
   doenças obstrutivas das, 963
     malignas, 963
        carcinoma, 963, 966
           da papila duodenal, 966
           da vesícula biliar, 963
        colangiocarcinoma, 964
        metástases, 966
        neoplasia pancreática, 966
   drenagem das, 959
     cirurgia, 961
        versus métodos não cirúrgicos, 961
     indicações, 959
     percutânea, 961
        versus CPRE, 961
     pós-procedimento, 960
     técnica, 959
   fisiologia das, 955

Via(s) de Acesso(s)
  aorta, 141
    abdominal, 141
      punção translombar, 141
    sentido anterógrafo, 140
      artéria femoral, 140
        comum, 140
    sentido retrógrado, 140, 141
      artéria, 140, 141
        axilar, 141
        braquial, 141
        femoral comum, 140
        radial, 141
Via Venosa, 818
  embolização por, 818
VP (Veia Porta), 271
  peritumoral, 311f
    graus de identificação da, 311f
    recanalização percutânea da, 1042-1051
      aspectos técnicos da, 1045
        considerações técnicas, 1045
        contraindicações, 1045
        indicações, 1045
      complicações na, 1048
      da trombose maligna, 1048
      em crianças, 1049
      em pacientes transplantados, 1048
      manejo, 1046
        aspectos gerais do, 1046
      OVP, 1043
        apresentação clínica, 1043, 1044
        crônica, 1044
        diagnóstico por imagem, 1044
        etiologia, 1043
        fisiopatologia, 1043
        história natural, 1043, 1044
      resultado, 1047
      revisão da literatura, 1045
        aspectos gerais, 1046
VSM (Veia Safena Magna)
  escleroterapia da, 535q
    ecoguiada, 535q
      incidência de oclusão após, 535q
      recanalização após, 535q
      recorrência após, 535q
    forma de espuma do polidocanol, 535q
      comparada à forma líquida, 535q
VSP (Veia Safena Parva)
  termoablação de, 561
VTFF (Volume Total de Fígado Funcionante), 271

W

Waltman
  alça de, 364f
    catéter como, 364f
Wyburn-Mason
  síndrome de, 797

Y

Y-90 (Ítrio 90)
  dose de, 334
    manipulação da, 334
    preparo da, 334
  na embolização vascular, 188
    periférica, 188
  terapia com, 341q
    contraindicações da, 341q
    indicações da, 341q